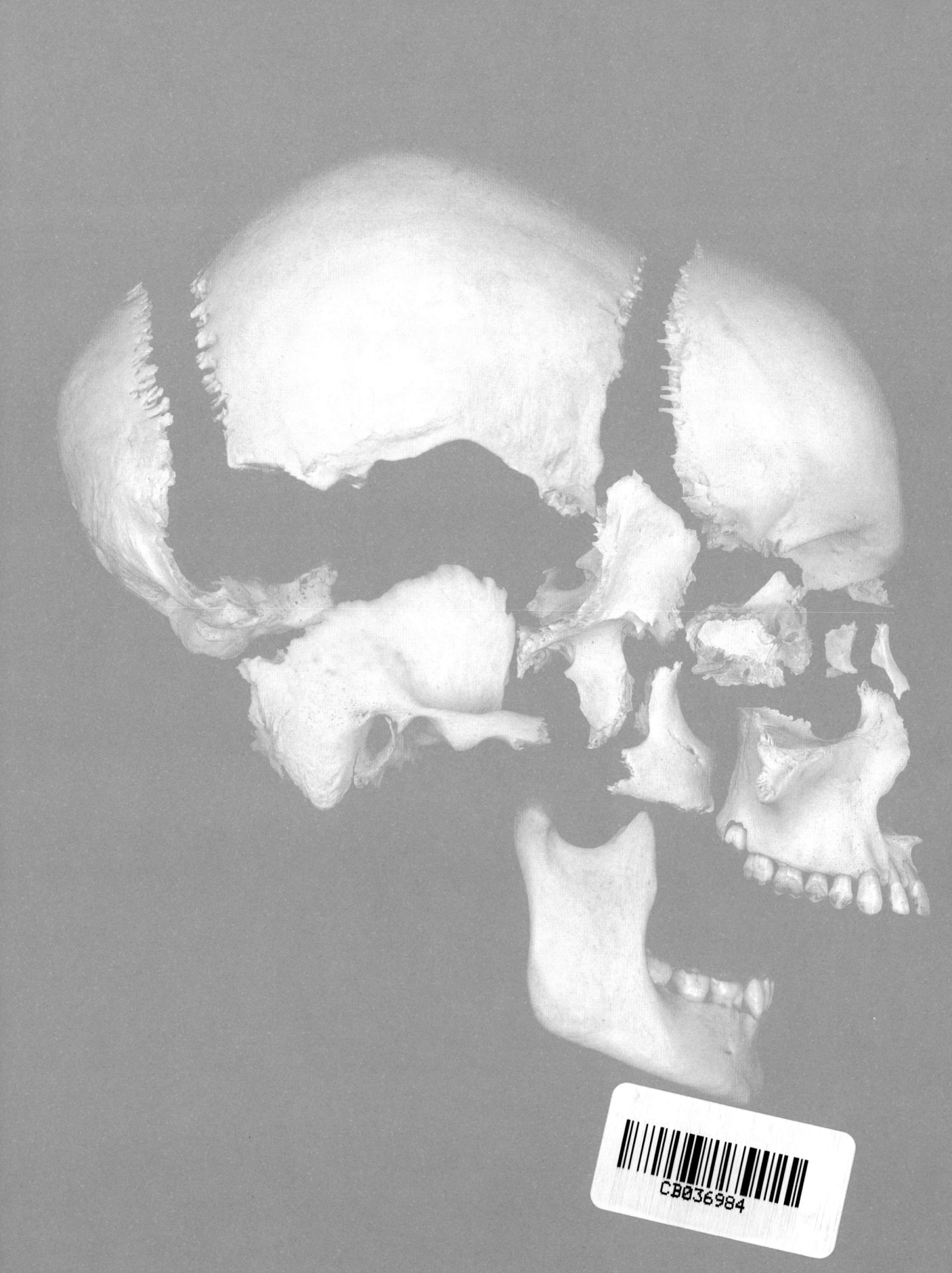

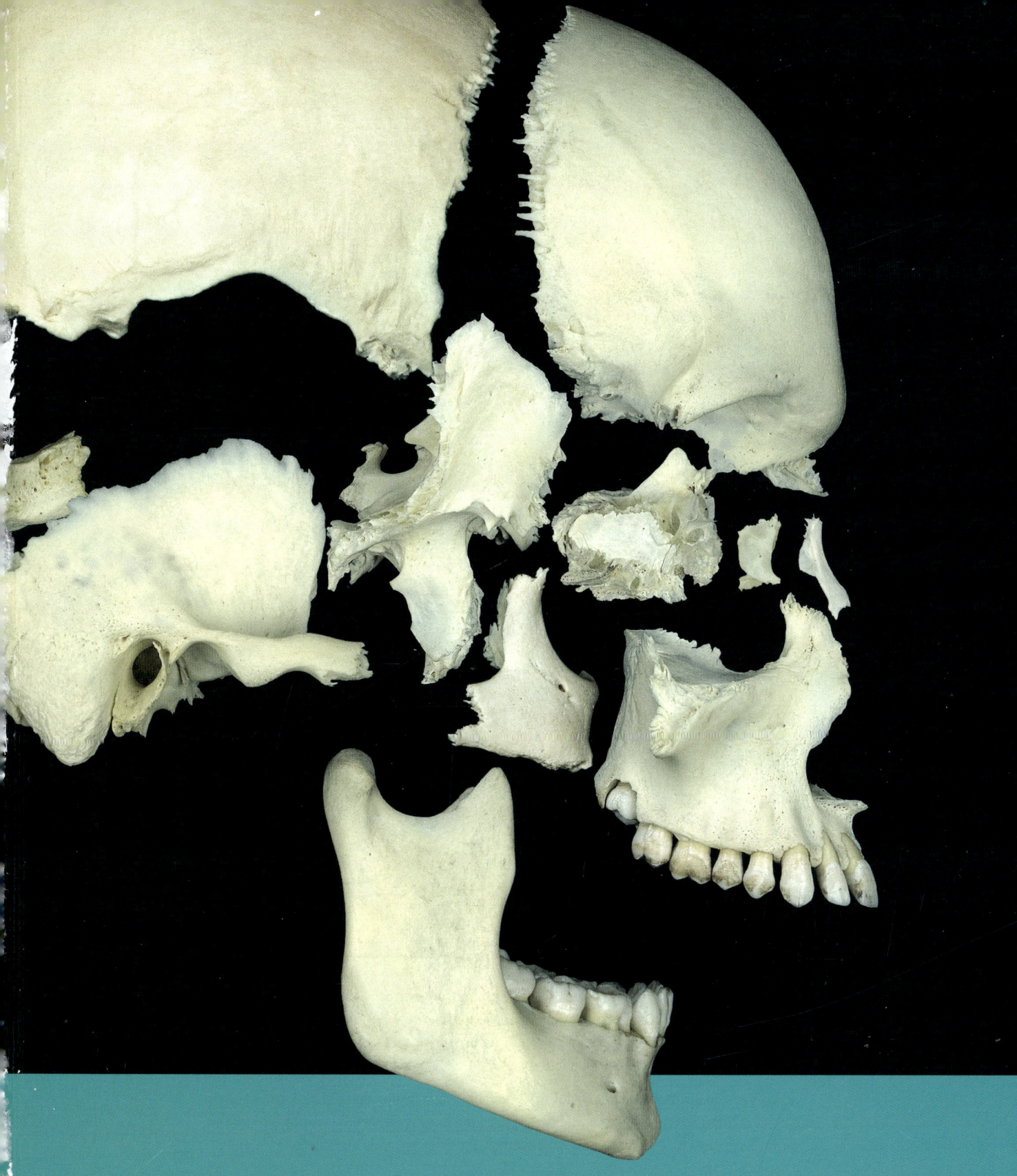

PRINCÍPIOS DE ANATOMIA HUMANA

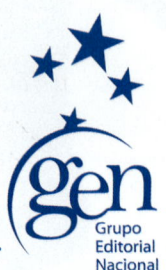

O GEN | Grupo Editorial Nacional – maior plataforma editorial brasileira no segmento científico, técnico e profissional – publica conteúdos nas áreas de ciências da saúde, exatas, humanas, jurídicas e sociais aplicadas, além de prover serviços direcionados à educação continuada e à preparação para concursos.

As editoras que integram o GEN, das mais respeitadas no mercado editorial, construíram catálogos inigualáveis, com obras decisivas para a formação acadêmica e o aperfeiçoamento de várias gerações de profissionais e estudantes, tendo se tornado sinônimo de qualidade e seriedade.

A missão do GEN e dos núcleos de conteúdo que o compõem é prover a melhor informação científica e distribuí-la de maneira flexível e conveniente, a preços justos, gerando benefícios e servindo a autores, docentes, livreiros, funcionários, colaboradores e acionistas.

Nosso comportamento ético incondicional e nossa responsabilidade social e ambiental são reforçados pela natureza educacional de nossa atividade e dão sustentabilidade ao crescimento contínuo e à rentabilidade do grupo.

PRINCÍPIOS DE ANATOMIA HUMANA

Gerard J. Tortora
Bergen Community College

Mark T. Nielsen
University of Utah

Revisão Técnica
Luís Otávio Carvalho de Moraes, PT, PhD
Professor Adjunto – Disciplina de Anatomia Descritiva e Topográfica
Departamento de Morfologia e Genética
Escola Paulista de Medicina – Universidade Federal de São Paulo

Tradução
Claudia Lucia Caetano de Araujo (Capítulos 1 a 7, 26, 27 e Glossário)
Patricia Lydie Voeux (Capítulos 8 a 25)

Décima quarta edição

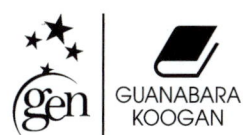

- Os autores deste livro e a EDITORA GUANABARA KOOGAN LTDA. empenharam seus melhores esforços para assegurar que as informações e os procedimentos apresentados no texto estejam em acordo com os padrões aceitos à época da publicação, *e todos os dados foram atualizados pelos autores até a data da entrega dos originais à editora.* Entretanto, tendo em conta a evolução das ciências da saúde, as mudanças regulamentares governamentais e o constante fluxo de novas informações sobre terapêutica medicamentosa e reações adversas a fármacos, recomendamos enfaticamente que os leitores consultem sempre outras fontes fidedignas, de modo a se certificarem de que as informações contidas neste livro estão corretas e de que não houve alterações nas dosagens recomendadas ou na legislação regulamentadora.

- Os autores e a editora se empenharam para citar adequadamente e dar o devido crédito a todos os detentores de direitos autorais de qualquer material utilizado neste livro, dispondo-se a possíveis acertos posteriores caso, inadvertida e involuntariamente, a identificação de algum deles tenha sido omitida.

- Traduzido de
  PRINCIPLES OF HUMAN ANATOMY, FOURTEENTH EDITION
  Copyright © 2017 John Wiley & Sons, Inc.
  All Rights Reserved. This translation published under license with the original publisher John Wiley & Sons Inc.
  ISBN 978-1-119-32059-3

- Direitos exclusivos para a língua portuguesa
  Copyright © 2019 by
  EDITORA GUANABARA KOOGAN LTDA.
  Uma editora integrante do GEN | Grupo Editorial Nacional
  Travessa do Ouvidor, 11 – Rio de Janeiro – RJ – CEP 20040-040
  Tels.: (21) 3543-0770/(11) 5080-0770 | Fax: (21) 3543-0896
  www.grupogen.com.br | faleconosco@grupogen.com.br

- Reservados todos os direitos. É proibida a duplicação ou reprodução deste volume, no todo ou em parte, em quaisquer formas ou por quaisquer meios (eletrônico, mecânico, gravação, fotocópia, distribuição pela Internet ou outros), sem permissão, por escrito, da EDITORA GUANABARA KOOGAN LTDA.

- Layout da capa: Thomas Nery

- Imagem da capa: Mark Nielsen

- Editoração eletrônica: Anthares

- Ficha catalográfica

T653p
14. ed.

    Tortora, Gerard J.
    Princípios de anatomia humana / Gerard J. Tortora, Mark T. Nielsen ; revisão técnica Luís Otávio Carvalho de Moraes ; tradução Claudia Lucia Caetano de Araujo, Patricia Lydie Voeux. - 14. ed. - Rio de Janeiro : Guanabara Koogan, 2019.
    : il.

    Tradução de: Principles of human anatomy
    Inclui índice
    ISBN 978-85-277-3363-2

    1. Anatomia humana. I. Nielsen, Mark T. II. Moraes, Luís Otávio Carvalho de. III. Araujo, Claudia Lucia Caetano de. IV. Voeux, Patricia Lydie. V. Título.

18-53433   CDD: 611
     CDU: 611

Vanessa Mafra Xavier Salgado - Bibliotecária - CRB-7/6644

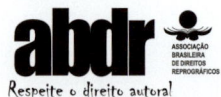

Sobre os autores

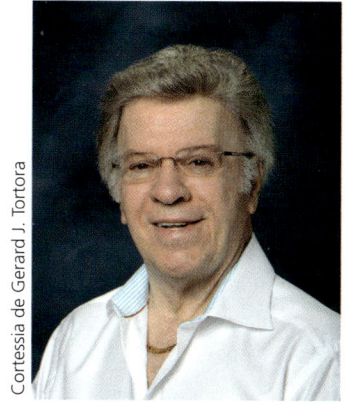

Jerry Tortora é professor de Biologia e ex-coordenador dessa disciplina no Bergen Community College, em Paramus, Nova Jersey, onde ensina Anatomia e Fisiologia Humana, bem como Microbiologia. Concluiu seu bacharelado em Biologia na Fairleigh Dickinson University e seu mestrado em Educação Científica no Montclair State College. É membro de diversas organizações profissionais, incluindo a Human Anatomy and Physiology Society (HAPS), a American Society of Microbiology (ASM), a American Association for the Advancement of Science (AAAS), a National Education Association (NEA) e a Metropolitan Association of College and University Biologists (MACUB).

Jerry se dedica, acima de tudo, a seus alunos e a suas aspirações. Em reconhecimento a esse comprometimento, recebeu o prêmio President's Memorial da MACUB, em 1992. Em 1996, recebeu o prêmio de excelência do National Institute for Staff and Organizational Development (NISOD) da University of Texas, e foi escolhido para representar o Bergen Community College, em uma campanha em prol do reconhecimento da contribuição das faculdades comunitárias para o ensino superior.

Jerry é autor de várias publicações científicas de grande sucesso, algo que geralmente demanda muitas horas extras por semana além de suas responsabilidades acadêmicas. Mesmo com a rotina agitada, ainda encontra tempo para a saúde e o lazer: pratica atividades aeróbicas de quatro a cinco vezes por semana, como ciclismo e corrida, e assiste a jogos de basquete universitário e da liga profissional de hóquei, além de espetáculos no Metropolitan Opera House.

A todos os meus filhos: Lynne, Gerard Jr., Kenneth, Anthony e Drew, cujos amor e apoio têm sido o vento sob as minhas asas. **G.J.T.**

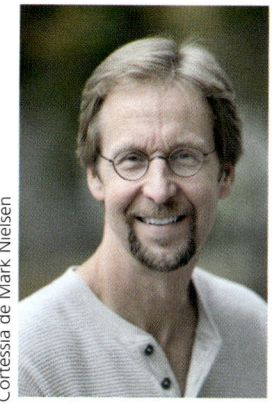

Mark Nielsen é professor do Departamento de Biologia da University of Utah. Nos últimos trinta e um anos, ensinou Anatomia, Neuroanatomia, Embriologia, Dissecação Humana, Anatomia Comparativa e ministra um curso de Anatomia Humana para mais de 25 mil alunos. Criou o curso de Anatomia para o programa de médico assistente da Faculdade de Medicina da University of Utah, onde lecionou durante cinco anos e trabalhou no laboratório de cadáveres. Elaborou o programa de Anatomia e Fisiologia da Utah College of Massage Therapy, e os materiais do seu curso são utilizados por escolas de massagem em todo o país. Graduado e especializado em Anatomia, tem uma base sólida em dissecação. Peparou e participou de centenas de dissecações, tanto de seres humanos quanto em alguns animais vertebrados. Todos os seus cursos contam com o componente do cadáver para treinamento, com exposição relevante relativa à anatomia do cadáver. É membro da American Association of Anatomists (AAA), da Human Anatomy and Physiology Society (HAPS), e da American Association of Clinical Anatomists (AACA).

Mark é apaixonado pelo ensino da Anatomia e compartilha seu conhecimento com seus alunos. Além dos muitos estudantes aos quais ensinou Anatomia, treinou e orientou mais de 1.200 alunos que trabalharam em seu laboratório de Anatomia como professores assistentes. Sua preocupação com os estudantes e a sua excelência pedagógica foram reconhecidas com diversos prêmios. Recebeu o prestigiado Presidential Teaching Scholar Award, na University of Utah, pela excelência no ensino, e foi o primeiro a receber o prêmio Beacons of Excellence Award pelo desenvolvimento de programas excepcionais de orientação estudantil. Ganhou cinco vezes o prêmio Student Choice Award da University of Utah, por ser um professor e orientador extraordinário, venceu duas vezes o Outstanding Teacher in the Physician Assistant Program, recebeu o American Massage Therapy Association Jerome Perlinski Teacher of the Year Award e ganhou duas vezes o Who's Who Among America's Teachers.

Gosta de esportes, fotografia, boa comida, e de viajar e se aventurar com a sua adorável esposa e brincar com os seus netos.

A toda minha família maravilhosa.
Obrigado por seu apoio e amor infinitos, que tanto aprecio. **M.T.N.**

Prefácio

Bem-vindo ao seu curso de Anatomia Humana! Muitos de vocês estão iniciando este curso porque pretendem seguir uma carreira em um dos campos da área da saúde ou em Medicina. Ou talvez você esteja simplesmente interessado em aprender mais sobre o seu próprio corpo. Seja qual for a sua motivação, a 14ª edição de *Princípios de Anatomia Humana* tem todo o conteúdo e as ferramentas que você precisa para navegar com sucesso no que pode ser um curso muito desafiador.

Nas últimas treze edições deste livro, trabalhamos com afinco fornecer uma apresentação precisa, clara e habilmente ilustrada da estrutura do corpo humano; para oferecer informações sobre as conexões entre estrutura e função; e explorar as aplicações práticas e relevantes do conhecimento anatômico para a vida cotidiana e o desenvolvimento da carreira. Esta décima quarta edição permanece com esses objetivos, porém se distingue das edições anteriores pelas ilustrações novas e atualizadas.

A arte da Anatomia

A Anatomia Humana é provavelmente a mais visual de todas as ciências. As edições anteriores foram notórias pelas figuras excepcionalmente nítidas que não só melhoram a narrativa, mas se destacam como um valioso recurso de estudo. Esta décima quarta edição atualizou e revisou muitas figuras, tornando-as mais vibrantes e mais úteis do que nunca. Além disso, algumas figuras foram revisadas tão profundamente que podem ser consideradas novas; por exemplo, observe os novos fluxogramas no capítulo sobre os vasos sanguíneos.

Agradecimentos

A 14ª edição de *Princípios de Anatomia Humana* não seria possível sem a ajuda de muitas pessoas, principalmente dos colegas acadêmicos que colaboraram conosco na elaboração desta edição. Somos muito gratos a Wiley por ter contratado um conselho em Anatomia e Fisiologia para atuar como um porto seguro nos problemas, desafios e soluções do curso. Em particular, agradecemos aos membros do conselho com experiência no curso de Anatomia Humana: **Sandra Hutchinson, Santa Monica College; Wanda Hargroder, Louisiana State University**; e **Melaney Farr, Salt Lake Community College**.

Gostaríamos de agradecer especialmente aos seguintes colegas acadêmicos por suas contribuições para a criação e a integração deste texto com o WileyPLUS Learning Space:

Kathleen Anderson, *University of Iowa*
Celina Bellanceau, *University of South Florida*
Evelyn Biluk, *Lake Superior College*
Lois Borek, *Georgia State University*
Stephen Burnett, *Clayton State University*
Kash Dutta, *University of New England*
Heather Dy, *Long Beach Community College*
Wanda Hargroder, *Louisiana State University*
Noah Harper, *Idaho State University*
Sandra Hutchinson, *Santa Monica College*
Cynthia Kincer, *Wytheville Community College*
Thomas Lancraft, *St. Petersburg College*
Jason Locklin, *Temple College*
Shawn Miller, *University of Utah*
Erin Morrey, *Georgia Perimeter College*
Gloria Nusse, *San Francisco State University*
Izak Paul, *Mount Royal University*

Por fim, gostaríamos de expressar nossa admiração por todos da Wiley. Adoramos de ter trabalhado com essa equipe entusiasta, dedicada e talentosa de profissionais de publicação. Agradecemos a toda a equipe: Maria Guarascio, Editora Sênior; Linda Muriello, *Designer* de Produto Sênior; Laura Rama, Editora de Desenvolvimento Associada; Lindsey Myers, Editora de Desenvolvimento Assistente; Trish McFadden, Editora de Produção Sênior; Mary Ann Price, Editora de Fotografia Sênior; Tom Nery, *Designer*, e Alan Halfen, Gerente de Marketing Sênior.

Gerard J. Tortora
Biology and Horticulture; Physical Sciences;
Industrial Design Technologies S229
Bergen Community College
400 Paramus Road
Paramus, NJ 07675
gtortord@bergen.edu

Mark Nielsen
Department of Biology
University of Utah
257 South 1400 East
Salt Lake City, UT 84112
marknielsen@bioscience.utah.edu

Sumário

1 INTRODUÇÃO AO CORPO HUMANO, 1
1.1 Definição de anatomia, 2
1.2 Níveis de organização estrutural e sistemas do corpo, 3
1.3 Processos vitais, 5
1.4 Terminologia anatômica básica, 5
1.5 Cavidades do corpo, 15
1.6 Regiões e quadrantes abdominopélvicos, 19
1.7 O corpo humano e as doenças, 20
1.8 Envelhecimento, 21
1.9 Técnicas de imagem, 21
1.10 Medidas do corpo humano, 21

2 CÉLULAS, 28
2.1 Uma célula comum, 29
2.2 Membrana plasmática, 30
2.3 Citoplasma, 35
2.4 Núcleo, 45
2.5 Divisão celular, 47
2.6 Diversidade celular, 55
2.7 Envelhecimento e células, 57

3 TECIDOS, 62
3.1 Tipos de tecidos, 63
3.2 Junções celulares, 64
3.3 Comparação entre tecidos epitelial e conjuntivo, 65
3.4 Tecido epitelial, 66
3.5 Tecido conjuntivo, 77
3.6 Membranas, 89
3.7 Tecido muscular, 91
3.8 Tecido nervoso, 91
3.9 Envelhecimento e tecidos, 93

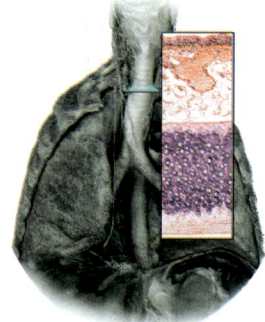

4 DESENVOLVIMENTO, 98
4.1 Princípios do desenvolvimento, 99
4.2 Período embrionário, 100
4.3 Período fetal, 116
4.4 Modificações maternas durante a gestação, 116
4.5 Trabalho de parto, 120

5 TEGUMENTO COMUM, 125
5.1 Estrutura da pele, 126
5.2 Estruturas acessórias da pele, 135
5.3 Tipos de pele, 143
5.4 Funções da pele, 143
5.5 Desenvolvimento do tegumento comum, 145
5.6 Envelhecimento e tegumento comum, 147

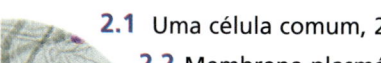

6 TECIDO ÓSSEO, 152
6.1 Funções do osso e do sistema esquelético, 153
6.2 Tipos de osso, 153
6.3 Anatomia de um osso, 154
6.4 Acidentes ósseos, 156
6.5 Histologia do tecido ósseo, 156
6.6 Irrigação sanguínea e inervação do osso, 161
6.7 Formação do osso, 162
6.8 Fraturas, 169
6.9 Exercício físico e tecido ósseo, 170
6.10 Envelhecimento e tecido ósseo, 172
6.11 Fatores que afetam o crescimento ósseo, 173

7 SISTEMA ESQUELÉTICO I ESQUELETO AXIAL, 177
7.1 Divisões do sistema esquelético, 178
7.2 Crânio, 180
7.3 Hioide, 207
7.4 Coluna vertebral, 207
7.5 Tórax, 221

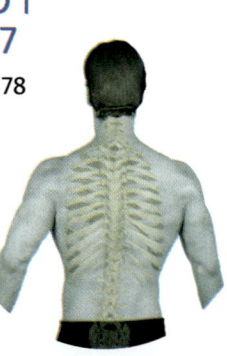

8 SISTEMA ESQUELÉTICO | ESQUELETO APENDICULAR, 227

- 8.1 Esqueleto do membro superior, 228
- 8.2 Esqueleto do membro inferior, 241
- 8.3 Pelves maior e menor, 246
- 8.4 Comparação entre as pelves masculina e feminina, 247
- 8.5 Comparação entre os cíngulos dos membros superiores e inferiores, 247
- 8.6 Desenvolvimento do sistema esquelético, 257

9 ARTICULAÇÕES, 261

- 9.1 Classificação das articulações, 262
- 9.2 Articulações fibrosas, 263
- 9.3 Articulações cartilagíneas, 264
- 9.4 Articulações sinoviais, 265
- 9.5 Tipos de movimentos nas articulações sinoviais, 268
- 9.6 Tipos de articulações sinoviais, 272
- 9.7 Fatores que afetam o contato e a amplitude de movimento nas articulações sinoviais, 275
- 9.8 Articulações selecionadas do corpo, 277
- 9.9 Envelhecimento e articulações, 294

10 TECIDO MUSCULAR, 299

- 10.1 Visão geral do tecido muscular, 300
- 10.2 Estrutura do tecido muscular esquelético, 301
- 10.3 Função do tecido muscular esquelético, 309
- 10.4 Tipos de fibras musculares esqueléticas, 318
- 10.5 Exercício e tecido muscular esquelético, 320
- 10.6 Tecido muscular cardíaco, 321
- 10.7 Tecido muscular liso, 323
- 10.8 Desenvolvimento dos músculos, 325
- 10.9 Envelhecimento e tecido muscular, 326

11 SISTEMA MUSCULAR, 330

- 11.1 Como os músculos esqueléticos produzem movimentos, 331
- 11.2 Como são denominados os músculos esqueléticos, 336
- 11.3 Principais músculos esqueléticos, 336

12 SISTEMA CIRCULATÓRIO | SANGUE, 435

- 12.1 Funções do sangue, 436
- 12.2 Características físicas do sangue, 436
- 12.3 Componentes do sangue, 437
- 12.4 Formação das células sanguíneas, 440
- 12.5 Eritrócitos, 442
- 12.6 Leucócitos, 446
- 12.7 Plaquetas, 449
- 12.8 Transplantes de células-tronco da medula óssea e do sangue do cordão umbilical, 451

13 SISTEMA CIRCULATÓRIO | CORAÇÃO, 454

- 13.1 Localização e projeção de superfície do coração, 455
- 13.2 Estrutura e função do coração, 457
- 13.3 Circulação do sangue, 467
- 13.4 Complexo estimulante do coração e inervação, 471
- 13.5 Ciclo cardíaco (batimento cardíaco), 473
- 13.6 Bulhas cardíacas, 474
- 13.7 Exercício e o coração, 475
- 13.8 Desenvolvimento do coração, 475

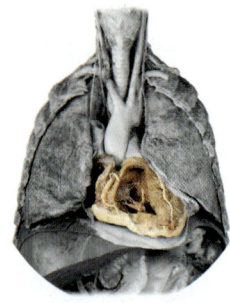

14 SISTEMA CIRCULATÓRIO | VASOS SANGUÍNEOS, 484

- 14.1 Anatomia dos vasos sanguíneos, 485
- 14.2 Vias circulatórias | Circulação sistêmica, 493
- 14.3 Vias de circulação | Circulação porta-hepática, 534
- 14.4 Vias de circulação | Circulação pulmonar, 535
- 14.5 Vias de circulação | Circulação fetal, 536
- 14.6 Desenvolvimento do sangue e dos vasos sanguíneos, 538
- 14.7 Envelhecimento e sistema circulatório, 541

15 SISTEMA LINFÁTICO E IMUNIDADE, 544

- 15.1 Conceito de imunidade, 545
- 15.2 Estrutura e funções do sistema linfático, 545

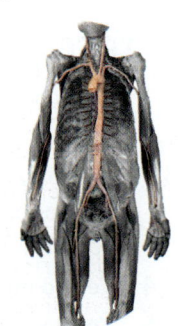

- 15.3 Vasos linfáticos e circulação linfática, 547
- 15.4 Órgãos e tecidos linfáticos, 550
- 15.5 Principais grupos de linfonodos, 556
- 15.6 Desenvolvimento dos tecidos linfáticos, 567
- 15.7 Envelhecimento e o sistema linfático, 567

16 TECIDO NERVOSO, 572
- 16.1 Visão geral do sistema nervoso, 573
- 16.2 Histologia e funções dos neurônios, 575
- 16.3 Histologia e função da neuróglia, 582
- 16.4 Circuitos neurais, 585
- 16.5 Regeneração e neurogênese, 588

17 MEDULA ESPINAL E NERVOS ESPINAIS, 591
- 17.1 Anatomia da medula espinal, 592
- 17.2 Nervos espinais, 598
- 17.3 Funções da medula espinal, 614

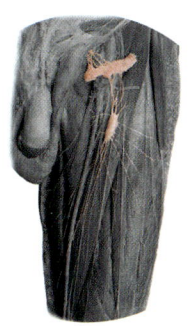
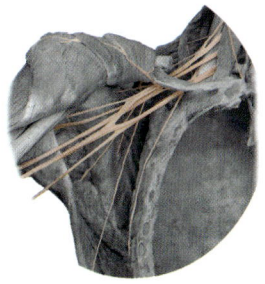

18 ENCÉFALO E NERVOS CRANIANOS, 619
- 18.1 Desenvolvimento e estrutura geral do encéfalo, 620
- 18.2 Proteção e suprimento sanguíneo, 623
- 18.3 Tronco encefálico e formação reticular, 629
- 18.4 Cerebelo, 634
- 18.5 Diencéfalo, 635
- 18.6 Cérebro (telencéfalo), 640
- 18.7 Organização funcional do córtex cerebral, 645
- 18.8 Envelhecimento e sistema nervoso, 651
- 18.9 Nervos cranianos, 651

19 DIVISÃO AUTÔNOMA DO SISTEMA NERVOSO, 669
- 19.1 Comparação entre a parte somática e a divisão autônoma do sistema nervoso, 670
- 19.2 Anatomia das vias motoras autônomas, 673

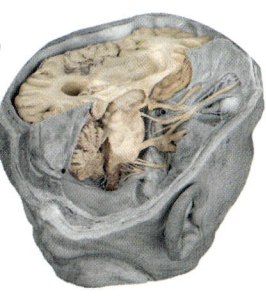

- 19.3 Estrutura da parte simpática, 675
- 19.4 Estrutura da parte parassimpática, 680
- 19.5 Neurotransmissores e receptores do SNA, 684
- 19.6 Funções do SNA, 685
- 19.7 Integração e controle das funções autônomas, 689

20 SENTIDOS SOMÁTICOS E CONTROLE MOTOR, 693
- 20.1 Visão geral das sensações, 694
- 20.2 Sensações somáticas, 696
- 20.3 Vias sensitivas somáticas, 701
- 20.4 Vias motoras somáticas, 705
- 20.5 Integração do aporte sensitivo com o efluxo motor, 712

21 SENTIDOS ESPECIAIS, 715
- 21.1 Olfação | Sentido do olfato, 716
- 21.2 Gustação | Sentido do paladar, 718
- 21.3 Visão, 721
- 21.4 Audição e equilíbrio, 731
- 21.5 Desenvolvimento dos olhos e das orelhas, 746
- 21.6 Envelhecimento e sentidos especiais, 749

22 SISTEMA ENDÓCRINO, 753
- 22.1 Definição de glândulas endócrinas, 754
- 22.2 Hormônios, 754
- 22.3 Hipotálamo e hipófise, 756
- 22.4 Glândula pineal e timo, 761
- 22.5 Glândula tireoide e glândulas paratireoides, 761
- 22.6 Glândulas suprarrenais, 765
- 22.7 Pâncreas, 768
- 22.8 Ovários e testículos, 770
- 22.9 Outros tecidos endócrinos, 771
- 22.10 Desenvolvimento do sistema endócrino, 773
- 22.11 Envelhecimento e sistema endócrino, 774

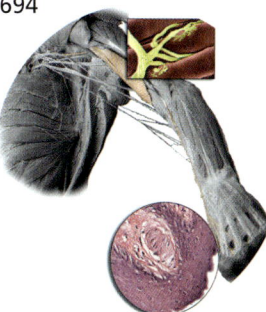

23 SISTEMA RESPIRATÓRIO, 778
- 23.1 Anatomia do sistema respiratório, 779
- 23.2 Anatomia da parte superior do sistema respiratório, 779

- 23.3 Anatomia da parte inferior do sistema respiratório, 785
- 23.4 Mecânica da ventilação pulmonar (respiração), 802
- 23.5 Regulação da respiração, 804
- 23.6 Exercício e sistema respiratório, 807
- 23.7 Desenvolvimento do sistema respiratório, 808
- 23.8 Envelhecimento e sistema respiratório, 809

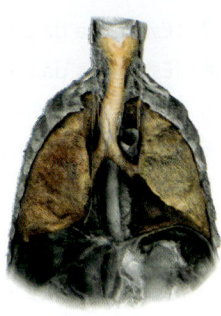

24 SISTEMA DIGESTÓRIO, 812
- 24.1 Visão geral do sistema digestório, 813
- 24.2 Camadas do tubo GI, 814
- 24.3 Peritônio, 816
- 24.4 Boca, 819
- 24.5 Faringe, 826
- 24.6 Esôfago, 826
- 24.7 Estômago, 828
- 24.8 Pâncreas, 833
- 24.9 Fígado e vesícula biliar, 835
- 24.10 Intestino delgado, 841
- 24.11 Intestino grosso, 848
- 24.12 Desenvolvimento do sistema digestório, 855
- 24.13 Envelhecimento e sistema digestório, 855

25 SISTEMA URINÁRIO, 860
- 25.1 Visão geral do sistema urinário, 861
- 25.2 Anatomia dos rins, 863
- 25.3 Néfron, 867
- 25.4 Funções dos néfrons, 873
- 25.5 Transporte, armazenamento e eliminação da urina, 876
- 25.6 Desenvolvimento do sistema urinário, 882
- 25.7 Envelhecimento e sistema urinário, 884

26 SISTEMA GENITAL, 887
- 26.1 Sistema genital masculino, 888
- 26.2 Sistema genital feminino, 902
- 26.3 Ciclo reprodutivo feminino, 919
- 26.4 Métodos de controle da natalidade e aborto, 923
- 26.5 Desenvolvimento dos sistemas genitais, 926
- 26.6 Envelhecimento e sistemas genitais, 928

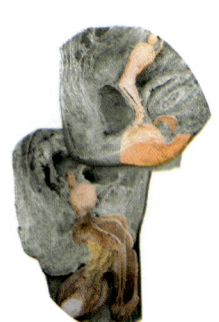

27 ANATOMIA DE SUPERFÍCIE, 933
- 27.1 Considerações gerais sobre anatomia de superfície, 934

Apêndice A MEDIDAS MÉTRICAS, 959

Apêndice B RESPOSTAS, 961

Glossário, 967

Índice Alfabético, 999

INTRODUÇÃO AO CORPO HUMANO

1

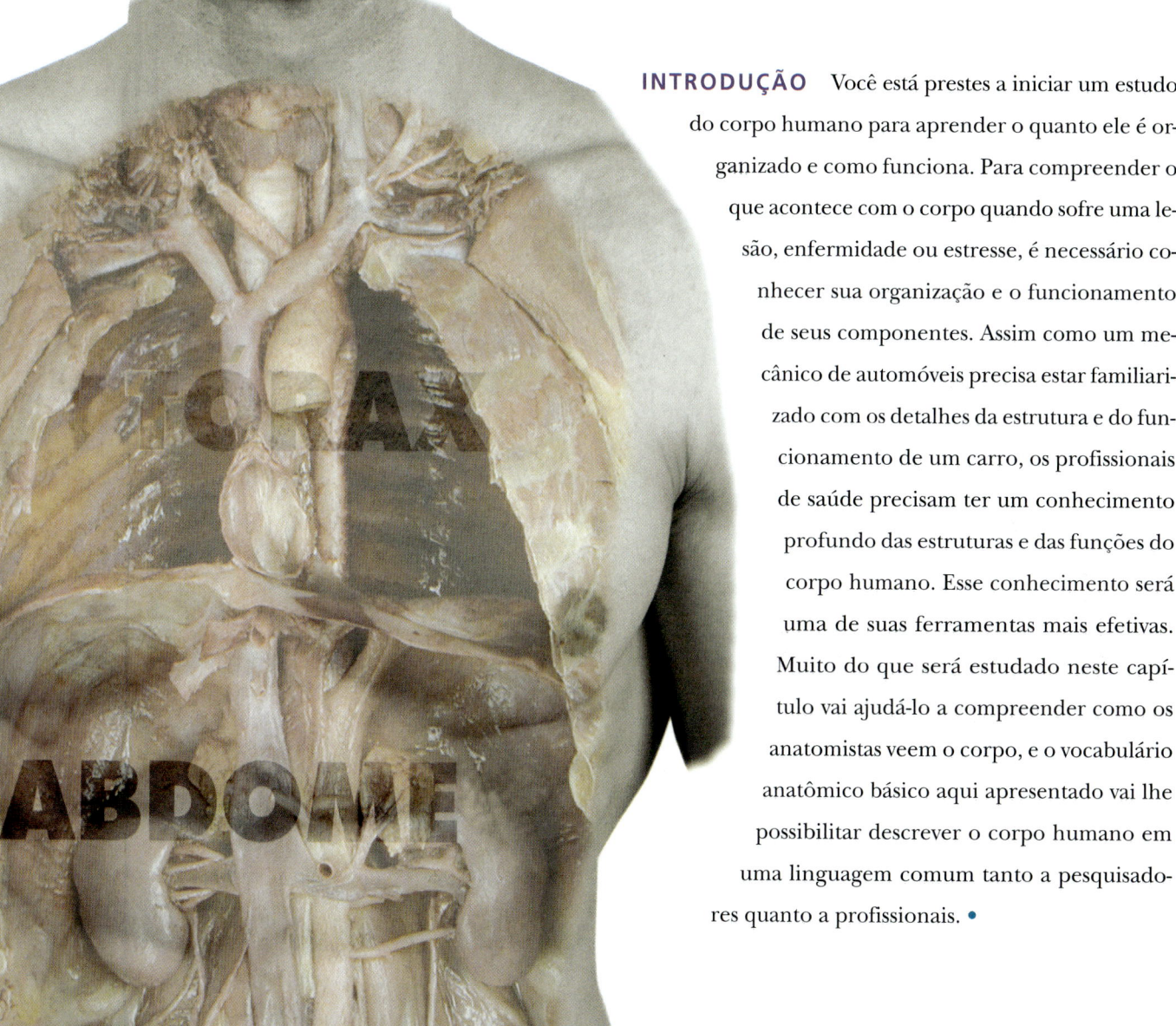

INTRODUÇÃO Você está prestes a iniciar um estudo do corpo humano para aprender o quanto ele é organizado e como funciona. Para compreender o que acontece com o corpo quando sofre uma lesão, enfermidade ou estresse, é necessário conhecer sua organização e o funcionamento de seus componentes. Assim como um mecânico de automóveis precisa estar familiarizado com os detalhes da estrutura e do funcionamento de um carro, os profissionais de saúde precisam ter um conhecimento profundo das estruturas e das funções do corpo humano. Esse conhecimento será uma de suas ferramentas mais efetivas. Muito do que será estudado neste capítulo vai ajudá-lo a compreender como os anatomistas veem o corpo, e o vocabulário anatômico básico aqui apresentado vai lhe possibilitar descrever o corpo humano em uma linguagem comum tanto a pesquisadores quanto a profissionais. •

? *Você já se perguntou por que se realiza uma necropsia? Você pode encontrar a resposta na página 20.*

SUMÁRIO

1.1 Definição de anatomia, 2
1.2 Níveis de organização estrutural e sistemas do corpo, 3
1.3 Processos vitais, 5
1.4 Terminologia anatômica básica, 5
- Posição anatômica, 5
- Regiões anatômicas, 10
- Planos e secções, 11
- EXPO 1.A Termos direcionais, 13

1.5 Cavidades do corpo, 15
- Túnicas das cavidades torácica e abdominal, 16

1.6 Regiões e quadrantes abdominopélvicos, 19
1.7 O corpo humano e as doenças, 20
1.8 Envelhecimento, 21
1.9 Técnicas de imagem, 21
1.10 Medidas do corpo humano, 21

1.1 Definição de anatomia

OBJETIVO
- Definir anatomia e fisiologia e nomear as diversas subdisciplinas da morfologia.

A **anatomia** é basicamente o estudo das *estruturas que formam* o corpo humano e as suas correlações. A anatomia foi estudada inicialmente pelo método de **dissecção**, secção e separação cuidadosa das estruturas do corpo para o estudo de suas relações. Atualmente, inúmeras técnicas de imagem também contribuem para o avanço do conhecimento anatômico. Descrevemos e comparamos algumas técnicas de imagem comuns na Tabela 1.3 (ver Seção 1.8). A morfologia do corpo humano pode ser estudada em vários níveis de organização estrutural, variando de microscópica (visível apenas com o auxílio do microscópio) a macroscópica (visível sem o uso do microscópio). Esses níveis e os diferentes métodos usados para estudá-los constituem a base da morfologia e dos ramos da anatomia. Alguns são descritos na Tabela 1.1.

A anatomia estuda, principalmente, as estruturas do corpo. Uma disciplina relacionada, a **fisiologia**, ocupa-se das *funções* das partes do corpo – ou seja, como elas funcionam. Como não é possível separar totalmente a função da estrutura, você aprenderá como a estrutura do corpo costuma indicar suas funções. Algumas das relações estrutura-função são óbvias, como as firmes articulações entre os ossos do crânio, que protegem o encéfalo. Por outro lado, a articulação dos ossos dos dedos das mãos é mais livre para possibilitar movimentos como os de tocar um instrumento, segurar um taco de beisebol ou pegar um pequeno objeto no chão. O formato da orelha externa ajuda a captar e a localizar as ondas sonoras, o que viabiliza a audição. Outras relações não são tão evidentes, como as das vias que conduzem ar para os pulmões. Elas se ramificam extensamente quando chegam aos pulmões. Minúsculos alvéolos – cerca de 300 milhões – reúnem-se nas extremidades dos vários ramos das vias respiratórias. Do mesmo modo, há extensa ramificação dos vasos que conduzem sangue para os pulmões, com formação de diminutos tubos que circundam os pequenos alvéolos. Por causa dessas características anatômicas, a área de superfície pulmonar total tem o tamanho aproximado de uma quadra de handebol. Essa grande área de superfície é essencial para a função básica dos pulmões: a troca eficiente de oxigênio e dióxido de carbono entre o ar e o sangue.

✓ **TESTE RÁPIDO**
1. Quais subdisciplinas da anatomia seriam usadas na dissecção de um cadáver?
2. Dê alguns exemplos de como a estrutura e a função do corpo humano estão relacionadas.

TABELA 1.1
Morfologia e subdisciplinas da anatomia.

SUBDISCIPLINAS DA ANATOMIA	OBJETO DE ESTUDO
Embriologia	Primeiras 8 semanas do desenvolvimento após fertilização de um óvulo humano
Biologia do desenvolvimento	Desenvolvimento completo de um indivíduo desde a fertilização até a morte
Biologia celular	Estrutura e função celulares
Histologia	Estrutura microscópica dos tecidos
Anatomia seccional	Estrutura interna e relações do corpo com o auxílio de cortes
Anatomia macroscópica	Estruturas que podem ser examinadas a olho nu
Anatomia sistêmica	Estrutura de sistemas específicos do corpo, como os sistemas nervoso ou respiratório
Anatomia regional	Regiões específicas do corpo, como a cabeça ou o tórax
Anatomia de superfície	Pontos de referência de estruturas na superfície do corpo para compreender suas relações por meio da inspeção e da palpação
Anatomia radiográfica	Estruturas internas do corpo que podem ser visualizadas com o uso de raios X, TC, RM e outras tecnologias
Anatomia patológica	Alterações estruturais (macroscópicas ou microscópicas) associadas a doenças

CAPÍTULO 1 • Introdução ao Corpo Humano

CORRELAÇÃO CLÍNICA | *Técnicas diagnósticas não invasivas*

É comum o uso de várias técnicas diagnósticas não invasivas por profissionais e estudantes da área de saúde para avaliar determinados aspectos da estrutura e da função do corpo. Uma **técnica diagnóstica não invasiva** é aquela que não demanda a inserção de um instrumento ou dispositivo através da pele ou em um orifício do corpo. Na **inspeção**, a primeira técnica diagnóstica não invasiva, o examinador observa o corpo em busca de alterações com relação ao normal (Figura A). Por exemplo, um médico pode examinar a cavidade oral em busca de indícios de doenças. Na **palpação**, o examinador explora a superfície corporal com as mãos (Figura B). Um exemplo é a palpação do pescoço para detectar linfonodos aumentados ou dolorosos. Na **ausculta**, o profissional ouve os sons do corpo para avaliar o funcionamento de certos órgãos, normalmente com o auxílio de um estetoscópio para amplificar os sons (Figura C).

Um exemplo é a ausculta dos pulmões durante a respiração, em busca de estertores associados ao acúmulo anormal de líquido nos espaços aéreos pulmonares. Na **percussão**, o examinador bate de leve na superfície do corpo com as pontas dos dedos e ouve o som produzido. O som produzido pela percussão de cavidades ou espaços ocos é diferente daquele produzido pela percussão de órgãos sólidos (Figura D). Por exemplo, a percussão pode revelar a existência anormal de líquido nos pulmões ou de ar no intestino. É usada também para determinar o tamanho, a consistência e a posição de uma estrutura subjacente. O conhecimento da anatomia é importante para a efetiva aplicação da maioria dessas técnicas. Além disso, os profissionais de saúde usam essas e outras técnicas abordadas neste capítulo para descrever os achados após um exame clínico.

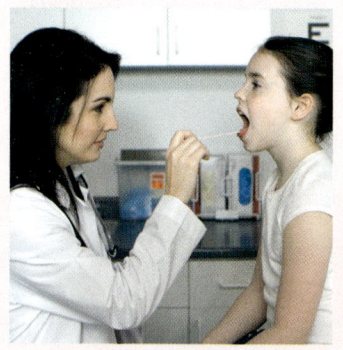
Gary Conner/Phototake
A. Inspeção da cavidade oral (boca)

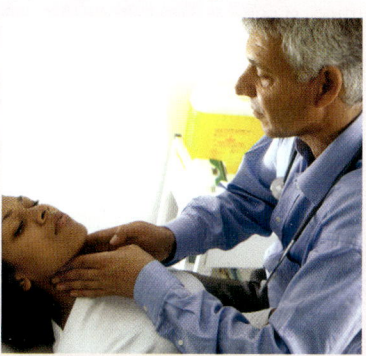
©La/Bc.Aigo/Phototake
B. Palpação dos linfonodos no pescoço

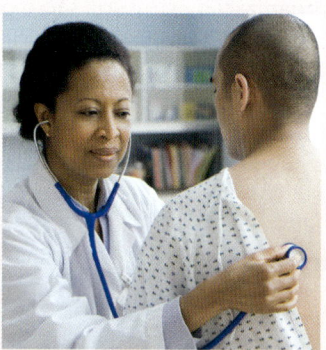
Jose Luis Pelaez/Getty Images, Inc.
C. Ausculta dos pulmões

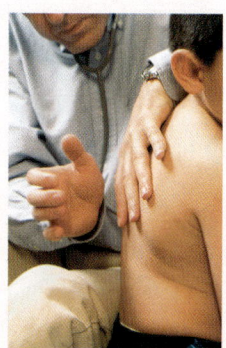
Malvina Mendil/Science Source Inc
D. Percussão dos pulmões

1.2 Níveis de organização estrutural e sistemas do corpo

OBJETIVOS
- Descrever os níveis de organização estrutural do corpo humano
- Listar os 11 sistemas do corpo humano, enumerar os órgãos de cada um e explicar suas funções gerais.

Os níveis de organização de um idioma – as letras, as palavras, as frases, os parágrafos e assim por diante – podem ser comparados com os níveis de organização do corpo humano. A organização do corpo humano estende-se desde algumas das menores estruturas e suas funções até a de maior estrutura – todo o corpo humano. Seis níveis de organização, apresentados do menor para o maior, ajudam a compreender a anatomia: os níveis químico, celular, tecidual, orgânico, sistêmico e organísmico como um todo (Figura 1.1).

❶ O **nível químico**, que pode ser comparado com as *letras do alfabeto*, inclui os **átomos**, as menores unidades da matéria que participam de reações químicas, e as **moléculas**, dois ou mais átomos ligados entre si. Alguns átomos, como o carbono (C), o hidrogênio (H), o oxigênio (O), o nitrogênio (N), o fósforo (P) e o cálcio (Ca), são essenciais para a manutenção da vida. Duas moléculas bem conhecidas encontradas no corpo são o ácido desoxirribonucleico (DNA), o material genético passado de geração em geração, e a glicose, conhecida comumente como o açúcar do sangue.

❷ No **nível celular**, as moléculas combinam-se e formam células, o que pode ser comparado com a reunião de letras em palavras. As **células** são estruturas constituídas de substâncias químicas e são as unidades estruturais e funcionais básicas de um organismo. Do mesmo modo que as *palavras* são os menores elementos constitutivos da linguagem, as células são as menores unidades vivas do corpo humano. Entre os muitos tipos de células no corpo humano, estão as fibras musculares, as células nervosas e as células sanguíneas. A Figura 1.1 mostra uma célula muscular lisa, um dos três tipos de células musculares do corpo. O nível celular de organização é o foco do Capítulo 2.

❸ O próximo nível de organização estrutural é o **nível tecidual**. Os **tecidos** são constituídos por grupos de células e pelo material em torno delas, que atuam em conjunto para realizar determinada função, semelhante à reunião de palavras para formar *frases*. Existem somente quatro tipos básicos de tecido no corpo: epitelial, conjuntivo, muscular e nervoso. O *tecido epitelial* cobre as superfícies do corpo, reveste órgãos ocos e cavidades e forma glândulas. O *tecido conjuntivo* une, sustenta e protege órgãos do corpo, enquanto distribui vasos sanguíneos para outros tecidos. O *tecido muscular* contrai-se (encurta) para mover partes do corpo e gerar calor.

4 PRINCÍPIOS DE ANATOMIA HUMANA

O *tecido nervoso* leva informações de uma parte do corpo para outra. O Capítulo 3 descreve com mais detalhes o nível tecidual de organização. A Figura 1.1 mostra o tecido muscular liso, formado por células musculares lisas compactadas.

❹ No **nível orgânico**, há reunião de diferentes tipos de tecidos. De modo semelhante à relação entre as frases e os *parágrafos*, os **órgãos** são as estruturas compostas por dois ou mais tipos diferentes de tecidos, desempenham funções específicas e, em geral, têm formatos reconhecíveis. São exemplos de órgãos o estômago, o coração, o fígado, os pulmões e o encéfalo.

A Figura 1.1 apresenta como vários tecidos compõem o estômago. O revestimento externo do estômago é uma camada de tecido epitelial e de tecido conjuntivo que reduz o atrito quando há movimento do estômago e atrito com outros órgãos. Abaixo dela, encontram-se três camadas de um tipo de tecido muscular chamado *tecido muscular liso*, que se contrai para agitar e misturar os alimentos e, então, empurrá-los para o próximo órgão do sistema digestório, o intestino delgado. O revestimento interno, a camada de tecido epitelial, produz líquido e substâncias químicas responsáveis pela digestão no estômago.

Figura 1.1 Níveis de organização estrutural do corpo humano.

 Os níveis de organização estrutural são o químico, o celular, o tecidual, o orgânico, o sistêmico e o organismo como um todo.

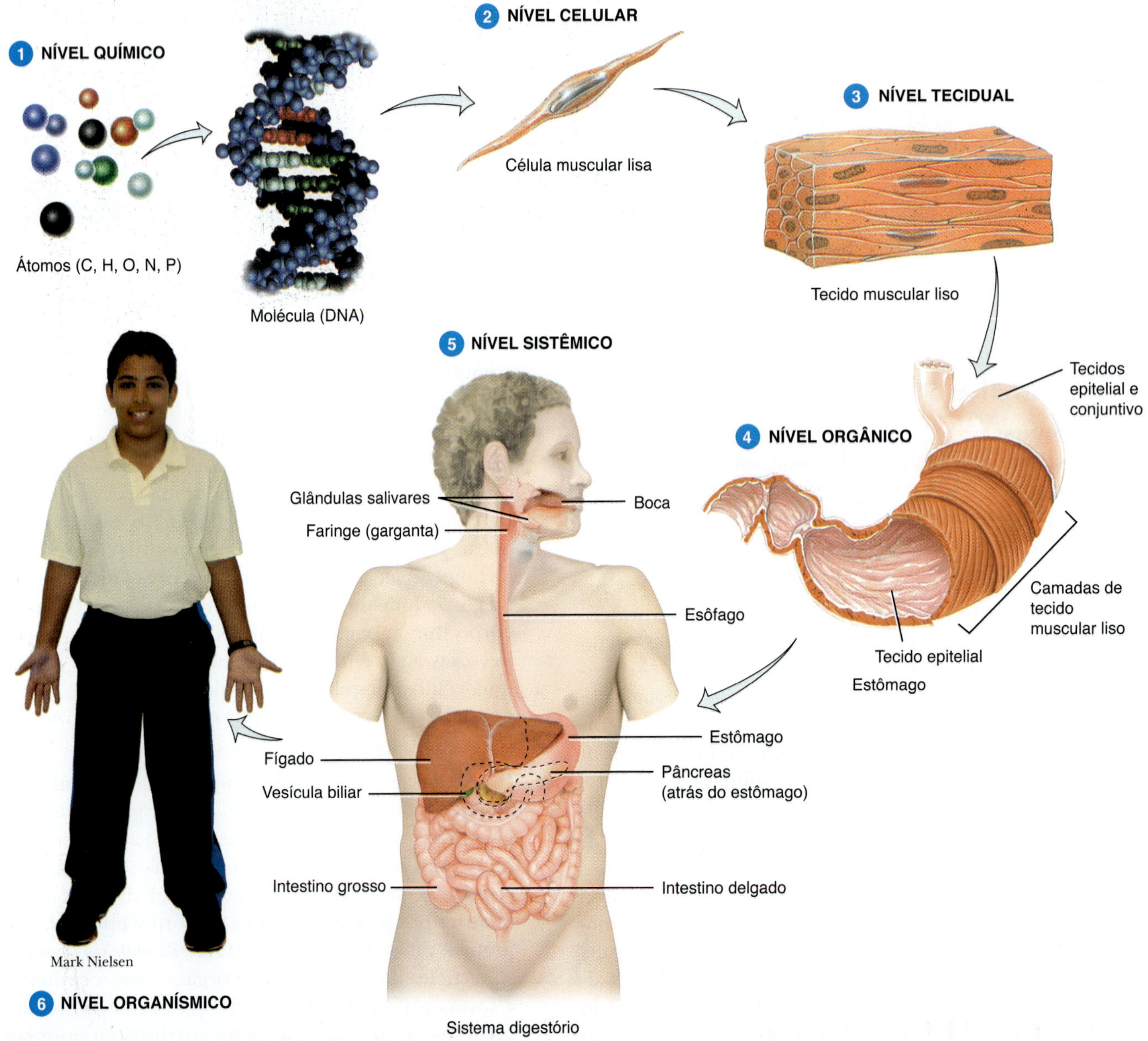

Qual é o nível de organização estrutural composto de dois ou mais tipos diferentes de tecidos que trabalham em conjunto para executar uma função específica?

5. O próximo nível de organização estrutural é o **nível sistêmico**, também denominado *sistemas orgânicos*. Um **sistema** (ou *capítulo*, em nossa analogia com a linguagem) é formado por órgãos relacionados (parágrafos) com uma função comum. Um exemplo é o sistema digestório, que digere e absorve alimentos. Seus órgãos são a boca, as glândulas salivares, a faringe, o esôfago, o estômago, o intestino delgado, o intestino grosso, o fígado, a vesícula biliar e o pâncreas. Às vezes, um órgão faz parte de mais de um sistema. O pâncreas, por exemplo, que exerce múltiplas funções, faz parte dos sistemas digestório e endócrino.

6. O maior nível de organização é o **organísmico**. Um **organismo**, qualquer ser vivo, é comparado a um *livro* em nossa analogia. Todas as partes do corpo humano, atuando em conjunto, constituem o organismo inteiro.

Nos próximos capítulos, você estudará a anatomia e um pouco da fisiologia dos sistemas do corpo. A Tabela 1.2 apresenta os componentes e as funções desses sistemas na ordem em que serão abordados no livro.

✓ **TESTE RÁPIDO**
3. Defina os seguintes termos: átomo, molécula, célula, tecido, sistema e organismo.
4. Quais sistemas do corpo ajudam na eliminação das escórias metabólicas? (*Dica:* consulte a Tabela 1.2.)

1.3 Processos vitais

◉ **OBJETIVO**
- Descrever os processos vitais importantes dos seres humanos.

Todos os organismos vivos apresentam determinadas características que os distinguem dos objetos inanimados. A seguir, são apresentados seis importantes processos vitais dos seres humanos:

1. O **metabolismo** é a soma de todos os processos químicos que ocorrem no corpo. Inclui a decomposição de moléculas grandes e complexas em moléculas menores e mais simples, mas também a formação de moléculas complexas a partir de outras menores e mais simples.
2. A **responsividade** é a capacidade de o corpo detectar e responder a alterações em seu ambiente. As células nervosas respondem a alterações no ambiente gerando sinais elétricos, conhecidos como impulsos nervosos. As células musculares respondem aos impulsos nervosos por contração, o que gera força para movimentar partes do corpo.
3. O **movimento** inclui o deslocamento de todo o corpo, de órgãos individuais, de células isoladas e até mesmo diminutas organelas no interior das células.
4. O **crescimento** é o aumento do tamanho do corpo. Pode ser devido a aumento (1) do tamanho de células existentes (hipertrofia), (2) do número de células (hiperplasia) ou (3) da quantidade de material ao redor das células.
5. A **diferenciação** é o processo de especialização de células não especializadas. As células especializadas têm estrutura e função diferentes das células não especializadas que deram origem a elas. Por exemplo, um oócito fertilizado sofre enorme diferenciação até se transformar em um indivíduo único que é semelhante aos pais, porém bastante diferente deles.
6. A **reprodução** refere-se (1) à formação de novas células para crescimento, reparo ou substituição ou (2) à produção de um novo indivíduo.

Embora nem todos esses processos ocorram o tempo todo nas células de todo o corpo, pode haver morte celular quando deixam de ocorrer apropriadamente. Quando a morte celular é substancial e acarreta insuficiência do órgão, o resultado é a morte do organismo.

✓ **TESTE RÁPIDO**
5. Quais são os diferentes significados de crescimento?

1.4 Terminologia anatômica básica

◉ **OBJETIVOS**
- Descrever a orientação do corpo humano em posição anatômica
- Relacionar os nomes comuns aos termos descritivos anatômicos correspondentes de várias regiões do corpo humano
- Definir os planos e cortes anatômicos, e os termos direcionais usados para descrever o corpo humano.

Os pesquisadores e os profissionais de saúde usam uma linguagem comum de termos especiais quando se referem a estruturas do corpo e suas funções. A linguagem anatômica tem significados definidos com precisão que possibilitam a comunicação clara e inequívoca. Por exemplo, considere esta afirmativa: "O punho está acima dos dedos das mãos". Isso pode ser verdade se os membros superiores (descritos brevemente) estiverem ao lado do corpo. Mas, se as mãos estiverem levantadas acima da cabeça, os dedos estarão acima do punho. Para evitar esse tipo de confusão, os anatomistas usam uma posição anatômica padrão e um vocabulário especial para descrever a relação entre as partes do corpo.

Posição anatômica

Em anatomia, a **posição anatômica** é a posição padrão de referência para a descrição de estruturas anatômicas. Na posição anatômica, a pessoa está em pé e de frente para o observador, com a cabeça nivelada e os olhos dirigidos anteriormente, ao nível da linha do horizonte. Os membros inferiores estão paralelos e os pés estão apoiados no solo e direcionados anteriormente.

TABELA 1.2

Os 11 sistemas do corpo humano.

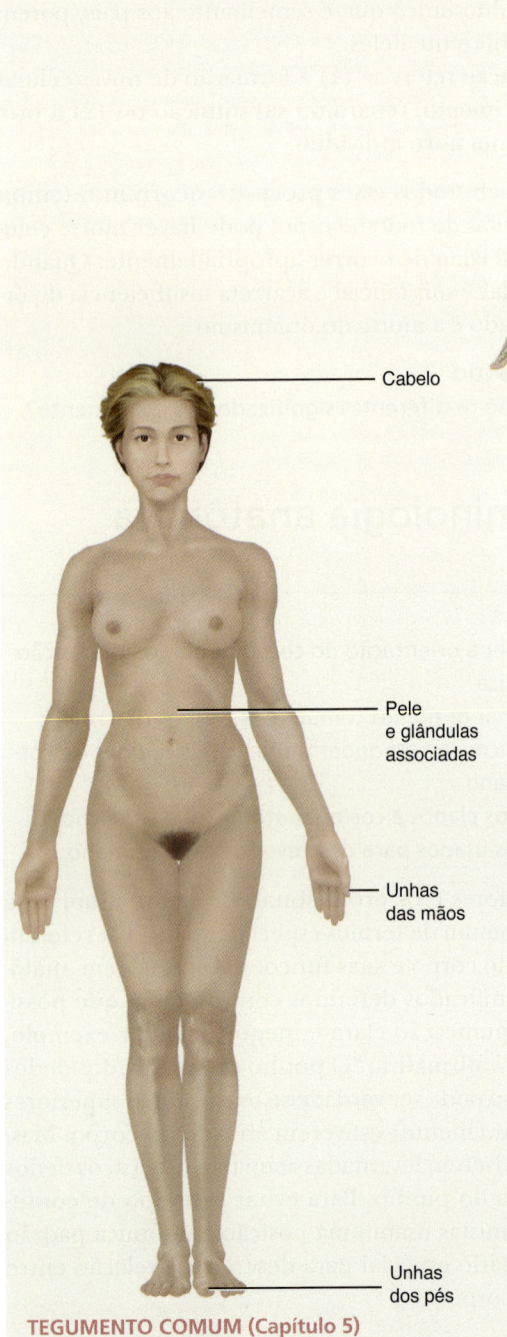

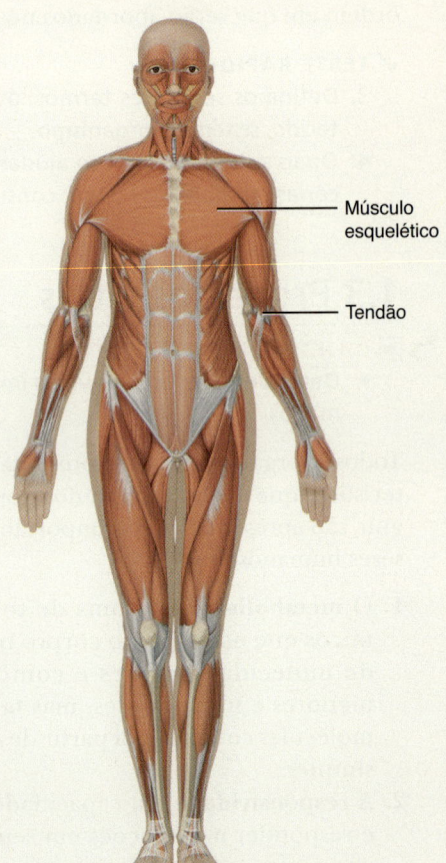

SISTEMA ESQUELÉTICO E ARTICULAÇÕES (Capítulos 6 a 9)
Componentes: **ossos** e **articulações** do corpo com as **cartilagens** associadas.
Funções: sustentam e protegem o corpo; proporcionam uma superfície para fixação muscular; auxiliam nos movimentos do corpo; produzem células sanguíneas (hematopoese); armazena sais minerais (cálcio e potássio) e lipídios (gorduras).

TEGUMENTO COMUM (Capítulo 5)
Componentes: **pele** e estruturas associadas – como **pelos, unhas das mãos** e **pés, glândulas sudoríferas** e **glândulas sebáceas** – e **tela subcutânea**.
Funções: protege o corpo; ajuda a regular a temperatura corporal; elimina algumas escórias metabólicas; ajuda a produzir vitamina D; detecta sensações, como tato, dor, calor e frio; armazena gordura; propicia isolamento.

SISTEMA MUSCULAR (Capítulos 10 e 11)
Componentes: refere-se especificamente ao **tecido muscular esquelético**, que geralmente está fixado a ossos (outros tipos de tecidos musculares são o liso e o estriado cardíaco).
Funções: participa na produção dos movimentos do corpo, como andar; mantém a postura; e produz calor.

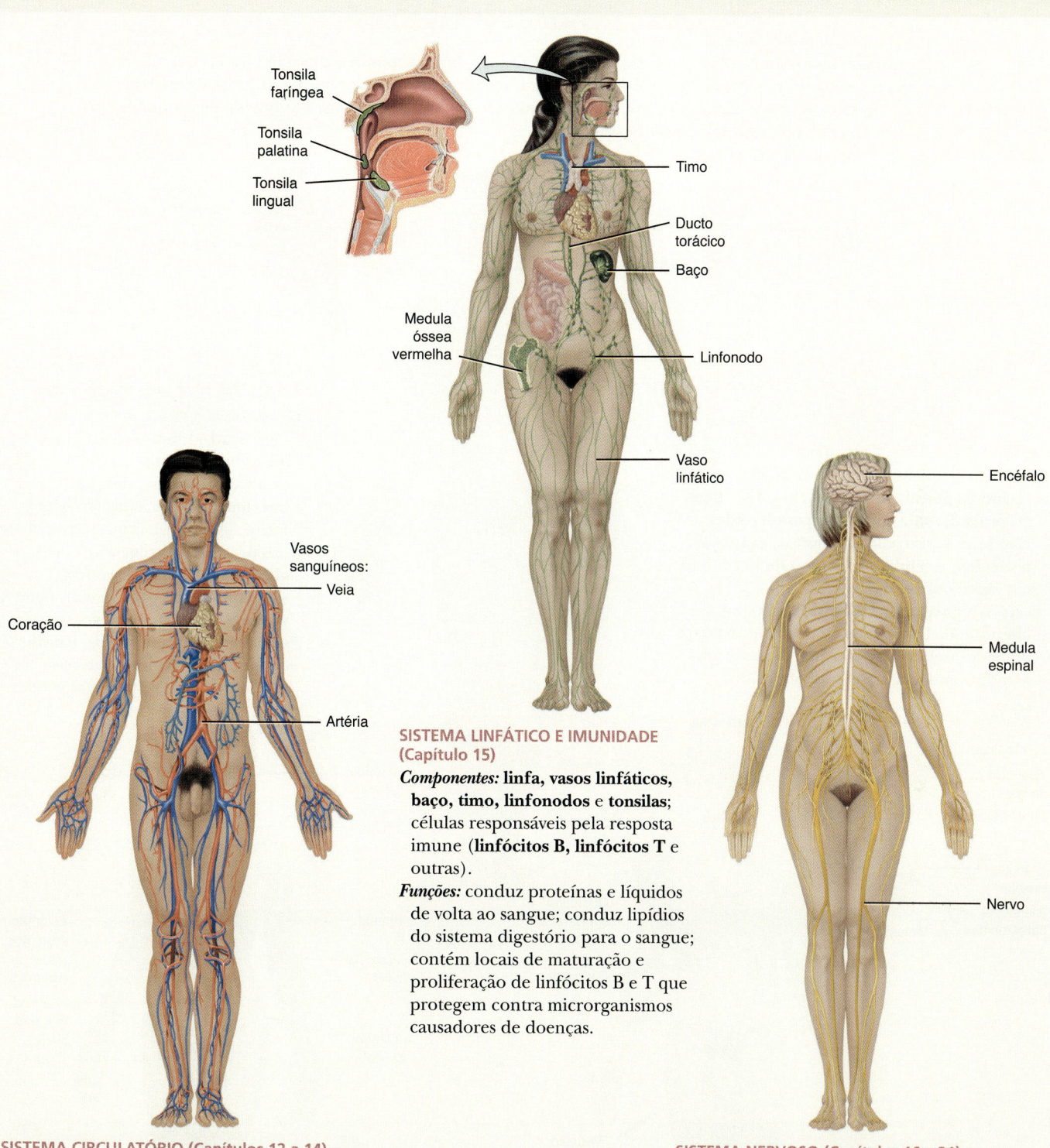

SISTEMA LINFÁTICO E IMUNIDADE (Capítulo 15)
Componentes: **linfa, vasos linfáticos, baço, timo, linfonodos** e **tonsilas**; células responsáveis pela resposta imune (**linfócitos B, linfócitos T** e outras).
Funções: conduz proteínas e líquidos de volta ao sangue; conduz lipídios do sistema digestório para o sangue; contém locais de maturação e proliferação de linfócitos B e T que protegem contra microrganismos causadores de doenças.

SISTEMA CIRCULATÓRIO (Capítulos 12 a 14)
Componentes: **sangue, coração** e **vasos sanguíneos.**
Funções: o coração bombeia sangue pelos vasos sanguíneos; o sangue transporta oxigênio e nutrientes para as células, retira as escórias metabólicas das células e ajuda a regular o equilíbrio acidobásico, a temperatura e o conteúdo aquoso dos líquidos corporais; os componentes sanguíneos auxiliam na defesa contra doenças e no reparo de vasos sanguíneos danificados.

SISTEMA NERVOSO (Capítulos 16 a 21)
Componentes: **encéfalo, medula espinal, nervos** e órgãos sensoriais especiais, como **olhos** e **orelhas.**
Funções: gera potenciais de ação (impulsos nervosos) para regular atividades corporais; detecta alterações no meio interno do corpo e no meio externo; interpreta as alterações; e responde com contrações musculares ou secreções glandulares.

(Continua)

TABELA 1.2 CONTINUAÇÃO
Os 11 sistemas do corpo humano.

SISTEMA RESPIRATÓRIO (Capítulo 23)
Componentes: **pulmões** e vias respiratórias, como **faringe**, **laringe**, **traqueia** e **brônquios** nos pulmões.
Funções: transfere oxigênio do ar inspirado para o sangue e dióxido de carbono do sangue para o ar expirado; ajuda a regular o equilíbrio acidobásico dos líquidos corporais; o ar que sai dos pulmões passa pelas pregas vocais e produz sons.

SISTEMA ENDÓCRINO (Capítulo 22)
Componentes: glândulas produtoras de hormônio (**glândula pineal, hipotálamo, hipófise, timo, glândula tireoide, glândulas paratireoides, glândulas suprarrenais, pâncreas, ovários** e **testículos**) e células produtoras de hormônio em vários outros órgãos.
Funções: regula as atividades do corpo por liberação de hormônios, que são mensageiros químicos transportados pelo sangue de uma glândula endócrina para um órgão-alvo.

SISTEMA DIGESTÓRIO (Capítulo 24)
Componentes: Órgãos do sistema digestório – um tubo longo que inclui **boca, faringe, esôfago, estômago, intestino delgado, intestino grosso** e **ânus**; também inclui órgãos acessórios que auxiliam nos processos da digestão, como **glândulas salivares (parótida, submandibular** e **sublingual), fígado, vesícula biliar** e **pâncreas**.
Funções: faz a decomposição física e química do alimento; absorve nutrientes; elimina resíduos sólidos.

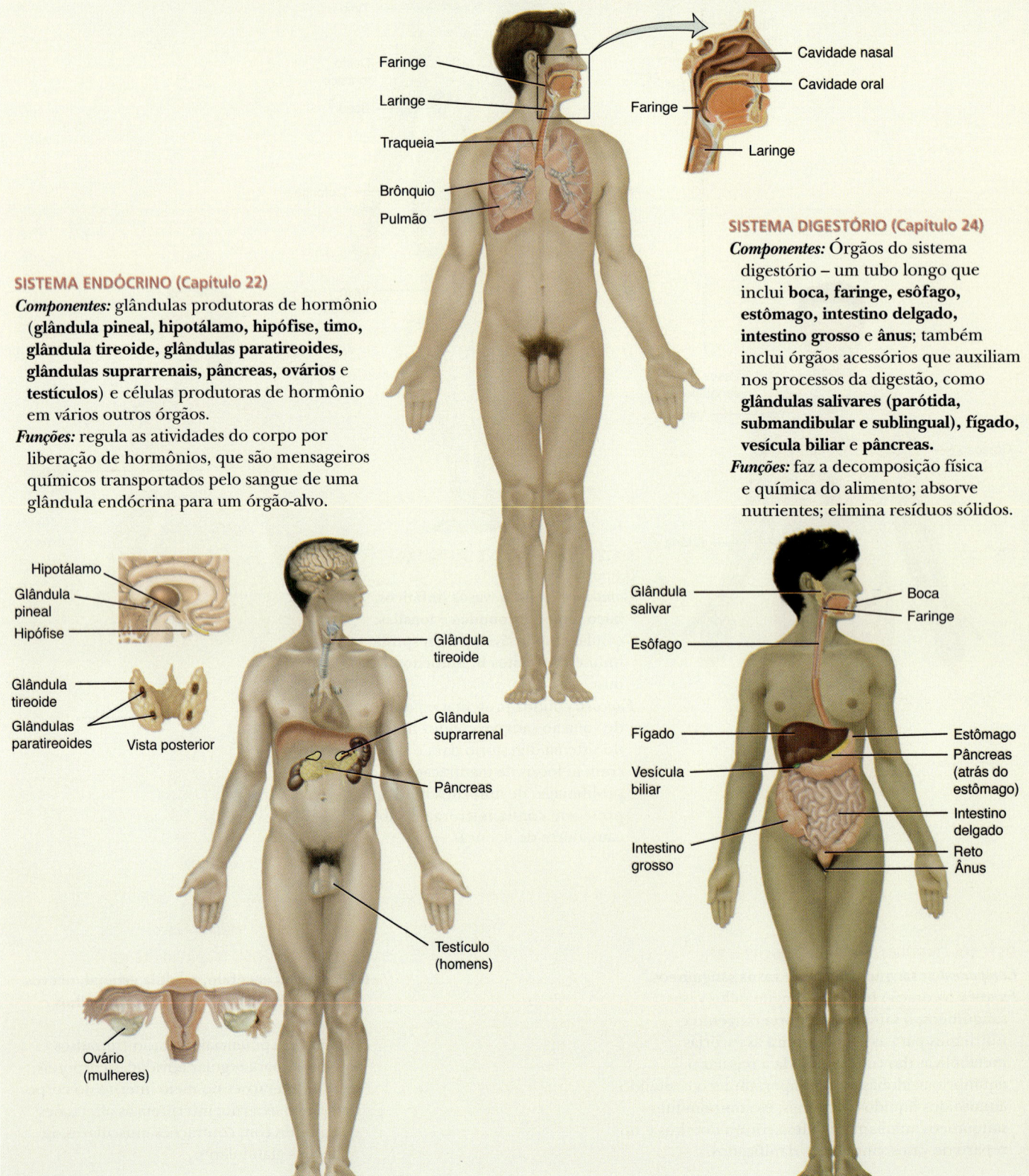

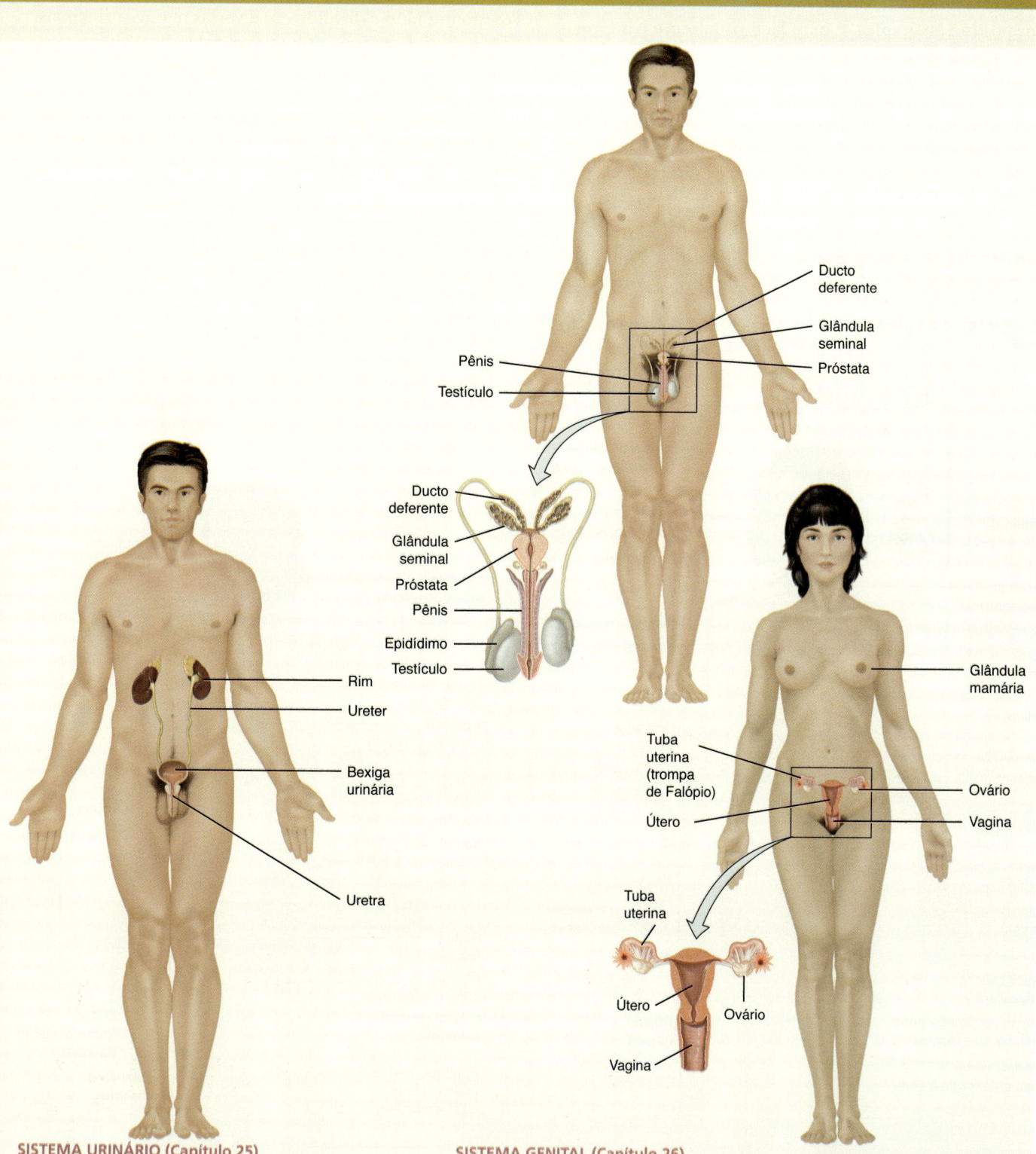

SISTEMA URINÁRIO (Capítulo 25)
Componentes: **rins, ureteres, bexiga urinária e uretra**.
Funções: produz, armazena e elimina urina; elimina escórias metabólicas e regula o volume e a composição química do sangue; ajuda a manter o equilíbrio acidobásico dos líquidos corporais; mantém o equilíbrio mineral do corpo; ajuda a regular a produção de hemácias.

SISTEMA GENITAL (Capítulo 26)
Componentes: gônadas (**testículos** nos homens e **ovários** nas mulheres) e órgãos associados [como **tubas uterinas**, **útero** e **vagina** nas mulheres e **epidídimo**, **glândulas seminais**, **próstata**, **ducto deferente** e **pênis** nos homens].
Funções: as gônadas produzem gametas (espermatozoides ou oócitos), que se unem para formar um novo organismo; as gônadas também liberam hormônios que regulam a reprodução e outros processos do corpo; órgãos associados transportam e armazenam gametas; glândulas mamárias produzem leite.

10 PRINCÍPIOS DE ANATOMIA HUMANA

Os membros superiores estão ao lado do corpo, com as palmas voltadas anteriormente (Figura 1.2). Com o corpo em posição anatômica, é mais fácil visualizar e compreender sua organização em várias regiões e descrever as relações de várias estruturas.

Como acabamos de descrever, o corpo está em posição vertical na posição anatômica. Existem dois termos para descrever o corpo deitado. Se a face estiver voltada para baixo, a posição é de **decúbito ventral**. Se a face estiver voltada para cima, a posição é de **decúbito dorsal**.

Regiões anatômicas

O corpo humano é dividido em diversas regiões principais que são identificadas externamente. Estas são: cabeça, pescoço, tronco, membros superiores e membros inferiores. A **cabeça** é formada por crânio e face. O *crânio* contém e protege o encéfalo, enquanto a *face* é a parte anterior da cabeça, que inclui olhos, nariz, boca, fronte, bochechas e mento. O **pescoço**, uma parte modificada do tronco, sustenta a cabeça, unindo-a ao restante do tronco. O **tronco**

Figura 1.2 Posição anatômica. São indicados os nomes anatômicos e os nomes comuns correspondentes (entre parênteses) para regiões específicas do corpo. Por exemplo, a região cefálica é a cabeça.

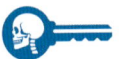

Na posição anatômica, a pessoa está de pé e de frente para o observador, com a cabeça nivelada e os olhos direcionados anteriormente. Os membros inferiores estão paralelos e os pés estão apoiados no chão e direcionados anteriormente, e os membros superiores estão ao lado do corpo com as palmas das mãos voltadas anteriormente.

A. Vista anterior

B. Vista posterior

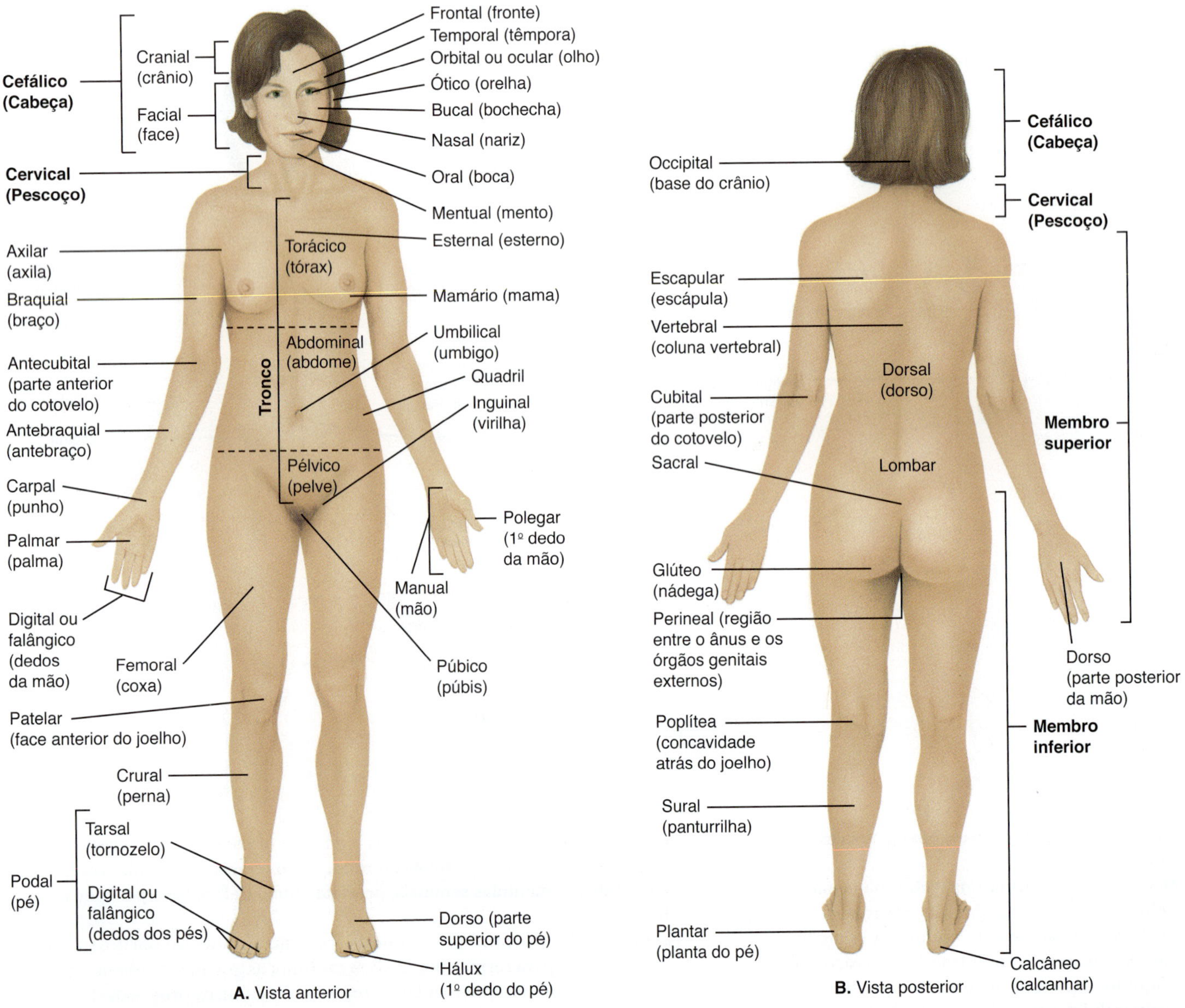

Por que é importante definir uma posição anatômica padrão?

é formado por *pescoço, tórax, abdome* e *pelve*. Cada **membro superior** está unido ao tronco e é dividido em *ombro, axila, braço* (entre o ombro e o cotovelo), *antebraço* (entre o cotovelo e o punho), *punho* e *mão*. Cada **membro inferior** também está unido ao tronco e é dividido em *nádega, coxa* (entre a nádega e o joelho), *perna* (entre o joelho e o tornozelo), *tornozelo* e *pé*. A **região inguinal** é a área na superfície anterior do corpo caracterizada por uma prega de cada lado, no local de união do tronco às coxas. É muito importante conhecer o significado preciso de braço e antebraço no membro superior e de coxa e perna no membro inferior ao ler ou descrever uma avaliação clínica.

A Figura 1.2 mostra a nomenclatura anatômica comum das principais partes do corpo. Primeiramente, é apresentado o termo anatômico, seguido pelo nome comum correspondente (entre parênteses). Por exemplo, se você recebe uma vacina antitetânica na *região glútea*, ela é aplicada na *nádega*. Por que o termo anatômico que designa uma parte do corpo é diferente de seu nome comum? O termo anatômico é ocasionalmente fundamentado na palavra ou no radical grego ou latino.

Planos e secções

Como você acabou de ler, a referência a várias regiões do corpo possibilita estudar a anatomia de superfície do corpo. É possível também estudar a estrutura interna por secção do corpo de diferentes maneiras e examinar os cortes. Os termos a seguir descrevem os diferentes planos e secções que você encontrará em seus estudos de anatomia. Também são usados em muitos procedimentos clínicos. Os **planos** são superfícies planas imaginárias que atravessam o corpo (Figura 1.3). Um **plano sagital** é um plano vertical que divide o corpo ou o órgão em lados direito e esquerdo. Mais especificamente, quando esse plano atravessa a linha mediana do corpo e o divide em metades direita e esquerda *simétricas* é denominado **plano sagital mediano** ou *plano mediano*. A *linha mediana* é uma linha vertical imaginária que divide o corpo em metades esquerda e direita iguais. Se o plano sagital não atravessar a linha mediana, mas dividir o corpo em partes direita e esquerda *assimétricas*, é denominado plano **sagital paramediano**. Um **plano frontal** ou *coronal* divide o corpo ou um órgão em partes anterior e posterior. Um **plano transverso** divide o corpo em partes superior e inferior. Um plano transverso também pode ser denominado *plano transversal* ou *plano horizontal*. Os planos sagital, frontal e transverso são perpendiculares entre si. Já um **plano oblíquo** atravessa o corpo ou órgão em ângulo oblíquo (qualquer ângulo diferente de 90°).

Ao estudar uma região do corpo, com frequência você a vê em secção. As **secções** são cortes do corpo ou de um órgão ao longo de um dos planos descritos. A secção produz uma superfície bidimensional plana da estrutura tridimensional original. É importante conhecer o plano da secção para compreender a relação anatômica das estruturas.

Figura 1.3 Planos através do corpo humano.

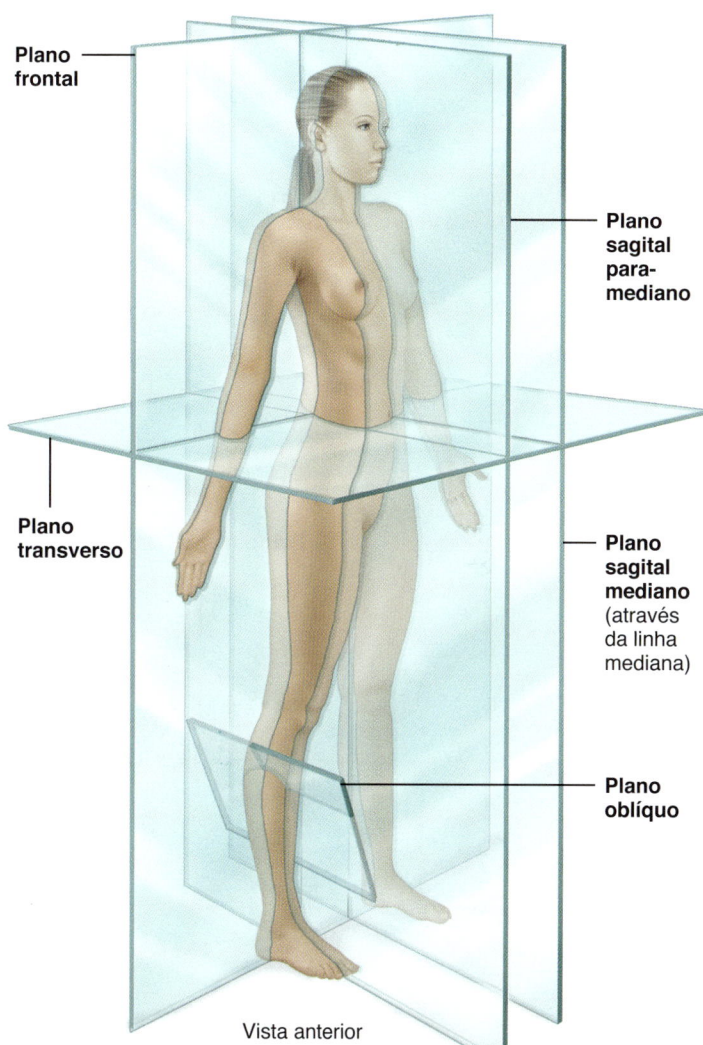

Os planos dividem o corpo de várias maneiras, e os cortes resultantes ao longo de um plano são denominados secções.

Vista anterior

? Que plano divide o encéfalo em metades direita e esquerda iguais?

A Figura 1.4 indica como três diferentes secções – uma *secção sagital mediana*, uma *secção frontal* e uma *secção transversa* – mostram três diferentes vistas do encéfalo.

✓ TESTE RÁPIDO

6. Descreva a posição anatômica e explique por que é usada.
7. Localize cada região mostrada na Figura 1.2 em seu próprio corpo e identifique-a por sua forma descritiva anatômica e o nome comum correspondente.
8. Quais dos planos que dividem o corpo são verticais?
9. Qual é a diferença entre um plano e uma secção?

Figura 1.4 Planos e secções de diferentes partes do encéfalo. Os diagramas (*à esquerda*) mostram os planos, e as fotografias (*à direita*) mostram as secções resultantes. **Nota:** as setas de "vista" nos diagramas indicam a direção da visão de cada corte. Esse recurso é usado em todo o livro para indicar a perspectiva.

 Os planos dividem o corpo de várias maneiras, e os cortes resultantes ao longo de um plano são denominados secções.

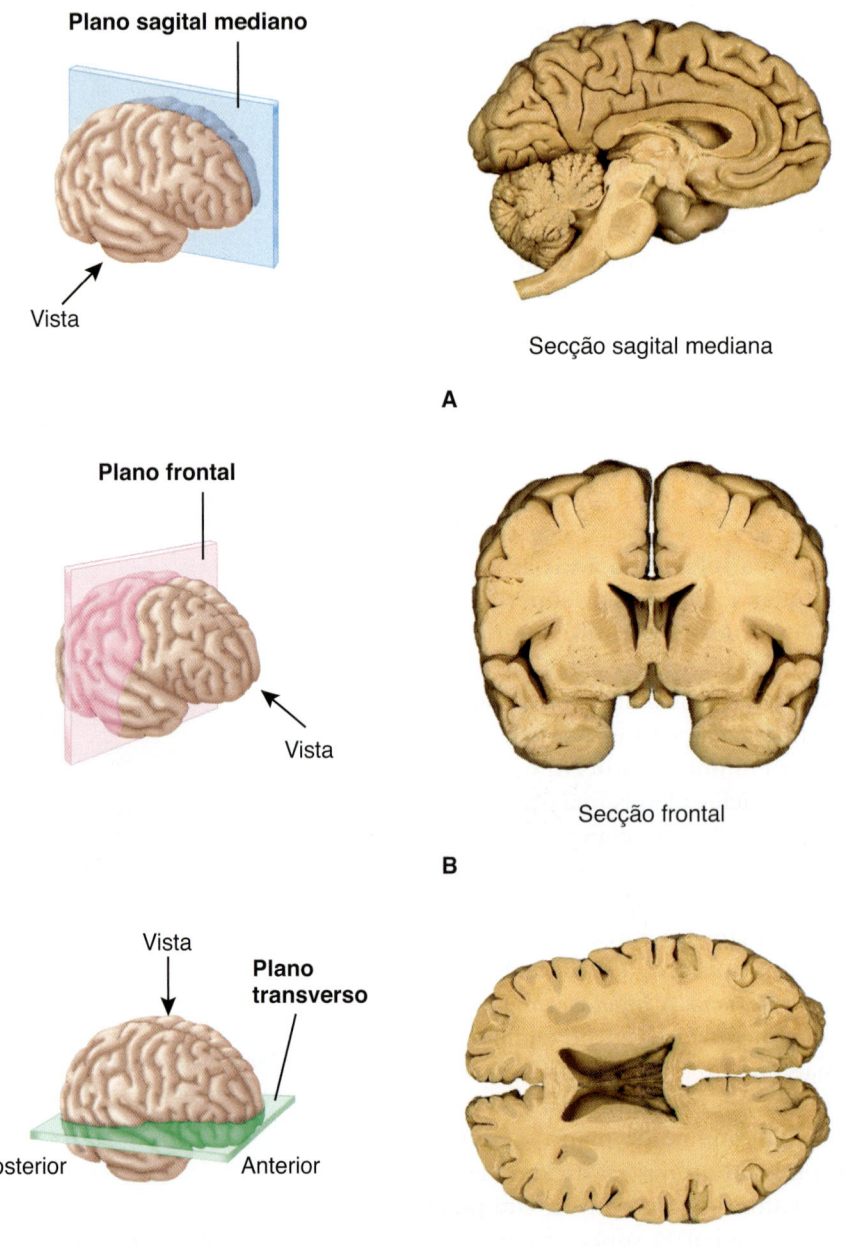

Que plano divide o encéfalo em metades direita e esquerda iguais?

EXPO 1.A — Termos direcionais *(Figura 1.5)*

OBJETIVO
- **Definir** cada termo direcional usado para descrever o corpo humano.

Visão geral

Com o objetivo de melhorar a comunicação quando discorrem sobre as partes básicas do corpo e as relações entre essas partes, os anatomistas e profissionais de saúde usam **termos direcionais** específicos, palavras que descrevem a posição de uma parte do corpo com relação a outra. A maioria dos termos direcionais usados para descrever a relação entre partes do corpo pode ser reunida em pares com significados opostos. Por exemplo, *superior* significa em direção à parte de cima do corpo, e *inferior* significa em direção à parte de baixo. É importante compreender que os termos direcionais têm significado relativo; só fazem sentido quando usados para descrever a posição de uma estrutura com relação a outra. Por exemplo, o joelho é superior ao tornozelo, embora ambos estejam localizados na metade inferior do corpo. Estude os termos direcionais a seguir e o exemplo de uso de cada um deles. Durante a leitura dos exemplos, consulte a Figura 1.5 para verificar a localização de cada estrutura.

✓ TESTE RÁPIDO
10. Que termos direcionais são usados para especificar as relações entre (1) cotovelo e ombro; (2) ombros esquerdo e direito; (3) esterno e úmero; e (4) coração e diafragma?

TERMO DIRECIONAL	DEFINIÇÃO	EXEMPLOS DE USO
Superior	Acima ou em posição mais alta; em direção à cabeça. (Não é usado em referência aos membros.)	O coração é superior ao fígado.
Cranial ou cefálico	Relativo ao crânio ou à cabeça; em direção à cabeça. (Esse termo é mais flexível que "superior", porque pode ser aplicado a todos os animais, bípedes ou quadrúpedes.)	O estômago é mais cranial que a bexiga urinária.
Inferior	Abaixo ou em posição mais baixa; em direção aos pés. (Não é usado em referência aos membros.)	O estômago é inferior aos pulmões.
Rostral	Relativo à região do nariz e da boca; em direção à face. (Usado apenas em referências na cabeça.)	O lobo frontal do encéfalo é rostral ao lobo occipital (ver Figura 18.12B).
Caudal	Relativo à cauda; situado próximo ou na cauda ou na parte posterior do corpo. (Usado apenas em referências no tronco.)	As vértebras lombares são caudais às vértebras cervicais (ver Figura 7.15A).
Anterior	Mais próximo da parte frontal ou na frente do corpo	O esterno é anterior ao coração.
Posterior	Mais próximo da parte posterior ou do dorso do corpo	O esôfago é posterior à traqueia.
Ventral	Relativo ao ventre; em direção ao ventre. (Usado como sinônimo de anterior, em anatomia humana.)	O intestino é ventral (anterior) à coluna vertebral.
Dorsal	Relativo ao dorso do corpo; em direção ao dorso. (Usado como sinônimo de posterior, em anatomia humana.)	Os rins são dorsais (posteriores) ao estômago.
Medial	Mais perto da linha mediana (linha vertical imaginária que divide o corpo em lados esquerdo e direito iguais).	A ulna é medial ao rádio.
Lateral	Mais distante da linha mediana.	Os pulmões são laterais ao coração.
Intermédio	Entre duas estruturas.	O colo transverso é intermédio aos colos ascendente e descendente do intestino grosso.
Ipsolateral	No mesmo lado, com relação à linha mediana do corpo, que outra estrutura.	A vesícula biliar e o colo ascendente do intestino grosso são ipsilaterais.
Contralateral	No lado oposto, com relação à linha mediana do corpo, de outra estrutura.	Os colos ascendente e descendente do intestino grosso são contralaterais.
Proximal	Mais perto da inserção de um membro ao tronco; mais perto da origem de uma estrutura.	O úmero (osso do braço) é proximal ao rádio.
Distal	Mais distante da inserção de um membro ao tronco; mais distante da origem de uma estrutura.	As falanges (ossos dos dedos) são distais aos ossos carpais (ossos do punho).
Superficial	Na superfície do corpo ou em direção a ela.	As costelas são superficiais aos pulmões.
Profundo	Distante da superfície do corpo.	As costelas são profundas à pele do tórax e do dorso.
Externo	Em direção ao exterior de uma estrutura. (Usa-se, tipicamente, quando se descrevem relações de órgãos individuais.)	A pleura visceral está sobre a face externa dos pulmões (ver Figura 1.7A).
Interno	Em direção ao interior de uma estrutura. (Geralmente é usado para descrever relações de órgãos individuais.)	A túnica mucosa forma o revestimento interno do estômago (ver Figura 24.11A).

Figura 1.5 Termos direcionais.

 Os termos direcionais localizam com precisão várias partes do corpo com relação umas às outras.

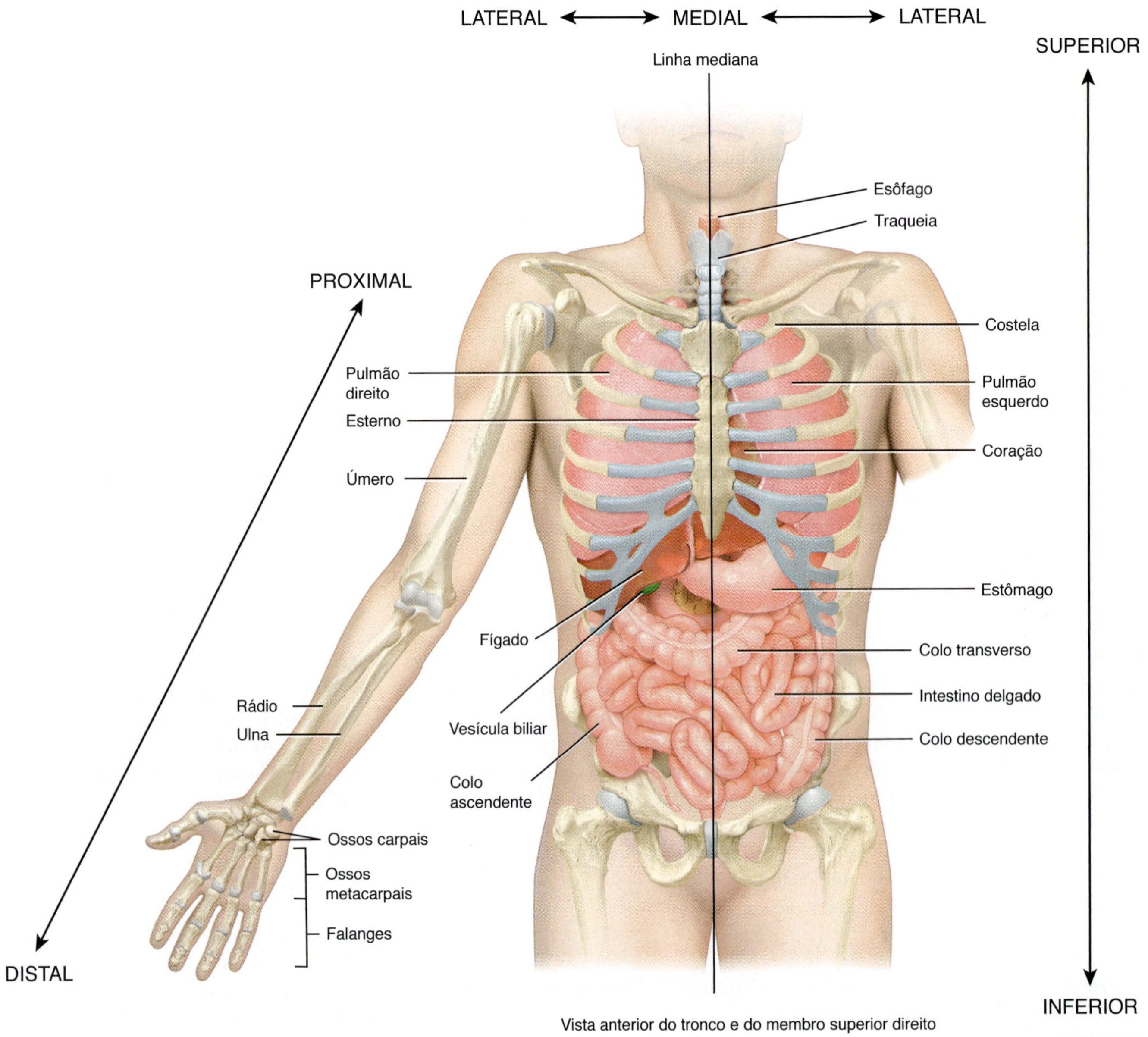

Vista anterior do tronco e do membro superior direito

O rádio é proximal ao úmero? O esôfago é anterior à traqueia? As costelas são superficiais aos pulmões? A bexiga urinária é medial ao colo ascendente do intestino grosso? O esterno é lateral ao colo descendente do intestino grosso?

1.5 Cavidades do corpo

OBJETIVO
- Descrever as principais cavidades do corpo, os órgãos que contêm e os revestimentos associados.

As **cavidades do corpo** são espaços no corpo que contêm os órgãos internos. Ossos, músculos e ligamentos separam as diversas cavidades do corpo. Aqui, discorreremos sobre estas cavidades do corpo (Figura 1.6).

Os ossos do crânio formam um espaço oco na cabeça, denominado **cavidade do crânio**, que contém o encéfalo. Os ossos da coluna vertebral formam o **canal vertebral**, que contém a medula espinal e o início dos nervos espinais. A cavidade do crânio e o canal vertebral são contínuos. Três camadas de tecido protetor, as **meninges**, e um líquido que absorve impactos circundam externamente o encéfalo e a medula espinal.

As principais cavidades do tronco são as cavidades torácica e abdominopélvica. A estrutura óssea da **cavidade torácica** (Figuras 1.6 e 1.7) é formada pelas costelas, esterno e parte torácica da coluna vertebral. Na cavidade torácica, há três cavidades virtuais menores, localizadas nos sacos serosos que envolvem os órgãos associados, o coração e os pulmões: a **cavidade do pericárdio**, que envolve o coração e contém uma pequena quantidade de líquido lubrificante, e as duas **cavidades pleurais**, cada uma das quais envolve um pulmão e contém uma pequena quantidade de líquido lubrificante (Figura 1.7). A parte central da cavidade torácica é uma região anatômica denominada **mediastino**. O mediastino está localizado entre as paredes mediais das duas pleuras e estende-se do esterno até a coluna vertebral, e da primeira costela até o diafragma (Figura 1.7A, B). O mediastino contém todos os órgãos torácicos, exceto os próprios pulmões. Entre as estruturas no mediastino, estão o coração, o esôfago, a traqueia, o timo e os grandes vasos sanguíneos que entram e saem do coração. O **pericárdio** envolve o coração e contém um pequeno volume de líquido lubrificante. O **diafragma** é um músculo cupuliforme que separa a cavidade torácica da cavidade abdominopélvica.

A **cavidade abdominopélvica** (ver Figura 1.6) estende-se do diafragma até a região inguinal e é circundada pela parede muscular abdominal, pelos ossos e pelos músculos da pelve. Como sugere o nome, a cavidade abdominopélvica é dividida em duas partes, embora não haja um septo de separação. A parte superior, a **cavidade abdominal**, contém os rins, as glândulas suprarrenais, o estômago, o baço, o fígado, a vesícula biliar, o pâncreas, o intestino delgado e a maior parte do intestino grosso. A parte inferior, a **cavidade pélvica**, contém a bexiga urinária, partes do intestino grosso e órgãos internos do sistema genital. Os órgãos no interior das cavidades torácica e abdominopélvica são denominados **vísceras**.

Figura 1.6 Cavidades do corpo. As linhas pretas tracejadas em **A** e **B** indicam o limite entre as cavidades abdominal e pélvica.

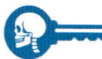

As principais cavidades do tronco são as cavidades torácica e abdominopélvica.

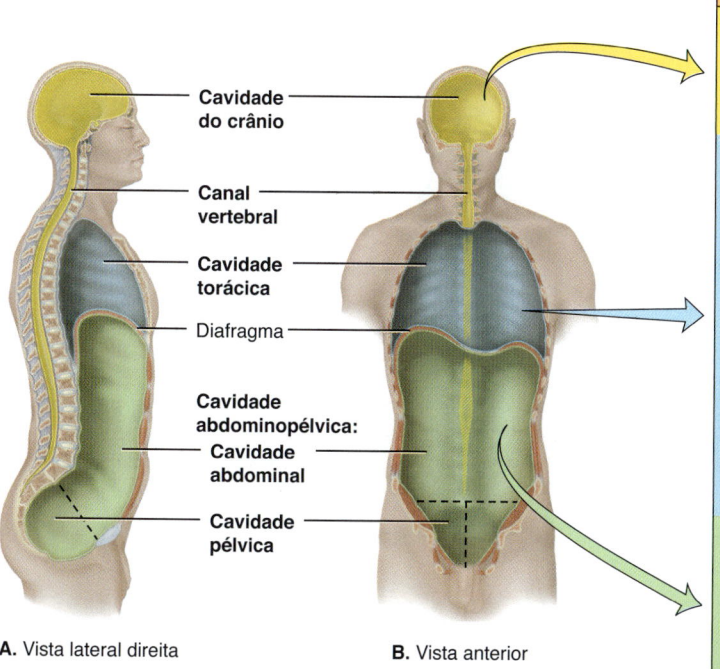

CAVIDADE	COMENTÁRIOS
Cavidade do crânio	Formada por ossos do crânio e contém o encéfalo
Canal vertebral	Formado pela coluna vertebral e contém a medula espinal e o início dos nervos espinais
Cavidade torácica*	Contém as cavidades pleural e pericárdica, bem como o mediastino
Cavidade pleural	Cada uma envolve um pulmão; a túnica serosa de cada cavidade pleural é a pleura
Cavidade do pericárdio	Envolve o coração; a túnica serosa desta cavidade é o pericárdio
Mediastino	Parte central da cavidade torácica entre os pulmões; estende-se do esterno até a coluna vertebral e da primeira costela até o diafragma; contém o coração, o timo, o esôfago, a traqueia e vários grandes vasos sanguíneos
Cavidade abdominopélvica	Subdividida em cavidades abdominal e pélvica
Cavidade abdominal	Contém o estômago, o baço, o fígado, a vesícula biliar, o intestino delgado e a maior parte do intestino grosso; a túnica serosa da cavidade abdominal é o peritônio
Cavidade pélvica	Contém a bexiga urinária, partes do intestino grosso e órgãos internos do sistema genital

* Ver a Figura 1.7 para detalhes da cavidade torácica.

A. Vista lateral direita **B.** Vista anterior

(Continua)

Túnicas das cavidades torácica e abdominal

A **túnica** é um tecido delgado e flexível que recobre, reveste, divide ou conecta estruturas. Um exemplo é uma túnica dupla e escorregadia, denominada **túnica serosa**, associada às cavidades do corpo que não se abrem diretamente para o exterior. Esta recobre as vísceras nas cavidades torácica e abdominal, além de revestir as paredes do tórax e do abdome. As partes de uma túnica serosa são (1) *lâmina parietal*, um epitélio delgado que reveste as paredes das cavidades do corpo, e (2) *lâmina visceral*, um epitélio fino que recobre as vísceras e adere a elas nas cavidades do corpo. Como são contínuas, as lâminas parietal e visceral formam uma bolsa serosa. Os órgãos da cavidade empurram essa bolsa serosa, semelhante ao ato de empurrar a mão contra um balão (Figura 1.7E). Entre as lâminas parietal e visceral há um espaço virtual, denominado *cavidade serosa*. Esta contém uma pequena quantidade de líquido lubrificante chamado de *líquido seroso*, que reduz o atrito entre as duas lâminas, o que possibilita o livre deslizamento das vísceras durante movimentos como o bombeamento do coração ou o enchimento e o esvaziamento dos pulmões ao inspirar e expirar.

A túnica serosa associada aos pulmões é a **pleura** (Figura 1.7A, C, D). A *pleura visceral* adere à superfície dos pulmões (a parte do balão encostada no punho); a *pleura parietal* reveste a parede torácica e cobre a face superior do diafragma. O espaço entre elas é a *cavidade pleural* (correspondente ao interior do balão). A túnica serosa do coração é o **pericárdio** (ver Figura 1.7A, C, D). O *pericárdio fibroso visceral* recobre a superfície do coração, e o *pericárdio fibroso parietal* reveste o pericárdio fibroso que circunda o coração. O espaço entre eles é a cavidade serosa denominada *cavidade pericárdica*. O **peritônio** é a túnica serosa da cavidade abdominal (ver Figura 24.3A). O *peritônio visceral* recobre as vísceras abdominais, e o *peritônio parietal* reveste a parede abdominal e cobre a face inferior do diafragma. O espaço entre eles é a cavidade serosa denominada *cavidade peritoneal*. A maioria dos órgãos abdominais é envolvida pelo peritônio e denominada *intraperitoneal*. Entre eles estão o estômago, o baço, o fígado, a vesícula biliar, o jejuno e o íleo do intestino delgado, o ceco, o apêndice vermiforme e o colo transverso do intestino grosso. No entanto, alguns não são circundados pelo peritônio ou são apenas parcialmente cobertos por peritônio e estão localizados posteriormente ao peritônio. Tais órgãos são conhecidos como *retroperitoneais*. Os rins, as glândulas suprarrenais, o pâncreas, o duodeno do intestino delgado, os colos ascendente e descendente do intestino grosso e a parte abdominal da aorta e veia cava inferior são órgãos retroperitoneais.

Além das principais cavidades do corpo que acabamos de descrever, você aprenderá sobre outras cavidades regionais em capítulos posteriores. Estas são a *cavidade oral*

Figura 1.1 *Continuação*

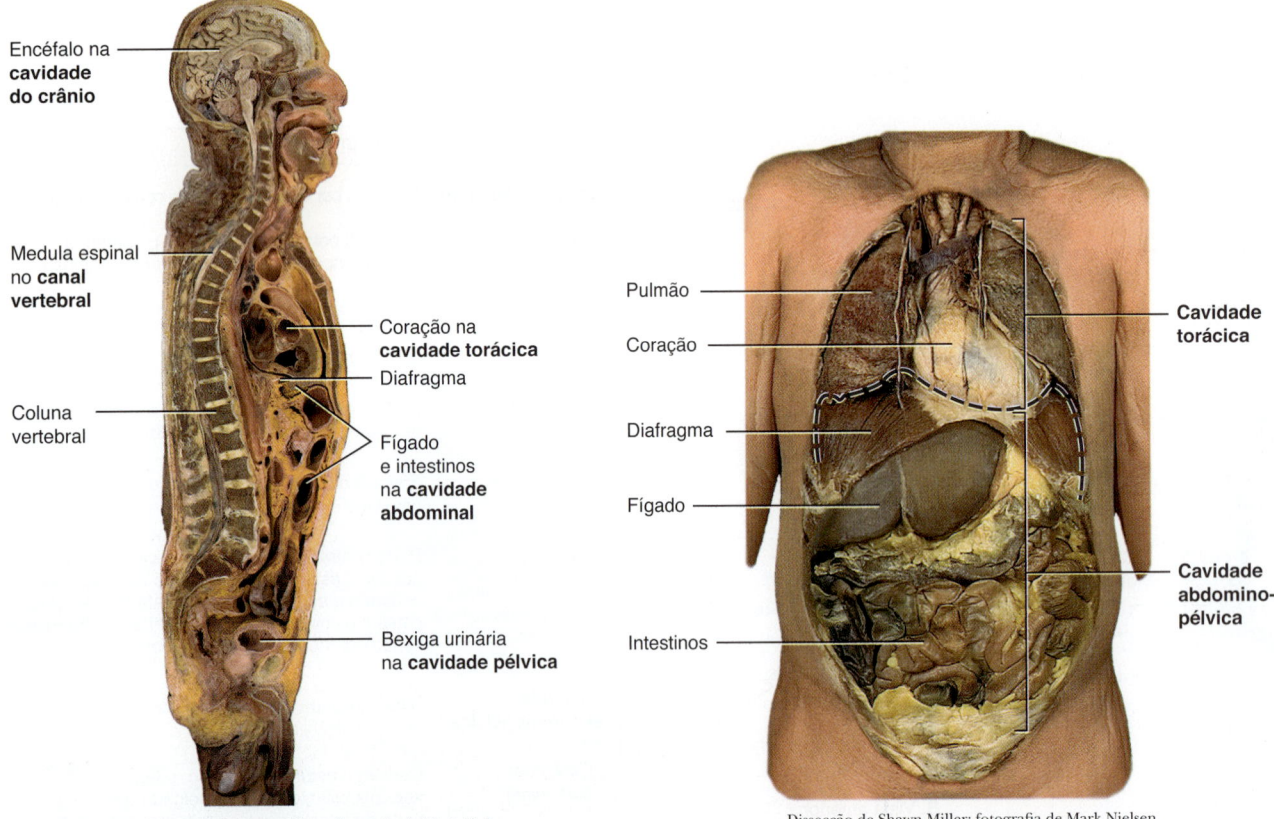

Dissecção de Shawn Miller; fotografia de Mark Nielsen
C. Corte sagital mediano

Dissecção de Shawn Miller; fotografia de Mark Nielsen
D. Vista anterior

? Em que cavidades estão localizados os seguintes órgãos: bexiga urinária, estômago, coração, intestino delgado, pulmões, órgãos genitais femininos internos, timo, baço e fígado? Use os seguintes símbolos na resposta:
T = cavidade torácica, A = cavidade abdominal ou P = cavidade pélvica.

(*boca*), que contém a língua e os dentes (ver Figura 24.4); a *cavidade nasal* (no nariz) (ver Figura 23.1A); as *cavidades orbitais* (*órbitas*), que contêm o bulbo do olho (ver Figura 7.2A); as *cavidades da orelha média*, que contêm ossículos e músculos (Figura 21.11A); e as *cavidades sinoviais*, que são encontradas em articulações livremente móveis e contêm líquido sinovial (ver Figura 9.3A). A tabela na Figura 1.6 apresenta um resumo das principais cavidades do corpo e suas túnicas.

✓ TESTE RÁPIDO

11. Que estruturas separam as várias cavidades do corpo umas das outras?
12. Descreva o conteúdo do mediastino.

Figura 1.7 Cavidade torácica. As linhas tracejadas pretas em **A** e **B** indicam os limites do mediastino. Observe que o pericárdio envolve o coração, e as pleuras envolvem os pulmões. **Observação:** quando secções transversais como as mostradas em **B** e **C** são vistas inferiormente (de baixo para cima), a superfície anterior do corpo aparece na parte superior da ilustração, e o lado esquerdo do corpo é exibido no lado direito da ilustração.

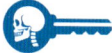 O mediastino é uma região anatômica situada entre os pulmões e estende-se do esterno até a coluna vertebral e da primeira costela até o diafragma.

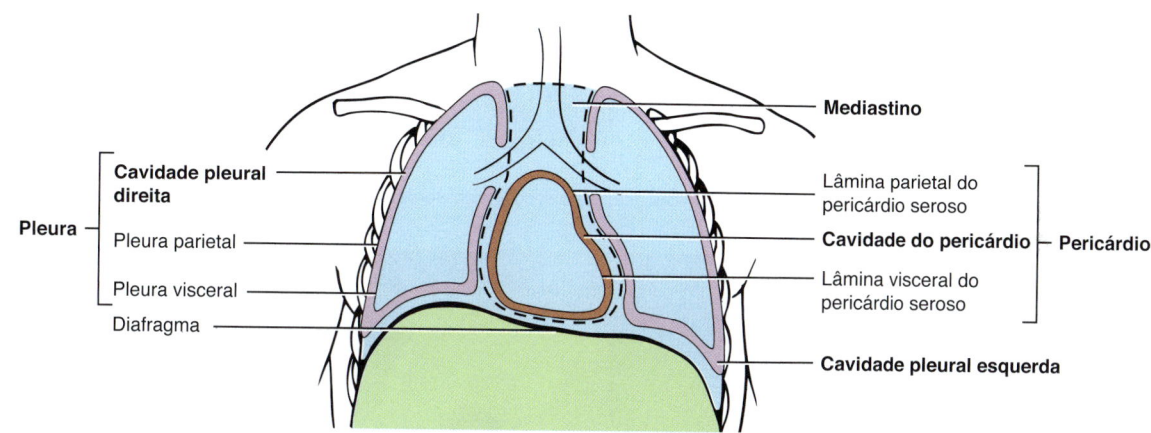

A. Vista anterior da cavidade torácica

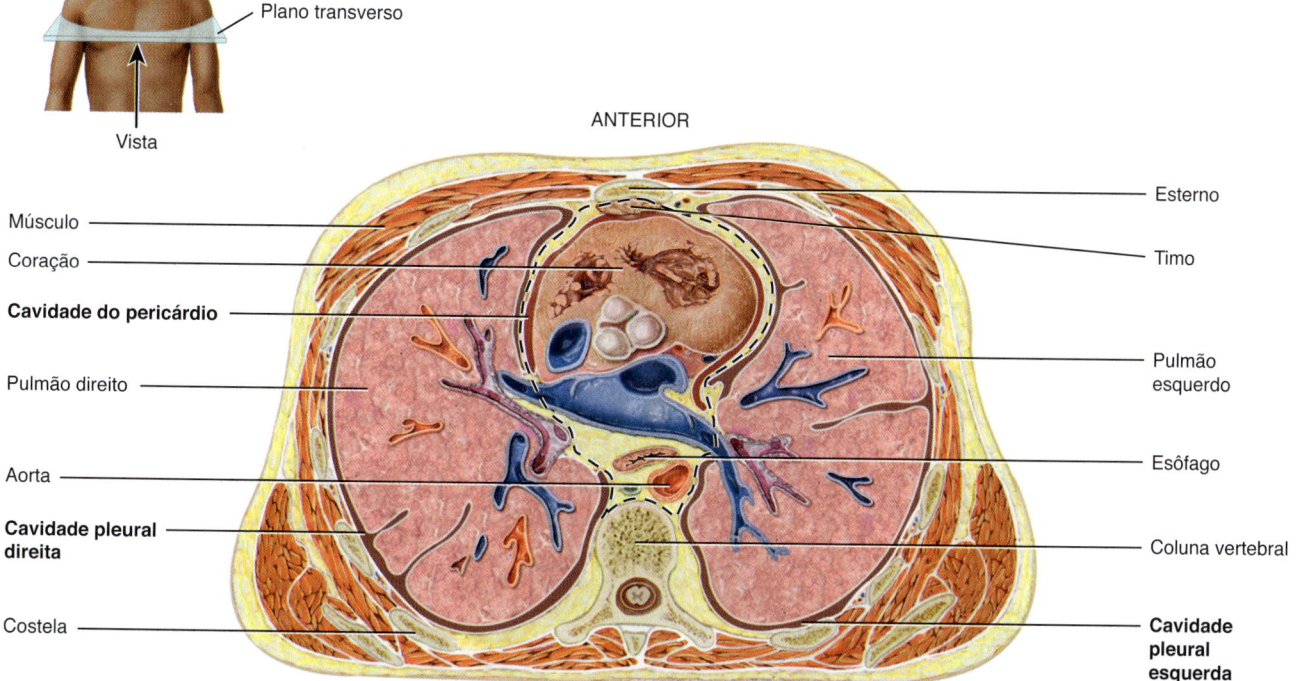

B. Vista inferior de secção transversal da cavidade torácica

(*Continua*)

Figura 1.7 *Continuação*

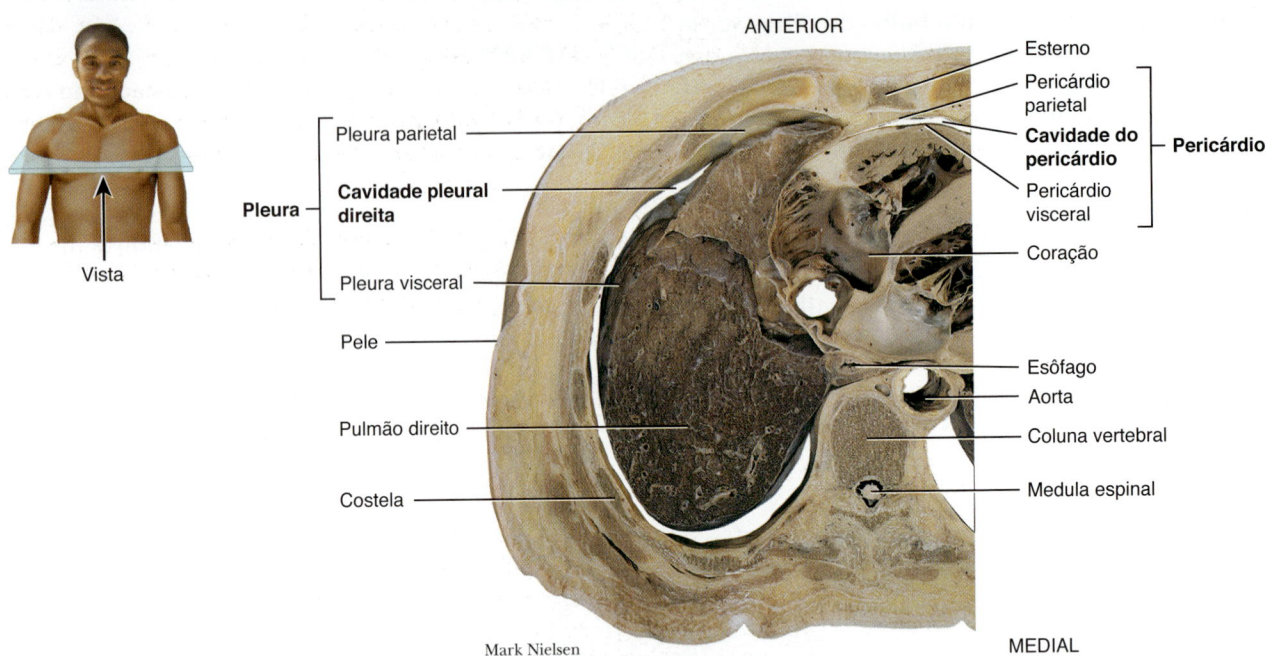

C. Vista inferior de secção transversa da cavidade torácica

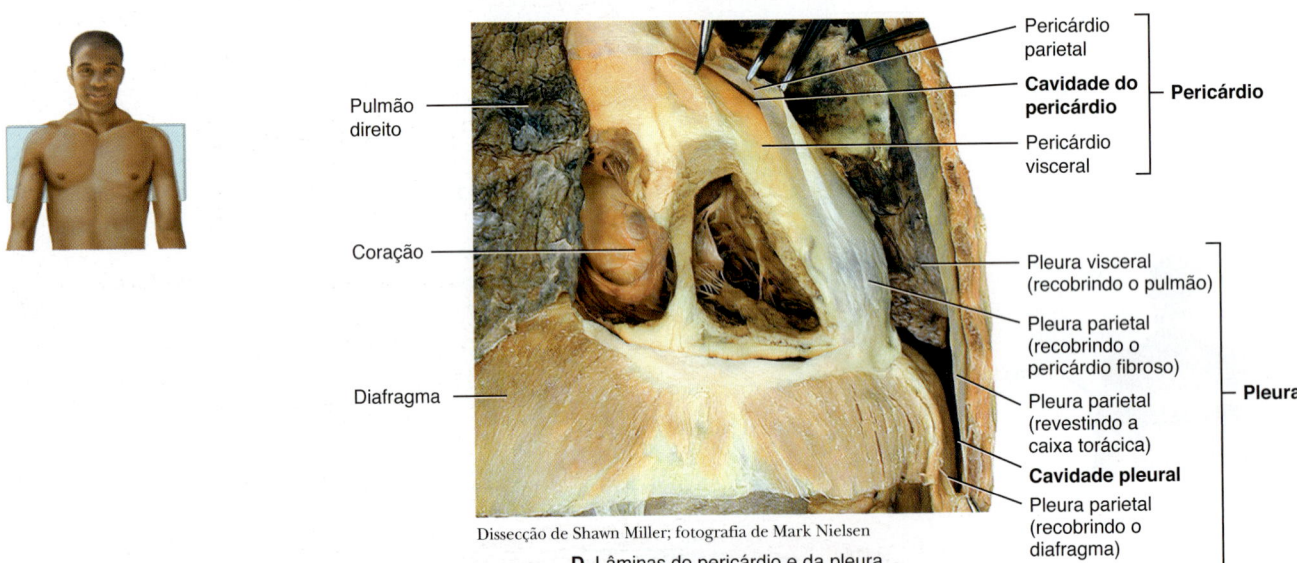

D. Lâminas do pericárdio e da pleura

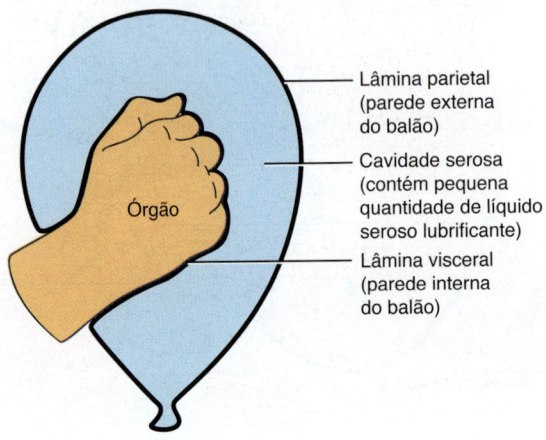

E. O conceito de uma bolsa serosa

❓ Qual destas estruturas estão contidas no mediastino: pulmão direito, coração, esôfago, medula espinal, traqueia, costela, timo, cavidade pleural esquerda?

1.6 Regiões e quadrantes abdominopélvicos

OBJETIVO

- Nomear e descrever as regiões abdominopélvicas e os quadrantes abdominopélvicos.

Para descrever com mais facilidade a localização de muitos órgãos abdominais e pélvicos, anatomistas e profissionais de saúde usam dois métodos de divisão da cavidade abdominopélvica em áreas menores. No primeiro método, duas linhas transversais e duas linhas verticais, dispostas como no jogo da velha, dividem a cavidade em nove **regiões abdominopélvicas** (Figura 1.8). A linha

Figura 1.8 Regiões abdominopélvicas. **A.** As nove regiões em vista de superfície. **B.** As nove regiões depois da retirada do omento maior. O omento maior é uma prega dupla da túnica serosa que contém tecido adiposo e cobre alguns órgãos abdominais (ver Figura 24.3). **C.** Órgãos ou partes de órgãos nas nove regiões. As Figuras 26.1 e 26.11 mostram os órgãos genitais internos na cavidade pélvica.

 A designação de nove regiões é usada para estudos anatômicos.

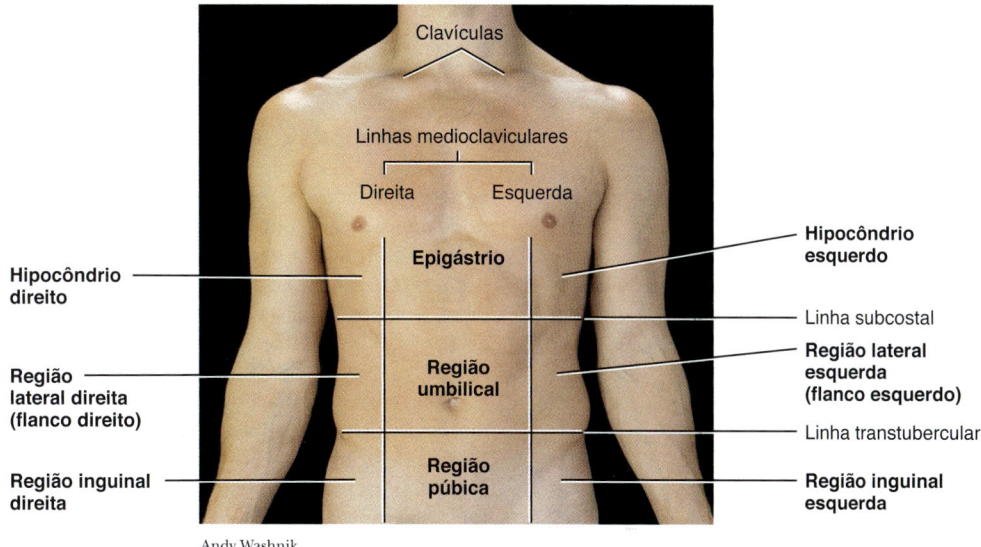

A. Vista anterior mostrando as regiões abdominopélvicas

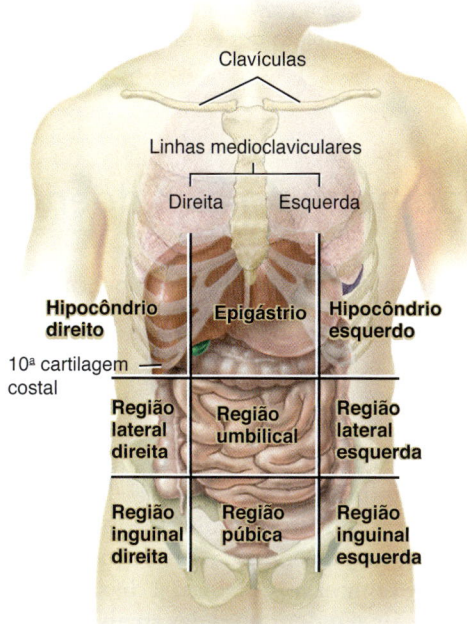

B. Vista anterior mostrando a localização das regiões abdominopélvicas

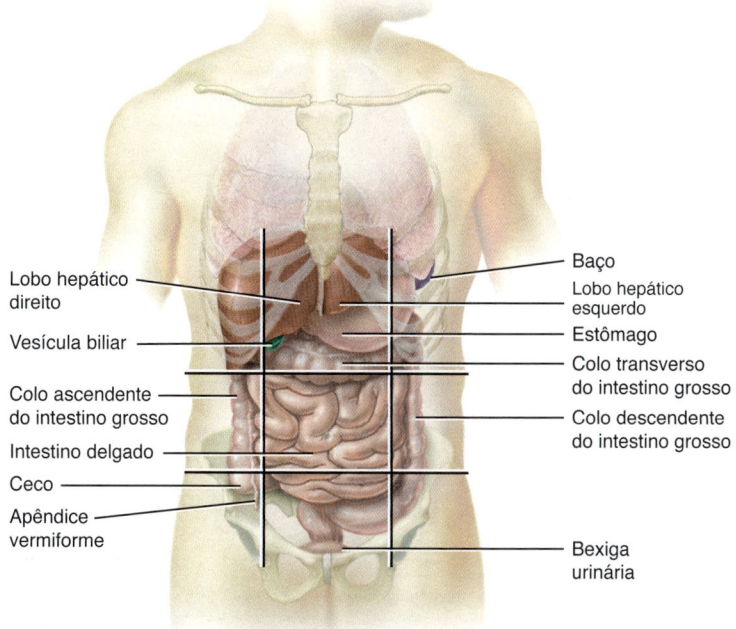

C. Vista superficial anterior de órgãos em regiões abdominopélvicas

? Em que região abdominopélvica está cada um dos seguintes órgãos: maior parte do fígado, colo transverso, bexiga urinária e baço?

horizontal superior, a *linha subcostal*, atravessa o ponto mais baixo das 10ᵃˢ cartilagens costais (ver também Figura 7.23C); a linha horizontal inferior, a *linha transtubercular*, e as margens superiores das cristas ilíacas dos ossos do quadril direito e esquerdo (ver também Figura 8.7). Duas linhas verticais, as *linhas medioclaviculares*, são traçadas através dos pontos médios das clavículas, em posição imediatamente medial com relação às papilas mamárias. As quatro linhas dividem a cavidade abdominopélvica em uma secção média maior e secções esquerda e direita menores. Os nomes das nove regiões abdominopélvicas são **hipocôndrio direito, epigástrio, hipocôndrio esquerdo, região lateral direita (flanco direito), região umbilical, região lateral esquerda (flanco esquerdo), região inguinal** (*ilíaca*) **direita, hipogástrio** (*região púbica*) **e inguinal** (*ilíaca*) **esquerda**. Observe, examinando cuidadosamente a Figura 1.8C, que os órgãos e as partes de órgãos estão nas diferentes regiões. Os órgãos da cavidade abdominopélvica serão abordados em detalhes em capítulos posteriores.

O segundo método é mais simples e divide a cavidade abdominopélvica em **quadrantes**, como mostra a Figura 1.9. Nesse método, uma linha transversal, a *linha transumbilical*, e uma linha sagital mediana, a *linha mediana*, atravessam o **umbigo**. Os nomes dos quadrantes abdominopélvicos são **quadrante superior direito (QSD), quadrante superior esquerdo (QSE), quadrante inferior direito (QID)** e **quadrante inferior esquerdo (QIE)**. A divisão em nove regiões é muito usada para estudos anatômicos, a fim de determinar a localização do órgão; os quadrantes são mais usados por profissionais de saúde para descrever o local da dor abdominopélvica, tumor ou lesão.

✓ **TESTE RÁPIDO**
13. Localize as regiões abdominopélvicas e os quadrantes abdominopélvicos em seu próprio corpo. Qual ou quais contêm o baço? Os colos ascendente, transverso e descendente do intestino grosso? A bexiga urinária?

CORRELAÇÃO CLÍNICA | *Necropsia*

A **necropsia** é um exame *post mortem* (após a morte) do corpo. Ela conta com a dissecção dos órgãos internos para confirmar ou determinar a causa da morte. A necropsia pode revelar a existência de doenças não detectadas durante a vida, determinar a extensão de lesões e explicar como estas podem ter contribuído para a morte de uma pessoa. Além disso, pode reforçar a exatidão de exames complementares, estabelecer os efeitos benéficos e adversos dos fármacos, revelar os efeitos de influências ambientais no organismo, fornecer mais informações sobre uma doença, ajudar nos dados estatísticos e ensinar estudantes da área da saúde. Além disso, a necropsia pode revelar condições que podem afetar a prole ou os irmãos (como uma anomalia cardíaca congênita). A necropsia pode ser exigida legalmente, como em uma situação de investigação criminal, ou ser usada para resolver disputas entre beneficiários e seguradoras sobre a causa de morte. Como é muito importante que o médico que realiza a necropsia registre e detalhe com exatidão os achados, é crucial o conhecimento completo dos termos apresentados neste capítulo.

1.7 O corpo humano e as doenças

◉ **OBJETIVO**
• Distinguir entre sinal e sintoma de uma doença.

Distúrbio é qualquer anormalidade da estrutura e/ou da função. **Doença** é um termo mais específico que designa uma enfermidade caracterizada por um conjunto reconhecível de sinais e sintomas com alteração característica de estruturas e funções do corpo. Uma pessoa com doença pode apresentar **sintomas**, alterações *subjetivas* de funções do corpo não perceptíveis pelo observador. Entre os exemplos de sintomas estão cefaleia, náuseas e ansiedade. As alterações *objetivas* que um profissional de saúde consegue observar e medir são denominadas **sinais**. Os sinais de doença podem ser anatômicos ou fisiológicos. Um sinal anatômico de doença é denominado **lesão** (dano a órgão ou tecido decorrente de traumatismo ou doença), como tumefação, erupção cutânea, úlcera, ferida ou tumor.

Figura 1.9 Quadrantes da cavidade abdominopélvica (abaixo da linha tracejada). As duas linhas cruzam-se em ângulo reto no umbigo.

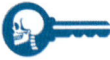 A designação de quadrante é usada para identificar o local de dor, a massa ou outra anormalidade.

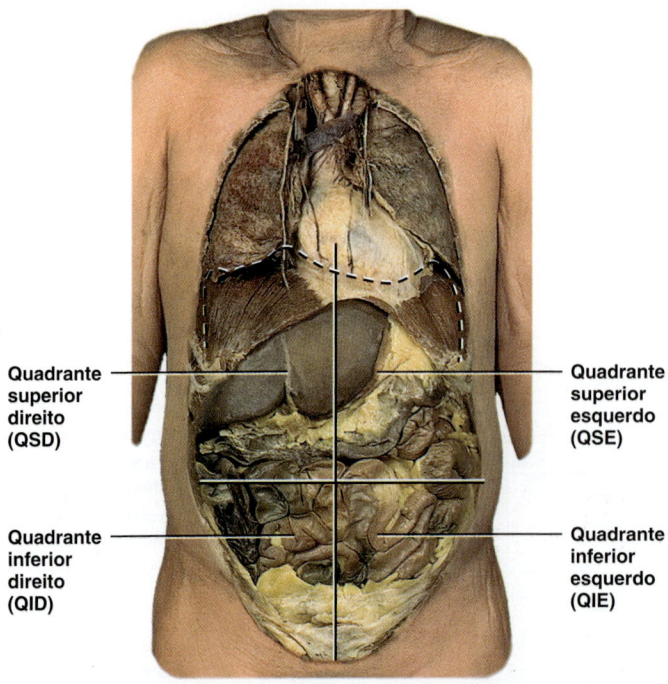

Dissecção de Shawn Miller; fotografia de Mark Nielsen
Vista anterior mostrando a localização dos quadrantes abdominopélvicos

❓ **Em que quadrante abdominopélvico ocorreria a dor da apendicite (inflamação do apêndice vermiforme)?**

Os sinais fisiológicos de doença são febre, hipertensão arterial e paralisia. Uma doença local (como uma sinusite) afeta uma parte ou uma região limitada do corpo; uma *doença sistêmica* (p. ex., gripe) afeta todo o corpo ou várias partes dele.

A ciência que estuda por que, quando e onde ocorrem as doenças e como são transmitidas entre indivíduos em uma comunidade é conhecida como **epidemiologia**. **Farmacologia** é a ciência que estuda os usos e efeitos de fármacos no tratamento das doenças.

Diagnóstico é a ciência e a habilidade de distinguir um distúrbio ou uma doença. Os sinais e sintomas do paciente, sua história clínica, o exame físico e os exames laboratoriais constituem a base do diagnóstico. A *anamnese* é a coleta de informações sobre eventos que poderiam estar relacionados com a enfermidade do paciente. Essas envolvem a queixa principal (motivo principal para buscar assistência médica), a história da doença atual, a história patológica pregressa, a história familiar, a história social e a revisão de sinais e sintomas. O *exame físico* é a avaliação metódica do corpo e de suas funções. O processo inclui técnicas não invasivas como inspeção, palpação, ausculta e percussão, que foram apresentadas anteriormente neste capítulo, além da medida de sinais vitais (temperatura, pulso, frequência respiratória e pressão arterial) e, às vezes, exames laboratoriais.

✓ **TESTE RÁPIDO**
14. Classifique em sinal ou sintoma: hipertensão arterial, febre, cefaleia, aceleração do pulso arterial.

1.8 Envelhecimento

◉ **OBJETIVO**
- Descrever algumas das alterações gerais anatômicas e fisiológicas que ocorrem com o envelhecimento.

Como você verá adiante, o **envelhecimento** é um processo normal caracterizado por declínio progressivo da capacidade de restauração da homeostasia (manutenção de condições relativamente estáveis) do corpo. O envelhecimento produz alterações observáveis na estrutura e na função, além de aumentar a vulnerabilidade ao estresse e às doenças. As alterações associadas ao envelhecimento são evidentes em todos os sistemas. Entre os exemplos, estão a pele enrugada, os cabelos grisalhos, a perda de massa óssea, a diminuição de massa e força musculares, a diminuição dos reflexos, a redução da produção de alguns hormônios, o aumento da incidência de cardiopatia, o aumento da suscetibilidade a infecções e câncer, a diminuição da capacidade pulmonar, a redução da eficiência do funcionamento do sistema digestório, a diminuição da função renal, a menopausa e o aumento da próstata (hiperplasia prostática). Esses e outros efeitos serão abordados em detalhes em capítulos posteriores.

✓ **TESTE RÁPIDO**
15. Cite alguns sinais de envelhecimento.

1.9 Técnicas de imagem

◉ **OBJETIVO**
- Descrever os princípios das técnicas de imagem e sua importância na avaliação da função dos órgãos e no diagnóstico das doenças.

A **técnicas de imagem** são processos usados para gerar imagens do corpo humano. Diversos tipos de imagem possibilitam a visualização de estruturas internas do corpo e são cada vez mais utilizados para aumentar a precisão do diagnóstico de vários distúrbios anatômicos e fisiológicos. O "ancestral" de todas as técnicas de imagem é a radiografia simples, em uso desde o fim da década de 1940 e ainda muito empregada nos dias atuais. As novas técnicas de imagem não somente melhoraram a capacidade de diagnóstico, como também aumentaram nosso conhecimento sobre anatomia normal e fisiologia. A Tabela 1.3 descreve e ilustra as imagens geradas por algumas técnicas de imagem usadas habitualmente.

✓ **TESTE RÁPIDO**
16. Qual técnica de imagem seria usada para mostrar a obstrução em uma artéria do coração?
17. Qual técnica de imagem apresentada na Tabela 1.3 mostra melhor a fisiologia de uma estrutura?
18. Qual técnica de imagem você usaria para verificar se houve uma fratura óssea?

1.10 Medidas do corpo humano

◉ **OBJETIVO**
- Explicar a importância das medidas na avaliação do corpo humano.

Para descrever o corpo e compreender seu funcionamento, é preciso usar *medidas* – a determinação das dimensões de um órgão, seu peso e o tempo necessário para a ocorrência de um evento fisiológico. As medidas também têm importância clínica, como determinar a dose de certo medicamento. Como você verá, as medidas de tempo, peso, temperatura, tamanho e volume são parte da rotina dos estudos em um programa de ciência médica.

Todas as medidas apresentadas neste texto estão em unidades métricas. O sistema métrico consiste no padrão usado em ciência, pois é universal e decimal. Por exemplo, no Capítulo 4, você aprenderá que um feto tem 7,5 cm de comprimento no início do período fetal (ver Seção 4.2). Para ajudá-lo a compreender a correlação entre o sistema métrico e o sistema de medidas norte-americano, ver as tabelas no Apêndice A.

✓ **TESTE RÁPIDO**
19. Depois de se pesar, uma colega se queixa de que ganhou 453,6 gramas desde o início do semestre. Quanto peso ela ganhou em libras?

TABELA 1.3

Procedimentos de imagem comuns.

RADIOGRAFIA

Procedimento: um feixe de raios X atravessa o corpo, produzindo uma imagem de estruturas internas em filme sensível aos raios X. A imagem bidimensional resultante é uma *radiografia*.

Comentários: exame relativamente barato, rápido e simples; em geral, fornece informações suficientes para o diagnóstico. Os raios X não atravessam facilmente estruturas densas e, portanto, a imagem dos ossos é branca. As estruturas ocas, como os pulmões, possuem imagem preta. As estruturas com densidade intermediária, como pele, gordura e músculo, têm imagem com vários tons de cinza. Em doses baixas, os raios X ajudam a examinar tecidos moles como as mamas (**mamografia**) e a avaliar a densidade óssea (**densitometria óssea**).

É necessário usar uma substância, conhecida como meio de contraste, para tornar estruturas ocas ou cheias de líquido visíveis em radiografias. Os raios X produzem imagens brancas de estruturas que contêm meio de contraste. O meio pode ser introduzido por injeção, por via oral ou retal, dependendo da estrutura a ser examinada.

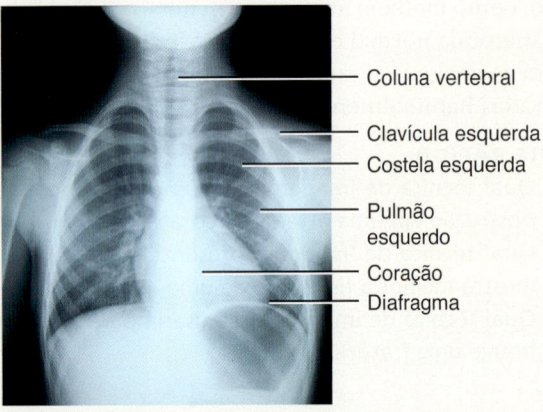

Warwick G./Science Source, Inc.
Radiografia de tórax, incidência AP

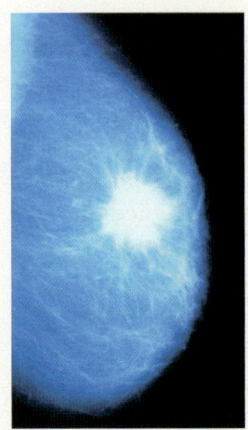

Breast Cancer Unit, Kings College Hospital, London/Science Source, Inc.
Mamografia de mama feminina mostrando tumor canceroso (massa branca com margem irregular)

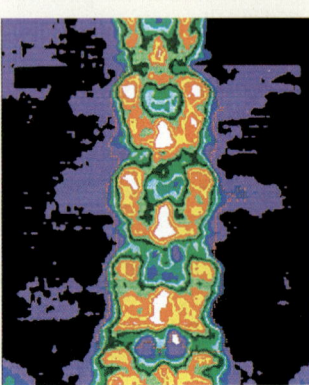

Densitometria óssea da região lombar da coluna vertebral, vista anterior

O contraste de raios X é utilizado para visualizar os vasos sanguíneos (**angiografia**), o sistema urinário (**urografia excretora**) e o sistema digestório (**clister opaco**).

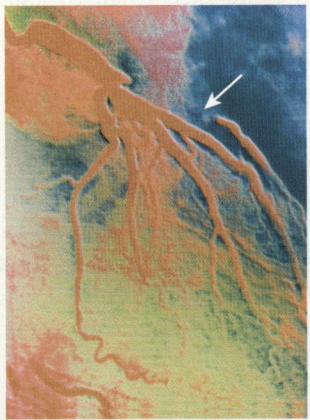

Cardio-Thoracic Centre, Freeman Hospital, Newcastle-Upon-Tyne/Science Source, Inc.
Angiografia de um adulto mostrando obstrução da artéria coronária (*seta*)

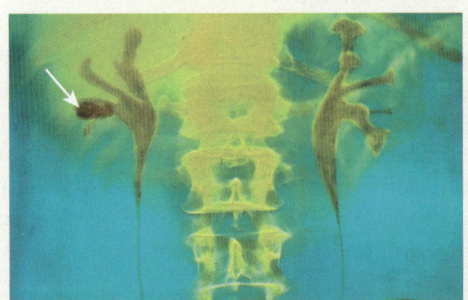

CNRI/Science Photo Library/Science Source, Inc.
Urografia excretora mostrando cálculo renal (*seta*), rim direito

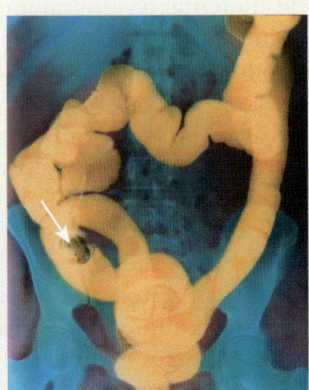

Science Photo Library/Science Source, Inc.
Clister opaco (com bário) mostrando câncer no colo ascendente do intestino grosso (*seta*)

RESSONÂNCIA MAGNÉTICA (RM)

Procedimento: o corpo é exposto a um campo magnético de alta energia, que leva os prótons (pequenas partículas positivas nos átomos, como o hidrogênio) nos líquidos e tecidos corporais a se organizarem com relação ao campo. Em seguida, um pulso de ondas de rádio "lê" esses padrões iônicos e gera uma imagem colorida no monitor de vídeo. O resultado é um modelo bi ou tridimensional da química celular.

Comentários: é relativamente segura, mas não pode ser usada em pacientes com dispositivos metálicos no corpo. Revela detalhes finos de tecidos moles, mas não dos ossos. É mais útil para diferenciar os tecidos normais e anormais. Utiliza-se para detectar tumores e placas gordurosas que obstruem artérias, mostrar anormalidades encefálicas, medir o fluxo sanguíneo e detectar vários distúrbios musculoesqueléticos, hepáticos e renais.

TOMOGRAFIA COMPUTADORIZADA (TC) [antes denominada tomografia axial computadorizada]

Procedimento: radiografia assistida por computador na qual um feixe de raios X traça um arco em vários ângulos em torno de uma secção do corpo. A secção transversa do corpo produzida, chamada *corte de TC*, é exibida em monitor de vídeo.

Comentários: visualiza os tecidos moles e órgãos com muito mais detalhes que as radiografias convencionais. Diferentes densidades teciduais são mostradas em vários tons de cinza. Múltiplas varreduras podem ser reunidas para construir projeções tridimensionais de estruturas (descritas adiante). Também é usada a TC de corpo inteiro. Em geral, essas varreduras miram o tronco. A TC de corpo inteiro parece oferecer o máximo benefício no rastreamento de câncer de pulmão, doença da artéria coronária e câncer de rim.

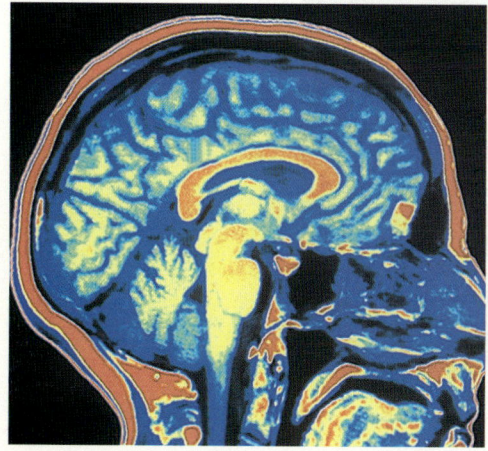
Scott Camazine/Science Source, Inc.
Ressonância magnética do encéfalo, corte sagital

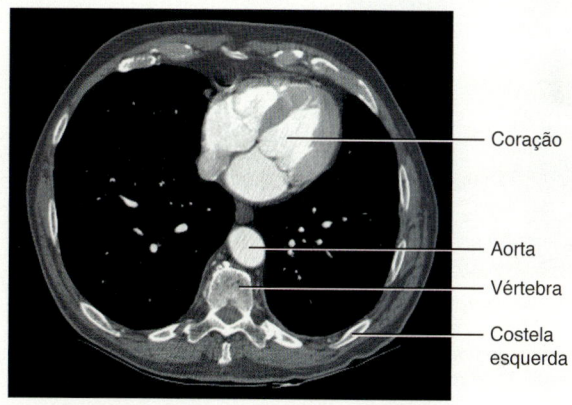
Living Art Enterprises/Science Source/Science Source, Inc.
Tomografia computadorizada do tórax, vista inferior

ANGIOTOMOGRAFIA COMPUTADORIZADA CORONARIANA (CARDÍACA) (ANGIO-TC)

Procedimento: radiografia assistida por computador, na qual se injeta na veia um meio de contraste iodado e se administra um betabloqueador para reduzir a frequência cardíaca. Em seguida, muitos feixes de raios X traçam um arco ao redor do coração e um *scanner* detecta esses feixes e os transmite para um computador, que transforma as informações em uma imagem tridimensional das artérias coronárias em um monitor. A imagem obtida é denominada *angio-TC* e pode ser gerada em menos de 20 segundos.

Comentários: é usada principalmente para determinar se há obstrução nas artérias coronárias (p. ex., placa aterosclerótica ou cálcio), que pode exigir uma intervenção como angioplastia ou *stent*. A angio-TC pode ser girada, ampliada e movimentada em qualquer ângulo. Como o procedimento pode obter milhares de imagens do coração no tempo de um batimento cardíaco, oferece muitos detalhes sobre a estrutura e a função do coração.

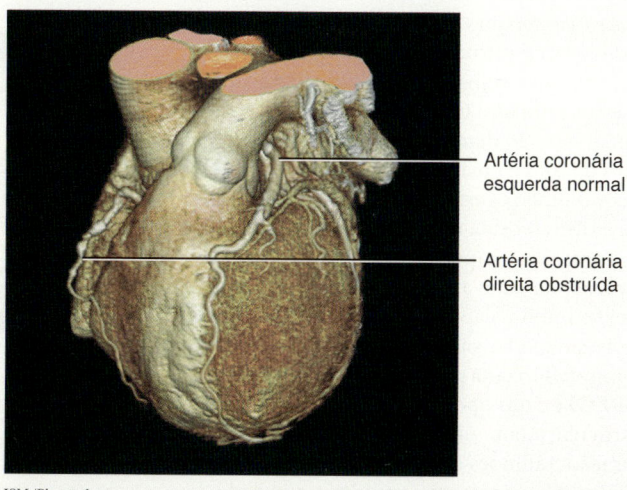
ISM/Phototake
Angio-TC das artérias coronárias

(Continua)

TABELA 1.3
Procedimentos de imagem comuns.

ULTRASSONOGRAFIA
Procedimento: ondas sonoras de alta frequência produzidas por um transdutor manual são refletidas nos tecidos do corpo e detectadas pelo mesmo instrumento. A imagem, que pode ser estacionária ou em movimento, é denominada ultrassonografia e exibida em monitor de vídeo.
Comentários: é segura, não invasiva, indolor e não usa contraste. É usada com maior frequência para ver o feto durante a gravidez. Também é utilizada para observar o tamanho, a localização e as ações de órgãos e do fluxo sanguíneo nos vasos sanguíneos (**ultrassonografia com Doppler**).

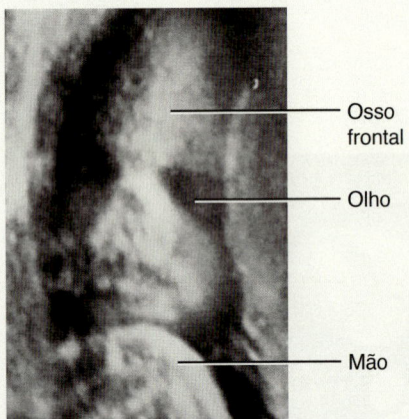

Cortesia de Andrew Joseph Tortora e Damaris Soler

Ultrassonografia de um feto. (Cortesia de Andrew Joseph Tortora e Damaris Soler.)

TOMOGRAFIA POR EMISSÃO DE PÓSITRONS (PET)
Procedimento: injeta-se uma substância que emite pósitrons (átomos com carga elétrica positiva) no corpo, onde é captada por tecidos. A colisão de pósitrons com elétrons negativamente carregados nos tecidos do corpo produz raios gama (semelhantes aos raios X), que são detectados por câmeras gama posicionadas em torno da pessoa. Um computador recebe sinais das câmeras gama e gera uma imagem, exibida em cores em monitor de vídeo. A imagem de PET mostra onde a substância injetada está sendo usada no corpo. Na imagem mostrada aqui, as cores preto e azul indicam atividade mínima; as cores vermelho, laranja, amarelo e branco indicam áreas de atividades cada vez maior.
Comentários: usada para estudar a fisiologia das estruturas do corpo, como o metabolismo do encéfalo ou do coração.

ANTERIOR

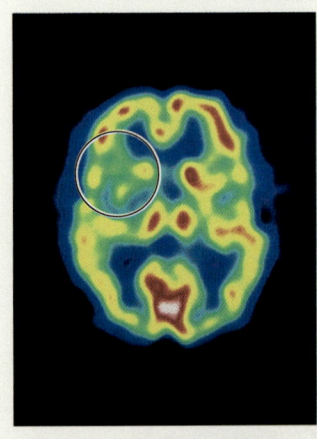

Department of Nuclear Medicine, Charing Cross Hospital/Science Source, Inc.

POSTERIOR

Tomografia por emissão de pósitrons, secção transversa do encéfalo (a área circulada na parte superior esquerda indica o local de um acidente vascular cerebral)

CINTILOGRAFIA
Procedimento: um *radionuclídeo* (substância radioativa) é introduzido no corpo por via intravenosa e transportado pelo sangue até o tecido a ser examinado. O radionuclídeo emite raios gama, que são detectados por uma câmera gama do lado de fora e enviados a um computador. Então, o computador gera uma imagem cintilográfica e a exibe colorida em monitor de vídeo. Áreas de cor intensa captam muitos radionuclídeos e representam alta atividade tecidual; áreas de cor menos intensa captam menos radionuclídeo e representam baixa atividade tecidual. A **tomografia computadorizada por emissão de fóton único (SPECT)** é um tipo especializado de cintilografia particularmente útil para exame de encéfalo, coração, pulmões e fígado.
Comentários: usada para estudar a atividade de um tecido ou órgão, como a pesquisa de tumores malignos em tecidos ou cicatrizes que podem interferir na função do músculo cardíaco.

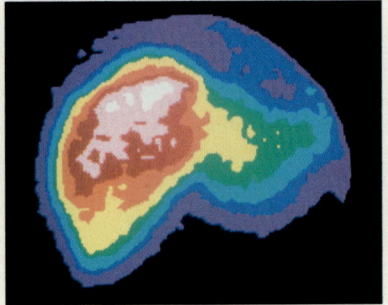

Publiphoto/Science Source, Inc.

Cintilografia de fígado humano normal

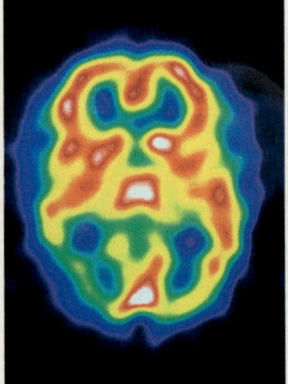

Dept. of Nuclear Medicine, Charing Cross Hospital/Science Source, Inc.

Tomografia computadorizada por emissão de fóton único de secção transversal do encéfalo (a área verde na parte inferior esquerda indica um episódio de enxaqueca)

ENDOSCOPIA

Procedimento: exame visual do interior dos órgãos ou cavidades com auxílio de instrumento com iluminação e lentes, denominado *endoscópio*. A imagem é visualizada através de ocular do endoscópio ou projetada em um monitor.

Comentários: entre os exemplos de endoscopia estão a colonoscopia, a laparoscopia e a artroscopia. A *colonoscopia* é usada para examinar o interior dos colos, que são partes do intestino grosso. A *laparoscopia* é usada para examinar os órgãos na cavidade abdominopélvica. A *artroscopia* é usada para examinar o interior de uma articulação, geralmente o joelho.

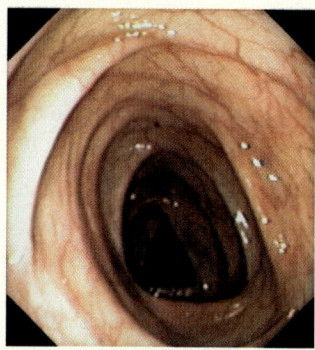

©Camal/Phototake
Vista interior de câncer do colo mostrada por colonoscopia

REVISÃO DO CAPÍTULO

Conceitos essenciais

1.1 Definição de anatomia
1. Anatomia é a ciência que estuda as estruturas do corpo e as relações entre elas; fisiologia é a ciência que estuda as funções do corpo.
2. Os ramos da morfologia e da anatomia são embriologia, biologia do desenvolvimento, biologia celular, histologia, anatomia de superfície, anatomia seccional, anatomia macroscópica, anatomia sistêmica, anatomia regional, anatomia radiográfica e anatomia patológica (ver Tabela 1.1).

1.2 Níveis de organização estrutural e sistemas do corpo
1. O corpo humano tem seis níveis de organização estrutural: químico, celular, tecidual, orgânico, sistêmico e organísmico.
2. As células são as unidades vivas estruturais e funcionais básicas de um organismo e as menores unidades vivas no corpo humano.
3. Os tecidos são constituídos por grupos de células e pelo material em torno delas, que atuam em conjunto para realizar determinada função.
4. Os órgãos são formados por dois ou mais tipos diferentes de tecidos; eles desempenham funções específicas e geralmente têm formatos reconhecíveis.
5. Os sistemas são órgãos relacionados que têm uma função comum.
6. Organismo é qualquer indivíduo vivo.
7. A Tabela 1.2 apresenta os 11 sistemas do corpo humano: tegumentar, esquelético, muscular, nervoso, endócrino, circulatório, linfático, respiratório, digestório, urinário e genital.

1.3 Processos vitais
1. Todos os organismos vivos têm determinadas características que os distinguem dos objetos inanimados.
2. Entre os processos vitais nos seres humanos estão metabolismo, responsividade, movimento, crescimento, diferenciação e reprodução.

1.4 Terminologia anatômica básica
1. As descrições de qualquer região do corpo partem do princípio de que o corpo está na posição anatômica, em que a pessoa fica de pé e de frente para o observador, com a cabeça nivelada e os olhos dirigidos anteriormente, para linha do horizonte. Os membros inferiores estão paralelos e os pés, apoiados no solo e direcionados anteriormente. Os membros superiores estão ao lado do corpo, com as palmas voltadas anteriormente.
2. Um corpo deitado com a face voltada para baixo está em decúbito ventral, e um corpo com a face voltada para cima, em decúbito dorsal.
3. Os nomes regionais são termos usados para designar regiões específicas do corpo. As principais regiões são cabeça, pescoço, tronco, membros superiores e membros inferiores.
4. Em cada região, partes específicas do corpo têm nomes anatômicos e nomes comuns correspondentes. Entre os exemplos, estão regiões torácica, nasal e carpal (punho).

(Continua)

5. Os planos são superfícies planas imaginárias usadas para dividir o corpo ou os órgãos em áreas definidas. Um plano sagital divide o corpo ou órgão em lados direito e esquerdo. Um plano sagital mediano divide o corpo em lados direito e esquerdo *simétricos*; um plano sagital paramediano divide o corpo em lados direito e esquerdo *assimétricos*; um plano frontal divide o corpo ou o órgão em partes anterior e posterior; um plano transverso divide o corpo ou o órgão em partes superior e inferior; e um plano oblíquo atravessa o corpo ou um órgão inclinado.
6. As secções são cortes do corpo ou de um órgão ao longo de um plano. As secções são nomeadas de acordo com o plano do corte e incluem as secções transversa, frontal e sagital.
7. Os termos direcionais indicam a relação de uma parte do corpo com outra.
8. A Expo 1.A resume termos direcionais comumente usados.

1.5 Cavidades do corpo
1. Os espaços do corpo que abrigam e sustentam órgãos internos são denominados cavidades.
2. A cavidade do crânio contém o encéfalo, e o canal vertebral, a medula espinal. As meninges são membranas protetoras que revestem internamente a cavidade do crânio e o canal vertebral.
3. O diafragma separa a cavidade torácica da cavidade abdominopélvica. As vísceras são órgãos localizados nas cavidades torácica e abdominopélvica. Uma túnica serosa reveste a parede da cavidade e cobre as vísceras externamente.
4. A cavidade torácica contém duas pleuras, e cada uma delas envolve um pulmão.
5. A parte central da cavidade torácica é uma região anatômica denominada mediastino. Ele está localizado medialmente entre as pleuras parietais e estende-se do esterno até a coluna vertebral, e da primeira costela até o diafragma. Contém todas as vísceras torácicas, exceto os pulmões. O pericárdio é a túnica serosa que reveste o coração.
6. A cavidade abdominopélvica é dividida em uma cavidade abdominal superior e uma cavidade pélvica inferior.
7. As vísceras da cavidade abdominal são os rins, as glândulas suprarrenais, o estômago, o baço, o fígado, a vesícula biliar, o pâncreas, o intestino delgado e a maior parte do intestino grosso.
8. As vísceras da cavidade pélvica são a bexiga urinária, partes do intestino grosso e os órgãos internos do sistema genital.
9. Túnicas serosas saculares revestem as paredes das cavidades torácica e abdominal, além de recobrirem os órgãos em seu interior. Entre elas estão as pleuras, associadas aos pulmões; o pericárdio, associado ao coração; e o peritônio, associado à cavidade abdominal.
10. A Figura 1.6 apresenta um resumo das cavidades do corpo e de suas túnicas.

1.6 Regiões e quadrantes abdominopélvicos
1. Para facilitar a descrição da localização dos órgãos, a cavidade abdominopélvica pode ser dividida em nove regiões, traçando-se quatro linhas imaginárias (medioclavicular esquerda, medioclavicular direita, subcostal e transtubercular).
2. Os nomes da regiões abdominopélvicas são hipocôndrio direito, epigástrio, hipocôndrio esquerdo, região lateral direita (flanco direito), região umbilical, região lateral esquerda (flanco esquerdo), região inguinal (ilíaca) direita, hipogástrio (região púbica) e inguinal (ilíaca) esquerda.
3. Para localizar uma anormalidade abdominopélvica em estudos clínicos, pode-se dividir a cavidade abdominopélvica em quadrantes por duas linhas imaginárias – transversa (transumbilical) e sagital mediana (linha mediana) – que passam pelo umbigo.
4. Os nomes dos quadrantes abdominopélvicos são quadrante superior direito (QSD), quadrante superior esquerdo (QSE), quadrante inferior direito (QID) e quadrante inferior esquerdo (QIE).

1.7 O corpo humano e as doenças
1. Distúrbio é um termo geral para designar qualquer anormalidade da estrutura e/ou função. Doença é uma enfermidade com um conjunto definido de sinais e sintomas.
2. Sintomas são alterações subjetivas das funções do corpo não perceptíveis pelo observador. Sinais são alterações objetivas que podem ser observadas e/ou mensuradas.

1.8 Envelhecimento
1. O envelhecimento é um processo normal caracterizado pelo declínio progressivo da capacidade de restauração da homeostasia.
2. O envelhecimento produz alterações observáveis na estrutura e na função de todos os sistemas, além de aumentar a vulnerabilidade ao estresse e às doenças.

1.9 Técnicas de imagem
1. As técnicas de imagem consistes em processos usados para gerar imagens do corpo humano. Possibilita a visualização de estruturas internas para diagnóstico de variações anatômicas e desvios da fisiologia normal.
2. A Tabela 1.3 descreve e ilustra várias técnicas de imagem.

1.10 Medidas do corpo humano
1. As medidas de tempo, peso, temperatura, tamanho e volume são usadas em situações clínicas.
2. As medidas neste livro são apresentadas em unidades métricas.

QUESTÕES PARA AVALIAÇÃO CRÍTICA

1. Taylor, com 8 anos de idade, tentava quebrar o recorde de tempo de cabeça para baixo na barra. Ela não conseguiu e talvez tenha havido extensos danos em todo o membro superior. O técnico do pronto-socorro quer fazer uma radiografia do braço em posição anatômica. Use os termos anatômicos apropriados para descrever a posição do braço, do antebraço e da mão de Taylor na radiografia.
2. Um alienígena aterrissou em seu quintal, abduziu seu gato e fugiu. Você, um observador estudante de anatomia, descreveu para o FBI a aparência do alienígena da seguinte maneira: "Ele apresentava duas extensões caudais, seis membros bilaterais, quatro regiões axilares e um orifício oral no lugar da cicatriz umbilical". Como era o alienígena?
3. O professor de anatomia exibe uma imagem de RM que mostra uma secção sagital paramediana do tronco através do ponto médio da glândula mamária esquerda. Cite cinco órgãos que esperaria ver nessa imagem. (Você pode consultar uma foto geral do corpo humano.)
4. Mikhail recebeu um diagnóstico de ruptura de apêndice vermiforme, o que acarretou infecção do peritônio por bactérias intestinais. Os médicos estão muito preocupados. Por que eles consideram essa condição (peritonite) tão perigosa?

RESPOSTAS ÀS QUESTÕES DAS FIGURAS

1.1 Os órgãos são formados por dois ou mais tipos diferentes de tecidos que atuam em conjunto para realizar uma função específica.
1.2 A existência de uma posição anatômica padronizada possibilita a definição clara dos termos direcionais, de modo que é possível descrever qualquer parte do corpo com relação a qualquer outra parte.
1.3 O plano frontal divide o coração em partes anterior e posterior.
1.4 O plano sagital paramediano divide o encéfalo em partes direita e esquerda assimétricas.
1.5 Não, o rádio é distal ao úmero; não, o esôfago é posterior à traqueia; sim, as costelas são superficiais aos pulmões; sim, a bexiga urinária é medial ao colo ascendente do intestino grosso; não, o esterno é medial ao colo descendente.
1.6 Bexiga urinária = P, estômago = A, coração = T, intestino delgado = A, pulmões = T, órgãos genitais internos femininos = P, timo = T, baço = A, fígado = A.
1.7 As estruturas no mediastino são o coração, o esôfago, a traqueia e o timo.
1.8 O fígado está localizado, principalmente, na região epigástrica; o colo transverso do intestino grosso, na região umbilical; a bexiga urinária, no hipogástrio; e o braço, no hipocôndrio esquerdo.
1.9 A dor associada à apendicite seria sentida no quadrante inferior direito (QID).

CÉLULAS 2

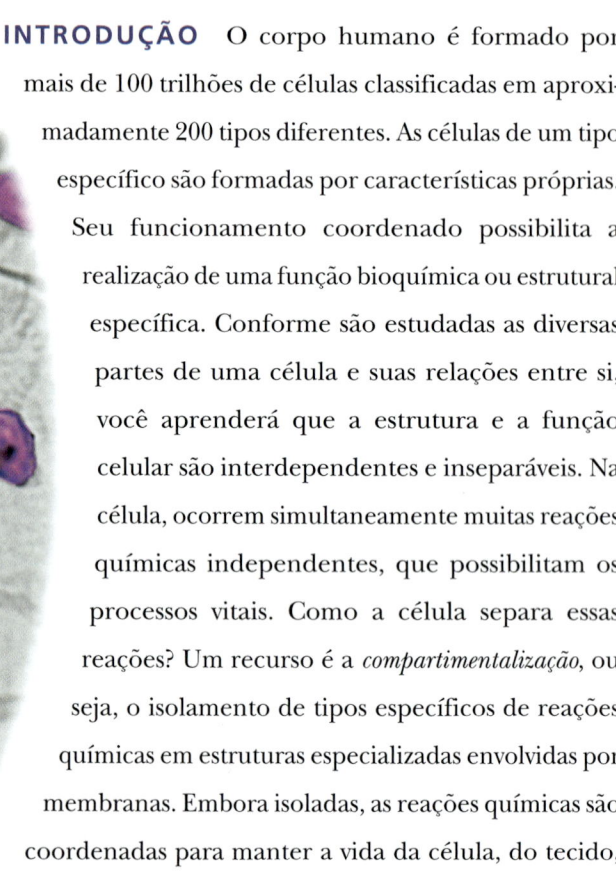

Mark Nielsen

INTRODUÇÃO O corpo humano é formado por mais de 100 trilhões de células classificadas em aproximadamente 200 tipos diferentes. As células de um tipo específico são formadas por características próprias. Seu funcionamento coordenado possibilita a realização de uma função bioquímica ou estrutural específica. Conforme são estudadas as diversas partes de uma célula e suas relações entre si, você aprenderá que a estrutura e a função celular são interdependentes e inseparáveis. Na célula, ocorrem simultaneamente muitas reações químicas independentes, que possibilitam os processos vitais. Como a célula separa essas reações? Um recurso é a *compartimentalização*, ou seja, o isolamento de tipos específicos de reações químicas em estruturas especializadas envolvidas por membranas. Embora isoladas, as reações químicas são coordenadas para manter a vida da célula, do tecido, do órgão, do sistema e do organismo. •

? *Você já se perguntou por que o tratamento do câncer é tão difícil? Você pode encontrar a resposta na página 56.*

SUMÁRIO

2.1 **Uma célula comum**, 29
2.2 **Membrana plasmática**, 30
- Estrutura da membrana, 31
- Funções das proteínas da membrana, 31
- Permeabilidade da membrana plasmática, 31
- Transporte através da membrana plasmática, 32

2.3 **Citoplasma**, 35
- Citosol, 35
- Organelas, 37

2.4 **Núcleo**, 45
2.5 **Divisão celular**, 47
- Divisão celular somática, 47
- Controle do destino da célula, 51
- Divisão celular reprodutiva, 52

2.6 **Diversidade celular**, 55
2.7 **Envelhecimento e células**, 57

Terminologia técnica, 58

2.1 Uma célula comum

OBJETIVOS
- Definir uma célula e a biologia celular
- Nomear e descrever as três partes principais de uma célula.

O corpo de um adulto médio é formado por cerca de 100 trilhões de células. As **células** são as unidades estruturais e funcionais vivas do corpo. **Biologia celular**, ou *citologia*, é o estudo da estrutura e da função celular. Todas as células têm muitas características em comum, mas cada tipo celular é único de alguma maneira. A Figura 2.1 é uma combinação de muitos tipos celulares diferentes. A maioria das células tem muitas das características mostradas no diagrama. Para facilitar o estudo, pode-se dividir uma célula em três partes principais: membrana plasmática, citoplasma e núcleo.

1. A **membrana plasmática** forma a superfície externa flexível da célula; separa o *ambiente interno* da célula do *ambiente*

Figura 2.1 Célula.

 A célula é a unidade estrutural e funcional viva básica do corpo.

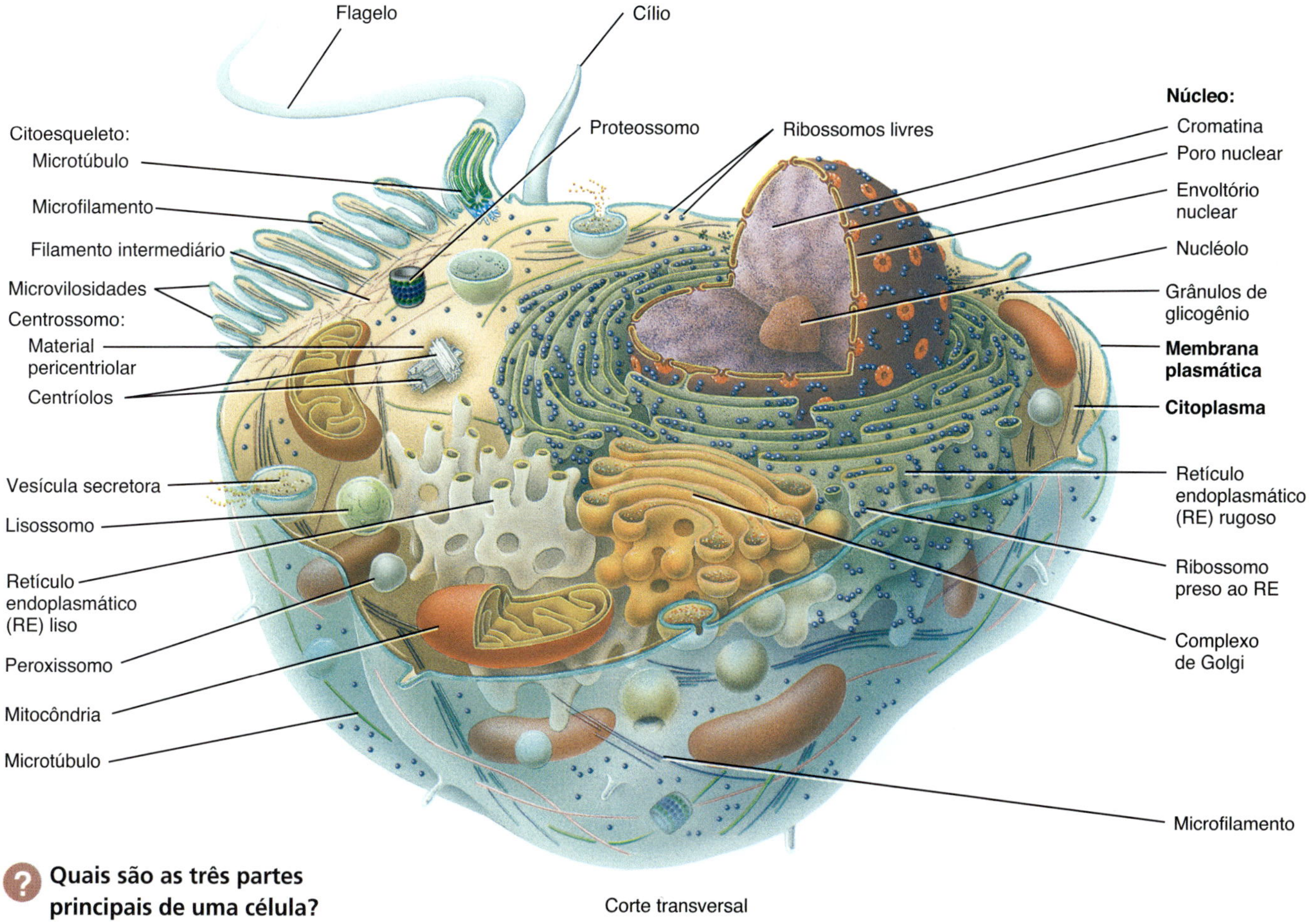

[Ilustração de uma célula em corte transversal com as seguintes estruturas identificadas: Flagelo, Cílio, Proteossomo, Ribossomos livres, Núcleo (Cromatina, Poro nuclear, Envoltório nuclear, Nucléolo), Grânulos de glicogênio, **Membrana plasmática**, **Citoplasma**, Retículo endoplasmático (RE) rugoso, Ribossomo preso ao RE, Complexo de Golgi, Microfilamento, Citoesqueleto (Microtúbulo, Microfilamento, Filamento intermediário), Microvilosidades, Centrossomo (Material pericentriolar, Centríolos), Vesícula secretora, Lisossomo, Retículo endoplasmático (RE) liso, Peroxissomo, Mitocôndria, Microtúbulo — Corte transversal]

? Quais são as três partes principais de uma célula?

externo. Essa barreira seletiva regula o fluxo de material que entra e sai da célula, o que ajuda a estabelecer e manter o ambiente apropriado para atividades celulares normais. A membrana plasmática tem ainda papel estratégico na comunicação entre as células e também das células com o meio externo. As relações entre estrutura e função da membrana celular são responsáveis por muitas funções do corpo humano que você encontrará durante o estudo.

2. O **citoplasma** corresponde a todo o conteúdo celular entre a membrana plasmática e o núcleo. Esse compartimento tem dois componentes: citosol e organelas. O **citosol**, a parte líquida do citoplasma, também denominado *líquido intracelular*, contém água, solutos dissolvidos e partículas suspensas. O citosol contém vários tipos diferentes de **organelas**, cada uma delas com um formato característico e funções específicas. Entre os exemplos, estão ribossomos, retículo endoplasmático (RE), complexo de Golgi, lisossomos, peroxissomos e mitocôndrias.

3. O **núcleo** abriga a maior parte do DNA celular. No núcleo, cada **cromossomo**, uma molécula única de DNA associada a várias proteínas, contém milhares de unidades hereditárias denominadas **genes**, que controlam a maioria dos aspectos da estrutura e da função celular.

✓ **TESTE RÁPIDO**
1. Defina célula e biologia celular.
2. Descreva as características gerais das três partes principais de uma célula.

2.2 Membrana plasmática

OBJETIVOS
- Descrever a estrutura e as funções da membrana plasmática
- Definir os processos de transporte de substâncias através da membrana plasmática.

A membrana plasmática é uma barreira flexível, porém resistente, que circunda e contém o citoplasma de uma célula. Sua estrutura é descrita pelo **modelo do mosaico fluido**, segundo o qual a organização molecular da membrana plasmática se assemelha a um mar de lipídios em contínuo movimento que contém um "mosaico" de muitas proteínas diferentes (Figura 2.2). As proteínas podem flutuar livremente (como *icebergs*) ou estar ancoradas em locais específicos (como ilhas). Os lipídios atuam como barreira à entrada e saída de várias substâncias na célula. Enquanto isso, algumas proteínas da membrana atuam como "controladores

Figura 2.2 Estrutura da membrana plasmática.

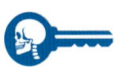 A estrutura básica da membrana plasmática é a bicamada lipídica.

FUNÇÕES DA MEMBRANA PLASMÁTICA	
1. Atua como barreira, separando o meio intracelular do extracelular.	3. Ajuda a identificar diferentes tipos celulares (p. ex., células do sistema imune).
2. Controla o fluxo de substâncias que entram e saem da célula.	4. Participa da sinalização intercelular.

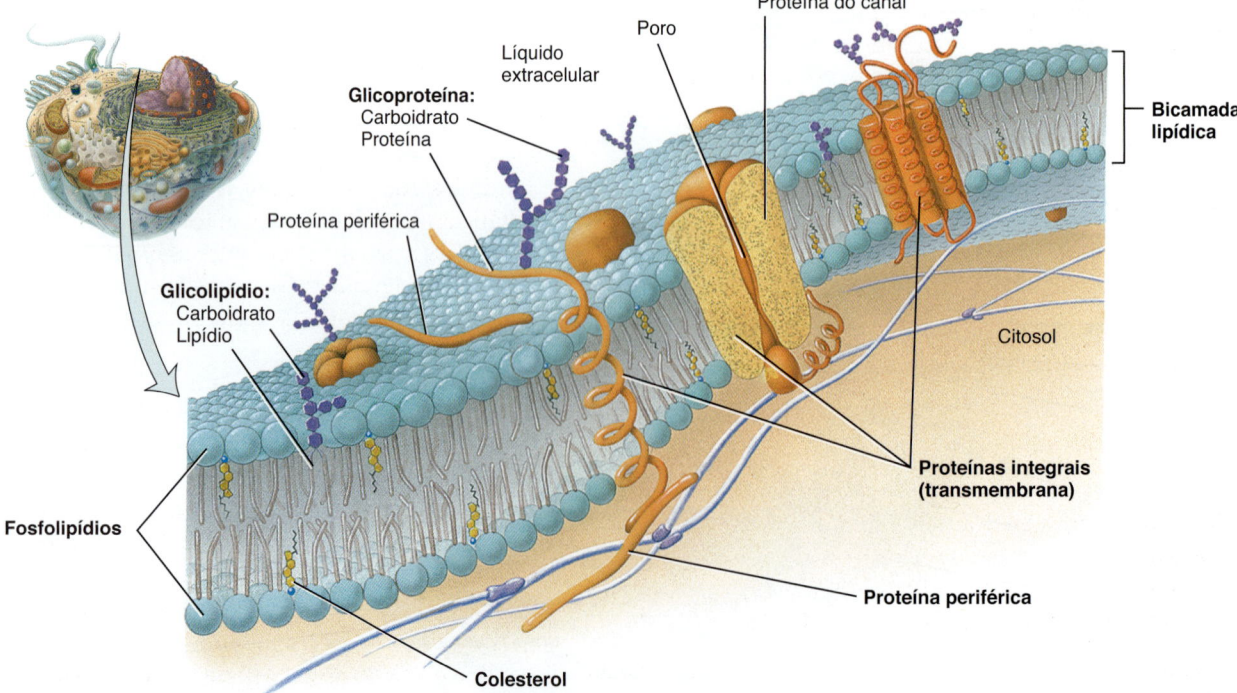

? O que é o glicocálice?

de acesso", regulando o movimento de outras moléculas e íons (partículas com carga elétrica) entre os meios externo e interno da célula.

Estrutura da membrana

A organização estrutural básica da membrana plasmática é a **bicamada lipídica**, duas camadas justapostas constituídas de três tipos de moléculas lipídicas – fosfolipídios, colesterol e glicolipídios (Figura 2.2). Cerca de 75% dos lipídios da membrana são *fosfolipídios*, lipídios que contêm fósforo. Cerca de 20% dos lipídios da membrana plasmática são moléculas de *colesterol*, localizadas entre os outros lipídios nas duas camadas da membrana. Os *glicolipídios*, que são lipídios unidos a carboidratos, representam os outros 5%.

As proteínas da membrana são divididas em duas categorias – integrais e periféricas – de acordo com sua localização na membrana (Figura 2.2). As **proteínas integrais** atravessam a dupla camada lipídica, ou se estendem até seu interior, e estão firmemente alojadas nela. A maioria das proteínas integrais consiste em **proteínas transmembranares**. Isso significa que elas atravessam toda a dupla camada lipídica e se projetam tanto no citosol quanto no líquido extracelular. Já as **proteínas periféricas** não estão inseridas diretamente na membrana e estão fixadas aos lipídios da membrana ou a proteínas integrais na superfície interna ou externa da membrana.

Muitas proteínas integrais da membrana são **glicoproteínas**, ou seja, proteínas com grupos carboidratos fixados nas extremidades que se projetam para o líquido extracelular. As porções carboidrato dos glicolipídios e glicoproteínas formam uma extensa camada denominada **glicocálice**, que tem várias funções importantes. A composição do glicocálice assemelha-se a uma "assinatura" molecular e possibilita que as células reconheçam umas às outras. Por exemplo, a capacidade de um leucócito detectar um glicocálice "estranho" é a base da resposta imune que ajuda o corpo a destruir microrganismos invasores. Além disso, o glicocálice possibilita a aderência intercelular em alguns tecidos e protege as células contra a digestão por enzimas no líquido extracelular. As propriedades químicas do glicocálice atraem uma película de líquido para a superfície de muitas células. Essa ação torna as hemácias escorregadias ao passarem através de vasos sanguíneos estreitos e protege as células que revestem as vias respiratórias e o tubo gastrintestinal contra o ressecamento.

Funções das proteínas da membrana

De modo geral, os tipos de lipídios nas membranas celulares variam apenas ligeiramente de um tipo de membrana para outro. É a surpreendente variedade de proteínas nas membranas de diferentes células e em várias organelas que determina muitas das funções da membrana.

- Algumas proteínas integrais da membrana formam **canais iônicos**, *poros* ou aberturas que íons específicos, como os íons potássio (K^+), conseguem atravessar para o interior ou para o exterior da célula

- Outras proteínas integrais atuam como **carreadoras** ou *transportadoras*, deslocando seletivamente uma substância polar (que tem dois polos opostos) ou íon de um lado da membrana para o outro
- As proteínas integrais denominadas **receptores** atuam como sítios de reconhecimento celular. Cada tipo de receptor reconhece e liga-se a um tipo específico de molécula. Por exemplo, os receptores de insulina ligam-se ao hormônio insulina. Uma molécula específica que se liga a um receptor é denominada **ligante** desse receptor
- Algumas proteínas integrais são **enzimas** que catalisam reações químicas específicas na superfície interna ou externa da célula
- As proteínas integrais também atuam como **ligadoras**, fixando as membranas plasmáticas de células adjacentes umas às outras ou a filamentos de proteínas dentro e fora da célula. As proteínas periféricas também atuam como ligadoras
- Com frequência, as glicoproteínas e os glicolipídios da membrana atuam como **marcadores de identidade celular**, possibilitando que uma célula (1) reconheça outras células do mesmo tipo durante a formação tecidual ou (2) reconheça e responda a células estranhas potencialmente perigosas. Os marcadores de tipo sanguíneo ABO são um exemplo de marcadores de identidade celular. Ao receber uma transfusão sanguínea, é preciso que o tipo sanguíneo seja compatível com o seu; caso contrário, pode haver aglomeração das hemácias.

Além disso, proteínas periféricas ajudam a sustentar a membrana plasmática, ancoram proteínas integrais e participam de atividades mecânicas, como o movimento de materiais e organelas nas células, alterando o formato celular durante a mitose (divisão celular) ou das fibras musculares e fixando as células umas às outras.

Permeabilidade da membrana plasmática

O termo *permeável* significa que uma estrutura possibilita a passagem de substâncias através dela, enquanto *impermeável* significa que uma estrutura não permite a passagem de substâncias. Embora não sejam totalmente permeáveis a todas as substâncias, as membranas plasmáticas possibilitam a passagem de algumas substâncias com mais facilidade que a de outras. Essa propriedade das membranas é denominada **permeabilidade seletiva**.

A dupla camada lipídica da membrana é permeável a moléculas como oxigênio, dióxido de carbono e esteroides, mas impermeável a íons e moléculas como a glicose. É permeável também à água. As proteínas transmembranares que atuam como canais e transportadoras aumentam a permeabilidade da membrana plasmática a diversas pequenas e médias substâncias (inclusive íons) que não atravessam a dupla camada lipídica sem ajuda. Essas proteínas são muito seletivas – cada uma delas auxilia apenas uma molécula ou íon específico a atravessar a membrana. As macromoléculas, como as proteínas, não atravessam a membrana plasmática, exceto pelos processos de endocitose e exocitose (abordados adiante neste capítulo).

✓ TESTE RÁPIDO
3. Qual é a composição da dupla camada lipídica?
4. Diferencie proteínas integrais de proteínas periféricas.
5. Quais são as principais funções das proteínas transmembranares?

Transporte através da membrana plasmática

Antes de discutir o mecanismo de entrada e saída de substâncias das células, é preciso compreender a localização dos vários líquidos através dos quais se deslocam as substâncias (Figura 2.3). O líquido no interior das células é denominado **líquido intracelular (LIC)**. O líquido fora das células, denominado **líquido extracelular (LEC)**, encontra-se em vários locais: (1) O LEC que preenche os espaços microscópicos entre as células teciduais é denominado **líquido intersticial** ou *líquido intercerlular*. (2) O LCE nos vasos sanguíneos denomina-se **plasma sanguíneo**; nos vasos linfáticos é denominado **linfa**. Entre as substâncias encontradas no líquido extracelular, estão moléculas de gás, moléculas de nutrientes e íons – todos necessários para a manutenção da vida.

O líquido extracelular circula pelos vasos sanguíneos, retorna através dos vasos linfáticos (vasos de drenagem acessória) e entra e sai dos espaços entre as células teciduais e capilares dessas duas categorias de vasos. Portanto, está em constante movimento por todo o corpo. Na prática, todas as células do corpo estão circundadas pelo mesmo meio líquido. O movimento de substâncias através da membrana plasmática e de membranas dentro das células é essencial para a vida celular e do organismo. Algumas substâncias – oxigênio, por exemplo – têm de entrar na célula para manter a vida, e escórias ou substâncias prejudiciais têm de ser retiradas. As membranas plasmáticas regulam o movimento desses materiais.

Em geral, as substâncias atravessam as membranas celulares via processos de transporte que podem ser classificados em passivos ou ativos, dependendo da necessidade de energia celular. Nos **processos passivos**, a substância desloca-se a favor do seu gradiente de concentração ou gradiente elétrico para atravessar a membrana usando apenas a própria energia cinética. Não há uso de energia da célula. Nos **processos ativos**, a energia celular é usada para transportar a substância contra seu gradiente de concentração ou elétrico. Em geral, a energia celular usada está na forma de **trifosfato de adenosina (ATP)**.

Os materiais podem atravessar as membranas plasmáticas pelo uso de (1) energia cinética, (2) proteínas transportadoras ou (3) vesículas. Alguns simplesmente atravessam a dupla camada lipídica ou canais de membrana usando a própria *energia cinética* (energia de movimento). A energia cinética é intrínseca às partículas que estão se movendo. Os processos que dependem de energia cinética para atravessar a membrana plasmática incluem difusão e osmose. Outras substâncias precisam ligar-se a proteínas transportadoras específicas para atravessar a membrana, como na difusão facilitada e no transporte ativo. Outras substâncias ainda atravessam membranas celulares no interior de pequenas bolsas esféricas, denominadas *vesículas*, que derivam de uma membrana existente. Entre os exemplos, estão a endocitose, na qual vesículas se separam da membrana plasmática e levam materiais para o interior da célula, e a exocitose, a fusão de vesículas com a membrana plasmática para liberar materiais da célula.

Transporte por energia cinética

DIFUSÃO. A **difusão** é um processo passivo no qual ocorre movimento *efetivo* de uma substância de uma região de maior concentração para uma região de menor concentração – ou seja, a substância move-se de uma área na qual existe em maior volume para uma área na qual existe em menor volume. A substância desloca-se por causa da energia cinética; a difusão continua até que se alcance o *equilíbrio*, ou seja, haja distribuição uniforme da substância. Um bom exemplo de difusão, no corpo, ocorre nos pulmões. Quando inspiramos, há entrada no pulmão de ar com alta concentração de oxigênio. Os pulmões recebem sangue do coração que tem alta concentração de dióxido de carbono. Nos pulmões, o oxigênio desloca-se do local de alta concentração nos alvéolos para o sangue. Já o dióxido de carbono desloca-se do local de alta concentração no sangue para os alvéolos. Esse movimento leva oxigênio para o sangue e retira o dióxido de carbono, que expiramos.

OSMOSE. Outro processo passivo é a **osmose**, o deslocamento efetivo de moléculas de água, através de membrana seletivamente permeável, de uma área com maior

Figura 2.3 Líquidos corporais. O líquido intracelular (LIC) é o líquido no interior das células. O líquido extracelular (LEC) está fora das células: em vasos sanguíneos, como plasma; em vasos linfáticos, como linfa; e entre células teciduais, como líquido intersticial.

 As membranas plasmáticas controlam o deslocamento de líquido de um compartimento para outro.

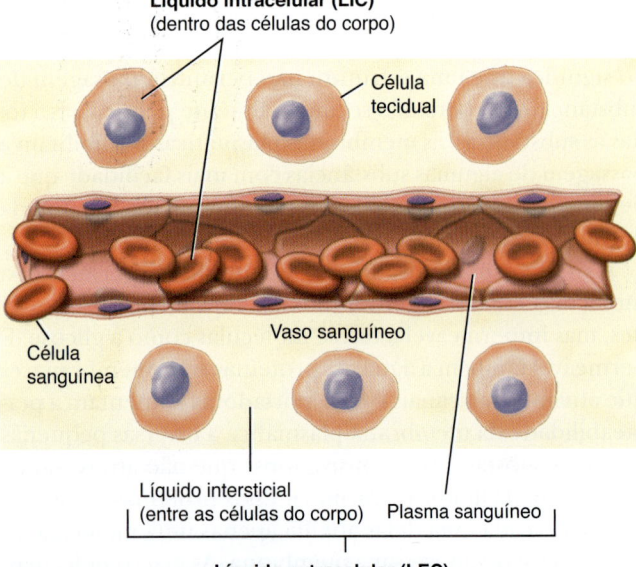

❓ Qual é o outro nome dado ao líquido intracelular? (*Dica: intra* significa "dentro de".)

concentração de água (menor concentração de *solutos*, substâncias dissolvidas) para uma região com menor concentração de água (maior concentração de solutos). Portanto, a osmose desloca a água entre vários compartimentos do corpo. Graças à sua energia cinética, as moléculas de água atravessam as **aquaporinas** (**AQPs**), poros constituídos de proteínas integrais, além de passarem entre moléculas fosfolipídicas vizinhas na membrana; e o movimento continua até que se alcance o equilíbrio. As AQPs têm atuação fundamental no controle do teor celular de água. Diferentes tipos de AQPs foram encontrados em diferentes células e tecidos de todo o corpo. As AQPs são responsáveis pela produção de líquido cerebrospinal, humor aquoso, lágrimas, suor e saliva, além da concentração da urina. Mutações das AQPs foram associadas a catarata, diabetes insípido, disfunção das glândulas salivares e doenças neurodegenerativas.

Transporte por proteínas transportadoras

DIFUSÃO FACILITADA. A **difusão facilitada** é um processo passivo realizado com o auxílio de proteínas transmembranares que atuam como transportadoras. Esse processo possibilita que algumas moléculas grandes demais para atravessar os poros de proteínas e outras insolúveis em lipídios atravessem a membrana plasmática. Entre elas, estão diversos açúcares, sobretudo a glicose. A glicose é a fonte de energia preferida do corpo para a produção de ATP. Na difusão facilitada, a glicose liga-se a uma proteína transportadora específica em um lado da membrana plasmática, a proteína transportadora muda de formato e a glicose é liberada no lado oposto.

TRANSPORTE ATIVO. O processo de transporte de substâncias através da membrana plasmática com gasto de energia celular, tipicamente de uma área de menor concentração para outra de maior concentração, é denominado **transporte ativo**. No transporte ativo, a substância deslocada, geralmente um íon, faz contato com um local específico de uma proteína transportadora. Em seguida, há clivagem do ATP, e a energia liberada modifica o formato da proteína transportadora que expele a substância no lado oposto da membrana. O transporte ativo é considerado um processo ativo porque há necessidade de energia para que as proteínas transportadoras movam substâncias através da membrana contra um gradiente de concentração. O transporte ativo é essencial para manter as concentrações iônicas nas células do corpo e no líquido extracelular. Por exemplo, para que um neurônio conduza um impulso, é indispensável que a concentração de íons potássio (K^+) seja consideravelmente maior em seu interior que em seu exterior, e a concentração de íons sódio (Na^+) deve ser maior no meio externo que no meio interno. O transporte ativo torna possível esse equilíbrio dinâmico.

Transporte em vesículas

A **vesícula** é uma pequena bolsa membranácea esférica formada por brotamento de uma membrana existente. As vesículas transportam substâncias de uma estrutura para outra no interior das células, absorvem substâncias do líquido extracelular ou liberam substâncias para o líquido extracelular. Na **endocitose**, os materiais se movem para o interior da célula em uma vesícula formada pela membrana plasmática. Na **exocitose**, os materiais são levados para fora da célula pela fusão de vesículas, formadas no interior da célula, com a membrana plasmática. Tanto a endocitose quanto a exocitose necessitam da energia celular obtida pela clivagem do ATP. Assim, o transporte em vesículas é um processo ativo.

ENDOCITOSE. Consideramos aqui três tipos de endocitose: endocitose mediada por receptor, fagocitose e endocitose de fase líquida.

Na **endocitose mediada por receptor**, que é altamente seletiva, as células captam ligantes específicos. (Lembre-se de que os *ligantes* são moléculas que se unem a receptores específicos.) Uma vesícula forma-se depois que uma proteína receptora na membrana plasmática reconhece e liga-se a determinada partícula no líquido extracelular. Por exemplo, as células captam o colesterol contido em lipoproteínas de baixa densidade (LDL), transferrina (proteína transportadora de ferro no sangue), algumas vitaminas, anticorpos e determinados hormônios por endocitose mediada por receptor. A endocitose de LDL (e outros ligantes) mediada por receptor ocorre da seguinte maneira (Figura 2.4).

❶ *Ligação.* Na face extracelular da membrana plasmática, uma partícula de LDL contendo colesterol se liga a um receptor específico na membrana plasmática para formar um complexo receptor-LDL. Os receptores são proteínas da membrana concentradas em regiões da membrana plasmática denominadas *depressões revestidas por clatrina*. Nesse local, a *clatrina*, uma proteína, liga-se à membrana em sua face citoplasmática. Muitas moléculas de clatrina reúnem-se e formam uma estrutura semelhante a uma cesta em torno dos complexos receptor-LDL, o que leva a membrana a se *invaginar* (dobrar-se para dentro).

❷ *Formação da vesícula.* As margens invaginadas da membrana ao redor da depressão revestida por clatrina fundem-se, e um pequeno pedaço da membrana desprende-se. A vesícula resultante, conhecida como *vesícula revestida por clatrina*, contém os complexos receptor-LDL.

❸ *Desnudamento.* Quase imediatamente depois de sua formação, a vesícula perde o revestimento de clatrina e torna-se uma *vesícula sem revestimento*. As moléculas de clatrina voltam à superfície interna da membrana plasmática ou ajudam a formar o revestimento de outras vesículas no interior da célula.

❹ *Fusão com o endossomo.* A vesícula sem revestimento funde-se rapidamente com outra vesícula conhecida como *endossomo*. No interior de um endossomo, as partículas de LDL separam-se de seus receptores.

❺ *Reciclagem de receptores para a membrana plasmática.* A maioria dos receptores acumula-se em protrusões alongadas do endossomo (os braços da vesícula em formato de cruz no centro da figura). Estas se separam e formam vesículas de transporte que levam os receptores de vol-

Figura 2.4 Endocitose mediada por receptor de uma partícula de lipoproteína de baixa densidade (LDL).

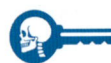 A endocitose mediada por receptor importa materiais necessários para as células.

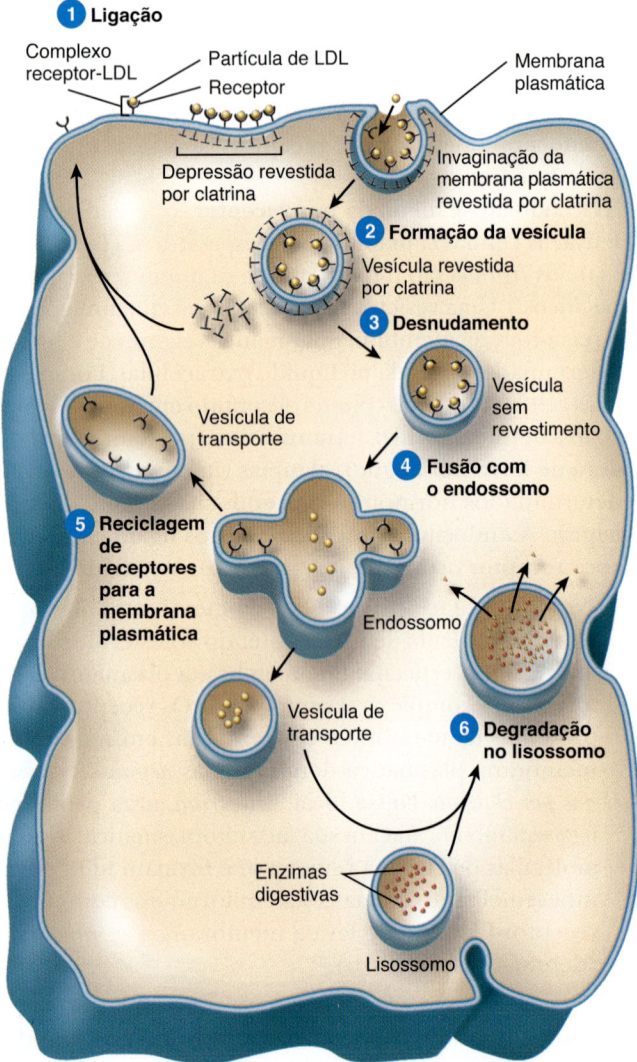

CORRELAÇÃO CLÍNICA | Vírus e endocitose mediada por receptor

Embora a endocitose mediada por receptor normalmente importe materiais necessários, alguns vírus são capazes de usar esse mecanismo para entrar nas células do corpo e infectá-las. Por exemplo, o vírus da imunodeficiência humana (HIV), que causa a síndrome de imunodeficiência adquirida (AIDS), consegue se fixar em um receptor denominado CD4. Esse receptor é encontrado na membrana plasmática de leucócitos conhecidos como linfócitos T auxiliares. Depois de se ligar ao CD4, o HIV entra no linfócito T auxiliar por endocitose mediada por receptor.

? Quais são os vários outros exemplos de ligantes que sofrem endocitose mediada por receptor?

ta para a membrana plasmática. Um receptor de LDL retorna à membrana plasmática aproximadamente 10 min depois de entrar na célula.

6 *Degradação nos lisossomos.* Outras vesículas de transporte, que contêm as partículas LDL, brotam do endossomo e logo se fundem com um *lisossomo*. Os lisossomos contêm muitas enzimas digestivas. Algumas delas decompõem as grandes moléculas de proteínas e lipídios da partícula de LDL em aminoácidos, ácidos graxos e colesterol. Tais moléculas menores saem do lisossomo. A célula usa o colesterol para reconstruir suas membranas e para síntese de esteroides, como o estrogênio. Os ácidos graxos e os aminoácidos podem ser utilizados para produzir ATP ou outras moléculas necessárias para a célula.

A **fagocitose**, ou "ingestão celular", é uma forma de endocitose na qual a célula envolve grandes partículas sólidas, como células desgastadas, bactérias inteiras ou vírus (Figura 2.5). Apenas algumas células do corpo, denominadas **fagócitos**, são capazes de realizar a fagocitose. Dois tipos principais de fagócitos são *macrófagos*, localizados em muitos tecidos do corpo, e *neutrófilos*, um tipo de leucócito. A fagocitose começa quando a partícula se liga a um receptor da membrana plasmática no fagócito, levando-o a estender **pseudópodes**, projeções de sua membrana plasmática e citoplasma. Os pseudópodes envolvem a partícula fora da célula, e as membranas fundem-se para formar uma vesícula denominada *fagossomo*, que entra no citoplasma. O fagossomo funde-se com um ou mais lisossomos, e as enzimas lisossômicas decompõem o material ingerido. Na maioria dos casos, qualquer material não digerido no fagossomo permanece em uma vesícula denominada *corpo residual*. Estes corpos residuais poderão ser secretados pela célula, via exocitose, ou permanecer armazenados indefinidamente na célula como grânulos de lipofuscina.

A maioria das células realiza **endocitose de fase líquida**, também denominada *pinocitose*, uma forma de endocitose na qual a célula envolve diminutas gotículas de líquido extracelular. Não há participação de proteínas receptoras; todos os solutos dissolvidos no líquido extracelular são levados para o interior da célula. Durante a pinocitose, há invaginação da membrana plasmática, que forma uma vesícula com uma gotícula de líquido extracelular. A vesícula desprende-se da membrana plasmática e entra no citosol. Na célula, a vesícula funde-se a um lisossomo, onde as enzimas decompõem os solutos envolvidos. As moléculas menores produzidas, como aminoácidos e ácidos graxos, saem do lisossomo para serem usadas em outra parte da célula. A pinocitose ocorre na maioria das células, sobretudo nas células absortivas do intestino e do rim.

EXOCITOSE. Ao contrário da endocitose, que leva material para dentro da célula, a **exocitose** libera material para fora de uma célula. Basta lembrar que *endo* significa "dentro" e *exo* significa "fora". Todas as células realizam exocitose, mas é importante principalmente em dois tipos de células: (1) células secretoras, que liberam enzimas digestivas, hormônios, muco ou outras secreções; e (2) neurônios, que liberam substâncias denominadas *neurotransmissores*. Em alguns

Figura 2.5 Fagocitose. Os pseudópodes envolvem uma partícula, as membranas se fundem e formam um fagossomo.

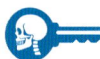 A fagocitose é um mecanismo de defesa vital que ajuda a proteger o corpo de doenças.

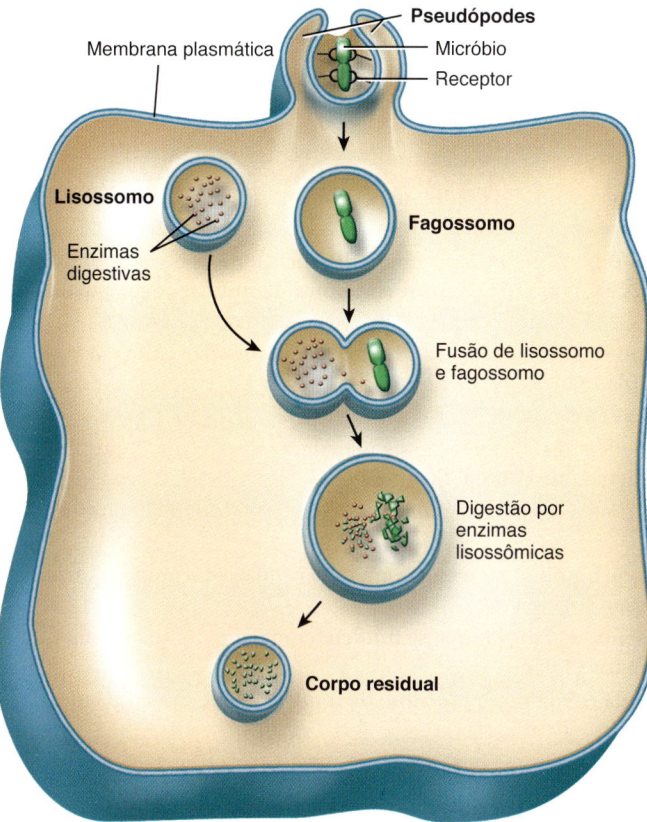

A. Diagrama do processo

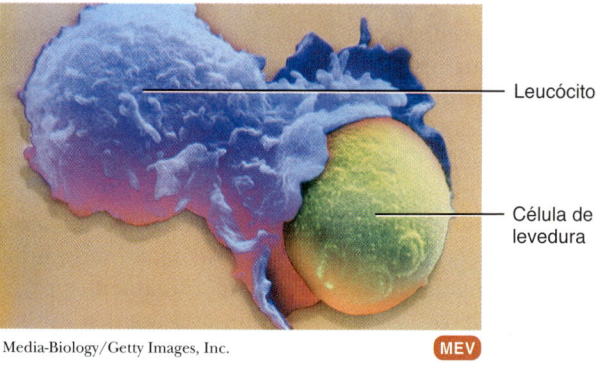

B. Leucócito envolvendo uma célula em levedura

CORRELAÇÃO CLÍNICA | *Fagocitose e micróbios*

O processo de fagocitose é um mecanismo de defesa vital que ajuda a proteger o corpo de doenças. Por meio da fagocitose, os macrófagos descartam os micróbios invasores e bilhões de hemácias envelhecidas e desgastadas todos os dias; os neutrófilos também ajudam a livrar o corpo de micróbios invasores. O **pus** é uma mistura de neutrófilos, macrófagos e células teciduais mortas e líquido em feridas infectadas.

? O que desencadeia a formação de pseudópodes?

casos, escórias também são liberadas por exocitose. Durante a exocitose, formam-se no interior das células, vesículas revestidas por membranas, denominadas *vesículas secretoras*, que se fundem com a membrana plasmática e liberam seu conteúdo no líquido extracelular (ver Figura 2.1).

Os segmentos da membrana plasmática perdidos por endocitose são recuperados ou reciclados por exocitose. O equilíbrio entre endocitose e exocitose mantém relativamente constante a área de superfície da membrana plasmática de uma célula. A troca da membrana é bastante extensa em determinadas células. No pâncreas, por exemplo, as células secretoras de enzimas digestivas reciclam uma quantidade de membrana plasmática igual à área de superfície total da célula em 90 min.

TRANSCITOSE. O transporte em vesículas também pode ser usado para deslocar sucessivamente uma substância para dentro de uma célula, através dela e para fora dela. Nesse processo ativo, denominado **transcitose**, as vesículas sofrem endocitose de um lado de uma célula, atravessam a célula e depois sofrem exocitose no lado oposto. Ao se fundirem com a membrana plasmática, as vesículas liberam o conteúdo para o líquido extracelular. A transcitose é mais frequente através das células epiteliais que revestem os vasos sanguíneos e constitui um recurso para o deslocamento do material entre o plasma e o líquido intersticial. Por exemplo, quando uma mulher está grávida, alguns de seus anticorpos atravessam a placenta para a circulação fetal por transcitose.

A Tabela 2.1 resume os processos de deslocamento dos materiais para dentro e para fora das células.

✓ TESTE RÁPIDO

6. Quais são as semelhanças entre os processos passivos e ativos? Quais são as diferenças?
7. Quais são as funções da difusão simples, da difusão facilitada, da osmose e do transporte ativo na homeostasia do corpo humano?
8. Descreva cada tipo de transporte em vesículas e explique sua importância para o corpo.

2.3 Citoplasma

OBJETIVO

• Descrever a estrutura e a função do citoplasma, do citosol e das organelas.

Como você já aprendeu, o **citoplasma** é todo o conteúdo celular envolto pela membrana plasmática, exceto o núcleo. É formado por dois componentes: (1) citosol e (2) organelas, diminutas estruturas que realizam diferentes funções na célula.

Citosol

O **citosol** (*líquido intracelular*), a parte líquida do citoplasma que circunda organelas (ver Figura 2.1), constitui cerca de 55% do volume celular total. Embora varie em composição e consistência de uma parte da célula para outra, o citosol contém 75 a 90% de água e vários componentes dissolvidos

TABELA 2.1
Transporte de materiais para dentro e para fora das células.

PROCESSO DE TRANSPORTE	DESCRIÇÃO
Transporte por energia cinética	
Difusão	Processo passivo no qual uma substância se desloca de uma área de maior concentração para outra de menor concentração até que haja equilíbrio.
Osmose	Processo passivo em que há deslocamento de moléculas de água, através de uma membrana seletivamente permeável, de uma área com maior concentração de água para outra com menor concentração de água até alcançar o equilíbrio.
Transporte por proteínas transportadoras	
Difusão facilitada	Movimento passivo de uma substância, segundo seu gradiente de concentração, com o auxílio de proteínas transmembranares que atuam como transportadoras.
Transporte ativo	Processo ativo no qual a célula gasta energia para deslocar uma substância através da membrana contra o gradiente de concentração, com o auxílio de proteínas transmembranares que atuam como transportadoras.
Transporte em vesículas	Processo ativo em que há deslocamento de substâncias para dentro e para fora da célula em vesículas que brotam da membrana plasmática.
Endocitose	Entrada de substâncias em vesículas na célula.
Endocitose mediada por receptor	Complexos ligantes-receptores desencadeiam a invaginação de uma depressão revestida por clatrina, com a formação de uma vesícula que contém ligantes.
Fagocitose	"Ingestão celular"; entrada de uma partícula sólida na célula depois que pseudópodes a envolvem e formam um fagossomo.
Pinocitose	"Ingestão celular de líquido"; entrada de líquido extracelular em uma célula por invaginação da membrana plasmática para formar uma vesícula.
Exocitose	Saída de substâncias da célula em vesículas secretoras que se fundem com a membrana plasmática e liberam seu conteúdo no líquido extracelular.
Transcitose	Movimento de uma substância através da célula por endocitose de um lado e exocitose do lado oposto.

e suspensos. Entre eles, estão diferentes tipos de íons, aminoácidos, ácidos graxos, proteínas, lipídios, glicose, ATP e escórias. Algumas células também contêm várias moléculas orgânicas que se agregam em massas para armazenamento. Essas agregações podem aparecer e desaparecer em diferentes momentos da vida celular. São exemplos as *gotículas lipídicas*, que contêm triglicerídios, e os *grânulos de glicogênio*, aglomerados de moléculas de glicogênio (ver Figura 2.1). Os triglicerídios são gorduras e óleos e representam a fonte mais concentrada de energia do corpo. O glicogênio é uma forma armazenada de glicose.

O citosol é o local onde ocorrem muitas reações químicas necessárias para a existência de uma célula. Por exemplo, as enzimas no citosol catalisam muitas reações químicas que liberam e capturam energia para as atividades celulares. Além disso, algumas dessas reações fornecem os elementos essenciais para manter a estrutura, a função e o crescimento celular.

O **citoesqueleto** é uma rede de filamentos proteicos que se estende por todo o citosol (ver Figura 2.1). Três tipos de proteínas filamentares contribuem para a estrutura do citoesqueleto e outras organelas. Essas estruturas são, em ordem crescente de diâmetro, microfilamentos, filamentos intermediários e microtúbulos.

Os **microfilamentos**, os elementos mais finos do citoesqueleto, estão concentrados na periferia (perto da membrana plasmática) da célula (Figura 2.6A). Eles são constituídos das proteínas *actina* e *miosina* e têm duas funções gerais: movimento e sustentação mecânica. Com relação ao movimento, os microfilamentos participam da contração muscular, da divisão celular e da locomoção celular. A locomoção da célula ocorre durante a migração de células embrionárias no desenvolvimento, a invasão de tecidos por leucócitos para combater infecções e a migração de células cutâneas na cicatrização de feridas.

Os microfilamentos contribuem para grande parte da sustentação mecânica responsável pela resistência básica e pelos formatos das células. Eles ancoram o citoesqueleto às proteínas integrais na membrana plasmática. Os microfilamentos também propiciam sustentação mecânica para as **microvilosidades**, projeções digitiformes microscópicas imóveis da membrana plasmática. Um cerne de microfilamentos paralelos em uma microvilosidade é responsável por sua sustentação e fixação em outras partes do citoesqueleto (Figura 2.6A). As microvilosidades aumentam a área de superfície da membrana plasmática e são abundantes nas superfícies de células implicadas na absorção, como as células epiteliais que revestem o intestino delgado. Alguns microfilamentos estendem-se além da membrana plasmática e auxiliam na fixação das células umas nas outras ou no material extracelular.

Como sugere o nome, os **filamentos intermediários** são mais espessos que os microfilamentos, porém mais finos que os microtúbulos (Figura 2.6B). Várias proteínas diferentes podem compor filamentos intermediários, que são excepcionalmente fortes. Encontrados em partes das células sujeitas a estresse mecânico, auxiliam na ancoragem de organelas como o núcleo e na fixação intercelular.

Figura 2.6 Citoesqueleto.

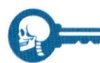

O citoesqueleto é uma rede de três tipos de filamentos proteicos que se estende por todo o citosol: microfilamentos, filamentos intermediários e microtúbulos.

FUNÇÕES DO CITOESQUELETO

1. Auxilia o movimento de organelas na célula, de cromossomos durante a divisão celular e de células inteiras como os fagócitos.
2. Atua como arcabouço que ajuda a definir o formato da célula e a organizar o conteúdo celular.

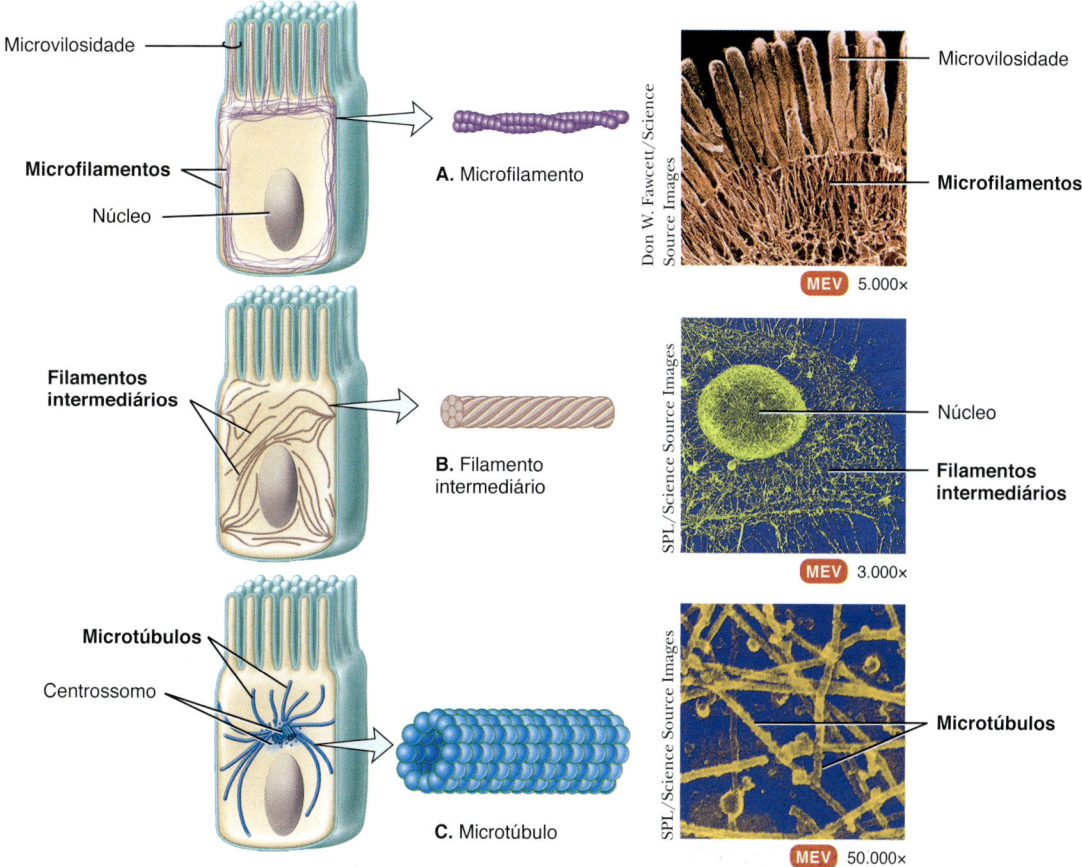

? Que componente do citoesqueleto ajuda a formar a estrutura de centríolos, cílios e flagelos?

Os **microtúbulos**, os maiores componentes do citoesqueleto, são tubos ocos longos e não ramificados, cujo principal constituinte é a *tubulina*, uma proteína. O centrossomo (apresentado a seguir) é o local de início para a montagem dos microtúbulos. Os microtúbulos crescem externamente, do centrossomo em direção à periferia da célula (Figura 2.6C). Os microtúbulos ajudam a determinar o formato da célula e a função no transporte intracelular de organelas, como as vesículas secretoras, e a migração de cromossomos durante a divisão celular. Eles também participam do movimento de projeções celulares especializadas como cílios e flagelos.

Organelas

Como observado anteriormente, as *organelas* são estruturas intracelulares especializadas que têm formatos característicos e desempenham funções específicas no crescimento, na manutenção e na reprodução da célula. Apesar das muitas reações químicas que estão sempre ocorrendo em uma célula, há pouca interferência, porque as reações são limitadas a diferentes organelas. Cada tipo de organela tem seu próprio conjunto de enzimas, que realizam reações específicas, e atua como um compartimento funcional para processos bioquímicos específicos. Os números e tipos de organelas variam em diferentes células, dependendo da função celular. Embora o núcleo seja tecnicamente uma organela, é abordado em outra Seção 2.4, por causa de sua importância especial na orientação da vida de uma célula.

Centrossomo

O **centrossomo**, ou *centro organizador de microtúbulos*, localizado próximo ao núcleo, tem dois componentes: um par de centríolos e uma matriz pericentriolar (Figura 2.7A). Os **centríolos** são estruturas cilíndricas, e cada um deles é formado por nove grupos de três microtúbulos (tripletos) organizados em círculo (Figura 2.7B). O eixo longitudinal de um

Figura 2.7 Centrossomo.

O centrossomo, localizado próximo ao núcleo, é constituído de um par de centríolos e matriz pericentriolar.

FUNÇÕES DOS CENTROSSOMOS

1. A matriz pericentriolar do centrossomo contém tubulinas que formam os microtúbulos nas células que não estão se dividindo.
2. O material pericentriolar forma o fuso mitótico durante a divisão celular.

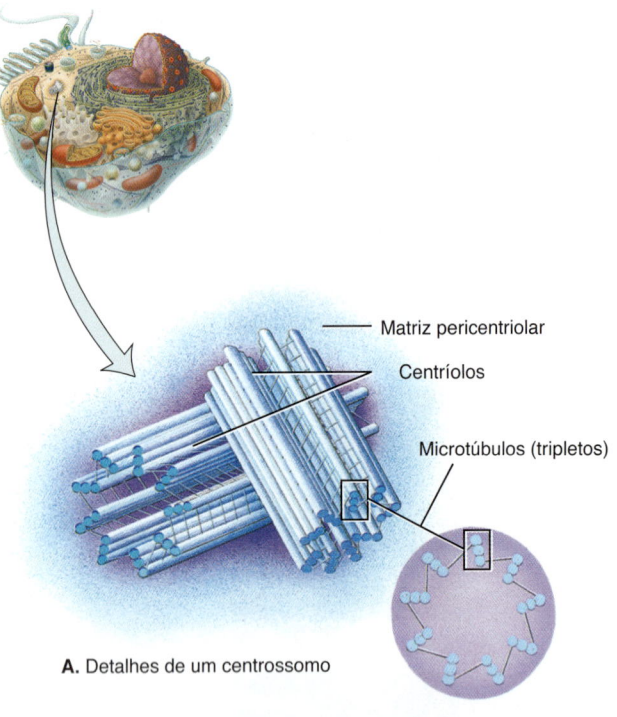

A. Detalhes de um centrossomo

B. Disposição dos microtúbulos no centrossomo

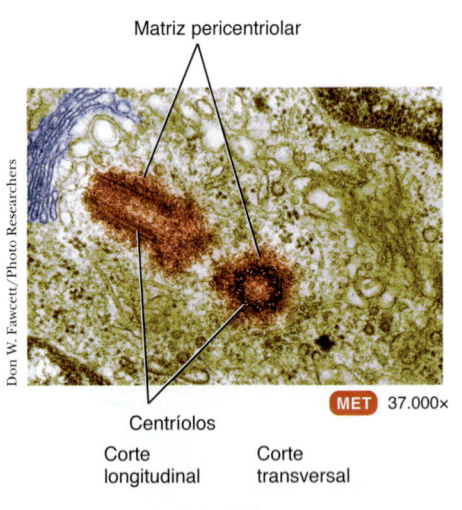

C. Centríolos

 Se você observasse uma célula sem centrossomo, o que poderia prever sobre sua capacidade de divisão?

---

centríolo é perpendicular ao eixo longitudinal do outro (Figura 2.7A). Ao redor dos centríolos, há uma **matriz pericentriolar**, que contém centenas de complexos anulares constituídos da proteína *tubulina*. Esses complexos de tubulina são os centros organizadores para o crescimento do fuso mitótico, que tem atuação fundamental na divisão celular, e para a formação de microtúbulos nas células que não se dividem. Durante a divisão celular, há replicação dos centrossomos para que as gerações subsequentes de células sejam capazes de se dividir.

Cílios e flagelos

Os microtúbulos são os componentes dominantes dos cílios e flagelos, que são projeções móveis da superfície celular (ver Figura 2.1). Os **cílios** são numerosas projeções curtas, piliformes, que se estendem desde a superfície celular (ver Figura 2.1). Cada cílio contém um centro de 20 microtúbulos circundados por membrana plasmática (Figura 2.8A). Esses 20 microtúbulos são organizados com um par no centro, circundado por nove grupos de dois microtúbulos fundidos (dupletos). Cada cílio está ancorado a um *corpúsculo basal* imediatamente abaixo da superfície da membrana plasmática. Um corpúsculo basal tem estrutura semelhante à de um centríolo e inicia a formação de cílios e flagelos.

O movimento coordenado de muitos cílios na superfície de uma célula causa o movimento contínuo de líquido ao longo da superfície celular. Muitas células do sistema respiratório, por exemplo, têm centenas de cílios que ajudam a "varrer" dos pulmões partículas estranhas aprisionadas no muco. As secreções de muco muito espessas produzidas nas pessoas com fibrose cística interferem na ação ciliar e nas funções normais das vias respiratórias.

Os **flagelos** têm estrutura semelhante à dos cílios, porém costumam ser bem mais longos (ver Figura 2.1). Em geral, os flagelos deslocam toda a célula. O único exemplo de flagelo no corpo humano é a cauda do espermatozoide, que o impulsiona em direção ao oócito na tuba uterina.

Ribossomos

Os **ribossomos** são locais de síntese proteica. Essas estruturas minúsculas são "pacotes" de **RNA ribossômico (rRNA)** e de muitas proteínas ribossômicas. Os ribossomos são assim denominados por causa do alto teor de ácido *ribonucleico*. A estrutura de um ribossomo contém duas subunidades – uma delas tem cerca de metade do tamanho da outra (Figura 2.9). As duas subunidades são produzidas separadamente

CAPÍTULO 2 • Células 39

Figura 2.8 Cílios e flagelos.

 Um cílio contém um cerne de microtúbulos, com um par central circundado por nove pares de microtúbulos.

FUNÇÕES DOS CÍLIOS E FLAGELOS

1. Os cílios deslocam líquidos ao longo da superfície celular.
2. Um flagelo desloca toda a célula.

CORRELAÇÃO CLÍNICA | Cílios e tabagismo

O movimento dos cílios também é paralisado pela nicotina presente na fumaça do cigarro. Por essa razão, os tabagistas tossem com frequência, para eliminar partículas estranhas das vias respiratórias. Como as células que revestem as tubas uterinas também têm cílios que deslocam os oócitos em direção ao útero, as mulheres fumantes correm maior risco de gravidez ectópica (fora do útero).

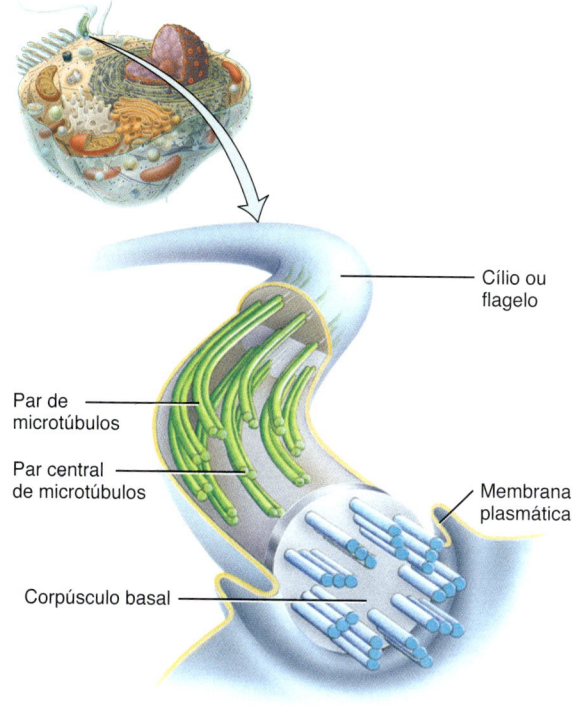

A. Disposição dos microtúbulos em um cílio ou flagelo

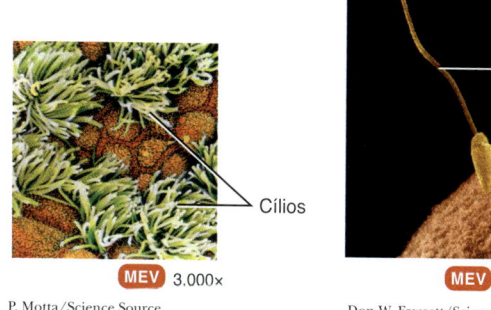

B. Cílios que revestem a traqueia — MEV 3.000×
P. Motta/Science Source

C. Flagelo de um espermatozoide — MEV 4.000×
Don W. Fawcett/Science Source

? Qual é a diferença funcional entre cílios e flagelos?

Figura 2.9 Ribossomos.

 Os ribossomos são locais de síntese proteica.

FUNÇÕES DOS RIBOSSOMOS

1. Os ribossomos associados ao retículo endoplasmático sintetizam proteínas destinadas à inserção na membrana plasmática ou à secreção da célula.
2. Os ribossomos livres sintetizam proteínas usadas no citosol.

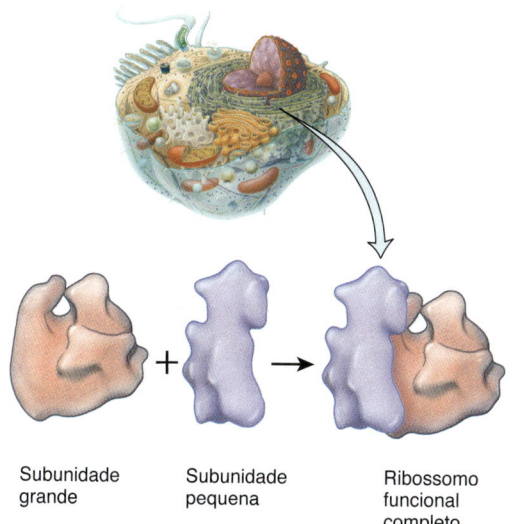

A. Detalhes das subunidades ribossômicas

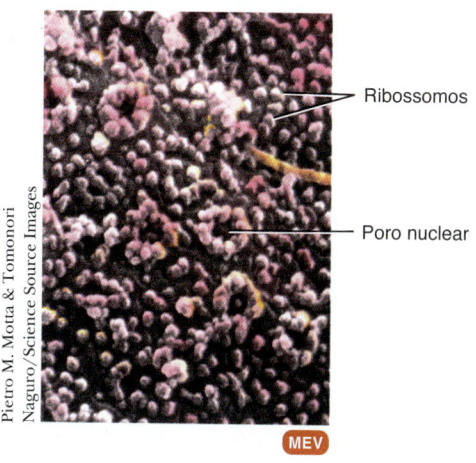

B. MEV de ribossomos e poros na membrana nuclear
Pietro M. Motta & Tomonori Naguro/Science Source Images

? Onde são sintetizadas e montadas as subunidades de ribossomos?

no nucléolo, um corpo esférico dentro do núcleo (ver Seção 2.4). Depois de produzidas, elas saem do núcleo e se unem no citosol, onde se tornam ativas.

Alguns ribossomos, denominados *ribossomos livres*, não estão presos a nenhuma estrutura no citoplasma. Os ribossomos livres sintetizam, principalmente, proteínas usadas *dentro* da célula. Outros ribossomos, denominados *ribossomos ligados à membrana*, estão fixados na membrana nuclear e em uma membrana muito pregueada denominada retículo endoplasmático (ver Figura 2.10). Esses ribossomos sintetizam proteínas destinadas a organelas específicas, para inserção na membrana plasmática ou para exportação da célula. Os ribossomos também estão localizados nas mitocôndrias, onde sintetizam proteínas mitocondriais.

Retículo endoplasmático

O **retículo endoplasmático** (RE) é uma rede de membranas com formato de sacos ou túbulos achatados (Figura 2.10). O RE estende-se do envoltório nuclear (membrana em torno do núcleo), ao qual está conectado, e projeta-se em todo o citoplasma. O RE é tão extenso que constitui mais da metade das superfícies membranosas no citoplasma da maioria das células.

As células contêm duas formas diferentes de RE, com estruturas e funções diferentes. O **RE rugoso** é contínuo com a membrana nuclear e geralmente dobrado em uma série de sacos achatados. A superfície externa do RE rugoso é pontilhada com ribossomos, os locais de síntese proteica. As proteínas sintetizadas por ribossomos presos ao RE rugoso entram nos espaços do RE para processamento e classificação. Em alguns casos, as enzimas fixam as proteínas a carboidratos para formar glicoproteínas. Em outros casos, as enzimas fixam as proteínas a fosfolipídios, também sintetizados pelo RE rugoso. Essas moléculas (glicoproteínas e fosfolipídios) podem ser incorporadas às membranas de organelas, inseridas na membrana plasmática ou secretadas por exocitose. Assim, o RE rugoso produz proteínas secretoras, proteínas da membrana e muitas proteínas de organelas.

O **RE liso** estende-se a partir do RE rugoso e forma uma rede de túbulos de membrana (Figura 2.10). Ao contrário do RE rugoso, o RE liso não tem ribossomos na superfície

Figura 2.10 Retículo endoplasmático.

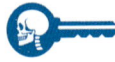 O retículo endoplasmático é uma rede de sacos ou túbulos envoltos por membrana que se estendem por todo o citoplasma e se conectam com o envoltório nuclear.

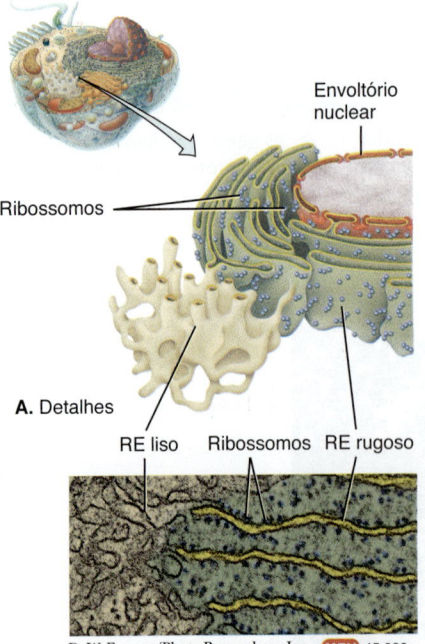

A. Detalhes
B. Corte transversal

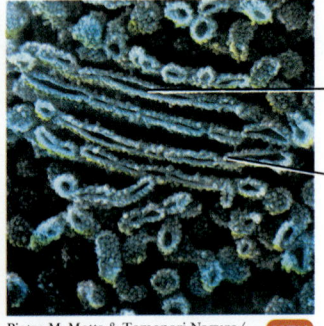

FUNÇÕES DO RETÍCULO ENDOPLASMÁTICO

1. O RE rugoso sintetiza glicoproteínas e fosfolipídios que são transferidos para organelas celulares, inseridas na membrana plasmática ou secretadas por exocitose.
2. O RE liso sintetiza ácidos graxos e esteroides, como os estrogênios e a testosterona; inativa ou elimina as propriedades tóxicas de fármacos e outras substâncias potencialmente prejudiciais; retira o grupo glicose-6-fosfato; e armazena e libera íons cálcio que desencadeiam a contração nas fibras musculares.

CORRELAÇÃO CLÍNICA | *RE liso e tolerância medicamentosa*

Uma das funções do RE liso, como observado antes, é a inativação de alguns fármacos. Os indivíduos que tomam esses fármacos repetidas vezes, como o anticonvulsivante fenobarbital, desenvolvem alterações no RE dos hepatócitos. A administração prolongada de fenobarbital aumenta a tolerância ao fármaco; a mesma dose não produz mais o mesmo efeito. Com a exposição repetida ao fármaco, a quantidade de RE liso e suas enzimas aumenta para proteger a célula de seus efeitos tóxicos. À medida que aumenta a quantidade de RE liso, tornam-se necessárias doses cada vez maiores do fármaco para obter o efeito original. Isso poderia aumentar a possibilidade de superdosagem e o aumento da dependência ao fármaco.

? Quais são as diferenças estruturais e funcionais entre RE rugoso e liso?

externa da membrana. Entretanto, o RE liso contém enzimas exclusivas que o tornam funcionalmente mais diverso que o RE rugoso. Como não tem ribossomos, o RE liso não sintetiza proteínas, mas, sim, ácidos graxos e esteroides, como os estrogênios e a testosterona. Nas células hepáticas, as enzimas do RE liso ajudam a liberar glicose na corrente sanguínea e inativam ou destoxificam substâncias potencialmente prejudiciais, como álcool, pesticidas e carcinógenos (agentes cancerígenos). Nas células hepáticas, renais e intestinais, uma enzima do RE liso remove o grupo glicose-6-fosfato, o que possibilita a entrada da glicose "livre" na corrente sanguínea. Nas fibras musculares, os íons cálcio (Ca^{2+}) que desencadeiam a contração são liberados do retículo sarcoplasmático, uma forma de RE liso.

Complexo de Golgi

A maioria das proteínas sintetizadas por ribossomos presas ao RE rugoso é, por fim, transportada para outras regiões da célula. A primeira etapa na via de transporte é feita por uma organela denominada **complexo de Golgi**. Consiste em 3 a 20 **cisternas**, bolsas membranáceas pequenas e achatadas com bordas protuberantes que se assemelham a uma pilha de pão sírio (Figura 2.11). Com frequência, as cisternas são curvas, conferindo ao complexo de Golgi um formato de cálice. A maioria das células tem vários complexos de Golgi e estes são mais extensos nas células secretoras de proteínas (um indício da função da organela na célula).

As cisternas nas extremidades opostas de um complexo de Golgi diferem umas das outras em tamanho, formato e atividade enzimática. A **face** convexa **de entrada**, ou *cis*, é uma cisterna voltada para o RE rugoso. A **face** côncava **de saída**, ou *trans*, é uma cisterna voltada para a membrana plasmática. As cisternas entre as faces de entrada e saída são denominadas **cisternas médias**. As vesículas de transporte (descritas brevemente) originadas do RE fundem-se e formam a face de entrada. A partir da face de entrada, as cisternas são consideradas maduras, tornam-se médias e, depois, cisternas de saída.

Diferentes enzimas nas cisternas de entrada, médias e de saída do complexo de Golgi possibilitam que cada uma dessas áreas modifique, classifique e acondicione proteínas

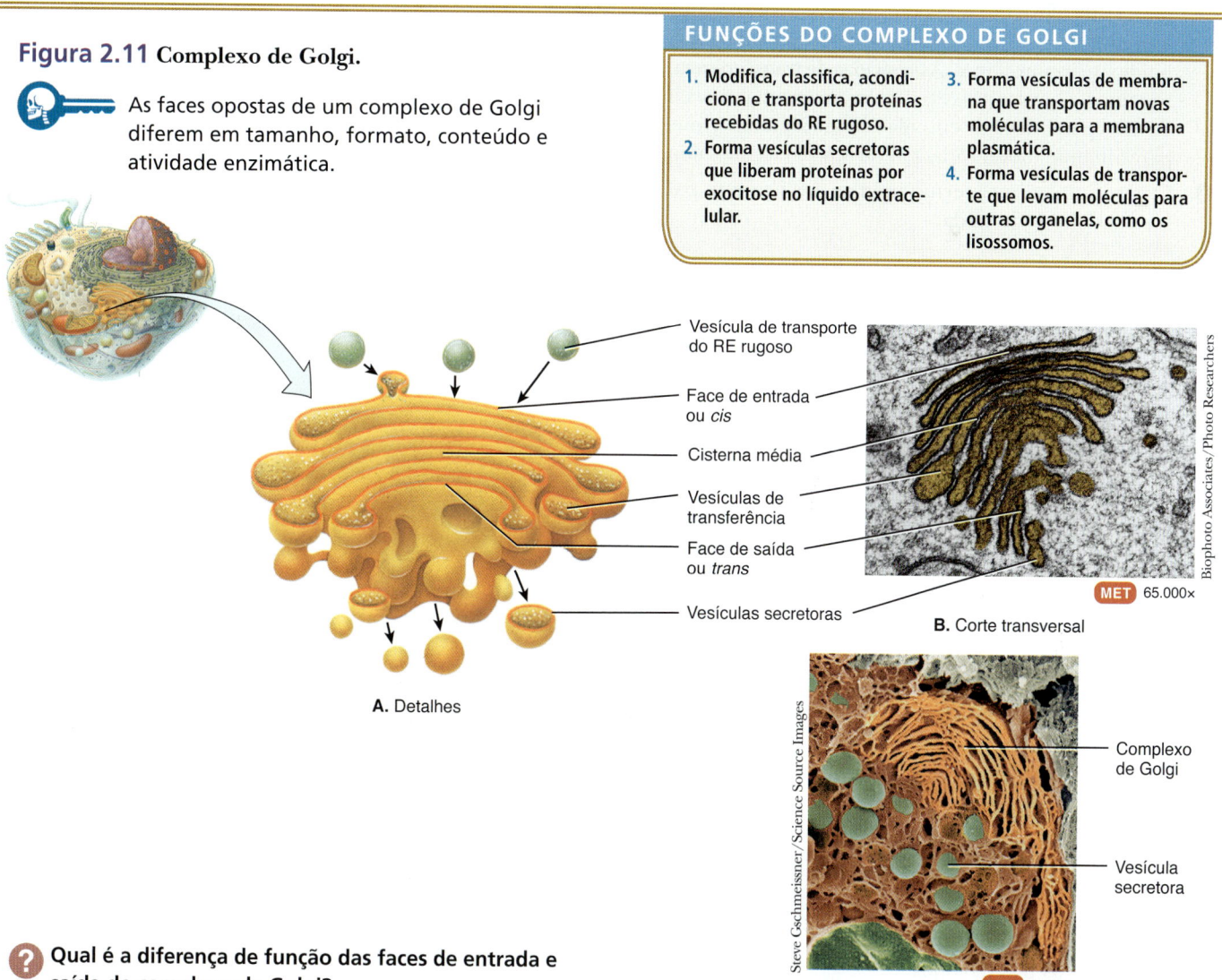

Figura 2.11 Complexo de Golgi.

As faces opostas de um complexo de Golgi diferem em tamanho, formato, conteúdo e atividade enzimática.

FUNÇÕES DO COMPLEXO DE GOLGI

1. Modifica, classifica, acondiciona e transporta proteínas recebidas do RE rugoso.
2. Forma vesículas secretoras que liberam proteínas por exocitose no líquido extracelular.
3. Forma vesículas de membrana que transportam novas moléculas para a membrana plasmática.
4. Forma vesículas de transporte que levam moléculas para outras organelas, como os lisossomos.

A. Detalhes

B. Corte transversal

C

? Qual é a diferença de função das faces de entrada e saída do complexo de Golgi?

em vesículas, a fim de serem transportadas para diferentes destinos. A face de entrada recebe e modifica proteínas produzidas pelo RE rugoso. As cisternas médias acrescentam carboidratos às proteínas para formar glicoproteínas ou adicionam lipídios às proteínas para formar lipoproteínas. A face de saída modifica ainda mais as moléculas e, depois, as classifica e acondiciona para transporte até seu destino.

As proteínas que chegam ao complexo de Golgi atravessam a organela e saem dela por meio do amadurecimento das cisternas e de trocas que ocorrem por vesículas de transferência (Figura 2.12):

1. As proteínas sintetizadas por ribossomos no RE rugoso são circundadas por uma parte da membrana do RE que brota da superfície da membrana e forma uma **vesícula de transporte**.
2. As vesículas de transporte movem-se em direção à face de entrada do complexo de Golgi.
3. A fusão de várias vesículas de transporte cria a face de entrada do complexo de Golgi e libera proteínas em seu lúmen (espaço).
4. As proteínas deslocam-se da face de entrada para uma ou mais cisternas médias. As enzimas nas cisternas médias modificam as proteínas para formar glicoproteínas, glicolipídios e lipoproteínas. As **vesículas de transferência** que brotam das bordas das cisternas levam enzimas específicas de volta para a face de entrada e levam algumas proteínas parcialmente modificadas em direção à face de saída.
5. Os produtos das cisternas médias deslocam-se para o lúmen da face de saída.
6. Na cisterna da face de saída, os produtos são ainda modificados, classificados e acondicionados.
7. Algumas das proteínas processadas saem da face de saída e são armazenadas nas **vesículas secretoras**. Essas vesículas levam as proteínas até a membrana plasmática, onde são liberadas por exocitose no líquido extracelular. Por exemplo, algumas células pancreáticas liberam o hormônio insulina dessa maneira.
8. Outras proteínas processadas deixam a face de saída em **vesículas da membrana** que levam seu conteúdo até a membrana plasmática para incorporação na membrana. Desse modo, o complexo de Golgi acrescenta novos segmentos de membrana plasmática à medida que os segmentos existentes são perdidos e modifica a quantidade e a distribuição de moléculas na membrana.
9. Finalmente, algumas proteínas processadas deixam a face de saída em vesículas de transporte, que levam as proteínas até outro destino celular. Por exemplo, as vesículas de transporte levam enzimas digestivas até os lisossomos; a estrutura e as funções dessas importantes organelas são discutidas adiante.

Lisossomos

Os **lisossomos** são vesículas revestidas por membrana que se formam a partir do complexo de Golgi (Figura 2.13). Podem conter até 60 tipos de potentes enzimas digestivas capazes de decompor uma grande variedade de moléculas. Depois que os lisossomos se fundem com vesículas formadas

Figura 2.12 Processamento e acondicionamento de proteínas sintetizadas pelo complexo de Golgi.

Todas as proteínas exportadas da célula são processadas no complexo de Golgi.

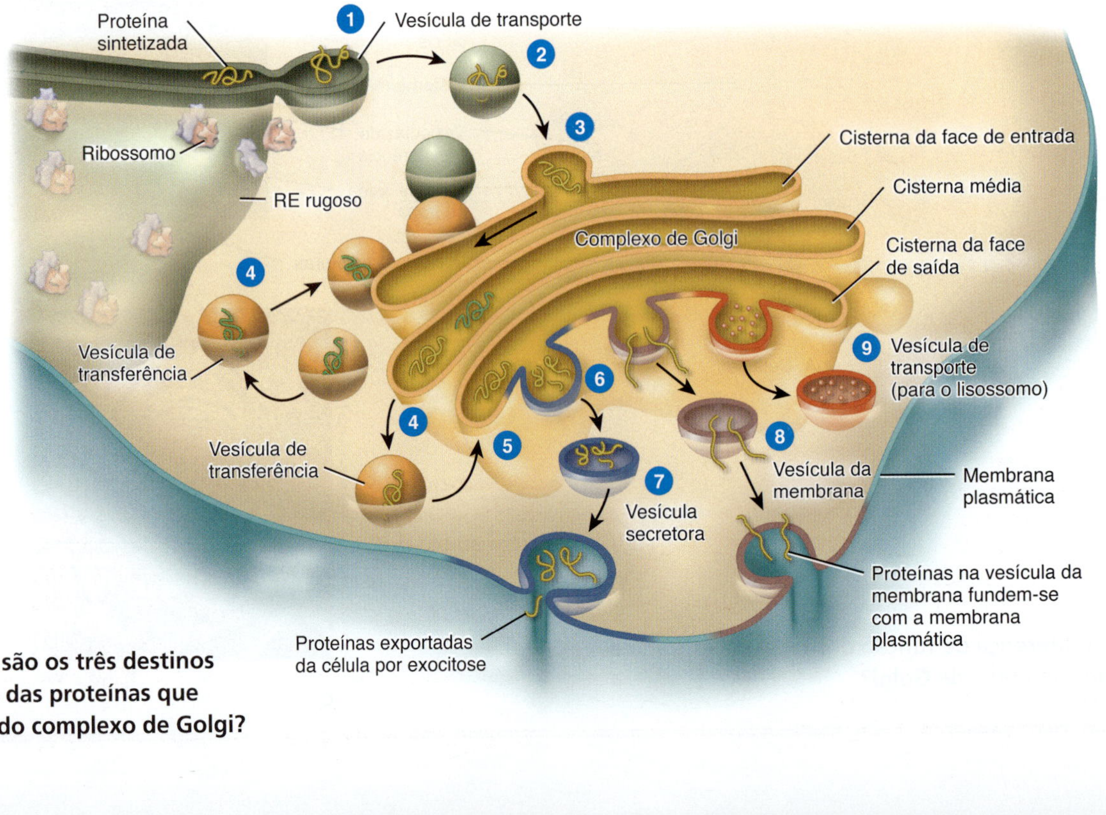

? Quais são os três destinos gerais das proteínas que saem do complexo de Golgi?

Figura 2.13 Lisossomos.

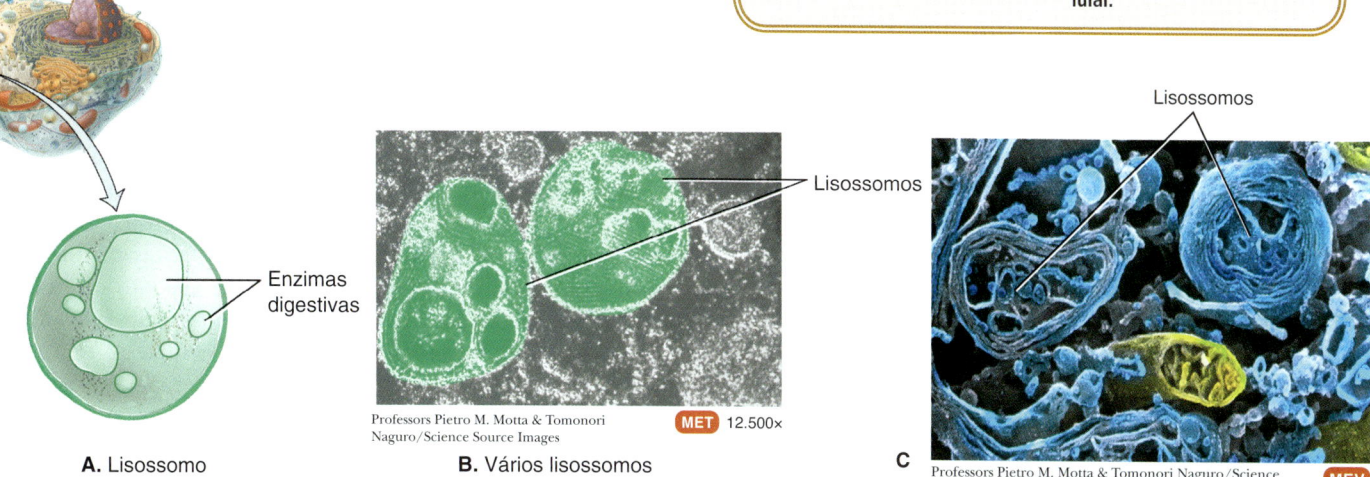

Os lisossomos contêm vários tipos de enzimas digestivas potentes.

FUNÇÕES DOS LISOSSOMOS

1. Digerem substâncias que entram em uma célula por endocitose e transportam os produtos finais da digestão para o citosol.
2. Realizam autofagia, a digestão de organelas desgastadas.
3. Implementam autólise, a digestão de toda a célula.
4. Realizam a digestão extracelular.

A. Lisossomo **B.** Vários lisossomos **C.**

? Qual é o nome do processo pelo qual organelas desgastadas são digeridas por lisossomos?

---

durante a endocitose, as enzimas lisossômicas decompõem o conteúdo das vesículas. As proteínas na membrana lisossômica possibilitam o transporte de produtos finais da digestão, como açúcares, ácidos graxos e aminoácidos, para o citosol, onde são usados pela célula. De maneira semelhante, os lisossomos em fagócitos podem decompor e destruir micróbios, como bactérias e vírus.

As enzimas lisossômicas também reciclam as estruturas da própria célula. Um lisossomo pode envolver outra organela, digeri-la e devolver os componentes digeridos ao citosol para reutilização. Desse modo, organelas antigas são substituídas continuamente. O processo de digestão de organelas desgastadas é conhecido como **autofagia**. Na autofagia, a organela a ser digerida é envolvida por uma membrana derivada do RE e cria uma vesícula denominada autofagossomo; em seguida, a vesícula funde-se com um **autofagossomo**. Desse modo, células como as células hepáticas humanas reciclam cerca de metade do conteúdo citoplasmático a cada semana. A autofagia também contribui para a diferenciação celular, o controle do crescimento, o remodelamento tecidual, a adaptação a ambientes adversos e a defesa celular. As enzimas lisossômicas também podem destruir toda a célula que as contém, um processo denominado **autólise**. A autólise ocorre em algumas condições patológicas e é responsável pela deterioração celular imediatamente após a morte.

Embora a maioria dos processos digestivos com participação de enzimas lisossômicas ocorra na célula, em alguns casos as enzimas operam na digestão extracelular. Um exemplo é a liberação de enzimas lisossômicas durante a fertilização. As enzimas dos lisossomos na cabeça de um espermatozoide ajudam-no a penetrar na superfície do óvulo.

CORRELAÇÃO CLÍNICA | Doença de Tay-Sachs

Alguns distúrbios são causados por enzimas lisossômicas defeituosas ou ausentes. Por exemplo, a **doença de Tay-Sachs**, que acomete com maior frequência crianças de ascendência asquenaze (judeus do Leste Europeu), é uma condição hereditária caracterizada pela ausência de uma enzima lisossômica denominada Hex A. Normalmente, esta enzima decompõe um glicolipídio da membrana denominado gangliosídio G_{M2}, presente principalmente nos neurônios. Com o acúmulo de excesso de gangliosídio G_{M2}, os neurônios tornam-se menos eficientes. Em geral, as crianças com doença de Tay-Sachs apresentam convulsões e rigidez muscular. Há surgimento gradual de cegueira, demência e perda da coordenação, e os pacientes geralmente morrem antes dos 5 anos de idade. Atualmente, existem exames que determinam se um adulto é portador do gene defeituoso.

Peroxissomos

Outro grupo de organelas com estrutura semelhante à dos lisossomos, porém menor, são os **peroxissomos** (ver Figura 2.1), também denominados *microcorpos*. Estes contêm várias *oxidases*, enzimas que podem oxidar (remover átomos de hidrogênio de) várias substâncias orgânicas. Por exemplo, os aminoácidos e os ácidos graxos são oxidados nos peroxissomos como parte do metabolismo normal. Além disso, as enzimas nos peroxissomos oxidam substâncias tóxicas, como o álcool. Portanto, os peroxissomos são muito abundantes no fígado, onde ocorre a inativação de álcool e outras substâncias prejudiciais. Um produto intermediário das reações de oxidação é o peróxido de hidrogênio (H_2O_2), um composto potencialmente tóxico, e os radicais livres associados, como o superóxido. Entretanto, os peroxissomos também contêm uma enzima denominada *catalase*, que decompõe H_2O_2. Como a produção e a degradação de H_2O_2 ocorrem na mesma organela, os peroxissomos protegem outras partes da célula contra os efeitos tóxicos do H_2O_2. Os peroxissomos também contêm enzimas que destroem superóxido. Sem peroxissomos, os produtos intermediários do metabolismo poderiam se acumular dentro de uma célula e acarretar morte celular. Os peroxissomos também são capazes de autorreplicação. Novos peroxissomos podem se formar por aumento e divisão de peroxissomos preexistentes. Eles também podem se formar por um processo no qual os componentes se acumulam em determinado local na célula e depois se reúnem em um peroxissomo.

Proteossomos

Como você acabou de aprender, os lisossomos degradam proteínas levadas até eles em vesículas. As proteínas do citosol também devem ser descartadas em determinados momentos na vida de uma célula. A destruição contínua de proteínas desnecessárias, danificadas ou defeituosas é a função dos **proteossomos**, diminutas estruturas em formato de barril formadas por quatro anéis de proteínas empilhados ao redor de um núcleo central. Por exemplo, as proteínas que fazem parte dos processos metabólicos precisam ser degradadas depois de cumprirem sua função. Essa destruição de proteínas participa do *feedback* negativo, pois bloqueia uma via depois de alcançar a resposta apropriada. Uma célula corporal típica contém milhares e milhares de proteossomos, tanto no citosol quanto no núcleo. Descobertos apenas recentemente, pois são pequenos demais para serem discernidos ao microscópio óptico e não são bem visualizados em micrografias eletrônicas, os proteossomos recebem tal nome porque contêm muitas *proteases*, enzimas que quebram ligações peptídicas entre os aminoácidos das proteínas. Após as enzimas de um proteossomo dividirem uma proteína em peptídios, outras enzimas decompõem os peptídios em aminoácidos, que podem ser reciclados em novas proteínas.

> **CORRELAÇÃO CLÍNICA | *Proteossomos e doença***
>
> Algumas doenças poderiam resultar da incapacidade de os proteossomos degradarem proteínas anormais. Por exemplo, aglomerados de proteínas incorretamente dobradas acumulam-se em células cerebrais de pessoas com doença de Parkinson e doença de Alzheimer. Pesquisas em andamento têm por objetivo descobrir por que os proteossomos não eliminam essas proteínas anormais.

Mitocôndrias

Por gerarem a maior parte do ATP por respiração aeróbica, as **mitocôndrias** são chamadas de "usinas" da célula. Dependendo de sua atividade, uma célula pode conter apenas uma centena de mitocôndrias ou até milhares destas organelas. As células ativas que usam muito ATP, como as células dos músculos, do fígado e dos rins, têm grande quantidade de mitocôndrias. Por exemplo, a prática regular de exercícios físicos promove o aumento de mitocôndrias nas fibras musculares, o que aumenta a eficiência dessas células. Em geral, as mitocôndrias estão localizadas onde o oxigênio entra na célula ou onde o ATP é usado, como entre as proteínas contráteis nas fibras musculares.

Uma mitocôndria é formada por uma **membrana mitocondrial externa** e uma **membrana mitocondrial interna** com um pequeno espaço cheio de líquido entre elas (Figura 2.14). As duas membranas têm estrutura semelhante à da membrana plasmática. A membrana mitocondrial interna contém uma série de pregas denominadas **cristas mitocondriais.** A cavidade central cheia de líquido da mitocôndria, delimitada pela membrana mitocondrial interna, é a **matriz mitocondrial**. As complexas pregas das cristas propiciam uma enorme área de superfície para as reações químicas que fazem parte da fase aeróbica da *respiração celular*. Tais reações produzem a maior parte do ATP celular. As enzimas catalisadoras dessas reações estão localizadas nas cristas e na matriz das mitocôndrias.

As mitocôndrias também têm um papel importante e inicial na **apoptose**, a morte ordenada e geneticamente programada de uma célula. Em resposta a estímulos como grande quantidade de radicais livres destrutivos, danos ao DNA, privação de fator de crescimento ou falta de oxigênio e nutrientes, algumas substâncias químicas são liberadas das mitocôndrias depois da formação de um poro na membrana mitocondrial externa. Uma das substâncias químicas liberadas no citosol da célula é o citocromo *c*, que, enquanto está no interior das mitocôndrias, participa da respiração celular aeróbica. No citosol, porém, o citocromo *c* e outras substâncias iniciam uma cascata de ativação de enzimas digestoras de proteínas que provocam apoptose.

Assim como os peroxissomos, as mitocôndrias sofrem autorreplicação, um processo que ocorre durante períodos de aumento da demanda de energia celular ou antes da divisão celular. A síntese de algumas das proteínas necessárias para as funções mitocondriais ocorre nos ribossomos da matriz mitocondrial. As mitocôndrias têm até mesmo seu próprio DNA, na forma de múltiplas cópias de uma molécula de DNA circular – que contém 37 genes. Estes genes mitocondriais controlam a síntese de 2 RNAs ribossômicos, 22 RNAs transportadores e 13 proteínas, que formam os componentes mitocondriais.

Embora o núcleo de cada célula somática contenha genes da mãe e do pai, os genes mitocondriais são herdados apenas da mãe. A explicação para isso é que todas as mitocôndrias de uma célula são descendentes daquelas presentes no oócito durante o processo de fertilização. A cabeça do espermatozoide (a parte que penetra no oócito e o fertiliza) normalmente não tem a maioria das organelas, como mitocôndrias, ribossomos, retículo endoplasmático e complexo de Golgi, e qualquer mitocôndria do espermatozoide que entre no oócito é logo destruída. Como todos os genes mitocondriais são herdados da mãe, o DNA mitocondrial pode ser usado para acompanhar a linhagem materna (determinar se o parentesco de dois ou mais indivíduos ocorre pelo lado materno da família).

CAPÍTULO 2 • Células

Figura 2.14 Mitocôndrias.

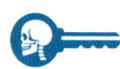 No interior das mitocôndrias, as reações químicas da respiração celular aeróbica geram ATP.

FUNÇÕES DAS MITOCÔNDRIAS

1. Geram ATP por meio de reações de respiração celular aeróbica.
2. Exercem função inicial importante na apoptose.

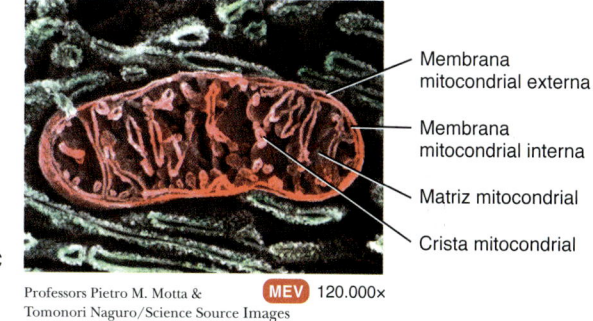

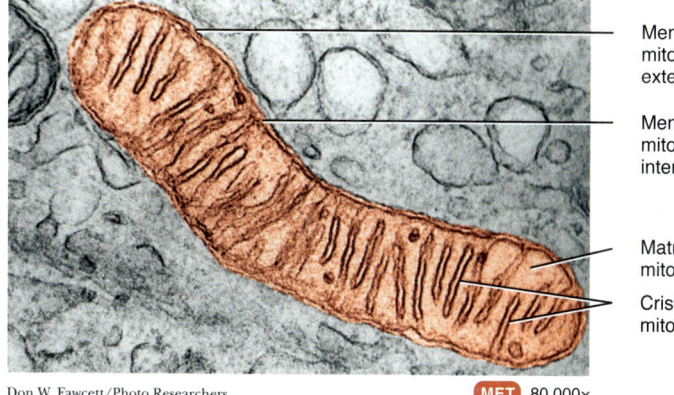

A. Detalhes B. Corte transversal

? Qual é a contribuição das cristas mitocondriais para a produção de ATP?

✓ TESTE RÁPIDO

9. O que citoplasma tem que o citosol não?
10. Quais organelas são envolvidas por membrana e quais não são?
11. Nomeie as organelas que contribuem para sintetizar hormônios proteicos e acondicioná-los em vesículas secretoras.
12. O que acontece nas cristas e na matriz das mitocôndrias?

2.4 Núcleo

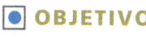 **OBJETIVO**
- Descrever a estrutura e as funções do núcleo.

O **núcleo** é uma estrutura esférica ou oval que costuma ser a mais proeminente de uma célula (Figura 2.15). A maioria das células tem apenas um núcleo, embora algumas, como as hemácias maduras, não tenham nenhum. Por outro lado, as fibras musculares esqueléticas e alguns outros tipos celulares têm múltiplos núcleos. Uma membrana dupla denominada **envoltório nuclear** separa o núcleo do citoplasma. As duas camadas do envoltório nuclear são bicamadas lipídicas semelhantes à membrana plasmática. A membrana externa do envoltório nuclear é contínua com o RE rugoso e tem estrutura semelhante à dele. Muitas aberturas denominadas **poros nucleares** atravessam o envoltório nuclear. Cada poro nuclear consiste em um arranjo circular de proteínas em volta de uma grande abertura central que é aproximadamente dez vezes mais larga que o poro de uma proteína de canal na membrana plasmática.

Os poros nucleares controlam o movimento de substâncias entre o núcleo e o citoplasma. Moléculas pequenas e íons atravessam os poros passivamente por difusão. A maioria das grandes moléculas, como RNA e proteínas, não atravessa os poros nucleares por difusão. Ao contrário, sua passagem é realizada por um processo de transporte ativo no qual as moléculas são reconhecidas e transportadas seletivamente através do poro nuclear para dentro ou para fora do núcleo. Por exemplo, as proteínas necessárias para as funções nucleares deslocam-se do citosol para o núcleo. Já as moléculas de RNA recém-formadas deslocam-se do núcleo para o citosol dessa maneira.

No interior do núcleo, há um ou mais corpos esféricos, denominados **nucléolos**, que atuam na produção de

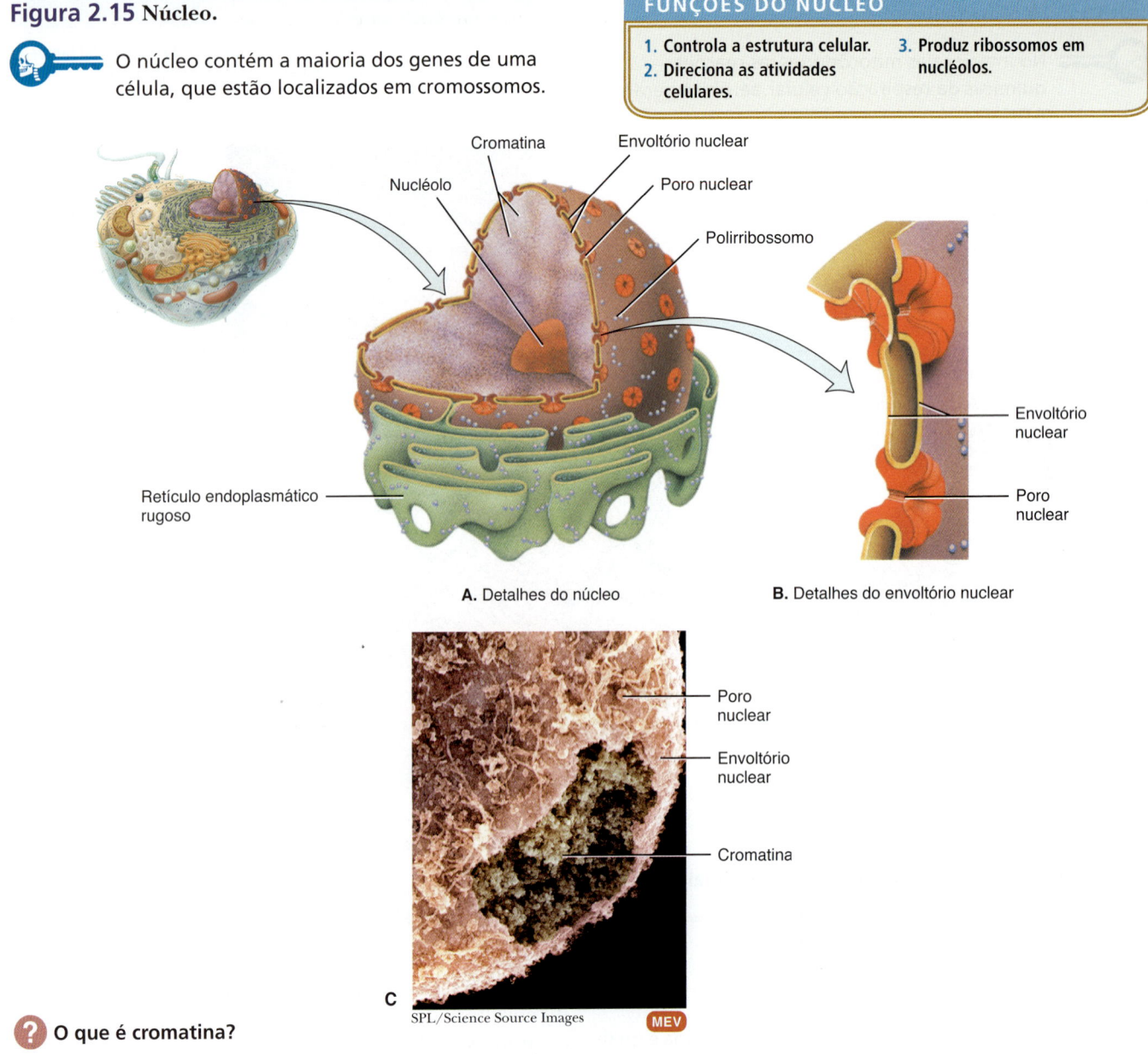

Figura 2.15 Núcleo.

O núcleo contém a maioria dos genes de uma célula, que estão localizados em cromossomos.

FUNÇÕES DO NÚCLEO
1. Controla a estrutura celular.
2. Direciona as atividades celulares.
3. Produz ribossomos em nucléolos.

A. Detalhes do núcleo

B. Detalhes do envoltório nuclear

? O que é cromatina?

ribossomos. Cada nucléolo é um simples aglomerado de proteínas, DNA e RNA não envolvido por uma membrana. Os nucléolos são os locais de síntese de rRNA e de montagem de rRNA e proteínas em subunidades ribossômicas. Os nucléolos são muito proeminentes em células que sintetizam grande quantidade de proteínas, como fibras musculares e hepáticas. Os nucléolos dispersam-se e desaparecem durante a divisão celular e reorganizam-se depois da formação de novas células.

No núcleo, está a maioria das unidades hereditárias da célula, denominadas **genes**, que controlam a estrutura celular e conduzem as atividades celulares. Os genes estão organizados nos **cromossomos**. As células somáticas (corporais) humanas têm 46 cromossomos, 23 herdados de cada genitor. Cada cromossomo é uma molécula longa de DNA espiralada com várias proteínas (Figura 2.16). Esse complexo de DNA, proteínas e alguma quantidade de RNA é denominado **cromatina**. O total de informações genéticas contidas em uma célula ou um organismo é seu **genoma**.

Nas células que não estão se dividindo, a cromatina é massa granular difusa. As micrografias eletrônicas revelam que a cromatina tem uma estrutura de "contas de rosário". Cada conta é um **nucleossomo**, formado por um DNA bifilamentar, enrolado duas vezes em torno de um cerne de oito proteínas chamadas **histonas**, que ajudam a organizar o enrolamento e o dobramento do DNA. O filamento entre as contas, denominado **DNA de ligação**, mantém unidos os nucleossomos adjacentes. Nas células que não estão se dividindo, outra histona promove o espiralamento dos nucleossomos em uma **fibra de cromatina** com diâmetro maior, que se dobram em grandes alças. Logo antes da divisão celular, ocorre replicação (duplicação) do DNA e condensação ainda maior das alças, formando um par de **cromátides**. Como você verá logo em

Figura 2.16 Acondicionamento de DNA em um cromossomo na célula em divisão. Quando o acondicionamento está completo, dois DNA idênticos e suas histonas formam um par de cromátides, mantidas unidas por um centrômero.

 Um cromossomo é uma molécula de DNA dobrada e bastante espiralada combinada com moléculas de proteína.

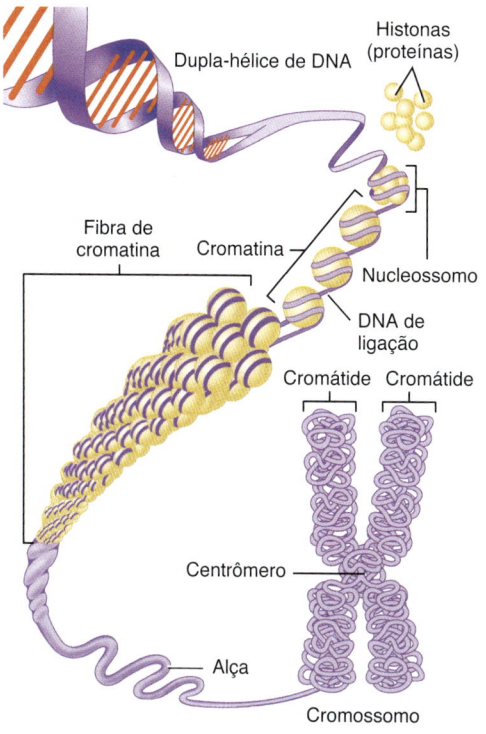

Detalhes do cromossomo

CORRELAÇÃO CLÍNICA | Genômica

Na última década do século XX, foram sequenciados os genomas de camundongos, drosófilas e mais de 50 micróbios. Por conseguinte, prosperaram as pesquisas no campo da **genômica**, o estudo das relações entre o genoma e as funções biológicas de um organismo. O Projeto Genoma Humano começou em junho de 1990, como uma tentativa de sequenciar os quase 3,2 bilhões de nucleotídios de nosso genoma, e foi concluído em abril de 2003. Atualmente, os cientistas sabem que o número total de genes no genoma humano é de cerca de 30.000, bem menor do que os 100.000 previstos anteriormente. As informações relativas ao genoma humano e como ele é afetado pelo ambiente visam identificar e descobrir as funções dos genes específicos que participam das doenças genéticas. A medicina genômica também tem como objetivo criar novos fármacos e oferecer exames de rastreamento para ajudar os médicos a oferecerem aconselhamento e tratamento mais efetivos contra distúrbios com componentes genéticos significativos, como hipertensão arterial, diabetes melito e câncer.

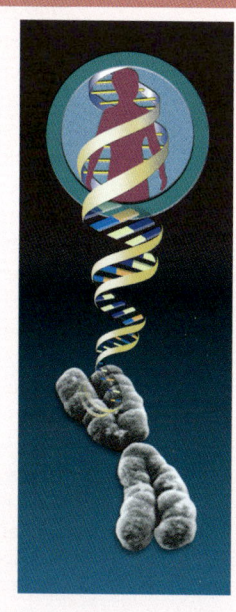

Projeto Genoma Humano: logo com DNA e cromossomo

? Quais são os componentes de um nucleossomo?

seguida, durante a divisão celular cada par de cromátides forma um cromossomo.

A Tabela 2.2 resume as principais partes de uma célula, suas descrições e suas funções.

✓ TESTE RÁPIDO
13. Como o DNA é acondicionado no núcleo?
14. Qual é a importância dos poros nucleares?
15. Qual a diferença entre cromossomos e cromátides?

2.5 Divisão celular

OBJETIVOS
- Discutir os estágios, os eventos e a importância da divisão celular somática
- Descrever os estágios, os eventos e a importância da divisão celular reprodutiva.

A maioria das células do corpo humano sofre **divisão celular**, o processo pelo qual as células se reproduzem. Os dois tipos de divisão celular – divisão celular somática e divisão celular reprodutiva – cumprem objetivos diferentes no organismo.

Uma **célula somática** é qualquer célula do corpo, com exceção da célula germinativa. Uma **célula germinativa** é um gameta (espermatozoide ou oócito) ou qualquer célula precursora destinada a se tornar um gameta. Na **divisão celular somática**, uma célula sofre uma divisão nuclear chamada **mitose** e uma divisão citoplasmática chamada **citocinese** para produzir duas células geneticamente idênticas, cada uma com o mesmo número e tipo de cromossomos da célula original. A divisão celular somática repõe as células lesadas ou mortas e adiciona novas células durante o crescimento do tecido.

A **divisão celular reprodutiva** é o mecanismo que produz gametas, as células necessárias para formar a próxima geração de organismos que se reproduzem sexualmente. Esse processo é uma divisão especial, em duas etapas, chamada **meiose**, na qual o número de cromossomos no núcleo é reduzido pela metade.

Divisão celular somática

O **ciclo celular** é uma sequência ordenada de eventos na qual uma célula somática duplica seu conteúdo e se divide em duas. Algumas células dividem-se com maior frequência que outras. As células humanas, como aquelas no encéfalo, no estômago e nos rins, contêm 23 pares de cromossomos. Ou seja, um total de 46 cromossomos. Um membro de cada par é herdado de um genitor. Os dois cromossomos que formam cada par são chamados de **cromossomos homólogos**; eles contêm genes semelhantes, dispostos em ordem igual (ou quase igual). Quando examinados ao microscópio óptico,

TABELA 2.2
Partes da célula e suas funções.

PARTE	DESCRIÇÃO	FUNÇÕES
Membrana plasmática	Bicamada lipídica de mosaico líquido (fosfolipídios, colesterol e glicolipídios) cravejada de proteínas; circunda o citoplasma.	Protege o conteúdo celular; faz contato com outras células; contém canais, transportadores, receptores, enzimas, marcadores de identidade celular e proteínas de ligação; medeia a entrada e a saída de substâncias.
Citoplasma	Conteúdo celular entre a membrana plasmática e o núcleo – citosol e organelas.	Local de todas as atividades intracelulares, exceto aquelas que ocorrem no núcleo.
Citosol	Composto de água, solutos, partículas suspensas, gotículas lipídicas e grânulos de glicogênio. Contém um citoesqueleto, uma rede de três tipos de filamentos de proteína: microfilamentos, filamentos intermediários e microtúbulos.	Líquido no qual ocorrem muitas reações metabólicas da célula. O citoesqueleto mantém o formato e a organização geral do conteúdo celular; responsável pelos movimentos celulares.
Organelas	Estruturas especializadas com formatos característicos.	Cada organela tem funções específicas.
Centrossomo	Um par de centríolos mais material pericentriolar.	A matriz pericentriolar contém tubulinas, que são usadas para o crescimento do fuso mitótico e a formação de microtúbulos.
Cílios e flagelos	Projeções móveis da superfície celular que contêm 20 microtúbulos e um corpúsculo basal.	Os cílios deslocam líquidos sobre uma superfície celular; os flagelos deslocam toda a célula.
Ribossomo	Composto de duas subunidades contendo RNA ribossômico e proteínas; pode estar livre no citosol ou fixado ao RE rugoso.	Síntese proteica.
Retículo endoplasmático (RE)	Rede membranácea de túbulos ou bolsas achatadas. O RE rugoso é coberto por ribossomos e está fixado no envoltório nuclear; o RE liso não tem ribossomos.	O RE rugoso sintetiza glicoproteínas e fosfolipídios que são transferidos para organelas celulares, inseridos na membrana plasmática ou secretados por exocitose. O RE liso sintetiza ácidos graxos e esteroides; inativa ou elimina as propriedades tóxicas dos fármacos; remove o grupo fosfato da glicose 6-fosfato; armazena e libera íons cálcio nas fibras musculares.
Complexo de Golgi	Consiste em 3 a 20 bolsas membranáceas achatadas, denominadas cisternas; é dividido estrutural e funcionalmente em face de entrada (*cis*), cisternas médias e face de saída (*trans*).	A face de entrada (*cis*) aceita proteínas provenientes do RE rugoso; as cisternas médias formam glicoproteínas, glicolipídios e lipoproteínas; a face de saída (*trans*) modifica ainda mais as moléculas; e, depois, classifica e acondiciona essas moléculas para transporte até seus destinos.
Lisossomo	Vesícula formada a partir do complexo de Golgi; contém enzimas digestivas.	Funde-se com os endossomos, os fagossomos e as vesículas formados durante a pinocitose; digere seu conteúdo e transporta os produtos finais da digestão para o citosol; e digere organelas desgastadas (autofagia), células inteiras (autólise) e materiais extracelulares.
Peroxissomo	Vesícula com oxidases (enzimas oxidativas) e catalase (decompõe peróxido de hidrogênio); novos peroxissomos brotam dos preexistentes.	Oxida aminoácidos e ácidos graxos; inativa substâncias prejudiciais, como peróxido de hidrogênio e radicais livres associados.
Proteossomo	Estrutura minúscula, em forma de barril, que contém proteases (enzimas proteolíticas).	Degradação de proteínas desnecessárias, danificadas ou defeituosas por divisão em pequenos peptídios.
Mitocôndria	Consiste em membranas mitocondriais externa e interna, cristas e matriz; novas mitocôndrias formam-se a partir das preexistentes.	Local das reações da respiração celular aeróbica, que produzem a maior parte do ATP das células e exercem importante função inicial na apoptose.
Núcleo	Consiste em um envoltório nuclear com poros, nucléolos e cromossomos, que existe como massa entrelaçada de cromatina nas células da interfase.	Os poros nucleares controlam o movimento de substâncias entre o núcleo e o citoplasma; os nucléolos produzem ribossomos; e os cromossomos consistem em genes que controlam a estrutura celular e direcionam as funções celulares.

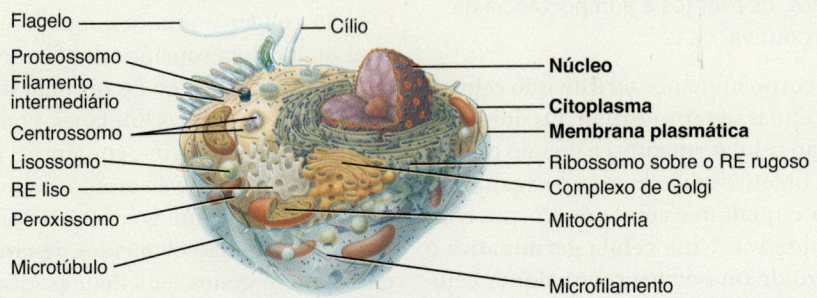

os cromossomos homólogos geralmente são muito parecidos. A exceção a essa regra é um par de cromossomos chamados **cromossomos sexuais**, designados X e Y. Nas mulheres, o par homólogo de cromossomos sexuais consiste em dois grandes cromossomos X; nos homens, o par consiste em um cromossomo X e um cromossomo Y bem menor. Como as células somáticas contêm dois conjuntos de cromossomos, são chamadas de **células diploides**, simbolizadas por *2n*.

Quando uma célula se reproduz, precisa duplicar (replicar) todos os seus cromossomos para transmitir seus genes à próxima geração de células. O ciclo celular é dividido em dois períodos principais: a interfase, quando a célula não está se dividindo, e a fase mitótica (M), quando a célula está se dividindo (Figura 2.17).

Interfase

Durante a **interfase**, a célula duplica seu DNA por um processo que será descrito adiante. Ela também produz outras organelas e componentes citosólicos em antecipação à divisão celular. A interfase é um estado de elevada atividade metabólica; é durante esse período que ocorre a maior parte do crescimento celular. A interfase consiste em três fases: G_1, S e G_2 (Figura 2.17). A fase S recebe esse nome porque é quando ocorre a *síntese* de DNA. Como as fases G são períodos nos quais não há atividade relacionada com a duplicação do DNA, são considerados intervalos (*gaps*) ou interrupções na duplicação do DNA.

A **fase G_1** é o intervalo entre a fase mitótica e a fase S. Durante a fase G_1, a célula está metabolicamente ativa. Duplica a maioria de suas organelas e componentes citosólicos, mas não seu DNA. A replicação dos centrossomos também começa na fase G_1. Praticamente todas as atividades celulares descritas neste capítulo acontecem durante a fase G_1. Para uma célula com um tempo de ciclo celular completo de 24 h, a fase G_1 dura de 8 a 10h. Entretanto, a duração dessa fase é muito variável. É muito curta em muitas células embrionárias ou células cancerosas. Diz-se que as células que permanecem na fase G_1 por um período muito longo, talvez destinadas a nunca mais se dividirem, estão na **fase G_0**. A maioria dos neurônios está na fase G_0. Quando a célula deixa a fase G_1 e entra na fase S, há o compromisso de passar pelo restante do ciclo celular.

A **fase S**, o intervalo entre as fases G_1 e G_2, dura cerca de 8 h. Durante a fase S, ocorre a replicação do DNA. O resultado da replicação do DNA é que as duas células idênticas formadas mais tarde durante a divisão celular terão idêntico material genético. A **fase G_2** é o intervalo entre as fases S e mitótica e dura de 4 a 6 h. Durante a fase G_2, continua o crescimento celular, há síntese de enzimas e outras proteínas em preparação para a divisão celular e completa-se a replicação dos centrossomos. Quando o DNA se replica durante a fase S, sua estrutura helicoidal desenrola-se parcialmente, e os dois filamentos separam-se nos pontos em que as ligações de hidrogênio conectam pares de bases. Cada base exposta do antigo filamento de DNA faz par com a base complementar de um nucleotídio recém-sintetizado. Um novo filamento de DNA toma forma, enquanto surgem ligações químicas entre os nucleotídios vizinhos. O desenrolamento e o pareamento de bases complementares continuam até que cada um dos dois filamentos originais do DNA esteja unido a um filamento complementar de DNA recém-formado. A molécula de DNA original transformou-se em duas moléculas idênticas de DNA.

O exame microscópico de uma célula durante a interfase mostra um envoltório nuclear bem definido, um nucléolo e uma massa enovelada de cromatina (Figura 2.18A). Depois que a célula completa suas atividades durante as fases G_1, S e G_2 da interfase, inicia-se a fase mitótica.

Fase mitótica

A **fase mitótica (M)** do ciclo celular, que resulta na formação de duas células idênticas, consiste em uma divisão nuclear (mitose) e em uma divisão citoplasmática (citocinese). Os eventos que ocorrem durante a mitose e a citocinese são claramente visíveis ao microscópio, pois a cromatina se condensa em cromossomos distintos.

DIVISÃO NUCLEAR: MITOSE. A *mitose*, como observado anteriormente, é a distribuição de dois conjuntos de cromossomos em dois núcleos separados. O processo resulta na divisão *exata* das informações genéticas. Por conveniência, os biólogos dividem o processo em quatro estágios: prófase, metáfase, anáfase e telófase. Entretanto, a mitose é um processo contínuo; um estágio funde-se imperceptivelmente ao subsequente.

1. **Prófase.** Durante o início da prófase, as fibras de cromatina condensam-se e encurtam-se em cromossomos visíveis ao microscópio óptico (Figura 2.18B). O processo de condensação pode impedir o entrelaçamento dos filamentos

Figura 2.17 Ciclo celular. A figura não mostra a citocinese, divisão do citoplasma, que geralmente ocorre durante o fim da anáfase da fase mitótica.

Em um ciclo celular completo, a célula duplica seu conteúdo e divide-se em duas células idênticas.

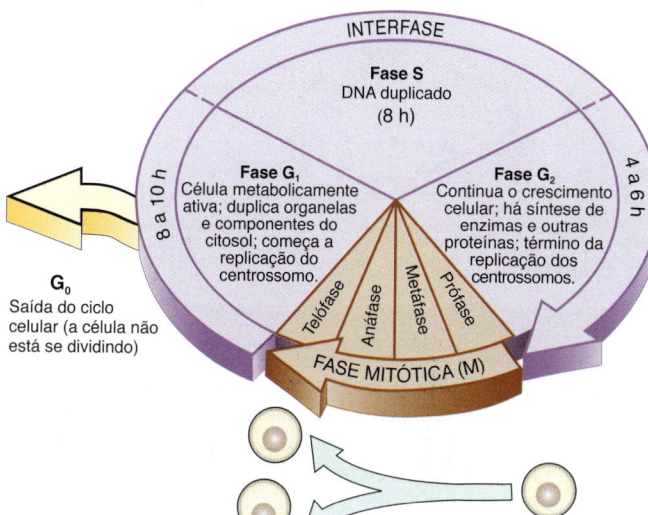

? Em que fase do ciclo celular ocorre a duplicação do DNA?

Figura 2.18 Divisão celular: mitose e citocinese. Inicie a sequência na parte superior da figura e leia em sentido horário até concluir o processo.

Na divisão celular somática, uma célula diploide divide-se e produz duas células diploides idênticas.

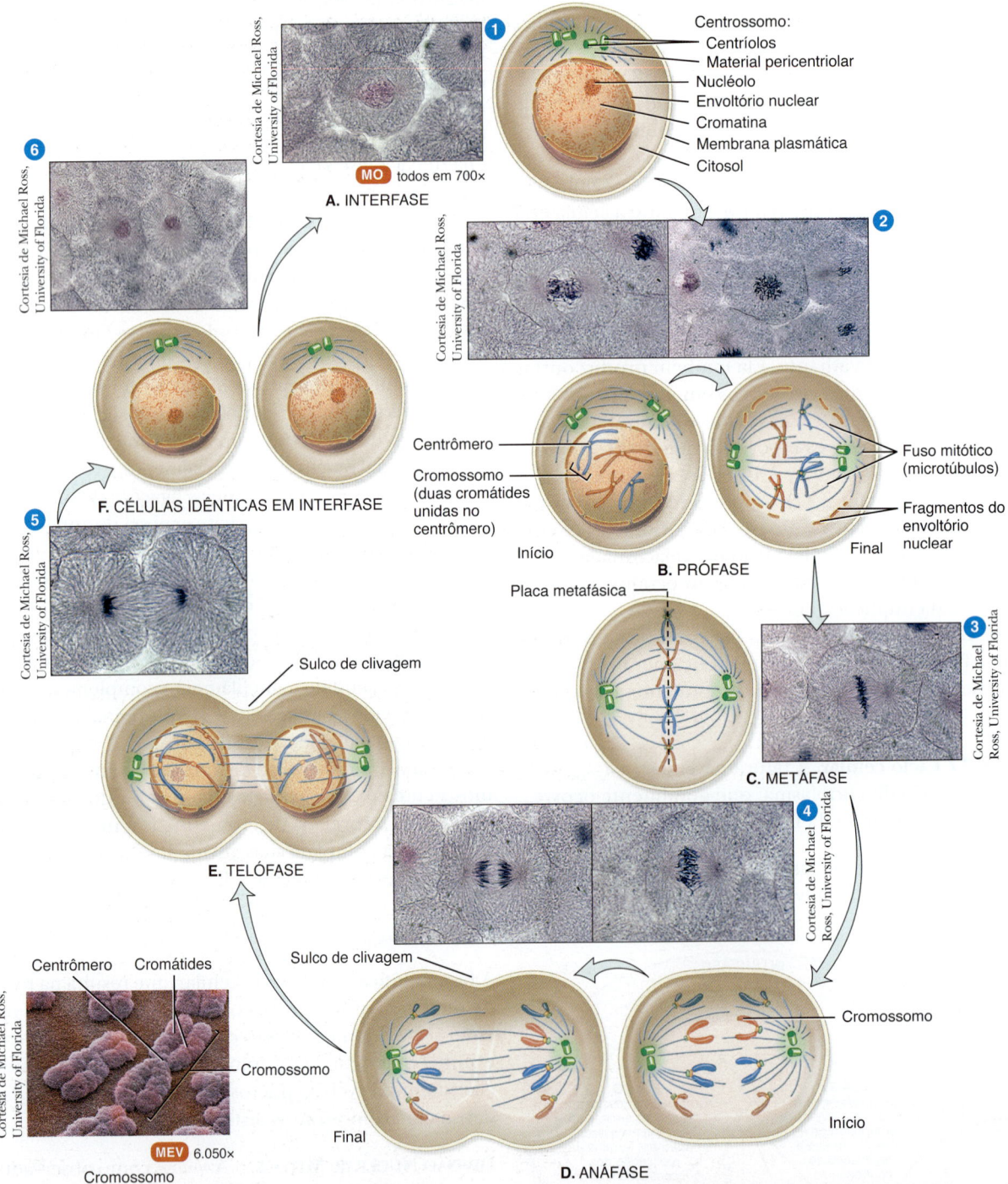

CORRELAÇÃO CLÍNICA | *Fuso mitótico e câncer*

Uma das características peculiares das células cancerosas é sua divisão descontrolada, que resulta na formação de massa de células chamada *neoplasia* ou *tumor*. Um dos métodos de tratamento do câncer é a quimioterapia, o uso de antineoplásicos. Alguns desses fármacos interrompem a divisão celular por **inibição da formação do fuso mitótico**. Infelizmente, esses tipos de antineoplásicos também destroem todos os tipos de células que se dividem rapidamente no corpo, provocando efeitos colaterais como náuseas, diarreia, queda de cabelo, fadiga e diminuição da resistência às doenças. Para saber mais sobre o câncer, consulte a Correlação Clínica na Seção 2.6 deste capítulo.

Em que fase da mitose se inicia a citocinese?

longos de DNA durante a mitose. Como a replicação longitudinal do DNA ocorre durante a fase S da interfase, cada cromossomo da prófase consiste em um par de filamentos idênticos, denominados **cromátides**. O **centrômero**, uma região constrita, mantém unidas as cromátides do par. Na parte externa de cada centrômero, há um complexo proteico conhecido como **cinetócoro**. Mais tarde, na prófase, as tubulinas no material pericentriolar começam a formar o **fuso mitótico**, um conjunto ovalado de microtúbulos que se prende no cinetócoro (Figura 2.18B). Conforme se alongam, os microtúbulos empurram os centrômeros para os polos (extremidades opostas) da célula, de modo que o fuso se estende de um polo a outro. O fuso mitótico é responsável pela separação das cromátides nos polos opostos da célula. Em seguida, o nucléolo desaparece, e o envoltório nuclear decompõe-se.

2. **Metáfase.** Durante a metáfase, os microtúbulos do fuso mitótico alinham os centrômeros dos pares de cromátides no centro exato do fuso mitótico (Figura 2.18C). Esse plano de alinhamento dos centrômetros é conhecido como **placa metafásica** (*placa equatorial*).
3. **Anáfase.** Durante a anáfase, os centrômeros dividem-se, separando os dois membros de cada par de cromátides, que se movem para polos opostos da célula (Figura 2.18D). Uma vez separadas, as cromátides são denominadas *cromossomos*. À medida que são tracionados pelos microtúbulos do fuso mitótico durante a anáfase, os cromossomos adquirem a forma de V, porque os centrômeros assumem o comando, arrastando os braços dos cromossomos em direção ao polo.
4. **Telófase.** O estágio final da mitose, a telófase, começa após cessar o movimento dos cromossomos (Figura 2.18E). Os conjuntos idênticos de cromossomos, agora em polos opostos da célula, desenrolam-se e voltam à forma de filamento de cromatina. Um envoltório nuclear forma-se em torno de cada massa de cromatina, os nucléolos reaparecem nos núcleos idênticos e o fuso mitótico desintegra-se.

DIVISÃO CITOPLASMÁTICA: CITOCINESE. Como observado anteriormente, a divisão do citoplasma e das organelas celulares em duas células idênticas é a *citocinese*. Esse processo geralmente começa na fase final da anáfase com a formação de um **sulco de clivagem**, um leve entalhe da membrana plasmática, e termina após a telófase. Em geral, o sulco de clivagem aparece a meio caminho entre os centrossomos e estende-se em torno da periferia da célula (Figuras 2.18D e E). Os microfilamentos de actina situados imediatamente dentro da membrana plasmática formam um *anel contrátil* que puxa a membrana plasmática progressivamente para dentro. O anel constringe o centro da célula, como ao apertar um cinto em torno da cintura, e, por fim, divide a célula em duas. Como o plano do sulco de clivagem é sempre perpendicular ao fuso mitótico, os dois conjuntos de cromossomos terminam em células separadas. Quando a citocinese está completa, a interfase começa (Figura 2.18F).

A sequência de eventos é resumida da seguinte maneira:

Fase G_1 → fase S → fase G_2 → mitose → citocinese

A Tabela 2.3 resume os eventos do ciclo celular nas células somáticas.

Controle do destino da célula

Uma célula tem três destinos possíveis: (1) permanecer viva e ativa sem se dividir, (2) crescer e se dividir ou (3) morrer. A homeostasia é mantida quando há equilíbrio entre proliferação e morte celular. Os sinais que indicam à célula quando permanecer na fase G_0, quando se dividir e quando morrer foram objeto de pesquisa intensa e produtiva nos últimos anos.

No interior da célula, enzimas chamadas **proteinoquinases dependentes de ciclina (Cdk)** transferem um grupo fosfato do ATP para uma proteína a fim de ativá-la; outras enzimas removem o grupo fosfato da proteína para desativá-la. A ativação e a desativação das Cdk no momento apropriado são essenciais para iniciar e regular a replicação do DNA, a mitose e a citocinese.

TABELA 2.3

Eventos do ciclo celular somático.

FASE	ATIVIDADE
Interfase	Período entre as divisões celulares; os cromossomos não são visíveis ao microscópio óptico.
Fase G_1	A célula metabolicamente ativa duplica a maioria de suas organelas e componentes citosólicos; começa a replicação dos centrossomos. (Diz-se que as células que permanecem na fase G_1 durante muito tempo, e possivelmente nunca mais se dividirão, estão no estado G_0.)
Fase S	Replicação de DNA e centrossomos.
Fase G_2	A célula cresce; a síntese de enzimas e proteínas continua; e a replicação dos centrossomos está completa.
Fase mitótica	A célula-mãe produz células idênticas com cromossomos idênticos; os cromossomos são visíveis ao microscópio óptico.
Mitose	Divisão nuclear; distribuição de dois conjuntos de cromossomos em núcleos separados.
Prófase	As fibras de cromatina condensam-se em pares de cromátides; o nucléolo e o envoltório nuclear desaparecem; cada centrossomo move-se para um polo oposto da célula.
Metáfase	Os centrômeros dos pares de cromátides alinham-se na placa metafásica.
Anáfase	Os centrômeros dividem-se; conjuntos idênticos de cromossomos movem-se para polos opostos da célula.
Telófase	Os envoltórios nucleares e os nucléolos reaparecem; os cromossomos retomam a forma de cromatina; o fuso mitótico desaparece.
Citocinese	Divisão citoplasmática; o anel contrátil forma sulcos de clivagem em torno do centro da célula, dividindo o citoplasma em partes iguais e separadas.

A ativação e a desativação das Cdk é responsabilidade das **ciclinas**, proteínas celulares assim denominadas porque seus níveis sobem e descem durante o ciclo celular. A união de uma ciclina específica e uma molécula de Cdk desencadeia diversos eventos que controlam a divisão celular.

A ativação de complexos específicos ciclina-Cdk é responsável pela progressão da célula nas fases G_1, S, G_2 e mitose, em uma ordem específica. Se alguma etapa na sequência for retardada, todas as etapas subsequentes são adiadas para manter a sequência normal. Os níveis de ciclinas na célula são muito importantes na determinação do momento e da sequência de eventos na divisão celular. Por exemplo, o nível de ciclina que ajuda a levar uma célula da fase G_2 para a mitose aumenta durante as fases G_1, S, G_2 até a mitose. O nível elevado desencadeia a mitose, mas ao final da mitose o nível cai rapidamente e a mitose termina. A destruição dessa ciclina, bem como de outras na célula, é realizada pelos proteossomos.

A morte da célula também é regulada. Durante o período de vida de um organismo, algumas células passam pelo processo de apoptose, a morte ordenada e programada geneticamente. Na **apoptose**, um agente desencadeador externo ou interno da célula faz com que os genes do "suicídio celular" produzam enzimas que danifiquem a célula de diversas maneiras, inclusive com ruptura do citoesqueleto e do núcleo (ver Seção 2.3, que descreve a função das mitocôndrias na apoptose). Desse modo, a célula retrai-se e afasta-se das células vizinhas. Embora a membrana plasmática permaneça intacta, o DNA no interior do núcleo fragmenta-se e o citoplasma retrai-se. Os fagócitos nas proximidades ingerem as células que estão morrendo, por meio de um complexo processo em que há ligação de uma proteína receptora, na membrana plasmática do fagócito, a um lipídio na membrana plasmática da célula que está morrendo. A apoptose remove células desnecessárias durante o desenvolvimento fetal, como nas membranas entre os dedos. Esse processo continua após o nascimento, para regular o número de células em um tecido e eliminar células potencialmente prejudiciais, como as células cancerosas.

A apoptose é um tipo normal de morte celular; já a **necrose** é um tipo patológico de morte celular, resultante de lesão tecidual. Na necrose, muitas células adjacentes aumentam de volume, rompem-se e despejam o citoplasma no líquido intersticial. Em geral, os restos celulares estimulam uma resposta inflamatória, mediada pelo sistema imune, o que não ocorre na apoptose.

Divisão celular reprodutiva

Nesse processo, também chamado de *reprodução sexuada*, cada novo organismo é o resultado da união de dois gametas diferentes (fertilização), cada um produzido por um genitor. Se os gametas tivessem o mesmo número de cromossomos que as células somáticas, o número de cromossomos seria duplicado na fertilização. A meiose, divisão celular reprodutiva que ocorre nas gônadas (ovários e testículos), produz gametas com metade do número de cromossomos. Como resultado, os gametas contêm um único conjunto de 23 cromossomos e, portanto, são **células haploides (n)**. A fertilização restaura o número diploide de cromossomos.

Meiose

Ao contrário da mitose, que está completa após apenas um ciclo, a meiose ocorre em dois estágios sucessivos: **meiose I** e **meiose II**. Durante a interfase que precede a meiose 1, os cromossomos da célula diploide começam a se replicar. Como resultado da replicação, cada cromossomo consiste em duas cromátides-irmãs (geneticamente idênticas), que estão unidas nos centrômeros. Essa replicação de cromossomos é semelhante àquela que precede a mitose na divisão celular somática.

MEIOSE I. A meiose I, que começa depois de concluída a replicação cromossômica, consiste em quatro fases: prófase I, metáfase I, anáfase I e telófase I (Figura 2.19A). A prófase I é uma fase estendida, na qual os cromossomos se tornam mais curtos e mais espessos, o envoltório nuclear e os nucléolos desaparecem e o fuso mitótico se forma. Dois eventos não observados na prófase mitótica ocorrem durante a prófase I da meiose. Primeiro, as duas cromátides-irmãs de cada par de cromossomos homólogos separam-se, um evento denominado **sinapse** (Figura 2.19B). As quatro cromátides resultantes formam uma estrutura denominada **tétrade**. Segundo, as partes das cromátides de dois cromossomos homólogos podem ser trocadas mutuamente. Essa troca entre partes de cromátides não irmãs (geneticamente diferentes), chamada *crossing-over* (Figura 2.19B), possibilita uma troca de genes entre as cromátides. O *crossing-over* resulta em *recombinação genética* – a formação de novas combinações de genes – e responde, em parte, pela grande variação genética entre os seres humanos e outros organismos que formam gametas via meiose.

Na metáfase I, as tétrades formadas pelos pares de cromossomos homólogos alinham-se ao longo da placa metafásica da célula, com os cromossomos homólogos lado a lado (Figura 2.19A). Durante a anáfase I, os membros de cada par de cromossomos homólogos separam-se à medida que são puxados para polos opostos da célula pelos microtúbulos unidos nos centrômeros. As cromátides emparelhadas, unidas por um centrômero, permanecem juntas. (É preciso lembrar que, durante a anáfase mitótica, os centrômeros dividem-se e as cromátides-irmãs separam-se.) A telófase I e a citocinese da meiose são semelhantes à telófase e à citocinese da mitose. O efeito da meiose I é que cada célula resultante contém o número haploide de cromossomos. Isso porque contém apenas um membro de cada par de cromossomos homólogos presente na célula-mãe.

MEIOSE II. O segundo estágio da meiose, a meiose II, também consiste em quatro fases: prófase II, metáfase II, anáfase II e telófase II (Figura 2.19A). Essas fases são semelhantes àquelas que ocorrem durante a mitose; os centrômeros dividem-se; e as cromátides-irmãs separam-se e movem-se em direção a polos opostos da célula.

Em resumo, a meiose I começa com uma célula-mãe diploide e termina com duas células, cada uma com um número haploide de cromossomos. Durante a meiose II, cada uma das duas células haploides formadas durante a meiose I divide-se; o resultado são quatro gametas haploides geneticamente diferentes da célula-mãe diploide original.

A Figura 2.20 e a Tabela 2.4 comparam os eventos da meiose e da mitose.

Figura 2.19 Meiose, divisão celular reprodutiva. Os detalhes de cada estágio mostrado são discutidos no texto.

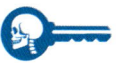

Na divisão celular reprodutiva, apenas uma célula-mãe diploide sofre meiose I e meiose II para produzir quatro gametas haploides geneticamente diferentes da célula-mãe que os produziu.

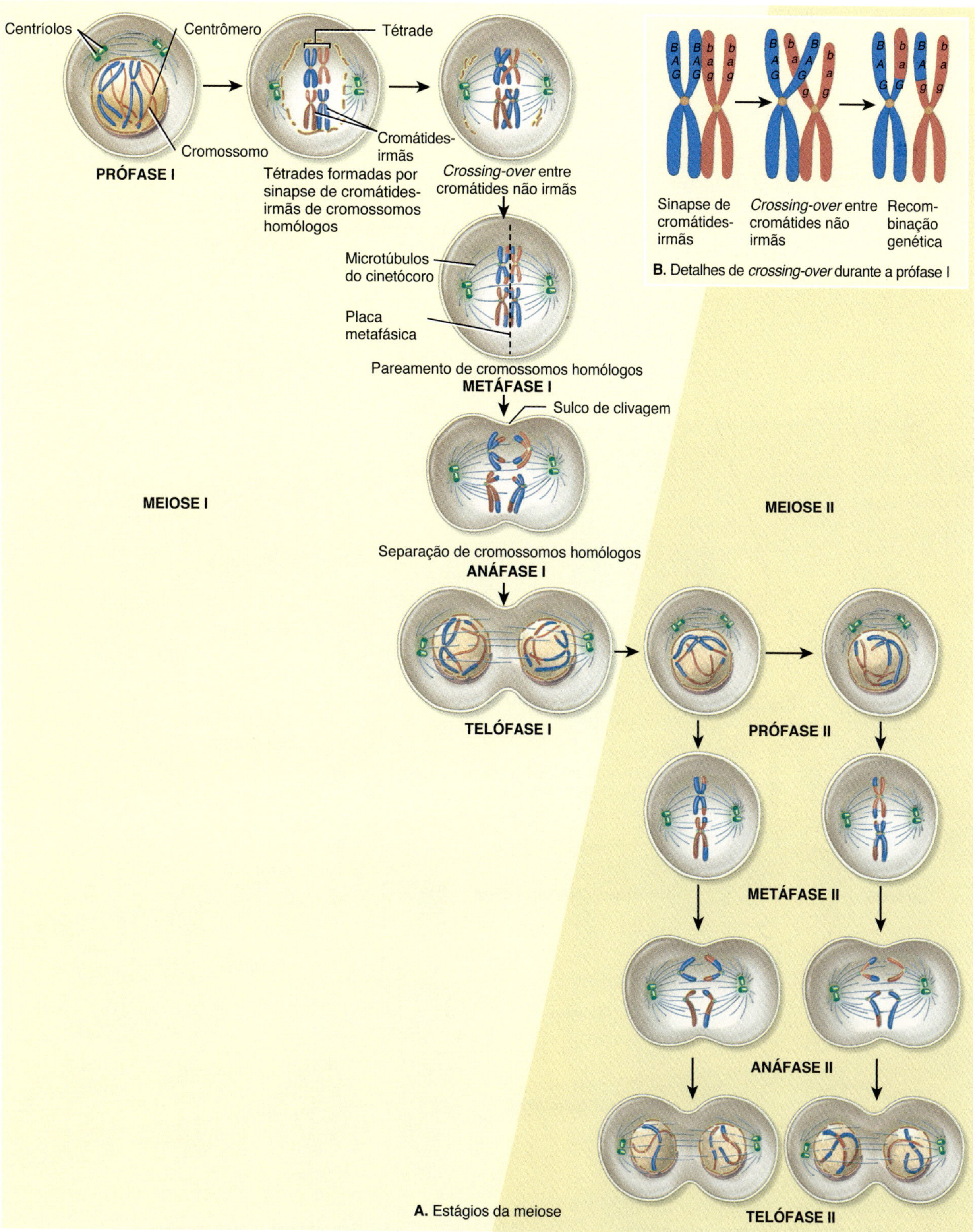

A. Estágios da meiose

Como o *crossing-over* afeta o conteúdo genético dos quatro gametas haploides?

Figura 2.20 Mitose e meiose. Comparação entre mitose (à esquerda) e meiose (à direita), em que a célula-mãe tem dois pares de cromossomos homólogos.

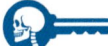 As fases da meiose II e da mitose são semelhantes.

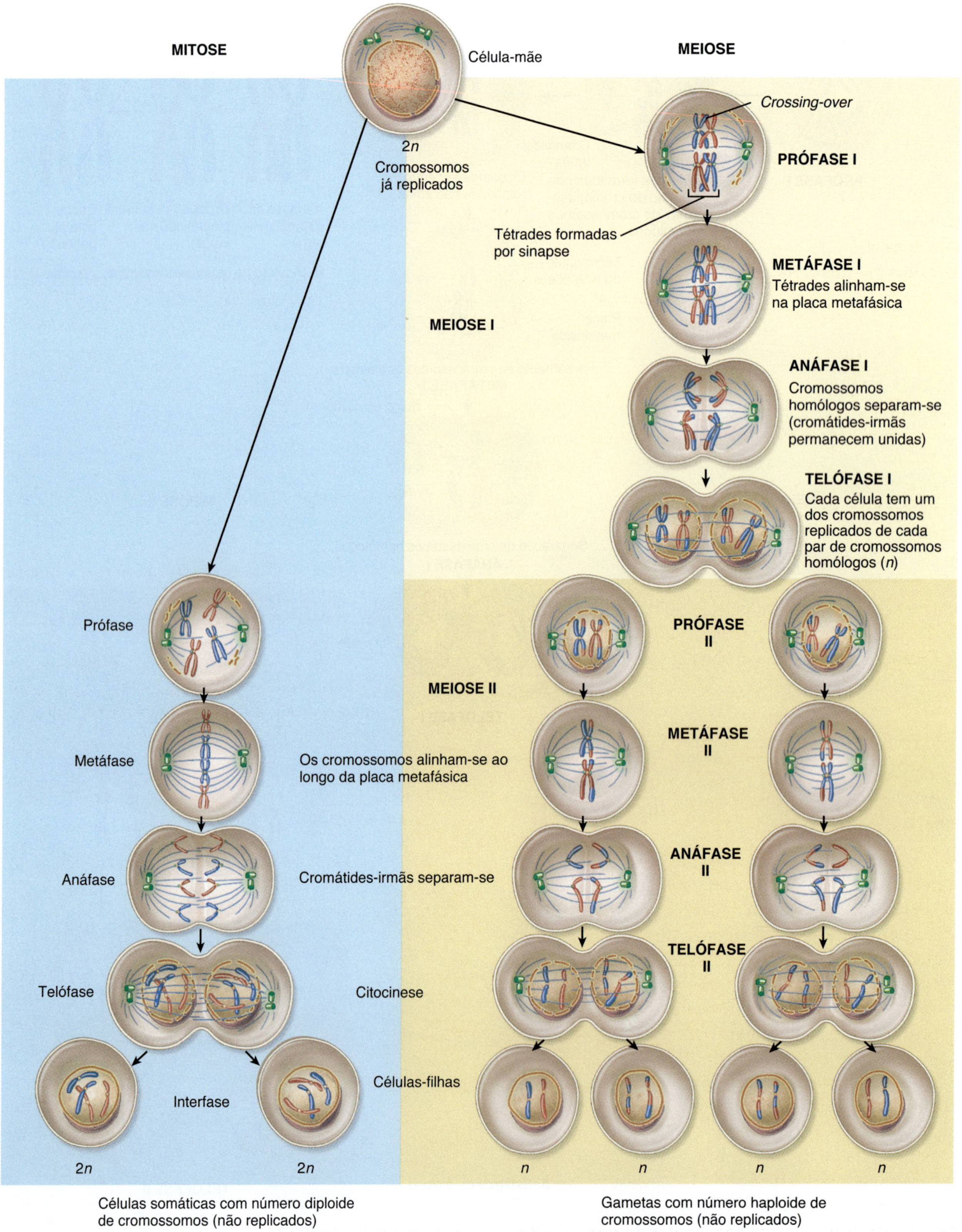

? Qual é a diferença entre a anáfase I da meiose e a anáfase da mitose?

TABELA 2.4
Comparação entre mitose e meiose.

PONTO DE COMPARAÇÃO	MITOSE	MEIOSE
Tipo de célula	Somática	Gameta
Número de divisões	1	2
Estágios	Interfase	Interfase I somente
	Prófase	Prófases I e II
	Metáfase	Metáfases I e II
	Anáfase	Anáfases I e II
	Telófase	Telófases I e II
Replicação do DNA?	Sim, interfase	Sim, interfase I; não, interfase II
Tétrades?	Não	Sim
Número de células	2	4
Número de cromossomo por célula	46, ou dois conjuntos de 23; essa constituição, denominada diploide, é idêntica aos cromossomos na célula-mãe	Um conjunto de 23; essa constituição, denominada haploide, representa metade dos cromossomos na célula-mãe

✓ TESTE RÁPIDO

16. Indique a diferença entre divisão celular somática e reprodutiva e explique a importância de cada uma delas.
17. Defina interfase. Durante a interfase, quando ocorre a replicação do DNA?
18. Resuma os principais eventos de cada estágio da fase mitótica.
19. Quais são as semelhanças entre apoptose e necrose? E as diferenças?
20. Qual é a diferença entre células haploides (*n*) e diploides (2*n*)?
21. O que são cromossomos homólogos?

2.6 Diversidade celular

OBJETIVO
- Descrever as diferenças celulares em tamanho e formato.

Como já observado, o corpo humano adulto médio é formado por cerca de 100 trilhões de células. Todas essas células são classificadas em cerca de 200 tipos celulares diferentes. As células variam consideravelmente em tamanho, que é medido em unidades denominadas *micrômetros*. Um micrômetro (μm) é igual a 1 milionésimo de um metro, ou 10^{-6} m. A observação das menores células do corpo demanda microscópios de alta resolução. A maior célula, um oócito, tem diâmetro aproximado de 140 μm e é quase invisível a olho nu. Uma hemácia tem diâmetro de 10 μm. Para ter uma ideia melhor, um fio de cabelo médio do topo da cabeça tem diâmetro aproximado de 100 μm.

O formato das células também varia muito (Figura 2.21). Elas podem ser arredondadas, ovais, planas, cúbicas, colunares, alongadas, estreladas, cilíndricas ou discoides. O formato da célula está relacionado com sua função no corpo. Por exemplo, o espermatozoide tem uma longa cauda semelhante a um chicote (flagelo) usada para a locomoção. Os espermatozoides são as únicas células masculinas que precisam se deslocar por distâncias consideráveis. O formato discoide da hemácia garante uma grande área de superfície, que aumenta sua capacidade de liberar oxigênio para outras células. O formato fusiforme longo de uma fibra muscular relaxada diminui à medida que ela se contrai. Essa alteração de formato

Figura 2.21 Diversos formatos e tamanhos de células humanas. Na realidade, a diferença relativa de tamanho entre as menores e maiores células é bem maior do que mostrado aqui.

 Os quase 100 trilhões de células em um adulto médio são classificados em cerca de 200 tipos celulares diferentes.

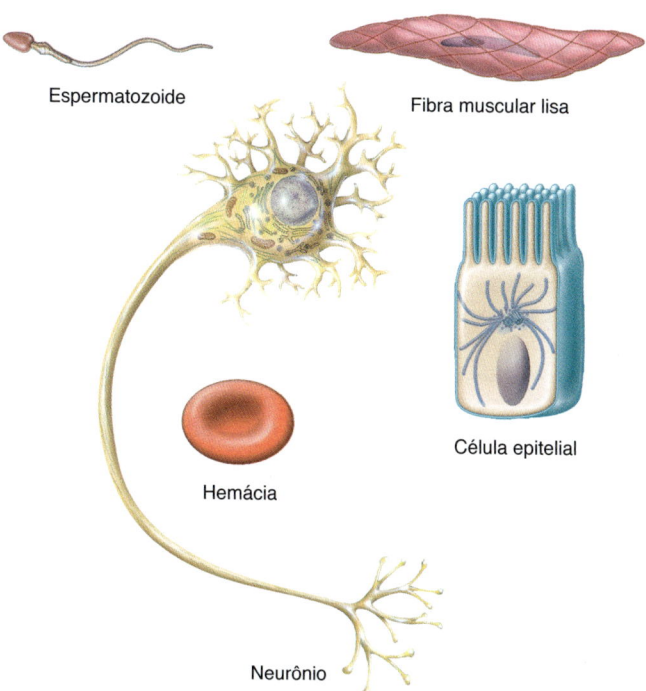

❓ **Por que os espermatozoides são as únicas células do corpo que precisam de flagelo?**

CORRELAÇÃO CLÍNICA | Câncer

O câncer consiste em um grupo de doenças caracterizadas por divisão celular anormal ou descontrolada. Quando as células em uma parte do corpo se dividem sem controle, o excesso de tecido que se desenvolve é denominado **tumor** ou *neoplasia*. O estudo dos tumores é denominado **oncologia**. Os tumores podem ser cancerosos, e frequentemente fatais, ou ser inofensivos. Uma neoplasia cancerosa é denominada **tumor maligno** ou *neoplasia maligna*. Uma propriedade da maioria dos tumores malignos é a capacidade de disseminação por **metástase**, em que as células cancerosas se espalham para outras partes do corpo.

Um **tumor benigno** consiste em uma neoplasia que não se metastatiza. Um exemplo é a verruga. A maioria dos tumores benignos pode ser removida cirurgicamente, caso interfiram na função normal do corpo ou se tornem desfigurantes. Alguns tumores benignos podem ser inoperáveis (devido ao tamanho ou à localização do tumor) e talvez fatais.

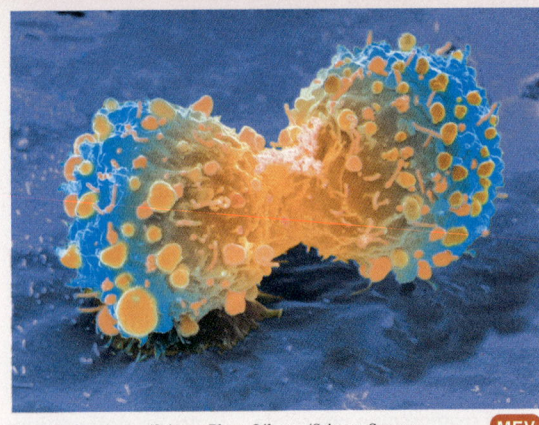

Divisão das células no câncer de pulmão

Crescimento e disseminação do câncer

A duplicação das células dos tumores malignos é rápida e contínua. Quando invadem os tecidos adjacentes, as células malignas frequentemente provocam **angiogênese**, o crescimento de novas redes de vasos sanguíneos. As proteínas que estimulam a angiogênese nos tumores são denominadas **fatores de angiogênese tumoral (FAT)**. A formação de novos vasos sanguíneos ocorre pela produção excessiva de FAT ou pela ausência de inibidores naturais da angiogênese. À medida que cresce, o câncer começa a competir com tecidos normais por espaço e nutrientes. Por fim, o tecido normal diminui de tamanho e morre. Algumas células malignas podem se desprender do tumor inicial (primário); invadir uma cavidade do corpo; ou entrar no sangue ou na linfa e, em seguida, circular e invadir outros tecidos do corpo, estabelecendo tumores secundários. As células malignas resistem às defesas do corpo. A dor associada ao câncer ocorre quando o tumor comprime os nervos ou bloqueia uma via de passagem em um órgão, de modo que as secreções acumuladas criam pressão, ou em consequência da morte de tecidos ou órgãos.

Causas de câncer

Diversos fatores podem levar uma célula normal a perder o controle e tornar-se cancerosa. Uma causa são os agentes ambientais: substâncias presentes no ar que respiramos, na água que bebemos e no alimento que ingerimos. Um agente químico ou radiação que produz câncer é chamado de **carcinógeno**. Os carcinógenos induzem **mutações**, alterações permanentes na sequência de bases do DNA de um gene. A Organização Mundial da Saúde (OMS) estima que os carcinógenos estejam associados a 60 a 90% de todos os cânceres humanos. São exemplos de carcinógenos os hidrocarbonetos encontrados no alcatrão do cigarro, o gás radônio do solo e a radiação ultravioleta (UV) da luz solar.

Atualmente, há esforços intensivos de pesquisa voltados para o estudo de **oncogenes**, genes causadores de câncer. Quando ativados impropriamente, esses genes são capazes de transformar uma célula normal em uma célula cancerosa. A maioria dos oncogenes é derivada de genes normais, denominados **proto-oncogenes**, que regulam o crescimento e o desenvolvimento. O proto-oncogene passa por algumas alterações, que causam (1) sua expressão inadequada, (2) o excesso de quantidade de seus produtos ou (3) a formação de seus produtos na ocasião errada. Alguns oncogenes causam a produção excessiva de fatores de crescimento, substâncias químicas que estimulam o crescimento celular. Outros desencadeiam alterações em um receptor da superfície celular, fazendo com que este envie sinais como se estivesse sendo ativado por um fator de crescimento. A consequência é a anormalidade do padrão de crescimento da célula.

Os proto-oncogenes em cada célula executam funções celulares normais até que ocorra uma alteração maligna. Parece que alguns proto-oncogenes são ativados por mutações nas quais ocorre alteração de seu DNA. Outros proto-oncogenes são ativados por rearranjo dos cromossomos, com troca de segmentos de DNA. O rearranjo ativa os proto-oncogenes ao colocá-los perto de genes que estimulam sua atividade.

O dano a genes conhecidos como **genes supressores de tumor**, produtores de proteínas que normalmente inibem a divisão celular, causa alguns tipos de cânceres. A perda ou a alteração do *p53*, um gene supressor de tumor no cromossomo 17, é a modificação genética mais comum, que leva a uma ampla gama de tumores, inclusive cânceres de mama e do colo do útero. A proteína p53 normal detém as células na fase G_1, o que impede a divisão celular. A proteína p53 normal também auxilia no reparo de DNA lesado e induz a apoptose nas células em que o reparo do DNA não teve êxito. Por essa razão, o gene *p53* é apelidado de "o anjo da guarda do genoma".

Alguns cânceres têm origem viral. Os vírus são minúsculas estruturas contendo ácidos nucleicos, RNA ou DNA, os quais só se

---

possibilita que grupos de fibras musculares lisas reduzam ou aumentem a passagem do sangue que flui pelos vasos sanguíneos. Dessa maneira, elas regulam o fluxo sanguíneo nos vários tecidos. Algumas células contêm microvilosidades, o que aumenta muito sua área de superfície. As microvilosidades são comuns nas células epiteliais que revestem o intestino delgado, onde a grande área de superfície acelera a absorção do alimento digerido. Os neurônios têm longos prolongamentos que possibilitam a condução de impulsos nervosos por grandes distâncias. Como você

reproduzem quando estão no interior das células que infectam. Alguns vírus, denominados **vírus oncogênicos**, causam câncer porque estimulam a proliferação anormal de células. Por exemplo, o *papilomavírus humano* (*HPV*) é a causa de praticamente todos os cânceres de colo do útero. O vírus produz uma proteína que induz os proteossomos a destruir a proteína p53, que normalmente inibe a divisão celular descontrolada. Na ausência dessa proteína supressora, as células proliferam sem controle.

Estudos recentes sugerem que determinados cânceres podem estar ligados a um número anormal de cromossomos. Consequentemente, a célula pode ter cópias adicionais de oncogenes ou pouquíssimas cópias dos genes supressores de tumor; em ambos os casos, pode haver proliferação descontrolada. Há também alguns indícios de que o câncer pode ser causado por células-tronco normais que se transformam em células-tronco cancerosas capazes de formar tumores malignos.

A inflamação é uma resposta de defesa ao dano tecidual. Parece que a inflamação contribui para diversas etapas no desenvolvimento do câncer. Alguns dados sugerem que a inflamação crônica estimula a proliferação de células que sofreram mutação e prolonga sua sobrevida, promove a angiogênese e contribui para a invasão e a metástase das células cancerosas. Há uma nítida relação entre determinadas condições inflamatórias crônicas e a transformação de tecido inflamado em tecido maligno. Por exemplo, a gastrite (inflamação do revestimento do estômago) crônica e as úlceras pépticas podem ser fatores causadores em 60 a 90% dos cânceres de estômago. Acredita-se que a hepatite (inflamação do fígado) crônica e a cirrose hepática sejam responsáveis por cerca de 80% dos cânceres de fígado. O câncer colorretal é 10 vezes mais provável em pacientes com doenças inflamatórias crônicas do colo, como colite ulcerativa e doença de Crohn. Além disso, a relação entre asbestose e silicose (duas condições inflamatórias pulmonares crônicas) e câncer de pulmão foi há muito reconhecida. A inflamação crônica também é um fator subjacente que contribui para artrite reumatoide, doença de Alzheimer, depressão, esquizofrenia, doença cardiovascular e diabetes.

Carcinogênese: um processo em vários estágios

A **carcinogênese** é o processo em vários estágios de desenvolvimento do câncer no qual pode ser necessário o acúmulo de até 10 mutações distintas em uma célula antes que ela se torne cancerosa. A progressão das alterações genéticas que levam ao câncer é mais bem compreendida no câncer colorretal. O desenvolvimento desses cânceres, assim como os de pulmão e de mama, leva anos ou décadas. No câncer de colo de útero, o tumor surge como uma hiperplasia (área de aumento da proliferação celular), resultante de apenas uma mutação. Esse crescimento progride para tumores anormais, porém não cancerosos, denominados *adenomas*. Depois de mais duas ou três mutações, ocorre uma mutação do gene supressor de tumor *p53* e o desenvolvimento de um carcinoma.

O fato de tantas mutações serem necessárias para o desenvolvimento de um câncer indica que normalmente o crescimento celular é controlado por muitos sistemas de controle e equilíbrio. Portanto, não é surpresa que um sistema imune comprometido contribua significativamente para a carcinogênese.

Tratamento do câncer

Muitos cânceres são removidos cirurgicamente. No entanto, um câncer amplamente disseminado pelo corpo ou em órgãos com funções essenciais, como o encéfalo, que poderia ser muito comprometido pela cirurgia, pode ser tratado com quimioterapia e radioterapia. Às vezes, a cirurgia, a quimioterapia e a radioterapia são combinadas. A quimioterapia abrange a administração de medicamentos que provocam a morte das células cancerosas. A radioterapia quebra os cromossomos, bloqueando a divisão celular. Como se dividem rapidamente, as células cancerosas são mais vulneráveis aos efeitos destrutivos da quimioterapia e da radioterapia que as células normais. Infelizmente, para os pacientes, as células do folículo piloso, da medula óssea vermelha e de revestimento do tubo gastrintestinal também se dividem rapidamente. Desse modo, os efeitos colaterais da quimioterapia e da radioterapia são queda de cabelo por morte das células do folículo piloso, vômitos e náuseas por morte das células de revestimento do estômago e do intestino, além de suscetibilidade à infecção por redução da produção de leucócitos na medula óssea vermelha.

O tratamento do câncer é difícil porque não se trata de apenas uma doença e porque as células em uma população tumoral única raramente se comportam todas do mesmo modo. Embora se acredite que a maioria dos cânceres seja derivada de somente uma célula anormal, na época em que alcança tamanho clinicamente detectável um tumor pode conter uma população diversa de células anormais. Por exemplo, algumas células cancerosas logo produzem metástases, enquanto outras não. Algumas são sensíveis aos fármacos de quimioterapia; outras, farmacorresistentes. Em razão das diferenças na resistência ao fármaco, apenas um agente quimioterápico pode destruir células suscetíveis, mas permitir a proliferação de células resistentes.

Outro possível tratamento do câncer em desenvolvimento atualmente é a *viroterapia*, o uso de vírus para destruir as células cancerosas. Os vírus empregados nessa estratégia são elaborados de maneira a alcançar especificamente as células cancerosas desejadas, sem afetar as células saudáveis do corpo. Por exemplo, as proteínas (como os anticorpos) que se ligam especificamente a receptores encontrados apenas nas células cancerosas são fixadas nos vírus. No interior do corpo, os vírus ligam-se às células cancerosas, infectando-as em seguida. Por fim, as células cancerosas são destruídas, pois os vírus causam lise celular.

Os pesquisadores também estão investigando a função dos *genes reguladores de metástase* que controlam a capacidade de metástase das células cancerosas. Os cientistas esperam desenvolver fármacos que manipulem esses genes e, portanto, bloqueiem a metástase das células cancerosas.

observará nos vários capítulos seguintes, a diversidade celular também possibilita a organização das células em tecidos e órgãos mais complexos.

✓ TESTE RÁPIDO

22. Qual é a relação entre o formato e a função de uma célula?

2.7 Envelhecimento e células

◉ OBJETIVO

- Descrever as alterações celulares que ocorrem com o envelhecimento.

CORRELAÇÃO CLÍNICA | *Radicais livres e antioxidantes*

Radicais livres são átomos ou grupos de átomos *oxidados* (têm um elétron extra); eles danificam lipídios, proteínas ou ácidos nucleicos por "roubo" de um elétron para acompanhar seus elétrons não pareados. Alguns efeitos são enrugamento da pele e enrijecimento das articulações e artérias. O metabolismo celular normal – por exemplo, a respiração celular aeróbica nas mitocôndrias – produz alguns radicais livres. Outros são encontrados na poluição do ar, na radiação e em determinados alimentos que ingerimos. Enzimas que ocorrem naturalmente nos peroxissomos e no citosol costumam liberar radicais livres. Determinadas substâncias nos alimentos, como as vitaminas E e C, o betacaroteno, o zinco e o selênio, são denominadas **antioxidantes**, porque inibem a formação de radicais livres.

O **envelhecimento** é um processo normal, acompanhado por alteração progressiva das respostas adaptativas homeostáticas do corpo para manter as condições normais. Produz alterações observáveis na estrutura e na função e aumenta a vulnerabilidade às doenças e ao estresse ambientais. O ramo especializado da medicina que trata dos problemas clínicos e da atenção ao idoso é a **geriatria**. A **gerontologia** é o estudo científico dos processos e problemas associados ao envelhecimento.

Embora muitos milhões de novas células sejam normalmente produzidos a cada minuto, diversos tipos de células no corpo – inclusive as fibras musculares esqueléticas e os neurônios – não se dividem, porque elas são detidas permanentemente na fase G_0 (ver Seção 2.5). Experimentos mostraram que muitos outros tipos de células têm uma capacidade limitada de divisão. Células normais cultivadas fora do corpo dividem-se apenas um determinado número de vezes e, depois, param. Essas observações sugerem que a cessação da mitose é um evento normal e geneticamente programado. De acordo com tal visão, os "genes do envelhecimento" fazem parte do projeto genético ao nascimento. Esses genes têm uma importante função nas células normais, mas sua atividade diminui com o tempo. Eles produzem o envelhecimento por alentecimento ou interrupção de processos vitais.

Outro aspecto do envelhecimento abrange os **telômeros**, sequências específicas de DNA encontradas somente nas extremidades dos cromossomos. Esses trechos de DNA protegem as extremidades dos cromossomos contra erosão e adesão mútua. No entanto, na maioria das células normais do corpo cada ciclo da divisão celular encurta os telômeros. Por fim, após muitos ciclos de divisão celular, os telômeros podem desaparecer por completo, com perda até mesmo de parte do material cromossômico ativo. Tais observações sugerem que a erosão do DNA, a partir das extremidades de nossos cromossomos, contribui muito para o envelhecimento e a morte das células. Recentemente, aprendemos que indivíduos submetidos a altos níveis de estresse têm telômeros significativamente mais curtos.

A glicose, o açúcar mais abundante no corpo, participa do processo de envelhecimento. Ela é acrescentada aleatoriamente às proteínas dentro e fora das células, formando ligações cruzadas irreversíveis entre moléculas das proteínas adjacentes. Com o avanço da idade, formam-se mais ligações cruzadas, o que contribui para o enrijecimento e a perda de elasticidade que ocorre nos tecidos envelhecidos.

Algumas teorias de envelhecimento explicam o processo no nível celular, enquanto outras se concentram nos mecanismos reguladores que operam no organismo como um todo. Por exemplo, o sistema imune pode começar a atacar as próprias células do corpo. Essa *resposta autoimune* pode ser causada por mudanças nos marcadores de identidade celular existentes na superfície das células (algumas glicoproteínas e glicolipídios da membrana plasmática), fazendo com que os anticorpos se liguem à célula e a marquem para destruição. À medida que aumentam as alterações nas proteínas na membrana plasmática das células, intensifica-se a resposta imune, produzindo os sinais bem conhecidos do envelhecimento. Nos capítulos subsequentes, estudaremos os efeitos do envelhecimento em cada sistema do corpo, em seções semelhantes a esta.

✓ TESTE RÁPIDO
23. Por que alguns tecidos enrijecem com o envelhecimento?

TERMINOLOGIA TÉCNICA

Nota para o estudante: a maioria dos capítulos é seguida por um glossário de termos técnicos essenciais, que incluem condições normais e patológicas. Você deve se familiarizar com esses termos, pois são essenciais na prática profissional.

Anaplasia. Perda da diferenciação e da função teciduais, característica da maioria das neoplasias malignas.
Atrofia. Diminuição do tamanho das células, com redução subsequente do tamanho do órgão ou do tecido afetado.
Biopsia. Retirada e exame microscópico de tecido do corpo vivo para diagnóstico.
Displasia. Alteração do tamanho, do formato e da organização das células em virtude de irritação ou inflamação crônica; pode evoluir para neoplasia (formação de tumor, geralmente maligno) ou voltar ao normal, caso a irritação seja afastada.
Hiperplasia. Aumento do número de células de um tecido em razão de aumento na frequência da divisão celular.
Hipertrofia. Aumento do tamanho das células sem divisão celular.
Marcador tumoral. Substância introduzida na circulação por tecido tumoral que indica a existência de um tumor, assim como seu tipo específico. Os marcadores tumorais podem ser usados para rastreamento, diagnóstico, avaliação do prognóstico e da resposta ao tratamento e monitoramento da recorrência de um câncer.
Metaplasia. Transformação de um tipo de célula em outro.
Necrose. Tipo patológico de morte celular, resultante de lesão tecidual, no qual muitas células adjacentes aumentam de volume, se rompem e liberam seu citoplasma no líquido intersticial; em geral, os fragmentos celulares estimulam uma resposta inflamatória, o que não ocorre na apoptose.

Progênie. Prole ou descendentes.

Progéria. Doença caracterizada por desenvolvimento normal no primeiro ano de vida seguido por envelhecimento rápido. É causada por um defeito genético no qual os telômeros são consideravelmente mais curtos que o normal. Entre os sinais e sintomas, estão pele enrugada e seca, calvície total e fácies de pássaro. A morte costuma ocorrer por volta dos 13 anos de idade.

Proteômica. O estudo do proteoma (todas as proteínas de um organismo) para identificar todas as proteínas produzidas; envolve a determinação do mecanismo de interação das proteínas e a averiguação da estrutura tridimensional das proteínas, de modo que se possam planejar fármacos para alterar a atividade das proteínas, a fim de auxiliar o tratamento e o diagnóstico de doenças.

Síndrome de Werner. Doença hereditária rara que causa aceleração do envelhecimento, habitualmente na terceira década de vida. É caracterizada por enrugamento da pele, embranquecimento dos cabelos e calvície, catarata, atrofia muscular e tendência a desenvolver diabetes melito, câncer e doença cardiovascular. A maioria dos indivíduos afetados morre antes dos 50 anos. O gene causador da síndrome de Werner foi identificado recentemente. Os pesquisadores esperam usar essa informação para compreender melhor os mecanismos do envelhecimento e ajudar os portadores desse distúrbio.

REVISÃO DO CAPÍTULO

Conceitos essenciais

Introdução

1. A célula é a unidade funcional e estrutural viva básica do corpo.
2. A biologia celular é o estudo científico da função e da estrutura celulares.

2.1 Uma célula comum

1. A Figura 2.1 apresenta uma visão geral das estruturas típicas nas células do corpo.
2. As principais partes de uma célula são (1) a membrana plasmática; (2) o citoplasma, o conteúdo celular entre a membrana plasmática e o núcleo; e (3) o núcleo.

2.2 Membrana plasmática

1. A membrana plasmática, que circunda e contém o citoplasma de uma célula, é composta de proteínas e lipídios unidos por forças diferentes das ligações químicas. De acordo com o modelo do mosaico líquido, a membrana é um mosaico de proteínas que flutuam como *icebergs* no mar da bicamada lipídica. A bicamada lipídica consiste em duas lâminas justapostas de fosfolipídios, colesterol e glicolipídios.
2. As proteínas integrais estendem-se para o interior da célula ou atravessam a bicamada lipídica; as proteínas periféricas associam-se aos lipídios da membrana ou às proteínas integrais na face interna ou externa da membrana. Muitas são glicoproteínas, com grupos açúcar unidos às extremidades voltadas para o líquido extracelular. Com os glicolipídios, as glicoproteínas formam um glicocálice na superfície extracelular das células.
3. As proteínas da membrana têm diversas funções. As proteínas integrais são canais e transportadores que ajudam solutos específicos a atravessar a membrana; receptores que atuam como locais de reconhecimento celular; enzimas que catalisam reações químicas específicas; e estruturas que ancoram as proteínas na membrana plasmática a filamentos de proteína dentro e fora da célula. As proteínas periféricas atuam como enzimas e estruturas de ligação; sustentam a membrana plasmática; ancoram as proteínas integrais e participam de atividades mecânicas. As glicoproteínas da membrana atuam como marcadores de identidade celular.
4. A permeabilidade seletiva da membrana possibilita que algumas substâncias a atravessem com mais facilidade que outras. A bicamada lipídica é permeável à maioria das moléculas não polares sem carga elétrica. É impermeável aos íons e às moléculas polares ou com carga elétrica, com exceção da água e da ureia. Os canais e as proteínas transportadoras aumentam a permeabilidade da membrana plasmática a substâncias polares e com cargas elétricas pequenas e médias, inclusive íons, que não conseguem atravessar a bicamada lipídica. As substâncias usam energia cinética para atravessar a membrana plasmática, mediante ligação a proteínas transportadoras específicas e uso de vesículas.
5. Nos processos passivos, inclusive a difusão e a osmose, uma substância atravessa a membrana segundo seu gradiente de concentração, com uso de sua própria energia cinética de movimento. Na difusão, as moléculas ou íons passam de uma área de maior concentração para uma área de menor concentração até alcançar o equilíbrio. A osmose é o movimento efetivo da água, através de uma membrana seletivamente permeável, de uma área de maior concentração de água para uma área de menor concentração.
6. Nos processos ativos – que incluem difusão facilitada, transporte ativo e transporte em vesículas –, a energia celular é usada para impulsionar a substância contra seu gradiente de concentração. Na difusão facilitada, um soluto como a glicose liga-se a um transportador específico de um lado da membrana e é liberado no outro lado depois que o transportador sofre uma alteração no formato. O transporte ativo é a passagem de uma substância (geralmente íons), através da membrana celular, de uma área de menor concentração para uma área de maior concentração, com uso de energia derivada do ATP e uma proteína transportadora.
7. O transporte em vesículas inclui tanto a endocitose quanto a exocitose. A endocitose mediada por receptor é a captação seletiva de grandes moléculas e partículas (ligantes), que se ligam a receptores específicos em áreas da membrana denominadas depressões revestidas por clatrina. Um segundo tipo de endocitose, a fagocitose, é a ingestão de partículas sólidas; consiste em um processo importante usado por alguns leucócitos para destruir bactérias que entram no corpo. A pinocitose é a ingestão de líquido extracelular. Nesse processo, o líquido é circundado por uma vesícula pinocítica.
8. A exocitose é a saída de secreções ou escórias da célula por fusão de vesículas com a membrana plasmática.

2.3 Citoplasma

1. O citoplasma, todo o conteúdo celular entre a membrana plasmática e o núcleo, é formado por citosol e organelas. O citosol, a parte líquida do citoplasma, contém principalmente água, além de íons, glicose, aminoácidos, ácidos graxos, proteínas, lipídios, ATP e escórias. O citosol é o local de muitas reações químicas necessárias para a existência da célula. O citoesqueleto, uma rede de diversos tipos de filamentos de proteína que se estendem por todo o citosol, constitui um arcabouço estrutural para a célula e é responsável pelos movimentos celulares; seus componentes são microfilamentos, filamentos intermediários e microtúbulos.
2. Organelas são estruturas especializadas com formatos característicos e funções específicas. O centrossomo é uma organela que consiste em material pericentriolar e um par de centríolos. A matriz pericentriolar organiza os microtúbulos, nas células que não estão se dividindo, e o fuso mitótico, nas células que estão se dividindo.
3. Os cílios e flagelos, projeções móveis da superfície da célula, são formados por corpúsculos basais. Os cílios deslocam o líquido ao longo da superfície da célula, enquanto os flagelos movem toda a célula.
4. Os ribossomos consistem em duas subunidades produzidas no núcleo e compostas de RNA ribossômico e proteínas ribossômicas. Atuam como locais de síntese proteica.
5. O retículo endoplasmático (RE) é uma rede de membranas que formam bolsas ou túbulos achatados; estende-se do envoltório nuclear por todo o citoplasma. O RE rugoso é cravejado de ribossomos que sintetizam proteínas; em seguida, as proteínas entram no RE para processamento e classificação. O RE rugoso produz proteínas secretoras, proteínas de membrana e proteínas de organelas; forma glicoproteínas; sintetiza fosfolipídios; e liga proteínas a fosfolipídios. O RE liso não tem ribossomos. Ele sintetiza ácidos graxos e esteroides; inativa ou elimina as propriedades tóxicas de fármacos e outras substâncias potencialmente prejudiciais; remove fosfato da glicose-6-fosfato; e armazena e libera íons cálcio, que desencadeiam a contração das fibras musculares.
6. O complexo de Golgi é formado por bolsas achatadas, denominadas cisternas. As regiões de entrada, medial e de saída do complexo de Golgi contêm enzimas diferentes que permitem que cada uma delas modifique, classifique e acondicione proteínas para transporte nas vesículas secretoras, vesículas da membrana ou vesículas de transporte até destinos celulares diferentes.
7. Os lisossomos são vesículas envolvidas por membrana que contêm enzimas digestivas. Endossomos, fagossomos e vesículas formadas durante a pinocitose levam materiais até os lisossomos para degradação. Os lisossomos atuam na digestão de organelas desgastadas (autofagia), na digestão da célula hospedeira (autólise) e na digestão extracelular.
8. Os peroxissomos contêm oxidases que oxidam aminoácidos, ácidos graxos e substâncias tóxicas; o peróxido de hidrogênio produzido no processo é destruído pela catalase.
9. As proteases contidas nos proteossomos degradam continuamente proteínas desnecessárias, danificadas ou defeituosas, clivando-as em pequenos peptídios.
10. As mitocôndrias são formadas por uma membrana externa lisa, uma membrana interna que contém cristas mitocondriais e uma cavidade preenchida com líquido, denominada matriz. Essas "usinas de força" das células produzem a maior parte do ATP da célula e têm uma participação inicial importante na apoptose.

2.4 Núcleo

1. O núcleo é formado por um envoltório nuclear duplo; poros nucleares que controlam o movimento de substâncias entre o núcleo e o citoplasma; nucléolos que produzem ribossomos e genes dispostos nos cromossomos, que controlam a estrutura celular e direcionam as atividades celulares.
2. As células somáticas humanas têm 46 cromossomos, 23 herdados de cada genitor. O conjunto de todas as informações genéticas em uma célula ou um organismo é seu genoma.

2.5 Divisão celular

1. A divisão celular é o processo de reprodução das células. Consiste em uma divisão nuclear (mitose ou meiose) e uma divisão citoplasmática (citocinese). A divisão celular que substitui células ou acrescenta novas células é denominada divisão celular somática e compreende mitose e citocinese. A divisão celular com produção de gametas (espermatozoides e óvulos) denomina-se divisão celular reprodutiva e consiste em meiose e citocinese.
2. O ciclo celular, uma sequência ordenada de eventos nos quais uma célula somática duplica seu conteúdo e se divide em duas, consiste em interfase e fase mitótica. Antes da fase mitótica, ocorre a replicação das moléculas de DNA, ou cromossomos, de modo que conjuntos idênticos de cromossomos sejam transmitidos para a próxima geração de células. Diz-se que uma célula entre divisões que está realizando todos os processos vitais, com exceção da divisão, está na interfase, que consiste em três fases: G_1, S e G_2.
3. Durante a fase G_1, há duplicação das organelas e dos componentes citosólicos da célula e início da replicação do centrossomo; durante a fase S, ocorre a replicação do DNA; e durante a fase G_2, ocorrem a síntese de enzimas e outras proteínas e a conclusão da replicação do centrossomo.
4. A mitose é a divisão dos cromossomos e a distribuição de dois conjuntos idênticos de cromossomos em núcleos separados e iguais; consiste em prófase, metáfase, anáfase e telófase.
5. Na citocinese, que geralmente começa na fase final da anáfase e termina assim que a telófase está completa, um sulco de clivagem forma-se na placa metafásica da célula e avança internamente, constringindo a célula para formar duas partes distintas do citoplasma.
6. Uma célula consegue se manter viva e ativa sem se dividir, crescer e se dividir ou morrer. O controle da divisão celular depende de proteinoquinases dependentes de ciclina específicas e de ciclinas. Apoptose é a morte celular programada normal. Ocorre primeiro durante o desenvolvimento embrionário e continua durante toda a vida de um organismo. Determinados genes regulam a divisão celular e a apoptose. Anormalidades nesses genes estão associadas a vários distúrbios e doenças.
7. Na reprodução sexuada, cada novo organismo é o resultado da união de dois gametas diferentes, um de cada genitor. As células somáticas humanas contêm 23 pares de cromossomos homólogos e são, portanto, diploides (2n). Os gametas contêm apenas um conjunto de cromossomos (23) e, portanto, são haploides (n). Meiose é o processo que produz gametas haploides; consiste em duas divisões nucleares sucessivas, denominadas meiose I e II.

8. Durante a meiose I, os cromossomos homólogos sofrem sinapse (pareamento) e *crossing-over*; o resultado efetivo são duas células haploides geneticamente diferentes uma da outra e da célula-mãe diploide que as originou.
9. Durante a meiose II, as duas células haploides dividem-se e formam quatro células haploides.

2.6 Diversidade celular

1. Os quase 200 tipos diferentes de células no corpo variam consideravelmente em tamanho e formato.
2. O tamanho das células é medido em micrômetros. Um micrômetro (μm) é igual a 10^{-6} metro. O tamanho das células no corpo varia de 8 μm a 140 μm.
3. O formato da célula está relacionado com sua função.

2.7 Envelhecimento e células

1. O envelhecimento é um processo normal acompanhado por alteração progressiva das respostas adaptativas homeostáticas do corpo.
2. Muitas teorias do envelhecimento foram propostas, inclusive a interrupção geneticamente programada da divisão celular, o acúmulo de radicais livres e a intensificação da resposta autoimune.

QUESTÕES PARA AVALIAÇÃO CRÍTICA

1. Você pode herdar os olhos castanhos de sua mãe ou de seu pai, mas alguns traços são transmitidos somente da mãe para filho. A "herança materna" é decorrente de material genético que não está localizado no núcleo. Você sugere alguma explicação?
2. "Nos velhos tempos", as soluções intravenosas não vinham "prontas para uso" e eram preparadas no hospital. Maureen não era muito boa em aritmética e colocou a vírgula decimal no lugar errado ao calcular a quantidade de cloreto de sódio que deveria acrescentar à solução intravenosa. Em vez de preparar uma solução de NaCl a 0,9%, preparou uma solução a 9,0%. Usando seu conhecimento sobre osmose, preveja o que teria acontecido às células sanguíneas do paciente se ela tivesse injetado essa solução por via intravenosa.
3. Uma criança foi levada ao pronto-socorro após ingerir raticida que continha arsênico. O arsênico mata os ratos por bloqueio da função das mitocôndrias. Que efeito o veneno teria sobre as funções corporais da criança?
4. Imagine que pesquisadores descobrissem um novo quimioterápico que desorganizasse os microtúbulos nas células cancerosas, mas não afetasse as células normais. Que efeito teria esse agente sobre as células cancerosas?
5. A "terapia gênica" baseia-se no fornecimento de genes saudáveis para as células que contêm genes defeituosos. Um dos processos atuais que está sendo pesquisado é a ligação de genes saudáveis a um vírus que os "transporte" para o interior das células. A partir de seu conhecimento sobre processos de transporte, explique como isso pode funcionar e diga quais são os possíveis obstáculos.

? RESPOSTAS ÀS QUESTÕES DAS FIGURAS

2.1 As três partes principais da célula são membrana plasmática, citoplasma e núcleo.
2.2 O glicocálice é um revestimento na superfície extracelular da membrana plasmática, composto pelas porções carboidrato dos glicolipídios e glicoproteínas da membrana.
2.3 O líquido intracelular também é conhecido como citosol.
2.4 Transferrina, vitaminas e hormônios são exemplos de ligantes que sofrem endocitose mediada por receptor.
2.5 A ligação de partículas a um receptor da membrana plasmática desencadeia a formação de pseudópodes.
2.6 Os microtúbulos ajudam a formar a estrutura dos centríolos, cílios e flagelos.
2.7 Uma célula sem centrômero, provavelmente, não seria capaz de sofrer divisão celular.
2.8 Os cílios deslocam o líquido ao longo da superfície da célula, enquanto os flagelos movem toda a célula.
2.9 As subunidades ribossômicas grandes e pequenas são sintetizadas no nucléolo do núcleo e montadas no citoplasma.
2.10 O RE rugoso tem ribossomos unidos a ele; o RE liso, não. O RE rugoso sintetiza proteínas que serão exportadas pela célula; o RE liso está associado à síntese de lipídios e a outras reações metabólicas.
2.11 A face de entrada recebe e modifica proteínas provenientes do RE rugoso. A face de saída modifica, classifica, acondiciona e transporta as moléculas para outros destinos.
2.12 Algumas proteínas são liberadas da célula por exocitose, algumas são incorporadas na membrana plasmática e outras ocupam vesículas de armazenamento que se tornam lisossomos.
2.13 A digestão de organelas desgastadas pelos lisossomos é denominada autofagia.
2.14 As cristas das mitocôndrias aumentam a área de superfície disponível para as reações químicas e contêm as enzimas necessárias para a produção de ATP.
2.15 A cromatina é um complexo de DNA, proteínas e algum RNA.
2.16 Um nucleossomo é uma molécula bifilamentar de DNA enrolada duas vezes em torno de um cerne de oito histonas (proteínas).
2.17 A replicação de DNA ocorre durante a fase S da interfase no ciclo celular.
2.18 A citocinese costuma começar na fase final da anáfase.
2.19 O resultado do *crossing-over* é que os quatro gametas haploides são geneticamente diferentes uns dos outros e geneticamente diferentes da célula-mãe.
2.20 Durante a anáfase I da meiose, as cromátides pareadas são mantidas juntas por um centrômero e não se separam. Durante a anáfase mitótica, os centrômeros dividem-se e as cromátides irmãs separam-se.
2.21 Os espermatozoides, que usam os flagelos para locomoção, são as únicas células no corpo que precisam se deslocar por distâncias consideráveis.

TECIDOS

3

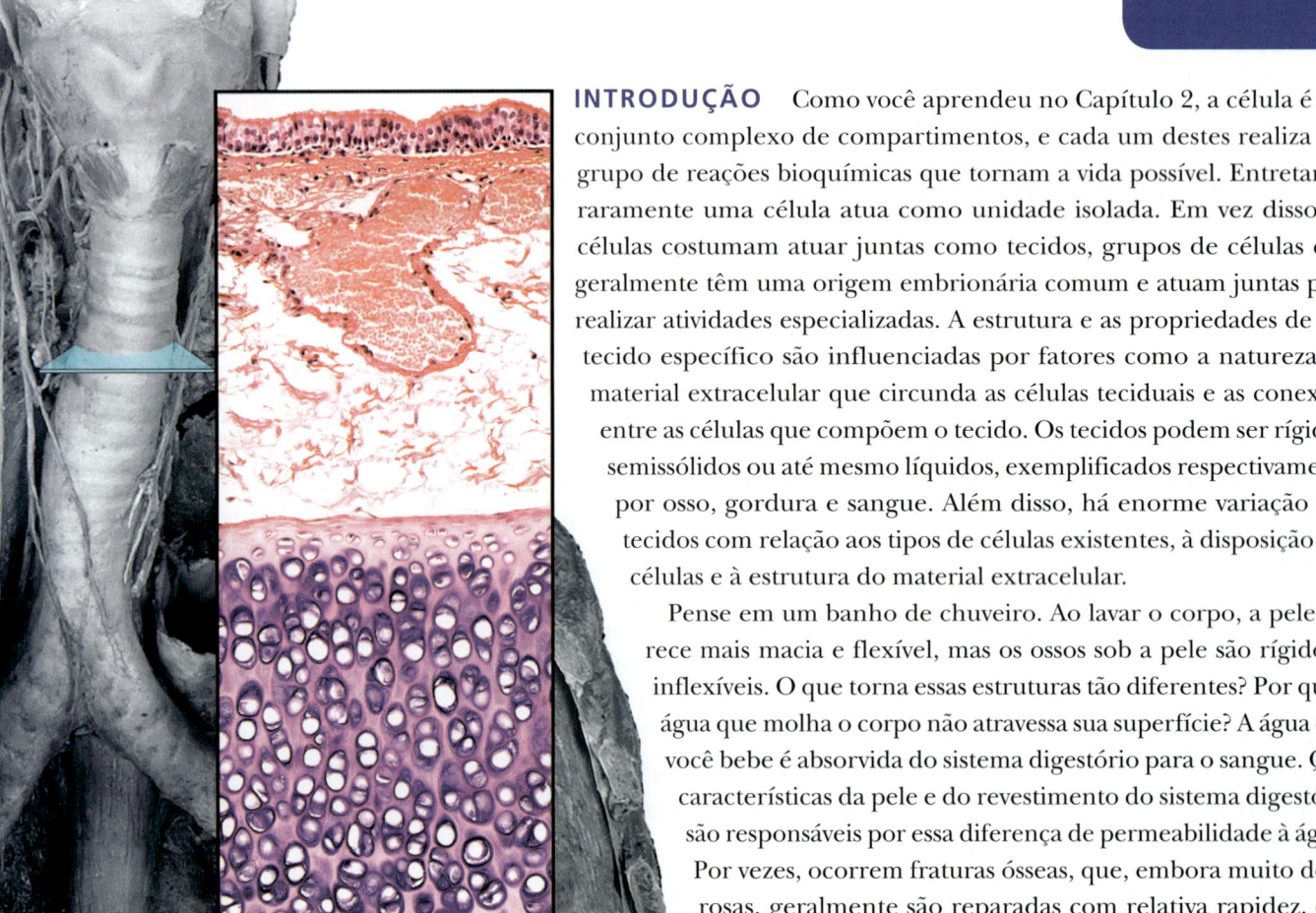

INTRODUÇÃO Como você aprendeu no Capítulo 2, a célula é um conjunto complexo de compartimentos, e cada um destes realiza um grupo de reações bioquímicas que tornam a vida possível. Entretanto, raramente uma célula atua como unidade isolada. Em vez disso, as células costumam atuar juntas como tecidos, grupos de células que geralmente têm uma origem embrionária comum e atuam juntas para realizar atividades especializadas. A estrutura e as propriedades de um tecido específico são influenciadas por fatores como a natureza do material extracelular que circunda as células teciduais e as conexões entre as células que compõem o tecido. Os tecidos podem ser rígidos, semissólidos ou até mesmo líquidos, exemplificados respectivamente por osso, gordura e sangue. Além disso, há enorme variação dos tecidos com relação aos tipos de células existentes, à disposição das células e à estrutura do material extracelular.

Pense em um banho de chuveiro. Ao lavar o corpo, a pele parece mais macia e flexível, mas os ossos sob a pele são rígidos e inflexíveis. O que torna essas estruturas tão diferentes? Por que a água que molha o corpo não atravessa sua superfície? A água que você bebe é absorvida do sistema digestório para o sangue. Que características da pele e do revestimento do sistema digestório são responsáveis por essa diferença de permeabilidade à água? Por vezes, ocorrem fraturas ósseas, que, embora muito dolorosas, geralmente são reparadas com relativa rapidez, deixando pouca ou nenhuma evidência da lesão dolorosa. Por outro lado, a lesão da cartilagem articular pode causar dor e sofrimento durante anos. Qual é a causa dessas diferenças? Para responder essas perguntas, é preciso compreender a natureza dos diferentes tipos de tecidos. Os tecidos constituem um importante nível na hierarquia da constituição do corpo introduzida no Capítulo 1. As células formam tecidos, e os tecidos constituem os órgãos que atuam em conjunto para manter o equilíbrio do meio líquido interno. Ao estudar e conhecer a estrutura dos tecidos neste capítulo, você compreenderá melhor suas funções para manter as condições corporais normais. •

? *Você já se perguntou se as complicações da lipoaspiração superam os benefícios? Você pode encontrar a resposta na página 85.*

SUMÁRIO

3.1 **Tipos de tecidos**, 63
3.2 **Junções celulares**, 64
- Zônulas de oclusão, 65
- Zônulas de adesão, 65
- Desmossomos, 65
- Hemidesmossomos, 65
- Junções comunicantes, 65

3.3 **Comparação entre tecidos epitelial e conjuntivo**, 65
3.4 **Tecido epitelial**, 66
- Classificação do epitélio de revestimento, 67
- Epitélio de revestimento, 68
- Epitélio glandular, 68

3.5 **Tecido conjuntivo**, 77
- Características gerais do tecido conjuntivo, 78
- Células do tecido conjuntivo, 78
- Matriz extracelular de tecido conjuntivo, 78
- Classificação do tecido conjuntivo, 80
- Tecido conjuntivo embrionário, 80
- Tecido conjuntivo maduro, 80

3.6 **Membranas**, 89
- Membranas epiteliais, 89
- Membranas sinoviais, 89

3.7 **Tecido muscular**, 91
3.8 **Tecido nervoso**, 91
3.9 **Envelhecimento e tecidos**, 93

Terminologia técnica, 94

3.1 Tipos de tecidos

OBJETIVOS
- Definir histologia e patologista
- Citar os quatro tipos básicos de tecidos que constituem o corpo humano bem como as características de cada um deles.

Histologia é a ciência que estuda os tecidos. **Patologista** é o médico que examina células e tecidos para que se realizem diagnósticos com exatidão. Uma das principais funções de um patologista é verificar se existem alterações teciduais que poderiam indicar doenças.

Os tecidos do corpo são classificados em quatro tipos básicos de acordo com a estrutura e a função (Figura 3.1):

1. O **tecido epitelial** cobre as superfícies do corpo e reveste órgãos ocos, cavidades corporais e ductos; também forma as glândulas. Esse tecido possibilita a interação do corpo com seus meios interno e externo.
2. O **tecido conjuntivo** protege e sustenta o corpo e seus órgãos. Vários tipos de tecido conjuntivo unem os órgãos, armazenam energia na forma de gordura e ajudam a fornecer imunidade contra organismos causadores de doenças.
3. O **tecido muscular** é composto de células especializadas para contração e geração de força. Nesse processo, o tecido muscular gera calor que aquece o corpo.
4. O **tecido nervoso** detecta variações em diversas condições dentro e fora do corpo e responde com a geração de sinais elétricos denominados potenciais de ação nervosos (impulsos nervosos) que ativam contrações musculares e secreções glandulares.

O tecido epitelial e a maioria dos tipos de tecido conjuntivo, exceto cartilagem, osso e sangue, têm sua natureza generalizada e ampla distribuição no corpo. Esses tecidos são componentes da maioria dos órgãos e têm estrutura e função muito variadas. Neste capítulo, abordaremos com alguns detalhes o tecido epitelial e o tecido conjuntivo. As características gerais do tecido ósseo e do sangue são apresentadas aqui, mas a análise detalhada é apresentada nos Capítulos 6 e 12, respectivamente. Do mesmo modo, a estrutura e a função do tecido muscular e do tecido nervoso são apresentadas aqui e examinadas em detalhes nos Capítulos 10 e 16, respectivamente.

✓ **TESTE RÁPIDO**
1. Defina histologia e patologista.
2. Defina tecido.
3. Quais são os tipos básicos de tecidos humanos?

Figura 3.1 **Tipos de tecidos**.

 Cada um dos quatro tipos de tecidos tem células diferentes que variam em formato, estrutura, função e distribuição.

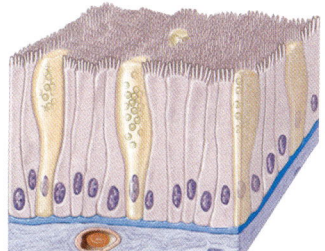
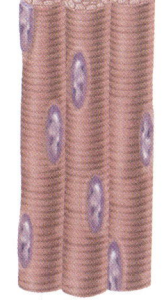
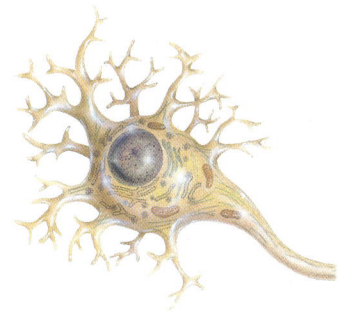

A. Tecido epitelial   **B.** Tecido conjuntivo   **C.** Tecido muscular   **D.** Tecido nervoso

 Quais são algumas diferenças básicas entre os quatro tipos de tecido?

CORRELAÇÃO CLÍNICA | Biopsia

Biopsia é a retirada de uma amostra de tecido vivo para exame microscópico. Esse procedimento é usado para ajudar a diagnosticar muitas doenças, sobretudo câncer, e para descobrir a causa de infecções e inflamações inexplicadas. Tanto os tecidos normais quanto os possivelmente doentes são removidos para comparação. Depois de retiradas, cirurgicamente ou com agulha e seringa, as amostras de tecido podem ser preservadas, coradas para destacar propriedades especiais ou seccionadas em lâminas finas para observação microscópica. Às vezes a biopsia é realizada enquanto o paciente está anestesiado durante a cirurgia para ajudar o médico a determinar o tratamento mais apropriado. Por exemplo, se uma biopsia de tecido tireoidiano mostrar células malignas, o cirurgião pode realizar imediatamente o procedimento mais apropriado.

3.2 Junções celulares

OBJETIVO

- Descrever a estrutura e as funções dos cinco tipos principais de junções celulares.

Antes de analisar mais especificamente os tipos de tecidos, examinaremos como as células se mantêm unidas para formar os tecidos. A maioria das células epiteliais e algumas fibras musculares e células nervosas são firmemente reunidas em unidades funcionais. As **junções celulares** são pontos de contato entre as membranas plasmáticas das células teciduais. Abordaremos os cinco tipos mais importantes de junções celulares: zônulas de oclusão, zônulas de adesão, desmossomos, hemidesmossomos e junções comunicantes (Figura 3.2).

Figura 3.2 Junções celulares.

A maioria das células epiteliais e algumas fibras musculares e células nervosas contêm junções celulares.

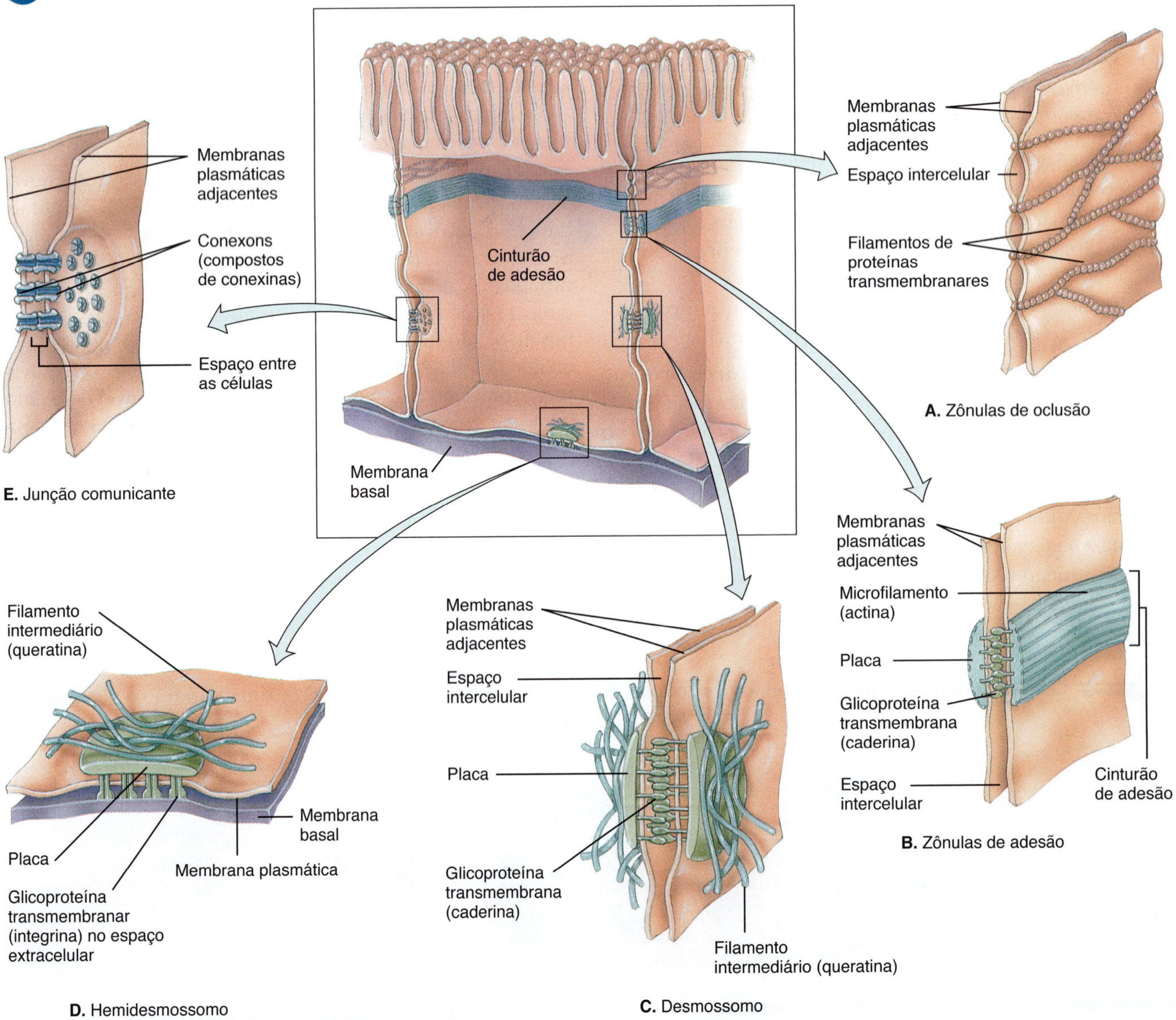

A. Zônulas de oclusão
B. Zônulas de adesão
C. Desmossomo
D. Hemidesmossomo
E. Junção comunicante

? Que tipo de junção celular atua na comunicação entre as células adjacentes?

Zônulas de oclusão

As **zônulas de oclusão** consistem em filamentos de proteínas transmembranares, semelhantes a teias, que unem as superfícies externas de membranas plasmáticas adjacentes para fechar passagens entre células adjacentes ([Figura 3.2A](#)). As células do tecido epitelial que revestem o estômago, o intestino e a bexiga urinária possuem muitas zônulas de oclusão. Elas inibem a passagem de substâncias entre as células e impedem a saída do conteúdo desses órgãos para o sangue ou os tecidos adjacentes.

Zônulas de adesão

As **zônulas de adesão** contêm *placa*, uma densa camada de proteínas na face interna da membrana plasmática que se fixa tanto nas proteínas da membrana quanto nos microfilamentos do citoesqueleto ([Figura 3.2B](#)). Glicoproteínas transmembranares denominadas **caderinas** unem as células. Cada caderina parte do lado oposto da membrana plasmática e se insere na placa, cruza parcialmente o espaço intercelular e se conecta a uma caderina de uma célula adjacente. Nas células epiteliais, com frequência as zônulas de adesão formam extensos *cintos de adesão*, assim denominados porque circundam a célula semelhante a um cinto em torno da cintura. As zônulas de adesão ajudam as superfícies epiteliais a resistirem à separação durante várias atividades contráteis, como quando o alimento percorre o intestino.

Desmossomos

Assim como as zônulas de adesão, os **desmossomos** contêm placa e glicoproteínas transmembranares (caderinas) que se estendem para o espaço intercelular entre membranas celulares adjacentes e unem as células umas às outras ([Figura 3.2C](#)). Entretanto, ao contrário das zônulas de adesão, a placa de desmossomos não se liga aos microfilamentos. Em vez disso, uma placa de desmossomo se liga a elementos do citoesqueleto conhecidos como filamentos intermediários, que consistem na proteína queratina. Os filamentos intermediários se estendem de desmossomos de um lado da célula através do citosol até os desmossomos no lado oposto da célula. Esse arranjo estrutural contribui para a estabilidade das células e do tecido. Essas junções semelhantes a pontos de solda são comuns entre as células que constituem a epiderme (a camada externa da pele) e entre células musculares cardíacas. Os desmossomos impedem a separação das células epidérmicas sob tensão e o afastamento das fibras musculares cardíacas durante a contração.

Hemidesmossomos

Os **hemidesmossomos** se assemelham aos desmossomos, mas não ligam células adjacentes. A origem do nome provém do fato de se assemelharem a metade de um desmossomo ([Figura 3.2D](#)). Entretanto, as glicoproteínas transmembranares nos hemidesmossomos são **integrinas**, e não caderinas. Na face interna da membrana plasmática, as integrinas se ligam a filamentos intermediários constituídos da proteína queratina. Na face externa da membrana plasmática, as integrinas se ligam à proteína *laminina*, que está na membrana basal (apresentada a seguir). Portanto, os hemidesmossomos ancoram as células à membrana basal, e não umas às outras.

Junções comunicantes

Nas **junções comunicantes**, as **conexinas**, que são proteínas da membrana, formam diminutos túneis preenchidos por líquido, denominados *conexons*, que conectam células adjacentes ([Figura 3.2E](#)). Ao contrário das membranas plasmáticas fundidas das zônulas de oclusão, as membranas plasmáticas das junções comunicantes são separadas por um espaço intercelular muito estreito. Através dos conexons, íons e pequenas moléculas podem se difundir do citosol de uma célula para outra, mas a passagem de grandes moléculas como proteínas intracelulares vitais é impedida. A transferência de nutrientes, e talvez de resíduos, ocorre através de junções comunicantes em tecidos avasculares como a lente e a córnea. As junções comunicantes possibilitam a comunicação das células de um mesmo tecido. Em um embrião em desenvolvimento, alguns dos sinais químicos e elétricos que regulam o crescimento e a diferenciação celular seguem por junções comunicantes. Essas junções também possibilitam a rápida propagação de impulsos nervosos ou musculares entre as células, um processo que é crucial para a operação normal de algumas partes do sistema nervoso e para a contração do músculo no coração, no tubo gastrintestinal e no útero.

✓ TESTE RÁPIDO

4. Que tipo de junção celular impede a saída do conteúdo dos órgãos para os tecidos adjacentes?
5. Que tipos de junções celulares são encontrados no tecido epitelial?

3.3 Comparação entre tecidos epitelial e conjuntivo

OBJETIVO

- Identificar as principais diferenças entre tecidos epitelial e conjuntivo.

Antes de examinar com mais detalhes o tecido epitelial e o tecido conjuntivo, compararemos esses dois tecidos de ampla distribuição. As principais diferenças estruturais entre um tecido epitelial e um tecido conjuntivo são óbvias ao exame com microscopia óptica ([Figura 3.3](#)). A primeira diferença óbvia é a quantidade de células em relação à matriz extracelular (a substância entre as células). No tecido epitelial, muitas células estão justapostas, com pouca ou nenhuma matriz extracelular, enquanto no tecido conjuntivo uma grande quantidade de material extracelular separa células que geralmente estão muito dispersas. A segunda diferença óbvia é que um tecido epitelial não tem vasos sanguíneos, enquanto a maioria dos tecidos conjuntivos tem redes significativas de vasos sanguíneos. Outra diferença essencial é que o tecido epitelial sempre forma camadas superficiais e

Figura 3.3 Comparação entre tecidos epitelial e conjuntivo.

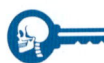

A razão entre células e matriz extracelular é uma importante diferença entre os tecidos epitelial e conjuntivo.

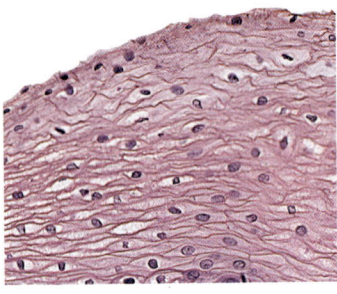
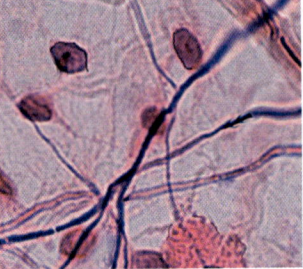

Mark Nielsen   Mark Nielsen

A. Tecido epitelial com muitas células justapostas e pouca ou nenhuma matriz extracelular

B. Tecido conjuntivo com algumas células dispersas circundadas por grande quantidade de matriz extracelular

 Que relação entre tecido epitelial e tecido conjuntivo é importante para a sobrevivência e a função do tecido epitelial?

não é coberto por outro tecido, exceto nos vasos sanguíneos, onde há passagem constante do sangue sobre o tecido epitelial que reveste os vasos. Embora sejam responsáveis por algumas das principais diferenças funcionais entre esses tipos teciduais, essas principais distinções estruturais também levam a um vínculo. Como o tecido epitelial não tem vasos sanguíneos e forma superfícies, está sempre imediatamente adjacente ao tecido conjuntivo rico em vasos sanguíneos, o que possibilita as trocas necessárias com o sangue para adquirir oxigênio e nutrientes, bem como para remover resíduos, processos críticos para a sobrevida e a função.

✓ TESTE RÁPIDO
6. De que maneira o tecido epitelial depende do tecido conjuntivo?

3.4 Tecido epitelial

◉ OBJETIVOS
1. Descrever as características gerais do tecido epitelial.
2. Indicar a localização, a estrutura e a função de cada tipo de tecido epitelial.

O **tecido epitelial** ou *epitélio* consiste em células organizadas em camadas contínuas, em uma ou várias camadas. Como as células são justapostas e firmemente unidas por muitas junções celulares, há pouco espaço intercelular entre as membranas plasmáticas adjacentes. O tecido epitelial é organizado em dois padrões gerais no corpo: (1) epitélio de revestimento, que cobre e reveste várias superfícies e (2) epitélio glandular, que forma as partes secretoras das glândulas. Funcionalmente, o tecido epitelial protege, secreta (muco, hormônios e enzimas), absorve (nutrientes no tubo gastrintestinal) e excreta (várias substâncias nas vias urinárias).

As várias superfícies de células epiteliais de cobertura e revestimento costumam diferir em estrutura e têm funções especializadas. A **superfície apical** (*livre*) de uma célula epitelial está voltada para a superfície do corpo, uma cavidade corporal, o lúmen (espaço interno) de um órgão interno ou ducto tubular que recebe secreções celulares (Figura 3.4). As superfícies apicais podem conter cílios e/ou microvilosidades. As **superfícies laterais** de uma célula epitelial, que estão voltadas para as células adjacentes em cada lado, podem conter zônulas de oclusão, zônulas de adesão, desmossomos e/ou junções comunicantes. A **superfície basal** de uma célula epitelial é oposta à superfície apical. As superfícies basais das camadas mais profundas das células epiteliais aderem ao material extracelular, como a membrana basal. Os hemidesmossomos, nas superfícies basais das camadas mais profundas das células epiteliais, ancoram o epitélio à membrana basal (descrita a seguir). Ao estudar epitélios com múltiplas camadas, a *lâmina apical* é a camada mais superficial de células, e a *lâmina basal* é a camada mais profunda de células.

A **membrana basal** é uma delgada camada extracelular que comumente tem duas camadas, a lâmina basal e a lâmina reticular. A *lâmina basal* está mais próxima das células

Figura 3.4 Superfícies das células epiteliais e estrutura e localização da membrana basal.

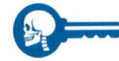 A membrana basal é encontrada entre o epitélio e o tecido conjuntivo.

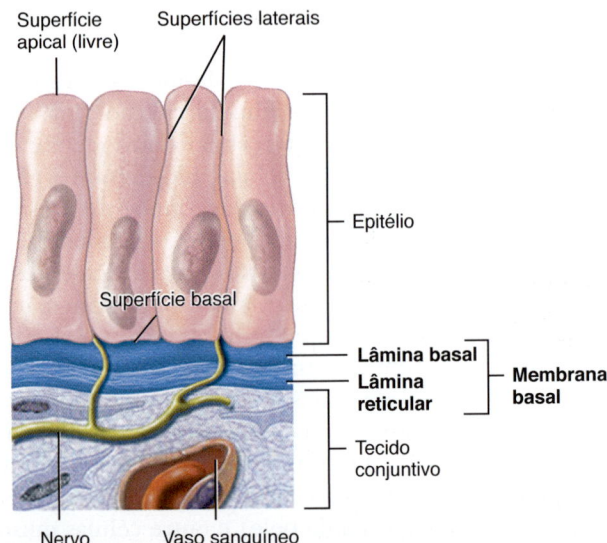

CORRELAÇÃO CLÍNICA | *Membranas basais e doença*

Em determinadas circunstâncias, as membranas basais tornam-se muito espessas em razão do aumento da produção de colágeno e laminina. Em casos não tratados de diabetes melito, a membrana basal de pequenos vasos sanguíneos (capilares) se espessa, sobretudo nos olhos e nos rins. Por causa disso, os vasos sanguíneos não funcionam adequadamente, o que pode acarretar cegueira e insuficiência renal.

 Quais são as funções da membrana basal?

epiteliais e é produzida por elas. Contém proteínas, como laminina e colágeno (descritos a seguir), bem como glicoproteínas e proteoglicanas (também descritas a seguir). Como você já aprendeu, as moléculas de laminina na lâmina basal aderem às integrinas em hemidesmossomos e, portanto, fixam as células epiteliais na membrana basal (Figura 3.2D). A *lâmina reticular* está mais próxima do tecido conjuntivo subjacente e contém proteínas como o colágeno produzido por *fibroblastos*, células do tecido conjuntivo (ver Figura 3.8). As membranas basais têm outras funções além de ancorar o tecido epitelial no tecido conjuntivo subjacente. Elas formam uma superfície ao longo da qual as células epiteliais migram durante o crescimento ou a cicatrização de feridas, restringem a passagem de moléculas maiores entre o epitélio e o tecido conjuntivo, e participam da filtração do sangue nos rins.

O tecido epitelial tem sua própria inervação, mas, como mencionado anteriormente, é **avascular**, contando com os vasos sanguíneos do tecido conjuntivo adjacente para trazer nutrientes e remover escórias. A troca de substâncias entre um tecido epitelial e o tecido conjuntivo ocorre por difusão.

Como o tecido epitelial forma limites entre os órgãos do corpo ou entre o corpo e o ambiente externo, é repetidamente submetido a estresse físico e lesão. A alta taxa de divisão celular possibilita que o tecido epitelial se renove constantemente e se autorrepare, descartando as células mortas ou lesadas e substituindo-as por novas. O tecido epitelial exerce muitas funções diferentes no corpo; as mais importantes são proteção, filtração, secreção, absorção e excreção. Além disso, o tecido epitelial se combina ao tecido nervoso para formar órgãos especiais para o olfato, a audição, a visão e o tato.

O tecido epitelial pode ser dividido em dois tipos. (1) O **epitélio de revestimento** forma uma lâmina contínua de uma ou mais camadas de células que constituem a cobertura *externa* da pele e de alguns órgãos internos. Também forma o revestimento *interno* de vasos sanguíneos, ductos, cavidades do corpo e interior dos sistemas respiratório, digestório, urinário e genital. (2) O **epitélio glandular** que consiste em células epiteliais e constitui a parte secretora da glândula tireoide e das glândulas suprarrenais, sudoríferas e digestórias.

Classificação do epitélio de revestimento

O epitélio de revestimento é classificado de acordo com duas características: a organização das células em camadas e o formato das células.

1. ***Organização das células em camadas*** (Figura 3.5). As células estão organizadas em uma ou mais camadas, dependendo da função:
    a. O *epitélio simples (unilaminar)* é constituído de uma camada única de células que atua na difusão, osmose, filtração, secreção ou absorção. **Secreção** é a produção e liberação de substâncias, como muco, suor ou enzimas. **Absorção** é a captação de líquidos ou outras substâncias, como o alimento digerido, pelo intestino.
    b. O *epitélio pseudoestratificado* parece ter múltiplas camadas de células porque os núcleos das células se situam

Figura 3.5 Formato das células e organização das camadas do epitélio de revestimento.

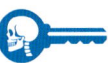

O formato das células e a organização das camadas são as bases para a classificação do epitélio de revestimento.

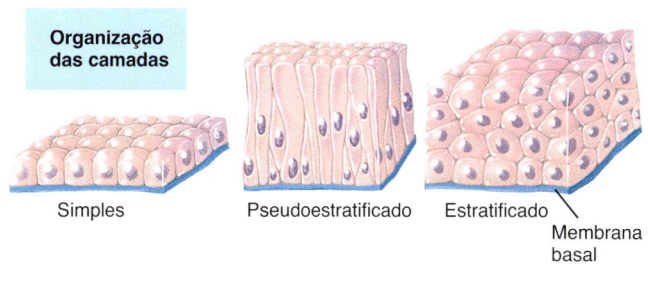

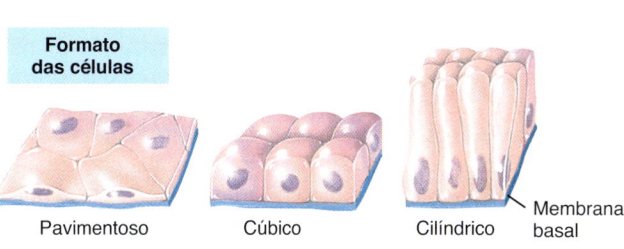

? Que formato celular está mais bem adaptado para o deslocamento rápido de substâncias de uma célula para outra?

em níveis diferentes e nem todas as células alcançam a superfície apical, mas é um epitélio simples, porque todas as células se apoiam na membrana basal. As células que se estendem até a superfície apical podem ter cílios; outras (células caliciformes) secretam muco.
    c. O *epitélio estratificado (multilaminar)* é constituído de duas ou mais camadas de células que protegem os tecidos subjacentes nos locais em que há considerável desgaste.
2. ***Formato das células*** (Figura 3.5). O formato das células epiteliais varia de acordo com a função:
    a. As células *pavimentosas* são finas, o que possibilita a rápida passagem de substâncias através delas.
    b. As células *cúbicas* têm altura igual à largura e a forma de cubos ou hexágonos. Podem ter microvilosidades na superfície apical e atuam tanto na secreção quanto na absorção.
    c. As células *cilíndricas* têm altura maior que a largura, semelhantes a colunas, e protegem os tecidos subjacentes. A superfície apical pode ter cílios ou microvilosidades, e muitas vezes são especializadas para secreção e absorção.
    d. As células de *transição* mudam de formato, passam de pavimentosas a cúbicas e vice-versa, quando órgãos como a bexiga urinária se distendem e, em seguida, diminuem de tamanho.

Ao combinar as duas características (organização das camadas e formatos celulares), obtêm-se os seguintes tipos de epitélio:

I. Epitélio simples
    A. Epitélio pavimentoso simples

1. Endotélio (reveste o coração, os vasos sanguíneos e os vasos linfáticos)
2. Mesotélio (forma a camada epitelial das serosas)
B. Epitélio cúbico simples
C. Epitélio cilíndrico simples
   1. Não ciliado (sem cílios)
   2. Ciliado (contém cílios)
D. Epitélio cilíndrico pseudoestratificado
   1. Não ciliado (sem cílios)
   2. Ciliado (contém cílios)
II. **Epitélio estratificado**
A. Epitélio pavimentoso estratificado*
   1. Não queratinizado (não contém queratina)
   2. Queratinizado (contém queratina)
B. Epitélio cúbico estratificado*
C. Epitélio cilíndrico estratificado*
D. Epitélio de transição ou urotélio (reveste a maior parte das vias urinárias).

CORRELAÇÃO CLÍNICA | *Teste de Papanicolaou*

O **teste de Papanicolaou**, também conhecido como *esfregaço de Papanicolaou*, é a coleta e o exame microscópico de células epiteliais raspadas da lâmina apical de um tecido. Um tipo muito comum de teste de Papanicolaou é o exame das células provenientes do epitélio estratificado pavimentoso não queratinizado da vagina e do colo do útero. Esse exame é realizado principalmente para detectar alterações iniciais das células. Raspam-se as células do tecido e, em seguida, faz-se o esfregaço em uma lâmina para exame microscópico. As lâminas são enviadas ao laboratório para análise. Recomenda-se a realização do exame de Papanicolaou a cada 3 anos a partir dos 21 anos. Outra recomendação é que as mulheres de 30 a 65 anos de idade sejam submetidas a exame de Papanicolaou e teste para HPV (papilomavírus humano) (coteste) a cada cinco anos. As mulheres com determinados fatores de alto risco podem necessitar de rastreamento mais frequente ou até mesmo continuar o rastreamento após os 65 anos de idade.

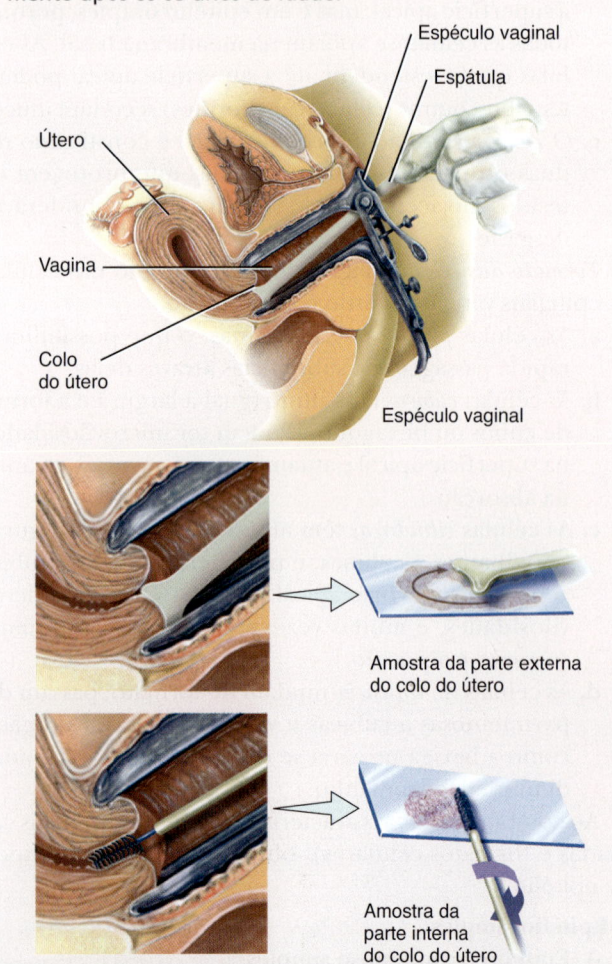

Epitélio de revestimento

Como observado anteriormente, o epitélio de revestimento forma o revestimento externo da pele e de alguns órgãos internos. Além disso, constitui o revestimento interno de vasos sanguíneos, ductos e cavidades do corpo e do interior dos sistemas respiratório, digestório, urinário e genital. A Tabela 3.1 descreve o epitélio de revestimento mais detalhadamente. A apresentação de cada tipo consta de uma fotomicrografia, um diagrama correspondente e um detalhe que identifica a localização principal do tecido no corpo. Descrições, localizações e funções dos tecidos acompanham cada ilustração.

Epitélio glandular

A função do epitélio glandular – secreção – é realizada por células glandulares que frequentemente formam grupos abaixo do epitélio de revestimento. Uma **glândula** consiste em epitélio que secreta substâncias por meio de ductos (tubos) em uma superfície ou no sangue se não houver ductos. Todas as glândulas do corpo são classificadas em endócrinas ou exócrinas.

As secreções das **glândulas endócrinas** (Tabela 3.2) entram no líquido intersticial e, em seguida, se difundem diretamente para a corrente sanguínea, sem passar por um ducto. Essas secreções, denominadas *hormônios*, regulam muitas atividades metabólicas e fisiológicas para manter a homeostasia. A hipófise, a glândula tireoide e as glândulas suprarrenais são exemplos de glândulas endócrinas. As glândulas endócrinas serão descritas detalhadamente no Capítulo 22. As secreções endócrinas têm efeitos de longo alcance porque são distribuídas em todo o corpo pela corrente sanguínea.

As **glândulas exócrinas** (Tabela 3.2) secretam seus produtos em ductos que se esvaziam na superfície de um epitélio de revestimento, como a superfície da pele ou na cavidade de um órgão oco. As secreções das glândulas exócrinas têm efeitos limitados, e algumas delas seriam prejudiciais se entrassem na corrente sanguínea. As secreções exócrinas incluem enzimas digestivas, muco, suor, sebo, cerume e saliva. Constituem exemplos de glândulas exócrinas as glândulas sudoríferas, que produzem suor para ajudar a diminuir a temperatura do corpo e as glândulas salivares, que secretam saliva. A saliva contém muco e enzimas digestivas,

---
*Essa classificação é baseada no formato das células na superfície apical.

TABELA 3.1

Tecido epitelial: epitélio de revestimento.

A. EPITÉLIO PAVIMENTOSO SIMPLES

Descrição: camada única de células planas que se assemelha a um assoalho ladrilhado quando vista da superfície apical; núcleo em posição central, achatado e de formato oval ou esférico.

Localização: encontrado em dois locais comuns do corpo. O epitélio pavimentoso simples que reveste os sistemas circulatório e linfático, isto é, o coração, os vasos sanguíneos e os vasos linfáticos, é conhecido como **endotélio**. O epitélio pavimentoso simples que forma a camada epitelial das túnicas serosas, como o peritônio, a pleura ou o pericárdio, é denominado **mesotélio**. É encontrado também nos alvéolos pulmonares, na cápsula glomerular dos rins (de Bowman) e na face interna da membrana timpânica.

Função: encontrado nos locais onde ocorrem os processos de filtração (como a filtração do sangue nos rins), difusão (como a difusão do oxigênio dos pulmões para os vasos sanguíneos) e secreção (na túnica serosa). Não é encontrado em áreas do corpo sujeitas a estresse mecânico.

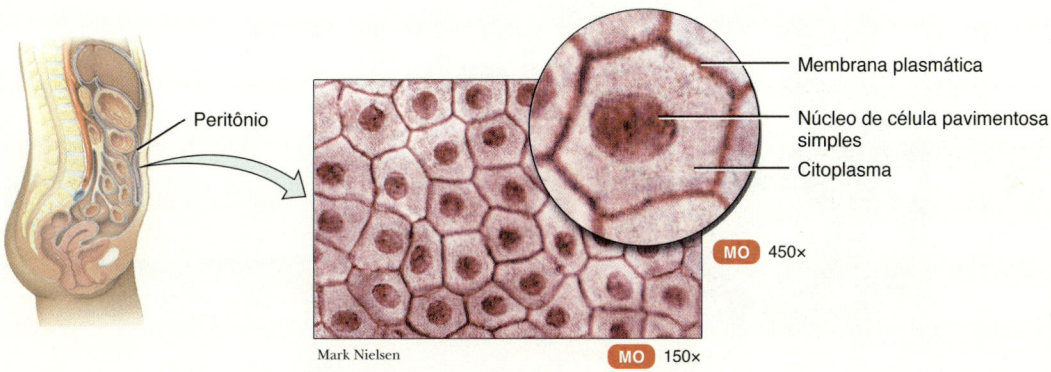
Vista superficial de epitélio pavimentoso simples do revestimento mesotelial do peritônio

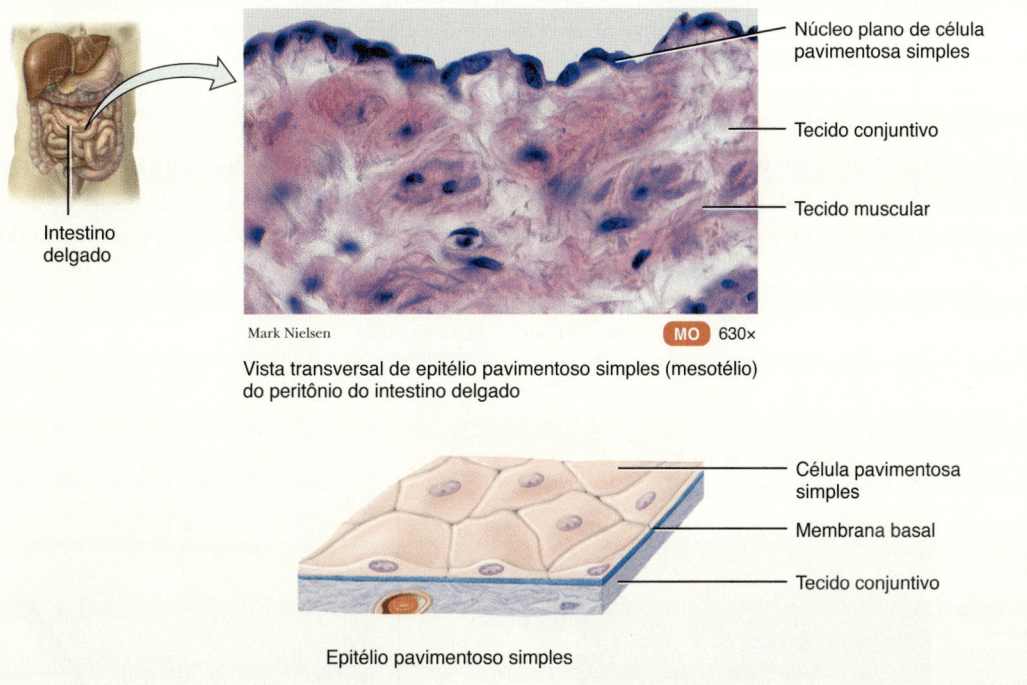
Vista transversal de epitélio pavimentoso simples (mesotélio) do peritônio do intestino delgado

Epitélio pavimentoso simples

(*Continua*)

TABELA 3.1 (Continuação)
Tecido epitelial: epitélio de revestimento.

B. EPITÉLIO CÚBICO SIMPLES

Descrição: camada única de células cúbicas; núcleo redondo de localização central. O formato cúbico das células no epitélio cúbico simples é óbvio quando o tecido é seccionado e visto lateralmente. Observe que as células rigorosamente cúbicas não poderiam formar túbulos; essas células cúbicas têm formato mais semelhante a uma fatia de torta, mas sua altura ainda é quase igual à largura (na base).

Localização: recobre a superfície do ovário, reveste a face anterior da cápsula da lente do olho, forma o epitélio pigmentado na face posterior da retina do olho, reveste os túbulos renais e os ductos menores de muitas glândulas, como o pâncreas e constitui a parte secretora de algumas glândulas, como a tireoide.

Função: secreção e absorção.

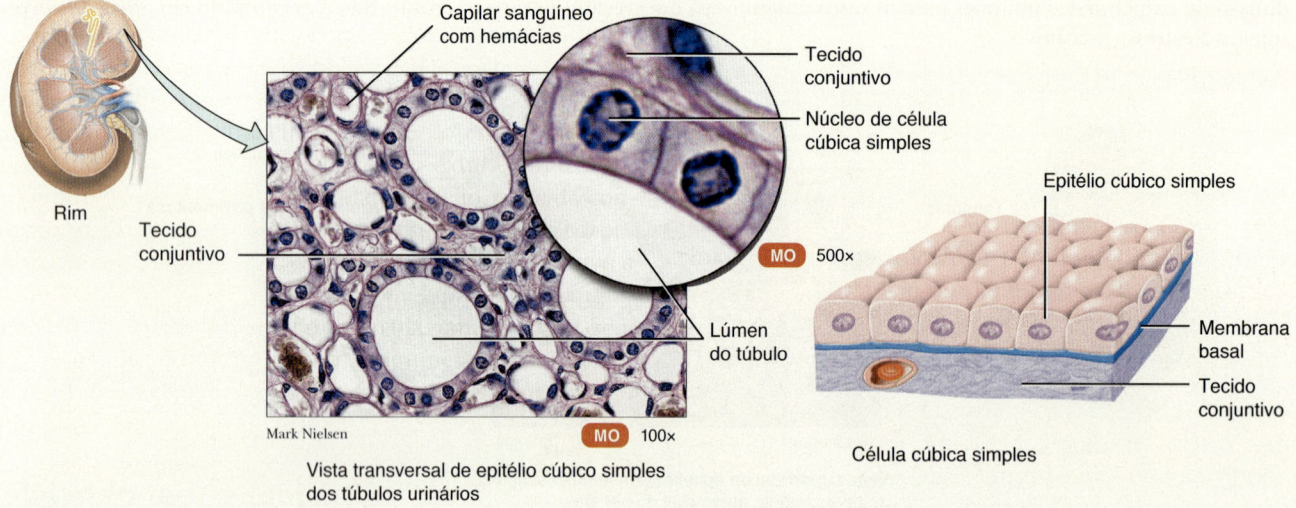

C. EPITÉLIO CILÍNDRICO SIMPLES NÃO CILIADO

Descrição: camada única de células colunares não ciliadas, com núcleos ovais perto da base celular; contém dois tipos de células – células epiteliais cilíndricas, com microvilosidades na superfície apical e células caliciformes. As **microvilosidades**, projeções citoplasmáticas digitiformes, aumentam a área de superfície da membrana plasmática (Figura 2.1) e, portanto, aumentam a taxa de absorção pela célula. As **células caliciformes** são células epiteliais cilíndricas modificadas que secretam muco, um líquido levemente viscoso, na superfície apical. Antes de ser liberado, o muco se acumula na parte superior da célula, que se torna saliente e semelhante a um cálice ou uma taça de vinho.

Localização: reveste o tubo gastrintestinal (do estômago até o ânus), os ductos de muitas glândulas e da vesícula biliar.

Função: secreção e absorção, mas as células cilíndricas maiores contêm mais organelas e, portanto, são capazes de um maior nível de secreção e absorção do que as células cúbicas. O muco secretado atua como lubrificante para os revestimentos dos sistemas digestório, respiratório e reprodutivo e a maior parte das vias urinárias. O muco também ajuda a impedir a destruição do revestimento do estômago pelo ácido gástrico.

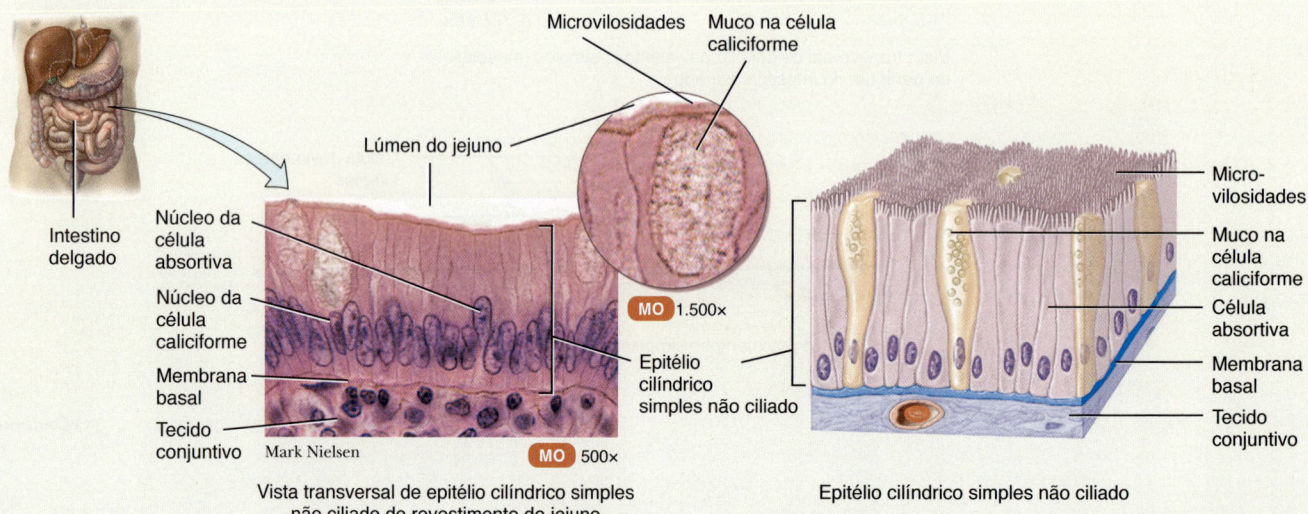

D. EPITÉLIO CILÍNDRICO SIMPLES CILIADO

Descrição: camada única de células colunares ciliadas, com núcleos ovais perto da base celular. Em algumas partes das vias respiratórias menores da parte superior do sistema respiratório, as células caliciformes estão interpostas no meio dos epitélios cilíndricos ciliados.

Localização: reveste alguns bronquíolos (pequenos tubos) do sistema respiratório, tubas uterinas, útero, alguns seios paranasais, o canal central da medula espinal e os ventrículos do encéfalo.

Função: os cílios se movem em uníssono, deslocando o muco e eventuais partículas estranhas em direção à parte oral da faringe, onde são expectorados ou deglutidos. Tosse e espirro aceleram o movimento dos cílios e do muco. Os cílios existentes na tuba uterina também ajudam a mover oócitos expelidos dos ovários até sua chegada ao útero.

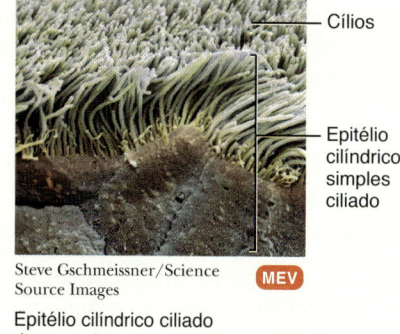

Steve Gschmeissner/Science Source Images
Epitélio cilíndrico ciliado da traqueia

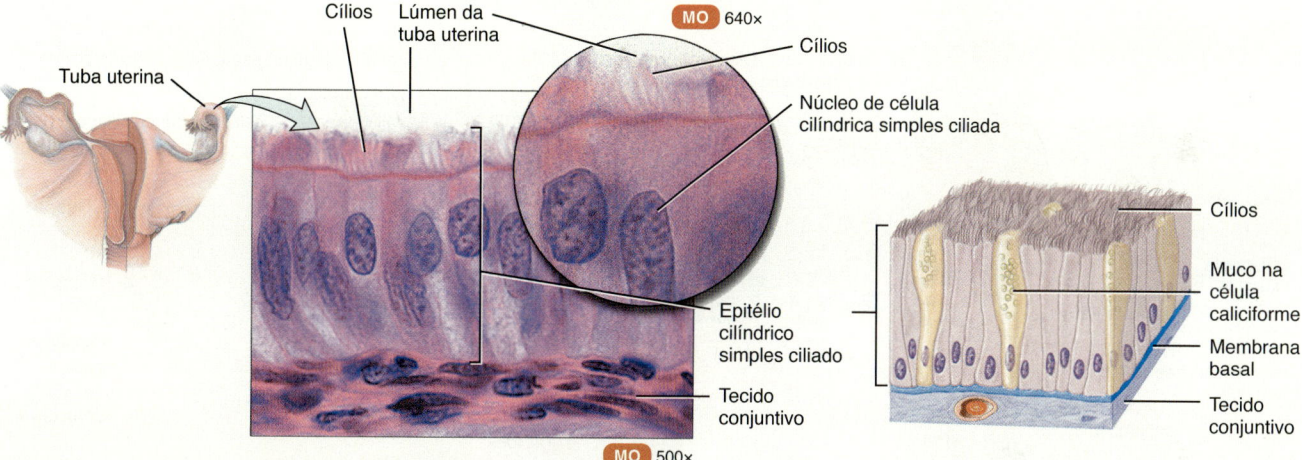

Vista transversal de epitélio cilíndrico simples ciliado da tuba uterina

Epitélio cilíndrico simples ciliado

E. EPITÉLIO CILÍNDRICO PSEUDOESTRATIFICADO NÃO CILIADO

Descrição: parece ter várias camadas porque os núcleos das células estão em vários níveis. Embora todas as células estejam fixadas na membrana basal em uma única camada, algumas células não se estendem até a superfície apical. Quando vistas de lado, essas características dão a falsa impressão de múltiplas camadas – daí o nome epitélio pseudoestratificado. Esse tipo de epitélio contém células sem cílios e também não contém células caliciformes.

Localização: reveste o epidídimo, os ductos maiores de muitas glândulas como as parótidas e partes da uretra masculina.

Função: absorção e secreção.

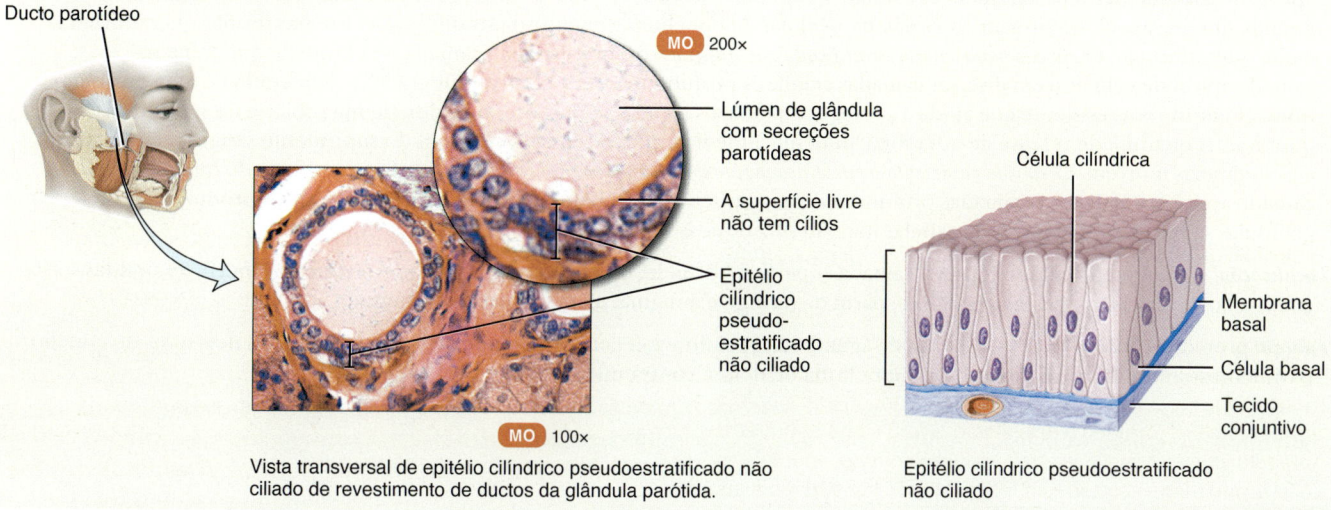

Vista transversal de epitélio cilíndrico pseudoestratificado não ciliado de revestimento de ductos da glândula parótida.

Epitélio cilíndrico pseudoestratificado não ciliado

(*Continua*)

TABELA 3.1 (Continuação)
Tecido epitelial: epitélio de revestimento.

F. EPITÉLIO CILÍNDRICO PSEUDOESTRATIFICADO CILIADO

Descrição: parece ter várias camadas porque os núcleos das células estão em vários níveis. Embora todas as células estejam fixadas na membrana basal em uma única camada, algumas células não se estendem até a superfície apical. Quando vistas de lado, essas características dão a falsa impressão de múltiplas camadas – daí o nome epitélio pseudoestratificado. Contém células que se estendem até a superfície e secretam muco (células caliciformes) ou têm cílios.

Localização: reveste a maioria das vias respiratórias superiores.

Função: secreta muco que aprisiona partículas estranhas, e os cílios varrem o muco para sua eliminação do corpo.

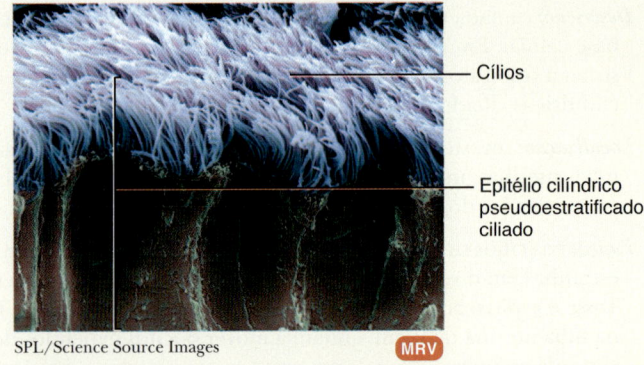

Epitélio cilíndrico pseudoestratificado ciliado de um brônquio

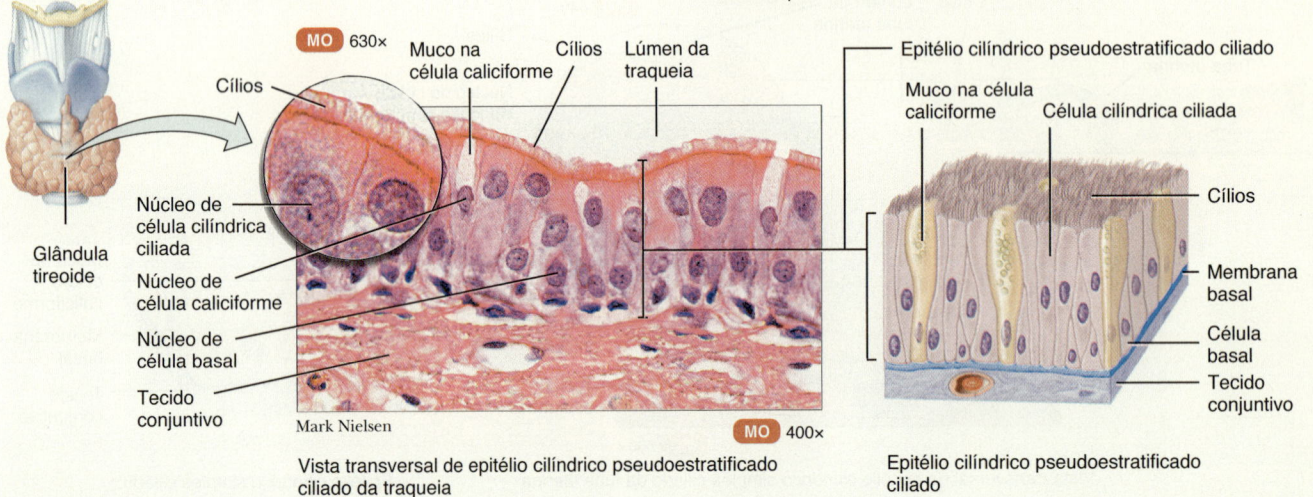

Vista transversal de epitélio cilíndrico pseudoestratificado ciliado da traqueia

Epitélio cilíndrico pseudoestratificado ciliado

G. EPITÉLIO PAVIMENTOSO ESTRATIFICADO

Descrição: consiste em duas ou mais camadas de células; as células na camada apical e em diversas camadas abaixo dela são pavimentosas; as células nas camadas mais profundas variam de cúbicas a cilíndricas. À medida que as células basais se dividem, as células originadas das divisões celulares se movem superficialmente, em direção à camada apical. Conforme se deslocam em direção à superfície e se afastam do suprimento sanguíneo no tecido conjuntivo subjacente, elas desidratam, reduzem a atividade metabólica e diminuem de tamanho. Com a redução do citoplasma, a porcentagem de proteínas resistentes predomina no interior da célula e elas se tornam estruturas resistentes e endurecidas que acabam por morrer. Na superfície apical, depois que perdem suas junções celulares, as células mortas são eliminadas, mas são continuamente substituídas à medida que novas células surgem na região basocelular. O epitélio pavimentoso estratificado existe nas formas queratinizada e não queratinizada. O *epitélio pavimentoso estratificado queratinizado* desenvolve uma camada resistente de queratina na camada apical de células e em diversas camadas celulares profundamente a elas (ver Figura 5.3). A **queratina** é uma proteína intracelular fibrosa resistente que ajuda a proteger a pele e os tecidos subjacentes do calor, de micróbios e de substâncias químicas. A quantidade relativa de queratina aumenta à medida que as células se afastam do suprimento sanguíneo nutritivo e as organelas morrem. O *epitélio pavimentoso estratificado não queratinizado* não contém grande quantidade de queratina na camada apical e nas diversas camadas profundas dela; o epitélio é constantemente umedecido por muco produzido pelas glândulas salivares e mucosas. As organelas não são substituídas nesse epitélio.

Localização: o tipo queratinizado forma a camada superficial da pele; o tipo não queratinizado reveste as superfícies úmidas, como a boca, o esôfago, parte da epiglote, parte da faringe e a vagina, além de recobrir a língua.

Função: proteção contra escoriação, perda de água, radiação ultravioleta e invasão por corpos estranhos. Os dois tipos de epitélio pavimentoso estratificado formam a primeira linha de defesa contra micróbios.

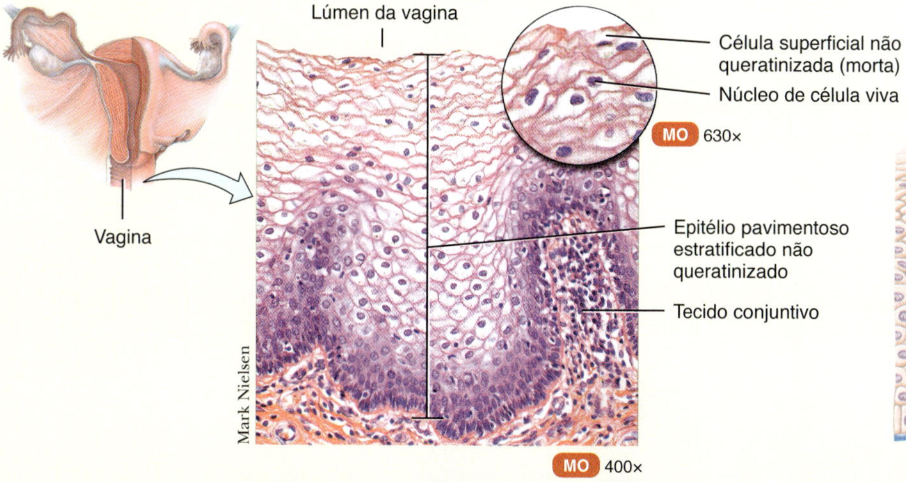

Vista transversal de epitélio pavimentoso estratificado não queratinizado do revestimento da vagina

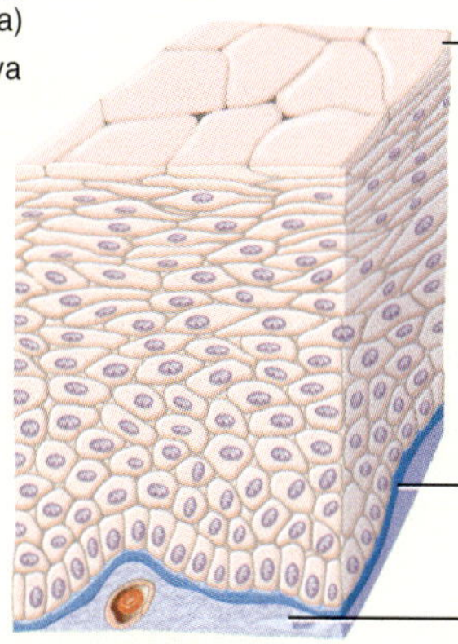

Labels: Lúmen da vagina; Vagina; Célula superficial não queratinizada (morta); Núcleo de célula viva; MO 630×; MO 400×; Epitélio pavimentoso estratificado não queratinizado; Tecido conjuntivo

Epitélio pavimentoso estratificado não queratinizado

Labels: Célula escamosa achatada na superfície apical; Membrana basal; Tecido conjuntivo

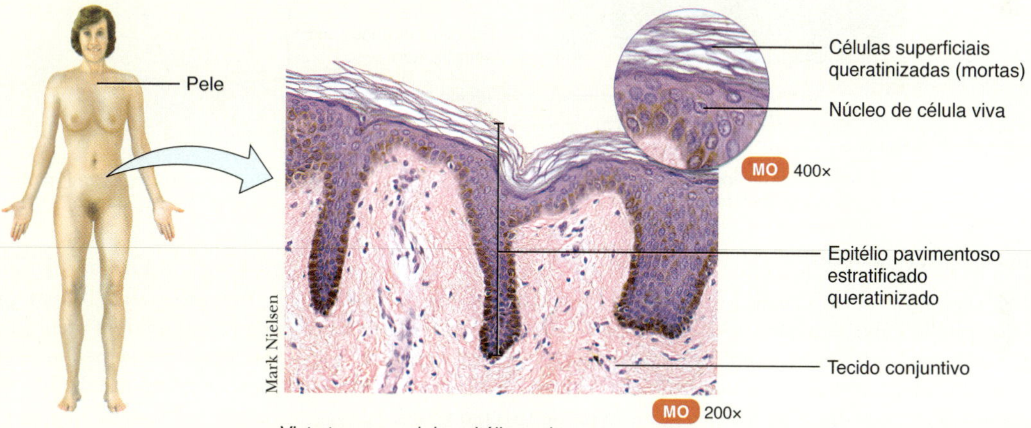

Vista transversal de epitélio pavimentoso estratificado queratinizado da epiderme

Labels: Pele; Células superficiais queratinizadas (mortas); Núcleo de célula viva; MO 400×; Epitélio pavimentoso estratificado queratinizado; Tecido conjuntivo; MO 200×

H. EPITÉLIO CÚBICO ESTRATIFICADO

Descrição: duas ou mais camadas de células nas quais as células da camada apical têm formato cúbico. Esse é um tipo bastante raro de epitélio.

Localização: ductos de glândulas sudoríferas e glândulas esofágicas de adultos e parte da uretra masculina.

Função: proteção e limitadas secreção e absorção.

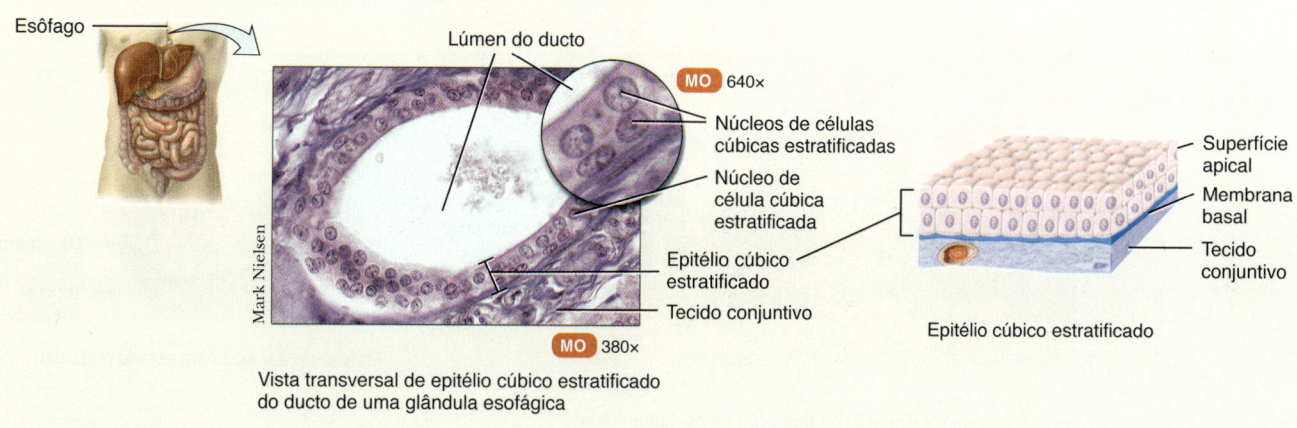

Vista transversal de epitélio cúbico estratificado do ducto de uma glândula esofágica

Labels: Esôfago; Lúmen do ducto; MO 640×; Núcleos de células cúbicas estratificadas; Núcleo de célula cúbica estratificada; Epitélio cúbico estratificado; Tecido conjuntivo; MO 380×; Superfície apical; Membrana basal; Tecido conjuntivo

Epitélio cúbico estratificado

(*Continua*)

TABELA 3.1 (Continuação)

Tecido epitelial: epitélio de revestimento.

I. EPITÉLIO CILÍNDRICO ESTRATIFICADO

Descrição: em geral, as camadas basais são formadas por células de formato irregular e encurtadas; somente a camada apical contém células cilíndricas. Assim como o epitélio cúbico estratificado, o epitélio cilíndrico estratificado também é incomum.

Localização: reveste parte da uretra, grandes ductos excretores de algumas glândulas, como as glândulas esofágicas, pequenas áreas na túnica mucosa do ânus e parte da túnica conjuntiva do bulbo do olho.

Função: proteção e secreção.

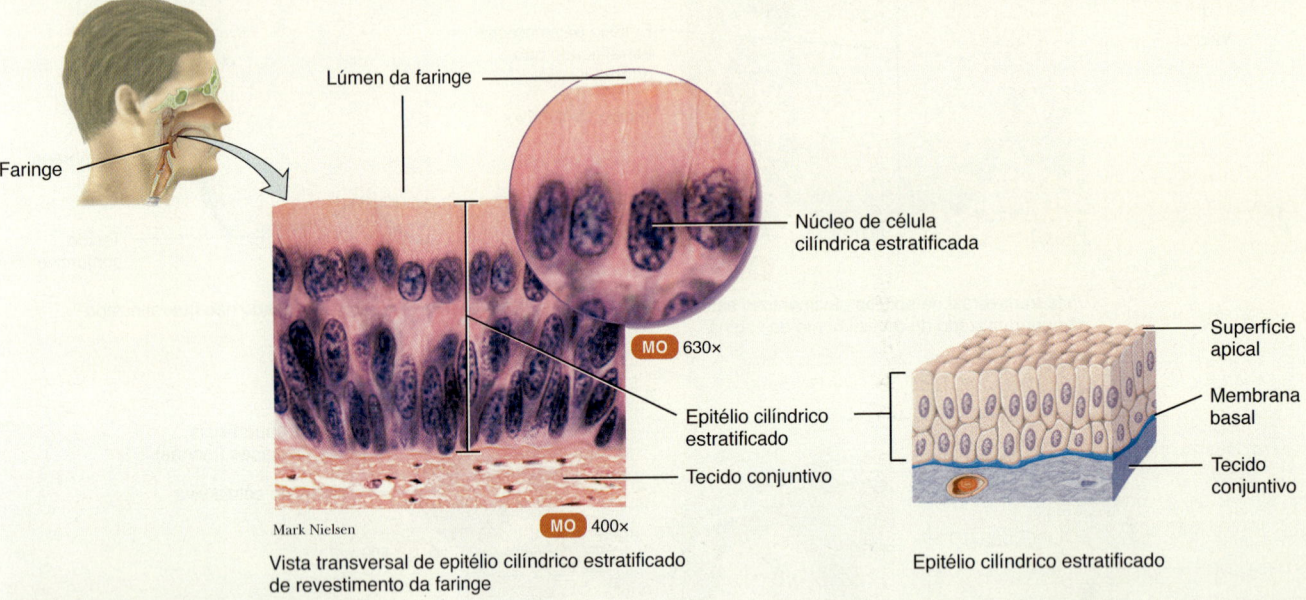

Vista transversal de epitélio cilíndrico estratificado de revestimento da faringe

Epitélio cilíndrico estratificado

J. EPITÉLIO DE TRANSIÇÃO (UROTÉLIO)

Descrição: a aparência é variável (de transição). No estado relaxado ou não distendido, o epitélio de transição tem aparência semelhante à do epitélio cúbico estratificado, exceto pelo fato de que as células na camada apical tendem a ser grandes e arredondadas. Conforme o tecido é estendido, suas células se tornam mais achatadas, com aparência semelhante à do epitélio pavimentoso estratificado. Em virtude de suas múltiplas camadas e elasticidade, é ideal para revestimento de estruturas ocas (como a bexiga urinária), que estão sujeitas à expansão de dentro para fora.

Localização: reveste a bexiga urinária e partes dos ureteres e da uretra.

Função: possibilita a distensão dos órgãos urinários para acomodar um volume variável de líquido sem ruptura ao mesmo tempo que atua como revestimento protetor.

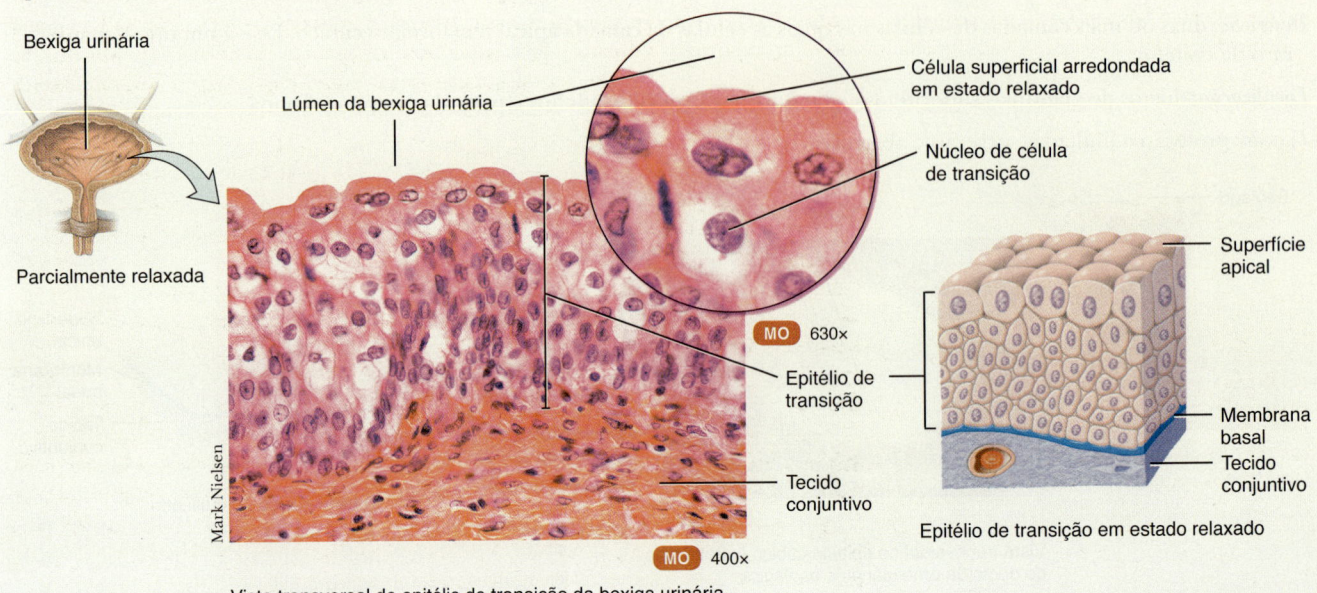

Vista transversal de epitélio de transição da bexiga urinária em estado parcialmente relaxado

Epitélio de transição em estado relaxado

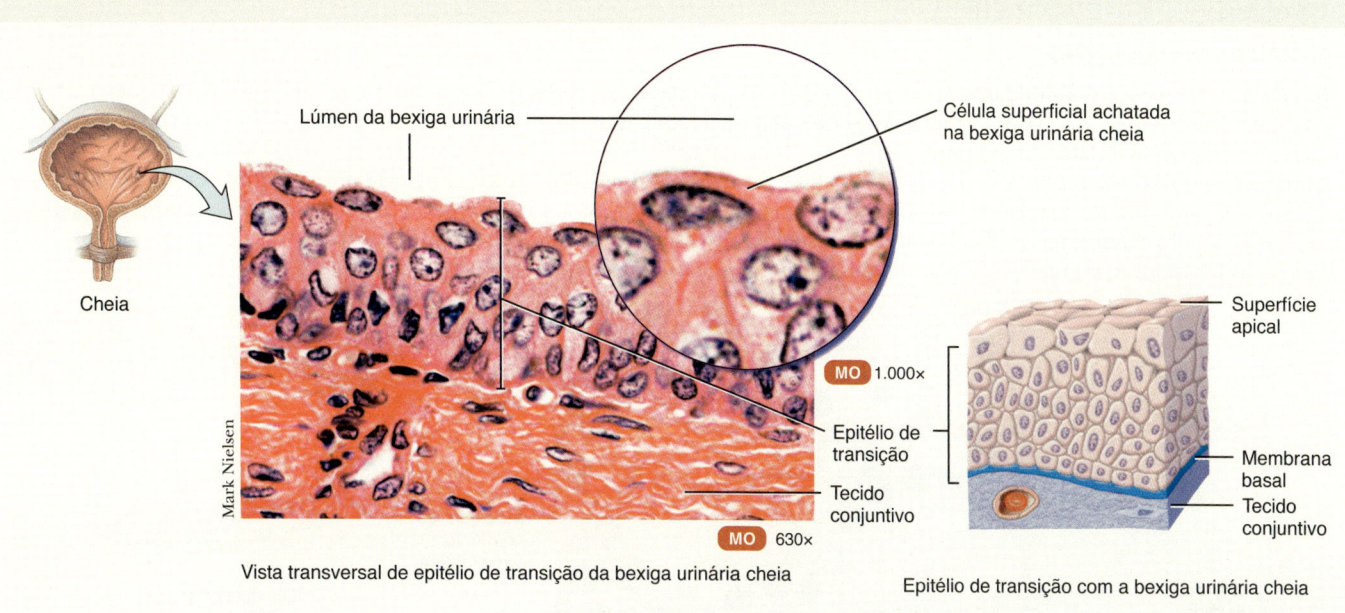

entre outras substâncias. Como você aprenderá, algumas glândulas do corpo, como o pâncreas, os ovários e os testículos, são glândulas mistas e contêm tanto tecido endócrino quanto exócrino.

Classificação estrutural das glândulas exócrinas

As glândulas exócrinas são classificadas em unicelulares ou multicelulares. Como o nome indica, as **glândulas unicelulares** são constituídas por uma única célula. As células caliciformes são importantes glândulas exócrinas unicelulares que secretam muco diretamente na superfície apical de um epitélio de revestimento. As **glândulas multicelulares** constituem a maioria das glândulas exócrinas; são compostas de muitas células que formam uma estrutura microscópica distinta ou um órgão macroscópico. Entre os exemplos estão as glândulas sudoríferas, sebáceas e salivares.

As glândulas multicelulares são classificadas por dois critérios: (1) ramificação ou não dos ductos e (2) formato das partes secretoras da glândula (Figura 3.6). Se o ducto não se ramifica, é uma **glândula simples**. Se o ducto se ramifica, é uma **glândula composta**. As glândulas com partes secretoras tubulosas são **glândulas tubulosas**; aquelas com partes secretoras arredondadas são **glândulas acinosas**, também denominadas *glândulas alveolares*. As **glândulas tubuloacinares** têm partes secretoras tubulosas e mais arredondadas.

As combinações dessas características são os critérios para o seguinte esquema de classificação estrutural das glândulas exócrinas multicelulares:

I. **Glândulas simples**
   A. **Tubular simples.** A parte secretora tubular é reta e se conecta a um único ducto não ramificado. Exemplo: glândulas no intestino grosso
   B. **Tubular simples ramificada.** A parte secretora tubular é ramificada e se conecta a um único ducto não ramificado. Exemplo: glândulas gástricas
   C. **Tubular simples enovelada.** A parte secretora tubular é espiralada e se conecta a um único ducto não ramificado. Exemplo: glândulas sudoríferas
   D. **Acinar simples.** A parte secretora é arredondada e se conecta a um único ducto não ramificado. Exemplo: glândulas da parte peniana da uretra
   E. **Acinar simples ramificada.** A parte secretora arredondada é ramificada e se conecta a um único ducto não ramificado. Exemplo: glândulas sebáceas
II. **Glândulas compostas**
   A. **Tubular composta.** A parte secretora é tubular e se conecta a um ducto ramificado. Exemplo: glândulas bulbouretrais
   B. **Acinar composta.** A parte secretora é arredondada e se conecta a um ducto ramificado. Exemplo: glândulas mamárias
   C. **Tubuloacinar composta.** A parte secretora é tubular e arredondada e se conecta a um ducto ramificado. Exemplo: glândulas acinosas do pâncreas.

Classificação funcional das glândulas exócrinas

A classificação funcional de glândulas exócrinas é baseada no mecanismo de liberação da secreção. Todos esses processos secretores começam com a atuação conjunta do retículo endoplasmático e do complexo de Golgi para formar vesículas secretoras intracelulares que contêm o produto a ser secretado. As secreções das **glândulas merócrinas**, também conhecidas como **glândulas écrinas**, são sintetizadas em ribossomos presos ao RE rugoso; processadas, classificadas e embaladas pelo complexo de Golgi;

TABELA 3.2

Tecido epitelial: epitélio glandular.

A. GLÂNDULAS ENDÓCRINAS

Descrição: as secreções, denominadas *hormônios*, produzidas por glândulas endócrinas entram no líquido intersticial e, em seguida, se difundem diretamente para a corrente sanguínea sem passarem por um ducto. As glândulas endócrinas serão descritas com mais detalhes no Capítulo 22.

Localização: entre os exemplos estão a hipófise, na base do encéfalo; a glândula pineal, no encéfalo; a glândula tireoide e as glândulas paratireoides, anteriormente à laringe; as glândulas suprarrenais, superiormente aos rins; o pâncreas, posteriormente ao estômago; os ovários, na cavidade pélvica; os testículos, no escroto; e o timo, na cavidade torácica.

Função: os hormônios, regulam muitas atividades metabólicas e fisiológicas para manter a homeostasia.

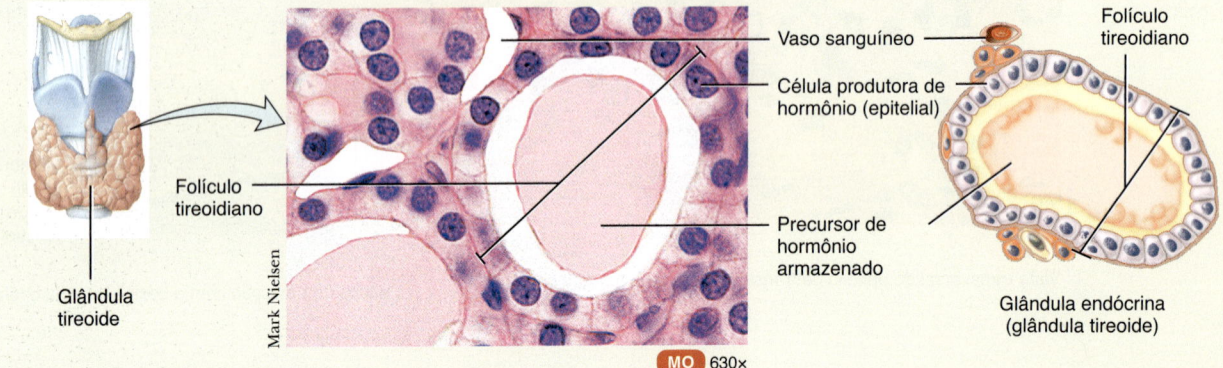

Vista transversal de glândula endócrina (glândula tireoide)

B. GLÂNDULAS EXÓCRINAS

Descrição: secreções liberadas em ductos que se esvaziam na superfície de um epitélio de revestimento, como a superfície da pele ou o lúmen de um órgão oco.

Localização: glândulas sudoríferas, sebáceas e ceruminosas da pele; glândulas salivares maiores e menores, que liberam a secreção na cavidade bucal; e pâncreas, que liberam a secreção no intestino delgado.

Função: produzem substâncias, como suor (para ajudar a diminuir a temperatura corporal), sebo, cerume, saliva ou enzimas digestivas.

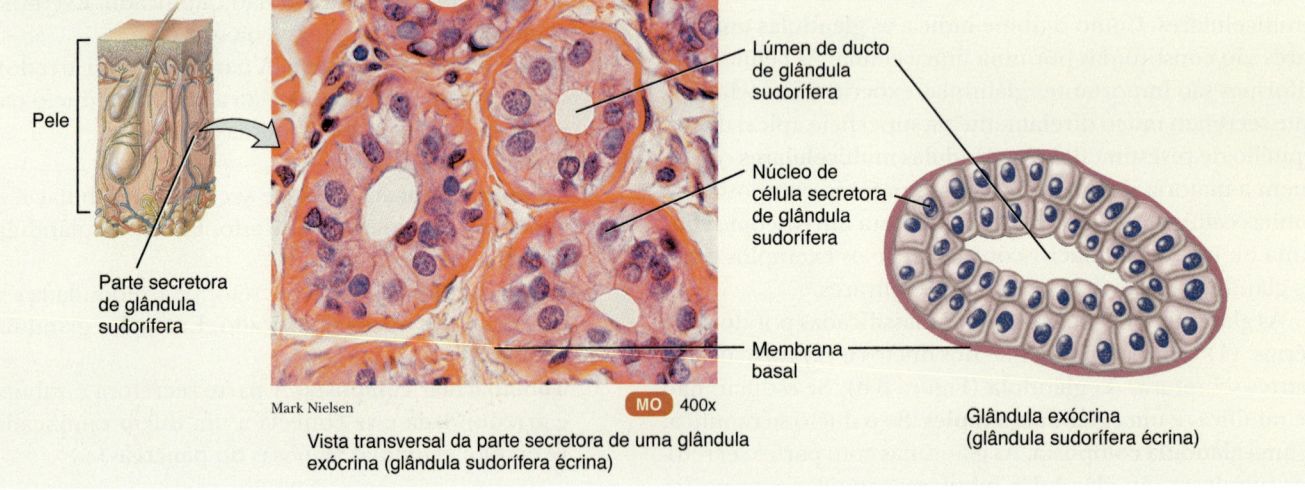

Vista transversal da parte secretora de uma glândula exócrina (glândula sudorífera écrina)

e liberadas por exocitose em vesículas secretoras (Figura 3.7A). A maioria das glândulas exócrinas do corpo é merócrina. Entre os exemplos estão as glândulas salivares e o pâncreas. As **glândulas apócrinas** acumulam o produto a ser secretado na superfície apical da célula secretora. Em seguida, essa parte da célula se destaca do restante para liberar a secreção (Figura 3.7B). A parte restante da célula se autorrepara e repete o processo. Recentemente, por microscopia eletrônica confirmou-se que esse é o mecanismo de secreção de gorduras do leite nas glândulas mamárias. Evidências recentes revelam que a secreção das glândulas sudoríferas da pele, denominadas glândulas sudoríferas apócrinas em razão desse modo de secreção, é merócrina. As células das **glândulas holócrinas** acumulam o produto a ser secretado no citosol. À medida que amadurece, a célula secretora se rompe e se torna o produto de secreção (Figura 3.7C). Como a célula se rompe nesse tipo de secreção, a secreção consiste em uma quantidade considerável de lipídios das

Figura 3.6 Glândulas exócrinas multicelulares. A cor rosa representa a parte secretora; a cor lilás representa o ducto.

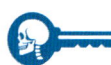 A classificação estrutural das glândulas exócrinas multicelulares se baseia no padrão de ramificação do ducto e no formato da parte secretora.

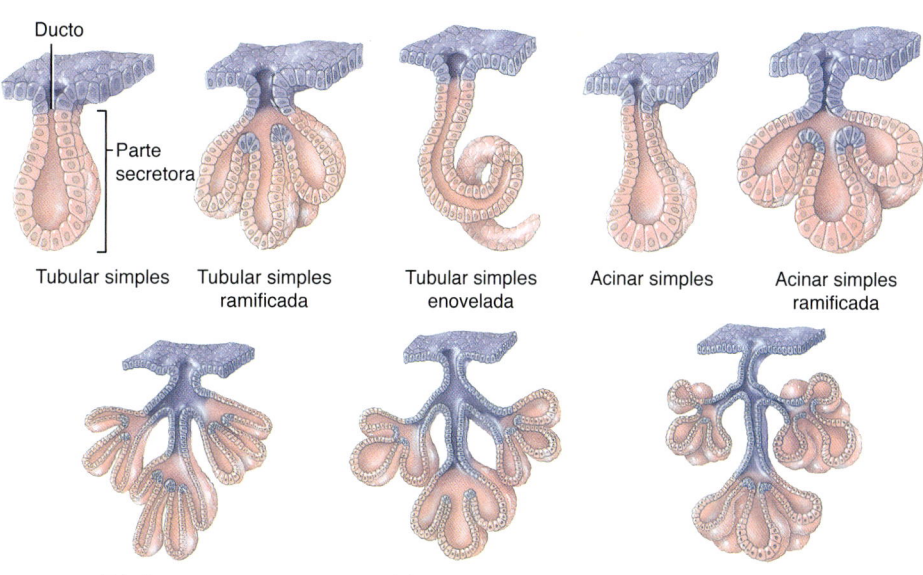

Qual é a diferença entre as glândulas multicelulares simples e as glândulas multicelulares compostas?

Figura 3.7 Classificação funcional das glândulas exócrinas multicelulares.

 A classificação funcional das glândulas exócrinas se baseia na secreção, que pode ser um produto da célula ou consistir em uma célula glandular completa ou parcial.

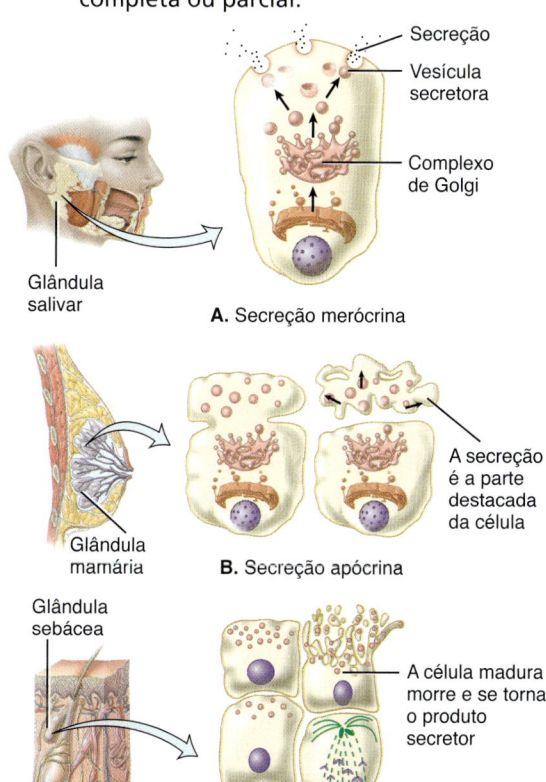

A que classe de glândulas pertencem as glândulas sebáceas? E as glândulas salivares?

membranas plasmática e intracelular. A célula que se desprende é substituída por uma nova célula. Um exemplo de glândula holócrina é a glândula sebácea da pele.

✓ **TESTE RÁPIDO**

7. Descreva as diversas organizações das camadas e os vários formatos das células do epitélio.
8. Que características são comuns a todos os tecidos epiteliais?
9. Qual é a relação entre a estrutura dos seguintes tipos de epitélio e suas funções: pavimentoso simples, cúbico simples, cilíndrico simples (não ciliado e ciliado), cilíndrico pseudoestratificado (não ciliado e ciliado), pavimentoso estratificado (queratinizado e não queratinizado), cúbico estratificado, cilíndrico estratificado e de transição?
10. Qual é a diferença entre glândulas endócrinas e glândulas exócrinas?
11. Cite as três classes funcionais de glândulas exócrinas e dê exemplos de cada uma.

3.5 Tecido conjuntivo

OBJETIVOS
- Descrever as características gerais do tecido conjuntivo
- Definir a estrutura, a localização e a função dos vários tipos de tecido conjuntivo.

O **tecido conjuntivo** é um dos tecidos mais abundantes e de distribuição mais ampla no corpo. Em suas muitas formas, o tecido conjuntivo tem várias funções:

- Une, sustenta e reforça outros tecidos do corpo
- Protege e isola os órgãos internos
- Compartimentaliza estruturas como os músculos esqueléticos
- O sangue, um tecido conjuntivo líquido, atua como o principal sistema de transporte no corpo

- O tecido adiposo é a localização primária das reservas de energia armazenadas
- É a principal origem das respostas imunes.

Características gerais do tecido conjuntivo

O tecido conjuntivo é formado por dois elementos básicos: matriz extracelular e células. A **matriz extracelular** do tecido conjuntivo é a substância entre suas células esparsas. A matriz extracelular consiste em *fibras de proteínas* e *substância fundamental*, o material entre as células e as fibras. As fibras extracelulares são secretadas pelas células do tecido conjuntivo e são responsáveis por muitas propriedades funcionais do tecido, além de controlarem o ambiente aquoso adjacente por meio de moléculas de proteoglicanas específicas (descritas a seguir). A estrutura da matriz extracelular determina grande parte das características do tecido. Por exemplo, na cartilagem a matriz extracelular é firme, porém flexível. Por outro lado, no osso a matriz extracelular é dura e inflexível.

Lembre-se de que, ao contrário do epitélio, o tecido conjuntivo geralmente não ocorre sobre as superfícies do corpo. Além disso, ao contrário do epitélio, o tecido conjuntivo é muito vascularizado, ou seja, tem um suprimento sanguíneo rico. As exceções incluem a cartilagem, que é avascular, e os tendões, cujo suprimento sanguíneo é escasso. Com exceção da cartilagem, o tecido conjuntivo, assim como o epitélio, é inervado.

Células do tecido conjuntivo

Células embrionárias denominadas células mesenquimais dão origem às células do tecido conjuntivo. Cada tipo principal de tecido conjuntivo contém uma classe imatura de células, cujo nome termina com *-blasto*, que significa "brotar". Essas células imaturas são denominadas *fibroblastos* no tecido conjuntivo frouxo e denso (descrito a seguir), *condroblastos* na cartilagem e *osteoblastos* no osso. Os blastos preservam a capacidade de divisão celular e secretam a matriz extracelular, que é característica do tecido. Em alguns tecidos conjuntivos, depois que a matriz extracelular é produzida, as células imaturas se diferenciam em células maduras, cujos nomes terminam com *-cito*, a saber, fibrócitos, condrócitos e osteócitos. As células maduras têm reduzida capacidade de divisão celular e de formação de matriz extracelular e atuam sobretudo no monitoramento e na manutenção da matriz extracelular.

As células do tecido conjuntivo variam de acordo com o tipo de tecido e incluem (Figura 3.8):

1. Os **fibroblastos** são grandes células planas com prolongamentos ramificados. São encontrados em todo o tecido conjuntivo geral e frequentemente são as mais numerosas.
2. Os **macrófagos** são fagócitos que se desenvolvem a partir dos monócitos, um tipo de leucócito. Os *macrófagos fixos* se localizam em tecidos específicos; entre os exemplos estão os macrófagos alveolares nos pulmões ou os macrófagos esplênicos no baço. Os *macrófagos migratórios* são capazes de se deslocar por todo o tecido e se reúnem em locais de infecção ou inflamação para realizar a fagocitose.
3. Os **plasmócitos** são encontrados em muitos locais no corpo, porém a maioria reside no tecido conjuntivo, sobretudo nos sistemas respiratório e digestório.
4. Os **mastócitos** participam da resposta inflamatória, a reação do corpo à lesão ou à infecção, e também podem se ligar às bactérias, fagocitá-las e destruí-las.
5. Os **adipócitos** são células do tecido conjuntivo que armazenam triglicerídios (gorduras). São encontrados abaixo da pele e em torno de órgãos como o coração e os rins.
6. Os **leucócitos** não são encontrados em quantidade significativa no tecido conjuntivo normal. Entretanto, em resposta a determinadas condições, migram do sangue para o tecido conjuntivo. Por exemplo, os *neutrófilos* se aglomeram em locais de infecção, e os *eosinófilos* migram para locais de invasões parasitárias e de reações alérgicas.

Matriz extracelular de tecido conjuntivo

Cada tipo de tecido conjuntivo tem propriedades exclusivas, de acordo com o material extracelular específico entre as células. A matriz extracelular tem dois componentes principais: (1) a substância fundamental e (2) as fibras.

Substância fundamental

Como mencionado anteriormente, a **substância fundamental** é o componente de um tecido conjuntivo entre as células e as fibras. A substância fundamental pode ser líquida, semilíquida, gelatinosa ou calcificada. Sustenta e une as células, armazena água e constitui um meio para troca de substâncias entre o sangue e as células. Tem participação ativa no modo como os tecidos se desenvolvem, migram, proliferam e mudam de formato e na maneira como desempenham suas funções metabólicas.

A substância fundamental contém água e várias grandes moléculas orgânicas, muitas das quais são combinações complexas de polissacarídios e proteínas. Os polissacarídios incluem ácido hialurônico, sulfato de condroitina, sulfato de dermatana e sulfato de queratano. Coletivamente, são denominadas **glicosaminoglicanas (GAG)**. Com exceção do ácido hialurônico, as GAG estão associadas a proteínas denominadas **proteoglicanas**. As proteoglicanas formam uma proteína central e as GAG se projetam da proteína como as cerdas de uma escova. Uma das propriedades mais importantes das GAG é que elas captam água, tornando a substância fundamental mais gelatinosa.

O **ácido hialurônico** é uma substância viscosa e escorregadia que mantém as células unidas, lubrifica as articulações sinoviais e ajuda a manter a forma do bulbo do olho. Os leucócitos, os espermatozoides e algumas bactérias produzem *hialuronidase*, enzima que decompõe o ácido hialurônico e, portanto, torna mais líquida a substância fundamental do tecido conjuntivo. A capacidade de produzir hialuronidase ajuda os leucócitos a atravessarem com mais facilidade o tecido conjuntivo para chegar aos locais de infecção, além de auxiliar a penetração do espermatozoide no oócito durante a fertilização. É responsável ainda pela rápida dispersão de bactérias no tecido

Figura 3.8 Células e fibras representativas do tecido conjuntivo.

Em geral, os fibroblastos são as células mais numerosas do tecido conjuntivo.

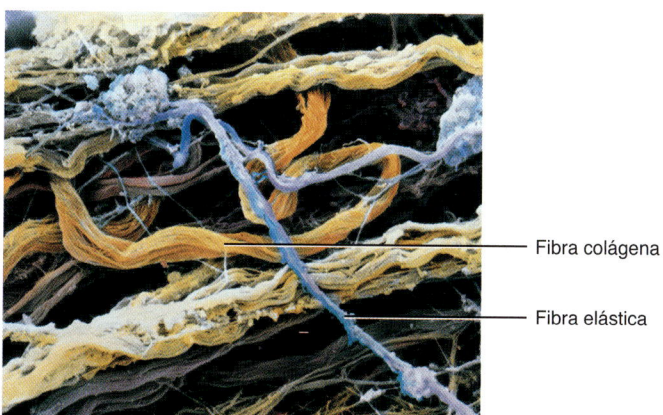

As **fibras reticulares** são compostas de colágeno e glicoproteínas. Proporcionam sustentação nas paredes dos vasos sanguíneos e formam redes ramificadas ao redor de várias células (adiposas, musculares lisas e nervosas).

Os **fibroblastos** são grandes células planas que se movem no tecido conjuntivo e secretam fibras e substância fundamental.

As **fibras colágenas** são feixes fortes e flexíveis de colágeno, a proteína mais abundante no corpo.

Os **macrófagos** se desenvolvem a partir dos monócitos e destroem bactérias e resíduos celulares por fagocitose.

Os **mastócitos** são abundantes ao longo dos vasos sanguíneos. Produzem histamina, que dilata os pequenos vasos sanguíneos durante a inflamação e destrói bactérias.

As **fibras elásticas** são fibras distensíveis, porém fortes, constituídas de proteínas, elastina e fibrilina. São encontradas na pele, nos vasos sanguíneos e no tecido pulmonar.

Os **plasmócitos** se desenvolvem a partir de linfócitos B. Eles secretam anticorpos que atacam e neutralizam substâncias estranhas.

Os **adipócitos** ou células adiposas armazenam gorduras. Eles são encontrados abaixo da pele e ao redor dos órgãos (coração e rim).

Os **eosinófilos** são leucócitos que migram para locais de parasitoses e reações alérgicas.

Os **neutrófilos** são leucócitos que migram para locais de infecção e destroem micróbios por fagocitose.

A **substância fundamental** é o material entre células e fibras. É constituída de água e moléculas orgânicas (ácido hialurônico, sulfato de condroitina e glicosamina). Sustenta e une as células e fibras, além de propiciar um meio para troca de substâncias entre o sangue e as células.

Fibra colágena
Fibra elástica

Prof. P.M. Mott/Science Source Images
MEV 6.140×

 Qual é a função dos fibroblastos?

conjuntivo. O **sulfato de condroitina** proporciona sustentação e adesividade na cartilagem, nos ossos, na pele e nos vasos sanguíneos. A pele, os tendões, os vasos sanguíneos e as valvas cardíacas contêm **sulfato de dermatana**; o osso, a cartilagem e a córnea contêm **sulfato de queratano**. Na substância fundamental são encontradas também as **proteínas de adesão**, responsáveis pela união dos componentes da substância fundamental entre si e com a superfície das células. A principal proteína de adesão do tecido conjuntivo é a **fibronectina**, que se liga tanto às fibras de colágeno (apresentadas a seguir) quanto à substância fundamental, unindo-as umas às outras. A fibronectina também une células à substância fundamental.

CORRELAÇÃO CLÍNICA | Sulfato de condroitina, glicosamina e doença articular

Nos últimos anos, o **sulfato de condroitina** e a **glicosamina** (uma proteoglicana) foram usados como suplementos nutricionais, isolados ou em combinação, para promover e manter a estrutura e a função da cartilagem articular, aliviar a dor da osteoartrite e reduzir a inflamação articular. Embora esses suplementos tenham beneficiado alguns indivíduos com osteoartrite moderada a grave, o benefício é mínimo em casos menos graves. É necessário pesquisar mais para verificar como eles atuam e por que são úteis para algumas pessoas e para outras não.

Fibras

Três tipos de **fibras** estão inseridas na matriz extracelular entre as células: fibras colágenas, fibras elásticas e fibras reticulares (Figura 3.8). Elas reforçam e sustentam o tecido conjuntivo.

As **fibras colágenas** são muito fortes e resistentes à tração ou ao estiramento, mas não são rígidas, o que favorece a flexibilidade do tecido. As propriedades dos diferentes tipos de fibras colágenas variam de tecido para tecido. Por exemplo, as fibras colágenas encontradas na cartilagem e no osso formam diferentes associações com as moléculas adjacentes. Em consequência dessas associações, as fibras colágenas na cartilagem são circundadas por mais moléculas de água do que as fibras no osso, o que dá à cartilagem maior efeito de amortecimento. Com frequência, as fibras colágenas ocorrem em feixes (ver Tabela 3.5, tecido conjuntivo regular denso). A disposição em feixe aumenta a resistência à tração do tecido. A composição química das fibras colágenas é o *colágeno*, a proteína mais abundante no corpo, que representa cerca de 25% do total. As fibras colágenas são encontradas na maioria dos tipos de tecido conjuntivo, sobretudo no osso, na cartilagem, nos tendões (que fixam o músculo ao osso) e nos ligamentos (que fixam o osso ao osso).

CORRELAÇÃO CLÍNICA | *Entorse*

Apesar de sua força, os ligamentos podem ser tensionados além da capacidade normal. A consequência é a **entorse**, o estiramento ou ruptura de um ligamento. A entorse é mais frequente na articulação talocrural (tornozelo). Em vista do precário suprimento sanguíneo, o processo de cicatrização, até mesmo na ruptura parcial do ligamento, é muito lento; a ruptura total do ligamento requer reparo cirúrgico.

As **fibras elásticas**, que têm um diâmetro menor que as fibras colágenas, se ramificam e se unem, com a formação de uma rede fibrosa no interior do tecido. A fibra elástica é formada por moléculas da proteína *elastina* circundada por *fibrilina*, uma glicoproteína, que aumenta a força e a estabilidade. Em razão da estrutura molecular exclusiva, as fibras elásticas são fortes, mas é possível estirá-las até 150% de seu comprimento relaxado sem que se rompam. Igualmente importante, as fibras elásticas são capazes de retornar à forma original após o estiramento, uma propriedade denominada *elasticidade*. As fibras elásticas são abundantes na pele, nas paredes dos vasos sanguíneos e no tecido pulmonar.

As **fibras reticulares**, constituídas de delgados feixes de *colágeno* recobertos de glicoproteína, propiciam sustentação às paredes dos vasos sanguíneos e formam uma rede em torno das células em alguns tecidos, como o tecido conjuntivo areolar, o tecido adiposo, as fibras nervosas e o tecido muscular liso. Produzidas por fibroblastos, as fibras reticulares são muito mais finas do que as fibras colágenas e formam redes ramificadas. Assim como as fibras colágenas, as fibras reticulares proporcionam suporte e força. As fibras reticulares são abundantes no tecido conjuntivo reticular, que forma o **estroma** ou estrutura de sustentação de muitos órgãos, como o baço e os linfonodos. Essas fibras também ajudam a formar a membrana basal.

Classificação do tecido conjuntivo

Em virtude da diversidade de células e matriz extracelular e das diferenças em suas proporções relativas, a classificação do tecido conjuntivo nem sempre é clara e existem diversas classificações. Nós oferecemos o seguinte esquema de classificação:

I. Tecido conjuntivo embrionário
   A. Mesênquima
   B. Tecido conjuntivo mucoso (mucoide)

II. Tecido conjuntivo maduro
   A. Tecido conjuntivo propriamente dito
      1. Tecido conjuntivo frouxo
         a. Tecido conjuntivo areolar
         b. Tecido adiposo
         c. Tecido conjuntivo reticular
      2. Tecido conjuntivo denso
         a. Tecido conjuntivo denso modelado
         b. Tecido conjuntivo denso não modelado
         c. Tecido conjuntivo elástico
   B. Tecido conjuntivo de sustentação
      1. Cartilagem
         a. Cartilagem hialina
         b. Fibrocartilagem
         c. Cartilagem elástica
      2. Tecido ósseo
         a. Osso compacto
         b. Osso esponjoso
   C. Tecido conjuntivo líquido
      1. Sangue
      2. Linfa.

Antes de avaliar em detalhes cada tecido conjuntivo, convém descrever a base geral do esquema de classificação que estamos usando. O **tecido conjuntivo embrionário** é o tecido conjuntivo existente no embrião ou feto. O **tecido conjuntivo maduro** é o tecido conjuntivo existente após ao nascimento e que persiste por toda a vida. Uma classe de tecido conjuntivo maduro é o **tecido conjuntivo propriamente dito**, que é flexível e contém substância fundamental viscosa com muitas fibras. Uma segunda classe de tecido conjuntivo maduro é o **tecido conjuntivo de sustentação**, que protege e sustenta os tecidos moles do corpo. A terceira classe de tecido conjuntivo maduro é o **tecido conjuntivo líquido**, o que significa que a matriz extracelular é líquida.

Tecido conjuntivo embrionário

Observe que nosso esquema de classificação tem duas subclasses principais de tecido conjuntivo: embrionário e maduro. Existem dois tipos de **tecido conjuntivo embrionário**: *mesênquima* e *tecido conjuntivo mucoso*. O mesênquima está presente principalmente no *embrião*, o ser humano em desenvolvimento desde a fertilização até o fim da oitava semana de gestação. O tecido conjuntivo mucoso é encontrado no *feto*, o ser humano em desenvolvimento a partir da nona semana de gestação (Tabela 3.3).

Tecido conjuntivo maduro

O primeiro tipo de tecido conjuntivo maduro que abordaremos é o tecido conjuntivo propriamente dito.

TABELA 3.3

Tecido conjuntivo embrionário.

A. MESÊNQUIMA

Descrição: consiste em células mesenquimais de formato irregular, inseridas em substância fundamental semilíquida que contém delicadas fibras reticulares.

Localização: encontrado quase exclusivamente no embrião, sob a pele e ao longo dos ossos em desenvolvimento; algumas células mesenquimais são encontradas no tecido conjuntivo adulto, sobretudo ao longo dos vasos sanguíneos.

Função: forma quase todos os outros tipos de tecido conjuntivo.

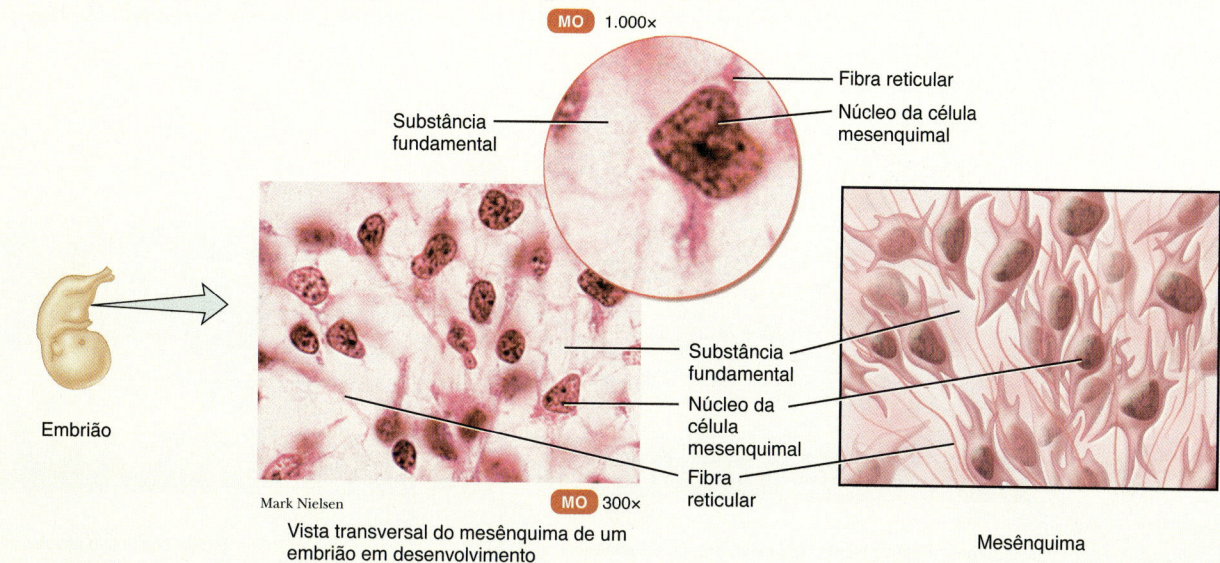

B. TECIDO CONJUNTIVO MUCOSO (MUCOIDE)

Descrição: composto de fibroblastos esparsos inseridos em uma substância fundamental gelatinosa e viscosa que contém fibras colágenas finas.

Localização: cordão umbilical do feto.

Função: sustentação.

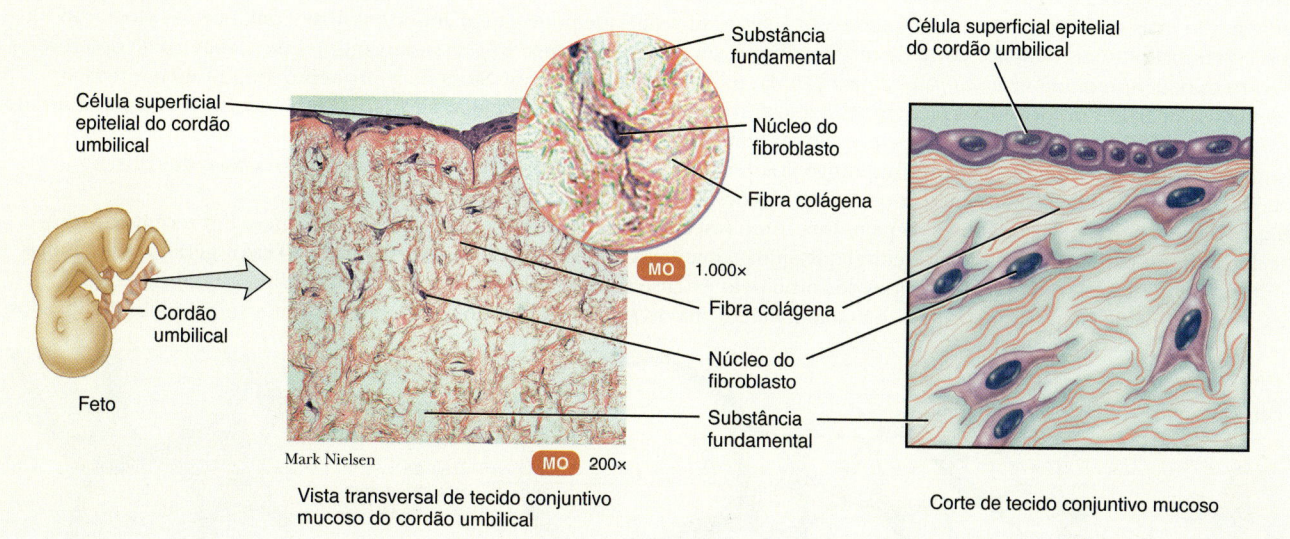

Tecido conjuntivo propriamente dito

Esse tipo de tecido conjuntivo é flexível e contém uma substância fundamental viscosa com muitas fibras.

TECIDO CONJUNTIVO FROUXO. As fibras de **tecido conjuntivo frouxo** (Tabela 3.4) estão *frouxamente* dispostas entre as células. Os tipos de tecido conjuntivo frouxo são o tecido conjuntivo areolar, o tecido adiposo e o tecido conjuntivo reticular.

TECIDO CONJUNTIVO DENSO. O **tecido conjuntivo denso** é um segundo tipo de tecido conjuntivo propriamente dito que contém mais fibras, que são mais espessas e mais *densas*, mas tem consideravelmente menos células que o tecido conjuntivo frouxo. Existem três tipos: **tecido conjuntivo denso modelado**, **tecido conjuntivo denso não modelado** e **tecido conjuntivo elástico** (Tabela 3.5).

TABELA 3.4
Tecido conjuntivo maduro: tecido conjuntivo propriamente dito – tecido conjuntivo frouxo.

A. TECIDO CONJUNTIVO AREOLAR

Descrição: consiste em fibras (colágenas, elásticas e reticulares) organizadas aleatoriamente e diversos tipos de células (fibroblastos, macrófagos, plasmócitos, adipócitos, mastócitos e alguns leucócitos) incorporados a uma substância fundamental semilíquida (ácido hialurônico, sulfato de condroitina, sulfato de dermatana e sulfato de queratano).

Localização: um dos tecidos conjuntivos mais amplamente distribuídos no corpo, é encontrado na tela subcutânea profundamente à pele; na região papilar (superficial) da derme; na lâmina própria das túnicas mucosas; e em torno dos vasos sanguíneos, nervos e órgãos do corpo. É conhecido como "material de embalagem" do corpo pois é encontrado no interior e ao redor de quase todas as estruturas do corpo.

Função: força, elasticidade e sustentação.

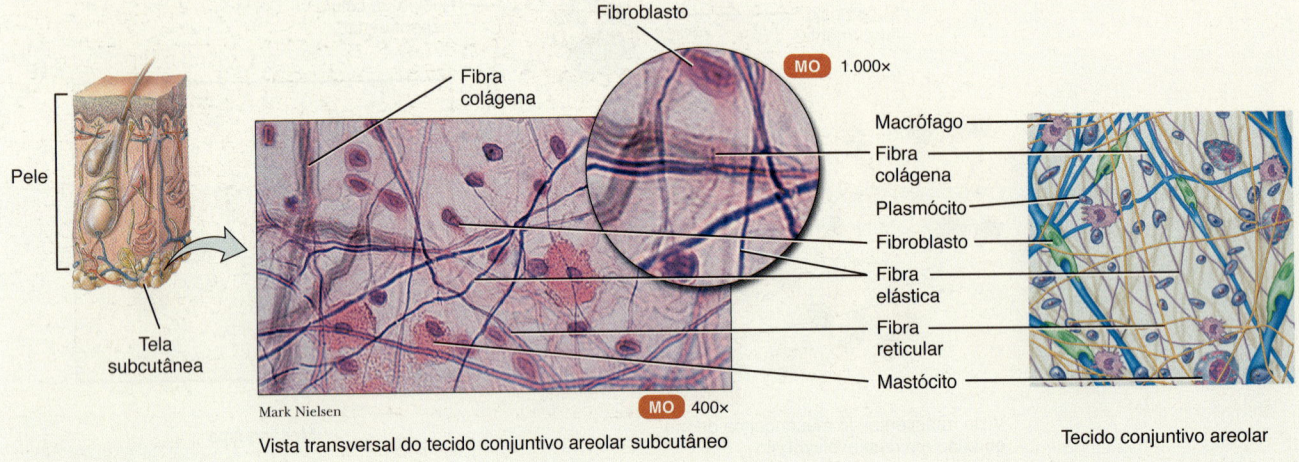

Vista transversal do tecido conjuntivo areolar subcutâneo

Tecido conjuntivo areolar

B. TECIDO ADIPOSO

Descrição: as células do tecido adiposo, denominadas *adipócitos*, são especializadas no armazenamento de triglicerídios (gorduras) como uma grande gotícula de gordura localizada centralmente. Como as células são completamente preenchidas por uma única grande gotícula de triglicerídio, o citoplasma e o núcleo são empurrados para a periferia da célula. À medida que a pessoa ganha peso, aumenta a quantidade de tecido adiposo e se formam novos vasos sanguíneos. Portanto, uma pessoa obesa tem muito mais vasos sanguíneos que uma pessoa magra, situação que pode causar hipertensão arterial, porque o coração precisa trabalhar mais. A maior parte do tecido adiposo em adultos é do *tipo adiposo branco*, o tipo que acabamos de descrever. Outro tipo, denominado *tecido adiposo marrom* (TAM), tem cor mais escura por causa do suprimento sanguíneo muito rico, além de numerosas mitocôndrias pigmentadas que participam da respiração celular aeróbica. Embora o TAM seja generalizado no feto e no lactente, há apenas uma pequena quantidade nos adultos.

Localização: onde quer que haja tecido conjuntivo areolar. Tela subcutânea sob a pele, em torno do coração e dos rins, na medula óssea amarela e coxins em torno das articulações e atrás do bulbo do olho, na órbita.

Função: reduz a perda de calor através da pele, atua como reserva de energia e sustenta e protege os órgãos. Em recém-nascidos, o tecido adiposo pardo gera calor considerável que ajuda a manter a temperatura corporal adequada. O calor gerado pelas muitas mitocôndrias é transferido a outros tecidos do corpo pelo extenso suprimento sanguíneo. O tecido adiposo também é uma excelente fonte de células-tronco, que são usadas na medicina do rejuvenescimento para reparar ou substituir tecidos danificados.

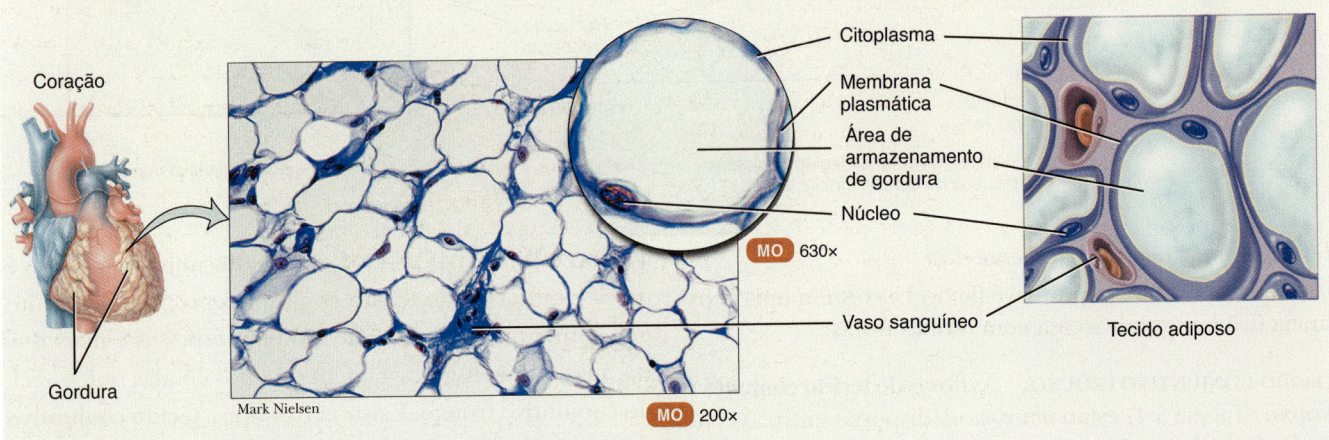

Vista transversal do tecido adiposo mostrando adipócitos da gordura branca e detalhes de um adipócito.

Tecido adiposo

Tecido conjuntivo maduro: tecido conjuntivo propriamente dito – tecido conjuntivo frouxo.

C. TECIDO CONJUNTIVO RETICULAR

Descrição: consiste em uma rede entrelaçada delicada de fibras reticulares (forma fina de fibras colágenas) e células reticulares.
Localização: estroma (estrutura de sustentação) do fígado, baço e linfonodos; medula óssea vermelha, que dá origem às células sanguíneas; lâmina reticular da membrana basal; e em torno de vasos sanguíneos e músculos.
Função: forma o estroma dos órgãos; une as células do tecido muscular liso; filtra e remove as células sanguíneas senescentes no baço e micróbios nos linfonodos.

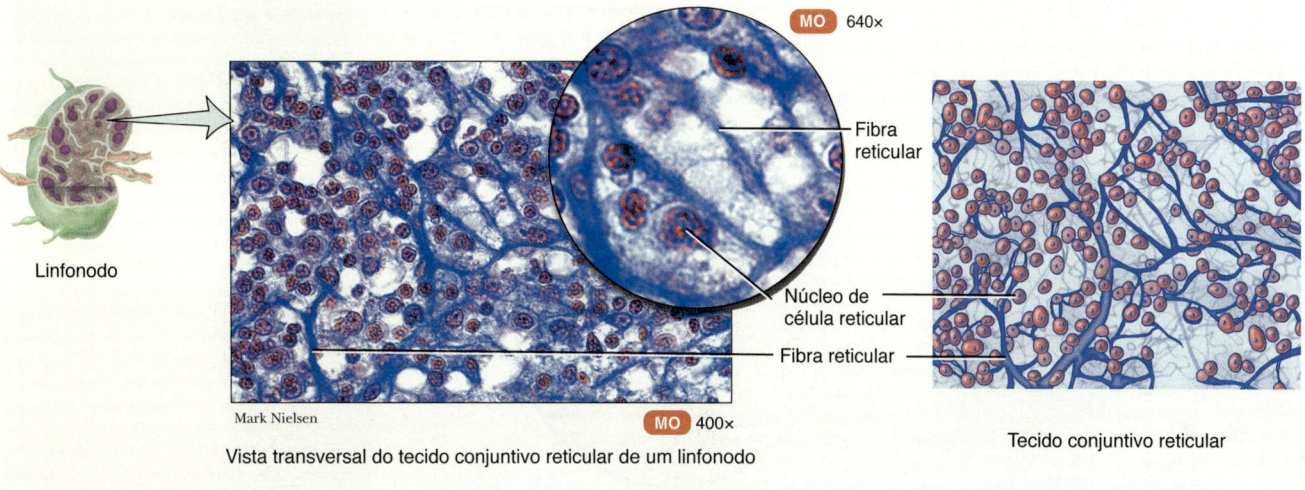

Linfonodo

MO 640×

Fibra reticular

Núcleo de célula reticular

Fibra reticular

Mark Nielsen

MO 400×

Vista transversal do tecido conjuntivo reticular de um linfonodo

Tecido conjuntivo reticular

CORRELAÇÃO CLÍNICA | Síndrome de Marfan

A **síndrome de Marfan** é um distúrbio hereditário causado por defeito no gene da fibrilina, cuja consequência é o desenvolvimento anormal de fibras elásticas. Tecidos ricos em fibras elásticas são malformados ou enfraquecidos. As estruturas mais afetadas são a camada de revestimento dos ossos (periósteo), o ligamento que suspende a lente do olho e as paredes das grandes artérias. Pessoas com síndrome de Marfan tendem a ser altas e têm braços, pernas, dedos das mãos e dos pés desproporcionalmente longos. Um sintoma comum é o borramento visual, causado pela luxação da lente do olho. A complicação mais ameaçadora à vida na síndrome de Marfan é o enfraquecimento da aorta (a principal artéria que emerge do coração), que pode se romper subitamente.

Tecido conjuntivo de sustentação

Esse tipo de tecido conjuntivo maduro inclui cartilagem e osso.

CARTILAGEM. A **cartilagem** é formada por uma densa rede de fibras colágenas e elásticas firmemente alojadas em sulfato de condroitina, um componente gelatinoso da substância fundamental. A cartilagem resiste à tensão consideravelmente maior que os tecidos conjuntivos frouxo e denso. A resistência à tensão da cartilagem se deve às fibras colágenas. A *resistência à tensão* é a força máxima a que pode resistir ao ser estirada ou tracionada. A *resiliência* da cartilagem (capacidade de voltar ao formato original após deformação) e a resistência à compressão se devem ao sulfato de condroitina. A *resistência à compressão* é a força máxima a que consegue resistir ao ser esmagada ou comprimida.

Como outros tecidos conjuntivos, a cartilagem tem poucas células e grande quantidade de matriz extracelular. Entretanto, difere de outros tecidos conjuntivos por não ter nervos nem vasos sanguíneos na matriz extracelular. É interessante notar que a cartilagem não tem suprimento sanguíneo, porque secreta um *fator antiangiogênese*, substância que impede o surgimento de vasos sanguíneos. Em virtude dessa propriedade, o fator antiangiogênese está sendo estudado como um possível tratamento contra o câncer: se for possível impedir que as células cancerosas promovam o surgimento de novos vasos sanguíneos, pode-se diminuir ou até mesmo interromper sua rápida divisão celular e expansão.

As células da cartilagem madura, denominadas **condrócitos**, existem isoladamente ou em grupos nas *lacunas*, espaços na matriz extracelular. O **pericôndrio**, um revestimento de tecido conjuntivo denso não modelado, envolve a superfície da maioria das cartilagens, contém vasos sanguíneos e nervos e é o local de origem de novas células cartilaginosas. Como a cartilagem não tem suprimento sanguíneo, sua cicatrização após uma lesão é precária.

As células e o colágeno alojados na matriz extracelular da cartilagem formam um material firme e forte, resistente à tensão (estiramento), à compressão e ao cisalhamento (tração em sentidos opostos). O sulfato de condroitina na matriz extracelular é o principal responsável pela resiliência e resistência à compressão da cartilagem. Em virtude dessas propriedades, a cartilagem tem importante função como tecido de sustentação no corpo. É também precursora do osso e forma quase todo o esqueleto embrionário. Embora o osso substitua gradualmente

TABELA 3.5

Tecido conjuntivo maduro: tecido conjuntivo propriamente dito – tecido conjuntivo denso.

A. TECIDO CONJUNTIVO DENSO MODELADO

Descrição: a matriz extracelular tem aparência branca e brilhante. Consiste principalmente em fibras colágenas *regularmente* dispostas em feixes, com fibroblastos em fileiras entre os feixes. As fibras colágenas não são estruturas vivas (são estruturas proteicas secretadas pelos fibroblastos); como os tendões e os ligamentos têm pouquíssimos vasos sanguíneos, apresentam cicatrização lenta após uma lesão.

Localização: forma tendões (fixam os músculos aos ossos), a maioria dos ligamentos (fixam os ossos a outros ossos) e aponeuroses (tendões laminados, que fixam músculos a outros músculos ou a ossos).

Função: propicia forte ligação entre várias estruturas. A estrutura tecidual resiste à tração (tensão) ao longo do eixo longitudinal das fibras.

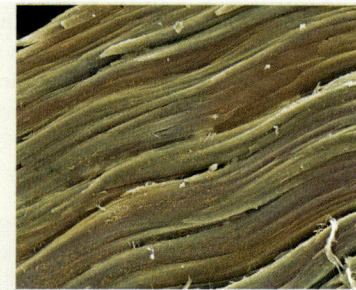
Steve Gschmeissner/Getty Images — MEV
Fibras colágenas

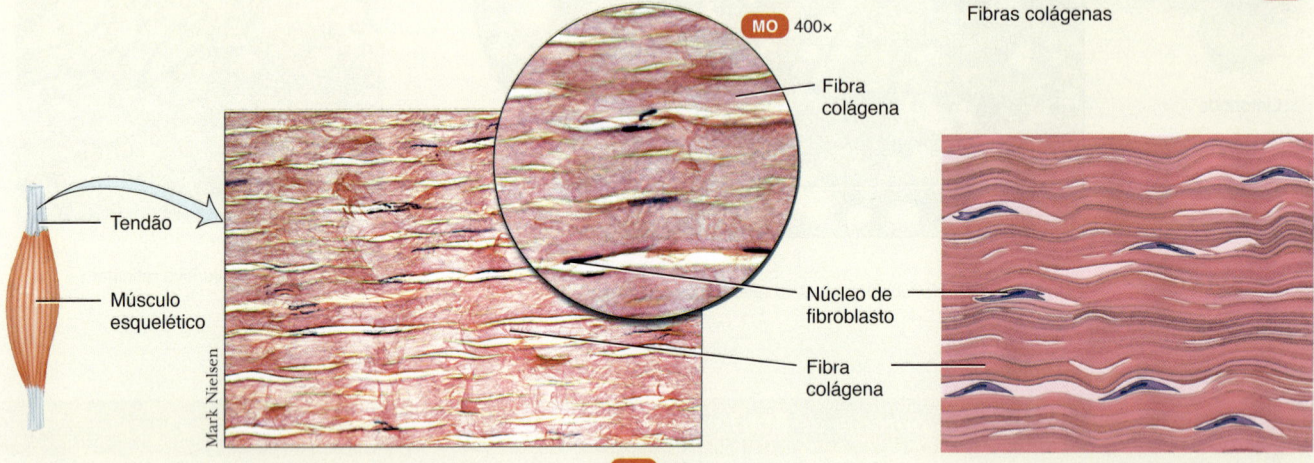

Vista transversal do tecido conjuntivo denso modelado de um tendão

Tecido conjuntivo denso modelado

B. TECIDO CONJUNTIVO DENSO NÃO MODELADO

Descrição: contém malhas entrelaçadas e firmemente justapostas de fibras colágenas que estão, em geral, dispostas *irregularmente*.

Localização: com frequência, esse tecido se apresenta em lâminas, como as fáscias (tecidos sob a pele e em torno de músculos e outros órgãos), região reticular (mais profunda) da derme cutânea, pericárdio fibroso do coração, periósteo dos ossos, pericôndrio da cartilagem, cápsulas articulares, cápsulas membranáceas em torno de vários órgãos (rins, fígado, testículos e linfonodos). É encontrado também nas valvas cardíacas.

Função: propicia resistência à tração em muitas direções.

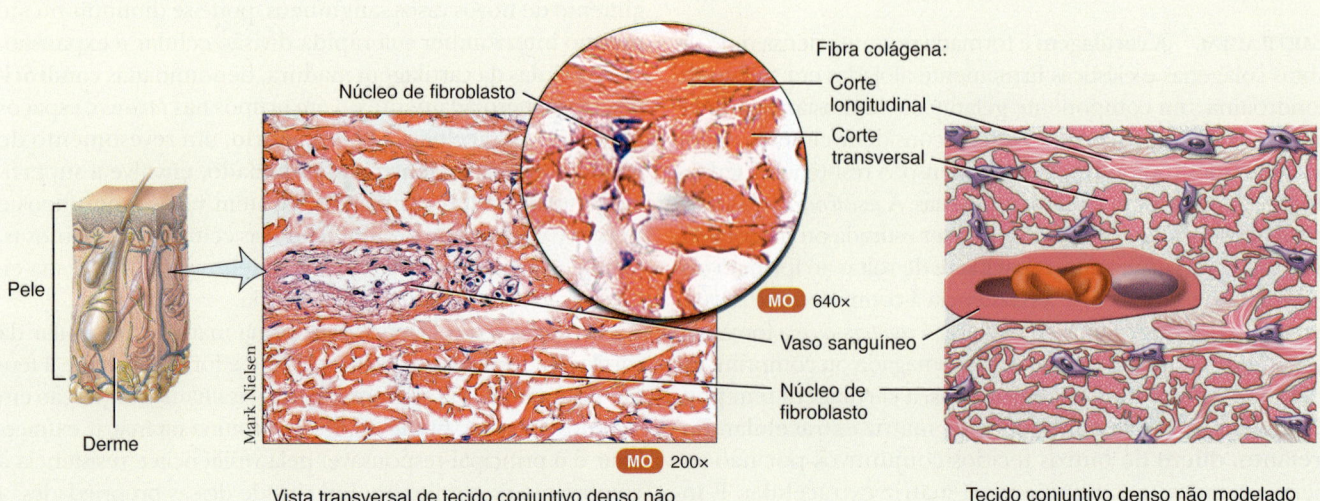

Vista transversal de tecido conjuntivo denso não modelado da região reticular da derme

Tecido conjuntivo denso não modelado

Tecido conjuntivo maduro: tecido conjuntivo propriamente dito – tecido conjuntivo denso.

C. TECIDO CONJUNTIVO ELÁSTICO

Descrição: consiste predominantemente em fibras elásticas com fibroblastos nos espaços entre as fibras. O tecido não corado tem cor amarelada.

Localização: tecido pulmonar, paredes das artérias elásticas, traqueia, brônquios, pregas vocais, ligamentos suspensores do pênis e alguns ligamentos entre as vértebras.

Função: permite o estiramento de diversos órgãos. O tecido conjuntivo elástico é bastante forte e volta à forma original após o estiramento. A elasticidade é importante para o funcionamento normal do tecido pulmonar, que se retrai quando expiramos, e das artérias elásticas que se retraem entre as contrações cardíacas para ajudar a manter o fluxo sanguíneo.

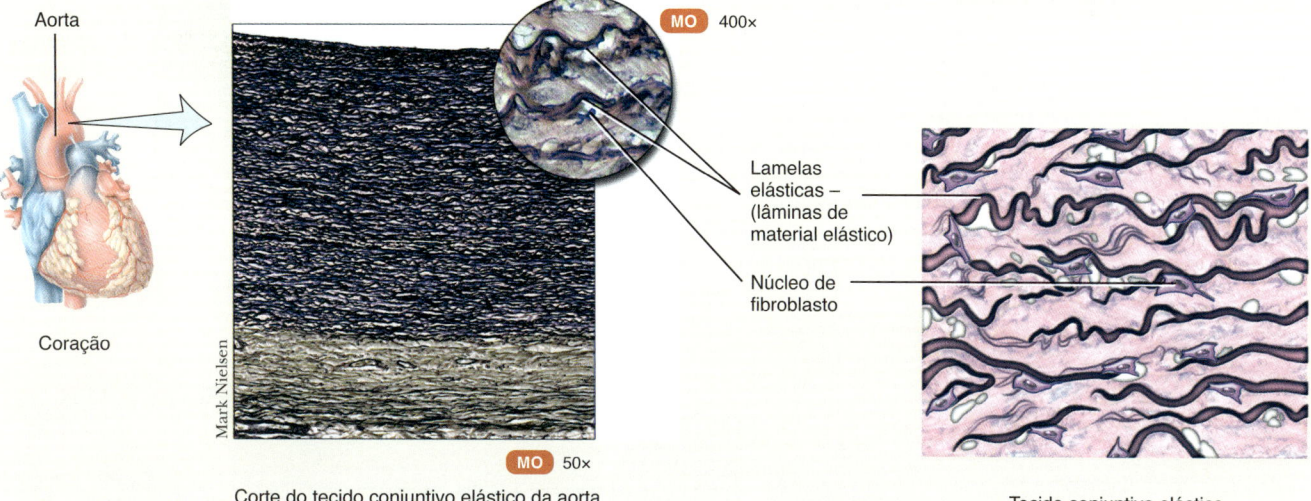

Corte do tecido conjuntivo elástico da aorta

Tecido conjuntivo elástico

CORRELAÇÃO CLÍNICA | *Lipoaspiração e criolipólise*

O procedimento cirúrgico conhecido como **lipoaspiração** ou *lipectomia por aspiração* é a aspiração de pequenas quantidades de tecido adiposo de várias regiões do corpo. Em um dos tipos de lipoaspiração, o cirurgião faz uma incisão na pele e remove a gordura por meio de cânula (tubo de aço inoxidável) com o auxílio de uma potente unidade de pressão a vácuo que aspira a gordura. É possível usar também ultrassom e *laser* para liquefazer a gordura antes de sua retirada. A técnica pode ser usada como um procedimento de lipoescultura em regiões como coxas, nádegas, braços, mamas e abdome, assim como para transferir gordura para outra região do corpo. Entre as possíveis complicações pós-cirúrgicas estão a entrada de gordura nos vasos sanguíneos rompidos durante o procedimento e consequente obstrução do fluxo sanguíneo, a infecção, a perda de sensibilidade local, a depleção de volume, a lesão de estruturas internas e a dor pós-operatória intensa.

Existem vários tipos de lipoaspiração. Um deles é conhecido como *lipoaspiração tumescente*, na qual se injetam grandes volumes de líquido durante o procedimento, o que causa a ingurgitação ou tumefação da área a ser tratada (tumescente). Essa técnica aumenta o espaço entre a pele e a tela subcutânea, ajuda a separar os adipócitos e facilita a movimentação da cânula através da gordura. Outra opção é a *lipoaspiração assistida por ultrassom (LAU)*. Nesse procedimento, uma cânula especial emite ondas sonoras de alta frequência que liquefazem os adipócitos, e o líquido é retirado por aspiração. Em outro tipo de lipoaspiração, a *lipoaspiração assistida por laser*, uma cânula especial emite energia *laser* que liquefaz os adipócitos, e o líquido é retirado por aspiração.

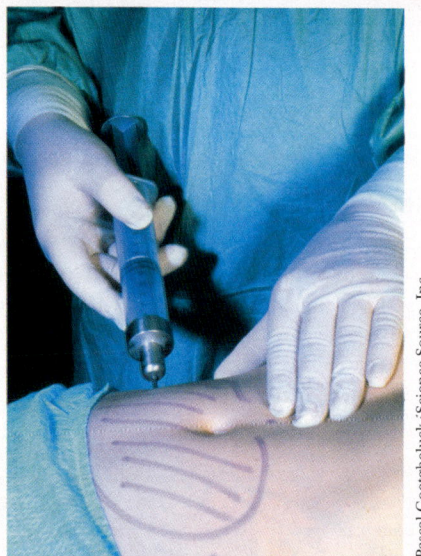

Lipoaspiração abdominal

A **criolipólise** ou *escultura a frio* é a destruição de adipócitos pela aplicação externa de resfriamento controlado. Como a cristalização da gordura é mais rápida que a do tecido adiposo adjacente, a baixa temperatura destrói os adipócitos, mas poupa as células nervosas, os vasos sanguíneos e outras estruturas. A apoptose (morte geneticamente programada) se inicia alguns dias após o procedimento e as células de gordura são removidas em alguns meses.

a cartilagem durante o desenvolvimento, a cartilagem persiste após o nascimento nas placas de crescimento (lâminas epifisiais) que possibilitam o aumento de comprimento dos ossos durante os anos de crescimento (ver Seção 6.7). A cartilagem também persiste durante toda a vida, como nas superfícies articulares lubrificadas da maioria das articulações (ver Capítulo 9).

Existem três tipos de cartilagem: **cartilagem hialina**, **fibrocartilagem** e **cartilagem elástica** (Tabela 3.6).

TABELA 3.6

Tecido conjuntivo maduro: tecido conjuntivo de sustentação – cartilagem.

A. CARTILAGEM HIALINA

Descrição: a cartilagem hialina contém um gel resiliente como substância fundamental e sua aparência no corpo é de uma substância brilhante branco-azulada (pode ser corada de rosa ou lilás quando preparada para exame microscópico). As fibras colágenas finas não são visíveis com técnicas de coloração comuns, e condrócitos proeminentes são encontrados nas lacunas. A maior parte da cartilagem hialina é circundada por um pericôndrio. As exceções são a cartilagem articular e as cartilagens epifisárias (as regiões de crescimento ósseo dos ossos longos).

Localização: é a cartilagem mais abundante no corpo, encontrada nas extremidades dos ossos longos, extremidades anteriores das costelas, nariz, partes da laringe, traqueia, brônquios e esqueletos fetal e embrionário.

Função: forma superfícies lisas para movimento nas articulações, além de promover flexibilidade e sustentação. É a mais fraca dos três tipos de cartilagem e pode ser fraturada.

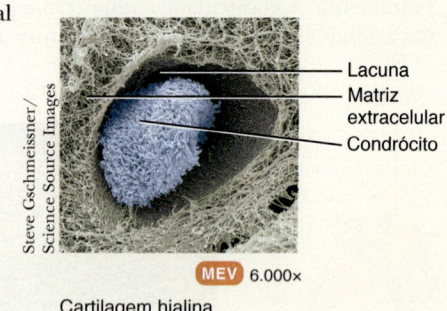

Cartilagem hialina

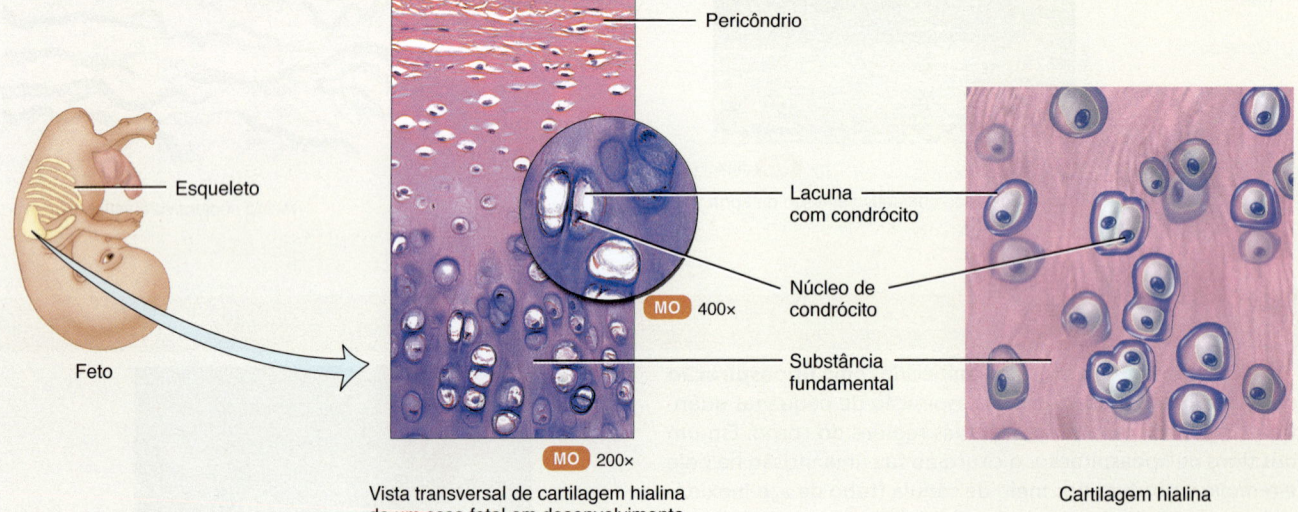

B. FIBROCARTILAGEM

Descrição: os condrócitos estão espalhados entre feixes espessos e nitidamente visíveis de fibras colágenas na matriz extracelular da fibrocartilagem. A fibrocartilagem não tem pericôndrio.

Localização: sínfise púbica (ponto de união dos ossos do quadril anteriormente), discos intervertebrais (discos entre vértebras), meniscos (coxins de cartilagem) do joelho e partes de tendões que se inserem na cartilagem.

Função: sustentação e união das estruturas. Com uma combinação de força e rigidez, é o mais forte dos três tipos de cartilagem.

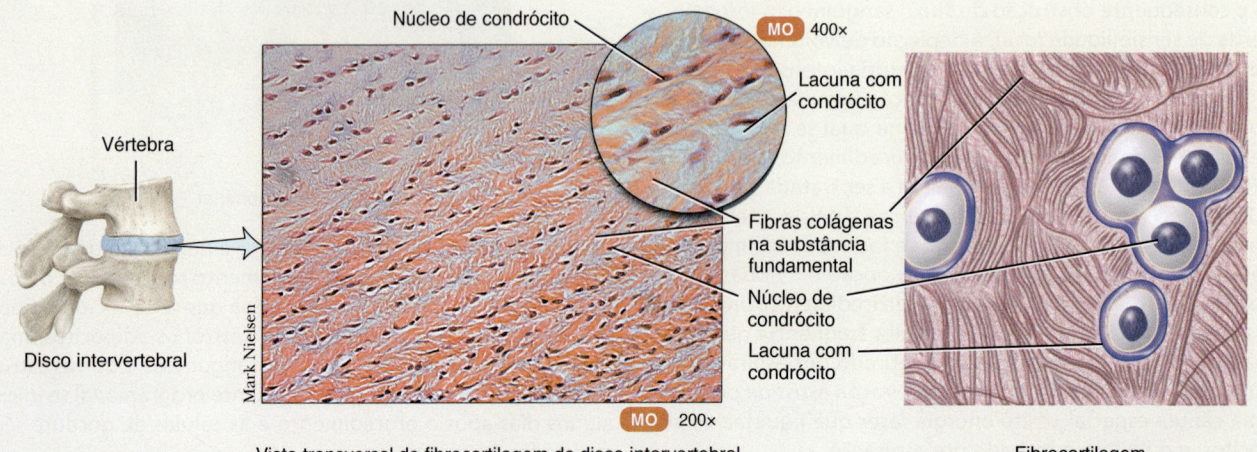

Tecido conjuntivo maduro: tecido conjuntivo de sustentação – cartilagem.

C. CARTILAGEM ELÁSTICA

Descrição: consiste em condrócitos localizados em uma rede filiforme de fibras elásticas na matriz extracelular. Há um pericôndrio.
Localização: cobertura na parte superior da laringe (epiglote), parte da orelha externa e tubas auditivas.
Função: proporciona força e elasticidade e mantém o formato de determinadas estruturas.

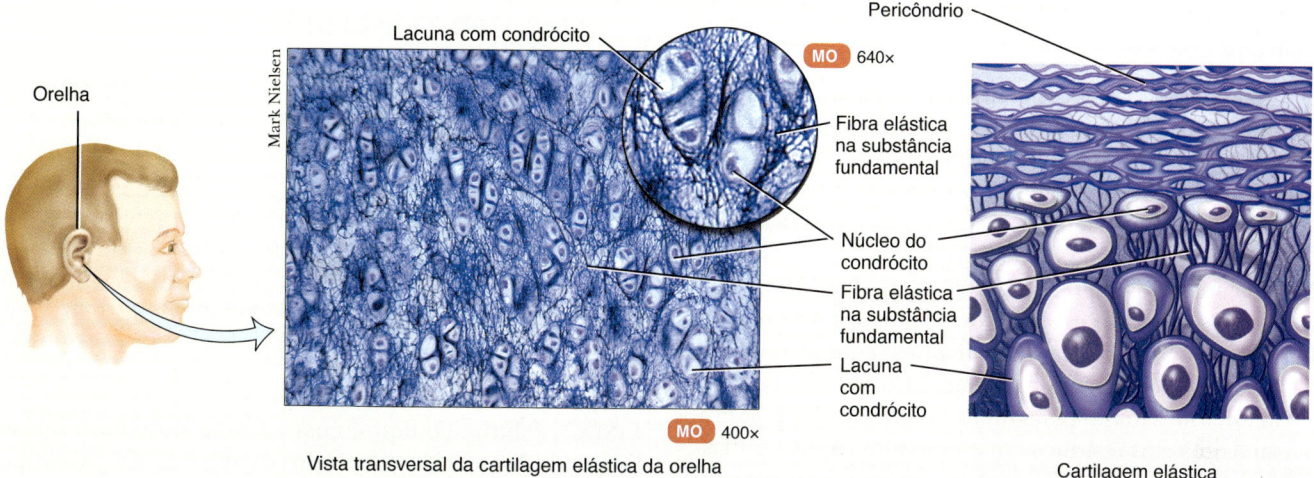

Vista transversal da cartilagem elástica da orelha

Cartilagem elástica

TECIDO ÓSSEO. Cartilagem, articulações e ossos formam o sistema esquelético, que sustenta os tecidos moles, protege estruturas delicadas e atua em conjunto com os músculos esqueléticos na geração de movimento. Os ossos (Tabela 3.7) armazenam cálcio e fósforo; abrigam a medula óssea vermelha, que produz células sanguíneas; e contêm medula óssea

TABELA 3.7

Tecido conjuntivo maduro: tecido conjuntivo de sustentação – tecido ósseo.

OSSO COMPACTO

Descrição: A unidade básica da substância compacta é o ósteon (sistema de Havers), que contém lamelas, lacunas, osteócitos, canalículos e canais centrais (de Havers) (ver adiante). Por sua vez, o tecido esponjoso (ver Figura 6.4A, B) é formado por colunas finas denominadas trabéculas; os espaços entre as trabéculas são preenchidos por medula óssea vermelha.
Localização: as substâncias compacta e esponjosa formam as várias partes de ossos do corpo.
Função: sustentação, proteção e armazenamento; abriga o tecido produtor de sangue; atua como alavancas que agem em conjunto com o tecido muscular para possibilitar o movimento.

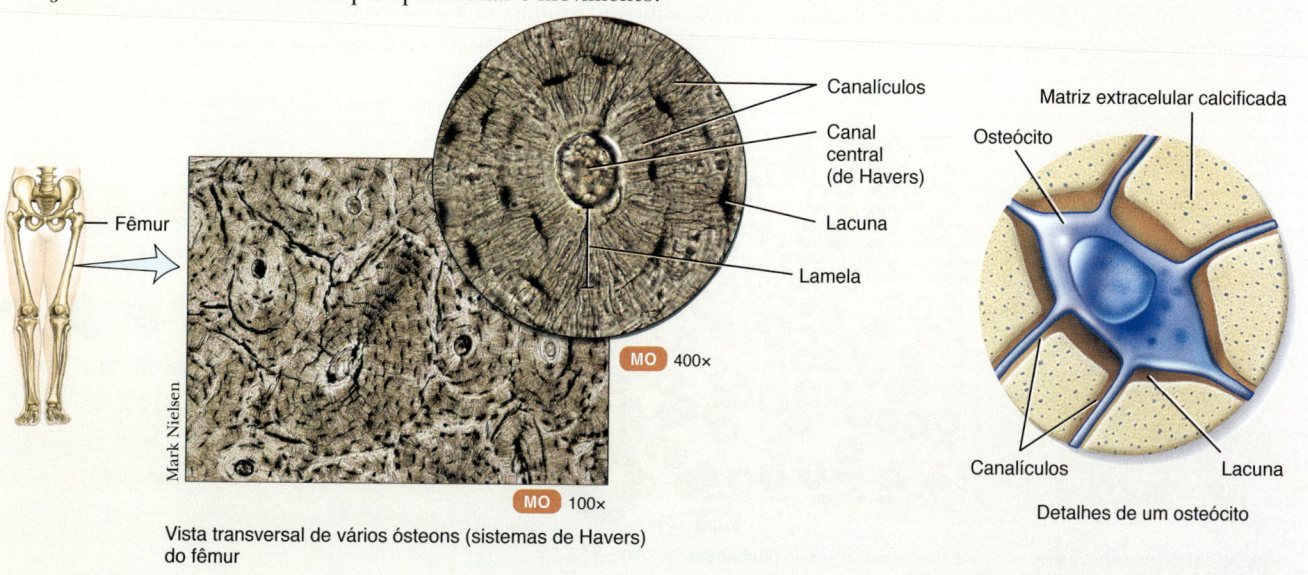

Vista transversal de vários ósteons (sistemas de Havers) do fêmur

Detalhes de um osteócito

amarela, local de armazenamento de triglicerídios. São órgãos compostos de diferentes tecidos conjuntivos, entre os quais estão o **tecido ósseo**, o periósteo, as medulas ósseas vermelha e amarela e o endósteo (uma membrana que reveste um espaço dentro do osso que armazena medula óssea amarela). O tecido ósseo é classificado como compacto ou esponjoso, dependendo da organização de sua matriz extracelular e das células.

A unidade básica da **substância compacta** é o **ósteon** ou *sistema de Havers* (Tabela 3.7). Cada ósteon é dividido em quatro partes:

1. As **lamelas** são anéis concêntricos de matriz extracelular, constituídas de sais minerais (principalmente cálcio e fosfatos) – que conferem aos ossos solidez e resistência à compressão – e fibras colágenas, responsáveis pela resistência à tração. As lamelas são responsáveis pela natureza compacta desse tipo de tecido ósseo.
2. As **lacunas** são pequenos espaços entre lamelas que contêm células ósseas maduras denominadas **osteócitos**.
3. Das lacunas se projetam **canalículos**, redes de diminutos canais que contêm os prolongamentos dos osteócitos. Os canalículos são vias pelas quais os nutrientes chegam aos osteócitos e os resíduos são eliminados dessas células.
4. Um **canal central** (*de Havers*) contém vasos sanguíneos e nervos.

O **osso esponjoso** não contém ósteons. Ao contrário, é formado por colunas ósseas delgadas denominadas **trabéculas**, que contêm lamelas, osteócitos, lacunas e canalículos. Os espaços entre as trabéculas são preenchidos por medula óssea vermelha. A histologia do tecido ósseo é apresentada com mais detalhes no Capítulo 6.

Tecido conjuntivo líquido

Esse é o último tipo de tecido conjuntivo maduro. O **tecido conjuntivo líquido** tem um líquido como matriz extracelular.

SANGUE. O **tecido conjuntivo líquido** tem como matriz extracelular um líquido. O **sangue**, um dos tecidos conjuntivos líquidos, tem matriz extracelular líquida e elementos figurados. A matriz extracelular é conhecida como plasma sanguíneo. O **plasma sanguíneo** é um líquido amarelo-claro formado principalmente de água com grande variedade de substâncias dissolvidas – nutrientes, resíduos, enzimas, proteínas plasmáticas, hormônios, gases respiratórios e íons. Suspensos no plasma estão os **elementos figurados** – hemácias (eritrócitos), leucócitos e plaquetas (trombócitos) (Tabela 3.8). Os **eritrócitos** transportam oxigênio para as células do corpo e removem delas parte do dióxido de carbono. Os **leucócitos** participam da fagocitose, imunidade e reações alérgicas. As **plaquetas** participam da coagulação do sangue. Você aprenderá mais sobre o sangue no Capítulo 12.

LINFA. A **linfa** é o líquido extracelular que flui nos vasos linfáticos. Esse tecido conjuntivo é composto de vários tipos de células em matriz extracelular aquosa transparente, semelhante ao plasma sanguíneo, mas que contém muito menos proteína. A composição da linfa varia de acordo com a parte do corpo. Por exemplo, a linfa que sai dos linfonodos contém muitos linfócitos, um tipo de leucócito, enquanto a linfa proveniente do intestino delgado tem alto teor de lipídios recém-absorvidos dos alimentos. A linfa é abordada em detalhes no Capítulo 15.

TABELA 3.8

Tecido conjuntivo maduro: tecido conjuntivo líquido.

SANGUE

Descrição: é composto por plasma e elementos figurados: hemácias (eritrócitos), leucócitos e plaquetas (trombócitos).
Localização: no interior dos vasos sanguíneos (artérias, arteríolas, capilares, vênulas e veias) e nas câmaras do coração.
Função: os eritrócitos transportam oxigênio e um pouco de dióxido de carbono; os leucócitos realizam a fagocitose e participam das reações alérgicas e das respostas do sistema imune; as plaquetas são essenciais para a coagulação do sangue.

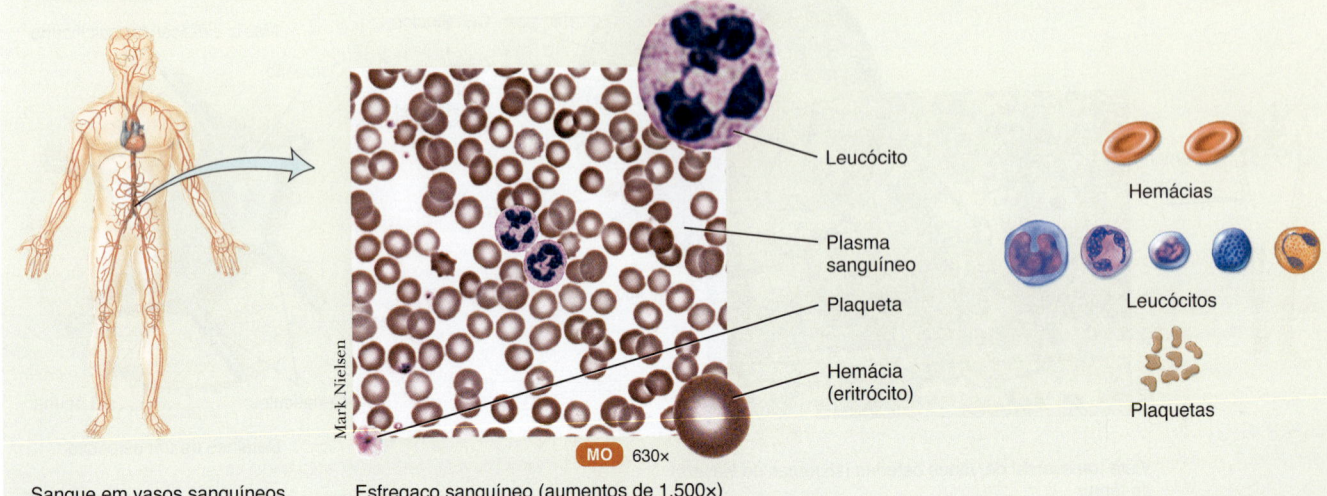

Sangue em vasos sanguíneos   Esfregaço sanguíneo (aumentos de 1.500×)

✓ TESTE RÁPIDO

12. Quais são as diferenças entre tecido conjuntivo e tecido epitelial?
13. Quais são as características das células da substância fundamental e das fibras que compõem o tecido conjuntivo?
14. Explique a classificação do tecido conjuntivo e cite os vários tipos.
15. Descreva a relação entre as estruturas dos seguintes tecidos conjuntivos e suas funções: tecido conjuntivo areolar, tecido adiposo, tecido conjuntivo reticular, tecido conjuntivo denso modelado, tecido conjuntivo denso não modelado, tecido conjuntivo elástico, cartilagem hialina, fibrocartilagem, cartilagem elástica, tecido ósseo, sangue e linfa.

3.6 Membranas

OBJETIVOS
- Definir uma membrana
- Descrever a classificação das membranas.

As **membranas** são lâminas planas de tecido flexível que recobrem ou revestem uma parte do corpo. A maioria das membranas é composta de uma camada epitelial e uma camada de tecido conjuntivo subjacente, conhecida como **membrana epitelial**. As principais membranas epiteliais do corpo são as túnicas mucosas, as túnicas serosas e a pele. Outro tipo de membrana, a **membrana sinovial**, reveste articulações e contém tecido conjuntivo, mas não epitélio.

Membranas epiteliais

Túnicas mucosas

A **túnica mucosa** ou *mucosa* reveste uma cavidade do corpo que se abre diretamente no exterior. As túnicas mucosas revestem totalmente os sistemas digestório, respiratório e genital e grande parte do sistema urinário. Constituem-se de uma camada de revestimento de epitélio e uma camada subjacente de tecido conjuntivo (Figura 3.9A).

A camada epitelial de uma túnica mucosa é um elemento importante dos mecanismos de defesa do corpo, porque é uma barreira que micróbios e outros patógenos têm dificuldade de atravessar. Em geral, as células são unidas por zônulas de oclusão, o que impede a passagem de material entre elas. As células caliciformes e outras células da camada epitelial de uma túnica mucosa secretam muco, e esse líquido escorregadio impede o ressecamento das cavidades. O muco também aprisiona partículas nas vias respiratórias e lubrifica o alimento à medida que este atravessa o tubo gastrintestinal. Além disso, a camada epitelial secreta algumas das enzimas necessárias para a digestão e é o local de absorção de líquidos e alimentos no sistema digestório. O epitélio das túnicas mucosas varia muito em diferentes partes do corpo. Por exemplo, o epitélio da túnica mucosa do intestino delgado é cilíndrico simples não ciliado (ver Tabela 3.1), enquanto o epitélio das grandes vias respiratórias que conduzem ao pulmão é cilíndrico ciliado pseudoestratificado (ver Tabela 3.1).

A camada de tecido conjuntivo de uma túnica mucosa, constituída de tecido conjuntivo areolar, é denominada **lâmina própria**, pois pertence à túnica mucosa. A lâmina própria sustenta o epitélio, une-o às estruturas subjacentes, confere alguma flexibilidade à mucosa e oferece alguma proteção para as estruturas subjacentes. Além disso, mantém os vasos sanguíneos no lugar e é a fonte de vascularização do epitélio sobrejacente. O oxigênio e os nutrientes se difundem da lâmina própria para o epitélio, enquanto o dióxido de carbono e os resíduos se difundem no sentido oposto.

Túnicas serosas

A **túnica serosa** ou *serosa* reveste uma cavidade do corpo que não se abre diretamente no exterior (cavidade torácica ou abdominal) e recobre os órgãos dentro da cavidade. As túnicas serosas são constituídas de tecido conjuntivo areolar recoberto por mesotélio (epitélio pavimentoso simples) (Figura 3.9B). Estudamos no Capítulo 1 que as túnicas serosas têm duas camadas contínuas: a camada que está fixada na parede da cavidade e a reveste é denominada **lâmina parietal**; a camada que recobre os órgãos e adere a eles, na cavidade, é a **lâmina visceral** (ver Figura 1.7A). O mesotélio de uma túnica serosa permite a passagem de **líquido seroso**, um líquido lubrificante aquoso, dos capilares subjacentes para a superfície mesotelial. Esse líquido possibilita o fácil deslizamento dos órgãos uns sobre os outros ou sobre a parede das cavidades.

Estudamos no Capítulo 1 que a túnica serosa que reveste a cavidade torácica e recobre os pulmões é a **pleura**. A túnica serosa que reveste a cavidade cardíaca e recobre o coração é o **pericárdio**. A túnica serosa que reveste a cavidade abdominal e recobre os órgãos abdominais é o **peritônio**.

Pele

A **pele** recobre toda a superfície do corpo e é constituída de uma parte superficial, a *epiderme*, e uma parte mais profunda, a *derme* (Figura 3.9C). A epiderme é formada por epitélio pavimentoso estratificado queratinizado, que protege os tecidos subjacentes. A derme é composta de tecido conjuntivo denso não modelado e tecido conjuntivo areolar. O Capítulo 5 apresenta detalhes sobre a pele.

Membranas sinoviais

As **membranas sinoviais** revestem as cavidades (cavidades articulares) das articulações livremente móveis. Assim como as túnicas serosas, as membranas sinoviais revestem estruturas que não se abrem para o exterior. Ao contrário das túnicas mucosa e serosa e da pele, não têm epitélio e, portanto, não são membranas epiteliais. As membranas sinoviais são compostas de uma camada descontínua de células denominadas **sinoviócitos**, que estão mais perto da cavidade sinovial (espaço entre os ossos), juntamente com uma

Figura 3.9 Membranas.

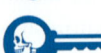

A membrana é uma lâmina de tecido flexível que recobre ou reveste uma parte do corpo.

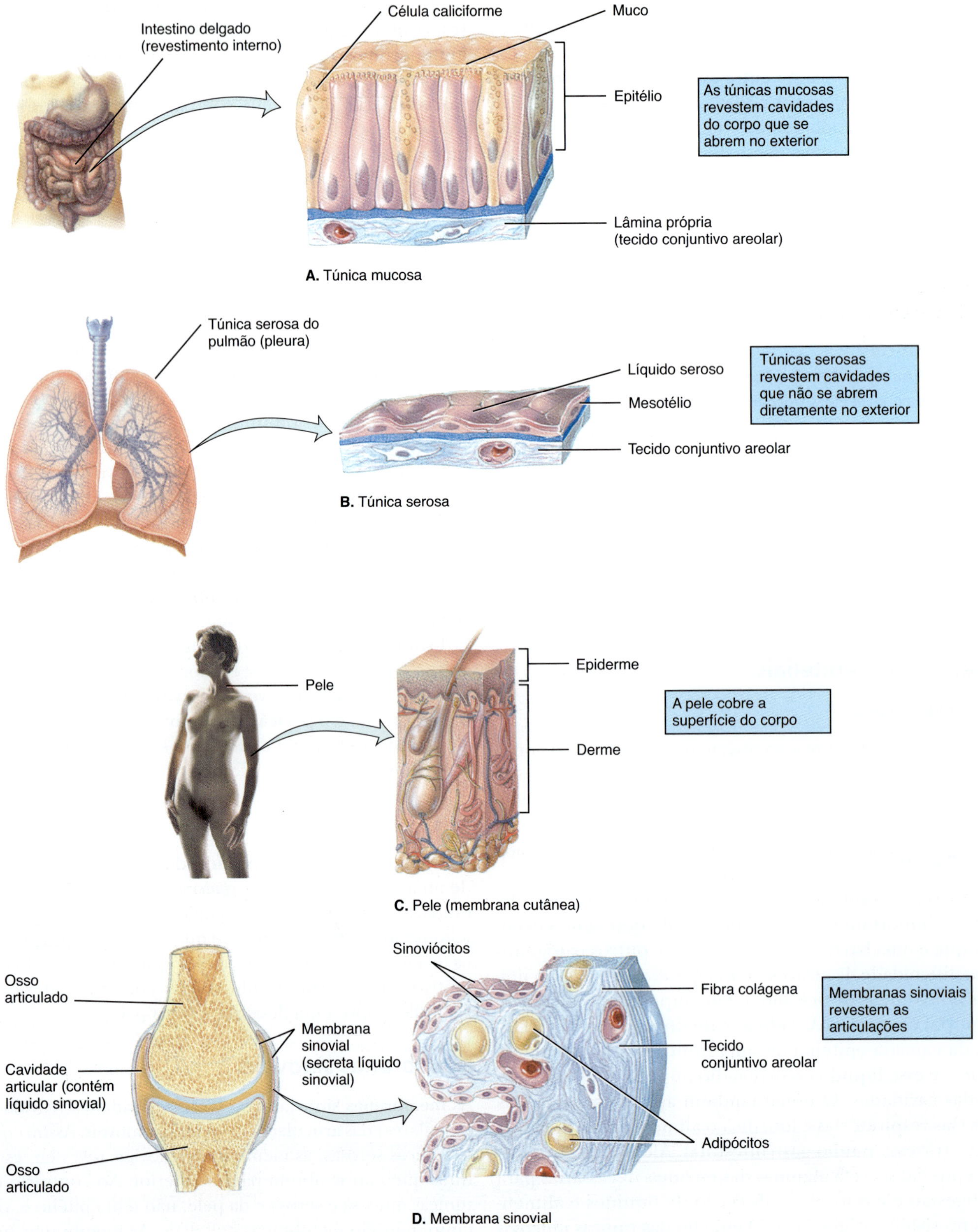
Intestino delgado (revestimento interno)
Célula caliciforme
Muco
Epitélio
As túnicas mucosas revestem cavidades do corpo que se abrem no exterior
Lâmina própria (tecido conjuntivo areolar)
A. Túnica mucosa
Túnica serosa do pulmão (pleura)
Líquido seroso
Mesotélio
Túnicas serosas revestem cavidades que não se abrem diretamente no exterior
Tecido conjuntivo areolar
B. Túnica serosa
Pele
Epiderme
Derme
A pele cobre a superfície do corpo
C. Pele (membrana cutânea)
Osso articulado
Cavidade articular (contém líquido sinovial)
Osso articulado
Membrana sinovial (secreta líquido sinovial)
Sinoviócitos
Fibra colágena
Tecido conjuntivo areolar
Adipócitos
Membranas sinoviais revestem as articulações
D. Membrana sinovial

O que é uma membrana epitelial?

camada de tecido conjuntivo (areolar e adiposo) abaixo dos sinoviócitos (Figura 3.9D). Os sinoviócitos secretam alguns componentes do líquido sinovial. O **líquido sinovial** lubrifica e nutre a cartilagem que recobre os ossos nas articulações móveis e contém macrófagos que removem micróbios e resíduos da caridade articular.

✓ TESTE RÁPIDO

16. Defina túnica mucosa, túnica serosa, membrana sinovial e pele. Quais são as diferenças entre elas?
17. Onde está localizado no corpo cada tipo de membrana? Quais são suas funções?

3.7 Tecido muscular

◉ OBJETIVOS

- Descrever as características gerais do tecido muscular
- Comparar a estrutura, a localização e o modo de controle dos tecidos musculares esquelético, cardíaco e liso.

O **tecido muscular** é composto de *fibras musculares*, ou *miócitos*, células alongadas que usam ATP para produzir energia. Desse modo, o tecido muscular produz os movimentos do corpo, mantém a postura e gera calor. Também oferece proteção. Com base na sua localização e em determinadas características funcionais e estruturais, o tecido muscular é classificado em três tipos: *esquelético, cardíaco* e *liso* (Tabela 3.9).

O Capítulo 10 apresenta uma análise mais detalhada do tecido muscular.

✓ TESTE RÁPIDO

18. Que tipos de tecido muscular são estriados? Quais são lisos?
19. O que são junções comunicantes? Em que tipos de tecido muscular estão presentes?

3.8 Tecido nervoso

◉ OBJETIVO

- Descrever os aspectos estruturais e as funções do sistema nervoso.

Apesar da enorme complexidade do sistema nervoso, o **tecido nervoso** que constitui esse sistema é um tecido celular altamente especializado formado por apenas dois tipos principais de células: neurônios e neuróglia (células da glia). Há pouco material extracelular. Os **neurônios** compreendem uma ampla categoria de tipos celulares de formato incomum, com uma característica estrutural comum: prolongamentos citoplasmáticos longos, conhecidos como dendritos e axônios que se projetam do **corpo celular** principal, no qual estão localizados o núcleo e outras organelas típicas (Tabela 3.10). Esses prolongamentos variam em número (de dois a milhares) e em comprimento (de frações de milímetro a um metro). Os neurônios formam complexas redes na parte central do sistema nervoso (encéfalo e medula espinal), algo semelhante às placas de circuitos de computadores sofisticados. Cerca de 98% do tecido nervoso localiza-se na parte central do sistema nervoso. Fora da parte central do sistema nervoso, longos prolongamentos neuronais formam

TABELA 3.9

Tecido muscular.

A. TECIDO MUSCULAR ESQUELÉTICO

Descrição: constituído de fibras estriadas cilíndricas longas (com alternância de faixas claras e escuras no interior das fibras, denominadas *estriações*, que são visíveis à microscopia óptica). As fibras musculares esqueléticas têm comprimento muito variável, desde alguns centímetros, em músculos curtos, até 30 a 40 cm, nos músculos mais longos. A fibra muscular, com formato aproximadamente cilíndrico, é uma célula multinucleada, cujos núcleos estão na periferia celular. O músculo esquelético é considerado *voluntário* porque pode ser contraído ou relaxado conscientemente.
Localização: geralmente é fixado nos ossos por tendões ou aponeuroses.
Função: movimento, postura, produção de calor e proteção.

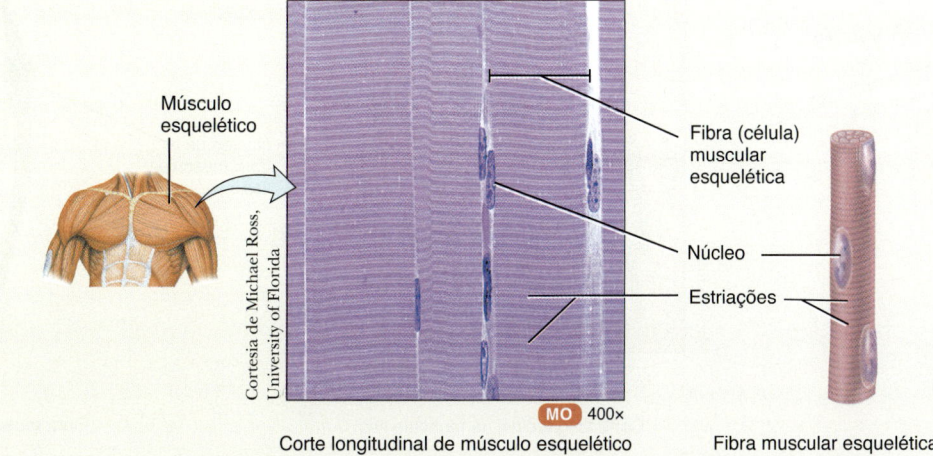

Corte longitudinal de músculo esquelético — MO 400× — Fibra muscular esquelética

(*Continua*)

TABELA 3.9 (Continuação)
Tecido muscular.

B. TECIDO MUSCULAR CARDÍACO

Descrição: as fibras musculares cardíacas são ramificadas e geralmente têm apenas um núcleo central; às vezes, a célula tem dois núcleos. A união entre elas é terminoterminal por meio de espessamentos transversos de membrana plasmática denominados *discos intercalados*, que contêm desmossomos e junções comunicantes. Os discos intercalados são exclusivos do tecido muscular cardíaco. Os desmossomos fortalecem o tecido e mantêm as fibras unidas durante suas contrações vigorosas. As junções comunicantes possibilitam a condução rápida de sinais elétricos, denominados potenciais de ação muscular, por todo o coração. O controle é *involuntário*, o que significa que não é consciente.

Localização: paredes do coração.

Função: bombeia sangue para todas as partes do corpo.

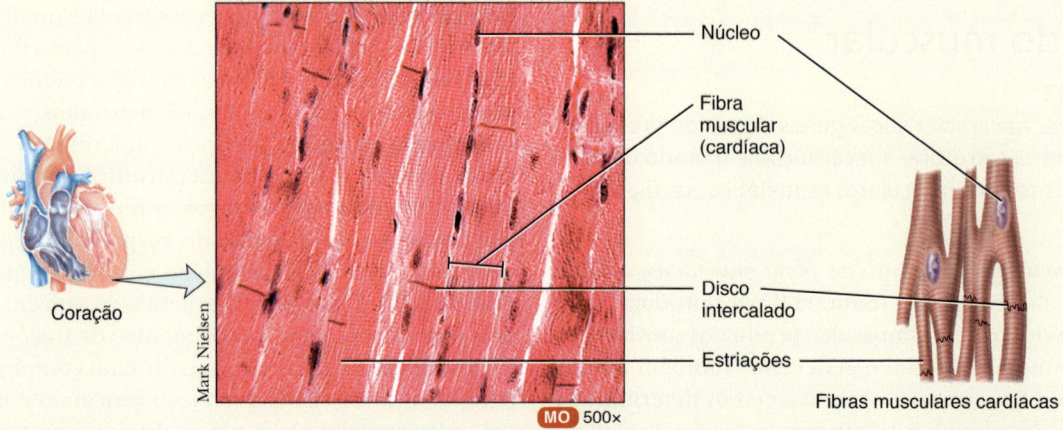

Corte longitudinal de músculo cardíaco

Fibras musculares cardíacas

C. TECIDO MUSCULAR LISO

Descrição: as fibras musculares lisas geralmente são *involuntárias* e não são estriadas, daí o termo *liso*. Uma fibra muscular lisa é uma pequena célula fusiforme, mais espessa no meio e afilada nas extremidades, com um único núcleo central. As junções comunicantes conectam muitas fibras em alguns tecidos musculares lisos, como na parede intestinal. Esses tecidos musculares produzem contrações potentes, pois muitas fibras musculares se contraem em uníssono. Em outros locais, como na íris do olho, as fibras musculares lisas se contraem individualmente, como fibras musculares esqueléticas, pois não existem junções comunicantes.

Localização: íris, paredes de estruturas internas ocas, como vasos sanguíneos, vias respiratórias que conduzem aos pulmões, estômago, intestinos, vesícula biliar, bexiga urinária e útero.

Função: movimento (constrição dos vasos sanguíneos e vias respiratórias, propulsão de alimento no tubo gastrintestinal, contração da bexiga urinária e da vesícula biliar).

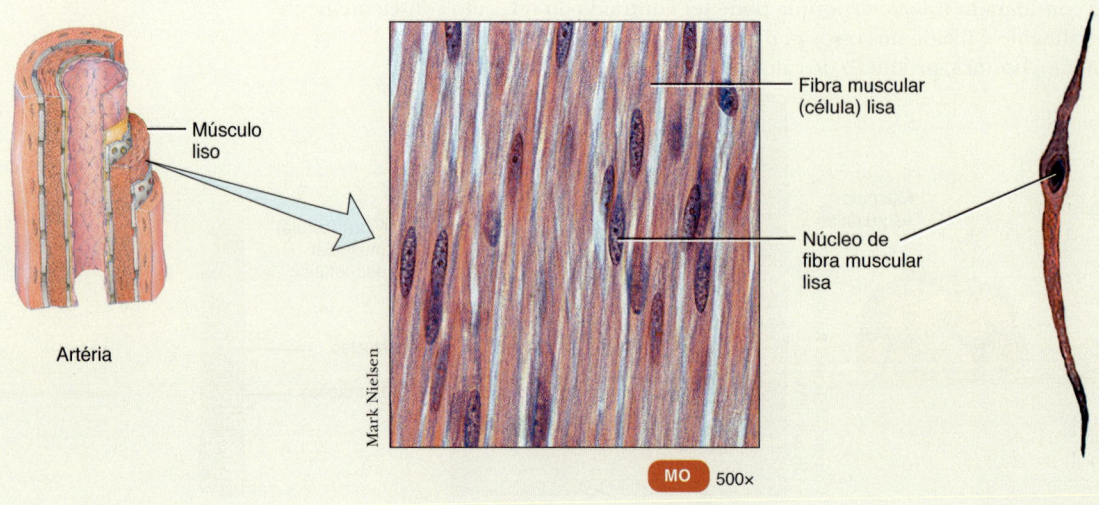

Corte longitudinal de músculo liso

Fibra muscular lisa

nervos periféricos que seguem entre a parte central do sistema nervoso e os diversos tecidos do corpo.

Do ponto de vista funcional, os neurônios são células muito excitáveis, com capacidade de iniciar e propagar sinais elétricos denominados **potenciais de ação do nervo** (*impulsos nervosos*) quando estimulados por agentes químicos ou físicos em seu ambiente. Os **dendritos** são prolongamentos celulares afilados, muito ramificados e geralmente curtos. Os dendritos de muitos neurônios recebem informações de outras origens, na maioria das vezes de outros neurônios, e as transmitem eletricamente para o corpo celular. O **axônio** é um prolongamento cilíndrico fino único, que pode ser muito longo, e na maioria dos neurônios conduz os potenciais de ação do corpo celular para outras células. Quando um potencial de ação alcança a extremidade de um axônio, o neurônio libera um **neurotransmissor**, um mensageiro químico de ação local que influencia outra célula (ou células), que pode ser outro neurônio, uma fibra muscular ou uma célula glandular. Em virtude dessa combinação especial de estrutura e função, o tecido nervoso tem funções importantes na transmissão de informações de uma parte do corpo para outra e na regulação dos tecidos muscular e glandular.

A **neuróglia** não gera nem conduz impulsos nervosos. Em vez disso, garante apoio físico e metabólico aos neurônios. Sem a neuróglia, não seria possível a sobrevivência nem a atividade dos neurônios. A neuróglia, cerca de cinco vezes mais numerosa que os neurônios, tem diversos formatos, cada um deles especializado para funções específicas. A função e a estrutura detalhadas dos neurônios e da neuróglia são abordadas no Capítulo 16.

✓ **TESTE RÁPIDO**
20. Cite as principais partes de um neurônio e descreva as funções de cada uma delas.

3.9 Envelhecimento e tecidos

OBJETIVO
- Descrever os efeitos do envelhecimento sobre os tecidos.

Nos próximos capítulos, serão abordados os efeitos do envelhecimento sobre sistemas corporais específicos. Com relação aos tecidos, o tecido epitelial sofre adelgaçamento progressivo e o tecido conjuntivo se torna mais frágil com o envelhecimento. Isso é indicado pelo aumento da incidência de distúrbios na túnica mucosa e na pele, enrugamento, fragilidade capilar, redução da densidade óssea, maiores taxas de fraturas ósseas e aumento dos episódios de dor e distúrbios articulares. O envelhecimento também afeta o tecido muscular, indicado por perda de massa e força muscular esquelética, declínio da eficiência do bombeamento cardíaco e redução da atividade dos órgãos que contêm músculo liso, como os órgãos do sistema digestório.

Em geral, a regeneração tecidual é mais rápida e as cicatrizes são menos evidentes no jovem que no idoso. Na verdade, a cirurgia realizada em fetos não deixa cicatrizes. O corpo jovem geralmente está em melhor estado nutricional, seus tecidos têm melhor suprimento sanguíneo e suas células têm maior taxa metabólica. Portanto, as células conseguem sintetizar o material necessário e se dividir com mais rapidez. Os componentes extracelulares dos tecidos também se alteram com a idade. A glicose, o açúcar mais abundante no corpo, participa do processo de envelhecimento. À medida que o corpo envelhece, a glicose é acrescentada aleatoriamente às proteínas dentro e fora das células, formando ligações cruzadas irreversíveis entre moléculas de proteínas adjacentes. Com o avanço da idade, mais ligações cruzadas se formam, o que contribui para o enrijecimento e a perda

TABELA 3.10

Tecido nervoso.

Descrição: é formado por neurônios (células nervosas) e neuróglia. Os neurônios consistem em um corpo celular e prolongamentos do corpo celular (um a múltiplos dendritos e um único axônio). A neuróglia não gera nem conduz impulsos nervosos, mas tem outras funções de sustentação importantes.

Localização: sistema nervoso.

Função: exibe sensibilidade a diversos tipos de estímulos, converte estímulos em impulsos nervosos (potenciais de ação) e conduz impulsos nervosos para outros neurônios, fibras musculares ou glândulas.

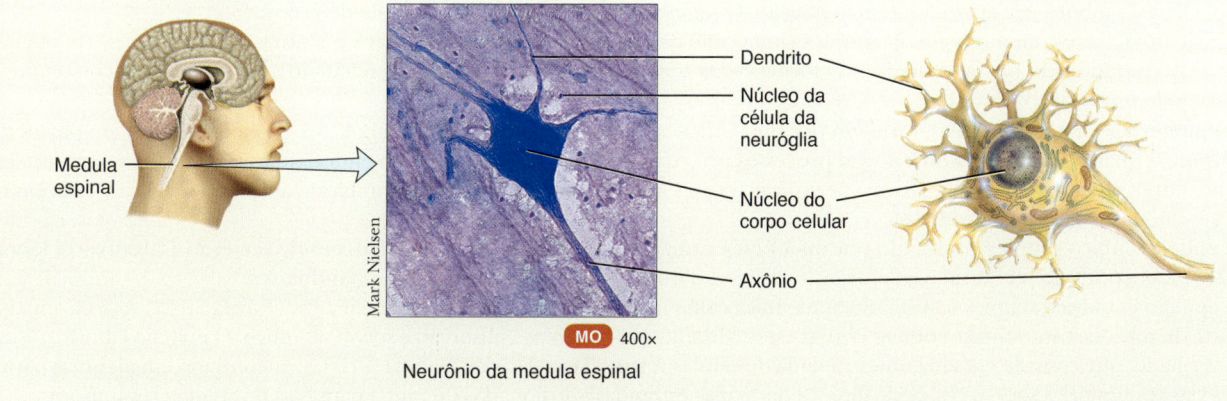

Neurônio da medula espinal

de elasticidade nos tecidos. As fibras colágenas, responsáveis pela força dos tendões, aumentam em número e suas características se modificam com o envelhecimento. Alterações no colágeno das paredes arteriais afetam a flexibilidade das artérias tanto quanto os depósitos de gordura associados à aterosclerose (ver Seção 13.7). A elastina, outro componente extracelular, é responsável pela elasticidade dos vasos sanguíneos e da pele. Ela se torna mais espessa, se fragmenta e adquire maior afinidade por cálcio com a idade – alterações que também podem estar associadas ao desenvolvimento de aterosclerose, a deposição de material gorduroso nas paredes arteriais.

✓ TESTE RÁPIDO
21. Que alterações comuns ocorrem nos tecidos epitelial e conjuntivo com o envelhecimento?

TERMINOLOGIA TÉCNICA

Aderências. União anormal de tecidos. As aderências costumam surgir no abdome, ao redor de um local de inflamação prévia, como um apêndice vermiforme inflamado, e após cirurgias. Embora nem sempre causem problemas, diminuem a flexibilidade tecidual, causam obstrução (como no intestino) e dificultam uma operação subsequente, como uma cesariana. Em casos raros, as aderências provocam infertilidade. Pode ser necessário realizar uma *lise de aderências*, a separação cirúrgica das aderências.

Atrofia. Diminuição do tamanho de um tecido ou órgão em virtude de redução do volume de suas células.

Hipertrofia. Aumento do volume de um tecido porque suas células aumentam sem sofrer divisão celular.

Rejeição tecidual. Resposta imune do corpo contra proteínas estranhas, em um tecido ou órgão transplantado. Fármacos imunossupressores, como a ciclosporina, têm superado em grande parte a rejeição tecidual em pacientes submetidos a transplantes de coração, rim e fígado.

Transplante de tecidos. A substituição de um tecido ou órgão doente ou lesado. Os transplantes bem-sucedidos são os que empregam tecidos da própria pessoa ou de um gêmeo idêntico.

Xenotransplante. Substituição de um tecido ou órgão doente ou lesado por células ou tecidos de um animal. Valvas cardíacas de origem suína e bovina são usadas para algumas cirurgias de substituição valvar.

REVISÃO DO CAPÍTULO

Conceitos essenciais

3.1 Tipos de tecido
1. Um tecido é um grupo de células, em geral com origem embriológica semelhante, especializado em determinada função.
2. Os vários tecidos do corpo são classificados em quatro tipos básicos: epitelial, conjuntivo, muscular e nervoso.

3.2 Junções celulares
1. As junções celulares são pontos de contato entre as membranas plasmáticas adjacentes.
2. As zônulas de oclusão formam vedações impermeáveis a líquido entre as células; zônulas de adesão, desmossomos e hemidesmossomos ancoram as células umas às outras ou à membrana basal; e as junções comunicantes permitem a passagem de sinais químicos e elétricos entre as células.

3.3 Comparação entre tecidos epitelial e conjuntivo
1. O tecido epitelial tem muitas células firmemente justapostas e é avascular.
2. O tecido conjuntivo tem relativamente poucas células, com muito material extracelular.

3.4 Tecido epitelial
1. Os dois tipos básicos de epitélio são epitélio de revestimento e glandular.
2. O tecido epitelial é formado principalmente por células com pouco material extracelular entre membranas plasmáticas adjacentes. As superfícies apical, lateral e basal das células epiteliais são modificadas de várias maneiras para desempenhar funções específicas. Embora seja avascular, tem inervação. O tecido epitelial tem alta capacidade de renovação.
3. O epitélio de revestimento pode ser simples (uma camada), pseudoestratificado (parece ter várias camadas, mas tem apenas uma) ou estratificado (várias camadas). O formato das células pode ser pavimentoso (achatado), cúbico, cilíndrico (retangular) ou de transição (variável).
4. O epitélio pavimentoso simples, formado por uma única camada de células planas (Tabela 3.1A), é encontrado em partes do corpo nas quais a filtração e a difusão são processos prioritários. Um tipo, denominado endotélio, reveste os vasos sanguíneos. Outro tipo, chamado mesotélio, forma as túnicas serosas que revestem as cavidades torácica e abdominopélvica e cobrem os órgãos no interior dessas cavidades.
5. O epitélio cúbico simples é formado por uma única camada de células cúbicas com funções de secreção e absorção (Tabela 3.1B). É encontrado recobrindo os ovários, nos rins e olhos e revestindo alguns ductos glandulares.
6. O epitélio cilíndrico simples não ciliado, uma única camada de células retangulares não ciliadas (Tabela 3.1C), reveste a maior parte do tubo gastrintestinal e contém células especializadas que realizam a absorção e secretam muco. O epitélio cilíndrico simples ciliado, que consiste em uma única camada de células retangulares ciliadas (Tabela 3.1D), é encontrado em algumas partes das vias respiratórias superiores, onde desloca partículas estranhas aprisionadas no muco para fora do sistema respiratório.

7. O epitélio cilíndrico pseudoestratificado não ciliado não contém cílios nem células caliciformes (Tabela 3.1E) e reveste os ductos de muitas glândulas, o epidídimo e parte da uretra masculina. Esse tecido atua na absorção e na secreção. O epitélio cilíndrico pseudoestratificado ciliado contém cílios e células caliciformes (Tabela 3.1F) e reveste a maior parte das vias respiratórias superiores. As células caliciformes secretam muco, que aprisiona partículas estranhas, e os cílios varrem o muco para eliminar do corpo as partículas estranhas.
8. O epitélio estratificado é formado por várias camadas de células. As células da camada apical do epitélio estratificado pavimentoso e de várias camadas abaixo dele são planas (Tabela 3.1G); uma variedade não queratinizada reveste a boca e uma variedade queratinizada forma a epiderme, a camada mais superficial da pele. As células na camada apical do epitélio cúbico estratificado são cúbicas (Tabela 3.1H); encontrado nas glândulas sudoríferas de adultos e em uma parte da uretra masculina, protege e propicia secreção e absorção limitadas. As células da camada apical do epitélio cilíndrico estratificado têm formato cilíndrico (Tabela 3.1I); esse tipo de epitélio estratificado é encontrado em uma parte da uretra masculina e em grandes ductos excretores de algumas glândulas; atua na proteção e secreção.
9. O epitélio de transição (urotélio) é formado por várias camadas de células cuja aparência varia com o grau de estiramento (Tabela 3.1J). Reveste a bexiga urinária.
10. Uma glândula é uma célula única ou um grupo de células epiteliais adaptadas para a secreção. Existem dois tipos de epitélio glandular: endócrino e exócrino. As glândulas endócrinas secretam hormônios no líquido intersticial e, em seguida, no sangue (Tabela 3.2A). As glândulas exócrinas (glândulas mucosas, sudoríferas, sebáceas e salivares maiores e menores) secretam nos ductos ou diretamente em uma superfície livre (Tabela 3.2B).
11. A classificação estrutural das glândulas exócrinas inclui as glândulas unicelulares e multicelulares. A classificação funcional das glândulas exócrinas inclui as glândulas merócrinas, apócrinas e holócrinas.

3.5 Tecido conjuntivo

1. O tecido conjuntivo, um dos mais abundantes tecidos do corpo, contém relativamente poucas células e matriz extracelular abundante de substância fundamental e fibras. Tem inervação (exceto a cartilagem) e é muito vascularizado (exceto a cartilagem, os tendões e os ligamentos).
2. As células no tecido conjuntivo, que são derivadas das células mesenquimais, incluem fibroblastos (secretam matriz extracelular), macrófagos (realizam fagocitose), plasmócitos (secretam anticorpos), mastócitos (produzem histamina), adipócitos (armazenam gordura) e leucócitos (migram do sangue em resposta a infecções).
3. A substância fundamental e as fibras constituem a matriz extracelular; sustenta e une as células, garante um meio para a troca de materiais, armazena água e exerce influência ativa nas funções celulares. As substâncias encontradas na substância fundamental incluem água e polissacarídios, como ácido hialurônico, sulfato de condroitina, sulfato de dermatano e sulfato de queratana (glicosaminoglicanas). Existem ainda proteoglicanas e proteínas de adesão.
4. As fibras na matriz extracelular são responsáveis pela força e sustentação e estão classificadas em três tipos: (a) fibras colágenas (compostas de colágeno) são encontradas em grande quantidade no osso, tendões e ligamentos; (b) fibras elásticas (compostas de elastina, fibrilina e outras glicoproteínas) são encontradas na pele, na parede dos vasos sanguíneos e nos pulmões; (c) fibras reticulares (compostas de colágeno e glicoproteínas) são encontradas em torno de adipócitos, fibras nervosas e fibras musculares esqueléticas e lisas.
5. As duas principais subclasses de tecido conjuntivo são o tecido conjuntivo embrionário (encontrado no embrião e no feto) e o tecido conjuntivo maduro (presente no recém-nascido). Os tecidos conjuntivos embrionários são o mesênquima, que forma quase todos os outros tecidos conjuntivos (Tabela 3.3A) e o tecido conjuntivo mucoso, encontrado no cordão umbilical do feto, ao qual dá sustentação (Tabela 3.3B). O tecido conjuntivo maduro diferencia-se do mesênquima e é subdividido em vários tipos: tecido conjuntivo propriamente dito (frouxo ou denso), tecido conjuntivo de sustentação (cartilagem e osso) e tecido conjuntivo líquido (sangue e linfa).
6. O tecido conjuntivo frouxo inclui o tecido conjuntivo areolar, o tecido adiposo e o tecido conjuntivo reticular. O tecido conjuntivo areolar é formado por três tipos de fibras (colágenas, elásticas e reticulares), vários tipos de células e uma substância fundamental semilíquida (Tabela 3.4A); é encontrado na tela subcutânea, nas túnicas mucosas e ao redor de vasos sanguíneos, nervos e órgãos do corpo. O tecido adiposo é formado por adipócitos, que armazenam triglicerídios (Tabela 3.4B); é encontrado na tela subcutânea, ao redor dos órgãos e na medula óssea amarela. O tecido adiposo marrom (TAM) gera calor. O tecido conjuntivo reticular é formado por fibras e células reticulares e é encontrado no fígado, no baço e nos linfonodos (Tabela 3.4C).
7. O tecido conjuntivo denso inclui o tecido conjuntivo denso modelado, o tecido conjuntivo denso não modelado e o tecido conjuntivo elástico. O tecido conjuntivo denso modelado é formado por feixes paralelos de fibras colágenas e fibroblastos (Tabela 3.5A); forma tendões, a maioria dos ligamentos e aponeuroses. Em geral, o tecido conjuntivo denso não modelado é formado de fibras colágenas dispostas aleatoriamente e alguns fibroblastos (Tabela 3.5B); é encontrado nas fáscias, na derme e nas cápsulas em torno dos órgãos. O tecido conjuntivo elástico é formado por fibras elásticas ramificadas e fibroblastos (Tabela 3.5C) e é encontrado nas paredes das grandes artérias, pulmões, traqueia e brônquios.
8. A cartilagem (tecido conjuntivo de sustentação) contém condrócitos e matriz extracelular elástica (sulfato de condroitina), com fibras colágenas e elásticas. A cartilagem hialina, formada por uma substância fundamental gelatinosa e com aparência branco-azulada no corpo, é encontrada no esqueleto embrionário, nas extremidades dos ossos, no nariz e nas estruturas respiratórias (Tabela 3.6A); é flexível, possibilita o movimento e dá sustentação; geralmente é circundada por pericôndrio. A fibrocartilagem é encontrada na sínfise púbica, nos discos intervertebrais e nos meniscos (coxins cartilagíneos) da articulação do joelho (Tabela 3.6B); contém condrócitos dispersos entre feixes claramente visíveis de fibras colágenas. A cartilagem elástica mantém o formato dos órgãos, como a epiglote da laringe, as tubas auditivas e a orelha externa (Tabela 3.6C); seus condrócitos estão localizados dentro de uma rede filamentosa de fibras elásticas e têm pericôndrio.

9. O osso ou tecido ósseo (tecido conjuntivo de sustentação) é formado de matriz extracelular de sais minerais e fibras colágenas, que contribuem para sua rigidez, e osteócitos, localizados nas lacunas (Tabela 3.7). O osso sustenta e protege o corpo, fornece uma área de superfície para a fixação muscular, ajuda o movimento do corpo, armazena sais minerais e abriga tecido hematopoético.
10. Existem dois tipos de tecido conjuntivo líquido: sangue e linfa. O sangue é formado por plasma sanguíneo e elementos figurados – eritrócitos, leucócitos e plaquetas (Tabela 3.8); suas células transportam oxigênio e dióxido de carbono, realizam fagocitose, participam de reações alérgicas, conferem imunidade e produzem a coagulação do sangue. A linfa, o líquido extracelular que flui nos vasos linfáticos, é um líquido transparente semelhante ao plasma sanguíneo, porém contém menos proteínas.

3.6 Membranas

1. Uma membrana epitelial é constituída de uma camada epitelial sobre uma camada de tecido conjuntivo. Os tipos são as túnicas mucosa e serosa e a pele.
2. As túnicas mucosas revestem cavidades do corpo que se abrem para o exterior, como o tubo gastrintestinal.
3. As túnicas serosas revestem cavidades fechadas (pleura, pericárdio e peritônio) e recobrem os órgãos nas cavidades. Essas membranas são formadas por lâminas parietal e visceral.
4. A pele recobre todo o corpo e é formada por uma epiderme superficial (epitélio) e uma derme profunda (tecido conjuntivo).
5. As membranas sinoviais revestem as cavidades articulares, são formadas por tecido conjuntivo areolar e não têm camada epitelial.

3.7 Tecido muscular

1. O tecido muscular é formado por células denominadas fibras musculares, ou miócitos, especializadas em contração. Possibilita movimento, manutenção da postura, produção de calor e proteção.
2. O tecido muscular esquelético está fixado nos ossos e é estriado e de contração voluntária (Tabela 3.9A).
3. A atividade do tecido muscular cardíaco, que forma a maior parte da parede do coração e é estriado, é de contração involuntária (Tabela 3.9B).
4. O tecido muscular liso é encontrado nas paredes de estruturas internas ocas (vasos sanguíneos e vísceras), não é estriado e é de contração involuntária (Tabela 3.9C).

3.8 Tecido nervoso

1. O sistema nervoso é composto de neurônios (células nervosas) e neuróglias (células de sustentação e proteção) (Tabela 3.10).
2. Os neurônios respondem aos estímulos por conversão dos estímulos em sinais elétricos denominados potenciais de ação (impulsos nervosos) e condução de impulsos nervosos para outras células.
3. A maioria dos neurônios é formada por um corpo celular e dois tipos de prolongamentos, dendritos e axônios.

3.9 Envelhecimento e tecidos

1. A regeneração tecidual é mais rápida e as cicatrizes são menos evidentes no jovem que no idoso; a cirurgia realizada em fetos não deixa cicatrizes.
2. Os componentes extracelulares dos tecidos, como as fibras colágenas e elásticas, também mudam com a idade.

QUESTÕES PARA AVALIAÇÃO CRÍTICA

1. Mike teve uma série de infecções respiratórias neste inverno. O médico acabou de prescrever um mucolítico. A partir do conhecimento da estrutura da túnica mucosa que reveste as vias respiratórias, explique como esse tipo de medicamento ajudará Mike a melhorar.
2. Como parte de um exame pélvico de rotina realizado em todas as mulheres, colheu-se uma amostra do tecido do colo do útero e da vagina (*esfregaço de Papanicolaou*). Descreva os tipos de células que você veria no esfregaço normal. Qual seria a aparência das células na *displasia cervical*?
3. Janelle sofreu de anorexia durante vários anos. Em consequência da baixa ingestão calórica diária crônica, os adipócitos estão armazenando pouco ou nenhum triglicerídio. Que problemas estruturais podem ocorrer com Janelle?
4. Com o objetivo de se exibir para os colegas de turma da 5ª série do ensino fundamental, Jonathan introduziu um alfinete e uma agulha de costura na ponta do dedo. Os colegas ficaram impressionados porque não havia sangue. Que tipo de tecido Jonathan perfurou, e por que não havia sangramento visível?
5. Em algum momento durante as atividades cotodianas você entra em contato com uma colônia de bactérias que se estabelece na sua pele. Você não tem lesões na área e a pele está em boas condições. Entretanto, os micróbios conseguem penetrar nos tecidos e chegar ao sangue. Que barreiras estruturais específicas as bactérias têm que ultrapassar para fazer isso?

RESPOSTAS ÀS QUESTÕES DAS FIGURAS

3.1 O tecido epitelial recobre o corpo, reveste várias estruturas e forma glândulas. O tecido conjuntivo protege, sustenta, mantém os órgãos juntos, armazena energia e ajuda a conferir imunidade. O tecido muscular se contrai e gera força e calor. O tecido nervoso detecta alterações no ambiente e gera impulsos nervosos que ativam a contração muscular e a secreção glandular.

3.2 As junções comunicantes possibilitam a comunicação celular pela passagem de sinais elétricos e químicos entre células adjacentes.

3.3 Por ser avascular, o tecido epitelial depende dos vasos sanguíneos no tecido conjuntivo para obter oxigênio e nutrientes e para eliminar resíduos.

3.4 A membrana basal propicia sustentação física para o tecido epitelial, forma uma superfície ao longo da qual as células epiteliais migram durante o crescimento ou a cicatrização de feridas, restringe a passagem de moléculas maiores entre o epitélio e o tecido conjuntivo e participa da filtração de sangue nos rins.

3.5 As células pavimentosas são muito finas e, por isso, as substâncias as atravessariam mais rapidamente.

3.6 As glândulas exócrinas multicelulares simples têm um ducto não ramificado; as glândulas exócrinas multicelulares compostas têm um ducto ramificado.

3.7 As glândulas sebáceas são glândulas holócrinas, e as glândulas salivares são glândulas merócrinas.

3.8 Os fibroblastos secretam as fibras e a substância fundamental da matriz extracelular.

3.9 A membrana epitelial é uma membrana constituída de uma camada epitelial e uma camada de tecido conjuntivo subjacente.

DESENVOLVIMENTO 4

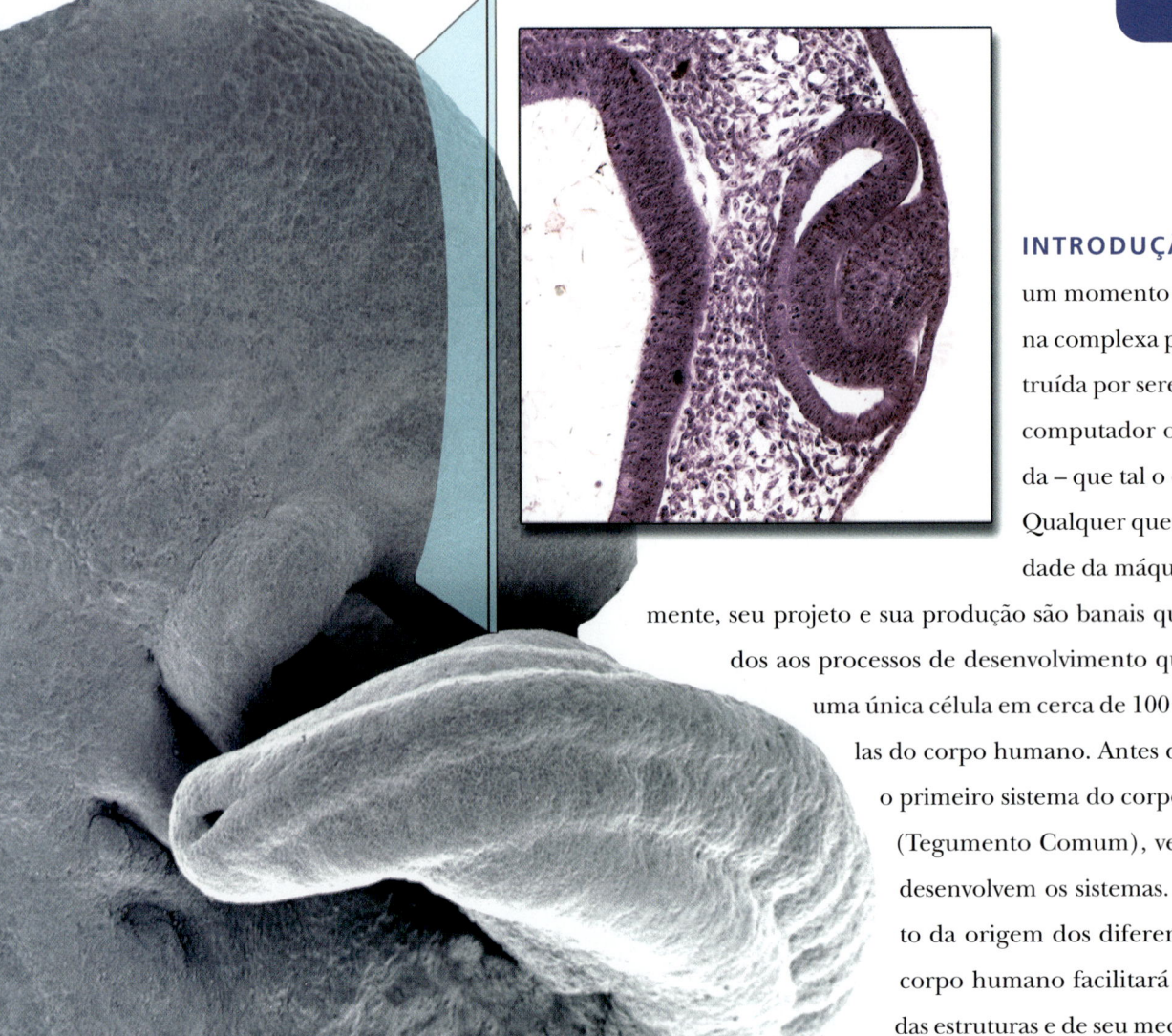

INTRODUÇÃO Pense por um momento em uma máquina complexa projetada e construída por seres humanos. Um computador ou – melhor ainda – que tal o ônibus espacial? Qualquer que seja a complexidade da máquina que venha à mente, seu projeto e sua produção são banais quando comparados aos processos de desenvolvimento que transformam uma única célula em cerca de 100 trilhões de células do corpo humano. Antes de examinarmos o primeiro sistema do corpo, no Capítulo 5 (Tegumento Comum), veremos como se desenvolvem os sistemas. O conhecimento da origem dos diferentes sistemas do corpo humano facilitará a compreensão das estruturas e de seu mecanismo de ação. Adiante, você aprenderá mais sobre o desenvolvimento no contexto dos vários sistemas do corpo. •

? *Você já se perguntou por que o coração, os vasos sanguíneos e o sangue começam a se formar tão cedo no processo de desenvolvimento? Você pode encontrar a resposta na página 111.*

SUMÁRIO

4.1 Princípios do desenvolvimento, 99
4.2 Período embrionário, 100
- Primeira semana de desenvolvimento, 100
- Segunda semana de desenvolvimento, 102
- Terceira semana de desenvolvimento, 107
- Quarta semana de desenvolvimento, 113
- Quinta a oitava semanas de desenvolvimento, 116

4.3 Período fetal, 116
4.4 Modificações maternas durante a gestação, 116
4.5 Trabalho de parto, 120
Terminologia técnica, 121

4.1 Princípios do desenvolvimento

OBJETIVOS
- Descrever a sequência de eventos do desenvolvimento
- Identificar a função dos órgãos do sistema genital feminino no desenvolvimento.

Como você aprendeu no Capítulo 2, a **reprodução sexuada** é o processo usado pelos organismos para geração da prole por meio da produção de células sexuais denominadas **gametas**. Os gametas masculinos são os **espermatozoides** e os gametas femininos são os **oócitos secundários**. Os órgãos que produzem gametas são as **gônadas**, testículos no homem e ovários na mulher. O Capítulo 26 aborda os detalhes da produção de espermatozoides nos testículos e da produção de oócitos secundários nos ovários. Pode haver fertilização quando um espermatozoide é depositado no sistema genital feminino e o ovário libera um oócito secundário. Esse processo desencadeia uma cascata de eventos do desenvolvimento que, quando concluída adequadamente, produz um recém-nascido saudável.

A **gravidez** é uma sequência de eventos que começa com a fertilização, prossegue com a implantação, o desenvolvimento embrionário e o desenvolvimento fetal e, de preferência, termina com o nascimento cerca de 38 semanas mais tarde ou 40 semanas após a última menstruação.

A **biologia do desenvolvimento** é o estudo da sequência de eventos desde a fertilização de um oócito secundário por um espermatozoide até a formação do organismo adulto. Durante o **período embrionário**, que vai da fertilização à oitava semana, o ser humano em desenvolvimento é denominado **embrião**. A **embriologia** é o estudo do desenvolvimento desde o oócito fertilizado até a oitava semana. O **período fetal** começa na nona semana e termina ao nascimento. Durante esse período, o ser humano em desenvolvimento é denominado **feto**.

O **desenvolvimento pré-natal** corresponde ao tempo decorrido desde a fertilização até o nascimento e abrange os períodos embrionário e fetal. É dividido em períodos de 3 meses, denominados **trimestres**.

1. Durante o **primeiro trimestre**, o estágio mais crítico do desenvolvimento, tem início a formação de todos os principais sistemas. Em virtude da atividade extensa e ampla, também é o período em que o organismo em desenvolvimento é mais vulnerável aos efeitos de fármacos, radiação e micróbios.
2. O **segundo trimestre** é caracterizado pelo desenvolvimento quase completo dos sistemas. Ao final desse estágio, o feto tem características nitidamente humanas.
3. O **terceiro trimestre** é um período de crescimento fetal rápido em que há duplicação do peso fetal. Durante os estágios iniciais desse período, a maioria dos sistemas passa a ter atividade completa.

Os órgãos genitais femininos participantes dos principais eventos dos períodos embrionário e fetal são os ovários, as tubas uterinas (trompas de Falópio), o útero e a vagina. Os *ovários* são dois órgãos localizados na parte superior da cavidade pélvica, um de cada lado do útero (Figura 4.1). Durante a vida reprodutiva, os ovários produzem oócitos secundários, que liberam na cavidade peritoneal todos os meses, um processo denominado *ovulação*. Cada uma das duas *tubas uterinas*, que se estendem lateralmente a partir do útero, é uma via para a saída do oócito secundário da cavidade peritoneal.

Figura 4.1 Útero e estruturas associadas. O lado esquerdo da tuba uterina, do útero e da vagina foram seccionados para mostrar o interior dessas estruturas.

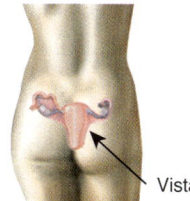

Os ovários produzem gametas femininos denominados oócitos secundários.

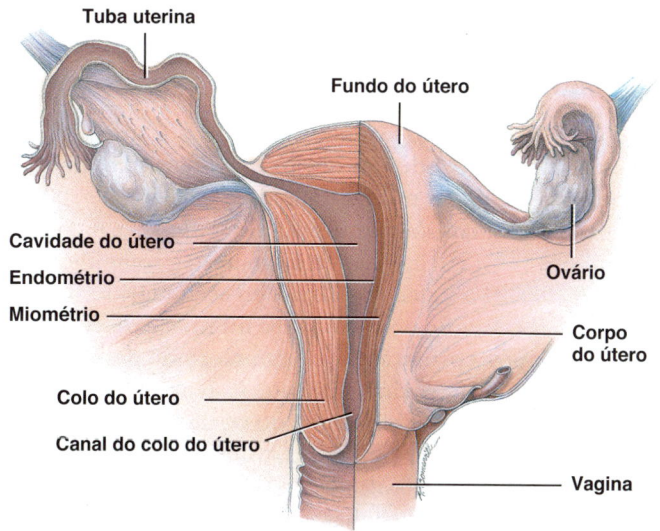

Vista posterior

Quais são as funções das tubas uterinas?

Nas tubas uterinas, um oócito secundário pode encontrar o espermatozoide, e as tubas podem conduzir um oócito fertilizado (ou não fertilizado) até o útero. O *útero*, órgão com formato de pera invertida situado na cavidade pélvica e na parte inferior da cavidade abdominal, é formado por uma parte superior (fundo), uma parte média (corpo) e uma parte inferior (colo). O interior do corpo do útero é a *cavidade do útero*; o interior do colo é conhecido como *canal do colo do útero*. Após a puberdade, em preparação para a implantação do oócito fertilizado, a cada ciclo menstrual se forma no útero um revestimento glandular vascular denominado *endométrio*. Parte do endométrio se desprende durante a menstruação. Profundamente ao endométrio há uma camada muscular denominada *miométrio*. A maior massa de músculo liso no corpo humano, o miométrio é responsável pelas fortes contrações que expelem o endométrio durante a menstruação e ajudam a expulsar o feto do útero durante o trabalho de parto. O útero é o local de implantação de um óvulo fertilizado e de desenvolvimento do feto durante a gravidez. O colo do útero se conecta à *vagina*, um canal que tem várias funções e se abre no exterior. A vagina serve como receptáculo do pênis durante o ato sexual, via de saída do fluxo menstrual e canal de parto.

✓ **TESTE RÁPIDO**
1. Explique os principais eventos do desenvolvimento.
2. Descreva a função dos órgãos genitais femininos no desenvolvimento.

4.2 Período embrionário

OBJETIVO
- Explicar os principais eventos do desenvolvimento que ocorrem durante o período embrionário.

Primeira semana de desenvolvimento

A primeira semana de desenvolvimento é caracterizada por diversos acontecimentos importantes, entre os quais estão a fertilização, a clivagem do zigoto, a formação do blastocisto e a implantação.

Fertilização

Durante a **fertilização**, o material genético de um espermatozoide haploide e de um oócito secundário haploide se funde em um único núcleo diploide. Dos cerca de 200 milhões de espermatozoides introduzidos na vagina, menos de 2 milhões (1%) chegam ao colo do útero e somente cerca de 200 (0,0001%) alcançam o oócito secundário. Normalmente, a fertilização ocorre na tuba uterina no decorrer de 12 a 24 h após a ovulação. O espermatozoide pode permanecer ativo por aproximadamente 48 h após a deposição na vagina, embora a viabilidade do oócito secundário seja de apenas cerca de 24 h após a ovulação. Desse modo, a gravidez tem *maior probabilidade* se a relação sexual ocorrer durante uma janela de 3 dias – de 2 dias antes da ovulação até 1 dia depois da ovulação.

Os espermatozoides nadam da vagina até o canal do colo do útero, impulsionados pelos movimentos semelhantes aos de um chicote de seus flagelos (caudas). A travessia do restante do útero e a entrada na tuba uterina resultam principalmente de contrações das paredes desses órgãos. Os espermatozoides que se aproximam do oócito minutos após a ejaculação *só estão aptos* a fertilizá-lo cerca de sete horas depois. Durante esse período no sistema genital feminino, na maioria das vezes na tuba uterina, o espermatozoide passa por um processo de **capacitação**, uma série de alterações funcionais que aumentam o vigor dos batimentos de seu flagelo e preparam sua membrana plasmática para se fundir com a membrana plasmática do oócito. Durante a capacitação, secreções no sistema genital feminino removem colesterol, glicoproteínas e proteínas da membrana plasmática em torno da cabeça do espermatozoide. Somente os espermatozoides capacitados são atraídos por fatores químicos produzidos pelas células que circundam o oócito liberado e são capazes de responder a esses fatores.

Para que haja fertilização, é necessário que antes o espermatozoide penetre na **coroa radiada**, nas células que circundam o oócito secundário e na **zona pelúcida**, a camada transparente de glicoproteínas entre a coroa radiada e a membrana plasmática do oócito (Figura 4.2A).

Figura 4.2 Algumas estruturas e eventos da fertilização.

 Durante a fertilização, o material genético do espermatozoide e do oócito secundário se funde para formar um único núcleo diploide.

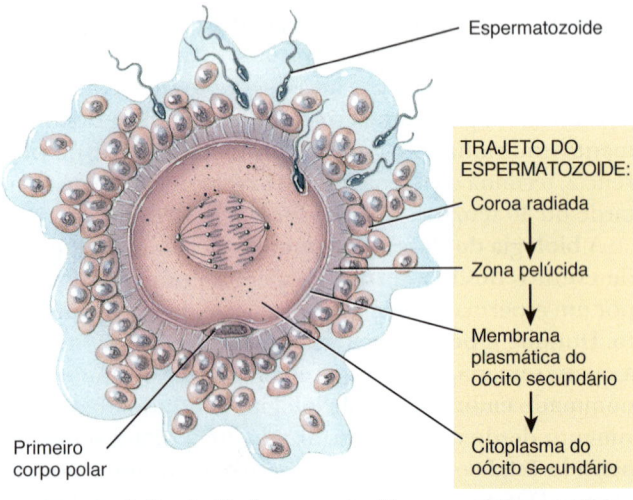

A. Penetração de espermatozoide em um oócito secundário

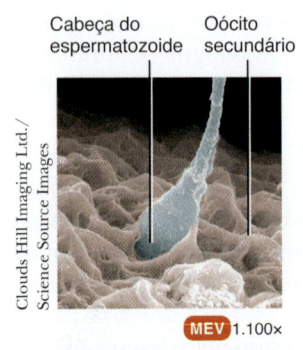

B. Espermatozoide em contato com um oócito secundário

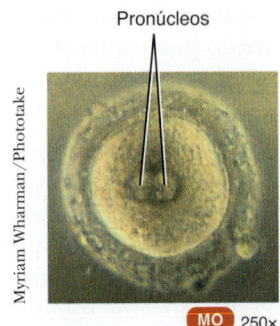

C. Pronúcleos masculino e feminino

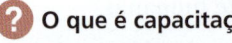 O que é capacitação?

O **acrossomo**, estrutura semelhante a um capacete que cobre a cabeça do espermatozoide, contém várias enzimas (ver Figura 26.6). Essas enzimas e os fortes movimentos da cauda ajudam o espermatozoide a penetrar nas células da coroa radiada e a entrar em contato com a zona pelúcida. Uma das glicoproteínas na zona pelúcida atua como um receptor do espermatozoide, ligando-se a proteínas específicas da membrana no acrossomo para desencadear a **reação acrossômica**, a liberação do conteúdo do acrossomo. As enzimas acrossômicas digerem um caminho através da zona pelúcida enquanto os movimentos da cauda empurram o espermatozoide para a frente. Embora muitos espermatozoides sofram reações acrossômicas, somente o primeiro espermatozoide a penetrar em toda a zona pelúcida e alcançar a membrana plasmática do oócito sofre **singamia**, a fusão com o oócito. A consequência é uma reação no interior do oócito que torna a zona pelúcida impermeável e impede a **polispermia**, a fertilização por mais de um espermatozoide.

Depois da penetração do espermatozoide, completa-se a meiose II no oócito secundário (ver Figura 2.20). Este se divide em um óvulo maior (óvulo maduro) e um segundo corpo polar menor, que contém DNA, mas não citoplasma. O corpo polar acaba por se fragmentar e desintegrar (ver Figura 26.15). O núcleo na cabeça do espermatozoide dá origem ao **pronúcleo masculino**, e o núcleo no óvulo fertilizado dá origem ao **pronúcleo feminino** (Figura 4.2C). Os pronúcleos formados se fundem, com a produção de um núcleo único com 23 cromossomos de cada pronúcleo. A fusão dos dois pronúcleos haploides (n) restaura o número diploide ($2n$) de 46 cromossomos no óvulo fertilizado, agora denominado **zigoto**. A fertilização leva cerca de 24 h.

Os **gêmeos dizigóticos** (*fraternos*) são produzidos pela liberação independente de dois oócitos secundários com a subsequente fertilização de cada um deles por diferentes espermatozoides. Eles têm a mesma idade e ocupam o útero ao mesmo tempo, mas geneticamente são tão diferentes quanto quaisquer outros irmãos. Os gêmeos dizigóticos podem ser do mesmo sexo ou não. Como os **gêmeos monozigóticos** (*idênticos*) se desenvolvem a partir de um único óvulo fertilizado, contêm material genético idêntico e são sempre do mesmo sexo, mas a expressão dessa informação genética pode ser diferente. Os gêmeos monozigóticos se originam da separação do zigoto em desenvolvimento em dois embriões; 99% das vezes isso ocorre no curso de 8 dias a partir da fertilização. É provável que as separações que ocorrem mais de 8 dias depois produzam **gêmeos conjugados**, situação na qual os gêmeos estão unidos e têm algumas estruturas do corpo em comum. A separação cirúrgica de gêmeos conjugados é um procedimento muito delicado e arriscado. As taxas de mortalidade do procedimento dependem do tipo de conexão e dos órgãos compartilhados.

Clivagem do zigoto

Após a fertilização, o zigoto passa por **clivagem**, divisões celulares mitóticas, que inicialmente aumentam o número de células sem aumentar a massa celular em geral (Figura 4.3). A primeira divisão do zigoto começa aproximadamente 24 h após a fertilização e se completa aproximadamente 6 h mais tarde. Cada divisão subsequente demora um pouco menos. No segundo dia após a fertilização, a segunda clivagem é concluída e surgem quatro células (Figura 4.3B). No final do terceiro dia, há 16 células. As células progressivamente menores produzidas por clivagem são denominadas **blastômeros**. Por fim, as clivagens sucessivas tornam-se mais rápidas e produzem uma esfera sólida de células denominada **mórula**. A mórula é ainda circundada pela zona pelúcida e tem aproximadamente o mesmo tamanho do zigoto original (Figura 4.3C).

Formação do blastocisto

Ao final do quarto dia, o número de células na mórula aumenta enquanto esta continua a se deslocar ao longo da tuba uterina em direção à cavidade do útero. Quando a mórula entra na cavidade do útero, no quarto ou quinto dia, uma secreção rica em glicogênio produzida pelas glândulas do endométrio é liberada na cavidade do útero e entra na mórula através da zona pelúcida. Essa secreção, denominada **leite uterino**, com os nutrientes armazenados no citoplasma dos blastômeros da mórula, nutre a mórula em desenvolvimento. No estágio de 32 células, o líquido entra na mórula, se acumula entre os blastômeros e os reorganiza em torno de uma grande cavidade preenchida com líquido, denominada **cavidade do blastocisto** ou *blastocele* (Figura 4.3E). Depois da formação dessa cavidade, a massa em desenvolvimento é denominada **blastocisto**. Embora tenha agora centenas de células, o blastocisto ainda tem o mesmo tamanho do zigoto original.

Durante a formação do blastocisto, originam-se duas populações celulares distintas: o embrioblasto e o trofoblasto (Figura 4.3E). O **embrioblasto**, ou *massa celular interna*, está localizado internamente e transforma-se no embrião e em algumas das membranas extraembrionárias. O **trofoblasto** é a camada superficial externa de células que forma a parede esferoide do blastocisto. Por fim, acaba se transformando no saco coriônico externo que envolve o feto e a parte fetal

---

CORRELAÇÃO CLÍNICA | *Gravidez ectópica*

A **gravidez ectópica**, o desenvolvimento de um embrião ou feto fora da cavidade do útero, geralmente ocorre quando o deslocamento do oócito fertilizado na tuba uterina é prejudicado por tecido cicatricial provocado por infecção tubária prévia, diminuição do movimento do músculo liso da tuba uterina ou uma variação anatômica tubária. O local mais comum da gravidez ectópica é a tuba uterina, mas também pode ocorrer no ovário, na cavidade abdominal ou no colo do útero. A gravidez ectópica é duas vezes mais provável em fumantes, porque a nicotina presente na fumaça do cigarro paralisa os cílios no revestimento da tuba uterina. O tecido cicatricial decorrente de doença inflamatória pélvica, cirurgia prévia da tuba uterina e gravidez ectópica prévia também podem prejudicar o deslocamento do óvulo fertilizado.

Entre os sinais e sintomas de gravidez ectópica estão a ausência de um ou dois ciclos menstruais, seguida de sangramento e dor abdominal e pélvica aguda. Caso não seja retirado, o embrião em desenvolvimento pode romper a tuba uterina, o que frequentemente acarreta a morte da mãe. As opções de tratamento incluem a cirurgia ou o uso de metotrexato, fármaco que causa interrupção da divisão das células embrionárias e, por fim, seu desaparecimento.

Figura 4.3 Clivagem e formação da mórula e do blastocisto.

A clivagem diz respeito às divisões mitóticas iniciais rápidas de um zigoto.

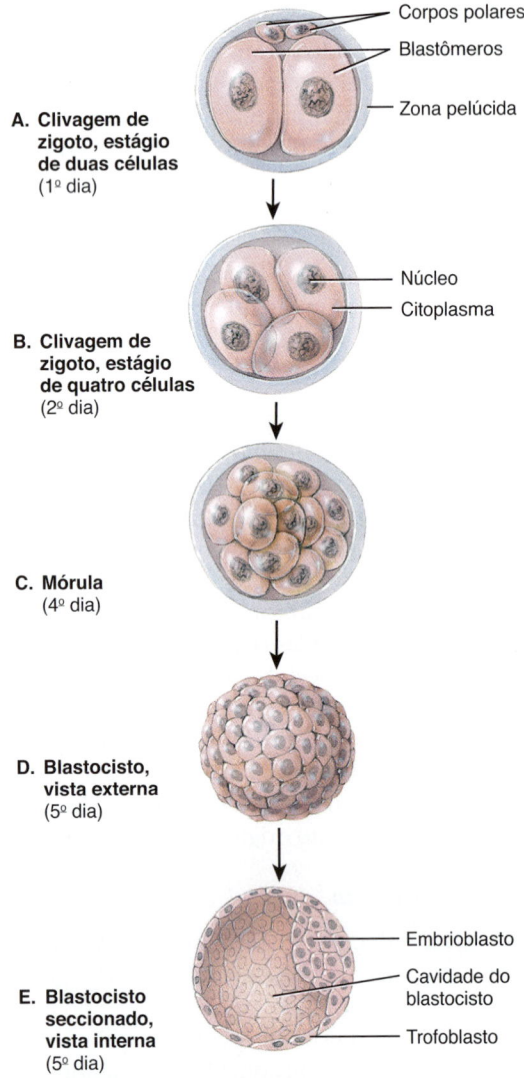

A. Clivagem de zigoto, estágio de duas células (1º dia)
— Corpos polares
— Blastômeros
— Zona pelúcida

B. Clivagem de zigoto, estágio de quatro células (2º dia)
— Núcleo
— Citoplasma

C. Mórula (4º dia)

D. Blastocisto, vista externa (5º dia)

E. Blastocisto seccionado, vista interna (5º dia)
— Embrioblasto
— Cavidade do blastocisto
— Trofoblasto

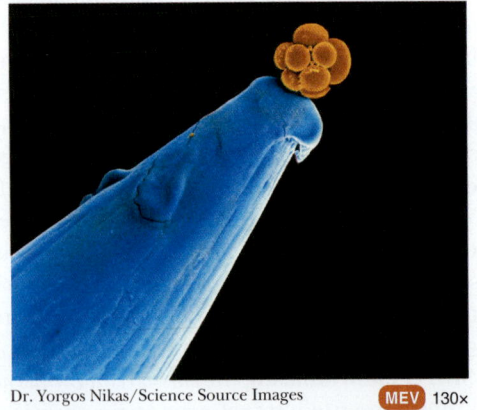
Dr. Yorgos Nikas/Science Source Images
MEV 130×
Embrião humano de 16 células na ponta de um alfinete

? Qual é a diferença histológica entre mórula e blastocisto?

da *placenta,* o local de troca de nutrientes e resíduos entre a mãe e o feto. Por volta do quinto dia após a fertilização, o blastocisto se separa da zona pelúcida, saindo por um orifício produzido nela por ação de uma enzima. Essa eliminação da zona pelúcida é necessária para permitir a próxima etapa, a implantação (fixação) no revestimento endometrial glandular vascular do útero.

Implantação

O blastocisto permanece livre na cavidade do útero por aproximadamente de dois dias antes da fixação na parede uterina. Durante esse período, é nutrido por secreções endometriais. Aproximadamente seis dias após a fertilização, o blastocisto se fixa frouxamente no endométrio em um processo denominado **implantação** (Figura 4.4). Em geral, o blastocisto se implanta na parte posterior do fundo do útero ou no corpo do útero, com o embrioblasto voltado para o endométrio (Figura 4.4B). Aproximadamente sete dias após a fertilização, o blastocisto se fixa com mais firmeza no endométrio, as glândulas endometriais adjacentes aumentam e o endométrio se torna mais vascularizado pelo surgimento de novos vasos sanguíneos (angiogênese).

Após a implantação, a camada funcional do endométrio é conhecida como **decídua**. A decídua se separa do endométrio depois da saída do feto, do mesmo modo que ocorre com a camada superficial do endométrio na menstruação normal. As diferentes regiões da decídua têm nomes distintos com base na posição em relação ao local do blastocisto implantado (Figura 4.4C). A **decídua basal** é a parte do endométrio sob o embrião implantado; provê grande quantidade de glicogênio e lipídios para o embrião e o feto em desenvolvimento e, mais tarde, se torna a parte materna da placenta. A **decídua capsular** é a parte do endométrio que recobrirá o embrião depois de sua implantação no endométrio. A **decídua parietal** é o endométrio modificado remanescente que reveste as áreas não participantes do resto do útero. À medida que o embrião e, mais tarde, o feto cresce e faz pressão dentro da cavidade do útero, a decídua capsular se torna delgada e acaba por desaparecer quando o feto que cresceu ocupa toda a cavidade do útero e faz pressão contra a decídua parietal adjacente. Por volta da 27ª semana, a decídua capsular degenera e desaparece.

A Figura 4.5 resume os principais eventos associados à primeira semana de desenvolvimento.

✓ TESTE RÁPIDO

3. Onde ocorre normalmente a fertilização?
4. O que é a mórula? Como é formada?
5. Descreva as camadas de um blastocisto e seu destino final.
6. Quando, onde e como ocorre a implantação?
7. Qual é a base do nome dado às três regiões da decídua?

Segunda semana de desenvolvimento

Desenvolvimento do trofoblasto

Aproximadamente oito dias após a fertilização, o trofoblasto dá origem a duas camadas na região de contato entre o blastocisto e o endométrio. Essas camadas são o

Figura 4.4 Relação do blastocisto com o endométrio uterino no momento da implantação.

A implantação, fixação de um blastocisto no endométrio, ocorre cerca de 6 dias após a fertilização.

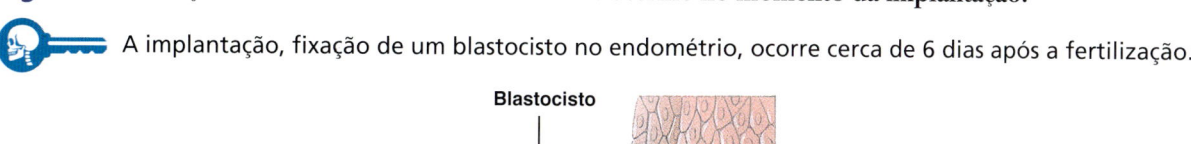

A. Vista externa do blastocisto aproximadamente 6 dias após a fertilização

B. Corte frontal do endométrio e do blastocisto aproximadamente 6 dias após a fertilização

C. Regiões da decídua

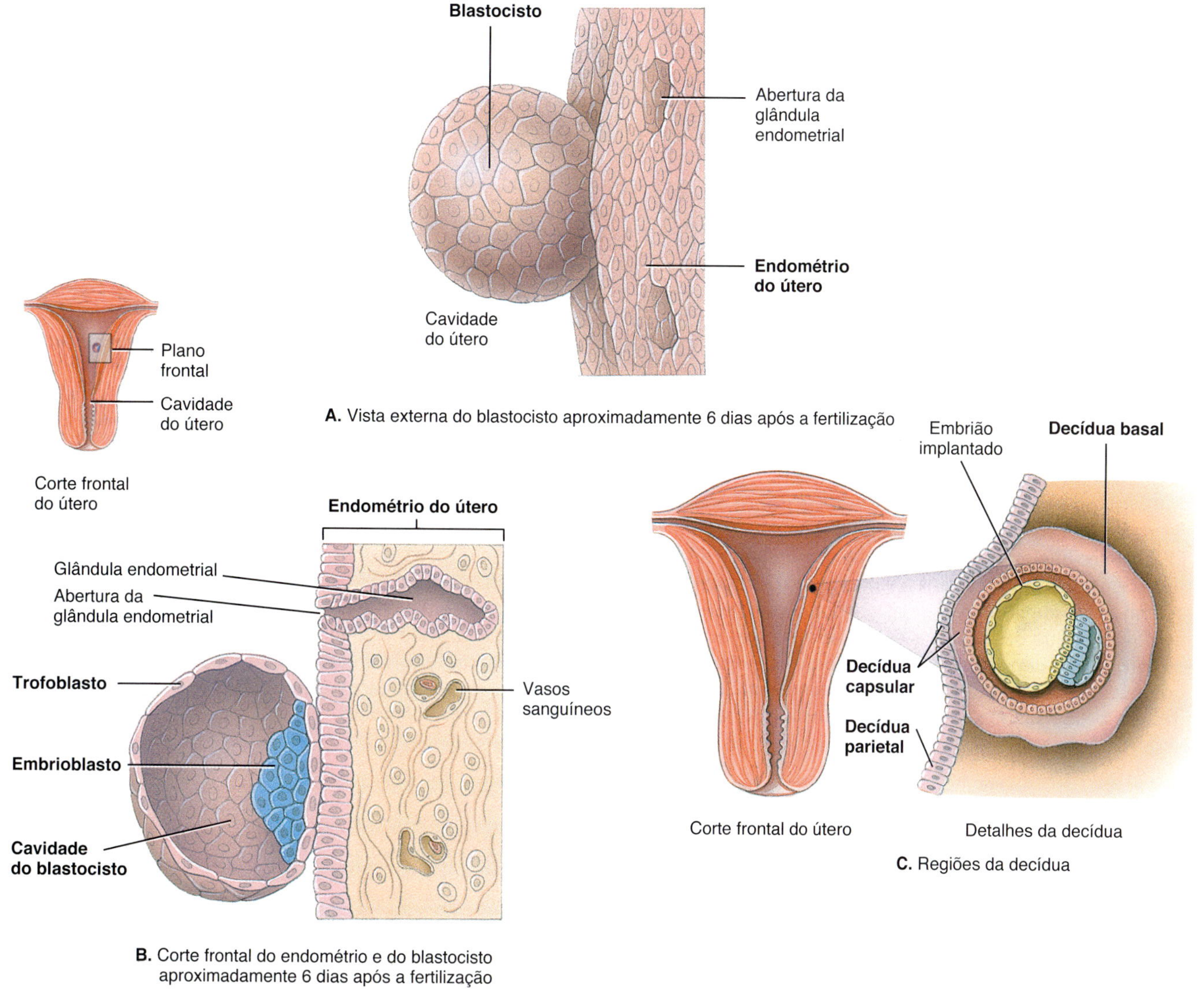

Como o blastocisto se funde com o endométrio e o invade?

sinciciotrofoblasto, uma área sem limites celulares distintos, e um **citotrofoblasto**, uma área entre o embrioblasto e o sinciciotrofoblasto que tem limites celulares distintos (Figura 4.6A). As duas camadas do trofoblasto se tornam parte do córi (uma das membranas do feto) à medida que crescem (ver Figura 4.11A). Durante a implantação, o sinciciotrofoblasto secreta enzimas que digerem e liquefazem as células endometriais, assim o blastocisto consegue penetrar no revestimento do útero. Por fim, o blastocisto se aloja no endométrio e no terço interno do miométrio (camada muscular do útero). Outra secreção do trofoblasto é a gonadotropina coriônica humana (hCG), um hormônio essencial para a manutenção da gestação e o hormônio detectado pelo teste doméstico de gravidez. Sua presença na urina ou no sangue materno é uma indicação de que há um embrião implantado no útero. A gonadotropina coriônica humana simula um hormônio materno, o hormônio luteinizante (LH), que mantém as secreções endócrinas de progesterona e estrogênios do ovário. No ciclo menstrual típico, a produção de LH diminui, o que acarreta contrações uterinas e a expulsão do endométrio do útero. Caso isso acontecesse durante a gestação, ocorreria o aborto do embrião. Graças à produção de hCG, o embrião assegura a continuação da gravidez. A secreção máxima de hCG ocorre aproximadamente na nona semana de gravidez, quando a placenta está bem desenvolvida e já consegue produzir progesterona e estrogênios.

Desenvolvimento do disco embrionário bilaminar

As células do embrioblasto também se diferenciam em duas camadas por volta de 8 dias após a fertilização: **hipoblasto** (*endoderma primitivo*) e **epiblasto** (*ectoderma primitivo*) (Figura 4.6A). Juntas, as células do hipoblasto e do epiblasto formam um disco achatado denominado **disco embrionário bilaminar**. Durante o desenvolvimento posterior, as células

CORRELAÇÃO CLÍNICA | *Pesquisa com células-tronco*

As **células-tronco** são células não especializadas que têm a capacidade de se dividir por períodos indefinidos e dar origem a células especializadas. Uma célula-tronco com o potencial de formar um organismo completo é conhecida como *célula-tronco totipotente*. As células de um zigoto e de um embrião durante o estágio de desenvolvimento da mórula são estas células-tronco totipotentes. Já as células embrioblásticas de um blastocisto podem dar origem a muitos tipos (mas não todos) diferentes de células. Essas células-tronco são denominadas *células-tronco pluripotentes*. Mais tarde, as células-tronco pluripotentes podem passar por outra especialização, transformando-se em células que têm função específica e dão origem a uma família de células muito semelhante. A principal função dessas células, denominadas *células-tronco multipotentes*, é manter ou reparar um tecido. As *células-tronco oligopotentes* dão origem a alguns tipos celulares diferentes, como as células-tronco mieloides e linfoides, que dão origem a diferentes tipos de células sanguíneas. As *células-tronco unipotentes* produzem apenas um tipo de célula, mas conseguem se renovar, o que as distingue das células diferenciadas. Entre os exemplos estão os queratinócitos-tronco na pele ou as células satélites nos músculos. As células-tronco pluripotentes atualmente usadas em pesquisas são derivadas (1) dos embrioblastos dos embriões no estágio de blastocisto, que seriam usados em tratamentos de infertilidade mas não foram necessários, e (2) de fetos mortos abortados durante os três primeiros meses de gestação.

Os cientistas também estão investigando as possíveis aplicações clínicas de células-tronco oligopotentes e unipotentes de adultos – células-tronco que persistem no corpo durante toda a vida adulta. Experimentos recentes sugerem que os ovários de camundongos adultos contêm células-tronco capazes de dar origem a novos oócitos. Se esses mesmos tipos de células-tronco forem encontrados nos ovários de mulheres adultas, os cientistas poderiam coletar algumas delas de uma mulher adulta prestes a se submeter a um tratamento esterilizante (como a quimioterapia), armazená-las e, uma vez concluído o tratamento, inseri-las de volta nos ovários para restaurar a fertilidade. Estudos também sugeriram que as células-tronco na medula óssea vermelha de seres humanos adultos são capazes de se diferenciar em células do fígado, rim, coração, pulmão, músculo esquelético, pele e órgãos do sistema digestório. Em teoria, as células-tronco adultas da medula óssea vermelha poderiam ser coletadas de um paciente e, em seguida, usadas para reparar outros tecidos e órgãos no corpo daquele paciente, sem necessidade de usar células-tronco de embriões.

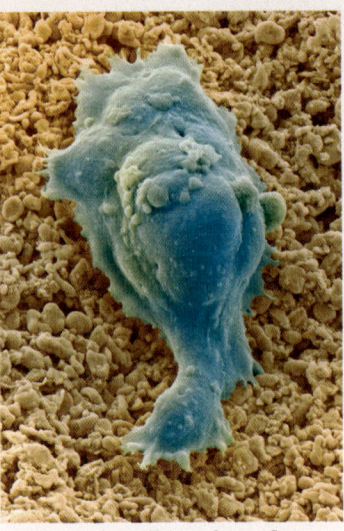

Steve Gschmeissner/Science Source, Inc.
Célula-tronco embrionária humana

Figura 4.5 Resumo dos eventos associados à primeira semana de desenvolvimento.

A fertilização geralmente ocorre na tuba uterina.

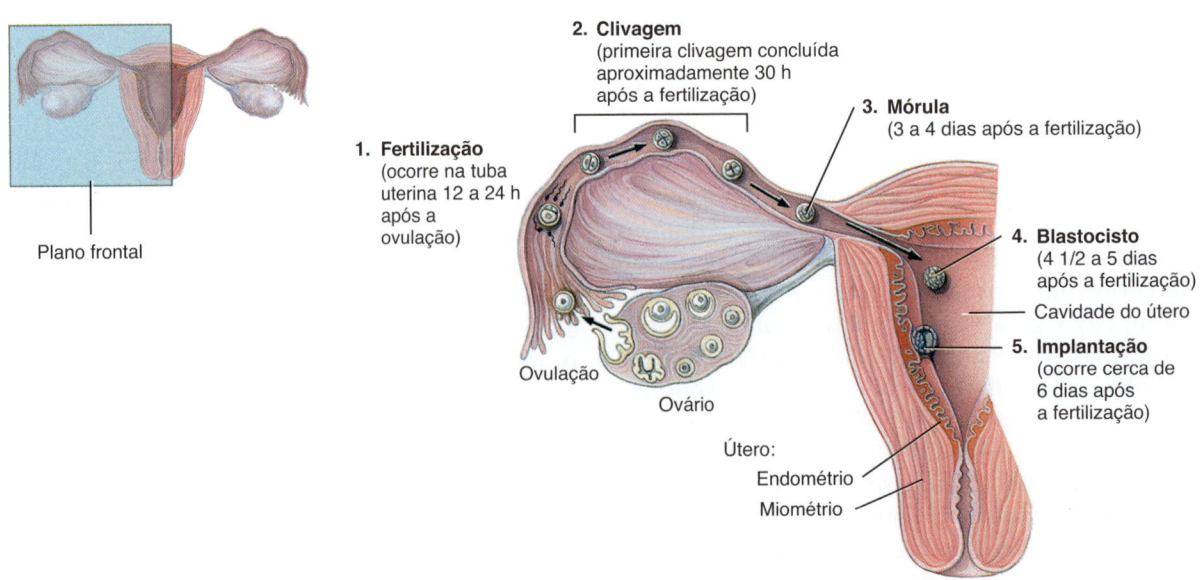

Corte frontal do útero, da tuba uterina e do ovário

Em que parte do útero geralmente ocorre a implantação?

hipoblásticas continuam como uma camada pavimentosa única de células, enquanto as células epiblásticas se tornam estratificadas. Logo surge uma pequena cavidade no interior das camadas de células epiblásticas que, por fim, se expande e forma a **cavidade amniótica**.

Desenvolvimento do âmnio

À medida que a cavidade amniótica se expande, uma camada única de células pavimentosas forma um teto cupuliforme acima das células epiblásticas, denominado **âmnio** (Figura 4.6A). Assim, o âmnio forma o teto da cavidade amniótica e o epiblasto forma o assoalho. A princípio, o âmnio recobre somente o disco embrionário bilaminar. Entretanto, à medida que o disco embrionário aumenta de tamanho e começa a se dobrar o âmnio acaba por circundar todo o embrião (ver Figura 4.11A, detalhe), criando a cavidade amniótica que é preenchida por líquido amniótico. A maior parte do líquido amniótico é derivada inicialmente do sangue materno. Mais tarde, o feto contribui para o líquido pela excreção de urina na cavidade amniótica. O líquido amniótico absorve choques para proteger o feto, ajuda a regular a temperatura corporal do feto, ajuda a impedir o ressecamento e evita aderências entre a pele do feto e os tecidos adjacentes. Em geral, o âmnio se rompe logo antes do nascimento; o âmnio e seu líquido constituem a "bolsa d'água". Normalmente, há desprendimento no líquido amniótico de células embrionárias, que podem ser examinadas em um procedimento denominado *amniocentese*, no qual há retirada de um pouco do líquido amniótico que banha o feto em desenvolvimento e análise das células fetais e substâncias dissolvidas (ver Principais Terminologias Técnicas relativas ao desenvolvimento, no fim deste capítulo).

Desenvolvimento do saco vitelino

Ainda no oitavo dia após a fertilização as células do hipoblasto migram e recobrem a superfície interna da parede do blastocisto (Figura 4.6A). As células que migram formam uma membrana delgada, denominada **membrana exocelômica**. Combinada ao hipoblasto, a membrana exocelômica forma a parede do **saco vitelino**, a antiga cavidade do blastocisto (Figura 4.6B). Por conseguinte, o disco embrionário bilaminar está agora posicionado entre a cavidade amniótica e o saco vitelino.

Como os embriões humanos recebem nutrientes do endométrio, o saco vitelino é relativamente vazio, pequeno e diminui de tamanho à medida que o desenvolvimento prossegue (ver Figura 4.11A, detalhe). Entretanto, o saco vitelino tem várias funções importantes nos seres humanos. Fornece nutrientes para o embrião durante a segunda e terceira semanas de desenvolvimento, é a fonte de células sanguíneas da terceira à sexta semana, contém as primeiras células (*células germinativas primordiais*) que acabam por migrar para as gônadas em desenvolvimento e se diferenciar em gametas, faz parte do intestino (sistema digestório) e ajuda a evitar o ressecamento do embrião.

Desenvolvimento de sinusoides

No nono dia após a fertilização o blastocisto está completamente alojado no endométrio. À medida que o sinciciotrofoblasto se expande no endométrio e ao redor do saco vitelino, se formam em seu interior pequenos espaços denominados **lacunas** (Figura 4.6B).

No 12º dia de desenvolvimento, as lacunas se fundem e formam espaços maiores interligados, denominados **redes lacunares** (Figura 4.6C). Os capilares endometriais (vasos sanguíneos maternos microscópicos) ao redor do embrião em desenvolvimento se expandem e são denominados **sinusoides maternos**. À medida que há erosão de alguns sinusoides e glândulas endometriais pelo sinciciotrofoblasto, o sangue materno e as secreções glandulares entram nas redes lacunares, que servem tanto como uma rica fonte de nutrientes para o embrião quanto como um local de eliminação das escórias do embrião.

Desenvolvimento do celoma extraembrionário

O **mesoderma extraembrionário** se desenvolve por volta do 12º dia após a fertilização. Essas células mesodérmicas são derivadas do saco vitelino e formam um tecido conjuntivo (mesênquima) em torno do âmnio e do saco vitelino (Figura 4.6C). Logo, surgem muitas grandes cavidades no mesoderma extraembrionário, que se fundem para formar uma cavidade ainda maior denominada **celoma extraembrionário**.

CORRELAÇÃO CLÍNICA | *Testes rápidos de gravidez*

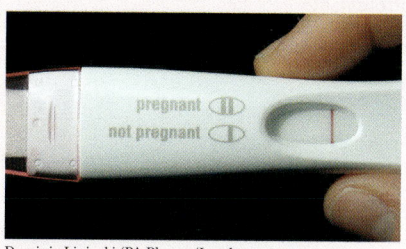
Teste domiciliar de gravidez
Dominic Lipinski/PA Photos/Landov

Os **testes rápidos de gravidez** detectam as pequenas concentrações de gonadotropina coriônica humana (hCG) na urina que começam a ser excretadas cerca de 8 dias após a fertilização. Os *kits* de teste conseguem detectar uma gestação já no primeiro dia de atraso da menstruação – isto é, por volta de 14 dias após a fertilização. Substâncias químicas presentes nos *kits* produzem uma alteração na coloração caso ocorra reação entre a hCG na urina e anticorpos anti-hCG do *kit*.

Vários *kits* de teste disponíveis nas farmácias são tão sensíveis e acurados quanto os métodos de teste usados em muitos hospitais. Ainda assim, podem ocorrer resultados falso-negativos e falso-positivos. Um resultado falso-negativo (o teste é negativo, mas a mulher está grávida) pode ser decorrente da realização do teste muito no início da gravidez ou de uma gestação ectópica. Um resultado falso-positivo (o teste é positivo, mas a mulher não está grávida) pode ser resultante do excesso de proteínas ou sangue na urina ou da hCG produzida por um tipo raro de câncer de útero. Os diuréticos tiazídicos, hormônios, esteroides e medicamentos tireoidianos também podem afetar o resultado de um teste rápido de gravidez.

Figura 4.6 Principais eventos da segunda semana de desenvolvimento.

 Aproximadamente oito dias após a fertilização, o trofoblasto dá origem a um sinciciotrofoblasto e um citotrofoblasto; o embrioblasto (massa celular interna) dá origem ao hipoblasto e ao epiblasto (disco embrionário bilaminar).

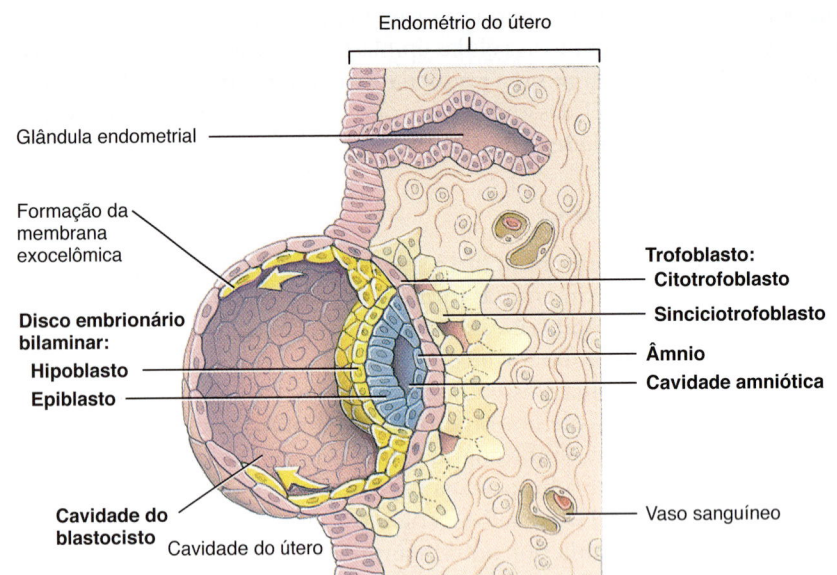

A. Corte frontal através do endométrio do útero mostrando o blastocisto, cerca de 8 dias após a fertilização

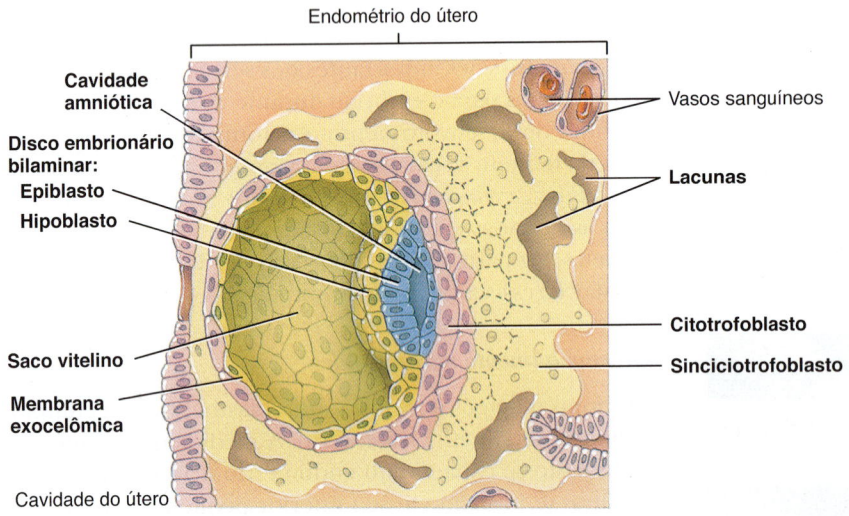

B. Corte frontal através do endométrio do útero mostrando o blastocisto, cerca de 9 dias após a fertilização

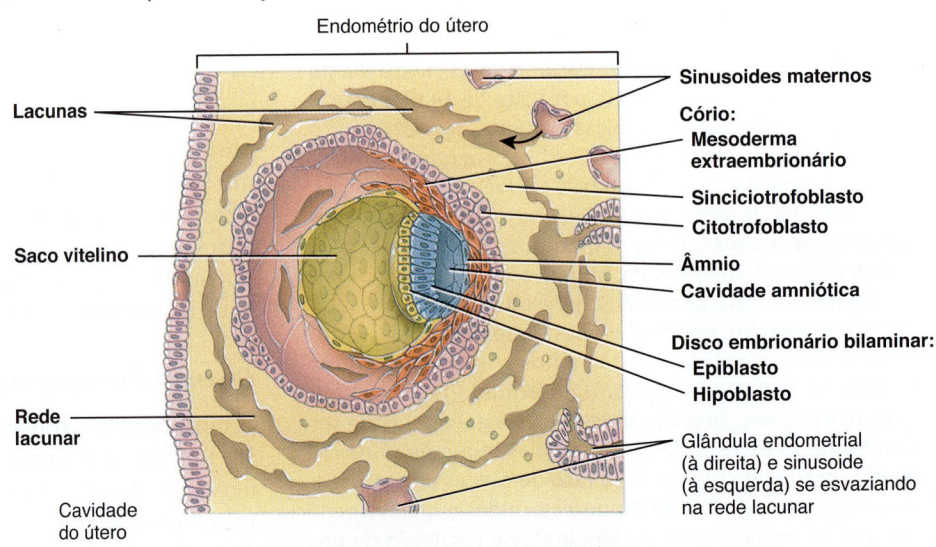

C. Corte frontal através do endométrio do útero mostrando o blastocisto, cerca de 12 dias após a fertilização

Como ocorre a conexão entre o disco embrionário bilaminar e o trofoblasto?

Desenvolvimento do cório

Juntos, o mesoderma extraembrionário e as duas camadas do trofoblasto (citotrofoblasto e sinciciotrofoblasto), formam o **cório** (Figura 4.6C). O cório circunda o embrião e, posteriormente, o feto (ver Figura 4.11A, detalhe). Por fim, o cório torna-se a principal parte embrionária da placenta, a estrutura para troca de materiais entre a mãe e o feto. O cório também protege o embrião e o feto das respostas imunes da mãe de duas maneiras: (1) secreta proteínas que bloqueiam a produção de anticorpos pela mãe e (2) estimula a produção dos linfócitos T que suprimem a resposta imune normal no útero. Por fim, (3) o cório produz gonadotropina coriônica humana (hCG), um importante hormônio da gestação.

A camada interna do cório acaba por se fundir com o âmnio. Com o desenvolvimento do cório, o celoma extraembrionário agora é denominado **cavidade coriônica**. No final da segunda semana de desenvolvimento, o disco embrionário bilaminar está conectado ao trofoblasto por uma faixa de mesoderma extraembrionário conhecida como **pedículo de conexão** (ver Figura 4.7, detalhe), o futuro cordão umbilical.

✓ TESTE RÁPIDO

8. Quais são as funções do trofoblasto?
9. Como é formado o disco embrionário bilaminar?
10. Descreva a formação do âmnio, do saco vitelino e do cório. Explique suas funções.
11. Por que os sinusoides são importantes durante o desenvolvimento embrionário?

Terceira semana de desenvolvimento

A terceira semana embrionária inicia um período de seis semanas de desenvolvimento e diferenciação rápidos. Durante a terceira semana, se estabelecem as três camadas germinativas primárias, o que cria as bases para o desenvolvimento dos órgãos da quarta à oitava semana.

Gastrulação

O primeiro evento importante da terceira semana de desenvolvimento, a **gastrulação**, ocorre aproximadamente 15 dias após a fertilização. Nesse processo, o disco embrionário bilaminar, formado por epiblasto e hipoblasto, é transformado em um **disco embrionário trilaminar** composto das três camadas germinativas primárias: ectoderma, mesoderma e endoderma. As **camadas germinativas primárias** são os principais tecidos embrionários a partir dos quais se desenvolvem os vários tecidos e órgãos do corpo.

A gastrulação é a importante e bem coordenada reorganização e migração de células do epiblasto a fim de preparar o terreno para as importantes interações das células recém-posicionadas. A primeira indicação de gastrulação é a formação da **linha primitiva**, um tênue sulco na superfície dorsal do epiblasto que se alonga da parte posterior para a parte anterior do embrião (Figura 4.7A). A linha primitiva estabelece nitidamente as extremidades cefálica e caudal do embrião, bem como os lados direito e esquerdo. Na extremidade cefálica da linha primitiva, um pequeno grupo de células epiblásticas forma uma estrutura arredondada denominada **nó primitivo**.

Após a formação da linha primitiva, as células do epiblasto se deslocam internamente e se separam da linha primitiva para formar o **mesoblasto** (Figura 4.7B). Quando as células do mesoblasto começam a migrar sob o epiblasto, algumas delas deslocam o hipoblasto original, empurrando-o lateralmente e substituindo-o por uma nova camada de células. Essa nova camada de células que formam o teto do saco vitelino é o **endoderma**. Outras células mesoblásticas migratórias permanecem entre o epiblasto e o endoderma recém-formado para formar uma nova camada, o **mesoderma**. A disposição e a diferenciação das células dessa camada são cruciais para induzir a continuação do desenvolvimento do projeto final do corpo. Em seguida, as células que permanecem no epiblasto formam o **ectoderma**.

A Tabela 4.1 apresenta detalhes sobre o destino dessas camadas germinativas primárias; capítulos posteriores também contêm outras informações no contexto dos vários sistemas do corpo.

Cerca de 16 dias após a fertilização, as células mesodérmicas do nó primitivo migram em direção à extremidade cefálica do embrião e formam na linha mediana um tubo celular oco denominado **processo notocordal** (Figura 4.8). Por volta do 22º ao 24º dia, o processo notocordal se transforma em um cilindro celular sólido denominado **notocorda** (ver Figura 4.9A). Essa estrutura tem uma função importantíssima na **indução**, um processo em que um tecido (*tecido de indução*) estimula a especialização de um tecido adjacente (*tecido de resposta*). Em geral, um tecido de indução produz uma substância química que influencia o tecido de resposta. A notocorda induz algumas células mesodérmicas adjacentes a se transformarem em partes de vértebras (ossos da coluna vertebral), induz a invaginação do ectoderma sobrejacente para formar o sistema nervoso e contribui para a formação de discos intervertebrais (entre as vértebras) (ver Figura 7.15).

Além disso, durante a terceira semana de desenvolvimento duas tênues depressões aparecem na superfície dorsal do embrião, onde o ectoderma e o endoderma fazem contato, mas não há mesoderma entre eles. A estrutura mais próxima da extremidade cefálica é a **membrana orofaríngea** (Figura 4.8A, B). Esta se rompe durante a quarta semana para conectar a cavidade da boca à faringe (garganta) e ao restante do sistema digestório. A estrutura mais próxima da extremidade caudal, denominada **membrana cloacal**, se degenera na sétima semana e forma os orifícios do ânus e dos sistemas urinário e genital.

Quando a membrana cloacal aparece, a parede do saco vitelino forma a **alantoide**, uma pequena evaginação vascularizada que se estende até o pedículo de conexão (Figura 4.8B). Nos organismos não mamíferos envolvidos por um âmnio (répteis e aves), a alantoide é usada para a troca de gases e a eliminação de escórias. Como a placenta dos mamíferos desempenha essas funções, a alantoide não é uma estrutura proeminente na maioria dos mamíferos (ver Figura

Figura 4.7 Gastrulação. O fato mais importante durante a terceira semana de desenvolvimento é a gastrulação.

A gastrulação é a reorganização e migração de células do epiblasto.

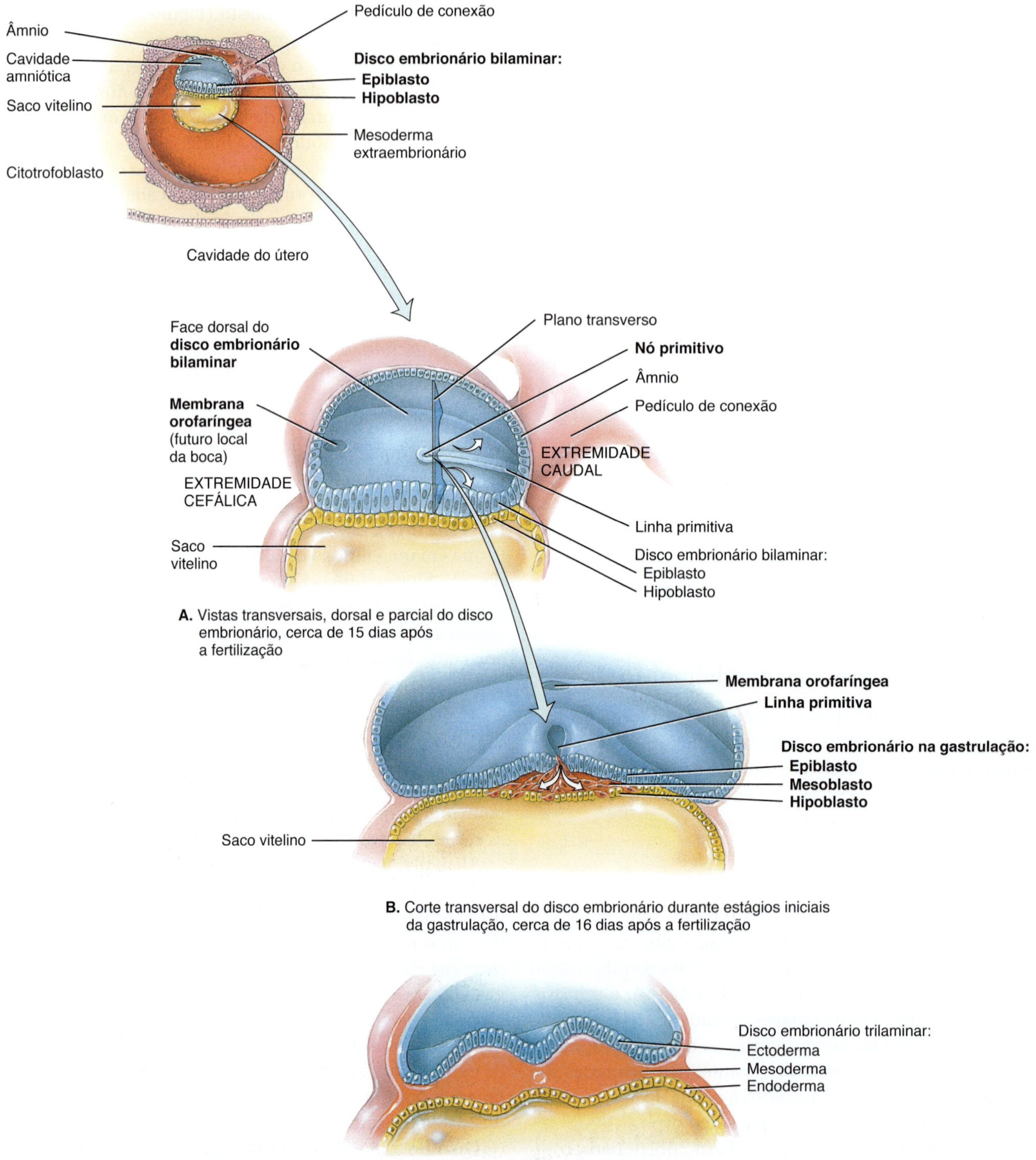

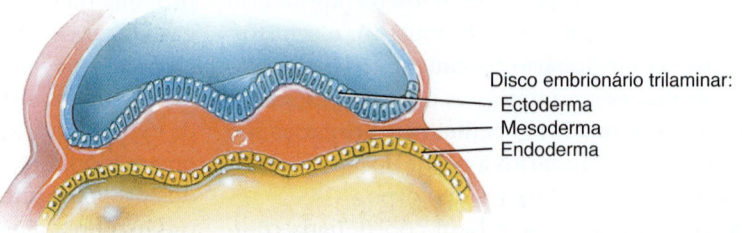

A. Vistas transversais, dorsal e parcial do disco embrionário, cerca de 15 dias após a fertilização

B. Corte transversal do disco embrionário durante estágios iniciais da gastrulação, cerca de 16 dias após a fertilização

C. Corte transversal do disco embrionário trilaminar, cerca de 20 dias após a fertilização

Quais são os eventos da gastrulação?

CAPÍTULO 4 • Desenvolvimento

TABELA 4.1
Estruturas produzidas pelas três camadas germinativas primárias.

ENDODERMA	MESODERMA	ECTODERMA
Revestimento epitelial do tubo gastrintestinal (exceto a cavidade oral e o canal anal) e o epitélio de suas glândulas.	Todo o tecido muscular esquelético e cardíaco e a maior parte do tecido muscular liso	Todo o tecido nervoso
		Epiderme
	A maior parte da cartilagem, do osso e de outros tecidos conjuntivos	Folículos pilosos, músculos eretores dos pelos, unhas, glândulas mamárias e epitélio das glândulas cutâneas (sebáceas e sudoríferas)
Revestimento epitelial da bexiga urinária, vesícula biliar e fígado	Sangue, medula óssea vermelha e tecido linfático	
Revestimento epitelial da faringe, tubas auditivas, tonsilas, cavidade timpânica (orelha média), laringe, traqueia, brônquios e pulmões	Vasos sanguíneos e vasos linfáticos	Lente, córnea e músculos intrínsecos do olho
	Derme	Orelhas interna e externa
	Túnica fibrosa e túnica vascular do olho	Neuroepitélio dos órgãos do sentido
Epitélio das glândulas tireoide e paratireoides, pâncreas e timo	Mesotélio das cavidades torácica, abdominal e pélvica	Epitélio da cavidade oral, cavidade nasal, seios paranasais, glândulas salivares e canal anal
	Rins e ureteres	
Revestimento epitelial da próstata e glândulas bulbouretrais, vagina, vestíbulo, uretra e glândulas associadas como a glândula vestibulares maior e menores.	Córtex da glândula suprarrenal	Epitélio da glândula pineal, hipófise e medula das glândulas suprarrenais
	Gônadas e ductos dos órgãos genitais (exceto células germinativas)	Melanócitos (células pigmentares)
		Quase todos os componentes dos tecidos ósseo e conjuntivo da cabeça
Gametas (espermatozoides e oócitos)	Dura-máter	Aracnoide-máter e pia-máter

4.11A, detalhe). Entretanto, participa da formação inicial do sangue e dos vasos sanguíneos e está associada ao desenvolvimento da bexiga urinária.

Neurulação

Como já mencionado, além de induzir a transformação das células mesodérmicas em partes de vértebras, a notocorda também induz as células ectodérmicas acima dela a formarem a **placa neural** (Figura 4.9A). Ao final da terceira semana, a placa neural inicia o processo de **invaginação** das células da placa neural ectodérmica no mesoderma subjacente.

Durante esse processo, as margens laterais da placa neural se tornam mais elevadas e formam as **pregas neurais** (Figura 4.9B). A região deprimida ou sulco entre as pregas neurais é denominada **sulco neural** (Figura 4.9C). À medida que a prega se aprofunda, as pregas neurais se aproximam e se fundem, fechando o sulco neural e convertendo a placa neural em **tubo neural**, que é empurrado sob o ectoderma superficial para dentro do mesoderma subjacente (Figura 4.9D). Em seguida, as células do tubo neural dão origem ao encéfalo e à medula espinal. O processo de formação da placa neural, pregas neurais e tubo neural é conhecido como **neurulação**.

Figura 4.8 Desenvolvimento do processo notocordal.

 O processo notocordal se desenvolve a partir do nó primitivo e mais tarde se torna a notocorda.

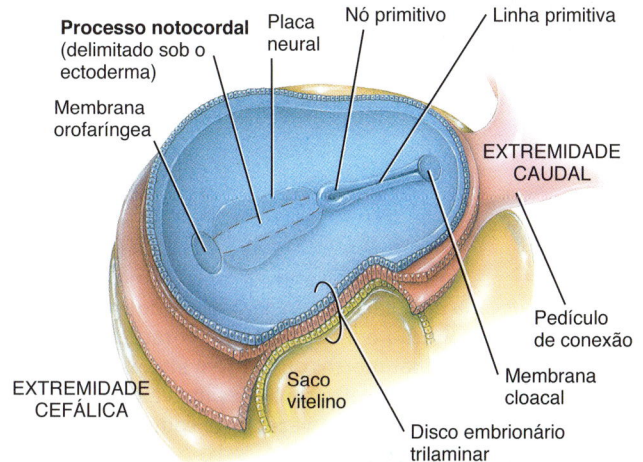

A. Cortes dorsal e parcial de disco embrionário trilaminar, cerca de 16 dias após a fertilização

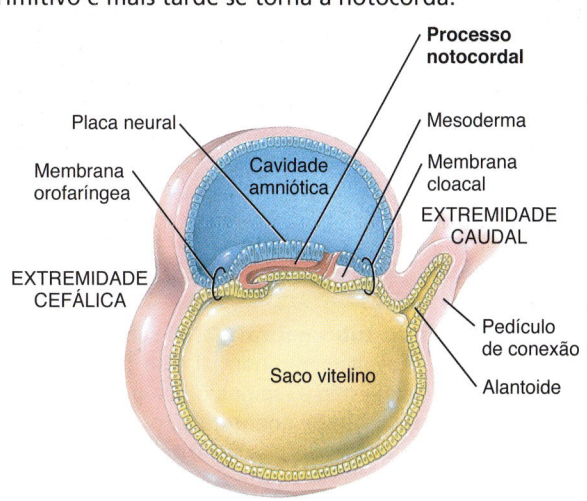

B. Corte sagital de disco embrionário trilaminar, cerca de 16 dias após a fertilização

 Qual é a importância da notocorda?

Figura 4.9 Neurulação e desenvolvimento dos somitos.

🔑 A neurulação é o processo de formação da placa neural, das pregas neurais e do tubo neural.

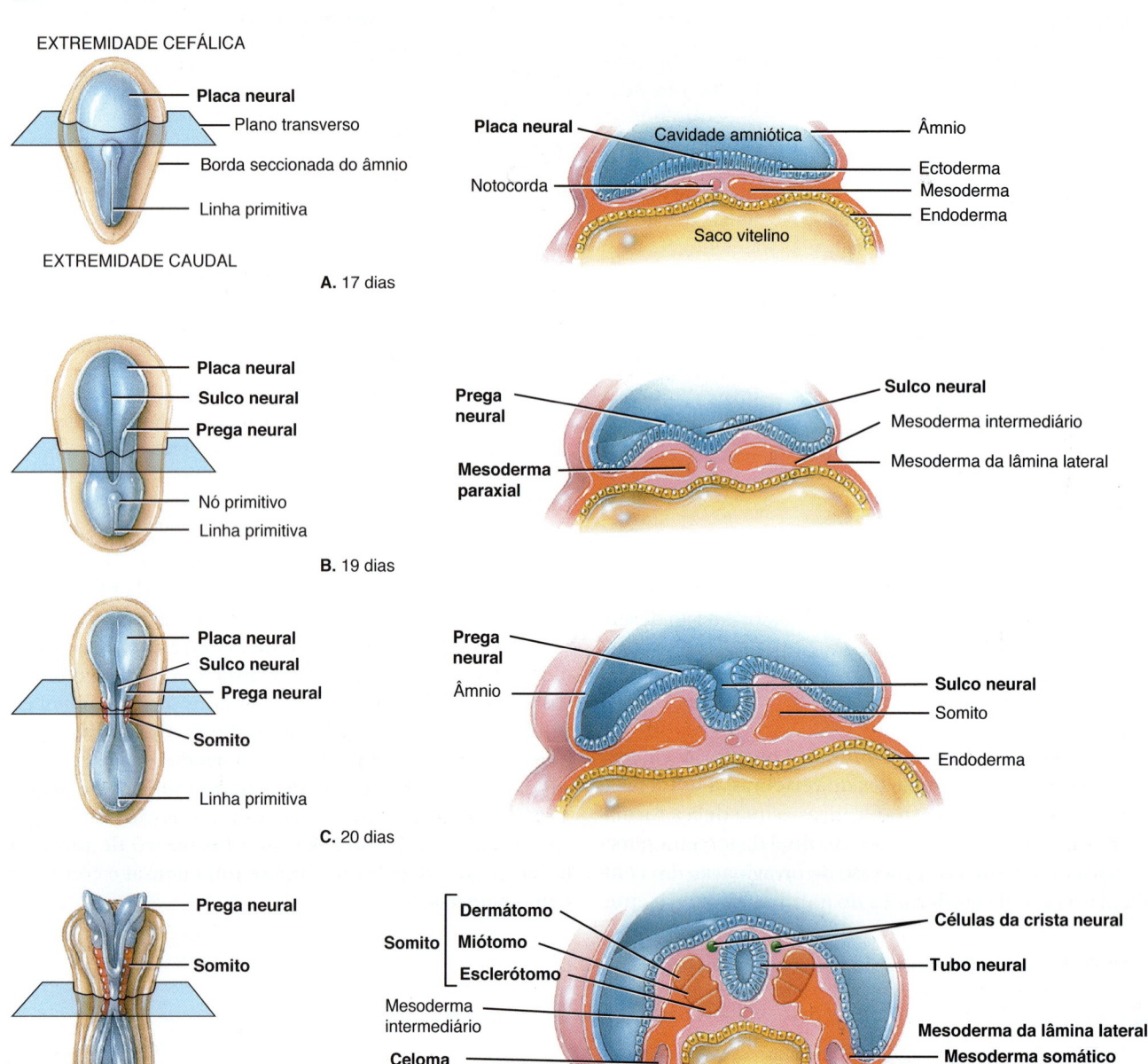

Vistas dorsais   Cortes transversais

CORRELAÇÃO CLÍNICA | *Defeitos do tubo neural*

Os **defeitos do tubo neural (DTN)** são causados por interrupção do desenvolvimento normal e do fechamento do tubo neural. Entre eles estão a espinha bífida (apresentada na Expo 7.L) e a **anencefalia**. Na anencefalia, os ossos do crânio não se desenvolvem e algumas partes do encéfalo continuam em contato com o líquido amniótico e degradam. Em geral, também é afetada uma parte do encéfalo que controla funções vitais como a respiração e a regulação do coração. Lactentes com anencefalia são natimortos ou morrem alguns dias após o nascimento. A condição ocorre cerca de uma vez a cada 1.000 nascimentos e é duas a quatro vezes mais comum em recém-nascidos do sexo feminino.

❓ Que estruturas se desenvolvem a partir do tubo neural e dos somitos?

À medida que o tubo neural se forma, algumas das células ectodérmicas migram em sentido dorsolateral para formar várias camadas de células, denominada **crista neural**. Essa população de células é mais extensa na extremidade cefálica do embrião, onde forma uma grande massa de células dorsolaterais ao tubo neural. As células das cristas neurais formam todos os neurônios sensitivos e neurônios motores pós-ganglionares dos nervos, a medula da glândula suprarrenal, os melanócitos (células pigmentadas) da pele, a aracnoide-máter e a pia-máter do encéfalo e da medula espinal e quase todos os componentes dos tecidos ósseo e conjuntivo da cabeça.

Cerca de quatro semanas após a fertilização, a extremidade cefálica do tubo neural se transforma nas três áreas expandidas denominadas **vesículas encefálicas primárias** (ver Figura 18.1). A Seção 18.1 descreve as partes do encéfalo que surgem a partir das várias vesículas encefálicas.

Desenvolvimento de somitos

Por volta do 17º dia após a fertilização, o mesoderma adjacente à notocorda e ao tubo neural forma duas colunas longitudinais do **mesoderma paraxial** (Figura 4.9B). O mesoderma lateral ao mesoderma paraxial forma duas massas cilíndricas denominadas **mesoderma intermediário**. O mesoderma situado lateralmente ao mesoderma intermediário consiste em um par de lâminas achatadas conhecidas como **mesoderma da lâmina lateral**. O mesoderma paraxial logo se segmenta em uma série de pares de estruturas cúbicas denominadas **somitos** (Figura 4.9C, D). Ao final da quinta semana existem 42 a 44 pares de somitos. A quantidade de somitos que se desenvolvem em determinado período pode ser correlacionada com a idade aproximada do embrião.

Cada somito se diferencia em três regiões: um **miótomo**, um **dermátomo** e um **esclerótomo** (ver Figura 10.11B, C). Os miótomos dão origem aos músculos esqueléticos do pescoço, tronco e membros; os dermátomos formam o tecido conjuntivo, inclusive a derme, e os esclerótomos dão origem às vértebras e costelas.

Desenvolvimento do celoma intraembrionário

Na terceira semana de desenvolvimento, surgem pequenos espaços no mesoderma da lâmina lateral. Esses espaços logo se fundem e formam uma cavidade maior denominada **celoma intraembrionário**. Essa cavidade divide o mesoderma da lâmina lateral em duas partes denominadas mesoderma esplâncnico e mesoderma somático (Figura 4.9D). O **mesoderma esplâncnico**, adjacente ao endoderma e ao saco vitelino, forma o coração e a lâmina visceral do pericárdio seroso, os vasos sanguíneos, o tecido muscular liso, o conjuntivo dos órgãos respiratórios e digestórios, além da lâmina visceral da túnica serosa das pleuras e peritônio. O **mesoderma somático**, adjacente ao ectoderma e ao âmnio, dá origem aos ossos, ligamentos, vasos sanguíneos e tecido conjuntivo dos membros, bem como à lâmina parietal da túnica serosa do pericárdio, pleuras e peritônio. Durante o segundo mês de desenvolvimento o celoma intraembrionário é dividido em cavidades pericárdica, pleural e peritoneal.

Desenvolvimento do sistema circulatório

No início da terceira semana, a **angiogênese**, processo de formação de vasos sanguíneos, começa no mesoderma extraembrionário do saco vitelino, pedículo de conexão e cório. Esse desenvolvimento inicial é necessário porque o vitelo no saco vitelino e no óvulo é insuficiente para a nutrição satisfatória do embrião em rápido desenvolvimento. A angiogênese é iniciada quando as células mesodérmicas se diferenciam em **hemangioblastos**, que se transformam em células denominadas **angioblastos**, que se reúnem e formam massas isoladas de células conhecidas como **ilhotas sanguíneas** (ver Figura 14.18). À medida que crescem, as ilhotas sanguíneas presentes em todo o mesoderma embrionário se fundem e formam um extenso complexo de vasos sanguíneos no embrião.

Cerca de três semanas após a fertilização, as células sanguíneas e o plasma começam a se desenvolver *fora* do embrião – nas paredes do saco vitelino, alantoide e cório – a partir de hemangioblastos nos vasos sanguíneos. Em seguida, estes se transformam em células-tronco pluripotentes que formam as células sanguíneas. A formação do sangue começa *dentro* do embrião, por volta da quinta semana no fígado e 12ª semana no baço, na medula óssea vermelha e no timo.

O coração se forma a partir do mesoderma esplâncnico na extremidade cefálica do embrião no 18º ou 19º dia após a fertilização. Essa região de células mesodérmicas é denominada **área cardiogênica**. Em resposta aos sinais de indução do endoderma subjacente, essas células mesodérmicas acabam por formar um par de **tubos endocárdicos** (ver Figura 13.12B, C). Esses tubos se fundem e formam um único **tubo cardíaco primitivo**. Ao final da terceira semana, o tubo cardíaco primitivo dobra-se sobre si mesmo, adquirindo o formato de S, e têm início os batimentos cardíacos. Em seguida, une-se a vasos sanguíneos em outras partes do embrião, ao pedículo de conexão, ao cório e ao saco vitelino para formar um sistema circulatório primitivo.

Desenvolvimento das vilosidades coriônicas e da placenta

À medida que o tecido embrionário invade a parede do útero, ocorre erosão dos vasos uterinos maternos e o sangue materno preenche espaços, denominados **lacunas**, no tecido invasor. Ao final da segunda semana de desenvolvimento, começam a se desenvolver as **vilosidades coriônicas**. Essas projeções digitiformes constituem o cório (sinciciotrofoblasto circundado por citotrofoblasto), que se projeta para o interior da parede endometrial do útero (Figura 4.10A). No final da terceira semana, os capilares sanguíneos dão origem às vilosidades coriônicas (Figura 4.10B). Os vasos sanguíneos nas vilosidades coriônicas se ligam ao coração embrionário por meio das artérias umbilicais e da veia umbilical pelo pedículo de conexão, que acaba por tornar-se o cordão umbilical (Figura 4.10C). Os capilares sanguíneos fetais nas vilosidades coriônicas se projetam para o interior das lacunas, que se unem para formar os **espaços intervilosos**, nos quais as vilosidades coriônicas (e os vasos sanguíneos fetais no interior delas) são banhadas por sangue materno.

Figura 4.10 Desenvolvimento das vilosidades coriônicas.

Os vasos sanguíneos nas vilosidades coriônicas se conectam ao coração embrionário por meio das artérias umbilicais e da veia umbilical.

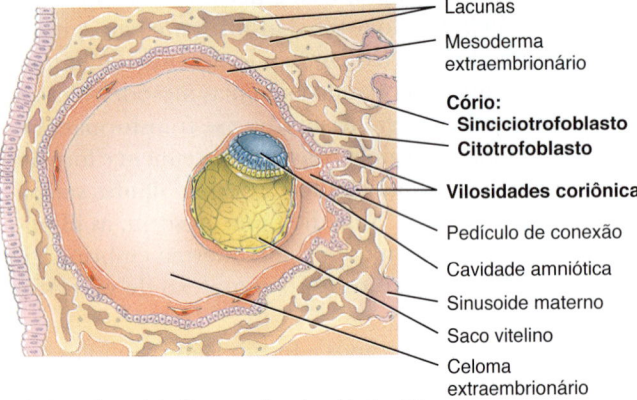

A. Corte frontal do útero mostrando o blastocisto, cerca de 13 dias após a fertilização

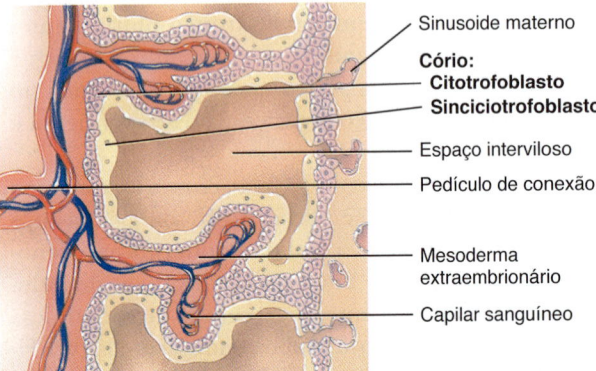

B. Detalhes de duas vilosidades coriônicas, cerca de 21 dias após a fertilização

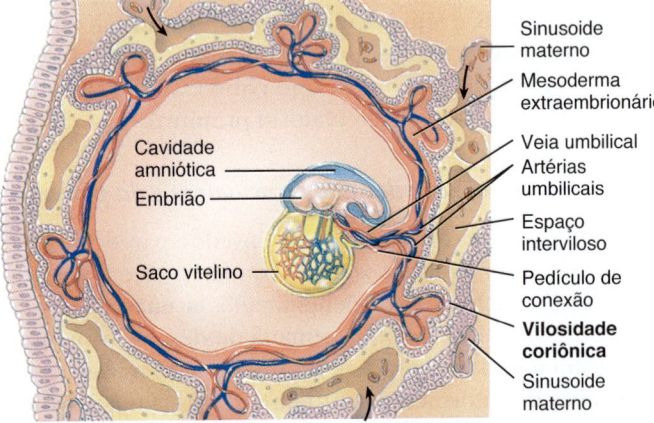

C. Corte frontal do útero mostrando um embrião e seu suprimento vascular, cerca de 21 dias após a fertilização

Por que o desenvolvimento das vilosidades coriônicas é importante?

Entretanto, não há mistura direta do sangue materno e do sangue fetal. Em vez disso, o oxigênio e os nutrientes no sangue materno se difundem dos espaços intervilosos através das membranas plasmáticas do cório e dos capilares das vilosidades. As escórias metabólicas, como o dióxido de carbono, se difundem em sentido oposto.

A **placentação** é o processo de formação da **placenta**, o local de troca de nutrientes e resíduos entre a mãe e o feto (Figura 4.11). A placenta também produz hormônios necessários para manter a gravidez. A placenta é singular porque se desenvolve a partir dos tecidos de dois indivíduos, mãe e feto.

No início da 12ª semana, a placenta tem duas partes: (1) a parte fetal, formada pelas vilosidades coriônicas do cório, e (2) a parte materna, formada pelo sangue materno nos espaços intervilosos e pela decídua basal do endométrio do útero (Figura 4.11A). A placenta plenamente desenvolvida é uma estrutura discoide arredondada (Figura 4.11B).

A função da placenta é possibilitar a difusão de oxigênio e nutrientes do sangue materno para o sangue fetal, bem como a difusão de dióxido de carbono e escórias metabólicas do metabolismo sanguíneo fetal para o sangue materno. A placenta também atua como barreira protetora, porque a maioria dos microrganismos não consegue atravessá-la. Alguns vírus, porém, como os causadores de AIDS, rubéola, catapora, sarampo, encefalite e poliomielite, atravessam a placenta, assim como muitos fármacos, o álcool etílico e algumas substâncias que causadoras de anomalias congênitas. A placenta armazena nutrientes, como carboidratos, proteínas, cálcio e ferro, que são liberados na circulação fetal quando necessário.

CORRELAÇÃO CLÍNICA | Placenta prévia

Em alguns casos, ocorre a implantação total ou parcial da placenta na parte inferior do útero, cobrindo o óstio interno do colo do útero ou perto dele. Essa condição é denominada **placenta prévia**. Embora possa acarretar aborto espontâneo, a placenta prévia também ocorre em aproximadamente 1 em 250 nascidos vivos. O feto corre perigo porque pode causar parto prematuro e hipóxia intrauterina por hemorragia materna. A taxa de mortalidade materna é aumentada em razão da hemorragia e da infecção. O sintoma mais importante é o sangramento vaginal vermelho-vivo súbito e indolor no terceiro trimestre. A cesariana é o método preferido de parto na placenta prévia.

A verdadeira conexão entre a placenta e o embrião, e mais tarde o feto, ocorre através do cordão umbilical, que se desenvolve a partir do pedículo de conexão e geralmente tem cerca de 2 cm de largura e 50 a 60 cm de comprimento. O cordão umbilical tem duas artérias umbilicais que transportam sangue fetal desoxigenado para a placenta, uma veia umbilical, que transporta oxigênio e nutrientes oriundos dos espaços intervilosos maternos para o feto, e tecido conjuntivo mucoso de sustentação, denominado geleia de Wharton, derivado da alantoide. Uma camada de âmnio envolve todo o cordão umbilical, ao qual confere uma aparência brilhante (Figura 4.11B). Em alguns casos, a veia umbilical é usada para transfundir sangue no feto ou injetar fármacos em vários tratamentos clínicos.

Cerca de 1 a cada 200 recém-nascidos tem somente uma artéria umbilical no cordão. A causa pode ser o não desenvolvimento da artéria ou a degeneração do vaso no início do desenvolvimento. Quase 20% dos lactentes com essa condição desenvolvem anomalias cardiovasculares.

Figura 4.11 Placenta e cordão umbilical.

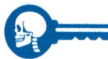 A placenta é formada pelas vilosidades coriônicas do embrião e pela decídua basal do endométrio materno.

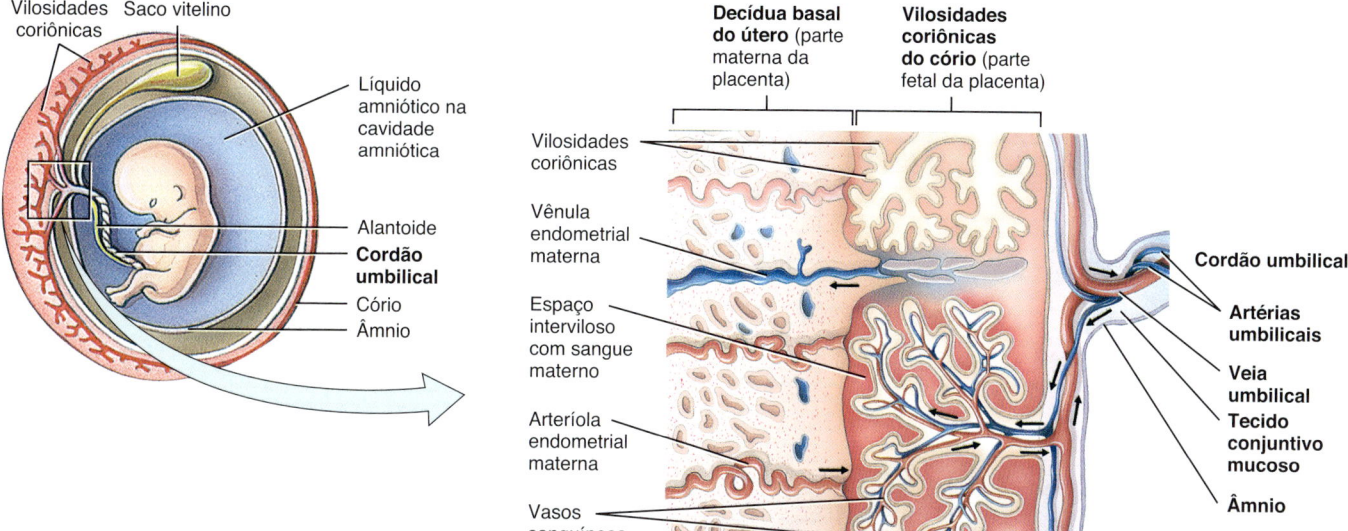

A. Detalhes da placenta e do cordão umbilical

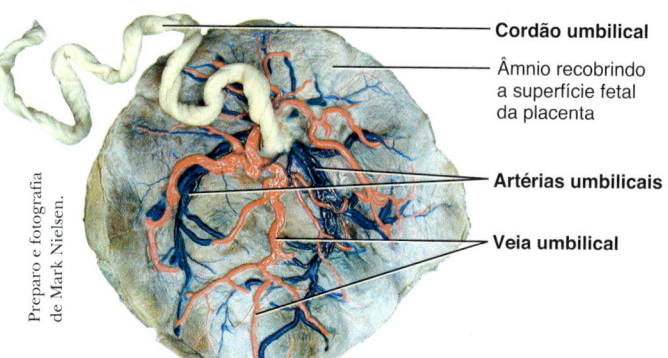

B. Superfície fetal da placenta

CORRELAÇÃO CLÍNICA | *Usos da placenta na medicina*

As indústrias farmacêuticas usam placentas humanas como fonte de hormônios, fármacos e sangue; partes da placenta também são usadas para cobrir áreas de queimadura. As veias da placenta e do cordão umbilical também podem ser usadas em enxertos de vasos sanguíneos, e o sangue do cordão pode ser congelado para ser usado como fonte de células-tronco pluripotentes no futuro; por exemplo, essas células podem ser usadas para repovoar a medula óssea vermelha após radioterapia contra o câncer.

 Qual é a função da placenta?

Após o nascimento, a placenta se desprende do útero e passa a ser denominada **secundina**. Nesse momento, o cordão umbilical é ligado e seccionado. A pequena parte (cerca de 2,5 cm) do cordão que permanece presa ao lactente começa a secar e se desprende, geralmente no decorrer de 12 a 15 dias após o nascimento. A área na qual o cordão estava preso é recoberta por uma fina camada de pele, com formação de tecido cicatricial chamado de cicatriz umbilical e popularmente de **umbigo**.

✓ TESTE RÁPIDO

12. Qual é a importância da gastrulação?
13. Como se formam as três camadas germinativas primárias? Qual é sua importância?
14. Qual é a função da alantoide?
15. Descreva como ocorre a neurulação. Qual é sua importância?
16. Quais são as funções dos somitos?
17. Como se desenvolvem os vasos sanguíneos e o coração?
18. Resuma o processo de formação da placenta e explique a importância dessa estrutura.

Quarta semana de desenvolvimento

O período que vai da quarta até a oitava semana de desenvolvimento é muito importante para o desenvolvimento embrionário, porque é quando surgem todos principais órgãos. O termo **organogênese** refere-se à formação dos órgãos e sistemas. No final da oitava semana todos os principais sistemas já começaram a se desenvolver, embora suas funções sejam mínimas na maioria dos casos. A organogênese requer a existência de vasos sanguíneos para levar oxigênio e outros nutrientes aos órgãos em desenvolvimento. Entretanto, estudos recentes sugerem que os vasos sanguíneos tenham função importante na organogênese mesmo antes do início do fluxo de sangue em seu interior. Aparentemente, as células endoteliais dos vasos sanguíneos emitem algum tipo de sinal de desenvolvimento – seja a secreção de uma substância, seja uma interação intercelular direta – necessário para a organogênese.

Durante a quarta semana, ocorrem alterações drásticas de tamanho do embrião, que é quase triplicado. Basicamente, o disco embrionário trilaminar bidimensional plano é convertido em um cilindro tridimensional, por um processo conhecido como **dobramento embrionário** (Figura 4.12).

Figura 4.12 Dobramento embrionário.

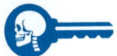 O dobramento embrionário converte o disco embrionário trilaminar bidimensional em um cilindro tridimensional.

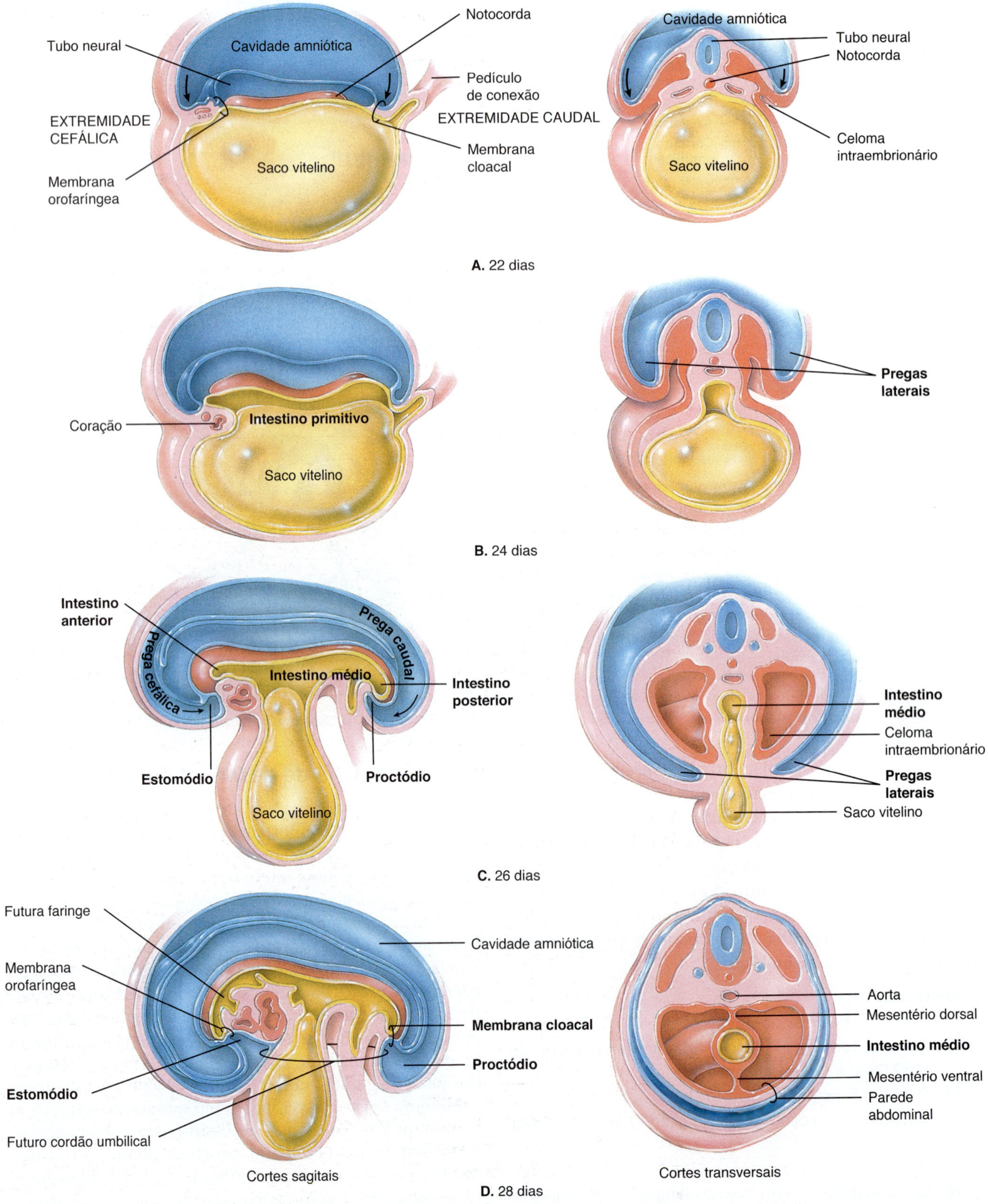

A. 22 dias

B. 24 dias

C. 26 dias

D. 28 dias

Cortes sagitais — Cortes transversais

? Quais são as consequências do dobramento embrionário?

O cilindro é formado por endoderma no centro (revestimento intestinal), ectoderma principalmente na parte externa (epiderme) e mesoderma entre eles. O cilindro contém certa quantidade de ectoderma interno proveniente da neurulação (o sistema nervoso e a maioria das estruturas da cabeça). A principal força responsável pelo dobramento embrionário são as diferentes velocidades de crescimento das várias partes do embrião, sobretudo o rápido crescimento longitudinal do sistema nervoso (tubo neural). O dobramento no plano mediano produz uma **prega cefálica** e uma **prega caudal**, enquanto o dobramento no plano horizontal forma as duas **pregas laterais**. Como resultado do dobramento, o embrião se curva no formato da letra C.

A prega cefálica leva o coração e a boca em desenvolvimento até a posição adulta final. A prega caudal leva o ânus em desenvolvimento até a posição adulta final. As pregas laterais formam as margens laterais do disco embrionário trilaminar dobrado ventralmente, curvando-se em direção à parte aberta do C. À medida que se movem em direção à linha mediana, as pregas laterais incorporam a parte dorsal do saco vitelino ao embrião, como **intestino primitivo**, o precursor do sistema digestório (Figura 4.12B). O intestino primitivo se diferencia em **intestino anterior**, **intestino médio** e **intestino posterior** (Figura 4.12C). A Seção 24.12 descreve o destino dos intestinos anterior, médio e posterior.

É preciso lembrar que a membrana orofaríngea está localizada na extremidade cefálica do embrião (ver Figura 4.8). Ela separa a futura região faríngea do intestino anterior do **estomódio**, a futura cavidade oral. Em virtude da prega cefálica, a membrana orofaríngea se move para baixo e o intestino anterior e o estomódio se aproximam mais de suas posições finais. Quando a membrana orofaríngea se rompe, durante a quarta semana, ocorre o contato da região faríngea do intestino anterior com o estomódio.

No embrião em desenvolvimento, a última parte do intestino posterior se expande e forma uma cavidade denominada **cloaca** (ver Figura 25.13A). Na parte externa do embrião há uma pequena cavidade na região caudal denominada **proctódio** (Figura 4.12C). A **membrana cloacal** separa a cloaca do proctódio (ver Figura 4.8). Durante o desenvolvimento embrionário, a cloaca se divide em um seio urogenital ventral e um canal anorretal dorsal. Em consequência do dobramento caudal, a membrana cloacal se move para baixo, e o seio urogenital, o canal anorretal e o proctódio aproximam-se de suas posições finais. Durante a sétima semana de desenvolvimento, com a ruptura da membrana cloacal, surgem os orifícios anal e urogenital.

Além do dobramento embrionário, o desenvolvimento de somitos e o desenvolvimento do tubo neural, quatro pares de **arcos faríngeos** ou *arcos branquiais* começam a surgir de cada lado das regiões da futura cabeça e pescoço durante a quarta semana (Figura 4.13). Esses quatro pares de estruturas começam a se desenvolver no 22º dia após a fertilização e formam tumefações na superfície do embrião. Cada arco faríngeo é formado por uma cobertura externa de ectoderma e uma cobertura interna de endoderma, com mesoderma entre eles. No interior de cada arco faríngeo há uma artéria, um nervo craniano, bastões esqueléticos cartilaginosos que sustentam o arco e tecido muscular

Figura 4.13 Desenvolvimento de arcos faríngeos, fendas faríngeas e bolsas faríngeas.

 Os quatro pares de arcos faríngeos são formados por ectoderma, mesoderma e endoderma; contêm vasos sanguíneos, nervos cranianos, cartilagem e tecido muscular.

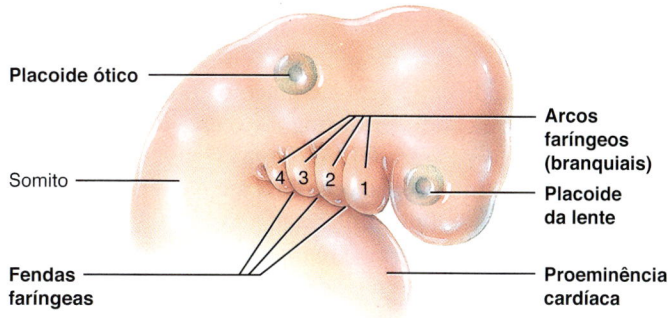

A. Vista externa, embrião com aproximadamente 28 dias

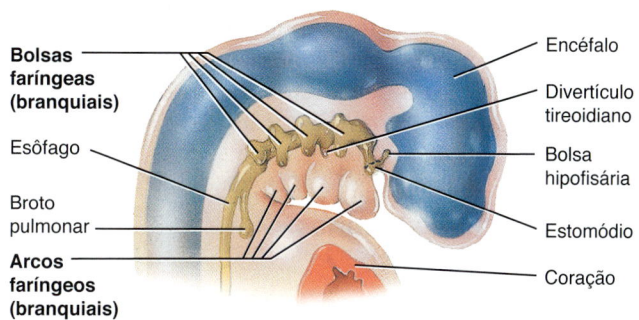

B. Corte sagital, embrião com aproximadamente 28 dias

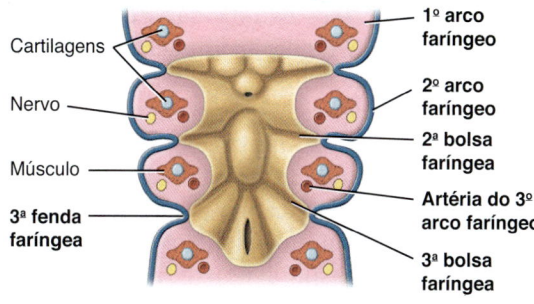

C. Corte transversal da faringe, embrião com aproximadamente 28 dias

 Qual é a importância de arcos, fendas e bolsas faríngeas?

esquelético que se fixa nos bastonetes cartilaginosos e os movimenta. Na superfície ectodérmica da região faríngea, cada arco faríngeo é separado por um sulco denominado **fenda faríngea** (Figura 4.13A). As fendas faríngeas se encontram com as **bolsas faríngeas** (*branquiais*), evaginações abaloadas correspondentes do revestimento faríngeo endodérmico. No local onde a fenda e a bolsa faríngea se encontram para separar os arcos, o ectoderma externo da fenda entra em contato com o endoderma interno da bolsa, sem mesoderma entre eles (Figura 4.13B).

Assim como o somito dá origem a estruturas específicas na parede do corpo, cada arco, fenda e bolsa faríngea dá origem a estruturas específicas na cabeça e no pescoço. Cada arco faríngeo é uma unidade em desenvolvimento e inclui um componente esquelético, músculos, um nervo craniano distinto e vasos sanguíneos.

O embrião humano tem quatro arcos faríngeos evidentes. Cada arco dá origem a um componente único e específico da região da cabeça e pescoço. Por exemplo, com frequência o primeiro arco faríngeo é denominado *arco mandibular* porque dá origem à *mandíbula* e ao maxilar.

O primeiro sinal de desenvolvimento da orelha é uma área espessada de ectoderma, o **placoide ótico** (futura orelha interna), que pode ser distinguido cerca de 22 dias após a fertilização (ver Figura 4.13A). Uma área espessada de ectoderma, denominada **placoide da lente** (ver Figura 4.13A), que dá origem ao olho, também aparece nessa época.

Em meados da quarta semana, inicia-se o desenvolvimento dos membros superiores como evaginações do mesoderma recobertas por ectoderma, denominados **brotos dos membros superiores** (ver Figura 8.13A). No final da quarta semana, surgem os **brotos dos membros inferiores**. O coração também forma uma projeção distinta na superfície ventral do embrião, denominada **proeminência cardíaca**, imediatamente caudal aos arcos faríngeos (ver Figura 8.13B), e surge uma **cauda** visível (ver Figura 8.13A).

Quinta a oitava semanas de desenvolvimento

Durante a quinta semana de desenvolvimento, o crescimento da cabeça é considerável por causa do desenvolvimento muito rápido do encéfalo. Ao final da sexta semana, a cabeça cresceu ainda mais em relação ao tronco e houve desenvolvimento substancial dos membros (ver Figura 8.13B). Além disso, o pescoço e o tronco começam a se alinhar, e o coração agora tem quatro câmaras. Na sétima semana, as várias regiões dos membros se tornam distintas e surgem os primórdios dos dedos (ver Figura 8.13C). No início da oitava semana, a última semana do período embrionário, os dedos das mãos são curtos e palmados e a cauda ainda é visível, embora menor. Além disso, os olhos estão abertos e as orelhas são visíveis (ver Figura 8.13B). No final da oitava semana, todas as regiões dos membros estão aparentes; os dedos são distintos e não há mais membranas em razão da remoção das células via apoptose (ver Seção 2.5). Além disso, as pálpebras se aproximam e podem se fundir, a cauda encurta e se torna imperceptível, e os órgãos genitais externos começam a se diferenciar. Agora o embrião apresenta características claramente humanas.

✓ TESTE RÁPIDO

19. Como ocorre o dobramento embrionário?
20. Como se forma o intestino primitivo e qual é sua importância?
21. Qual é a origem das estruturas da cabeça e do pescoço?
22. O que são os brotos dos membros?
23. Que alterações ocorrem nos membros durante a segunda metade do período embrionário?

4.3 Período fetal

● OBJETIVO

- Descrever os principais eventos do período fetal.

Durante o período fetal, tecidos e órgãos que se desenvolveram durante o período embrionário crescem e se diferenciam. Pouquíssimas estruturas novas surgem durante este período, mas a velocidade de crescimento do corpo é extraordinária, sobretudo durante a segunda metade da vida intrauterina. Por exemplo, durante os últimos dois meses e meio de vida intrauterina, há duplicação do peso fetal. No início do período fetal, a cabeça tem metade do comprimento do corpo. No final do período fetal, o tamanho da cabeça corresponde a apenas 1/4 do comprimento do corpo. Durante o mesmo período os membros também aumentam de tamanho, passando de 1/8 à metade do comprimento fetal. Neste período o feto é menos vulnerável aos efeitos prejudiciais de fármacos, radiação e micróbios do que quando era um embrião.

A Figura 4.14 e a Tabela 4.2 apresentam um resumo dos principais desenvolvimentos dos períodos embrionário e fetal.

Ao longo de todo o texto, discorreremos sobre a biologia do desenvolvimento dos vários sistemas em seus respectivos capítulos. Apresentamos a seguir a lista dessas seções para que você consulte.

Tegumento comum (Seção 5.6)
Sistema esquelético (Seção 8.6)
Sistema muscular (Seção 10.7)
Coração (Seção 13.8)
Sangue e vasos sanguíneos (Seção 14.3)
Sistema linfático (Seção 15.3)
Sistema nervoso (Seção 18.1)
Olhos e orelhas (Seção 21.5)
Sistema endócrino (Seção 22.10)
Sistema respiratório (Seção 23.5)
Sistema digestório (Seção 24.12)
Sistema urinário (Seção 25.5)
Sistemas genitais (Seção 26.5)

✓ TESTE RÁPIDO

24. Quais são as tendências gerais de desenvolvimento durante o período fetal?
25. Usando a Tabela 4.2 como referência, escolha uma estrutura do corpo entre a 9ª e a 12ª semana e descreva seu desenvolvimento durante o restante do período fetal.

4.4 Modificações maternas durante a gestação

● OBJETIVO

- Descrever os efeitos da gestação sobre vários sistemas do corpo.

Perto do fim do terceiro mês de gestação, o útero ocupa a maior parte da cavidade pélvica. Conforme o feto continua a crescer, o útero ascende em direção à cavidade abdominal.

Figura 4.14 Resumo dos desenvolvimentos representativos dos períodos embrionário e fetal. Os embriões e fetos não são mostrados em tamanho real.

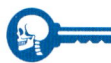 O desenvolvimento durante o período fetal está relacionado principalmente com o crescimento e a diferenciação de tecidos e órgãos formados durante o período embrionário.

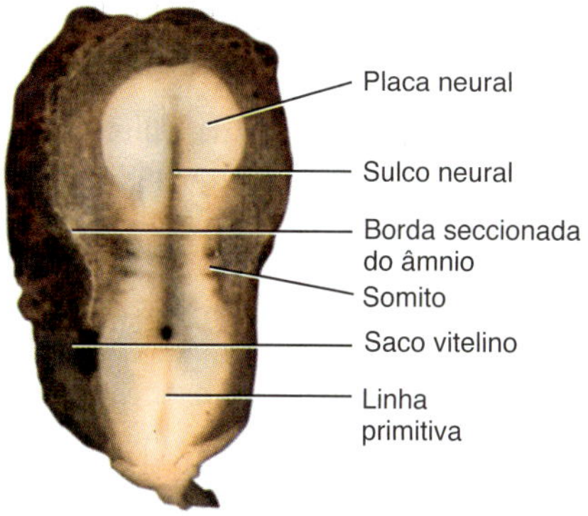

A. Embrião de 20 dias — Placa neural, Sulco neural, Borda seccionada do âmnio, Somito, Saco vitelino, Linha primitiva
Foto cedida por Kohei Shiota, Congenital Anomaly Research Center, Kyoto University, Graduate School of Medicine

B. Embrião de 24 dias — Encéfalo em desenvolvimento, Proeminência cardíaca, Medula espinal em desenvolvimento, Somito
Cortesia do National Museum of Health and Medicine, Armed Forces Institute of Pathology.

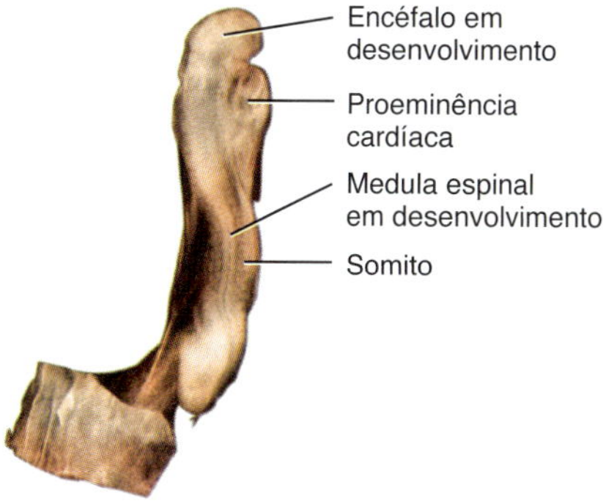

C. Embrião de 32 dias — Arcos faríngeos, Placoide da lente, Proeminência cardíaca, Broto do membro superior, Cauda, Broto do membro inferior
Cedido pelo National Museum of Health and Medicine, Armed Forces Institute of Pathology.

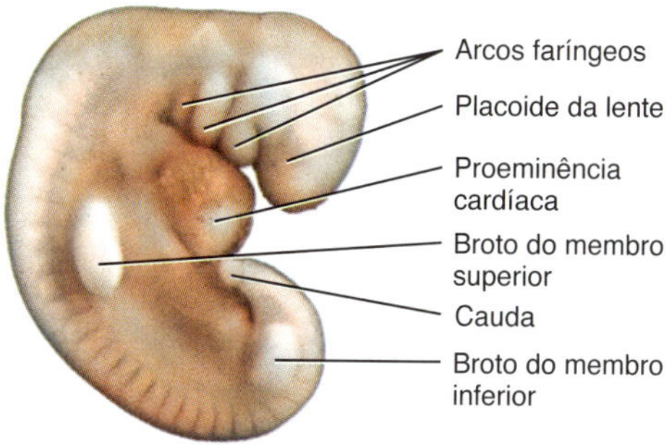

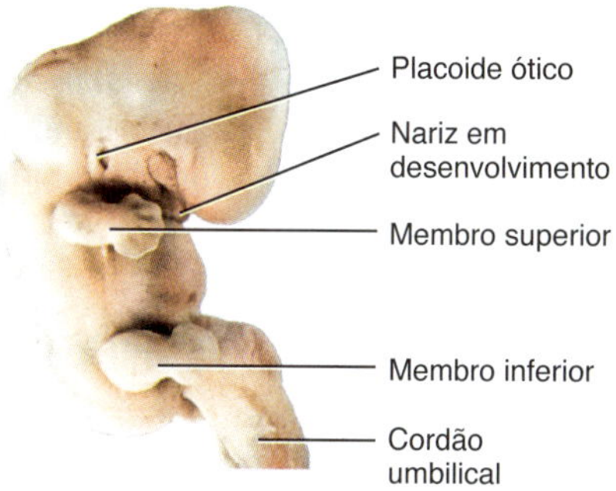

D. Embrião de 44 dias — Placoide ótico, Nariz em desenvolvimento, Membro superior, Membro inferior, Cordão umbilical
Cedido pelo National Museum of Health and Medicine, Armed Forces Institute of Pathology.

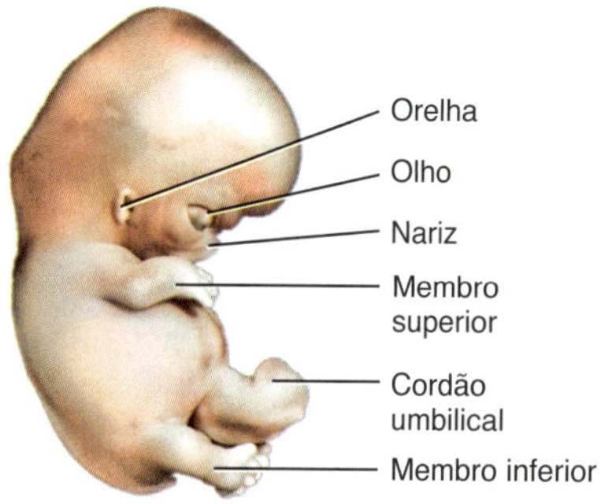

E. Embrião de 52 dias — Orelha, Olho, Nariz, Membro superior, Cordão umbilical, Membro inferior
Cedido pelo National Museum of Health and Medicine, Armed Forces Institute of Pathology.

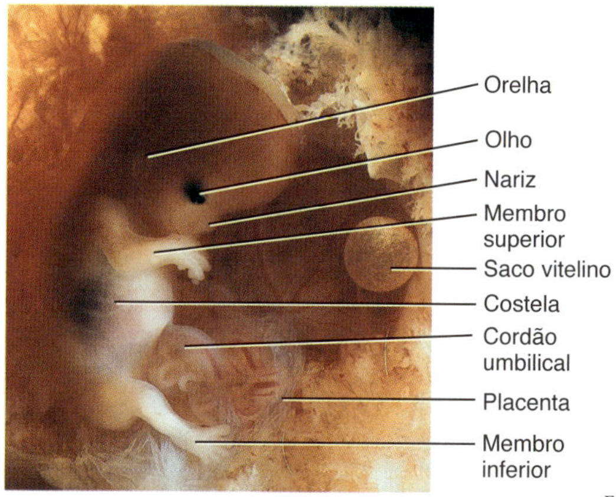

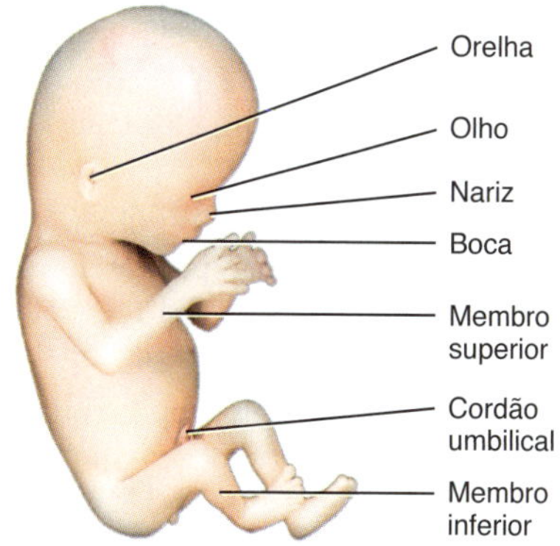

F. Feto de 10 semanas — Orelha, Olho, Nariz, Membro superior, Saco vitelino, Costela, Cordão umbilical, Placenta, Membro inferior
Foto de Lennart Nilsson/Scanpix

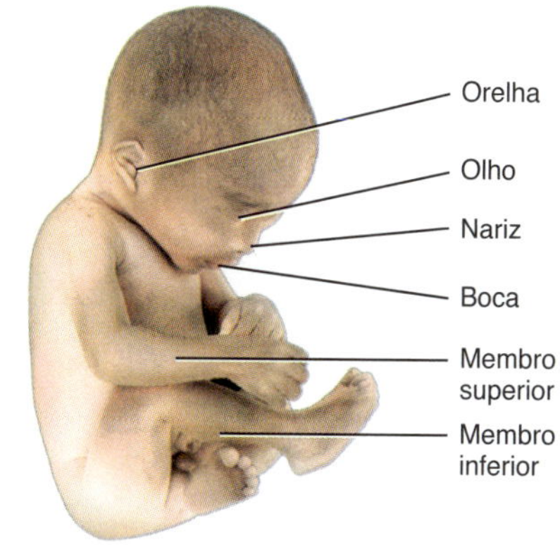

G. Feto de 13 semanas — Orelha, Olho, Nariz, Boca, Membro superior, Cordão umbilical, Membro inferior
Foto cedida por Kohei Shiota, Congenital Anomaly Research Center, Kyoto University, Graduate School of Medicine.

H. Feto de 26 semanas — Orelha, Olho, Nariz, Boca, Membro superior, Membro inferior
Foto cedida por Kohei Shiota, Congenital Anomaly Research Center, Kyoto University, Graduate School of Medicine.

? Quanto peso ganha um feto durante os últimos 2 meses e meio de vida intrauterina?

Perto do final da gestação a termo, o útero ocupa quase toda a cavidade abdominal. Ele empurra superiormente o intestino, o fígado e o estômago maternos, eleva o diafragma e reduz a cavidade torácica. Na cavidade pélvica, ocorre compressão dos ureteres e da bexiga, além de aumento da pressão exercida sobre as veias que conduzem o sangue que retorna da pelve e dos membros inferiores.

Além das modificações anatômicas associadas à gestação, também ocorrem alterações fisiológicas induzidas pela gestação, entre as quais estão o ganho de peso decorrente

TABELA 4.2
Resumo das modificações ocorridas durante o desenvolvimento embrionário e fetal.

TEMPO	TAMANHO E PESO APROXIMADOS	MODIFICAÇÕES REPRESENTATIVAS
PERÍODO EMBRIONÁRIO		
1 a 4 semanas	0,6 cm	Desenvolvimento das camadas germinativas primárias e da notocorda. Ocorre a neurulação. Desenvolvimento de vesículas encefálicas primárias, somitos e celoma intraembrionário. Início da formação de vasos sanguíneos e formação de sangue no saco vitelino, na alantoide e no cório. Formação do coração e início dos batimentos cardíacos. Desenvolvimento das vilosidades coriônicas e início da formação da placenta. Dobramento do embrião. Desenvolvimento do intestino primitivo, arcos faríngeos e brotos dos membros. Início do desenvolvimento de olhos e orelhas, formação da cauda e início da formação dos sistemas corporais.
5 a 8 semanas	3 cm 1 g	Distinção dos membros e surgimento dos dedos. Divisão do coração em quatro câmaras. Olhos muito afastados e pálpebras fundidas. Desenvolvimento do nariz, que é achatado. A face adquire características mais humanas. Início da formação óssea. Início da formação de células do sangue no fígado. Início da diferenciação dos órgãos genitais externos. Desaparecimento da cauda. Formação dos grandes vasos sanguíneos. Continuação do desenvolvimento de muitos órgãos internos.
PERÍODO FETAL		
9 a 12 semanas	7,5 cm 30 g	A cabeça representa cerca de metade do comprimento do corpo, e o comprimento do feto quase dobra. O encéfalo continua a crescer. A face é larga, com olhos plenamente desenvolvidos, fechados e muito separados. Surge a ponte nasal. As orelhas externas se desenvolvem e têm implantação baixa. A formação óssea continua. Os membros superiores quase alcançam o comprimento relativo final, mas os membros inferiores ainda não estão bem desenvolvidos. É possível detectar batimentos cardíacos. O sexo é identificável pelos órgãos genitais externos. A urina eliminada pelo feto é acrescentada ao líquido amniótico. A medula óssea vermelha, o timo e o baço participam da formação das células sanguíneas. O feto começa a se movimentar, mas a mãe ainda não consegue sentir os movimentos. Os sistemas do corpo continuam a se desenvolver.
13 a 16 semanas	18 cm 100 g	A cabeça é relativamente menor que o restante do corpo. Há deslocamento medial dos olhos até a posição final, e deslocamento das orelhas até a posição final nas laterais da cabeça. Os membros inferiores se alongam. O feto se parece ainda vez mais com um ser humano. Há rápido desenvolvimento dos sistemas do corpo.
17 a 20 semanas	25 a 30 cm 200 a 450 g	A cabeça é mais proporcional ao restante do corpo. Os supercílios e o cabelo são visíveis. Há desaceleração do crescimento, mas o alongamento dos membros inferiores continua. O feto é recoberto por verniz caseoso (secreção gordurosa das glândulas sebáceas e células epiteliais mortas) e lanugo (delicados pelos fetais). Há formação do tecido adiposo pardo, que é o local de produção de calor. Em geral, a mãe percebe os movimentos fetais.
21 a 25 semanas	27 a 35 cm 550 a 800 g	A cabeça se torna ainda mais proporcional ao restante do corpo. O ganho de peso é substancial, e a pele é rosada e enrugada. Em geral, os fetos a partir de 24 semanas sobrevivem se o parto for prematuro.
26 a 29 semanas	32 a 42 cm 1.100 a 1.350 g	A cabeça e o corpo são mais proporcionais, e os olhos se abrem. As unhas dos dedos dos pés são visíveis. A gordura corporal representa 3,5% da massa corporal total, e a gordura subcutânea adicional desfaz algumas pregas. Os testículos começam a descer para o escroto com 28 a 32 semanas. A medula óssea vermelha é o principal local de produção de células do sangue. Muitos fetos nascidos prematuramente durante esse período sobrevivem se submetidos a terapia intensiva, porque os pulmões proporcionam ventilação satisfatória e o desenvolvimento da parte central do sistema nervoso é suficiente para controlar a respiração e a temperatura corporal.
30 a 34 semanas	41 a 45 cm 2.000 a 2.300 g	A pele é rosada e lisa. O feto adota a posição de cabeça para baixo. Gordura representa 8% da massa corporal total.
35 a 38 semanas	50 cm 3.200 a 3.400 g	Com 38 semanas, a circunferência do abdome fetal é maior que a da cabeça. Em geral, a pele é rosa-azulada, e o crescimento desacelera à medida que se aproxima o nascimento. A gordura representa 16% da massa corporal total. Em geral, os testículos estão no escroto nos recém-nascidos a termo do sexo masculino. Mesmo após o parto, um recém-nascido não está completamente desenvolvido; é necessário mais 1 ano, sobretudo para o desenvolvimento completo do sistema nervoso.

CORRELAÇÃO CLÍNICA | *Lactente prematuro*

O nascimento de um feto fisiologicamente imaturo está associado a alguns riscos.

Em geral, considera-se **prematuro** o recém-nascido com menos de 2.500 g. A atenção pré-natal insatisfatória, o uso abusivo de substâncias psicoativas, a história de parto prematuro prévio e a idade materna abaixo de 16 ou acima de 35 anos aumentam a chance de parto prematuro. O corpo de um prematuro ainda não está pronto para manter algumas funções essenciais, e, portanto, a sobrevivência sem intervenção médica é incerta. O principal problema após o nascimento de um feto com menos de 36 semanas de gestação é a síndrome de angústia respiratória (SAR), decorrente da insuficiência de surfactante (mistura de fosfolipídios e lipoproteínas produzidos por células pulmonares que diminui a tensão superficial e reduz a tendência de colapso alveolar). A SAR é aliviada pelo uso de surfactante artificial e ventilação mecânica, que administra oxigênio até que os pulmões consigam funcionar sozinhos.

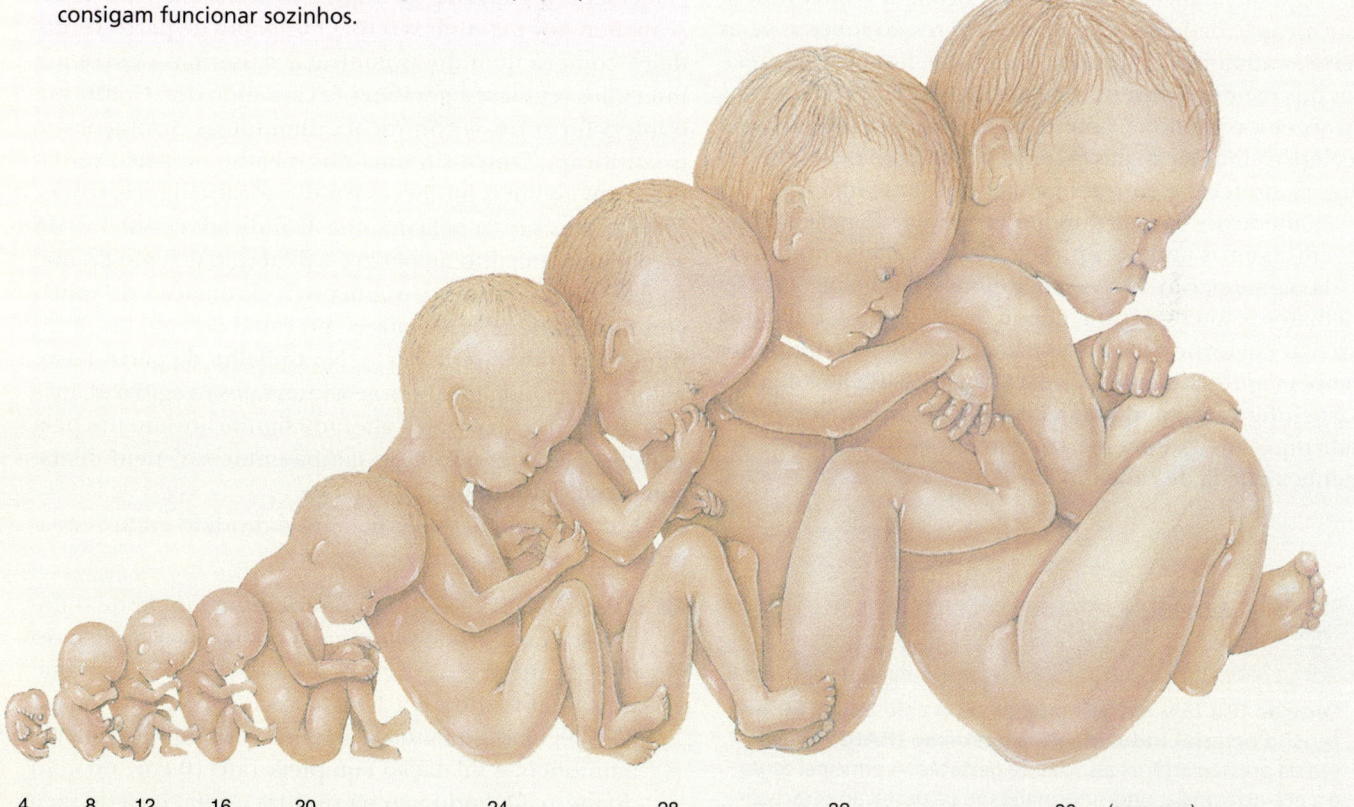

4   8   12   16   20   24   28   32   36   (semanas)

do feto, do líquido amniótico, da placenta, do crescimento do útero e do aumento da água corporal total; aumento do armazenamento de nutrientes; crescimento acentuado das mamas em preparo para a lactação; e dor lombar decorrente da *lordose* (ver Seção 7.4).

Ocorrem várias mudanças no sistema circulatório materno. Por exemplo, a frequência cardíaca e o volume sanguíneo aumentam, sobretudo durante a segunda metade da gestação, para atender às demandas fetais adicionais de oxigênio e nutrientes. O volume total de ar inspirado e expirado por minuto também aumenta para atender à demanda adicional de oxigênio.

Com relação ao sistema digestório, o apetite da gestante aumenta. A diminuição geral do movimento no tubo gastrintestinal e a pressão que o útero aumentado exerce sobre o reto causam constipação intestinal. Náuseas e vômito são causados por elevação dos níveis de hCG, que é máxima no início da gestação. A compressão do estômago pode forçar seu conteúdo superiormente para o esôfago, o que acarreta pirose. Outra causa de pirose são as alterações da motilidade gástrica e do tônus muscular liso induzidas por hormônios.

A pressão que o útero aumentado exerce sobre a bexiga urinária pode provocar sintomas tais quais aumento da frequência miccional, urgência urinária e incontinência (incapacidade de reter urina). A pressão sobre as veias pélvicas aumenta o edema (retenção de líquido) nos tecidos dos membros inferiores, com consequente edema nos tornozelos e joelhos. O aumento do fluxo sanguíneo renal acelera a eliminação das escórias produzidas pelo feto. Os rins, os ureteres e a uretra também se alongam.

As alterações da pele durante a gestação são mais evidentes em algumas mulheres que em outras, e incluem aumento da pigmentação ao redor dos olhos e das bochechas, semelhante a uma máscara, denominado *cloasma*, e na área circular em torno das papilas mamárias. Algumas gestantes também apresentam uma linha vertical escura ao longo da parte inferior do abdome, denominada *linea nigra*. À medida que o útero aumenta, surgem estrias no abdome e aumenta a queda de cabelo.

As mudanças no sistema genital incluem edema e aumento da vascularização nos órgãos genitais externos, além de aumento da complacência vaginal em preparo para o parto. O útero aumenta de sua massa não gravídica de 60 a 80 g para 900 a 1.200 g a termo em razão da hipertrofia das fibras musculares no miométrio.

✓ **TESTE RÁPIDO**
26. Que alterações estruturais e funcionais ocorrem na mãe durante a gestação?

4.5 Trabalho de parto

OBJETIVO
- *Explicar* os eventos associados aos três estágios do trabalho de parto.

A **obstetrícia** é o ramo da medicina que lida com o manejo da gestação, do trabalho de parto e do **período neonatal**, os primeiros 28 dias após o nascimento. O **trabalho de parto** é o processo de expulsão do feto através da vagina. O **parto** também significa dar à luz.

As contrações uterinas ocorrem em ondas que se iniciam na parte superior do útero e se deslocam para baixo, acabando por expulsar o feto. O **trabalho de parto verdadeiro** começa quando as contrações uterinas ocorrem a intervalos regulares, geralmente causando dor. Conforme o intervalo entre as contrações diminui, as contrações se intensificam. Outro sintoma do trabalho de parto verdadeiro em algumas mulheres é a dor localizada nas costas, que é intensificada pela marcha. O indicador confiável do verdadeiro trabalho de parto é a dilatação do colo do útero e a "perda do tampão mucoso", eliminação de muco contendo sangue que aparece no canal do colo do útero durante o trabalho de parto. No **trabalho de parto falso**, a dor é percebida no abdome a intervalos irregulares, mas não se intensifica e não é alterada significativamente pela marcha. Não há "perda do tampão mucoso" nem dilatação do colo do útero.

O trabalho de parto verdadeiro é dividido em três estágios (Figura 4.15):

❶ *Estágio de dilatação.* O período decorrido desde o início do trabalho de parto até a dilatação completa do colo do útero é o *estágio de dilatação*. Esse estágio, que tipicamente dura 6 a 12 h, caracteriza-se por contrações regulares do útero, em geral com ruptura do saco amniótico, e dilatação completa (até 10 cm) do colo do útero. Quando não há ruptura espontânea do saco amniótico, procede-se à ruptura intencional.

❷ *Estágio de expulsão.* O período (10 min a várias horas) decorrido desde a dilatação completa do colo do útero até a saída do feto é o *estágio de expulsão*.

❸ *Estágio placentário.* O período (5 a 30 min ou mais) decorrido após o nascimento até a expulsão da placenta ou "secundina" por fortes contrações do útero é o *estágio placentário*. Essas contrações também

CORRELAÇÃO CLÍNICA | *Hipertensão induzida pela gestação*

Cerca de 10 a 15% das gestantes nos EUA apresentam **hipertensão arterial induzida pela gestação (HAIG)**, a elevação da pressão arterial associada à gestação. A principal causa é a **pré-eclâmpsia**, uma anormalidade da gestação caracterizada por hipertensão súbita, grande quantidade de proteína na urina e edema generalizado, que geralmente surge após a 20ª semana de gravidez. Outros sinais e sintomas são edema generalizado, embaçamento visual e cefaleia. A pré-eclâmpsia poderia estar relacionada com uma reação autoimune ou alérgica decorrente da presença do feto. O tratamento compreende repouso no leito e vários medicamentos. Quando também está associada a convulsões e coma, é uma condição que pode ser fatal denominada **eclâmpsia**.

Figura 4.15 Estágios do trabalho de parto verdadeiro.

 O termo parto se refere ao nascimento.

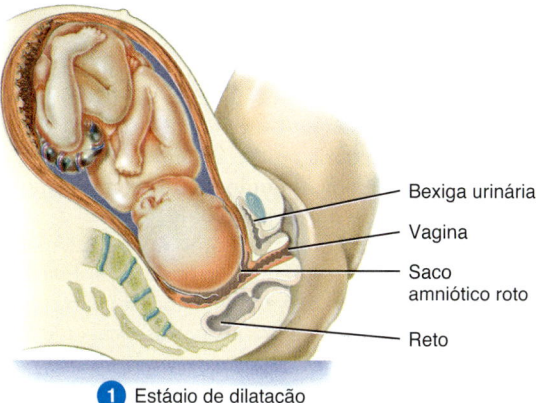

- Bexiga urinária
- Vagina
- Saco amniótico roto
- Reto

1 Estágio de dilatação

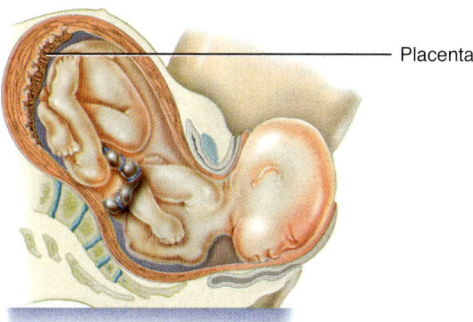

- Placenta

2 Estágio de expulsão

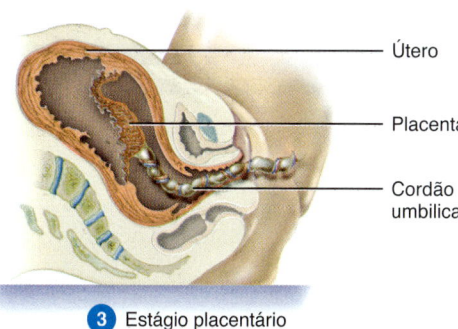

- Útero
- Placenta
- Cordão umbilical

3 Estágio placentário

? Que evento marca o início do estágio de expulsão?

contraem os vasos sanguíneos que se romperam durante o parto, reduzindo assim a probabilidade de hemorragia.

Como regra geral, o trabalho de parto dura mais tempo no caso de primíparas, tipicamente cerca de 14 h. Para as mulheres que já deram à luz, a duração média do trabalho de parto é de cerca de 8 h – embora haja enorme variação desse tempo entre os partos.

Cerca de 7% das gestantes só dão à luz duas semanas após a data prevista. Nesses casos há aumento do risco de dano encefálico fetal, e até mesmo de morte do feto, decorrente do suprimento insuficiente de oxigênio e nutrientes pela placenta senescente. O parto pós-termo pode ser facilitado pela indução do trabalho de parto, iniciado por administração de ocitocina, ou por parto cirúrgico (cesariana).

CORRELAÇÃO CLÍNICA | *Distocia*

A **distocia**, ou trabalho de parto difícil, pode ser causada por posição (apresentação) anormal do feto ou por tamanho insuficiente do canal do parto para o parto vaginal. Na **apresentação pélvica**, por exemplo, entram primeiro no canal de parto as nádegas ou os membros inferiores do feto, em vez da cabeça; isso é mais frequente nos partos prematuros. Caso o sofrimento fetal ou materno impeça o parto vaginal, pode-se retirar o feto cirurgicamente, através de uma incisão abdominal. Faz-se uma incisão horizontal baixa na parede abdominal e na parte inferior do útero, através da qual o feto e a placenta são removidos. Embora haja uma crença popular de que esteja associada ao nascimento de Júlio César, a verdadeira razão pela qual esse procedimento é denominado **cesariana** é porque foi descrito na lei romana, *lex cesarea*, cerca de 600 anos antes do nascimento de Júlio César. Até mesmo um histórico de múltiplas cesarianas não impede a tentativa de parto vaginal.

✓ TESTE RÁPIDO

27. Qual é a diferença entre trabalho de parto falso e verdadeiro?
28. O que ocorre durante cada estágio do trabalho de parto verdadeiro?

TERMINOLOGIA TÉCNICA

Amniocentese. Exame pré-natal no qual se retira um pouco de líquido amniótico ao redor do feto em desenvolvimento para análise das células fetais e das substâncias dissolvidas.

Biopsia das vilosidades coriônicas (BVC). Exame pré-natal no qual um cateter é introduzido, através da vagina e do colo do útero, até as vilosidades coriônicas, de onde cerca de 30 mg de tecido são aspirados e preparados para análise cromossômica.

Cariótipo. As características cromossômicas de um indivíduo apresentadas como uma organização sistemática por tamanho e de acordo com a posição do centrômero; útil para avaliar a normalidade numérica e estrutural dos cromossomos.

Cirurgia fetal. Procedimento cirúrgico realizado no feto; em alguns casos, o útero é aberto e o feto operado diretamente. A cirurgia fetal é usada para reparar hérnias diafragmáticas e remover lesões pulmonares.

Concepto. Compreende todas as estruturas que se desenvolvem a partir de um zigoto e inclui o embrião, a parte embrionária da placenta e as membranas associadas (córion, âmnio, saco vitelino e alantoide).

Embrião criopreservado. Embrião inicial produzido por fertilização *in vitro* (fertilização de um oócito secundário em placa de Petri), preservado por um longo período por congelamento. Após o descongelamento o embrião é implantado na cavidade uterina. Também é denominado **embrião congelado**.

Êmese gravídica. Episódios de náuseas e possíveis vômitos mais prováveis pela manhã, nas primeiras semanas de gestação; também é conhecida como **enjoo matinal**. A causa é desconhecida, mas foram apontados os altos níveis de gonadotropina coriônica humana (hCG), secretada pela placenta, e de progesterona, secretada pelos ovários. Se a intensidade desses sintomas exigir hospitalização para nutrição intravenosa, a condição é conhecida como **hiperêmese gravídica**.

Epigênese. Desenvolvimento de um organismo a partir de uma célula indiferenciada.

Febre puerperal. Doença infecciosa do parto, também denominada sepse puerperal. A doença, decorrente de uma infecção originada no canal do parto, afeta o endométrio materno. Pode haver disseminação para outras estruturas pélvicas com consequente septicemia.

Gene letal. Um gene que, quando expresso, resulta em morte do embrião ou logo após o nascimento.

Idade da fertilização. Duas semanas a menos que a idade gestacional, pois o oócito secundário só é fertilizado cerca de duas semanas após a data da última menstruação (DUM) normal.

Idade gestacional. A idade de um embrião ou feto calculada a partir do primeiro dia presumido da última menstruação normal (DUM).

Malformação. Anormalidade do desenvolvimento decorrente de forças mecânicas que moldam uma parte do feto durante um longo período. Em geral, as malformações ocorrem no aparelho locomotor e podem ser corrigidas após o nascimento. Um exemplo é o pé torto congênito, que pode ser corrigido por manipulação e imobilização.

Mutação. Qualquer alteração na sequência de bases de uma molécula de DNA, com consequente alteração permanente de um traço hereditário.

Primórdio. O início ou a primeira indicação discernível de desenvolvimento de um órgão ou uma estrutura.

Síndrome alcoólica fetal (SAF). Padrão específico de malformação fetal decorrente de exposição intrauterina ao álcool etílico. A SAF é uma das causas mais comuns de retardo mental e a causa evitável de anomalias congênitas mais comum nos EUA.

Síndrome da metafêmea. Aneuploidia de cromossomos sexuais das mulheres caracterizada por um cromossomo sexual X extra (XXX), que ocorre em cerca de um a cada 700 nascimentos. Essas mulheres têm órgãos sexuais subdesenvolvidos e fertilidade limitada; a maioria tem retardo mental.

Síndrome de Klinefelter. Aneuplodia de cromossomos sexuais (qualquer desvio do número diploide humano de 46) masculina, decorrente de um cromossomo sexual X a mais (XXY), que ocorre uma vez a cada 500 nascimentos. Esses indivíduos apresentam alguma desvantagem mental, são estéreis, com testículos rudimentares, pelos corporais escassos e mamas aumentadas.

Síndrome de Turner. Aneuploidia de cromossomos sexuais em mulheres causada pela presença de apenas um cromossomo X (designado X0); ocorre cerca de uma vez a cada 5.000 nascimentos, provoca esterilidade, com ausência de ovários na prática e desenvolvimento limitado de características sexuais secundárias. Outras características são baixa estatura, pescoço alado, mamas subdesenvolvidas e papilas mamárias muito afastadas. Em geral, a inteligência é normal.

Teratógeno. Qualquer agente ou influência que cause defeitos no desenvolvimento do embrião. Entre os exemplos estão álcool etílico, pesticidas, substâncias químicas industriais, antibióticos, talidomida, LSD e cocaína.

Teste da alfafetoproteína materna (AFP). Exame pré-natal no qual o sangue materno é analisado para pesquisa de alfafetoproteína, proteína sintetizada no feto que passa para a circulação materna.

REVISÃO DO CAPÍTULO

Conceitos essenciais

4.1 Princípios do desenvolvimento
1. A reprodução sexuada é o processo usado pelos organismos para gerar prole por meio da produção de gametas.
2. A gravidez é uma sequência de eventos que começa com a fertilização e prossegue com a implantação, o desenvolvimento embrionário e o desenvolvimento fetal.

4.2 Período embrionário
1. Durante a fertilização, ocorre a penetração de um espermatozoide em um oócito secundário e união de seus pronúcleos. A penetração na zona pelúcida é facilitada por enzimas no acrossomo do espermatozoide. A célula produzida é um zigoto. Normalmente, somente um espermatozoide fertiliza um oócito secundário.
2. A divisão celular inicial rápida de um zigoto é a clivagem, e as células produzidas são denominadas blastômeros. A esfera sólida de células produzidas por clivagem é uma mórula. A mórula se transforma em blastocisto, uma esfera oca de células diferenciadas em trofoblasto e embrioblasto (massa celular interna) que se fixa no endométrio em um processo denominado implantação. O trofoblasto se transforma em sinciciotrofoblasto e citotrofoblasto, que se tornam parte do cório. O embrioblasto se diferencia em hipoblasto e epiblasto, o disco embrionário bilaminar (duas camadas). O âmnio é uma membrana protetora delgada que se desenvolve a partir do citotrofoblasto.
3. Durante a segunda semana, a membrana exocelômica e o hipoblasto formam o saco vitelino, que transfere nutrientes para o embrião, forma as células sanguíneas, produz as células germinativas primordiais e forma parte do intestino. A erosão de sinusoides e glândulas endometriais fornece sangue e secreções, que entram nas redes lacunares para levar nutrição e remover as escórias metabólicas do embrião. O celoma extraembrionário se forma no interior do mesoderma extraembrionário. O mesoderma extraembrionário e o trofoblasto formam o cório, a principal parte embrionária da placenta.
4. A terceira semana de desenvolvimento é caracterizada pela gastrulação, a conversão do disco embrionário bilaminar em disco embrionário trilaminar (três camadas), formado por ectoderma, mesoderma e endoderma. A primeira evidência de gastrulação é a formação da linha primitiva e, em seguida, do nó primitivo, processo notocordal e notocorda. As três camadas germinativas primárias formam todos os tecidos e órgãos do organismo em desenvolvimento (ver Tabela 4.1). Durante a terceira semana também se formam as membranas orofaríngea e cloacal. A parede do saco vitelino forma uma pequena invaginação vascularizada, a alantoide, que participa da formação do sangue e do desenvolvimento da bexiga.

5. O processo de formação da placa neural, das pregas neurais e do tubo neural é a neurulação. O encéfalo e a medula espinal se originam do tubo neural.
6. O mesoderma paraxial se segmenta e forma somitos, a partir dos quais se desenvolvem os músculos esqueléticos do pescoço, do tronco e dos membros. Os somitos também formam tecidos conjuntivos e vértebras.
7. A angiogênese (formação de vasos sanguíneos) começa em células mesodérmicas denominadas angioblastos. O coração se desenvolve a partir de células mesodérmicas conhecidas como área cardiogênica. Ao fim da terceira semana, iniciam-se os batimentos do coração primitivo e o sangue circula. As vilosidades coriônicas, projeções do cório, se conectam ao coração embrionário, de modo que os vasos sanguíneos maternos e fetais são muito aproximados; desse modo, é possível a troca de nutrientes e escórias metabólicas entre o sangue materno e o sangue fetal.
8. A placentação é o processo de formação da placenta, o local de troca de nutrientes e escórias metabólicas entre a mãe e o feto. A placenta também atua como barreira protetora, armazena nutrientes e produz diversos hormônios para manter a gestação. A verdadeira conexão entre a placenta e o embrião (e mais tarde o feto) ocorre através do cordão umbilical.
9. A organogênese, a formação de órgãos e sistemas corporais, ocorre durante a quarta semana de desenvolvimento. A conversão do disco embrionário trilaminar bidimensional plano em um cilindro tridimensional ocorre por um processo conhecido como dobramento embrionário. O dobramento embrionário leva vários órgãos à posição adulta final e ajuda a formar o sistema digestório. Os arcos faríngeos, as fendas faríngeas e as bolsas faríngeas dão origem às estruturas da cabeça e do pescoço. Ao final da quarta semana, desenvolvem-se os brotos dos membros superiores e inferiores; ao final da oitava semana, o embrião tem características nitidamente humanas.

4.3 Período fetal
1. O período fetal está relacionado principalmente com o crescimento e a diferenciação de tecidos e órgãos formados durante o período embrionário.
2. A velocidade de crescimento do corpo é extraordinária, sobretudo da nona à décima sexta semanas.
3. A Tabela 4.2 resume as principais alterações associadas ao crescimento embrionário e fetal.

4.4 Modificações maternas durante a gestação
1. Durante a gestação, ocorrem muitas modificações anatômicas e fisiológicas na mãe.
2. O útero ocupa quase toda a cavidade abdominal perto do fim da gestação a termo, empurrando as vísceras, que saem da posição normal.
3. As modificações fisiológicas incluem ganho de peso, aumento da pigmentação cutânea em determinadas regiões e várias alterações nos sistemas circulatório, respiratório, digestório, urinário e genital.

4.5 Trabalho de parto
1. O trabalho de parto é o processo de expulsão do feto do útero para o exterior, através da vagina.
2. O trabalho de parto verdadeiro compreende a dilatação do colo do útero, a expulsão do feto e a eliminação da placenta.

QUESTÕES PARA AVALIAÇÃO CRÍTICA

1. A síndrome alcoólica fetal (SAF) é uma das causas mais comuns de retardo mental e a causa evitável mais comum de anomalias congênitas nos EUA. Como a bebida alcoólica consumida pela mulher afeta o desenvolvimento do feto?
2. Alguns distúrbios do sistema nervoso podem causar determinados problemas cutâneos. Por exemplo, uma pessoa com um tipo de tumor no sistema nervoso pode apresentar manchas cutâneas café com leite. Qual é a relação entre as estruturas do sistema nervoso e a pele?
3. Josefina, nas duas últimas semanas de sua primeira gestação, telefonou para o médico ansiosamente e perguntou se deveria ir para o hospital. Ela estava sentindo dores de "trabalho de parto" irregulares, que felizmente diminuíam ao caminhar. Não havia outros sinais. O médico orientou Josefina a ficar em casa – ainda não estava na hora. Por que o médico disse a ela para ficar em casa? Como ele sabia que "ainda não estava na hora"?
4. A infecção materna por determinados vírus é uma causa reconhecida de anomalias congênitas graves da criança. Se não há mistura do sangue materno e fetal na placenta, como uma infecção viral materna pode causar problemas na criança? Qual é o momento de maior risco para a criança durante a gravidez?
5. Elena está grávida de oito meses. Ultimamente Larry, seu marido, tem reclamado por causa do aumento na conta semanal do armazém, "embora ainda sejamos apenas dois", e se queixou de que estão "gastando papel higiênico e antiácidos como loucos". Ao acordar de manhã, ele descobre que Elena pegou seu travesseiro extra para ficar em posição mais alta. Quais são algumas das alterações anatômicas e fisiológicas específicas que estão ocorrendo com Elena e poderiam explicar essas mudanças de estilo de vida?

? RESPOSTAS ÀS QUESTÕES DAS FIGURAS

4.1 As tubas uterinas constituem uma via de saída da cavidade peritoneal para o oócito secundário e uma via para que o espermatozoide chegue ao oócito secundário, além de ajudarem a transportar um oócito fertilizado (ou não fertilizado) até o útero.

4.2 A capacitação é a série de modificações ocorridas no espermatozoide depositado no sistema genital feminino que possibilitam a fertilização de um oócito secundário.

4.3 A mórula é uma esfera sólida de células; um blastocisto consiste em uma borda de células (trofoblasto) em torno de uma cavidade (cavidade do blastocisto) e um embrioblasto (massa celular interna).

4.4 O blastocisto secreta enzimas que digerem o revestimento endometrial no local da implantação.

4.5 Em geral, a implantação ocorre na parte posterior do fundo ou do corpo do útero.

4.6 O disco embrionário bilaminar está fixado no trofoblasto pelo pedículo de conexão.

4.7 A gastrulação converte um disco embrionário bilaminar em um disco embrionário trilaminar. A consequência é a formação das camadas germinativas primárias, a partir das quais se desenvolvem todos os tecidos do corpo.

4.8 A notocorda induz as células mesodérmicas a se desenvolverem em partes de vértebras e forma uma parte dos discos intervertebrais.

4.9 O tubo neural forma o encéfalo e a medula espinal; os somitos dão origem aos músculos estriados esqueléticos, tecido conjuntivo e vértebras.

4.10 As vilosidades coriônicas ajudam a aproximar os vasos sanguíneos fetais e maternos, possibilitam o deslocamento mais eficiente de oxigênio e nutrientes do sangue materno para o sangue fetal e o deslocamento de dióxido de carbono e escórias metabólicas do sangue fetal para o sangue materno.

4.11 A placenta troca materiais entre o feto e a mãe, protege o feto contra muitos micróbios e armazena nutrientes.

4.12 Em virtude do dobramento embrionário, o embrião assume o formato de um C, vários órgãos são levados até a posição adulta final e o intestino primitivo é formado.

4.13 Os arcos faríngeos, as fendas faríngeas e as bolsas faríngeas dão origem às estruturas da cabeça e do pescoço.

4.14 Durante os últimos dois meses e meio de desenvolvimento, há duplicação do peso do feto.

4.15 A dilatação completa do colo do útero marca o início do estágio de expulsão.

TEGUMENTO COMUM

5

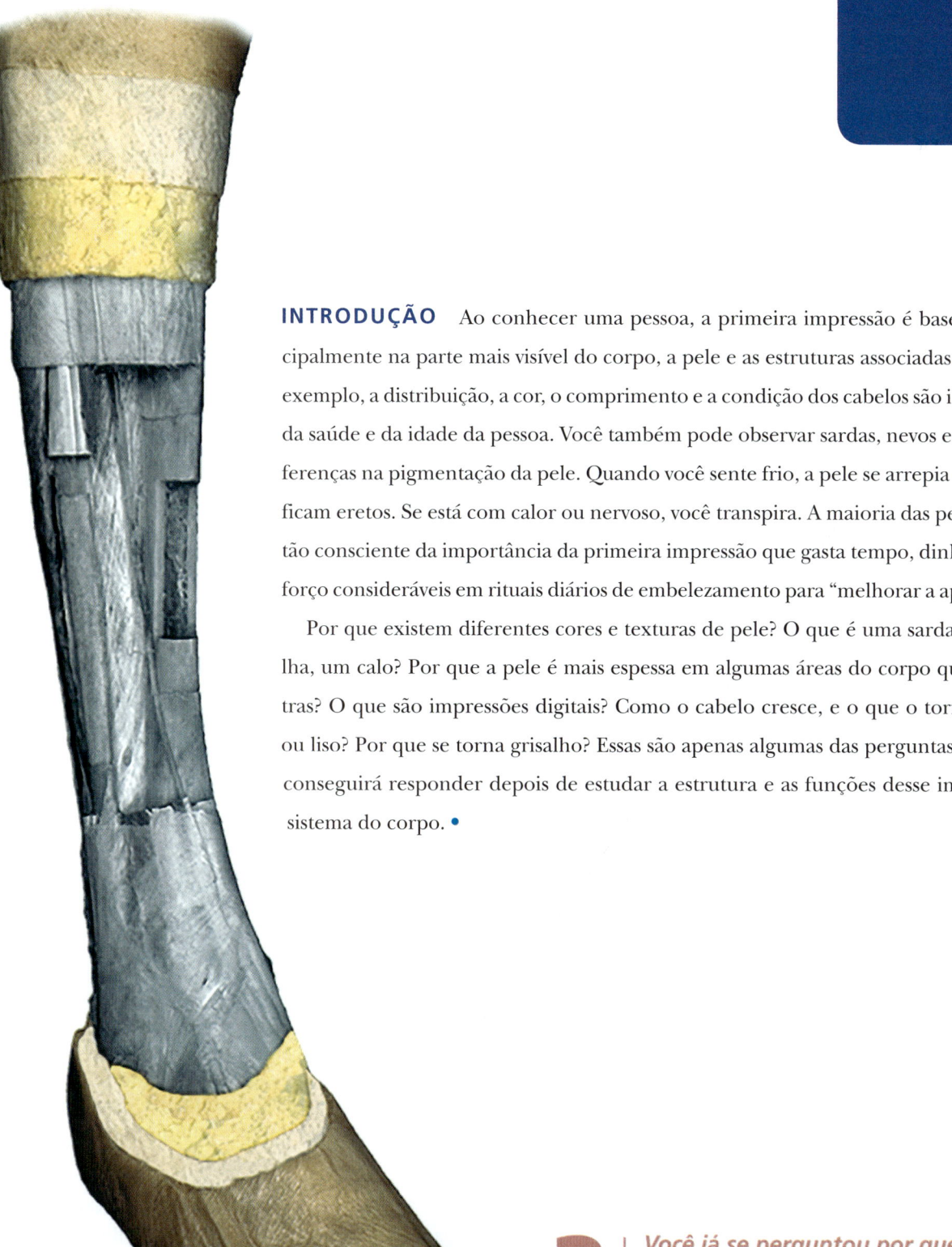

INTRODUÇÃO Ao conhecer uma pessoa, a primeira impressão é baseada principalmente na parte mais visível do corpo, a pele e as estruturas associadas a ela. Por exemplo, a distribuição, a cor, o comprimento e a condição dos cabelos são indicativos da saúde e da idade da pessoa. Você também pode observar sardas, nevos e outras diferenças na pigmentação da pele. Quando você sente frio, a pele se arrepia e os pelos ficam eretos. Se está com calor ou nervoso, você transpira. A maioria das pessoas está tão consciente da importância da primeira impressão que gasta tempo, dinheiro e esforço consideráveis em rituais diários de embelezamento para "melhorar a aparência".

Por que existem diferentes cores e texturas de pele? O que é uma sarda, uma bolha, um calo? Por que a pele é mais espessa em algumas áreas do corpo que em outras? O que são impressões digitais? Como o cabelo cresce, e o que o torna crespo ou liso? Por que se torna grisalho? Essas são apenas algumas das perguntas que você conseguirá responder depois de estudar a estrutura e as funções desse importante sistema do corpo. •

? *Você já se perguntou por que é tão difícil salvar a vida de alguém com queimaduras extensas de terceiro grau? Você pode encontrar a resposta na página 144.*

SUMÁRIO

5.1 Estrutura da pele, 126
- Epiderme, 126
- Derme, 131
- Suprimento sanguíneo do tegumento comum, 132
- Tela subcutânea ou hipoderme, 134

5.2 Estruturas acessórias da pele, 135
- Pelos, 135
- Glândulas cutâneas, 139
- Unhas, 141

5.3 Tipos de pele, 143

5.4 Funções da pele, 143

5.5 Desenvolvimento do tegumento comum, 145

5.6 Envelhecimento e tegumento comum, 147

Terminologia técnica, 148

5.1 Estrutura da pele

OBJETIVOS
- Definir o tegumento comum
- Descrever as camadas da epiderme e as células que a compõem
- Comparar a composição das regiões papilar e reticular da derme
- Explicar a base anatômica das diferenças na cor da pele.

O **tegumento comum** é constituído de órgãos como pele, pelos, glândulas sebáceas e sudoríferas, unhas e receptores sensitivos. Possui como funções ajudar a manter a temperatura corporal constante, proteger o corpo e fornecer informações sensitivas sobre o ambiente. De todos os órgãos do corpo, nenhum é inspecionado com mais facilidade nem está mais exposto a infecções, doenças e lesões. Embora sua localização a torne vulnerável a traumatismos, luz solar, micróbios e poluentes ambientais, a pele tem características protetoras que evitam a maior parte desses danos. Alterações na cor da pele podem indicar desequilíbrios da homeostasia. Erupções cutâneas anormais podem revelar infecções sistêmicas ou doenças em órgãos internos. A **dermatologia** é a especialidade médica que estuda a estrutura, a função e os distúrbios do tegumento comum.

A **pele** recobre a superfície externa do corpo e é o maior órgão do corpo. Em adultos, a pele cobre uma área aproximada de 2 m² e pesa de 4,5 kg a 5 kg, cerca de 7% do peso corporal total. A espessura varia de 0,5 mm nas pálpebras a 4 mm nos calcanhares; entretanto, é de 1 mm a 2 mm na maior parte do corpo. Estruturalmente, a pele é dividida em duas partes principais (Figura 5.1). A parte superficial, mais fina e composta de *tecido epitelial*, é a **epiderme** avascular. Por essa razão, a escoriação da epiderme não causa sangramento. A parte de *tecido conjuntivo*, mais profunda e mais espessa é a **derme** vascularizada. Portanto, um corte que alcance a derme provoca sangramento. Profundamente à derme, mas sem fazer parte da pele, está a **tela subcutânea** ou *hipoderme*, constituída de tecidos areolar e adiposo. A pele e a tela subcutânea formam o **tegumento comum**.

Epiderme

A **epiderme** é composta de epitélio pavimentoso estratificado queratinizado (ver Seção 3.4). Contém quatro tipos principais de células: queratinócitos, melanócitos, macrófagos intraepidérmicos e células epiteliais táteis (Figura 5.2). Cerca de 90% das células epidérmicas são **queratinócitos**, que estão organizados em quatro ou cinco camadas e produzem a proteína **queratina** (Figura 5.2A). O Capítulo 3 mostrou que a queratina é uma proteína intracelular fibrosa e rígida que ajuda a proteger a pele e os tecidos subjacentes contra escoriações, calor, micróbios e substâncias químicas. Os queratinócitos também produzem grânulos lamelares, que liberam um selante repelente de água que diminui a entrada e a perda de água e inibe a passagem de materiais estranhos.

Cerca de 8% das células epidérmicas são **melanócitos**, que se desenvolvem a partir da crista neural do embrião em desenvolvimento e produzem o pigmento melanina (Figura 5.2B). Os melanócitos têm corpo celular cúbico com longos processos semelhantes a braços, que se projetam entre os queratinócitos adjacentes. Por meio desses processos, um melanócito pode fazer contato com cerca de 30 queratinócitos adjacentes. Suas projeções delgadas e longas transferem grânulos de melanina para os queratinócitos adjacentes. A **melanina** é um pigmento amarelo-avermelhado ou castanho-escuro que contribui para a coloração da pele e absorve a luz ultravioleta (UV) prejudicial. Uma vez no interior dos queratinócitos, os grânulos de melanina se aglomeram e formam um véu protetor sobre o núcleo, no lado voltado para a superfície cutânea. Desse modo, eles protegem o DNA nuclear contra a lesão pela luz UV. Embora os grânulos de melanina efetivamente protejam os queratinócitos, os melanócitos são especialmente suscetíveis à lesão pela luz UV.

Os **macrófagos intraepidérmicos**, ou *células de Langerhans*, originam-se da medula óssea vermelha e migram para a epiderme (Figura 5.2C), onde representam uma pequena fração das células epidérmicas. Assim como os melanócitos, os macrófagos intraepidérmicos têm longos prolongamentos e se situam entre muitos queratinócitos. Participam de respostas imunes contra micróbios que invadem a pele. Os macrófagos intraepidérmicos e outras células do sistema imune reconhecem micróbios ou substâncias estranhas para que possam ser destruídos. Os macrófagos intraepidérmicos são facilmente danificados pela luz UV.

As **células epiteliais táteis**, ou *células de Merkel*, são as menos numerosas das células epidérmicas. Estão localizadas na camada mais profunda da epiderme, onde mantêm contato com o axônios de um neurônio (célula nervosa) sensitivo,

Figura 5.1 Componentes do tegumento comum. A pele consiste em uma epiderme superficial fina e uma derme profunda mais espessa. Abaixo da pele encontra-se a tela subcutânea, que fixa a derme à fáscia do corpo.

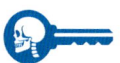

O tegumento comum compreende órgãos como a pele, os pelos e suas estruturas acessórias – unhas e glândulas cutâneas – junto com os músculos e nervos associados.

FUNÇÕES DO TEGUMENTO COMUM

1. Regula a temperatura corporal.
2. Armazena sangue.
3. Protege o corpo do ambiente externo.
4. Detecta sensações cutâneas.
5. Excreta e absorve substâncias.
6. Sintetiza vitamina D.

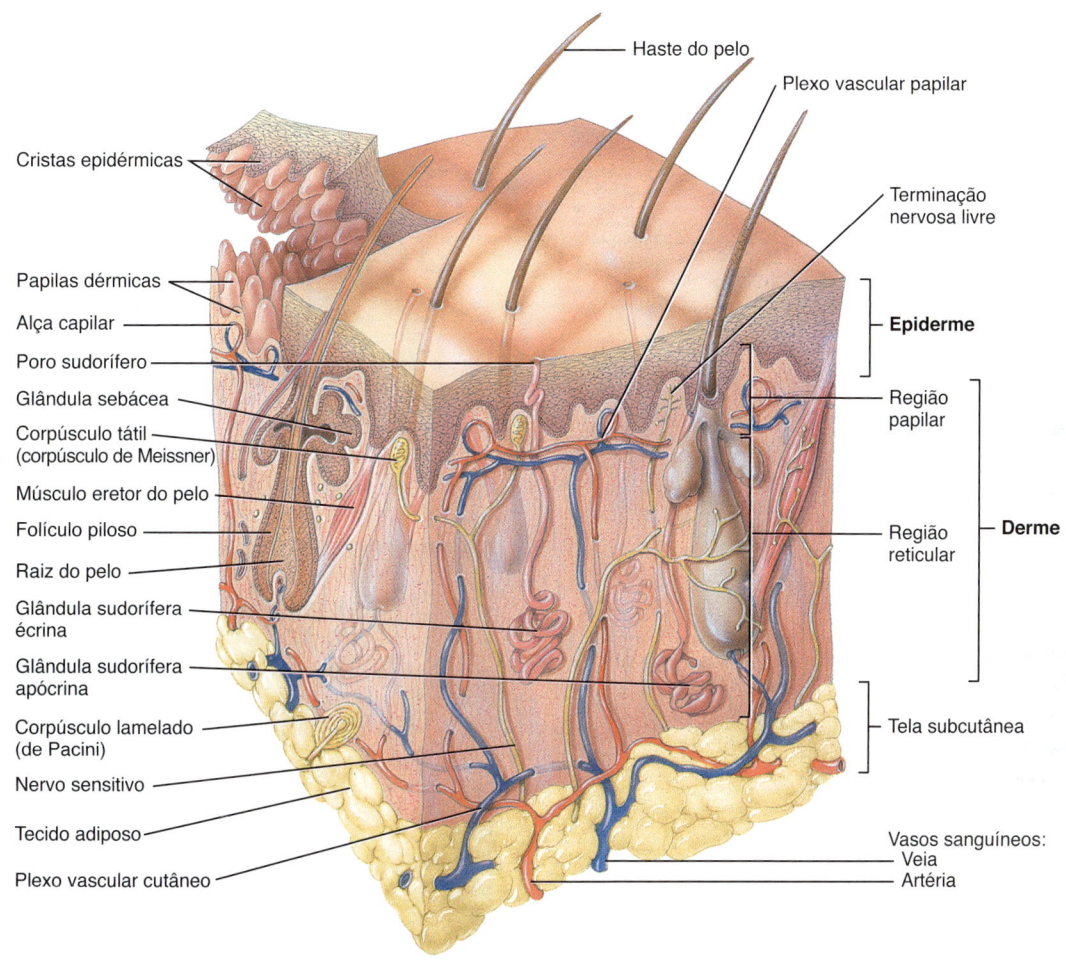

A. Vista transversal da pele e da tela subcutânea

(Continua)

---

uma estrutura denominada **disco tátil** (*de Merkel*) (Figura 5.2D). As células epiteliais táteis e os discos táteis detectam as sensações táteis.

Várias camadas distintas de queratinócitos, em vários estágios de desenvolvimento, formam a epiderme (Figura 5.3). Na maioria das regiões do corpo, a epiderme tem quatro estratos ou camadas – estrato basal, estrato espinhoso, estrato granuloso e estrato córneo delgado. Esta é chamada de **pele fina**. Nas áreas de maior atrito, como a ponta dos dedos, a palma das mãos e a planta dos pés, a epiderme tem cinco camadas – estrato basal, estrato espinhoso, estrato granuloso, estrato lúcido e estrato córneo espesso. Esta é chamada de **pele espessa**. Os detalhes da pele fina e espessa são apresentados adiante neste capítulo (ver Seção 5.3).

Estrato basal

A camada mais profunda da epiderme, o **estrato basal**, é composta de uma única camada de queratinócitos cúbicos ou cilíndricos, alguns dos quais são *células-tronco* que se dividem continuamente para produzir novos queratinócitos. Os núcleos desses queratinócitos são grandes, e seu citoplasma contém muitos ribossomos, um pequeno complexo de Golgi, algumas mitocôndrias e um pouco de retículo endoplasmático rugoso. O citoesqueleto dos queratinócitos do estrato basal contém filamentos intermediários dispersos, denominados *filamentos intermediários de queratina* (*tonofilamentos* da microscopia eletrônica). Esses filamentos intermediários de queratina formam a resistente proteína queratina na camada mais superficial da epiderme.

Figura 5.1 *Continuação*

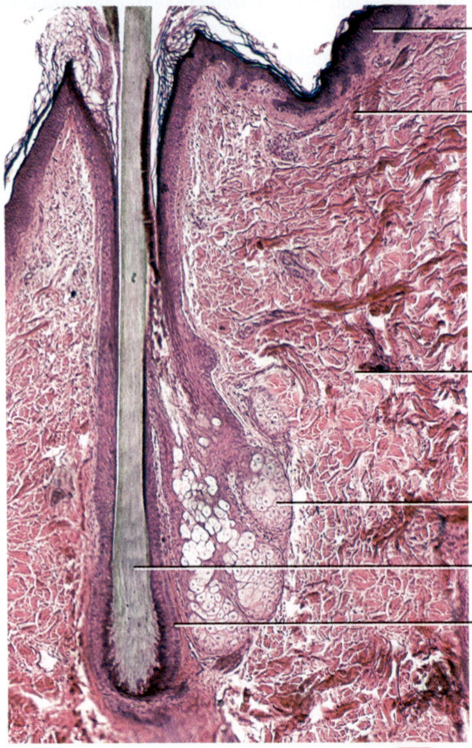

B. Corte da pele — MO 60×
Rótulos: Epiderme; Região papilar; Derme; Região reticular; Glândula sebácea; Raiz do pelo; Folículo piloso
Cortesia de Michael Ross, University of Florida

C. Corte de papilas dérmicas, cristas epidérmicas e camadas da epiderme — MO 250×
Rótulos: Estrato córneo; Estrato lúcido; Estrato granuloso; Estrato espinhoso; Estrato basal; Crista epidérmica; Corpúsculo tátil na papila dérmica
Andrew J. Kuntzman

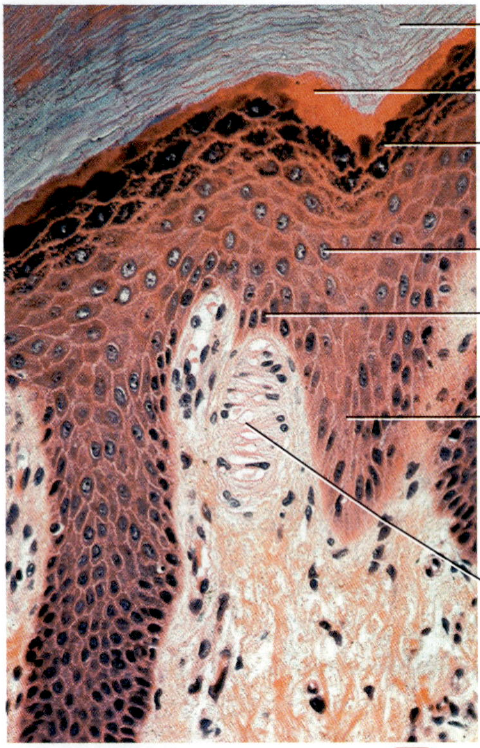

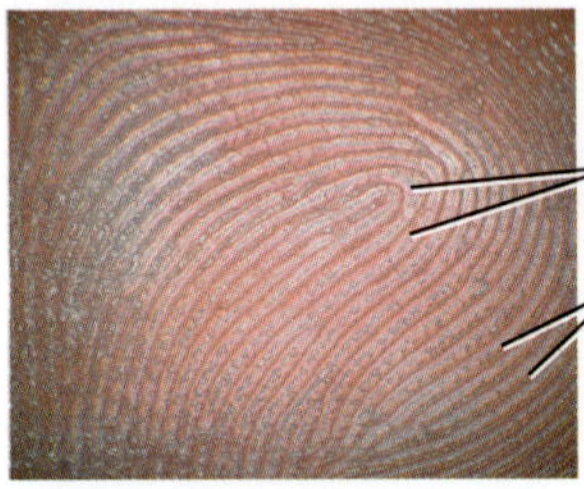

D. Cristas epidérmicas e poros sudoríferos 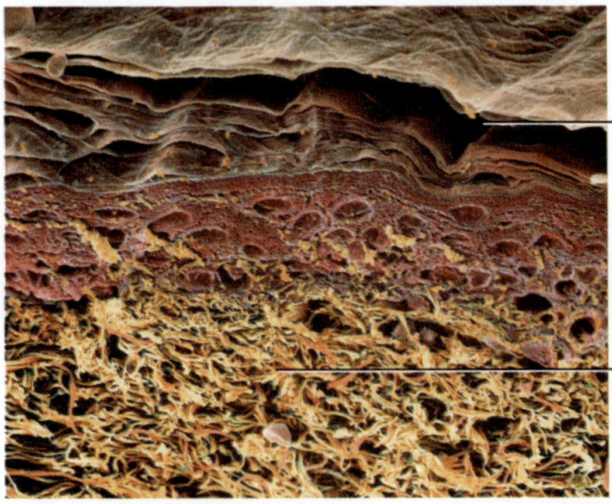
Rótulos: Poros sudoríferos; Cristas epidérmicas
David Becker/Science Source

E. MEV
Rótulos: Epiderme; Derme
SPL/Science Source Images

? Que tipos de tecidos compõem a epiderme e a derme?

CORRELAÇÃO CLÍNICA | *Enxertos cutâneos*

A pele nova não consegue se regenerar se uma lesão destruir uma grande área do estrato basal e suas células-tronco. São necessários enxertos cutâneos para a cicatrização de ferimentos cutâneos dessa magnitude. Um enxerto cutâneo é a cobertura do ferimento com um retalho de pele saudável retirado de um local doador para cobrir um ferimento. O **enxerto cutâneo** é realizado para proteger contra perda de líquido e infecção, promover a cicatrização tecidual, reduzir a formação de tecido cicatricial, evitar a perda de função e por motivos estéticos. Para evitar a rejeição tecidual, a pele transplantada geralmente é retirada do mesmo indivíduo (*autoenxerto*) ou de um gêmeo idêntico (*isoenxerto*). Se a extensão da lesão cutânea for tal que um autoenxerto causaria danos, pode-se usar um procedimento de autodoação, denominado *transplante cutâneo autólogo*. Nesse procedimento, mais frequente em casos de queimadura grave, pequenas quantidades da epiderme do indivíduo são removidas e os queratinócitos são cultivados em laboratório para produzir finas lâminas de pele. A nova pele é transplantada de volta no paciente para cobrir a área queimada e gerar uma pele permanente. Também são usados como enxertos cutâneos para cobertura de feridas produtos cultivados em laboratório a partir do prepúcio de recém-nascidos circuncidados.

Figura 5.2 **Tipos de células na epiderme.** (Ver também Figura 5.1D.) Além dos queratinócitos, a epiderme contém melanócitos, que produzem o pigmento melanina; macrófagos intraepidérmicos, que participam das respostas imunes; e células epiteliais táteis, que atuam na sensação do tato.

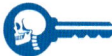 A maior parte da epiderme consiste em queratinócitos, produtores da proteína queratina (que protege os tecidos subjacentes), e grânulos lamelares (que contêm um selante à prova d'água).

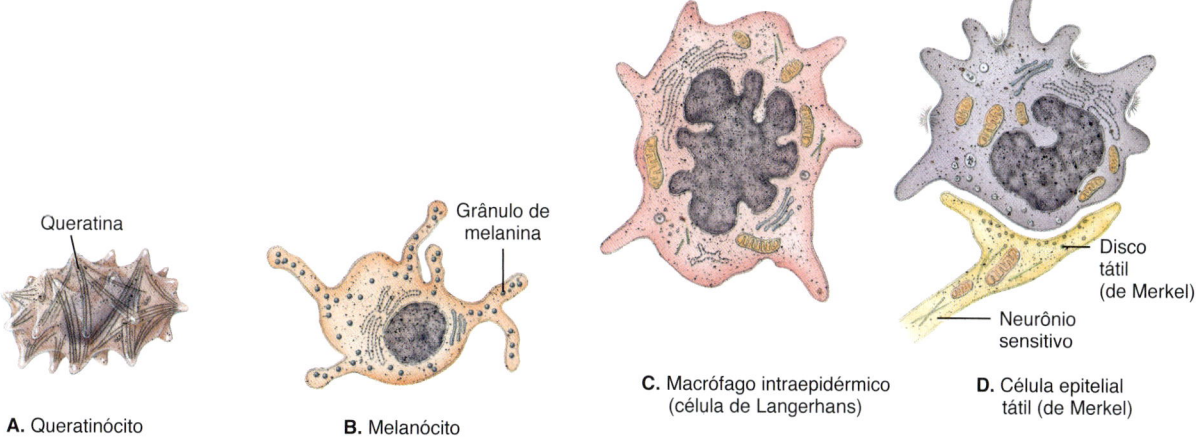

A. Queratinócito
B. Melanócito
C. Macrófago intraepidérmico (célula de Langerhans)
D. Célula epitelial tátil (de Merkel)

? Qual é a função da melanina?

Figura 5.3 Camadas da epiderme.

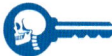 A epiderme é formada por tecido epitelial pavimentoso estratificado queratinizado.

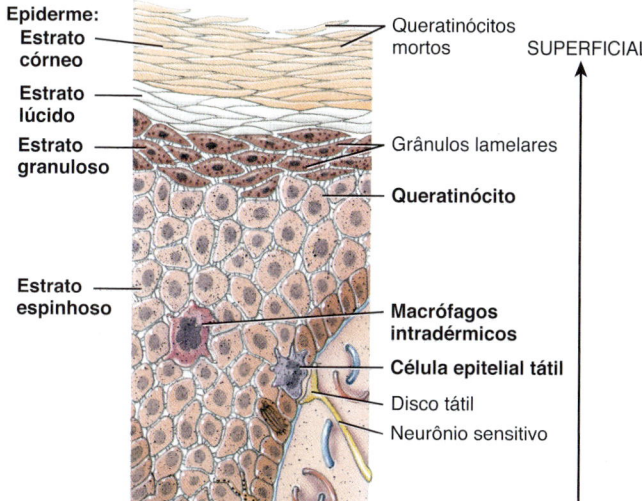

Quatro tipos principais de células na epiderme da pele espessa

? Que camada da epiderme contém células-tronco que se dividem continuamente?

A queratina protege as camadas mais profundas contra lesão. Os filamentos intermediários de queratina fixam-se nos desmossomos, que ligam as células do estrato basal entre si, às células do estrato espinhoso adjacente e aos hemidesmossomos, que unem os queratinócitos à membrana basal posicionada entre a epiderme e a derme. Os melanócitos e as células epiteliais táteis (com seus discos táteis associados) estão dispersos entre os queratinócitos da camada basal. Às vezes o estrato basal é denominado **estrato germinativo** para indicar sua função na formação de novas células.

Estrato espinhoso

O **estrato espinhoso** ocupa posição superficial ao estrato basal (germinativa). Exceto por uma ou outra célula epitelial tátil, essa camada é formada por numerosos queratinócitos, produzidos pelas células-tronco presentes na camada basal, organizados entre 8 e 10 camadas. As células nas camadas mais superficiais tornam-se um pouco achatadas. Os queratinócitos no estrato espinhoso têm as mesmas organelas que as células do estrato basal, e alguns preservam a capacidade de divisão. Os queratinócitos dessa região produzem feixes mais grosseiros de filamentos intermediários de queratina do que aqueles do estrato basal. Embora sejam arredondadas e maiores no tecido vivo, as células do estrato espinhoso diminuem de volume e se separam quando preparadas para exame microscópico, exceto no local onde suas membranas são unidas por desmossomos, de modo que parecem estar cobertas por projeções semelhantes a espinhos (daí o nome) (Figura 5.2). Em cada uma dessas projeções, feixes de filamentos intermediários de queratina se inserem nos desmossomos, que unem as células com firmeza. Essa organização proporciona resistência e flexibilidade à pele. O estrato espinhoso também contém macrófagos intraepidérmicos e projeções de melanócitos.

Estrato granuloso

Aproximadamente no meio da epiderme, o **estrato granuloso** é formado por três a cinco camadas de queratinócitos achatados em processo de apoptose. (Vimos no Capítulo 2 que a *apoptose* é a morte celular geneticamente programada e ordenada na qual o núcleo se fragmenta antes da morte celular.) Os núcleos e outras organelas dessas células começam a degenerar à medida que se afastam da fonte de nutrição (os vasos sanguíneos dérmicos). Embora não sejam mais produzidos por essas células, os filamentos intermediários de queratina se tornam mais aparentes porque as organelas nas células estão diminuindo. Um aspecto distinto das células no estrato granuloso é a presença de grânulos de proteína que adquirem coloração escura; essa proteína, a **querato-hialina**, participa da reunião dos filamentos intermediários em queratina. Os queratinócitos também têm **grânulos lamelares** envolvidos por membrana, que se fundem com a membrana plasmática e liberam uma secreção rica em lipídios. Essa secreção é depositada nos espaços entre as células de três camadas epidérmicas: estrato granuloso, estrato lúcido e estrato córneo. A secreção rica em lipídios atua como selante impermeável à água, retardando a perda de líquidos corporais e a entrada de materiais estranhos. À medida que os núcleos se degeneram durante a apoptose, os queratinócitos do estrato granuloso não realizam mais as reações metabólicas vitais e morrem. Portanto, o estrato granuloso marca a transição entre as camadas metabolicamente ativas mais profundas e as células mortas das camadas mais superficiais.

Estrato lúcido

O **estrato lúcido** é encontrado na pele espessa de áreas como as pontas dos dedos, as palmas das mãos e as plantas dos pés. Consiste em quatro a seis camadas de queratinócitos mortos, achatados e transparentes que contêm grande quantidade de queratina e têm membranas plasmáticas espessas. A queratina está organizada de modo mais regular, paralela à superfície cutânea. Isso provavelmente confere um nível adicional de resistência a essa região de pele espessa.

Estrato córneo

O **estrato córneo** tem, em média, 25 a 30 camadas de queratinócitos mortos e achatados, mas sua espessura pode variar de algumas células, na pele fina, a 50 ou mais camadas celulares, na pele espessa. As células, que são "pacotes" de queratina extremamente finos e planos envolvidos por membrana plasmática, são denominadas **corneócitos** ou *escamas*. Os corneócitos não contêm mais núcleos nem outras organelas internas; eles são o produto final do processo de diferenciação dos queratinócitos. Os corneócitos de cada camada sobrepõem-se uns aos outros como as escamas da pele de uma cobra. As camadas adjacentes de corneócitos também formam fortes conexões entre si. As membranas plasmáticas de corneócitos adjacentes estão organizadas em pregas onduladas complexas que se encaixam como peças de um quebra-cabeça para manter a união das camadas. Nessa camada externa da epiderme, frequentemente denominada *camada cornificada*, as células são continuamente descartadas e substituídas por células das camadas mais profundas. Suas múltiplas camadas de células mortas ajudam o estrato córneo a proteger as camadas mais profundas contra lesão e invasão microbiana. A exposição constante da pele ao atrito estimula o aumento da produção de células e queratina, o que resulta na formação de uma **calosidade** ou **calo**, um espessamento anormal do estrato córneo.

Queratinização e crescimento da epiderme

Células recém-formadas no estrato basal são empurradas lentamente através das várias camadas até a superfície cutânea. À medida que se deslocam de uma camada epidérmica para a mais superficial, as células acumulam mais queratina em um processo denominado **queratinização**. Em seguida, sofrem apoptose. Por fim, as células queratinizadas se desprendem e são substituídas por células subjacentes que, por sua vez, se tornam queratinizadas. Esse processo é responsável pelas alterações nas características dos queratinócitos à medida que amadurecem e se transformam em corneócitos. Todo o processo, desde a formação das células no estrato basal, ascensão até a superfície e queratinização até o desprendimento, leva cerca de 4 a 6 semanas na epiderme média com espessura de 0,1 mm. A taxa de divisão celular no estrato basal aumenta quando as camadas externas da epiderme são arrancadas, como ocorre em escoriações e queimaduras. Os mecanismos que regulam esse crescimento notável não são bem compreendidos, mas há participação de proteínas semelhantes a hormônios, como o **fator de crescimento epidérmico (EGF)**. O desprendimento de uma quantidade excessiva de células queratinizadas da pele do couro cabeludo é conhecido como **caspa**.

A Tabela 5.1 apresenta um resumo das características que diferenciam as camadas da epiderme.

TABELA 5.1

Resumo das camadas da epiderme (ver também Figura 5.3).

ESTRATO	DESCRIÇÃO
Basal	Camada mais profunda, composta de uma única camada de queratinócitos cúbicos ou cilíndricos que contêm filamentos intermediários dispersos de queratina (tonofilamentos); as células-tronco se dividem e geram novos queratinócitos; os melanócitos e as células epiteliais táteis associadas aos discos táteis estão dispersos entre os queratinócitos
Espinhoso	Oito a dez camadas de queratinócitos poliédricos com feixes de filamentos intermediários de queratina; contém projeções ramificadas dos melanócitos e macrófagos intraepidérmicos
Granuloso	Três a cinco camadas de queratinócitos achatados, nos quais as organelas estão começando a se degenerar; as células contêm a proteína querato-hialina – que converte os filamentos de queratina em queratina – e grânulos lamelares, que liberam secreção impermeável à água e rica em lipídios
Lúcido	Presente apenas na pele das pontas dos dedos, palmas das mãos e plantas dos pés; contém quatro a seis camadas de queratinócitos mortos, planos e transparentes com grande quantidade de queratina organizada de maneira regular
Córneo	Vinte e cinco a trinta camadas de queratinócitos achatados e mortos que contêm principalmente queratina

✓ **TESTE RÁPIDO**
1. Defina o tegumento comum.
2. Descreva os tipos de células encontradas na epiderme e explique suas funções.
3. Cite as características das camadas epidérmicas desde a mais profunda até a mais superficial.

Derme

A segunda parte da pele, mais profunda que a epiderme, a **derme**, é composta de um forte tecido conjuntivo denso não modelado, que contém fibras colágenas e elásticas. É muito mais espessa que a epiderme; essa espessura varia de acordo com a região do corpo e é máxima nas palmas das mãos e plantas dos pés. Como a derme geralmente é mais fina nas mulheres que nos homens, muitas mulheres têm pequenas depressões cutâneas conhecidas como *celulite*. A derme tem maior resistência a forças de tração ou estiramento. É capaz também de se distender e retrair com facilidade. O couro utilizado na fabricação de cintos, calçados, luvas de beisebol e bolas de basquete é a derme de animais seca e tratada. Como é típico de todos os tecidos conjuntivos em geral, as células da derme são dispersas e incluem células fixas e migratórias. As células fixas predominantes são fibroblastos; entre as células migratórias estão macrófagos, mastócitos, eosinófilos, neutrófilos e células dendríticas intersticiais dérmicas (células de imunovigilância). Os vasos sanguíneos e nervos, junto com glândulas e folículos pilosos (duas invaginações epiteliais da epiderme), estão alojados na camada dérmica. A derme é essencial para a sobrevivência da epiderme, e essas camadas adjacentes mantêm muitas relações estruturais e funcionais importantes. Com base na estrutura tecidual, a derme é dividida por um limite indistinto em uma região papilar superficial delgada e uma região reticular profunda e espessa.

A **região papilar** constitui cerca de um quinto da espessura da camada total da derme (ver Figura 5.1). Contém fibras colágenas finas e fibras elásticas finas. Sua área de superfície é muito aumentada por **papilas dérmicas**, pequenas estruturas digitiformes que se projetam para o interior da superfície inferior da epiderme e aumentam muito a superfície de contato entre a região papilar e a epiderme. As papilas dérmicas variam muito de tamanho e número em diferentes partes da derme; são mais altas e numerosas em regiões sensíveis da pele submetidas a maior estresse mecânico. Na pele fina que cobre a maior parte do corpo, as papilas dérmicas são relativamente poucas, pequenas e estão irregularmente dispersas. Já na pele espessa das superfícies palmares e plantares, as papilas são relativamente numerosas, altas e organizadas em fileiras padronizadas. Todas as papilas dérmicas contêm **alças capilares** (capilares sanguíneos). Algumas contêm receptores táteis encapsulados denominados **corpúsculos táteis** ou *corpúsculos de Meissner*. Como indica o nome, os corpúsculos táteis são terminações nervosas sensitivas que detectam o tato. Outras papilas dérmicas contêm **terminações nervosas livres**, dendritos sem especialização estrutural aparente. Diferentes terminações nervosas livres iniciam sinais que produzem sensações de calor, frio, dor, cócegas e prurido (ver Seção 20.2).

A **região reticular**, que está fixada na tela subcutânea, contém feixes de fibras colágenas espessas, fibroblastos dispersos, várias células migratórias (como os macrófagos) e algumas fibras elásticas espessas (ver Figura 5.1). Além disso, pode haver alguns adipócitos na parte mais profunda desta camada. As fibras colágenas na região reticular estão organizadas como malha e têm formação mais regular do que na região papilar. A orientação mais regular das grandes fibras colágenas alinha-se com a resistência à tração local e ajuda a pele a resistir ao estiramento. Vasos sanguíneos, nervos, folículos pilosos, glândulas sebáceas e glândulas sudoríferas ocupam os espaços entre as fibras.

Em determinadas regiões do corpo, as fibras colágenas na região reticular da derme tendem a se orientar mais em uma direção que em outra por causa da tensão natural resultante das projeções ósseas, orientação das fibras musculares e movimentos articulares. As **linhas de clivagem** (*linhas de tensão*) na pele indicam a direção predominante das fibras colágenas subjacentes (Figura 5.4). O conhecimento das linhas de clivagem é muito importante para os cirurgiões plásticos. Por exemplo, uma incisão cirúrgica paralela às fibras colágenas deixa apenas uma fina cicatriz. Uma incisão cirúrgica transversal às camadas de fibras rompe o colágeno, e a ferida tende a se abrir muito e a deixar uma cicatriz larga e espessa.

As duas camadas da derme contêm redes horizontais densas de pequenos vasos sanguíneos. Essas redes vasculares se originam dos vasos nos músculos esqueléticos subjacentes, que enviam ramos para a tela subcutânea e, em seguida, para a derme (ver Figura 5.1). As redes vasculares dérmicas alimentam as extensas alças capilares situadas nas papilas

Figura 5.4 Linhas de clivagem.

 As linhas de clivagem na pele indicam a direção predominante das fibras colágenas subjacentes na região reticular.

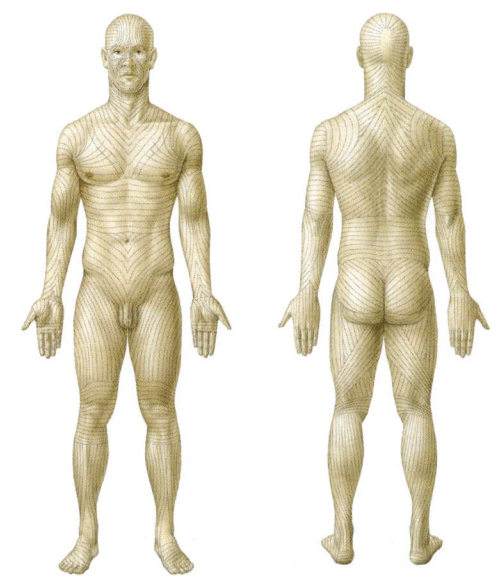

A. Vista anterior **B.** Vista posterior

 Qual é a importância clínica das linhas de clivagem?

dérmicas. A irrigação sanguínea da pele é abordada em detalhes na Seção 5.5.

A combinação de fibras colágenas e elásticas na região reticular confere à pele força, **extensibilidade** – a capacidade de estiramento – e **elasticidade** – a capacidade de voltar à forma original após o estiramento. A extensibilidade da pele pode ser observada com facilidade na gravidez e na obesidade.

As superfícies das palmas, dos dedos das mãos, das plantas e dos dedos dos pés são marcadas por uma série de cristas e sulcos. Elas têm aparência de linhas retas ou formam alças e verticilos, como nas pontas dos dedos. Essas **cristas epidérmicas** são produzidas durante o terceiro mês de desenvolvimento fetal à medida que a epiderme se projeta profundamente, em direção à derme entre as papilas dérmicas da região papilar (ver Figura 5.1A, C). As cristas epidérmicas possuem várias funções: (1) aumentam a área de superfície da epiderme e, portanto, aumentam a capacidade de preensão da mão ou do pé por aumento do atrito; (2) o padrão de interdigitação entre as cristas epidérmicas e as papilas dérmicas cria uma ligação mais forte entre a epiderme e a derme nas regiões de elevado estresse mecânico; e (3) aumentam muito a área de superfície, o que aumenta o número de corpúsculos táteis e, por conseguinte, a sensibilidade tátil. Como os ductos das glândulas sudoríferas se abrem no topo das cristas epidérmicas como poros sudoríferos, o suor e as cristas formam **impressões digitais** (ou **impressões dos pés**) quando tocam um objeto liso. O padrão de cristas epidérmicas é, em parte, determinado geneticamente, mas até mesmo gêmeos idênticos têm padrões diferentes. Normalmente, o padrão de cristas não se modifica durante a vida, exceto por seu crescimento e, portanto, serve como base permanente para identificação. O estudo do padrão de cristas epidérmicas que está relacionado com a identificação e a classificação das impressões digitais é conhecido como **dermatoglifia**.

Além de formar as cristas epidérmicas, a complexa superfície papilar da derme tem outras propriedades funcionais. As papilas dérmicas aumentam muito a área de contato entre a derme e a epiderme. Esse aumento da área de contato dérmico, com sua extensa rede de pequenos vasos sanguíneos, é uma importante fonte de nutrição para a epiderme sobrejacente. As moléculas difundem-se dos pequenos capilares sanguíneos na papila dérmica para as células do estrato basal, possibilitando a divisão das células-tronco epiteliais basais e o crescimento e desenvolvimento dos queratinócitos. À medida que os queratinócitos migram para a superfície e se afastam da fonte de sangue dérmico, não mais obtêm a nutrição de que necessitam e, por fim, há degeneração de suas organelas e, consequentemente, a morte celular.

As papilas dérmicas se encaixam nas cristas epidérmicas complementares e formam uma junção extremamente forte entre as duas camadas. Essa conexão, semelhante a um quebra-cabeça, aumenta a resistência da pele contra forças que tentam separar a epiderme da derme.

Suprimento sanguíneo do tegumento comum

Embora a epiderme seja avascular, a derme tem boa irrigação sanguínea (ver Figura 5.1). Em geral, as artérias que irrigam a derme são derivadas de ramos de artérias que irrigam os músculos estriados esqueléticos em determinada região, mas algumas artérias irrigam a pele diretamente. Um plexo (rede) de artérias, o **plexo arterial cutâneo**, está localizado na junção da derme com a tela subcutânea e emite ramos que irrigam as glândulas sebáceas e sudoríferas, a parte profunda dos folículos pilosos e o tecido adiposo. O **plexo arterial papilar**, formado na altura da região papilar, envia ramos que suprem as alças capilares nas papilas dérmicas, as glândulas sebáceas e a parte superficial dos folículos pilosos. Os plexos arteriais são acompanhados de plexos venosos que drenam sangue da derme para veias subcutâneas maiores.

Os nutrientes e o oxigênio se difundem dos vasos sanguíneos nas papilas dérmicas para a epiderme avascular. As células epidérmicas do estrato basal, que estão mais perto desses vasos sanguíneos, recebem a maior parte dos nutrientes e do oxigênio. Essas células são as mais ativas metabolicamente e sofrem divisão celular contínua para produzir novos queratinócitos. À medida que os novos queratinócitos são afastados do suprimento sanguíneo pela contínua divisão celular, as camadas da epiderme superficiais ao estrato basal recebem menos nutrientes, as células se tornam menos ativas e acabam por morrer.

A Tabela 5.2 resume as características estruturais das regiões papilar e reticular da derme.

✓ TESTE RÁPIDO

4. Compare a estrutura e as funções da epiderme e da derme.
5. Compare a composição das regiões papilar e reticular da derme.
6. Como se formam as cristas epidérmicas?
7. Compare a distribuição do plexo cutâneo e do plexo papilar.

CORRELAÇÃO CLÍNICA | *Estrias*

Por causa da estrutura colágena e vascular da derme, a lesão interna dessa camada pode causar o surgimento de **estrias**, uma forma de tecido cicatricial intrínseco. Quando a pele é distendida em excesso, as demandas mecânicas exercidas sobre essa camada ultrapassam a força da ligação colágena e a capacidade de estiramento das fibras elásticas e das pregas cutâneas. Logo, a ligação lateral de fibras colágenas adjacentes é interrompida e os pequenos vasos sanguíneos dérmicos se rompem. A aparência inicial das estrias são linhas avermelhadas nesses locais. Mais tarde, depois da formação de tecido cicatricial mal vascularizado nesses locais de comprometimento dérmico, as estrias se tornam branco-prateadas. Com frequência, as estrias surgem na pele do abdome durante a gravidez, na pele de halterofilistas por causa do rápido aumento da massa muscular e na pele distendida por obesidade mórbida.

TABELA 5.2

Resumo das regiões papilar e reticular da derme (ver Figura 5.1B).

REGIÃO	DESCRIÇÃO
Região papilar	Parte superficial da derme (cerca de 1/5); é constituída de tecido conjuntivo areolar com fibras colágenas finas e elásticas finas; contém papilas dérmicas que abrigam capilares, corpúsculos táteis e terminações nervosas livres
Região reticular	Parte profunda da derme (cerca de 4/5); é constituída de tecido conjuntivo denso não modelado com feixes de fibras colágenas espessas e algumas fibras elásticas grossas. Os espaços entre as fibras contêm alguns adipócitos, folículos pilosos, nervos, glândulas sebáceas e glândulas sudoríferas

Base estrutural da cor da pele

A melanina, a hemoglobina e o caroteno são três pigmentos que dão à pele uma grande variedade de cores. A quantidade de **melanina** é responsável pela variação da cor da pele desde o amarelo-claro, passando pelo castanho-avermelhado até o preto. A diferença entre as duas formas de melanina, *feomelanina* (do amarelo ao vermelho) e **eumelanina** (do castanho ao preto), é mais aparente no cabelo. Os melanócitos, as células produtoras de melanina, são mais abundantes na epiderme do pênis, nas papilas mamárias e nas aréolas (a área em torno das papilas mamárias), na face e nos membros. Além disso, estão presentes nas mucosas. Como o *número* de melanócitos é aproximadamente igual em todas as pessoas, as diferenças na cor da pele decorrem sobretudo da *quantidade de pigmento* que essas células produzem e transferem para os queratinócitos. Em algumas pessoas, a melanina se acumula em manchas conhecidas como **sardas**. Existem dois tipos de sardas: **efélides**, as sardas claras, e **lentigos**, as sardas escuras ou causadas por queimadura solar. As sardas claras são mais frequentes em indivíduos de pele clara e parecem ser um traço hereditário. As sardas escuras, ou causadas por queimadura solar, são mais escuras que as sardas comuns (claras) e surgem em razão da exposição à luz solar. À medida que a pessoa envelhece, pode surgir a **melanose solar** (*manchas senis*). Essas manchas planas, que são uma forma de sarda escura, se assemelham a sardas e variam do castanho-claro ao preto. Assim como as sardas, as manchas senis são acúmulos de melanina. Uma área arredondada, elevada ou plana que geralmente surge na infância ou na adolescência e representa uma proliferação localizada benigna de melanócitos é denominada **nevo** ou *nevo melanocítico*.

Os melanócitos sintetizam melanina a partir do aminoácido *tirosina*, na presença da enzima *tirosinase*. A síntese ocorre em uma organela denominada **melanossomo**. A exposição à luz ultravioleta (UV) aumenta a atividade enzimática no interior dos melanossomos e, portanto, aumenta a produção de melanina. Essa atividade resulta de danos ao DNA por exposição à luz UV. Os danos ao DNA estimulam a produção de melanina para proteger contra danos adicionais. Tanto a quantidade quanto a coloração escura da melanina aumentam com a exposição à luz UV, o que confere à pele uma aparência bronzeada e ajuda a proteger o corpo contra a radiação UV adicional. Perde-se o bronzeado quando os queratinócitos que contêm melanina são descartados do estrato córneo. A melanina absorve a radiação UV, evita os danos ao DNA nas células epidérmicas e neutraliza os radicais livres que se formam na pele após a lesão por radiação UV. Assim, dentro de certos limites, a melanina tem função protetora. Entretanto, como veremos adiante nesta seção, a exposição repetida da pele à luz UV pode causar câncer de pele.

> **CORRELAÇÃO CLÍNICA | *Albinismo e vitiligo***
>
> O **albinismo** é a incapacidade hereditária de produzir melanina. A maioria dos **albinos**, pessoas afetadas pelo albinismo, tem melanócitos que são incapazes de sintetizar a tirosinase. Não há melanina nos pelos, nos olhos nem na pele. Essa condição acarreta problemas de visão e tendência da pele a se queimar facilmente por superexposição à luz solar.
>
> Em outra condição, denominada **vitiligo**, a perda parcial ou completa dos melanócitos de áreas da pele produz manchas brancas irregulares. A perda de melanócitos está relacionada com uma disfunção do sistema imune, na qual anticorpos atacam os melanócitos.

Indivíduos de pele escura têm grandes quantidades de melanina na epiderme, portanto a cor da pele varia do amarelo ao preto, passando pelo castanho-avermelhado. A pele de indivíduos de pele clara, que têm pouca melanina na epiderme, parece translúcida e a cor varia do rosa ao vermelho, dependendo do teor de oxigênio do sangue que atravessa os capilares na derme. A cor vermelha é decorrente da **hemoglobina**, o pigmento transportador de oxigênio nas hemácias.

O **caroteno** é um pigmento amarelo-alaranjado responsável pela cor da gema do ovo e da cenoura. Esse precursor da vitamina A, utilizado para sintetizar os pigmentos necessários para a visão, é armazenado no estrato córneo e em áreas adiposas da derme e da tela subcutânea em resposta à ingestão excessiva nos alimentos. O excesso de caroteno pode ser depositado na pele após a ingestão de grande quantidade de alimentos ricos em caroteno, de modo que a pele se torna alaranjada, o que é mais visível em indivíduos de pele clara. A redução da ingestão de caroteno alivia o problema.

Tatuagem e piercing corporal

A **tatuagem** é uma coloração permanente da pele na qual um pigmento estranho é depositado por uma agulha no colágeno e nas células da derme; esse pigmento acaba por ser aprisionado nos fibrócitos da camada superior. Acredita-se que a prática tenha surgido no antigo Egito entre 4000 e 2000 a.C. Atualmente, a tatuagem é realizada de alguma

CORRELAÇÃO CLÍNICA | *Cor da pele como indício diagnóstico*

A cor da pele e das mucosas pode ser usada como indício para o diagnóstico de determinadas condições. Quando o sangue não está captando oxigênio suficiente dos pulmões, como ocorre ao parar de respirar, as mucosas, o leito ungueal e a pele se tornam azulados ou **cianóticos**. A **icterícia** é causada pelo acúmulo na pele do pigmento amarelo bilirrubina. Essa condição torna a pele e a esclera amareladas e geralmente indica doença hepática. O **eritema**, vermelhidão da pele, é produzido pelo ingurgitamento de capilares dérmicos com sangue em razão de lesão cutânea, exposição ao calor, infecção, inflamação ou reação alérgica. Essa cor avermelhada também ocorre no rubor facial, quando a pele relativamente fina da face é preenchida com sangue durante um momento de constrangimento. A **palidez** pode ocorrer em condições como choque e anemia. Determinadas regiões da pele, como os lábios, têm um estrato córneo tão fino que é possível ver os capilares preenchidos com sangue na derme subjacente, o que confere à pele uma coloração avermelhada permanente. Todas as variações na cor da pele são observadas com mais facilidade em pessoas de pele mais clara e podem ser difíceis de discernir em pessoas de pele mais escura. Entretanto, o exame dos leitos ungueais e das gengivas oferece algumas informações sobre a circulação em indivíduos de pele mais escura.

---

forma por quase todas as pessoas do mundo; estima-se que cerca de um em cada cinco universitários norte-americanos tenha uma ou mais tatuagens. O método de tatuagem é a injeção de tinta com uma agulha que perfura a epiderme e se move entre 50 e 3.000 vezes por minuto enquanto a tinta é depositada na derme. Como a derme é estável (ao contrário da epiderme, que é descartada aproximadamente a cada 4 ou 6 semanas), as tatuagens são permanentes. Entretanto, a cor pode desbotar com o tempo em virtude de exposição à luz solar, cicatrização inadequada, arrancamento da crosta e remoção das partículas de tinta pelo sistema linfático. Algumas tatuagens são usadas como referência para radioterapia e como maquiagem definitiva (delineador, contorno labial, batom, *blush* e supercílios). Entre os riscos das tatuagens estão as infecções (estafilocócica, impetigo e celulite), as reações alérgicas aos pigmentos e a formação de tecido cicatricial. É possível remover tatuagens com o auxílio de *lasers*, em uma série de tratamentos que usam feixes concentrados de luz. No procedimento, as tintas e os pigmentos absorvem seletivamente a luz do *laser* de alta intensidade, sem destruição do tecido cutâneo normal adjacente. O *laser* causa a dissolução da tatuagem em pequenas partículas de tinta que acabam por ser removidas pelo sistema imune. A remoção a *laser* demanda um investimento considerável de tempo e dinheiro, pode ser muito dolorosa e pode levar à formação de tecido cicatricial e pigmentação.

O *piercing* **corporal**, a inserção de uma joia através de um orifício artificial, também é uma prática antiga usada por faraós egípcios e soldados romanos; é uma tradição atual de muitos norte-americanos. Estima-se que cerca de um em cada três universitários norte-americanos tenha um *piercing* corporal. Na maioria dos locais, depois da limpeza cutânea com antisséptico, o profissional traciona a pele com uma pinça e a atravessa com uma agulha. Em seguida, a joia é presa à agulha e passada através da pele. A cicatrização total pode levar até um ano. Entre os locais perfurados estão orelhas, nariz, supercílios, lábios, língua, papilas mamárias, umbigo e órgãos genitais. As possíveis complicações são infecções, reações alérgicas e lesões anatômicas (como lesão de um nervo ou deformação da cartilagem). Além disso, a joia usada no *piercing* pode interferir em determinados procedimentos médicos e/ou cirúrgicos, como máscaras usadas para reanimação, manejo das vias respiratórias, cateterismo urinário, radiografia e parto. Por essa razão, é preciso remover a joia do *piercing* antes de um procedimento cirúrgico.

✓ TESTE RÁPIDO

8. Quais são os três pigmentos existentes na pele e como contribuem para a cor da pele?
9. Qual é a diferença entre albinismo e vitiligo?

Tela subcutânea ou hipoderme

A **tela subcutânea**, que está situada sob a derme, também é conhecida como *hipoderme* (ver Figura 5.1). Essa camada de tecido conjuntivo, que não faz parte da pele, difere de acordo com a região do corpo. Em algumas áreas é uma camada delgada e formada por tecido conjuntivo frouxo denominado *tecido areolar*, enquanto em outras regiões é uma camada resistente e espessa de faixas fibrosas de colágeno acompanhadas de tecido adiposo. As fibras que se estendem a partir da derme ancoram a pele na tela subcutânea, que, por sua vez, se fixa na *fáscia* subjacente, o tecido conjuntivo que circunda os músculos e os ossos. A tela subcutânea atua como depósito de gordura e contém vasos sanguíneos calibrosos que irrigam e drenam os capilares da pele. A quantidade de gordura depositada nas regiões subcutâneas de tecido adiposo varia muito entre diferentes indivíduos. Uma pessoa magra pode ter uma camada muito fina, com depósitos mínimos de gordura, enquanto um indivíduo obeso pode ter uma camada de gordura com cerca de 10 a 15 cm de espessura. Assim como algumas áreas da derme, a tela subcutânea também contém terminações nervosas encapsuladas, denominadas **corpúsculos lamelados** (*de Pacini*), que são sensíveis à pressão (ver Figura 5.1).

A tela subcutânea tem múltiplas funções. Ela atua como um tecido frouxo que une as camadas superiores da pele às estruturas mais profundas, enquanto ao mesmo tempo permite a livre movimentação da pele sobre essas estruturas mais profundas. Em determinadas regiões, como na pele das palmas das mãos e plantas dos pés, a tela subcutânea forma coxins adiposos resistentes, compostos de faixas fibrosas de colágeno e tecido adiposo, que absorvem o choque e protegem o músculo e o osso subjacentes. Como observado antes, a tela subcutânea também é o principal local de armazenamento de energia no corpo. O tecido adiposo é um tecido metabólico ativo, com numerosas terminações nervosas e abundantes redes vasculares que ajudam a regular e mobilizar a energia armazenada. Por fim, a tela subcutânea atua como camada de isolamento que ajuda a retardar a perda de calor do corpo para o meio externo.

✓ **TESTE RÁPIDO**
10. Como a estrutura da tela subcutânea varia de uma região do corpo para outra?
11. Cite três funções da tela subcutânea.

5.2 Estruturas acessórias da pele

● **OBJETIVO**
- Comparar a estrutura, a distribuição e as funções dos pelos, das glândulas cutâneas e das unhas.

As **estruturas acessórias da pele** – pelos, glândulas cutâneas e unhas – desenvolvem-se a partir da epiderme embrionária. Entre suas importantes funções estão a proteção do corpo por pelos e unhas e a regulação da temperatura corporal pelas glândulas sudoríferas.

Pelos

O corpo humano tem uma densa cobertura de **pelos** (Figura 5.5), mas estes não são tão numerosos quanto os pelos na pele de outros mamíferos. A distribuição dos pelos varia de aproximadamente 600/cm² na pele da face a 60/cm² na pele do restante do corpo. Ao observar um centímetro quadrado da pele, é difícil perceber 600 ou até mesmo 60 pelos nessa pequena área de pele, porque o comprimento dos pelos varia de uma fração de milímetro a mais de 1 metro, com largura de 0,005 mm (o diâmetro de algumas das menores células no corpo) a 0,6 mm. Portanto, embora alguns pelos sejam evidentes a olho nu, outros só são visíveis com o auxílio de um microscópio.

Não há pelos nas palmas das mãos, na superfície palmar dos dedos das mãos, nas plantas dos pés nem na superfície plantar dos dedos dos pés. Nos adultos, os pelos geralmente se concentram no couro cabeludo, nos supercílios, nas axilas e em torno dos órgãos genitais externos. Influências hormonais e genéticas são as principais determinantes da espessura e do padrão de distribuição dos pelos.

Embora a proteção oferecida seja limitada, o cabelo protege o couro cabeludo contra lesões e raios solares, além de diminuir a perda de calor pelo couro cabeludo. Os supercílios e os cílios protegem os olhos contra partículas estranhas, assim como os pelos nas narinas e no meato acústico

CORRELAÇÃO CLÍNICA | *Câncer de pele*

Anualmente são diagnosticados nos EUA 1 milhão de casos de **câncer de pele**, e a exposição excessiva ao sol é a causa de praticamente todos eles. Há três formas comuns de câncer de pele. Os **carcinomas basocelulares** representam cerca de 78% dos cânceres de pele. Os tumores se originam de células no estrato basal da epiderme e raramente metastatizam. Os **carcinomas espinocelulares**, que representam cerca de 20% de todos os cânceres de pele, se originam do estrato espinhoso da epiderme e têm uma tendência variável a metastatizar. A maioria se origina de lesões preexistentes no tecido danificado da pele exposta ao sol. O conjunto dos carcinomas basocelulares e espinocelulares é conhecido como *câncer de pele não melanoma* e é 50% mais comum no sexo masculino. Os **melanomas malignos** originam-se de melanócitos e representam cerca de 2% de todos os cânceres de pele. A American Academy of Dermatology estima que atualmente o risco cumulativo (ao longo da vida) de uma pessoa apresentar um melanoma maligno seja de 1 em 75, o dobro do risco observado há apenas 15 anos. Uma das causas deste aumento é a destruição da camada de ozônio, que absorve parte da luz UV na parte superior da atmosfera. Entretanto, a principal razão é que mais pessoas estão se expondo ao sol por mais tempo. Os melanomas malignos produzem metástases rapidamente e podem levar à morte meses após o diagnóstico.

A detecção precoce é a chave para o sucesso do tratamento do melanoma maligno. Os primeiros sinais de alerta do melanoma maligno são identificados pelo acrônimo ABCD (compare as Figuras A e B). A, de assimetria; os melanomas malignos tendem a ser assimétricos. B, de borda; os melanomas malignos têm bordas denteadas, entalhadas, recortadas ou indistintas. C, de cor; os melanomas malignos têm coloração irregular e podem ter várias cores diferentes. D, de diâmetro; os nevos melanocíticos comuns tendem a ter menos de 6 mm, o tamanho aproximado de uma borracha de lápis. Já o melanoma maligno tem as características do acrônimo A, B e C e geralmente tem mais de 6 mm.

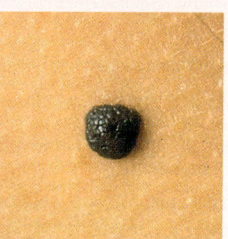
Publiphoto/Science Source**
A. Nevo melanocítico normal

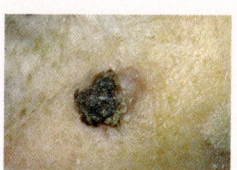
Biophoto Associates/Science Source
B. Carcinoma basocelular

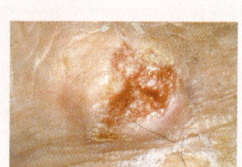
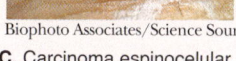
Biophoto Associates/Science Source
C. Carcinoma espinocelular

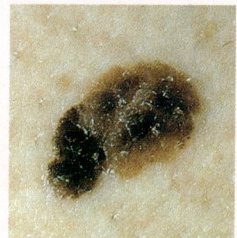
Biophoto Associates/Science Source
D. Melanoma maligno

Entre os fatores de risco para o câncer de pele estão:

1. *Tipo de pele.* Os indivíduos de pele clara que nunca se bronzeiam, mas sempre se queimam ao sol, correm alto risco.
2. *Exposição ao sol.* Pessoas que vivem em áreas com muitos dias de sol por ano e em locais de grande altitude (onde a luz UV é mais intensa) correm maior risco de desenvolver câncer de pele. Do mesmo modo, as pessoas que se dedicam a ocupações ao ar livre e aquelas que sofreram três ou mais queimaduras solares graves correm maior risco.
3. *História familiar.* As taxas de câncer de pele são maiores em algumas famílias que em outras.
4. *Idade.* Os idosos são mais propensos ao câncer de pele em razão temporal de terem tido maior exposição à luz solar.
5. *Estado imunológico.* Indivíduos imunossuprimidos têm maior incidência de câncer de pele.

Figura 5.5 Pelo.

Os pelos são prolongamentos de células epidérmicas queratinizadas e mortas.

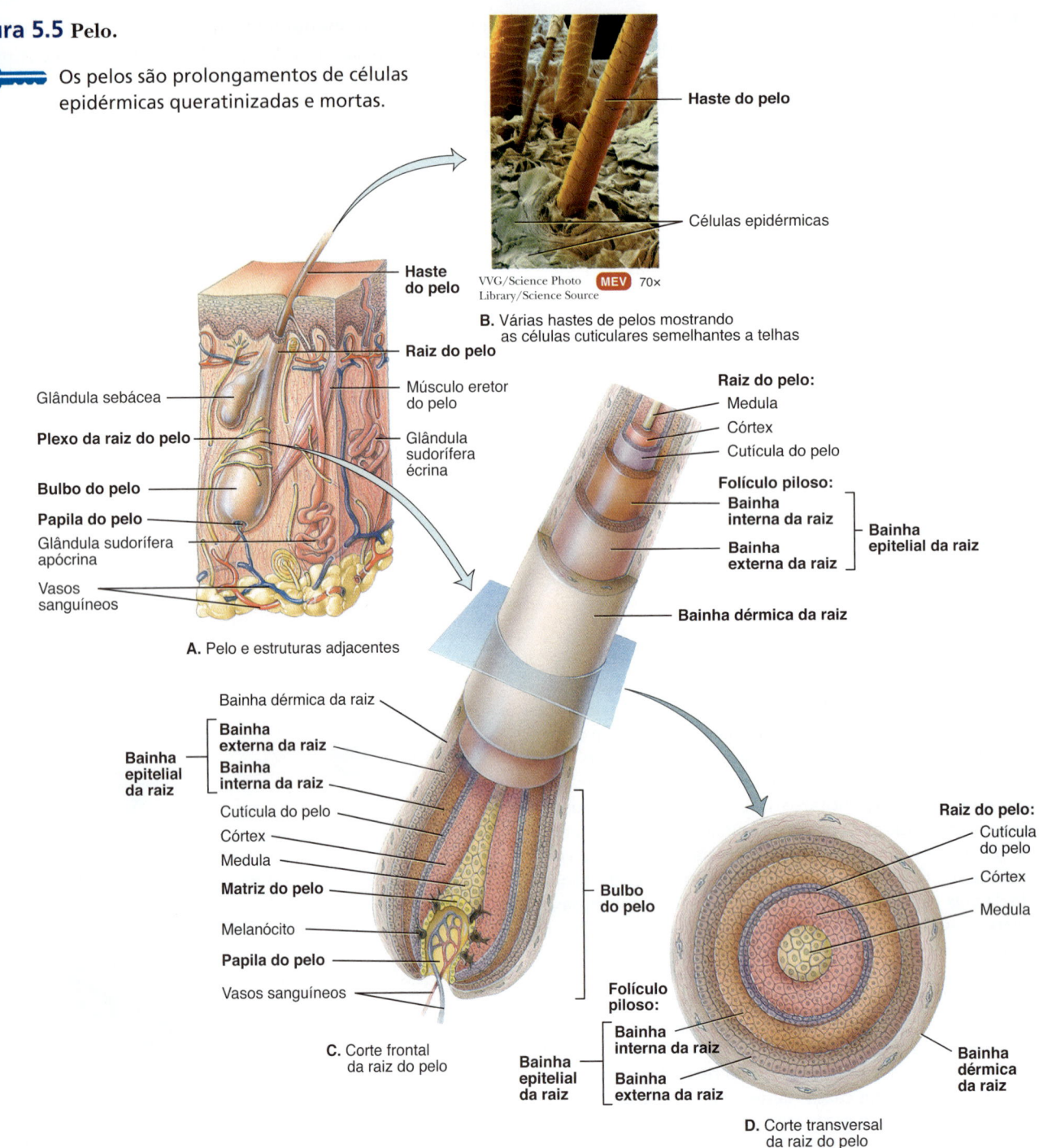

externo protegem essas estruturas. Os receptores táteis associados aos folículos pilosos (plexos na raiz do pelo) são ativados pelo mais leve movimento de um pelo.

Anatomia de um pelo

Cada pelo é composto de colunas de células epidérmicas queratinizadas mortas unidas por proteínas extracelulares. A **haste do pelo** é a parte superficial maior, se projetando a partir da superfície da pele (Figura 5.5A). O formato da haste varia nos diferentes grupos étnicos. O pelo liso tem haste arredondada; o pelo ondulado, oval; e o pelo crespo, reniforme.

A **raiz do pelo** é mais profunda do que a haste, penetra na derme e, às vezes, na tela subcutânea. A haste e a raiz são formadas por três camadas concêntricas (Figura 5.5C-E). A *medula* interna é composta de duas ou três camadas de células de formato irregular que contêm grânulos de pigmentos e espaços preenchidos por ar. O *córtex* médio é a parte principal da haste, formada por células alongadas que contêm grânulos de pigmentos no pelo escuro, porém principalmente espaços preenchidos por ar entre as células no pelo grisalho e ausência de pigmentação no pelo branco. A *cutícula* do pelo, a camada externa, é formada por uma única camada de células achatadas finas que são mais queratinizadas. As células cuticulares estão organizadas como

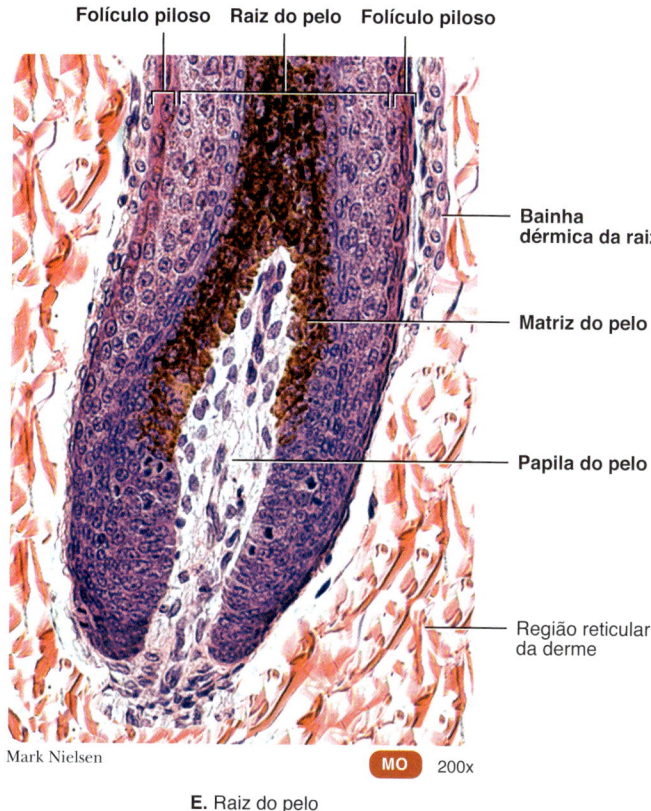

E. Raiz do pelo

CORRELAÇÃO CLÍNICA | *Depilação*

Uma substância que remova os pelos é denominada **depilatória**. Ela dissolve a proteína na haste do pelo, transformando-a em massa gelatinosa que é removida. Como a raiz não é afetada, o pelo cresce novamente. Na **eletrólise**, se usa uma corrente elétrica para destruir a matriz, de modo que o pelo não volta a crescer. O *laser* também pode ser usado para depilação.

? Por que você sente dor ao arrancar um pelo, mas não ao cortar o cabelo?

as telhas de uma casa, com as margens livres apontando em direção à extremidade livre do pelo (Figura 5.5B).

O **folículo piloso**, formado por uma bainha externa da raiz e uma bainha interna da raiz, juntas chamadas de bainha epitelial da raiz, envolve a raiz do pelo (Figura 5.5C-E). A *bainha externa da raiz* é uma continuação descendente da epiderme. Perto da superfície cutânea, contém todas as camadas epidérmicas. Na base do folículo piloso, a bainha externa da raiz contém apenas o estrato basal. A *bainha interna da raiz* é produzida pela matriz pilosa (descrita a seguir) e forma uma bainha tubular celular de epitélio entre a bainha externa da raiz e o pelo. O conjunto formado pela bainha externa e bainha interna da raiz é conhecido como **bainha epitelial da raiz**. A derme densa que envolve o folículo piloso é denominada **bainha dérmica da raiz**.

A base de cada folículo piloso e sua bainha dérmica circundante formam o **bulbo do pelo**, uma estrutura em forma de cebola (Figura 5.5C). Essa estrutura tem um entalhe em forma de mamilo, a **papila do pelo**, que contém tecido conjuntivo areolar e muitos vasos sanguíneos que nutrem o folículo piloso em crescimento. O bulbo também contém uma camada germinativa de células denominada **matriz do pelo**. As células da matriz se originam do estrato basal, o local da divisão celular, e, por essa razão, são responsáveis pelo crescimento dos pelos existentes e produzem novos pelos quando os antigos caem. Esse processo de substituição ocorre no mesmo folículo. As células da matriz também dão origem às células da bainha interna da raiz.

CORRELAÇÃO CLÍNICA | *Quimioterapia e queda de cabelo*

A **quimioterapia** é o tratamento, geralmente de câncer, com substâncias químicas ou fármacos. Os agentes quimioterápicos interrompem o ciclo de vida das células cancerosas que se dividem com rapidez. Infelizmente, os fármacos também afetam outras células que se dividem rapidamente no corpo, como as células da matriz do pelo. É por essa razão que os indivíduos submetidos a quimioterapia apresentam queda de cabelo. Como cerca de 15% das células da matriz do pelo no couro cabeludo estão em estágio de repouso, essas células não são afetadas pela quimioterapia. Uma vez interrompido o tratamento, as células da matriz substituem os folículos pilosos perdidos e o cabelo volta a crescer. Outros efeitos colaterais da quimioterapia são a supressão da medula óssea vermelha (que pode acarretar infecções, hemorragia e anemia), náuseas e vômitos, alterações do apetite e do peso, diarreia ou constipação intestinal, fadiga, distúrbios do sistema nervoso, distúrbios reprodutivos e lesão hepática ou renal.

As glândulas sebáceas (discutidas a seguir) e um feixe de fibras musculares lisas também estão associados aos pelos (Figura 5.5A). Um músculo liso, denominado **eretor do pelo**, se estende da derme superficial até a bainha de tecido conjuntivo em torno do folículo piloso. Na posição normal, o pelo emerge da superfície cutânea em um ângulo menor que 90°. Em situação de estresse fisiológico ou emocional, como frio, medo ou raiva, as terminações nervosas autônomas estimulam a contração dos músculos eretores dos pelos, que tracionam as hastes dos pelos até a posição perpendicular à superfície cutânea. Essa ação, que produz uma ligeira elevação em torno de cada haste pilosa, produz a "pele arrepiada". Por que isso acontece? É difícil ver a importância dessa função nos seres humanos. Entretanto, em animais com muitos pelos, esse mecanismo pode ser muito importante para a sobrevivência. Ao eriçar os pelos do corpo, a maioria dos mamíferos consegue aprisionar ar entre os pelos, criando um espaço morto de ar, a forma mais efetiva de isolamento conhecida. Semelhante ao princípio das janelas com vidro duplo para isolamento, essa camada fina de espaço morto de ar ajuda a reduzir a perda de calor quando o corpo é exposto ao frio. A ereção dos pelos também faz os mamíferos parecerem maiores e mais temíveis, o que pode ajudar a intimidar os predadores. Os seres humanos continuam a dispor da ereção dos pelos, mas ela perdeu sua efetividade na redução da perda de calor ou na intimidação de inimigos, porque nossos pelos são relativamente escassos.

Os dendritos dos neurônios circundam cada folículo piloso; eles formam um **plexo da raiz do pelo**, que é sensível ao toque (Figura 5.5A). O plexo da raiz do pelo inicia impulsos nervosos se a haste do pelo se movimentar, por exemplo, quando um inseto encosta nela ao rastejar sobre a pele.

Crescimento do pelo

Normalmente, um adulto perde cerca de 70 a 100 fios de cabelo por dia. Tanto a velocidade de crescimento quanto o ciclo de substituição podem ser alterados por doença, dieta, febre alta, cirurgia, perda de sangue, estresse emocional intenso e sexo. Dietas para emagrecimento rápido, com restrição drástica da ingestão de calorias ou proteínas, aumentam a queda de cabelo. O aumento da queda de cabelo também pode ocorrer com o uso de determinados fármacos, após a radioterapia para câncer e no período de 3 a 4 meses após o parto. A **alopecia**, perda parcial ou total do cabelo, pode resultar de fatores genéticos, envelhecimento, distúrbios endócrinos, quimioterapia para câncer ou doenças de pele.

> **CORRELAÇÃO CLÍNICA | Pelos e hormônios**
>
> Na puberdade, quando os testículos começam a secretar quantidades significativas de androgênios (hormônios sexuais masculinizantes), os homens desenvolvem o padrão masculino típico de crescimento de pelos, que inclui a barba e os pelos torácicos. Nas mulheres, na puberdade, os ovários e as glândulas suprarrenais produzem pequenas quantidades de androgênios, que promovem o crescimento de pelos espessos nas axilas e na região púbica. Ocasionalmente, um tumor das glândulas suprarrenais, dos testículos ou dos ovários produz quantidade excessiva de androgênios. O resultado em mulheres ou nos homens pré-púberes é o **hirsutismo**, o excesso de pelos corporais ou o surgimento de pelos em áreas que geralmente não têm pelos.

Cada folículo piloso passa por um ciclo de crescimento, dividido nos estágios de crescimento, regressão e repouso. Durante o **estágio de crescimento**, ocorre a divisão das células da matriz pilosa. À medida que novas células da matriz são acrescentadas à base da raiz do pelo, as células existentes na raiz do pelo são empurradas para cima e o pelo cresce. Enquanto são empurradas para cima, as células do pelo se tornam queratinizadas e morrem. Após o estágio de crescimento, começa o **estágio de regressão**, quando as células da matriz pilosa param de se dividir, os folículos pilosos se atrofiam e o pelo para de crescer. Após o estágio de regressão, o folículo piloso entra em **estágio de repouso**. Depois do estágio de repouso, tem início um novo ciclo. A raiz do pelo antigo cai ou é arrancada do folículo piloso, e um novo pelo começa a crescer no seu lugar. O cabelo permanece no estágio de crescimento durante 2 a 6 anos, no estágio de regressão durante 2 a 3 semanas e no estágio de repouso por cerca de 3 meses. A qualquer momento, 85% dos fios de cabelo estão no estágio de crescimento. O fio de cabelo visível está morto, motivo pelo qual, apesar do medo de muitas crianças, os cortes de cabelo não doem. Entretanto, até que o fio seja empurrado do folículo por um novo fio, partes de sua raiz no couro cabeludo estão vivas e circundadas por terminações nervosas, o que explica os gritos se essas mesmas crianças puxarem os cabelos dos irmãos.

> **CORRELAÇÃO CLÍNICA | Calvície**
>
> Ao contrário do esperado, os androgênios também são essenciais para a ocorrência da forma mais comum de calvície, a **alopecia androgênica** ou *calvície de padrão masculino*. Em adultos geneticamente predispostos, os androgênios inibem o crescimento dos fios. Nos homens, a queda geralmente começa com o recuo da linha de implantação do cabelo, seguida por queda de cabelo nas têmporas e no ápice da cabeça. As mulheres são mais propensas à escassez de cabelo no topo da cabeça. O primeiro fármaco aprovado pela FDA para promover o crescimento do cabelo foi o minoxidil. O mecanismo de ação é a vasodilatação, o que aumenta a circulação; a estimulação direta das células dos folículos pilosos para que entrem no estágio de crescimento; e a inibição de androgênios. Cerca de um terço das pessoas que experimentam o minoxidil apresentam aumento do crescimento de cabelo, com aumento dos folículos no couro cabeludo e prolongamento do ciclo de crescimento. Entretanto, o efeito é pequeno em muitos. O minoxidil não é útil em casos de calvície já instalada.

Tipos de pelos

Os folículos pilosos se desenvolvem cerca de 12 semanas após a fertilização como invaginações do estrato basal da epiderme para a derme (ver Figura 5.8E). Em geral, por volta do quinto mês de desenvolvimento, os folículos produzem pelos muito finos não pigmentados, denominados **lanugem**, que recobrem o corpo do feto. Esses pelos caem antes do nascimento, exceto no couro cabeludo, nos supercílios e nos cílios. Alguns meses após o nascimento, pelos um pouco mais espessos substituem essa lanugem. No restante do corpo de um lactente, ocorre o crescimento de novos pelos finos e curtos. Esses pelos são conhecidos como **velos**. Os pelos que crescem na puberdade, junto com o cabelo, os pelos dos supercílios e os cílios são denominados **pelos terminais**. Cerca de 95% dos pelos corporais masculinos são pelos terminais (os outros 5% são velos). Apenas cerca de 35% dos pelos corporais femininos são pelos terminais; os outros 65% são velos.

Cor dos pelos

Semelhante ao que ocorre na epiderme, a cor dos pelos é determinada pela atividade dos melanócitos no estrato basal, na base do folículo piloso. Durante a fase ativa do ciclo de crescimento, grandes melanócitos na parte central do bulbo distribuem melanossomos para os queratinócitos da medula e do córtex do pelo em desenvolvimento (Figura 5.5C). Esses melanócitos formam melanossomos que contêm pigmento de melanina, como feomelanina (amarelo a vermelho) ou eumelanina (castanho a preto). A cor do pelo depende da proporção dos diferentes melanossomos que contêm pigmentos. Com o envelhecimento, o número de melanócitos e o nível de atividade na base do folículo diminuem, o que leva à diminuição na pigmentação do pelo. O cabelo branco resulta da ausência de pigmento na medula do pelo. Além disso, o número de espaços contendo ar na medula do pelo aumenta. Os espaços de ar alteram a maneira como os pelos refletem a luz, produzindo o cabelo grisalho.

O **tingimento** é um processo que acrescenta ou remove pigmentos. As *tinturas temporárias* cobrem a superfície da haste do pelo e costumam ser removidas em 2 ou 3 lavagens. As *tinturas semipermanentes* penetram moderadamente na haste e desbotam e são removidas depois de 5 a 10 lavagens. As *tinturas permanentes* penetram profundamente na haste do pelo e não saem com a lavagem, mas são eliminadas à medida que o cabelo cresce.

Glândulas cutâneas

O Capítulo 3 mostrou que as *glândulas* são formadas por células epiteliais únicas ou agrupadas que secretam uma substância. Diversos tipos de glândulas exócrinas estão associados à pele: glândulas sebáceas, glândulas sudoríferas, glândulas ceruminosas e glândulas mamárias. As glândulas mamárias, que são glândulas sudoríferas especializadas na secreção de leite, serão estudadas no Capítulo 26, juntamente com o sistema genital feminino.

Glândulas sebáceas

As **glândulas sebáceas** são glândulas acinosas (arredondadas) ramificadas simples. Com poucas exceções, estão conectadas aos folículos pilosos (Figura 5.6A; ver também Figuras 5.1 e 5.5A). A parte secretora de uma glândula sebácea situa-se na derme, tipicamente no ângulo agudo que o músculo eretor do pelo forma com a parede externa de um folículo piloso, e geralmente se abre no colo do folículo piloso. Em outros locais, como lábios, glande do pênis e lábios menores do pudendo, as glândulas sebáceas se abrem diretamente na superfície cutânea. As glândulas sebáceas, de tamanho e formato variados, são encontradas na pele em todas as regiões do corpo, exceto nas palmas das mãos e plantas dos pés. Em virtude de sua relação com os pelos, as glândulas sebáceas são mais numerosas onde os pelos são mais numerosos. Elas são pequenas na maioria das áreas do tronco e dos membros, mas grandes na pele das mamas, face, pescoço e na parte superior do tórax.

Figura 5.6 Histologia das glândulas cutâneas.

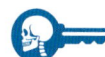 As glândulas sebáceas são glândulas acinosas simples ramificadas; as glândulas sudoríferas écrinas e apócrinas são glândulas tubulosas simples enoveladas.

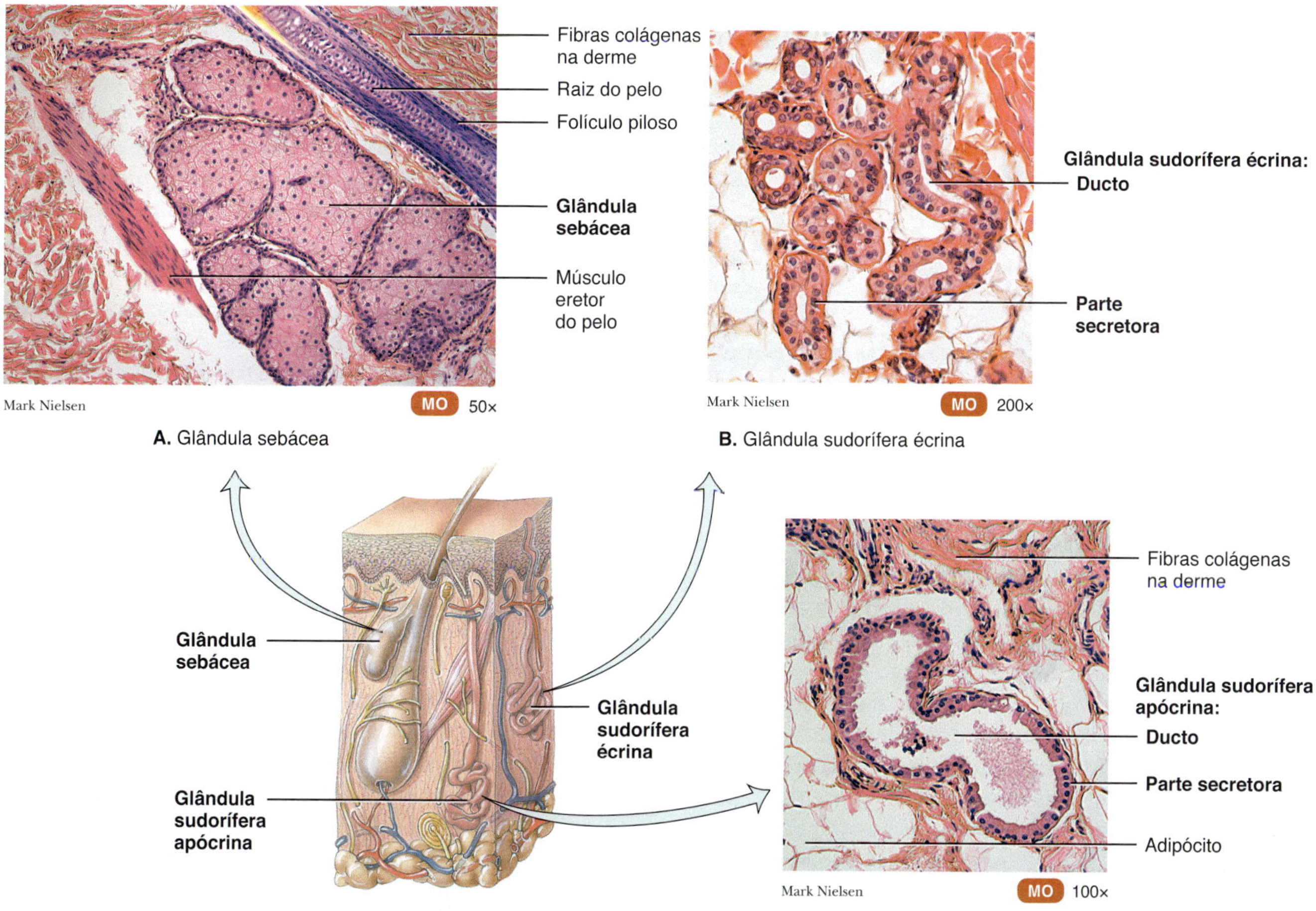

A. Glândula sebácea

B. Glândula sudorífera écrina

Localização das glândulas cutâneas

C. Glândula sudorífera apócrina

❓ Qual é a principal função das glândulas sudoríferas écrinas?

A base saculiforme de uma glândula sebácea tem um revestimento de células cúbicas que se assemelham às células epiteliais basais. Assim como as células epiteliais basais, essas células se dividem e produzem células que são afastadas do revestimento à medida que são produzidas novas gerações de células. Conforme as múltiplas gerações de células se amontoam umas sobre as outras, o lúmen é preenchido por células. Essas células se diferenciam pelo surgimento de grandes vesículas cheias de lipídios no citoplasma e acabam por ser tão distendidas que se rompem e preenchem o ducto da glândula com **sebo**, uma secreção oleosa originada das vesículas cheias de lipídios liberadas e de fragmentos celulares. O sebo é uma mistura de gordura, colesterol, proteínas e sais inorgânicos que recobre a superfície dos pelos e ajuda a evitar que ressequem e se tornem quebradiços. O sebo também impede a evaporação excessiva de água da pele, mantém a pele macia e flexível e inibe o crescimento de determinadas bactérias.

CORRELAÇÃO CLÍNICA | *Acne*

Durante a infância, as glândulas sebáceas são relativamente pequenas e inativas. Na puberdade, androgênios dos testículos, ovários e glândulas suprarrenais estimulam o crescimento das glândulas sebáceas e o aumento da produção de sebo. A **acne** é uma inflamação das glândulas sebáceas que geralmente começa na puberdade, quando as glândulas sebáceas são estimuladas por androgênios. A acne ocorre predominantemente nos folículos sebáceos que foram colonizados por bactérias, algumas das quais proliferam no sebo rico em lipídios. A infecção pode provocar a formação de um cisto ou uma bolsa de células de tecido conjuntivo, que pode destruir e deslocar as células epidérmicas. Essa condição, denominada **acne cística**, pode deixar cicatrizes permanentes na epiderme.

Glândulas sudoríferas

Existem três a quatro milhões de **glândulas sudoríferas** no corpo. As células das glândulas sudoríferas secretam por exocitose e liberam as secreções na superfície cutânea, através dos poros, ou no interior dos folículos pilosos. Dependendo da estrutura e do tipo de secreção, as glândulas são classificadas como écrinas ou apócrinas.

As **glândulas sudoríferas écrinas**, também conhecidas como *glândulas sudoríferas merócrinas*, são glândulas tubulosas simples enoveladas (Figura 5.6B) e muito mais comuns que as glândulas sudoríferas apócrinas. Estão distribuídas na pele da maior parte do corpo, exceto nas margens dos lábios, leitos ungueais nas mãos e nos pés, glande do pênis, glande do clitóris, lábios menores do pudendo e membranas timpânicas. As glândulas sudoríferas écrinas são mais numerosas na pele da fronte, das palmas das mãos e das plantas dos pés; sua densidade pode alcançar até 450 glândulas/cm² nas palmas das mãos. A parte secretora das glândulas sudoríferas écrinas está localizada principalmente na derme profunda (às vezes na parte superior na tela subcutânea). O ducto excretor projeta-se através da derme e da epiderme, terminando como um poro na superfície da epiderme (ver também Figuras 5.1 e 5.4C). Nas palmas das mãos e plantas dos pés, as glândulas se abrem ao longo do ápice das cristas epidérmicas. As secreções das glândulas sudoríferas écrinas formam as impressões digitais que permitem ao seu parceiro de laboratório identificar quem "pegou emprestado" seu *kit* de dissecação e não limpou depois de usar.

O suor produzido pelas glândulas sudoríferas écrinas (cerca de 600 mℓ/dia) é formado principalmente por água, com pequenas quantidades de íons (sobretudo Na^+ e Cl^-), ureia, ácido úrico, amônia, aminoácidos, glicose e ácido láctico. A principal função da glândula sudorífera écrina é ajudar a regular a temperatura corporal por meio da evaporação. À medida que o suor evapora, grande quantidade de energia térmica deixa a superfície do corpo. A regulação homeostática da temperatura corporal é conhecida como **termorregulação**. A participação das glândulas sudoríferas écrinas na termorregulação é conhecida como **sudorese termorreguladora**. Durante a sudorese termorreguladora, o suor surge inicialmente na fronte e no couro cabeludo e, depois, se estende para o restante do corpo, por último nas palmas das mãos e plantas dos pés. O suor que evapora da pele antes de ser percebido como umidade é denominado **transpiração insensível**. O suor excretado em grandes quantidades e visto como umidade na pele é denominado **transpiração sensível**.

O suor produzido pelas glândulas sudoríferas écrinas também tem pequena participação na eliminação de escórias como ureia, ácido úrico e amônia. Entretanto, como estudaremos no Capítulo 25, os rins têm uma participação muito maior na excreção dessas escórias do corpo.

As glândulas sudoríferas écrinas também liberam suor em resposta a um estresse emocional como medo ou constrangimento. Esse tipo de suor é denominado **suor emocional**, ou *suor frio*. Ao contrário da sudorese termorreguladora, a sudorese emocional ocorre primeiro nas palmas das mãos, plantas dos pés e axilas e, em seguida, se espalha para outras áreas do corpo.

As **glândulas sudoríferas apócrinas** são um segundo tipo de glândula sudorífera e também são ativas durante a sudorese emocional. Assim como as glândulas sudoríferas écrinas, são glândulas tubulosas simples enoveladas, porém apresentam ductos e lumens maiores (Figuras 5.1 e 5.4A). São encontradas principalmente na região das axilas, virilhas, aréolas (área pigmentada em torno da papila mamária) e na barba em homens adultos. Antes se acreditava que estas glândulas liberassem as secreções de maneira apócrina (ver Seção 3.4 e Figura 3.5B) – pela separação de uma parte da célula. Hoje sabemos que a secreção é liberada por exocitose, que é característica da liberação de secreção por glândulas merócrinas (Figura 3.5A). Todavia, ainda se usa a designação *apócrina*. A parte secretora dessas glândulas sudoríferas está localizada principalmente na tela subcutânea, e o ducto excretor se abre nos folículos pilosos (ver também Figura 5.1).

A parte secretora de uma glândula apócrina tem um revestimento cúbico simples de células secretoras cujas superfícies livres se projetam para o lúmen da glândula (Figura 5.6C). Adjacente à parte secretora da glândula há um tecido conjuntivo vascular que contém numerosas terminações nervosas. Ao redor das partes superiores das espirais e do ducto da glândula há um delgado revestimento de **mioepiteliócitos**. Essas células epiteliais contráteis semelhantes aos músculos ajudam a empurrar as secreções da glândula para o folículo piloso. A secreção é um pouco mais viscosa que as secreções écrinas e contém os mesmos componentes do suor écrino, além de lipídios e proteínas. A princípio, essa substância é inodora, mas à medida que se distribui nos pelos, bactérias decompõem as proteínas e criam um forte odor almiscarado, o *odor corporal*. Nas mulheres, as células das glândulas sudoríferas apócrinas aumentam perto do período da ovulação e diminuem durante a menstruação. As glândulas sudoríferas écrinas começam a funcionar logo após o nascimento, mas as glândulas sudoríferas apócrinas só começam a funcionar na puberdade. As glândulas sudoríferas apócrinas são estimuladas durante o estresse emocional e a excitação sexual; essas secreções são comumente conhecidas como "suor frio". Ao contrário das glândulas sudoríferas écrinas, as glândulas sudoríferas apócrinas não estão ativas durante a sudorese termorreguladora.

Glândulas ceruminosas

As glândulas sudoríferas modificadas na orelha externa, denominadas **glândulas ceruminosas**, produzem uma secreção lubrificante cérea amarelada. As partes secretoras das glândulas ceruminosas estão situadas na tela subcutânea, em posição profunda em relação às glândulas sebáceas. Os ductos excretores se abrem diretamente na superfície do meato acústico externo ou nos ductos das glândulas sebáceas. A combinação das secreções das glândulas ceruminosas e sebáceas é o **cerume**. O cerume no meato acústico externo forma uma barreira viscosa que impede a entrada de corpos estranhos, como insetos. O cerume também impermeabiliza o meato acústico externo à água e impede que bactérias e fungos entrem nas células.

Algumas pessoas produzem cerume em quantidade excessiva no meato acústico externo. O acúmulo até a impactação pode impedir que as ondas sonoras alcancem a membrana timpânica. O tratamento do **cerume impactado** é a irrigação periódica da orelha com enzimas para dissolver a cera seguida pela retirada por profissional capacitado, com um instrumento de ponta arredondada.

A Tabela 5.3 apresenta um resumo das glândulas cutâneas.

Unhas

As **unhas** são lâminas de células epidérmicas queratinizadas mortas, duras e firmemente compactadas. Estas células formam uma cobertura sólida e transparente sobre a superfície

TABELA 5.3

Resumo das glândulas cutâneas (ver também Figuras 5.1 e 5.4A).

CARACTERÍSTICA	GLÂNDULAS SEBÁCEAS	GLÂNDULAS SUDORÍFERAS ÉCRINAS	GLÂNDULAS SUDORÍFERAS APÓCRINAS	GLÂNDULAS CERUMINOSAS
Distribuição	Em maior número nos lábios, glande do pênis, lábios menores do pudendo e glândulas tarsais; em menor número no tronco e membros; ausentes nas palmas das mãos e plantas dos pés	Toda a pele da maioria das regiões do corpo, sobretudo na fronte, nas palmas das mãos e nas plantas dos pés	Região da axila, virilha, aréolas, da barba, clitóris e lábios menores do pudendo	Meato acústico externo
Localização da parte secretora	Derme	Principalmente na derme profunda	Principalmente na tela subcutânea	Tela subcutânea
Término do ducto excretor	Na maioria das vezes conectado aos folículos pilosos	Superfície da epiderme	Folículo piloso	Superfície do meato acústico externo ou interior dos ductos das glândulas sebáceas
Secreção	Sebo (mistura de triglicerídios, colesterol, proteínas) e sais inorgânicos	Menos viscosa, consiste em água, íons (Na^+ e Cl^-), ureia, ácido úrico, amônia, aminoácidos, glicose e ácido láctico	Mais viscosa; contém os mesmos componentes do suor écrino mais lipídios e proteínas	Cerume, material céreo
Funções	Evitam o ressecamento dos pelos, evitam a perda de água cutânea, mantêm a pele macia e inibem o crescimento de algumas bactérias	Regulação da temperatura corporal, eliminação de escórias e estimulação durante o estresse emocional	Estimulação durante o estresse emocional e a excitação sexual	Impedem a entrada de corpos estranhos e insetos no meato acústico externo, impermeabilizam o meato à água e impedem a entrada de micróbios nas células
Início da função	Relativamente inativas durante a infância; ativadas durante a puberdade	Logo após o nascimento	Puberdade	Logo após o nascimento

dorsal da falange distal dos dedos. Cada unha tem um corpo, uma margem livre e uma raiz (Figura 5.7). O **corpo** (*lâmina*) **da unha** é a parte visível. É semelhante ao estrato córneo da epiderme, mas suas células queratinizadas achatadas são preenchidas por um tipo mais duro de queratina e as células não se desprendem. Profundamente ao corpo da unha há uma camada de epitélio e uma camada mais profunda da derme. A maior parte do corpo é rosada por causa do sangue que flui pelos capilares sob ela. A **margem livre** é a parte do corpo da unha que pode se estender além da falange distal do dedo. A margem livre é branca porque não há capilares subjacentes. A **raiz da unha** é a parte que está inserida em uma prega cutânea. A área semilunar esbranquiçada da extremidade proximal do corpo da unha é a **lúnula**. É esbranquiçada porque o estrato basal espesso nessa área não permite ver o tecido vascular subjacente. Profundamente à margem livre há uma região espessa do estrato córneo denominado **hiponíquio**. É a junção entre a margem livre e a pele da ponta do dedo e fixa a unha nesta região. O **leito ungueal** é a pele sob a placa ungueal que se estende da lúnula até o hiponíquio. A epiderme do leito ungueal não tem estrato granuloso. O **eponíquio**, ou *cutícula*, é uma faixa estreita de epiderme que se estende desde a margem (base e margem lateral) do vale da unha e está aderido a essa margem. Ocupa a margem proximal da unha e é formado por estrato córneo. O **espigão** não tem relação com a unha. É um pequeno pedaço solto de pele na lateral ou na base da unha, geralmente causado por ressecamento do eponíquio.

A parte do epitélio proximal à raiz da unha é conhecida como **matriz da unha**. As células superficiais da matriz da unha se dividem por mitose e produzem novas células ungueais. Nesse processo, a camada externa mais dura é empurrada para a frente sobre o estrato basal. A velocidade de crescimento das unhas é determinada pela taxa de divisão das células da matriz, o que é influenciado por fatores como idade, saúde e estado nutricional. O crescimento da unha também varia de acordo com a estação do ano, a

Figura 5.7 Unhas. A figura mostra uma unha do dedo da mão.

As células da unha se originam por transformação de células superficiais da matriz.

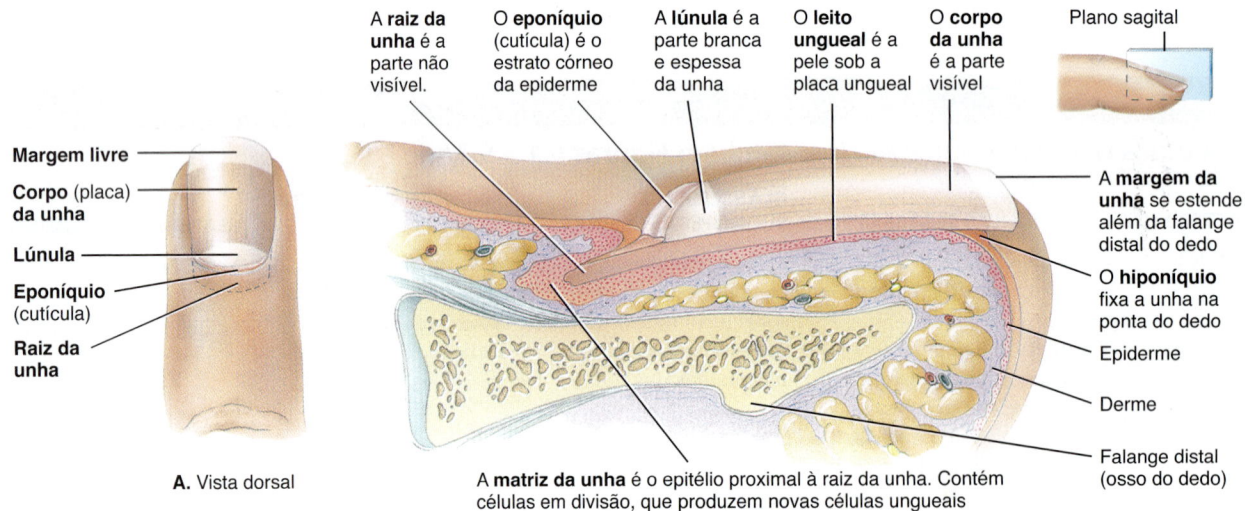

A. Vista dorsal

B. Corte sagital mostrando detalhes internos

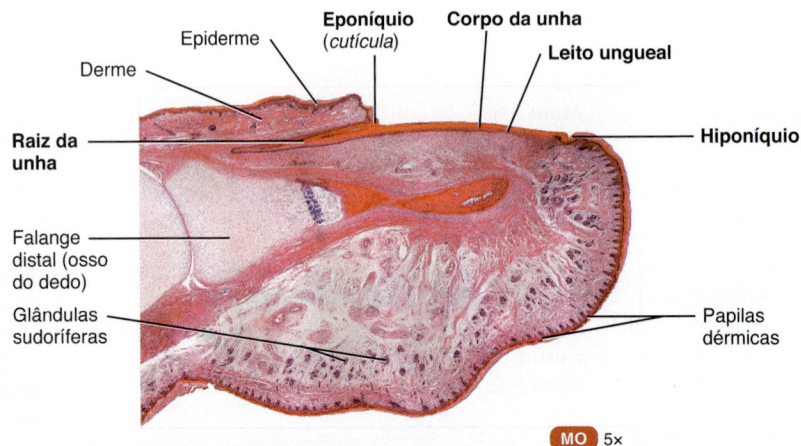

C. Fotomicrografia da ponta do dedo

Por que as unhas são tão duras?

hora do dia e a temperatura ambiente. O crescimento médio de comprimento é de cerca de 1 mm por semana nas unhas das mãos, porém é um pouco mais lento nas unhas dos pés. Quanto mais longo é o dedo, mais rápido é o crescimento da unha.

As unhas têm diversas funções:

1. Protegem a extremidade distal dos dedos.
2. Sustentam e fazem contrapressão à superfície palmar dos dedos das mãos para melhorar a percepção tátil e a manipulação.
3. Permitem a apreensão e manipulação de objetos pequenos e podem ser usadas para coçar e arrumar o corpo de várias maneiras.

✓ **TESTE RÁPIDO**
12. Descreva a estrutura do pelo.
13. O que produz a "pele arrepiada"?
14. Compare as localizações e as funções das glândulas sebáceas, glândulas sudoríferas e glândulas ceruminosas.
15. Descreva as partes principais da unha.

5.3 Tipos de pele

◉ **OBJETIVO**
- Comparar as diferenças estruturais e funcionais das peles fina e espessa.

Embora a estrutura da pele seja semelhante em todo o corpo, existem muitas variações locais relacionadas com a espessura da epiderme, a resistência, a flexibilidade, o grau de queratinização, a distribuição e o tipo dos pelos, a densidade e os tipos das glândulas, a pigmentação, a vascularização e a inervação. Dois tipos principais de pele são reconhecidos com base em determinadas propriedades estruturais e funcionais: a **pele fina** (*com pelos*) e a **pele espessa** (*glabra*) (ver também Seção 5.1). O principal fator que contribui para a espessura da epiderme é o aumento das lâminas do estrato córneo. Isso é uma resposta ao maior estresse mecânico em regiões de pele espessa.

A Tabela 5.4 apresenta uma comparação das características das peles fina e espessa.

✓ **TESTE RÁPIDO**
16. Que critérios são usados para distinguir a pele fina e a pele espessa?

5.4 Funções da pele

◉ **OBJETIVO**
- Descrever como a pele contribui para a regulação da temperatura corporal, armazenamento de sangue, proteção, sensibilidade, excreção, absorção e síntese de vitamina D.

Agora que você tem conhecimentos básicos sobre a estrutura da pele, pode compreender melhor suas muitas funções. Entre as numerosas funções do tegumento comum (principalmente a pele) estão as seguintes:

1. **Termorregulação:** a pele contribui para a *termorregulação*, a regulação homeostática da temperatura corporal, de duas maneiras: pela liberação de suor em sua superfície e pelo ajuste do fluxo sanguíneo na derme. Em resposta à elevada temperatura ambiente ou ao calor produzido pelo exercício, a produção de suor por glândulas sudoríferas écrinas aumenta; a evaporação de suor da superfície cutânea ajuda a diminuir a temperatura corporal. Além disso, há dilatação dos vasos sanguíneos na derme, com consequente aumento do fluxo sanguíneo através da derme, o que aumenta a perda de calor do corpo. Em resposta à baixa temperatura ambiente, diminui a produção de suor pelas glândulas sudoríferas écrinas, o

TABELA 5.4
Comparação das peles fina e espessa.

CARACTERÍSTICA	PELE FINA	PELE ESPESSA
Distribuição	Todas as partes do corpo, exceto áreas como as palmas das mãos, as superfícies palmares dos dedos e as plantas dos pés	Áreas como palmas das mãos, superfícies palmares dos dedos e plantas dos pés
Espessura da epiderme	0,10 a 0,15 mm	0,6 a 4,5 mm, devido principalmente a um estrato córneo mais espesso
Camadas da epiderme	Praticamente não há estrato lúcido; estratos espinhoso e córneo mais finos	Presença de estrato lúcido; estratos espinhoso e córneo mais espessos
Cristas epidérmicas	Ausentes em virtude das papilas dérmicas pouco desenvolvidas, menos numerosas e mais desorganizadas	Presentes em virtude das papilas dérmicas bem desenvolvidas e mais numerosas, organizadas em camadas paralelas
Folículos pilosos e músculos eretores dos pelos	Presentes	Ausentes
Glândulas sebáceas	Presentes	Ausentes
Glândulas sudoríferas	Menos numerosas	Mais numerosas
Receptores sensitivos	Mais escassos	Mais densos

CORRELAÇÃO CLÍNICA | *Queimaduras*

A **queimadura** é a lesão tecidual causada por calor excessivo, eletricidade, radioatividade ou substâncias químicas corrosivas que desnaturam (destroem) as proteínas nas células da pele. A queimadura destrói algumas das importantes contribuições da pele para a homeostasia – a proteção contra invasão microbiana e desidratação e a regulação da temperatura do corpo.

As queimaduras são classificadas de acordo com sua gravidade. Uma *queimadura de primeiro grau* abrange apenas a epiderme (Figura A). Caracteriza-se por dor leve e eritema (vermelhidão), mas não há formação de bolhas. As funções da pele são preservadas. A dor e a lesão causadas por uma queimadura de primeiro grau podem ser reduzidas pela lavagem imediata com água fria. Em geral, uma queimadura de primeiro grau cicatriza em 3 a 6 dias, e pode ser acompanhada por descamação ou desprendimento da pele. Um exemplo de queimadura de primeiro grau é a queimadura solar leve.

Uma *queimadura de segundo grau* destrói parte da epiderme e possivelmente partes da derme (Figura B). Há perda de algumas funções da pele. Em uma queimadura de segundo grau, ocorrem vermelhidão, formação de bolhas, edema e dor. (A formação de bolhas é causada por separação da epiderme da derme devido ao acúmulo de líquido tecidual entre as camadas.) Estruturas associadas, como os folículos pilosos, as glândulas sebáceas e as glândulas sudoríferas, geralmente não são lesadas. Se não houver infecção, as queimaduras de segundo grau cicatrizam sem enxerto de pele em cerca de 3 a 4 semanas, mas pode haver formação de tecido cicatricial. As queimaduras de primeiro e segundo graus são coletivamente denominadas *queimaduras de espessura parcial*.

Uma *queimadura de terceiro grau*, ou *queimadura de espessura total*, destrói parte da epiderme, a derme subjacente e as estruturas associadas (Figura C). Há perda da maioria das funções cutâneas. A aparência dessas queimaduras varia, podendo ser branco-mármore, avermelhadas ou secas e carbonizadas. Há edema acentuado, com anestesia da região queimada em razão da destruição das terminações nervosas sensitivas. A regeneração é lenta, com formação de muito tecido de granulação antes de ser recoberta por epitélio. Pode ser necessário o enxerto de pele para promover a cicatrização e minimizar a formação de tecido cicatricial.

A lesão dos tecidos cutâneos em contato direto com o agente agressor é o *efeito local* de uma queimadura. Em geral, entretanto, os *efeitos sistêmicos* de uma grande queimadura são uma ameaça maior à vida. Os efeitos sistêmicos de uma queimadura incluem (1) grande perda de água, plasma e proteínas plasmáticas, o que causa choque; (2) infecção bacteriana; (3) redução da circulação sanguínea; (4) redução da produção de urina e (5) diminuição das respostas imunes.

A gravidade de uma queimadura é determinada pela profundidade e extensão da área acometida, bem como pela idade e a saúde geral da pessoa. De acordo com a classificação da *American Burn Association*, uma queimadura maior inclui queimaduras de terceiro grau em 10% da área de superfície corporal, queimaduras de segundo grau em 25% da área de superfície corporal ou quaisquer queimaduras de terceiro grau na face, mãos, pés ou *períneo* (que inclui as regiões anal e urogenital). Quando a área queimada ultrapassa 70%, mais da metade das vítimas morrem.

Um meio rápido de estimar a área de superfície afetada por uma queimadura em adulto é a **regra dos nove** (Figura D).

1. Some 9% se houver acometimento das superfícies anterior e posterior da cabeça e do pescoço.
2. Some 9% se houver acometimento das superfícies anterior e posterior de cada membro superior (total de 18% para ambos os membros superiores).
3. Some quatro vezes 9 ou 36% se houver acometimento das superfícies anterior e posterior do tronco, inclusive as nádegas.
4. Some 9% se houver acometimento da superfície anterior e 9% para a superfície posterior de cada membro inferior (total de 36% para ambos os membros inferiores).
5. Some 1% para o períneo.

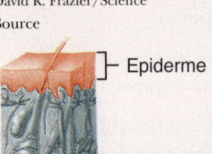
David R. Frazier/Science Source

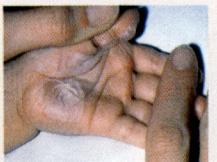
St. Stephen's Hospital/Science Photo Library/Science Source

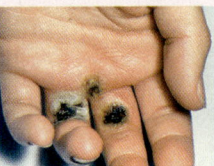
St. Stephen's Hospital/Science Photo Library/Science Source

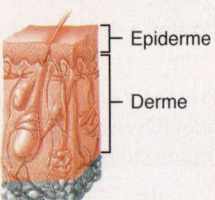

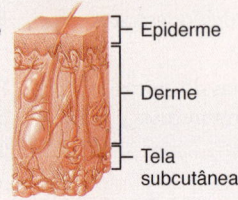

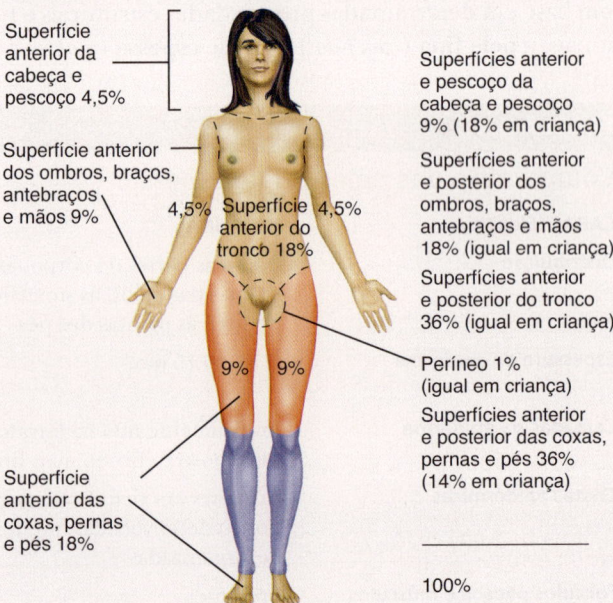

A. Queimadura de primeiro grau (queimadura solar)

B. Queimadura de segundo grau (observe as bolhas na fotografia)

C. Queimadura de terceiro grau

D. Vista anterior com ilustração da regra dos nove

que ajuda a conservar o calor. Além disso, há constrição dos vasos sanguíneos na derme, o que diminui o fluxo sanguíneo cutâneo e reduz a perda de calor do corpo. Além disso, as contrações dos músculos esqueléticos geram calor corporal.

2. **Reservatório sanguíneo:** a derme abriga uma extensa rede de vasos sanguíneos que contêm 8 a 10% do fluxo total de sangue no adulto em repouso. Por essa razão, a pele é considerada um *reservatório de sangue.*

3. **Proteção:** a pele oferece *proteção* ao corpo de várias maneiras. A queratina protege os tecidos subjacentes contra micróbios, escoriações, calor e substâncias químicas; os queratinócitos firmemente interligados resistem à invasão por micróbios. Os lipídios liberados por grânulos lamelares inibem a evaporação de água da superfície cutânea, assim protegendo contra a desidratação; eles também retardam a entrada de água através da superfície cutânea durante os banhos e a natação. O sebo das glândulas sebáceas protege a pele e os pelos de ressecamento e contém *substâncias químicas bactericidas.* O pH ácido da transpiração retarda a proliferação de alguns micróbios. O pigmento melanina ajuda a proteger contra os efeitos prejudiciais da luz ultravioleta. Dois tipos de células cutâneas executam funções protetoras de natureza imunológica. Os macrófagos intraepidérmicos alertam o sistema imune para a presença de micróbios invasores potencialmente nocivos, por um mecanismo de reconhecimento e processamento desses micróbios, e os macrófagos na derme fagocitam bactérias e vírus que conseguem "enganar" os macrófagos intraepidérmicos.

4. **Sensações cutâneas:** as *sensações cutâneas* são aquelas originadas na pele e incluem sensações táteis (toque, pressão, vibração e cócegas) e sensações térmicas, como calor e frio. Outra sensação cutânea, a dor, geralmente indica lesão tecidual iminente ou real. Existe uma ampla variedade de terminações nervosas e receptores distribuídos por toda a pele; você já leu a respeito dos discos táteis da epiderme, os corpúsculos táteis na derme e os plexos da raiz do pelo em torno de cada folículo piloso. O Capítulo 21 contém mais detalhes sobre este tema das sensações cutâneas.

5. **Excreção e absorção:** normalmente, a pele exerce uma pequena função na *excreção*, a eliminação de substâncias do corpo, e na *absorção*, a entrada nas células do corpo de materiais do ambiente externo. Apesar da natureza quase impermeável à água do estrato córneo, cerca de 400 mℓ de água evaporam através dela diariamente. Uma pessoa sedentária perde mais 200 mℓ/dia na forma de suor; uma pessoa fisicamente ativa perde muito mais. Além de remover a água e o calor do corpo, o suor também é o veículo para a excreção de pequenas quantidades de sais, dióxido de carbono e de duas moléculas orgânicas resultantes da decomposição de proteínas: amônia e ureia.

A absorção de substâncias hidrossolúveis através da pele é insignificante, mas alguns materiais lipossolúveis penetram na pele. Entre eles estão as vitaminas lipossolúveis (A, D, E e K), alguns fármacos e os gases oxigênio e dióxido de carbono. Os materiais tóxicos absorvidos através da pele incluem solventes orgânicos, como a acetona (presente em alguns removedores de esmalte de unha) e o tetracloreto de carbono (líquido de lavagem a seco); sais de metais pesados, como chumbo, mercúrio e arsênico; e as toxinas da hera venenosa e do carvalho venenoso. Os esteroides de uso tópico, como a cortisona, são lipossolúveis e, portanto, chegam com facilidade à região papilar da derme, onde exercem suas propriedades anti-inflamatórias por meio da inibição da produção de histamina por mastócitos (é preciso lembrar que a histamina contribui para a inflamação; ver Seção 3.5). Determinados fármacos absorvidos através da pele podem ser administrados por adesivos colocados na pele. Estes são abordados na lista de *administração transdérmica de fármacos* na seção Terminologia Técnica no final do capítulo.

6. **Síntese de vitamina D:** a *síntese de vitamina D* requer que o raio ultravioleta da luz solar ative uma molécula precursora na pele. Em seguida, enzimas no fígado e nos rins modificam a molécula ativada e produzem, por fim, o *calcitriol*, a forma mais ativa de vitamina D. O calcitriol é um hormônio que auxilia na absorção sanguínea do cálcio dos alimentos no tubo gastrintestinal. É necessária apenas uma curta exposição à luz UV (cerca de 10 a 15 min, pelo menos duas vezes na semana) para a síntese de vitamina D. As pessoas que evitam se expor ao sol e os indivíduos que vivem nos climas mais frios do hemisfério norte podem necessitar de suplementos de vitamina D para evitar sua deficiência. A maioria das células do sistema imune tem receptores para a vitamina D, e as células ativam a vitamina D em resposta a uma infecção, sobretudo uma infecção respiratória, como a gripe. Acredita-se que a vitamina D intensifique a atividade fagocítica, aumente a produção de substâncias antimicrobianas pelos fagócitos, regule as funções imunes e ajude a reduzir a inflamação.

✓ TESTE RÁPIDO

17. Quais as duas maneiras pelas quais a pele ajuda a regular a temperatura corporal?
18. Como a pele atua como barreira protetora?
19. Que sensações se originam da estimulação dos neurônios cutâneos?
20. Que tipos de moléculas conseguem penetrar no estrato córneo?

5.5 Desenvolvimento do tegumento comum

OBJETIVO

• Descrever o desenvolvimento da epiderme, de suas estruturas acessórias e da derme.

Como você aprendeu no Capítulo 4, a *epiderme* é derivada do **ectoderma**, que cobre a superfície do embrião. A princípio, por volta da quarta semana após a fertilização, a epiderme tem apenas uma camada de células ectodérmicas (Figura 5.8A). No início da sétima semana, essa camada única, denominada **camada basal**, se divide e forma uma camada

Figura 5.8 Desenvolvimento do tegumento comum.

 A epiderme se desenvolve a partir do ectoderma e a derme se desenvolve a partir do mesoderma.

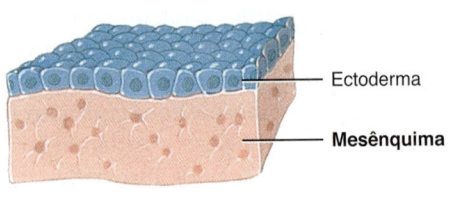

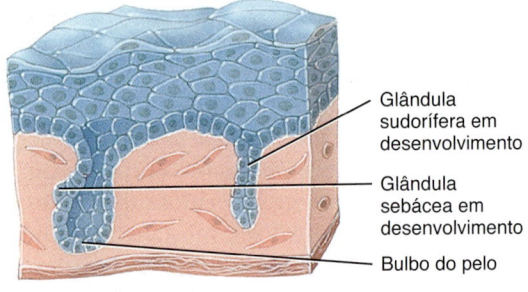

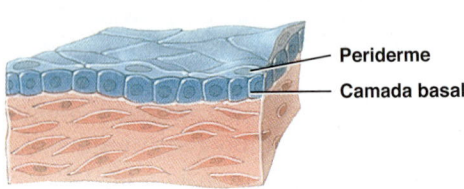

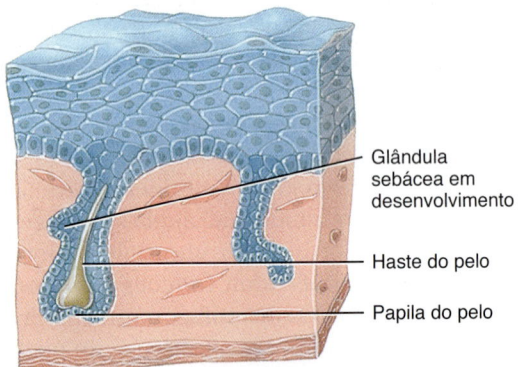

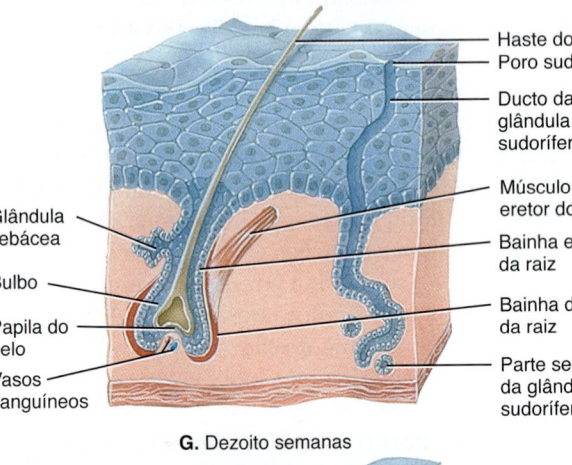

Qual é a composição do verniz caseoso?

protetora superficial de células achatadas, denominada **periderme** (Figura 5.8B). As células peridérmicas são descartadas continuamente e, no quinto mês de desenvolvimento, as secreções das glândulas sebáceas se misturam a elas e aos pelos, formando o **verniz caseoso**, uma substância gordurosa. Essa substância cobre e protege a pele do embrião e posteriormente do feto contra a exposição constante ao líquido amniótico no qual é banhado. Além disso, o verniz caseoso é escorregadio e facilita o nascimento do bebê e protege a pele contra lesões pelas unhas.

Por volta de 11 semanas, a camada basal forma uma **camada intermediária** de células (Figura 5.8C). Por fim, a proliferação basocelular forma todas as camadas da epiderme presentes ao nascimento (Figura 5.8D). As *cristas epidérmicas* se formam juntamente com as camadas epidérmicas (Figura 5.8C). Por volta da 11ª semana, células da crista neural (ver Figura 19.26B) migram para a derme e se diferenciam em **melanoblastos** (Figura 5.8C). Essas células logo entram na epiderme e se diferenciam em **melanócitos**. Adiante no primeiro trimestre de gravidez, os *macrófagos intrapidérmicos*, originados na medula óssea vermelha, invadem a epiderme. As *células epiteliais táteis*, também derivadas das células da crista neural, surgem na epiderme entre 8 e 12 semanas.

A *derme* origina-se da **lâmina lateral** (Figura 4.9B) e do **dermátomo de somitos** (ver Figura 10.10). O mesoderma dessas duas origens está localizado profundamente ao ectoderma superficial. O mesoderma dá origem a um tecido conjuntivo embrionário frouxamente organizado denominado **mesênquima** (ver Figura 5.8A). Com 11 semanas, as células mesenquimais se diferenciam em fibroblastos e começam a formar fibras colágenas e elásticas. À medida que se formam as cristas epidérmicas, partes da derme superficial se projetam na epiderme e dão origem às *papilas dérmicas*, que contêm alças capilares, corpúsculos táteis e terminações nervosas livres (Figura 5.8C).

Os *folículos pilosos* se desenvolvem por volta da 12ª semana como invaginações da camada basal da epiderme em direção à derme denominadas **brotos dos pelos** (Figura 5.8D). À medida que os brotos dos pelos se aprofundam na derme, suas extremidades distais se tornam claviformes e são denominadas *bulbos pilosos* (Figura 5.8E). As invaginações dos bulbos, denominadas *papilas dos pelos*, são preenchidas por mesoderma, no qual se desenvolvem vasos sanguíneos e terminações nervosas (Figura 5.8F). As células no centro de um bulbo piloso se transformam na *matriz*, que forma o *pelo*. As células periféricas do bulbo piloso formam a *bainha epitelial da raiz* (Figura 5.8G). O mesênquima na derme circundante dá origem à *bainha dérmica da raiz* e ao *músculo eretor do pelo* (Figura 5.8G). No quinto mês, os folículos pilosos produzem a lanugem (pelos fetais delicados; ver Seção 5.2), que surge primeiro na cabeça e, depois, em outras partes do corpo; geralmente cai antes do nascimento.

A maioria das *glândulas sebáceas* se desenvolve como evaginações laterais dos folículos pilosos, por volta do quarto mês, e preserva a conexão com os folículos (Figura 5.8E). A maioria das glândulas *sudoríferas* é derivada de invaginações (brotos) do estrato basal da epiderme para a derme (Figura 5.8D). Conforme esses brotos penetram na derme, a parte proximal forma o ducto da glândula sudorífera e a parte distal se espirala e forma a parte secretora da glândula (Figura 5.8G). As glândulas sudoríferas surgem por volta do quinto mês nas palmas das mãos e plantas dos pés e um pouco mais tarde em outras regiões.

As *unhas* se desenvolvem por volta da 10ª semana. Inicialmente consistem em uma espessa camada de epitélio denominada **campo ungueal primário**. A unha propriamente dita é um epitélio queratinizado e cresce em sentido distal a partir da base. As unhas só alcançam as pontas dos dedos no nono mês.

✓ **TESTE RÁPIDO**
21. Que estruturas se desenvolvem como invaginações da camada basal de células epidérmicas?

5.6 Envelhecimento e tegumento comum

OBJETIVO
- Descrever os efeitos do envelhecimento sobre o tegumento comum.

A maioria das alterações relacionadas com a idade tem início por volta dos 40 anos de idade e ocorre nas proteínas da derme. Há diminuição do número de fibras colágenas na derme, que começam a endurecer, se fragmentar e se desorganizar em massa emaranhada e amorfa. As fibras elásticas perdem um pouco da elasticidade, formam aglomerações espessas e sofrem desgaste, um efeito que é muito acelerado na pele dos fumantes. Há diminuição do número de fibroblastos, que produzem fibras colágenas e elásticas. A consequência é o surgimento de fendas e sulcos característicos, conhecidos como *rugas*.

Os efeitos acentuados do envelhecimento cutâneo só são notados quando as pessoas se aproximam dos 50 anos de idade. Os macrófagos intraepidérmicos diminuem em número e se tornam fagócitos menos eficientes, assim diminuindo a capacidade de resposta imune da pele. A diminuição de tamanho das glândulas sebáceas torna a pele seca e quebradiça, mais suscetível a infecções. A produção de suor diminui, o que provavelmente contribui para o aumento da incidência de intermação nos idosos. Há diminuição do número de melanócitos ativos, resultando em cabelo grisalho e pigmentação cutânea atípica. A perda de cabelo aumenta com o envelhecimento, ao passo que os folículos pilosos param de produzir pelos. Cerca de 25% dos homens começam a apresentar sinais de perda de cabelo aos 30 anos de idade e cerca de dois terços apresentam perda de cabelo significativa aos 60 anos. Tanto homens quanto mulheres desenvolvem calvície. O aumento do tamanho de alguns melanócitos leva ao surgimento de áreas pigmentadas (manchas senis). As paredes dos vasos sanguíneos dérmicos se tornam mais espessas e menos permeáveis e ocorre a perda de tecido adiposo subcutâneo. A pele envelhecida (sobretudo a derme) é mais fina que a pele jovem e a migração de células da camada basal para a superfície da epiderme torna-se bem mais lenta. Após os 60 anos de idade, a pele passa a ter o processo de cicatrização insatisfatória e torna-se mais suscetível a condições patológicas como o câncer de pele e as úlceras de pressão. A **rosácea** é uma condição cutânea que afeta principalmente adultos de pele clara entre 30 e 60 anos de idade. Caracteriza-se por vermelhidão, pápulas minúsculas e vasos sanguíneos evidentes, geralmente na área central da face.

O crescimento das unhas e dos pelos se torna mais lento durante a segunda e a terceira décadas de vida. As unhas também podem se tornar mais quebradiças com a idade, com frequência por causa da desidratação ou do uso repetido de removedor de cutículas ou esmalte.

Existem vários tratamentos estéticos antienvelhecimento para reduzir o efeito do envelhecimento ou dos danos solares à pele. Estes incluem:

- *Produtos tópicos* que clareiam a pele para melhorar áreas pigmentadas e manchas (hidroquinona) ou diminuir rugas finas e aspereza (ácido retinoico)
- *Microdermoabrasão*, um processo que usa minúsculos cristais sob pressão para remover e aspirar as células superficiais da pele a fim de melhorar a textura e reduzir as manchas
- *Peeling químico*, a aplicação de um ácido leve (como o ácido glicólico) na pele para remover células superficiais a fim de melhorar a textura e reduzir as manchas
- *Resurfacing a laser*, o uso de *laser* para eliminar vasos sanguíneos localizados perto da superfície cutânea, eliminar pigmentações e manchas, e diminuir rugas finas; um exemplo é o *IPL Photofacial*®
- *Preenchimentos dérmicos*, injeções de colágeno humano, ácido hialurônico ou ácido poli-L-láctico que dão volume à pele para alisar as rugas e preencher os sulcos, como aqueles em torno do nariz e da boca e entre as sobrancelhas
- *Transplante de gordura*, um processo no qual a gordura de uma parte do corpo é injetada em outro local, como ao redor dos olhos. Também chamado de lipoenxertia
- *Toxina botulínica* ou *Botox*®, uma versão diluída da toxina que inibe a transmissão de impulsos nervosos para os músculos esqueléticos, que é injetada na pele para paralisar os músculos que provocam seu enrugamento
- *Lifting facial não cirúrgico por radiofrequência*, um procedimento que usa emissões de radiofrequência para esticar as camadas profundas da pele na região submentual (papada), no pescoço e nos supercílios e pálpebras caídos
- *Lifting facial* e *lifting da fronte* ou *do pescoço*, cirurgia invasiva na qual a pele flácida e gordura são removidas cirurgicamente e o tecido conjuntivo e o músculo subjacentes são esticados.

✓ **TESTE RÁPIDO**
22. Que fatores contribuem para a suscetibilidade da pele envelhecida a infecções?

TERMINOLOGIA TÉCNICA

Administração medicamentosa transdérmica (transcutânea). A administração de um fármaco contido em um adesivo cutâneo que atravessa a epiderme e entra nos vasos sanguíneos da derme. O fármaco é liberado de maneira contínua e controlada durante um período de um a vários dias. Há um número cada vez maior de fármacos disponíveis para administração transdérmica, inclusive a nitroglicerina, para prevenção da angina de peito, que é a dor torácica associada à cardiopatia (a nitroglicerina também pode ser administrada sob a língua e por via intravenosa); escopolamina, para cinetose; estradiol, para terapia de reposição de estrogênio durante a menopausa; etinilestradiol e norelgestromina, em adesivos contraceptivos; nicotina, usada para ajudar as pessoas a parar de fumar; e fentanila, usada para aliviar a dor intensa em pacientes com câncer.

Bloqueadores solares. Preparações de aplicação tópica que contêm substâncias, como óxido de zinco, que refletem e dispersam tanto os raios UVA quanto os raios UVB.

Calo. Área de pele endurecida e espessa geralmente observada nas palmas das mãos e plantas dos pés, causada por pressão e atrito persistentes.

Cisto. Bolsa que tem uma parede de tecido conjuntivo distinta e contém líquido ou outro material.

Contusão. Condição em que há lesão do tecido situado profundamente à pele, mas não há ruptura da epiderme.

Corno cutâneo. Espessamento cônico doloroso do estrato córneo da epiderme encontrado principalmente nas articulações dos dedos dos pés e entre esses dedos; com frequência, é causado por atrito ou pressão.

Dermatofitose do corpo. Infecção fúngica caracterizada por lesões descamativas, pruriginosas e, às vezes, dolorosas que podem aparecer em qualquer parte do corpo; também é conhecida como **tinha do corpo**. Os fungos prosperam em locais úmidos e quentes, como dobras cutâneas da região inguinal, onde é conhecida como **tinha inguinal** ou entre os dedos do pé, onde é denominada **tinha dos pés (pé de atleta)**.

Eczema. Inflamação da pele caracterizada por placas eritematosas, vesiculares, ressecadas e extremamente pruriginosas. Ocorre sobretudo nas pregas cutâneas nos punhos, dorso dos joelhos e parte frontal dos cotovelos. Começa tipicamente na lactância; em muitas crianças desaparece com o crescimento. A causa é desconhecida, mas está ligada à genética e às alergias.

Erisipela. Infecção estreptocócica da pele que pode, se não tratada adequadamente, se tornar sistêmica e comprometer os sistemas linfático e circulatório. Um sinal importante da erisipela é a margem muito nítida entre a pele acometida, vermelha e dolorosa à palpação, e a pele intacta.

Escoriação. Uma área de pele retirada por raspagem.

Geladura. Destruição local da pele e da tela subcutânea nas superfícies expostas ao frio extremo. Em casos leves, há cianose e tumefação da pele, com dor fraca. Em casos graves, há considerável tumefação, algum sangramento e formação de vesículas, sem dor. Se não tratada, pode ocorrer gangrena. A geladura é tratada por reaquecimento rápido.

Hemangioma. Tumor benigno localizado na pele e na tela subcutânea causado pelo aumento anormal do número de vasos sanguíneos. Um tipo é a **mancha em vinho do Porto**, uma lesão plana, rosa, vermelha ou roxa, presente no nascimento, em geral na nuca. Alguns hemangiomas duram a vida toda; outros se tornam gradualmente mais claros e podem desaparecer.

Herpes labial. Uma lesão, geralmente na mucosa da boca, causada pelo herpes-vírus simples (HSV) tipo 1, transmitido por via respiratória ou oral. O vírus permanece em estado latente até ser ativado por fatores como luz UV, alterações hormonais e estresse emocional.

Laceração. Ruptura irregular da pele.

Loções autobronzeadoras (autobronzeadores). Substâncias de aplicação tópica que contêm um aditivo de cor (di-hidroxiacetona) que produz aparência bronzeada por interação com proteínas da pele.

Pápula. Uma pequena elevação cutânea arredondada, com menos de 1 cm de diâmetro.

Piolhos. Artrópodes contagiosos que incluem duas formas básicas. Os **piolhos da cabeça** são minúsculos artrópodes que saltam e sugam sangue do couro cabeludo. Depositam ovos, chamados lêndeas, e sua saliva provoca prurido que pode levar a complicações. Os **piolhos púbicos** são diminutos artrópodes que não saltam e se assemelham a caranguejos em miniatura. A infestação por piolhos é denominada pediculose.

Protetores solares. Preparações de aplicação tópica que contêm vários agentes químicos (como a benzofenona ou um de seus derivados), que absorvem os raios UVB, mas deixam passar a maior parte dos raios UVA menos prejudiciais.

Prurido. Coceira, um dos distúrbios dermatológicos mais comuns. Pode ser causado por distúrbios cutâneos (infecções), distúrbios sistêmicos (câncer, insuficiência renal), fatores psicogênicos (estresse emocional) ou reações alérgicas.

Psoríase. Um distúrbio cutâneo crônico e comum no qual os queratinócitos se dividem e se deslocam com mais rapidez que o normal do estrato basal para o estrato córneo. Por conseguinte, as células da superfície nunca têm a chance de alcançar os estágios avançados de queratinização e são descartadas ainda imaturas; quando ocorre no couro cabeludo pode ser confundida com *caspa*.

Queloide. Uma área escurecida, irregular e elevada de tecido cicatricial excessivo decorrente da formação de colágeno durante a cicatrização. Estende-se além da lesão original, é dolorosa à palpação e, muitas vezes, causa dor. Ocorre na derme e na tela subcutânea subjacente, geralmente após traumatismo, cirurgia, queimadura ou acne grave; é mais comum em pessoas de ascendência africana.

Queratose. Formação de um tumor endurecido de tecido epidérmico, como na *queratose solar*, uma lesão pré-maligna relativamente comum da pele da face e das mãos expostas ao sol.

Tópico. Relativo à aplicação de um medicamento na superfície cutânea, em vez da ingestão ou injeção.

Úlceras de pressão. Lesão da pele ou mucosa causada por deficiência constante de fluxo sanguíneo para os tecidos. Tipicamente, o tecido afetado cobre uma projeção óssea submetida à pressão prolongada contra um objeto, como colchão, aparelho gessado ou tala. Também são conhecidas como *úlceras de decúbito*.

Urticária. Condição da pele caracterizada por placas avermelhadas elevadas que frequentemente são pruriginosas. As causas mais comuns são infecção, traumatismo físico, medicamentos, estresse emocional, aditivos alimentares e algumas alergias alimentares.

Verruga. Massa produzida pela proliferação descontrolada de células cutâneas epiteliais em consequência de infecção por um papilomavírus. A maioria das verrugas não é cancerosa.

Vesícula. Coleção de líquido seroso na epiderme ou entre a epiderme e a derme, decorrente de atrito breve porém intenso. O termo bolha descreve uma vesícula grande (> 1 cm).

REVISÃO DO CAPÍTULO

Conceitos essenciais

5.1 Estrutura da pele

1. O tegumento comum é formado por órgãos como a pele, os pelos e outras estruturas como as unhas.
2. A pele é o maior órgão do corpo em área de superfície e em peso. As principais partes da pele são a epiderme (superficial) e a derme (profunda).
3. A tela subcutânea (hipoderme) está situada profundamente à derme e não faz parte da pele. Ela ancora a derme nos tecidos e órgãos subjacentes e contém corpúsculos lamelados.
4. Os tipos de células na epiderme são queratinócitos, melanócitos, macrófagos intraepidérmicos e células epiteliais táteis.
5. As camadas epidérmicas, da mais profunda à mais superficial, são o estrato basal (sofre divisão celular e produz todas as outras camadas), o estrato espinhoso (confere força e flexibilidade), o estrato granuloso (contém queratina e grânulos lamelares), o estrato lúcido (presente apenas nas palmas das mãos e plantas dos pés) e o estrato córneo (desprende-se como pele morta) (ver Tabela 5.1). As células-tronco no estrato basal sofrem mitose continuamente, produzindo queratinócitos para as outras camadas.
6. A derme é composta de tecido conjuntivo denso não modelado que contém fibras colágenas e elásticas. É dividida em regiões papilar e reticular. A região papilar contém fibras colágenas e elásticas finas, papilas dérmicas e corpúsculos táteis. A região reticular contém feixes de fibras colágenas espessas e algumas fibras colágenas grossas, tecido adiposo, folículos pilosos, nervos, glândulas sebáceas e ductos das glândulas sudoríferas. Ver Tabela 5.2.
7. As cristas epidérmicas são responsáveis pelas impressões digitais e impressões dos pés.
8. A cor da pele provém da melanina, do caroteno e da hemoglobina.
9. A epiderme é avascular.
10. A derme é suprida por plexos arteriais cutâneos e papilares.
11. Na tatuagem, deposita-se um pigmento na derme com auxílio de uma agulha. O *piercing* corporal é a inserção de uma joia através de um orifício artificial.

5.2 Estruturas acessórias da pele

1. As estruturas acessórias da pele – pelos, glândulas cutâneas e unhas – desenvolvem-se a partir da epiderme embrionária.
2. Um pelo é dividido em haste, cuja maior parte é superficial à parte externa; raiz, que penetra na derme e, às vezes, na tela subcutânea; e um folículo piloso. Associados a cada folículo piloso existe uma glândula sebácea, um músculo eretor do pelo e um plexo da raiz do pelo.

3. Os novos pelos se desenvolvem a partir da divisão de células da matriz no bulbo; a substituição e o crescimento do pelo ocorrem em um padrão cíclico, dividido nos estágios de crescimento, regressão e repouso.
4. Os pelos oferecem proteção limitada contra o sol, a perda de calor e a entrada de partículas estranhas nos olhos, no nariz e nas orelhas. Também atuam no tato leve.
5. A lanugem do feto é perdida antes do nascimento. A maioria dos pelos corporais masculinos é terminal (grosso, pigmentado); a maioria dos pelos corporais femininos é velo (fino).
6. As glândulas sebáceas geralmente estão conectadas aos folículos pilosos; não existem nas palmas das mãos e plantas dos pés. As glândulas sebáceas produzem sebo, que umedece os pelos e torna a pele impermeável à água. Glândulas sebáceas obstruídas podem causar acne.
7. Há dois tipos de glândulas sudoríferas: écrina e apócrina. As glândulas sudoríferas écrinas têm extensa distribuição; seus ductos terminam em poros na superfície da epiderme. As glândulas sudoríferas écrinas participam da termorregulação e da remoção de resíduos e são estimuladas durante o estresse emocional. As glândulas sudoríferas apócrinas estão limitadas à pele das axilas, virilhas e aréolas mamilares; seus ductos abrem-se nos folículos pilosos. As glândulas sudoríferas apócrinas são estimuladas durante o estresse emocional e a excitação sexual. Ver Tabela 5.3.
8. As glândulas ceruminosas são glândulas sudoríferas modificadas que secretam cerume. São encontradas no meato acústico externo.
9. As unhas são células epidérmicas queratinizadas mortas e rígidas nas superfícies dorsais das partes distais dos dedos. As principais partes de uma unha são o corpo, a margem livre, a raiz, a lúnula, o leito ungueal, o hiponíquio, o eponíquio e a matriz. A mitose da matriz produz novas unhas.

5.3 Tipos de pele
1. A pele fina cobre todas as partes do corpo, exceto as palmas das mãos, as superfícies palmares dos dedos e as plantas dos pés.
2. A pele espessa cobre as palmas das mãos, as superfícies palmares dos dedos e as plantas dos pés.
3. Ver Tabela 5.4.

5.4 Funções da pele
1. As funções da pele incluem regulação da temperatura corporal (termorregulação), armazenamento de sangue, proteção, sensibilidade, excreção, absorção e síntese de vitamina D.
2. A pele participa da termorregulação por liberação de suor em sua superfície e atua como reservatório de sangue.
3. A pele constitui uma barreira física, química e biológica que ajuda a proteger o corpo.
4. As sensações cutâneas incluem tato, calor, frio e dor.

5.5 Desenvolvimento do tegumento comum
1. A epiderme desenvolve-se a partir do ectoderma embrionário, e as estruturas acessórias da pele (pelo, unhas e glândulas cutâneas) são derivados epidérmicos.
2. A derme é derivada de células mesodérmicas.

5.6 Envelhecimento e tegumento comum
1. A maioria dos efeitos do envelhecimento começa a ocorrer pouco antes dos 50 anos de idade.
2. Entre os efeitos do envelhecimento estão enrugamento, perda de gordura subcutânea, atrofia das glândulas sebáceas e diminuição do número de melanócitos e macrófagos intraepidérmicos.

QUESTÕES PARA AVALIAÇÃO CRÍTICA

1. Desde que você era criança, sua tia de 65 anos passa todos os dias de sol na praia. Ela tem a pele muito parecida com o revestimento de uma poltrona confortável – marrom e enrugada. Recentemente, a dermatologista removeu um tumor suspeito da pele de sua face. Qual seria sua suspeita e a provável causa do problema?
2. Lindsay está em uma festa com amigos em uma noite fria de inverno. A temperatura externa está abaixo de zero, mas eles não usam casaco quando saem para fumar. Dizem que não precisam de casaco porque estão tomando bebidas alcoólicas que os mantêm suficientemente aquecidos. Você aprendeu que o álcool etílico dilata os vasos sanguíneos na pele. Você acha que Lindsay e os amigos escolheram uma maneira efetiva de controlar a temperatura corporal? Por quê?
3. Courtney e a colega de quarto planejaram férias em Cancun durante a primavera. Nenhuma das duas se preocupou em usar protetor solar por acharem que assim conseguiriam se bronzear melhor. Quando chegaram à casa dos 40 anos, ambas receberam um diagnóstico de melanoma maligno. Por que o risco de melanoma duplicou durante os últimos 15 anos? Qual é o prognóstico de uma pessoa com diagnóstico de melanoma maligno?
4. Você tem um sobrinho que está estudando sobre células nas aulas de ciências e agora se recusa a tomar banho. Ele pergunta: "Se todas as células têm uma membrana semipermeável e minha pele é composta de células, então eu vou inchar e estourar enquanto tomo banho?" Explique a ele esse dilema antes que comece a atrair moscas.
5. As pessoas sempre dizem: "O problema não é o calor, mas a umidade", quando se queixam do verão. Com relação ao tegumento comum, por que você acha que as pessoas sentem mais calor quando a temperatura é de 35°C e a umidade de 95% do que quando a temperatura é de 35°C e a umidade de 30%? (A umidade é a quantidade de vapor d'água no ar.)

? RESPOSTAS ÀS QUESTÕES DAS FIGURAS

5.1 A epiderme é composta de tecido epitelial, e a derme é composta de tecido conjuntivo.

5.2 A melanina protege o DNA do núcleo dos queratinócitos contra lesões provocadas pela luz UV.

5.3 O estrato basal é a camada da epiderme que contém células-tronco que se dividem continuamente.

5.4 As linhas de clivagem são clinicamente importantes porque as incisões cirúrgicas paralelas a elas deixam apenas cicatrizes finas, mas uma incisão cirúrgica que atravessa várias camadas das linhas de clivagem tende a deixar uma cicatriz espessa e larga.

5.5 O ato de arrancar um pelo estimula plexos da raiz do mesmo na derme, alguns dos quais são sensíveis à dor. Como as células da haste do pelo já estão mortas e a haste não tem nervos, o corte de cabelo não causa dor.

5.6 A principal função das glândulas sudoríferas écrinas é ajudar a regular a temperatura corporal por meio da evaporação.

5.7 As unhas são rígidas porque são compostas de células epidérmicas queratinizadas mortas e densamente compactadas, que não se desprendem e são preenchidas com um tipo mais duro de queratina que na epiderme.

5.8 O verniz caseoso é formado por secreções das glândulas sebáceas, células epidérmicas descartadas e pelos.

TECIDO ÓSSEO

6

INTRODUÇÃO O tecido ósseo é um tecido vivo complexo e dinâmico, em um processo contínuo de *remodelação* – a formação de tecido ósseo novo e decomposição do tecido ósseo antigo. Nos tempos iniciais da exploração espacial, homens jovens, saudáveis e na plenitude da forma física alarmaram os médicos ao retornarem dos voos espaciais. O exame físico dos astronautas mostrava perda de até 20% da densidade óssea total durante a prolongada estada no espaço. O ambiente de gravidade zero (sem peso) do espaço, associado à viagem em pequenas cápsulas que limitavam muito os movimentos, por longos períodos, exercia carga mínima sobre os ossos. Em contrapartida, os atletas submetem seus ossos a grandes forças, com carga considerável sobre o tecido ósseo, e apresentam aumento da densidade óssea total. Como o osso é capaz de se modificar em resposta às diferentes demandas mecânicas exercidas sobre ele? Por que os altos níveis de atividade que exercem tensão no tecido ósseo melhoram muito a saúde óssea? Este capítulo examina os vários componentes dos ossos para ajudar a compreender como os ossos se formam, como envelhecem e como o exercício físico afeta a densidade e a força ósseas. •

Mark Nielsen

? *Você já se perguntou por que a osteoporose afeta mais as mulheres do que os homens? Você pode encontrar a resposta na página 168.*

SUMÁRIO

6.1 Funções do osso e do sistema esquelético, 153
6.2 Tipos de osso, 153
6.3 Anatomia do osso, 154
6.4 Acidentes ósseos, 156
6.5 Histologia do tecido ósseo, 156
- Substância compacta, 158
- Substância esponjosa, 160
6.6 Irrigação sanguínea e inervação do osso, 161
6.7 Formação do osso, 162
- Formação inicial dos ossos no embrião e no feto, 162
- Ossificação intramembranosa, 162
- Osssificação endocondral, 163
- Crescimento ósseo durante a lactância, a infância e a adolescência, 165
- Remodelação óssea, 167
6.8 Fraturas, 169
6.9 Exercício físico e tecido ósseo, 170
6.10 Envelhecimento e tecido ósseo, 172
6.11 Fatores que afetam o crescimento ósseo, 173

Terminologia técnica, 174

6.1 Funções do osso e do sistema esquelético

OBJETIVOS
- Definir o sistema esquelético
- Descrever as seis funções principais do sistema esquelético.

O **osso** é um órgão composto de vários tecidos diferentes que atuam em conjunto: tecido ósseo, cartilagem, tecido conjuntivo denso, epitélio, tecido adiposo e tecido nervoso. Toda a estrutura de ossos e suas cartilagens constitui o **sistema esquelético**. O estudo da estrutura óssea e do tratamento dos distúrbios ósseos é denominado **osteologia**.

O sistema esquelético desempenha várias funções básicas:

1. *Sustentação.* O esqueleto é o arcabouço estrutural do corpo, pois sustenta os tecidos moles e propicia pontos de inserção para os tendões/aponeuroses da maioria dos músculos esqueléticos.
2. *Proteção.* O esqueleto protege os órgãos internos mais importantes contra lesão. Por exemplo, os ossos do crânio protegem o encéfalo, as vértebras protegem a medula espinal e a caixa torácica protege o coração e os pulmões.
3. *Assistência ao movimento.* A maioria dos músculos esqueléticos se insere nos ossos; ao se contraírem, os músculos tracionam o osso e produzem movimento.
4. *Armazenamento e liberação de minerais.* O tecido ósseo representa cerca de 18% do peso do corpo humano e armazena vários minerais, sobretudo cálcio e fósforo, que contribuem para a força dos ossos. O tecido ósseo armazena cerca de 99% do cálcio total do corpo. Conforme a demanda, os ossos liberam minerais na corrente sanguínea para manter o equilíbrio mineral essencial e distribuir os minerais para outras partes do corpo.
5. *Produção de células sanguíneas.* No interior de alguns ossos, um tecido conjuntivo denominado **medula óssea vermelha** produz hemácias, leucócitos e plaquetas em um processo conhecido como **hematopoese** ou **hemopoese**. A medula óssea vermelha é composta por células do sangue em desenvolvimento, adipócitos, fibroblastos e macrófagos em uma rede de fibras reticulares. É encontrada nos ossos em desenvolvimento do feto e em alguns ossos do adulto, como nos ossos do quadril, nas costelas, no esterno, nas vértebras, no crânio e nas extremidades do úmero e do fêmur. No recém-nascido, toda a medula óssea é vermelha e participa da hematopoese. Com o avanço da idade, grande parte da medula óssea transforma-se em medula óssea amarela.
6. *Armazenamento de triglicerídios.* A **medula óssea amarela** é composta principalmente de adipócitos, que armazenam triglicerídios. Esses triglicerídios armazenados são uma potencial reserva de energia química.

✓ **TESTE RÁPIDO**
1. O que é o sistema esquelético?
2. Como o sistema esquelético atua na sustentação, na proteção e no armazenamento de minerais?
3. Descreva a função dos ossos na produção das células sanguíneas.

6.2 Tipos de osso

OBJETIVO
- Classificar os ossos com base no formato e na localização.

Os ossos são como uma biblioteca de informações sobre o corpo humano. Atuam como registro duradouro da vida do indivíduo, porque não se deterioram após a morte, como acontece com os tecidos moles. É possível, por exemplo, determinar a idade, o tamanho, a estatura, o sexo, a saúde e a raça pelo exame do esqueleto. Essas informações são úteis para especialistas forenses que tentam identificar os restos ósseos de uma vítima ou para antropólogos que estudam esqueletos antigos. O formato do osso também revela muitas informações sobre sua função no corpo, como a força física e o tipo de forças a que foi submetido quando movimentado por músculos. Cada pequena protuberância, sulco, orifício, projeção e crista de um osso tem uma história para contar.

Os 206 ossos no esqueleto do adulto têm vários tamanhos e formatos. O tamanho varia desde os pequenos ossículos da orelha, no crânio, até os cerca de 60 cm de comprimento do fêmur de um adulto. Os diversos formatos dos ossos se destinam a executar funções específicas. Os anatomistas reconhecem cinco tipos de osso no esqueleto com base no formato: longos, curtos, planos, irregulares e sesamoides (Figura 6.1).*

Os **ossos longos** têm comprimento maior que a largura e a espessura e consistem em uma *diáfise* (corpo) e um número variável de *epífises* ou extremidades. Eles são ligeiramente encurvados para aumentar a força. Um osso curvo absorve o estresse do peso do corpo em diferentes pontos de modo a distribuir o peso igualmente. Se esses ossos fossem retos, a distribuição do peso do corpo seria desigual e o osso seria fraturado com facilidade. Os ossos longos contêm principalmente *substância compacta*, que é densa e tem espaços menores, mas também contêm quantidade considerável de *substância esponjosa*, que tem espaços maiores (ver Figura 6.4). Entre os ossos longos figuram o úmero, a ulna e o rádio, o fêmur, a tíbia e a fíbula, os metacarpais, os metatarsais e as falanges (dos pés e das mãos).

Os **ossos curtos** são aproximadamente cúbicos e têm comprimento, largura e espessura quase iguais. São formados por substância esponjosa, exceto na superfície, onde há uma fina camada de substância compacta. Entre os exemplos de ossos curtos estão a maioria dos ossos carpais e tarsais.

Os **ossos planos** geralmente são finos e compostos por duas lâminas quase paralelas de substância compacta que encerram uma camada de substância esponjosa. As camadas de substância compacta são denominadas *lâminas* externa e interna. Nos ossos do crânio, a substância esponjosa é denominada **díploe** (ver Figura 6.6). Os ossos planos propiciam considerável proteção e oferecem áreas extensas para a inserção dos músculos. Entre eles estão os ossos do crânio, que protegem o encéfalo; o esterno e as costelas, que protegem os órgãos do tórax; e as escápulas.

Os **ossos irregulares** têm formato complexo e não são agrupados em nenhuma das três categorias já descritas. Além disso, as quantidades de substância esponjosa e compacta são variáveis. Entre esses ossos estão as vértebras, alguns ossos da face e o calcâneo.

Os **ossos sesamoides** se desenvolvem em determinados tendões, em locais de considerável atrito, compressão e estresse físico. Nem sempre são totalmente ossificados e medem de alguns milímetros a centímetros de diâmetro, exceto as duas patelas, os maiores ossos sesamoides. O número de ossos sesamoides varia de uma pessoa para outra, com exceção das patelas, que estão localizadas no tendão do músculo quadríceps femoral (ver Figura 11.24A,B) e estão normalmente presentes em todos os indivíduos. A função dos ossos sesamoides é proteger os tendões contra o desgaste excessivo; eles conseguem alterar a direção da tração de um tendão, o que aumenta a vantagem mecânica em uma articulação.

Nos membros superiores, os ossos sesamoides geralmente ocorrem apenas nas articulações da face palmar das mãos. Dois ossos sesamoides encontrados com frequência estão nos tendões dos músculos adutor do polegar e flexor curto do polegar, na articulação metacarpofalângica do polegar (ver Figura 8.6A). Nos membros inferiores, existem dois ossos sesamoides constantes, além das patelas; estes ocorrem na face plantar de cada pé, nos tendões do músculo flexor curto do hálux, na articulação metatarsofalângica do hálux (ver Figura 8.12B).

Outro tipo de osso que não é classificado pelo formato, mas pela localização são os **ossos suturais** ou *ossos wormianos* (assim denominados em homenagem a O. Worm, anatomista dinamarquês que viveu de 1588 a 1654). Estes são pequenos ossos localizados nas suturas (articulações) de determinados ossos do crânio (ver Figura 7.5A). O número de ossos suturais varia muito de uma pessoa para outra.

Figura 6.1 Tipos de osso com base no formato. Os ossos não estão desenhados em escala.

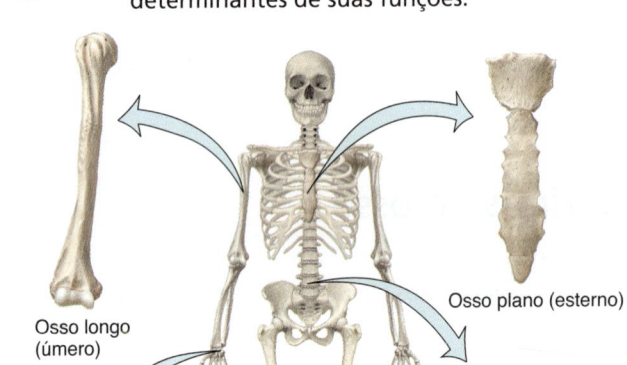

Os formatos dos ossos são importantes determinantes de suas funções.

Osso longo (úmero)
Osso plano (esterno)
Osso irregular (vértebra)
Osso curto (trapezoide, ossos carpais)
Osso sesamoide (patela)

? Que tipo de osso tem como principal função proteger e oferecer uma ampla área de superfície para a inserção muscular?

✓ **TESTE RÁPIDO**
4. Dê exemplos de ossos longos, curtos, planos, irregulares e sesamoides; explique a função de cada tipo de osso.

6.3 Anatomia do osso

OBJETIVO
- Descrever as partes de um osso longo.

Examinemos a estrutura de um osso tomando como exemplo o úmero. Um osso longo típico é formado pelas seguintes partes (Figura 6.2):

---

*N.R.T.: Segundo a Terminologia Anatômica Internacional publicada pela Sociedade Brasileira de Anatomia, os ossos são classificados em seis tipos, faltando no conteúdo do livro os ossos pneumáticos. Os ossos pneumáticos são assim denominados por possuírem uma cavidade contendo ar. São encontrados nos ossos do crânio (p. ex., esfenoide e etmoide).

Figura 6.2 Partes de um osso longo. A substância esponjosa da epífise e da metáfise contém medula óssea vermelha, e a cavidade medular da diáfise do adulto contém medula óssea amarela.

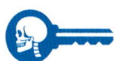 Um osso longo é coberto por cartilagem articular, nas superfícies articulares de suas epífises proximal e distal, e por periósteo, ao redor de todas as outras partes.

FUNÇÕES DO TECIDO ÓSSEO

1. Sustenta os tecidos moles e propicia inserção para os músculos esqueléticos.
2. Protege os órgãos internos.
3. Auxilia no movimento em conjunto com os músculos esqueléticos.
4. Armazena e libera minerais.
5. Contém medula óssea vermelha, que produz células sanguíneas.
6. Contém medula óssea amarela, que armazena triglicerídios, uma reserva potencial de energia química.

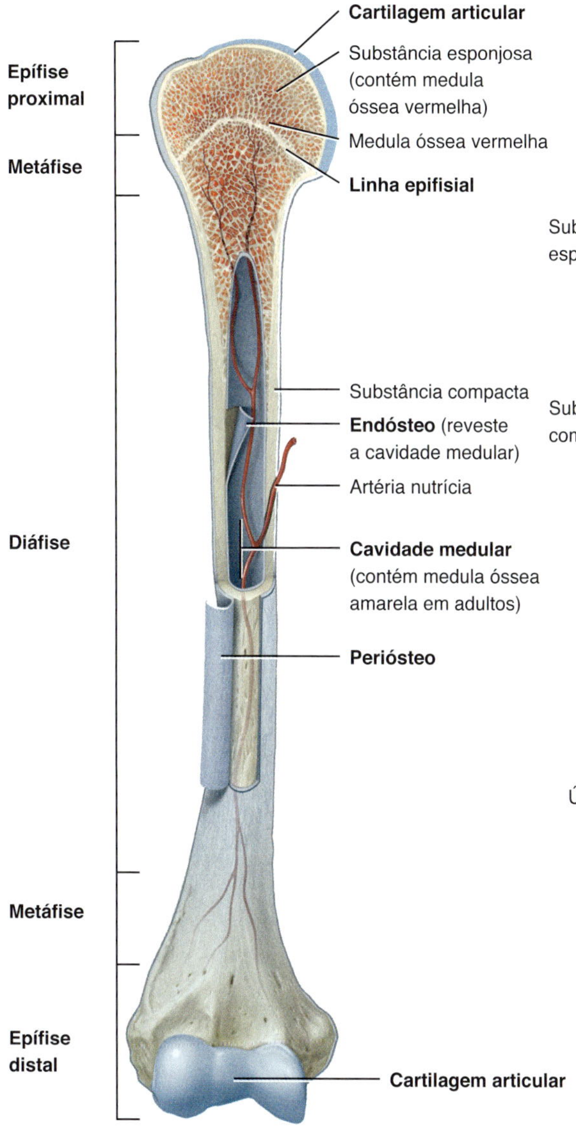

A. Úmero parcialmente seccionado

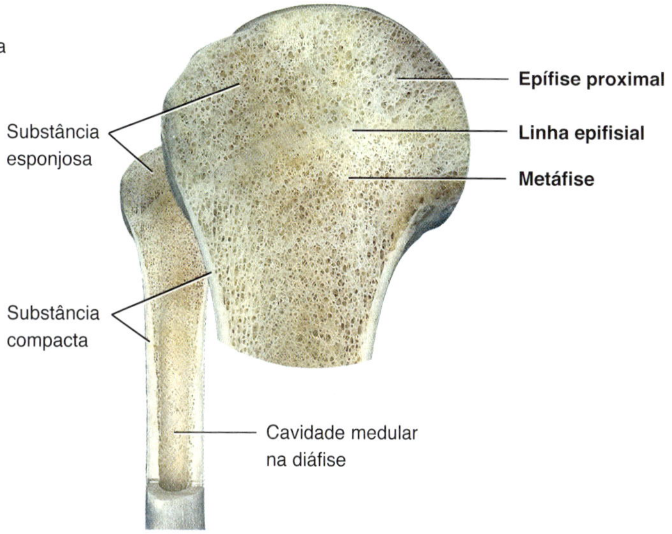

B. Úmero parcialmente seccionado

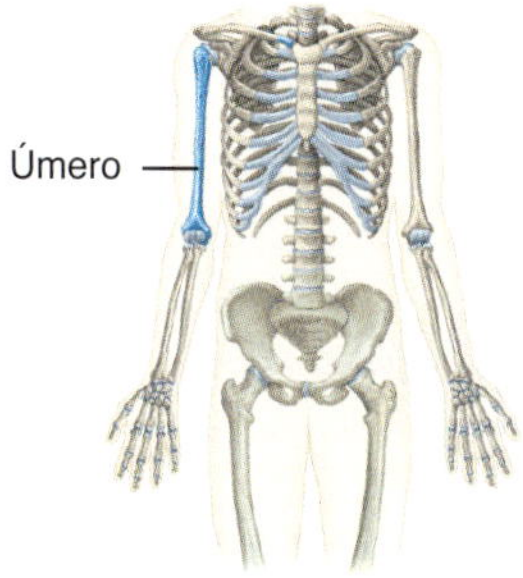

? Qual é a importância funcional do periósteo?

1. A **diáfise** é o corpo do osso – a parte principal cilíndrica e longa do osso.
2. As **epífises** são as extremidades proximal e distal do osso.
3. As **metáfises** são as regiões situadas entre a diáfise e as epífises. Em um *osso em crescimento*, cada metáfise contém uma **lâmina epifisial**, uma camada de cartilagem hialina que possibilita o crescimento longitudinal da diáfise (um processo descrito adiante neste capítulo). Quando o crescimento ósseo longitudinal cessa, entre os 14 e os 24 anos de idade, a cartilagem na lâmina epifisial é substituída por osso e a estrutura óssea resultante é conhecida como **linha epifisial**.
4. A **cartilagem articular** é uma delgada lâmina de cartilagem hialina que cobre a parte da epífise onde o osso forma uma articulação com outro osso. A cartilagem articular reduz o atrito e absorve o choque em articulações

livremente móveis. Como a cartilagem articular não tem pericôndrio nem vasos sanguíneos, o reparo da lesão é limitado.

5. O **periósteo** é uma bainha de tecido conjuntivo resistente e a irrigação sanguínea associada a ela, que circunda a superfície do osso nas partes não cobertas por cartilagem articular. É composto por uma *lâmina fibrosa externa* de tecido conjuntivo denso não modelado e uma *lâmina osteogênica interna* de células. Algumas das células possibilitam o crescimento ósseo em espessura, mas não em comprimento. O periósteo também protege o osso, auxilia na consolidação de fraturas, ajuda na nutrição do tecido ósseo e atua como um ponto de inserção para ligamentos e tendões. O periósteo está inserido no osso subjacente por **fibras perfurantes** (*de Sharpey*), feixes espessos de colágeno que se estendem do periósteo até a matriz extracelular óssea.

6. A **cavidade medular** é um espaço cilíndrico oco no interior da diáfise que contém medula óssea amarela adiposa e numerosos vasos sanguíneos em adultos. Essa cavidade minimiza o peso do osso pela redução da quantidade de material ósseo denso onde ele é menos necessário. O desenho tubular dos ossos longos propicia força máxima com peso mínimo.

7. O **endósteo** é uma membrana delgada que reveste a cavidade medular. Contém uma única camada de células formadoras de osso e uma pequena quantidade de tecido conjuntivo.

Usando como modelo o osso longo, não é difícil compreender a estrutura dos outros tipos de osso. Todos eles – curtos, planos, irregulares e sesamoides – têm desenhos que se assemelham muito à epífise de um osso longo. Na verdade, os ossos longos são os únicos que têm diáfise e cavidade medular. Os outros tipos têm lâminas externas de substância compacta que cobrem um cerne de substância esponjosa.

✓ **TESTE RÁPIDO**
5. Construa um diagrama das partes de um osso longo e explique as funções de cada uma delas.

6.4 Acidentes ósseos

OBJETIVO
- Descrever os principais acidentes ósseos e a função de cada um deles.

Além dos vários formatos, os ossos têm texturas e contornos externos diferentes. Um exame mais minucioso da superfície de um osso é muito informativo. A superfície de um osso é caracterizada por diversas protuberâncias, sulcos, endentações, projeções e orifícios. Esses elementos característicos dos ossos são denominados **acidentes ósseos** ou *pontos de referência ósseos* e são elementos estruturais adaptados para funções específicas. A maioria não existe por ocasião do nascimento, mas surge mais tarde em resposta a determinadas forças; eles são mais proeminentes durante a vida adulta. Várias protuberâncias, cristas ou áreas rugosas indicam os locais em que os tecidos moles, como tendões e ligamentos, se inserem no osso. (Em geral, os *tendões* inserem o ventre muscular esquelético no osso; os *ligamentos* estabilizam um osso em outro osso.) As impressões semelhantes a sulcos ou os orifícios indicam localizações nas quais nervos e vasos sanguíneos atravessam os ossos. As superfícies lisas indicam áreas de movimento entre ossos vizinhos. Em geral, uma depressão de superfície lisa em um osso acomoda uma projeção de superfície lisa de outro osso para formar as faces articulares, de modo que os ossos se encaixem. Em resposta à tensão exercida em uma superfície óssea, na qual tendões, ligamentos, aponeuroses e fáscia tracionam o periósteo do osso, há deposição de novo osso, com o consequente surgimento de áreas elevadas ou ásperas.

Existem dois tipos principais de acidentes ósseos: (1) *depressões e aberturas*, que formam articulações ou possibilitam a passagem de tecidos moles (como vasos sanguíneos e nervos) e (2) *processos*, projeções ou protuberâncias que (a) ajudam a formar articulações ou (b) atuam como pontos de inserção para o tecido conjuntivo (como ligamentos e tendões). A Tabela 6.1 descreve os vários acidentes ósseos e contém referências para ilustrações de cada um deles, que aparecem nos próximos dois capítulos deste texto, nas descrições do esqueleto axial (Capítulo 7) e do esqueleto apendicular (Capítulo 8).

✓ **TESTE RÁPIDO**
6. Liste e descreva diversos acidentes ósseos e cite um exemplo de cada. Compare sua lista com a Tabela 6.1.

6.5 Histologia do tecido ósseo

OBJETIVOS
- Explicar por que o tecido ósseo é classificado como tecido conjuntivo
- Descrever a composição celular do tecido ósseo e as funções de cada componente
- Apontar as diferenças estruturais e funcionais entre substância compacta e substância esponjosa
- Descrever as características histológicas do tecido ósseo.

Agora examinaremos a estrutura microscópica do osso. Assim como os outros tecidos conjuntivos, o **osso**, ou *tecido ósseo*, contém matriz extracelular abundante que circunda células muito separadas. A matriz extracelular contém cerca de 15% de água, 30% de fibras colágenas e 55% de sais minerais cristalizados. [Os ossos secos (ossos não vivos estudados em laboratório) contêm 60% de minerais inorgânicos e 40% de substâncias orgânicas por peso.] O sal mineral mais abundante é o fosfato de cálcio $[Ca_3(PO_4)_2]$, que se combina com outro sal mineral, o hidróxido de cálcio $[Ca(OH)_2]$, para formar cristais de **hidroxiapatita** $[Ca_{10}(PO_4)_6(OH)_2]$. À proporção que se formam, os cristais se combinam ainda com outros sais minerais, como carbonato de cálcio ($CaCO_3$), e íons como magnésio, fluoreto, potássio e sulfato. Como são depositados no arcabouço formado pelas fibras colágenas da matriz extracelular, esses sais minerais se cristalizam e o

TABELA 6.1
Acidentes ósseos.

ACIDENTE	DESCRIÇÃO	EXEMPLO
DEPRESSÕES E ABERTURAS: locais que possibilitam a passagem de tecidos moles (nervos, vasos sanguíneos, ligamentos, tendões) ou formação de articulações		
Fissura	Fenda estreita entre partes adjacentes de ossos pelas quais passam vasos sanguíneos ou nervos	Fissura orbital superior do esfenoide (Figuras 7.6F e 7.10B)
Forame	Orifício pela qual passam vasos sanguíneos, nervos ou ligamentos	Canal óptico do esfenoide (Figuras 7.6F e 7.10B)
Fossa	Depressão rasa	Fossa coronóidea do úmero (Figura 8.4A)
Sulco	Sulco ao longo de uma superfície óssea que acomoda um vaso sanguíneo, nervo ou tendão	Sulco intertubercular do úmero (Figura 8.4A)
Meato	Orifício tubuliforme	Meatos acústicos externo e interno do osso temporal (Figura 7.3C e 7.4A)
PROCESSOS: projeções ou protuberâncias ósseas formam articulações ou atuam como pontos de inserção para o tecido conjuntivo, como ligamentos e tendões.		
Processos que formam articulações:		
Côndilo	Protuberância grande e arredondada, com uma face articular lisa na extremidade do osso	Côndilo lateral do fêmur (Figura 8.11A)
Face	Superfície articular lisa, plana e levemente côncava ou convexa	Face articular superior da vértebra (Figura 7.16A)
Cabeça	Projeção articular, geralmente arredondada, apoiada sobre o colo (porção mais estreita) de um osso	Cabeça do fêmur (Figura 8.11A)
Processos que formam pontos de inserção para o tecido conjuntivo:		
Crista	Elevação proeminente ou projeção alongada	Crista ilíaca do osso do quadril (Figura 8.9B)
Epicôndilo	Projeção geralmente rugosa acima de um côndilo	Epicôndilo medial do fêmur (Figura 8.11A)
Linha	Elevação ou borda longa e estreita (menos proeminente que a crista)	Linha áspera do fêmur (Figura 8.11B)
Processo espinhoso	Projeção delgada e bem definida	Processo espinhoso da vértebra (Figura 7.16A)
Trocanter	Projeção muito grande	Trocanter maior do fêmur (Figura 8.11A)
Tubérculo	Projeção arredondada de tamanho variável	Tubérculo maior do úmero (Figura 8.4A)
Tuberosidade	Projeção de tamanho variável que tem uma superfície rugosa e irregular	Túber isquiático do osso do quadril (Figura 8.9B)

tecido endurece. Esse processo, denominado **calcificação**, é iniciado por *osteoblastos*, células produtoras de osso, e será descrito em breve.

Já se acreditou que a calcificação simplesmente ocorria quando havia sais minerais suficientes para formar cristais. Entretanto, hoje sabemos que o processo só ocorre na presença de fibras colágenas. Os sais minerais começam a se cristalizar nos espaços microscópicos entre as fibras colágenas. Após o preenchimento dos espaços, os sais minerais se acumulam em torno das fibras colágenas. A combinação de sais cristalizados e fibras colágenas é responsável pelas características do osso.

Embora a *rigidez* de um osso dependa dos sais minerais inorgânicos cristalizados, sua *flexibilidade* depende das fibras colágenas. Assim como as vigas metálicas de reforço no concreto, as fibras colágenas e outras moléculas orgânicas conferem *força tensora*, a resistência ao estiramento ou à ruptura. A imersão do osso em solução ácida, como o vinagre, dissolve seus sais minerais, tornando-o flexível e com consistência semelhante a borracha. Como você verá a seguir, as células ósseas denominadas *osteoclastos* secretam enzimas e ácidos que decompõem a matriz extracelular do osso.

Existem quatro tipos de células no tecido ósseo: células osteogênicas, osteoblastos, osteócitos e osteoclastos (Figura 6.3).

1. As **células osteogênicas** são células-tronco não especializadas derivadas do mesênquima, o tecido a partir do qual são formados quase todos os tecidos conjuntivos. Elas são as únicas células ósseas que sofrem divisão celular; as células geradas tornam-se osteoblastos. As células osteogênicas são encontradas ao longo da parte interna do periósteo, no endósteo e nos canais internos do osso que contêm vasos sanguíneos.

2. Os **osteoblastos** são células produtoras de osso. Eles sintetizam e secretam fibras colágenas e outros componentes orgânicos necessários para formar a matriz extracelular de tecido ósseo, além de iniciarem a calcificação. Conforme os osteoblastos se circundam de matriz extracelular, são aprisionados em suas secreções e se tornam osteócitos. (*Nota*: as células com o sufixo -*blasto*, no osso ou em

Figura 6.3 Tipos de células no tecido ósseo.

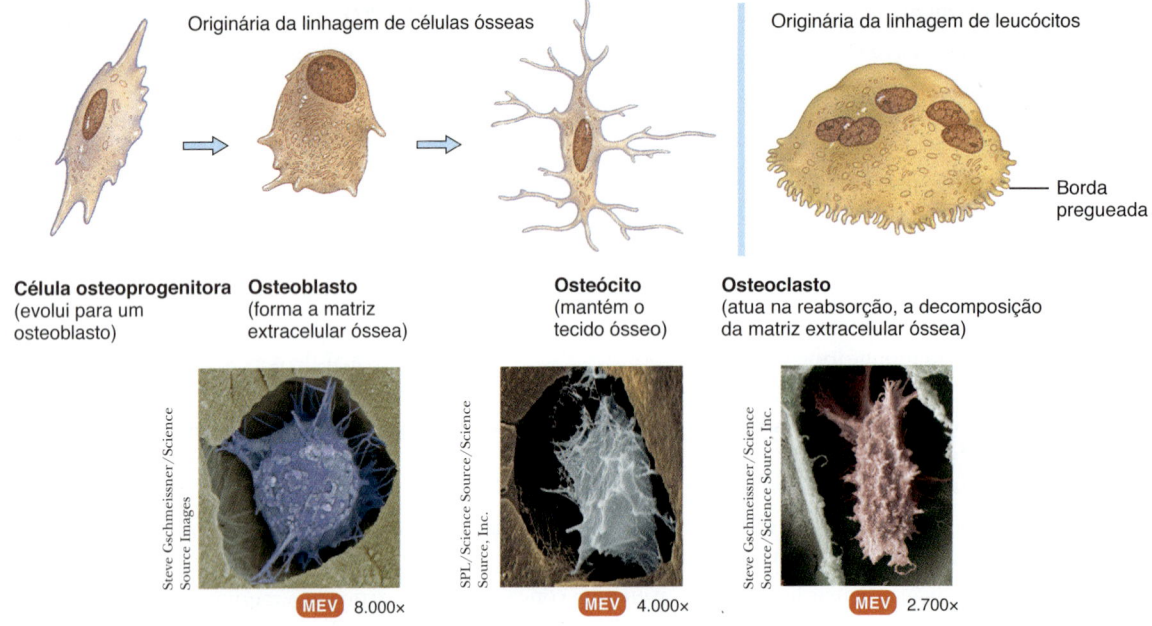

As células osteogênicas se dividem e se transformam em osteoblastos, que secretam matriz extracelular óssea.

? Por que a reabsorção óssea é importante?

qualquer tecido conjuntivo, secretam matriz extracelular.)

3. Os **osteócitos**, as células ósseas maduras, são as principais células no tecido ósseo e mantêm seu metabolismo diário, como a troca de nutrientes e resíduos com o sangue. Como os osteoblastos, os osteócitos não sofrem divisão celular. (*Nota*: as células cujo nome tem o sufixo *-cito*, no osso ou em qualquer outro tecido, mantêm e monitoram o tecido.)

4. Os **osteoclastos**, células enormes derivadas da fusão de até 50 monócitos (um tipo de leucócito), estão concentradas no endósteo. A membrana plasmática do osteoclasto tem dobras profundas e forma uma *borda preguead*a no lado da célula voltado para a superfície do osso. Aqui a célula libera potentes enzimas lisossômicas e ácidos que digerem a proteína e os componentes minerais da matriz extracelular subjacente do osso. Essa decomposição da matriz extracelular do osso, denominada **reabsorção óssea**, é parte do desenvolvimento, do crescimento, da manutenção e da consolidação normais do osso. (*Nota*: as células cujo nome tem o sufixo *-clasto*, no osso, decompõem a matriz extracelular.) Como você verá adiante, os osteoclastos ajudam a regular o nível sanguíneo de cálcio em resposta a determinados hormônios. Eles também são as células-alvo da farmacoterapia usada no tratamento da osteoporose.

Substância compacta

A **substância compacta**, também conhecida como *osso denso* ou *cortical*, é o tipo de tecido ósseo observado na superfície do osso, mas também alcança partes mais profundas do tecido ósseo. Constitui a maior parte das diáfises de ossos longos (ver Figura 6.2). A olho nu, a substância compacta parece um material sólido denso; entretanto, à microscopia óptica, é bastante porosa, com muitos espaços e canais microscópicos. A substância compacta oferece proteção e apoio e resiste às forças produzidas pelo peso e pelo movimento.

A substância compacta é constituída de unidades estruturais repetidas denominadas **ósteons** ou *sistemas de Havers*. Cada ósteon é formado por **lamelas concêntricas** ao redor de um **canal osteônico** (*de Havers* ou *central*). Assemelhando-se aos anéis de crescimento de uma árvore, as **lamelas concêntricas** são lâminas circulares de matriz extracelular mineralizada de diâmetro crescente em torno de uma pequena rede de vasos sanguíneos e nervos no canal central (Figura 6.4A). Essas unidades tubuliformes de osso geralmente formam uma série de cilindros paralelos que, nos ossos longos, tendem a ser paralelos ao eixo longitudinal do osso. Entre as lamelas concêntricas há pequenos espaços denominados **lacunas** que contêm osteócitos. Irradiando-se em todas as direções a partir das lacunas há diminutos **canalículos** preenchidos por líquido extracelular. No interior dos canalículos existem delgados processos digitiformes de osteócitos (ver detalhe à direita na Figura 6.4A). Osteócitos adjacentes comunicam-se via junções comunicantes (ver Seção 3.2). Os canalículos conectam as lacunas entre si e aos canais centrais, formando um intrincado sistema em miniatura de canais interconectados em todo o osso. Esse sistema oferece muitas vias para que nutrientes e oxigênio cheguem aos osteócitos e para a remoção de escórias metabólicas.

Os ósteons na substância compacta estão alinhados na mesma direção e paralelos ao eixo longitudinal das diáfises. Como resultado, o corpo de um osso longo resiste a encurvamento ou fratura, mesmo quando se aplica uma força considerável em qualquer uma de suas extremidades. A substância

Figura 6.4 Histologia das substâncias compacta e esponjosa. A. Cortes da diáfise de um osso longo, desde o periósteo circundante à direita, passando pela substância compacta no meio até a substância esponjosa e a cavidade medular, à esquerda. O detalhe na parte superior direita mostra um osteócito em uma lacuna. **B** e **C.** Detalhes da substância esponjosa. Veja, na parte **D**, uma fotomicrografia da substância compacta e, na Correlação Clínica sobre osteoporose, na Seção 6.7, uma micrografia eletrônica de varredura da substância esponjosa.

 O tecido ósseo está organizado em lamelas concêntricas em torno de um canal osteônico na substância compacta e em lamelas organizadas de maneira irregular nas trabéculas de substância esponjosa.

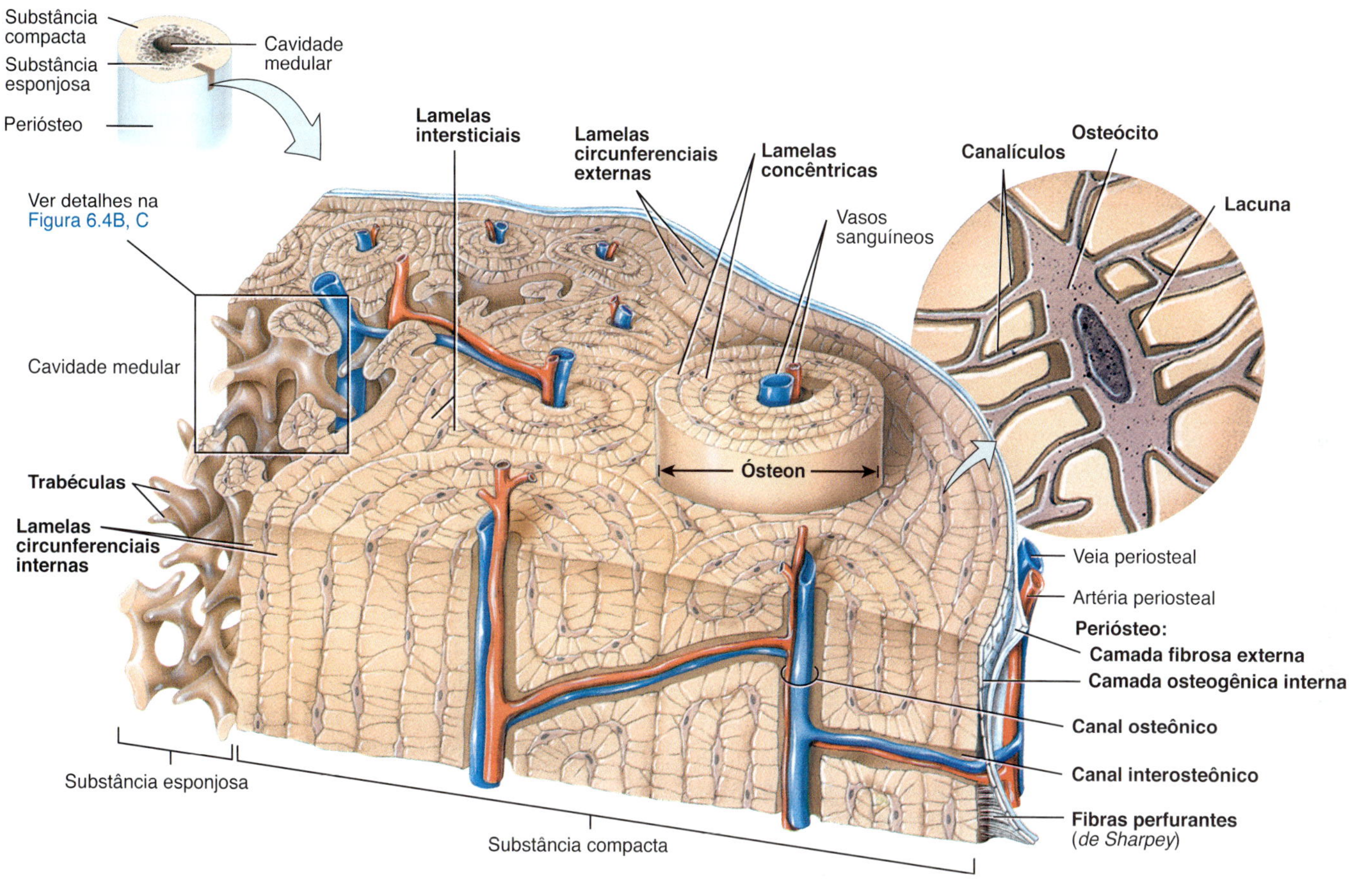

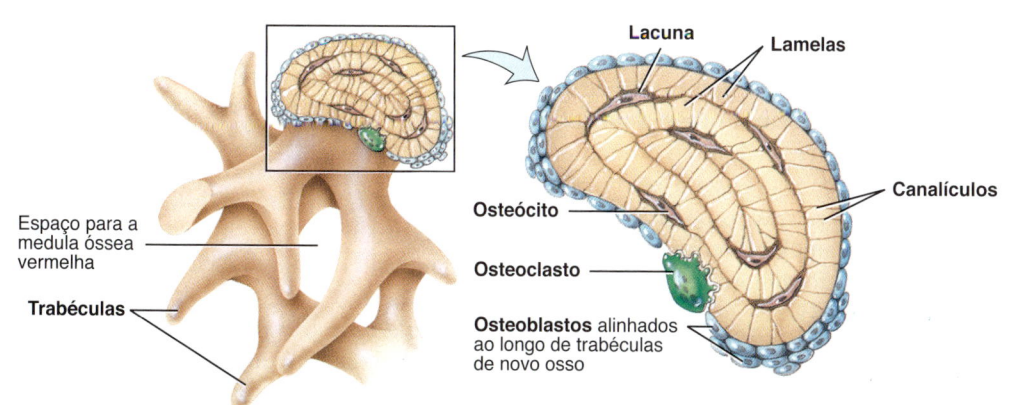

A. Ósteons (*sistemas de Havers*) na substância compacta e trabéculas na substância esponjosa

B. Ampliação de aspecto das trabéculas de substância esponjosa **C.** Detalhe do corte de uma trabécula

(*Continua*)

Figura 6.4 *Continuação*

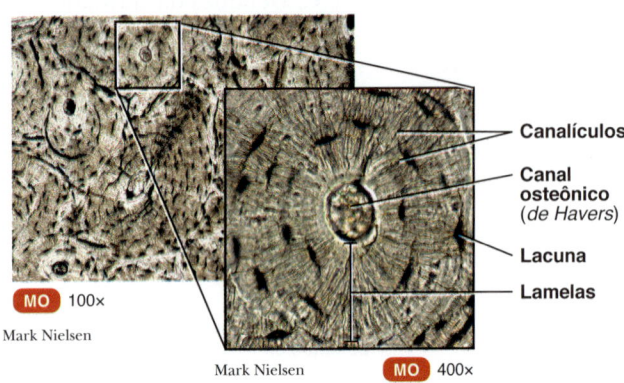

D. Corte de vários ósteons (sistemas de Havers) do fêmur (osso da coxa) e detalhes de um ósteon

> **CORRELAÇÃO CLÍNICA | *Raquitismo e osteomalacia***
>
> O **raquitismo** e a **osteomalacia** são duas formas da mesma doença que resultam da calcificação insatisfatória da matriz óssea extracelular, geralmente causada por deficiência de vitamina D. O raquitismo é uma doença da infância, na qual os ossos em crescimento se tornam "moles" ou semelhantes a borracha e são facilmente deformados. Como o novo osso formado nas lâminas epifisiais não se ossifica, são comuns o joelho varo e as deformidades do crânio, da caixa torácica e da pelve. A osteomalacia equivale ao raquitismo no adulto e, às vezes, é denominada *raquitismo do adulto*. O novo osso formado durante a remodelação não se calcifica, e a pessoa tem graus variáveis de dor espontânea e à compressão dos ossos, sobretudo no quadril e na perna. As fraturas ósseas também resultam de pequenos traumatismos. A prevenção e o tratamento do raquitismo e da osteomalacia consistem na administração suficiente de vitamina D e na exposição moderada à luz solar.

? À medida que as pessoas envelhecem, alguns canais osteônicos podem ser bloqueados. Que efeito isso teria sobre os osteócitos?

compacta tende a ser mais espessa naquelas partes do osso em que as forças são aplicadas em relativamente poucas direções. As linhas de estresse em um osso não são estáticas, mas se modificam quando uma pessoa aprende a andar e em resposta à atividade física vigorosa repetida, como o levantamento de peso. As linhas de estresse em um osso também são modificadas por fraturas ou deformidades físicas. Assim, a organização dos ósteons não é estática, mas se altera com o tempo em resposta às demandas físicas exercidas sobre o esqueleto.

As áreas entre ósteons vizinhos contêm lamelas, denominadas **lamelas intersticiais**, que também têm lacunas com osteócitos e canalículos. As lamelas intersticiais são fragmentos de ósteons antigos, que foram parcialmente destruídos durante a reconstrução ou o crescimento ósseo.

Os vasos sanguíneos e nervos do periósteo penetram na substância compacta através dos **canais interosteônicos** transversais (*canais de Volkmann* ou *perfurantes*). Os vasos e nervos dos canais interosteônicos se conectam aos da cavidade medular, do periósteo e dos canais centrais.

Em torno de toda a circunferência externa e interna do corpo de um osso longo há lamelas, denominadas **lamelas circunferenciais**, que se desenvolvem durante a formação óssea inicial. As lamelas circunferenciais estão diretamente sob o periósteo e são denominadas *lamelas circunferenciais externas*, e estão conectadas ao periósteo por **fibras perfurantes** ou *fibras de Sharpey*. As lamelas circunferenciais que revestem a cavidade medular são denominadas *lamelas circunferenciais internas* (Figura 6.4A).

Substância esponjosa

Ao contrário da substância compacta, a **substância esponjosa**, também denominada *osso trabecular*, não contém ósteons (Figura 6.4B,C). A substância esponjosa está sempre localizada no *interior* do osso, protegida por uma cobertura de substância compacta. Consiste em lamelas que estão dispostas em um padrão irregular de colunas delgadas denominadas **trabéculas**. Entre as trabéculas há espaços visíveis a olho nu. Esses espaços macroscópicos são preenchidos por medula óssea vermelha em ossos que produzem eritrócitos e por medula óssea amarela (tecido adiposo) em outros ossos. Os dois tipos de medula óssea contêm numerosos pequenos vasos sanguíneos que nutrem os osteócitos. Cada trabécula é formada por lamelas concêntricas, osteócitos situados nas lacunas e canalículos que se irradiam das lacunas para fora.

A substância esponjosa constitui a maior parte do tecido ósseo interno de ossos curtos, planos, sesamoides e irregulares. Nos ossos longos, forma a parte central das epífises sob a lâmina de substância compacta, que é delgada como papel, além de formar margem estreita variável em torno da cavidade medular da diáfise. A substância esponjosa está sempre coberta por uma camada de substância compacta para proteção.

À primeira vista, as trabéculas da substância esponjosa podem parecer menos organizadas que os ósteons da substância compacta. Entretanto, estão precisamente orientadas ao longo das linhas de estresse, uma característica que ajuda os ossos a resistir aos estresses e a transferir força sem que haja fraturas. A substância esponjosa tende a ser encontrada nas áreas em que os ossos são submetidos a grande estresse ou em que há aplicação de estresse em direções variadas. As trabéculas só alcançam sua organização final depois do aprendizado completo da locomoção. Na verdade, é possível até mesmo alterar a organização quando há mudança das linhas de estresse em decorrência de uma fratura mal consolidada ou de uma deformidade.

A substância esponjosa é diferente da substância compacta em dois aspectos. O primeiro deles é que a substância esponjosa é leve, o que reduz o peso total do osso e facilita a movimentação quando o osso é tracionado por um músculo esquelético. O segundo aspecto é que as trabéculas de substância esponjosa sustentam e protegem a medula

CORRELAÇÃO CLÍNICA | *Cintigrafia óssea*

A **cintigrafia óssea** é um procedimento diagnóstico que tira proveito do fato de que o osso é um tecido vivo. Injeta-se por via intravenosa (IV) uma pequena quantidade de marcador radioativo facilmente absorvido pelo osso. O grau de captação desse marcador está relacionado com o fluxo sanguíneo no osso. Uma câmara gama mede a radiação emitida pelos ossos, e as informações são convertidas em uma fotografia que pode ser lida como uma radiografia no monitor. O tecido ósseo normal é identificado por uma cor cinza uniforme em toda a extensão por causa da captação uniforme do marcador radioativo. Áreas mais escuras ou mais claras podem indicar anormalidades ósseas. As áreas mais escuras, hipercaptantes, são áreas de aumento do metabolismo, que absorvem maior quantidade do marcador radioativo em decorrência do aumento de fluxo sanguíneo. As áreas hipercaptantes podem indicar câncer ósseo, consolidação anormal de fraturas ou crescimento ósseo anormal. As áreas mais claras, denominadas "áreas hipocaptantes", têm metabolismo reduzido e absorvem menor quantidade do marcador radioativo em virtude do menor fluxo sanguíneo. As áreas hipocaptantes podem indicar doença óssea degenerativa, descalcificação óssea, fraturas, infecções ósseas, doença de Paget e artrite reumatoide. A cintigrafia óssea detecta anormalidades 3 a 6 meses antes da radiografia, com menor exposição do paciente à radiação. (Consulte a Correlação Clínica na Seção 6.7 para obter mais informações sobre osteoporose.)

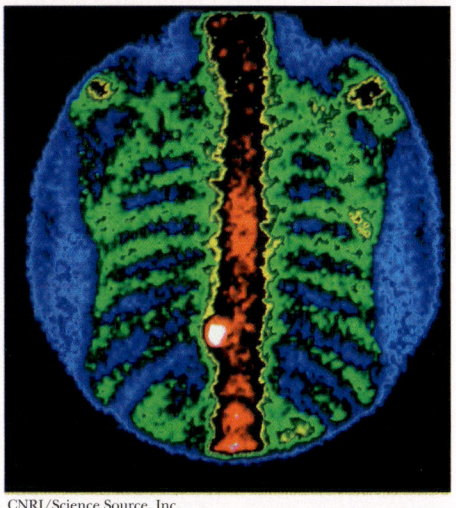

CNRI/Science Source, Inc.
Área hipercaptante (área branca) em uma vértebra com câncer.

óssea vermelha. A substância esponjosa nos ossos do quadril, nas costelas, no esterno, nas vértebras e nas extremidades proximais do úmero e do fêmur é o único local de armazenamento da medula óssea vermelha e, portanto, o local onde ocorre a hematopoese (produção de células do sangue) em adultos.

✓ TESTE RÁPIDO

7. Por que o osso é considerado um tecido conjuntivo?
8. Explique as funções dos quatro tipos de células no tecido ósseo.
9. Qual é a composição da matriz extracelular do tecido ósseo?
10. Indique as diferenças das substâncias compacta e esponjosa com relação à aparência microscópica, à localização e à função.

6.6 Irrigação sanguínea e inervação do osso

OBJETIVO

• **Descrever** a irrigação sanguínea e a inervação do osso.

O osso tem abundante irrigação sanguínea. Os vasos sanguíneos, que são particularmente numerosos em partes do osso que contêm medula óssea vermelha, entram nos ossos a partir do periósteo. Examinemos a irrigação sanguínea de um osso longo usando como exemplo a tíbia madura, mostrada na Figura 6.5.

As **artérias periosteais**, pequenas artérias acompanhadas por nervos, entram na diáfise através de numerosos canais interosteônicos e irrigam o periósteo e a parte externa da substância compacta (ver Figura 6.4A). Perto do centro da diáfise, uma grande **artéria nutrícia** entra na substância compacta em ângulo oblíquo, através de um orifício denominado **forame nutrício** (Figura 6.5). O trajeto da artéria no osso é sempre de afastamento da extremidade de crescimento dominante do osso. (Isso é válido para todos os ossos longos dos membros. Para ajudá-lo a aprender e a memorizar esse aspecto, use o seguinte recurso: os canais nutrícios sempre "vão para o cotovelo e fogem do joelho", indicando o afastamento do joelho no fêmur, na tíbia e na fíbula e a aproximação do cotovelo no úmero, na ulna e no

Figura 6.5 Irrigação sanguínea do osso longo de um adulto, a tíbia.

🔑 O osso tem abundante suprimento de vasos sanguíneos.

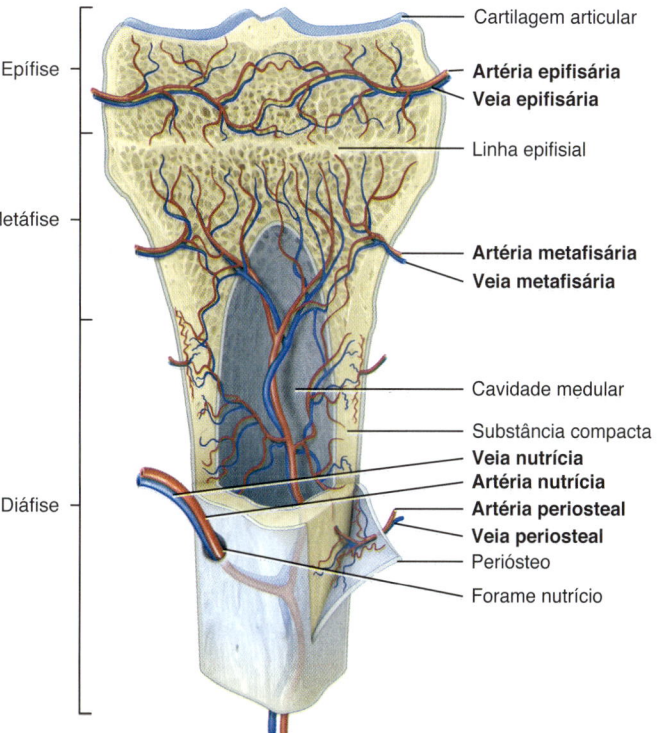

Tíbia parcialmente seccionada

❓ Onde as artérias periosteais entram no tecido ósseo?

rádio.) Ao penetrar na cavidade medular, a artéria nutrícia se divide em ramos proximal e distal que seguem em direção a cada uma das extremidades do osso. Esses ramos irrigam tanto a parte interna da substância compacta da diáfise quanto a substância esponjosa e a medula óssea vermelha até as lâminas (ou linhas) epifisiais. A maioria dos ossos, como a tíbia, tem apenas uma artéria nutrícia que entra na diáfise; outros, como o fêmur, têm várias artérias nutrícias. As extremidades dos ossos longos são irrigadas pelas artérias metafisárias e epifisárias, que se originam de artérias que irrigam a articulação associada. As **artérias metafisárias** entram nas metáfises de um osso longo e, com a artéria nutrícia, irrigam a medula óssea vermelha e o tecido ósseo das metáfises. As **artérias epifisárias** entram nas epífises de um osso longo e irrigam a medula óssea vermelha e o tecido ósseo das epífises.

As veias que drenam o sangue dos ossos longos são evidentes em três locais: (1) uma ou duas **veias nutrícias** acompanham a artéria nutrícia e saem do osso através da diáfise; (2) numerosas **veias epifisárias** e **veias metafisárias** acompanham suas respectivas artérias e saem através das epífises; e (3) muitas pequenas **veias periosteais** acompanham suas respectivas artérias e saem através do periósteo. O periósteo que circunda o osso tem numerosos capilares linfáticos e vasos linfáticos, mas não há indícios de vasos linfáticos no tecido ósseo.

Os nervos acompanham os vasos sanguíneos que irrigam os ossos. O periósteo é rico em nervos sensitivos, alguns dos quais conduzem as sensações de dor. Esses nervos são especialmente sensíveis a laceração ou tensão, o que explica a dor intensa associada a fraturas ou tumores ósseos. Pela mesma razão a biopsia com agulha da medula óssea vermelha causa dor. Nesse procedimento, uma agulha é inserida no meio do osso para retirar uma amostra de medula óssea vermelha para exame microscópico; condições como leucemias, neoplasias malignas metastáticas, linfoma, doença de Hodgkin e anemia aplásica muitas vezes são diagnosticadas por biopsia com agulha da medula óssea vermelha. A penetração da agulha no periósteo causa dor. Depois que a agulha atravessa o periósteo, há pouca dor.

✓ **TESTE RÁPIDO**
11. Explique a localização e as funções das artérias nutrícias, dos forames nutrícios, das artérias epifisárias e das artérias periosteais.

6.7 Formação do osso

OBJETIVOS
- **Distinguir** entre ossificação intramembranosa e ossificação endocondral
- **Explicar** a importância dos diferentes tipos de formação do osso durante as diferentes fases da vida de uma pessoa
- **Descrever** o processo de remodelação do osso.

O processo de formação óssea é conhecido como **ossificação** ou *osteogênese*. A formação óssea ocorre em quatro situações principais: (1) a formação inicial dos ossos no embrião ou feto, (2) o crescimento dos ossos durante a lactância, a infância e a adolescência até alcançar o tamanho adulto, (3) a remodelação do osso (substituição de osso antigo por tecido ósseo novo ao longo de toda a vida) e (4) a consolidação de fraturas durante toda a vida. A princípio, estudaremos as três primeiras situações nesta seção; as fraturas serão explicadas na Seção 6.8.

Formação inicial dos ossos no embrião e no feto

Abordaremos primeiro a formação inicial do osso no embrião e no feto. O "esqueleto" embrionário é composto, no início, de mesênquima no formato geral dos ossos. Estes se tornam os locais em que há formação subsequente de cartilagem e, depois, ossificação. (É preciso lembrar que o mesênquima é um tecido conjuntivo encontrado sobretudo no embrião e é o tecido a partir do qual se desenvolve a maioria dos outros tecidos conjuntivos.) Esse processo tem início durante a sexta semana de desenvolvimento embrionário e segue um dentre dois padrões.

Os dois métodos de formação do osso, que implicam a substituição de um tecido conjuntivo preexistente por osso, não acarretam diferenças na estrutura dos ossos maduros, são apenas métodos diferentes de desenvolvimento ósseo. No primeiro tipo de ossificação, a **ossificação intramembranosa**, o osso se forma diretamente dentro do mesênquima condensado, que está organizado em lâminas semelhantes a membranas. No segundo tipo, a **ossificação endocondral**, o osso se forma dentro da cartilagem hialina, que se desenvolve a partir do mesênquima.

Ossificação intramembranosa

A ossificação intramembranosa é o mais simples dos dois métodos de formação óssea. Os ossos planos do crânio, a maioria dos ossos da face, a mandíbula e a parte medial da clavícula se formam dessa maneira. Os demais ossos se formam por ossificação endocondral, que será descrita adiante nesta seção. Além disso, as "áreas moles" (fontículos) que ajudam o crânio fetal a atravessar o canal de parto enrijecem posteriormente à medida que ocorre a ossificação intramembranosa, conforme descrição adiante (Figura 6.6):

❶ *Desenvolvimento do centro de ossificação.* No local do futuro desenvolvimento do osso, mensagens químicas específicas causam a aglomeração e diferenciação das células mesenquimais, primeiro em células osteogênicas e, depois, em osteoblastos. O local dessa aglomeração é **centro de ossificação**. Os osteoblastos secretam a matriz extracelular orgânica do osso até que sejam circundados por ela.

❷ *Calcificação.* Em seguida, a secreção de matriz extracelular cessa e as células, agora denominadas osteócitos, estão situadas em lacunas e estendem seus longos processos citoplasmáticos até o interior dos canalículos que se irradiam em todas as direções. Em alguns dias, ocorre a deposição de cálcio e outros sais minerais e a matriz extracelular endurece ou se calcifica (calcificação).

Figura 6.6 Ossificação intramembranosa. As ilustrações ❶ e ❷ mostram um campo menor de visão em uma ampliação maior que as ilustrações ❸ e ❹.

 A ossificação intramembranosa é a formação de osso no mesênquima disposto em lâminas semelhantes a membranas.

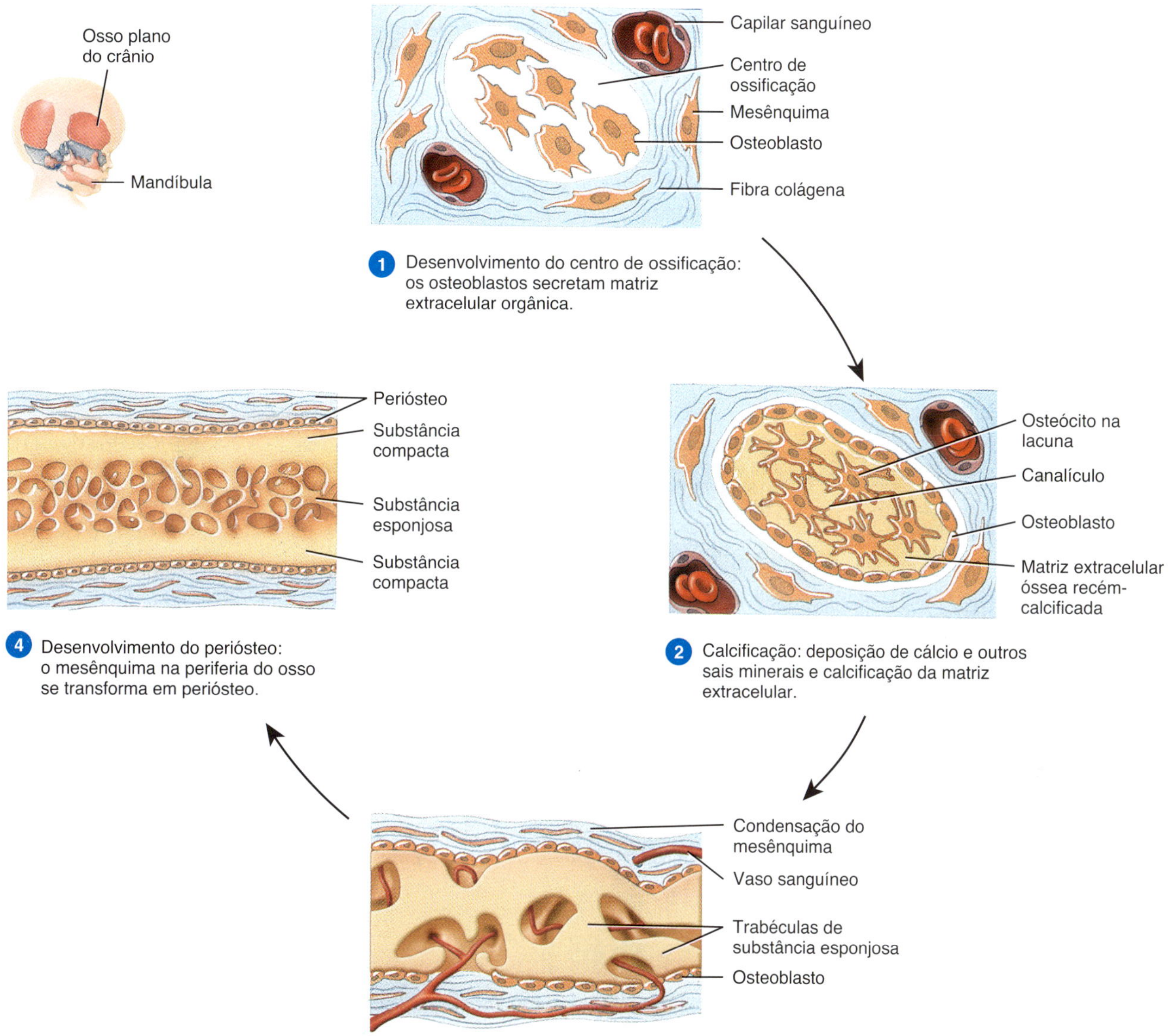

❶ Desenvolvimento do centro de ossificação: os osteoblastos secretam matriz extracelular orgânica.

❷ Calcificação: deposição de cálcio e outros sais minerais e calcificação da matriz extracelular.

❸ Formação de trabéculas: a matriz extracelular se transforma em trabéculas, que se fundem e formam a substância esponjosa.

❹ Desenvolvimento do periósteo: o mesênquima na periferia do osso se transforma em periósteo.

? Que ossos do corpo se desenvolvem por ossificação intramembranosa?

❸ *Formação de trabéculas.* Conforme se forma, a matriz extracelular se transforma em trabéculas que se fundem umas com as outras e formam a substância esponjosa em torno da rede de vasos sanguíneos no tecido. O tecido conjuntivo associado aos vasos sanguíneos nas trabéculas se diferencia em medula óssea vermelha.

❹ *Desenvolvimento do periósteo.* Ao mesmo tempo que ocorre a formação de trabéculas, o mesênquima na periferia do osso se condensa e transforma em periósteo. Por fim, uma delgada camada de substância compacta substitui as camadas superficiais da substância esponjosa, que continua no centro. Grande parte do osso recém-formado é remodelada (destruída e reformada) quando o osso é transformado no tamanho e formato adultos.

Osssificação endocondral

Embora a maioria dos ossos do corpo seja formada por ossificação endocondral, o processo é mais bem observado nos ossos longos. A ossificação ocorre da seguinte maneira (Figura 6.7):

❶ *Desenvolvimento do modelo cartilaginoso.* No local de formação do osso, sinais químicos específicos causam a aglomeração das células mesenquimais no formato geral do futuro osso e, em seguida, sua transformação em condroblastos. Os condroblastos secretam matriz extracelular cartilaginosa, produzindo um **modelo cartilaginoso** (futura diáfise) constituído de cartilagem hialina. Ao redor do modelo cartilaginoso surge um revestimento mesenquimal denominado **pericôndrio**.

Figura 6.7 Ossificação endocondral.

Durante a ossificação endocondral, o osso substitui gradualmente o modelo cartilaginoso.

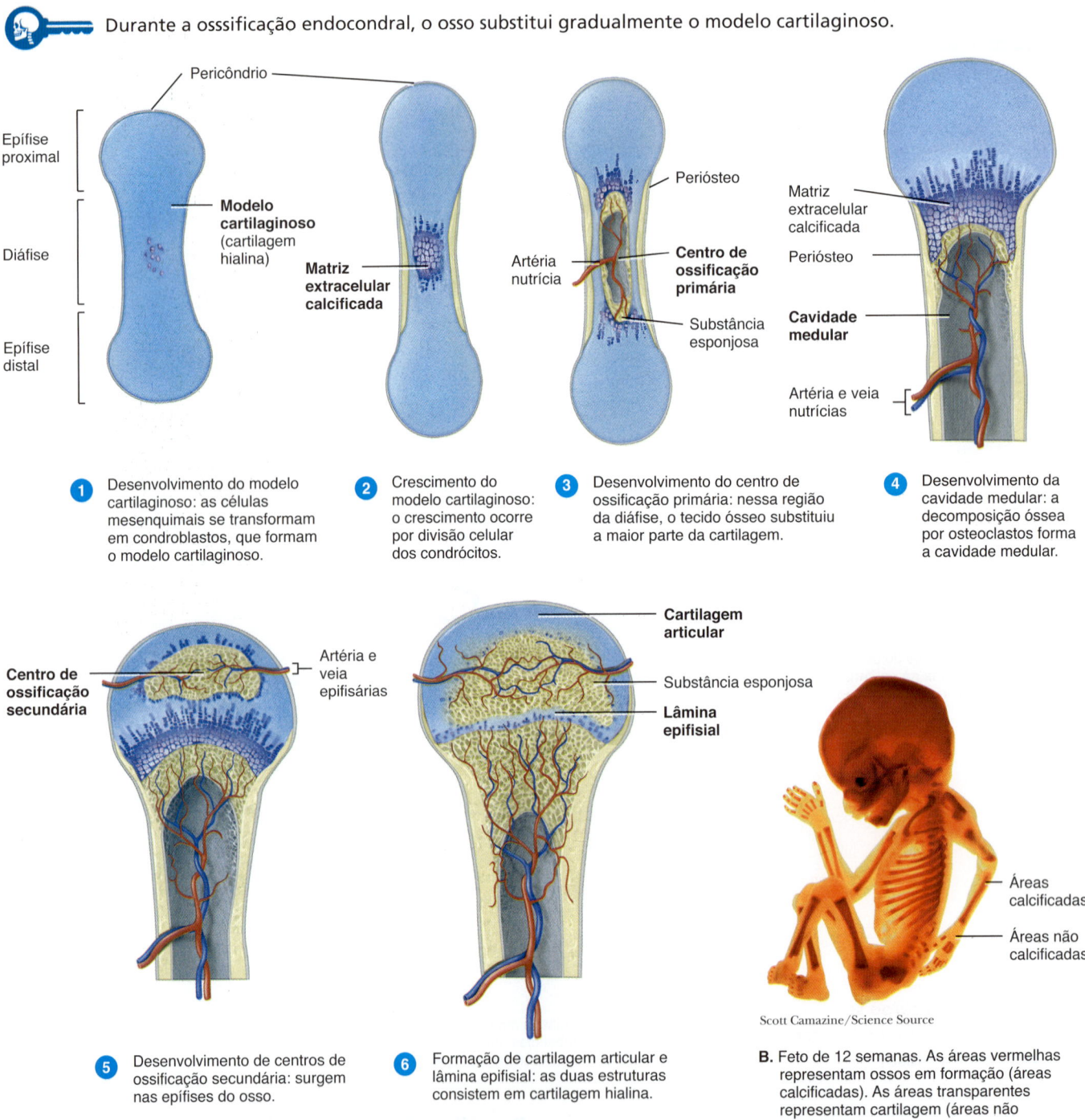

A. Sequência de acontecimentos

As radiografias dos ossos da perna de uma estrela do basquete, com 18 anos de idade, mostram lâminas epifisiais nítidas, mas não há linhas epifisiais. Ela ainda deve crescer mais?

❷ *Crescimento do modelo cartilaginoso.* Depois que estão profundamente alojados na matriz extracelular da cartilagem, os condroblastos são denominados condrócitos. O modelo cartilaginoso cresce em comprimento por divisão celular contínua dos condrócitos, acompanhada por secreção adicional da matriz extracelular cartilaginosa. Esse tipo de crescimento, denominado **crescimento intersticial** (*endógeno*) (crescimento de dentro para fora), causa aumento do comprimento. Já o crescimento da cartilagem em espessura ocorre principalmente por deposição de material de matriz extracelular na superfície da cartilagem do modelo por novos condroblastos que surgem partir do pericôndrio, em um processo conhecimento como **crescimento aposicional** (*exógeno*), que significa crescimento da superfície externa (descrito a seguir).

À medida que o modelo cartilaginoso cresce, ocorre hipertrofia (aumento de tamanho) dos condrócitos na região média, e a matriz extracelular cartilaginosa circundante começa a se calcificar. Outros condrócitos dentro da cartilagem em calcificação morrem, porque os nutrientes não conseguem se difundir mais com rapidez suficiente através da matriz extracelular. À proporção que esses condrócitos morrem, os espaços deixados para trás pelos condrócitos mortos se fundem em pequenas cavidades, denominadas lacunas.

❸ *Desenvolvimento do centro de ossificação primária.* A ossificação primária prossegue da superfície externa do osso para dentro. Uma artéria nutrícia penetra no pericôndrio e no modelo cartilaginoso em calcificação através do forame nutrício na região média do modelo cartilaginoso, estimulando a diferenciação das células osteogênicas no pericôndrio em osteoblastos. Quando começa a formar osso, o pericôndrio é conhecido como **periósteo**. Perto da porção média, capilares periosteais crescem para o interior da cartilagem calcificada em decomposição, induzindo o crescimento de um **centro de ossificação primária**, uma região na qual tecido ósseo substituirá a maior parte da cartilagem. Em seguida, os osteoblastos começam a depositar a matriz extracelular óssea sobre os remanscentes da cartilagem calcificada, formando trabéculas de substância esponjosa. A ossificação primária se dispersa a partir desse local central em direção às duas extremidades do modelo cartilaginoso.

❹ *Desenvolvimento da cavidade medular.* Conforme o centro de ossificação primária cresce em direção às extremidades do osso, os osteoclastos decompõem algumas das trabéculas de substância esponjosa recém-formadas. Essa atividade produz uma cavidade, a cavidade medular, na diáfise. Por fim, a maior parte da parede da diáfise é substituída por substância compacta.

❺ *Desenvolvimento dos centros de ossificação secundária.* Quando ramos da artéria epifisária entram nas epífises, surgem os **centros de ossificação secundária**, geralmente perto do nascimento. A formação óssea é semelhante à que ocorre nos centros de ossificação primária. Entretanto, nos centros de ossificação secundária a substância esponjosa permanece no interior das epífises (não há formação de cavidades medulares). Ao contrário da ossificação primária, a ossificação secundária prossegue do centro da epífise para periferia, em direção à superfície externa do osso.

❻ *Formação da cartilagem articular e da lâmina epifisial (placa de crescimento).* A cartilagem hialina que recobre as epífises se torna a cartilagem articular. Antes da idade adulta, a cartilagem hialina permanece entre a diáfise e a epífise como a lâmina epifisial (placa de crescimento), a região responsável pelo crescimento longitudinal dos ossos longos, sobre o qual você aprenderá a seguir.

✓ **TESTE RÁPIDO**
12. Quais são os principais acontecimentos da ossificação intramembranosa e da ossificação endocondral? Quais são as semelhanças? E as diferenças?

Crescimento ósseo durante a lactância, a infância e a adolescência

Durante a lactância, a infância e a adolescência, ocorre aumento da espessura dos ossos de todo o corpo por crescimento aposicional, bem como aumento do comprimento dos ossos longos por crescimento intersticial.

Crescimento em comprimento

O crescimento de um osso longo abrange (1) crescimento intersticial da cartilagem no lado epifisário da lâmina epifisial e (2) substituição da cartilagem por osso mediante ossificação endocondral no lado diafisário da lâmina epifisial.

Para compreender o crescimento de um osso em comprimento, é preciso conhecer alguns detalhes da estrutura da lâmina epifisial (Figura 6.8). A **lâmina epifisial** (*placa de crescimento*) é uma camada de cartilagem hialina na metáfise de um osso em crescimento e é dividida quatro zonas (Figura 6.8B):

1. *Zona de cartilagem em repouso.* Essa camada está mais próxima da epífise e consiste em pequenos condrócitos dispersos. O termo repouso é usado porque as células não participam do crescimento do osso. Em vez disso, ancoram a lâmina epifisial à epífise do osso.
2. *Zona de cartilagem de proliferação.* Condrócitos um pouco maiores, dispostos como uma pilha de moedas, apresentam crescimento intersticial conforme se dividem e secretam matriz extracelular. Os condrócitos nessa zona se dividem para substituir aqueles que morrem no lado diafisário da lâmina epifisial.
3. *Zona de cartilagem hipertrófica.* Essa camada é formada por condrócitos grandes, em processo de maturação e organizados em colunas.
4. *Zona de cartilagem calcificada.* A última zona da lâmina epifisial tem apenas algumas células de espessura e é formada principalmente por condrócitos mortos por causa da calcificação da matriz extracelular ao seu redor. Os osteoclastos dissolvem a cartilagem calcificada, e os osteoblastos e capilares provenientes da diáfise invadem a área. Os osteoblastos depositam matriz extracelular óssea, substituindo a cartilagem calcificada pelo processo de ossificação endocondral. Desse modo, a zona da cartilagem calcificada torna-se "nova diáfise", firmemente cimentada ao restante da diáfise do osso.

A atividade da lâmina epifisial é a única maneira de aumento do comprimento da diáfise. Enquanto o osso cresce, os condrócitos proliferam no lado epifisário da lâmina. Novos condrócitos substituem os antigos, que são destruídos por calcificação. Assim, a cartilagem é substituída por osso no lado diafisário da lâmina. Desse modo, a espessura da lâmina epifisial se mantém relativamente constante, mas o osso no lado diafisário aumenta de comprimento. Se uma fratura óssea danificar a lâmina epifisial, o osso fraturado pode ser mais curto que o normal ao se alcançar a estatura adulta. O motivo é que o dano à cartilagem, que é avascular, acelera o fechamento da lâmina epifisial por cessação

Figura 6.8 A lâmina epifisial (placa de crescimento) é uma camada de cartilagem hialina na metáfise de um osso em crescimento. A lâmina epifisial é observada como uma faixa escura entre as áreas calcificadas mais brancas nas radiografias mostradas na parte **A**.

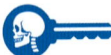 A lâmina epifisial possibilita o crescimento longitudinal da diáfise.

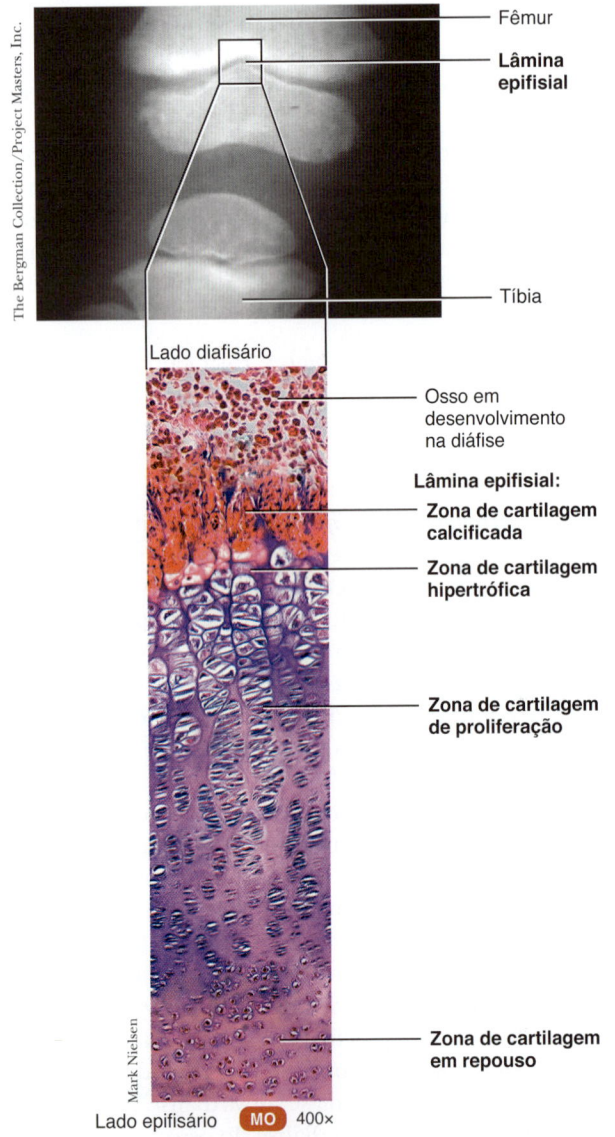

A. Radiografia mostrando a lâmina epifisial do fêmur de uma criança com 3 anos de idade

- Fêmur
- Lâmina epifisial
- Tíbia

Lado diafisário
- Osso em desenvolvimento na diáfise
- Lâmina epifisial:
  - Zona de cartilagem calcificada
  - Zona de cartilagem hipertrófica
  - Zona de cartilagem de proliferação
  - Zona de cartilagem em repouso

Lado epifisário MO 400×

B. Histologia da lâmina epifisial

? Que atividades da lâmina epifisial são responsáveis pelo crescimento longitudinal da diáfise?

da linha epifisial, cessa totalmente o crescimento do osso em comprimento.

O fechamento da lâmina epifisial é um processo gradual e seu grau ajuda a determinar a idade óssea, a prever a altura no adulto e a estabelecer, a partir dos ossos, a idade com que uma pessoa morreu, sobretudo em lactentes, crianças e adolescentes. Por exemplo, uma lâmina epifisial aberta indica uma pessoa mais jovem, enquanto uma lâmina epifisial parcial ou completamente fechada indica uma pessoa mais velha. Devemos nos lembrar ainda de que o fechamento da lâmina epifisial ocorre, em média, 2 a 3 anos mais cedo nas mulheres.

Nos ossos longos dos membros, o crescimento longitudinal não ocorre igualmente nas duas extremidades dos ossos; uma delas é sempre a extremidade de crescimento dominante. A extremidade de crescimento dominante sempre se afasta do ângulo de orientação do forame nutrício na diáfise. Portanto, as extremidades do fêmur, da tíbia e da fibula em direção ao joelho são as lâminas epifisiais de crescimento dominantes, e as extremidades do úmero, da ulna e do rádio opostas ao cotovelo são as lâminas epifisiais de crescimento dominantes (ver Figura 6.2).

Crescimento em espessura

Assim como a cartilagem, a espessura (diâmetro) do osso só aumenta por crescimento aposicional (Figura 6.9A):

❶ Na superfície do osso, as células periosteais se diferenciam em osteoblastos, que secretam as fibras colágenas e outras moléculas orgânicas que formam a matriz extracelular óssea. Os osteoblastos são circundados por matriz extracelular e se transformam em osteócitos. Esse processo forma cristas ósseas nos dois lados de um vaso sanguíneo periosteal. As cristas aumentam lentamente e criam um sulco para o vaso sanguíneo periosteal.

❷ Por fim, as cristas se unem e se fundem, e o sulco se torna um túnel que contém o vaso sanguíneo. Agora, o periósteo inicial se torna o endósteo que reveste o túnel.

❸ Os osteoblastos no endósteo depositam matriz extracelular óssea, formando novas lamelas concêntricas. A formação destas lamelas concêntricas adicionais se orientam internamente, em direção ao vaso sanguíneo periosteal. Desse modo, o túnel é preenchido e um novo ósteon é criado.

❹ Durante a formação de um ósteon, os osteoblastos sob o periósteo depositam novas lamelas circunferenciais, com aumento adicional da espessura do osso. O processo de crescimento continua enquanto mais vasos sanguíneos periosteais são envolvidos, como na etapa ❶.

É preciso lembrar que, conforme novo tecido ósseo é depositado na superfície externa do osso, o tecido ósseo que reveste a cavidade medular é destruído por osteoclastos no endósteo. Dessa maneira, a cavidade medular se expande enquanto o osso aumenta em espessura (Figura 6.9B).

✓ TESTE RÁPIDO

13. Descreva cada zona da lâmina epifisial e suas funções.
14. Quais são as diferenças entre crescimentos intersticial e aposicional?
15. Qual é a importância da linha epifisial?

da mitose celular da cartilagem e consequente inibição do crescimento longitudinal do osso.

Quando a adolescência termina (por volta dos 18 anos de idade nas mulheres e dos 21 anos nos homens), as lâminas epifisiais se fecham; isto é, as células da cartilagem epifisial param de se dividir e o osso substitui toda a cartilagem restante. A lâmina epifisial desaparece, deixando uma estrutura óssea denominada **linha epifisial**. Com o surgimento

Figura 6.9 Crescimento ósseo em espessura.

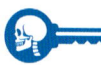 Ao passo que os osteoblastos depositam novo tecido ósseo na superfície externa do osso, osteoclastos destroem o tecido ósseo que reveste a cavidade medular no endósteo.

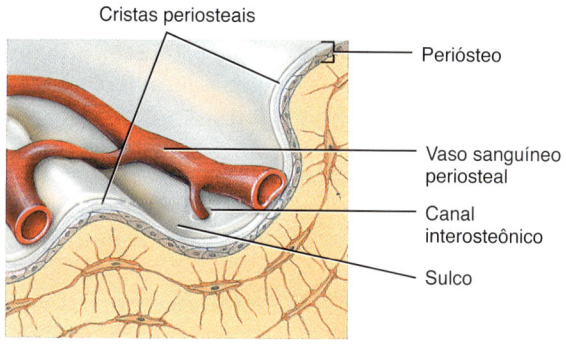

① As cristas no periósteo criam um sulco para o vaso sanguíneo periosteal.

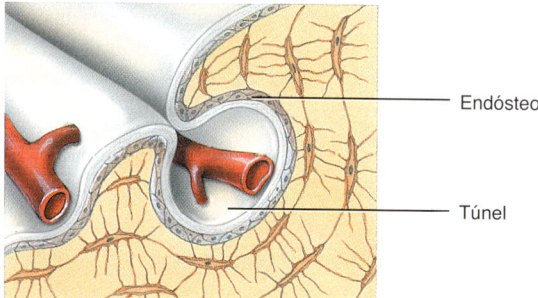

② As cristas periosteais se fundem e formam um túnel revestido por endósteo.

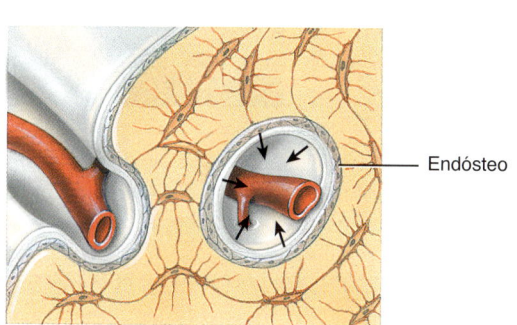

③ Os osteoblastos no endósteo produzem novas lamelas concêntricas internas, em direção ao centro do túnel e formam um novo ósteon.

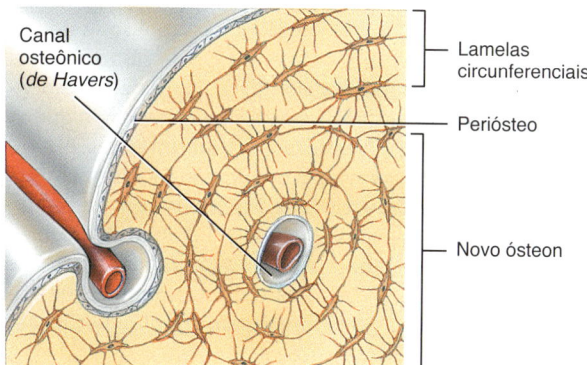

④ O osso cresce para fora à medida que os osteoblastos no periósteo formam novas lamelas circunferenciais. A formação do ósteon se repete conforme novas cristas periosteais se dobram sobre os vasos sanguíneos.

A. Detalhes microscópicos

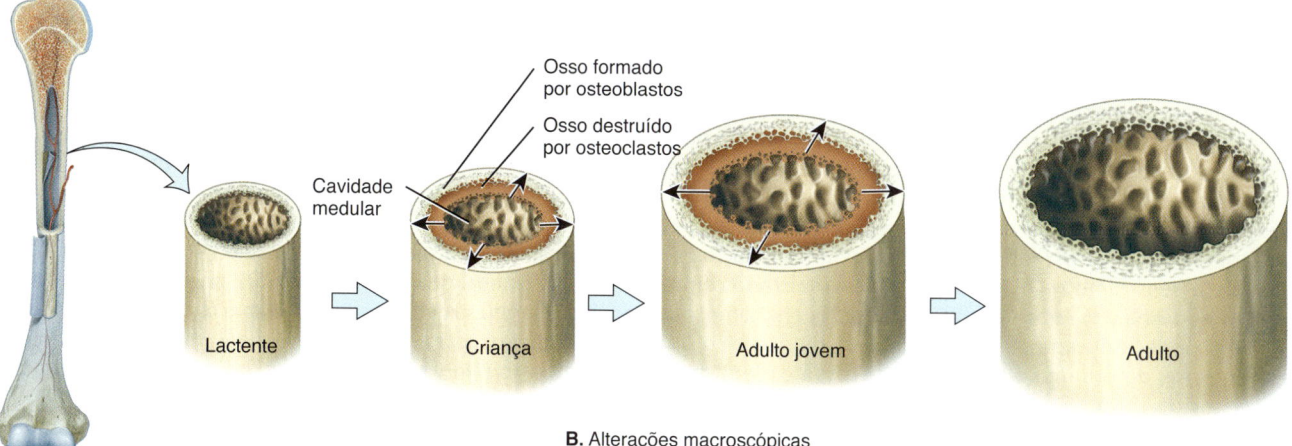

B. Alterações macroscópicas

? Como a cavidade medular aumenta durante o crescimento em espessura?

Remodelação óssea

Assim como a pele, o osso se forma antes do nascimento, mas depois se renova continuamente. A **remodelação óssea** é a substituição contínua de tecido ósseo antigo por tecido ósseo novo. Esse processo inclui a **reabsorção óssea**, a remoção de sais minerais e fibras colágenas dos ossos pelos osteoclastos, bem como a **deposição de osso**, o acréscimo de minerais e fibras colágenas ao osso por osteoblastos. Portanto, a reabsorção óssea resulta na decomposição da matriz extracelular óssea, e a deposição óssea resulta em sua formação. Cerca de 5 a 10% da massa óssea total do corpo é remodelada

CORRELAÇÃO CLÍNICA | Doença de Paget

Existe um delicado equilíbrio entre as ações dos osteoclastos e osteoblastos. Caso haja formação de muito tecido novo, os ossos se tornam anormalmente espessos e pesados. Se houver deposição de muito material mineral no osso, o excesso pode formar sobre o osso protuberâncias espessas, denominadas *esporões*, que interferem com o movimento articular. A perda excessiva de cálcio ou de tecido enfraquece os ossos, que podem se fraturar, como ocorre na osteoporose, ou podem se tornar flexíveis demais, como no raquitismo e na osteomalacia.

Na **doença de Paget** há proliferação excessiva de osteoclastos, de modo que a reabsorção óssea é mais rápida que a deposição óssea. Em resposta, os osteoblastos tentam compensar, mas o novo osso é mais fraco, porque há maior proporção de substância esponjosa em relação à substância compacta, a mineralização é reduzida e a matriz extracelular recém-sintetizada contém proteínas anormais. O osso recém-formado, sobretudo na pelve, nos membros, nas vértebras inferiores e no crânio, é aumentado, duro, quebradiço e fraturado com facilidade.

CORRELAÇÃO CLÍNICA | Osteoporose

A **osteoporose**, literalmente a condição de porosidade dos ossos, afeta 10 milhões de pessoas por ano nos EUA. Além disso, 18 milhões de pessoas têm diminuição da massa óssea (osteopenia), o que as coloca em risco de osteoporose. O problema básico é que a reabsorção (decomposição) óssea supera a deposição (formação) óssea. Em grande parte, isso se deve à depleção de cálcio no corpo – a quantidade de cálcio perdida na urina, nas fezes e no suor é maior que a quantidade absorvida dos alimentos. A depleção da massa óssea é tamanha que as forças mecânicas do dia a dia provocam fraturas ósseas, muitas vezes espontâneas. Por exemplo, o simples ato de se sentar muito rapidamente pode provocar uma fratura do colo do fêmur. Nos EUA, a osteoporose causa mais de 1,5 milhão de fraturas por ano, sobretudo de cabeça e colo do fêmur, nos punhos e nas vértebras. A osteoporose afeta todo o sistema esquelético. Além das fraturas, a osteoporose provoca diminuição das vértebras, redução da altura, cifose e dor óssea.

A osteoporose afeta principalmente pessoas de meia-idade e idosas, 80% das quais são mulheres. A osteoporose é mais frequente em mulheres idosas que em homens por duas razões: (1) os ossos femininos são menos maciços que os masculinos e (2) a produção de estrogênios nas mulheres cai drasticamente na menopausa, enquanto a produção do principal androgênio, a testosterona, nos homens idosos cai pouco e gradativamente. Os estrogênios e a testosterona estimulam a atividade dos osteoblastos e a síntese de matriz óssea. Além do sexo, outros fatores de risco para o desenvolvimento de osteoporose são história familiar da doença, ancestrais europeus ou asiáticos, biotipo magro ou pequeno, sedentarismo, tabagismo, alimentação deficiente em cálcio e vitamina D, ingestão de mais de dois copos de bebida alcóolica por dia e uso de alguns medicamentos.

O diagnóstico de osteoporose é feito pela história familiar e pela *densitometria óssea*, exame que é realizado como uma radiografia e mede a densidade óssea. A densitometria também pode ser usada para confirmar um diagnóstico de osteoporose, determinar a taxa de perda óssea e monitorar os efeitos do tratamento. Existe ainda uma ferramenta relativamente nova, denominada *FRAX®*, que incorpora fatores de risco além da densidade mineral óssea para estimar com exatidão o risco de fratura. Os pacientes respondem a um levantamento *on-line* de fatores de risco como idade, sexo, altura, peso, etnia, história prévia de fratura, história de fratura do colo do fêmur dos pais, uso de glicocorticoide (p. ex., cortisona), tabagismo, ingestão de álcool e artrite reumatoide. Com o auxílio desses dados, a FRAX® faz uma estimativa da probabilidade de ocorrência, no período de dez anos, de fratura do colo do fêmur ou outro osso importante na coluna vertebral, no braço ou no antebraço decorrente de osteoporose.

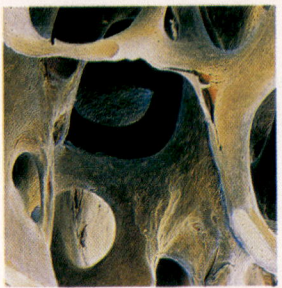
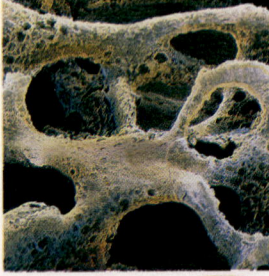

P. Motta/Science Source — MEV 30×   P. Motta/Science Source — MEV 30×
A. Osso normal   **B.** Osso osteoporótico

Comparação da substância esponjosa em **A** um adulto jovem normal e (**B**) uma pessoa com osteoporose.

As opções para tratamento da osteoporose são variadas. Com relação à nutrição, a alimentação rica em cálcio é importante para reduzir o risco de fraturas. A vitamina D é necessária para que o corpo utilize o cálcio. Em termos de exercício, demonstrou-se que a prática regular de exercícios de sustentação de peso mantém e forma massa óssea. Esses exercícios incluem a caminhada urbana ou em trilhas, a corrida, a subida de escadas, o tênis e a dança. Exercícios de resistência, como o levantamento de peso, também aumentam a resistência óssea e a massa muscular.

Em geral, os medicamentos usados no tratamento da osteoporose são de dois tipos: (1) os **fármacos antirreabsortivos** diminuem a progressão da perda óssea e (2) os **fármacos formadores de osso** promovem o aumento da massa óssea. Entre os medicamentos antirreabsortivos estão (1) *bifosfonatos*, que inibem os osteoclastos (calcitonina); (2) *moduladores seletivos dos receptores estrogênicos*, que simulam os efeitos de estrogênios sem efeitos colaterais indesejáveis; e (3) terapia de reposição de estrogênio (TRE), que repõe os estrogênios perdidos durante e após a menopausa e terapia de reposição hormonal (TRH), que repõe os estrogênios e a progesterona perdidos durante e após a menopausa. A TRE ajuda a manter e aumentar a massa óssea após a menopausa. A TRE causa pequeno aumento do risco de acidente vascular encefálico e coágulos sanguíneos. A TRH também ajuda a manter e aumentar a massa óssea. A TRH causa aumento do risco de cardiopatia, câncer de mama, acidente vascular encefálico, coágulos sanguíneos e demência.

Entre os fármacos formadores de osso está o paratormônio (PTH), que estimula a produção de osso novo pelos osteoblastos. Outros fármacos estão em desenvolvimento.

anualmente. A taxa de renovação é de cerca de 4% ao ano na substância compacta e de aproximadamente 20% ao ano na substância esponjosa. As taxas de remodelação também variam de acordo com a região do corpo. A parte distal do fêmur é substituída aproximadamente a cada quatro meses. Já o osso em determinadas áreas da diáfise do fêmur não será totalmente substituído durante a vida de uma pessoa. Mesmo depois que os ossos alcançam o tamanho e o formato adulto, o osso antigo é continuamente destruído e novo osso se forma em seu lugar. A remodelação também remove o osso danificado, substituindo-o por novo tecido ósseo. Pode ser desencadeada por fatores como exercício, modificações no estilo de vida e alterações na alimentação.

A remodelação tem vários outros benefícios. Como a força do osso está relacionada com o grau de tensão a que é submetido, se o osso recém-formado for submetido a grandes cargas, será mais espesso e, portanto, mais forte que o osso antigo. Além disso, o formato de um osso é alterado para dar sustentação apropriada de acordo com os padrões de tensão a que é submetido durante o processo de remodelação. Por fim, o novo osso é mais resistente a fraturas que o osso antigo.

A **ortodontia** é o ramo da odontologia voltado para a prevenção e a correção do desalinhamento dos dentes. O movimento dos dentes por aparelhos ortodônticos exerce estresse sobre o osso que forma os alvéolos dentais. Em resposta a esse estresse artificial, os osteoclastos e osteoblastos remodelam os alvéolos e corrigem o alinhamento dos dentes.

✓ TESTE RÁPIDO
16. O que é remodelação óssea? Qual é sua importância?

6.8 Fraturas

OBJETIVO
- Descrever o processo de consolidação de fraturas.

A **fratura** é qualquer solução de continuidade no osso. As fraturas são nomeadas de acordo com a gravidade, o formato ou a posição da linha de fratura; às vezes recebem o nome do médico que as descreveu pela primeira vez. A Tabela 6.2 apresenta alguns dos tipos comuns de fraturas.

Em alguns casos, ocorre fratura sem ruptura visível do osso. Uma **fratura por estresse** é uma série de fissuras ósseas microscópicas que se formam sem indícios de lesão de outros tecidos. Em adultos saudáveis, as fraturas por estresse são provocadas por atividades vigorosas repetidas, como corrida, salto ou dança aeróbica. As fraturas por estresse são muito dolorosas e também resultam de processos mórbidos que perturbem a calcificação óssea normal, como a osteoporose. Cerca de 25% das fraturas por estresse ocorrem na tíbia. Embora as radiografias simples muitas vezes não revelem as fraturas por estresse, estas são claramente visíveis na cintigrafia óssea.

A consolidação de uma fratura óssea compreende as seguintes fases (Figura 6.10):

❶ **Fase reativa.** Ruptura de vasos sanguíneos que cruzam a linha de fratura. Conforme o sangue extravasa das extremidades rotas dos vasos, forma massa (geralmente coagulada) ao redor do local da fratura. Esse coágulo, denominado **hematoma por fratura**, geralmente surge 6 a 8 h após a lesão. Como a circulação do sangue cessa no local em que se forma o hematoma por fratura, as células ósseas adjacentes morrem. A tumefação e a inflamação ocorrem em resposta às células ósseas mortas, produzindo mais restos celulares. Os fagócitos (neutrófilos e macrófagos) e osteoclastos começam a remover o tecido morto ou danificado dentro do hematoma pela fratura e também ao seu redor. Esse estágio pode durar até várias semanas.

❷ **Fase reparadora.** Essa fase é caracterizada pela formação de um calo fibrocartilaginoso e um calo ósseo.

Vasos sanguíneos proliferam no interior do hematoma e fagócitos começam a limpar células ósseas mortas. Fibroblastos do periósteo invadem o local da fratura e produzem fibras colágenas. Além disso, as células do periósteo se transformam em condroblastos e começam a produzir fibrocartilagem nessa região. Esses eventos levam ao desenvolvimento de um **calo fibrocartilaginoso** (*mole*), massa de tecido de reparo formada por fibras colágenas e cartilagem que une as extremidades fraturadas do osso. A formação do calo fibrocartilaginoso leva cerca de 3 semanas.

Em áreas mais próximas de tecido ósseo saudável bem vascularizado, as células osteogênicas se transformam em osteoblastos que começam a produzir trabéculas de substância esponjosa. As trabéculas unem partes vivas e mortas dos fragmentos do osso original. Com o tempo, a fibrocartilagem é convertida em substância esponjosa, e o calo é denominado **calo ósseo** (*duro*). O estágio de calo ósseo dura cerca de 3 a 4 meses.

❸ **Fase de remodelação óssea.** A fase final da consolidação da fratura é a **remodelação óssea** do calo. As partes mortas dos fragmentos originais do osso fraturado são reabsorvidas gradualmente por osteoclastos. A substância compacta substitui a substância esponjosa em torno da periferia da fratura. Às vezes, o processo de consolidação é tão completo que a linha de fratura é imperceptível, mesmo em uma radiografia. Contudo, uma área espessa na superfície do osso permanece como sinal de uma fratura consolidada.

CORRELAÇÃO CLÍNICA | *Tratamento das fraturas*

O **tratamento das fraturas** varia de acordo com a idade, o tipo de fratura e o osso comprometido. As metas finais são o realinhamento dos fragmentos ósseos, a imobilização para manter o realinhamento e a restauração da função. É preciso alinhar as extremidades fraturadas para que haja consolidação apropriada dos ossos. Esse processo é denominado **redução**. Na **redução fechada**, as extremidades fraturadas de um osso são alinhadas por manipulação manual e a pele se mantém intacta. Na **redução aberta**, as extremidades fraturadas de um osso são alinhadas por um procedimento cirúrgico que usa dispositivos de fixação interna, como parafusos, placas, pinos, bastões e fios. Após a redução, um osso fraturado pode ser mantido imobilizado em gesso, tipoia, tala, atadura elástica, dispositivo de fixação externa ou uma combinação desses dispositivos.

TABELA 6.2

Algumas fraturas comuns.

FRATURA	DESCRIÇÃO	ILUSTRAÇÃO	RADIOGRAFIA
Aberta (*composta*)	As extremidades fraturadas do osso se projetam através da pele. Já a **fratura fechada** (*simples*) não rompe a pele	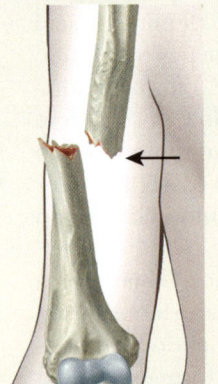	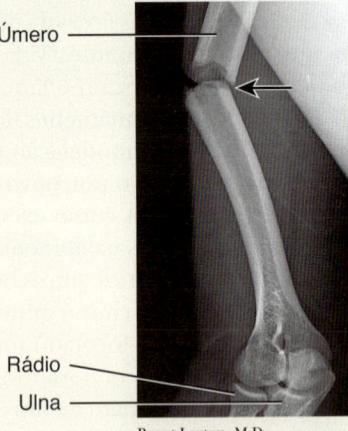 Brent Layton, M.D.
Cominutiva	O osso é estilhaçado, esmagado ou fragmentado no local do impacto, e fragmentos ósseos menores se situam entre os dois fragmentos principais	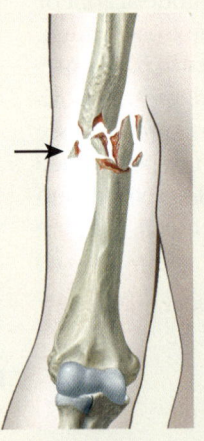	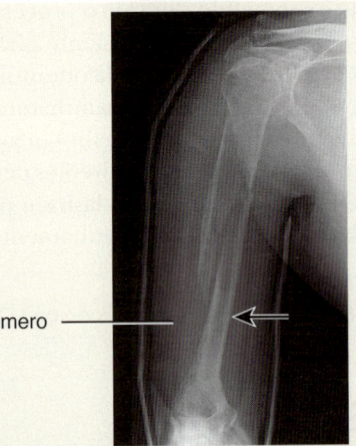 Cedido por Per Amundson, M.D.
Galho verde	Fratura parcial em que há fratura em um lado do osso e encurvamento do outro lado; semelhante à maneira como um galho fino verde se quebra de um lado enquanto o outro lado continua inteiro, mas curvado; ocorre somente em crianças, cujos ossos não estão completamente ossificados e contêm mais materiais orgânicos que inorgânicos		

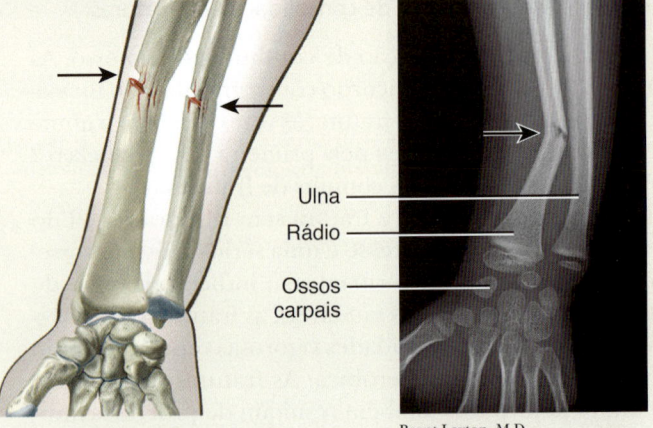

Brent Layton, M.D.

Embora o osso tenha uma generosa irrigação sanguínea, às vezes a consolidação leva meses. O cálcio e o fósforo necessários para fortalecer e endurecer o novo osso são depositados gradualmente, e as próprias células ósseas costumam crescer e se multiplicar lentamente.

✓ TESTE RÁPIDO

17. Defina fratura e resuma as etapas da sua consolidação.
18. Defina as fraturas comuns.

6.9 Exercício físico e tecido ósseo

◉ OBJETIVO

- Descrever como o exercício físico e o estresse mecânico afetam o tecido ósseo.

Dentro de determinados limites, o tecido ósseo é capaz de alterar sua força em resposta a alterações da carga a que é submetido. Quando submetido a estresse, o tecido

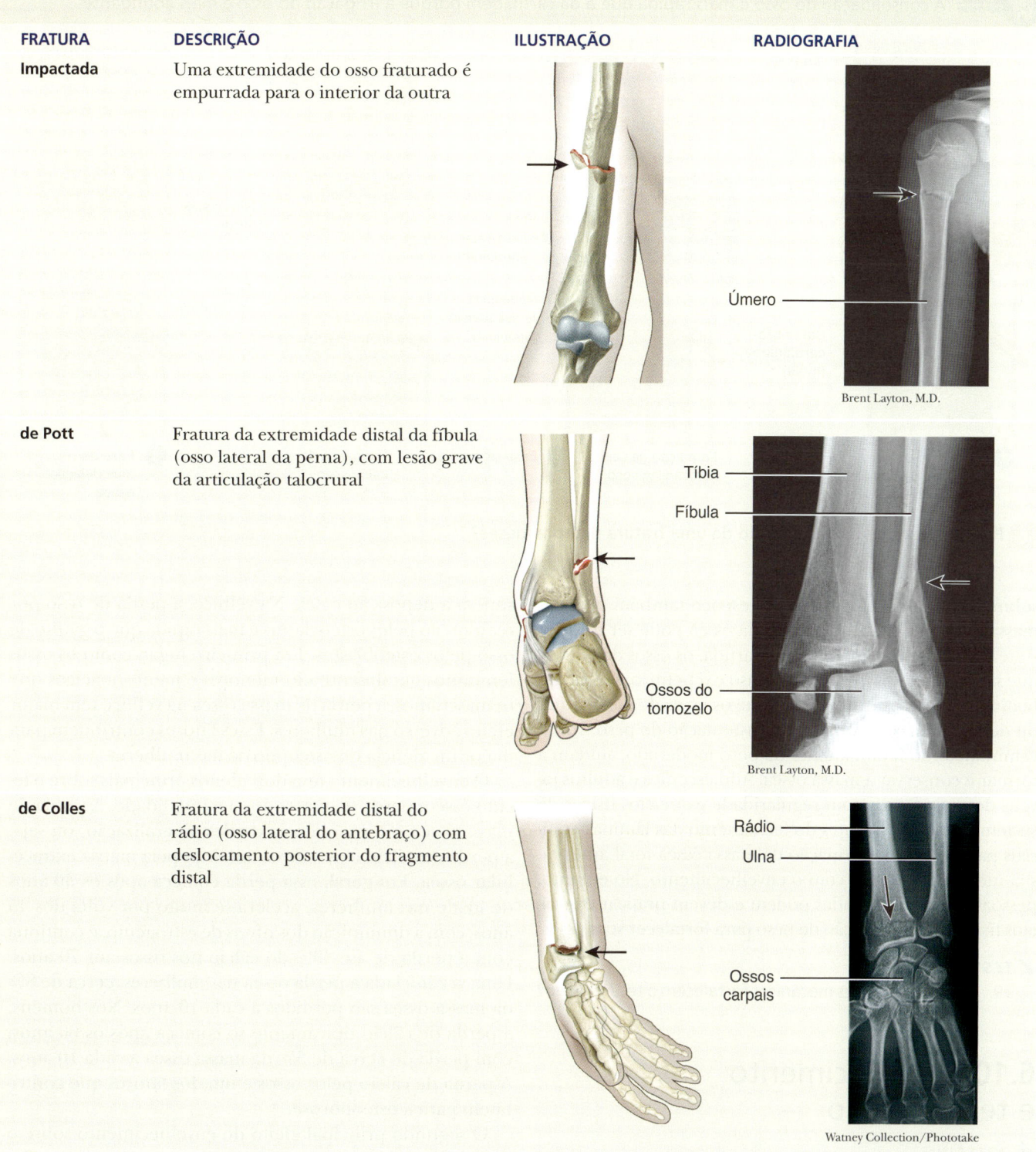

ósseo responde à sobrecarga e torna-se mais forte por aumento da deposição de sais minerais e da produção de fibras colágenas por osteoblastos. Sem o estresse mecânico, o osso não se remodela normalmente, porque a reabsorção óssea é mais rápida que a formação óssea. Pesquisas mostram que cargas intermitentes de alto impacto influenciam mais intensamente a deposição óssea que cargas constantes de menor impacto. Portanto, a corrida e os saltos estimulam mais drasticamente a remodelação óssea que a caminhada.

Os principais estresses mecânicos que atuam sobre o osso são resultantes da tração de músculos esqueléticos e da força gravitacional. Se uma pessoa estiver acamada ou com um osso fraturado imobilizado, a resistência dos ossos não submetidos a estresse diminui em razão da perda de minerais ósseos e da redução da quantidade de fibras colágenas. Os astronautas

Figura 6.10 Etapas da consolidação de uma fratura óssea.

A consolidação do osso é mais rápida que a da cartilagem porque a irrigação do osso é mais abundante.

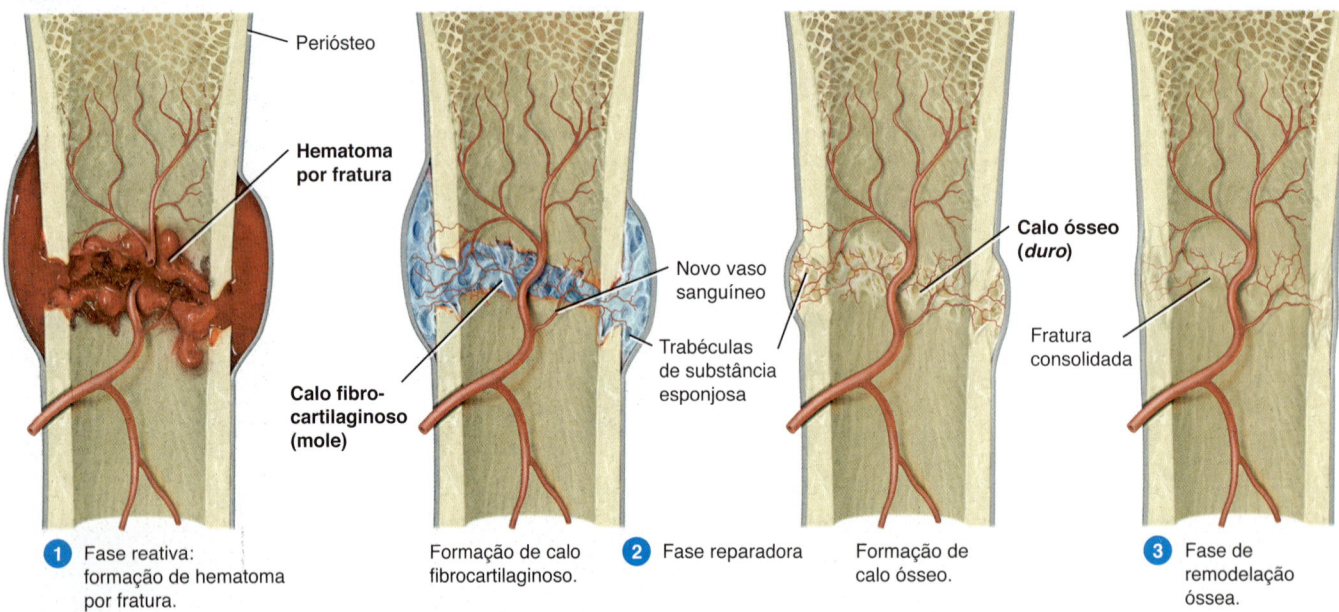

1. Fase reativa: formação de hematoma por fratura.
Formação de calo fibrocartilaginoso.
2. Fase reparadora
Formação de calo ósseo.
3. Fase de remodelação óssea.

Por que às vezes a consolidação de uma fratura demora meses?

---

submetidos à microgravidade do espaço também perdem massa óssea. Nos dois casos a perda óssea pode ser drástica – até 1% por semana. Em contrapartida, os ossos de atletas, que são submetidos a estresse intenso e repetitivo, se tornam bem mais espessos e mais fortes que os ossos de astronautas ou de não atletas. Atividades de sustentação de peso, como caminhadas ou levantamento de peso moderado, ajudam a formar e conservar a massa óssea. Adolescentes e adultos jovens devem praticar com regularidade exercícios físicos de sustentação de peso antes do fechamento das lâminas epifisiais para ajudar na formação da massa óssea total antes de sua inevitável redução com o envelhecimento. No entanto, pessoas de todas as idades podem e devem praticar exercícios físicos de sustentação de peso para fortalecer seus ossos.

✓ TESTE RÁPIDO
19. Como os estresses mecânicos fortalecem o tecido ósseo?

6.10 Envelhecimento e tecido ósseo

OBJETIVO
- Descrever os efeitos do envelhecimento sobre o tecido ósseo.

Desde o nascimento até a adolescência, a quantidade de tecido ósseo produzida é maior que a quantidade perdida durante a remodelação do osso. Em adultos jovens, as taxas de deposição e reabsorção óssea são quase iguais. À proporção que o nível de esteroides sexuais diminui durante a meia-idade, sobretudo nas mulheres após a menopausa, ocorre redução da massa óssea, pois a reabsorção óssea supera a deposição óssea. Na velhice, a perda de osso por reabsorção pelos osteoclastos é mais rápida que o ganho de osso pelos osteoblastos. Em primeiro lugar, como os ossos femininos geralmente são menores e menos maciços que os masculinos, a perda de massa óssea na velhice tem maior efeito adverso nas mulheres. Esses fatores contribuem para maior incidência de osteoporose nas mulheres.

O envelhecimento tem dois efeitos principais sobre o tecido ósseo: perda de massa óssea e fragilidade. A perda de massa óssea é consequência da **desmineralização**, ou seja, a perda de cálcio e de outros minerais pela matriz extracelular óssea. Em geral, essa perda começa após os 30 anos de idade nas mulheres, acelera-se muito por volta dos 45 anos, com a diminuição dos níveis de estrogênio, e continua com a perda de até 30% do cálcio nos ossos aos 70 anos. Uma vez iniciada a perda óssea nas mulheres, cerca de 8% da massa óssea são perdidos a cada 10 anos. Nos homens, a perda de cálcio tipicamente só começa após os 60 anos, com perda de cerca de 3% da massa óssea a cada 10 anos. A perda de cálcio pelos ossos é um dos fatores que contribuem para a osteoporose.

O segundo principal efeito do envelhecimento sobre o sistema esquelético, a fragilidade, é consequência da redução da síntese proteica. É preciso lembrar que a parte orgânica da matriz óssea, principalmente as fibras colágenas, confere ao osso sua resistência à tensão. A perda da resistência à tensão torna os ossos muito frágeis e suscetíveis a fraturas. Em algumas pessoas idosas, a síntese de fibras colágenas diminui, em parte, por redução da produção de hormônio de crescimento humano. Além de aumentar a suscetibilidade a fraturas, a perda de massa óssea também causa deformidade, dor, perda de altura e perda de dentes.

✓ **TESTE RÁPIDO**
20. O que é desmineralização? Como ela afeta a função do osso?
21. Que alterações ocorrem na parte orgânica da matriz extracelular óssea com o envelhecimento?

6.11 Fatores que afetam o crescimento ósseo

◉ **OBJETIVO**
• Explicar por que sais minerais, vitaminas e hormônios são importantes no crescimento ósseo.

O crescimento ósseo no jovem, a remodelação óssea no adulto e a consolidação de osso fraturado dependem de vários fatores. Entre esses fatores estão minerais (como o cálcio e o fósforo), vitaminas (A, C, D, K, B_{12}), hormônios (como o hormônio do crescimento humano, os hormônios tireóideos e os hormônios sexuais), exercício físico e envelhecimento. Estes são descritos na Tabela 6.3.

✓ **TESTE RÁPIDO**
22. Resuma os fatores que afetam o crescimento ósseo.

TABELA 6.3

Resumo dos fatores que afetam o crescimento ósseo.

FATOR	COMENTÁRIO
MINERAIS	
Cálcio e fósforo	Enrijecem a matriz extracelular óssea
Magnésio	Ajuda a formar a matriz extracelular óssea
Flúor	Ajuda a fortalecer a matriz extracelular óssea
Manganês	Ativa enzimas participantes da síntese de matriz extracelular óssea
VITAMINAS	
Vitamina A	Necessária para a atividade de osteoblastos durante a remodelação óssea; a deficiência reduz o crescimento ósseo; tóxica em altas doses
Vitamina C	Necessária para a síntese de colágeno, a principal proteína do osso; a deficiência leva à redução da produção de colágeno, o que desacelera o crescimento ósseo e atrasa a consolidação dos ossos fraturados
Vitamina D	A forma ativa (calcitriol) é produzida pelos rins; ajuda a formar o osso por aumento da absorção de cálcio pelo tubo gastrintestinal para o sangue; a deficiência provoca calcificação defeituosa e desacelera o crescimento do osso; pode reduzir o risco de osteoporose, mas é tóxica se ingerida em altas doses. As pessoas que usam protetor solar, têm exposição mínima aos raios ultravioleta ou não tomam suplementos de vitamina D podem não ter vitamina D suficiente para absorver o cálcio. Isso interfere no metabolismo do cálcio
Vitaminas K e B_{12}	Necessárias para a síntese de proteínas ósseas; a deficiência leva à produção anormal de proteínas na matriz extracelular óssea e diminui a densidade óssea
HORMÔNIOS	
Hormônio do crescimento humano (hGH)	Secretado pelo lobo anterior da hipófise; promove o crescimento geral de todos os tecidos do corpo, principalmente por estimulação da produção de fatores de crescimento semelhantes à insulina
Fatores de crescimento semelhantes à insulina (IGF)	Secretados pelo fígado, ossos e outros tecidos sob o estímulo do hormônio do crescimento humano; promovem o crescimento ósseo normal mediante a estimulação de osteoblastos e aumento da síntese de proteínas necessárias para a formação de osso novo
Hormônios tireoidianos (tiroxina e tri-iodotironina)	Secretados pela glândula tireoide; promovem o crescimento ósseo normal por estimulação dos osteoblastos
Insulina	Secretada pelo pâncreas; promove o crescimento ósseo normal mediante o aumento da síntese de proteínas ósseas
Hormônios sexuais (estrogênios e testosterona)	Secretado pelos ovários nas mulheres (estrogênios) e pelos testículos nos homens (testosterona); estimulam os osteoblastos e promovem o "estirão de crescimento" súbito que ocorre durante a adolescência; interrompem o crescimento nas lâminas epifisiais por volta dos 18 aos 21 anos de idade, com consequente término do crescimento longitudinal do osso; contribuem para a remodelação óssea durante a idade adulta mediante a diminuição da reabsorção óssea por osteoclastos e promoção da deposição óssea por osteoblastos
Paratormônio (PTH)	Secretado pelas glândulas paratireoides; promove a reabsorção óssea por osteoclastos; intensifica a recuperação de íons cálcio da urina; promove a elaboração da forma ativa da vitamina D (calcitriol).
Calcitonina (CT)	Secretada pela glândula tireoide; inibe a reabsorção óssea por osteoclastos
EXERCÍCIO FÍSICO	As atividades de sustentação de peso estimulam os osteoblastos e, consequentemente, ajudam a formar ossos mais espessos e mais fortes, além de retardarem a perda de massa óssea associada ao envelhecimento
ENVELHECIMENTO	À medida que o nível de hormônios sexuais diminui nas pessoas de meia-idade e idosas, sobretudo nas mulheres após a menopausa, a reabsorção óssea por osteoclastos supera a deposição óssea por osteoblastos, o que acarreta redução da massa óssea e aumento do risco de osteoporose

CORRELAÇÃO CLÍNICA | *Anormalidades hormonais que afetam a altura*

A secreção excessiva ou deficiente de hormônios que normalmente controlam o crescimento ósseo pode causar estatura anormalmente alta ou baixa. A hipersecreção de hGH durante a infância produz **gigantismo**, no qual a pessoa é muito mais alta e mais pesada que o normal. O **nanismo** é uma condição de baixa estatura na qual o indivíduo costuma ter menos de 1,47 m, geralmente uma média de 1,21 m. Existem dois tipos de nanismo: proporcional e desproporcional. No **nanismo proporcional**, todas as partes do corpo são pequenas, porém proporcionais. Uma causa de nanismo proporcional é a hipossecreção de hGH durante a infância, e a condição recebe o nome apropriado de **nanismo hipofisário**. O tratamento é clínico, com administração de hGH até o fechamento da lâmina epifisial. No **nanismo desproporcional**, algumas partes do corpo têm tamanho normal ou maior que o normal, enquanto outras são menores que o normal. Por exemplo, o tronco pode ter tamanho médio, enquanto os membros são curtos, e a cabeça pode ser grande em relação ao restante do corpo, com fronte proeminente e nariz achatado na ponte. A causa mais comum desse tipo de nanismo é a **acondroplasia**, uma condição hereditária na qual a conversão de cartilagem hialina em osso é anormal e os ossos longos dos membros param de crescer na infância. Esse tipo de nanismo é denominado **nanismo acondroplásico**. A condição é praticamente intratável, embora alguns indivíduos optem pela cirurgia de alongamento dos membros. A hipersecreção de hGH durante a vida adulta é denominada **acromegalia**. Embora o hGH não possa aumentar o comprimento dos ossos longos, porque as lâminas epifisiais já estão fechadas, há aumento dos ossos das mãos, dos pés e das mandíbulas e de outros tecidos. Além disso, as pálpebras, os lábios, a língua e o nariz aumentam; a pele se torna mais espessa e desenvolve sulcos, sobretudo na fronte e nas plantas dos pés.

TERMINOLOGIA TÉCNICA

Osteoartrite. Degeneração da cartilagem articular de modo que haja contato das extremidades ósseas; o consequente atrito ósseo agrava a condição. Geralmente ocorre em adultos mais velhos.

Osteomielite. Infecção óssea caracterizada por febre alta, sudorese, calafrios, dor e náuseas; formação de pus, edema e calor na área sobre o osso afetado; e rigidez da musculatura sobrejacente. Com frequência, é causada por bactérias, em geral *Staphylococcus aureus*. As bactérias podem alcançar o osso a partir da parte externa do corpo (por fraturas abertas, feridas perfurantes ou procedimentos cirúrgicos ortopédicos); de outros locais de infecção no corpo (abscessos dentários, infecções de queimaduras, infecções urinárias ou infecções respiratórias altas) pelo sangue; e de infecções dos tecidos moles adjacentes (como ocorre no diabetes melito).

Osteopenia. Redução da massa óssea por diminuição da taxa de síntese óssea a um nível insuficiente para compensar a reabsorção óssea normal; qualquer redução da massa óssea abaixo do normal. Um exemplo de osteopenia grave é a osteoporose.

Osteossarcoma. Câncer ósseo que afeta principalmente os osteoblastos e é mais frequente em adolescentes durante o estirão de crescimento; os locais mais comuns são as metáfises do fêmur, da tíbia e do úmero. As metástases são mais frequentes nos pulmões; o tratamento consiste em poliquimioterapia e remoção do tumor maligno, ou amputação do membro.

REVISÃO DO CAPÍTULO

Conceitos essenciais

Introdução
1. Um osso é composto de diferentes tecidos: osso (tecido ósseo), cartilagem, tecido conjuntivo denso, epitélio, vários tecidos hematopoéticos, tecido adiposo e tecido nervoso.
2. Toda a estrutura de ossos e suas cartilagens constitui o sistema esquelético.

6.1 Funções do osso e do sistema esquelético
1. O sistema esquelético tem as funções de sustentação, proteção, movimento, armazenamento e liberação de minerais, produção de células do sangue e armazenamento de triglicerídios.

6.2 Tipos de osso
1. De acordo com o formato, os ossos são classificados em longos, curtos, planos, irregulares ou sesamoides. Os ossos sesamoides se desenvolvem em tendões ou ligamentos.
2. Os ossos suturais são encontrados nas suturas de determinados ossos do crânio.

6.3 Anatomia do osso
1. As partes de um osso longo típico são a diáfise (corpo), as epífises (extremidades) proximal e distal, as metáfises, a cartilagem articular, o periósteo, a cavidade medular e o endósteo.

6.4 Acidentes ósseos
1. Os acidentes ósseos são características estruturais visíveis nas superfícies dos ossos.
2. Cada acidente ósseo – depressão, orifício ou processo – é estruturado para uma função específica, como a formação de articulação, a inserção muscular ou a passagem de nervos e vasos sanguíneos (ver Tabela 6.1).

6.5 Histologia do tecido ósseo

1. O tecido ósseo é formado por células muito separadas, circundadas por grande quantidade de matriz extracelular.
2. Os quatro principais tipos de células no tecido ósseo são as células osteogênicas (células-tronco ósseas), os osteoblastos (células formadoras de osso), os osteócitos (mantêm a atividade diária do osso) e os osteoclastos (células destruidoras de osso).
3. A matriz extracelular do osso contém sais minerais (principalmente hidroxiapatita) e fibras colágenas em abundância.
4. A substância compacta é formada por ósteons (*sistemas de Havers*) com pouco espaço entre eles.
5. A substância compacta está situada sobre a substância esponjosa nas epífises e constitui a maior parte do tecido ósseo da diáfise. Do ponto de vista funcional, a substância compacta protege, sustenta e resiste ao estresse.
6. A substância esponjosa não contém ósteons. Consiste em trabéculas que circundam espaços preenchidos por medula óssea vermelha.
7. A substância esponjosa forma a maior parte da estrutura dos ossos curtos, planos e irregulares, e as epífises dos ossos longos. Do ponto de vista funcional, as trabéculas de substância esponjosa oferecem resistência ao longo das linhas de estresse; sustentam e protegem a medula óssea vermelha; e tornam os ossos mais leves para facilitar o movimento.

6.6 Irrigação sanguínea e inervação do osso

1. Os ossos longos são irrigados por artérias periosteais, nutrícias, metafisárias e epifisárias; as veias, normalmente em número de duas, acompanham as artérias.
2. Os nervos acompanham os vasos sanguíneos no osso; o periósteo é rico em neurônios sensitivos.

6.7 Formação do osso

1. O processo pelo qual o osso se forma, denominado calcificação, ocorre em quatro situações principais: (1) a formação inicial dos ossos no embrião e no feto, (2) o crescimento dos ossos na lactância, na infância e na adolescência até que alcancem o tamanho adulto, (3) a remodelação do osso (substituição de osso antigo por tecido ósseo novo durante toda a rida) e (4) a consolidação de fraturas durante toda a vida.
2. O desenvolvimento do osso começa durante a sexta ou sétima semana de desenvolvimento embrionário. Há dois tipos de ossificação: endocondral e intramembranosa. Estas compreendem a substituição de um tecido conjuntivo preexistente por osso.
3. A ossificação intramembranosa é a formação de osso diretamente no mesênquima, disposto em lâminas que se assemelham a membranas.
4. A ossificação endocondral é a substituição de cartilagem hialina por osso. A cartilagem hialina se desenvolve a partir do mesênquima. O centro de ossificação primária de um osso longo está na sua diáfise. A cartilagem se degenera, deixando cavidades que se fundem para formar a cavidade medular. Os osteoblastos depositam osso. A seguir, a ossificação ocorre nas epífises, na qual o osso substitui a cartilagem, exceto na lâmina epifisial.
5. A lâmina epifisial tem quatro zonas: cartilagem em repouso, cartilagem de proliferação, cartilagem hipertrófica e cartilagem calcificada.
6. Em virtude da atividade da lâmina epifisial, a diáfise de um osso aumenta em comprimento.
7. O aumento da largura de um osso resulta do acréscimo de novo tecido ósseo por osteoblastos periosteais em torno da superfície externa do osso (crescimento aposicional).
8. A remodelação óssea é a substituição de tecido ósseo antigo por tecido ósseo novo.
9. O tecido ósseo antigo é constantemente destruído por osteoclastos; o novo osso é formado por osteoblastos.

6.8 Fraturas

1. Uma fratura é qualquer solução de continuidade no osso.
2. Os tipos de fraturas são fratura fechada (simples), aberta (composta), cominutiva, em galho verde, impactada, por estresse, de Pott e de Colles (ver Tabela 6.2).
3. A consolidação da fratura compreende a formação de um hematoma por fratura durante a fase reativa, um calo fibrocartilaginoso e um calo ósseo durante a fase reparadora, que é seguida por uma fase de remodelação óssea.

6.9 Exercício físico e tecido ósseo

1. O estresse mecânico aumenta a resistência do osso por aumento da deposição de sais minerais e produção de fibras colágenas.
2. A remoção do estresse mecânico enfraquece o osso por desmineralização e redução das fibras colágenas.

6.10 Envelhecimento e tecido ósseo

1. O efeito principal do envelhecimento é a perda de cálcio pelos ossos, o que pode acarretar osteoporose.
2. Outro efeito é a redução na produção de proteínas da matriz extracelular (principalmente de fibras colágenas), o que torna os ossos mais quebradiços e, portanto, mais suscetíveis à fratura.

6.11 Fatores que afetam o crescimento ósseo

1. O crescimento normal depende de minerais (cálcio, fósforo, magnésio, flúor e manganês), vitaminas (A, C, D, K e B_{12}), hormônios (hormônio do crescimento humano, fatores de crescimento semelhantes à insulina, insulina, hormônios tireoidianos, hormônios sexuais, paratormônio e calcitonina) e exercício físico com sustentação de peso.

QUESTÕES PARA AVALIAÇÃO CRÍTICA

1. Lynda, 55 anos, tem baixa estatura, é sedentária, é fumante inveterada e quer perder 20 kg antes do próximo encontro de sua turma. Sua alimentação consiste principalmente em refrigerantes dietéticos e biscoitos. Explique os efeitos da idade e do estilo de vida sobre sua composição óssea.
2. Hannah e seus colegas da turma de antropologia estavam estudando alguns ossos da coleção do museu. Scott observou algumas protuberâncias espessas em alguns dos ossos e percebeu que eram esporões. Em termos de remodelação óssea, como você explicaria a formação dos esporões?
3. Tia Edith faz 95 anos hoje. Ela comenta que está encolhendo a cada ano e que logo desaparecerá totalmente. O que está acontecendo com tia Edith?
4. O astronauta John Glenn se exercitou todos os dias em que esteve no espaço. Ainda assim, ele e os outros astronautas apresentaram fraqueza muscular quando retornaram à Terra. Por quê?
5. Chantal estava preocupada porque, ao ver seu filho pela primeira vez, percebeu que ele tinha a cabeça cônica. Mais tarde, após seguir cuidadosamente o conselho de sempre colocar o recém-nascido de costas para dormir, ficou preocupada porque o dorso da cabeça estava ficando achatado. Se o osso é duro, por que a cabeça do recém-nascido continua mudando de formato?

RESPOSTAS ÀS QUESTÕES DAS FIGURAS

6.1 Os ossos planos protegem e propiciam uma grande área de superfície para inserção muscular.
6.2 O periósteo é essencial para o crescimento da espessura do osso, consolidação e nutrição do osso. Além disso, serve como ponto de inserção para ligamentos e tendões.
6.3 A reabsorção óssea é necessária para o desenvolvimento, a manutenção e a consolidação dos ossos.
6.4 Os canais osteônicos são as principais vias de irrigação sanguínea para os osteócitos de um ósteon, portanto seu bloqueio causaria a morte dos osteócitos.
6.5 As artérias periosteais penetram no tecido ósseo através dos canais interosteônicos.
6.6 Os ossos planos do crânio, a maioria dos ossos da face, a mandíbula e a parte medial da clavícula se desenvolvem por ossificação intramembranosa.
6.7 Sim, ela provavelmente ficará mais alta. A ausência das linhas epifisiais indica que os ossos ainda estão crescendo.
6.8 O crescimento longitudinal da diáfise é causado por divisões celulares na zona de proliferação da cartilagem e pela substituição da zona de cartilagem calcificada por osso (nova diáfise).
6.9 A cavidade medular aumenta pela atividade dos osteoclastos no endósteo.
6.10 A consolidação de fraturas ósseas pode levar meses, porque a deposição de cálcio e fósforo é um processo lento, e geralmente as células ósseas crescem e se reproduzem lentamente.

SISTEMA ESQUELÉTICO | ESQUELETO AXIAL

7

INTRODUÇÃO Sem os ossos não seria possível realizar movimentos como caminhar ou segurar um objeto. Um leve golpe na cabeça ou no tórax poderia causar lesão fatal do encéfalo ou do coração. Seria impossível fazer até mesmo algo tão simples como mastigar. Todos os dias o esqueleto realiza diversas atividades. Pense em todos os movimentos e forças a que o esqueleto é submetido desde o momento em que levantamos da cama de manhã. Quando andamos, corremos, subimos escadas ou erguemos objetos leves, como um caderno de provas, ou pesados, como uma caixa de livros de Anatomia, o esqueleto precisa sustentar o peso do corpo e as várias cargas que ele transporta. Além da sustentação, o esqueleto também possibilita a livre movimentação de um lugar a outro. A maravilhosa capacidade do esqueleto torna-se ainda mais impressionante quando se consideram as cargas e tensões a que é submetido durante vários exercícios e atividades esportivas, como campeonatos de ginástica, patinação artística no gelo e jogos de basquete.

Como o sistema esquelético forma a estrutura do corpo, a familiaridade com o nome, o formato e a posição de cada osso ajuda a localizar outros sistemas. Por exemplo, a artéria radial, o local em que o pulso geralmente é palpado, é assim denominada por causa da proximidade com o rádio (o osso lateral do antebraço) e o lobo frontal do encéfalo está situado profundamente em relação ao osso frontal. Partes de determinados ossos também protegem os pulmões, o coração e os órgãos abdominais e pélvicos. •

? *Você já se perguntou por que a estatura de muitas pessoas diminui perceptivelmente com o envelhecimento? Você pode encontrar a resposta na página 212.*

SUMÁRIO

7.1 Divisões do sistema esquelético, 178
7.2 Crânio, 180
- Características gerais e funções, 180
- EXPO 7.A – Ossos do crânio | Frontal, 181
- EXPO 7.B – Ossos do crânio | Parietais, 183
- EXPO 7.C – Ossos do crânio | Temporais, 185
- EXPO 7.D – Ossos do crânio | Occipital, 187
- EXPO 7.E – Ossos do crânio | Esfenoide, 189
- EXPO 7.F – Ossos do crânio | Etmoide, 193
- EXPO 7.G – Ossos da face | Nasais, lacrimais, palatinos, conchas nasais inferiores e vômer, 195
- EXPO 7.H – Ossos da face | Maxilas e zigomáticos, 197
- EXPO 7.I – Ossos da face | Mandíbula, 198
- Septo nasal, 199
- Órbitas, 199
- Forames, 199
- Características específicas do crânio, 201
- Fossas do crânio, 203
- Alterações do crânio relacionadas com a idade, 205
- Diferenças sexuais do crânio, 206

7.3 Hioide, 207
7.4 Coluna vertebral, 207
- Curvaturas normais da coluna vertebral, 209
- Discos intervertebrais, 209
- Partes de uma vértebra típica, 210
- Regiões da coluna vertebral, 211
- Alterações da coluna vertebral relacionadas com a idade, 212
- EXPO 7.J – Regiões vertebrais | Vértebras cervicais, 213
- EXPO 7.K – Regiões vertebrais | Vértebras torácicas, 215
- EXPO 7.L – Regiões vertebrais | Vértebras lombares, 217
- EXPO 7.M – Regiões vertebrais | Vértebras sacrais e coccígeas, 219

7.5 Tórax, 221
- EXPO 7.N – Ossos torácicos | Esterno, 221
- EXPO 7.O – Ossos torácicos | Costelas, 223

Terminologia técnica, 225

7.1 Divisões do sistema esquelético

OBJETIVO
- Definir o sistema musculoesquelético
- Descrever a organização do esqueleto em divisões axial e apendicular.

Movimentos como arremessar uma bola, correr e saltar necessitam da interação de ossos e músculos. Para compreender como os músculos produzem movimentos, desde o aperto de mão até as cestas de três pontos, é preciso aprender onde os músculos se inserem em cada osso e os tipos de articulações participantes. Os ossos, os músculos e as articulações formam um sistema integrado, o **sistema locomotor**.

O ramo da ciência médica que previne e corrige distúrbios do sistema locomotor é a **ortopedia**.

O esqueleto humano adulto é constituído de 206 ossos nomeados; a maioria deles é par, como os ossos que compõem os membros no lado direito do corpo e os outros no lado esquerdo. O esqueleto de lactentes e crianças tem mais de 206 ossos, porque alguns dos ossos se fundem no decorrer da vida. Exemplos são os ossos do quadril e alguns ossos (como sacro e cóccix) da coluna vertebral.

Os ossos do esqueleto adulto são agrupados em duas divisões principais: **esqueleto axial** e **esqueleto apendicular**. A Tabela 7.1 apresenta os 80 ossos do esqueleto axial e os 126 ossos do esqueleto apendicular. As duas divisões se unem para formar o esqueleto completo mostrado na Figura 7.1

TABELA 7.1
Ossos do sistema esquelético do adulto.

DIVISÃO DO ESQUELETO	ESTRUTURA	NÚMERO DE OSSOS	DIVISÃO DO ESQUELETO	ESTRUTURA	NÚMERO DE OSSOS
Esqueleto axial	**Crânio**		Esqueleto apendicular	**Membros superiores**	
	Crânio	8		**Cíngulos do membro superior**	
	Face	14		Clavícula	2
	Hioide	1		Escápula	2
	Ossículos da audição (ver Figura 7.4B)	6		**Membros superiores livres**	
				Úmero	2
	Coluna vertebral	26		Ulna	2
	Tórax			Rádio	2
	Esterno	1		Ossos carpais	16
	Costelas	24		Ossos metacarpais	10
				Falanges	28
	Número de ossos = 80			**Membro inferior**	
				Cíngulos do membro inferior	2
				Osso do quadril	
				Membros inferiores livres	
				Fêmur	2
				Patela	2
				Fíbula	2
				Tíbia	2
				Ossos tarsais	14
				Ossos metatarsais	10
				Falanges	28
				Número de ossos	= 126
				Total no esqueleto do adulto	= 206

Figura 7.1 Divisões do sistema esquelético. O esqueleto axial é indicado em azul. Observe a posição do hioide na Figura 7.4A.

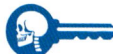 O esqueleto adulto humano é formado por 206 ossos agrupados em duas divisões: o esqueleto axial e o esqueleto apendicular.

Crânio
- Parte craniana
- Parte facial

Cíngulo do membro superior
- Clavícula
- Escápula

Tórax
- Esterno
- Costelas

Membro superior livre
- Úmero
- Ulna
- Rádio
- Ossos carpais
- Ossos metacarpais
- Falanges

Coluna vertebral

Cíngulo do membro inferior

Membro inferior livre
- Fêmur
- Patela
- Tíbia
- Fíbula
- Ossos tarsais
- Ossos metatarsais
- Falanges

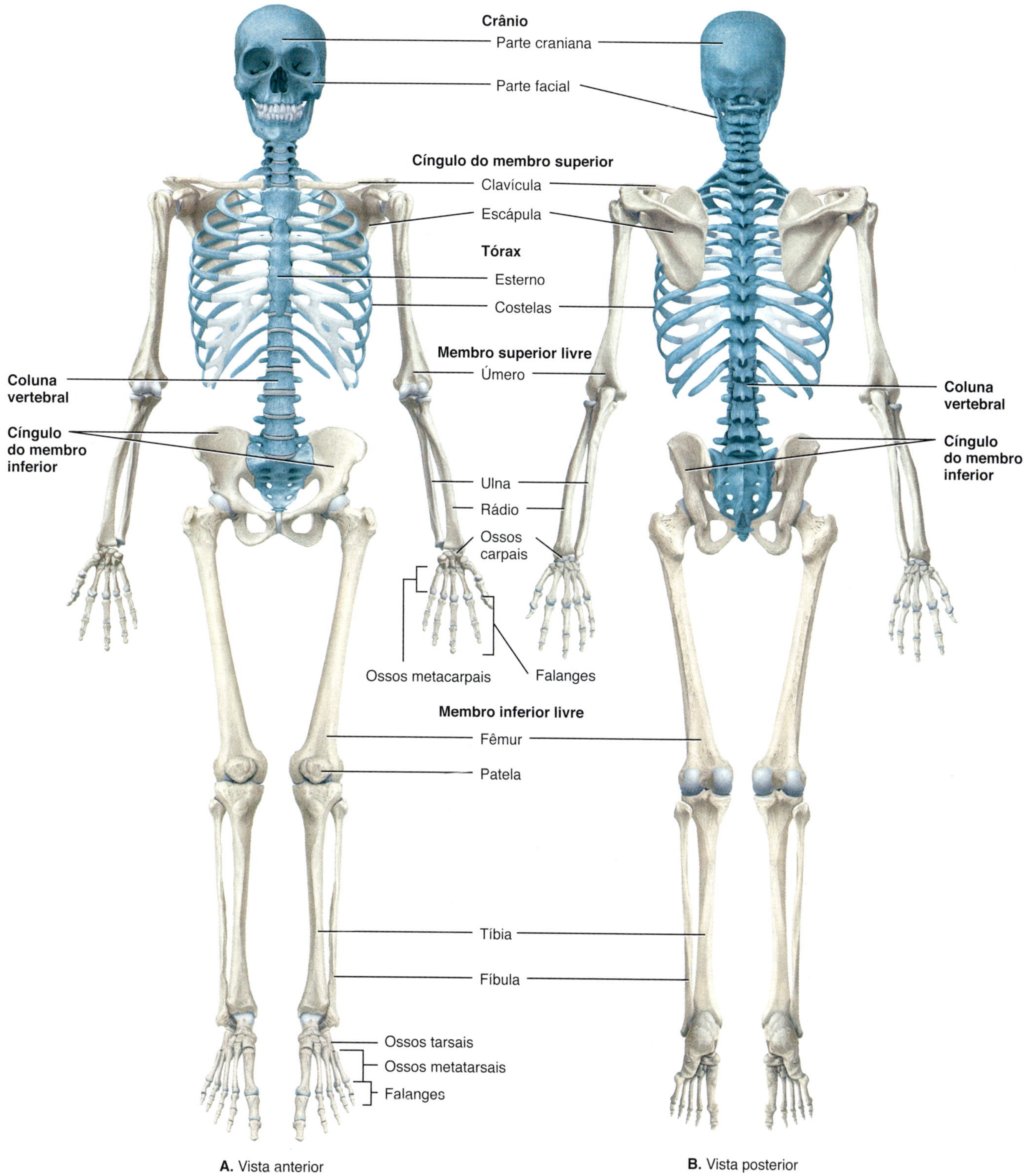

A. Vista anterior

B. Vista posterior

? Quais destas estruturas são parte do esqueleto axial e quais são parte do esqueleto apendicular? Crânio, clavícula, coluna vertebral, cíngulo do membro superior, úmero, cíngulo do membro inferior e fêmur.

(os ossos do esqueleto axial são mostrados em azul). É mais fácil lembrar os nomes das divisões se pensarmos que o esqueleto axial é aquele formado por ossos situados em torno do *eixo* longitudinal do corpo humano, uma linha vertical imaginária que atravessa o centro de gravidade do corpo, desde a cabeça até o espaço entre os pés: ossos do crânio, ossículos da audição, hioide (ver Figura 7.4A), costelas, esterno e ossos da coluna vertebral. O esqueleto apendicular é formado por ossos dos **membros superiores** e **inferiores**. Os membros são compostos de ossos que formam os **cíngulos dos membros** e ossos que formam os **membros livres**.

Organizaremos nosso estudo do sistema esquelético levando em consideração as duas divisões do esqueleto, com ênfase nas inter-relações dos muitos ossos do corpo. Neste capítulo, destacaremos o esqueleto axial, primeiro analisando o crânio e, depois, os ossos da coluna vertebral e do tórax. Em seguida, estudaremos mais detalhadamente o esqueleto apendicular no Capítulo 8.

✓ **TESTE RÁPIDO**
1. O que é o sistema locomotor?
2. Qual é a base da classificação do esqueleto em divisões axial e apendicular?

7.2 Crânio

OBJETIVOS
- Nomear os ossos do crânio e da face, indicando a quantidade de cada um
- Descrever as seguintes estruturas exclusivas do crânio: suturas, seios paranasais e fontículos
- Resumir as alterações relacionadas com a idade e as diferenças sexuais no crânio.

O **crânio** é o arcabouço ósseo da cabeça e contém 22 ossos, além dos ossos da orelha média. Está assentado sobre a extremidade superior da coluna vertebral e inclui dois conjuntos de ossos: ossos do crânio e ossos da face (Tabela 7.2). Os **ossos do crânio** (neurocrânio) formam a cavidade do crânio, que encerra e protege o encéfalo. Os oito ossos do crânio são o frontal, dois parietais, dois temporais, occipital, esfenoide e etmoide. Existem quatorze **ossos da face** (viscerocrânio): dois ossos nasais, duas maxilas, dois zigomáticos, a mandíbula, dois lacrimais, dois palatinos, duas conchas nasais inferiores e o vômer. As Figuras 7.2 a 7.10, nas Expos 7.A a 7.I, ilustram os ossos do crânio em diferentes vistas.

Características gerais e funções

Além de formar a grande cavidade craniana que abriga o encéfalo, o crânio também forma várias cavidades menores, inclusive a *cavidade nasal* e as *órbitas*, que se abrem para o exterior. Determinados ossos do crânio também contêm cavidades, denominadas *seios paranasais*, que são revestidas por túnica mucosa e se abrem na cavidade nasal. No crânio também há pequenas *cavidades das orelhas média* e *interna* nos temporais, que alojam as estruturas implicadas na audição e no equilíbrio.

Os ossículos da audição, o occipital e a mandíbula são os únicos ossos móveis do crânio. A maioria dos ossos do crânio é unida por suturas, articulações que fixam os ossos e são especialmente perceptíveis na superfície externa do crânio (ver Figura 7.3).

O crânio tem numerosas aberturas através das quais passam os nervos e vasos sanguíneos. Você aprenderá os nomes de importantes acidentes ósseos do crânio conforme forem descritos os vários ossos.

Os ossos do crânio têm outras funções além de proteger o encéfalo. As faces internas se fixam nas membranas (meninges) que estabilizam as posições do encéfalo, dos vasos sanguíneos e dos nervos. A face externa dos ossos do crânio propicia grande área de inserção para os músculos que movimentam várias partes da cabeça. Os ossos também propiciam a inserção de alguns músculos participantes das expressões faciais. Além de formar o arcabouço da face, os ossos da face protegem e fornecem suporte às entradas para os sistemas digestório e respiratório. Juntos, os ossos do crânio e da face protegem e suportam os delicados órgãos dos sentidos especiais da visão, gustação, olfação, audição e equilíbrio. Os ossículos da audição, situados na orelha média, ajudam a amplificar as ondas sonoras, tornando possível a audição. A orelha média contém estruturas sensoriais importantes para a audição e outras que monitoram a posição e o movimento da cabeça, fatores importantes na sensação de equilíbrio.

TABELA 7.2

Resumo dos ossos do crânio do adulto.

OSSOS DO CRÂNIO	OSSOS DA FACE
Frontal (1)	Nasais (2)
Parietais (2)	Maxilas (2)
Temporais (2)	Zigomáticos (2)
Occipital (1)	Mandíbula (1)
Esfenoide (1)	Lacrimais (2)
Etmoide (1)	Palatinos (2)
	Conchas nasais inferiores (2)
	Vômer (1)

Os números entre parênteses indicam a quantidade de cada osso. Os ossículos da orelha média não estão incluídos neste resumo.

EXPO 7.A — Ossos do crânio | Frontal *(Figura 7.2)*

OBJETIVO
- Identificar a localização e os pontos de referência na superfície do frontal.

Descrição

O **frontal** forma a fronte (a parte anterior do crânio), o teto das *órbitas* e a maior parte da região anterior do assoalho do crânio (Figura 7.2). Na maioria dos indivíduos é um osso ímpar. Logo após o nascimento, os lados direito e esquerdo do frontal são unidos pela *sutura frontal*, que geralmente desaparece entre 6 e 8 anos de idade.

Características superficiais

Ao examinar a vista anterior do crânio na Figura 7.2, você notará a *sutura frontal*, uma lâmina de osso, semelhante a uma escama, que forma a fronte. Ela tem uma inclinação inferior gradual a partir da sutura coronal (sua articulação com os dois parietais), no topo do crânio (ver Figura 7.3B), depois se curva abruptamente e torna-se quase vertical acima das órbitas. Na margem superior das órbitas, o frontal se espessa, formando a *margem supraorbital*. A partir dessa margem, o frontal se estende posteriormente como uma lâmina horizontal de osso para formar o teto da órbita e parte do assoalho da cavidade do crânio. Na margem supraorbital, ligeiramente medial a seu ponto médio, há um orifício denominado *forame supraorbital*, através do qual passam o nervo e a artéria supraorbitais. Às vezes esse forame é incompleto e denominado *incisura supraorbital*. Perto da linha mediana, no interior da parte vertical da sutura frontal, o osso é oco. Esses espaços ocos são os seios paranasais denominados *seios frontais*. Os seios paranasais, cavidades revestidas por mucosa no interior de alguns ossos do crânio, serão abordados posteriormente neste capítulo.

✓ TESTE RÁPIDO
3. Que estruturas atravessam o forame supraorbital?

Figura 7.2 Vista anterior do crânio.

 O crânio consiste em ossos do crânio (neurocrânio) e ossos da face (viscerocrânio).

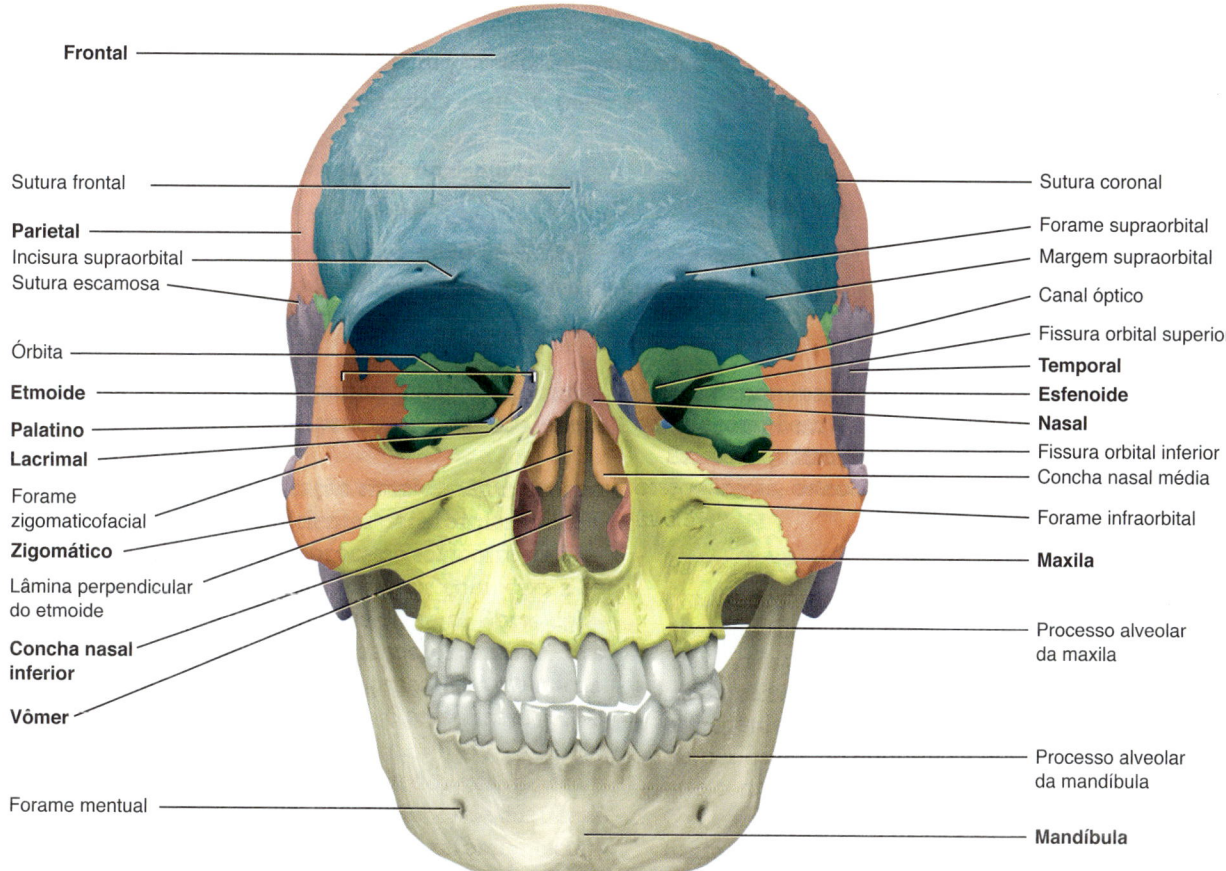

A. Vista anterior

(Continua)

Figura 7.2 *Continuação*

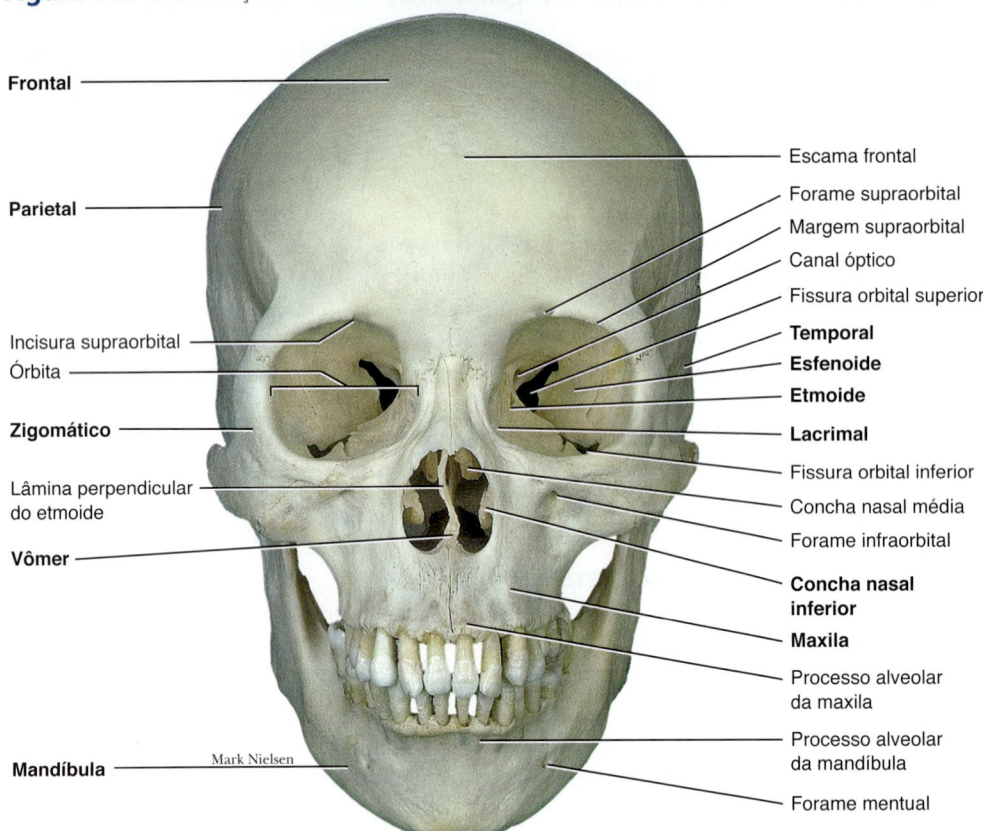

B. Vista anterior

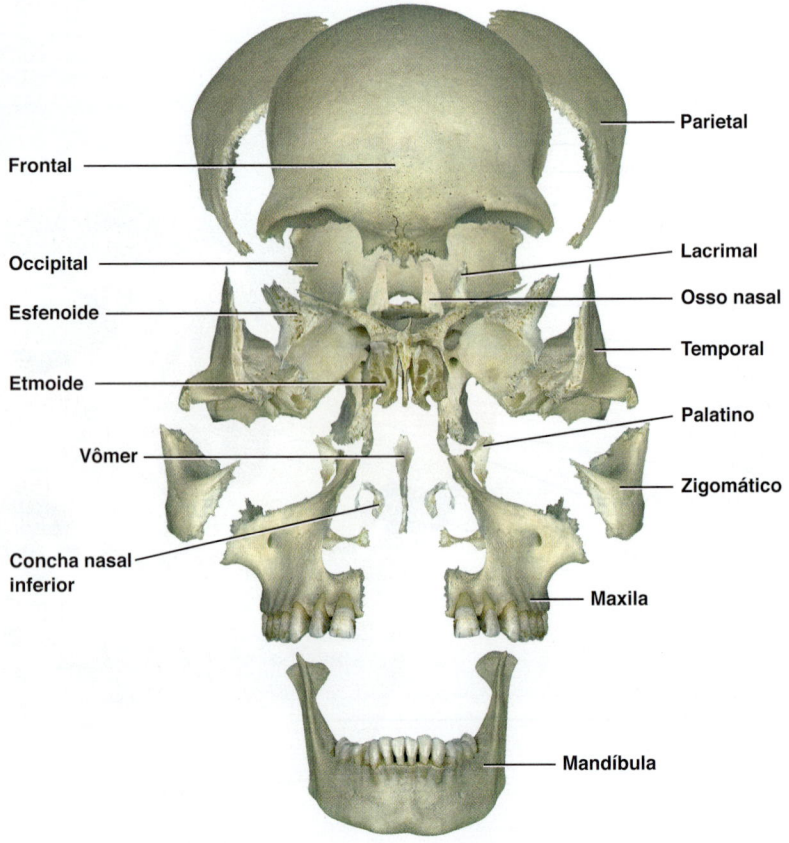

C. Vista anterior do crânio desarticulado

❓ Que ossos mostrados pertencem ao neurocrânio?

EXPO 7.B Ossos do crânio | Parietais *(Figura 7.3)*

● OBJETIVO
- Identificar a localização e as características superficiais dos ossos parietais.

Descrição

Os dois **parietais** são ossos quadriláteros grandes que formam a maior parte dos lados e do teto da cavidade do crânio (Figura 7.3). Cada osso parietal se articula com outros cinco ossos. A margem inferior forma uma face articular chanfrada, enquanto as margens anterior, posterior e superior formam faces articulares profundamente denticuladas.

Características superficiais

A face externa de cada um desses ossos é ligeiramente *convexa* (curvada para fora, como o exterior de uma esfera), enquanto a face interna é côncava. As faces internas dos parietais contêm muitas protrusões e depressões que acomodam os vasos sanguíneos que irrigam a dura-máter, a membrana superficial (meninge) que recobre o encéfalo.

✓ TESTE RÁPIDO
4. Como os parietais se relacionam com a cavidade do crânio?

Figura 7.3 Vistas superior e lateral direita do crânio.

🗝 O arco zigomático é formado pelo processo zigomático do temporal e o processo temporal do zigomático.

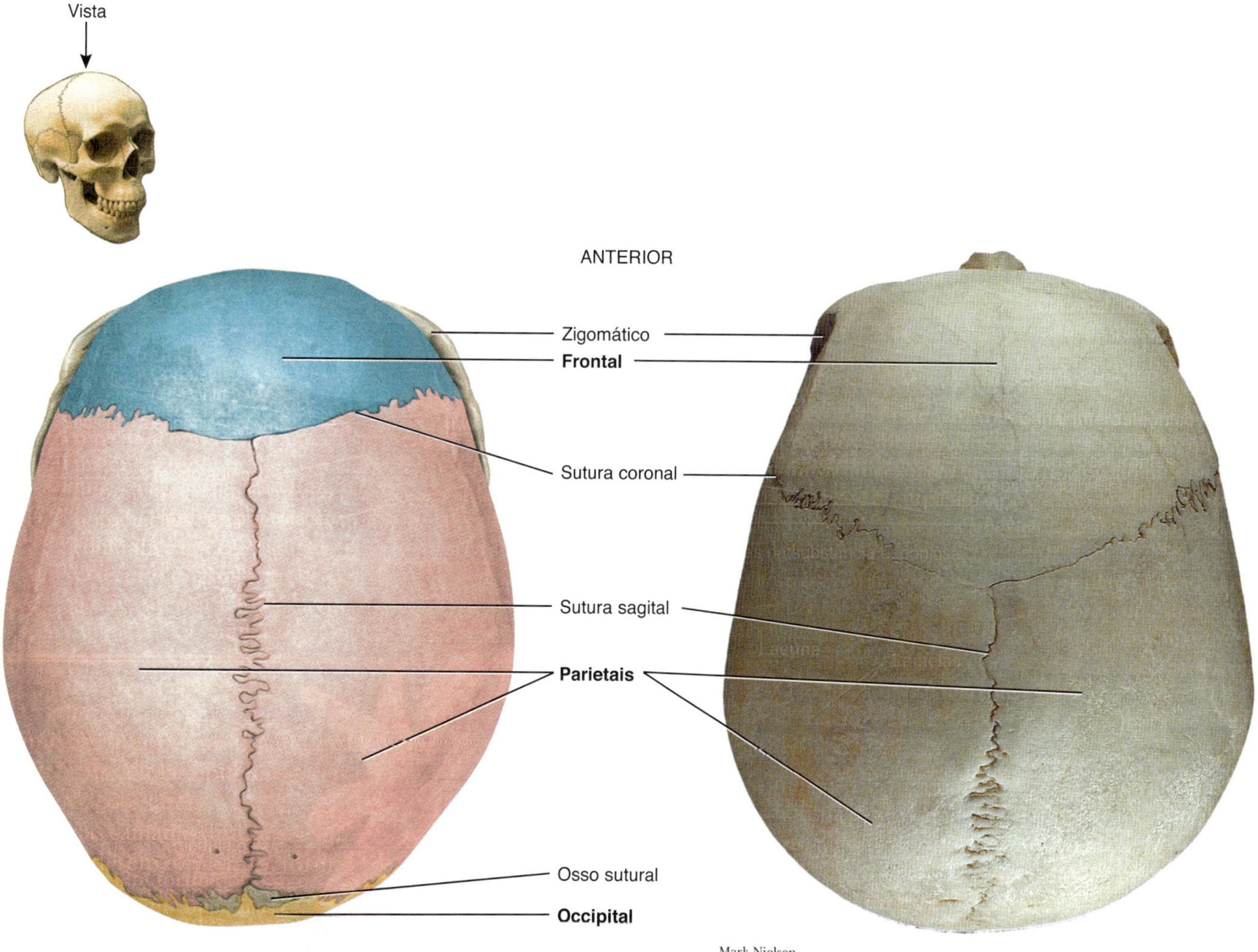

Vista

ANTERIOR

- Zigomático
- **Frontal**
- Sutura coronal
- Sutura sagital
- **Parietais**
- Osso sutural
- **Occipital**

Mark Nielsen

A. Vista superior

B. Vista superior

(Continua)

Figura 7.3 *Continuação*

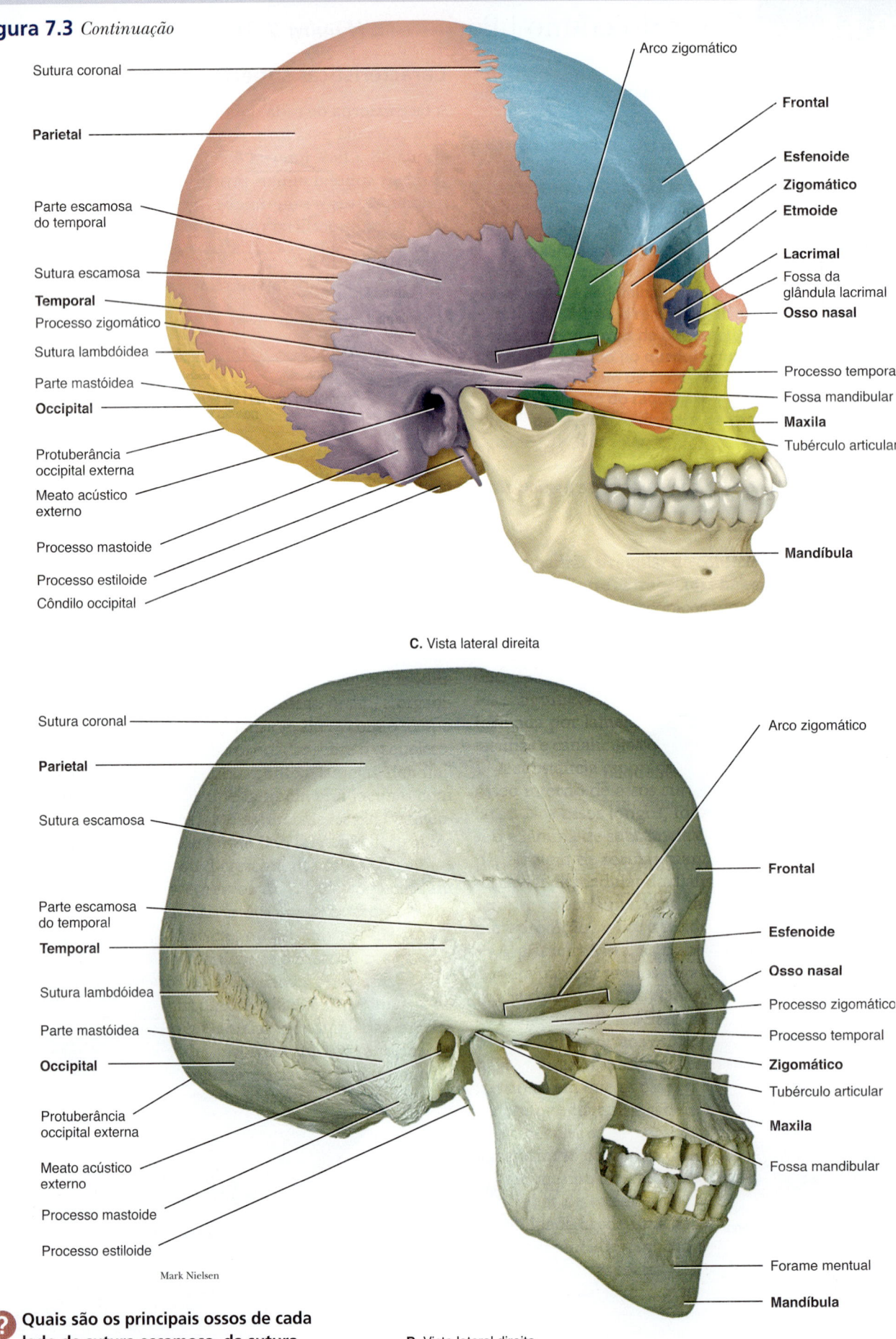

C. Vista lateral direita

D. Vista lateral direita

Mark Nielsen

❓ Quais são os principais ossos de cada lado da sutura escamosa, da sutura lambdóidea e da sutura coronal?

EXPO 7.C — Ossos do crânio | Temporais *(Figura 7.4)*

● OBJETIVO
- Identificar a localização e as características superficiais dos ossos temporais.

Descrição

Os dois **temporais** formam as paredes inferolaterais do crânio e parte do seu assoalho. Os termos temporal e têmpora são derivados da palavra em latim *tempus*, que significa "tempo", em referência ao cabelo grisalho na área da têmpora, um sinal do passar dos anos.

Características superficiais

Na vista lateral do crânio (ver Figura 7.3C, D), observe a *parte escamosa do temporal*, a parte plana e delgada do temporal que forma a parte superior e anterior da *têmpora* (a região do crânio ao redor da orelha). Projetando-se anteriormente da parte inferior da parte escamosa do temporal está o *processo zigomático*, que se articula com o processo temporal do zigomático. Juntos, o processo zigomático do temporal e o processo temporal do zigomático formam o *arco zigomático*. É fácil palpar esse arco horizontal de osso imediatamente anterior à orelha.

Na face inferoposterior do processo zigomático do temporal há uma depressão denominada *fossa mandibular*. Anteriormente à fossa mandibular há uma elevação arredondada, o *tubérculo articular* (ver Figura 7.3C, D). A fossa mandibular e o tubérculo articular se articulam com a mandíbula e formam a *articulação temporomandibular* (ATM).

A *parte mastóidea* (ver Figura 7.3C, D) está localizada posteroinferiormente ao *meato acústico externo*, que direciona as ondas sonoras para a orelha. No adulto, essa parte do osso contém várias *células mastóideas* que se comunicam com o espaço vazio da orelha média (cavidade timpânica). Esses diminutos compartimentos cheios de ar são separados do

Figura 7.4 **Vista medial de corte sagital do crânio.** Embora não faça parte do crânio, o hioide foi incluído na ilustração para referência. A localização dos ossículos da audição (bigorna, martelo e estribo) também é mostrada em **B**.

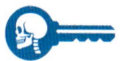 Os ossos do crânio são: frontal, parietal, temporal, occipital, esfenoide e etmoide. Os ossos da face são: ossos nasais, maxilas, zigomáticos, lacrimais, palatinos, mandíbula e vômer.

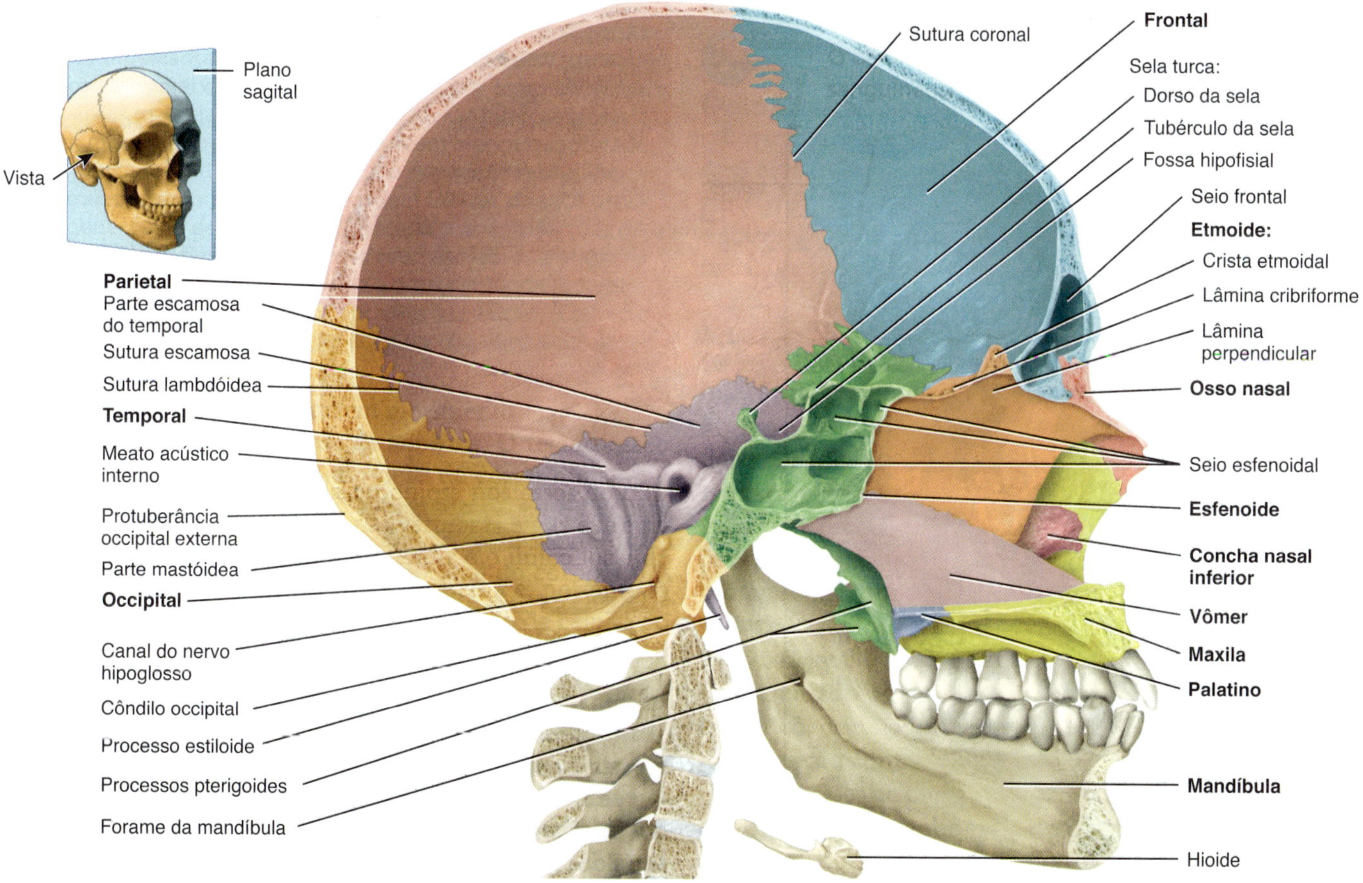

A. Vista medial de corte sagital

(Continua)

encéfalo por delgadas divisórias ósseas. As infecções da orelha média não tratadas se disseminam para o interior das células mastóideas e causam inflamação dolorosa, denominada **mastoidite**.

O *processo mastoide* é uma projeção arredondada da parte mastóidea do temporal, posterior e inferior ao meato acústico externo, que serve como ponto de inserção para diversos músculos do pescoço (ver Figura 7.3C, D). O *meato acústico interno* (Figura 7.4) é o orifício através do qual passam os nervos cranianos facial (NC VII) e vestibulococlear (NC VIII). O *processo estiloide* projeta-se inferiormente a partir da face inferior do temporal e serve como ponto de inserção para músculos e ligamentos da língua e do pescoço (ver Figura 7.3C, D). Entre o processo estiloide e o processo mastoide situa-se o *forame estilomastóideo*, através do qual passam o nervo facial (NC VII) e a artéria estilomastóidea (ver Figura 7.6C, D).

No assoalho da cavidade do crânio (ver Figura 7.6A, B) está a *parte petrosa* do temporal. Essa parte é piramidal e está localizada na base do crânio, entre o esfenoide e o occipital. A parte petrosa abriga a orelha interna e a orelha média, as estruturas implicadas na audição e no equilíbrio. A orelha média contém três *ossículos da audição*: martelo, bigorna e estribo. Contém também o *canal carótico*, pelo qual passa a artéria carótida (ver Figura 7.6A-D). Posterior ao canal carótico e anterior ao occipital está o *forame jugular*, uma via de passagem para a veia jugular, formada pelas incisuras adjacentes no temporal e no occipital (ver Figura 7.6C).

✓ TESTE RÁPIDO
5. Que estruturas formam o arco zigomático?

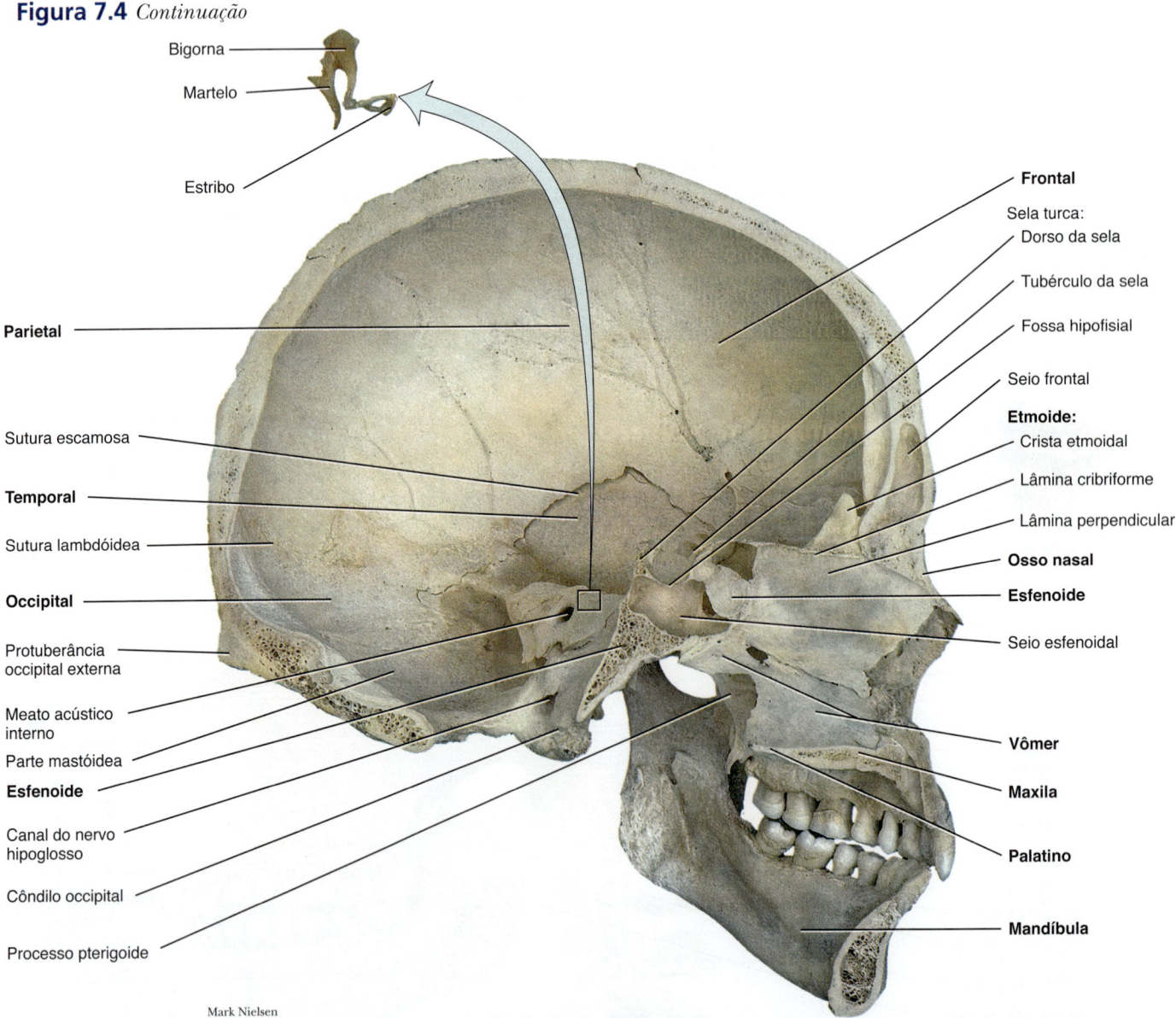

Figura 7.4 *Continuação*

B. Vista medial de corte sagital

? **Com quais ossos se articula o temporal?**

EXPO 7.D — Ossos do crânio | Occipital *(Figura 7.5)*

OBJETIVO
- Identificar a localização e as características superficiais do occipital.

Descrição

O **occipital** forma a parte posterior e a maior parte da base do crânio. Quando visto por trás, tem aparência de um osso laminado e formato próximo do triangular. Sua parte inferior é uma região espessa, em forma de bloco que circunda a junção do encéfalo com a medula espinal (Figura 7.5; ver também Figura 7.3C, D).

Características superficiais

O *forame magno* está situado na parte inferior do osso. No interior desse forame, o bulbo (parte inferior do encéfalo) se une com a medula espinal. As artérias vertebrais, as artérias espinais e o nervo acessório (NC XI) também atravessam o forame. Os *côndilos occipitais* são dois processos ovais com superfícies convexas, um de cada lado do forame magno (ver Figura 7.6A-D). Eles se articulam com depressões na primeira vértebra cervical (atlas) e formam as *articulações atlanto-occipitais*. Superior a cada côndilo occipital, na face inferior do crânio, há o *canal do nervo hipoglosso*, pelo qual

Figura 7.5 **Vista posterior do crânio.** As suturas são exageradas para destacá-las.

 O occipital forma a maior parte das partes posterior e inferior do crânio.

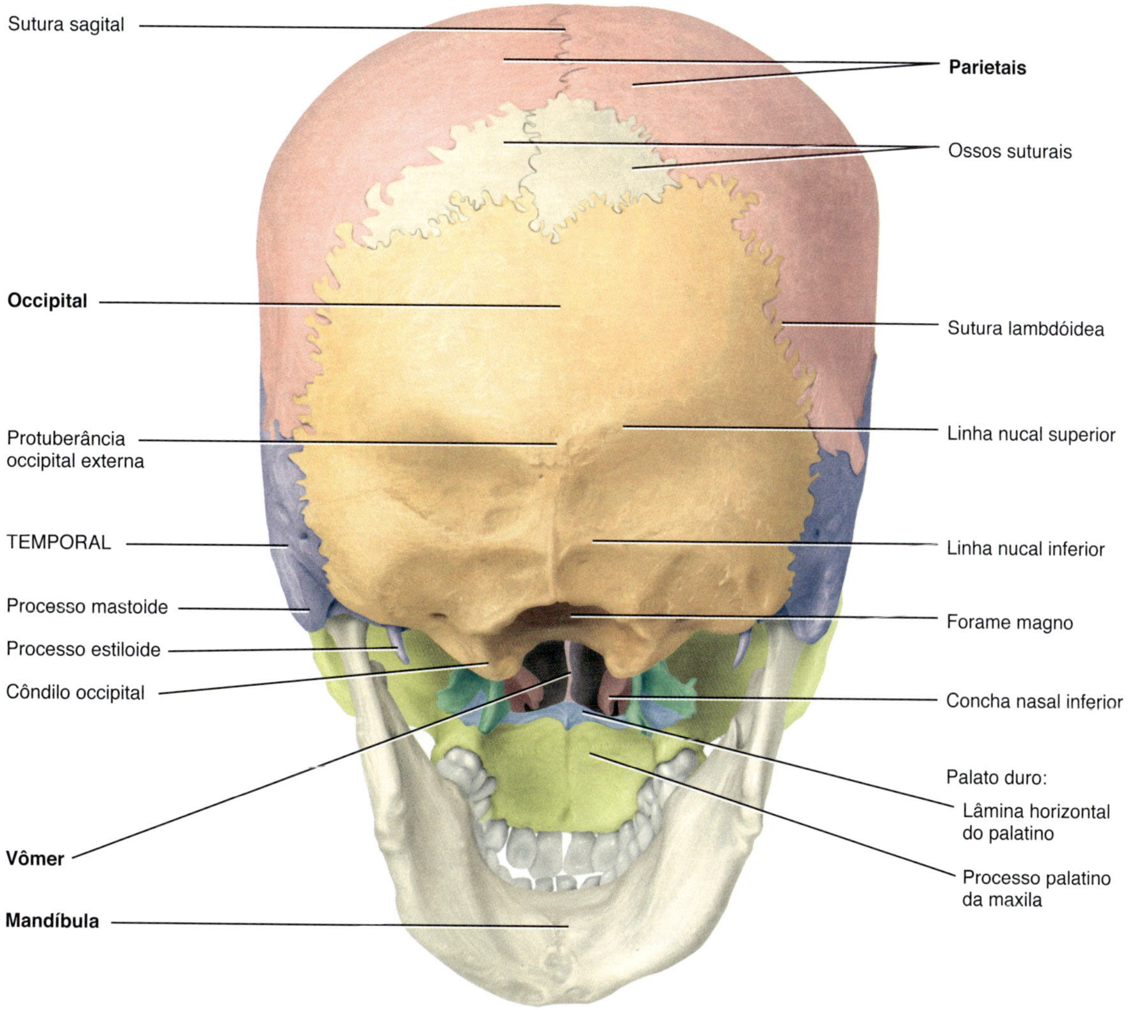

A. Vista posteroinferior

(Continua)

passam o nervo hipoglosso (XII) e um ramo da artéria faríngea ascendente (ver Figura 7.4).

A *protuberância occipital externa* é a projeção mediana mais proeminente na face posterior do osso, imediatamente superior ao forame magno. É possível palpar essa estrutura como uma elevação bem definida, a protrusão mais proeminente no dorso da cabeça, logo acima do pescoço (Figura 7.5B). Um grande ligamento elástico e fibroso, o *ligamento nucal*, que ajuda a sustentar a cabeça, se estende da protuberância occipital externa até a sétima vértebra cervical. Estendendo-se lateralmente a partir da protuberância há duas linhas curvas, as *linhas nucais superiores*, e abaixo delas há duas *linhas nucais inferiores*, que são áreas de inserção muscular (Figura 7.5B). É possível ver as partes do occipital, bem como as estruturas adjacentes, na vista inferior do crânio na Figura 7.6C, D.

✓ TESTE RÁPIDO
6. Que estruturas atravessam o canal do nervo hipoglosso?

Figura 7.5 *Continuação*

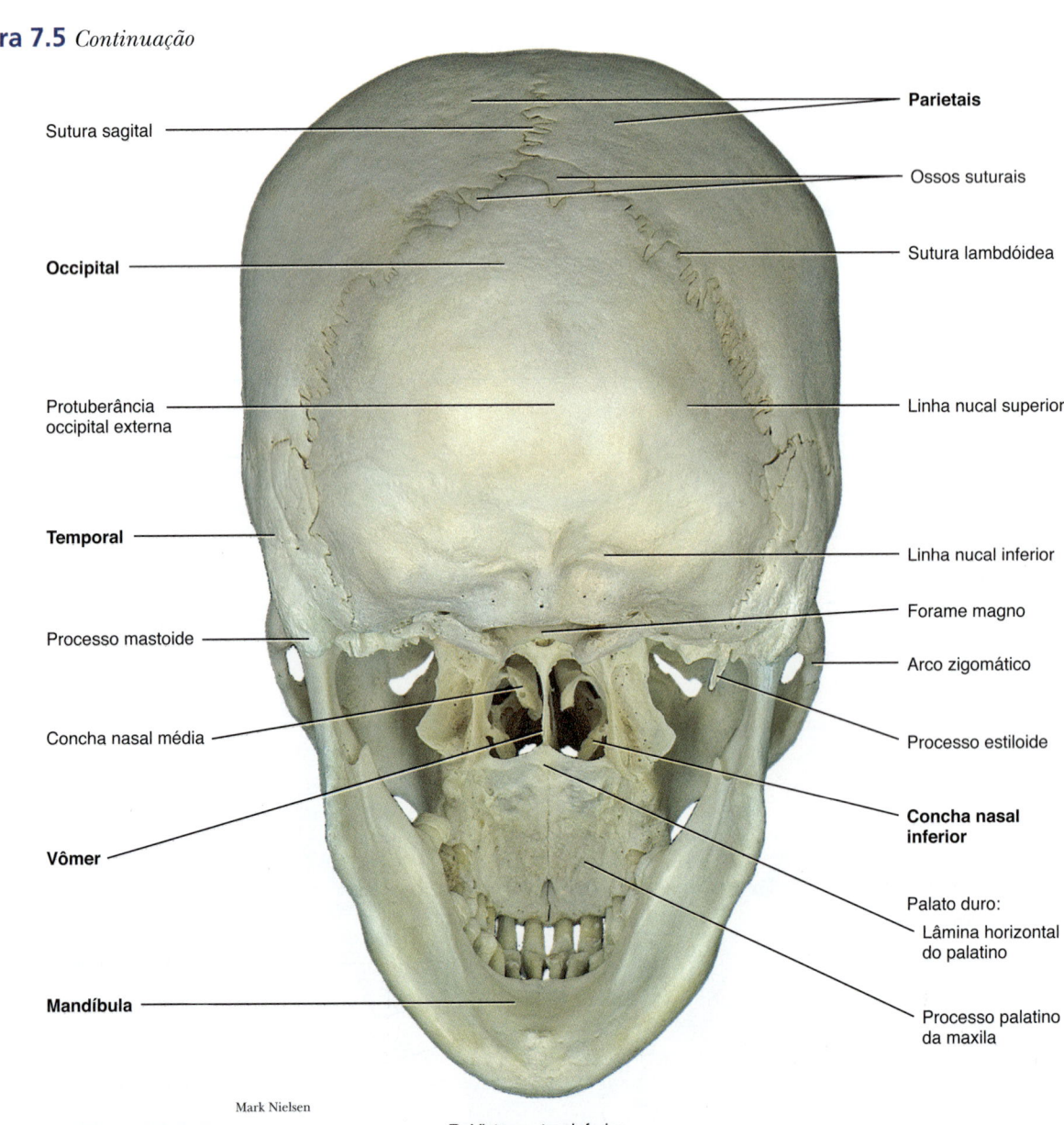

B. Vista posteroinferior

❓ **Que ossos formam a parte posterolateral do crânio?**

EXPO 7.E — Ossos do crânio | Esfenoide *(Figura 7.6)*

OBJETIVO
- Identificar a localização e as características superficiais do esfenoide.

Descrição

O **esfenoide** se situa na parte média da base do crânio (Figura 7.6A-D). Esse osso é considerado a pedra fundamental do assoalho do crânio porque se articula com todos os outros ossos do crânio, mantendo-os unidos. Ao observar o assoalho do crânio superiormente (Figura 7.6A, B), note as articulações do esfenoide: anteriormente com o frontal e o etmoide; lateralmente com o temporal e o parietal, anterolateralmente com os parietais; e posteriormente com o occipital. O esfenoide está em posição posterior e ligeiramente superior à cavidade nasal e forma parte da parede inferior, das paredes laterais e da parede posterior da órbita (ver Figura 7.12).

Características superficiais

O formato do esfenoide se assemelha ao de uma borboleta com as asas abertas (Figura 7.6E, F). O corpo do esfenoide é a parte medial cúbica oca entre o etmoide e o occipital. A cavidade do corpo é o *seio esfenoidal*, que drena por um orifício estreito para a face superior da cavidade nasal (ver Figura 7.13C). A *sela turca* é uma estrutura óssea em forma de sela na face superior do corpo do esfenoide (Figura 7.6A, B). A parte anterior da sela turca, que forma o corno da sela, é uma crista denominada *tubérculo da sela*. O assento da sela

Figura 7.6 Esfenoide.

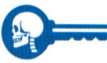 Esse osso é considerado a pedra fundamental do assoalho do crânio porque se articula com todos os outros ossos do crânio, mantendo-os unidos.

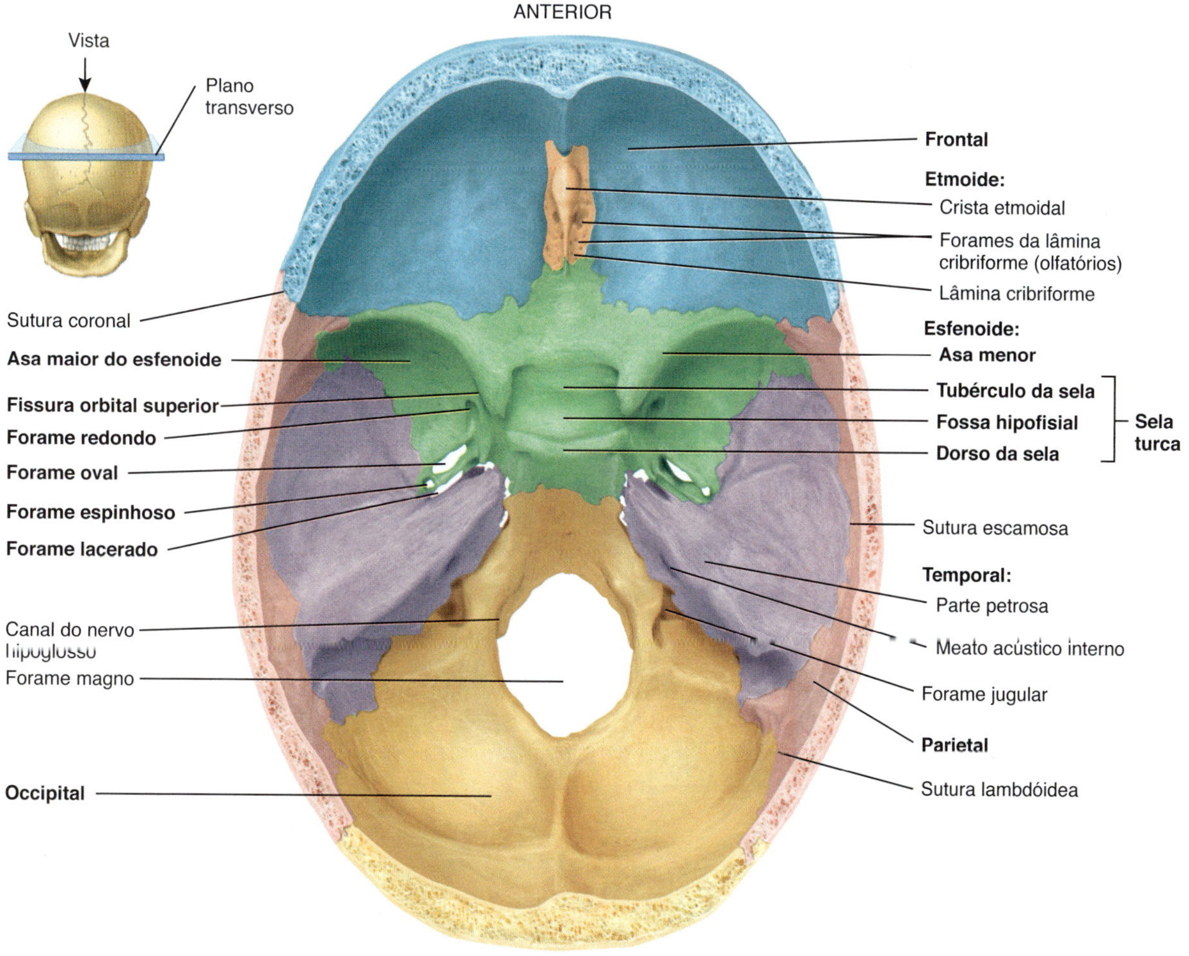

A. Vista superior do esfenoide no assoalho do crânio

(Continua)

é uma depressão, a *fossa hipofisial*, que contém a hipófise. A parte posterior da sela turca, que forma o dorso da sela, é outra crista denominada *dorso da sela*.

As *asas maiores* do esfenoide se projetam lateralmente do corpo, formando o assoalho anterolateral do crânio (Figura 7.6A, B, E, F). As asas maiores também formam parte da parede lateral do crânio, imediatamente anteriores ao temporal e podem ser vistas externamente. As *asas menores*, que são menores que as asas maiores, formam uma crista óssea anterior e superior às asas maiores. Elas formam parte do assoalho do crânio e a parte posterior da órbita.

Entre o corpo e a asa menor, logo anterior à sela turca, está o *canal óptico*, pelo qual passam o nervo óptico (II) e a artéria oftálmica para entrarem na órbita (Figura 7.6E, F). Lateralmente ao corpo, entre as asas maiores e menor, está a *fissura orbital superior*, uma fenda triangular alongada. Essa fissura também pode ser observada na vista anterior da órbita, na Figura 7.12. Os vasos sanguíneos e os nervos cranianos atravessam essa fissura.

Os *processos pterigoides* se estendem da parte inferior do esfenoide (Figura 7.6C-F). Essas estruturas se projetam inferiormente, a partir dos pontos de união do corpo com as asas maiores, e formam a região posterolateral da cavidade nasal. Alguns dos músculos que movem a mandíbula se inserem nos processos pterigoides. Na base do processo pterigoide lateral, na asa maior, está o *forame oval*, uma abertura

Figura 7.6 *Continuação*

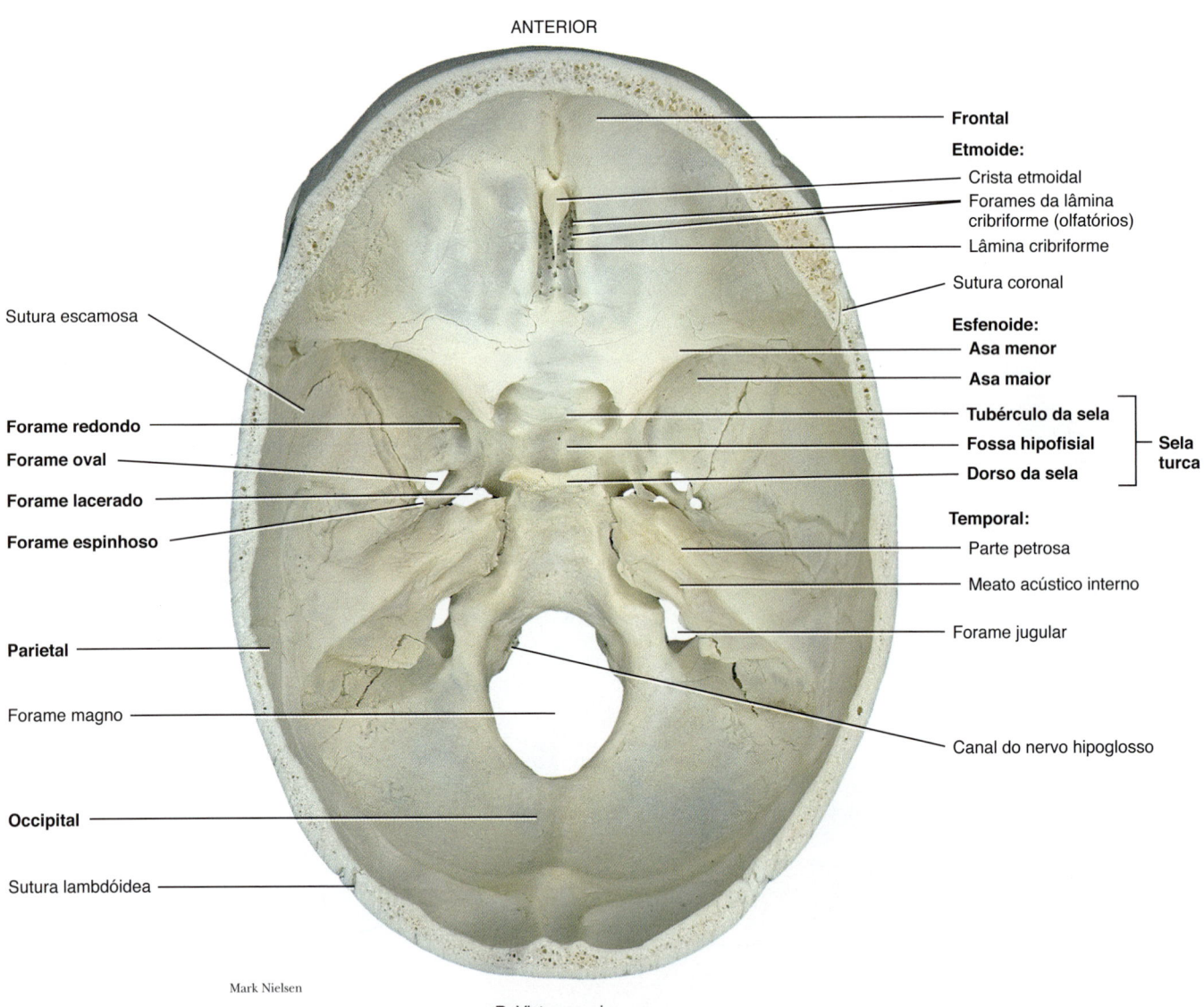

B. Vista superior

para o nervo mandibular, um ramo do nervo trigêmeo (V) (Figura 7.6A-D). Outro forame, o *forame espinhoso* (que se assemelha a uma espinha por causa de sua proximidade com a espinha acentuada do esfenoide), situa-se no ângulo posterior do esfenoide e dá passagem aos vasos sanguíneos meníngeos médios. O *forame lacerado* tem como limite anterior o esfenoide e como limite posterior, o temporal e o occipital. O forame é recoberto em parte por uma camada de fibrocartilagem nos seres vivos, e é uma articulação que une três ossos. Dá passagem a um ramo da artéria faríngea ascendente e a numerosas veias emissárias. Outro forame associado ao esfenoide é o *forame redondo*, localizado na união das partes anterior e medial do esfenoide. O nervo maxilar, um ramo do nervo trigêmeo (NC V), atravessa o forame redondo.

✓ **TESTE RÁPIDO**
7. Por que o esfenoide é considerado a pedra fundamental do assoalho do crânio?

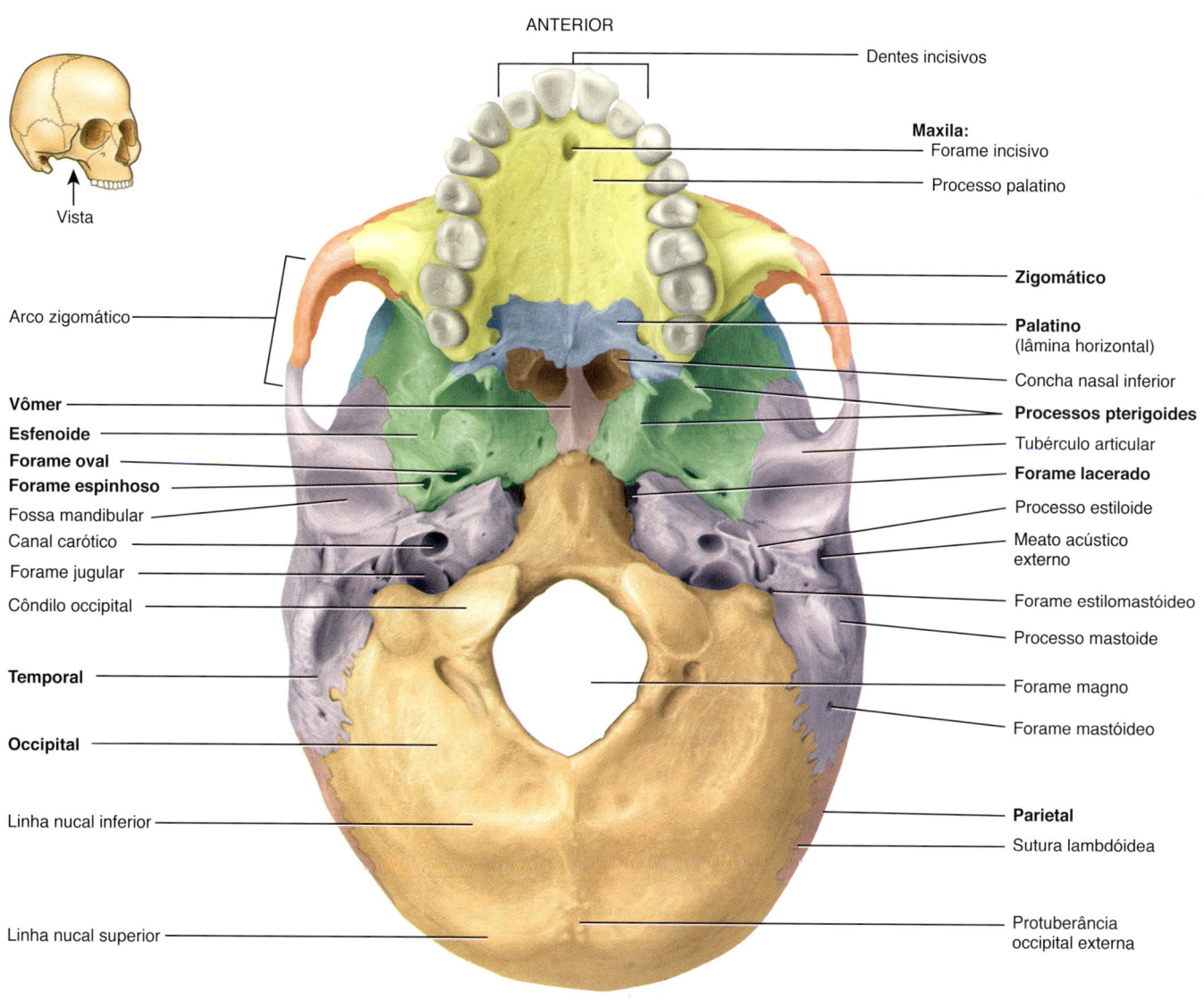

C. Vista inferior

(*Continua*)

Figura 7.6 *Continuação*

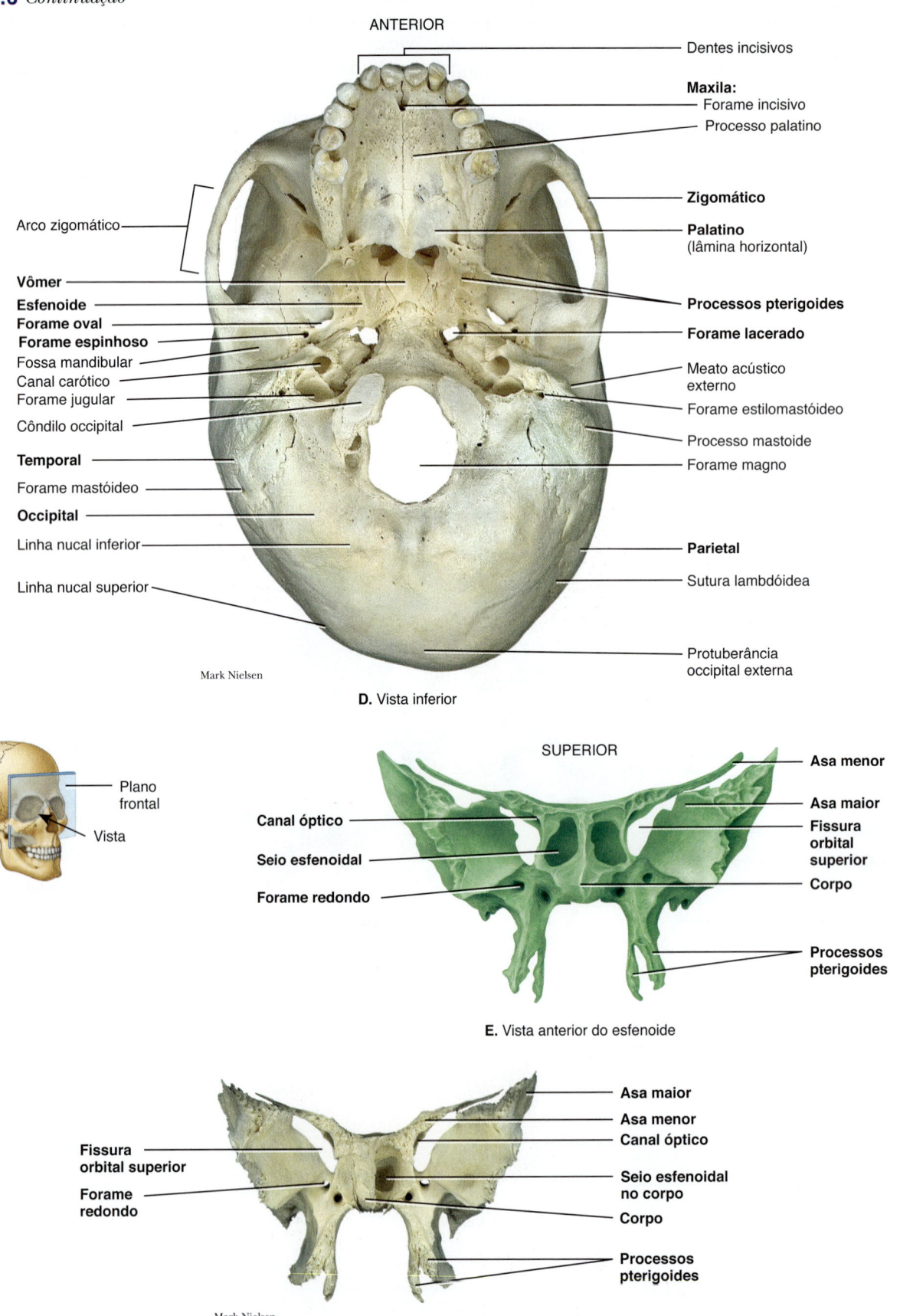

D. Vista inferior

E. Vista anterior do esfenoide

F. Vista anterior

❓ Cite os ossos que se articulam com o esfenoide, começando na crista etmoidal e prosseguindo no sentido horário.

EXPO 7.F — Ossos do crânio | Etmoide (Figura 7.7)

OBJETIVO
- Identificar a localização e as características superficiais do esfenoide.

Descrição

O **etmoide** é um osso ímpar e delicado localizado na parte anterior do assoalho do crânio, entre as duas órbitas, e tem aparência esponjosa (Figura 7.7). Ocupa posição anterior ao esfenoide e posterior aos ossos nasais. O etmoide forma (1) parte da porção anterior do assoalho do crânio; (2) a parede medial delgada das órbitas; (3) a porção superior do septo nasal, que divide a cavidade nasal em lados direito e esquerdo; e (4) a maior parte das paredes laterais superiores da cavidade nasal. O etmoide é uma importante estrutura de sustentação superior da cavidade nasal e forma uma extensa área de superfície na cavidade nasal.

Figura 7.7 Etmoide.

O etmoide integra a porção anterior do assoalho do crânio; a parede medial das órbitas; as porções superiores do septo nasal; e a maior parte das paredes laterais da cavidade nasal.

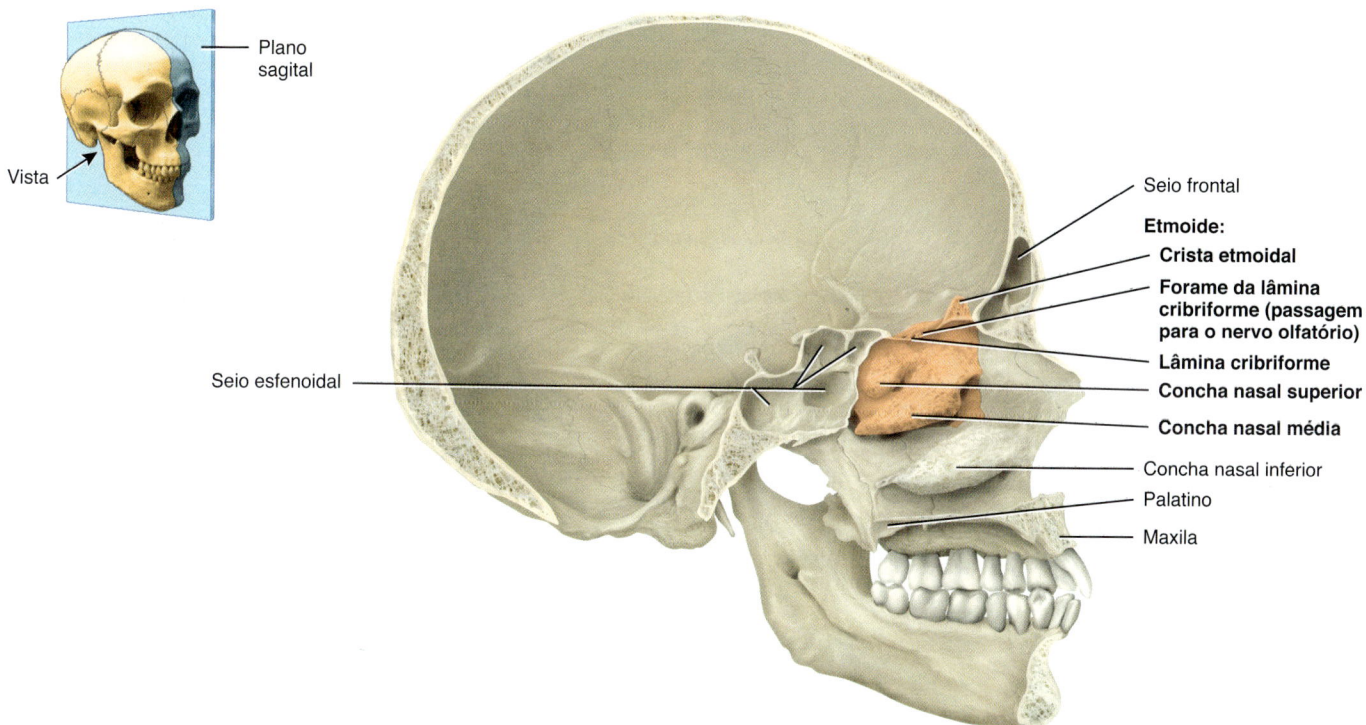

A. Vista medial de corte sagital

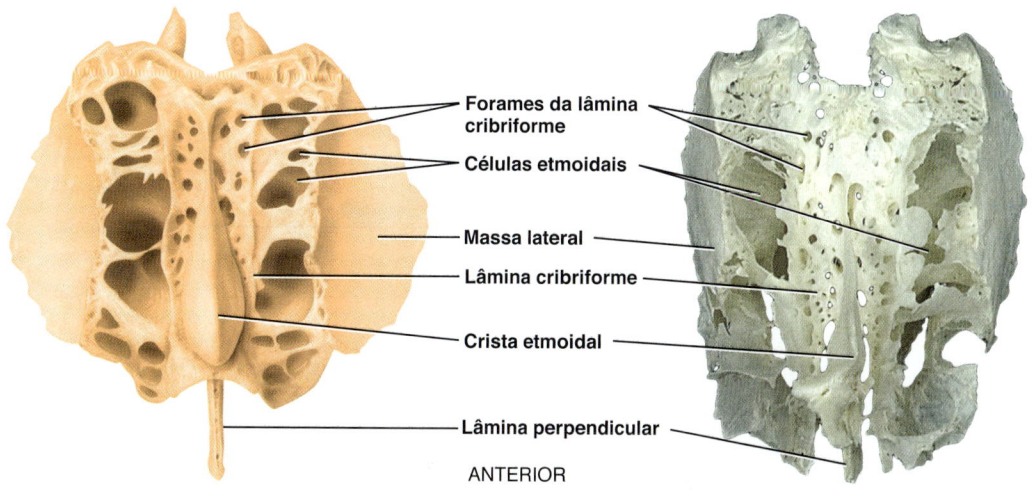

B. Vista superior

(*Continua*)

Características superficiais

As *massas laterais* do etmoide compõem a maior parte da parede entre a cavidade nasal e as órbitas. Elas contêm de 3 a 18 espaços aéreos conhecidos como *células etmoidais*. O conjunto de células etmoidais forma os *seios etmoidais* (ver Figura 7.13A, B). A *lâmina perpendicular* mediana forma a parte superior do septo nasal (ver Figura 7.11). A *lâmina cribriforme* horizontal está situada no assoalho anterior do crânio e forma o teto da cavidade nasal. Contém os *forames das lâminas cribriformes*, atravessados pelo nervo olfatório (I). Projetando-se superiormente a partir da lâmina cribriforme há um processo triangular, denominado *crista etmoidal*, que atua como ponto de fixação para a foice do cérebro, a membrana que separa os dois hemisférios (lados) do encéfalo.

As massas laterais do etmoide contêm duas projeções delgadas, semelhantes a rolos, em posição lateral ao septo nasal. Elas são denominadas *concha nasal superior* e *concha nasal média*. Um terceiro par de conchas, as conchas nasais inferiores, são ossos separados (apresentadas a seguir). As conchas aumentam a área de superfície vascular e mucosa da cavidade nasal, que aquece e umidifica o ar inalado antes de entrar nos pulmões. As conchas também causam o espiralamento do ar inalado; o resultado é que muitas partículas inaladas são aprisionadas no muco que reveste a cavidade nasal. Essa ação das conchas ajuda a limpar o ar inalado antes da entrada no restante das vias respiratórias. As conchas nasais superiores estão próximas dos forames da lâmina cribriforme, onde os receptores sensitivos do olfato terminam na túnica mucosa das conchas nasais superiores. Portanto, elas aumentam a área de superfície para o sentido olfatório.

✓ **TESTE RÁPIDO**
8. Que outras estruturas do crânio forma o etmoide?

Figura 7.7 *Continuação*

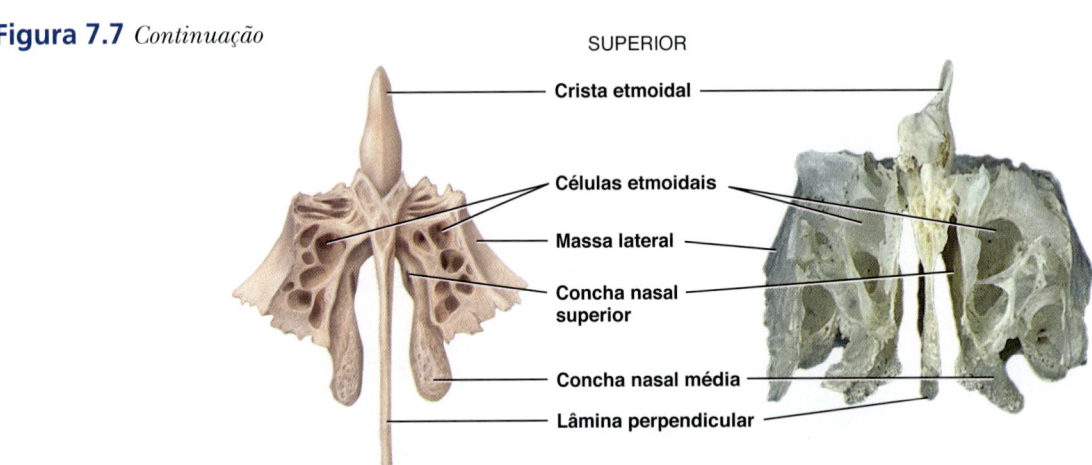

C. Vista anterior

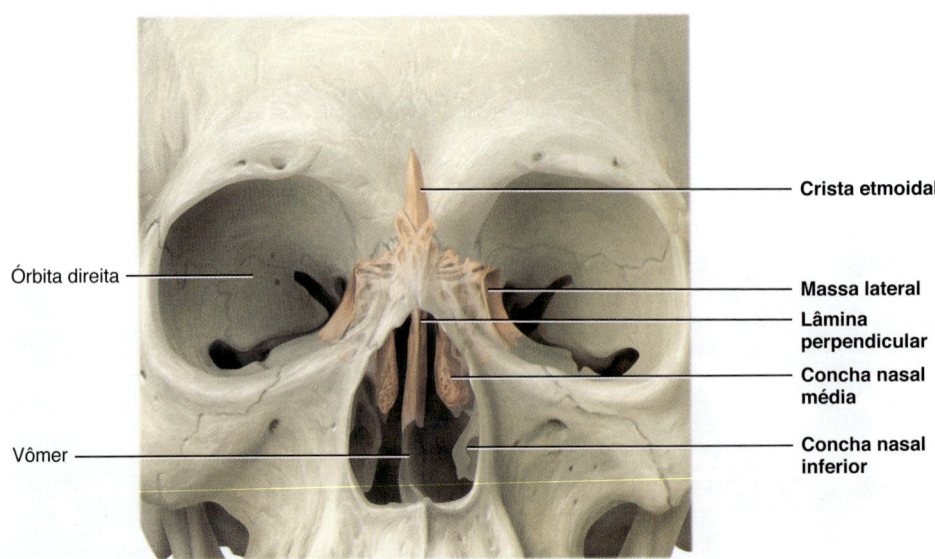

D. Vista anterior da posição do etmoide no crânio (projetado na superfície)

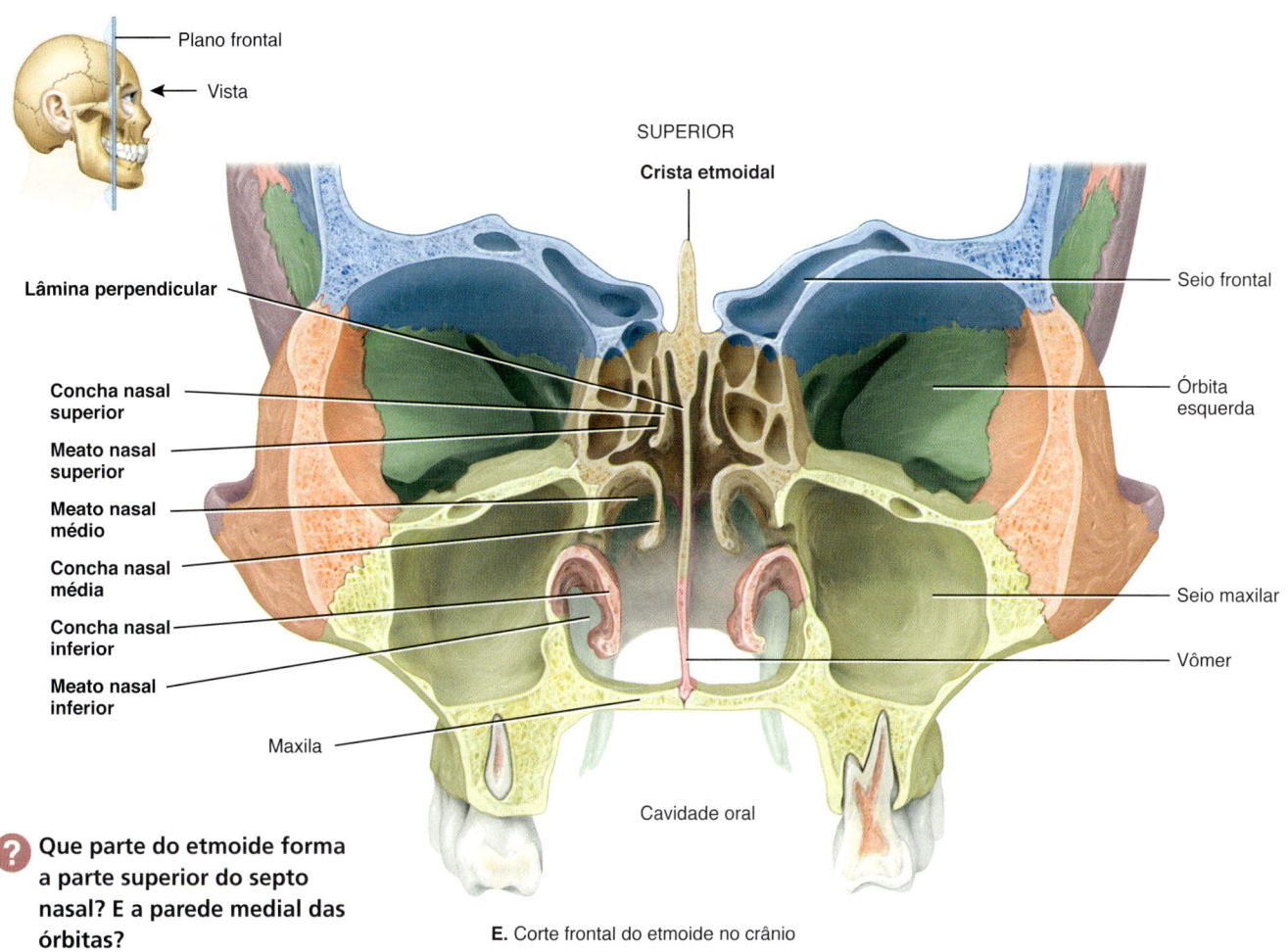

E. Corte frontal do etmoide no crânio

? Que parte do etmoide forma a parte superior do septo nasal? E a parede medial das órbitas?

EXPO 7.G — Ossos da face | Nasais, lacrimais, palatinos, conchas nasais inferiores e vômer *(Figura 7.8)*

OBJETIVO
- Identificar a localização dos ossos nasais, lacrimais e palatinos, das conchas nasais inferiores e do vômer.

OSSOS NASAIS

Descrição

Os **ossos nasais** são dois ossos pequenos, achatados e retangulares que formam a ponte do nariz (ver Figuras 7.2 e 7.8A). Esses pequenos ossos protegem a entrada superior da cavidade nasal e são locais de inserção de alguns músculos delgados da expressão facial. Para aqueles que usam óculos, são os ossos que formam o local onde se apoia a ponte dos óculos. A principal parte estrutural do nariz é formada de cartilagem.

LACRIMAIS

Descrição

Os **lacrimais** são dois ossos delgados, com tamanho e formato aproximadamente semelhantes aos da unha da mão (ver Figuras 7.2, 7.3, 7.8B e 7.12). Esses ossos, os menores da face, ocupam posição posterior e lateral aos ossos nasais e formam uma parte da parede medial de cada órbita.

Características superficiais

Cada lacrimal contém uma *fossa da glândula lacrimal*, um túnel vertical formado com a maxila, que aloja o saco lacrimal, estrutura que reúne as lágrimas e transfere para a cavidade nasal (ver Figuras 7.8 e 7.12). A superfície medial dos ossos é coberta por túnica mucosa e forma parte da parede superior da cavidade nasal.

PALATINOS

Descrição

Os dois **palatinos**, em formato de L, formam a parte posterior do palato duro. Além do teto da cavidade oral, formam a parte posterior do assoalho e das paredes da cavidade nasal. A face superior de sua lâmina perpendicular contribui para uma pequena parte da parede inferior da órbita que faz limite com o canal óptico (ver Figuras 7.6C, D e 7.8D).

Características superficiais

A parte posterior do palato duro, que separa a cavidade nasal da cavidade oral, é formada pelas *lâminas horizontais* dos palatinos (ver Figura 7.6C, D e 7.8D). As *lâminas perpendiculares* dos palatinos contribuem para as paredes da cavidade nasal, e os *processos orbitais* ajudam a formar as órbitas.

CONCHAS NASAIS INFERIORES

Descrição

As duas **conchas nasais inferiores** estão em posição inferior às conchas nasais médias do etmoide (ver Figuras 7.2, 7.7A e 7.8C). Esses ossos, com o formato semelhante ao de rolos, formam parte da parede lateral inferior da cavidade nasal e se projetam para o interior dessa cavidade. As conchas nasais inferiores são ossos separados; não fazem parte do etmoide. Os três pares de conchas nasais (superiores, médias e inferiores) aumentam a superfície recoberta de mucosa da cavidade nasal e ajudam a turbilhonar e filtrar o ar antes de sua entrada nos pulmões. No entanto, apenas as conchas nasais superiores do etmoide participam do olfato.

Figura 7.8 Ossos nasais, lacrimais, palatinos, conchas nasais inferiores e vômer.

Todos os ossos dessa série contribuem para a formação das paredes da cavidade nasal, bem como da órbita (lacrimais e palatinos) e da cavidade oral (palatinos).

VÔMER

Descrição

O **vômer** é um osso ímpar de formato aproximadamente triangular, localizado no assoalho da cavidade nasal, que se articula superiormente com a lâmina perpendicular do etmoide e com a face inferior do corpo do esfenoide. Inferiormente, articula-se com as maxilas e os palatinos ao longo da linha mediana (ver Figuras 7.2, 7.4, 7.5 e 7.8E, F). O vômer forma a parte inferior do septo nasal ósseo que divide a cavidade nasal em lados direito e esquerdo.

✓ **TESTE RÁPIDO**

9. Que ossos formam o palato duro?

> **CORRELAÇÃO CLÍNICA | *Equimose periorbital***
>
> Em geral, a **equimose periorbital** é decorrente de uma lesão na face, e não no olho. Em resposta ao traumatismo, sangue e outros líquidos se acumulam no espaço em torno do olho, provocando o aumento de volume e a coloração escura. Uma possível causa é um golpe na crista protuberante imediatamente superior à margem supraorbital, que fratura o frontal, com consequente hemorragia. Outra causa seria um golpe no nariz. Determinados procedimentos cirúrgicos (*lifting* facial, correção de ptose palpebral, cirurgia da mandíbula ou rinoplastia) também podem causar equimose periorbital.

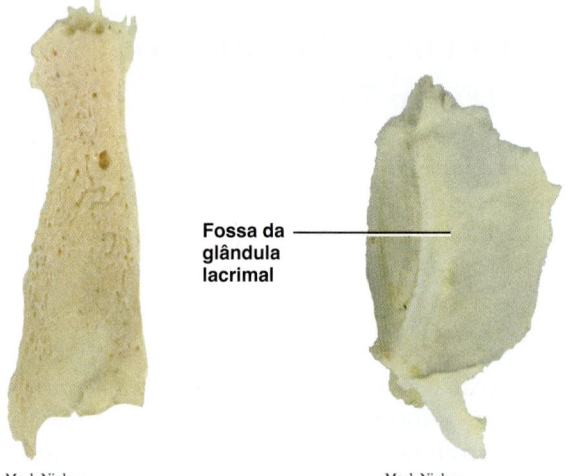

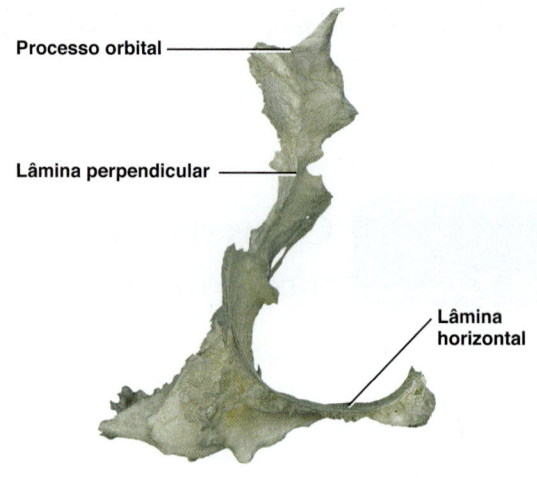

D. Palatino direito, vista anterior

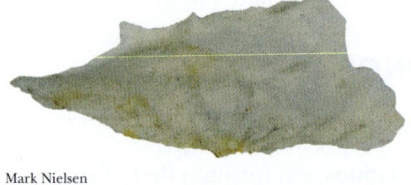

A. Osso nasal direito, vista anterior   **B.** Lacrimal direito, vista anterior

C. Concha nasal inferior direita, vista medial

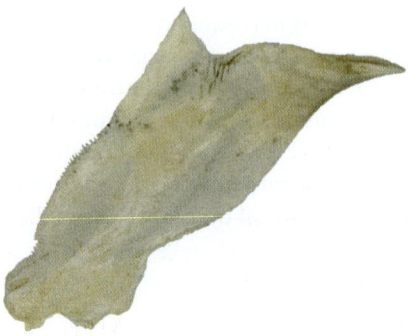

E. Vômer, vista lateral

❓ **Qual é a função das conchas nasais durante a inalação?**

EXPO 7.H — Ossos da face | Maxilas e zigomáticos *(Figura 7.9)*

OBJETIVO
- Identificar a localização e as características superficiais das maxilas e zigomáticos.

MAXILAS

Descrição

A união das duas **maxilas** forma o maxilar. Elas se articulam com cada osso da face, com exceção da mandíbula (ver Figuras 7.2, 7.3 e 7.9A). As maxilas formam parte da parede inferior das órbitas, parte das paredes laterais e do assoalho da cavidade nasal e a maior parte do palato duro. O *palato duro* é o teto ósseo da cavidade oral, formado pelos processos palatinos das maxilas e pelas lâminas horizontais dos palatinos. O palato duro separa a cavidade nasal da cavidade oral.

Características superficiais

Cada maxila tem um *corpo* central, que é côncavo internamente para formar o *seio maxilar* revestido de túnica mucosa. Assim como os seios paranasais mencionados anteriormente, a túnica mucosa do seio maxilar é contínua com a túnica mucosa da cavidade nasal (ver Figura 7.13). O *processo alveolar* é o arco semelhante a uma crista que contém os *alvéolos* para os dentes maxilares (superiores) (ver Figura 7.9A). O *processo palatino* é uma projeção horizontal da maxila que forma os três quartos anteriores do palato duro (ver Figura 7.6C, D). Normalmente, a união e fusão das maxilas se completa antes do nascimento.

O *forame infraorbital*, observado na vista anterior do crânio, nas Figuras 7.2 e 7.9A, é uma abertura na maxila inferior à órbita. É atravessado pelos vasos sanguíneos infraorbitais e pelo nervo infraorbital, um ramo do nervo maxilar do nervo trigêmeo (V). Outro forame proeminente na maxila é o *forame incisivo*, logo posterior aos dentes incisivos (ver Figura 7.6C, D), que é atravessado por ramos dos vasos sanguíneos palatinos maiores e pelo nervo nasopalatino. Uma última estrutura associada à maxila e ao esfenoide é a *fissura orbital inferior*, localizada entre a asa maior do esfenoide e a face posterior da maxila (ver Figura 7.12).

ZIGOMÁTICOS

Descrição

Os dois **zigomáticos**, comumente denominados ossos da bochecha, formam a proeminência das bochechas e contribuem para a formação da parede lateral e da parede inferior das órbitas (ver Figuras 7.9B e 7.12). Eles se articulam com os frontais, as maxilas, os esfenoides e os temporais.

Características superficiais

O *processo temporal* do zigomático se projeta posteriormente e se articula com o processo zigomático do temporal para formar o *arco zigomático* (ver Figuras 7.3C, D e 7.9B). Posteriormente, o osso forma uma superfície temporal côncava que contribui para a região temporal do crânio e aloja o tendão do forte músculo que fecha a mandíbula, o músculo temporal. O *forame zigomaticofacial*, localizado perto do centro do zigomático (Figura 7.9B), dá passagem ao nervo e aos vasos zigomaticofaciais.

✓ TESTE RÁPIDO
10. Que estruturas atravessam o forame zigomaticofacial?

CORRELAÇÃO CLÍNICA | *Fendas labial e palatina*

Em geral, a união dos processos palatinos das maxilas ocorre durante a 10ª a 12ª semana do desenvolvimento embrionário. Quando isso não acontece, o resultado é a **fenda palatina**. A condição também abrange a fusão incompleta das lâminas horizontais dos palatinos (ver Figura 7.6C, D). Outra condição, a **fenda labial**, consiste em uma fissura no lábio superior. Com frequência, a fenda labial e a fenda palatina ocorrem juntas. Dependendo da extensão e da posição, a fala e a deglutição podem estar afetadas. Além disso, crianças com fenda palatina tendem a ter muitas otites, com possibilidade de perda auditiva. Recomenda-se o fechamento da fenda labial durante as primeiras semanas após o nascimento. Em geral, o reparo da fenda palatina é realizado entre 12 e 18 meses de idade, de preferência antes que a criança comece a falar. Pode ser necessária terapia com fonoaudiólogo e ortodontista. Pesquisas recentes sugerem com veemência que a suplementação com ácido fólico no início da gravidez diminua a incidência de fenda palatina e fenda labial.

Figura 7.9 Maxila e zigomático.

🗝 A maxila abriga os dentes superiores, e o zigomático é o osso que forma a parede medial da bochecha.

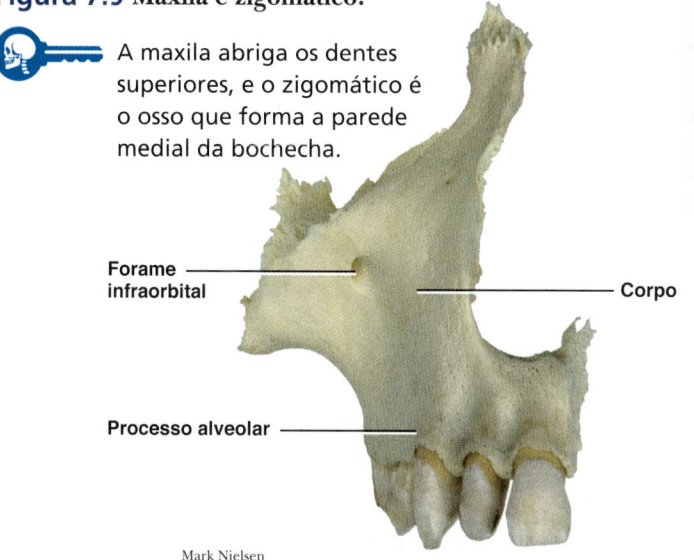

A. Maxila direita, vista anterior

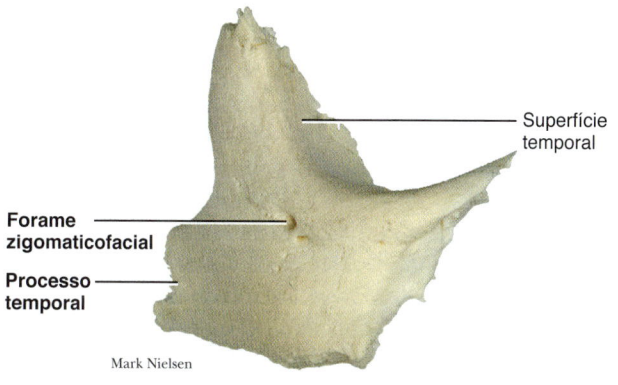

B. Zigomático direito, vista lateral

? Que parte das maxilas separa as cavidades nasal e oral?

EXPO 7.1 — Ossos da face | Mandíbula *(Figura 7.10)*

OBJETIVO
- Identificar a localização e as características superficiais da mandíbula.

Descrição

A **mandíbula** é o maior e mais forte osso da face (Figura 7.10). Esse osso grande em formato de arco é o único osso móvel do crânio além dos ossículos da audição, os pequenos ossos da orelha.

Características superficiais

Nas vistas laterais mostradas na Figura 7.10, pode-se notar que a mandíbula tem uma parte horizontal curva, o *corpo*, e duas partes perpendiculares, os *ramos*. O *ângulo* da mandíbula é a área de encontro de cada ramo com o corpo. Cada ramo tem um *processo condilar* posterior que se articula com a fossa mandibular e com o tubérculo articular do temporal (ver Figuras 7.3C, D e 7.6C, D) para formar a *articulação temporomandibular* (*ATM*). Tem também um *processo coronoide* anterior, no qual se insere proximalmente o músculo temporal. A depressão entre os processos condilar e coronoide é denominada *incisura da mandíbula*. O *processo alveolar* é um arco semelhante a uma crista que contém os alvéolos para os dentes mandibulares (inferiores).

O *forame mentual* ocupa posição aproximadamente inferior ao segundo dente pré-molar. É perto desse forame que os dentistas alcançam o nervo mentual ao injetarem anestésicos. Outro forame associado à mandíbula é o *forame da mandíbula* na face medial de cada ramo, outro local usado com frequência por dentistas para injetar anestésicos. O forame da mandíbula é o início do *canal da mandíbula*, que segue obliquamente no ramo e anteriormente ao corpo. Os nervos e vasos sanguíneos alveolares inferiores atravessam o canal e são distribuídos para os dentes mandibulares.

✓ **TESTE RÁPIDO**
11. Que estruturas formam a articulação temporomandibular?

CORRELAÇÃO CLÍNICA | *Disfunção temporomandibular*

Um problema associado à articulação temporomandibular é a **disfunção temporomandibular (DTM)**. É caracterizada por dor difusa em torno da orelha, dor à palpação dos músculos da mandíbula, estalidos ao abrir ou fechar a boca, limitação ou anormalidade da abertura da boca, cefaleia, sensibilidade dentária e desgaste anormal dos dentes. A disfunção temporomandibular é causada por alinhamento impróprio dos dentes, ranger ou cerramento dos dentes, traumatismo craniano e cervical ou artrite. O tratamento inclui aplicação de calor úmido ou gelo, dieta pastosa, administração de analgésicos como ácido acetilsalicílico, recondicionamento muscular, uso de um imobilizador ou uma placa para mordida para reduzir o ato de cerrar ou ranger de dentes (sobretudo quando usada à noite) ou o ajuste ou a remodelagem dos dentes (tratamento ortodôntico) e cirurgia.

Figura 7.10 Mandíbula.

 A mandíbula é o maior e mais forte osso da face.

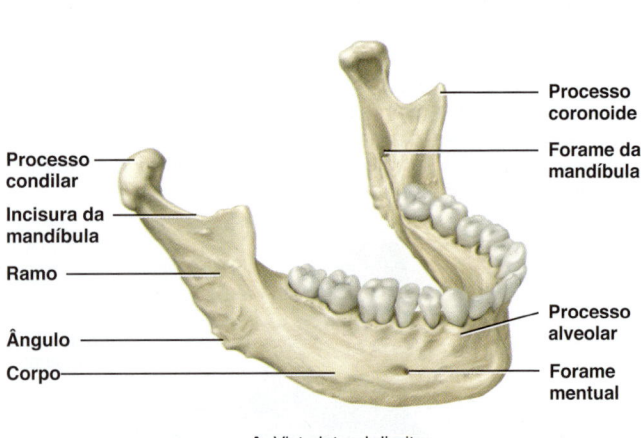

A. Vista lateral direita

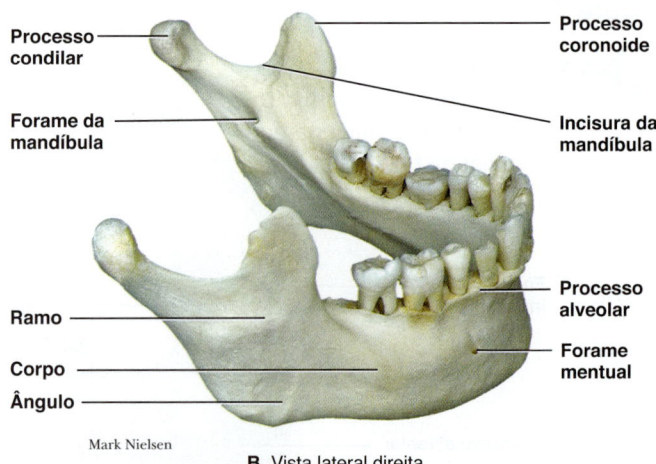

Mark Nielsen

B. Vista lateral direita

 Qual é a característica funcional da mandíbula que a distingue de quase todos os outros ossos do crânio?

Septo nasal

A cavidade nasal é um espaço no interior do crânio dividido em lados direito e esquerdo por uma partição vertical denominada **septo nasal**. Os três componentes do septo nasal são o vômer, a lâmina perpendicular do etmoide e a cartilagem do septo nasal (Figura 7.11). A margem inferior da lâmina perpendicular do etmoide se une à margem posterossuperior do vômer e forma a parte óssea posterior do septo, denominada septo nasal ósseo. A cartilagem septal, que é cartilagem hialina, se articula com as margens anteriores dos dois ossos e formam a parte anterior do septo. Em geral, o termo "fratura do nariz" se refere à lesão da cartilagem do septo nasal, e não dos ossos nasais.

CORRELAÇÃO CLÍNICA | Desvio de septo

O **septo nasal com desvio** é aquele que não se encontra na linha mediana da cavidade nasal, mas se desvia para um lado. Um golpe no nariz facilmente danifica ou fratura esse delicado septo ósseo, deslocando e lesando a cartilagem. Muitas vezes, depois da consolidação de um septo nasal fraturado, ocorrem desvios de ossos e cartilagem para um lado. O septo desviado pode bloquear a entrada de ar no lado estreitado do nariz, dificultando a respiração por essa metade da cavidade nasal. Em geral, o desvio ocorre na união do vômer com a cartilagem do septo. Os desvios de septo também podem ser uma anomalia do desenvolvimento. Se for acentuado, o desvio pode bloquear totalmente a via nasal. Até mesmo um bloqueio parcial pode levar a infecção. Se houver inflamação, pode causar congestão nasal, bloqueio das aberturas dos seios paranasais, sinusite crônica, cefaleia e epistaxe. Em geral, a condição é corrigida ou melhorada por cirurgia.

Órbitas

Sete ossos do crânio se unem para formar cada órbita ou *cavidade orbital*, que contém o bulbo do olho e as estruturas associadas (Figura 7.12). Os três ossos cranianos da órbita são: frontal, esfenoide e etmoide. Os quatro ossos da face são: palatino, zigomático, lacrimal e maxila. Cada órbita, de formato piramidal, tem quatro regiões que convergem posteriormente:

1. Partes do frontal e do esfenoide formam a *parede superior* da órbita.
2. Partes do zigomático e do esfenoide formam a *parede lateral* da órbita.
3. Partes da maxila, do zigomático e do palatino formam a *parede inferior* da órbita.
4. Parte da maxila, do lacrimal, do etmoide e do esfenoide formam a *parede medial* da órbita.

A cada órbita estão associadas cinco aberturas:

1. O *canal óptico* está na junção da parede superior e da parede medial.
2. A *fissura orbital superior* está no ângulo lateral superior do ápice.
3. A *fissura orbital inferior* está na junção das paredes lateral e inferior.
4. O *forame supraorbital* está localizado na face medial da margem supraorbital do frontal.
5. A *fossa da glândula lacrimal* está no lacrimal.

Forames

Nós mencionamos a maioria dos **forames** (aberturas para vasos sanguíneos, nervos ou ligamentos) do crânio ao descrevermos os ossos do crânio e da face que eles atravessam.

Figura 7.11 Septo nasal.

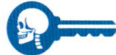 As estruturas que formam o septo nasal são a lâmina perpendicular do etmoide, o vômer e a cartilagem do septo nasal.

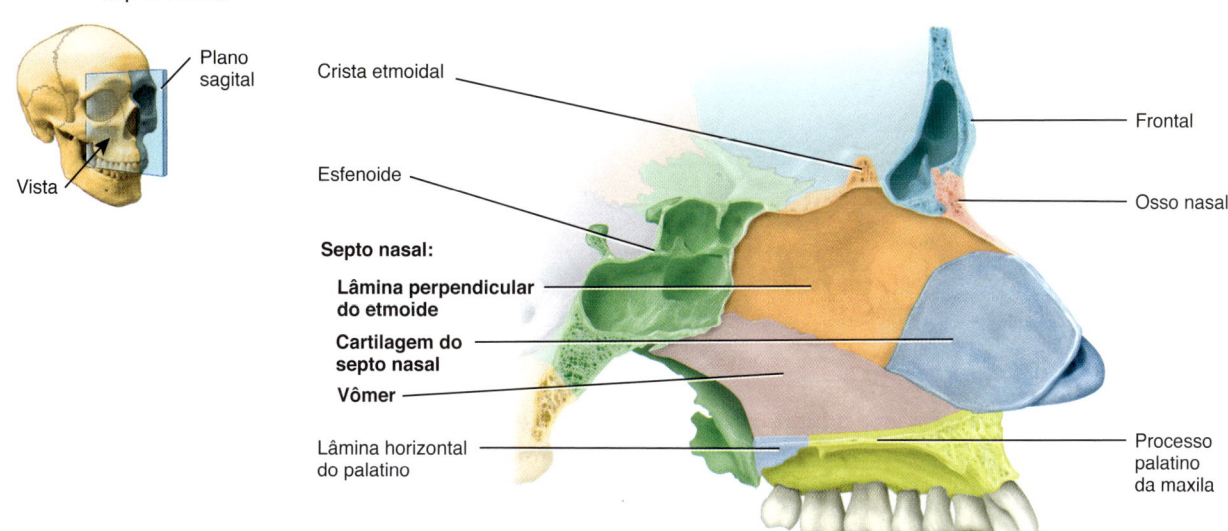

Corte sagital

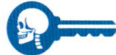 Qual é a função do septo nasal?

Figura 7.12 Detalhes da órbita.

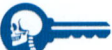 A órbita é uma estrutura piramidal que contém o bulbo do olho e as estruturas associadas a ele.

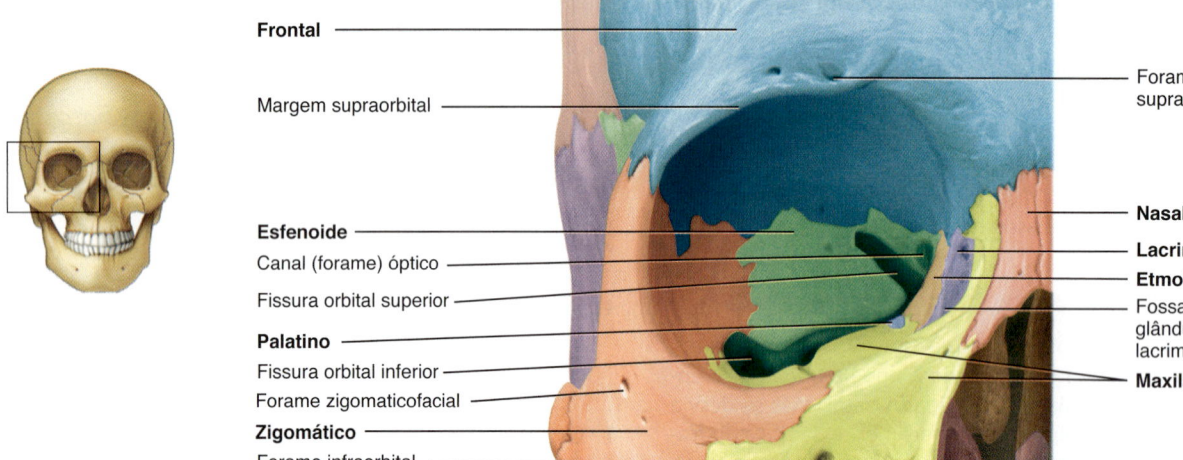

A. Vista anterior mostrando os ossos da órbita direita

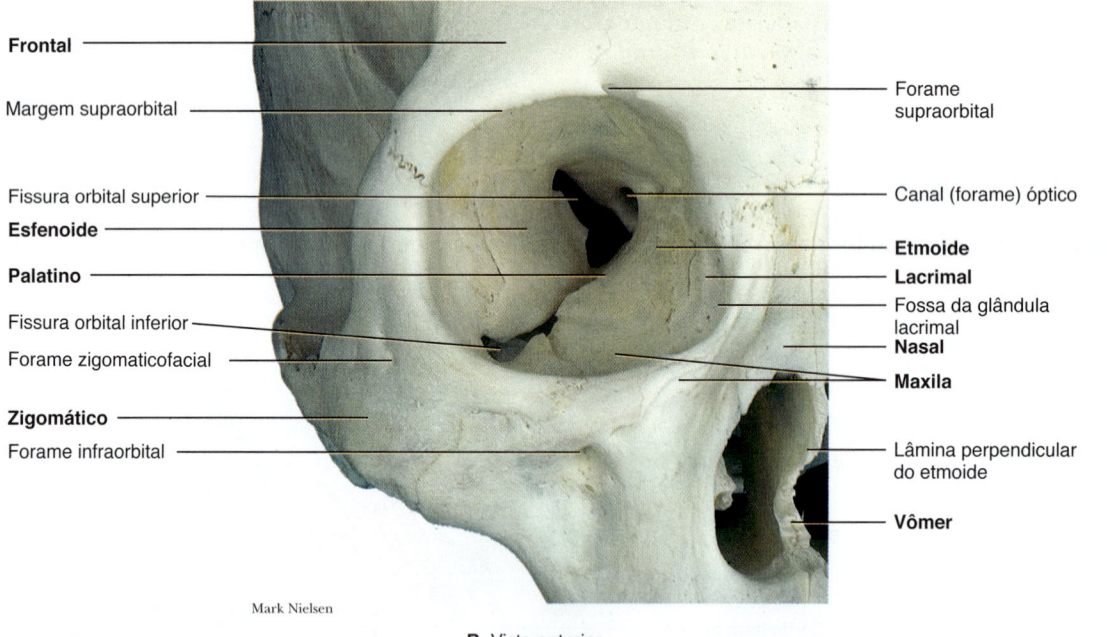

B. Vista anterior

? Quais são os sete ossos que formam a órbita? Qual deles não é visível na figura?

Como preparo para o estudo de outros sistemas, sobretudo dos sistemas nervoso e circulatório, esses forames e as estruturas que os atravessam são arrolados na Tabela 7.3. Para facilitar a consulta no futuro, os forames são citados em ordem alfabética.

Características específicas do crânio

O crânio tem várias características específicas, não observadas em outras partes do corpo, entre as quais figuram as suturas, os seios paranasais e os fontículos.

Suturas

A **sutura** é uma articulação imóvel na maioria dos casos em um crânio adulto, que mantém unida a maioria dos ossos do crânio. Entretanto, as suturas no crânio de recém-nascidos e crianças frequentemente são móveis e atuam como importantes centros de crescimento no crânio em desenvolvimento. Em indivíduos idosos, muitas suturas no crânio se fundem e se tornam completamente imóveis. Os nomes de muitas suturas refletem os ossos que elas unem. Por exemplo, a sutura frontozigomática está localizada entre o frontal e o zigomático. Do mesmo modo, a sutura esfenoparietal está localizada entre o esfenoide e o parietal. Em outros casos, porém, o nome das suturas não é tão óbvio. Das muitas suturas existentes no crânio, as seguintes são as mais proeminentes:

- A **sutura coronal** une o frontal e os dois parietais (ver Figura 7.3)
- A **sutura sagital** une os dois parietais na linha mediana superior do crânio (ver Figura 7.3A, B). A sutura sagital é assim denominada porque no lactente, antes da firme

TABELA 7.3
Principais forames do crânio.

FORAME	LOCALIZAÇÃO	ESTRUTURAS QUE O ATRAVESSA
Canal carótico (relacionado com a artéria carótida no pescoço)	Parte petrosa do temporal (Figura 7.6C)	Artéria carótida interna e nervos simpáticos para os olhos
Canal do nervo hipoglosso	Superior à base dos côndilos occipitais (Figura 7.6A)	Nervo hipoglosso (NC XII) e ramo da artéria faríngea ascendente
Canal incisivo	Posterior aos dentes incisivos na maxila (Figura 7.6C)	Ramos dos vasos sanguíneos palatinos maiores e nervo nasopalatino
Canal infraorbital	Inferior à órbita na maxila (Figura 7.12A)	Nervo e vasos sanguíneos infraorbitais e um ramo do nervo maxilar, originado do nervo trigêmeo (NC V)
Canal óptico	Entre as partes superior e inferior da asa menor do esfenoide (Figura 7.12)	Nervo óptico (NC II) e artéria oftálmica
Forame da lâmina cribriforme	Lâmina cribriforme do etmoide (Figura 7.6A)	Nervo olfatório (NC I)
Forame da mandíbula	Face medial do ramo da mandíbula (Figura 7.10)	Nervo e vasos sanguíneos alveolares inferiores
Forame espinhoso	Ângulo posterior do esfenoide (Figura 7.6A)	Vasos sanguíneos meníngeos médios
Forame estilomastóideo	Entre os processos estiloide e mastoide do temporal (Figura 7.6C)	Nervo facial (NC VII) e artéria estilomastóidea
Forame jugular	Posterior ao canal carótico, entre a parte petrosa do temporal e o occipital (Figura 7.6A)	Veia jugular interna, nervos glossofaríngeo (NC IX), vago (NC X) e acessório (NC XI)
Forame lacerado	Limitado anteriormente pelo esfenoide, posteriormente pela parte petrosa do temporal e medialmente pelo esfenoide e occipital (Figura 7.6A)	Ramo da artéria faríngea ascendente nos palatinos
Forame magno	Occipital (Figura 7.6C)	Bulbo e suas membranas (meninges), nervo acessório (NC XI) e artérias vertebrais e espinais
Forame mastóideo	Margem posterior do processo mastoide do temporal (Figura 7.6C)	Veia emissária para o seio transverso e ramo da artéria occipital para a dura-máter
Forame mentual	Inferior ao segundo dente pré-molar na mandíbula (Figura 7.10)	Nervo e vasos mentuais
Forame oval	Asa maior do esfenoide (Figura 7.6A)	Nervo mandibular, ramo do nervo trigêmeo (NC V)
Forame redondo	Junção das partes anterior e medial do esfenoide (Figura 7.6A)	Nervo maxilar, ramo do nervo trigêmeo (NC V)
Forame supraorbital	Margem supraorbital da órbita no frontal (Figura 7.12A)	Nervo e artéria supraorbitais

união dos ossos do crânio, a sutura e os fontículos (moleiras) a ela associados se assemelham a uma seta
- A **sutura lambdóidea** une os dois parietais ao occipital. Essa sutura é assim denominada por causa da semelhança com a letra grega lambda (Λ), como se pode observar na Figura 7.5 (com a ajuda de um pouco de imaginação). Os ossos suturais podem ser encontrados nas suturas sagital e lambdóidea (ver Figura 7.5 e Seção 6.2)
- As duas **suturas escamosas** unem o parietal e o temporal nas faces laterais do crânio (ver Figura 7.3C, D).

Seios paranasais

Os **seios paranasais** são cavidades no interior de determinados ossos do crânio e da face próximos da cavidade nasal. Eles são mais evidentes em um corte sagital do crânio (Figura 7.13). Os seios paranasais são revestidos por túnicas mucosas contínuas com o revestimento da cavidade nasal através de pequenas aberturas na parede lateral da cavidade nasal. As secreções produzidas pela túnica mucosa dos seios paranasais drenam para a parede lateral da cavidade nasal. Os seios paranasais são rudimentares ou estão ausentes por ocasião do nascimento e aumentam de tamanho durante dois períodos cruciais do aumento da face – durante a erupção dos dentes e no início da puberdade. Eles se originam como projeções do revestimento mucoso da cavidade nasal que se projetam nos ossos circundantes. Os ossos do crânio que contêm os seios paranasais são o frontal, o esfenoide, o etmoide e as maxilas. Os seios paranasais possibilitam que o crânio aumente de tamanho sem alteração correspondente da massa (peso) do osso. Além disso, os seios paranasais atuam como câmaras de ressonância (eco) no crânio, que intensificam e prolongam os sons, assim melhorando a qualidade da voz. A influência dos seios paranasais sobre a voz torna-se óbvia durante um resfriado; as vias pelas quais o som entra nos seios paranasais e deles sai são bloqueadas pela produção excessiva de muco, o que altera a qualidade da voz.

> **CORRELAÇÃO CLÍNICA | *Sinusite***
>
> **Sinusite** é a inflamação da mucosa de um ou mais seios paranasais. Pode ser causada por infecção microbiana (vírus, bactéria ou fungo), reações alérgicas, pólipos nasais ou desvio acentuado do septo nasal. Caso haja inflamação ou obstrução à drenagem do muco para a cavidade nasal, a pressão do líquido aumenta nos seios paranasais e pode surgir cefaleia sinusal. Outros sintomas são congestão nasal, incapacidade de sentir odores (anosmia), febre e tosse. As opções de tratamento são descongestionantes em *spray* ou gotas, descongestionantes orais, corticosteroides nasais, antibióticos, analgésicos, compressas mornas e cirurgia.

Fontículos

O crânio de um embrião em desenvolvimento é formado de cartilagem e mesênquima, organizados em lâminas finas em torno do encéfalo em desenvolvimento. A ossificação ocorre gradualmente, e o osso lentamente substitui a cartilagem e o mesênquima. Por ocasião do nascimento, a formação óssea está incompleta e os espaços preenchidos por mesênquima se tornam regiões de tecido conjuntivo

Figura 7.13 Projeção dos seios nasais na superfície. **A** e **B.** Localização dos seios paranasais. **C.** Aberturas dos seios paranasais na cavidade nasal. **D.** Dissecção do seio maxilar, mostrando a abertura na cavidade nasal. Partes das conchas foram seccionadas.

Os seios paranasais são espaços revestidos por túnica mucosa no frontal, esfenoide, etmoide e maxilas que se conectam com a cavidade nasal.

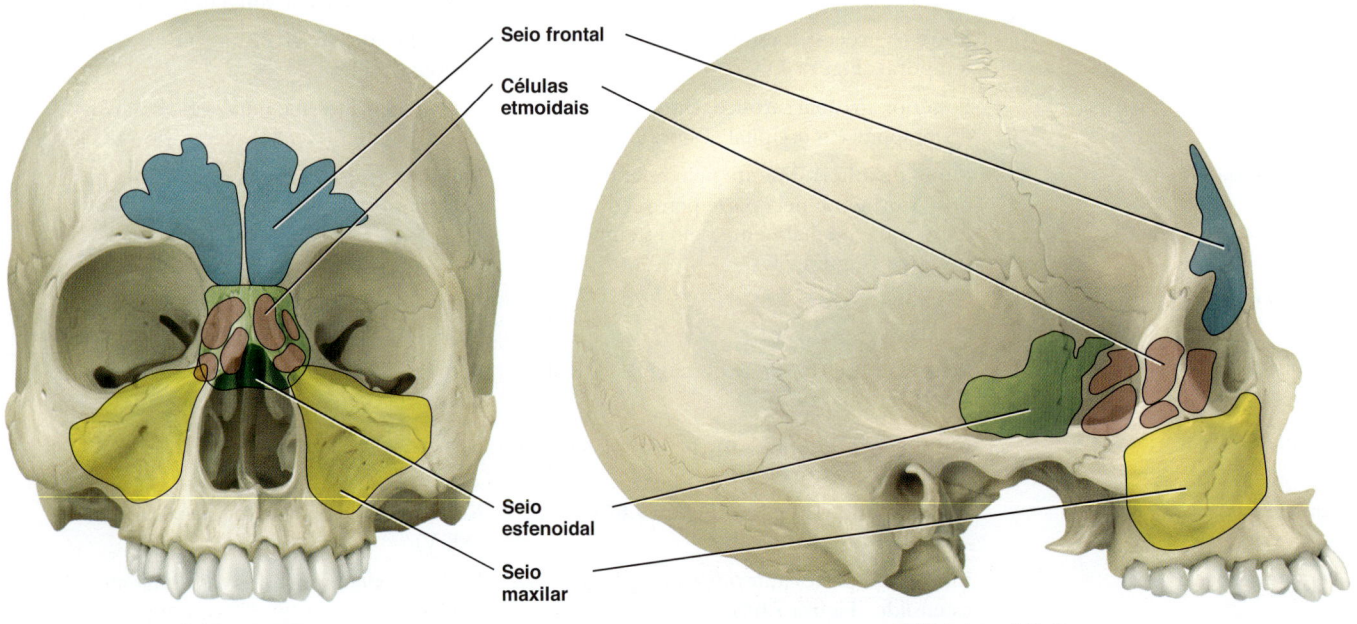

A. Vista anterior　　　　B. Vista lateral direita

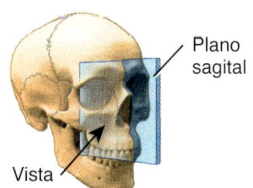
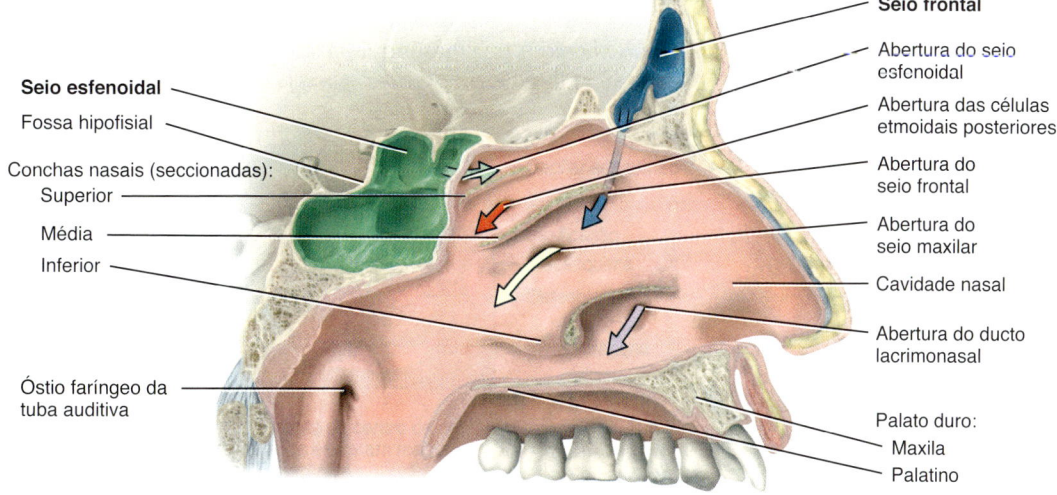

C. Corte sagital

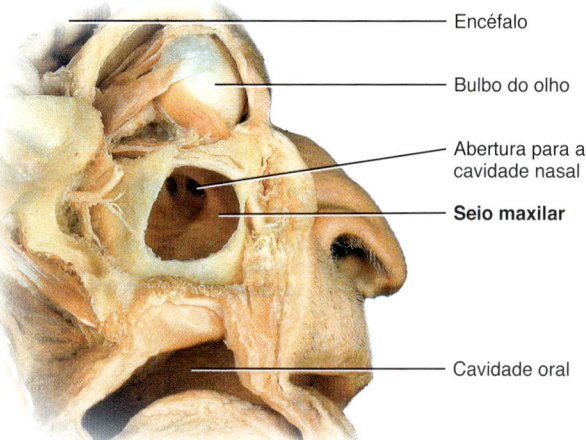

Dissecção Shawn Miller, fotografia Nielsen/Mark Nielsen
D. Dissecção do seio maxilar

? Quais são as funções dos seios paranasais?

denso entre os ossos do crânio incompletamente desenvolvidos, denominados **fontículos** ou **fontanelas** (Figura 7.14). Comumente denominados "moleiras", os fontículos são as áreas nas quais o mesênquima não ossificado se transforma em tecido conjuntivo denso no crânio. Conforme a formação óssea prossegue após o nascimento, os fontículos acabam por ser substituídos por osso pelo processo de ossificação intramembranosa, e as delgadas junções de tecido conjuntivo colágeno que permanecem entre os ossos adjacentes se transformam em suturas. Do ponto de vista funcional, os fontículos atuam como espaçadores para o crescimento dos ossos cranianos adjacentes e proporcionam alguma flexibilidade ao crânio do feto. Eles permitem que o crânio mude de formato enquanto atravessa o canal do parto e possibilita o crescimento rápido do encéfalo durante a lactância. Embora um recém-nascido tenha muitos fontículos, o formato e a localização de seis deles são razoavelmente constantes:

1. O **fontículo anterior**, ímpar, localizado na linha mediana entre os dois parietais e o frontal, tem o formato aproximado de um losango e é o maior fontículo. Em geral, se fecha 18 a 24 meses após o nascimento.
2. O **fontículo posterior**, ímpar, está localizado na linha mediana entre os dois parietais e o occipital. Por ser muito menor que o fontículo anterior, geralmente se fecha cerca de 2 meses após o nascimento.
3. Os dois **fontículos anterolaterais**, localizados lateralmente entre o frontal, o parietal, o temporal e o esfenoide, são pequenos e têm formato irregular. Normalmente se fecham cerca de 3 meses após o nascimento.
4. Os dois **fontículos posterolaterais**, localizados lateralmente entre o parietal, o occipital e o temporal, têm formato irregular. Começam a se fechar 1 a 2 meses após o nascimento, mas em geral o fechamento não está completo até os 12 meses.

O grau de fechamento dos fontículos ajuda o médico a estimar o grau de desenvolvimento encefálico. Além disso, o fontículo anterior serve como ponto de referência para a retirada de sangue do seio sagital superior (uma grande veia mediana no interior dos tecidos que envolvem o encéfalo) para análise; ver Figura 14.11C).

Fossas do crânio

Internamente, o formato e a aparência do crânio se assemelham aos da face externa do encéfalo. À medida que se formam em torno do encéfalo em desenvolvimento, os ossos do crânio criam um molde que se aproxima do formato do encéfalo. Caso se remova a *calvária*, o teto do crânio, observam-se no assoalho do crânio três níveis distintos correspondentes aos principais contornos da face inferior do encéfalo. As três regiões distintas do assoalho do crânio são conhecidas como **fossas do crânio** (Figura 7.15). Cada fossa do crânio ocupa um nível diferente, criando a aparência de degraus descendentes no sentido anteroposterior dentro do crânio. Uma região estrutural específica do encéfalo se encaixa perfeitamente no interior de cada fossa. No sentido anteroposterior, são denominadas fossa anterior, fossa média e fossa posterior do crânio. O nível mais elevado, a *fossa anterior do crânio*, é formado principalmente pela parte

Figura 7.14 Fontículos ao nascimento.

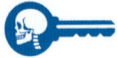

Os fontículos são espaços preenchidos por mesênquima situados entre os ossos do crânio e presentes desde o nascimento.

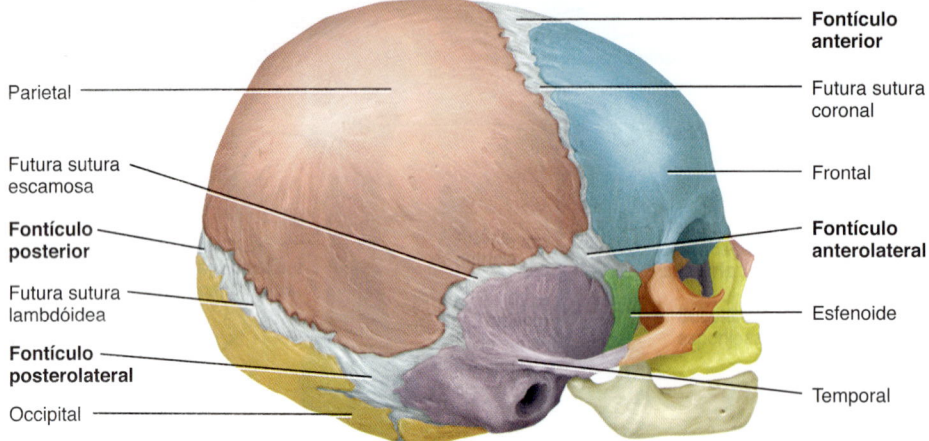

A. Vista lateral direita

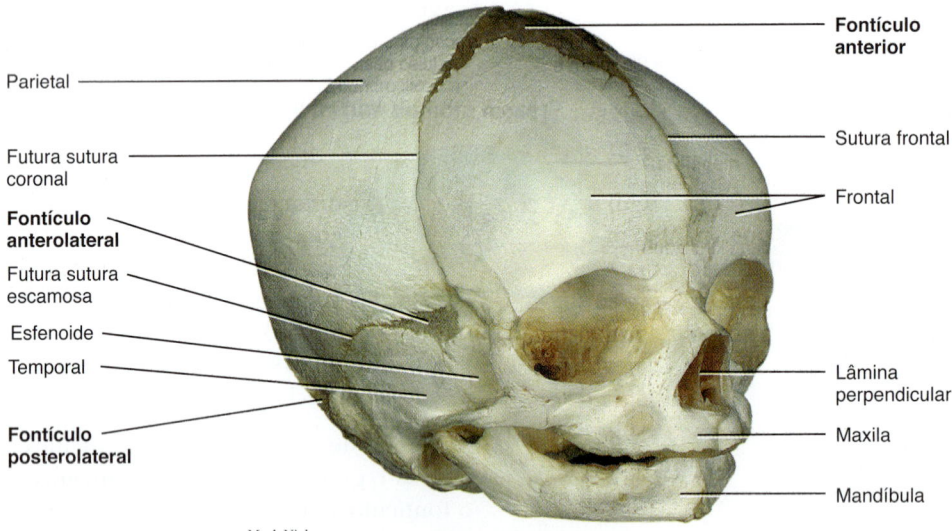

B. Vista anterolateral direita

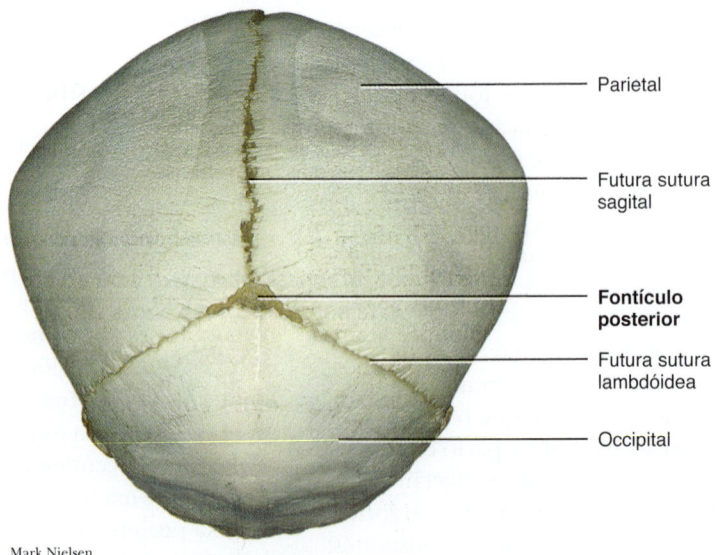

C. Vista posterior

Que fontículo é limitado por quatro diferentes ossos do crânio?

Figura 7.15 Fossas do crânio.

 As fossas do crânio são níveis no assoalho do crânio que contêm depressões para as circunvoluções cerebrais, sulcos para os vasos sanguíneos e numerosos forames.

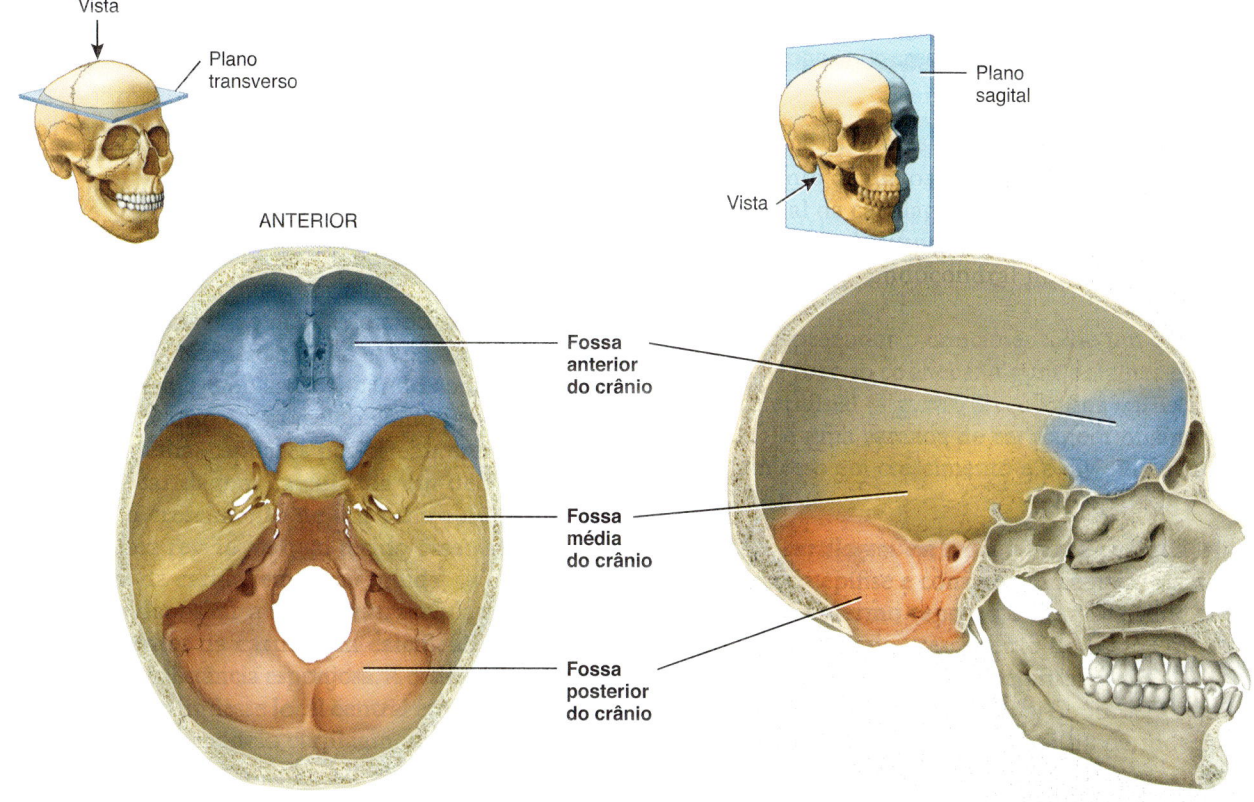

A. Vista superior do assoalho da fossa do crânio

B. Vista medial de corte sagital

 Qual é a maior fossa do crânio?

do frontal que constitui a parede superior das órbitas e a cavidade nasal, a crista etmoidal e a lâmina cribriforme do etmoide, e as asas menores e parte do corpo do esfenoide. Essa fossa abriga os lobos frontais dos hemisférios cerebrais. A superfície áspera do frontal pode lacerar os lobos frontais dos hemisférios cerebrais em caso de traumatismo cranioencefálico. A *fossa média do crânio* loacaliza-se inferior e posteriormente à fossa anterior. Assim como o esfenoide que a circunda, tem o formato de uma borboleta, com uma pequena parte mediana e duas partes laterais expandidas. A parte mediana é formada por parte do corpo do esfenoide, e as partes laterais são formadas pelas asas maiores do esfenoide, parte escamosa do temporal e parietal. A fossa média do crânio aloja os lobos temporais dos hemisférios cerebrais e a hipófise. A última fossa, que forma o nível inferior, é a *fossa posterior do crânio*, a maior das fossas. É formada principalmente pelo occipital e pelas partes petrosa e mastóidea do temporal. É uma fossa muito profunda, que acomoda o cerebelo, a ponte e o bulbo.

Alterações do crânio relacionadas com a idade

Desde o feto, passando pelo recém-nascido até o idoso, o crânio sofre alterações consideráveis conforme envelhece. Durante a vida fetal, o crânio, como o restante do esqueleto, possui mais ossos do que o do adulto. Seja o fêmur na coxa, seja o occipital na parte posterior do crânio, quando um osso começa a se desenvolver e a se ossificar, é formado por múltiplos centros de ossificação que são elementos ósseos separados. Por exemplo, o occipital do crânio é um osso único em adultos tipicamente originado de cerca de uma dúzia ou mais de centros de ossificação, que se fundem durante o período fetal em cinco ossos distintos. As cinco partes do occipital são separadas por tecido conjuntivo; esses espaçadores de tecido conjuntivo possibilitam o aumento do tamanho do occipital durante os primeiros meses e anos do desenvolvimento para acomodar o encéfalo em crescimento. Alguns anos após o nascimento, enquanto crescem, as partes ósseas começam a se aproximar umas das outras e logo se fundem em um único osso. A fusão das cinco partes do occipital geralmente se completa no final da adolescência.

De forma semelhante, os ossos individuais no crânio de recém-nascidos e jovens são separados por regiões de tecido conjuntivo denominadas fontículos, descritos anteriormente neste capítulo. Conforme os ossos adjacentes se desenvolvem e crescem, o tecido conjuntivo é substituído e os fontículos diminuem de tamanho. Muitas das estruturas resultantes se fundem e até mesmo ocultam os limites entre os ossos adjacentes mais tarde na vida adulta.

Outras alterações no crânio relacionadas com a idade são o surgimento dos seios paranasais e a erupção dos dentes no crânio jovem, o desgaste e a perda de dentes com a idade e a perda óssea da mandíbula e da maxila que acompanha a perda de dentes em idosos.

Diferenças sexuais do crânio

O **dimorfismo sexual**, que se refere às diferenças estruturais entre homens e mulheres, é observado no crânio, mas a habilidade e a percepção das variações são essenciais quando se usam as características do crânio para determinar o sexo de um indivíduo. A determinação do sexo só é possível no crânio de um indivíduo maduro. Em geral, os crânios masculinos são sempre mais maciços e os crânios femininos são mais *gráceis* (delicados), mas existe uma zona de superposição de crânios masculinos gráceis e crânios femininos robustos, o que dificulta a determinação do sexo. Muitos programas de televisão e filmes nos levam a acreditar que essa determinação do sexo é fácil, rápida e infalível; entretanto, embora as chances de determinação correta do sexo de um crânio aumentem com o número de características consideradas, ainda assim o padrão é de apenas 80 a 90% de acurácia. Sempre que possível, as características pélvicas devem ser combinadas às características do crânio para determinar o sexo de restos mortais (ver Seção 8.4). A Tabela 7.4 ilustra e descreve algumas das principais diferenças visíveis nos crânios masculino e feminino.

TABELA 7.4
Principais diferenças visíveis nos crânios masculino e feminino.

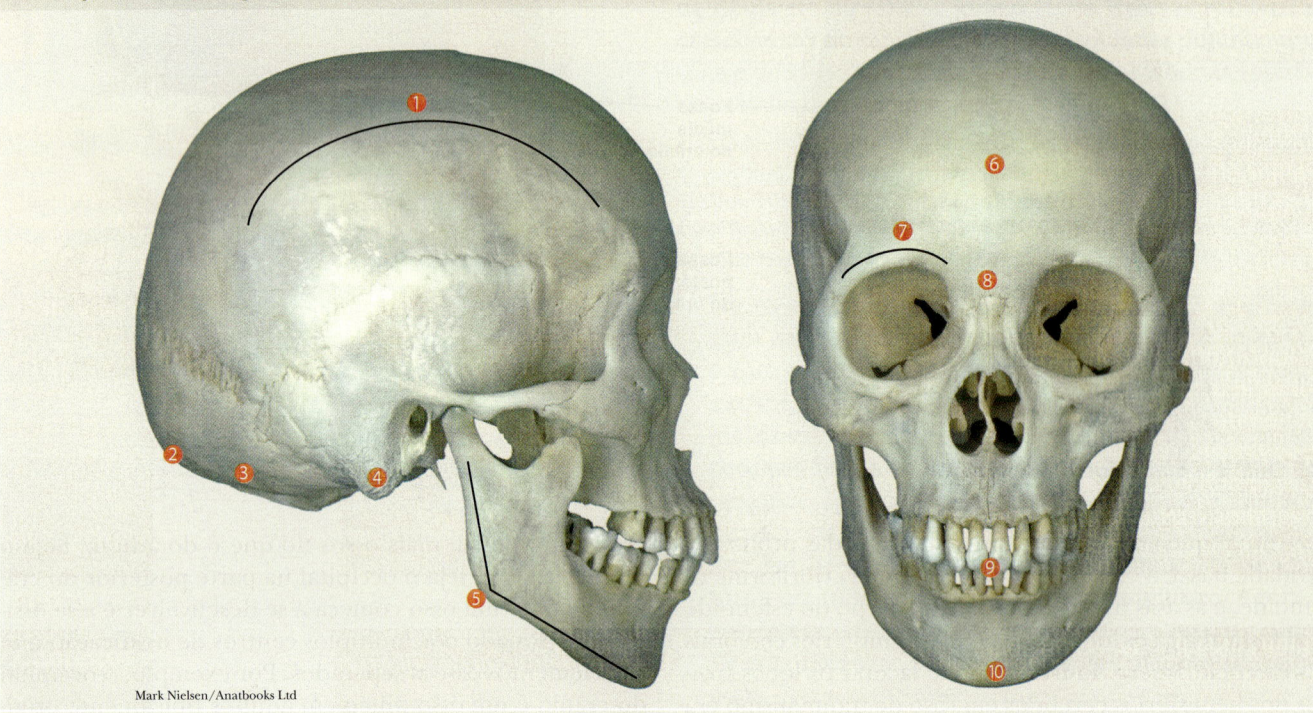

Mark Nielsen/Anatbooks Ltd

PRINCIPAIS CARACTERÍSTICAS VISÍVEIS	DESCRIÇÃO
Locais de inserção muscular ❶ Linhas temporais ❷ Protuberância occipital externa ❸ Linhas nucais ❹ Processo mastoide	Em geral, os locais de inserção muscular são algumas das melhores características para distinguir o sexo pelo exame do crânio. Em vista da maior massa muscular dos homens, esses locais de inserção muscular produzem pontos de referência mais proeminentes nos locais de aplicação da força aos ossos. Os pontos de referência ❷, ❸ e ❹ geralmente são muito maiores e mais desenvolvidos no sexo masculino, pois são os locais de inserção dos músculos que estabilizam a cabeça masculina, que é maior, durante a locomoção. O ponto de referência ❶, a linha temporal, é o local de inserção de um músculo que fecha a mandíbula e geralmente não é tão confiável como característica diagnóstica.
Proeminências ósseas ❺ Ângulo da mandíbula ❻ Escama frontal (fronte) ❼ Margem supraorbital ❽ Glabela ❾ Dentes ❿ Protuberância mentual (mento)	Essas proeminências ósseas podem ser usadas para fundamentar a distinção sexual; entretanto, devem ser usadas com maior cuidado. Em geral, os homens têm a margem supraorbital ❼ mais protuberante e uma glabela ❽ arredondada e proeminente, enquanto no crânio feminino esta é plana e não se projeta para frente. A escama frontal ❻ masculina geralmente se inclina para trás, em direção à parte superior do crânio, enquanto a escama do crânio feminino é mais vertical e arredondada. De modo geral, o ângulo da mandíbula ❺ é mais quadrado (mais próximo de 90°) nos homens, enquanto o ângulo feminino é mais obtuso. Assim como a glabela, a protuberância mentual ❿ masculina costuma ser mais proeminente e se projeta para a frente, criando um mento mais protuberante. Em média, os dentes ❾ são maiores no crânio masculino, mas muitas vezes é difícil avaliar essa característica.
Outros (não visíveis) Seios paranasais	Em média, o volume dos seios paranasais é maior no sexo masculino.

✓ TESTE RÁPIDO

12. Descreva as cavidades no interior do crânio e o septo nasal.
13. Que área da órbita o canal óptico atravessa, e que ossos do crânio estão implicados?
14. Que estruturas formam o septo nasal?
15. Defina: forame, sutura, seio paranasal e fontículo.
16. Nomeie as fossas do crânio, em sentido inferossuperior, e indique que parte(s) do encéfalo cada uma delas contém.
17. Usando as características listadas na Tabela 7.4, determine se o crânio mostrado na tabela é masculino ou feminino.

7.3 Hioide

● OBJETIVO
- Descrever a relação do hioide com o crânio e explicar sua função.

O **hioide** é único e um componente peculiar do esqueleto axial porque não se articula com outro osso. Na verdade, é suspenso dos processos estiloides do temporal por ligamentos e músculos (ver Figura 11.7A, B). Localizado no trígono cervical anterior, entre a mandíbula e a laringe (Figura 7.16A), sustenta a língua e serve como local para inserção de alguns músculos da língua e de músculos do pescoço e da faringe. O hioide tem um *corpo* retangular horizontal e um par de projeções denominadas *cornos menores* e *cornos maiores* (Figura 7.16B, C). Os músculos e ligamentos se inserem no corpo e nessas duas projeções.

O hioide, assim como as cartilagens da laringe e da traqueia, é fraturado com frequência durante o estrangulamento. Por conseguinte, essas estruturas são cuidadosamente examinadas à necropsia quando há suspeita de que a causa de morte seja o estrangulamento manual.

✓ TESTE RÁPIDO
18. Qual é a relação entre o hioide e a laringe?

7.4 Coluna vertebral

● OBJETIVOS
- Identificar as regiões e as curvas normais da coluna vertebral
- Descrever as características estruturais e funcionais dos ossos nas várias regiões da coluna vertebral.

A **coluna vertebral** representa cerca de dois quintos da altura total do corpo e é composta de uma série de ossos denominados **vértebras**. É formada por osso e tecido conjuntivo que circunda e protege o tecido nervoso da medula espinal. Tem comprimento aproximado de 71 cm no homem adulto médio e 61 cm na mulher adulta média. A coluna vertebral atua como uma haste forte e flexível, com elementos que se movem para a frente, para trás e para os lados e que podem girar. Encerra e protege a medula espinal, sustenta a cabeça e atua como ponto de articulação para as costelas, cíngulo do membro inferior e dos músculos do dorso e dos membros superiores.

No início do desenvolvimento, o número total de vértebras é de 33. Depois, diversas vértebras nas regiões sacral e coccígea se fundem. Por conseguinte, a coluna vertebral do adulto contém tipicamente 26 vértebras (Figura 7.17A). As vértebras estão distribuídas da seguinte maneira:

7 **vértebras cervicais** na região cervical.
12 **vértebras torácicas** posteriores à cavidade torácica.
5 **vértebras lombares** na região lombar.
1 **sacro**, formado por cinco **vértebras sacrais** fundidas.
1 **cóccix**, formado por quatro **vértebras coccígeas** fundidas.

As vértebras cervicais, torácicas e lombares são móveis, mas o sacro e o cóccix são fixos. Discutiremos detalhadamente cada uma dessas regiões em breve.

Figura 7.16 Hioide.

 O hioide sustenta a língua e serve como local para inserção de músculos da língua, do pescoço e da faringe.

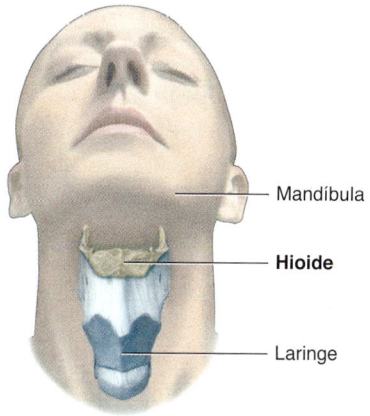

A. Posição do hioide

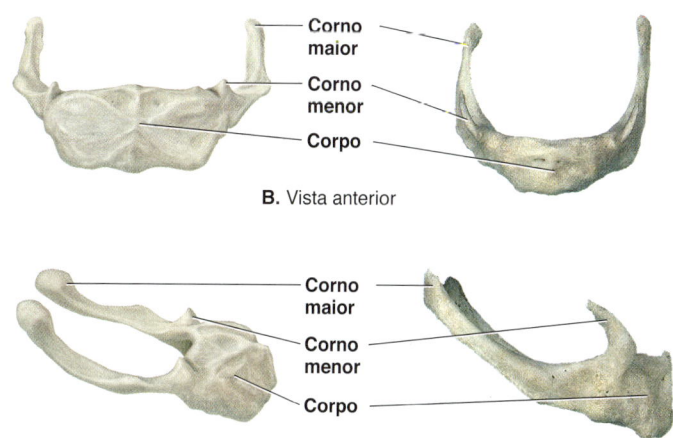

B. Vista anterior

C. Vista lateral direita

? Qual é a diferença entre o hioide e todos os outros ossos do esqueleto axial?

Figura 7.17 Coluna vertebral. Os números entre parênteses em **A** indicam a quantidade de vértebras em cada região. Em **D**, o tamanho relativo do disco foi aumentado para destacá-lo.

🔑 A coluna vertebral típica do adulto contém 26 vértebras.

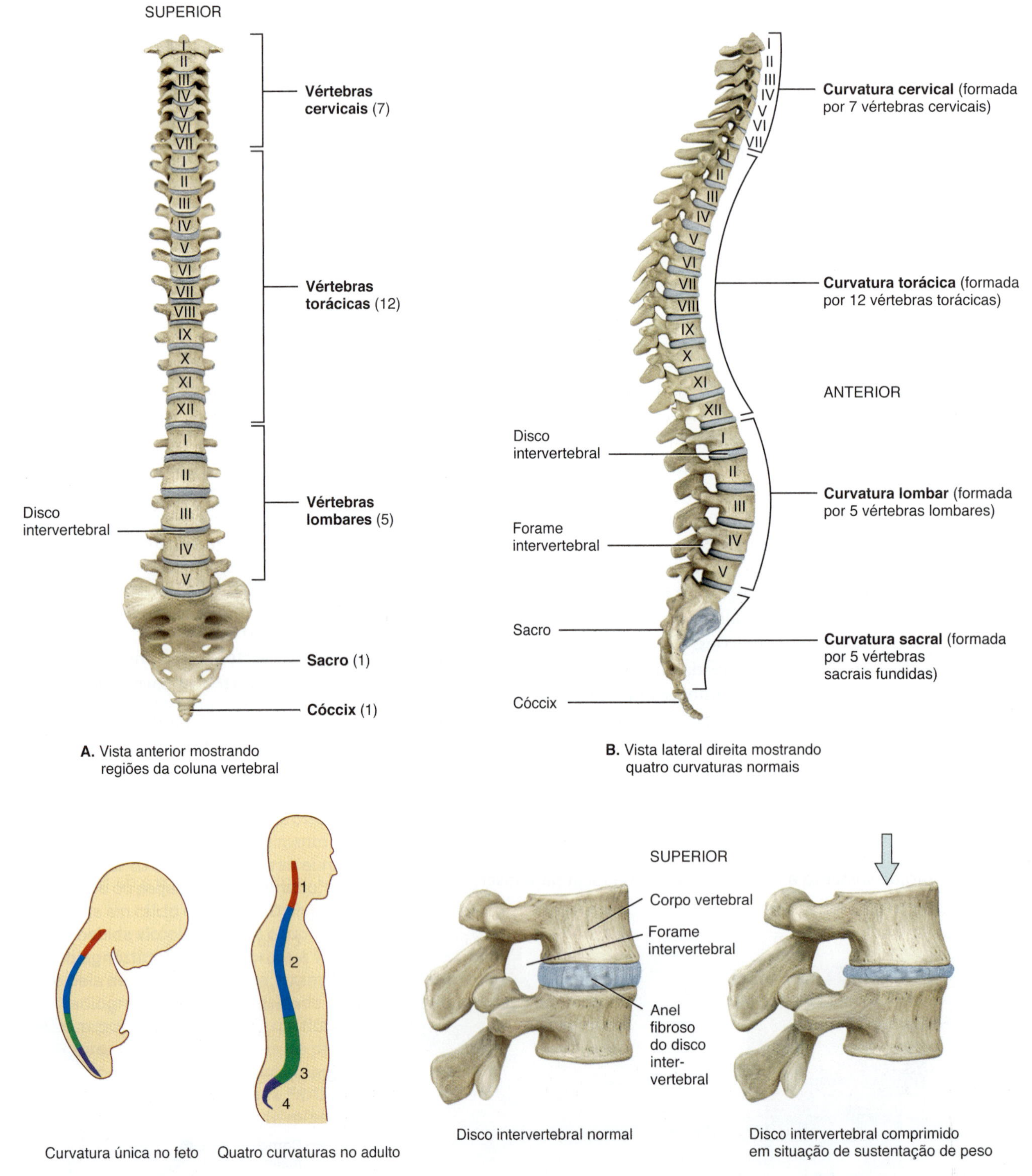

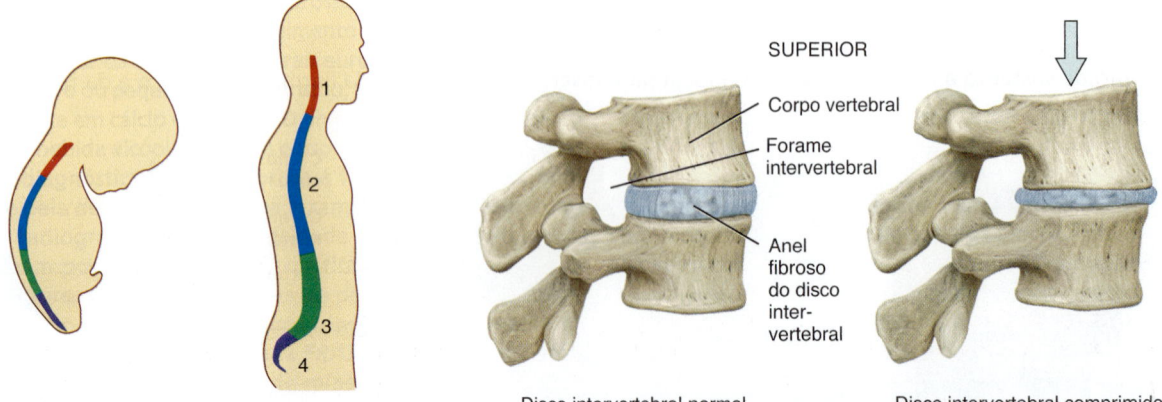

A. Vista anterior mostrando regiões da coluna vertebral

B. Vista lateral direita mostrando quatro curvaturas normais

C. Curvaturas no feto e no adulto

D. Disco intervertebral

❓ Que curvaturas da coluna vertebral do adulto são côncavas (em relação à parte anterior do corpo)?

Curvaturas normais da coluna vertebral

Em vista anterior ou posterior, a coluna vertebral do adulto normal parece reta (Figura 7.17A). Entretanto, quando vista de perfil apresenta quatro curvas suaves, denominadas **curvaturas normais** (Figura 7.17B). Em relação à frente do corpo, as *curvaturas cervical* e *lombar* são convexas, enquanto as *curvaturas torácica* e *sacral* são côncavas. As curvaturas da coluna vertebral aumentam sua força, ajudam a manter o equilíbrio na posição ortostática, absorvem impactos durante a marcha e ajudam a proteger as vértebras contra fraturas.

No feto, há apenas uma curvatura côncava anteriormente em toda a extensão da coluna vertebral (Figura 7.17C, esquerda). Por volta do terceiro mês após o nascimento, quando um lactente começa a sustentar a cabeça ereta, a curvatura cervical, de convexidade anterior, começa a se desenvolver (Figura 7.17C, direita). Mais tarde, quando a criança se senta, fica de pé e anda, a curvatura lombar, de convexidade anterior, começa a se desenvolver. As curvaturas torácica e sacral são denominadas *curvaturas primárias*, porque preservam a curvatura original da coluna vertebral embrionária. As curvaturas cervical e lombar são conhecidas como *curvaturas secundárias*, pois começam a se formar mais tarde, vários meses após o nascimento. Todas as curvaturas estão plenamente desenvolvidas aos 10 anos de idade. Entretanto, pode haver perda progressiva das curvaturas secundárias na velhice.

Discos intervertebrais

Desde a segunda vértebra cervical até o sacro, existem entre os corpos de vértebras adjacentes estruturas denominadas **discos intervertebrais** (Figura 7.17D). Elas representam 25% da altura da coluna vertebral. Cada disco tem um *anel fibroso* externo, composto de fibrocartilagem, e um *núcleo pulposo* interno, formado por substância mucoide, pulposa e mole. Com a idade, essa região mucoide aquosa se converte em fibrocartilagem em razão da desidratação gradual. As faces superior e inferior do disco são formadas por uma delgada lâmina de cartilagem hialina. Os discos formam articulações fortes, permitem vários movimentos da coluna vertebral e absorvem impactos verticais.

No decurso de um dia, os discos sofrem compressão e há perda de água da matriz cartilaginosa, de modo que ficamos um pouco mais baixos à noite. Enquanto dormimos, a compressão é menor e o núcleo pulposo se reidrata, de modo que somos mais altos quando acordamos pela manhã. Estudos recentes revelam que a diminuição da altura vertebral com a idade é consequência de perda óssea nos corpos das vértebras, e não de diminuição da espessura dos discos intervertebrais.

Como os discos intervertebrais são avasculares, o anel fibroso e o núcleo pulposo dependem dos vasos sanguíneos dos corpos das vértebras para obter oxigênio e nutrientes e remover escórias. Exercícios de alongamento descomprimem os discos e aumentam a circulação sanguínea geral; ambos aceleram a captação de oxigênio e nutrientes pelos discos e a remoção de escórias.

CORRELAÇÃO CLÍNICA | *Curvaturas anormais da coluna vertebral*

Várias condições podem exagerar as curvaturas normais da coluna vertebral, ou a coluna pode adquirir uma curvatura lateral; ambas resultam em **curvaturas anormais** da coluna vertebral.

A **escoliose** é uma curvatura lateral da coluna vertebral, geralmente na região torácica (Figura A). A curvatura anormal mais comum, a escoliose pode ser causada por malformação congênita das vértebras (presentes ao nascimento), dor isquiática crônica (dor na região lombar e nos membros inferiores), paralisia dos músculos de um lado da coluna vertebral, má postura ou uma perna mais curta que a outra.

A **cifose** é um aumento da curvatura torácica da coluna vertebral (Figura B). Na tuberculose da coluna vertebral pode haver colapso parcial dos corpos vertebrais, produzindo uma curvatura angular acentuada da coluna vertebral. No idoso, a degeneração dos discos intervertebrais leva à cifose. A cifose também pode ser provocada por raquitismo e má postura. É comum também em mulheres com osteoporose avançada.

A **lordose** é um exagero da curvatura lombar da coluna vertebral (Figura C). Pode resultar de aumento de peso do abdome, como na gravidez, ou de obesidade extrema, má postura, raquitismo, osteoporose ou tuberculose da coluna vertebral.

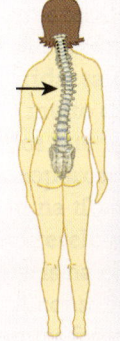
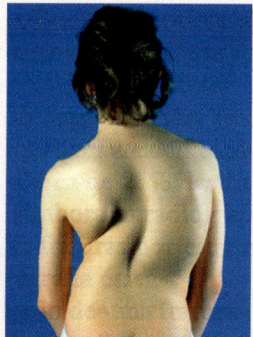

Princess Margaret Rose Orthopaedic Hospital/Science Source

A. Escoliose

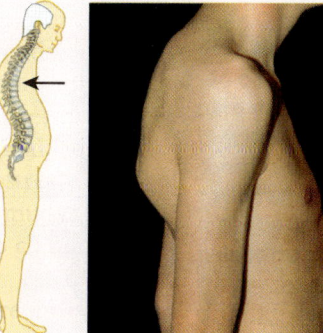

Dr. P. Marazzi/Science Source

B. Cifose

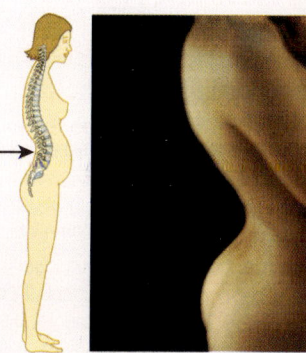

©PhotoAlto sas/Alamy StockPhoto

C. Lordose

Partes de uma vértebra típica

Embora as vértebras em diferentes regiões da coluna vertebral variem em tamanho, formato e detalhes, elas são semelhantes o suficiente para que possamos estudar as estruturas (e as funções) de uma vértebra típica (Figura 7.18). Em geral, as vértebras têm um corpo, um arco vertebral e vários processos.

Corpo vertebral

O **corpo vertebral**, a maior parte de uma vértebra, forma a massa anterior do osso, semelhante a um bloco. Todos os corpos vertebrais adjacentes alinhados em uma fileira criam o eixo colunar do esqueleto. Os corpos vertebrais atuam como o principal componente de sustentação de peso da coluna vertebral. Os discos intervertebrais cartilaginosos estão entre corpos vertebrais adjacentes. As faces superior e inferior dos corpos vertebrais são ásperas para fixação da cartilagem hialina do disco intervertebral, o que ajuda a impedir a perda de água do disco para o osso do corpo vertebral. As faces anterior e lateral contêm forames nutrícios, aberturas para os vasos sanguíneos que levam nutrientes e oxigênio e removem dióxido de carbono e escórias do tecido ósseo.

Figura 7.18 Estrutura de uma vértebra típica, ilustrada por uma vértebra torácica. Em **B**, foi incluído apenas um nervo espinal, estendido além do forame intervertebral para fins de clareza.

A vértebra tem um corpo, um arco vertebral e vários processos vertebrais.

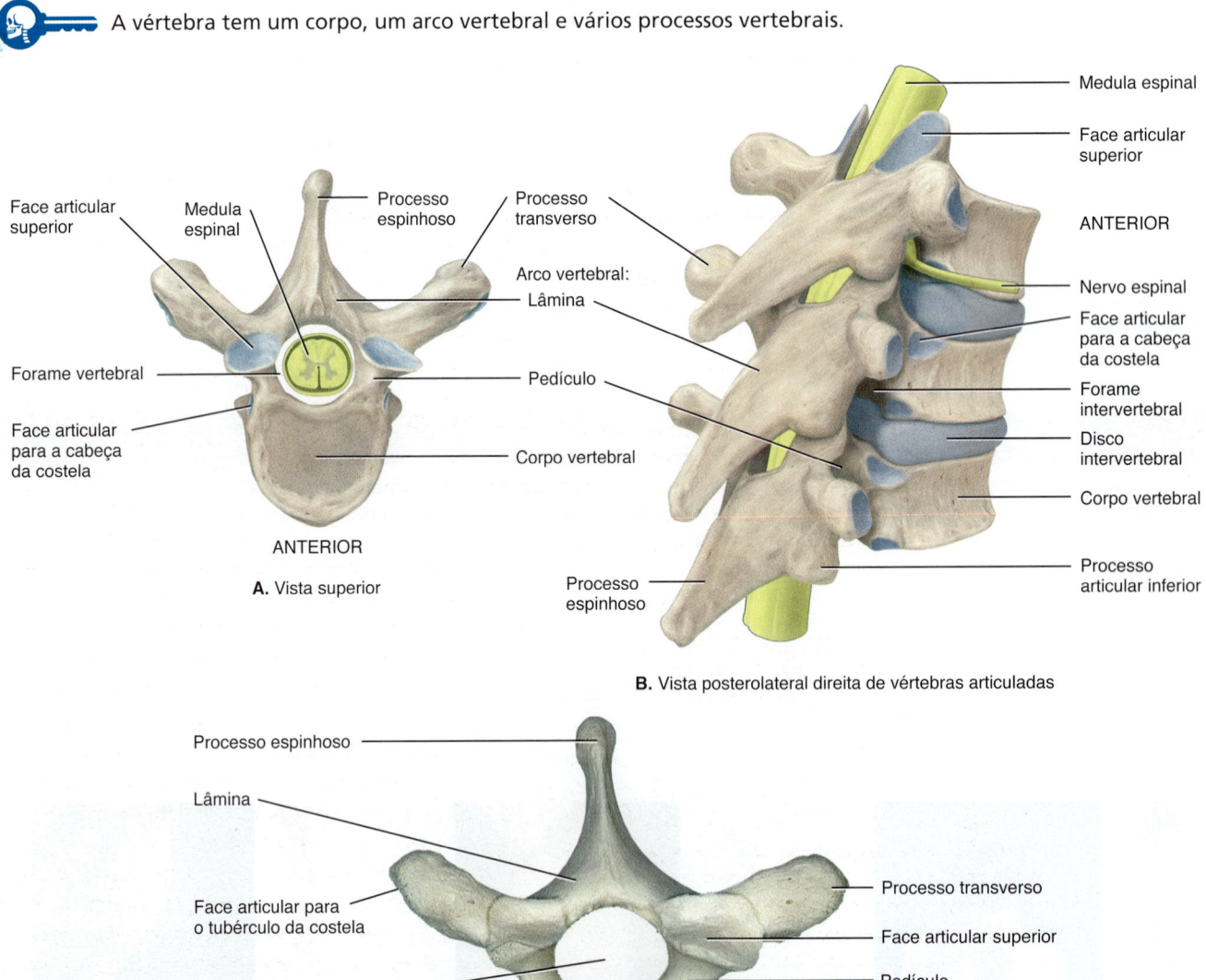

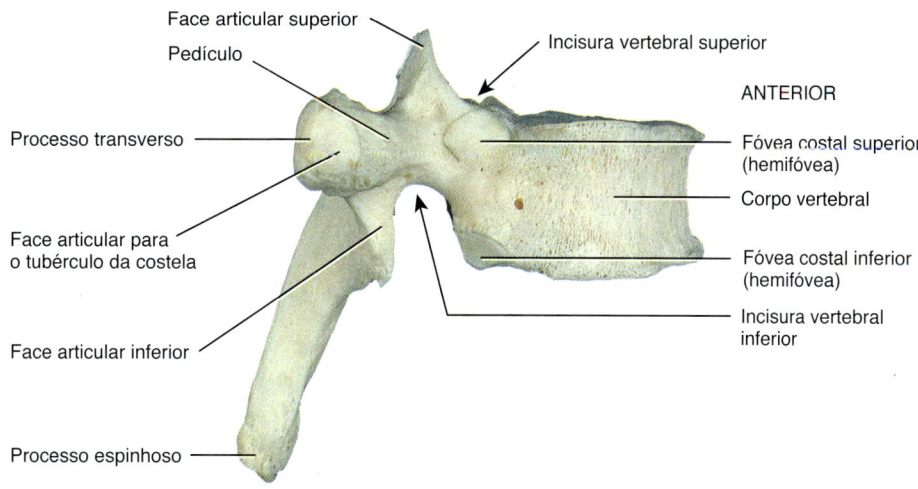

D. Vista lateral direita

? Quais são as funções dos forames vertebrais e intervertebrais?

Arco vertebral

O **arco vertebral** se estende posteriormente a partir do corpo vertebral e, junto com o corpo da vértebra, circunda a medula espinal. O arco vertebral é complexo e varia de acordo com a região da coluna vertebral; é formado por numerosas projeções ósseas que oferecem superfícies de fixação e braços de alavanca para os músculos. Dois processos curtos e espessos, os *pedículos*, formam a base do arco vertebral. Os pedículos se projetam posteriormente a partir do corpo e se unem às lâminas. As *lâminas* são as partes planas que se unem para formar a parte posterior do arco vertebral. O *forame vertebral* situado entre o arco e o corpo vertebral contém a medula espinal e suas meninges de revestimento, tecido adiposo, tecido conjuntivo areolar e vasos sanguíneos. O conjunto dos forames vertebrais de todas as vértebras forma o *canal vertebral (espinal)*. Os pedículos apresentam entalhes superiores e inferiores, denominados *incisuras vertebrais* (ver Figura 7.18D e 7.20A). Quando empilhadas, as incisuras vertebrais formam uma abertura entre as vértebras adjacentes, nos dois lados da coluna. Cada abertura, denominada *forame intervertebral*, permite a passagem de um único nervo espinal, que conduz informações que entram e saem da medula espinal (ver Figura 7.18B e 7.20A).

Processos

Sete **processos** se originam do arco vertebral. Na junção da lâmina com o pedículo, os *processos transversos* se estendem em sentido posterolateral, um de cada lado. Um único *processo espinhoso* se projeta posteriormente a partir da junção das lâminas. Esse processo e os dois processos transversos atuam como braços de alavanca e pontos de inserção dos músculos. Os outros quatro processos formam articulações com outras vértebras acima ou abaixo. Os dois *processos articulares superiores* de uma vértebra se articulam com os dois processos articulares inferiores da vértebra imediatamente superior a eles. Por sua vez, os dois *processos articulares inferiores* dessa vértebra se articulam com os dois processos articulares superiores da vértebra imediatamente inferior a eles, e assim por diante. Assim como os processos transversos, os processos articulares geralmente se originam perto da junção do pedículo e da lâmina.

As superfícies articulares dos processos articulares, denominadas *faces articulares*, são recobertas de cartilagem hialina. As articulações formadas entre os corpos vertebrais e as faces articulares de vértebras consecutivas são denominadas *articulações intervertebrais*.

Regiões da coluna vertebral

As Expos 7.J a 7.M (Figuras 7.19 a 7.22) apresentam as cinco regiões da coluna vertebral, em sentido superoinferior. As cinco regiões são: cervical, torácica, lombar, sacral e coccígea. Observe que as vértebras em cada região são numeradas em sequência no sentido superoinferior.

CORRELAÇÃO CLÍNICA | Espinha bífida

A **espinha bífida** é um defeito congênito da coluna vertebral no qual as lâminas de L V e/ou S I não se desenvolvem normalmente e não se unem na linha mediana. Vários tipos de espinha bífida se associam à protrusão das meninges ou da medula espinal através do defeito nas lâminas. Em casos graves pode haver paralisia parcial ou completa, perda parcial ou completa do controle vesical e intestinal, além de ausência de reflexos. O aumento do risco de espinha bífida está associado a baixos níveis de ácido fólico, uma vitamina do complexo B, durante a gravidez. A espinha bífida pode ser diagnosticada no período pré-natal por pesquisa no sangue materno de alfafetoproteína (substância produzida pelo feto), ultrassonografia ou amniocentese (coleta de líquido amniótico para análise).

> **CORRELAÇÃO CLÍNICA | *Hérnia de disco***
>
> Na sua função de absorção de impacto, os discos intervertebrais são constantemente comprimidos. Em caso de lesão ou enfraquecimento dos ligamentos anterior e posterior dos discos, a pressão desenvolvida no núcleo pulposo pode ser suficiente para romper a fibrocartilagem circundante (anel fibroso). Se isso ocorrer, o núcleo pulposo pode sofrer herniação (protrusão) para trás ou para dentro de um dos corpos vertebrais adjacentes. Essa condição é denominada **hérnia de disco**. Como a região lombar sustenta grande parte do peso do corpo e é a região de maior flexibilidade e curvatura, a hérnia de disco é mais frequente nessa área.
>
> Com frequência, o núcleo pulposo desliza posteriormente em direção à medula espinal e aos nervos espinais. Esse movimento comprime os nervos espinais, causando fraqueza local e dor aguda. Se as raízes do nervo isquiático, que descem da medula espinal até o pé, forem comprimidas, a dor se irradia para baixo na face posterior da coxa, passa pela parte posterior da perna e, ocasionalmente, chega ao pé. Se for exercida pressão sobre a própria medula espinal, alguns de seus neurônios podem ser destruídos. As opções de tratamento incluem repouso, medicamentos para dor, fisioterapia, exercícios e *discectomia endoscópica percutânea* (retirada do material do disco com auxílio de *laser*). A pessoa com hérnia de disco também pode ser submetida a laminectomia, procedimento em que partes das lâminas da vértebra e do disco intervertebral são removidas para aliviar a pressão sobre os nervos.

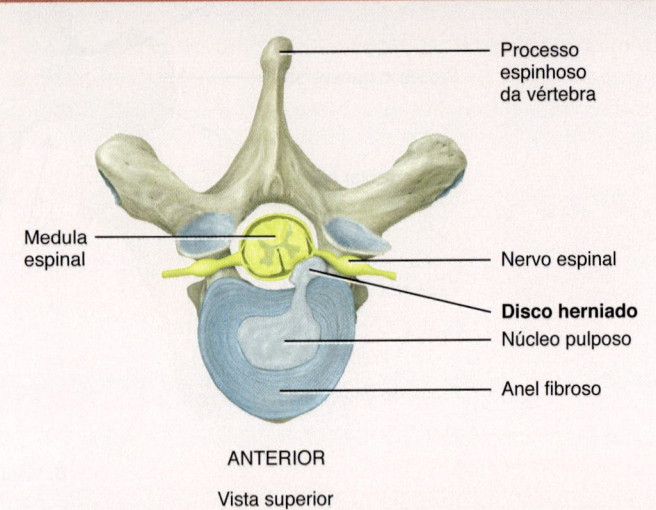

Alterações da coluna vertebral relacionadas com a idade

Com o envelhecimento, a coluna vertebral sofre alterações que são características do sistema esquelético em geral. Essas alterações incluem a redução da massa e da densidade óssea, com redução da razão colágeno-mineral no osso, alterações que tornam os ossos mais frágeis e suscetíveis a danos. As faces articulares, aquelas nas quais os ossos adjacentes se movem uns contra os outros, perdem o revestimento de cartilagem à proporção que envelhecem; no seu lugar, surgem crescimentos ósseos ásperos que levam a condições artríticas. Na coluna vertebral, projeções ósseas em torno dos discos intervertebrais, denominadas osteófitos, podem levar ao estreitamento (estenose) do canal vertebral. Esse estreitamento pode causar compressão dos nervos espinais e da medula espinal, que pode se manifestar como dor e redução da função muscular no dorso e nos membros inferiores.

✓ TESTE RÁPIDO

19. Quais são as funções da coluna vertebral?
20. Quando se desenvolvem as curvaturas secundárias da coluna vertebral?

EXPO 7.J Regiões vertebrais | Vértebras cervicais *(Figura 7.19)*

OBJETIVO
- Identificar a localização e as características superficiais das vértebras cervicais.

Descrição

As **vértebras cervicais** (C I a C VII) são as vértebras mais variáveis. A razão dessa variabilidade é que a estrutura geral das duas primeiras vértebras nessa região é muito diferente da estrutura das outras cinco. As vértebras cervicais formam uma coluna delicada de ossos com considerável variação da amplitude de mobilidade em suas faces articulares. Os corpos das vértebras cervicais são menores que os das vértebras torácicas (Figura 7.19A). No entanto, os arcos vertebrais são maiores. Uma característica exclusiva usada para identificar uma vértebra cervical é a presença do forame no processo transverso.

Características superficiais

Todas as vértebras cervicais contam com três forames: um forame vertebral e dois forames transversários, mencionados anteriormente (Figura 7.19E). Os *forames vertebrais* das vértebras cervicais são os maiores na coluna vertebral porque alojam a intumescência cervical da medula espinal. Como você acabou de aprender, cada um dos dois processos transversos cervicais contém um *forame transversário*, através do qual passam uma artéria vertebral, sua veia acompanhante e fibras nervosas. Com frequência, os processos espinhosos de C II a C VI são *bífidos*, isto é, se ramificam em duas pequenas projeções na ponta (Figura 7.19A, C).

As duas primeiras vértebras cervicais diferem consideravelmente das outras. A primeira vértebra cervical (C I), **atlas**, assim denominada em homenagem ao mitológico Atlas, que sustentava o mundo sobre os ombros, sustenta a cabeça (Figura 7.19A, B). O atlas é um anel ósseo com *arcos anterior* e *posterior* e grandes *massas laterais*. Não tem corpo vertebral nem processo espinhoso. As faces superiores das massas laterais, denominadas *faces articulares superiores*, são côncavas e se articulam com os côndilos occipitais do occipital para formar as duas *articulações atlantoccipitais*. Essas articulações permitem o movimento observado quando movemos a cabeça para dizer "sim". As faces inferiores das massas laterais, as *faces articulares inferiores*, se articulam com a segunda vértebra cervical. Os processos transversos e forames transversários do atlas são muito grandes.

Figura 7.19 Vértebras cervicais.

 As vértebras cervicais estão na região do pescoço.

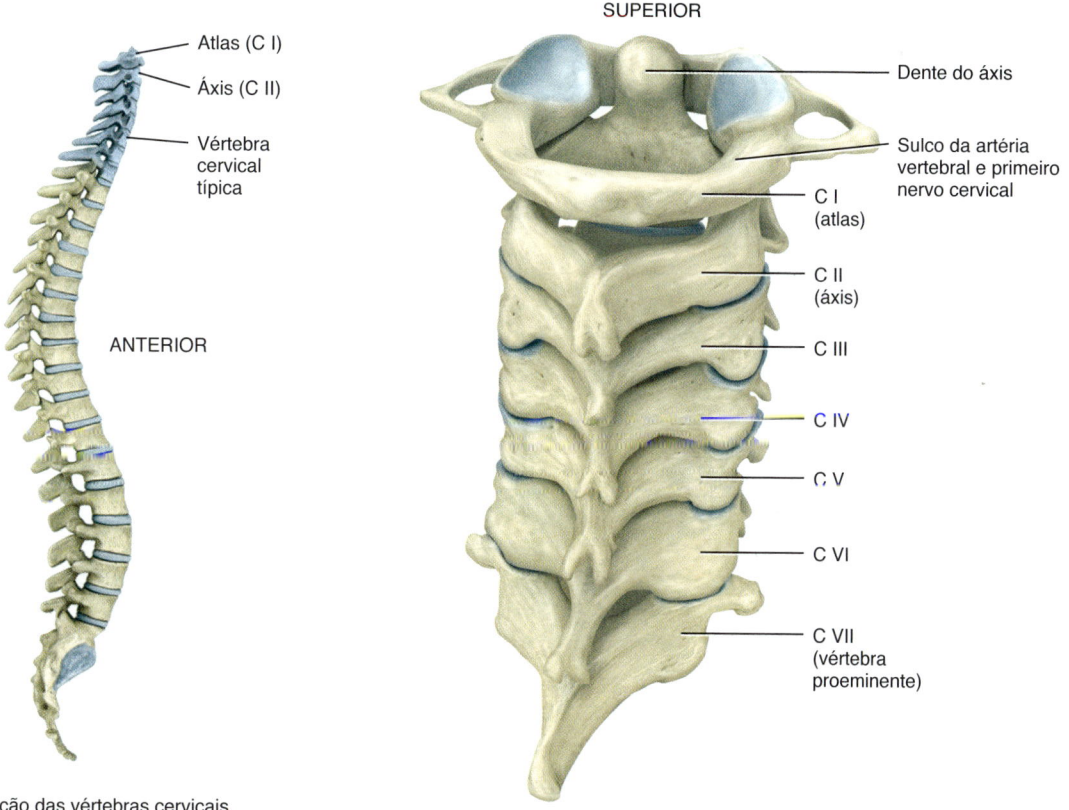

A. Vista posterior de vértebras cervicais articuladas

(Continua)

A segunda vértebra cervical (C II), denominada **áxis** (Figura 7.19A, D, E), tem um corpo vertebral de onde se projeta um processo semelhante a um pino, denominado *dente do áxis*. O dente se projeta superiormente através da parte anterior do forame vertebral do atlas e forma um eixo em torno do qual giram o atlas e a cabeça. Essa disposição possibilita o movimento lateral da cabeça, como ao mover a cabeça para dizer "não". A articulação entre o arco anterior do atlas e o dente do áxis, e entre suas faces articulares, que possibilita informar a seu colega, sem dizer uma palavra, que não emprestará a ele mais 20 reais, é denominada *articulação atlantoaxial*. Em alguns casos de traumatismo, o dente do áxis pode ser empurrado para o interior do bulbo. Esse tipo de lesão é a causa habitual de morte nas lesões em chicotada.

A terceira até a sexta vértebras cervicais (C III a C VI), representadas pela vértebra na Figura 7.19C, correspondem ao padrão estrutural da vértebra cervical típica descrita anteriormente, com um processo espinhoso, dois processos transversos, dois processos articulares superiores e dois processos articulares inferiores. A sétima vértebra cervical (C VII), denominada *vértebra proeminente*, é um pouco diferente (Figura 7.19A). Ela tem um processo espinhoso grande e não bífido, que pode ser visto e palpado na base do pescoço, mas é típica quanto aos demais aspectos.

As faces articulares superior e inferior das cinco últimas vértebras cervicais fazem contato entre si no plano transverso. Essa orientação articular proporciona à região cervical uma amplitude variada de mobilidade, que inclui inclinação lateral, para frente e para trás, além de movimentos giratórios enquanto as faces articulares deslizam umas sobre as outras.

✓ **TESTE RÁPIDO**

21. Quais as diferenças entre o atlas e o áxis e as demais vértebras cervicais?

Figura 7.19 *Continuação*

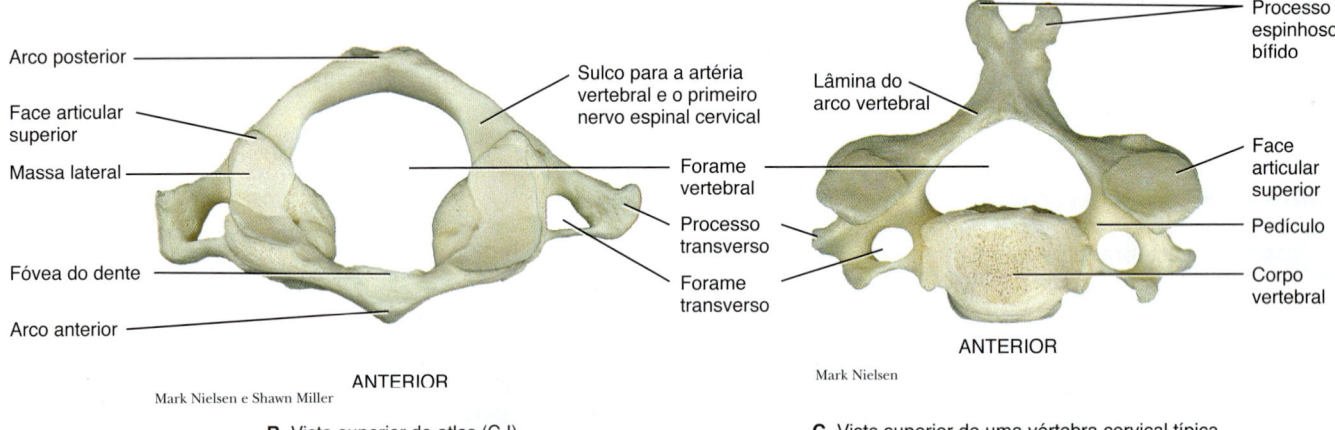

B. Vista superior do atlas (C I)

C. Vista superior de uma vértebra cervical típica

D. Vista superior do áxis (C II)

E. Vista lateral direita do áxis (C II)

❓ **Que articulação possibilita o movimento da cabeça para dizer "não"? Que ossos participam dessa articulação?**

EXPO 7.K Regiões vertebrais | Vértebras torácicas *(Figura 7.20)*

OBJETIVO
- Identificar a localização e as características superficiais das vértebras torácicas.

Descrição

As **vértebras torácicas** (T I a T XII; Figura 7.20) são consideravelmente maiores e mais fortes que as vértebras cervicais e aumentam progressivamente de tamanho no sentido superoinferior. Além disso, os processos espinhosos de T I a T X são longos, lateralmente achatados e direcionados inferiormente, e cada um deles se sobrepõe ao processo da vértebra diretamente inferior. Já os processos espinhosos de T XI e T XII são mais curtos, mais largos e direcionados mais posteriormente. Comparadas às vértebras cervicais, as vértebras torácicas também têm processos transversos mais longos e maiores. As vértebras torácicas são identificadas com facilidade por suas fóveas costais (superior, inferior e do processo transverso), que são faces articulares para as costelas.

Características superficiais

A característica mais peculiar das vértebras torácicas é a articulação com as costelas. Com exceção das vértebras T XI e T XII, os processos transversos das vértebras torácicas têm fóveas costais, que formam articulações sinoviais com os *tubérculos* das costelas. Além disso, os corpos das vértebras torácicas têm faces articulares que formam articulações com a *cabeça* das costelas. As faces articulares nos corpos vertebrais são denominadas fóveas costais. A *fóvea* se forma quando a cabeça de uma costela se articula com o corpo de *uma* vértebra. As *hemifóveas** costais se formam quando a cabeça de uma costela se articula com *dois* corpos vertebrais adjacentes. Como se pode ver na Figura 7.20, de cada lado do corpo vertebral de T I existe uma hemifóvea superior para a primeira costela e uma hemifóvea inferior para a segunda costela.

---

* N.R.T.: Segundo a Terminologia Anatômica Internacional atual não existe a nomenclatura hemifóvea, somente fóveas costais superior e inferior.

Figura 7.20 Vértebras torácicas.

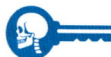 As vértebras torácicas estão localizadas na região torácica e se articulam com as costelas.

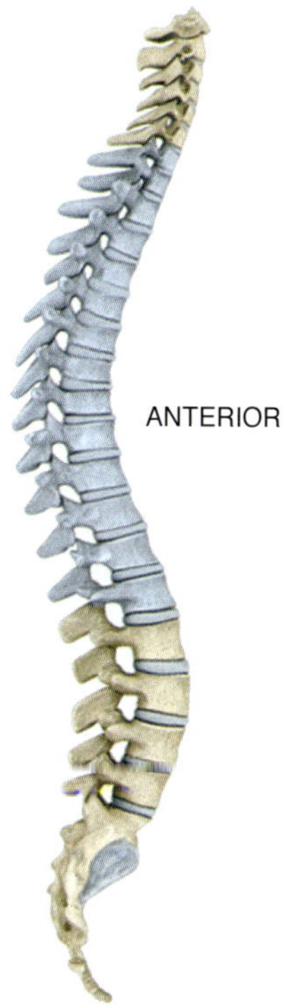

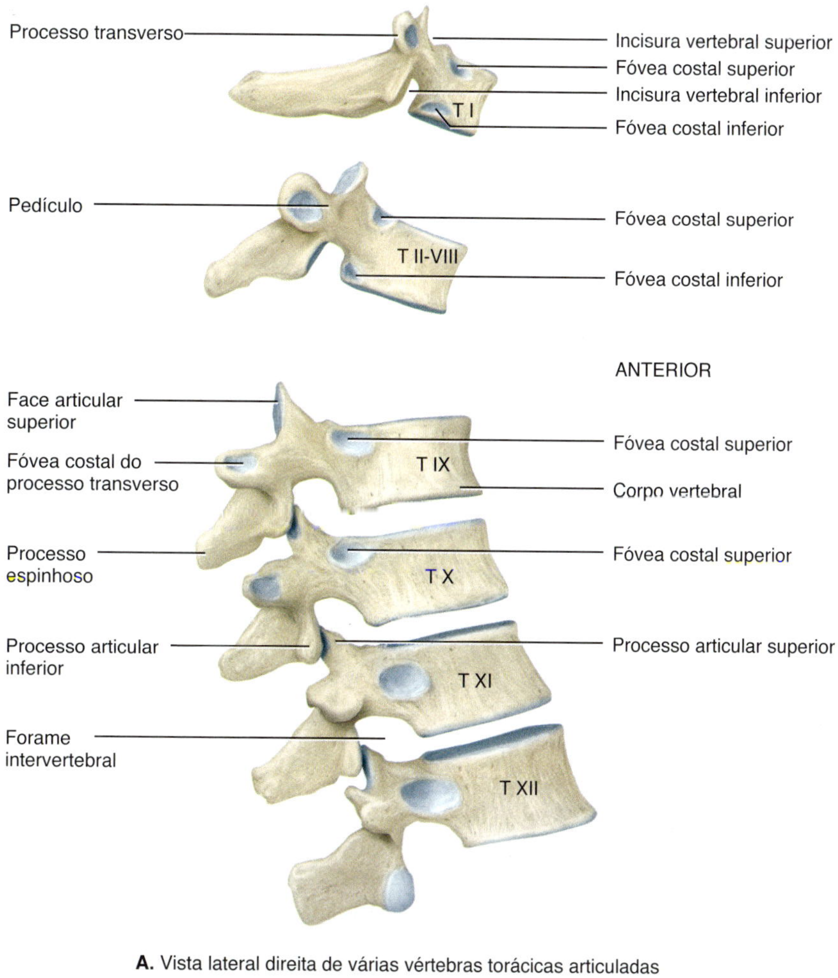

A. Vista lateral direita de várias vértebras torácicas articuladas

(Continua)

De cada lado do corpo vertebral de T II a T VIII há uma hemifóvea costal superior e uma hemifóvea costal inferior, porque cada costela, da 2ª à 9ª, se articula com duas vértebras. A vértebra T IX tem uma hemifóvea superior de cada lado do corpo vertebral, e as vértebras T X a T XII têm uma fóvea articular de cada lado do corpo vertebral para a 10ª a 12ª costelas. Essas articulações entre as vértebras torácicas e as costelas, denominadas *articulações costovertebrais*, são características exclusivas das vértebras torácicas. Os movimentos da região torácica são limitados por delgados discos intervertebrais e pela fixação das costelas ao esterno.

Os processos articulares superiores e inferiores formam faces articulares planas posicionadas no plano frontal. A superfície da face articular superior está voltada posteriormente, e a superfície da face articular inferior está voltada anteriormente. Essas superfícies de orientação anterior e posterior fazem contato entre si e limitam a inclinação para a frente e para trás dessa região da coluna vertebral, enquanto permitem pequenos graus de movimento giratório e inclinação lateral considerável (como na inclinação lateral).

CORRELAÇÃO CLÍNICA | *Fraturas da coluna vertebral*

Com frequência, as **fraturas da coluna vertebral** acometem as vértebras C I, C II, C IV-T VII e T XII-L II. Em geral, as fraturas das vértebras cervicais ou lombares resultam de um tipo de lesão por flexão-compressão, como pode ocorrer em uma queda sobre os pés ou sobre as nádegas ou quando um objeto pesado cai sobre os ombros. As vértebras cervicais podem sofrer fratura ou deslocamento por uma queda sobre a cabeça com flexão aguda do pescoço, como pode acontecer ao mergulhar em águas rasas ou ser arremessado de um cavalo. A lesão da medula espinal ou de nervos espinais pode ser consequência de fraturas da coluna vertebral caso os forames sejam afetados.

✓ **TESTE RÁPIDO**
22. Descreva vários aspectos característicos das vértebras torácicas.

Figura 7.20 *Continuação*

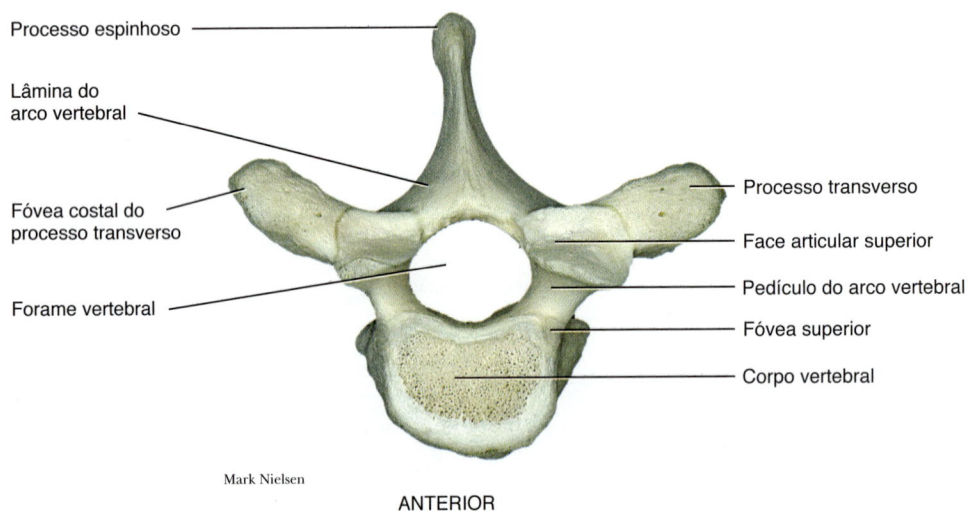

B. Vista superior

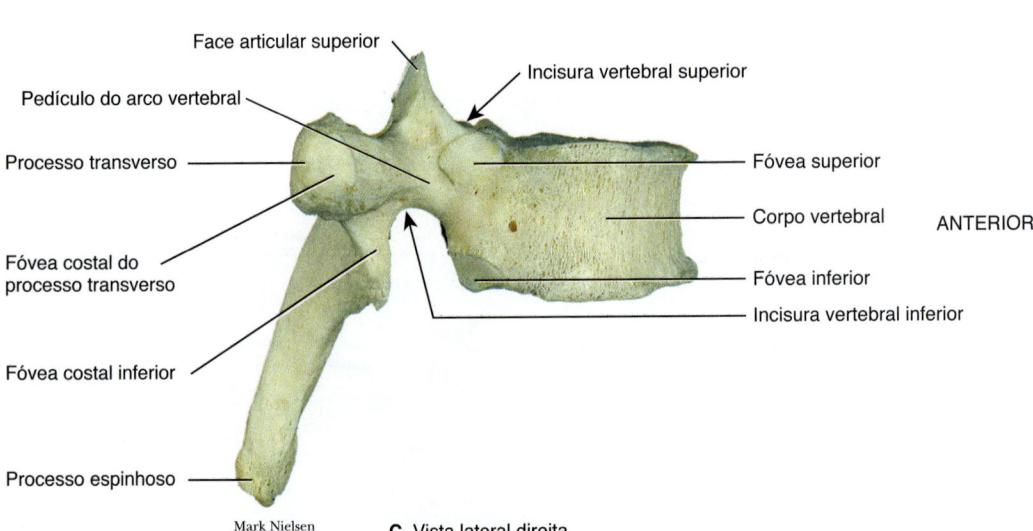

C. Vista lateral direita

❓ Que partes das vértebras torácicas se articulam com as costelas?

EXPO 7.L — Regiões vertebrais | Vértebras lombares *(Figura 7.21)*

OBJETIVO
- Identificar a localização e as características superficiais das vértebras torácicas.

Descrição

As **vértebras lombares** (L I a L V) são as maiores e mais fortes das vértebras não fundidas da coluna vertebral (Figura 7.21), porque o peso corporal sustentado pelas vértebras aumenta em direção à extremidade inferior da coluna vertebral. São facilmente identificadas pelo tamanho grande, ausência de forames transversários e ausência de fóveas costais. O corpo é grande, semelhante a um bloco, com faces articulares reniformes.

Características superficiais

As várias projeções das vértebras lombares são curtas e espessas. Os processos articulares superiores são direcionados medialmente, e os processos articulares inferiores são

Figura 7.21 Vértebras lombares.

🔑 As vértebras lombares estão localizadas na parte inferior do dorso.

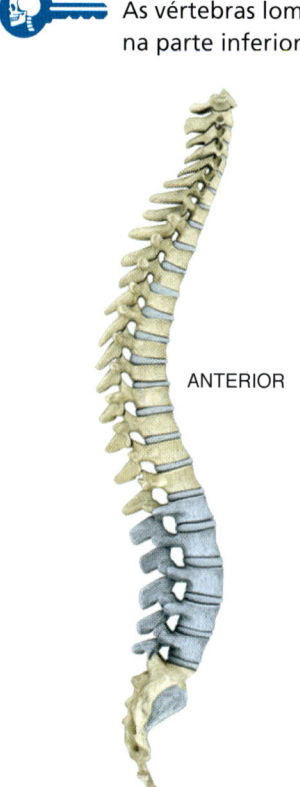

Localização das vértebras lombares

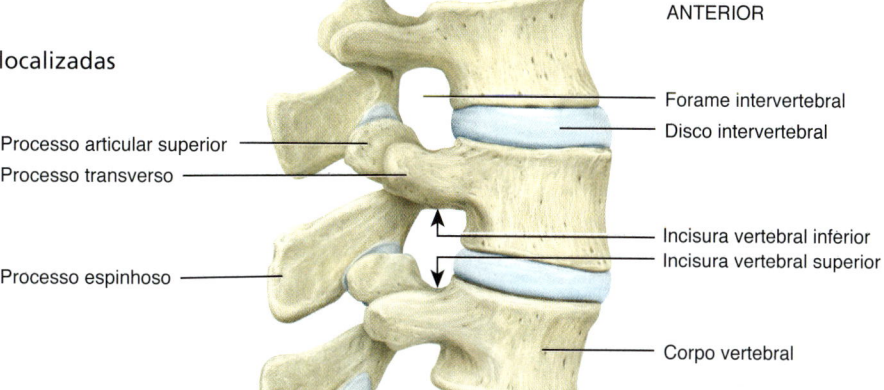

A. Vista lateral direita de vértebras lombares articuladas

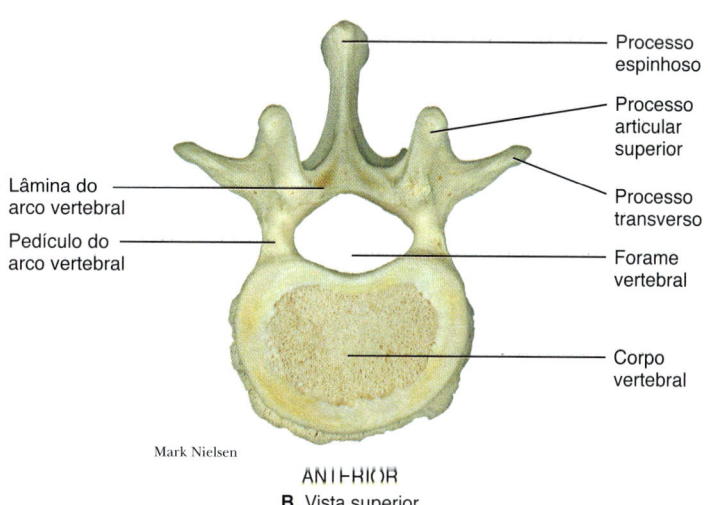

B. Vista superior

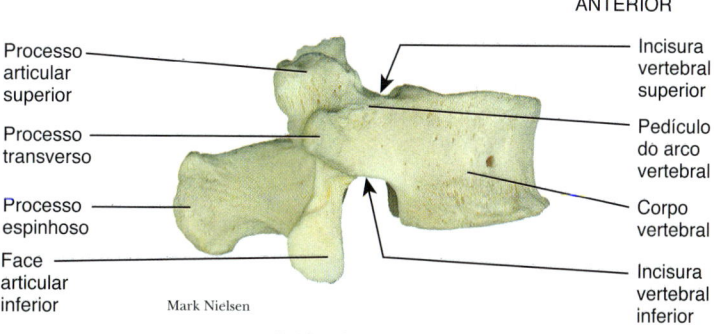

C. Vista lateral direita

❓ Por que as vértebras lombares são as maiores e mais fortes na coluna vertebral?

direcionados lateralmente. Essas superfícies se tocam no plano sagital, permitindo a flexão anterior (quando a pessoa toca os dedos dos pés) e posterior (quando as pessoas mais flexíveis flexionam o tronco para trás) dessa região da coluna vertebral, enquanto limitam os movimentos de rotação. Os processos transversos são projeções laterais retificadas cuja altura é maior que a largura, atuando como fortes braços de alavanca para músculos que flexionam a coluna vertebral. Os processos espinhosos têm formato quadrilátero, são espessos e largos, se projetando quase diretamente para trás. Os processos espinhosos são bem adaptados para inserção dos grandes músculos do dorso.

A Tabela 7.5 apresenta um resumo das principais diferenças estruturais entre as vértebras cervicais, torácicas e lombares.

✓ TESTE RÁPIDO
23. Quais são as características específicas das vértebras lombares?

TABELA 7.5
Comparação das principais características estruturais das vértebras cervicais, torácicas e lombares.

CARACTERÍSTICA	CERVICAL	TORÁCICA	LOMBAR
Estrutura geral			
Tamanho	Pequena	Média	Grande
Forames	Um vertebral e dois transversários	Um vertebral	Um vertebral
Processos espinhosos	Delgados e frequentemente bífidos (C II a C VI)	Longos e razoavelmente espessos (a maioria se projeta inferiormente)	Curtos e rombos (projeção posterior, em vez de inferior)
Processos transversos	Pequenos	Razoavelmente grandes	Grandes e rombos
Faces articulares para as costelas	Ausentes	Presentes	Ausentes
Orientação das faces articulares			
Superior	Posterossuperior	Posterolateral	Medial
Inferior	Anteroinferior	Anteromedial	Lateral
Tamanho dos discos intervertebrais	Espessos em relação ao tamanho dos corpos vertebrais	Delgados em relação aos corpos vertebrais	Muito grandes

EXPO 7.M — Regiões vertebrais | Vértebras sacrais e coccígeas
(Figura 7.22)

OBJETIVO
- Identificar a localização e as características superficiais das vértebras sacrais e coccígeas.

SACRO

Descrição

O **sacro** é um osso triangular formado pela união das cinco vértebras sacrais (S I a S V) (Figura 7.22A). As **vértebras sacrais** começam a se fundir entre 16 e 18 anos de idade, e o processo geralmente está completo aos 30 anos. O sacro atua como uma forte base para o cíngulo do membro inferior. Está localizado na parte posterior da cavidade pélvica, onde suas superfícies laterais, constituídas de elementos costais, se fundem aos dois ossos do quadril. O sacro feminino é mais curto, mais largo e mais curvo entre as vértebras S II e S III que o sacro masculino (ver Tabela 8.1).

Características superficiais

A face anterior côncava do sacro está voltada para a cavidade pélvica. É lisa e tem quatro *linhas (cristas) transversas* que marcam a articulação dos corpos vertebrais sacrais (Figura 7.22A). Nas extremidades dessas linhas há quatro pares de *forames sacrais anteriores*. A parte lateral do sacro forma uma região expandida larga, denominada *asa do sacro*, constituída pela fusão dos processos costais das vértebras sacrais superiores.

A face posterior convexa do sacro contém uma *crista sacral mediana*, a fusão dos processos espinhosos das vértebras sacrais superiores; uma *crista sacral lateral*, a fusão dos processos transversos das vértebras sacrais; e quatro pares de *forames sacrais posteriores* (Figura 7.22B). Esses forames, com os forames sacrais anteriores, se unem ao canal sacral para dar passagem a nervos e vasos sanguíneos. O *canal sacral* é uma continuação do canal vertebral. As lâminas da quinta vértebra sacral, e às vezes da quarta, não se encontram. Isso deixa uma abertura inferior no canal vertebral, o *hiato sacral*. De cada lado do hiato sacral há um *corno sacral*, um processo articular inferior da quinta vértebra sacral. Os cornos são ligados ao cóccix por ligamentos.

A parte inferior estreita do sacro é conhecida como *ápice*. A parte superior larga do sacro é a *base*. A margem da base que se projeta anteriormente, denominada *promontório do sacro*, é um dos pontos usados para medir a pelve. Nas duas faces laterais o sacro tem uma grande *face auricular* que se articula com o ílio de cada osso do quadril para formar a *articulação sacroilíaca*. Posteriormente à face auricular há uma superfície áspera, a *tuberosidade sacral*, que

Figura 7.22 Sacro e cóccix. O sacro e o cóccix estão separados em **C** e **D**.

> O sacro é formado pela união de cinco vértebras sacrais, e o cóccix é formado pela união, em geral, de quatro vértebras coccígeas.

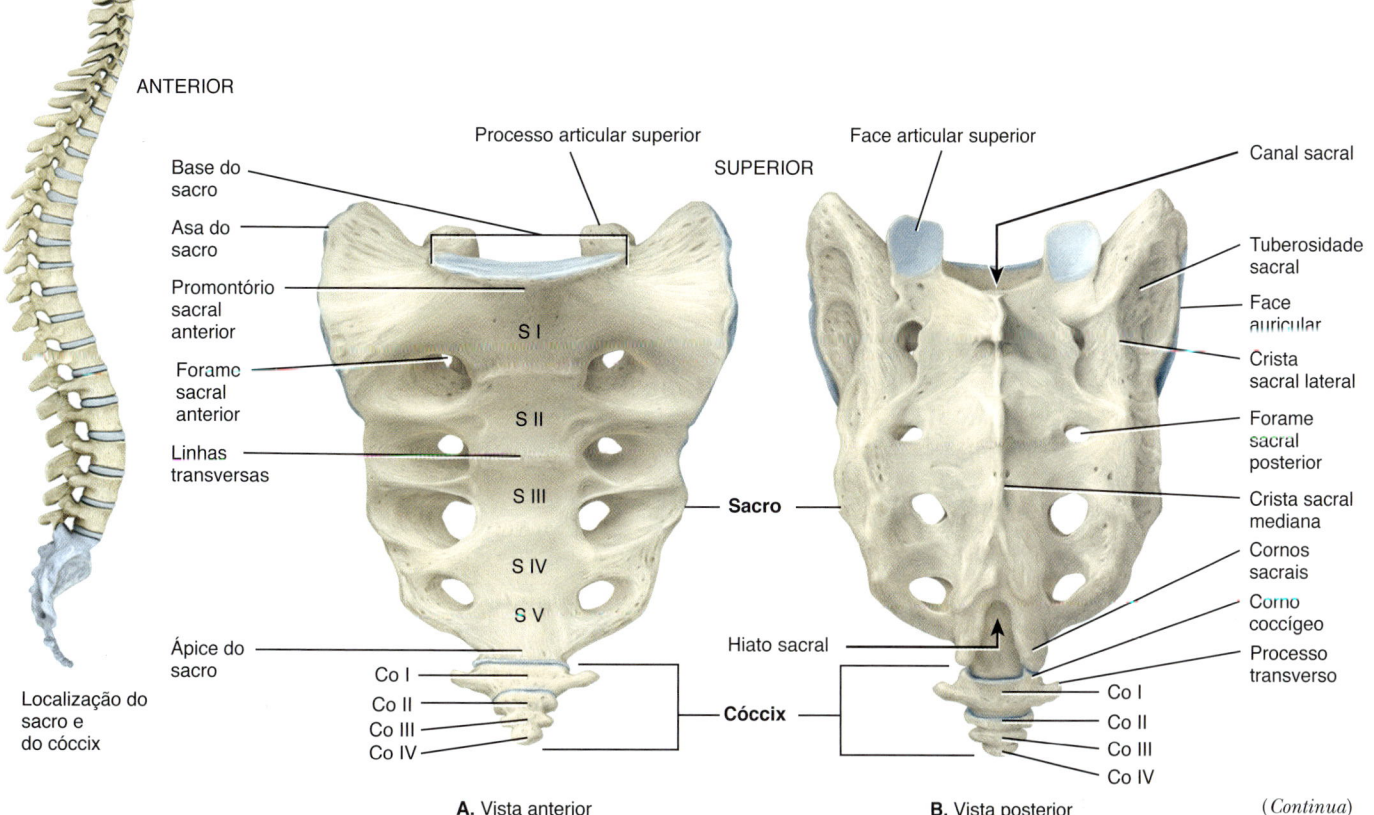

A. Vista anterior **B.** Vista posterior *(Continua)*

contém depressões para a fixação de ligamentos. A tuberosidade sacral é outra superfície do sacro que se une aos ossos do quadril para formar as articulações sacroilíacas. Os *processos articulares superiores* do sacro se articulam com a quinta vértebra lombar, e a base do sacro se articula com o corpo da quinta vértebra lombar para formar a *articulação lombossacral*.

> **CORRELAÇÃO CLÍNICA | *Anestesia caudal***
>
> Às vezes, os agentes anestésicos que atuam sobre os nervos sacrais e coccígeos são injetados através do hiato sacral, um procedimento denominado **anestesia caudal**. O procedimento é usado com maior frequência para aliviar a dor durante o trabalho de parto e anestesiar a área do períneo. Como o local de injeção está em posição inferior à parte inferior da medula espinal, há pouco risco de danos à medula espinal.

CÓCCIX

Descrição

O **cóccix** é a extremidade terminal da coluna vertebral, indicada na Figura 7.22 por Co I-Co IV. Em seres humanos, representa um curto remanescente de vértebras caudais mais longas, encontradas em muitas outras espécies de vertebrados. É um osso triangular formado pela fusão de três a cinco segmentos vertebrais, que na maioria das vezes representa a fusão das quatro vértebras. O primeiro segmento é o mais característico do plano vertebral, e os segmentos subsequentes se tornam muito reduzidos. As **vértebras coccígeas** se fundem entre 20 e 30 anos de idade.

Características superficiais

À superfície dorsal do corpo do cóccix existem dois *cornos coccígeos* longos unidos por ligamentos aos cornos do sacro. Os cornos coccígeos são os pedículos e os processos articulares superiores da primeira vértebra coccígea. Situam-se nas faces laterais do cóccix e são formados por uma série de *processos transversos*; o primeiro par de processos transversos é o maior. O cóccix se articula superiormente com o ápice do sacro. Nas mulheres, o cóccix é menos curvo inferiormente; nos homens é mais curvo anteriormente (ver Tabela 8.1).

✓ **TESTE RÁPIDO**

24. Quantas vértebras se fundem para formar o sacro e o cóccix?

Figura 7.22 *Continuação*

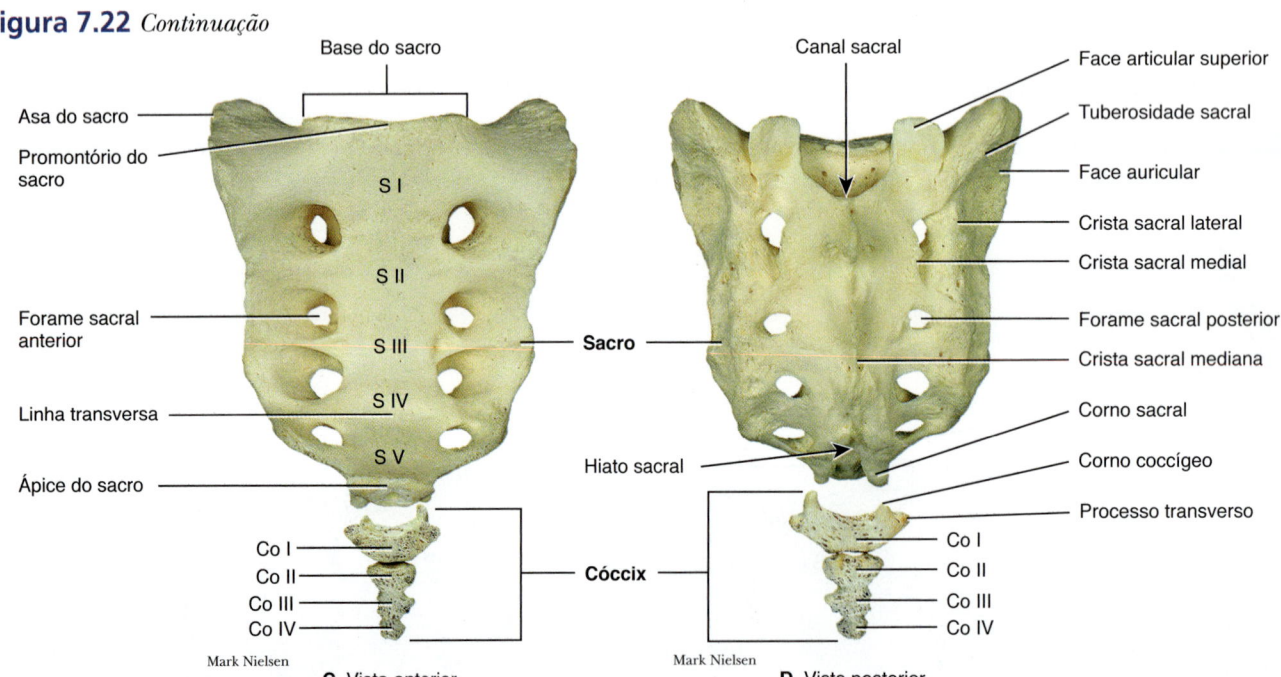

C. Vista anterior D. Vista posterior

❓ **Quantos forames perfuram o sacro? Qual é sua função?**

7.5 Tórax

OBJETIVO
- Identificar os ossos do tórax e suas funções.

O termo **tórax** descreve a parte do corpo entre o pescoço e o diafragma. A parte esquelética do tórax, a **caixa torácica**, é um arcabouço ósseo formado pelo esterno, pelas costelas e suas cartilagens costais e pelos corpos das vértebras torácicas [ver Expos 7.N (Figura 7.23) e 7.O (Figura 7.24)]. A caixa torácica é mais estreita na extremidade superior, mais larga na extremidade inferior e achatada no plano anteroposterior. Contém e protege os órgãos nas cavidades torácica e abdominal superior, provê sustentação para os membros superiores e participa na respiração.

As estruturas que passam entre a cavidade torácica e o pescoço atravessam a **abertura superior do tórax**. Entre essas

EXPO 7.N — Ossos torácicos | Esterno *(Figura 7.23)*

OBJETIVO
- Identificar a localização e as características superficiais do esterno.

Descrição

O **esterno** é um osso estreito e plano, localizado no centro da parede torácica anterior, que mede cerca de 15 cm de comprimento e é composto de três partes (Figura 7.23). A parte superior é o **manúbrio**; a parte média e maior é o **corpo**, que se forma pela fusão de uma série de segmentos menores denominados *estérnebras*; e a parte inferior menor é o **processo xifoide**. Em geral, os segmentos do esterno se fundem até os 25 anos de idade, e os pontos de fusão são marcados por cristas transversas.

Características superficiais

A junção do manúbrio com o corpo forma o *ângulo do esterno*. O manúbrio tem uma depressão em sua face superior, a *incisura jugular*. Lateralmente à incisura jugular estão as *incisuras claviculares*, que se articulam com as extremidades mediais das clavículas e formam as *articulações esternoclaviculares*. O manúbrio também se articula com as cartilagens costais da primeira costela e de parte da segunda costela, com formação das articulações esternocostais. O corpo do esterno se articula direta ou indiretamente com parte da

Figura 7.23 Esqueleto do tórax.

 Os ossos do tórax encerram e protegem órgãos na cavidade torácica e na cavidade abdominal superior.

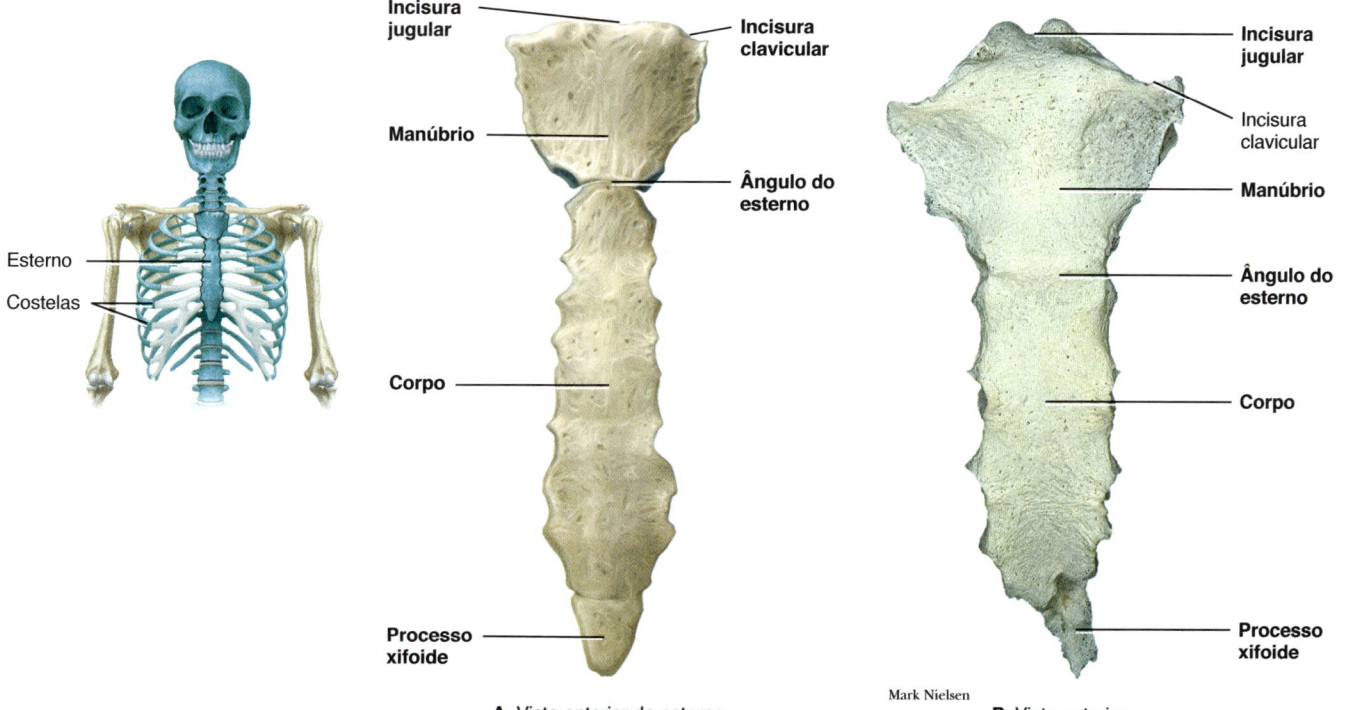

A. Vista anterior do esterno   B. Vista anterior

(Continua)

estruturas estão a traqueia, o esôfago e nervos e vasos sanguíneos que irrigam e drenam a cabeça, o pescoço e os membros superiores. A abertura é limitada pela primeira vértebra torácica (posteriormente), pelo primeiro par de costelas e suas cartilagens e pela margem superior do manúbrio do esterno. As estruturas que passam entre a cavidade torácica e a cavidade abdominal atravessam a **abertura inferior do tórax**. Essa grande abertura, que é fechada pelo diafragma, permite a passagem de estruturas como esôfago, nervos e grandes vasos sanguíneos. A abertura torácica inferior é limitada pela vértebra T XII (posteriormente), o 11º e 12º pares de costelas, as cartilagens costais das costelas VII a X e a articulação entre o corpo e o processo xifoide do esterno (anteriormente).

✓ **TESTE RÁPIDO**
25. Que ossos formam o esqueleto do tórax?
26. Quais são as funções do tórax?

cartilagem costal da segunda costela e com as cartilagens costais da terceira à décima costelas. O processo xifoide é formado por cartilagem hialina durante a lactância e a infância e a ossificação total só ocorre por volta dos 40 anos de idade. Não há costelas fixadas a ele, mas o processo xifoide é o local de inserção de alguns músculos abdominais.

O posicionamento incorreto das mãos do socorrista durante a manobra de reanimação cardiopulmonar (RCP) pode fraturar o processo xifoide, empurrando-o para dentro de órgãos internos.

✓ **TESTE RÁPIDO**
27. Qual é a importância clínica do processo xifoide?

Figura 7.23 *Continuação*

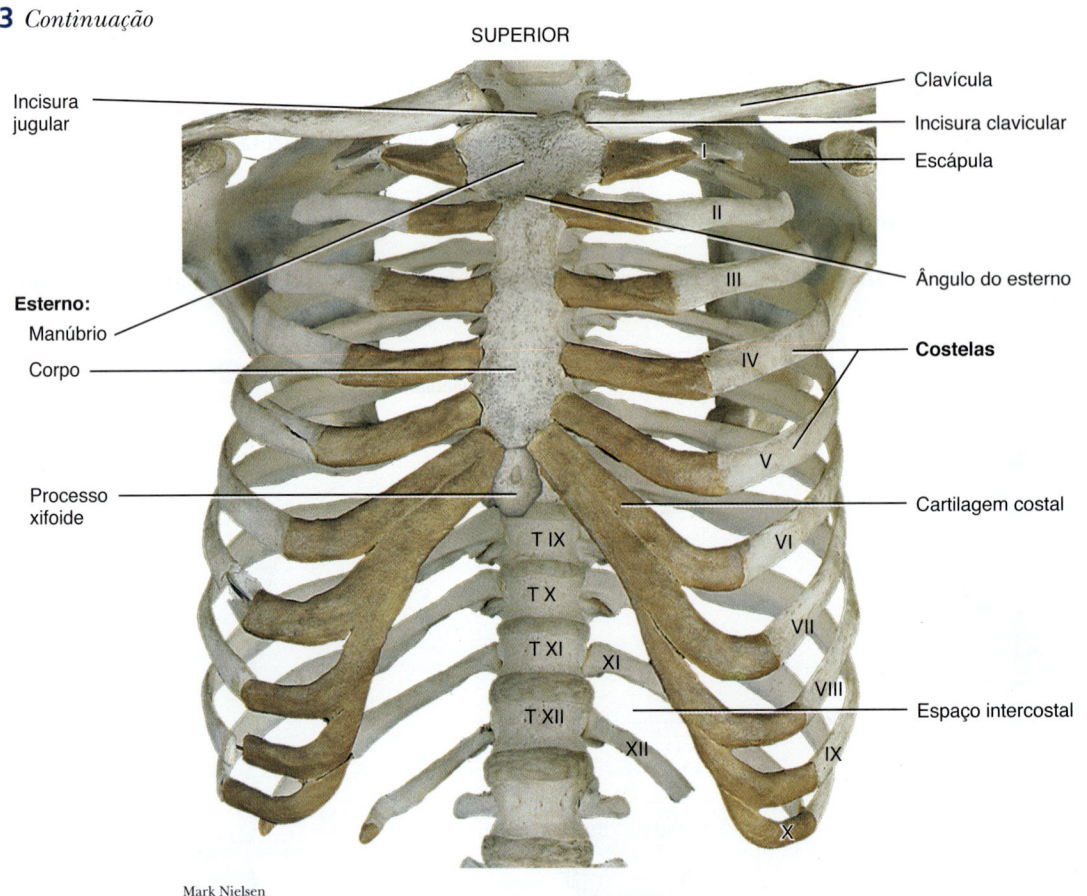

C. Vista anterior do esqueleto do tórax

❓ **Com que costelas o corpo do esterno se articula?**

EXPO 7.0 — Ossos torácicos | Costelas *(Figura 7.24)*

OBJETIVO
- Identificar a localização e as características superficiais das costelas.

Descrição

Doze pares de **costelas**, numeradas de I a XII em sentido superoinferior, dão sustentação estrutural aos lados da cavidade torácica (ver Figura 7.23C). O comprimento das costelas aumenta da primeira à sétima e, em seguida, diminui até a 12ª costela. Cada costela se articula posteriormente com a vértebra torácica correspondente. Embora descrevamos apenas as 12 costelas torácicas, existem, na verdade, costelas que acompanham cada vértebra. As costelas cervicais, lombares e sacrais se fundem às vértebras correspondentes e se tornam as principais contribuintes do que descrevemos como processos transversos das vértebras cervicais e lombares e das asas do sacro.

Características superficiais

As costelas, do primeiro ao sétimo par, têm uma fixação anterior direta ao esterno por uma faixa de cartilagem hialina denominada *cartilagem costal*. As cartilagens costais contribuem para a elasticidade da caixa torácica e impedem que golpes variados no tórax fraturem o esterno ou as costelas. As costelas que têm cartilagens costais e se fixam diretamente no esterno são denominadas *costelas verdadeiras (vertebroesternais)*. Os outros cinco pares de costelas são denominados *costelas falsas*, porque suas cartilagens costais se fixam indiretamente no esterno ou não se fixam no esterno. As cartilagens do oitavo, nono e décimo pares de costelas se fixam umas nas outras e, em seguida, nas cartilagens do sétimo par de costelas. Essas costelas falsas são denominadas *costelas falsas (vertebrocondrais)*. As costelas XI e XII são "falsas", denominadas *costelas flutuantes (vertebrais)*, porque suas extremidades anteriores não se fixam no esterno. Essas costelas se fixam apenas posteriormente nas vértebras torácicas. A inflamação de uma ou mais cartilagens costais, denominada *costocondrite*, é caracterizada por dor espontânea e dor à palpação na parede anterior do tórax que pode se irradiar. Os sintomas simulam a dor torácica associada ao infarto do miocárdio (angina de peito).

A Figura 7.24A, C mostra as partes de uma costela típica (III a IX). A *cabeça* é uma projeção na extremidade posterior da costela que contém um par de *faces* articulares (superior e inferior). As faces articulares da cabeça se ajustam na face articular do corpo de uma vértebra ou nas fóveas costais de duas vértebras adjacentes para formar as *articulações costovertebrais*. O *colo* é a parte estreitada, imediatamente lateral à cabeça. Uma estrutura semelhante a um botão arredondado na superfície

Figura 7.24 Estrutura das costelas. Cada costela é dividida em cabeça, colo e corpo. As faces articulares e a parte articular do tubérculo de uma costela se articulam com uma vértebra torácica.

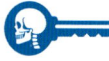 Cada costela se articula posteriormente com a vértebra torácica correspondente.

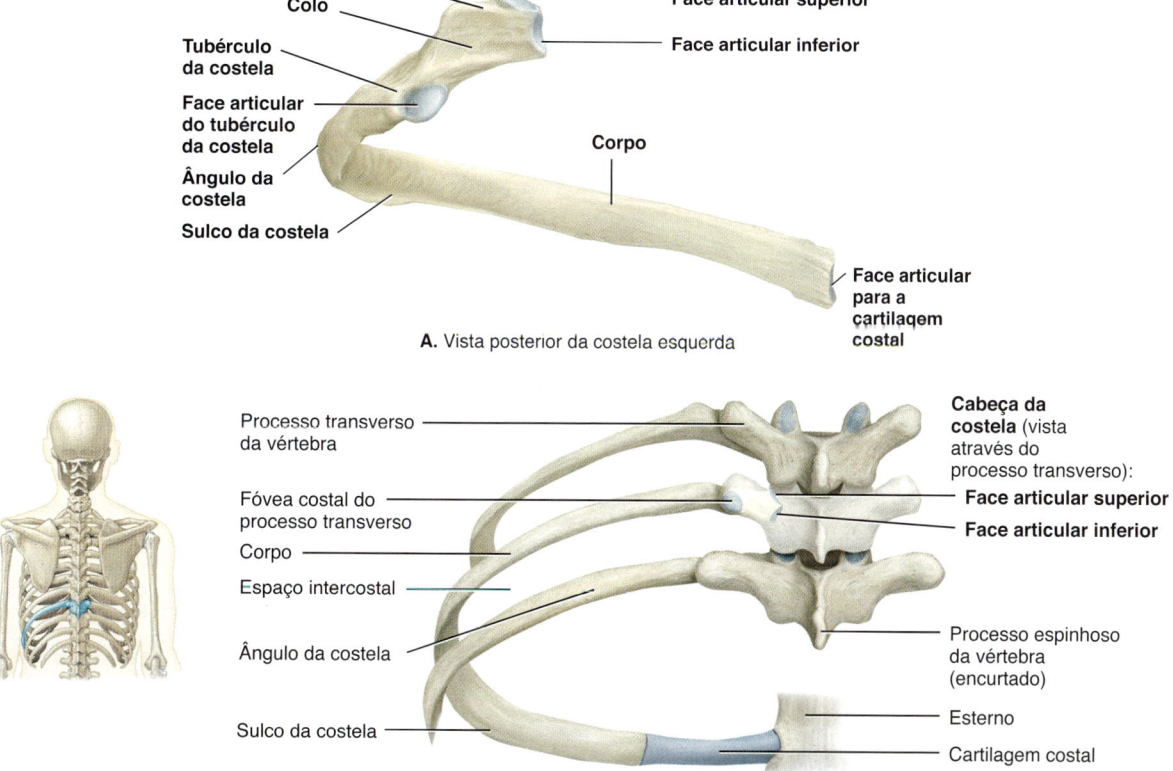

A. Vista posterior da costela esquerda

B. Vista posterior de costelas esquerdas articuladas com vértebras torácicas e esterno

(Continua)

posterior, no local de união do colo ao corpo, é denominada *tubérculo*. A *face não articular* do tubérculo se fixa em um ligamento (ligamento costotransversário lateral) que, por sua vez, se fixa no processo transverso de uma vértebra. A *face articular* do tubérculo se articula com a fóvea costal do processo transverso de uma vértebra (Figura 7.24D) para formar articulações costovertebrais. O *corpo* é a parte principal da costela. A uma pequena distância do tubérculo há uma alteração abrupta na curvatura do corpo, em um ponto denominado *ângulo da costela*. A face inferior interna da costela tem um *sulco da costela*, que protege o nervo e os vasos sanguíneos intercostais.

Em resumo, a parte posterior da costela está articulada a uma vértebra torácica por sua cabeça e pela face articular do tubérculo. A face articular da cabeça se encaixa na face articular do corpo de uma vértebra (apenas T I), chamadas de fóveas costais superior e inferior, de duas vértebras adjacentes. A face articular do tubérculo se articula com a fóvea costal do processo transverso da vértebra.

Ao examinar a Figura 7.23C, percebemos que a primeira costela é a mais curta, mais larga e com curvatura mais aguda. A primeira costela é um ponto de referência importante por sua proximidade com muitas outras estruturas: os nervos do *plexo braquial* (toda a inervação do ombro e do membro superior), dois importantes vasos sanguíneos, veia e artéria subclávias, e dois músculos esqueléticos, os músculos escalenos anterior e médio. A face superior da primeira costela tem dois sulcos rasos, um para a veia subclávia e outro para a artéria subclávia e o tronco inferior do plexo braquial. A segunda costela é mais fina, menos curva e bem mais longa que a primeira. Ao contrário das duas faces articulares das costelas típicas, a costela X tem uma única face articular na cabeça. As costelas XI e XII também têm uma única face articular na cabeça, mas não têm colo, tubérculo nem ângulo costal.

Os espaços entre as costelas, denominados *espaços intercostais*, são ocupados por músculos intercostais, vasos sanguíneos e nervos. Em geral, o acesso cirúrgico aos pulmões ou a outras estruturas na cavidade torácica é obtido através de um espaço intercostal, com uso de afastadores costais especiais para separar bem as costelas. As cartilagens costais são suficientemente elásticas em indivíduos jovens para permitir a curvatura considerável sem ruptura.

✓ **TESTE RÁPIDO**
28. Como as costelas são classificadas?

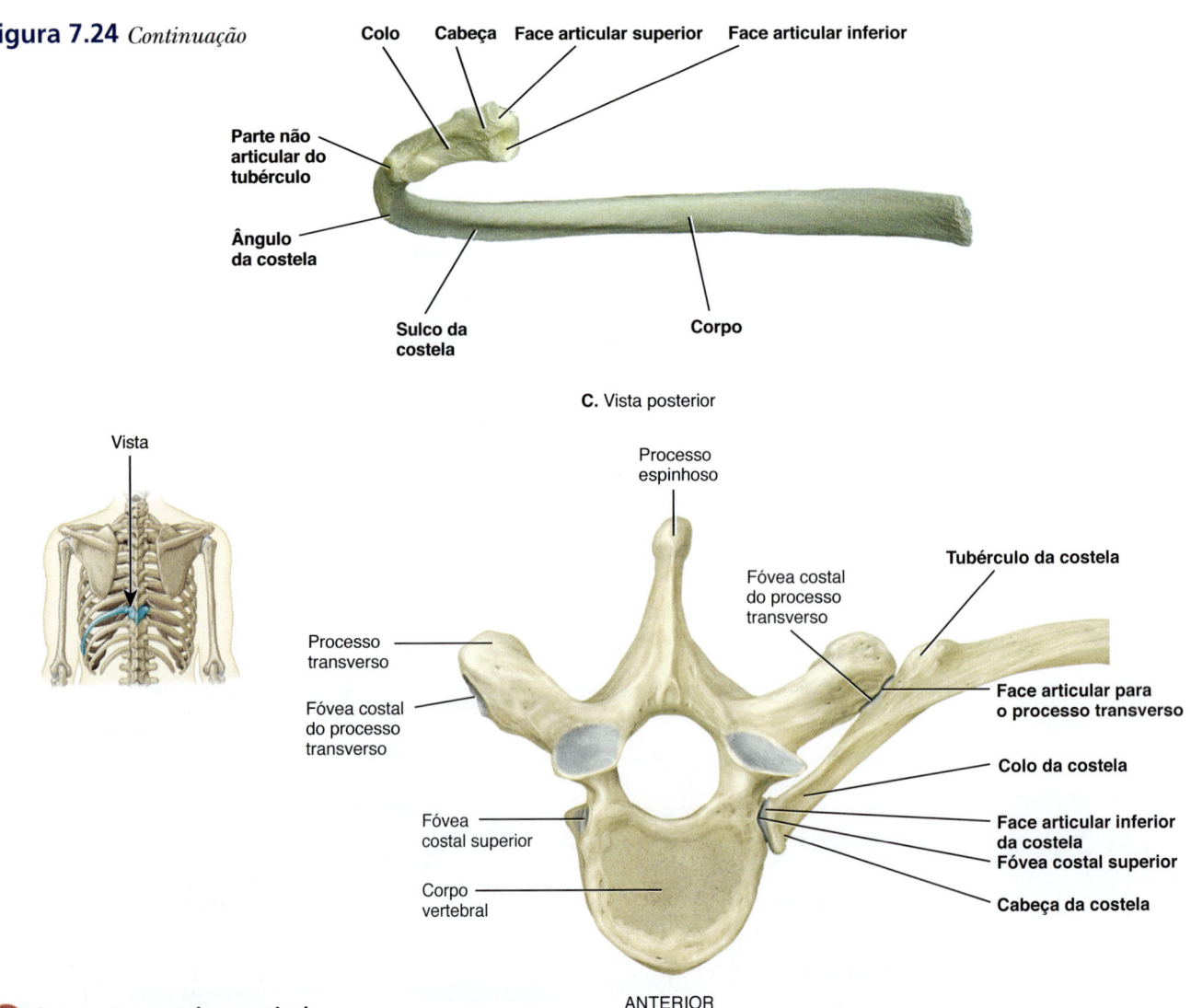

Figura 7.24 *Continuação*

C. Vista posterior

D. Vista superior da costela esquerda articulada com a vértebra torácica

? **Como uma costela se articula com uma vértebra torácica?**

TERMINOLOGIA TÉCNICA

Cranioestenose. Fechamento prematuro de uma ou mais suturas do crânio durante os primeiros 18 a 20 meses de vida, com consequente distorção do crânio e restrição do crescimento e desenvolvimento do encéfalo. O fechamento prematuro da sutura sagital produz um crânio longo e estreito; o fechamento prematuro da sutura coronal produz um crânio largo. É necessária a cirurgia para evitar dano encefálico.

Craniotomia. Procedimento cirúrgico em que parte do crânio é retirada para extrair um coágulo sanguíneo, um tumor encefálico ou uma amostra do tecido encefálico para exame histopatológico.

Estenose da coluna lombar. Estreitamento do canal vertebral, no segmento lombar da coluna vertebral, decorrente de hipertrofia do osso ou dos tecidos moles adjacentes. Pode ser causada por alterações artríticas nos discos intervertebrais e é uma causa comum de dorsalgia e dor nas pernas.

Fusão vertebral. Procedimento cirúrgico em que duas ou mais vértebras são estabilizadas com um enxerto ósseo ou dispositivo sintético para tratar uma fratura vertebral ou após a remoção de um disco herniado.

Laminectomia. Procedimento cirúrgico que consiste na remoção de uma lâmina vertebral para acesso ao canal vertebral e alívio dos sintomas de uma hérnia de disco.

Lesão em chicotada. Lesão na região cervical decorrente de hiperextensão (inclinação para trás) acentuada da cabeça, seguida por hiperflexão (inclinação para a frente) acentuada da cabeça, geralmente associada a colisão na traseira de um veículo. Os sintomas estão relacionados ao estiramento e ruptura de ligamentos e músculos, fraturas vertebrais e hérnias de disco.

Quiropraxia. Disciplina de atenção à saúde holística que se concentra nos nervos, músculos e ossos. No tratamento, usam-se as mãos para aplicar uma força específica e ajustar as articulações do corpo (*ajuste manual*), sobretudo da coluna vertebral.

REVISÃO DO CAPÍTULO

Conceitos essenciais

Introdução
1. Os ossos do esqueleto têm diversos formatos e tamanhos e precisam ser fortes, embora relativamente leves.
2. Os ossos protegem as partes moles do corpo e possibilitam o movimento; também servem como pontos de referência óssea para localizar partes de outros sistemas do corpo.
3. O sistema locomotor é composto de ossos, articulações e músculos que atuam em conjunto.

7.1 Divisões do sistema esquelético
1. O esqueleto axial é composto por ossos dispostos ao longo do eixo longitudinal. As partes do esqueleto axial são o crânio, os ossículos da audição, o hioide, a coluna vertebral, o esterno e as costelas.
2. O esqueleto apendicular é composto de ossos dos membros superiores e inferiores. Os membros são formados pelos cíngulos dos membros e membros livres.

7.2 Crânio
1. Os 22 ossos do crânio incluem os ossos do crânio e da face. Os oito ossos do crânio são: frontal, parietais (2), occipital, temporais (2), esfenoide e etmoide. Os 14 ossos da face são: ossos nasais (2), lacrimais (2), palatinos (2), conchas nasais inferiores (2), vômer, maxilas (2), zigomáticos (2) e mandíbula.
2. O septo nasal é composto do vômer, da lâmina perpendicular do etmoide e da cartilagem do septo nasal. O septo nasal divide a cavidade nasal em lados direito e esquerdo.
3. Sete ossos do crânio formam cada órbita.
4. Os forames dos ossos do crânio dão passagem a nervos e vasos sanguíneos (Tabela 7.3).
5. As suturas são articulações imóveis em adultos que conectam a maioria dos ossos do crânio. São exemplos as suturas coronal, sagital, lambdóidea e escamosa.
6. Os seios paranasais são cavidades em ossos do crânio revestidos de túnica mucosa que se conectam com a cavidade nasal. O frontal, o esfenoide, o etmoide e as maxilas contêm seios paranasais.
7. Os fontículos (fontanelas) são espaços preenchidos por tecido conjuntivo entre os ossos do crânio de fetos e lactentes. Os principais fontículos são: anterior, posterior, anterolaterais (2) e posterolaterais (2). Após o nascimento, os fontículos são substituídos por osso e se tornam suturas.
8. As três fossas do crânio são regiões no interior do crânio que contêm depressões para as convoluções do encéfalo, sulcos para os vasos sanguíneos do crânio e numerosos forames.
9. As Expos 7.A a 7.I apresentam detalhes sobre os ossos do crânio.

7.3 Hioide
1. O hioide é um osso em formato de U que não se articula com nenhum outro osso; sustenta a língua e é o lugar de inserção de alguns músculos da língua e alguns músculos da garganta e do pescoço.

7.4 Coluna vertebral
1. A coluna vertebral, o esterno e as costelas formam o esqueleto do tronco. Os 26 ossos da coluna vertebral adulta são as vértebras cervicais (7), as vértebras torácicas (12), as vértebras lombares (5), o sacro (5 vértebras fundidas) e o cóccix (em geral, 4 vértebras fundidas).
2. A coluna vertebral do adulto contém quatro curvaturas normais (cervical, torácica, lombar e sacral), que dão força, sustentação e equilíbrio.

3. Entre os corpos de vértebras adjacentes estão os discos intervertebrais cartilagíneos. Eles formam articulações fortes que permitem movimentos variados e absorvem o choque vertical.
4. As vértebras são semelhantes em estrutura; em geral, cada uma tem um corpo, um arco e sete processos. As vértebras nas diferentes regiões da coluna variam em tamanho, formato e detalhes.
5. As Expos 7.J a 7.M apresentam detalhes sobre os ossos da coluna vertebral.

7.5 Tórax

1. O esqueleto do tórax consiste em esterno, costelas e cartilagens costais, e vértebras torácicas. As costelas são classificadas como costelas verdadeiras (pares 1 a 7) e costelas falsas (8 a 12).
2. A caixa torácica protege os órgãos vitais na área do tórax e na parte superior do abdome.
3. As Expos 7.N e 7.O apresentam detalhes sobre os ossos do tórax.

QUESTÕES PARA AVALIAÇÃO CRÍTICA

1. Pattee, de 4 anos de idade, descobre um ponto mole no crânio do irmão recém-nascido e diz que o bebê precisa voltar porque "ainda não está pronto". Explique esses pontos de consistência mole no recém-nascido/lactente.
2. Dave tem um tumor da hipófise e necessita de cirurgia. A operação exigirá habilidade cirúrgica excepcional tanto para alcançar a glândula quanto para evitar complicações graves, possivelmente fatais. Descreva a localização da hipófise e as características anatômicas associadas que tornam essa operação tão delicada.
3. O anúncio diz: "Novo colchão Postura Perfeita! Mantém a coluna vertebral perfeitamente reta – exatamente como quando você nasceu! A coluna reta é a certeza de um sono tranquilo!" Você compraria um colchão dessa empresa?
4. Trina escorregou no gelo, caiu de costas e bateu com a cabeça no gelo. Por que um golpe forte no occipital poderia ser fatal?
5. John se queixou de cefaleia intensa e secreção nasal amarelo-esverdeada. O médico solicitou uma radiografia da cabeça. John ficou surpreso ao observar diversos orifícios borrados na radiografia. Por que John tem orifícios na cabeça?

RESPOSTAS ÀS QUESTÕES DAS FIGURAS

7.1 O crânio e a coluna vertebral são partes do esqueleto axial. A clavícula, o cíngulo do membro superior, o úmero, o cíngulo do membro inferior e o fêmur são partes do esqueleto apendicular.

7.2 Frontal, parietais, esfenoide, etmoide e temporais são ossos do crânio.

7.3 Os parietais e temporais estão de cada lado da sutura escamosa. Os parietais e o occipital estão situados de cada lado da sutura lambdóidea. Os parietais e o frontal circundam a sutura coronal.

7.4 O temporal se articula com o parietal, o esfenoide, o zigomático e o occipital.

7.5 Os parietais formam a parte posterolateral do crânio.

7.6 A partir da crista etmoidal, o esfenoide se articula com o frontal, o parietal, o temporal, o occipital, o temporal, o parietal e o frontal, terminando novamente na crista etmoidal.

7.7 A lâmina perpendicular do etmoide forma a parte superior do septo nasal, e as massas laterais compõem a maior parte das paredes mediais das órbitas.

7.8 As conchas nasais aumentam a área de superfície da cavidade nasal para ajudar a turbilhonar e filtrar o ar antes de chegar aos pulmões.

7.9 Os processos palatinos das maxilas contribuem para o palato duro, que separa as cavidades nasal e oral.

7.10 A mandíbula é o único osso móvel do crânio, com exceção dos ossículos da audição.

7.11 O septo nasal divide a cavidade nasal em lados direito e esquerdo.

7.12 Os ossos que formam a órbita são o frontal, o esfenoide, o zigomático, a maxila, o lacrimal, o etmoide e o palatino. O palatino não está visível nessa figura.

7.13 Os seios paranasais produzem muco e atuam como câmaras de ressonância para a vocalização.

7.14 Os dois fontículos anterolaterais são limitados por quatro diferentes ossos do crânio: frontal, parietal, temporal e esfenoide.

7.15 A fossa posterior do crânio, que aloja o cerebelo, a ponte e o bulbo, é a maior das três fossas do crânio.

7.16 O hioide é o único osso no esqueleto humano que não se articula com nenhum outro osso.

7.17 As curvaturas torácica e sacral da coluna vertebral são côncavas em relação à parte anterior do corpo.

7.18 Os forames vertebrais envolvem a medula espinal; os forames intervertebrais são espaços que permitem a saída dos nervos espinais da coluna vertebral.

7.19 O movimento do atlas sobre o áxis, na articulação atlantoaxial, permite o movimento da cabeça para indicar "não".

7.20 As faces articulares e as fóveas nos corpos vertebrais das vértebras torácicas se articulam com as cabeças das costelas, e as faces articulares nos processos transversos dessas vértebras (fóvea costal do processo transverso) se articulam com os tubérculos das costelas.

7.21 As vértebras lombares (L I a L V) são as maiores e mais fortes dentre as vértebras não fundidas da coluna vertebral (Figura 7.21) porque o peso corporal sustentado pelas vértebras aumenta em direção à extremidade inferior da coluna vertebral.

7.22 Há quatro pares de forames sacrais, com um total de oito. Cada forame sacral anterior se une a um forame sacral posterior no forame intervertebral. Os nervos e vasos sanguíneos atravessam esses túneis no osso.

7.23 O corpo do esterno se articula direta ou indiretamente com as costelas II a X.

7.24 A face articular na cabeça de uma costela se encaixa na fóvea costal do corpo de uma vértebra, e a face articular do tubérculo de uma costela se articula com a fóvea costal do processo transverso de uma vértebra.

SISTEMA ESQUELÉTICO | ESQUELETO APENDICULAR

8

INTRODUÇÃO Conforme assinalado no Capítulo 7, as duas principais divisões do sistema esquelético são: esqueleto axial e o esqueleto apendicular. O esqueleto axial refere-se ao eixo do esqueleto ou parte central do corpo e ajuda a proteger os órgãos internos. O foco deste capítulo é o esqueleto apendicular, que consiste nos membros superiores e inferiores e cuja principal função é o movimento. Como eles seguem esquemas de desenvolvimento semelhantes, os membros superiores e inferiores apresentam muitos aspectos em comum. Cada membro é composto de cíngulos e partes livres. Os membros superiores são constituídos pelo cíngulo e parte livre do membro superior, enquanto os membros inferiores consistem em cíngulo e parte livre do membro inferior. Os cíngulos, que são compostos de ossos planos e largos que formam âncoras robustas, fixam as partes livres e móveis dos membros ao esqueleto axial. Quando se comparam os primeiros segmentos das partes livres dos membros – o braço no membro superior e a coxa no membro inferior, percebemos que existe um único osso grande. Prosseguindo distalmente para os segundos segmentos, o antebraço no membro superior e a perna no membro inferior, ambos apresentam dois ossos paralelos. Nas junções desses segundos segmentos com a mão e com o pé – o punho e o tornozelo – existem numerosos ossos pequenos (8 no carpo e 7 no tarso). Por fim, as mãos e os pés têm o mesmo número e a mesma disposição de ossos, formando os dedos das mãos e dos pés.

Existe uma importante diferença entre os membros superiores e inferiores. O cíngulo do membro inferior está firmemente ancorado à coluna vertebral por meio de uma articulação ligamentosa resistente, enquanto o cíngulo do membro superior não forma nenhuma articulação com a coluna vertebral, estando apenas fracamente unido ao esqueleto axial pela junção da clavícula com o esterno. Essa característica primitiva de todos os vertebrados terrestres marca a diferença funcional básica dos membros; os membros posteriores são os membros locomotores, enquanto os membros anteriores constituem a coluna de direção. Quando os seres humanos tiraram proveito dessa diferença primitiva na estrutura e função dos membros e elevaram o membro não locomotor e mais móvel do solo, passamos a aproveitar a sua extraordinária amplitude de movimento de modo a utilizar o membro superior de muitas maneiras diferentes. À medida que avançarmos neste capítulo, bem como nos dois capítulos seguintes, iremos verificar como os ossos do esqueleto apendicular descritos nestes capítulos estão articulados uns aos outros (Capítulo 9) e possuem músculos esqueléticos fixados a eles (Capítulo 10), possibilitando uma série de movimentos, incluindo desde andar e escrever até usar um computador, dançar, nadar e tocar um instrumento musical. •

? *Você já se perguntou o que provoca o "joelho do corredor"? Você pode encontrar a resposta na página 251.*

Mark Nielsen

SUMÁRIO

8.1 Esqueleto do membro superior, 228
- EXPO 8.A – Cíngulo do membro superior I Clavícula, 230
- EXPO 8.B – Cíngulo do membro superior I Escápula, 231
- EXPO 8.C – Esqueleto do braço I Úmero, 233
- EXPO 8.D – Esqueleto do antebraço I Ulna e rádio, 235
- EXPO 8.E – Esqueleto da mão, 238

8.2 Esqueleto do membro inferior, 241
- EXPO 8.F – Ossos do cíngulo do membro inferior, 243

8.3 Pelves maior e menor, 246
8.4 Comparação entre as pelves masculina e feminina, 247
8.5 Comparação entre os cíngulos dos membros superiores e inferiores, 247
- EXPO 8.G – Esqueleto da coxa I Fêmur e patela, 249
- EXPO 8.H – Esqueleto da perna I Tíbia e fíbula, 252
- EXPO 8.I – Esqueleto do pé, 254

8.6 Desenvolvimento do sistema esquelético, 257

Terminologia técnica, 259

8.1 Esqueleto do membro superior

OBJETIVO
- Identificar os ossos do esqueleto do membro superior e explicar suas funções.

Cada esqueleto do membro superior consiste em 32 ossos, que formam duas regiões distintas: (1) o cíngulo do membro superior e (2) a parte livre do membro superior. Os **cíngulos dos membros superiores** (*ombros*) conectam os ossos da parte livre do membro superior ao esqueleto axial (Figura 8.1A, B). Cada um dos dois cíngulos dos membros superiores é constituído por uma clavícula e uma escápula.

Figura 8.1 Esqueleto do membro superior direito – cíngulo do membro superior (ombro) e parte livre do membro superior.

Cada esqueleto do membro superior consiste em 32 ossos.

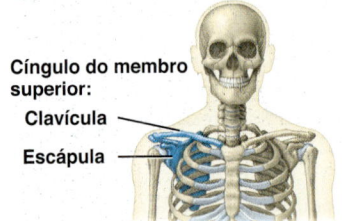

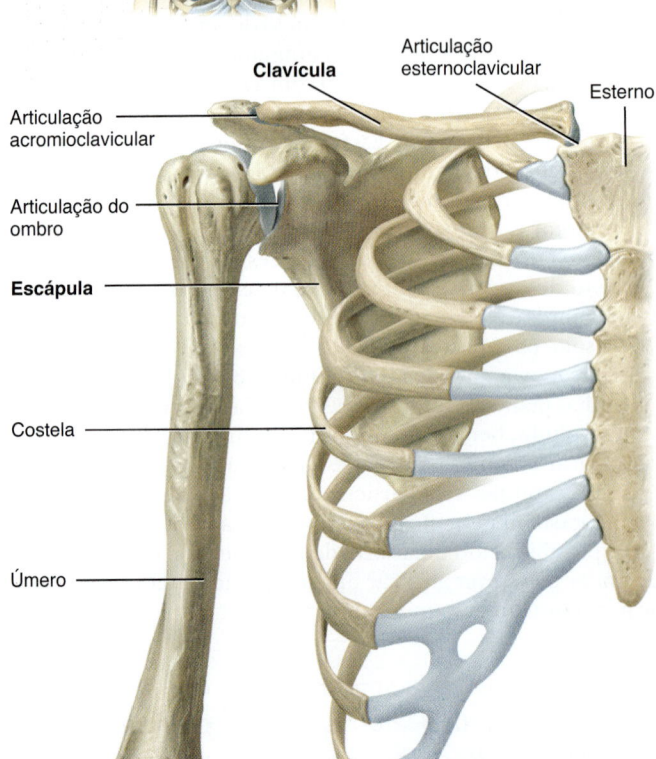

A. Vista anterior do cíngulo do membro superior

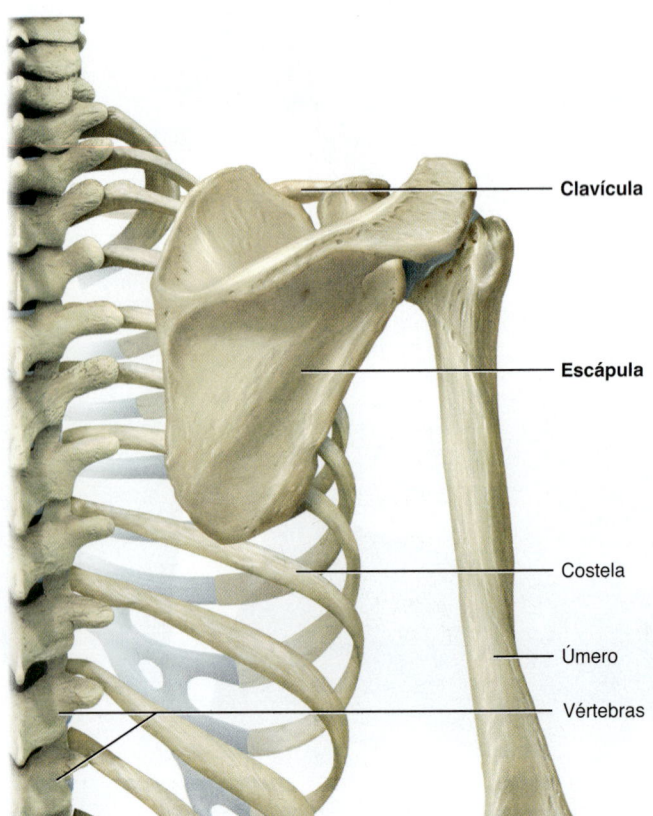

B. Vista posterior do cíngulo do membro superior

A clavícula é o osso anterior, e a escápula, o osso posterior. Conforme assinalado na introdução, os cíngulos dos membros superiores não se articulam com a coluna vertebral; são mantidos em posição e sustentados por um grupo de grandes músculos, que se estendem a partir da coluna vertebral e da região torácica até a escápula. Cada **parte livre do membro superior** (*extremidade*) possui 30 ossos em três regiões – o braço (úmero); o antebraço (ulna e rádio) e a mão [8 ossos carpais no carpo (punho); 5 ossos metacarpais no metacarpo (palma); e 14 falanges nos dedos da mão (dedos da mão e polegar)] (Figura 8.1C).

✓ TESTE RÁPIDO

1. Qual é a função do cíngulo do membro superior?

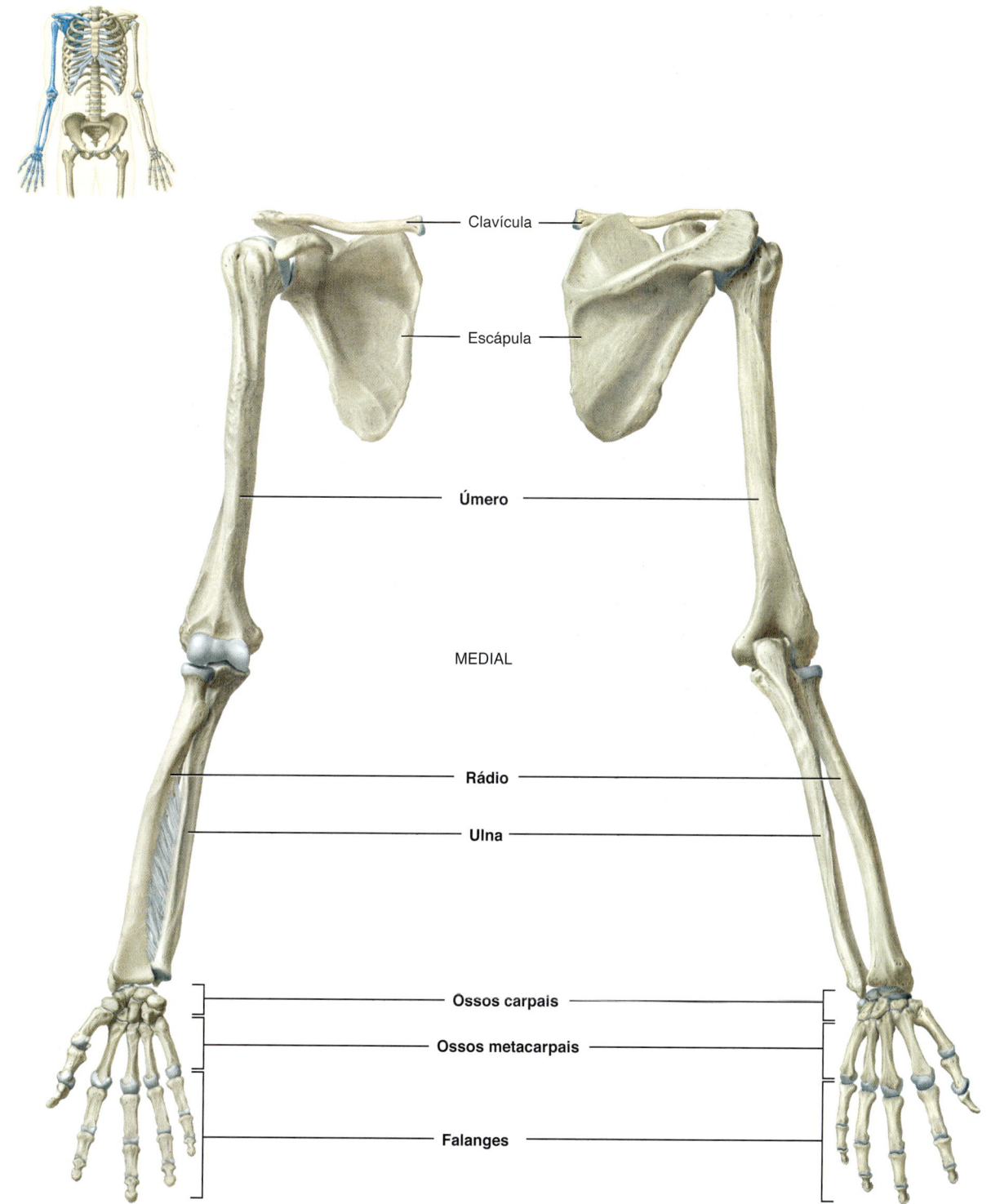

C. Vista anterior da parte livre do membro superior

D. Vista posterior da parte livre do membro superior

❓ Que ossos formam o cíngulo e a parte livre dos membros superiores?

EXPO 8.A — Cíngulo do membro superior | Clavícula *(Figura 8.2)*

OBJETIVO
- Descrever a localização e as características de superfície da clavícula.

Descrição

Cada **clavícula** fina e em forma de S situa-se horizontalmente através da parte anterior do tórax, superior à primeira costela (ver Figura 8.1A). A metade medial da clavícula é convexa anteriormente (quando vista na posição anatômica), enquanto a metade lateral é côncava anteriormente (curva-se afastando-se de você). A junção das duas curvas da clavícula é o seu ponto mais fraco. Normalmente, é mais lisa e mais reta nas mulheres e mais áspera e mais curva nos homens. A clavícula forma o *suporte* anterior do cíngulo do membro superior, que sustenta e mantém a articulação do ombro distante da caixa torácica. A clavícula é subcutânea (localizada abaixo da pele) e é facilmente palpável em toda sua extensão.

Características de superfície

A extremidade medial da clavícula, denominada *extremidade esternal* (Figura 8.2), é arredondada e articula-se com o manúbrio do esterno, formando a *articulação esternoclavicular* (ver Figura 8.1A). A extremidade lateral é plana e larga, conhecida como *extremidade acromial* (Figura 8.2), articula-se com o acrômio da escápula, na *articulação acromioclavicular* (ver Figura 8.1A).

O *tubérculo conoide* (semelhante a um cone) na face inferior da extremidade acromial do osso constitui um ponto de fixação para o ligamento conoide. Como o próprio nome indica, a *impressão do ligamento costoclavicular*, na face inferior da extremidade esternal, é um ponto de fixação para o ligamento costoclavicular, um ligamento que une a primeira costela à clavícula.

✓ TESTE RÁPIDO
2. Quais são as articulações formadas pela articulação da clavícula com outros ossos? Que áreas da clavícula estão envolvidas em cada articulação?

Figura 8.2 Clavícula direita.

 A clavícula articula-se medialmente com o manúbrio do esterno e lateralmente com o acrômio da escápula.

A. Vista superior
B. Vista inferior
C. Vista superior
D. Vista inferior

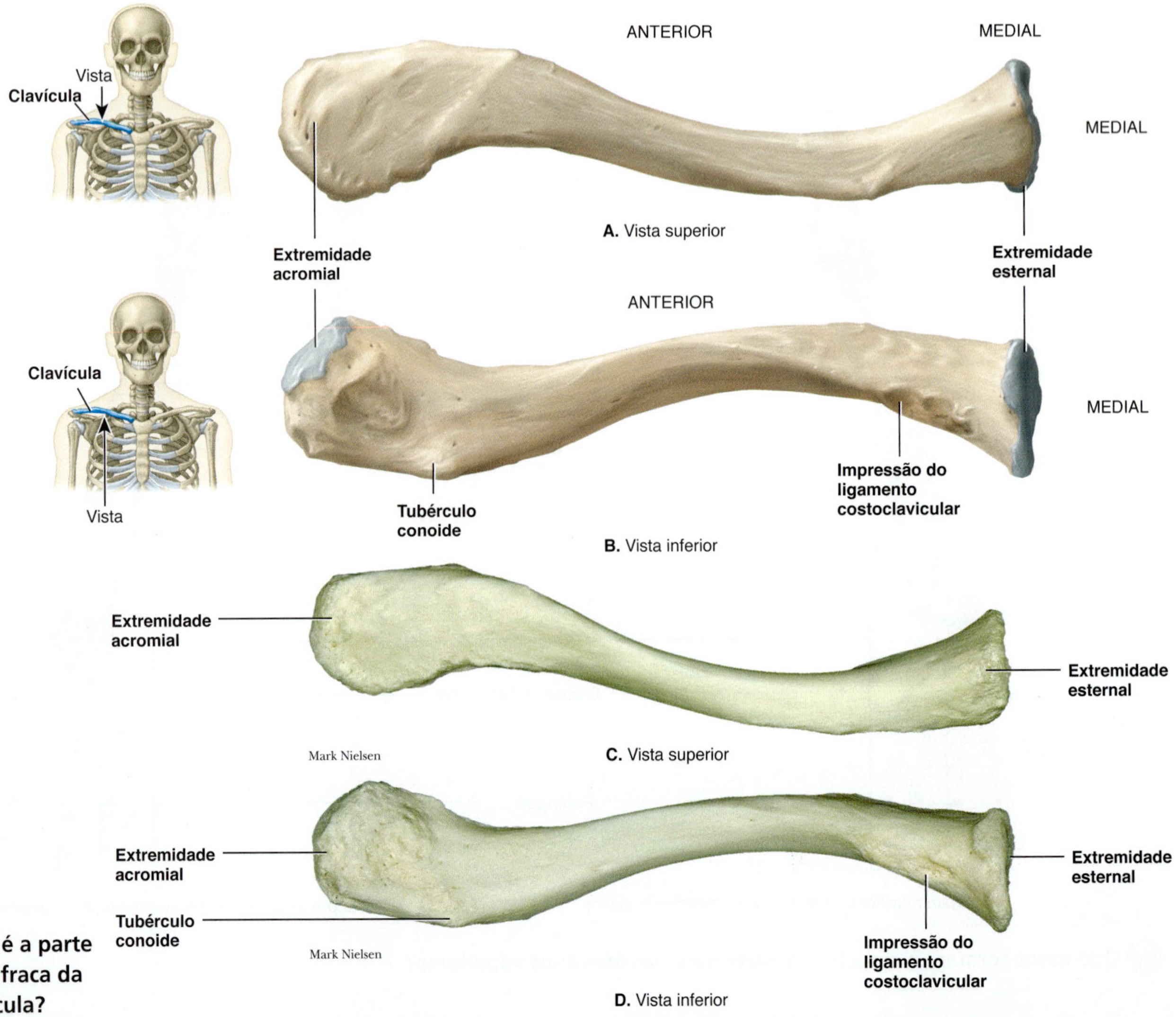

? Qual é a parte mais fraca da clavícula?

EXPO 8.B — Cíngulo do membro superior | Escápula *(Figura 8.3)*

OBJETIVO
- Descrever a localização e as características de superfície da escápula.

Descrição

Cada **escápula** é um osso plano triangular e grande, com uma crista em sua face posterior. A escápula ocupa a parte superior da parte posterior do tórax, entre os níveis da segunda até a sétima costela, lateral à coluna vertebral, a alguns dedos de distância (ver Figura 8.1A, B).

Características de superfície

Uma crista proeminente, denominada *espinha da escápula*, corre diagonalmente pela face posterior da escápula (Figura 8.3C-F). A extremidade lateral da espinha projeta-se na forma de um processo plano e expandido, denominado *acrômio*, que é facilmente percebido como ponto alto ou pico do ombro. Os alfaiates medem o comprimento do membro superior a partir do acrômio. O acrômio articula-se com a extremidade acromial da clavícula para formar a *articulação acromioclavicular*. Inferiormente ao acrômio, encontra-se

Figura 8.3 Escápula direita.

 A cavidade glenoidal da escápula articula-se com a cabeça do úmero para formar a articulação do ombro.

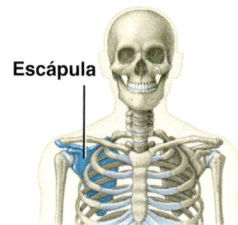

A. Vista anterior

B. Vista anterior

(Continua)

uma depressão superficial, a *cavidade glenoidal* (Figura 8.3A, D, F) que recebe a cabeça do úmero para formar a *articulação do ombro* (ver Figura 8.1A).

A margem fina da escápula mais próxima da coluna vertebral é denominada *margem medial* (*vertebral*). Situa-se a aproximadamente 5 cm da coluna vertebral. A margem espessa da escápula, que se localiza mais próximo do braço, é denominada *margem lateral* (*axilar*). As margens medial e lateral unem-se no *ângulo inferior*. A margem superior da escápula, denominada *margem superior*, une-se com a margem vertebral no *ângulo superior*. A *incisura da escápula* é uma reentrância proeminente ao longo da margem superior, através da qual passam o nervo e a artéria supraescapular.

Na extremidade lateral da margem superior da escápula, os tendões dos músculos fixam-se a uma projeção da face anterior, denominada *processo coracoide*. Superior e inferiormente à espinha da escápula, encontram-se duas fossas: a *fossa supraespinal* e a *fossa infraespinal*. As fossas supraespinal e infraespinal atuam como superfícies de fixação para os músculos supraespinal e infraespinal, respectivamente. Na superfície anterior, encontra-se uma área ligeiramente escavada, denominada *fossa subescapular*, uma superfície de fixação para o músculo subescapular.

✓ **TESTE RÁPIDO**
3. Que articulações são formadas entre a escápula e os outros ossos? Quais são os nomes das superfícies da escápula que formam cada articulação?

Figura 8.3 *Continuação*

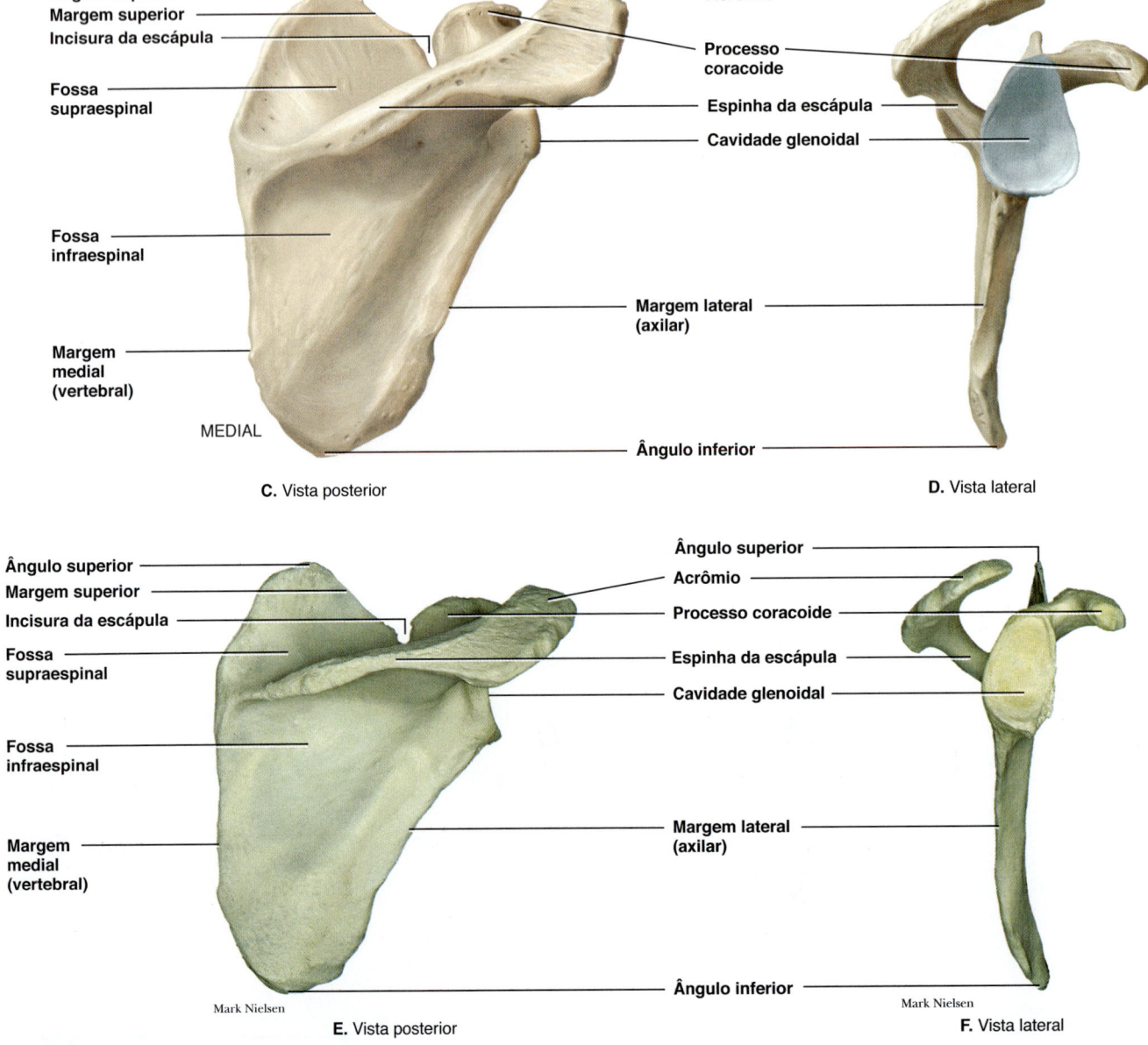

C. Vista posterior
D. Vista lateral
E. Vista posterior
F. Vista lateral

❓ **Que parte da escápula forma o ponto elevado do ombro?**

EXPO 8.C — Esqueleto do braço | Úmero *(Figura 8.4)*

OBJETIVO
- Identificar a localização e os acidentes ósseos de superfície do úmero.

Descrição

O **úmero** é o osso maior e mais longo da parte livre do membro superior (Figura 8.4). Possui uma extremidade proximal semelhante a uma bola, com duas projeções proeminentes de osso na base, um corpo tubular cilíndrico que forma a maior parte de sua extensão e uma extremidade distal plana e expandida. Articula-se proximalmente com a escápula e distalmente com a ulna e com o rádio para formar a articulação do cotovelo.

Características de superfície

A extremidade proximal do úmero caracteriza-se por uma *cabeça* arredondada, que se articula com a cavidade glenoidal da escápula para formar a articulação do ombro. Distalmente à cabeça, encontra-se o *colo anatômico*, que é visível como um sulco oblíquo. O colo anatômico constitui o local anterior da lâmina epifisial (de crescimento) no úmero do adulto. O *tubérculo maior* é uma projeção lateral, distal ao colo anatômico. Trata-se do acidente anatômico mais lateralmente palpável da região do ombro, situando-se imediatamente inferior ao acrômio, estrutura palpável da escápula, já mencionado. O *tubérculo menor* projeta-se anteriormente.

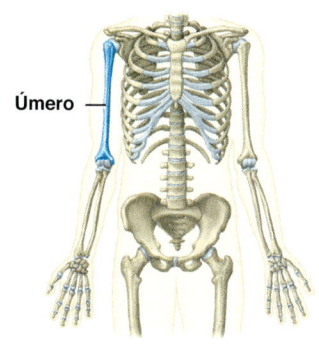

Figura 8.4 Úmero direito em relação a escápula, ulna e rádio.

🔑 O úmero é o maior e mais longo osso da parte livre do membro superior.

A. Vista anterior **B.** Vista posterior

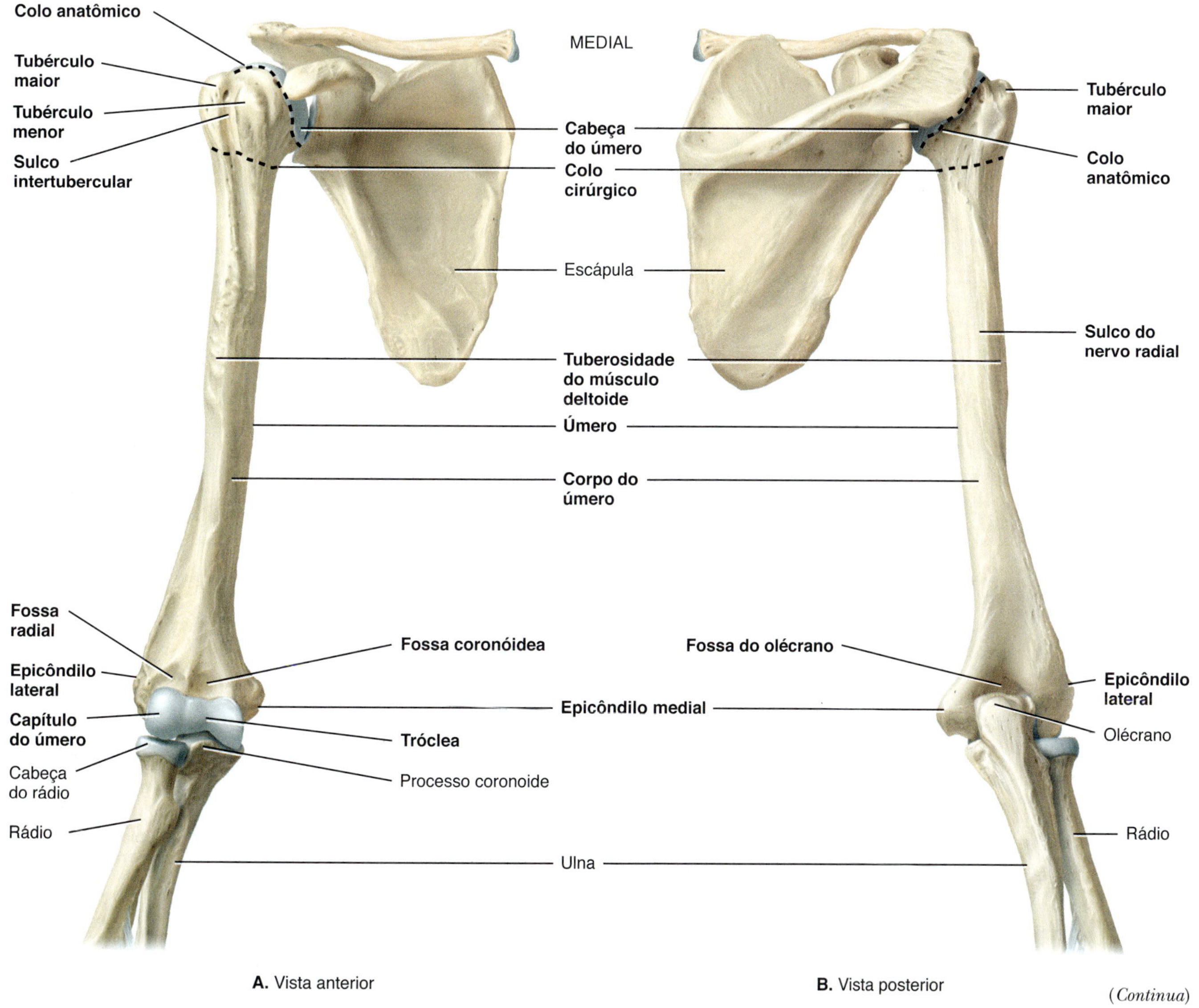

(Continua)

Entre os dois tubérculos, encontra-se um *sulco intertubercular*. O *colo cirúrgico* refere-se a uma constrição do úmero imediatamente distal aos tubérculos, onde a cabeça torna-se afilada em direção ao corpo do úmero; é assim designado em virtude das fraturas que ocorrem frequentemente no local.

O *corpo do úmero* é aproximadamente cilíndrico em sua extremidade proximal; entretanto, torna-se gradualmente triangular até ficar plano e largo na sua extremidade distal. Lateralmente, na parte média do corpo, existe uma área rugosa, em forma de V, denominada *tuberosidade do músculo deltoide*. Essa área atua como ponto de fixação distal para o tendão do músculo deltoide. O *sulco do nervo radial* corre ao longo da margem posterior da tuberosidade para o músculo deltoide, na face posterior do úmero. Esse sulco termina na margem inferior da tuberosidade para o músculo deltoide e contém o nervo radial.

Várias características proeminentes são evidentes na extremidade distal do úmero. O *capítulo do úmero* é uma protuberância arredondada na face lateral do osso, que se articula com a cabeça do rádio. A *fossa radial* é uma depressão anterior, acima do capítulo do úmero, que se articula com a cabeça do rádio quando o antebraço está em flexão. A *tróclea*, que está localizada medial ao capítulo do úmero, é uma superfície em formato de carretel, que se articula com a ulna. A *fossa coronóidea* é uma depressão anterior que recebe o processo coronoide da ulna quando o antebraço está fletido. A *fossa do olécrano* descreve a grande depressão posterior que recebe o olécrano da ulna quando o antebraço está em extensão. O *epicôndilo medial* e o *epicôndilo lateral* são projeções ósseas nos dois lados da extremidade distal do úmero, aos quais se fixam proximalmente os tendões da maioria dos músculos do antebraço. O nervo ulnar pode ser palpado ao fazer rolar um dedo sobre a superfície cutânea superficial à face posterior do epicôndilo medial. Esse nervo é um dos responsáveis pela sensação de formigamento muito intensa quando batemos o cotovelo.

✓ **TESTE RÁPIDO**
4. Estabeleça a distinção entre colo anatômico e colo cirúrgico do úmero.

Figura 8.4 *Continuação*

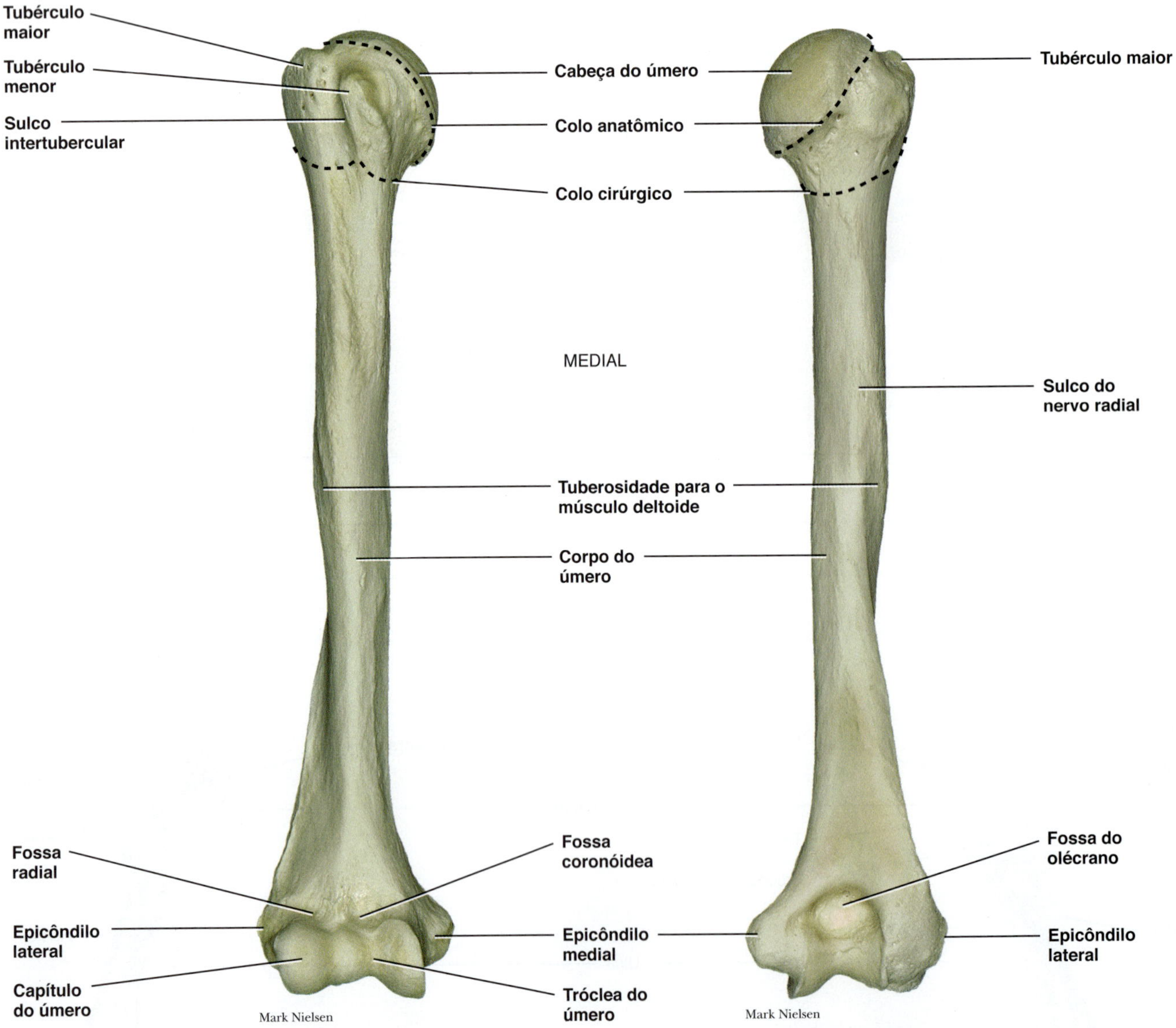

C. Vista anterior **D.** Vista posterior

? Quais acidentes anatômicos do úmero articulam-se com o rádio no cotovelo? Com a ulna no cotovelo?

EXPO 8.D — Esqueleto do antebraço | Ulna e rádio *(Figura 8.5)*

OBJETIVO
- Identificar a localização e os acidentes anatômicos de superfície da ulna e do rádio.

ULNA

Descrição

A **ulna** está localizada na face medial (mesmo lado do dedo mínimo) do antebraço e é mais longa do que o rádio (Figura 8.5A-D). Algumas vezes, é conveniente utilizar algum recurso para ajudar a aprender e a lembrar-se de uma nova informação. Para ajudá-lo a lembrar da localização da ulna em relação à mão, um mnemônico pode ser "m.u." (o dedo *m*ínimo está no mesmo lado da *u*lna). A ulna é espessa e chanfrada na sua extremidade proximal, e seu corpo (diáfise) triangular e largo afila-se para se tornar mais estreito e cilíndrico distalmente.

Características de superfície

Na extremidade proximal da ulna (Figura 8.5B, D, F, G), encontra-se o *olécrano*, que forma a proeminência posterior do cotovelo. O *processo coronoide* (Figura 8.5A, C, E, F, G) é

Figura 8.5 Ulna e rádio direitos.

 No antebraço, a ulna (mais longa) tem posição medial, enquanto o rádio (mais curto) é lateral.

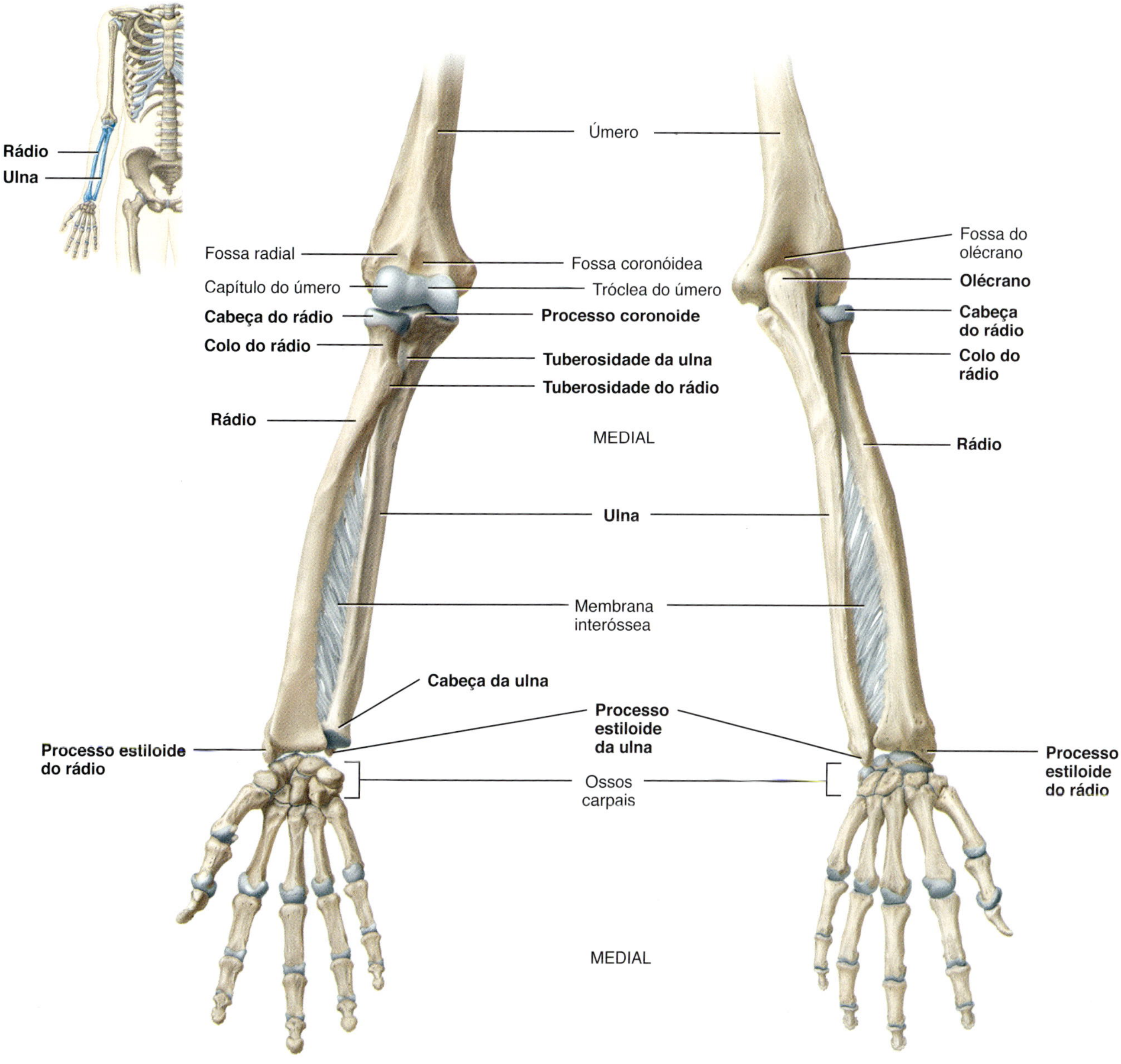

A. Vista anterior   **B.** Vista posterior

(Continua)

uma projeção anterior distal a uma grande chanfradura, a *incisura troclear*. Essa incisura, no lado anterior do olécrano, recebe a tróclea do úmero para formar parte da articulação umeroulnar (Figura 8.5C, F, G). A incisura radial é uma depressão lateral e inferior à incisura troclear, que se articula com a cabeça do rádio. Imediatamente inferior ao processo coronoide, encontra-se a *tuberosidade da ulna*. A extremidade distal da ulna consiste em uma *cabeça*, que é separada do punho por um disco fibrocartilagíneo. O *processo estiloide* está localizado no lado posterior da extremidade distal da ulna.

RÁDIO

Descrição

O **rádio**, o mais curto dos dois ossos do antebraço, está localizado na face lateral (lado do polegar) do antebraço (Figura 8.5A-D). Diferentemente da ulna, o rádio é estreito na sua extremidade proximal e alarga-se na sua extremidade distal.

Figura 8.5 *Continuação*

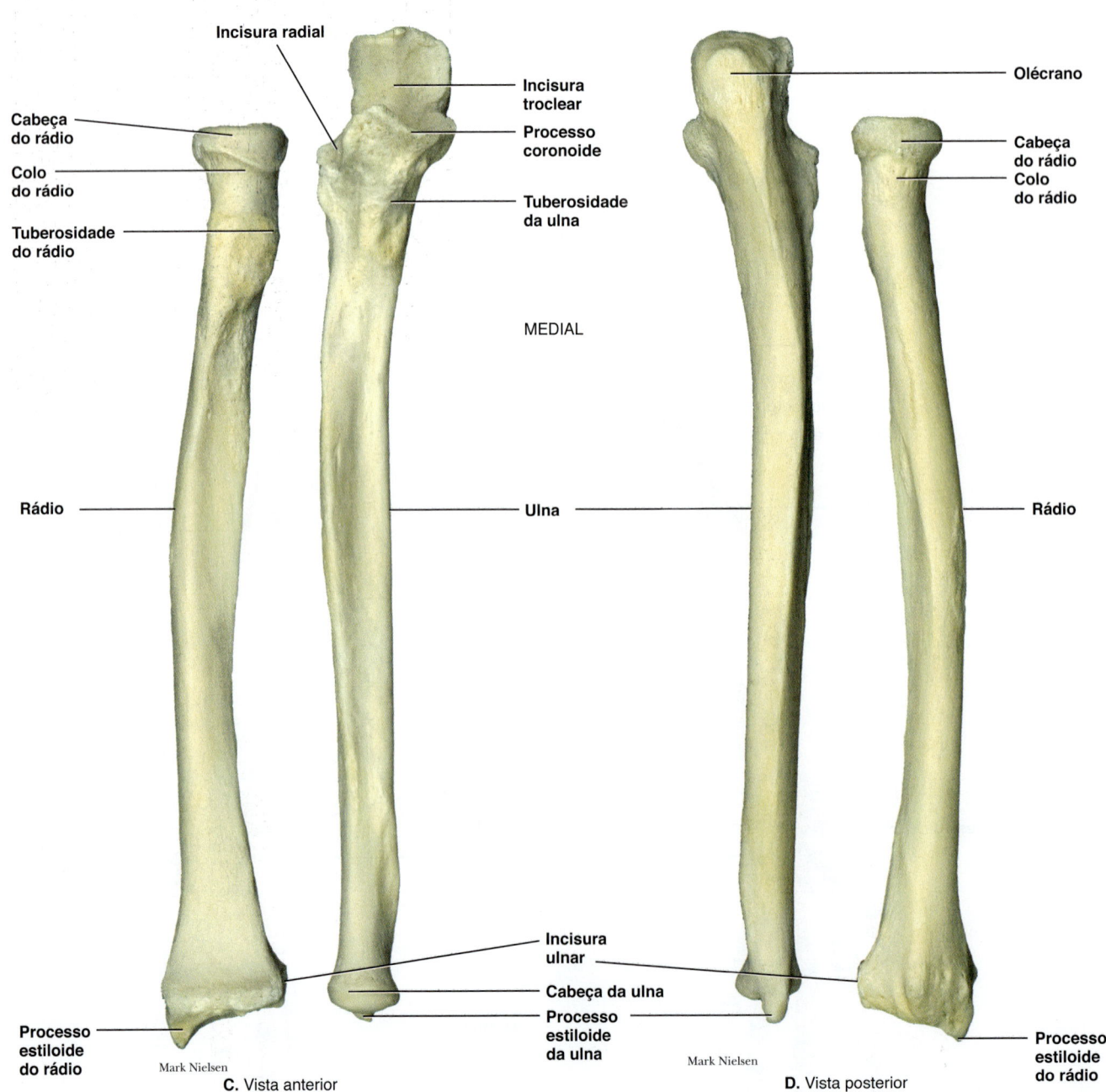

C. Vista anterior

D. Vista posterior

Características de superfície

A extremidade proximal do rádio possui uma cabeça discoide, que se articula com o capítulo do úmero e com a incisura radial da ulna. Inferiormente à cabeça, encontra-se o *colo do rádio* constrito. Uma área rugosa inferior ao colo, no lado anteromedial, denominada *tuberosidade do rádio*, constitui um local de inserção para o tendão do músculo bíceps braquial. O corpo do rádio alarga-se distalmente para formar um *processo estiloide* lateralmente. A fratura da extremidade distal do rádio constitui a fratura mais comum em adultos com mais de 50 anos de idade, ocorrendo habitualmente durante uma queda.

A ulna e o rádio articulam-se com o úmero formando a *articulação do cotovelo*. A articulação ocorre em dois locais: onde a cabeça do rádio articula-se com o capítulo do úmero (Figura 8.5E) e onde a incisura troclear da ulna recebe a tróclea do úmero (Figura 8.5E, F, G).

A ulna e o rádio articulam-se um ao outro em três locais. No primeiro local, um tecido conjuntivo fibroso plano e largo, denominado *membrana interóssea*, une os corpos dos dois ossos (Figura 8.5A, B, E, H). Essa membrana também fornece um local de inserção para alguns dos músculos esqueléticos profundos do antebraço. A ulna e o rádio articulam-se nas suas extremidades proximal e distal. Proximalmente, a cabeça do rádio articula-se com a *incisura radial da ulna*, uma depressão de localização lateral e inferior à incisura troclear (Figura 8.5F-H). Essa articulação é a *articulação radiulnar proximal*. Distalmente, a cabeça da ulna articula-se com uma concavidade estreita, a *incisura ulnar do rádio* (Figura 8.5H, I).

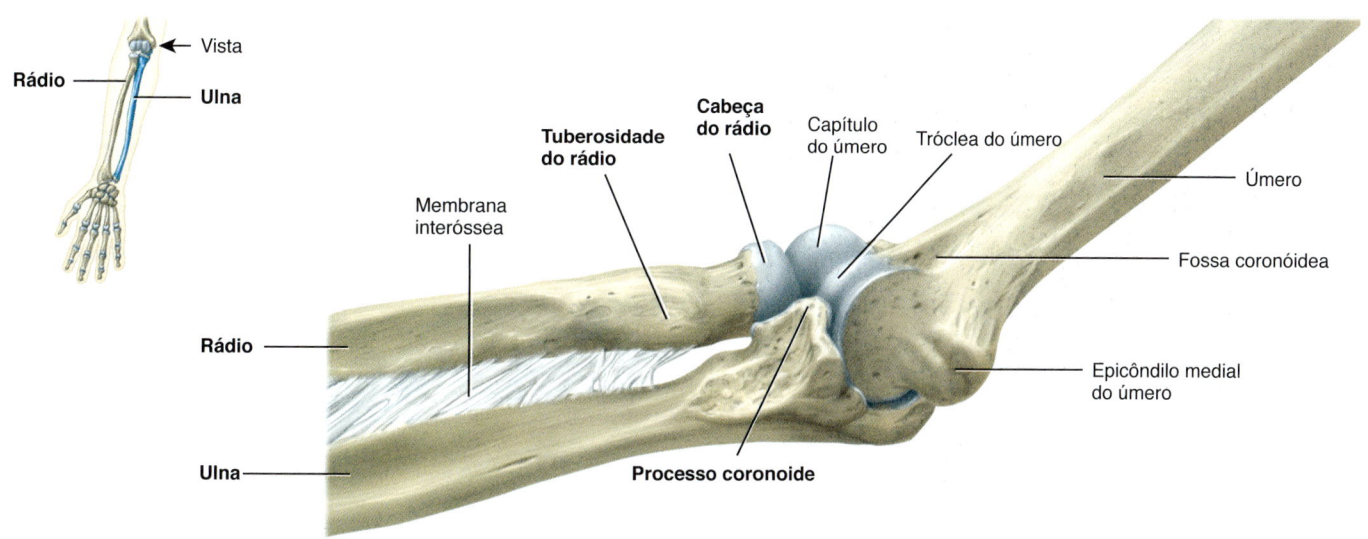

E. Vista medial em relação ao úmero

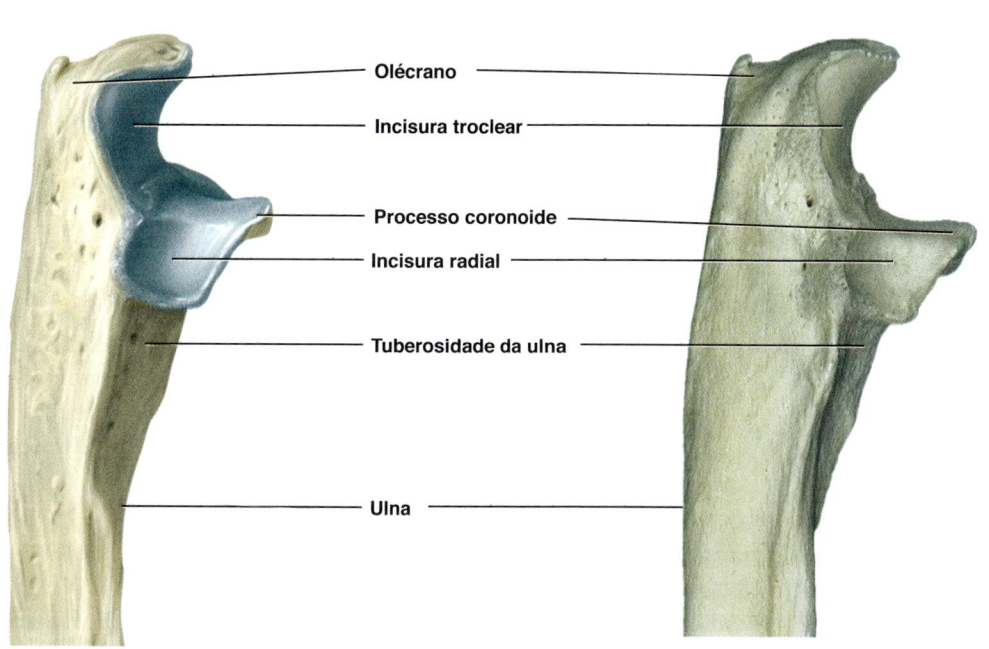

F. Vista lateral da extremidade proximal **G.**

Mark Nielsen

(*Continua*)

Essa articulação é a *articulação radiulnar distal*. Por fim, a extremidade distal do rádio articula-se com dois ossos do carpo – o semilunar e o escafoide – para formar a *articulação radiocarpal* (*do punho*).

✓ **TESTE RÁPIDO**

5. Quantas articulações são formadas entre a ulna e o rádio, quais são os seus nomes e que características de superfície estão envolvidas?

Figura 8.5 *Continuação*

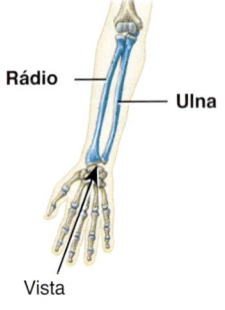
Vista

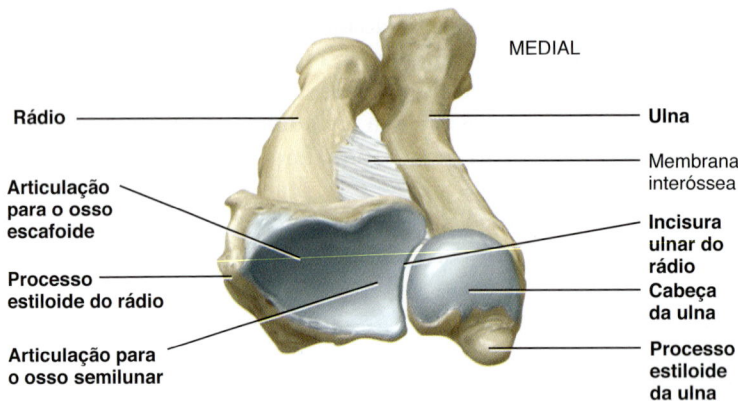
H. vista inferior das extremidades distais do rádio e da ulna

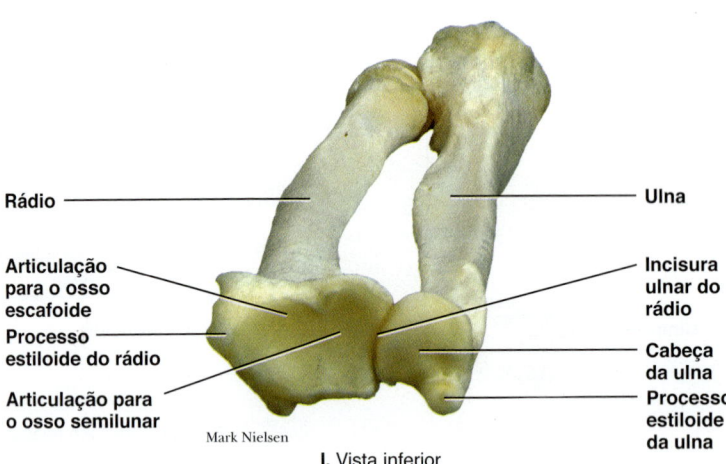
Mark Nielsen
I. Vista inferior

❓ Que parte da ulna é denominada "cotovelo"?

EXPO 8.E Esqueleto da mão *(Figura 8.6)*

OBJETIVO
- Identificar a localização e os acidentes anatômicos dos ossos da mão.

OSSOS CARPAIS
Descrição

O **carpo** (punho) é a região proximal da mão, que consiste em oito ossos pequenos, os **ossos carpais**, unidos entre si por ligamentos (Figura 8.6). As articulações entre os ossos carpais são denominadas *articulações do carpo*. Os ossos carpais estão dispostos em duas fileiras transversais de quatro ossos cada. Seus nomes refletem suas formas.

Características de superfície

Os ossos carpais, na fileira proximal, de lateral para medial, são o **escafoide**, o **semilunar**, o **piramidal** e o **pisiforme**. A fileira proximal de ossos carpais articula-se com a extremidade distal da ulna e do rádio para formar a *articulação radiocarpal*. Os ossos carpais na fileira distal, de lateral para medial, são o **trapézio**, o **trapezoide**, o **capitato** e o **hamato**.

O capitato é o maior osso carpal; sua projeção arredondada, a cabeça, articula-se com o semilunar. O hamato é assim denominado em virtude de uma grande projeção em forma de gancho na face anterior. Em cerca de 70% das fraturas dos ossos do carpo, apenas o escafoide é fraturado.

Isso se deve ao fato de que a força da queda sobre a mão estendida é transmitida do capitato para o rádio por meio do osso escafoide. O espaço côncavo anterior formado pelos ossos pisiforme e pelo hamato (medialmente) e pelos ossos escafoide e trapézio (lateralmente), com a cobertura semelhante a um teto do *retináculo dos músculos flexores* (uma faixa fibrosa resistente de tecido conjuntivo) é o **túnel do carpo**. Os tendões dos músculos flexores longos dos dedos e flexor longo do polegar e o nervo mediano passam pelo túnel do carpo. O estreitamento do túnel do carpo pode dar origem a uma condição denominada *síndrome do túnel do carpo* (descrita na Expo 11.R).

Figura 8.6 Carpo e mão direitos em relação à ulna e ao rádio.

O esqueleto da mão é constituído pelos ossos carpais proximais, ossos metacarpais intermediários e falanges distais.

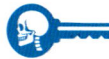

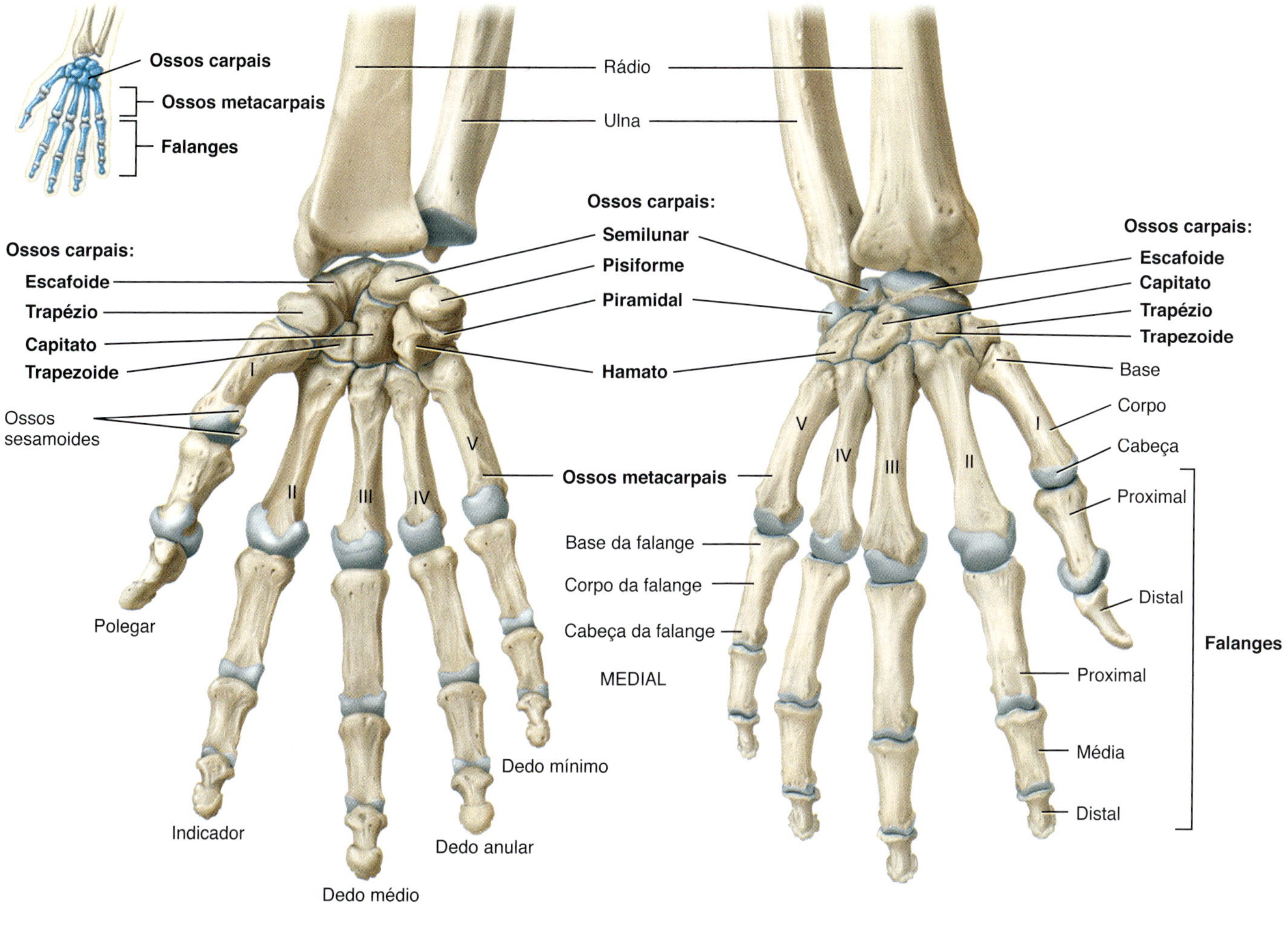

A. Vista anterior

B. Vista posterior

(*Continua*)

OSSOS METACARPAIS

Descrição

O **metacarpo** ou palma é a região média da mão; consiste em cinco ossos denominados ossos metacarpais.

Características de superfície

Cada osso metacarpal consiste em uma *base* proximal, um *corpo* médio e uma *cabeça* distal (Figura 8.6B). Os ossos metacarpais são numerados de I a V (ou 1 a 5), começando pelo polegar, em sentido lateral para medial. As bases articulam-se com a fileira distal dos ossos carpais para formar as *articulações carpometacarpais*. As cabeças articulam-se com as bases das falanges proximais para formar as *articulações metacarpofalângicas* (*MF*). As cabeças dos ossos metacarpais são comumente denominadas "nós dos dedos" e são facilmente visíveis no punho cerrado.

> **CORRELAÇÃO CLÍNICA | *Fratura do boxeador***
>
> A **fratura do boxeador** é uma fratura do quinto osso metacarpal, habitualmente próximo à cabeça do osso. Ocorre frequentemente após uma pessoa dar um soco em outra pessoa ou em um objeto, como uma parede. Caracteriza-se por dor, inchaço e hipersensibilidade. Pode ocorrer também uma protuberância no lado da mão. O tratamento consiste em imobilização ou cirurgia e a fratura habitualmente consolida em cerca de 6 semanas.

FALANGES

Descrição

As **falanges** ou ossos dos dedos formam a região distal da mão. Existem 14 falanges nos cinco dedos de cada mão. À semelhança dos ossos metacarpais, os dedos são numerados de I a V (ou 1 a 5), começando pelo *polegar*, em sentido lateral para medial. Um único osso de um dedo é designado como *falange*.

Características de superfície

Cada falange consiste em uma *base* proximal, um *corpo* médio e uma *cabeça* distal. O *polegar* tem duas falanges, denominadas *falanges proximal* e *distal*. Os outros quatro dedos têm três falanges, denominadas *proximal*, *média* e *distal*. Em sequência, a partir do polegar, esses outros quatro dedos são normalmente denominados *indicador*, *dedo médio*, *dedo anular* e *dedo mínimo*. As bases das falanges proximais de todos os dedos articulam-se com os ossos metacarpais. As cabeças das falanges médias dos dedos indicador a mínimo articulam-se com as bases das falanges distais. (A cabeça da falange proximal do polegar (I) articula-se com a base da falange distal.) As articulações entre as falanges são denominadas *articulações interfalângicas* (*IF*).

✓ TESTE RÁPIDO

6. Qual é a parte mais distal, a base ou a cabeça dos ossos carpais?

Figura 8.6 *Continuação*

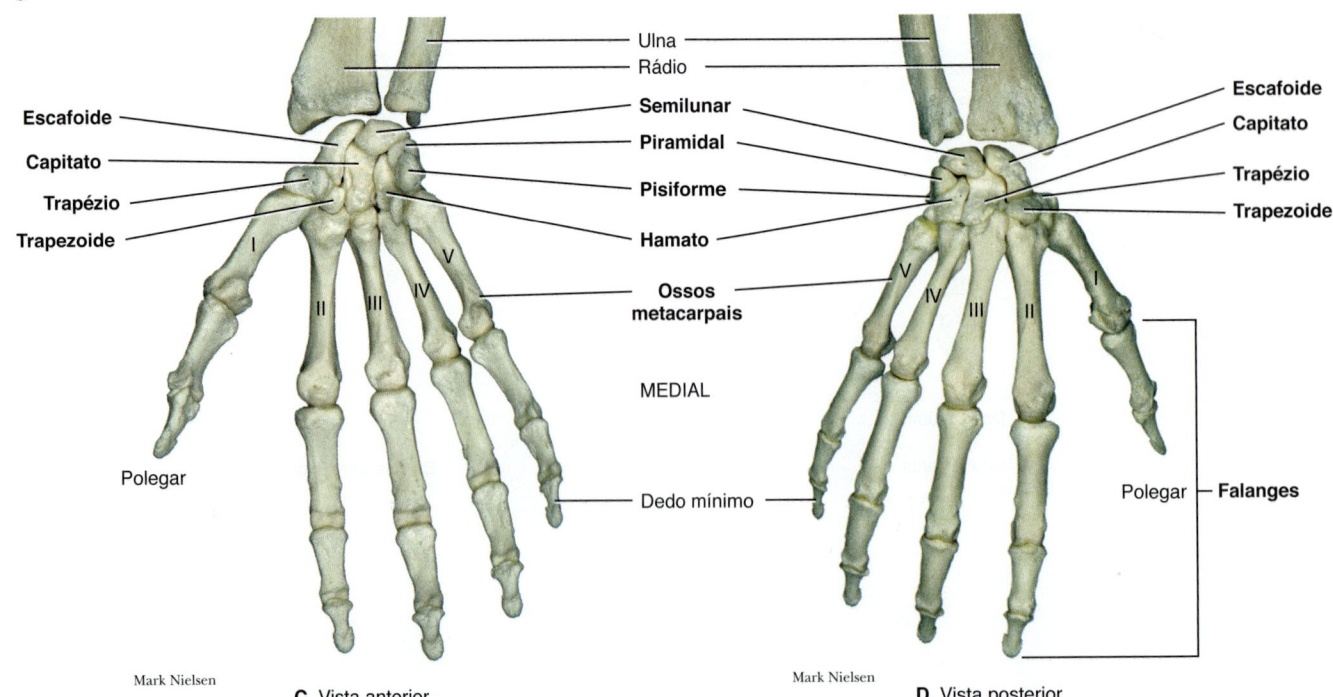

C. Vista anterior

D. Vista posterior

? Qual é o osso do carpo fraturado com mais frequência?

8.2 Esqueleto do membro inferior

OBJETIVO
- Identificar os ossos do esqueleto do membro inferior.

Cada esqueleto do membro inferior é composto de 31 ossos, que formam duas regiões distintas: (1) o cíngulo do membro inferior e (2) a parte livre do membro inferior. O **cíngulo do membro inferior** (*quadril*) consiste nos **ossos do quadril** (Figura 8.7A, B). Os ossos do quadril unem-se anteriormente em uma articulação denominada **sínfise púbica**. Unem-se posteriormente com o sacro formando as *articulações sacroilíacas*. O anel completo, composto de osso do quadril, sínfise púbica, articulações sacroilíacas, sacro e cóccix, forma uma estrutura profunda em forma de bacia, denominada **pelve**. Do ponto de vista funcional, a pelve fornece um suporte estável e resistente para a coluna vertebral e para os órgãos da parte inferior do abdome e pélvicos. O cíngulo do membro inferior da pelve também

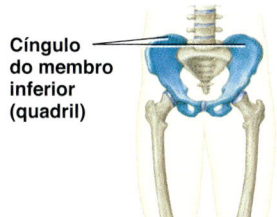

Cíngulo do membro inferior (quadril)

Figura 8.7 Esqueleto do cíngulo e da parte livre do membro inferior.

Cada parte livre do esqueleto do membro inferior consiste em 30 ossos.

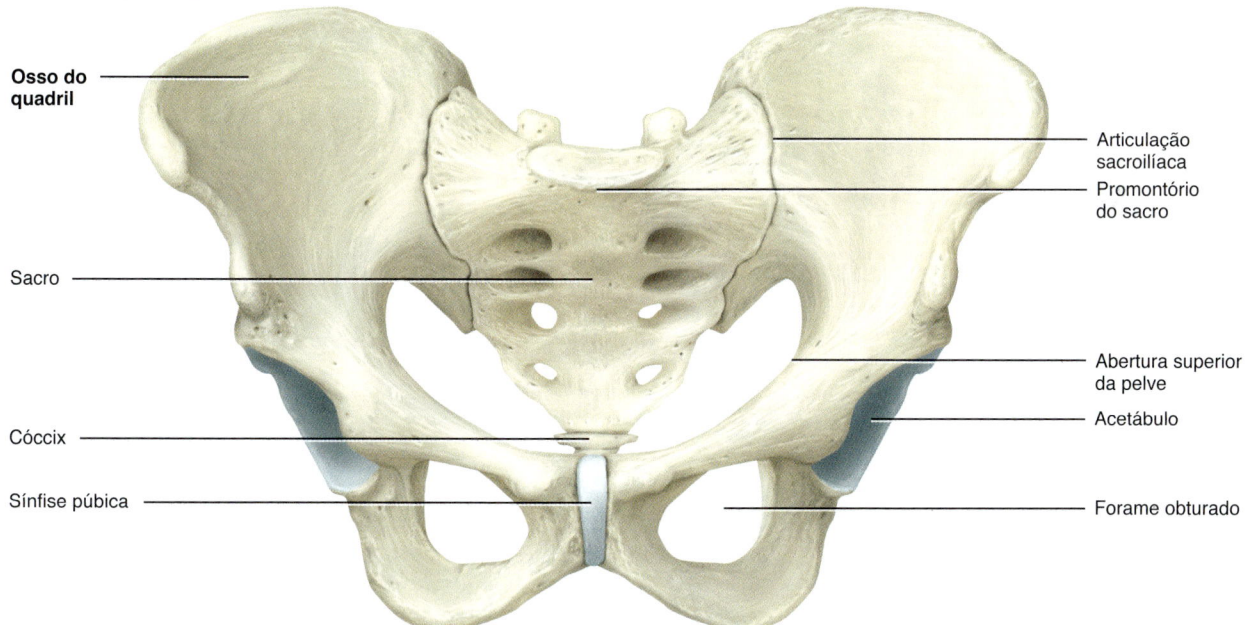

A. Vista anterossuperior do cíngulo do membro inferior

B. Vista anterossuperior

Mark Nielsen

(*Continua*)

une os ossos da parte livre dos membros inferiores com o esqueleto axial, transferindo forças provenientes dos membros inferiores para movimentar toda a massa do corpo durante a locomoção.

Cada um dos dois ossos do quadril de um recém-nascido consiste em três ossos separados por cartilagens: o *ílio* superior, o *púbis* inferoanterior e o *ísquio* inferoposterior. Aos 23 anos de idade, os três ossos separados se fundem (ver Figura 8.8A). Embora os ossos do quadril funcionem como um osso individual, os anatomistas comumente os descrevem como se ainda fossem constituídos de três ossos.

Cada **parte livre do membro inferior** (Figura 8.7C) possui 30 ossos em quatro locais: (1) o fêmur na coxa; (2) a patela; (3) a tíbia e a fíbula na perna e (4) os 7 ossos tarsais no tarso (tornozelo), os 5 ossos metatarsais no tarso e as 14 falanges (ossos dos dedos) no pé.

✓ **TESTE RÁPIDO**

7. Qual é a função do cíngulo do membro inferior?

Figura 8.7 *Continuação*

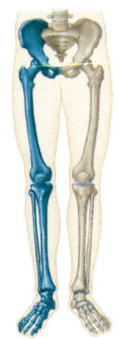

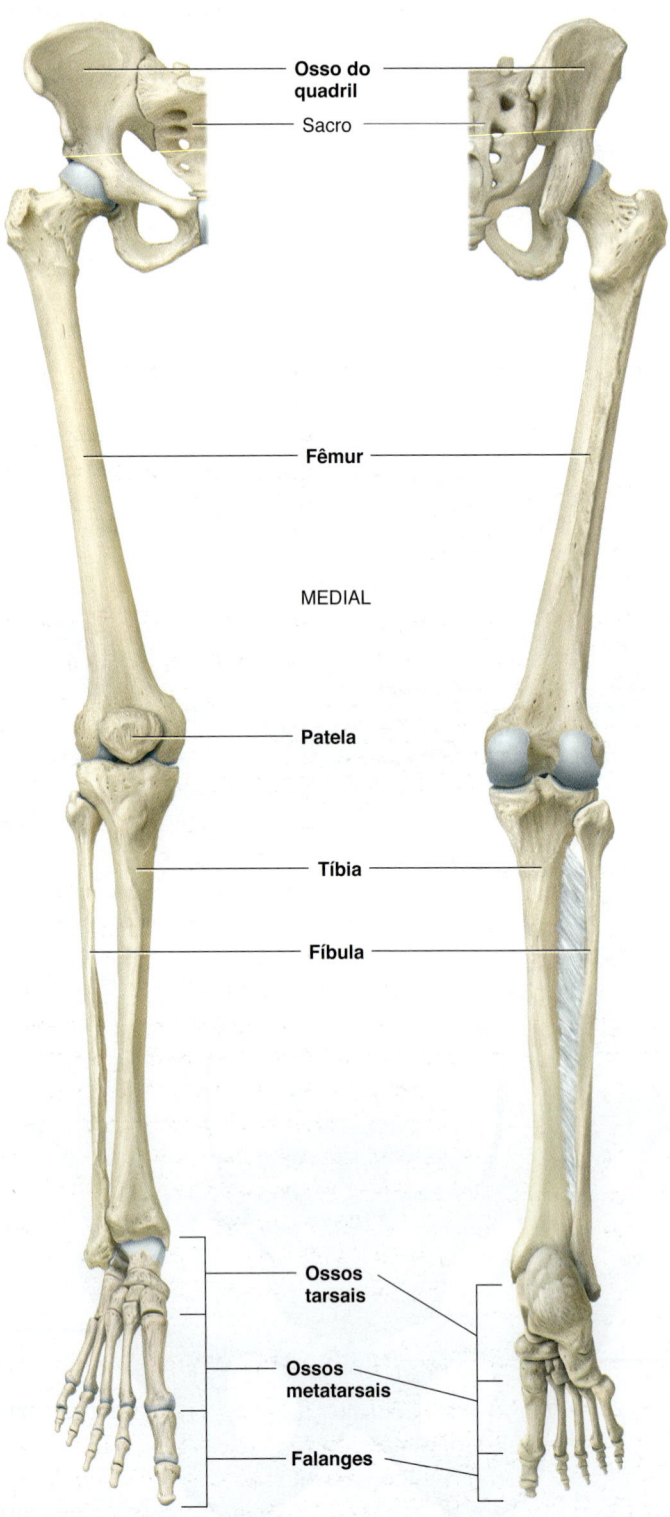

❓ Que ossos compõem o cíngulo e a parte livre do membro inferior?

C. Vista anterior da parte livre do membro inferior   **D.** Vista posterior da parte livre do membro inferior

EXPO 8.F — Ossos do cíngulo do membro inferior *(Figura 8.8)*

OBJETIVO
- Identificar as localizações e as características de superfície dos três componentes do osso do quadril.

ÍLIO

Descrição

O **ílio** é o maior dos três componentes do osso do quadril (Figura 8.8). O ílio é espesso próximo da articulação do quadril e se expande superiormente em uma grande lâmina curvada de osso.

Figura 8.8 Osso do quadril direito. As linhas de fusão do ílio, ísquio e púbis apresentadas em **A** nem sempre são visíveis no adulto.

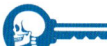 O acetábulo é o encaixe para a cabeça do fêmur, onde as três partes do osso do quadril convergem e ossificam.

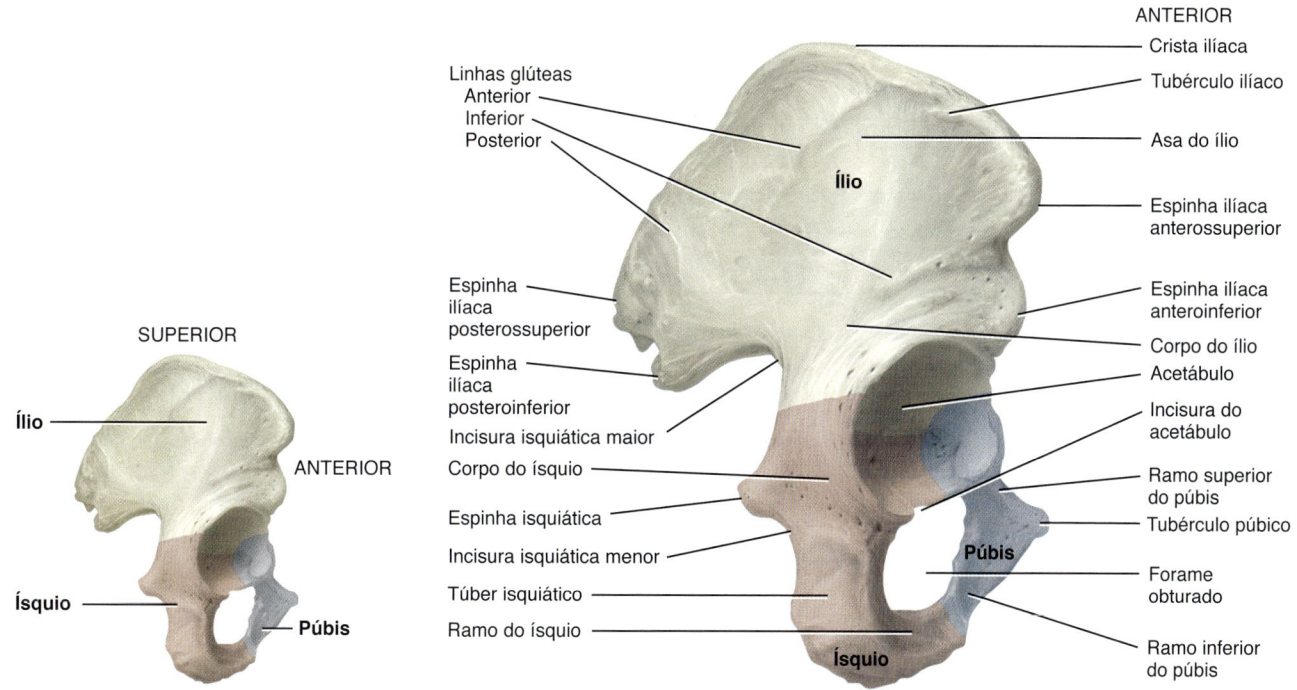

A. Vista lateral mostrando partes do osso do quadril

B. Vista lateral detalhada

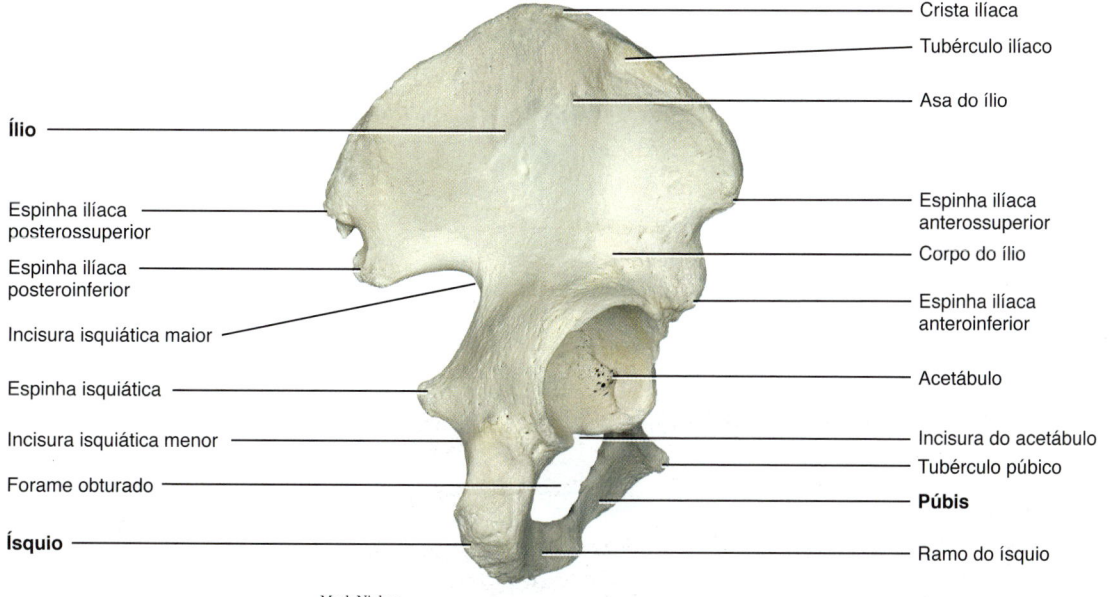

Mark Nielsen

C. Vista lateral

(Continua)

Características de superfície

O ílio é composto de uma *asa* superior e de um *corpo* inferior. O corpo é um dos componentes do *acetábulo*, o encaixe para a cabeça do fêmur. A margem superior do ílio, a *crista ilíaca*, termina anteriormente na *espinha ilíaca anterossuperior* (*EIAS*) romba. A contusão da espinha ilíaca anterossuperior e dos tecidos moles associados, como a que ocorre em esportes de contato corporal, é denominada **contusão da crista ilíaca**. Abaixo dessa espinha, encontra-se a *espinha ilíaca anteroinferior* (*EIAI*).

Posteriormente, a crista ilíaca termina em uma *espinha ilíaca posterossuperior* (*EIPS*) aguda. Abaixo dessa espinha, está a *espinha ilíaca posteroinferior* (*EIPI*). As espinhas atuam como pontos de fixação para os tendões dos músculos e ligamentos do tronco, do quadril e das coxas. Abaixo da espinha ilíaca posteroinferior, encontra-se a *incisura isquiática maior*, através da qual passa o nervo isquiático, juntamente com outros nervos e músculos; o nervo isquiático é o maior nervo do corpo.

A face medial do ílio contém a *fossa ilíaca*, uma concavidade na qual se fixa o tendão do músculo ilíaco.

Figura 8.8 *Continuação*

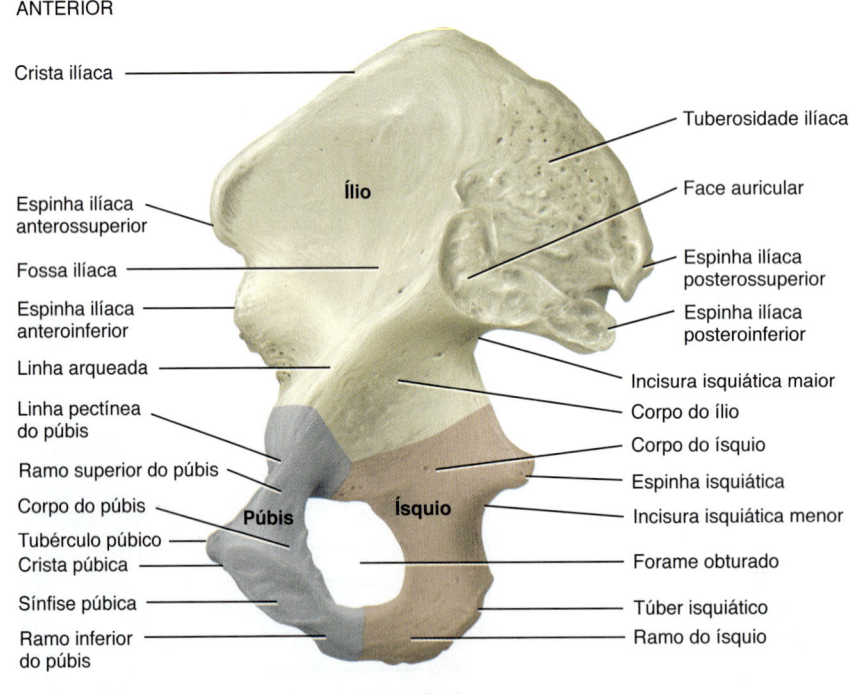

D. Vista medial detalhada

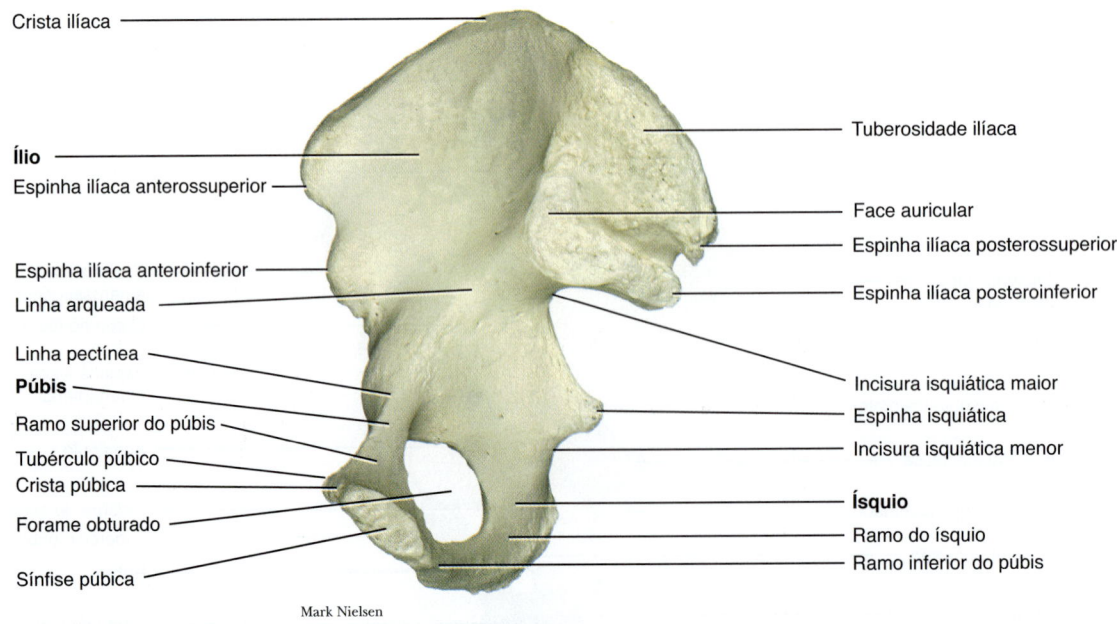

E. Vista medial

? Que parte do osso do quadril articula-se com o fêmur? Com o sacro?

Posteriormente a essa fossa, encontram-se a *tuberosidade ilíaca*, um ponto de fixação para o ligamento sacroilíaco, e a *face auricular*, que se articula com o sacro para formar a *articulação sacroilíaca* (ver Figura 8.7A, B). Projetando-se anterior e inferiormente a partir da face auricular, há uma crista denominada *linha arqueada*.

Os outros acidentes anatômicos evidentes do ílio consistem em três linhas arqueadas em sua face lateral, denominadas *linha glútea posterior, linha glútea anterior* e *linha glútea inferior*. Os músculos glúteos fixam-se no ílio entre essas linhas.

ÍSQUIO

Descrição

O **ísquio** (Figura 8.8), que é a parte posteroinferior do osso do quadril, situa-se entre o corpo do ílio e o ramo inferior do púbis. O ísquio é uma estrutura arqueada lateralmente ou em forma de U, cuja margem côncava e chanfrada contribui para os dois terços posteriores de forame obturado (o maior orifício na face anterior do osso do quadril) (Figura 8.8).

Características de superfície

O ísquio é composto de um *corpo* superior e de um *ramo* inferior. O ramo une-se ao púbis. As características do ísquio incluem a *espinha isquiática* proeminente, uma incisura isquiática menor localizada abaixo da espinha e um *túber isquiático* espesso e rugoso. Como essa tuberosidade proeminente está imediatamente sob tegumento, é comum que comece a machucar quando sentamos com as costas retificadas em uma superfície dura por um período de tempo, como nas arquibancadas em um evento esportivo. Juntos, o ramo e o púbis circundam o *forame obturado*, o maior forame do esqueleto. O forame é assim denominado pelo fato de, apesar da passagem de vasos sanguíneos e nervos por ele, ser quase totalmente fechado pela *membrana obturadora* fibrosa.

PÚBIS

Descrição

O **púbis** é a parte anteroinferior do osso do quadril, que, à semelhança do ísquio, possui a forma de um arco lateral ou a forma de U (Figura 8.8).

Características de superfície

O púbis é constituído por um *ramo superior*, um *ramo inferior* e um *corpo* entre os ramos. A margem anterossuperior do corpo do púbis é a *crista púbica*, e, na sua extremidade lateral, encontra-se uma projeção denominada *tubérculo púbico*. Esse tubérculo representa o início de uma linha elevada, a *linha pectínea* do púbis, que se estende superolateralmente ao longo do ramo superior para se fundir com a linha arqueada do ílio. Essa linha, como veremos de modo sucinto, constitui um importante ponto de referência óssea para distinguir as partes superior (falsa) e inferior (verdadeira) da pelve.

A *sínfise púbica* é a articulação entre os púbis dos dois ossos do quadril (ver Figura 8.7A, B). Consiste em um disco de fibrocartilagem. Inferiormente esta articulação, os ramos inferiores dos dois púbis convergem para formar o arco púbico.

Nos estágios finais da gravidez, o hormônio relaxina (produzido pelos ovários e pela placenta) aumenta a flexibilidade da sínfise púbica para facilitar o parto. O relaxamento da sínfise púbica, com um centro de gravidade já comprometido em consequência do aumento do útero, alteram a marcha da mãe durante a gravidez.

O *acetábulo* é uma fossa profunda formada pelo ílio, ísquio e púbis. Atua como o encaixe que recebe a cabeça arredondada do fêmur. Juntos, o acetábulo e a cabeça do fêmur formam a *articulação do quadril*. No lado inferior do acetábulo, encontra-se uma reentrância profunda, a *incisura do acetábulo*, que forma um forame através do qual passam vasos sanguíneos e nervos. A incisura do acetábulo também serve de ponto de fixação para um ligamento do fêmur, denominado *ligamento da cabeça do fêmur* (ver Expo 9.D).

CORRELAÇÃO CLÍNICA | *Fratura do quadril*

Embora qualquer região do cíngulo do membro inferior possa sofrer fratura, o termo **fratura do quadril** aplica-se mais comumente a uma fratura nos ossos associados à articulação do quadril – a cabeça, o colo ou as regiões trocantéricas do fêmur ou os ossos que formam o acetábulo. Nos EUA, 300.000 a 500.000 pessoas sofrem essas fraturas a cada ano. A incidência dessa fratura está aumentando, devido, em parte, a maior longevidade. A diminuição da massa óssea em consequência da osteoporose (que ocorre mais frequentemente nas mulheres), juntamente com maior tendência a quedas, predispõe os indivíduos idosos a fraturas da parte proximal do fêmur.

Com frequência, é necessário tratamento cirúrgico, cujo objetivo é reparar e estabilizar a fratura, aumentar a mobilidade e diminuir a dor. Algumas vezes, o reparo é efetuado com o uso de pinos, parafusos, pregos e placas cirúrgicas, de modo a fixar a cabeça do fêmur. Nas fraturas graves, a cabeça do fêmur ou o acetábulo do osso do quadril podem ser substituídos por *próteses* (dispositivos artificiais). O procedimento de substituição da cabeça do fêmur ou do acetábulo é denominado *hemiartroplastia*. A substituição da cabeça do fêmur e do acetábulo é denominada *artroplastia total do quadril* (ver Correlação Clínica sobre Artroplastia, na Seção 9.8).

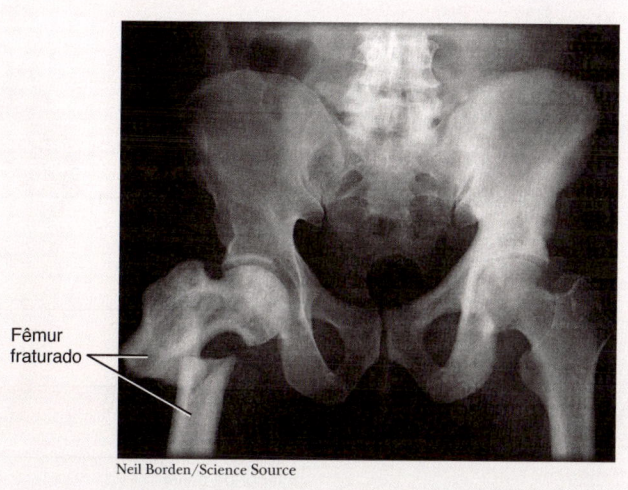

Fêmur fraturado

Neil Borden/Science Source

✓ **TESTE RÁPIDO**

8. Por que o forame obturado é assim denominado?

8.3 Pelves maior e menor

OBJETIVO
- Distinguir entre as pelves maior e menor e explicar a sua importância clínica.

A pelve é dividida em pelve maior e pelve menor pela *abertura superior da pelve*, que forma a entrada para a cavidade pélvica do abdome (Figura 8.9A). Podemos delinear a abertura superior da pelve seguindo os acidentes anatômicos ao redor das partes dos ossos do quadril que formam o contorno de um plano oblíquo. Começando posteriormente, no *promontório da base do sacro*, siga lateral e inferiormente ao longo das *linhas arqueadas* dos dois ílios. Continue inferiormente ao longo das *linhas pectíneas* do púbis. Por fim, siga anteriormente ao longo da *crista púbica* até a parte superior da *sínfise púbica*.

Juntos, esses pontos formam um plano oblíquo, que é mais alto posteriormente do que anteriormente. A circunferência desse plano constitui a abertura superior da pelve.

A parte da pelve superior à abertura superior da pelve é a **pelve maior** (*falsa*) (Figura 8.9B). É delimitada pelas vértebras lombares posteriormente, pelas partes superiores dos ossos do quadril lateralmente e pela parede abdominal anteriormente. O espaço delimitado pela pelve maior constitui parte da parte inferior do abdome, que contém a parte superior da bexiga urinária (quando cheia) e a parte inferior dos intestinos em ambos os sexos, o útero, ovários e as tubas uterinas na mulher, que se projetam nessa região e são revestidos pela túnica serosa do peritônio. A parte da pelve inferior à abertura superior da pelve é **pelve menor** (*verdadeira*) (Figura 8.9B). É delimitada pelo sacro e pelo

Figura 8.9 Pelves maior e menor. A pelve feminina é mostrada aqui. Para maior clareza, na parte **A**, os acidentes anatômicos da abertura superior da pelve são mostrados apenas no lado esquerdo do corpo, e contorno da abertura superior da pelve é mostrado apenas no lado direito. Toda a abertura superior da pelve é mostrada na Tabela 8.1.

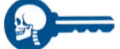 As pelves maior e menor são separadas pela abertura superior da pelve.

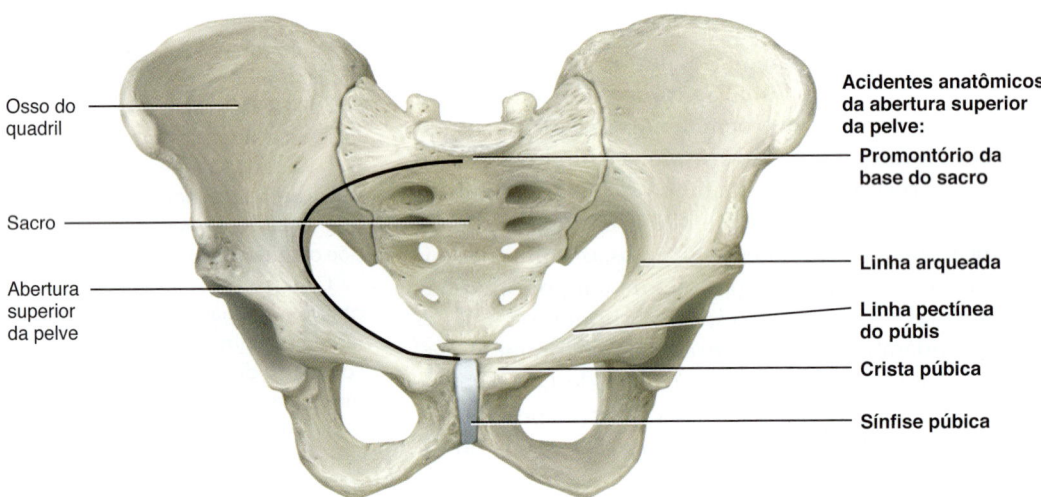

A. Vista anterossuperior do cíngulo do membro inferior

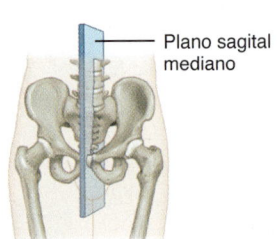
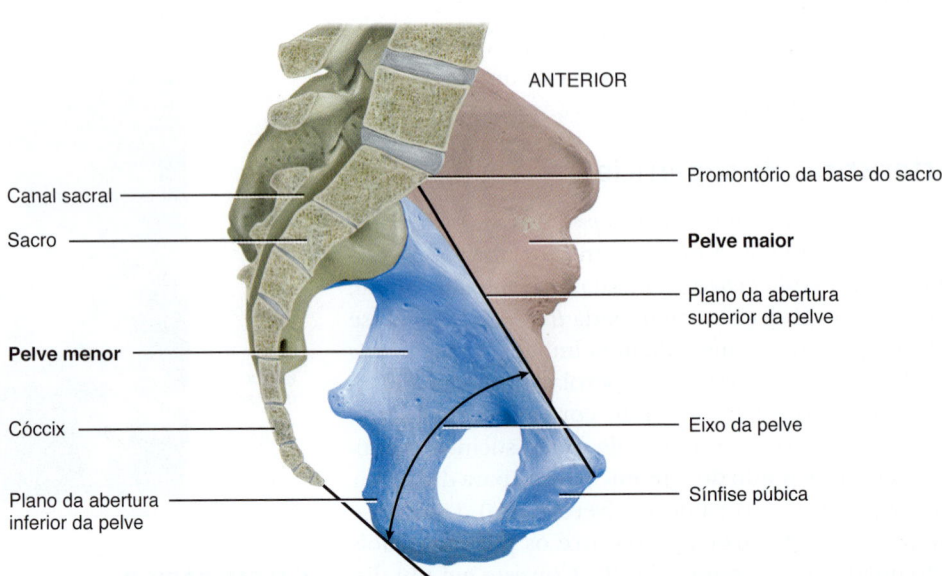

B. Corte sagital mediano indicando as localizações das pelves menor (*azul*) e maior (*rosa*)

cóccix, posteriormente, pelas partes inferiores do ílio e do ísquio, lateralmente, e pelo púbis anteriormente. A pelve menor circunda a cavidade pélvica (ver Figura 1.6). Ela contém o reto e a bexiga urinária em ambos os sexos, a vagina e o colo do útero nas mulheres e a próstata nos homens. A abertura superior da pelve é delimitada pela margem da abertura superior da pelve; a abertura inferior da pelve é coberta pelos músculos no assoalho da pelve. O *eixo da pelve* é uma linha imaginária que se curva através da pelve menor a partir do ponto central do plano de abertura superior da pelve até o ponto central do plano da abertura inferior da pelve. Durante o parto, o eixo da pelve é o trajeto seguido pela cabeça do recém-nascido à medida que ele desce pela pelve.

A **pelvimetria** é a medida do tamanho das aberturas superior e inferior da pelve do canal do parto, que pode ser realizada por ultrassonografia ou exame físico. A medida da cavidade pélvica em gestantes é importante, visto que o feto precisa passar pela abertura mais estreita da pelve ao nascimento.

✓ **TESTE RÁPIDO**
9. Qual é a importância clínica da pelve maior? E da pelve menor?

8.4 Comparação entre as pelves masculina e feminina

OBJETIVO
- Descrever as principais diferenças entre as pelves masculina e feminina.

Para o propósito dessa discussão, iremos supor que o homem e a mulher sejam comparáveis quanto a idade e estatura. Em geral, os ossos do homem são maiores e mais pesados que os da mulher e apresentam relevos ósseos maiores. As diferenças relacionadas com o sexo nas características dos ossos podem ser facilmente evidentes quando se comparam as pelves masculina e feminina. As diferenças estruturais nas pelves consistem, em sua maioria, em adaptações para as exigências da gravidez e do parto. A pelve feminina é mais larga e mais rasa do que a masculina. Em consequência, existe mais espaço na pelve menor da mulher, particularmente nas aberturas superior e inferior da pelve, que acomodam a passagem da cabeça do feto ao nascimento. Outras diferenças importantes entre as pelves masculina e feminina estão listadas e ilustradas na Tabela 8.1.

✓ **TESTE RÁPIDO**
10. Utilizando a Tabela 8.1 como guia, selecione três das maneiras mais fáceis de diferenciar a pelve masculina da feminina.

8.5 Comparação entre os cíngulos dos membros superiores e inferiores

OBJETIVO
- Explicar as principais diferenças entre os cíngulos dos membros superiores e inferiores.

Após ter estudado as estruturas dos cíngulos dos membros superiores e inferiores, é possível compreender algumas de suas diferenças significativas. O cíngulo do membro superior não se articula diretamente com a coluna vertebral, enquanto o cíngulo do membro inferior o faz por meio das articulações sacroilíacas. As cavidades glenoidais para a parte livre dos membros superiores no cíngulo do membro superior são superficiais e possibilitam maior amplitude de movimento do que os acetábulos mais profundos para os membros inferiores livres, no cíngulo do membro inferior. De modo global, a estrutura do cíngulo do membro superior oferece mais mobilidade do que força, enquanto a do cíngulo do membro inferior oferece mais força do que mobilidade. Essa diferença pode ser atribuída a modificações evolutivas nos dois membros. O cíngulo do membro superior torna-se mais móvel em consequência de suas modificações como membro direcional, enquanto o membro inferior tornou-se mais estável e fixo ao eixo axial, em virtude de seu papel como membro locomotor.

✓ **TESTE RÁPIDO**
11. Que cíngulo – do membro superior ou do membro inferior – oferece mais força? Mais mobilidade? Explique as suas respostas.

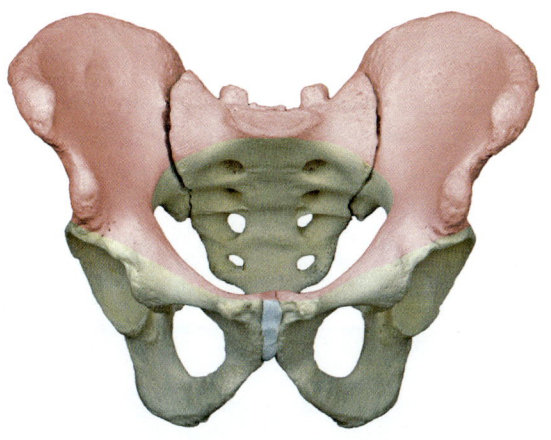

C. Vista anterossuperior da pelve maior (*rosa*)

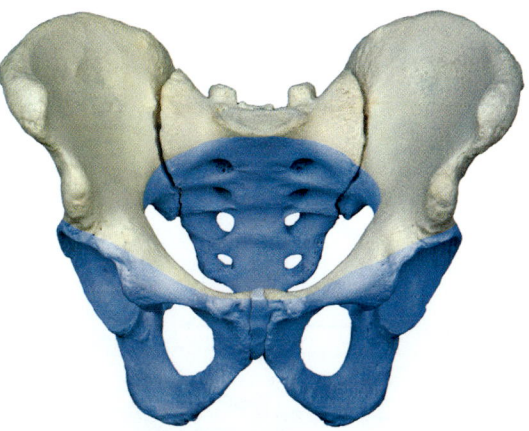

D. Vista anterossuperior da pelve menor (*azul*)

Qual é a importância do eixo da pelve?

TABELA 8.1
Comparação das pelves masculina e feminina.

PONTO DE COMPARAÇÃO	FEMININA	MASCULINA
Estrutura geral	Leve e fina	Pesada e espessa
Pelve maior	Superficial	Profunda
Abertura superior da pelve	Larga e mais oval	Estreita e cordiforme
Acetábulo	Pequeno e orientado anteriormente	Grande e orientado lateralmente
Forame obturado	Oval	Redondo
Arco púbico	Ângulo de mais de 90°	Ângulo de menos de 90°

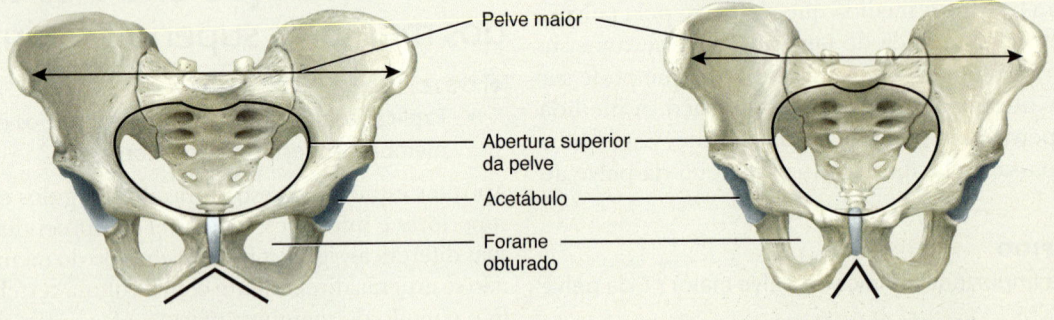

Vistas anteriores

Crista ilíaca	Menos encurvada	Mais encurvada
Ílio	Menos vertical	Mais vertical
Incisura isquiática maior	Larga (quase 90°)	Estreita (cerca de 70°; V invertido)
Sacro	Mais curto, mais largo (ver vistas anteriores) e menos encurvado anteriormente	Mais longo, mais estreito (ver vistas anteriores) e mais encurvado anteriormente

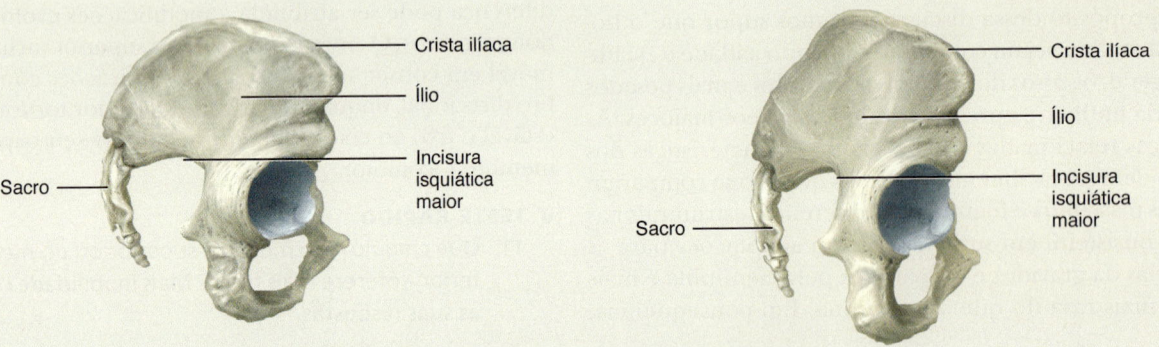

Vistas laterais direitas

Abertura inferior da pelve	Mais larga	Mais estreita
Túber isquiático	Mais curto, mais separado e projetando-se mais medialmente	Mais longo, mais próximo e projetando-se mais lateralmente

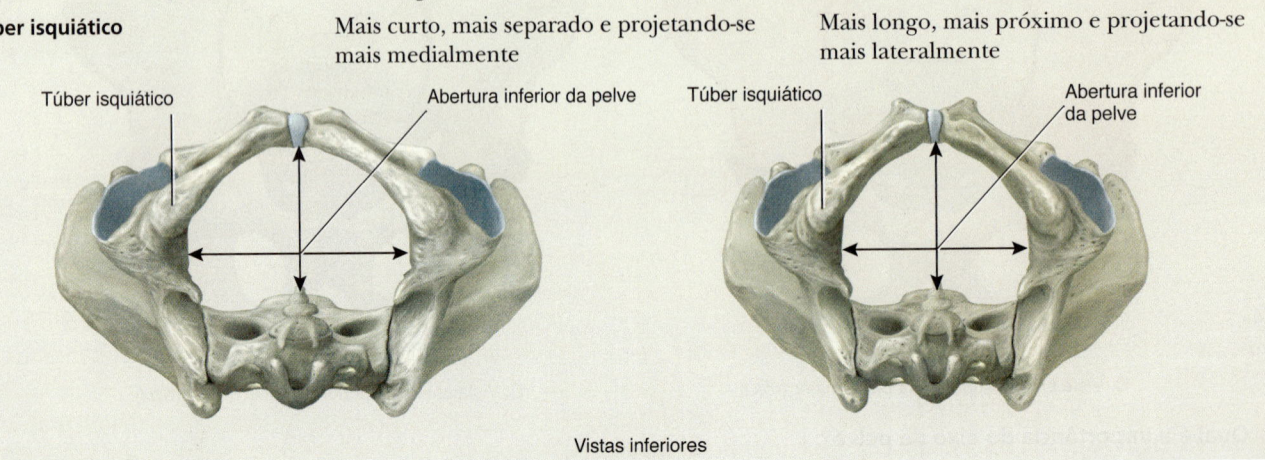

Vistas inferiores

EXPO 8.G — Esqueleto da coxa | Fêmur e patela *(Figura 8.10)*

OBJETIVO
- Identificar a localização e as características de superfície do fêmur e da patela.

FÊMUR

Descrição

O **fêmur** é o maior, o mais pesado e o mais resistente dos ossos do corpo humano (Figura 8.10). Sua extremidade proximal articula-se com o acetábulo do osso do quadril. Sua extremidade distal articula-se com a tíbia e a patela. O *corpo* (*diáfise*) do fêmur apresenta inclinação medial, e, em consequência, as articulações do joelho são mais próximas na linha mediana do que as articulações do quadril. Esse ângulo do corpo do fêmur (*ângulo de convergência*) é maior nas mulheres, visto que a pelve feminina é mais larga.

Características de superfície

A extremidade proximal do fêmur consiste em uma *cabeça* arredondada, que se articula com o acetábulo do osso do quadril para formar a *articulação do quadril*. A cabeça do fêmur contém uma pequena depressão central, denominada

Figura 8.10 Fêmur e patela direitos.

🔑 A patela articula-se com os côndilos lateral e medial do fêmur.

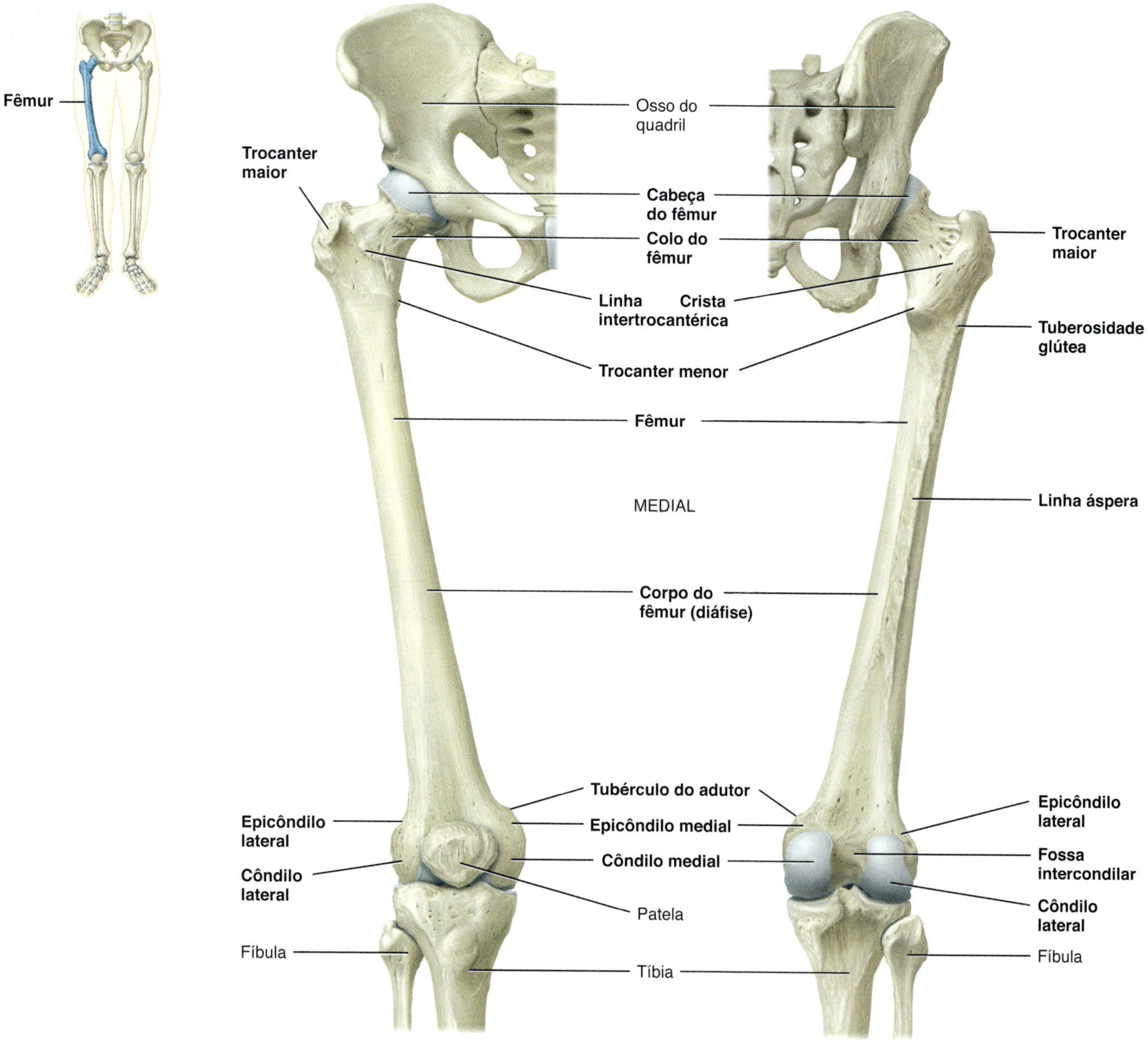

A. Vista anterior　　　**B.** Vista posterior

(Continua)

fóvea da cabeça do fêmur (Figura 8.10E, F). O ligamento da cabeça do fêmur une a fóvea da cabeça do fêmur com o acetábulo do osso do quadril. O *colo do fêmur* é uma região estreita distal à cabeça. O *trocanter maior* e o *trocanter menor* são projeções que atuam como ponto de fixação para os tendões de alguns dos músculos da coxa e das nádegas. O trocanter maior é a proeminência perceptível e visível anteriormente à concavidade no lado do quadril. Trata-se de um ponto de referência ósseo comumente utilizado para determinar o local para injeções intramusculares na face lateral da coxa. O trocanter menor é inferior e medial ao trocanter maior. Entre as faces anteriores dos trocanteres, encontra-se uma *linha intertrocantérica* estreita (Figura 8.10A, C). Uma crista, denominada *crista intertrocantérica*, aparece entre as faces posteriores do trocanter maior e trocanter menor (Figura 8.10B, D, E, F).

Inferiormente à crista intertrocantérica, na face posterior do corpo do fêmur, existe uma crista vertical, denominada *tuberosidade glútea*. Essa tuberosidade funde-se com outra crista vertical, denominada *linha áspera*. Ambas as cristas servem como pontos de fixação para os tendões de vários músculos da coxa.

A extremidade distal do fêmur se expande e inclui o *côndilo medial* e o *côndilo lateral*. Esses côndilos articulam-se com os côndilos medial e lateral da tíbia. Superiormente aos côndilos, encontram-se o *epicôndilo medial* e o *epicôndilo lateral*, aos quais se fixam ligamentos da articulação do joelho. Uma área deprimida entre os côndilos, na face posterior, é denominada *fossa intercondilar*. A *face patelar* está localizada entre os côndilos, na face anterior. Exatamente superior ao epicôndilo medial, encontra-se o *tubérculo do adutor*, uma projeção rugosa que constitui o local de inserção para o músculo adutor magno.

Figura 8.10 *Continuação*

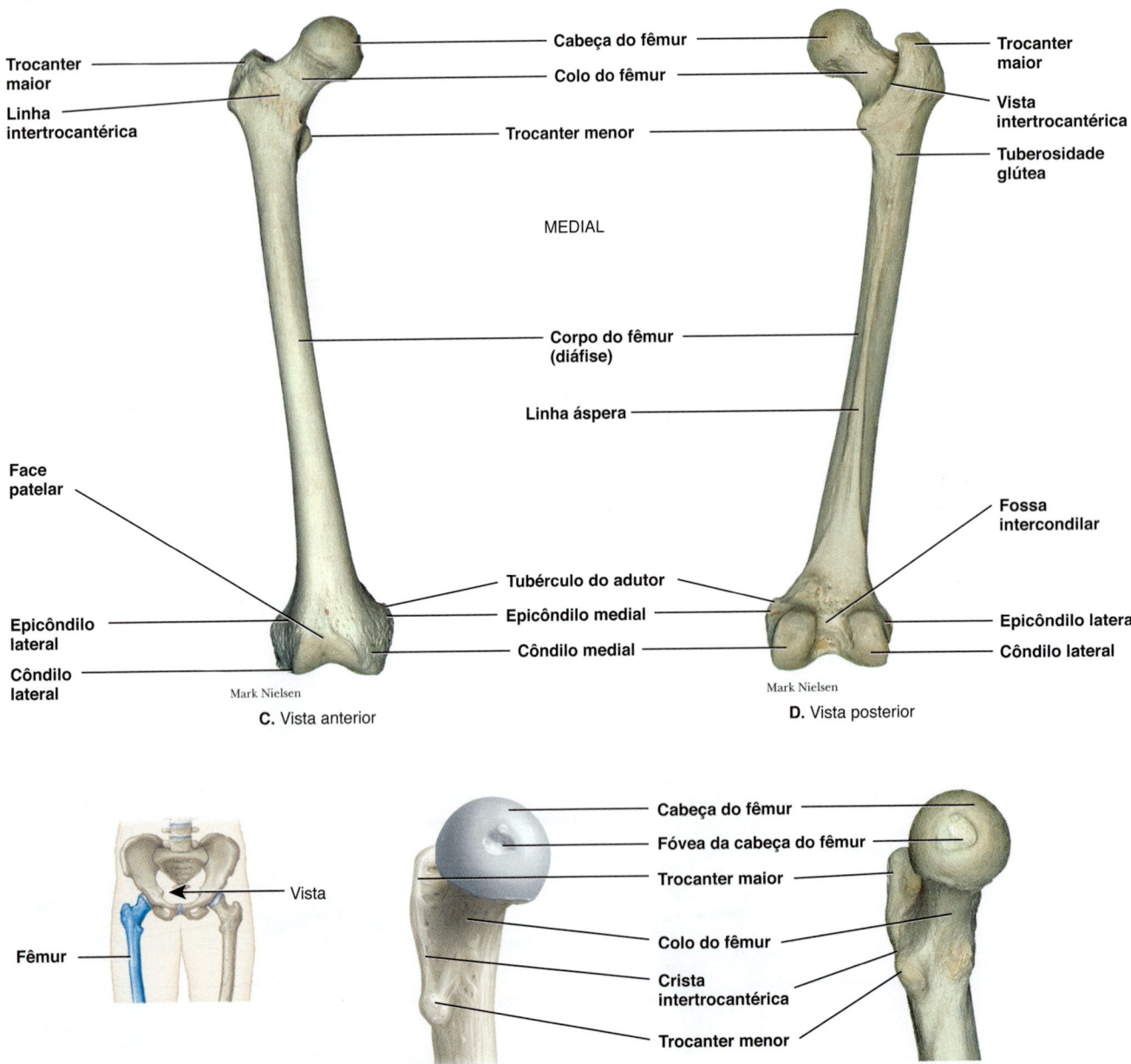

C. Vista anterior

D. Vista posterior

E. Vista medial da extremidade proximal do fêmur

F. Vista medial

PATELA

Descrição

A **patela** é um pequeno osso triangular localizado anteriormente à articulação do joelho (Figura 8.10G–J). É um osso sesamoide que se desenvolve no tendão do músculo quadríceps femoral. As funções da patela consistem em aumentar a ação de alavanca do tendão do músculo quadríceps femoral, de modo a manter a posição do tendão quando o joelho está em flexão, e em proteger a articulação do joelho.

Características de superfície

A extremidade proximal ampla da patela é denominada *base*. A extremidade pontiaguda distal é o *ápice*. A face posterior contém duas *faces articulares*, uma para o côndilo medial do fêmur e a outra para o côndilo lateral. O ligamento da patela fixa a patela à tuberosidade da tíbia. A *articulação patelofemoral*, entre a face posterior da patela e a face patelar do fêmur, constitui o componente intermediário da *articulação do joelho*.

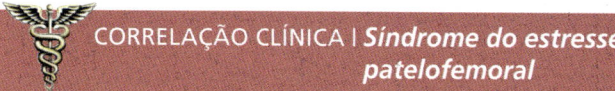

CORRELAÇÃO CLÍNICA | Síndrome do estresse patelofemoral

A **síndrome do estresse patelofemoral** ("joelho do corredor") é um dos problemas mais comuns encontrados em corredores. Durante a flexão e a extensão normais do joelho, a patela desloca-se (desliza) para cima e para baixo no sulco existente entre os côndilos do fêmur (fossa intercondilar). Na síndrome de estresse patelofemoral, não ocorre deslocamento normal. Com efeito, a patela desloca-se lateralmente, bem como para cima e para baixo, e a pressão aumentada sobre a articulação provoca dor ou hipersensibilidade ao redor ou abaixo da patela. Normalmente, a dor ocorre após o indivíduo permanecer sentado por algum tempo, particularmente após a realização de exercício. A dor é intensificada quando a pessoa se agacha ou desce uma escada. Uma das causas do joelho do corredor é a prática constante de caminhadas ou corridas no mesmo lado da estrada. Outros fatores predisponentes incluem corridas em ladeiras, corridas de longa distância e uma deformidade anatômica, denominada joelho valgo (ver seção Terminologia técnica).

✓ **TESTE RÁPIDO**

12. Qual é a importância clínica do trocanter maior?

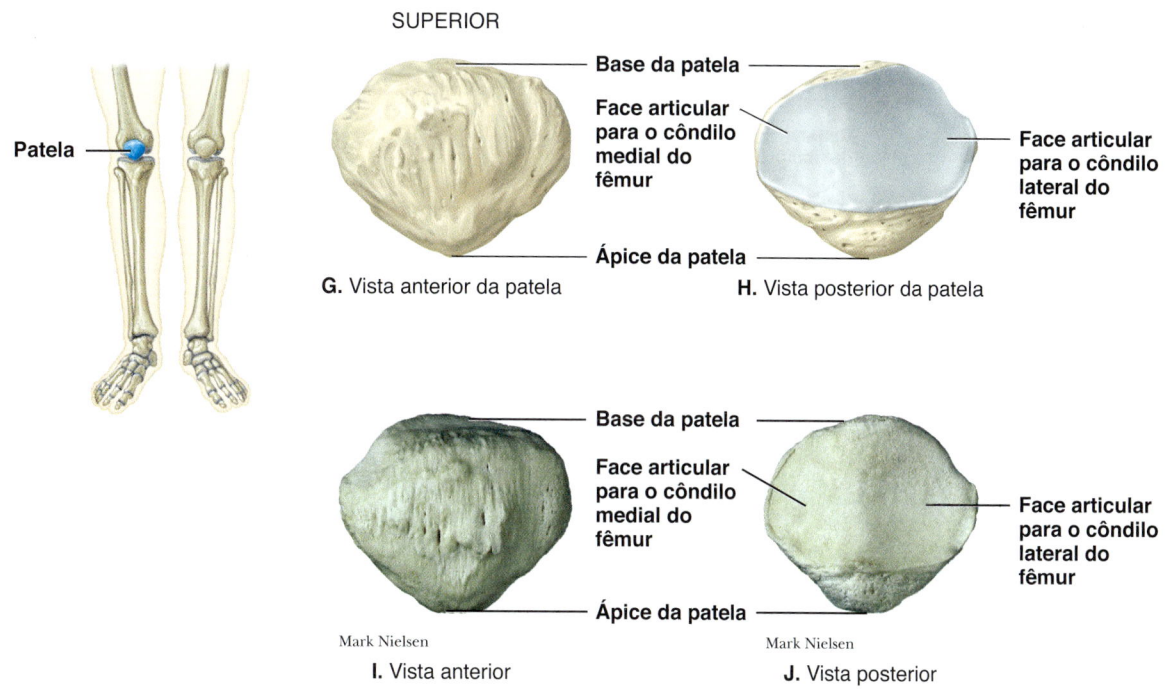

? Por que o ângulo de convergência dos fêmures é maior nas mulheres do que nos homens?

EXPO 8.H — Esqueleto da perna | Tíbia e fíbula *(Figura 8.11)*

OBJETIVO
- Identificar a localização e as características de superfície da tíbia e da fíbula.

TÍBIA

Descrição

A **tíbia** é o maior osso, localizado medialmente e de sustentação do peso da perna (Figura 8.11). O termo *tíbia* significa flauta, porque, na Antiguidade, os ossos tibiais das aves eram usados para fabricar instrumentos musicais. A tíbia é o segundo osso mais longo do corpo, ultrapassado em comprimento apenas pelo fêmur. A tíbia articula-se em sua extremidade proximal com o fêmur e com a fíbula e em sua extremidade distal com a fíbula e com o tálus do tarso. A tíbia e a fíbula, à semelhança da ulna e do rádio, são unidas por membrana interóssea.

Características de superfície

A extremidade proximal da tíbia se expande em um *côndilo lateral* e um *côndilo medial* (Figura 8.11A-D). Esses côndilos articulam-se com os côndilos do fêmur para formar

Figura 8.11 Tíbia e fíbula direitas.

🔑 A tíbia articula-se com o fêmur e a fíbula proximalmente e com a fíbula e o tálus, distalmente.

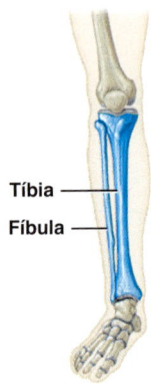

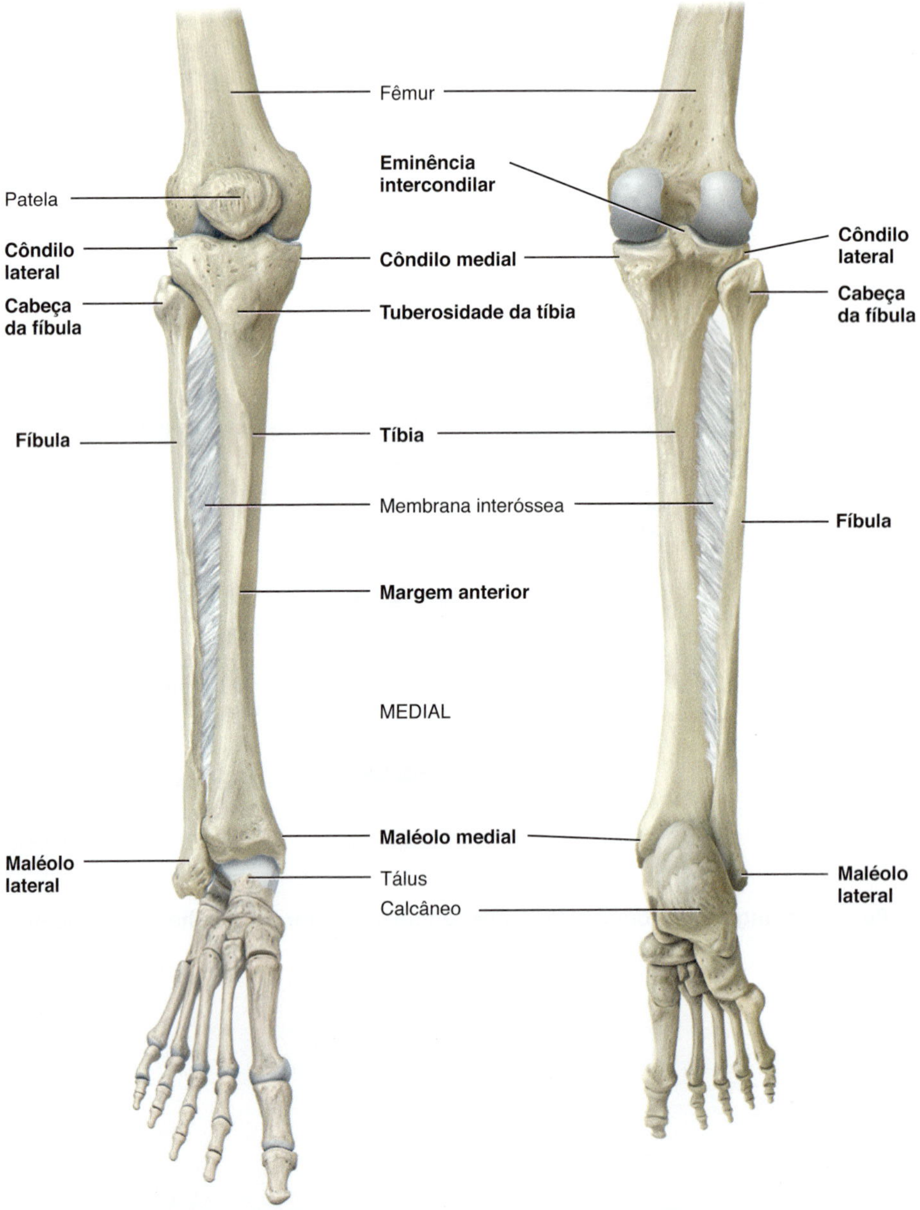

A. Vista anterior **B.** Vista posterior

as *articulações do joelho*. A face inferior do côndilo lateral articula-se com a cabeça da fíbula. Os côndilos ligeiramente côncavos são separados por uma projeção dirigida para cima, denominada *eminência intercondilar* (Figura 8.11B-D). A *tuberosidade da tíbia*, na face anterior, constitui um ponto de fixação para o ligamento da patela. Inferiormente à tuberosidade da tíbia e contínua com esta, existe uma crista acentuada, que pode ser sentida abaixo da pele, conhecida como *margem anterior* ou "canela". A face medial da extremidade distal da tíbia forma o *maléolo medial*. Essa estrutura articula-se com o tálus do tarso e forma a proeminência que pode ser sentida na face medial do tarso. A *incisura fibular* (Figura 8.11D-F) articula-se com a extremidade distal da fíbula para formar a articulação tibiofibular distal. Entre as diáfises da tíbia e da fíbula está presente a membrana interóssea, formando a *sindesmose tibiofibular*. De todos os ossos longos do corpo, a tíbia é o mais frequentemente fraturado e também o local mais frequente de fratura exposta (composta).

FÍBULA
Descrição

A **fíbula** é um osso delgado e semelhante a uma tala, que se expande ligeiramente em ambas as extremidades. A fíbula é a contraparte evolutiva da ulna no membro superior livre. A fíbula é paralela e lateral à tíbia, porém é consideravelmente menor. Diferentemente da tíbia, a fíbula não se articula com o fêmur e não sustenta peso, porém ajuda a estabilizar a articulação talocrural.

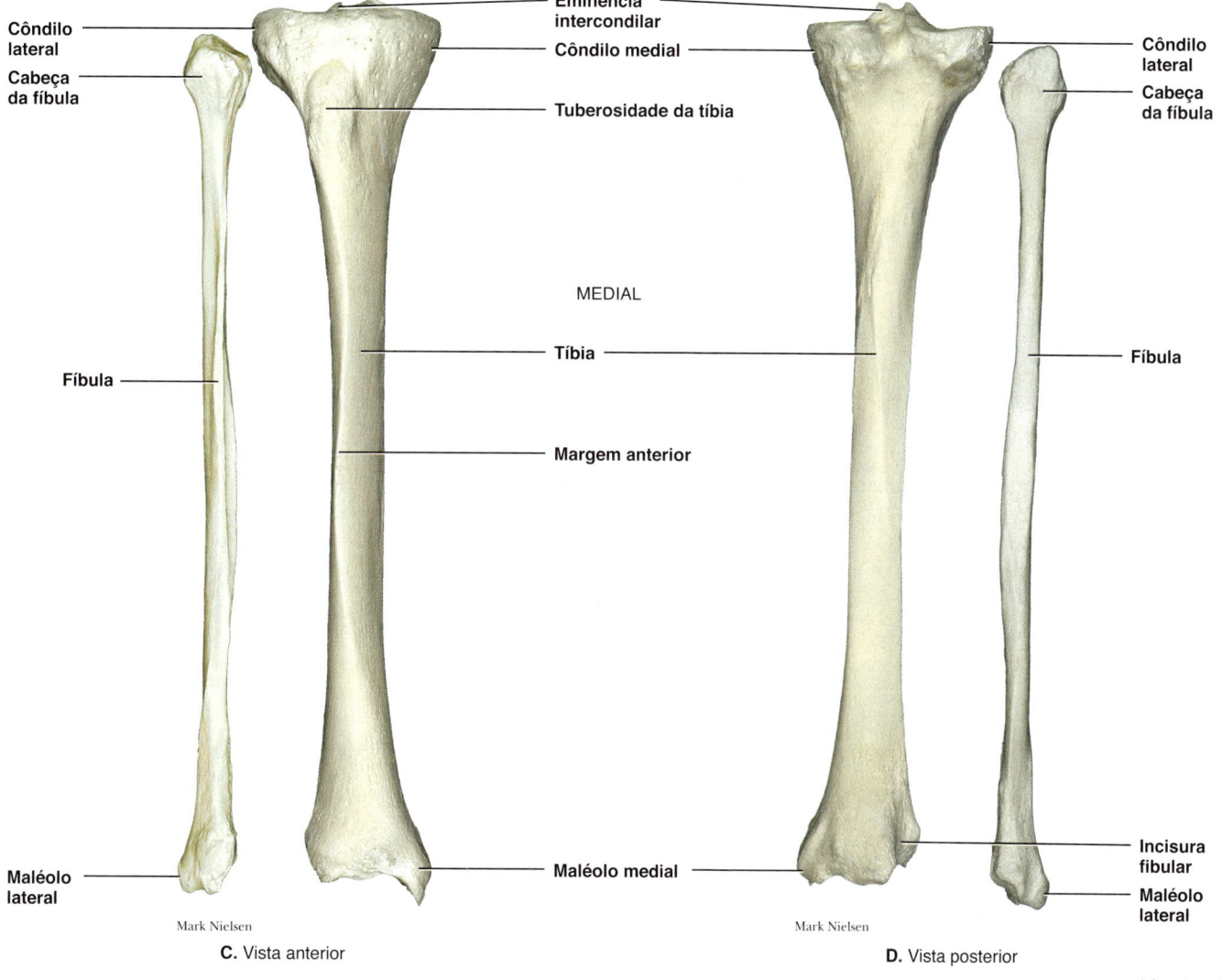

C. Vista anterior
D. Vista posterior

(*Continua*)

Características de superfície

A *cabeça* da fíbula, na extremidade proximal, articula-se com a face inferior do côndilo lateral da tíbia, abaixo do nível da articulação do joelho, para formar a *articulação tibiofibular proximal*. A extremidade distal possui uma projeção, denominada *maléolo lateral*, que se articula com o tálus no tarso. Isso forma a proeminência na face lateral do tarso. Conforme assinalado anteriormente, a fíbula articula-se também com a tíbia na incisura fibular, formando a articulação tibiofibular distal.

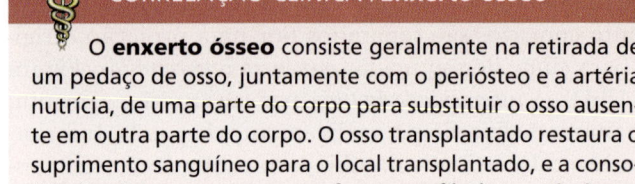

CORRELAÇÃO CLÍNICA | Enxerto ósseo

O **enxerto ósseo** consiste geralmente na retirada de um pedaço de osso, juntamente com o periósteo e a artéria nutrícia, de uma parte do corpo para substituir o osso ausente em outra parte do corpo. O osso transplantado restaura o suprimento sanguíneo para o local transplantado, e a consolidação ocorre como em uma fratura. A fíbula constitui uma fonte comum de osso para enxerto; mesmo após a retirada de um pedaço da fíbula, todas as atividades de caminhar, correr e pular podem ser normais.

✓ TESTE RÁPIDO

13. Que estruturas formam as proeminências medial e lateral do tarso?

Figura 8.11 *Continuação*

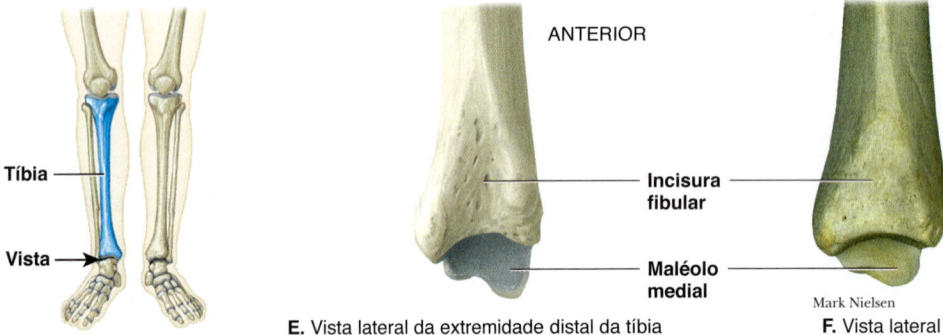

E. Vista lateral da extremidade distal da tíbia
F. Vista lateral

? Que osso da perna sustenta o peso do corpo?

EXPO 8.1 — Esqueleto do pé (Figura 8.12)

OBJETIVO
- Identificar a localização e as características de superfície dos ossos do pé.

OSSOS TARSAIS

Descrição

O **tarso** (tornozelo) é a região proximal do pé, que consiste em sete **ossos tarsais** (Figura 8.12A-D). Os ossos tarsais possuem um tamanho muito maior do que os pequenos ossos carpais, com os dois ossos mais proximais – o tálus e o calcâneo – significativamente maiores do que suas contrapartes mais distais. As articulações entre os ossos tarsais são denominadas *articulações intertarsais*.

Características de superfície

Os ossos tarsais incluem o **tálus** e o **calcâneo**, que estão localizados na parte posterior do pé. O calcâneo é o maior e mais resistente osso tarsal. Os ossos tarsais anteriores são o **navicular**, três **ossos cuneiformes**, denominados cuneiforme **lateral** (*terceiro*), **intermédio** (*segundo*) e **medial** (*primeiro*) e o **cuboide**. O tálus, o osso tarsal mais superior, é o único osso do pé que se articula com a fíbula e com a tíbia. Articula-se em um dos lados com o maléolo medial (da tíbia) e, no outro lado, com o maléolo lateral (da fíbula). A união entre esses ossos forma a *articulação talocrural*. Durante a marcha, o tálus transmite cerca da metade do peso do corpo para o calcâneo. O restante do peso é transmitido para os outros ossos tarsais.

OSSOS METATARSAIS

Descrição

O **metatarso** é a região intermediária do pé, que consiste em cinco **ossos metatarsais**, numerados de I a V (ou 1 a 5), da posição medial para a lateral (Figura 8.12A-D). São convexos dorsalmente e côncavos em suas faces plantares.

Características de superfície

À semelhança dos ossos metacarpais da palma, cada osso metatarsal consiste em uma *base* proximal, um *corpo* intermediário e uma *cabeça* distal. Os ossos metatarsais articulam-se proximalmente com os cuneiformes medial, intermédio e lateral e com o cuboide para formar as *articulações tarsometatarsais*. Distalmente, articulam-se com a fileira proximal das falanges para formar as *articulações metatarsofalângicas*. O primeiro osso metatarsal é mais espesso do que os outros, visto que ele sustenta mais peso.

CAPÍTULO 8 • Sistema Esquelético | Esqueleto Apendicular   255

CORRELAÇÃO CLÍNICA | *Fraturas dos ossos metatarsais*

Ocorre **fratura dos ossos metatarsais** quando um objeto pesado cai sobre o pé, ou quando um objeto pesado rola por cima do pé. Essas fraturas também são comuns entre dançarinos, particularmente bailarinos. Se uma bailarina estiver na ponta dos dedos do pé e perder o equilíbrio, todo o peso do corpo é colocado sobre os ossos metatarsais, provocando fratura de um ou mais metatarsais.

FALANGES

Descrição

As **falanges** constituem o componente distal do pé e assemelham-se às da mão, tanto em número quanto no seu arranjo (Figura 8.12A-D). Os dedos do pé são numerados de I a V (ou 1 a 5), começando com o hálux, da posição medial para a lateral.

Características de superfície

Cada *falange* consiste em uma *base* proximal, um *corpo* intermediário e uma *cabeça* distal. O hálux (dedo grande do pé) possui duas falanges grandes e pesadas, denominadas *falanges proximal* e *distal*. Os outros quatro dedos do pé possuem, cada um deles, três falanges – *proximal*, *média* e *distal*. As articulações proximais de todos os dedos do pé articulam-se com os ossos metatarsais. As cabeças das falanges médias dos dedos dos pés II a V articulam-se com as bases das falanges distais, enquanto a cabeça da falange proximal

Figura 8.12 Pé direito e arcos do pé.

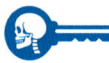 O esqueleto do pé consiste nos ossos tarsais, que são proximais, nos ossos metatarsais, intermediários, e nas falanges, distais.

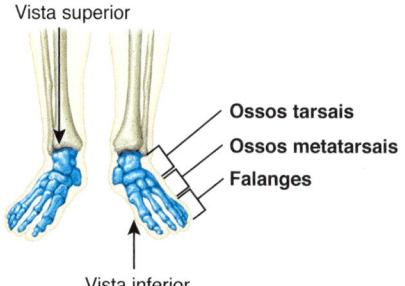

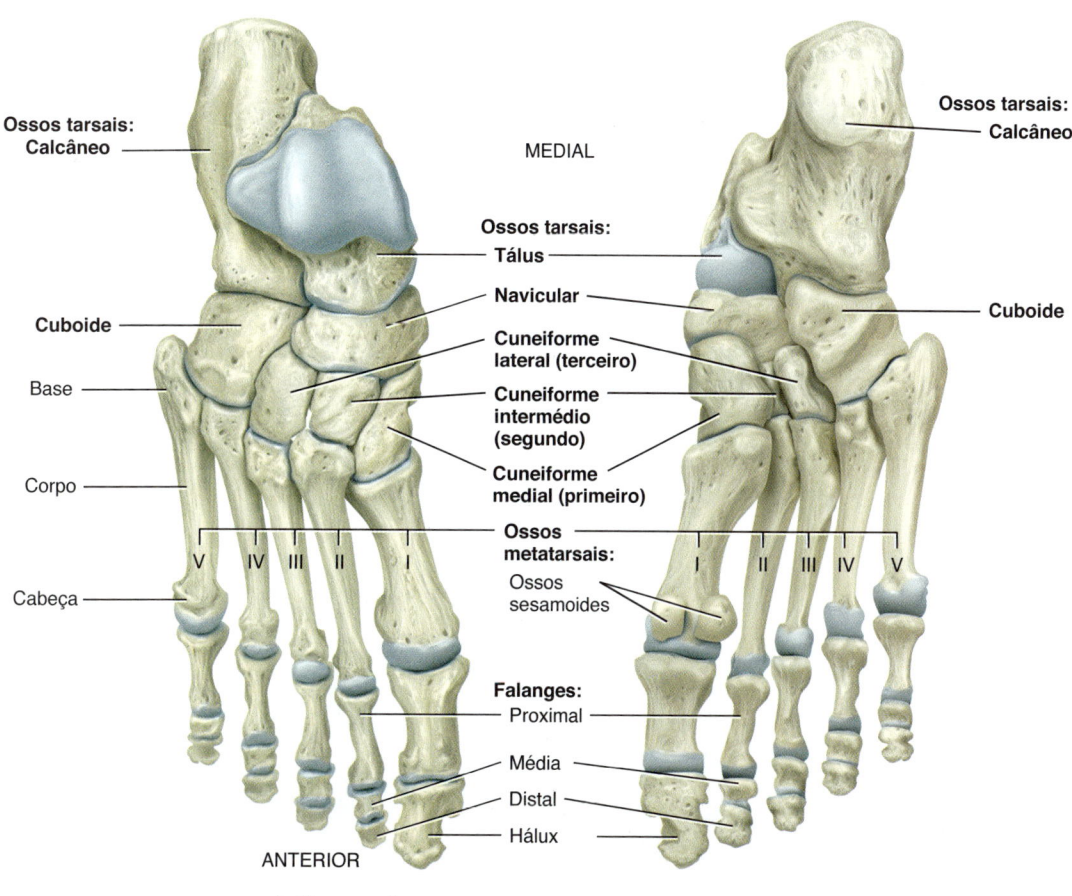

A. Vista superior   B. Vista inferior

(*Continua*)

do hálux (I) articula-se com a base da falange distal. À semelhança da mão, as articulações entre as falanges do pé são denominadas *articulações interfalângicas.*

ARCOS DO PÉ

Os ossos do pé estão dispostos em dois **arcos** (Figura 8.12E). Os arcos permitem ao pé sustentar o peso do corpo, proporcionando uma distribuição ideal do peso corporal sobre os tecidos duros e moles do pé e fornecendo uma alavanca para a marcha. Os arcos não são rígidos; eles cedem à medida que o peso é aplicado e retrocedem quando o peso é retirado, ajudando, assim, a absorver os choques. Em geral, os arcos estão totalmente desenvolvidos quando a criança alcança a idade de 12 ou 13 anos.

O **arco longitudinal** é constituído de duas partes, ambas as quais consistem em ossos tarsais e metatarsais dispostos para formar um arco da parte anterior do pé para a posterior. A *parte medial* do arco longitudinal, que se origina no calcâneo, eleva-se até o tálus e desce pelo navicular, pelos

Figura 8.12 *Continuação*

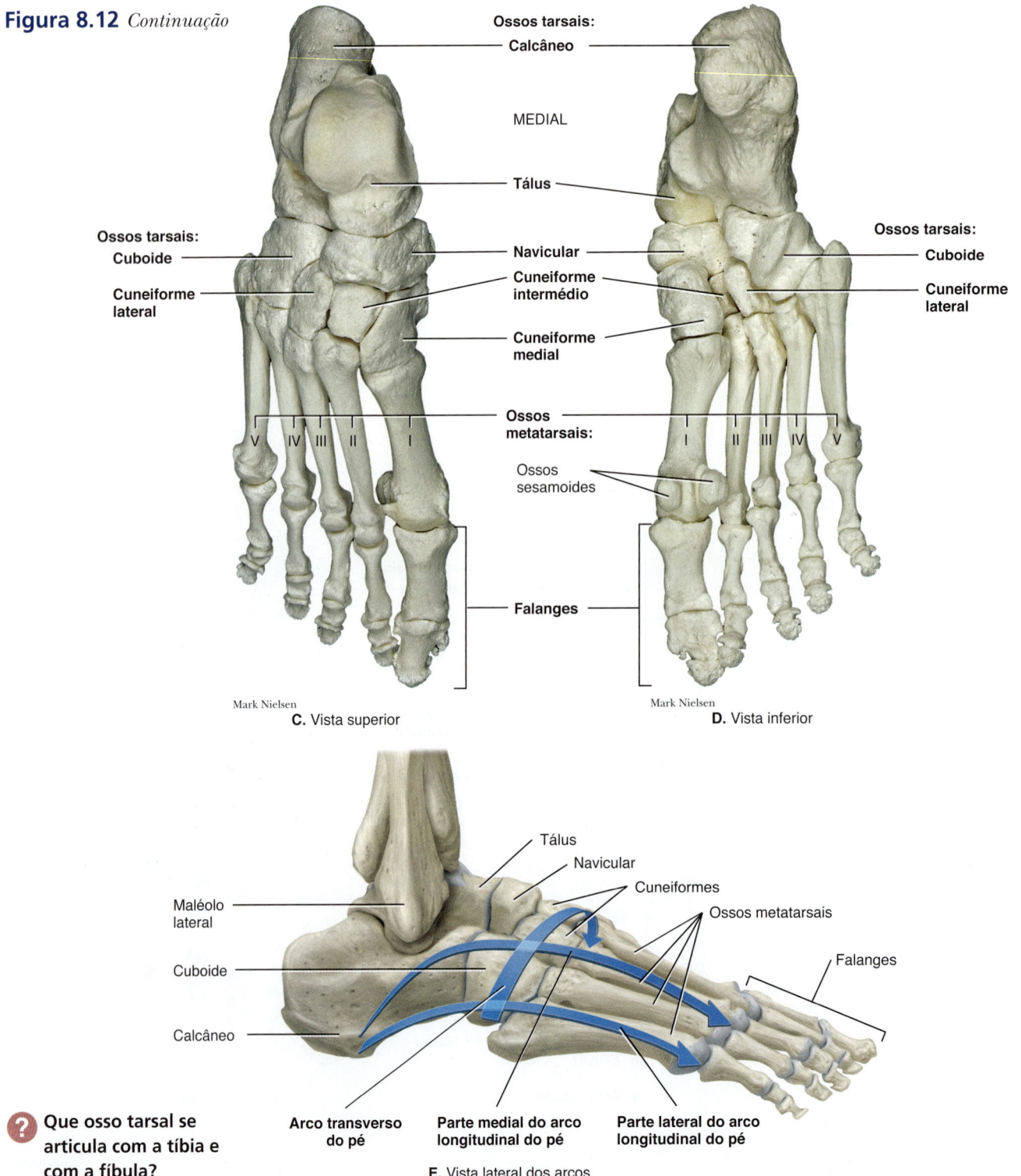

C. Vista superior
D. Vista inferior
E. Vista lateral dos arcos

? Que osso tarsal se articula com a tíbia e com a fíbula?

três cuneiformes e pelas cabeças dos três ossos metatarsais mediais. A *parte lateral* do arco longitudinal também começa no calcâneo, eleva-se na altura do cuboide e desce até as cabeças dos dois ossos metatarsais laterais. A parte medial do arco longitudinal é tão alta, que a parte medial do pé entre o antepé e o calcanhar não toca o solo quando caminhamos em uma superfície dura.

O **arco transverso do pé** encontra-se entre as faces medial e lateral do pé e é formado pelo navicular, pelos três cuneiformes e pelas bases dos cinco ossos metatarsais.

Conforme assinalado anteriormente, uma das funções dos arcos do pé consiste em distribuir o peso do corpo pelos tecidos moles e duros do pé. Normalmente o antepé sustenta cerca de 40% do peso, e o calcanhar, cerca de 60%. O antepé é a parte acolchoada da planta do pé, superficial às cabeças dos ossos metatarsais. Entretanto, quando uma pessoa usa sapatos de salto alto, a distribuição do peso muda, de modo que o antepé pode sustentar até 80%, e o calcanhar, 20%. Em consequência, os coxins adiposos no antepé são danificados, surge dor articular, e podem ocorrer alterações estruturais nos ossos.

CORRELAÇÃO CLÍNICA | *Pé plano e pé em garra*

Os ossos que compõem os arcos do pé são mantidos em posição por ligamentos e tendões. Se esses ligamentos e tendões se tornarem enfraquecidos, a altura da parte medial do arco longitudinal do pé pode diminuir ou "cair". O resultado é o **pé plano**, cujas causas incluem excesso de peso, anormalidades posturais, tecidos de sustentação enfraquecidos e predisposição genética. Os arcos caídos podem levar à inflamação da fáscia plantar (fasciite plantar), tendinite do calcâneo, dor espontânea à palpação, fraturas por estresse, joanetes e calos. Com frequência, prescreve-se um suporte para o arco feito sob medida para tratamento do pé plano.

O **pé em garra** é uma condição em que a parte medial do arco longitudinal do pé está anormalmente elevada. Com frequência, é causado por deformidades musculares, como as que podem ocorrer em diabéticos cujas lesões neurológicas levam à atrofia dos músculos do pé.

✓ **TESTE RÁPIDO**
14. Quais são os nomes e as funções dos arcos do pé?

8.6 Desenvolvimento do sistema esquelético

● OBJETIVO
- Descrever o desenvolvimento do sistema esquelético.

A maioria das células do tecido esquelético originam-se de *células mesenquimais*, que são as células do tecido conjuntivo derivadas do **mesoderma**. Entretanto, grande parte do esqueleto do crânio origina-se do mesênquima da cabeça, que consiste em células da crista neural de origem ectodérmica. Em ambos os casos, as células se condensam e formam modelos de osso nas áreas onde os próprios ossos irão finalmente se formar. Em alguns casos, os ossos formam-se diretamente no mesênquima (ossificação intramembranosa; ver Figura 6.5). Em outros casos, o mesênquima diferencia-se inicialmente em cartilagem hialina, e, em seguida, os ossos formam-se dentro da cartilagem à medida que eles a substituem (ossificação endocondral; ver Figura 6.6).

O *crânio* começa o seu desenvolvimento durante a quarta semana após a fertilização. Desenvolve-se a partir do tecido ao redor do encéfalo em desenvolvimento e consiste em duas partes principais: o **neurocrânio** (de origem mesodérmica e da crista neural), que forma os ossos do crânio, e o **viscerocrânio** (que se origina da crista neural), que forma os ossos da face (Figura 8.13A). O neurocrânio é dividido em duas partes, denominadas **neurocrânio cartilagíneo** (de origem mesodérmica e da crista neural) e **neurocrânio membranáceo** (que se origina da crista neural). O neurocrânio cartilagíneo consiste em cartilagem hialina desenvolvida a partir do mesênquima, na base do crânio em desenvolvimento. Posteriormente, sofre ossificação endocondral para formar os *ossos da base do crânio*. O neurocrânio membranáceo consiste no mesênquima da crista neural e, posteriormente, sofre ossificação intramembranácea para formar os *ossos planos que compõem o teto e os lados do crânio*. Durante a vida fetal e no período da lactância, os ossos planos são separados por espaços preenchidos com membrana, denominados *fontículos* (ver Figura 7.19). À semelhança do neurocrânio, o viscerocrânio é dividido em duas partes: o **viscerocrânio cartilagíneo** e o **viscerocrânio membranáceo**. O viscerocrânio cartilagíneo é derivado da cartilagem dos dois primeiros arcos faríngeos (branquiais) (ver Figura 4.13). A ossificação endocondral dessas cartilagens forma a *mandíbula* e a *maxila*, os *ossículos da audição* e o *hioide*. O viscerocrânio membranáceo origina-se do mesênquima da crista neural no processo frontonasal e no primeiro arco faríngeo e, após ossificação intramembranácea, forma os ossos da face.

As *vértebras* e as *costelas* são derivados dos esclerótomos dos somitos (ver Figura 10.10). As células mesenquimais dessas regiões envolvem a notocorda (ver Figura 10.10) aproximadamente quatro semanas após a fertilização. A notocorda induz as células mesenquimais a formar cinco centros distintos de formação óssea em cada nível segmentar – um *corpo vertebral*, dois *centros costais* (*costela*) e dois *centros dos arcos vertebrais*. Entre os corpos vertebrais, a notocorda induz as células mesenquimais a formar o *núcleo pulposo* de um disco intervertebral e induz as células mesenquimais adjacentes a formar o *anel fibroso* do disco intervertebral. À medida que o desenvolvimento prossegue, os dois centros do arco vertebral unem-se um ao outro e com o corpo vertebral. Em seguida, o *arco vertebral* envolve a medula espinal; uma falha no desenvolvimento adequado do arco vertebral resulta em uma condição denominada *espinha bífida* (ver Figura 7.19). Na região torácica, o centro de ossificação das costelas aumenta e cresce lateralmente para formar as *costelas*. Nas regiões cervical, lombar e sacral, os centros costais não

Figura 8.13 Desenvolvimento do sistema esquelético. Os ossos que se desenvolvem a partir do neurocrânio cartilagíneo estão indicados em azul-claro; os que provêm do viscerocrânio cartilagíneo estão indicados em azul-escuro; aqueles que se originam do neurocrânio membranáceo são mostrados em vermelho-escuro; e aqueles provenientes do viscerocrânio membranáceo, em vermelho-claro sombreado.

 Após o desenvolvimento dos brotos da parte livre dos membros, a ossificação endocondral dos ossos dos membros livres começa no final da oitava semana embrionária.

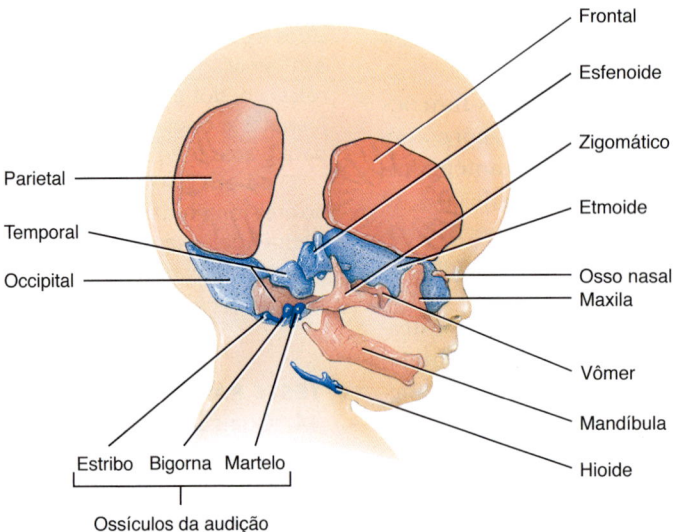

A. Desenvolvimento do crânio

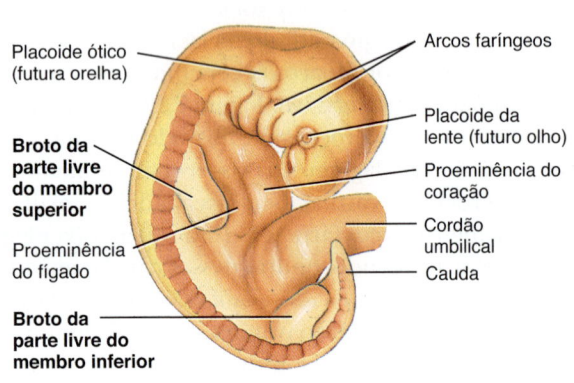

B. Embrião de quatro semanas mostrando o desenvolvimento dos brotos da parte livre dos membros

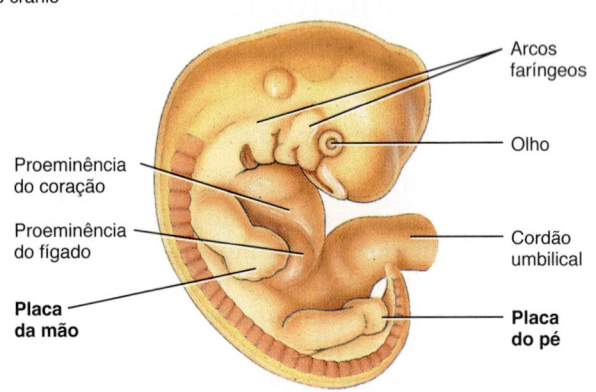

C. Embrião de seis semanas, mostrando desenvolvimento das placas da mão e do pé

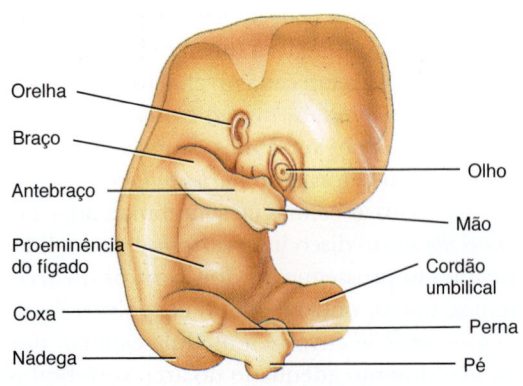

D. Embrião de sete semanas mostrando desenvolvimento do braço, do antebraço e da mão no broto da parte livre do membro superior e da coxa, da perna e pé no broto da parte livre do membro inferior

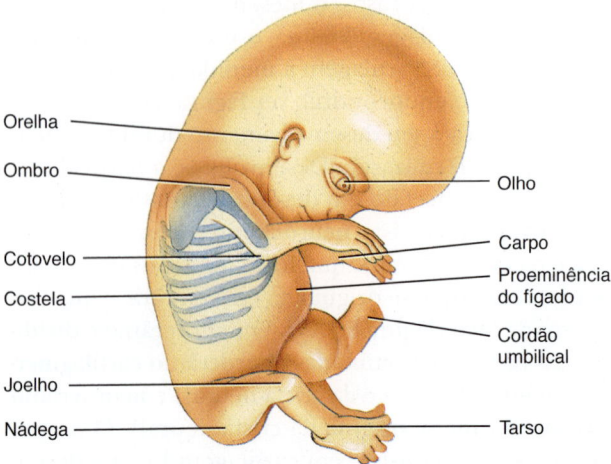

E. Embrião de oito semanas, em que os brotos das partes livres dos membros se desenvolveram nas partes livres dos membros superiores e inferiores

Qual dos três tecidos embrionários básicos – ectoderma, mesoderma e endoderma – dá origem ao sistema esquelético?

aumentam na mesma proporção que o fazem no tórax para se transformar em costelas; na verdade, fundem-se com o corpo e o arco vertebral para formar as faces laterais de suas respectivas vértebras. O *esterno* desenvolve-se a partir do mesoderma na parede anterior do corpo.

O *esqueleto dos cíngulos dos membros e da parte livre dos membros* origina-se da região somática do mesoderma da placa lateral (ver Figura 4.9D). Na metade da quarta semana após a fertilização, a parte livre dos membros superiores aparece na forma de pequenas elevações nos lados do tronco, denominadas **brotos dos membros superiores** (Figura 8.13B). Cerca de dois dias mais tarde, aparecem os **brotos dos membros inferiores**. Os brotos dos membros consistem em **mesênquima** recoberto por **ectoderma**. Nesse ponto, já existe um esqueleto mesenquimatoso nos brotos dos membros; as massas de mesoderma que circundam os ossos em desenvolvimento, que irão se transformar nos músculos esqueléticos dos membros, migraram para dentro dos membros a partir dos miótomos dos somitos.

Na sexta semana, os brotos dos membros desenvolvem uma constrição em torno da parte média. A constrição produz os segmentos distais planos dos brotos superiores, denominados **placas das mãos**, e os segmentos distais dos brotos inferiores, denominados **placas dos pés** (Figura 8.13C). Essas placas representam o começo das mãos e dos pés, respectivamente. Nesse estágio de desenvolvimento dos membros, já existe um esqueleto cartilagíneo formado a partir do mesênquima. Na sétima semana (Figura 8.13D), o *braço*, o *antebraço* e a *mão* tornam-se evidentes no broto do membro superior, enquanto a *coxa*, a *perna* e o *pé* aparecem no broto do membro inferior. Na oitava semana (Figura 8.13E), quando as áreas do ombro, cotovelo e punho tornam-se evidentes, o broto da parte livre do membro superior é adequadamente denominado parte livre do membro superior, enquanto o broto do membro inferior passa a constituir a parte livre do membro inferior.

A ossificação endocondral dos ossos dos membros começa no final da oitava semana após a fertilização. Com 12 semanas, há centros de ossificação primária na maioria dos ossos dos membros. A maior parte dos centros de ossificação secundária aparece depois do nascimento.

✓ **TESTE RÁPIDO**
15. Em que estágio do desenvolvimento a parte livre dos membros aparece? Como essas partes se formam?

TERMINOLOGIA TÉCNICA

Fratura de clavícula. Fratura resultante de força mecânica excessiva transmitida da parte livre do membro superior para o tronco (queda sobre um braço estendido) ou de uma pancada na parte superior do tórax anterior (impacto após acidente automobilístico). A clavícula é um dos ossos mais frequentemente fraturados do corpo. Em geral, o tratamento consiste em imobilização do braço com tipoia em forma de oito para evitar o movimento lateral do membro superior.

Hálux valgo. Angulação do hálux para longe da linha mediana do corpo, normalmente causada pelo uso de calçados muito apertados. Quando o hálux curva-se em sentido ao segundo dedo (lateralmente), ocorre protrusão óssea na base do hálux. Também conhecido como **joanete**.

Joelho valgo. Deformidade em que os joelhos estão anormalmente aproximados, e o espaço entre os tornozelos aumenta, devido a uma angulação lateral da tíbia em relação ao fêmur.

Joelho varo. Deformidade em que os joelhos estão anormalmente separados, existe angulação medial da tíbia em relação ao fêmur, e as partes livres dos membros inferiores estão arqueadas lateralmente.

Pé torto ou **talipe equinovaro.** Deformidade hereditária, na qual o pé sofre torção inferior e medial, e o ângulo do arco é aumentado; ocorre em 1 a cada 1.000 nascimentos.

REVISÃO DO CAPÍTULO

Conceitos essenciais

8.1 Esqueleto do membro superior
1. Cada cíngulo do membro superior (ombro) é constituído por uma clavícula e uma escápula (ver Expo 8.A e 8.B).
2. Cada cíngulo do membro superior conecta a parte livre do membro superior ao esqueleto axial.
3. Cada uma das duas partes livres dos membros superiores contém 30 ossos.
4. Os ossos de cada membro superior incluem o úmero, a ulna, o rádio, os ossos carpais, os ossos metacarpais e as falanges (ver Expo 8.C-8.E).

8.2 Esqueleto do membro inferior
1. Cada cíngulo do membro inferior (quadril) consiste em um osso do quadril.
2. Cada osso do quadril é composto de três ossos fundidos: o ílio, o púbis e o ísquio (ver Expo 8.F).
3. Os ossos do quadril, o sacro, o cóccix e a sínfise púbica formam a pelve. A pelve sustenta a coluna vertebral e as vísceras pélvicas e fixa a parte livre dos membros inferiores ao esqueleto axial.
4. Cada um das duas partes livres dos membros inferiores contém 30 ossos.
5. Os ossos de cada parte livre do membro inferior incluem o fêmur, a patela, a tíbia, a fíbula, os ossos tarsais, os ossos metatarsais e as falanges (ver Expo 8.G-8.I).
6. Os ossos do pé estão dispostos em dois arcos, o arco longitudinal do pé e o arco transverso do pé para fornecer sustentação e alavanca.

8.3 Pelves maior e menor
1. A pelve maior é separada da pelve menor pela abertura superior da pelve.
2. A pelve menor circunda a cavidade pélvica e aloja o reto e a bexiga urinária em ambos os sexos, a vagina e o colo do útero nas mulheres e a próstata nos homens.
3. A pelve maior consiste na parte inferior do abdome situada superiormente à abertura superior da pelve. A pelve maior contém a parte superior da bexiga urinária (quando cheia) e a parte inferior dos intestinos em ambos os sexos e o útero, as tubas uterinas e os ovários nas mulheres.

8.4 Comparação entre as pelves masculina e feminina
1. Os ossos dos homens são geralmente maiores e mais pesados do que os ossos das mulheres, com acidentes ósseos mais proeminentes para a inserção dos músculos.
2. A pelve feminina é adaptada para a gravidez e o parto. As diferenças relacionadas com o sexo na estrutura da pelve estão listadas e ilustradas na Tabela 8.1.

8.5 Comparação entre os cíngulos dos membros superiores e inferiores
1. O cíngulo do membro superior não se articula diretamente com a coluna vertebral; o cíngulo do membro inferior o faz pela articulação sacroilíaca.
2. As fossas glenoidais são superficiais e maximizam o movimento; os acetábulos são profundos e permitem menos movimento.
3. O cíngulo do membro superior proporciona mais mobilidade do que força, enquanto o cíngulo do membro inferior oferece mais força do que mobilidade.

8.6 Desenvolvimento do sistema esquelético
1. Os ossos formam-se a partir do mesoderma por meio de ossificação intramembranácea ou endocondral.
2. Os ossos dos membros desenvolvem-se a partir dos brotos dos membros, que consistem em mesoderma e exoderma.

QUESTÕES PARA AVALIAÇÃO CRÍTICA

1. O noticiário local relatou que o fazendeiro Bob Ramsey prendeu a mão em uma peça de máquina na terça-feira. Perdeu os dois dedos laterais da mão esquerda. O repórter científico Kent Clark, um estudante de ensino médio, relatou que o fazendeiro Ramsey ainda tinha 3 falanges. Kent está correto ou incorreto do ponto de vista anatômico?
2. Rose tinha pé plano quando criança e foi aconselhada a fazer balé para corrigir o defeito. Agora, Rose tem hálux valgo e problema com a articulação talocrural, porém pelo menos curou o pé plano. Explique como os problemas de Rose estão inter-relacionados.
3. Na costa do Alasca, arqueólogos descobriram um antigo cemitério que contém os restos de esqueletos de alguns americanos nativos ao lado de alguns caiaques muito grandes. Os úmeros revelaram tuberosidades muito pronunciadas para os músculos deltoides. Por que/como essas projeções puderam crescer tanto?
4. Amy foi visitar a avó Amelia no hospital. A avó disse-lhe que quebrou o quadril; entretanto, quando Amy examinou o prontuário, dizia que havia fratura do fêmur. Explique a discrepância. Enquanto isso, o avô Jeremiah está se queixando de que "a sacroilíaca está atacada", de modo que ele sente dor ao ficar em pé ou sentar durante muito tempo ou caminhar uma longa distância. O avô realmente sabe do que está falando? Explique.
5. Derrick, o professor de educação física da escola, faz corrida na mesma trilha inclinada da escola, na mesma hora e na mesma direção todos os dias. Recentemente, começou a sentir dor em um dos joelhos, particularmente após sentar e ler o jornal depois da corrida. Nada mais mudou em sua rotina. Que problema o seu joelho pode estar apresentando?

RESPOSTAS ÀS QUESTÕES DAS FIGURAS

8.1 O cíngulo do membro superior é constituído pela clavícula e pela escápula. Cada parte livre do membro superior inclui o úmero, a ulna, o rádio, os ossos carpais, os ossos metacarpais e as falanges.
8.2 A parte mais fraca da clavícula é a sua região média na junção das duas curvaturas.
8.3 O acrômio forma o ponto alto do ombro.
8.4 O rádio articula-se no cotovelo com o capítulo e com a fossa radial do úmero. A ulna articula-se no cotovelo com a tróclea, a fossa coronóidea e a fossa do olécrano do úmero.
8.5 O olécrano é a parte do "cotovelo" da ulna.
8.6 O escafoide é o osso do carpo fraturado com mais frequência.
8.7 O cíngulo do membro inferior é composto pelos ossos do quadril. A parte livre do membro inferior inclui o fêmur, a patela, a tíbia, a fíbula, os ossos tarsais, os ossos metatarsais e as falanges.
8.8 O fêmur articula-se com o acetábulo do osso do quadril; o sacro articula-se com a face auricular do osso do quadril.
8.9 O eixo da pelve é o percurso seguido pela cabeça do recém-nascido à medida que desce pela pelve durante o parto.
8.10 O ângulo de convergência do fêmur é maior nas mulheres do que nos homens, visto que a pelve feminina é mais larga.
8.11 A tíbia é o osso da perna que sustenta o peso corporal.
8.12 O tálus é o único osso tarsal que se articula com a tíbia e com a fíbula.
8.13 A maior parte do sistema esquelético origina-se do mesoderma embrionário (os ossos do crânio originam-se do ectoderma).

ARTICULAÇÕES 9

INTRODUÇÃO Um motor de automóvel é uma máquina complexa, composta por numerosas partes fixas e móveis, muitas das quais entram em contato gerando considerável *atrito*. As diversas partes geradoras de fricção, que produzem as forças necessárias para mover o carro, têm um tempo de vida limitado, em virtude do constante desgaste. A maioria das pessoas fica entusiasmada se consegue manter o motor de seu carro funcionando por 10 a 15 anos; entretanto, nossos corpos, que sofrem um desgaste semelhante, precisam durar uma vida inteira.

O esqueleto humano precisa se movimentar, porém os ossos são demasiado rígidos para se curvarem sem sofrer algum tipo de lesão. Felizmente, existem tecidos conjuntivos flexíveis para manter os ossos unidos em pontos de contato, denominados articulações, que ainda possibilitam, na maioria dos casos, um certo grau de movimento. Pense, por um instante, na espantosa amplitude de movimento e na complexidade dos movimentos coordenados que ocorrem quando os ossos do corpo se movem uns contra os outros; movimentos como acertar uma bola de golfe ou tocar piano são muito mais complexos do que aqueles realizados por quase qualquer tipo de máquina. Muitas ações articulares são repetidas diariamente e produzem trabalho contínuo desde a infância, passando pela adolescência e durante toda a vida adulta. Como a estrutura de uma articulação torna possível essa incrível resistência? Por que as articulações algumas vezes falham e tornam os nossos movimentos dolorosos? Como podemos prolongar a função eficiente de nossas articulações? Estude para responder a essas questões conforme for conhecendo a estrutura e a função das articulações que nos permitem realizar nossas atividades diárias. •

Mark Nielsen

? *Você já se perguntou por que os arremessadores precisam se submeter com tanta frequência à cirurgia do manguito rotador? Você pode encontrar a resposta na página 286.*

SUMÁRIO

9.1 Classificação das articulações, 262
- Ligamentos, 263

9.2 Articulações fibrosas, 263
- Suturas, 263
- Sindesmoses, 263
- Membranas interósseas, 263

9.3 Articulações cartilagíneas, 264
- Sincondroses, 264
- Sínfises, 265
- Cartilagens epifisiais, 265

9.4 Articulações sinoviais, 265
- Estrutura das articulações sinoviais, 265
- Bolsas e bainhas tendíneas, 268

9.5 Tipos de movimentos nas articulações sinoviais, 268
- Deslizamento, 268
- Movimentos angulares, 268
- Rotação, 271
- Movimentos especiais, 271

9.6 Tipos de articulações sinoviais, 272
- Articulações planas, 273
- Gínglimo, 275
- Articulações trocóideas, 275
- Articulações elipsóideas, 275
- Articulações selares, 275
- Articulações esferóideas, 275

9.7 Fatores que afetam o contato e a amplitude de movimento nas articulações sinoviais, 275

9.8 Articulações selecionadas do corpo, 277
- EXPO 9.A – Articulação temporomandibular, 280
- EXPO 9.B – Articulação do ombro, 281
- EXPO 9.C – Articulação do cotovelo, 285
- EXPO 9.D – Articulação do quadril, 287
- EXPO 9.E – Articulação do joelho, 290
- EXPO 9.F – Articulação talocrural, 293

9.9 Envelhecimento e articulações, 294

Terminologia técnica, 296

9.1 Classificação das articulações

OBJETIVOS
- *Definir* articulação
- *Descrever* a base estrutural e funcional para a classificação das articulações
- *Explicar* a importância dos ligamentos nas articulações.

Uma **articulação** é o ponto de contato entre dois ossos, entre osso e cartilagem ou entre osso e dentes. O estudo científico das articulações é denominado **artrologia**. O estudo do movimento do corpo humano é denominado **cinesiologia**.

Os ossos, na realidade, não entram em contato direto uns com os outros. Existe sempre algum tipo de tecido conjuntivo entre as superfícies dos ossos que entram em contato uns com os outros para formar articulações, como as articulações do joelho, talocrural, radiocarpal e do cotovelo. As articulações possuem uma ampla variedade de estruturas e também muitas funções. As mais conhecidas são as junções entre ossos adjacentes, que permitem ao esqueleto realizar ações, como chutar uma bola ou levantar a mão na sala de aula; entretanto, muitas articulações permitem pouco ou nenhum movimento. Por que algumas articulações produzem uma ampla amplitude de movimentos, enquanto outras permitem pouco ou nenhum movimento? Continue lendo, e logo será capaz de responder a essa importante pergunta.

Durante anos, os anatomistas utilizaram uma variedade de esquemas para classificar as diversas articulações do corpo; alguns desses esquemas baseiam-se na estrutura da articulação, enquanto outros utilizam os movimentos articulares. Os esquemas de classificação com base no movimento colocam as articulações com estrutura semelhante em diferentes categorias, o que não é lógico em uma perspectiva anatômica. *Como a classificação atual e a terminologia anatômica em vigor baseiam-se na estrutura da articulação, classificamos as articulações com base na sua estrutura neste capítulo.* Entretanto, também faremos referência à classificação funcional das articulações.

A classificação funcional das articulações está relacionada com o grau de movimento que elas possibilitam. Do ponto de vista funcional, as articulações são classificadas nos seguintes tipos:

- **Sinartrose.** Articulação imóvel
- **Anfiartrose.** Articulação ligeiramente móvel
- **Diartrose.** Articulação livremente móvel; essas articulações apresentam uma variedade de formatos e possibilitam vários tipos de movimentos.

A estrutura das articulações inclui os tecidos que conectam os ossos adjacentes. No nível mais simples, existem duas maneiras básicas de união dos ossos entre si para formar articulações. Os ossos são mantidos juntos por massas sólidas de tecido conjuntivo ou são unidos por uma cápsula de tecido conjuntivo que envolve uma cavidade lubrificada.

As articulações que são formadas por massa sólida de tecido conjuntivo entre os ossos adjacentes incluem as **articulações fibrosas**, que possuem massas de tecido conjuntivo denso não modelado, e as **articulações cartilagíneas**, que utilizam algum tipo de cartilagem como tecido de união entre os ossos.

As articulações que incorporam uma cavidade lubrificada, denominada cavidade articular, são designadas como **articulações sinoviais** (visto que os tecidos sinoviais se assemelham a uma clara de ovo cru). As articulações sinoviais são divididas em vários tipos, com base na estrutura das faces articulares, porém todas compartilham a estrutura comum de uma cápsula articular envolvendo uma cavidade articular lubrificada (descrita adiante).

Como regra geral, as articulações mais móveis são menos estáveis. A articulação do ombro altamente móvel é a articulação menos estável do corpo; por esse motivo, é uma das articulações que mais comumente sofre luxação.

As suturas do crânio, que têm pouca ou nenhuma mobilidade, são articulações muito estáveis. Entretanto, como a articulação do quadril, altamente móvel, tem os ligamentos mais resistentes do corpo humano, é mais estável do que as articulações menos móveis como a do cotovelo, joelho e talocrural.

As diferentes relações estruturais dos tecidos de união, os tipos de tecidos conjuntivos envolvidos e a estrutura das faces ósseas opostas tornam-se os fatores de definição para uma classificação adicional das articulações (ver Tabela 9.1).

Ligamentos

Ao longo de todo o capítulo, iremos encontrar o termo ligamento. Os **ligamentos** referem-se a estruturas de tecido conjuntivo denso modelado ou não modelado, que ligam um osso a outro (ver Figura 9.15). Os ligamentos ocorrem em vários formatos e constituem partes integrantes das articulações. Os ligamentos podem atuar como estruturas de ligação intrínsecas dentro da própria articulação (como as suturas do crânio ou o periodonto dos dentes) ou como faixas de suporte extrínsecas que estabilizam passivamente as articulações, enquanto limitam a sua amplitude de movimento (como o ligamento cruzado anterior do joelho). Enquanto estudamos as diversas articulações do corpo nas seções que se seguem, iremos aprender sobre as estruturas, as localizações e as funções de uma variedade de ligamentos.

✓ TESTE RÁPIDO
1. O que é articulação?
2. Qual é a base para a classificação das articulações?
3. Descreva a importância dos ligamentos nas articulações.

9.2 Articulações fibrosas

◉ OBJETIVO
- Descrever a estrutura e as funções dos três tipos de articulações fibrosas.

As **articulações fibrosas** são aquelas nas quais os ossos adjacentes são unidos por massa sólida de tecido conjuntivo denso não modelado. O tecido conjuntivo contíguo pode variar desde pequenos filamentos fibrosos de tecido conjuntivo até grandes faixas espessas e lâminas membranáceas extensas. Existem três tipos de articulações fibrosas: suturas, sindesmoses e membranas interósseas.

Suturas

Uma **sutura** é uma articulação fibrosa composta por uma fina camada de tecido conjuntivo denso não modelado, denominada *sutura*. As suturas são encontradas apenas entre os ossos do crânio. Um exemplo é a sutura coronal entre o frontal e os parietais (Figura 9.1A). As bordas interligadas e irregulares das suturas lhes conferem uma resistência adicional e diminuem a probabilidade de fraturas. As suturas são articulações que se formam enquanto os numerosos ossos do crânio entram em contato durante o desenvolvimento.

São articulações imóveis ou ligeiramente móveis. Nos indivíduos idosos, as suturas são imóveis; todavia, nos lactentes e nas crianças, são ligeiramente móveis (Figura 9.1B). As suturas são importantes como locais de crescimento e absorção de choque no crânio.

Algumas suturas, apesar de presentes durante o crescimento do crânio, são substituídas por osso no adulto. Esse tipo de sutura é denominado **sinostose** ou articulação ossificada – uma articulação na qual ocorre fusão completa de dois ossos separados em um único osso. Por exemplo, o frontal cresce em metades que finalmente se unem em uma linha de sutura. Em geral, a fusão é completa em torno dos 6 anos de idade, e a sutura deixa de ser visível. Se a sutura persistir depois dos 6 anos de idade, é denominada **sutura frontal** ou *metópica*. A sutura frontal é uma articulação fixa.

Sindesmoses

Uma **sindesmose** é uma articulação fibrosa, em que há maior distância entre as faces articulares e mais tecido conjuntivo denso não modelado do que na sutura. Normalmente, o tecido conjuntivo denso não modelado está disposto como feixe (ligamento), e a articulação permite um movimento limitado. Um exemplo de sindesmose é a articulação tibiofibular distal, em que o ligamento tibiofibular anterior une a tíbia com a fíbula (Figura 9.1C, à esquerda). Outro exemplo de sindesmose é denominado **gonfose** ou *articulação dentoalveolar*, em que uma cavilha coniforme se ajusta em uma cavidade. Os únicos exemplos de gonfoses no corpo humano são as articulações entre as raízes dos dentes (cavilhas coniformes) e seus alvéolos (alvéolos dentais) no processo alveolar na maxila e na mandíbula (Figura 9.1B, à direita). O tecido conjuntivo denso não modelado entre um dente e seu alvéolo consiste no periodonto fino. Uma gonfose saudável permite movimentos mínimos de absorção de choques. A inflamação e a degeneração das gengivas, do periodonto e o osso são denominadas *doença periodontal*.

Membranas interósseas

A última categoria de articulações fibrosas é a membrana interóssea. A **membrana interóssea** é uma lâmina substancial de tecido conjuntivo denso não modelado, que une ossos longos adjacentes e possibilita um ligeiro movimento. Existem duas membranas interósseas principais no corpo humano. Uma delas ocorre entre o rádio e a ulna, no antebraço (ver Figura 8.5A, B), e a outra, entre a tíbia e a fíbula na perna (Figura 9.1D). Essas lâminas resistentes de tecido conjuntivo não apenas ajudam a manter esses ossos longos adjacentes unidos, como também são importantes na definição da amplitude de movimento entre os ossos e proporcionam maior superfície de fixação para os músculos que produzem movimentos dos dedos da mão e do pé.

✓ TESTE RÁPIDO
4. Quais são as semelhanças dos três tipos de articulações fibrosas? Em que essas articulações diferem?

Figura 9.1 **Articulações fibrosas.**

Na articulação fibrosa, os ossos são mantidos juntos por tecido conjuntivo denso não modelado.

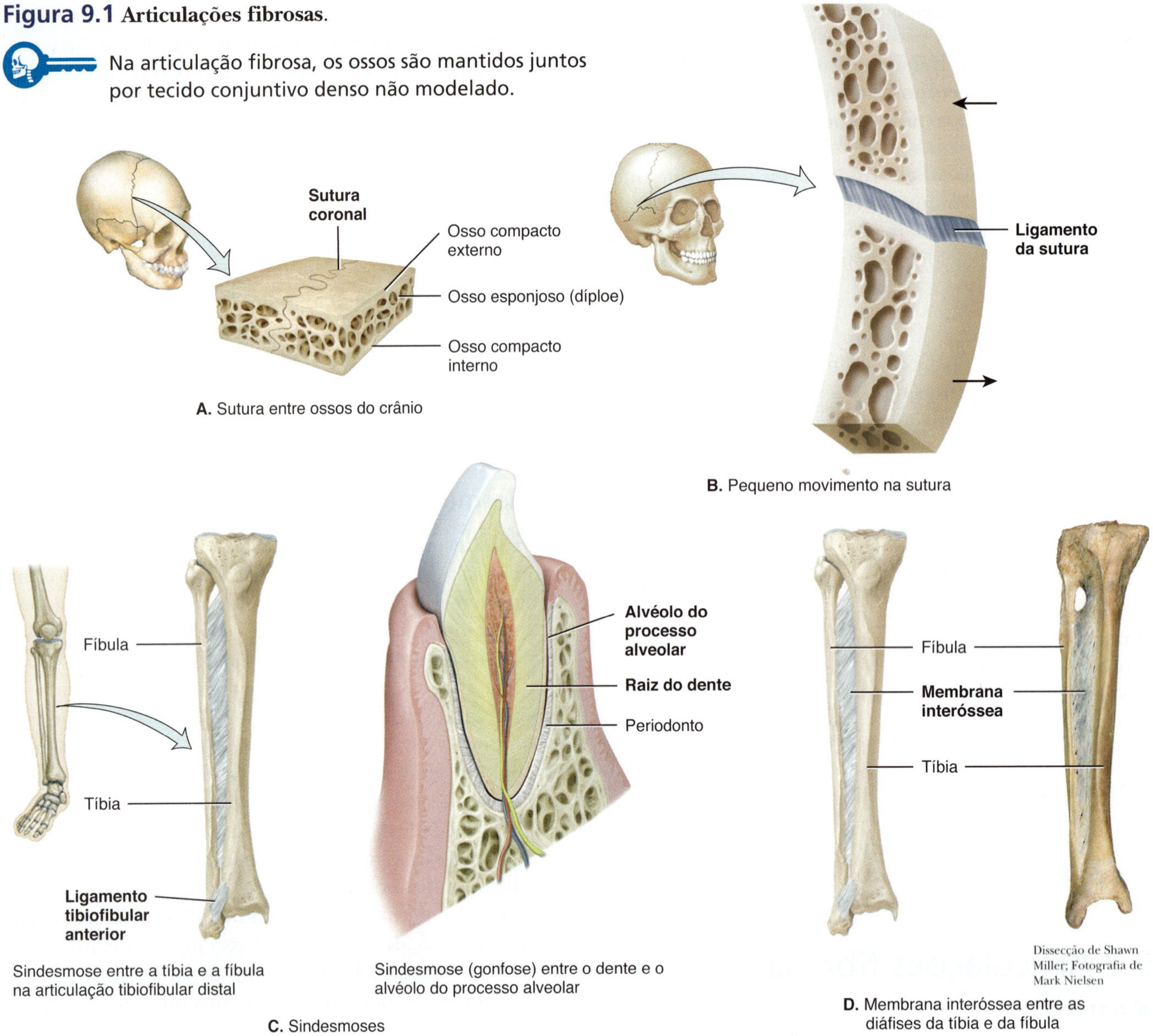

Sutura coronal
Osso compacto externo
Osso esponjoso (díploe)
Osso compacto interno
A. Sutura entre ossos do crânio
Ligamento da sutura
B. Pequeno movimento na sutura
Fíbula
Tíbia
Ligamento tibiofibular anterior
Sindesmose entre a tíbia e a fíbula na articulação tibiofibular distal
Alvéolo do processo alveolar
Raiz do dente
Periodonto
Sindesmose (gonfose) entre o dente e o alvéolo do processo alveolar
C. Sindesmoses
Fíbula
Membrana interóssea
Tíbia
Dissecção de Shawn Miller; Fotografia de Mark Nielsen
D. Membrana interóssea entre as diáfises da tíbia e da fíbula

Quais são os diferentes tipos de articulações fibrosas e onde se encontram no corpo?

9.3 Articulações cartilagíneas

OBJETIVO

- Descrever a estrutura e as funções dos três tipos de articulações cartilagíneas.

Em uma **articulação cartilagínea**, existe um tecido conjuntivo sólido que permite pouco ou nenhum movimento. Os ossos da articulação são firmemente conectados por cartilagem hialina ou fibrocartilagem (ver Tabela 3.6). Os três tipos de articulações cartilagíneas são as sincondroses, as sínfises e as cartilagens epifisiais.

Sincondroses

Esse tipo de articulação não deve ser confundido com a sindesmose que acabamos de descrever na seção anterior. Uma **sincondrose** é uma articulação cartilagínea ligeiramente móvel a fixa, cujo material de conexão consiste em cartilagem hialina. Um exemplo de sincondrose é a união cartilagínea das costelas com o osso esterno (Figura 9.2A).

CORRELAÇÃO CLÍNICA | *Cartilagem epifisial e crescimento do osso*

Na radiografia do esqueleto de uma pessoa jovem, as cartilagens epifisiais são facilmente visualizadas como áreas escuras finas entre o tecido ósseo de aparência esbranquiçada (ver Figura 6.8A). É dessa maneira que um médico pode examinar uma radiografia e determinar se uma pessoa ainda apresentará algum crescimento. As fraturas em determinado osso que se estendem até a lâmina epifisial e danificam a cartilagem podem afetar o crescimento subsequente do osso, resultando em redução do crescimento longitudinal do osso, o que acarreta osso de comprimento mais curto.

Figura 9.2 Articulações cartilagíneas.

 Em uma articulação cartilagínea, os ossos são mantidos juntos por cartilagem.

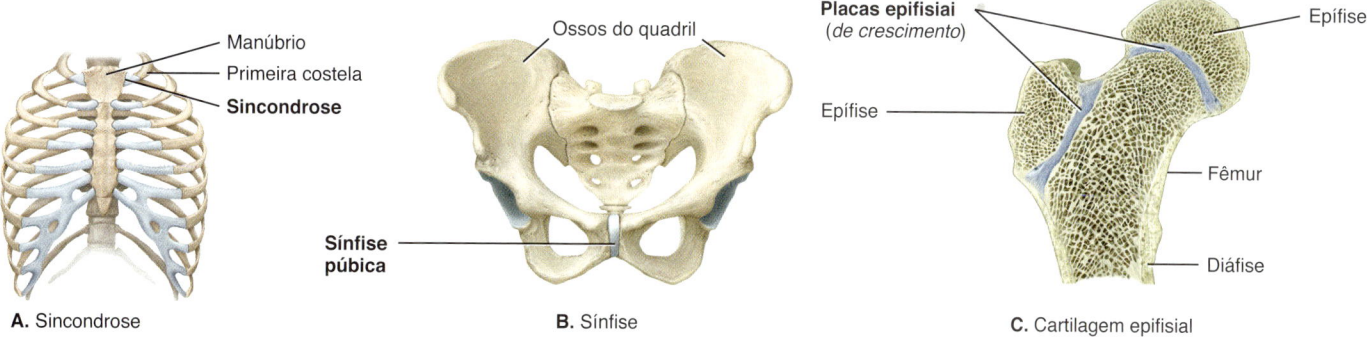

A. Sincondrose **B.** Sínfise **C.** Cartilagem epifisial

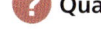 **Qual é a diferença estrutural entre sincondrose, sínfise e cartilagem epifisial?**

Sínfises

Uma **sínfise** é uma articulação cartilagínea, em que as extremidades dos ossos da articulação são recobertas por cartilagem hialina, porém os ossos são unidos por um disco plano e largo de fibrocartilagem. Todas as sínfises ocorrem na linha mediana do corpo. A sínfise púbica entre as faces anteriores dos ossos do quadril, que é ligeiramente móvel, é um exemplo de sínfise (Figura 9.2B). Esse tipo de articulação também é encontrado na união do manúbrio com o corpo do esterno (ver Figura 7.21A) e nos discos intervertebrais, entre os corpos das vértebras (ver Figura 7.15A). Uma parte do disco intervertebral é constituída de fibrocartilagem. A estrutura do disco intervertebral ajuda a promover amplitude limitada de movimento na coluna vertebral, enquanto atua como importante coxim de absorção de choque entre os corpos vertebrais.

Cartilagens epifisiais

As **cartilagens epifisiais**[*] são, na realidade, centros de crescimento durante a formação do osso endocondral e não constituem uma articulação associada ao movimento. Um exemplo de cartilagem epifisial é a lâmina epifisial (de crescimento) que une a epífise e a diáfise de um osso em crescimento (Figura 9.2C). A Figura 6.8B mostra uma fotomicrografia da lâmina epifisial. Do ponto de vista funcional, a cartilagem epifisial é uma articulação fixa. Quando o crescimento dos ossos em comprimento cessa, o osso substitui a cartilagem hialina, e a cartilagem epifisial torna-se uma sinostose ou articulação ossificada (ver Seção 9.2).

✓ **TESTE RÁPIDO**
5. Em que aspectos as funções das sínfises, das sincondroses e das cartilagens epifisiais diferem? Onde cada uma dessas articulações é encontrada no corpo?

---
*N.R.T.: Para alguns autores a cartilagens epifisiais são sincondroses temporárias.

9.4 Articulações sinoviais

● **OBJETIVOS**
- Descrever a estrutura das articulações sinoviais
- Descrever em linhas gerais a estrutura e a função das bolsas e das bainhas tendíneas
- Citar os seis tipos de articulações sinoviais.

Estrutura das articulações sinoviais

A característica de uma articulação sinovial que a distingue de outros tipos de articulações é a presença de um espaço, denominado **cavidade articular**, que é envolvida por uma cápsula de tecido conjuntivo que fixa os ossos da articulação (Figura 9.3). As articulações sinoviais variam desde ligeiramente móveis até as articulações de maior mobilidade do corpo. Por exemplo, as articulações sinoviais entre alguns dos ossos carpais apresentam movimento muito limitado, enquanto a articulação do ombro pode mover-se livremente em todas as direções. As faces ósseas no interior da cápsula de uma articulação sinovial são recobertas por uma camada de cartilagem hialina, denominada **cartilagem articular**. A cartilagem lisa recobre as faces articulares dos ossos, porém não os une. A cartilagem articular lubrificada diminui o atrito entre os ossos na articulação durante o movimento e ajuda na absorção de choques.

Cápsula articular

A **cápsula articular**, que não deve ser confundida com a cartilagem articular, envolve uma articulação sinovial, incluindo a cavidade sinovial, e une os ossos da articulação. A cápsula articular é composta de duas camadas, uma membrana fibrosa externa e uma membrana sinovial interna (Figura 9.3A). A **membrana fibrosa** consiste habitualmente em tecido conjuntivo denso não modelado (principalmente fibras colágenas) que se fixa ao periósteo dos ossos da articulação; trata-se literalmente de uma continuação espessa do periósteo entre os dois ossos. A flexibilidade da membrana fibrosa possibilita um considerável movimento na articulação, e a

Figura 9.3 Estrutura de uma articulação sinovial típica. Observe as duas camadas da cápsula articular – a membrana fibrosa e a membrana sinovial. O líquido sinovial lubrifica a cavidade articular, que está localizada entre a membrana sinovial e a cartilagem articular.

 A característica que distingue uma articulação sinovial é a cavidade articular entre os ossos da articulação.

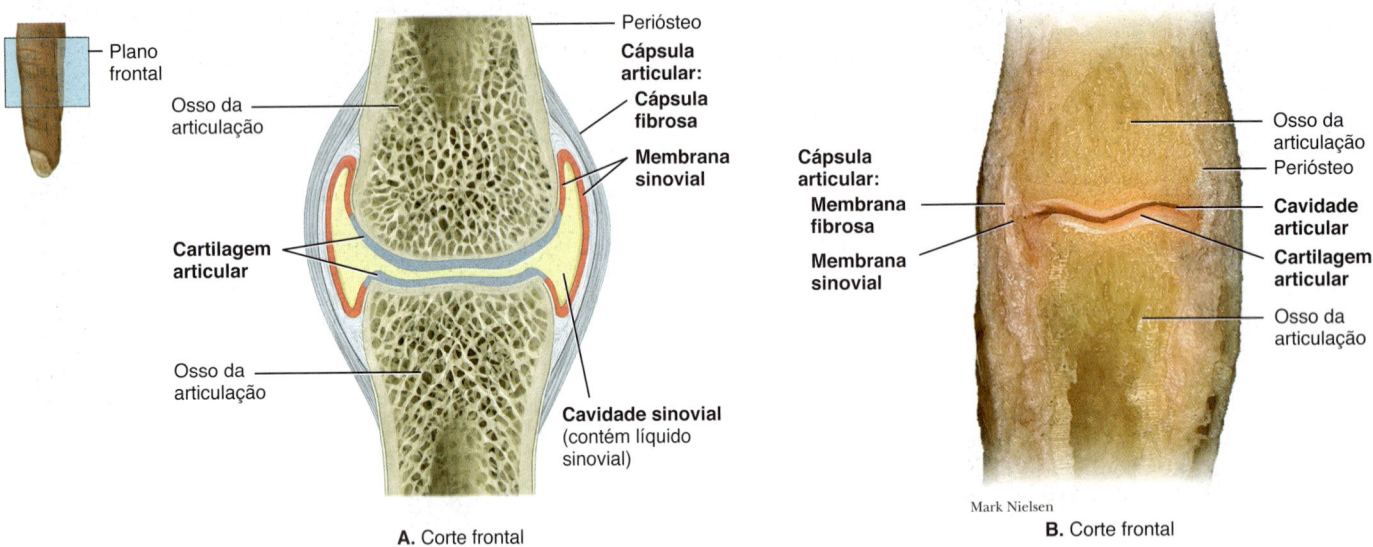

A. Corte frontal

B. Corte frontal

? Que estrutura das articulações sinoviais possibilita o movimento eficiente entre ossos adjacentes?

CORRELAÇÃO CLÍNICA | *Entorses e seu tratamento*

Diferentemente dos músculos, os ligamentos são *tecidos não contráteis* (i. e., não contraem nem encurtam). Em consequência, resistem ao estiramento e são normalmente lesionados quando submetidos a forças que excedem a sua resistência. O dano a essas estruturas de tecido conjuntivo, denominado **entorse**, é provocado por distensão ou torção violenta de uma articulação que estira ou lacera seus ligamentos, porém sem causar luxação dos ossos. As entorses também podem lesionar os vasos sanguíneos, músculos, tendões ou nervos adjacentes. As entorses graves podem ser tão dolorosas que a articulação não pode ser movimentada. Ocorre tumefação considerável, em decorrência de hemorragia dos vasos sanguíneos rompidos. O tornozelo é a articulação que mais frequentemente sofre entorse; as numerosas articulações pequenas entre as vértebras da região lombar também constituem locais de entorses frequentes. As lesões dos ligamentos são graduadas em uma escala de I a III. As *entorses de grau I* envolvem o estiramento de um ligamento, com laceração microscópica das fibras colágenas. Há pouca tumefação, pouca ou nenhuma perda de função ou da estabilidade articular, e o indivíduo consegue sustentar o peso totalmente ou em parte. As *entorses de grau II* envolvem o estiramento de um ligamento com laceração parcial, tumefação moderada a intensa, equimose, perda moderada da função, instabilidade leve a moderada da articulação e dificuldade em sustentar o peso. As *entorses de grau III* envolvem a ruptura completa de um ligamento, tumefação imediata e intensa, equimose, instabilidade moderada a grave da articulação e incapacidade de sustentar o peso sem a ocorrência de dor intensa.

Inicialmente, as entorses devem ser tratadas com proteção, repouso, gelo, compressão e elevação. Esse tipo de tratamento também pode ser usado para músculos distendidos ou parcialmente lacerados, inflamação articular, suspeita de fratura e contusões.

Os cinco componentes desse tratamento são os seguintes:

- A **proteção** significa preservar a lesão de qualquer dano subsequente. Por exemplo, interromper a atividade física, utilizar acolchoado e proteção, bem como talas ou uma tipoia ou muletas, se houver necessidade
- **Repouso** da área lesionada para evitar qualquer dano subsequente aos tecidos. Interromper imediatamente a atividade. Evitar o exercício físico ou outras atividades que provoquem dor ou tumefação da área lesionada. O repouso é necessário para o reparo, e praticar exercícios antes da cicatrização de uma lesão pode aumentar a probabilidade de nova lesão
- **Aplicação de gelo** à área lesionada o mais rápido possível. A aplicação de gelo diminui o fluxo sanguíneo para a área, reduz a tumefação e alivia a dor. O gelo atua efetivamente quando aplicado por 20 min, retirado por 40 min e novamente aplicado por 20 min, e assim por diante
- A **compressão** com atadura ou bandagem ajuda a reduzir a tumefação. É preciso ter cuidado ao comprimir a área lesionada para não bloquear o fluxo sanguíneo
- A **elevação** da área lesionada acima do nível do coração, quando possível, reduz a tumefação potencial.

sua grande resistência à tensão (resistência ao estiramento) ajuda a prevenir a luxação dos ossos, isto é, o deslocamento de um osso de uma articulação. As fibras de algumas membranas fibrosas são mais espessas e estão dispostas em feixes paralelos, e estão altamente adaptadas para resistir a forças de tensão; os feixes de fibras com esse arranjo constituem um tipo de ligamento (ver Seção 9.1). A força dos ligamentos é um dos principais fatores mecânicos que mantém os ossos unidos entre si em uma articulação sinovial. A camada interna da cápsula articular, a **membrana sinovial**, é composta de um arranjo fino de células sinoviais na superfície e tecido conjuntivo areolar com fibras elásticas, profundamente. Em muitas articulações sinoviais, a membrana sinovial inclui acúmulos de tecido adiposo. O tecido adiposo varia quanto à sua espessura; as regiões mais espessas são denominadas **corpos adiposos articulares**. Um exemplo é o corpo adiposo infrapatelar no joelho (ver Figura 9.15C, D).

Uma pessoa com **hipermobilidade** apresenta maior extensabilidade em suas cápsulas articulares e ligamentos; o consequente aumento da amplitude de movimento lhes permite entreter os convidados de uma festa com atividades como encostar o polegar no punho e colocar os tornozelos ou cotovelos atrás do pescoço. Infelizmente, essas articulações flexíveis são estruturalmente menos estáveis e sofrem luxação com mais facilidade.

Líquido sinovial

A membrana sinovial secreta o **líquido sinovial**, que forma uma fina película sobre as superfícies no interior da cápsula articular. Esse líquido viscoso, claro ou amarelo-pálido foi assim denominado em virtude de sua aparência e consistência semelhantes às da clara de ovo crua. O líquido sinovial é composto de ácido hialurônico, secretado por células sinoviais na membrana sinovial, e de líquido intersticial filtrado do plasma sanguíneo. Suas funções incluem redução do atrito, lubrificando a articulação, e absorção de choques. O líquido sinovial também fornece oxigênio e nutrientes aos condrócitos da cartilagem articular e remove dióxido de carbono e escórias metabólicas (lembre-se de que a cartilagem é um tecido avascular, de modo que ela não possui vasos sanguíneos para realizar essas duas funções). O líquido sinovial também contém células fagocíticas, que removem micróbios e resíduos formados em consequência do desgaste normal da articulação. Quando uma articulação sinovial fica imobilizada por um período de tempo, o líquido torna-se muito viscoso (semelhante a um gel); entretanto, ao passo que o movimento da articulação aumenta, o líquido torna-se menos viscoso. Um dos benefícios do aquecimento antes do exercício consiste em estimular a produção e a secreção de líquido sinovial; dentro de certos limites, maior quantidade de líquido significa menos estresse sobre as articulações durante o exercício.

Estamos todos familiarizados com os sons de estalido quando determinadas articulações se movem, ou com os estalidos produzidos quando uma pessoa traciona os dedos da mão para "estalar" as articulações. De acordo com uma teoria, quando a cavidade articular se expande, a pressão no interior da cavidade diminui, criando um vácuo parcial. A sucção retira o dióxido de carbono e o oxigênio dos vasos sanguíneos da membrana sinovial, formando bolhas no líquido. Quando a articulação é fletida, o volume da cavidade diminui e a pressão aumenta; isso estoura as bolhas e cria o som de estalido ou estampido conforme os gases são levados de volta na solução.

Ligamentos acessórios, discos e lábios articulares

Muitas articulações sinoviais também contêm **ligamentos acessórios**, denominados ligamentos extracapsulares e ligamentos intracapsulares. Os *ligamentos extracapsulares* estão localizados fora da cápsula articular, como os ligamentos colaterais fibular e tibial da articulação do joelho (ver Figura 9.15A, E). Os *ligamentos intracapsulares* estão dentro da cápsula articular, porém são isolados da cavidade articular por pregas da membrana sinovial. Os ligamentos cruzados anterior e posterior da articulação do joelho são ligamentos intracapsulares (ver Figura 9.15A, H).

Algumas articulações sinoviais no corpo contêm **discos articulares**, estruturas de fibrocartilagem sem revestimento de membrana sinovial, que dividem a cavidade articular em duas cavidades menores (ver Figura 9.11C). Como veremos mais adiante, podem ocorrer movimentos separados nas duas cavidades, como as da articulação temporomandibular (ATM) (ver Seção 9.7). Perifericamente, os discos articulares estão fixados à membrana fibrosa. Em algumas articulações, discos incompletos, denominados **meniscos** articulares, dividem parcialmente a articulação (ver Figura 9.15C, D, G, H). Não confundir com os meniscos que você procura nos tubos de ensaio em laboratório, porque os meniscos articulares são discos em formato de lua crescente, que constituem características proeminentes da articulação do joelho. À semelhança dos discos articulares, durante o desenvolvimento, os meniscos são imprensados entre a membrana fibrosa e a membrana sinovial e se fixam fortemente à parte interna da membrana fibrosa. À medida que a articulação se torna funcional, a membrana sinovial é desgastada em sua superfície sempre que o menisco sofre um atrito considerável. Em seguida, a membrana sinovial de revestimento cessa na base do menisco e não continua em sua face articular. As funções dos meniscos não estão totalmente elucidadas; entretanto, sabe-se que incluem as seguintes: (1) absorver choques; (2) proporcionar melhor encaixe entre as superfícies articulares dos ossos; (3) proporcionar faces adaptáveis para movimentos combinados; (4) distribuir o peso sobre maior superfície de contato; e (5) distribuir o lubrificante sinovial pelas superfícies articulares dos ossos da articulação.

O **lábio** articular, que é proeminente nas articulações esferóideas do ombro e do quadril (ver Figuras 9.12C, D e 9.14D, E), é uma borda de tecido fibrocartilagíneo que se estende a partir da margem da cavidade da articulação. O lábio possui um formato triangular em corte transversal, e, conforme se projeta da margem da cavidade da articulação, ajuda a aprofundar a sua cavidade e aumenta a área de contato entre a cavidade e a superfície esferoidal da cabeça do úmero ou do fêmur.

Inervação e suprimento sanguíneo

Os nervos que inervam uma articulação são os mesmos que inervam os músculos esqueléticos que movimentam a articulação. As articulações sinoviais contêm muitas terminações nervosas que estão distribuídas pela cápsula articular e ligamentos associados. Algumas das terminações nervosas conduzem informações sobre a ocorrência de dor da articulação até a medula espinal e o encéfalo para processamento. Outras terminações nervosas respondem ao grau de movimento e estiramento de uma articulação, como, por exemplo, quando o médico percute o tendão infrapatelar para testar os reflexos. Essa informação também é retransmitida para a medula espinal e o encéfalo, que podem responder enviando impulsos por diferentes nervos até os músculos, de modo a ajustar os movimentos do corpo.

Embora muitos dos componentes das articulações sinoviais sejam avasculares, as artérias nas proximidades emitem numerosos ramos que penetram nos ligamentos e na cápsula articular para fornecer oxigênio e nutrientes. Ramos de várias artérias diferentes normalmente unem-se em torno de uma articulação sinovial antes de penetrar na cápsula articular. Os condrócitos na cartilagem articular recebem oxigênio e nutrientes pelo líquido sinovial, que deriva do sangue capilar. Todos os outros tecidos articulares são supridos diretamente por capilares. O dióxido de carbono e as escórias metabólicas passam dos condrócitos da cartilagem articular para o líquido sinovial e, em seguida, para os capilares linfáticos existentes nos tecidos adjacentes; o dióxido de carbono e as escórias metabólicas de todas as outras estruturas articulares passam diretamente para os capilares que drenam nas veias.

Bolsas e bainhas tendíneas

Os diversos movimentos do corpo criam atrito considerável entre as partes que se movimentam. Estruturas saciformes, denominadas **bolsas**, estão localizadas estrategicamente para aliviar o atrito em torno de algumas articulações, como as do ombro e do joelho (ver Figuras 9.12A-C e 9.15C-E). As bolsas não são estritamente partes das articulações sinoviais, porém assemelham-se a cápsulas articulares, visto que as suas paredes consistem em membrana fibrosa externa de tecido conjuntivo denso fino, revestido internamente por membrana sinovial. As bolsas são preenchidas com uma pequena quantidade de líquido semelhante ao líquido sinovial e estão localizadas entre a pele e o osso, entre tendões e ossos, entre músculos e ossos e entre ligamentos e ossos. As bolsas lubrificadas reduzem o atrito durante o movimento dessas partes adjacentes do corpo.

Estruturas denominadas bainhas tendíneas também reduzem o atrito nas articulações. As **bainhas tendíneas** ou *bainhas sinoviais* são bolsas tubulares que envolvem os tendões submetidos a atrito considerável em todos os lados quando passam por *túneis fibro-ósseos* (túneis formados por faixas de tecido conjuntivo e osso). As bainhas tendíneas protegem todos os lados do tendão contra o seu atrito dentro do túnel. O tendão do músculo bíceps braquial na articulação do ombro (ver Figura 9.12C) e os tendões do carpo, do tarso e dos dedos das mãos e dos pés são dois exemplos de tendões envolvidos por bainhas tendíneas.

CORRELAÇÃO CLÍNICA | Bursite

Uma inflamação aguda ou crônica de uma bolsa, denominada **bursite**, é habitualmente causada por irritação em consequência de esforço repetido e excessivo de uma articulação. A condição também pode ser provocada por traumatismo, infecção aguda ou crônica (incluindo sífilis e tuberculose) ou artrite reumatoide. Os sintomas consistem em dor, tumefação, hipersensibilidade e movimento limitado.

✓ TESTE RÁPIDO

6. Quais são as funções da cartilagem articular, do líquido sinovial e dos discos articulares?
7. Que tipos de sensação são percebidos nas articulações e qual a fonte de nutrição das articulações?
8. Em que aspectos as bolsas são semelhantes às cápsulas articulares? Em que aspectos são diferentes?

9.5 Tipos de movimentos nas articulações sinoviais

OBJETIVO

- Descrever os tipos de movimentos que ocorrem nas articulações sinoviais.

Os anatomistas, os fisioterapeutas e os cinesiologistas (profissionais que estudam a ciência do movimento humano e procuram maneiras de melhorar a eficiência e o desempenho do corpo humano no trabalho, nos esportes e nas atividades diárias) utilizam uma terminologia específica para designar os movimentos que podem ocorrer nas articulações sinoviais. Esses termos precisos podem indicar a forma do movimento, a direção do movimento ou a relação de uma parte do corpo com outra durante o movimento. Os movimentos nas articulações sinoviais são agrupados em quatro categorias principais: (1) deslizamento, (2) movimentos angulares, (3) rotação e (4) movimentos especiais, que ocorrem apenas em determinadas articulações.

Deslizamento

O **deslizamento** é um movimento simples, em que as faces quase planas do osso movem-se de um lado para outro e de anterior para posterior, uma em relação à outra (Figura 9.4). Não ocorre mudança significativa de ângulo entre os ossos. Os movimentos de deslizamento são de amplitude limitada, devido à cápsula articular e aos ligamentos e ossos associados; entretanto, esses movimentos de deslizamento também podem ser combinados com rotação. As articulações intercarpais e intertarsais são exemplos de articulações onde ocorrem movimentos de deslizamento.

Movimentos angulares

Nos **movimentos angulares**, ocorre aumento ou diminuição do ângulo entre os ossos da articulação. Os principais movimentos angulares são flexão, extensão, flexão lateral,

Figura 9.4 Movimentos de deslizamento nas articulações sinoviais.

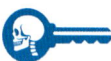 Os movimentos de deslizamento consistem em movimentos laterais e anterior para posterior.

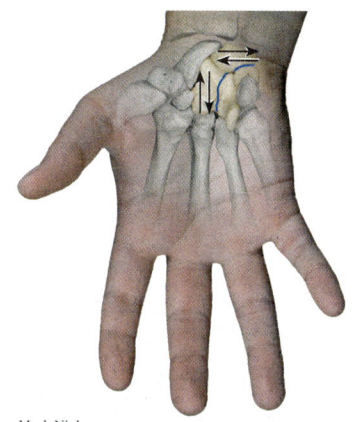

Mark Nielsen
Deslizamento entre os ossos carpais (setas)

? Que tipos de articulações sinoviais possibilitam a ocorrência de movimentos de deslizamento?

abdução, adução e cincundução. Esses movimentos são discutidos com relação ao corpo na posição anatômica (ver Figura 1.2).

Flexão, extensão, flexão lateral e hiperextensão

A flexão e a extensão são movimentos opostos. Na **flexão**, há uma redução no ângulo entre os ossos da articulação; na **extensão**, ocorre aumento no ângulo entre os ossos da articulação, frequentemente para restabelecer uma parte do corpo na posição anatômica depois de uma flexão (Figura 9.5). Ambos os movimentos ocorrem habitualmente ao longo do plano sagital. Todos os movimentos seguintes são exemplos de flexão (como provavelmente você já deve ter imaginado, a extensão é simplesmente o inverso desses movimentos):

- Inclinação da cabeça em direção ao tórax na articulação atlantoccipital, entre o atlas (C I) e o occipital do crânio, e nas sínfises intervertebrais cervicais, entre as vértebras cervicais (Figura 9.5A)
- Inclinação do tronco em direção às sínfises intervertebrais, como ao fazer abdominal

Figura 9.5 Movimentos angulares nas articulações sinoviais – flexão, extensão, hiperextensão e flexão lateral.

 Nos movimentos angulares, há aumento ou diminuição do ângulo entre os ossos da articulação.

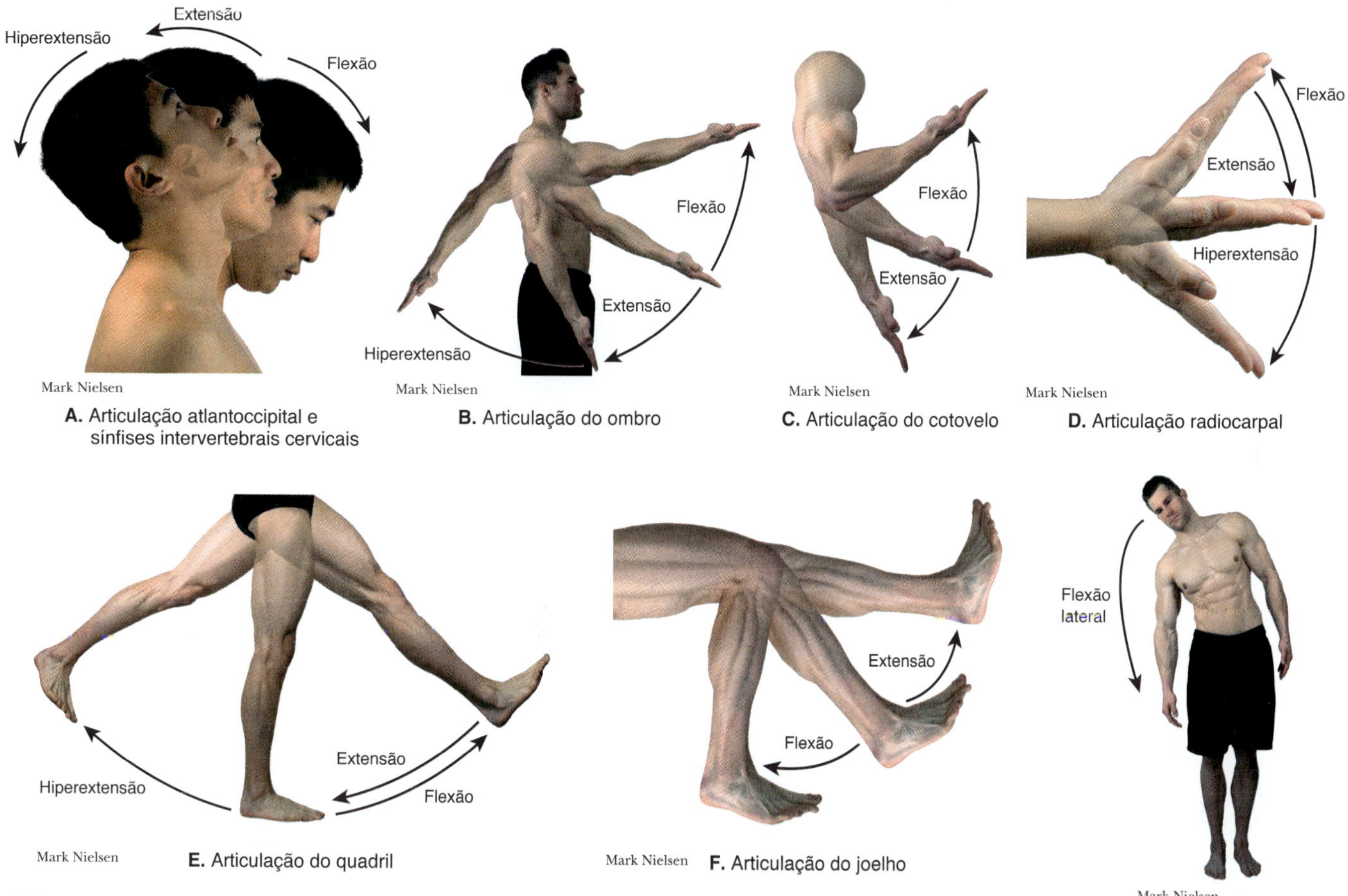

Mark Nielsen
A. Articulação atlantoccipital e sínfises intervertebrais cervicais

Mark Nielsen
B. Articulação do ombro

Mark Nielsen
C. Articulação do cotovelo

Mark Nielsen
D. Articulação radiocarpal

Mark Nielsen
E. Articulação do quadril

Mark Nielsen
F. Articulação do joelho

Mark Nielsen
G. Articulações intervertebrais

? Quais são os dois exemplos de flexão que não ocorrem ao longo do plano sagital?

- Movimento do úmero em direção à articulação do ombro, como na oscilação dos braços para a frente durante a marcha (Figura 9.5B)
- Movimento do antebraço em direção ao braço, na articulação do cotovelo, entre o úmero, a ulna e o rádio, isto é, dobrando o cotovelo (Figura 9.5C)
- Movimento da palma em direção ao antebraço, no carpo e na articulação radiocarpal, entre o rádio e os ossos carpais, como no movimento para cima no exercício de rosca de punho (Figura 9.5D)
- Inclinação dos dedos da mão nas articulações interfalângicas, entre as falanges, como fechar os dedos para cerrar o punho
- Movimento do fêmur para frente, na articulação do quadril, entre o fêmur e o osso do quadril, como na marcha (Figura 9.5E)
- Movimento do calcanhar em direção à nádega, na articulação do joelho, entre a tíbia, o fêmur e a patela, como ocorre na flexão do joelho (Figura 9.5F)

Embora a flexão e a extensão ocorram habitualmente ao longo do plano sagital, existem algumas exceções. Por exemplo, a flexão do polegar envolve o movimento do polegar medialmente de um lado a outro da palma, na articulação carpometacarpal, entre o trapézio e o osso metacarpal do polegar, como ao tocar com o polegar o lado oposto da palma (ver Figura 11.21A). Outro exemplo é o movimento do tronco lateralmente para a direita ou para a esquerda na cintura. Esse movimento, que ocorre ao longo do plano frontal e envolve as sínfises intervertebrais, é denominado **flexão lateral** (Figura 9.5G).

A continuação da extensão além da posição anatômica é denominada **hiperextensão**.* Exemplos de hiperextensão incluem:

- Inclinação da cabeça para trás, na articulação atlantoccipital e sínfises intervertebrais cervicais, como ao olhar para as estrelas (Figura 9.5A)
- Inclinação do tronco para trás nas sínfises intervertebrais, "como na flexão posterior"
- Movimento do úmero para trás, na articulação do ombro, como na oscilação dos braços para trás durante a marcha (Figura 9.5B)
- Movimento da palma para trás, na articulação radiocarpal, como na preparação para arremessar uma bola de basquete (Figura 9.5D)
- Movimento do fêmur para trás, na articulação do quadril, como na marcha (Figura 9.5E)

A hiperextensão dos gínglimos, como nas articulações do cotovelo, interfalângicas e do joelho, é habitualmente evitada pela disposição dos ligamentos e alinhamento anatômico dos ossos.

Abdução, adução e cincundução

A **abdução** é o movimento de um osso para longe da linha mediana, enquanto a **adução** ou é o movimento de um osso em direção à linha mediana. Ambos os movimentos habitualmente ocorrem ao longo do plano frontal. Exemplos de abdução incluem o movimento do úmero lateralmente na articulação do ombro, o movimento da palma lateralmente na articulação radiocarpal e o movimento do fêmur lateralmente na articulação do quadril (Figura 9.6A-C). O movimento que retorna cada uma dessas partes do corpo à posição anatômica, ou seja, em direção à linha mediana, é a adução (Figura 9.6A-C).

A linha mediana do corpo *não* é utilizada como ponto de referência para a abdução e a adução dos dedos. Na abdução dos dedos da mão (mas não do polegar), uma linha imaginária é traçada através do eixo longitudinal do dedo médio, e os dedos se afastam (separam-se) do dedo médio (Figura 9.6D). Na abdução do polegar, este se afasta da palma no plano sagital (ver Figura 11.21A). A abdução dos dedos do pé ocorre em relação a uma linha imaginária traçada pelo segundo dedo do pé. A adução dos dedos da mão e do pé os retorna à posição anatômica. A adução do polegar o move em direção à palma, no plano sagital (ver Figura 11.21A).

A **circundução** é o movimento da extremidade distal de uma parte do corpo fazendo um círculo (Figura 9.7). A circundução por si só não é um movimento isolado, porém uma sequência contínua de flexão, abdução, extensão, adução e rotação da articulação (ou na ordem inversa).

Figura 9.6 Movimentos angulares nas articulações sinoviais – abdução e adução.

🔑 A abdução e a adução ocorrem habitualmente ao longo do plano frontal.

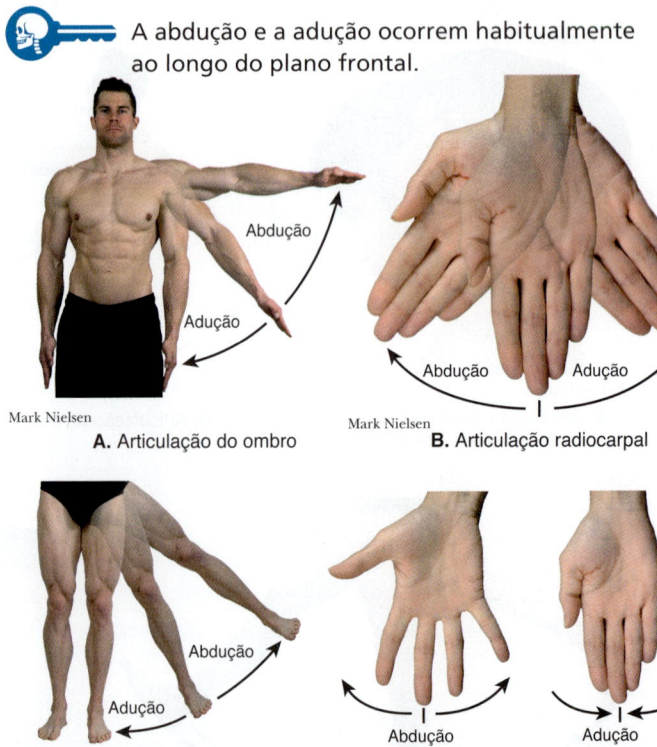

A. Articulação do ombro
B. Articulação radiocarpal
C. Articulação do quadril
D. Articulações metacarpofalângicas dos dedos da mão (não do polegar)

❓ Em que aspecto considerar a adução como "juntar os membros ao tronco" é uma maneira efetiva de aprender?

---

*N.R.T.: Hiperextensão é um termo utilizado somente na cinesiologia.

Figura 9.7 Movimentos angulares nas articulações sinoviais – circundução.

A circundução é o movimento da extremidade distal de uma parte do corpo em círculo.

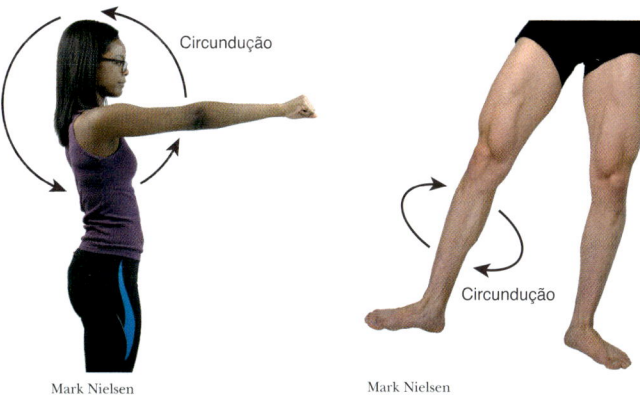

A. Articulação do ombro   **B.** Articulação do quadril

Que movimentos realizados em sequência contínua produzem a circundução?

A circundução não ocorre ao longo de um eixo ou plano separado de movimento. Exemplos de circundução são o movimento do úmero em círculo, na articulação do ombro (Figura 9.7A), o movimento da mão em círculo, na articulação radiocarpal, o movimento do polegar em círculo, na articulação carpometacarpal, o movimento dos dedos em círculo, nas articulações metacarpofalângicas (entre os ossos metacarpais e as falanges), e o movimento do fêmur em círculo, na articulação do quadril (Figura 9.7B). Tanto a articulação do ombro quanto a do quadril permitem a circundução. A flexão, a abdução, a extensão e a adução são mais limitadas nas articulações do quadril do que nas articulações do ombro, devido à tensão sobre determinados ligamentos e músculos e à profundidade do acetábulo na articulação do quadril (ver Expos 9.B e 9.D).

Rotação

Na **rotação**, um osso gira em torno de seu próprio eixo longitudinal. Um exemplo é rodar a cabeça de um lado para outro na articulação atlantoaxial (entre o atlas e o áxis) quando balançamos a cabeça para dizer "não" (Figura 9.8A). Outro exemplo é a rotação do tronco de um lado para outro nas sínfises intervertebrais, enquanto os quadris e os membros inferiores são mantidos na posição anatômica. Nos membros, a rotação é definida em relação à linha mediana, e são utilizados termos específicos de qualificação. Se a face anterior de um osso do membro é rodada em direção à linha mediana, o movimento é denominado *rotação medial*. Você pode rodar medialmente o úmero na articulação do ombro da seguinte maneira: começando na posição anatômica, flexione a articulação do cotovelo e, em seguida, movimente a palma em direção ao tórax (Figura 9.8B). Para a rotação medial do fêmur na articulação do quadril, deite de costas, flexione as articulações dos joelhos e, em seguida, movimente a coxa e o pé lateralmente a partir da linha mediana. Embora esteja movimentando o membro inferior e o pé lateralmente, o fêmur está rodando medialmente (Figura 9.8C). Você pode produzir uma rotação medial da coxa na articulação do joelho sentando em uma cadeira, flexionando o joelho, elevando o membro inferior do solo e rodando medialmente os dedos do pé. Se a face anterior do osso de um membro for rodada para longe da linha mediana, o movimento é denominado *rotação lateral* (ver Figura 9.8B, C).

Movimentos especiais

Os **movimentos especiais** só ocorrem em determinadas articulações. Incluem elevação, abaixamento, protração, retração, inversão, eversão, dorsiflexão, flexão plantar, supinação, pronação e oposição (Figura 9.9):

- A **elevação** é um movimento superior de uma parte do corpo, como no fechamento da boca, na articulação temporomandibular (entre a mandíbula e o temporal)

Figura 9.8 Rotação nas articulações sinoviais.

Na rotação, o osso roda em torno de seu próprio eixo longitudinal.

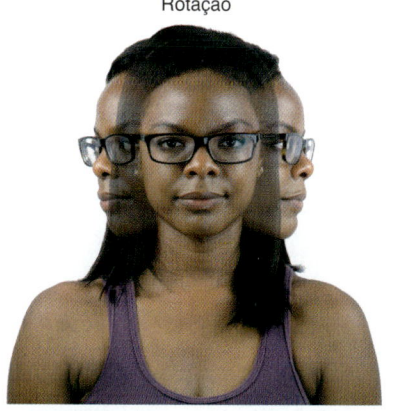
A. Articulação atlantoaxial

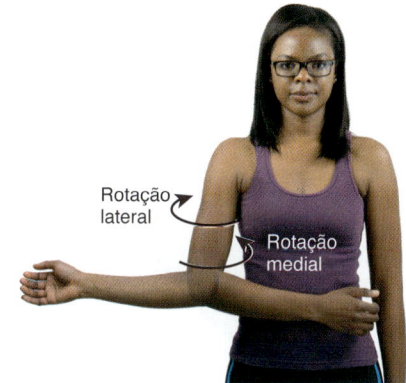
B. Articulação do ombro

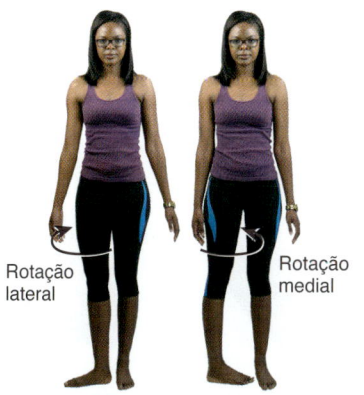
C. Articulação do quadril

Qual é a diferença entre rotação medial e rotação lateral?

para elevar a mandíbula (Figura 9.9A), ou o encolher dos ombros, na articulação acromioclavicular, para elevar a escápula e a clavícula. Seu movimento oposto é o abaixamento. Outros ossos que podem ser elevados (ou abaixados) incluem o hioide e as costelas

- O **abaixamento** é um movimento inferior de uma parte do corpo, como a abertura da boca para abaixar a mandíbula (Figura 9.9B) ou o retorno dos ombros encolhidos à posição anatômica para abaixar a escápula e a clavícula
- A **protração** é um movimento de uma parte do corpo anteriormente, no plano transverso. O movimento oposto é a retração. Podemos protrair a mandíbula, na articulação temporomandibular, projetando-a para fora (Figura 9.9C), ou protrair as clavículas nas articulações acromioclavicular e esternoclavicular ao cruzar os braços
- A **retração** é um movimento de uma parte protraída do corpo de volta à posição anatômica (Figura 9.9D)
- A **inversão** é um movimento da planta do pé em sentido da linha sagital mediana nas articulações intertarsais (entre os ossos tarsais) (Figura 9.9E). O movimento oposto é a eversão
- A **eversão** é um movimento da planta do pé em sentido oposto à linha sagital mediana nas articulações intertarsais (Figura 9.9F)
- A **dorsiflexão** refere-se à flexão do pé, na articulação talocrural (entre a tíbia, a fíbula e o tálus) na direção do dorso (face superior) (Figura 9.9G). A dorsiflexão ocorre quando ficamos de pé sobre os calcanhares. O seu movimento oposto é a flexão plantar
- A **flexão plantar** envolve a flexão do pé na articulação talocrural, na direção da face plantar ou inferior (ver Figura 9.9G), quando elevamos o corpo ao ficar nas pontas dos pés
- A **supinação** é um movimento do antebraço nas articulações radiulnares proximal e distal, em que a palma é girada anteriormente (Figura 9.9H). Essa posição das palmas é uma das características de definição da posição anatômica. O seu movimento oposto é a pronação
- A **pronação** é um movimento do antebraço nas articulações radiulnares proximal e distal, em que a extremidade distal do rádio cruza a extremidade distal da ulna, e a palma é rodada posteriormente (Figura 9.9H)
- A **oposição** é um movimento do polegar, na articulação carpometacarpal (entre o trapézio e o osso metacarpal do polegar), em que o polegar se move de um lado a outro da palma até tocar as pontas dos dedos da mesma mão (Figura 9.9I). Esse movimento de "oposição do polegar" possibilita o movimento distinto dos dedos, que confere aos seres humanos e a outros primatas a capacidade de agarrar e de manipular objetos com muita precisão.

A Tabela 9.1 fornece um resumo dos movimentos que ocorrem nas articulações sinoviais.

✓ **TESTE RÁPIDO**

9. Quais são as quatro categorias principais de movimentos que ocorrem nas articulações sinoviais?
10. Sozinho ou com uma outra pessoa, demonstre cada um dos movimentos listados na Tabela 9.1.

9.6 Tipos de articulações sinoviais

OBJETIVO
- Descrever os seis subtipos de articulações sinoviais.

Embora todas as articulações sinoviais compartilhem muitas características, as formas das faces articulares diferem; em

Figura 9.9 Movimentos especiais nas articulações sinoviais.

🔑 Os movimentos especiais só ocorrem em determinadas articulações sinoviais.

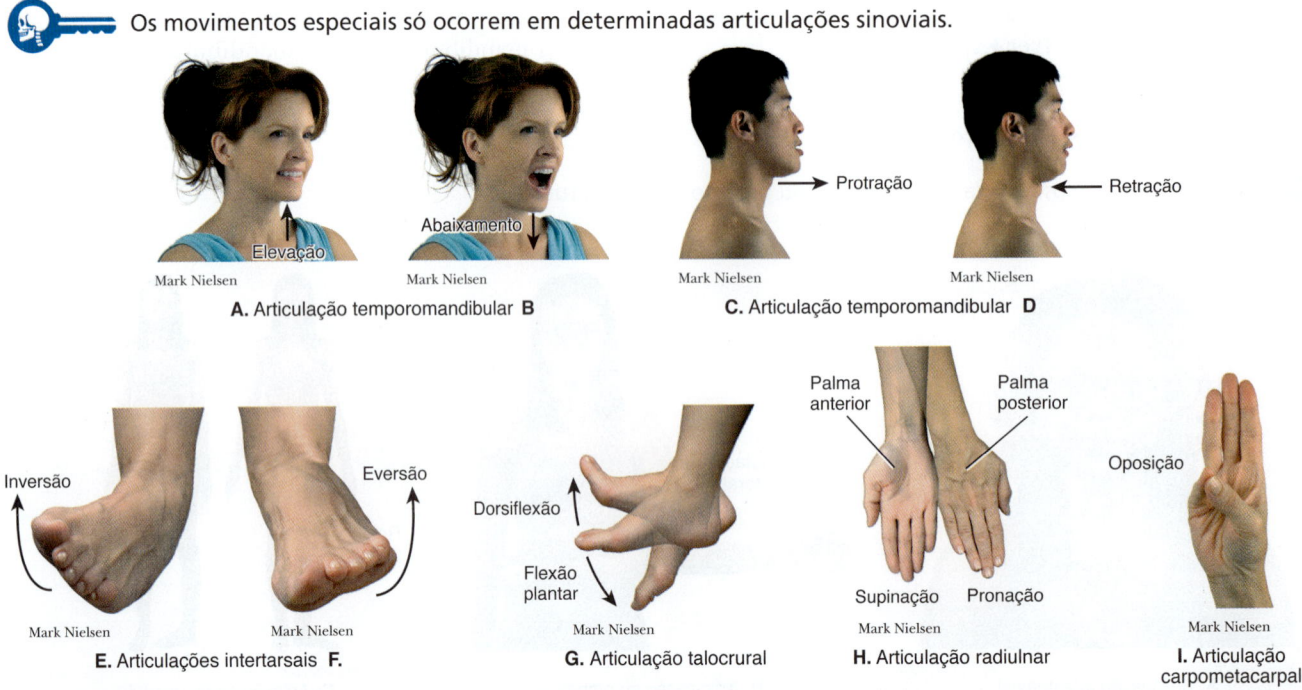

A. Articulação temporomandibular B.
C. Articulação temporomandibular D.
E. Articulações intertarsais F.
G. Articulação talocrural
H. Articulação radiulnar
I. Articulação carpometacarpal

❓ Que movimento do cíngulo do membro superior ocorre quando levamos os braços para a frente até os cotovelos se tocarem?

TABELA 9.1
Resumo dos movimentos nas articulações sinoviais.

MOVIMENTO	DESCRIÇÃO	MOVIMENTO	DESCRIÇÃO
Deslizamento	Movimento das faces relativamente planas de um osso para frente e para trás e de um lado para outro, umas sobre as outras; ocorre pouca mudança no ângulo entre os ossos	Rotação	Movimento de um osso em torno de seu eixo longitudinal; nos membros, pode ser medial (em direção à linha mediana) ou lateral (para longe da linha mediana)
Angular	Aumento ou diminuição do ângulo entre os ossos	Especial	Ocorre em articulações específicas
		Elevação	Movimento superior de uma parte do corpo
Flexão	Diminuição do ângulo entre os ossos da articulação, habitualmente no plano sagital	Abaixamento	Movimento inferior de uma parte do corpo
		Protração	Movimento anterior de uma parte do corpo no plano transverso
Flexão lateral	Movimento do tronco no plano frontal		
Extensão	Aumento do ângulo entre os ossos da articulação, habitualmente no plano sagital	Retração	Movimento posterior de uma parte do corpo no plano transverso
Hiperextensão	Extensão além da posição anatômica	Inversão	Movimento medial da planta do pé
Abdução	Movimento de um osso para longe da linha mediana, habitualmente no plano frontal	Eversão	Movimento lateral da planta do pé
		Dorsiflexão	Flexão do pé em direção ao dorso (face superior)
		Flexão plantar	Flexão do pé na direção da face plantar (planta)
Adução	Movimento de um osso em direção à linha mediana, habitualmente no plano frontal	Supinação	Movimento do antebraço que roda a palma anteriormente
Circundução	Flexão, abdução, extensão, adução e rotação em sequência (ou na ordem oposta); a extremidade distal de uma parte do corpo move-se em círculo	Pronação	Movimento do antebraço que roda a palma posteriormente
		Oposição	Movimento do polegar de um lado a outro da palma até tocar as pontas dos dedos na mesma mão

CORRELAÇÃO CLÍNICA | Ruptura do menisco e artroscopia

A lesão dos meniscos no joelho, comumente denominada **ruptura do menisco**, ocorre frequentemente entre atletas. Essa cartilagem lesionada começa a se desgastar, podendo levar ao desenvolvimento de artrite, a não ser que a cartilagem danificada seja tratada cirurgicamente. Há alguns anos, quando um paciente sofria ruptura do menisco, todo o menisco era retirado por um procedimento denominado *meniscectomia*. O problema era que, com o passar do tempo, a cartilagem articular se desgastava mais rapidamente. Atualmente, os cirurgiões realizam uma meniscectomia parcial, em que apenas o segmento lacerado do menisco é retirado. O reparo cirúrgico da ruptura do menisco pode ser auxiliado por **artroscopia**. Esse procedimento minimamente invasivo inclui o exame do interior de uma articulação, habitualmente do joelho, com um artroscópio, uma câmera de fibra óptica iluminada, da espessura de um lápis, para visualizar a natureza e a extensão do dano. A artroscopia também é usada para monitorar a progressão da doença e os efeitos da terapia. A inserção de instrumentos cirúrgicos através de outras incisões também permite ao médico retirar a cartilagem lacerada e proceder ao reparo dos ligamentos cruzados lesionados na articulação do joelho; obter amostras de tecidos para análise; e realizar uma cirurgia em outras articulações, como as do ombro, do cotovelo, talocrural e radiocarpal.

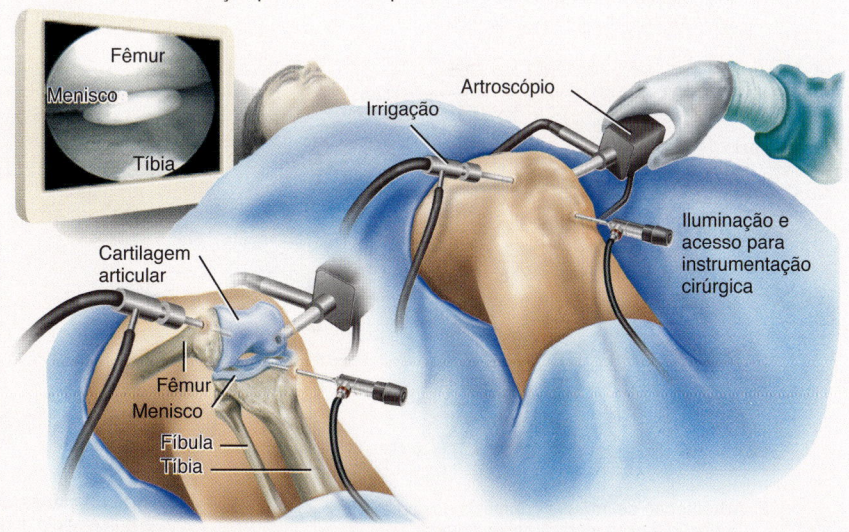

consequência, muitos tipos de movimentos tornam-se possíveis. Na maioria dos movimentos articulares, um osso permanece em posição fixa, enquanto o outro se movimenta em torno de um eixo. As articulações sinoviais são divididas em seis categorias, com base no tipo de movimento: articulações planas, gínglimo, trocóidea, elipsóidea, selar e esferóidea.

Articulações planas

As faces articulares dos ossos em uma **articulação plana** são planas ou ligeiramente encurvadas (Figura 9.10A). As articulações planas possibilitam principalmente movimentos de frente para trás e de um lado para outro entre as faces planas

Figura 9.10 Tipos de articulações sinoviais. Para cada tipo, são mostrados um desenho da articulação real e um diagrama simplificado.

 As articulações sinoviais são classificadas em seis tipos principais, com base nas formas das faces articulares dos ossos.

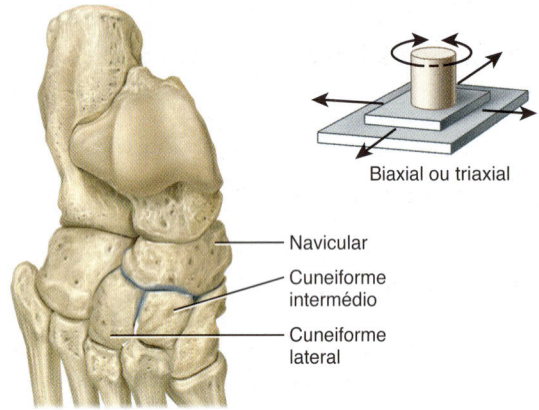

A. Articulação plana entre o navicular e os cuneiformes intermédio e lateral do tarso no pé

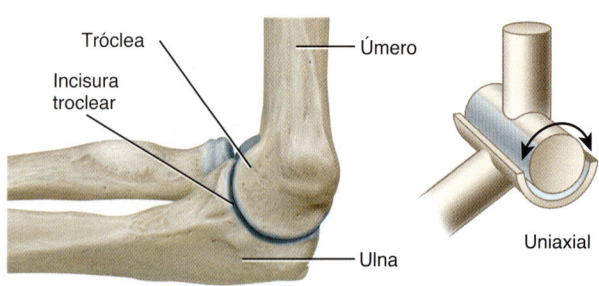

B. Gínglimo entre a tróclea do úmero e a incisura troclear da ulna na articulação do cotovelo

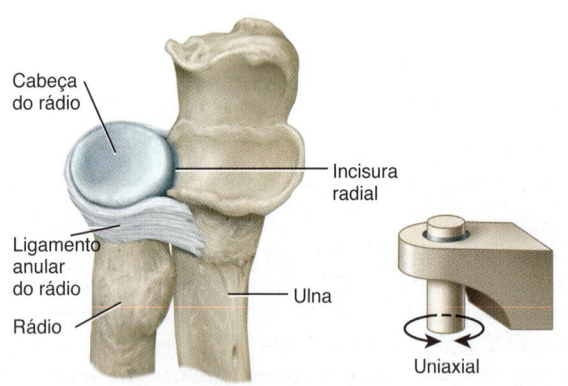

C. Articulação trocóidea entre a cabeça do rádio e a incisura radial da ulna

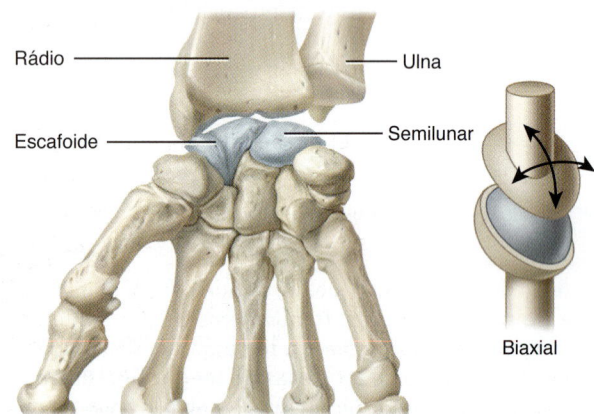

D. Articulação elipsóidea entre o rádio e o escafoide e o semilunar do carpo (punho)

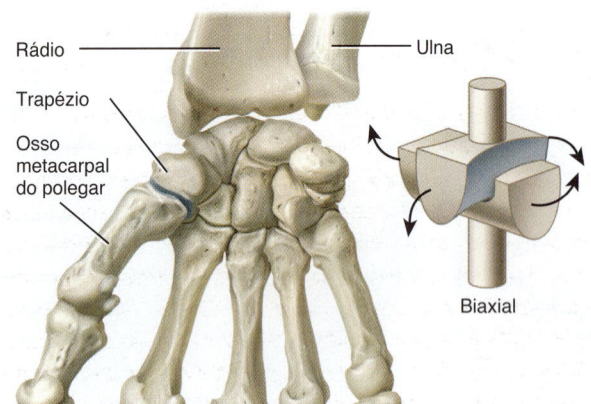

E. Articulação selar entre o trapézio do carpo (punho) e o osso metacarpal do polegar

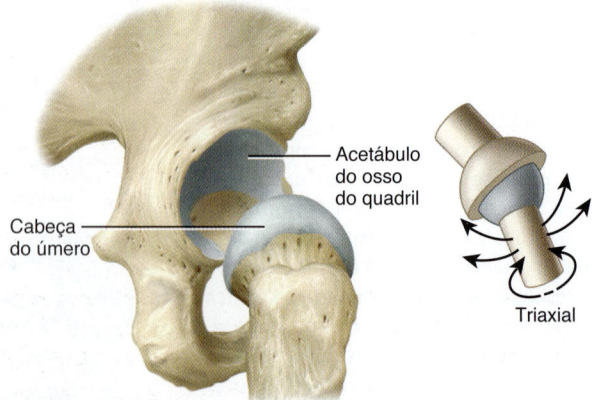

F. Articulação esferóidea entre a cabeça do fêmur e o acetábulo do osso do quadril

? Cite alguns exemplos de articulação trocóidea (além daquela mostrada nesta figura).

dos ossos; entretanto, podem também sofrer rotação umas contra as outras. Muitas articulações planas são *biaxiais*, o que significa que elas permitem um movimento em dois eixos. Um *eixo* é uma linha reta em torno da qual um osso roda (faz um círculo) ou desliza. Se uma articulação plana sofrer rotação além de deslizar, ela é *triaxial* (*multiaxial*), possibilitando o movimento em três eixos. Alguns exemplos de articulações planas incluem as articulações intercarpais (entre os ossos carpais no carpo), as articulações intertarsais (entre os ossos tarsais no tarso), as articulações esternoclaviculares (entre o manúbrio do esterno e a clavícula), as articulações acromioclaviculares (entre o acrômio da escápula e a clavícula), as articulações esternocostais (entre o esterno e as extremidades das cartilagens costais nas pontas do segundo ao sétimo pares de costelas) e as articulações costovertebrais (entre as cabeças e os tubérculos das costelas e os corpos e processos transversos das vértebras torácicas).

Gínglimo

No **gínglimo**, a face convexa do osso encaixa-se na face côncava de outro osso (Figura 9.10B). Como o próprio nome indica, os gínglimos produzem um movimento angular de abrir e fechar, como aquele de uma porta articulada. Os gínglimos são *uniaxiais* (*monoaxiais*), visto que eles normalmente possibilitam um movimento em torno de um único eixo. Os gínglimos possibilitam apenas a flexão e extensão. Entre os exemplos de gínglimos destacam-se as articulações do joelho (na realidade, trata-se de um gínglimo modificado, que será descrito posteriormente; ver Expo 9.E), do cotovelo, talocrural e interfalângicas (entre as falanges dos dedos da mão e dos pés).

Articulações trocóideas

Na **articulação trocóidea**, a face arredondada ou pontiaguda de um osso articula-se com um anel formado, em parte, por outro osso e, em parte, por um ligamento (Figura 9.10C). Uma articulação trocóidea é *uniaxial*, visto que ela possibilita a rotação apenas em torno de seu próprio eixo longitudinal. Exemplos de articulações trocóideas são as articulações atlantoaxiais, em que o atlas roda em torno do áxis e possibilita o movimento da cabeça de um lado para outro, quando queremos dizer "não" (ver Figura 9.8A), e a articulação radiulnar, que permite a rotação anterior e posterior das palmas, conforme a cabeça do rádio roda em torno de seu eixo longo na incisura radial da ulna (ver Figura 9.9H).

Articulações elipsóideas

Na **articulação elipsóidea**, a projeção oval convexa de um osso encaixa-se na depressão oval de outro osso (Figura 9.10D). Uma articulação elipsóidea é *biaxial*, visto que o movimento que ela possibilita ocorre em torno de dois eixos (flexão-extensão e abdução-adução), juntamente com circundução limitada (lembre-se de que a circundução não é um movimento isolado). Exemplos de articulações elipsóideas são as articulações radiocarpal e metacarpofalângica (entre os ossos metacarpais e as falanges proximais), do indicador e dos dedos médio, anular e mínimo.

Articulações selares

Na **articulação selar**, a face articular de um osso tem o formado de uma sela, enquanto a face articular do outro osso encaixa-se na "sela", como um cavaleiro sentado o faria (Figura 9.10E). Os movimentos em uma articulação selar são iguais aos de uma articulação elipsóidea: *biaxial* (flexão-extensão e abdução-adução), juntamente com circundução limitada. Um exemplo de articulação selar é a articulação carpometacarpal entre o osso trapézio do carpo e o primeiro osso metacarpal.

Articulações esferóideas

Uma **articulação esferóidea** consiste na face em forma de bola de um osso que se encaixa na depressão caliciforme de outro osso (Figura 9.10F). Essas articulações são *triaxiais* (*multiaxiais*), permitindo movimentos em torno de três eixos (flexão-extensão, abdução-adução e rotação). Exemplos de articulações esferóideas são as do ombro e do quadril. Na articulação do ombro, a cabeça do úmero encaixa-se na cavidade glenoidal da escápula. Na articulação do quadril, a cabeça do fêmur encaixa-se no acetábulo do osso do quadril.

A Tabela 9.2 fornece um resumo das categorias estruturais e funcionais das articulações.

✓ TESTE RÁPIDO
11. Que tipos de articulações são uniaxiais, biaxiais e triaxiais?

9.7 Fatores que afetam o contato e a amplitude de movimento nas articulações sinoviais

OBJETIVO
- Descrever seis fatores que influenciam o tipo de movimento e a amplitude de movimento possível em uma articulação sinovial.

As faces articulares das articulações sinoviais fazem contato umas com as outras e determinam o tipo e a amplitude possível de movimento. A **amplitude de movimento (ADM)** refere-se à amplitude, medida em graus de um círculo, através da qual os ossos de uma articulação podem ser movidos. Os seguintes fatores contribuem para manter as faces articulares em contato e afetar a amplitude de movimento:

1. *Estrutura ou formato dos ossos da articulação.* A estrutura ou o formato dos ossos da articulação determinam o grau de precisão com o qual podem se encaixar. As faces articulares de alguns ossos possuem uma relação complementar. Essa relação espacial é muito evidente na articulação do quadril, em que a cabeça do fêmur articula-se com o acetábulo do osso do quadril. Um encaixe de engate possibilita um movimento de rotação.
2. *Resistência e tensão dos ligamentos da articulação.* Os diferentes componentes de uma cápsula fibrosa ficam tensos ou retesados apenas quando a articulação está em determinadas posições. Os ligamentos tensos não apenas restringem a amplitude de movimento, mas também direcionam o movimento dos ossos da articulação um em relação ao outro. Por exemplo, na articulação do joelho, o ligamento cruzado anterior é retesado, enquanto o ligamento cruzado posterior está frouxo quando o joelho é estendido, ocorrendo o inverso quando o joelho está fletido.
3. *Disposição e tensão dos músculos.* A tensão muscular reforça a restrição imposta a uma articulação por seus

TABELA 9.2
Resumo da classificação estrutural e funcional das articulações.

CLASSIFICAÇÃO ESTRUTURAL	DESCRIÇÃO	CLASSIFICAÇÃO FUNCIONAL	EXEMPLO
FIBROSA	Sem cavidade articular; os ossos da articulação são mantidos unidos por tecido conjuntivo fibroso		
Sutura	Ossos da articulação unidos por uma fina camada de tecido conjuntivo denso não modelado, encontrada entre os ossos do crânio; com o avanço da idade, algumas suturas são substituídas por sinostose (fusão de ossos separados do crânio em um único osso)	Sinartrose (imóvel) e anfiartrose (ligeiramente móvel)	Sutura coronal
Sindesmose	Ossos da articulação unidos por tecido conjuntivo mais denso não modelado, habitualmente um ligamento	Anfiartrose (ligeiramente móvel)	Sindesmose tibiofibular distal
Membrana interóssea	Ossos da articulação unidos por uma lâmina substancial de tecido conjuntivo denso não modelado	Anfiartrose	Entre a tíbia e a fíbula
CARTILAGÍNEA	Sem cavidade articular; ossos da articulação unidos por cartilagem hialina ou fibrocartilagem		
Sincondrose	Material de conexão: cartilagem hialina	Anfiartrose (ligeiramente móvel) a sinartrose (imóvel)	Entre a primeira costela e o manúbrio do esterno
Sínfise	Material de conexão: disco largo e plano de fibrocartilagem	Anfiartrose (ligeiramente móvel)	Sínfise púbica e sínfises intervertebrais
Cartilagem epifisial	Cartilagem hialina como centro de crescimento, não é uma articulação móvel	Sinartrose (imóvel)	Lâmina epifisial entre a diáfise e a epífise de um osso longo
SINOVIAL	Caracterizada por uma cavidade articular, uma cartilagem articular e uma cápsula articular; pode conter ligamentos acessórios, discos articulares e bolsas		
Plana	As faces articuladas são planas ou ligeiramente encurvadas	Muitas diartroses biaxiais (livremente móveis): movimentos para frente e para trás e de um lado para outro. Algumas diartroses triaxiais: movimento para frente e para trás, de um lado para o outro e rotação	Articulações intercarpal, intertarsal, esternocostal (entre o esterno e o segundo ao sétimo pares de costelas) e costovertebrais
Gínglimo	A face convexa encaixa-se em uma face côncava	Diartrose uniaxial: flexão-extensão	Articulações do joelho (gínglimo modificado), do cotovelo, talocrural e interfalângicas
Trocóidea	A face arredondada ou pontiaguda encaixa-se em um anel formado, em parte, por osso e, em parte, por ligamento	Diartrose uniaxial: rotação	Articulações atlantoaxial e radiulnares
Elipsóidea	A projeção oval encaixa-se em uma depressão oval	Diartrose biaxial: flexão-extensão, abdução-adução	Articulações radiocarpais e metacarpofalângicas
Selar	A face articular de um osso tem o formato de uma sela, enquanto a face articular do outro osso apoia-se na sela	Diartrose biaxial: flexão-extensão, abdução-adução	Articulação carpometacarpal entre o trapézio e o osso metacarpal do polegar
Esferóidea	A face esferóidea encaixa-se em uma depressão caliciforme	Diartrose triaxial: flexão-extensão, abdução-adução, rotação	Articulações do ombro e do quadril

ligamentos e, por conseguinte, restringe o movimento. Um bom exemplo do efeito da tensão muscular sobre uma articulação é observado na articulação do quadril. Quando a coxa está fixa com o joelho em extensão, a flexão da articulação do quadril é limitada pela tensão dos músculos isquiotibiais sobre a face posterior da coxa, de modo que a maioria das pessoas não consegue elevar uma perna reta em um ângulo de mais de 90° em relação ao chão. Entretanto, se o joelho também estiver fletido, a tensão nos músculos isquiotibiais é reduzida, e a coxa pode ser mais elevada, permitindo que a coxa toque o tórax (a não ser, naturalmente, que o abdome impeça).

4. *Contato de partes moles.* O ponto em que uma superfície do corpo entra em contato com outra pode limitar a mobilidade. Por exemplo, se flexionamos o braço na articulação do cotovelo, não poderemos movê-lo além do ponto em que a face anterior do antebraço entra em contato com o músculo bíceps braquial do braço, comprimindo-o. O movimento da articulação também pode ser restringido pela presença de tecido adiposo (como no exemplo já citado do abdome).

5. *Hormônios.* A flexibilidade das articulações também pode ser afetada por hormônios. Por exemplo, a relaxina, um hormônio produzido pela placenta e pelos ovários, aumenta a flexibilidade da fibrocartilagem da sínfise púbica e afrouxa os ligamentos entre o sacro e a articulação do quadril próximo ao final da gestação. Essas alterações possibilitam a expansão da abertura inferior da pelve, que auxilia no parto do recém-nascido.
6. *Desuso.* O movimento em uma articulação pode ser restrito se esta articulação não for usada por um longo período de tempo. Por exemplo, se a articulação do cotovelo for imobilizada, a amplitude de movimento na articulação pode ser limitada durante um certo ponto após a remoção do gesso. O desuso também pode resultar em diminuição da quantidade de líquido sinovial, redução da flexibilidade dos ligamentos e tendões e atrofia muscular, a redução no tamanho ou emaciação de um músculo.

✓ TESTE RÁPIDO

12. Como a resistência e a tensão dos ligamentos determinam a amplitude de movimento?

9.8 Articulações selecionadas do corpo

● OBJETIVO

- Identificar as principais articulações do corpo de acordo com a sua localização, classificação e movimentos.

Nos Capítulos 7 e 8, discutimos os principais ossos e seus acidentes anatômicos. Neste capítulo, iremos examinar como as articulações são classificadas de acordo com a sua estrutura e função, e descreveremos os movimentos que ocorrem nas articulações. A Tabela 9.3 (articulações selecionadas do esqueleto axial) e a Tabela 9.4 (articulações selecionadas do esqueleto apendicular) irão ajudar a integrar as informações que você reuniu nesses três capítulos. Essas tabelas fornecem uma lista de algumas das principais articulações do corpo, de acordo com seus componentes articulares (os ossos que entram na sua formação), a sua classificação estrutural e funcional e o(s) tipo(s) de movimento(s) que ocorre(m) em cada articulação.

A seguir, em uma série de Expos, examinaremos detalhadamente seis articulações selecionadas do corpo. Cada Expo descreve uma articulação sinovial específica e contém (1) uma definição – uma descrição do tipo de articulação e dos ossos que formam a articulação; (2) os componentes anatômicos – uma descrição dos principais ligamentos de conexão, do disco articular (quando presente) da cápsula articular e de outras características diferenciais da articulação; e (3) os possíveis movimentos da articulação. São também incluídas Correlações clínicas, e cada Expo fornece uma figura que ilustra a articulação. As articulações descritas são a articulação temporomandibular (ATM), a articulação do ombro (glenoumeral), a articulação do cotovelo, a articulação do quadril, a articulação do joelho (tibiofemoral) e a articulação talocrural. Como essas articulações são descritas nas Expos 9.A a 9.F (Figuras 9.11 a 9.16), não estão incluídas nas Tabelas 9.3 e 9.4.

✓ TESTE RÁPIDO

13. Utilizando as Tabelas 9.3 e 9.4 como guia, identifique apenas as articulações cartilagíneas.

CORRELAÇÃO CLÍNICA | *Reumatismo e artrite*

Reumatismo é qualquer distúrbio doloroso das estruturas de sustentação do corpo – ossos, ligamentos, tendões ou músculos –, que não seja causado por infecção ou lesão. A artrite é uma forma de reumatismo, em que as articulações estão intumescidas, rígidas e dolorosas. Nos EUA, acomete cerca de 45 milhões de pessoas e constitui a principal causa de incapacidade física entre adultos com mais de 65 anos de idade. A **osteoartrite (OA)** é uma doença articular degenerativa, em que ocorre perda gradual da cartilagem articular. Resulta de uma combinação de envelhecimento, obesidade, irritação das articulações, fraqueza muscular, desgaste e abrasão. A osteoartrite, comumente conhecida como artrite degenerativa, constitui o tipo mais comum de artrite e a razão mais comum para artroplastia de quadril e joelho. Na **gota**, que é uma forma de artrite, ocorre depósito de cristais de urato de sódio nos tecidos moles das articulações. A artrite gotosa afeta mais frequentemente as articulações dos pés, particularmente na base do hálux. Os cristais irritam e provocam erosão da cartilagem, causando inflamação, tumefação e dor aguda.

A **artrite reumatoide (AR)** é uma doença autoimune, em que o sistema imune do corpo ataca seus próprios tecidos – neste caso, os revestimentos da própria cartilagem e articulações. A AR caracteriza-se por inflamação da articulação, que provoca tumefação, dor e perda da função (Figuras A e B). Conforme assinalado anteriormente, essa forma de artrite é habitualmente de ocorrência bilateral: se um punho for afetado, o outro também tem probabilidade de ser acometido, embora frequentemente não o seja no mesmo grau.

O principal sintoma da AR consiste em inflamação da membrana sinovial. Sem tratamento, ocorre espessamento da membrana, e há acúmulo de líquido sinovial. A pressão resultante provoca dor e hipersensibilidade. Em seguida, a membrana produz um tecido de granulação anormal, denominado *pannus* ou pano, que adere à superfície da cartilagem articular e, algumas vezes, provoca erosão completa da cartilagem. Quando a cartilagem é destruída, o tecido fibroso une-se às extremidades ósseas expostas. O tecido fibroso ossifica e funde-se com a articulação, tornando-a imóvel – o efeito incapacitante final da artrite reumatoide. O crescimento do tecido de granulação provoca distorção dos dedos da mão, que caracteriza as mãos das pessoas que sofrem de AR.

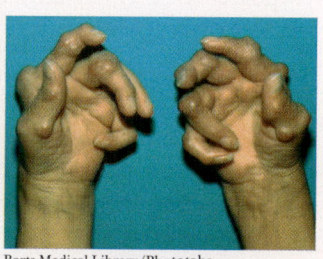

A. Fotografia com raios gama de articulações edemaciadas (manchas brilhantes) devido à AR

B. Fotografia de um indivíduo com AR grave

TABELA 9.3
Articulações selecionadas do esqueleto axial.

ARTICULAÇÃO	COMPONENTES ARTICULARES	CLASSIFICAÇÃO	MOVIMENTOS
Sutura	Entre os ossos do crânio	*Estrutural:* fibrosa *Funcional:* ligeiramente móvel ou fixa	Discretos
Atlantoccipital	Entre as faces articulares superiores do atlas e os côndilos occipitais	*Estrutura:* sinovial (elipsóidea) *Funcional:* livremente móvel	Flexão e extensão da cabeça e flexão lateral ligeira da cabeça para os dois lados
Atlantoaxial	(1) Entre o dente do áxis e o arco anterior do atlas e (2) Entre as massas laterais do atlas e áxis	*Estrutural:* sinovial (trocóidea) entre o dente do áxis e o arco anterior e sinovial (plana) entre as massas laterais *Funcional:* livremente móvel	Rotação da cabeça
Intervertebral	(1) Entre os corpos vertebrais e (2) Entre os arcos vertebrais	*Estrutural:* cartilagínea (sínfise) entre os corpos vertebrais e sinovial (plana) entre os arcos vertebrais *Funcional:* ligeiramente móvel entre os corpos vertebrais e livremente móvel entre os arcos vertebrais	Flexão, extensão, flexão lateral e rotação da coluna vertebral
Costovertebral	(1) Entre as faces articulares das cabeças das costelas e fóveas costais dos corpos das vértebras torácicas adjacentes e discos intervertebrais entre elas e (2) Entre a parte articular dos tubérculos das costelas e fóveas costais dos processos transversos das vértebras torácicas	*Estrutural:* sinovial (plana) *Funcional:* livremente móvel	Leve deslizamento
Esternocostal	Entre o esterno e os primeiros sete pares de costelas	*Estrutural:* cartilagínea (sincondrose) entre o esterno e o primeiro par de costelas, e sinovial (plana) entre o esterno e o segundo ao sétimo pares de costelas *Funcional:* imóvel entre o esterno e o primeiro par de costelas e livremente móvel entre o esterno e o segundo ao sétimo pares de costelas	Nenhum movimento entre o esterno e o primeiro par de costelas; deslizamento leve entre o esterno e o segundo ao sétimo pares de costelas
Lombossacral	(1) Entre o corpo da quinta vértebra lombar e a base do sacro e (2) Entre as faces articulares inferiores da quinta vértebra lombar e faces articulares superiores da primeira vértebra do sacro	*Estrutural:* cartilagínea (sínfise) entre o corpo de vértebra e a base do sacro e sinovial (plana) entre as faces articulares *Funcional:* ligeiramente móvel entre o corpo e a base e livremente móvel entre as faces articulares	Flexão, extensão, flexão lateral e rotação da coluna vertebral

TABELA 9.4
Articulações selecionadas do esqueleto apendicular.

ARTICULAÇÃO	COMPONENTES ARTICULARES	CLASSIFICAÇÃO	MOVIMENTOS
Esternoclavicular	Entre a extremidade esternal da clavícula, o manúbrio do esterno e a primeira cartilagem costal	*Estrutural:* sinovial (plana e trocóidea) *Funcional:* Livremente móvel	Deslizamento, com movimentos limitados em quase todas as direções
Acromioclavicular	Entre o acrômio da escápula e a extremidade acromial da clavícula	*Estrutural:* sinovial (plana) *Funcional:* livremente móvel	Deslizamento e rotação da escápula sobre a clavícula
Radiulnar	Articulação radiulnar proximal entre a cabeça do rádio e a incisura radial da ulna; articulação radiulnar distal entre a incisura ulnar do rádio e a cabeça da ulna	*Estrutural:* sinovial (trocóidea) *Funcional:* livremente móvel	Rotação do antebraço
Radiocarpal	Entre a extremidade distal do rádio e os ossos escafoide, semilunar e piramidal do carpo	*Estrutural:* sinovial (elipsóidea) *Funcional:* livremente móvel	Flexão, extensão, abdução, adução, circundução e ligeira hiperextensão do carpo (punho)
Intercarpal	Entre a fileira proximal de ossos carpais, a fileira distal de ossos carpais e entre ambas as fileiras de ossos carpais (articulação mediocarpal)	*Estrutural:* sinovial (plana), com exceção do hamato, escafoide e semilunar (articulação mediocarpal), que é sinovial (selar) *Funcional:* livremente móvel	Deslizamento, juntamente com flexão, extensão, abdução, adução e ligeira rotação na articulação mediocarpal
Carpometacarpal	Articulação carpometacarpal do polegar entre o osso trapézio do carpo e o primeiro metacarpal; articulações carpometacarpais dos dedos restantes formadas entre o carpo e o segundo ao quinto ossos metacarpais	*Estrutural:* sinovial (selar) no polegar e sinovial (plana) nos dedos restantes *Funcional:* livremente móvel	Flexão, extensão, abdução, adução e circundução no polegar e deslizamento nos dedos restantes
Metacarpofalângica e metatarsofalângica	Entre as cabeças dos ossos metacarpais (ou dos ossos metatarsais) e bases das falanges proximais	*Estrutural:* sinovial (elipsóidea) *Funcional:* livremente móvel	Flexão, extensão, abdução, adução e circundução das falanges
Interfalângica	Entre as cabeças das falange médias e as bases das falanges distais	*Estrutural:* sinovial (gínglimo) *Funcional:* livremente móvel	Flexão e extensão das falanges
Sacroilíaca	Entre as faces auriculares do sacro e ílios dos ossos do quadril	*Estrutural:* sinovial (plana) *Funcional:* livremente móvel	Deslizamento leve (maior durante a gravidez)
Sínfise púbica	Entre as faces anteriores dos ossos do quadril	*Estrutural:* cartilagínea (sínfise) *Funcional:* livremente móvel	Movimentos discretos (maiores durante a gravidez)
Tibiofibular	Articulação tibiofibular proximal entre o côndilo lateral da tíbia e a cabeça da fíbula; sindesmose tibiofibular distal entre a extremidade distal da fíbula e a incisura fibular da tíbia	*Estrutural:* sinovial (plana) na articulação proximal e fibrosa (sindesmose) na articulação distal *Funcional:* livremente móvel na articulação proximal e ligeiramente móvel na articulação distal	Deslizamento leve na articulação proximal e rotação leve da fíbula durante a dorsiflexão do pé
Intertarsal	Articulação subtalar entre o tálus e o calcâneo do tarso; articulação talocalcaneonavicular entre o tálus e o calcâneo e o navicular do tarso; articulação calcaneocubóidea entre os ossos calcâneo e o cuboide do tarso	*Estrutural:* sinovial (plana) nas articulações subtalar e calcaneocubóidea e sinovial (selar) na articulação talocalcaneonavicular *Funcional:* livremente móvel	Inversão e eversão do pé
Tarsometatarsal	Entre os três ossos cuneiformes do tarso e as bases dos cinco ossos metatarsais	*Estrutural:* sinovial (plana) *Funcional:* livremente móvel	Deslizamento leve

EXPO 9.A — Articulação temporomandibular *(Figura 9.11)*

OBJETIVO
- **Descrever** os componentes anatômicos da articulação temporomandibular e explicar os movimentos que podem ocorrer nessa articulação.

Figura 9.11 Articulação temporomandibular (ATM) direita.

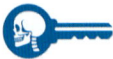 A ATM é a única articulação móvel entre os ossos do crânio.

Descrição

A **articulação temporomandibular (ATM)** (Figura 9.11) é uma combinação* de gínglimo e articulação plana, formada pelo processo condilar da mandíbula e pela fossa mandibular e tubérculo articular do temporal. A articulação temporomandibular é a única articulação livremente móvel entre os ossos do crânio (com a exceção dos ossículos da audição); todas as outras articulações do crânio consistem em suturas e variam de fixas a ligeiramente móveis.

Componentes anatômicos

1. **Disco articular.** Disco de fibrocartilagem que separa a cavidade articular em compartimentos superior e inferior, cada um com uma membrana sinovial independente (Figura 9.11C).
2. **Cápsula articular.** Envoltório fino e bastante frouxo em torno da circunferência da articulação (Figura 9.11A, B).
3. **Ligamento lateral.** Duas faixas curtas na face lateral da cápsula articular, que se estendem posteroinferiormente da margem inferior do tubérculo do processo zigomático do temporal até as faces lateral e posterior do colo da mandíbula. O ligamento lateral é recoberto pela glândula parótida e ajuda a reforçar a articulação lateralmente e a impedir a luxação da mandíbula (Figura 9.11A).
4. **Ligamento esfenomandibular.** Faixa fina que se estende anteroinferiormente da espinha do osso esfenoide até o ramo da mandíbula (Figura 9.11B). Esse ligamento não contribui de modo significativo para a resistência da articulação.
5. **Ligamento estilomandibular.** Faixa espessa que se estende do processo estiloide do temporal até a margem posteroinferior do ramo da mandíbula. Esse ligamento separa a glândula parótida da glândula submandibular e limita o movimento da mandíbula na ATM (Figura 9.11A, B).

Movimentos

Na articulação temporomandibular, apenas a mandíbula se move, visto que o temporal está firmemente ancorado a outros ossos do crânio por suturas. Por conseguinte, a mandíbula pode atuar no abaixamento (abertura da mandíbula) e na elevação (fechamento da mandíbula), que ocorrem na cavidade inferior, bem como na protração, retração, deslocamento lateral e leve rotação, que ocorrem na cavidade superior (ver Figura 9.9A-D).

✓ TESTE RÁPIDO
14. O que diferencia a articulação temporomandibular das outras articulações do crânio?

---

*N.R.T.: Como a articulação temporomandibular é formada pelo processo condilar da mandíbula e a fossa mandibular e possui movimentos de abaixamento, elevação, protrusão, retrusão e desvios laterais, morfologicamente é chamada por especialistas de articulação sinovial do tipo condilar.

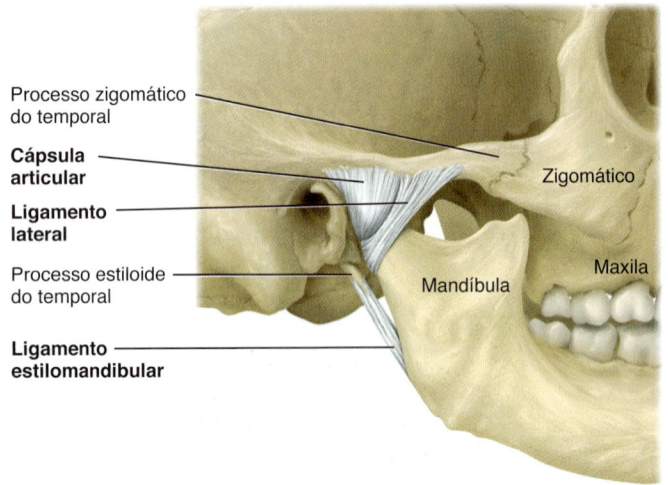

A. Vista lateral direita

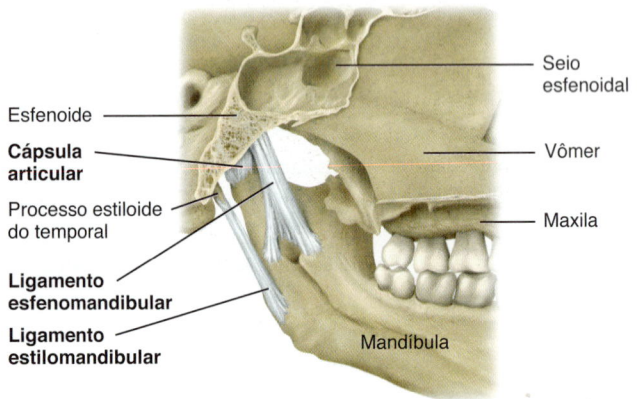

B. Vista medial esquerda

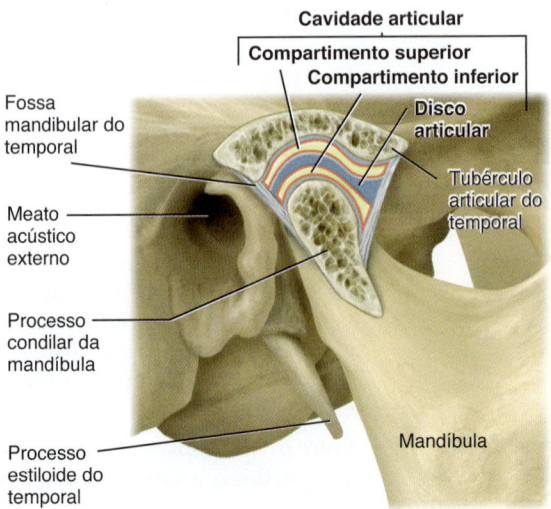

C. Corte sagital visto da direita

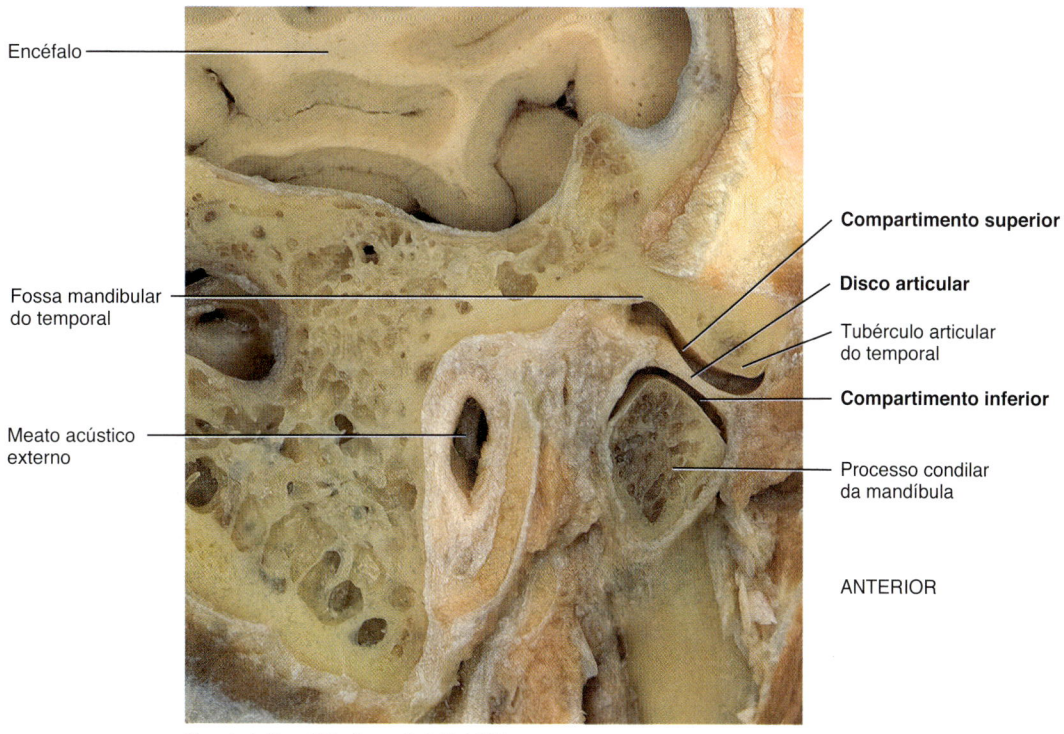

D. Corte sagital

Dissecção de Shawn Miller, Fotografia de Mark Nielsen

CORRELAÇÃO CLÍNICA | *Luxação da mandíbula*

Luxação refere-se ao deslocamento de um osso de uma articulação, com laceração dos ligamentos, dos tendões e das cápsulas articulares. A luxação é habitualmente causada por pancada ou queda, embora o esforço físico incomum possa constituir um fator. Por exemplo, se os processos condilares da mandíbula passarem anteriormente aos tubérculos articulares quando bocejarmos ou quando dermos uma grande mordida, poderá ocorrer **luxação da mandíbula** (deslocamento anterior). Quando a mandíbula é luxada dessa maneira, a boca permanece bem aberta, e a pessoa é incapaz de fechá-la. Isso pode ser corrigido (redução articular) por meio de pressão dos polegares para baixo sobre os dentes molares inferiores, empurrando a mandíbula para trás. Outras causas de luxação da mandíbula incluem pancada lateral no mento quando a boca está aberta e fratura da mandíbula.

? Que ligamento impede a luxação da mandíbula?

EXPO 9.B Articulação do ombro *(Figura 9.12)*

OBJETIVO
- 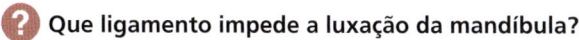 os componentes anatômicos da articulação do ombro e os movimentos que podem ocorrer nessa articulação.

Descrição

A **articulação do ombro** (Figura 9.12) é uma articulação esferóidea, formada pela cabeça do úmero e pela cavidade glenoidal da escápula. É também conhecida como *articulação glenoumeral*.

Componentes anatômicos

1. **Cápsula articular.** Saco frouxo e fino, que envolve por completo a articulação e que se estende da cavidade glenoidal até o colo anatômico do úmero. A parte inferior da cápsula é a sua área mais fraca (Figura 9.12A, B).
2. **Ligamento coracoumeral.** Ligamento largo e resistente, que reforça a parte superior da cápsula articular e que se estende do processo coracoide da escápula até o tubérculo maior do úmero (Figura 9.12A, B). O ligamento reforça a parte superior da cápsula articular, bem como a sua face anterior.
3. **Ligamentos glenoumerais.** Três espessamentos da cápsula articular sobre a face anterior da articulação, que se estendem da cavidade glenoidal até o tubérculo menor e o colo anatômico do úmero. Esses ligamentos, que frequentemente são indistintos e estão ausentes, proporcionam apenas resistência mínima (Figura 9.12A, B) e atuam na

estabilização da articulação quando o úmero se aproxima de seus limites de movimento ou os excede.
4. **Ligamento transverso do úmero.** Lâmina estreita que se estende do tubérculo maior até o tubérculo menor do úmero (Figura 9.12A). O ligamento atua como um retináculo (faixa de retenção) para manter a cabeça longa do músculo bíceps braquial no sulco intertubercular.
5. **Lábio glenoidal.** Margem estreita de fibrocartilagem em torno da margem da cavidade glenoidal, que se aprofunda ligeiramente e aumenta a cavidade glenoidal (Figura 9.12B-D).
6. **Bolsas.** Quatro bolsas (ver Seção 9.4) estão associadas à articulação do ombro: a *bolsa subtendínea do músculo subescapular* (Figura 9.12A), a *bolsa subdeltóidea*, a *bolsa subacromial* (Figura 9.12A-C) e a *bolsa do músculo coracobraquial*.

Movimentos

A articulação do ombro possibilita a flexão, a extensão, a hiperextensão, a abdução, a adução, a rotação medial, a rotação lateral e a circundução do braço (ver Figuras 9.5 a 9.8). Possui mais liberdade de movimento do que qualquer outra articulação do corpo, em virtude da frouxidão da cápsula articular e da cavidade glenoidal pouco profunda em relação ao tamanho da cabeça do úmero.

Embora os ligamentos da articulação do ombro a reforcem, até certo grau, a maior parte da resistência provém dos músculos que circundam a articulação, particularmente dos *músculos do manguito rotador*. Esses músculos (músculos supraespinal, infraespinal, redondo menor e subescapular), que serão estudados mais detalhadamente no Capítulo 11, ancoram o úmero à escápula (ver também Figura 11.17). Os tendões dos músculos do manguito rotador circundam a articulação (exceto na parte inferior) e envolvem intimamente a cápsula articular. Os músculos do manguito rotador atuam como grupo para manter a cabeça do úmero na cavidade glenoidal.

✓ **TESTE RÁPIDO**
15. Qual é a função do manguito rotador?

Figura 9.12 Articulação do ombro (glenoumeral) direito.

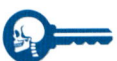

A maior parte da estabilidade da articulação do ombro provém da disposição dos músculos do manguito rotador.

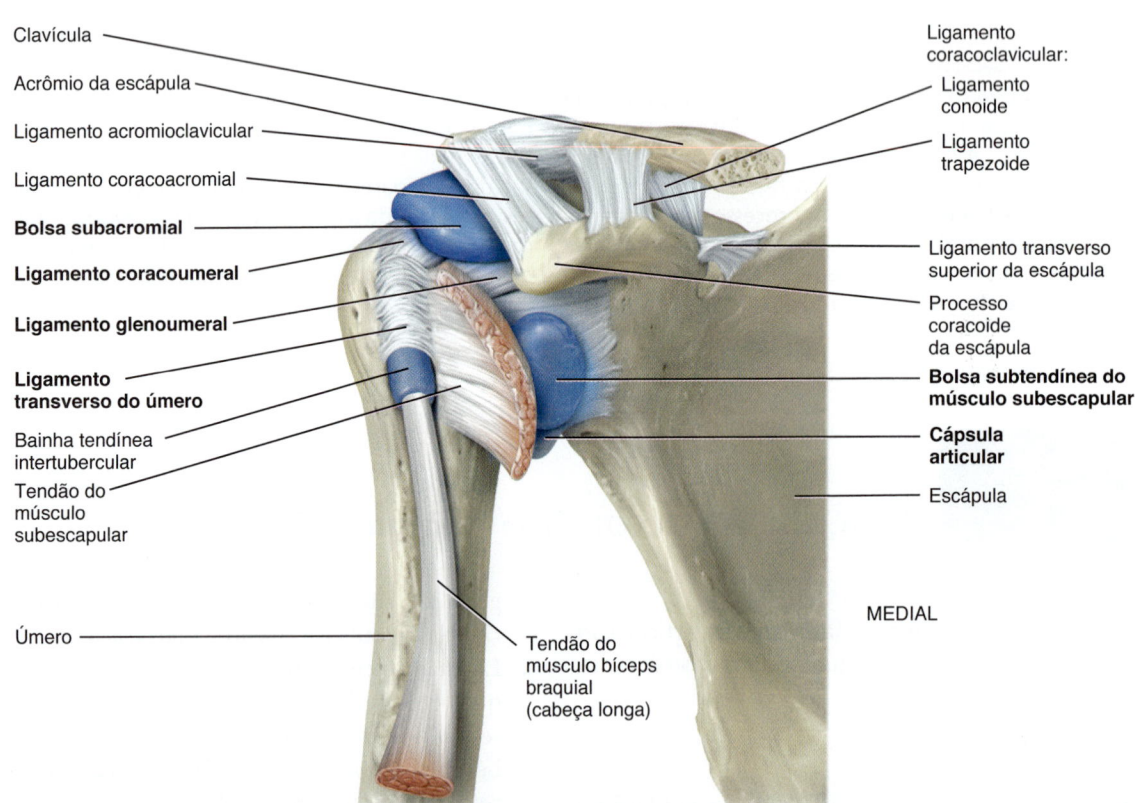

A. Vista anterior

CAPÍTULO 9 • Articulações

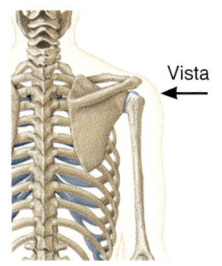
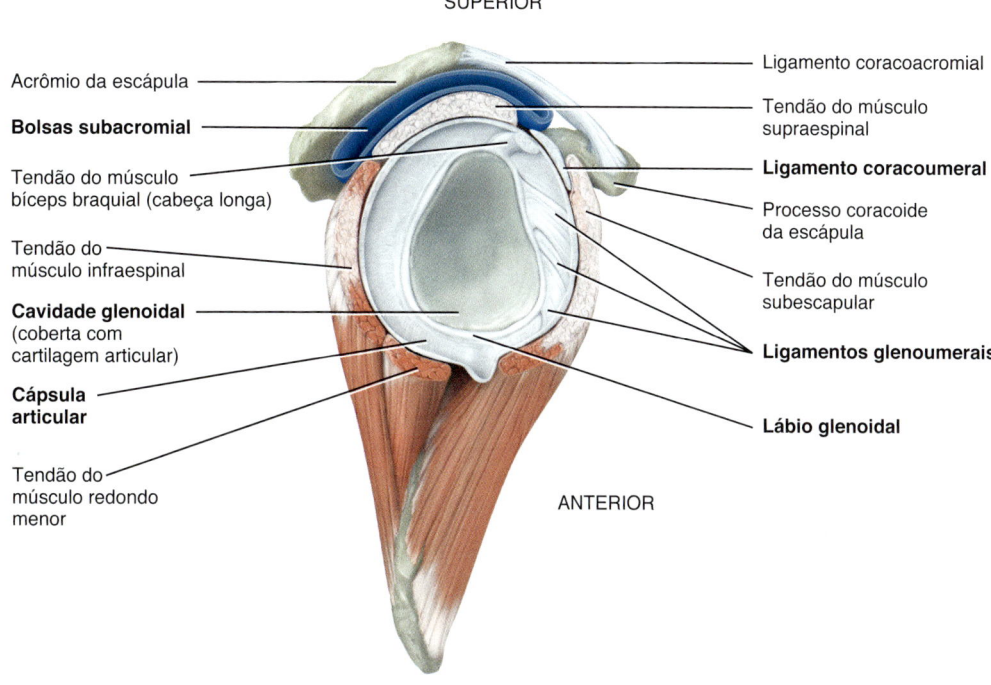

B. Vista lateral (aberta)

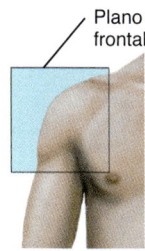
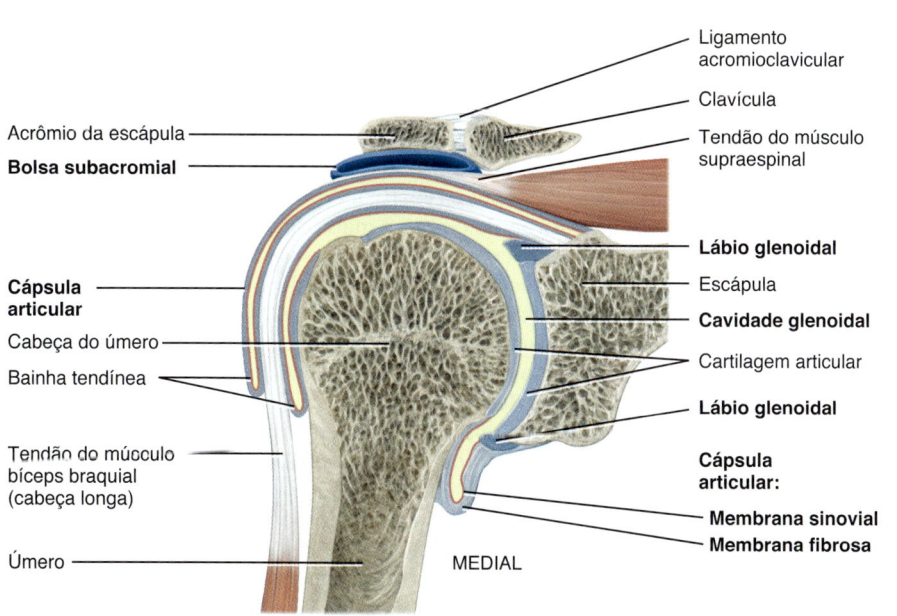

C. Corte frontal

(Continua)

Figura 9.12 *Continuação*

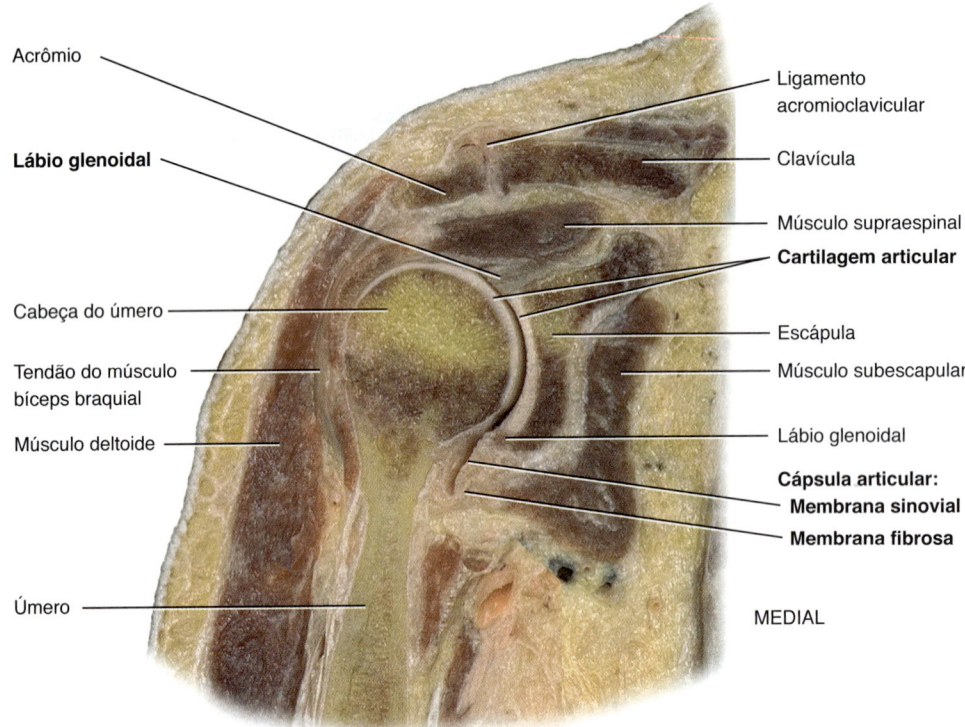

D. Corte frontal

CORRELAÇÃO CLÍNICA | Laceração do lábio glenoidal e luxação e deslocamento do ombro

Na **laceração do lábio glenoidal**, o lábio de fibrocartilagem pode ser separado da cavidade glenoidal. Isso faz com que a articulação "prenda" ou produza a sensação de estar saindo do lugar. Com efeito, o ombro pode sofrer luxação em consequência de laceração do lábio glenoidal. O lábio que sofreu ruptura é novamente fixado à cavidade glenoidal cirurgicamente, com fixações e suturas. Após o reparo, a articulação torna-se mais estável.

A articulação do ombro é mais comumente luxada nos adultos, visto que a sua cavidade é muito rasa, e os ossos são mantidos unidos por músculos de sustentação. Em geral, na **luxação do ombro**, a cabeça do úmero é deslocada para baixo, onde a cápsula articular é menos protegida. O tratamento consiste na aplicação de gelo, analgésicos, manipulação manual ou cirurgia, seguida do uso de tipoia e fisioterapia.

Um **ombro deslocado** refere-se, na verdade, a uma lesão que não acomete a articulação do ombro propriamente dita, porém a articulação acromioclavicular, uma articulação formada pelo acrômio da escápula e pela extremidade acromial da clavícula. Essa condição resulta habitualmente de forte traumatismo da articulação, como na situação em que o ombro se choca contra o solo em uma queda. As opções de tratamento incluem repouso, gelo, analgésicos, fisioterapia, uso de tipoia ou, raramente, cirurgia.

? Por que a articulação do ombro tem mais liberdade de movimento do que qualquer outra articulação do corpo?

EXPO 9.C — Articulação do cotovelo *(Figura 9.13)*

OBJETIVO
- Descrever os componentes anatômicos da articulação do cotovelo e os movimentos que podem ocorrer nessa articulação.

Descrição

A **articulação do cotovelo** (Figura 9.13) é complexa, caracterizada por ser dos tipos gínglimo, formado pela tróclea e pelo capítulo do úmero com a incisura troclear da ulna e cabeça do úmero, e trocóideo, formado entre a cabeça do rádio e a incisura radial da ulna.

Componentes anatômicos

1. **Cápsula articular.** A parte anterior da cápsula articular recobre a parte anterior da articulação do cotovelo, desde as fossas radial e coronóidea do úmero até o processo coronoide da ulna e o ligamento anular do rádio. A parte posterior estende-se do capítulo, da fossa do olécrano e do epicôndilo lateral do úmero até o ligamento anular do rádio, o olécrano da ulna e a ulna posteriormente à incisura radial (Figura 9.13A, B).

2. **Ligamento colateral ulnar.** Esse ligamento triangular espesso estende-se do epicôndilo medial do úmero até o processo coronoide e o olécrano da ulna (Figura 9.13A). Parte do ligamento colateral ulnar aprofunda a cavidade para a tróclea do úmero.

3. **Ligamento colateral radial.** Esse ligamento triangular resistente estende-se do epicôndilo lateral do úmero até o ligamento anular do rádio e a incisura radial da ulna (Figura 9.13B).

4. **Ligamento anular do rádio.** Essa faixa resistente de tecido conjuntivo envolve a cabeça do rádio. O ligamento anular do rádio mantém a cabeça do rádio na incisura radial da ulna e estabiliza a articulação trocóidea do cotovelo (Figura 9.13A, B).

Movimentos

A articulação do cotovelo possibilita a flexão e a extensão do antebraço, bem como a supinação e a pronação (ver Figura 9.5C e 9.9H).

✓ TESTE RÁPIDO
16. Na articulação do cotovelo, que ligamentos unem (a) o úmero e a ulna e (b) o úmero e o rádio?

Figura 9.13 Articulação do cotovelo direito.

A articulação do cotovelo é formada por partes de três ossos: úmero, ulna e rádio.

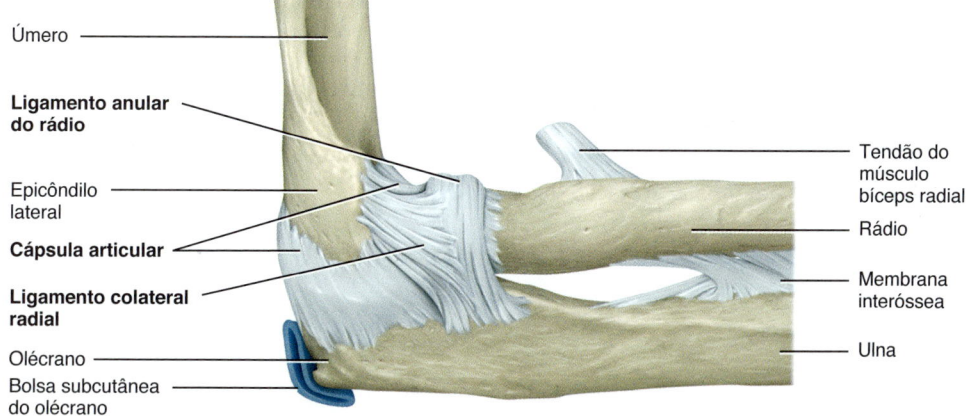

A. Face medial

B. Face lateral

(Continua)

Figura 9.13 *Continuação*

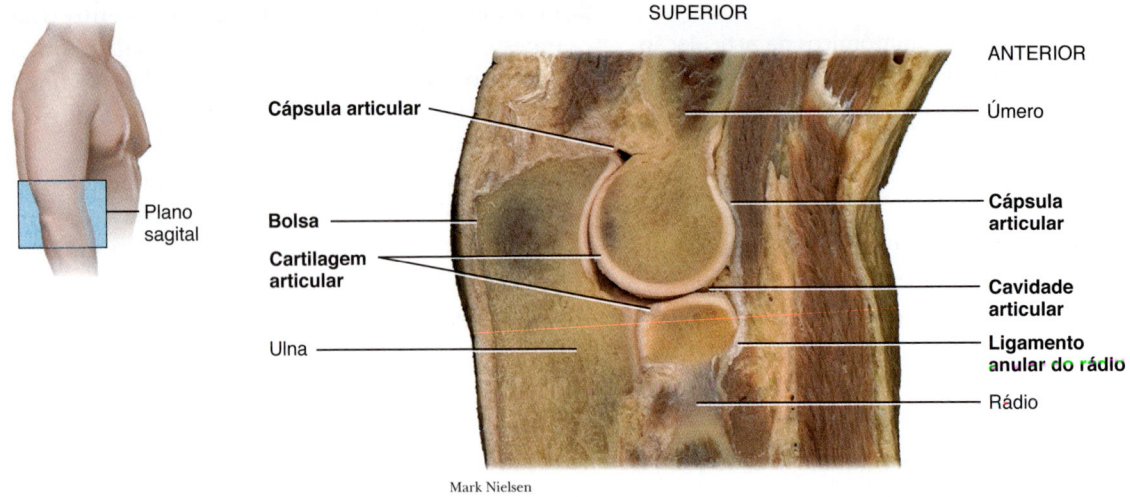

C. Corte sagital da articulação do cotovelo do lado direto

CORRELAÇÃO CLÍNICA | *Cotovelo de tenista, cotovelo de jogador de beisebol juvenil, luxação da cabeça do rádio e cirurgia de Tommy John*

O **cotovelo de tenista** (epicondilite lateral do úmero) refere-se mais comumente à ocorrência de dor no epicôndilo lateral do úmero ou próximo dele, habitualmente causada por um *backhand* inadequadamente realizado. Os músculos extensores sofrem entorse ou distensão, resultando em dor. O **cotovelo de jogador de beisebol juvenil** (epicondilite medial), que consiste em inflamação do epicôndilo medial, desenvolve-se normalmente em consequência de um treino pesado de arremessos e/ou treino que envolva arremessos de bolas em curva, particularmente entre jovens. Nesse distúrbio, a articulação do cotovelo pode sofrer fragmentação ou se separar.

A **luxação da cabeça do rádio** é a mais comum do membro superior em crianças. Nessa lesão, a cabeça do rádio desliza pelo ligamento anular do rádio ou provoca a sua ruptura; esse ligamento forma um colar em torno da cabeça do rádio, na articulação radiulnar proximal. A luxação tem mais tendência a ocorrer quando se aplica uma forte tração ao antebraço enquanto este é estendido e supinado, por exemplo, quando se balança uma criança com os braços totalmente estendidos.

Os arremessadores de beisebol fazem arremessos mais ativos do que qualquer outro jogador no campo. Em consequência desses arremessos e da mecânica do próprio arremesso, a lesão do ligamento colateral ulnar está se tornando cada vez mais comum. Desde 1974, o ligamento danificado tem sido substituído por um tendão obtido do músculo palmar longo no carpo ou por um enxerto obtido de cadáver. Esse tipo de cirurgia reconstrutora para o ligamento colateral ulnar é comumente conhecido como **cirurgia de Tommy John**, em homenagem ao arremessador profissional de beisebol que foi o primeiro a se submeter a esse procedimento.

? Que movimentos são possíveis em uma articulação do tipo gínglimo?

EXPO 9.D — Articulação do quadril *(Figura 9.14)*

OBJETIVO
- Descrever os componentes anatômicos da articulação do quadril e os movimentos que podem ocorrer nessa articulação.

Descrição

A **articulação do quadril** (Figura 9.14) é uma articulação esferóidea, formada pela cabeça do fêmur e pelo acetábulo do osso do quadril.

Componentes anatômicos

1. **Cápsula articular.** Essa cápsula muito densa e resistente estende-se do limbo do acetábulo até o colo do fêmur (Figura 9.14D, E). Com seus ligamentos acessórios associados, trata-se de uma das estruturas mais resistentes do corpo. A cápsula articular consiste em fibras circulares e longitudinais. As fibras circulares, denominadas *zona orbicular*, formam um colar em torno do colo do fêmur. Os ligamentos acessórios, conhecidos como *ligamento iliofemoral*, *ligamento pubofemoral* e *ligamento isquiofemoral*, reforçam as fibras longitudinais da cápsula articular.

Figura 9.14 Articulação do quadril do lado direito.

A cápsula articular da articulação do quadril é uma das estruturas mais resistentes do corpo.

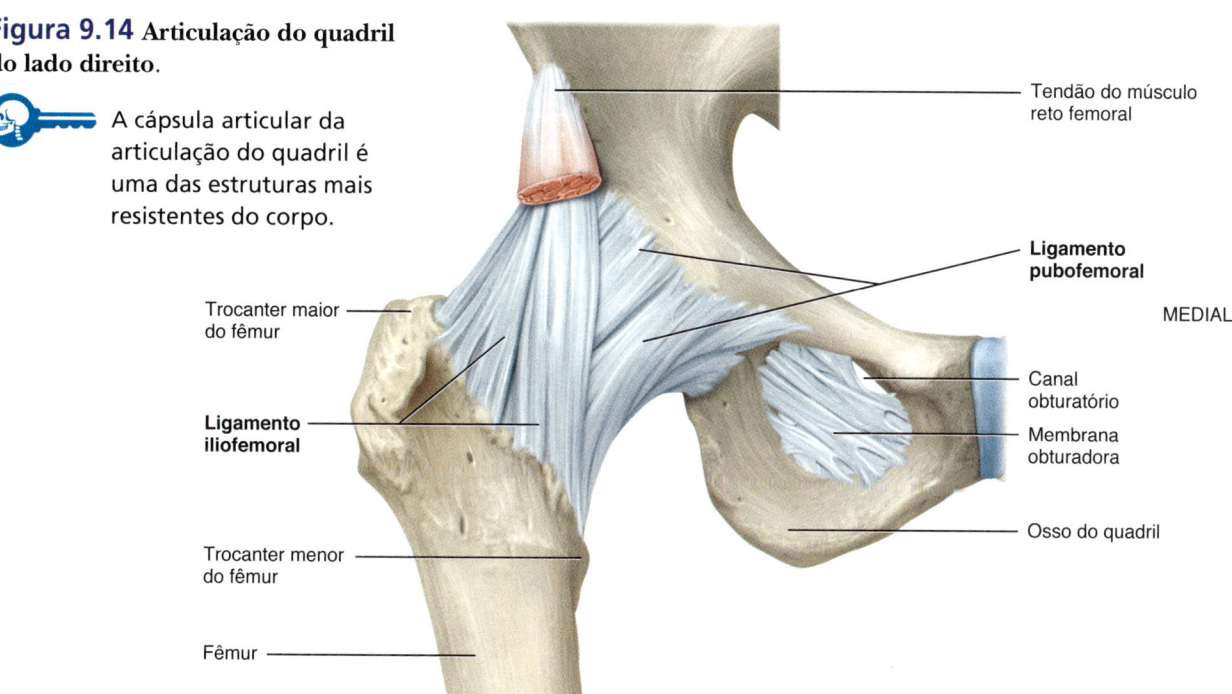

A. Vista anterior

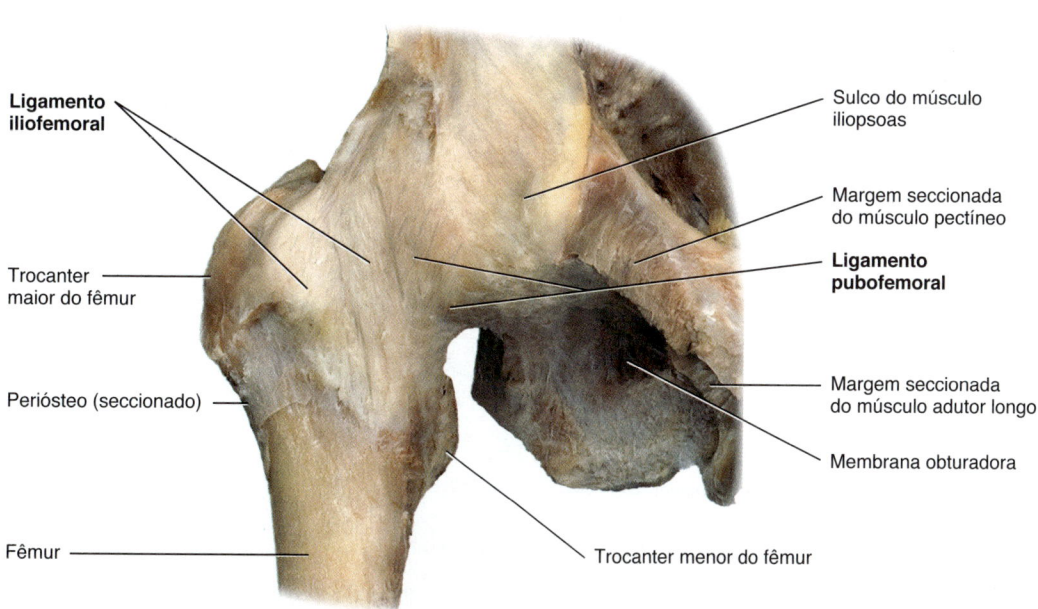

B. Vista anterior

(Continua)

2. **Ligamento iliofemoral.** Essa parte espessa da cápsula articular estende-se da espinha ilíaca anteroinferior do osso do quadril até a linha intertrocantérica do fêmur (Figura 9.14A-C). Diz-se que o ligamento iliofemoral é o ligamento mais resistente do corpo, que impede a hiperextensão do fêmur na articulação do quadril.
3. **Ligamento pubofemoral.** Essa parte espessa da cápsula articular estende-se da parte púbica do limbo do acetábulo até o colo do fêmur (Figura 9.14A). O ligamento pubofemoral impede a abdução excessiva do fêmur na articulação do quadril e reforça a cápsula articular.
4. **Ligamento isquiofemoral.** O ligamento isquiofemoral, que é uma parte espessa da cápsula articular, estende-se da parede isquiática do acetábulo até o colo do fêmur (Figura 9.14C). Esse ligamento afrouxa durante a adução e estira durante a abdução e reforça a cápsula articular.
5. **Ligamento da cabeça do fêmur.** Faixa plana e triangular (principalmente uma prega sinovial) que se estende da fossa do acetábulo até a fóvea da cabeça do fêmur (Figura 9.14D, E). O ligamento da cabeça do fêmur contém habitualmente uma pequena artéria que supre a cabeça do fêmur.

Figura 9.14 *Continuação*

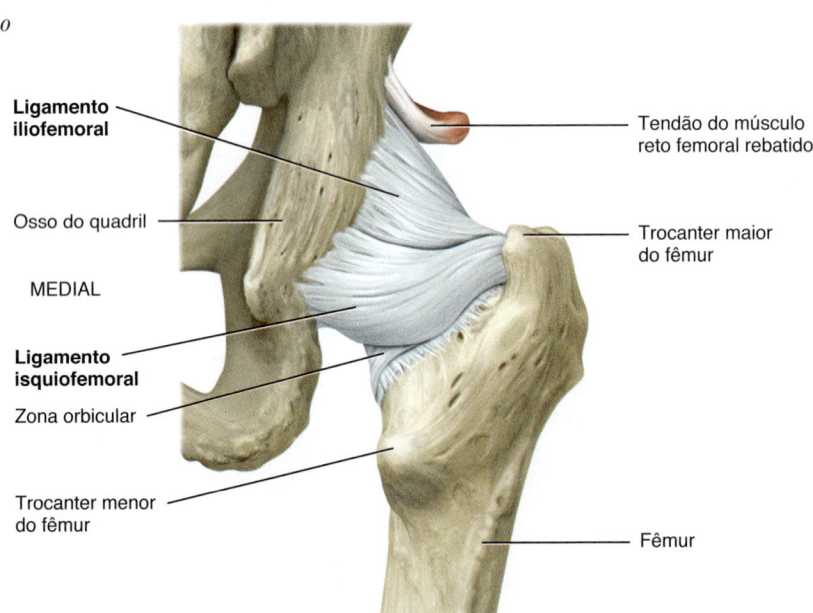

C. Vista posterior

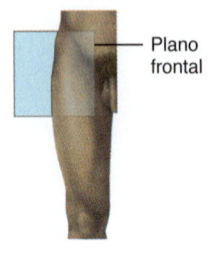
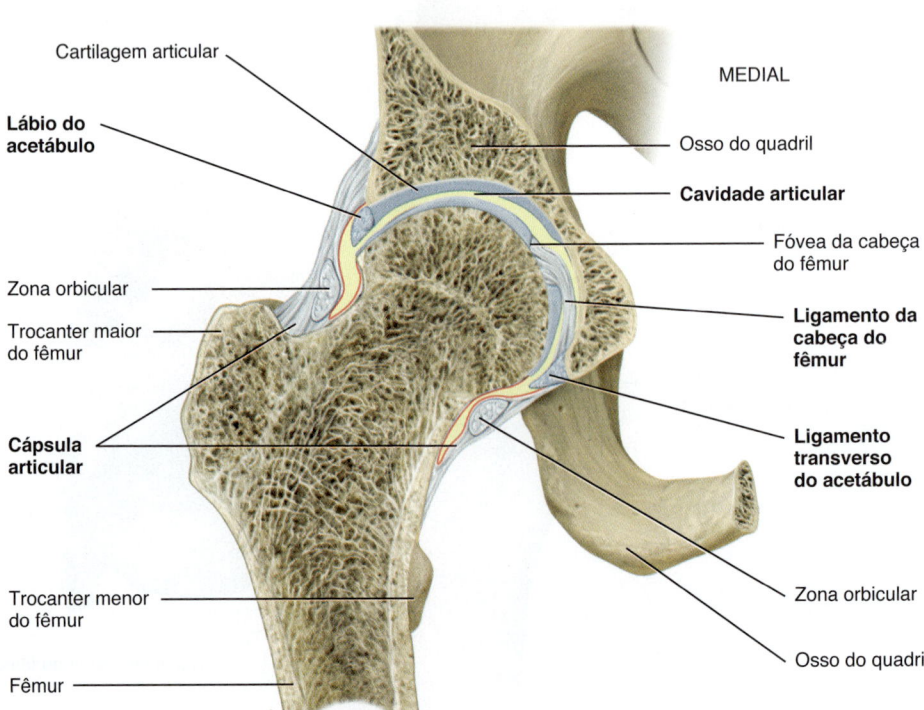

D. Corte frontal

6. **Lábio do acetábulo.** Essa margem de fibrocartilagem fixada ao limbo do acetábulo aumenta a profundidade do acetábulo. Como o diâmetro do lado do acetábulo é maior que o da cabeça do fêmur, a luxação do fêmur é rara (Figura 9.14D, E).
7. **Ligamento transverso do acetábulo.** O ligamento transverso do acetábulo, que é um ligamento resistente que cruza a incisura do acetábulo, sustenta parte do lábio do acetábulo e está unido com o ligamento da cabeça do fêmur e com a cápsula articular (Figura 9.14D).

Movimentos

A articulação do quadril permite a flexão, a extensão, a abdução, a adução, a rotação lateral, a rotação medial e a circundução da coxa (ver Figuras 9.5 a 9.8). A extrema estabilidade da articulação do quadril está relacionada com a cápsula articular muito resistente e seus ligamentos acessórios, com a maneira pela qual o fêmur se encaixa no acetábulo e pelos músculos que circundam a articulação. Embora as articulações do ombro e do quadril sejam articulações esferóideas, os movimentos nas articulações do quadril não apresentam uma amplitude de movimento tão grande. A flexão é limitada pela face anterior da coxa, que entra em contato com a parede abdominal anterior quando o joelho é fletido e pela tensão dos músculos isquiotibiais quando o joelho é estendido. A extensão é limitada pela tensão dos ligamentos iliofemoral, pubofemoral e isquiofemoral. A abdução é limitada pela tensão do ligamento pubofemoral, enquanto a adução é limitada pelo contato com o membro oposto e pela tensão no ligamento da cabeça do fêmur. A rotação medial é limitada pela tensão no ligamento isquiofemoral, enquanto a rotação lateral é limitada pela tensão nos ligamentos iliofemoral e pubofemoral.

✓ **TESTE RÁPIDO**
17. Que fatores limitam o grau de flexão e abdução na articulação do quadril?

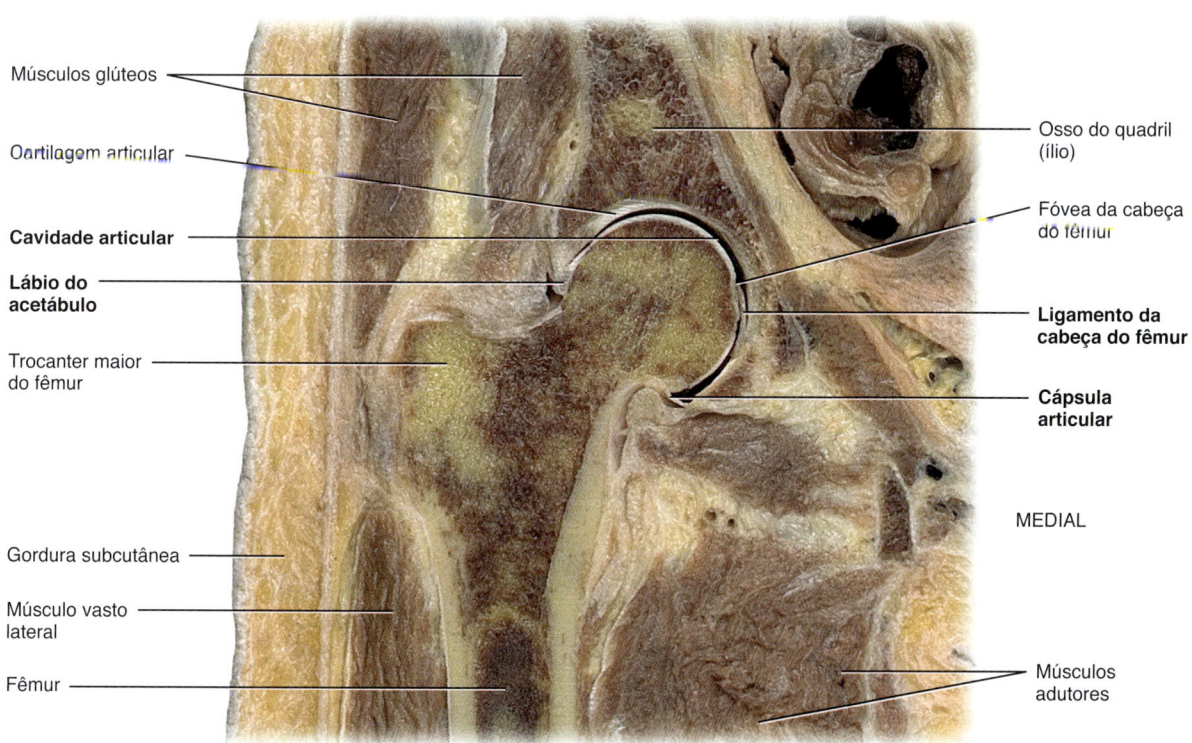

Dissecção de Shawn Miller, Fotografia de Mark Nielsen

E. Corte frontal

❓ **Que ligamentos limitam o grau de extensão possível na articulação do quadril?**

EXPO 9.E — Articulação do joelho *(Figura 9.15)*

OBJETIVO
- **Descrever** os principais componentes anatômicos da articulação do joelho e explicar os movimentos que podem ocorrer nessa articulação.

Descrição

A **articulação do joelho** é a maior e a mais complexa das articulações do corpo (Figura 9.15). Trata-se de um gínglimo modificado (visto que o seu principal movimento é uniaxial) que, na realidade, consiste em três articulações dentro de uma única cavidade articular:

1. Lateralmente, é uma *articulação tibiofemoral* entre o côndilo lateral do fêmur, o menisco lateral e o côndilo lateral da tíbia, que é o osso da perna que sustenta o peso.
2. Medialmente, é outra *articulação tibiofemoral* entre o côndilo medial do fêmur, o menisco lateral e o côndilo medial da tíbia.
3. Há uma *articulação patelofemoral* intermediária entre a patela e a face patelar do fêmur.

Componentes anatômicos

1. **Cápsula articular.** Uma cápsula independente e incompleta une os ossos da articulação do joelho. A bainha ligamentosa que circunda a articulação consiste, em grande parte, em tendões dos músculos e suas expansões (Figura 9.15E-G). Entretanto, existe uma bainha capsular fina que une os ossos da articulação.
2. **Retináculos medial e lateral da patela.** Esses tecidos conjuntivos denso não modelados fundidos juntamente com a inserção do músculo quadríceps femoral e da fáscia lata reforçam a face anterior da articulação (Figura 9.15E).
3. **Ligamento da patela.** Essa continuação do tendão comum de inserção do músculo quadríceps femoral estende-se da patela até a tuberosidade da tíbia. O ligamento da patela também reforça a face anterior da articulação. A face posterior do ligamento é separada da membrana sinovial da articulação por um *corpo adiposo infrapatelar* (Figura 9.15C-E).
4. **Ligamento poplíteo oblíquo.** Esse ligamento plano e largo estende-se da fossa intercondilar e do côndilo lateral do fêmur até a cabeça e o côndilo medial da tíbia (Figura 9.15F, H). O ligamento reforça a face posterior da articulação.
5. **Ligamento poplíteo arqueado.** O ligamento poplíteo arqueado, que se estende do côndilo lateral do fêmur até o ápice da cabeça da fíbula, reforça a parte lateral inferior da face posterior da articulação do joelho (Figura 9.15F).
6. **Ligamento colateral tibial.** Trata-se de um ligamento plano e largo, na face medial da articulação do joelho, que se estende do côndilo medial do fêmur até o côndilo medial da tíbia (Figura 9.15A, E-H). Os tendões dos músculos sartório, grácil e semitendíneo, os quais reforçam a face medial da articulação, cruzam o ligamento. O ligamento colateral tibial está firmemente fixado ao menisco medial.
7. **Ligamento colateral fibular.** Esse ligamento redondo e resistente na face lateral da articulação estende-se do côndilo lateral do fêmur até a face lateral da cabeça da fíbula (Figura 9.15A, E-H). O ligamento colateral fibular reforça a face lateral da articulação. Esse ligamento é recoberto pelo tendão do músculo bíceps femoral, e o tendão do músculo poplíteo está localizado profundamente.
8. **Ligamentos intracapsulares.** Esses dois ligamentos dentro da cápsula articular conectam a tíbia e o fêmur. Os **ligamentos cruzados** anterior e posterior são assim denominados com base nas suas origens em relação à área intercondilar da tíbia. A partir de suas origens, eles se cruzam em seu trajeto até o seu destino no fêmur.
   a. **Ligamento cruzado anterior (LCA).** O LCA estende-se posterior e lateralmente a partir de um ponto anterior à área intercondilar da tíbia, até a parte posterior da face medial do côndilo lateral do fêmur (Figura 9.15A, B, H). O LCA limita a hiperextensão do joelho (que normalmente não ocorre nessa articulação) e impede o deslizamento anterior da tíbia sobre o fêmur. Esse ligamento sofre estiramento ou laceração em cerca de 70% de todas as lesões graves do joelho.
      As lesões do LCA são muito mais comuns nas mulheres do que nos homens, talvez até 3 a 6 vezes mais. As razões ainda não foram esclarecidas, mas podem estar relacionadas com os seguintes fatores: (1) existe menos espaço entre os côndilos do fêmur nas mulheres, de modo que o espaço para o movimento do LCA é limitado; (2) a pelve feminina é mais larga, o que cria um ângulo maior entre o fêmur e a tíbia, aumentando o risco de laceração do LCA; (3) os hormônios femininos possibilitam maior flexibilidade dos ligamentos, músculos e tendões, porém essa flexibilidade não permite a absorção dos estresses exercidos sobre eles, de modo que a tensão é transferida para o LCA; e (4) as mulheres possuem menos força muscular, de modo que elas dependem menos dos músculos e mais do LCA para manter o joelho em posição.
   b. **Ligamento cruzado posterior (LCP).** O LCP estende-se anterior e medialmente a partir de uma depressão na área intercondilar posterior da tíbia e do menisco lateral até a parte anterior da face lateral do côndilo medial do fêmur (Figura 9.15A, B, H). O LCP impede o deslizamento posterior da tíbia (e o deslizamento anterior do fêmur) quando o joelho está em flexão, uma função muito importante quando o indivíduo desce escadas ou um declive acentuado.
9. **Meniscos articulares.** Dois discos de fibrocartilagem entre os côndilos da tíbia e do fêmur ajudam a compensar os formatos irregulares dos ossos e a circulação do líquido sinovial.
   a. **Menisco medial.** A extremidade anterior dessa peça de fibrocartilagem semicircular, em formato de C, está fixada à fossa intercondilar anterior da tíbia, na frente do LCA. Sua extremidade posterior está fixada à fossa intercondilar posterior da tíbia, entre as fixações do ligamento cruzado posterior e menisco lateral (Figura 9.15A, B, D, H).

b. Menisco lateral. Nessa estrutura de fibrocartilagem quase circular aproxima-se de um formato em O incompleto (Figura 9.15A-C, H). Sua extremidade anterior está fixada anteriormente à eminência intercondilar da tíbia e lateral e posteriormente ao LCA. Sua extremidade posterior está fixada posteriormente à eminência intercondilar da tíbia e anteriormente à extremidade posterior do menisco medial. As faces anteriores dos meniscos medial e lateral são unidas entre si pelo *ligamento transverso do joelho* (Figura 9.15A) e com as margens da cabeça da tíbia pelos *ligamentos coronários* (não ilustrados).

10. **Bolsas.** As bolsas mais importantes do joelho incluem as seguintes:
    a. **Bolsa subcutânea pré-patelar**, entre a patela e a pele (Figura 9.15C, D).
    b. **Bolsa subcutânea infrapatelar**, entre a parte superior da tíbia e o ligamento da patela (Figura 9.15C-E).
    c. **Bolsa suprapatelar**, entre a parte inferior do fêmur e a face profunda do músculo quadríceps femoral (Figura 9.15C-E).

Movimentos

A articulação do joelho possibilita flexão, extensão, rotação medial discreta e rotação lateral da perna na posição em flexão (ver Figuras 9.5F e 9.8C).

✓ **TESTE RÁPIDO**
18. Quais são as funções de oposição dos ligamentos cruzados anterior e posterior?

Figura 9.15 Articulação do joelho direito (tibiofemoral).

🔑 A articulação do joelho é a maior e a mais complexa articulação do corpo.

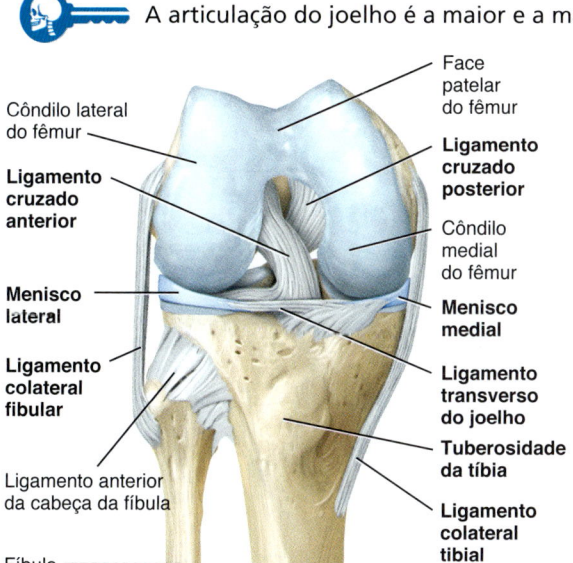

A. Vista anterior profunda

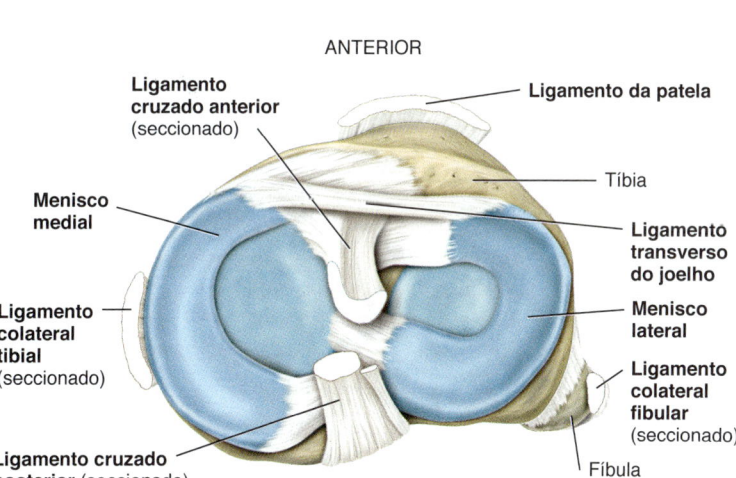

B. Vista superior dos meniscos

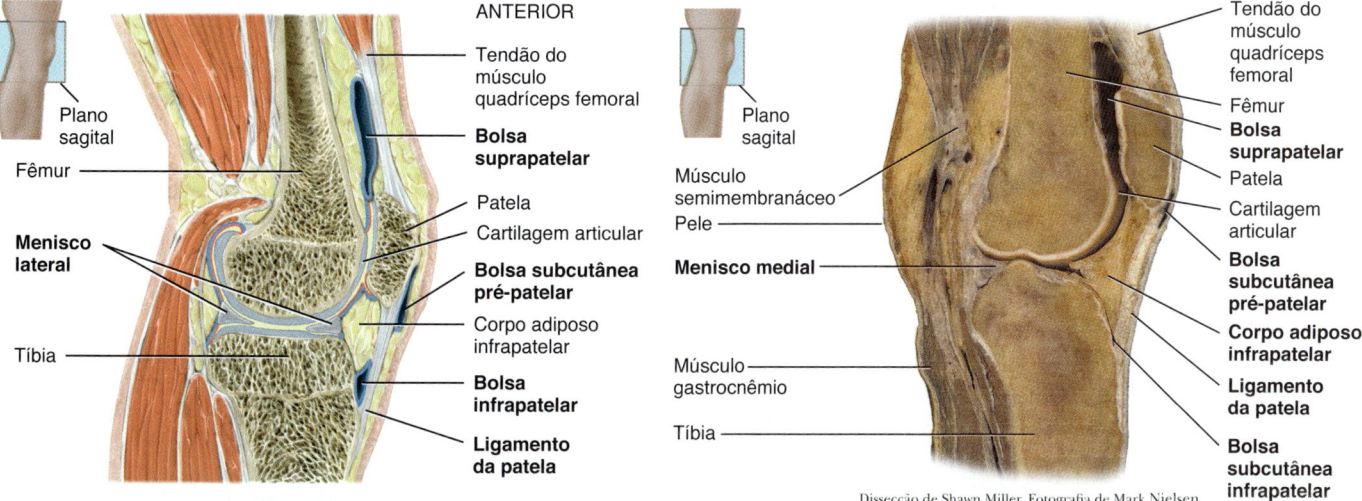

C. Corte sagital

D. Corte sagital

Dissecção de Shawn Miller, Fotografia de Mark Nielsen

(Continua)

Figura 9.15 *Continuação*

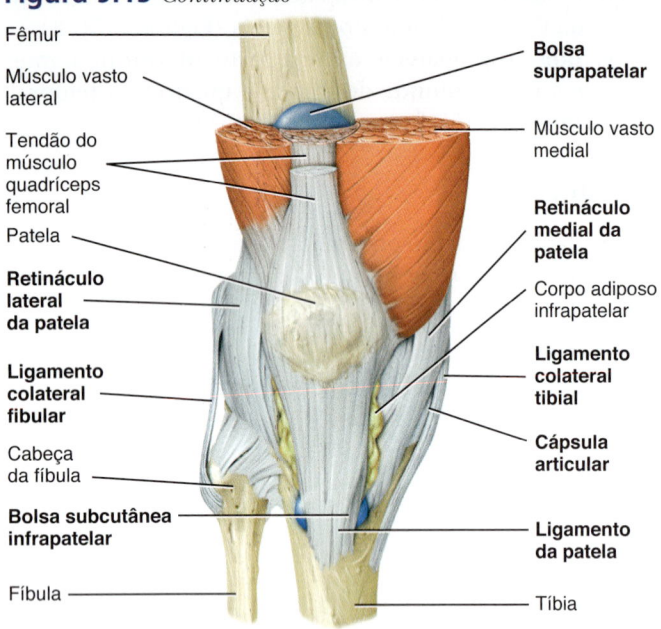

E. Vista anterior superficial

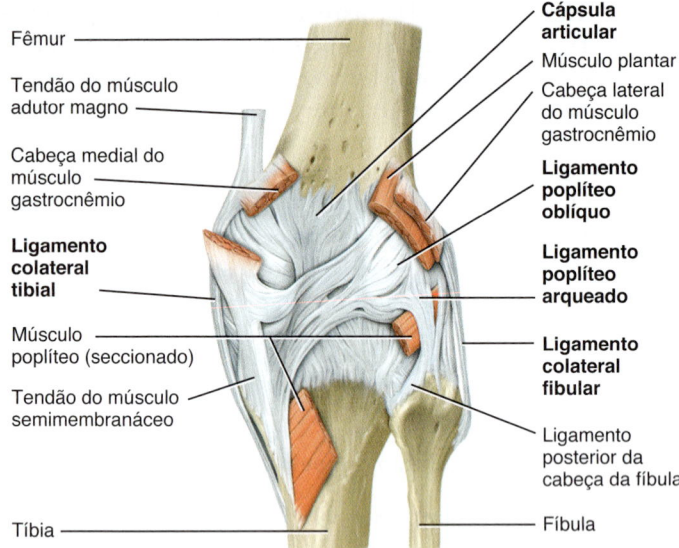

F. Vista posterior profunda

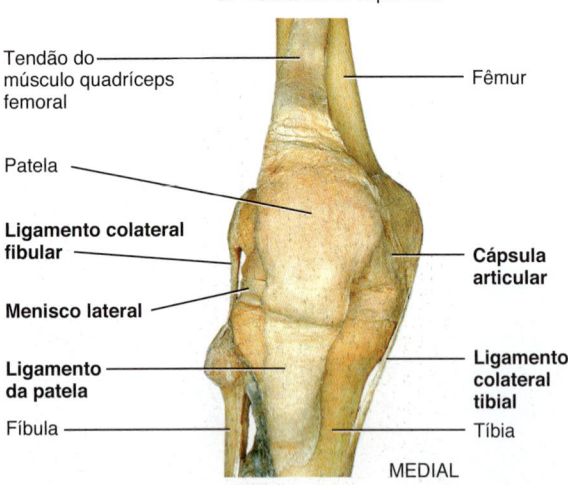

G. Vista anterior

Dissecção de Shawn Miller, Fotografia de Mark Nielsen

H. Vista posterior

Dissecção de Shawn Miller, Fotografia de Mark Nielsen

? Que movimento ocorre na articulação do joelho quando o músculo quadríceps femoral (anterior da coxa) se contrai?

CORRELAÇÃO CLÍNICA | Lesões do joelho

A articulação do joelho é a mais vulnerável à lesão, visto que é uma articulação móvel que sustenta peso, e a sua estabilidade depende quase totalmente de seus ligamentos e músculos associados. Além disso, as faces articulares possuem apenas contato mínimo em toda a amplitude de movimento. A seguir, são mencionados vários tipos de **lesões do joelho**.

Pode ocorrer **tumefação do joelho** imediatamente após uma lesão ou dentro de várias horas. A tumefação inicial deve-se ao extravasamento de sangue dos vasos sanguíneos lesionados adjacentes às áreas da lesão, incluindo ruptura do ligamento cruzado anterior, lesão das membranas sinoviais, laceração dos meniscos, fraturas ou entorses do ligamento colateral. A tumefação tardia deve-se à produção excessiva de líquido sinovial, uma condição comumente designada como "água no joelho".

A fixação firme do ligamento colateral tibial ao menisco medial é clinicamente importante, visto que a laceração do ligamento também resulta habitualmente em laceração do menisco medial. Essa lesão pode ocorrer em esportes, como futebol americano e rúgbi, quando o joelho recebe uma pancada na face lateral, enquanto o pé está fixo no solo. A força do impacto também pode lacerar o ligamento cruzado anterior, que também está conectado ao menisco medial. O termo **"tríade infeliz"** é aplicado a uma lesão do joelho que envolve simultaneamente dano a três componentes da articulação do joelho: o ligamento colateral tibial, o menisco medial e o ligamento cruzado anterior.

A **luxação do joelho** refere-se ao deslocamento da tíbia em relação ao fêmur. O tipo mais comum é a luxação anterior, em consequência de hiperextensão do joelho. Uma consequência frequente de luxação do joelho é a lesão da artéria poplítea.

Se não houver necessidade de cirurgia, o tratamento das lesões do joelho consiste em proteção, repouso, gelo, compressão e elevação, juntamente com alguns exercícios de fortalecimento e, principalmente, fisioterapia.

EXPO 9.F — Articulação talocrural *(Figura 9.16)*

OBJETIVO
- Descrever os componentes anatômicos da articulação talocrural e explicar os movimentos que podem ocorrer nessa articulação.

Descrição

A **articulação talocrural** (*articulação do tornozelo*) (Figura 9.16) é um gínglimo, constituída (1) pela extremidade distal da tíbia e seu maléolo medial com o tálus e (2) pelo maléolo lateral da fíbula com tálus. Trata-se de uma articulação resistente e estável, devido ao formato dos ossos da articulação, à resistência de seus ligamentos e aos tendões que a circundam.

Anatomicamente, o tarso (tornozelo) é a região que se estende da região distal da perna até a região proximal do pé e que contém a articulação talocrural. Nessa região de transição, ocorre mudança na orientação, de uma posição vertical dos ossos, músculos e estruturas associadas na perna para a posição horizontal das estruturas no pé. Em consequência, ocorre um giro anterior dos tendões, vasos sanguíneos e nervos no tarso conforme entram no pé.

Figura 9.16 Articulação talocrural (do tornozelo) direita.

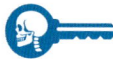 A força e a estabilidade da articulação talocrural devem-se aos formatos dos ossos da articulação, à resistência de seus ligamentos e aos tendões que a circundam.

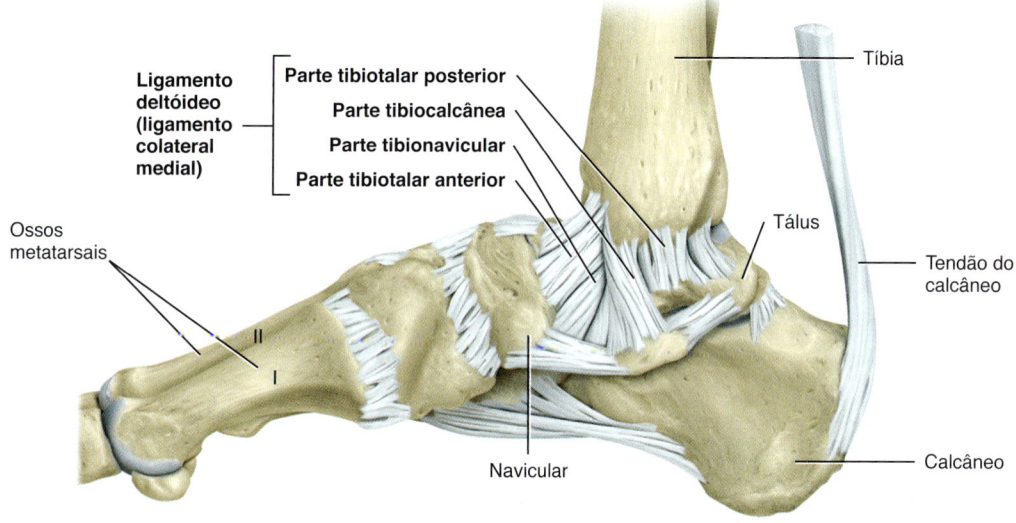

A. Vista medial

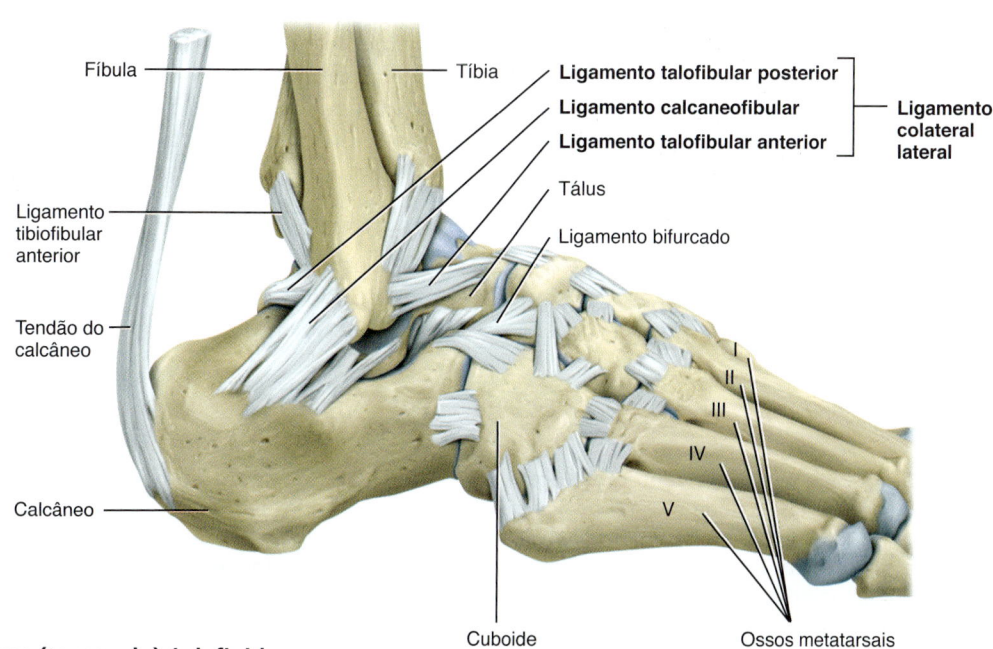

B. Vista lateral

? Como o tarso (tornozelo) é definido anatomicamente?

As estruturas que passam da perna para o pé no tarso estão ancoradas por espessamentos da fáscia (tecido conjuntivo) denominados **retináculos**. Os dois principais retináculos são os retináculos superior e inferior dos músculos extensores do pé e dos dedos (ver Figura 11.24).

Componentes anatômicos

1. **Cápsula articular.** A cápsula articular, que envolve a articulação por completo, está fixada superiormente à tíbia e à fíbula e inferiormente ao tálus. A cápsula é fina (e fraca) anteroposteriormente, de modo a possibilitar a dorsiflexão e a flexão plantar.
2. **Ligamento deltóideo** (*colateral medial*). Esse ligamento triangular plano e resistente, que se estende do maléolo medial até o tálus, o navicular e o calcâneo do tarso, é dividido em partes superficial e profunda (Figura 9.16A). Os componentes superficiais, de anterior para posterior, são a *parte tibionavicular*, a *parte tibiocalcânea* e a *parte tibiotalar posterior*. O componente profundo é a *parte tibiotalar anterior*. O ligamento colateral medial reforça a face medial da articulação talocrural.
3. **Ligamento colateral lateral.** O ligamento colateral medial, que não é tão resistente quanto o ligamento colateral medial (deltóideo), estende-se do maléolo lateral até o tálus e o calcâneo e é dividido em três componentes: o *ligamento talofibular anterior*, o *ligamento talofibular posterior* e o *ligamento calcaneofibular* (Figura 9.16B). O ligamento colateral lateral reforça a face lateral da articulação talocrural.

CORRELAÇÃO CLÍNICA | *Entorses do tornozelo*

Entre as principais articulações do corpo, o tornozelo é a articulação mais frequentemente lesionada. As **entorses do tornozelo**, que constituem as lesões mais comuns dessa articulação, ocorrem frequentemente em esportes que incluem corrida e salto. As entorses da parte lateral do tornozelo são mais frequentes do que as da parte medial e são habitualmente causadas por inversão excessiva do pé, com flexão plantar do tornozelo. Em consequência, o ligamento colateral lateral, que é mais fraco, sofre laceração parcial, e ocorrem dor considerável e tumefação local. As entorses da parte medial do tornozelo, que são menos comuns, ocorrem em consequência de eversão excessiva. No processo, o ligamento colateral medial (deltóideo) pode ser lacerado, porém o ligamento habitualmente não sofre laceração, em virtude de sua grande resistência; na verdade, pode ocorrer o arrancamento ósseo do maléolo medial da tíbia. As entorses do tornozelo são tratadas com proteção, repouso, gelo, compressão, elevação e fisioterapia. As entorses graves podem exigir imobilização ou cirurgia.

Movimentos

A articulação talocrural possibilita a dorsiflexão e a flexão plantar (ver Figura 9.9G).

✓ **TESTE RÁPIDO**
19. Qual é a função do ligamento colateral medial (deltóideo)?

9.9 Envelhecimento e articulações

◉ **OBJETIVOS**
- Explicar os efeitos do envelhecimento sobre as articulações.

Em geral, o envelhecimento resulta em diminuição da produção de líquido sinovial nas articulações. Além disso, com a idade, a cartilagem articular torna-se mais fina, e os ligamentos encurtam-se e perdem parte de sua flexibilidade. Os efeitos do envelhecimento sobre as articulações variam consideravelmente de uma pessoa para outra e são influenciados por fatores genéticos e pelo desgaste. Embora a ocorrência de alterações degenerativas nas articulações possa começar em indivíduos com apenas 20 anos de idade, a maioria das alterações só ocorre muito mais tarde. Aos 80 anos, quase todos desenvolvem algum tipo de degeneração nas articulações dos joelhos, cotovelos, quadril e ombros. É também comum que os indivíduos idosos desenvolvam alterações degenerativas na coluna vertebral, resultando em postura encurvada e em compressão das raízes dos nervos. Um tipo de artrite, denominada osteoartrite (ver Correlação clínica na Seção 9.7), está, pelo menos parcialmente, relacionado com a idade. Quase todas as pessoas com mais de 70 anos de idade apresentam sinais de algumas alterações osteoartríticas. O alongamento e os exercícios que procuram manter a amplitude total de movimento são muito importantes para reduzir ao máximo os efeitos do envelhecimento. Eles ajudam a manter o funcionamento efetivo dos ligamentos, tendões, músculos, líquido sinovial e cartilagem articular.

✓ **TESTE RÁPIDO**
20. Que articulações mostram sinais de degeneração em quase todos os indivíduos enquanto o processo de envelhecimento avança?

CORRELAÇÃO CLÍNICA | *Artroplastia*

As articulações que foram gravemente danificadas por doenças, como a artrite, ou por lesão podem ser cirurgicamente substituídas por articulações artificiais, em um procedimento denominado **artroplastia**. Embora as articulações no corpo possam ser, em sua maioria, reparadas por meio de artroplastia, as mais comumente substituídas são as articulações do quadril, do joelho e do ombro. Nos EUA, são realizadas anualmente cerca de 400.000 artroplastias do quadril e 300.000 do joelho. Durante o procedimento, as extremidades dos ossos danificados são retiradas, e são fixados componentes metálicos, de cerâmica ou plástico no local. Os objetivos da artroplastia consistem em aliviar a dor e aumentar a amplitude de movimento.

As **artroplastias parciais da articulação do quadril** envolvem apenas o fêmur. As **artroplastia totais da articulação do quadril** envolvem tanto o acetábulo quanto a cabeça

CORRELAÇÃO CLÍNICA | *Artroplastia (Continuação)*

do fêmur (Figuras A-C). As partes danificadas do acetábulo e da cabeça do fêmur são substituídas por *próteses* (dispositivos artificiais) pré-fabricados. O acetábulo é moldado para receber o novo encaixe, a cabeça do fêmur é retirada, e o centro do fêmur é moldado para receber o componente femoral. O componente acetabular consiste em plástico, como polietileno, enquanto o componente femoral é composto de metal, como cobalto-cromo, ligas de titânio ou ácido inoxidável. Esses materiais destinam-se a suportar o alto grau de tensão e a evitar uma resposta do sistema imune. Uma vez selecionados os componentes acetabular e femoral apropriados, eles são fixados à parte saudável do osso com cimento acrílico, que forma uma ligação mecânica de engate.

As **artroplastias da articulação do joelho** são, na realidade, uma reconstrução da cartilagem e, à semelhança das **artroplastias da articulação do quadril,** podem ser parciais ou totais. Na artroplastia parcial da articulação do joelho, também denominada *artroplastia unicompartimental da articulação do joelho,* apenas um lado da articulação é substituído. Uma vez retirada a cartilagem danificada da extremidade distal do fêmur, este é remodelado, e um componente femoral de metal é cimentado no local. Em seguida, a cartilagem danificada da extremidade proximal da tíbia é retirada, juntamente com o menisco. A tíbia é remodelada e encaixada com um componente tibial plástico, que é cimentado em posição. Se a face posterior da patela estiver gravemente danificada, a patela é substituída por um componente patelar plástico.

Na **artroplastia total da articulação do joelho** (Figuras D-F) toda a articulação do joelho é substituída. No procedimento, a cartilagem danificada é removida da extremidade distal do fêmur, da extremidade proximal da tíbia e da face posterior da patela. O fêmur é remodelado e encaixado com um componente femoral metálico e cimentado no local. A tíbia é remodelada e encaixada com um componente tibial plástico, que é cimentado em posição. Se a face posterior da patela estiver gravemente danificada, ela é substituída por um implante plástico; entretanto, se não estiver muito danificada, pode ser mantida intacta.

Os pesquisadores estão continuamente procurando melhorar a resistência do cimento e projetando meios de estimular o crescimento ósseo em torno da área implantada. As complicações potenciais da artroplastia incluem infecção, coágulos sanguíneos, afrouxamento ou luxação dos componentes de substituição e lesão nervosa.

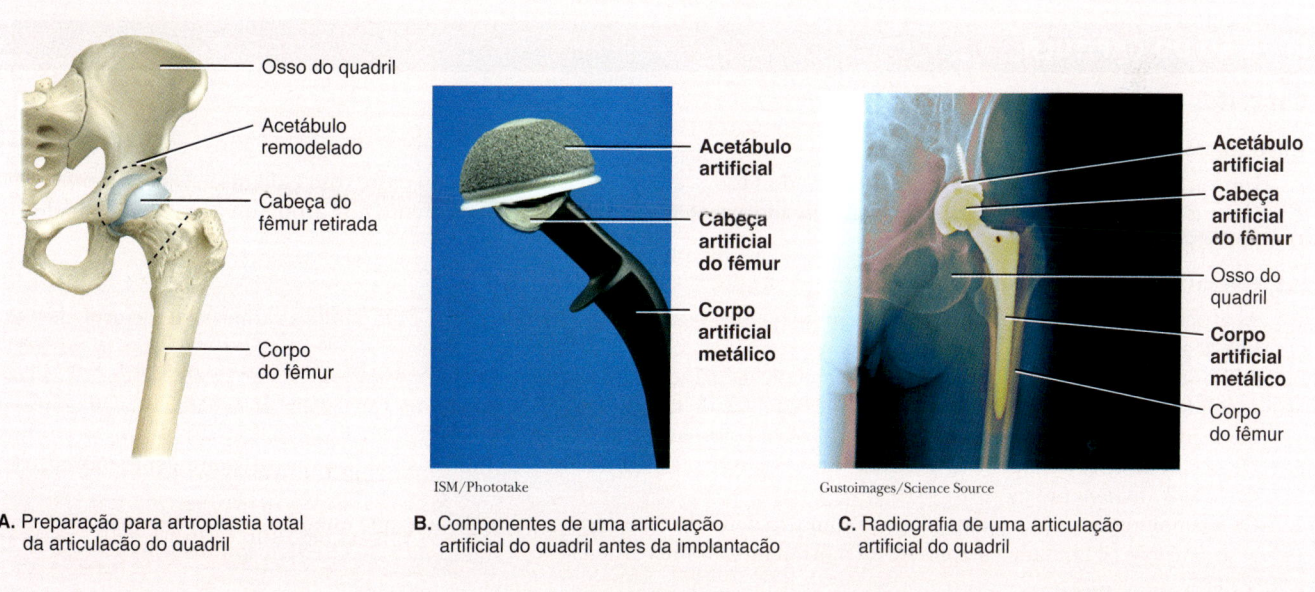

A. Preparação para artroplastia total da articulação do quadril
B. Componentes de uma articulação artificial do quadril antes da implantação
C. Radiografia de uma articulação artificial do quadril

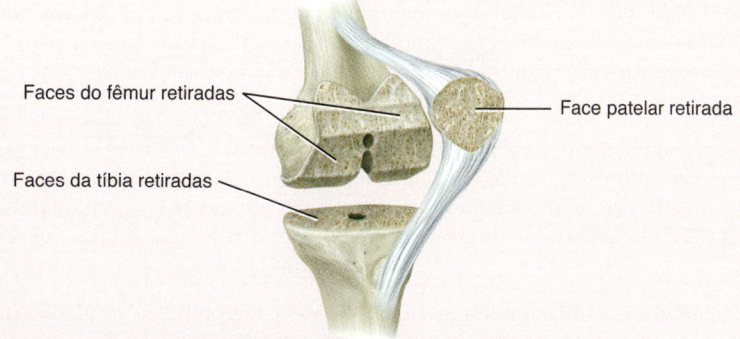

D. Preparação para artroplastia total da articulação do joelho

(Continua)

CORRELAÇÃO CLÍNICA | *Artroplastia (Continuação)*

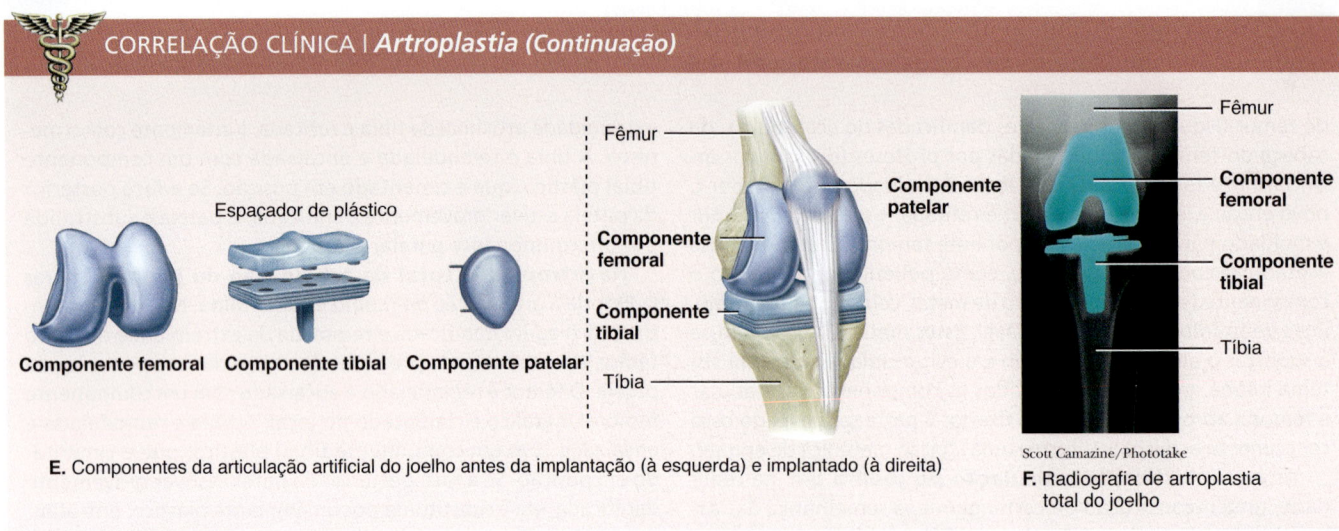

E. Componentes da articulação artificial do joelho antes da implantação (à esquerda) e implantado (à direita)

F. Radiografia de artroplastia total do joelho

Scott Camazine/Phototake

TERMINOLOGIA TÉCNICA

Artralgia Dor em uma articulação.
Bursectomia Retirada de uma bolsa.
Condrite Inflamação da cartilagem.

Sinovite Inflamação da membrana sinovial de uma articulação.
Subluxação Luxação parcial ou incompleta.

REVISÃO DO CAPÍTULO

Conceitos essenciais

Introdução
1. Uma articulação é um ponto de contato entre dois ossos, entre osso e cartilagem ou entre osso e dentes.
2. O estudo científico das articulações é denominado artrologia, e o estudo do movimento do corpo humano é denominado cinesiologia.

9.1 Classificação das articulações
1. As articulações são junções de tecido conjuntivo entre ossos que possuem funções e amplitudes variadas, desde articulações fixas a altamente móveis.
2. A classificação estrutural das articulações baseia-se na presença ou ausência de uma cavidade articular *versus* presença de massa sólida de tecido conjuntivo. As articulações com tecido conjuntivo sólido podem ter cartilagem (articulações cartilagíneas) ou tecido conjuntivo denso (articulações fibrosas) como tecido de união.
3. Do ponto de vista funcional, as articulações são classificadas em sinartroses (imóveis), anfiartroses (ligeiramente móveis) ou diartroses (livremente móveis).
4. Os ligamentos são estruturas de tecido conjuntivo denso modelado ou não modelado, que unem um osso a outro. Estabilizam as articulações e limitam a amplitude de movimento em uma articulação.

9.2 Articulações fibrosas
1. Os ossos das articulações fibrosas são mantidos unidos por tecido conjuntivo denso não modelado.
2. Essas articulações incluem as suturas fixas nos adultos (encontradas entre os ossos do crânio), as sindesmoses imóveis ou levemente móveis (como as raízes dos dentes nos alvéolos na mandíbula e maxila e a parte distal da articulação tibiofibular) e as membranas interósseas discretamente móveis (encontradas entre o rádio e a ulna no antebraço e entre a tíbia e a fíbula na perna).

9.3 Articulações cartilagíneas
1. Os ossos das articulações cartilagíneas são mantidos unidos por cartilagem.
2. Essas articulações incluem sincondroses de cartilagem hialina ligeiramente móveis a imóveis (articulação cartilagínea da primeira costela com o manúbrio do esterno), sínfises de fibrocartilagem ligeiramente móveis (sínfise púbica) e cartilagens epifisiais de cartilagem hialina imóveis (lâminas epifisiais ou de crescimento entre as diáfises e as epífises dos ossos em crescimento).

9.4 Articulações sinoviais
1. As articulações sinoviais (diartroses) contêm um espaço entre os ossos, denominado cavidade articular. Outras características das articulações sinoviais são a presença de cartilagem articular, que recobre as faces adjacentes do osso, e uma cápsula articular, composta de membrana fibrosa externa e membrana sinovial interna.
2. A membrana sinovial secreta líquido sinovial, que forma uma película viscosa e fina sobre as cartilagens articulares e outras superfícies da cartilagem articular. Muitas articulações sinoviais também contêm ligamentos acessórios (extracapsulares e intracapsulares), bem como discos articulares e meniscos. Um lábio é uma parte fibrocartilagínea que se estende a partir da margem da cavidade articular e ajuda a aprofundar a cavidade.

3. As articulações sinoviais contêm inervação e suprimento sanguíneo extensos. Os nervos conduzem informações sobre dor, movimentos articulares e grau de estiramento de uma articulação. Os vasos sanguíneos penetram na cápsula articular nos ligamentos.
4. As bolsas são estruturas saciformes, de estrutura semelhante àquela das cápsulas articulares, que aliviam o atrito quando tecidos moles, como músculos, tendões e pele, raspam uns contra os outros ou com ossos adjacentes. As bolsas são comuns em torno de articulações como as do ombro e do joelho. As bainhas tendíneas são bolsas tubulares, que envolvem os tendões nos locais de atrito considerável, como no carpo, nos dedos da mão, nos tarsos e dedos dos pés.

9.5 Tipos de movimentos nas articulações sinoviais

1. Em um movimento de deslizamento, as faces quase planas dos ossos movem-se de frente para trás e de um lado para outro.
2. Nos movimentos angulares, ocorre mudança do ângulo entre os ossos. Entre os exemplos, destacam-se a flexão-extensão, a flexão lateral, a hiperextensão e a abdução-adução. A circundução refere-se ao movimento da extremidade distal de uma parte do corpo em círculo e envolve uma sequência contínua de flexão, abdução, extensão, adução e rotação (ou na ordem oposta).
3. Na rotação, um osso move-se em torno de seu próprio eixo longitudinal.
4. Ocorrem movimentos especiais em articulações sinoviais específicas. São exemplos elevação/abaixamento, protração-retração, inversão-eversão, dorsiflexão-flexão plantar, supinação-pronação e oposição. A Tabela 9.1 fornece um resumo dos vários tipos de movimentos nas articulações sinoviais.

9.6 Tipos de articulações sinoviais

1. Os tipos de articulações sinoviais são as articulações plana, gínglimo, trocóidea, elipsóidea, selar e esferóidea. Em uma articulação plana, as faces articulares são planas, e os ossos deslizam anterior e posteriormente e de um lado para outro (muitas dessas articulações são biaxiais, porém algumas que também possibilitam a rotação são triaxiais).
2. Na articulação do tipo gínglimo, a face convexa de um osso encaixa-se na face côncava do outro, e o movimento é angular em torno de um eixo (uniaxial).
3. Em uma articulação trocóidea, uma face arredondada ou pontiaguda de um osso encaixa-se em um anel formado pelo outro osso e por um ligamento, e o movimento é de rotação (uniaxial).
4. Em uma articulação elipsóidea, uma projeção oval de um osso encaixa-se na cavidade oval de outro, e o movimento é angular em torno de dois eixos (biaxial).
5. Na articulação selar, a face articular de um osso é moldada como uma sela, e o outro osso encaixa-se na sela, como um cavaleiro montado; o movimento é angular em torno de dois eixos (biaxial).
6. Na articulação esferóidea, a face esferóidea de um osso encaixa-se na depressão caliciforme do outro; o movimento ocorre em torno de três eixos (triaxial). Os exemplos incluem as articulações do ombro e do quadril. A Tabela 9.2 fornece um resumo das categorias das articulações e suas funções (movimentos).

9.7 Fatores que afetam o contato e a amplitude de movimento nas articulações sinoviais

1. Os modos pelos quais as faces articulares das articulações sinoviais entram em contato umas com as outras determinam o tipo de movimento possível.
2. Os fatores que contribuem para manter as faces em contato e que afetam a amplitude de movimento incluem estrutura ou formato dos ossos da articulação, resistência e tensão dos ligamentos, disposição e tensão dos músculos, contato de partes moles, hormônios e desuso.

9.8 Articulações selecionadas do corpo

1. As Tabelas 9.3 e 9.4 fornecem um resumo das articulações selecionadas do corpo, incluindo os componentes articulares, as classificações estrutural e funcional e os movimentos.
2. A articulação temporomandibular (ATM) está localizada entre o côndilo da mandíbula e a fossa mandibular; durante o movimento o tubérculo articular do temporal também participa da articulação (Expo 9.A).
3. A articulação do ombro (glenoumeral) está localizada entre a cabeça do úmero e a cavidade glenoidal da escápula (Expo 9.B).
4. A articulação do cotovelo está localizada entre a tróclea do úmero, a incisura troclear da ulna e a cabeça do rádio (Expo 9.C).
5. A articulação do quadril está localizada entre a cabeça do fêmur e o acetábulo do osso do quadril (Expo 9.D).
6. A articulação do joelho (tibiofemoral) está localizada entre a patela e a face patelar do fêmur; entre o côndilo lateral do fêmur, o menisco lateral e o côndilo lateral da tíbia; e entre o côndilo medial do fêmur, o menisco medial e o côndilo medial da tíbia (Expo 9.E).
7. A articulação talocrural é formada pela extremidade distal da tíbia e seu maléolo medial com o tálus e o maléolo lateral da fíbula (Expo 9.F).

9.9 Envelhecimento e articulações

1. Com o envelhecimento, ocorrem diminuição do líquido sinovial, adelgaçamento da cartilagem articular e diminuição da flexibilidade dos ligamentos.
2. A maioria dos indivíduos sofre alguma degeneração nas articulações do joelho, cotovelo, quadril e ombro, em consequência do processo de envelhecimento.

QUESTÕES PARA AVALIAÇÃO CRÍTICA

1. Burt e Al são parceiros de golfe há 50 anos. O jogo de Burt melhorou 5 pontos nessa primavera, e ele atribui essa melhora à artroplastia do quadril realizada no ano passado. O joelho de Al o incomoda há vários anos; entretanto, quando perguntou a seu ortopedista sobre a possibilidade de uma nova articulação do joelho, ele lhe respondeu: "Isso não é tão simples assim." Al disse a Burt que "uma articulação é igual a qualquer outra articulação" e ele deseja obter uma segunda opinião. O que o outro médico irá dizer?

2. Após a sua segunda prova de Anatomia Humana, você se ajoelhou em um dos joelhos, levantou os braços acima da cabeça com um punho cerrado, balançou o braço para cima e para baixo, inclinou a cabeça para trás, olhou para cima e gritou "*Sim!*" Utilize os termos corretos para descrever os movimentos nas diversas articulações utilizadas.

3. Lars começou a praticar surfe de peito durante a sua primeira viagem ao litoral, quando foi apanhado na arrebentação de uma onda. Enquanto estava sendo arrastado, ele sentiu o ombro "estalar". Quando Lars finalmente chegou à praia, estava sem fôlego, com dor, e o braço estava pendurado em um ângulo estranho. Qual é o prognóstico para o resto das férias de Lars no litoral?

4. Arthur foi envolvido em um grave acidente de moto, em que fraturou a tíbia, a fíbula e a patela. O joelho foi torcido lateralmente no acidente. Os ossos consolidaram, porém ele ainda sente dor considerável na articulação do joelho e diz sentir como "se houvesse alguma coisa no joelho". Ele também tem problema com a estabilidade na articulação enquanto caminha. A que problemas anatômicos específicos você pode atribuir as dificuldades articulares de Arthur?

5. Chuck foi ao quiroprático, devido a dor nas costas. O quiroprático declarou: "Você sabe, a sua pelve está desalinhada." Essa notícia veio pouco depois do ortopedista lhe dizer que ele apresenta um ligeiro arqueamento das pernas. Além disso, ele possui osteoartrite grave na articulação talocrural. Você acredita que todos esses problemas podem estar relacionados? Por que sim ou por que não?

RESPOSTAS ÀS QUESTÕES DAS FIGURAS

9.1 As articulações fibrosas são suturas encontradas no crânio, sindesmoses encontradas em vários locais no esqueleto (como a sindesmose tibiofibular distal) e membranas interósseas encontradas entre o rádio e a ulna e entre a tíbia e a fíbula.

9.2 Uma sincondrose é mantida unida por cartilagem hialina, uma sínfise é mantida por fibrocartilagem, e a cartilagem epifisial é um centro de crescimento de cartilagem hialina presente durante a formação endocondral do osso.

9.3 As articulações sinoviais são articulações capsulares, que contêm uma fina película de líquido lubrificante para reduzir o atrito nas faces das cartilagens articulares.

9.4 Os movimentos de deslizamento ocorrem nas articulações planas, como nas articulações radiocarpal e talocrural.

9.5 Dois exemplos de flexão que não ocorrem no plano sagital são a flexão do polegar e a flexão lateral do tronco.

9.6 Na adução do braço ou da perna, aproximamos o braço ou a perna da linha mediana do corpo, "unindo-os", assim, ao tronco.

9.7 A circundução envolve flexão, abdução, extensão e adução em sequência contínua.

9.8 Na rotação medial, a face anterior de um osso ou membro roda em direção à linha mediana e, na rotação lateral, para longe da linha mediana.

9.9 Levar os braços para a frente até que os cotovelos se toquem é um exemplo de protração.

9.10 Outros exemplos de articulações trocóideas incluem as articulações atlantoaxiais.

9.11 O ligamento lateral impede o deslocamento da mandíbula.

9.12 A articulação do ombro é a articulação de maior liberdade de movimento no corpo, em virtude da frouxidão de sua cápsula articular e da pouca profundidade da cavidade glenoidal em relação ao tamanho da cabeça do úmero.

9.13 Uma articulação do tipo gínglimo permite a flexão e a extensão.

9.14 A tensão dos três ligamentos – iliofemoral, pubofemoral e isquiofemoral – limita o grau de extensão na articulação do quadril.

9.15 A contração do músculo quadríceps femoral produz extensão na articulação do joelho.

9.16 Anatomicamente, o tornozelo é a região entre a face distal da perna e a face proximal do pé.

TECIDO MUSCULAR 10

INTRODUÇÃO As máquinas fazem parte de nossa vida diária, desde simples abridores de lata ou de garrafa até computadores complexos, automóveis e copiadoras. De acordo com o dicionário *Webster*, uma máquina é "um conjunto de partes que transmitem forças, movimento e energia umas às outras de maneira predeterminada". Assim, até mesmo as máquinas mais complexas são compostas de partes mais simples, como alavancas, pontos de apoio, trincos, encaixes, receptores, fontes de energia, fios e cabos, que se combinam para criar a estrutura mais complicada que definimos como máquina. Se você imaginar o seu corpo como uma máquina, e os seus órgãos e sistemas como partes dessa máquina, você poderá compreender mais facilmente a estrutura e o funcionamento dessa máquina que chamamos corpo humano.

Um componente essencial da maquinaria do corpo humano é o tecido muscular, cujo peso corresponde a 40 a 50% da massa corporal total (dependendo da porcentagem de gordura corporal, do sexo e do programa de exercícios). Grande parte do trabalho realizado pelo corpo, como bombear o sangue pelos vasos sanguíneos, alimentar-se, respirar, mover o alimento pelo tubo gastrintestinal, eliminar a urina da bexiga urinária, gerar calor, falar, ficar de pé e fazer o esqueleto se movimentar constitui o resultado da atividade dos músculos. Neste capítulo, iremos explorar os músculos desde o nível celular até os músculos como um todo, alguns dos quais são muito grandes, como a músculo quadríceps femoral, que ocupa a maior parte da face anterior da coxa. Iremos também aprender como as partes simples de nossa máquina muscular trabalham em conjunto para produzir forças contráteis potentes responsáveis pela maior parte da atividade do corpo humano. •

Mark Nielsen

? Você já se perguntou o que provoca o rigor mortis? Você pode encontrar a resposta na página 316.

SUMÁRIO

10.1 Visão geral do tecido muscular, 300
- Tipos de tecido muscular, 300
- Funções do tecido muscular, 300
- Propriedades do tecido muscular, 301

10.2 Estrutura do tecido muscular esquelético, 301
- Anatomia macroscópica de um músculo esquelético, 301
- Revestimentos do tecido conjuntivo, 303
- Inervação e suprimento sanguíneo, 303
- Anatomia microscópica da fibra muscular esquelética, 304
- Proteínas musculares, 307

10.3 Função do tecido muscular esquelético, 309
- Contração e relaxamento das fibras musculares esqueléticas, 309
- Tônus muscular, 317
- Contrações isotônicas e isométricas, 317

10.4 Tipos de fibras musculares esqueléticas, 318
- Fibras oxidativas lentas, 318
- Fibras oxidativo-glicolíticas rápidas, 319
- Fibras glicolíticas rápidas, 319

10.5 Exercício e tecido muscular esquelético, 320
- Alongamento efetivo, 321
- Treinamento de força, 321

10.6 Tecido muscular cardíaco, 321

10.7 Tecido muscular liso, 323

10.8 Desenvolvimento dos músculos, 325

10.9 Envelhecimento e tecido muscular, 326

Terminologia técnica, 327

10.1 Visão geral do tecido muscular

OBJETIVO
- *Comparar* os três tipos de tecido muscular com relação às suas funções e propriedades especiais.

Tipos de tecido muscular

Como já assinalamos no Capítulo 3, existem três tipos de tecido muscular: esquelético, cardíaco e liso (ver Tabela 3.9). A **miologia** refere-se ao estudo científico da estrutura, da função e das doenças dos tecidos musculares esquelético, cardíaco e liso. Embora os três tipos de tecido muscular compartilhem algumas propriedades, eles diferem entre si na sua anatomia microscópica, localização e modo pelo qual são controlados pelos sistemas nervoso e endócrino.

O **tecido muscular esquelético** é assim denominado porque a função da maioria dos músculos esqueléticos consiste em movimentar os ossos do esqueleto. (Existem alguns músculos esqueléticos que se fixam a estruturas diferentes do osso, como a pele ou até mesmo em outros músculos esqueléticos.) O tecido muscular esquelético é designado como *estriado*, devido à presença de bandas alternadas de proteínas escuras e claras (*estriações*), que são visíveis quando o tecido é examinado ao microscópio (ver Figura 10.4). O tecido muscular esquelético atua principalmente de modo *voluntário*; a sua atividade pode ser controlada de modo consciente (de modo voluntário).

O **tecido muscular cardíaco** é encontrado exclusivamente no coração, onde forma a maior parte da parede do coração. À semelhança do músculo esquelético, o músculo cardíaco é *estriado*, porém a sua ação é *involuntária* – A sua contração e o seu relaxamento alternados não podem ser conscientemente controlados. O coração bate porque ele possui um marca-passo natural, que inicia cada contração; esse ritmo intrínseco é denominado **autorritmicidade**. Diversos hormônios e neurotransmissores ajustam a frequência cardíaca ao acelerar ou diminuir o marca-passo.

O **tecido muscular liso** está localizado nas paredes das estruturas internas ocas, como os vasos sanguíneos, as vias respiratórias e a maioria dos órgãos na cavidade abdominopélvica. Também está fixado aos folículos pilosos na pele. O tecido muscular liso recebeu o seu nome em virtude de seu aspecto *não estriado* ou *liso* ao microscópio. A ação do músculo liso é habitualmente *involuntária*, e, à semelhança do músculo cardíaco, o tecido muscular liso apresenta, em alguns locais, autorritmicidade, como os músculos que propelem o alimento pelo tubo gastrintestinal. Tanto o músculo cardíaco quanto o músculo liso são regulados por neurônios que fazem parte da divisão autônoma (involuntária) do sistema nervoso (ver Capítulo 20) e por hormônios liberados pelas glândulas endócrinas.

Funções do tecido muscular

Por meio de contração sustentada ou de contração e relaxamento alternados, o tecido muscular desempenha quatro funções fundamentais: produção dos movimentos do corpo, estabilização das posições do corpo, armazenamento e movimentação de substâncias no interior do corpo e produção de calor.

1. *Produção dos movimentos do corpo.* Os movimentos que envolvem todo o corpo, como a marcha e a corrida, e os movimentos localizados, como segurar um lápis, tocar teclado ou levantar a mão, dependem do funcionamento integrado dos músculos esqueléticos, dos ossos e das articulações.
2. *Estabilização das posições do corpo.* As contrações do músculo esquelético estabilizam as articulações e ajudam a manter as posições do corpo, como posição ortostática ou sentada. Os músculos posturais sofrem contração contínua quando estamos despertos; por exemplo, as contrações sustentadas nos músculos do pescoço mantêm a cabeça na posição ereta quando se ouve atentamente uma aula de anatomia.
3. *Armazenamento e movimentação de substâncias no interior do corpo.* As contrações sustentadas de faixas circulares de músculos lisos, denominadas *esfíncteres*, podem impedir a

saída do conteúdo de um órgão oco. O armazenamento temporário de alimento no estômago ou de urina na bexiga urinária é possível devido a esfíncteres de músculo liso que fecham os orifícios de saídas desses órgãos. As contrações do músculo cardíaco bombeiam o sangue pelos vasos sanguíneos do corpo. A contração e o relaxamento do músculo liso nas paredes dos vasos sanguíneos ajudam a ajustar o seu diâmetro e, portanto, a regular a velocidade do fluxo sanguíneo. As contrações do músculo liso também movimentam o alimento e substâncias, como a bile e as enzimas, pelo sistema digestório, impulsionam os gametas (espermatozoides e oócitos) pelos sistemas genitais e propelem a urina pelo sistema urinário. As contrações do músculo esquelético promovem indiretamente o fluxo de linfa por todo corpo e auxiliam no retorno do sangue pelas veias até o coração.

4. *Produção de calor.* Por meio de sua contração, o tecido muscular também produz calor, um processo denominado **termogênese**. Grande parte do calor liberado pelo músculo é utilizada para manter a temperatura corporal normal. As contrações involuntárias dos músculos esqueléticos, conhecidas como calafrios, podem aumentar acentuadamente a taxa de produção de calor.

Propriedades do tecido muscular

O tecido muscular possui quatro propriedades especiais, que possibilitam o desempenho das funções que acabamos de descrever e que contribuem para a homeostasia do corpo:

1. **Excitabilidade elétrica**, uma propriedade tanto das células musculares quanto das células nervosas, refere-se à capacidade de responder a determinados estímulos, produzindo sinais elétricos denominados **potenciais de ação** (*impulsos*). Os potenciais de ação nos músculos são denominados *potenciais de ação musculares*; nos nervos são designados como *potenciais de ação nervosos* ou impulsos nervosos. Os potenciais de ação podem propagar-se ao longo da membrana plasmática da célula, devido à presença de canais iônicos específicos. Dois tipos principais de estímulos desencadeiam os potenciais de ação nas células musculares: elétricos e químicos. Os *sinais elétricos* autorrítmicos originam-se no próprio tecido muscular, como no caso do marca-passo do coração. Os *estímulos químicos*, como os neurotransmissores liberados pelos neurônios, pelos hormônios distribuídos pelo sangue ou até mesmo por alterações locais do pH, também são capazes de deflagrar potenciais de ação nas células musculares.
2. **Contratilidade** é a capacidade do tecido muscular de se contrair vigorosamente quando estimulado por um potencial de ação. Quando sofre contração, um músculo esquelético gera tensão (força da contração), enquanto traciona seus pontos de fixação. Em algumas contrações musculares, o músculo desenvolve contração, porém não se retrai. Um exemplo é segurar este livro com as mãos estendidas. Em outras contrações musculares, a contração gerada é maior do que a resistência, de modo que o músculo se retrai, e ocorre movimento. Um exemplo é levantar um livro da mesa.
3. **Extensibilidade** refere-se à capacidade do tecido muscular de se estender, dentro dos limites, sem sofrer lesão. O tecido conjuntivo no músculo limita a amplitude da extensibilidade e a mantém dentro da amplitude contrátil das fibras musculares. Normalmente, o músculo liso é submetido a um grau máximo de estiramento. Por exemplo, toda vez que o estômago se enche com alimento, ocorre estiramento do músculo na sua parede. O músculo cardíaco também sofre estiramento toda vez que o coração se enche com sangue.
4. **Elasticidade** é a capacidade do tecido muscular de retornar a seu comprimento e formato originais após uma contração ou extensão.

O músculo esquelético constitui o foco de grande parte deste capítulo. O músculo cardíaco e o músculo liso serão descritos aqui de modo mais sucinto (ver Seções 10.6 e 10.7). Os detalhes da função do músculo cardíaco são discutidos no Capítulo 13 (coração) e uma descrição mais detalhada do músculo liso é apresentada no Capítulo 19 (sistema nervoso autônomo) e no estudo dos vários órgãos que contêm músculo liso.

✓ TESTE RÁPIDO

1. Que características diferenciam os três tipos de tecido muscular?
2. Faça um resumo das funções do tecido muscular.
3. Descreva as quatro propriedades do tecido muscular.

10.2 Estrutura do tecido muscular esquelético

OBJETIVOS

- Descrever a anatomia macroscópica do músculo esquelético
- Explicar a importância dos componentes do tecido conjuntivo, dos vasos sanguíneos e dos nervos para os músculos esqueléticos
- Descrever a anatomia microscópica de uma fibra muscular esquelética.

Cada músculo esquelético é um órgão separado, composto de centenas a milhares de células musculares esqueléticas, também denominadas **fibras musculares** (*miócitos*), em virtude de seu formato alongado. Os tecidos conjuntivos envolvem as fibras musculares e os músculos inteiros e conduzem os vasos sanguíneos e os nervos que exercem seus efeitos sobre as fibras musculares individualmente (Figura 10.1). Para compreender como a contração de um músculo esquelético funciona, é necessário aprender inicialmente a anatomia macroscópica e microscópica de suas fibras individuais.

Anatomia macroscópica de um músculo esquelético

Um músculo esquelético típico consiste em um ventre muscular conectado ao esqueleto por tendões (Figura 10.1). O aspecto avermelhado ou semelhante a carne que associamos

Figura 10.1 **Organização do músculo esquelético e seus revestimentos de tecido conjuntivo.**

 O músculo esquelético é composto de fibras musculares individuais reunidas em fascículos e envolvidas por três camadas de tecido conjuntivo.

FUNÇÕES DO TECIDO MUSCULAR
1. Produz os movimentos do corpo.
2. Estabiliza as posições do corpo.
3. Armazena e movimenta as substâncias no interior do corpo.
4. Produz calor.

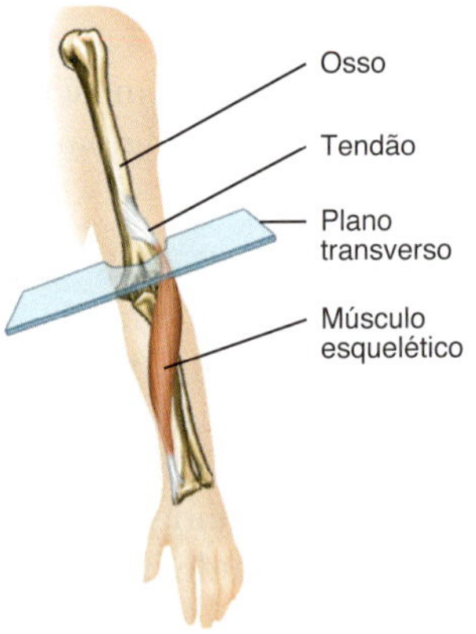

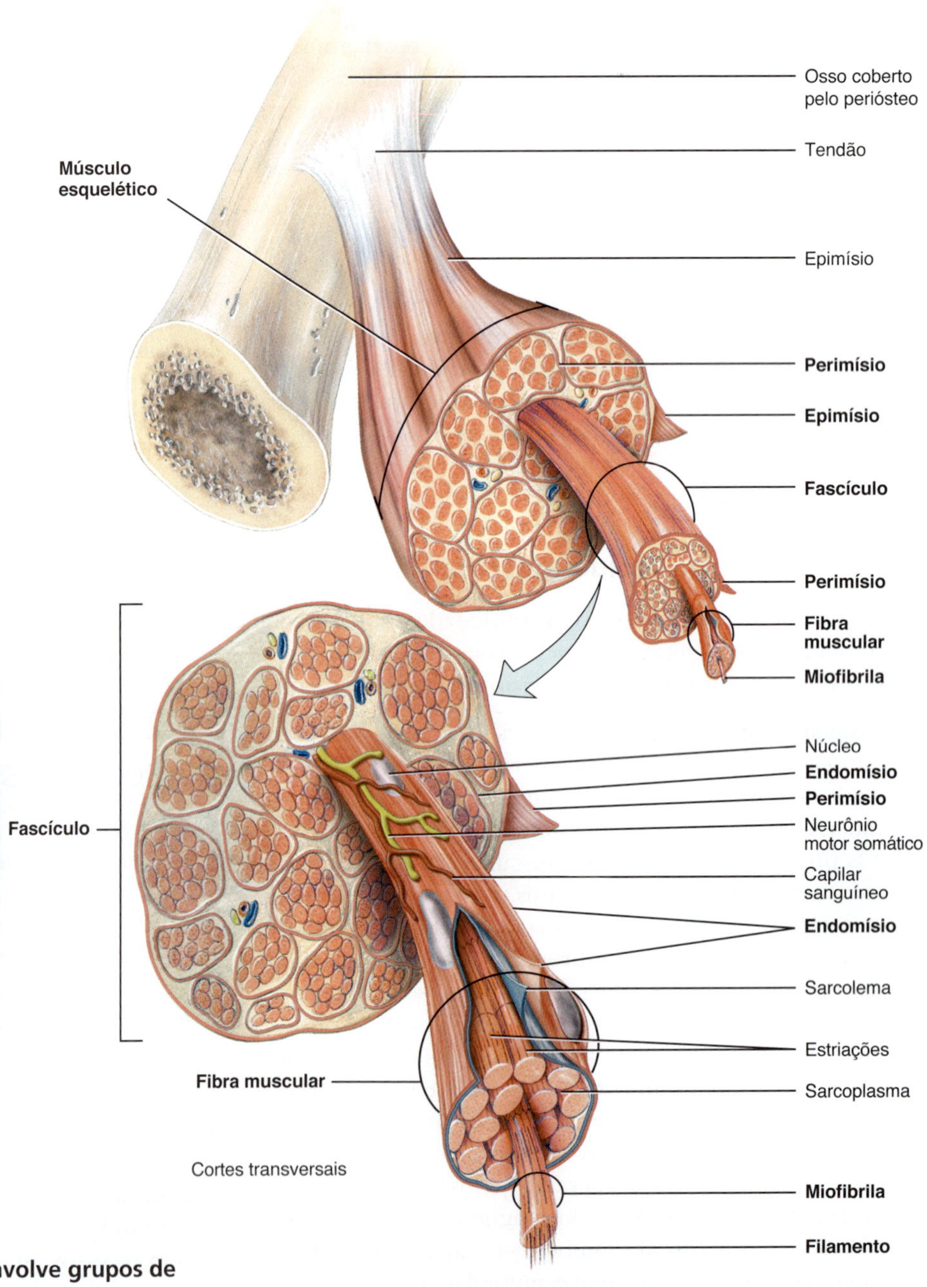

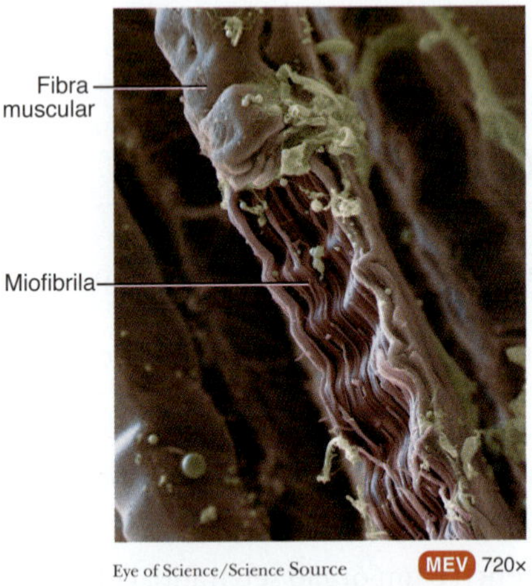

Fibra muscular esquelética parcialmente separada com miofibrilas densamente agrupadas

Componentes de um músculo esquelético

? Que túnica de tecido conjuntivo envolve grupos de fibras musculares, separando-os em fascículos?

ao tecido muscular provém da grande população de células musculares bem vascularizadas presentes no **ventre** (*corpo*) **do músculo**. O ventre do músculo pode ser massa alongada, espessa e arredondada, pode ter formato triangular, pode consistir em massa retangular espessa ou uma lâmina plana e fina de tecido muscular. Por outro lado, os **tendões**, que são estruturas de tecido conjuntivo denso modelado, branco brilhante e resistente, que inserem o ventre do músculo nos ossos, são minimamente vasculares, não têm células musculares e consistem principalmente em arranjos paralelos de fibras colágenas. À semelhança do ventre muscular, os tendões exibem uma grande variedade de formatos: alguns são estruturas longas semelhantes a cordas, enquanto outros estão dispostos em lâminas planas, denominadas **aponeuroses**. Um exemplo é a aponeurose epicrânica, no topo do crânio, entre os ventres occipital e frontal do músculo occipitofrontal (ver Figura 11.4C). Outros tendões são faixas ou extensões de tecido conjuntivo, que são tão curtas que fazem com que o ventre do músculo pareça estar fixado diretamente ao osso. Após conhecer as partes básicas de um músculo esquelético, iremos aprofundar um pouco mais e explorar a relação existente entre o ventre e seus tendões.

Como os músculos geram forças tremendas quando se contraem, é importante compreender como o ventre do músculo se conecta com os tendões, e como estes se conectam aos ossos. O que torna essas conexões tão resistentes a ponto de não se separar quando levantamos algum objeto pesado? Um olhar atento na Figura 10.1 irá ajudá-lo a encontrar a resposta.

> **CORRELAÇÃO CLÍNICA | *Tenossinovite***
>
> A **tenossinovite** é uma inflamação dos tendões, das bainhas tendíneas ou das membranas sinoviais que circundam determinadas articulações. Os tendões afetados com mais frequência estão nas articulações carpais (dos punhos), dos ombros, cotovelos e dedos das mãos, articulações talocrurais (tornozelos) e dos pés. As bainhas afetadas algumas vezes tornam-se visivelmente tumefeitas, devido ao acúmulo de líquido. A hipersensibilidade e a dor estão frequentemente associadas ao movimento da parte do corpo. Com frequência, a condição ocorre após traumatismo, estiramento, exercício excessivo ou outros estressores. Por exemplo, a tenossinovite do dorso do pé também pode ser causada por cordões de sapatos muito apertados. Os ginastas têm propensão a desenvolver a condição devido à hiperextensão máxima, repetitiva e crônica nos punhos. Outros movimentos repetitivos, incluindo atividades como digitação, corte de cabelo, carpintaria e trabalho em linha de montagem, também podem resultar em tenossinovite.

Revestimentos do tecido conjuntivo

A maior parte do ventre muscular consiste em fibras musculares esqueléticas estriadas. Entretanto, um exame atento da Figura 10.1 irá revelar que existem mais elementos no ventre muscular do que apenas fibras musculares. Cada fibra muscular é circundada por um fino envoltório, em grande parte de fibras reticulares, denominado **endomísio**. Esse tecido conjuntivo circundante ajuda a manter as fibras musculares juntas, embora seja frouxo o suficiente para possibilitar o movimento livre das fibras umas sobre as outras. Além disso, o endomísio apresenta pequenos vasos sanguíneos que fornecem nutrientes às fibras. A seguir, pode-se observar a existência de grupos de fibras musculares, que formam feixes envolvidos por uma camada mais espessa de tecido conjuntivo. Esse feixe de fibras musculares é um **fascículo**, e o seu revestimento de tecido conjuntivo denso não modelado é denominado **perimísio**. O perimísio também permite um certo grau de liberdade de movimento entre os fascículos adjacentes e conduz os vasos sanguíneos. Ao redor da periferia do músculo, encontra-se um revestimento ligeiramente mais espesso de tecido conjuntivo denso não modelado, denominado **epimísio**, que une todos os fascículos para formar o ventre muscular. Por conseguinte, o ventre muscular não consiste apenas em uma grande massa de fibras musculares individuais, mas em grupos de fibras envolvidas em tecido conjuntivo. Observe que, embora as camadas de tecido conjuntivo recebam nomes separados, elas formam uma rede interconectada contínua.

Entretanto, o que tudo isso tem a ver com as conexões entre músculos, tendões e ossos? As fibras musculares no ventre do músculo finalmente se afinam até as extremidades rombas, porém os tecidos conjuntivos associados às fibras continuam além das extremidades rombas, passando a constituir os tendões do músculo. Essa massa contínua de tecido conjuntivo colágeno adquire um aspecto esbranquiçado brilhante, resultante de fibras colágenas altamente ordenadas, do número reduzido de vasos sanguíneos e da ausência de células musculares. Por conseguinte, os tendões são massa contínua de tecido conjuntivo que se estende pelo ventre muscular na forma de endomísio, perimísio e epimísio e emerge do ventre do músculo na forma de tendões de fixação proximal e de fixação distal nas extremidades. Isso é que torna os músculos tão incrivelmente resistentes. Em sua junção com o osso, o tecido superficial do tendão é contínuo com o periósteo, enquanto suas fibras colágenas mais profundas penetram no osso para se misturar com o colágeno da matriz extracelular óssea. Essa rede contínua e resistente de tecido conjuntivo é essencial para o desempenho da função do aparelho locomotor.

Os vários músculos esqueléticos do corpo são ainda agrupados e protegidos por lâminas de tecido conjuntivo denso não modelado largo, denominadas **fáscia**, que envolvem grupos de músculos de modo muito semelhante a uma meia que envolve o pé. Por exemplo, abaixo da pele e da tela subcutânea, na parte livre dos membros inferiores, uma lâmina brilhante, resistente e fina de tecido conjuntivo denso não modelado, denominada *fáscia da parte livre dos membros inferiores*, envolve todos os músculos. A parte livre dos membros superiores apresenta lâminas semelhantes de fáscia. No tronco, na cabeça e no pescoço, existem múltiplas camadas fasciais.

Inervação e suprimento sanguíneo

Os músculos esqueléticos são bem supridos com nervos e vasos sanguíneos (ver Figura 11.18C). Os músculos esqueléticos do corpo, particularmente dos membros e da cabeça, recebem, em sua maioria, um nervo principal que conduz

> **CORRELAÇÃO CLÍNICA | *Fibromialgia***
>
> A **fibromialgia** é um distúrbio reumático não articular, doloroso e crônico, que acomete os componentes do tecido conjuntivo fibroso dos músculos, dos tendões e dos ligamentos. Um sinal notável é a dor que resulta de pressão suave em "pontos sensíveis" específicos. Mesmo na ausência de pressão, ocorrem dor, hipersensibilidade e rigidez dos músculos, tendões e tecidos moles circundantes. Além da dor muscular, os indivíduos que sofrem de fibromialgia queixam-se de fadiga intensa, insônia, cefaleia, depressão, síndrome do intestino irritável e incapacidade de realizar as atividades diárias. Não existe nenhuma causa identificável específica. O tratamento consiste em redução do estresse, exercício regular, massagem suave, fisioterapia, analgésicos e antidepressivo em dose baixa para ajudar a melhorar o sono.

impulsos oriundos de neurônios motores para um músculo e impulsos oriundos de neurônios sensitivos para longe desse músculo. Outros músculos, como os músculos laminados da parede do corpo, recebem múltiplos impulsos de nervos que possibilitam o controle independente de diferentes níveis segmentares dentro da camada muscular. Normalmente, os nervos entram no músculo juntamente com os vasos sanguíneos principais do músculo na forma de uma unidade, denominada **feixe vasculonervoso**. Esses feixes vasculonervosos penetram no ventre muscular, próximo ao tendão de fixação proximal estável e, em seguida, espalham-se pelo músculo por meio de canais de tecido conjuntivo formados pelo perimísio e endomísio, à medida que envolvem as fibras musculares. As fibras motoras iniciam a função contrátil das fibras musculares, enquanto as fibras sensitivas fornecem uma retroalimentação ao sistema nervoso para regular a função motora. Os neurônios que estimulam a contração das fibras musculares esqueléticas são denominados **neurônios motores somáticos**. Um neurônio motor somático possui um prolongamento filiforme, denominado **axônio**, que se estende do corpo celular do neurônio no encéfalo ou na medula espinal até um grupo de fibras musculares esqueléticas presentes em um músculo do corpo. Você irá aprender mais detalhes sobre as interações de nervos e músculos posteriormente, nesta seção.

Em geral, cada nervo que penetra em um músculo esquelético é acompanhado de uma artéria e de uma ou duas veias. O tecido muscular contém uma quantidade abundante de vasos sanguíneos microscópicos, denominados *capilares*; cada fibra muscular está em estreito contato com um ou mais capilares (Figura 10.1), que levam oxigênio e nutrientes às fibras musculares e removem calor e escórias metabólicas do músculo. Particularmente durante a contração, a fibra muscular sintetiza e utiliza quantidades consideráveis de ATP (trifosfato de adenosina); essas reações necessitam de oxigênio, glicose, ácidos graxos e outras substâncias que são fornecidas pelo sangue.

Anatomia microscópica da fibra muscular esquelética

Os componentes mais importantes de um músculo esquelético são as próprias **fibras musculares**. As fibras musculares maduras apresentam um diâmetro que varia de 10 a 100 µm.* O comprimento típico de uma fibra muscular é de cerca de 10 cm nos seres humanos, embora algumas alcancem até 30 cm, como as que se encontram na parte livre dos membros inferiores. Durante o desenvolvimento embrionário, cada fibra muscular esquelética origina-se da fusão de cem ou mais células mesodérmicas pequenas, denominadas *mioblastos* (Figura 10.2A). Consequentemente, cada fibra muscular esquelética madura é uma única célula com cem ou mais núcleos. Após a fusão, a fibra muscular perde a sua capacidade de sofrer divisão celular. Assim, a maior parte das fibras musculares esqueléticas surge antes do nascimento, e a maioria dessas células dura a vida inteira.

O acentuado crescimento muscular observado após o nascimento ocorre pelo aumento das fibras musculares existentes, um processo denominado **hipertrofia**, e não por **hiperplasia**, que se refere a um aumento no número de fibras. A hipertrofia deve-se a um aumento na produção de miofibrilas, mitocôndrias, retículo sarcoplasmático e outras organelas. Resulta de uma atividade muscular repetitiva muito vigorosa, como treinamento de força. Como os músculos hipertrofiados contêm mais miofibrilas, são capazes de contrações mais vigorosas. Durante a infância, o hormônio de crescimento humano e outros hormônios estimulam um aumento no tamanho das fibras musculares esqueléticas. O hormônio testosterona (proveniente dos testículos nos homens e em pequenas quantidades de outros tecidos, como os ovários nas mulheres) promove um aumento adicional das fibras musculares. Alguns mioblastos persistem no músculo esquelético maduro como *células satélites* (Figura 10.2A,B). As células satélites retêm a capacidade de fundir-se umas com as outras ou com fibras musculares danificadas para regenerar fibras musculares funcionais. Entretanto, o número de novas fibras musculares esqueléticas que podem ser formadas pelas células satélites não é suficiente para compensar o dano significativo ou a degeneração do músculo esquelético. Nesses casos, o tecido muscular esquelético sofre **fibrose**, isto é, a substituição das fibras musculares por tecido cicatricial fibroso. Assim, a regeneração do tecido muscular esquelético é limitada.

Sarcolema, túbulos T e sarcoplasma

Os múltiplos núcleos de uma fibra muscular esquelética estão localizados exatamente abaixo do **sarcolema**, a membrana plasmática de uma fibra muscular (Figura 10.2B, C). Milhares de minúsculas invaginações do sarcolema, denominadas **túbulos transversos** (*túbulos T*), formam um túnel desde a superfície até o centro de cada fibra muscular. Como os túbulos transversos estão abertos para o exterior da fibra, são preenchidos com líquido intersticial. Os potenciais de ação musculares propagam-se ao longo do sarcolema e por meio dos túbulos transversos, espalhando-se rapidamente por toda fibra muscular. Essa disposição assegura que todas as partes superficiais e profundas da fibra muscular sejam excitadas quase simultaneamente por um potencial de ação.

O sarcolema "envolve" o **sarcoplasma**, o citoplasma de uma fibra muscular. O sarcoplasma inclui uma quantidade substancial de glicogênio, uma molécula de armazenamento que consiste em uma cadeia de moléculas de glicose ligadas. Quando o músculo necessita de energia, e já ocorreu depleção de sua glicose disponível, as moléculas de glicose do glicogênio são liberadas e utilizadas para a síntese de ATP. Além disso, o sarcoplasma contém uma proteína de cor avermelhada, denominada **mioglobina**. Essa proteína, encontrada apenas no músculo, liga-se a moléculas de oxigênio que se difundem para dentro das fibras musculares a partir do líquido intersticial. A mioglobina libera oxigênio quando as mitocôndrias necessitam dele para produção de ATP. As mitocôndrias dispõem-se em fileiras por toda a fibra muscular, estrategicamente próximas das proteínas musculares contráteis que utilizam o ATP durante a contração, de modo que o ATP possa ser produzido rapidamente, de acordo com as necessidades.

---

*Um micrômetro (µm) é 10^{-6} metro.

Figura 10.2 Organização microscópica do músculo esquelético. A. Durante o desenvolvimento embrionário, numerosos mioblastos fundem-se longitudinalmente para formar uma fibra muscular esquelética. Uma vez ocorrida a fusão, a fibra muscular esquelética perde a sua capacidade de sofrer divisão celular, porém as células satélites retêm essa capacidade. **B** e **C.** O sarcolema da fibra muscular envolve o sarcoplasma e as miofibrilas, que são estriadas. O retículo sarcoplasmático (RS) envolve cada miofibrila. Milhares de túbulos transversos, preenchidos com líquido intersticial, sofrem invaginação a partir do sarcolema até o centro da fibra muscular. Uma fotomicrografia do tecido muscular esquelético é mostrada na Tabela 3.9A.

 Os elementos contráteis das fibras musculares são as miofibrilas, que contêm filamentos finos e espessos sobrepostos.

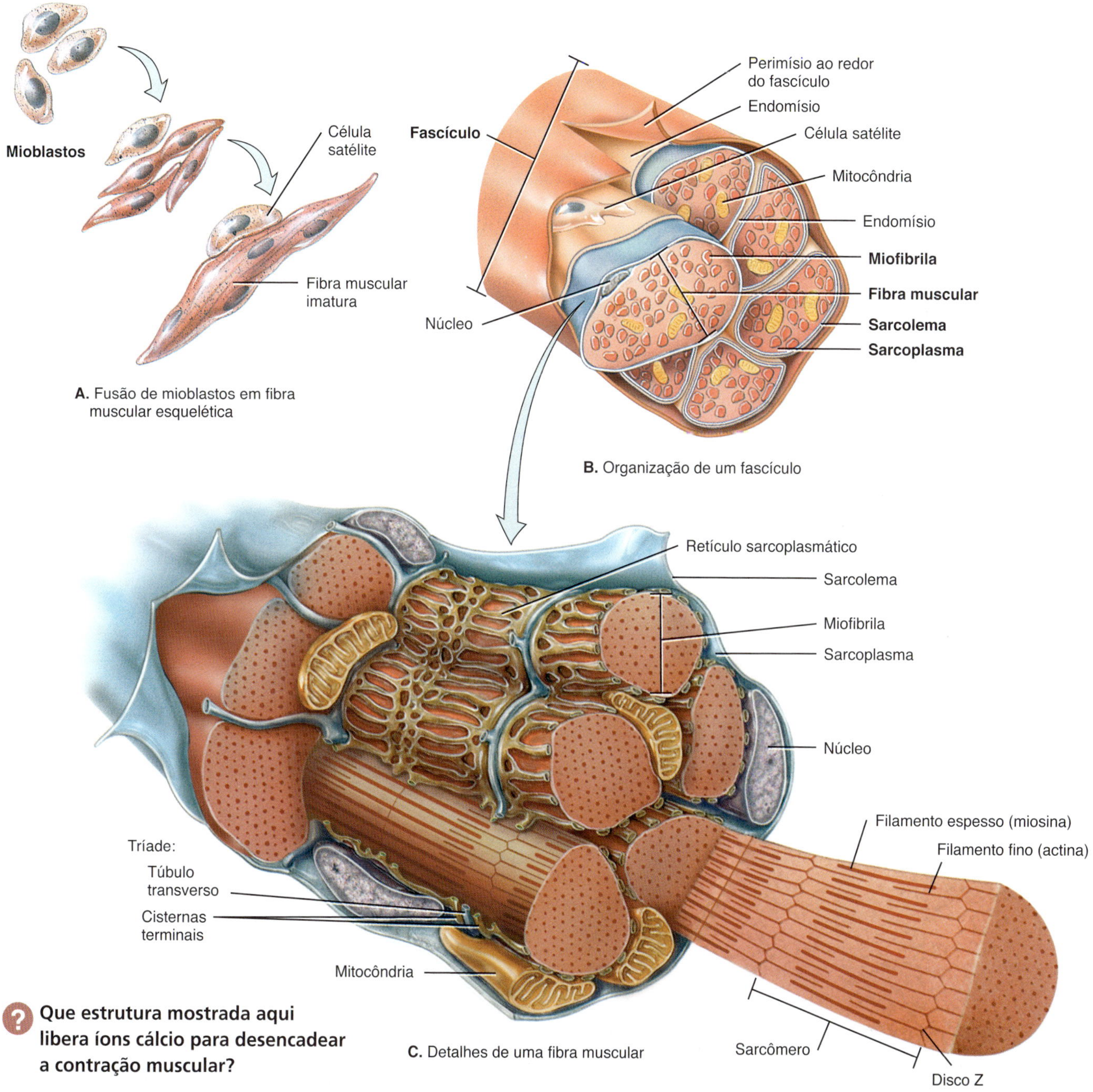

A. Fusão de mioblastos em fibra muscular esquelética

B. Organização de um fascículo

C. Detalhes de uma fibra muscular

Que estrutura mostrada aqui libera íons cálcio para desencadear a contração muscular?

Miofibrilas e retículo sarcoplasmático

Em maior aumento, o sarcoplasma aparece repleto de pequenos filamentos. Essas pequenas estruturas são os elementos contráteis do músculo esquelético, as **miofibrilas** (Figura 10.2B, C). As miofibrilas, que apresentam um diâmetro de cerca de 2 μm e que se estendem por todo o comprimento da fibra muscular, possuem estriações proeminentes, responsáveis pelo aspecto estriado da fibra muscular como um todo.

Cada miofibrila é envolvida por um sistema de sacos membranáceos repletos de líquido, denominados **retículo sarcoplasmático (RS)** (Figura 10.2C). Esse sistema elaborado assemelha-se ao retículo endoplasmático liso das células não musculares. As extremidades dilatadas dos sacos do retículo sarcoplasmático, denominadas **cisternas terminais**, terminam nos túbulos transversos de ambos os lados. Um túbulo transverso e duas cisternas terminais em ambos os lados formam uma **tríade** (Figura 10.2C). Em uma fibra muscular relaxada, o retículo sarcoplasmático armazena íons cálcio (Ca^{2+}). Quando estimulado, ocorre liberação de Ca^{2+} das cisternas terminais para dentro do sarcoplasma, desencadeando a contração muscular.

Filamentos e sarcômero

No interior das miofibrilas, encontram-se estruturas proteicas menores, denominadas **filamentos** ou *miofilamentos* (Figura 10.2C). Os *filamentos finos* medem cerca de 8 nm*

---
*Um nanômetro (nm) é 10^{-9} metro (0,001 μm).

de diâmetro e 1 a 2 μm de comprimento e são compostos principalmente da proteína actina, enquanto os *filamentos espessos* medem 16 nm de diâmetro e 1 a 2 μm de comprimento e são compostos, em grande parte, da proteína miosina. Tanto os filamentos finos quanto os espessos estão diretamente envolvidos no processo de contração. De modo global, existem dois filamentos finos para cada filamento espesso nas regiões de sobreposição dos filamentos. Os filamentos no interior de uma miofibrila não se estendem por todo o comprimento de uma fibra muscular. Na verdade, estão dispostos em compartimentos, denominados **sarcômeros**, as unidades funcionais básicas de uma miofibrila (Figura 10.3A). Regiões estreitas e em forma de placas de material proteico denso, denominadas **discos Z**, separam um sarcômero do seguinte. Dessa maneira, um sarcômero estende-se de um disco Z até o próximo disco Z.

A extensão da sobreposição dos filamentos finos e espessos depende de o músculo estar contraído, relaxado ou estirado. O padrão de sobreposição, que consiste em uma variedade de zonas e bandas (Figura 10.3B), cria as estriações que podem ser visualizadas tanto em uma única miofibrila

Figura 10.3 Organização dos filamentos no interior de um sarcômero. Um sarcômero estende-se do disco Z até o próximo disco Z.

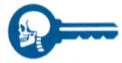

As miofibrilas contêm dois tipos de filamentos contráteis: os filamentos espessos e os filamentos finos.

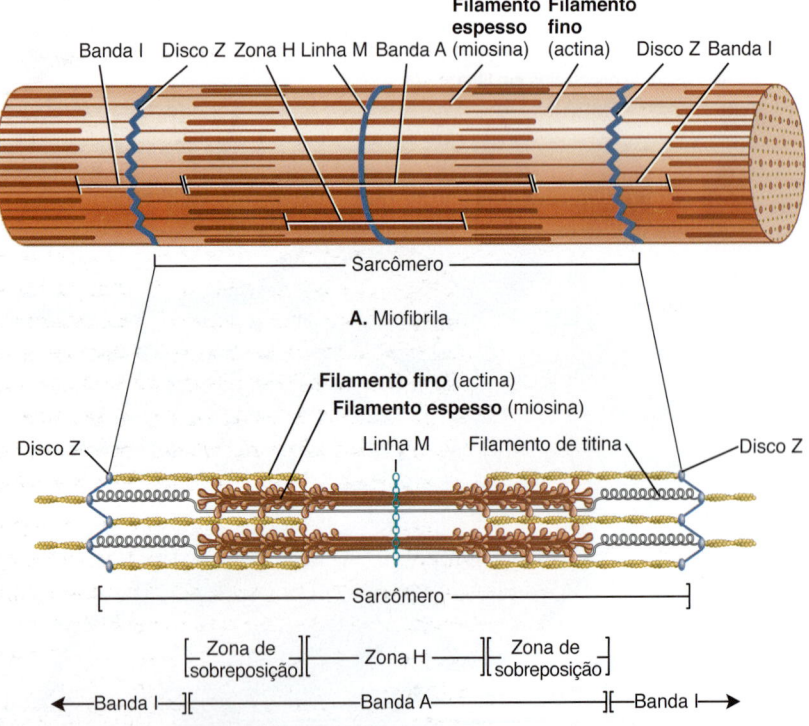

CORRELAÇÃO CLÍNICA | *Atrofia muscular*

Atrofia muscular refere-se à emaciação dos músculos. As fibras musculares individuais diminuem de tamanho, em consequência da perda progressiva de miofibrilas. A atrofia que ocorre porque os músculos não são usados é denominada *atrofia por desuso*. Os indivíduos acamados e as pessoas com gesso sofrem atrofia por desuso, visto que o fluxo de impulsos nervosos (potenciais de ação dos nervos) para ativar o músculo esquelético está acentuadamente reduzido; todavia, a condição é reversível. Por outro lado, se a inervação para um músculo for interrompida ou cortada, o músculo sofre *atrofia por denervação*. Durante um período de 6 meses a 2 anos, o músculo encolhe aproximadamente um quarto de seu tamanho original, e as fibras musculares são irreversivelmente substituídas por tecido conjuntivo fibroso. Lembre-se de que a hipertrofia muscular é o oposto da atrofia muscular.

Entre os seguintes, qual é o menor: fibra muscular, filamento espesso ou miofibrila? Qual é o maior?

quanto nas fibras musculares inteiras. A parte média mais escura do sarcômero é a **banda A**, que se estende por toda a extensão dos filamentos espessos (Figura 10.3B). Próximo a cada extremidade da banda A, existe uma *zona de sobreposição*, onde os filamentos espessos e finos estão dispostos lado a lado. A **banda I** é uma área menos densa e mais clara, que contém filamentos finos, porém nenhum filamento espesso (Figura 10.3B); um disco Z passa pelo centro de cada banda I. Uma **zona H** estreita, no centro de cada banda A, contém filamentos espessos, porém nenhum filamento fino. Um processo mnemônico que irá ajudá-lo a lembrar a composição da banda I e da zona H é o seguinte: a letra *I* refere-se a fino (contém filamentos finos), enquanto a letra *H* indica a outra alternativa (contém filamentos espessos). As proteínas de sustentação que mantêm os filamentos espessos unidos no centro da zona H formam a **linha M**, assim denominada por estar no *meio* do sarcômero. A Tabela 10.1 fornece um resumo dos componentes de um sarcômero.

Proteínas musculares

As miofibrilas são constituídas por três tipos de proteínas: (1) proteínas contráteis, que geram força durante a contração; (2) proteínas reguladoras, que ajudam a ativar e desativar o processo de contração; e (3) proteínas estruturais, que mantêm os filamentos finos e espessos no alinhamento correto, conferem elasticidade e extensibilidade à miofibrila e ligam as miofibrilas ao sarcolema e à matriz extracelular.

As duas *proteínas contráteis* presentes no músculo, a miosina e a actina, constituem os componentes dos filamentos espessos e finos, respectivamente. A **miosina**, que não deve ser confundida com a mioglobina, a proteína que torna as fibras musculares vermelhas, constitui o principal componente dos filamentos espessos e atua como proteína motora em todos os três tipos de tecido muscular. Ao tracionar várias estruturas celulares, as *proteínas motoras* convertem a energia química do ATP na energia mecânica do movimento, isto é, na produção de força. Cerca de 300 moléculas de miosina formam um único filamento espesso no tecido muscular esquelético. Cada molécula de miosina apresenta um formato semelhante a dois tacos de golfe entrelaçados (Figura 10.4A). A *cauda da miosina* (os cabos entrelaçados dos tacos de golfe) está direcionada para a linha M, no centro do sarcômero. As caudas das moléculas de miosina adjacentes situam-se paralelamente entre si, formando o corpo do filamento espesso. As duas projeções de cada molécula de miosina (as cabeças dos tacos de golfe) são denominadas *cabeças de miosina*. Cada cabeça de miosina apresenta dois sítios de ligação: (1) um *sítio de ligação da actina* e (2) um *sítio de ligação do ATP*. O sítio de ligação do ATP também atua como *ATPase* – uma enzima que hidrolisa o ATP para gerar energia para a contração muscular. As cabeças projetam-se para fora a partir do corpo, de modo espiralado, cada uma estendendo-se em direção a um dos seis filamentos finos que circundam cada filamento espesso.

Os filamentos finos estendem-se a partir de pontos de ancoragem dentro dos discos Z (ver Figura 10.3B). O principal componente dos filamentos finos é a proteína **actina**. As moléculas individuais de actina unem-se para formar um filamento de actina, que é torcido em uma hélice (Figura 10.4B). Em cada molécula de actina, existe um *sítio de ligação de miosina*, onde a cabeça da miosina pode se fixar. Quantidades menores de duas *proteínas reguladoras* – a **tropomiosina** e a **troponina** – também fazem parte do filamento fino. No músculo relaxado, a miosina é impedida de se ligar à actina, visto que o sítio de ligação da miosina na actina é recoberto por filamentos de tropomiosina. Por sua vez, o filamento de tropomiosina é mantido em posição por moléculas de troponina. Iremos logo aprender que, quando íons cálcio (Ca^{2+}) ligam-se à troponina, ela sofre mudança no seu formato; essa alteração afasta a tropomiosina dos sítios de ligação da miosina na actina, possibilitando a ligação da miosina à actina e o início da contração muscular.

Além das proteínas contráteis e reguladoras, o músculo contém cerca de uma dúzia de *proteínas estruturais*, que contribuem para o alinhamento, a estabilidade, a elasticidade e

TABELA 10.1

Componentes do sarcômero.

COMPONENTE	DESCRIÇÃO
Discos Z	Regiões estreitas, em forma de placa, de material proteico denso, que separam um sarcômero do sarcômero seguinte
Banda A	A parte média e escura do sarcômero, que se estende por toda a extensão dos filamentos espessos e que também inclui as partes dos filamentos finos que se sobrepõem aos filamentos espessos
Banda I	A área menos densa e mais clara do sarcômero, que contém o restante dos filamentos finos, porém sem nenhum filamento espesso Um disco Z passa pelo centro de cada banda I
Zona H	Uma região estreita no centro de cada banda A, que contém filamentos espessos, porém sem nenhum filamento fino
Linha M	Uma região no centro da zona H, que contém proteínas que mantêm os filamentos espessos unidos no centro do sarcômero

Cortesia de Denah Appelt e Clara Franzini-Armstrong   MET 21.600×

Figura 10.4 Estrutura dos filamentos finos e espessos. A. O filamento espesso contém cerca de 300 moléculas de miosina, uma das quais é mostrada aqui. As caudas da miosina formam o corpo do filamento espesso, enquanto as cabeças de miosina projetam-se em direção aos filamentos finos circundantes. **B.** Os filamentos finos contêm actina, troponina e tropomiosina.

🔑 As proteínas contráteis (miosina e actina) geram força durante a contração, enquanto as proteínas reguladoras (troponina e tropomiosina) ajudam a "ativar" e "desativar" a contração.

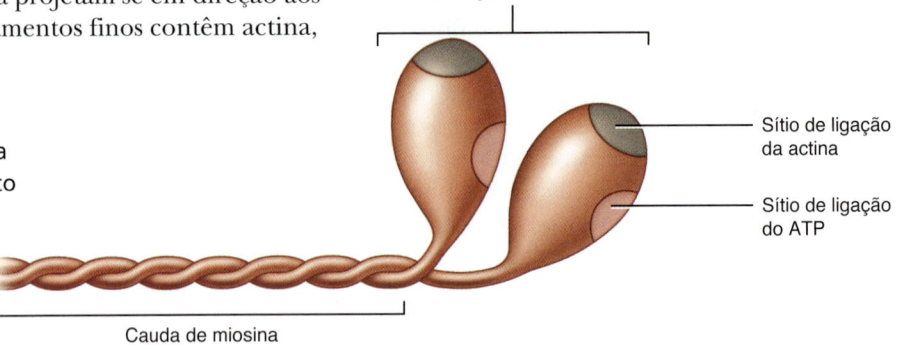

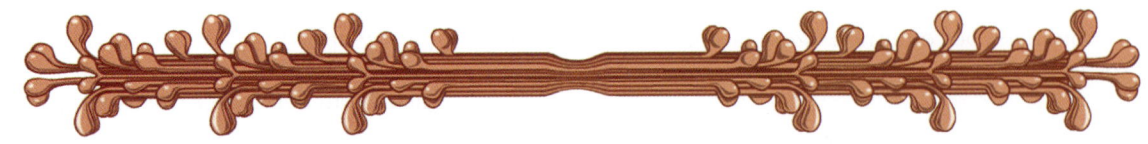

A. Filamento espesso (parte inferior) e molécula de miosina (parte superior)

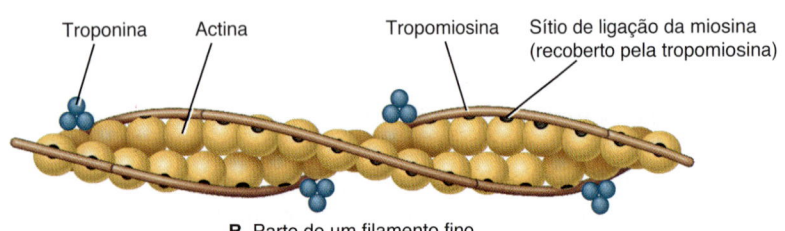

B. Parte de um filamento fino

❓ Que proteínas estão conectadas com o disco Z? Que proteínas estão presentes na banda A? E na banda I?

a extensibilidade das miofibrilas. Há várias proteínas estruturais essenciais, entre elas estão incluídas a titina, a miomesina, a nebulina e a distrofina. A **titina** é a terceira proteína mais abundante do músculo esquelético (depois da actina e da miosina). O nome dessa molécula reflete o seu enorme tamanho. Com um peso molecular de cerca de 3 milhões de dáltons, a titina é 50 vezes maior do que uma proteína de tamanho médio. Cada molécula de titina estende-se por metade de um sarcômero, de um disco Z até uma linha M (ver Figura 10.3B), uma distância de 1 a 2 μm no músculo relaxado. A titina ancora um filamento espesso tanto ao disco Z quanto à linha M, ajudando, assim, a estabilizar a posição do filamento espesso. A parte da molécula de titina que se estende do disco Z até o início do filamento espesso é muito elástica. Como ela pode se distender até pelo menos quatro vezes o seu tamanho de repouso e, em seguida, retornar a seu estado original sem qualquer alteração, a titina responde por grande parte da elasticidade e da extensibilidade das miofibrilas. A titina provavelmente ajuda os sarcômeros a retornar a seu comprimento de repouso após a contração ou o alongamento de um músculo, pode ajudar a evitar a hiperextensão dos sarcômeros e mantém a localização central das bandas A.

As moléculas da proteína **miomesina** formam a linha M. As proteínas da linha M ligam-se à titina e unem os filamentos espessos adjacentes entre si. A miomesina mantém os filamentos espessos em alinhamento na linha M.

A **nebulina** ajuda a ancorar os filamentos finos aos discos Z e regula o seu comprimento durante o desenvolvimento.

A **distrofina** liga os filamentos finos do sarcômero a proteínas de membrana integrais do sarcolema. Por sua vez, as proteínas de membrana ligam-se a proteínas na matriz extracelular do tecido conjuntivo que envolve as fibras musculares. Por conseguinte, acredita-se que a distrofina e suas proteínas associadas atuem para reforçar o sarcolema e ajudar a transmitir a tensão gerada pelos sarcômeros aos tendões. A relação da distrofina com a distrofia muscular é discutida na Correlação clínica, na Seção 10.4.

A Tabela 10.2 fornece um resumo das proteínas das fibras musculares esqueléticas, enquanto a Tabela 10.3 apresenta um resumo dos níveis de organização dentro de um músculo esquelético.

✓ TESTE RÁPIDO

4. Descreva a anatomia macroscópica de um músculo esquelético.
5. Descreva em linhas gerais os tipos de tecido conjuntivo que recobrem os músculos esqueléticos e explique como estão relacionados.
6. Descreva a inervação para uma fibra muscular esquelética e explique por que um suprimento sanguíneo rico é tão importante para a contração muscular.
7. Descreva os componentes de um sarcômero.

TABELA 10.2	
Resumo das proteínas das fibras musculares esqueléticas.	
TIPO DE PROTEÍNA	DESCRIÇÃO
Proteínas contráteis	Proteínas que geram forças durante as contrações musculares
Miosina	Proteína contrátil que forma o filamento espesso. Uma molécula de miosina consiste em uma cauda e duas cabeças, que se ligam aos sítios de ligação da miosina sobre as moléculas de actina de um filamento fino durante a contração muscular
Actina	Proteína contrátil, que é o principal componente do filamento fino. Em cada molécula de actina, existe um sítio de ligação da miosina, onde a cabeça da miosina de um filamento espesso liga-se durante a contração muscular
Proteínas reguladoras	Proteínas que ajudam a "ativar" e "desativar" o processo de contração muscular
Tropomiosina	Proteína reguladora que é um componente do filamento fino. Quando uma fibra muscular esquelética está relaxada, a tropomiosina recobre os sítios de ligação da miosina nas moléculas de actina, impedindo, assim, a ligação da miosina à actina
Troponina	Proteína reguladora que é um componente do filamento fino. Quando íons cálcio (Ca^{2+}) ligam-se à troponina, ela sofre mudança no seu formato; essa mudança de conformação afasta a tropomiosina dos sítios de ligação da miosina nas moléculas de actina, e a contração muscular subsequentemente começa à medida que a miosina se liga à actina
Proteínas estruturais	Proteínas que mantêm os filamentos espessos e finos das miofibrilas em alinhamento adequado, proporcionam a elasticidade e extensibilidade das miofibrilas e ligam as miofibrilas ao sarcolema e à matriz extracelular
Titina	Proteína estrutural, que conecta um disco Z com a linha M do sarcômero, ajudando, assim, a estabilizar a posição do filamento espesso. Como ela pode se distender e, em seguida, retornar à sua posição original sem qualquer alteração, a titina responde por grande parte da elasticidade e extensibilidade das miofibrilas
Miomesina	Proteína estrutural que forma a linha M do sarcômero; liga-se a moléculas de titina e conecta os filamentos espessos adjacentes uns aos outros
Nebulina	Proteína estrutural que envolve toda a extensão de cada filamento fino; ajuda a ancorar os filamentos finos aos discos Z e regula o comprimento dos filamentos finos durante o desenvolvimento
Distrofina	Proteína estrutural que liga os filamentos finos do sarcômero às proteínas de membrana integrais no sarcolema, as quais, por sua vez, estão ligadas a proteínas na matriz do tecido conjuntivo que envolve as fibras musculares. Acredita-se que a distrofina ajude a reforçar o sarcolema e também ajude a transmitir a tensão gerada pelos sarcômeros aos tendões

10.3 Função do tecido muscular esquelético

OBJETIVOS
- Descrever as funções das proteínas musculares esqueléticas
- Descrever em linhas gerais como uma fibra muscular esquelética sofre contração e relaxamento
- Distinguir entre contrações isotônicas e isométricas.

Contração e relaxamento das fibras musculares esqueléticas

Mecanismo de deslizamento dos filamentos

O músculo esquelético se encurta durante a contração, devido ao deslizamento dos filamentos espessos e finos uns sobre os outros. O modelo que descreve esse processo é conhecido como **mecanismo de deslizamento dos filamentos**. A contração muscular ocorre porque as cabeças de miosina se fixam aos filamentos finos e "caminham" ao longo deles, em ambas as extremidades do sarcômero, tracionando progressivamente os filamentos finos em direção à linha M (Figura 10.5). Como resultado, os filamentos finos deslizam e encontram-se no centro do sarcômero. Eles podem até mesmo se deslocar ainda mais, com sobreposição de suas extremidades (Figura 10.5C). À medida que os filamentos deslizam, os discos Z aproximam-se mais, e o sarcômero se encurta. Entretanto, não há mudança nos comprimentos dos filamentos espessos e finos individuais. O encurtamento dos sarcômeros provoca o encurtamento de toda fibra muscular, o que, por sua vez, leva ao encurtamento de todo o músculo.

Junção neuromuscular

Conforme assinalado anteriormente neste capítulo, os neurônios que estimulam a contração das fibras musculares esqueléticas são denominados neurônios motores somáticos. Cada neurônio motor somático possui um axônio semelhante a um filamento, que se estende do tronco encefálico ou da medula espinal até um grupo de fibras musculares esqueléticas. Uma fibra muscular se contrai em resposta a um ou mais potenciais de ação que se propagam ao longo de seu sarcolema e pelo seu sistema de túbulos T. Os potenciais de ação do músculo surgem na **junção neuromuscular (JNM)**,

TABELA 10.3
Níveis de organização de um músculo esquelético.

NÍVEL	DESCRIÇÃO
Músculo estriado esquelético 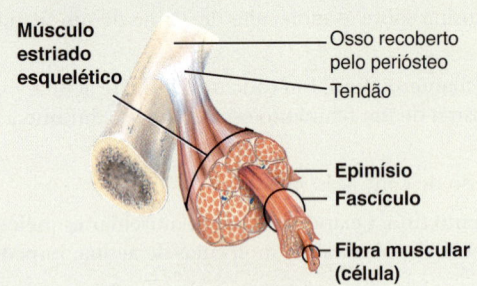	O músculo estriado esquelético é um órgão constituído de fascículos que contêm fibras musculares, vasos sanguíneos e nervos. O músculo esquelético é envolvido por epimísio
Fascículo 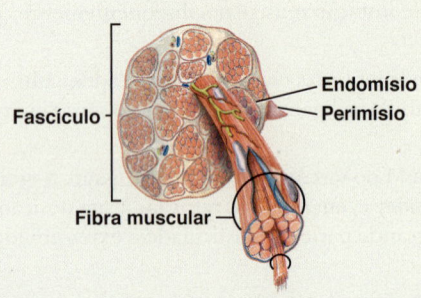	Um fascículo é um feixe de fibras musculares envolvidas por perimísio
Fibra muscular 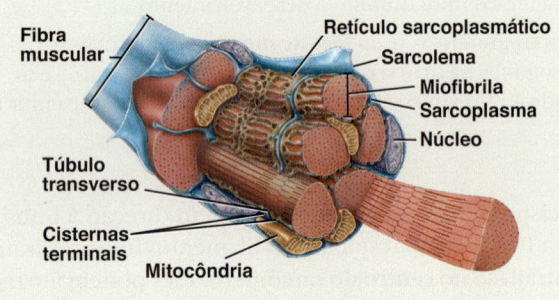	Célula cilíndrica longa recoberta por um endomísio vascular. A membrana celular, o sarcolema, envolve o sarcoplasma com suas miofibrilas, muitos núcleos de localização periférica, mitocôndrias, túbulos transversos, retículo sarcoplasmático e cisternas terminais. A fibra possui um aspecto estriado
Miofibrila 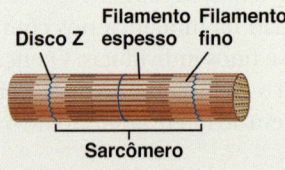	Elementos contráteis semelhantes a filamentos dentro do sarcoplasma de uma fibra muscular, que se estendem por toda a extensão da fibra; composta de filamentos
Filamentos (miofilamentos) 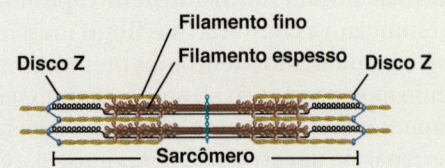	Proteínas contráteis nas miofibrilas, que são de dois tipos: os filamentos espessos, compostos de miosina, e os filamentos finos, compostos de actina, tropomiosina e troponina; o deslizamento dos filamentos finos pelos filamentos espessos produz encurtamento muscular

Figura 10.5 Mecanismo de deslizamento dos filamentos da contração muscular, como ocorre em dois sarcômeros adjacentes.

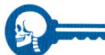 Durante as contrações musculares, os filamentos finos movem-se em direção à linha M de cada sarcômero.

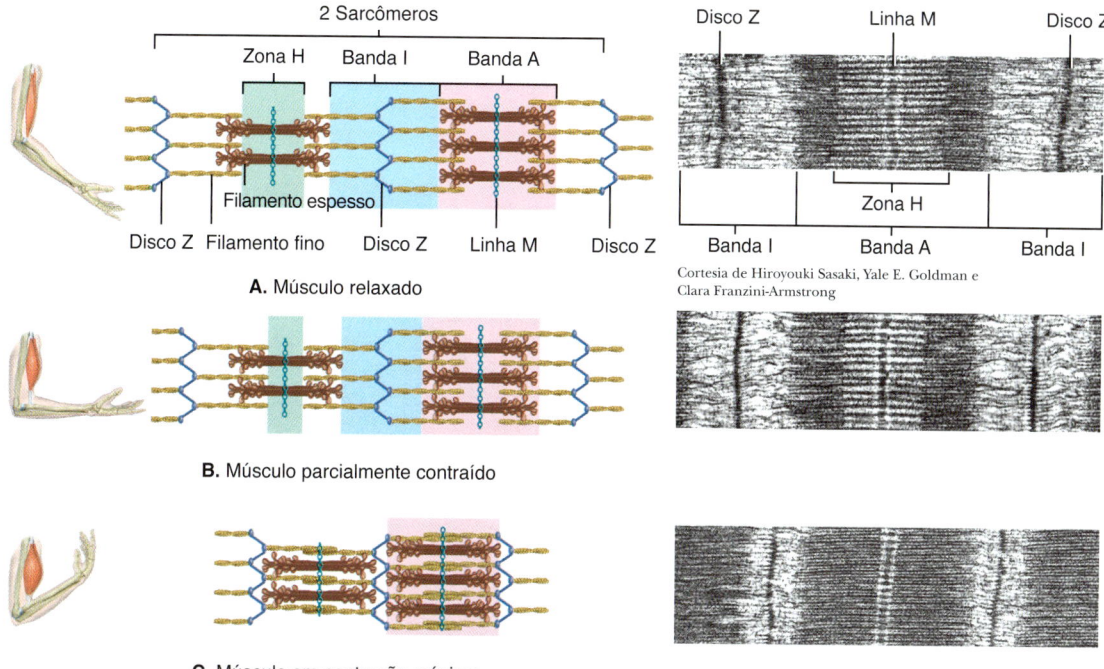

A. Músculo relaxado

B. Músculo parcialmente contraído

C. Músculo em contração máxima

Cortesia de Hiroyouki Sasaki, Yale E. Goldman e Clara Franzini-Armstrong

? O que ocorre com a banda I e a zona H durante a contração? Há alguma mudança nos comprimentos dos filamentos espessos e finos?

---

local onde ocorre a sinapse entre um neurônio motor somático e uma fibra muscular esquelética (Figura 10.6A). A **sinapse** é uma região onde a comunicação ocorre entre dois neurônios ou entre um neurônio e uma célula-alvo – neste caso, entre um neurônio motor somático e uma fibra muscular. Na maioria das sinapses, as duas células são separadas por um pequeno espaço, denominado **fenda sináptica**. Como as células não têm contato físico, o potencial de ação não pode "saltar pelo espaço" de uma célula para outra. Na verdade, a primeira célula comunica-se com a segunda por meio da liberação de um mensageiro químico, denominado **neurotransmissor**.

Na JNM, a extremidade do neurônio motor, denominada **terminação axônica**, divide-se em um conjunto de **botões sinápticos terminais** (Figura 10.6A, B) (a *parte neural* da JNM). Dentro de cada botão sináptico terminal, existem centenas de sacos envolvidos por membrana, suspensos no citosol, denominados **vesículas sinápticas**. No interior de cada vesícula sináptica, encontram-se milhares de moléculas de **acetilcolina (ACh)**, o neurotransmissor liberado na JNM.

A região do sarcolema oposta aos botões sinápticos terminais, denominada **placa motora terminal** (Figura 10.6C), é a *parte muscular* da JNM. Em cada placa motora terminal, encontram-se 30 a 40 milhões de receptores de acetilcolina, que são proteínas transmembranares integrais que se ligam especificamente à ACh. Esses receptores são abundantes nas **dobras juncionais**, que consistem em sulcos profundos na placa motora terminal que proporcionam uma grande área de superfície para a ACh. Como veremos de maneira sucinta, os receptores de ACh são canais iônicos. Consequentemente, uma junção neuromuscular inclui todos os botões sinápticos de um neurônio no lado da fenda sináptica, mais a placa motora terminal da fibra muscular do outro lado.

Cada fibra muscular esquelética apresenta uma única junção neuromuscular, porém o axônio de um neurônio motor somático ramifica-se e forma junções neuromusculares com muitas fibras musculares diferentes. Uma **unidade motora** refere-se a um neurônio motor somático, juntamente com todas as fibras musculares esqueléticas que ele estimula. Um único neurônio motor estabelece contato com 150 fibras musculares esqueléticas, em média, e todas as fibras musculares em uma unidade motora sofrem contração em uníssono. Os músculos que controlam movimentos precisos consistem em numerosas unidades motoras pequenas. Por exemplo, os músculos da laringe que controlam a produção da voz têm apenas duas ou três fibras musculares por unidade motora, e os músculos que controlam os movimentos oculares podem apresentar 10 a 20 fibras musculares por unidade motora. Por outro lado, algumas unidades motoras nos músculos esqueléticos responsáveis por movimentos amplos e vigorosos, como o músculo bíceps braquial no braço e o músculo gastrocnêmio na perna, podem ter, cada um deles, entre 2.000 e 3.000 fibras musculares. A força total de uma contração muscular depende, em parte, do tamanho de suas unidades motoras e de quantas unidades motoras são ativadas simultaneamente.

Figura 10.6 Estrutura da junção neuromuscular (JNM) – a sinapse entre um neurônio motor somático e uma fibra muscular esquelética.

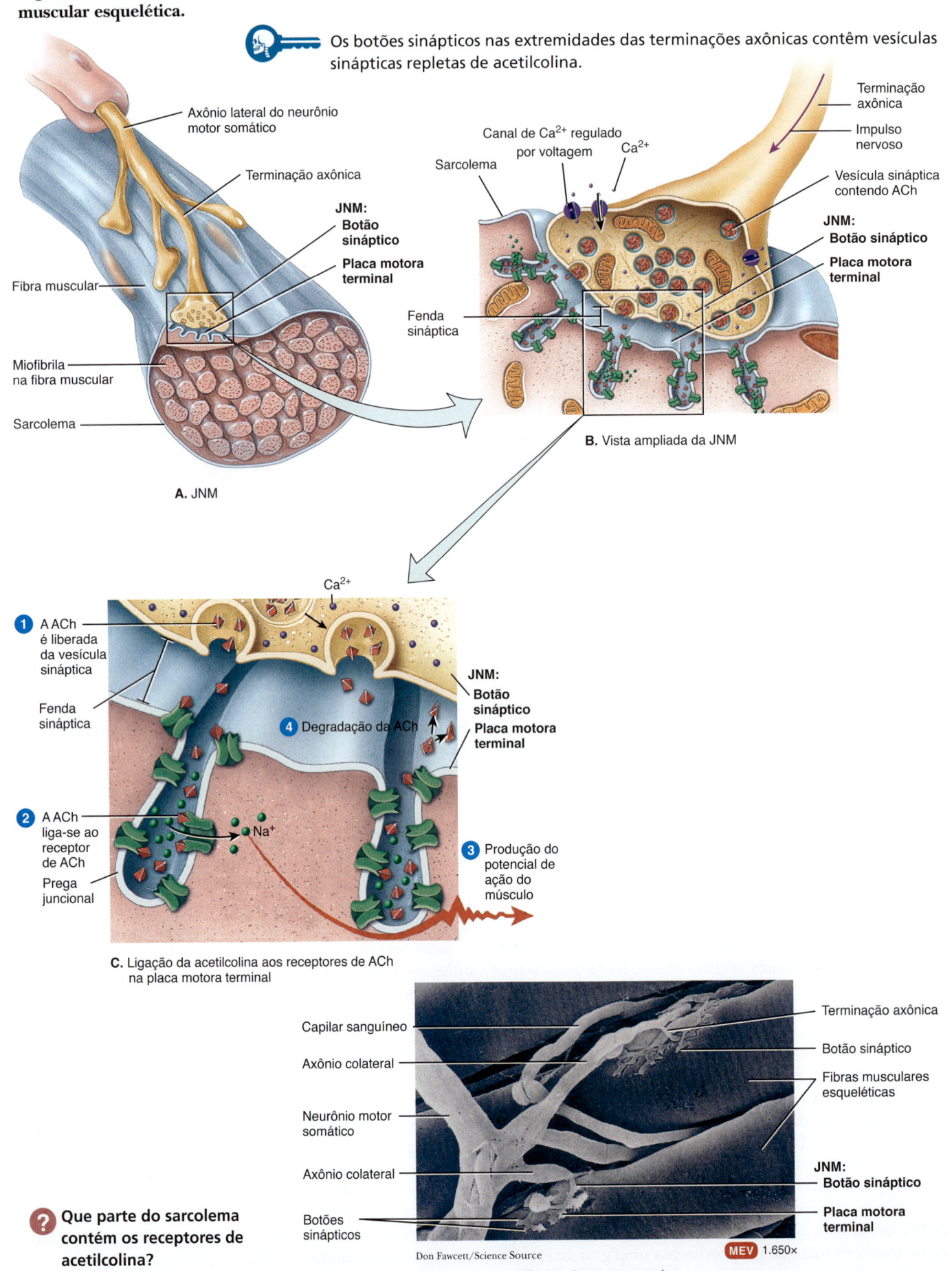

Um impulso nervoso (ou potencial de ação nervoso) provoca um potencial de ação muscular da seguinte maneira (Figura 10.6C):

❶ *Liberação de acetilcolina.* A chegada do impulso nervoso nos botões sinápticos estimula a abertura de canais regulados por voltagem, e o Ca^{2+} entra nos botões sinápticos. Os canais regulados por voltagem consistem em proteínas de membranas integrais, que se abrem em resposta a uma mudança no potencial (voltagem) de membrana. O Ca^{2+} estimula as vesículas sinápticas a sofrer exocitose. Durante o processo de exocitose, as vesículas sinápticas fundem-se com a membrana plasmática do neurônio motor, liberando ACh na fenda sináptica. Em seguida, a ACh difunde-se através da fenda sináptica, entre o neurônio motor e a placa motora terminal.

❷ *Ativação dos receptores de ACh.* A ligação de duas moléculas de ACh ao receptor na placa motora terminal abre um canal iônico no receptor de ACh. Uma vez aberto o canal, pequenos cátions, Na^+ como o mais importante, podem fluir através da membrana.

❸ *Produção do potencial de ação do músculo.* O influxo de Na^+ desencadeia um potencial de ação muscular. Cada impulso nervoso normalmente induz um potencial de ação muscular. Em seguida, o potencial de ação do músculo propaga-se ao longo do sarcolema dentro do sistema de túbulos T. Isso provoca a liberação do Ca^{2+} armazenado pelo retículo sarcoplasmático no sarcolema, com contração subsequente da fibra muscular.

❹ *Término da atividade da ACh.* O efeito da ligação da ACh é de duração muito breve, visto que o neurotransmissor é rapidamente degradado por uma enzima denominada **acetilcolinesterase**. Essa enzima está ligada às fibras colágenas na matriz extracelular da fenda sináptica. A AChE degrada a ACh em acetil e colina, produtos que não podem ativar o receptor de ACh.

CORRELAÇÃO CLÍNICA | Miastenia gravis

A **miastenia *gravis*** é uma doença autoimune que provoca lesão progressiva crônica da junção neuromuscular. O sistema imune produz inapropriadamente anticorpos que se ligam a alguns receptores de ACh e os bloqueiam, diminuindo, assim, o número de receptores de ACh funcionais. Com a evolução da doença, ocorre maior perda de receptores de ACh. Em consequência, os músculos tornam-se progressivamente mais fracos, sofrem fadiga mais facilmente e, por fim, podem parar de funcionar. Os músculos da face do pescoço são os afetados com mais frequência. Os sintomas iniciais consistem em fraqueza dos músculos oculares, provocando diplopia e fraqueza dos músculos da garganta, que causa dificuldade na deglutição. Posteriormente, o indivíduo tem dificuldade de mastigar e de falar. Por fim, os músculos dos membros são comprometidos. A paralisia dos músculos respiratórios pode levar à morte; todavia, com frequência, o distúrbio não progride até esse estágio.

Os agentes anticolinesterásicos, como a piridostigmina ou a neostigmina, que constituem o tratamento de primeira linha, atuam como inibidores da acetilcolinesterase, a enzima que degrada a ACh.

Se outro impulso nervoso liberar mais acetilcolina, as etapas ❷ e ❸ se repetem. Quando os potenciais de ação no neurônio motor cessam, a ACh não é mais liberada, e a AChE rapidamente degrada a ACh já existente na fenda sináptica. Isso interrompe a produção de potenciais de ação do músculo, e o Ca^{2+} desloca-se do sarcoplasma da fibra muscular de volta ao retículo sarcoplasmático, e os canais de liberação de Ca^{2+} na membrana do retículo sarcoplasmático se fecham.

A JNM encontra-se habitualmente próximo ao ponto médio de uma fibra muscular esquelética. Os potenciais de ação do músculo que se originam na JNM propagam-se em direção a ambas as extremidades da fibra. Essa disposição possibilita a ativação quase simultânea (e, portanto, a contração) de todas as partes da fibra muscular.

Diversos produtos vegetais e fármacos bloqueiam seletivamente determinados eventos na JNM. A *toxina botulínica*, que é produzida pela bactéria *Clostridium botulinum*, bloqueia a exocitose das vesículas sinápticas na JNM. Em consequência, não há liberação de ACh, e não ocorre contração muscular, provocando uma condição potencialmente fatal, conhecida como botulismo.

As bactérias proliferam em alimentos inadequadamente enlatados, e a sua toxina é uma das substâncias químicas mais letais conhecidas. Uma quantidade minúscula pode causar morte por paralisia dos músculos esqueléticos. A respiração é interrompida devido à paralisia dos músculos respiratórios, incluindo o diafragma. Contudo, é também a primeira toxina bacteriana a ser usada como medicamento (Botox®). As injeções de Botox® nos músculos afetados podem ajudar pacientes que apresentam estrabismo, blefarospasmo (piscar incontrolável) ou espasmos das pregas vocais que interferem na fala. É também utilizado para aliviar a dor crônica causada por espasmos musculares na região lombar e como tratamento cosmético para relaxar os músculos que produzem as rugas faciais.

O derivado vegetal *curare*, um veneno utilizado pelos índios da América do Sul em flechas e dardos de zarabatana, provoca paralisia muscular por meio de sua ligação aos receptores de ACh, bloqueando-os. Na presença de curare, não ocorre abertura dos canais iônicos. Fármacos semelhantes ao curare são frequentemente utilizados durante a cirurgia para relaxar os músculos esqueléticos.

Uma família de substâncias químicas, denominadas *agentes anticolinesterásicos*, tem a propriedade de diminuir a atividade enzimática da acetilcolinesterase, reduzindo, assim, a remoção da ACh da fenda sináptica. Quando administrados em doses baixas, esses agentes podem fortalecer as contrações musculares fracas. Um exemplo é a neostigmina, que é utilizada para tratar pacientes com miastenia *gravis* (ver Correlação clínica, anteriormente). A neostigmina também é utilizada como antídoto para o envenenamento por curare e para interromper os efeitos de fármacos semelhantes ao curare após uma cirurgia.

Ciclo de contração

No início da contração, o retículo sarcoplasmático libera íons cálcio (Ca^{2+}) no sarcoplasma. No sarcoplasma, esses íons ligam-se à troponina. Em seguida, a troponina afasta a tropomiosina dos sítios de ligação da miosina na actina. Tão logo os sítios de ligação estejam "livres", começa o **ciclo de contração** – a sequência repetitiva de eventos que provoca o deslizamento dos filamentos. O ciclo de contração consiste em quatro etapas (Figura 10.7).

❶ *Hidrólise do ATP.* A cabeça da miosina inclui um sítio de ligação de ATP e uma ATPase, uma enzima que decompõe o ATP em ADP (difosfato de adenosina e um grupo fosfato). Essa reação reorienta e energiza a cabeça da miosina. Observe que o ADP e um grupo fosfato ainda estão ligados à cabeça da miosina.

❷ *Ligação da miosina à actina para formar pontes cruzadas.* A cabeça da miosina energizada liga-se ao sítio de ligação de miosina na actina e libera o grupo fosfato. Quando as cabeças de miosina se ligam à actina durante a contração, são designadas como **pontes cruzadas**.

❸ *Movimento de força.* Após a formação das pontes cruzadas, ocorre o movimento de força. Durante o movimento de força, o sítio na ponte cruzada onde o ADP ainda está ligado se abre. Em consequência, ocorre rotação da ponte cruzada, com liberação do ADP. A ponte cruzada gera força à medida que gira em direção ao centro do sarcômero, deslizando o filamento fino além do filamento espesso em direção à linha M.

❹ *Desprendimento da miosina da actina.* No final do movimento de força, a ponte cruzada permanece firmemente ligada à actina até ligar-se a outra molécula de ATP. À medida que o ATP se liga ao sítio de ligação de ATP na cabeça da miosina, ela se desprende da actina.

O ciclo de contração se repete à medida que a ATPase da miosina degrada a molécula de ATP recém-ligada e continua enquanto houver ATP disponível, e o nível de Ca^{2+} próximo

Figura 10.7 Ciclo de contração. Os sarcômeros exercem força e se encurtam por meio de ciclos repetidos, durante os quais as cabeças de miosina ligam-se à actina (formando pontes cruzadas), sofrem rotação e se desprendem.

Durante o movimento de força (*power stroke*) da contração, as pontes cruzadas sofrem rotação e movem os filamentos finos além dos filamentos espessos em direção ao centro do sarcômero.

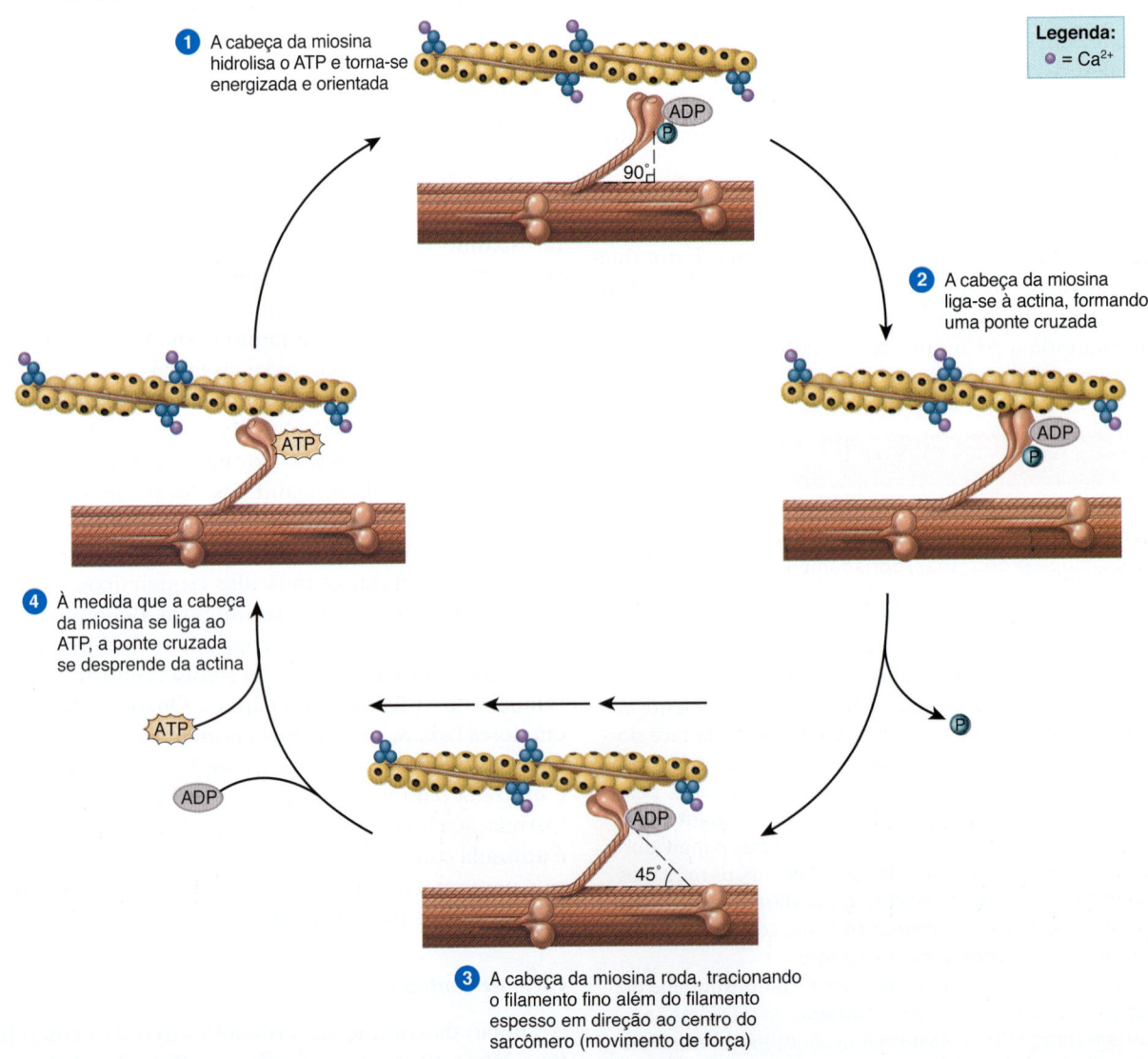

? O que ocorreria se, de repente, o ATP não estivesse disponível após o início do encurtamento do sarcômero?

ao filamento fino estiver alto o suficiente. As pontes cruzadas continuam sofrendo rotação para frente e para trás com cada movimento de força, tracionando os filamentos finos em direção à linha M. Cada uma das 600 pontes cruzadas em um filamento espesso liga-se e desprende-se cerca de cinco vezes por segundo. O ciclo de contração é um processo contínuo; a cada momento, algumas cabeças de miosina estão ligadas à actina, formando pontes cruzadas e gerando forças, enquanto outras se desprendem da actina, ficando prontas para a sua nova ligação.

> ### CORRELAÇÃO CLÍNICA | *Eletromiografia*
>
> A **eletromiografia (EMG)** é um exame que mede a atividade elétrica (potenciais de ação do músculo) nos músculos em contração e em repouso. Normalmente, um músculo em repouso não produz nenhuma atividade elétrica; uma contração leve produz alguma atividade elétrica; e uma contração mais vigorosa provoca aumento da atividade elétrica. A atividade elétrica do músculo é detectada por uma agulha de registro inserida no músculo a ser testado ou em sua superfície e mostrada na forma de ondas em um osciloscópio e ouvida por meio de um alto-falante. A EMG ajuda a determinar se a fraqueza ou paralisia muscular deve-se a alguma disfunção do próprio músculo ou dos nervos que o suprem. A EMG também é utilizada para o diagnóstico de determinados distúrbios musculares, como distrofia muscular, e para compreender quais os músculos que atuam durante movimentos complexos.
>
>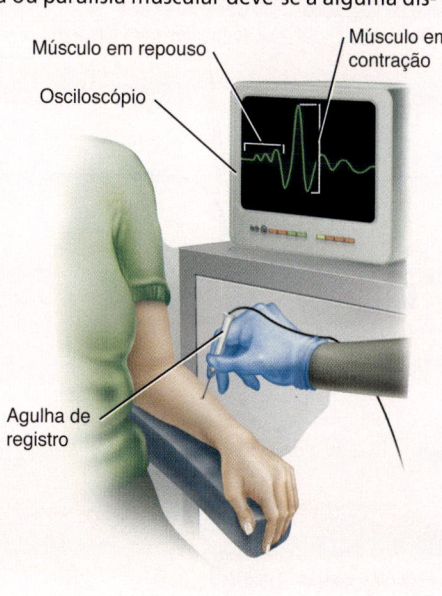

À medida que o ciclo de contração continua, o movimento das pontes cruzadas aplica a força que atrai os discos Z na direção um do outro, com encurtamento do sarcômero. Durante uma contração muscular máxima, a distância entre dois discos Z pode ser reduzida à metade de seu comprimento em repouso. Por sua vez, os discos Z tracionam os sarcômeros adjacentes, e ocorre encurtamento de toda a fibra muscular. Conforme se encurtam, as fibras tracionam inicialmente seus revestimentos de tecido conjuntivo e tendões. Os revestimentos e os tendões sofrem estiramento e, em seguida, tornam-se tensionados, e a tensão transmitida pelos tendões traciona os ossos aos quais estão inseridos, resultando em movimento de uma parte do corpo, que possibilita a realização de tarefas, como levantar um livro com uma das mãos. Entretanto, o ciclo de contração nem sempre resulta em encurtamento das fibras musculares e de todo o músculo. Em algumas contrações, as pontes cruzadas sofrem rotação e geram tensão, porém os filamentos finos não conseguem deslizar, visto que a tensão gerada não é grande o suficiente para mover a carga sobre o músculo (como na tentativa de erguer uma caixa cheia de livros com uma das mãos).

Acoplamento excitação-contração

O aumento na concentração de Ca^{2+} no sarcoplasma dá início à contração muscular, enquanto a sua redução a interrompe. Quando uma fibra muscular está relaxada, a concentração de Ca^{2+} em seu sarcoplasma está muito baixa. Entretanto, ocorre armazenamento de muito Ca^{2+} no retículo sarcoplasmático (Figura 10.8A). À medida que um potencial de ação do músculo propaga-se ao longo do sarcolema e nos túbulos T, ele provoca a liberação de Ca^{2+} do retículo sarcoplasmático (RS) para dentro do sarcoplasma, desencadeando a contração muscular. A sequência de eventos que liga a excitação (potencial de ação muscular) com a contração (deslizamento do filamento) é designada como **acoplamento excitação-contração**. A sequência de eventos envolvidos nesse acoplamento é a seguinte:

1. Na membrana dos túbulos T de uma tríade, existem proteínas de membrana integrais que atuam como **canais de Ca^{2+} regulados por voltagem** (Figura 10.8A).
2. Quando um potencial de ação se propaga ao longo de um túbulo T, os canais de Ca^{2+} regulados por voltagem detectam a alteração de voltagem e sofrem mudança de conformação.
3. Essa mudança faz com que outras proteínas de membrana integrais na membrana das cisternas terminais do retículo sarcoplasmático, denominadas **canais de liberação de Ca^{2+}**, se abram, com liberação de Ca^{2+} do RS para dentro do sarcoplasma em torno dos filamentos espessos e finos (Figura 10.8B).
4. A concentração de Ca^{2+} aumenta dez vezes ou mais e o Ca^{2+} liberado combina-se com a troponina, resultando em mudança de conformação desta última, que provoca o afastamento da tropomiosina dos sítios de ligação de miosina na actina. Quando os sítios de ligação da miosina ficam livres, as cabeças de miosina ligam-se a eles, com formação de pontes cruzadas e ocorre a contração da fibra muscular.
5. A membrana da cisterna terminal do retículo sarcoplasmático também contém **bombas de transporte ativo de Ca^{2+}**, que utilizam o ATP para o movimento constante do Ca^{2+} do sarcoplasma para o interior do RS.
6. Enquanto os potenciais de ação muscular continuam a se propagar pelos túbulos T, os canais de liberação de Ca^{2+} permanecem abertos, e os íons Ca^{2+} fluem para dentro do sarcoplasma mais rapidamente do que são transportados de volta ao RS pelas bombas ativas de Ca^{2+}.
7. Após a propagação do último potencial de ação do músculo pelos túbulos T, os canais de liberação de Ca^{2+}

se fecham. Enquanto as bombas ativas de Ca^{2+} movem o Ca^{2+} de volta ao RS, ocorre uma rápida diminuição do nível de Ca^{2+} no sarcoplasma. No interior do RS, existem moléculas de uma proteína de ligação do Ca^{2+}, denominada **calsequestrina**. Em consequência dessa ligação, mais Ca^{2+} pode ser sequestrado (armazenado) no RS. Em uma fibra muscular relaxada, a concentração de Ca^{2+} é 10.000 vezes maior no RS do que no sarcoplasma.

8. À medida que o nível de Ca^{2+} diminui no sarcoplasma, o Ca^{2+} é liberado da troponina, a tropomiosina recobre os sítios de ligação da miosina na actina, e ocorre relaxamento da fibra muscular.

CORRELAÇÃO CLÍNICA | *Rigor mortis*

Após a morte, as membranas celulares tornam-se permeáveis. Os íons cálcio extravasam do retículo sarcoplasmático para o sarcoplasma e possibilitam a ligação das cabeças de miosina à actina. Entretanto, a síntese de ATP cessa logo após a parada da respiração, de modo que as pontes cruzadas não podem se separar da actina. A condição resultante, em que os músculos encontram-se em um estado de rigidez (não contraem nem alongam), é denominada **rigor mortis** (**rigidez cadavérica**). A rigidez cadavérica começa em 3 a 4 h após a morte e dura aproximadamente 24 h; em seguida, desaparece, à medida que as enzimas proteolíticas dos lisossomos digerem as pontes cruzadas.

Figura 10.8 **O papel do Ca^{2+} na regulação da contração pela troponina e tropomiosina. A.** Durante o relaxamento, o nível de Ca^{2+} no sarcoplasma é baixo, de apenas 0,1 μM (0,001 μM), visto que os íons cálcio são deslocados para dentro do retículo sarcoplasmático por bombas de transporte ativo de Ca^{2+}. **B.** Um potencial de ação muscular que se propaga ao longo de um túbulo transverso causa mudança de conformação dos canais de Ca^{2+} regulados por voltagem, que abre os canais de liberação de Ca^{2+} no retículo sarcoplasmático, os íons cálcio fluem para o sarcoplasma e a contração começa.

 Um aumento do nível de Ca^{2+} no sarcoplasma dá início ao deslizamento dos filamentos finos. Quando o nível de Ca^{2+} no sarcoplasma declina, o deslizamento cessa.

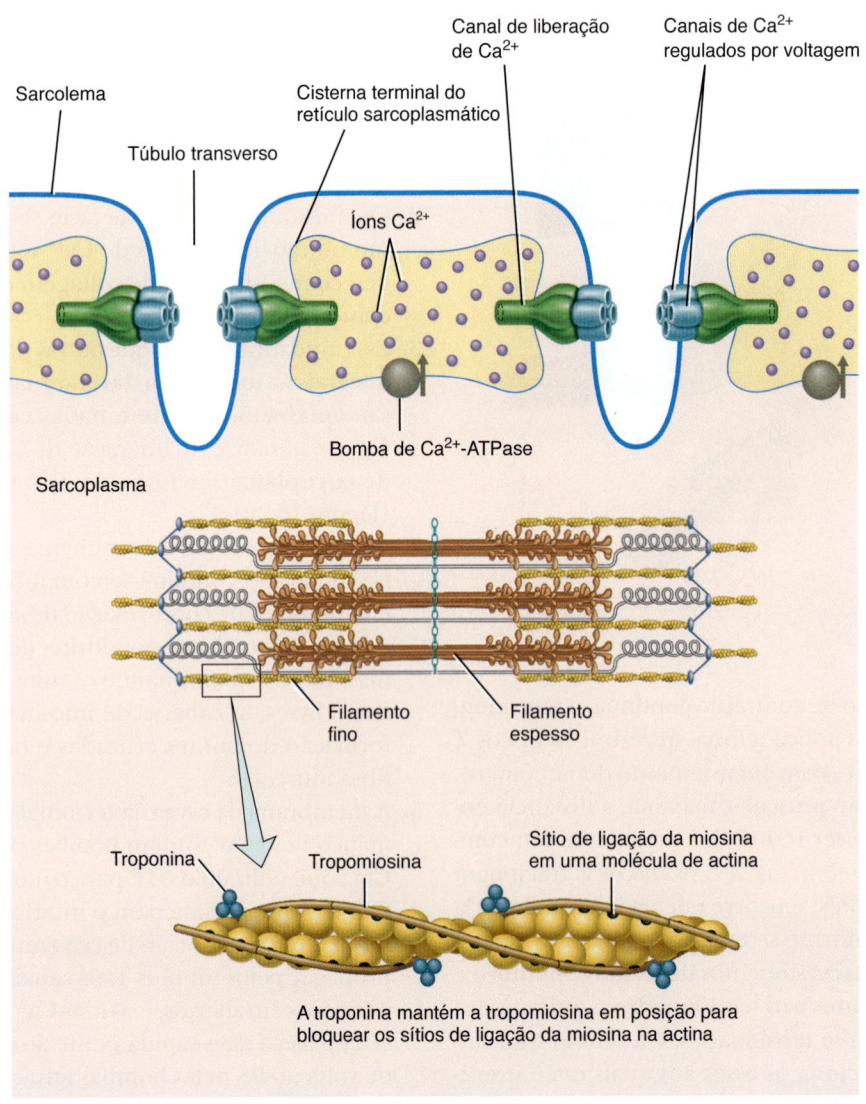

A. Relaxamento

Tônus muscular

Até mesmo quando está em repouso, um músculo esquelético apresenta **tônus muscular**, que consiste em pequeno grau de retesamento ou tensão no músculo, devido a contrações involuntárias fracas de suas unidades motoras. Lembre-se de que o músculo esquelético só se contrai após ser ativado pela acetilcolina, que é liberada por impulsos nervosos nos seus neurônios motores somáticos. Assim, o tônus muscular é estabelecido por neurônios localizados no encéfalo e na medula espinal, que excitam os neurônios motores somáticos para o músculo. Para manter o tônus muscular, pequenos grupos de unidades motoras tornam-se alternadamente ativos e inativos, em um padrão de constante mudança. O tônus muscular mantém os músculos estriados esqueléticos firmes, porém isso não resulta em uma força intensa o suficiente para produzir qualquer movimento. Por exemplo, quando estamos acordados, os músculos na nuca estão em contração tônica normal. Esses músculos mantêm a cabeça ereta e impedem a sua queda repentina sobre o tórax.

O tônus muscular também é importante nos tecidos musculares lisos, como aqueles encontrados no tubo gastrintestinal, onde as paredes dos órgãos digestórios ocos mantêm uma pressão constante sobre o seu conteúdo. O tônus das fibras musculares lisas nas paredes dos vasos sanguíneos desempenha um papel crucial na manutenção da pressão arterial.

Contrações isotônicas e isométricas

As contrações musculares podem ser isotônicas ou isométricas. Na **contração isotônica**, a *tensão* (força da contração) no músculo permanece quase constante, enquanto o músculo muda o seu comprimento. As contrações isotônicas são utilizadas para produzir movimentos corporais e para mover objetos. Os dois tipos de contrações isotônicas são a concêntrica e a excêntrica. Na **contração isotônica concêntrica**, se a tensão gerada for grande o suficiente para superar a resistência do objeto a ser movido, o músculo se encurta e traciona o seu tendão para produzir movimento e reduzir o ângulo em uma articulação. Pegar um livro sobre a mesa

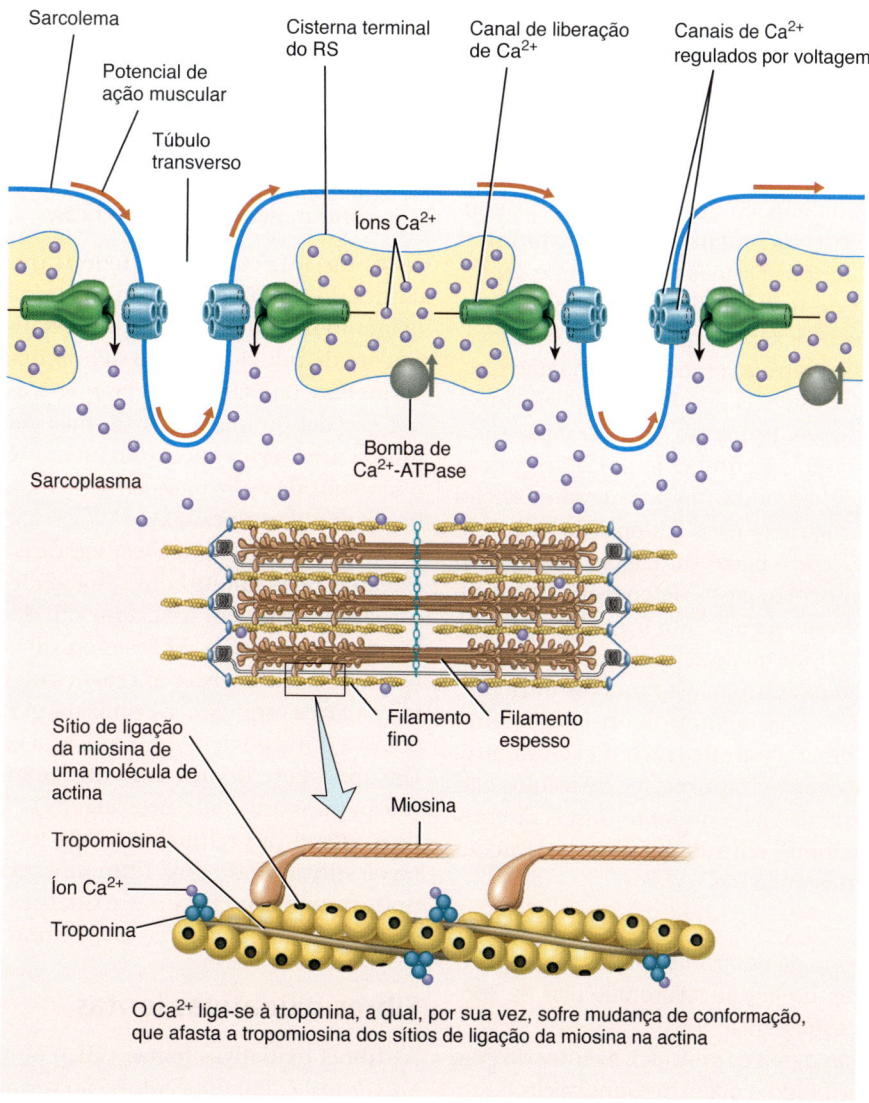

B. Contração

❓ **Quais são as três funções do ATP na contração muscular?**

> **CORRELAÇÃO CLÍNICA | *Hipotonia e hipertonia***
>
> A **hipotonia** refere-se a diminuição ou perda do tônus muscular. Esses músculos são considerados **flácidos**. Os músculos flácidos são frouxos e parecem achatados, em lugar de arredondados. Certos distúrbios do sistema nervoso e distúrbios no equilíbrio eletrolítico (particularmente sódio, cálcio e, em menor grau, magnésio) podem resultar em paralisia flácida, que se caracteriza por perda do tônus muscular, perda ou redução dos reflexos tendíneos e atrofia e degeneração dos músculos.
>
> A **hipertonia** refere-se a um aumento do tônus muscular, que é expresso de duas maneiras: espasticidade ou rigidez. A **espasticidade** caracteriza-se por aumento do tônus muscular (rigidez) associado a aumento dos reflexos tendíneos e a reflexos patológicos (como o sinal de Babinski, em que o hálux se estende, com ou sem abertura em leque dos outros dedos do pé, em resposta à estimulação da margem lateral da planta do pé). Certos distúrbios do sistema nervoso e distúrbios eletrolíticos, como aqueles assinalados anteriormente, podem resultar em **paralisia espástica**, uma paralisia parcial em que os músculos exibem espasticidade. A **rigidez** refere-se ao aumento do tônus muscular, em que os reflexos não são afetados, como ocorre no tétano. O tétano é uma doença causada por uma bactéria, *Clostridium tetani*, que entra no corpo através de feridas expostas. Leva a rigidez e espasmos musculares, que podem tornar a respiração difícil, podendo ser fatal. Essas bactérias produzem uma toxina que interfere nos nervos que controlam os músculos. Normalmente, os primeiros sinais consistem em espasmos e rigidez dos músculos da face e da mandíbula.

envolve contrações isotônicas concêntricas do músculo bíceps braquial no braço. Por outro lado, quando abaixamos o livro para colocá-lo novamente sobre a mesa, o músculo bíceps braquial previamente encurtado se alonga de maneira controlada, enquanto continua em contração. Quando o comprimento de um músculo aumenta durante uma contração, esta é denominada **contração isotônica excêntrica**. Durante uma contração excêntrica, a tensão exercida pelas pontes cruzadas de miosina resiste ao movimento de uma carga (neste caso, o livro) e diminui o processo de alongamento. Por motivos ainda não tão bem elucidados, as contrações isotônicas excêntricas repetidas (p. ex., caminhar ladeia abaixo) provocam mais lesões musculares e maior sensibilidade muscular de início tardio do que as concentrações isotônicas concêntricas.

Em uma **contração isométrica**, a tensão gerada não é suficiente para superar a resistência do objeto a ser movido e o músculo não muda de comprimento. Um exemplo seria segurar um livro mantendo-o imóvel com um braço estendido. Essas contrações são importantes para a manutenção da postura e a sustentação de objetos em posição fixa. Embora as contrações isométricas não resultem em movimento corporal, mesmo assim ocorre gasto de energia, como sabemos muito bem ao tentar segurar um livro de anatomia com uma mão estendida por qualquer período de tempo. O livro traciona o braço para baixo, estirando os músculos do ombro e do braço. A contração isométrica dos músculos do ombro e do braço contrabalança o estiramento. As contrações isométricas são importantes, visto que elas estabilizam algumas articulações, enquanto outras são movidas. As atividades incluem, em sua maioria, contrações tanto isotônicas quanto isométricas.

✓ TESTE RÁPIDO

8. O que é mecanismo de deslizamento dos filamentos?
9. Explique a função da junção neuromuscular na contração muscular esquelética.
10. Descreva em linhas gerais os principais eventos do ciclo de contração, incluindo o papel dos íons cálcio.
11. Como os íons cálcio estão envolvidos na contração do músculo estriado esquelético?
12. Por que o tônus muscular é importante?
13. Defina cada um dos seguintes termos: contração isotônica concêntrica, contração isotônica excêntrica e contração isométrica.

10.4 Tipos de fibras musculares esqueléticas

OBJETIVO

- Comparar a estrutura e a função dos três tipos de fibras musculares esqueléticas.

As fibras musculares esqueléticas variam quanto a seu conteúdo de mioglobina, a proteína vermelha que liga o oxigênio nas fibras musculares. As fibras com altas concentrações de mioglobina são denominadas **fibras musculares vermelhas**, enquanto aquelas que possuem baixa concentração são denominadas **fibras musculares brancas**. As fibras musculares vermelhas também contêm mais mitocôndrias e são supridas por mais capilares sanguíneos do que as fibras musculares brancas.

As fibras musculares esqueléticas também sofrem contração e relaxamento em velocidades diferentes e podem ser classificadas em lentas ou rápidas, dependendo da velocidade com que a ATPase nas cabeças de miosina hidrolisa o ATP. Além disso, as reações metabólicas que as fibras musculares esqueléticas utilizam gerar ATP variam, assim como a duração de tempo que leva para que sofram **fadiga** (incapacidade de um músculo de manter a força de contração após atividade prolongada). Todas essas características estruturais e funcionais são levadas em consideração na classificação de uma fibra muscular esquelética em três tipos principais: (1) fibras oxidativas lentas, (2) fibras oxidativo-glicolíticas rápidas e (3) fibras glicolíticas rápidas.

Fibras oxidativas lentas

As **fibras oxidativas lentas (OL)**, também denominadas *fibras do tipo I*, têm uma coloração vermelho-escuro, visto que contêm grandes quantidades de mioglobina e muitos capilares sanguíneos. Como apresentam numerosas mitocôndrias grandes, as fibras OL geram ATP principalmente por meio da respiração celular aeróbica (que exige oxigênio), razão pela qual são denominadas fibras oxidativas. Essas fibras são consideradas "lentas", visto que elas utilizam o ATP em baixa velocidade. Em consequência, as fibras oxidativas lentas apresentam uma velocidade de contração lenta. Todavia, as fibras lentas são muito resistentes à fadiga e são capazes de contrações sustentadas e prolongadas por muitas horas. Essas fibras estão adaptadas para a manutenção da postura e para atividades aeróbicas de resistência (*endurance*), como uma corrida de maratona.

Fibras oxidativo-glicolíticas rápidas

As **fibras oxidativo-glicolíticas rápidas (OGR)** ou *fibras do tipo IIa* são normalmente as maiores fibras. À semelhança das fibras oxidativas lentas, contêm grandes quantidades de mioglobina e muitos capilares sanguíneos, conferindo-lhes uma aspecto vermelho-escuro. As fibras OGR podem gerar ATP considerável por meio da respiração celular aeróbica, conferindo-lhes uma resistência moderadamente alta à fadiga. Em virtude de seu nível intracelular elevado de glicogênio, essas fibras também geram ATP por meio de glicólise anaeróbica (sem oxigênio). As fibras OGR são "rápidas" pelo fato de que utilizam o ATP em alta velocidade, de modo que a sua velocidade de contração é mais rápida que a das fibras oxidativas lentas. As fibras oxidativo-glicolíticas rápidas contribuem para atividades como a marcha e a corrida de velocidade.

Fibras glicolíticas rápidas

As **fibras glicolíticas rápidas (GR)** ou *fibras do tipo IIb* apresentam baixo conteúdo de mioglobina, relativamente poucos capilares sanguíneos e poucas mitocôndrias e têm cor esbranquiçada. Contêm grandes quantidades de glicogênio e geram ATP principalmente por meio da respiração celular anaeróbica (sem necessidade de glicogênio) (glicólise). Em virtude de sua capacidade de utilizar rapidamente o ATP, as fibras GR sofrem contração vigorosa e rápida. Essas fibras de contração rápida estão adaptadas para movimentos anaeróbicos intensos de curta duração, como levantamento de peso ou arremesso de bola, porém sofrem fadiga rapidamente. Os programas de treinamento de força que engajam uma pessoa em atividades que exigem grande força por curtos períodos de tempo produzem aumentos no tamanho, na força e no conteúdo de glicogênio das fibras glicolíticas rápidas. As fibras GR de um halterofilista podem ser 50% maiores do que as de um indivíduo sedentário ou de um atleta de *endurance*, devido à síntese aumentada das proteínas musculares. O resultado global consiste em aumento da massa muscular, devido à hipertrofia das fibras glicolíticas rápidas.

Os músculos estriados esqueléticos consistem, em sua maioria, em uma mistura dos três tipos de fibras musculares esqueléticas. As proporções variam ligeiramente, dependendo da ação do músculo, do esquema de treinamento do indivíduo e de fatores genéticos. Por exemplo, os músculos posturais continuamente ativos do pescoço, do dorso e das pernas apresentam uma alta proporção de fibras oxidativas lentas (OL). Por outro lado, os músculos dos ombros e dos braços não estão constantemente ativos, porém são usados de vez em quando, de maneira breve, para produzir muita tensão, como levantamento e arremesso. Esses músculos apresentam uma alta proporção de fibras glicolíticas rápidas (GR). Os músculos da perna, que não apenas sustentam o corpo, como também são utilizados para a marcha

CORRELAÇÃO CLÍNICA | *Distrofia muscular*

O termo **distrofia muscular** refere-se a um grupo de doenças hereditárias de destruição muscular, que causam degeneração progressiva das fibras musculares esqueléticas. A forma mais comum de distrofia muscular é a *distrofia muscular de Duchenne* (*DMD*). Como o gene mutante encontra-se no cromossomo X, e tendo em vista que os homens possuem apenas um cromossomo X, a DMD acomete quase exclusivamente meninos. No mundo inteiro, cerca de 1 em cada 3.500 recém-nascidos do sexo masculino – cerca de 21.000 no total – nascem a cada ano com DMD. Em geral, o distúrbio torna-se aparente entre 2 e 5 anos de idade, quando os pais percebem que a criança cai com frequência e tem dificuldade em correr, pular e saltar. Aos 12 anos de idade, os meninos com DMD são, em sua maioria, incapazes de andar. A insuficiência respiratória ou cardíaca habitualmente provoca morte entre 20 e 30 anos de idade.

Na DMD, o gene que codifica a proteína distrofina sofreu mutação, de modo que existe pouca ou nenhuma distrofina. Sem o efeito de reforço da distrofina, o sarcolema sofre laceração com facilidade durante a contração muscular. Como as membranas plasmáticas estão danificadas, as fibras musculares rompem-se lentamente e morrem. O gene da distrofina foi descoberto em 1987, e, em 1990, foram feitas as primeiras tentativas para tratar pacientes portadores de DMD com terapia gênica. Os músculos de três meninos com DMD foram injetados com mioblastos apresentando genes funcionais de distrofina, porém apenas algumas fibras musculares adquiriram a capacidade de produzir distrofina. Ensaios clínicos semelhantes com outros pacientes também falharam. Uma abordagem alternativa para o problema consiste em encontrar uma maneira de induzir as fibras musculares a produzir a proteína utrofina, que é semelhante à distrofina. Experimentos com camundongos com deficiência de distrofina sugeriram que essa abordagem pode funcionar.

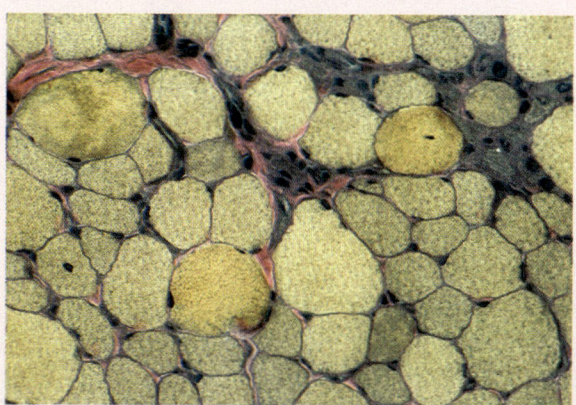

Variações no tamanho da fibra muscular esquelética e quantidades aumentadas de tecido conjuntivo (vermelho) na distrofia muscular de Duchenne

e a corrida, apresentam numerosas fibras, tanto oxidativas lentas (OL) quanto oxidativo-glicolíticas rápidas (OGR).

As fibras musculares esqueléticas de qualquer unidade motora são todas do mesmo tipo. Entretanto, as diferentes unidades motoras em um músculo são recrutadas em uma ordem específica, dependendo da necessidade. Por exemplo, se contrações fracas forem suficientes para realizar determinada tarefa, apenas as unidades motoras oxidativas lentas (OL) são ativadas. Se houver necessidade de mais força, as unidades motoras das fibras oxidativo-glicolíticas rápidas (OGR) também são recrutadas. Por fim, se houver necessidade de força máxima, as unidades motoras das fibras glicolíticas rápidas (GR) também são ativadas, juntamente com os outros dois tipos. O encéfalo e a medula espinal ativam várias unidades motoras.

A Tabela 10.4 fornece um resumo das características dos três tipos de fibras musculares esqueléticas.

✓ **TESTE RÁPIDO**
14. Qual é a base para a classificação das fibras musculares esqueléticas em três tipos?

10.5 Exercício e tecido muscular esquelético

● **OBJETIVO**
- Descrever os efeitos do exercício sobre diferentes tipos de fibras musculares esqueléticas.

A razão relativa entre fibras glicolíticas rápidas (GR) e oxidativas lentas (OL) ajuda a explicar as diferenças individuais no desempenho físico. Por exemplo, os indivíduos com maior proporção de fibras glicolíticas rápidas (ver Tabela 10.4) frequentemente se sobressaem em atividades que exigem períodos de atividade intensa, como halterofilismo ou corrida de velocidade. Os indivíduos com maiores porcentagens de fibras oxidativas lentas (OL) são melhores em atividades que exigem *endurance*, como corrida de longa distância.

Embora o número total de fibras musculares esqueléticas habitualmente não aumente, as características daquelas presentes podem ser modificadas até certo ponto. Vários tipos de exercícios podem induzir alterações nas fibras de um músculo esquelético. Os exercícios de resistência (*endurance*) (aeróbicos), como corrida ou natação, causam transformação gradual de algumas fibras glicolíticas rápidas

TABELA 10.4
Características dos três tipos de fibras musculares esqueléticas.

Corte transversal dos três tipos de fibras musculares esqueléticas

	FIBRAS OXIDATIVAS LENTAS (OL) OU DO TIPO I	FIBRAS OXIDATIVO-GLICOLÍTICAS RÁPIDAS (OGR) OU DO TIPO IIA	FIBRAS GLICOLÍTICAS RÁPIDAS (GR) OU DO TIPO IIB
CARACTERÍSTICAS ESTRUTURAIS			
Conteúdo de mioglobina	Grande quantidade	Grande quantidade	Pequena quantidade
Mitocôndrias	Muitas	Muitas	Poucas
Capilares	Muitos	Muitos	Poucos
Cor	Vermelha	Vermelha	Branca (pálida)
CARACTERÍSTICAS FUNCIONAIS			
Capacidade de geração de ATP e método utilizado	Alta capacidade, por meio de respiração celular aeróbica	Capacidade intermediária, por meio de respiração celular aeróbica e respiração celular anaeróbica (glicólise)	Baixa capacidade, por respiração celular anaeróbica (glicólise)
Velocidade de uso de ATP	Lenta	Rápida	Rápida
Velocidade de contração	Lenta	Rápida	Rápida
Taxa de resistência	Alta	Intermediária	Baixa
Localização onde as fibras são abundantes	Músculos posturais, como os do pescoço	Músculos dos membros inferiores	Músculos extrínsecos do bulbo do olho
Principais funções das fibras	Manutenção da postura e atividades de *endurance* aeróbicas	Marcha, corrida de velocidade	Movimentos rápidos e intensos de curta duração

(GR) em fibras oxidativo-glicolíticas rápidas (OGR). As fibras musculares transformadas apresentam pequenos aumentos no diâmetro, no número de mitocôndrias, na irrigação sanguínea e na resistência. Os exercícios de *endurance* também resultam em alterações cardiovasculares e respiratórias, fazendo com que os músculos esqueléticos recebam melhores suprimentos de oxigênio e de nutrientes, porém não ocorre aumento da massa muscular. Por outro lado, os exercícios que exigem grande resistência por curtos períodos de tempo produzem aumento no tamanho e na resistência das fibras glicolíticas rápidas (GR), devido a aumento na síntese de filamentos espessos e finos. O resultado global consiste em aumento (hipertrofia) do músculo, conforme evidenciado pelos músculos protuberantes dos fisiculturistas.

Um determinado grau de elasticidade constitui um importante atributo dos músculos esqueléticos e suas inserções de tecido conjuntivo. Maior elasticidade contribui para maior grau de flexibilidade, aumentando a amplitude de movimento de uma articulação. Quando um músculo relaxado é fisicamente alongado, sua capacidade de alongamento é limitada por estruturas de tecido conjuntivo, como as fáscias. O alongamento regular alonga gradualmente essas estruturas, porém o processo ocorre muito lentamente. Para obter melhora na flexibilidade, os exercícios de alongamento precisam ser realizados de modo regular – diariamente, se possível – durante muitas semanas.

Alongamento efetivo

O alongamento de músculos "frios" não aumenta a flexibilidade e pode provocar lesão. Os tecidos alongam-se melhor quando se aplica uma força suave e lenta em temperaturas teciduais elevadas. Uma fonte externa de calor, como compressas quentes ou ultrassom, pode ser utilizada, porém 10 min ou mais de contração muscular também constituem uma boa maneira de elevar a temperatura muscular. O exercício aquece o músculo mais profundamente e de maneira mais completa do que medidas externas. É daí que provém o termo "aquecimento". Muitas pessoas fazem alongamento antes de iniciar um exercício, porém é importante aquecer (p. ex., caminhando, fazendo *jogging*, nadando lentamente ou com exercício aeróbico leve) *antes* de efetuar o alongamento, de modo a evitar a ocorrência de lesões.

Treinamento de força

O **treinamento de força** refere-se ao processo de se exercitar com resistência progressivamente maior com o propósito de fortalecer o sistema muscular. Essa atividade resulta não apenas em músculos mais fortes, mas também em muitos outros benefícios para a saúde. O treinamento de força também ajuda a aumentar a resistência dos ossos, aumentando a deposição de minerais em adultos jovens e ajudando a evitar ou, pelo menos, a reduzir a sua perda posteriormente na vida. Ao aumentar a massa muscular, o treinamento de força aumenta a taxa metabólica em repouso, o gasto energético em repouso, de modo que o indivíduo possa se alimentar mais, sem ganhar peso. O treinamento de força ajuda a evitar lesões na região lombar da coluna vertebral e outras lesões ocasionadas pelas práticas esportivas e atividades físicas. Os benefícios psicológicos incluem redução na sensibilidade ao estresse e à fadiga. Como o treinamento repetido aumenta a tolerância ao exercício, o ácido láctico leva cada vez mais tempo para ser produzido no músculo, resultando em redução da probabilidade de espasmos musculares.

✓ TESTE RÁPIDO
15. Explique como as características das fibras musculares esqueléticas são capazes de sofrer alteração com o exercício.

CORRELAÇÃO CLÍNICA | *Esteroides anabolizantes*

O uso de **esteroides anabolizantes**, comumente denominados "bombas", por atletas tem recebido ampla atenção. O termo "anabólico" significa o acúmulo de proteínas. Esses hormônios esteroides, semelhantes à testosterona, são usados para aumentar massa e força musculares, de modo a melhorar o desempenho durante competições esportivas. Entretanto, as doses necessárias para produzir um efeito são grandes e apresentam efeitos colaterais lesivos e, algumas vezes, até mesmo devastadores, incluindo câncer de fígado, lesão renal, risco aumentado de doença cardíaca, atraso do crescimento, amplas oscilações do humor, aumento da acne e maior irritabilidade e agressividade. Além disso, as mulheres que fazem uso de esteroides anabolizantes também podem apresentar atrofia das mamas e do útero, irregularidades menstruais, esterilidade, crescimento de pelos na face e tom grave da voz. Os homens também podem apresentar secreção diminuída de testosterona, atrofia dos testículos, esterilidade e calvície.

10.6 Tecido muscular cardíaco

● OBJETIVO
• Descrever as principais características estruturais e funcionais do tecido muscular cardíaco.

O principal tecido na parede do coração é o **tecido muscular cardíaco**. Embora seja estriado como o músculo esquelético, sua atividade não pode ser controlada voluntariamente. Além disso, determinadas fibras musculares cardíacas (bem como algumas fibras musculares lisas e neurônios no encéfalo e na medula espinal) exibem **autorritmicidade**, isto é, a capacidade de gerar potenciais de ação espontâneos repetidamente. No coração, esses potenciais de ação produzem contração e relaxamento alternados das fibras musculares cardíacas. Quando comparadas com as fibras musculares esqueléticas, as fibras musculares cardíacas são mais curtas em seu comprimento e menos circulares em corte transversal (Figura 10.9A). As fibras musculares cardíacas individuais também exibem ramificação, conferindo-lhes um aspecto em "degrau de escada". Uma fibra muscular cardíaca típica tem 5 a 100 μm de comprimento e possui um diâmetro de cerca de 14 μm. Em geral, existe um núcleo de localização central, embora uma célula possa ocasionalmente ter dois núcleos. As extremidades das fibras musculares cardíacas conectam-se com fibras vizinhas por meio de espessamentos transversais irregulares do sarcolema, designados como **discos intercalares**. Os discos

Figura 10.9 Histologia do músculo cardíaco. Uma fotomicrografia do tecido muscular cardíaco é mostrada na Tabela 3.9B.

 As fibras musculares cardíacas exibem autorritmicidade, isto é, a capacidade de gerar repetidamente potenciais de ação espontâneos.

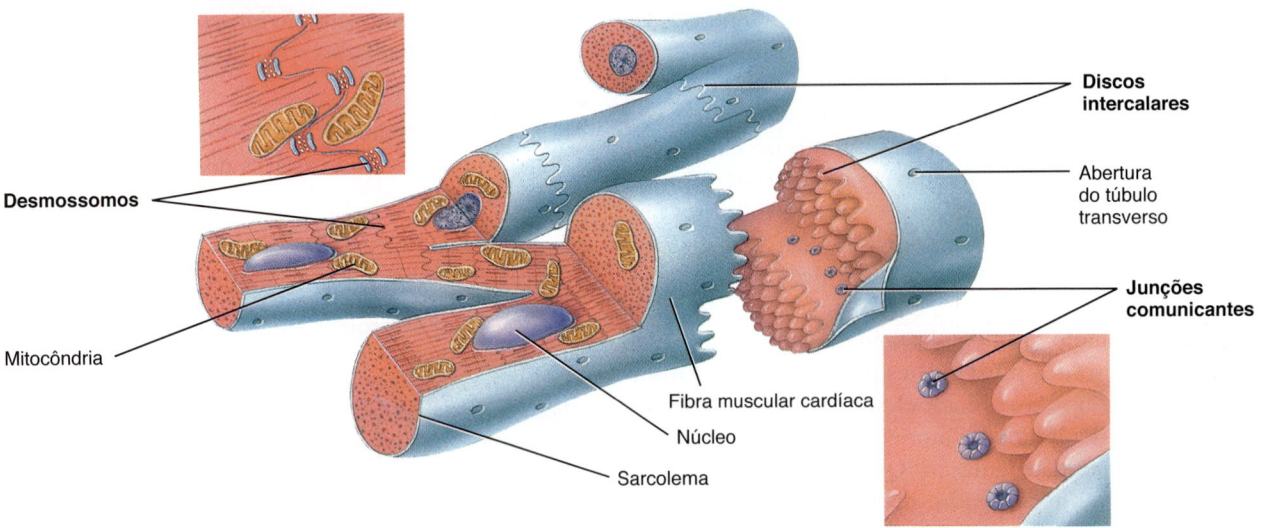

A. Fibras musculares cardíacas

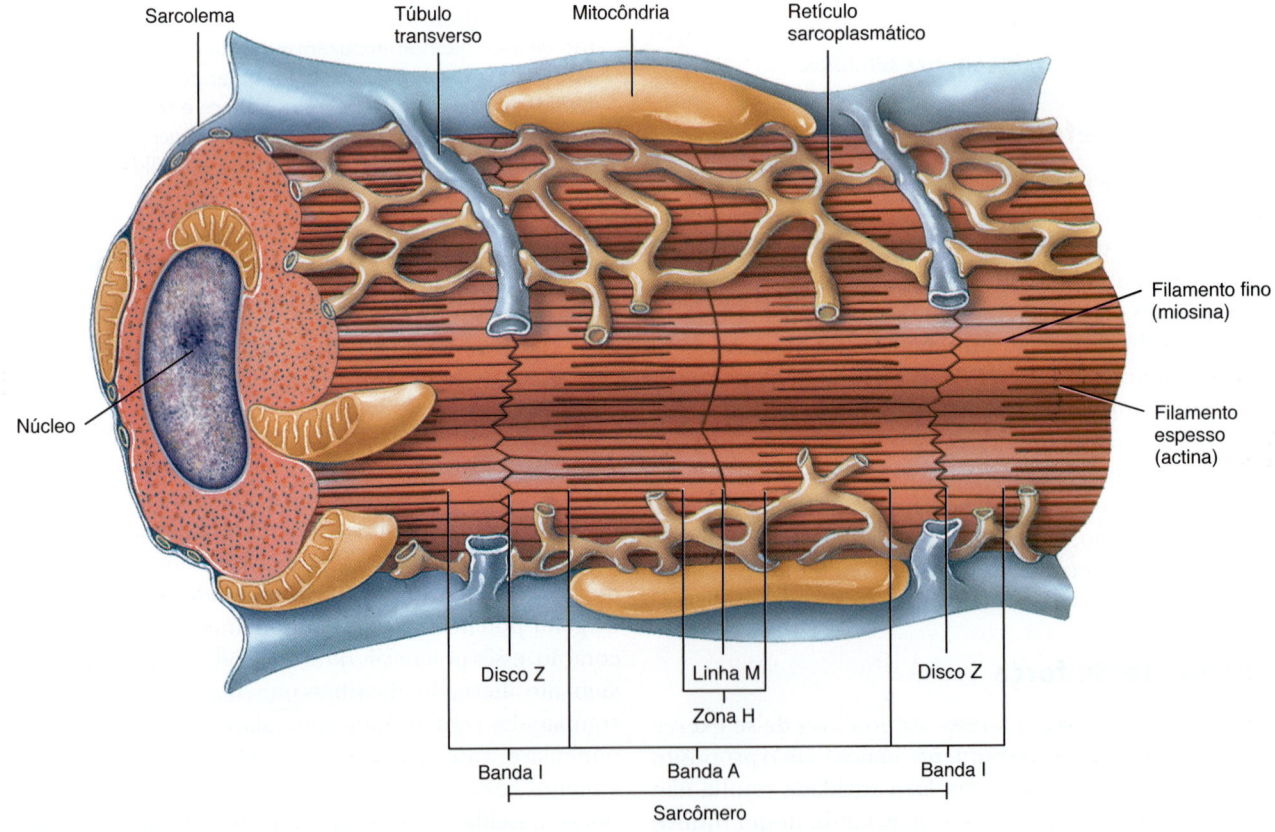

B. Disposição dos componentes em uma fibra muscular cardíaca

Quais são as funções dos discos intercalares nas fibras musculares cardíacas?

contêm **desmossomos**, que mantêm as fibras unidas, e **junções comunicantes**, que possibilitam a propagação dos potenciais de ação de uma fibra muscular para a seguinte. O tecido muscular cardíaco possui um endomísio, porém não tem perimísio e epimísio.

As mitocôndrias são maiores e mais numerosas nas fibras musculares cardíacas do que nas fibras musculares esqueléticas. As fibras musculares cardíacas apresentam o mesmo arranjo da actina e da miosina, as mesmas bandas, zonas e discos que as fibras musculares esqueléticas (Figura 10.9B). Os túbulos transversos (T) do músculo cardíaco são mais largos, porém menos abundantes do que os do músculo esquelético; existe apenas um túbulo T por sarcômero, localizado no disco Z. O RS das fibras musculares cardíacas é ligeiramente menor do que o RS das fibras musculares esqueléticas.

Em condições de repouso normais, o tecido muscular cardíaco sofre contração e relaxamento aproximadamente 75 vezes por minuto. Essa atividade rítmica contínua constitui uma importante diferença funcional entre o tecido muscular cardíaco e o tecido muscular esquelético. Outra diferença é a fonte de estimulação. O tecido muscular esquelético só se contrai quando estimulado pela acetilcolina liberada por um potencial de ação de um neurônio motor somático. Em contrapartida, o tecido muscular cardíaco pode sofrer contração sem estimulação nervosa ou hormonal extrínseca. Sua fonte de estimulação consiste em uma rede de condução de fibras musculares cardíacas especializadas no próprio coração. A estimulação proveniente dos sistemas nervoso ou endócrino do corpo provoca simplesmente aumento ou diminuição na velocidade de descarga das fibras condutoras. O tecido muscular cardíaco permanece contraído 10 a 15 vezes mais tempo do que o tecido muscular esquelético, proporcionando um tempo necessário para o relaxamento das câmaras do coração e o seu enchimento com sangue entre os batimentos. Esse padrão permite que a frequência cardíaca aumente significativamente, enquanto evita a ocorrência de *tetania* (contração sustentada), que interromperia o fluxo sanguíneo no interior do coração. À semelhança do músculo esquelético, as fibras musculares cardíacas podem sofrer hipertrofia em resposta a um aumento da carga de trabalho. Essa situação é denominada *cardiomegalia fisiológica* e fornece a explicação pela qual muitos atletas apresentam corações aumentados. Por outro lado, a *cardiomegalia patológica* está relacionada com cardiopatia significativa.

✓ TESTE RÁPIDO
16. De que maneira os tecidos musculares cardíaco e esquelético diferem quanto a estrutura e função?

10.7 Tecido muscular liso

OBJETIVO
- Descrever as principais características estruturais e funcionais do tecido muscular liso.

À semelhança do tecido muscular cardíaco, o **tecido muscular liso** é habitualmente ativado de modo involuntário. Existem dois tipos de tecido muscular liso. O tecido muscular liso visceral (unitário) e o tecido muscular liso multiunitário. O tipo mais comum, o **tecido muscular liso visceral** (*unitário*) (Figura 10.10A), é encontrado na pele, em

Figura 10.10 Histologia do tecido muscular liso. Em **A**, um neurônio motor autônomo faz sinapse com várias fibras musculares lisas viscerais e os potenciais de ação propagam-se para fibras adjacentes por meio de junções comunicantes. Em **B**, três neurônios motores autônomos fazem sinapse com fibras musculares lisas multiunitárias individuais. A estimulação de uma fibra multiunitária provoca contração apenas dessa fibra. **C.** Comparação entre uma fibra muscular lisa relaxada e contraída. Uma fotomicrografia do tecido muscular liso é mostrada na Tabela 3.9C.

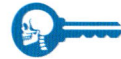 As fibras musculares lisas possuem filamentos espessos e finos, porém não têm túbulos transversos e apresentam pouco retículo sarcoplasmático.

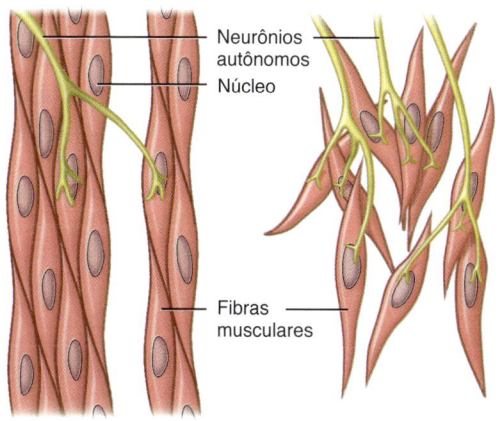

A. Tecido muscular liso visceral (unitário)

B. Tecido muscular liso multiunitário

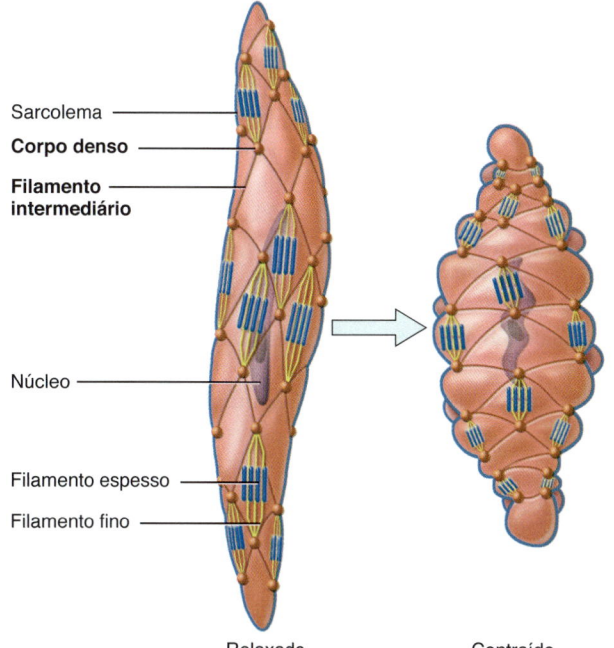

C. Anatomia microscópica de uma fibra muscular lisa relaxada e contraída

? Que tipo de músculo liso assemelha-se mais ao músculo estriado cardíaco do que ao músculo estriado esquelético com relação a sua estrutura e função?

lâminas envolventes que formam parte das paredes das pequenas artérias e veias e nas paredes de vísceras ocas, como o estômago, o intestino, o útero e a bexiga urinária. Como as fibras se unem umas com as outras por meio de junções comunicantes, os potenciais de ação muscular propagam-se rapidamente por toda a rede. Por exemplo, quando um neurotransmissor, um hormônio ou um sinal autorrítmico estimula uma fibra, o potencial de ação muscular propaga-se para as fibras vizinhas, que, em seguida, sofrem contração como uma única unidade.

O segundo tipo de tecido muscular liso, o **tecido muscular liso multiunitário** (Figura 10.10B), consiste em fibras individuais, em que cada uma tem seus próprios neurônios motores terminais. Existem poucas junções comunicantes entre fibras adjacentes. Como já aprendemos, a estimulação de uma fibra muscular visceral provoca contração de muitas fibras adjacentes; por outro lado, o estímulo de uma fibra muscular lisa multiunitária produz contração apenas dessa fibra. O tecido muscular liso multiunitário é encontrado nas paredes das artérias de grande calibre, nas vias respiratórias até os pulmões, nos músculos eretores do pelo, que se inserem aos folículos pilosos, nos músculos esfíncteres da íris, que ajustam o diâmetro da pupila, e no corpo ciliar, que ajusta o foco da lente no olho.

As fibras musculares lisas são consideravelmente menores do que as fibras musculares esqueléticas (Tabela 10.5).

TABELA 10.5
Resumo das principais características dos três tipos de tecido muscular.

CARACTERÍSTICA	MÚSCULO ESQUELÉTICO	MÚSCULO CARDÍACO	MÚSCULO LISO
Aspecto e características microscópicas	Fibra cilíndrica longa, com muitos núcleos de localização periférica; sem ramificação; estriado	Fibra cilíndrica ramificada, com um núcleo de localização central; fibras adjacentes unidas por discos intercalares; estriado	A fibra é mais espessa no meio, afilada em ambas as extremidades e possui um núcleo de localização central; não estriado
Localização	Mais comumente fixado por tendões aos ossos	Coração	Paredes das vísceras ocas, vias respiratórias, vasos sanguíneos, íris e corpo ciliar do olho, músculo eretor do pelo dos folículos pilosos
Diâmetro da fibra	Muito grande (10 a 100 μm)*	Grande (10 a 20 μm)	Pequeno (3 a 8 μm)
Componentes do tecido conjuntivo	Endomísio, perimísio e epimísio	Endomísio e perimísio	Endomísio
Comprimento da fibra	Muito grande (100 μm a 30 cm)	Grande (50 a 100 μm)	Intermediário (30 a 200 μm)
Proteínas contráteis organizadas no interior dos sarcômeros	Sim	Sim	Não
Retículo sarcoplasmático	Abundante	Algum	Muito pouco
Presença de túbulos transversos	Sim, alinhados com cada junção das bandas A-I	Sim, alinhados com cada disco Z	Não
Junções entre as fibras	Nenhuma	Os discos intercalares contêm junções comunicantes e desmossomos	Junções comunicantes no músculo liso visceral; nenhuma no músculo liso multiunitário
Autorritmicidade	Não	Sim	Sim, no músculo liso visceral
Fonte de Ca^{2+} para a contração	Retículo sarcoplasmático	Retículo sarcoplasmático e líquido intersticial	Retículo sarcoplasmático e líquido intersticial
Velocidade de contração	Rápida	Moderada	Lenta
Controle nervoso	Voluntário (sistema nervoso somático)	Involuntário (sistema nervoso autônomo)	Involuntário (sistema nervoso autônomo)
Capacidade de regeneração	Limitada, por meio de células-satélites	Limitada, em determinadas condições	Considerável, por meio de pericitos (comparada com outros tecidos musculares, porém limitada quando comparada com o endotélio)

*1 micrômetro (μm) = 10^{-4} cm ou 10^{-6} m.

Uma única fibra muscular lisa relaxada mede 30 a 200 μm de comprimento, é mais espessa no meio (3 a 8 μm) e torna-se afilada em cada extremidade (Figura 10.10C). No interior de cada fibra, existe um único núcleo oval de localização central. O sarcoplasma das fibras musculares lisas contém tanto filamentos espessos quanto filamentos finos, em razões que variam entre cerca de 1:10 e 1:15, respectivamente; todavia, não estão dispostos em sarcômeros ordenados, como no caso do músculo estriado. As fibras musculares lisas também contêm **filamentos intermediários**. Esses filamentos, que apresentam a proteína *desmina*, parecem desempenhar uma função mais estrutural do que contrátil. Como os diversos filamentos não exibem nenhum padrão regular de sobreposição, as fibras musculares lisas não apresentam estriações – daí o nome *liso*. As fibras musculares lisas também não têm túbulos transversos e têm pouco retículo sarcoplasmático para o armazenamento de Ca^{2+}. O tecido muscular possui endomísio, porém não tem perimísio e epimísio.

Nas fibras musculares lisas, os filamentos intermediários ligam-se a estruturas denominadas **corpos densos**, que se assemelham, funcionalmente, aos discos Z nas fibras musculares estriadas. Alguns corpos densos estão dispersos por todo o sarcoplasma; outros estão ligados ao sarcolema. Feixes de filamentos intermediários estendem-se de um corpo denso para o outro (Figura 10.10C). Durante a contração, a tensão gerada pelos filamentos espessos e finos no mecanismo de deslizamento dos filamentos é transmitida para os filamentos intermediários. Estes, por sua vez, tracionam os corpos densos ligados ao sarcolema, produzindo encurtamento da fibra muscular (Figura 10.10C). Quando uma fibra muscular lisa sofre contração, ela gira como um saca-rolha; quando relaxa, sofre rotação na direção oposta.

Embora os princípios de contração sejam semelhantes, em todos os três tipos de tecido muscular, o tecido muscular liso apresenta algumas diferenças fisiológicas importantes em relação aos tecidos musculares esquelético e cardíaco. Quando comparada com a contração em uma fibra muscular esquelética, a contração em uma fibra muscular lisa começa mais lentamente e dura muito mais tempo. Além disso, o músculo liso pode se encurtar e se alongar em maior grau do que outros tipos de músculos.

À semelhança do músculo estriado, o aumento da concentração de Ca^{2+} no sarcoplasma do músculo liso inicia a contração. Há muito menos retículo sarcoplasmático (o reservatório de Ca^{2+} no músculo estriado) no músculo liso do que no músculo esquelético. Os íons cálcio fluem para o sarcoplasma do músculo liso a partir do líquido intersticial e do retículo sarcoplasmático; entretanto, como não há túbulos transversos nas fibras musculares lisas, o Ca^{2+} leva mais tempo para alcançar os filamentos no centro da fibra e desencadear o processo contrátil. Isso explica, em parte, o início lento e a contração prolongada do músculo liso.

Os íons cálcio também deixam lentamente a fibra muscular, o que retarda o relaxamento. A presença prolongada de Ca^{2+} no sarcoplasma proporciona o **tônus muscular liso**, um estado de contração parcial contínua. Esse tônus prolongado é importante no tubo gastrintestinal, onde as paredes mantêm uma pressão constante sobre o conteúdo, bem como nas paredes dos vasos sanguíneos denominados arteríolas, que mantêm pressão contínua sobre o sangue.

A maioria das fibras musculares lisas contrai ou relaxa em resposta a potenciais de ação do sistema nervoso autônomo. Além disso, muitas fibras musculares lisas contraem ou relaxa em resposta ao estiramento, a hormônios ou a alterações locais no pH, nos níveis de oxigênio e de dióxido de carbono, na temperatura e nas concentrações de íons.

Diferentemente das fibras musculares estriadas, as fibras musculares lisas conseguem se alongar consideravelmente e ainda manter a sua função contrátil. Quando ocorre estiramento das fibras musculares lisas, elas inicialmente contraem, aumentando a tensão. Dentro de um minuto ou mais, a tensão diminui. Essa **resposta de relaxamento por estresse** permite que o músculo liso sofra grandes mudanças no comprimento, enquanto ainda retém a capacidade de se contrair efetivamente. Embora o músculo liso nas paredes dos vasos sanguíneos e órgãos ocos possa se distender, a pressão sobre o conteúdo dessas estruturas modifica-se muito pouco. Após o esvaziamento do órgão, o músculo liso se retrai, e a parede do órgão mantém a sua firmeza.

O tecido muscular liso, à semelhança dos tecidos musculares esquelético e cardíaco, consegue hipertrofiar. Além disso, determinadas fibras musculares lisas conservam a sua capacidade de divisão e, portanto, podem crescer por meio de hiperplasia. Além disso, novas fibras musculares lisas podem surgir a partir de células denominadas *pericitos*, isto é, células-tronco encontradas em associação a capilares sanguíneos e pequenas veias. As fibras musculares lisas também podem proliferar em determinadas condições patológicas, como na aterosclerose (ver Seção 13.7). Embora o tecido muscular liso tenha uma capacidade de regeneração consideravelmente maior do que o músculo esquelético ou o músculo cardíaco, essa capacidade é limitada quando comparada com tecidos como o tecido epitelial.

A Tabela 10.5 fornece um resumo das principais características dos três tipos de tecido muscular.

✓ TESTE RÁPIDO

17. De que maneira os músculos lisos visceral e multiunitário diferem?
18. Compare as propriedades do músculo esquelético e do músculo liso.

10.8 Desenvolvimento dos músculos

OBJETIVO
- Descrever o desenvolvimento dos músculos.

Com exceção dos músculos esfíncteres da íris dos olhos, todos os músculos do corpo originam-se do **mesoderma**. Conforme assinalado no Capítulo 4, lembre-se de que, por volta do décimo sétimo dia após a fertilização, o mesoderma adjacente a notocorda e tubo neural forma colunas longitudinais pares de mesoderma paraxial (ver Figura 4.9B).

O mesoderma paraxial logo sofre segmentação. No início, os segmentos formam **somitômeros**, isto é, pequenas protuberâncias no mesoderma paraxial. Posteriormente à cabeça em desenvolvimento, os somitômeros continuam a se desenvolver em estruturas cuboides e pareadas, denominadas somitos (Figura 10.11A). O primeiro par de somitos aparece com 20 dias de desenvolvimento embrionário. Ao final da quinta semana, são formados 42 a 44 pares de somitos. O número de somitos pode ser correlacionado com a idade aproximada do embrião. Na região da cabeça, os somitômeros nunca se tornam somitos. Na verdade, as células dos somitômeros migram para os arcos faríngeos em desenvolvimento ao redor da extremidade anterior da faringe.

Em consequência, todos os músculos esqueléticos desenvolvem-se a partir do *mesoderma paraxial*. Os somitos dão origem a todos os músculos da parede do tronco e dos membros. Os somitômeros migratórios dos arcos faríngeos formam os músculos esqueléticos da região da cabeça.

Como aprendemos no Capítulo 4, as células de um somito diferenciam-se em três regiões: (1) um **miótomo** que, como o próprio nome sugere, forma os músculos estriados esqueléticos do tronco e dos membros; (2) um **dermátomo**, que forma os tecidos conjuntivos, incluindo a derme da pele; e (3) um **esclerótomo**, que dá origem às vértebras e costelas (Figura 4.11B).

O *músculo estriado cardíaco* desenvolve-se a partir de **células mesodérmicas** que migram e envolvem o coração em desenvolvimento, enquanto este ainda está na forma de tubos endocárdicos (Figura 14.11B).

A maior parte do *músculo liso* desenvolve-se a partir de **células mesodérmicas** da placa lateral, que migram e envolvem o sistema digestório e as vísceras em desenvolvimento. Outras células musculares lisas que se formam nas paredes dos vasos sanguíneos desenvolvem-se a partir do mesênquima por todas as regiões mesodérmicas do embrião.

✓ **TESTE RÁPIDO**
19. A partir de qual área do somito o músculo quadríceps femoral se desenvolve?

10.9 Envelhecimento e tecido muscular

OBJETIVO
- Explicar os efeitos do envelhecimento sobre o músculo esquelético.

Figura 10.11 Localização e estrutura dos somitos, estruturas fundamentais no desenvolvimento do sistema muscular.

🔑 Os músculos derivam, em sua maioria, do mesoderma.

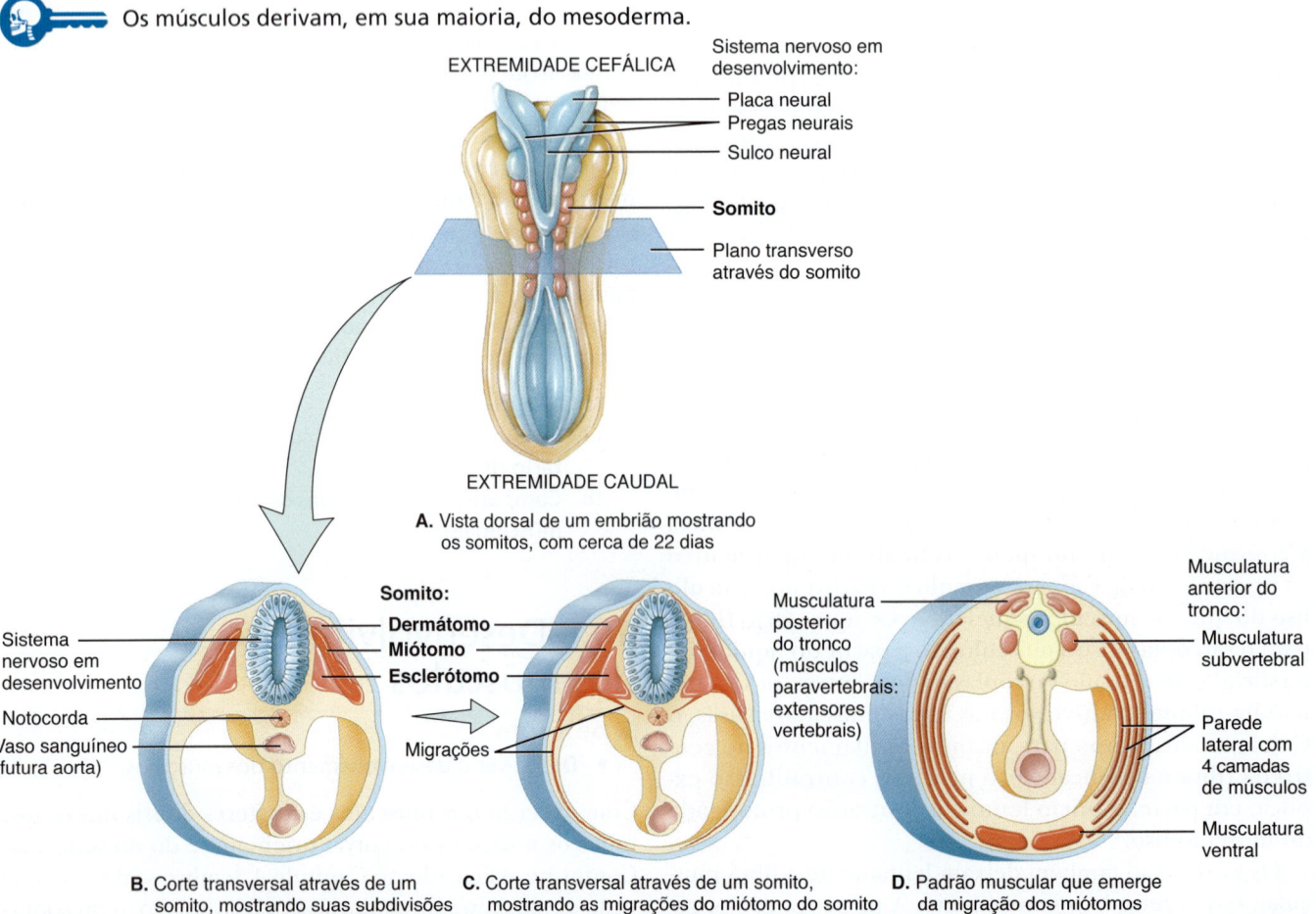

A. Vista dorsal de um embrião mostrando os somitos, com cerca de 22 dias

B. Corte transversal através de um somito, mostrando suas subdivisões

C. Corte transversal através de um somito, mostrando as migrações do miótomo do somito

D. Padrão muscular que emerge da migração dos miótomos

❓ Que parte de um somito se diferencia em músculo esquelético?

Entre os 30 e 50 anos de idade, os seres humanos sofrem perda lenta e progressiva da massa muscular esquelética, que é substituída, em grande parte, por tecido conjuntivo fibroso e tecido adiposo. Estima-se que a perda de massa muscular seja de 10% durante esses anos. Em parte, esse declínio pode ser decorrente da redução dos níveis de atividade física. A perda da massa muscular é acompanhada de diminuição da força máxima, redução dos reflexos musculares e perda da flexibilidade. Em alguns músculos, pode ocorrer perda seletiva de determinado tipo de fibras musculares. Com o envelhecimento, o número relativo de fibras oxidativas lentas (OL) parece aumentar. Isso pode ser devido à atrofia dos outros tipos de fibras ou à sua conversão em fibras OL. As atividades aeróbicas e os programas de treinamento de força mostram-se efetivos para reduzir ou até mesmo reverter o declínio do desempenho muscular associado à idade. Normalmente, ocorre perda de outros 40% do músculo entre 50 e 80 anos de idade. A perda da força muscular habitualmente não é percebida até alcançar 60 a 65 anos de idade. Os músculos dos membros inferiores habitualmente enfraquecem antes dos músculos dos membros superiores, limitando a independência, visto que se torna difícil subir escadas ou levantar-se de uma posição sentada.

Na ausência de uma condição clínica crônica, foi constatado que o exercício é efetivo em qualquer idade. As atividades aeróbicas e os programas de treinamento de força são tão efetivos em indivíduos idosos quanto em pessoas mais jovens e podem reduzir ou até mesmo reverter o declínio muscular associado ao envelhecimento.

✓ TESTE RÁPIDO
20. Por que a força muscular diminui com o envelhecimento?

TERMINOLOGIA TÉCNICA

Contratura de Volkmann Encurtamento (contratura) permanente de um músculo, devido à substituição das fibras musculares destruídas por tecido conjuntivo fibroso, que não tem extensibilidade. Ocorre normalmente nos músculos flexores do antebraço. A destruição das fibras musculares pode ocorrer por interferência na circulação, causada por bandagem apertada, pedaço de elástico ou gesso.

Fasciculação Contração breve e involuntária de toda uma unidade motora, que é visível sob a pele; ocorre irregularmente e não está associada ao movimento do músculo afetado. As fasciculações podem ser observadas na esclerose múltipla ou na esclerose lateral amiotrófica (doença de Lou Gehrig).

Fibrilação Contração espontânea de uma única fibra muscular, que não é visível sob a pele, mas que pode ser registrada por eletromiografia. As fibrilações podem indicar destruição de neurônios motores.

Mialgia Dor muscular ou associada aos músculos.

Mioma Tumor constituído de tecido muscular.

Miomalacia Amolecimento patológico do tecido muscular.

Miosite Inflamação das fibras musculares.

Miotonia Aumento da excitabilidade e da contratilidade musculares, com redução da capacidade de relaxamento; espasmo tônico do músculo.

REVISÃO DO CAPÍTULO

Conceitos essenciais

Introdução
1. Os músculos constituem 40 a 50% do peso corporal total.
2. A principal função do músculo consiste em transformar energia química em energia mecânica para realizar trabalho.

10.1 Visão geral do tecido muscular
1. Os três tipos de tecido muscular são esquelético, cardíaco e liso. O tecido muscular esquelético está principalmente fixado aos ossos; é estriado e está sob controle voluntário. O tecido muscular cardíaco forma a parede do coração; é estriado e involuntário. O tecido muscular liso está localizado principalmente nos órgãos internos; é não estriado (liso) e involuntário.
2. Por meio da contração e do relaxamento, o tecido muscular desempenha quatro funções importantes: produção dos movimentos do corpo, estabilização das posições do corpo, armazenamento e movimentação das substâncias no interior do corpo e produção de calor.
3. As quatro propriedades especiais dos tecidos musculares são a excitabilidade elétrica, a propriedade de responder a estímulos por meio de produção de potenciais de ação; a contratilidade, a capacidade de gerar tensão para realizar trabalho; a extensibilidade, a capacidade de ser estendido (alongado); e a elasticidade, a capacidade de retornar à sua forma original após contração ou extensão.

10.2 Estrutura do tecido muscular esquelético
1. Os tecidos conjuntivos que envolvem os músculos esqueléticos são o epimísio, que recobre todo o músculo; o perimísio, que recobre os fascículos; e o endomísio, que recobre as fibras musculares. A fáscia recobre todos os músculos de uma região e separa o músculo da pele. Os tendões e as aponeuroses são extensões do tecido conjuntivo dentro do ventre do músculo, além das fibras musculares que fixam o músculo ao osso ou a outro músculo.
2. Cada fibra muscular esquelética possui 100 núcleos ou mais, visto que se origina da fusão de numerosos mioblastos. As células satélites são mioblastos que persistem após o nascimento. O sarcolema é a membrana plasmática da fibra muscular, que envolve o sarcoplasma. Os túbulos T são invaginações do sarcolema.

3. Em geral, uma artéria e uma ou duas veias acompanham cada nervo que penetra em um músculo esquelético. Os capilares sanguíneos levam oxigênio e nutrientes e removem o calor e as escórias do metabolismo muscular.
4. Cada fibra contém miofibrilas, os elementos contráteis do músculo esquelético. Cada miofibrila é circundada pelo retículo sarcoplasmático. Na miofibrila, existem filamentos finos e espessos dispostos em compartimentos, denominados sarcômeros. A sobreposição dos filamentos espessos e finos produz estriações; as bandas A mais escuras alternam com bandas I mais claras (ver Tabela 10.1).
5. As miofibrilas são formadas a partir de três tipos de proteínas: contráteis, reguladoras e estruturais. As proteínas contráteis são a miosina (filamento espesso) e a actina (filamento fino). As proteínas reguladoras são a tropomiosina e a troponina (ambas constituem parte do filamento fino). As proteínas estruturais incluem a titina (que liga o disco Z à linha M e que estabiliza o filamento espesso). Ver Tabela 10.2.

10.3 Função do tecido muscular esquelético

1. A contração muscular ocorre devido às pontes cruzadas, que se conectam e "caminham" ao longo dos filamentos finos, em ambas as extremidades do sarcômero, tracionando os filamentos finos em direção ao centro do sarcômero. À medida que os filamentos finos deslizam, os discos Z aproximam-se mais, e ocorre encurtamento do sarcômero.
2. A junção neuromuscular (JNM) é a sinapse entre um axônio de um neurônio motor somático e uma fibra muscular esquelética. A JNM inclui as terminações axônicas e os botões sinápticos de um neurônio motor, juntamente com a placa motora terminal adjacente do sarcolema da fibra muscular. Quando um impulso nervoso alcança os botões sinápticos de um neurônio motor somático, ele desencadeia a exocitose das vesículas sinápticas, com liberação de acetilcolina (ACh). A ACh difunde-se através da fenda sináptica e liga-se aos receptores de ACh, dando início a um potencial de ação muscular. Em seguida, a acetilcolinesterase degrada rapidamente a ACh em suas partes componentes.
3. O círculo de contração refere-se à sequência repetida de eventos que provocam o deslizamento dos filamentos: (1) a miosina ATPase decompõe o ATP e torna-se energizada; (2) a cabeça da miosina liga-se à actina, formando uma ponte cruzada; (3) a ponte cruzada gera força à medida que gira em direção ao centro do sarcômero (movimento de força); e (4) a ligação do ATP à cabeça da miosina a desprende da actina. A cabeça da miosina mais uma vez degrada o ATP, retorna à sua posição original e liga-se a um novo sítio na actina à medida que o ciclo continua.
4. O aumento na concentração de Ca^{2+} no sarcoplasma dá início ao deslizamento dos filamentos; a diminuição inativa o processo de deslizamento. O potencial de ação muscular que se propaga para o interior do sistema de túbulos T provoca a abertura dos canais de liberação de Ca^{2+} na membrana do RS. Os íons cálcio difundem-se do RS para o sarcoplasma e combinam-se com a troponina. Essa ligação provoca o afastamento da tropomiosina dos sítios de ligação da miosina na actina. As bombas de transporte ativo de Ca^{2+} removem continuamente o Ca^{2+} do sarcoplasma para o RS. Quando a concentração de íons cálcio no sarcoplasma diminui, a tropomiosina desliza de volta e bloqueia os sítios de ligação da miosina, com relaxamento da fibra muscular.
5. Em uma contração isotônica concêntrica, o músculo se encurta para produzir movimento e reduzir o ângulo em uma articulação. Durante a contração isotônica excêntrica, o músculo se alonga. As contrações isométricas, em que a tensão é gerada sem alteração do comprimento do músculo, estabilizam algumas articulações enquanto outras são movidas.

10.4 Tipos de fibras musculares esqueléticas

1. Com base na sua estrutura e função, as fibras musculares esqueléticas são classificadas em fibras oxidativas lentas (OL) ou do tipo I, fibras oxidativo-glicolíticas rápidas (OGR) ou do tipo IIa e fibras glicolíticas rápidas (GR) ou do tipo IIb. A maioria dos músculos esqueléticos contém uma mistura de todos os três tipos de fibras. Suas proporções variam com a ação do músculo.
2. As unidades motoras de um músculo são recrutadas na seguinte ordem: em primeiro lugar, as fibras OL, em seguida, as fibras OGR e, por fim, as fibras GR.
3. A Tabela 10.4 fornece um resumo dos três tipos de fibras musculares esqueléticas.

10.5 Exercício e tecido muscular esquelético

1. Vários tipos de exercícios são capazes de induzir alterações nas fibras de um músculo esquelético. Os exercícios de resistência (*endurance*) (aeróbicos) produzem transformação gradual de algumas fibras glicolíticas rápidas (GR) em fibras oxidativo-glicolíticas rápidas (OGR).
2. Os exercícios que exigem grande força por curtos períodos de tempo produzem aumento do tamanho e da força das fibras glicolíticas rápidas (GR). O aumento de tamanho resulta da síntese aumentada de filamentos espessos e finos.

10.6 Tecido muscular cardíaco

1. O tecido muscular cardíaco, encontrado apenas no coração, é estriado e involuntário. As fibras musculares cardíacas consistem em cilindros ramificados e habitualmente contêm um único núcleo de localização central.
2. Em comparação com o tecido muscular esquelético, o tecido muscular cardíaco possui mais mitocôndrias, retículo sarcoplasmático menor e túbulos transversos mais largos localizados nos discos Z, e não nas junções das bandas A a I.
3. As fibras musculares cardíacas ramificam-se e são conectadas em suas extremidades por meio de desmossomos.
4. Os discos intercalares fornecem força e ajudam na condução dos potenciais de ação muscular por meio de junções comunicantes localizadas nos discos.
5. Diferentemente do tecido muscular esquelético, o tecido muscular cardíaco sofre contração contínua e rítmica e pode se contrair sem estimulação extrínseca. Consegue permanecer contraído por mais tempo do que o tecido muscular esquelético.

10.7 Tecido muscular liso

1. As fibras do tecido muscular liso, que é não estriado e involuntário, contêm filamentos intermediários e corpos densos que atuam como discos Z.
2. O músculo liso visceral (unitário) é encontrado nas paredes das vísceras e dos pequenos vasos sanguíneos. As fibras estão dispostas em uma rede.
3. O músculo liso multiunitário é encontrado nos vasos sanguíneos de grande calibre, nos músculos eretores do pelo e na íris do olho. As fibras atuam independentemente, e não em uníssono.
4. A duração da contração e do relaxamento do músculo liso é maior que a do músculo esquelético.
5. As fibras musculares lisas contraem em resposta a impulsos nervosos, hormônios e fatores locais e são capazes de estiramento considerável, sem desenvolver tensão.
6. A Tabela 10.5 fornece um resumo das principais características dos três tipos de tecido muscular.

10.8 Desenvolvimento dos músculos

1. Com poucas exceções, os músculos desenvolvem-se a partir do mesoderma.
2. Os músculos esqueléticos desenvolvem-se a partir do mesoderma paraxial, por meio de somitos e somitômeros migratórios. O músculo cardíaco e o músculo liso desenvolvem-se a partir de células mesodérmicas que migram durante o processo de desenvolvimento para o coração e para o sistema digestório e as vísceras, respectivamente.

10.9 Envelhecimento e tecido muscular

1. Com o envelhecimento, ocorre perda lenta e progressiva da massa muscular esquelética, que é substituída por tecido conjuntivo fibroso e tecido adiposo.
2. O envelhecimento também resulta em diminuição da força muscular, reflexos musculares mais lentos e perda da flexibilidade, que podem ser compensados, até certo ponto, por aumento da atividade física.

QUESTÕES PARA AVALIAÇÃO CRÍTICA

1. Um corredor de maratona e um halterofilista pedem a você que os ajude a compreender como seus tipos de fibras diferem. Explique como os tipos de fibras nos músculos dos membros inferiores do corredor diferem daqueles dos músculos dos membros inferiores do halterofilista.
2. Bill rompeu alguns ligamentos do joelho enquanto esquiava. Ficou engessado dos dedos do pé até a coxa durante 6 semanas. Quando o gesso foi retirado, a perna recém-cicatrizada estava perceptivelmente mais fina do que a perna não engessada. O que aconteceu?
3. O jornal noticiou vários casos de intoxicação por botulismo após um jantar trivial para angariar fundos para a clínica local. A causa suspeita foi uma salada de batata que continha a toxina da bactéria do solo, *Clostridium botulinum*. Essa toxina bloqueia a liberação de acetilcolina. Qual seria o principal efeito esperado da intoxicação por botulismo e por quê?
4. Uma pesquisa está em andamento para produzir novas fibras musculares cardíacas para o tratamento de doenças cardíacas. Foram tentados transplantes de músculo estriado esquelético; todavia, eles não funcionam tão bem quanto os transplantes de músculo estriado cardíaco. Tanto o músculo esquelético quanto o músculo cardíaco são estriados; por conseguinte, por que o músculo cardíaco sustenta contrações rítmicas, enquanto o músculo esquelético não o faz?
5. Seu colega de estudo declara que a contratilidade, a extensibilidade e a elasticidade do tecido muscular podem ser explicadas pelo "estiramento" das proteínas contráteis nas células musculares. "Afinal de contas", ele diz, "por que outra razão seriam denominadas "proteínas" contráteis"? Como você deveria responder a seu colega? Explique a sua resposta.

❓ RESPOSTAS ÀS QUESTÕES DAS FIGURAS

10.1 O perimísio é a camada de tecido conjuntivo que envolve grupos de fibras musculares em fascículos.
10.2 O retículo sarcoplasmático libera íons cálcio para desencadear a contração muscular.
10.3 Tamanho, do menor para o maior: filamento espesso, miofibrila, fibra muscular.
10.4 A actina e a titina ancoram-se no disco Z. As bandas A contêm miosina, actina, troponina, tropomiosina e titina; as bandas I contêm actina, troponina, tropomiosina e titina.
10.5 Durante a contração muscular, as bandas I e as zonas H do sarcômero desaparecem. Os comprimentos dos filamentos finos e espessos não se alteram.
10.6 A parte do sarcolema que contém receptores de acetilcolina é a placa motora terminal.
10.7 Se não houvesse ATP disponível, as pontes cruzadas não seriam capazes de se desprender da actina. Os músculos iriam permanecer em um estado de rigidez, como ocorre na rigidez cadavérica.
10.8 As três funções do ATP na contração muscular incluem as seguintes: (1) a sua hidrólise por uma ATPase ativa a cabeça da miosina, de modo que possa se ligar à actina e sofrer rotação; (2) a sua ligação à miosina provoca desprendimento da actina após o movimento de força (*power stroke*); e (3) ele energiza as bombas que transportam o Ca^{2+} do sarcoplasma de volta ao retículo sarcoplasmático.
10.9 Os discos intercalares contêm desmossomos, que mantêm as fibras musculares cardíacas juntas, e junções comunicantes, que possibilitam a propagação dos potenciais de ação de uma fibra muscular para outra.
10.10 O músculo liso visceral e o músculo cardíaco são semelhantes, visto que ambos contêm junções comunicantes, que possibilitam a propagação dos potenciais de ação de uma célula para suas vizinhas.
10.11 O miótomo de um somito diferencia-se em músculo esquelético.

SISTEMA MUSCULAR

11

INTRODUÇÃO Movimentos como arremessar uma bola, andar de bicicleta, caminhar e digitar exigem interações dos ossos, das articulações e dos músculos esqueléticos, os quais, juntos, formam um sistema integrado, denominado *aparelho locomotor*. Para compreender melhor os movimentos produzidos pelo aparelho locomotor este capítulo irá introduzir os nomes dos músculos esqueléticos específicos, explicar como se fixam aos ossos e descrever as ações que produzem e sua inervação somática.

Provavelmente algumas de suas primeiras observações sobre o movimento incluem caminhada, corrida ou atividades que nos transportam de um local para outro. Esse tipo de movimento é fácil de reconhecer e possui um valor incontestável para a sobrevivência. Entretanto, movimentamo-nos também de outras maneiras. Pense, por exemplo, em segurar alguma coisa com suas mãos ou em arremessar algo em seu colega de quarto para acordá-lo na hora de ir para a aula. Essas atividades ocorrem sem haver qualquer movimento de um local para outro, embora sejam, efetivamente, movimentos. Reflita por um momento sobre a ampla variedade de movimentos que seu colega de quarto faz quando finalmente levanta cambaleante da cama para se vestir. Eles variam desde simples movimentos de vestir uma roupa até movimentos mais complexos, como abotoar a camisa e amarrar os sapatos. Numerosos movimentos complexos também são necessários para fazer uma refeição, como segurar, manipular, cortar, mastigar e deglutir o alimento. A comunicação também envolve movimentos, como escrever, digitar, sorrir ou usar a voz, bem como arremessar o braço para acordar seu colega de quarto.

Este capítulo apresenta muitos dos principais músculos do corpo. Para cada músculo, iremos identificar os locais de fixação, as ações e a inervação – o nervo ou os nervos que estimulam a contração de um músculo – de cada músculo descrito. A aquisição de conhecimento prático desses aspectos essenciais da anatomia do sistema muscular irá ajudá-lo a compreender como ocorrem os movimentos normais. •

? *Você já se perguntou por que ocorre a síndrome do túnel do carpo? Você pode encontrar a resposta na página 405.*

Mark Nielsen

SUMÁRIO

11.1 Como os músculos esqueléticos produzem movimentos, 331
- Locais de fixação dos músculos | Fixação proximal e fixação distal, 331
- Sistemas de alavanca, 332
- Efeitos da disposição dos fascículos, 334
- Ações dos músculos, 335
- Coordenação entre os músculos, 335
- Estrutura e função dos grupos musculares, 336

11.2 Como são denominados os músculos esqueléticos, 336

11.3 Principais músculos esqueléticos, 336
- EXPO 11.A – Músculos da cabeça que produzem expressões faciais, 341
- EXPO 11.B – Músculos da cabeça que movimentam os bulbos dos olhos e as pálpebras superiores, 345
- EXPO 11.C – Músculos que movimentam a mandíbula e auxiliam na mastigação e na fala, 347
- EXPO 11.D – Músculos da cabeça que movimentam a língua e auxiliam na mastigação e na fala, 349
- EXPO 11.E – Músculos da região cervical anterior que auxiliam na deglutição e na fala, 351
- EXPO 11.F – Músculos da laringe que auxiliam na fala, 354
- EXPO 11.G – Músculos da faringe que auxiliam na deglutição e na fala, 356
- EXPO 11.H – Músculos do pescoço que movimentam a cabeça, 359
- EXPO 11.I – Músculos do pescoço e do dorso que movimentam a coluna vertebral, 362
- EXPO 11.J – Músculos do abdome que protegem as vísceras abdominais e movimentam a coluna vertebral, 367
- EXPO 11.K – Músculos do tórax que auxiliam na respiração, 371
- EXPO 11.L – Músculos do assoalho da pelve que sustentam as vísceras pélvicas e atuam como esfíncteres, 375
- EXPO 11.M – Músculos do períneo, 377
- EXPO 11.N – Músculos do tórax que movimentam o cíngulo do membro superior, 379
- EXPO 11.O – Músculos do tórax e do ombro que movimentam o úmero, 385
- EXPO 11.P – Músculos do braço que movimentam o rádio e a ulna, 390
- EXPO 11.Q – Músculos do antebraço que movimentam o punho, a mão e os dedos da mão, 396
- EXPO 11.R – Músculos da palma que movimentam os dedos da mão – músculos intrínsecos da mão, 404
- EXPO 11.S – Músculos da região glútea que movimentam o fêmur, 409
- EXPO 11.T – Músculos da coxa que movimentam o fêmur, a tíbia e a fíbula, 414
- EXPO 11.U – Músculos da perna que movimentam o pé e os dedos do pé, 421
- EXPO 11.V – Músculos intrínsecos do pé que movimentam os dedos do pé, 428

Terminologia técnica, 432

11.1 Como os músculos esqueléticos produzem movimentos

OBJETIVOS
- **Descrever** a relação entre ossos e músculos esqueléticos na produção dos movimentos corporais
- **Definir** alavanca e eixo, e comparar os três tipos de alavanca, com base na localização do eixo, do esforço (força) e da carga
- **Identificar** os tipos de fascículos em um músculo esquelético e relacioná-los com a força de contração e a amplitude de movimento
- **Explicar** como o agonista, o antagonista, o sinergista e o fixador em um grupo muscular atuam em conjunto para produzir movimento.

Locais de fixação dos músculos | Fixação proximal e fixação distal

Em seu conjunto, os músculos voluntariamente controlados do corpo formam o **sistema muscular**. Os músculos esqueléticos que produzem movimentos o fazem exercendo força sobre os tendões, os quais, por sua vez, tracionam os ossos ou outras estruturas (como a pele). Os músculos, em sua maioria, cruzam ao menos uma articulação e estão habitualmente inseridos em ossos articulares que formam a articulação (Figura 11.1).

Quando um músculo esquelético se contrai, ele move um dos ossos da articulação. Os dois ossos da articulação habitualmente não se movem de modo igual em resposta à contração. Um dos ossos permanece estacionário ou próximo de sua posição original, visto que outros músculos o estabilizam, contraindo-se e tracionando-o na direção oposta, ou visto que a sua estrutura o torna menos móvel. Em geral, a fixação do tendão de um músculo ao osso estacionário é denominada **fixação proximal**, enquanto a fixação do outro tendão do músculo ao osso móvel é denominada **fixação distal**. Uma boa analogia é uma mola de porta. Nesse exemplo, a parte da mola presa à estrutura é a fixação proximal, enquanto a parte fixada à porta representa a fixação distal. Uma regra geral prática é que a fixação proximal é habitualmente proximal, e a fixação distal particularmente nos membros; a fixação distal é normalmente tracionada em direção à fixação proximal. A parte carnosa do músculo entre os tendões é denominada **ventre** (*corpo*) (a parte média espiralada da mola em nosso exemplo). As ações de um músculo são os principais movimentos que ocorrem quando ele se contrai. Em nosso

Figura 11.1 Relação dos músculos esqueléticos com os ossos.
Os músculos estão fixados aos ossos por tendões na sua fixação proximal e fixação distal.

Nos membros, a origem de um músculo é habitualmente proximal, enquanto a inserção é geralmente distal.

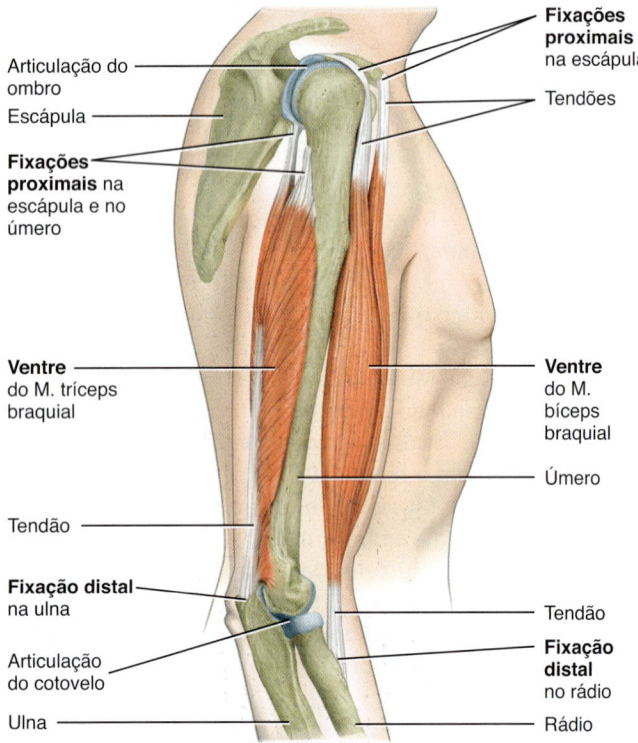

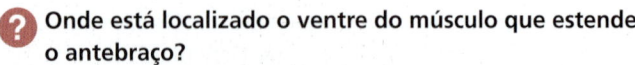

Fixação proximal e fixação distal de um músculo esquelético

? Onde está localizado o ventre do músculo que estende o antebraço?

Sistemas de alavanca

Uma **alavanca** é uma estrutura rígida que pode se mover em torno de um ponto fixo, denominado **eixo**, simbolizado por E. A ação sobre uma alavanca é exercida em dois pontos diferentes por duas forças distintas: o **esforço** ou **força** (F), que produz o movimento, e a **carga** C ou *resistência*, que se opõe ao movimento. O esforço é a força exercida pela contração muscular, enquanto a carga é normalmente o peso da parte do corpo que é deslocado ou alguma resistência que a parte do corpo em movimento está tentando superar (como o peso de um livro que você está pegando). Ocorre movimento quando o esforço aplicado ao osso na fixação distal é maior do que a carga. Considere o músculo bíceps braquial na flexão do antebraço, na articulação do cotovelo, quando um objeto é erguido (Figura 11.2A). Quando o antebraço é elevado, o cotovelo atua como eixo. O peso do antebraço mais o peso do objeto na mão representam a carga. A força de contração do músculo bíceps braquial tracionando o antebraço para cima é o esforço.

A distância relativa entre o eixo e a carga e o ponto no qual o esforço é aplicado estabelece se uma determinada alavanca opera com vantagem ou com desvantagem mecânica. Por exemplo, se a carga estiver mais próxima do eixo, e o esforço mais distante do eixo, então apenas um esforço relativamente pequeno é necessário para mover uma grande carga por uma pequena distância. Essa situação é denominada **vantagem mecânica**. Se, pelo contrário, a carga estiver mais distante do eixo, e o esforço for aplicado mais próximo do eixo, então é necessário um esforço relativamente grande para mover uma pequena carga (porém em maior velocidade). Isso é denominado **desvantagem mecânica**. Compare a mastigação de algo duro (a carga) com os dentes anteriores e posteriores da boca. É muito mais fácil esmagar o alimento duro com os dentes posteriores, visto que estão mais próximos do eixo (a mandíbula ou articulação temporomandibular) do que os dentes anteriores. Aqui está outro exemplo que você pode tentar. Estique um clipe de papel. Agora pegue uma tesoura e tente cortar o clipe com a ponta da tesoura (desvantagem mecânica) e próximo ao ponto de articulação da tesoura (vantagem mecânica).

As alavancas são classificadas em três tipos, de acordo com as posições do eixo, do esforço (força) e da carga (resistência):

1. O eixo está entre o esforço e a carga nas **alavancas de primeira classe** (Figura 11.2B). (Considere F*E*C.) As tesouras e as gangorras são exemplos de alavancas de primeira classe. Uma alavanca de primeira classe produz vantagem ou desvantagem mecânica, dependendo de o esforço ou a carga estar mais próximo do eixo. (Considere um adulto e uma criança em uma gangorra.) Como observamos nos exemplos anteriores, se o esforço (a criança) estiver mais distante do eixo do que a carga (o adulto), uma carga pesada pode ser movida, porém não muito longe nem muito rapidamente. Se o esforço estiver mais próximo do eixo do que a carga, apenas uma carga mais leve pode ser movida, porém a maior distância e rapidamente. Existem poucas alavancas de primeira classe no corpo. Um

exemplo da mola, essa ação seria o fechamento da porta. Determinados músculos também são capazes de **ação muscular reversa** (*AMR*), também designada como *exercícios em cadeia cinética fechada* (*CCF*). Durante movimentos específicos do corpo, as ações são revertidas e, portanto, as posições de fixação proximal e fixação distal de um músculo específico são alteradas. Por esse motivo, os termos origem e inserção são confusos, e a nomenclatura anatômica recomenda evitar o seu uso. Os termos anatômicos mais adequados seriam fixação proximal e fixação distal para os músculos dos membros e fixação superior e fixação inferior para os músculos do tronco.

Os músculos que movem uma parte do corpo frequentemente não cobrem a parte em movimento. A Figura 11.2A mostra que, embora uma das funções do músculo bíceps braquial seja movimentar o antebraço, o ventre do músculo situa-se sobre o úmero, e não sobre o antebraço. Perceberemos também que os músculos que cruzam duas articulações (biarticulares), como o músculo reto femoral e o músculo sartório da coxa, exercem ações mais complexas do que os músculos que cruzam apenas uma articulação.

Figura 11.2 Estrutura e tipos de alavancas. Os músculos esqueléticos produzem movimentos tracionando os ossos. Os ossos atuam como alavancas, enquanto as articulações atuam como eixo para as alavancas. Aqui, o princípio alavanca-eixo é ilustrado pelo movimento do antebraço. Observe que a carga (resistência) e o esforço são aplicados em **A**.

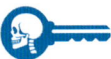 As alavancas são divididas em três tipos, com base na localização do eixo, do esforço (força) e da carga (resistência).

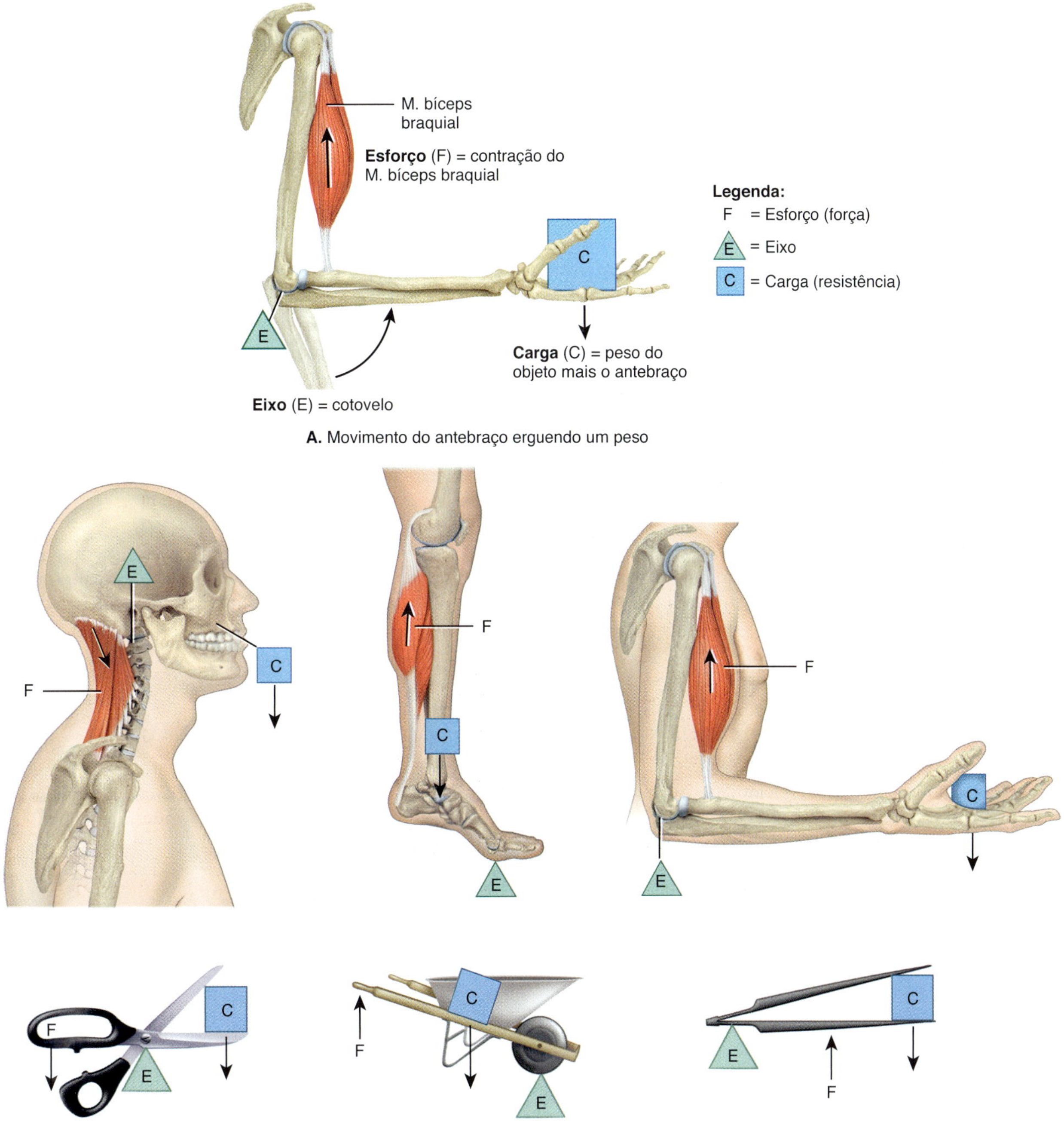

- M. bíceps braquial
- **Esforço** (F) = contração do M. bíceps braquial

Legenda:
- F = Esforço (força)
- E = Eixo
- C = Carga (resistência)

Carga (C) = peso do objeto mais o antebraço

Eixo (E) = cotovelo

A. Movimento do antebraço erguendo um peso

B. Alavanca de primeira classe

C. Alavanca de segunda classe

D. Alavanca de terceira classe

Que tipo de alavanca sempre trabalha com vantagem mecânica?

exemplo é a alavanca formada pela cabeça em repouso sobre a coluna vertebral (Figura 11.2B). Quando a cabeça é erguida, a contração dos músculos da região da região cervical posterior fornece o esforço (F), a articulação entre o atlas e o occipital (articulação atlantoccipital) forma o eixo E, e o peso da parte anterior do crânio é a carga C.

2. A carga entre o eixo e o esforço nas **alavancas de segunda classe** (Figura 11.2C). (Considere F C E.) As alavancas de segunda classe atuam como um carrinho de mão. As alavancas de segunda classe sempre produzem uma vantagem mecânica, visto que a carga está sempre mais próxima do eixo do que o esforço. Esse arranjo sacrifica a velocidade e a amplitude de movimento pela força; é

o tipo de alavanca que produz a maior parte da força. Essa classe de alavanca é incomum no corpo humano. Um exemplo é ficar de pé nas pontas dos dedos do pé (Figura 11.2C). O eixo E é o antepé. A carga C é o peso do corpo. O esforço (F) é a contração dos músculos da panturrilha, que elevam o calcanhar do solo.

3. O esforço está entre o eixo e a carga nas **alavancas de terceira classe** (Figura 11.2D). (Considere EFC.) Essas alavancas operam como um par de pinças e constituem as alavancas mais comuns no corpo. As alavancas de terceira classe sempre produzem uma desvantagem mecânica, visto que o esforço está sempre mais próximo do eixo do que a carga. No corpo, esse arranjo favorece a velocidade e a amplitude de movimento, em lugar da força. Na articulação do cotovelo, o músculo bíceps braquial e os ossos do braço e do antebraço fornecem um exemplo de alavanca de terceira classe (Figura 11.2D). Conforme já observado, na flexão do antebraço na articulação do cotovelo, a articulação atua como eixo E, a contração do músculo bíceps braquial fornece o esforço (F), e o peso da mão e do antebraço é a carga C.

Efeitos da disposição dos fascículos

No Capítulo 10, assinalamos que as fibras musculares esqueléticas em um músculo estão dispostas em feixes, conhecidos como **fascículos**. Em um fascículo, todas as fibras musculares são paralelas umas às outras. Entretanto, os fascículos podem formar um de cinco padrões com relação aos tendões: paralelo, *fusiforme* (estreito em direção às extremidades e largo no meio), circular, triangular ou *peniforme* (formato semelhante a uma pena) (Tabela 11.1).

A disposição dos fascículos afeta a força e a amplitude de movimento de um músculo. Quando uma fibra muscular se contrai, ocorre encurtamento de aproximadamente 70% de seu comprimento em repouso. Por conseguinte, quanto mais compridas as fibras em um músculo, maior a amplitude de movimento produzida. Entretanto, a força de um músculo não depende do comprimento, porém de sua área transversal total. Por conseguinte, como uma fibra curta pode se contrair com a mesma intensidade que uma fibra longa, quanto maior o número de fibras por unidade de área transversal de um músculo, maior a força que ele

TABELA 11.1
Disposição dos fascículos.

PARALELO

Fascículos paralelos ao eixo longitudinal do músculo; terminam em ambas as extremidades em tendões planos

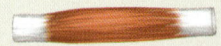

Exemplo: Músculo esterno-hióideo (ver Figura 11.8A)

FUSIFORME

Fascículos quase paralelos; terminam em tendões planos; o músculo se afila em direção aos tendões, onde o diâmetro é menor do que no ventre

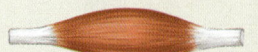

Exemplo: Músculo digástrico (ver Figura 11.8A)

CIRCULAR

Fascículos em arranjos circulares concêntricos, formando músculos esfíncteres que envolvem um óstio (orifício)

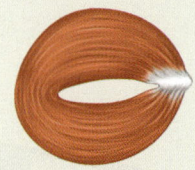

Exemplo: Músculo orbicular do olho (ver Figura 11.4A)

TRIANGULAR

Fascículos distribuídos por uma ampla área, convergindo em um tendão central espesso; conferem ao músculo uma aparência triangular

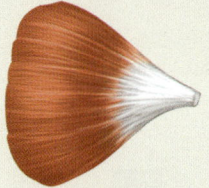

Exemplo: Músculo peitoral maior (ver Figura 11.3A)

PENIFORME

Fascículos curtos em relação ao comprimento total do músculo; o tendão estende-se por quase todo o comprimento do músculo

SEMIPENIFORME	**PENIFORME**	**MULTIPENIFORME**
Fascículos dispostos em apenas um lado do tendão	Fascículos dispostos em ambos os lados de tendões de posição central	Fascículos fixados obliquamente provenientes de muitas direções para vários tendões
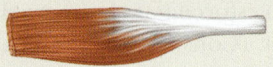	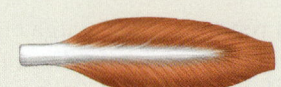	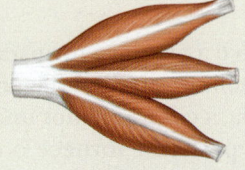
Exemplo: Músculo extensor longo dos dedos (ver Figura 11.24B)	*Exemplo*: Músculo reto femoral (ver Figura 11.3A)	*Exemplo*: Músculo deltoide (ver Figura 11.17D)

pode produzir. A disposição do fascículo frequentemente representa um compromisso entre força e amplitude de movimento. Por exemplo, os músculos peniformes apresentam um grande número de fascículos de fibras curtas distribuídos pelos tendões, fornecendo-lhes maior força, porém menor amplitude de movimento. Em contrapartida, os músculos paralelos possuem comparativamente menos fascículos, porém apresentam fibras longas que se estendem por todo comprimento do músculo, de modo que eles possuem maior amplitude de movimento, porém menos força.

Ações dos músculos

No estudo dos músculos, é comum descrever as ações produzidas por músculos individuais nas articulações associadas. É importante reconhecer o que os movimentos dos músculos são capazes de produzir nas articulações que eles cruzam, porém é igualmente importante perceber que, na realidade, os músculos não atuam isoladamente. Algumas vezes, os movimentos atribuídos aos músculos são possíveis apenas para uma determinada amplitude de movimento da articulação, ou ocorrem em associação às ações de outros músculos. À medida que estudarmos os músculos neste capítulo, introduziremos as ações primárias geradas nas articulações que os músculos cruzam. Nos músculos selecionados, iremos fornecer uma visão mais ampla de seus papéis funcionais no corpo.

No Capítulo 10, aprendemos que os tecidos conjuntivos que envolvem os componentes contráteis no ventre do músculo emergem de ambas as extremidades do músculo na forma de tendões para fundir-se com o periósteo e se fixar ao osso. Quando esses componentes contráteis atuam, eles geram tensão no músculo, conforme os filamentos deslizantes do sarcômero tentam se encurtar. Isso resulta em dois tipos possíveis de contração isotônica – concêntrica e excêntrica. Lembre-se de que uma *contração isotônica* é aquela em que fibras musculares suficientes estão se contraindo para encurtar o músculo contra uma carga (ver Seção 10.2). Isso contrasta com a *contração isométrica*, em que o número de fibras que estão se contraindo e gerando força é igual à força oposta da carga, de modo que o músculo não modifica o seu comprimento. Durante uma **contração concêntrica**, o músculo se encurta enquanto produz uma tensão constante e supera a carga que está movendo. Na **contração excêntrica**, o músculo produz uma tensão constante, porém se alonga conforme cede à carga que está movendo. Em consequência, o mesmo músculo é o controlador ativo de dois movimentos opostos em uma articulação. Imagine a seguinte situação. Você pega um livro da mesa flexionando a articulação do cotovelo para erguer o livro. Em seguida, você segura o livro firme na sua frente, enquanto olha para ele. Em seguida, você lentamente coloca o livro de volta na mesa, estendendo a articulação do cotovelo. O músculo bíceps braquial controla toda essa amplitude de atividade. A contração concêntrica isotônica do músculo bíceps braquial supera o peso do livro, erguendo-o da mesa enquanto a articulação do cotovelo é flexionada. A contração isométrica do músculo bíceps braquial mantém o livro firme na sua frente, com a articulação do cotovelo flexionada enquanto você está olhando para ele. Por fim, a contração excêntrica isotônica do músculo bíceps braquial libera lentamente a carga, e o livro é abaixado de volta sobre a mesa, conforme a articulação do cotovelo se estende.

Em todo este capítulo, as ações descritas para os músculos serão ações produzidas pelas contrações concêntricas (encurtamento) dos músculos. Entretanto, é preciso perceber que as ações das articulações nem sempre resultam simplesmente da oposição de músculos. Como acabamos de explicar, um único músculo pode controlar movimentos articulares opostos por meio de suas contrações concêntricas e excêntricas.

Coordenação entre os músculos

Com frequência, os movimentos constituem o resultado de vários músculos esqueléticos que atuam como grupo. Os músculos esqueléticos estão dispostos, em sua maioria, em pares opostos (antagonistas) nas articulações – isto é, flexores-extensores, abdutores-adutores, e assim por diante. Entre pares opostos, um músculo, denominado **agente motor** ou *agonista*, se contrai para produzir uma ação, enquanto o outro músculo, o **antagonista**, se alonga e possibilita os efeitos do agonista. No processo de flexão do antebraço na articulação do cotovelo, por exemplo, o músculo bíceps braquial é o agonista, enquanto o músculo tríceps braquial é o antagonista (ver Figura 11.1). O antagonista e o agonista estão habitualmente localizados em lados opostos do osso ou da articulação, como no caso desse exemplo.

Com um par oposto de músculos, as funções do agente motor e do agonista podem mudar para diferentes movimentos. Assim, por exemplo, enquanto se estende o antebraço na articulação do cotovelo contra a resistência (como empurrando contra alguma resistência com a palma da mão à medida que se retifica o cotovelo), o músculo tríceps braquial torna-se o agonista, e o músculo bíceps braquial, o antagonista. Se um agonista e o seu antagonista se contraem simultaneamente com força igual, não haverá movimento.

Algumas vezes, um agonista cruza outras articulações antes de alcançar a articulação na qual ele exerce a sua principal ação. Por exemplo, o músculo bíceps braquial se estende pelas articulações do ombro e do cotovelo, com ação primária sobre o antebraço. Para evitar movimentos indesejados nas articulações intermediárias ou, de outro modo, para ajudar o movimento produzido pelo agonista, ocorre contração de determinados músculos, denominados **sinergistas**, que estabilizam as articulações intermediárias. Por exemplo, os músculos que flexionam os dedos das mãos (agonistas) cruzam as articulações intercarpal e radiocarpal (articulações intermediárias). Se o movimento nessas articulações intermediárias não fosse limitado, não seríamos capazes de flexionar os dedos das mãos sem flexionar o punho ao mesmo tempo. (Tente dar um soco vigoroso enquanto flexiona também o punho. É difícil fazê-lo, não é mesmo?) A contração sinérgica dos músculos extensores do carpo estabiliza a articulação radiocarpal e impede o movimento indesejado, enquanto os músculos flexores dos dedos da mão se contraem para realizar a ação primária, a flexão eficiente dos dedos das mãos. Os sinergistas estão habitualmente localizados próximo ao agonista.

Alguns músculos em determinado grupo também atuam como **fixadores**, estabilizando a fixação proximal do agonista, de modo que este possa atuar de modo mais eficiente. Os fixadores estabilizam a extremidade proximal de um membro, enquanto os movimentos ocorrem na extremidade distal. Por exemplo, a escápula é um osso livremente móvel, que atua como local de fixação proximal para diversos músculos que movimentam o braço. Quando os músculos do braço se contraem, a escápula precisa estar estabilizada. Na abdução do braço, o músculo deltoide atua como agonista, enquanto os fixadores (músculos peitoral menor, trapézio, subclávio, serrátil anterior e outros) mantêm a escápula firmemente contra o dorso do tórax (ver Figura 11.17A-E). A fixação distal do músculo deltoide traciona o úmero para abduzir o braço. Em condições diferentes – isto é, para diferentes movimentos – e em momentos distintos, muitos músculos podem atuar como agonistas, antagonistas, sinergistas ou fixadores.

Estrutura e função dos grupos musculares

Os músculos originam-se de massas comuns de tecido muscular no embrião e no feto em desenvolvimento. As três regiões do corpo – as partes livres dos membros, o tronco e a cabeça – possuem, cada uma delas, padrões distintos de desenvolvimento muscular.

Quando o tecido muscular em desenvolvimento migra para a parte livre dos membros do embrião, ele forma duas massas principais, uma anterior e uma posterior de músculos. Essas massas de músculos em desenvolvimento são separadas pelos ossos e tecido conjuntivo em desenvolvimento da parte livre dos membros. À medida que as articulações se formam entre os ossos em desenvolvimento da parte livre dos membros, as massas de músculos diferenciam-se em múltiplos músculos, que são envolvidos por fáscia e separados pelos ossos, criando compartimentos de músculos anterior e posterior nas diferentes regiões da parte livre dos membros. Por conseguinte, um compartimento muscular do membro é um grupo de músculos esqueléticos que apresenta uma fixação proximal embriológica comum. Enquanto ocorre desenvolvimento dos músculos de um compartimento, os nervos e os vasos sanguíneos desenvolvem-se com eles. Por esse motivo, os músculos de um compartimento compartilham suprimento sanguíneo e inervação comuns. Além disso, como os músculos de um compartimento estão agrupados no mesmo lado das articulações, os músculos do compartimento anterior são normalmente flexores das articulações que cruzam, enquanto os músculos do compartimento posterior geralmente são extensores das articulações que cruzam.

Os músculos da cabeça também se originam como grupos funcionais a partir dos arcos faríngeos embrionários e de alguns dos somitos do crânio. Por exemplo, os músculos da mastigação originam-se do tecido muscular do primeiro arco faríngeo. Os músculos da expressão facial se originam do segundo arco faríngeo. Cada arco é inervado por um único nervo craniano; por conseguinte, todos os músculos de um arco ou do grupo funcional são inervados por um nervo. Por exemplo, o nervo trigêmeo (V) inerva todos os músculos da mastigação (músculos do primeiro arco faríngeo), enquanto o nervo facial (VII) inerva todos os músculos da expressão facial (músculos do segundo arco faríngeo).

✓ TESTE RÁPIDO

1. Utilizando os termos fixação proximal, fixação distal e ventre, descreva como os músculos esqueléticos produzem os movimentos do corpo tracionando os ossos.
2. Enumere os três tipos de alavancas e forneça um exemplo de uma alavanca de primeira, de segunda e de terceira classes encontradas no corpo.
3. Descreva as várias disposições dos fascículos.
4. Explique a diferença entre uma contração concêntrica e uma contração excêntrica.
5. Defina as funções do agonista (agente motor), do antagonista, do sinergista e do fixador na produção de vários movimentos da parte livre do membro superior.

11.2 Como são denominados os músculos esqueléticos

◉ OBJETIVO

- Explicar sete características usadas na denominação dos músculos esqueléticos.

Os nomes da maioria dos músculos esqueléticos contêm combinações dos radicais das palavras referentes às suas características distintas. Isso funciona de duas maneiras. Podemos aprender os nomes dos músculos lembrando os termos que se referem às características dos músculos, como padrão dos fascículos musculares; tamanho, forma, ação, número de origens e localização do músculo; e locais de fixação proximal e de fixação distal do músculo. O conhecimento dos nomes dos músculos irá, portanto, fornecer indicações acerca de suas características. Estude a Tabela 11.2 para se familiarizar com os termos empregados nos nomes dos músculos.

✓ TESTE RÁPIDO

6. Selecione 10 músculos na Figura 11.3 e identifique as características sobre as quais seus nomes se baseiam. (*Dica*: Utilize o prefixo, o sufixo e o radical do nome de cada músculo como guia.)

11.3 Principais músculos esqueléticos

◉ OBJETIVO

- Descrever por que a organização dos músculos em grupos é benéfica.

As Expos 11.A-11.V (Figuras 11.4 a 11.25) irão ajudá-lo no aprendizado dos nomes dos principais músculos esqueléticos existentes nas várias regiões do corpo. Os músculos nas Expos estão divididos em grupos, de acordo com a parte do corpo sobre a qual atuam. Os grupos musculares em sua maioria compartilham muitas características. A organização dos músculos em grupos constitui uma poderosa ferramenta

TABELA 11.2
Características usadas para a denominação dos músculos.

NOME	SIGNIFICADO	EXEMPLO	FIGURA
DIREÇÃO: Orientação dos fascículos musculares em relação à linha mediana anterior do corpo			
Reto	Paralelo à linha mediana	M. reto do abdome	11.13C,E
Transverso	Perpendicular à linha mediana	M. transverso do abdome	11.13C,H
Oblíquo	Diagonal à linha mediana	M. oblíquo externo	11.13B,F
TAMANHO: Tamanho relativo do músculo			
Máximo	O maior	M. glúteo máximo	11.22B,D
Mínimo	O menor	M. glúteo mínimo	11.22C
Longo	Longo	M. adutor longo	11.23A,B
Curto	Curto	M. adutor curto	11.23C,D
Latíssimo	O mais largo	M. latíssimo do dorso	11.18C,E
Longuíssimo	O mais longo	M. longuíssimo do tórax	11.12A,B
Magno	Grande	M. adutor magno	11.23C,D
Maior	Maior	M. peitoral maior	11.3A
Menor	Menor	M. peitoral menor	11.17A,C
Vasto	Enorme	M. vasto lateral	11.23A,B,D
FORMA: Forma relativa do músculo			
Deltoide	Triangular	M. deltoide	11.3A
Trapézio	Trapezoide	M. trapézio	11.17D,F
Serrátil	Serrilhado	M. serrátil anterior	11.17B
Romboide	Em forma de losango	M. romboide maior	11.17E,F
Orbicular	Circular	M. orbicular do olho	11.4A
Pectíneo	Pectiniforme	M. pectíneo	11.23A,B
Piriforme	Piriforme	M. piriforme	11.22C,D
Platisma	Plano	M. platisma	11.4C
Quadrado	Quadrado	M. quadrado femoral	11.22C
Grácil	Fino	M. grácil	11.23A,B
AÇÃO: Principal ação do músculo			
Flexor	Diminui o ângulo da articulação	M. flexor radial do carpo	11.20A,D
Extensor	Aumenta o ângulo da articulação	M. extensor ulnar do carpo	11.20G
Abdutor	Afasta o osso da linha mediana	M. abdutor longo do polegar	11.20H,J
Adutor	Aproxima o osso da linha mediana	M. adutor longo	11.23A,B
Levantador	Eleva uma parte do corpo	M. levantador da escápula	11.17B,E,F
Abaixador	Abaixa uma parte do corpo	M. abaixador do lábio inferior	11.4A
Supinador	Vira a palma da mão anteriormente	M. supinador	11.20C,F
Pronador	Vira a palma da mão posteriormente	M. pronador redondo	11.20A
Esfíncter	Diminui o tamanho de uma abertura	M. esfíncter externo do ânus	11.15
Tensor	Torna uma parte do corpo rígida	M. tensor da fáscia lata	11.22A
Rotador	Efetua a rotação de um osso em torno de seu eixo longitudinal	Mm. rotadores	11.12A
NÚMERO DE ORIGENS: Número de tendões de fixação proximal			
Bíceps	Duas origens	M. bíceps braquial	11.19A,C
Tríceps	Três origens	M. tríceps braquial	11.19B,D
Quadríceps	Quatro origens	M. quadríceps femoral	11.23A
LOCALIZAÇÃO: Estrutura próxima à qual um músculo se encontra. Exemplo: músculo temporal, um músculo próximo ao osso temporal			11.4D
FIXAÇÃO PROXIMAL E FIXAÇÃO DISTAL: Locais onde o músculo "se origina e se insere". Exemplo: músculo esternocleidomastóideo, que se fixa proximalmente no esterno e na clavícula e que se fixa distalmente no processo mastoide do temporal			11.11D,E

Figura 11.3 Principais músculos esqueléticos superficiais.

 A maioria dos movimentos exige a ação de vários músculos esqueléticos atuando em grupos, e não individualmente.

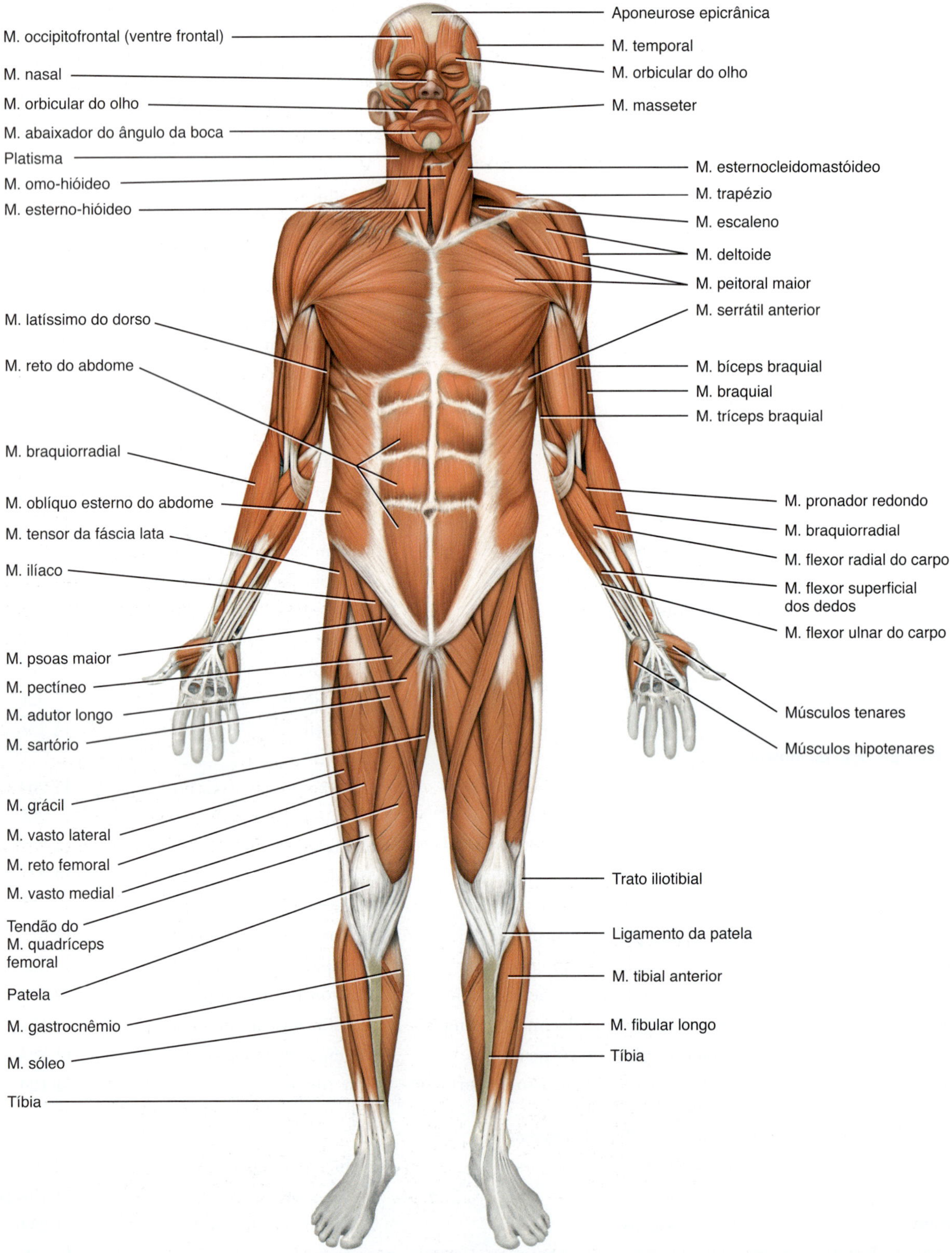

M. occipitofrontal (ventre frontal)
M. nasal
M. orbicular do olho
M. abaixador do ângulo da boca
Platisma
M. omo-hióideo
M. esterno-hióideo
M. latíssimo do dorso
M. reto do abdome
M. braquiorradial
M. oblíquo esterno do abdome
M. tensor da fáscia lata
M. ilíaco
M. psoas maior
M. pectíneo
M. adutor longo
M. sartório
M. grácil
M. vasto lateral
M. reto femoral
M. vasto medial
Tendão do M. quadríceps femoral
Patela
M. gastrocnêmio
M. sóleo
Tíbia

Aponeurose epicrânica
M. temporal
M. orbicular do olho
M. masseter
M. esternocleidomastóideo
M. trapézio
M. escaleno
M. deltoide
M. peitoral maior
M. serrátil anterior
M. bíceps braquial
M. braquial
M. tríceps braquial
M. pronador redondo
M. braquiorradial
M. flexor radial do carpo
M. flexor superficial dos dedos
M. flexor ulnar do carpo
Músculos tenares
Músculos hipotenares
Trato iliotibial
Ligamento da patela
M. tibial anterior
M. fibular longo
Tíbia

A. Vista anterior

CAPÍTULO 11 • Sistema Muscular 339

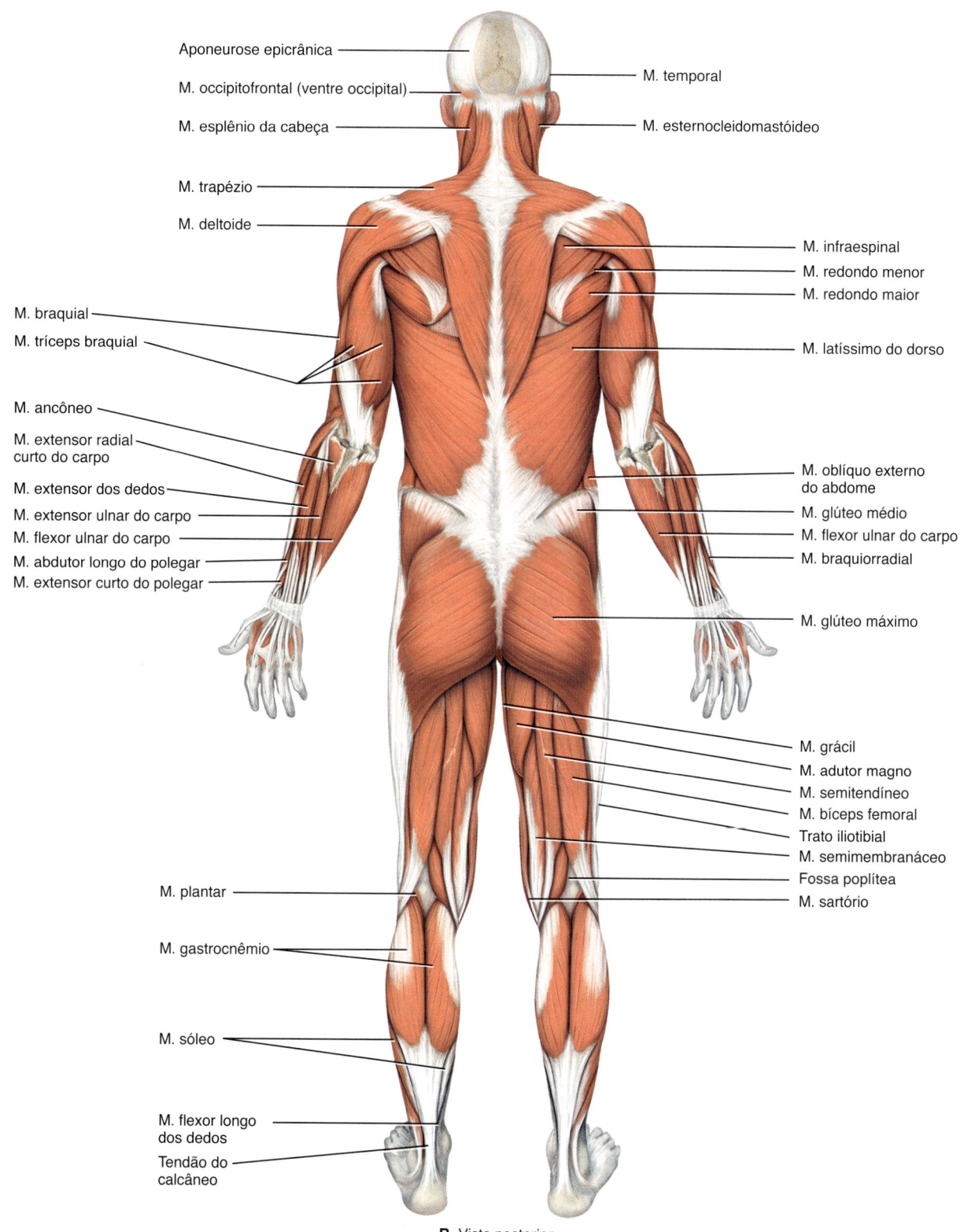

B. Vista posterior

❓ **Dê um exemplo de um músculo denominado de acordo com as seguintes características: direção das fibras, forma, ação, tamanho, fixação proximal e fixação distal, localização e número de tendões de origem.**

para ajudá-lo a simplificar o processo de aprendizagem. Por exemplo, os músculos em um determinado grupo podem compartilhar fixações comuns aos ossos, ações comuns em determinadas articulações e inervação pelo mesmo nervo. A organização dos músculos em grupos de acordo com suas características em comum diminui o volume de informações detalhadas que precisamos aprender quando percebemos que uma fixação ou uma determinada ação podem ser aplicadas a um grupo de músculos. Ao passo que for estudar os grupos de músculos nas Expos, consulte a Figura 11.3 para entender como cada grupo está relacionado com os outros.

As Expos contêm os seguintes elementos:

- *Objetivo.* Descreve o que devemos aprender a partir da Expo
- *Visão geral.* Esses parágrafos fornecem uma introdução geral para os músculos estudados e ressaltam como os músculos estão organizados nas várias regiões. A discussão também ressalta quaisquer características diferenciais dos músculos
- *Nomes dos músculos.* Os radicais indicam como os músculos são denominados. Conforme assinalado anteriormente, uma vez dominada a denominação dos músculos, podemos entender com mais facilidade suas ações
- *Fixações proximais, distais e ações.* São fornecidas a fixação proximal, a fixação distal e as ações de cada músculo
- *Inervação.* Essa parte também cita o nervo ou os nervos que produzem contração de cada músculo. Em geral, os nervos cranianos, que se originam das partes inferiores do encéfalo, inervam os músculos na região da cabeça. Os nervos espinais, que se originam da medula espinal na coluna vertebral, inervam os músculos no resto do corpo. Os nervos cranianos são designados por um nome e por um algarismo romano – por exemplo, o nervo facial (VII). Os nervos espinais são numerados em grupos, de acordo com a parte da medula espinal da qual se originam: C = cervical (região do pescoço), T = torácica (região do tórax), L = lombar (parte inferior do dorso) e S = sacral (região das nádegas). Um exemplo é T1, o primeiro nervo espinal torácico
- *Correlação entre músculos e movimentos.* Esses exercícios irão ajudá-lo a organizar os músculos na região do corpo em consideração, de acordo com as ações que produzem
- *Testes rápidos.* Essas questões de conhecimento se relacionam especificamente com as informações fornecidas em cada Expo e assumem a forma de questões de revisão, questões para avaliação crítica e/ou questões de aplicação
- *Correlações clínicas.* Determinadas Expos incluem correlações clínicas, que exploram a importância clínica, profissional ou diária de determinado músculo ou sua função por meio de descrições de distúrbios ou de procedimentos clínicos
- *Figuras.* As figuras nas Expos podem apresentar vistas superficial e profunda, anterior e posterior ou medial e lateral para mostrar a posição de cada músculo o mais claramente possível. Os nomes dos músculos em letras maiúsculas referem-se, especificamente, aos músculos listados nas tabelas da Expo.

✓ **TESTE RÁPIDO**

7. Listar os diferentes aspectos compartilhados pela maioria dos grupos de músculos.

EXPO 11.A — Músculos da cabeça que produzem expressões faciais
(Figura 11.4)

OBJETIVO
- Descrever a fixação proximal, a fixação distal, a ação e a inervação dos músculos da expressão facial.

Os músculos da expressão facial, que nos proporcionam a capacidade de expressar uma ampla variedade de emoções, situam-se na tela subcutânea (Figura 11.4). Em geral, se fixam proximalmente a partir da fáscia ou dos ossos do crânio e se fixam distalmente na pele. Em virtude de suas fixações, os músculos da expressão facial movem a pele quando se contraem, e não uma articulação.

Entre os músculos mais importantes desse grupo estão os que circundam os orifícios da cabeça, como os olhos, o nariz e a boca. Esses músculos atuam como *esfíncteres*, que fecham os orifícios, e como *dilatadores*, que dilatam ou abrem os orifícios. Por exemplo, o músculo **orbicular do olho** fecha o olho, enquanto o músculo levantador da pálpebra superior (discutido na Expo 11.B) o abre. O músculo **occipitofrontal** é um músculo incomum nesse grupo, visto que é constituído de duas partes: uma parte anterior, denominada **ventre frontal**, que é superficial ao osso frontal, e uma parte posterior, denominada **ventre occipital**, que é superficial ao osso occipital. As duas partes musculares são mantidas unidas por uma **aponeurose** (tendão laminar) resistente, a **aponeurose epicrânica**, também denominada *galea aponeurotica*, que recobre as faces superior e lateral do crânio. O músculo **bucinador** forma a parte muscular principal da bochecha. O ducto da glândula parótida (uma glândula salivar) atravessa o músculo bucinador para alcançar a cavidade oral.

Figura 11.4 Músculos da cabeça que produzem expressões faciais.

 Quando se contraem, os músculos da expressão facial movem a pele, e não uma articulação.

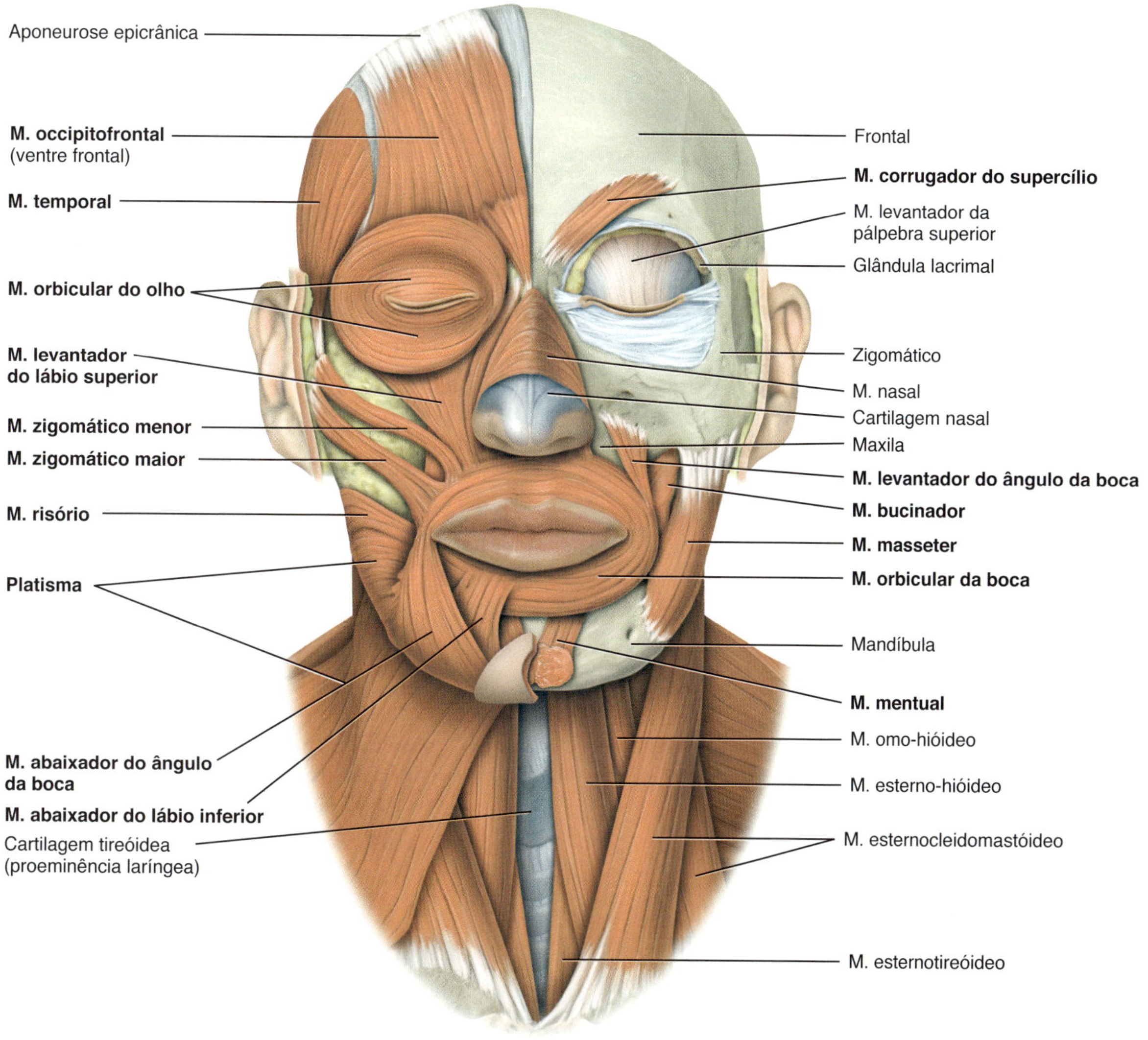

A. Vista anterior superficial   **B.** Vista anterior profunda

(Continua)

MÚSCULO	FIXAÇÃO PROXIMAL	FIXAÇÃO DISTAL	AÇÃO	INERVAÇÃO
MÚSCULOS DO COURO CABELUDO				
Occipitofrontal				
Ventre frontal	Aponeurose epicrânica	Pele acima da margem supraorbital	Puxa o couro cabeludo para a frente, e leva as sobrancelhas e enruga a pela da fronte horizontalmente, como na aparência de surpresa	Nervo facial (VII)
Ventre occipital	Occipital e processo mastoide do temporal	Aponeurose epicrânica	Puxa o couro cabeludo posteriormente	Nervo facial (VII)
MÚSCULOS DA BOCA				
Orbicular da boca	Fibras musculares que circundam a abertura da boca	Pele no canto da boca	Fecha e protrai os lábios, como no beijo; comprime os lábios contra os dentes; e molda os lábios durante a fala	Nervo facial (VII)
Zigomático maior	Zigomático	Pele no ângulo da boca e funde-se com fibras do músculo orbicular da boca	Puxa o ângulo da boca para cima e lateralmente, como no sorriso	Nervo facial (VII)
Zigomático menor	Zigomático	Lábio superior	Eleva o lábio superior, expondo os dentes maxilares	Nervo facial (VII)
Levantador do lábio superior	Maxila superiormente ao forame infraorbital	Pele no ângulo da boca e funde-se com fibras do músculo orbicular da boca	Eleva o lábio superior	Nervo facial (VII)
Abaixador do lábio inferior	Mandíbula	Pele do lábio inferior	Abaixa o lábio inferior	Nervo facial (VII)
Abaixador do ângulo da boca	Mandíbula	Ângulo da boca	Puxa o ângulo da boca lateral e inferiormente, como na abertura da boca	Nervo facial (VII)
Levantador do ângulo da boca	Maxila inferiormente ao forame infraorbital	Pele do lábio inferior	Puxa o ângulo da boca lateral e superiormente	Nervo facial (VII)
Bucinador	Processos alveolares da maxila e da mandíbula e rafe pterigomandibular	Funde-se com as fibras do M. orbicular da boca	Comprime as bochechas contra os dentes e os lábios, como para assobiar, soprar e sugar; puxa o canto da boca lateralmente	Nervo facial (VII)
Risório	Fáscia sobre a glândula parótida (salivar)	Pele no ângulo da boca	Puxa o ângulo da boca lateralmente, como nas caretas	Nervo facial (VII)
Mentual	Mandíbula	Pele do mento	Eleva e protrai o lábio inferior e puxa a pele do mento para cima, como na expressão de aborrecimento	Nervo facial (VII)
Platisma	Fáscia sobre os músculos deltoide e peitoral maior	Mandíbula, funde-se com os músculos em torno do ângulo da boca e pele da parte inferior da face	Puxa a parte externa do lábio inferior para baixo e posteriormente, como na expressão de aborrecimento; abaixa a mandíbula	Nervo facial (VII)
MÚSCULOS DA REGIÃO ORBITAL				
Orbicular do olho	Parede medial da órbita	Via circular em torno da órbita	Fecha os olhos	Nervo facial (VII)
Corrugador do supercílio	Extremidade medial do arco superciliar do frontal	Pele do supercílio	Puxa os supercílios para baixo e enruga a pela da fronte verticalmente, como na expressão carrancuda	Nervo facial (VII)

O músculo bucinador é assim designado pelo fato de comprimir as bochechas durante o sopro – por exemplo, quando um músico toca um instrumento de sopro, como a trombeta. Esse músculo atua nas funções de assobiar, soprar, sugar e auxilia na mastigação.

Correlação entre músculos e movimentos

Organize os músculos desta Expo em dois grupos: (1) os que atuam na boca e (2) os que atuam nos olhos.

✓ TESTE RÁPIDO
8. Por que os músculos da expressão facial movem a pele, em lugar de uma articulação?

CORRELAÇÃO CLÍNICA | *Paralisia de Bell*

A **paralisia de Bell**, também conhecida como *paralisia facial*, consiste em paralisia unilateral dos músculos da expressão facial. Resulta de lesão ou doença do nervo facial (VII). As possíveis causas incluem inflamação do nervo facial em consequência de otite, cirurgia otológica que lesiona o nervo facial ou infecção pelo herpes-vírus simples. Nos casos graves, a paralisia provoca "queda" de todo um lado da face. A pessoa é incapaz de franzir a testa, fechar o olho ou contrair os lábios no lado afetado. Ocorrem também salivação e dificuldade na deglutição. Oitenta por cento dos pacientes recuperam-se por completo em algumas semanas a alguns meses. Para outros, a paralisia é permanente. Os sintomas da paralisia de Bell simulam os de um acidente vascular encefálico.

Figura 11.4 *Continuação*

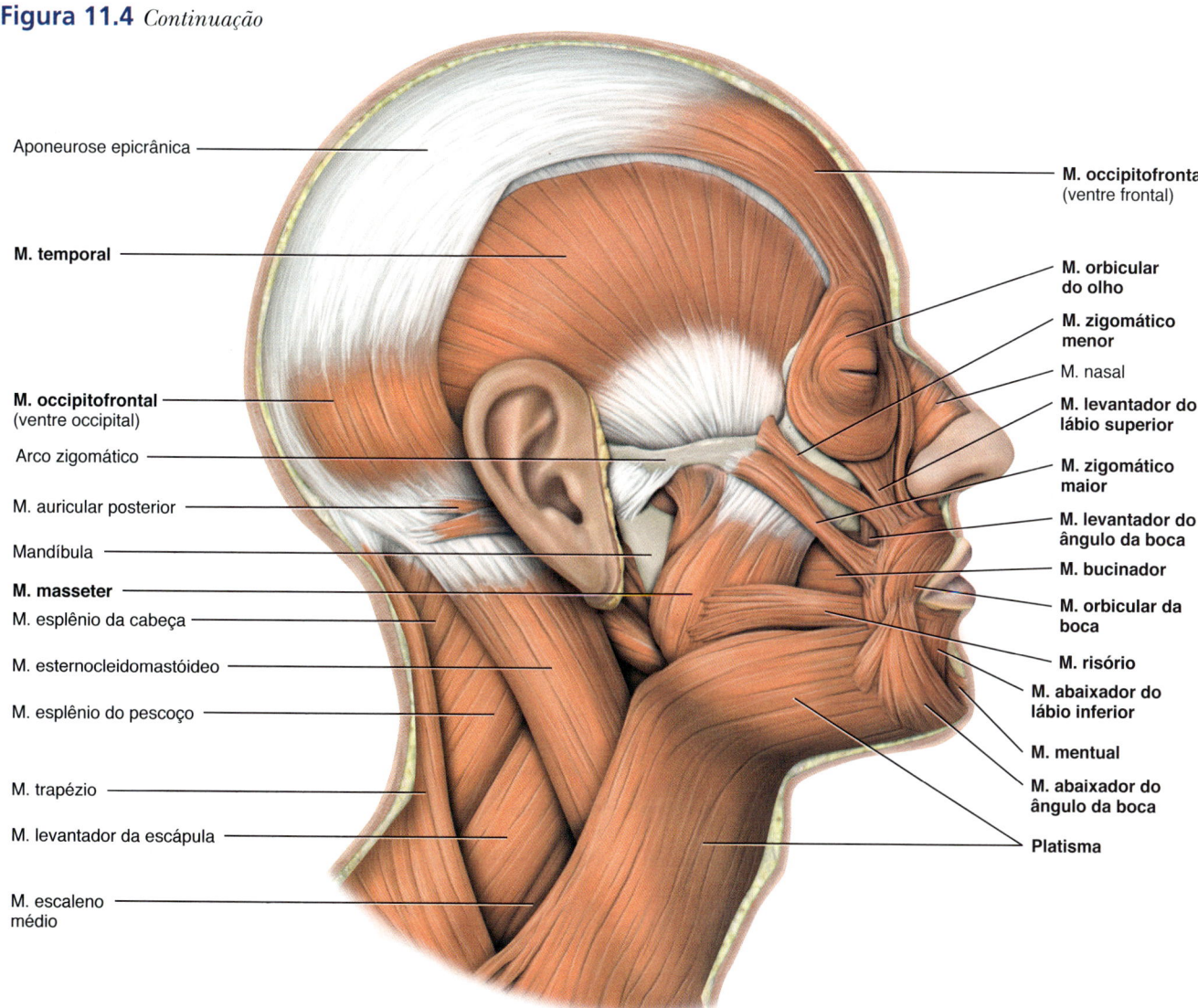

C. Vista superficial lateral direita

(*Continua*)

Figura 11.4 *Continuação*

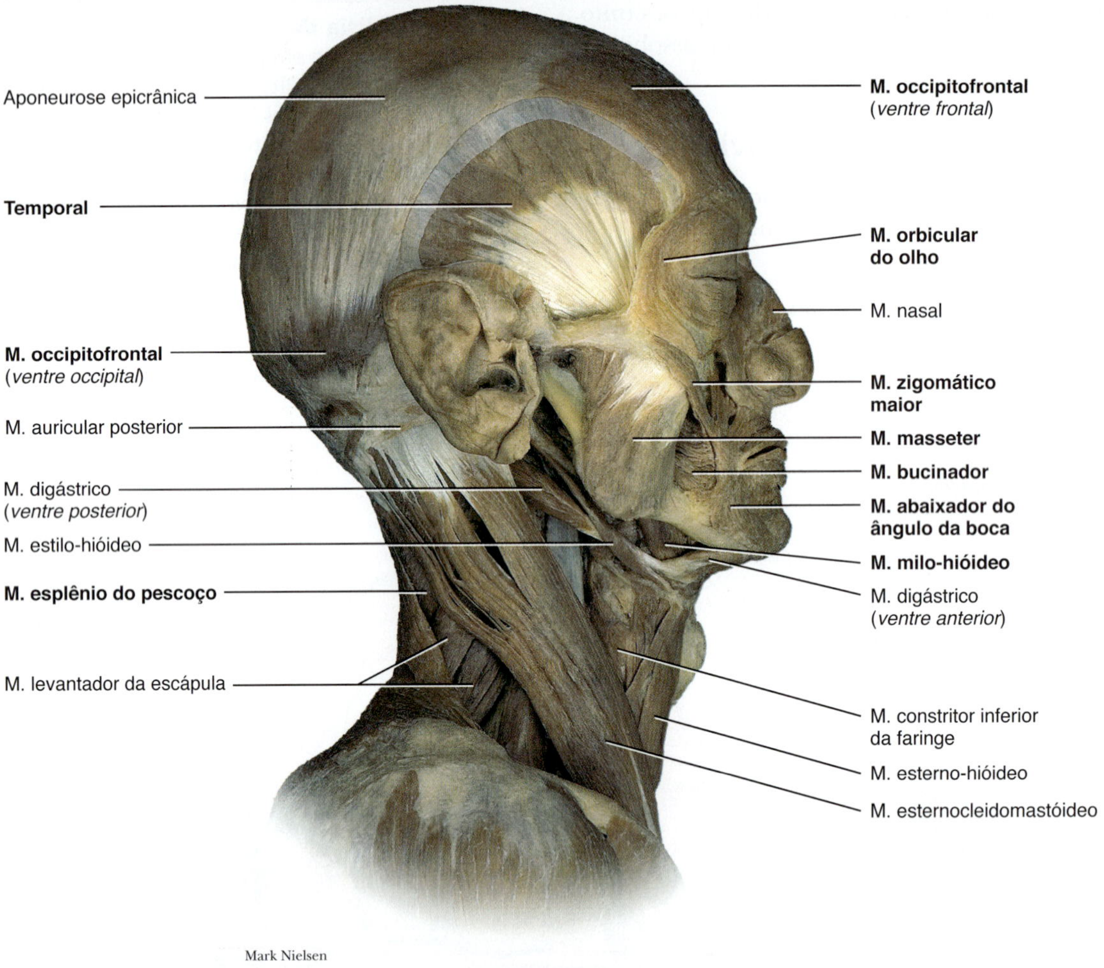

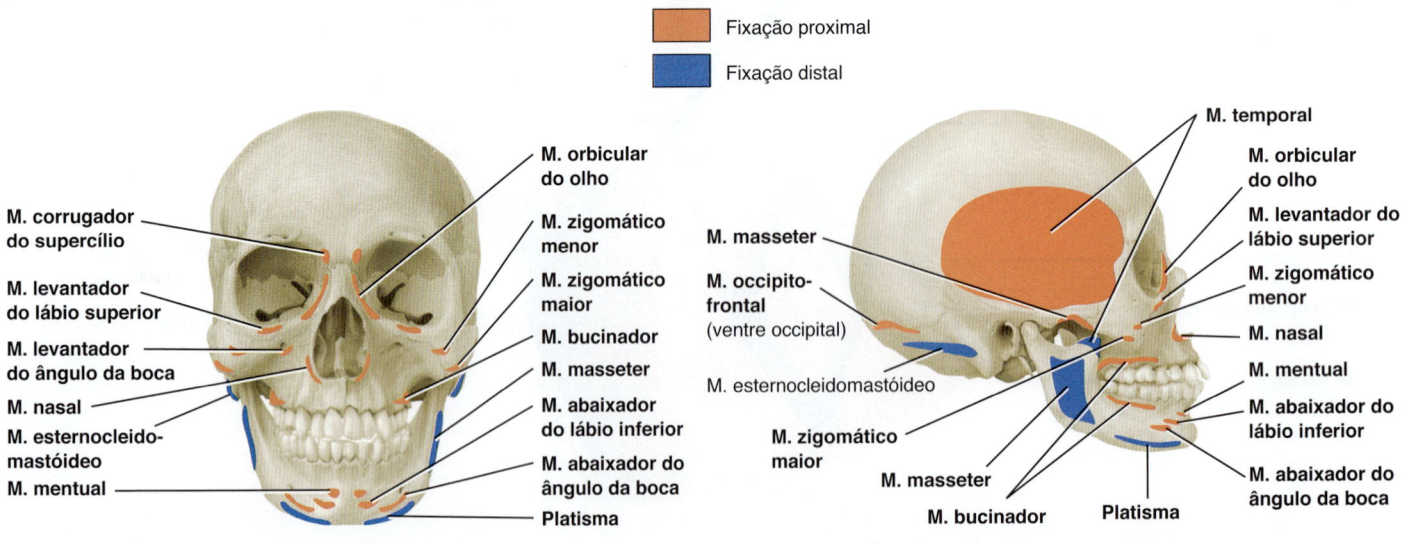

D. Vista profunda lateral direita

E. Vista anterior das origens e inserções

F. Vista lateral direita das fixações proximais e distais

? Que músculos da expressão facial produzem franzimento, o sorriso, a expressão de aborrecimento e o piscar de olhos?

EXPO 11.B — Músculos da cabeça que movimentam os bulbos dos olhos e as pálpebras superiores *(Figura 11.5)*

OBJETIVO
- Descrever a fixação proximal, a fixação distal, a ação e a inervação dos músculos do olho que movimentam os bulbos dos olhos e as pálpebras superiores.

Os músculos que movimentos os bulbos dos olhos são denominados **músculos extrínsecos do bulbo do olho**, visto que se originam fora dos bulbos dos olhos (na órbita) e fixam-se proximalmente na face externa da esclera ("branco do olho") (Figura 11.5). Os músculos extrínsecos do olho são alguns dos músculos esqueléticos de contração mais rápida e de controle mais preciso do corpo.

Os movimentos dos bulbos dos olhos são controlados por três pares de músculos extrínsecos do bulbo do olho: (1) os músculos retos superior e inferior, (2) os músculos retos medial e lateral e (3) os músculos oblíquos superior e inferior. Os quatro músculos retos (superior, inferior, lateral e medial) originam-se a partir de um anel tendíneo na parte posterior da órbita e inserem-se na esclera do olho. Como o próprio nome indica, os músculos **retos superior** e **inferior** movimentam os bulbos dos olhos para cima e para baixo, enquanto os músculos **retos lateral** e **medial** movimentam os bulbos dos olhos lateral e medialmente, respectivamente.

As ações dos músculos oblíquos não podem ser deduzidas a partir de seus nomes. O músculo **oblíquo superior** fixa-se posteriormente, próximo ao anel tendíneo; em seguida, segue um trajeto anterior, superior ao músculo reto medial, e termina em um tendão arredondado. O tendão estende-se por meio de uma alça semelhante a uma polia de tecido fibrocartilagíneo, denominada *tróclea*, nas partes anterior e média do teto da órbita. Por fim, o tendão faz um giro e expande-se em uma lâmina plana e larga, que se fixa na face posterolateral do bulbo do olho. Por conseguinte, o músculo oblíquo superior movimenta os bulbos dos olhos inferior e lateralmente. O músculo **oblíquo inferior** fixa-se na maxila, na face anteromedial do assoalho da órbita. Em seguida, segue um trajeto posterior e lateral e fixa-se na face posterolateral do bulbo do olho. Em virtude desse arranjo,

CORRELAÇÃO CLÍNICA | *Estrabismo*

O **estrabismo** é uma condição na qual os dois bulbos dos olhos não estão adequadamente alinhados. O estrabismo pode ser hereditário ou pode ser causado por lesões ao nascimento, fixações deficientes dos músculos, problemas com o centro de controle do encéfalo ou doença localizada. O estrabismo pode ser constante ou intermitente. No estrabismo, cada olho envia uma imagem a uma área diferente do encéfalo, e, como o encéfalo habitualmente ignora as mensagens enviadas por um dos olhos, o olho ignorado torna-se mais fraco; em consequência, ocorre desenvolvimento de "olho preguiçoso" ou *ambliopia*. O *estrabismo externo* ocorre quando uma lesão no nervo oculomotor (III) provoca o movimento lateral do bulbo do olho em repouso, resultando na incapacidade de movimentação do bulbo do olho medial e inferiormente. Uma lesão no nervo abducente (VI) resulta em *estrabismo interno*, uma condição em que o bulbo do olho se move medialmente quando em repouso, porém é incapaz de movimento lateral.

As opções de tratamento para o estrabismo dependem do tipo específico de problema e consistem em cirurgia, terapia visual (reeducação do centro de controle do encéfalo) e ortóptica (treinamento muscular para alinhar os olhos).

Figura 11.5 Músculos da cabeça que movimentam os bulbos dos olhos (músculos extrínsecos do bulbo do olho) e a pálpebra superior.

Os músculos extrínsecos do bulbo do olho estão entre os músculos esqueléticos de contração mais rápida e de controle mais preciso do corpo.

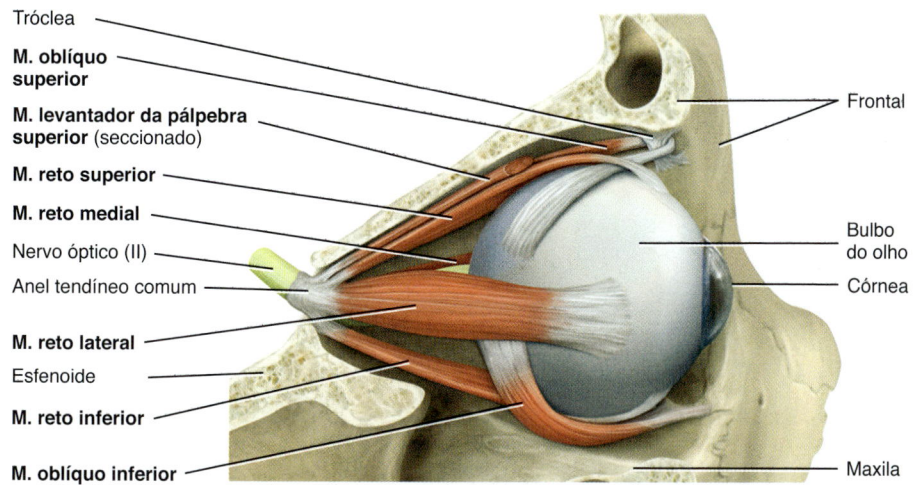
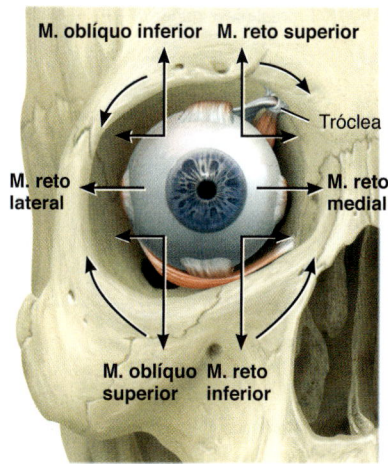

A. Vista lateral do bulbo do olho direito

B. Movimentos do bulbo do olho direito em resposta à contração dos músculos extrínsecos

(Continua)

o músculo oblíquo inferior movimenta os bulbos dos olhos superior e lateralmente.

O músculo **levantador da pálpebra superior** está embriologicamente relacionado com os músculos extrínsecos do bulbo do olho. Esse músculo se separa do músculo reto superior durante o desenvolvimento. Diferentemente dos músculos retos e oblíquos, o músculo levantador da pálpebra superior não movimenta os bulbos dos olhos quando o seu tendão passa pelo bulbo do olho para se inserir na pálpebra superior. Na verdade, esse músculo eleva as pálpebras superiores, isto é, abre os olhos. Por conseguinte, é um antagonista do músculo orbicular do olho, que fecha os olhos.

Correlação entre músculos e movimentos

Organize os músculos citados nesta Expo de acordo com suas ações sobre os bulbos dos olhos: (1) elevação, (2) depressão, (3) abdução, (4) adução, (5) rotação medial e (6) rotação lateral. O mesmo músculo pode ser mencionado mais de uma vez.

✓ TESTE RÁPIDO

9. Que músculos que movimentam os bulbos dos olhos se contraem e relaxam quando você olha para a esquerda sem movimentar a cabeça?

MÚSCULO	FIXAÇÃO PROXIMAL	FIXAÇÃO DISTAL	AÇÃO	INERVAÇÃO
Reto superior	Anel tendíneo comum (fixado à órbita em torno do forame óptico)	Parte superior e central dos bulbos dos olhos	Movimenta os bulbos dos olhos superiormente (elevação) e medialmente (adução) e produz a sua rotação medial (intorção)	Nervo oculomotor (III)
Reto inferior	A mesma função anterior	Parte inferior e central dos bulbos dos olhos	Movimenta os bulbos dos olhos para baixo (depressão) e medialmente (adução) e produz rotação lateral (extorção)	Nervo oculomotor (III)
Reto lateral	A mesma função anterior	Parte lateral dos bulbos dos olhos	Movimenta os bulbos dos olhos lateralmente (abdução)	Nervo abducente (VI)
Reto medial	A mesma função anterior	Parte medial dos bulbos dos olhos	Movimenta os bulbos dos olhos medialmente (adução)	Nervo oculomotor (III)
Oblíquo superior	Esfenoide, superior e medial ao anel tendíneo comum na órbita	Bulbo do olho entre os músculos retos superior e lateral. O músculo fixa-se nas faces superior e lateral dos bulbos dos olhos por meio de um tendão que passa pela tróclea (faixa fibrosa na face superomedial da órbita)	Movimenta os bulbos dos olhos inferiormente (depressão) e lateralmente (abdução) e produz rotação medial (intorção)	Nervo troclear (IV)
Oblíquo inferior	Maxila no assoalho da órbita	Bulbos dos olhos entre os músculos retos inferior e lateral	Movimenta os bulbos dos olhos superiormente (elevação) e lateralmente (abdução) e produz rotação lateral (extorção)	Nervo oculomotor (III)
Levantador da pálpebra superior	Teto da órbita (asa menor do esfenoide)	Pele e tarso da pálpebra superior	Eleva as pálpebras superiores (abre os olhos)	Nervo oculomotor (III)

Figura 11.5 *Continuação*

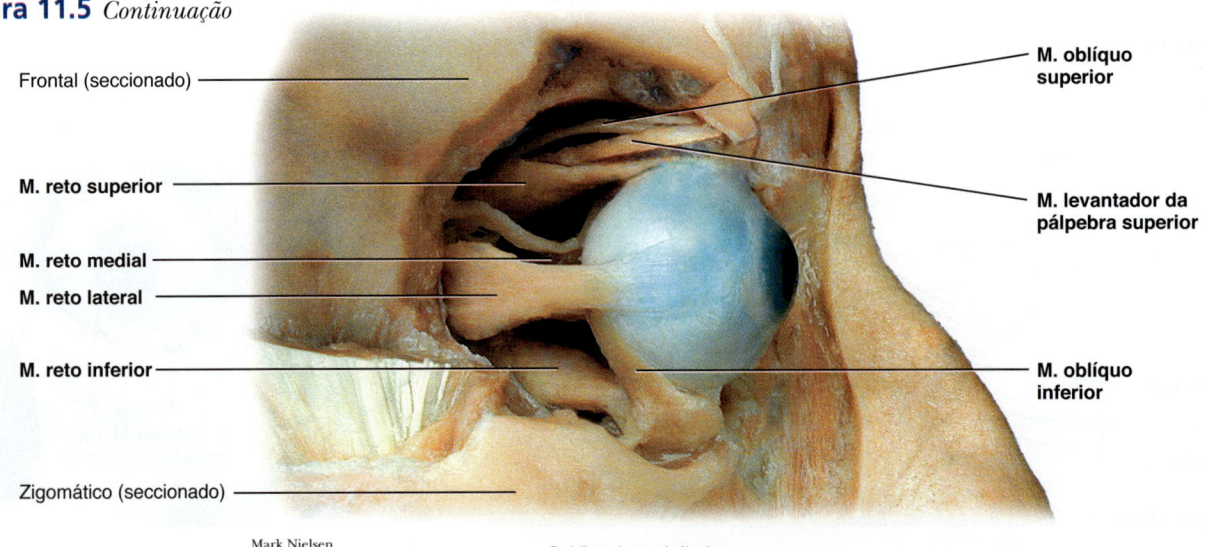

C. Vista lateral direita

? Como o músculo oblíquo inferior movimenta o bulbo do olho para cima e lateralmente?

EXPO 11.C — Músculos que movimentam a mandíbula e auxiliam na mastigação e na fala (Figura 11.6)

OBJETIVO
- Descrever a fixação proximal, a fixação distal, a ação e a inervação dos músculos que movimentam a mandíbula e auxiliam na mastigação e na fala.

Os músculos que movimentam a mandíbula na *articulação temporomandibular* (*ATM*) são conhecidos como músculos da *mastigação* (Figura 11.6). Dos quatro pares de músculos envolvidos na mastigação, três são poderosos músculos que elevam a mandíbula e são responsáveis pela força da mordida: os músculos **masseter**, **temporal** e **pterigóideo medial**. Desses, o músculo masseter é o músculo mais forte da mastigação. Os músculos **pterigóideos** medial e **lateral** auxiliam na mastigação, movimentando a mandíbula de um lado para outro para ajudar na trituração do alimento. Além disso, os músculos pterigóideos laterais protraem a mandíbula (empurrando-a para frente). O músculo masseter foi removido na Figura 11.6 para ilustrar os músculos pterigóideos mais profundos; o músculo masseter pode ser visto na Figura 11.4C-E. Observe a enorme massa dos músculos temporal e masseter na Figura 11.4C, D, em comparação com a massa menor dos dois músculos pterigóideos.

CORRELAÇÃO CLÍNICA | *Gravidade e a mandíbula*

Conforme assinalado, três dos quatro músculos da mastigação fecham a mandíbula, e apenas o músculo pterigóideo lateral abre a boca. A força da **gravidade sobre a mandíbula** compensa esse desequilíbrio. Quando os músculos masseter, temporal e pterigóideo lateral relaxam, a mandíbula cai. Agora você sabe por que a boca de muitas pessoas, particularmente dos idosos, fica aberta quando estão adormecidas em uma cadeira. Em contrapartida, os astronautas na gravidade zero precisam fazer muito esforço para abrir a boca.

Correlação entre músculos e movimentos

Organize os músculos desta Expo de acordo com suas ações sobre a mandíbula: (1) elevação, (2) depressão, (3) retração, (4) protração e (5) movimento lateral (de um lado para outro). O nome do músculo pode ser mencionado mais de uma vez.

✓ TESTE RÁPIDO
10. O que aconteceria se você perdesse o tônus dos músculos masseter e temporal?

Figura 11.6 Músculos que movimentam a mandíbula e auxiliam na mastigação e na fala.

Os músculos que movimentam a mandíbula são também conhecidos como músculos da mastigação.

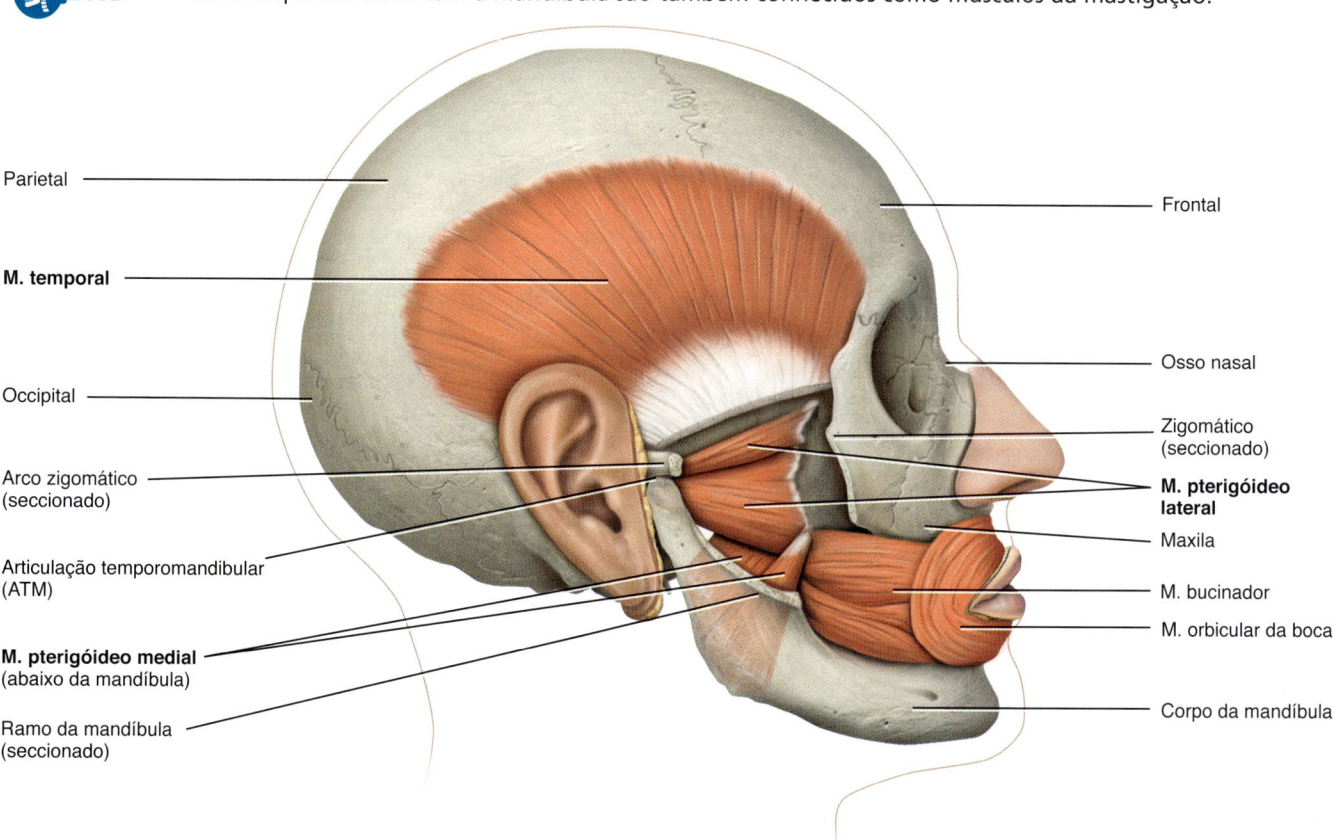

A. Vista superficial lateral direita

(*Continua*)

MÚSCULO	FIXAÇÃO PROXIMAL	FIXAÇÃO DISTAL	AÇÃO	INERVAÇÃO
Masseter (ver Figura 11.4B, C)	Maxila e arco zigomático	Ângulo e ramo da mandíbula	Eleva a mandíbula, como para fechar a boca	Nervo mandibular do nervo trigêmeo (V)
Temporal	Temporal	Processo coronoide e ramo da mandíbula	Eleva e retrai a mandíbula	Nervo mandibular do nervo trigêmeo (V)
Pterigóideo medial	Face medial da parte lateral do processo pterigoide do esfenoide; maxila	Ângulo e ramo da mandíbula	Eleva e protrai a mandíbula e movimenta a mandíbula lateralmente (de um lado para outro)	Nervo mandibular do nervo trigêmeo (V)
Pterigóideo lateral	Asa maior e face lateral da parte lateral do processo pterigoide do esfenoide	Côndilo da mandíbula; articulação temporomandibular (ATM)	Protrai e abaixa a mandíbula, como ao abrir a boca, e movimenta a mandíbula lateralmente	Nervo mandibular do nervo trigêmeo (V)

Figura 11.6 *Continuação*

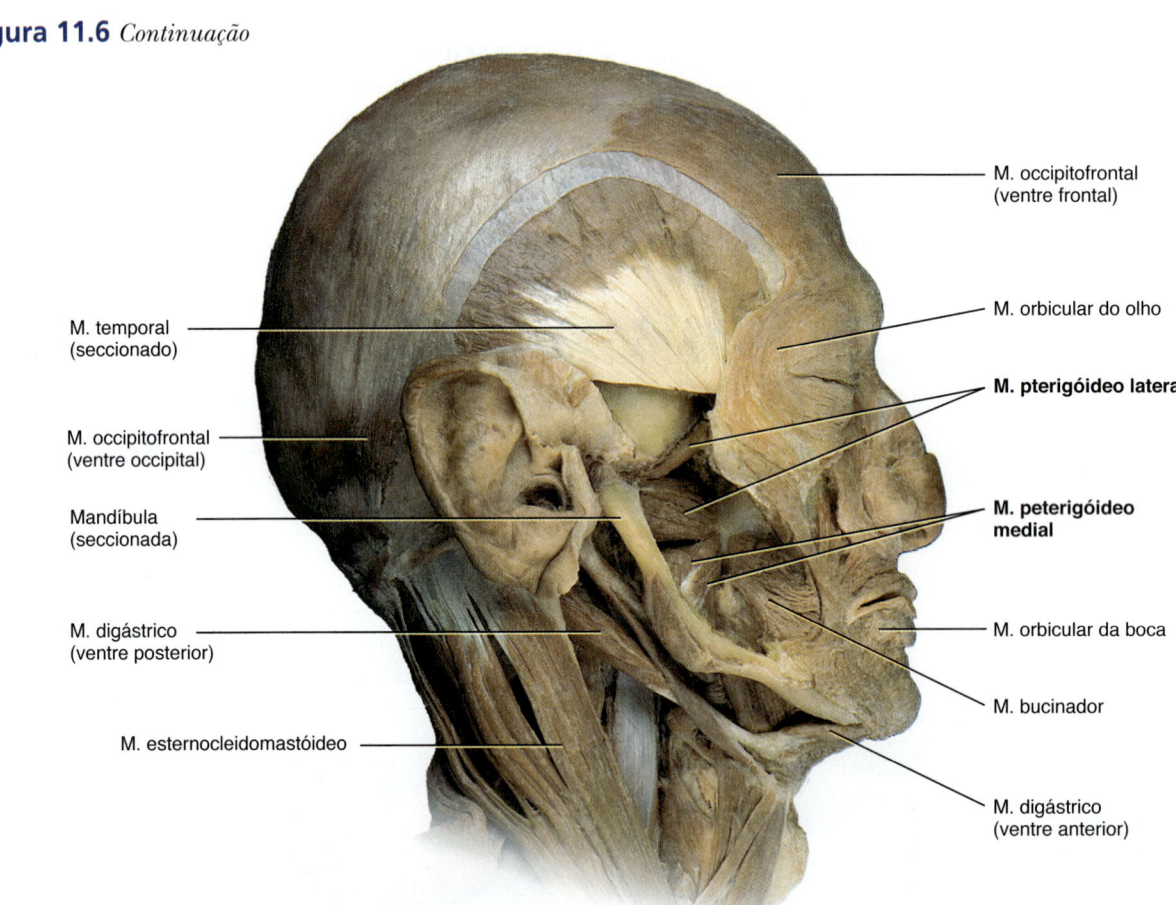

Dissecção de Shawn Miller, Fotografia de Mark Nielsen

B. Vista profunda lateral direita

❓ **Qual é o músculo mais forte da mastigação?**

EXPO 11.D — Músculos da cabeça que movimentam a língua e auxiliam na mastigação e na fala *(Figura 11.7)*

OBJETIVO

- Descrever a fixação proximal, a fixação distal, a ação e a inervação dos músculos que movimentam a língua e auxiliam na mastigação e na fala.

A língua é uma estrutura altamente móvel, que é de importância vital para funções digestivas, como a *mastigação*, a percepção do sabor e a *deglutição*. É também importante na fala. A mobilidade da língua é acentuadamente auxiliada pela sua fixação à mandíbula, ao processo estiloide do temporal e ao hioide.

A língua é dividida em metades laterais por um septo fibroso mediano. O septo estende-se por toda a extensão da língua. Inferiormente, o septo fixa-se ao hioide. Os músculos da língua são de dois tipos principais: extrínsecos e intrínsecos. Os **músculos extrínsecos da língua** fixam-se proximalmente fora da língua e fixam-se distalmente nela (Figura 11.7). Esses músculos movimentam toda a língua em diversas direções, como anterior, posterior e lateralmente. Os **músculos intrínsecos da língua** fixam-se proximal e distalmente na língua. Esses músculos alteram o formato da língua, em lugar de movimentar toda a língua. Os músculos extrínsecos e intrínsecos da língua fixam-se nas duas metades laterais da língua.

Quando estudamos os músculos extrínsecos da língua, percebemos que todos os seus nomes terminam em *glosso*, que significa língua. Você também irá observar que as ações dos músculos são óbvias, considerando as posições da mandíbula, do processo estiloide, do hioide e do palato mole, que servem de fixação proximal para esses músculos. Por exemplo, o músculo **genioglosso** (fixação proximal: mandíbula) traciona a língua para baixo e para frente, o músculo **estiloglosso** (fixação proximal: processo estiloide) traciona a língua para cima e para trás, o músculo **hioglosso** (fixação proximal: hioide) traciona a língua para baixo e a achata, e o músculo **palatoglosso** (fixação proximal: palato mole) eleva a parte posterior da língua.

CORRELAÇÃO CLÍNICA | *Intubação durante a anestesia*

Quando se administra anestesia geral durante uma cirurgia, ocorre relaxamento total dos músculos. Após a administração de vários tipos de fármacos para anestesia (particularmente os agentes paralisantes), as vias respiratórias do paciente precisam ser protegidas, e os pulmões ventilados, visto que os músculos envolvidos na respiração estão entre aqueles paralisados. A paralisia do músculo genioglosso faz com que a língua caia para trás, o que pode causar obstrução das vias respiratórias. Para evitar esse problema, a mandíbula é manualmente deslocada para frente e mantida em posição (conhecida como posição de fungada), ou um tubo é inserido pelos lábios através da parte laríngea da faringe na traqueia (**intubação endotraqueal**). O indivíduo também pode ser intubado por via nasal.

Correlação entre músculos e movimentos

Organize os músculos nesta Expo de acordo com as seguintes ações sobre a língua: (1) depressão, (2) elevação, (3) protração e (4) retração. O mesmo músculo pode ser mencionado mais de uma vez.

✓ TESTE RÁPIDO

11. Quando seu médico pede "abra a boca, ponha a língua para fora e diga *ahh*" para examinar o interior de sua boca à procura de possíveis sinais de infecção, que músculos você contrai?

MÚSCULO	FIXAÇÃO PROXIMAL	FIXAÇÃO DISTAL	AÇÃO	INERVAÇÃO
Genioglosso	Mandíbula	Face inferior da língua e hioide	Abaixa a língua e a empurra anteriormente (protração)	Nervo hipoglosso (XII)
Estiloglosso	Processo estiloide do temporal	Margem e face inferior da língua	Eleva a língua e a puxa posteriormente (retração)	Nervo hipoglosso (XII)
Hioglosso	Corno maior e corpo do hioide	Margem da língua	Abaixa a língua e puxa suas margens para baixo	Nervo hipoglosso (XII)
Palatoglosso	Face anterior do palato mole	Margem da língua	Eleva a parte posterior da língua e puxa o palato mole para baixo sobre a língua	Nervo faríngeo, que contém axônios provenientes do nervo vago (X)

Figura 11.7 Músculos da cabeça que movimentam a língua e auxiliam na mastigação e na fala – músculos extrínsecos da língua.

 Os músculos extrínsecos e intrínsecos da língua estão dispostos em duas metades laterais da língua.

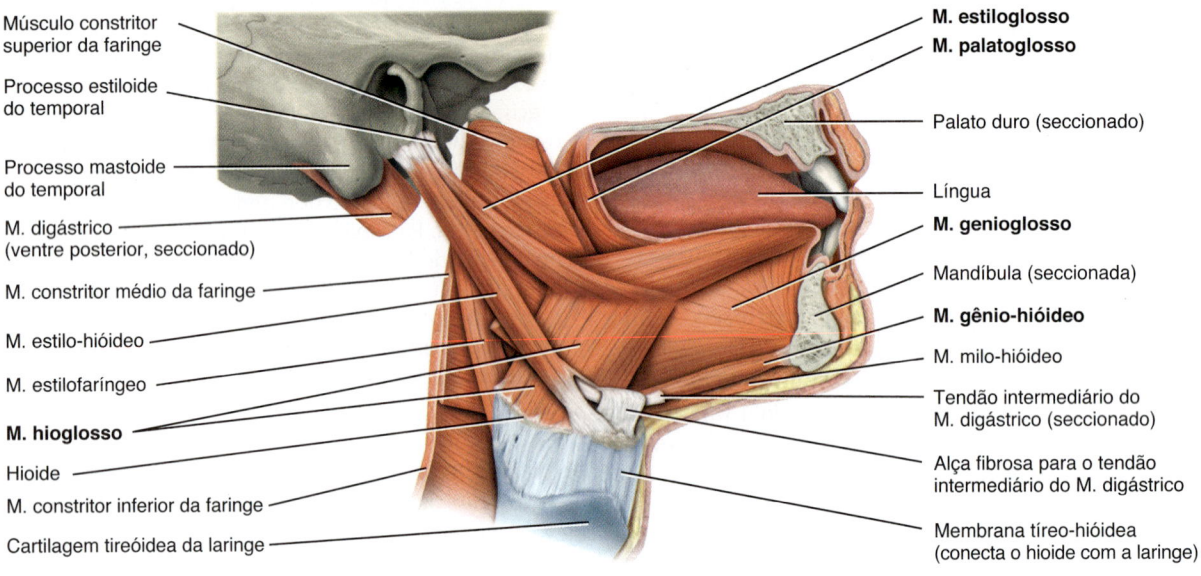

A. Vista profunda do lado direito

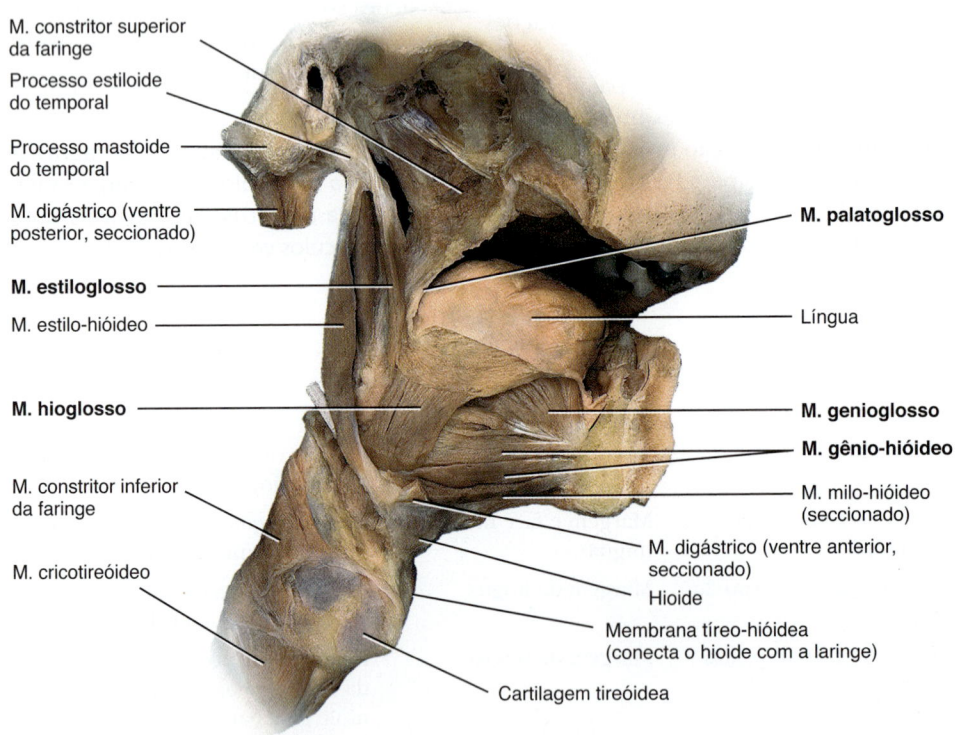

Dissecção de Shawn Miller, Fotografia de Mark Nielsen
B. Vista profunda lateral direita

Quais são as funções da língua?

EXPO 11.E — Músculos da região cervical anterior que auxiliam na deglutição e na fala (Figura 11.8)

OBJETIVO
- Descrever a fixação proximal, a fixação distal, a ação e a inervação dos músculos da região cervical anterior que auxiliam na deglutição e na fala.

Dois grupos de músculos estão associados à face anterior do pescoço: (1) os **músculos supra-hióideos**, assim denominados em virtude de sua localização superior ao hioide, e (2) os **músculos infra-hióideos**, assim designados em virtude de sua posição inferior ao hioide (Figura 11.8). Ambos os grupos de músculos estabilizam o hioide, permitindo que ele atue como uma base firme sobre a qual a língua pode se movimentar.

Como grupo, os músculos supra-hióideos elevam o hioide, o assoalho da cavidade oral e a língua durante a *deglutição*. Como o próprio nome sugere, o músculo **digástrico** possui dois ventres, o anterior e o posterior, que estão unidos por um tendão intermédio que é mantido em posição por uma alça fibrosa. Quanto ao seu desenvolvimento embriológico, cada ventre origina-se de um arco faríngeo diferente, que responde pela sua inervação dupla. Esse músculo eleva o hioide e a laringe durante a deglutição e a fala. Em uma *ação muscular reversa* (*AMR*), quando o hioide está estabilizado, o músculo digástrico abaixa a mandíbula e, portanto, é sinergista para o músculo pterigóideo lateral na abertura da mandíbula. O músculo **estilo-hióideo** eleva e traciona o hioide posteriormente, alongando, assim, o assoalho da cavidade oral durante a deglutição. O músculo **milo-hióideo** eleva o hioide e ajuda a pressionar a língua contra o assoalho da cavidade oral durante a deglutição, de modo a movimentar o alimento da cavidade oral para a faringe. O músculo **gênio-hióideo** (ver Figura 11.7) eleva e traciona o hioide anteriormente para encurtar o assoalho da cavidade oral e alargar a faringe, de modo a receber o alimento que está sendo deglutido. O músculo também abaixa a mandíbula.

MÚSCULO	FIXAÇÃO PROXIMAL	FIXAÇÃO DISTAL	AÇÃO	INERVAÇÃO
MÚSCULOS SUPRA-HIÓIDEOS				
Digástrico	Ventre anterior a partir do lado interno da margem inferior da mandíbula; ventre posterior a partir do temporal	Corpo do hioide por meio de um tendão intermediário	Eleva o hioide AMR: abaixa a mandíbula, quando abrimos a boca	Ventre anterior: nervo mandibular do nervo trigêmeo (V) Ventre posterior: nervo facial (VII)
Estilo-hióideo	Processo estiloide do temporal	Corpo do hioide, posteriormente	Eleva o hioide e o traciona posteriormente	Nervo facial (VII)
Milo-hióideo	Face interna da mandíbula	Corpo do hioide	Eleva o hioide e o assoalho da boca e abaixa a mandíbula	Nervo mandibular do nervo trigêmeo (V)
Genio-hióideo (ver Figura 11.7)	Face interna da mandíbula	Corpo do hioide	Eleva o hioide, traciona o hioide e a língua anteriormente e abaixa a mandíbula	Primeiro nervo espinal cervical (C1)
MÚSCULOS INFRA-HIÓIDEOS				
Omo-hióideo	Margem superior da escápula e ligamento transverso superior	Corpo do hioide	Abaixa o hioide	Ramos dos nervos espinais C1–C3
Esterno-hióideo	Extremidade medial da clavícula e manúbrio do esterno	Corpo do hioide	Abaixa o hioide	Ramos dos nervos espinais C1–C3
Esternotireóideo	Manúbrio do esterno	Cartilagem tireóidea da laringe	Abaixa a cartilagem tireóidea da laringe	Ramos dos nervos espinais C1–C3
Tíreo-hióideo	Cartilagem tireóidea da laringe	Corno maior do hioide	Eleva a cartilagem tireóidea AMR: abaixa o hioide	Ramos dos nervos espinais C1–C2 e ramo descendente do nervo hipoglosso (XII)

Figura 11.8 Músculos da região cervical anterior que auxiliam na deglutição e na fala.

 Os músculos supra-hióideos elevam o hioide, o assoalho da cavidade oral e a língua durante a deglutição.

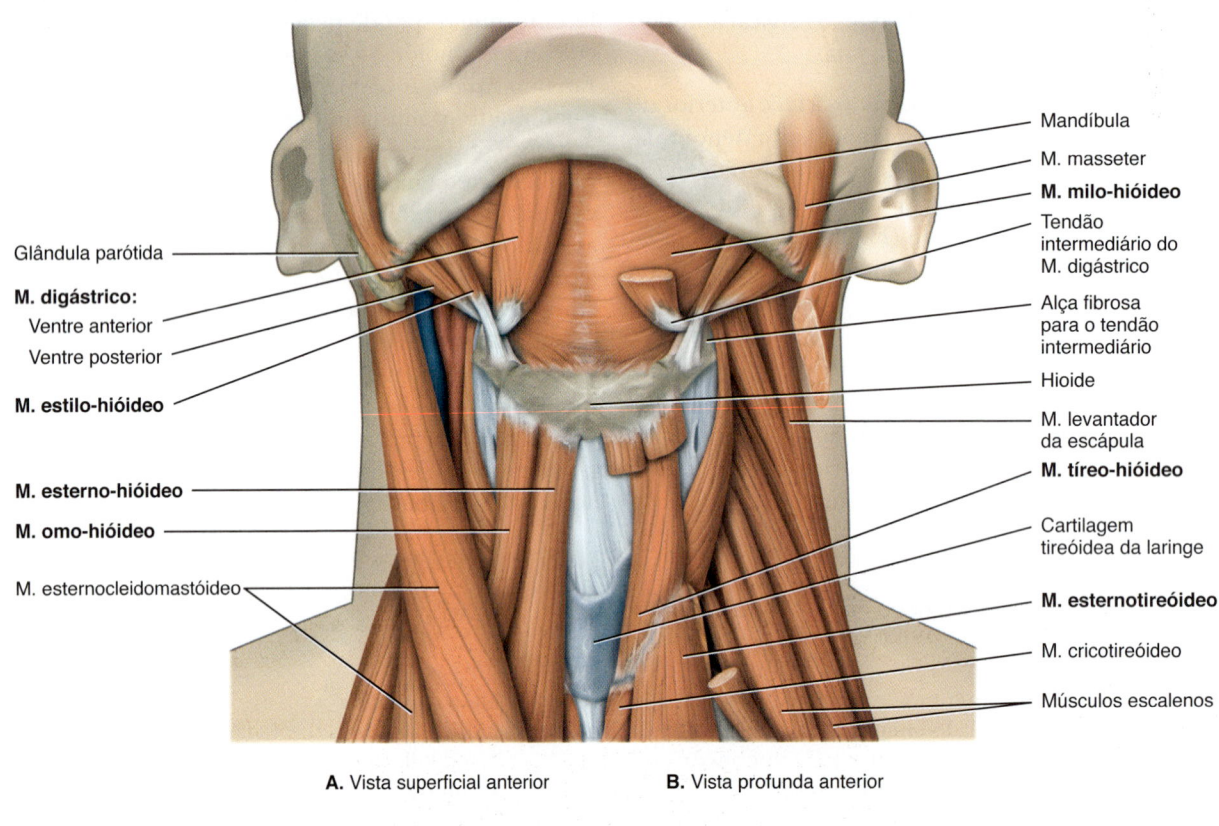

Os músculos infra-hióideos em sua maioria abaixam o hioide, e alguns movimentam a laringe durante a deglutição e a fala. O músculo **omo-hióideo**, à semelhança do músculo digástrico, é composto de dois ventres unidos por um tendão intermédio. Entretanto, neste caso, os dois ventres são denominados *superior* e *inferior*, em lugar de anterior e posterior. Juntos, os músculos omo-hióideo, **esterno-hióideo** e **tíreo-hióideo** abaixam o hioide. Além disso, o músculo **esternotireóideo** abaixa a cartilagem tireóidea (proeminência laríngea – pomo de Adão) da laringe para produzir sons baixos; a AMR do músculo tíreo-hióideo eleva a cartilagem tireóidea para produzir sons altos.

CORRELAÇÃO CLÍNICA | *Disfagia*

A **disfagia** é um termo clínico para referir-se à dificuldade na deglutição. Alguns indivíduos são incapazes de deglutir, enquanto outros apresentam dificuldade na deglutição de líquidos, alimentos ou saliva. As causas incluem distúrbios do sistema nervoso que enfraquecem ou danificam os músculos da deglutição (acidente vascular encefálico, doença de Parkinson, paralisia cerebral); infecções, câncer de cabeça, pescoço ou esôfago; e lesões da cabeça, pescoço ou tórax.

Correlação entre músculos e movimentos

Organize os músculos nesta Expo de acordo com as seguintes ações sobre o hioide: (1) elevação, (2) tração anterior, (3) tração posterior e (4) abaixamento; e sobre a cartilagem tireóidea: (1) elevação e (2) depressão. O mesmo músculo pode ser mencionado mais de uma vez.

✓ TESTE RÁPIDO
12. Que músculos da língua, da face e da mandíbula utilizamos para mastigar?
13. Por que os dois ventres do músculo digástrico apresentam inervações diferentes?

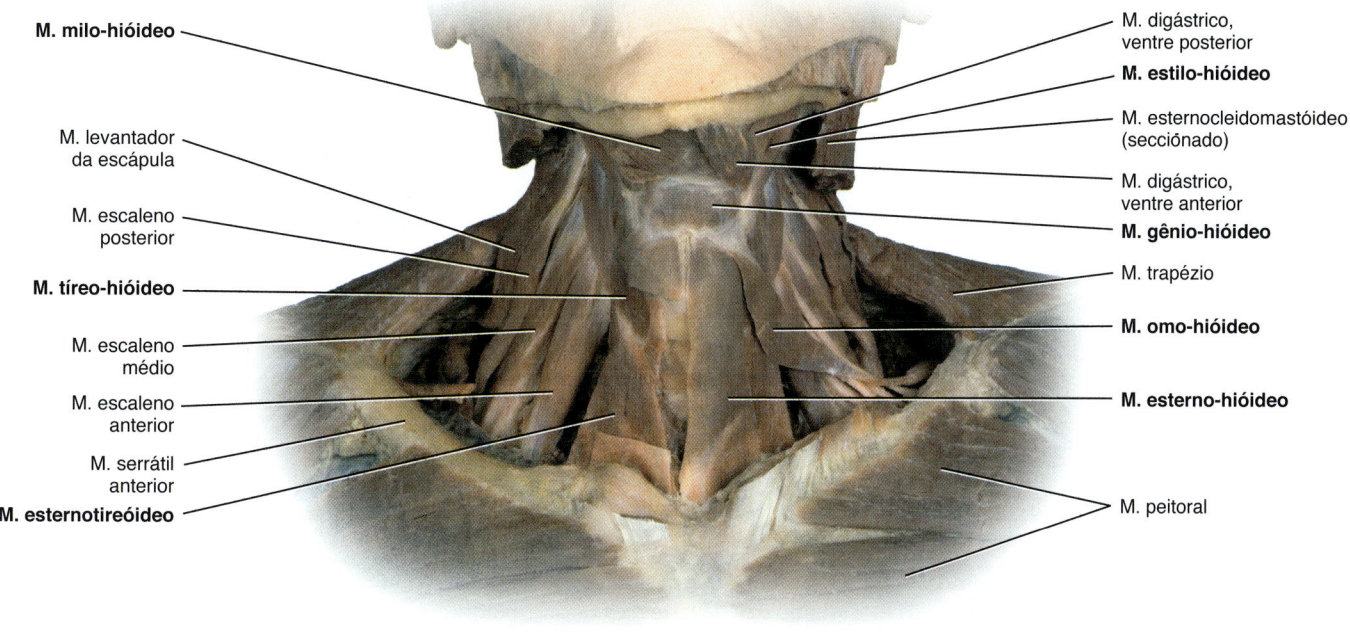

Mark Nielsen

Vista profunda anterior **D** Vista superficial anterior

? Qual é a ação combinada dos músculos supra-hióideos e infra-hióideos?

EXPO 11.F Músculos da laringe que auxiliam na fala *(Figura 11.9)*

OBJETIVO
- Descrever a fixação proximal, a fixação distal, a ação e a inervação dos músculos da laringe que auxiliam na fala.

Os músculos da laringe, à semelhança daqueles dos bulbos dos olhos e da língua, são agrupados em **músculos extrínsecos da laringe** e **músculos intrínsecos da laringe**. Os músculos extrínsecos da laringe, que estão associados à face anterior do pescoço, são denominados **músculos infra-hioides**, em virtude de sua localização inferior ao hioide. Consulte a Expo 11.E e as Figuras 11.8 e 11.9A e B para uma descrição desses músculos. Nesta Expo, iremos discutir os músculos intrínsecos da laringe (Figura 11.9C e D).

Os músculos extrínsecos movimentam a laringe como um todo, enquanto os músculos intrínsecos da laringe movimentam apenas partes da laringe. Com base em suas ações, os músculos intrínsecos podem ser agrupados em três conjuntos funcionais. O primeiro conjunto inclui os músculos **cricotireóideo** e **tireoaritenóideo**, que regulam a tensão das pregas vocais (pregas vocais verdadeiras). O segundo conjunto varia o tamanho e a rima da glote (espaço entre as pregas vocais) que ajusta a tensão das pregas vocais. Esses músculos incluem o músculo **cricoaritenóideo lateral**, que aproxima as pregas vocais (adução), fechando, assim, a rima da glote, e o músculo **cricoaritenóideo posterior**, que afasta as pregas vocais (abdução), abrindo, assim, a rima da glote. O músculo **aritenóideo transverso** fecha a parte posterior da rima da glote. O último músculo intrínseco funciona como esfíncter, controlando o tamanho do ádito da laringe, que é a abertura anterior da faringe para dentro da laringe. Este músculo é o músculo **aritenóideo oblíquo**.

Correlação entre músculos e movimentos

Organize os músculos intrínsecos da laringe nesta Expo, de acordo com as seguintes ações sobre as pregas vocais: (1) aumento da tensão nas pregas vocais; (2) separação das pregas vocais e (3) aproximação das pregas vocais. O mesmo músculo pode ser mencionado mais de uma vez.

✓ TESTE RÁPIDO
14. Como os músculos intrínsecos da laringe são agrupados funcionalmente?

MÚSCULO	FIXAÇÃO PROXIMAL	FIXAÇÃO DISTAL	AÇÃO	INERVAÇÃO
MÚSCULOS EXTRÍNSECOS DA LARINGE (MÚSCULOS INFRA-HIÓIDEOS)				
Omo-hióideo				
Esterno-hióideo	(Ver Expo 11.E para mais detalhes sobre esses músculos)			
Esternotireóideo				
Tíreo-hióideo				
MÚSCULOS INTRÍNSECOS DA LARINGE				
Cricotireóideo	Parte anterior e lateral da cartilagem cricóidea da laringe	Margem anterior da cartilagem tireóidea da laringe e parte posterior da margem inferior da cartilagem tireóidea da laringe	Alonga e tensiona as pregas vocais	Ramo externo do nervo laríngeo superior do nervo vago (X)
Tireoaritenóideo	Parte inferior da cartilagem tireóidea da laringe e meio do ligamento cricotireóideo	Base e face anterior da cartilagem aritenóidea da laringe	Encurta e relaxa as pregas vocais	Nervo laríngeo recorrente do nervo vago (X)
Cricoaritenóideo lateral	Margem superior da cartilagem cricóidea da laringe	Face anterior da cartilagem aritenóidea da laringe	Aproxima as pregas vocais (adução), fechando, assim, a rima da glote	Nervo laríngeo recorrente do nervo vago (X)
Cricoaritenóideo posterior	Face posterior da cartilagem cricóidea da laringe	Face posterior da cartilagem aritenóidea da laringe	Afasta as pregas vocais (abdução), abrindo, assim, a rima da glote	Nervo laríngeo recorrente do nervo vago (X)
Aritenóideo transverso	Face posterior e margem lateral de uma cartilagem aritenóidea da laringe	Partes correspondentes da cartilagem aritenóidea oposta da laringe	Fecha a parte posterior da rima da glote	Nervo laríngeo recorrente do nervo vago (X)
Aritenóideo oblíquo	Face posterior e margem lateral da cartilagem aritenóidea	Ápice da cartilagem aritenóidea oposta	Regula o tamanho do ádito da laringe	Nervo laríngeo recorrente do nervo vago (X)

Figura 11.9 Músculos da laringe que auxiliam na fala.

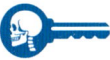 Os músculos intrínsecos da laringe ajustam a tensão das pregas vocais e abduzem (abrem) ou aduzem (fecham) a rima da glote.

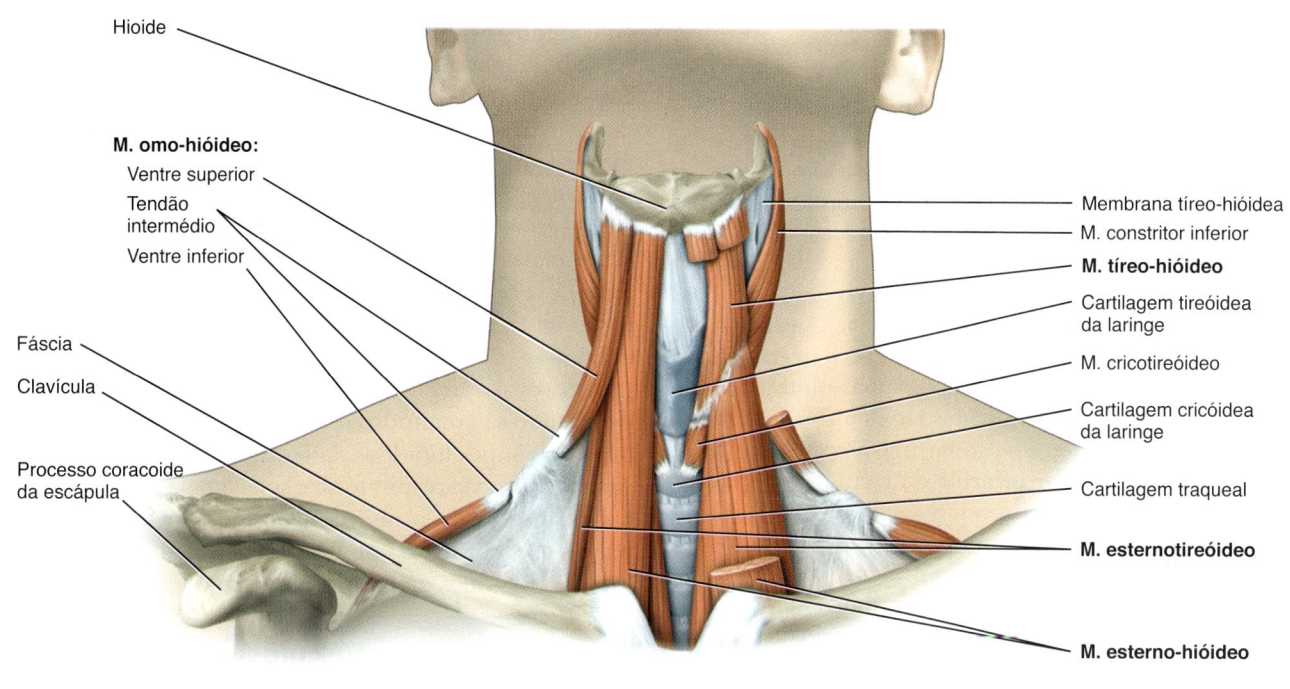

A. Vista superficial anterior **B.** Vista profunda anterior

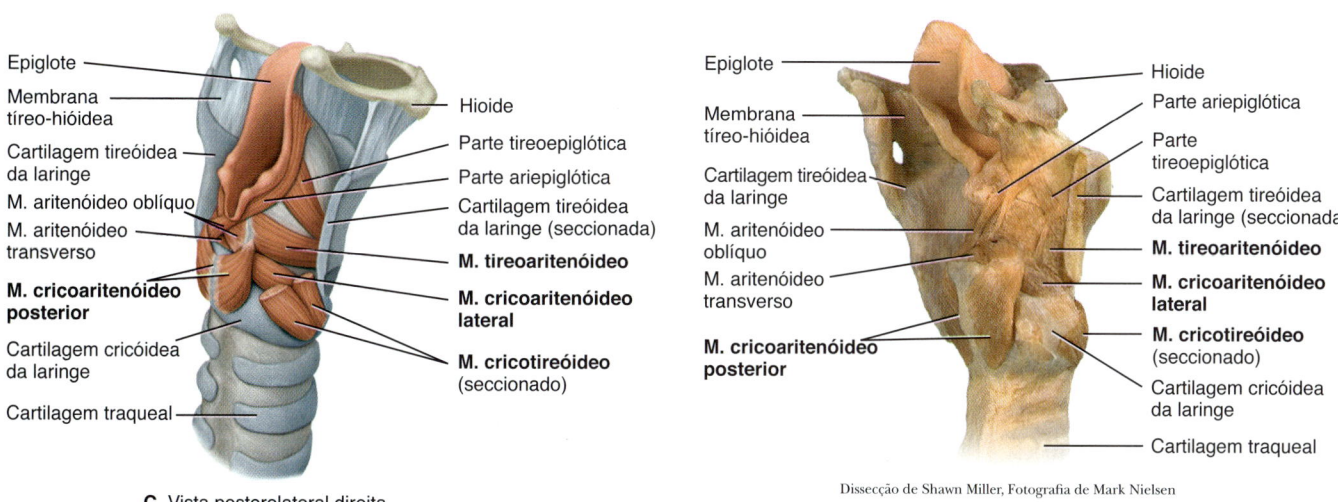

C. Vista posterolateral direita

Dissecção de Shawn Miller, Fotografia de Mark Nielsen
D. Vista posterolateral direita

? Como os músculos extrínsecos e intrínsecos da laringe diferem funcionalmente?

EXPO 11.G — Músculos da faringe que auxiliam na deglutição e na fala *(Figura 11.10)*

OBJETIVO
- Descrever a fixação proximal, a fixação distal, a ação e a inervação da faringe que auxiliam na deglutição e na fala.

A faringe (garganta) é um tubo ligeiramente em forma de funil, posterior às cavidades nasal e oral. Trata-se de uma câmara comum para os sistemas respiratório e digestório, abrindo-se anteriormente na laringe e posteriormente no esôfago.

Os músculos da faringe estão dispostos em duas camadas, uma camada circular externa e uma camada longitudinal interna (Figura 11.10). A **camada circular** é composta por três músculos constritores, cada um sobrepondo-se ao músculo acima dele, um arranjo que se assemelha a vasos de plantas empilhados. Os nomes desses músculos são os músculos constritores inferior, médio e superior da faringe. A **camada longitudinal** é composta de três músculos que descem a partir do processo estiloide do temporal, da tuba auditiva do palato mole. Os nomes desses músculos são os músculos estilofaríngeo, salpingofaríngeo e palatofaríngeo, respectivamente.

O músculo **constritor inferior** da faringe é o mais espesso dos músculos constritores. Suas fibras inferiores são contínuas com a musculatura do esôfago, enquanto suas fibras superiores se sobrepõem ao músculo constritor médio. O músculo **constritor médio** da faringe é flapeliforme e menor do que o músculo constritor inferior da faringe e sobrepõe-se ao músculo constritor superior. O músculo **constritor superior** da faringe é quadrilátero e mais fino do que os outros músculos constritores. Como grupo, os músculos constritores produzem constrição da faringe durante a deglutição. A contração sequencial desses músculos movimenta o alimento e o líquido da boca para o esôfago.

O músculo **estilofaríngeo** é um músculo longo e delgado que, como o próprio nome sugere, origina-se do processo estiloide e entra na faringe entre os músculos constritores médio e superior da faringe. Suas fibras fundem-se nos músculos constritores, e algumas se fixam juntamente com o músculo palatofaríngeo na cartilagem tireóidea. O músculo **salpingofaríngeo** é um músculo delgado, que desce na parede lateral da faringe e também se fixa juntamente com o músculo palatofaríngeo. O músculo **palatofaríngeo** também desce na parede lateral da faringe e insere-se juntamente com os músculos precedentes na margem posterior da cartilagem tireóidea. Todos os três músculos da camada longitudinal elevam a faringe e a laringe durante a deglutição e a fala. A elevação da faringe produz o seu alargamento para receber o alimento e os líquidos, enquanto a elevação da laringe faz com que uma estrutura denominada epiglote se feche acima da rima da glote (espaço entre as pregas vocais), fechando as vias respiratórias. O alimento e o líquido são mantidos fora do sistema respiratório pelos músculos supra-hióideos da laringe, que elevam o hioide. Além disso, a via respiratória é selada pela ação dos músculos intrínsecos da laringe, que aproximam as pregas vocais para fechar a rima da glote. Após a deglutição, os músculos infra-hióideos da laringe abaixam o hioide e a laringe.

Correlação entre músculos e movimentos

Organize os músculos nesta Expo de acordo com as seguintes ações sobre a faringe: (1) constrição e (2) elevação e de acordo com a seguinte ação sobre a laringe: elevação. O mesmo músculo pode ser mencionado mais de uma vez.

✓ **TESTE RÁPIDO**
15. O que ocorre quando a faringe a laringe são elevadas?

MÚSCULO	FIXAÇÃO PROXIMAL	FIXAÇÃO DISTAL	AÇÃO	INERVAÇÃO
CAMADA CIRCULAR				
Constritor inferior da faringe	Cartilagens cricóidea e tireóidea da laringe	Parte mediana posterior da rafe (faixa fina de fibras colágenas) da faringe	Constrição da parte inferior da faringe para propelir o alimento e o líquido para dentro do esôfago	Plexo faríngeo, ramos do nervo vago (X)
Constritor médio da faringe	Cornos maior e menor do hioide e ligamento estilo-hióideo	Parte mediana posterior da rafe da faringe	Constrição da parte média da faringe para propelir o alimento e o líquido para dentro do esôfago	Plexo faríngeo, ramos do nervo vago (X)
Constritor superior da faringe	Processo pterigoide do esfenoide, rafe pterigomandibular e face medial da mandíbula	Parte mediana posterior da rafe da faringe	Constrição da parte superior da faringe para propelir o alimento e o líquido para dentro do esôfago	Plexo faríngeo, ramos do nervo vago (X)
CAMADA LONGITUDINAL				
Estilofaríngeo	Processo estiloide do osso temporal	Cartilagem tireóidea com o músculo palatofaríngeo	Eleva a laringe e a faringe	Nervo glossofaríngeo (IX)
Salpingofaríngeo	Parte inferior da tuba auditiva (tuba auditiva)	Cartilagem tireóidea com o músculo palatofaríngeo	Eleva a laringe e a faringe e abre o óstio da tuba auditiva	Plexo faríngeo, ramos do nervo vago (X)
Palatofaríngeo	Palato mole	Cartilagem tireóidea com o músculo estilofaríngeo	Eleva a laringe e a faringe e ajuda a fechar a parte nasal da faringe durante a deglutição	Plexo faríngeo, ramos do nervo vago (X)

Figura 11.10 Músculos da faringe que auxiliam na deglutição e na fala.

 Os músculos da faringe auxiliam na deglutição e no fechamento das vias respiratórias.

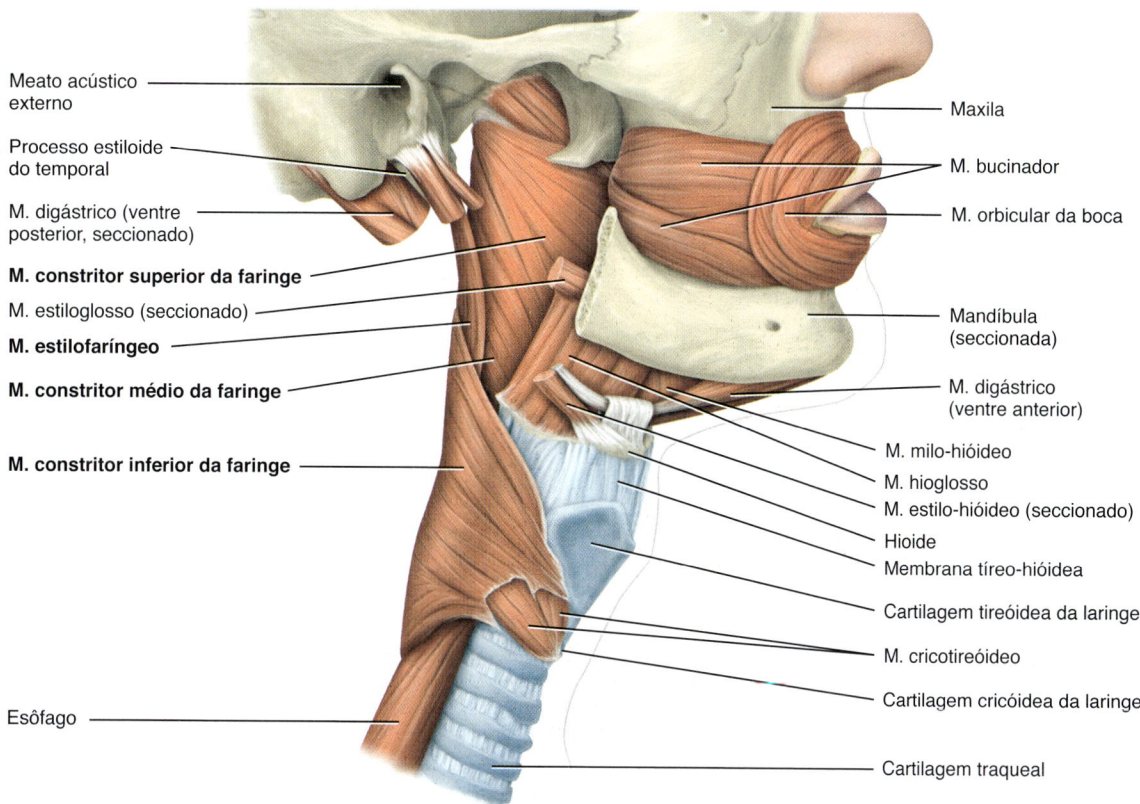

A. Vista lateral direita

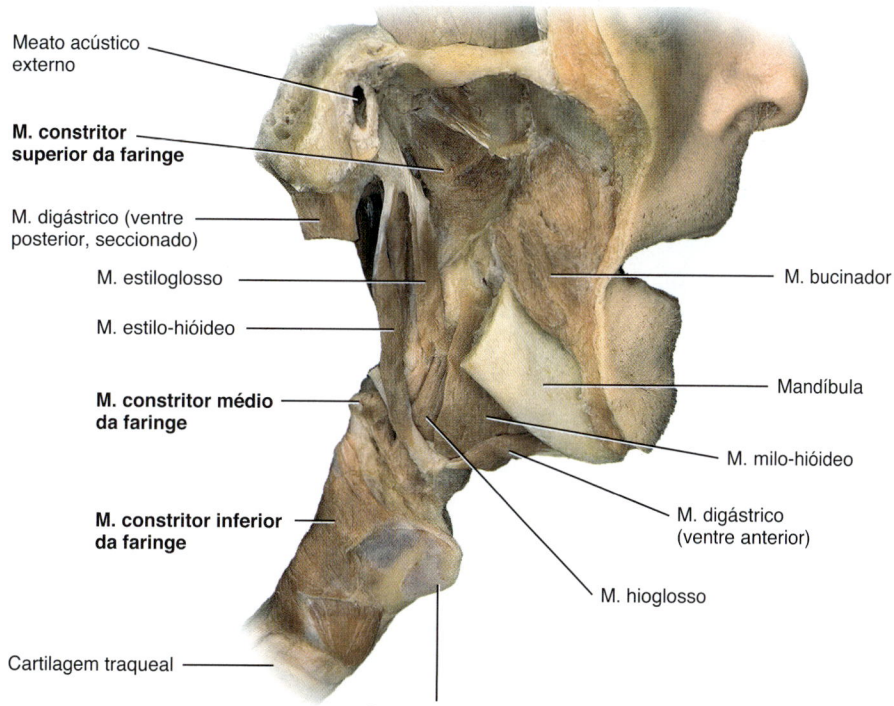

Dissecção de Shawn Miller, Fotografia de Mark Nielsen

B. Vista profunda lateral direita

(*Continua*)

Figura 11.10 *Continuação*

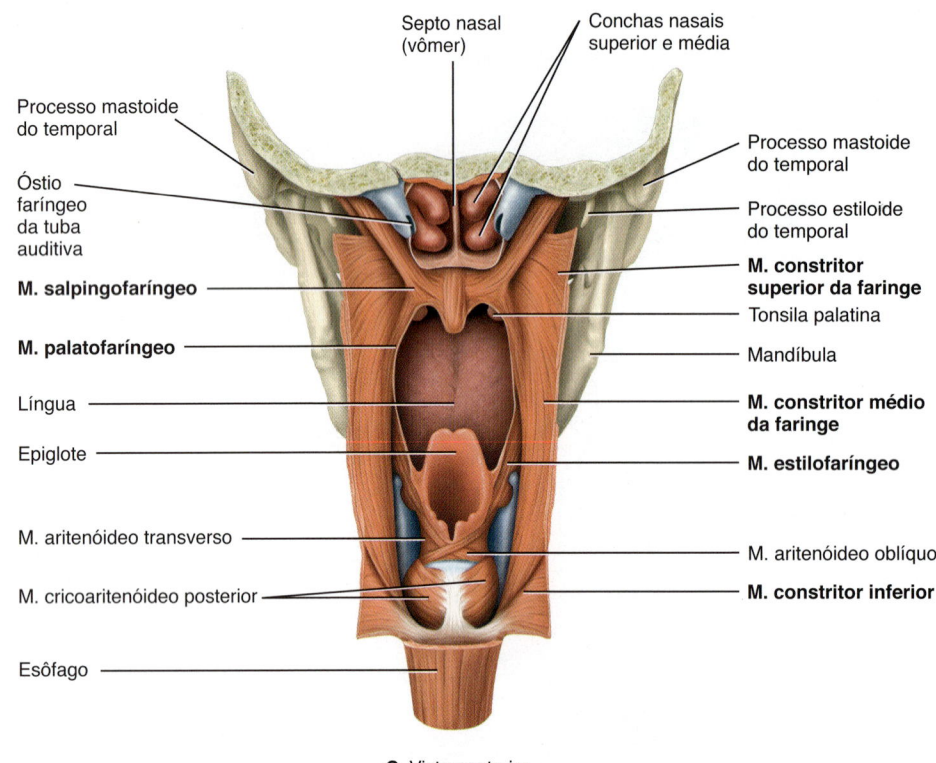

C. Vista posterior

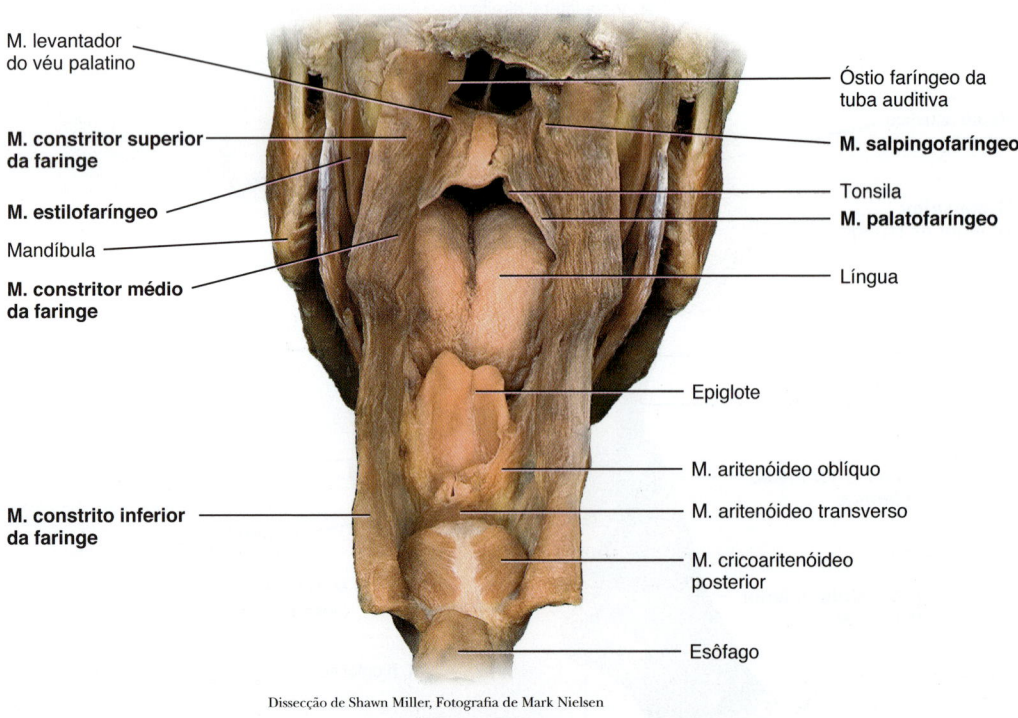

Dissecção de Shawn Miller, Fotografia de Mark Nielsen
D. Vista posterior

❓ **Quais são as funções antagonistas dos músculos longitudinais da faringe e dos músculos infra-hióideos?**

EXPO 11.H — Músculos do pescoço que movimentam a cabeça
(Figura 11.11)

OBJETIVO
- Descrever a fixação proximal, a fixação distal, a ação e a inervação dos músculos que movimentam a cabeça.

A cabeça está unida à coluna vertebral na articulação atlantoccipital formada pelo atlas e pelo occipital. O equilíbrio e o movimento da cabeça sobre a coluna vertebral envolvem a ação de vários músculos do pescoço. Por exemplo, atuando em conjunto (bilateralmente), a contração dos dois músculos **esternocleidomastóideos (ECM)** flexiona a parte cervical da coluna vertebral e a cabeça. Quando atua de modo individual (unilateralmente), cada músculo esternocleidomastóideo produz flexão lateral e rotação da cabeça. Cada músculo ECM consiste em dois ventres (Figura 11.11D), que são mais evidentes próximo de suas fixações proximais. A separação dos dois ventres é variável e, portanto, mais evidente em algumas pessoas do que em outras. Os dois ventres são chamados de **ventre esternal** e de **ventre clavicular** do músculo ECM. Os ventres também atuam de modo diferente; os espasmos musculares nos dois ventres provocam sintomas ligeiramente diferentes. O grande músculo trapézio, que desempenha um importante papel funcional na movimentação e na estabilização da escápula (ver Expo 11.N), estende a cabeça. É auxiliado pela contração bilateral dos músculos **espinal da cabeça**, **semiespinal da cabeça**, **esplênio da cabeça** e **longuíssimo da cabeça**, que também estendem a cabeça (Figura 11.9A). Entretanto, quando esses mesmos músculos sofrem contração unilateral, suas ações são muito diferentes, envolvendo principalmente a rotação da cabeça.

O músculo esternocleidomastóideo é um importante ponto de referência que divide o pescoço em dois trígonos principais: anterior e lateral (Figura 11.11D). Os trígonos são importantes do ponto de vista tanto anatômico quanto cirúrgico, devido às estruturas que se situam dentro de seus limites.

O **trígono cervical anterior** é limitado, superiormente, pela mandíbula, medialmente pela linha mediana do pescoço, e lateralmente, pela margem anterior do músculo esternocleidomastóideo. O trígono cervical anterior tem o seu ápice no esterno (Figura 11.11D). O trígono cervical anterior é subdividido em três trígonos pares: os trígonos *submandibular*, *carótico* e *muscular*. Um *trígono submentual* ímpar é formado pela parte superior dos trígonos cervicais anteriores direito e esquerdo. O trígono cervical anterior contém os linfonodos submentuais, submandibulares e profundos do pescoço; a glândula salivar submandibular e parte da glândula parótida; a artéria e veia faciais; as artérias carótidas e a veia jugular interna; a glândula tireoide e os músculos infra-hióideos; e os seguintes nervos cranianos: glossofaríngeo (IX), vago (X), acessório (XI) e hipoglosso (XII).

MÚSCULO	FIXAÇÃO PROXIMAL	FIXAÇÃO DISTAL	AÇÃO	INERVAÇÃO
Trapézio	(ver Expo 11.N para mais detalhes sobre este músculo)		Estende a cabeça	
Esternocleidomastóideo	Cabeça esternal: manúbrio do esterno. Cabeça clavicular: terço medial da clavícula	Processo mastoide do temporal e metade lateral da linha nucal superior do occipital	Quando atuam em conjunto (bilateralmente), flexionam a parte cervical da coluna vertebral; flexionam a cabeça na articulação atlantoccipital; quando atua isoladamente (unilateralmente), efetua a rotação lateral e flexão da cabeça para o lado oposto do músculo em contração. As fibras posteriores do músculo podem auxiliar na extensão da cabeça. AMR: Eleva o esterno durante a inspiração forçada	Suprimento motor: nervo acessório (XI). Suprimento sensitivo: C2 e C3
Semiespinal da cabeça	Processos articulares de C IV–C VI e processos transversos de C VII–T VII	Occipital entre as linhas nucais superior e inferior	Atuando em conjunto, estende a cabeça; atuando isoladamente, roda a cabeça para o lado oposto do músculo em contração	Nervos espinais cervicais
Esplênio da cabeça	Ligamento nucal e processos espinhosos de C VII–T IV	Occipital e processo mastoide do temporal	Atuando em conjunto, estende a cabeça; atuando isoladamente, roda a cabeça para o mesmo lado do músculo em contração	Nervos espinais cervicais
Longuíssimo da cabeça	Processos articulares de C IV–C VII e processos transversos de T I–T IV	Processo mastoide do temporal	Atuando em conjunto, estende a cabeça; atuando isoladamente, flexão lateral e rotação da cabeça para o mesmo lado do músculo em contração	Nervos espinais cervicais
Espinal da cabeça	Frequentemente ausente ou muito pequeno; origina-se com o M. semiespinal da cabeça	Occipital	Estende a cabeça	Nervos espinais cervicais

Figura 11.11 Músculos do pescoço que movimentam a cabeça.

O músculo esternocleidomastóideo divide o pescoço em dois trígonos principais: o trígono cervical anterior e o trígono cervical lateral.

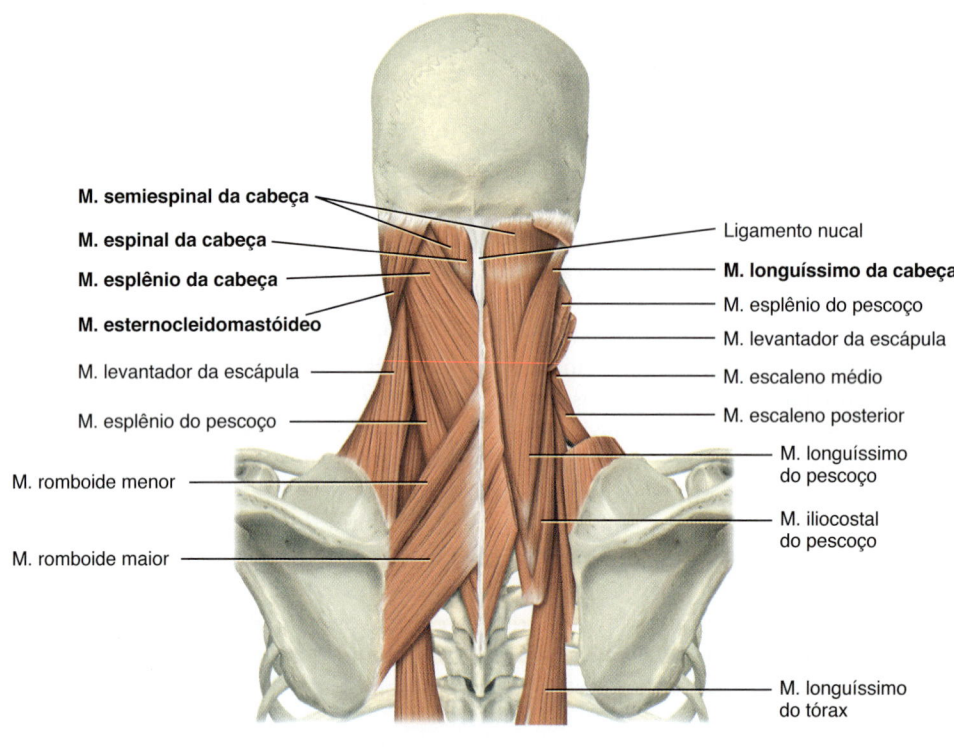

A. Vista superficial posterior **B.** Vista profunda posterior

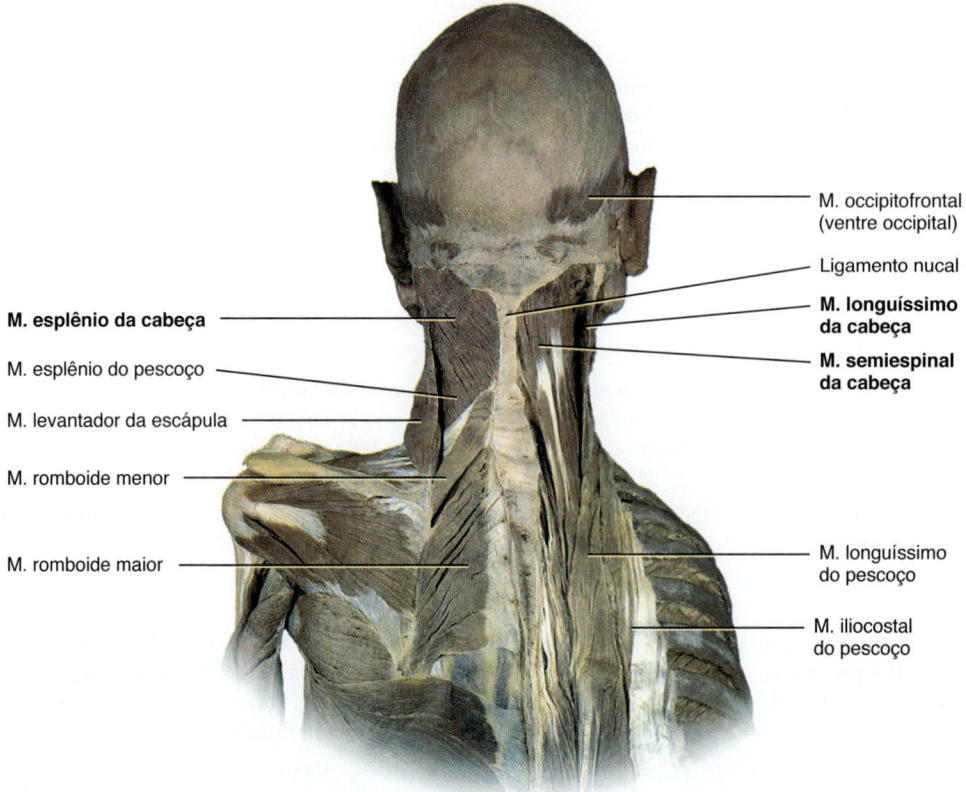

Mark Nielsen
Vista superficial posterior **C.** Vista profunda posterior

O **trígono cervical lateral** é limitado, inferiormente, pela clavícula, anteriormente pela margem posterior do músculo esternocleidomastóideo e, posteriormente, pela margem anterior do músculo trapézio (Figura 11.11D). O trígono cervical lateral é subdividido em dois trígonos, os trígonos *occipital* e *omoclavicular*, pelo ventre inferior do músculo omo-hióideo. O trígono cervical lateral contém parte da artéria subclávia, a veia jugular externa, os linfonodos cervicais, o plexo braquial e o nervo acessório (XI).

Correlação entre músculos e movimentos

Organize os músculos nesta Expo de acordo com as seguintes ações sobre a cabeça: (1) flexão, (2) flexão lateral, (3) extensão, (4) rotação para o lado oposto do músculo em contração e (5) rotação para o mesmo lado do músculo em contração. O mesmo músculo pode ser mencionado mais de uma vez.

✓ TESTE RÁPIDO
16. Que músculos você contrai para sinalizar "sim" e "não"?

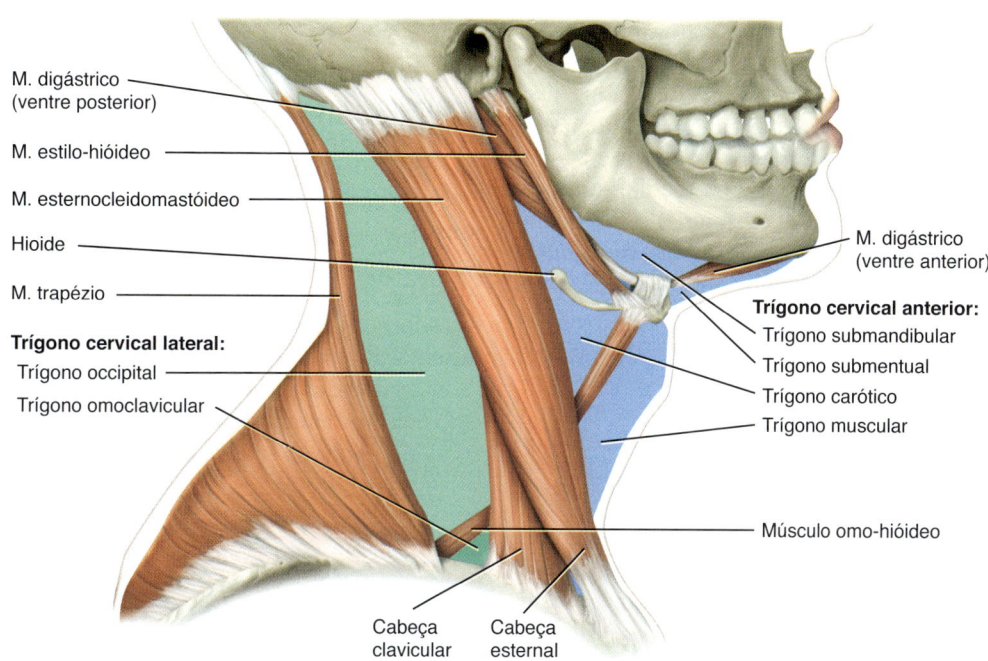

D. Vista lateral direita dos trígonos cervicais

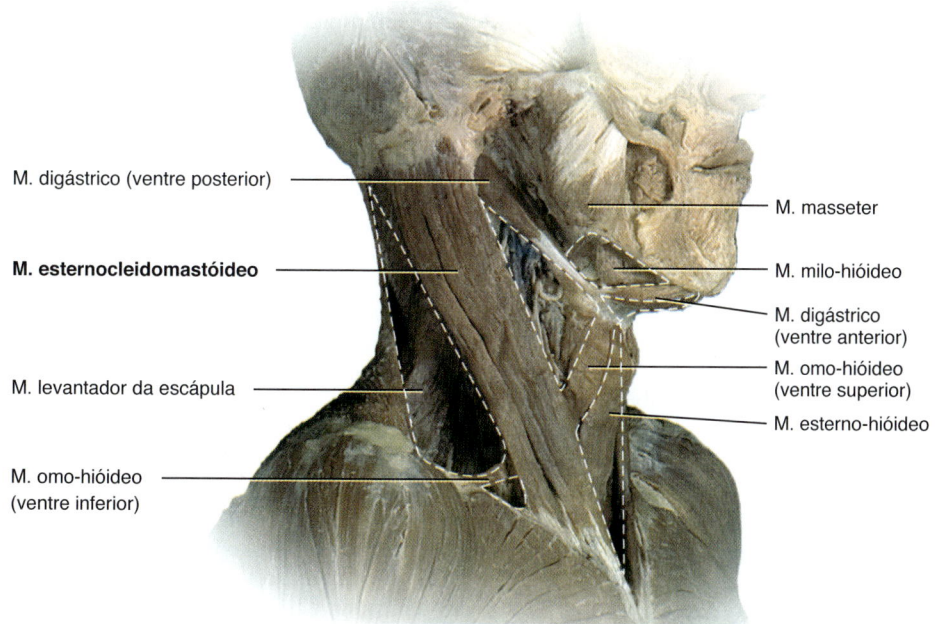

Mark Nielsen

E. Vista lateral direita do pescoço

? **Por que os trígonos cervicais são importantes?**

EXPO 11.I — Músculos do pescoço e do dorso que movimentam a coluna vertebral *(Figura 11.12)*

OBJETIVO

- **Descrever** a fixação proximal, a fixação distal, a ação e a inervação dos músculos que movimentam a coluna vertebral.

Os músculos que movimentam a coluna vertebral são muito complexos, visto que apresentam múltiplas fixações proximais e distais, e há considerável sobreposição entre eles. Uma maneira de agrupar os músculos baseia-se na direção geral dos feixes musculares e seus comprimentos aproximados. Por exemplo, os músculos esplênios originam-se na linha mediana e estendem-se lateral e superiormente até suas fixações distais (Figura 11.12A). O grupo dos músculos eretores da espinha (que consistem nos músculos iliocostais, longuíssimos e espinais) fixa-se proximalmente na linha mediana ou mais lateralmente; entretanto, em geral, segue um trajeto quase longitudinal, sem direção lateral ou medial significativa, visto que segue superiormente. Os músculos do grupo dos transversoespinais (músculos semiespinais, multífidos, rotadores) fixam-se lateralmente, porém se estendem para a linha mediana, conforme seguem superiormente. Abaixo desses três grupos de músculos, encontram-se pequenos músculos segmentares, que se estendem entre os processos espinhosos ou os processos transversos das vértebras. Observe que os músculos reto do abdome, oblíquo externo, oblíquo interno e quadrado do lombo também atuam na movimentação da coluna vertebral (ver Expo 11.J).

Os músculos **esplênios** semelhantes a uma bandagem estão fixados nos lados e no dorso do pescoço. Os dois músculos desse grupo são denominados com base nas suas fixações superiores: o músculo *esplênio da cabeça* e o músculo **esplênio do pescoço**. Esses músculos estendem a cabeça e lateralmente fletem o pescoço e rodam a cabeça.

O músculo **eretor da espinha** é a maior massa muscular do dorso, formando uma proeminência saliente em ambos os lados da coluna vertebral. É o principal extensor da coluna vertebral. É também importante no controle da flexão, da flexão lateral e da rotação da coluna vertebral, bem como na manutenção da curvatura lombar. Conforme assinalado anteriormente, esse músculo é composto de três grupos: os músculos iliocostais (de localização lateral), longuíssimos (de localização intermediária) e espinais (de localização medial). Por sua vez, esses grupos consistem em uma série de músculos sobrepostos, e os músculos dentro dos grupos são designados de acordo com as regiões do corpo às quais estão associados. O **grupo iliocostal** consiste em três músculos: o músculo **iliocostal do pescoço** (região cervical), parte torácica do músculo **iliocostal do lombo** (região torácica) e parte lombar do músculo **iliocostal do lombo** (região lombar). O **grupo longuíssimo** assemelha-se à espinha de um arenque e consiste em três músculos: o músculo *longuíssimo da cabeça* (região da cabeça), o músculo **longuíssimo do pescoço** (região cervical) e o músculo **longuíssimo do tórax** (região torácica). O **grupo espinal** também consiste em três músculos: os músculos **espinal da cabeça**, o músculo **espinal do pescoço** e o músculo **espinal do tórax**.

Os músculos **transversoespinais** são assim denominados devido às suas fibras que se estendem dos processos transversos até os processos espinhosos das vértebras. Os músculos semiespinais nesse grupo também são designados de acordo com a região do corpo à qual estão associados: o músculo *semiespinal da cabeça* (região da cabeça), o músculo **semiespinal do pescoço** (região cervical) e o músculo **semiespinal do tórax** (região torácica). Esses músculos estendem a coluna vertebral e rodam a cabeça. O músculo **multífido** nesse grupo, como o próprio nome indica, é segmentado em diversos feixes. Ele estende e flete lateralmente a coluna vertebral. Esse músculo é grande e espesso na região lombar e é importante na manutenção da curvatura lombar. Os músculos **rotadores** desse grupo são curtos e são encontrados ao longo de toda a extensão da coluna vertebral. Esses pequenos músculos contribuem pouco para o movimento vertebral, porém desempenham uma importante função ao monitorar a posição da coluna vertebral e ao proporcionar retroalimentação proprioceptiva para os músculos vertebrais mais fortes.

No **grupo de músculos segmentares** (Figura 11.12D), os músculos **interespinais** e **intertransversários** unem os processos espinhosos e transversos de vértebras consecutivas. Atuam principalmente na estabilização da coluna vertebral durante seus movimentos e também proporcionam retroalimentação proprioceptiva.

No **grupo dos músculos escalenos** (Figura 11.12E), o músculo **escaleno anterior** é localizado anteriormente ao músculo escaleno médio, o músculo **escaleno médio** é de localização

---

CORRELAÇÃO CLÍNICA | Lesões no dorso e levantamento de pesos

Os quatro fatores associados a risco aumentado de **lesão no dorso** consistem na quantidade de força, repetição, postura e estresse aplicados à coluna vertebral. Condição física ruim, má postura, falta de exercícios e excesso de peso contribuem para o número e a gravidade de distensões e entorses. A dor nas costas provocada por estiramento muscular ou distensão de ligamento normalmente desaparece em pouco tempo e pode não causar outros problemas. Entretanto, se os ligamentos e músculos estiverem fracos, os discos intervertebrais lombares podem se tornar enfraquecidos e herniar com o levantamento excessivo de peso ou uma queda súbita, causando dor considerável.

A flexão completa na cintura, como quando tocamos os dedos dos pés, produz estiramento excessivo dos músculos eretores da espinha. Os músculos que sofrem estiramento em excesso não são capazes de se contrair efetivamente. Por conseguinte, a retificação a partir dessa posição é iniciada pelos músculos isquiotibiais na parte posterior da coxa e pelos músculos glúteos máximos das nádegas. Os músculos eretores da espinha atuam conforme o grau de flexão diminui. Entretanto, o levantamento inadequado de peso pode distender os músculos eretores da espinha. O resultado pode consistir em espasmos musculares dolorosos, laceração de tendões e ligamentos da região lombar e herniação de discos intervertebrais. Os músculos lombares são adaptados para manter a postura, e não para o levantamento de pesos. Esta é a razão pela qual é importante flexionar os joelhos e utilizar os poderosos músculos extensores das coxas e das nádegas quando se levanta uma carga pesada.

intermediária e é o mais longo e o maior dos músculos escalenos, e o músculo **escaleno posterior** situa-se posteriormente ao músculo escaleno médio e constitui o menor dos músculos escalenos. Esses músculos fletem, fletem lateralmente e rodam a cabeça e auxiliam na inspiração profunda.

Correlação entre músculos e movimentos

Organize os músculos nesta Expo de acordo com as seguintes ações sobre a cabeça nas articulações atlantoccipital e intervertebral: (1) extensão, (2) flexão lateral, (3) rotação para o mesmo lado do músculo em contração e (4) rotação para o lado oposto do músculo em contração; e organizar os músculos de acordo com as seguintes ações sobre a coluna vertebral nas articulações intervertebrais: (1) flexão, (2) extensão, (3) flexão lateral, (4) rotação e (5) estabilização. O mesmo músculo pode ser mencionado mais de uma vez.

✓ **TESTE RÁPIDO**
17. Qual é o maior grupo muscular do dorso?

MÚSCULO	FIXAÇÃO PROXIMAL	FIXAÇÃO DISTAL	AÇÃO	INERVAÇÃO
ESPLÊNIO				
Esplênio da cabeça	Ligamento nucal e processos espinhosos de C VII–T IV	Occipital e processo mastoide do temporal	Atuando em conjunto (bilateralmente), estendem a cabeça; atuando isoladamente (unilateralmente), flete lateralmente e/ou roda a cabeça para o mesmo lado do músculo em contração e estende a coluna vertebral	Nervos espinais, cervicais, ramos posteriores e ramo medial
Esplênio do pescoço	Processos espinhosos de T III–T VI	Processos transversos de C I–C II ou C I–C IV	Atuando em conjunto, estende a coluna vertebral; atuando isoladamente, flete lateralmente e/ou roda a coluna vertebral para o mesmo lado do músculo em contração	Nervos espinais, cervicais, ramos posteriores e inferiores
ERETOR DA ESPINHA Consiste nos músculos iliocostais (laterais), longuíssimos (intermediários) e espinais (mediais)				
GRUPO ILIOCOSTAL (Lateral)				
Iliocostal do pescoço	Costelas I–VI	Processos transversos de C IV–C VI	Atuando em conjunto, os músculos de cada região (cervical, torácica e lombar) estendem e mantêm a postura ereta da coluna vertebral de suas respectivas regiões; atuando isoladamente, cada músculo flete lateralmente a coluna vertebral de suas respectivas regiões para o mesmo lado do músculo em contração	Nervos espinais, cervicais e torácicos, ramos posteriores
Parte torácica do M. iliocostal do lombo	Costelas VII–XII	Costelas I–VI		Nervos espinais, torácicos, ramos posteriores
Iliocostal do lombo	Crista ilíaca	Costelas VII–XII		Nervos espinais, lombares, ramos posteriores
GRUPO LONGUÍSSIMO (Intermédio)				
Longuíssimo da cabeça	Processos articulares de C IV–C VII e processos transversos de T I–T IV	Processo mastoide do temporal	Atuando em conjunto, ambos os músculos longuíssimos da cabeça estendem a cabeça; atuando isoladamente, cada músculo roda a cabeça para o mesmo lado do músculo em contração e estende a coluna vertebral	Nervos espinais, cervicais, ramos posteriores, mediais e inferiores
Longuíssimo do pescoço	Processos transversos de T IV–T V	Processos transversos de C II–C VI	Atuando em conjunto, o músculo longuíssimo do pescoço e ambos os músculos longuíssimos do tórax estendem a coluna vertebral de suas respectivas regiões; atuando isoladamente, cada músculo flete lateralmente a coluna vertebral de suas respectivas regiões	Nervos espinais torácicos, ramos posteriores, cervicais e superiores
Longuíssimo do tórax	Processos transversos das vértebras lombares	Processos transversos de todas as vértebras torácicas e lombares e costelas IX e X		Nervos espinais, torácicos e lombares, ramos posteriores
GRUPO ESPINAL (Medial)				
Espinal da cabeça	Frequentemente ausente ou muito pequeno; origina-se com o músculo semiespinal da cabeça	Occipital	Estende a cabeça	Nervos espinais, cervicais, ramos posteriores
Espinal do pescoço	Ligamento nucal e processo espinhoso de C VII	Processo espinhoso do áxis	Atuando em conjunto, os músculos de cada região (cervical e torácica) estendem a coluna vertebral e suas respectivas regiões	Nervos espinais cervicais e torácicos, ramos posteriores e inferiores
Espinal do tórax	Processos espinhosos de T X–L II	Processos espinhosos das vértebras torácicas superiores		Nervos espinais, torácicos, ramos posteriores

MÚSCULO	FIXAÇÃO PROXIMAL	FIXAÇÃO DISTAL	AÇÃO	INERVAÇÃO
TRANSVERSOS ESPINAIS				
Semiespinal da cabeça	Processos articulares de C IV–C VI e processos transversos de C VII–T VII	Occipital	Atuando em conjunto, estendem a cabeça; atuando isoladamente, roda a cabeça para o lado oposto do músculo em contração e estende a coluna vertebral	Nervos espinais, cervicais e torácicos, ramos posteriores
Semiespinal do pescoço	Processos transversos de T I–T V	Processos espinhosos de C I–C V	Atuando em conjunto, ambos os músculos semiespinais do pescoço e ambos os músculos semiespinais do tórax estendem a coluna vertebral de suas respectivas regiões; atuando isoladamente, rodem a coluna vertebral para o lado oposto do músculo em contração	Nervos espinais, cervicais e torácicos, ramos posteriores
Semiespinal do tórax	Processos transversos de T VI–T X	Processos espinhosos de C VI–T IV		Nervos espinais, torácicos, ramos posteriores
Multífido	Sacro, ílio, processos transversos de L I–L V, T I–T XII e C IV–C IV	Processos espinhoso de uma vértebra mais superior	Atuando em conjunto, estendem a coluna vertebral; atuando isoladamente, flete levemente a coluna vertebral lateralmente e roda levemente a coluna vertebral para o lado oposto do músculo em contração	Nervos espinais, cervicais, torácicos e lombares, ramos posteriores
Rotadores	Processos transversos de todas as vértebras	Processo espinhoso da vértebra superior àquela de fixação proximal	Atuando em conjunto, estendem levemente a coluna vertebral; atuando isoladamente, roda levemente a coluna vertebral para o lado oposto do músculo em contração	Nervos espinais, cervicais, torácicos e lombares, ramos posteriores
SEGMENTARES				
Interespinais	Face superior de todos os processos espinhosos	Face inferior do processo espinhoso da vértebra superior àquela de fixação proximal	Atuando em conjunto, estendem levemente a coluna vertebral; atuando isoladamente, estabiliza a coluna vertebral durante o movimento	Nervos espinais, cervicais, torácicos e lombares, ramos posteriores
Intertransversários	Processos transversos de todas as vértebras	Processo transverso da vértebra superior àquela de fixação proximal	Atuando em conjunto, estendem levemente a coluna vertebral; atuando isoladamente, flete leve e lateralmente a coluna vertebral e a estabiliza durante os movimentos	Nervos espinais, cervicais, torácicos e lombares, ramos posteriores
ESCALENOS				
Escaleno anterior	Processos transversos de C III–C VI	Costela I	Atuando em conjunto, os músculos escalenos anteriores e escalenos médios direitos e esquerdos elevam as costelas durante a inspiração profunda	Ramos anteriores dos nervos espinais, cervicais
Escaleno médio	Processos transversos de C II–C VII	Costela I	AMR: Fletem as vértebras cervicais; atuam isoladamente, fletindo lateralmente e rodando levemente as vértebras cervicais	Ramos anteriores dos nervos espinais, cervicais
Escaleno posterior	Processos transversos de C IV–C VI	Costela II	Atuando em conjunto, os músculos escalenos posteriores direito e esquerdo elevam as segundas costelas durante a inspiração profunda AMR: Fletem as vértebras cervicais e, atuando isoladamente, fletem lateralmente e rodam levemente as vértebras cervicais	Ramos anteriores dos nervos espinais, cervicais

Figura 11.12 Músculos do pescoço e do dorso que movimentam a coluna vertebral. Os músculos trapézio e occipitofrontal foram removidos.

O grupo de músculos eretores da espinha (músculos iliocostal, longuíssimo e espinal) constitui a maior massa muscular do corpo e o principal extensor da coluna vertebral.

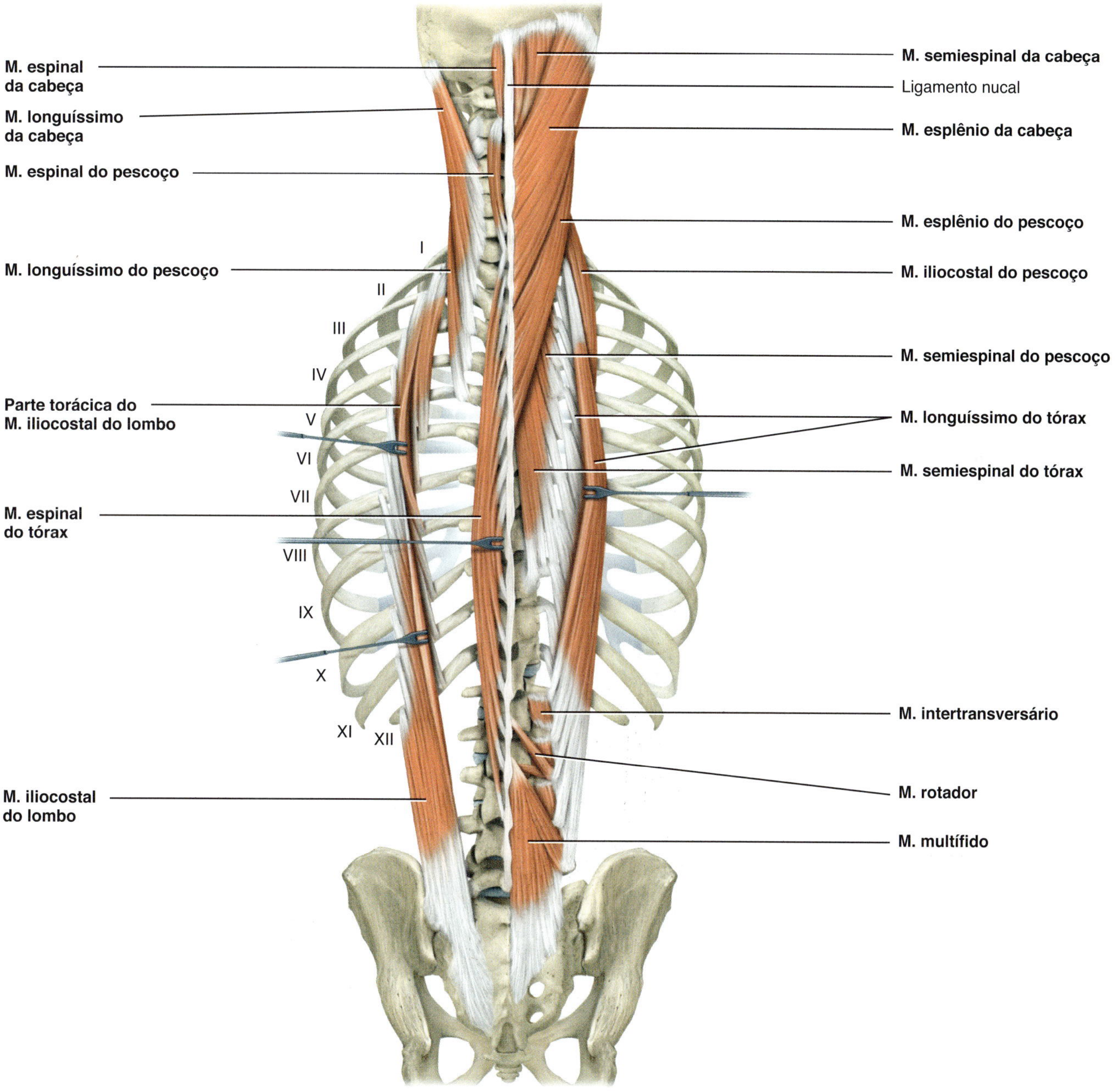
M. espinal da cabeça
M. longuíssimo da cabeça
M. espinal do pescoço
M. longuíssimo do pescoço
Parte torácica do M. iliocostal do lombo
M. espinal do tórax
M. iliocostal do lombo
I
II
III
IV
V
VI
VII
VIII
IX
X
XI
XII
M. semiespinal da cabeça
Ligamento nucal
M. esplênio da cabeça
M. esplênio do pescoço
M. iliocostal do pescoço
M. semiespinal do pescoço
M. longuíssimo do tórax
M. semiespinal do tórax
M. intertransversário
M. rotador
M. multífido

A. Vista posterior

(Continua)

Figura 11.12 *Continuação*

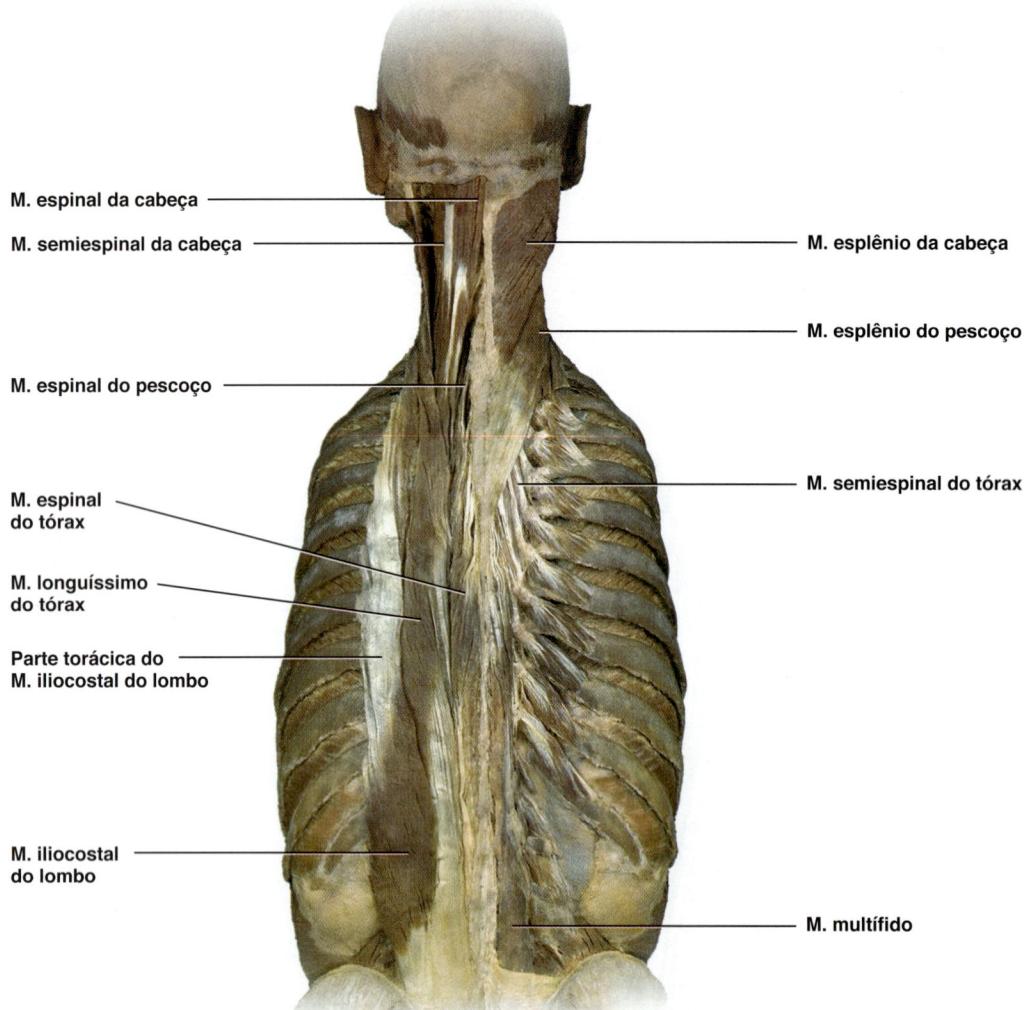

B. Vista posterior

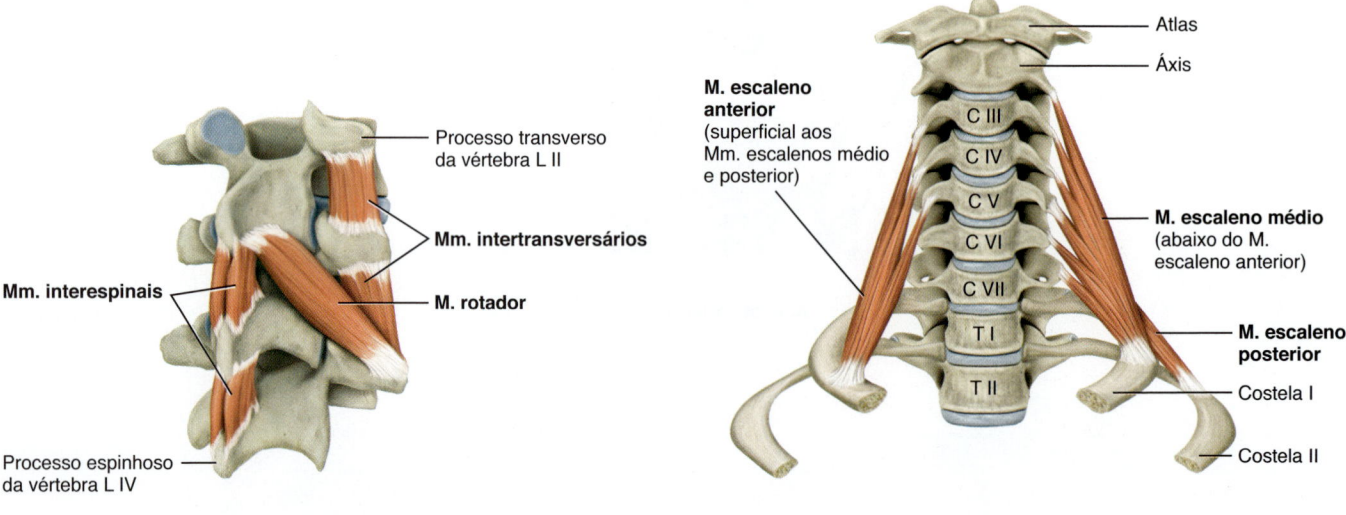

C. Vista posterolateral **D.** Vista anterior

❓ Que músculos se fixam proximalmente na linha mediana e se estendem lateral e superiormente até suas fixações distais?

EXPO 11.J — Músculos do abdome que protegem as vísceras abdominais e movimentam a coluna vertebral (Figura 11.13)

OBJETIVO

- Descrever a fixação proximal, a fixação distal, a ação e a inervação dos músculos que protegem as vísceras abdominais e que movimentam a coluna vertebral.

A parede anterolateral do abdome é composta de pele, fáscia e quatro pares de músculos: os músculos oblíquo externo do abdome, oblíquo interno do abdome, transverso do abdome e reto do abdome (Figura 11.13). Os primeiros três músculos estão dispostos da parte superficial para dentro.

O músculo **oblíquo externo** do abdome é superficial. Seus fascículos estendem-se inferior e medialmente. O músculo consiste em duas partes distintas, uma lâmina superficial e uma lâmina profunda. A lâmina superficial se superpõe às costelas e se interdigita com o músculo serrátil anterior, que é seu homólogo embriológico. A lâmina profunda fixa-se à margem inferior da cavidade torácica e é o homólogo embriológico dos músculos intercostais externos (ver Figura 11.13F e G). O músculo **oblíquo interno** do abdome é o músculo plano intermédio. Seus fascículos estendem-se em ângulos retos aos do músculo oblíquo externo. O músculo **transverso do abdome** é profundo, e seus fascículos estão direcionados, em sua maioria, transversalmente em torno da parede do abdome. Em conjunto, os músculos oblíquo externo do abdome, oblíquo interno do abdome e transverso do abdome formam três camadas de músculo em torno do abdome. Em cada camada, os fascículos musculares estendem-se em uma direção diferente. Trata-se de um arranjo estrutural que proporciona uma considerável proteção às vísceras abdominais, particularmente quando os músculos apresentam tônus adequado.

O músculo **reto do abdome** é longo, estende-se por toda a extensão da parede anterior do abdome, fixando-se proximalmente na crista e sínfise púbicas e fixando-se distalmente nas cartilagens das costelas V–VII e no processo xifoide do esterno. Sua face anterior é interrompida por três faixas fibrosas transversas de tecido, denominadas **interseções tendíneas**, que se acredita sejam remanescentes dos septos que separavam os miótomos durante o desenvolvimento embriológico (ver Figura 10.11). Em geral, existem três interseções tendíneas, uma no nível da cicatriz umbilical, uma próxima ao processo xifoide e outra a meio caminho entre as outras duas. Algumas vezes, uma quarta interseção tendínea é encontrada abaixo do nível da cicatriz umbilical. Essas interseções tendíneas fundem-se com a parede anterior da bainha do músculo reto do abdome, porém não têm conexões com a parede posterior da bainha. As pessoas musculosas podem apresentar interseções tendíneas facilmente demonstradas como resultado de exercícios e consequente hipertrofia do músculo reto do abdome. Naturalmente, a hipertrofia do tecido muscular não

MÚSCULO	FIXAÇÃO PROXIMAL	FIXAÇÃO DISTAL	AÇÃO	INERVAÇÃO
Reto do abdome	Crista e sínfise púbicas	Cartilagem das costelas V–VII e processo xifoide	Flete a coluna vertebral (particularmente a parte lombar) e comprime o abdome para auxiliar na defecação, na micção, na expiração forçada AMR: Flete a pelve na coluna vertebral	Nervos espinais torácicos T7–T12, nervos intercostais e nervo subcostal
Oblíquo externo do abdome	Costelas V–XII	Crista ilíaca e linha alba	Atuando em conjunto (bilateralmente), comprimem o abdome e fletem a coluna vertebral; atuando isoladamente (unilateralmente), flete lateralmente a coluna vertebral, particularmente a parte lombar, e roda a coluna vertebral	Nervos espinais torácicos T7–T12, nervos intercostais, subscostal e nervo ílio-hipogástrico
Oblíquo interno do abdome	Crista ilíaca, ligamento inguinal e fáscia toracolombar	Cartilagem das costelas VII–X e linha alba	Atuando em conjunto, comprimem o abdome e fletem a coluna vertebral; atuando isoladamente, flete lateralmente a coluna vertebral, em particular a parte lombar, e roda a coluna vertebral	Nervos espinais torácicos T8–T12, nervos intercostais, subcostal, nervo ílio-hipogástrico e nervo ilioinguinal
Transverso do abdome	Crista ilíaca, ligamento inguinal, fáscia lombar e cartilagens das costelas V–X	Processo xifoide, linha alba e púbis	Comprime o abdome	Nervos espinais torácicos T8–T12, nervos intercostais, subcostal, nervo ílio-hipogástrico e nervo ilioinguinal
Quadrado do lombo (ver Figura 11.14)	Crista ilíaca e ligamento iliolombar	Margem inferior da costela XII e L I–L IV	Atuando em conjunto, tracionam as costelas XII para dentro durante a expiração forçada, fixam as costelas XII para impedir a sua elevação durante a inspiração profunda e ajudam a estender a parte lombar da coluna vertebral; atuando isoladamente, flete lateralmente a coluna vertebral, particularmente a parte lombar AMR: Eleva o osso do quadril, comumente de um lado	Nervo espinal T12 subcostal, nervo intercostal e nervos espinais lombares L1–L3 ou L1–L4

influencia o tecido conjuntivo das interseções. Os fisiculturistas têm como meta o desenvolvimento dos "**seis tanquinhos**" do abdome. Uma pequena porcentagem da população apresenta uma variante das interseções tendíneas e desenvolvem "oito tanquinhos".

Como grupo, os músculos da parede anterolateral ajudam a conter e a proteger as vísceras abdominais; fletem, fletem lateralmente e rodam a coluna vertebral nas articulações intervertebrais; comprimem o abdome durante a expiração forçada; e produzem a força necessária para a defecação, a micção e o parto.

As aponeuroses (tendões semelhantes a bainhas) dos músculos oblíquo externo do abdome, oblíquo interno do abdome e transverso do abdome formam as **bainhas** do músculo **reto do abdome**, que envolvem os músculos retos do abdome. As bainhas encontram-se na linha mediana para formar a **linha alba**, uma faixa fibrosa resistente, que se estende do processo xifoide do esterno até a sínfise púbica. Nos estágios finais da gravidez, a linha alba se distende para aumentar a distância entre os músculos retos do abdome. A margem inferior livre da aponeurose do músculo oblíquo externo do abdome forma o **ligamento inguinal**, que segue o seu trajeto da espinha ilíaca anterossuperior até o tubérculo púbico (Figura 11.23A, B e C). Logo acima da extremidade medial do ligamento inguinal, existe uma fenda triangular na aponeurose, designada como **anel inguinal superficial**, que é a abertura externa do canal inguinal (ver Figura 26.2). O **canal inguinal** contém o funículo espermático e o nervo ilioinguinal nos homens e o ligamento redondo do útero e o nervo ilioinguinal nas mulheres.

A parede posterior do abdome é formada pelas vértebras lombares, partes dos ílios dos ossos do quadril, músculos psoas maior e ilíaco (descritos na Expo 11.S) e músculo quadrado do lombo. A parede anterolateral do abdome pode se contrair e distender; em comparação, a parede posterior do abdome é volumosa e estável.

A contração (espasmo) crônica unilateral do músculo quadrado do lombo eleva a pelve do mesmo lado. Quando a pelve está elevada em um dos lados, faz com que o membro inferior também se eleve, levando, assim, a uma **síndrome "de perna curta"** funcional. O desalinhamento da pelve, devido ao espasmo do músculo quadrado do lombo, pode comprometer a ação normal de praticamente todo músculo associado à postura ortostática e à marcha. Muitos músculos, desde a face plantar do pé até a aponeurose epicrânica, podem modificar os seus tônus e atuar para compensar a pelve desalinhada.

CORRELAÇÃO CLÍNICA | *Hérnia inguinal e hérnia do esporte*

Uma **hérnia** é uma protrusão de um órgão através de uma estrutura que normalmente o contém, criando uma protuberância que pode ser observada ou sentida através da superfície da pele. A região inguinal é uma área fraca na parede do abdome. Com frequência, constitui o local de **hérnia inguinal**, uma ruptura ou separação de parte da área inguinal da parede do abdome, resultando em protrusão de parte do intestino delgado. A hérnia é muito mais comum nos homens do que nas mulheres, visto que os canais inguinais nos homens são maiores para acomodar o funículo espermático e o nervo ilioinguinal. O tratamento das hérnias consiste mais frequentemente em cirurgia. O órgão que faz protrusão é recolocado na cavidade abdominal, e procede-se ao reparo do defeito nos músculos abdominais. Além disso, aplica-se frequentemente uma malha para reforçar a área de fraqueza.

A **hérnia do esporte** é uma distensão (laceração) dolorosa dos tecidos moles (músculos, tendões e ligamentos) na parte inferior do abdome ou virilha. Diferentemente da hérnia inguinal, a hérnia do esporte não produz uma protuberância visível. Ocorre mais frequentemente em homens e deve-se à contração simultânea dos músculos abdominais e adutores que se fixam ao osso do quadril e tracionam em diferentes direções. Isso ocorre durante atividades que envolvem aceleração rápida e mudanças de direção, chutar e movimentos de um lado para outro, como os que ocorrem no hóquei no gelo, futebol, rugbi, tênis e salto em altura. O tratamento da hérnia do esporte inclui repouso, gelo, anti-inflamatórios, fisioterapia e cirurgia.

Figura 11.13 Músculos do abdome que protegem as vísceras abdominais e movimentam a coluna vertebral.

 Os músculos da parede anterolateral do abdome protegem as vísceras abdominais, movimentam a coluna vertebral e auxiliam na expiração forçada, na defecação, na micção e no parto.

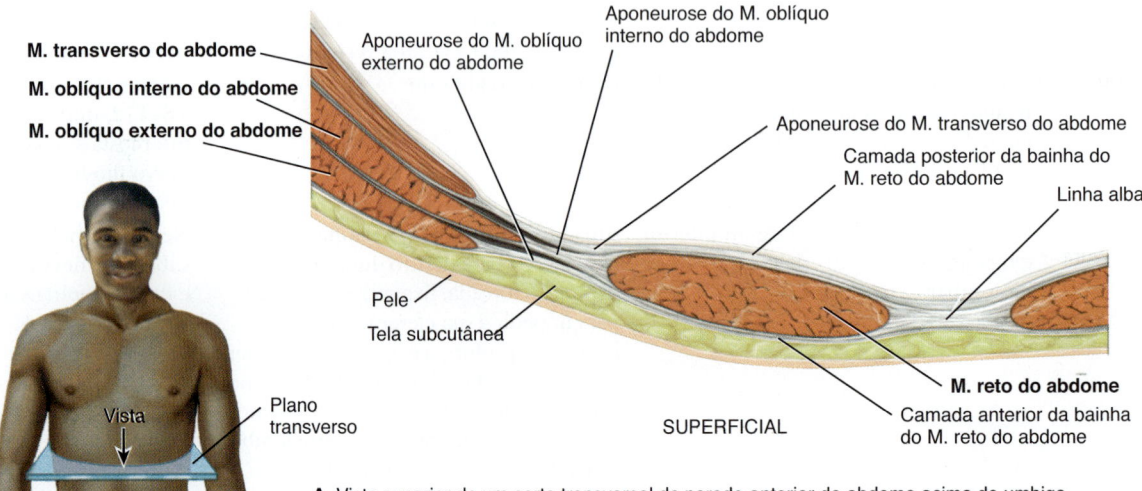

A. Vista superior de um corte transversal da parede anterior do abdome acima do umbigo

CAPÍTULO 11 • Sistema Muscular

Correlação entre músculos e movimentos

Organize os músculos nesta Expo de acordo com as seguintes ações sobre a coluna vertebral: (1) flexão, (2) flexão lateral, (3) extensão e (4) rotação. O mesmo músculo pode ser mencionado mais de uma vez.

✓ **TESTE RÁPIDO**

18. Que músculos você contrai quando "encolhe a barriga", comprimindo, assim, a parede anterior do abdome?

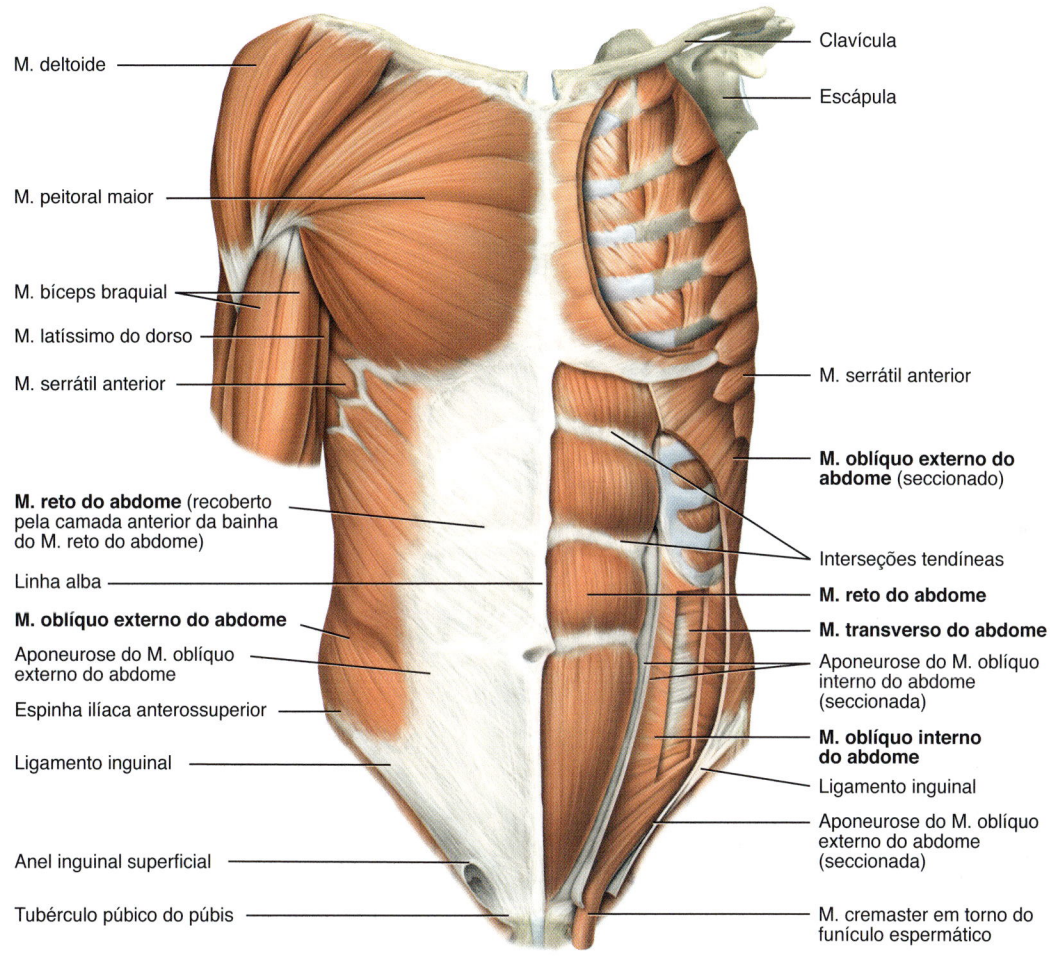

B. Vista superficial anterior   **C.** Vista profunda anterior

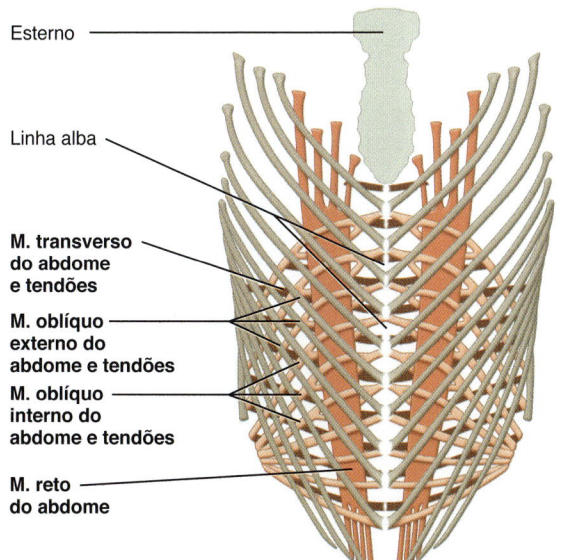

D. Esquema da parede anterolateral do abdome

(*Continua*)

Figura 11.13 *Continuação*

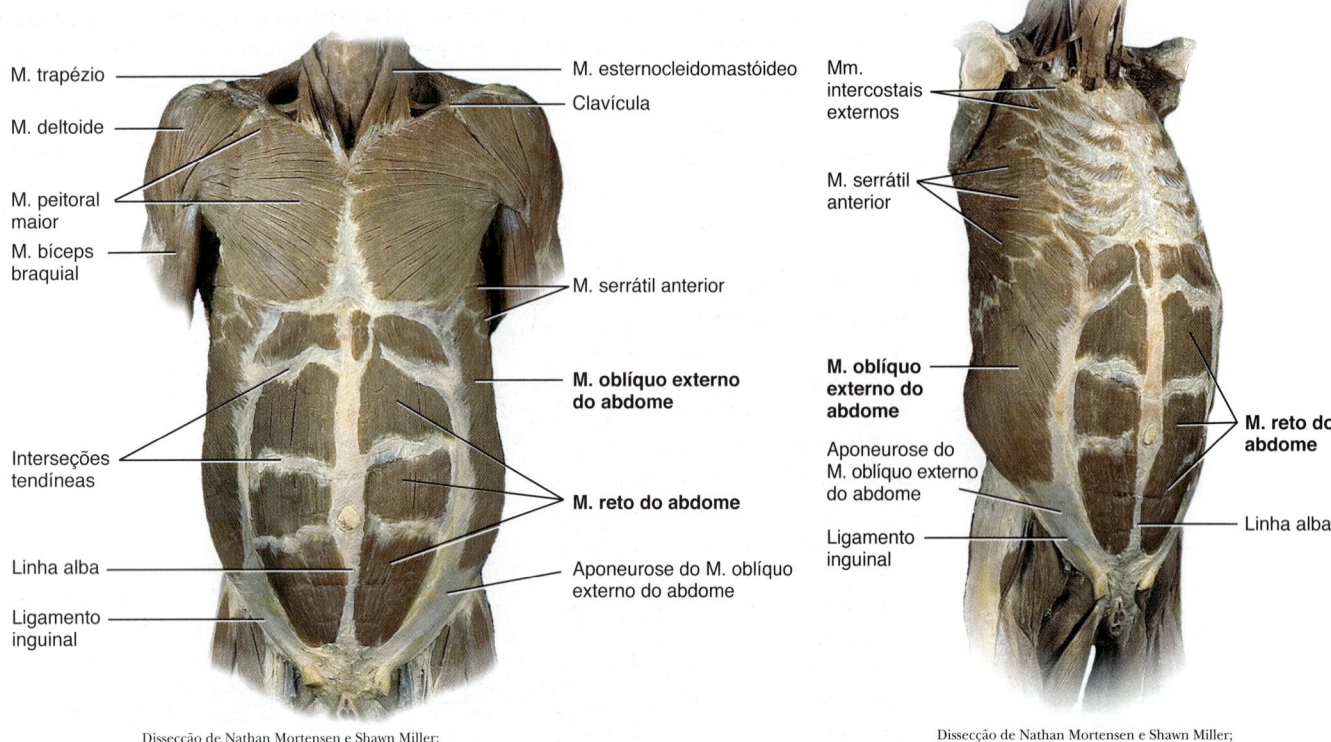

? **Que músculo abdominal auxilia na micção?**

EXPO 11.K — Músculos do tórax que auxiliam na respiração
(Figura 11.14)

OBJETIVO
- Descrever a fixação proximal, a fixação distal, a ação e a inervação dos músculos do tórax que auxiliam na respiração.

Os músculos do tórax alteram o tamanho da cavidade torácica, de modo que possa ocorrer a respiração. A inalação ocorre quando a cavidade torácica aumenta de tamanho, enquanto ocorre expiração quando a cavidade torácica diminui de tamanho.

O **diafragma** em formato de cúpula é o músculo mais importante que possibilita a respiração. Ele também separa a cavidade torácica da cavidade abdominal. O diafragma possui uma face convexa superior, que forma o assoalho da cavidade torácica, e uma face inferior côncava, que forma o teto da cavidade abdominal (Figura 11.14B). A **parte muscular periférica** do diafragma fixa-se no processo xifoide do esterno, nas seis costelas inferiores e suas cartilagens costais e nas vértebras lombares e seus discos intervertebrais e na costela XII (Figura 11.14C, D). A partir de suas várias origens, as fibras da parte muscular convergem e fixam-se no **centro tendíneo**, uma aponeurose resistente localizada próximo ao centro do músculo (Figura 11.14C, D). O centro tendíneo funde-se com a parte inferior do pericárdio (membrana serosa do coração) e com as pleuras (membrana serosa dos pulmões).

O diafragma possui três aberturas principais por meio das quais passam diversas estruturas entre o tórax e o abdome. Essas estruturas incluem aorta, juntamente com o ducto torácico e a veia ázigo, que passam pelo **hiato aórtico**; o esôfago com os nervos vagos (X) acompanhantes, que passam pelo **hiato esofágico**; e a veia cava inferior, que passa pelo **forame da veia cava**. Em uma condição denominada hérnia de hiato, o estômago projeta-se superiormente pelo hiato esofágico.

Os movimentos do diafragma também ajudam a retornar o sangue venoso que passa pelas veias do abdome até o coração. Juntamente com os músculos anterolaterais do abdome, o diafragma ajuda a aumentar a pressão intra-abdominal para esvaziar o conteúdo pélvico durante a defecação, a micção e o parto. Esse mecanismo também é auxiliado quando inspiramos profundamente e fechamos a rima da glote (o espaço entre as pregas vocais). O ar retido no sistema respiratório impede a elevação do diafragma. O aumento da pressão intra-abdominal também ajuda a sustentar a coluna vertebral, evitando a sua flexão durante o levantamento de peso. Isso auxilia acentuadamente os músculos do dorso no levantamento de uma carga pesada.

Outros músculos envolvidos na respiração, denominados músculos **intercostais**, estendem-se pelos espaços intercostais, isto é, os espaços entre as costelas (Figura 11.4A, B e 11.13E-I). Esses músculos estão dispostos em três camadas. Os 11 pares de músculos **intercostais externos** ocupam a camada superficial, e suas fibras seguem uma direção oblíqua inferior e anteriormente a partir da costela acima para a costela abaixo. Esses músculos elevam as costelas durante a inspiração para ajudar a expandir a cavidade torácica. Os 11 pares de músculos **intercostais internos** ocupam a camada intermediária dos espaços intercostais. As fibras desses músculos correm em ângulos retos aos músculos intercostais externos, em direção oblíqua inferior e posteriormente, da margem inferior da costela acima até a margem superior da costela abaixo. Esses músculos aproximam costelas adjacentes durante a expiração forçada para ajudar a diminuir o tamanho da cavidade torácica. A camada mais profunda de músculos é constituída pelos músculos **intercostais íntimos** pares. Esses músculos pouco desenvolvidos estendem-se na mesma direção que os músculos intercostais internos e podem desempenhar a mesma função.

MÚSCULO	FIXAÇÃO PROXIMAL	FIXAÇÃO DISTAL	AÇÃO	INERVAÇÃO
Diafragma	Processo xifoide do esterno, cartilagens costais e partes adjacentes das costelas inferiores VII-XII, vértebras lombares e seus discos intervertebrais	Centro tendíneo	A contração do diafragma provoca achatamento e aumento na dimensão vertical da cavidade torácica, resultando na inspiração; o relaxamento do diafragma produz o seu movimento para cima e diminui a dimensão vertical da cavidade torácica, resultando na expiração	Nervo frênico, que contém axônios dos nervos espinais cervicais C3–C5
Músculos intercostais externos	Margem inferior da costela acima	Margem superior da costela abaixo	A contração eleva as costelas e aumenta as dimensões anteroposterior e lateral da cavidade torácica, resultando na inspiração; o relaxamento abaixa as costelas e diminui as dimensões anteroposterior e lateral da cavidade torácica, resultando na expiração	Nervos espinais torácicos T2–T12, nervos intercostais e nervo subcostal
Intercostais internos	Margem superior da costela abaixo	Margem inferior da costela acima	A contração aproxima costelas adjacentes, diminuindo ainda mais as dimensões anteroposterior e lateral da cavidade torácica durante a expiração forçada	Nervos espinais torácicos T2–T12, nervos intercostais e nervo subcostal
Intercostais íntimos	Margem superior da costela abaixo	Margem inferior da costela acima	A ação é a mesma dos músculos intercostais internos; anteriormente considerados uma camada profunda dos músculos intercostais internos	Nervos espinais torácicos T2–T12, nervos intercostais e nervo subcostal

Como veremos no Capítulo 24, o diafragma e os músculos intercostais externos são utilizados durante a inspiração e a expiração calmas. Entretanto, durante a inspiração forçada profunda (durante um exercício ou tocando um instrumento de sopro), os músculos esternocleidomastóideo, escalenos e peitoral menor também são utilizados; durante a expiração forçada profunda, os músculos oblíquo externo do abdome, oblíquo interno do abdome, transverso do abdome, reto do abdome e intercostais internos também são usados.

Correlação entre músculos e movimentos

Organize os músculos nesta Expo de acordo com as seguintes ações: (1) aumento do comprimento vertical, (2) aumento das dimensões lateral e anteroposterior e diminuição das dimensões lateral e anteroposterior do tórax.

✓ **TESTE RÁPIDO**

19. Quais são os nomes das três aberturas existentes no diafragma, e quais as estruturas que passam por cada uma delas?

Figura 11.14 Músculos do tórax que auxiliam na respiração.

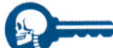 As aberturas existentes no diafragma possibilitam a passagem da aorta, do esôfago e da veia cava inferior.

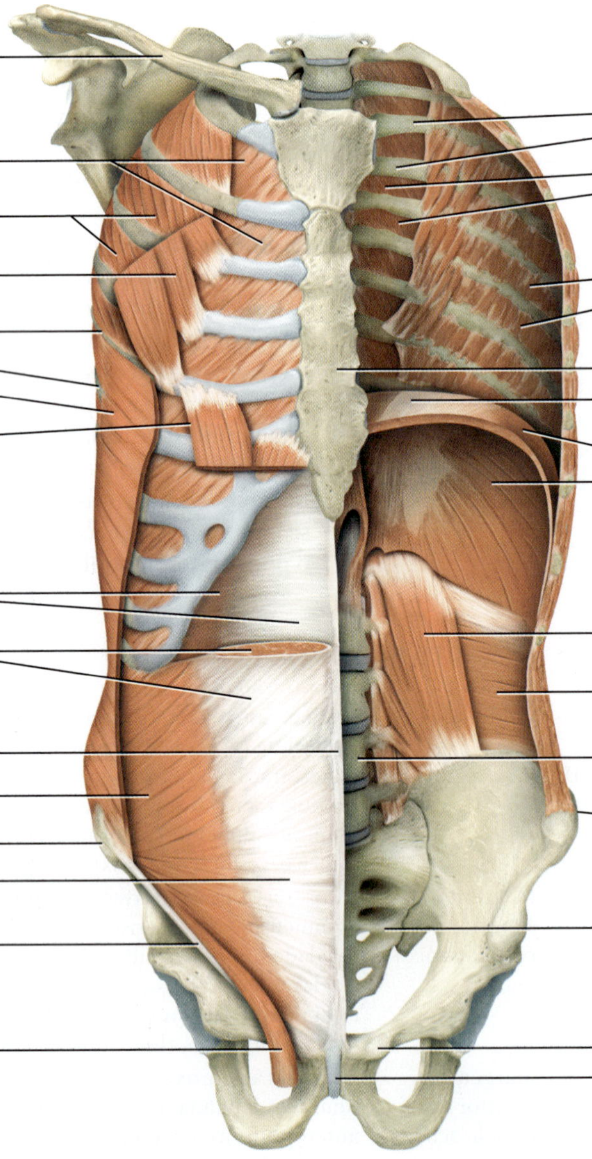

A. Vista superficial anterior **B.** Vista profunda anterior

CAPÍTULO 11 • Sistema Muscular **373**

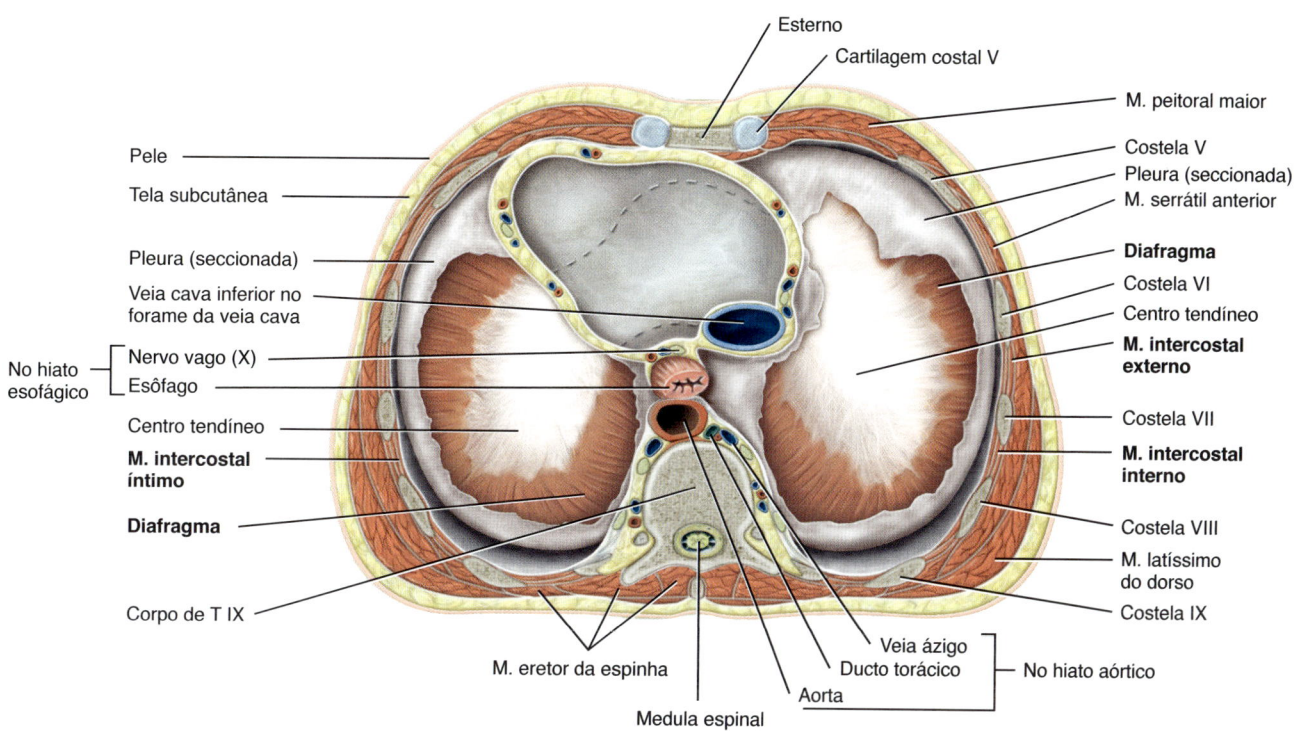

C. Vista superior do diafragma

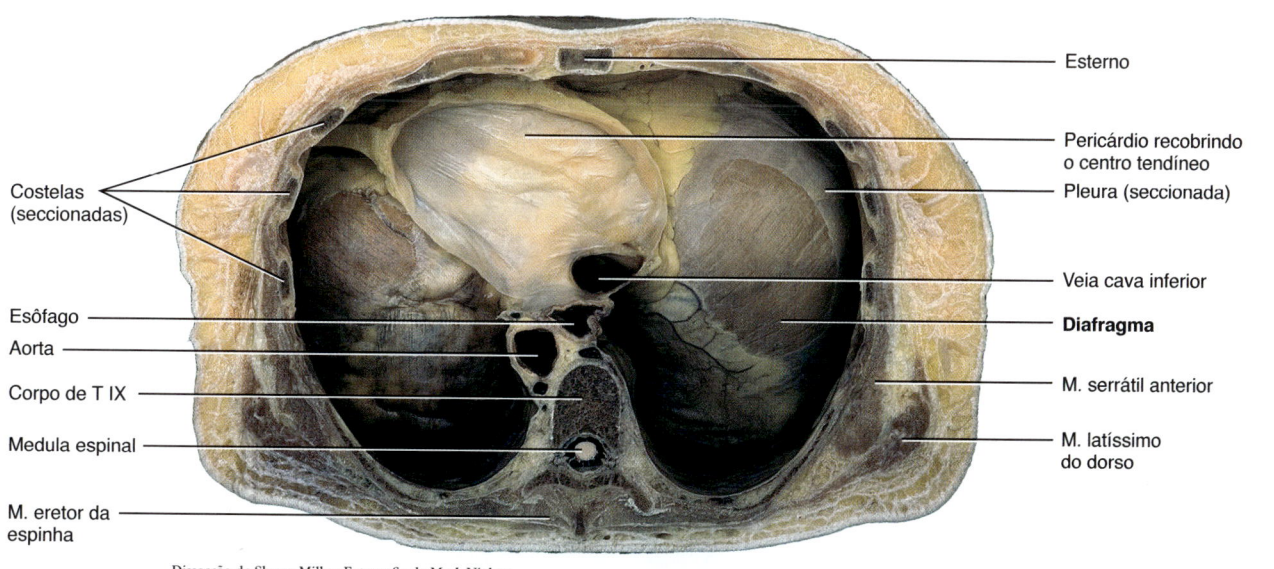

D. Vista superior

Dissecção de Shawn Miller; Fotografia de Mark Nielsen

(*Continua*)

Figura 11.14 *Continuação*

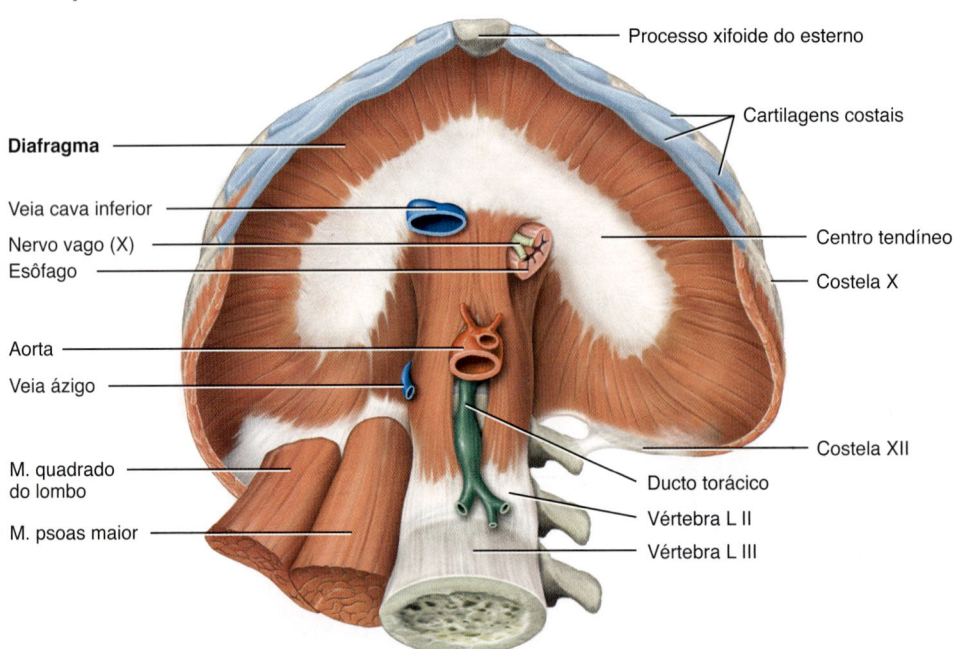

E. Vista inferior do diafragma

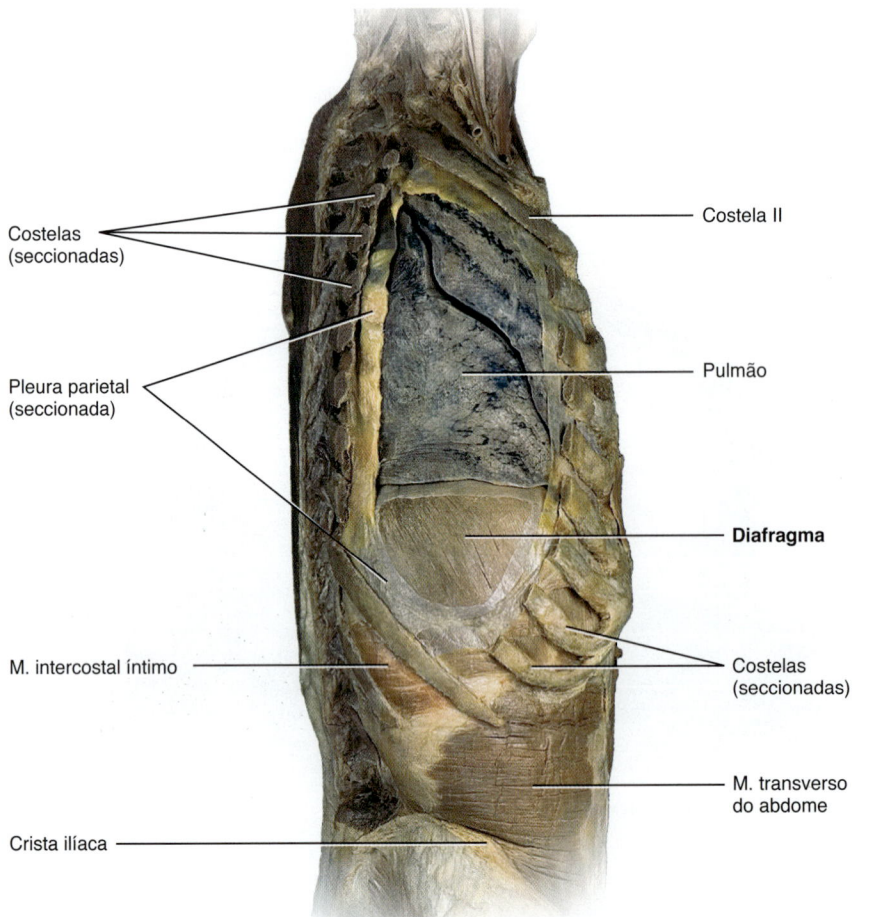

Dissecção de Shawn Miller e Nathan Mortensen;
Fotografia de Mark Nielsen

F. Vista lateral direita

? Que músculo associado à respiração é inervado pelo nervo frênico?

EXPO 11.L — Músculos do assoalho da pelve que sustentam as vísceras pélvicas e atuam como esfíncteres *(Figura 11.15)*

OBJETIVO
- Descrever a fixação proximal, a fixação distal, a ação e a inervação dos músculos do assoalho da pelve que sustentam as vísceras pélvicas e que atuam como esfíncteres.

Os músculos do assoalho da pelve são os músculos levantador do ânus e isquiococcígeo. Juntamente com a fáscia que reveste suas faces interna e externa, esses músculos são designados como **diafragma da pelve**, que se estende do púbis, anteriormente, até o cóccix, posteriormente, e de uma parede lateral da pelve até a outra. Essa disposição confere ao diafragma da pelve a aparência de um funil suspenso pelas suas fixações. O diafragma da pelve separa a cavidade pélvica em profunda, acima do períneo, e superficial, abaixo do períneo (ver Expo 11.M). Em ambos os sexos, o canal anal e a uretra atravessam o diafragma da pelve, e, nas mulheres, a vagina também o atravessa.

Os três componentes do músculo **levantador do ânus** são os músculos **pubococcígeo**, **puborretal** e **iliococcígeo**. A Figura 11.15 mostra esses músculos na mulher, e a Figura 11.16 na Expo 11.M os ilustra no homem. O músculo levantador do ânus é o maior e mais importante músculo do assoalho da pelve. Sustenta as vísceras pélvicas e resiste ao impulso inferior que acompanha elevações da pressão intra-abdominal durante funções como expiração forçada, tosse, vômitos, micção e defecação. O músculo também atua como esfíncter na junção anorretal, na uretra e na vagina. Além de auxiliar o músculo levantador do ânus, o músculo **isquiococcígeo** traciona o cóccix anteriormente após ter sido empurrado posteriormente durante a defecação ou o parto.

Correlação entre músculos e movimentos

Organize os músculos nesta Expo de acordo com as seguintes ações: (1) sustentação e manutenção da posição das vísceras pélvicas; (2) resistência à elevação da pressão abdominal; (3) constrição do ânus, da uretra e da vagina. O mesmo músculo pode ser mencionado mais de uma vez.

✓ TESTE RÁPIDO
20. Que músculos são fortalecidos pelos *exercícios de Kegel*?

MÚSCULO	FIXAÇÃO PROXIMAL	FIXAÇÃO DISTAL	AÇÃO	INERVAÇÃO
Levantador do ânus	Este músculo é dividido em três partes: os músculos pubococcígeo, puborretal e iliococcígeo			
Pubococcígeo	Púbis e espinha isquiática	Cóccix, uretra, canal anal, corpo do períneo (massa cuneiforme de tecido fibroso no centro do períneo) e corpo anococcígeo (faixa fibrosa estreita que se estende do ânus até o cóccix)	Sustenta e mantém a posição das vísceras pélvicas; resiste ao aumento da pressão intra-abdominal durante a expiração forçada, tosse, vômito, micção e a defecação; provoca constrição do ânus, da uretra e da vagina	Ramos anteriores dos nervos sacrais S2–S4
Puborretal	Face posterior do corpo do púbis	Decussa atrás da junção anorretal como alça muscular espessa	Ajuda manter a continência fecal e auxilia na defecação	Ramos anteriores dos nervos sacrais S2–S4
Iliococcígeo	Espinha isquiática	Cóccix	Sustenta e mantém a posição das vísceras pélvicas; resiste ao aumento da pressão intra-abdominal durante a expiração forçada, tosse, vômito, micção e a defecação; provoca constrição do ânus, da uretra e da vagina	Ramos anteriores dos nervos sacrais S2–S4
Isquiococcígeo	Espinha isquiática	Parte inferior do sacro e parte superior do cóccix	Sustenta e mantém a posição das vísceras pélvicas; resiste ao aumento da pressão intra-abdominal durante a expiração forçada, tosse, vômito, micção e a defecação; traciona o cóccix anteriormente após a defecação ou o parto	Ramos anteriores dos nervos sacrais S4 e S5

CORRELAÇÃO CLÍNICA | Lesão do músculo levantador do ânus e incontinência urinária de estresse

Durante o parto, o músculo levantador do ânus sustenta a cabeça do feto, e o músculo pode ser lesionado durante um parto difícil ou traumatizado durante uma *episiotomia* (corte realizado com tesoura cirúrgica para impedir ou direcionar a laceração do períneo durante o parto). A consequência dessas lesões pode consistir em **incontinência urinária de estresse**, isto é, extravazamento de urina sempre que houver aumento da pressão intra-abdominal – por exemplo, durante a tosse. Uma maneira de tratar a incontinência urinária de estresse é fortalecer os músculos que sustentam as vísceras pélvicas. Isso é obtido pelos *exercícios de Kegel*, que alternam a contração e o relaxamento dos músculos do assoalho da pelve. Para encontrar os músculos corretos, a pessoa imagina que está urinando e, em seguida, contrai os músculos como se tivesse que interromper o jato médio de urina. Os músculos devem ser mantidos contraídos até a contagem de três e, em seguida, relaxados até uma contagem de três. Esse exercício deve ser repetido 5 a 10 vezes a cada hora – na posição sentada, em pé e deitada. Os *exercícios de Kegel* também são incentivados durante a gravidez, para fortalecer os músculos para o parto.

Figura 11.15 Músculos do assoalho da pelve que sustentam as vísceras pélvicas, auxiliam na resistência à pressão intra-abdominal e atuam como esfíncteres.

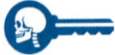

O diafragma da pelve sustenta as vísceras pélvicas.

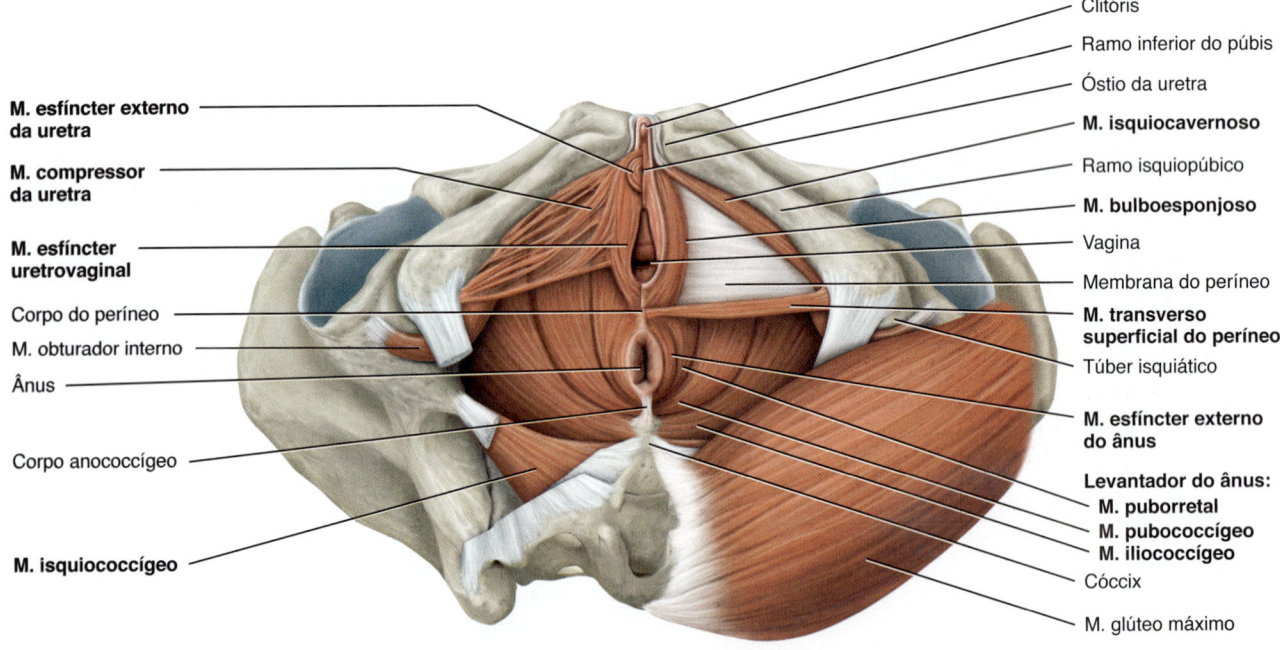

Vista superficial inferior do períneo feminino

Quais são as margens do diafragma da pelve?

EXPO 11.M — Músculos do períneo (Figura 11.16)

OBJETIVO
- Descrever a fixação proximal, a fixação distal, a ação e a inervação dos músculos do períneo.

O **períneo** é a região do tronco inferior ao diafragma da pelve. Trata-se de uma área em forma de losango, que se estende da sínfise púbica, anteriormente, até o cóccix, posteriormente, e até os túberes isquiáticos, lateralmente. O períneo feminino e o masculino podem ser comparados nas Figuras 11.15 e 11.16, respectivamente. Uma linha transversal traçada entre os túberes isquiáticos divide o períneo em um **trígono urogenital** anterior, que contém os órgãos genitais externos, e em um **trígono anal** posterior, que contém o ânus (ver Figura 26.22). Vários músculos do períneo inserem-se no *corpo do períneo*, uma interseção muscular anterior ao ânus. Clinicamente, o períneo é muito importante para os obstetras e os médicos que tratam de distúrbios relacionados com o sistema genital, os órgãos urogenitais e a região anorretal da mulher.

Os músculos do períneo estão dispostos em duas camadas: **superficial** e **profunda**. Os músculos da camada superficial são o músculo **transverso superficial do períneo**, o músculo **bulboesponjoso** e o músculo **isquiocavernoso** (Figuras 11.15 e 11.16). Os músculos profundos do períneo masculino são os músculos **transverso profundo do períneo** e o músculo **esfíncter externo da uretra** (Figura 11.16). Os músculos profundos do períneo feminino são os músculos **compressor da uretra**, **esfíncter uretrovaginal** e **esfíncter externo da uretra** (ver Figura 11.15). Os músculos profundos do períneo auxiliam na micção e na ejaculação nos homens e na micção e compressão da vagina nas mulheres. O músculo **esfíncter externo do ânus** adere firmemente à pele em torno da margem do ânus e mantém o canal anal e o ânus fechados, exceto durante a defecação.

Correlação entre músculos e movimentos

Organize os músculos nesta Expo de acordo com as seguintes ações: (1) expulsão da urina e do sêmen, (2) ereção do clitóris e do pênis, (3) fechamento do orifício anal e (4) constrição do óstio da vagina. O mesmo músculo pode ser mencionado mais de uma vez.

✓ TESTE RÁPIDO
21. Quais são as margens e o conteúdo do trígono urogenital e trígono anal?

MÚSCULO	FIXAÇÃO PROXIMAL	FIXAÇÃO DISTAL	AÇÃO	INERVAÇÃO
MÚSCULOS SUPERFICIAIS DO PERÍNEO				
Transverso superficial do períneo	Túber isquiático	Corpo do períneo	Estabiliza o corpo do períneo e sustenta o assoalho pélvico	Ramo perineal do nervo pudendo do plexo sacral
Bulboesponjoso	Corpo do períneo	Membrana do períneo dos músculos profundos do períneo, corpo esponjoso do pênis e fáscia profunda no dorso do pênis no homem; arco púbico e raiz e dorso do clitóris na mulher	Ajuda a expelir a urina durante a micção, ajuda a propelir o sêmen ao longo da uretra, auxilia na ereção do pênis no homem; causa constrição do óstio da vagina e auxilia na ereção do clitóris na mulher	Ramo perineal do nervo pudendo do plexo sacral
Isquiocavernoso	Túber isquiático e ramos isquiático e púbico	Corpo cavernoso do pênis no homem e clitóris na mulher e sínfise púbica	Mantém a ereção do pênis no homem e do clitóris na mulher ao diminuir a drenagem de urina	Ramo perineal do nervo pudendo do plexo sacral
MÚSCULOS PROFUNDOS DO PERÍNEO				
Transverso profundo do períneo	Ramo do ísquio	Corpo do períneo	Ajuda a expelir as últimas gotas de urina e o sêmen no homem	Ramo perineal do nervo pudendo do plexo sacral
Esfíncter externo da uretra	Ramos do ísquio e do púbis	Rafe mediana no homem e parede da vagina na mulher	Ajuda a expelir as últimas gotas de urina e de sêmen no homem e a urina na mulher	Nervo sacral S4 e nervo anal inferior do nervo pudendo
Compressor da uretra (ver Figura 11.15)	Ramo isquiopúbico	Funde-se com o mesmo músculo do lado oposto, anterior à uretra	Atua como músculo esfíncter acessório da uretra	Ramo perineal do nervo pudendo do plexo sacral
Esfíncter uretrovaginal (ver Figura 11.15)	Corpo do períneo	Funde-se com o mesmo músculo do lado oposto, anterior à uretra	Atua como músculo esfíncter acessório da uretra e facilita o fechamento da vagina	Ramo perineal do nervo pudendo do plexo sacral
Esfíncter externo do ânus	Ligamento anococcígeo	Corpo do períneo	Mantém o canal anal e o ânus fechados	Nervo sacral S4 e nervo anal inferior do nervo pudendo

Figura 11.16 Músculos do períneo.

O diafragma urogenital auxilia na micção nas mulheres e nos homens, na ejaculação nos homens e ajuda a fortalecer o assoalho da pelve.

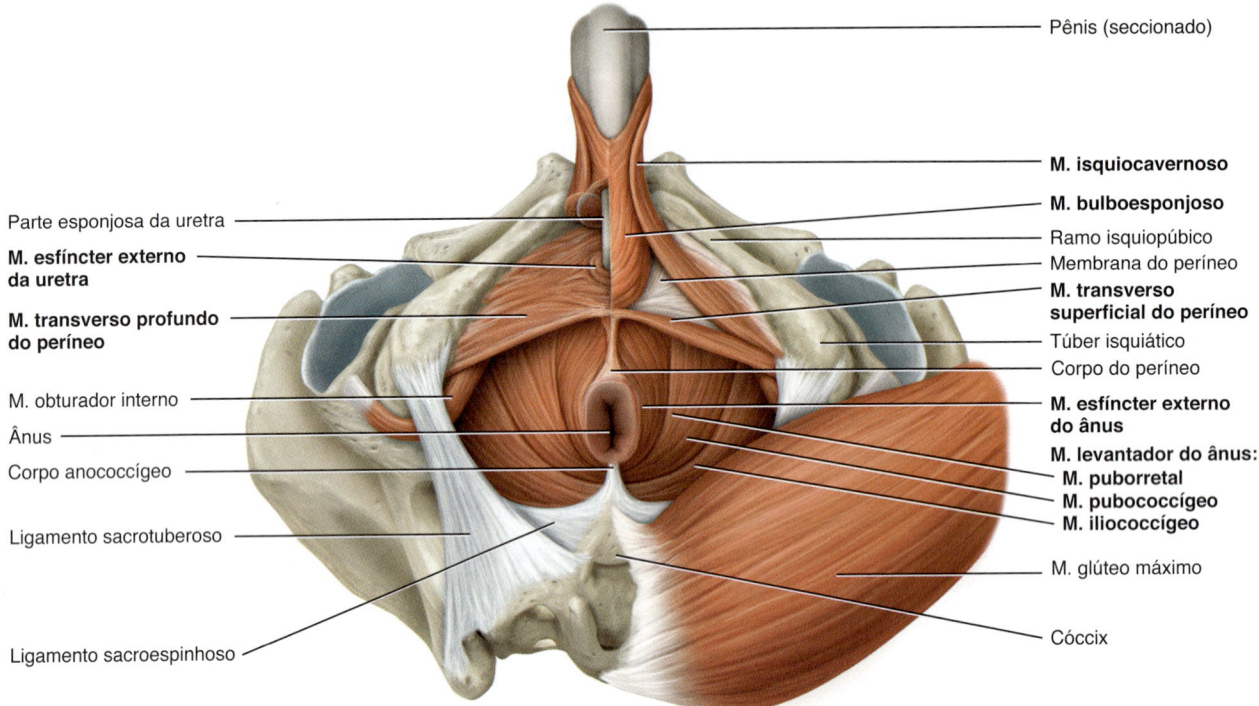

A. Vista superficial inferior do períneo masculino

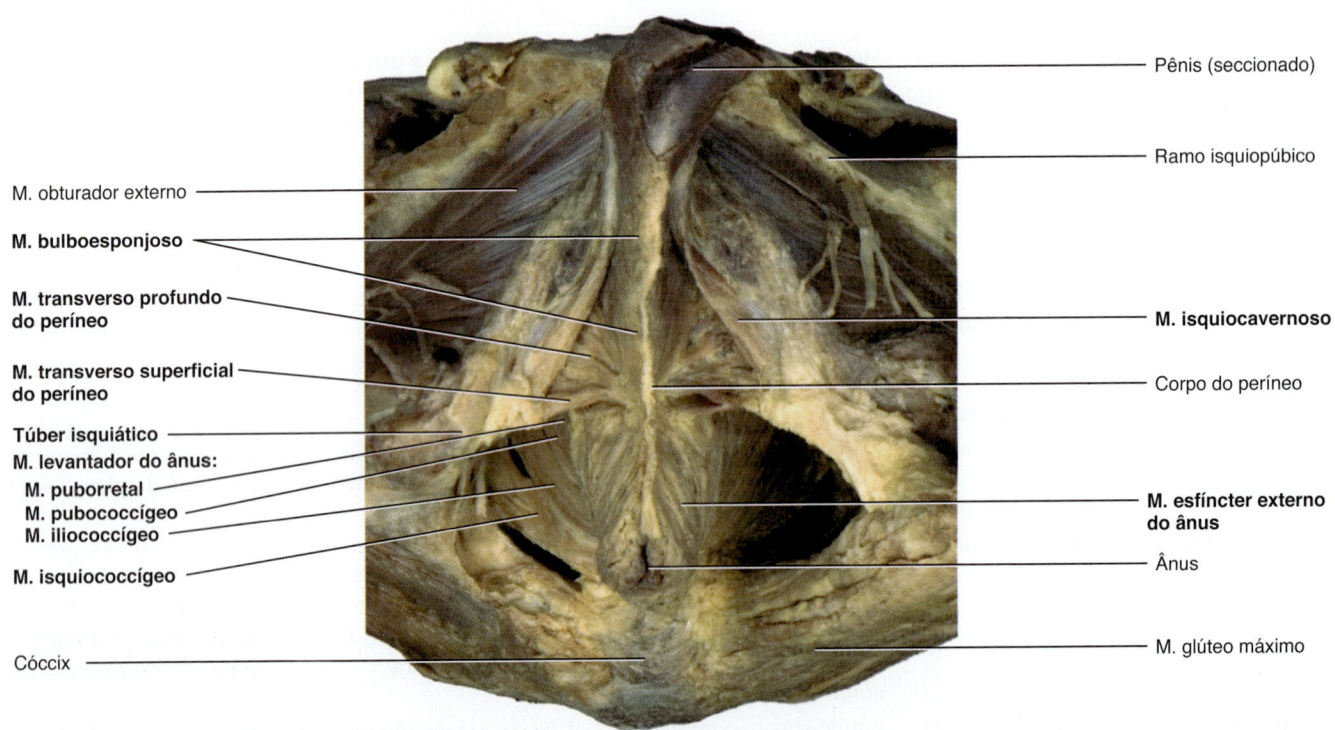

B. Vista superficial inferior do períneo masculino

Dissecção de Nathan Mortensen; Fotografia de Mark Nielsen

Quais são os limites do períneo?

EXPO 11.N — Músculos do tórax que movimentam o cíngulo do membro superior *(Figura 11.17)*

OBJETIVO
- Descrever a fixação proximal, a fixação distal, a ação e a inervação dos músculos do tórax que movimentam o cíngulo do membro superior.

Os músculos da parte proximal do membro superior estão dispostos em diversos grupos; os músculos são superficiais, profundos ou muito profundos e agrupados em estabilizadores do cíngulo do membro superior (clavícula e escápula) ou músculos que atuam na articulação do ombro (Figura 11.17). Quatro músculos, os músculos peitoral maior, deltoide, trapézio e latíssimo do dorso, não apenas são superficiais, como também apresentam uma grande área de superfície e formam a musculatura superficial do ombro, do tórax e da parte superior do dorso.

A principal ação dos músculos que movimentam o cíngulo do membro superior consiste em estabilizar a escápula, de modo que possam atuar como estabilizadores para a maioria dos músculos que movimentam o úmero. Como os movimentos da escápula habitualmente acompanham os do úmero na mesma direção, os músculos também movimentam a escápula para aumentar a amplitude de movimento do úmero. Por exemplo, não seria possível elevar o braço acima da cabeça (acima de 90°) se a escápula não se movesse com o úmero. Durante a abdução, a escápula acompanha o úmero por meio de rotação para cima.

Os músculos que movimentam o cíngulo do membro superior podem ser classificados em dois grupos, com base na sua localização no tórax: os **músculos torácicos anteriores** e **posteriores**. Os músculos torácicos anteriores são os músculos subclávio, peitoral menor e serrátil anterior. O músculo **subclávio** é um pequeno músculo cilíndrico localizado sob a clavícula, que se estende da clavícula até a primeira costela. Esse músculo estabiliza a clavícula durante os movimentos do cíngulo do membro superior.

O músculo **peitoral menor** é um músculo triangular fino e plano, localizado profundamente ao músculo peitoral maior. Esse músculo produz, entre outras ações, a abdução da escápula. As escápulas das pessoas que passam muito tempo com os braços mantidos à sua frente, como pianistas, operários de fábricas e os que usam computadores, podem desenvolver contração crônica (encurtamento) dos músculos peitorais menores. Os músculos contraídos tornam-se mais curtos e mais largos, e, visto que o plexo braquial (a principal rede de nervos para o membro superior) segue o seu trajeto entre o músculo peitoral menor e a cavidade torácica, o seu encurtamento pode comprimir os nervos. Os nervos comprimidos simulam sintomas como os da síndrome do túnel do carpo.

O músculo **serrátil anterior** é um grande músculo flabeliforme plano, situado entre as costelas e a escápula. É assim denominado em virtude de sua aparência serrilhada em suas fixações proximais nas costelas. Esse músculo pode estar altamente desenvolvido nos fisiculturistas e atletas. É um antagonista dos músculos romboides e responsável pela abdução da escápula. Grande parte do ventre encontra-se profundamente à parte anterior da escápula. Por conseguinte, o músculo está sobreposto à cavidade torácica. A parte lateral e inferior da mama situa-se superficialmente ao músculo serrátil anterior.

Os músculos torácicos posteriores são os músculos trapézio, levantador da escápula, romboide maior e romboide menor.

O músculo **trapézio** é uma grande lâmina triangular plana de músculo, que se estende do crânio e da coluna vertebral, medialmente, até o cíngulo do membro superior, lateralmente. É o mais superficial dos músculos do dorso e recobre a região cervical posterior e a parte superior do tronco. Os dois músculos trapézios formam um trapezoide (quadrilátero em forma de losango) – daí o seu nome. Os três conjuntos de fibras (partes descendente, transversa e ascendente) permitem que esse músculo exerça múltiplas

MÚSCULO	FIXAÇÃO PROXIMAL	FIXAÇÃO DISTAL	AÇÃO	INERVAÇÃO
MÚSCULOS TORÁCICOS ANTERIORES				
Subclávio	Costela I	Clavícula	Inferioriza e movimenta a clavícula anteriormente e ajuda a estabilizar o cíngulo do membro superior	Nervo subclávio
Peitoral menor	Costelas II–V, III–V ou II–IV	Processo coracoide da escápula	Abduz a escápula e a roda inferiormente AMR: Eleva as costelas III–V durante a inspiração forçada, quando a escápula está fixa	Nervo peitoral medial
Serrátil anterior	Costelas I–VIII ou I–IX	Margem vertebral e ângulo inferior da escápula	Abduz a escápula e a roda para cima AMR: Eleva as costelas quando a escápula está estabilizada; conhecido como "músculo do boxeador", em virtude de sua importância nos movimentos horizontais do braço, como para socar e empurrar	Nervo torácico longo

ações. As fibras descendentes estendem a cabeça e o pescoço. O peso da cabeça (cerca de 5,45 kg) é funcionalmente duplicado para cada 2,50 cm que a cabeça flete a partir de sua posição neutra (diretamente sobre o atlas). Por exemplo, para a pessoa que apresenta uma postura da cabeça inclinada de 5 cm para a frente a partir de sua posição neutra, o músculo trapézio e músculos menores da parte posterior do pescoço precisam se contrair como se a cabeça pesasse 16 kg. Por conseguinte, o músculo trapézio é sobrecarregado nessas pessoas e torna-se dolorido. A posição da cabeça para frente é habitualmente um hábito que o paciente pode corrigir com a prática.

O músculo **levantador da escápula** é um músculo alongado e estreito, localizado na parte posterior do pescoço. Situa-se abaixo dos músculos esternocleidomastóideo e trapézio. Como o próprio nome sugere, uma de suas ações consiste em elevar a escápula. Esse músculo contém uma torção no ventre. A torção inverte as fibras superiores e inferiores à medida que se aproximam da fixação distal e assegura que o músculo irá elevar a escápula, e não rodá-la. Sua ação muscular reversa (AMR), quando a fixação proximal e a fixação distal são trocadas, consiste em estender o pescoço.

Os músculos **romboide maior** e **romboide menor** situam-se abaixo do músculo trapézio e nem sempre são distintos um do outro. Aparecem como faixas paralelas que passam inferior e lateralmente das vértebras para a escápula. Seus nomes derivam de sua forma – isto é, um romboide (paralelograma oblíquo). O músculo romboide maior é aproximadamente duas vezes mais largo que o músculo romboide menor. Com frequência, os dois músculos são identificados pelas suas fixações. Os músculos situam-se profundamente ao músculo trapézio e superficialmente ao músculo eretor da espinha. Os músculos romboides e o músculo trapézio são funcionalmente os únicos músculos que mantêm o membro superior unido à parte posterior do esqueleto axial. Ambos os músculos são utilizados quando abaixamos os membros superiores elevados contra a resistência, como quando enterramos uma estaca com uma marreta.

Movimentos da escápula

Para compreender as ações dos músculos que movimentam a escápula, é conveniente analisar inicialmente os vários movimentos da escápula:

- *Elevação:* movimento da escápula para cima, como no encolher dos ombros ou erguer um peso acima da cabeça
- *Depressão:* movimento da escápula para baixo, como ao puxar uma corda presa a uma polia
- *Abdução (protração):* movimento da escápula lateral e anteriormente, como ao dar um empurrão ou um soco
- *Adução (retração):* movimento da escápula medial e posteriormente, como ao puxar os remos de um barco
- *Rotação superior:* movimento do ângulo inferior da escápula lateralmente, de modo que a cavidade glenoidal seja deslocada para cima. Esse movimento* é necessário para mover o úmero além do plano horizontal, como na elevação dos braços como uma "marionete"
- *Rotação inferior:* movimento do ângulo inferior da escápula medialmente, de modo que a cavidade glenoidal é movida para baixo. Esse movimento é observado quando um ginasta sustenta o peso do corpo sobre as mãos nas barras paralelas.

Correlação entre músculos e movimentos

Organize os músculos nesta Expo de acordo com as seguintes ações sobre a escápula: (1) depressão, (2) elevação, (3) abdução, (4) adução, (5) rotação superior e (6) rotação inferior. O mesmo músculo pode ser mencionado mais de uma vez.

✓ TESTE RÁPIDO
22. Que músculos nesta Expo são usados para elevar e abaixar os ombros, juntar as mãos atrás das costas e juntá-las na frente do tórax?

---

*N.R.T.: Para os cinesiologistas estes movimentos da escápula são observados pelo ângulo inferior da escápula e não pela cavidade glenoidal e são chamados conforme o seu movimento de rotação lateral (rotação superior) e de rotação medial (rotação inferior).

MÚSCULO	FIXAÇÃO PROXIMAL	FIXAÇÃO DISTAL	AÇÃO	INERVAÇÃO
MÚSCULOS TORÁCICOS POSTERIORES				
Trapézio	Linha nucal superior do occipital, ligamento nucal e processos espinhosos de C VII–T XII	Clavícula e acrômio e espinha da escápula	A parte descendente roda a escápula para cima; a parte transversa aduz a escápula; a parte ascendente abaixa e roda a escápula; as partes descendente e ascendente em conjunto rodam a escápula para cima; estabiliza a escápula AMR: As fibras superiores podem ajudar a estender a cabeça	Nervo acessório (XI) e nervos espinais cervicais C3–C5
Levantador da escápula	Processos transversos de C I–C IV	Margem medial superior da escápula	Eleva a escápula e a roda para baixo	Nervo dorsal da escápula e nervos espinais cervicais C3–C5
Romboide maior	Processos espinhosos T II–T V	Margem medial da escápula, inferiormente à espinha da escápula	Eleva e aduz a escápula e a roda para baixo; estabiliza a escápula	Nervo dorsal da escápula
Romboide menor	Processos espinhosos de C VII–T I	Margem medial da escápula, superiormente à espinha da escápula	Eleva e aduz a escápula e a roda para baixo; estabiliza a escápula	Nervo dorsal da escápula

Figura 11.17 Músculos do tórax que movimentam o cíngulo do membro superior.

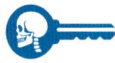 Os músculos que movimentam o cíngulo do membro superior possuem sua fixação proximal no esqueleto axial e fixação distal na clavícula ou na escápula.

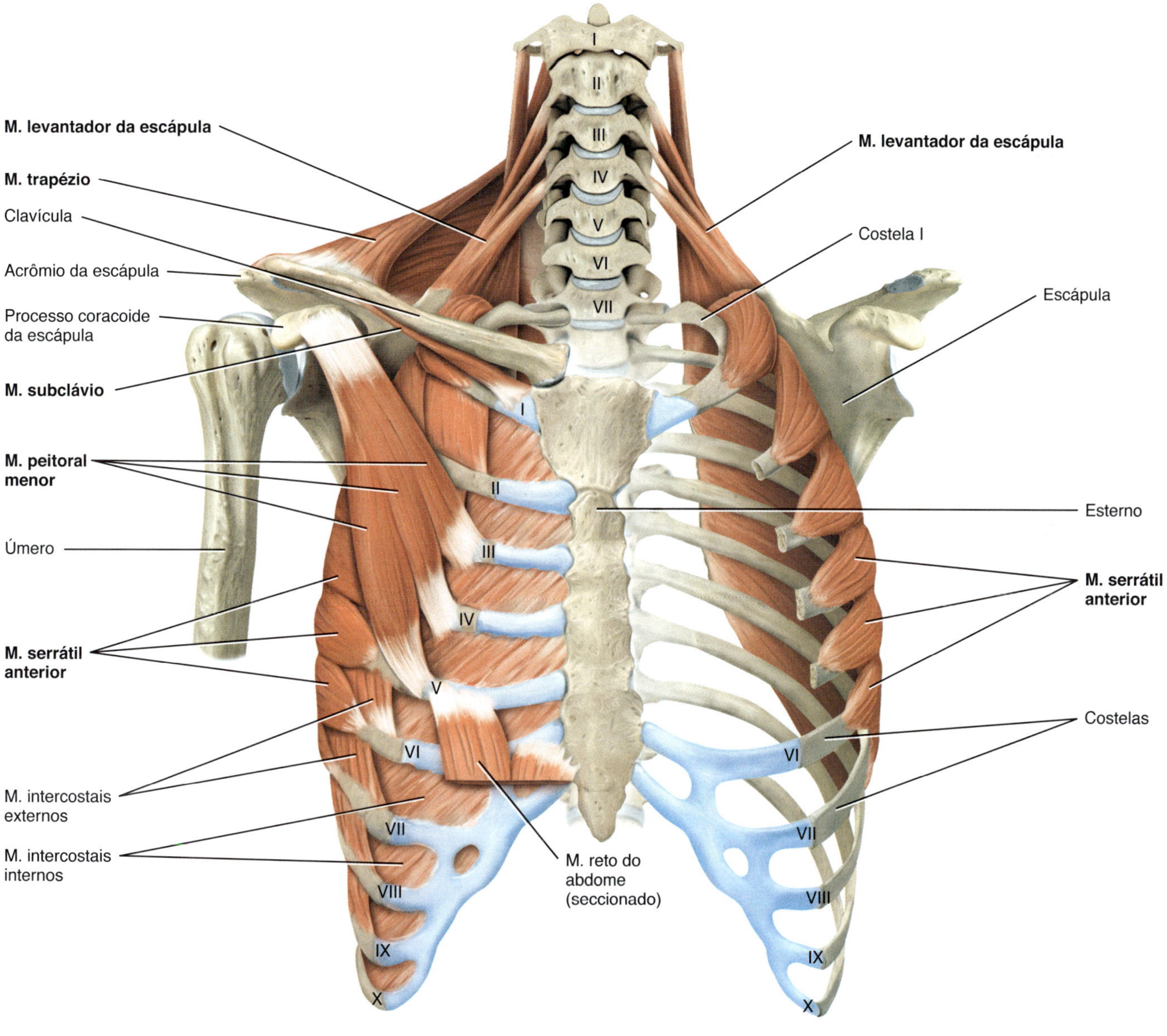

A. Vista anterior profunda

B. Vista anterior mais profunda

(Continua)

Figura 11.17 *Continuação*

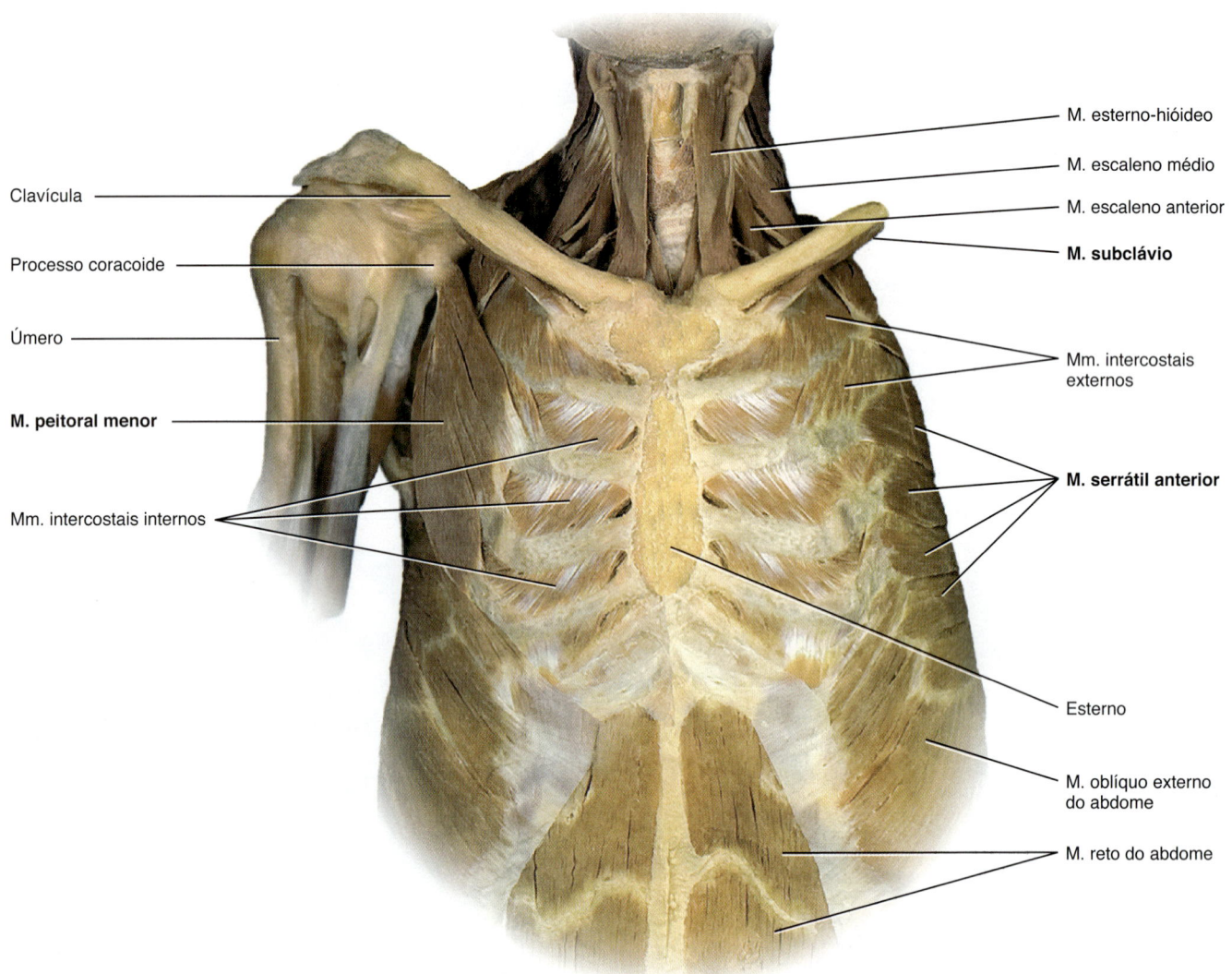

Dissecção de Nathan Mortensen e Shawn Miller; Fotografia de Mark Nielsen
C. Vista anterior

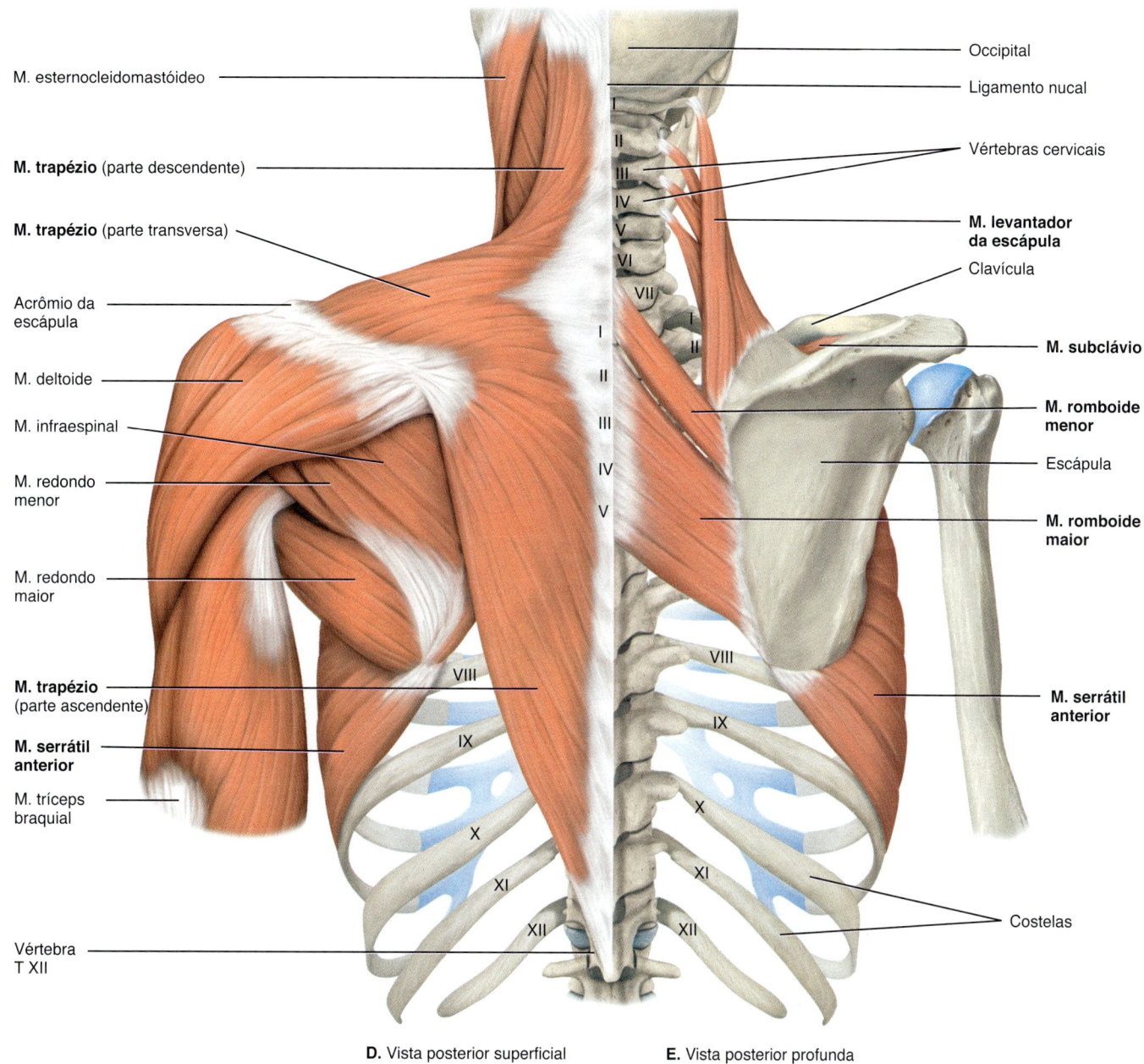

D. Vista posterior superficial **E.** Vista posterior profunda

(*Continua*)

Figura 11.17 *Continuação*

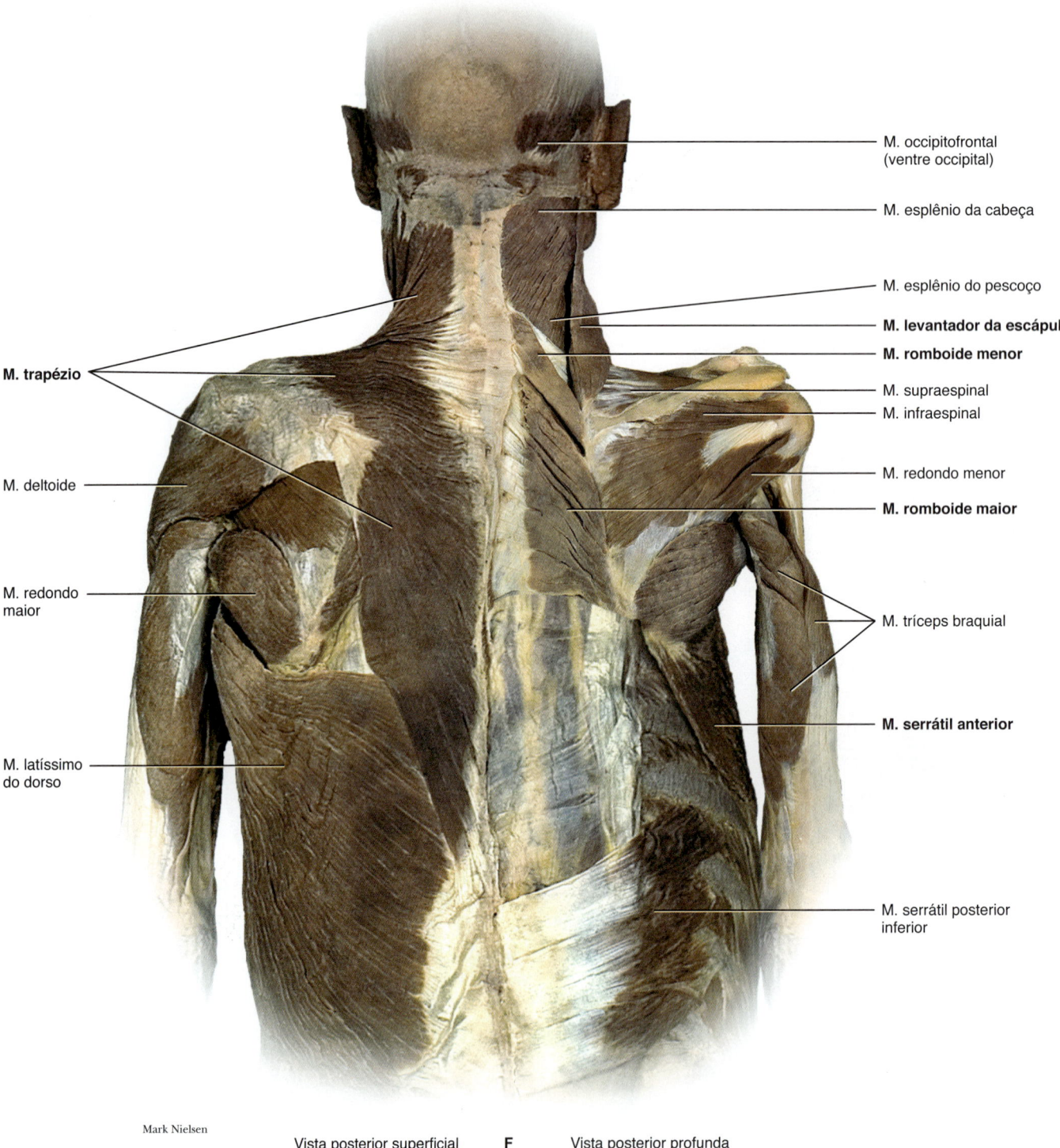

Vista posterior superficial   **F**   Vista posterior profunda

? **Qual é a principal ação dos músculos que movimentam o cíngulo do membro superior?**

EXPO 11.O — Músculos do tórax e do ombro que movimentam o úmero (Figura 11.18)

OBJETIVO
- Descrever a fixação proximal, a fixação distal, a ação e a inervação dos músculos do tórax que movimentam o úmero.

Dos nove músculos que cruzam a articulação do ombro, todos, com exceção dos músculos peitoral maior e latíssimo do dorso, originam-se na escápula. Os músculos peitoral maior e latíssimo do dorso são, portanto, denominados **músculos axiais**, visto que ambos se originam no esqueleto axial. Os outros sete músculos, isto é, os **músculos da escápula**, possuem sua fixação proximal a partir da escápula (Figura 11.18).

Dos dois músculos axiais que movimentam o úmero, o músculo **peitoral maior*** é flabeliforme, espesso e grande, recobre a parte superior do tórax e forma a prega anterior da axila. Quando este músculo e o músculo latíssimo do dorso estão bem desenvolvidos, a axila se aprofunda. O músculo apresenta duas fixações proximais: uma parte clavicular menor e uma parte esternocostal maior. A parte clavicular superior tem uma fixação mais distal no úmero do que a sua contraparte inferior, a parte esternocostal, conferindo ao tendão uma aparência torcida quando o braço está na posição anatômica. Isso melhora a vantagem mecânica do músculo.

O **músculo latíssimo do dorso** é um músculo triangular largo localizado na parte inferior do dorso, que forma a maior parte da parede posterior da axila. A AMR do músculo latíssimo do dorso possibilita a elevação da coluna vertebral e do tronco, como no exercício de puxada. É comumente denominado "músculos do nadador", visto que suas numerosas ações são utilizadas na natação; em consequência,

---
*N.R.T.: Na Nomenclatura Anatômica (1998) o músculo peitoral maior é dividido em três partes: clavicular, esternocostal e abdominal.

MÚSCULO	FIXAÇÃO PROXIMAL	FIXAÇÃO DISTAL	AÇÃO	INERVAÇÃO
MÚSCULOS DO ESQUELETO AXIAL QUE MOVIMENTAM O ÚMERO				
Peitoral maior (ver também Figura 11.13B)	Clavícula (parte clavicular), esterno e cartilagens costais das costelas II-VI e, algumas vezes, das costelas I-VII (parte esternocostal)	Tubérculo maior e lábio lateral do sulco intertubercular do úmero	Como um todo, adução e rotação medial do braço na articulação do ombro; a parte clavicular flete o braço, enquanto a parte esternocostal estende o braço fletido para o lado do tronco	Nervos peitorais medial e lateral
Latíssimo do dorso	Processos espinhosos de T VII-L V, cristas do sacro e do ílio, costelas IX-XII	Sulco intertubercular do úmero	Extensão, adução e rotação medial do braço na articulação do ombro; traciona o braço para baixo e posteriormente. AMR: Eleva a coluna vertebral e o tronco	Nervo toracodorsal
MÚSCULOS DA ESCÁPULA QUE MOVIMENTAM O ÚMERO				
Deltoide	Extremidade acromial da clavícula (parte clavicular), acrômio da escápula (parte acromial) e espinha da escápula (parte espinal)	Tuberosidade para o músculo deltoide no úmero	Parte acromial: abdução do braço na articulação do ombro; parte clavicular: flexão e rotação medial do braço na articulação do ombro; parte espinal: extensão e rotação lateral do braço na articulação do ombro	Nervo axilar
Subescapular	Fossa subescapular da escápula	Tubérculo menor do úmero	Rotação medial do braço na articulação do ombro	Partes superior e inferior do nervo subescapular
Supraespinal	Fossa supraespinal da escápula	Tubérculo maior do úmero	Auxilia o músculo deltoide na abdução do braço na articulação do ombro	Nervo supraescapular
Infraespinal	Fossa infraespinal da escápula	Tubérculo maior do úmero	Rotação lateral do braço na articulação do ombro	Nervo supraescapular
Redondo maior	Ângulo inferior da escápula	Lábio medial do sulco intertubercular do úmero	Extensão do braço na articulação do ombro; auxilia na adução e rotação medial do braço na articulação do ombro	Parte inferior do nervo subescapular
Redondo menor	Margem lateral inferior da escápula	Tubérculo maior do úmero	Rotação lateral e extensão do braço na articulação do ombro	Nervo axilar
Coracobraquial	Processo coracoide da escápula	Parte intermediária da face medial do corpo do úmero	Flexão e adução do braço na articulação do ombro	Nervo musculocutâneo

muitos nadadores de competição apresentam um músculo "latíssimo do dorso" bem desenvolvido. À semelhança dos músculos peitoral maior e levantador da escápula, o músculo latíssimo do dorso possui uma torção próxima da fixação distal, que aumenta a sua vantagem mecânica. O músculo redondo maior compartilha uma fixação distal semelhante com os músculos peitoral maior e latíssimo do dorso. O músculo **redondo maior** é arredondado e espesso no corte transversal (o que explica o seu nome), que também ajuda a formar parte da parede posterior da axila.

Entre os músculos da escápula, o músculo **deltoide** é um músculo do ombro potente e espesso, que recobre a articulação do ombro e forma o seu contorno arredondado.

Trata-se de um local frequente de injeções intramusculares. Ao examinar este músculo, são observados três conjuntos de fibras (constituindo as partes anterior, acromial e espinal) que possibilitam a sua ação como três músculos distintos utilizados na flexão, na abdução, na rotação e na extensão do úmero. Os pontos de fixação proximal na clavícula, acrômio e espinha da escápula estão conferidos nas mesmas formas dos três pontos de sua fixação distal no úmero.

Quatro músculos profundos do ombro – os músculos subescapular, supraespinal, infraespinal e redondo menor – reforçam e estabilizam a articulação do ombro. Esses músculos unem a escápula ao úmero. Seus tendões planos

Figura 11.18 Músculos do tórax e do ombro que movimentam o úmero.

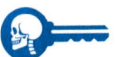 A força e a estabilidade da articulação do ombro são proporcionadas pelos tendões que formam o manguito rotador.

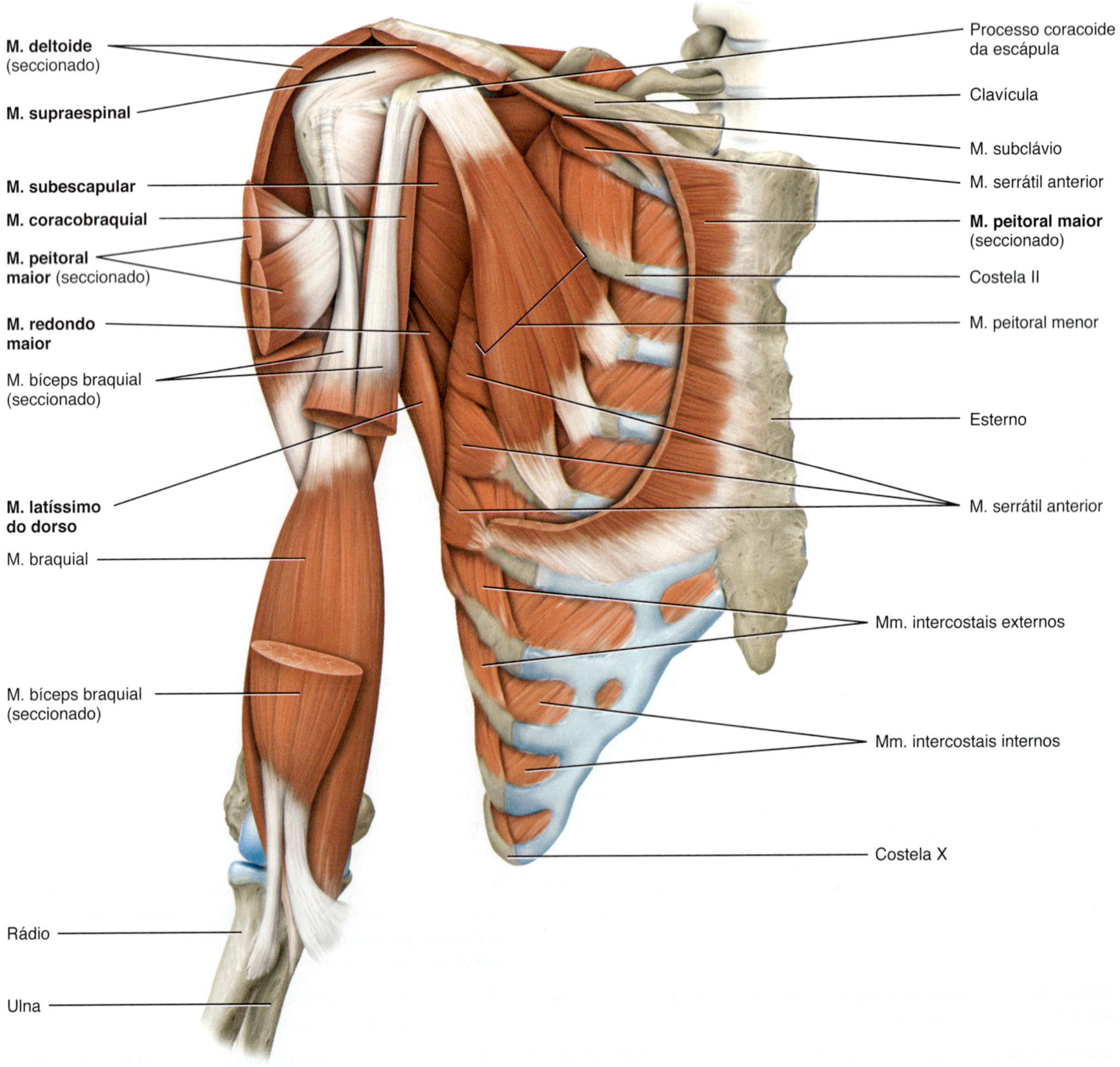

A. Vista anterior profunda (o músculo peitoral maior intacto é mostrado na Figura 11.3A)

fundem-se para formar o **manguito rotador** (*músculo tendíneo*), um círculo quase completo de tendões em torno da articulação do ombro, como o punho em uma manga de camisa. Esses quatro músculos são frequentemente designados como músculos "SIRS", o que pode servir como mnemônico para lembrar seus nomes. O músculo **subescapular** é um grande músculo triangular que preenche a fossa subescapular da escápula e que forma uma pequena parte no ápice da parede posterior da axila. O músculo **supraespinal**, um músculo arredondado, assim denominado em virtude de sua localização na fossa supraespinal da escápula, situa-se profundamente ao músculo trapézio. O tendão de na sua fixação distal desliza pela face superior da articulação do ombro, inferior ao acrômio; a ocorrência de inflamação nessa região em formato de túnel pode provocar tumefação e dor associada. O músculo **infraespinal** é um músculo triangular, também denominado em virtude de sua localização na fossa infraespinal da escápula. Parte do músculo é superficial, enquanto as outras partes estão profundas aos músculos trapézio e deltoide. O músculo **redondo menor** é um músculo alongado e cilíndrico, situado entre os músculos redondo maior e infraespinal. Seu ventre está localizado paralelamente à margem inferior do músculo infraespinal e, algumas vezes, é indistinguível deste último músculo.

O músculo **coracobraquial** é estreito e alongado, localizado na parede lateral da axila, juntamente com o músculo bíceps braquial.

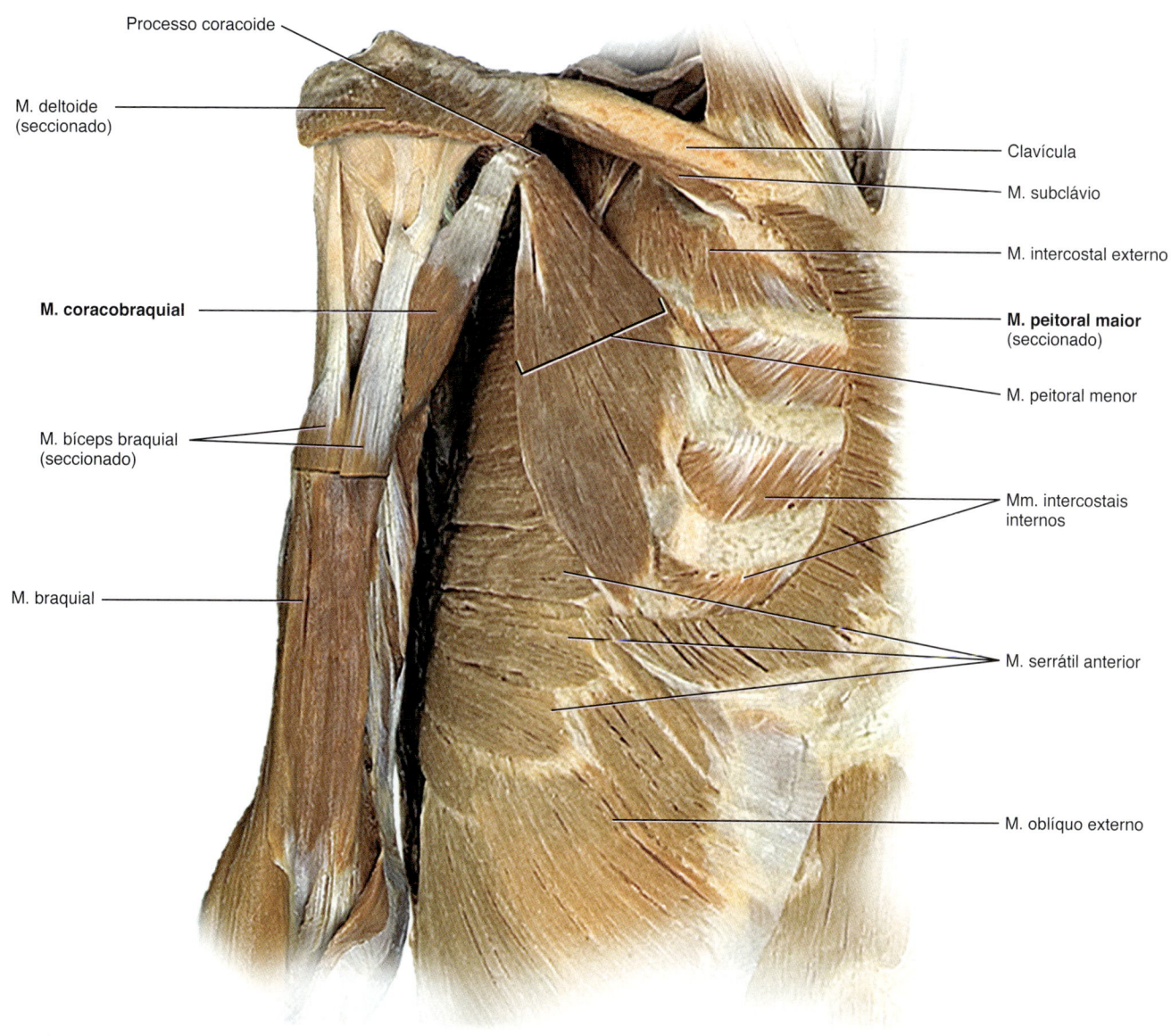

B. Vista anterior profunda

(*Continua*)

CORRELAÇÃO CLÍNICA | Lesões do manguito rotador e síndrome do impacto

A **lesão do manguito rotador** é uma distensão ou laceração nos músculos do manguito rotador, que é comum em arremessadores de beisebol, jogadores de voleibol, praticantes de esportes com raquete e nadadores, devido aos movimentos do ombro que envolvem circundução vigorosa. Além disso, ocorre em consequência de desgaste, traumatismo e movimentos repetitivos em certas ocupações, como pintores ou colocadores de itens em prateleiras acima da cabeça. Embora os ventres dos músculos possam ser lesionados, o tendão de um ou mais dos quatro músculos em geral sofre laceração parcial ou completa. Com mais frequência, ocorre laceração do tendão do músculo supraespinal ou do manguito rotador. Esse tendão é particularmente predisposto a desgaste, em virtude de sua localização entre a cabeça do úmero e o acrômio da escápula, o que comprime o tendão durante os movimentos do ombro.

Uma das causas mais comuns de dor e disfunção do ombro em atletas é conhecida como **síndrome do impacto**. O movimento repetitivo do braço sobre a cabeça pode colocar os atletas em risco. A síndrome do impacto também pode ser provocada por traumatismo direto ou estiramento. O pinçamento contínuo do tendão do músculo supraespinal em consequência de movimentos acima da cabeça provoca inflamação, resultando em dor. Se o movimento continuar apesar da dor, o tendão pode degenerar próximo de sua fixação distal no úmero e, por fim, pode se separar do osso (lesão do manguito rotador). O tratamento consiste em repouso dos tendões lesionados, fortalecimento e equilíbrio muscular por meio de exercícios, massagem e, por fim, cirurgia se a lesão for particularmente grave. Durante a cirurgia, uma bolsa inflamada pode ser retirada, o osso pode ser aparado e/ou o ligamento coracoacromial pode ser separado. Os tendões dilacerados do manguito rotador podem ser aparados e, em seguida, novamente fixados com suturas, âncoras ou sutura de alinhavo. Essa conduta cria maior espaço, aliviando, assim, a pressão e possibilitando o movimento livre do braço.

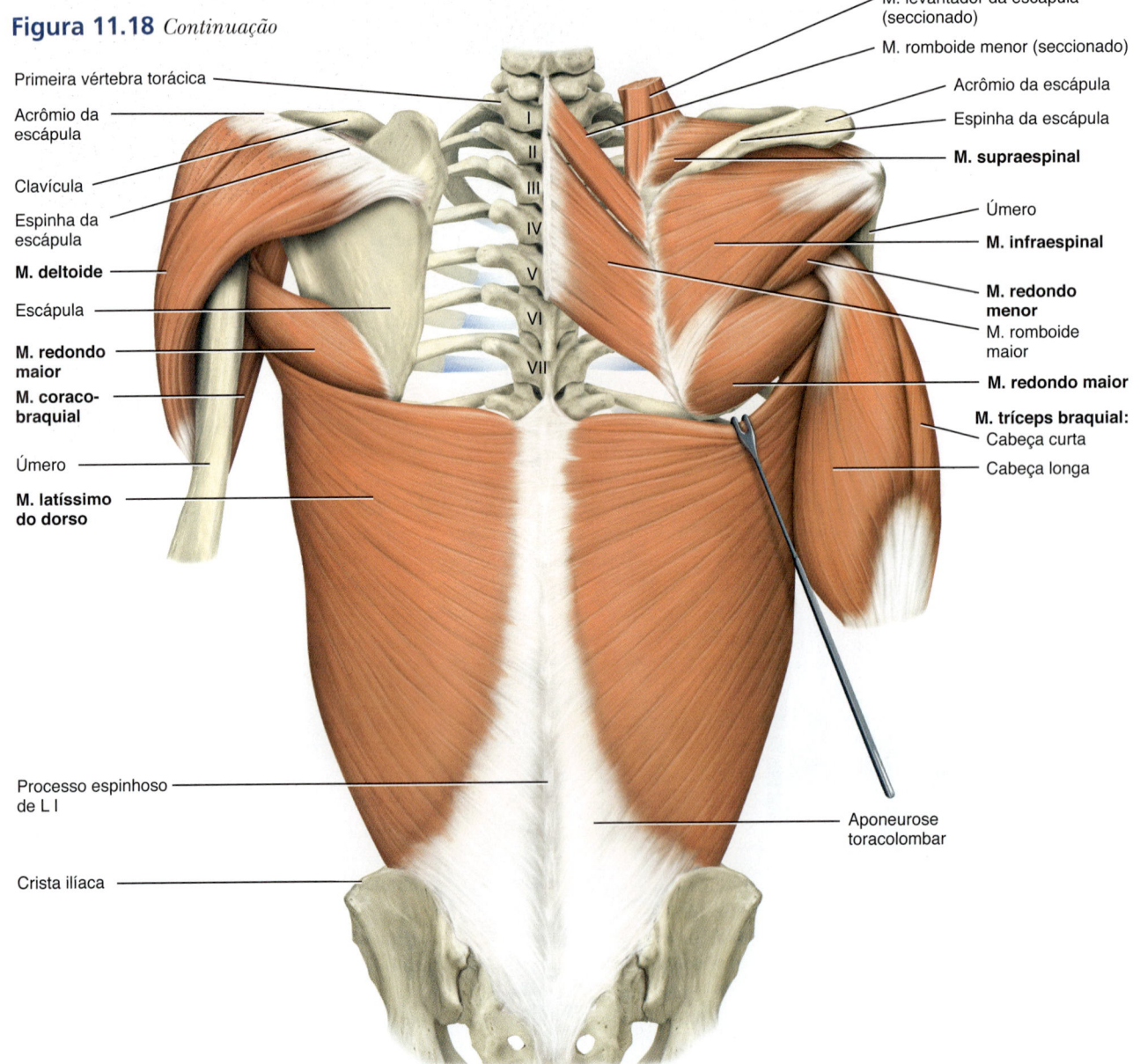

Figura 11.18 *Continuação*

C. Vista posterior   **D.** Vista posterior

Correlação entre músculos e movimentos

Organize os músculos nesta Expo de acordo com as seguintes ações sobre o úmero na articulação do ombro: (1) flexão, (2) extensão, (3) abdução, (4) adução, (5) rotação medial e (6) rotação lateral. O mesmo músculo pode ser mencionado mais de uma vez.

✓ **TESTE RÁPIDO**

23. Por que os dois músculos que cruzam a articulação do ombro são denominados músculos axiais, enquanto os outros sete são denominados músculos escapulares?

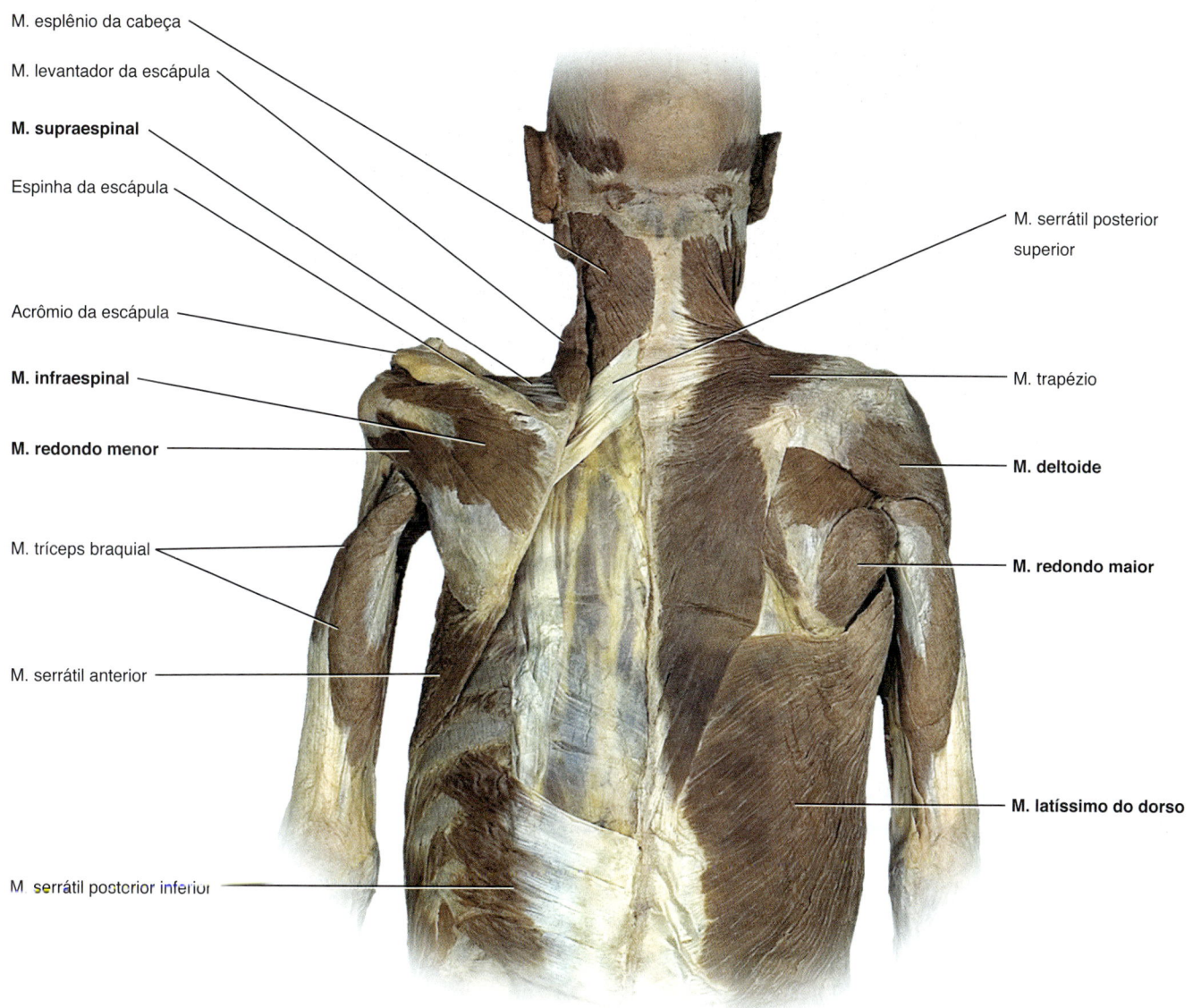

Mark Nielsen

E. Vista posterior

(*Continua*)

Figura 11.18 *Continuação*

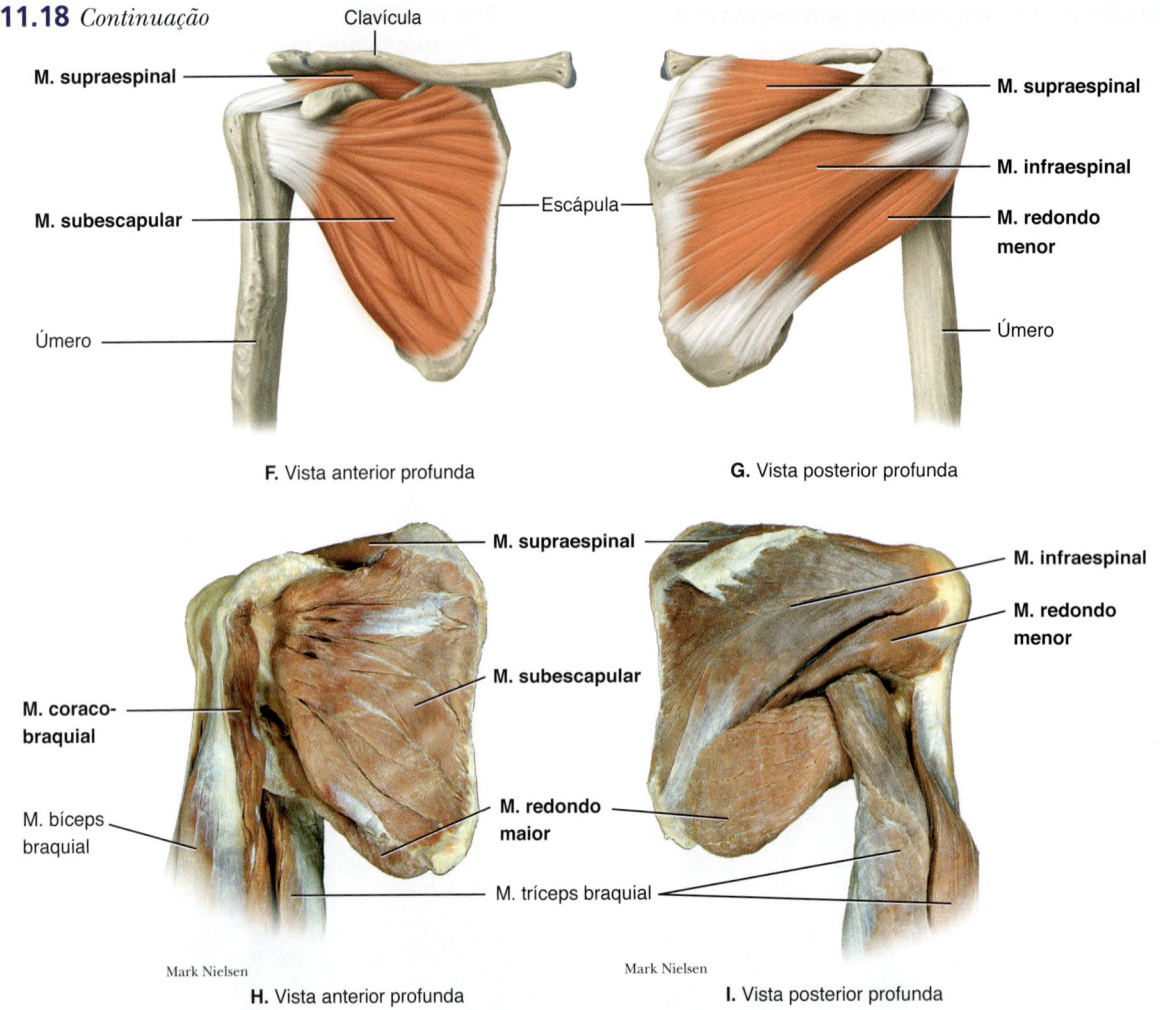

F. Vista anterior profunda
G. Vista posterior profunda
H. Vista anterior profunda
I. Vista posterior profunda

❓ **Que tendões formam o manguito rotador?**

EXPO 11.P — Músculos do braço que movimentam o rádio e a ulna
(Figura 11.19)

OBJETIVO
- Descrever a fixação proximal, a fixação distal, a ação e a inervação dos músculos do braço que movimentam o rádio e a ulna.

Os músculos que movimentam o rádio e a ulna produzem, em sua maioria, flexão e extensão na articulação do cotovelo, que é uma articulação do tipo gínglimo. Os músculos bíceps braquial, braquial e braquiorradial são os músculos flexores, enquanto os músculos extensores são os músculos tríceps braquial e ancôneo (Figura 11.19).

O músculo **bíceps braquial** é o maior músculo localizado na face anterior do braço. Como o próprio nome indica, possui duas cabeças de fixação proximal (cabeça longa e cabeça curta), ambas na escápula. O músculo estende-se em ambas as articulações do ombro e do cotovelo. Além de sua função na flexão do antebraço na articulação do cotovelo, o músculo bíceps braquial também realiza a supinação do antebraço nas articulações radiulnares e a flexão do braço na articulação do cotovelo. Em sua fixação distal no antebraço, um tendão plano e fino, a *aponeurose do músculo bíceps braquial*, separa-se do resto do tendão. Esse tendão plano desce medialmente pela artéria e veia braquiais e funde-se com a fáscia sobre os músculos flexores do antebraço. O tendão ajuda proteger o nervo mediano e os vasos braquiais.

O músculo **braquial** localiza-se profundamente ao músculo bíceps braquial. É o flexor mais forte do antebraço na articulação do cotovelo. Por esse motivo, é designado como "burro de carga" dos músculos flexores do cotovelo. Seu ventre espesso é maior que o do músculo bíceps braquial. É visível e facilmente palpável na face lateral do braço, onde fica comprimido entre os músculos bíceps e tríceps braquiais.

O músculo **braquiorradial** flete o antebraço na articulação do cotovelo, particularmente quando há necessidade de um movimento rápido ou quando um peso é erguido lentamente durante a flexão do antebraço.

O músculo **tríceps braquial** é o maior músculo localizado na face posterior do braço. É o mais forte dos extensores do antebraço na articulação do cotovelo. Como o próprio nome indica, possui três cabeças de fixação proximal, uma na escápula (cabeça longa) e duas no úmero (cabeças curta e medial). A cabeça longa cruza a articulação do ombro; as outras cabeças não o fazem. O músculo **ancôneo** é um pequeno músculo localizado na parte lateral da face posterior do cotovelo, que auxilia o músculo tríceps braquial na extensão do antebraço na articulação do cotovelo.

Alguns músculos que movimentam o rádio e a ulna estão envolvidos na pronação e na supinação das articulações radiulnares. Os pronadores, como o próprio nome sugere, são os músculos **pronador redondo** e **pronador quadrado**. O supinador do antebraço é adequadamente denominado músculo **supinador** e auxilia o músculo bíceps braquial na produção dessa ação. Utilizamos a ação poderosa do músculo supinador quando giramos um saca-rolhas ou quando apertamos um parafuso com chave de fenda.

Nos membros, os músculos esqueléticos funcionalmente relacionados e seus vasos sanguíneos e nervos associados são agrupados por fáscia em regiões denominadas **compartimentos**. No braço, os músculos bíceps braquial, braquial e coracobraquial compreendem o **compartimento anterior** (*flexor*). O músculo tríceps braquial forma o **compartimento posterior** do braço (*extensor*).

Correlação entre músculos e movimentos

Organize os músculos nesta Expo de acordo com as seguintes ações sobre a articulação do cotovelo: (1) flexão e (2) extensão; as seguintes ações sobre o antebraço, nas

MÚSCULO	FIXAÇÃO PROXIMAL	FIXAÇÃO DISTAL	AÇÃO	INERVAÇÃO
FLEXORES DO ANTEBRAÇO				
Bíceps braquial	Cabeça longa: tubérculo acima da cavidade glenoidal da escápula chamado de tubérculo supraglenoidal Cabeça curta: processo coracoide da escápula	Tuberosidade do rádio e aponeurose do músculo bíceps braquial	Flexão do antebraço na articulação do cotovelo, supinação do antebraço nas articulações radiulnares e flexão do braço na articulação do ombro	Nervo musculocutâneo
Braquial	Face anterior distal do úmero	Tuberosidade da ulna e processo coronoide da ulna	Flexão do antebraço na articulação do cotovelo	Nervos musculocutâneo e radial
Braquiorradial	Margem lateral da extremidade distal do úmero	Superior ao processo estiloide do rádio	Flexão do antebraço na articulação do cotovelo; supinação e pronação do antebraço nas articulações radiulnares até a posição neutra	Nervo radial
EXTENSORES DO ANTEBRAÇO				
Tríceps braquial	Cabeça longa: tubérculo infraglenoidal, uma projeção inferior à cavidade glenoidal da escápula Cabeça curta: face lateral e posterior do úmero Cabeça medial: toda a face posterior do úmero, inferior ao sulco do nervo radial	Olécrano da ulna	Extensão do antebraço na articulação do cotovelo e extensão do braço na articulação do ombro	Nervo radial
Ancôneo	Epicôndilo lateral do úmero	Olécrano e parte superior do corpo da ulna	Extensão do antebraço na articulação do cotovelo	Nervo radial
PRONADORES DO ANTEBRAÇO				
Pronador redondo	Epicôndilo medial do úmero e processo coronoide da ulna	Face lateral média do rádio	Pronação do antebraço nas articulações radiulnares e flexão fraca do antebraço na articulação do cotovelo	Nervo mediano
Pronador quadrado	Parte distal do corpo da ulna	Parte distal do corpo do rádio	Pronação do antebraço nas articulações radiulnares	Nervo mediano
SUPINADOR DO ANTEBRAÇO				
Supinador	Epicôndilo lateral do úmero e crista próximo da incisura radial da ulna (crista do M. supinador)	Face lateral do terço medial do rádio	Supinação do antebraço nas articulações radiulnares	Ramo profundo do nervo radial

Figura 11.19 **Músculos do braço que movimentam o rádio e a ulna.**

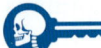

Os músculos anteriores do braço fletem o antebraço, enquanto os músculos posteriores do braço o estendem.

A. Vista anterior

B. Vista posterior

Dissecção de Shawn Miller; Fotografia de Mark Nielsen

C. Vista anterior

Dissecção de Nathan Mortensen e Shawn Miller; Fotografia de Mark Nielsen

D. Vista posterior

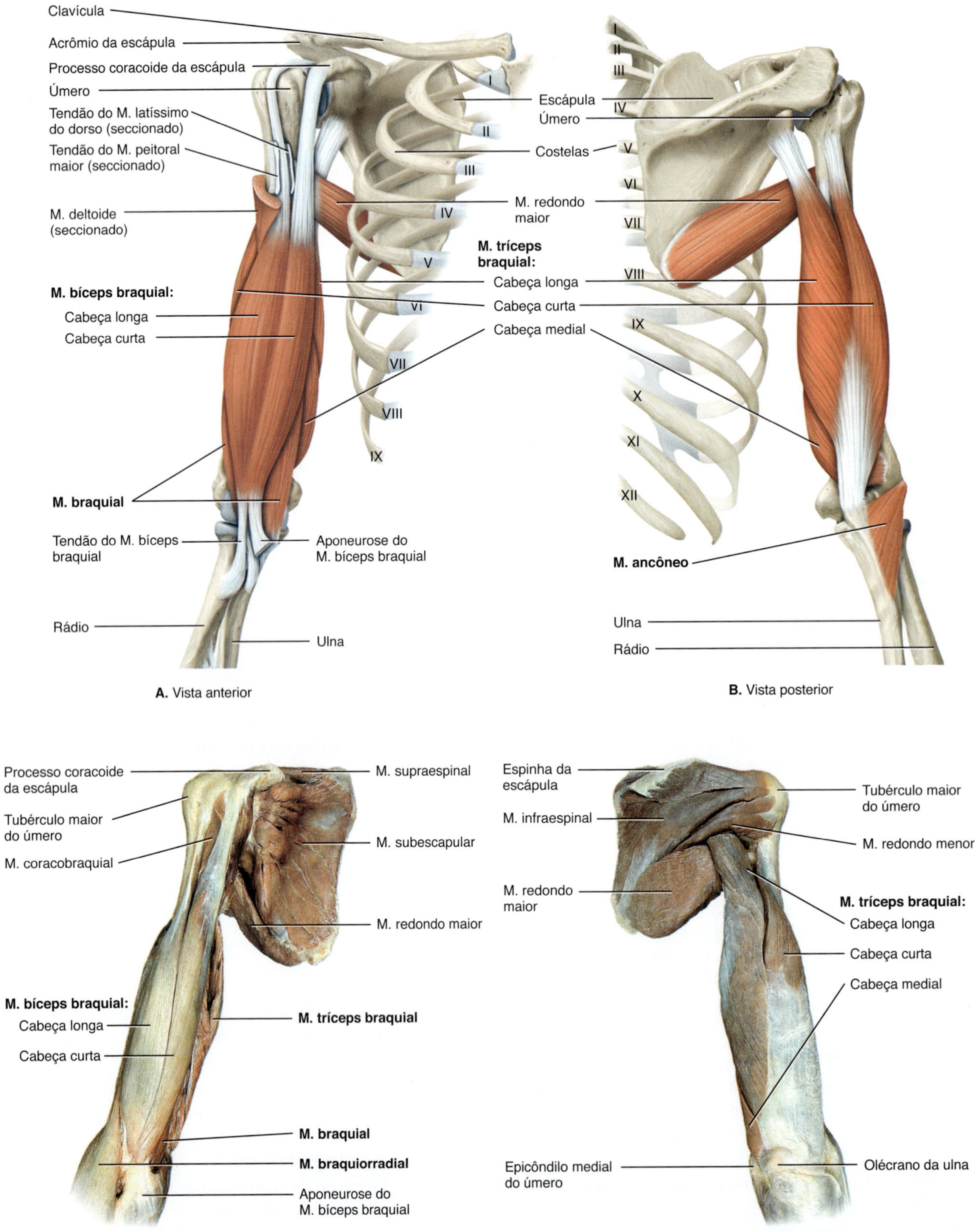

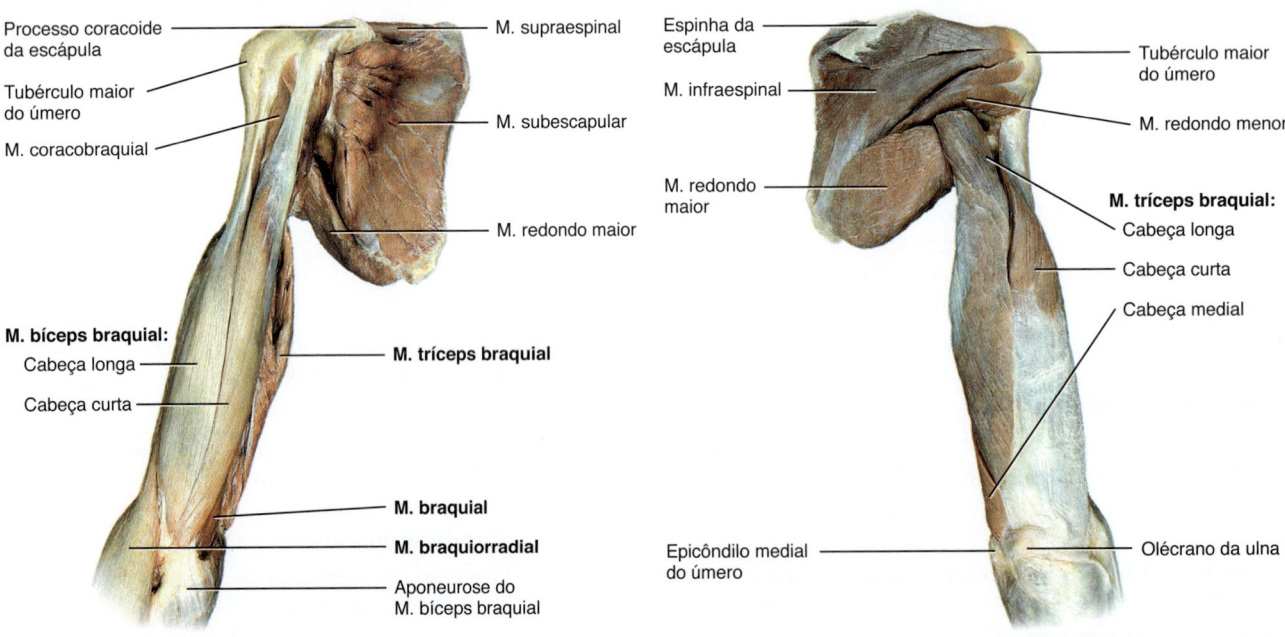

articulações radiulnares: (1) supinanção e (2) pronação; e as seguintes ações sobre o úmero na articulação do ombro: (1) flexão e (2) extensão. O mesmo músculo pode ser mencionado mais de uma vez.

✓ **TESTE RÁPIDO**

24. Flexione o antebraço. Que grupo de músculos está se contraindo? Que grupo de músculos precisa relaxar de modo que você possa flexionar o antebraço?

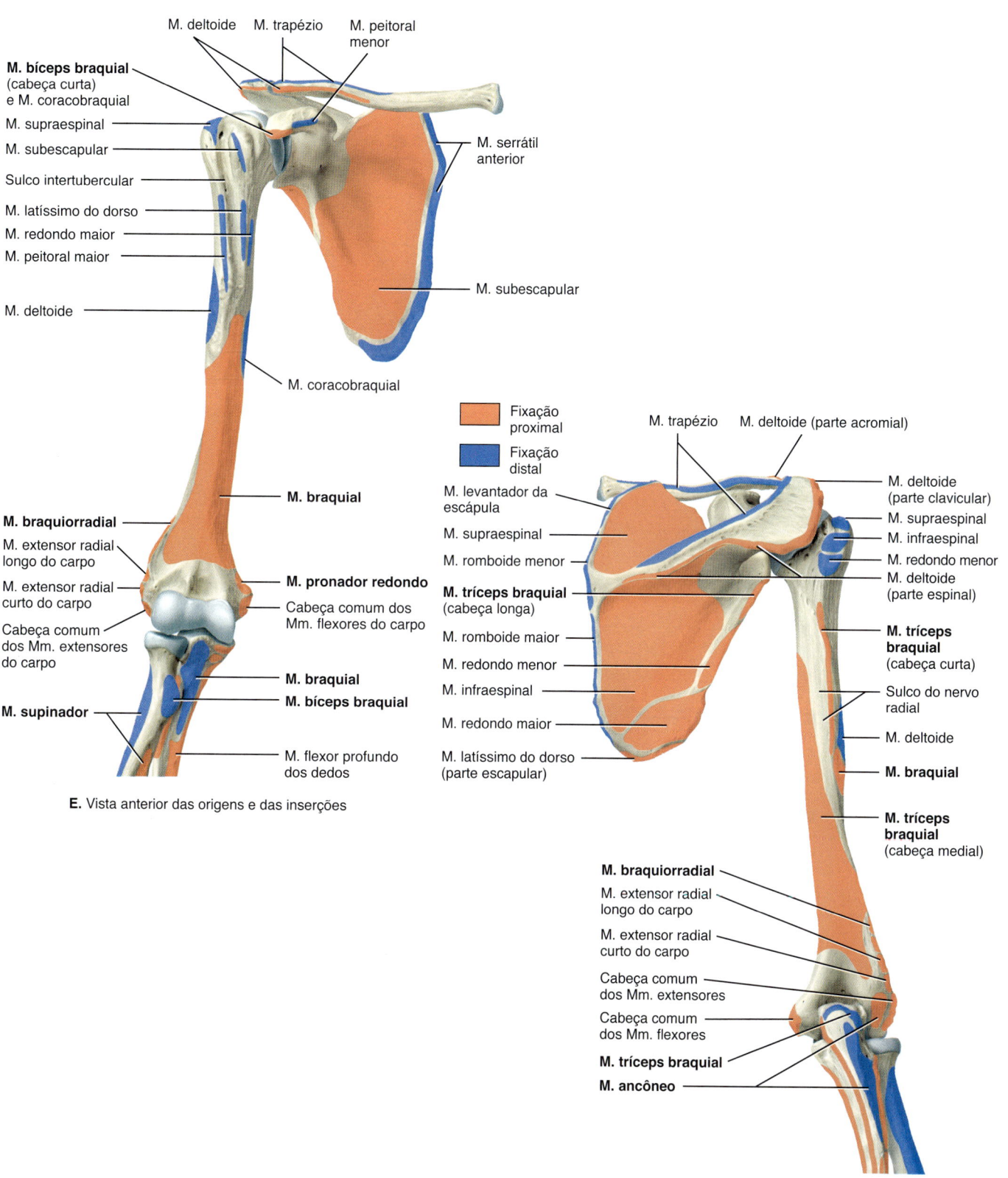

E. Vista anterior das origens e das inserções

F. Vista posterior das origens e das inserções

(*Continua*)

Figura 11.19 *Continuação*

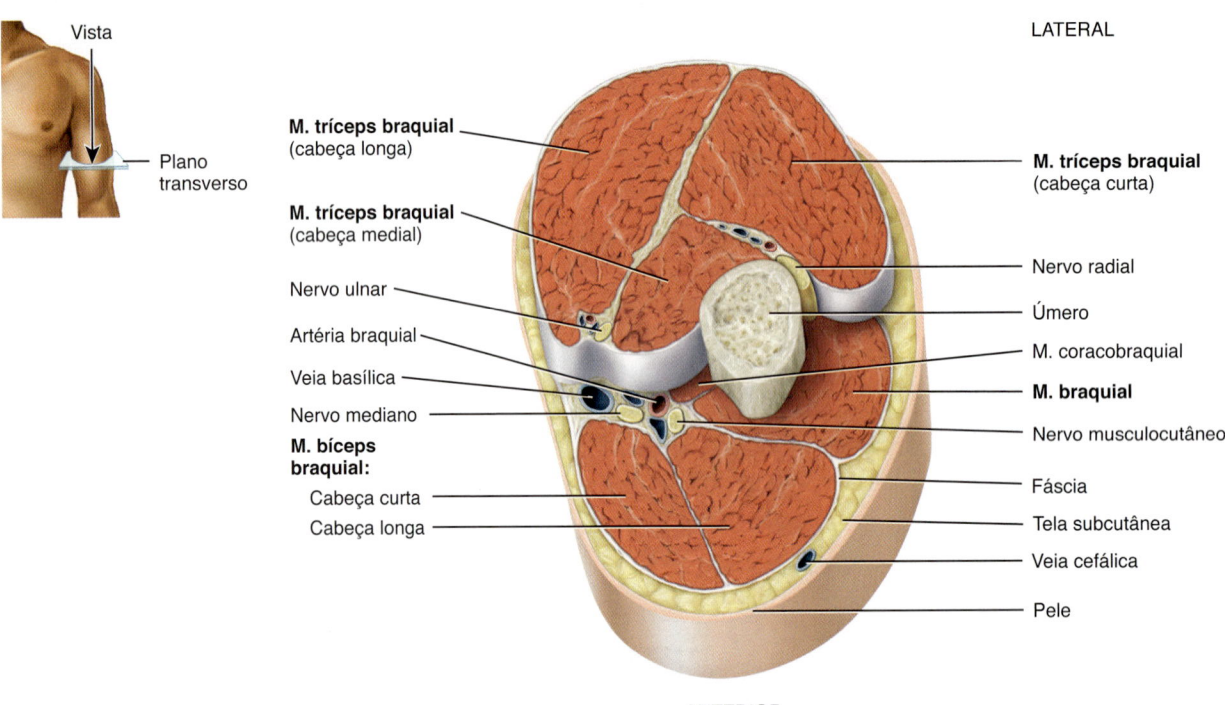

G. Vista superior do corte transverso do braço

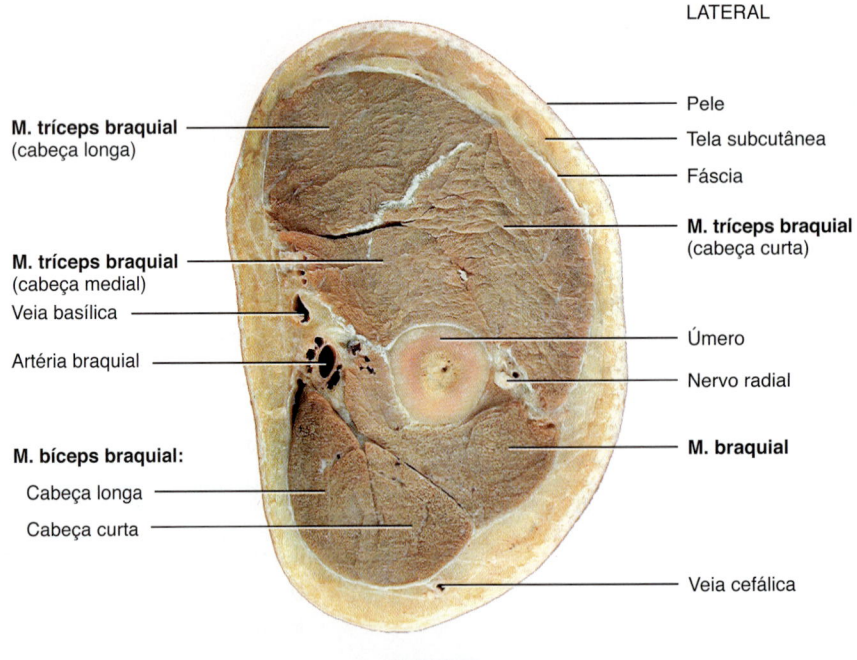

H. Vista superior do corte transversal do braço

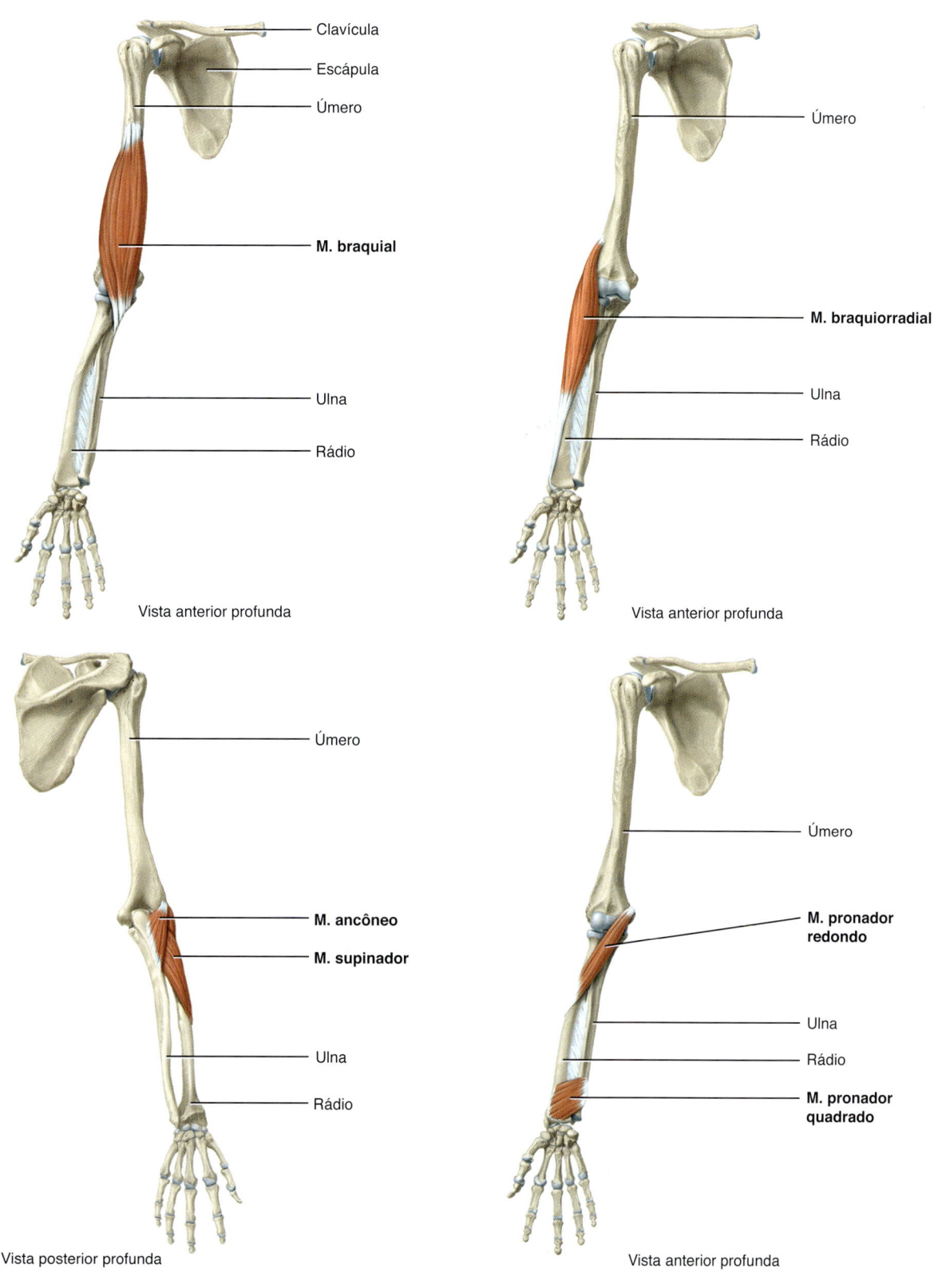

I. Músculos isolados

❓ Que músculos são os flexores e os extensores mais poderosos do antebraço?

EXPO 11.Q — Músculos do antebraço que movimentam o punho, a mão e os dedos da mão *(Figura 11.20)*

OBJETIVO
- Descrever a fixação proximal, a fixação distal, a ação e a inervação dos músculos do antebraço que movimentam o punho, a mão e os dedos da mão.

Os músculos do antebraço que movimentam o punho, a mão e os dedos das mãos são numerosos e variáveis (Figura 11.20). Os músculos neste grupo que atuam nos dedos da mão são conhecidos como **músculos extrínsecos da mão**, uma vez que se fixam proximalmente *fora da mão* e fixam-se distalmente nela. Como iremos verificar, os nomes dos músculos que movimentam o punho, a mão e os dedos fornecem algumas indicações de sua fixação proximal, fixação distal ou ação. Com base na localização e na sua função, os músculos do antebraço são divididos em dois grupos: (1) músculos do compartimento anterior do antebraço e (2) músculos do compartimento posterior do antebraço.

Os músculos do **compartimento anterior** (*flexor*) **do antebraço** compartilham uma fixação proximal comum no epicôndilo medial do úmero (5 dos 8 músculos), fixam-se distalmente nos ossos carpais, ossos metacarpais e falanges e atuam principalmente como flexores. Os ventres desses músculos formam a maior parte do antebraço. Um dos músculos na parte superficial do compartimento anterior do antebraço, o músculo palmar longo, não é encontrado em cerca de 20% dos indivíduos (habitualmente no antebraço esquerdo) e é comumente usado no reparo de tendões. Os músculos do **compartimento posterior do antebraço** (*extensor*) compartilham uma fixação proximal comum no epicôndilo lateral do úmero (8 dos 12 músculos), inserem-se nos ossos metacarpais e nas falanges e atuam como extensores. Em cada compartimento, os músculos estão agrupados em parte superficial ou profunda.

MÚSCULO	FIXAÇÃO PROXIMAL	FIXAÇÃO DISTAL	AÇÃO	INERVAÇÃO
COMPARTIMENTO ANTERIOR (FLEXOR) DO ANTEBRAÇO – PARTE SUPERFICIAL				
Flexor radial do carpo	Epicôndilo medial do úmero	Ossos metacarpais II e III	Flexão e abdução (desvio radial) da mão na articulação radiocarpal	Nervo mediano
Palmar longo	Epicôndilo medial do úmero	Retináculo dos músculos flexores e aponeurose palmar (fáscia no centro da palma)	Flexão fraca da mão na articulação radiocarpal	Nervo mediano
Flexor ulnar do carpo	Epicôndilo medial do úmero e parte superior da margem posterior da ulna	Pisiforme, hamato e base do metacarpal V	Flexão e adução (desvio ulnar) da mão na articulação radiocarpal	Nervo ulnar
Flexor superficial dos dedos	Epicôndilo medial do úmero, processo coronoide da ulna e crista ao longo da margem lateral da face anterior (linha oblíqua anterior) do rádio	Falange média de cada dedo	Flexão da falange média de cada dedo na articulação interfalângica proximal, falange proximal de cada dedo na articulação metacarpofalângica e articulação radiocarpal	Nervo mediano
COMPARTIMENTO ANTERIOR (FLEXOR) DO ANTEBRAÇO – PARTE PROFUNDA				
Flexor longo do polegar	Face anterior do rádio e membrana interóssea (lâmina de tecido fibroso que mantém unidos os corpos do rádio e da ulna)	Base da falange distal do polegar	Flexão da falange distal do polegar na articulação interfalângica	Nervo mediano
Flexor profundo dos dedos	Face medial anterior do corpo da ulna	Base da falange distal de cada dedo	Flexão das falanges distais e médias de cada dedo nas articulações interfalângicas, falange proximal de cada dedo na articulação metacarpofalângica e articulação radiocarpal	Nervos mediano e ulnar
COMPARTIMENTO POSTERIOR (EXTENSOR) DO ANTEBRAÇO – PARTE SUPERFICIAL				
Extensor radial longo do carpo	Crista supracondilar lateral do úmero	Metacarpal II	Extensão e abdução (desvio radial) da mão na articulação radiocarpal	Nervo radial
Extensor radial curto do carpo	Epicôndilo lateral do úmero	Metacarpal III	Extensão e abdução (desvio radial) da mão na articulação radiocarpal	Nervo radial
Extensor dos dedos	Epicôndilo lateral do úmero	Falanges distais e médias de cada dedo	Extensão das falanges distais e médias de cada dedo nas articulações interfalângicas, falange proximal de cada dedo na articulação metacarpofalângica e mão na articulação radiocarpal	Nervo radial

MÚSCULO	FIXAÇÃO PROXIMAL	FIXAÇÃO DISTAL	AÇÃO	INERVAÇÃO
Extensor do dedo mínimo	Epicôndilo lateral do úmero	Tendão do M. extensor dos dedos na falange V	Extensão da falange proximal do dedo mínimo na articulação metacarpofalângica e mão na articulação radiocarpal	Nervo radial, ramo profundo
Extensor ulnar do carpo	Epicôndilo lateral do úmero e margem posterior da ulna	Metacarpal V	Extensão e adução (desvio ulnar) da mão na articulação radiocarpal	Nervo radial, ramo profundo
COMPARTIMENTO POSTERIOR (EXTENSOR) DO ANTEBRAÇO – PARTE PROFUNDA				
Abdutor longo do polegar	Face posterior do meio do rádio e ulna e membrana interóssea	Metacarpal I	Abdução e extensão do polegar na articulação carpometacarpal e abdução da mão na articulação radiocarpal	Nervo radial, ramo profundo
Extensor curto do polegar	Face posterior do meio do rádio e membrana interóssea	Base da falange proximal do polegar	Extensão da falange proximal do polegar na articulação metacarpofalângica, primeiro metacarpal do polegar na articulação carpometacarpal e mão na articulação radiocarpal	Nervo radial, ramo profundo
Extensor longo do polegar	Face posterior do meio da ulna e membrana interóssea	Base da falange distal do polegar	Extensão da falange distal do polegar na articulação interfalângica, primeiro metacarpal do polegar na articulação carpometacarpal e abdução da mão na articulação radiocarpal	Nervo radial, ramo profundo
Extensor do indicador	Face posterior da ulna	Tendão do M. extensor do dedo indicador	Extensão das falanges distal e média do dedo indicador nas articulações interfalângicas, falange proximal do indicador na articulação metacarpofalângica e mão na articulação radiocarpal	Nervo radial, ramo profundo

*Lembrete: O polegar é o primeiro dedo, com número I (1), e possui duas falanges – proximal e distal. Os dedos restantes são numerados de II a V (2 a 5), e cada um deles possui três falanges – proximal, média e distal.

Os músculos da parte **superficial do compartimento anterior** do antebraço estão dispostos na seguinte ordem, de lateral para medial: músculos pronador redondo (discutido na Expo 11.P), **flexor radial do carpo**, **palmar longo** e **flexor ulnar do carpo** (o nervo e a artéria ulnares estão imediatamente laterais ao tendão desse músculo no punho). O músculo **flexor superficial dos dedos** está abaixo dos outros três músculos e é o músculo superficial maior no antebraço. Esses músculos formam a massa carnosa situada abaixo da pele glabra da parte anterior do antebraço. A fixação proximal comum está no epicôndilo medial do úmero. O músculo palmar longo fixa-se distalmente na aponeurose palmar espessa e situa-se superficialmente ao retináculo dos músculos flexores.

Os músculos da parte **profunda do compartimento anterior** do antebraço estão dispostos na seguinte ordem, de lateral para medial: os músculos **flexor longo do polegar** (o único flexor da falange distal do polegar) e **flexor profundo dos dedos** (termina em quatro tendões, que se inserem nas falanges distais dos dedos). Os tendões do músculo flexor profundo dos dedos, juntamente com o músculo flexor superficial dos dedos, que é mais superficial, passam com o músculo flexor longo do polegar pelo túnel do carpo. Além disso, nesse grupo, encontra-se o músculo pronador quadrado nas extremidades distais do rádio e da ulna (discutido na Expo 11.P).

Os músculos da parte **superficial do compartimento posterior** estão dispostos na seguinte ordem, de lateral para medial: os músculos **braquiorradial** (discutido na Expo 11.P), **extensor radial longo do carpo**, **extensor radial curto do carpo**, **extensor dos dedos** (ocupa a maior parte da face anterior do antebraço e divide-se em quatro tendões que se fixam distalmente nas falanges médias e distais dos dedos), **extensor do dedo mínimo** (um músculo delgado habitualmente conectado ao músculo extensor dos dedos) e **extensor ulnar do carpo**.

Os músculos da parte **profunda do compartimento posterior** do antebraço estão dispostos na seguinte ordem, de lateral para medial: músculos **abdutor longo do polegar**, **extensor longo do polegar**, **extensor curto do polegar** e **extensor do indicador**.

Os tendões dos músculos do antebraço que se fixam distalmente no punho ou que continuam na mão, juntamente com os vasos sanguíneos e os nervos, são mantidos próximo aos ossos por fáscias resistentes. Os tendões também são envolvidos por bainhas tendíneas. No punho, a fáscia muscular é espessada em faixas fibrosas, denominadas **retináculos**. O **retináculo dos músculos flexores** está localizado

Figura 11.20 Músculos do antebraço que movimentam o punho, a mão e os dedos da mão.

 Os músculos do compartimento anterior do antebraço atuam como flexores, enquanto os músculos do compartimento posterior do antebraço funcionam como extensores.

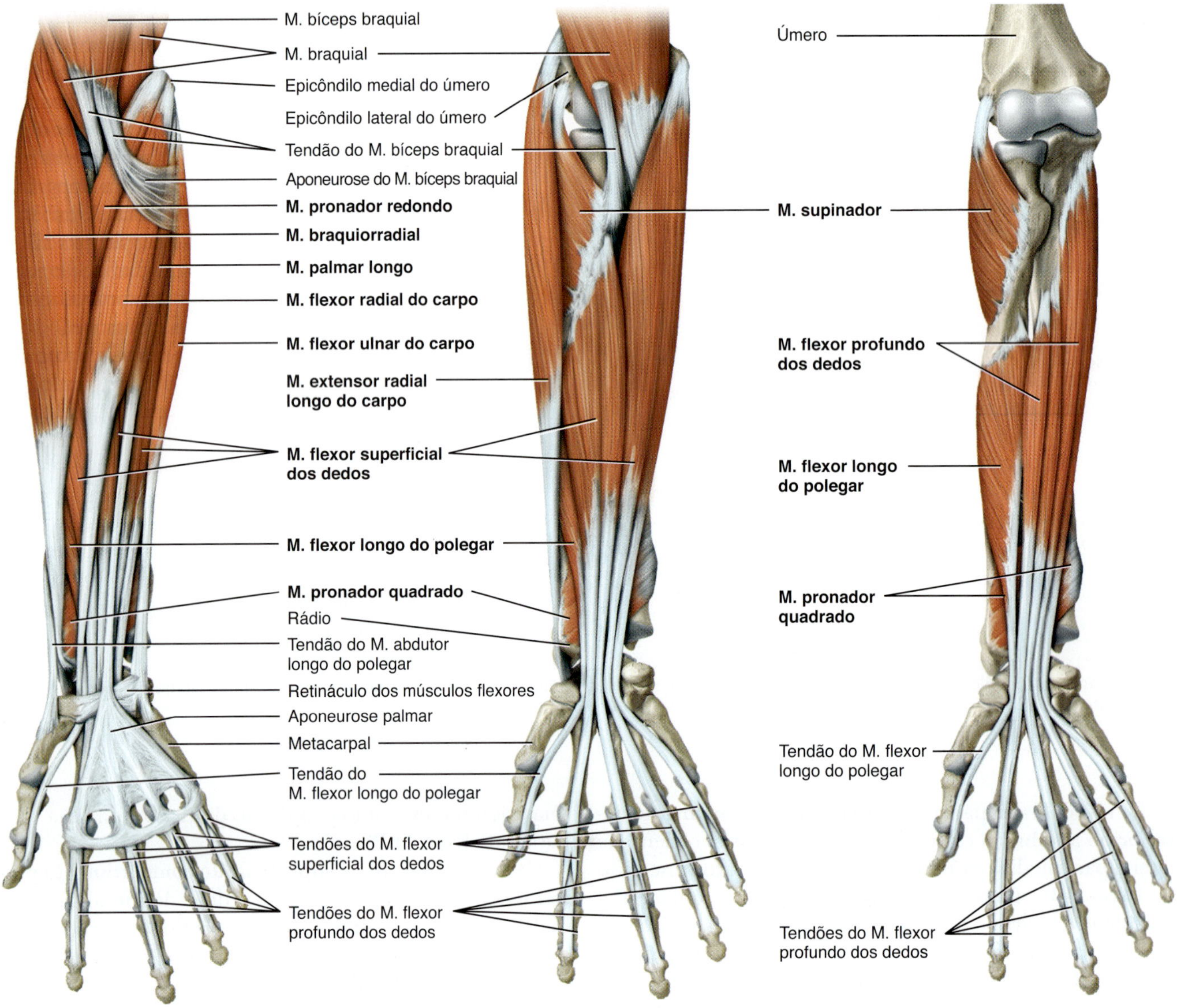

A. Vista anterior superficial **B.** Vista anterior intermédia **C.** Vista anterior profunda

sobre a face palmar dos ossos carpais. Os longos tendões dos músculos flexores superficiais e profundos dos dedos, longo do polegar e o nervo mediano passam sob o retináculo dos músculos flexores. O retináculo dos músculos flexores e ossos carpais formam um espaço estreito, denominado **túnel do carpo** (Figura 11.20K). O **retináculo dos músculos extensores** está localizado sobre a face posterior dos ossos carpais. Os tendões dos músculos extensores do punho e dos dedos passam sob ele.

CORRELAÇÃO CLÍNICA | *Cotovelo de golfista*

O **cotovelo de golfista** é uma condição que pode ser causada por distensão dos músculos flexores, particularmente do músculo flexor radial do carpo, em consequência de movimentos repetitivos, como balançar um taco de golfe. Entretanto, a contratura pode ser causada por muitas outras ações. Pianistas, violinistas, empregados de empresas de mudança, halterofilistas, ciclistas e aqueles que usam computadores estão entre os que podem desenvolver dor próximo ao epicôndilo medial (*epicondilite medial*).

Correlação entre músculos e movimentos

Organize os músculos desta Expo de acordo com as seguintes ações sobre a articulação radioarpal: (1) flexão, (2) extensão, (3) abdução (desvio radial) e (4) adução (desvio ulnar); as seguintes ações sobre os dedos das mãos nas articulações metacarpofalângicas: (1) flexão e (2) extensão; as seguintes ações sobre os dedos das mãos nas articulações interfalângicas: (1) flexão e (2) extensão; as seguintes ações sobre o polegar nas articulações carpometacarpal, metacarpofalângica e interfalângica: (1) extensão e (2) abdução; e a seguinte ação sobre o polegar na articulação interfalângica: flexão. O mesmo músculo pode ser mencionado mais de uma vez.

✓ TESTE RÁPIDO
25. Que músculos e ações do punho, da mão, do polegar e dos dedos da mão são usados para escrever?

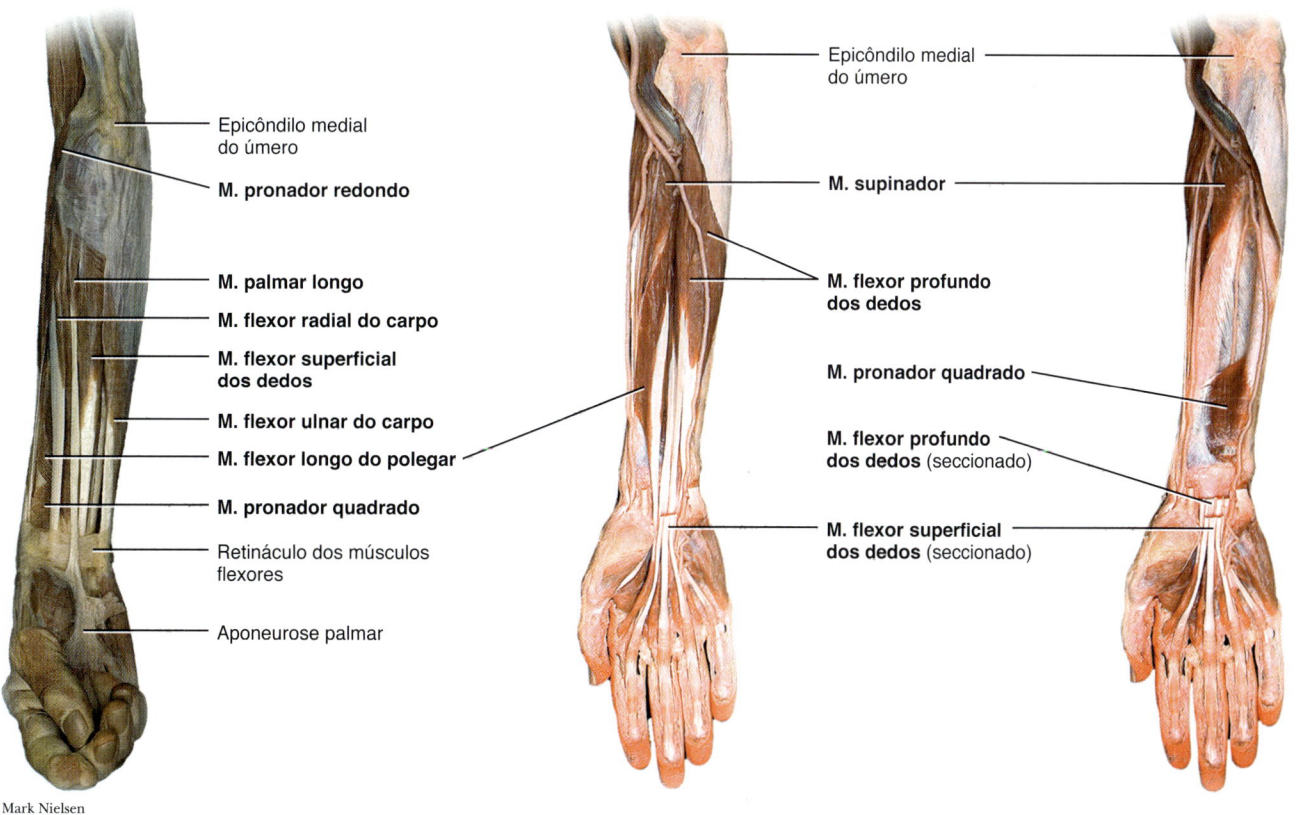

D. Vista anterior superficial   E. Vista anterior intermédia   F. Vista anterior profunda

(Continua)

Figura 11.20 *Continuação*

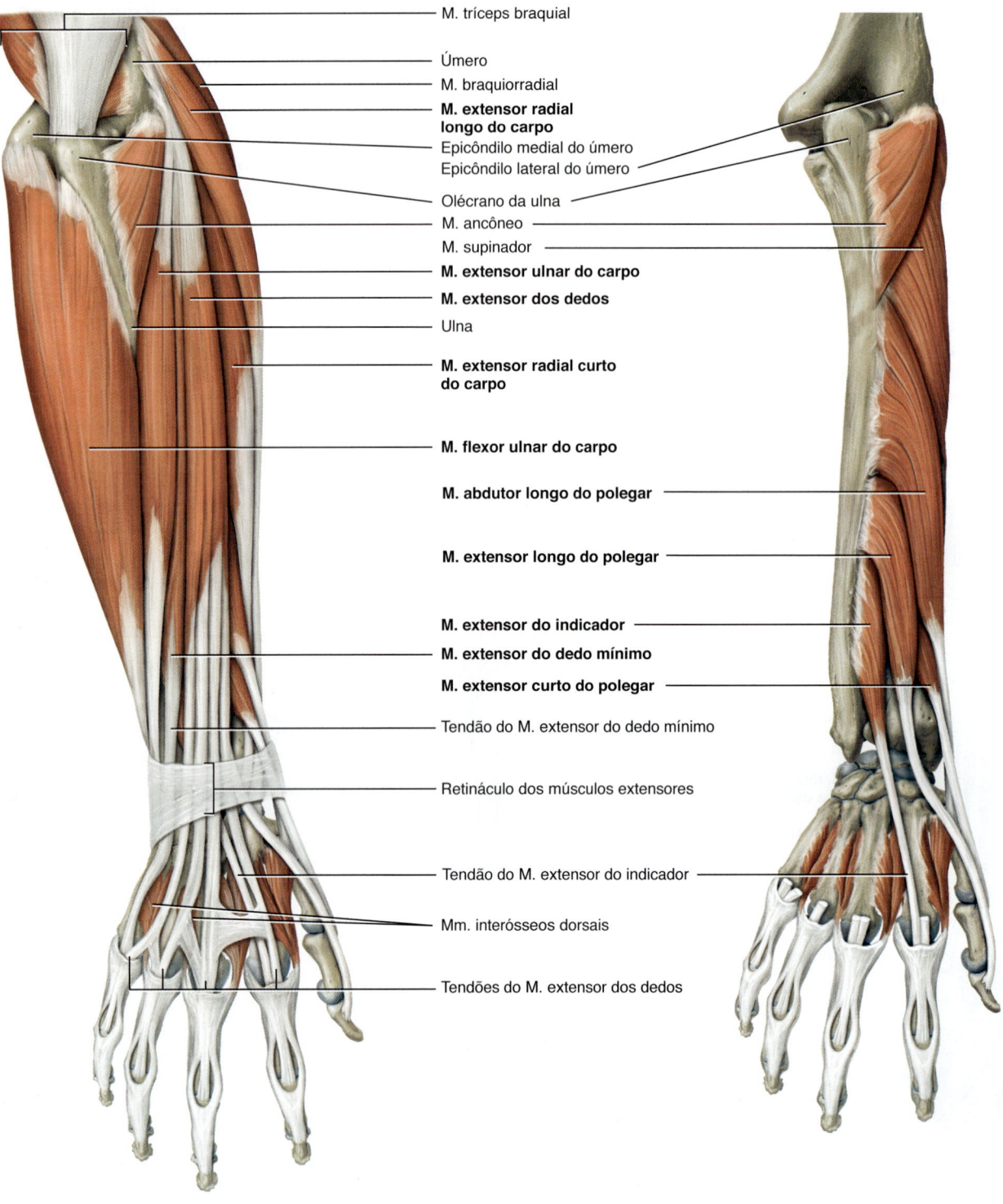

G. Vista posterior superficial

H. Vista posterior profunda

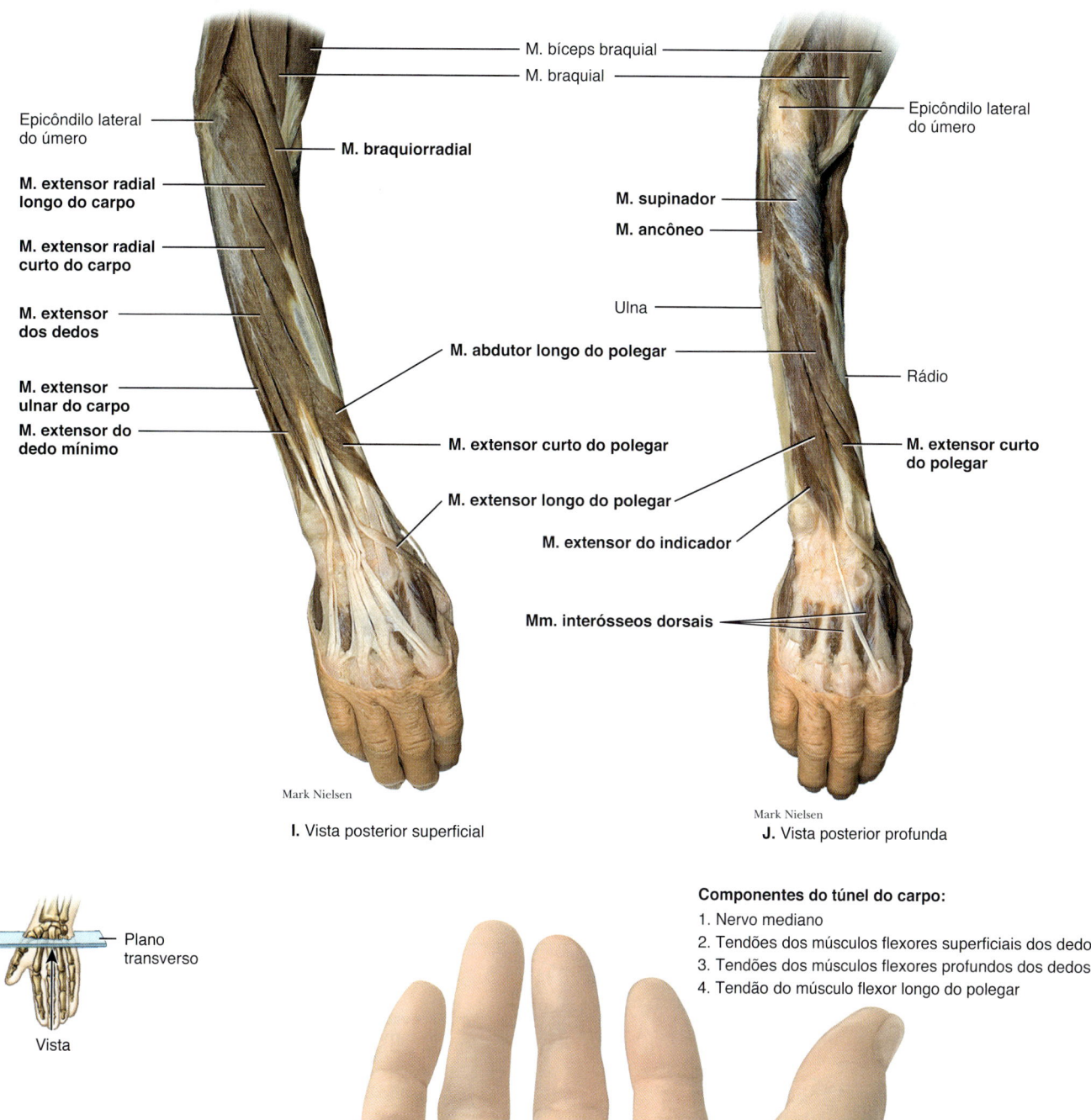

I. Vista posterior superficial

J. Vista posterior profunda

K. Corte transversal através do punho direito

Componentes do túnel do carpo:
1. Nervo mediano
2. Tendões dos músculos flexores superficiais dos dedos
3. Tendões dos músculos flexores profundos dos dedos
4. Tendão do músculo flexor longo do polegar

(*Continua*)

Figura 11.20 *Continuação*

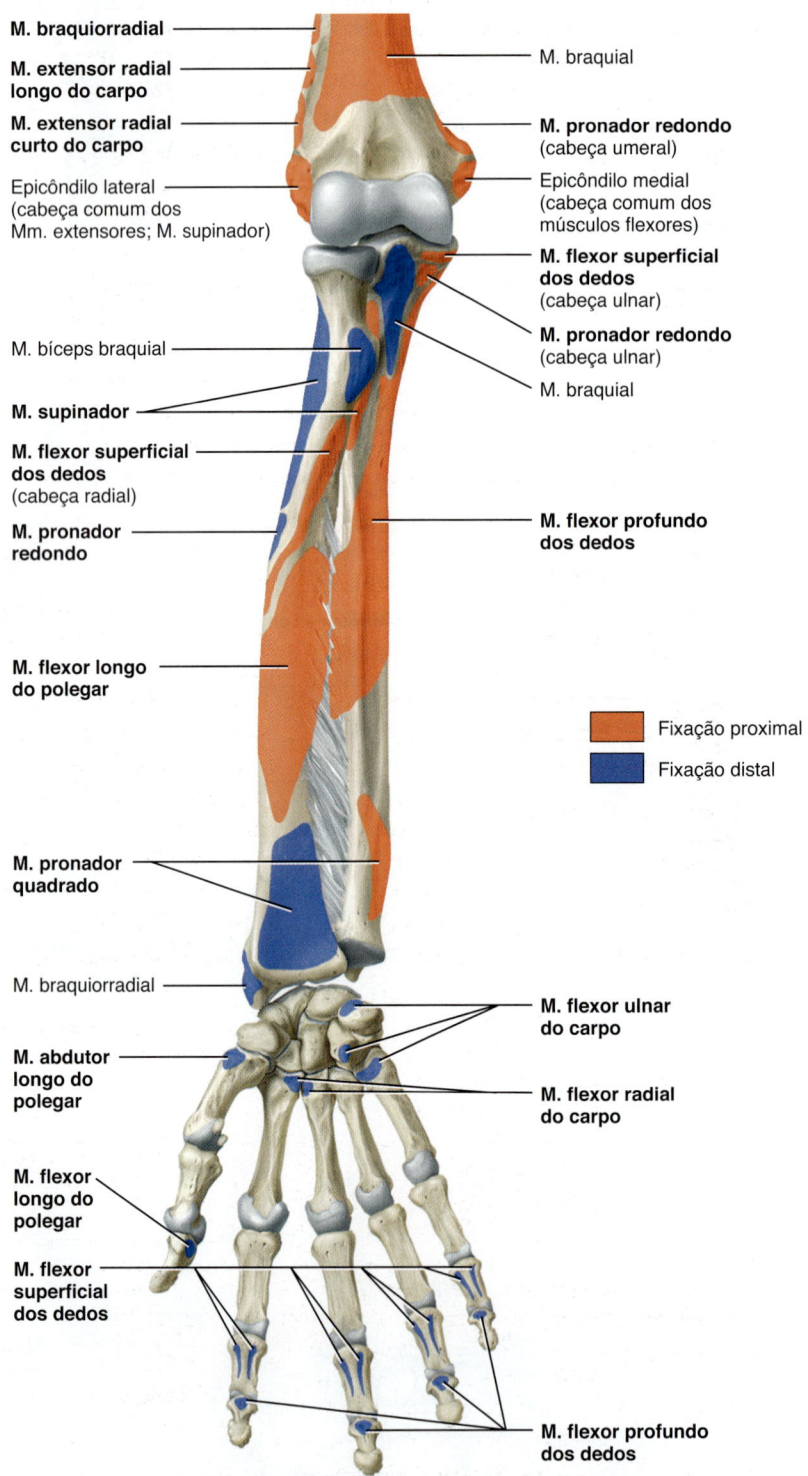

L. Vista anterior das fixações proximais e distais

CAPÍTULO 11 • Sistema Muscular 403

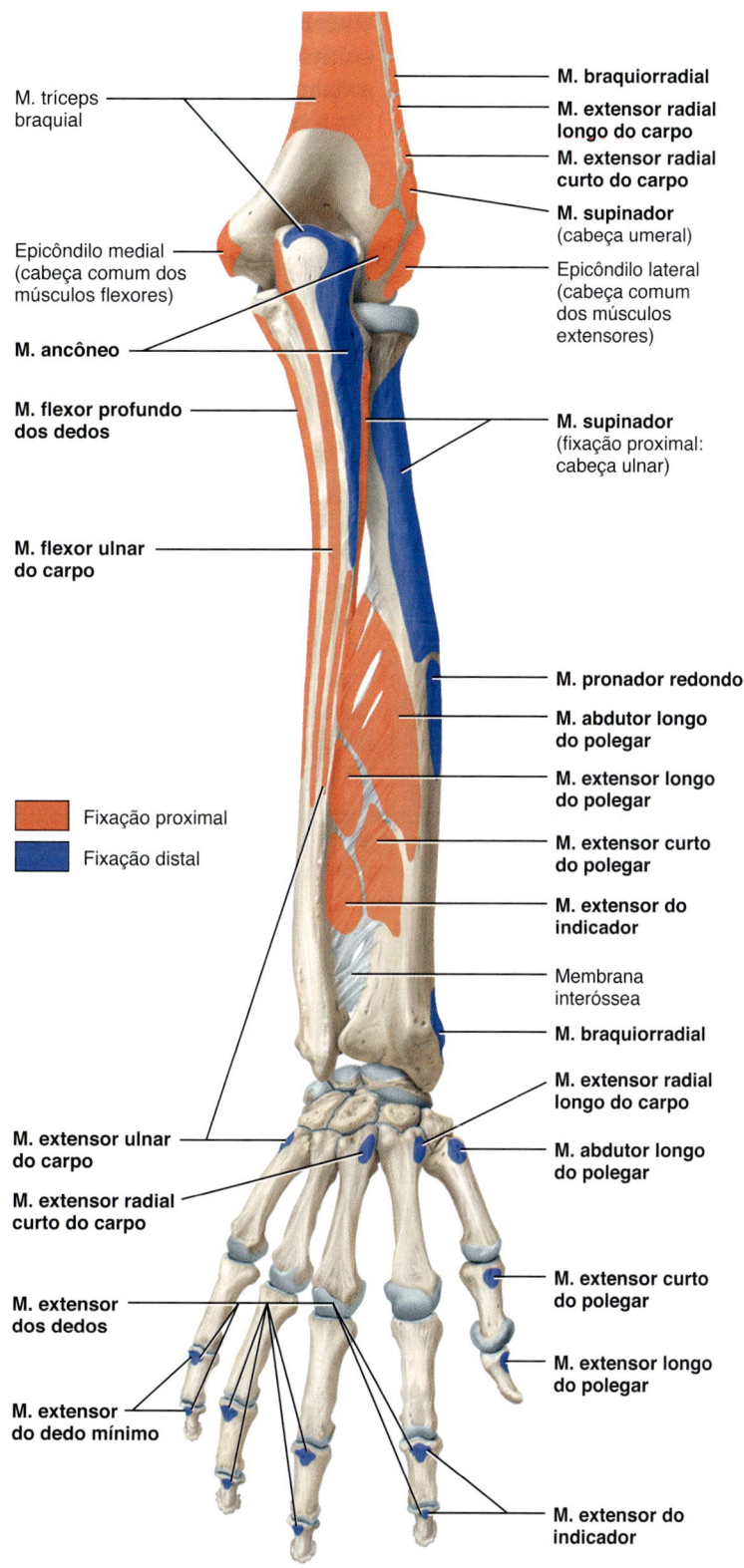

M. Vista posterior da fixação proximal e das inserções

❓ Que estruturas passam pelo retináculo dos músculos flexores?

EXPO 11.R — Músculos da palma que movimentam os dedos da mão – músculos intrínsecos da mão *(Figura 11.21)*

OBJETIVO
- Descrever a fixação proximal, a fixação distal, a ação e a inervação dos músculos da palma que movimentam os dedos da mão – os músculos intrínsecos da mão.

Vários dos músculos discutidos na Expo 11.P movimentam os dedos da mão de várias maneiras e são conhecidos como **músculos extrínsecos da mão**. Produzem movimentos vigorosos, porém grosseiros, dos dedos. Os músculos intrínsecos da mão, na palma, produzem movimentos fracos, porém complexos e precisos dos dedos, que caracterizam a mão humana (Figura 11.21A). Os músculos que pertencem a esse grupo são assim denominados em virtude de suas fixações proximais e distais estarem *na* mão.

Os músculos intrínsecos da mão são divididos em três grupos: (1) os músculos **tenares**, (2) os músculos **hipotenares** e (3) os músculos **intermédios**. Os músculos tenares incluem os músculos abdutor curto do polegar, oponente do polegar, flexor curto do polegar e adutor do polegar. O músculo **abdutor curto do polegar** é um músculo superficial fino, curto e relativamente largo, localizado no lado

MÚSCULO	FIXAÇÃO PROXIMAL	FIXAÇÃO DISTAL	AÇÃO	INERVAÇÃO
TENARES (FACE LATERAL DA MÃO)				
Abdutor curto do polegar	Retináculo dos músculos flexores, escafoide e trapézio	Face lateral da falange proximal do polegar	Abdução do polegar na articulação carpometacarpal	Nervo mediano
Oponente do polegar	Retináculo dos músculos flexores e trapézio	Face lateral do metacarpal I (polegar)	Movimenta o polegar pela palma para entrar em contato com qualquer dedo (oposição) na articulação carpometacarpal	Nervo mediano
Flexor curto do polegar	Retináculo dos músculos flexores, trapézio, capitato e trapezoide	Face lateral da falange proximal do polegar	Flexão do polegar nas articulações carpometacarpal e metacarpofalângica	Nervos mediano e ulnar
Adutor do polegar	Cabeça oblíqua: capitato e metacarpais II e III Cabeça transversa: metacarpal III	Face medial da falange proximal do polegar por meio de um tendão contendo um osso sesamoide	Adução do polegar nas articulações carpometacarpal e metacarpofalângica	Nervo ulnar
HIPOTENARES (FACE MEDIAL DA PALMA)				
Abdutor do dedo mínimo	Pisiforme e tendão do músculo flexor ulnar do carpo	Face medial da falange proximal do dedo mínimo	Abdução e flexão do dedo mínimo na articulação metacarpofalângica	Nervo ulnar
Flexor curto do dedo mínimo	Retináculo dos músculos flexores e hamato	Face medial da falange proximal do dedo mínimo	Flexão do dedo mínimo nas articulações carpometacarpal e metacarpofalângica	Nervo ulnar
Oponente do dedo mínimo	Retináculo dos músculos flexores e hamato	Face medial do metacarpal V (dedo mínimo)	Move o dedo mínimo pela palma até entrar em contato com o polegar (oposição) na articulação carpometacarpal	Nervo ulnar
INTERMÉDIOS (DA PARTE MÉDIA DA PALMA)				
Lumbricais (quatro músculos)	Faces laterais dos tendões e músculo flexor profundo dos dedos de cada dedo	Faces laterais dos tendões do músculo extensor dos dedos nas falanges proximais de cada dedo	Flexão de cada dedo nas articulações metacarpofalângicas e extensão de cada dedo nas articulações interfalângicas	Nervos mediano e ulnar
Interósseos palmares (três músculos)	Faces dos corpos dos ossos metacarpais de todos os dedos (exceto o dedo médio)	Faces das bases das falanges proximais de todos os dedos (exceto o dedo médio)	Adução e flexão de cada dedo, exceto o dedo médio, nas articulações metacarpofalângicas e extensão desses dedos nas articulações interfalângicas	Nervo ulnar
Interósseos dorsais (quatro músculos)	Faces adjacentes dos ossos metacarpais	Falange proximal do indicador e dos dedos médio e anular	Abdução do indicador e dedos médio e anular nas articulações metacarpofalângicas; flexão desses dedos nas articulações metacarpofalângicas; e extensão de cada dedo nas articulações interfalângicas	Nervo ulnar

lateral da eminência tenar. O músculo **flexor curto do polegar** é um músculo curto e largo, medial ao músculo abdutor curto do polegar. O músculo **oponente do polegar** é um pequeno músculo triangular, localizado profundamente aos músculos flexor curto do polegar e abdutor curto do polegar. Os três músculos tenares mais o músculo adutor do polegar formam a **eminência tenar**, o contorno lateral arredondado na palma, que também é denominado *proeminência do polegar*. O músculo **adutor do polegar** também atua no polegar. Trata-se de um músculo flabeliforme, que possui duas cabeças (cabeça oblíqua e cabeça transversa) separadas por um espaço pelo qual passa a artéria radial.

Os três músculos hipotenares atuam no dedo mínimo e formam a **eminência hipotenar**, o contorno medial arredondado na palma. Os músculos hipotenares são os músculos abdutor do dedo mínimo, flexor curto do dedo mínimo e oponente do dedo mínimo. O músculo **abdutor do dedo mínimo** é um músculo largo e curto, o mais superficial dos músculos hipotenares. Trata-se de um músculo poderoso, que desempenha uma função importante quando se agarra um objeto com os dedos estendidos. O músculo **flexor curto do dedo mínimo** também é largo e curto e está localizado lateralmente ao músculo abdutor do dedo mínimo. O músculo **oponente do dedo mínimo** é triangular e situado abaixo dos outros dois músculos hipotenares.

Os 11 músculos intermédios (músculos da palma da mão) incluem os músculos lumbricais, interósseos palmares e interósseos dorsais. Os músculos **lumbricais**, como o próprio nome indica, são vermiformes. Fixam-se proximal e distalmente nos tendões de outros músculos (músculos flexor profundo dos dedos e extensor dos dedos). Os músculos **interósseos palmares** são os menores e os mais anteriores dos músculos interósseos. Os músculos **interósseos dorsais** são os mais posteriores dessa série. Os dois conjuntos de músculos interósseos estão localizados entre os ossos metacarpais e são importantes na abdução, adução, flexão e extensão dos dedos da mão, bem como nos movimentos necessários para atividades que exigem destreza, como escrever, digitar e tocar piano.

A importância funcional da mão é prontamente evidente quando consideramos que certas lesões da mão podem resultar em incapacidade permanente. A maior parte da destreza da mão depende dos movimentos do polegar.

As atividades gerais da mão consistem em movimento livre, preensão forte (movimento vigoroso dos dedos e do polegar contra a palma, como no apertar), manipulação precisa (mudança na posição de um objeto manipulado que exige controle preciso das posições dos dedos e do polegar, como dar corda em um relógio ou enfiar uma linha na agulha) e pinçamento (compressão entre o polegar e o indicador ou entre o polegar e os dois primeiros dedos).

Os movimentos do polegar são muito importantes nas atividades da mão que exigem precisão e são definidos em diferentes planos, a partir de movimentos comparáveis de outros dedos, visto que o polegar está posicionado em ângulo reto aos outros dedos. Os cinco movimentos principais do polegar estão ilustrados na Figura 11.21A e consistem em *flexão* (movimento medial do polegar pela palma), *extensão* (movimento lateral do polegar afastando-se da palma), *abdução* (movimento do polegar em um plano anteroposterior para longe da palma), *adução* (movimento do polegar em um plano anteroposterior em direção à palma) e *oposição* (movimento do polegar, de modo que sua extremidade entre em contato com a ponta de um dedo). A oposição é o movimento mais característico dos dedos que confere aos seres humanos e a outros primatas a capacidade de agarrar e manipular objetos com precisão.

CORRELAÇÃO CLÍNICA | *Síndrome do túnel do carpo*

As estruturas no túnel do carpo (ver Figura 11.20K), particularmente o nervo mediano, são vulneráveis à compressão, e a condição resultante é denominada **síndrome do túnel do carpo**. A compressão do nervo mediano leva a alterações sensitivas na parte lateral da mão e à fraqueza muscular na eminência tenar. Isso resulta em dor, dormência e formigamento dos dedos. A condição pode ser provocada por inflamação das bainhas tendíneas digitais, retenção de líquido, exercício excessivo, infecção, traumatismo e/ou atividades repetitivas que envolvam flexão do punho, como digitar, cortar cabelo e tocar piano. O tratamento pode consistir no uso de agentes anti-inflamatórios não esteroides (como ibuprofeno ou ácido acetilsalicílico), imobilização do punho, injeções de corticosteroides ou cirurgia para seccionar o retináculo dos músculos flexores e liberar a pressão exercida sobre o nervo mediano.

Figura 11.21 Músculos da palma que movimentam os dedos da mão – músculos intrínsecos da mão.

 Os músculos intrínsecos da mão produzem movimentos complexos e precisos dos dedos, que caracterizam a mão humana.

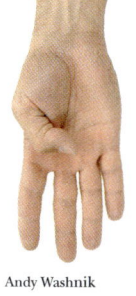
Andy Washnik
Flexão

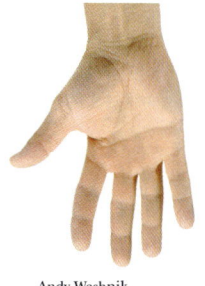
Andy Washnik
Extensão

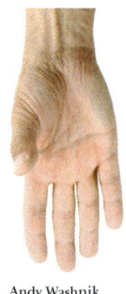
Andy Washnik
Abdução

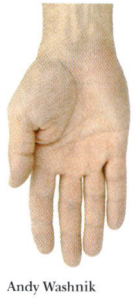
Andy Washnik
Adução

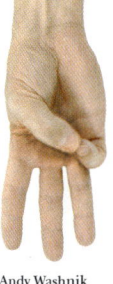
Andy Washnik
Oposição

A. Movimentos do polegar

(Continua)

Correlação entre músculos e movimentos

Organize os músculos nesta Expo de acordo com as seguintes ações sobre o polegar nas articulações carpometacarpais e metacarpofalângicas: (1) abdução, (2) adução, (3) flexão e (4) oposição; e as seguintes ações sobre os dedos nas articulações metacarpofalângicas e interfalângicas: (1) abdução, (2) adução, (3) flexão e (4) extensão. O mesmo músculo pode ser mencionado mais de uma vez.

✓ **TESTE RÁPIDO**

26. Como as ações dos músculos extrínsecos e intrínsecos da mão diferem?

Figura 11.21 *Continuação*

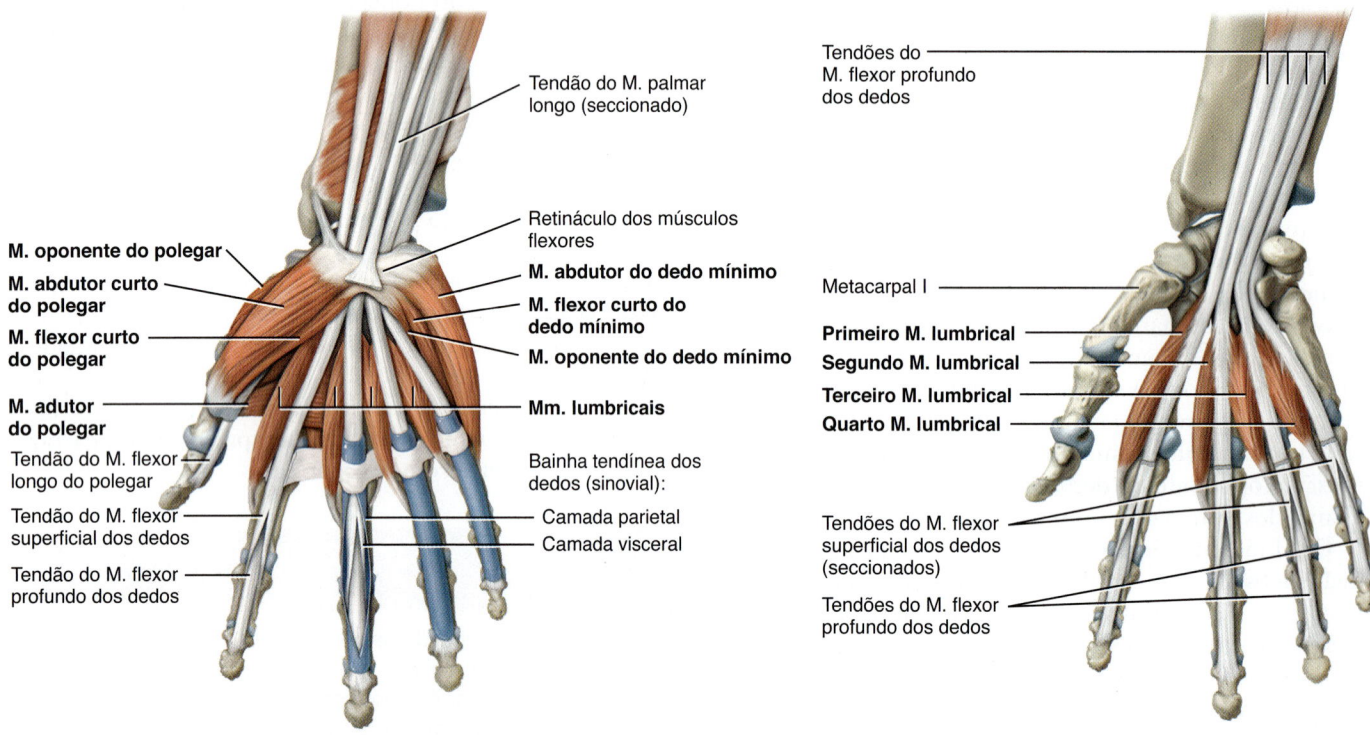

B. Vista anterior superficial

C. Vista anterior intermediária dos músculos lumbricais

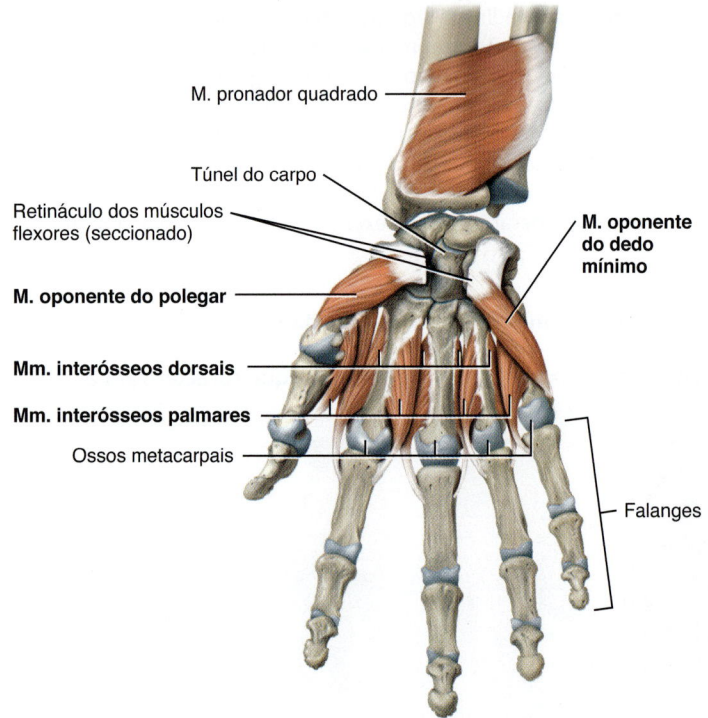

D. Vista anterior profunda

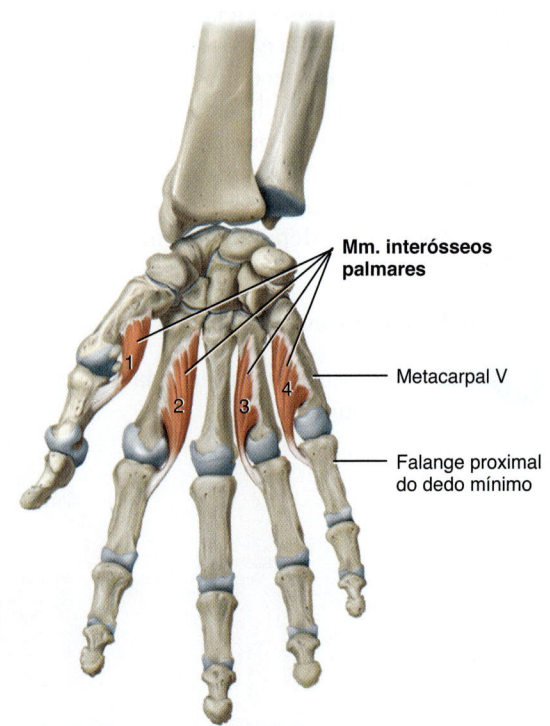

E. Vista anterior profunda dos músculos interósseos palmares

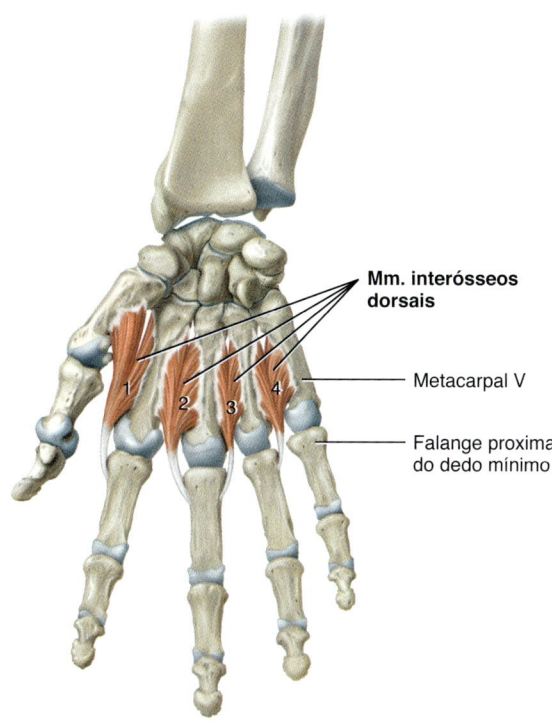

F. Vista anterior profunda dos músculos interósseos dorsais

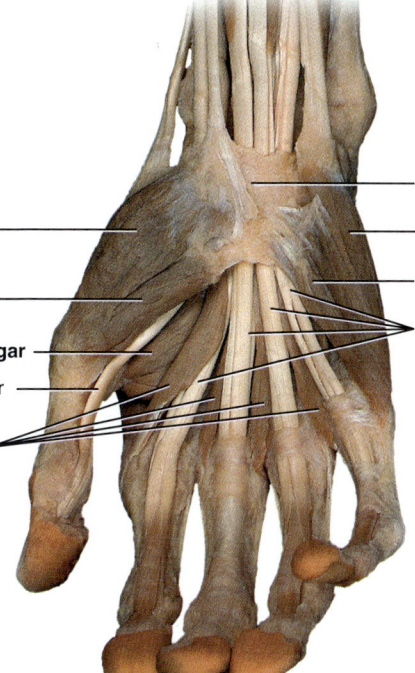

Mark Nielsen

G. Vista anterior superficial

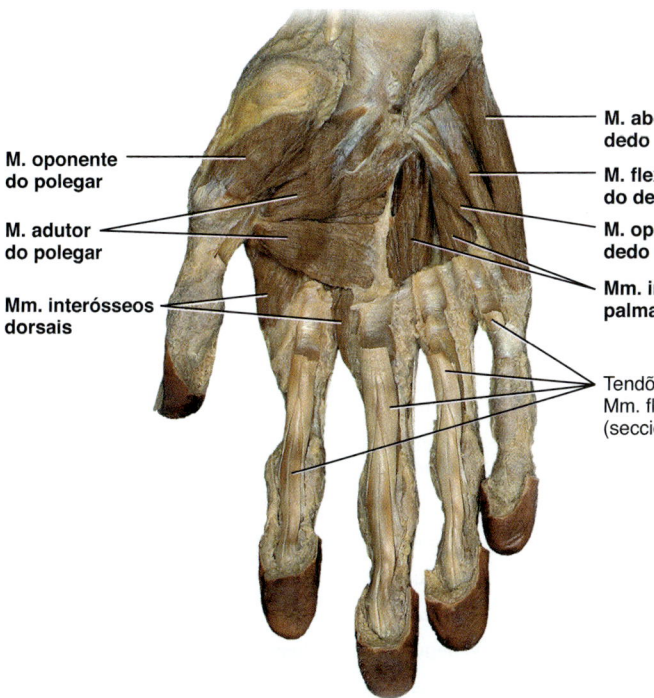

Dissecção de Shawn Miller, Fotografia de Mark Nielsen

H. Vista anterior profunda

(Continua)

Figura 11.21 *Continuação*

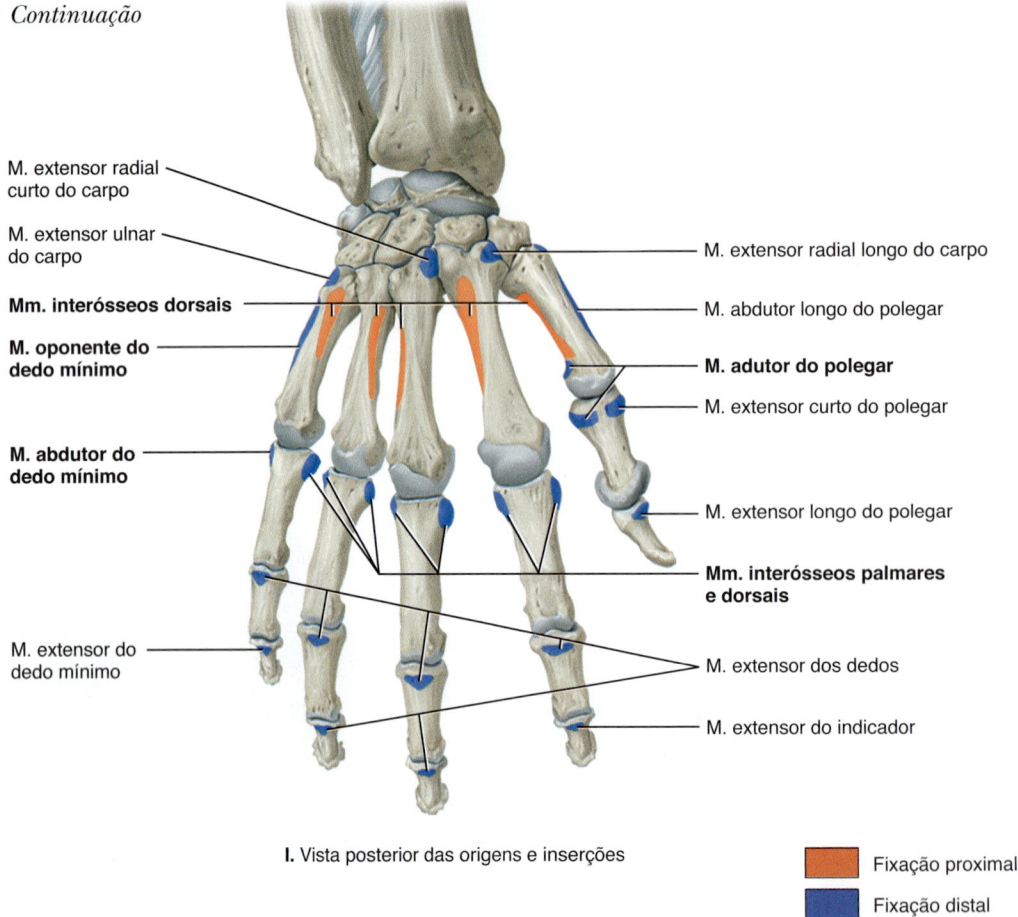

I. Vista posterior das origens e inserções

■ Fixação proximal
■ Fixação distal

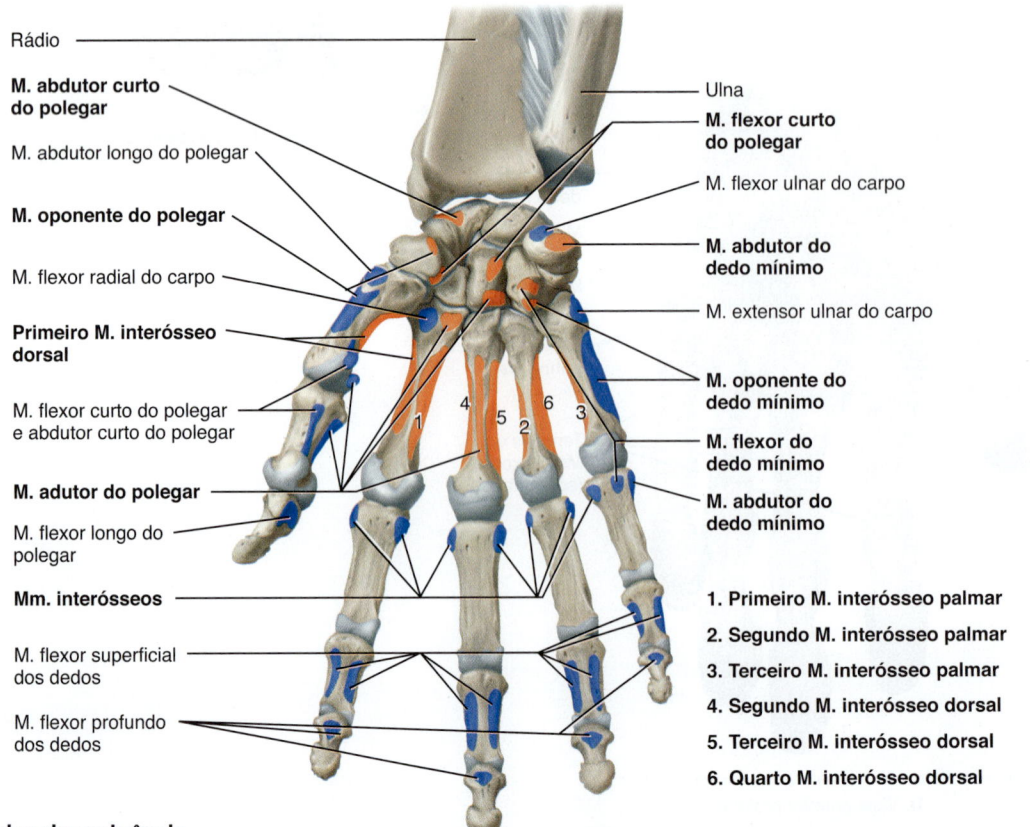

J. Vista anterior das fixações proximais e fixações distais

❓ Os músculos da eminência tenar atuam sobre qual dedo?

EXPO 11.S — Músculos da região glútea que movimentam o fêmur
(Figura 11.22)

OBJETIVO
- Descrever a fixação proximal, a fixação distal, a ação e a inervação dos músculos da região glútea que movimentam o fêmur.

Como veremos, os músculos dos membros inferiores são maiores e mais potentes do que os dos membros superiores, devido a diferenças nas suas funções. Enquanto os músculos dos membros superiores se caracterizam pela versatilidade dos movimentos, os músculos dos membros inferiores atuam na estabilidade, na locomoção e na manutenção da postura. Além disso, os músculos dos membros inferiores frequentemente cruzam duas articulações e atuam igualmente em ambas.

Os músculos que movimentam o fêmur se fixam proximalmente, em sua maioria, no cíngulo do membro inferior e se fixam distalmente no fêmur (Figura 11.22). Os músculos **psoas maior** e **ilíaco** compartilham uma fixação distal comum (trocânter menor do fêmur) e são coletivamente conhecidos como músculo **iliopsoas**. O músculo iliopsoas é o flexor mais potente da coxa e, portanto, é importante na marcha, na corrida e na permanência em posição ortostática.

Existem três músculos glúteos: os músculos glúteo máximo, glúteo médio e glúteo mínimo. O músculo **glúteo máximo** é o maior e o mais pesado dos três músculos e é um dos maiores músculos do corpo. Esse grande músculo superficial da região glútea tem o formato de um quadrilátero. É grosseiramente fasciculado, com seus fascículos orientados inferolateralmente. Trata-se de um poderoso extensor da coxa ou, em sua ação muscular reversa (AMR), um potente extensor do tronco na articulação do quadril. Sua fixação distal no trato iliotibial ajuda a manter a articulação do joelho em extensão. Essa ação é de importância crítica para a posição ortostática e também para a marcha, quando o centro de gravidade passa sobre a articulação do joelho em extensão à proporção que se dá cada passo. O músculo **glúteo médio** está, em grande parte, situado profundamente ao músculo glúteo máximo e é um potente abdutor da articulação do quadril. Constitui um local comum para a aplicação de injeção intramuscular. O músculo **glúteo mínimo** é o menor dos músculos glúteos e situa-se profundamente ao músculo glúteo médio. Sua fixação distal, como a do músculo glúteo médio, é no trocânter maior do fêmur, e, portanto, as ações dos dois músculos são essencialmente as mesmas. Ambos os músculos realizam as funções de abdução e rotação medial do fêmur. Isso é muito importante na marcha e, em particular, quando corremos. Quando um pé é elevado do solo, esses dois músculos abduzem a articulação do quadril do membro com apoio (o membro em contato com o solo), e a AMR abduz o osso do quadril em direção ao trocânter maior do fêmur, de modo que não há adução sob a carga gravitacional, nem colapso para o lado sem apoio. Ao mesmo tempo, a ação de rotação ajuda a balançar a pelve para frente, a cada passo.

O músculo **tensor da fáscia lata** é um músculo fusiforme, localizado na face lateral da coxa. O músculo situa-se profundamente à *fáscia lata*, que é a fáscia de tecido conjuntivo denso que envolve toda coxa. O músculo tensor da fáscia lata fixa-se na região inferior da fáscia, em sua face lateral, juntamente com o músculo glúteo máximo. Na junção desses músculos, a fáscia torna-se espessa para formar o **trato iliotibial**, uma faixa resistente de tecido conjuntivo que se estende pela face lateral da coxa, desde o ílio até a tíbia. O trato iliotibial fixa-se distalmente no côndilo lateral da tíbia. Esse trato, que mede aproximadamente três dedos de largura, possui tanta força que ele comumente achata a face lateral da coxa de outro modo arredondada. O ventre do músculo tensor da fáscia lata situa-se entre os músculos glúteo médio e sartório, e mantém o trato iliotibial tensionado e, portanto, ajuda manter a articulação do joelho em extensão na posição ortostática.

Os músculos **piriforme**, **obturador interno**, **obturador externo**, **gêmeo superior**, **gêmeo inferior** e **quadrado femoral** estão todos localizados profundamente ao músculo glúteo máximo e atuam como rotadores laterais do fêmur na articulação do quadril. Esses músculos compartilham essencialmente a mesma fixação distal, no trocânter maior do fêmur ou próximo dele, e todos exercem essencialmente a mesma ação – rotação lateral do fêmur. O músculo piriforme é de interesse particular, em virtude de sua relação com o nervo isquiático (o principal nervo da parte posterior da coxa e de toda musculatura da perna) (Figura 11.22C). Se esse músculo for lesionado ou aumentar de tamanho em consequência de excesso de trabalho, ele pode exercer compressão sobre o nervo isquiático, podendo resultar em dor e fraqueza muscular.

CORRELAÇÃO CLÍNICA | *Distensão inguinal*

Os cinco músculos principais da parte interna da coxa atuam para movimentar as pernas medialmente. Esse grupo muscular é importante em atividades como corrida de velocidade, corrida com barreiras e equitação. A ruptura ou a laceração de um ou mais desses músculos pode provocar **distensão inguinal**. A distensão inguinal ocorre com mais frequência durante uma corrida de velocidade ou uma torção, ou ao chutar um objeto sólido e talvez estacionário. Os sintomas da distensão inguinal podem ser súbitos, ou podem só se tornar evidentes em 24 h após a lesão; consistem em dor aguda na região inguinal, intumescimento, hematoma ou incapacidade de contrair os músculos. À semelhança da maioria das lesões por esforço, o tratamento consiste em proteção, repouso, gelo, compressão e elevação. Após proteção da parte lesionada contra qualquer lesão adicional, deve-se aplicar imediatamente gelo, e a parte comprometida deve ser elevada e permanecer em repouso. Deve-se aplicar uma atadura elástica, se possível, para comprimir o tecido lesionado.

Correlação entre músculos e movimentos

Organize os músculos nesta Expo de acordo com as seguintes ações sobre a coxa na articulação do quadril: (1) flexão, (2) extensão, (3) abdução, (4) adução, (5) rotação medial e (6) rotação lateral. O mesmo músculo pode ser mencionado mais de uma vez.

✓ TESTE RÁPIDO

27. Qual é a fixação proximal da maioria dos músculos que movimentam o fêmur?

MÚSCULO	FIXAÇÃO PROXIMAL	FIXAÇÃO DISTAL	AÇÃO	INERVAÇÃO
Iliopsoas				
Psoas maior	Processos transversos e corpos das vértebras lombares	Com o M. ilíaco no trocânter menor do fêmur	Os músculos psoas maior e ilíaco, atuando em conjunto, realizam a flexão da coxa na articulação do quadril, a rotação lateral da coxa e a flexão do tronco no quadril, como no ato de sentar a partir da posição de decúbito	Nervos espinais lombares L3–L3
	Fossa ilíaca e sacro	Com o psoas maior no trocânter menor do fêmur		Nervo femoral
Glúteo máximo	Crista ilíaca, sacro, cóccix e ligamento sacroespinal	Trato iliotibial da fáscia lata e parte lateral superior da linha áspera (tuberosidade glútea) sob o trocânter maior do fêmur	Extensão da coxa na articulação do quadril e rotação lateral da coxa	Nervo glúteo inferior
Glúteo médio	Ílio	Trocânter maior do fêmur	Abdução e rotação medial da coxa na articulação do quadril	Nervo glúteo superior
Glúteo mínimo	Ílio	Trocânter maior do fêmur	Abdução e rotação medial da coxa na articulação do quadril	Nervo glúteo superior
Tensor da fáscia lata	Crista ilíaca	Tíbia por meio do trato iliotibial	Flexão e abdução da coxa na articulação do quadril	Nervo glúteo superior
Piriforme	Parte anterior do sacro	Margem superior do trocânter maior do fêmur	Rotação lateral e abdução da coxa na articulação do quadril	Nervos espinais sacrais S1 ou S2, principalmente S1
Obturador interno	Face interna do forame obturado, púbis e ísquio	Face medial do trocânter maior do fêmur	Rotação lateral e abdução da coxa na articulação do quadril	Nervo para o M. obturador interno
Obturador externo	Face externa da membrana obturadora	Depressão profunda inferior ao trocânter maior (fossa trocantérica) do fêmur	Rotação lateral e abdução da coxa na articulação do quadril	Nervo obturatório
Gêmeo superior	Espinha isquiática	Face medial do trocânter maior do fêmur	Rotação lateral e abdução da coxa na articulação do quadril	Nervo para M. obturador interno
Gêmeo inferior	Túber isquiático	Face medial do trocânter maior do fêmur	Rotação lateral e abdução da coxa na articulação do quadril	Nervo para o M. quadrado femoral
Quadrado femoral	Túber isquiático	Elevação superior à porção média da crista intertrocantérica (tubérculo quadrado) na parte posterior do fêmur	Rotação lateral e estabilização da articulação do quadril	Nervo para o M. quadrado femoral

Figura 11.22 **Músculos da região glútea que movimentam o fêmur (osso da coxa).**

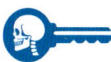 Os músculos que movimentam o fêmur fixam-se proximalmente, em sua maioria, do cíngulo do membro inferior e fixam-se distalmente no fêmur.

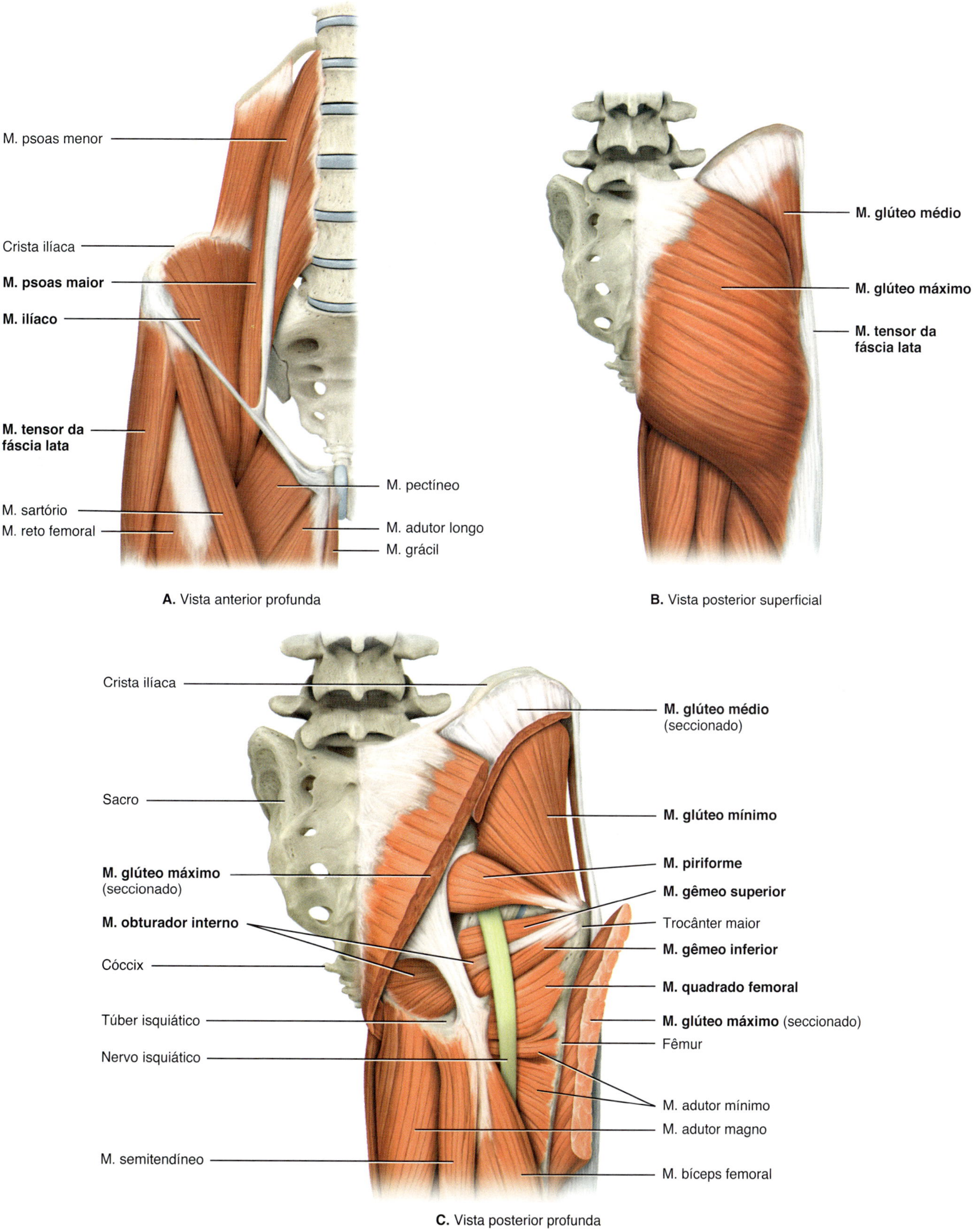

- M. psoas menor
- Crista ilíaca
- **M. psoas maior**
- **M. ilíaco**
- **M. tensor da fáscia lata**
- M. sartório
- M. reto femoral
- M. pectíneo
- M. adutor longo
- M. grácil

A. Vista anterior profunda

- M. glúteo médio
- M. glúteo máximo
- M. tensor da fáscia lata

B. Vista posterior superficial

- Crista ilíaca
- Sacro
- **M. glúteo máximo** (seccionado)
- **M. obturador interno**
- Cóccix
- Túber isquiático
- Nervo isquiático
- M. semitendíneo
- M. glúteo médio (seccionado)
- M. glúteo mínimo
- M. piriforme
- M. gêmeo superior
- Trocânter maior
- M. gêmeo inferior
- M. quadrado femoral
- M. glúteo máximo (seccionado)
- Fêmur
- M. adutor mínimo
- M. adutor magno
- M. bíceps femoral

C. Vista posterior profunda

(*Continua*)

Figura 11.22 *Continuação*

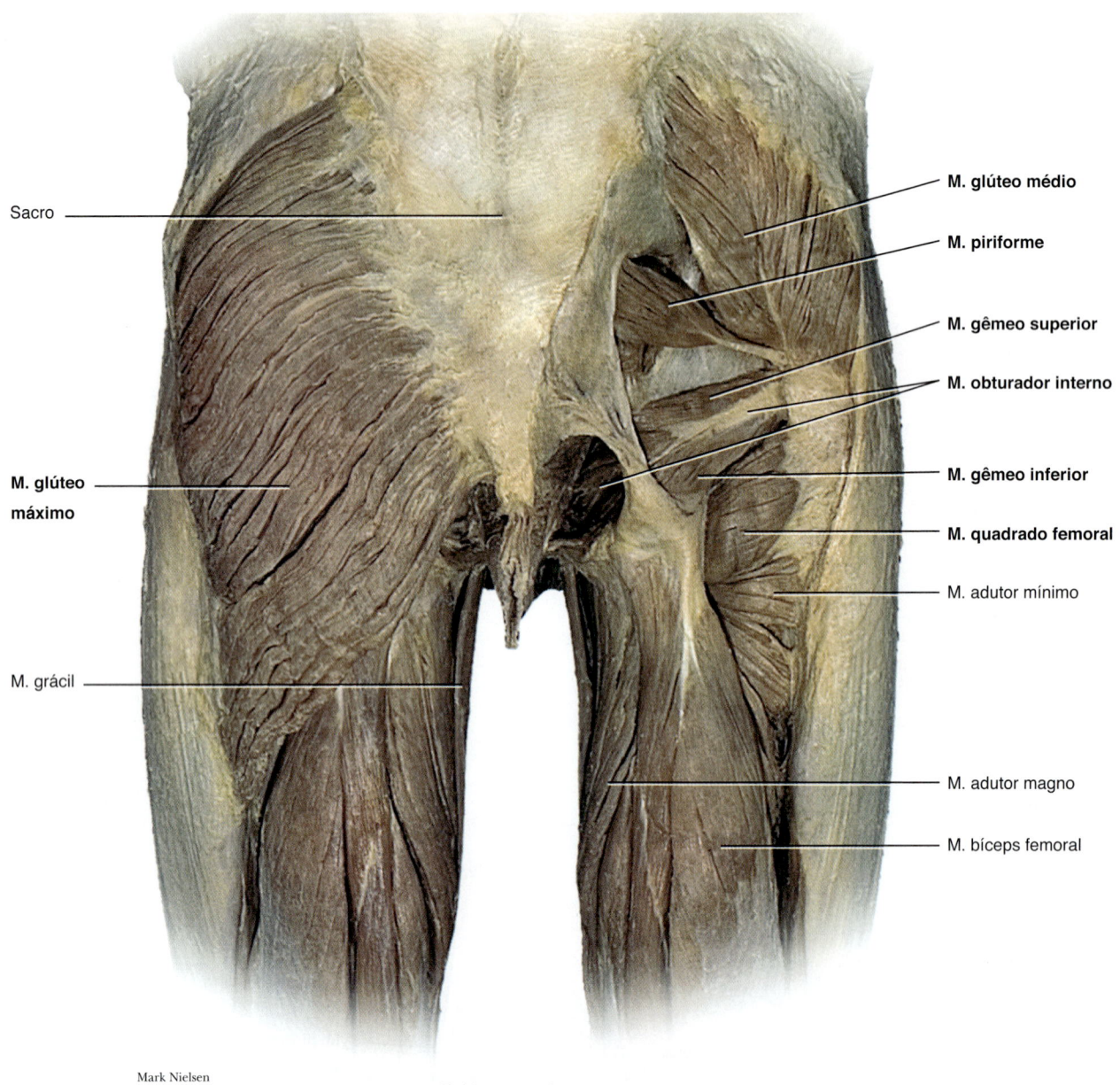

D. Vista posterior

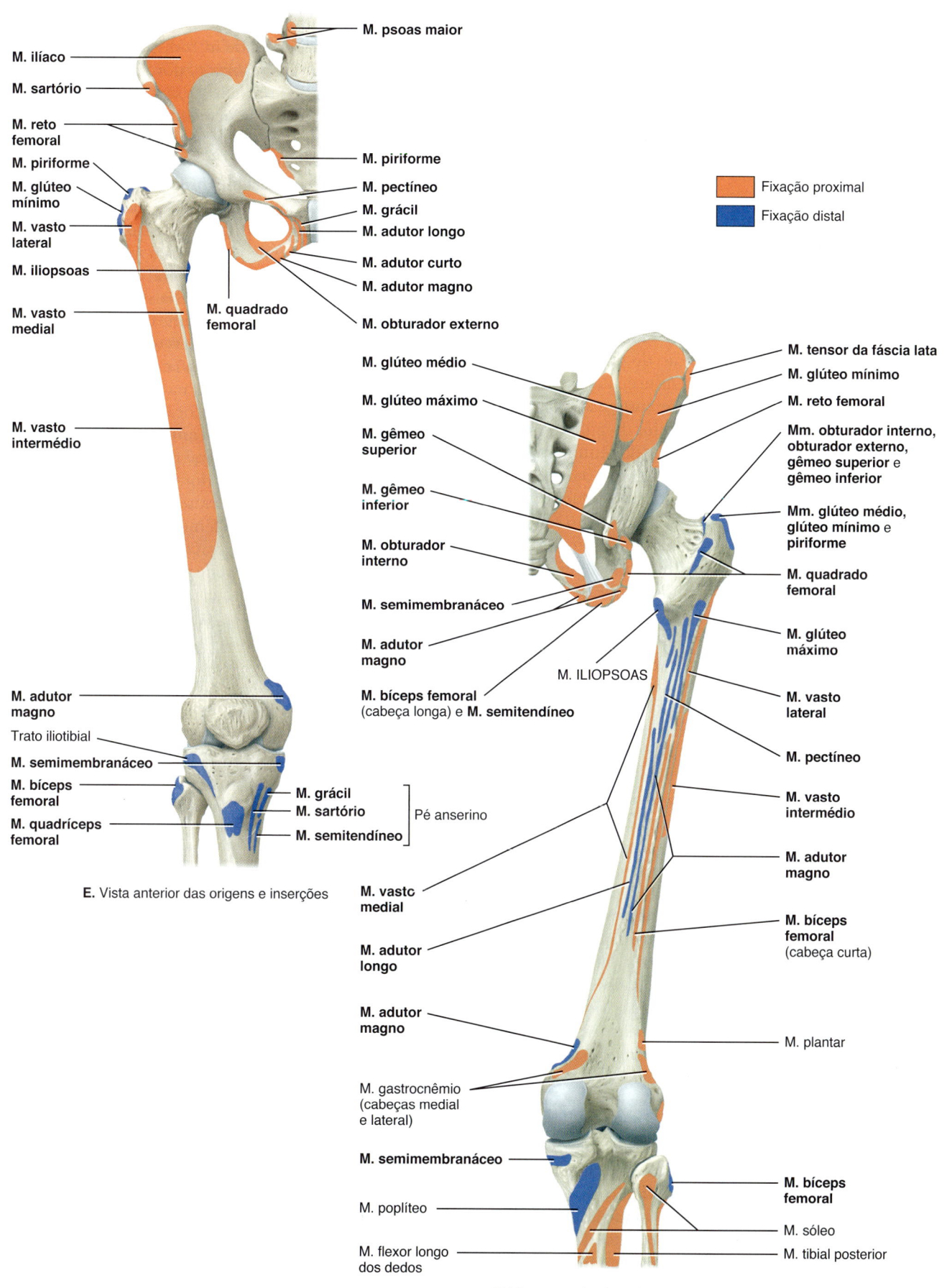

E. Vista anterior das origens e inserções

F. Vista posterior das origens e inserções

? Quais são as principais diferenças entre os músculos das partes livres dos membros superiores e dos membros inferiores?

EXPO 11.T — Músculos da coxa que movimentam o fêmur, a tíbia e a fíbula *(Figura 11.23)*

OBJETIVO
- **Descrever** a fixação proximal, a fixação distal, a ação e a inervação dos músculos que movimentam o fêmur, a tíbia e a fíbula.

A fáscia muscular (*septo intermuscular*) separa os músculos da coxa que atuam no fêmur e na tíbia e fíbula nos compartimentos medial, anterior e posterior (Figura 11.23). Os músculos do **compartimento medial** (*adutor*) **da coxa** apresentam, em sua maioria, uma orientação semelhante e realizam a adução do fêmur na articulação do quadril. O músculo **grácil** é uma exceção; trata-se de um músculo longo semelhante a uma tira, localizado na face medial da coxa e do joelho. O músculo grácil realiza a adução da coxa na articulação do quadril, a rotação medial da coxa e a flexão da perna na articulação do joelho.

Os músculos **adutor longo**, **adutor curto** e **adutor magno** fixam-se anteriormente na face anterior do púbis e ísquio e fixam-se distalmente na face posterior do fêmur. Esses três músculos estão todos envolvidos na adução da coxa e são singulares na sua capacidade de efetuar a rotação tanto medial quanto lateral da coxa. Quando o pé está no solo, esses músculos rodam medialmente a coxa; entretanto, quando o pé se eleva do solo, atuam como rotadores laterais da coxa. Essa ação deve-se ao trajeto oblíquo das fibras musculares, desde a sua fixação proximal anterior até a sua fixação distal posterior. Além disso, o músculo adutor longo flete a coxa, enquanto o músculo adutor magno pode estender e fletir a coxa, visto que algumas de suas fibras são anteriores ao plano da cabeça do fêmur e auxiliam na flexão, enquanto outras fibras são posteriores ao plano da cabeça do fêmur e auxiliam na extensão. Os tendões distais do músculo adutor magno separam-se imediatamente acima do epicôndilo medial do fêmur; o espaço formado pela separação é denominado **hiato dos adutores** (Figura 11.23C, D). Como iremos aprender no Capítulo 14, os vasos femorais passam por esse espaço para se tornarem os vasos poplíteos no lado posterior da articulação do joelho. Os músculos adutores longo e curto auxiliam na flexão da coxa a partir da posição neutra (posição anatômica) até quase 80°, porém auxiliam na extensão quando a fixação distal na linha áspera se torna superior à fixação proximal do púbis. Entretanto, a maioria das atividades não exige uma flexão de mais de 80° da coxa na articulação do quadril. O músculo **pectíneo** também realiza a adução e a flexão do fêmur na articulação do quadril. Esse músculo está localizado entre os músculos iliopsoas e adutor longo.

Na junção entre o tronco e o membro inferior, existe um espaço denominado **trígono femoral**. A base desse trígono é formada superiormente pelo ligamento inguinal, medialmente pela margem lateral do músculo adutor longo e lateralmente pela margem medial do músculo sartório. O ápice é formado pelo cruzamento do músculo adutor longo e músculo sartório (Figura 11.23A). O conteúdo do trígono femoral, de lateral para medial, consiste no nervo femoral e seus ramos, na artéria femoral e vários de seus ramos, na veia femoral e suas tributárias proximais e linfonodos inguinais profundos. A artéria femoral é facilmente acessível no trígono e constitui o local de introdução de cateteres, que podem se estender até a aorta e, por fim, nos vasos coronários do coração. Esses cateteres são utilizados durante o cateterismo cardíaco, a angiocoronariografia e outros procedimentos envolvendo o coração. Com frequência, aparecem hérnias inguinais e femorais nessa área.

Os músculos do **compartimento anterior** (*extensor*) **da coxa** estendem a perna (e fletem a coxa). Esse compartimento contém os músculos quadríceps femoral e sartório. O músculo **quadríceps femoral** é o maior músculo no corpo, cobrindo a maior parte das faces anterior e lateral da coxa, e é o maior extensor da articulação do joelho. Na realidade, trata-se de um músculo composto, habitualmente descrito como quatro músculos separados: (1) o músculo **reto femoral**, na face anterior da coxa; (2) o músculo **vasto lateral**, na face lateral da coxa; (3) o músculo **vasto medial**, na face medial da coxa; e (4) o músculo **vasto intermédio**, localizado profundamente ao músculo reto femoral, entre os músculos vasto lateral e vasto medial. O músculo reto femoral possui sua fixação proximal na espinha ilíaca anteroinferior (EIAI) e, portanto, cruza duas articulações; atua com os músculos iliopsoas e pectíneo em sua função de flexores do fêmur na articulação do quadril. A contração ou a fraqueza crônica de qualquer parte do músculo quadríceps femoral pode fazer com que a patela siga um trajeto anormal na face patelar do fêmur, resultando em fraqueza e dor na região da articulação do joelho. Fisiatras e fisioterapeutas podem prescrever exercícios específicos que fortaleçam seletivamente apenas um dos músculos para ajudar a corrigir problemas na articulação do joelho. O tendão comum para os quatro músculos, conhecido como **tendão do músculo quadríceps femoral**, está fixado distalmente na patela. O tendão continua inferiormente à patela como **ligamento da patela**, que se fixa à tuberosidade da tíbia. Qualquer problema que envolva o movimento anormal da patela é conhecido como disfunção patelofemoral.

O músculo **sartório**, o músculo simples mais longo do corpo, é um músculo estreito, que forma uma faixa cruzando a coxa, do ílio do osso do quadril até a face medial da tíbia. Os vários movimentos que o músculo sartório produz (flexão da perna na articulação do joelho e flexão, abdução e rotação lateral na articulação do quadril) ajudam a assumir a posição sentada com pernas cruzadas, em que o calcanhar de um membro é colocado sobre o joelho do membro oposto. Por esse motivo, é conhecido como músculo do alfaiate, porque os antigos alfaiates frequentemente trabalhavam sentados com as pernas cruzadas. O músculo sartório fixa-se proximalmente na espinha ilíaca anterossuperior (EIAS), cruza obliquamente a parte superficial proximal da coxa, desce quase verticalmente na parte distal da coxa, cruza o côndilo medial do fêmur, posteriormente, e fixa-se distalmente na tíbia medial à tuberosidade da tíbia. O músculo sartório auxilia outros músculos da articulação do quadril em suas múltiplas ações nessa articulação.

Os músculos do **compartimento posterior** (*flexão*) **da coxa** fletem a perna (e estendem a coxa). Esse compartimento é composto de três músculos, coletivamente denominados músculos isquiotibiais: (1) músculo bíceps femoral,

MÚSCULO	FIXAÇÃO PROXIMAL	FIXAÇÃO DISTAL	AÇÃO	INERVAÇÃO
COMPARTIMENTO MEDIAL (ADUTOR) DA COXA				
Adutor longo	Crista púbica e sínfise púbica	Linha áspera do fêmur	Adução e flexão da coxa na articulação do quadril e rotação da coxa* AMR: Extensão da coxa	Nervo obturatório
Adutor curto	Ramo inferior do púbis	Metade superior da linha áspera do fêmur	Adução e flexão da coxa na articulação do quadril e rotação da coxa* AMR: Extensão da coxa	Nervo obturatório
Adutor magno	Ramo inferior do púbis e ísquio até o túber isquiático	Linha áspera do fêmur	Adução da coxa na articulação do quadril e rotação da coxa; a parte superior flete a coxa na articulação do quadril, enquanto a parte posterior estende a coxa na articulação do quadril*	Nervos obturatório e isquiático
Pectíneo	Ramo superior do púbis	Linha pectínea do fêmur, entre o trocânter menor e a linha áspera	Flexão e adução da coxa na articulação do quadril	Nervo femoral
Grácil	Corpo e ramo inferior do púbis	Face medial do corpo da tíbia	Adução da coxa na articulação do quadril, rotação medial da coxa e flexão da perna na articulação do joelho	Nervo obturatório
COMPARTIMENTO ANTERIOR (EXTENSOR) DA COXA				
Quadríceps femoral				
Reto femoral	Espinha ilíaca anteroinferior	Patela por meio do tendão do músculo quadríceps femoral e, em seguida, tuberosidade da tíbia via ligamento da patela	Todas as quatro cabeças estendem a perna na articulação do joelho; o músculo reto femoral atuando isoladamente também flete a coxa na articulação do quadril	Nervo femoral
Vasto lateral	Trocânter maior e linha áspera do fêmur			
Vasto medial	Linha áspera do fêmur			
Vasto intermédio	Faces anterior e lateral do corpo do fêmur			
Sartório	Espinha ilíaca anterossuperior	Face medial do corpo da tíbia	Flexão fraca da perna na articulação do joelho; flexão fraca, abdução e rotação lateral da coxa na articulação do quadril	Nervo femoral
COMPARTIMENTO POSTERIOR (FLEXOR) DA COXA				
Músculos isquiotibiais Designação coletiva para três músculos separados.				
Bíceps femoral	A cabeça longa origina-se do túber isquiático; a cabeça curta fixa-se proximalmente à linha áspera do fêmur	Cabeça da fíbula e côndilo lateral da tíbia	Flexão da perna na articulação do joelho e extensão da coxa na articulação do quadril	Nervos tibial e fibular comum provenientes do nervo isquiático
Semitendíneo	Túber isquiático	Parte proximal da face medial do corpo da tíbia	Flexão da perna na articulação do joelho e extensão da coxa na articulação do quadril	Nervo tibial proveniente do nervo isquiático
Semimembranáceo	Túber isquiático	Côndilo medial da tíbia	Flexão da perna na articulação do joelho e extensão da coxa na articulação do quadril	Nervo tibial proveniente do nervo isquiático

*Todos os músculos adutores são músculos singulares que cruzam obliquamente a articulação da coxa a partir de uma fixação proximal anterior até uma fixação distal posterior. Em consequência, esses músculos realizam a rotação lateral da articulação do quadril quando o pé está fora do solo, porém a rotação medial da articulação do quadril quando o pé está no solo.

Figura 11.23 Músculos da coxa que movimentam o fêmur, a tíbia e a fíbula. O trígono femoral está delineado por linhas tracejadas. As ilustrações das origens e das inserções dos músculos discutidos nesta Expo são mostradas na Figura 11.22E, F.

Os músculos que atuam sobre a perna originam-se no quadril e na coxa e são separados em compartimentos pela fáscia muscular.

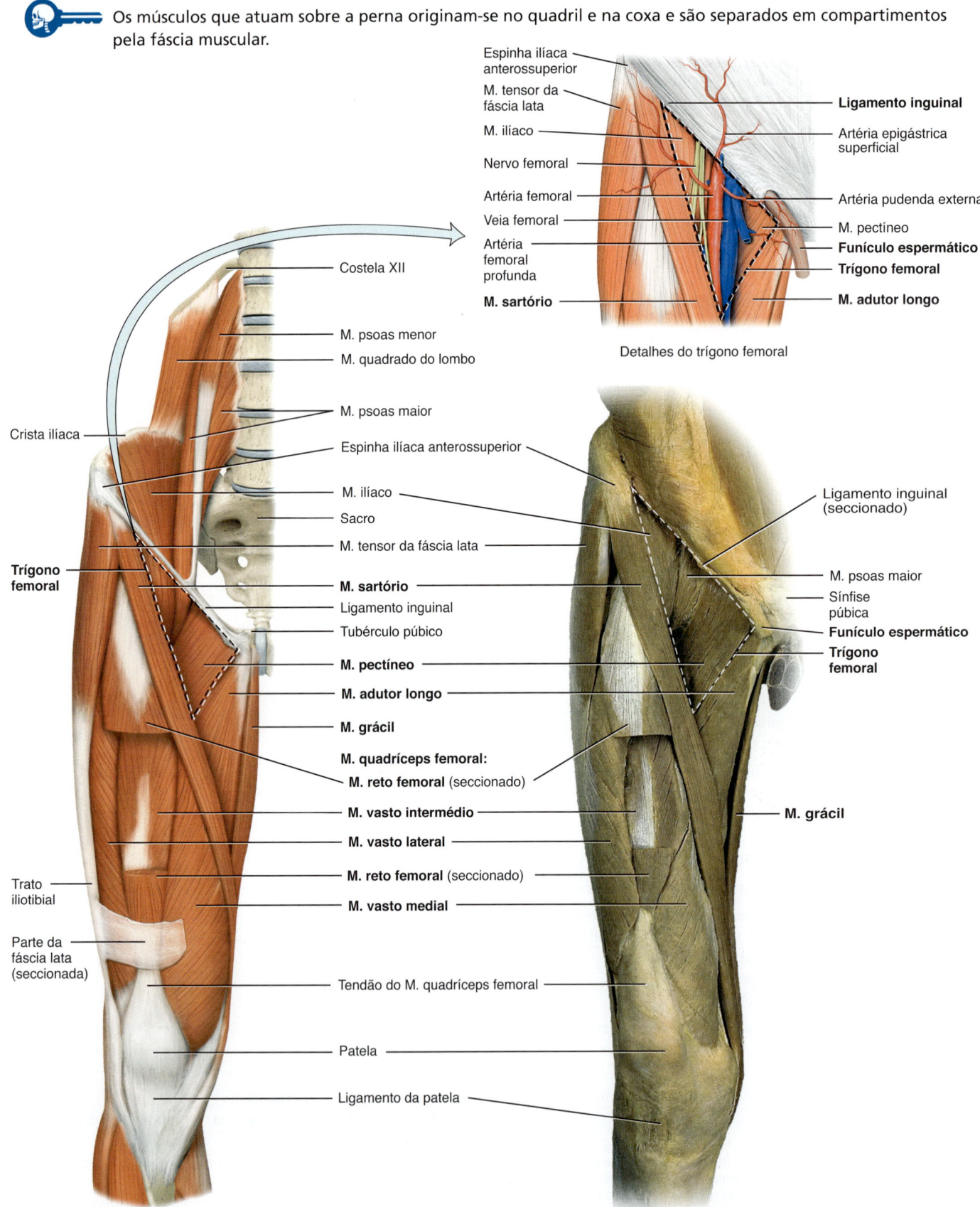

A. Vista anterior superficial (o trígono femoral está indicado por uma linha tracejada)

B. Vista anterior superficial

Dissecção de Shawn Miller, Fotografia de Mark Nielsen

(2) músculo semitendíneo e (3) músculo semimembranáceo. Os músculos do jarrete são assim denominados em virtude de seus tendões, que são longos e semelhantes a um cordão delimitando a área poplítea. Como os músculos isquiotibiais estendem-se por duas articulações (do quadril e do joelho), eles realizam a extensão da articulação do quadril ou a flexão da articulação do joelho ou ambas. Na marcha, quando o pé se eleva do solo para dar o próximo passo para frente, os músculos isquiotibiais inicialmente se contraem e recebem o peso da perna parcialmente fletida. Assim que começa a flexão da articulação do quadril, os músculos isquiotibiais relaxam e possibilitam a extensão da articulação do joelho no membro que está avançando.

O músculo **bíceps femoral** possui duas cabeças; a cabeça longa fixa-se proximalmente com o tendão do músculo semitendíneo no túber isquiático e também a partir do

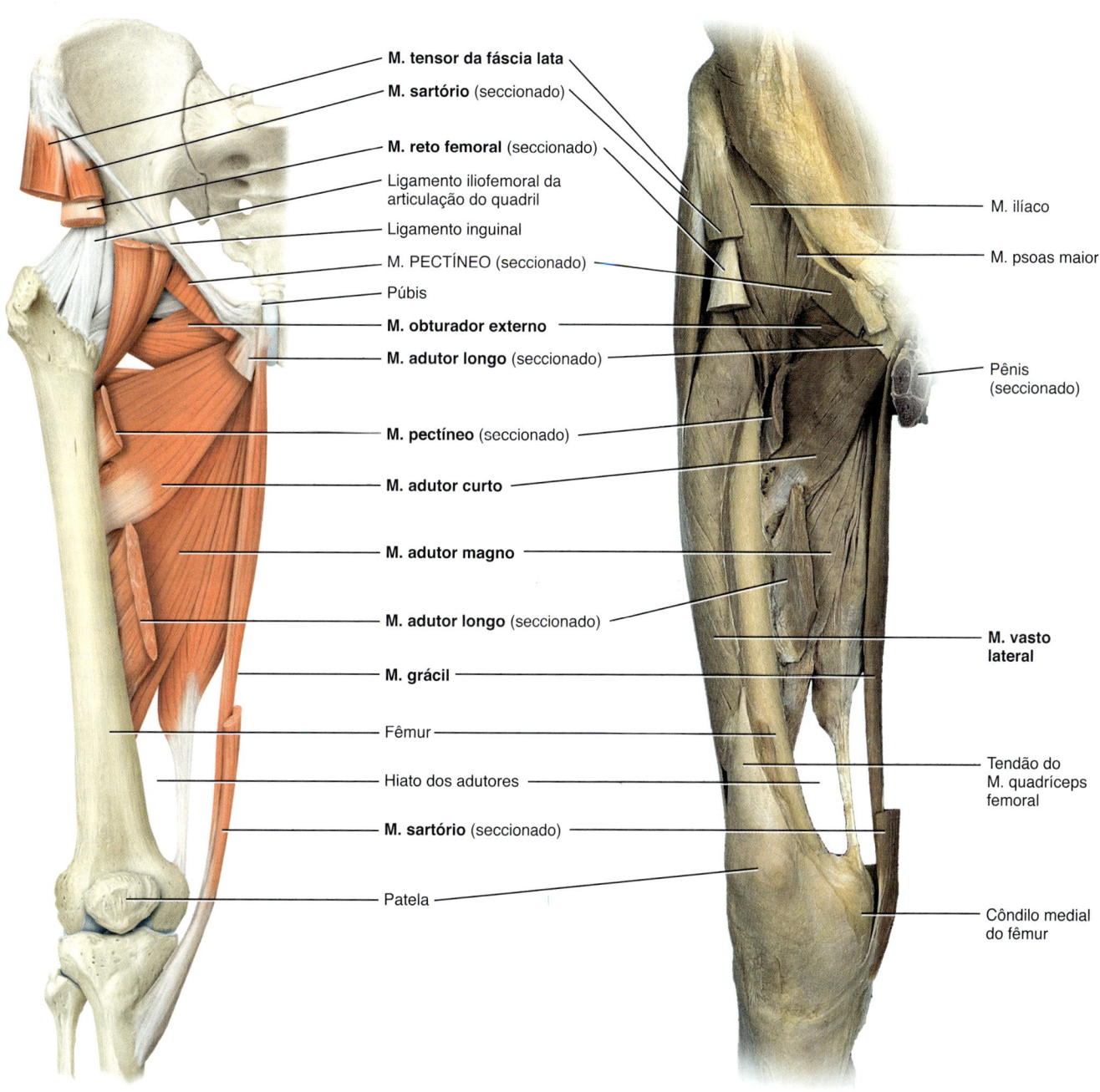

C. Vista anterior profunda (rotação lateral do fêmur)

Dissecção de Shawn Miller, Fotografia de Mark Nielsen

D. Vista anterior profunda

(*Continua*)

ligamento sacrotuberal. A cabeça curta fixa-se proximalmente na linha áspera. As duas cabeças são inervadas por dois nervos: a parte tibial do nervo isquiático frequentemente emite dois ramos para a cabeça longa, enquanto a cabeça curta é inervada por um ramo do nervo fibular comum.

O músculo **semitendíneo**, conforme já assinalado, fixa-se proximalmente com o tendão da cabeça longa do músculo bíceps femoral a partir do túber isquiático. O tendão arredondado de fixação distal forma a margem medial da **fossa poplítea**. O músculo semitendíneo contém uma fixação distal tendínea próximo ao ponto médio de sua extensão, que encurta o comprimento da fibra no músculo.

O **pé anserino** ou "pata de ganso" é um local de fixação de três músculos: os músculos sartório, grácil e semitendíneo. Localiza-se imediatamente sob a pele, na margem medial da tuberosidade da tíbia (ver Figura 11.22E). Os tendões dos três músculos fixam-se em série, e os primeiros anatomistas os compararam com a membrana das patas do ganso; em consequência, a estrutura foi denominada *pes anserinus* ("pata de ganso"). Trata-se de um ponto que é hipersensível à palpação em muitas pessoas. A hipersensibilidade do pé anserino indica possível espasmo, aumento de tensão, desequilíbrio na resistência ou esforço ou atividade ou esforço físicos excessivos em um ou mais dos três ventres musculares. Convém assinalar que os três músculos estão localizados em três compartimentos diferentes da coxa, são inervados por três nervos diferentes e fixam-se proximalmente a três pontos distantes da pelve. Isso é importante, visto que mostra que a pelve é estabilizada a partir de vários pontos de fixação proximal, uma prova da importância do pé anserino.

O músculo **semimembranáceo** possui sua fixação proximal no túber isquiático por um longo tendão plano situado abaixo da metade proximal do músculo e adjacente ao tendão do músculo adutor magno.

A **fossa poplítea** é um espaço em forma de losango, na face posterior do joelho, delimitado lateralmente pelos tendões do músculos bíceps femoral e medialmente pelos tendões dos músculos semitendíneo e semimembranáceo.

Correlação entre músculos e movimentos

Organize os músculos nesta Expo de acordo com as seguintes ações sobre a coxa na articulação do quadril: (1) abdução, (2) adução, (3) rotação lateral, (4) flexão e (5) extensão; e de acordo com as seguintes ações sobre a perna na articulação do joelho: (1) flexão e (2) extensão. O mesmo músculo pode ser mencionado mais de uma vez.

✓ **TESTE RÁPIDO**
28. Que músculos fazem parte dos compartimentos medial, anterior e posterior da coxa?

Figura 11.23 *Continuação*

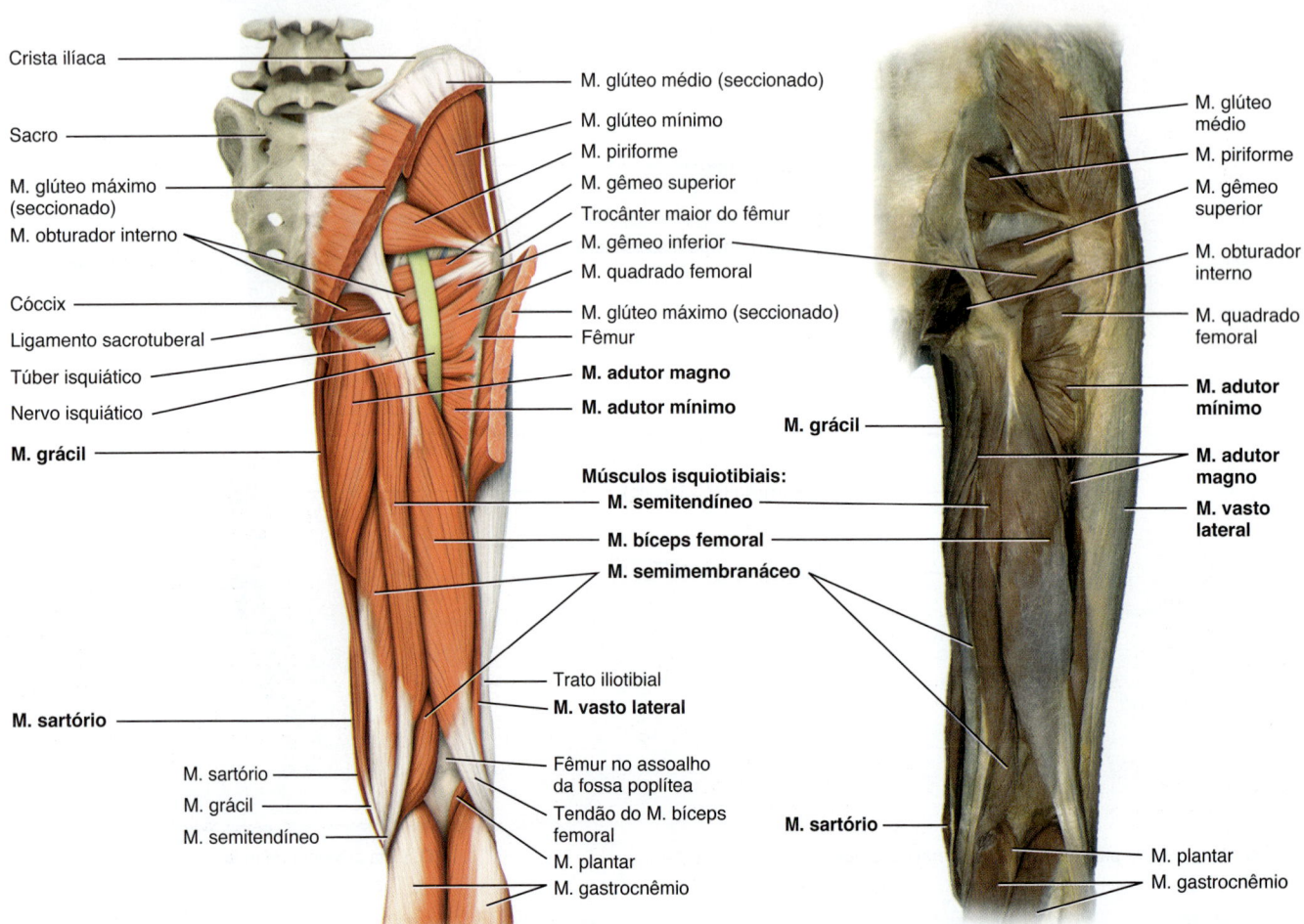

Dissecção de Shawn Miller, Fotografia de Mark Nielsen

E. Vista posterior superficial da coxa e vista profunda da região glútea

F. Vista posterior superficial da coxa e vista profunda da região glútea

CAPÍTULO 11 • Sistema Muscular

CORRELAÇÃO CLÍNICA | Distensão dos músculos isquiotibiais e cãibra nos músculos da perna

Uma distensão ou laceração parcial da parte proximal dos músculos isquiotibiais é designada como distensão dos músculos **posteriores da coxa** ou **isquiotibiais**. À semelhança da distensão inguinal (ver Expo 11.S), são lesões esportivas comuns em indivíduos que correm muito e/ou que precisam realizar arrancadas e paradas rápidas. Algumas vezes, o esforço muscular violento necessário para realizar uma façanha lacera parte das origens tendíneas dos músculos isquiotibiais, particularmente o músculo bíceps femoral, no túber isquiático. Esse evento é habitualmente acompanhado de contusão, laceração de algumas fibras musculares e ruptura de vasos sanguíneos, produzindo hematoma (coleção de sangue) e dor aguda. Um treinamento adequado, com bom equilíbrio entre o músculo quadríceps femoral e os músculos isquiotibiais e exercícios de alongamento antes de correr ou de competir são importantes na prevenção dessa lesão.

O termo **cãibra** nos músculos da perna refere-se a contração ou rigidez dos músculos, devido à laceração do músculo, seguida de sangramento na área. É uma lesão esportiva comum em consequência de traumatismo ou de atividade em excesso; com frequência, ocorre no músculo quadríceps femoral, particularmente em jogadores de futebol americano.

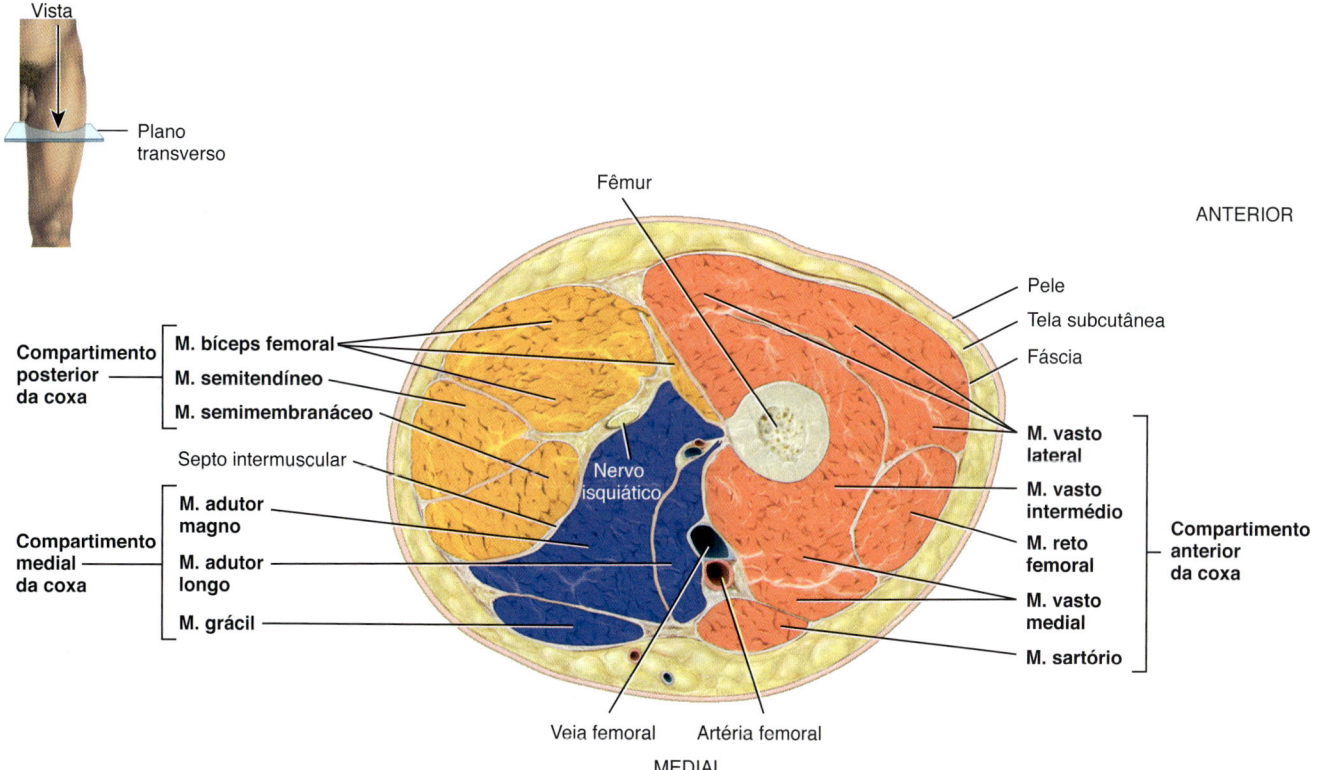

G. Vista superior do corte transversal da coxa

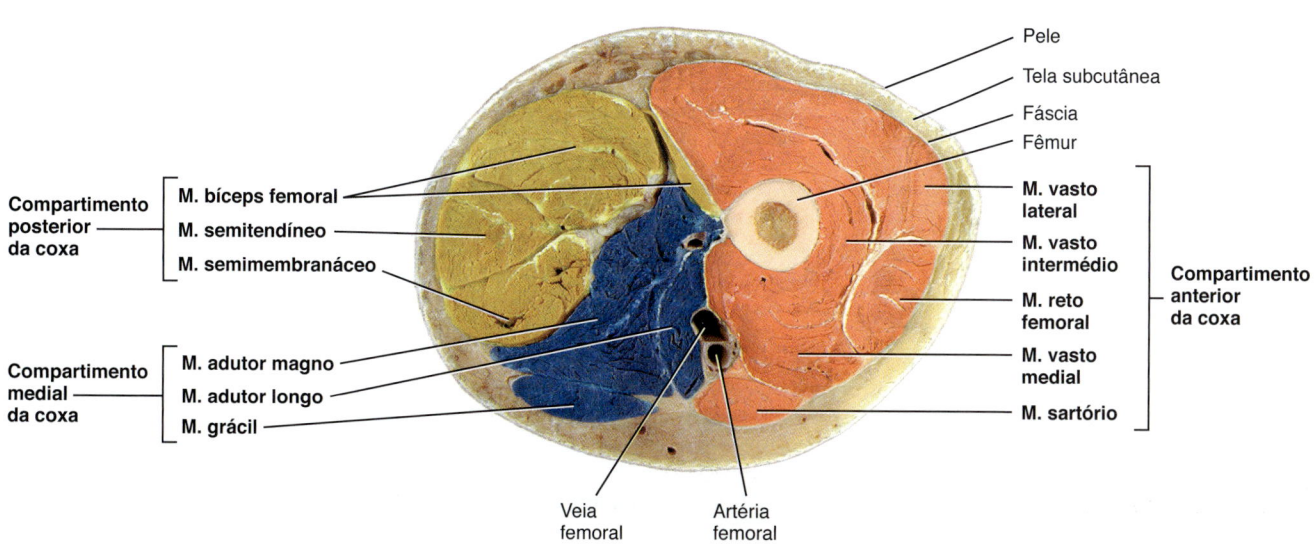

H. Vista superior do corte transversal da coxa

(*Continua*)

Figura 11.23 *Continuação*

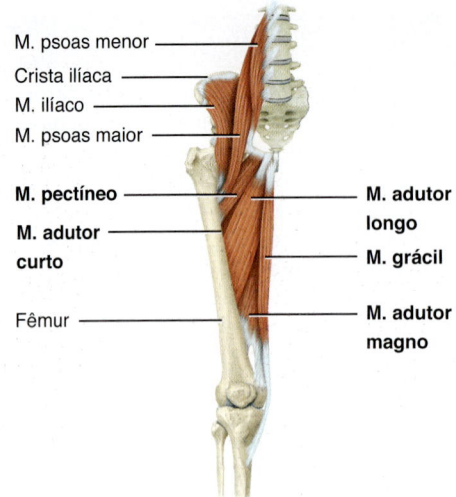

Vista anterior profunda

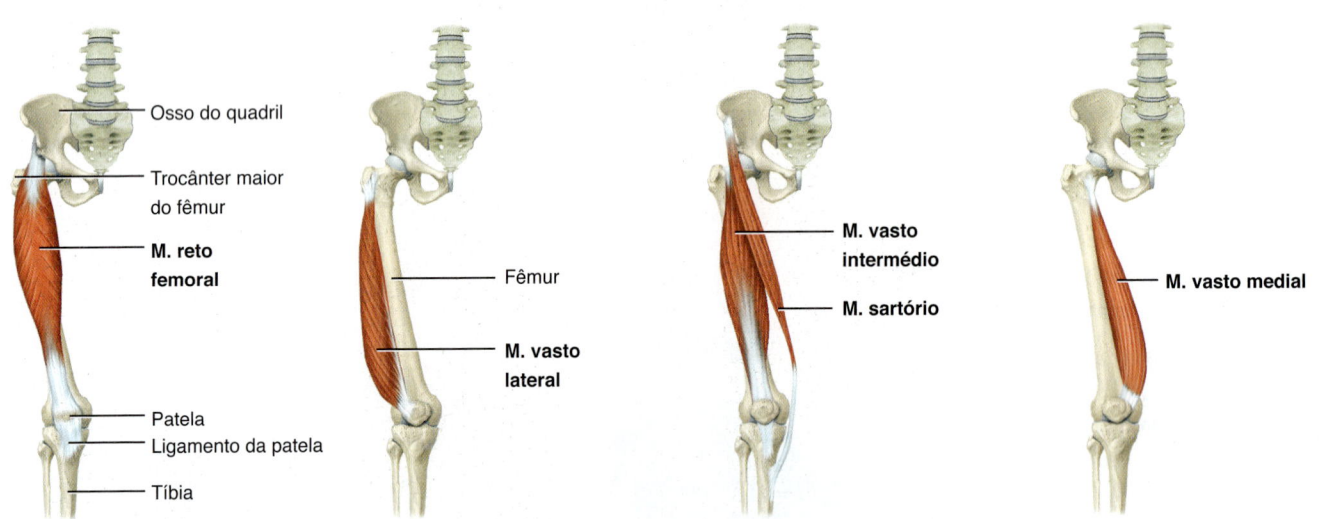

Vistas anteriores

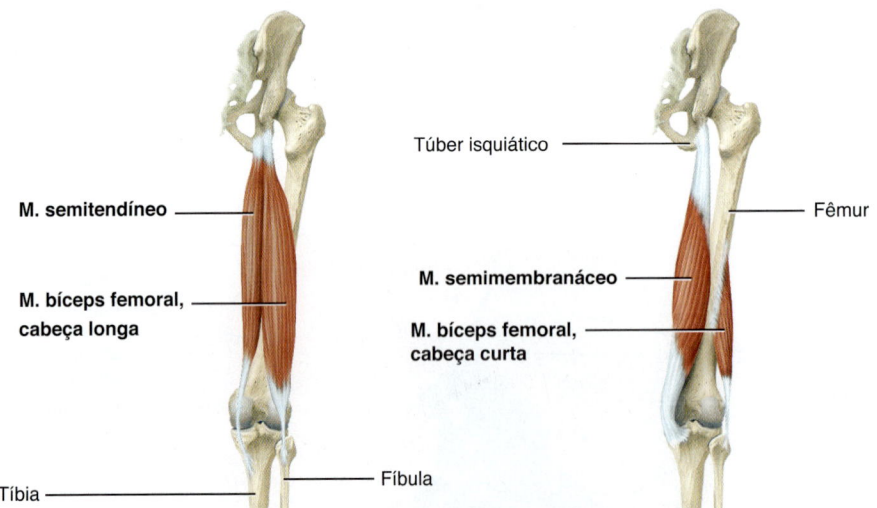

Vistas posteriores profundas

I. Músculos isolados

❓ Que músculos constituem o músculo quadríceps femoral e os músculos isquiotibiais?

EXPO 11.U — Músculos da perna que movimentam o pé e os dedos do pé *(Figura 11.24)*

OBJETIVO

- Descrever a fixação proximal, a fixação distal, a ação e a inervação dos músculos da perna que movimentam o pé e os dedos do pé.

Os músculos que movimentam o pé e os dedos do pé estão localizados na perna (Figura 11.24). Os músculos da perna, à semelhança dos da coxa, são divididos pela fáscia muscular em três compartimentos: anterior, lateral e posterior. O **compartimento anterior da perna** é constituído por músculos que realizam a dorsiflexão do pé. Em uma situação análoga à do punho, os tendões dos músculos do compartimento anterior da perna são mantidos firmemente no tornozelo por espessamentos da fáscia muscular, denominados **retináculo superior dos músculos extensores** e **retináculo inferior dos músculos extensores**.

No compartimento anterior da perna, o músculo **tibial anterior** é um músculo longo e espesso situado em contato com a face lateral da tíbia, onde é fácil palpá-lo. O músculo **extensor longo dos dedos** é um músculo peniforme lateral ao músculo tibial anterior, que também pode ser palpado com facilidade. O músculo **extensor longo do hálux** é um músculo fino situado entre e parcialmente abaixo do músculo tibial anterior e do músculo extensor longo dos dedos. O músculo **fibular terceiro** faz parte do músculo extensor longo dos dedos, com o qual compartilha uma fixação proximal comum.

O **compartimento lateral** (*fibular*) **da perna** contém dois músculos que realizam a flexão plantar e a eversão do pé: os músculos **fibular longo** e **fibular curto**.

O **compartimento posterior da perna** consiste em músculos nos grupos superficial e profundo. Os músculos superficiais compartilham um tendão comum de fixação distal, o **tendão do calcâneo** (*de Aquiles*), o mais forte do corpo. O tendão insere-se no osso calcâneo do tornozelo. Os músculos superficiais e a maioria dos músculos profundos realizam a flexão do pé na articulação talocrural. Os músculos superficiais do compartimento posterior da perna são os músculos gastrocnêmio, sóleo e plantar – os denominados músculos da panturrilha. O grande tamanho desses músculos está diretamente relacionado com a postura ortostática característica dos seres humanos. O músculo **gastrocnêmio** é o mais superficial e forma a proeminência da panturrilha. O músculo **sóleo**, que se localiza abaixo do músculo gastrocnêmio, é largo e plano. O nome desse músculo deriva de sua semelhança a um peixe plano (linguado). O músculo **plantar** é um pequeno músculo que pode estar ausente; por outro lado, algumas vezes, existem dois músculos plantares em cada perna. Segue um trajeto oblíquo entre os músculos gastrocnêmio e sóleo e, com frequência, é designado como nervo do calouro, visto que os estudantes de medicina de primeiro ano algumas vezes confundem o seu longo tendão fino com o nervo tibial durante a dissecação.

Os músculos profundos do compartimento posterior da perna são os músculos poplíteo, tibial posterior, flexor longo dos dedos e flexor longo do hálux. O músculo **poplíteo** é triangular e forma o assoalho da fossa poplítea. O músculo **tibial posterior** é o músculo mais profundo do compartimento posterior da perna. Situa-se entre os músculos flexor longo dos dedos e flexor longo do hálux. O músculo **flexor longo dos dedos** é menor do que o músculo **flexor longo do hálux**, embora o primeiro tenha como ação a flexão dos quatro dedos do pé, enquanto o segundo realiza apenas a flexão do hálux na articulação interfalângica.

CORRELAÇÃO CLÍNICA | Síndrome do compartimento tibial anterior

A **síndrome do compartimento tibial anterior**, ou popularmente "*canelite*", refere-se à ocorrência de dor ao longo da tíbia, especificamente nos dois terços distais mediais. Pode ser provocada por tendinite dos músculos do compartimento anterior da perna, particularmente o músculo tibial anterior, inflamação do periósteo (periostite) em torno da tíbia ou fraturas por estresse da tíbia. A tendinite ocorre habitualmente quando corredores com condicionamento físico inadequado correm em superfícies duras ou inclinadas com tênis de corrida com apoio inadequado. A condição também pode ocorrer com atividade vigorosa das pernas depois de um período de inatividade relativa ou corrida em tempo frio sem aquecimento adequado. Os músculos do compartimento anterior da perna (principalmente o músculo tibial anterior) podem ser fortalecidos para equilibrar os músculos mais fortes do compartimento posterior.

Correlação entre músculos e movimentos

Organize os músculos nesta Expo, de acordo com as seguintes ações sobre o pé na articulação talocrural: (1) dorsiflexão e (2) flexão plantar; de acordo com as seguintes ações sobre o pé nas articulações intertarsais: (1) inversão e (2) eversão; e de acordo com as seguintes ações sobre os dedos dos pés nas articulações metatarsofalângicas e interfalângicas: (1) flexão e (2) extensão. O mesmo músculo pode ser mencionado mais de uma vez.

✓ TESTE RÁPIDO

29. O que são os retináculos superior e inferior dos músculos extensores?

MÚSCULO	FIXAÇÃO PROXIMAL	FIXAÇÃO DISTAL	AÇÃO	INERVAÇÃO
COMPARTIMENTO ANTERIOR DA PERNA				
Tibial anterior	Côndilo lateral e corpo da tíbia e membrana interóssea (lâmina de tecido fibroso que mantém unidos o corpo da tíbia e o corpo da fíbula)	Metatarsal I e cuneiforme medial	Dorsiflexão do pé na articulação talocrural e inversão (supinação) do pé nas articulações intertarsais	Nervo fibular profundo
Extensor longo do hálux	Face anterior da fíbula e membrana interóssea	Falange distal do hálux	Dorsiflexão do pé na articulação talocrural e extensão da falange proximal do hálux na articulação metatarsofalângica	Nervo fibular profundo
Extensor longo dos dedos	Côndilo lateral da tíbia, face anterior da fíbula e membrana interóssea	Falanges média e distal dos dedos dos pés II a V*	Dorsiflexão do pé na articulação talocrural e extensão das falanges distal e média de cada dedo do pé nas articulações interfalângicas e falange proximal de cada dedo do pé na articulação metatarsofalângica	Nervo fibular profundo
Fibular terceiro	Terço distal da fíbula e membrana interóssea	Base do metatarsal V	Dorsiflexão do pé na articulação talocrural e eversão (pronação) do pé nas articulações intertarsais	Nervo fibular profundo
COMPARTIMENTO LATERAL (FIBULAR) DA PERNA				
Fibular longo	Cabeça e corpo da fíbula	Metatarsal I e cuneiforme medial	Flexão plantar do pé na articulação talocrural e eversão do pé nas articulações intertarsais	Nervo fibular superficial
Fibular curto	Corpo da fíbula	Base do metatarsal V	Flexão plantar do pé na articulação talocrural e eversão (pronação) do pé nas articulações intertarsais	Nervo fibular superficial
COMPARTIMENTO POSTERIOR DA PERNA – PARTE SUPERFICIAL				
Gastrocnêmio	Côndilos lateral e medial do fêmur e cápsula do joelho	Calcâneo por meio do tendão do calcâneo (de Aquiles)	Flexão plantar do pé na articulação talocrural e flexão da perna na articulação do joelho	Nervo tibial
Sóleo	Cabeça da fíbula e margem medial da tíbia	Calcâneo por meio do tendão do calcâneo (de Aquiles)	Flexão plantar do pé na articulação talocrural	Nervo tibial
Plantar	Fêmur superior ao côndilo lateral	Calcâneo medial ao tendão do calcâneo (de Aquiles) (em certas ocasiões, funde-se com o tendão do calcâneo)	Flexão plantar do pé na articulação talocrural e flexão da perna na articulação do joelho	Nervo tibial
COMPARTIMENTO POSTERIOR DA PERNA – PARTE PROFUNDA				
Poplíteo	Côndilo lateral do fêmur	Parte proximal da tíbia	Flexão da perna na articulação do joelho e rotação medial da tíbia para destravar o joelho estendido	Nervo tibial
Tibial posterior	Tíbia, fíbula e membrana interóssea	Metatarsais II a V; navicular; todos os três cuneiformes; e o cuboide	Flexão plantar do pé na articulação talocrural e inversão (supinação) do pé nas articulações intertarsais	Nervo tibial
Flexor longo dos dedos	Face posterior da tíbia	Falanges distais dos dedos dos pés II a V	Flexão plantar do pé na articulação talocrural; flexão das falanges distal e média de cada dedo do pé nas articulações interfalângicas e falange proximal de cada dedo do pé na articulação metatarsofalângica	Nervo tibial
Flexor longo do hálux	Dois terços inferiores da fíbula	Falange distal do hálux	Flexão plantar do pé na articulação talocrural; flexão da falange distal do hálux na articulação interfalângica e falange proximal do hálux na articulação metatarsofalângica	Nervo tibial

*Lembrete: O hálux é o primeiro dedo do pé e possui duas falanges – proximal e distal. Os dedos restantes são numerados de II a V (2 a 5) e cada um deles tem três falanges – proximal, média e distal.

Figura 11.24 Músculos da perna que movimentam o pé e os dedos do pé.

 Os músculos superficiais do compartimento posterior da perna compartilham um tendão comum de fixação distal, o tendão do calcâneo (de Aquiles) que se insere no osso calcâneo do tornozelo.

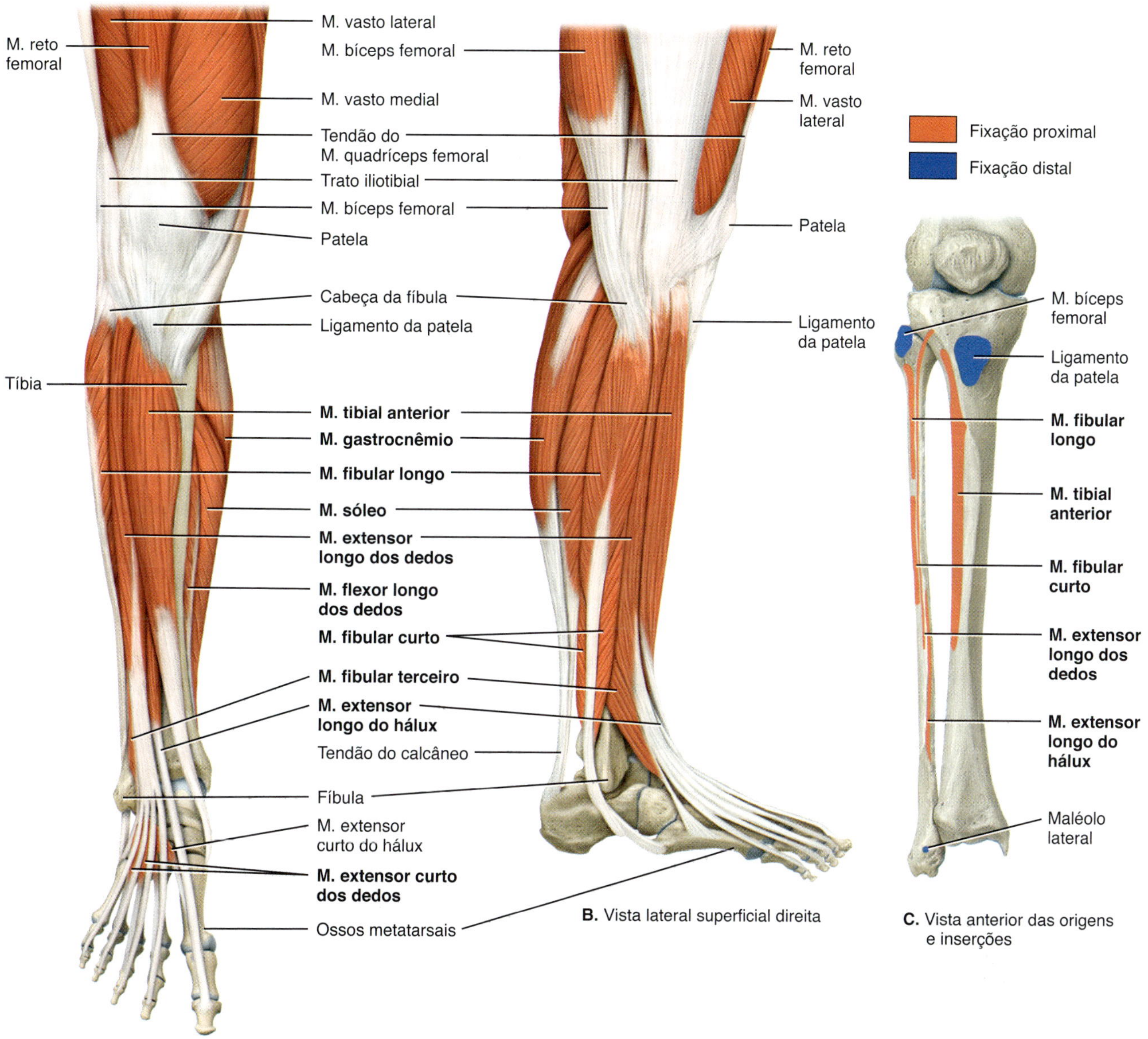

A. Vista anterior superficial

B. Vista lateral superficial direita

C. Vista anterior das origens e inserções

(*Continua*)

Figura 11.24 *Continuação*

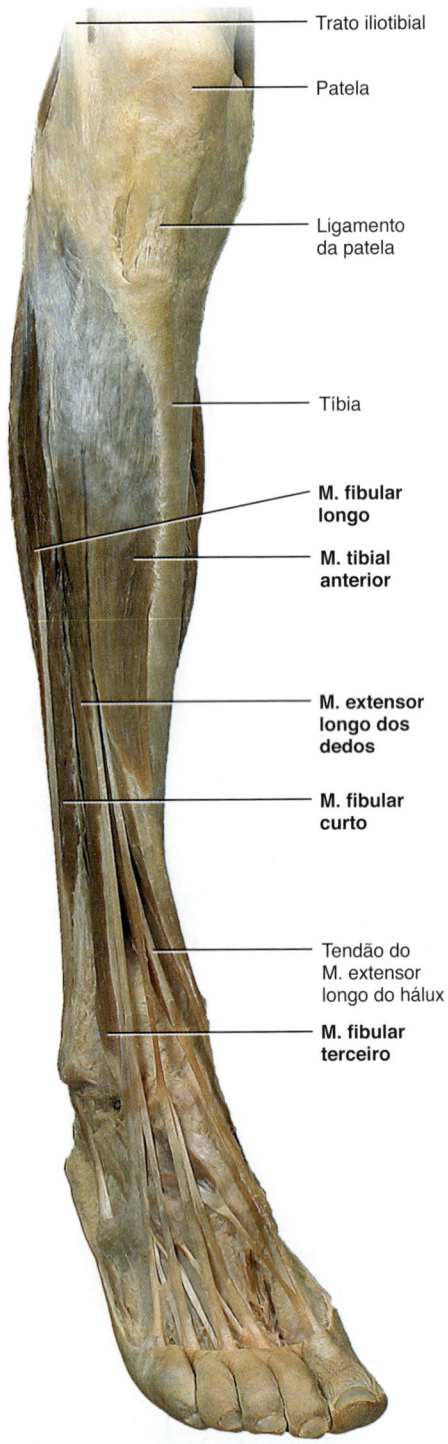

D. Vista anterior superficial

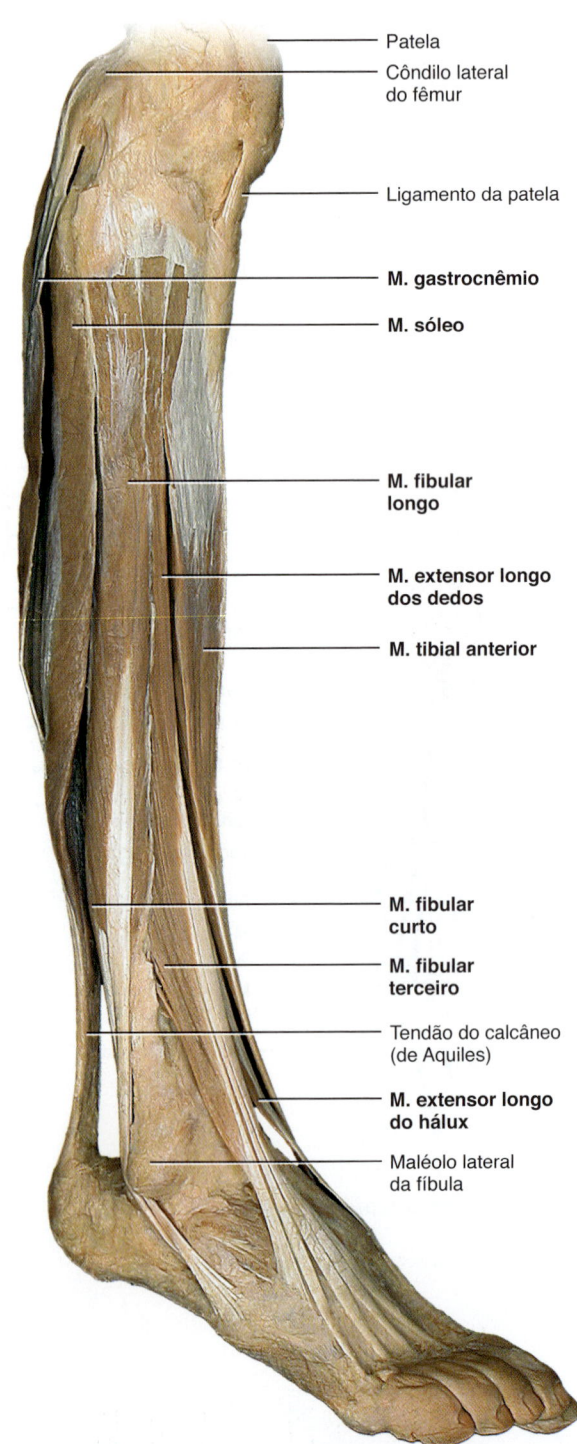

E. Vista lateral superficial

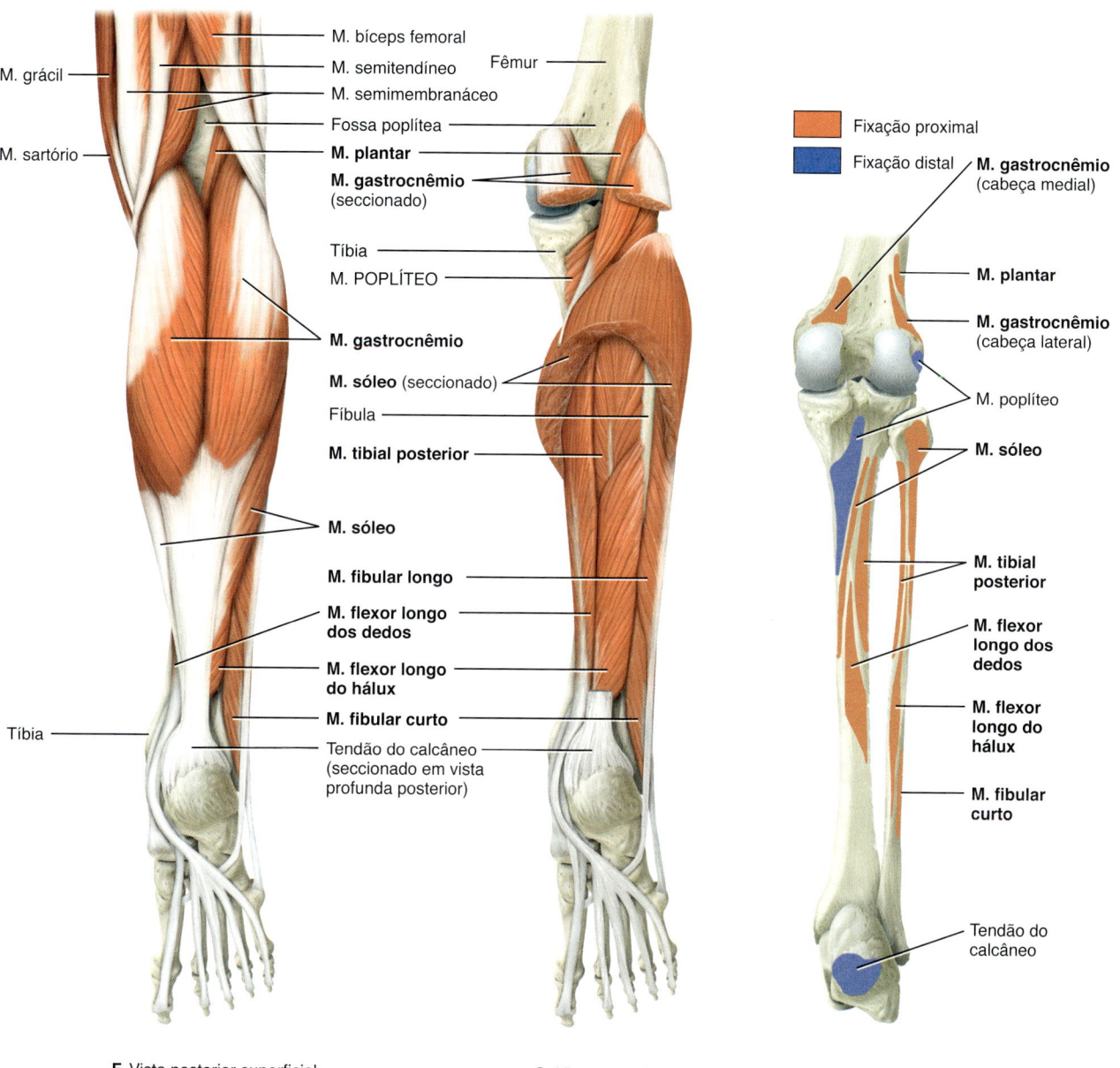

F. Vista posterior superficial

G. Vista posterior profunda

H. Vista posterior das origens e inserções

(*Continua*)

Figura 11.24 *Continuação*

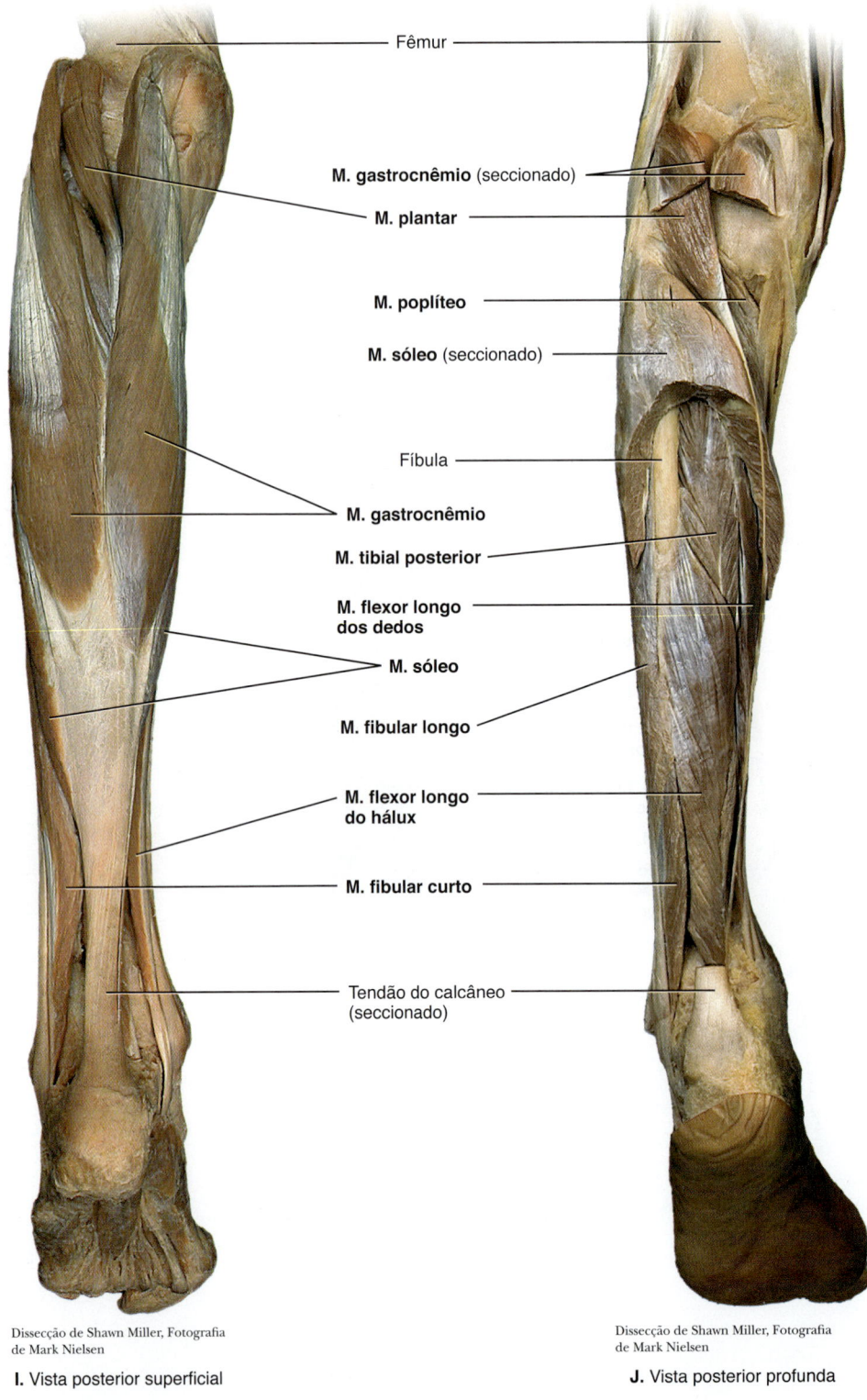

I. Vista posterior superficial

J. Vista posterior profunda

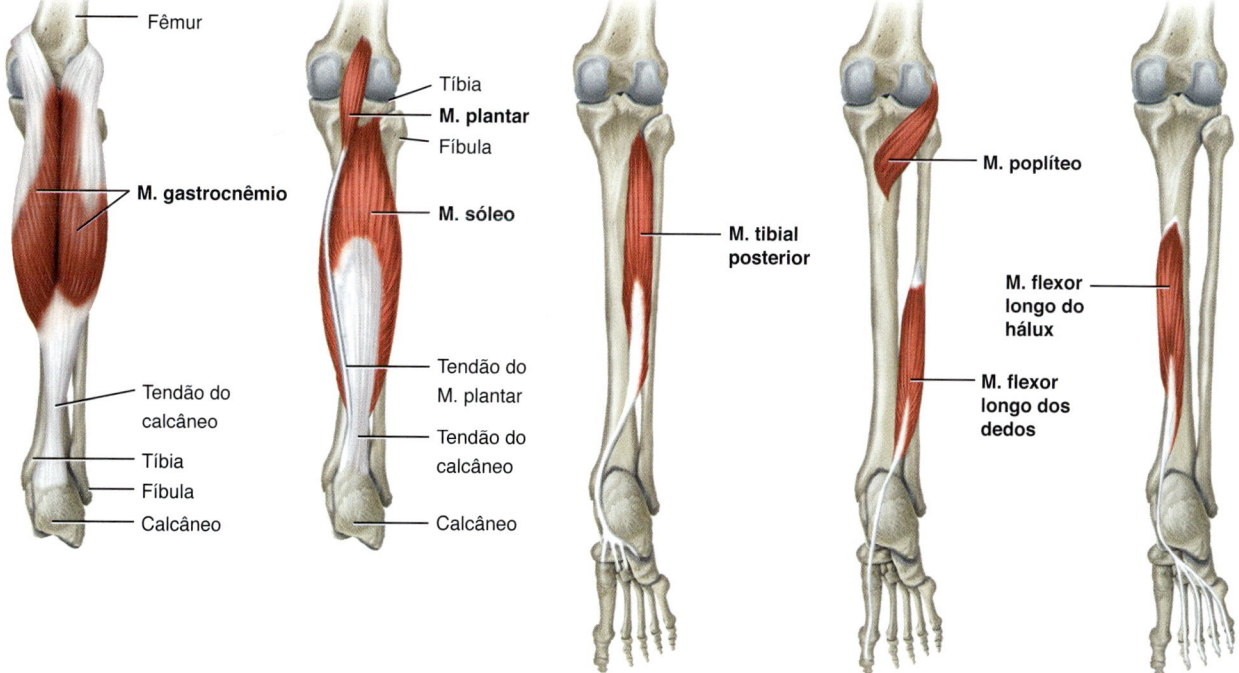

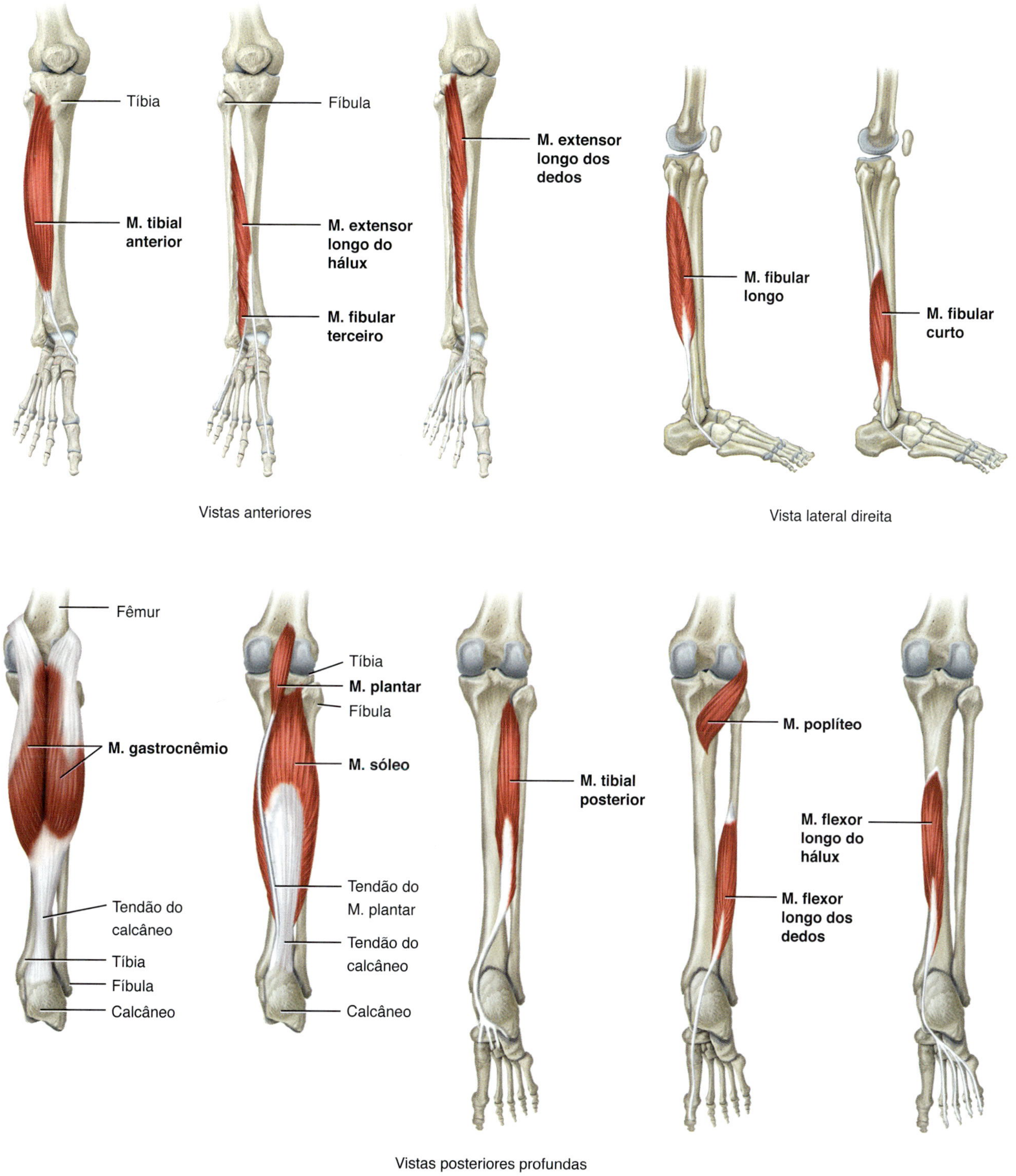

Vistas anteriores

Vista lateral direita

Vistas posteriores profundas

K. Músculos isolados

❓ **Que estruturas unem firmemente os tendões dos músculos do compartimento anterior da perna ao tornozelo?**

EXPO 11.V — Músculos intrínsecos do pé que movimentam os dedos do pé *(Figura 11.25)*

OBJETIVO
- Descrever a fixação proximal, a fixação distal, a ação e a inervação dos músculos intrínsecos do pé que movimentam os dedos do pé.

Os músculos nesta Expo são denominados **músculos intrínsecos do pé**, visto que eles se fixam proximal e distalmente *no* pé. Os músculos da mão são especializados em movimentos complexos e precisos, porém os do pé limitam-se à sustentação e à locomoção. A fáscia muscular do pé forma a **aponeurose plantar**, que se estende do calcâneo até as falanges dos dedos do pé. A aponeurose sustenta o arco longitudinal do pé e envolve os tendões dos músculos flexores do pé.

Os músculos intrínsecos do pé são divididos em dois grupos: **músculos do dorso** e **músculos da planta** (Figura 11.25). Existem dois músculos do dorso: os músculos **extensor curto do hálux** e **extensor curto dos dedos**. Este último é um músculo composto de quatro partes abaixo dos tendões do músculo extensor longo dos dedos, que se estende nos dedos II-V nas articulações metatarsofalângicas.

Os músculos da planta estão dispostos em quatro camadas. A camada mais superficial é denominada primeira camada. Existem três músculos na primeira camada. O músculo **abdutor do hálux**, que está localizado ao longo da margem medial da planta, é comparável ao músculo abdutor curto do polegar na mão e realiza a abdução do hálux na articulação metatarsofalângica. O músculo **flexor curto dos dedos**, que se situa no meio da planta, realiza a flexão dos dedos II a V nas articulações metatarsofalângicas e interfalângicas. O músculo **abdutor do dedo mínimo**, situado ao longo da margem medial da planta, é comparável ao mesmo músculo na mão e realiza a abdução do dedo mínimo do pé.

A segunda camada é composta pelo músculo **quadrado plantar**, um músculo retangular que se origina por meio de duas cabeças e realiza a flexão dos dedos do pé II a V nas articulações metatarsofalângicas, e pelos músculos **lumbricais**, que consistem em quatro músculos pequenos semelhantes aos músculos lumbricais na mão. Realizam a flexão das falanges proximais e a extensão das falanges distais dos dedos do pé II a V.

A terceira camada é constituída por três músculos. O músculo **flexor curto do hálux**, situado adjacente à parte plantar do osso metatarsal do hálux, é comparável ao músculo flexor curto do polegar na mão e flete o hálux. O músculo **adutor do hálux**, que possui uma cabeça oblíqua e uma cabeça transversa, à semelhança do músculo adutor do polegar na mão, aduz o hálux. O músculo **flexor curto do dedo mínimo**, situado superficialmente ao osso metatarsal do dedo mínimo, é comparável ao mesmo músculo na mão e flete o dedo mínimo do pé.

A quarta camada é a mais profunda e consiste em dois grupos de músculos. Os músculos **interósseos dorsais** são quatro músculos que abduzem os dedos do pé II a IV, fletem as falanges proximais e estendem as falanges distais. Os três músculos **interósseos plantares** aduzem os dedos do pé III a V, fletem as falanges proximais e estendem as falanges distais. Os músculos interósseos dos pés são semelhantes aos da mão. Entretanto, suas ações são relativas à linha mediana do segundo dedo, e não do terceiro dedo, como na mão.

CORRELAÇÃO CLÍNICA | *Fasciite plantar*

A **fasciite plantar** é uma reação inflamatória em consequência da irritação crônica da aponeurose plantar em sua fixação proximal no calcâneo. A aponeurose torna-se menos elástica com a idade. Essa condição também está relacionada com atividades de sustentação de peso (caminhada, corrida, levantamento de objetos pesados), uso de calçados inadequadamente confeccionados ou que não estejam bem ajustados, excesso de peso (que exerce pressão sobre os pés) e biomecânica deficiente (pé chato, arcos altos e anormalidades na marcha podem provocar distribuição desigual do peso sobre os pés). A fasciite plantar constitui a causa mais comum de dor no calcanhar em corredores e aparece em resposta ao impacto repetido da corrida. Os tratamentos consistem em aplicação de gelo, calor profundo, exercícios de alongamento, perda de peso, próteses (como palmilhas ou calcanheiras), injeções de esteroides e cirurgia.

Correlação entre músculos e movimentos

Organize os músculos nesta Expo de acordo com as seguintes ações sobre o hálux na articulação metatarsofalângica: (1) flexão, (2) extensão, (3) abdução e (4) adução; e de acordo com as seguintes ações sobre os dedos do pé II a V nas articulações metatarsofalângicas e interfalângicas: (1) flexão, (2) extensão, (3) abdução e (4) adução. O mesmo músculo pode ser mencionado mais de uma vez.

✓ TESTE RÁPIDO
30. Como os músculos intrínsecos da mão e do pé diferem quanto à sua função?

MÚSCULO	FIXAÇÃO PROXIMAL	FIXAÇÃO DISTAL	AÇÃO	INERVAÇÃO
MÚSCULOS DO DORSO				
Extensor curto do hálux (ver Figura 11.24A)	Calcâneo e retináculo inferior dos músculos extensores	Falange proximal do hálux	Extensão do hálux na articulação metatarsofalângica	Nervo fibular profundo
Extensor curto dos dedos (ver Figura 11.24A)	Calcâneo e retináculo inferior dos músculos extensores	Falanges médias dos dedos do pé II a IV	Extensão dos dedos do pé II a IV nas articulações interfalângicas	Nervo fibular profundo
MÚSCULOS DA PLANTA				
Primeira camada (mais superficial)				
Abdutor do hálux	Calcâneo, aponeurose plantar e retináculo dos músculos flexores	Face medial da falange proximal do hálux com o tendão do músculo flexor curto do hálux	Abdução e flexão do hálux na articulação metatarsofalângica	Nervo plantar medial
Flexor curto dos dedos	Calcâneo, aponeurose plantar e retináculo dos músculos flexores	Faces da falange média dos dedos do pé II a V	Flexão dos dedos do pé II a V nas articulações interfalângicas proximais e metatarsofalângicas	Nervo plantar medial
Abdutor do dedo mínimo	Calcâneo, aponeurose plantar e retináculo dos músculos flexores	Face lateral da falange proximal do dedo mínimo do pé, com o tendão do M. flexor curto do dedo mínimo	Abdução e flexão do dedo mínimo na articulação metatarsofalângica	Nervo plantar lateral
Segunda camada				
Quadrado plantar	Calcâneo	Tendão do M. flexor longo dos dedos	Auxilia o músculo flexor longo dos dedos apenas na flexão dos dedos do pé II a V nas articulações interfalângicas e metatarsofalângicas	Nervo plantar lateral
Lumbricais	Tendões do músculo flexor longo dos dedos	Tendões do músculo extensor longo dos dedos nas falanges proximais dos dedos do pé II a V	Extensão dos dedos do pé II a V nas articulações interfalângicas e flexão dos dedos II a V nas articulações metatarsofalângicas	Nervos plantares medial e lateral
Terceira camada				
Flexor curto do hálux	Cuboide e cuneiforme lateral	Faces medial e lateral da falange proximal do hálux via um tendão contendo um osso sesamoide	Flexão do hálux na articulação metatarsofalângica	Nervo plantar medial
Adutor do hálux	Ossos metatarsais II a IV, ligamentos das articulações metatarsofalângicas III a V e tendão do músculo fibular longo	Face lateral da falange proximal do hálux	Adução e flexão do hálux na articulação metatarsofalângica	Nervo plantar lateral
Flexor curto do dedo mínimo	Osso metatarsal V e tendão do músculo fibular longo	Face lateral da falange proximal do dedo mínimo	Flexão do dedo mínimo na articulação metatarsofalângica	Nervo plantar lateral
Quarta camada (a mais profunda)				
Interósseos dorsais	Face adjacente de todos os ossos metatarsais	Falanges proximais: ambos os lados do segundo dedo do pé e face lateral dos dedos III a IV	Abdução e flexão dos dedos do pé II a IV nas articulações metatarsofalângicas e extensão dos dedos do pé nas articulações interfalângicas	Nervo plantar lateral
Interósseos plantares	Ossos metatarsais III a V	Face medial das falanges proximais dos dedos do pé III a V	Adução e flexão das articulações metatarsofalângicas proximais e extensão dos dedos do pé nas articulações interfalângicas	Nervo plantar lateral

Figura 11.25 **Músculos intrínsecos do pé que movimentam os dedos do pé.**

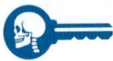

Os músculos da mão são especializados em movimentos complexos e precisos; os do pé são limitados à sustentação e ao movimento.

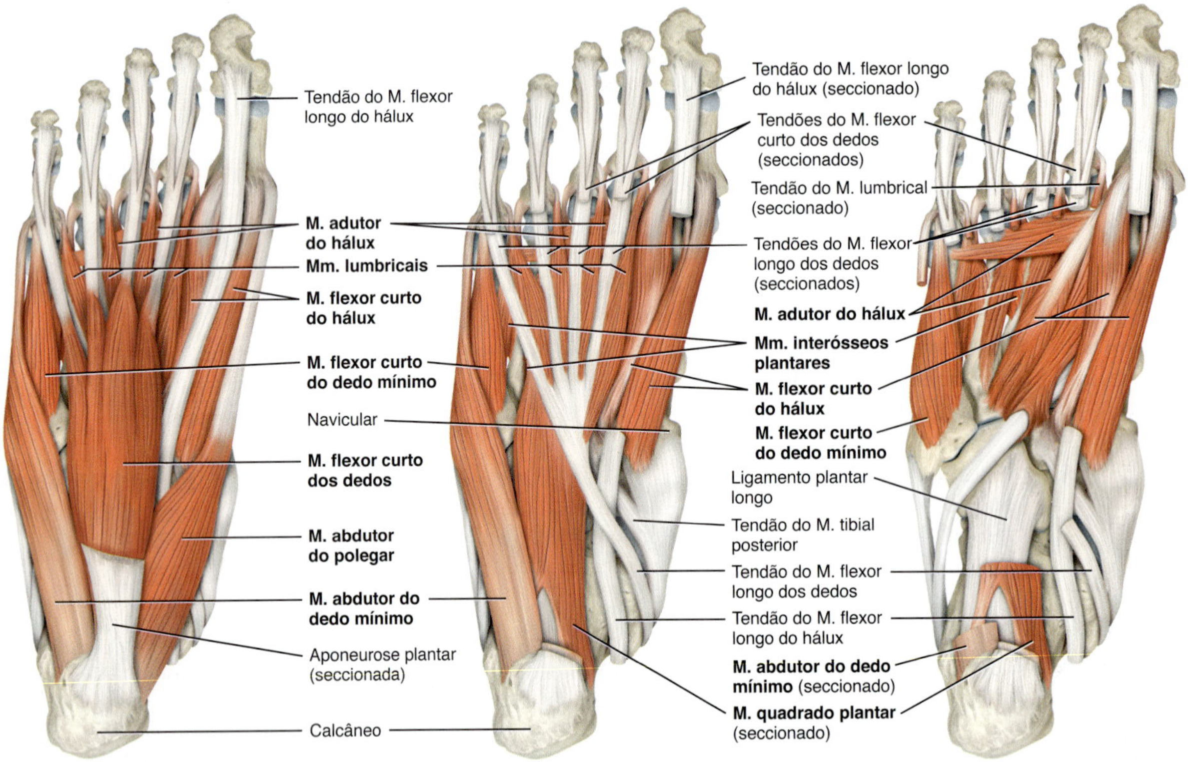

A. Vista plantar superficial e profunda

B. Vista plantar profunda

C. Vista plantar mais profunda

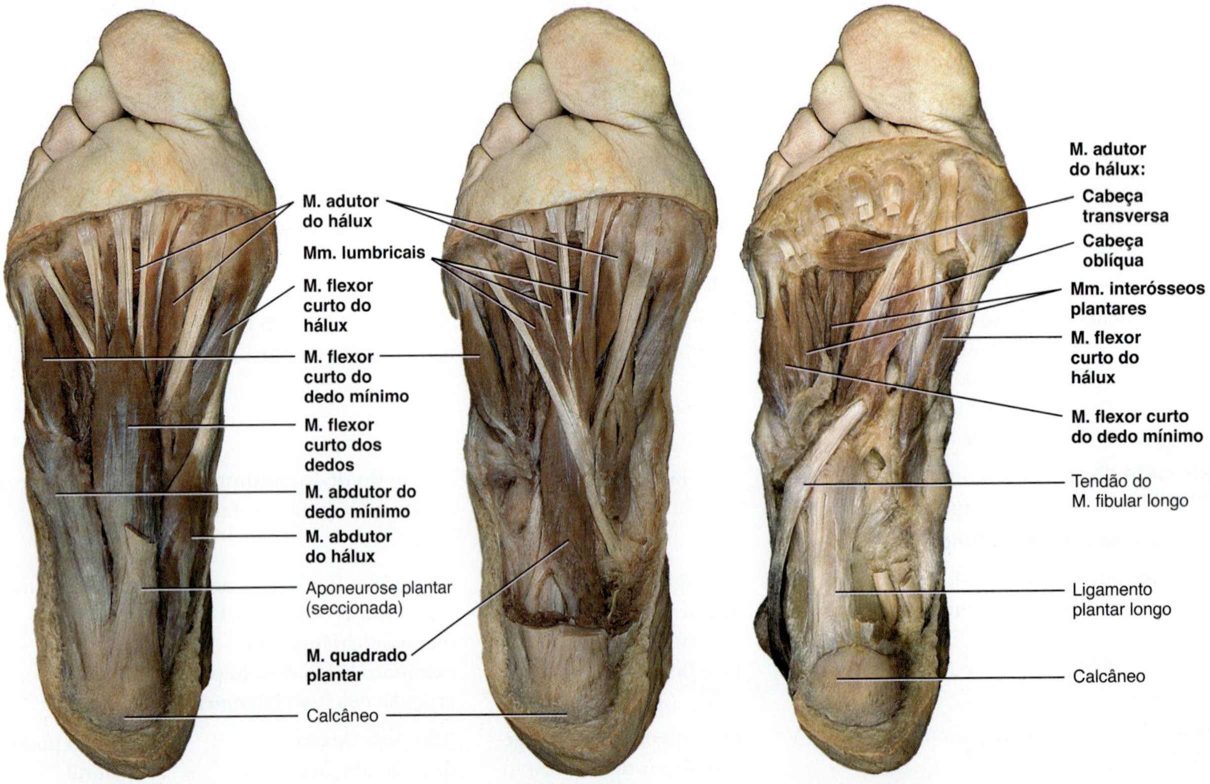

Dissecção de Nathan Mortensen, Fotografia de Mark Nielsen

D. Vista plantar, primeira camada muscular

Dissecção de Nathan Mortensen, Fotografia de Mark Nielsen

E. Vista plantar, segunda camada muscular

Dissecção de Nathan Mortensen, Fotografia de Mark Nielsen

F. Vista plantar, terceira camada muscular

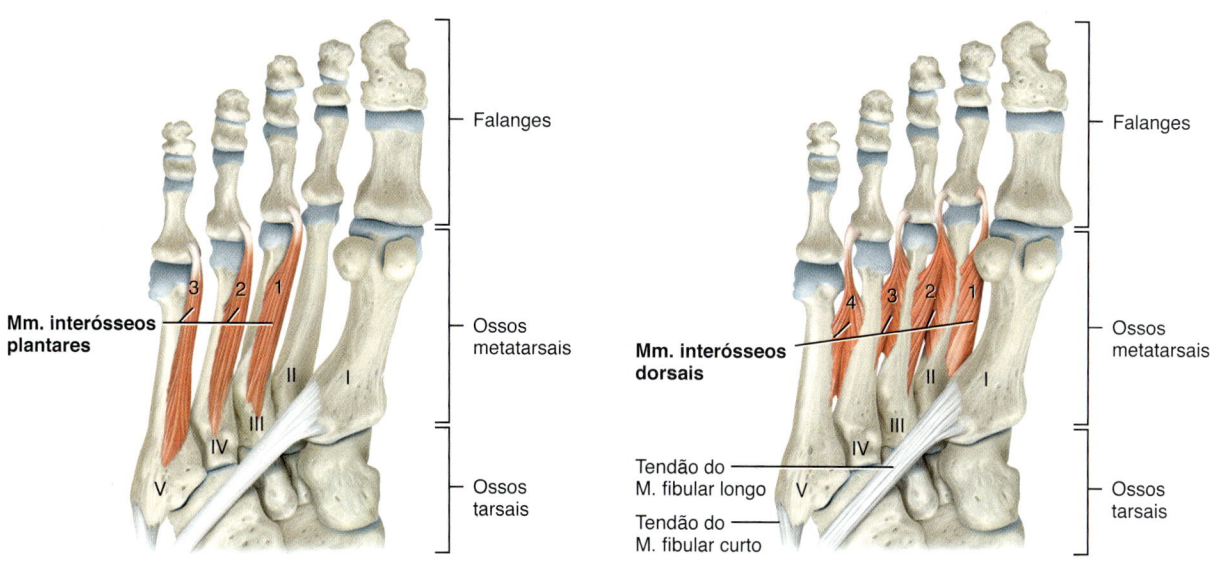

G. Vista plantar

H. Vista plantar

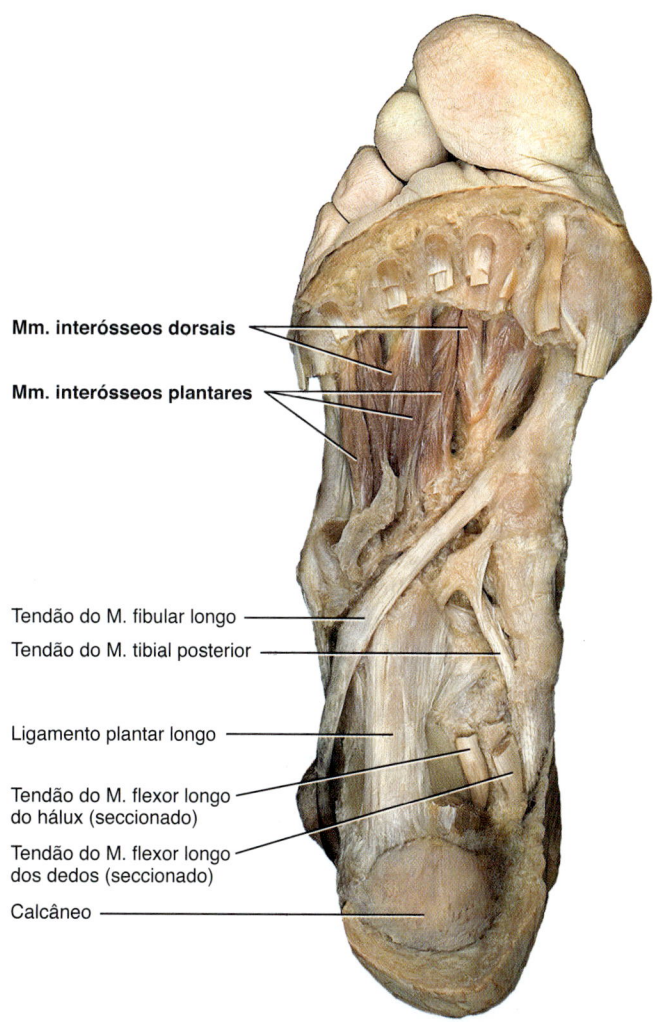

Dissecção de Nathan Mortensen,
Fotografia de Mark Nielsen

I. Vista plantar, quarta camada muscular

(*Continua*)

Figura 11.25 *Continuação*

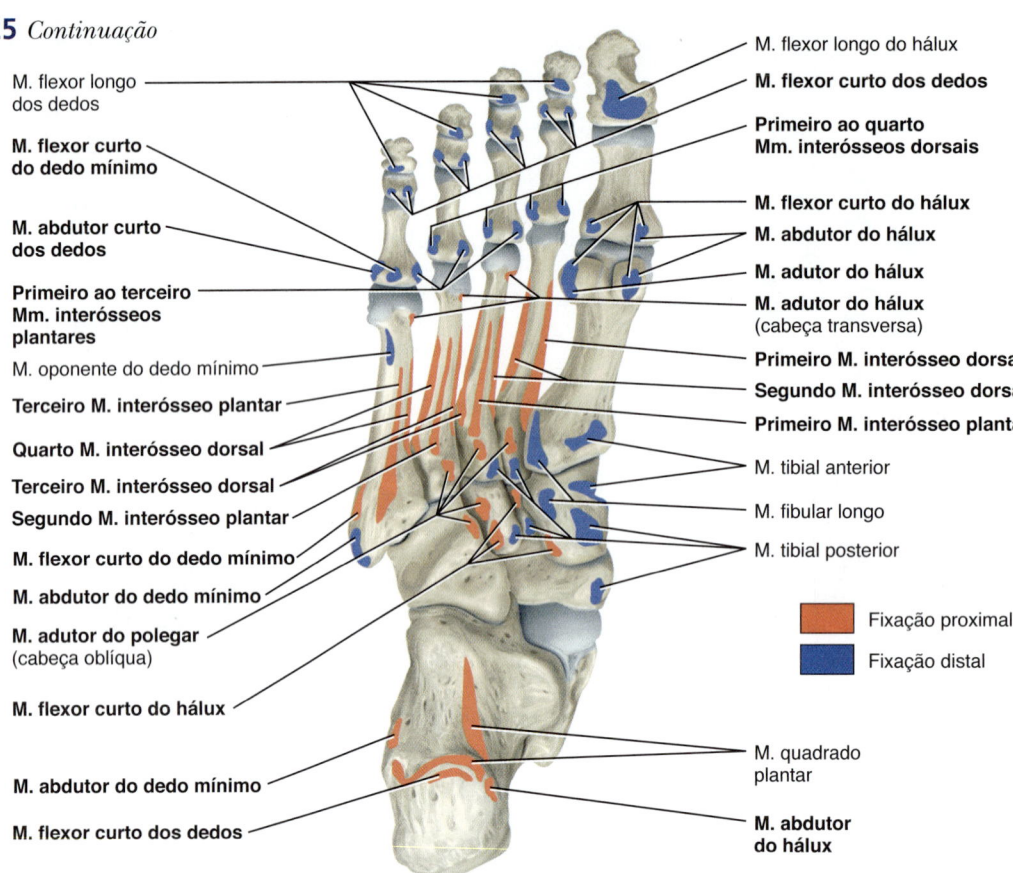

J. Vista plantar das origens e inserções

❓ Que estrutura sustenta o arco longitudinal e envolve os tendões dos músculos flexores do pé?

TERMINOLOGIA TÉCNICA

Cãibra. Contração espasmódica dolorosa, provocada por fluxo sanguíneo inadequado, uso excessivo de um músculo, lesão, posição mantida por um período prolongado de tempo e baixos níveis de eletrólitos (como potássio).

Distensão muscular. Laceração das fibras de um músculo esquelético ou de seu tendão que fixa o músculo ao osso. A laceração também pode lesionar pequenos vasos sanguíneos, provocando sangramento local (equimose) e dor (causada pela irritação das terminações nervosas na região). Em geral, ocorrem distensões musculares quando um músculo é alongado além de seu limite, como, por exemplo, em resposta a levantamento de peso súbito e rápido, durante atividades esportivas ou enquanto o indivíduo está realizando tarefas de trabalho. Ocorre uma lesão semelhante se houver um impacto direto no músculo. Os fatores que contribuem para a distensão muscular incluem retesamento muscular devido a alongamento insuficiente, não trabalhar igualmente os músculos antagonistas, condicionamento físico inadequado, fadiga muscular e aquecimento insuficiente. O tratamento consiste em proteção, repouso, aplicação imediata de gelo após a lesão, compressão com bandagem e elevação do membro. A **distensão muscular** é também denominada **laceração muscular**.

Espasmo. Contração involuntária súbita de um ou mais músculos.

Injeção intramuscular (IM). Administração de um fármaco que penetra na pele e na tela subcutânea para entrar no próprio músculo. Os locais comuns para injeções intramusculares incluem as nádegas (músculo glúteo médio), face lateral da coxa (músculo vasto lateral) e a região deltóidea do braço (músculo deltoide). Nessas áreas, os músculos são bastante espessos, e a absorção é promovida pelo extenso suprimento sanguíneo desses grandes músculos. Para evitar qualquer lesão, as injeções intramusculares são aplicadas profundamente no músculo e longe dos principais nervos e vasos sanguíneos.

Lesão por esforço repetitivo (LER). Essas lesões incluem grande número de condições decorrentes do uso excessivo de equipamento, postura inadequada, mecânica corporal deficiente ou atividade que exija movimentos repetidos; por exemplo, várias condições de trabalhadores de linhas de montagem. Exemplos de uso excessivo de equipamento incluem uso excessivo de computador, martelo, violão ou piano, para citar alguns.

Paralisia. Perda da função muscular (movimento voluntário) em consequência de lesão, doença ou inervação. A maioria dos casos de paralisia deve-se à ocorrência de acidente vascular encefálico ou lesão da medula espinal.

Rabdomiossarcoma. Tumor do músculo esquelético. Ocorre habitualmente em crianças e é altamente maligno, com metástase rápida.

Tique. Contração espasmódica que ocorre involuntariamente por músculos que habitualmente estão sob controle consciente, como, por exemplo, contração da pálpebra.

Torcicolo. Contratura muscular ou encurtamento do músculo esternocleidomastóideo, que provoca inclinação da cabeça para o lado afetado e rotação do mento em direção ao lado oposto. Pode ser adquirido ou congênito.

REVISÃO DO CAPÍTULO

Conceitos essenciais

11.1 Como os músculos esqueléticos produzem movimentos

1. Os músculos esqueléticos que produzem movimento o fazem por meio de tração sobre os ossos.
2. A fixação ao osso mais estacionário é a fixação proximal, enquanto a fixação ao osso mais móvel é a fixação distal.
3. Os ossos atuam como alavancas, e as articulações, como eixos. Duas forças diferentes atuam na alavanca: a carga (resistência) e o esforço.
4. As alavancas são classificadas em três tipos – de primeira classe, de segunda classe e de terceira classe (a mais comum) –, de acordo com as posições do eixo, do esforço (força) e da carga (resistência) sobre a alavanca.
5. As disposições dos fascículos são paralelas, fusiformes, circulares, triangulares e peniformes. A disposição dos fascículos afeta a potência e a amplitude de movimento de um músculo.
6. Os músculos controlam as articulações por meio de sua contração tanto concêntrica (contração de encurtamento) quanto excêntrica (contração de alongamento) para regular o controle muscular preciso em uma articulação.
7. Um agonista produz a ação desejada; um antagonista produz uma ação oposta. Os sinergistas auxiliam o agonista, reduzindo o movimento desnecessário. Os fixadores estabilizam a fixação proximal de um agonista, de modo que ele possa atuar de maneira mais eficiente.

11.2 Como são denominados os músculos esqueléticos

1. As características distintas dos diferentes músculos esqueléticos incluem a direção dos fascículos musculares; o tamanho, a forma, a ação e o número de origens (ou cabeças) e a localização do músculo; e os locais de fixação proximal e fixação distal do músculo.
2. Os músculos esqueléticos são denominados, em sua maioria, com base em combinações dessas características.

11.3 Principais músculos esqueléticos

1. Os músculos da cabeça que produzem a expressão facial movem mais a pele do que uma articulação quando se contraem, possibilitando a expressão de uma ampla variedade de emoções (ver Expo 11.A). Os músculos da cabeça que movimentam os bulbos dos olhos estão entre os músculos esqueléticos de contração mais rápida e de controle mais preciso do corpo. Possibilitam a elevação, o abaixamento, a abdução, a adução e a rotação medial e lateral dos bulbos dos olhos. Os músculos que movimentam as pálpebras abrem os olhos (ver Expo 11.B).
2. Os músculos que movimentam a mandíbula também são conhecidos como músculos da mastigação, visto que estão envolvidos na mastigação e na fala (ver Expo 11.C). Os músculos da cabeça que movimentam a língua são importantes na mastigação e na fala (ver Expo 11.D).
3. Os músculos da parte anterior do pescoço que auxiliam na deglutição e na fala, denominados músculos supra-hióideos, estão localizados acima do hioide (ver Expo 11.E).
4. Os músculos da laringe que auxiliam na fala em sua maioria abaixam o hioide e a laringe e movem a parte interna da laringe (ver Expo 11.F). Os músculos da faringe estão dispostos em uma camada circular, que atua na deglutição, e em uma camada longitudinal, que atua na deglutição e na fala (ver Expo 11.G).
5. Os músculos do pescoço que movimentam a cabeça alteram a sua posição e ajudam a equilibrá-la sobre a coluna vertebral (ver Expo 11.H). Os músculos do pescoço que movimentam a coluna vertebral são muito complexos, visto que possuem múltiplas origens e inserções, e visto que existe uma considerável sobreposição entre eles (ver Expo 11.I).
6. Os músculos do abdome ajudam a conter e a proteger as vísceras abdominais, movimentam a coluna vertebral, comprimem o abdome e produzem a força necessária para a defecação, a micção, o vômito e o parto (ver Expo 11.J). Os músculos do tórax utilizados na respiração alteram o tamanho da cavidade torácica, de modo que a inspiração e a expiração possam ocorrer, e auxiliam no retorno venoso do sangue ao coração (ver Expo 11.K).
7. Os músculos do assoalho da pelve sustentam as vísceras pélvicas, resistem aos aumentos da pressão intra-abdominal e atuam como esfíncteres na junção anorretal, na uretra e na vagina (ver Expo 11.L). Os músculos do períneo auxiliam na micção, na ereção do pênis e do clitóris, na ejaculação e na defecação (ver Expo 11.M).
8. Os músculos do tórax que movimentam o cíngulo do membro superior estabilizam a escápula, de modo que ela possa atuar como ponto estável de fixação proximal para a maioria dos músculos que movimentam o úmero (ver Expo 11.N).
9. Os músculos do tórax que movimentam o úmero fixam-se proximalmente, em sua maior parte, na escápula (músculos da escápula); os músculos restantes fixam-se proximalmente no esqueleto axial (músculos axiais) (ver Expo 11.O). Os músculos do braço que movimentam o rádio e a ulna estão envolvidos na flexão e na extensão na articulação do cotovelo e estão organizados em compartimentos anterior (flexor) e posterior (extensor) do braço (ver Expo 11.P).
10. Os músculos do antebraço que movimentam o punho, a mão, o polegar e os dedos da mão são numerosos e variados; os músculos que atuam nos dedos da mão são denominados músculos extrínsecos (ver Expo 11.Q). Os músculos da palma que movimentam os dedos da mão (músculos intrínsecos) são importantes nas atividades que exigem destreza e proporcionam aos seres humanos a capacidade de segurar e de manipular objetos com precisão (ver Expo 11.R).
11. Os músculos da região glútea que movimentam o fêmur fixam-se proximalmente, em sua maior parte, no cíngulo do membro inferior e fixam-se distalmente no fêmur; esses músculos são maiores e mais potentes em comparação com os músculos do membro superior (ver Expo 11.S). Os músculos da coxa que movimentam o fêmur e a tíbia e a fíbula são separados em compartimentos medial (adutor), anterior (extensor) e posterior (flexor) da coxa (ver Expo 11.T).
12. Os músculos da perna que movimentam o pé e os dedos do pé são divididos em compartimentos anterior, lateral e posterior da perna (ver Expo 11.U). Os músculos do pé que movimentam os dedos do pé (músculos intrínsecos), diferentemente daqueles da mão, são limitados às funções de sustentação e locomoção (ver Expo 11.V).

QUESTÕES PARA AVALIAÇÃO CRÍTICA

1. Ming, uma menina de 3 anos de idade, gosta de formar com a sua língua um cilindro, que utiliza como canudo quando bebe leite. Cite os músculos que Ming utiliza para protrair os lábios e a língua e para sugar o leite.
2. Eddie nasceu com 5,9 kg e continuou engordando. A mãe percebeu uma dor aguda entre as escápulas quando levantou Eddie para colocá-lo em sua cadeira de bebê. Que músculo a mãe de Eddie pode ter distendido?
3. Estudantes de graduação em antropologia estão aprendendo sobre a "força da mordida" dos homens de Neandertal. Como isso é um aspecto significativo da mastigação, é de suma importância compreender as fixações musculares na mandíbula e, especificamente, as ações que esses músculos produzem. Diferencie os locais de fixação e as ações dos quatro músculos da mastigação.
4. Perry dirige a sua liga de beisebol imaginária até que o seu melhor arremessador entrou na lista de incapacitados, com lesão no ombro. Qual é a lesão mais provável desse jogador? Que músculos específicos provavelmente estão comprometidos?
5. Wyman, ultimamente, tem se excedido nos treinos de levantamento de peso. De repente, percebeu uma protuberância na face anterior do tronco, próximo à virilha. O que provavelmente aconteceu com ele? Você acredita que ele precise consultar um médico? Por que sim ou por que não?

? RESPOSTAS ÀS QUESTÕES DAS FIGURAS

11.1 O ventre do músculo que estende o antebraço, o músculo tríceps braquial, está localizado posteriormente ao úmero.

11.2 As alavancas de segunda classe produzem mais força.

11.3 Para os músculos denominados com base nas suas várias características, aqui estão algumas possíveis respostas corretas (para outros músculos, ver a Tabela 11.2): direção das fibras: músculo oblíquo externo; formato: músculo deltoide; ação: músculo extensor dos dedos; tamanho: músculo glúteo máximo; fixação proximal e fixação distal: músculo esternocleidomastóideo; localização: músculo tibial anterior; número de tendões de fixação proximal: músculo bíceps braquial.

11.4 O músculo corrugador do supercílio está envolvido no enrugamento da fronte; o músculo zigomático maior se contrai quando sorrimos; o músculo mentual contribui para a expressão de aborrecimento; o músculo orbicular do olho contribui para o piscar.

11.5 O músculo oblíquo inferior movimenta o bulbo do olho superior e lateralmente, visto que ele se fixa proximalmente na face anteromedial do assoalho da órbita e fixa-se distalmente na face posterolateral do bulbo do olho.

11.6 O músculo masseter é o músculo mais forte da mastigação.

11.7 As funções da língua incluem mastigação, percepção dos sabores, deglutição e fala.

11.8 Os músculos supra-hióideos e os infra-hióideos estabilizam o hioide para auxiliar nos movimentos da língua.

11.9 Os músculos extrínsecos movimentam a laringe como um todo, enquanto os músculos intrínsecos movimentam partes da laringe.

11.10 Os músculos longitudinais elevam a laringe, enquanto os músculos infra-hióideos a abaixam.

11.11 Os trígonos cervicais formados pelos músculos esternocleidomastóideos são importantes do ponto de vista anatômico e cirúrgico, devido às estruturas que estão contidas dentro de seus limites.

11.12 Os músculos esplênios fixam-se proximalmente na linha mediana e estendem-se lateral e superiormente até suas fixações distais.

11.13 O músculo reto do abdome auxilia na micção.

11.14 O diafragma é inervado pelo nervo frênico.

11.15 As margens do diafragma da pelve são a sínfise púbica anteriormente, o cóccix, posteriormente, e as paredes da pelve, lateralmente.

11.16 As margens do períneo são a sínfise púbica, anteriormente, o cóccix, posteriormente, e os túberes isquiáticos, lateralmente.

11.17 A principal ação dos músculos que movimentam o cíngulo do membro superior consiste em estabilizar a escápula para auxiliar nos movimentos do úmero.

11.18 O manguito rotador consiste nos tendões planos dos músculos subescapular, supraespinal, infraespinal e redondo menor, que formam um círculo quase completo em torno da articulação do ombro.

11.19 O músculo braquial é o flexor mais potente do antebraço; o músculo tríceps braquial é o extensor mais potente do antebraço.

11.20 Os tendões dos músculos flexores dos dedos da mão e do punho e o nervo mediano passam abaixo do retináculo dos músculos flexores.

11.21 Os músculos da eminência tenar atuam no polegar.

11.22 Os músculos da parte livre do membro superior exibem uma diversidade de movimentos; os músculos da parte livre do membro inferior atuam na estabilidade, na locomoção e na manutenção da postura. Além disso, os músculos da parte livre do membro inferior cruzam habitualmente duas articulações e atuam igualmente em ambas.

11.23 O músculo quadríceps femoral consiste nos músculos reto femoral, vasto lateral, vasto medial e vasto intermédio; os músculos isquiotibiais consistem nos músculos bíceps femoral, semitendíneo e semimembranáceo.

11.24 Os retináculos superior e inferior dos músculos extensores mantêm firmemente os tendões dos músculos do compartimento anterior ao tornozelo.

11.25 A aponeurose plantar sustenta o arco longitudinal e envolve os tendões dos músculos flexores do pé.

SISTEMA CIRCULATÓRIO | SANGUE

12

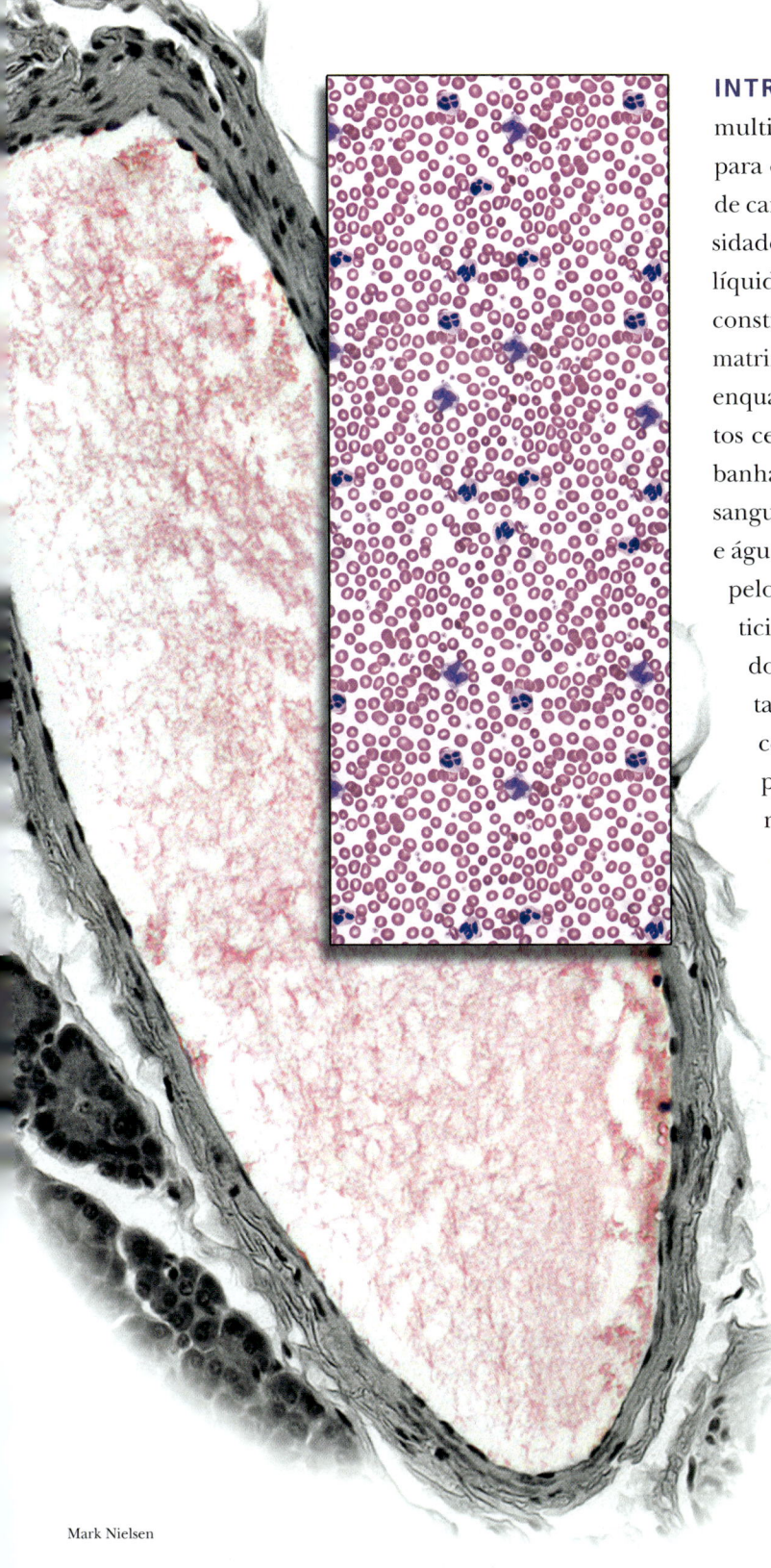

INTRODUÇÃO A maioria das células de um organismo multicelular não tem a capacidade de circular livremente para obter oxigênio e nutrientes e para livrar-se do dióxido de carbono e de outras escórias do metabolismo. Essas necessidades são supridas por dois tipos de líquidos: o sangue e o líquido intersticial. O sangue é o tecido conjuntivo líquido, constituído de células envolvidas por matriz extracelular. A matriz extracelular é uma parte líquida, denominada plasma, enquanto a parte celular consiste em várias células e fragmentos celulares. O líquido intersticial é o líquido aquoso que banha as células do corpo e é constantemente renovado pelo sangue. O oxigênio inspirado pelos pulmões e os nutrientes e água provenientes do sistema digestório são transportados pelo sangue, se difundem do sangue para o líquido intersticial e, em seguida, se difundem para dentro das células do corpo. O dióxido de carbono e outras escórias do metabolismo se movimentam em sentido oposto, isto é, das células do corpo para o líquido intersticial e, a seguir, para o sangue. Em seguida, o sangue transporta as escórias do metabolismo para os pulmões, rins, pele e para o sistema digestório – para a sua eliminação do corpo.

O sangue transporta várias substâncias, ajuda a regular diversos processos vitais e fornece proteção contra doenças. Os profissionais de saúde examinam rotineiramente o sangue e analisam suas diferenças por meio de vários exames quando procuram determinar a causa de diferentes doenças. Apesar dessas diferenças, o sangue é, entre todos os tecidos humanos, aquele que é compartilhado mais amplamente e com mais facilidade, salvando milhares de vidas todos os anos por meio de transfusões de sangue. •

? *Você já se perguntou por que a anemia provoca tantos sintomas disseminados? Você pode encontrar a resposta na página 443.*

SUMÁRIO

12.1 Funções do sangue, 436

12.2 Características físicas do sangue, 436

12.3 Componentes do sangue, 437
- Plasma sanguíneo, 437
- Elementos figurados, 437

12.4 Formação das células sanguíneas, 440

12.5 Eritrócitos, 442
- Anatomia dos eritrócitos, 443
- Funções dos eritrócitos, 443
- Ciclo de vida dos eritrócitos, 444

- Eritropoese | Produção de eritrócitos, 444
- Sistemas de grupos sanguíneos, 445

12.6 Leucócitos, 446
- Anatomia e tipos de leucócitos, 446
- Funções dos leucócitos, 447

12.7 Plaquetas, 449

12.8 Transplantes de células-tronco da medula óssea e do sangue do cordão umbilical, 451

Terminologia técnica, 451

12.1 Funções do sangue

OBJETIVOS
- Definir o sistema circulatório
- Descrever em linhas gerais as funções do sangue.

O **sistema circulatório** consiste em três componentes inter-relacionados: o sangue, o coração e os vasos sanguíneos. O ramo da ciência relacionado com o estudo do sangue, dos tecidos formadores de sangue e dos distúrbios associados é denominado **hematologia**.

O **sangue**, que é um tecido conjuntivo líquido composto de células e de matriz extracelular líquida, está estreitamente relacionado com outros líquidos corporais. De fato, muitos dos líquidos corporais extracelulares (incluindo o líquido intersticial, a linfa, o líquido cerebrospinal e o humor aquoso) originam-se do sangue durante o desenvolvimento e são continuamente reabastecidos por ele. Os líquidos extracelulares que nutrem, protegem e trocam materiais com todas as células do corpo derivam do sangue, são renovados pelo sangue e retornam ao sangue. Com base nessas relações, o sangue desempenha três funções gerais:

1. *Transporte*. O sangue transporta oxigênio dos pulmões para as células do corpo e dióxido de carbono das células do corpo para os pulmões para sua eliminação. O sangue também transporta nutrientes do sistema digestório para o interior das células do corpo e hormônios das glândulas endócrinas para as células distribuídas por todo o corpo. Além disso, o sangue transporta calor e escórias metabólicas para os pulmões, os rins e a pele para serem eliminados do corpo.
2. *Regulação*. O sangue circulante ajuda a manter a homeostasia em todos os líquidos corporais. O sangue desempenha um papel na regulação do pH por meio de tampões. (Os *tampões* são substâncias químicas que convertem ácidos ou bases fortes em ácidos ou bases fracos.) O sangue também ajuda a ajustar a temperatura corporal; as propriedades de absorção de calor e de resfriamento da água no plasma sanguíneo e a sua velocidade de fluxo variável pela pele possibilitam a dissipação do excesso de calor do sangue para o meio externo. A pressão osmótica do sangue também influencia o conteúdo de água das células, principalmente por meio de interações de íons dissolvidos e proteínas.
3. *Proteção*. O sangue pode coagular (tornar-se semelhante a um gel), protegendo o organismo contra a sua perda excessiva pelo sistema circulatório após a ocorrência de lesão. Além disso, os leucócitos protegem contra doenças por meio da fagocitose. Vários tipos de proteínas do sangue, incluindo anticorpos, interferonas e complemento, ajudam a proteger o organismo de diversas maneiras contra doenças (Capítulo 15).

✓ **TESTE RÁPIDO**
1. O que é sistema circulatório?
2. Quais são as substâncias transportadas pelo sangue?

12.2 Características físicas do sangue

OBJETIVO
- Relacionar as principais características físicas do sangue.

O sangue é mais denso e mais viscoso (mais espesso) do que a água, o que constitui parte da razão pela qual o seu fluxo é mais lento que o da água. O sangue apresenta temperatura

---

CORRELAÇÃO CLÍNICA | *Coleta de sangue*

As **amostras de sangue** para exames laboratoriais podem ser obtidas de diversas maneiras. O procedimento mais comum é a **venipunção**, isto é, a retirada de sangue de uma veia utilizando uma seringa e um tubo de coleta, que contém vários aditivos. Colocar um torniquete em volta do braço, acima do local de punção, o que produz acúmulo de sangue na veia. Esse aumento no volume de sangue dilata a veia. A abertura e o fechamento do punho faz com que a veia seja mais proeminente, tornando a venipunção mais bem-sucedida. Um local comum de venipunção é a veia intermédia do cotovelo, anterior ao cotovelo (ver Figura 21.25A). Outro método de coleta de sangue é feito por meio de **punção digital** ou **plantar**. Os pacientes diabéticos que monitoram diariamente o nível de glicemia normalmente utilizam a punção digital, que também é frequentemente usada para a coleta de sangue de lactentes e crianças. Na punção arterial, o sangue é obtido de uma artéria; esse procedimento é usado para determinar o nível de oxigênio no "sangue oxigenado".

de cerca de 38°C, que é um pouco mais alta do que a temperatura corporal normal, e pH ligeiramente alcalino, que varia de 7,35 a 7,45. A cor do sangue varia. Quando saturado com oxigênio, tem cor vermelho-vivo; quando não saturado com oxigênio, o sangue é vermelho-escuro a púrpura. O sangue constitui cerca de 8% do peso corporal total. O volume de sangue é de 5 a 6 ℓ em um homem adulto de tamanho médio e de 4 a 5 ℓ em uma mulher adulta de tamanho médio. Essa diferença de volume entre os sexos deve-se à diferença no tamanho médio do corpo.

✓ TESTE RÁPIDO
3. Qual é o volume de sangue de uma pessoa que pesa 70 kg?

12.3 Componentes do sangue

◉ OBJETIVOS
- Descrever os principais componentes do sangue
- Explicar a importância do hematócrito.

O sangue total é composto de duas porções: (1) o plasma sanguíneo, isto é, a matriz extracelular de líquido aquoso que contém substâncias dissolvidas, e (2) os elementos figurados, isto é, células e fragmentos celulares. Se uma amostra de sangue for centrifugada em um pequeno tubo de vidro, as células (que são mais densas) depositam-se no fundo do tubo, enquanto o plasma (que é menos denso) forma uma camada no topo (Figura 12.1A). O sangue consiste em cerca de 45% de elementos figurados e 55% de plasma sanguíneo. Normalmente, mais de 99% dos elementos figurados consistem em células de cor vermelha, denominadas eritrócitos. Os leucócitos, que são pálidos ou incolores e as plaquetas constituem menos de 1% dos elementos figurados. Formam uma camada muito fina, denominada *creme leucocitário*, entre os eritrócitos concentrados e o plasma sanguíneo no sangue centrifugado. A Figura 12.1B mostra a composição do plasma sanguíneo e a quantidade dos vários tipos de elementos figurados do sangue.

Plasma sanguíneo

Quando os elementos figurados são removidos do sangue, obtém-se um líquido cor de palha, denominado **plasma sanguíneo** (ou simplesmente *plasma*). O plasma é constituído por cerca de 91,5% de água e 8,5% de solutos, cuja maior parte (7% por peso) consiste em proteínas. Algumas das proteínas no plasma também são encontradas em outras partes do corpo, porém aquelas confinadas ao sangue são denominadas **proteínas plasmáticas**. Os hepatócitos (células hepáticas) sintetizam a maior parte das proteínas plasmáticas, que incluem as **albuminas** (54% das proteínas plasmáticas), as **globulinas** (38%) e o **fibrinogênio** (7%). Algumas células sanguíneas desenvolvem-se em plasmócitos, e produzem globulinas, denominadas **imunoglobulinas**, também conhecidas como *anticorpos*, pelo fato de serem produzidas durante determinadas respostas imunes (ver Capítulo 15). A produção de anticorpos é estimulada por substâncias estranhas (antígenos), como bactérias e vírus. O anticorpo liga-se especificamente ao antígeno que estimulou a sua produção, incapacitando o antígeno invasor.

Outros solutos presentes no plasma incluem eletrólitos, nutrientes, substâncias reguladoras, como enzimas e hormônios, gases e escórias metabólicas, como ureia, ácido úrico, creatinina, amônia e bilirrubina.

A Tabela 12.1 descreve a composição química do plasma sanguíneo.

Elementos figurados

Os **elementos figurados** do sangue incluem os **eritrócitos**, os **leucócitos** e as **plaquetas** (Figura 12.2). Diferentemente dos eritrócitos e das plaquetas, que desempenham funções limitadas, os leucócitos exercem funções mais gerais. Existem vários tipos distintos de leucócitos – os neutrófilos, os linfócitos, os monócitos, os eosinófilos e os basófilos –, exibindo, cada um deles, uma aparência microscópica singular. As funções de cada tipo de leucócitos são discutidas posteriormente neste capítulo.

A classificação dos elementos figurados no sangue é a seguinte:

I. Eritrócitos (hemácias)
II. Leucócitos
   A. Leucócitos granulares (contêm grânulos evidentes, que são visíveis ao microscópio óptico após coloração)
      1. Neutrófilos
      2. Eosinófilos
      3. Basófilos
   B. Leucócitos agranulares (nenhum grânulo visível ao microscópio óptico após coloração)
      1. Linfócitos T e B e células *natural killer* (NK)
      2. Monócitos
III. Plaquetas (trombócitos)

A porcentagem do volume de sangue total ocupada pelos eritrócitos é denominada **hematócrito**. Por exemplo, um hematócrito de 40 significa que 40% do volume de sangue são compostos de eritrócitos. A faixa normal do hematócrito para mulheres adultas é de cerca de 38 a 46% (média = 42); para os homens adultos, é de cerca de 40 a 54% (média = 47). O estímulo direto para a produção de eritrócitos é a **hipoxia** (deficiência de oxigênio celular) nas células renais. Isso, por sua vez, estimula a síntese de um hormônio pelos rins, denominado **eritropoetina (EPO)**. Em seguida, a EPO estimula a produção de eritrócitos. Valores mais baixos do hematócrito em mulheres durante os anos férteis podem ser causados por perda excessiva de sangue durante a menstruação. Queda significativa do hematócrito em consequência de hemorragia, insuficiência da medula óssea vermelha ou destruição excessiva dos eritrócitos pode constituir uma causa de anemia, uma condição em que o sangue apresenta redução na sua capacidade de transportar o oxigênio (descrita a seguir). A **policitemia** refere-se a aumento na porcentagem de eritrócitos, com hematócrito acima de 54% (limite superior do normal). A policitemia pode ser provocada por certas condições, como aumento

Figura 12.1 Componentes do sangue em um adulto normal.

 O sangue é um tecido conjuntivo que consiste em plasma (líquido) sanguíneo e elementos figurados (eritrócitos, leucócitos e plaquetas).

FUNÇÕES DO SANGUE

1. Transporte de oxigênio, dióxido de carbono, nutrientes, hormônios, calor e escórias do metabolismo.
2. Regulação do pH da temperatura corporal e do teor de água das células.
3. Proteção contra a perda de sangue por meio da coagulação e contra doenças por meio dos leucócitos fagocíticos e proteínas, como anticorpos, interferonas e complemento.

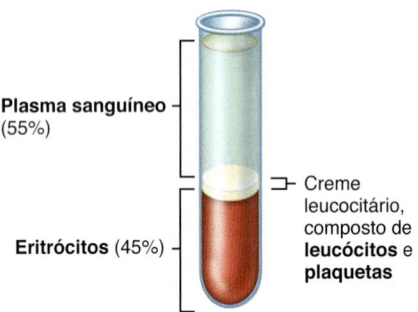

A. Aparência do sangue centrifugado

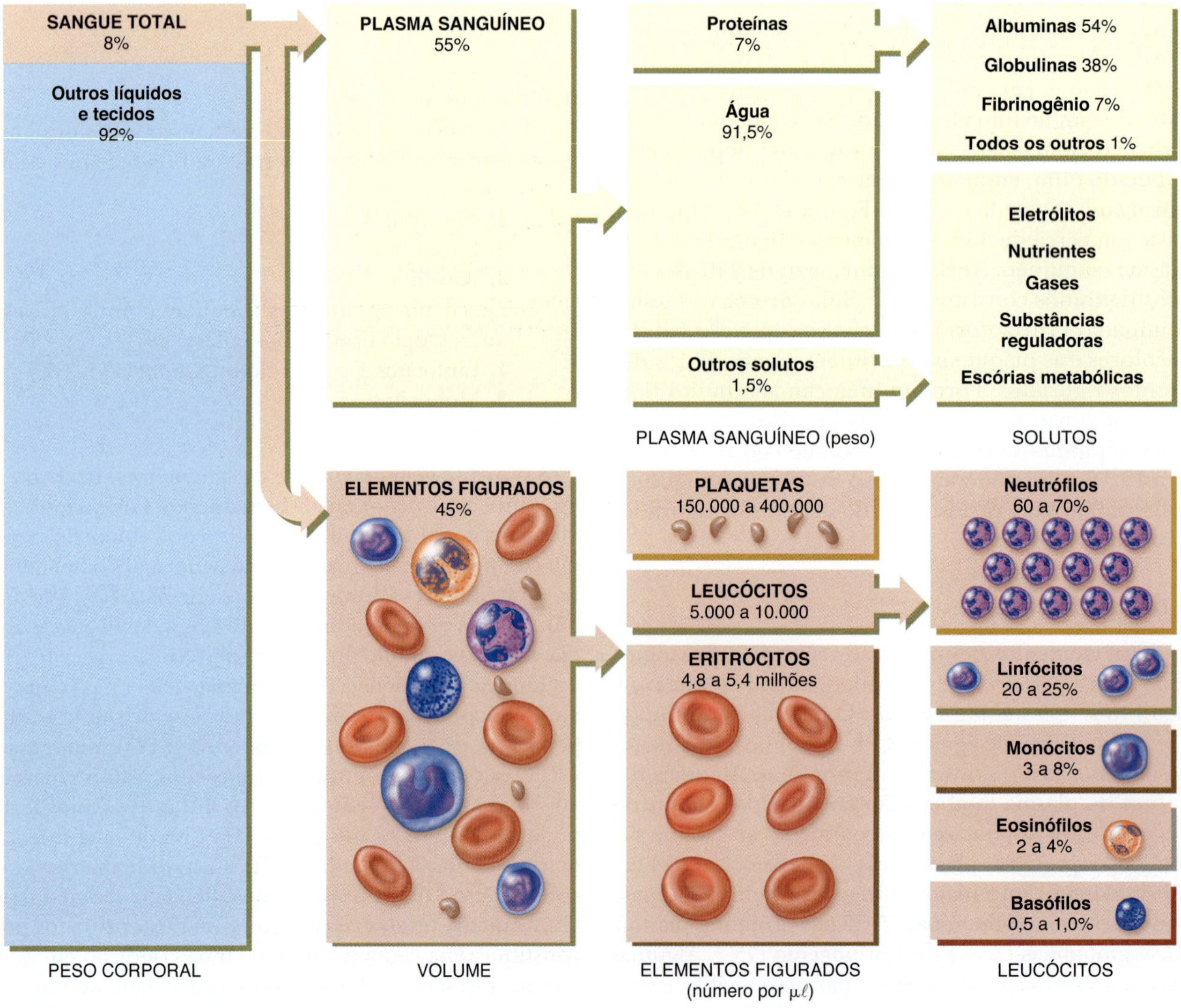

B. Componentes do sangue

? Qual é o volume aproximado de sangue em seu corpo?

TABELA 12.1

Substâncias no plasma.

CONSTITUINTE	DESCRIÇÃO	FUNÇÃO
Água (91,5%)	Porção líquida do sangue	Solvente e meio de suspensão; absorção, transporte e liberação de calor
Proteínas plasmáticas (7%)	A maior parte é produzida pelo fígado	
Albuminas	As menores e mais numerosas das proteínas	Responsável pela pressão coloidosmótica; principais contribuintes da viscosidade do sangue; transporte de hormônios (esteroides), ácidos graxos e cálcio; ajudam a regular o pH do sangue
Globulinas	As proteínas grandes (os plasmócitos produzem imunoglobulinas)	As imunoglobulinas ajudam a atacar vírus e bactérias; as alfa e beta-globulinas transportam ferro, lipídios e vitaminas lipossolúveis
Fibrinogênio	Proteína grande	Desempenha um papel essencial na coagulação do sangue
Outros solutos (1,5%)		
Eletrólitos	Sais inorgânicos; íons de carga positiva (cátions) Na^+, K^+, Ca^{2+}, Mg^{2+}; íons de carga negativa (ânions) Cl^-, HPO_4^{2-}, SO_4^{2-}, HCO_3^-	Ajudam a manter a pressão osmótica e desempenham papéis essenciais na função das células
Nutrientes	Produtos da digestão, como aminoácidos, glicose, ácidos graxos, glicerol, vitaminas e minerais	Papéis essenciais na função, no crescimento e no desenvolvimento das células
Gases	Oxigênio (O_2)	Importante em muitas funções celulares
	Dióxido de carbono (CO_2)	Envolvido na regulação do pH do sangue
	Nitrogênio (N_2)	Nenhuma função conhecida
Substâncias reguladoras	Enzimas	Catalisam as reações químicas
	Hormônios	Regulam o metabolismo, o crescimento e o desenvolvimento
	Vitaminas	Cofatores para reações enzimáticas
Escórias metabólicas	Ureia, ácido úrico, creatina, creatinina, bilirrubina, amônia	Grande parte consiste em subprodutos do metabolismo das proteínas, que são transportados pelo sangue até os órgãos de excreção

Figura 12.2 Elementos figurados do sangue.

 Os elementos figurados do sangue incluem os eritrócitos, os leucócitos e as plaquetas.

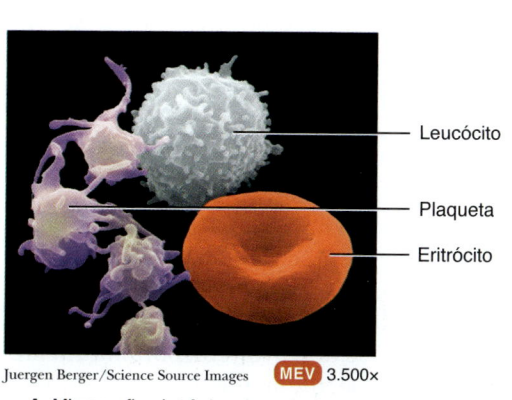

A. Micrografia eletrônica de varredura

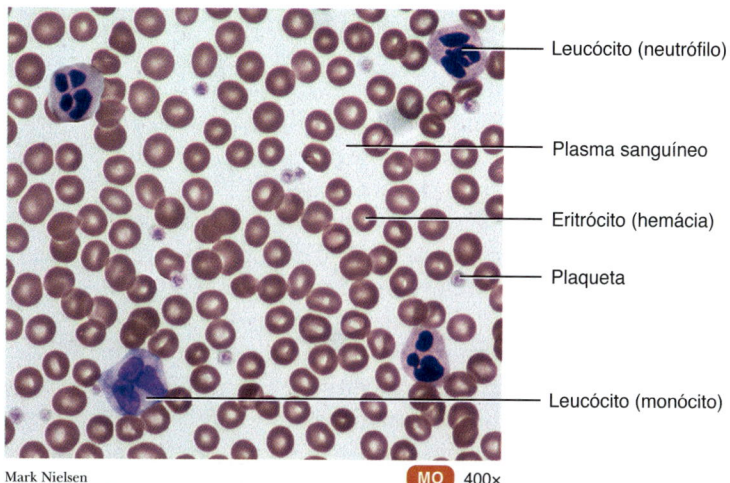

B. Esfregaço sanguíneo (esfregaço de sangue fino em lâmina de vidro)

 **Que elementos figurados do sangue são fragmentos celulares?**

desregulado na produção de eritrócitos, hipoxia tecidual, desidratação ou *doping* sanguíneo por atletas.

✓ TESTE RÁPIDO

4. Quais são algumas das funções das proteínas do plasma sanguíneo?
5. Qual é o significado de um hematócrito abaixo do normal? Acima do normal?

12.4 Formação das células sanguíneas

◉ OBJETIVO
- Explicar a origem das células sanguíneas.

Embora alguns linfócitos tenham um tempo de vida da ordem de anos, os elementos figurados do sangue, em sua maioria, morrem continuamente e são substituídos em um período de algumas horas, dias ou semanas. O número total de eritrócitos e plaquetas na circulação é regulado por sistemas de retroalimentação negativa, e seus números normalmente permanecem constantes. Entretanto, as proporções dos diferentes tipos de leucócitos variam em resposta a estímulos por patógenos invasores e outros antígenos estranhos.

A **hematopoese** ou *hemopoese* refere-se ao processo pelo qual os elementos figurados do sangue se formam. A hematopoese ocorre pela primeira vez antes do nascimento, no saco vitelino do embrião, e, mais tarde, no fígado, no baço, no timo e nos linfonodos do feto. Nos últimos 3 meses antes do nascimento, a medula óssea vermelha passa a constituir o principal local de hematopoese e continua sendo a fonte de células sanguíneas após o nascimento e durante toda a vida.

A **medula óssea vermelha** é um tecido conjuntivo altamente vascularizado, localizado nos espaços microscópicos existentes entre as trabéculas do tecido ósseo esponjoso. É encontrada principalmente nos ossos do esqueleto axial, nos cíngulos dos membros superiores e inferiores e nas epífises proximais do úmero e do fêmur. Cerca de 0,05 a 0,1% das células da medula óssea vermelha são denominadas **células-tronco pluripotentes** e originam-se do mesênquima (o tecido a partir do qual se desenvolvem quase todos os tecidos conjuntivos). As células-tronco pluripotentes são células que possuem a capacidade de se desenvolver em muitos tipos diferentes de células (Figura 12.3).

Nos recém-nascidos, toda a medula óssea é vermelha e, portanto, é ativa na produção de células sanguíneas. À medida que o indivíduo envelhece, a taxa de formação de células sanguíneas diminui; a medula óssea vermelha na cavidade medular dos ossos longos torna-se inativa e é substituída pela medula óssea amarela, que consiste, em grande parte, em células adiposas. Em determinadas condições, como a ocorrência de sangramento intenso, a medula óssea amarela é capaz de reverter para a medula óssea vermelha; isso ocorre à medida que as células-tronco portadoras de sangue provenientes da medula óssea vermelha migram para a medula óssea amarela, que é então repovoada por células-tronco pluripotentes.

As células-tronco na medula óssea vermelha se autorreproduzem, proliferam e diferenciam-se em células que dão origem às células sanguíneas, macrófagos, células reticulares, mastócitos e adipócitos. Algumas células-tronco também podem formar osteoblastos, condroblastos e células musculares, podendo ser destinadas para uso como fonte de osso, cartilagem e tecido muscular para substituição de tecidos e órgãos. As células reticulares produzem fibras reticulares, que formam o estroma (estrutura), o qual atua na sustentação das células da medula óssea vermelha. O sangue proveniente das artérias nutrícias e metafisárias (ver Figura 6.4) penetra no osso e passa para os capilares aumentados e permeáveis, denominados *seios*, que circundam as células e as fibras da medula óssea vermelha. Após a sua formação, as células sanguíneas entram nos seios e em outros vasos sanguíneos, deixando o osso por meio das veias nutrícias e periosteais (ver Figura 6.4). Com exceção dos linfócitos, os elementos figurados não se dividem após deixarem a medula óssea vermelha.

Para formar as células sanguíneas, as células-tronco pluripotentes produzem mais dois tipos de células-tronco, que possuem a capacidade de se desenvolver em vários tipos de células. Essas células-tronco são denominadas **células-tronco mieloides** e **células-tronco linfoides**. As células-tronco mieloides começam e completam o seu desenvolvimento na medula óssea vermelha e dão origem aos eritrócitos, às plaquetas, aos monócitos, aos neutrófilos, aos eosinófilos, aos basófilos e aos mastócitos. As células-tronco linfoides, que dão origem aos linfócitos, começam a se desenvolver na medula óssea vermelha, porém completam o desenvolvimento nos tecidos linfáticos. As células-tronco linfoides também dão origem às células *natural killer* (NK). Embora cada tipo de célula-tronco tenha marcadores de identidade celular distintos em sua membrana plasmática, essas células não podem ser diferenciadas histologicamente e assemelham-se a linfócitos.

Durante a hematopoese, as células-tronco mieloides diferenciam-se em **células progenitoras**. As células progenitoras não têm mais a capacidade de autorreprodução e estão comprometidas em produzir elementos mais específicos do sangue. Algumas células progenitoras são conhecidas como *unidades formadoras de colônias (UFC)*. A abreviatura acrescentada após a designação de UFC refere-se aos elementos maduros do sangue que irão produzir: a UFC-E produz, finalmente, eritrócitos (hemácias), a UFC-Meg produz megacariócitos (a fonte de plaquetas) e a UFC-GM, por fim, produz granulócitos (especificamente neutrófilos) e monócitos. A exemplo das células-tronco, as células progenitoras assemelham-se aos linfócitos e não podem ser diferenciadas apenas pela sua aparência microscópica. Outras células-tronco mieloides desenvolvem-se diretamente em células denominadas células precursoras (descritas adiante). As células-tronco linfoides diferenciam-se em linfoblastos T e em linfoblastos B, os quais se desenvolvem, por fim, em linfócitos T e linfócitos B, respectivamente.

Na geração seguinte, as células são designadas como **células precursoras** ou **blastos**. Ao longo de várias divisões celulares, essas células desenvolvem-se nos elementos figurados efetivos do sangue. Por exemplo, os monoblastos desenvolvem-se

Figura 12.3 Origem, desenvolvimento e estrutura das células sanguíneas. Algumas das gerações de determinadas linhagens celulares foram omitidas.

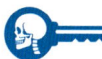 A produção de células sanguíneas é denominada hematopoese e ocorre principalmente na medula óssea vermelha após o nascimento.

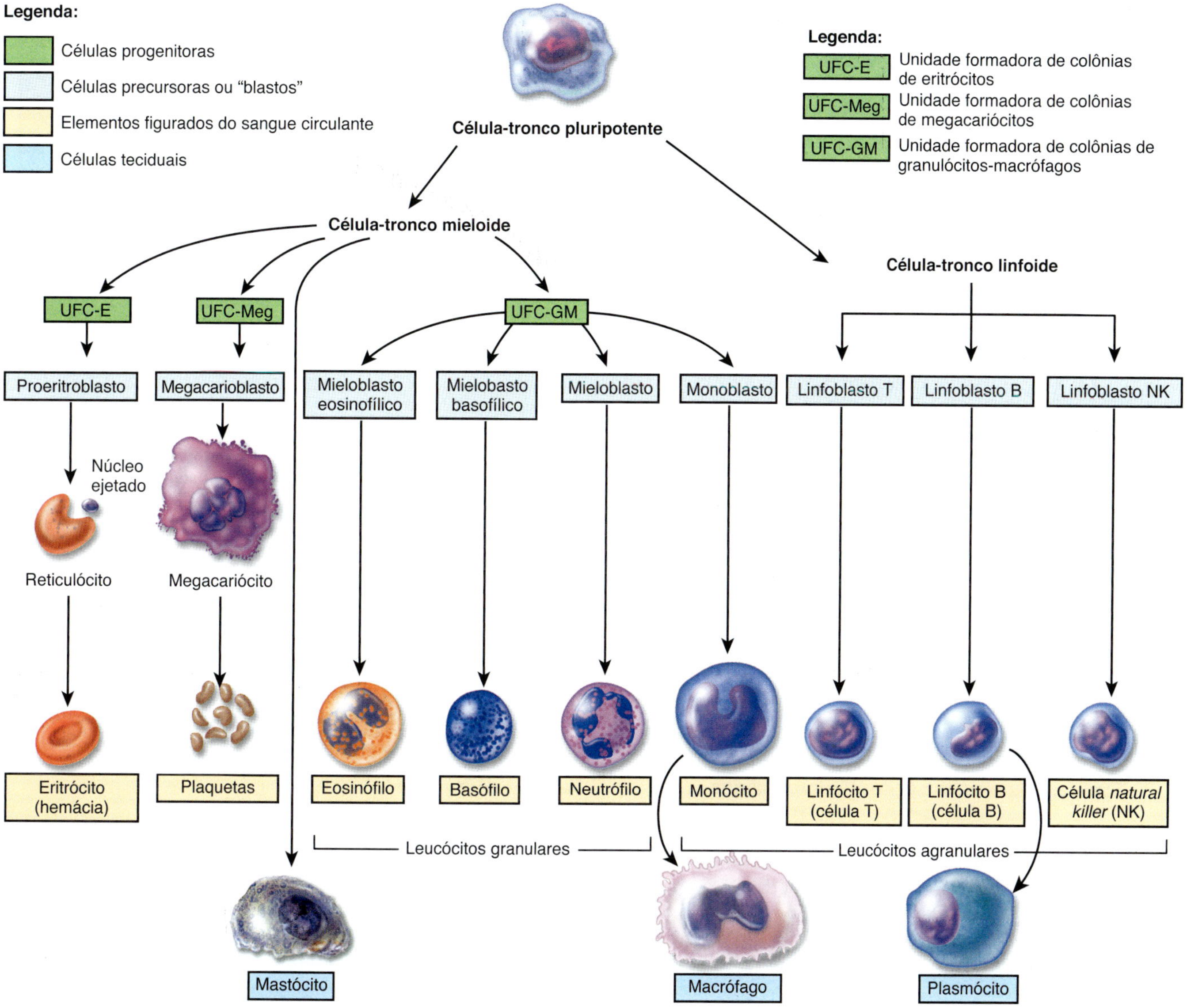

Legenda:
- Células progenitoras
- Células precursoras ou "blastos"
- Elementos figurados do sangue circulante
- Células teciduais

Legenda:
- UFC-E: Unidade formadora de colônias de eritrócitos
- UFC-Meg: Unidade formadora de colônias de megacariócitos
- UFC-GM: Unidade formadora de colônias de granulócitos-macrófagos

Célula-tronco pluripotente → Célula-tronco mieloide e Célula-tronco linfoide

- UFC-E → Proeritroblasto → Reticulócito (Núcleo ejetado) → Eritrócito (hemácia)
- UFC-Meg → Megacarioblasto → Megacariócito → Plaquetas
- UFC-GM → Mieloblasto eosinofílico → Eosinófilo; Mielobasto basofílico → Basófilo → Mastócito; Mieloblasto → Neutrófilo; Monoblasto → Monócito → Macrófago
- Célula-tronco linfoide → Linfoblasto T → Linfócito T (célula T); Linfoblasto B → Linfócito B (célula B) → Plasmócito; Linfoblasto NK → Célula *natural killer* (NK)

Leucócitos granulares — Leucócitos agranulares

? A partir de qual tecido conjuntivo as células-tronco pluripotentes se desenvolvem?

em monócitos, os mieloblastos eosinofílicos desenvolvem-se em eosinófilos, e assim por diante. Cada tipo de célula precursora apresenta um aspecto microscópico identificável.

A diferenciação e a proliferação das células progenitoras específicas são reguladas por diversos hormônios, denominados **fatores de crescimento hematopoéticos**. A eritropoetina (EPO) aumenta o número de precursores eritroides. Os principais produtores de EPO consistem em células presentes nos rins, localizadas entre os túbulos renais (células intersticiais peritubulares). Caso ocorra insuficiência renal, a liberação de EPO diminui e a produção de eritrócitos torna-se inadequada. Isso leva a uma diminuição do hematócrito, resultando em capacidade diminuída de fornecer oxigênio às células do corpo. A **trombopoetina (TPO)** é um hormônio sintetizado pelo fígado, que estimula a formação das plaquetas (trombócitos) a partir dos megacariócitos. Diversas **citocinas** diferentes – pequenas glicoproteínas produzidas por células da medula óssea vermelha, por leucócitos, macrófagos, fibroblastos e células endoteliais, regulam o desenvolvimento de diferentes tipos de células sanguíneas. Normalmente, as citocinas atuam como hormônios locais (autócrinos ou parácrinos). As citocinas estimulam a proliferação das células progenitoras na medula óssea vermelha e regulam as atividades das células envolvidas nas defesas inespecíficas (como os fagócitos) e nas respostas imunes (como os linfócitos B e T). Os **fatores estimuladores de colônias (CSF)** e as **interleucinas** são duas famílias importantes de citocinas, que estimulam a formação dos leucócitos.

CORRELAÇÃO CLÍNICA | *Exame de medula óssea*

Algumas vezes, é preciso obter uma amostra de medula óssea vermelha para estabelecer o diagnóstico de determinados distúrbios hematológicos, como leucemia e anemias graves. O exame da medula óssea pode envolver a **aspiração da medula óssea** (coleta de uma pequena amostra de medula óssea vermelha com uma agulha fina e uma seringa) ou uma **biopsia de medula óssea** (remoção de uma parte da medula óssea vermelha com agulha de maior calibre). Ambos os tipos de amostras são habitualmente obtidos da crista ilíaca do osso do quadril, embora amostras sejam algumas vezes coletadas a partir do esterno. Em crianças pequenas, as amostras de medula óssea são obtidas de uma vértebra ou da tíbia. A amostra de tecido ou de células é então enviada a um laboratório de patologia para análise. Especificamente, os técnicos de laboratório procuram sinais de células neoplásicas (cancerosas) ou outras células modificadas para auxiliar no estabelecimento do diagnóstico.

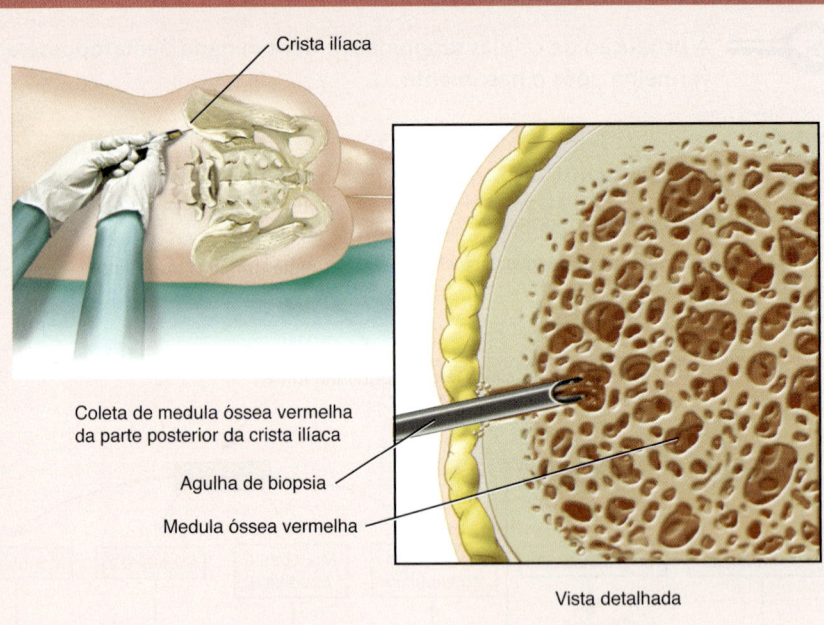

✓ TESTE RÁPIDO

6. Que fatores de crescimento hematopoéticos regulam a diferenciação e a proliferação das UFC-E e a formação das plaquetas a partir dos megacariócitos?

12.5 Eritrócitos

OBJETIVOS

- Descrever a estrutura e as funções dos eritrócitos
- Explicar como os eritrócitos são produzidos
- Descrever a base para os sistemas de grupos sanguíneos AB0 e Rh.

Os **eritrócitos (TBC)** ou *hemácias* contêm uma proteína carreadora de oxigênio, a **hemoglobina (Hb)**, um pigmento que confere ao sangue total a sua cor vermelha. Um homem adulto saudável possui cerca de 5,4 milhões de eritrócitos por microlitro ($\mu\ell$) de sangue,* enquanto uma mulher adulta saudável apresenta cerca de 4,8 milhões. (Uma gota de

---
*1 $\mu\ell$ = 1 mm³ = 10^{-6} ℓ.

Figura 12.4 Formatos de um eritrócito e de uma molécula de hemoglobina. Em **B**, observe que cada uma das quatro cadeias polipeptídicas de uma molécula de hemoglobina (azul) possui um grupo heme (dourado), que contém um íon ferro (Fe^{2+}), mostrado em vermelho.

 O ferro de um grupo heme liga-se ao oxigênio para transporte pela hemoglobina.

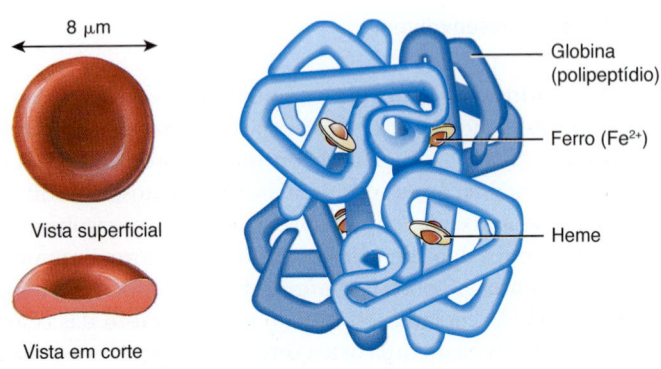

A. Formato de um eritrócito   B. Molécula de hemoglobina

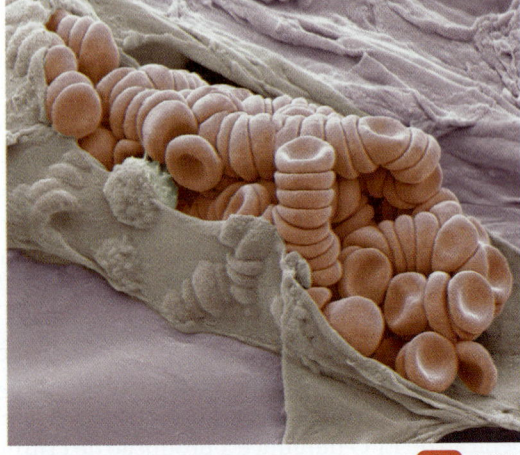

C. Vênula que sofreu ruptura, expondo os eritrócitos

 Quantas moléculas de O_2 uma molécula de hemoglobina pode transportar?

CORRELAÇÃO CLÍNICA | *Anemia*

A **anemia** é uma condição caracterizada por redução na capacidade de transporte de oxigênio do sangue. Todos os numerosos tipos de anemia se caracterizam por redução da contagem de eritrócitos ou da concentração de hemoglobina no sangue. O indivíduo apresenta fadiga e intolerância ao frio, ambos relacionados com a falta de oxigênio necessário para a produção de ATP e de calor. Além disso, a pele apresenta-se pálida, devido ao baixo conteúdo de hemoglobina de cor avermelhada que circula pelos vasos sanguíneos cutâneos. Entre as causas e tipos mais importantes de anemia, destacam-se os seguintes:

- *A absorção inadequada de ferro, a perda excessiva de ferro, o aumento nas necessidades de ferro ou o aporte insuficiente de ferro* causam **anemia ferropriva**, que é o tipo mais comum de anemia. As mulheres correm maior risco de anemia ferropriva, devido às perdas de sangue menstrual e ao aumento das demandas de ferro do feto em crescimento durante a gravidez. As perdas gastrintestinais, como as que ocorrem na neoplasia maligna ou ulceração, também contribuem para esse tipo de anemia
- *O aporte inadequado de vitamina B_{12} ou de ácido fólico* provoca **anemia megaloblástica**, em que a medula óssea vermelha produz eritrócitos grandes e anormais (megaloblastos). Pode ser também causada por fármacos que alteram a secreção gástrica ou que são utilizados no tratamento do câncer
- *A hematopoese insuficiente*, em consequência da incapacidade do estômago de produzir fator intrínseco, que é necessário para a absorção da vitamina B_{12} no intestino delgado, provoca **anemia perniciosa**
- *A perda excessiva de eritrócitos* por sangramento em consequência de ferimentos grandes, úlceras gástricas ou menstruação particularmente intensa leva à **anemia hemorrágica**
- *As membranas plasmáticas dos eritrócitos sofrem ruptura prematura* na **anemia hemolítica**. A hemoglobina liberada passa para o plasma e pode danificar as unidades de filtração (glomérulos) nos rins. A condição pode resultar de defeitos hereditários, enzimas anormais dos eritrócitos, ou de agentes externos, como parasitas, toxinas ou anticorpos em consequência de transfusão de sangue incompatível
- *A síntese deficiente de hemoglobina* ocorre na **talassemia**, um grupo de anemias hemolíticas hereditárias. Os eritrócitos são pequenos (microcíticos), pálidos (hipocrômicos) e de vida curta. A talassemia é observada principalmente em populações de países banhados pelo Mar Mediterrâneo
- *A destruição da medula óssea vermelha* resulta em **anemia aplásica**. É causada por toxinas, radiação gama e determinados medicamentos que inibem as enzimas necessárias para a hematopoese.

---

sangue contém aproximadamente 50 $\mu\ell$.) Para manter o número normal de eritrócitos, é necessária a entrada de novas células maduras na circulação, a uma incrível velocidade de pelo menos 2 milhões por segundo, um ritmo que equilibra a taxa igualmente alta de destruição dos eritrócitos.

Anatomia dos eritrócitos

Os eritrócitos são discos bicôncavos, com diâmetro de 7 a 8 $\mu\ell$ (Figura 12.4A). (Lembre-se de que 1 μm = 1/25.000 ou 1/10.000 de um centímetro, que corresponde a 1/1.000 de um milímetro (mm). Os eritrócitos maduros apresentam uma estrutura simples. Sua membrana plasmática é ao mesmo tempo resistente e flexível, possibilitando a sua deformação sem sofrer ruptura, à medida que são comprimidos pelos capilares sanguíneos estreitos. Como veremos adiante, determinados glicolipídios na membrana plasmática dos eritrócitos são antígenos, que são responsáveis pelos vários grupos sanguíneos, como os grupos AB0 e Rh. Os eritrócitos não têm núcleo e outras organelas e não são capazes de se reproduzir nem de realizar atividades metabólicas extensas. O citosol dos eritrócitos contém moléculas de hemoglobina, que foram sintetizadas antes da perda do núcleo, durante a produção de eritrócitos, e que constituem cerca de 33% do peso da célula. Algumas vezes, os eritrócitos aderem uns aos outros em suas superfícies amplas, e o arranjo resultante, que se assemelha a uma pilha de moedas, é denominado *rouleaux*.

Funções dos eritrócitos

Os eritrócitos são altamente especializados na sua função de transporte de oxigênio. Como os eritrócitos maduros não possuem núcleo, todo o espaço interno está disponível para o transporte de oxigênio. Como os eritrócitos não têm mitocôndrias e geram ATP de modo anaeróbico (sem oxigênio), eles não consomem o oxigênio que transportam. Até mesmo o formato de um eritrócito facilita a sua função. Um disco bicôncavo possui uma área de superfície muito maior em relação ao seu volume do que, por exemplo, uma esfera ou um cubo. Por conseguinte, a sua forma fornece uma grande área de superfície para a difusão das moléculas gasosas para dentro e para fora dos eritrócitos; além disso, a pouca espessura da célula aumenta a rápida difusão de O_2 entre o exterior e as regiões mais internas da célula.

Cada eritrócito contém cerca de 280 milhões de moléculas de hemoglobina e cada molécula de hemoglobina pode transportar até quatro moléculas de oxigênio. A molécula de hemoglobina consiste em uma proteína, denominada **globina**, composta de quatro cadeias polipeptídicas (duas cadeias alfa e duas cadeias beta), mais quatro pigmentos não proteicos, denominados **hemes** (Figura 12.4B). Um heme anular liga-se a cada cadeia polipeptídica. No centro de cada anel do heme encontra-se um íon ferro (Fe^{2+}), que pode se combinar de modo reversível com uma molécula de oxigênio. O oxigênio captado nos pulmões é transportado ligado ao ferro do grupo heme. À medida que o sangue flui pelos capilares teciduais, a reação ferro-oxigênio se inverte. A hemoglobina libera oxigênio, que se difunde inicialmente no líquido intersticial e, em seguida, dentro das células.

A hemoglobina também transporta cerca de 23% do dióxido de carbono total, uma escória do metabolismo. (O restante do dióxido de carbono é dissolvido no plasma ou transportado na forma de íons bicarbonato.) O sangue que flui pelos capilares teciduais capta o dióxido de carbono, parte do qual se combina com aminoácidos na parte globina da molécula de hemoglobina. Conforme o sangue flui

CORRELAÇÃO CLÍNICA | Doença falciforme

Os eritrócitos de um indivíduo com **doença falciforme (DF)** contêm Hb-S, um tipo anormal de hemoglobina. Quando a Hb-S libera oxigênio para o líquido intersticial, formam-se estruturas longas, rígidas e cilíndricas, que curvam o eritrócito em uma forma de foice. As hemácias falciformes sofrem ruptura com facilidade. Embora a eritropoese seja estimulada pela perda de eritrócitos, ela não é capaz de acompanhar o ritmo da hemólise. Os sinais e sintomas de DF são causados pelo afoiçamento dos eritrócitos. Quando os eritrócitos se tornam afoiçados, eles sofrem ruptura prematura (morrem em cerca de 10 a 20 dias). Isso leva ao desenvolvimento de anemia, que pode causar dispneia, fadiga, palidez e atraso do crescimento e desenvolvimento nas crianças. A rápida decomposição e a perda dos eritrócitos também podem causar *icterícia*, de modo que os olhos e a pele adquirem coloração amarelada. As hemácias falciformes não se movem facilmente pelos vasos sanguíneos e tendem a aderir umas às outras, formando agregados que causam bloqueio nos vasos sanguíneos. Isso priva os órgãos do corpo de oxigênio suficiente e provoca dor, por exemplo, nos ossos e no abdome; infecções graves; e lesão orgânica, particularmente nos pulmões, encéfalo, baço e rins. Outros sintomas da DF incluem febre, frequência cardíaca rápida, tumefação e inflamação das mãos e/ou dos pés, úlceras de perna, lesão ocular, sede excessiva, micção frequente e ereções dolorosas e prolongadas nos homens. Quase todos os indivíduos com DF apresentam episódios dolorosos, cuja duração pode ser de várias horas a dias. Alguns indivíduos apresentam episódios a intervalos de alguns anos, outros possuem vários episódios por ano. Os episódios podem incluir desde leves até os que exigem internação. Qualquer atividade passível de reduzir a quantidade de oxigênio no sangue, como exercício vigoroso, pode provocar **crise falciforme** (agravamento da anemia, dor no abdome e nos ossos longos dos membros, febre e dispneia).

A doença falciforme é hereditária. Os indivíduos com dois genes falciformes apresentam anemia grave, enquanto aqueles com apenas um gene defeituoso apresentam traço falciforme. Os genes falciformes são encontrados principalmente em populações (ou seus descendentes) que vivem no cinturão da malária no mundo, incluindo partes da Europa Mediterrânea, África Subsaariana e Ásia tropical. Os genes responsáveis pela tendência dos eritrócitos a sofrer afoiçamento também alteram a permeabilidade das membranas plasmáticas das hemácias falciformes, causando extravasamento de íons potássio. Os baixos níveis de potássio matam os parasitas da malária que infectam hemácias falciformes. Em consequência desse efeito, um indivíduo com um gene normal e um gene falciforme apresenta resistência à malária acima da média. Por conseguinte, um único gene falciforme confere um benefício de sobrevida. O tratamento da DF consiste na administração de analgésicos para aliviar a dor, líquidos para manter a hidratação, oxigênio para reduzir a deficiência de oxigênio, antibióticos para combater as infecções e transfusões de sangue. Os indivíduos que sofrem de DF apresentam hemoglobina fetal normal (Hb-F), uma forma ligeiramente diferente de hemoglobina que predomina ao nascimento e que está presente em pequenas quantidades depois do nascimento. Em alguns pacientes com doença falciforme, um fármaco denominado hidroxiureia promove a transcrição do gene Hb-F normal, eleva os níveis de Hb-F e diminui a probabilidade de afoiçamento dos eritrócitos. Infelizmente, esse fármaco também apresenta efeitos tóxicos sobre a medula óssea, de modo que a sua segurança para uso a longo prazo é questionável.

---

pelos pulmões, o dióxido de carbono é liberado da hemoglobina e, em seguida, exalado.

Além de ser essencial no transporte de oxigênio e de dióxido de carbono, a hemoglobina também atua na regulação do fluxo sanguíneo e da pressão arterial. O hormônio gasoso, o **óxido nítrico (NO)**, produzido pelas células endoteliais que revestem os vasos sanguíneos, liga-se à hemoglobina. Em algumas circunstâncias, a hemoglobina libera NO. O NO liberado provoca *vasodilatação*, um aumento no diâmetro dos vasos sanguíneos, que ocorre quando o músculo liso na parede do vaso relaxa. A vasodilatação melhora o fluxo sanguíneo e aumenta o fornecimento de oxigênio às células que estão próximas do local de liberação de NO.

Ciclo de vida dos eritrócitos

Os eritrócitos vivem apenas cerca de 120 dias, em consequência do desgaste que suas membranas plasmáticas sofrem quando são comprimidos pelos capilares sanguíneos. Sem um núcleo e outras organelas, os eritrócitos não conseguem sintetizar novos componentes para substituir aqueles danificados. A membrana plasmática torna-se mais frágil com a idade e os eritrócitos têm mais tendência a se romper, particularmente quando comprimidos pelos canais estreitos no baço. Os eritrócitos rompidos são removidos da circulação e destruídos por macrófagos fagocíticos fixos presentes no baço e no fígado, e os produtos de decomposição são reciclados e utilizados em inúmeros processos metabólicos, incluindo a formação de novos eritrócitos.

Eritropoese | Produção de eritrócitos

A **eritropoese**, isto é, a produção de eritrócitos, começa na medula óssea vermelha com uma célula precursora, denominada **proeritroblasto** (ver Figura 12.3). O proeritroblasto divide-se várias vezes, produzindo células que começam a sintetizar hemoglobina. Por fim, uma célula próxima ao final da sequência de desenvolvimento ejeta o seu núcleo, transformando-se em **reticulócito**. A perda do núcleo faz com que o centro da célula apresente uma reentrância, produzindo o formato bicôncavo distinto. Os reticulócitos, que são constituídos de cerca de 34% de hemoglobina e que retêm algumas mitocôndrias, ribossomos e retículo endoplasmático, passam da medula óssea vermelha para a corrente sanguínea, se comprimindo através dos orifícios localizados entre as membranas plasmáticas das células endoteliais adjacentes dos capilares sanguíneos. Em geral, os reticulócitos desenvolvem-se em células maduras ou eritrócitos em 1 a 2 dias após a sua liberação da medula óssea vermelha.

Normalmente, a eritropoese e a destruição dos eritrócitos prosseguem aproximadamente no mesmo ritmo. Se a capacidade de transporte de oxigênio do sangue diminuir porque a eritropoese não está acompanhando a velocidade de destruição dos eritrócitos, haverá aumento na produção de eritrócitos. Pode ocorrer hipoxia se o sangue não receber uma quantidade de oxigênio suficiente. Por exemplo, a redução do teor de oxigênio no ar em grandes altitudes resulta em níveis diminuídos de oxigênio no sangue. O aporte de oxigênio também pode diminuir em consequência de anemia, que possui numerosas causas. Uma dieta deficiente em ferro, em determinados aminoácidos e/ou vitamina B_{12} constitui uma causa comum de anemia. Os problemas circulatórios que reduzem o fluxo sanguíneo para os tecidos também podem diminuir o aporte de oxigênio. Qualquer que seja a causa, a hipoxia estimula os rins a acelerar a liberação de eritropoetina. Esse hormônio circula pelo sangue até a medula óssea vermelha, onde ele acelera o desenvolvimento dos proeritroblastos em reticulócitos. Quando aumenta o número de eritrócitos circulantes, maior quantidade de oxigênio pode ser fornecida aos tecidos do corpo.

Com frequência, os recém-nascidos prematuros apresentam anemia, devido, em parte, à produção inadequada de eritropoetina. Durante as primeiras semanas após o nascimento, o fígado, e não o rim, é quem produz a maior parte da EPO. Como o fígado é menos sensível à hipoxia do que os rins, os recém-nascidos demonstram uma resposta menor da EPO à anemia, em comparação com os adultos. Além disso, depois do nascimento, a perda da hemoglobina fetal carreadora de oxigênio mais eficiente pode complicar a situação, tornando a anemia mais grave.

Sistemas de grupos sanguíneos

Foram detectados mais de 100 tipos de antígenos geneticamente determinados na superfície dos eritrócitos. Muitos desses antígenos aparecem em padrões característicos, um fato que permite aos cientistas ou aos profissionais de saúde identificar o sangue de uma pessoa como pertencente a um ou mais grupos sanguíneos; existem pelo menos 14 sistemas de grupos sanguíneos atualmente reconhecidos. Cada sistema caracteriza-se pela presença ou ausência de antígenos específicos na superfície da membrana plasmática de um eritrócito. As duas categorias mais comumente utilizadas são os sistemas de grupos sanguíneos AB0 e Rh.

O **sistema de grupo sanguíneo AB0** baseia-se em dois antígenos, simbolizados como *A* e *B*. Os indivíduos cujos eritrócitos produzem apenas o antígeno *A* são considerados do tipo sanguíneo A. Aqueles que produzem apenas o antígeno *B* são do tipo B. Os indivíduos que produzem tanto *A* quanto *B* pertencem ao tipo AB. Aqueles que não produzem nenhum dos dois antígenos são do tipo 0. O plasma sanguíneo contém habitualmente anticorpos que reagem com os antígenos *A* ou *B* se os dois forem misturados. Esses anticorpos são o anticorpo **anti-A**, que reage com o antígeno A, e o **anticorpo anti-B**, que reage com o antígeno B. Você não possui anticorpos que possam reagir com os antígenos de seus próprios eritrócitos, porém possui antígenos dirigidos contra quaisquer antígenos ausentes em seus eritrócitos. Por exemplo, se for do tipo B, seus eritrócitos terão antígenos B, e o seu plasma irá apresentar *anticorpos anti-A*.

CORRELAÇÃO CLÍNICA | *Doping sanguíneo*

O aporte de oxigênio aos músculos é um fator limitante nas situações de proeza muscular, desde o levantamento de pesos até uma corrida de maratona. Em consequência, o aumento da capacidade de transporte de oxigênio do sangue melhora o desempenho do atleta, particularmente nas provas de *endurance*. Como os eritrócitos transportam oxigênio, os atletas procuraram diversos meios de aumentar a sua contagem de eritrócitos, um procedimento conhecido como **doping sanguíneo** ou *policitemia* (número anormalmente alto de eritrócitos) *artificialmente induzida* para ganhar uma vantagem competitiva. Os atletas passaram a aumentar a produção de eritrócitos pela injeção de alfaepoetina, uma substância que é utilizada no tratamento da anemia por meio da estimulação da produção de eritrócitos pela medula óssea vermelha. As práticas que aumentam o número de eritrócitos são perigosas, visto que elas elevam a viscosidade do sangue, o que aumenta a resistência ao fluxo sanguíneo e torna mais difícil o seu bombeamento pelo coração. O aumento da viscosidade também contribui para a elevação da pressão arterial e o risco aumentado de acidente vascular encefálico (AVE). Durante a década de 1980, pelo menos 15 ciclistas de competição morreram de infarto do miocárdio ou de AVE associados à suspeita do uso de alfaepoetina. Embora o Comitê Olímpico Internacional tenha banido o uso da alfaepoetina, o cumprimento da lei é difícil, visto que essa substância é idêntica à eritropoetina (EPO) de ocorrência natural.

O denominado ***doping* sanguíneo natural** representa, aparentemente, a chave para o sucesso dos corredores de maratona do Quênia. A altitude média em todo o planalto do Quênia é de cerca de 1.829 metros acima do nível do mar; outras regiões do Quênia são ainda mais elevadas. O treinamento em grandes altitudes melhora acentuadamente o condicionamento, a resistência (*endurance*) e o desempenho. Nessas altitudes mais elevadas, o corpo aumenta a produção de eritrócitos, o que significa que o exercício oxigena enormemente o sangue. Quando esses corredores competem em Boston, por exemplo, em uma altitude pouco acima do nível do mar, os corpos desses corredores contêm mais eritrócitos do que os corpos dos competidores que treinaram em Boston. Diversos campos de treinamento foram criados no Quênia e, atualmente, atraem atletas de *endurance* de todos os lugares do mundo.

CORRELAÇÃO CLÍNICA | *Doença hemolítica do recém-nascido*

O problema mais comum de incompatibilidade Rh, a **doença hemolítica do recém-nascido (DHRN)**, surge durante a gravidez. Normalmente, não ocorre contato direto entre o sangue materno e o sangue fetal durante a gravidez. Entretanto, se uma pequena quantidade de sangue Rh⁺ extravasar do feto por meio da placenta para a corrente sanguínea da mãe Rh⁻, ela irá começar a produzir *anticorpos anti-Rh*. Como a maior possibilidade de extravasamento de sangue fetal para a circulação materna ocorre durante o parto, o primogênito habitualmente não é afetado. Todavia, se a mãe engravidar novamente, seus anticorpos anti-Rh podem atravessar a placenta e entrar na corrente sanguínea do feto. Se este feto for Rh⁻, nada ocorrerá, visto que o sangue Rh⁻ não apresenta antígeno Rh. Entretanto, se o feto for Rh⁺, poderão ocorrer **aglutinação** e **hemólise** ou ruptura dos eritrócitos no sangue fetal, em virtude da incompatibilidade feto-materna.

Uma injeção de anticorpos anti-Rh, denominados gamaglobulina anti-Rh, pode ser administrada para evitar a DHRN. As mulheres Rh⁻ recebem essa injeção depois do parto e imediatamente após cada parto, aborto espontâneo ou aborto. Esses anticorpos ligam-se aos antígenos Rh fetais e os inativam antes que o sistema imune da mãe possa responder aos antígenos estranhos, produzindo seus próprios anticorpos anti-Rh.

O **sistema de grupo sanguíneo Rh** é assim denominado pelo fato de que o antígeno Rh, denominado *fator Rh*, foi descoberto pela primeira vez no sangue do macaco *rhesus*. Os indivíduos cujos eritrócitos apresentam antígenos Rh (antígenos D) são designados *Rh⁺*. Aqueles sem antígenos Rh são designados *Rh⁻*.

Como acabamos de assinalar, a presença ou ausência de determinados antígenos nos eritrócitos constitui a base para a classificação do sangue em vários grupos diferentes. Essa informação é muito importante quando se administra uma transfusão. Uma **transfusão** refere-se à transferência de sangue total ou de componentes do sangue (p. ex., hemácias ou plasma) na corrente sanguínea. Pode-se administrar uma transfusão para tratar um baixo volume de sangue, a presença de anemia ou uma baixa contagem de plaquetas. Entretanto, em uma transfusão de sangue incompatível, os anticorpos no plasma do receptor ligam-se aos antígenos existentes nos eritrócitos do doador, provocando **aglutinação** dos eritrócitos. A aglutinação é uma resposta antígeno-anticorpo, em que os eritrócitos estabelecem ligações cruzadas entre si. Quando esses complexos antígeno-anticorpo se formam, eles ativam proteínas do complemento (globulinas), que tornam a membrana plasmática dos eritrócitos doados permeável, causando hemólise (ruptura) dos eritrócitos e liberação de hemoglobina no plasma sanguíneo. A hemoglobina liberada pode causar lesão renal. Embora seja muito raro, é possível que os vírus que provocam a AIDS e as hepatites B e C sejam transmitidos pela transfusão de hemoderivados contaminados.

✓ TESTE RÁPIDO

7. Descreva o tamanho, a aparência microscópica e as funções dos eritrócitos.
8. Defina eritropoese. Relacione a eritropoese com o hematócrito. Quais são os fatores que aceleram e diminuem a eritropoese?
9. Qual é a base para os sistemas de grupos sanguíneos AB0 e Rh?

12.6 Leucócitos

OBJETIVOS

- Descrever a estrutura e as funções dos leucócitos
- Definir a contagem diferencial de leucócitos.

Anatomia e tipos de leucócitos

Diferentemente dos eritrócitos, os **leucócitos** apresentam o núcleo e um complemento total de outras organelas, porém não contêm hemoglobina (Figura 12.5). Os leucócitos são classificados em granulares ou agranulares, dependendo da presença ou não de grânulos citoplasmáticos evidentes, que se tornam visíveis por meio de coloração quando examinados ao microscópio óptico. Os *leucócitos granulares* incluem os neutrófilos, os eosinófilos e os basófilos; os *leucócitos agranulares* incluem os linfócitos e os monócitos. Conforme ilustrado na Figura 12.3, os monócitos e os leucócitos granulares desenvolvem-se a partir de células-tronco mieloides. Por outro lado, os linfócitos desenvolvem-se a partir de células-tronco linfoides.

Leucócitos granulares

Após coloração, cada um dos três tipos de leucócitos granulares revela grânulos visíveis com coloração distinta, que podem ser reconhecidos ao microscópio óptico. Os leucócitos granulares podem ser diferenciados da seguinte maneira:

- **Neutrófilo.** Os grânulos de um neutrófilo são menores, distribuídos de modo uniforme e de coloração lilás pálido (Figura 12.5A). Como os grânulos não atraem intensamente os corantes ácido (vermelho) ou básico (azul), esses leucócitos são neutrofílicos. O núcleo apresenta dois a cinco lobos, conectados por filamentos muito finos de material nuclear. Com o envelhecimento das células, o número de lobos nucleares aumenta. Por conseguinte, como os neutrófilos mais velhos possuem vários lobos nucleares de formatos diferentes, são frequentemente denominados *leucócitos polimorfonucleares (PMNs)*.
- **Eosinófilo.** Os grandes grânulos de tamanho uniforme no interior de um eosinófilo são *eosinofílicos* – coram-se de vermelho-alaranjado com corantes ácidos (Figura 12.5B). Em geral, os grânulos não recobrem nem obscurecem o núcleo, que mais frequentemente apresenta dois ou três lobos conectados por um filamento fino ou por um filamento espesso de material nuclear.
- **Basófilo.** Os grânulos arredondados de tamanho variável de um basófilo são *basofílicos* – coram-se de azul-púrpura com corantes básicos (Figura 12.5C). Esses grânulos obscurecem comumente o núcleo, que possui dois lobos.

Figura 12.5 Estrutura dos leucócitos.

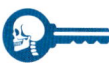
Os leucócitos distinguem-se uns dos outros pelo formato de seus núcleos e pelas propriedades de coloração de seus grânulos citoplasmáticos.

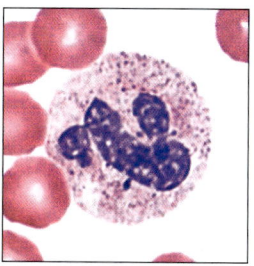 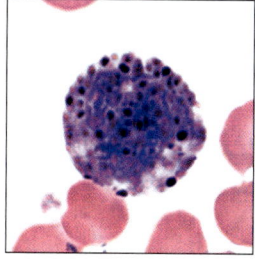 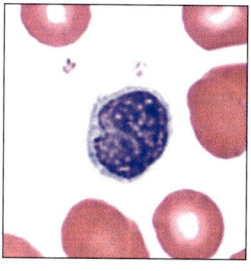 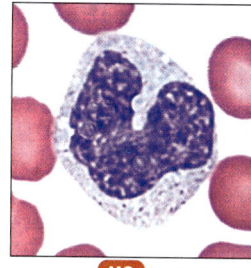

A. Neutrófilo   **B.** Eosinófilo   **C.** Basófilo   **D.** Linfócito   **E.** Monócito

MO todos 1.100×

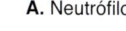 Que leucócitos são denominados leucócitos granulares? Por quê?

Leucócitos agranulares

Embora os denominados leucócitos agranulares possuam grânulos citoplasmáticos, eles não são visíveis ao microscópio óptico, em virtude de seu pequeno tamanho e de suas propriedades tintoriais fracas. As características dos leucócitos agranulares são as seguintes:

- **Linfócitos.** O núcleo de um linfócito exibe coloração escura e é redondo ou ligeiramente endentado (Figura 12.5D). O citoplasma cora-se de azul-celeste e forma uma faixa ao redor do núcleo. Quanto maior a célula, mais visível o citoplasma. Os linfócitos são classificados com base no seu diâmetro em linfócitos grandes (10 a 14 μm) ou pequenos (6 a 9 μm). Embora a importância funcional da diferença de tamanho entre linfócitos grandes e pequenos não esteja bem esclarecida, a distinção ainda assim é clinicamente útil, visto que o aumento no número de linfócitos grandes possui importância diagnóstica nas infecções virais agudas e em algumas doenças por imunodeficiência.

- **Monócito.** O núcleo de um monócito é habitualmente reniforme ou em forma de ferradura, e o citoplasma, que é azul-acinzentado, possui aspecto espumoso (Figura 12.5E). A cor e o aspecto do citoplasma devem-se à presença de *grânulos azurófilos* muito finos, que consistem em lisossomos. O sangue é simplesmente um veículo para os monócitos, que migram do sangue para os tecidos, onde aumentam de tamanho e diferenciam-se em *macrófagos*. Alguns tornam-se **macrófagos fixos** (*teciduais*), o que significa que residem em determinado tecido; entre os exemplos estão os macrófagos alveolares nos pulmões ou os macrófagos no baço. Outros se tornam **macrófagos errantes**, que perambulam pelos tecidos e reúnem-se nos locais de infecção ou inflamação.

Os leucócitos e outras células nucleadas do corpo apresentam proteínas, denominadas *antígenos de histocompatibilidade principal (MHC)*, que se projetam de suas membranas plasmáticas para o líquido extracelular. Esses marcadores de identidade celular são específicos em cada indivíduo (exceto nos gêmeos idênticos). Embora possuam antígenos de grupos sanguíneos, os eritrócitos não têm antígenos MHC.

Funções dos leucócitos

A pele e as túnicas mucosas do corpo são continuamente expostas a microrganismos, como bactérias, alguns dos quais são capazes de invadir tecidos mais profundos e provocar doenças. Após a entrada de patógenos no corpo, a função geral dos leucócitos consiste em combatê-los por fagocitose ou por meio de respostas imunes (ver Capítulo 15). Para realizar essas tarefas, muitos leucócitos deixam a corrente sanguínea e reúnem-se em pontos de invasão de patógenos ou inflamação. Quando leucócitos granulares e monócitos deixam a corrente sanguínea para lutar contra lesões ou infecções, eles nunca retornam. Por outro lado, os linfócitos recirculam continuamente – do sangue para os espaços intersticiais dos tecidos para o líquido linfático e de volta ao sangue. Apenas 2% da população total de linfócitos estão circulando no sangue em qualquer momento; o restante encontra-se no líquido linfático ou em órgãos, como a pele, os pulmões, os linfonodos e o baço.

Os eritrócitos estão contidos na corrente sanguínea, porém os leucócitos são capazes de atravessar as paredes dos capilares por um processo atualmente denominado **emigração**; esse processo era antigamente denominado diapedese. Durante a emigração, os leucócitos rolam ao longo do endotélio que forma as paredes dos capilares, aderem a ele e, em seguida, comprimem-se entre as células endoteliais. Os sinais precisos que estimulam a emigração através de determinado vaso sanguíneo variam para os diferentes tipos de leucócitos.

Os neutrófilos e os macrófagos são ativos na **fagocitose**; são capazes de ingerir bactérias e eliminar o material morto. Várias substâncias químicas diferentes liberadas pelos micróbios e tecidos inflamados atraem os fagócitos, um fenômeno conhecido como quimiotaxia.

Entre os leucócitos, os neutrófilos respondem mais rapidamente à destruição tecidual pelas bactérias. Após englobar um patógeno durante a fagocitose, o neutrófilo libera várias substâncias químicas destrutivas para exterminar o patógeno ingerido. Essas substâncias químicas incluem a enzima **lisozima**, que destrói determinadas bactérias, e **oxidantes fortes**, como o peróxido de hidrogênio (H_2O_2) e o ânion hipoclorito (OCl^-), que é semelhante ao alvejante doméstico. Os neutrófilos também contêm **defensinas**, que são proteínas que exibem uma ampla gama de atividade antibiótica contra bactérias e fungos. No interior de um neutrófilo, os grânulos que contêm defensinas formam "lanças" peptídicas, que perfuram as membranas dos micróbios; a consequente perda do conteúdo celular mata o invasor.

As eosinófilos deixam os capilares e penetram no líquido tecidual. Acredita-se que liberem enzimas, como a histaminase, que combatem os efeitos da histamina e de outros mediadores da inflamação nas reações alérgicas. Os eosinófilos também fagocitam complexos antígeno-anticorpo e mostram-se efetivos contra determinados helmintos parasitas. Uma contagem elevada de eosinófilos frequentemente indica uma condição alérgica ou uma infecção parasitária.

Nos locais de inflamação, os basófilos deixam os capilares, entram nos tecidos e liberam heparina, histamina e serotonina. Essas substâncias intensificam a reação inflamatória e estão envolvidas nas reações de hipersensibilidade (alérgicas).

Os linfócitos são os principais combatentes nas respostas imunes (descritas de modo detalhado no Capítulo 15). Durante o tempo de vida de aproximadamente 100 a 300 dias, os linfócitos, em sua maioria, migram continuamente entre os tecidos linfoides, a linfa e o sangue, permanecendo apenas algumas horas de cada vez no sangue. Por conseguinte, apenas uma pequena proporção dos linfócitos totais está presente no sangue em qualquer momento determinado. Os três tipos principais de linfócitos são os linfócitos B, os linfócitos T e as células *natural killer* (NK). Os linfócitos B desenvolvem-se em plasmócitos, que produzem anticorpos para ajudar a destruir as bactérias e inativar suas toxinas. Os linfócitos T atacam as células corporais infectadas e as células tumorais. As respostas imunes realizadas pelos linfócitos B e T ajudam a combater a infecção e proporcionam uma proteção contra algumas doenças. Os linfócitos T também são responsáveis pelas reações transfusionais, alergias e rejeição de órgãos transplantados. As células *natural killer* atacam uma ampla variedade de células corporais infectadas e células tumorais.

Os monócitos levam mais tempo para alcançar um local de infecção do que os neutrófilos, porém chegam em grandes números. Com a sua chegada, os monócitos aumentam de tamanho e diferenciam-se em macrófagos migratórios, que fagocitam muito mais micróbios do que os neutrófilos. Além disso, procedem à limpeza dos resíduos celulares após uma infecção.

A **leucocitose**, aumento do número de leucócitos, constitui uma resposta protetora normal a estresses, como micróbios invasores, exercício vigoroso, anestesia e cirurgia. A leucocitose indica habitualmente inflamação ou infecção. Como cada tipo de leucócito desempenha uma função diferente, a determinação da porcentagem de cada tipo no sangue ajuda no diagnóstico da condição. Esse exame, denominado **contagem diferencial de leucócitos**, mede o número de cada tipo de leucócitos em uma amostra de 100 leucócitos (ver Tabela 12.2). Um nível anormalmente baixo de leucócitos (abaixo de 5.000 $\mu\ell$), **leucopenia**, nunca é um achado inócuo; a leucopenia pode ser provocada por exposição à radiação, choque e certos agentes quimioterápicos.

A Tabela 12.2 fornece o significado das contagens altas e baixas dos leucócitos.

CORRELAÇÃO CLÍNICA | *Leucemia*

O termo **leucemia** refere-se a um grupo de cânceres da medula óssea vermelha, nos quais leucócitos anormais multiplicam-se de modo descontrolado. O acúmulo dos leucócitos cancerosos na medula óssea vermelha interfere na produção de eritrócitos, leucócitos e plaquetas. Em consequência, a capacidade de transporte de oxigênio do sangue é reduzida, o indivíduo torna-se mais suscetível à infecção, e a coagulação sanguínea é anormal. Na maioria das leucemias, os leucócitos cancerosos disseminam-se para os linfonodos, o fígado e o baço, causando aumento de tamanho desses órgãos. Todas as leucemias provocam os sintomas habituais de anemia (fadiga, intolerância ao frio e palidez cutânea). Além disso, podem ocorrer perda de peso, febre, sudorese noturna, sangramento excessivo de infecções recorrentes.

Em geral, as leucemias são classificadas em **agudas** (os sintomas desenvolvem-se rapidamente) ou **crônicas** (os sintomas podem levar anos para se desenvolver). As leucemias também são classificadas com base no tipo de leucócito que se torna maligno. A **leucemia linfoblástica** envolve células derivadas das células-tronco linfoides (linfoblastos) e/ou linfócitos. A **leucemia mielógena** envolve células derivadas das células-tronco mieloides (mieloblastos). Quando se combinam o início dos sintomas e as células envolvidas, existem quatro tipos de leucemia.

1. A **leucemia linfoblástica aguda (LLA)** é o tipo mais comum de leucemia em crianças, porém os adultos também podem apresentá-la.
2. A **leucemia mielógena aguda (LMA)** afeta tanto crianças quanto adultos.
3. A **leucemia linfoblástica crônica (LLC)** é a leucemia mais comum em adultos, acometendo habitualmente indivíduos com mais de 55 anos de idade.
4. A **leucemia mielógena crônica (LMC)** ocorre principalmente em adultos.

A causa da maioria dos tipos de leucemia não é conhecida. Entretanto, certos fatores de risco estão implicados. Incluem exposição à radiação ou à quimioterapia para outros cânceres, genética (alguns distúrbios genéticos, como a síndrome de Down), fatores ambientais (tabagismo e benzeno) e micróbios, como o vírus da leucemia/linfoma de linfócitos T humanos 1 (HTLV-1) e o vírus Epstein-Barr.

As opções de tratamento incluem quimioterapia, radioterapia, transplante de células-tronco, interferona, anticorpos e transfusão de sangue.

TABELA 12.2

Significado das contagens *alta* e *baixa* dos leucócitos.

LEUCÓCITO	CONTAGEM *ALTA*	CONTAGEM *BAIXA*
Neutrófilos 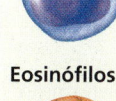	Infecção bacteriana, queimaduras, estresse, inflamação	Exposição à radiação, toxicidade medicamentosa, deficiência de vitamina B_{12}, lúpus eritematoso sistêmico (LES)
Linfócitos 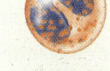	Infecções virais, algumas leucemias, mononucleose infecciosa	Doença prolongada, infecção pelo HIV, imunossupressão, tratamento com cortisol
Monócitos 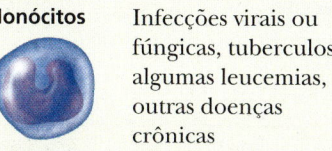	Infecções virais ou fúngicas, tuberculose, algumas leucemias, outras doenças crônicas	Supressão da medula óssea, tratamento com cortisol
Eosinófilos 	Reações alérgicas, infecções parasitárias, doenças autoimunes	Toxicidade medicamentosa, estresse, reação alérgica aguda
Basófilos 	Reações alérgicas, leucemias, cânceres, hipotireoidismo	Gravidez, ovulação, estresse, hipotireoidismo

✓ TESTE RÁPIDO

10. Explique a importância da emigração, da quimiotaxia e da fagocitose na luta contra invasores bacterianos.
11. Que efeito o estresse exerce sobre a contagem dos leucócitos (*Dica:* ver Tabela 12.2).
12. Quais são as funções desempenhadas pelos linfócitos B, pelos linfócitos T e pelas células *natural killer*?

12.7 Plaquetas

○ OBJETIVO
- Descrever a estrutura, a função e a origem das plaquetas.

Além de dar origem aos eritrócitos e aos leucócitos, as células-tronco hematopoéticas também se diferenciam em células que produzem plaquetas. Sob a influência do hormônio **trombopoetina**, as células-tronco mieloides desenvolvem-se em unidades formadoras de colônias de megacariócitos, as quais, por sua vez, se desenvolvem em células precursoras, denominadas *megacarioblastos* (ver Figura 12.3). Os megacarioblastos transformam-se em *megacariócitos*, células enormes que se dividem em 2.000 a 3.000 fragmentos. Cada fragmento, envolvido por um pedaço da membrana celular, é uma **plaqueta** ou *trombócito*. As plaquetas separam-se dos megacariócitos na medula óssea vermelha e, em seguida, entram na circulação sanguínea. Cerca de 150.000 a 400.000 plaquetas são encontradas em cada $\mu\ell$ de sangue. As plaquetas possuem um formato de disco irregular, de 2 a 4 μm de diâmetro, e apresentam muitos grânulos, porém sem núcleo. Uma vez liberadas, as substâncias químicas presentes dentro dos grânulos promovem a coagulação do sangue. As plaquetas podem iniciar uma série de reações químicas que culminam na formação de uma rede de filamentos proteicos insolúveis, denominados *fibrina*. O **coágulo sanguíneo** é massa semelhante a um gel, que consiste em filamentos de fibrina, plaquetas e quaisquer células sanguíneas retidas na fibrina (Figura 12.6). O coágulo sanguíneo não apenas proporciona uma vedação que impede a perda de sangue da área lesionada de um vaso sanguíneo, mas também aproxima as margens do vaso lesionado para ajudar no reparo do dano. As plaquetas unem-se para formar um

Figura 12.6 Fotografias de um coágulo sanguíneo.

🔑 Um coágulo sanguíneo é um gel que contém elementos figurados do sangue emaranhados em filamentos de fibrina.

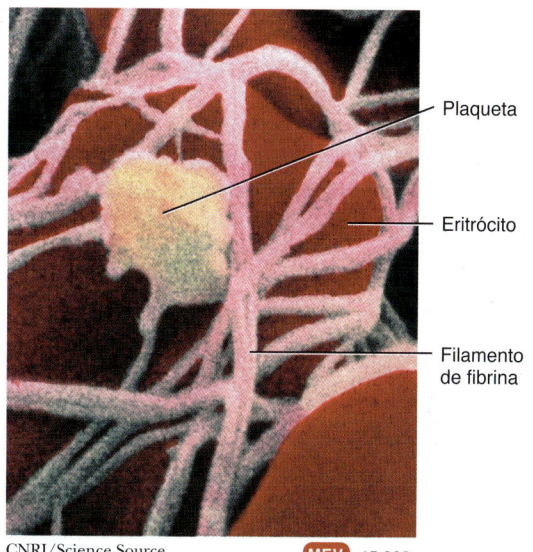

CNRI/Science Source — MEV 15.000×

A. Plaqueta e eritrócitos retidos nos filamentos de fibrina em um coágulo sanguíneo

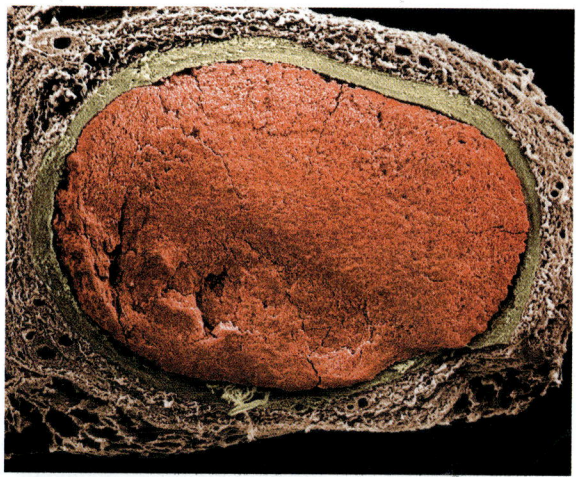

MOREDUN ANIMAL HEALTH LTD/Getty Images, Inc. — MEV 30×

B. Coágulo sanguíneo preenchendo todo o lúmen de um vaso sanguíneo no pulmão

❓ Quais são as duas funções de um coágulo sanguíneo?

tampão plaquetário, que preenche a lacuna na parede do vaso sanguíneo. O tempo de vida de uma plaqueta é curto, normalmente apenas 5 a 9 dias. As plaquetas envelhecidas e mortas são retiradas da circulação por macrófagos fixos no baço e no fígado.

A Tabela 12.3 resume as contagens, características e funções dos elementos figurados do sangue.

✓ TESTE RÁPIDO
13. Compare os eritrócitos, os leucócitos e as plaquetas com relação ao tamanho, número por mℓ e tempo de vida.

> **CORRELAÇÃO CLÍNICA | Hemograma completo**
>
> Um **hemograma completo** é um exame muito valioso, que investiga a presença de anemia e várias infecções. Em geral, estão incluídos as contagens de eritrócitos, leucócitos e plaquetas por microlitro de sangue total, o hematócrito e a contagem diferencial de leucócitos. A concentração de hemoglobina em gramas por mililitro de sangue também é determinada. As faixas normais da hemoglobina são as seguintes: lactentes, 14 a 20 g/100 mℓ de sangue; mulheres adultas, 12 a 16 g/100 mℓ de sangue; e homens adultos, 13,5 a 18 g/100 mℓ de sangue.

TABELA 12.3
Resumo dos elementos figurados do sangue.

NOME E APARÊNCIA	NÚMERO	CARACTERÍSTICAS	FUNÇÕES
Eritrócitos ou hemácias	4,8 milhões/μℓ nas mulheres; 5,4 milhões/μℓ nos homens	Discos bicôncavos de 7 a 8 μm de diâmetro, sem núcleos; tempo de vida de cerca de 120 dias	A hemoglobina nos eritrócitos transporta a maior parte do oxigênio e parte do dióxido de carbono no sangue
Leucócitos	5.000 a 10.000 células/μℓ	A maioria vive apenas algumas horas a alguns dias[+]	Combatem os patógenos e outras substâncias estranhas que entram no corpo
Leucócitos granulares *Neutrófilos*	60 a 70% de todos os leucócitos	Diâmetro de 10 a 12 μm; o núcleo possui 2 a 5 lobos conectados por filamentos finos de cromatina; o citoplasma possui grânulos de cor lilás pálido muito finos	Fagocitose Destruição das bactérias com lisozima
Eosinófilos	2 a 4% de todos os leucócitos	Diâmetro de 10 a 12 μm; o núcleo possui habitualmente dois lobos conectados por um filamento espesso de cromatina; os grânulos grandes e vermelho-alaranjados preenchem o citoplasma	Combatem os efeitos da histamina nas reações alérgicas, fagocitam os complexos antígeno-anticorpo e destroem certos helmintos parasitários
Basófilos	0,5 a 1% de todos os leucócitos	Diâmetro de 8 a 10 μm; o núcleo possui dois lobos; os grandes grânulos citoplasmáticos aparecem azul-purpúreo intenso	Liberam heparina, histamina e serotonina nas reações alérgicas que intensificam a resposta inflamatória global
Leucócitos agranulares *Linfócitos (T, B e células natural killer)*	20 a 25% de todos os leucócitos	Linfócitos pequenos, 6 a 9 μm de diâmetro; linfócitos grandes, 10 a 14 μm de diâmetro; núcleo redondo ou ligeiramente endentado; o citoplasma forma uma faixa ao redor do núcleo que aparece na cor azul-celeste; quanto maior a célula, mais visível o citoplasma	Mediadores das respostas imunes, incluindo as reações antígeno-anticorpo. Os linfócitos B desenvolvem-se em plasmócitos, que secretam anticorpos. Os linfócitos T atacam os vírus invasores, as células cancerosas e as células teciduais transplantadas. As células *natural killer* atacam uma ampla variedade de micróbios infecciosos e certas células tumorais que surgem espontaneamente
Monócitos	3 a 8% de todos os leucócitos	Diâmetro de 12 a 20 μm; o núcleo é reniforme ou em forma de ferradura; citoplasma azul-acinzentado, com aspecto espumoso	Fagocitose (após sua transformação em macrófagos fixos ou migratórios)
Plaquetas (trombócitos)	150.000 a 400.000/μℓ	Fragmentos celulares de 2 a 4 μm, com tempo de vida de 5 a 9 dias; contém muitos grânulos, porém sem núcleo	Formam o tampão plaquetário na hemostasia; liberam substâncias químicas que promovem espasmo vascular e coagulação sanguínea

*As cores são aquelas observadas quando se utiliza o corante de Wright.
[+]Alguns linfócitos, denominados linfócitos T e B de memória, vivem muitos anos.

12.8 Transplantes de células-tronco da medula óssea e do sangue do cordão umbilical

OBJETIVO

- **Explicar** a importância do transplante de medula óssea e de células-tronco.

Um **transplante de medula óssea** consiste na substituição da medula óssea vermelha anormal ou cancerosa por medula óssea vermelha saudável, de modo a estabelecer contagens normais de células sanguíneas. Em pacientes com câncer ou com determinadas doenças genéticas, a medula óssea vermelha defeituosa é destruída por altas doses de quimioterapia e radioterapia corporal total imediatamente antes da realização do transplante. Esses tratamentos matam as células cancerosas e destroem o sistema imune do paciente, de modo a diminuir a probabilidade de rejeição do transplante.

A medula óssea vermelha saudável para transplante pode ser obtida de um doador ou do próprio paciente quando a doença subjacente está inativa. A medula óssea vermelha proveniente de um doador é habitualmente removida da crista ilíaca do osso do quadril, sob anestesia geral, com uma seringa e, em seguida, injetada na veia do receptor, de modo muito semelhante a uma transfusão de sangue. A medula injetada migra para as cavidades da medula óssea vermelha do receptor, onde as células-tronco do doador se multiplicam. Se tudo correr bem, a medula óssea vermelha do receptor é totalmente substituída por células não cancerosas saudáveis.

O transplante de medula óssea tem sido utilizado para o tratamento da anemia aplásica, determinados tipos de leucemia, imunodeficiência combinada grave (IDCG), doença de Hodgkin, linfoma não Hodgkin, mieloma múltiplo, talassemia, doença falciforme, câncer de mama, câncer de ovário, câncer testicular e anemia hemolítica. Todavia, existem algumas desvantagens. Como os leucócitos do receptor foram totalmente destruídos por quimioterapia e radioterapia, o paciente é extremamente vulnerável à infecção. (São necessárias cerca de 2 a 3 semanas para que a medula óssea transplantada produza leucócitos suficientes para proteger o indivíduo contra infecções.) Outro problema é o fato de que a medula óssea vermelha transplantada pode produzir linfócitos T que irão atacar os tecidos do receptor, uma reação denominada *doença enxerto-versus-hospedeiro*. Além disso, qualquer um dos linfócitos T do receptor que tenha sobrevivido à quimioterapia e à radioterapia pode atacar as células transplantadas do doador. Outra desvantagem é que os pacientes precisam tomar fármacos imunossupressores pelo resto da vida. Como esses fármacos reduzem o nível de atividade do sistema imune, eles aumentam o risco de infecção. Os fármacos imunossupressores também possuem efeitos colaterais, como febre, mialgia, cefaleia, náuseas, fadiga, depressão, hipertensão arterial e lesão renal e hepática.

Um procedimento mais recente utilizado para a obtenção de células-tronco envolve o **transplante de sangue do cordão umbilical**. Conforme assinalado no Capítulo 4, lembre-se de que a conexão entre a placenta e o embrião (e, posteriormente, o feto) é o cordão umbilical. A placenta contém células-tronco, que podem ser obtidas a partir do coração umbilical logo após o nascimento. As células-tronco são removidas do cordão com uma seringa e, em seguida, congeladas. As células-tronco do cordão umbilical apresentam várias vantagens sobre aquelas obtidas da medula óssea vermelha:

1. São facilmente coletadas após a permissão dos pais do recém-nascido.
2. São mais abundantes do que as células-tronco presentes na medula óssea vermelha.
3. Têm menos probabilidade de provocar doença enxerto-*versus*-hospedeiro, de modo que a compatibilidade entre doador e receptor não precisa ser tão próxima quanto para o transplante de medula óssea. Isso possibilita um maior número de doadores potenciais.
4. Têm menos tendência a transmitir infecções.
5. Podem ser armazenadas indefinidamente em bancos de sangue de cordão umbilical.

✓ TESTE RÁPIDO

14. Quais são as semelhanças entre transplantes de sangue de cordão umbilical e transplantes de medula óssea? Quais são as diferenças?

TERMINOLOGIA TÉCNICA

Anticoagulante Fármaco que retarda, suprime ou evita a coagulação sanguínea. A heparina e a varfarina são exemplos.

Banco de sangue Laboratório que coleta e armazena um suprimento de sangue para uso futuro pelo doador ou outras pessoas. Como eles desempenham outras funções diversas, os bancos de sangue são mais adequadamente denominados **centros de medicina transfusional**.

Cianose Coloração da pele ligeiramente azulada/púrpura escura, que é mais facilmente observada nos leitos ungueais e túnicas mucosas, devido a aumento na quantidade de *metemoglobina*, hemoglobina não combinada com oxigênio no sangue sistêmico.

Êmbolo Coágulo sanguíneo, bolha de ar ou partícula de gordura proveniente de ossos fraturados, massa de bactérias ou outro material estranho transportado pelo sangue.

Flebotomista Técnico especializado na coleta de sangue.

Gamaglobulina Proteína do sangue, que consiste em anticorpos que reagem contra patógenos específicos, como vírus.

Hemocromatose Distúrbio do metabolismo do ferro, caracterizado por absorção excessiva de ferro ingerido e depósitos excessivos de ferro nos tecidos (particularmente no fígado, no coração, na hipófise, nas gônadas e no pâncreas), resultando em coloração bronzeada da pele, cirrose, diabetes melito e anormalidades ósseas e articulares.

Hemodiluição normovolêmica aguda Remoção do sangue imediatamente antes da cirurgia e infusão de uma solução acelular para manter volume sanguíneo suficiente para circulação adequada.

Hemofilia Distúrbio hereditário da coagulação, em que pode ocorrer sangramento espontaneamente ou após traumatismo mínimo. A hemofilia caracteriza-se por hemorragia subcutânea e intramuscular espontânea ou traumática, epistaxe, hematúria e hemorragias nas articulações, provocando dor e dano tecidual.

Hemorragia Perda de um grande volume de sangue; pode ser interna (dos vasos sanguíneos para dentro dos tecidos) ou externa (dos vasos sanguíneos diretamente para a superfície do corpo).

Icterícia Coloração amarelada anormal das escleras, da pele e das túnicas mucosas, devido ao excesso de bilirrubina (pigmento amarelo-alaranjado) no sangue.

Mieloma múltiplo Distúrbio maligno de plasmócitos na medula óssea vermelha; os sinais e sintomas (dor, osteoporose, hipercalcemia, trombocitopenia, lesão renal) são provocados pelo crescimento da massa de células tumorais ou por anticorpos produzidos pelas células malignas.

Sangue total O sangue contendo todos os elementos figurados, plasma e solutos plasmáticos em concentrações naturais.

Sepse Presença de toxinas ou bactérias causadoras de doença no sangue. Também denominada septicemia.

Transfusão pré-operatória autóloga Doação do próprio sangue; pode ser realizada até 6 semanas antes de uma cirurgia eletiva. Também denominada pré-doação.

Transfusão Transferência de sangue total, hemocomponentes (apenas eritrócitos ou plaquetas) ou medula óssea vermelha diretamente na corrente sanguínea.

Trombo Coágulo no sistema circulatório formado em um vaso sanguíneo intacto (habitualmente uma veia). O coágulo consiste em uma rede de filamentos de fibrina insolúvel, na qual os elementos figurados do sangue são retidos.

Trombocitopenia Contagem muito baixa de plaquetas, que resulta em tendência a sangramento dos capilares.

Venissecção Abertura de uma veia para a coleta de sangue. Embora **flebotomia** seja um sinônimo de venissecção, na prática clínica, a flebotomia refere-se à sangria terapêutica, como a retirada de um certo volume de sangue para diminuir a sua viscosidade em um paciente com policitemia.

REVISÃO DO CAPÍTULO

Conceitos essenciais

Introdução
1. O sistema circulatório é formado pelo sangue, pelo coração e pelos vasos sanguíneos.
2. O sangue é um tecido conjuntivo composto de plasma sanguíneo (porção líquida) e elementos figurados (células e fragmentos celulares).

12.1 Funções do sangue
1. O sangue transporta oxigênio, dióxido de carbono, nutrientes, escórias metabólicas e hormônios.
2. Ajuda a regular o pH, a temperatura corporal e o conteúdo de água das células.
3. Fornece proteção por meio da coagulação e combate das toxinas e dos micróbios, uma função desempenhada por determinados leucócitos fagocíticos ou proteínas plasmáticas especializadas.

12.2 Características físicas do sangue
1. As características físicas do sangue incluem viscosidade maior que a da água; temperatura de 38°C; e pH de 7,35 a 7,45.
2. O sangue constitui cerca de 8% do peso corporal, e o seu volume é de 4 a 6 ℓ nos adultos.

12.3 Componentes do sangue
1. O sangue consiste em cerca de 55% do plasma sanguíneo e 45% de elementos figurados.
2. O hematócrito é o percentual do volume de sangue total ocupado pelos eritrócitos.
3. O plasma sanguíneo consiste em 91,5% de água e 8,5 de solutos.
4. Os principais solutos incluem proteínas (albuminas, globulinas, fibrinogênio), nutrientes, vitaminas, hormônios, gases respiratórios, eletrólitos e escórias metabólicas.
5. Os elementos figurados no sangue incluem os eritrócitos (hemácias), os leucócitos e as plaquetas.

12.4 Formação das células sanguíneas
1. A hematopoese refere-se à formação de células sanguíneas a partir de células-tronco hematopoéticas na medula óssea vermelha.
2. As células-tronco mieloides formam os eritrócitos, as plaquetas, os granulócitos e os monócitos. As células-tronco linfoides dão origem aos linfócitos.
3. Vários fatores de crescimento hematopoéticos estimulam a diferenciação e a proliferação das diversas células sanguíneas.

12.5 Eritrócitos
1. Os eritrócitos maduros são discos bicôncavos sem núcleo e que contêm hemoglobina.
2. A função da hemoglobina nos eritrócitos consiste em transportar oxigênio e parte do dióxido de carbono.
3. Os eritrócitos têm uma sobrevida de cerca de 120 dias. Um homem saudável apresenta cerca de 5,4 milhões de eritrócitos/mℓ de sangue; uma mulher saudável, cerca de 4,8 milhões/mℓ.
4. Após a fagocitose dos eritrócitos envelhecidos pelos macrófagos, a hemoglobina é reciclada.
5. A formação dos eritrócitos, denominada eritropoese, ocorre na medula óssea vermelha adulta de determinados ossos. É estimulada pela hipoxia, que promove a liberação de eritropoetina pelos rins.
6. A contagem de reticulócitos é um exame complementar que indica a velocidade da eritropoese.

12.6 Leucócitos
1. Os leucócitos são células nucleadas. Os dois principais tipos são granulócitos (neutrófilos, eosinófilos e basófilos) e agranulócitos (linfócitos e monócitos).

2. A função geral dos leucócitos consiste em combater a inflamação e a infecção. Os neutrófilos e os macrófagos (que se desenvolvem a partir dos monócitos) atuam por meio de fagocitose.
3. Os eosinófilos combatem os efeitos da histamina nas reações alérgicas, fagocitam complexos antígeno-anticorpo e combatem os helmintos parasitários; os basófilos liberam heparina, histamina e serotonina nas reações alérgicas, que intensificam a resposta inflamatória.
4. Os linfócitos B, em resposta à presença de substâncias estranhas, denominadas antígenos, diferenciam-se em plasmócitos que produzem anticorpos. Os anticorpos ligam-se aos antígenos, tornando-os inócuos. Essa resposta antígeno-anticorpo combate a infecção e proporciona imunidade. Os linfócitos T destroem diretamente os invasores estranhos. As células *natural killer* atacam micróbios infecciosos e células tumorais.
5. Com exceção dos linfócitos, que podem viver por vários anos, os leucócitos habitualmente vivem apenas algumas horas ou alguns dias. O sangue normal contém 5.000 a 10.000 leucócitos/mℓ.

12.7 Plaquetas
1. As plaquetas (trombócitos) são estruturas sem núcleo, em formato de disco.
2. São fragmentos derivados dos megacariócitos, envolvidos na coagulação.
3. O sangue normal contém 150.000 a 400.000 plaquetas/mℓ.

12.8 Transplantes de células-tronco da medula óssea e do sangue do cordão umbilical
1. Os transplantes de medula óssea exigem a retirada de medula como fonte de células-tronco a partir da crista ilíaca.
2. Em um transplante de sangue de cordão umbilical, as células-tronco da placenta são retiradas do cordão umbilical.
3. Os transplantes de sangue do cordão umbilical possuem várias vantagens em relação aos transplantes de medula óssea.

QUESTÕES PARA AVALIAÇÃO CRÍTICA

1. Um ciclista profissional chegou em segundo lugar em uma prova de ciclismo *cross-country* extenuante. Embora aparentasse estar em boa condição física, ele sofreu infarto do miocárdio algumas horas depois da corrida. A imprensa especulou que sua condição foi causada por *doping* sanguíneo. Explique.
2. Maddy fungou e espirrou durante todo o semestre nas aulas de anatomia humana. Enquanto examinava um esfregaço de seu próprio sangue, ela percebeu que apresentava muito mais células granulares azul-escuras do que o sangue de sua colega de laboratório. Maddy estava apresentando lacrimejamento excessivo, com coceira nos olhos, de modo que pediu ao professor que confirmasse seu achado. Quais são essas células e por que Maddy apresenta um número maior do que o habitual?
3. Gus sofre de insuficiência renal crônica e se submete regularmente a diálise. Um dos problemas associados consiste em anemia crônica, que o médico declara estar diretamente relacionada com a insuficiência renal. Qual é provavelmente a conexão entre as duas, e como poderia ser tratada?
4. Millie estava na casa da avó e descobriu uma garrafa muito velha de tônico que prometia aliviar os sintomas de "sangue deficiente em ferro". Quais seriam os sintomas do "sangue deficiente em ferro" e como o aumento do conteúdo de ferro no sangue pode aliviar esses sintomas?
5. Raul planeja se submeter a uma cirurgia eletiva aproximadamente 1 mês após o término do semestre. O médico sugeriu que ele doasse seu próprio sangue. Raul não está seguro com relação a esse procedimento; na opinião dele ele pensa que irá precisar de todo o sangue que ele tem para a cirurgia. Por que então deveria doar sangue agora?

RESPOSTAS ÀS QUESTÕES DAS FIGURAS

12.1 O volume de sangue é, em média, de cerca de 6 ℓ nos homens e de 4 a 5 ℓ nas mulheres, representando aproximadamente 8% do peso corporal.
12.2 As plaquetas são fragmentos celulares.
12.3 As células-tronco pluripotentes desenvolvem-se a partir do mesênquima.
12.4 Uma molécula de hemoglobina pode transportar quatro moléculas de O_2 – uma ligada a cada grupo heme.
12.5 Os neutrófilos, os eosinófilos e os basófilos são denominados leucócitos granulares, visto que todos apresentam grânulos citoplasmáticos que são visíveis ao microscópico óptico quando corados.
12.6 As duas funções de um coágulo sanguíneo consistem em vedar o vaso sanguíneo danificado e aproximar as bordas do vaso para evitar a perda de sangue.

SISTEMA CIRCULATÓRIO | CORAÇÃO

13

INTRODUÇÃO No Capítulo 12, examinamos a composição e as funções do sangue. Para que o sangue possa alcançar as células do corpo e efetuar a troca de materiais com elas, precisa ser continuamente bombeado pelo coração ao longo dos vasos sanguíneos do corpo. O coração se contrai aproximadamente 100.000 vezes/dia, o que totaliza cerca de 35 milhões de batimentos por ano e aproximadamente 2,5 bilhões de batimentos durante toda a vida, em média. O lado esquerdo do coração bombeia sangue ao longo de aproximadamente 100.000 km de vasos sanguíneos, o que equivale a dar a volta ao redor do equador da Terra aproximadamente 3 vezes. O lado direito do coração bombeia sangue para os pulmões, permitindo ao sangue captar oxigênio e liberar dióxido de carbono. Mesmo quando estamos dormindo, o coração bombeia 30 vezes o seu próprio peso a cada minuto, o que corresponde a aproximadamente 5 ℓ de sangue para os pulmões e o mesmo volume para o resto do corpo. Nesse ritmo, o coração bombeia aproximadamente mais de 14.000 ℓ de sangue por dia ou 5 milhões de litros por ano. Entretanto, não vivemos o tempo todo dormindo, e o coração bombeia mais vigorosamente quando estamos ativos. Por conseguinte, o volume real de sangue bombeado pelo nosso coração em um único dia é muito maior. Este capítulo irá explorar a estrutura do coração e as propriedades singulares que possibilitam o seu bombeamento durante toda a vida, sem nenhum descanso. •

Mark Nielsen

? *Você já se perguntou qual é a diferença entre o colesterol bom e o colesterol ruim? Você pode encontrar a resposta na página 476.*

SUMÁRIO

13.1 Localização e projeção de superfície do coração, 455

13.2 Estrutura e função do coração, 457
- Pericárdio, 457
- Camadas da parede do coração, 458
- Câmaras do coração, 460
- Espessura e função do miocárdio, 464
- Esqueleto fibroso do coração, 464
- Valvas do coração, 464

13.3 Circulação do sangue, 467
- Circulações sistêmica e pulmonar, 467
- Circulação coronária, 468

13.4 Complexo estimulante do coração e inervação, 471
- Complexo estimulante do coração, 471
- Nervos cardíacos, 473

13.5 Ciclo cardíaco (batimento cardíaco), 473

13.6 Bulhas cardíacas, 474

13.7 Exercício e o coração, 475

13.8 Desenvolvimento do coração, 475

Terminologia técnica, 481

13.1 Localização e projeção de superfície do coração

OBJETIVOS
- Descrever a localização do coração
- Traçar o contorno do coração na superfície do tórax.

A **cardiologia** é a especialidade médica que estuda o coração normal e as doenças associadas a ele.

Apesar de toda a sua força, o coração é coniforme, relativamente pequeno, tendo aproximadamente o mesmo tamanho de um punho fechado – cerca de 12 cm de comprimento, 9 cm de largura em seu ponto mais amplo e 6 cm de espessura. Pesa, em média, 250 g nas mulheres adultas e 300 g nos homens adultos. O coração repousa sobre o diafragma, próximo à linha mediana da cavidade torácica, no **mediastino**,* uma região anatômica que se estende do esterno até a coluna vertebral, da primeira costela até o diafragma e entre os revestimentos (pleuras) dos pulmões (Figura 13.1A, B). (Lembre-se de que a *linha mediana* é uma linha vertical imaginária, que divide o corpo em lados direito e esquerdo iguais.)

Cerca de dois terços da massa do coração situam-se à esquerda da linha mediana do corpo. A posição do coração no mediastino é mais facilmente avaliada pelo exame de suas extremidades, faces e margens (Figura 13.1B). Visualize o coração como um cone repousando sobre o seu lado. A extremidade pontiaguda do coração, o **ápice**, é formada pela ponta do ventrículo esquerdo (uma câmara inferior do coração) e repousa sobre o diafragma. Está direcionado anterior, inferiormente e para a esquerda. A **base** do coração, em sua face diafragmática, é formada pelos átrios (câmaras superiores do coração). A base é oposta ao ápice e formada, em sua maior parte, pelo átrio esquerdo, no qual se abrem as quatro veias pulmonares, e por uma parte do átrio direito, que recebe as veias cavas superior e inferior e o seio coronário (Figura 13.3C, D). Além do ápice e da base, o coração apresenta várias faces, que são úteis para

---
*N.R.T.: O mediastino é dividido em duas partes, mediastino superior e inferior. O mediastino inferior, por sua vez, é subdividido em três regiões: anterior, médio e posterior. O coração está localizado no mediastino inferior médio.

Figura 13.1 **Posição do coração no mediastino.** As posições do coração e estruturas associadas ao mediastino estão indicadas por contornos tracejados.

 O coração está localizado no mediastino; dois terços de sua massa estão à esquerda da linha mediana.

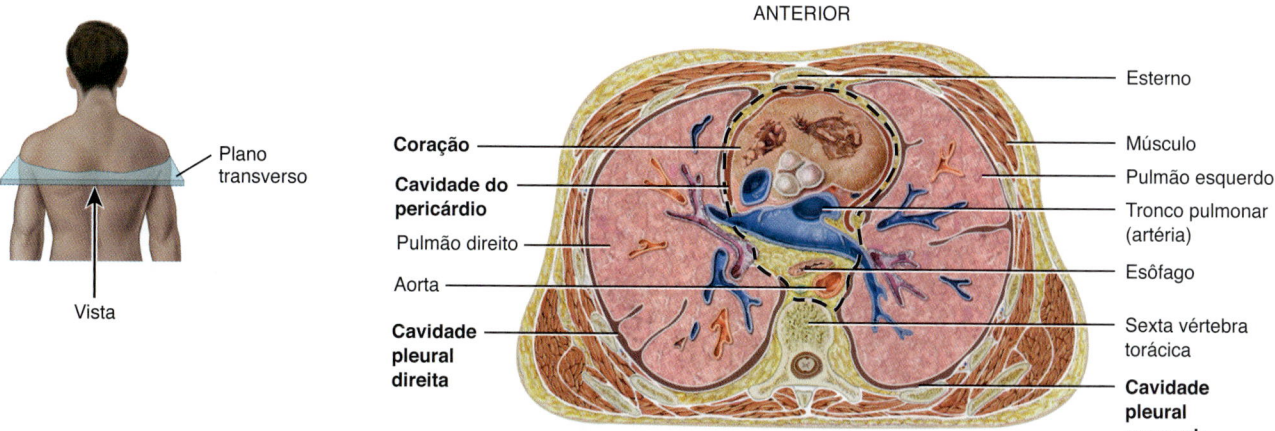

A. Vista inferior do corte transversal da cavidade torácica, mostrando o coração no mediastino

(*Continua*)

Figura 13.1 *Continuação*

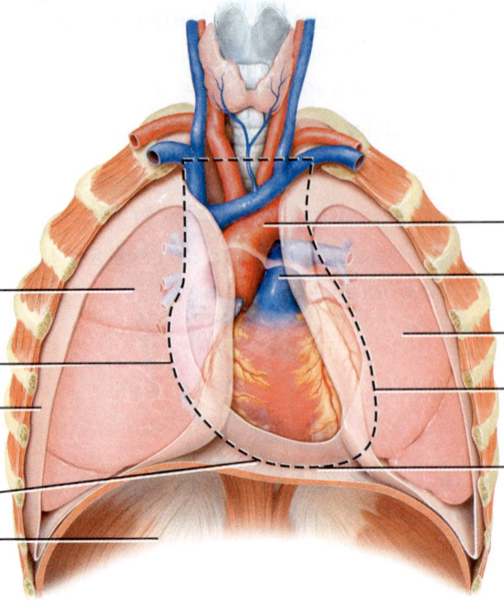

B. Vista anterior do coração na cavidade torácica

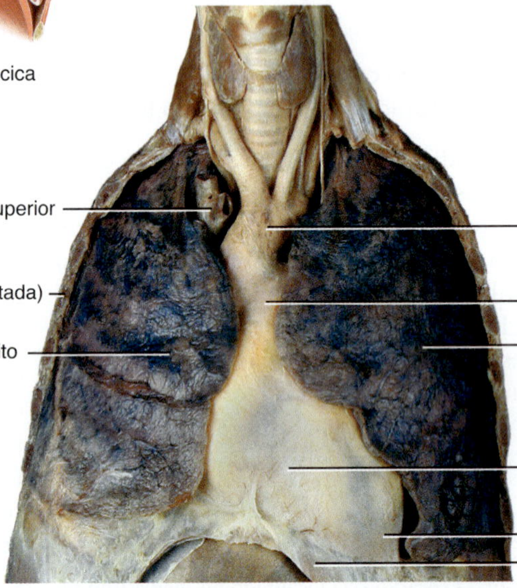

C. Vista anterior

Dissecção de Shawn Miller, Fotografia de Mark Nielsen

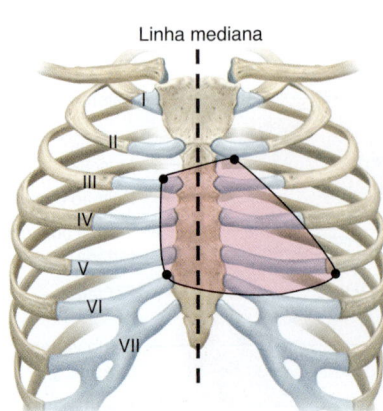

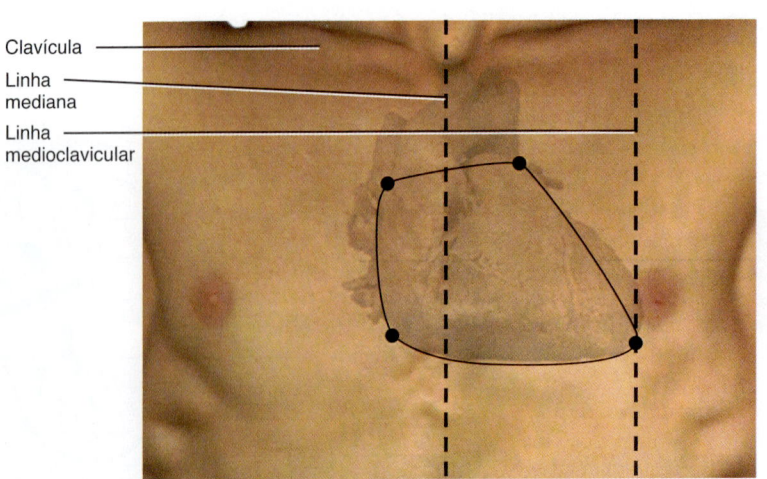

Mark Nielsen

D. Projeção de superfície do coração

? O que é o mediastino?

determinar a sua projeção superficial (descrita de maneira sucinta). A **face esternocostal** do coração situa-se profundamente ao esterno e às costelas. A **face diafragmática** é a parte do coração que repousa em grande parte sobre o diafragma e encontra-se entre o ápice e a face pulmonar direita. A **face pulmonar direita** está voltada para o pulmão direito e estende-se da face diafragmática até a base; a **face pulmonar esquerda** está voltada para o pulmão esquerdo e estende-se da base até o ápice.

A determinação da **projeção de superfície** de um órgão significa delinear suas dimensões com relação aos pontos de referência na superfície do corpo. Essa prática é útil na condução de procedimentos diagnósticos (como punção lombar), na ausculta (ouvir os sons do coração e do pulmão) e nos estudos anatômicos. Podemos projetar o coração na face anterior do tórax, localizando os seguintes pontos de referência (Figura 13.1D): o **ponto direito superior** está localizado na margem superior da terceira cartilagem costal direita, aproximadamente 3 cm à direita da linha mediana. O **ponto esquerdo superior** está localizado na margem inferior da segunda cartilagem costal esquerda, cerca de 3 cm à esquerda da linha mediana. Uma linha ligando esses dois pontos corresponde à margem superior da base do coração. O **ponto esquerdo inferior** (superficial ao ápice do coração) está localizado no quinto espaço intercostal esquerdo, cerca de 9 cm à esquerda da linha mediana (na linha medioclavicular). Uma linha ligando os pontos esquerdos superior e inferior corresponde à face pulmonar esquerda do coração. O **ponto direito inferior** está localizado na margem superior da sexta cartilagem costal direita, cerca de 3 cm à direita da linha mediana. Uma linha unindo os pontos direito e esquerdo inferiores corresponde à face diafragmática do coração, e uma linha ligando os pontos direitos superior e inferior corresponde à face pulmonar direita do coração. Quando todos os pontos estão ligados, eles formam um contorno que revela aproximadamente o tamanho e o formato do coração.

✓ TESTE RÁPIDO

1. Descreva a posição do coração no mediastino, definindo seu ápice, base, faces esternocostal e diafragmática e faces pulmonares direita e esquerda.
2. Explique a localização dos pontos direito superior, esquerdo superior, esquerdo inferior e direito inferior. Por que esses pontos são importantes?

13.2 Estrutura e função do coração

OBJETIVOS

- Descrever a estrutura do pericárdio
- Identificar as camadas da parede do coração
- Discutir a anatomia externa e interna das câmaras do coração
- Relacionar a espessura das câmaras do coração com suas funções
- Descrever as funções do esqueleto fibroso do coração
- Citar a estrutura e a função de cada uma das valvas cardíacas.

Pericárdio

A membrana que envolve e protege o coração é o **pericárdio**. O pericárdio limita o coração à sua posição no mediastino, enquanto possibilita também uma liberdade suficiente de movimento para a contração vigorosa e rápida do coração. O pericárdio consiste em duas partes principais: (1) o pericárdio fibroso e (2) o pericárdio seroso (Figura 13.2A, C). (Ver também Figura 1.7E.) O **pericárdio fibroso**, que é superficial, é composto de tecido conjuntivo denso não modelado, resistente e inelástico. Se assemelha a uma bolsa que repousa sobre o diafragma, ao qual está ligado; a extremidade aberta da bolsa funde-se com os tecidos conjuntivos dos vasos sanguíneos que entram e saem do coração. O pericárdio fibroso evita o estiramento excessivo do coração, fornece proteção e ancora o coração no mediastino. Como o pericárdio fibroso próximo ao ápice do coração está parcialmente fundido com a membrana que recobre o diafragma, o movimento do diafragma, como na respiração profunda, facilita o movimento de sangue pelo coração.

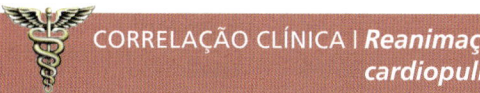

CORRELAÇÃO CLÍNICA | *Reanimação cardiopulmonar*

A **reanimação cardiopulmonar (RCP)** refere-se a um procedimento de emergência para estabelecer a normalidade dos batimentos cardíacos e da frequência respiratória. A RCP padrão utiliza uma combinação de compressões cardíacas e ventilação artificial dos pulmões por meio de respiração boca a boca, e, durante muitos anos, essa combinação constituiu o único método de RCP. Entretanto, recentemente a RCP apenas manual (compressões cardíacas) tornou-se o método preferido.

Como o coração está situado entre duas estruturas rígidas – o esterno e a coluna vertebral – pode-se aplicar uma pressão sobre o tórax (compressão) para forçar o sangue a sair do coração e entrar na circulação. Após acionar o sistema médico de emergência, deve-se administrar RCP apenas manual. No procedimento, devem-se aplicar compressões torácicas fortes e rápidas, em uma frequência de 100 por minutos e de 5 cm de profundidade nos adultos. Essas compressões devem ser continuadas até a chegada dos socorristas treinados ou até obter um desfibrilador externo automático. A RCP padrão ainda é recomendada para lactentes e crianças, bem como para qualquer pessoa que sofra falta de oxigênio, como, por exemplo, vítimas de quase afogamento, superdosagem de substâncias ou envenenamento por monóxido de carbono.

Segundo estimativas, a RCP manual salva cerca de 20% mais vidas do que o método padrão. Além disso, a RCP manual aumenta a taxa de sobrevida de 18 para 34%, em comparação com o método tradicional ou nenhum método. É também mais fácil para o socorrista fornecer instruções que se limitem apenas à RCP manual a expectadores leigos assustados. Por fim, como o medo do público de contrair doenças contagiosas, como HIV, hepatite e tuberculose, continua aumentando, é muito mais provável que os espectadores efetuem RCP apenas manual do que o tratamento envolvendo o método padrão.

O **pericárdio seroso**, que é de localização mais profunda, é uma membrana mais fina e mais delicada, que forma uma dupla camada em torno do coração (Figura 13.2A, C). A **lâmina parietal** externa do pericárdio seroso funde-se com o pericárdio fibroso. A **lâmina visceral** interna do pericárdio seroso, também denominada epicárdio, quando combinada com o tecido aerolar ou adiposo subjacente, adere firmemente à superfície do coração. Entre as lâminas parietal e visceral do pericárdio seroso, encontra-se uma película fina de líquido lubrificante. Esse líquido, conhecido como **líquido pericárdico**, é uma secreção lubrificante das células pericárdicas, que reduz o atrito entre as membranas, enquanto o coração se move. O espaço que contém os poucos mililitros de líquido pericárdico é denominado **cavidade do pericárdio**.

CORRELAÇÃO CLÍNICA | *Pericardite*

A inflamação do pericárdio é denominada **pericardite**. O tipo mais comum, a **pericardite aguda**, começa subitamente; na maioria dos casos, ela não tem causa conhecida, porém está algumas vezes ligada a uma infecção viral. Em consequência da irritação do pericárdio, ocorrem dor torácica, que pode se irradiar para o ombro esquerdo e descer pelo braço esquerdo (frequentemente confundida com infarto do miocárdio, e *atrito pericárdico* (som áspero ou de rangido ouvido ao estetoscópio quando ocorre atrito entre a lâmina visceral e a lâmina parietal do pericárdio seroso). Em geral, a pericardite aguda tem uma duração de cerca de 1 semana e é tratada com fármacos que reduzem a inflamação e a dor, como o ibuprofeno ou o ácido acetilsalicílico.

A **pericardite crônica** começa de modo gradual e é de longa duração. Em uma forma de pericardite crônica, ocorre acúmulo de líquido pericárdico. Se houver acúmulo de um grande volume de líquido, surge uma condição potencialmente fatal, visto que o líquido comprime o coração, constituindo o denominado *tamponamento cardíaco*. Em consequência da compressão, ocorrem redução do enchimento ventricular, do débito cardíaco e do retorno venoso para o coração, a pressão arterial cai e a respiração torna-se difícil. A maioria das causas de pericardite crônica, incluindo tamponamento cardíaco, não é conhecida; todavia, é algumas vezes provocada por condições como câncer e tuberculose. O tratamento consiste na drenagem do excesso de líquido através de uma agulha introduzida na cavidade do pericárdio.

Camadas da parede do coração

A parede do coração consiste em três camadas (Figura 13.2A, B): o epicárdio (camada externa), o miocárdio (camada intermediária), e o endocárdio (camada interna). O **epicárdio** é composto de duas camadas de tecido. A camada mais externa, como acabamos de aprender, também é denominada *lâmina visceral do pericárdio seroso*. Essa lâmina externa transparente e fina da parede do coração é composta de mesotélio. Abaixo do mesotélio, existe uma camada variável de tecido fibroelástico delicado e tecido adiposo. O tecido adiposo predomina e torna-se mais espesso sobre as faces ventriculares, onde abriga os principais vasos coronários e cardíacos do coração. A quantidade de gordura varia de uma pessoa para outra, corresponde à quantidade geral de gordura corporal de um indivíduo e normalmente aumenta com a idade. O epicárdio confere uma textura escorregadia e lisa à face mais externa do coração. O epicárdio contém vasos sanguíneos, linfáticos e nervos que suprem o miocárdio.

O **miocárdio**, de localização intermediária, é responsável pela ação de bombeamento do coração e é composto de tecido muscular cardíaco. Forma aproximadamente 95% da parede do coração. As fibras (células) musculares, à semelhança daquelas do tecido muscular esquelético estriado, são envolvidas e enfeixadas com bainhas de tecido conjuntivo compostas de endomísio e perimísio. O músculo é organizado em um padrão de suportes e tramas (fascículos entrecruzados de feixes musculares), que geram as ações vigorosas de bombeamento do coração (Figura 13.2D). Apesar de ser estriado como o músculo esquelético, lembre-se de que o músculo cardíaco é involuntário como o músculo liso (ver Seção 10.5). Lembre-se do que aprendemos no Capítulo 10 com relação ao músculo cardíaco:

Figura 13.2 Pericárdio e parede do coração.

O pericárdio é um saco que envolve e protege o coração.

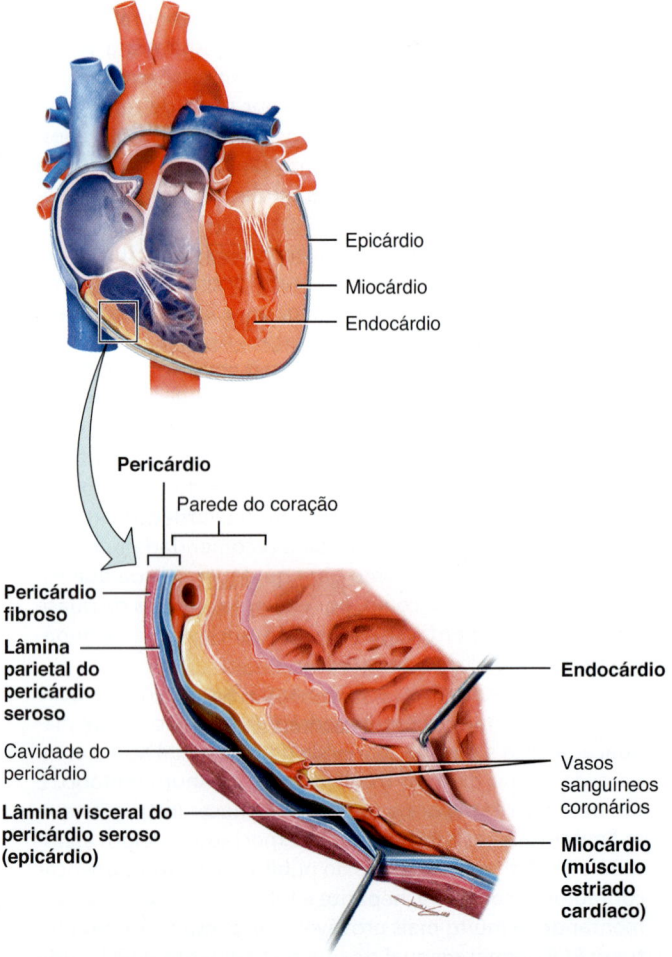

A. Parte do pericárdio e da parede do ventrículo direito do coração, mostrando as divisões do pericárdio e as camadas da parede do coração

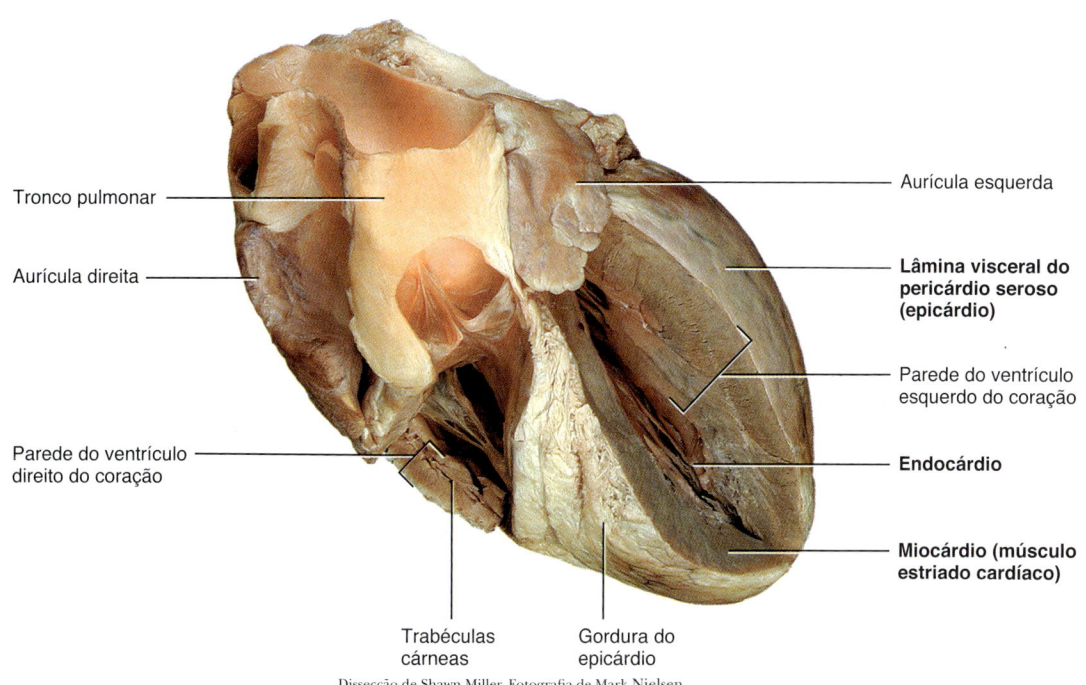

B. Vista anterior das camadas da parede do coração
Dissecção de Shawn Miller, Fotografia de Mark Nielsen

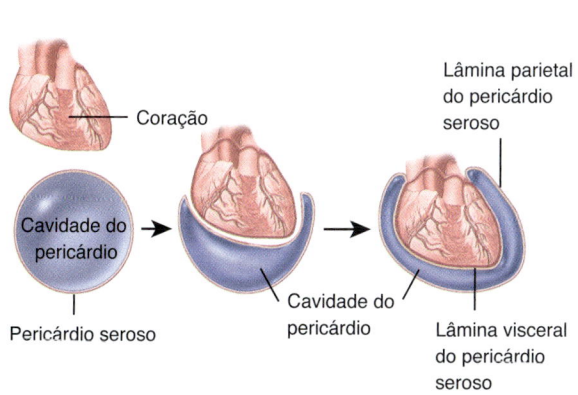

C. Relação simplificada do pericárdio seroso com o coração

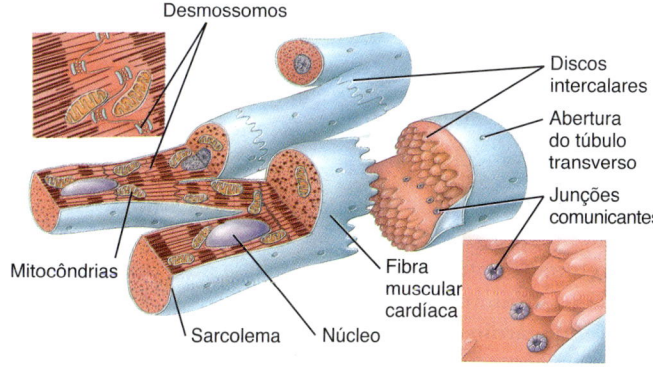

E. Fibras musculares cardíacas

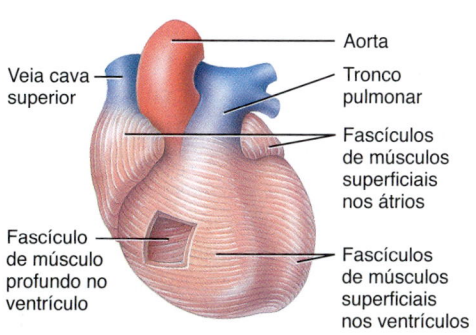

D. Fascículos musculares cardíacos do miocárdio

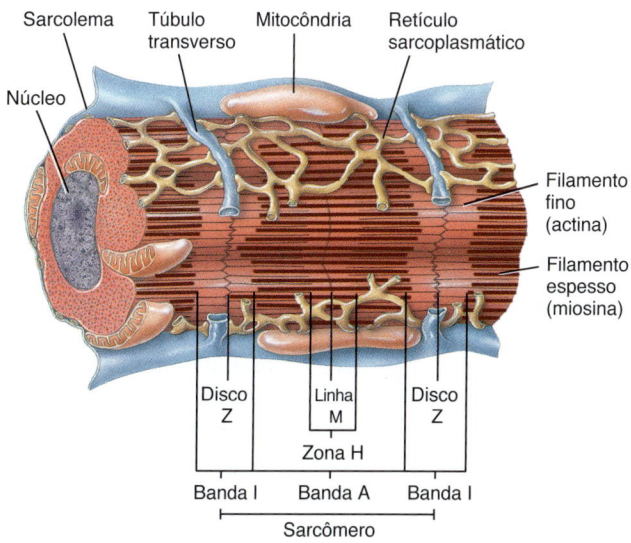

F. Disposição dos componentes em uma fibra muscular cardíaca

❓ **Que lâmina constitui parte tanto do pericárdio quanto da parede do coração?**

1. As fibras do músculo estriado cardíaco são de menor comprimento e menos circulares, em corte transversal, do que as fibras musculares esqueléticas (ver Figura 13.2C e Tabela 3.9).
2. As fibras exibem ramificações, de modo que as fibras individuais do músculo estriado cardíaco possuem uma aparência em "degrau de escada" (ver Tabela 3.9).
3. As extremidades das fibras musculares cardíacas estabelecem conexões com as fibras vizinhas por meio de **discos intercalares** contendo **desmossomos**, isto é, junções celulares que mantêm as fibras unidas entre si, e **junções comunicantes**, que possibilitam a condução dos potenciais de ação muscular de uma fibra muscular para fibras adjacentes (Figura 13.2E).
4. As mitocôndrias são maiores e mais numerosas nas fibras musculares cardíacas do que nas fibras do músculo esquelético (Figura 13.2F). Em uma fibra do músculo estriado cardíaco, as mitocôndrias ocupam 25% da fibra. Isso representa um reflexo da maior dependência da respiração celular para o ATP.
5. Lembre-se de que a actina, a miosina, as bandas A e I, as zonas H e os discos Z estão presentes no músculo esquelético. O padrão de filamentos espessos e finos é semelhante àquele encontrado no músculo esquelético. Os túbulos transversos no músculo esquelético estão localizados sobre a zona de sobreposição; entretanto, no músculo cardíaco, esses túbulos estão localizados sobre os discos Z, e o retículo sarcoplasmático não contém cisternas terminais (Figura 13.2F). Como o retículo sarcoplasmático das fibras musculares cardíacas é menor do que o RS das fibras musculares esqueléticas, existe menor reserva intracelular de Ca^{2+} no músculo cardíaco.

A **miocardite** é uma inflamação do miocárdio, que habitualmente ocorre como complicação de infecção viral, febre reumática ou exposição à radiação ou a determinadas substâncias químicas ou fármacos.

O **endocárdio** mais interno é uma camada fina de endotélio sobreposto a uma camada fina de tecido conjuntivo. Proporciona um revestimento liso para as câmaras do coração e recobre as valvas cardíacas. O revestimento endotelial liso reduz ao máximo o atrito das superfícies conforme o sangue passa pelo coração. O endocárdio é contínuo com o revestimento endotelial dos vasos sanguíneos de grande calibre fixado ao coração. A **endocardite** refere-se uma inflamação do endocárdio, que normalmente acomete as valvas cardíacas. A maioria dos casos é provocada por bactérias (endocardite bacteriana).

Câmaras do coração

O coração é uma bomba dupla que contém quatro câmaras, duas câmaras superiores ou receptoras, denominadas **átrios**, e duas câmaras inferiores ou de bombeamento, denominadas **ventrículos**. Os átrios pares recebem sangue dos vasos sanguíneos que retornam ao coração, denominados veias, enquanto os ventrículos ejetam o sangue do coração para dentro de vasos sanguíneos denominados artérias. A bomba direita, que consiste no átrio e no ventrículo direitos, é a **bomba pulmonar** mais fraca. A bomba pulmonar movimenta o sangue desoxigenado pelos vasos sanguíneos dos pulmões. A bomba esquerda, constituída pelo átrio e ventrículo esquerdos, é a bomba sistêmica mais forte. A **bomba sistêmica** faz o sangue oxigenado circular por todos os sistemas do corpo. Na face anterior de cada átrio, existe uma estrutura sacular e enrugada, denominada **aurícula**, assim designada pela sua semelhança com uma orelha de cão (Figura 13.3A, B). Cada aurícula do átrio aumenta ligeiramente a capacidade do átrio, de modo que ele possa conter maior volume de sangue. Além disso, na superfície do coração, observa-se uma série de depressões, denominadas **sulcos**, que contêm os vasos coronários e uma quantidade variável de gordura (Figura 13.3A-C). Cada sulco marca o limite externo entre duas câmaras do coração. O **sulco coronário** profundo circunda a maior parte coração e marca o limite externo entre os átrios superiores e os ventrículos inferiores. O **sulco interventricular anterior** é um sulco superficial na face esternocostal do coração, que marca o limite externo entre os ventrículos direito e esquerdo. Esse sulco continua em torno da face diafragmática do coração, como **sulco interventricular posterior**, que marca o limite externo entre os ventrículos na face diafragmática do coração.

Átrio direito

O **átrio direito** forma a margem direita do coração (ver Figura 13.1B) e mede cerca de 2 a 3 mm de espessura, em média. O átrio direito recebe sangue de três veias: a *veia cava superior*, a *veia cava inferior* e o *seio coronário* (Figura 13.4C). As veias sempre transportam sangue em direção ao coração. As paredes anterior e posterior no interior do átrio direito diferem de modo considerável. Durante o desenvolvimento do coração, as câmaras atriais aumentam, absorvendo uma porção significativa das veias de entrada associadas em suas paredes. Essa parte venosa posterior dos átrios adultos caracteriza-se por uma parede interna lisa. Essa parede contrasta com as cristas paralelas, os **músculos pectíneos**, que revestem o restante da parede do átrio. As regiões de cristas dos átrios significam as câmaras atriais embrionárias originais, cuja maioria corresponde às aurículas musculares (Figura 13.4B). Entre o átrio direito e o átrio esquerdo, existe uma divisão fina, denominada **septo interatrial**. Uma característica proeminente desse septo é a presença de uma depressão oval, denominada **fossa oval**, que é o remanescente do forame oval, uma abertura no septo interatrial do coração fetal, que direciona o sangue do átrio direito para o átrio esquerdo, de modo a desviá-lo dos pulmões fetais não funcionais. O forame oval fecha-se normalmente logo após o nascimento (ver Figura 14.17). O sangue passa do átrio direito para o ventrículo direito através de uma valva, denominada **valva atrioventricular direita** (conhecida na prática clínica como *valva tricúspide*), visto que consistem em três dobras, denominadas **válvulas** ou *cúspides* (Figuras 13.4A e 13.5). As valvas do coração, que serão descritas de modo mais detalhado posteriormente neste capítulo, são compostas de tecido conjuntivo denso recoberto por endocárdio.

Ventrículo direito

O **ventrículo direito**, cuja espessura é, em média, de 4 a 5 mm, forma a maior parte da face esternocostal do coração (ver Figura 13.3A). O interior do ventrículo direito contém uma série de cristas constituídas por feixes elevados de fibras musculares cardíacas, denominadas **trabéculas cárneas** (Figura 13.4A-B). Algumas das trabéculas cárneas contêm parte do complexo estimulante do coração (descrito na Seção 13.4). As válvulas da valva atrioventricular direita (valva tricúspide) estão unidas a cordões semelhantes a tendões, as **cordas tendíneas**, as quais, por sua vez, estão unidas a trabéculas cárneas em formato de cone, denominadas **músculos papilares** (ver Figura 13.6C). Internamente, o ventrículo direito é separado do ventrículo esquerdo por uma divisão, denominada **septo interventricular**. O sangue passa do ventrículo direito, por meio da **valva do tronco pulmonar**, para

Figura 13.3 Estrutura do coração: características de superfície. Em todo o livro, as ilustrações dos vasos sanguíneos que transportam sangue oxigenado (vermelho-vivo) são coloridas de vermelho, enquanto os vasos sanguíneos que transportam sangue desoxigenado (vermelho-escuro) são representados em azul.

 Os sulcos são depressões que contêm vasos e gordura e marcam os limites externos entre as várias câmaras.

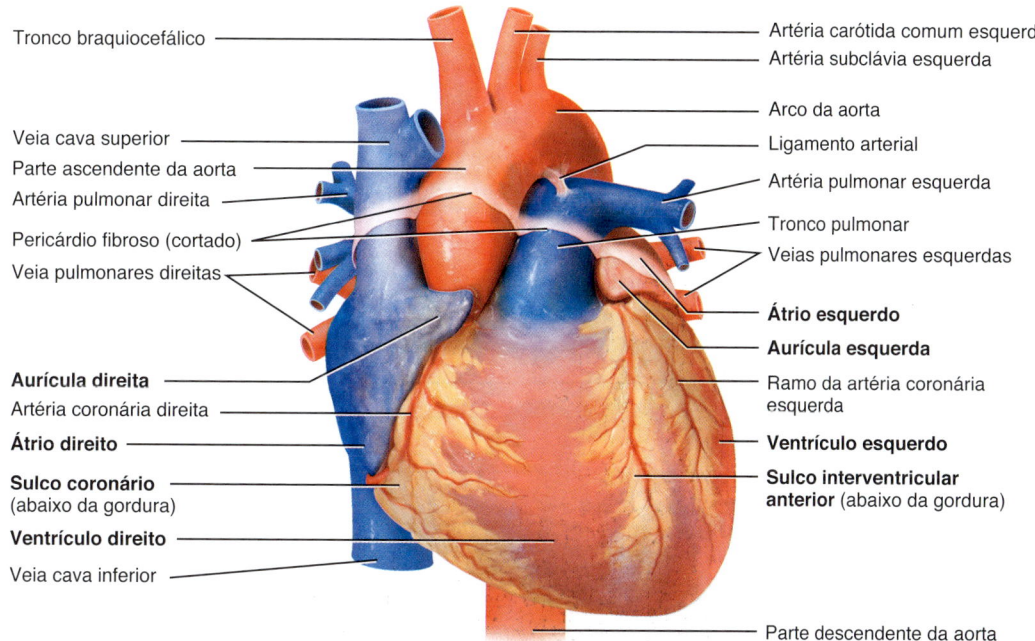

A. Vista anterior externa, mostrando as características de superfície

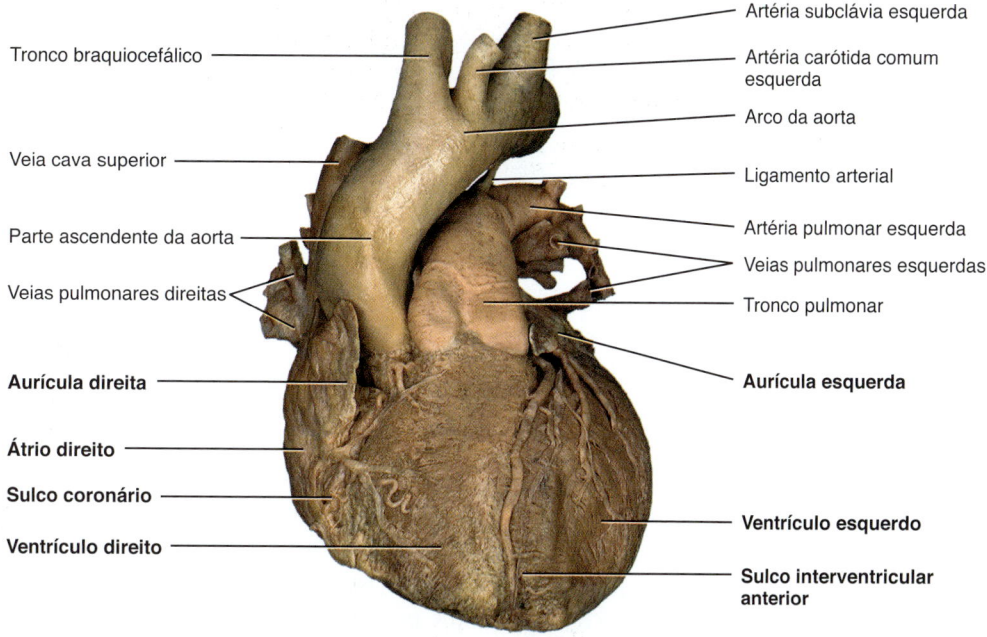

Dissecção de Shawn Miller, Fotografia de Mark Nielsen

B. Vista anterior externa

(*Continua*)

Figura 13.3 *Continuação*

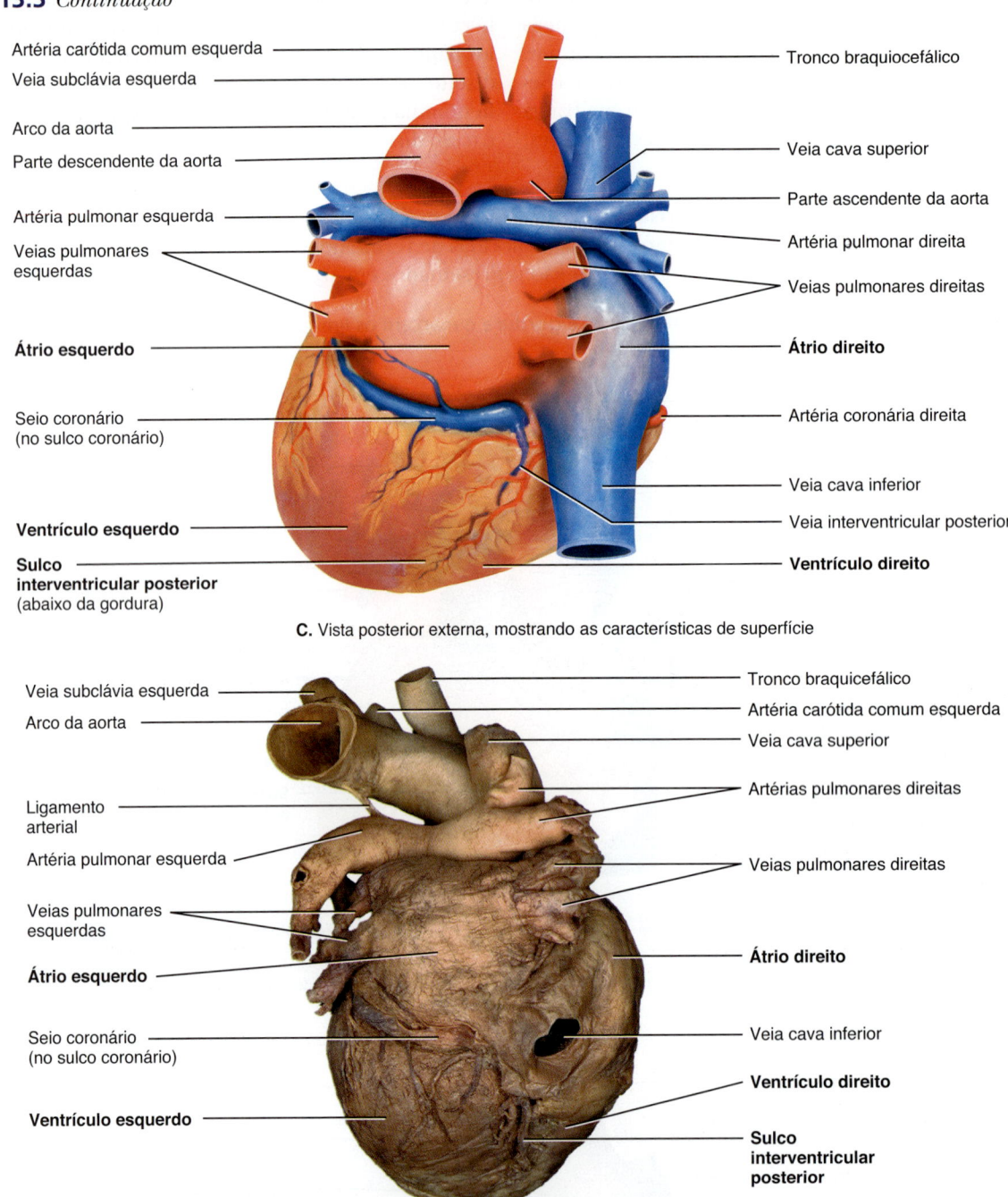

C. Vista posterior externa, mostrando as características de superfície

Dissecção de Shawn Miller, Fotografia de Mark Nielsen

D. Vista posterior externa

? O sulco coronário forma um limite externo entre quais câmaras do coração?

um grande vaso, denominado *tronco pulmonar*. O tronco pulmonar divide-se nas *artérias pulmonares* direita e esquerda, que transportam o sangue para os pulmões. As artérias sempre levam o sangue para *longe* do coração.

Átrio esquerdo

O **átrio esquerdo** forma a maior parte da base do coração (lembre-se de que isso constitui a face diafragmática; ver Figura 13.3C, D). O átrio esquerdo recebe sangue proveniente dos pulmões por meio de quatro *veias pulmonares*. À semelhança do átrio direito, o interior do átrio esquerdo possui uma parede posterior lisa, na qual as veias pulmonares foram absorvidas dentro do coração durante o desenvolvimento. Como os músculos pectíneos sulcados limitam-se à aurícula do átrio esquerdo, a parede anterior do átrio esquerdo é lisa. O sangue passa do átrio esquerdo para o ventrículo esquerdo por meio da **valva atrioventricular esquerda** (*bicúspide ou mitral*), que possui duas válvulas, como o próprio nome indica (ver Figura 13.4A). O termo *mitral* refere-se à semelhança da valva a uma mitra de bispo, que tem dois lados.

Figura 13.4 **Estrutura do coração: anatomia interna.**

 A espessura das quatro câmaras varia de acordo com suas funções.

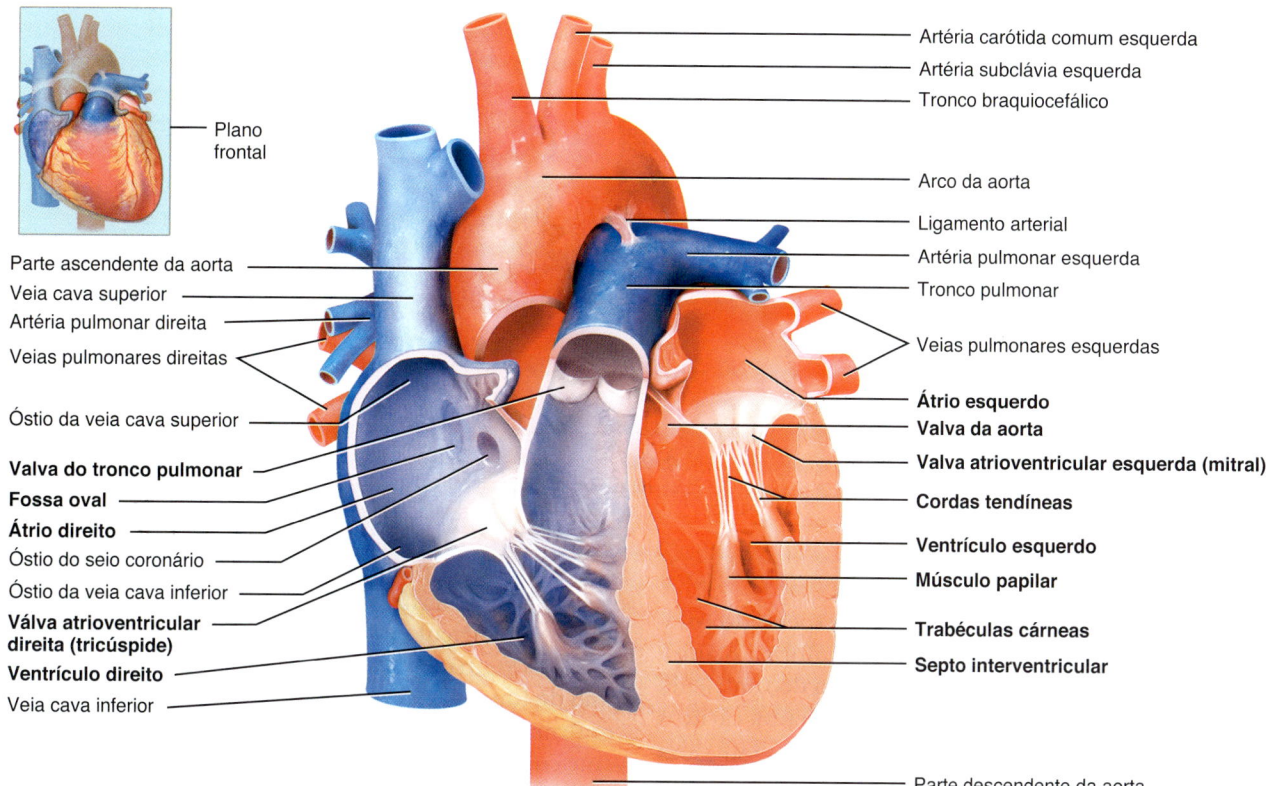

A. Vista anterior do corte frontal, mostrando a anatomia interna

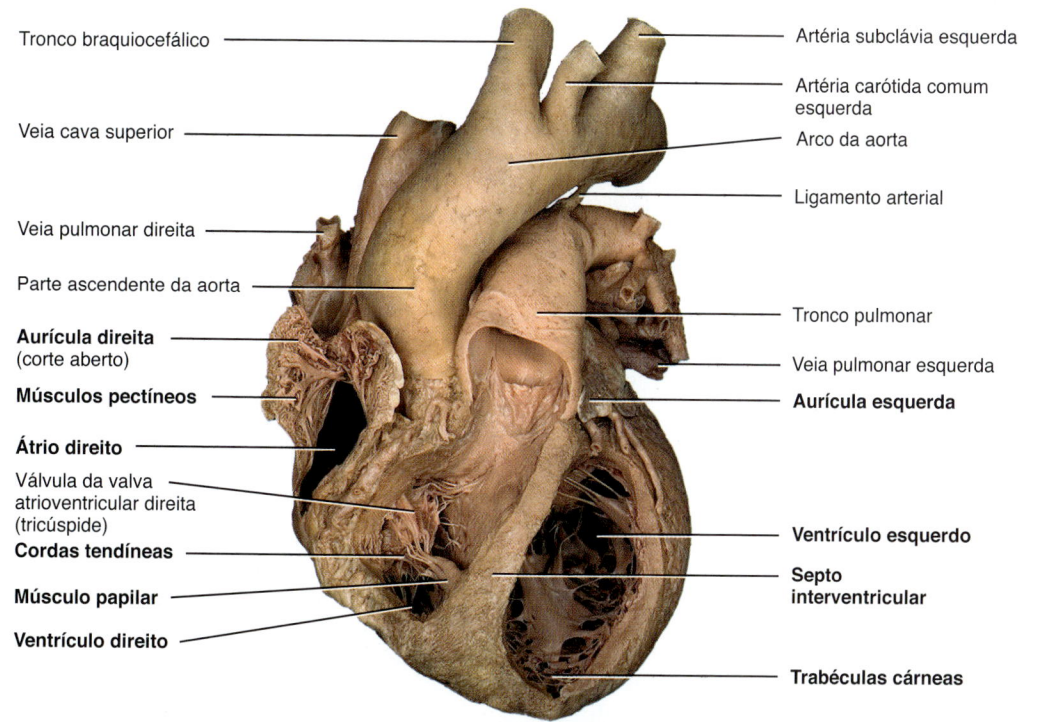

Dissecção de Shawn Miller, Fotografia de Mark Nielsen

B. Vista anterior do coração parcialmente seccionado

(*Continua*)

Figura 13.4 *Continuação*

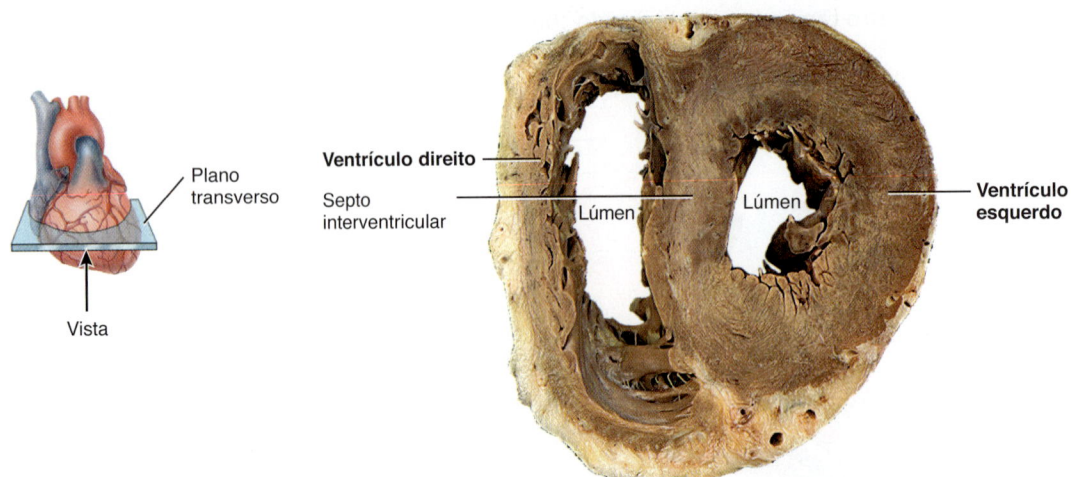

Dissecção de Shawn Miller, Fotografia de Mark Nielsen

? Qual das câmaras apresenta a parede mais espessa?

C. Vista inferior de corte transversal, mostrando as diferenças na espessura das paredes ventriculares

Ventrículo esquerdo

O **ventrículo esquerdo**, que é a parte mais espessa do coração (com espessura média de 10 a 15 mm), forma o ápice do coração (ver Figura 13.1B). À semelhança do ventrículo direito, o ventrículo esquerdo contém trabéculas cárneas e possui cordas tendíneas que ancoram as válvulas da valva atrioventricular esquerda aos músculos papilares. O sangue passa do ventrículo esquerdo pela **valva da aorta** para a maior artéria do corpo, a *parte ascendente da aorta*. Parte do sangue da aorta flui para as *artérias coronárias*, que se ramificam a partir da parte ascendente da aorta e levam o sangue até a parede do coração; o restante do sangue passa para o *arco da aorta* e para a *parte descendente da aorta*. Os ramos do arco da aorta e da parte descendente da aorta levam o sangue para todo o corpo.

Durante a vida fetal, um vaso sanguíneo temporário, denominado *ducto arterial*, desvia o sangue do tronco pulmonar para dentro da aorta. Por conseguinte, apenas uma pequena quantidade de sangue entra nos pulmões fetais não funcionais (ver Figura 14.17). Normalmente, o ducto arterial fecha-se logo após o nascimento, deixando um remanescente, conhecido como **ligamento arterial**, que conecta o arco da aorta com o tronco pulmonar (Figura 13.4A, B).

Espessura e função do miocárdio

A espessura do miocárdio das quatro câmaras varia de acordo com a função. Os átrios possuem paredes finas, visto que levam o sangue para os ventrículos adjacentes sob menor pressão; como os ventrículos bombeiam sangue sob maior pressão por distâncias maiores, suas paredes são mais espessas (Figura13.4A-B). Embora os ventrículos direito e esquerdo atuem como duas bombas separadas, que ejetam simultaneamente volumes iguais de sangue, o lado direito apresenta uma carga de trabalho muito menor. O ventrículo direito bombeia sangue por uma curta distância até os pulmões sob pressão mais baixa. O ventrículo esquerdo bombeia sangue por grandes distâncias sob pressão mais elevada para todas as outras partes do corpo. Por conseguinte, o ventrículo esquerdo trabalha mais intensamente do que o ventrículo direito para manter a mesma velocidade de fluxo sanguíneo. A anatomia dos dois ventrículos confirma essa diferença funcional: a parede muscular do ventrículo esquerdo é consideravelmente mais espessa que a do ventrículo direito (Figura 13.4C; ver também 13.2B). Observe também que o lúmen (espaço) do ventrículo esquerdo é circular, em contraste ao ventrículo direito, que tem formato de crescente (ver Figura 13.4C).

Esqueleto fibroso do coração

Além do tecido muscular cardíaco, a parede do coração também contém tecido conjuntivo denso, que forma o **esqueleto fibroso do coração**.* Basicamente, o esqueleto fibroso consiste em quatro anéis de tecido conjuntivo denso: o *anel fibroso pulmonar*, o *anel fibroso da aorta*, o *anel fibroso direito* e o *anel fibroso esquerdo* (Figura 13.5). Os anéis circundam as valvas do coração, fundem-se uns com os outros e unem-se com o septo interventricular. Além de formar o alicerce estrutural para as valvas do coração, o esqueleto fibroso impede o estiramento excessivo das valvas à medida que o sangue passa por elas. Além disso, atua como ponto de fixação para os feixes de fibras musculares cardíacas e como isolante elétrico entre os átrios e os ventrículos.

Valvas do coração

Com a contração de cada câmara do coração, um volume de sangue é impelido para um ventrículo ou para fora do coração, dentro de uma artéria. As valvas abrem e fecham em

---

*N.R.T.: O esqueleto fibroso do coração é composto por dois anéis e dois trígonos: anéis fibrosos direito/esquerdo e trígonos fibrosos direito/esquerdo.

Figura 13.5 Esqueleto fibroso do coração.

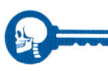 O esqueleto fibroso proporciona a base para a fixação das valvas do coração, evita o estiramento excessivo das valvas, atua como ponto de fixação para os fascículos do músculo estriado cardíaco e impede a propagação direta de potenciais de ação dos átrios para os ventrículos.

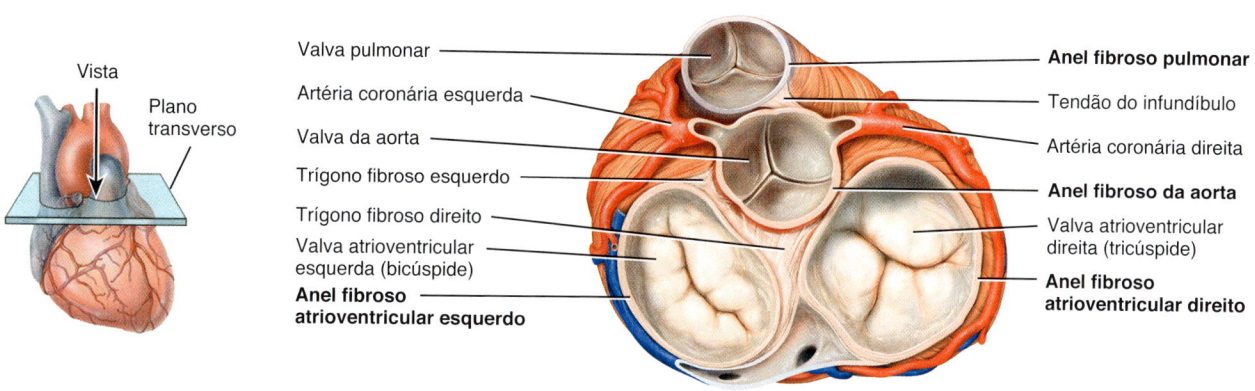

 Qual é a composição do esqueleto fibroso do coração?

resposta a mudanças de pressão quando o coração se contrai e relaxa. Cada uma das quatro valvas ajuda a garantir o fluxo unidirecional do sangue, abrindo-se para deixar o sangue passar e fechando-se para impedir o seu fluxo retrógrado.

Valvas atrioventriculares

Por estarem localizadas entre um átrio e um ventrículo, as valvas tricúspide e bicúspide são denominadas **valvas atrioventriculares (AV)**. Quando ocorre abertura de uma valva AV, as extremidades arredondadas das válvulas (cúspides) projetam-se dentro do ventrículo (Figura 13.6A, D). O sangue movimenta-se dos átrios para dentro dos ventrículos por meio das valvas AV abertas, quando a pressão atrial é maior que a pressão ventricular. Nesse momento, os músculos papilares estão relaxados, e as cordas tendíneas estão frouxas. Quando os ventrículos se contraem, a pressão do sangue propele as válvulas para cima até que suas margens se encontrem e fechem a abertura (Figura 13.6B, E). Ao mesmo tempo, os músculos papilares também estão se contraindo, o que traciona e retesa as cordas tendíneas, impedindo a eversão (abertura na direção oposta para dentro dos átrios, em virtude da pressão ventricular elevada) das válvulas da valva. Se as valvas AV ou as cordas tendíneas forem lesadas, pode ocorrer regurgitação (fluxo retrógrado) de sangue nos átrios quando os ventrículos se contraem.

Figura 13.6 Valvas do coração.

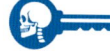 As valvas do coração impedem o fluxo retrógrado de sangue.

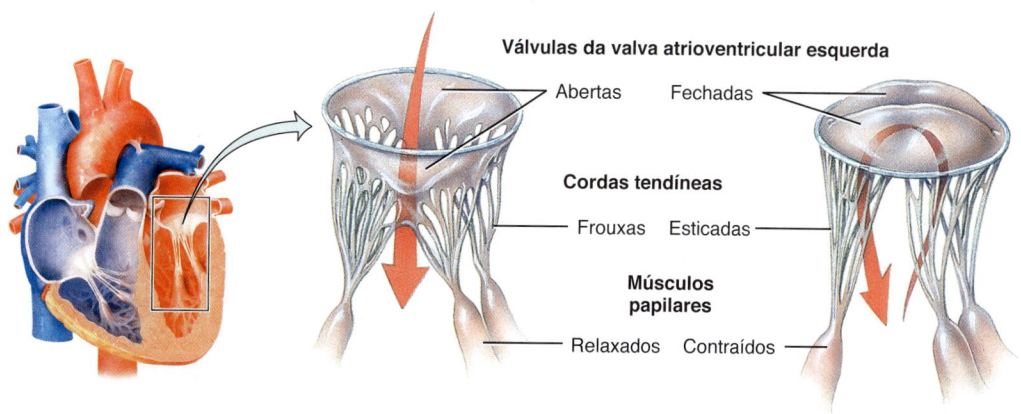

A. Valva atrioventricular esquerda aberta   **B.** Valva atrioventricular esquerda fechada   *(Continua)*

Figura 13.6 *Continuação*

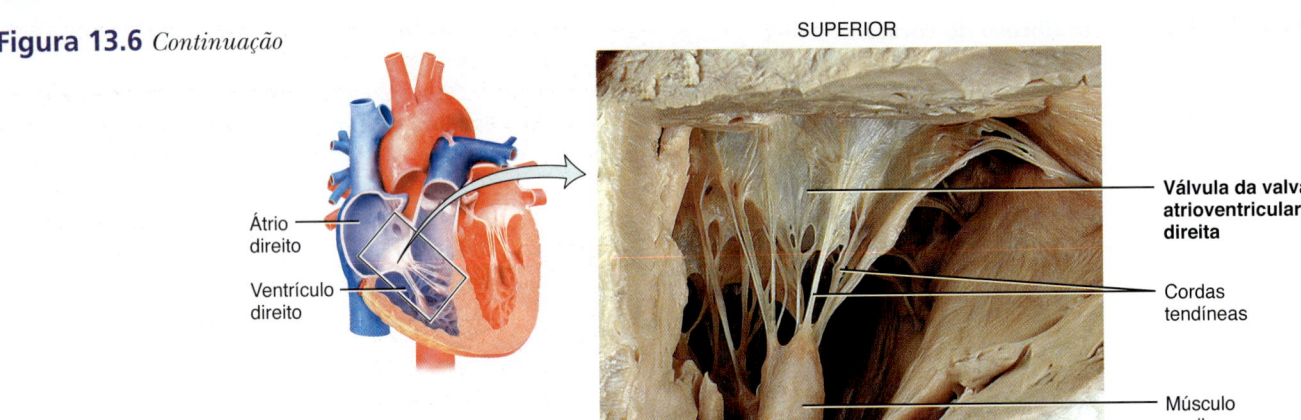

C. Valva atrioventricular direita aberta

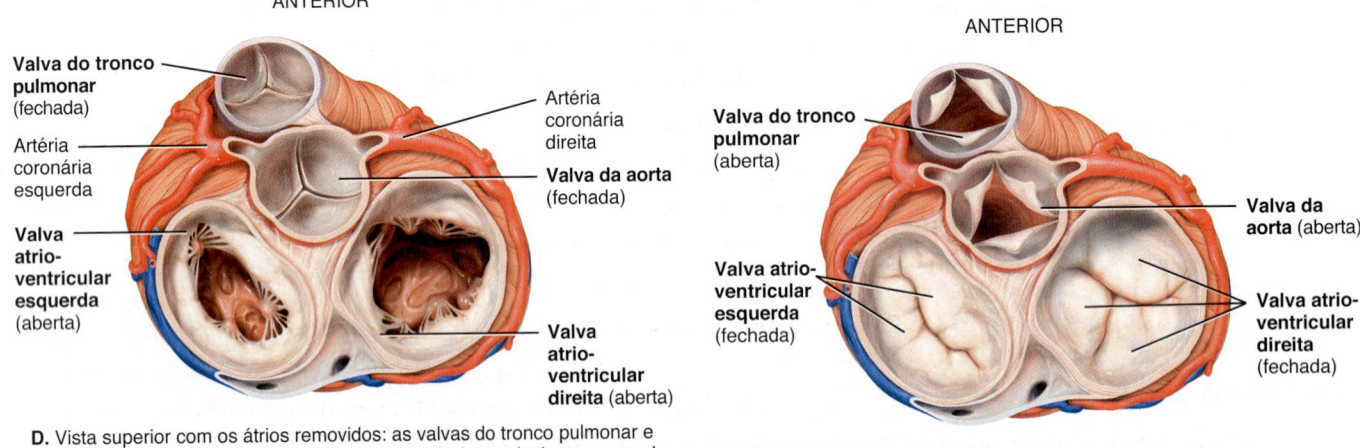

D. Vista superior com os átrios removidos: as valvas do tronco pulmonar e da aorta estão fechadas, enquanto as valvas atrioventriculares esquerda e direita estão abertas

E. Vista superior com átrios removidos: as valvas do tronco pulmonar e da aorta estão abertas, enquanto as valvas atrioventriculares esquerda e direita estão fechadas

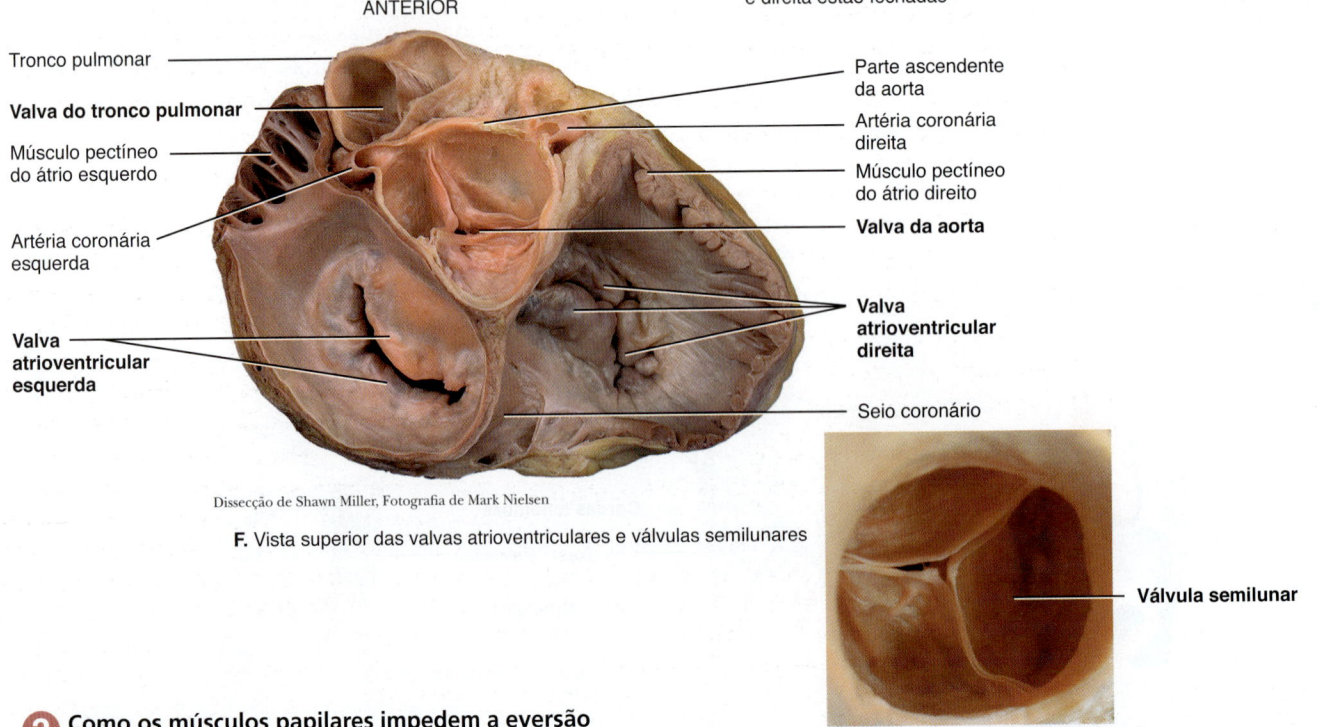

F. Vista superior das valvas atrioventriculares e válvulas semilunares

G. Vista superior da valva da aorta

? Como os músculos papilares impedem a eversão (deslocamento para cima) das válvulas das valvas atrioventriculares para dentro dos átrios?

Válvulas semilunares

As valvas da aorta e do tronco pulmonar são também conhecidas como **válvulas semilunares (SL)**, visto que são formadas por três válvulas com formato de lua crescente (Figura 13.6D-G). Cada válvula fixa-se à parede arterial por meio de sua margem externa convexa. As válvulas SL possibilitam a ejeção do sangue do coração para as artérias, porém impedem o fluxo retrógrado de sangue para dentro dos ventrículos. As margens livres das válvulas projetam-se para o lúmen da artéria. Quando ocorre contração dos ventrículos, a pressão aumenta nas câmaras. As válvulas semilunares abrem-se quando a pressão nos ventrículos ultrapassa a pressão das artérias, possibilitando a ejeção do sangue dos ventrículos para o tronco pulmonar e para aorta (Figura 13.6E). À medida que os ventrículos relaxam, o sangue começa a fluir de volta, em direção ao coração. Esse fluxo retrógrado de sangue preenche as válvulas da valva, de modo que as margens livres das válvulas semilunares entram firmemente em contato uma com a outra, fechando a abertura entre o ventrículo e a artéria (Figura 13.6D).

De modo surpreendente, talvez, não existem valvas protegendo as uniões entre as veias cavas e o átrio direito ou as veias pulmonares e o átrio esquerdo. Com a contração dos átrios, ocorre fluxo retrógrado de um pequeno volume de sangue dos átrios para esses vasos. Entretanto, esse fluxo retrógrado é reduzido ao máximo por um mecanismo diferente; conforme o músculo atrial contrai, ele comprime e quase colapsa as paredes fracas dos pontos de entrada venosos.

✓ TESTE RÁPIDO

3. Defina as seguintes características externas do coração: aurícula, sulco coronário, sulco interventricular anterior e sulco interventricular posterior.
4. Descreva a localização e as funções das diferentes camadas do pericárdio.
5. Como as funções das camadas da parede do coração diferem?
6. Quais as características internas essenciais de cada câmara do coração?
7. Enumere os vasos sanguíneos que levam o sangue ou que recebem o sangue ejetado de cada câmara do coração e cite a valva pela qual o sangue passa em seu trajeto para a próxima câmara cardíaca ou para um vaso sanguíneo.
8. Descreva a relação entre a espessura e a função da parede de cada câmara do coração.
9. Como o esqueleto fibroso do coração ajuda na atuação das valvas cardíacas?
10. O que provoca a abertura e o fechamento das valvas do coração?

CORRELAÇÃO CLÍNICA | Distúrbios das valvas do coração

Quando as valvas do coração atuam em condições normais, elas se abrem e se fecham por completo nos momentos apropriados. A ocorrência de um estreitamento na abertura de uma valva do coração, limitando o fluxo sanguíneo, é conhecida como **estenose**; a incapacidade de fechamento completo de uma valva é designada como **insuficiência** ou *incompetência*. Na **estenose mitral**, o estreitamento da valva mitral ou insuficiência é provocado por formação cicatricial ou por um defeito congênito. Uma causa de **insuficiência mitral**, em que ocorre fluxo retrógrado do sangue do ventrículo esquerdo para o átrio esquerdo, é o **prolapso de valva mitral (PVM)**. Na PVM, uma ou ambas as válvulas da valva mitral projetam-se para o átrio esquerdo durante a contração ventricular. O prolapso de valva mitral constitui um dos distúrbios valvares mais comuns, acometendo até 30% da população. É mais prevalente nas mulheres do que nos homens e nem sempre representa uma ameaça grave. Na estenose aórtica há estreitamento da valva da aorta, ao passo que, na **insuficiência aórtica**, ocorre fluxo retrógrado de sangue da aorta para o ventrículo esquerdo.

Certas doenças infecciosas podem danificar ou destruir as valvas do coração. Um exemplo é a **febre reumática**, uma doença inflamatória sistêmica aguda, que ocorre habitualmente após infecção estreptocócica da garganta. As bactérias desencadeiam uma resposta imune, em que os anticorpos produzidos para destruir as bactérias atacam e inflamam, na verdade, os tecidos conjuntivos das articulações, das valvas do coração e de outros órgãos. Embora a febre reumática possa enfraquecer toda a parede do coração, ela frequentemente provoca dano às valvas mitral e da aorta.

Se as atividades diárias forem afetadas pelos sintomas, e se não for possível proceder ao reparo cirúrgico de uma valva cardíaca, ela precisa ser então substituída. As valvas teciduais podem ser obtidas de doadores humanos ou de suínos; algumas vezes, são utilizadas substituições mecânicas. Em todos os casos, a substituição de valva envolve cirurgia cardíaca a céu aberto. A valva da aorta é a valva cardíaca mais comumente substituída.

13.3 Circulação do sangue

◉ OBJETIVOS

- Delinear o fluxo de sangue pelas câmaras do coração e pelas circulações sistêmica e pulmonar
- Descrever as artérias e as veias da circulação coronariana.

Circulações sistêmica e pulmonar

Na circulação pós-natal (depois do nascimento), o coração, a cada batimento, bombeia sangue em dois circuitos – a **circulação sistêmica** e a **circulação pulmonar**. Como veremos adiante, os dois circuitos estão dispostos em série, de modo que a saída de um se torna a entrada do outro, como se ligássemos duas mangueiras juntas. O lado esquerdo do coração, que recebe sangue *oxigenado* (rico em oxigênio) fresco e vermelho-vivo dos pulmões, é a bomba para a circulação sistêmica (Figura 13.7A). O ventrículo esquerdo ejeta sangue para aorta, que se ramifica em *artérias sistêmicas* progressivamente menores, as quais levam o sangue a todos os órgãos do corpo – com exceção dos alvéolos dos pulmões, que são supridos pela circulação pulmonar. Nos tecidos sistêmicos, as artérias dão origem às *arteríolas* de diâmetro menor, que finalmente levam aos leitos extensos de *capilares sistêmicos*. A troca de nutrientes e de gases ocorre através das paredes finas dos capilares: nos tecidos, o sangue libera O_2 (oxigênio) e capta CO_2 (dióxido de carbono). Na maioria dos casos, o sangue flui por apenas

Figura 13.7 Circulações sistêmica e pulmonar.

O lado esquerdo do coração bombeia sangue recém-oxigenado para a circulação sistêmica, que supre todos os tecidos do corpo, com exceção dos alvéolos dos pulmões; o lado direito do coração bombeia sangue desoxigenado para a circulação pulmonar, incluindo os alvéolos dos pulmões.

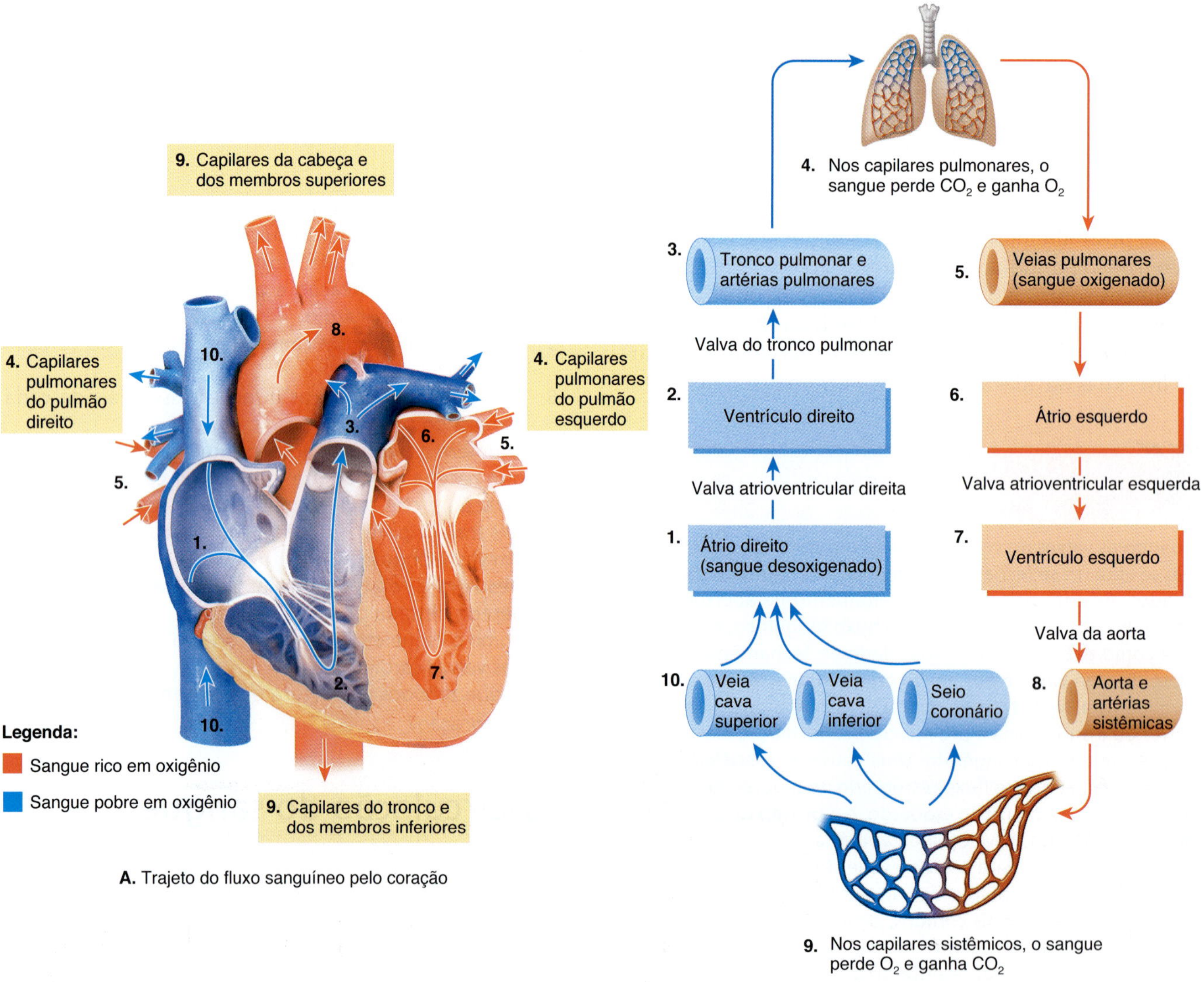

A. Trajeto do fluxo sanguíneo pelo coração

Legenda:
- Sangue rico em oxigênio
- Sangue pobre em oxigênio

B. Trajeto do fluxo sanguíneo pelas circulações sistêmica e pulmonar

❓ **Na parte B, quais números representam a circulação pulmonar? Quais aqueles que representam a circulação sistêmica?**

um capilar e, em seguida, entra em uma *vênula sistêmica*. As vênulas transportam sangue *desoxigenado* (pobre em oxigênio) para longe dos tecidos e unem-se para formar *veias sistêmicas* de maior calibre, de modo que, finalmente, o sangue flui de volta ao átrio direito.

O lado direito do coração é a bomba para a circulação pulmonar (Figura 13.7A); ele recebe todo o sangue desoxigenado vermelho-escuro que retorna da circulação sistêmica. O sangue ejetado do ventrículo direito flui para o *tronco pulmonar*, que se ramifica nas *artérias pulmonares*, que levam o sangue até os pulmões direito e esquerdo. Nos capilares pulmonares, o sangue libera o CO_2, que é exalado, e capta O_2 do ar inspirado. O sangue recém-oxigenado flui então para as veias pulmonares e retorna ao átrio esquerdo. O fluxograma da Figura 13.7B mostra o trajeto do fluxo sanguíneo pelas câmaras e valvas do coração, com as circulações pulmonar e sistêmica.

Circulação coronária

Os nutrientes possivelmente não poderiam se difundir do sangue para as câmaras do coração através de todas as camadas de células que compõem a parede muito robusta do coração. Por esse motivo, a parede do coração possui o seu próprio suprimento sanguíneo. O fluxo de sangue pelos numerosos vasos que perfuram o miocárdio é denominado **circulação coronária**, visto que as artérias circundam o coração como uma coroa que circunda a cabeça. Enquanto está se contraindo, o coração recebe pouco sangue oxigenado das **artérias coronárias**, que se ramificam a partir da parte ascendente da aorta (Figura 13.8A, C, D). Entretanto, quando o coração relaxa, a pressão elevada do sangue na aorta propele o sangue pelas artérias

Figura 13.8 Circulação coronária. As vistas do coração são desenhadas como se ele fosse transparente, de modo a revelar os vasos sanguíneos na face diafragmática.

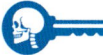 As artérias coronárias direita e esquerda levam o sangue para o coração; as veias do coração drenam o sangue do coração para o seio coronário.

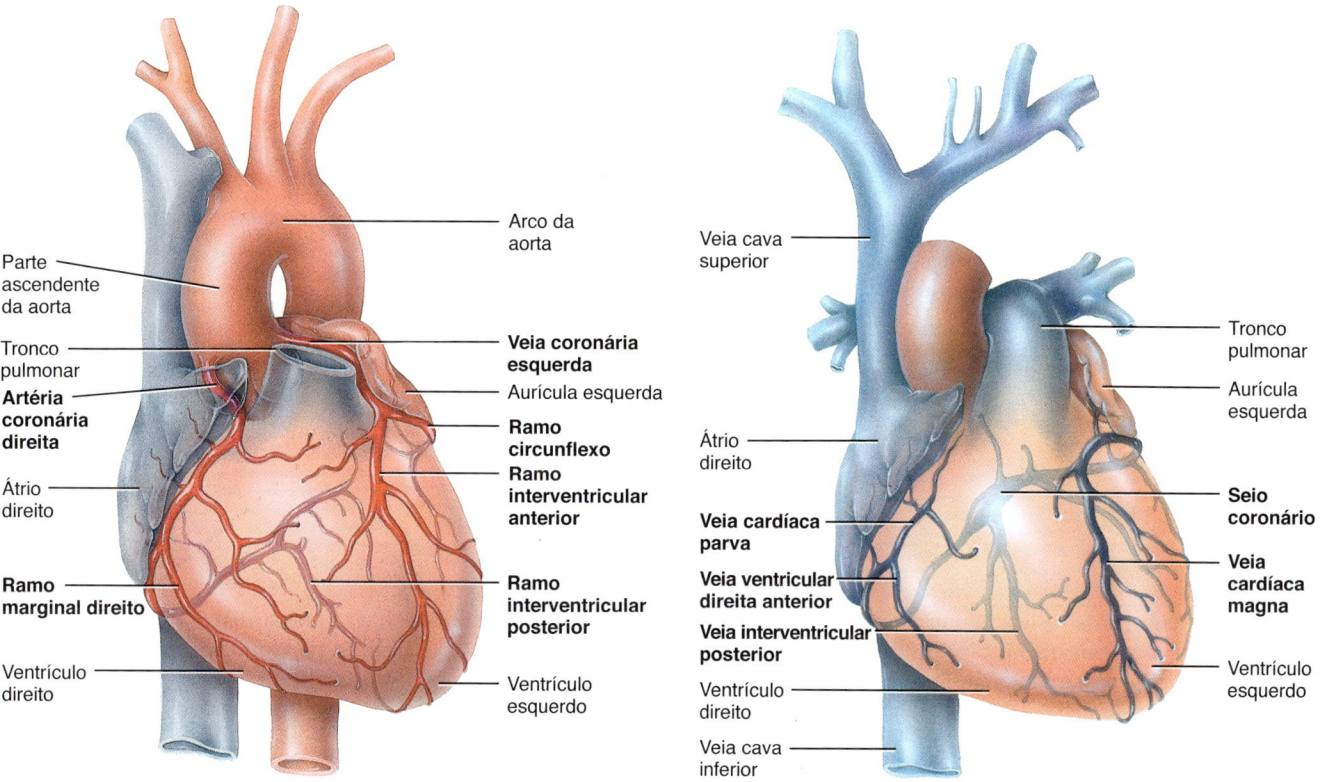

A. Vista anterior das artérias coronárias

B. Vista anterior das veias do coração

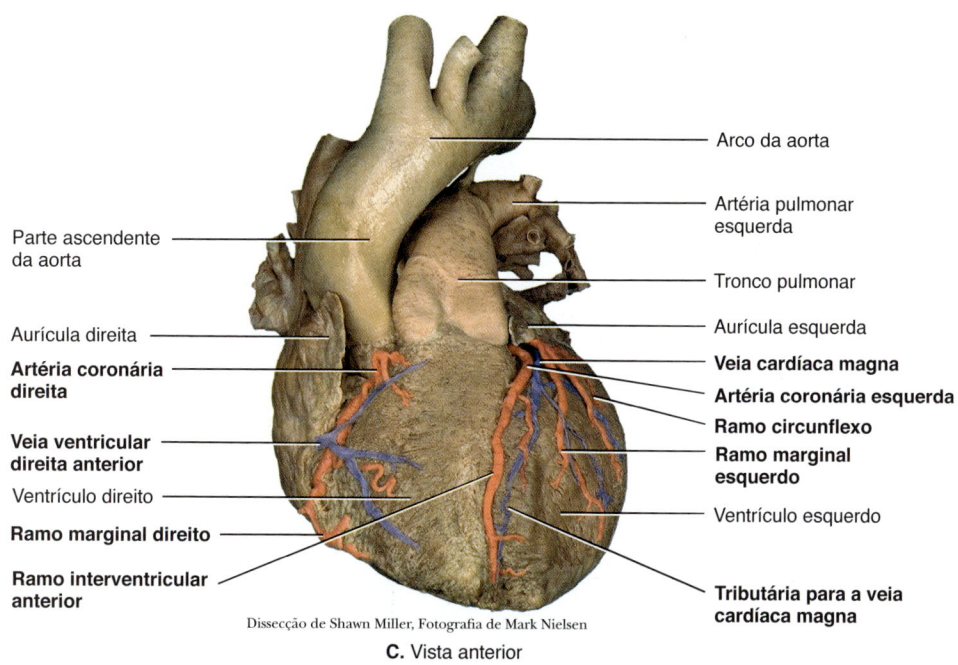

Dissecção de Shawn Miller, Fotografia de Mark Nielsen
C. Vista anterior

(*Continua*)

Figura 13.8 *Continuação*

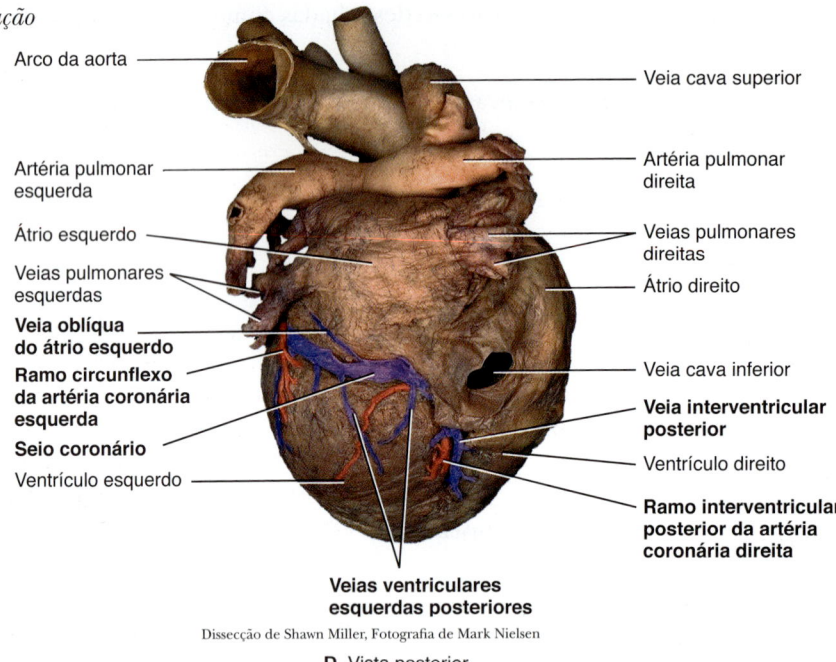

D. Vista posterior

Dissecção de Shawn Miller, Fotografia de Mark Nielsen

CORRELAÇÃO CLÍNICA | *Isquemia do miocárdio e infarto do miocárdio*

A obstrução parcial do fluxo sanguíneo nas artérias coronárias pode provocar **isquemia do miocárdio,** uma condição de redução do fluxo sanguíneo para o miocárdio. Em geral, a isquemia provoca **hipoxia** (redução do suprimento de oxigênio), o que pode enfraquecer as células, sem, contudo, matá-las. A **angina de peito**, que literalmente significa "tórax estrangulado", consiste em uma dor intensa que habitualmente acompanha a isquemia do miocárdio.

A obstrução completa do fluxo sanguíneo em uma artéria coronária pode resultar em **infarto do miocárdio,** comumente denominado ataque cardíaco. O infarto significa a morte de uma área de tecido, devido à interrupção do suprimento sanguíneo. Como o tecido cardíaco distal à obstrução morre e é substituído por tecido cicatricial não contrátil, o músculo cardíaco perde parte de sua força. Dependendo do tamanho e da localização da área infartada (morta), um infarto pode comprometer o complexo estimulante do coração e provocar morte súbita ao desencadear fibrilação ventricular.

? Qual é o vaso sanguíneo coronário que leva sangue oxigenado para as paredes do átrio esquerdo e do ventrículo esquerdo?

coronárias, nos capilares e, em seguida, pelas veias do coração (Figura 13.8B, C, D).

Artérias coronárias

Duas artérias coronárias, as artérias coronárias direita e esquerda, ramificam-se a partir da parte ascendente da aorta e fornecem sangue oxigenado ao miocárdio (Figura 13.8A, C). A **artéria coronária esquerda** passa inferiormente à aurícula esquerda e divide-se nos ramos interventricular anterior e circunflexo. O **ramo interventricular anterior** ou *artéria descendente anterior esquerda (DAE)* encontra-se no sulco interventricular anterior e fornece sangue oxigenado às paredes de ambos os ventrículos. O **ramo circunflexo** situa-se no sulco coronário e distribui sangue oxigenado para as paredes do ventrículo esquerdo e do átrio esquerdo.

A **artéria coronária direita** fornece pequenos ramos (*ramos atriais*) para o átrio direito. Continua abaixo da aurícula direita e, por fim, divide-se nos ramos interventricular posterior e marginal direito. O **ramo interventricular posterior** segue o sulco interventricular posterior e irriga as paredes dos dois ventrículos com sangue oxigenado. O **ramo marginal direito**, após o sulco coronário, corre ao longo da margem direita do coração e transporta sangue oxigenado para a parede do ventrículo direito.

A maior parte do corpo recebe sangue dos ramos de mais de uma artéria, e, onde duas ou mais artérias suprem a mesma região, elas habitualmente se unem. Essas uniões, denominadas **anastomoses**, proporcionam vias alternativas, denominadas **circulação colateral**, para que o sangue possa alcançar determinado órgão ou tecido do corpo. O miocárdio contém numerosas anastomoses que conectam diferentes ramos da mesma artéria coronária ou que se estendem entre ramos de artérias coronárias diferentes. Essas anastomoses fornecem desvios para o sangue arterial se alguma via principal ficar obstruída. Isso é importante, visto que o músculo cardíaco poderá receber oxigênio suficiente, mesmo se houver bloqueio parcial de uma de suas artérias coronárias.

Veias do coração

Após a passagem do sangue pelas artérias da circulação coronária, ele entra nos capilares, onde libera oxigênio e nutrientes para o músculo do coração e coleta o dióxido de carbono e produtos de degradação. A partir dos capilares, o sangue entra nas veias. A maior parte do sangue desoxigenado proveniente do miocárdio drena para um grande seio vascular. (Um *seio vascular* é uma veia de paredes finas, que não possui músculo liso para alterar o seu diâmetro.) O seio vascular no sulco coronário, na face diafragmática do coração, denominado **seio coronário** (Figura 13.8B, D), desemboca no átrio direito. As principais tributárias que levam o sangue para o seio coronário incluem as seguintes:

- **Veia cardíaca magna**, no sulco interventricular anterior, que drena as áreas do coração supridas pela artéria coronária esquerda (ventrículos esquerdo e direito e átrio esquerdo)
- **Veia interventricular posterior**, no sulco interventricular posterior, que drena as áreas supridas pelo ramo interventricular posterior da artéria coronária direita (ventrículos esquerdo e direito)
- **Veia cardíaca parva**, no sulco coronário, que drena o átrio e o ventrículo direitos
- **Veias ventriculares direitas anteriores**, que drenam o ventrículo direito e abrem-se diretamente no átrio direito.

✓ **TESTE RÁPIDO**
11. Na sequência correta, enumere as câmaras, as valvas e os vasos sanguíneos do coração percorridos por uma gota de sangue à medida que flui do átrio direito para a aorta.
12. Que artérias fornecem sangue oxigenado ao miocárdio dos ventrículos direito e esquerdo?

13.4 Complexo estimulante do coração e inervação

OBJETIVOS
- Explicar as características estruturais e funcionais do complexo estimulante do coração
- Definir um eletrocardiograma e indicar a sua importância diagnóstica
- Descrever a inervação do coração.

Complexo estimulante do coração

Durante o desenvolvimento embrionário, cerca de 1% das fibras musculares cardíacas transforma-se em **células autorrítmicas**, isto é, em células que geram potenciais de ação de maneira repetida e rítmica. Essas células continuam a estimular o coração a bater até mesmo após a sua retirada do corpo – por exemplo, para ser transplantado em outra pessoa – e todos os seus nervos terem sido seccionados. Os nervos regulam a frequência cardíaca, não a determinam. As células autorrítmicas atuam como **marca-passo** natural, estabelecendo o ritmo para a contração de todo o coração.

Formam o **complexo estimulante do coração**, que é a via de propagação dos potenciais de ação por todo o músculo do coração. O complexo estimulante do coração assegura o estímulo das câmaras cardíacas para a sua contração de modo coordenado, o que torna o coração uma bomba efetiva. Os potenciais de ação cardíacos propagam-se pelos seguintes componentes do complexo estimulante do coração (Figura 13.9A):

❶ Normalmente, a excitação cardíaca começa no **nó sinoatrial (SA)**, que está localizado na parede do átrio direito, imediatamente inferior e lateral à abertura da veia cava superior. Cada potencial de ação proveniente do nó SA propaga-se por meio de células de condução para as células musculares cardíacas contráteis de ambos os átrios através de junções comunicantes, localizadas nos discos intercalares dessas fibras. Com a chegada do potencial de ação, os dois átrios se contraem simultaneamente.

❷ Por meio de sua propagação ao longo das fibras musculares atriais modificadas, denominadas *fibras internodais*, o potencial de ação alcança o **nó atrioventricular (AV)**, que está localizado no septo interatrial, imediatamente anterior à abertura do seio coronário. No nó AV, o potencial de ação diminui consideravelmente, em consequência de diversas diferenças na estrutura das células existentes no nó AV. Essa demora proporciona tempo suficiente para a ejeção do sangue dos átrios para os ventrículos.

❸ A partir do nó AV, o potencial de ação entra no **fascículo atrioventricular (AV)** (também conhecido como *feixe de His*), o único local onde os potenciais de ação podem passar dos átrios para os ventrículos. (Em outras partes, o esqueleto fibroso do coração isola eletricamente os átrios dos ventrículos.)

❹ Após a sua condução ao longo do fascículo AV, o potencial de ação entra, em seguida, nos **ramos direito** e **esquerdo**, que seguem o seu percurso através do septo interventricular, em direção ao ápice do coração.

❺ Por fim, os **ramos subendocárdicos** (fibras de Purkinje) de grande calibre deixam suas bainhas isolantes de tecido conjuntivo próximo ao ápice do coração e retransmitem o potencial de ação para as células contráteis do miocárdio ventricular. Enquanto a onda de contração ventricular move-se para cima a partir do ápice, o sangue é impelido na direção das válvulas semilunares. A contração ventricular ocorre cerca de 0,20 s (20 milissegundos) após a contração atrial.

O nó SA inicia potenciais de ação 90 a 100 vezes por minuto, ou seja, mais rápido do que qualquer outra região do complexo estimulante do coração. Por conseguinte, o nó SA estabelece o ritmo para a contração do coração – ele é o *marca-passo natural* do coração. Diversos hormônios e neurotransmissores podem acelerar ou diminuir o ritmo do coração pelas fibras do nó SA. No indivíduo em repouso, por exemplo, a acetilcolina liberada pela parte parassimpática da divisão autônoma do sistema nervoso normalmente

Figura 13.9 Complexo estimulante do coração e eletrocardiograma normal. O percurso dos potenciais de ação pelos componentes numerados do complexo estimulante do coração na parte **A** é descrito no texto.

🔑 O complexo estimulante do coração garante a contração das câmaras do coração de modo coordenado.

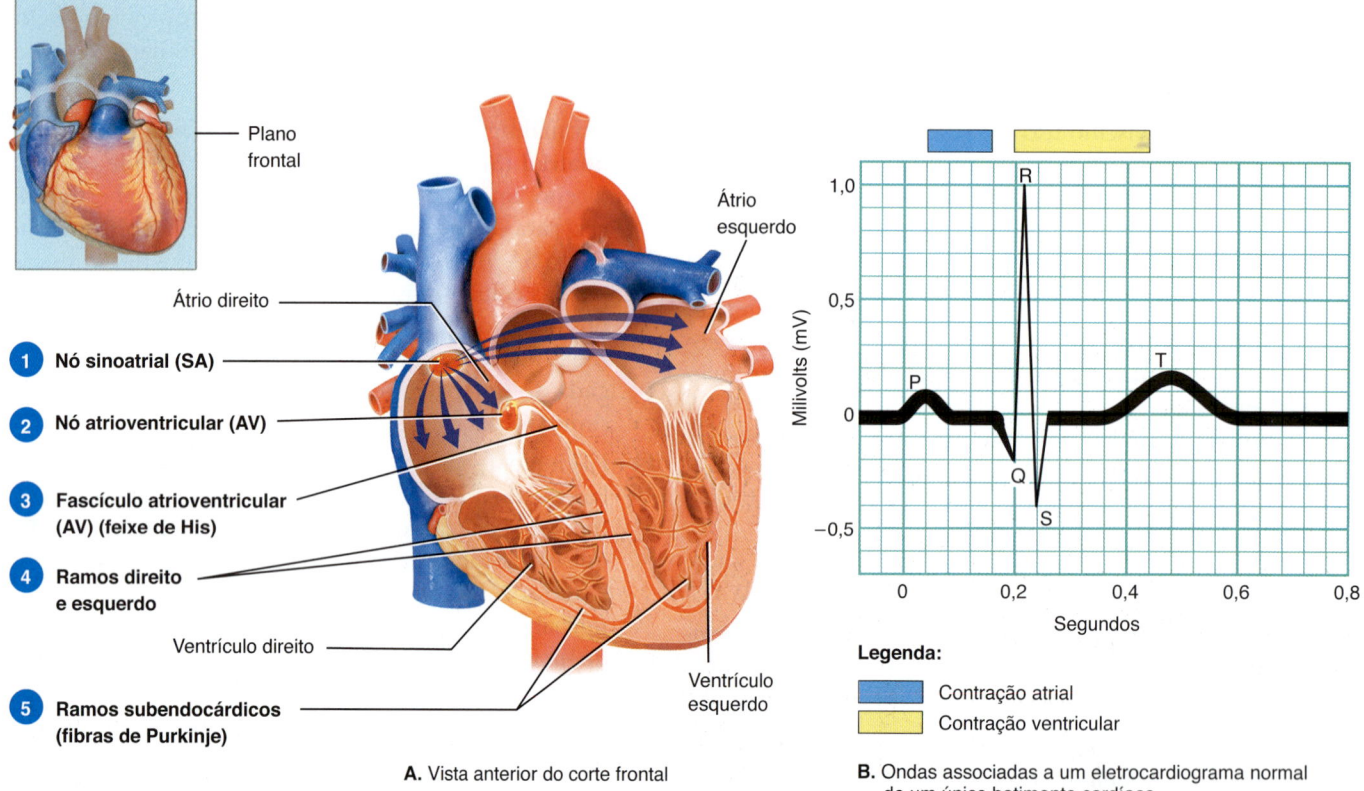

1. Nó sinoatrial (SA)
2. Nó atrioventricular (AV)
3. Fascículo atrioventricular (AV) (feixe de His)
4. Ramos direito e esquerdo
5. Ramos subendocárdicos (fibras de Purkinje)

A. Vista anterior do corte frontal

B. Ondas associadas a um eletrocardiograma normal de um único batimento cardíaco

Legenda:
- Contração atrial
- Contração ventricular

❓ Que componente do complexo estimulante do coração fornece a única conexão elétrica entre os átrios e os ventrículos?

CORRELAÇÃO CLÍNICA | *Marca-passos artificiais*

Se o nó SA sofrer dano ou apresentar alguma doença, o nó AV mais lento é capaz de assumir a tarefa de marca-passo. Sua frequência de regulação espontânea é de 40 a 60 vezes por minuto. Se a atividade de ambos os nós for suprimida, o batimento cardíaco ainda pode ser mantido pelas fibras autorrítmicas nos ventrículos – o fascículo AV, um ramo do fascículo ou os ramos subendocárdicos (fibras de Purkinje). Todavia, a frequência de regulação é tão lenta (20 a 35 bpm) que o fluxo sanguíneo para o encéfalo é inadequado. Quando essa condição ocorre, o ritmo normal do coração pode ser restabelecido e mantido pelo implante cirúrgico de um **marca-passo artificial**, um dispositivo que emite pequenas correntes elétricas para estimular a contração do coração. Um marca-passo consiste em uma bateria e um gerador de impulsos; em geral, é implantado sob a pele, imediatamente abaixo da clavícula. O marca-passo é conectado a um a dois cabos flexíveis que são passados pela veia cava superior e, em seguida, introduzidos nas várias câmaras do coração. Muitos dos marca-passos mais novos, designados como marca-passos ajustados pela atividade, aceleram automaticamente os batimentos cardíacos durante o exercício.

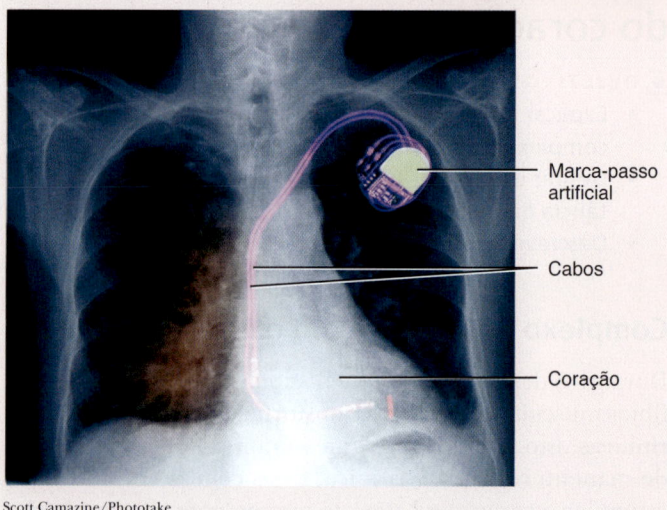

Scott Camazine/Phototake

diminui o ritmo do nó SA para cerca de 75 potenciais de ação por minuto, produzindo 75 batimentos cardíacos por minuto.

A transmissão dos potenciais de ação pelo complexo estimulante do coração gera uma corrente elétrica, que pode ser detectada na superfície do corpo. O registro das alterações elétricas que acompanham o batimento cardíaco é denominado **eletrocardiograma**, que é abreviado como *ECG*. O procedimento é designado como *eletrocardiografia*. O ECG fornece um composto de todos os potenciais de ação gerados pelas células nodais e contráteis.

Antes de analisar as diferentes fases de um eletrocardiograma, é útil adquirir uma compreensão das propriedades eletroquímicas dos neurônios. A membrana plasmática das células excitáveis exibe um **potencial de membrana**, isto é, uma diferença de potencial elétrico (voltagem) em qualquer lado da membrana. Essa diferença de voltagem em uma célula não estimulada, denominada **potencial de membrana em repouso**, existe em virtude do acúmulo de íons negativos no citosol ao longo da face interna da membrana e de acúmulo igual de íons positivos no líquido extracelular, ao longo da face externa da membrana. Diz-se que essa membrana está **polarizada**. O termo **despolarização** refere-se a uma redução do potencial de membrana: o interior da membrana torna-se menos negativo do que o potencial de membrana em repouso. Inicialmente, a membrana fica cada vez menos negativa, chega a zero e, em seguida, torna-se positiva. O termo **repolarização** refere-se à restauração do potencial de membrana em repouso. Um **potencial de ação** ou **impulso** é uma sequência de eventos de rápida ocorrência, que diminuem e invertem o potencial de membrana em repouso e, em seguida, o restauram a seu estado de repouso.

Existem três ondas variáveis claramente identificáveis, que normalmente acompanham cada ciclo cardíaco (Figura 13.9B). A primeira, denominada **onda P**, consiste na propagação da despolarização do nó SA através dos dois átrios. Uma fração de segundo após o início da onda P, ocorre um potencial de ação, e os átrios se contraem. A segunda onda, denominada **onda QRS**, consiste na propagação da despolarização pelos ventrículos. Logo após o início da onda QRS, um potencial de ação é alcançado, e ocorre contração dos ventrículos. A terceira onda, a **onda T**, indica repolarização ventricular, que corresponde à mudança das fibras musculares ventriculares. Não existe nenhuma onda para mostrar a repolarização atrial, visto que a onda QRS mais intensa mascara esse evento.

As variações no tamanho e na duração das ondas de deflexão de um ECG são úteis no diagnóstico de ritmos cardíacos anormais, na detecção de aumento do coração, na determinação de dano em determinadas regiões do coração e na identificação da causa da dor torácica.

O ritmo habitual dos batimentos cardíacos, estabelecido pelo nó SA, é denominado **ritmo sinusal normal**. O termo **arritmia** refere-se a um ritmo anormal em consequência de um defeito no complexo estimulante do coração. O coração pode bater de modo irregular, excessivamente rápido ou muito lentamente. Os sintomas consistem em dor torácica, dispneia, tontura e desmaio. As arritmias podem ser causadas por fatores que estimulam o coração, como estresse, cafeína ou outros estimulantes. As arritmias também podem ser provocadas por um defeito congênito, doença da artéria coronária, infarto do miocárdio, hipertensão, valvas cardíacas defeituosas, cardiopatia reumática, hipertireoidismo e deficiência de potássio.

As arritmias são classificadas de acordo cm a sua velocidade, ritmo e origem do problema. A **bradicardia** refere-se a uma frequência cardíaca lenta (menos de 50 bpm); a **taquicardia** refere-se a uma frequência cardíaca rápida (acima de 100 bpm); e a **fibrilação** refere-se a batimentos cardíacos rápidos e descoordenados.

Nervos cardíacos

Embora o início do batimento cardíaco se origine no nó SA, ele é influenciado pelos nervos da divisão autônoma do sistema nervoso (Capítulo 19), que formam junções sinápticas com os tecidos nodais e vasos coronários. Os ramos cardíacos do nervo vago (X) parassimpático e os ramos cardíacos do tronco simpático cervical e torácico superior unem-se em torno do coração para formar um **plexo cardíaco** de nervos. Os nervos distribuem-se a partir do plexo cardíaco para o coração e seus vasos sanguíneos.

Os nervos simpáticos retransmitem impulsos para o coração, que provocam aceleração dos batimentos cardíacos e dilatação das artérias coronárias. Por outro lado, os nervos parassimpáticos diminuem os batimentos cardíacos e causam constrição das artérias coronárias.

✓ TESTE RÁPIDO

13. Qual é a função das células autorrítmicas?
14. Acompanhe o trajeto de um potencial de ação pelo complexo estimulante do coração.
15. O que é um eletrocardiograma? Qual é a sua importância diagnóstica?
16. Que efeito os nervos simpáticos e parassimpáticos exercem sobre o batimento cardíaco?

13.5 Ciclo cardíaco (batimento cardíaco)

● OBJETIVO
- Descrever as fases associadas ao ciclo cardíaco.

Um único **ciclo cardíaco** compreende todos os eventos associados a um batimento cardíaco. No ciclo cardíaco normal, os dois átrios se contraem, enquanto os dois ventrículos relaxam. Em seguida, enquanto os dois ventrículos se contraem, ocorre relaxamento dos dois átrios. A **sístole** (= contração) refere-se à fase de contração de uma câmara do coração; a **diástole** (= dilatação ou expansão) refere-se à fase de relaxamento. Para o propósito de nosso estudo, iremos dividir o ciclo cardíaco nas seguintes fases (Figura 13.10):

❶ *Período de relaxamento.* No final de um ciclo cardíaco, quando os ventrículos começam a relaxar, todas as quatro câmaras estão em diástole. Este é o início do período de relaxamento. Conforme os ventrículos relaxam, a pressão no interior das câmaras cai, e o sangue começa a fluir do tronco pulmonar e da aorta de volta aos ventrículos. À medida que esse sangue fica retido nas válvulas semilunares, as valvas da aorta e do tronco pulmonar se fecham. Simultaneamente os ventrículos continuam relaxando, o espaço interno se expande, e a pressão cai. Quando a pressão ventricular cai abaixo da pressão atrial, as valvas AV abrem-se, e começa o enchimento ventricular. A maior parte do enchimento ventricular (75%) ocorre imediatamente após a abertura das valvas AV, *sem sístole atrial*.

❷ *Sístole atrial (contração)*. A sístole atrial marca o final do período de relaxamento e responde pelos 25% restantes do sangue que enche os ventrículos. Durante todo o período de enchimento ventricular, as valvas AV ainda estão abertas, enquanto as valvas da aorta e do tronco pulmonar ainda estão fechadas.

❸ *Sístole ventricular (contração)*. A contração ventricular força o sangue contra as valvas AV, levando-as a fechar. Por um período muito curto de tempo, todas as quatro valvas estão novamente fechadas. À medida que a contração ventricular prossegue, a pressão no interior das câmaras aumenta acentuadamente. Quando a pressão do ventrículo esquerdo eleva-se acima da pressão existente nas artérias, tanto a valva do tronco pulmonar quanto a valva da aorta se abrem, e começa a ejeção de sangue pelo coração. Isso dura até o início do relaxamento dos ventrículos. Em seguida, as valvas do tronco pulmonar e da aorta se fecham, e começa outro período de relaxamento.

✓ **TESTE RÁPIDO**
17. O que é um ciclo cardíaco?
18. Descreva em linhas gerais os principais eventos de cada uma das três fases do ciclo cardíaco.

13.6 Bulhas cardíacas

OBJETIVO
• Descrever como as bulhas cardíacas são produzidas.

Conforme descrito no Capítulo 1, a *ausculta* é o ato de ouvir os sons no interior do corpo, o que habitualmente é realizado com um estetoscópio. O som do batimento cardíaco provém principalmente da turbulência do sangue produzida pelo fechamento das valvas do coração. O sangue que flui suavemente é silencioso. Compare os sons produzidos por quedas d'água rápidas ou cachoeiras com o silêncio de um rio que corre suavemente. Durante cada ciclo cardíaco, ocorrem quatro **bulhas cardíacas**; entretanto, em um coração normal, apenas a primeira e a segunda bulhas cardíacas (B1 e B2) são altas o suficiente para serem ouvidas com um estetoscópio.

A *primeira bulha (B1)*, que pode ser descrita como um som de *tum*, é mais alta e um pouco mais longa do que a segunda bulha. B1 é causada pela turbulência do sangue associada ao fechamento das valvas atrioventriculares (AV), logo após o início da sístole ventricular. A *segunda bulha (B2)*, que é mais curta e não tão alta quanto a primeira, pode ser descrita como um som de *ta*. B2 é produzida pela turbulência do sangue associada ao fechamento das valvas da aorta e do tronco pulmonar, no início da diástole ventricular. Embora B1 e B2 sejam produzidas pela turbulência do sangue associada ao fechamento das valvas, são mais bem auscultadas na superfície do tórax, em locais que são ligeiramente diferentes das localizações das valvas (Figura 13.11). Isso se deve ao fato de o som ser levado pelo fluxo sanguíneo para longe das valvas. B3, que normalmente não é alta o suficiente para ser ouvida, deve-se à turbulência do sangue durante o enchimento ventricular rápido, enquanto B4 é produzida pela turbulência do sangue durante a sístole atrial.

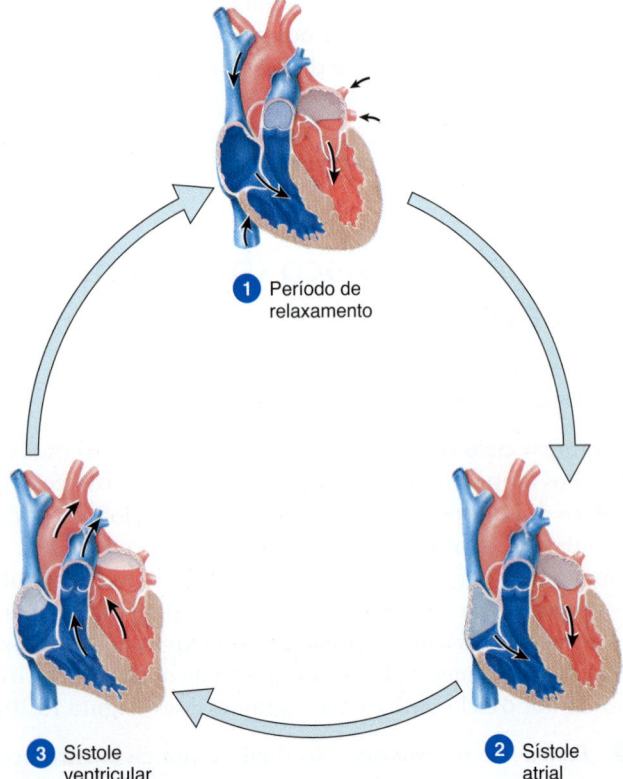

Figura 13.10 Ciclo cardíaco (batimento cardíaco).

🔑 O ciclo cardíaco compreende todos os eventos associados a um único batimento cardíaco.

❶ Período de relaxamento
❷ Sístole atrial
❸ Sístole ventricular

❓ Qual é o estado das quatro valvas do coração durante o enchimento ventricular?

CORRELAÇÃO CLÍNICA | *Sopro cardíaco*

As bulhas cardíacas fornecem informações valiosas sobre a atuação mecânica do coração. Um **sopro cardíaco** é um som anormal, que consiste em um ruído de estalido, jorro ou gorgolejo, que é ouvido antes, entre ou após as bulhas cardíacas normais, ou que pode mascarar as bulhas cardíacas normais. Os sopros cardíacos em crianças são extremamente comuns e, em geral, não representam uma condição patológica. Com frequência, esses tipos de sopros cardíacos diminuem ou desaparecem com o crescimento. Embora alguns sopros cardíacos em adultos sejam inocentes, com mais frequência um sopro cardíaco no adulto indica um distúrbio valvar.

Figura 13.11 **Localização das valvas (cor púrpura) e locais de ausculta (cor vermelha) para as bulhas cardíacas.**

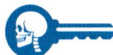 A ausculta refere-se ao ato de ouvir os sons no interior do corpo; é habitualmente realizada com um estetoscópio.

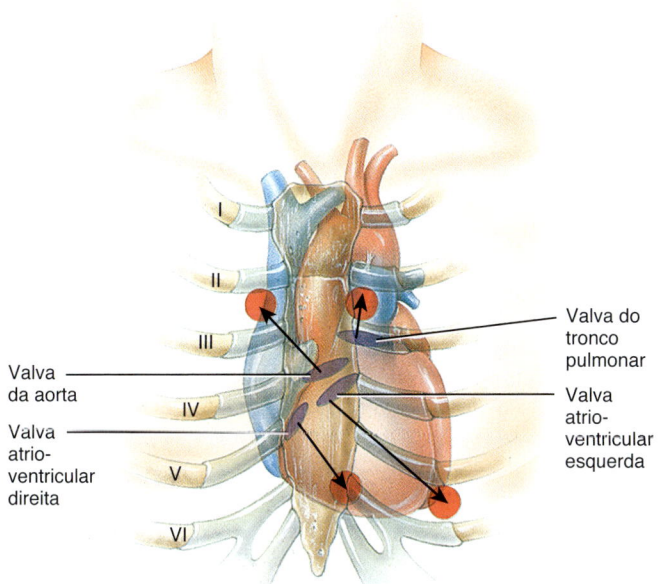

Vista anterior das localizações das valvas cardíacas e locais de ausculta

? Que bulha cardíaca está relacionada com a turbulência do sangue associada ao fechamento das valvas atrioventriculares?

✓ **TESTE RÁPIDO**
19. Qual é a base das bulhas cardíacas?
20. Onde as duas bulhas cardíacas são mais bem ouvidas na superfície do tórax?

13.7 Exercício e o coração

OBJETIVO
- Explicar como o coração é afetado pelo exercício.

É possível melhorar o condicionamento cardiovascular de uma pessoa em qualquer idade com exercícios regulares. Alguns tipos de exercícios são mais efetivos do que outros para melhorar a saúde do sistema circulatório. A **aeróbica**, qualquer atividade que trabalhe os grandes músculos do corpo durante pelo menos 20 min, eleva o débito cardíaco e acelera a taxa metabólica. Em geral, são recomendadas três a cinco sessões por semana para melhorar a saúde do sistema circulatório. A caminhada vigorosa, a corrida, o ciclismo, o esqui *cross-country* e a natação são exemplos de atividades aeróbicas.

O exercício contínuo aumenta a demanda de oxigênio dos músculos. O suprimento ou não da demanda depende principalmente da adequação do débito cardíaco e do funcionamento adequado do sistema respiratório. Depois de várias semanas de treinamento, um indivíduo saudável aumenta o débito cardíaco máximo (o volume de sangue ejetado pelos ventrículos para suas respectivas artérias por minuto), aumentando, assim, a taxa máxima de fornecimento de oxigênio aos tecidos. O fornecimento de oxigênio também aumenta visto que os músculos esqueléticos desenvolvem mais redes capilares em resposta ao treinamento prolongado.

Durante a atividade intensa, um atleta bem treinado pode alcançar um débito cardíaco duas vezes maior do que o de uma pessoa sedentária, em parte por que o treinamento provoca hipertrofia (aumento) do coração. Essa condição é designada como **cardiomegalia fisiológica**. A **cardiomegalia patológica** está relacionada com cardiopatia significativa. Embora o coração de um atleta bem treinado seja maior, o débito cardíaco em *repouso* é aproximadamente o mesmo de uma pessoa saudável sem treinamento, visto que o *volume sistólico* (volume de sangue bombeado a cada batimento de um ventrículo) aumenta, enquanto a frequência cardíaca diminui. A frequência cardíaca em repouso de um atleta treinado frequentemente é de apenas 40 a 60 bpm (*bradicardia em repouso*). O exercício regular também ajuda a reduzir a pressão arterial, a ansiedade e a depressão, a controlar o peso e a aumentar a capacidade do corpo de dissolver coágulos sanguíneos.

✓ **TESTE RÁPIDO**
21. Quais são alguns dos benefícios cardiovasculares do exercício regular?

13.8 Desenvolvimento do coração

OBJETIVO
- Descrever o desenvolvimento do coração.

O sistema circulatório é o primeiro sistema a se formar e a funcionar em um embrião, e o coração é o primeiro órgão funcional. O coração precisa se desenvolver cedo, visto que o embrião em rápido crescimento necessita de uma forma eficiente de obtenção de oxigênio e nutrientes e eliminação de resíduos. Lembre-se de que o oxigênio e os nutrientes nos espaços intervilosos da mãe difundem-se nas vilosidades coriônicas embrionárias, enquanto os resíduos difundem-se na direção oposta, com apenas 21 dias após a fertilização (ver Figura 4.10). Os vasos sanguíneos nas vilosidades coriônicas unem-se ao coração embrionário por meio das artérias umbilicais e veia umbilical (ver Figura 4.10C).

À medida que acompanhamos o desenvolvimento do coração, é preciso ter em mente que muitos distúrbios congênitos (presentes ao nascimento) do coração desenvolvem-se durante a vida embrionária. Esses distúrbios são responsáveis por quase metade de todas as mortes por defeitos congênitos.

O coração começa o seu desenvolvimento a partir do **mesoderma** com 18 ou 19 dias após a fertilização. Na extremidade cefálica do embrião, o coração desenvolve-se a partir de um grupo de células mesodérmicas, denominado **área cardiogênica** (Figura 13.12A). Em resposta à indução de

CORRELAÇÃO CLÍNICA | Doença da artéria coronária

A **doença da artéria coronária (DAC)** constitui um problema clínico grave, que acomete anualmente cerca de 7 milhões de pessoas. A doença da artéria coronária, que é responsável por quase 750.000 mortes nos EUA a cada ano, é a principal causa de morte tanto nos homens quanto nas mulheres. A DAC é definida como os efeitos do acúmulo de placas ateroscleróticas (descritas a seguir) nas artérias coronárias, levando a redução do fluxo sanguíneo para o miocárdio. Alguns indivíduos não apresentam sinais nem sintomas; outros sofrem de angina de peito (dor torácica), e outros ainda sofrem infartos do miocárdio.

Fatores de risco para a DAC

É mais provável que indivíduos com combinações de determinados *fatores de risco* (características, sintomas ou sinais presentes em um indivíduo sem a doença que estão estatisticamente associados a maior chance de desenvolver uma doença) apresentem DAC. Os fatores de risco incluem tabagismo, hipertensão arterial, diabetes melito, níveis elevados de colesterol, obesidade, personalidade do "tipo A", estilo de vida sedentário e história familiar de DAC. Esses fatores de risco são, em sua maioria, modificáveis, isto é, podem ser alterados modificando a alimentação e outros hábitos, ou podem ser controlados pelo uso de medicamentos. Entretanto, outros fatores de risco não são modificáveis (*i. e.*, estão além de nosso controle), incluindo predisposição genética (história familiar de DAC em idade precoce), idade e gênero. (Por exemplo, os homens adultos têm mais tendência a desenvolver DAC do que as mulheres adultas.) O tabagismo é, sem dúvida alguma, o fator de risco número um em todas as doenças associadas à DAC, aumentando em duas vezes o risco de morbidade e de mortalidade.

Desenvolvimento das placas ateroscleróticas

O espessamento das paredes das artérias e a perda de elasticidade constituem as principais características de grupo de doenças, designado como **arteriosclerose**. Uma forma de arteriosclerose é a **aterosclerose**, uma doença progressiva caracterizada pela formação de lesões nas paredes das artérias de grande e médio calibres, denominadas **placas ateroscleróticas** (Figura A, à direita).

Para entender como as placas ateroscleróticas se desenvolvem, precisamos aprender um pouco sobre as moléculas produzidas pelo fígado e pelo intestino delgado, denominadas **lipoproteínas**. Essas partículas esféricas consistem em um cerne de triglicerídios e outros lipídios e em um revestimento externo de proteínas, fosfolipídios e colesterol. A maioria dos lipídios, incluindo o colesterol, não se dissolve na água; precisam se tornar hidrossolúveis para o seu transporte no sangue. A solubilidade em água é obtida pela combinação dos lipídios com lipoproteínas. As duas principais classes de lipoproteínas são as **lipoproteínas de baixa densidade (LDL)** e as **lipoproteínas de alta densidade (HDL)**. As LDL transportam o colesterol do fígado para as células do corpo para uso no reparo das membranas celulares e na produção de hormônios esteroides e sais biliares; todavia, a presença de quantidades excessivas de LDL promove a aterosclerose, razão pela qual o colesterol nessas partículas é algumas vezes designado como "colesterol ruim". As HDL removem o excesso de colesterol das células do corpo e o transportam até o fígado para eliminação. Como as HDL diminuem os níveis de colesterol no sangue, o colesterol nas HDL é designado como "colesterol bom". Quando recebemos os resultados de um exame de sangue, queremos que as LDL estejam baixas, e as HDL, altas.

A *inflamação*, que é uma resposta defensiva do corpo ao dano tecidual, desempenha um papel essencial no desenvolvimento das placas ateroscleróticas. Em consequência da lesão tecidual, os vasos sanguíneos dilatam-se e aumentam a sua permeabilidade, e aparecem fagócitos, incluindo macrófagos, em grande número. A formação de placas ateroscleróticas começa quando as LDL em excesso, provenientes do sangue, acumulam-se na túnica íntima da parede de uma artéria (túnica mais próxima da corrente sanguínea). Em seguida, os lipídios e as proteínas nas LDL sofrem oxidação (que remove os elétrons das moléculas), e as proteínas ligam-se aos açúcares (glicação). Os macrófagos realizam a fagocitose e tornam-se tão repletos de partículas de LDL oxidadas que eles adquirem uma aparência espumosa quando examinados ao microscópio (células espumosas). Os linfócitos T acompanham os monócitos no revestimento interno de uma artéria e, nesse local, liberam substâncias químicas que intensificam a resposta inflamatória. Juntos, as células espumosas, os macrófagos e os linfócitos T formam

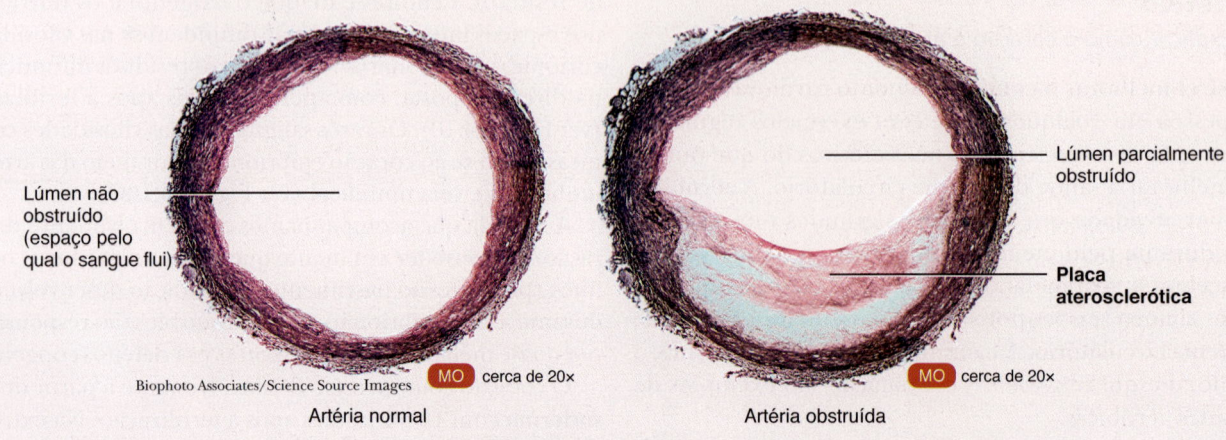

A. Artérias normal e obstruída

uma **estria gordurosa**, que é o início de uma placa aterosclerótica. Se a placa for grande o suficiente, ela pode diminuir significativamente ou até mesmo interromper o fluxo de sangue, resultando em infarto do miocárdio.

Na maioria das respostas inflamatórias, os macrófagos liberam substâncias químicas que promovem a cicatrização após a formação da estria gordurosa. Entretanto, os macrófagos e as células endoteliais também secretam substâncias químicas, que provocam a migração das células musculares lisas da túnica média de uma artéria para o topo da placa aterosclerótica, formando uma cobertura sobre ela, isolando-a, assim, do sangue.

Como a maioria das placas ateroscleróticas se expande para longe da corrente sanguínea, o sangue ainda consegue fluir através da artéria afetada com relativa facilidade, frequentemente durante décadas. Apenas cerca de 15% dos infartos do miocárdio ocorrem quando a placa em uma artéria coronária se expande para dentro da corrente sanguínea, restringindo o fluxo de sangue. A maioria dos infartos do miocárdio ocorre quando a cobertura sobre a placa se rompe em resposta a substâncias químicas produzidas pelas células espumosas. Além disso, as células T induzem as células espumosas a produzir o fator tecidual (FT), uma substância química que inicia a cascata de reações que leva à formação do coágulo sanguíneo.

Vários outros fatores de risco (todos modificáveis) foram identificados como preditores significativos de DAC quando seus níveis estão elevados. As **proteínas C reativas (PCR)** são produzidas pelo fígado ou presentes no sangue na forma inativa, que são convertidas em forma ativa durante a inflamação. As PCR podem desempenhar um papel direto no desenvolvimento da aterosclerose, promovendo a captação de LDL pelos macrófagos. A **lipoproteína (a),** uma partícula semelhante à LDL que se liga às células endoteliais, macrófagos e plaquetas sanguíneas, inibe a decomposição do coágulo sanguíneo e pode promover a proliferação das fibras musculares lisas. O **fibrinogênio,** uma glicoproteína envolvida na coagulação sanguínea, pode ajudar a regular a proliferação celular, a vasoconstrição e a agregação plaquetária. A **homocisteína** é um aminoácido que pode induzir dano aos vasos sanguíneos ao promover a agregação plaquetária e a proliferação de fibras musculares lisas.

Diagnóstico de DAC

Muitos procedimentos podem ser utilizados para estabelecer o diagnóstico de DAC; o procedimento específico irá depender dos sinais e sintomas do indivíduo acometido.

Um eletrocardiograma (ECG) em repouso constitui o exame padrão utilizado para o diagnóstico de DAC. Pode-se efetuar também uma **prova de esforço**. Na *prova de esforço* (teste ergométrico), a função cardíaca é monitorada quando o indivíduo é submetido a um estresse físico, como esteira, bicicleta ergométrica ou exercícios com os braços. Durante o procedimento, os registros do ECG são monitorados continuamente, e a pressão arterial é monitorada a determinados intervalos. Um *teste de estresse sem exercício (farmacológico)* é utilizado para indivíduos que não podem se exercitar, devido a determinadas condições, como artrite. Administra-se um medicamento que estressa o coração para simular os efeitos do exercício. Durante a prova de esforço e o teste de estresse sem exercício, pode-se realizar uma cintilografia com radionuclídeos para avaliar o fluxo sanguíneo pelo músculo do coração. Na **cintilografia,** uma substância marcada com radionuclídeo é injetada em uma veia; a substância distribui-se por todo o corpo, e registra-se uma imagem para fornecer informações sobre a estrutura e a função dos órgãos. (Para imagens representativas, ver a Tabela 1.3.)

O diagnóstico de DAC também pode incluir a **ecocardiografia**, uma técnica que utiliza ondas de ultrassom para fornecer imagens do interior do coração. A ecocardiografia possibilita a visualização do coração em movimento e pode ser usada para determinar o tamanho, o formato e as funções das câmaras do coração; o volume e a velocidade do sangue bombeado pelo coração e o estado das valvas cardíacas; a presença de defeitos congênitos; e anormalidades do pericárdio. Uma técnica bastante recente é a **tomografia computadorizada por feixe de elétrons (TCFE)**, que detecta depósitos de cálcio nas artérias coronárias. Esses depósitos de cálcio constituem indicadores de aterosclerose.

A **angiografia coronariana por tomografia computadorizada (ACTC)** é um procedimento radiográfico assistido por computador, que consiste na injeção de um meio de contraste na veia e administração de betabloqueador para diminuir a frequência cardíaca. Esses feixes de raios X formam um arco em torno do coração e, por fim, produzem uma imagem denominada ACTC. Esse procedimento é utilizado principalmente para detectar bloqueios como placa aterosclerótica ou cálcio (ver Tabela 1.3).

O **cateterismo cardíaco** é um procedimento invasivo, que é realizado para visualizar as câmaras, as valvas e os grandes vasos do coração, de modo a diagnosticar e tratar doenças não relacionadas com anormalidades das artérias coronárias. O cateterismo cardíaco também pode ser usado para medir a pressão no coração e nos grandes vasos; para avaliar o débito cardíaco; para medir o fluxo de sangue pelo coração e pelos grandes vasos; para identificar a localização de defeitos septais e valvares; e para obter amostras de tecido e de sangue. O procedimento envolve a inserção de um longo cateter (tubo de plástico) radiopaco e flexível em uma artéria periférica (para o cateterismo do coração direito) ou em uma artéria periférica (para o cateterismo do coração esquerdo) e seu direcionamento sob fluoroscopia (observação radiográfica).

A **angiografia coronária** é um procedimento invasivo utilizado para obter informações sobre as artérias coronárias. Um cateter é inserido em uma artéria na virilha ou no punho e introduzido sob fluoroscopia em direção ao coração e, em seguida, nas artérias coronárias. Após posicionar a ponta do cateter, injeta-se um meio de contraste radiopaco nas artérias coronárias. As radiografias das artérias, denominadas angiogramas, aparecem em movimento no monitor, e a informação é registrada em um *videotape* ou disco de computador. A angiografia coronária pode ser utilizada para visualizar as artérias coronárias e injetar fármacos que dissolvem coágulos, como a estreptoquinase ou o ativador do plasminogênio tecidual (t-PA), em uma artéria coronária para dissolver um trombo obstrutivo.

Tratamento da DAC

As opções de tratamento incluem fármacos (anti-hipertensivos, nitroglicerina, betabloqueadores, fármacos que reduzem o colesterol e agentes que dissolvem coágulos) e vários procedimentos cirúrgicos e não cirúrgicos destinados a aumentar o suprimento sanguíneo.

A **revascularização do miocárdio** é um procedimento cirúrgico em que um vaso sanguíneo de outra parte do corpo é

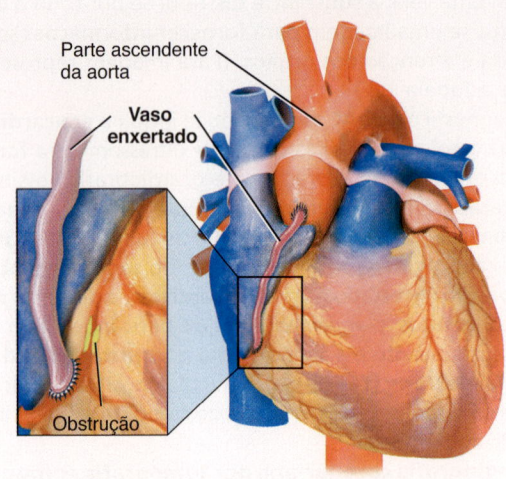

B. Revascularização do miocárdio

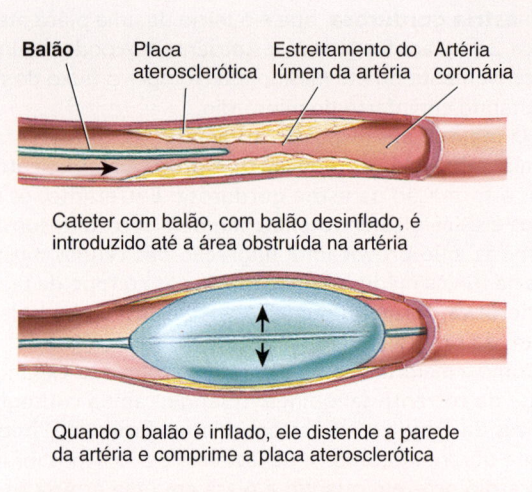

C. Angiografia coronariana transluminal percutânea (ACTP)

conectado (enxertado) a uma artéria coronária para desviar o fluxo sanguíneo de uma área bloqueada (Figura B). Um segmento do vaso sanguíneo enxertado é suturado entre a aorta e a parte não bloqueada da artéria coronária (Figura B).

Um procedimento não cirúrgico é a **angioplastia coronariana transluminal percutânea (ACTP)**. Um cateter com balão é inserido em uma artéria do braço ou da perna e delicadamente guiado até uma artéria coronária (Figura C). Enquanto o corante é liberado, são obtidos angiogramas (radiografias dos vasos sanguíneos) para localizar as placas. Em seguida, o cateter é avançado até o ponto de obstrução, e uma bomba com balão intra-aórtico é insuflada com ar para comprimir a placa contra a parede do vaso sanguíneo. Como 30 a 50% das artérias submetidas a ACTP falham, devido à ocorrência de reestenose (novo estreitamento) em 6 meses após o procedimento, pode-se inserir um *stent* por meio de um cateter. Um *stent* é um tubo de metal fino, que é colocado permanentemente em uma artéria para mantê-la permeável (aberta) (Figuras D, E). A reestenose pode ser causada por lesão em decorrência do próprio procedimento, visto que a ACTP pode danificar a parede da artéria, levando a ativação das plaquetas, proliferação de fibras musculares lisas e formação de placa. Recentemente, *stents* coronários revestidos farmacológicos (eluidores de fármacos) têm sido usados para prevenir a reestenose. Os *stents* são revestidos com um de vários fármacos antiproliferativos (inibem a proliferação das fibras musculares lisas na túnica média de uma artéria) e anti-inflamatórios. Foi demonstrado que os *stents* farmacológicos reduzem a taxa de reestenose quando comparados com os *stents* metálicos (sem revestimento).

Uma área de pesquisa atual envolve o resfriamento da temperatura central do corpo durante procedimentos como a revascularização do miocárdio. Houve alguns resultados promissores com a aplicação da crioterapia durante um acidente vascular encefálico (AVE). Essa pesquisa originou-se de observações de pessoas que sofreram um incidente hipotérmico (como afogamento em água fria) e recuperaram-se com déficits neurológicos relativamente mínimos.

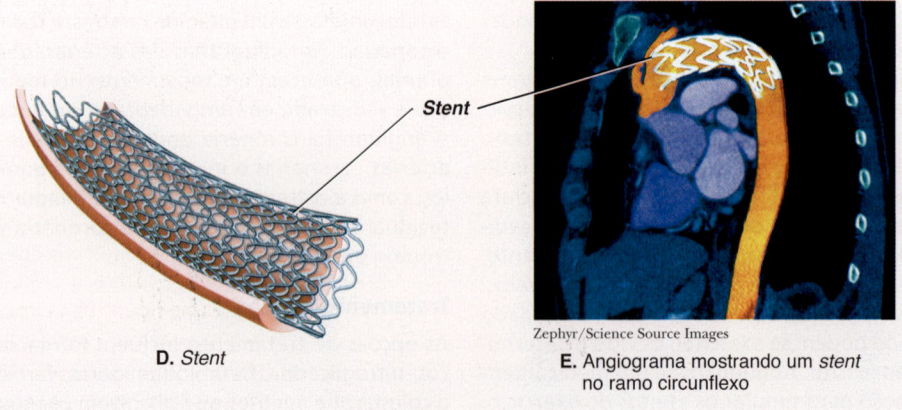

D. Stent

E. Angiograma mostrando um *stent* no ramo circunflexo

CORRELAÇÃO CLÍNICA | *Ajuda para os casos de falência cardíaca*

Quando surge falência cardíaca, o indivíduo passa a apresentar redução da capacidade de se exercitar ou até mesmo de se locomover. Existem várias técnicas cirúrgicas e dispositivos médicos para aliviar a falência cardíaca. Para alguns pacientes, até mesmo um aumento de 10% no volume de sangue ejetado pelos ventrículos pode significar a diferença entre ficar acamado e ter mobilidade limitada.

O **transplante cardíaco** consiste na substituição de um coração gravemente lesionado por um coração normal de um doador com morte encefálica ou recém-falecido. Os transplantes cardíacos são realizados em pacientes com insuficiência cardíaca de estágio terminal ou doença da artéria coronária grave. Uma vez localizado um coração adequado, a cavidade torácica é exposta por meio de uma incisão mesoesternal. Após o paciente ser colocado em uma máquina de circulação extracorpórea, que oxigena e circula o sangue, o pericárdio é seccionado para expor o coração. Em seguida, o coração enfermo é retirado (habitualmente com exceção da parede posterior do átrio esquerdo) (Figura A), e o coração do doador é ajustado e suturado na posição (Figura B), de modo que o restante do

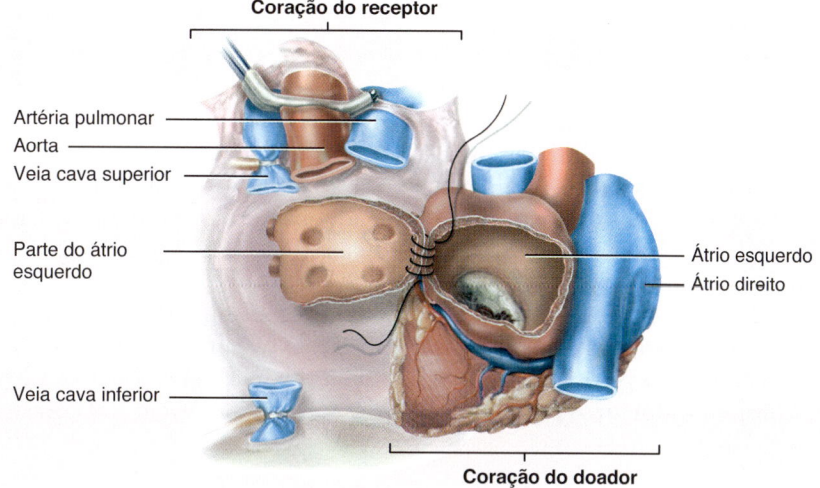

A. O átrio esquerdo do coração do doador é suturado ao átrio esquerdo do receptor

átrio esquerdo e os grandes vasos sejam conectados ao coração do doador (Figura C). O novo coração começa a funcionar assim que o sangue flui por ele (pode-se utilizar um choque elétrico para corrigir um ritmo anormal), o paciente é retirado da máquina de circulação extracorpórea, e o tórax é suturado. O paciente precisa tomar fármacos imunossupressores durante toda a sua vida, de modo a evitar a ocorrência de rejeição. Como o nervo vago (X) é seccionado durante a cirurgia, o novo coração terá uma frequência cardíaca de 100 por minuto (em comparação com a frequência cardíaca normal de cerca de 75 vezes por minuto).

Em geral, o coração doado é perfundido com uma solução fria e, em seguida, conservado em gelo estéril. Esse procedimento consegue manter o coração viável por cerca de 4 a 5 h. Em maio de 2007, cirurgiões nos EUA realizaram o primeiro transplante com um coração batendo. O coração do doador foi mantido na temperatura corporal normal e ligado a um sistema de cuidados de órgãos, que permitiu manter os batimentos cardíacos com sangue oxigenado aquecido fluindo por ele. Esse procedimento prolonga acentuadamente o tempo entre a retirada do coração do doador e o seu transplante em um receptor; diminui também a lesão do coração enquanto ele está privado de sangue, o que pode levar à rejeição. A segurança e os benefícios do sistema de suporte com oxigênio ainda estão sendo avaliados.

Atualmente, os transplantes cardíacos são comuns e produzem bons resultados, porém a disponibilidade de doadores é muito limitada. Outra abordagem é o uso de dispositivos de assistência cardíaca e outros procedimentos cirúrgicos que ajudam o funcionamento do coração sem a sua retirada, incluindo bomba com balão intra-aórtico e dispositivo de suporte ventricular (ver Terminologia técnica).

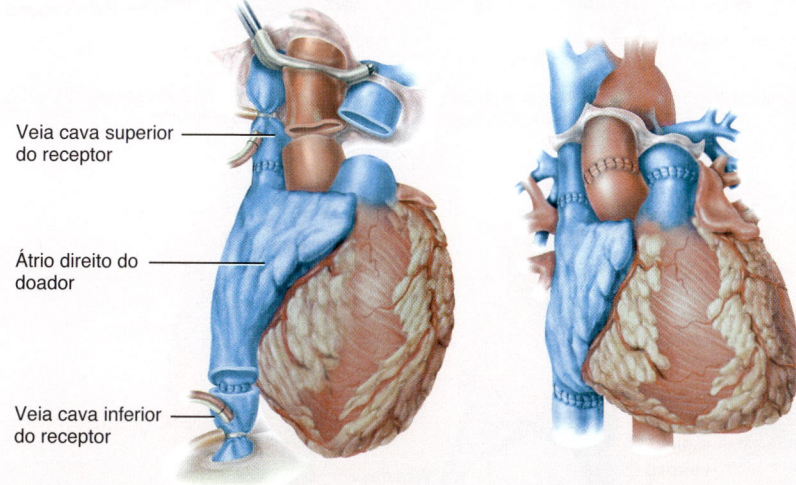

B. O átrio direito do coração do doador é suturado às veias cavas superior e inferior do receptor

C. Coração transplantado com suturas

sinais provenientes do endoderma subjacente, o mesoderma na área cardiogênica forma um par de filamentos alongados, denominados **cordões cardiogênicos**. Pouco depois, esses cordões desenvolvem um centro oco e, em seguida, passam a ser conhecidos como **tubos endocárdicos** (Figura 13.12B). Com o dobramento lateral do embrião, os tubos endocárdicos pares aproximam-se um do outro e fundem-se em um único tubo, denominado **tubo cardíaco primitivo** no dia 21 após a fertilização (Figura 13.12C).

Com 22 dias, o tubo cardíaco primitivo desenvolve-se em cinco regiões distintas e começa a bombear sangue. Da extremidade caudal em direção à extremidade cefálica (também no sentido do fluxo sanguíneo), essas regiões são as seguintes: (1) **seio venoso,** (2) **átrio primitivo,** (3) **ventrículo primitivo,** (4) **bulbo cardíaco** e (5) **tronco arterial** (Figura 13.12D). O seio venoso recebe inicialmente sangue de todas as veias do embrião; as contrações do coração começam nessa região e seguem sequencialmente nas outras regiões. Por conseguinte, nesse estágio, o coração consiste em uma série de regiões não pareadas. Os destinos das regiões são mostrados na Tabela 13.1.

No 23º dia o tubo cardíaco primitivo se alonga. Como o bulbo cardíaco e o ventrículo crescem mais rapidamente do que as outras partes do tubo, e como as extremidades atriais e venosas do tubo estão limitadas pelo pericárdio, o tubo começa a formar uma alça e a se dobrar. A princípio, o

TABELA 13.1
Desenvolvimento do coração e dos grandes vasos.

ESTRUTURA EMBRIONÁRIA	DERIVADO NO ADULTO
Seio venoso	Parte do átrio direito (parede posterior), seio coronário e nó sinoatrial (SA)
Átrio primitivo	Parte do átrio direito (parede anterior), aurícula direita, parte do átrio esquerdo (parede anterior) e aurícula esquerda
Ventrículo primitivo	Ventrículo esquerdo
Bulbo cardíaco	Ventrículo direito
Tronco arterial	Parte ascendente da aorta e tronco pulmonar

coração primitivo assume um formato em U; posteriormente, adquire um formato em S (Figura 13.12E). Em consequência desses movimentos, que se completam por volta do dia 28, os átrios e os ventrículos do futuro coração são reorientados e assumem suas posições finais do adulto (Figura 13.12F). O restante do desenvolvimento do coração consiste na remodelagem das câmaras e na formação dos septos e das valvas para formar um coração de quatro câmaras.

Figura 13.12 Desenvolvimento do coração. As setas no interior das estruturas indicam o sentido do fluxo sanguíneo.

O coração começa o seu desenvolvimento a partir do mesoderma no dia 18 ou 19 após a fertilização.

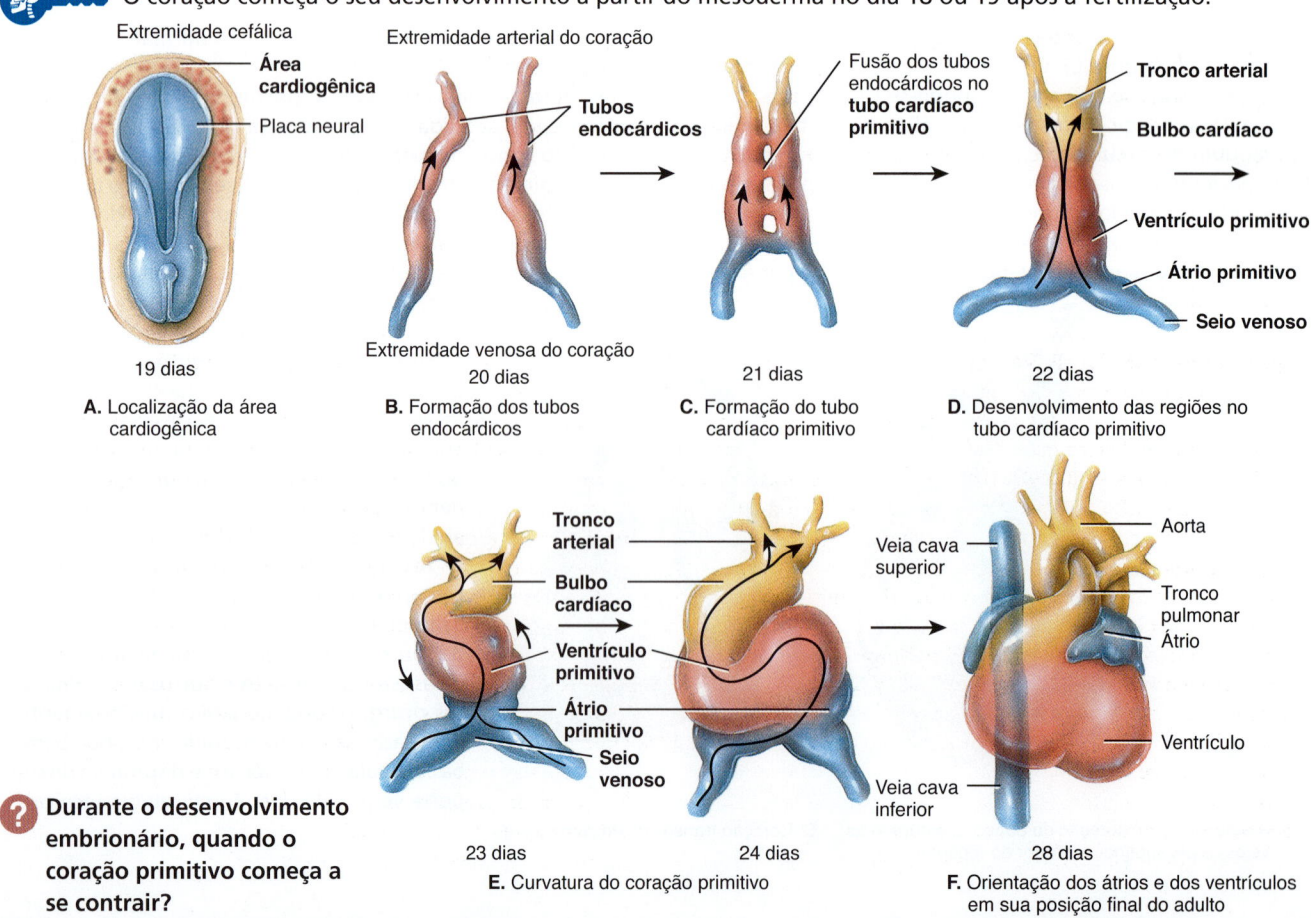

? Durante o desenvolvimento embrionário, quando o coração primitivo começa a se contrair?

Com aproximadamente 28 dias, aparecem espessamentos do mesoderma do revestimento interno da parede do coração. Esses **coxins endocárdicos** (Figura 13.13) crescem na direção um do outro, fundem-se e dividem o **canal atrioventricular** único (região entre os átrios e os ventrículos) em canais atrioventriculares direito e esquerdo separados e menores. Além disso, o *septo interatrial* começa o seu crescimento em direção aos coxins endocárdicos fundidos. Por fim, o septo interatrial e os coxins endocárdicos unem-se, e surge uma abertura no septo, denominada **forame oval**. O septo interatrial divide a região atrial em um *átrio direito* e um *átrio esquerdo*. Antes do nascimento, o forame oval permite que a maior parte do sangue que entra no átrio direito passe para o átrio esquerdo. Depois do nascimento, o forame normalmente se fecha, de modo que o septo interatrial passa a constituir uma divisão completa. O remanescente do forame oval é a fossa oval (ver Figura 13.4A). A formação do *septo interventricular* divide a região ventricular em um *ventrículo direito* e um *ventrículo esquerdo*. A divisão do canal atrioventricular, da região atrial e da região ventricular está basicamente completa no final da quinta semana. As *valvas atrioventriculares* formam-se entre a quinta e a oitava semana. As valvas semilunares formam-se entre a quinta e a nona semana.

✓ TESTE RÁPIDO
22. Por que o sistema circulatório é o primeiro sistema do corpo a se desenvolver?
23. O coração desenvolve-se a partir de qual camada germinativa primária?

Figura 13.13 Divisão do coração em quatro câmaras.

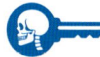 A divisão do coração começa aproximadamente no dia 28 após a fertilização.

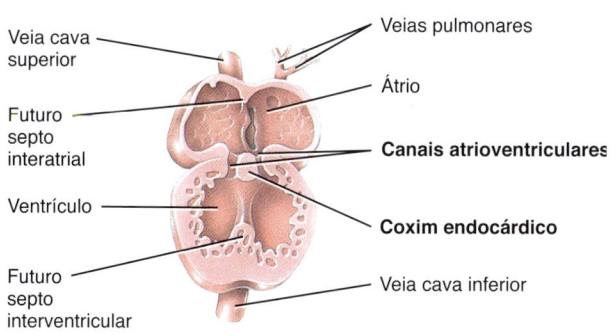

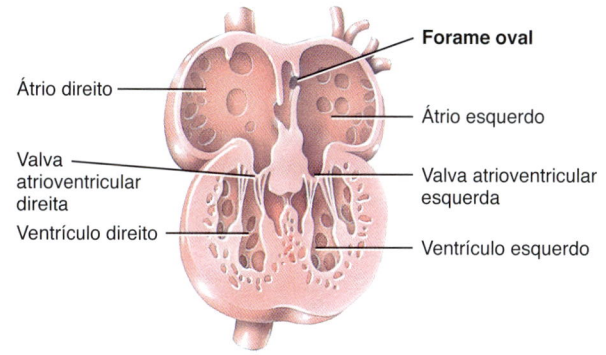

A. Vista anterior do corte frontal com cerca de 28 dias

B. Vista anterior do corte frontal com cerca de 8 semanas

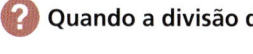 **Quando a divisão do coração está completa?**

TERMINOLOGIA TÉCNICA

Bloqueio atrioventricular (BAV) Arritmia que ocorre quando as vias elétricas entre os átrios e os ventrículos são bloqueadas, diminuindo a transmissão de sinais elétricos por todas as células contráteis do músculo cardíaco. É o tipo mais comum de arritmia.

Dispositivo de suporte ventricular (DSV) Bomba mecânica que ajuda um ventrículo enfraquecido a bombear sangue por todo o corpo, de modo que o coração não precise trabalhar tão intensamente.

Ecocardiografia O uso do ultrassom para estudar a estrutura do coração e seus movimentos e a presença de líquido pericárdico.

Extrassístole atrial (ESA) Batimento cardíaco que ocorre mais cedo do que o esperado e que interrompe brevemente o ritmo cardíaco normal. Com frequência, provoca sensação de batimento omitido, seguido por batimento mais vigoroso. As ESA originam-se no miocárdio atrial e são comuns em indivíduos saudáveis.

Extrassístole ventricular Arritmia que surge quando um *foco ectópico*, uma região do coração diferente do complexo estimulante do coração, torna-se mais excitável do que o normal e provoca a ocorrência de um potencial de ação anormal ocasional.

Fibrilação ventricular (FV) A arritmia mais fatal, em que as contrações das fibras ventriculares estão totalmente assincrônicas, de modo que os ventrículos estremecem, em lugar de se contrair de modo coordenado.

Insuficiência cardíaca congestiva (ICC) Perda da eficiência de bombeamento pelo coração. As causas de ICC incluem doença da artéria coronária, defeitos congênitos, hipertensão arterial prolongada (que aumenta a pós-carga), infartos do miocárdio e distúrbios valvares.

Miocardiopatia Distúrbio progressivo em que ocorre comprometimento da estrutura ou da função ventriculares.

Palpitação Pulsação do coração ou frequência cardíaca ou ritmo anormal do coração.

Parada cardíaca Interrupção de um batimento cardíaco efetivo. O coração pode estar totalmente parado ou pode estar em *fibrilação ventricular* (ver anteriormente).

Reabilitação cardíaca Programa supervisionado de exercícios progressivos, apoio psicológico, orientação e treinamento para permitir ao paciente retomar suas atividades normais após um infarto do miocárdio.

Síndrome do nó sinoatrial Disfunção do nó SA, que inicia batimentos cardíacos de modo excessivamente lento ou rápido, produz pausas muito longas entre as contrações cardíacas ou interrompe a produção de batimentos cardíacos. Os sintomas consistem em tontura, dispneia, perda da consciência e palpitações.

Taquicardia paroxística Período de batimentos cardíacos rápidos que começa e termina subitamente.

Taquicardia ventricular (TV) Arritmia que se origina nos ventrículos; caracteriza-se por quatro ou mais contrações prematuras e provoca batimento excessivamente rápido dos ventrículos (pelo menos 120 bpm).

Teste eletrofisiológico Procedimento em que um cateter com um eletrodo é inserido pelos vasos sanguíneos e introduzido no coração para detectar os locais exatos de vias de condução elétrica anormais.

REVISÃO DO CAPÍTULO

Conceitos essenciais

13.1 Localização e projeção de superfície do coração

1. O coração está localizado no mediastino; cerca de dois terços de sua massa estão à esquerda da linha mediana.
2. O coração é basicamente um cone deitado sobre o seu lado; consiste em um ápice, uma base, faces esternocostal e diafragmática e faces pulmonares direita e esquerda.
3. São utilizados quatro pontos para projetar a localização do coração na superfície do tórax.

13.2 Estrutura e função do coração

1. O pericárdio, a membrana que envolve e protege o coração, consiste em uma camada fibrosa externa e no pericárdio seroso interno, que é composto por uma lâmina parietal e uma lâmina visceral. Entre as lâminas parietal e visceral do pericárdio seroso, existe a cavidade do pericárdio, um espaço potencial preenchido com alguns mililitros de líquido pericárdico lubrificante, que diminui o atrito entre as duas membranas.
2. A parede do coração possui três camadas: o epicárdio (lâmina visceral do pericárdio seroso mais o tecido adiposo subjacente), o miocárdio e o endocárdio. O epicárdio consiste em mesotélio e tecido conjuntivo, o miocárdio é composto de tecido muscular cardíaco e o endocárdio consiste em endotélio e tecido conjuntivo.
3. As fibras musculares cardíacas contêm habitualmente um único núcleo de localização central. Quando comparadas com as fibras musculares esqueléticas, as fibras musculares cardíacas apresentam maior número de mitocôndrias maiores, retículo sarcoplasmático ligeiramente menor e túbulos transversos mais largos, que estão localizados nos discos Z.
4. As fibras musculares cardíacas estão unidas por meio de discos intercalares unidos pelas suas extremidades. Os desmossomos nos discos proporcionam resistência, enquanto as junções comunicantes possibilitam a condução de potenciais de ação de uma fibra muscular para suas vizinhas.
5. As câmaras do coração incluem duas câmaras superiores, os átrios direito e esquerdo, e duas câmaras inferiores, os ventrículos direito e esquerdo. As características externas do coração incluem as aurículas (as aurículas de cada átrio, que aumentam o seu volume), o sulco coronário, entre os átrios e os ventrículos, e os sulcos anterior e posterior entre os ventrículos, nas faces anterior e posterior do coração, respectivamente.
6. O átrio direito, que recebe sangue da veia cava superior, da veia cava inferior e do seio coronário é separado internamente do átrio esquerdo pelo septo interatrial, que contém a fossa oval. O sangue sai do átrio direito por meio da valva atrioventricular direita (tricúspide). O ventrículo direito, que recebe sangue do átrio direito, é separado internamente do ventrículo esquerdo pelo septo interventricular e bombeia sangue para os pulmões por meio da valva do tronco pulmonar e do tronco pulmonar.
7. O sangue oxigenado entra no átrio direito a partir das veias pulmonares e sai pela valva atrioventricular esquerda (mitral). O ventrículo esquerdo bombeia sangue oxigenado para a circulação sistêmica por meio da valva da aorta e da aorta.
8. A espessura do miocárdio das quatro câmaras varia de acordo com a função da câmara. O ventrículo esquerdo possui a parede mais espessa, em virtude de sua alta carga de trabalho.
9. O esqueleto fibroso do coração consiste em tecido conjuntivo denso, que envolve e sustenta as valvas do coração.
10. As valvas do coração impedem o fluxo retrógrado de sangue para o coração. As valvas atrioventriculares (AV), que estão situadas entre os átrios e os ventrículos, são a valva atrioventricular direita (tricúspide), no lado direito do coração, e a valva atrioventricular esquerda (mitral), no lado esquerdo. As cordas tendíneas e os músculos papilares estabilizam as válvulas das valvas AV e impedem o refluxo do sangue para dentro dos átrios. Cada uma das duas artérias que deixam o coração possui uma valva (valva da aorta e valva do tronco pulmonar).

13.3 Circulação do sangue

1. O lado esquerdo do coração é a bomba para a circulação sistêmica, isto é, a circulação do sangue por todo o corpo, com exceção dos alvéolos dos pulmões. O ventrículo esquerdo ejeta sangue na aorta, e o sangue flui, em seguida, para as artérias, as arteríolas, os capilares, as vênulas e as veias sistêmicas, que o levam de volta ao átrio direito.
2. O lado direito do coração é a bomba para a circulação pulmonar, isto é, a circulação do sangue pelos pulmões. O ventrículo direito ejeta sangue no tronco pulmonar e, em seguida, o sangue flui para as artérias pulmonares, os capilares pulmonares e as veias pulmonares, que levam o sangue de volta ao átrio esquerdo.
3. O fluxo de sangue pelos vasos que suprem o coração é denominado circulação coronária.
4. As principais artérias da circulação coronária são as artérias coronárias direita e esquerda. As principais veias são as veias cardíacas e o seio coronário.

13.4 Complexo estimulante do coração e inervação
1. As células autorrítmicas formam o complexo estimulante do coração; são fibras musculares cardíacas modificadas, que geram potenciais de ação de modo espontâneo.
2. Os componentes do complexo estimulante do coração são o nó sinoatrial (SA) (marca-passo natural), o nó atrioventricular (AV), o fascículo atrioventricular (AV) (feixe de His), os ramos do fascículo e os ramos subendocárdicos (fibras de Purkinje).
3. O registro das alterações elétricas durante o curso dos ciclos cardíacos é denominado eletrocardiograma (ECG). O ECG normal consiste em uma onda P (despolarização atrial), uma onda QRS (início da despolarização ventricular) e uma onda T (repolarização ventricular).

13.5 Ciclo cardíaco (batimento cardíaco)
1. Um ciclo cardíaco consiste na sístole (contração) e na diástole (relaxamento) de ambos os átrios, mais a sístole e a diástole de ambos os ventrículos.
2. As fases do ciclo cardíaco são as seguintes: (a) período de relaxamento, (b) enchimento ventricular e (c) sístole ventricular.

13.6 Bulhas cardíacas
1. B1, a primeira bulha cardíaca (*tum*), é causada pela turbulência do sangue associada ao fechamento das valvas atrioventriculares.
2. B2, a segunda bulha cardíaca (*ta*), é provocada pela turbulência do sangue associada ao fechamento das valvas da aorta e do tronco pulmonar.

13.7 Exercício e o coração
1. O exercício sustentado aumenta a demanda de oxigênio dos músculos.
2. Entre os benefícios do exercício aeróbico estão o aumento do débito cardíaco, a redução da pressão arterial, o controle do peso, o aumento da atividade fibrinolítica e a redução da frequência cardíaca em repouso.

13.8 Desenvolvimento do coração
1. O coração desenvolve-se a partir do mesoderma.
2. Os tubos endoteliais desenvolvem-se nas quatro câmaras e nos grandes vasos do coração.

QUESTÕES PARA AVALIAÇÃO CRÍTICA

1. Explique por que as valvas AV não se abrem para trás quando ocorre contração dos ventrículos.
2. O Sr. Williams foi diagnosticado com oclusão do ramo interventricular anterior ou artéria descendente anterior esquerda (DAE) e ramo circunflexo da artéria coronária esquerda. Que regiões do coração desse paciente podem ser afetadas por essas oclusões?
3. O coração se contrai continuamente, o que significa que ele se movimenta constantemente. Por que a contração do coração não o afasta de sua posição? Por que a contração do músculo não separa as fibras musculares?
4. A filha de Aleesha, de 3 anos de idade, está com faringite. O pediatra pediu para Aleesha levá-la ao consultório, de modo que pudesse efetuar um teste para infecção estreptocócica. Aleesha está se perguntando por que esse exame é necessário, visto que as crianças têm dor de garganta com frequência e, em geral, recuperam-se rapidamente. O que você responderia a Aleesha?
5. Franz foi diagnosticado com estenose da valva da aorta. O que isso significa, e como você acredita que isso irá afetar a função cardíaca desse paciente?

RESPOSTAS ÀS QUESTÕES DAS FIGURAS

13.1 O mediastino é a região anatômica que se estende do esterno até a coluna vertebral, da primeira costela até o diafragma e entre as pleuras dos pulmões.
13.2 A lâmina visceral do pericárdio seroso (epicárdio) constitui parte do pericárdio e parte da parede do coração.
13.3 O sulco coronário forma um limite externo entre os átrios superiores e os ventrículos inferiores.
13.4 O ventrículo esquerdo é a câmara do coração que possui a parede mais espessa.
13.5 O esqueleto fibroso é composto de tecido conjuntivo denso.
13.6 Os músculos papilares se contraem, o que traciona as cordas tendíneas e impede a eversão das valvas atrioventriculares e o fluxo de sangue de volta para os átrios.
13.7 Na parte B, os números 2 (ventrículo direito) a 6 (átrio esquerdo) representam a circulação pulmonar, enquanto os números 7 (ventrículo esquerdo) a 10 e 1 (átrio direito) representam a circulação sistêmica.
13.8 O ramo circunflexo leva sangue oxigenado para as paredes do átrio esquerdo e do ventrículo esquerdo.
13.9 A conexão elétrica entre os átrios e os ventrículos é o fascículo atrioventricular.
13.10 As valvas atrioventriculares estão abertas, enquanto as valvas da aorta e do tronco pulmonar estão fechadas durante o enchimento ventricular.
13.11 A primeira bulha cardíaca (B1) ou *tum* está associada ao fechamento das valvas atrioventriculares.
13.12 O coração começa a se contrair com vinte e dois dias de gestação.
13.13 A divisão do coração está completa no final da quinta semana.

SISTEMA CIRCULATÓRIO | VASOS SANGUÍNEOS

14

INTRODUÇÃO Se você já cultivou um grande jardim, provavelmente conhece bem a importância da irrigação. Em sua forma mais simples, um sistema de irrigação é uma rede de canais ou sulcos que fornecem a água necessária, proveniente de uma fonte principal, para as raízes de todas as plantas de um jardim. De modo semelhante, os vasos sanguíneos do corpo formam uma extensa rede de "canais de irrigação" para fornecer o líquido necessário – neste caso, o sangue mantido de modo homeostático – a todas as células do corpo. De fato, essa rede vascular constitui parte de uma das redes de irrigação mais fenomenais imagináveis. Esses vasos, que se originam de uma bomba muscular, o coração, formam um extenso sistema de vias tubulares, que transportam o sangue nutritivo para longe do coração, em direção aos tecidos, por meio de pequenos vasos permeáveis existentes nos tecidos. Nestes locais, ocorrem as trocas que sustentam a vida entre o sangue e as células adjacentes, incluindo fornecimento de O_2 e nutrientes e captação de escórias. Em seguida, o líquido carregado de escórias flui de volta ao coração por meio de um conjunto de vasos de retorno, que seguem trajetos paralelos aos dos vasos de irrigação. O padrão circular de fluxo que entra e sai do coração constitui um componente do sistema circulatório. Esse sistema de vias tubulares é tão incrivelmente extenso que, se todos os vasos fossem ligados entre si pelas suas extremidades, eles se estenderiam por cerca de 100.000 quilômetros, aproximadamente três vezes a circunferência da Terra. Além disso, os pequenos vasos permeáveis que irrigam os tecidos estão tão intimamente distribuídos entre os trilhões de células do corpo que até mesmo a ocorrência de uma lesão tecidual mínima leva à ruptura de pequenos vasos. Este capítulo realça a estrutura e as funções de diversos tipos de vasos sanguíneos e descreve como eles atuam em conjunto para formar as principais vias circulatórias do corpo humano. •

? *Você já se perguntou por que a hipertensão tem efeitos tão devastadores se não for tratada? Você pode encontrar a resposta na página 540.*

Mark Nielsen

SUMÁRIO

14.1 Anatomia dos vasos sanguíneos, 485
- Estrutura básica de um vaso sanguíneo, 485
- Artérias, 487
- Anastomoses, 488
- Arteríolas, 488
- Capilares, 489
- Vênulas, 491
- Veias, 491
- Distribuição do sangue, 492

14.2 Vias circulatórias | Circulação sistêmica, 493
- EXPO 14.A – A aorta e seus ramos, 497
- EXPO 14.B – Parte ascendente da aorta, 501
- EXPO 14.C – Arco da aorta, 502
- EXPO 14.D – Parte torácica da aorta, 507
- EXPO 14.E – Parte abdominal da aorta, 508
- EXPO 14.F – Artérias da pelve e dos membros inferiores, 514
- EXPO 14.G – Veias da circulação sistêmica, 518
- EXPO 14.H – Veias da cabeça e do pescoço, 520
- EXPO 14.I – Veias dos membros superiores, 523
- EXPO 14.J – Veias do tórax, 526
- EXPO 14.K – Veias do abdome e da pelve, 529
- EXPO 14.L – Veias dos membros inferiores, 531

14.3 Vias circulatórias | Circulação porta-hepática, 534

14.4 Vias circulatórias | Circulação pulmonar, 535

14.5 Vias circulatórias | Circulação fetal, 536

14.6 Desenvolvimento do sangue e dos vasos sanguíneos, 538

14.7 Envelhecimento e sistema circulatório, 541

Terminologia técnica, 541

14.1 Anatomia dos vasos sanguíneos

OBJETIVOS
- Descrever a estrutura básica de um vaso sanguíneo
- Comparar a estrutura das artérias, das arteríolas, dos capilares, das vênulas e das veias
- Comparar as funções das artérias, das arteríolas, dos capilares, das vênulas e das veias
- Distinguir entre artérias elásticas (condutoras) e musculares (distribuidoras)
- Descrever os tipos de capilares e suas funções.

Os cinco tipos principais de vasos sanguíneos são as artérias, as arteríolas, os capilares, as vênulas e as veias. As **artérias** transportam o sangue para longe do coração até outros órgãos. As artérias elásticas de grande calibre deixam o sangue e dividem-se em artérias musculares de médio calibre, que se ramificam para as diversas regiões do corpo. Em seguida, as artérias de médio calibre dividem-se em artérias pequenas, as quais, por sua vez, ramificam-se em artérias ainda menores, denominadas **arteríolas**. Conforme as arteríolas penetram em um tecido, elas se ramificam em inúmeros vasos minúsculos, denominados **vasos capilares** ou simplesmente **capilares**. As paredes finas dos capilares possibilitam a troca de substâncias entre o sangue e os tecidos do corpo. Grupos de capilares no tecido reúnem-se para formar pequenas veias, denominadas **vênulas**. Por sua vez, essas vênulas unem-se para formar vasos sanguíneos progressivamente maiores, denominados **veias**. As veias são os vasos sanguíneos que transportam o sangue dos tecidos de volta ao coração.

Angiogênese refere-se ao crescimento de novos vasos sanguíneos. Trata-se de um importante processo no desenvolvimento embrionário e fetal e, na vida pós-natal, desempenha funções importantes, como a cicatrização de feridas, a formação de um novo revestimento uterino após a menstruação, a formação do corpo lúteo após a ovulação e o desenvolvimento de vasos sanguíneos em torno de artérias obstruídas na circulação coronária. São conhecidas várias proteínas (peptídios) que promovem e inibem a angiogênese.

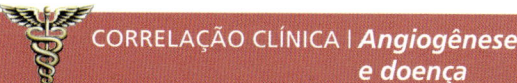

CORRELAÇÃO CLÍNICA | *Angiogênese e doença*

Clinicamente, a angiogênese é importante, visto que as células de um **tumor maligno** secretam proteínas, denominadas *fatores de angiogênese tumoral* (FAT), que estimulam o crescimento de vasos sanguíneos para fornecer nutrientes às células tumorais. Os cientistas estão pesquisando substâncias químicas capazes de inibir a angiogênese e, portanto, de interromper o crescimento dos tumores. Na **retinopatia diabética**, a angiogênese é importante no desenvolvimento de vasos sanguíneos que, na realidade, provocam cegueira, de modo que a descoberta de inibidores da angiogênese também poderá evitar a cegueira associada ao diabetes melito.

Estrutura básica de um vaso sanguíneo

A parede de um vaso sanguíneo consiste em três camadas ou túnicas de tecidos diferentes: um revestimento endotelial interno, uma camada média constituída de músculo liso e tecido conjuntivo elástico e um revestimento externo de tecido conjuntivo. (Lembre-se de que o termo *endotélio* refere-se ao epitélio pavimentoso simples que reveste os sistemas circulatório e linfático.) As três camadas estruturais de um vaso sanguíneo generalizado são, de dentro para fora: a túnica íntima (interna), a túnica média e a túnica externa (adventícia) (Figura 14.1). Modificações sutis dessa estrutura básica resultam nos cinco diferentes tipos de vasos sanguíneos e nas diferenças estruturais e funcionais entre os vários tipos de vasos. Será mais fácil aprender as estruturas dos diversos vasos sanguíneos se lembrarmos que as variações estruturais estão correlacionadas com diferenças na função desempenhada em todo o sistema circulatório.

Figura 14.1 **Estrutura comparativa dos vasos sanguíneos.** O tamanho do capilar em **C** está aumentado em relação à artéria **A** e à veia **B**.

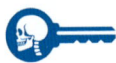 As artérias transportam sangue do coração para os tecidos, enquanto as veias transportam sangue dos tecidos para o coração.

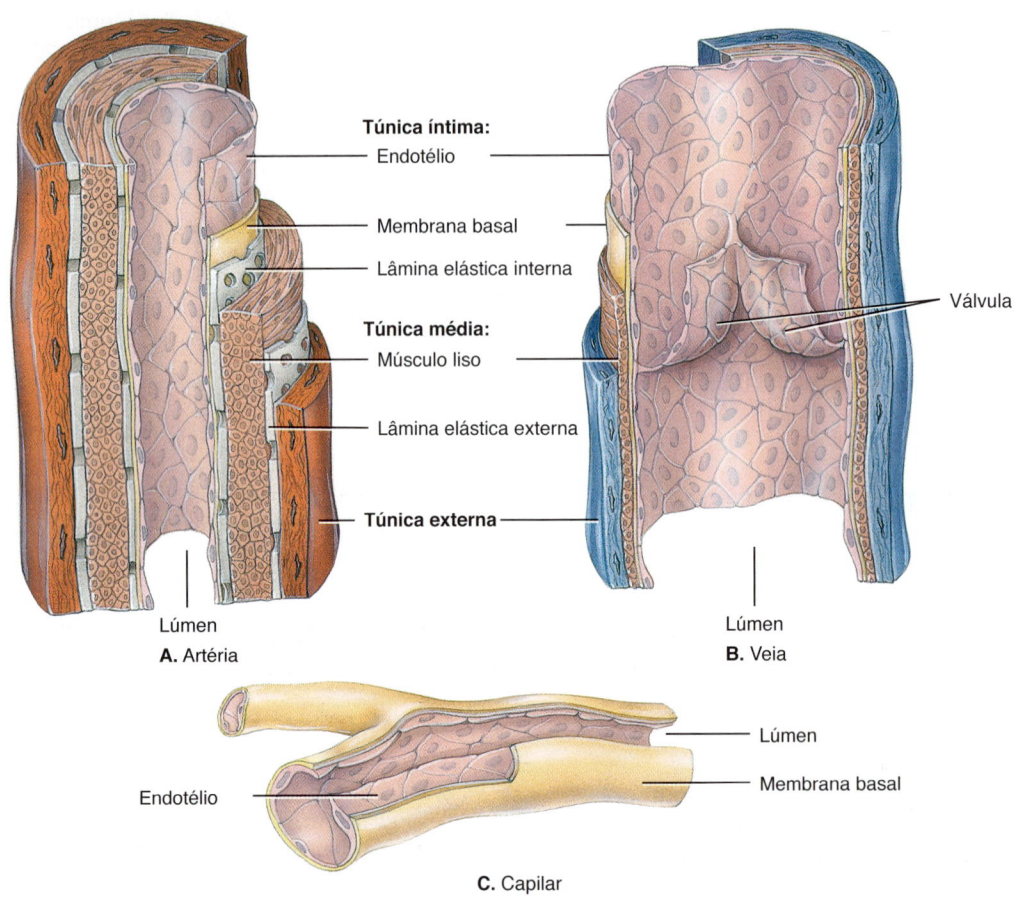

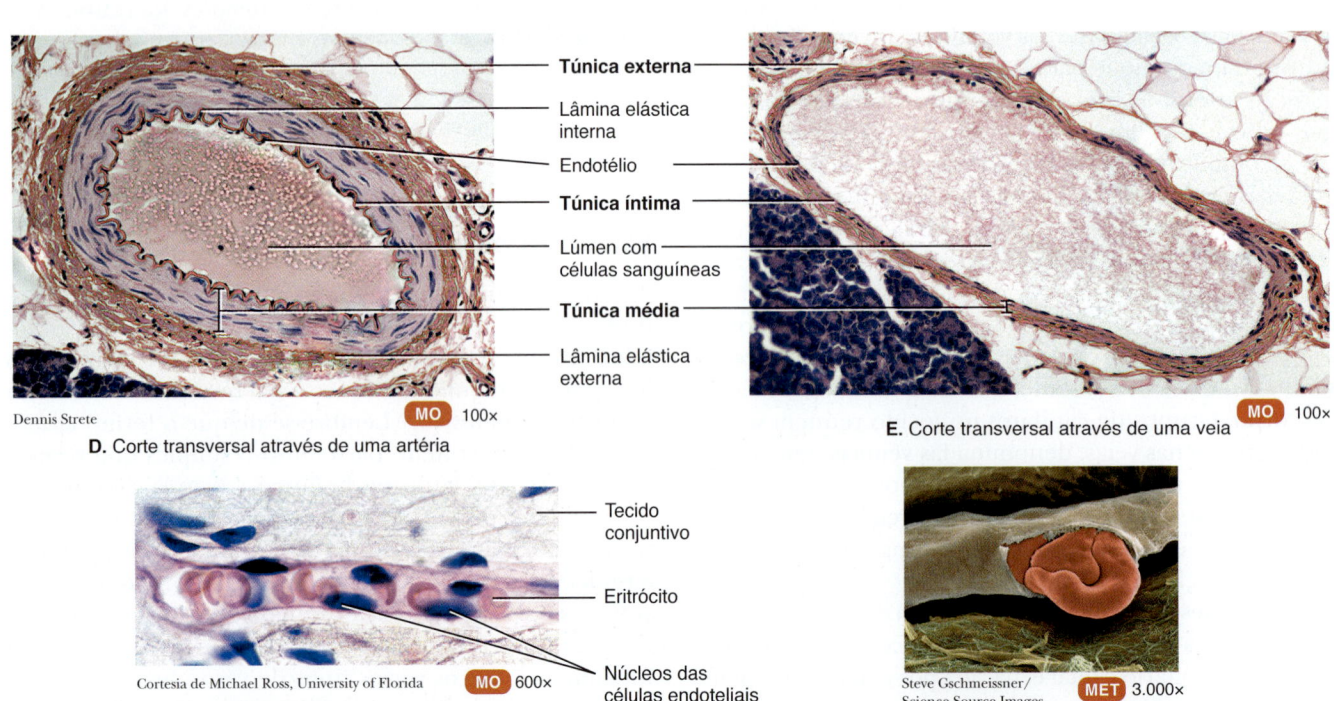

Que vaso – a artéria femoral ou a veia femoral – possui uma parede mais espessa? Qual desses vasos tem maior lúmen?

Túnica íntima (interna)

A **túnica íntima** forma o revestimento interno de um vaso sanguíneo e está em contato direto com o sangue que flui pelo *lúmen* ou orifício interno do vaso (Figura 14.1A, B). Embora a túnica interna seja constituída de múltiplas partes, seus componentes teciduais têm uma contribuição mínima na espessura da parede do vaso. Sua camada mais interna é denominada **endotélio**, que é contínuo com o revestimento endocárdico do coração. O endotélio é uma fina camada de células planas que reveste a face interna de todo o sistema circulatório (coração e vaso sanguíneo). Até recentemente, as células endoteliais eram consideradas como pouco mais do que uma barreira passiva entre o sangue e o restante da parede do vaso. Atualmente, sabe-se que as células endoteliais são participantes ativas em várias atividades vasculares, incluindo influências físicas sobre o fluxo sanguíneo, secreção de mediadores químicos de ação local, que influenciam o estado contrátil do músculo liso sobrejacente do vaso e assistência na permeabilidade capilar. Além disso, sua face luminal lisa facilita o fluxo eficiente do sangue ao reduzir o atrito de superfície.

O segundo componente da túnica íntima é a *membrana basal* abaixo do endotélio. A membrana basal proporciona a base de suporte físico para a camada epitelial sobrejacente. A estrutura de fibras colágenas proporciona à membrana basal uma resistência significativa à tensão; contudo, as suas propriedades também proporcionam elasticidade para distensão e retração. A lâmina basal ancora o endotélio ao tecido conjuntivo subjacente, enquanto também regula o movimento molecular. A lâmina basal parece desempenhar um importante papel ao guiar os movimentos celulares durante o reparo tecidual das paredes dos vasos sanguíneos. A parte mais externa da túnica íntima, que forma o limite entre a túnica íntima e a túnica média, é a **lâmina elástica interna**. A lâmina elástica interna é uma camada fina de fibras elásticas, com número variável de fenestrações, que lhe dão o aspecto de um queijo suíço. Essas aberturas facilitam a difusão de materiais através da túnica íntima para a túnica média mais espessa.

Túnica média

A **túnica média** é composta por tecido muscular liso e tecido conjuntivo. Essa túnica apresenta a maior variação entre os diferentes tipos de vasos (Figura 14.1A,B). Na maioria dos vasos, trata-se de uma lâmina relativamente espessa, composta principalmente de células musculares lisas e quantidades substanciais de fibras elásticas. A principal função das células musculares lisas, que se estendem de modo circular em torno do lúmen, como um anel circunda o dedo, consiste em regular o diâmetro da parede do lúmen. Como iremos aprender com mais detalhes a seguir, a velocidade do fluxo sanguíneo pelas diferentes partes da rede vascular é regulada pelo grau de contração do músculo liso nas paredes de determinados vasos. Além disso, o grau de contração do músculo liso em tipos específicos de vasos é de importância crucial na regulação da pressão arterial.

Além de regular o fluxo sanguíneo e a pressão arterial, o músculo liso se contrai quando ocorre dano a uma pequena artéria ou arteríola (*espasmo vascular*) para ajudar a limitar a perda de sangue pelo vaso lesionado. As células musculares lisas também produzem as fibras elásticas no interior da túnica média, permitindo a distensão e a retração dos vasos sob a pressão aplicada pelo sangue. Uma rede menos proeminente de fibras elásticas, a **lâmina elástica externa**, forma a parte externa da túnica média e a separa da túnica externa.

As fibras simpáticas da divisão autônoma do sistema nervoso inervam o músculo liso dos vasos sanguíneos. O aumento na estimulação simpática normalmente estimula a contração do músculo liso, comprimindo a parede do vaso e estreitando o lúmen. Essa redução no diâmetro do lúmen de um vaso sanguíneo é denominada **vasoconstrição**. Em contrapartida, quando a estimulação simpática diminui, na presença de determinadas substâncias químicas (como óxido nítrico, H^+ e ácido láctico), ou em resposta à pressão do sangue, as fibras musculares lisas relaxam. O consequente aumento no diâmetro do lúmen é denominado **vasodilatação**.

Túnica externa

A **túnica externa**, que é o revestimento externo de um vaso sanguíneo, consiste em fibras elásticas e colágenas (Figura 14.1A, B). Seu tamanho varia desde um fino envoltório de tecido conjuntivo até a camada mais espessa do vaso sanguíneo. A túnica externa contém numerosos vasos e, particularmente nos vasos de maior calibre, minúsculos vasos sanguíneos que suprem o tecido da parede do vaso. Esses pequenos vasos que levam sangue aos tecidos dos vasos são denominados **vasos dos vasos** (*vasa vasorum*). São facilmente visualizados em vasos de grande calibre, como a aorta. A túnica externa, além de sua importante função na inervação e no suprimento de vasos dos vasos para a parede do vaso, ajuda a ancorar os vasos aos tecidos adjacentes.

Artérias

Como as artérias eram encontradas vazias nos cadáveres, acreditava-se, antigamente, que elas só continham ar. À semelhança de outros vasos sanguíneos, a parede de uma artéria possui três túnicas, porém a túnica média pode ser mais espessa ou mais elástica, conforme descrito em linhas gerais na discussão adiante (Figura 14.1A). Em virtude de suas fibras elásticas abundantes, as artérias normalmente apresentam elevada complacência, o que significa que suas paredes se distendem com facilidade ou se expandem sem laceração em resposta a pequenos aumentos de pressão.

Artérias elásticas

As **artérias elásticas** são as maiores artérias do corpo, com diâmetro variando desde a aorta e o tronco pulmonar, que podem ser comparadas a uma mangueira de jardim, até os ramos iniciais da aorta, com diâmetro do tamanho de um dedo da mão. As artérias elásticas são as que têm maior diâmetro entre as artérias, porém suas paredes (aproximadamente um décimo do diâmetro total do vaso) são relativamente finas, em comparação com o tamanho total do vaso. Esses vasos se caracterizam por lâminas elásticas interna e externa bem definidas, juntamente com uma túnica média espessa, que é dominada por fibras elásticas, as **lamelas elásticas**. As lamelas elásticas conferem à parede uma tonalidade amarelada. As artérias elásticas incluem os dois troncos principais que saem do coração (a aorta e o tronco pulmonar), juntamente com os principais ramos da aorta, incluindo o tronco braquiocefálico, a artéria subclávia, a artéria carótida comum e as artérias ilíacas comuns (ver Figura 14.6). As artérias elásticas desempenham uma importante função: ajudam a propelir o sangue para a frente, enquanto os ventrículos estão se relaxando. À medida que o sangue é ejetado do coração para dentro das artérias elásticas, suas paredes se distendem, acomodando facilmente a onda de sangue. Conforme se distendem, as fibras elásticas armazenam momentaneamente energia mecânica, atuando como **reservatório de pressão**. Em seguida, as fibras elásticas se retraem e convertem a energia (potencial) armazenada no vaso em energia cinética do sangue. Por conseguinte, o sangue continua a se movimentar pelas artérias, mesmo quando os ventrículos estão relaxados. Como conduzem o sangue do coração para as artérias mais musculares de médio calibre, as artérias elásticas são também denominadas *artérias condutoras*.

Artérias musculares

As artérias de médio calibre são denominadas **artérias musculares**, visto que a sua túnica média contém mais músculo liso e menos fibras elásticas do que as artérias elásticas. Em virtude da grande quantidade de músculo liso, que constitui aproximadamente três quartos da massa total, as paredes das artérias musculares são relativamente espessas. Assim, as artérias musculares são capazes de sofrer maior vasoconstrição e vasodilatação para ajustar a velocidade do fluxo sanguíneo. As artérias musculares possuem uma lâmina elástica interna bem definida, porém uma lâmina elástica externa delgada. Essas duas lâminas elásticas formam os limites interno e externo da túnica média muscular. Nas artérias grandes, a túnica média espessa pode ter até 40 camadas de células musculares lisas dispostas em circunferência, ao passo que, nas artérias menores, existem apenas três camadas.

As artérias musculares exibem uma variedade de tamanhos, desde as artérias axilar e femoral, com a espessura de um lápis, até artérias do tamanho de um barbante que penetram nos órgãos, com apenas 0,5 mm de diâmetro. Quando comparadas com as artérias elásticas, a parede vascular das artérias musculares apresenta maior porcentagem (25%) do diâmetro total do vaso. Como as artérias musculares continuam se ramificando e, por fim, distribuem o sangue para cada um dos vários órgãos, elas são denominadas **artérias distribuidoras**. Os exemplos incluem a artéria braquial no braço e a artéria radial no antebraço (ver Figura 14.6).

A túnica externa é frequentemente mais espessa do que a túnica média nas artérias musculares. Essa lâmina externa contém fibroblastos, fibras colágenas e fibras elásticas, todas elas orientadas longitudinalmente. A estrutura frouxa dessa túnica possibilita a ocorrência de mudanças no diâmetro do vaso, mas também impede o encurtamento ou a retração quando o vaso é seccionado.

Em virtude da quantidade reduzida de tecido elástico nas paredes das artérias musculares, esses vasos não têm a capacidade de sofrer retração e ajudar a impulsionar o sangue como as artérias elásticas. A capacidade do músculo de se contrair e de manter um estado de contração parcial é designada como *tônus vascular*. O tônus vascular enrijece a parede do vaso e é importante para manter a pressão vascular e o fluxo sanguíneo eficiente.

Anastomoses

A maioria dos tecidos do corpo recebe sangue de mais de uma artéria. A união dos ramos de duas ou mais artérias que suprem a mesma região do corpo é denominado **anastomose** (ver Figura 14.8C). As anastomoses entre as artérias fornecem vias alternativas para que o sangue alcance um tecido ou um órgão. Se o fluxo sanguíneo cessar momentaneamente quando movimentos normais comprimem um vaso, ou se o vaso for bloqueado por doença, lesão ou cirurgia, a circulação para uma parte do corpo pode continuar. A via alternativa do fluxo sanguíneo para determinada parte do corpo por meio de anastomose é conhecida como **circulação colateral**. As anastomoses também podem ocorrer entre veias e entre arteríolas e vênulas. As artérias que não se anastomosam são conhecidas como **artérias terminais**. A obstrução de uma artéria terminal interrompe o suprimento sanguíneo para todo um segmento de um órgão, produzindo necrose (morte) desse segmento específico. Vias sanguíneas alternativas também podem ser supridas por outros vasos não conectados (não anastomosados) que irrigam a mesma região do corpo.

Arteríolas

As arteríolas, que significam literalmente "artérias pequenas", são vasos microscópicos numerosos, que regulam o fluxo de sangue nas redes capilares dos tecidos corporais (Figura 14.2). As 400 milhões de arteríolas, aproximadamente, têm um diâmetro que varia de 15 μm a 30 μm. A espessura da parede das arteríolas é metade do diâmetro total do vaso.

As arteríolas possuem uma túnica íntima delgada, com uma lâmina elástica interna fina contendo pequenos poros, que desaparecem na extremidade terminal. A túnica média consiste em uma ou duas camadas de células musculares lisas, que exibem orientação circular (em lugar de longitudinal) na parede do vaso. A extremidade terminal da arteríola, a região denominada **metarteríola**, afila-se em direção à junção capilar. As arteríolas funcionam como esfíncteres pré-capilares que regulam o fluxo sanguíneo para os capilares. Entretanto, devido à ausência de um esfíncter anatomicamente definido, o termo não é mais comumente utilizado (Figura 14.2).

Como as arteríolas são fundamentais na regulação do fluxo sanguíneo das artérias para os capilares, regulando a resistência, são conhecidas como **vasos de resistência**. Em um vaso sanguíneo, a resistência deve-se

Figura 14.2 Arteríolas, capilares e vênulas.

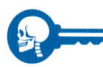

As arteríolas regulam o fluxo sanguíneo para os capilares, onde ocorre troca de nutrientes, gases e escórias metabólicas entre o sangue e o líquido intersticial.

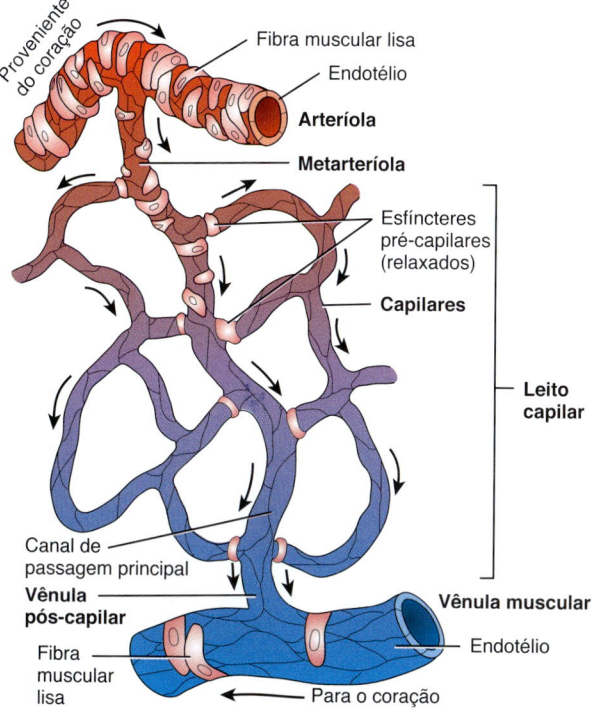

A. Esfíncteres relaxados: o sangue fluindo pelos capilares

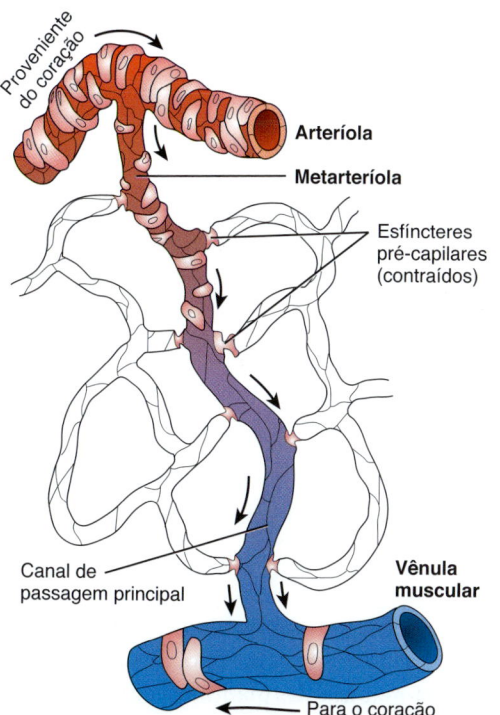

B. Esfíncteres contraídos: sangue fluindo pelo canal de passagem principal

Por que os tecidos metabolicamente ativos apresentam redes capilares extensas?

principalmente ao atrito entre o sangue e as paredes internas dos vasos. Quando o diâmetro de um vaso sanguíneo é menor, o atrito é maior, de modo que há mais resistência. A contração do músculo liso arteriolar provoca vasoconstrição, o que aumenta ainda mais a resistência e diminui o fluxo sanguíneo dentro dos capilares supridos por essa arteríola. Por outro lado, o relaxamento do músculo liso arteriolar provoca vasodilatação, que diminui a resistência e aumenta o fluxo sanguíneo nos capilares. Uma alteração no diâmetro da arteríola também pode afetar a pressão arterial. A vasoconstrição das arteríolas aumenta a pressão arterial, enquanto a sua vasodilatação diminui a pressão arterial.

A túnica externa de uma arteríola consiste em tecido conjuntivo areolar contendo numerosos nervos simpáticos não mielinizados. Essa inervação simpática, juntamente com as ações de mediadores químicos locais, controla o diâmetro das arteríolas e, portanto, as variações na velocidade do fluxo sanguíneo e na resistência nesses vasos.

Capilares

Os capilares, que são os menores vasos sanguíneos, possuem diâmetros de 5 a 10 μm e formam "curvas em U", que ligam o efluxo arterial com o retorno venoso (Figura 14.2). Como os eritrócitos apresentam um diâmetro de 8 μm, eles frequentemente precisam se dobrar sobre si mesmos para passar em fila única pelos lumens desses vasos (ver Figura 14.1C). Os capilares, cujo número é de aproximadamente 20 bilhões, formam uma extensa rede de vasos curtos (centenas de μm de comprimento) ramificados e interligados, que seguem o seu percurso entre as células do corpo, estabelecendo contato com elas. O fluxo de sangue de uma metarteríola pelos capilares e para uma **vênula pós-capilar** (vênula que recebe sangue de um capilar) é denominado **microcirculação** do corpo.

Os capilares são encontrados próximo de quase todas as células do corpo, porém o seu número varia de acordo com a atividade metabólica do tecido que irrigam. Os tecidos do corpo com altas necessidades metabólicas, como os músculos, o encéfalo, o fígado, os rins e o sistema nervoso, utilizam mais O_2 e nutrientes e, portanto, apresentam redes capilares extensas. Os tecidos com menor necessidade metabólica, como os tendões e os ligamentos, contêm menos capilares. Os capilares estão ausentes em alguns tecidos, como em todos os epitélios de revestimento, na córnea, na lente do bulbo do olho e na cartilagem.

Como a principal função dos capilares consiste na troca de substâncias entre o sangue e o líquido intersticial, esses vasos de paredes finas são designados como **vasos de troca**. A estrutura dos capilares está bem adaptada para essa função, visto que não têm túnica média e túnica externa. Como as paredes dos capilares são compostas de apenas uma única camada de células endoteliais (ver Figura 14.1E) e de uma membrana basal, uma substância no sangue só precisa atravessar uma única camada de células para alcançar o líquido intersticial e as células teciduais. A troca de materiais só ocorre através das paredes dos capilares e no início das vênulas; as paredes das artérias, das arteríolas, da maioria das vênulas e das veias representam uma barreira muito espessa. Os capilares formam extensas redes ramificadas, que aumentam a área de superfície disponível para a rápida troca de materiais. Na maioria dos tecidos, o sangue flui apenas por uma pequena parte da rede capilar quando as necessidades metabólicas são baixas. Entretanto, quando um tecido está ativo, como um músculo em contração, toda a rede capilar enche-se de sangue.

Em todo o corpo, os capilares atuam como parte de um **leito capilar** (Figura 14.2A), uma rede de 10 a 100 capilares que se originam de uma única metarteríola. Na maioria das partes do corpo, o sangue pode fluir por uma rede capilar a partir de uma arteríola para uma vênula da seguinte maneira:

1. *Capilares.* Nessa via, o sangue flui de uma arteríola para os capilares e, em seguida, para as vênulas pós-capilares. Conforme assinalado anteriormente, existem anéis de fibras musculares lisas, denominados esfíncteres pré-capilares, nas junções entre a metarteríola e os capilares, que controlam o fluxo de sangue pelos capilares. Quando ocorre relaxamento (abertura) dos esfíncteres pré-capilares, o sangue flui para os capilares (Figura 14.2A), quando os esfíncteres pré-capilares sofrem contração (fechamento parcial ou total), o fluxo sanguíneo pelos capilares diminui ou cessa (Figura 14.2B). Normalmente, o sangue flui intermitentemente pelos capilares, em virtude da contração e do relaxamento alternados do músculo liso das metarteríolas e dos esfíncteres pré-capilares. Essa ação de contração e relaxamento intermitentes, que pode ocorrer 5 a 10 vezes por minuto, é denominada **vasomotricidade**. Em parte, a vasomotricidade deve-se a substâncias químicas liberadas pelas células endoteliais, e um exemplo dessas substâncias é o óxido nítrico. Em qualquer momento determinado, o sangue flui por apenas cerca de 25% dos capilares.

2. *Canal de passagem.* A extremidade proximal de uma metarteríola é circundada por fibras musculares lisas dispersas, cuja contração e relaxamento ajudam a regular o fluxo sanguíneo. A extremidade distal do vaso, que não possui músculo liso e que se assemelha a um capilar, é denominada **canal de passagem** (Figura 14.2). Esse canal fornece uma via direta para o sangue de uma arteríola para uma vênula, desviando-se, assim, dos capilares.

O corpo contém três tipos diferentes de capilares: capilares contínuos, capilares fenestrados e sinusoides (Figura 14.3). Os capilares são, em sua maioria, **capilares contínuos**, nos quais as membranas plasmáticas das células endoteliais formam um tubo contínuo, que só é interrompido por **fendas intercelulares**, isto é, lacunas entre células endoteliais adjacentes (Figura 14.3A). Os capilares contínuos são encontrados no sistema nervoso central, nos pulmões, na pele, no músculo esquelético e liso e nos tecidos conjuntivos.

Outros capilares encontrados no corpo são os *capilares fenestrados*. As membranas plasmáticas das células endoteliais nesses capilares apresentam numerosas **fenestrações**, isto é, pequenos poros com diâmetro que varia de 70 a 100 nm (Figura 14.3B). Os capilares fenestrados são encontrados

Figura 14.3 Tipos de capilares. Os capilares são mostrados em cortes transversais.

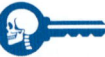
Os capilares são vasos sanguíneos microscópicos, que conectam artérias e vênulas.

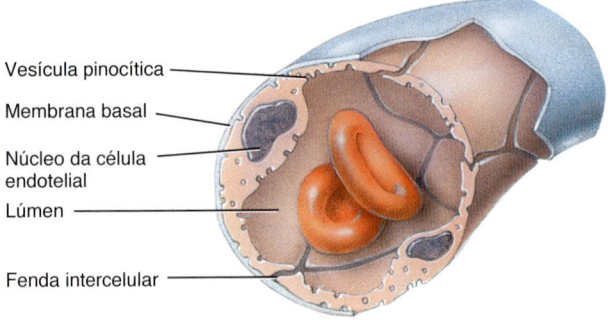

A. Capilar contínuo formado por células endoteliais

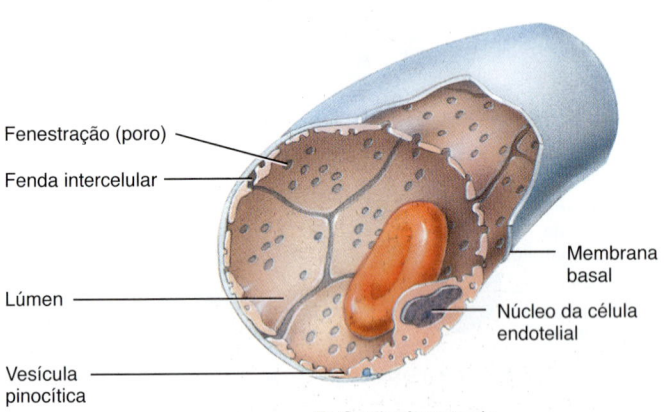

B. Capilar fenestrado

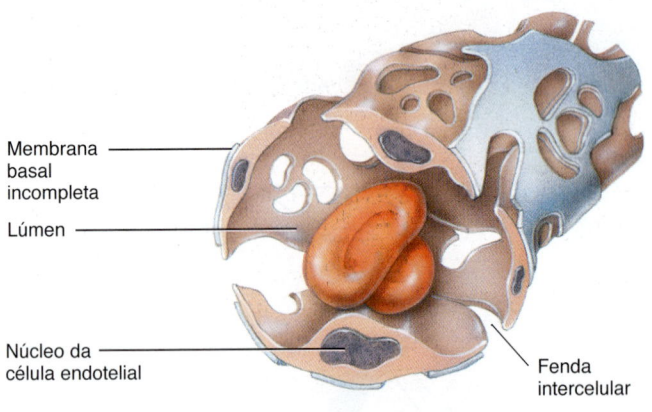

C. Sinusoide

Como as substâncias atravessam as paredes dos capilares?

nos rins, nas vilosidades do intestino delgado, nos plexos corióideos dos ventrículos no encéfalo, nos processos ciliares dos olhos e na maioria das glândulas endócrinas.

Os **sinusoides** são mais largos e mais sinuosos do que os outros capilares. Suas células endoteliais podem ter fenestrações muito grandes. Além de apresentar membrana basal incompleta ou até mesmo ausente (Figura 14.3C), os sinusoides exibem fendas intercelulares muito grandes, que possibilitam a passagem de proteínas e, em alguns casos, até mesmo de células sanguíneas de um tecido para a corrente sanguínea. Por exemplo, as células sanguíneas recém-formadas entram na corrente sanguínea por meio dos sinusoides da medula óssea vermelha. Além disso, os sinusoides contêm células de revestimento especializadas, que estão adaptadas à função do tecido. Por exemplo, os sinusoides no fígado contêm células fagocíticas, que removem bactérias e outras escórias do sangue. O baço, a adeno-hipófise, as glândulas paratireoides e as glândulas suprarrenais também apresentam sinusoides.

Geralmente, o sangue passa pelo coração e, em sequência, pelas artérias, arteríolas, capilares, vênulas e veias, retornando em seguida ao coração. Todavia, em algumas partes do corpo, o sangue passa de uma rede capilar para outra por meio de um vaso, denominado *porta*. Essa circulação de sangue é denominada **sistema porta**. O nome sistema porta fornece a localização da segunda rede capilar. Como veremos mais adiante neste capítulo (Seção 14.2), existem sistemas porta associados ao fígado (circulação porta-hepática), à hipófise (sistema porta-hipofisário) e ao rim (sistema portarrenal).

Vênulas

Diferentemente das artérias de paredes espessas, as vênulas e as veias possuem paredes finas, que não mantêm facilmente o seu formato. As vênulas drenam o sangue capilar e começam o fluxo de retorno do sangue ao coração (ver Figura 14.2). Como transportam o sangue para o coração, as veias são designadas como *vasos aferentes*.

Conforme assinalado anteriormente, as vênulas que recebem inicialmente o sangue dos capilares são denominadas vênulas pós-capilares. Constituem as menores vênulas, com diâmetro de 10 μm a 50 μm e apresentam junções intercelulares frouxamente organizadas. Como essas junções constituem os contatos endoteliais mais fracos encontrados ao longo de toda a árvore vascular, as vênulas pós-capilares são muito porosas. Elas atuam como locais importantes de troca de nutrientes e escórias, bem como de emigração de leucócitos; por essa razão, constituem parte da unidade de troca microcirculatória, juntamente com os capilares.

Conforme as vênulas pós-capilares se afastam dos capilares, elas aumentam de tamanho e adquirem uma ou duas camadas de células musculares lisas de disposição circular. Essas **vênulas musculares** (50 μm a 200 μm) apresentam paredes mais espessas, através das quais não pode ocorrer mais troca com o líquido intersticial. As paredes finas das vênulas pós-capilares e musculares constituem os elementos mais distensíveis do sistema vascular, e isso permite a sua expansão e atuação como excelentes reservatórios para o acúmulo de grandes volumes de sangue. Aumentos no volume de sangue de 360% já foram medidos nas vênulas pós-capilares e musculares.

Veias

Embora as veias exibam alterações estruturais à proporção que aumentam de tamanho, de pequeno calibre para médio a grande calibre, as alterações estruturais não são tão evidentes quanto nas artérias. Em geral, as veias possuem paredes muito finas em relação a seu diâmetro total (a espessura média é menor do que um décimo do diâmetro do vaso). As veias variam, quanto ao diâmetro, de 0,5 mm para as veias pequenas até 3 cm para as grandes veias cavas superior e inferior que entram no coração.

Embora as veias sejam compostas essencialmente pelas mesmas três túnicas das artérias, a espessura relativa das túnicas é diferente. A túnica íntima das veias é mais delgada que a das artérias; a túnica média das veias é muito mais fina que a das artérias, com relativamente pouco músculo liso e poucas fibras elásticas. A túnica externa de uma veia é a camada mais espessa e consiste em fibras colágenas e elásticas. As veias não têm as lâminas elásticas interna e externa encontradas nas artérias (ver Figura 14.1B). São distensíveis o suficiente para se adaptarem a variações no volume e na pressão do sangue que passa por elas, porém não foram desenvolvidas para suportar uma pressão elevada. O lúmen de uma veia é maior do que o de uma artéria correspondente, e, com frequência, as veias sofrem colapso (achatam-se) quando seccionadas.

A ação de bombeamento do coração constitui o principal fator na movimentação do sangue venoso de volta ao coração. A contração dos músculos esqueléticos na parte livre dos membros inferiores (denominada *bomba muscular esquelética*) também ajuda a impulsionar o retorno venoso ao coração (Figura 14.4). A pressão arterial média nas veias é consideravelmente menor do que nas artérias. Em virtude da diferença de pressão, é fácil dizer se um vaso seccionado é uma artéria ou uma veia. O sangue de uma veia seccionada apresenta um fluxo lento e regular, enquanto jorra rapidamente de uma artéria seccionada. As diferenças estruturais entre artérias e veias refletem, em sua maioria, essa diferença de pressão. Por exemplo, as paredes das veias não são tão resistentes quanto as das artérias.

Muitas veias, particularmente as dos membros, também possuem **válvulas**, isto é, pregas finas de túnica íntima que formam válvulas semelhantes a abas. As válvulas projetam-se no lúmen, apontando para o coração (ver Figuras 14.1B e 14.4A e B). Em virtude da baixa pressão arterial nas veias, o sangue que retorna ao coração flui lentamente e até mesmo apresenta fluxo retrógrado; as válvulas auxiliam no retorno venoso, impedindo o fluxo retrógrado de sangue. Por fim, a respiração auxilia no retorno venoso ao coração. Durante a inspiração, o diafragma movimenta-se para baixo, produzindo diminuição na pressão da cavidade torácica e aumento na pressão da cavidade abdominal. Em consequência, as veias abdominais são comprimidas, e maior volume de sangue flui das veias abdominais comprimidas para as veias torácicas não comprimidas e, em seguida, para o átrio direito. Esse mecanismo é denominado *bomba respiratória*.

Um **seio** (*venoso*) **vascular** é uma veia com parede endotelial fina, que não possui músculo liso para modificar o seu diâmetro. Em um seio vascular, a função de sustentação exercida pelas túnicas média e externa em outros vasos é assumida pelo tecido conjuntivo denso que envolve o seio. Por exemplo, os seios venosos da dura-máter, que são sustentados pela dura-máter, transportam o sangue desoxigenado

Figura 14.4 **Função das contrações do músculo esquelético e das válvulas venosas no retorno do sangue para o coração. A.** Quando os músculos esqueléticos se contraem, as válvulas proximais se abrem, e o sangue é forçado em direção ao coração. **B.** Cortes de uma válvula venosa.

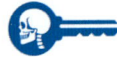 O retorno venoso depende da ação de bombeamento do coração, das contrações dos músculos esqueléticos, das válvulas nas veias e da bomba respiratória.

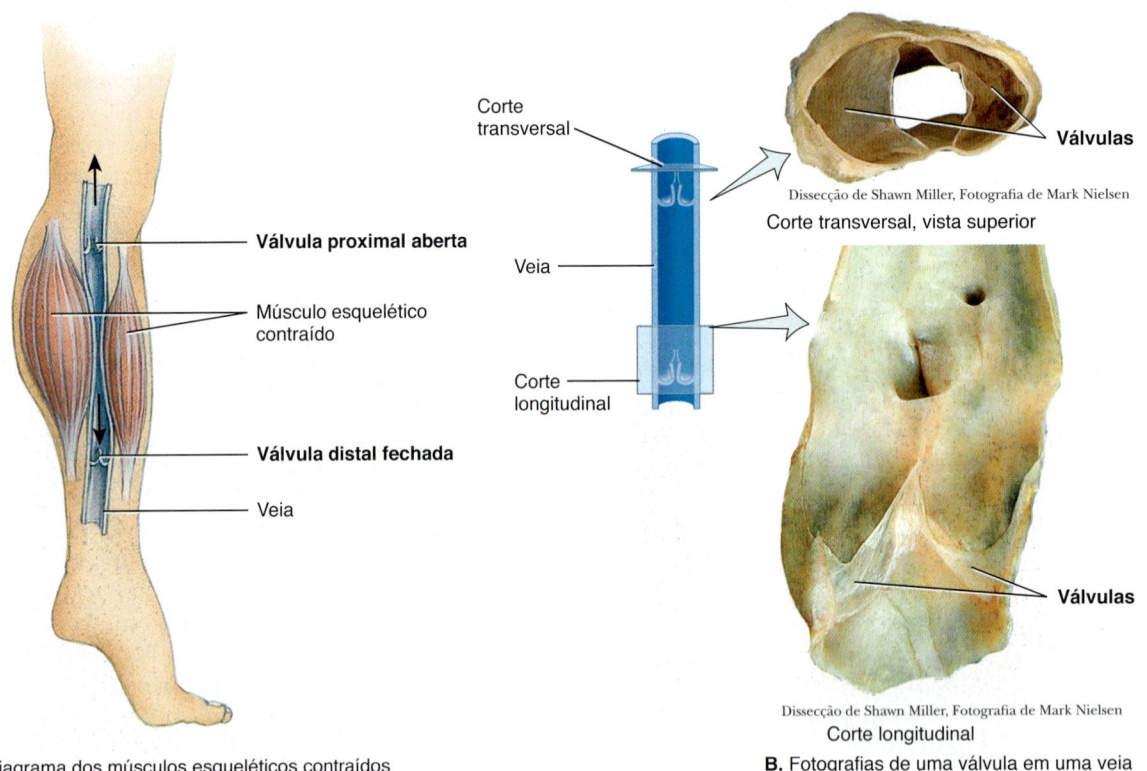

A. Diagrama dos músculos esqueléticos contraídos

B. Fotografias de uma válvula em uma veia

? Por que as válvulas são mais importantes nas veias do braço e da perna do que nas veias do pescoço?

do encéfalo para o coração. Outro exemplo de seio vascular é o seio coronário do coração (ver **Figura 13.3C**).

As veias são mais numerosas do que as artérias. Algumas veias são pareadas e acompanham as artérias musculares de médio a pequeno calibre. Esses conjuntos duplos de veias, denominadas **veias acompanhantes**, escoltam as artérias e unem-se umas com as outras por meio de canais venosos, denominados **veias anastomóticas**. As veias anastomóticas cruzam a artéria acompanhante para formar degraus semelhantes aos de uma escada entre as veias pareadas (ver **Figura 14.12C**). O maior número de veias pareadas ocorre na parte livre dos membros. A tela subcutânea profundamente à pele constitui outra fonte de veias. Essas veias, denominadas **veias superficiais**, seguem o seu trajeto pela tela subcutânea, sem artérias paralelas. Ao longo de seu percurso, as veias superficiais formam pequenas uniões (anastomoses) com as **veias profundas** localizadas abaixo da fáscia entre os músculos esqueléticos. Essas uniões possibilitam a comunicação entre os fluxos de sangue superficial e profundo. O volume de sangue que flui pelas veias superficiais varia de um local para outro dentro do corpo. Na parte livre do membro superior, as veias superficiais são muito maiores do que as veias profundas e atuam como as vias principais dos capilares da parte livre do membro superior para o coração. Na parte livre do membro inferior, o oposto é verdadeiro; as veias profundas atuam como principais vias de retorno. De fato, as válvulas unidirecionais nos pequenos vasos anastomóticos possibilitam a passagem de sangue das veias superficiais para as veias profundas, porém impedem a passagem de sangue na direção contrária. Esse modelo possui implicações importantes no desenvolvimento das veias varicosas.

Em alguns indivíduos, as veias superficiais podem ser vistas como tubos de coloração azulada sob a pele. Embora o sangue venoso tenha uma coloração vermelho-escura intensa, as veias aparecem azuis em virtude de suas paredes finas e dos tecidos da pele que absorvem os comprimentos de onda vermelho-claros, permitindo a passagem do azul-claro através da superfície até os nossos olhos, onde as vemos como azuis.

Distribuição do sangue

A maior parte do volume de sangue em repouso – cerca de 64% – encontra-se nas veias e vênulas sistêmicas. As artérias sistêmicas contêm cerca de 13% do volume de sangue, os capilares sistêmicos, aproximadamente 7%, os vasos sanguíneos pulmonares, cerca de 9%, e o coração, aproximadamente 7%. Como as veias e as vênulas sistêmicas contêm uma grande porcentagem do volume sanguíneo, elas atuam como **reservatórios de sangue**, a partir dos quais o sangue pode ser rapidamente mobilizado,

CORRELAÇÃO CLÍNICA | *Veias varicosas*

Válvulas venosas incompetentes podem levar à dilatação e a uma aparência retorcida das veias, uma condição denominada **veias varicosas** ou *varizes*. A condição pode acometer as veias de quase todo o corpo, porém é mais comum no esôfago, no canal anal e nas veias superficiais dos membros inferiores. As veias varicosas nos membros inferiores podem incluir desde problemas cosméticos até condições clínicas graves. O defeito valvular pode ser congênito, ou pode resultar de estresse mecânico (gravidez ou posição ortostática prolongada) ou de envelhecimento. As válvulas venosas incompetentes possibilitam o fluxo retrógrado de sangue das veias profundas para as veias superficiais menos eficientes, nas quais o sangue se acumula. Isso gera pressão, o que distende a veia e possibilita o vazamento de líquido no tecido adjacente. Em consequência, a veia afetada e o tecido ao seu redor podem tornar-se inflamados, hipersensíveis e dolorosos. As veias próximas à superfície das pernas, particularmente a veia safena (Figura 14.14), são altamente suscetíveis a varicosidades; as veias mais profundas não são tão vulneráveis, visto que os músculos esqueléticos adjacentes impedem a distensão excessiva de suas paredes. As veias varicosas no canal anal são designadas como *hemorroidas*. As varizes esofágicas resultam de veias dilatadas nas paredes da parte inferior do esôfago e, algumas vezes, da parte superior do estômago. O sangramento de varizes esofágicas é potencialmente fatal e, em geral, resulta de doença hepática crônica.

Dispõe-se de várias opções de tratamento para as veias varicosas nos membros inferiores. *Meias elásticas* podem ser utilizadas nos indivíduos com sintomas leves ou para os quais as outras opções não são recomendadas. A *escleroterapia* envolve a injeção de uma solução nas veias varicosas que danifica a túnica íntima, produzindo tromboflebite (inflamação que envolve um coágulo sanguíneo) superficial inócua. A cicatrização da parte lesionada leva à formação de cicatriz, que oclui a veia. A *oclusão intravenosa por radiofrequência* envolve a aplicação de energia por radiofrequência para aquecer e fechar as veias varicosas. A *oclusão por laser* utiliza *laser* para fechar as veias. Em um procedimento cirúrgico, denominado *fleboextração*, as veias podem ser retiradas. Nesse procedimento mais invasivo, um fio flexível é passado pela veia e, em seguida, puxado para retirá-la do corpo.

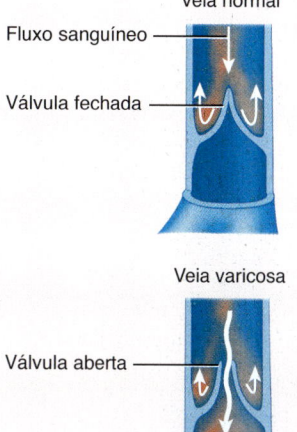
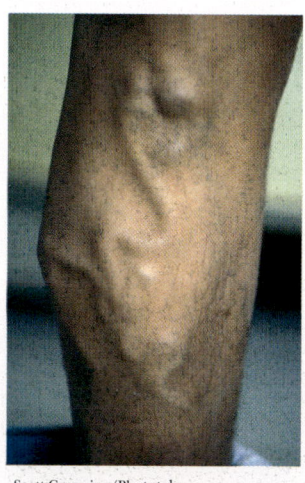

Aparência dilatada e retorcida das veias varicosas na perna

---

se houver necessidade. Por exemplo, quando há um aumento na atividade muscular, o centro circulatório no tronco encefálico envia mais impulsos para as veias. O resultado consiste em *venoconstrição*, que diminui o volume de sangue nos reservatórios e possibilita o fluxo de maior volume de sangue para os músculos esqueléticos, onde ele é mais necessário. Um mecanismo semelhante atua em caso de hemorragia, quando o volume de sangue e a pressão diminuem; neste caso, a venoconstrição ajuda a contrabalançar a queda da pressão arterial. Entre os principais reservatórios de sangue estão as veias dos órgãos abdominais (particularmente as do fígado e do baço) e as veias da pele.

A Tabela 14.1 fornece um resumo das características diferenciais dos vasos sanguíneos.

✓ TESTE RÁPIDO

1. Descreva a estrutura básica de um vaso sanguíneo.
2. Discuta a importância das fibras elásticas e do músculo liso na túnica média das artérias.
3. Estabeleça a distinção entre artérias elásticas e musculares quanto a sua localização, histologia e função.
4. Descreva a relação entre anastomoses e circulação colateral.
5. Por que as arteríolas são denominadas vasos de resistência?
6. Descreva as características estruturais dos capilares que possibilitam a troca de substâncias entre o sangue e as células do corpo.
7. Quais são as principais diferenças estruturais e funcionais entre artérias e veias?
8. Por que as veias e as vênulas sistêmicas são denominadas reservatórios de sangue?

14.2 Vias circulatórias | Circulação sistêmica

● OBJETIVO
- Definir a circulação sistêmica e explicar a sua função.

As artérias, as arteríolas, os capilares, as vênulas e as veias estão organizados em **vias circulatórias**, que levam sangue por todo o corpo. Após ter estudado as estruturas de cada um desses tipos de vasos, podemos examinar as vias básicas percorridas pelo sangue à medida que é transportado por todo o corpo.

A Figura 14.5 mostra as vias circulatórias para o fluxo sanguíneo. As vias são paralelas, isto é, na maioria dos casos, uma parte do débito cardíaco flui separadamente para cada tecido do corpo. Logo, cada órgão recebe seu próprio suprimento de sangue recém-oxigenado. As duas vias

TABELA 14.1
Características diferenciais dos vasos sanguíneos.

VASO SANGUÍNEO	TAMANHO	TÚNICA ÍNTIMA	TÚNICA MÉDIA	TÚNICA EXTERNA	FUNÇÃO
Artérias elásticas	As maiores artérias do corpo	Lâmina elástica interna bem definida	Espessa e dominada por fibras elásticas; lâmina elástica externa bem definida	Mais fina do que a túnica média	Conduzem o sangue do coração para as artérias musculares
Artérias musculares	Artérias de médio calibre	Lâmina elástica interna bem definida	Espessa e dominada por músculo liso; lâmina elástica externa fina	Mais espessa do que a túnica média	Distribuem o sangue para as arteríolas
Arteríolas	Microscópicas (15 a 30 μm de diâmetro)	Fina, com lâmina elástica interna fenestrada, que desaparece distalmente	Uma ou duas camadas de músculo liso de orientação circular; células musculares lisas mais distais formando um esfíncter pré-capilar	Tecido conjuntivo colágeno frouxo e nervos simpáticos	Leva o sangue para os capilares e ajuda a regular o fluxo sanguíneo para os capilares
Capilares	Microscópicos; os menores vasos sanguíneos (5 a 10 μm de diâmetro)	Endotélio e membrana basal	Ausente	Ausente	Possibilitam a troca de nutrientes e escórias entre o sangue e o líquido intersticial; distribuem o sangue para as vênulas pós-capilares
Vênulas pós-capilares	Microscópicas (10 a 50 μm de diâmetro)	Endotélio e membrana basal	Ausente	Esparsa	Transportam o sangue para as vênulas musculares; possibilitam a troca de nutrientes e escórias entre o sangue e o líquido intersticial e atuam na emigração dos leucócitos
Vênulas musculares	Microscópicas (50 a 200 μm de diâmetro)	Endotélio e membrana basal	Uma ou duas camadas de músculo liso de orientação circular	Esparsa	Transportam o sangue para as veias; reservatórios para o acúmulo de grandes volumes de sangue (juntamente com as vênulas pós-capilares)
Veias	Variam de 0,5 μm a 3 cm de diâmetro	Endotélio e membrana basal; lâmina elástica externa ausente; contêm válvulas; lúmen muito maior do que o da artéria acompanhante	Muito mais fina do que nas artérias; lâmina elástica externa ausente	A mais espessa das três túnicas	Retorno do sangue ao coração; facilitado por válvulas nas veias dos membros

Figura 14.5 Esquema das vias circulatórias. As setas pretas longas indicam a circulação sistêmica (descrita detalhadamente nas Expos 14.A a 14.L), as setas azuis curtas identificam a circulação pulmonar (descrita de modo detalhado na Figura 14.17) e as setas vermelhas destacam a circulação porta hepática (detalhada na Figura 14.16). Consulte a Figura 13.8 para detalhes da circulação coronária e a Figura 14.18 para detalhes da circulação fetal.

 Os vasos sanguíneos estão organizados em diversas vias que levam o sangue para os tecidos do corpo.

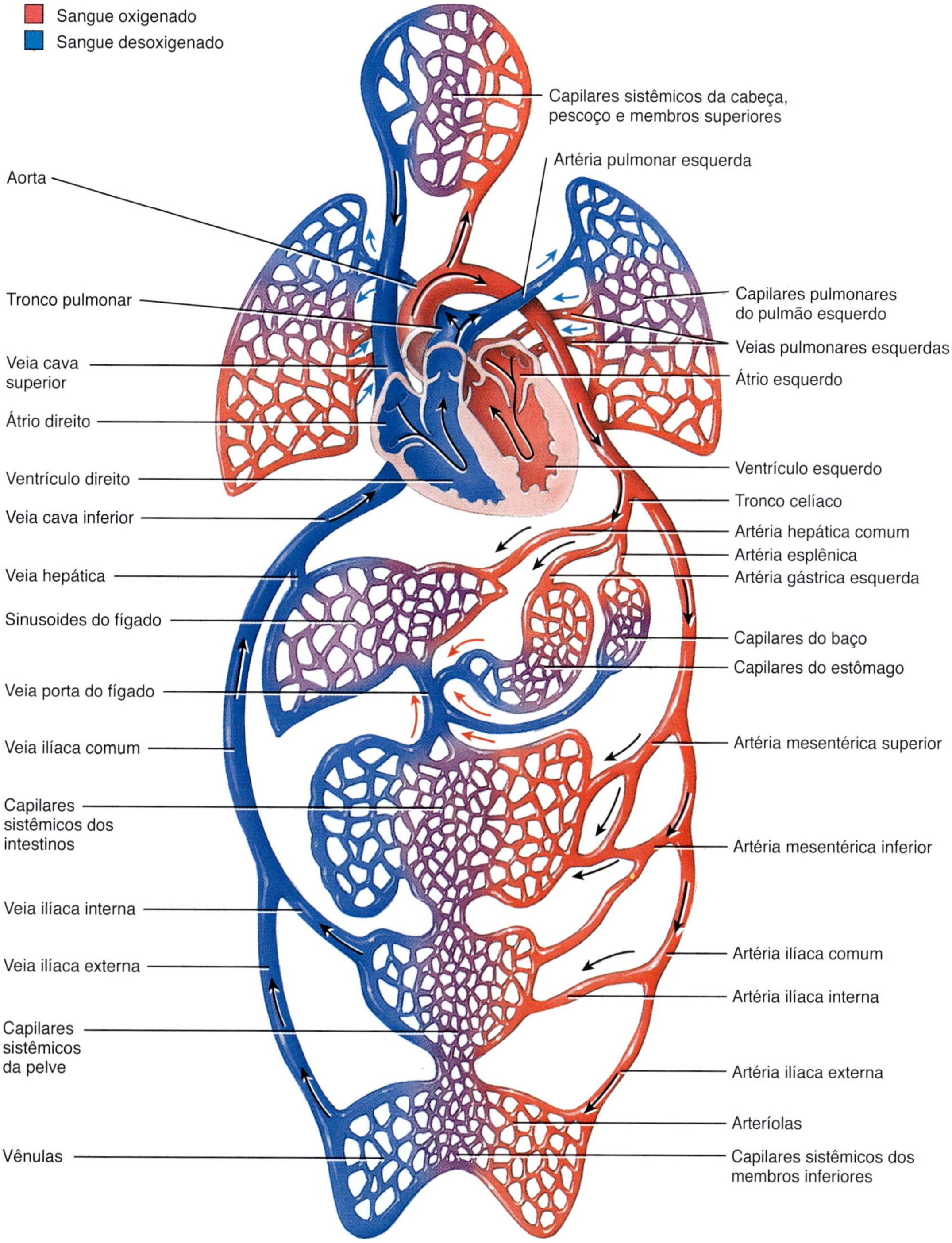

? Quais são as duas principais vias circulatórias do corpo?

pós-natais (após o nascimento) básicas para o fluxo de sangue são a circulação sistêmica e a circulação pulmonar. A **circulação sistêmica** inclui todas as artérias e arteríolas que transportam o sangue oxigenado proveniente do ventrículo esquerdo para os capilares sistêmicos, mais as veias e vênulas que retornam o sangue desoxigenado para o átrio direito após fluir pelos capilares nos órgãos do corpo. O sangue que deixa a aorta e flui pelas artérias sistêmicas tem coloração vermelho-vivo. À medida que segue pelos capilares, perde parte de seu oxigênio e capta dióxido de carbono, de modo que o sangue que flui nas veias sistêmicas tem coloração vermelho-escura.

Algumas das subdivisões da circulação sistêmica incluem a **circulação coronária** (ver Figura 13.8), que supre o miocárdio; a **circulação cerebral**, que irriga o encéfalo (ver Figura 14.8C); e a **circulação porta-hepática**, que se estende do sistema digestório até o fígado (ver Figura 14.16). As artérias nutrícias para os pulmões, como os ramos bronquiais, também fazem parte da circulação sistêmica.

Quando o sangue retorna ao coração proveniente da via sistêmica, ele é bombeado externamente do ventrículo direito pela **circulação pulmonar** até os pulmões (ver Figura 14.17). Nos capilares dos alvéolos dos pulmões, o sangue perde parte do dióxido de carbono e capta oxigênio. O sangue, novamente com coloração vermelho-vivo, retorna ao átrio esquerdo do coração e entra outra vez na circulação sistêmica, conforme é bombeado para fora pelo ventrículo esquerdo.

Outra via importante – a **circulação fetal** – só é encontrada no feto e contém estruturas especiais que possibilitam a troca de substâncias entre o feto em desenvolvimento e sua mãe (ver Figura 14.18).

A circulação sistêmica transporta oxigênio e nutrientes para os tecidos do corpo e remove dióxido de carbono e outras escórias, além de calor, dos tecidos. Todas as artérias sistêmicas ramificam-se a partir da **aorta**. O sangue desoxigenado retorna ao coração por meio das veias sistêmicas. Todas as veias da circulação sistêmica drenam para a **veia cava superior**, **veia cava inferior** ou **seio coronário**, que, por sua vez, desembocam no átrio direito.

As principais artérias e veias da circulação sistêmica são descritas e ilustradas nas Expos 14.A a 14.L e nas Figuras 14.6 a 14.15 para auxiliar na aprendizagem de seus nomes. Os vasos sanguíneos são organizados nas Expos de acordo com as regiões do corpo. A Figura 14.6A mostra uma visão geral das principais artérias, enquanto a Figura 14.11A fornece uma visão geral das principais veias. Conforme você estudar os diversos vasos sanguíneos nas Expos, consulte essas duas figuras para examinar as relações dos vasos sanguíneos que estão sendo estudados com outras regiões do corpo.

Cada uma das Expos contém as seguintes informações:

- *Visão geral.* Trata dos vasos sanguíneos descritos, com ênfase em sua organização nas várias regiões, bem como das características diferenciais e/ou interessantes dos vasos sanguíneos.
- *Nome dos vasos sanguíneos.* Com frequência, os estudantes têm dificuldade em conhecer o significado dos nomes dos vasos sanguíneos. Para aprendê-los com mais facilidade, estude os radicais que indicam como os vasos sanguíneos adquiriram seus nomes.
- *Região suprida ou drenada.* Para cada artéria citada, existe uma descrição das partes do corpo que recebem sangue do vaso. Para cada veia citada, existe também uma descrição das partes do corpo que são drenadas pelo vaso.
- *Ilustrações e fotografias.* As figuras que acompanham as Expos contêm diversos elementos. Muitos incluem ilustrações dos vasos sanguíneos em estudo e fluxogramas para indicar os padrões de distribuição ou drenagem do sangue. Foram também incluídas fotografias de cadáveres em Expos selecionadas para fornecer uma visualização mais realista dos vasos sanguíneos.

✓ **TESTE RÁPIDO**
9. Qual é o propósito da circulação sistêmica?

EXPO 14.A A aorta e seus ramos *(Figura 14.6)*

OBJETIVO
- Identificar as quatro principais divisões da aorta e localizar os principais ramos arteriais que se originam de cada divisão.

A **aorta** é a maior artéria do corpo, com um diâmetro de 2 a 3 cm. Suas quatro divisões principais são a parte ascendente da aorta, o arco da aorta, a parte torácica da aorta e a parte abdominal da aorta (Figura 14.6). A parte da aorta que emerge do ventrículo esquerdo, posteriormente ao tronco pulmonar, é a **parte ascendente da aorta** (ver Expo 14.B). O início da aorta contém a valva da aorta (ver Figura 13.4A). A parte ascendente da aorta dá origem a duas artérias coronárias, que irrigam o miocárdio. Em seguida, a parte ascendente da aorta curva-se para a esquerda, formando o **arco da aorta** (ver Expo 14.C), que desce e termina no nível do disco intervertebral entre a quarta e quinta vértebras torácicas. Enquanto a aorta desce, ela se aproxima dos corpos vertebrais e é denominada **parte torácica da aorta** (ver Expo 14.D). Quando a parte torácica da aorta alcança a base do tórax, passa pelo hiato aórtico do diafragma, tornando-se a **parte abdominal da aorta** (ver Expo 14.E). A parte abdominal da aorta desce até o nível da quarta vértebra lombar, onde se divide em duas **artérias ilíacas comuns** (ver Expo 14.F), que transportam o sangue até a pelve e a parte livre dos membros inferiores. Cada divisão da aorta dá origem a artérias que se ramificam em artérias distribuidoras, levando o sangue aos vários órgãos. No interior dos órgãos, as artérias dividem-se em arteríolas e, em seguida, em capilares, que suprem os tecidos sistêmicos (todos os tecidos, com exceção dos alvéolos pulmonares).

✓ TESTE RÁPIDO
10. Que regiões gerais são supridas por cada uma das quatro divisões principais da aorta?

DIVISÃO E RAMOS	REGIÃO SUPRIDA
PARTE ASCENDENTE DA AORTA	
Artérias coronárias direita e esquerda	Coração
ARCO DA AORTA	
Tronco braquiocefálico	
Artéria carótida comum direita	Lado direito da cabeça e pescoço
Artéria subclávia direita	Membro superior direito
Artéria carótida comum esquerda	Lado esquerdo da cabeça e pescoço
Artéria subclávia esquerda	Membro superior esquerdo
PARTE TORÁCICA DA AORTA	
Ramos pericárdicos	Pericárdio
Ramos bronquiais	Brônquios dos pulmões
Ramos esofágicos	Esôfago
Ramos mediastinais	Estruturas no mediastino
Artérias intercostais posteriores	Músculos intercostais e torácicos
Artérias subcostais	Músculos abdominais superiores
Artérias frênicas superiores	Faces superior e posterior do diafragma
PARTE ABDOMINAL DA AORTA	
Artérias frênicas inferiores	Face inferior do diafragma
Artérias lombares	Músculos abdominais
Tronco celíaco	
Artéria hepática comum	Fígado, estômago, duodeno, pâncreas
Artéria gástrica esquerda	Estômago e esôfago
Artéria esplênica	Baço, pâncreas e estômago
Artéria mesentérica superior	Intestino delgado, ceco, colos ascendente e transverso e pâncreas
Artérias suprarrenais	Glândulas suprarrenais
Artérias renais	Rins
Artérias gonadais	
Artérias testiculares	Testículos (homem)
Artérias ováricas	Ovários (mulher)
Artéria mesentérica superior	Colos transverso, descendente e sigmoide; reto
Artérias ilíacas comuns	
Artérias ilíacas externas	Membros inferiores
Artérias ilíacas internas	Útero (mulher), próstata (homem), músculos das regiões glúteas e bexiga urinária

Figura 14.6 Aorta e seus principais ramos.

 Todas as artérias sistêmicas ramificam-se a partir da aorta.

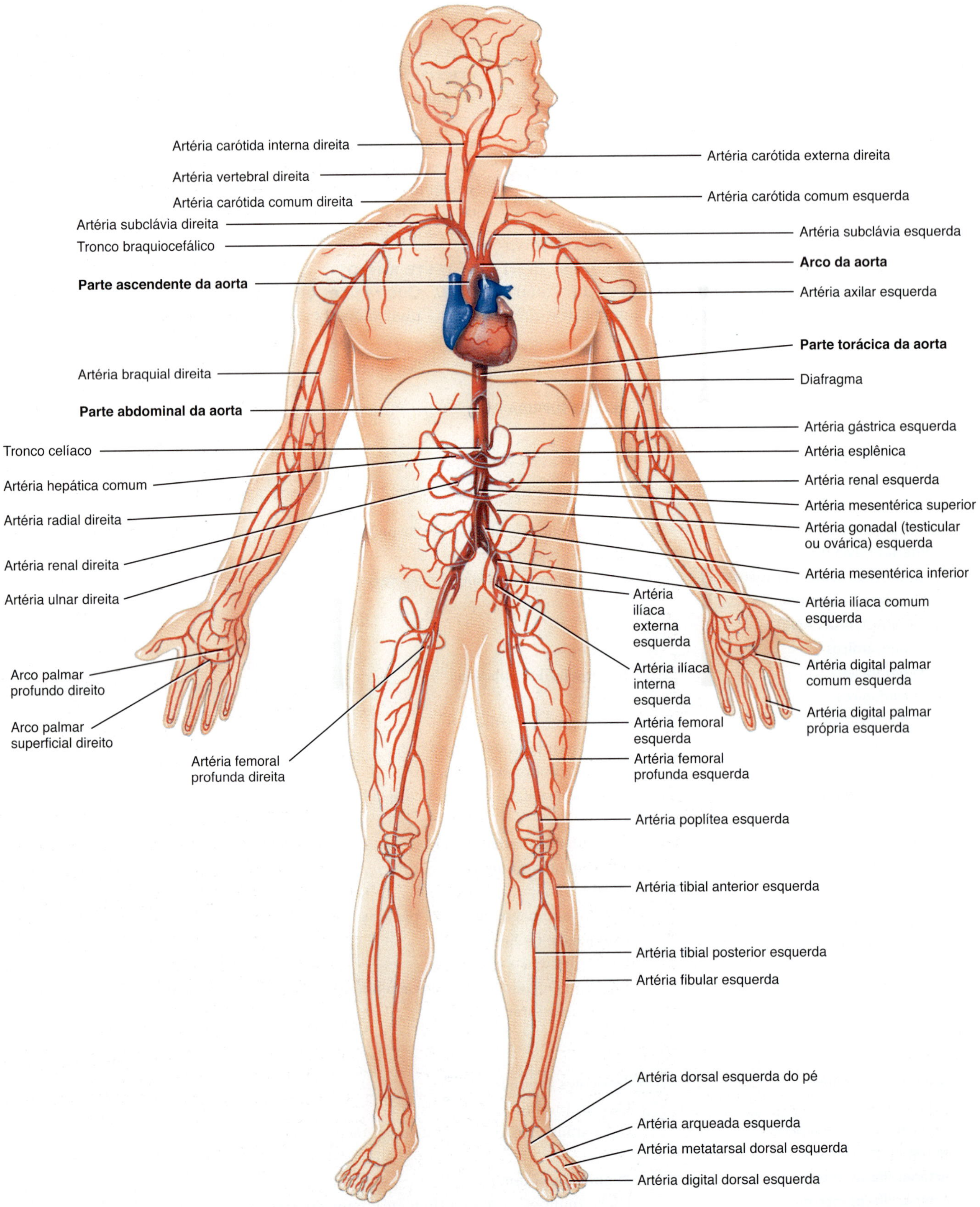

A. Vista geral anterior dos principais ramos da aorta

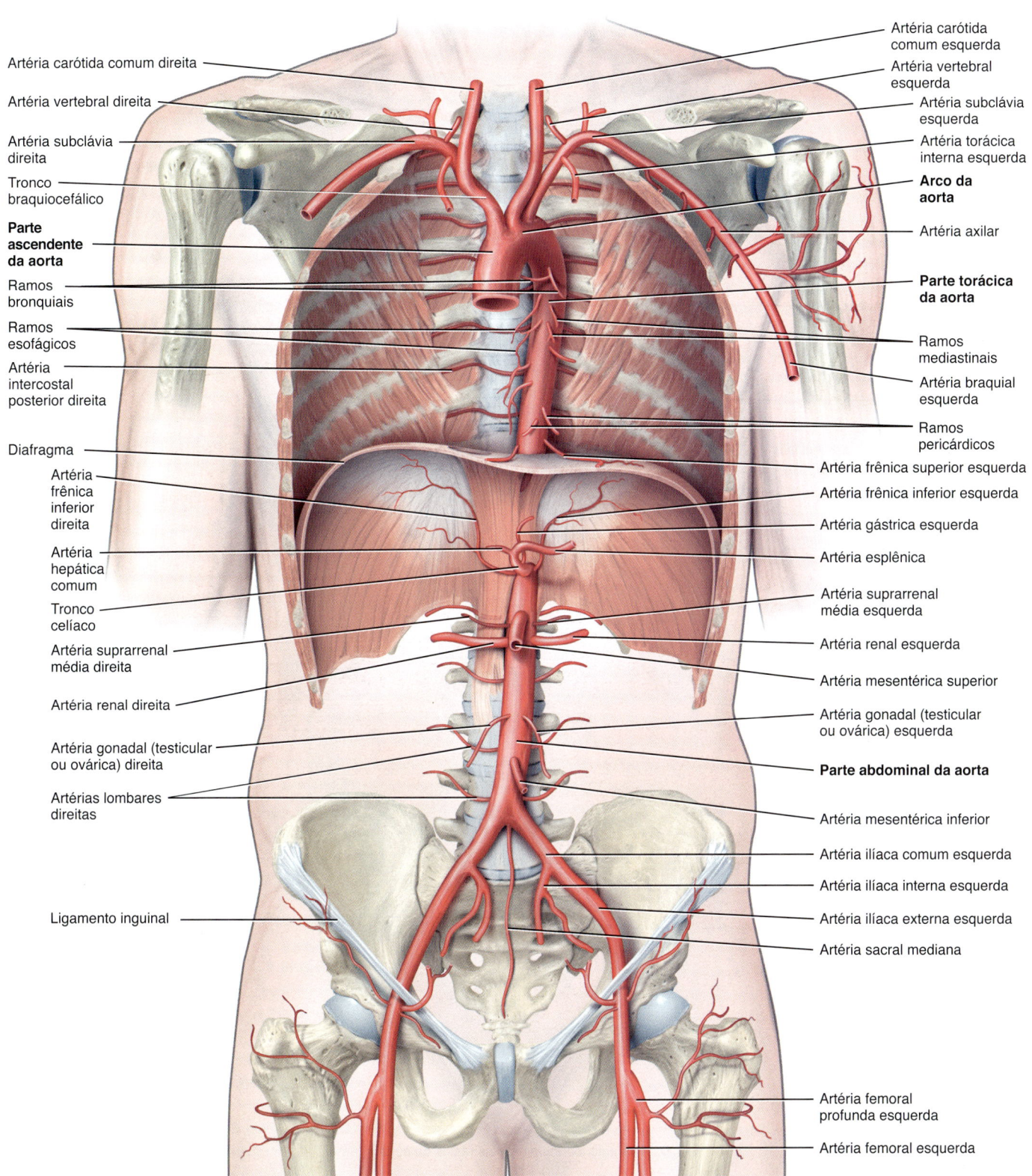

B. Vista anterior detalhada dos principais ramos da aorta

(*Continua*)

Figura 14.6 *Continuação*

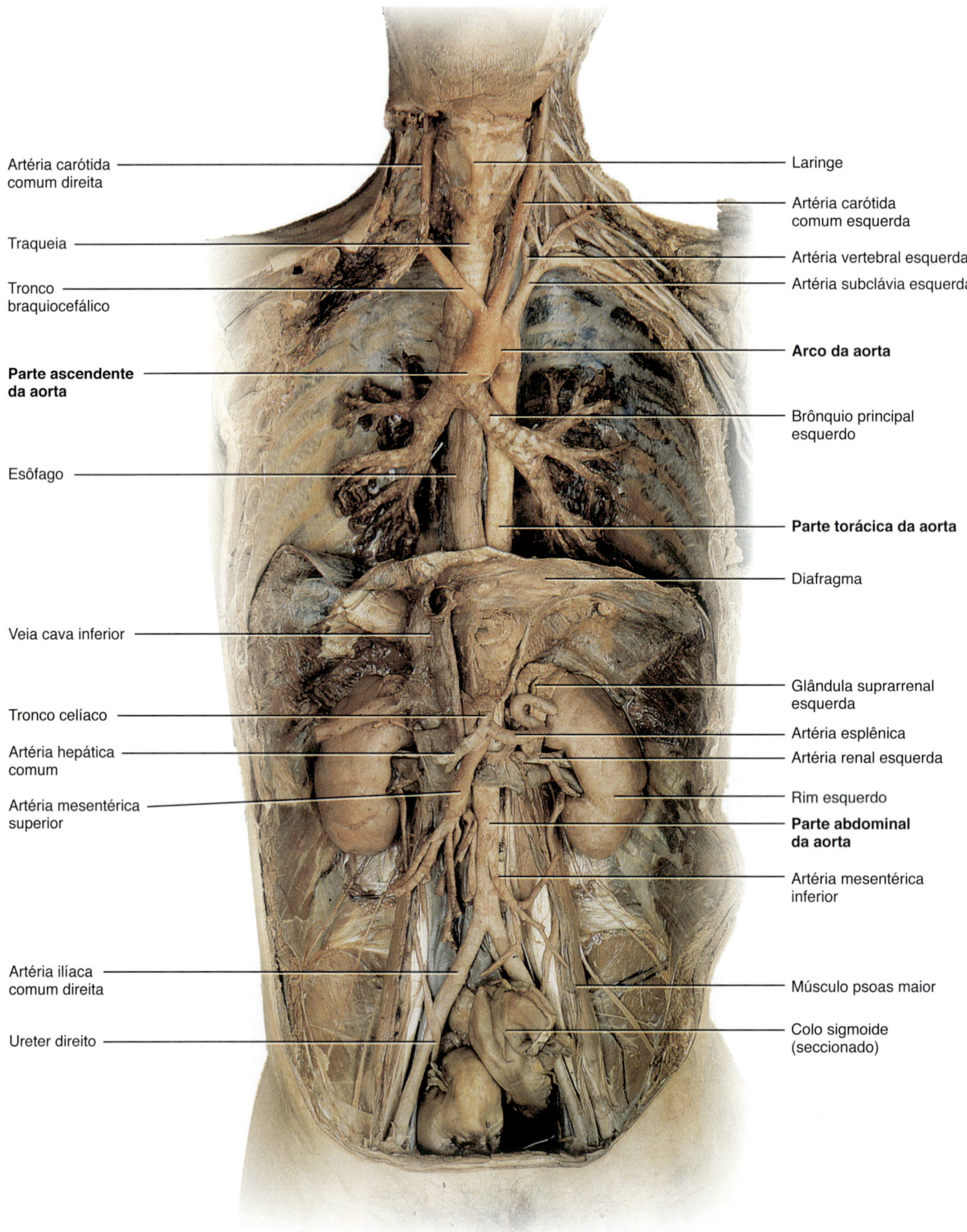

C. Vista anterior dos principais ramos da aorta

❓ Quais são as quatro principais subdivisões da aorta?

EXPO 14.B — Parte ascendente da aorta *(Figura 14.7)*

OBJETIVO
- Identificar os dois ramos arteriais principais da parte ascendente da aorta.

A **parte ascendente da aorta** mede cerca de 5 cm de comprimento e começa na valva da aorta. Está direcionada superiormente, ligeiramente anterior e para a direita. Termina no nível do ângulo do esterno, onde passa a constituir o arco da aorta. O início da parte ascendente da aorta é de localização posterior ao tronco pulmonar e à aurícula direita; a artéria pulmonar direita situa-se posteriormente a ela. Em sua origem, a parte ascendente da aorta contém três dilatações, denominados *seios da aorta*. Dois deles, os seios direito e esquerdo, dão origem às artérias coronárias direita e esquerda, respectivamente.

As **artérias coronárias** direita e esquerda (Figura 14.7) originam-se da parte ascendente da aorta, imediatamente acima da valva da aorta. Formam um anel semelhante a uma coroa em torno do coração, emitindo ramos para o miocárdio atrial e ventricular. O **ramo interventricular posterior da artéria coronária direita** irriga ambos os ventrículos, enquanto o **ramo marginal** direito supre o ventrículo direito. O **ramo interventricular anterior da artéria coronária esquerda**, também conhecido como **ramo descendente anterior esquerdo (DAE)**, irriga os dois ventrículos, e o **ramo circunflexo** supre átrio e ventrículo esquerdos.

✓ TESTE RÁPIDO
11. Que ramos das artérias coronárias irrigam o ventrículo esquerdo?

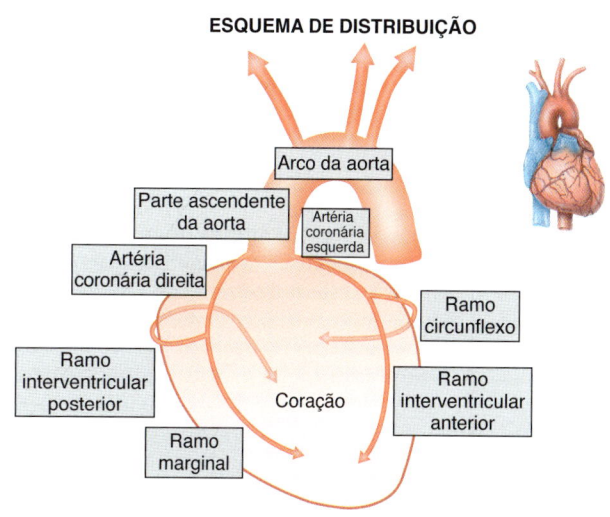

Figura 14.7 Artérias que irrigam o coração.

 As artérias coronárias constituem os primeiros ramos da aorta.

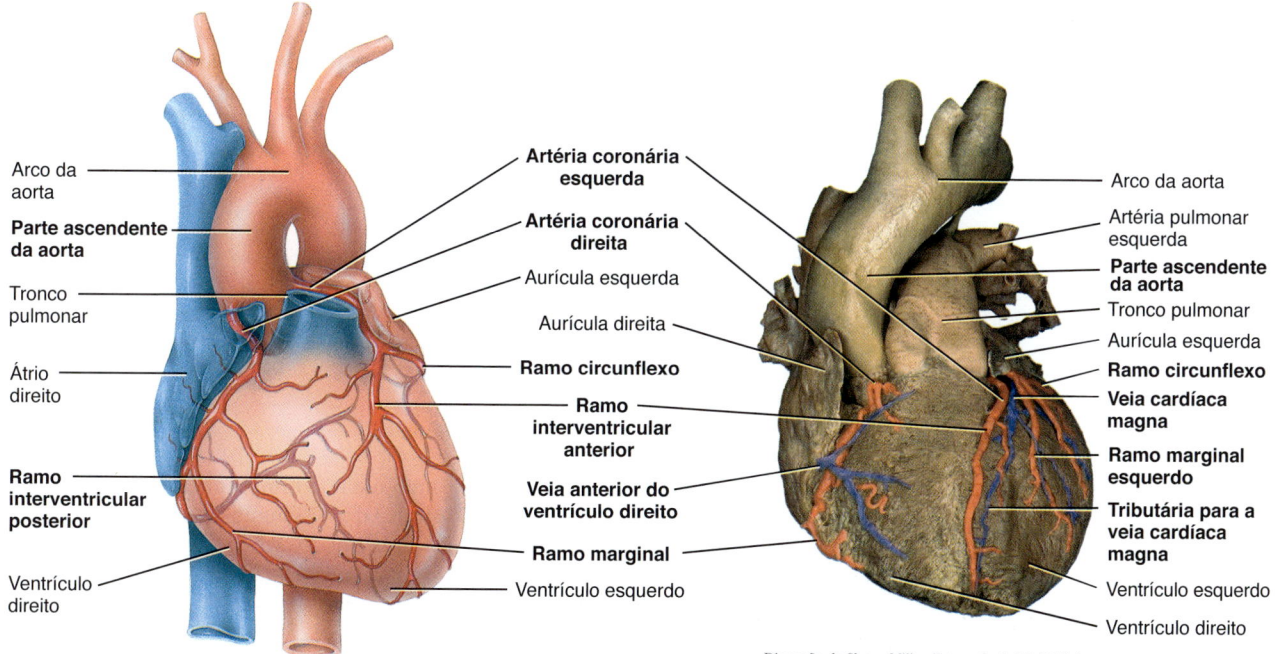

A. Vista anterior das artérias coronárias e seus principais ramos

B. Vista anterior das artérias e veias do coração

Dissecção de Shawn Miller, Fotografia de Mark Nielsen

? Por que essas artérias são denominadas artérias coronárias?

EXPO 14.C Arco da aorta *(Figura 14.8)*

OBJETIVO
- Identificar as três artérias principais que se ramificam a partir do arco da aorta.

O **arco da aorta** mede 4 a 5 cm de comprimento e é a continuação da parte ascendente da aorta (Figura 14.8). O arco da aorta emerge do pericárdio, posterior ao esterno, no nível do ângulo do esterno (ver Figura 14.3). O arco da aorta está direcionado superior e posteriormente para a esquerda e, em seguida, inferiormente; termina no disco intervertebral, entre a quarta e a quinta vértebra torácica, onde passa a constituir a parte torácica da aorta. Três artérias principais originam-se da face superior do arco da aorta: o tronco braquiocefálico, a artéria carótida comum esquerda e a artéria

RAMO	DESCRIÇÃO E RAMOS	REGIÕES IRRIGADAS
Tronco braquiocefálico	O **tronco braquiocefálico** é o primeiro ramo do arco da aorta; divide-se para formar a artéria subclávia direita e a artéria carótida comum direita (Figura 14.8A)	Cabeça, pescoço, membro superior e parede torácica
Artéria subclávia direita	A **artéria subclávia direita** estende-se a partir do tronco braquiocefálico para a margem inferior da primeira costela; dá origem a diversos ramos na base do pescoço	Encéfalo, medula espinal, pescoço, ombro, parede torácica muscular e músculos da escápula
Artéria torácica interna	A **artéria torácica interna** origina-se da primeira parte da artéria subclávia e desce posteriormente às cartilagens costais das seis costelas superiores, imediatamente lateral ao esterno; termina no sexto espaço intercostal, *bifurcando-se* (ramificando-se em duas artérias) e emite ramos para os espaços intercostais **Nota clínica:** na **revascularização do miocárdio,** se apenas um vaso estiver obstruído, a artéria torácica interna (habitualmente à esquerda) é usada para criar a derivação. A extremidade superior da artéria é mantida fixada à artéria subclávia, e a extremidade seccionada é conectada à artéria coronária, em um ponto distal ao bloqueio. A extremidade inferior da artéria torácica interna é ligada. Os enxertos de artérias são preferidos aos de veias, visto que as artérias são capazes de sustentar a maior pressão do sangue que flui pelas artérias coronárias e têm menos probabilidade de sofrer obstrução com o passar do tempo	Parede torácica anterior
Artéria vertebral	A **artéria vertebral** constitui o principal ramo da artéria subclávia direita para o encéfalo, antes de passar para a axila (Figura 14.8B); ascende pelo pescoço, atravessa os forames transversários das vértebras cervicais e entra no crânio por meio do forame magno, alcançando a face inferior do encéfalo; une-se com a artéria vertebral esquerda para formar a artéria basilar; a artéria basilar passa ao longo da linha mediana da face anterior do tronco encefálico e dá origem a vários ramos (**artérias cerebral** e **cerebelar posteriores**)	Parte posterior do cérebro, cerebelo, ponte e orelha interna
Artéria axilar*	A **artéria axilar** é a continuação da artéria subclávia direita na axila; começa onde a artéria subclávia passa pela margem inferior da primeira costela e termina quando cruza a margem inferior do músculo redondo maior; dá origem a numerosos ramos na axila	Músculos do tórax, ombro, escápula e úmero
Artéria braquial*	A **artéria braquial** é a continuação da artéria axilar no braço; começa na margem inferior do músculo redondo maior e termina bifurcando-se nas artérias radial e ulnar, imediatamente distal à dobra do cotovelo; é superficial e palpável ao longo do lado medial do braço; conforme desce em direção ao cotovelo, curva-se lateralmente e passa através da fossa cubital, uma depressão triangular anterior ao cotovelo, onde é possível detectar facilmente o pulso da artéria braquial e auscultar os diversos sons quando se mede a pressão arterial de uma pessoa. **Nota clínica:** a **pressão arterial** é habitualmente medida na artéria braquial. Para controlar uma hemorragia, o melhor local para comprimir a artéria braquial é próximo ao meio do braço, onde ela é superficial e facilmente pressionada contra o úmero	Músculos do braço, úmero e cotovelo
Artéria radial	A **artéria radial** é o menor ramo da bifurcação da artéria braquial; constitui uma continuação direta da artéria braquial; passa ao longo da face lateral (radial) do antebraço e entra no carpo, onde se bifurca em ramos superficial e profundo que se anastomosam com os ramos correspondentes da artéria ulnar para formar os arcos palmares da mão; estabelece contato com a extremidade distal do rádio no carpo, onde é recoberta apenas pela fáscia e pele **Nota clínica:** em virtude de sua localização superficial neste ponto, a artéria radial constitui um local comum para medir o **pulso radial**	Importante fonte de sangue para os músculos do compartimento posterior do antebraço
Artéria ulnar	A **artéria ulnar** é o ramo maior da artéria braquial que passa ao longo da face medial (ulnar) do antebraço e, em seguida, no carpo, onde se ramifica em ramos superficial e profundo que entram na mão; seus ramos se anastomosam com os ramos correspondentes da artéria radial para formar os arcos palmares da mão	Principal fonte de sangue para os músculos do compartimento anterior do antebraço

*Este é um exemplo da prática de dar nomes diferentes ao mesmo vaso à medida que atravessa diferentes regiões. Veja as artérias subclávia, axilar e braquial.

RAMO	DESCRIÇÃO E RAMOS	REGIÕES IRRIGADAS
Arco palmar superficial	O **arco palmar superficial** é formado principalmente pelo ramo superficial da artéria ulnar, com contribuição do ramo superficial da artéria radial; superficial aos tendões dos músculos flexores superficiais dos dedos e estende-se pela palma, na base dos ossos metacarpais; dá origem às **artérias digitais palmares comuns**, cada uma das quais se divide nas **artérias digitais palmares próprias**	Músculos, ossos, articulações e pele da palma e dos dedos da mão
Arco palmar profundo	O **arco palmar profundo** origina-se principalmente do ramo profundo da artéria radial, porém recebe uma contribuição do ramo profundo da artéria ulnar; abaixo dos tendões dos músculos flexores dos dedos, e estende-se pela palma imediatamente distal às bases dos ossos metacarpais; dá origem às **artérias metacarpais palmares**, que se anastomosam com as artérias digitais palmares comuns provenientes do arco superficial	Músculos, ossos e articulações da palma e dos dedos da mão
Artéria carótida comum direita	A **artéria carótida comum direita** começa na bifurcação do tronco braquiocefálico, posterior à articulação esternoclavicular direita; passa superiormente no pescoço para irrigar as estruturas da cabeça (Figura 14.8B); divide-se nas artérias carótidas externa e interna direitas na margem superior da laringe **Nota clínica:** o **pulso** pode ser palpado na artéria carótida comum, imediatamente lateral à laringe. É conveniente detectar um pulso carótico quando praticamos exercício ou quando se administra a reanimação cardiopulmonar	Cabeça e pescoço
Artéria carótida externa	A **artéria carótida externa** começa na margem superior da laringe e termina próximo à articulação temporomandibular na glândula parótida, onde se divide em dois ramos: as **artérias temporal superficial** e **maxilar** **Nota clínica:** o **pulso carótico** pode ser palpado na artéria carótida externa, imediatamente anterior ao músculo esternocleidomastóideo, na margem superior da laringe	Principal fonte de sangue para todas as estruturas da cabeça, exceto o encéfalo; irriga a pele, os tecidos conjuntivos, os músculos, os ossos, as articulações, a dura-máter e a aracnoide máter na cabeça e supre grande parte da anatomia do pescoço
Artéria carótida interna	A **artéria carótida interna** origina-se da artéria carótida comum; entra na cavidade do crânio pelo canal carótico no temporal e emerge na cavidade do crânio, próximo à base da fossa hipofisial do esfenoide; dá origem a numerosos ramos no interior da cavidade do crânio e termina como as **artérias cerebrais anterior** e **média**. A artéria cerebral anterior passa anteriormente, em direção ao lobo frontal do cérebro, enquanto a artéria cerebral média passa lateralmente, entre os lobos temporal e parietal do cérebro. No interior do crânio (Figura 14.8C), as anastomoses das artérias carótidas internas direita e esquerda por meio da **artéria comunicante anterior**, entre as duas artérias cerebrais anteriores, juntamente com anastomoses das artérias carótida interna e basilar, formam um arranjo de vasos sanguíneos na base do encéfalo, denominado **círculo arterial do cérebro** (círculo de Willis) (Figura 14.8C). A anastomose carótida interna-basilar ocorre onde as **artérias comunicantes posteriores** originam-se da anastomose da artéria carótida interna com as artérias cerebrais posteriores provenientes da artéria basilar para ligar o suprimento sanguíneo da artéria carótida interna com o suprimento sanguíneo da artéria vertebral. O círculo arterial do cérebro iguala a pressão arterial para o encéfalo e fornece vias alternativas para o fluxo de sangue até o encéfalo, caso ocorra lesão das artérias	Bulbo do olho e outras estruturas da órbita, orelha e partes do nariz e da cavidade nasal; lobos frontal, temporal e parietal do cérebro, hipófise e pia-máter
Artéria carótida comum esquerda	A **artéria carótida comum esquerda** origina-se do segundo ramo do arco da aorta e ascende no mediastino para entrar no pescoço posteriormente à clavícula; em seguida, segue um percurso semelhante ao da artéria carótida comum direita	Distribuição semelhante à da artéria carótida comum direita
Artéria subclávia esquerda	**Artéria subclávia esquerda** origina-se do terceiro e último ramo do arco da aorta; passa superior e lateralmente pelo mediastino e inferiormente à clavícula, na base do pescoço, conforme segue o seu percurso em direção ao membro superior; possui um trajeto semelhante ao da artéria subclávia direita após deixar o mediastino	Distribuição semelhante à da artéria subclávia direita

subclávia esquerda. O primeiro e o maior ramo do arco da aorta é o **tronco braquiocefálico**. Estende-se em direção superior, curvando-se ligeiramente para a direita, e divide-se na altura da articulação esternoclavicular direita para formar a artéria subclávia direita e a artéria carótida comum direita. O segundo ramo do arco da aorta é a **artéria carótida comum esquerda**, que se divide nos mesmos ramos com os mesmos nomes da artéria carótida comum direita. O terceiro ramo do arco da aorta é a **artéria subclávia esquerda**, que distribui sangue para a artéria vertebral esquerda e para os vasos do membro superior esquerdo. As artérias que se ramificam a partir da artéria subclávia esquerda apresentam uma distribuição e nomes semelhantes às que se ramificam da artéria subclávia direita.

✓ TESTE RÁPIDO

12. Que regiões gerais são irrigadas pelas artérias que se originam do arco da aorta?

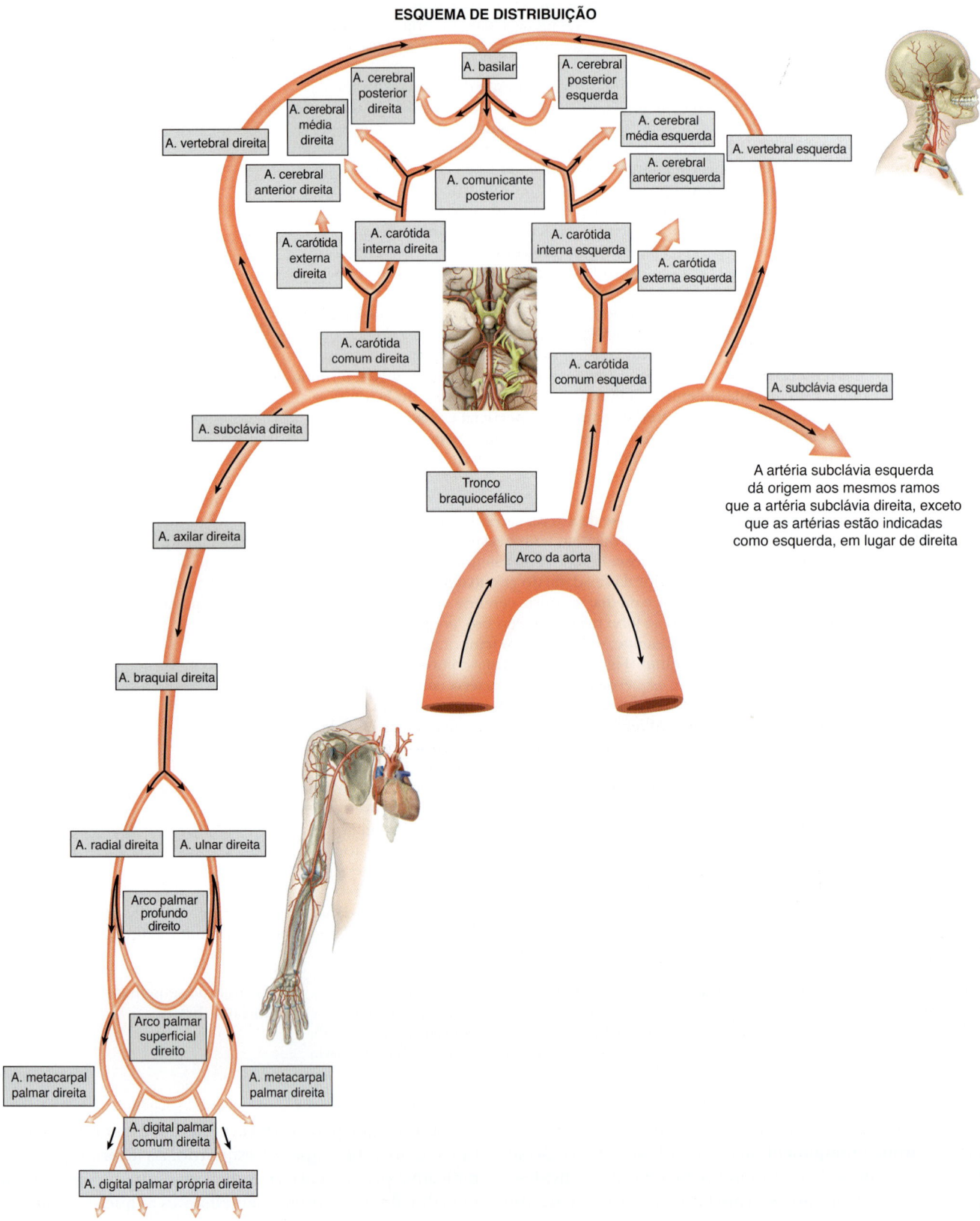

CAPÍTULO 14 • Sistema Circulatório | Vasos Sanguíneos

Figura 14.8 Arco da aorta e seus ramos. Observe em **C** as artérias que constituem o círculo arterial do cérebro (círculo de Willis).

 O arco da aorta termina no nível do disco intervertebral entre a quarta e a quinta vértebras torácicas.

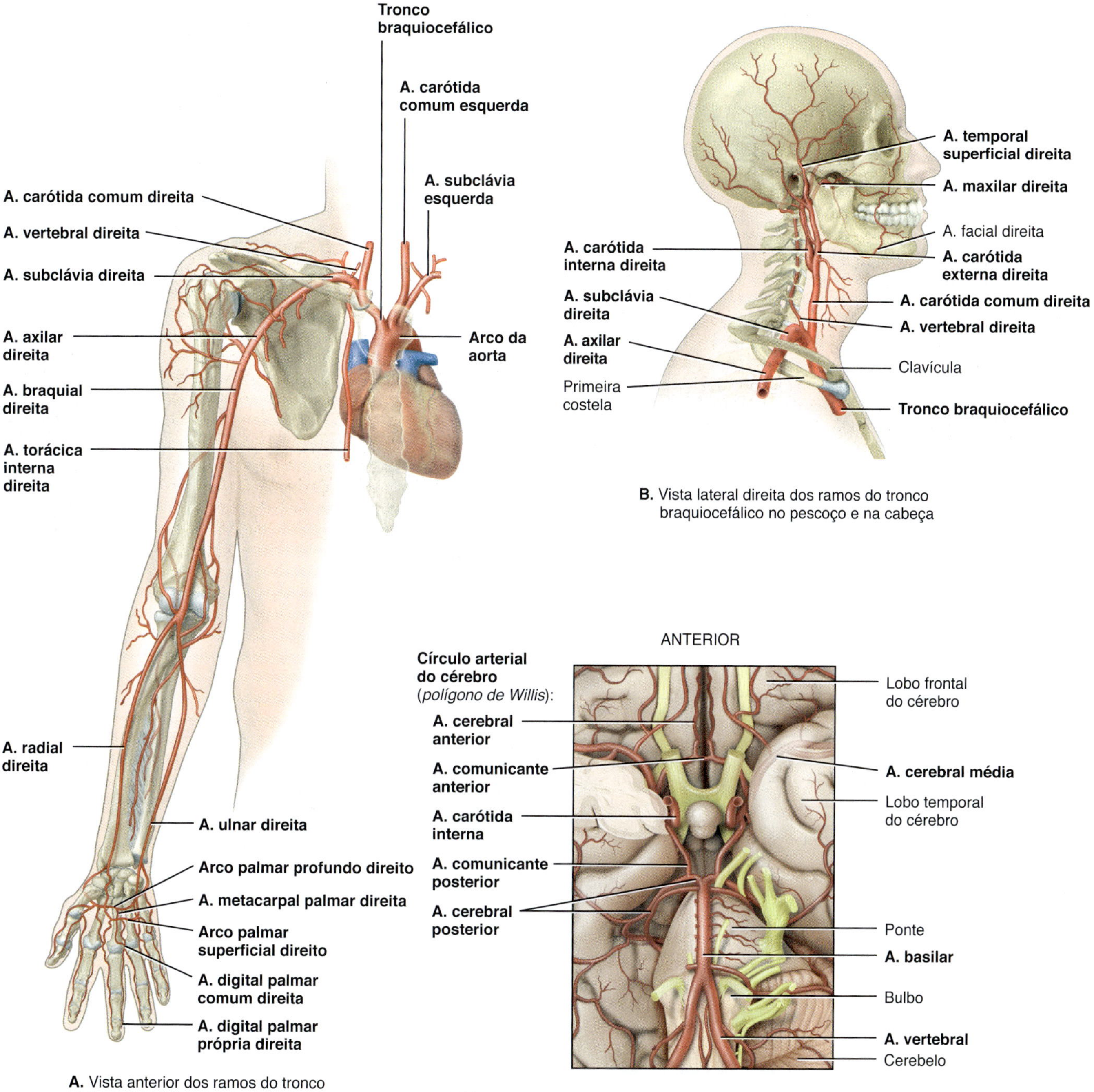

A. Vista anterior dos ramos do tronco braquiocefálico no membro superior

B. Vista lateral direita dos ramos do tronco braquiocefálico no pescoço e na cabeça

C. Vista inferior da base do encéfalo mostrando o círculo arterial do cérebro

(Continua)

Figura 14.8 *Continuação*

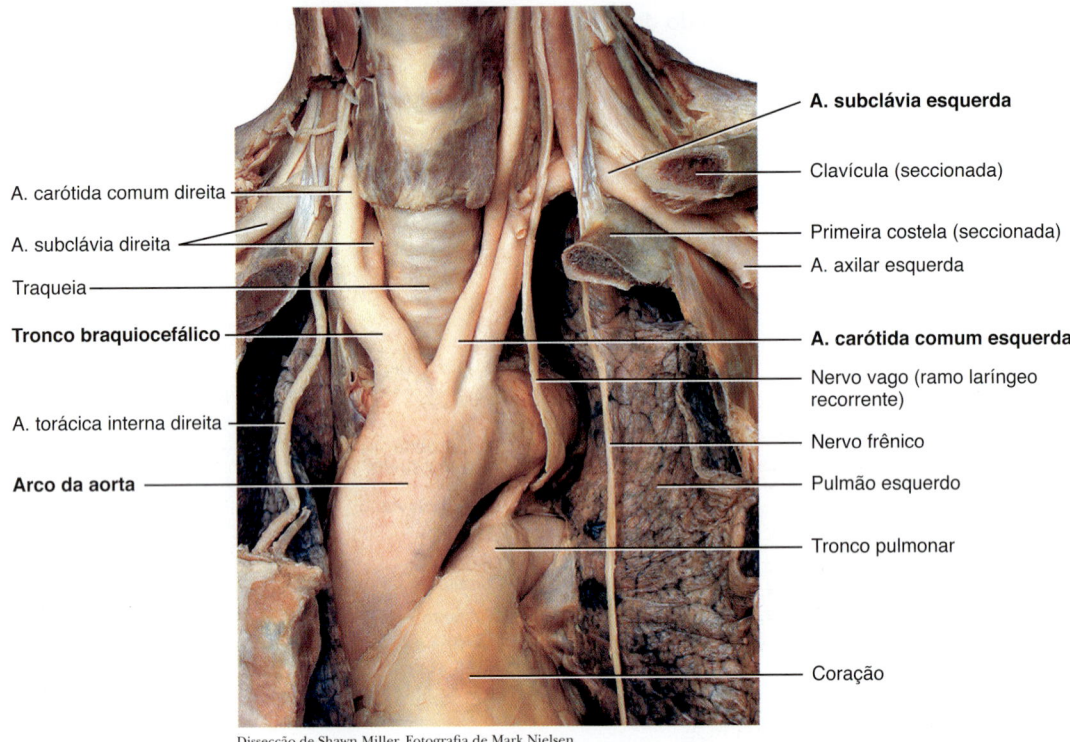

D. Vista anterior dos ramos do arco da aorta

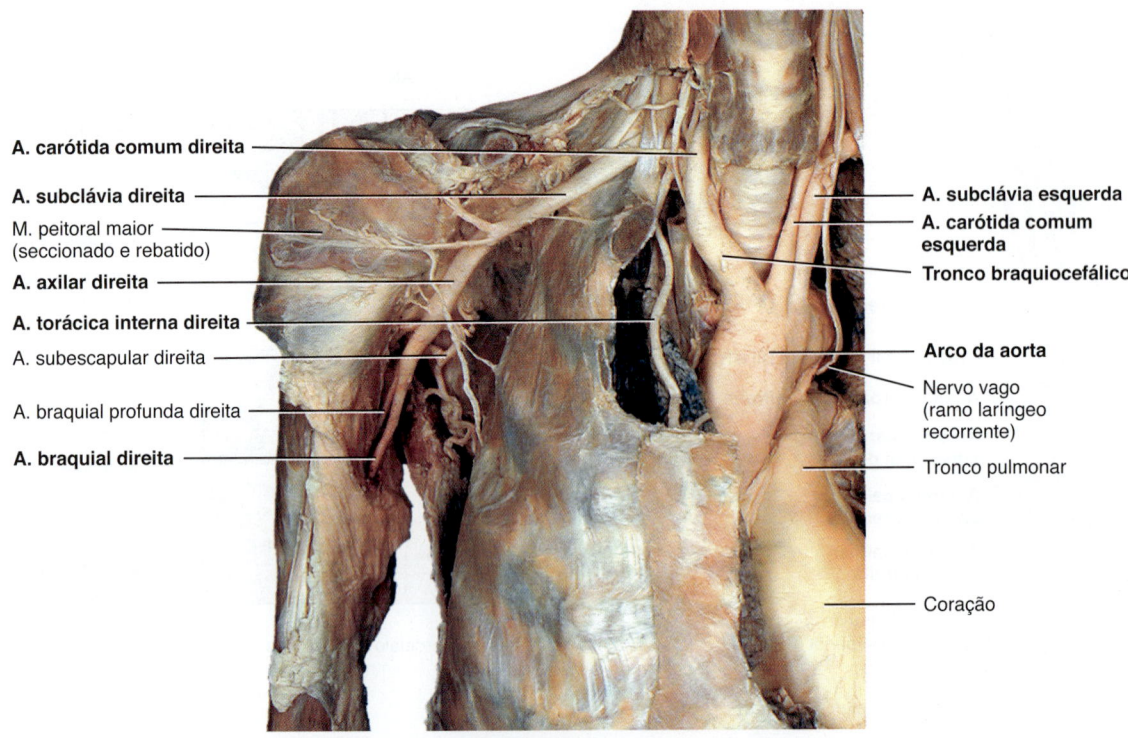

E. Vista anterior das artérias do ombro e do braço

? Quais são os três principais ramos do arco da aorta por ordem de origem?

EXPO 14.D — Parte torácica da aorta

OBJETIVO
- Identificar os ramos viscerais e parietais da parte torácica da aorta.

A **parte torácica da aorta** tem cerca de 20 cm de comprimento e constitui uma continuação do arco da aorta (ver Figura 14.6B). A parte torácica começa no nível do disco intervertebral entre a quarta e a quinta vértebra torácica, onde se situa à esquerda da coluna vertebral. À proporção que desce, aproxima-se da linha mediana e estende-se por uma abertura no diafragma (hiato aórtico), que está localizada anteriormente à coluna vertebral, no nível do disco intervertebral, entre a décima segunda vértebra torácica e a primeira vértebra lombar.

Ao longo de seu percurso, a parte torácica da aorta emite numerosas artérias pequenas, os **ramos viscerais**, para as vísceras, e **ramos parietais** para as estruturas da parede do corpo.

✓ TESTE RÁPIDO
13. Que regiões gerais são irrigadas pelos ramos viscerais e parietais da parte torácica da aorta?

RAMO	DESCRIÇÃO E RAMOS	REGIÕES IRRIGADAS
RAMOS VISCERAIS		
Ramos pericárdicos	Os **ramos pericárdicos** são duas a três artérias pequenas que se originam de níveis variáveis da parte torácica da aorta e passam para a frente para os sacos pericárdicos que envolvem o coração	Tecidos do pericárdio
Ramos bronquiais	Os **ramos bronquiais** originam-se da parte torácica da aorta ou de um de seus ramos; o ramo bronquial direito normalmente origina-se da terceira artéria intercostal posterior; os dois ramos bronquiais esquerdos originam-se da extremidade superior da parte torácica da aorta; todos acompanham a árvore bronquial até os pulmões	Suprem os tecidos da árvore bronquial e tecido pulmonar adjacente até o nível dos ductos alveolares
Ramos esofágicos	Os **ramos esofágicos** são quatro a cinco artérias que se originam da face anterior da parte torácica da aorta e passam para a frente, ramificando-se no esôfago	Todos os tecidos do esôfago
Ramos mediastinais	Os **ramos mediastinais** originam-se de vários pontos na parte torácica da aorta	Tecidos variados dentro do mediastino, principalmente tecido conjuntivo e linfonodos
RAMOS PARIETAIS		
Artérias intercostais posteriores	Normalmente, nove pares de **artérias intercostais posteriores** se originam da face posterolateral em cada lado da parte torácica da aorta; cada uma delas passa lateralmente e, em seguida, anteriormente pelo espaço intercostal, onde finalmente irão se anastomosar com ramos anteriores provenientes das artérias torácicas internas	Pele, músculos e costelas da parede torácica; vértebras torácicas, meninges e medula espinal; glândulas mamárias
Artérias subcostais	As **artérias subcostais** são os ramos segmentares mais inferiores da parte torácica da aorta; um de cada lado passa para a parede da cavidade torácica, inferiormente à décima segunda costela, e segue o seu percurso para a frente até a parte superior da região abdominal da parede do corpo	Pele, músculos e costelas; vértebra T XII, meninges e medula espinal
Artérias frênicas superiores	As **artérias frênicas superiores** originam-se da extremidade inferior da parte torácica da aorta e passam para a face superior do diafragma	Músculo do diafragma e pleura que recobre o diafragma

ESQUEMA DE DISTRIBUIÇÃO

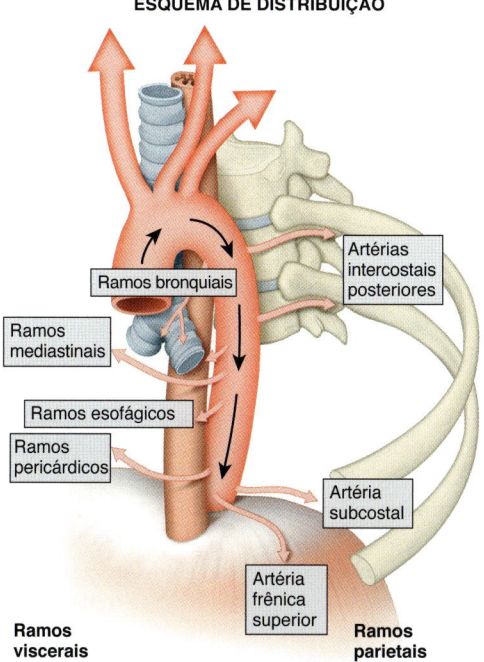
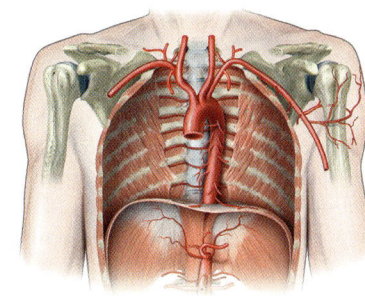

EXPO 14.E Parte abdominal da aorta *(Figura 14.9; ver também Figura 14.6B)*

OBJETIVO
- Identificar os ramos viscerais e parietais da parte abdominal da aorta.

A **parte abdominal da aorta** é a continuação da parte torácica da aorta após atravessar o diafragma (Figura 14.8). A parte abdominal da aorta começa no hiato aórtico no diafragma e termina aproximadamente no nível da quarta vértebra lombar, onde se divide nas artérias ilíacas comuns direita e esquerda. A parte abdominal da aorta situa-se anteriormente à coluna vertebral.

À semelhança da parte torácica da aorta, a parte abdominal dá origem a ramos viscerais e parietais. Os ramos viscerais ímpares originam-se da parte anterior da aorta e incluem o **tronco celíaco** e as **artérias mesentéricas superior**

RAMO	DESCRIÇÃO E RAMOS	REGIÕES IRRIGADAS
RAMOS VISCERAIS ÍMPARES		
Tronco celíaco	O **tronco celíaco** é o primeiro ramo visceral da aorta inferior ao diafragma; origina-se da parte abdominal da aorta, no nível da décima segunda vértebra torácica, conforme a aorta atravessa o hiato no diafragma; divide-se em três ramos: as artérias gástrica esquerda, esplênica e hepática comum (Figura 14.9A)	Irriga todos os órgãos do tubo gastrintestinal da parte abdominal do esôfago até o duodeno, bem como o baço
	1. A **artéria gástrica esquerda**, o menor dos três ramos do tronco celíaco, origina-se superiormente à esquerda, em direção ao esôfago, e, em seguida, curva-se para acompanhar a curvatura menor do estômago. Na curvatura menor do estômago, anastomosa-se com a artéria gástrica direita	Parte abdominal do estômago, curvatura menor do estômago e omento menor
	2. A **artéria esplênica**, o maior ramo do tronco celíaco, origina-se do lado esquerdo do tronco celíaco, distal à artéria gástrica esquerda, e passa horizontalmente para a esquerda, ao longo do pâncreas. Antes de alcançar o baço, dá origem a três artérias:	Baço, pâncreas, fundo gástrico e curvatura maior do estômago e omento maior
	• As **artérias pancreáticas,** uma série de pequenas artérias que se originam da artéria esplênica e descem para dentro do parênquima do pâncreas	Pâncreas
	• A **artéria gastromental esquerda** origina-se da extremidade terminal da artéria esplênica e passa da esquerda para a direita ao longo da curvatura maior do estômago	Curvatura maior do estômago e omento maior
	• As **artérias gástricas curtas** originam-se da extremidade terminal da artéria esplênica e passam para o fundo gástrico	Fundo gástrico
	3. A **artéria hepática comum**, cujo tamanho é intermediário entre o das artérias gástrica esquerda e esplênica, origina-se do lado direito do tronco celíaco e dá origem a três artérias:	Fígado, vesícula biliar, omento menor, estômago, pâncreas e duodeno
	• A **artéria hepática própria** ramifica-se a partir da artéria hepática comum e ascende ao longo dos ductos biliares para dentro do fígado e da vesícula biliar	Fígado, vesícula biliar e omento menor
	• A **artéria gástrica direita** origina-se da artéria hepática comum e curva-se para trás, para a esquerda, ao longo da curvatura menor do estômago, onde se anastomosa com a artéria gástrica esquerda	Extremidade pilórica da curvatura menor do estômago e omento menor
	• A **artéria gastroduodenal** passa inferiormente em direção ao estômago e ao duodeno e emite ramos ao longo da curvatura maior do estômago.	Extremidade pilórica do estômago, duodeno e pâncreas
Artéria mesentérica superior	A **artéria mesentérica superior** origina-se da face anterior da parte abdominal da aorta, aproximadamente 1 cm inferior ao tronco celíaco, no nível da primeira vértebra lombar (Figura 14.9B); estende-se inferior e anteriormente entre as camadas do mesentério (a parte do peritônio que liga o intestino delgado à parede posterior do abdome); anastomosa-se extensamente e apresenta cinco ramos:	Irriga todos os órgãos do tubo gastrintestinal, do duodeno até o colo transverso
	1. A **artéria pancreaticoduodenal inferior** passa superiormente e para a direita, em direção à cabeça do pâncreas e ao duodeno	Pâncreas e duodeno
	2. As **artérias jejunais e ileais** espalham-se pelo mesentério para e irrigam as alças do jejuno e íleo (intestino delgado)	Jejuno e íleo
	3. A **artéria ileocólica** passa inferior e lateralmente em direção ao lado direito, para a parte terminal do íleo, ceco, apêndice e primeira parte do colo ascendente	Parte terminal do íleo, ceco, apêndice e primeira parte do colo ascendente
	4. A **artéria cólica direita** passa lateralmente para a direita, em direção ao colo ascendente	Colo ascendente e primeira parte do colo transverso
	5. A **artéria cólica média** ascende ligeiramente para a direita, em direção ao colo transverso	A maior parte do colo transverso

RAMO	DESCRIÇÃO E RAMOS	REGIÕES IRRIGADAS
Artéria mesentérica inferior	Origina-se da face anterior da parte abdominal da aorta, no nível da terceira vértebra lombar, e, em seguida, passa inferiormente para o lado esquerdo da aorta (Figura 14.9C); anastomosa-se extensamente e apresenta três ramos:	Irriga todos os órgãos do tubo gastrintestinal, desde o colo transverso até o reto
	1. A **artéria cólica esquerda** ascende lateralmente para a esquerda, em direção à extremidade distal do colo transverso e colo descendente	Extremidade do colo transverso e colo descendente
	2. As **artérias sigmóideas** descem lateralmente para a esquerda, em direção ao colo sigmoide	Colo sigmoide
	3. A **artéria retal superior** passa inferiormente para a parte superior do reto	Parte superior do reto
RAMOS VISCERAIS PARES		
Artérias suprarrenais	Normalmente, três pares de **artérias suprarrenais** (superior, média e inferior), porém apenas o par médio origina-se diretamente da parte abdominal da aorta (ver Figura 14.6B). As artérias suprarrenais médias originam-se da parte abdominal da aorta, no nível da primeira vértebra lombar, nas artérias renais ou superiormente a elas. As artérias suprarrenais superiores originam-se das artérias frênicas inferiores, enquanto as artérias suprarrenais inferiores originam-se das artérias renais	Glândulas suprarrenais
Artérias renais	As artérias **renais direita** e esquerda originam-se habitualmente das partes laterais da parte abdominal da aorta, na margem superior da segunda vértebra lombar, aproximadamente 1 cm inferior à artéria mesentérica superior (ver Figura 15.6B). A artéria renal direita, que é mais longa do que a esquerda, origina-se ligeiramente abaixo da esquerda e passa posteriormente à veia renal direita e à veia cava inferior. A artéria renal esquerda situa-se posteriormente à veia renal esquerda e é cruzada pela veia mesentérica inferior	Todos os tecidos dos rins
Artérias gonadais [artérias testiculares ou ováricas]	As **artérias gonadais** originam-se da face anterior da parte abdominal da aorta, no nível da segunda vértebra lombar, imediatamente inferior às artérias renais (ver Figura 14.14A). Nos homens, as artérias gonadais são especificamente denominadas **artérias testiculares**. Descem ao longo da parede posterior do abdome para atravessar o canal inguinal e descer até o escroto. Nas mulheres, as artérias gonadais são denominadas **artérias ováricas**. São muito mais curtas do que as artérias testiculares e permanecem na cavidade abdominal	Homens: testículo, epidídimo, ducto deferente e ureteres Mulheres: ovários, tubas uterinas (trompas de Falópio) e ureteres
RAMO PARIETAL ÍMPAR		
Artéria sacral mediana	A **artéria sacral mediana** origina-se da face posterior da parte abdominal da aorta, aproximadamente 1 cm superior à bifurcação (divisão em dois ramos) da aorta nas artérias ilíacas comuns direita e esquerda (ver Figura 14.6B)	Sacro, cóccix, nervos espinais sacrais e músculo piriforme
RAMOS PARIETAIS PARES		
Artérias frênicas inferiores	As **artérias frênicas inferiores** são os primeiros ramos pares da parte abdominal da aorta; originam-se imediatamente acima da origem do tronco celíaco (ver Figura 14.6B). (Elas também podem se originar das artérias renais)	Diafragma e glândulas suprarrenais
Artérias lombares	Os quatro pares de **artérias lombares** originam-se da face posterolateral da parte abdominal da aorta, semelhante ao padrão das artérias intercostais posteriores do tórax (ver Figura 14.6B); passam lateralmente na parede muscular do abdome e curvam-se em direção à face anterior da parede	Vértebras lombares, medula espinal e meninges, pele e músculos das partes posterior e lateral da parede do abdome

e **inferior** (ver Figura 14.6B). Os ramos viscerais pares originam-se das partes laterais da aorta e incluem as **artérias suprarrenais, renais** e **gonadais**. O único ramo parietal ímpar é a artéria sacral mediana. Os ramos parietais pares originam-se das partes posterolaterais da aorta e incluem as **artérias frênicas inferiores** e **lombares**.

✓ **TESTE RÁPIDO**
14. Indique as regiões gerais irrigadas pelos ramos viscerais e parietais pares e pelos ramos viscerais e parietais ímpares da parte abdominal da aorta.

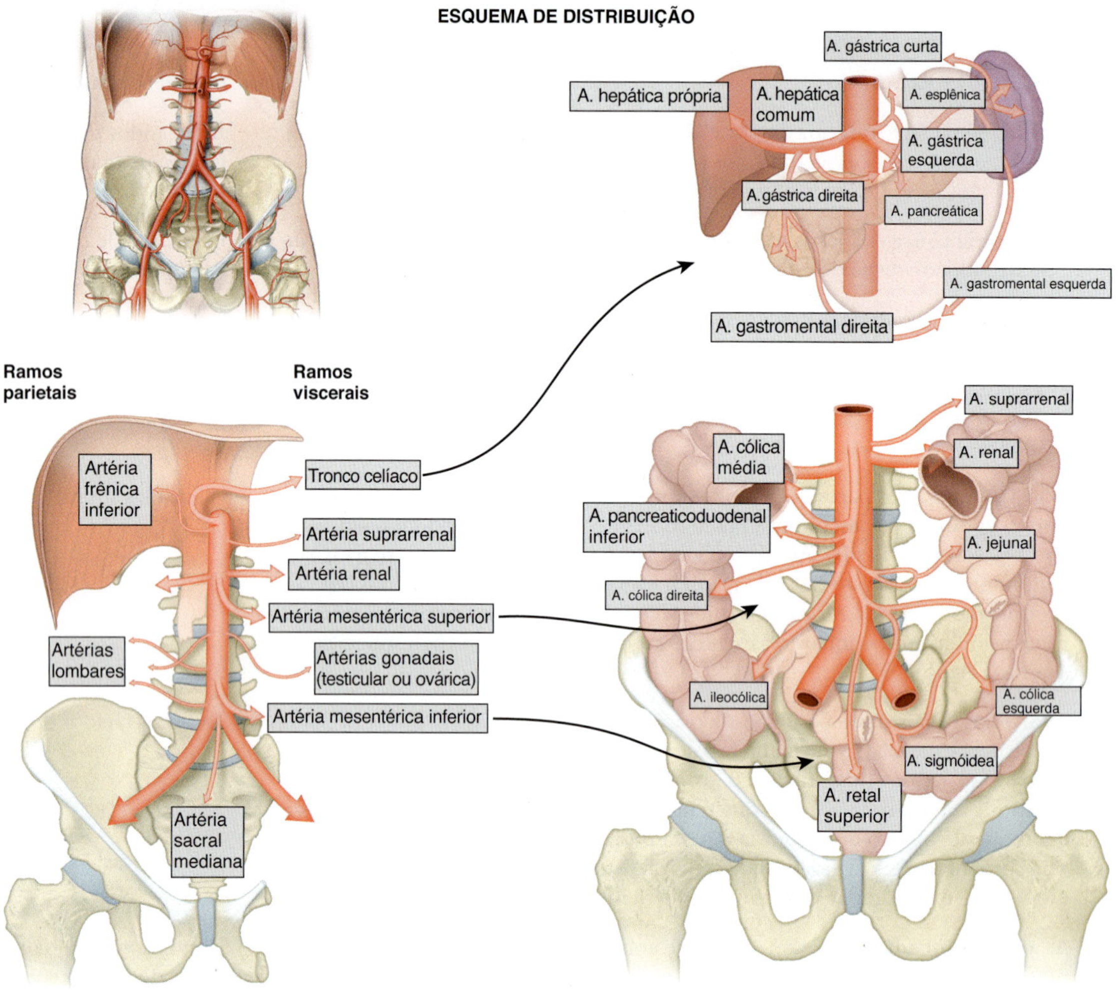

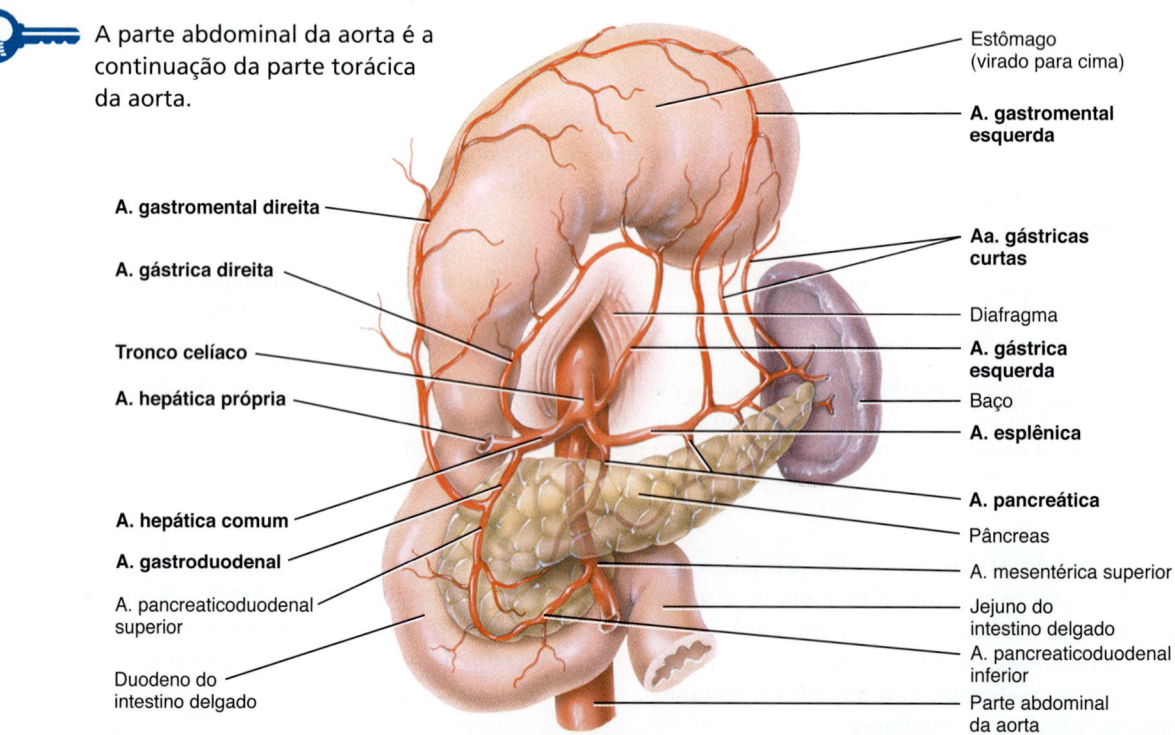

Figura 14.9 Parte abdominal da aorta e principais ramos.

A parte abdominal da aorta é a continuação da parte torácica da aorta.

A. Vista anterior do tronco celíaco e seus ramos

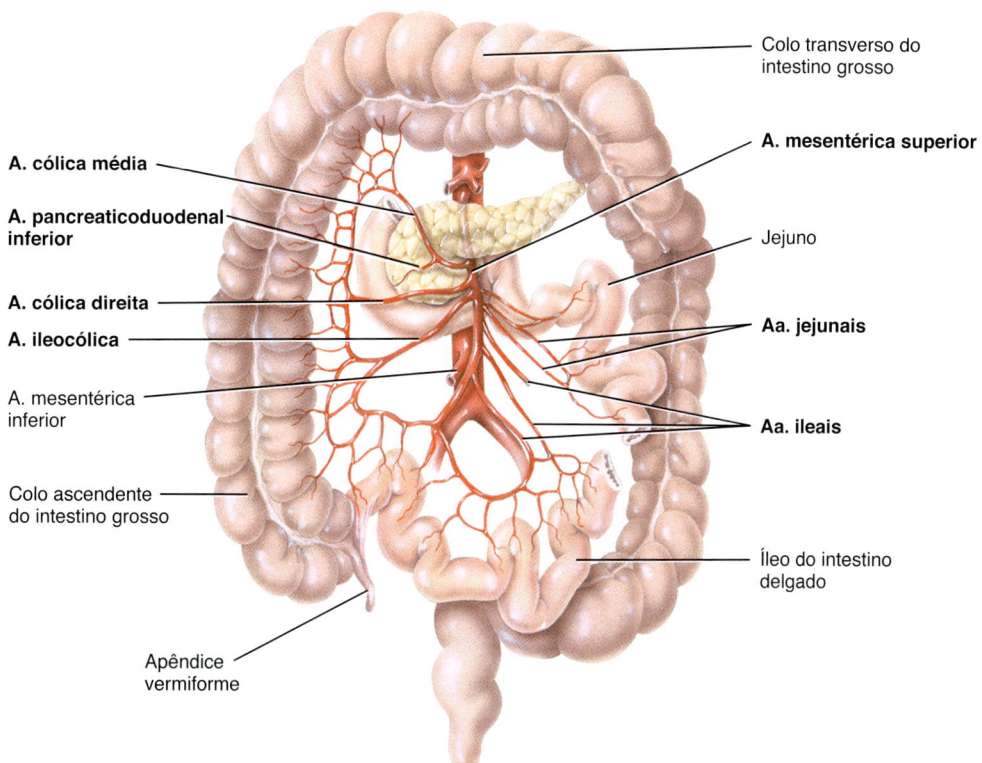

B. Vista anterior da artéria mesentérica superior e seus ramos

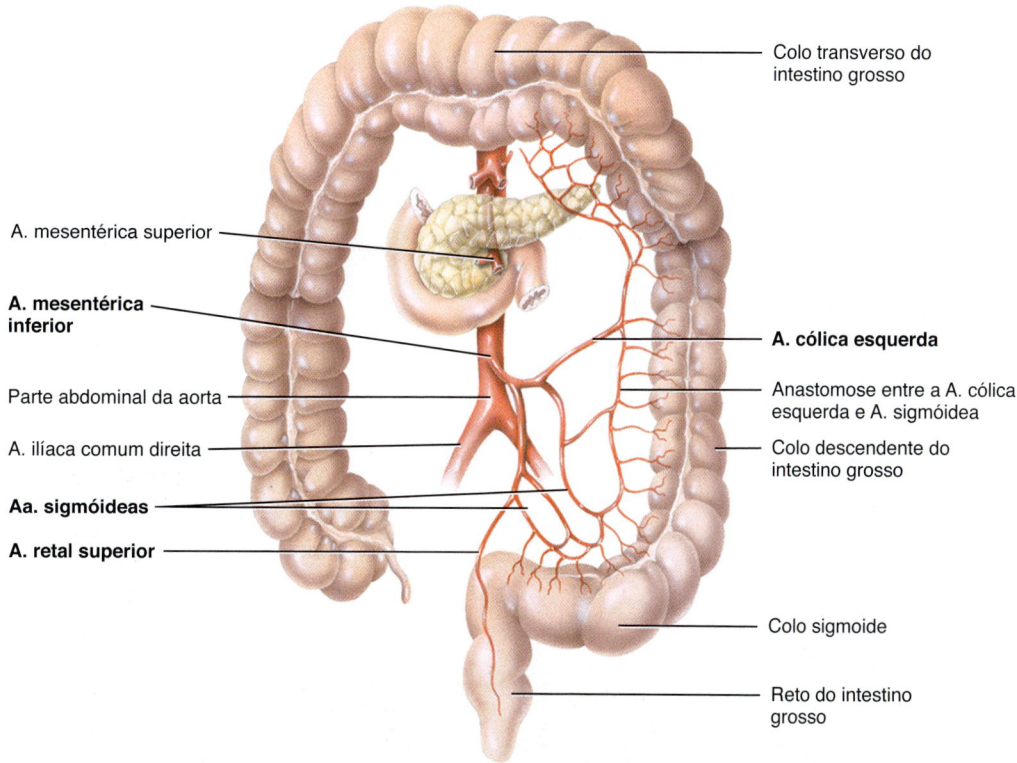

C. Vista anterior da artéria mesentérica inferior e seus ramos

(*Continua*)

Figura 14.9 *Continuação*

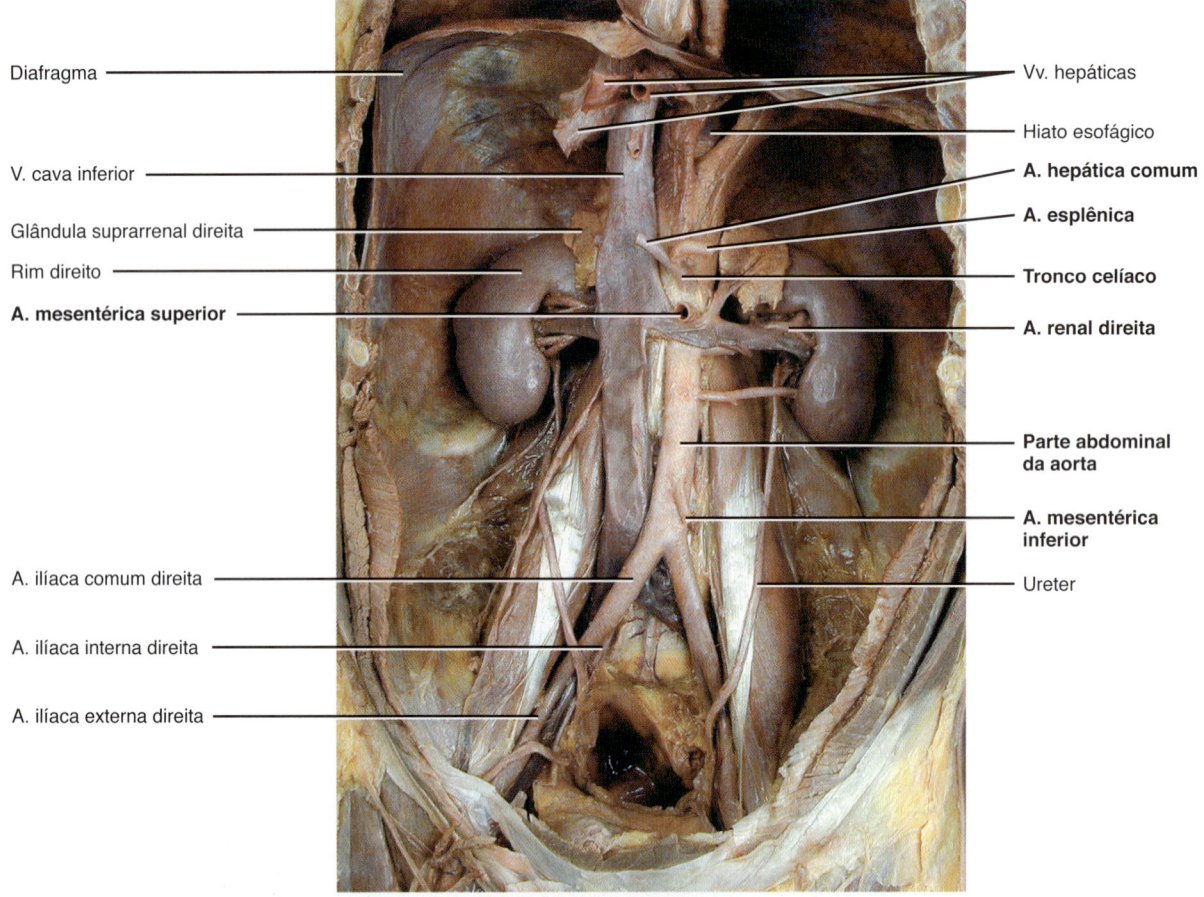

D. Vista anterior das artérias do abdome e da pelve

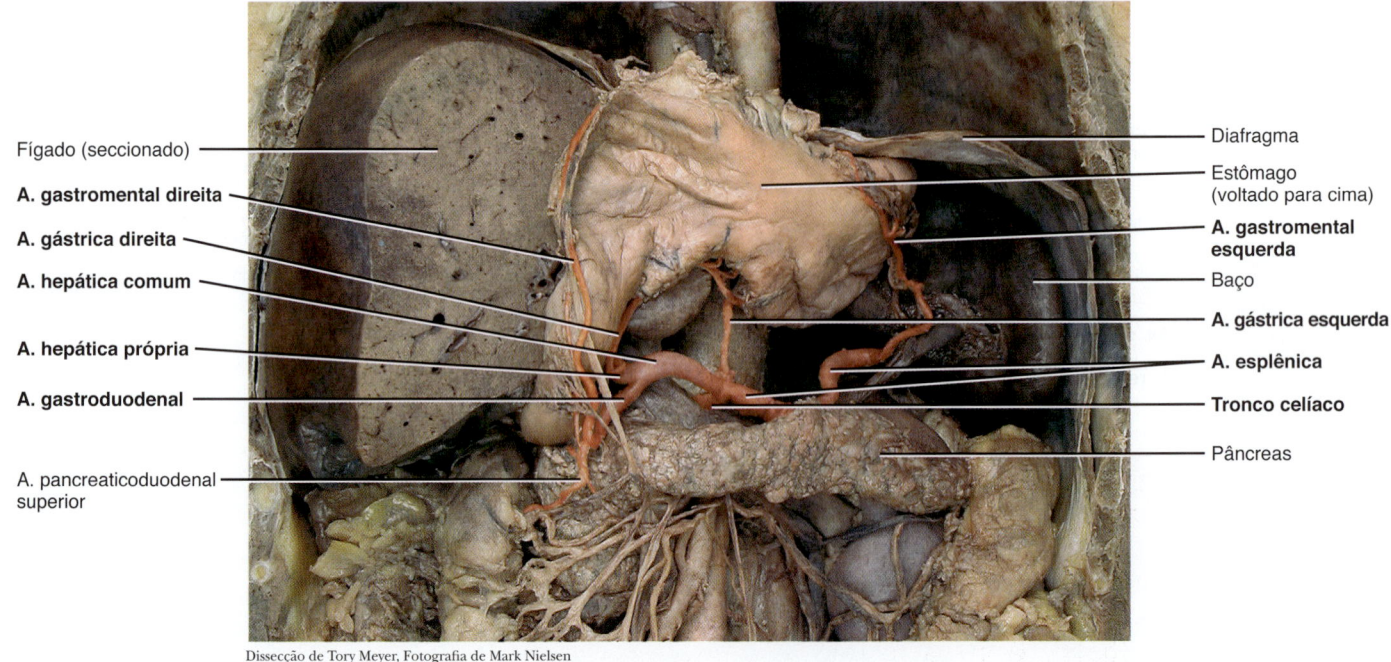

E. Vista anterior do tronco celíaco e seus ramos

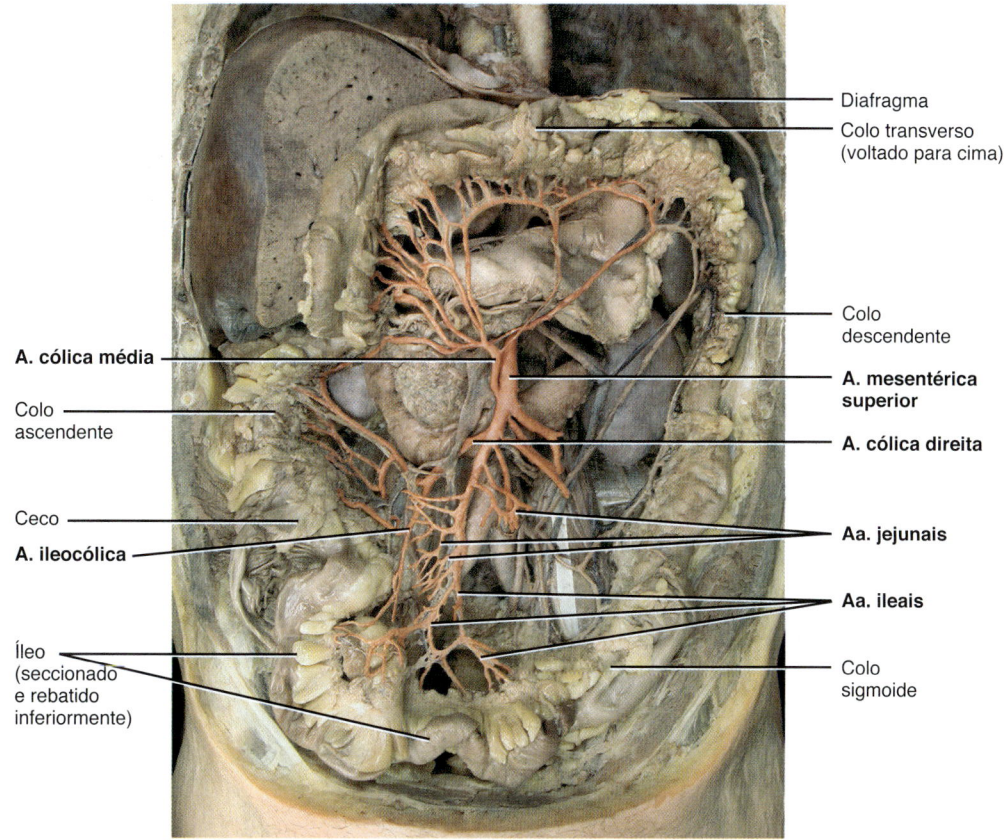

F. Vista anterior da artéria mesentérica superior e seus ramos

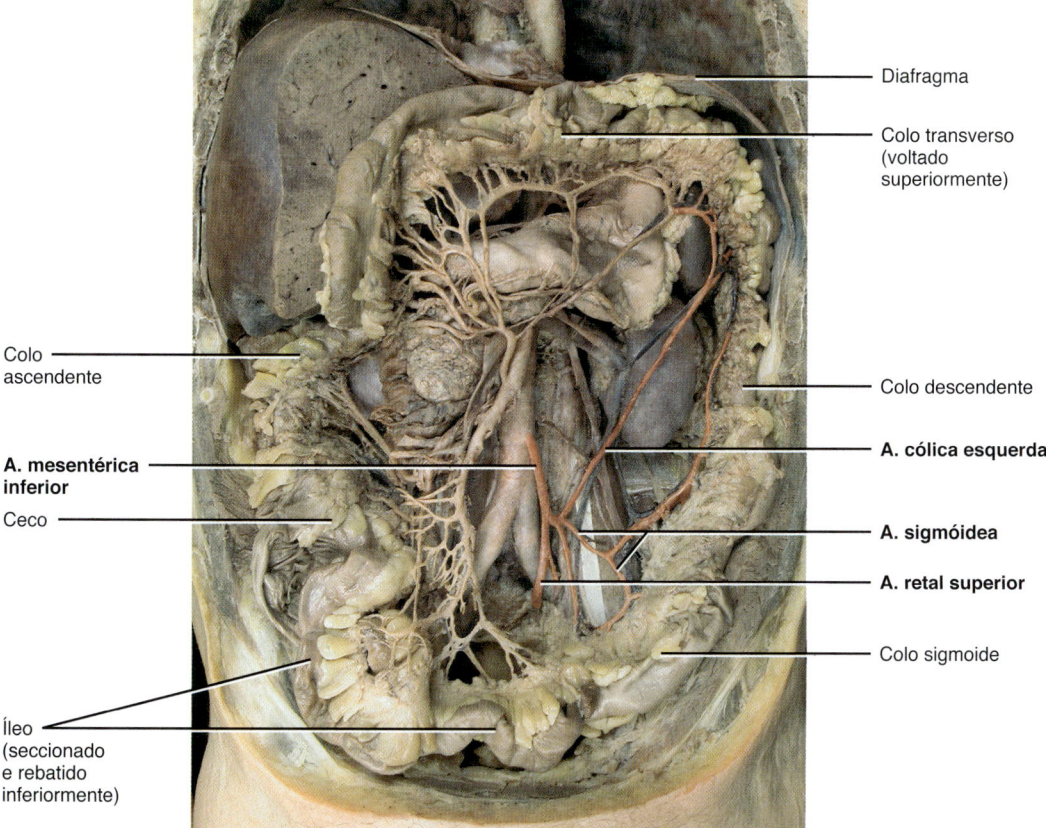

G. Vista anterior da artéria mesentérica inferior e seus ramos

❓ Onde começa a parte abdominal da aorta?

EXPO 14.F Artérias da pelve e dos membros inferiores *(Figura 14.10)*

OBJETIVO
- Identificar os dois ramos principais das artérias ilíacas comuns.

A parte abdominal da aorta termina no ponto em que se divide nas **artérias ilíacas comuns direita** e **esquerda** (Figura 14.10). Por sua vez, cada artéria ilíaca comum divide-se em **artéria ilíaca interna** e **artéria ilíaca externa**. Assim como as artérias subclávias recebem nomes regionais conforme passam para os membros superiores, as artérias ilíacas externas tornam-se, em sequência, as **artérias femorais** nas coxas e as **artérias poplíteas** posteriormente ao joelho, antes de terminar bifurcando-se nas **artérias tibiais anterior** e **posterior** nas pernas.

✓ TESTE RÁPIDO
15. Que regiões gerais são irrigadas pelas artérias ilíacas internas e externas?

ESQUEMA DE DISTRIBUIÇÃO

- Parte abdominal da aorta
  - A. ilíaca comum direita
    - A. ilíaca externa direita
      - A. femoral direita
        - A. femoral direita
        - Artéria femoral profunda direita
      - A. poplítea direita
        - A. tibial anterior direita
          - A. dorsal do pé direita
            - A. arqueada direita
              - A. metatarsal dorsal direita
                - A. digital dorsal direita → Dorso do pé
        - A. tibial posterior direita
          - A. fibular direita
          - A. plantar medial direita
          - A. plantar lateral direita
            - Arco plantar direito
              - A. metatarsal plantar direita
                - A. digital plantar direita → Planta do pé
    - A. ilíaca interna direita
  - A. ilíaca comum esquerda (dá origem aos mesmos ramos que a artéria ilíaca comum direita, exceto que as artérias são designadas como esquerdas em lugar de direitas)

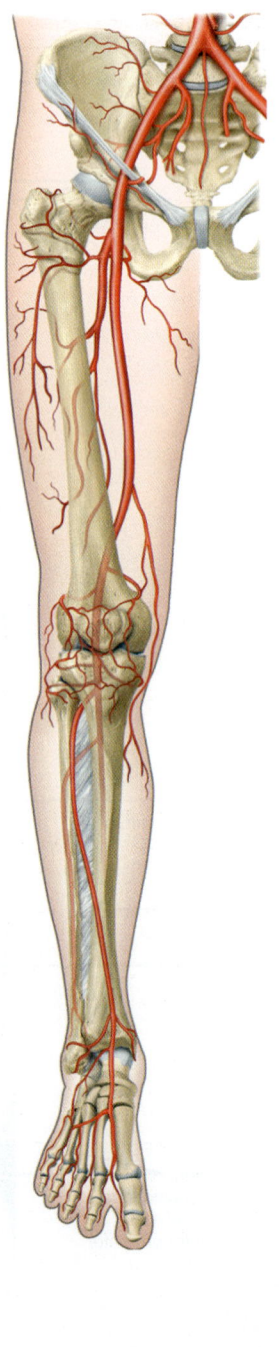

RAMO	DESCRIÇÃO E RAMOS	REGIÕES IRRIGADAS
Artérias ilíacas comuns	As **artérias ilíacas comuns** originam-se da parte abdominal da aorta, aproximadamente no nível da quarta vértebra lombar; cada artéria segue inferior e ligeiramente lateral por uma distância de cerca de 5 cm e dá origem a dois ramos: artérias ilíacas interna e externa	Parede muscular da pelve, órgãos pélvicos, órgãos genitais externos e membros inferiores
Artérias ilíacas internas	As **artérias ilíacas internas** são artérias primárias da pelve; começam na *bifurcação* (divisão em dois ramos) das artérias ilíacas comuns anteriormente à articulação sacroilíaca, no nível do disco intervertebral lombossacral; seguem um percurso posterior à medida que descem na pelve e dividem-se em partes anterior e posterior	Parede muscular da pelve, órgãos pélvicos, região glútea, órgãos genitais externos e músculos da parte medial da coxa
Artérias ilíacas externas	As **artérias ilíacas externas** são maiores do que as internas e começam na bifurcação das artérias ilíacas comuns; descem ao longo da margem medial do músculo psoas maior, acompanhando a abertura superior da pelve; seguem um percurso posterior à parte média dos ligamentos inguinais e tornam-se as artérias femorais quando passam abaixo do ligamento inguinal e entram na coxa	Parte inferior da parede do abdome, músculo cremaster nos homens e ligamento redondo do útero nas mulheres e membro inferior
Artérias femorais	As **artérias femorais** são continuações das artérias ilíacas externas conforme entram na coxa; no *trígono femoral* da parte superior da coxa, são superficiais, juntamente com a veia e o nervo femorais e os linfonodos inguinais profundos (ver Figura 11.22A); seguem profundamente ao músculo sartório à medida que descem ao longo das faces anteromediais das coxas e seguem o seu percurso até a extremidade distal da coxa, onde atravessam um orifício no tendão do músculo adutor magno para terminar na face posterior do joelho, onde se tornam as artérias poplíteas	Músculos da coxa músculos quadríceps, adutores e isquiotibiais fêmur e ligamentos e tendões em torno da articulação do joelho
	Nota clínica: no **cateterismo cardíaco**, um cateter é inserido por um vaso sanguíneo e avançado nos principais vasos para acessar uma câmara do coração. Com frequência, o cateter contém um instrumento de mensuração ou outro dispositivo em sua ponta. Para alcançar o lado esquerdo, o cateter é inserido na veia femoral e passado pela aorta até as artérias coronárias ou uma câmara do coração	
Artérias poplíteas	As **artérias poplíteas** originam-se das artérias femorais; passam através do hiato do músculo adutor magno e continuam pela fossa poplítea (região posterior ao joelho); descem até a margem inferior dos músculos poplíteos, onde se dividem em artérias tibiais anteriores e posteriores	Músculos da parte distal da coxa, pele da região do joelho, músculos da parte proximal da perna, articulação do joelho, fêmur, patela, tíbia e fíbula
Artérias tibiais anteriores	As **artérias tibiais anteriores** descem a partir da bifurcação das artérias poplíteas, na margem distal dos músculos poplíteos; são menores do que as artérias tibiais posteriores; passam sobre a membrana interóssea da tíbia e da fíbula para descer pelo compartimento anterior da perna; tornam-se as **artérias dorsais do pé** nos tarsos (*tornozelos*). No dorso do pé, as artérias dorsais do pé dão origem ao ramo transverso no primeiro cuneiforme (medial), denominado **artéria arqueada**, que segue o seu percurso lateralmente sobre as bases dos metatarsais. A partir das artérias arqueadas, originam-se as **artérias metatarsais dorsais**, que seguem o seu percurso ao longo dos ossos metatarsais; as artérias metatarsais dorsais terminam dividindo-se nas **artérias digitais dorsais**, que passam para os dedos dos pés	Tíbia, fíbula, músculos anteriores da perna, músculos dorsais do pé, ossos tarsais, ossos metatarsais e falanges
Artérias tibiais posteriores	As **artérias tibiais posteriores** são continuações diretas das artérias poplíteas; descem a partir da bifurcação das artérias poplíteas; passam pelo compartimento anterior das pernas, abaixo dos músculo sóleo; seguem posteriormente ao maléolo medial, na extremidade distal da perna, e curvam-se anteriormente em direção à face plantar dos pés; passam posteriormente ao retináculo dos músculos flexores, no lado medial dos pés, e terminam ramificando-se nas artérias plantares mediais e laterais; dão origem às **artérias fibulares** no terço superior da perna, que seguem o seu percurso lateral à proporção que descem no compartimento lateral da perna. As **artérias plantares mediais** passam ao longo do lado medial da planta do pé, enquanto as **artérias plantares laterais** maiores formam um ângulo na direção do lado lateral da planta do pé e unem-se com um ramo das artérias dorsais do pé para formar o **arco plantar**; o arco começa na base no quinto metatarsal e estende-se medialmente pelos ossos metatarsais. Conforme o arco cruza o pé, ele dá origem às **artérias metatarsais plantares**, que seguem o seu percurso ao longo da face plantar dos ossos metatarsais, essas artérias terminam dividindo-se nas **artérias digitais plantares**, que passam para os dedos dos pés	Compartimentos posterior e lateral da perna, músculos plantares do pé, tíbia, fíbula, ossos tarsais, metatarsais e falanges

Figura 14.10 Artérias da pelve e da parte livre do membro inferior direito.

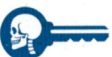 As artérias ilíacas internas transportam a maior parte do suprimento sanguíneo para as vísceras e a parede da pelve.

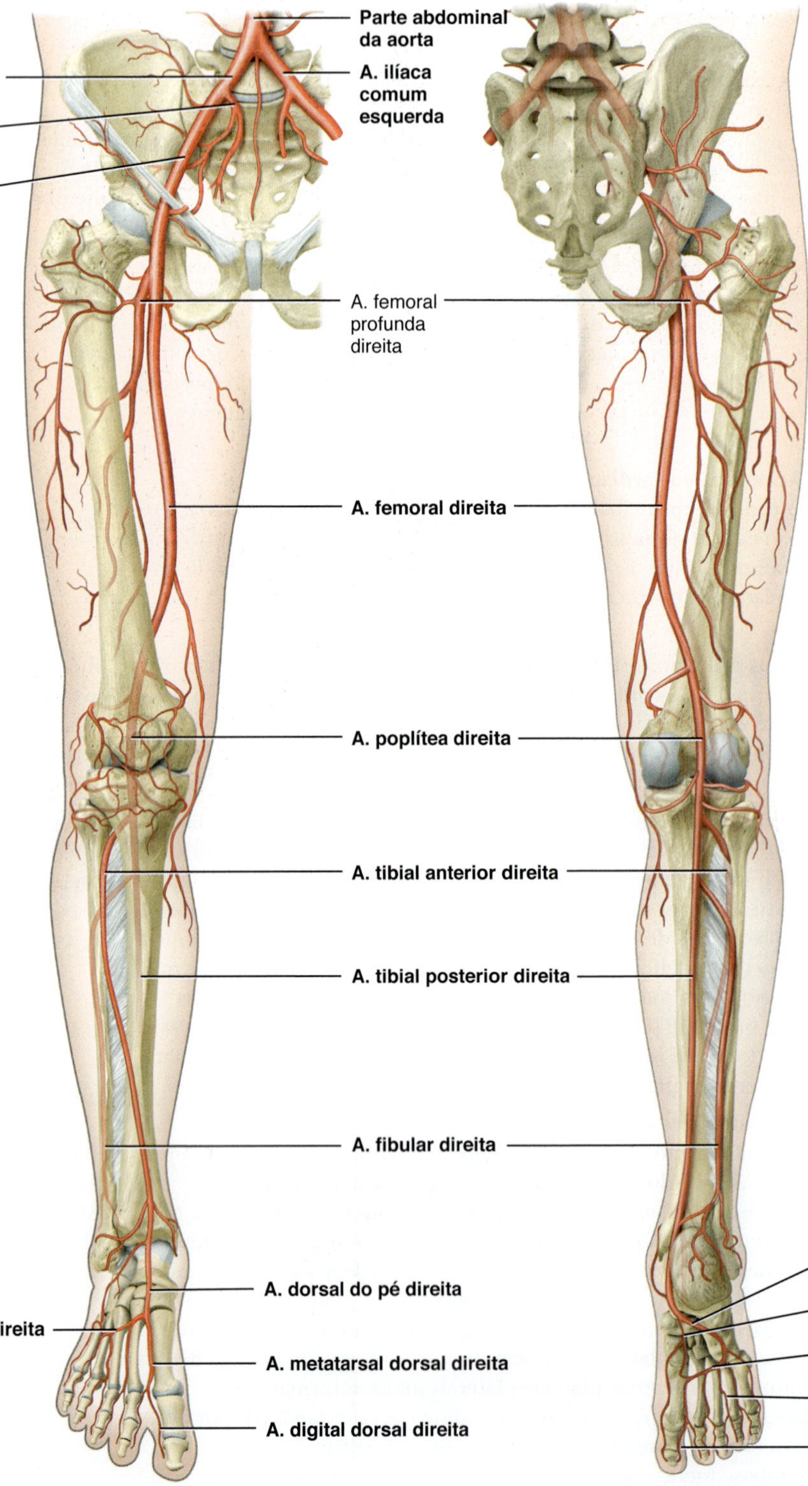

A. Vista anterior

B. Vista posterior

CAPÍTULO 14 • Sistema Circulatório I Vasos Sanguíneos   **517**

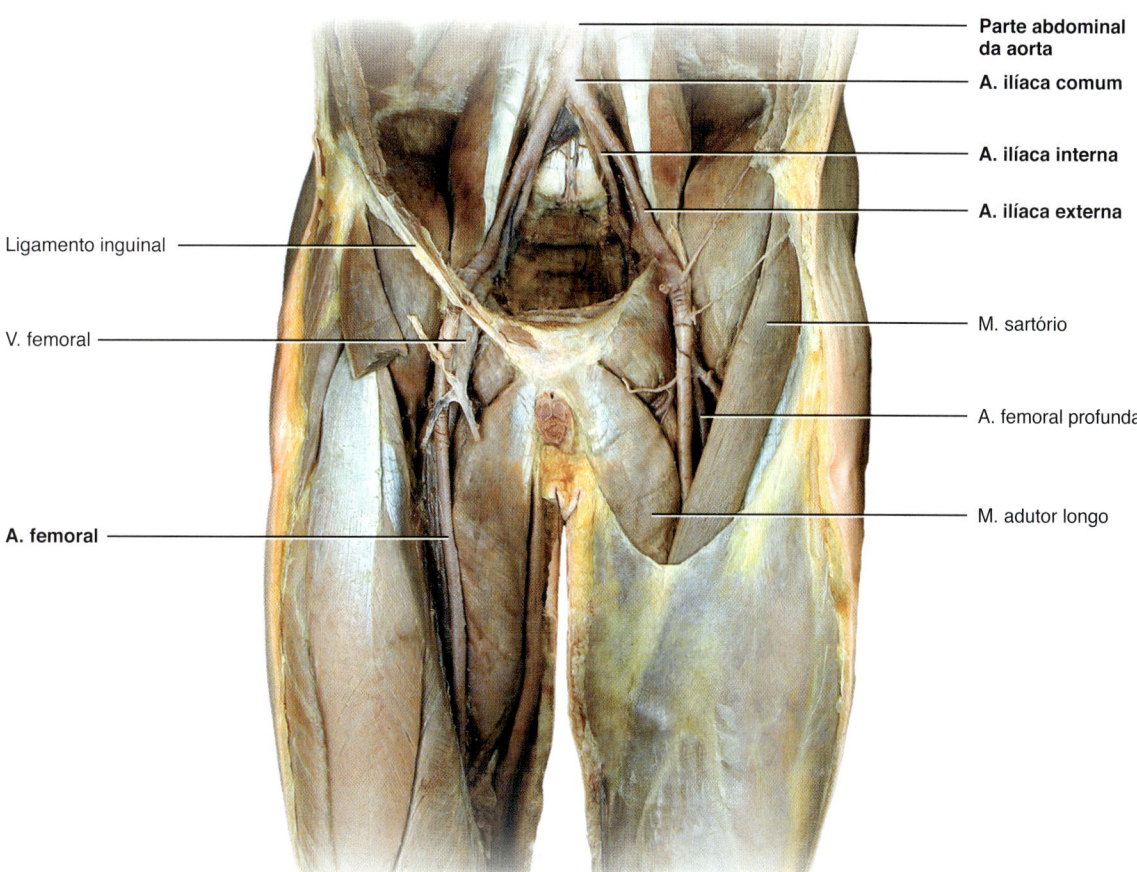

C. Vista anterior das artérias da pelve e da coxa

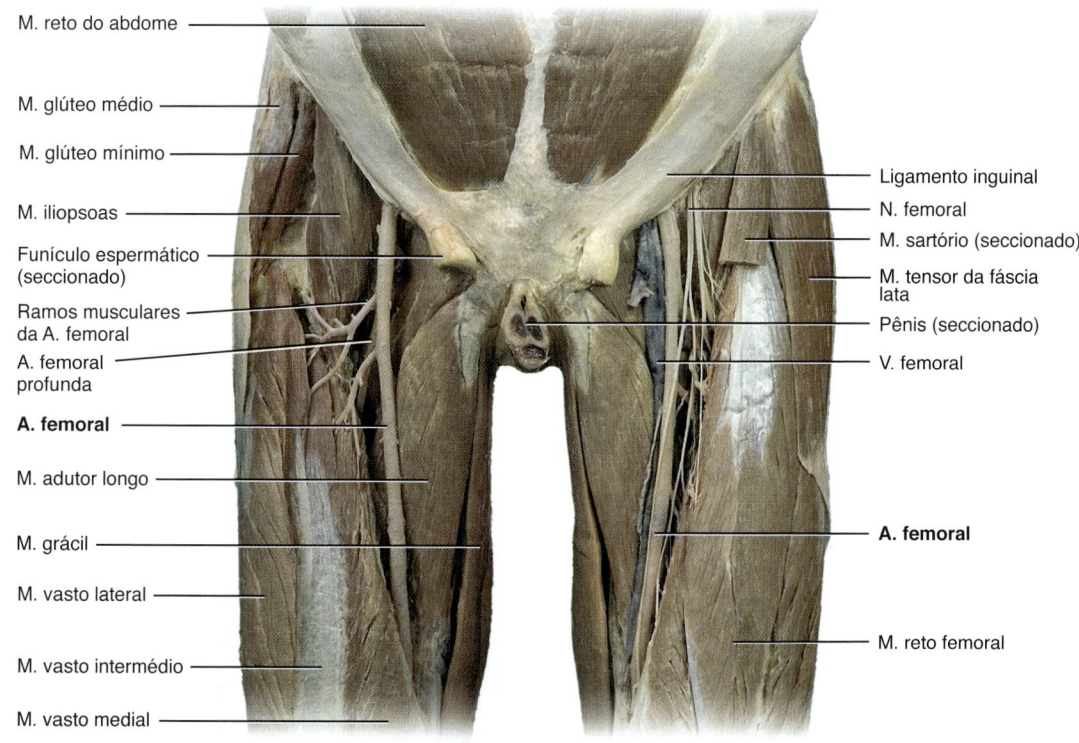

D. Vista anterior das artérias da coxa, com o lado direito profundo e o lado esquerdo mais superficial

Em que ponto a parte abdominal da aorta se divide nas artérias ilíacas comuns?

EXPO 14.G Veias da circulação sistêmica *(Figura 14.11)*

OBJETIVO
- Identificar as três veias sistêmicas que retornam o sangue desoxigenado para o coração.

Como já aprendemos, as artérias distribuem sangue do coração para as várias partes do corpo, e as veias drenam o sangue para longe das diversas partes do corpo e retornam o sangue para o coração. Em sua grande maioria, as artérias são profundas, enquanto as veias podem ser superficiais ou profundas. As veias superficiais estão localizadas imediatamente sob a pele e são facilmente visualizadas. Como não existem grandes artérias superficiais, os nomes das veias superficiais não correspondem àqueles das artérias. As veias

Figura 14.11 Veias principais.

O sangue desoxigenado retorna ao coração por meio das veias cavas superior e inferior e seio coronário.

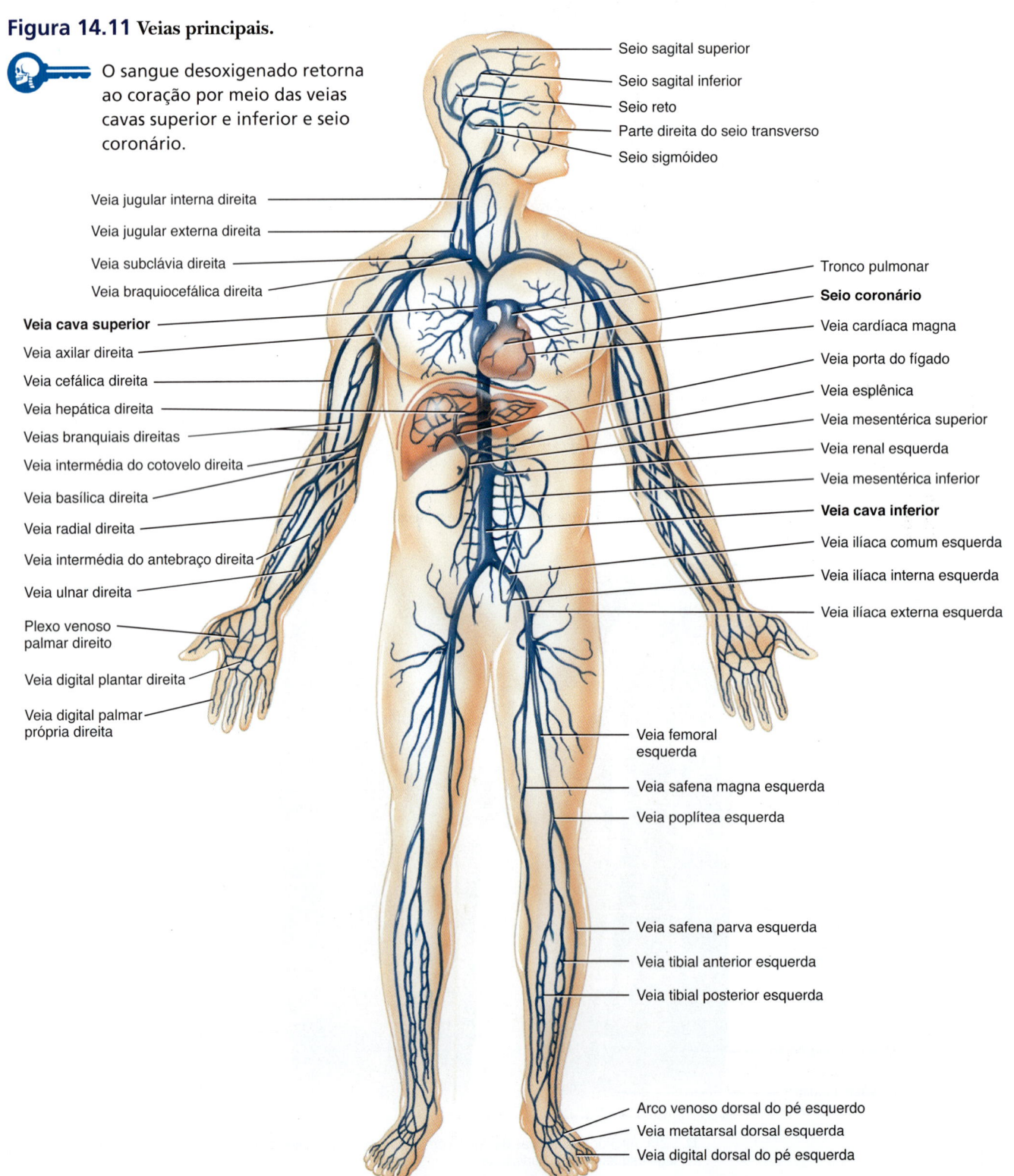

A. Vista anterior geral das veias principais

superficiais são clinicamente importantes como locais para a coleta de sangue ou a aplicação de injeções. Em geral, as veias profundas seguem ao lado das artérias e habitualmente têm o mesmo nome. As artérias geralmente seguem trajetos definidos, enquanto é mais difícil acompanhar as veias, uma vez que elas se conectam em redes irregulares, nas quais muitas tributárias se fundem para formar uma grande veia. Embora apenas uma artéria sistêmica, a aorta, leve sangue oxigenado para longe do coração (ventrículo esquerdo), três veias sistêmicas, o seio coronário, a veia cava superior e a veia inferior, retornam o sangue desoxigenado para o coração (átrio direito). O seio coronário recebe sangue das veias cardíacas que drenam os capilares do coração; com poucas exceções, a veia cava superior recebe sangue de veias que drenam os capilares provenientes de tecidos acima do diafragma (com exceção dos alvéolos dos pulmões); a veia cava inferior recebe sangue das veias que drenam os capilares provenientes de tecidos abaixo do diafragma.

✓ TESTE RÁPIDO
16. Quais são as três tributárias do seio coronário?

VEIAS	DESCRIÇÃO E TRIBUTÁRIAS	REGIÕES DRENADAS
Seio coronário	O **seio coronário** é a principal veia do coração; recebe quase todo o sangue venoso do miocárdio; localizado no sulco coronário (ver Figura 13.3C) na face posterior do coração; abre-se no átrio direito entre o óstio da veia cava inferior e a valva atrioventricular direita; forma um grande canal venoso para o qual drenam três veias; recebe a veia cardíaca magna (proveniente do sulco interventricular anterior) na sua extremidade esquerda, a veia interventricular posterior (proveniente do sulco interventricular posterior) e a veia cardíaca parva na sua extremidade direita; diversas veias anteriores do ventrículo direito drenam diretamente no átrio direito	Todos os tecidos do coração
Veia cava superior (VCS)	Mede cerca de 7,5 cm de comprimento e 2 cm de diâmetro; a **veia cava superior** despeja o seu sangue na parte superior do átrio direito; começa posterior à primeira cartilagem costal direita pela união das veias braquiocefálicas direita e esquerda e termina no nível da terceira cartilagem costal direita, onde entra no átrio direito	Cabeça, pescoço, membros superiores e tórax
Veia cava inferior (VCI)	A maior veia do corpo, com diâmetro de cerca de 3,5 cm; a **veia cava inferior** começa anterior à quinta vértebra lombar pela união das veias ilíacas comuns, ascende atrás do peritônio para a direita da linha mediana, perfura o forame da veia cava do diafragma no nível da oitava vértebra torácica e entra na parte inferior do átrio direito	Abdome, pelve e membros inferiores
	⚕ **Nota clínica:** a veia cava inferior é comumente comprimida nos estágios finais da gravidez pelo útero em crescimento, produzindo edema dos tornozelos e dos pés e veias varicosas temporárias	

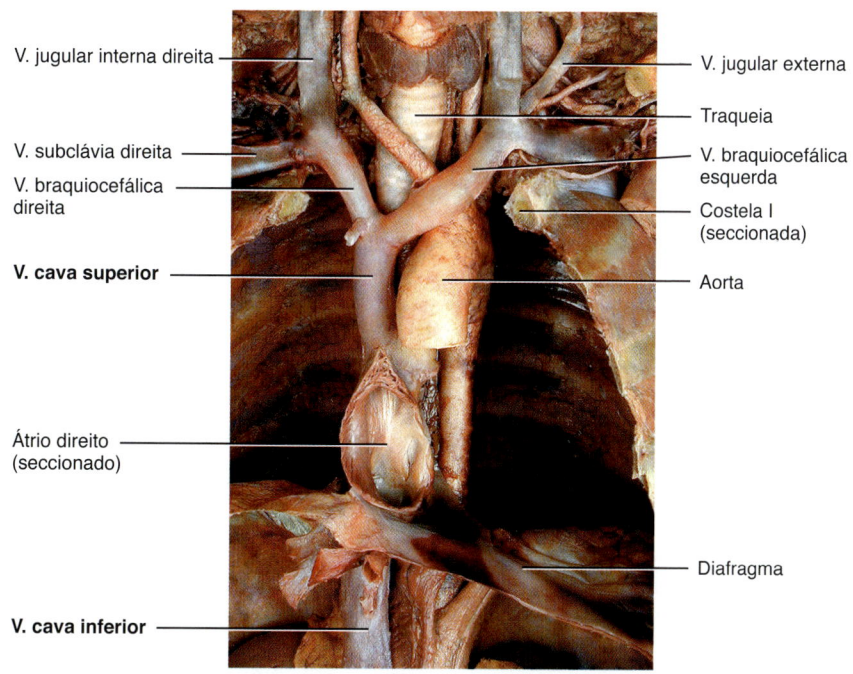

Dissecção de Shawn Miller, Fotografia de Mark Nielsen
B. Vista anterior da veia cava superior e suas tributárias

❓ **Quais regiões gerais do corpo são drenadas pela veia cava superior e pela veia cava inferior?**

EXPO 14.H — Veias da cabeça e do pescoço *(Figura 14.12)*

OBJETIVO
- Identificar as três veias principais que drenam o sangue da cabeça.

A maior parte do sangue que é drenada da cabeça passa para três pares de veias: as **veias jugulares internas,** as **veias jugulares externas** e as **veias vertebrais** (Figura 14.13). Na cavidade do crânio, todas as veias drenam para os seios da dura-máter e, em seguida, para as veias jugulares internas. Os **seios da dura-máter** são canais venosos revestidos de endotélio situados entre as lâminas da parte cefálica da dura-máter.

✓ TESTE RÁPIDO
17. Que veia da cabeça constitui a principal via de drenagem do encéfalo?

VEIAS	DESCRIÇÃO E TRIBUTÁRIAS	REGIÕES DRENADAS
Veias braquiocefálicas	(ver Expo 14.C)	
Veias jugulares internas	As **veias jugulares internas** começam na base do crânio, à medida que o seio sigmóideo e o seio petroso inferior convergem na abertura do forame jugular; descem no interior da bainha carótica, lateralmente às artérias carótidas interna e comum, profundamente aos músculos esternocleidomastóideos. Recebem numerosas tributárias provenientes da face e do pescoço. As veias jugulares internas anastomosam-se com as veias subclávias para formar as veias braquiocefálicas ligeiramente laterais às articulações esternoclaviculares; os principais seios da dura-máter que contribuem para a veia jugular interna são os seguintes:	Encéfalo, meninges, ossos do crânio, músculos e tecidos da face e pescoço
	1. O **seio sagital superior** começa no frontal, onde recebe uma veia proveniente da cavidade nasal e passa posteriormente ao occipital, ao longo da linha mediana do crânio, sob a sutura sagital. O seio sagital superior curva-se habitualmente para a direita e drena no seio transverso direito	Cavidade nasal; faces superior, lateral e medial do telencéfalo; ossos do crânio; meninges
	2. O **seio sagital inferior** é muito menor do que o seio sagital superior. Começa posterior à fixação da foice do cérebro e recebe a veia cerebral magna para tornar-se o seio reto	Faces mediais do telencéfalo e diencéfalo
	3. O **seio reto** segue o seu percurso no tentório do cerebelo e é formado pela união do seio sagital inferior com a veia cerebral magna. Habitualmente, drena na parte esquerda do seio transverso	Faces medial e inferior do telencéfalo e cerebelo
	4. Os **seios sigmóideos** estão localizados ao longo da face posterior da parte petrosa do temporal. Começam onde os seios transversos e os seios petrosos superiores se anastomosam e terminam na veia jugular interna, no forame jugular	Face lateral e posterior do telencéfalo e cerebelo
	5. Os **seios cavernosos** estão localizados em ambos os lados do corpo do esfenoide. As veias oftálmicas provenientes das órbitas e as veias cerebrais provenientes dos hemisférios cerebrais, juntamente com outros seios pequenos, desembocam nos seios cavernosos. Os seios cavernosos drenam posteriormente para os seios petrosos para retornar finalmente para as veias jugulares internas. Os seios cavernosos são singulares, visto que apresentam os principais vasos sanguíneos e nervos que passam por eles em seu trajeto para a órbita e a face. O nervo oculomotor (III), o nervo troclear (IV), os nervos oftálmico e maxilar do nervo trigêmeo (V), o nervo abducente (VI) e as artérias carótidas internas passam pelos seios cavernosos	Órbitas, cavidade nasal, regiões frontais do telencéfalo e face superior do tronco encefálico
Veias subclávias	(Ver Expo 14.I)	
Veias jugulares externas	As **veias jugulares externas** começam nas glândulas parótidas, próximo ao ângulo da mandíbula; descem pelo pescoço cruzando os músculos esternocleidomastóideos, terminam em um ponto oposto à parte média das clavículas, onde desembocam nas veias subclávias; tornam-se muito proeminentes ao longo do lado do pescoço quando a pressão venosa aumenta, como, por exemplo, durante a tosse ou o esforço intenso ou em casos de insuficiência cardíaca	Escalpo e pele da cabeça e pescoço; músculos da face do pescoço e cavidade oral e faringe
Veias vertebrais	As **veias vertebrais direita** e esquerda originam-se inferiormente aos côndilos occipitais; descem através de forames transversários sucessivos das primeiras seis vertebrais cervicais e emergem a partir dos forames da sexta vértebra cervical para entrar nas veias braquiocefálicas, na raiz do pescoço	Vértebras cervicais, parte cervical da medula espinal e meninges e alguns músculos profundos do pescoço

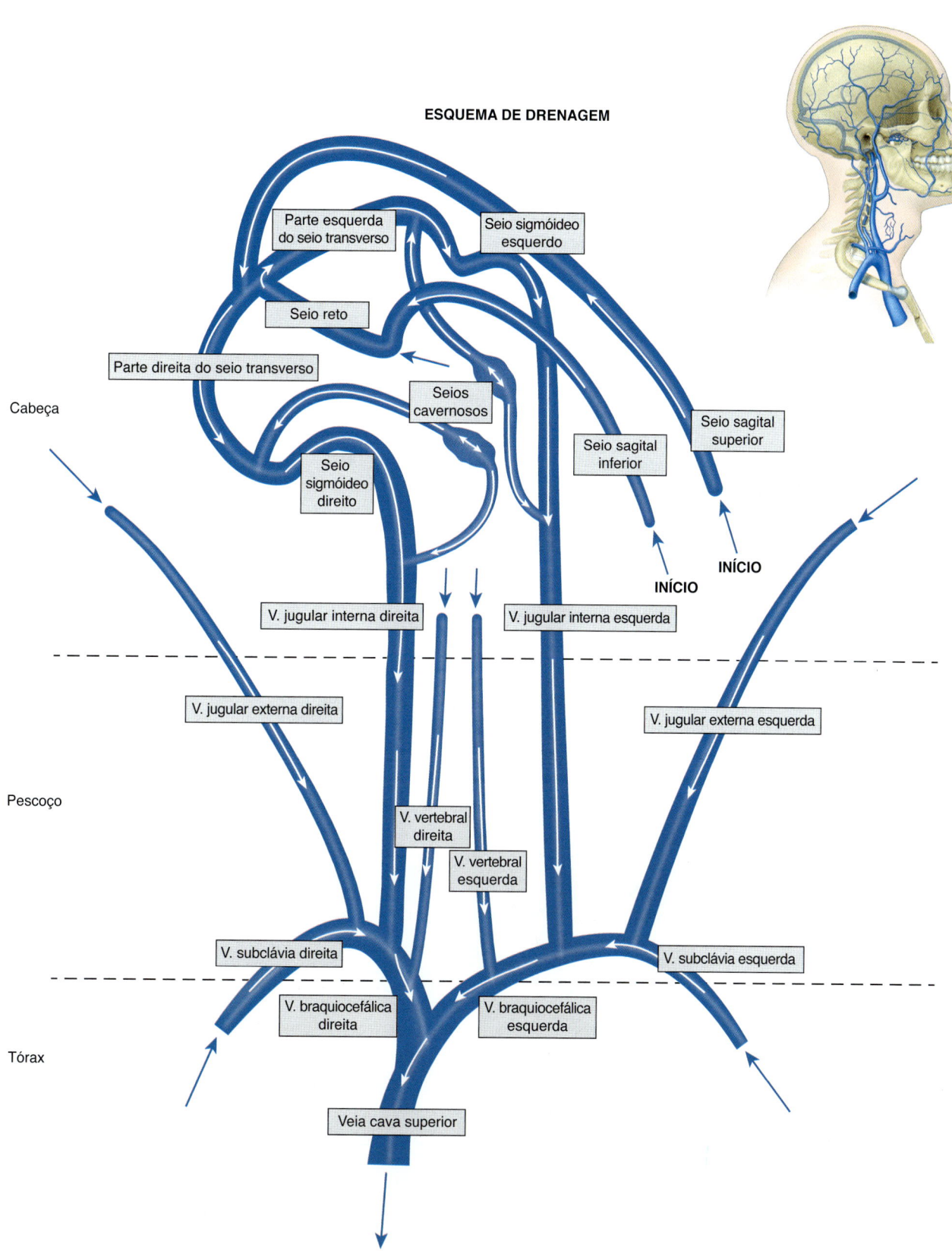

Figura 14.12 Principais veias da cabeça e do pescoço.

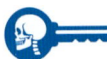 O sangue que drena da cabeça passa pelas veias jugular interna, jugular externa e vertebral.

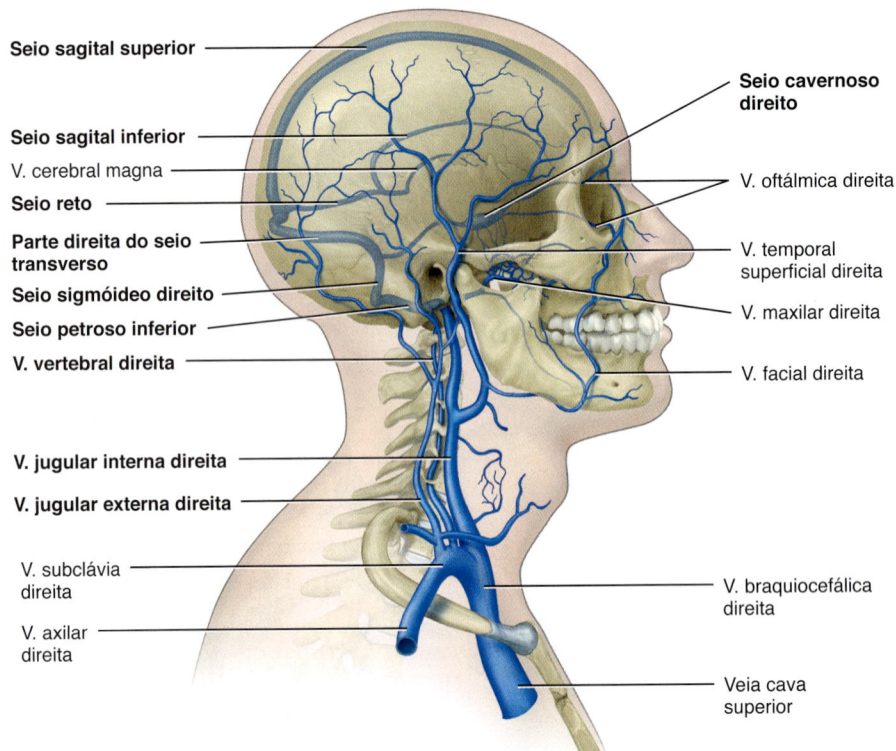

A. Vista lateral direita

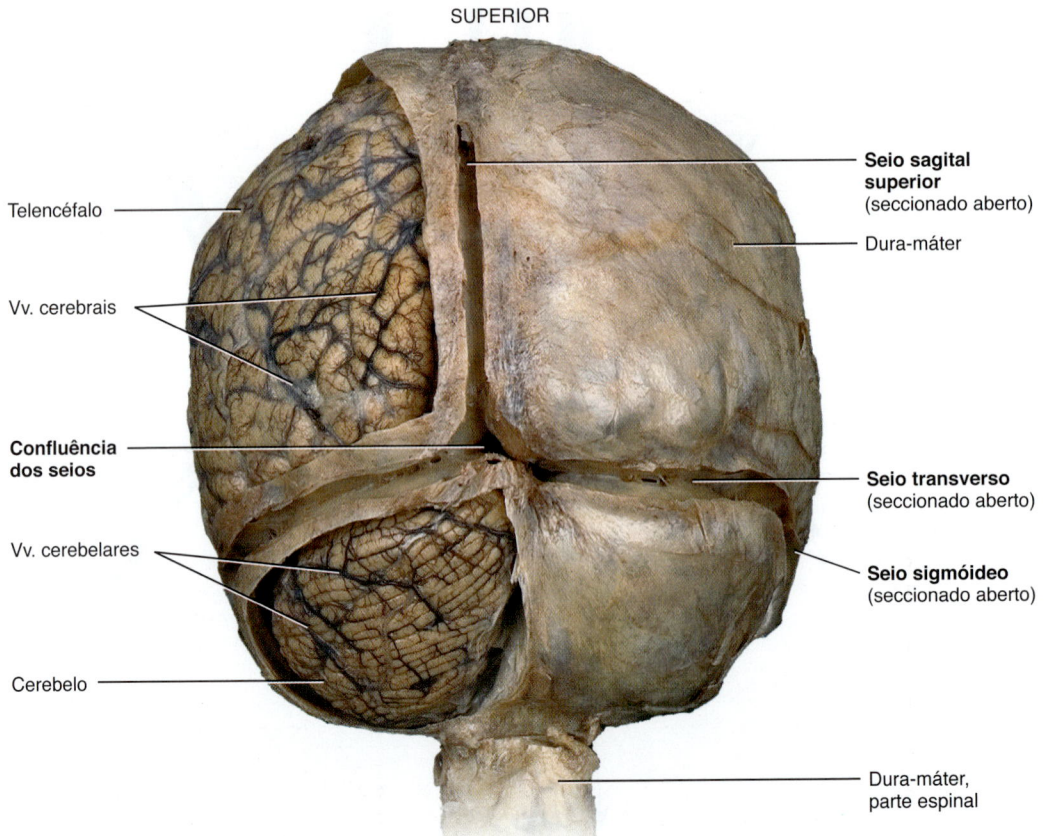

B. Vista posterior do encéfalo e da medula espinal, com meninges dissecadas para mostrar os seios da dura-máter e as veias do encéfalo

Dissecção de Shawn Miller, Fotografia de Mark Nielsen

? Para quais veias no pescoço drena todo o sangue venoso do encéfalo?

EXPO 14.I — Veias dos membros superiores *(Figura 14.13)*

OBJETIVO
- Identificar as veias principais que drenam os membros superiores.

As veias tanto superficiais quanto profundas drenam o sangue dos membros superiores para o coração (Figura 14.13).

As veias superficiais estão localizadas imediatamente inferiores à pele e são frequentemente visíveis. Anastomosam-se extensamente entre si e com as veias profundas e não acompanham as artérias. As veias superficiais possuem maior calibre dos que as veias profundas e drenam a maior parte do sangue dos membros superiores. As principais veias

VEIAS	DESCRIÇÃO E TRIBUTÁRIAS	REGIÕES DRENADAS
VEIAS PROFUNDAS		
Veias braquiocefálicas	(Ver Expo 14.J)	
Veias subclávias	As **veias subclávias** são continuações das veias axilares; passam sobre a primeira costela inferiormente à clavícula para terminar na extremidade esternal, onde se unem com as veias jugulares internas para formar as veias braquiocefálicas; o ducto torácico do sistema linfático leva a linfa para a junção entre as veias subclávia esquerda e jugular interna esquerda; o ducto linfático direito leva a linfa para a junção entre as veias subclávia direita e jugular interna direita (ver Figura 15.3) **Nota clínica:** em um procedimento denominado **inserção de cateter venoso central**, a veia subclávia direita é frequentemente usada para a administração de nutrientes e medicamentos e medida da pressão venosa	Pele, músculos, ossos dos braços, ombros, pescoço e parte superior da parede torácica
Veias axilares	As **veias axilares** originam-se quando as veias braquiais e as veias basílicas unem-se próximo à base da axila; ascendem até as margens superiores das primeiras costelas, onde se tornam as veias subclávias; recebem numerosas tributárias na axila, que correspondem aos ramos das artérias axilares	Pele, músculos, ossos do braço, axila, ombro e parte superolateral da parede torácica
Veias braquiais	As **veias braquiais** acompanham as artérias braquiais; começam na face anterior da região do cotovelo (região cubital), onde as veias radial e ulnar se unem; conformem ascendem pelo braço, as veias basílicas unem-se a elas para formar a veia axilar, próximo à margem distal do músculo redondo maior	Músculos e ossos do cotovelo e regiões braquiais
Veias ulnares	As **veias ulnares** começam nos **arcos venosos palmares superficiais,** que drenam as **veias digitais palmares comuns** e as **veias digitais palmares próprias** nos dedos das mãos; seguem o seu percurso ao longo da face medial dos antebraços, juntamente com as artérias ulnares e unem-se com as veias radiais para formar as veias braquiais	Músculos, ossos e pele da mão e músculos da face medial do antebraço
Veias radiais	As **veias radiais** começam nos **arcos venosos palmares profundos** (Figura 14.13A, D), que drenam as **veias metacarpais palmares** nas palmas das mãos; drenam as faces laterais dos antebraços e passam ao longo das artérias radiais; unem-se com as veias ulnares para formar as veias braquiais imediatamente distais à articulação do cotovelo	Músculos e ossos da parte lateral da mão e antebraço
VEIAS SUPERFICIAIS		
Veias cefálicas	As **veias cefálicas** começam na face lateral das **redes venosas dorsais das mãos** (*arcos venosos dorsais*), que consistem em redes de veias no dorso das mãos formadas pelas **veias metacarpais dorsais** (Figura 14.13B,C); por sua vez, essas veias drenam nas **veias digitais dorsais**, que passam ao lado dos dedos das mãos; curvam-se ao redor do lado radial dos antebraços para a face anterior e ascendem por todo o membro ao longo da face anterolateral; desembocam nas veias axilares, imediatamente distais às clavículas; as veias **cefálicas acessórias** originam-se de um plexo venoso no dorso dos antebraços ou das faces mediais das redes venosas dorsais das mãos e unem-se com as veias cefálicas, imediatamente distais ao cotovelo	Tegumento e músculos superficiais da face lateral do membro superior
Veias basílicas	As **veias basílicas** começam nas faces mediais das redes venosas dorsais das mãos e ascendem ao longo da face posteromedial do antebraço e da face anteromedial do braço (Figura 14.13C); unem-se com as veias cefálicas anteriormente ao cotovelo por meio das **veias intermédias do cotovelo**; após receber as veias intermédias do cotovelo, as veias basílicas continuam ascendendo até alcançar a parte intermediária do braço. Neste ponto, penetram profundamente nos tecidos e seguem o seu percurso ao longo das artérias braquiais até se unirem com as veias braquiais para formar as veias axilares **Nota clínica:** se houver necessidade de punção de uma veia para injeção, transfusão ou coleta de amostra de sangue, as veias intermédias do cotovelo são preferidas	Tegumento e músculos superficiais da face medial do membro superior Tegumento e músculos superficiais da palma e face anterior do membro superior
Veias intermédias do antebraço	As **veias intermédias do antebraço** começam nos **plexos venosos palmares**, que consistem em redes de veias nas palmas; drenam as **veias digitais palmares** nos dedos das mãos; ascendem anteriormente nos antebraços para unir-se com as veias basílicas ou intermédias do cotovelo, algumas vezes a ambas	

superficiais dos membros superiores são as veias cefálica e basílica. As veias profundas estão localizadas profundamente nos membros superiores. Em geral, acompanham as artérias e possuem os mesmos nomes das artérias correspondentes. Na parte livre do membro superior, cada artéria é acompanhada por uma rede de veias circundantes, denominadas veias acompanhantes. Por exemplo, duas ou três veias ulnares de cada lado circundam a artéria ulnar correspondente.

As duas ou três veias ulnares formam numerosas anastomoses entre si à medida que ascendem pelo antebraço. As veias tanto superficiais quanto profundas possuem válvulas, porém são mais numerosas nas veias profundas.

✓ TESTE RÁPIDO
18. Onde se originam as veias cefálica, basílica, intermédia do antebraço, radial e ulnar?

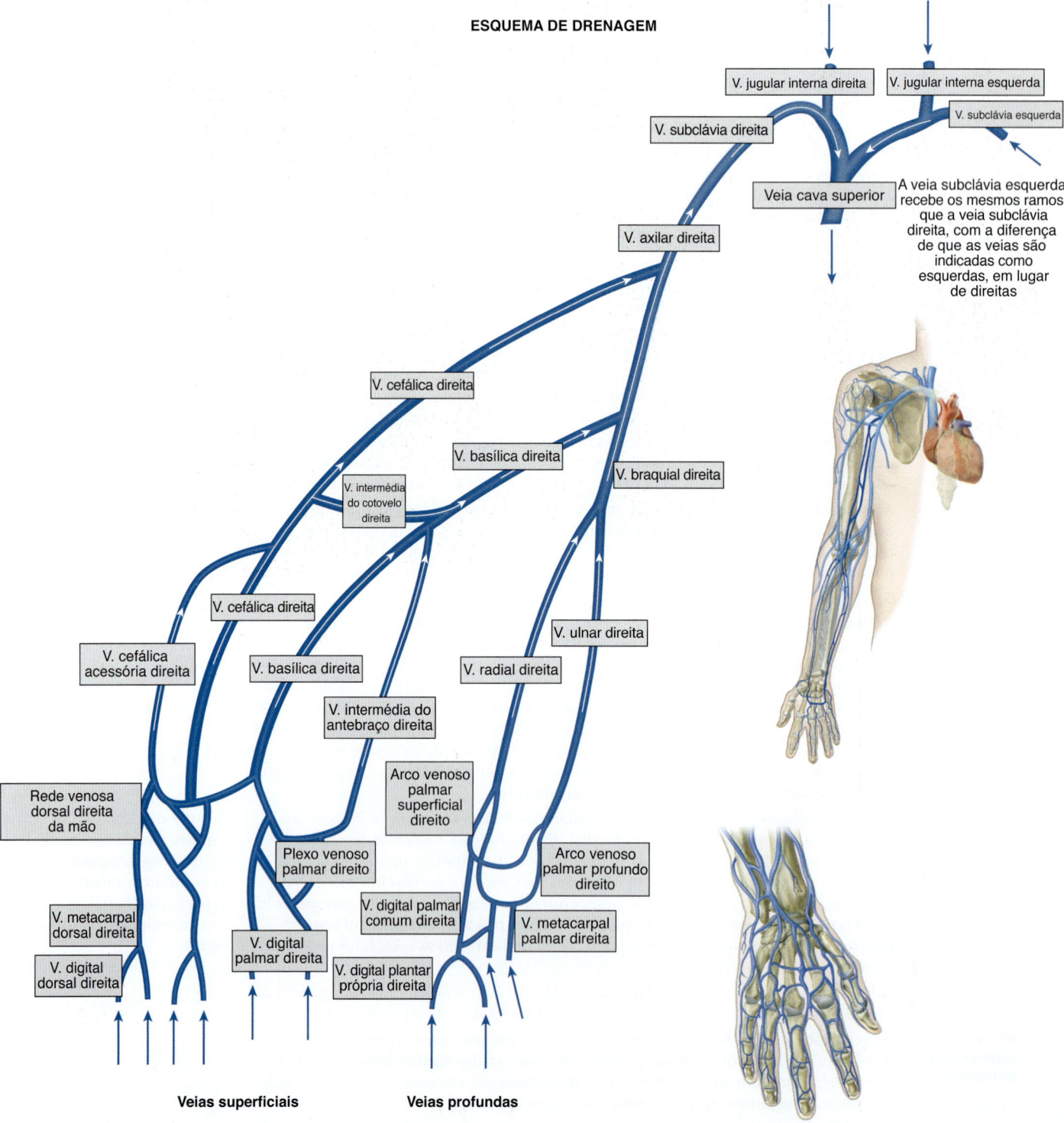

Figura 14.13 Veias principais do membro superior direito.

 As veias profundas acompanham habitualmente as artérias com nomes semelhantes.

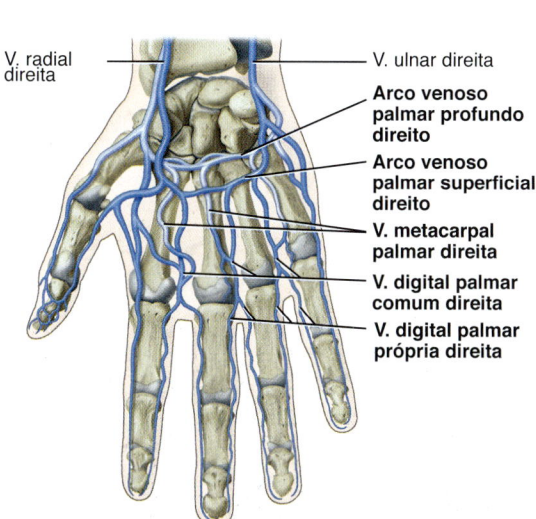

A. Vista anterior das veias profundas da mão

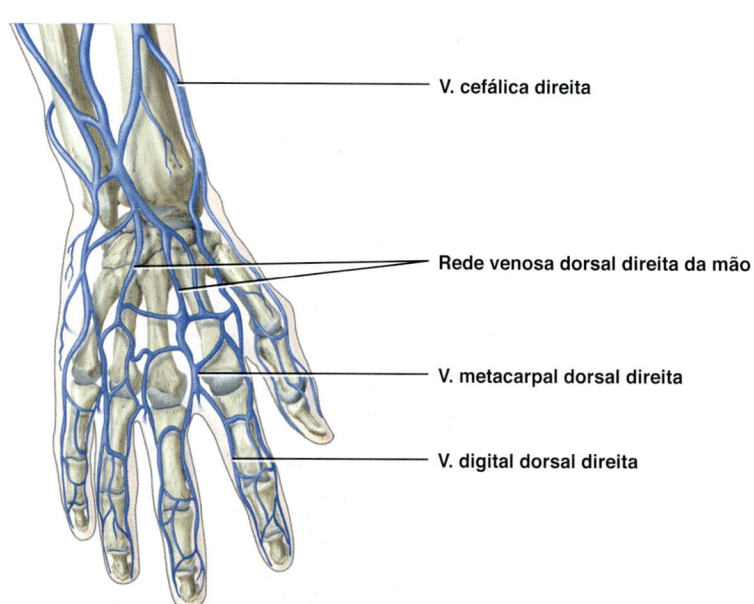

B. Vista posterior das veias superficiais da mão

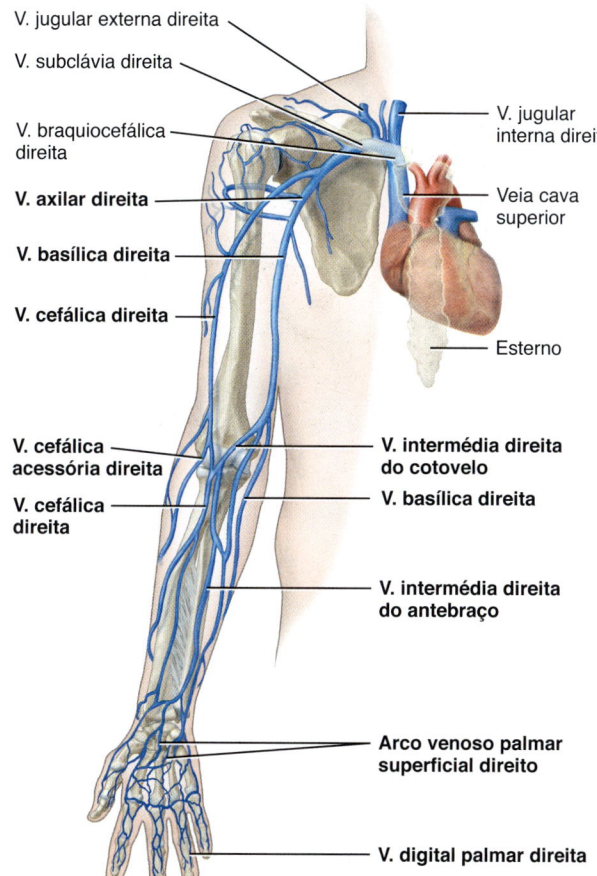

C. Vista anterior das veias superficiais

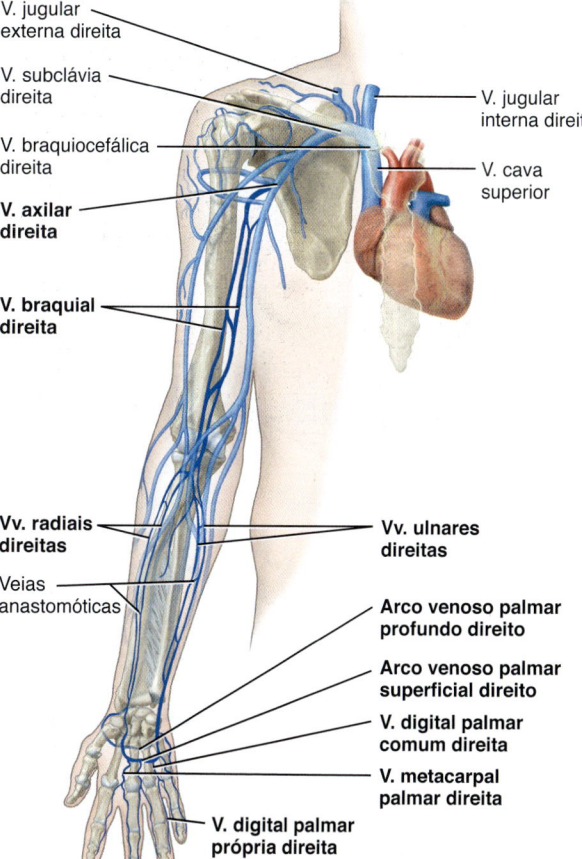

D. Vista anterior das veias profundas

 Qual veia do membro superior é frequentemente usada para a coleta de uma amostra de sangue?

EXPO 14.J — Veias do tórax *(Figura 14.14)*

OBJETIVO
- Identificar os componentes do sistema ázigo de veias.

Embora as veias braquiocefálicas drenem algumas partes do tórax, as estruturas torácicas são drenadas, em sua maioria, por uma rede de veias, chamada **sistema ázigo**, que segue um percurso em ambos os lados da coluna vertebral (Figura 14.14). O sistema consiste em três veias – as **veias ázigo**, **hemiázigo** e **hemiázigo acessória** –, que exibem uma considerável variação quanto a origem, trajeto, tributárias, anastomoses e terminação. Por fim, desembocam na veia cava superior. O sistema ázigo, além de coletar o sangue do tórax e da parede do abdome, pode atuar como via colateral para

VEIAS	DESCRIÇÃO E TRIBUTÁRIAS	REGIÕES DRENADAS
Veias braquiocefálicas	Formadas pela união das veias subclávia e jugular interna; as duas **veias braquiocefálicas** unem-se, em seguida, para formar a veia cava superior; como a veia cava superior está à direita da linha mediana do corpo, a veia braquiocefálica esquerda é mais longa do que a direita; a veia braquiocefálica direita situa-se anterior e à direita do tronco braquiocefálico e segue um percurso mais vertical; a veia braquiocefálica esquerda situa-se anteriormente ao tronco braquiocefálico, às artérias carótida comum esquerda e subclávia esquerda, à traqueia, ao nervo vago (X) esquerdo e ao nervo frênico; aproxima-se de uma posição mais horizontal à medida que passa da esquerda para a direita	Cabeça, pescoço, membros superiores, glândulas mamárias e parte superior do tórax
Veia ázigo	Veia ímpar situada anteriormente à coluna vertebral, ligeiramente à direita da linha mediana; a **veia ázigo** começa habitualmente na junção das **veias lombar ascendente** e **subcostais direitas**, próximo ao diafragma; curva-se sobre a raiz do pulmão direito no nível da quarta vértebra torácica para terminar na veia cava superior; recebe as seguintes tributárias: **veias intercostais posteriores direitas, hemiázigo, hemiázigo acessória, esofágicas, mediastinais, pericárdicas e bronquiais**	Lado direito da parede torácica, vísceras torácicas e parede posterior do abdome
Veia hemiázigo	A **veia hemiázigo**, situada anteriormente à coluna vertebral e ligeiramente à esquerda da linha mediana, começa frequentemente na junção das **veias lombar ascendente** e **subcostais esquerdas**; desemboca na veia ázigo, aproximadamente no nível da nona vértebra torácica; recebe o sangue das seguintes tributárias: da nona até a décima primeira **veias intercostais posteriores esquerdas, esofágicas, mediastinais** e, algumas vezes, **veia hemiázigo acessória**	Lado esquerdo da parte inferior da parede torácica, vísceras torácicas e parede posterior esquerda do abdome
Veia hemiázigo acessória	A **veia hemiázigo acessória**, situada anteriormente à coluna vertebral e à esquerda da linha mediana, começa no quarto ou quinto espaço intercostal e desce da quinta até a oitava vértebras torácicas ou termina na veia hemiázigo; termina unindo-se com a veia ázigo, aproximadamente no nível da oitava vértebra torácica; recebe sangue das seguintes tributárias: da quarta até a oitava **veias intercostais posteriores esquerdas** (a primeira até a terceira veias intercostais posteriores esquerdas drenam para a veia braquiocefálica esquerda), **veias bronquiais esquerdas** e **mediastinais**	Lado esquerdo da parte superior da parede torácica e vísceras torácicas

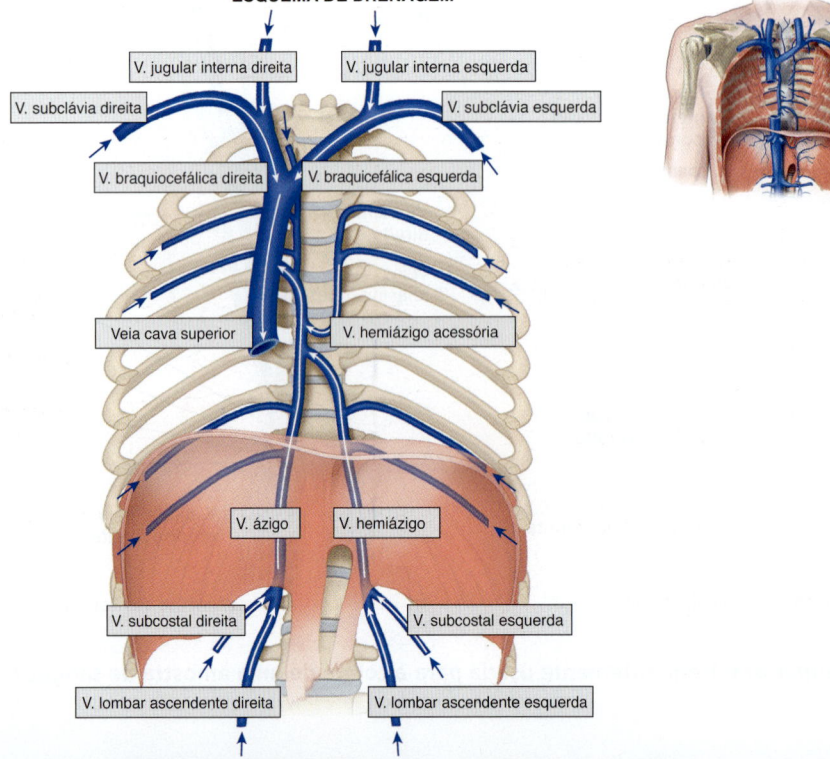

ESQUEMA DE DRENAGEM

a veia cava inferior, que drena o sangue da parte inferior do corpo. Diversas veias pequenas ligam diretamente o sistema ázigo com a veia cava inferior. Veias maiores que drenam os membros inferiores e o abdome também se unem no sistema ázigo. Se houver obstrução da veia cava inferior ou da veia porta do fígado, o sangue que normalmente passa pela veia cava inferior pode ser desviado para o sistema ázigo, drenando o sangue da parte inferior do corpo para a veia cava superior.

✓ **TESTE RÁPIDO**

19. Como o sistema ázigo está relacionado com a veia cava inferior?

Figura 14.14 Veias principais do tórax, do abdome e da pelve.

As estruturas torácicas são drenadas, em sua maioria, pelo sistema ázigo de veias.

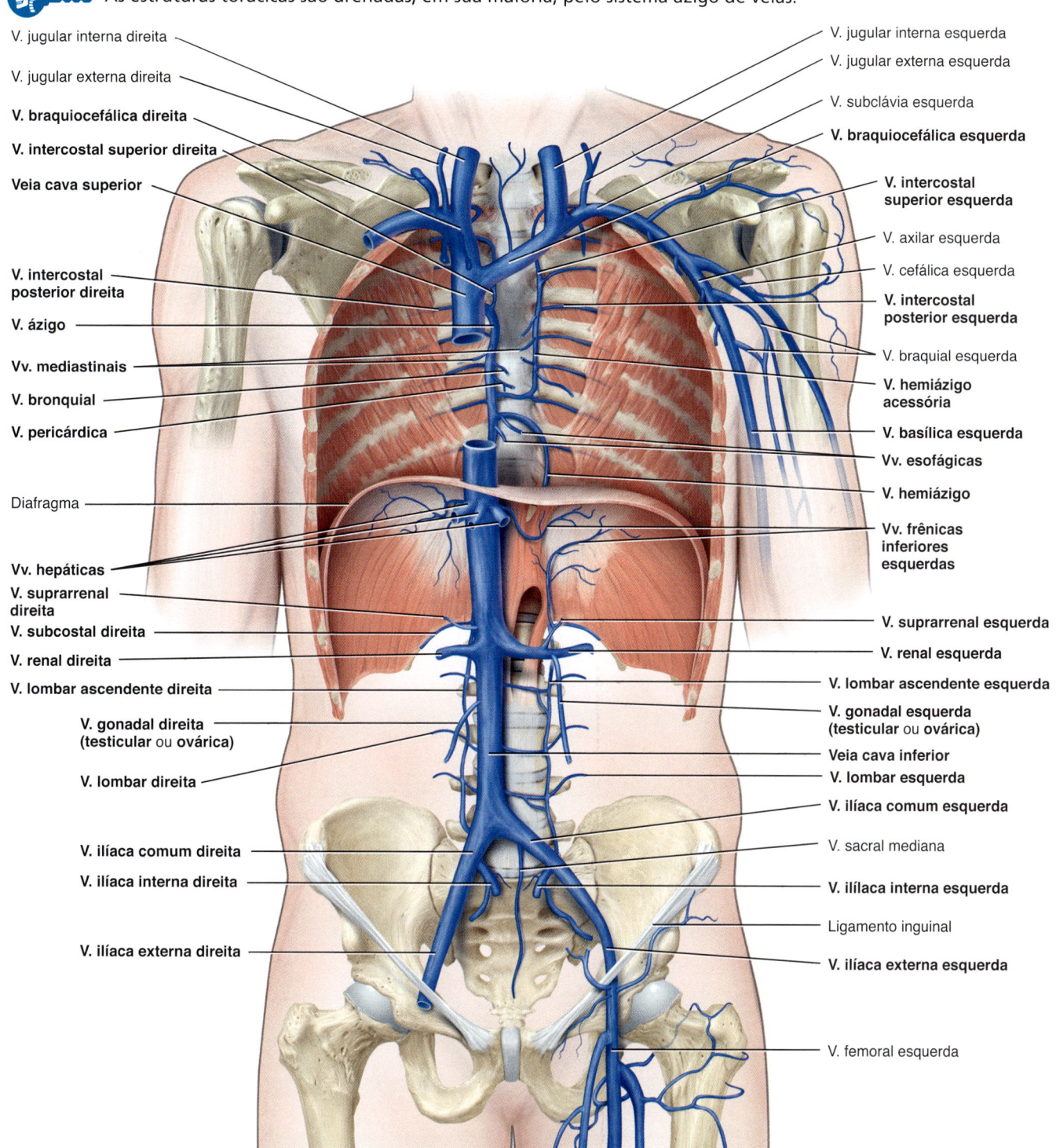

A. Vista anterior

(*Continua*)

Figura 14.14 *Continuação*

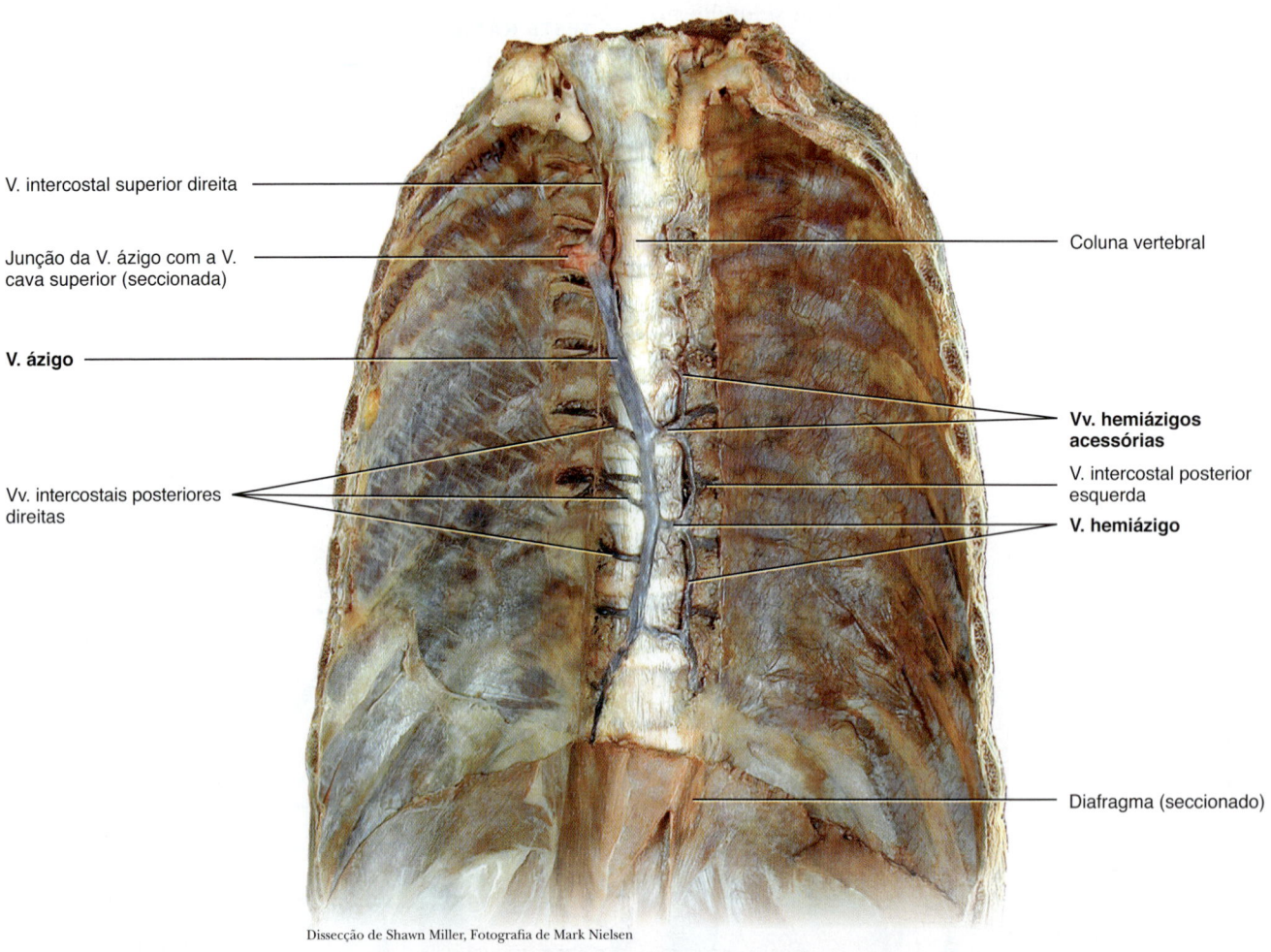

B. Vista anterior da parede torácica posterior

Dissecção de Shawn Miller, Fotografia de Mark Nielsen

? Qual veia retorna o sangue das vísceras abdominopélvicas para o coração?

EXPO 14.K Veias do abdome e da pelve

OBJETIVO
- Identificar as veias principais que drenam o abdome e a pelve.

O sangue proveniente das vísceras abdominais e pélvicas e da metade inferior da parede do abdome retorna ao coração por meio da veia cava inferior (ver Figura 14.14A). Muitas veias pequenas entram na veia cava inferior. A maioria transporta o fluxo de sangue de retorno a partir de ramos parietais da parte abdominal da aorta, e seus nomes correspondem aos nomes das artérias.

A veia cava inferior não recebe veias diretamente do sistema digestório, do baço, do pâncreas e da vesícula biliar. Esses órgãos drenam o seu sangue para uma veia comum, a **veia porta do fígado**, que leva sangue até o fígado. As veias mesentérica superior e esplênica unem-se para formar a veia porta do fígado (ver Figura 14.17). Esse fluxo especial de sangue venoso, denominado circulação porta-hepática, será descrito adiante. Após passar pelo fígado para o seu processamento, o sangue drena nas veias hepáticas, que então desembocam na veia cava inferior.

✓ TESTE RÁPIDO
20. Que estruturas são drenadas pelas veias lombares, gonadais, renais, suprarrenais, frênicas inferiores e hepáticas?

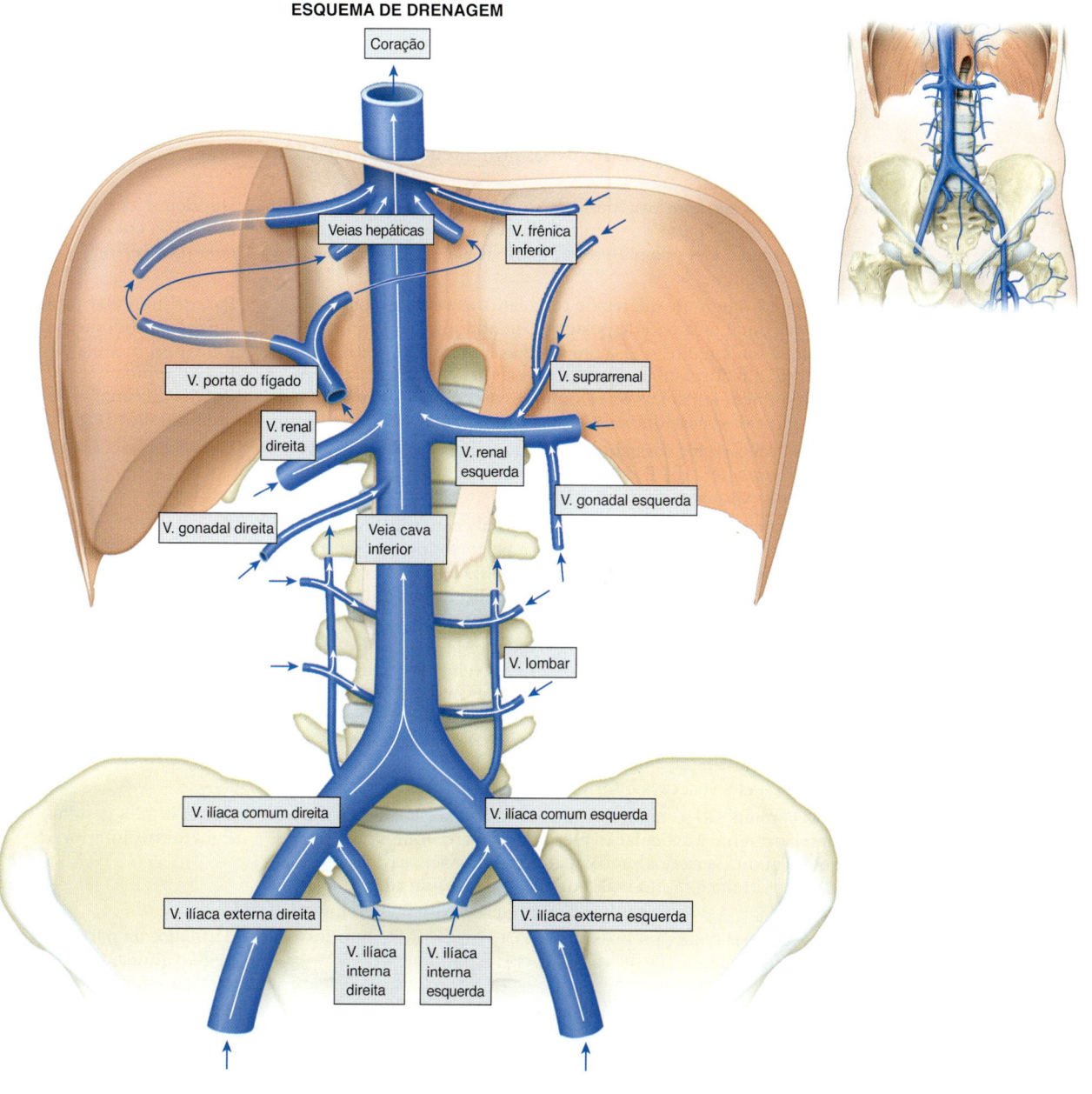

VEIAS	DESCRIÇÃO E TRIBUTÁRIAS	REGIÕES DRENADAS
Veia cava inferior	(Ver Expo 14.G)	
Veias frênicas inferiores	As **veias frênicas inferiores** originam-se da face inferior do diafragma; a veia frênica inferior esquerda emite habitualmente uma tributária para a veia suprarrenal esquerda, que desemboca na veia renal esquerda, e outra tributária para a veia cava inferior; a veia frênica direita desemboca na veia cava inferior	Face inferior do diafragma e tecidos peritoneais adjacentes
Veias hepáticas	As **veias hepáticas**, normalmente em número de duas ou três, drenam os capilares sinusoides do fígado; os capilares do fígado recebem sangue venoso proveniente dos capilares dos órgãos gastrintestinais por meio da **veia porta do fígado**, que recebe as seguintes tributárias provenientes dos órgãos gastrintestinais:	
	1. A **veia gástrica esquerda** origina-se do lado esquerdo da curvatura menor do estômago e une-se com o lado esquerdo da veia porta do fígado, no omento menor	Parte terminal do esôfago, estômago, fígado, vesícula biliar, baço, pâncreas, intestinos delgado e grosso
	2. A **veia gástrica direita** origina-se da face direita da curvatura menor do estômago e une-se à veia porta do fígado em sua face anterior, dentro do omento menor	Curvatura menor do estômago e parte abdominal do esôfago; estômago e duodeno
	3. A **veia esplênica** origina-se no baço e cruza com o abdome transversalmente, posterior ao estômago, para se anastomosar com a veia mesentérica superior, formando a veia porta do fígado. Próximo à sua junção com a veia porta do fígado, a veia esplênica recebe a **veia mesentérica inferior**, que recebe tributárias provenientes da segunda metade do intestino grosso	Baço, fundo do estômago e curvatura maior do estômago, pâncreas, omento maior, colo descendente, colo sigmoide e reto
	4. A **veia mesentérica superior** origina-se de numerosas tributárias provenientes da maior parte do intestino delgado e da primeira metade do intestino grosso e ascende para se unir com a veia esplênica, formando a veia porta do fígado	Duodeno, jejuno, íleo, ceco, apêndice, colo ascendente e colo transverso
Veias lombares	Habitualmente em número de quatro de cada lado; as **veias lombares** seguem um percurso horizontal pela parede posterior do abdome com as artérias lombares; unem-se em ângulos retos com as **veias lombares ascendentes direita** e esquerda, que formam a origem das veias ázigo ou hemiázigo correspondentes; unem-se com as veias lombares ascendentes e, em seguida, conectam-se a partir das veias lombares ascendentes com a veia cava inferior	Parede muscular posterior e lateral do abdome, vértebras lombares, medula espinal e nervos espinais (cauda equina) dentro do canal vertebral e meninges
Veias suprarrenais	Passam medialmente a partir das glândulas suprarrenais (a **veia suprarrenal esquerda** une-se com a veia renal esquerda, enquanto a **veia suprarrenal direita** une-se com a veia cava inferior)	Glândulas suprarrenais
Glândulas renais	Passam anteriormente às artérias renais; a **veia renal esquerda** é maior do que a veia renal direita e passa anteriormente à parte abdominal da aorta; recebe as veias testicular (ou ovárica) esquerda, frênica inferior esquerda e, habitualmente, suprarrenal esquerda; a **veia renal direita** desemboca na veia cava inferior, posteriormente ao duodeno	Rins
Veias gonadais	Ascendem com as artérias gonadais ao longo da parede posterior do abdome. São denominadas veias testiculares nos homens; as **veias testiculares** drenam os testículos; a veia testicular esquerda une-se com a veia renal esquerda, enquanto a veia testicular direita drena para a veia cava inferior. São denominadas **veias ováricas** nas mulheres; as veias ováricas drenam os ovários; a veia ovárica esquerda une-se com a veia renal esquerda, enquanto a veia ovárica direita drena na veia cava inferior	Testículos, epidídimo, ducto deferente, ovários e ureteres
Veias ilíacas comuns	As **veias ilíacas comuns** são formadas pela união das veias ilíacas interna e externa, anteriormente à articulação sacroilíaca, e anastomosam-se anteriormente à quinta vértebra lombar para formar a veia cava inferior; a veia ilíaca comum direita é muito mais curta do que a esquerda e também é mais vertical, visto que a veia cava inferior se situa à direita da linha mediana	Pelve, órgãos genitais externos e membros inferiores
Veias ilíacas internas	As **veias ilíacas internas** começam próximo à parte superior da incisura isquiática maior e são mediais às suas artérias correspondentes	Músculos da parede da pelve e região glútea, vísceras pélvicas e órgãos genitais externos
Veias ilíacas externas	Acompanham as artérias ilíacas externas; as **veias ilíacas externas** começam nos ligamentos inguinais como continuações das veias femorais; terminam anteriormente às articulações sacroilíacas, onde se unem com as veias ilíacas internas para formar as veias ilíacas comuns	Parte inferior da parede do abdome anteriormente, músculo cremaster nos homens e órgãos genitais externos e membro inferior

EXPO 14.L Veias dos membros inferiores *(Figura 14.15)*

OBJETIVO
- Identificar as veias superficiais e profundas principais que drenam os membros inferiores.

À semelhança dos membros superiores, o sangue dos membros inferiores é drenado por veias superficiais e profundas (Figura 14.15). As veias superficiais frequentemente se anastomosam entre si e com as veias profundas ao longo de sua extensão. Em sua maior parte, as veias profundas possuem os mesmos nomes das artérias correspondentes. Todas as veias dos membros inferiores apresentam válvulas, que são mais numerosas do que nas veias dos membros superiores.

✓ TESTE RÁPIDO
21. Qual é a importância clínica das veias safenas magnas?

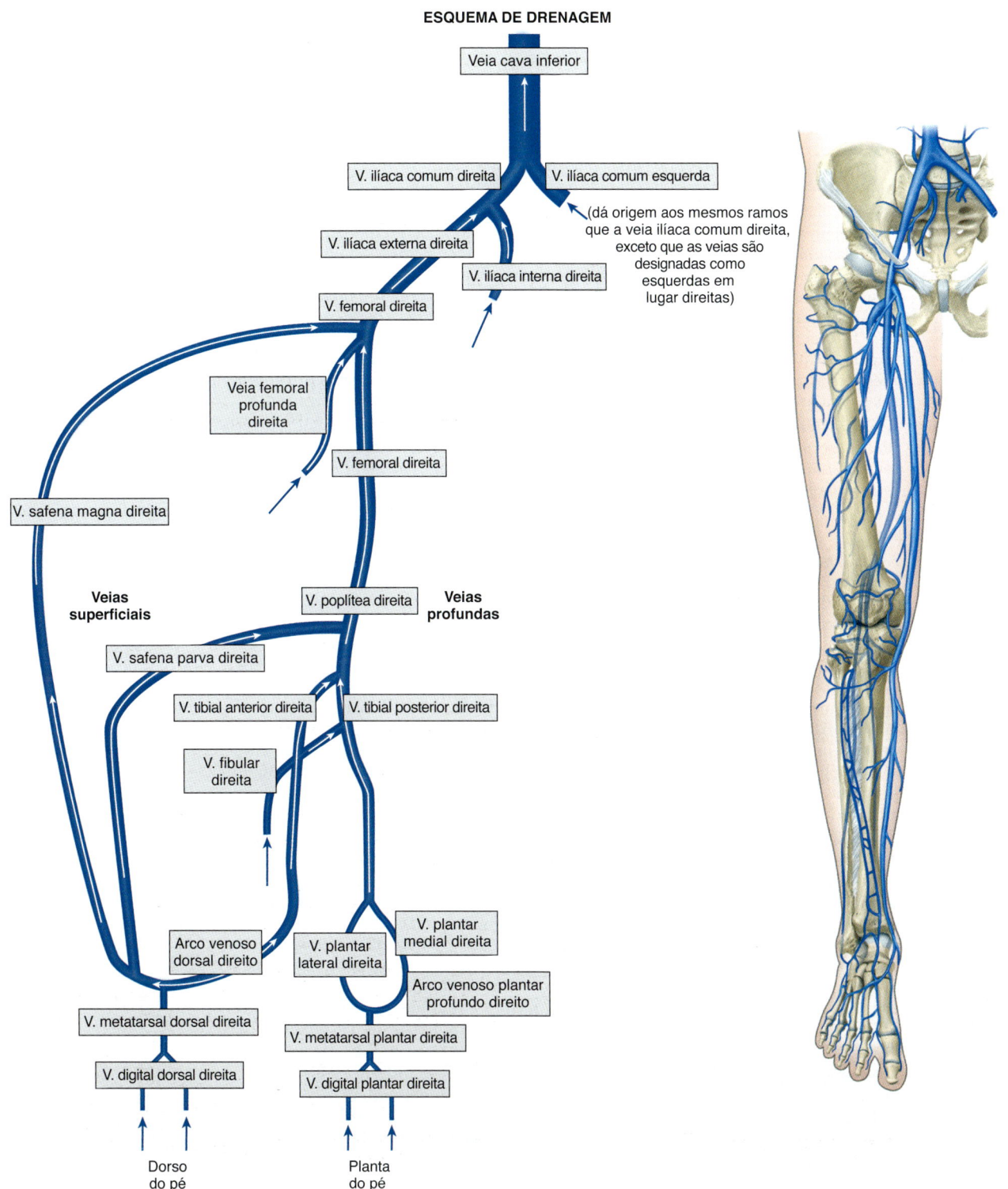

VEIAS	DESCRIÇÃO E TRIBUTÁRIAS	REGIÕES DRENADAS
VEIAS PROFUNDAS		
Veias ilíacas comuns	(Ver Expo 14.K)	
Veias ilíacas externas	(Ver Expo 14.K)	
Veias femorais	As **veias femorais** acompanham as artérias femorais e constituem as continuações das veias poplíteas, imediatamente acima do joelho, onde as veias passam por uma abertura no músculo adutor magno; ascendem profundamente ao músculo sartório e emergem sob o músculo, no trígono femoral, na extremidade proximal da coxa; recebem as **veias femorais profundas** e as veias safenas magnas imediatamente antes de penetrar na parede do abdome; passam sob o ligamento inguinal e entram na região abdominopélvica, tornando-se as veias ilíacas externas	Pele, linfonodos, músculos e ossos da coxa e órgãos genitais externos
	Nota clínica: para a coleta de **amostras de sangue** ou **registros de pressão** do lado direito do coração, um cateter é inserido na veia femoral onde passa pelo trígono femoral. O cateter passa pelas veias ilíacas externas e comuns e, em seguida, pela veia cava inferior e, por fim, chega ao átrio direito	
Veias poplíteas	As **veias poplíteas** são formadas pela união das veias tibiais anterior e posterior na extremidade proximal da perna; ascendem pela fossa poplítea com as artérias poplíteas e o nervo tibial; terminam onde passam através de uma janela no músculo adutor magno e passam anteriormente ao joelho para se tornarem as veias femorais; recebem também sangue das veias safenas parvas e tributárias que correspondem aos ramos da artéria poplítea	Articulação e pele do joelho, músculos e ossos em torno da articulação do joelho
Veias tibiais posteriores	As **veias tibiais posteriores** começam posteriormente ao maléolo medial da união das **veias plantares mediais e laterais** provenientes da face plantar do pé; ascendem pela perna com a artéria tibial posterior e o nervo tibial, sob o músculo sóleo; as veias fibulares unem-se com as veias tibiais posteriores aproximadamente nos dois terços da perna; unem-se com as veias tibiais anteriores próximo ao início da membrana interóssea para formar as veias poplíteas; na face plantar do pé, as **veias digitais plantares** unem-se para formar as **veias metatarsais plantares**, que seguem paralelamente aos ossos metatarsais; por sua vez, unem-se para formar os **arcos venosos plantares profundos**; as veias plantares mediais e laterais emergem dos arcos venosos plantares profundos	Pele, músculos e ossos da face plantar do pé e pele, músculos e ossos das faces posterior e lateral da perna
Veias tibiais anteriores	As **veias tibiais anteriores** originam-se no arco venoso dorsal e acompanham a artéria tibial anterior; ascendem profundamente ao músculo tibial anterior na face anterior da membrana interóssea; passam por uma abertura na extremidade superior da membrana interóssea para se unir com as veias tibiais posteriores, formando as veias poplíteas	Face dorsal do pé, articulação talocrural, face anterior da perna, articulação do joelho e articulação tibiofibular
VEIAS SUPERFICIAIS		
Veias safenas magnas	As **veias safenas magnas** são as veias mais longas do corpo; ascendem a partir do pé até a região inguinal, na tela subcutânea; começam na extremidade medial dos **arcos venosos dorsais** do pé; os **arcos venosos dorsais** consistem em redes de veias no dorso do pé, formadas pelas veias digitais dorsais, que coletam o sangue proveniente dos dedos dos pés e, em seguida, unem-se em pares para formar as **veias metatarsais dorsais**, que seguem um trajeto paralelo aos ossos metatarsais; à medida que as veias metatarsais dorsais aproximam-se do pé, combinam-se para formar os arcos venosos dorsais, passam anteriormente ao maléolo medial da tíbia e, em seguida, superiormente ao longo da face medial da perna e da coxa, aproximadamente quatro dedos de largura posterior à patela e imediatamente sob a pele; recebem tributárias dos tecidos superficiais e unem-se também com as veias profundas; desembocam nas veias femorais na região inguinal; possuem 10 a 20 válvulas ao longo de seu comprimento, com maior número de válvulas localizadas na perna do que na coxa	Os tecidos do tegumento e músculos superficiais dos membros inferiores, região inguinal e parede inferior do abdome
	Nota clínica: essas veias têm mais tendência a sofrer **varicosidades** do que outras veias dos membros inferiores, visto que precisam suportar uma longa coluna de sangue e não estão bem sustentadas pelos músculos esqueléticos. Com frequência, as veias safenas magnas são usadas para a administração prolongada de líquidos intravenosos. Isso é particularmente importante em crianças muito pequenas e em pacientes de qualquer idade que estão em choque e cujas veias estão colapsadas. Na **revascularização do miocárdio**, se houver necessidade de enxerto de múltiplos vasos sanguíneos, são utilizados segmentos da veia safena magna, juntamente com pelo menos uma artéria como enxerto (ver **Nota clínica** na Expo 14.C). Após a retirada da veia safena magna e sua divisão em seções, estas são utilizadas para desvio dos bloqueios. Os enxertos de veia são invertidos, de modo que as válvulas não causem obstrução ao fluxo de sangue	
Veias safenas parvas	As **veias safenas parvas** começam na face lateral dos arcos venosos dorsais do pé; passam posteriormente ao maléolo lateral da fíbula e ascendem inferiormente à pele, ao longo da face posterior da perna; desembocam nas veias poplíteas, na fossa poplítea, posteriormente ao joelho; possuem nove a doze válvulas; podem comunicar-se com a veia safena magna na parte proximal da coxa	Tecidos do tegumento e músculos superficiais do pé e face posterior da perna

Figura 14.15 Veias principais da pelve e da parte livre dos membros inferiores.

🔑 As veias profundas habitualmente têm os nomes de suas artérias correspondentes.

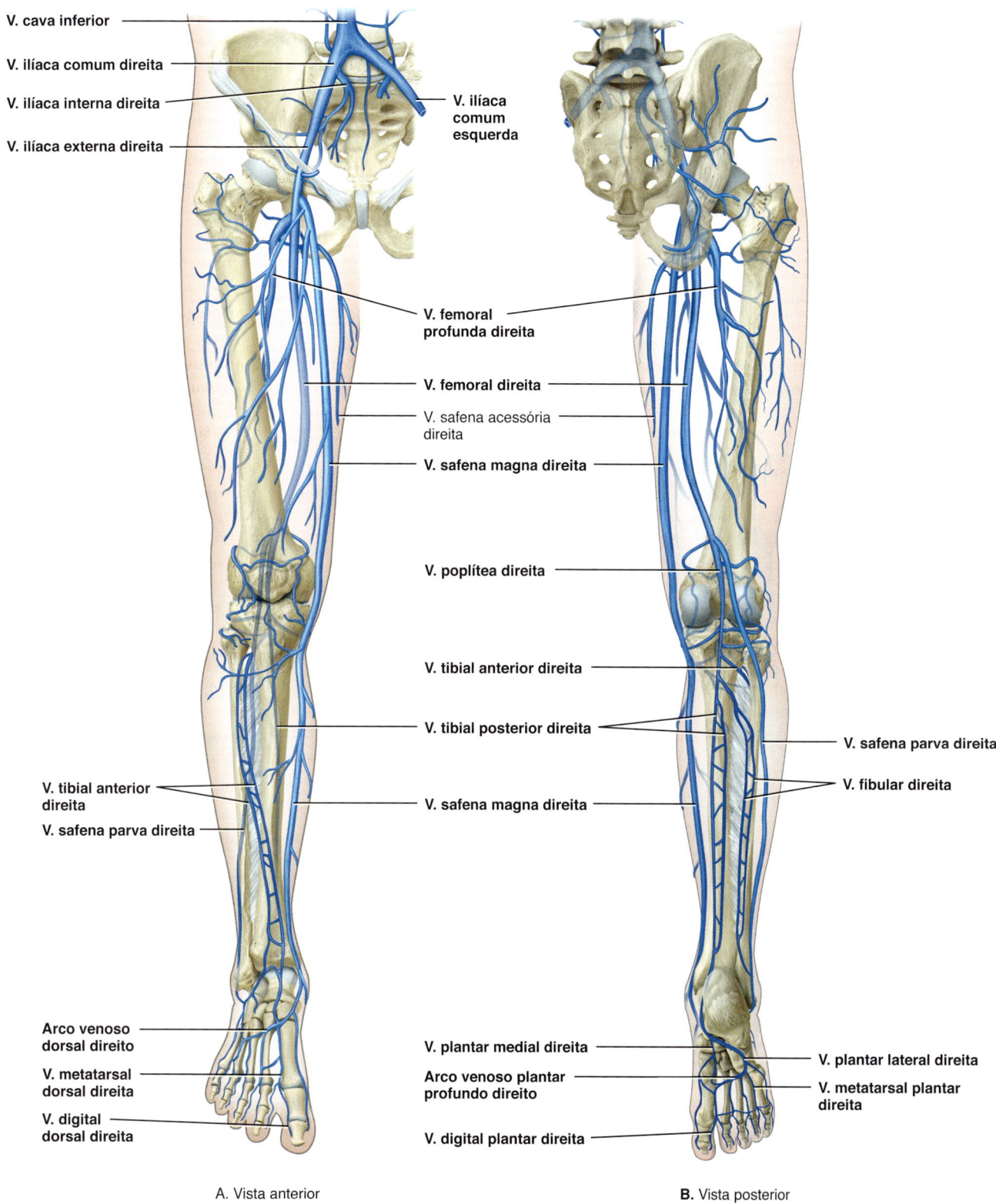

A. Vista anterior

B. Vista posterior

❓ Quais são as veias superficiais do membro inferior?

14.3 Vias circulatórias | Circulação porta-hepática

OBJETIVO
- Descrever a importância do sistema porta-hepático.

A circulação porta-hepática transporta sangue venoso dos órgãos gastrintestinais e do baço para o fígado. A veia que leva o sangue de uma rede capilar para outra é denominada **veia porta do fígado**. A veia porta do fígado recebe sangue dos capilares dos órgãos gastrintestinais e do baço e o transporta até os sinusoides hepáticos (Figura 14.16). Depois de uma refeição, o sangue porta-hepático é rico em nutrientes absorvidos pelo tubo gastrintestinal. O fígado armazena parte desses nutrientes, enquanto modifica outros antes de sua passagem para a circulação geral. Por exemplo, o fígado converte a glicose em glicogênio para armazenamento, reduzindo o nível de glicemia logo após uma refeição. O fígado também destoxifica substâncias prejudiciais, como o álcool, que foram absorvidas pelo tubo gastrintestinal, e também destrói bactérias por fagocitose.

As veias mesentérica superior e esplênica unem-se para formar a **veia porta do fígado**. A **veia mesentérica superior** drena o sangue do intestino delgado e de partes do intestino grosso, estômago e pâncreas por meio das *veias jejunais, ileais, ileocólicas, cólica direita, cólica média, pancreaticoduodenais* e *gastromental direita*. A **veia esplênica** drena o sangue proveniente do estômago, do pâncreas e de partes do intestino grosso por meio das *veias gástricas curtas, gastromental esquerda, pancreáticas* e *mesentérica inferior*. A **veia mesentérica inferior**, que desemboca na veia esplênica, drena partes do intestino grosso por meio das veias *retal* superior, *sigmóideas* e *cólica esquerda*. As *veias gástricas direita* e *esquerda*, que desembocam diretamente na veia porta do fígado, drenam o

Figura 14.16 Circulação porta-hepática. Um diagrama esquemático do fluxo sanguíneo pelo fígado, incluindo a circulação arterial, é mostrado em **B**; o sangue desoxigenado está indicado em azul, e o sangue oxigenado, em vermelho.

 A circulação porta-hepática transporta o sangue venoso proveniente dos órgãos do tubo gastrintestinal e do baço para o fígado.

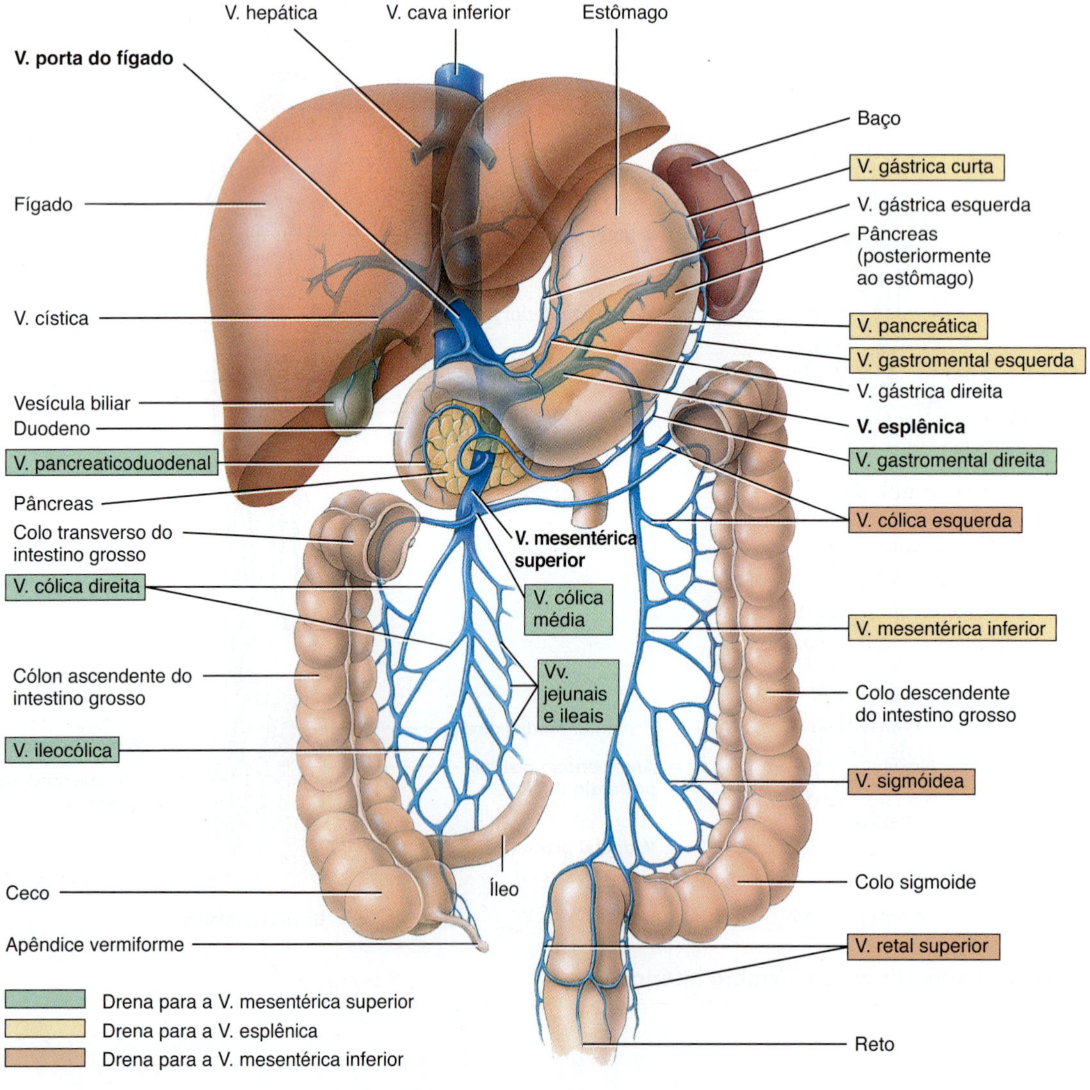

A. Vista anterior das veias que drenam para a veia porta do fígado

estômago. A veia cística, que também se abre na veia porta do fígado, drena a vesícula biliar.

Ao mesmo tempo que o fígado recebe sangue rico em nutrientes, porém desoxigenado, pela veia porta do fígado, ele também recebe sangue oxigenado pela artéria hepática, um ramo do tronco celíaco. O sangue oxigenado mistura-se com o sangue desoxigenado nos sinusoides. Por fim, o sangue deixa os sinusoides do fígado por meio das **veias hepáticas**, que drenam na veia cava inferior.

✓ **TESTE RÁPIDO**
22. Faça um diagrama da circulação porta-hepática. Por que essa via é importante?

14.4 Vias circulatórias | Circulação pulmonar

⦿ **OBJETIVO**
- Explicar a importância da circulação pulmonar.

A circulação pulmonar transporta sangue desoxigenado do ventrículo direito para os alvéolos no interior dos pulmões e retorna sangue oxigenado dos alvéolos para o átrio esquerdo (Figura 14.17). O **tronco pulmonar** emerge do ventrículo direito e passa em direção superior, posterior e para a esquerda. Em seguida, divide-se em dois ramos: a **artéria pulmonar direita**, para o pulmão direito, e a **artéria pulmonar esquerda**, para o pulmão esquerdo. Depois do nascimento, as artérias pulmonares são as únicas artérias que transportam sangue desoxigenado. Ao entrar nos pulmões, os ramos dividem-se e subdividem-se até finalmente formar capilares em torno dos alvéolos nos pulmões. O CO_2 passa do sangue para os alvéolos e é expirado. O O_2 inspirado passa do ar dos pulmões para o sangue. Os capilares pulmonares unem-se para formar vênulas e, por fim, **veias pulmonares** que deixam os pulmões e transportam o sangue oxigenado para o átrio esquerdo. Duas veias pulmonares esquerdas e duas direitas entram no átrio esquerdo. Depois do nascimento, as veias pulmonares são as únicas veias que transportam sangue oxigenado. As contrações do ventrículo esquerdo ejetam, em seguida, o sangue oxigenado na circulação sistêmica.

✓ **TESTE RÁPIDO**
23. Descreva, em linhas gerais, o trajeto da circulação pulmonar.

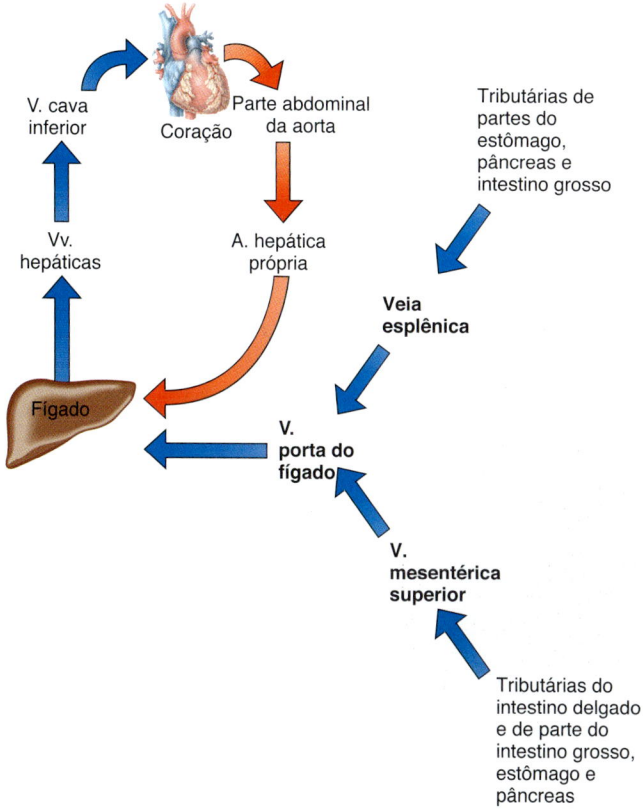

B. Esquema dos principais vasos sanguíneos da circulação porta-hepática, suprimento arterial e drenagem venosa do fígado.

❓ **Que veias transportam o sangue para longe do fígado?**

Figura 14.17 Circulação pulmonar.

A circulação pulmonar leva sangue desoxigenado do ventrículo direito para os pulmões e retorna o sangue oxigenado dos pulmões para o átrio esquerdo.

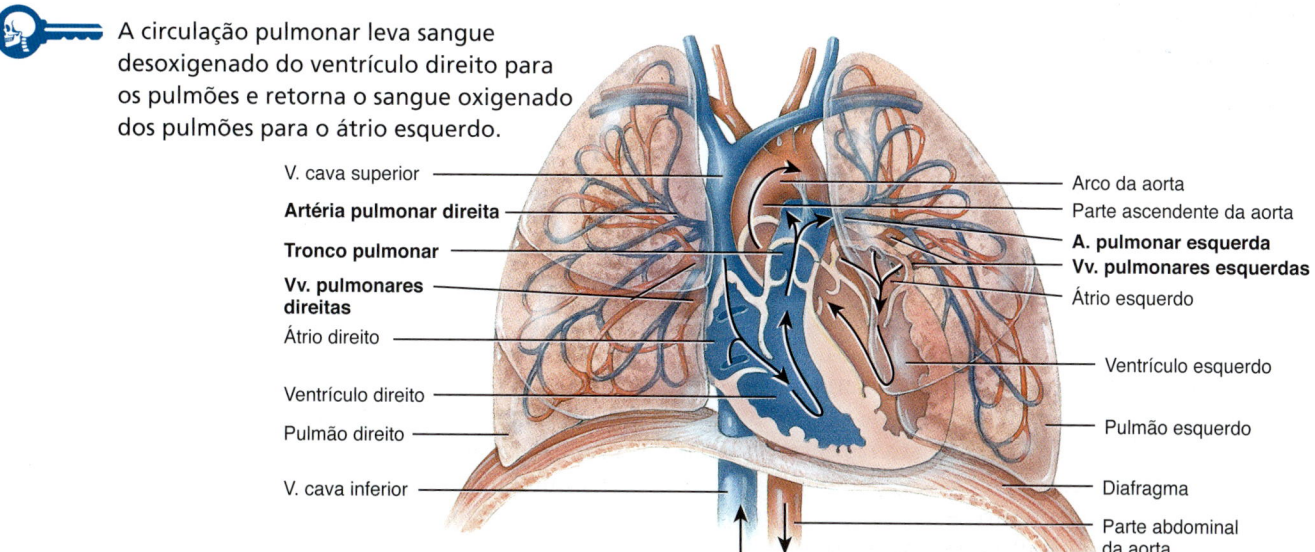

A. Vista anterior

(Continua)

Figura 14.17 *Continuação*

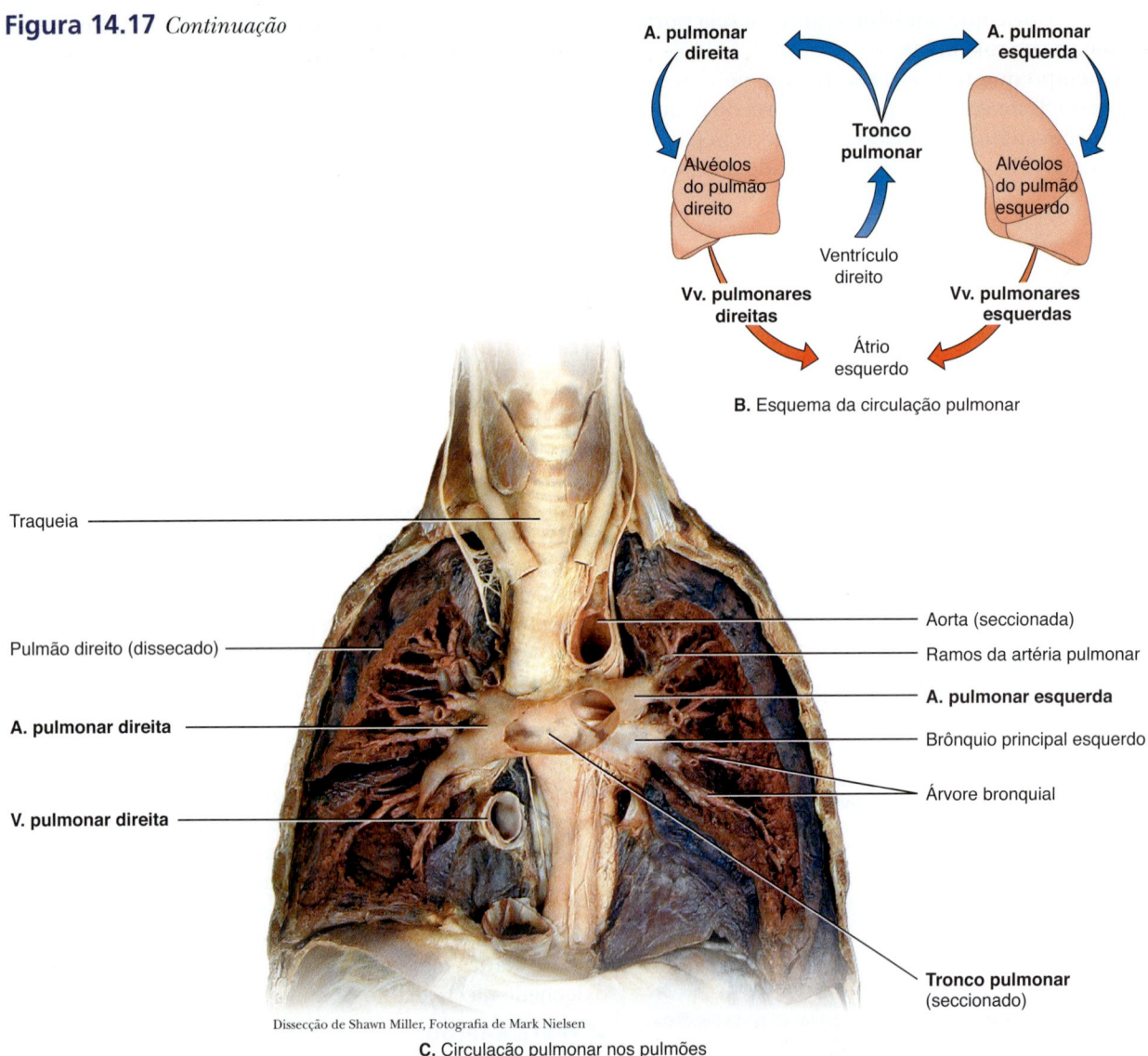

B. Esquema da circulação pulmonar

Dissecção de Shawn Miller, Fotografia de Mark Nielsen

C. Circulação pulmonar nos pulmões

? Depois do nascimento, quais são as únicas artérias que transportam sangue desoxigenado?

14.5 Vias circulatórias I Circulação fetal

OBJETIVO
- Descrever o destino das estruturas fetais após o início da circulação pós-natal.

O sistema circulatório do feto, denominado **circulação fetal**, só existe no feto e contém estruturas especiais que possibilitam ao feto em desenvolvimento efetuar a troca de substâncias com a mãe (Figura 14.18). A circulação fetal difere da circulação pós-natal (após o nascimento), visto que os pulmões, os rins e os órgãos gastrintestinais só começam a funcionar depois do nascimento. O feto obtém O_2 e nutrientes do sangue materno e elimina CO_2 e outras escórias para o sangue materno.

A troca de substâncias entre as circulações fetal e materna ocorre por meio da **placenta**, que se forma no útero materno e se fixa na cicatriz umbilical do feto por meio do **cordão umbilical**. A placenta comunica-se com o sistema circulatório materno por meio de numerosos vasos sanguíneos pequenos que emergem da parede do útero. O cordão umbilical contém vasos sanguíneos que se ramificam em capilares na placenta. Os produtos de degradação provenientes do sangue fetal difundem-se para fora dos capilares, passam para os espaços contendo sangue materno (espaços intervilosos) na placenta e, por fim, para as veias uterinas da mãe. Os nutrientes seguem o trajeto oposto – dos vasos sanguíneos maternos para os espaços intervilosos e para os capilares fetais. Normalmente, não há nenhuma mistura direta de sangue materno e fetal, visto que todas as trocas ocorrem por difusão através das paredes dos capilares.

O sangue passa do feto para a placenta por meio de duas **artérias umbilicais** (Figura 14.18) no cordão umbilical. Esses ramos das artérias ilíacas internas situam-se dentro do cordão umbilical. Na placenta, o sangue fetal capta O_2 e nutrientes e elimina CO_2 e escórias. O sangue oxigenado retorna da placenta por meio de uma única **veia umbilical** no cordão umbilical. Essa veia ascende para o fígado do feto, onde se divide em dois ramos. Parte do sangue flui pelo ramo que se une à veia porta do fígado e entra nesse órgão; todavia, a maior parte do sangue flui para o segundo ramo, o **ducto venoso**, que drena na veia cava inferior.

O sangue desoxigenado, que retorna das regiões inferiores do corpo do feto, mistura-se com o sangue oxigenado do ducto venoso na veia cava inferior. Em seguida, esse sangue misturado entra no átrio direito. O sangue desoxigenado, que retorna das regiões superiores do corpo do feto, entra na veia cava superior e também passa para o átrio direito.

A maior parte do sangue fetal não passa do ventrículo direito para os pulmões, como ocorre na circulação pós-natal, devido à existência de uma abertura, denominada **forame oval**, no septo entre os átrios direito e esquerdo. A maior parte do sangue que entra no átrio direito atravessa o forame oval e entra no átrio esquerdo, passando para a circulação sistêmica. O sangue que passa para dentro do ventrículo direito é bombeado para o tronco pulmonar, porém pouco desse sangue alcança os pulmões fetais não

Figura 14.18 Circulação fetal e alterações que ocorrem ao nascimento. Os quadros dourados entre as partes **A** e **B** descrevem o destino de determinadas estruturas fetais, uma vez estabelecida a circulação pós-natal.

Os pulmões e os órgãos gastrintestinais só começam a funcionar depois do nascimento.

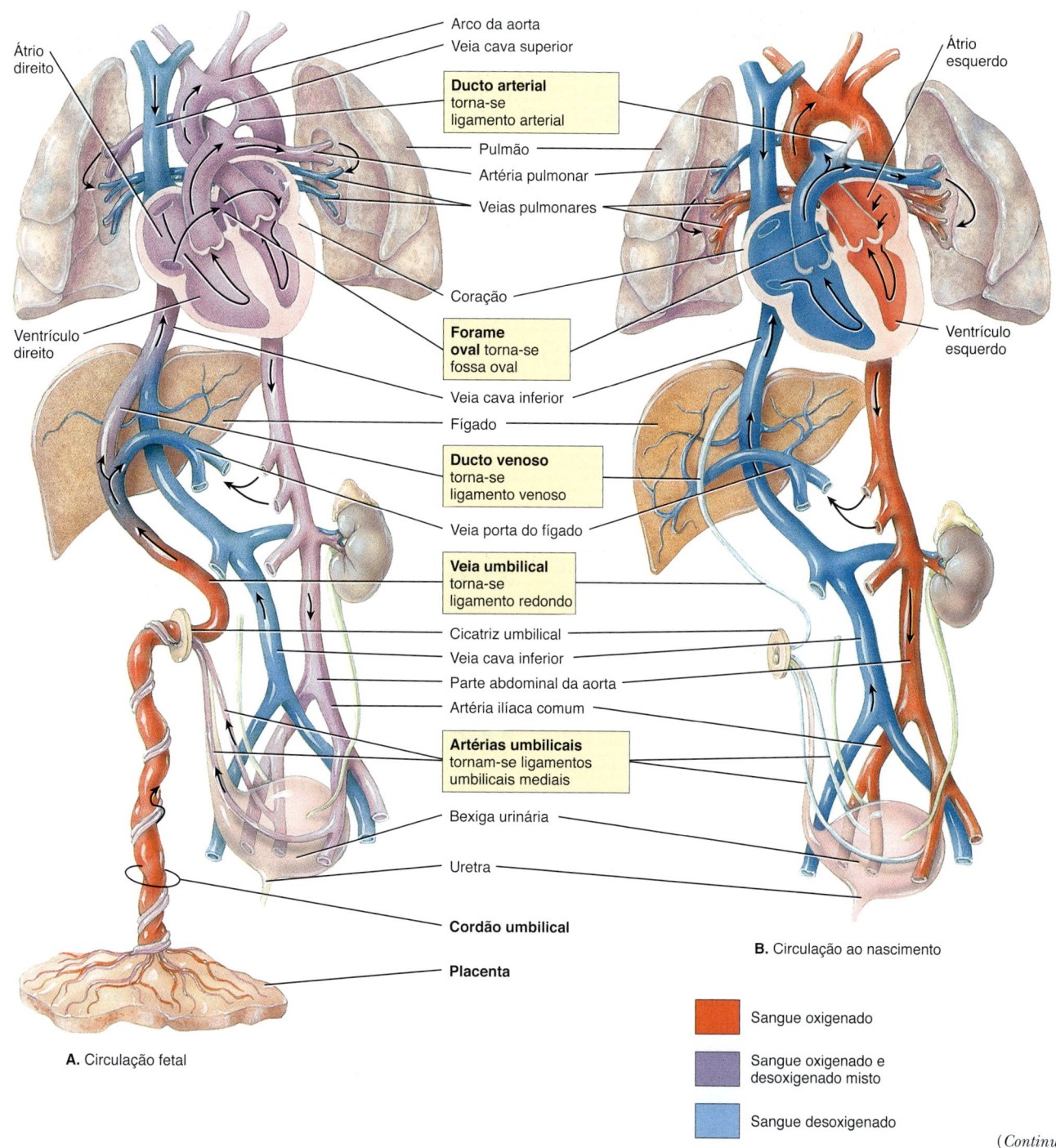

A. Circulação fetal

B. Circulação ao nascimento

(*Continua*)

Figura 14.18
Continuação

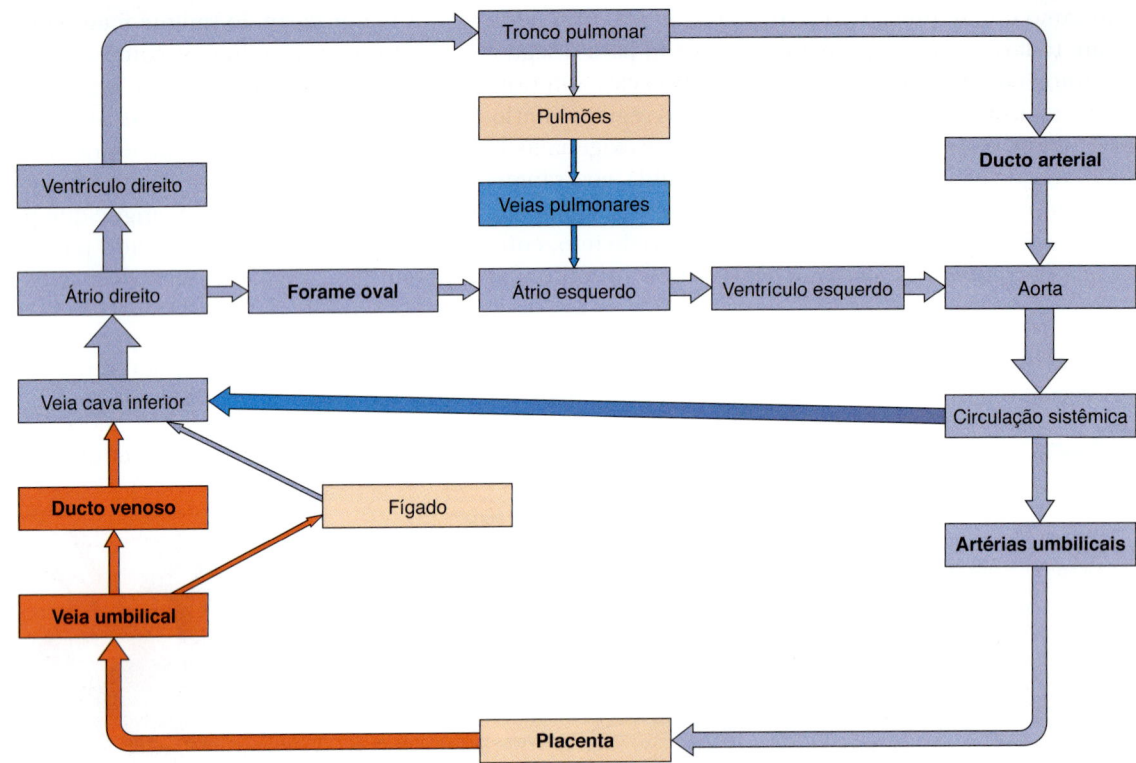

C. Esquema da circulação fetal

❓ Por meio de qual estrutura ocorre a troca de substâncias entre a mãe e o feto?

funcionais. Com efeito, a maior parte do sangue segue pelo **ducto arterial**, um vaso que une o tronco pulmonar com a aorta. O sangue na aorta é transportado para todos os tecidos do feto pela circulação sistêmica. Quando as artérias ilíacas comuns se ramificam em artérias ilíacas externas e internas, parte do sangue flui para as artérias ilíacas internas e, consequentemente, para artérias umbilicais e de volta à placenta para outra troca de substâncias.

Depois do nascimento, quando as funções pulmonares, renais e digestórias começam, ocorrem as seguintes alterações vasculares (Figura 14.18B):

1. Quando o cordão umbilical é unido o sangue deixa de fluir pelas artérias umbilicais, que se enchem com tecido conjuntivo, enquanto as partes distais das artérias umbilicais se transformam em cordões fibrosos, denominados **ligamentos umbilicais mediais**. Embora as artérias permaneçam funcionalmente fechadas por apenas alguns minutos depois do nascimento, a obliteração completa dos lumens pode levar 2 a 3 meses.
2. A veia umbilical colapsa, porém permanece como **ligamento redondo do fígado**, uma estrutura que fixa a cicatriz umbilical ao fígado.
3. O ducto venoso colapsa, porém permanece como **ligamento venoso**, um cordão fibroso na face inferior do fígado.
4. A placenta é expelida como **secundina**.
5. O forame oval normalmente se fecha logo após o nascimento, passando a constituir a **fossa oval**, uma depressão no septo interatrial. Quando um recém-nascido inspira pela primeira vez, os pulmões se expandem e o fluxo de sangue para os pulmões aumenta. O sangue que retorna dos pulmões para o coração aumenta a pressão no átrio esquerdo. Isso fecha o forame oval, empurrando a válvula que o protege contra o septo interatrial. O fechamento permanente ocorre em cerca de um ano.
6. O ducto arterial fecha-se por vasoconstrição quase imediatamente após o nascimento e se torna o **ligamento arterial**. A obliteração anatômica completa do lúmen leva 1 a 3 meses.

✓ **TESTE RÁPIDO**
24. Discuta a anatomia e a fisiologia da circulação fetal, incluindo as funções das artérias umbilicais, da veia umbilical, do ducto venoso, do forame oval e do ducto arterial.

14.6 Desenvolvimento do sangue e dos vasos sanguíneos

🔘 **OBJETIVO**
• Descrever o desenvolvimento dos vasos sanguíneos e do sangue.

O desenvolvimento das células sanguíneas e a formação dos vasos sanguíneos começam fora do embrião, já no início da terceira semana, no **mesoderma** da parede do saco vitelino, no córion e no pedículo corporal (Figura 4.10C). Aproximadamente dois dias mais tarde, ocorre formação dos vasos sanguíneos no interior do embrião. A formação inicial do sistema circulatório está ligada a uma pequena quantidade de vitelo no ovo e no saco vitelino. À medida que o embrião se desenvolve rapidamente durante a terceira semana, há maior necessidade de desenvolvimento de um sistema circulatório para fornecer nutrientes suficientes ao embrião e remover as escórias dele.

Os vasos sanguíneos e as células sanguíneas desenvolvem-se a partir da mesma célula precursora, denominada **hemangioblasto**. Assim que o mesênquima se desenvolve em hemangioblastos, eles podem dar origem a células que produzem vasos sanguíneos ou células que produzem células sanguíneas.

Os *vasos sanguíneos* desenvolvem-se a partir dos **angioblastos**, que derivam dos hemangioblastos (Figura 14.19). Os angioblastos agregam-se para formar massas e cordões isolados por todo o disco embrionário, denominados **ilhotas sanguíneas** (Figura 14.19). Em pouco tempo, aparecem espaços nessas ilhotas, que passam a constituir os lumens dos vasos sanguíneos. Alguns dos angioblastos imediatamente em torno dos espaços dão origem ao *revestimento endotelial dos vasos sanguíneos*. Os angioblastos em torno do endotélio formam as túnicas (íntima, média e externa) dos vasos sanguíneos de maior calibre. O crescimento e a fusão das ilhotas sanguíneas formam uma rede extensa de vasos sanguíneos em todo o embrião. Por meio de ramificação contínua, os vasos sanguíneos externos ao embrião conectam-se com aqueles dentro do embrião, ligando o embrião à placenta.

As *células sanguíneas* desenvolvem-se a partir de **células-tronco pluripotentes**, que também derivam dos hemangioblastos. Esse desenvolvimento ocorre nas paredes dos vasos sanguíneos no saco vitelino, córion e alantoide, aproximadamente no final da terceira semana após a fertilização. A formação de sangue no embrião propriamente dito começa com cerca de cinco semanas no fígado e com doze semanas no baço, na medula óssea vermelha e no timo.

✓ TESTE RÁPIDO

25. Quais são os locais de produção das células sanguíneas fora do embrião? Dentro do embrião?

Figura 14.19 Desenvolvimento dos vasos sanguíneos e das células sanguíneas a partir das ilhotas sanguíneas.

 O desenvolvimento dos vasos sanguíneos começa no embrião em torno dos dias 17 ou 18.

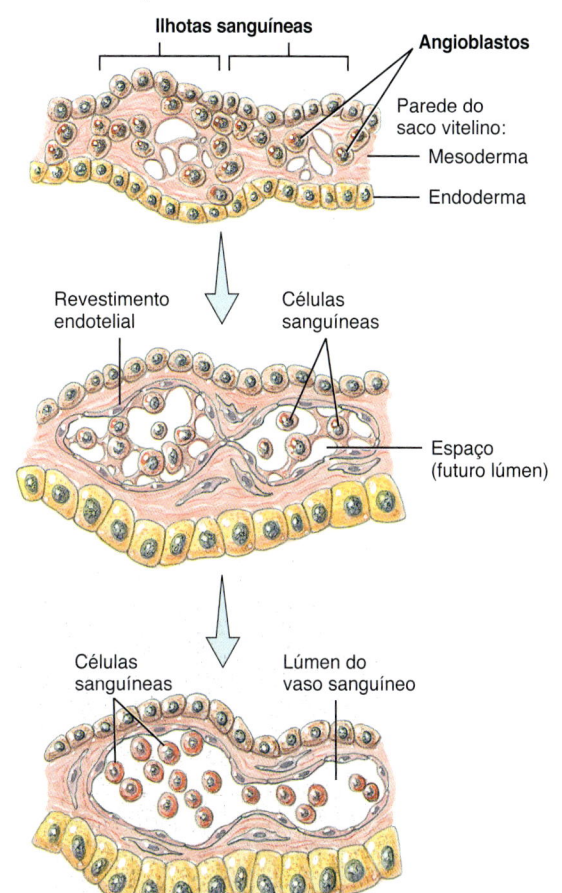

Os vasos sanguíneos e o sangue derivam de qual camada de células germinativas?

CORRELAÇÃO CLÍNICA | Hipertensão arterial

Cerca de 50 milhões de norte-americanos sofrem de **hipertensão arterial** ou pressão arterial persistentemente elevada. Trata-se do distúrbio mais comum que afeta o coração e os vasos sanguíneos e a principal causa de insuficiência cardíaca, doença renal e acidente vascular encefálico. Em maio de 2003, o Joint National Committee on Prevention, Detection, Evaluation, and Treatment of High Blood Pressure publicou novas diretrizes para a hipertensão:*

Categoria	Sistólica (mmHg)	Diastólica (mmHg)
Normal	Menos de 120 *e*	Menos de 80
Pré-hipertensão	120 a 139 *ou*	80 a 89
Hipertensão de estágio 1	140 a 159 *ou*	90 a 99
Hipertensão de estágio 2	Mais de 160 *ou*	Mais de 100

Tipos e causas de hipertensão arterial

Cerca de 90 a 95% todos os casos de hipertensão arterial consistem em **hipertensão primária**, uma elevação persistente da pressão arterial que não pode ser atribuída a nenhuma causa identificável. Os restantes 5 a 10% são casos de **hipertensão secundária**, que possui uma causa subjacente identificável. Diversos distúrbios provocam hipertensão secundária:

- A *obstrução do fluxo sanguíneo renal* ou distúrbios que danificam o tecido renal podem levar os rins a liberar quantidades excessivas de uma enzima, denominada renina, no sangue. A renina converte o angiotensinogênio (uma proteína plasmática produzida pelo fígado) no hormônio angiotensina I. Nos pulmões, a angiotensina I é convertida no hormônio angiotensina II. O consequente nível elevado de angiotensina II provoca vasoconstrição, aumentando, assim, a resistência vascular sistêmica
- A *hipersecreção de aldosterona*, em consequência, por exemplo, de um tumor do córtex suprarrenal, estimula a reabsorção excessiva de sal e de água pelos rins, aumentando o volume dos líquidos corporais
- *Hipersecreção de epinefrina e de norepinefrina* por um **feocromocitoma,** um tumor da medula da glândula suprarre-

---

*N.R.T.: As diretrizes de 2017 fizeram outras alterações. Ver *site* do American College of Cardiology.

nal. A epinefrina e a norepinefrina aumentam a frequência e a contratilidade cardíacas, bem como a resistência vascular sistêmica.

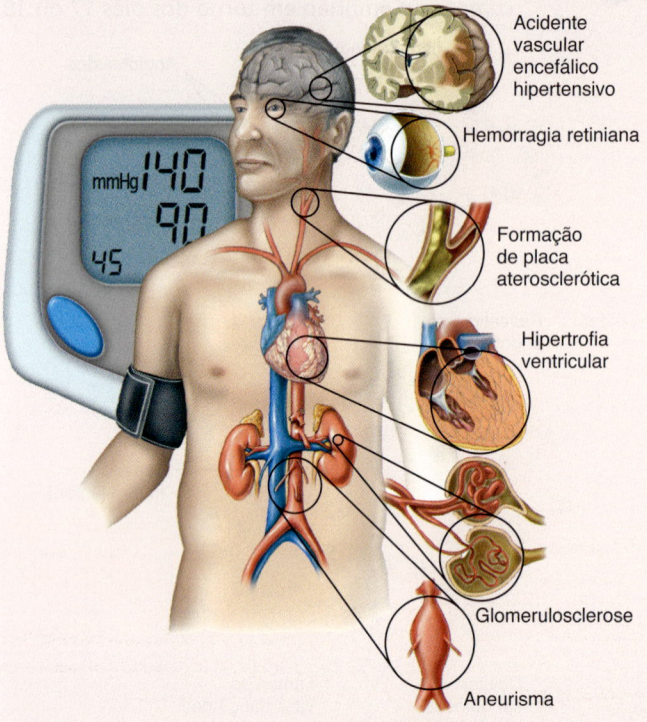

Efeitos lesivos da hipertensão arterial não tratada

A hipertensão é conhecida como "assassino silencioso", visto que pode provocar dano considerável aos vasos sanguíneos, ao coração, ao encéfalo e aos rins antes de causar dor ou outros sintomas perceptíveis. Trata-se de um importante fator de risco para a primeira e a terceira causas de morte nos EUA, que são a doença cardíaca e o acidente vascular encefálico, respectivamente. Nos vasos sanguíneos, a hipertensão provoca espessamento da túnica média, aceleração do desenvolvimento de aterosclerose e doença da artéria coronária e aumento da resistência vascular sistêmica. No coração, a hipertensão aumenta os ventrículos e os força a trabalhar mais vigorosamente para ejetar o sangue.

A resposta normal a um aumento da carga de trabalho causado por exercício vigoroso e regular consiste em hipertrofia do miocárdio, particularmente da parede do ventrículo esquerdo. Trata-se de um efeito positivo, que faz do coração uma bomba mais eficiente. Todavia, o aumento da pós-carga leva à hipertrofia do miocárdio, acompanhada de dano muscular e fibrose (acúmulo de fibras colágenas entre as fibras musculares). Em consequência, o ventrículo esquerdo aumenta, torna-se enfraquecido e sofre dilatação. Como as artérias no encéfalo são habitualmente menos protegidas pelos tecidos adjacentes do que as principais artérias em outras partes do corpo, a hipertensão prolongada pode finalmente causar a sua ruptura, resultando em acidente vascular encefálico. A hipertensão também danifica as arteríolas renais, provocando o seu espessamento, o que estreita o lúmen; por conseguinte, como o suprimento sanguíneo para os rins encontra-se reduzido, os rins passam a secretar mais renina, o que eleva ainda mais a pressão arterial.

Mudanças no estilo de vida para reduzir a hipertensão arterial

As seguintes mudanças no estilo de vida mostram-se efetivas o controle da hipertensão arterial:

- *Perda de peso.* A perda até mesmo de alguns quilos ajuda a reduzir a pressão arterial em indivíduos hipertensos com sobrepeso
- *Limitar o consumo de álcool.* O consumo de bebidas alcoólicas com moderação diminui o risco de doença da artéria coronária, principalmente em homens com mais de 45 anos de idade e mulheres acima de 55 anos. A moderação é definida como não mais do que 350 mℓ de cerveja por dia para as mulheres e não mais do que 700 mℓ de cerveja por dia para os homens
- *Exercício.* Praticar uma atividade física moderada várias vezes por semana, durante 30 a 45 min, pode reduzir a pressão arterial sistólica em cerca de 10 mmHg
- *Redução da ingestão de sódio (sal).* Aproximadamente 50% dos indivíduos com hipertensão arterial são "sensíveis ao sal". Para eles, uma dieta hipersódica parece promover o desenvolvimento de hipertensão, enquanto uma dieta hipossódica pode reduzir a sua pressão arterial
- *Manutenção da ingestão alimentar recomendada de potássio, cálcio e magnésio.* Níveis mais elevados de potássio, cálcio e magnésio estão associados a menor risco de hipertensão arterial
- *Abandono do tabagismo* ou *não fumar.* O fumo pode aumentar os efeitos lesivos da hipertensão arterial, promovendo a vasoconstrição
- *Controle do estresse.* Técnicas de meditação e de *biofeedback* ajudam algumas pessoas a reduzir a hipertensão arterial, diminuindo a liberação diária de epinefrina e norepinefrina pela medula suprarrenal.

Tratamento farmacológico da hipertensão arterial

Medicamentos com vários mecanismos diferentes de ação mostram-se efetivos na redução da pressão arterial. Muitos indivíduos são tratados com sucesso com diuréticos, agentes que diminuem a pressão arterial ao reduzir o volume sanguíneo por meio de aumento da eliminação de água e sal na urina. Os *inibidores da ECA (enzima conversora de angiotensina)* bloqueiam a formação de angiotensina II e, portanto, promovem a vasodilatação e diminuem a secreção de aldosterona. Os *betabloqueadores* inibem a secreção de renina e diminuem a frequência e a contratilidade cardíacas. Os vasodilatadores relaxam o músculo liso das paredes arteriais, causando vasodilatação e redução da resistência vascular sistêmica. Os bloqueadores dos canais de cálcio são vasodilatadores que diminuem o influxo de Ca^{2+} nas células musculares lisas vasculares, reduzindo a carga de trabalho do coração ao diminuir a velocidade de entrada de Ca^{2+} nas células marca-passo e nas fibras miocárdicas regulares, com consequente redução da frequência cardíaca e da força de contração do miocárdio.

14.7 Envelhecimento e sistema circulatório

OBJETIVO
- Explicar os efeitos do envelhecimento sobre o sistema circulatório.

As alterações gerais no sistema circulatório associadas ao envelhecimento incluem diminuição da complacência da aorta, redução no tamanho das fibras musculares cardíacas, perda progressiva da força muscular cardíaca, redução do débito cardíaco, declínio da frequência cardíaca máxima e elevação da pressão arterial sistólica. O nível de colesterol total no sangue tende a aumentar com a idade, assim como as lipoproteínas de baixa densidade (LDL), enquanto a lipoproteína de alta densidade (HDL) tende a diminuir. Observa-se aumento na incidência de doença da artéria coronária (DAC), que constitui a principal causa de doença cardíaca e morte em norte-americanos idosos (ver Correlação clínica na Seção 13.7). A insuficiência cardíaca congestiva (ICC), que consiste em um conjunto de sintomas associados a comprometimento no bombeamento do coração, também é prevalente adultos mais velhos. As alterações nos vasos sanguíneos que suprem o tecido cerebral – como a aterosclerose – reduzem a nutrição para o encéfalo e resultam em disfunção ou morte das células do encéfalo. Aos 80 anos de idade, o fluxo sanguíneo cerebral é 20% menor, e o fluxo sanguíneo renal, 50% menor do que na mesma pessoa aos 30 anos de idade, devido aos efeitos do envelhecimento sobre os vasos sanguíneos.

✓ TESTE RÁPIDO
26. Como o envelhecimento afeta os vasos sanguíneos?

TERMINOLOGIA TÉCNICA

Aneurisma. Uma parte enfraquecida e fina da parede de uma artéria ou de uma veia que faz uma protuberância, formando um saco semelhante a um balão.

Angiografia. Procedimento diagnóstico, que consiste na injeção de um meio de contraste radiopaco através de um cateter introduzido em um vaso sanguíneo e guiado até o vaso a ser examinado. O contraste flui para o vaso sanguíneo apropriado, de modo que anormalidades, como bloqueios, se tornem visíveis em radiografias.

Arterite. Inflamação de uma artéria, provavelmente em consequência de uma resposta autoimune.

Choque. Falência do sistema circulatório no fornecimento de oxigênio e nutrientes suficientes para suprir as necessidades metabólicas celulares. É provocado pela perda de líquidos corporais; os sintomas consistem em pressão arterial sistólica inferior a 90 mmHg, frequência cardíaca e pulso rápidos, pele fria e pálida, sudorese, diminuição na formação de urina, sede, náuseas e estado mental alterado.

Claudicação. Dor e dificuldade na marcha provocadas por circulação deficiente do sangue nos vasos dos membros.

Endarterectomia carotídea. Retirada de placa aterosclerótica da artéria carótida para restabelecer maior fluxo de sangue para o encéfalo.

Flebite. Inflamação de uma veia, frequentemente na perna.

Hipertensão do jaleco branco. Síndrome induzida por estresse, observada em pacientes que apresentam elevação da pressão arterial quando examinados por profissionais de saúde, mas que, de outro modo, apresentam pressão arterial normal.

Hipotensão. Pressão arterial baixa; termo mais comumente empregado para descrever a queda aguda da pressão arterial, como a que ocorre durante a perda excessiva de sangue.

Hipotensão ortostática. Redução excessiva da pressão arterial sistêmica quando um indivíduo assume uma postura ereta ou semiereta.

Normotenso. Que apresenta pressão arterial normal.

Oclusão. Fechamento ou obstrução do lúmen de uma estrutura, como um vaso sanguíneo.

Síncope. Desmaio; perda súbita e temporária da consciência, seguida de recuperação espontânea, habitualmente decorrente de diminuição do fluxo sanguíneo para o encéfalo.

Trombectomia. Operação para a retirada de um coágulo de sangue de um vaso sanguíneo.

Tromboflebite. Inflamação de uma veia, envolvendo a formação de coágulo.

Trombose venosa profunda. A presença de um trombo (coágulo sanguíneo) em uma veia profunda dos membros inferiores. Pode levar (1) à embolia pulmonar, se o trombo se desprender e, em seguida, se alojar no fluxo de sangue arterial pulmonar, e (2) à síndrome pós-flebítica, que consiste em edema, dor e alterações cutâneas, devido à destruição das válvulas venosas.

Ultrassonografia com Doppler. Técnica de imagem comumente usada para medir o fluxo sanguíneo. Um transdutor é colocado sobre a pele, e uma imagem aparece no monitor, fornecendo a posição exata e a gravidade de um bloqueio.

Venipunção. Punção de uma veia, habitualmente para a coleta de amostra de sangue para análise, ou introdução de uma solução, por exemplo, um antibiótico.

REVISÃO DO CAPÍTULO

Conceitos essenciais

14.1 Anatomia dos vasos sanguíneos

1. As artérias transportam o sangue para longe do coração. A parede de uma artéria consiste em uma túnica íntima, uma túnica média (que mantém a elasticidade e a contratilidade) e uma túnica externa. As artérias de grande calibre são denominadas artérias elásticas (condutoras), enquanto as artérias de médio calibre são denominadas artérias musculares (distribuidoras).
2. Muitas artérias se anastomosam (união das extremidades distais de dois ou mais vasos). Uma via sanguínea alternativa a partir de uma anastomose é denominada circulação colateral. As artérias que não se anastomosam são denominadas artérias terminais.

3. As arteríolas são pequenas artérias que levam sangue até os capilares. Por meio de constrição e de dilatação, as arteríolas regulam o fluxo sanguíneo das artérias para os capilares e alteram a pressão arterial.
4. Os capilares são vasos sanguíneos microscópicos, por meio dos quais ocorre a troca de substâncias entre o sangue e as células teciduais. Alguns capilares são contínuos, enquanto outros são fenestrados.
5. Os capilares ramificam-se para formar uma extensa rede por todo o tecido. Essa rede aumenta a área de superfície disponível para troca de substâncias entre o sangue e o tecido do corpo; além disso, possibilita uma rápida troca de grandes quantidades de substâncias. Os esfíncteres pré-capilares regulam o fluxo sanguíneo pelos capilares.
6. Os vasos sanguíneos microscópicos no fígado são denominados sinusoides.
7. As vênulas são pequenos vasos que se formam a partir da fusão dos capilares; as vênulas fundem-se para formar as veias. As veias apresentam as mesmas três túnicas das artérias, porém apresentam túnica íntima e túnica média mais finas. O lúmen de uma veia também é maior que o de uma artéria comparável.
8. As veias contêm válvulas para impedir o fluxo retrógrado de sangue. As válvulas incompetentes podem levar à formação de veias varicosas. Os seios vasculares são veias com paredes muito finas.
9. As veias sistêmicas são coletivamente designadas como reservatórios de sangue, visto que elas contêm um grande volume de sangue. Se houver necessidade, esse sangue pode ser transferido para outros vasos sanguíneos por meio de vasoconstrição. Os principais reservatórios de sangue são as veias dos órgãos abdominais (fígado e baço) e as da pele.

14.2 Vias circulatórias | Circulação sistêmica

1. As duas vias circulatórias pós-natais básicas são as circulações sistêmica e pulmonar. Entre as subdivisões da circulação sistêmica estão a circulação coronária e a circulação porta-hepática. A circulação fetal só é encontrada no feto.
2. A circulação sistêmica transporta sangue oxigenado do ventrículo esquerdo por meio da aorta para todas as partes do corpo e retorna o sangue desoxigenado para o átrio direito.
3. A aorta é dividida em parte ascendente, arco e parte descendente da aorta. Cada seção emite artérias que se ramificam para suprir todo o corpo.
4. O sangue retorna para o coração por meio das veias sistêmicas. Todas as veias da circulação sistêmica drenam para as veias cavas superior e inferior ou para o seio coronário; estes, por sua vez, desembocam no átrio direito.
5. Os principais vasos sanguíneos da circulação sistêmica são apresentados nas Expos 14.A a 14.L.

14.3 Vias circulatórias | Circulação porta-hepática

1. A circulação porta-hepática desvia o sangue venoso dos órgãos gastrintestinais e do baço, direcionando-o para a veia porta do fígado antes de seu retorno ao coração.
2. A circulação porta-hepática possibilita ao fígado utilizar nutrientes e destoxificar substâncias nocivas presentes no sangue.

14.4 Vias circulatórias | Circulação pulmonar

1. A circulação pulmonar transporta o sangue desoxigenado do ventrículo direito para os alvéolos nos pulmões e retorna sangue oxigenado dos alvéolos para o átrio esquerdo.
2. A circulação pulmonar possibilita a oxigenação do sangue para a circulação sistêmica.

14.5 Vias circulatórias | Circulação fetal

1. A circulação fetal envolve a troca de substâncias entre o feto e a mãe.
2. O feto obtém O_2 e nutrientes e elimina CO_2 e escórias por meio do suprimento sanguíneo materno através da placenta.
3. Ao nascimento, quando as funções pulmonar, digestória e hepática começam a atuar, as estruturas especiais da circulação fetal não são mais necessárias.

14.6 Desenvolvimento do sangue e dos vasos sanguíneos

1. Os vasos sanguíneos desenvolvem-se a partir do mesênquima no mesoderma, constituindo as denominadas ilhotas sanguíneas.
2. As células sanguíneas também se desenvolvem a partir do mesênquima (hemangioblastos → células-tronco pluripotentes).

14.7 Envelhecimento e sistema circulatório

1. As alterações gerais associadas ao envelhecimento que ocorrem no sistema circulatório incluem redução da elasticidade dos vasos sanguíneos, redução no tamanho do músculo cardíaco, redução do débito cardíaco e elevação da pressão arterial sistólica.
2. A incidência de doença da artéria coronária (DAC), de insuficiência cardíaca congestiva (ICC) e de aterosclerose aumenta com a idade.

QUESTÕES PARA AVALIAÇÃO CRÍTICA

1. Que estruturas presentes na circulação fetal não são encontradas no sistema circulatório do adulto? Por que essas alterações ocorrem?
2. A palavra *seio* tem mais de um significado anatômico. No sistema esquelético, o que são "seios"? Cite-os. (*Dica:* Ver Seção 7.2.) No sistema circulatório, o que esse mesmo termo significa? Identifique o trajeto do sangue conduzido do seio sagital superior até a veia cava superior.
3. Você já leu a respeito das veias varicosas. Por que não existem artérias varicosas?
4. Henrique marcou um procedimento clínico denominado *cateterismo cardíaco*. Durante esse exame, um tubo será inserido na artéria femoral e conduzido pelos vasos sanguíneos até alcançar o coração. Se o alvo final forem as artérias pulmonares, quais os vasos pelos quais o tubo precisa passar?
5. Gina tem 45 anos de idade e trabalha como secretária executiva no departamento de biologia da faculdade. Tem 1,59 metro, pesa 74 kg e fuma desde os 15 anos de idade. O médico aferiu a pressão arterial, que foi de "132 × 86". O que você pensa que o médico irá aconselhar Gina a fazer, e por quê?

RESPOSTAS ÀS QUESTÕES DAS FIGURAS

14.1 A artéria femoral possui a parede mais espessa; a veia femoral possui o lúmen mais largo.

14.2 Os tecidos metabolicamente ativos possuem redes capilares extensas, visto que eles utilizam O_2 e produzem escórias mais rapidamente do que os tecidos menos ativos.

14.3 As substâncias atravessam as paredes dos capilares por meio das fendas intercelulares e fenestrações, via transcitose em vesículas pinocíticas e pelas membranas plasmáticas das células endoteliais.

14.4 As válvulas são mais importantes nas veias dos braços e nas veias das pernas do que nas veias do pescoço, visto que a gravidade tende a provocar acúmulo de sangue nas veias das partes livres dos membros quando ficamos em posição ortostática. As válvulas impedem o fluxo retrógrado nas partes livres dos membros, de modo que o sangue possa seguir em direção ao átrio direito após cada batimento cardíaco. Quando estamos eretos, a gravidade auxilia o fluxo de sangue nas veias do pescoço de volta ao coração.

14.5 As duas principais vias circulatórias no corpo humano são a circulação sistêmica e a pulmonar.

14.6 As quatro subdivisões principais da aorta são a parte ascendente da aorta, o arco da aorta, a parte torácica da aorta e a parte abdominal da aorta.

14.7 São denominadas artérias coronárias, visto que elas formam uma coroa acima dos ventrículos do coração.

14.8 Os três ramos principais do arco da aorta, por ordem de sua origem, são o tronco braquiocefálico, a artéria carótida comum esquerda e a artéria subclávia esquerda.

14.9 A parte abdominal da aorta começa no hiato aórtico no diafragma.

14.10 A parte abdominal da aorta divide-se nas artérias ilíacas aproximadamente no nível de L IV.

14.11 A veia cava superior drena as regiões acima do diafragma, enquanto a veia cava inferior drena as regiões abaixo do diafragma.

14.12 Todo o sangue venoso no encéfalo drena para as veias jugulares internas.

14.13 A veia intermédia do cotovelo da parte livre do membro superior é frequentemente usada para a coleta de sangue.

14.14 A veia cava inferior retorna o sangue das vísceras abdominopélvicas para o coração.

14.15 As veias superficiais da parte livre dos membros inferiores são o arco venoso dorsal e as veias safena magna e safena parva.

14.16 As veias hepáticas transportam o sangue para longe do fígado.

14.17 Depois do nascimento, as únicas artérias que transportam sangue desoxigenado são as artérias pulmonares direita e esquerda.

14.18 A troca de substâncias entre a mãe e o feto ocorre por meio da placenta.

14.19 Os vasos sanguíneos e as células originam-se do mesoderma.

SISTEMA LINFÁTICO E IMUNIDADE

15

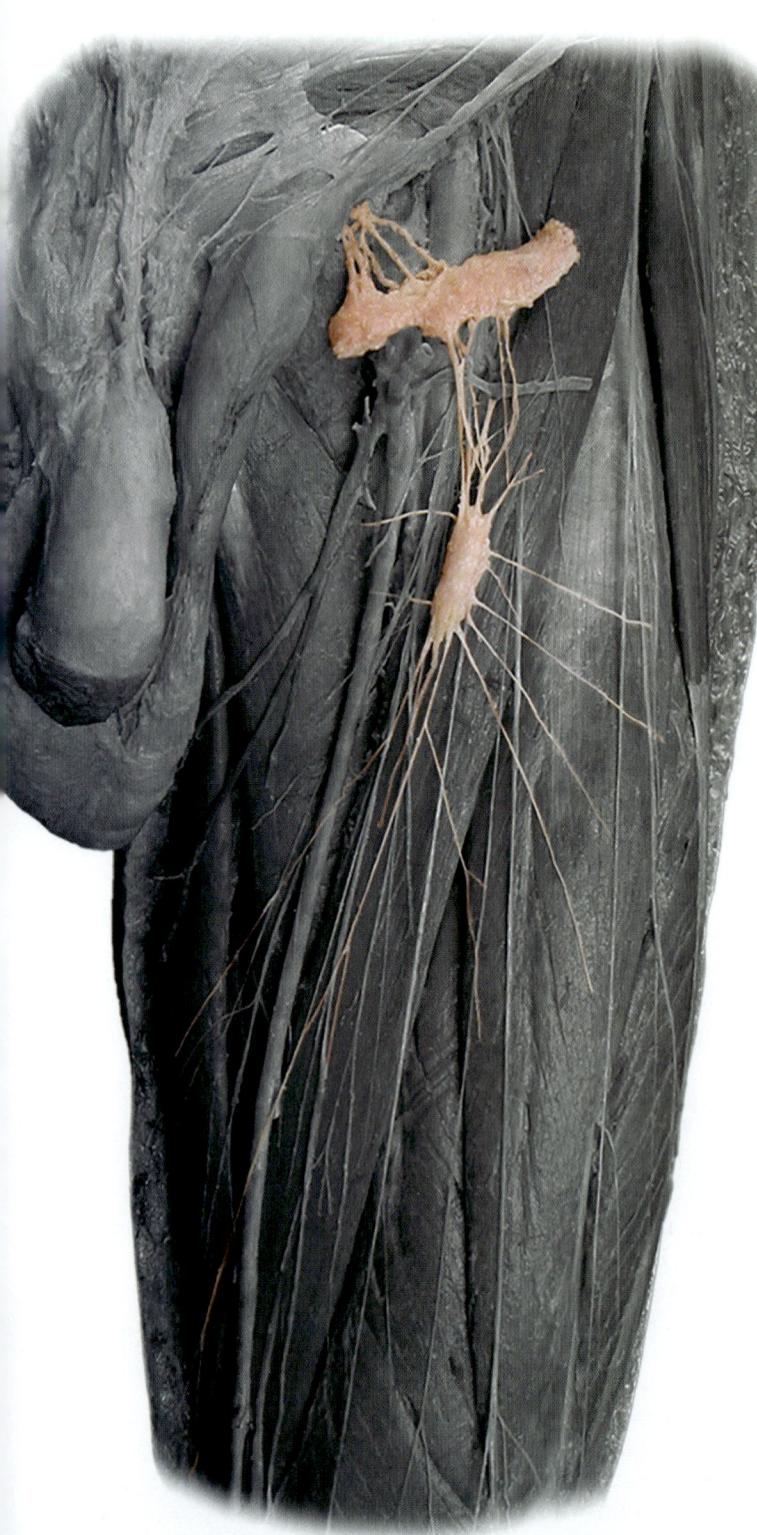

Mark Nielsen

INTRODUÇÃO O ambiente em que vivemos é repleto de micróbios que têm a capacidade de provocar doença caso venham a encontrar a ocasião ideal. Se não tivéssemos condições de enfrentar esses micróbios, estaríamos constantemente doentes ou até mesmo poderíamos morrer. Felizmente, possuímos diversos mecanismos de defesa que impedem a entrada dos micróbios em nosso organismo ou que os combatem quando eles conseguem invadir o corpo. O sistema linfático é um dos principais sistemas do corpo que ajuda na defesa contra micróbios produtores de doença. Neste capítulo, iremos estudar a organização e os componentes do sistema linfático, bem como a sua função na manutenção da saúde. •

? *Você já se perguntou como o câncer consegue se propagar de uma parte do corpo para outra? Você pode encontrar a resposta na página 561.*

SUMÁRIO

15.1 Conceito de imunidade, 545
15.2 Estrutura e funções do sistema linfático, 545
- Estrutura, 545
- Funções, 546

15.3 Vasos linfáticos e circulação linfática, 547
- Capilares linfáticos, 547
- Troncos e ductos linfáticos, 548
- Formação e fluxo da linfa, 548

15.4 Órgãos e tecidos linfáticos, 550
- Timo, 551
- Linfonodos, 551
- Baço, 555
- Nódulos linfáticos, 556

15.5 Principais grupos de linfonodos, 556
- EXPO 15.A – Principais linfonodos da cabeça e do pescoço, 557
- EXPO 15.B – Principais linfonodos do tórax, 559
- EXPO 15.C – Principais linfonodos dos membros superiores, 561
- EXPO 15.D – Principais linfonodos do abdome e da pelve, 563
- EXPO 15.E – Principais linfonodos dos membros inferiores, 565

15.6 Desenvolvimento dos tecidos linfáticos, 567
15.7 Envelhecimento e sistema linfático, 567

Terminologia técnica, 569

15.1 Conceito de imunidade

OBJETIVOS
- Definir a imunidade
- Comparar os dois tipos básicos de imunidade.

A manutenção da saúde física exige um combate contínuo contra agentes prejudiciais existentes em nosso ambiente tanto interno quanto externo. Apesar dessa exposição constante a uma variedade de **patógenos**, isto é, micróbios produtores de doença, como as bactérias e os vírus, as pessoas, em sua maioria, permanecem saudáveis. A superfície do corpo também responde a cortes e pancadas, à exposição aos raios ultravioleta da luz solar, a toxinas químicas e a queimaduras menores por meio de uma série de estratagemas defensivos. **Imunidade** ou **resistência** refere-se à capacidade de se proteger contra danos ou doenças. A ausência de resistência é denominada **suscetibilidade**.

A imunidade é dividida em dois tipos gerais: (1) a imunidade inata e (2) a imunidade adaptativa. A **imunidade inata** (*inespecífica*) refere-se às defesas que existem desde o nascimento e que estão sempre disponíveis para nos proteger contra doenças. A imunidade inata não envolve o reconhecimento específico de um micróbio; atua da mesma maneira contra todos os micróbios. Além disso, a imunidade inata não tem componentes de memória, isto é, é incapaz de se lembrar de um contato anterior com uma molécula estranha. Entre os componentes da imunidade inata estão a defesa de primeira linha (pele e túnicas mucosas) e a defesa de segunda linha (células *natural killer*) e fagócitos, inflamação, febre e substâncias antimicrobianas. As respostas imunes inatas podem ser consideradas o sistema de alerta inicial do corpo; foram desenvolvidas para impedir o acesso dos micróbios ao interior do corpo e para ajudar a eliminação daqueles que conseguiram ter acesso.

A **imunidade adaptativa** (*específica*) refere-se às defesas que envolvem o reconhecimento específico de um micróbio quando este rompe as defesas da imunidade inata. A imunidade adaptativa baseia-se em uma resposta específica a um micróbio específico; adapta-se ou ajusta-se para enfrentar um único tipo de invasor. A resposta da imunidade adaptativa é mais lenta que a da imunidade inata, porém ela possui um componente de memória; envolve os linfócitos, denominados linfócitos T (células T) e linfócitos B (células B).

✓ TESTE RÁPIDO
1. O que é um patógeno?
2. De que maneira a imunidade inata e a imunidade adaptativa diferem?

15.2 Estrutura e funções do sistema linfático

OBJETIVOS
- Descrever os componentes do sistema linfático
- Descrever as funções do sistema linfático.

Estrutura

O **sistema linfático** é composto de quatro elementos: um líquido, denominado linfa, vasos linfáticos que transportam a linfa, diversas estruturas ou órgãos contendo linfócitos no interior de um tecido de filtração (tecido linfático) e medula óssea vermelha (Figura 15.1). O sistema linfático auxilia na circulação dos líquidos corporais e ajuda a defender o corpo contra agentes causadores de doenças.

Os componentes do plasma sanguíneo infiltram-se, em sua maioria, através das paredes dos capilares sanguíneos para o líquido intersticial. Após a entrada do líquido intersticial nos vasos linfáticos, ele passa a ser designado como **linfa**. Por conseguinte, o líquido intersticial e a linfa são muito semelhantes; a principal diferença entre os dois reside na sua localização. O líquido intersticial é encontrado entre as células, enquanto a linfa está localizada dentro dos vasos e tecidos linfáticos.

O **tecido linfático** é uma forma especializada de tecido conjuntivo reticular (ver Tabela 3.4C), que contém grandes números de linfócitos. No Capítulo 12, aprendemos que os linfócitos são leucócitos agranulares. Dois tipos de linfócitos participam nas respostas imunes adaptativas: B e T (descritos adiante).

Figura 15.1 Componentes do sistema linfático.

🔑 O sistema linfático consiste em linfa, vasos linfáticos, tecidos linfáticos e medula óssea vermelha.

FUNÇÕES DO SISTEMA LINFÁTICO
1. Drenar o excesso de líquido intersticial.
2. Transportar os lipídios provenientes do tubo gastrintestinal para o sangue.
3. Proteger contra a invasão por meio de respostas imunes.

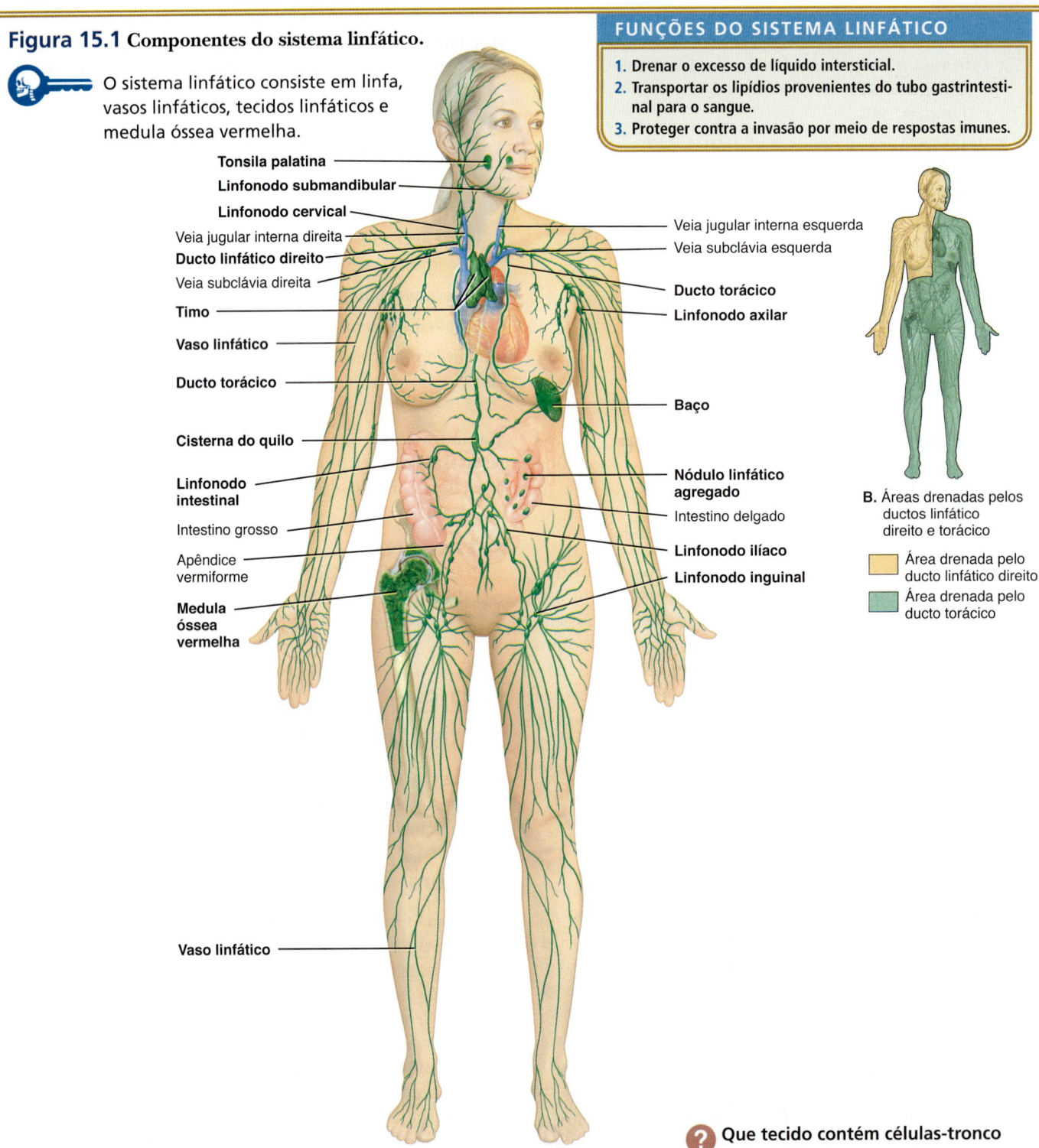

A. Vista anterior dos principais componentes do sistema linfático

B. Áreas drenadas pelos ductos linfático direito e torácico
- Área drenada pelo ducto linfático direito
- Área drenada pelo ducto torácico

❓ Que tecido contém células-tronco que se tornam linfócitos?

Funções

O sistema linfático desempenha três funções principais:

1. *Drena o excesso de líquido intersticial.* Os vasos linfáticos drenam o excesso de líquido intersticial dos espaços teciduais, retornando-o ao sangue. Essa função associa estreitamente o sistema linfático ao sistema circulatório. De fato, sem essa função, a manutenção do volume sanguíneo circulante não seria possível.

2. *Transporta os lipídios.* Os vasos linfáticos transportam os lipídios e as vitaminas lipossolúveis (A, D, E e K) absorvidos pelo tubo gastrintestinal para o sangue.

3. *Executa as respostas imunes.* O tecido linfático inicia respostas altamente específicas direcionadas contra determinados micróbios ou células anormais. Com o auxílio dos macrófagos, os linfócitos T e B reconhecem células estranhas, micróbios, toxinas e células cancerosas. Essas substâncias químicas, que são reconhecidas

como estranhas pelo sistema imune, são denominadas **antígenos** e provocam uma resposta imune. Os linfócitos T e B respondem aos antígenos de diversas maneiras. Os **linfócitos B** constituem cerca de 15 a 30% dos linfócitos no corpo. A maioria dos linfócitos B diferencia-se em **plasmócitos**, os quais nos protegem contra doenças por meio da produção de **anticorpos**, isto é, proteínas que se combinam com substâncias estranhas específicas (antígenos), provocando a sua destruição. Com efeito, o termo *antígeno* foi assim criado por ser um gerador de anticorpos (*anti*body-*gen*erator). Alguns linfócitos B tornam-se **linfócitos B de memória** de longa vida, que podem desencadear uma resposta imune ainda mais intensa, se o mesmo antígeno atacar futuramente o corpo.

Os **linfócitos T**, que compõem 70 a 85% dos linfócitos no corpo, desempenham várias funções na resposta imune. Os quatro tipos principais de linfócitos T são linfócitos T auxiliares, linfócitos T citotóxicos, linfócitos T reguladores e linfócitos T de memória. Os **linfócitos T auxiliares** cooperam com os linfócitos B para amplificar a produção de anticorpos pelos plasmócitos. Após ativação pelos linfócitos T auxiliares, os **linfócitos T citotóxicos** destroem as células-alvo ao entrar em contato com elas, causando a sua ruptura ou liberando substâncias citotóxicas (que matam as células). Os **linfócitos T reguladores** (anteriormente denominadas *linfócitos T supressores*) são capazes de interromper a resposta imune, suprimindo os linfócitos T; essa ação é importante no combate a uma *doença autoimune* (doença causada por uma reação contra as próprias células do corpo). Os linfócitos T reguladores também protegem as bactérias intestinais benéficas, que auxiliam na digestão e que produzem vitaminas B e vitamina K. Os **linfócitos T de memória** "lembram-se" de um antígeno e desencadeiam uma resposta mais vigorosa se o mesmo antígeno atacar o corpo no futuro.

✓ **TESTE RÁPIDO**
3. Descreva os componentes do sistema linfático.

15.3 Vasos linfáticos e circulação linfática

OBJETIVOS
- Definir a organização dos vasos linfáticos
- Explicar a formação e o fluxo da linfa.

Os vasos linfáticos começam como **capilares linfáticos**. Esses capilares são fechados em uma das extremidades e estão localizados nos espaços entre as células (Figura 15.2). Assim como os capilares sanguíneos convergem para formar vênulas e, em seguida, veias, os capilares linfáticos também se unem para formar **vasos linfáticos** maiores (ver Figura 15.1), que se assemelham a pequenas veias na sua estrutura, mas que possuem paredes mais finas e mais válvulas. Em determinados intervalos ao longo dos vasos linfáticos, a linfa flui por **linfonodos**, que consistem em massas encapsuladas de linfócitos B e T. Na pele, os vasos linfáticos situam-se no tecido subcutâneo e, em geral, seguem o mesmo trajeto das veias; os vasos linfáticos das vísceras geralmente acompanham as artérias, formando plexos (redes) em torno delas. Os tecidos sem capilares linfáticos incluem os tecidos avasculares (como a cartilagem, a epiderme e a córnea do bulbo do olho), partes do baço e a medula óssea vermelha.

Capilares linfáticos

Os capilares linfáticos são mais permeáveis do que os capilares sanguíneos e, portanto, conseguem absorver moléculas maiores, como proteínas e lipídios. Os capilares linfáticos também apresentam um diâmetro ligeiramente maior que o dos capilares sanguíneos e possuem uma estrutura única, que possibilita o fluxo do líquido intersticial para dentro, mas não para fora. As extremidades das células endoteliais que compõem a parede de um capilar linfático se sobrepõem (Figura 15.2B). Quando a pressão é maior no líquido intersticial do que na linfa, as células separam-se ligeiramente, como a abertura de uma porta de vaivém unidirecionalmente, com entrada do líquido intersticial

---

CORRELAÇÃO CLÍNICA | *Reações alérgicas*

Um indivíduo é considerado **alérgico** (*hipersensível*) quando é excessivamente reativo a um antígeno que é tolerado pela maioria das pessoas. Sempre que ocorre uma reação alérgica, observa-se alguma lesão tecidual. Os antígenos que induzem uma reação alérgica são denominados **alergênios**. Os alergênios comuns incluem determinados alimentos (leite, amendoins, mariscos, ovos), antibióticos (penicilina, tetraciclina), vacinas (coqueluche, febre tifoide), venenos (abelha comum, vespa, serpente), cosméticos, substâncias químicas em plantas, como hera venenosa, polens, poeira, mofos, corantes contendo iodo usados em determinados procedimentos radiológicos e até mesmo micróbios.

As **reações do tipo I** (*anafiláticas*) constituem o tipo mais comum de reação alérgica e ocorrem alguns minutos após nova exposição de um indivíduo que esteve previamente exposto ao alergênio. Em resposta à primeira exposição a determinados alergênios, algumas pessoas produzem anticorpos, que se ligam à superfície dos mastócitos e basófilos. Na próxima ocasião em que o mesmo alergênio entra no corpo, ele se fixa aos anticorpos já existentes. Em resposta, os mastócitos e os basófilos liberam substâncias químicas, como a histamina. Esses mediadores provocam vasodilatação, aumentam a permeabilidade dos capilares sanguíneos, aumentam a contração do músculo liso nas vias respiratórias dos pulmões e também aumentam a secreção de muco. Em consequência, o indivíduo pode apresentar respostas inflamatórias, dificuldade em respirar pelas vias respiratórias constritas e rinorreia, devido à secreção excessiva de muco. No **choque anafilático**, que pode ocorrer em um indivíduo suscetível que acabou de receber um fármaco desencadeante ou que foi picado por uma vespa, os sibilos e a dispneia com a constrição das vias respiratórias são habitualmente acompanhados de choque, em consequência da vasodilatação e da perda de líquido do sangue. Essa emergência potencialmente fatal é habitualmente tratada pela injeção de epinefrina, de modo a dilatar as vias respiratórias e reforçar a contração cardíaca.

Figura 15.2 Capilares linfáticos.

Capilares linfáticos são encontrados em todo o corpo, exceto nos tecidos avasculares, partes do baço e medula óssea vermelha.

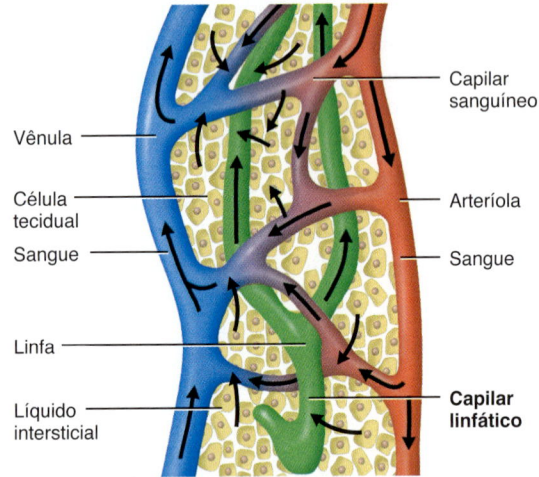

A. Relação dos capilares linfáticos com as células teciduais e os capilares sanguíneos

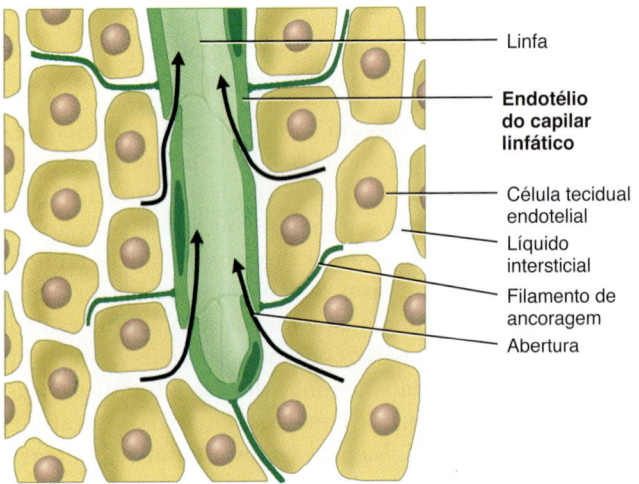

B. Detalhes de um capilar linfático

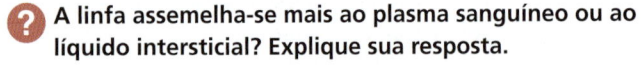

A linfa assemelha-se mais ao plasma sanguíneo ou ao líquido intersticial? Explique sua resposta.

no capilar linfático. Quando a pressão é maior dentro do capilar linfático, as células aderem mais estreitamente entre si, e a linfa é incapaz de retornar para o líquido intersticial. Existem *filamentos de ancoragem* fixados aos capilares linfáticos, que contêm fibras elásticas. Esses filamentos de ancoragem estendem-se a partir do capilar linfático, fixando (ancorando) as células endoteliais linfáticas aos tecidos adjacentes. Quando ocorre acúmulo do excesso de líquido intersticial, causando edema tecidual, os filamentos de ancoragem são tracionados, de modo que as aberturas entre as células se tornam ainda maiores, possibilitando o fluxo de mais líquido para dentro dos capilares linfáticos.

No intestino delgado, os capilares linfáticos especializados, denominados **lácteos**, transportam os lipídios para os vasos linfáticos e, por fim, para o sangue (ver Figura 24.17).

A presença desses lipídios faz com que a linfa drenada do intestino delgado tenha uma aparência branco-cremosa; essa linfa é designada como **quilo**. Em outras partes do corpo, a linfa é um líquido amarelo-claro transparente.

Troncos e ductos linfáticos

A linfa passa dos capilares linfáticos para os vasos linfáticos e, em seguida, para os linfonodos. Conforme os vasos linfáticos deixam os linfonodos em determinada região do corpo, eles se unem para formar **troncos linfáticos**. Os principais troncos linfáticos são os troncos lombar, intestinal, broncomediastinal, subclávio e jugular (Figura 15.3). Os **troncos lombares** drenam a linfa da parte livre dos membros inferiores, da parede e das vísceras da pelve, dos rins, das glândulas suprarrenais e da parede abdominal. O **tronco intestinal** drena a linfa proveniente do estômago, dos intestinos, do pâncreas, do baço e de parte do fígado. Os **troncos broncomediastinais** drenam a linfa proveniente da parede torácica, dos pulmões e do coração. Os **troncos subclávios** drenam a parte livre dos membros superiores. Os **troncos jugulares** drenam a cabeça e o pescoço.

A passagem da linfa dos troncos linfáticos para o sistema venoso difere nos lados direito e esquerdo do corpo. No lado direito, os três troncos linfáticos (tronco jugular direito, tronco subclávio direito e tronco broncomediastinal direito) em geral desembocam independentemente no sistema venoso, na face anterior da junção das veias jugular interna e subclávia (Figura 15.3). Raramente, os três troncos unem-se para formar um **ducto linfático direito** curto, que forma uma única junção com o sistema venoso. No lado esquerdo do corpo, o maior vaso linfático, o **ducto torácico (linfático esquerdo)** forma o principal ducto para o retorno da linfa ao coração. Esse ducto longo, de aproximadamente 38 a 45 cm de comprimento, começa como uma dilatação, denominada **cisterna do quilo**, anterior à segunda vértebra lombar. A cisterna do quilo recebe linfa dos troncos lombares direito e esquerdo e do tronco intestinal. No pescoço, o ducto torácico também recebe linfa dos troncos jugular e subclávio esquerdos antes de se abrir na face anterior da junção das veias jugular interna e subclávia esquerdas. O tronco broncomediastinal esquerdo alcança a face anterior da veia subclávia independentemente e não se une com o ducto torácico. Em consequência dessas vias, a linfa do quadrante superior direito do corpo retorna à veia cava superior proveniente da veia braquiocefálica direita, enquanto toda a linfa do lado esquerdo da parte superior do corpo e de todo o corpo inferiormente ao diafragma retorna à veia cava superior por meio da veia braquiocefálica esquerda.

Formação e fluxo da linfa

A maioria dos componentes do plasma sanguíneo, como nutrientes, gases e hormônios, se infiltra livremente pelas paredes dos capilares para formar o líquido intersticial. Entretanto, maior quantidade de líquido abandona os capilares sanguíneos do que a quantidade que retorna por meio de reabsorção. O excesso de líquido filtrado – cerca de 3 ℓ por dia – drena para os vasos linfáticos, tornando-se

Figura 15.3 Vias de drenagem da linfa dos troncos e ductos linfáticos para o sistema venoso. As setas indicam o sentido do fluxo da linfa.

 Toda a linfa retorna para a corrente sanguínea por meio do ducto torácico, ducto linfático e vários troncos linfáticos.

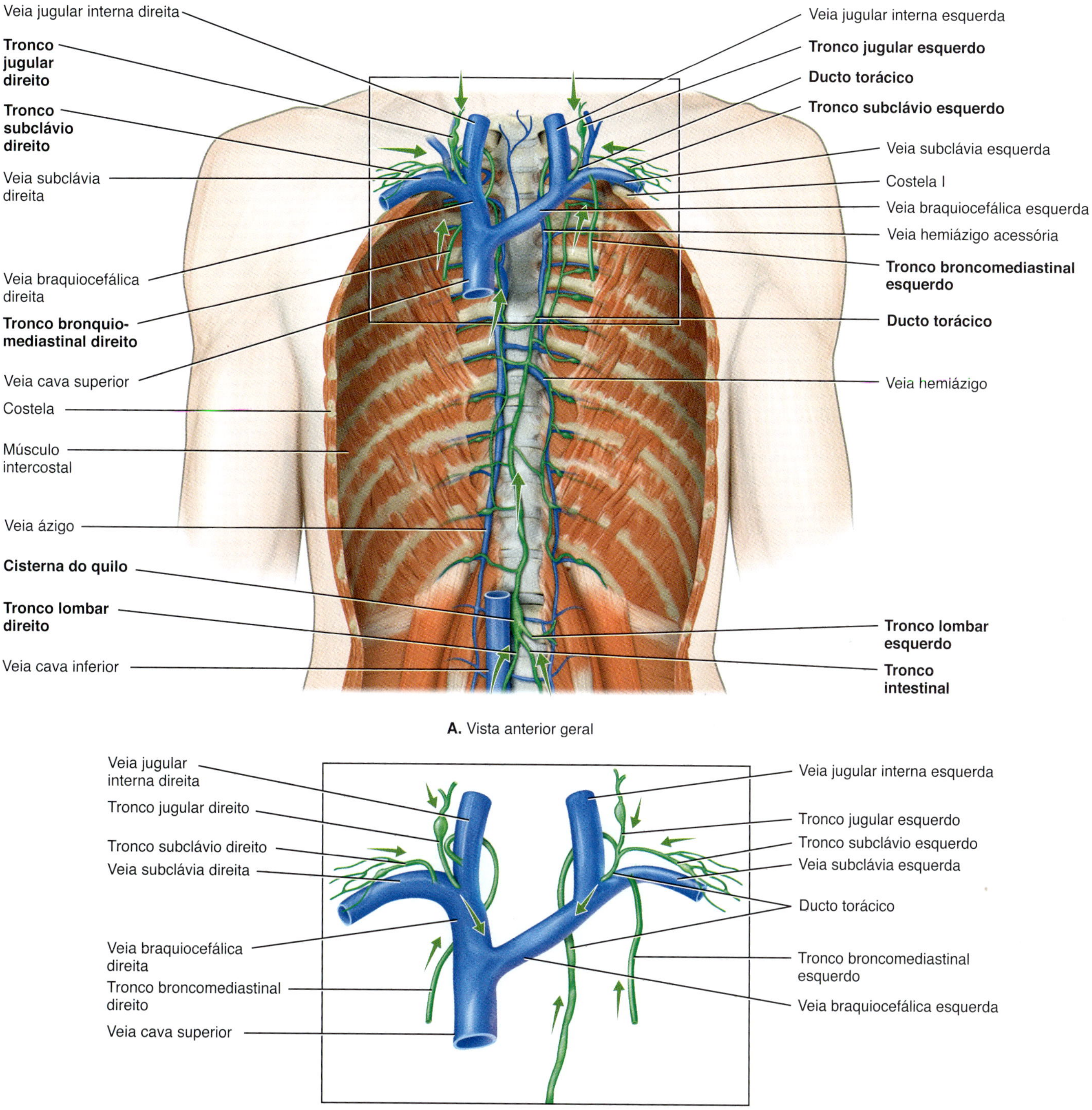

A. Vista anterior geral

B. Vista anterior detalhada do ducto torácico e ducto linfático direito

Que vasos linfáticos desembocam na cisterna do quilo e que ducto recebe a linfa proveniente da cisterna do quilo?

linfa. Como a maioria das proteínas do plasma sanguíneo é demasiado grande para deixar os vasos sanguíneos, o líquido intersticial contém apenas uma pequena quantidade de proteína. As proteínas que deixam o plasma sanguíneo não podem retornar ao sangue diretamente por difusão, visto que o gradiente de concentração (nível elevado de proteínas no interior dos capilares sanguíneos e baixo nível no lado externo) opõe-se a esse movimento. Entretanto, as proteínas podem mover-se facilmente através dos capilares linfáticos mais permeáveis para dentro da linfa. Dessa maneira, uma importante função dos vasos linfáticos consiste em retornar as proteínas plasmáticas e o plasma sanguíneo perdidos de volta à corrente sanguínea. Sem esse retorno da linfa (plasma perdido do sangue) para o sangue, o volume de sangue cairia precipitadamente e o sistema circulatório cessaria de funcionar. Portanto, os vasos linfáticos constituem uma parte essencial das vias do sistema circulatório no corpo.

À semelhança de algumas veias, os vasos linfáticos possuem válvulas, que asseguram o movimento unidirecional da linfa. Conforme assinalado anteriormente, a linfa drena para o sangue venoso por meio do ducto linfático direito e do ducto torácico, na junção das veias jugular interna e subclávia (Figura 15.3). Assim, a sequência de fluxo de líquido consiste em capilares sanguíneos (sangue) → espaços intersticiais (líquido intersticial) → capilares linfáticos (linfa) → vasos linfáticos (linfa) → troncos ou ductos linfáticos (linfa) → junção das veias jugular interna e subclávia (sangue). A Figura 15.4 ilustra essa sequência, juntamente com a relação entre os sistemas linfático e circulatório. Em essência, os sistemas linfático e "cardiovascular" formam um sistema circulatório muito eficiente.

Duas "bombas" que ajudam no retorno do sangue venoso para o coração mantêm o fluxo de linfa.

1. **Bomba respiratória.** O fluxo de linfa também é mantido por mudanças de pressão que ocorrem durante a inspiração. A linfa flui da região abdominal, onde a pressão é mais elevada, em direção à região torácica, onde é mais baixa. Quando as pressões se invertem durante a expiração, as válvulas nos vasos linfáticos impedem o fluxo retrógrado da linfa. Além disso, quando um vaso linfático se distende, o músculo liso em sua parede se contrai, o que ajuda a mover a linfa de um segmento do vaso para o seguinte.
2. **Bomba muscular esquelética.** A "ação de ordenha" das contrações dos músculos esqueléticos comprime os vasos linfáticos (bem como as veias) e força em direção à junção das veias jugular interna e subclávia (ver Figura 14.4A).

✓ **TESTE RÁPIDO**
4. Qual é a semelhança entre o líquido intersticial e a linfa, e qual a diferença?
5. Em que aspecto os vasos linfáticos diferem das veias quanto à sua estrutura?
6. Construa um diagrama do trajeto da circulação linfática.

15.4 Órgãos e tecidos linfáticos

OBJETIVOS
- Distinguir entre órgãos linfáticos primários e secundários
- Descrever as funções do timo, dos linfonodos, do baço e dos nódulos linfáticos.

Figura 15.4 Relação do sistema linfático com o sistema circulatório. As setas mostram o sentido do fluxo da linfa e do sangue.

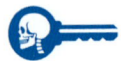
A sequência do fluxo de líquido é a seguinte: capilares sanguíneos (sangue) → espaços intersticiais (líquido intersticial) → capilares linfáticos (linfa) → vasos linfáticos (linfa) → troncos ou ductos linfáticos (linfa) → junção das veias jugular interna e subclávia (sangue).

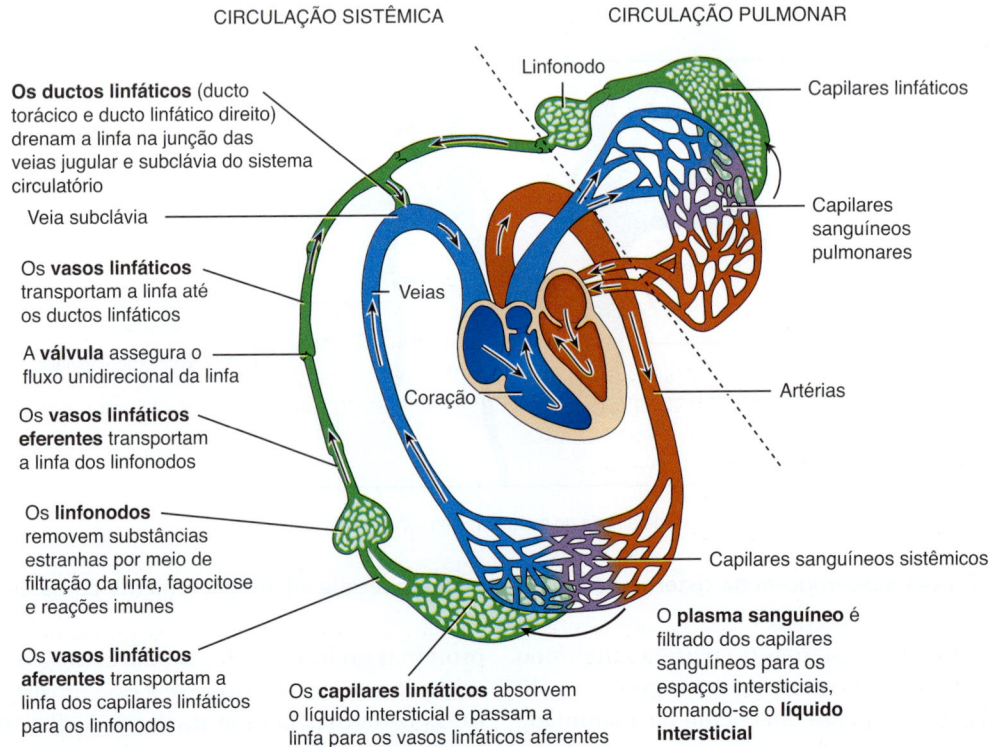

A inalação promove ou impede o fluxo da linfa?

Os órgãos e tecidos linfáticos, que estão amplamente distribuídos por todo o corpo, são classificados em dois grupos, com base nas suas funções. Os **órgãos linfáticos primários** constituem os locais onde as células-tronco se dividem e tornam-se *imunocompetentes*, isto é, capazes de desencadear uma resposta imune. Os órgãos linfáticos primários são a medula óssea vermelha (nos ossos planos e nas epífises de alguns ossos longos nos adultos) e o timo (ver Figura 15.1). As células-tronco pluripotentes na medula óssea vermelha dão origem a linfócitos B imunocompetentes maduros e linfócitos pré-T (linfócitos T imaturos), que migram para o timo, onde se tornam linfócitos T imunocompetentes. Os **órgãos** e **tecidos linfáticos secundários** constituem os locais onde ocorre a maioria das respostas imunes. Incluem os linfonodos, o baço e os nódulos linfáticos (ver Figura 15.1). O timo, os linfonodos e o baço são considerados órgãos, visto que cada um deles é circundado por uma cápsula de tecido conjuntivo; por outro lado, os nódulos linfáticos não são órgãos, visto que não têm essa cápsula.

Timo

O **timo** é um órgão bilobado, localizado no mediastino, entre o esterno e a aorta. Estende-se desde o ápice do esterno ou da região cervical inferior até o nível das quartas cartilagens costais, anteriormente ao ápice do coração e seus grandes vasos (Figura 15.5A). Os dois lobos são envolvidos por uma lâmina de tecido conjuntivo, que os mantêm juntos, porém uma cápsula de tecido conjuntivo envolve cada lobo separadamente. As extensões da **cápsula**, denominadas **trabéculas**, penetram nos lobos e os dividem em **lóbulos** (Figura 15.5C).

Cada lóbulo do timo consiste em um córtex externo intensamente corado e em uma medula central de coloração mais clara (Figura 15.5C). O **córtex** é composto por numerosos linfócitos T e células dendríticas, células epiteliais e macrófagos dispersos. Os linfócitos T imaturos migram da medula óssea vermelha para o córtex do timo, onde proliferam e começam a amadurecer. As **células dendríticas**, assim denominadas por terem longas projeções ramificadas que se assemelham aos dendritos de um neurônio, auxiliam o processo de maturação. Como veremos adiante, as células dendríticas em outras partes do corpo, como nos linfonodos, desempenham outro papel essencial nas respostas imunes. Cada uma das **células epiteliais** especializadas no córtex possui vários prolongamentos longos, que circundam e atuam como arcabouço para até 50 linfócitos T. Essas células epiteliais ajudam o desenvolvimento dos linfócitos pré-T em linfócitos T maduros. Além disso, acredita-se que as células epiteliais produzem hormônios tímicos, que auxiliam na maturação dos linfócitos T. Apenas cerca de 2% das células em desenvolvimento sobrevivem no córtex. As células remanescentes morrem por **apoptose** (morte celular programada). Os macrófagos tímicos ajudam na remoção dos resíduos nas células mortas e em processo de morte. Os linfócitos T que sobrevivem entram na medula.

A **medula** consiste em linfócitos T mais maduros e amplamente espalhados, células epiteliais, células dendríticas e macrófagos (Figura 15.5D). Algumas das células epiteliais tornam-se dispostas em camadas concêntricas de células planas, que degeneram e são preenchidas com grânulos de querato-hialina e queratina. Esses agregados são denominados **corpúsculos tímicos** (de *Hassall*). Embora a sua função seja incerta, os corpúsculos tímicos podem atuar como locais de morte dos linfócitos T na medula. Os linfócitos T que abandonam o timo por meio do sangue são transportados até os linfonodos, o baço e outros tecidos linfáticos, onde colonizam partes desses órgãos e tecidos.

Em virtude de seu alto conteúdo de tecido linfático e rico suprimento sanguíneo, o timo possui uma aparência avermelhada no corpo vivo. Entretanto, com a idade, o tecido linfático é substituído por infiltrações adiposas, e o timo adquire a coloração mais amarelada da gordura invasora, dando a falsa impressão de uma redução de tamanho. Entretanto, o tamanho real do timo, definido pela cápsula de tecido conjuntivo, não se altera. Nos lactentes, o timo tem massa de cerca de 70 g. Após a puberdade o tecido adiposo e o tecido conjuntivo areolar começam a substituir o tecido tímico. Quando o indivíduo alcança a maturidade, a parte funcional da glândula sofre redução considerável, e, na velhice, a parte funcional pode pesar apenas 3 g. Antes de o timo sofrer atrofia, ele coloniza os órgãos e tecidos linfáticos secundários com linfócitos T. Alguns linfócitos T continuam proliferando no timo durante toda a vida do indivíduo, porém esse número diminui com a idade.

> **CORRELAÇÃO CLÍNICA | Edema**
>
> Se a filtração exceder acentuadamente a reabsorção, o resultado é a ocorrência de **edema**, um aumento anormal no volume de líquido intersticial. Em geral, o edema só se torna detectável nos tecidos quando o volume de líquido intersticial aumenta para 30% acima do normal. O edema pode resultar de filtração excessiva ou de reabsorção inadequada. Por exemplo, o aumento da pressão sanguínea capilar provoca a filtração de mais líquido a partir dos capilares. Além disso, o aumento da permeabilidade dos capilares eleva a pressão do líquido intersticial, possibilitando o escape de algumas proteínas plasmáticas. Esse extravasamento pode ser causado pelos efeitos destrutivos de substâncias químicas, agentes bacterianos, térmicos ou mecânicos sobre as paredes dos capilares. Por outro lado, a diminuição da concentração de proteínas plasmáticas provoca reabsorção inadequada. A síntese ou a ingestão alimentar inadequadas ou a perda de proteínas plasmáticas estão associadas a doença hepática, queimaduras, desnutrição e doença renal.

Linfonodos

Existem aproximadamente 600 **linfonodos** em formato de fava, localizados ao longo dos vasos linfáticos. Os linfonodos estão espalhados por todo o corpo, tanto superficial quanto profundamente, e, em geral, ocorrem em grupos (ver Figura 15.1). Existem grandes grupos de linfonodos próximo às glândulas mamárias e nas axilas e na região inguinal. Posteriormente, neste capítulo, os principais grupos de linfonodos nas diversas regiões do corpo serão apresentados em uma série de Expos (ver Seção 15.2).

Figura 15.5 Timo.

 O timo bilobado é maior na puberdade; em seguida, a parte funcional sofre atrofia com a idade.

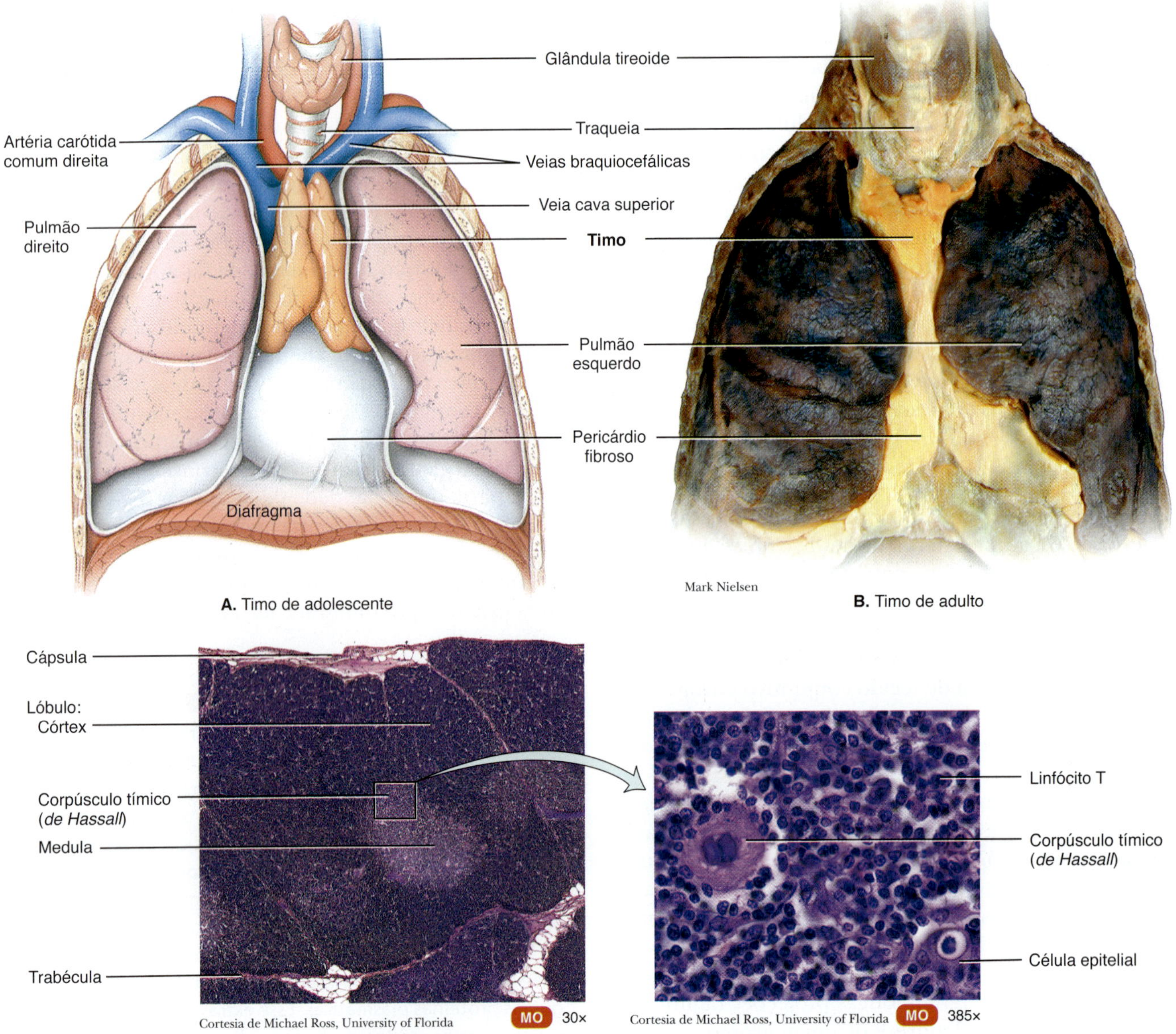

A. Timo de adolescente

B. Timo de adulto

C. Lóbulos tímicos

D. Detalhes da medula do timo

? Que tipos de linfócitos amadurecem no timo?

Os linfonodos têm 1 a 25 mm de comprimento e, à semelhança do timo, são recobertos por uma cápsula de tecido conjuntivo denso, que se estende dentro dos linfonodos (Figura 15.6). As extensões capsulares, denominadas trabéculas, dividem o linfonodo em compartimentos, proporcionam sustentação e fornecem uma via para os vasos sanguíneos no interior do linfonodo. Internamente à cápsula, encontra-se uma rede de sustentação de fibras reticulares e fibroblastos. A cápsula, as trabéculas, as fibras reticulares e os fibroblastos constituem o *estroma* (tecido estrutural) dos linfonodos.

O *parênquima* (tecido funcional) de um linfonodo é dividido em um córtex superficial e uma medula profunda. No **córtex externo** estão os agregados de linfócitos T em forma de ovo, denominados **nódulos** (*folículos*) **linfáticos**. Um nódulo linfático, que consiste principalmente em linfócitos B, é denominado *nódulo linfático primário*. Os nódulos linfáticos no córtex externo são, em sua maioria, *nódulos linfáticos secundários* (Figura 15.6), que se formam em resposta a um antígeno (uma substância estranha) e constituem locais de formação de plasmócitos e linfócitos B de memória. Após o reconhecimento de um antígeno pelos linfócitos B no nódulo linfático primário, este se desenvolve em um nódulo linfático secundário. O centro de um nódulo linfático secundário contém uma região de células de coloração clara, denominadas *centro germinativo*. No centro germinativo, encontram-se linfócitos B, células dendríticas foliculares (um tipo especial de célula dendrítica) e macrófagos. Quando as células

Figura 15.6 Estrutura de um linfonodo. As setas verdes indicam o sentido do fluxo de linfa pelo linfonodo.

Os linfonodos são encontrados em todo o corpo, habitualmente reunidos em grupos.

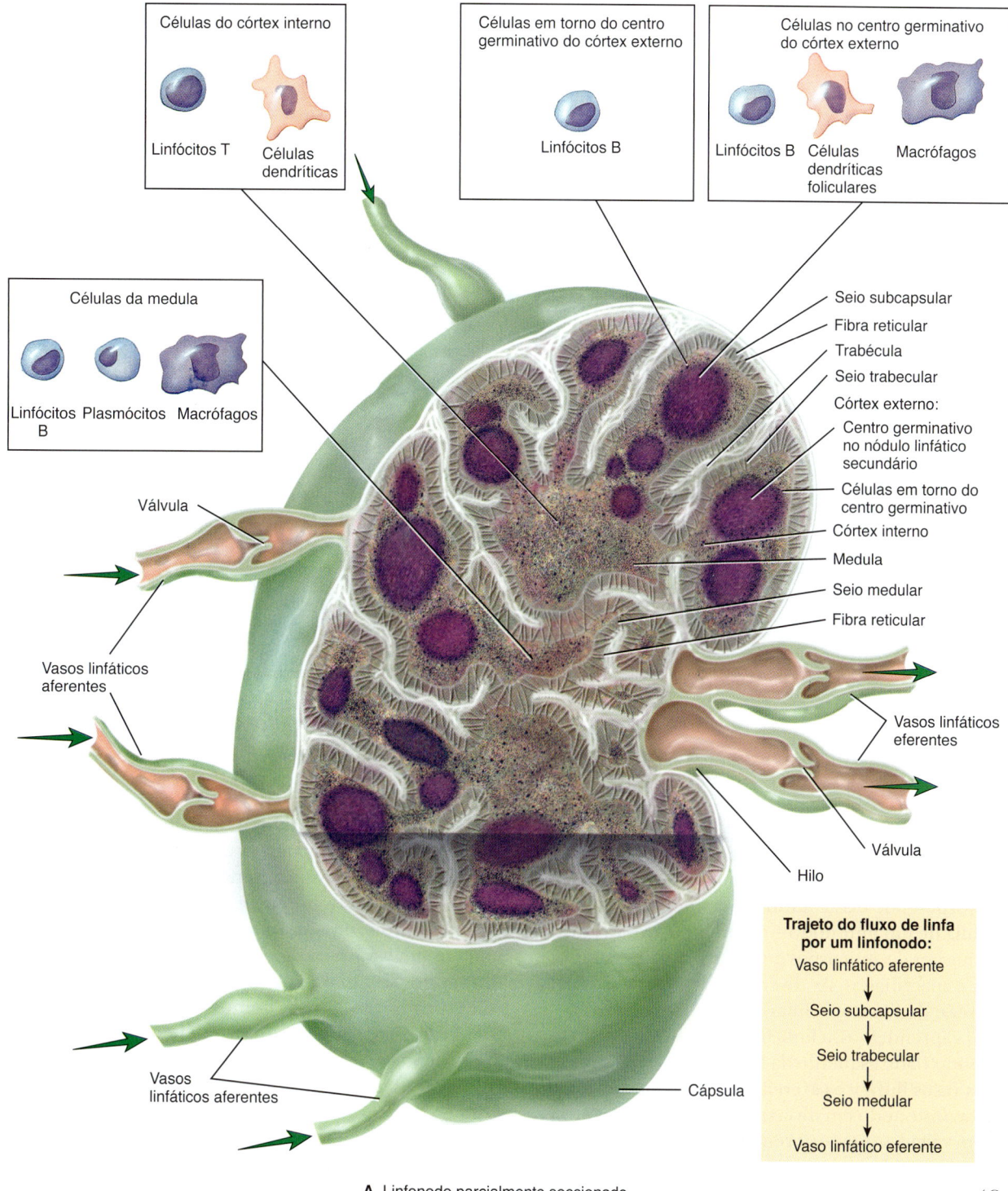

A. Linfonodo parcialmente seccionado

(*Continua*)

dendríticas foliculares "apresentam" um antígeno, os linfócitos B proliferam e desenvolvem-se em plasmócitos produtores de anticorpos ou em linfócitos B de memória. Os linfócitos B de memória persistem depois de uma resposta imune e lembram-se de ter encontrado um antígeno específico. Os linfócitos B que não se desenvolvem adequadamente sofrem apoptose e são destruídas pelos macrófagos.

Em um nódulo linfático secundário, a região que circunda o centro germinativo é composta de acúmulos densos de linfócitos B, que migraram de seus locais de origem no interior do nódulo.

O **córtex interno**, também conhecido como *paracórtex*, não contém nódulos linfáticos. Consiste principalmente em linfócitos T e em células dendríticas que entram no linfonodo

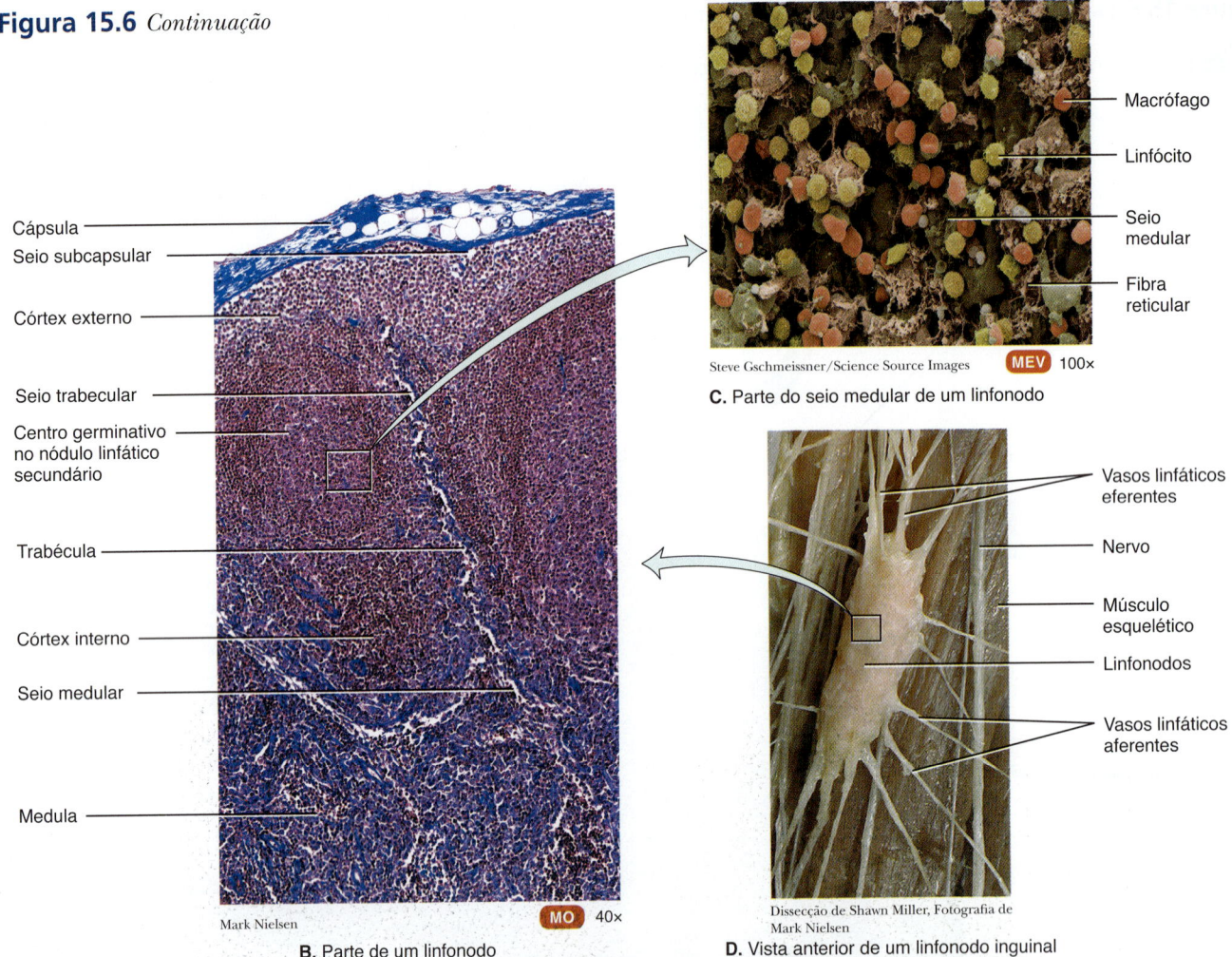

B. Parte de um linfonodo
C. Parte do seio medular de um linfonodo
D. Vista anterior de um linfonodo inguinal

? O que ocorre às substâncias estranhas na linfa quando entram em um linfonodo?

a partir de outros tecidos. As células dendríticas apresentam antígenos aos linfócitos T, induzindo a sua proliferação. Os linfócitos T recém-formados migram então do linfonodo para áreas do corpo onde existe atividade antigênica.

A **medula** de um linfonodo contém linfócitos B, plasmócitos produtores de anticorpos que migraram do córtex para a medula e macrófagos. As diversas células estão inseridas em uma rede de fibras e células reticulares.

Como já aprendemos, a linfa flui pelo linfonodo em uma único sentido (lado esquerdo da Figura 15.6A). A linfa entra por vários **vasos linfáticos aferentes**, que penetram na face convexa do linfonodo em diversos pontos. Os vasos aferentes contêm válvulas que se abrem em direção ao centro do linfonodo, de modo que a linfa é direcionada *para dentro*. No interior do linfonodo, a linfa entra nos **seios**, que consistem em uma série de canais irregulares contendo fibras reticulares ramificadas, linfócitos e macrófagos. A partir dos linfáticos aferentes, a linfa flui para o **seio subescapular**, imediatamente abaixo da cápsula. Em seguida, a linfa segue pelos **seios trabeculares**, que se estendem pelo córtex, paralelamente às trabéculas, e nos **seios medulares**, que se estendem pela medula. Os seios medulares drenam em um ou dois **vasos linfáticos eferentes**, que são maiores do que os vasos aferentes e em menor número. Os seios medulares contêm válvulas que se abrem para longe do centro do linfonodo, de modo a conduzir a linfa, os anticorpos secretados pelos plasmócitos e os linfócitos T ativados *para fora* do linfonodo. Os vasos linfáticos eferentes emergem do outro lado do linfonodo, em uma pequena depressão, denominada **hilo**. Os vasos sanguíneos também entram e saem do linfonodo pelo hilo.

Os linfonodos atuam como um tipo de filtro. Enquanto a linfa entra em uma das extremidades do linfonodo, as substâncias estranhas são retidas pelas fibras reticulares existentes no interior dos seios do linfonodo. Em seguida, os macrófagos destroem algumas substâncias estranhas por fagocitose, enquanto os linfócitos destroem outras por meio de respostas imunes. Em seguida, a linfa filtrada deixa a outra extremidade do linfonodo. Como existem muitos vasos linfáticos aferentes que conduzem a linfa para dentro do linfonodo, e apenas um ou dois vasos linfáticos eferentes que transportam a linfa para fora do linfonodo, o fluxo lento da linfa no interior dos linfonodos proporciona um tempo adicional para que haja filtração da linfa. Além disso, toda a linfa flui por múltiplos linfonodos em seu trajeto pelos vasos linfáticos. Isso expõe a linfa a múltiplos processos de filtração antes de retornar ao sangue.

Baço

O **baço** oval é a maior massa individual de tecido linfático no corpo. Trata-se de um órgão encapsulado e mole, de tamanho variável, mas que, em média, cabe na mão aberta de uma pessoa e mede cerca de 12 cm de comprimento (Figura 15.7A). O baço está localizado no hipocôndrio esquerdo, entre o estômago e o diafragma. A face superior do baço é lisa e convexa e segue a face côncava do diafragma. Os órgãos adjacentes produzem impressões na face visceral do

Figura 15.7 Estrutura do baço.

O baço é a maior massa individual de tecido linfático no corpo.

Dissecção de Shawn Miller, Fotografia de Mark Nielsen

A. Vista anterior de parte da cavidade abdominal

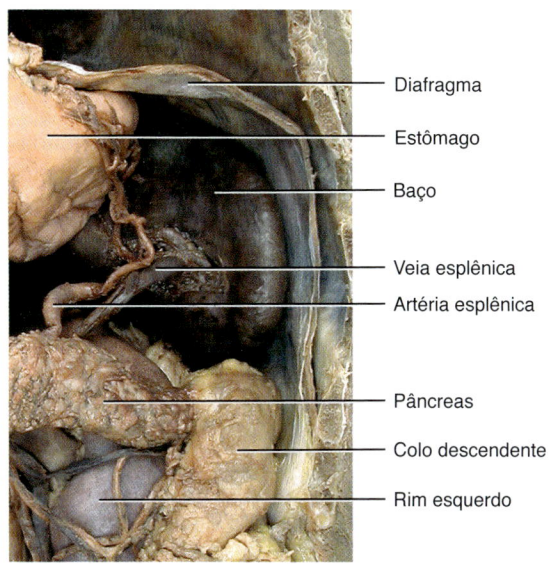

CORRELAÇÃO CLÍNICA | *Ruptura esplênica*

O baço é o órgão mais frequentemente lesionado em casos de trauma abdominal. Grandes impactos na parte inferior esquerda do tórax ou na parte superior do abdome podem fraturar as costelas que protegem o baço. Essa lesão por esmagamento pode resultar em **ruptura esplênica**, que provoca hemorragia significativa e choque. Para evitar a morte em decorrência de sangramento, é necessária a retirada imediata do baço, denominada **esplenectomia**. Outras estruturas, particularmente a medula óssea vermelha e o fígado, conseguem assumir algumas funções normalmente desempenhadas pelo baço. Entretanto, as funções imunes diminuem na ausência de baço. A ausência do baço também coloca o paciente em maior risco de **sepse** (infecção do sangue), devido à perda das funções de filtração e fagocitose do baço. Para reduzir o risco de sepse, os pacientes que foram submetidos a esplenectomia tomam antibióticos profiláticos antes de qualquer procedimento invasivo.

B. Face visceral

C. Estrutura interna

Mark Nielsen MO 100×

D. Parte do baço

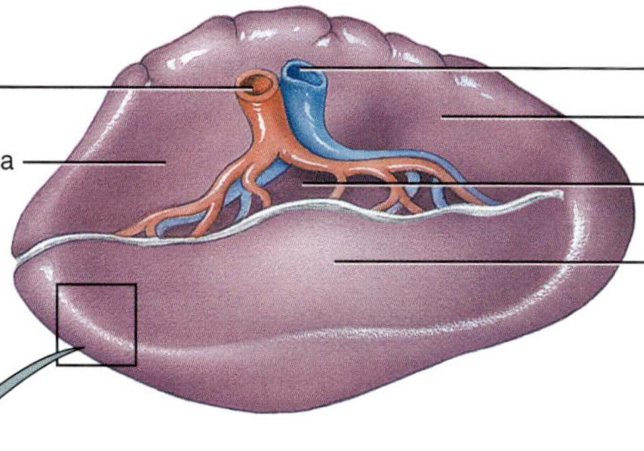

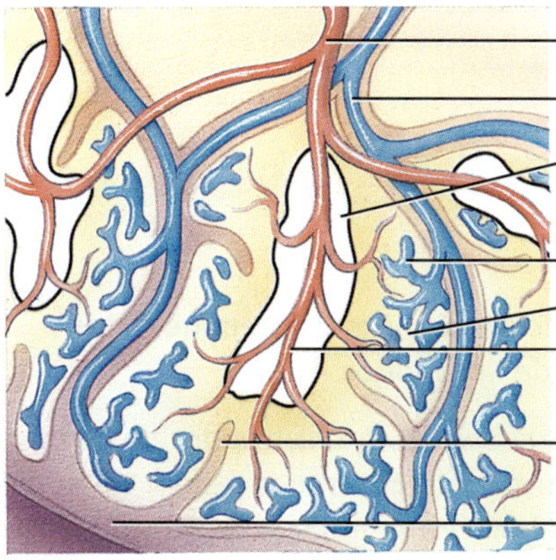

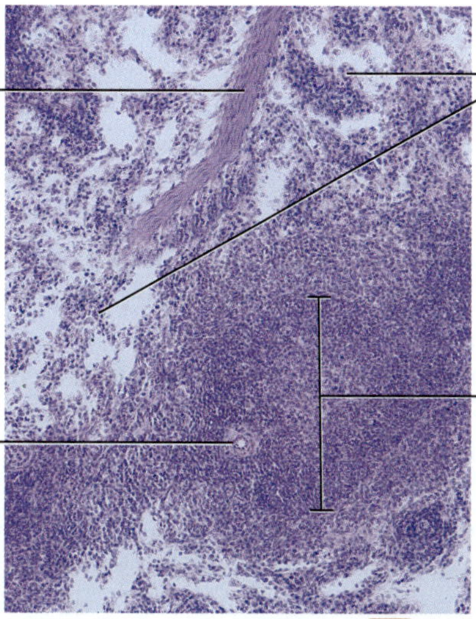

Após o nascimento, quais são as principais funções do baço?

baço – a *impressão gástrica* (do estômago), a *impressão renal* (do rim esquerdo) e a *impressão cólica* (da flexura esquerda do colo, no intestino grosso). À semelhança dos linfonodos, o baço possui um hilo. Através do hilo, passam as grandes artéria e veia esplênicas tortuosas, juntamente com vasos linfáticos eferentes e nervos simpáticos que regulam o fluxo sanguíneo nos vasos.

O baço é envolvido por uma cápsula de tecido conjuntivo denso, que é recoberta, por sua vez, por uma túnica serosa, o peritônio visceral. As trabéculas estendem-se para o interior a partir da cápsula. A cápsula e as trabéculas, fibras reticulares e fibroblastos constituem o estroma do baço; o parênquima do baço consiste em dois tipos diferentes de tecido, denominados polpa branca e polpa vermelha (Figura 15.7C, D). A **polpa branca** é um tecido linfático, que consiste principalmente em linfócitos e macrófagos dispostos em torno dos ramos da artéria esplênica, denominados **artérias centrais**. A **polpa vermelha** consiste em **seios venosos** repletos de sangue e cordões de tecido esplênico, denominados **cordões esplênicos** ou *cordões de Billroth*. Os cordões esplênicos consistem em eritrócitos, macrófagos, linfócitos, plasmócitos e granulócitos. As veias estão estreitamente associadas à polpa vermelha.

O sangue que flui para o baço pela artéria esplênica entra nas artérias centrais da polpa branca. No interior da polpa branca, os linfócitos T e B desempenham suas funções imunes, à semelhança dos linfonodos, enquanto os macrófagos do baço destroem os patógenos transportados pelo sangue por fagocitose. Na polpa vermelha, o baço desempenha três funções relacionadas com as células sanguíneas: (1) remoção de células sanguíneas e plaquetas que sofreram ruptura, desgastadas ou defeituosas; (2) armazenamento de plaquetas, de até um terço do suprimento do corpo; e (3) produção de células sanguíneas (hematopoese) durante a vida fetal (Capítulo 12).

Nódulos linfáticos

Os **nódulos linfáticos** são massas de tecido linfático em forma de ovo; diferentemente dos linfonodos, não são circundados por uma cápsula. Como estão espalhados por toda a lâmina própria (tecido conjuntivo) da mucosa que reveste os sistemas digestório, urinário e genital, bem como as vias respiratórias, os nódulos linfáticos nessas áreas são também designados como **tecido linfático associado à mucosa (MALT)**.

Embora muitos nódulos linfáticos sejam pequenos e solitários, alguns ocorrem em múltiplas agregações grandes situadas em partes específicas do corpo. Entre elas estão as tonsilas na região faríngea e os **nódulos linfáticos agregados** (*placas de Peyer*) no íleo do intestino delgado. Ocorrem também agregações de nódulos linfáticos no apêndice vermiforme.

Em geral, existem cinco **tonsilas**, que formam o anel linfático da faringe (anel de *Waldeyer*) na junção da cavidade oral com a parte oral da faringe e na junção da cavidade nasal com a parte nasal da faringe (ver Figura 23.2B). A **tonsila faríngea** ímpar ou *adenoide* está mergulhada na parede posterior da parte nasal da faringe. Essa massa piramidal de tecido linfoide é recoberta com uma túnica mucosa. As duas **tonsilas palatinas** estão localizadas na parede lateral da parte oral da faringe, na **fossa tonsilar**, imediatamente inferior ao palato mole; estas são as tonsilas comumente retiradas na tonsilectomia. As tonsilas palatinas em forma de amêndoa possuem numerosas criptas ramificadas, que formam uma área de superfície de aproximadamente 300 cm². Durante a tonsilectomia, pode ser também necessária a retirada das **tonsilas linguais** pares, que estão localizadas na base da língua. As tonsilas estão estrategicamente posicionadas para participar nas respostas imunes contra substâncias estranhas inaladas ou ingeridas. As tonsilas são massas de tecido linfoide recobertas com epitélio mucoso. O epitélio forma invaginações estreitas, denominadas **criptas**, no tecido linfoide abaixo. As criptas aumentam acentuadamente a superfície mucosa associada ao tecido linfoide. Nas criptas, a mucosa torna-se muito fina, formando placas de **epitélio reticulado**. Esse epitélio especializado está bem estruturado para a transferência de antígenos do ambiente da cavidade oral e faringe para as células linfoides das tonsilas.

CORRELAÇÃO CLÍNICA | *Tonsilite*

A **tonsilite** é uma infecção ou inflamação das tonsilas. Com mais frequência, é causada por um vírus, mas também pode ser provocada pelas mesmas bactérias que causam faringite estreptocócica. O principal sintoma de tonsilite consiste em faringite. Além disso, podem ocorrer febre, aumento dos linfonodos, congestão nasal, dificuldade na deglutição e cefaleia. A tonsilite de origem viral habitualmente sofre remissão espontânea. Normalmente, a tonsilite bacteriana é tratada com antibióticos. A **tonsilectomia,** que consiste na retirada de uma tonsila, pode estar indicada para indivíduos que não respondem a outros tratamentos. Em geral, esses indivíduos apresentam tonsilite de mais de 3 meses de duração (apesar da medicação), obstrução das vias respiratórias e dificuldade na deglutição e na fala. Parece que a tonsilectomia não interfere na resposta do indivíduo a infecções subsequentes.

✓ TESTE RÁPIDO

7. Qual é o papel do timo na imunidade?
8. Quais são as funções exercidas pelos linfonodos?
9. Descreva as localizações e as funções do baço e das tonsilas.

15.5 Principais grupos de linfonodos

◉ OBJETIVO

- Identificar os locais e as regiões de drenagem dos principais grupos de linfonodos.

Habitualmente, não percebemos a presença dos linfonodos em nosso corpo até o momento em que passam a trabalhar intensamente para combater uma infecção. O termo técnico empregado para descrever linfonodos aumentados e, algumas vezes, hipersensíveis é **linfadenopatia**. Os linfonodos em ambos os lados do pescoço, sob a mandíbula, ou aqueles localizados posteriormente às orelhas podem aumentar de tamanho em consequência de infecção, como resfriado, faringite ou infecção de ouvido, ou de uma lesão, como picada ou corte próximo ao linfonodo afetado. Os linfonodos aumentados superiormente às clavículas podem resultar de infecções ou tumores nos pulmões, mamas, pescoço ou abdome. Na área da axila, a linfadenopatia pode ser causada por infecção dos membros superiores ou metástase de um tumor das mamas (ver Correlação clínica na Expo 15.C). Os linfonodos inguinais podem aumentar em consequência de infecção ou lesão na região inguinal, nos órgãos genitais ou nos membros inferiores.

O aumento de tamanho dos linfonodos em duas ou mais regiões do corpo é designado como *linfadenopatia generalizada*. Uma das causas consiste em doença viral, como AIDS, mononucleose, sarampo, rubéola, varicela ou caxumba. Outras causas incluem sífilis, faringite estreptocócica, doença de Lyme, câncer, doença da arranhadura do gato, artrite reumatoide e lúpus.

Em alguns casos, um linfonodo pode se tornar tão sobrepujado pela infecção que está procurando combater que a pele que recobre os linfonodos aumentados também pode ficar avermelhada e hipersensível, uma condição denominada **linfadenite**. A linfadenite pode ser tratada com compressas mornas, antibióticos e analgésicos de venda livre. Qualquer linfonodo aumentado que não retorne a seu tamanho normal dentro de cerca de um mês deve ser examinado por um médico, que pode solicitar exames de sangue, radiografias ou biopsia.

Com essas considerações básicas em mente, consulte as Expos 15.A a 15.E, que descrevem os principais grupos de linfonodos por região e pelas áreas gerais que drenam (Figuras 15.8 a 15.12).

✔ **TESTE RÁPIDO**
10. Na sua opinião, por que os linfonodos estão agrupados mais densamente em algumas regiões do corpo do que em outras?

EXPO 15.A — Principais linfonodos da cabeça e do pescoço *(Figura 15.8)*

● **OBJETIVO**
- Identificar os principais linfonodos da cabeça e do pescoço.

✔ **TESTE RÁPIDO**
11. Quais linfonodos drenam o mento?

LINFONODOS DA CABEÇA	LOCALIZAÇÃO	DRENAGEM
Linfonodos occipitais	Próximo aos músculos trapézio e semiespinal da cabeça	Parte occipital do escalpo e parte superior do pescoço
Linfonodos mastóideos	Posteriores à orelha	Pele da orelha e região parietal posterior do escalpo
Linfonodos pré-auriculares	Anteriores à orelha	Orelha e região temporal do escalpo
Linfonodos parotídeos	Inseridos na glândula parótida e inferiores a ela	Raiz do nariz, pálpebras, região temporal anterior, meato acústico externo, cavidade timpânica, parte nasal da faringe e partes posteriores da cavidade nasal
Linfonodos da face	Consistem em três grupos: infraorbitais, bucinatórios e mandibulares	
Linfonodos infraorbitais	Inferiores à órbita	Pálpebras e conjuntiva
Linfonodos bucinatórios	No ângulo da boca	Pele e túnica mucosa do nariz e da bochecha
Linfonodos mandibulares	Sobre a mandíbula	Pele e túnica mucosa do nariz e da bochecha
LINFONODOS DO PESCOÇO	**LOCALIZAÇÃO**	**DRENAGEM**
Linfonodos submandibulares	Ao longo da margem inferior da mandíbula	Mento, lábios, nariz, cavidade nasal, bochechas, gengivas, face inferior do palato e parte anterior da língua
Linfonodos submentuais	Entre os músculos digástricos	Mento, lábio inferior, bochechas, ponta da língua e assoalho da boca
Linfonodos cervicais superficiais	Ao longo da veia jugular externa	Parte inferior da orelha e região parotídea
Linfonodos cervicais profundos	Constituem o maior grupo de linfonodos no pescoço; consistem em numerosos linfonodos grandes, que formam uma cadeia que se estende da base do crânio até a raiz do pescoço; arbitrariamente divididos em linfonodos cervicais profundos superiores e inferiores	
Linfonodos cervicais profundos superiores	Profundamente ao músculo esternocleidomastóideo	Parte posterior da cabeça e do pescoço, incluindo cérebro e tecidos meníngeos circundantes, orelha, língua, laringe, esôfago, glândula tireoide, parte nasal da faringe, cavidade nasal, palato e tonsilas
Linfonodos cervicais profundos inferiores	Próximo à veia subclávia	Parte posterior do escalpo e pescoço, incluindo cérebro e tecidos meníngeos circundantes, região peitoral superficial e parte do braço

Figura 15.8 Principais linfonodos da cabeça e do pescoço.

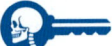 Os linfonodos da face incluem os linfonodos infraorbitais, bucinatórios e mandibulares.

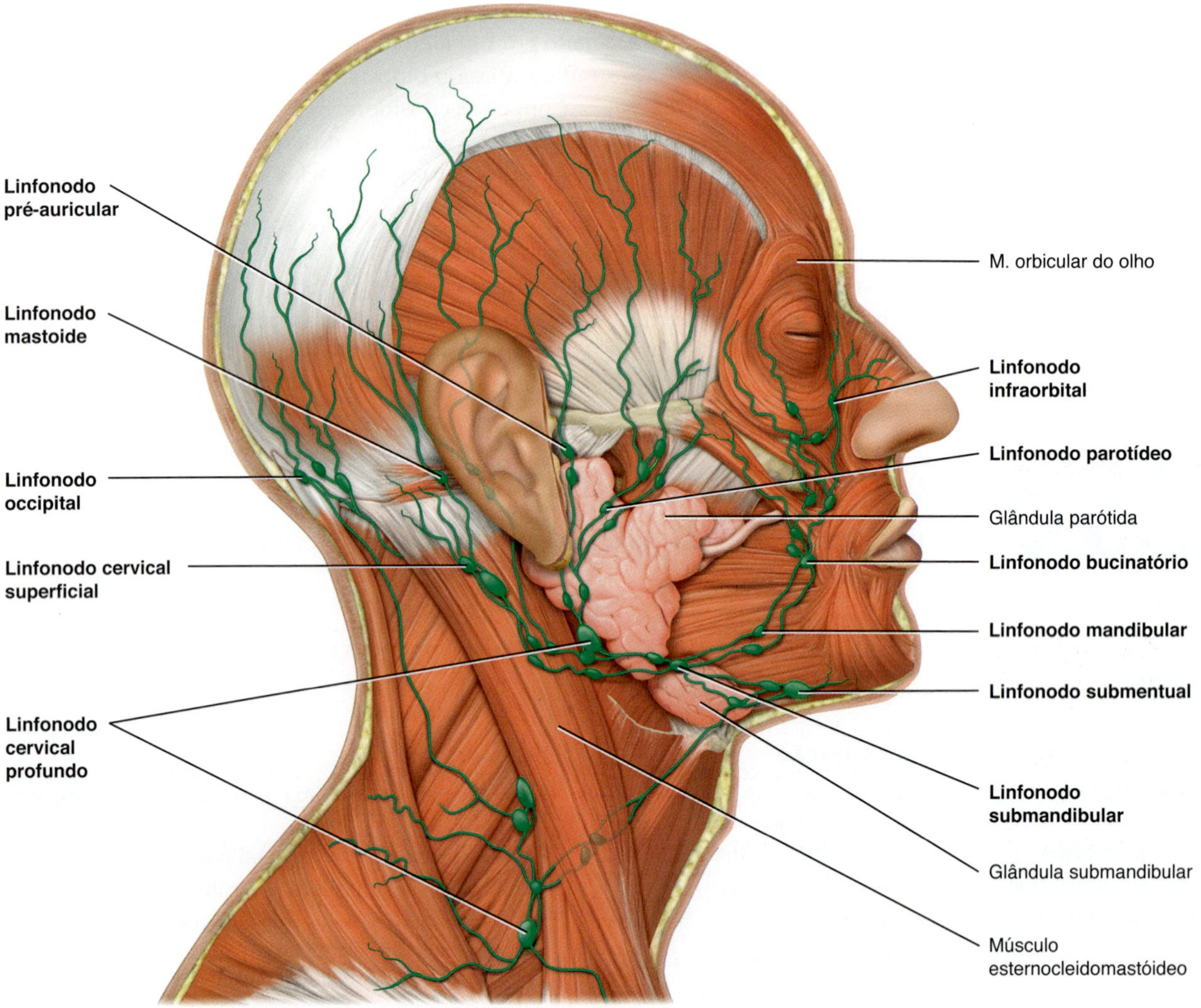

Vista lateral dos linfonodos da cabeça e do pescoço

? Qual é o maior grupo de linfonodos no pescoço?

EXPO 15.B — Principais linfonodos do tórax *(Figura 15.9)*

OBJETIVO
- Identificar os principais linfonodos do tórax.

TESTE RÁPIDO
12. Quais são os linfonodos que drenam os brônquios?

LINFONODOS PARIETAIS	LOCALIZAÇÃO	DRENAGEM
LINFONODOS PARIETAIS QUE DRENAM A PAREDE DO TÓRAX		
Linfonodos paraesternais	Ao longo da artéria torácica interna	Parte medial da mama, estruturas mais profundas da parede abdominal anterior, superiormente ao umbigo, face diafragmática do fígado e partes mais profundas da parte anterior da parede torácica
Linfonodos intercostais	Próximo às cabeças das costelas, nas partes posteriores dos espaços intercostais	Face posterolateral da parede torácica
Linfonodos frênicos (= diafragma)	Na face torácica do diafragma e divididos em três grupos, denominados linfonodos frênicos anteriores, médios e posteriores	
Linfonodos frênicos anteriores	Posteriormente à base do processo xifoide	Face convexa do fígado, diafragma e parede anterior do abdome
Linfonodos frênicos médios	Próximo aos nervos frênicos, onde perfuram o diafragma	Parte medial do diafragma e face convexa do fígado
Linfonodos frênicos posteriores	Face posterior do diafragma, próximo da aorta	Parte posterior do diafragma

LINFONODOS VISCERAIS	LOCALIZAÇÃO	DRENAGEM
LINFONODOS VISCERAIS QUE DRENAM AS VÍSCERAS NO TÓRAX		
Linfonodos mediastinais anteriores	Parte anterior do mediastino superior, anteriormente ao arco da aorta	Timo e pericárdio
Linfonodos mediastinais posteriores	Posteriormente ao pericárdio	Esôfago, face posterior do pericárdio, diafragma e face convexa do fígado
Linfonodos traqueobronquiais	Divididos em cinco grupos: linfonodos paratraqueais, traqueobronquiais, superiores e inferiores, broncopulmonares e intrapulmonares	
Linfonodos paratraqueais	Em ambos os lados da traqueia	Traqueia e parte superior do esôfago
Linfonodos traqueobronquiais superiores	Entre a traqueia e os brônquios	Traqueia e brônquios
Linfonodos traqueobronquiais inferiores	Entre os brônquios	Traqueia e brônquios
Linfonodos broncopulmonares	No hilo de cada pulmão	Pulmões e brônquios
Linfonodos intrapulmonares	Dentro dos pulmões, nos brônquios segmentares maiores	Pulmões e brônquios

Figura 15.9 Principais linfonodos do tórax.

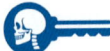 Os linfonodos parietais drenam a parede torácica, enquanto os linfonodos viscerais drenam as vísceras do tórax.

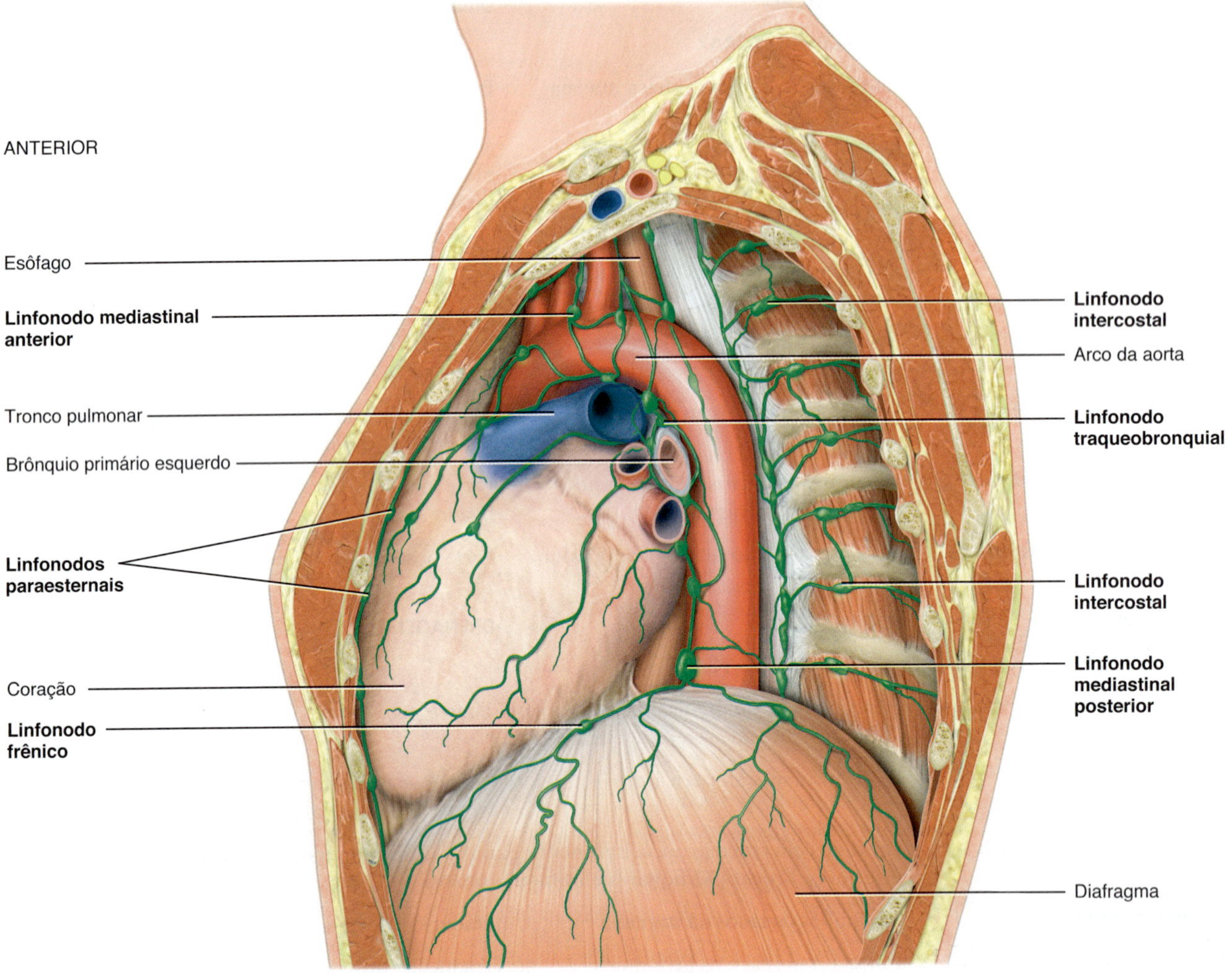

Vista lateral esquerda, mostrando os linfonodos torácicos

? Que grupo de linfonodos drena a maior parte do diafragma?

EXPO 15.C — Principais linfonodos dos membros superiores *(Figura 15.10)*

OBJETIVO
- Identificar os principais linfonodos dos membros superiores

TESTE RÁPIDO
13. Quais linfonodos drenam as glândulas mamárias?

LINFONODOS	LOCALIZAÇÃO	DRENAGEM
Linfonodos supratrocleares	Superiores ao epicôndilo medial do úmero	Parte medial dos dedos as mãos, palma e antebraço
Linfonodos deltopeitorais	Inferiores à clavícula	Vasos linfáticos no lado radial do membro superior
Linfonodos axilares	Incluem os linfonodos mais profundos dos membros superiores; de tamanho grande	
Linfonodos umerais	Faces medial e posterior da artéria axilar	A maior parte do membro superior
Linfonodos peitorais (*anteriores*)	Ao longo da margem inferior do músculo peitoral menor	Pele e músculos das paredes torácicas anterior e lateral e partes central e lateral da mama
Linfonodos subescapulares (*posteriores*)	Ao longo da artéria subescapular	Pele e músculos da parte posterior do pescoço e parede torácica
Linfonodos centrais	Base da axila, inseridos no tecido adiposo	Linfonodos umerais, peitorais (anteriores) e subescapulares (posteriores)
Linfonodos apicais	Posteriores e superiores ao músculo peitoral menor	Linfonodos deltopeitorais

CORRELAÇÃO CLÍNICA | *Câncer de mama e metástases*

No Capítulo 26, iremos estudar detalhadamente a patologia, a detecção e o tratamento do câncer de mama. De modo muito simplificado, o câncer de mama refere-se ao desenvolvimento de um tumor maligno na mama. Aqui, iremos nos concentrar sobre o modo pelo qual o câncer de mama pode se disseminar para outras partes do corpo por meio do sistema linfático.

A compreensão da drenagem linfática das mamas é clinicamente importante, visto que o conhecimento do sentido do fluxo da linfa pode ajudar a prever a disseminação do câncer de mama para outros locais no corpo. Quando se considera a drenagem linfática das mamas, é conveniente dividi-las em quadrantes: superior lateral, inferior lateral, superior medial e inferior medial. Cerca de 75% da linfa das mamas drenam em linfáticos localizados nos quadrantes laterais. Esses linfáticos drenam nos linfonodos axilares. A maior parte do restante da linfa drena em linfáticos dos quadrantes mediais. Esses linfáticos drenam nos linfonodos paraesternais. A maioria dos cânceres de mama ocorre no quadrante superior lateral, e os vasos linfáticos desses quadrantes proporcionam vias para a disseminação do câncer para os linfonodos axilares, especificamente os linfonodos peitorais (anteriores). A partir desse local, o câncer pode se disseminar para outros linfonodos axilares. A disseminação do câncer do órgão de origem para outra parte do corpo é denominada **metástase**, e, quando ocorre por meio de vasos linfáticos, é designada como metástase linfogênica. Comunicações numerosas entre os vasos linfáticos e entre os linfonodos axilares, cervicais e paraesternais também podem resultar em metástases a partir da mama, no lado oposto da mama e abdome. Quando um câncer de mama se dissemina além dos linfonodos axilares, é designado como metástase a distância. Os locais mais comuns incluem os pulmões, o fígado e os ossos. Em geral, os linfonodos cancerosos estão aumentados, de consistência firme, não hipersensíveis e fixados às estruturas subjacentes. Por outro lado, os linfonodos que estão aumentados em decorrência de infecção são, em sua maioria, de consistência mais mole, hipersensíveis e móveis. É irônico o fato de que a função do sistema linfático na filtração da linfa e seu retorno ao sistema circulatório também seja, infelizmente, o trajeto para a formação de metástases.

Figura 15.10 Principais linfonodos dos membros superiores.

 A maior parte da drenagem linfática da mama ocorre por meio do grupo peitoral de linfonodos axilares.

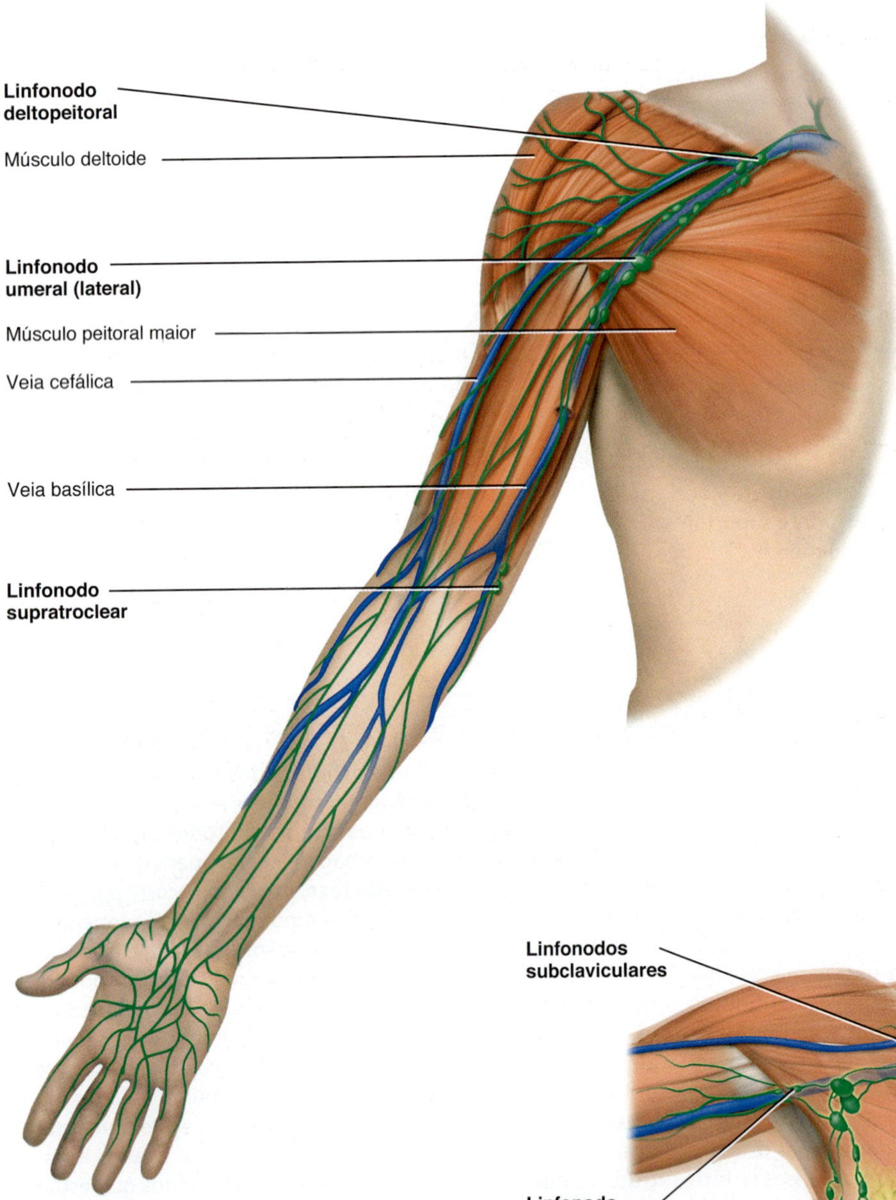

A. Vista anterior dos linfonodos do membro superior

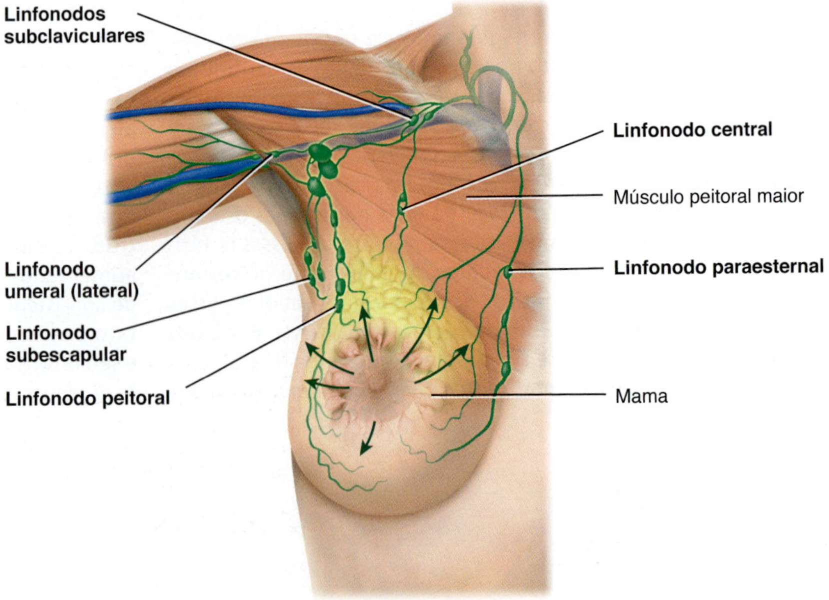

B. Vista anterior da maioria dos linfonodos axilares. As setas indicam o sentido da drenagem

? Que linfonodos drenam a maior parte do membro superior?

EXPO 15.D — Principais linfonodos do abdome e da pelve (Figura 15.11)

OBJETIVO
- Identificar os principais linfonodos do abdome e da pelve.

✓ TESTE RÁPIDO
14. Distinguir entre linfonodos parietais e viscerais.

Figura 15.11 Principais linfonodos do abdome e da pelve.

 Os linfonodos parietais são retroperitoneais e estão em estreita associação aos vasos sanguíneos de maior calibre.

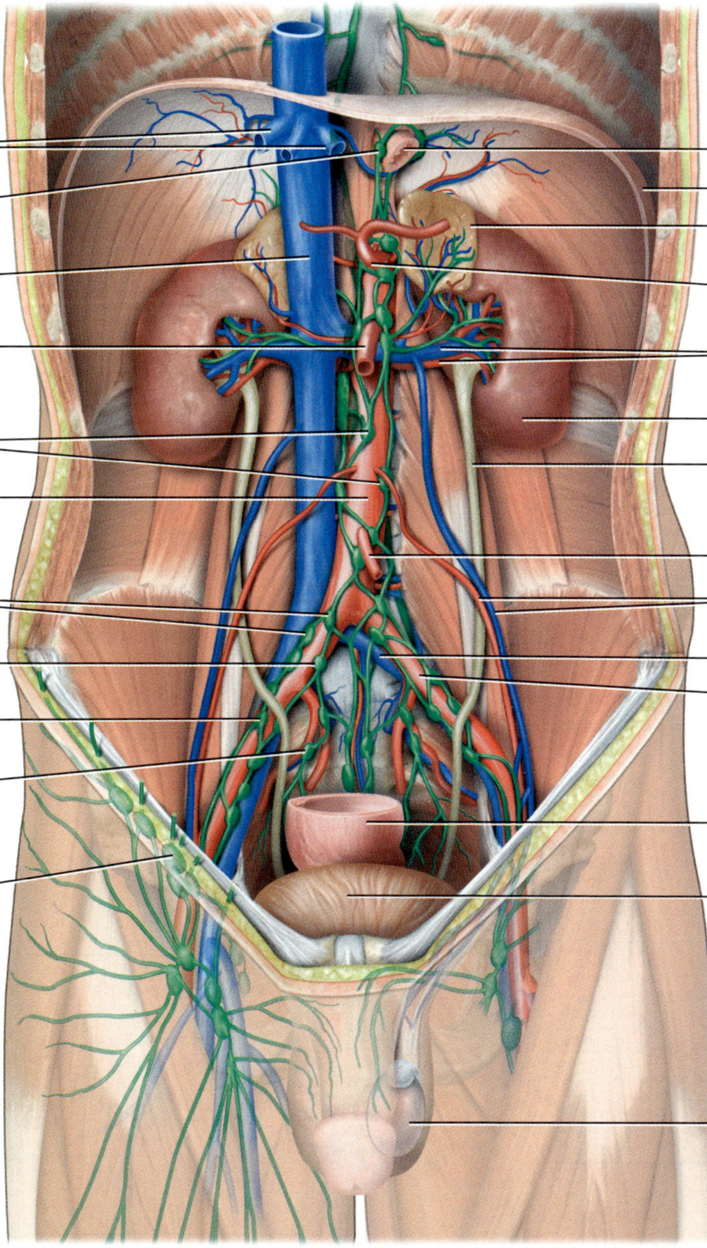

Veias hepáticas
Linfonodo gástrico
Veia cava inferior
Artéria mesentérica superior
Linfonodos lombares
Parte abdominal da aorta
Linfonodos ilíacos comuns
Linfonodo sacral
Linfonodo ilíaco externo
Linfonodo ilíaco interno
Linfonodo inguinal superficial

Esôfago
Diafragma
Glândula suprarrenal esquerda
Tronco celíaco
Artéria e veia renais esquerdas
Rim esquerdo
Ureter esquerdo
Artéria mesentérica inferior
Artéria e veia testiculares esquerdas
Veia ilíaca comum esquerda
Artéria ilíaca comum esquerda
Colo sigmoide
Bexiga urinária
Testículo

A. Vista anterior dos linfonodos do abdome e da pelve

(Continua)

LINFONODOS PARIETAIS	LOCALIZAÇÃO	DRENAGEM
OS LINFONODOS PARIETAIS ESTÃO LOCALIZADOS RETROPERITONEALMENTE (ATRÁS DO PERITÔNIO PARIETAL) E EM ESTREITA ASSOCIAÇÃO A VASOS SANGUÍNEOS DE MAIOR CALIBRE		
Linfonodos ilíacos externos	Ao longo dos vasos ilíacos externos	Linfáticos profundos da parede abdominal inferior ao umbigo, região adutora da coxa, bexiga urinária, próstata, ducto deferente, glândulas seminais, partes prostática e membranácea da uretra, tubas uterinas, útero e vagina
Linfonodos ilíacos comuns	Ao longo do trajeto dos vasos ilíacos comuns	Vísceras pélvicas
Linfonodos ilíacos internos	Próximo à artéria ilíaca interna	Vísceras pélvicas, períneo, região glútea e face posterior da coxa
Linfonodos sacrais	Na concavidade do sacro	Reto, próstata e parede posterior da pelve
Linfonodos lombares	A partir da bifurcação da aorta para o diafragma; dispostos em torno da aorta e designados como *linfonodos aórticos laterais direitos, linfonodos aórticos laterais esquerdos, linfonodos pré-aórticos e linfonodos retroaórticos*	Eferentes provenientes dos testículos, ovários, tubas uterinas, útero, rins, glândulas suprarrenais, face abdominal do diafragma e parede lateral do abdome
LINFONODOS VISCERAIS	**LOCALIZAÇÃO**	**DRENAGEM**
OS LINFONODOS VISCERAIS SÃO ENCONTRADOS EM ASSOCIAÇÃO ÀS ARTÉRIAS VISCERAIS		
Linfonodos celíacos	Consistem em três grupos: gástrico, hepático e pancreaticoesplênico	
Linfonodos gástricos	Ao longo da curvatura menor do estômago	Curvatura menor do estômago; faces inferior, anterior e posterior do estômago; esôfago
Linfonodos hepáticos	Ao longo da artéria hepática (não mostrada)	Estômago, duodeno, fígado, vesícula biliar e pâncreas
Linfonodos pancreaticoesplênicos	Ao longo da artéria esplênica (não mostrada)	Estômago, baço e pâncreas
Linfonodos mesentéricos superiores	Consistem em três grupos: mesentérico, ileocólico e mesocólico transverso	
Linfonodos mesentéricos	Ao longo da artéria mesentérica superior	Jejuno e todas as partes do íleo, com exceção da parte terminal
Linfonodos ileocólicos	Ao longo da artéria ileocólica	Parte terminal do íleo, apêndice vermiforme, ceco e colo ascendente
Linfonodos mesocólicos transversos	Entre as camadas do mesocolo transverso	Colos descendente e sigmoide do intestino grosso
Linfonodos mesentéricos inferiores	Próximo das artérias cólica, sigmóidea e retal superior esquerdas	Colos descendente e sigmoide do intestino grosso; parte superior do reto; parte superior do canal anal

Figura 15.11 *Continuação*

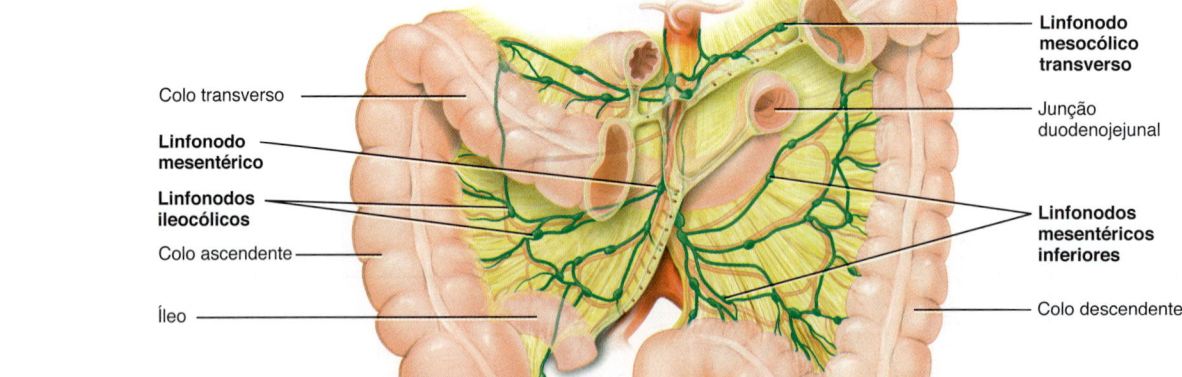

B. Vista anterior dos linfonodos mesentéricos superiores e inferiores

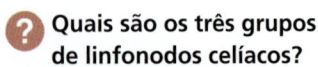

Quais são os três grupos de linfonodos celíacos?

EXPO 15.E — Principais linfonodos dos membros inferiores (Figura 15.12)

OBJETIVO
- Identificar os principais linfonodos dos membros inferiores.

✓ TESTE RÁPIDO
15. Que linfonodos estão localizados na fossa poplítea?

LINFONODOS	LOCALIZAÇÃO	DRENAGEM
Linfonodos poplíteos	No tecido adiposo na fossa poplítea (não mostrada)	Joelho e partes da perna e do pé, particularmente o calcanhar
Linfonodos inguinais superficiais	Paralelos à veia safena	Paredes anterior e lateral do abdome até o nível do umbigo, região glútea, órgãos genitais externos, região perineal e todos os vasos linfáticos superficiais do membro inferior
Linfonodos inguinais profundos	Mediais à veia femoral	Vasos linfáticos profundos do membro inferior, pênis e clitóris

Figura 15.12 Principais linfonodos dos membros inferiores.

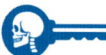 Os linfonodos inguinais drenam os vasos linfáticos dos membros inferiores.

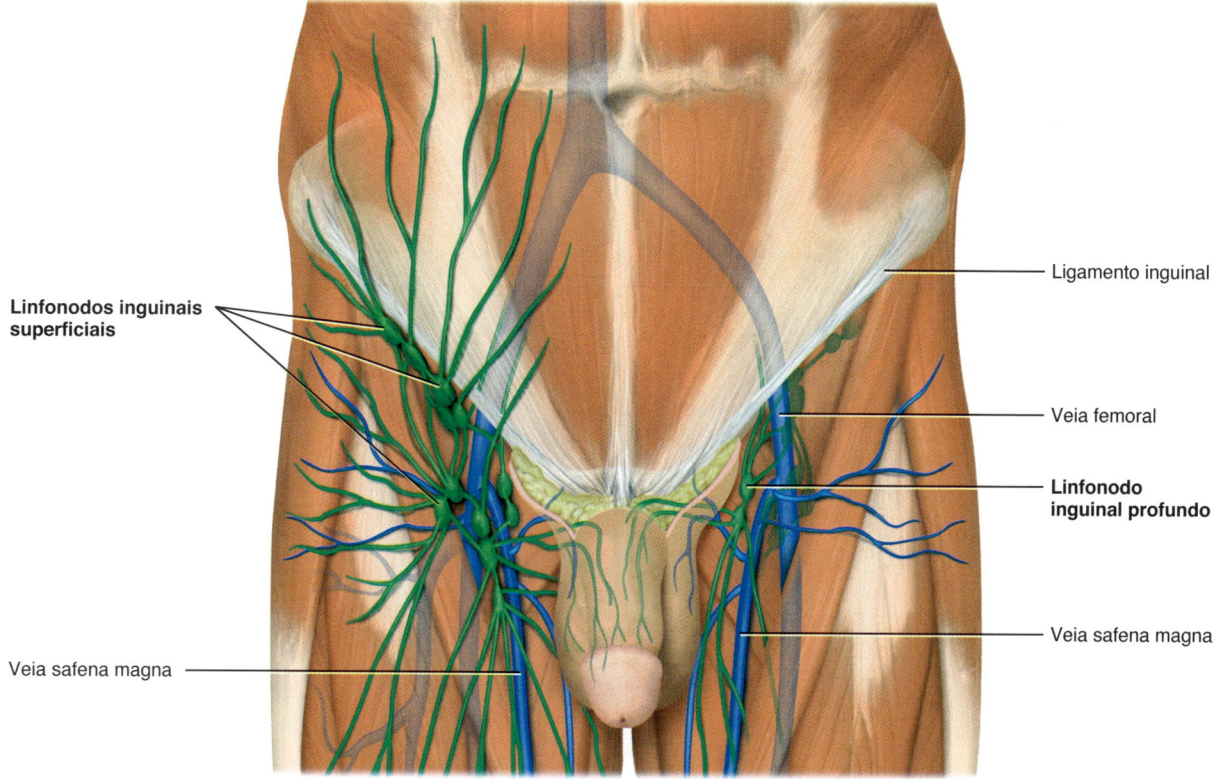

A. Vista anterior dos linfonodos inguinais

(Continua)

Figura 15.12 *Continuação*

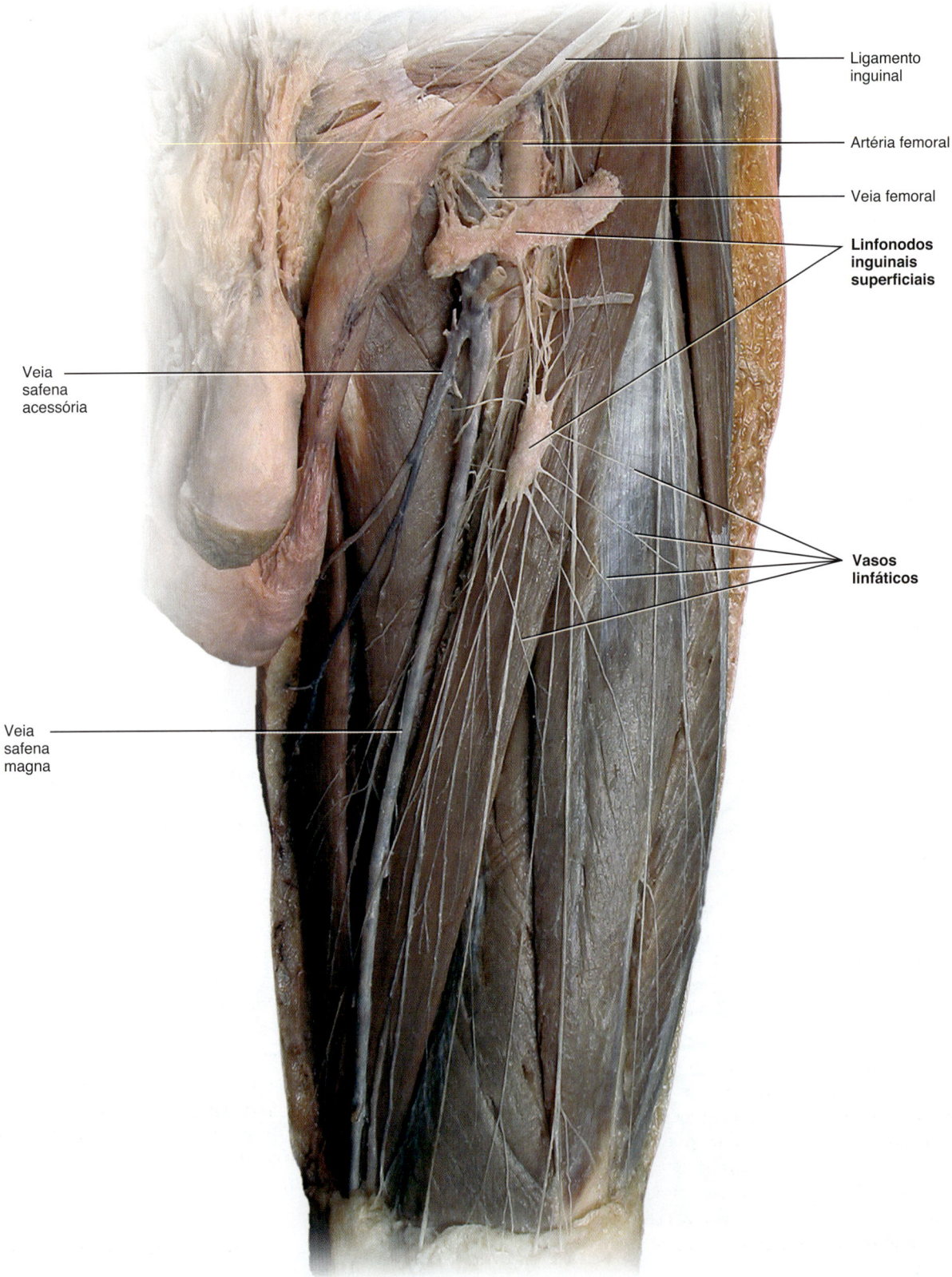

B. Vista anterior dos linfonodos inguinais e vasos linfáticos da coxa

Dissecção de Shawn Miller, Fotografia de Mark Nielsen

? **Que linfonodos são paralelos à veia safena?**

15.6 Desenvolvimento dos tecidos linfáticos

OBJETIVO
- Descrever em linhas gerais o desenvolvimento dos tecidos linfáticos.

Os tecidos linfáticos começam a se desenvolver no final da quinta semana de vida embrionária. Os *vasos linfáticos* desenvolvem-se a partir dos **sacos linfáticos**, os quais se originam das veias em desenvolvimento derivadas do **mesoderma**.

Os primeiros sacos linfáticos que aparecem consistem nos **sacos linfáticos jugulares** pares, na junção das veias jugular interna e subclávia (Figura 15.13). A partir dos sacos linfáticos jugulares, os plexos capilares linfáticos espalham-se para o tórax, membros superiores, pescoço e cabeça. Alguns dos plexos aumentam e formam vasos linfáticos em suas respectivas regiões. Cada saco linfático jugular mantém pelo menos uma conexão com a sua veia jugular; o da esquerda desenvolve-se na parte superior do ducto torácico.

O próximo saco linfático a aparecer é o **saco linfático retroperitoneal** ímpar, situado na raiz do mesentério do intestino. O saco linfático retroperitoneal desenvolve-se a partir da veia cava primitiva e das veias mesonéfricas (rim primitivo). Os plexos capilares e os vasos linfáticos disseminam-se a partir do saco linfático retroperitoneal para as vísceras abdominais e o diafragma. O saco estabelece conexões com a cisterna do quilo, porém perde suas conexões com as veias adjacentes.

Aproximadamente na época em que o saco linfático retroperitoneal está se desenvolvendo, outro saco linfático, a cisterna do quilo, desenvolve-se abaixo do diafragma, na parede abdominal posterior. A cisterna do quilo dá origem à parte inferior do *ducto torácico* e à *cisterna do quilo* do ducto torácico. Assim como o saco linfático retroperitoneal, a cisterna do quilo também perde suas conexões com as veias adjacentes.

Os últimos sacos linfáticos, os **sacos linfáticos posteriores** pares, desenvolvem-se a partir das veias ilíacas. Os sacos linfáticos posteriores produzem plexos capilares e vasos linfáticos da parede abdominal, da região pélvica e dos membros inferiores. Os sacos linfáticos posteriores unem-se com a cisterna do quilo e perdem suas conexões com as veias adjacentes.

Com exceção da parte anterior do saco a partir da qual a cisterna do quilo se desenvolve, todos os sacos linfáticos são invadidos por **células mesenquimais** durante o desenvolvimento e são convertidos em grupos de *linfonodos*, com seus tecidos de filtração especializados.

O *baço* desenvolve-se a partir das células mesenquimais entre camadas do mesentério dorsal do estômago. O timo origina-se como uma evaginação da **terceira bolsa faríngea** (ver Figura 22.8).

Figura 15.13 Desenvolvimento do tecido linfático.

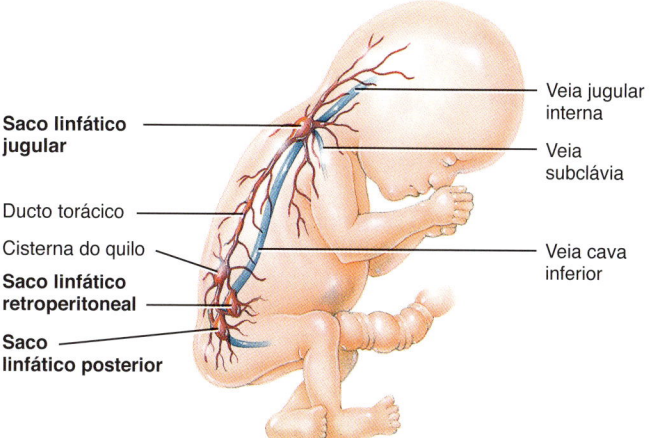

O sistema linfático origina-se do mesoderma.

Quando os tecidos linfáticos começam a se desenvolver?

✓ TESTE RÁPIDO
16. Cite os quatro sacos linfáticos a partir dos quais os vasos linfáticos se desenvolvem.

15.7 Envelhecimento e sistema linfático

OBJETIVO
- Descrever os efeitos do envelhecimento sobre o sistema linfático e sobre a resposta imune.

Com o avanço da idade, os indivíduos idosos tornam-se mais suscetíveis a todos os tipos de infecções e neoplasias malignas. Suas respostas a vacinas diminuem, e eles tendem a produzir mais autoanticorpos (anticorpos contra as moléculas do próprio corpo). Além disso, o sistema imune apresenta níveis mais baixos de função. Por exemplo, os linfócitos T tornam-se menos responsivos aos antígenos (substâncias estranhas), e um menor número de linfócitos T responde às infecções, devido à atrofia do timo relacionado com a idade ou à produção diminuída de hormônios tímicos. Como a população de linfócitos T diminui com a idade, os linfócitos B também se tornam menos responsivas. Em consequência, os níveis de anticorpos não aumentam tão rapidamente em resposta a um estímulo por um antígeno, resultando em aumento da suscetibilidade a várias infecções. É principalmente por esse motivo que os indivíduos idosos são incentivados a tomar vacinas contra a *influenza* anualmente.

✓ TESTE RÁPIDO
17. Que mudanças ocorrem no sistema linfático com o avanço da idade?

CORRELAÇÃO CLÍNICA | AIDS: síndrome de imunodeficiência adquirida

A **síndrome de imunodeficiência adquirida (AIDS)** é uma condição em que um indivíduo sofre uma variedade reveladora de infecções, em virtude da destruição progressiva das células do sistema imune pelo vírus da imunodeficiência humana (HIV). A AIDS representa o estágio final da infecção pelo HIV. Um indivíduo infectado pelo HIV pode permanecer assintomático durante muitos anos, embora o vírus esteja atacando ativamente o sistema imune. Durante as duas décadas após o relato dos primeiros cinco casos, em 1981, 22 milhões de pessoas morreram de AIDS. No mundo inteiro, 35 a 40 milhões de pessoas estão atualmente infectadas pelo HIV.

Transmissão do HIV

Em virtude de sua presença no sangue e em alguns líquidos corporais, o HIV é mais efetivamente transmitido (de uma pessoa para outra) por meio de ações ou práticas que envolvem a troca de sangue ou de líquidos corporais. O HIV é transmitido no sêmen ou no líquido vaginal durante o sexo oral, vaginal ou anal sem proteção (i. e., sem preservativo). O HIV também é transmitido por contato direto de sangue infectado com sangue não infectado, como o que ocorre com usuários de drogas intravenosas que compartilham agulhas hipodérmicas ou com profissionais de saúde que podem acidentalmente se ferir com agulhas hipodérmicas contaminadas com HIV. Além disso, o HIV pode ser transmitido da mãe infectada para o recém-nascido por ocasião do nascimento ou durante a amamentação.

A probabilidade de transmissão ou de ser infectado pelo HIV durante uma relação vaginal ou anal pode ser acentuadamente reduzida – embora não eliminada por completo – pelo uso de preservativos. Os programas de saúde pública destinados a incentivar os usuários de drogas intravenosas a não compartilhar agulhas demonstraram ser efetivos no controle do aumento de novas infecções pelo HIV nessa população. Além disso, a administração de determinados fármacos a mulheres grávidas infectadas pelo HIV reduz acentuadamente o risco de transmissão do vírus aos recém-nascidos.

O HIV é muito frágil e não consegue sobreviver por muito tempo fora do corpo humano. O vírus não é transmitido por picadas de insetos. Uma pessoa não pode tornar-se infectada por contato físico casual com uma pessoa infectada pelo HIV, como abraço ou compartilhando objetos domésticos. O vírus pode ser eliminado de itens de cuidados pessoais e de equipamentos médicos por meio de sua exposição ao calor (55°C durante 10 min) ou limpando-os com desinfetantes comuns, como peróxido de hidrogênio, álcool para assepsia, alvejante doméstico ou soluções germicidas, como iodo-povidona ou clorexidina. A lavagem normal da louça e das roupas também mata o HIV.

HIV | Estrutura e infecção

O HIV consiste em um cerne de ácido ribonucleico (RNA) envolvido por um revestimento de proteína (capsídio) circundado, por sua vez, por uma camada externa denominada envelope. O envelope é composto de uma bicamada de lipídios penetrada por glicoproteínas (ver figura). O HIV é classificado como *retrovírus*, o que significa que a sua informação genética é transportada no RNA, em lugar do DNA. As glicoproteínas auxiliam o HIV tanto na sua ligação a uma célula hospedeira quanto na sua entrada na célula. Fora de uma célula hospedeira viva, o vírus é incapaz de se replicar. Entretanto, quando o vírus infecta e entra em uma célula hospedeira, o seu RNA utiliza os recursos da célula hospedeira para produzir milhares de cópias do vírus. Os novos vírus finalmente deixam a célula e, em seguida, infectam outras células.

O HIV provoca dano principalmente aos linfócitos T. Mais de 10 bilhões de cópias do vírus podem ser sintetizadas diariamente. Os vírus brotam tão rapidamente a partir da membrana plasmática de um linfócito T infectado que ele se rompe e morre. Na maioria dos indivíduos infectados pelo HIV, os linfócitos T são inicialmente substituídos tão rapidamente quanto são destruídos. Entretanto, depois de vários anos, a capacidade do corpo de repor os linfócitos T é lentamente exaurida, e o número de linfócitos T na circulação declina gradualmente.

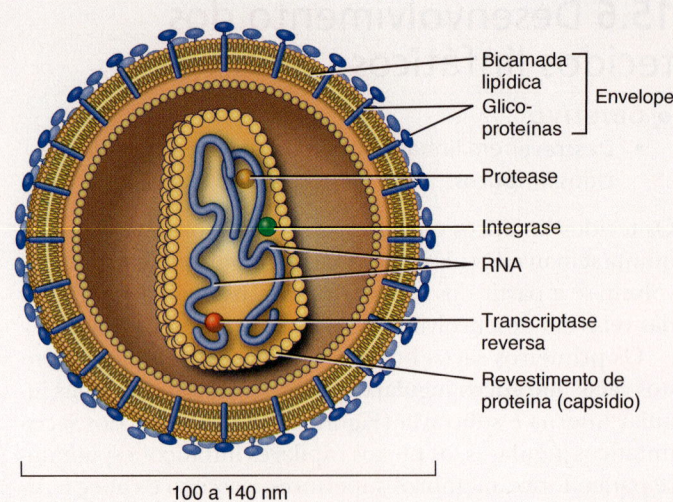

Vírus da imunodeficiência humana (HIV)

Sinais, sintomas e diagnóstico de infecção pelo HIV

Logo após a infecção pelo HIV, a maioria das pessoas apresenta uma doença semelhante à gripe de curta duração. Os sinais e sintomas comuns consistem em febre, fadiga, exantema, cefaleia, dor articular, faringite e linfadenopatia. Cerca de 50% dos indivíduos infectados também apresentam sudorese noturna. Com apenas 3 a 4 semanas após a infecção pelo HIV, os plasmócitos começam a secretar anticorpos contra o HIV. Esses anticorpos podem ser detectados no plasma sanguíneo e formam a base de alguns dos testes de rastreamento para o HIV. Quando um indivíduo apresenta um teste "HIV-positivo", isso habitualmente significa que ele apresenta anticorpos contra antígenos do HIV na corrente sanguínea.

Progressão para a AIDS

Depois de um período de 2 a 10 anos, o vírus destrói linfócitos T auxiliares em números suficientes para que a maioria dos indivíduos infectados comece a apresentar sintomas de imunodeficiência. Os indivíduos infectados pelo HIV geralmente apresentam linfadenopatia e fadiga persistente, perda de peso involuntária, sudorese noturna, exantemas, diarreia e várias lesões da boca e das gengivas. Além disso, o vírus pode começar a infectar neurônios no encéfalo, afetando a memória e provocando distúrbios visuais nos pacientes.

À proporção que o sistema imune colapsa lentamente, o indivíduo infectado pelo HIV torna-se suscetível a inúmeras *infecções oportunistas*. Essas infecções são doenças provocadas por microrganismos que normalmente são mantidos sob controle, mas que agora passam a proliferar em virtude do sistema imune deficiente. A AIDS é diagnosticada quando a contagem de linfócitos T auxiliares cai abaixo de 200 linfócitos por microlitro (5 mm^3) de sangue ou quando surgem infecções oportunistas, o que ocorrer em primeiro lugar. As infecções oportunistas constituem habitualmente a causa de morte.

Tratamento da infecção pelo HIV

Atualmente, a infecção pelo HIV não tem cura. As vacinas desenvolvidas para bloquear novas infecções pelo HIV e para reduzir a carga viral (o número de cópias de RNA do HIV em um microlitro de plasma sanguíneo) nos indivíduos que já estão infectados encontram-se em fase de ensaios clínicos. Enquanto isso, três categorias de fármacos provaram ter sucesso ao prolongar a vida de muitos indivíduos infectados pelo HIV:

1. Os **inibidores da transcriptase reversa** interferem na ação da transcriptase reversa, a enzima que o vírus utiliza para converter o seu RNA em uma cópia de DNA. Entre os fármacos pertencentes a essa categoria estão a zidovudina (ZDV, anteriormente denominada AZT), a didanosina (DDI) e a estavudina (d4T). O Trizivir® (zidovudina + lamivudina + abacavir) aprovado em 2000 para o tratamento contra a infecção pelo HIV, combina três inibidores da transcriptase reversa em um só comprimido.
2. Os **inibidores da integrase** bloqueiam a enzima integrase, que insere a cópia de DNA do HIV no DNA da célula hospedeira. O fármaco raltegravir é um exemplo do inibidor da integrase.
3. Os **inibidores da protease** interferem na ação da protease, uma enzima viral que cliva as proteínas em fragmentos para a montagem do revestimento de proteína das partículas de HIV recém-produzidas. Os fármacos pertencentes a essa categoria incluem nelfinavir, saquinavir, ritonavir e indinavir.

O tratamento recomendado para pacientes infectados pelo HIV é a *terapia antirretroviral altamente ativa (HAART)* – uma combinação de três ou mais fármacos antirretrovirais pertencentes a pelo menos duas classes de fármacos inibidores de ações distintas. A maioria dos indivíduos infectados pelo HIV que recebem HAART apresenta uma drástica redução da carga viral e um aumento no número de linfócitos T auxiliares no sangue. A HAART não apenas retarda a progressão da infecção pelo HIV para a AIDS, como também leva a remissão ou desaparecimento das infecções oportunistas em muitos pacientes com AIDS, com aparente retorno da saúde. Infelizmente, a HAART é de custo muito elevado (mais de 10.000 dólares por ano), o esquema de doses é extenuante, e nem todas as pessoas conseguem tolerar os efeitos colaterais tóxicos desses fármacos. Embora o HIV possa praticamente desaparecer do sangue com o tratamento farmacológico (e, portanto, um exame de sangue para HIV pode ser "negativo"), o vírus normalmente continua se escondendo em vários tecidos linfáticos. Nesses casos, o indivíduo infectado ainda pode transmitir o vírus para outras pessoas.

TERMINOLOGIA TÉCNICA

Adenite. Aumento de tamanho, hipersensibilidade e inflamação de linfonodos em consequência de infecção.

Doença autoimune. Doença em que o sistema imune é incapaz de reconhecer antígenos próprios e ataca as próprias células do indivíduo. Os exemplos incluem artrite reumatoide (AR), lúpus eritematoso sistêmico (LES), febre reumática, anemias hemolítica e perniciosa, doença de Addison, doença de Graves, diabetes melito dependente de insulina, miastenia *gravis*, esclerose múltipla (EM) e colite ulcerativa. Também denominada *autoimunidade*.

Doença de imunodeficiência combinada grave (IDCG). Distúrbio hereditário raro, em que ambos os linfócitos B e T estão ausentes ou inativos; em alguns casos, uma infusão de células de medula óssea vermelha de um irmão com antígenos MHC (HLA) muito semelhantes pode fornecer células-tronco normais, que darão origem a linfócitos B e T normais.

Enxerto. Qualquer tecido ou órgão usado para transplante; além disso, refere-se ao transplante dessas estruturas.

Esplenomegalia. Baço de tamanho aumentado.

Gamaglobulina. Suspensão de imunoglobulinas do sangue, que consiste em anticorpos que reagem contra um patógeno específico. A gamaglobulina é preparada por meio de injeção do patógeno em animais, coleta do sangue dos animais após a produção de anticorpos, isolamento desses anticorpos e sua injeção em um ser humano para proporcionar imunidade a curto prazo.

Hiperesplenismo. Atividade esplênica anormal, devido a aumento do baço, associado a aumento na velocidade de destruição das células sanguíneas normais.

Linfedema. Acúmulo de linfa nos vasos linfáticos, provocando tumefação indolor de um membro.

Linfomas. Cânceres dos órgãos linfáticos, particularmente dos linfonodos; a maioria não tem causa conhecida. Os dois principais tipos de linfomas são a doença de Hodgkin e o linfoma não Hodgkin.

Lúpus eritematoso sistêmico. Doença inflamatória autoimune não contagiosa do tecido conjuntivo, que acomete principalmente mulheres jovens, nas quais o dano às paredes dos vasos sanguíneos resulta na liberação de substâncias químicas que mediam a inflamação; os sintomas consistem em dor articular, febre baixa, fadiga, úlceras orais, perda de peso, aumento de tamanho dos linfonodos e do baço, fotossensibilidade, rápida queda de grandes quantidades de cabelo e, algumas vezes, erupção no dorso do nariz e bochecha, denominada "erupção em asa de borboleta".

Síndrome de fadiga crônica (SFC). Distúrbio que ocorre habitualmente em adultos jovens, principalmente em mulheres, que se caracteriza por: (1) fadiga extrema, que compromete as atividades normais durante pelo menos 6 meses, e (2) ausência de outras doenças conhecidas (câncer, infecções, abuso de substâncias, toxicidade ou transtornos psiquiátricos) passíveis de produzir sintomas semelhantes.

Transplante. A transferência de células, tecidos ou órgãos vivos de um doador para um receptor, ou de uma parte do corpo para outra do mesmo corpo, de modo a restaurar uma função perdida; o sucesso depende dos *antígenos do complexo principal de histocompatibilidade (MHC)* presentes na superfície dos leucócitos e de outras células do corpo (com exceção dos eritrócitos), que são únicos para cada indivíduo – quanto maior for a compatibilidade entre doador e receptor, maior a probabilidade de evitar a rejeição do enxerto.

Xenoenxerto. Transplante entre animais de diferentes espécies, incluindo xenoenxertos de tecido suíno ou bovino, que podem ser usados como curativo fisiológico para queimaduras graves; outros xenoenxertos incluem valvas cardíacas de suínos e corações de babuínos.

REVISÃO DO CAPÍTULO

Conceitos essenciais

15.1 Conceito de imunidade
1. A capacidade de evitar uma doença é denominada imunidade ou resistência. A ausência de resistência é denominada suscetibilidade.
2. A imunidade inata refere-se às defesas que estão presentes por ocasião do nascimento; essas defesas estão sempre presentes e proporcionam uma proteção imediata ou geral contra uma ampla variedade de patógenos. A imunidade adaptativa refere-se às defesas que respondem a determinado invasor; envolve a ativação de linfócitos específicos capazes de combater um invasor específico.

15.2 Estrutura e funções do sistema linfático
1. O sistema linfático executa respostas imunes e consiste em linfa, vasos linfáticos e estruturas e órgãos que contêm tecido linfático (tecido reticular especializado contendo muitos linfócitos).
2. O sistema linfático drena o líquido intersticial, transporta lipídios e protege contra patógenos por meio de respostas imunes.

15.3 Vasos linfáticos e circulação linfática
1. Os vasos linfáticos começam na forma de capilares linfáticos com uma extremidade fechada nos espaços teciduais existentes entre as células. O líquido intersticial drena nos capilares linfáticos, com consequente formação da linfa.
2. Os capilares linfáticos fundem-se para formar vasos maiores, denominados vasos linfáticos, que transportam a linfa para dentro e para fora de estruturas denominadas linfonodos. O trajeto do fluxo de linfa segue dos capilares linfáticos para os vasos linfáticos, os troncos linfáticos e os ductos, drenando em seguida para as veias braquiocefálicas e suas tributárias.
3. A linfa flui em consequência das contrações dos músculos esqueléticos e dos movimentos respiratórios. O fluxo também é auxiliado por valvas presentes nos vasos linfáticos.

15.4 Órgãos e tecidos linfáticos
1. Os órgãos linfáticos primários são constituídos pela medula óssea vermelha e pelo timo. Os órgãos linfáticos secundários incluem os linfonodos, o baço e os nódulos linfáticos. O timo, que está localizado entre o esterno e os vasos sanguíneos de grande calibre superiormente ao coração, constitui o local de maturação dos linfócitos T.
2. Os linfonodos são estruturas ovais encapsuladas, localizadas ao longo dos vasos linfáticos. A linfa entra nos linfonodos por meio dos vasos linfáticos aferentes, é filtrada e sai pelos vasos linfáticos eferentes. Os linfonodos constituem o local de proliferação dos plasmócitos e dos linfócitos T.
3. O baço é a maior massa individual de tecido linfático do corpo. Trata-se de um local de proliferação dos linfócitos B em plasmócitos e de fagocitose das bactérias e dos eritrócitos desgastados.
4. Os nódulos linfáticos estão espalhados por toda a túnica mucosa dos sistemas digestório, respiratório, urinário e genital. Esse tecido linfático é denominado tecido linfoide associado à mucosa (MALT).

15.5 Principais grupos de linfonodos
1. Os linfonodos estão espalhados por todo o corpo em grupos superficiais e profundos.
2. Os principais grupos de linfonodos são encontrados na cabeça e no pescoço, no tórax, nos membros superiores, no abdome e na pelve e nos membros inferiores. Ver Expos 15.A a 15.E.

15.6 Desenvolvimento dos tecidos linfáticos
1. Os vasos linfáticos desenvolvem-se a partir dos sacos linfáticos, que se originam das veias em desenvolvimento. Por conseguinte, são derivados do mesoderma.
2. Os linfonodos desenvolvem-se a partir dos sacos linfáticos, que são invadidos por células mesenquimais para formar o tecido de filtração especializado.

15.7 Envelhecimento e sistema linfático
1. Com o avanço da idade, os indivíduos tornam-se mais suscetíveis a infecções e neoplasias malignas, respondem menos satisfatoriamente às vacinas e produzem mais autoanticorpos.
2. As respostas imunes também diminuem com a idade.

QUESTÕES PARA AVALIAÇÃO CRÍTICA

1. Enquanto Jamal estava jogando vôlei de praia, uma farpa entrou no seu calcanhar direito. Não teve o cuidado de limpar o ferimento adequadamente, que se tornou infectado. O pronto-socorro o orientou a cuidar do ferimento antes que a infecção se espalhasse pelo sangue. Como uma infecção pode passar do pé para o sistema circulatório?

2. Kelsey, de 4 anos de idade, tinha huma história de infecções repetidas de garganta, com média de 10 por ano. Respirava ruidosamente pela boca e até mesmo roncava. Seguindo a recomendação do pediatra, foi submetida a uma cirurgia para retirada dos órgãos problemáticos. Quando retornou à pré-escola, contou às outras crianças sobre todos os sorvetes que ela tomou após a sua "tonsilectomia". Onde estão localizadas essas tonsilas, e qual a sua função?

3. Após vários anos de luta com uma doença autoimune crônica, o médico de Kelly recomendou uma esplenectomia. Desde então, toda vez que ela vai ao dentista, é aconselhada a tomar antibióticos por um período antes da consulta.

Por que o médico teria recomendado a retirada desse órgão tão importante e por que o dentista recomenda o uso de antibióticos?

4. Nan pediu o seu jantar em um restaurante italiano. Informou ao garçom que era "extremamente alérgica a berinjela", e que era extremamente importante que a sua refeição não incluísse berinjela. O jantar chegou, e, logo após começar a comer as verduras grelhadas, Nan começou a ter dificuldade em respirar e falar. Não havia nenhum pedaço visível de berinjela no prato, de modo que ela declarou à pessoa que a acompanhava que as verduras certamente foram preparadas na mesma grelha que a berinjela para outras pessoas. Como a dificuldade em respirar poderia levá-la a essa conclusão? Como a alergia à berinjela está relacionada com a dificuldade em respirar? Se a dificuldade em respirar continuar se agravando, que tipo de tratamento deve ser necessário? Explique por que esse tratamento deve ajudar.

5. Uma infecção por um parasita tropical pode bloquear um vaso linfático. Qual seria o efeito do bloqueio do tronco subclávio esquerdo?

❓ RESPOSTAS ÀS QUESTÕES DAS FIGURAS

15.1 A medula óssea vermelha contém células-tronco que se desenvolvem em linfócitos.

15.2 A linfa assemelha-se mais ao líquido intersticial do que o plasma sanguíneo, visto que o conteúdo de proteína da linfa é baixo.

15.3 Os troncos lombares direito e esquerdo e o tronco intestinal desembocam na cisterna do quilo, que, em seguida, drena para o ducto torácico.

15.4 A inspiração promove o movimento da linfa dos vasos linfáticos abdominais para a região torácica.

15.5 Os linfócitos T amadurecem no timo.

15.6 Quando substâncias estranhas entram em um linfonodo, elas podem ser fagocitadas por macrófagos ou atacadas pelos linfócitos que desencadeiam respostas imunes.

15.7 Depois do nascimento, a polpa branca do baço atua na imunidade, enquanto a polpa vermelha do baço remove as células sanguíneas desgastadas e armazena as plaquetas.

15.8 Os linfonodos cervicais profundos constituem o maior grupo de linfonodos no pescoço.

15.9 Os linfonodos frênicos drenam a maior parte do diafragma.

15.10 Os linfonodos umerais drenam a maior parte do membro superior.

15.11 Os três grupos de linfonodos celíacos são os linfonodos gástricos, hepáticos e pancreaticoesplênicos.

15.12 Os linfonodos inguinais superficiais são paralelos à veia safena.

15.13 Os tecidos linfáticos começam a se desenvolver no final da quinta semana de vida embrionária.

TECIDO NERVOSO

16

INTRODUÇÃO Como aconteceu ao longo dos anos das décadas de 1980 e 1990, o computador continua revolucionando o nosso mundo atual. No final da década de 1970, os primeiros computadores de mesa operavam com uma memória RAM total de 16 KB. Atualmente, é comum ter um computador de mesa ou até mesmo um *notebook* com 1 giga de RAM, aumentando a capacidade em *um milhão de vezes* nesses últimos 30 anos.

Entretanto, até mesmo os supercomputadores mais avançados perdem a sua superioridade quando comparados com a máquina que os criou – o sistema nervoso humano. Neste capítulo, iremos introduzir a organização básica desse computador humano e estudar seus componentes fundamentais que atuam como fios condutores e circuitos.

Em virtude da grande complexidade do sistema nervoso, os diferentes aspectos de sua estrutura e função serão analisados em vários capítulos relacionados. Este capítulo trata da organização do sistema nervoso e das propriedades das células que compõem o tecido nervoso – os neurônios (células nervosas) e a neuróglia (células que sustentam as atividades dos neurônios). Nos capítulos seguintes, iremos examinar a estrutura e as funções da medula espinal e dos nervos espinais (Capítulo 17) e do encéfalo e dos nervos cranianos (Capítulo 18). Em seguida, estudaremos a divisão autônoma do sistema nervoso, isto é, a parte do sistema nervoso que opera sem controle voluntário (Capítulo 19). A seguir, iremos examinar os sentidos somáticos – tato, pressão, calor, frio, dor e outros –, bem como as vias sensoriais e motoras para compreender como os impulsos nervosos passam para a medula espinal e o encéfalo, ou da medula espinal e do encéfalo para os músculos e as glândulas (Capítulo 20). Nossa exploração desse sistema complexo, porém fascinante, será concluída com o estudo dos sentidos especiais: olfato, paladar, visão, audição e equilíbrio (Capítulo 21). •

Mark Nielsen

? *Você já se perguntou como os anestésicos locais atuam? Você pode encontrar a resposta na página 576.*

SUMÁRIO

16.1 Visão geral do sistema nervoso, 573
- Estruturas do sistema nervoso, 573
- Organização do sistema nervoso, 573

16.2 Histologia e funções dos neurônios, 575
- Neurônios, 575
- Sinapses, 578

16.3 Histologia e função da neuróglia, 582
- Neuróglia do SNC, 582
- Neuróglia do SNP, 583
- Mielinização, 584
- Substância branca e substância cinzenta, 585

16.4 Circuitos neurais, 585

16.5 Regeneração e neurogênese, 588

Terminologia técnica, 588

16.1 Visão geral do sistema nervoso

OBJETIVOS
- Distinguir entre neurologia e neurologista
- Citar as estruturas e as funções básicas do sistema nervoso
- Descrever a organização do sistema nervoso
- Explicar a organização funcional da parte periférica do sistema nervoso.

Estruturas do sistema nervoso

O ramo da ciência biológica que trata do funcionamento normal e dos distúrbios do sistema nervoso é denominado **neurologia**. Um **neurologista** é um médico especializado no diagnóstico e no tratamento dos distúrbios do sistema nervoso.

Com massa de apenas 2 kg, isto é, cerca de 3% do peso corporal total, o **sistema nervoso** é um dos menores e, ainda assim, o mais complexo dos 11 sistemas do corpo. O sistema nervoso consiste em uma rede altamente organizada de dois tipos de células; contém bilhões de neurônios e um número ainda maior de células da neuróglia. As estruturas que compõem o sistema nervoso incluem o encéfalo, os nervos cranianos e seus ramos, a medula espinal, os nervos espinais e seus ramos, os gânglios, os plexos entéricos e os receptores sensoriais (Figura 16.1).

Organização do sistema nervoso

Embora tenhamos apenas um sistema nervoso, é conveniente organizá-lo em diversos componentes para facilitar o seu estudo. Em termos gerais, o sistema nervoso pode ser organizado tanto anatômica quanto funcionalmente.

Organização anatômica

O sistema nervoso difere dos outros sistemas do corpo porque muitas de suas células são extremamente longas. Por conseguinte, é difícil dividir o sistema nervoso em órgãos distintos com suas próprias populações de células características, como fazemos para os outros sistemas do corpo. Do ponto de vista anatômico, o sistema nervoso consiste em duas divisões interconectadas: (1) a parte central e (2) a parte periférica (Figura 16.1).

PARTE CENTRAL DO SISTEMA NERVOSO. Também chamada de **sistema nervoso central (SNC)**, é composta pelo encéfalo e pela medula espinal. O encéfalo está envolvido e é protegido pelo crânio, na cavidade do crânio, e contém cerca de 85 bilhões de neurônios. A **medula espinal** está envolvida e é protegida pelos ossos da coluna vertebral, no canal vertebral, e contém cerca de 100 milhões de neurônios. O encéfalo e a medula espinal são contínuos um com o outro através do forame magno do occipital. O SNC processa muitos tipos diferentes de informações sensoriais de entrada. Constitui também a fonte dos pensamentos, das emoções e das memórias. Os impulsos nervosos que estimulam a contração dos músculos e a secreção das glândulas originam-se, em sua maioria, no SNC.

Figura 16.1 Componentes do sistema nervoso e organização anatômica do sistema nervoso.

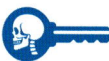

As principais estruturas do sistema nervoso são o encéfalo e os nervos cranianos, a medula espinal e os nervos espinais, os gânglios, os plexos entéricos e os receptores sensoriais.

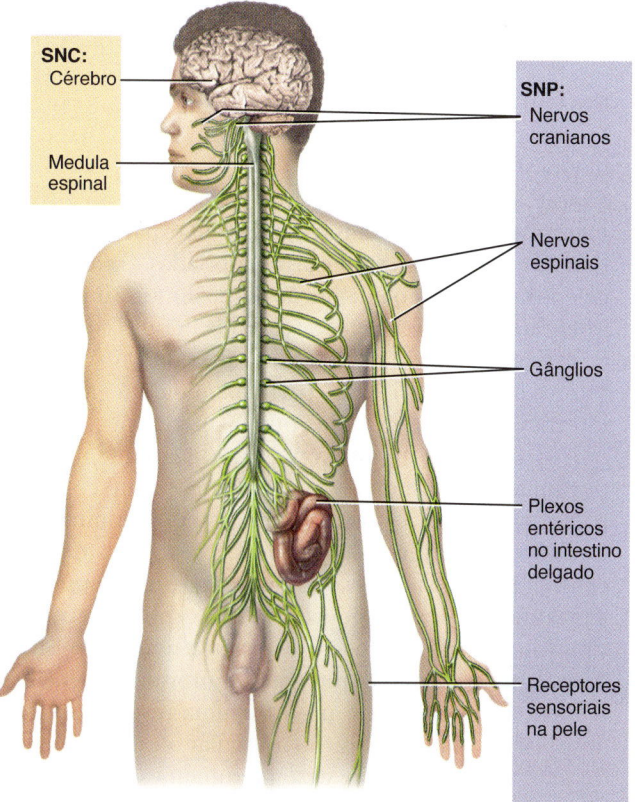

? Como o sistema nervoso é organizado anatomicamente?

PARTE PERIFÉRICA DO SISTEMA NERVOSO. Também chamada de **sistema nervoso periférico (SNP)**, é composta de todas as estruturas nervosas encontradas fora do SNC, como nervos cranianos e seus ramos, nervos espinais e seus ramos e receptores sensoriais. Essas estruturas ligam todas as partes do corpo ao SNC. Da base do encéfalo, emergem 12 pares (direitos e esquerdos) de **nervos cranianos**, numerados de I a XII. Um **nervo** é um feixe de centenas a milhares de axônios (fibras celulares nervosas) com tecido conjuntivo associado a vasos sanguíneos, situado fora do encéfalo e da medula espinal. Cada nervo segue um trajeto definido e supre uma região específica do corpo. Por exemplo, o nervo mediano transporta sinais para estímulo motor e estímulo sensitivo dos músculos e da pele do membro superior. Trinta e um pares de **nervos espinais** emergem da medula espinal, cada um deles inervando uma região específica nos lados direito e esquerdo do corpo. Os **receptores sensoriais** são estruturas que monitoram alterações nos ambientes interno e externo, como os receptores na pele que detectam sensações táteis, os fotorreceptores nos olhos e os receptores olfatórios no nariz.

Organização funcional

O sistema nervoso executa uma complexa série de tarefas. Por meio de sua atuação, podemos sentir vários odores, produzir a fala e lembrar de eventos passados; além disso, gera sinais que controlam os movimentos do corpo e regula a operação de órgãos internos. Essas diversas atividades podem ser agrupadas em três funções básicas: sensitiva (influxo), integrativa (controle) e motora (efluxo).

1. *Função sensitiva.* Os receptores sensitivos *detectam* estímulos internos, como elevação da pressão arterial, e estímulos externos, como uma gota de chuva que cai em seu braço. Os neurônios denominados neurônios **sensitivos** ou *neurônios aferentes* transportam essa informação sensitiva até o encéfalo e a medula espinal por meio dos nervos cranianos e espinais.
2. *Função integrativa.* O sistema nervoso processa a informação sensitiva ao analisar e armazenar parte dela e ao tomar decisões para respostas apropriadas – uma atividade conhecida como **integração**. Uma importante função integrativa é a **percepção**, o reconhecimento consciente de estímulos sensoriais. A percepção ocorre no encéfalo. Muitos dos neurônios que participam na integração são **interneurônios** (neurônios que se interconectam com outros neurônios), com axônios que se estendem apenas por uma curta distância e entram em contato com neurônios vizinhos no encéfalo ou na medula espinal para estabelecer "quadros de circuitos" complexos da parte central do sistema nervoso. Os interneurônios constituem a grande maioria dos neurônios no corpo. Esses neurônios formam a maior parte do sistema nervoso central.
3. *Função motora.* Uma vez integrada a informação sensitiva, o sistema nervoso pode produzir uma resposta motora apropriada, como contração muscular ou secreção glandular. Os neurônios que desempenham essa função são denominados neurônios **motores** ou *neurônios eferentes*. Os neurônios motores conduzem a informação do encéfalo para a medula espinal ou para fora do encéfalo e da medula espinal para os **efetores** (músculos e glândulas) por meio dos nervos cranianos e espinais. A estimulação dos efetores pelos neurônios motores provoca contração dos músculos e secreção das glândulas.

Vamos examinar agora as funções motoras e sensitivas da parte periférica do sistema nervoso de modo mais detalhado. A parte periférica do sistema nervoso é dividida em parte somática do sistema nervoso e divisão autônoma do sistema nervoso (Figura 16.2).

PARTE SOMÁTICA DO SISTEMA NERVOSO. A **parte somática do sistema nervoso (PSSN)**, uma divisão da parte periférica do sistema nervoso (SNP) consiste em neurônios sensitivos, denominados *neurônios sensitivos somáticos*, que conduzem a informação para o SNC a partir de receptores sensitivos na pele, nos músculos esqueléticos e nas articulações e a partir dos receptores para os sentidos especiais (visão, audição, equilíbrio, paladar e olfato). Essas *vias sensitivas somáticas* estão envolvidas no *influxo* de informações para o SNC para integração (processamento). A PSSN também consiste em neurônios motores, denominados *neurônios motores somáticos*, que transportam a informação do SNC apenas para os músculos esqueléticos. Essas *vias motoras somáticas* estão envolvidas no *efluxo* de informações do SNC, resultando em contração muscular. Essas respostas motoras podem ser controladas conscientemente; as ações dessas partes da PSSN são *voluntárias*.

DIVISÃO AUTÔNOMA DO SISTEMA NERVOSO. A **divisão autônoma do sistema nervoso (DASN)** também possui componentes sensitivos e motores. Os neurônios sensitivos, denominados *neurônios sensitivos autônomos* (*viscerais*), transportam a informação para o SNC a partir dos receptores sensitivos autônomos, localizados principalmente nos órgãos viscerais (órgãos musculares lisos no tórax, no abdome e na pelve). Os *neurônios motores autônomos* transportam a informação do SNC para o *músculo liso*, o *músculo cardíaco* e as *glândulas* e provocam a contração dos músculos e a secreção das glândulas. Como suas respostas motoras normalmente não estão sob controle consciente, a ação da DASN é involuntária. As duas principais subdivisões da DASN são a **parte simpática** e a **parte parassimpática**. Com poucas exceções, os efetores recebem nervos de ambas as partes, e, em geral, as duas partes exercem ações opostas. Por exemplo, os neurônios simpáticos aumentam a frequência cardíaca, enquanto os neurônios parassimpáticos a diminuem. Em geral, a parte simpática ajuda a sustentar o exercício ou ações de emergência, as denominadas respostas de "luta ou fuga", enquanto a parte parassimpática controla as atividades de "repouso e digestão" (Capítulo 19). Como a parte simpática constitui o principal regulador do músculo liso do sistema circulatório, possui uma distribuição mais ampla, visto que os vasos sanguíneos estão localizados em todas as partes do corpo. A parte parassimpática constitui o principal regulador do músculo liso dos sistemas digestório e respiratório, que derivam do tubo intestinal embrionário.

Uma terceira subdivisão da DASN é a **parte entérica do sistema nervoso (PESN)**, também designada como "cérebro do intestino". Consiste em mais de 100 milhões de neurônios que estão distribuídos pela maior parte da extensão do

Figura 16.2 Organização funcional do sistema nervoso. Organograma do sistema nervoso; os quadros em azul representam os componentes sensitivos do sistema nervoso periférico, os quadros em vermelho representam os componentes motores do SNP, e os quadros em verde representam os efetores (músculos e glândulas).

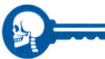

As vias sensitivas estão envolvidas no influxo de informações para o SNC; as vias motoras estão envolvidas no efluxo de informações do SNC.

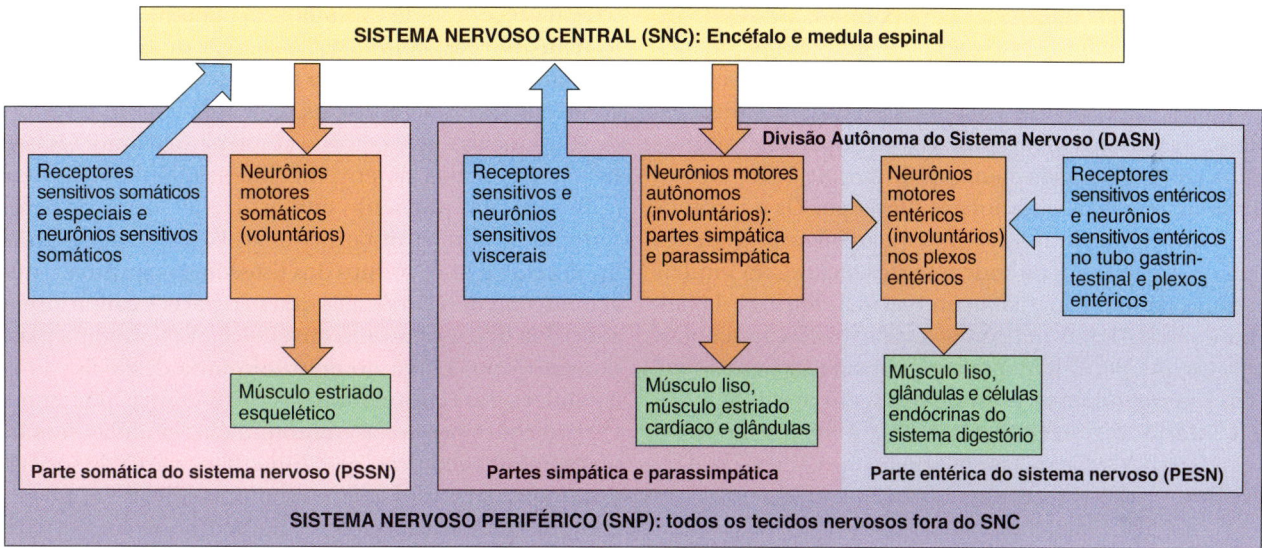

? Que componente motor da parte periférica do sistema nervoso é voluntário?

tubo gastrintestinal. A PESN também possui componentes sensitivos e motores, que são capazes de operar independentemente, mas que podem se comunicar e são regulados por outros ramos da DASN. Os *neurônios sensitivos* da PESN monitoram alterações químicas no sistema digestório, bem como o estiramento de suas paredes. Os *neurônios motores* da PESN controlam a contração do músculo liso do tubo gastrintestinal para propelir o alimento por ele. Esses neurônios também controlam as secreções dos órgãos do tubo gastrintestinal, como a secreção ácida do estômago, e as células endócrinas que secretam hormônios. À semelhança das duas principais partes da DASN, a PESN é involuntária.

✓ TESTE RÁPIDO
1. Defina neurologia e neurologista.
2. Quais são os componentes estruturais do SNC e do SNP?
3. Que tipos de problemas resultariam de uma lesão em cada uma das seguintes estruturas: neurônios sensitivos, interneurônios e neurônios motores?
4. Descreva os componentes estruturais e as funções da PSSN, DASN e PESN e indique qual dessas subdivisões do SNP controla as ações voluntárias e quais delas regulam as ações involuntárias.

16.2 Histologia e funções dos neurônios

● OBJETIVOS
- Comparar as características histológicas e as funções dos neurônios e da neuróglia
- Diferenciar as substâncias branca e cinzenta
- Definir uma junção neuromuscular
- Distinguir entre sinapses elétricas e químicas
- Definir um neurotransmissor e fornecer vários exemplos.

Conforme assinalado anteriormente neste capítulo, o tecido nervoso é composto de dois tipos de células – neurônios e neuróglia. Essas células combinam-se em diversas maneiras em diferentes regiões do sistema nervoso. Além de formar complexas redes de processamento no encéfalo e na medula espinal, os neurônios constituem os circuitos que unem todas as regiões do corpo a essa unidade de processamento central. Por serem células altamente especializadas, capazes de alcançar grandes extensões e de estabelecer conexões extremamente complexas com outras células, os neurônios são responsáveis pela maioria das funções exclusivas do sistema nervoso, como percepção, pensamento, memória, controle da atividade muscular e regulação das secreções glandulares. Em consequência de sua especialização, a maioria dos neurônios perdeu a capacidade de sofrer divisões mitóticas. As células da neuróglia são menores, porém são mais numerosas do que os neurônios, alcançando até 25 vezes o seu número, de acordo com algumas estimativas. A neuróglia sustenta, nutre e protege os neurônios, além de manter o líquido intersticial que os banha. Diferentemente dos neurônios, a neuróglia continua se dividindo durante toda a vida do indivíduo. As estruturas dos neurônios e da neuróglia diferem, dependendo de sua localização no sistema nervoso central ou no sistema nervoso periférico. Essas diferenças na estrutura correlacionam-se com diferenças na função desempenhada por essas duas ramificações do sistema nervoso.

Neurônios

Os **neurônios** ou *células nervosas* possuem **excitabilidade elétrica**, a capacidade de responder a determinado estímulo e de convertê-lo em um impulso nervoso. Um *estímulo* refere-se a qualquer mudança no ambiente, forte o suficiente para iniciar um impulso nervoso. De maneira muito simples, um **impulso nervoso** (*potencial de ação*) é um sinal elétrico que se propaga ao longo da superfície da membrana de um neurônio. O impulso começa e segue o seu trajeto em virtude do movimento de íons (como sódio e potássio) entre o líquido intersticial e a parte interna de um neurônio, através de canais iônicos específicos existentes na membrana plasmática do neurônio. Uma vez iniciado, o impulso nervoso segue o seu percurso rapidamente, com intensidade constante.

Alguns neurônios são minúsculos e propagam impulsos por uma curta distância (menos de 1 mm) no SNC. Outros constituem as células mais longas do corpo. Os neurônios motores que induzem os músculos a movimentar os dedos dos pés, por exemplo, estendem-se desde a região lombar da medula espinal (imediatamente acima do nível da cintura) até o pé. Alguns neurônios sensitivos são ainda mais longos. Os que permitem que tenhamos sensações nos dedos dos pés estendem-se por todo o trajeto desde o pé até a parte inferior do encéfalo. Os impulsos nervosos percorrem essas grandes distâncias em velocidades que variam de 0,5 a 130 metros por segundo (1,6 a 450 km/h).

Partes de um neurônio

Embora os neurônios exibam uma ampla variedade de formatos e tamanhos, todos compartilham um padrão geral de estrutura (Figura 16.3). Normalmente, um neurônio consiste em duas partes básicas: (1) o corpo celular e (2) um número variável de prolongamentos, denominados fibras nervosas. As fibras nervosas exibem uma grande variação quanto ao comprimento e tamanho e são classificadas com base em diferenças estruturais e funcionais distintas, como dendritos ou axônio.

Corpo celular

O **corpo celular** (*pericário*) contém um núcleo circundado por citoplasma. O citoplasma inclui organelas típicas, como lisossomos, mitocôndrias e complexo de Golgi. Os corpos celulares dos neurônios também contêm agrupamentos proeminentes de retículo endoplasmático rugoso, denominados **corpúsculos de Nissl**. Os corpúsculos de Nissl são responsáveis pelos níveis elevados de síntese proteica; as proteínas desempenham um importante papel na manutenção e reparo, na transmissão de impulsos nervosos e na recepção de estímulos. O citoesqueleto inclui tanto **neurofibrilas**, compostas de feixes de filamentos intermediários responsáveis pelo formato e pela sustentação da célula, quanto **microtúbulos**, que auxiliam no movimento de substâncias entre o corpo celular e o axônio. Os neurônios em processo de envelhecimento também contêm **lipofuscina**, um pigmento que ocorre na forma de aglomerados de grânulos castanho-amarelados no citoplasma. A lipofuscina é um produto dos lisossomos neuronais, que se acumula no neurônio, mas que não parece causar prejuízo à medida que o neurônio envelhece. A membrana plasmática do corpo celular do neurônio varia desde lisa a muito irregular; essas protuberâncias são causadas por numerosas projeções pequenas, denominadas **gêmulas somáticas** ou **espinhas somáticas**, que aumentam a área de superfície disponível para interações com outras células nervosas. Um conjunto de corpos celulares de neurônios fora do SNC é denominada gânglio.

Fibras nervosas

Fibra nervosa é um termo geral para referir-se a qualquer prolongamento (extensão) neuronal que emerge do corpo celular de um neurônio. Os prolongamentos são denominados dendritos e axônios. A maioria dos neurônios apresenta múltiplos dendritos e um axônio. Os **dendritos** constituem as partes receptoras ou aferentes de um neurônio. Os dendritos são habitualmente curtos, afilados e altamente ramificados: quanto maior a ramificação, maior a área de superfície do neurônio para receber uma comunicação sináptica de outros neurônios. Em muitos neurônios, os dendritos formam uma série de prolongamentos em forma de árvore, que se estendem a partir do corpo celular. Embora existam muitos tipos de ramificações dendríticas

---

CORRELAÇÃO CLÍNICA | *Neurotoxinas e anestésicos locais*

Alguns moluscos e outros organismos contêm **neurotoxinas**, isto é, substâncias que produzem seus efeitos tóxicos por meio de sua ação sobre o sistema nervoso. Uma neurotoxina particularmente letal é a tetrodotoxina (TTX), encontrada nas vísceras do baiacu japonês. A TTX bloqueia efetivamente os impulsos nervosos.

Os **anestésicos locais** são fármacos que bloqueiam a dor e outras sensações somáticas. Os exemplos incluem a procaína e a lidocaína, que podem ser usadas para produzir anestesia na pele durante a sutura de um corte, na boca durante trabalho dentário, ou na parte inferior do corpo durante o parto. Tal qual a TTX, esses fármacos bloqueiam os impulsos nervosos, de modo que os sinais de dor não alcancem o SNC.

O resfriamento localizado de um nervo também pode produzir um efeito anestésico, visto que os axônios transmitem impulsos em velocidades mais baixas quando resfriados. A aplicação de gelo ao tecido lesionado consegue reduzir a dor, visto que a propagação das sensações de dor ao longo dos axônios é parcialmente bloqueada.

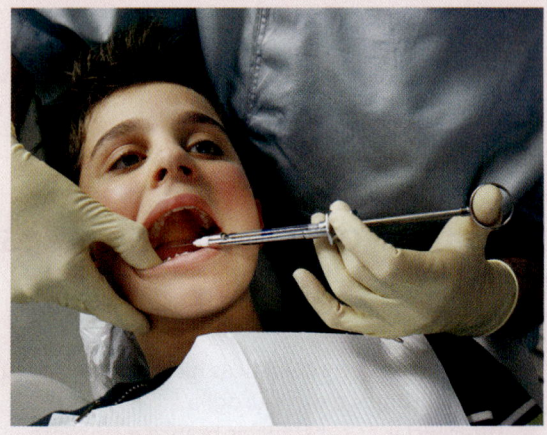

Image Source/Getty Images, Inc.

Figura 16.3 Estrutura de um neurônio típico e sinapse entre neurônios. As setas em **A** indicam o sentido do fluxo da informação: dendritos → corpo celular → axônio → terminações axônicas. A interrupção indica que o axônio é, na realidade, muito mais longo do que o mostrado.

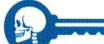 As partes básicas de um neurônio consistem em vários dendritos, um corpo celular e um axônio.

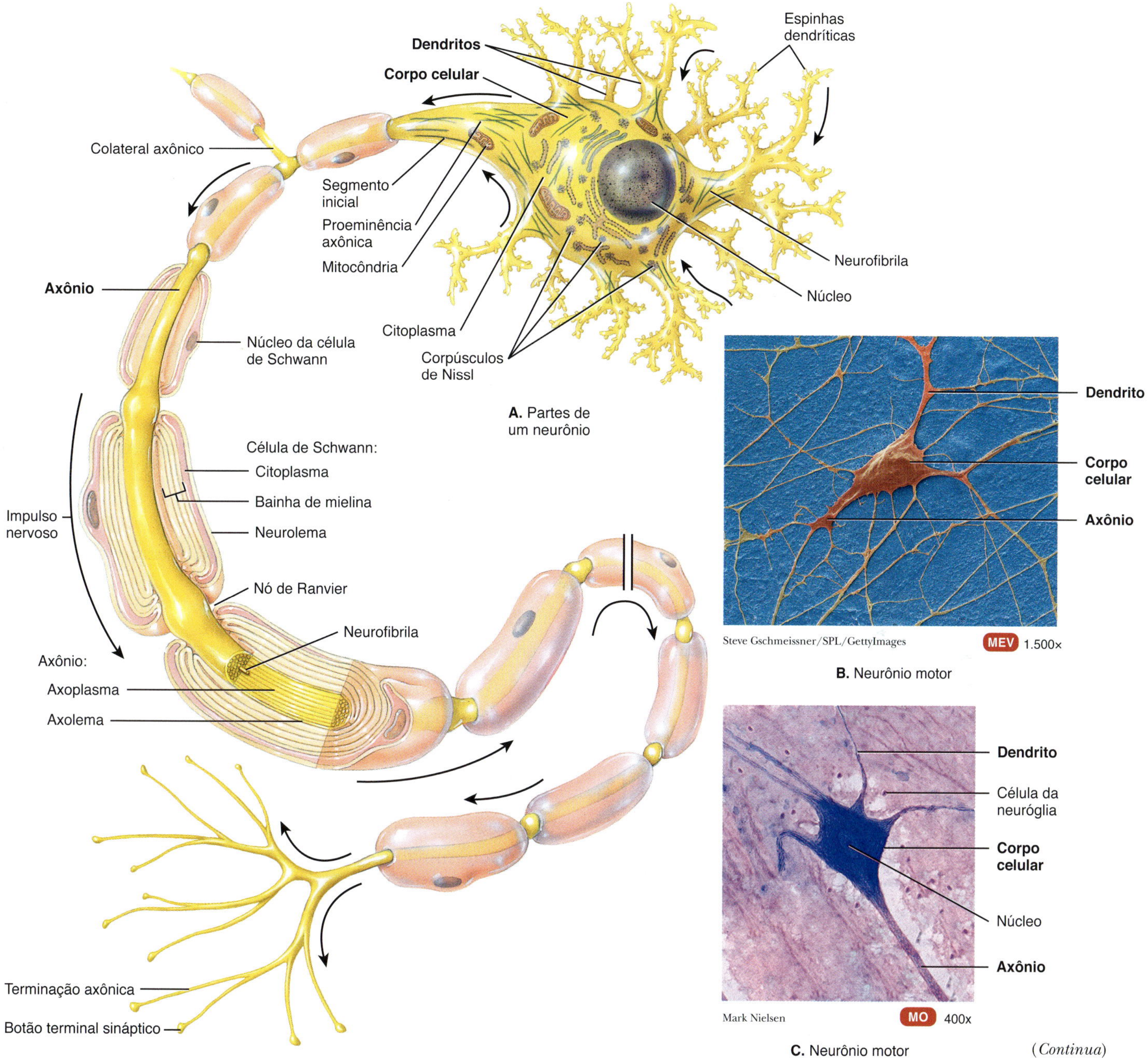

A. Partes de um neurônio

B. Neurônio motor

C. Neurônio motor

(*Continua*)

diferentes, cada tipo de neurônio possui um padrão de ramificação semelhante. Seu citoplasma contém corpúsculos de Nissl, mitocôndrias e outras organelas. As membranas plasmáticas dos dendritos, à semelhança do corpo celular, contêm numerosos sítios receptores para a ligação de mensageiros químicos provenientes de outras células. De fato, os dendritos normalmente apresentam muito mais sítios do que o corpo celular. O número desses sítios receptores na membrana plasmática dos dendritos de muitos neurônios é aumentado por pequenas protuberâncias ou projeções da membrana plasmática, semelhantes às projeções menos numerosas no corpo celular, denominadas **gêmulas dendríticas** ou *espinhas dendríticas*.

O **axônio** é outro tipo de fibra nervosa, que varia significativamente dos dendritos. Os axônios variam quanto ao comprimento de menos de um milímetro nos neurônios que só se comunicam com células adjacentes, a mais de um metro nos neurônios que se comunicam com partes distantes do sistema nervoso ou com órgãos periféricos. O único axônio de cada neurônio transporta impulsos nervosos em direção a outro neurônio, a uma fibra muscular ou a uma célula glandular. Um axônio é uma longa projeção

Figura 16.3 *Continuação*

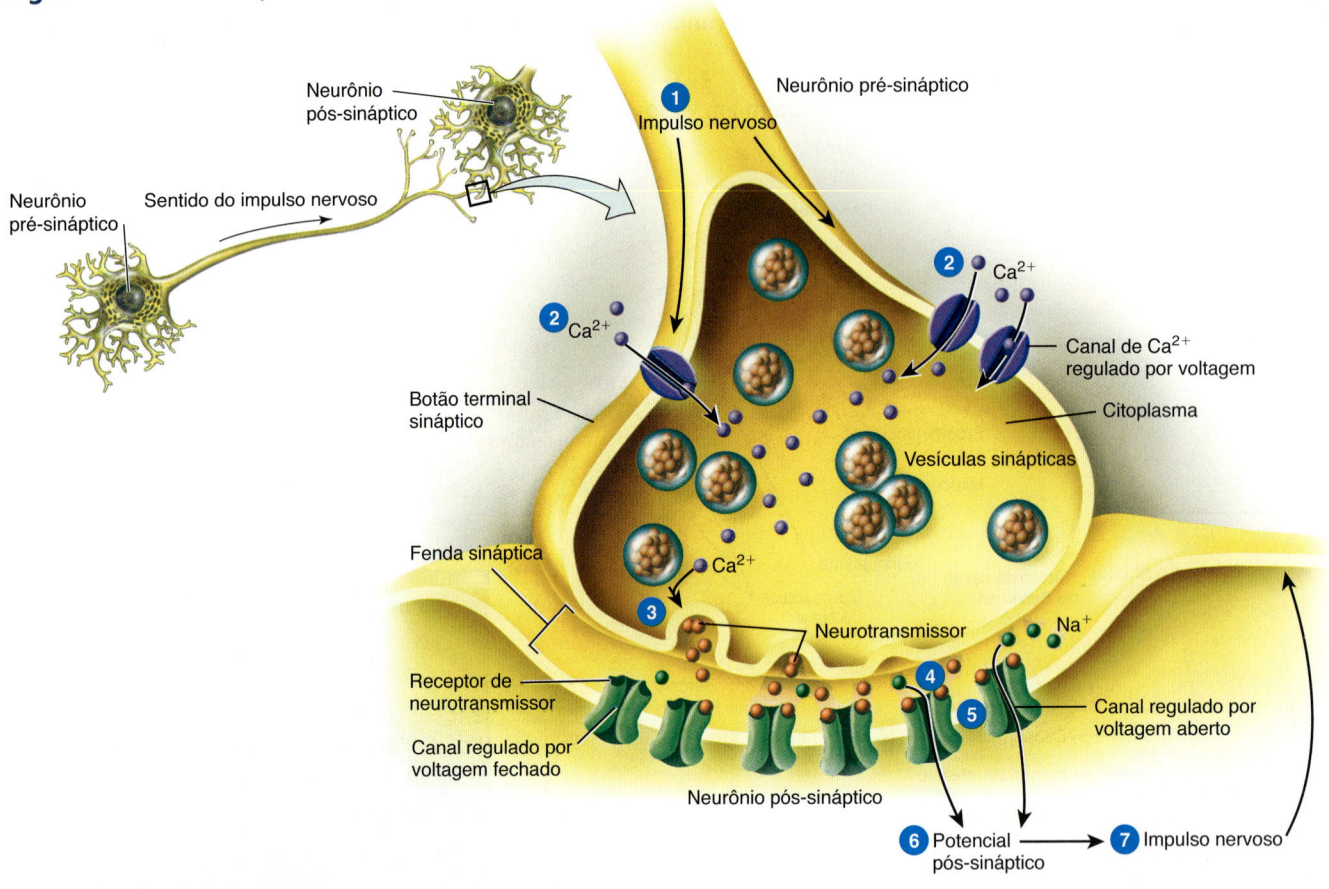

D. Sinapse entre neurônios

? Que funções os dendritos, o corpo celular e o axônio desempenham na comunicação dos impulsos nervosos?

cilíndrica delgada, que frequentemente se une ao corpo celular em uma elevação em formato de cone, denominada **proeminência axônica**. A parte do axônio mais próxima da proeminência axônica é o **segmento inicial**. Na maioria dos neurônios, os impulsos originam-se na junção da proeminência axônica com o segmento inicial, uma área denominada **zona-gatilho**, e, em seguida, seguem o seu trajeto ao longo do axônio. A zona-gatilho não tem corpúsculos de Nissl e apresenta numerosos canais sensíveis à voltagem na membrana plasmática. Um axônio contém mitocôndrias, microtúbulos e neurofibrilas. O citoplasma do axônio, denominado **axoplasma**, é envolvido por uma membrana plasmática, conhecida como **axolema**. Ao longo da extensão do axônio, ramos laterais, denominados **axônios colaterais**, podem ramificar-se, normalmente em ângulo reto ao axônio. O axônio e seus colaterais terminam dividindo-se em muitos prolongamentos finos, denominados **arborizações terminais do axônio** (*telodendro*).

Sinapses

O local de comunicação entre dois neurônios ou entre um neurônio e uma célula efetora é denominado **sinapse** (Figura 16.3C). O termo **neurônio pré-sináptico** refere-se a uma célula nervosa que transporta um impulso nervoso em direção a uma sinapse. É a célula que envia um sinal. Uma **célula pós-sináptica** é a célula que recebe um sinal. Pode ser uma célula nervosa, denominada **neurônio pós-sináptico**, que transporta um impulso nervoso para longe de uma sinapse, ou uma célula *efetora* (célula muscular ou glandular) que responde ao impulso na sinapse. As extremidades de algumas terminações axônicas desenvolvem estruturas em formato de bulbo, denominadas **botões terminais sinápticos**, enquanto outras exibem uma fileira de protuberâncias intumescidas, denominadas **varicosidades**. Tanto os botões terminais sinápticos quanto as varicosidades contêm muitos sacos minúsculos envolvidos por membrana, denominados **vesículas sinápticas**, que armazenam uma substância química, denominada neurotransmissor. Um **neurotransmissor** é uma molécula liberada de uma vesícula sináptica, que excita ou inibe os neurônios pós-sinápticos, fibras musculares ou células glandulares. Durante muito tempo, acreditou-se que os neurônios liberassem apenas um tipo de neurotransmissor em todos os botões terminais sinápticos. Atualmente, sabemos que muitos neurônios contêm dois ou até mesmo três neurotransmissores, e que a liberação do segundo ou do terceiro neurotransmissor de um neurônio pré-sináptico pode depender da frequência de ativação do neurônio, bem como de outros fatores. Os neurotransmissores serão descritos de modo mais detalhado adiante.

Junção neuromuscular

Se isso lhe parecer familiar, é porque, no Capítulo 10, foi descrita a sinapse entre um neurônio motor e uma fibra muscular, denominada **junção neuromuscular** (ver Figura 10.6). (A sinapse entre um neurônio e uma célula glandular é denominada **junção neuroglandular**.) No Capítulo 10, foi assinalado que a maioria das sinapses contém um pequeno espaço entre as células, denominado **fenda sináptica** (ver Figura 10.6C). Um impulso nervoso é incapaz de saltar pela fenda para excitar a célula seguinte, de modo que ele depende de neurotransmissores. Em uma junção neuromuscular, as vesículas sinápticas liberam o neurotransmissor acetilcolina (ACh) (ver Figura 10.6C). A ACh é captada pelos receptores de ACh, que consistem em proteínas inseridas nas membranas celulares das fibras musculares, desencadeando um potencial de ação. O potencial de ação provoca a contração das fibras musculares. Uma vez executada a sua tarefa, a ACh é rapidamente decomposta por uma enzima na fenda sináptica, denominada *acetilcolinesterase (AChE)*.

Sinapses entre neurônios

Nas sinapses entre neurônios, o neurônio que envia o sinal é denominado **neurônio pré-sináptico**, enquanto aquele que recebe a mensagem é designado como **neurônio pós-sináptico** (Figura 16.3C). As sinapses entre neurônios são, em sua maioria, **axodendríticas**, isto é, de um axônio pré-sináptico para o dendrito pós-sináptico, enquanto outras são **axossomáticas**, do axônio pré-sináptico para o corpo celular (soma) pós-sináptico, ou **axoaxônicas**, isto é, do axônio pré-sináptico para um axônio pós-sináptico.

As sinapses entre neurônios podem ser elétricas ou químicas. Em uma **sinapse elétrica**, as membranas plasmáticas dos neurônios pré-sináptico e pós-sináptico estão firmemente ligadas por junções comunicantes que contêm conexonas (ver Figura 3.2E). Conforme os íons fluem de uma célula para outra por meio das conexonas, um impulso nervoso é gerado e passa de uma célula para outra. Embora as sinapses elétricas não sejam tão comuns quanto as sinapses químicas no encéfalo, são muito comuns nos músculos lisos viscerais, no tecido muscular cardíaco e no embrião em desenvolvimento. As sinapses elétricas possibilitam uma comunicação muito rápida e movimentos coordenados uniformes, como aqueles necessários para os batimentos cardíacos.

As **sinapses químicas**, que envolvem a liberação de um neurotransmissor a partir de um neurônio pré-sináptico, ocorrem entre a maioria dos neurônios e entre todos os neurônios e efetores (células musculares e células glandulares).

Uma sinapse química típica age da seguinte maneira (Figura 16.3C):

❶ Um impulso nervoso chega a um botão terminal sináptico de um axônio pré-sináptico.

❷ O impulso nervoso abre os canais de Ca^{2+} regulados por voltagem, existentes na membrana dos botões terminais sinápticos, possibilitando o fluxo de Ca^{2+} para dentro do botão terminal sináptico. No Capítulo 10, foi assinalado que os canais regulados por voltagem consistem em proteínas integrais de membrana, que se abrem em resposta a mudanças no potencial de membrana (voltagem).

❸ Um aumento na concentração de Ca^{2+} no interior do botão terminal sináptico desencadeia a exocitose de algumas das vesículas sinápticas, liberando milhares de moléculas de neurotransmissores na fenda sináptica.

❹ As moléculas de neurotransmissor difundem-se através da fenda sináptica e ligam-se aos **receptores de neurotransmissores** localizados na membrana plasmática do neurônio pós-sináptico.

❺ A ligação das moléculas de neurotransmissores abre os canais iônicos, possibilitando o fluxo de determinados íons através da membrana.

❻ Conforme os íons fluem pelos canais abertos, a voltagem através da membrana modifica-se. Dependendo dos íons presentes nos canais, a mudança de voltagem pode resultar na geração de um impulso nervoso se os canais de sódio (Na^+) se abrirem (*excitatório*), ou na inibição de um impulso nervoso se os canais de cloreto (Cl^-) ou de potássio (K^+) se abrirem (*inibitório*). Um neurônio típico do SNC recebe influxos de 1.000 a 10.000 sinapses. Parte desse influxo é excitatória, enquanto outra parte é inibitória. A soma de todos os efeitos excitatórios e inibitórios em determinado momento estabelece se um ou mais impulsos irão ocorrer no neurônio pós-sináptico.

Na maioria das sinapses, só ocorre a transferência unilateral de informação – de um neurônio pré-sináptico para um neurônio pós-sináptico ou para um efetor, como fibra muscular ou célula glandular. Por exemplo, a transmissão sináptica em uma junção neuromuscular (JNM) prossegue de um neurônio motor somático para uma fibra muscular esquelética (mas não no sentido oposto). Apenas os botões terminais sinápticos dos neurônios pré-sinápticos podem liberar neurotransmissores, e somente a membrana do neurônio pós-sináptico possui as proteínas receptoras corretas para reconhecer o neurotransmissor e ligar-se a ele.

Um neurotransmissor afeta o neurônio pós-sináptico, uma fibra muscular ou uma célula glandular enquanto ele permanece ligado a seus receptores. Por conseguinte, a remoção do neurotransmissor é essencial para a função sináptica normal. O neurotransmissor é removido de três maneiras: (1) algumas das moléculas de neurotransmissores liberadas difundem-se para longe da fenda sináptica. Uma vez fora do alcance de seus receptores, a molécula do neurotransmissor não consegue mais exercer seu efeito; (2) alguns neurotransmissores são destruídos por enzimas; (3) muitos neurotransmissores são transportados ativamente de volta para o neurônio que os liberou (recaptação); outros são transportados para a neuróglia adjacente (captação).

Neurotransmissores

Cerca de 100 substâncias são neurotransmissores conhecidos ou suspeitos. A **acetilcolina (ACh)** é liberada por muitos neurônios do SNP e por alguns neurônios do SNC. A ACh é um neurotransmissor excitatório na junção neuromuscular. É também conhecida como neurotransmissor inibitório em outras sinapses. Por exemplo, os neurônios parassimpáticos diminuem a frequência cardíaca por meio de liberação de ACh nas sinapses inibitórias.

Vários aminoácidos são neurotransmissores no SNC. O **glutamato** e o **aspartato** exercem efeitos excitatórios potentes. Outros aminoácidos, como o ácido **gama-aminobutírico (GABA)**, são neurotransmissores inibitórios importantes. A ação do GABA é intensificada por agentes ansiolíticos, como o diazepam.

Alguns neurotransmissores são aminoácidos modificados, incluindo norepinefrina, dopamina e serotonina. A **norepinefrina (NE)** desempenha funções no despertar (acordar de um sono profundo), nos sonhos e na regulação do humor. Os neurônios do encéfalo que contêm o neurotransmissor **dopamina (DA)** são ativos durante as respostas emocionais, os comportamentos de adição e experiências agradáveis. Além disso, os neurônios que liberam dopamina ajudam a regular os neurônios motores superiores que, em última análise, afetam o tônus do músculo esquelético e alguns aspectos do movimento, devido à contração dos músculos esqueléticos. Existe uma forma de esquizofrenia causada pelo acúmulo excessivo de dopamina. Acredita-se que a **serotonina** esteja envolvida na percepção sensitiva, na regulação da temperatura, no controle do humor, no apetite e no início do sono.

Os neurotransmissores que consistem em aminoácidos ligados por ligações peptídicas são denominados **neuropeptídios**. As **endorfinas** são neuropeptídios que atuam como analgésicos naturais do corpo. A acupuntura pode produzir analgesia (perda da sensação de dor) ao aumentar a liberação de endorfinas. As endorfinas também foram ligadas à melhora da memória e do aprendizado e a sensações de prazer ou euforia.

Outro neurotransmissor é o gás simples **óxido nítrico (NO)**, que difere de todos os outros neurotransmissores anteriormente conhecidos, visto que ele não é sintetizado previamente nem acondicionado em vesículas sinápticas. Na verdade, é formado de acordo com as demandas, difunde-se para fora das células que o produzem e entra nas células adjacentes, não reage com receptores e exerce ação imediata. Além disso, o NO reage com tantas moléculas diferentes, que ele é rapidamente consumido próximo ao local onde é sintetizado, atuando apenas nas células próximas a seu local de síntese. O NO é um neurotransmissor excitatório secretado no encéfalo, na medula espinal, nas glândulas suprarrenais e nos nervos para o pênis. Algumas pesquisas sugeriram que o NO desempenha um papel na aprendizagem e na memória. O NO também atua na dilatação dos vasos sanguíneos e na resposta imune.

O **monóxido de carbono (CO)**, à semelhança do NO, não é produzido previamente nem acondicionado em vesículas sinápticas. O CO também é formado quando necessário e difunde-se para fora das células que o produzem para dentro das células adjacentes; não reage com receptores. O CO é um neurotransmissor excitatório produzido no encéfalo e em resposta a algumas funções neuromusculares e neuroglandulares. O CO pode estar relacionado com a dilatação dos vasos sanguíneos, a memória, a olfação, a visão, a termorregulação, a liberação de insulina e a atividade anti-inflamatória.

CORRELAÇÃO CLÍNICA | *Depressão*

A **depressão** é um transtorno que afeta mais de 18 milhões de pessoas a cada ano nos EUA. As pessoas deprimidas sentem-se tristes e desamparadas, não têm interesse em atividades que outrora eram prazerosas e têm pensamentos suicidas. Existem vários tipos de depressão. O indivíduo com **depressão maior** apresenta sintomas de depressão de mais de 2 semanas de duração. Na **distimia**, o indivíduo apresenta episódios de depressão que se alternam com períodos de sensação normal. O indivíduo com **transtorno bipolar** ou *maníaco-depressivo* apresenta episódios recorrentes de depressão e extrema euforia (mania). Um indivíduo com **transtorno afetivo sazonal (TAS)** apresenta depressão durante os meses de inverno, quando a duração do dia é curta (ver Seção 22.9). Embora a causa exata da depressão não seja conhecida, as pesquisas realizadas sugerem que a depressão esteja ligada a um desequilíbrio, no encéfalo, dos neurotransmissores serotonina, norepinefrina e dopamina. Os fatores que podem contribuir para a depressão incluem hereditariedade, estresse, doenças crônicas, certos traços de personalidade (como autoestima baixa) e alterações hormonais. O tratamento mais comum para a depressão é farmacológico. Por exemplo, os *inibidores seletivos da recaptação de serotonina (ISRSs)* são fármacos que produzem alívio para algumas formas de depressão. Ao inibir a recaptação de serotonina pelos transportadores de serotonina, os ISRS prolongam a atividade desse neurotransmissor nas sinapses do encéfalo. Os ISRS incluem fluoxetina, paroxetina e sertralina.

Diversidade estrutural dos neurônios

Os neurônios exibem grande diversidade de tamanho e de formato. Seus corpos celulares apresentam um diâmetro que varia de 5 micrômetros (μm) (ligeiramente menor do que um eritrócito) até 135 mm (grande o suficiente para ser visível a olho nu). O padrão de ramificação dendrítica é variado e distinto para neurônios em diferentes partes do sistema nervoso (Figura 16.4). Alguns neurônios pequenos não têm axônio, e muitos outros apresentam axônios muito curtos. Como já assinalado neste capítulo, os axônios mais longos são quase tão extensos quanto a altura do indivíduo, estendendo-se dos dedos do pé até a parte inferior do encéfalo.

São utilizadas características tanto estruturais quanto funcionais para classificar os vários neurônios existentes no corpo. Do ponto de vista estrutural, os neurônios são classificados de acordo com o número de prolongamentos que se estendem a partir do corpo celular (Figura 16.4).

- Os **neurônios multipolares** habitualmente apresentam vários dendritos e um axônio (Figura 16.4A; ver também Figura 16.3). Os neurônios no encéfalo e na medula espinal (interneurônios) são, em sua maioria, multipolares, assim como todos os neurônios motores (eferentes)

Figura 16.4 Classificação estrutural dos neurônios. As interrupções indicam que os axônios são mais longos do que o mostrado.

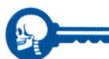 Um neurônio multipolar possui numerosos prolongamentos que se estendem a partir do corpo celular; um neurônio bipolar apresenta dois prolongamentos, e um neurônio unipolar, apenas um.

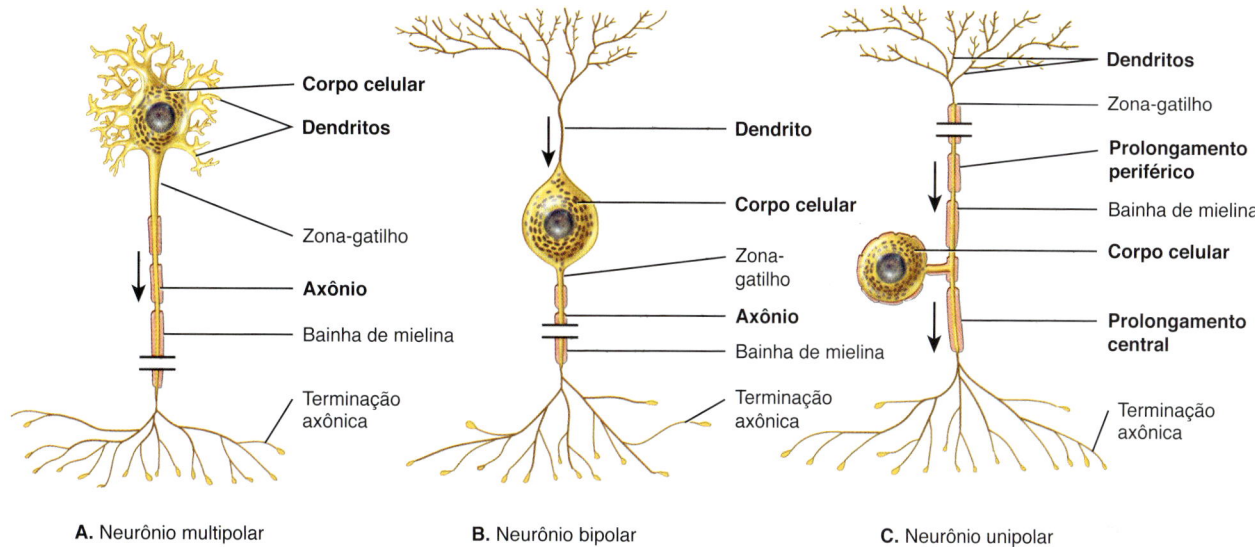

A. Neurônio multipolar   B. Neurônio bipolar   C. Neurônio unipolar

O que acontece na zona-gatilho?

- Os **neurônios bipolares** apresentam um dendrito principal e um axônio (Figura 16.4B). São encontrados na retina do olho, na orelha interna e na área olfatória do encéfalo.
- Os **neurônios unipolares** ou *pseudounipolares* são neurônios sensitivos, que surgem no embrião como neurônios bipolares. Em consequência do crescimento diferencial da membrana plasmática do corpo celular entre o axônio e o dendrito, os dois prolongamentos se aproximam e sofrem fusão em um único prolongamento, que se divide em dois ramos a uma curta distância do corpo celular. Os dois ramos possuem a estrutura e a função características de um axônio. São prolongamentos cilíndricos longos, que propagam potenciais de ação. Entretanto, o ramo axônico que se estende até a periferia, denominado **prolongamento periférico**, possui ramos dendríticos em sua extremidade distal, enquanto o ramo axônico que se estende no SNC, denominado **prolongamento central**, termina em botões terminais sinápticos. Os dendritos monitoram um estímulo sensitivo, como tato ou estiramento. A zona-gatilho para impulsos nervosos em um neurônio unipolar encontra-se na junção dos dendritos com o axônio (Figura 16.4C). Em seguida, os impulsos propagam-se para os botões terminais sinápticos.

Alguns neurônios receberam o seu nome em homenagem ao histologista que os descreveu pela primeira vez ou em virtude de um aspecto de seu formato ou aparência; os exemplos incluem as **células de Purkinje** no cerebelo (Figura 16.5A) e as **células piramidais** encontradas no córtex cerebral do encéfalo, que possuem corpos celulares em forma de pirâmide (Figura 16.5B). Com frequência, um padrão distinto de ramificação dendrítica possibilita a identificação de um tipo específico de neurônio no SNC.

Figura 16.5 Dois exemplos de neurônios do SNC. As setas indicam o sentido do fluxo da informação.

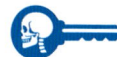 O padrão de ramificação dendrítica frequentemente é distinto para determinado tipo de neurônio.

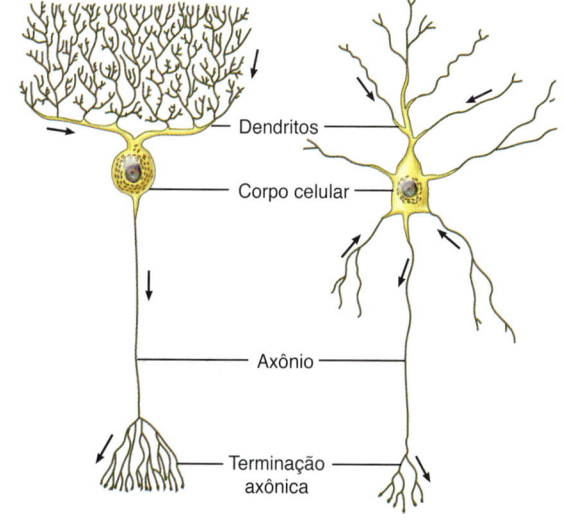

A. Célula de Purkinje   B. Célula piramidal

Como as células piramidais receberam o seu nome?

✓ **TESTE RÁPIDO**

5. Descreva as partes de um neurônio e as funções de cada uma delas.
6. Quais são as diferenças entre sinapses elétricas e químicas?
7. O que é uma junção neuromuscular?

8. Qual a função desempenhada pelos neurotransmissores na transmissão de impulsos em uma sinapse química?
9. Qual é a diferença entre neurônios bipolares e unipolares?
10. O que é neurolema e por que é importante?
11. Com referência ao sistema nervoso central, o que é um núcleo?
12. Qual é a diferença entre substância cinzenta e substância branca?

16.3 Histologia e função da neuróglia

OBJETIVOS
- Citar os tipos de neuróglia
- Descrever as funções da neuróglia.

A **neuróglia** (*glia* ou *células da glia*) constitui cerca da metade do volume do SNC. Seu nome provém da ideia dos primeiros histologistas de que essas células eram a "cola" que mantinha o tecido nervoso coeso. Atualmente, sabemos que as células da neuróglia não são meramente espectadores passivos, porém participantes ativos na função do tecido nervoso. Em geral, as células da neuróglia são menores do que os neurônios e, conforme assinalado anteriormente, são muito mais numerosas. Diferentemente dos neurônios, as células da neuróglia não geram nem propagam potenciais de ação e possuem a capacidade de se multiplicar e dividir no sistema nervoso maduro. Em casos de lesão ou de doença, as células da neuróglia multiplicam-se para preencher os espaços anteriormente ocupados pelos neurônios. Os tumores cerebrais derivados da neuróglia, denominados **gliomas**, tendem a ser altamente malignos e apresentam crescimento rápido. Dos seis tipos de células da neuróglia, quatro – astrócitos, oligodendrócitos, micróglia e células ependimárias – são encontrados apenas no SNC. Os dois tipos restantes – as células de Schwann (neurolemócitos) e as células satélites – estão presentes no SNP.

Neuróglia do SNC

A neuróglia do SNC pode ser classificada com base no tamanho, nos prolongamentos citoplasmáticos e na organização intracelular em quatro tipos: astrócitos, oligodendrócitos, micrógia e células ependimárias (Figura 16.6).

ASTRÓCITOS. Os **astrócitos** são as células maiores e mais numerosas da neuróglia. São células estreladas, que possuem numerosos prolongamentos semelhantes a braços. Existem dois tipos de astrócitos. Os *astrócitos protoplasmáticos* apresentam muitos prolongamentos ramificados curtos e são encontrados na substância cinzenta (descrita adiante). Os *astrócitos fibrosos* possuem numerosos prolongamentos longos e não ramificados e estão localizados principalmente na substância branca (também descrita adiante). Os prolongamentos dos astrócitos estabelecem contato com capilares sanguíneos, neurônios e a pia-máter (uma membrana fina em torno do encéfalo e da medula espinal).

Figura 16.6 Neuróglia do sistema nervoso central (SNC).

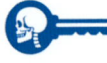 As células da neuróglia do SNC distinguem-se com base no seu tamanho, nos prolongamentos citoplasmáticos e na organização intracelular.

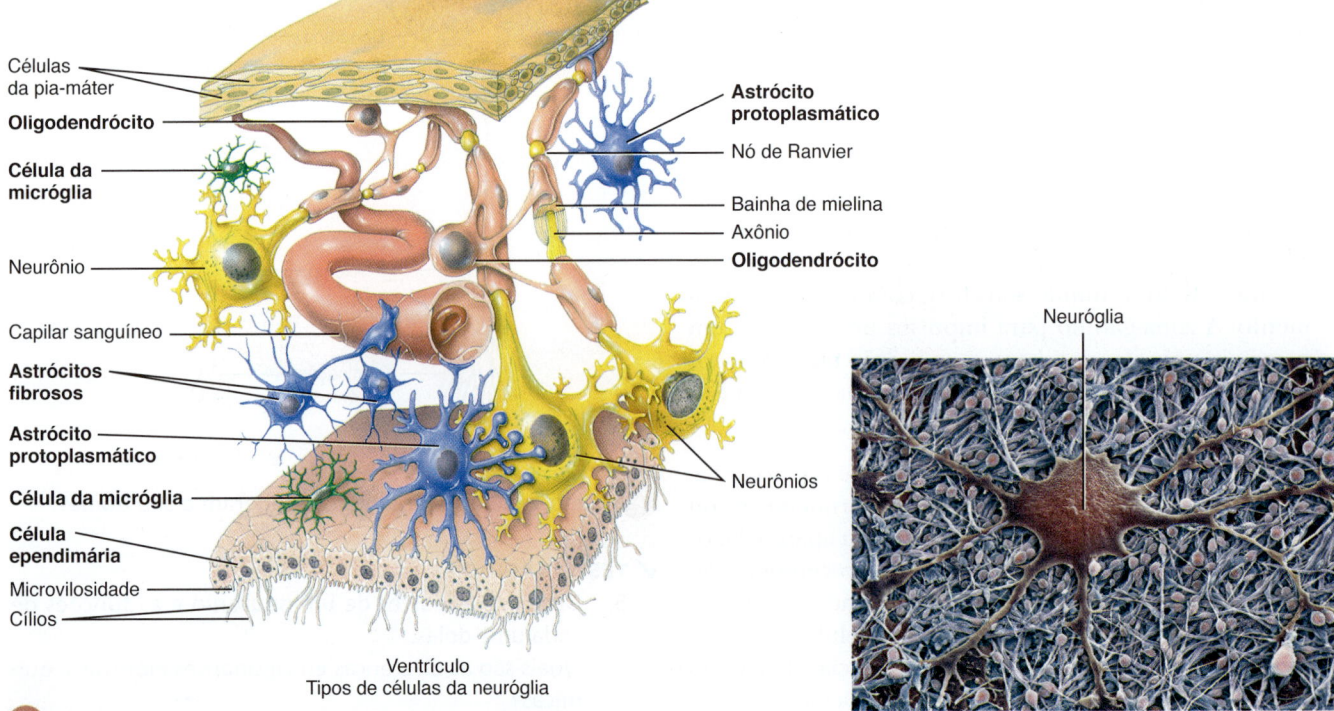

Tipos de células da neuróglia

? Que células da neuróglia do SNC atuam como fagócitos?

Thomas Deerinck/Science Source Images MEV

CAPÍTULO 16 • Tecido Nervoso 583

Os astrócitos desempenham as seguintes funções: (1) contêm microfilamentos que lhes proporcionam resistência considerável, permitindo que sustentem os neurônios. (2) Como os neurônios do SNC precisam ser isolados de várias substâncias potencialmente prejudiciais do sangue, as células endoteliais dos capilares sanguíneos do SNC possuem características de permeabilidade muito seletivas. Os prolongamentos dos astrócitos que envolvem os capilares sanguíneos secretam substâncias químicas que mantêm as características singulares de permeabilidade das células endoteliais. De fato, as células endoteliais criam uma *barreira hematencefálica*, que restringe o movimento de substâncias entre o sangue e o líquido intersticial do SNC. Os detalhes referentes à barreira hematencefálica serão discutidos no Capítulo 18. (3) No embrião, os astrócitos secretam substâncias químicas que parecem regular o crescimento, a migração e as interconexões entre os neurônios no encéfalo. (4) Os astrócitos ajudam a manter o ambiente químico adequado para a geração de impulsos nervosos. Por exemplo, regulam a concentração de íons importantes, como o K^+; captam os neurotransmissores em excesso; e atuam como conduto para a passagem de nutrientes e outras substâncias entre os capilares sanguíneos e os neurônios. (5) Os astrócitos também participam na aprendizagem e na memória ao influenciar a formação de sinapses neurais.

OLIGODENDRÓCITOS. Os **oligodendrócitos** assemelham-se aos astrócitos, porém são menores e contêm menos prolongamentos. Os prolongamentos dos oligodendrócitos são responsáveis pela formação e manutenção do revestimento protetor em torno dos axônios do SNC. Como iremos observar a seguir, a bainha de mielina é um revestimento de lipídio e proteína em torno de alguns axônios, que isola o axônio e aumenta a velocidade de condução do impulso nervoso.

CÉLULAS DA MICRÓGLIA OU MICRÓGLIA. As **células da micróglia** são pequenas, com prolongamentos finos que emitem numerosas projeções semelhantes a espinhos. Diferentemente de outras células da neuróglia, que se desenvolvem a partir do tubo neural, as células da micróglia originam-se na medula óssea vermelha e migram para o SNC à proporção que este se desenvolve. As células da micróglia atuam como fagócitos. À semelhança dos macrófagos teciduais, removem os resíduos celulares formados durante o desenvolvimento normal do sistema nervoso e fagocitam micróbios e tecido nervoso danificado.

CÉLULAS EPENDIMÁRIAS. As **células ependimárias** são cuboides a colunares, estão dispostas em uma única camada e possuem microvilosidades e cílios. Essas células revestem os ventrículos do encéfalo e o canal central da medula espinal (espaços preenchidos com líquido cerebrospinal). Do ponto de vista funcional, as células ependimárias produzem (possivelmente), monitoram e auxiliam na circulação do líquido cerebrospinal. Elas também formam a barreira hematoliquórica, discutida no Capítulo 18.

Neuróglia do SNP

A neuróglia do SNP circunda totalmente os axônios e os corpos celulares. Os dois tipos de células da neuróglia encontrados no SNP são as células de Schwann (neurolemócitos) e as células satélites (Figura 16.7).

CÉLULAS DE SCHWANN. As **células de Schwann**, também denominadas *neurolemócitos*, são células planas que envolvem os axônios do SNP. Assim como os oligodendrócitos do SNC, as células de Schwann formam a bainha de mielina em torno dos axônios. Um único oligodendrócito mieliniza

Figura 16.7 Neuróglia do sistema nervoso periférico (SNP).

🔑 As células da neuróglia do SNP circundam totalmente os axônios e os corpos celulares dos neurônios.

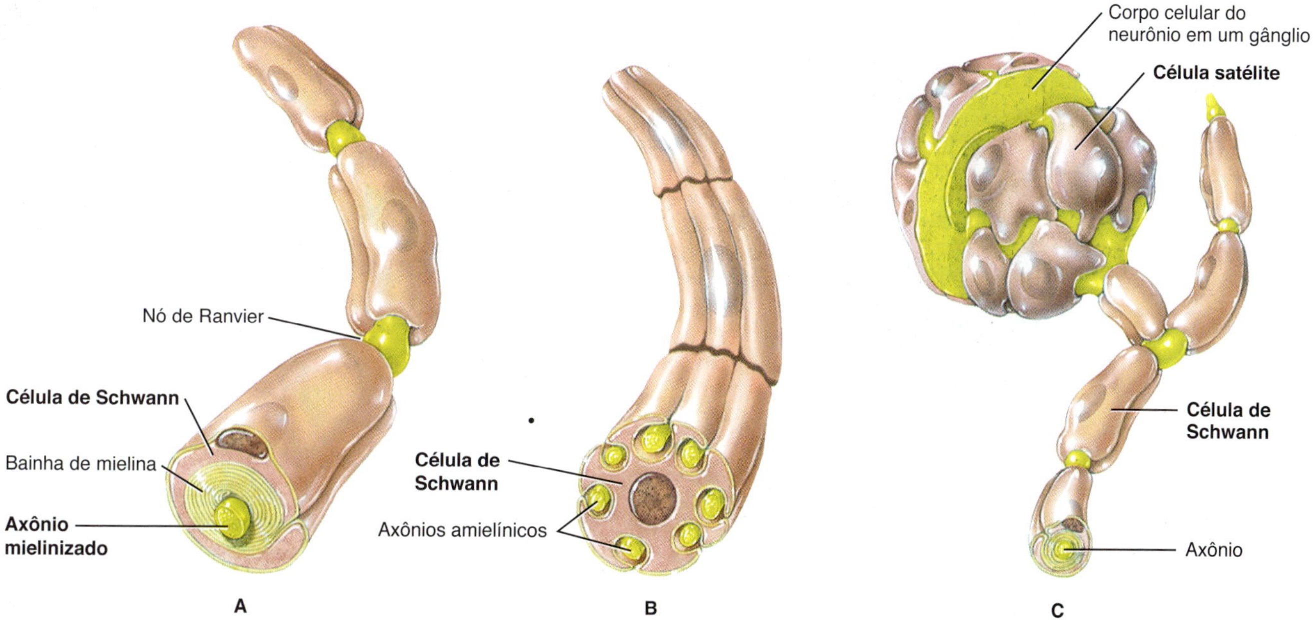

A — Célula de Schwann, Bainha de mielina, Axônio mielinizado, Nó de Ranvier
B — Célula de Schwann, Axônios amielínicos
C — Corpo celular do neurônio em um gânglio, Célula satélite, Célula de Schwann, Axônio

❓ Como as células de Schwann e os oligondendrócitos diferem no que concerne ao número de axônios mielinizados?

vários axônios (Figura 16.6), enquanto cada célula de Schwann mieliniza um único axônio (Figura 16.7A; ver também Figura 16.8A, C). Uma única célula de Schwann também pode envolver até 20 ou mais axônios não mielinizados (axônios que não têm bainha de mielina) (Figura 16.7B). As células de Schwann participam na regeneração do axônio, que é mais facilmente realizada no SNP do que no SNC.

Células satélites. As **células satélites** são células planas que circundam os corpos celulares dos neurônios dos gânglios do SNP (Figura 16.7C). (Lembre-se de que os *gânglios* são um conjunto de corpos celulares de neurônios fora do SNC.) Além de proporcionar um suporte estrutural, as células satélites regulam a troca de substâncias entre os corpos celulares dos neurônios e o líquido intersticial.

Mielinização

Os axônios que são circundados por múltiplas camadas de lipídios e proteínas, denominadas **bainha de mielina**, são designados como **mielinizados** (Figura 16.8A). A bainha isola eletricamente o axônio de um neurônio e aumenta a velocidade de condução do impulso nervoso. Os axônios sem esse revestimento são denominados **amielínicos** (Figura 16.8B).

Figura 16.8 Axônios mielinizados e amielínicos.

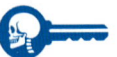 Os axônios envolvidos por uma bainha de mielina produzida pelas células de Schwann ou por oligodendrócitos são considerados mielinizados.

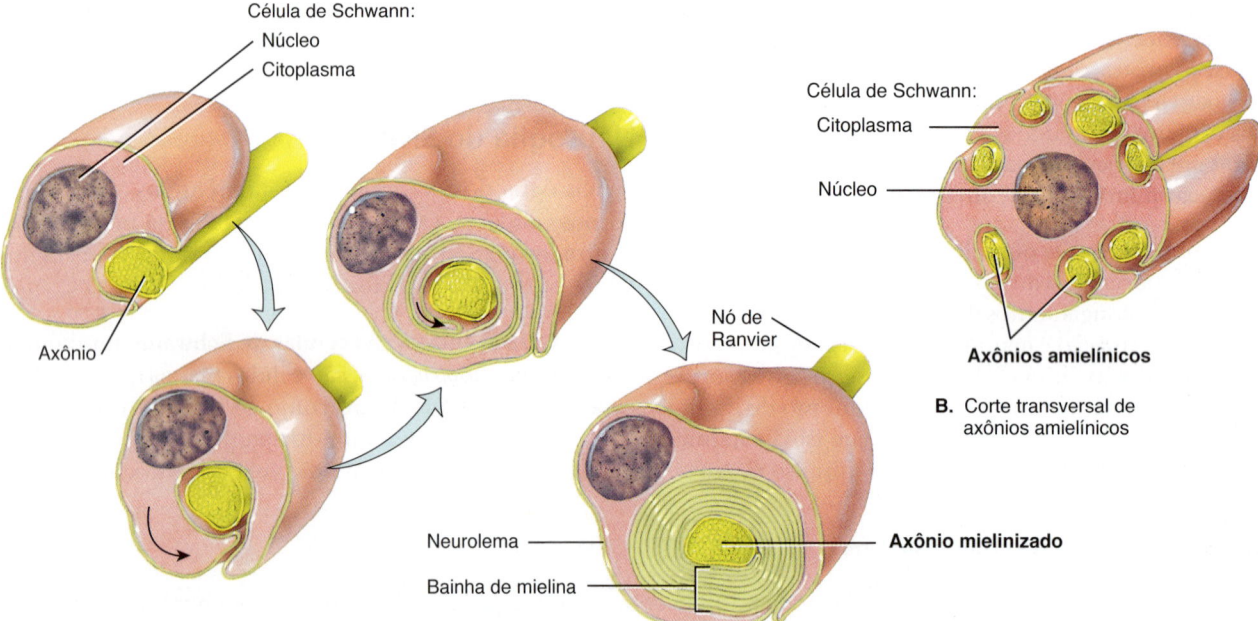

A. Cortes transversais de estágios na formação de uma bainha de mielina

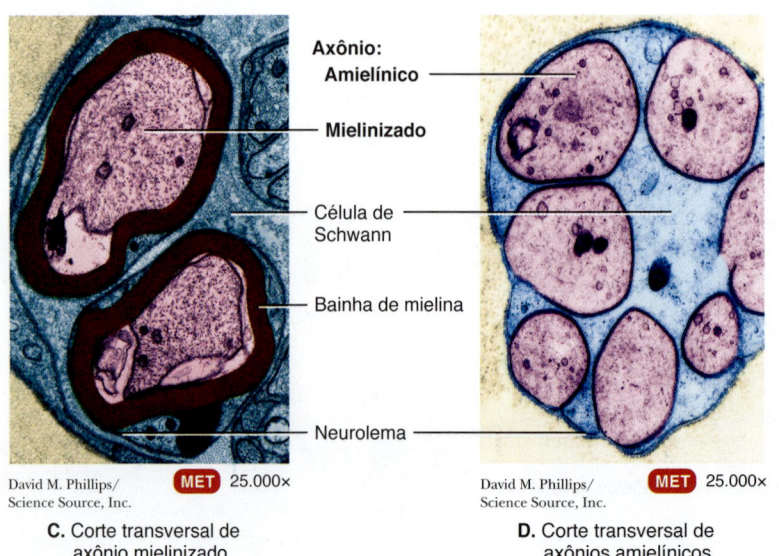

C. Corte transversal de axônio mielinizado

D. Corte transversal de axônios amielínicos

? Qual é a vantagem funcional da mielinização?

As bainhas de mielina são produzidas por dois tipos de células da neuróglia: as células de Schwann (no SNP) e os oligodendrócitos (no SNC). No SNP, as células de Schwann começam a formar bainhas de mielina em torno dos axônios durante o desenvolvimento fetal. Cada célula de Schwann envolve cerca de 1 milímetro do comprimento de um único axônio, enrolando-se em espiral muitas vezes em torno do axônio (Figura 16.8A). Por fim, o axônio é envolvido por múltiplas camadas de membrana plasmática de células da neuróglia, sendo a camada mais externa formada pelo citoplasma e núcleo das células de Schwann. A parte interna, que consiste em até 100 camadas de membrana da célula de Schwann, é a bainha de mielina. A camada de citoplasma nucleado mais externa da célula de Schwann, que envolve os axônios mielinizados ou amielínicos, é o **neurolema** (*bainha de Schwann*). O neurolema é encontrado apenas em torno dos axônios no SNP. Quando ocorre lesão de um axônio, o neurolema ajuda na regeneração, formando um tubo de regeneração que orienta e estimula o novo crescimento do axônio. A determinados intervalos ao longo do axônio, aparecem *espaços na bainha de mielina*, denominados **nós de Ranvier** (ver Figuras 16.3 e 16.7A). Cada célula de Schwann envolve um segmento axônico entre dois nós. Os impulsos nervosos são conduzidos mais rapidamente nos axônios mielinizados, visto que os impulsos são formados mais rapidamente nos nós de Ranvier e parecem "saltar" de um nó para outro, em contraposição à condução mais lenta que ocorre em toda parte da membrana nos axônios amielínicos.

No SNC, um oligodendrócito mieliniza partes de vários axônios. Cada oligodendrócito emite cerca de 15 prolongamentos planos e largos, que se espiralam em torno dos axônios no SNC, formando uma bainha de mielina (ver Figura 16.6). Entretanto, não existe neurolema, visto que o corpo celular e o núcleo do oligodendrócito envolvem o axônio. Verifica-se a presença de nós de Ranvier, porém em menor número. Os axônios no SNC exibem pouca capacidade de novo crescimento após uma lesão. Acredita-se que isso seja devido, em parte, à ausência de neurolema e, em parte, a uma influência inibitória exercida pelos oligodendrócitos sobre a regeneração do axônio.

A quantidade de mielina aumenta do nascimento até a maturidade, e a sua presença aumenta acentuadamente a velocidade de condução dos impulsos nervosos. As respostas de um lactente a estímulos não são tão rápidas nem tão coordenadas quanto as de uma criança de mais idade ou de um adulto jovem, em parte porque a mielinização ainda está em progresso durante a lactância. A **desmielinização** refere-se à perda ou à destruição das bainhas de mielinia em torno dos axônios. Pode resultar de distúrbios, como a esclerose múltipla ou a doença de Tay-Sachs ou de tratamentos clínicos, como radioterapia e quimioterapia. Qualquer episódio isolado de desmielinização pode provocar deterioração dos nervos afetados.

Substância branca e substância cinzenta

Em um corte recém-dissecado do encéfalo ou da medula espinal, algumas regiões têm aparência branca e brilhante, enquanto outros aparecem com coloração cinza (Figura 16.9).

A **substância branca** consiste em uma agregação de axônios mielinizados e amielínicos de numerosos neurônios. A cor esbranquiçada da mielina confere à substância branca o seu nome. A **substância cinzenta** do sistema nervoso contém corpos celulares dos neurônios, dendritos, axônios amielínicos, terminações axônicas e células da neuróglia. Possui aparência acinzentada, em lugar de branca, visto que os corpúsculos de Nissl dão uma cor acinzentada, e existe pouca ou nenhuma mielina nessas áreas. Existem vasos sanguíneos tanto na substância branca quanto na substância cinzenta.

Na medula espinal, a substância branca envolve um cerne de substância cinzenta em forma de borboleta ou da letra H (em corte transversal); no encéfalo, uma fina camada de substância cinzenta recobre a superfície das maiores das partes do encéfalo, do cérebro e do cerebelo (Figura 16.9). Quando usado para descrever o tecido nervoso, um **núcleo** refere-se a um aglomerado de corpos celulares neuronais no SNC. (Lembre-se de que o termo *gânglio* refere-se a um arranjo semelhante no SNP.) Muitos núcleos de substância cinzenta também estão situados profundamente dentro do encéfalo. Grande parte da substância branca do SNC consiste em **tratos**, isto é, feixes de axônios no SNC que se estendem por alguma distância para cima ou para baixo da medula espinal ou que conectam partes do encéfalo entre si e com a medula espinal (Tabela 16.1). Os arranjos de substância branca e substância cinzenta na medula espinal e no encéfalo são analisados de modo mais pormenorizado nos Capítulos 17 e 18, respectivamente.

✓ TESTE RÁPIDO
13. Quais são os tipos básicos de neuróglia?
14. Descreva as funções da neuróglia.

TABELA 16.1
Resumo da terminologia.

	COLEÇÃO DE CORPOS CELULARES DE NEURÔNIOS	COLEÇÃO DE FIBRAS NERVOSAS
Sistema nervoso central	Núcleo *Exemplo:* núcleo rubro (ver Figura 18.8B)	Trato *Exemplo:* trato da coluna posterior (ver Tabela 20.3)
Sistema nervoso periférico	Gânglio *Exemplo:* gânglio vestibular (ver Figura 21.13B)	Nervo *Exemplo:* nervo vago (X) (ver Figura 18.25)

16.4 Circuitos neurais

● OBJETIVO
- Identificar a estrutura e a função dos vários tipos de circuitos neurais no sistema nervoso.

O SNC contém bilhões de neurônios organizados em redes complicadas, denominadas **circuitos neurais**, e cada um consiste em um grupo funcional de neurônios que processa um tipo específico de informação. Em um **circuito em série simples**, um neurônio pré-sináptico estimula um único neurônio pós-sináptico. Em seguida, o segundo neurônio

Figura 16.9 Distribuição da substância branca e da substância cinzenta na medula espinal e no encéfalo.

A substância branca consiste em axônios mielinizados e amielínicos de muitos neurônios. A substância cinzenta consiste em corpos celulares de neurônios, dendritos, terminações axônicas, feixes de axônios amielínicos e neuróglia.

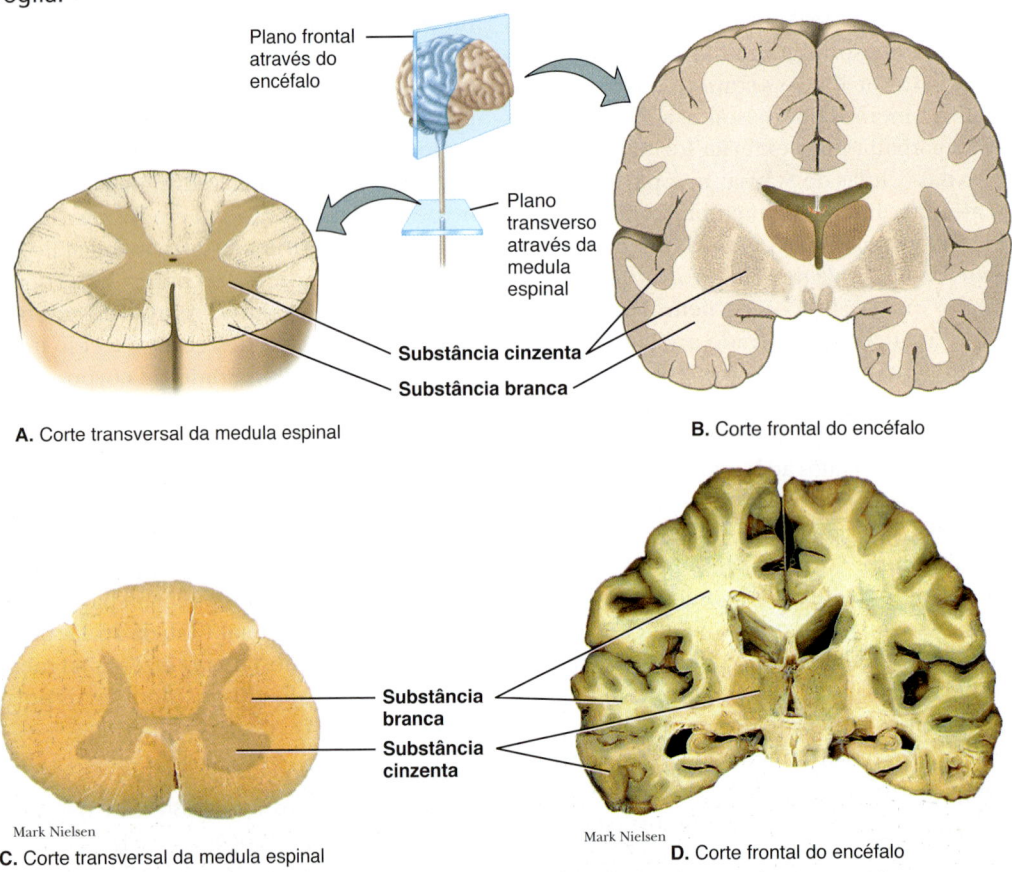

O que é responsável pela aparência branca da substância branca?

estimula outro, e assim por diante. Todavia, os circuitos neurais são, em sua maioria, mais complexos.

Um único neurônio pré-sináptico pode fazer sinapse com vários neurônios pós-sinápticos. Esse arranjo, denominado **divergência**, permite que um neurônio pré-sináptico possa influenciar diversos neurônios pós-sinápticos (ou diversas fibras musculares ou células glandulares) ao mesmo tempo. Em um **circuito divergente**, o impulso nervoso proveniente de um único neurônio pré-sináptico provoca estimulação de um número crescente de células ao longo do circuito (Figura 16.10A). Por exemplo, um pequeno número de neurônios no encéfalo, que governa um movimento específico do corpo, estimula um número muito maior de neurônios na medula espinal. Sinais sensitivos também se espalham pelos circuitos divergentes e, com frequência, são retransmitidos para várias regiões do encéfalo. Esse arranjo tem o efeito de amplificar o sinal.

Em outro arranjo, denominado **convergência**, vários neurônios pré-sinápticos fazem sinapse com um único neurônio pós-sináptico. Esse arranjo possibilita estimulação ou inibição mais efetivas do neurônio pós-sináptico. Em um **circuito convergente** (Figura 16.10B), o neurônio pós-sináptico recebe impulsos nervosos de várias fontes diferentes. Por exemplo, um único neurônio motor que faz sinapse com fibras musculares esqueléticas nas junções neuromusculares recebe estímulos de diversas vias que se originam em diferentes regiões do encéfalo.

Alguns circuitos são construídos de modo que a estimulação da célula pré-sináptica faça com que a célula pós-sináptica transmita uma série de impulsos nervosos. Esse tipo de circuito é denominado **circuito reverberante** (Figura 16.10C). Nesse padrão, o impulso que chega estimula o primeiro neurônio, que, por sua vez, estimula o segundo, o qual estimula o terceiro, e assim por diante. Ramos dos últimos neurônios fazem sinapse com os primeiros. Esse arranjo envia impulsos de volta pelo circuito de modo repetido. O sinal de saída pode durar desde alguns segundos até muitas horas, dependendo do número de sinapses e do arranjo de neurônios no circuito. Os neurônios inibitórios podem desligar um circuito reverberante depois de um período de tempo. Entre as respostas do corpo que se acredita sejam o resultado de sinais de saída dos circuitos reverberantes estão a respiração, as atividades musculares coordenadas, o despertar, o sono (quando a reverberação cessa) e a memória a curto prazo.

CORRELAÇÃO CLÍNICA | *Esclerose múltipla*

A **esclerose múltipla (EM)** é uma doença que provoca destruição progressiva das bainhas de mielina que envolvem os neurônios no SNC. Nos EUA, acomete cerca de 350.000 pessoas e, no mundo inteiro, 2 milhões de pessoas. Em geral, aparece entre 20 e 40 anos de idade, afetando as mulheres duas vezes mais frequentemente do que os homens. A EM é mais comum em indivíduos brancos, menos comum em negros e rara em asiáticos. Trata-se de uma doença autoimune – o próprio sistema imune do corpo lidera o ataque. O nome da condição descreve a patologia anatômica: em *múltiplas* regiões, as bainhas de mielina deterioram e formam *escleroses*, que consistem em cicatrizes ou placas endurecidas. A ressonância magnética (RM) revela numerosas placas na substância branca do encéfalo e da medula espinal. A destruição das bainhas de mielina diminui e, em seguida, provoca curto-circuito na propagação dos impulsos nervosos.

A forma mais comum da condição é a *EM recorrente-remitente*, que habitualmente surge no início da vida adulta. Os primeiros sintomas podem incluir uma sensação de peso ou fraqueza nos músculos, sensações anormais ou visão dupla. Um episódio é seguido de um período de remissão, durante o qual os sintomas desaparecem temporariamente. O episódio é seguido de outros ao longo dos anos, habitualmente a cada 1 ou 2 anos. O resultado consiste em perda progressiva da função, intercalada com períodos de remissão, durante os quais os sintomas diminuem.

Embora a causa da EM não esteja bem esclarecida, tanto a suscetibilidade genética quanto a exposição a algum fator ambiental (talvez um herpes-vírus) parecem contribuir. Muitos pacientes com EM recorrente-remitente são tratados com injeções de betainterferona. Esse tratamento prolonga o intervalo entre as recidivas, diminui a gravidade dessas recaídas e reduz a formação de novas lesões em alguns casos. Infelizmente, nem todos os pacientes com EM conseguem tolerar a betainterferona, e o tratamento torna-se menos efetivo à medida que a doença progride.

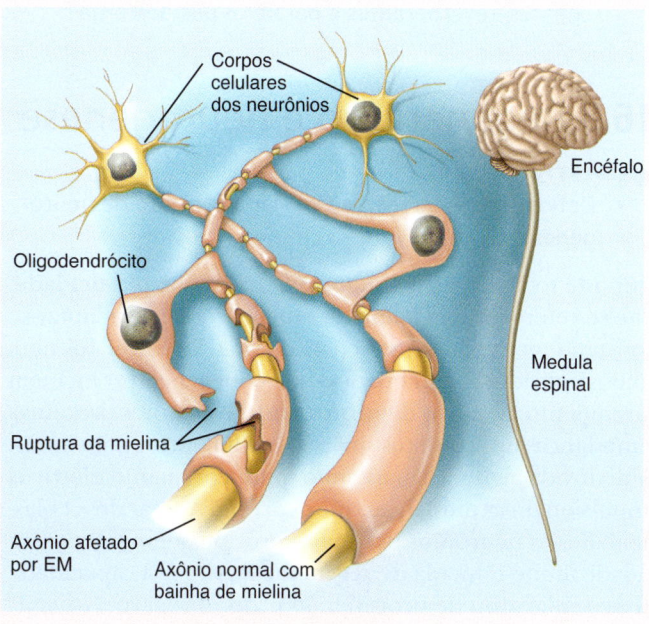

Figura 16.10 Exemplos de circuitos neurais.

Um circuito neural é um grupo funcional de neurônios que processa um tipo específico de informação.

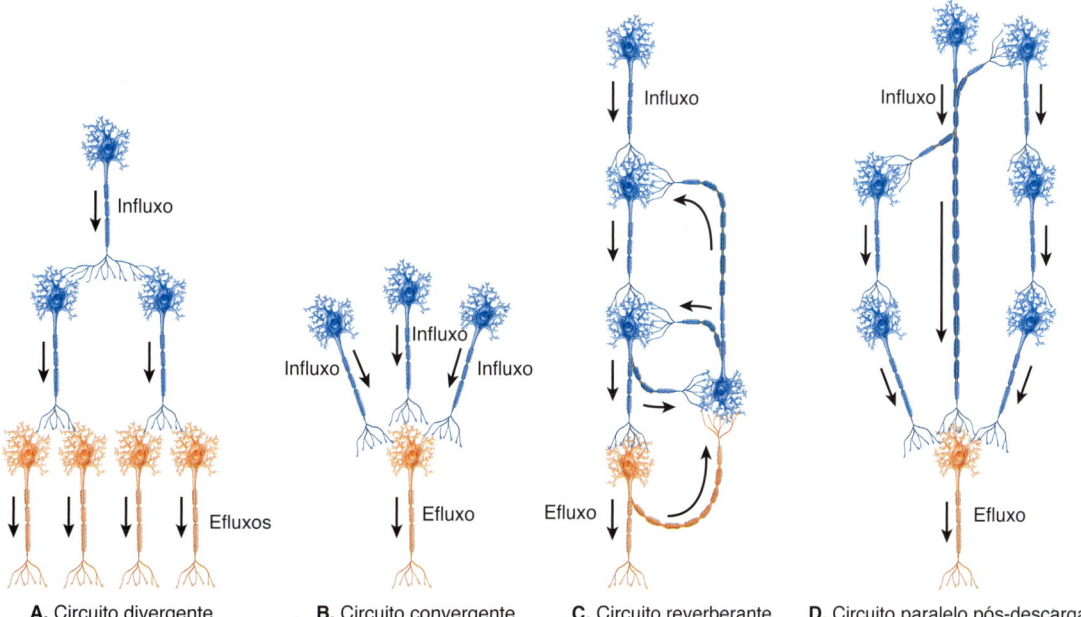

A. Circuito divergente   **B.** Circuito convergente   **C.** Circuito reverberante   **D.** Circuito paralelo pós-descarga

? Um neurônio motor na medula espinal normalmente recebe aporte de neurônios que se originam em várias regiões diferentes do encéfalo. Este é um exemplo de convergência ou de divergência?

Um quarto tipo de circuito é o **circuito paralelo pós-descarga** (Figura 16.10D). Nesse circuito, uma única célula pré-sináptica estimula um grupo de neurônios, cada um dos quais faz sinapse com uma célula pós-sináptica comum. Circuitos paralelos pós-descarga podem estar envolvidos em atividades precisas, como cálculos matemáticos.

✓ TESTE RÁPIDO
15. O que é um circuito neural?
16. Quais são as funções dos circuitos divergentes, convergentes, reverberantes e paralelos pós-descarga?

16.5 Regeneração e neurogênese

● OBJETIVO
- Definir a regeneração e explicar o conceito de neurogênese.

Durante toda a vida, o sistema nervoso exibe **plasticidade**, que se refere à capacidade de mudar, crescer e adaptar-se constantemente durante o curso da vida. Em nível dos neurônios individuais, as mudanças que podem ocorrer incluem brotamento de novos dendritos, síntese de novas proteínas e mudanças nos contatos sinápticos com outros neurônios. Sem dúvida alguma, sinais tanto químicos quanto elétricos impulsionam as mudanças que ocorrem. Apesar dessa plasticidade, os neurônios dos mamíferos possuem uma capacidade muito limitada de **regeneração**, isto é, a capacidade de se replicar ou de proceder ao próprio reparo. No SNP, o dano aos dendritos e aos axônios mielinizados pode ser reparado se o corpo celular permanecer intacto e se as células de Schwann que produzem a mielinização permanecerem ativas. No SNC, ocorre pouco ou nenhum reparo dos neurônios que sofreram dano. Até mesmo quando o corpo celular permanece intacto, um axônio seccionado não consegue ser reparado nem volta a crescer.

A **neurogênese** – a formação de novos neurônios a partir de células-tronco indiferenciadas – ocorre regularmente em alguns animais. Por exemplo, novos neurônios aparecem e desaparecem todos os anos em algumas aves canoras. Até recentemente, o dogma para os seres humanos e outros primatas era "nenhum neurônio novo" no encéfalo do adulto. Entretanto, em 1992, pesquisadores canadenses publicaram seus achados inesperados de que o **fator de crescimento epidérmico (EGF)** estimulava as células obtidas do encéfalo de camundongos adultos a proliferar tanto em neurônios quanto em astrócitos. Anteriormente, sabia-se que o EGF desencadeava a mitose em uma variedade de células não neuronais e promovia a cicatrização de feridas e a regeneração de tecidos. Em 1998, cientistas descobriram que um número significativo de novos neurônios surge, efetivamente, no hipocampo do ser humano adulto, uma área do encéfalo crucial para a aprendizagem. Mais recentemente, foi demonstrado que neurogênese ocorre no bulbo olfatório, no núcleo caudado e no cerebelo de alguns mamíferos.

A ausência quase completa da neurogênese em outras regiões do encéfalo e da medula espinal parece resultar de dois fatores: (1) influências inibitórias da neuróglia, particularmente dos oligodendrócitos, e (2) ausência de fatores estimulantes do crescimento existentes durante o desenvolvimento fetal. Os axônios no SNC são mielinizados por oligodendrócitos, e não por células de Schwann, e essa mielina do SNC constitui um dos fatores que inibem a regeneração dos neurônios. Acredita-se que esse mecanismo possa interromper o crescimento axônico, uma vez alcançada uma região-alvo durante o crescimento. Além disso, após a ocorrência de lesão axônica, os astrócitos adjacentes proliferam rapidamente, formando um tipo de tecido cicatricial, que atua como barreira física para a regeneração. Por conseguinte, uma lesão ocorrida no encéfalo ou na medula espinal é habitualmente permanente. Pesquisas em desenvolvimento procuram maneiras de melhorar o ambiente para que os axônios existentes na medula espinal possam preencher o espaço da lesão. Os cientistas também estão tentando descobrir formas de estimular células-tronco dormentes para substituir os neurônios perdidos em consequência de lesão ou doença e desenvolver neurônios em cultura que possam ser usados com o propósito de transplante.

✓ TESTE RÁPIDO
17. Que fatores contribuem para a ausência de neurogênese na maior parte do encéfalo?

TERMINOLOGIA TÉCNICA

Acupuntura. O uso de agulhas finas (*laser*, ultrassom ou eletricidade) inseridas em locais específicos da superfície do corpo (pontos de acupuntura) e manipuladas para aliviar a dor e proporcionar terapia para várias condições. A colocação das agulhas pode causar a liberação de neurotransmissores, como endorfinas.

Excitotoxidade. Destruição de neurônios por meio de ativação prolongada da transmissão sináptica excitatória, causada pela presença de um nível elevado de glutamato no líquido intersticial do SNC. A causa mais comum consiste em privação de oxigênio do encéfalo, em consequência de *isquemia* (fluxo sanguíneo inadequado), como ocorre durante um acidente vascular encefálico. Devido à falta de oxigênio, ocorre falha do transportador de glutamato, que se acumula nos espaços intersticiais entre os neurônios e as células da neuróglia, estimulando a morte dos neurônios.

Neuroblastoma. Tumor maligno que consiste em células nervosas imaturas (neuroblastos); ocorre mais comumente no abdome e, com mais frequência, nas glândulas suprarrenais.

Neuropatia. Qualquer distúrbio capaz de afetar o sistema nervoso, porém particularmente um distúrbio de nervo craniano ou espinal. Um exemplo é a *neuropatia do nervo facial* (paralisia de Bell), um distúrbio do nervo facial (VII) (ver Expo 18.E).

Raiva. Doença fatal provocada por um vírus que alcança o SNC por meio de um axônio, habitualmente transmitida pela mordida de cão ou outro animal carnívoro. Os sintomas consistem em excitação, agressividade e loucura, seguidos de paralisia e morte.

Síndrome de Guillain-Barré (SGB). Distúrbio desmielinizante agudo, em que os macrófagos retiram a mielina dos axônios no SNP. Trata-se da causa mais comum de paralisia aguda na América do Norte e na Europa.

REVISÃO DO CAPÍTULO

Conceitos essenciais

16.1 Visão geral do sistema nervoso

1. As estruturas que compõem o sistema nervoso são o encéfalo, 12 pares de nervos cranianos e seus ramos, a medula espinal, 31 pares de nervos espinais e seus ramos e receptores sensoriais.
2. Anatomicamente, o sistema nervoso consiste em duas divisões. (1) A parte central do sistema nervoso ou sistema nervoso central (SNC) consiste no encéfalo e na medula espinal. (2) A parte periférica do sistema nervoso ou sistema nervoso periférico (SNP) consiste em todo o tecido nervoso existente fora do SNC.
3. Do ponto de vista funcional, o sistema nervoso integra todas as atividades corporais, detectando alterações (função sensitiva), interpretando-as (função integrativa) e reagindo a elas (função motora).
4. Os neurônios sensitivos (aferentes) transportam a informação sensorial dos nervos cranianos e dos nervos espinais para o encéfalo e a medula espinal, ou de um nível mais baixo para um nível mais alto na medula espinal e no encéfalo. Os interneurônios possuem axônios curtos, que fazem contato com neurônios adjacentes no encéfalo, na medula espinal ou em um gânglio. Os neurônios motores (eferentes) transportam a informação do encéfalo para a medula espinal ou para fora do encéfalo e da medula espinal para os nervos cranianos ou espinais.
5. Os principais componentes do SNP incluem a parte somática do sistema nervoso (PSSN) e a divisão autônoma do sistema nervoso (DASN).
6. A PSSN consiste em neurônios sensitivos somáticos, que conduzem impulsos dos receptores somáticos e dos sentidos especiais para o SNC (influxo) e em neurônios motores somáticos do SNC para os músculos esqueléticos (efluxo).
7. A DASN contém neurônios sensitivos autônomos dos órgãos viscerais (influxo) e neurônios motores autônomos que transportam impulsos do SNC para o tecido muscular liso, o tecido muscular cardíaco e as glândulas (efluxo). As suas duas principais subdivisões são a parte simpática e a parte parassimpática.
8. A terceira subdivisão da DASN consiste no sistema nervoso entérico. O SNE consiste em neurônios localizados nos plexos entéricos do tubo gastrintestinal, que atuam, em certo grau, independentemente da DASN e do SNC. Os neurônios sensitivos do SNE monitoram alterações químicas e a ocorrência de distensão do tubo gastrintestinal (influxo), enquanto os neurônios motores do SNE geram contrações e secreções do tubo gastrintestinal (efluxo).

16.2 Histologia e funções dos neurônios

1. O tecido nervoso consiste em neurônios (células nervosas) e neuróglia. Os neurônios têm a propriedade de excitabilidade elétrica e são responsáveis pela maioria das funções exclusivas do sistema nervoso.
2. Os neurônios apresentam, em sua maioria, três partes: dendritos, corpo celular e axônio. Os dendritos constituem a principal região receptora ou de entrada. A integração ocorre no corpo celular, que contém organelas celulares típicas. A parte do efluxo consiste normalmente em um único axônio, que propaga os impulsos nervosos em direção a outro neurônio, a uma fibra muscular ou a uma célula glandular.
3. As sinapses constituem os locais de comunicação entre dois neurônios ou entre neurônios e efetores. A sinapse entre um neurônio e uma fibra muscular é denominada junção neuromuscular.
4. As sinapses entre os neurônios podem ser elétricas ou químicas. Nas sinapses elétricas, os impulsos passam através de conexonas. As sinapses químicas envolvem a liberação de um neurotransmissor por um neurônio pré-sináptico.
5. Com base na sua estrutura, os neurônios são classificados em multipolares, bipolares ou unipolares.

16.3 Histologia e função da neuróglia

1. A neuróglia sustenta, nutre e protege os neurônios e mantém o líquido intersticial que banha os neurônios. A neuróglia no SNC inclui os astrócitos, os oligodendrócitos, as células da micróglia e as células ependimárias. A neuróglia no SNP inclui as células de Schwann e as células satélites.
2. Dois tipos de neuróglia produzem as bainhas de mielina: os oligodendrócitos mielinizam os axônios no SNC e as células de Schwann mielinizam os axônios no SNP.
3. A substância branca consiste em agregados de prolongamentos mielinizados, enquanto a substância cinzenta contém corpos celulares, dendritos e terminações axônicas de neurônios, axônios amielínicos e neuróglia.
4. Na medula espinal, a substância cinzenta forma um cerne em formato de H, que é circundado pela substância branca. No encéfalo, uma fina camada superficial de substância cinzenta recobre os hemisférios cerebrais e do cerebelo.

16.4 Circuitos neurais

1. Os neurônios no sistema nervoso central são organizados em redes, denominadas circuitos neurais.
2. Os circuitos neurais incluem circuitos simples em série, divergentes, convergentes, reverberantes e paralelos pós-descarga.

16.5 Regeneração e neurogênese

1. O sistema nervoso possui plasticidade (a capacidade de mudança, com base na experiência), porém tem capacidade muito limitada de regeneração (a capacidade de replicação ou reparo de neurônios lesionados).
2. A neurogênese, a formação de novos neurônios a partir de células-tronco indiferenciadas, é normalmente muito limitada nos seres humanos adultos. Não ocorre reparo de axônios danificados na maioria das regiões do SNC.

QUESTÕES PARA AVALIAÇÃO CRÍTICA

1. Varudhini estava revisando suas anotações de anatomia, quando ouviu uma música interessante no rádio. Horas mais tarde, a caminho da aula, ela ainda pensava nela. Varudhini lembrou-se subitamente de um circuito neuronal de suas anotações de anatomia. Cite o tipo de circuito e explique os seus usos no corpo.
2. Após sofrer uma lesão encefálica por volta dos 30 anos de idade, Jaqueline, uma artista, não conseguia mais desenhar com as mãos; entretanto, após alguns anos, foi capaz de produzir um lindo trabalho artístico usando os pés. Que característica do sistema nervoso tornou isso possível?
3. Os corredores de longa distância frequentemente descrevem uma "euforia do corredor". Qual o neurotransmissor responsável pela produção dessa "euforia" e como atua?
4. O alarme do despertador acordou Mohamed. Ele bocejou, espreguiçou e começou a salivar quando sentiu o cheiro do café sendo coado. Podia até mesmo sentir o estômago roncar. Relacione as divisões do sistema nervoso envolvidas em cada uma dessas ações.
5. Althea trabalha no setor de pesquisa e desenvolvimento de uma grande empresa farmacêutica. Ela acaba de se surpreender agradavelmente pelos resultados de seus experimentos recentes com um novo fármaco no tratamento de uma infecção viral do encéfalo. Sua secretária exclama: "Maravilha! Com minhas ações na empresa, ficarei rica!" Althea respondeu-lhe: "Não compre aquele novo Porsche ainda. O que funciona na placa de Petri, no laboratório, pode não funcionar no ser humano. Em primeiro lugar, o fármaco precisa ser capaz de alcançar o local de infecção." A secretária estava perplexa e disse: "E, porque não? É só injetá-lo em uma veia, que ele chegará no local." Qual seria sua resposta?

RESPOSTAS ÀS QUESTÕES DAS FIGURAS

16.1 As subdivisões anatômicas do sistema nervoso são o SNC (encéfalo e medula espinal) e o SNP (todas as estruturas nervosas fora do SNC).
16.2 O componente motor somático da parte periférica do sistema nervoso é voluntário.
16.3 Os dendritos recebem (neurônios motores ou interneurônios) ou geram (neurônios sensitivos) influxos; o corpo celular também recebe sinais de influxo; o axônio conduz os impulsos nervosos (potenciais de ação) e transmite a mensagem para outro neurônio ou para uma célula efetora, liberando um neurotransmissor em seus botões terminais sinápticos.
16.4 Os impulsos nervosos originam-se na zona-gatilho.
16.5 O corpo celular de uma célula piramidal tem forma semelhante à de uma pirâmide.
16.6 As células da micróglia atuam como fagócitos no SNC.
16.7 Uma célula de Schwann mieliniza um único axônio, enquanto um oligodendrócito mieliniza vários axônios.
16.8 A mielinização aumenta a velocidade de condução do impulso nervoso.
16.9 A mielina faz com que a substância branca tenha aparência brilhante e branca.
16.10 Um neurônio motor que recebe aporte (aferência) de vários outros neurônios é um exemplo de convergência.

MEDULA ESPINAL E NERVOS ESPINAIS

17

INTRODUÇÃO A medula espinal e os nervos espinais contêm circuitos neurais que controlam algumas de nossas reações mais rápidas a mudanças do ambiente. Se pegarmos algo quente com a mão, por exemplo, podemos verificar que os músculos de preensão em nossa mão relaxam, e soltamos o objeto até mesmo antes que a sensação de extremo calor ou dor alcance nossa percepção consciente. Este é um exemplo de reflexo medular – uma resposta automática rápida a determinados tipos de estímulos, que envolvem neurônios apenas nos nervos espinais e na medula espinal. Além de processar os reflexos, a medula espinal constitui o local de integração da estimulação neuronal que surge localmente ou que é deflagrada por impulsos nervosos da parte periférica do sistema nervoso e do encéfalo. A medula espinal também constitui a via principal percorrida por impulsos nervosos sensitivos que se dirigem para o encéfalo, bem como por impulsos nervosos motores provenientes do encéfalo e dirigidos para os músculos estriados esqueléticos e outros efetores. Conforme estudarmos, precisamos ter em mente que a medula espinal é contínua com o encéfalo e que, juntos, eles constituem a parte central do sistema nervoso. •

Mark Nielsen

? *Você já se perguntou por que as lesões na medula espinal apresentam efeitos tão disseminados sobre o corpo? Você pode encontrar a resposta na página 599.*

SUMÁRIO

17.1 Anatomia da medula espinal, 592
- Estruturas protetoras, 592
- Anatomia externa da medula espinal, 594
- Anatomia interna da medula espinal, 594

17.2 Nervos espinais, 598
- Estrutura de um nervo isolado, 598
- Organização dos nervos espinais, 600
- Ramos dos nervos espinais, 601
- Dermátomos *versus* áreas cutâneas, 603

- EXPO 17.A – Plexo cervical, 605
- EXPO 17.B – Plexo braquial, 607
- EXPO 17.C – Plexo lombar, 610
- EXPO 17.D – Plexos sacral e coccígeo, 612

17.3 Funções da medula espinal, 614
- Tratos sensitivos e motores, 614
- Reflexos e arcos reflexos, 615

Terminologia técnica, 616

17.1 Anatomia da medula espinal

OBJETIVOS
- Descrever as estruturas protetoras da medula espinal
- Explicar as características externas da medula espinal
- Descrever a anatomia externa da medula espinal.

Estruturas protetoras

Lembre-se do capítulo anterior que o tecido nervoso da parte central do sistema nervoso (ou sistema nervoso central – SNC) é muito delicado e não responde bem à lesão ou a qualquer dano. Por esse motivo, o tecido nervoso necessita de considerável proteção. A primeira camada de proteção para o SNC é o sólido crânio ósseo e a coluna vertebral. O crânio envolve o encéfalo, enquanto a coluna vertebral circunda a medula espinal, proporcionando uma forte defesa protetora contra pancadas e impactos. A segunda camada de proteção é formada pelas meninges, que são três membranas situadas entre o envoltório ósseo e o tecido nervoso, tanto no encéfalo quanto na medula espinal. Por fim, existe um espaço entre duas das meninges, que contêm o líquido cerebrospinal, um líquido que proporciona flutuabilidade e que suspende o tecido nervoso central em um ambiente sem gravidade, enquanto o envolve em um coxim hidráulico com a propriedade de absorver choques.

Coluna vertebral

A medula espinal está localizada no canal vertebral da coluna vertebral. Os forames vertebrais em todas as vértebras empilhadas umas sobre as outras formam o canal vertebral. As vértebras circundantes proporcionam um abrigo resistente para a medula espinal em seu interior (ver Figura 17.1B). Os ligamentos vertebrais fornecem proteção adicional.

Figura 17.1 Anatomia macroscópica da medula espinal.
A parte espinal das meninges é evidente em ambas as vistas.

 As meninges são envoltórios de tecido conjuntivo que envolvem a medula espinal e o encéfalo.

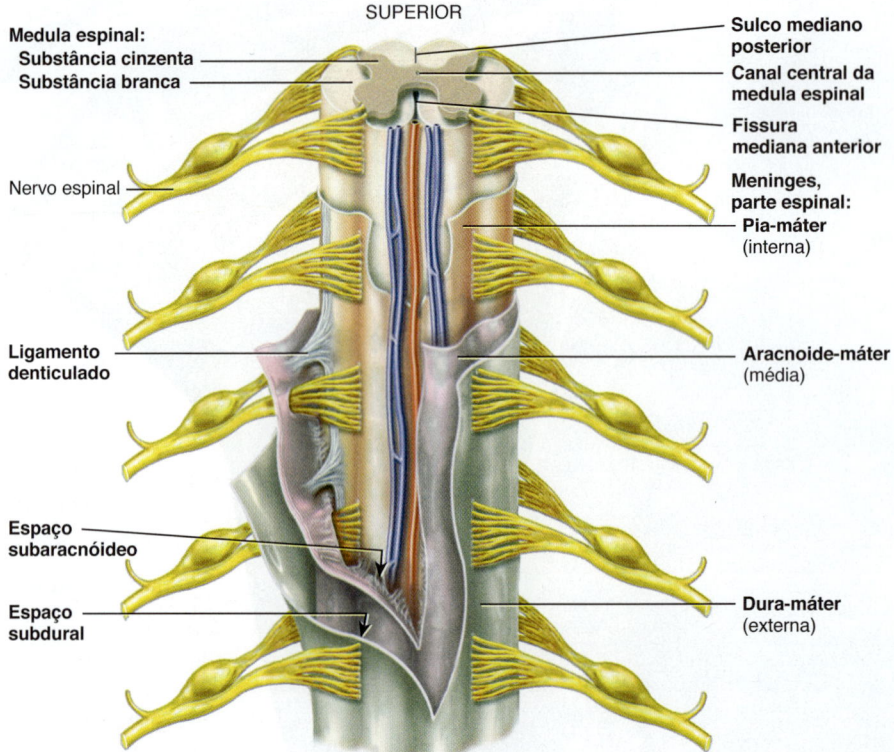

A. Vista anterior e corte transversal da medula espinal

Meninges

As **meninges** são três revestimentos protetores de tecido conjuntivo, que envolvem a medula espinal e o encéfalo. Da camada superficial para a profunda, as meninges são: (1) a dura-máter; (2) a aracnoide-máter; e (3) a pia-máter. Com frequência, a aracnoide-máter e a pia-máter são designadas, em conjunto, como **leptomeninges**. Entre essas duas meninges, encontra-se um espaço, denominado **espaço subaracnóideo**, que contém o líquido cerebrospinal amortecedor de choques (ver Seção 18.2). A **parte espinal das meninges** envolve a medula espinal (Figura 17.1A) e é contínua com a **parte encefálica das meninges**, que envolve o encéfalo (mostradas na Figura 18.5B). A parte espinal de todas as três meninges recobre os nervos espinais até o ponto onde saem da coluna vertebral através dos forames intervertebrais. A medula espinal também é protegida por um coxim de gordura e tecido conjuntivo localizado no **espaço extradural** (epidural), um espaço entre a dura-máter e a parede do canal vertebral (Figura 17.1B). Cada uma das meninges é descrita a seguir.

1. **Dura-máter.** A mais superficial das três meninges, na parte espinal, consiste em uma lâmina espessa e resistente, composta de tecido conjuntivo denso não modelado, denominada dura-máter. *Máter*, que significa mãe, foi assim denominada porque os primeiros anatomistas acreditaram erroneamente que todos os tecidos do corpo se originavam da dura-máter e de outras lâminas meníngeas. A dura-máter forma um saco a partir do nível do forame magno no occipital, onde é contínua com a dura-máter do encéfalo até a segunda vértebra sacral. A dura-máter também é contínua com o epineuro, o revestimento externo dos nervos cranianos e espinais.

2. **Aracnoide-máter.** Essa lâmina, que é a membrana meníngea média, é um revestimento avascular fino composto de células e arranjos frouxos e finos de colágeno. É denominada aracnoide-máter devido ao arranjo semelhante a uma teia de aranha das delicadas fibras colágenas e algumas fibras elásticas. Está localizada sob a dura-máter e é contínua, através do forame magno, com a aracnoide-máter do encéfalo. Entre a dura-máter e a aracnoide-máter, encontra-se o **espaço subdural**, que contém líquido intersticial.

3. **Pia-máter.** Trata-se da meninge mais interna, uma lâmina delgada de tecido conjuntivo transparente, que adere à superfície da medula espinal e do encéfalo. Consiste em células pavimentosas finas a cúbicas no interior de feixes entrelaçados de fibras colágenas e algumas fibras elásticas finas. No interior da pia-máter, encontram-se numerosos vasos sanguíneos que fornecem oxigênio e nutrientes à medula espinal. As extensões membranáceas triangulares da pia-máter suspendem a medula espinal

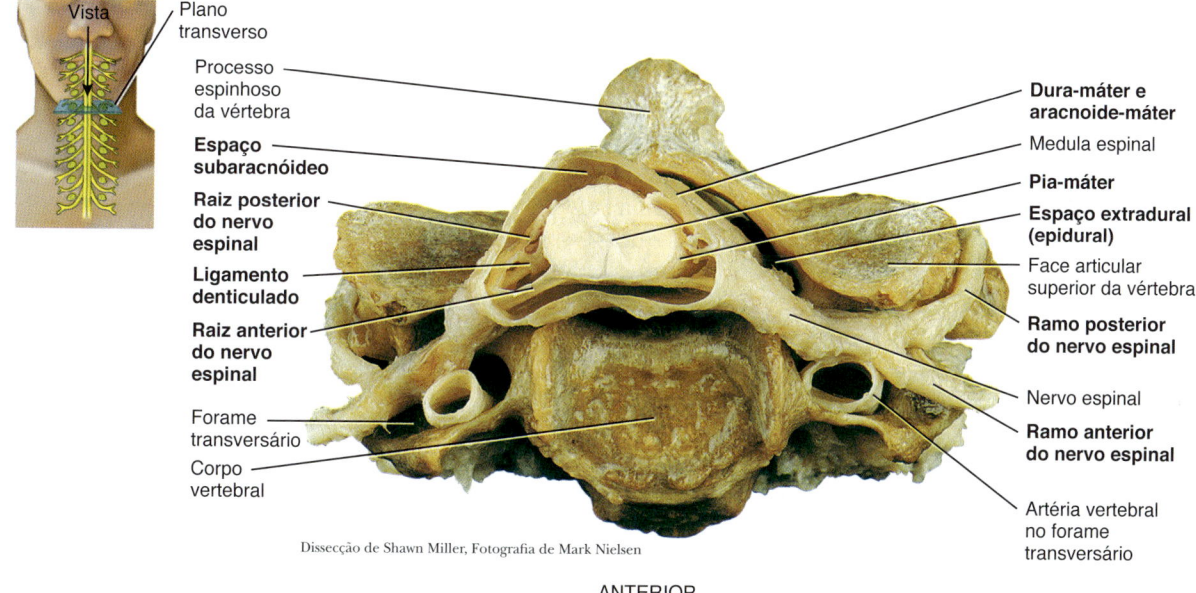

Dissecção de Shawn Miller, Fotografia de Mark Nielsen

ANTERIOR

B. Corte transversal da medula espinal de uma vértebra cervical

CORRELAÇÃO CLÍNICA | *Compressão da medula espinal*

Embora a medula espinal seja normalmente protegida pela coluna vertebral, determinados distúrbios podem exercer pressão sobre ela e comprometer suas funções normais. A **compressão da medula espinal** pode resultar de fraturas de vértebras, hérnia de discos intervertebrais, tumores, osteoporose ou infecções. Se a fonte da compressão for determinada antes que o tecido neural seja destruído, a função da medula espinal habitualmente retorna ao normal. Dependendo da localização e do grau de compressão, os sintomas consistem em dor, fraqueza ou paralisia e diminuição ou perda completa da sensibilidade inferiormente ao nível da lesão.

? Quais são os limites superior e inferior da parte espinal da dura-máter?

no meio de sua bainha dural. Essas extensões, denominadas **ligamentos denticulados**, são espessamentos da pia-máter. Projetam-se lateralmente e fundem-se com a aracnoide-máter e a face interna da dura-máter, entre as raízes anterior e posterior dos nervos espinais em ambos os lados (Figura 17.1A, B). Os ligamentos denticulados, que se estendem por todo o comprimento da medula espinal, protegem a medula espinal contra deslocamentos súbitos, que poderiam resultar em choque.

Anatomia externa da medula espinal

A **medula espinal** é aproximadamente oval, sendo ligeiramente achatada em seu eixo anteroposterior. No adulto, estende-se do bulbo (medula oblonga, a parte inferior do tronco encefálico) até a margem superior da segunda vértebra lombar. Nos recém-nascidos, a medula espinal estende-se até a terceira ou quarta vértebras lombares. No início da infância, tanto a medula espinal quanto a coluna vertebral desenvolvem-se como parte do crescimento global do corpo. O alongamento da medula espinal cessa em torno de 4 ou 5 anos de idade, porém o crescimento da coluna vertebral continua, o que explica por que a medula espinal não se estende por todo o comprimento da coluna vertebral. O comprimento da medula espinal no adulto varia de 42 a 45 cm. Seu diâmetro máximo é de cerca de 1,5 cm na região cervical inferior e é menor na região torácica e em sua extremidade inferior.

Quando a medula espinal é vista externamente, podem-se observar duas intumescências proeminentes (Figura 17.2A). A intumescência superior, denominada **intumescência cervical**, estende-se da quarta vértebra cervical (C IV) até a primeira vértebra torácica (T I). Os nervos que entram e saem dos membros superiores originam-se da intumescência cervical. A intumescência inferior, denominada **intumescência lombossacral**, estende-se da nona até a décima segunda vértebras torácicas (T IX a T XII). Os nervos que saem e entram a partir dos membros inferiores originam-se na intumescência lombossacral.

Inferiormente à intumescência lombossacral, a medula espinal termina na forma de uma estrutura cônica afilada, denominada **cone medular**. O cone medular termina no nível do disco intervertebral entre a primeira e a segunda vértebras lombares (L I a L II) nos adultos (Figura 17.2A, C). O **filamento terminal**, que se origina do cone medular, é uma extensão da pia-máter que se dirige inferiormente e funde-se com a aracnoide-máter e a dura-máter para ancorar a medula espinal ao cóccix.

Conforme os nervos espinais se originam da medula espinal, eles passam lateralmente para sair do canal vertebral através dos forames intervertebrais, entre vértebras adjacentes. Entretanto, como a medula espinal é mais curta do que a coluna vertebral, os nervos que se originam dos segmentos lombar, sacral e coccígeo da medula espinal não deixam a coluna vertebral no mesmo nível em que saem da medula espinal. As raízes desses nervos espinais inferiores curvam-se inferiormente, ao longo do filamento terminal, no canal vertebral, como mechas de cabelo. Desta maneira, as raízes desses nervos são coletivamente denominadas **cauda equina** (Figura 17.2A, C).

Anatomia interna da medula espinal

Um corte transversal da medula espinal revela a sua estrutura interna que, em todos os níveis, caracteriza-se por uma região de substância cinzenta central em forma de H ou de borboleta, circundada por substância branca. Dois sulcos penetram na substância branca da medula espinal e a dividem em lados direito e esquerdo (Figura 17.3). A **fissura mediana anterior** é um sulco largo no lado anterior (ventral). O **sulco mediano posterior** é um sulco estreito, no lado posterior (dorsal). A substância cinzenta consiste principalmente em corpos celulares dos neurônios, neuróglia, axônios amielínicos e dendritos de interneurônios e neurônios motores. A substância branca consiste em feixes de axônios mielinizados dos neurônios sensitivos, interneurônios e neurônios motores. A **comissura cinzenta** forma a barra transversal do H (ou corpo da borboleta, dependendo de sua imaginação). No centro da comissura cinzenta, existe um pequeno espaço, denominado **canal central** da medula espinal, que se prolonga por toda a extensão da medula espinal e que contém líquido cerebrospinal. Em sua extremidade superior, o canal central da medula espinal é contínuo com o quarto ventrículo (um espaço que também contém líquido cerebrospinal) no bulbo do encéfalo. Anteriormente à comissura cinzenta, encontra-se a **comissura branca anterior** que une a substância branca dos lados direito e esquerdo da medula espinal.

Na substância cinzenta da medula espinal e do encéfalo, há aglomerados de corpos celulares de neurônios, que formam grupos funcionais denominados **núcleos***. Os *núcleos sensitivos* recebem impulsos provenientes de receptores por meio de neurônios sensitivos, enquanto os *núcleos motores* fornecem impulsos aos tecidos efetores por meio dos neurônios motores. A substância cinzenta de cada lado da medula espinal é subdividida em regiões, denominadas **cornos**. Os **cornos anteriores da substância cinzenta** contêm *núcleos motores somáticos*, que consistem em aglomerados de corpos celulares dos neurônios motores somáticos que fornecem impulsos nervosos para a contração dos músculos esqueléticos. Os **cornos posteriores da substância cinzenta** contêm corpos celulares e axônios de interneurônios, bem como axônios de neurônios sensitivos de entrada. Entre os cornos anteriores e posteriores da substância cinzenta, encontram-se os **cornos laterais da substância cinzenta**, que estão presentes apenas nas partes torácica, lombar superior e sacral da medula espinal. Os cornos anteriores contêm os corpos celulares dos *núcleos motores autônomos*, que regulam a atividade do músculo liso, do músculo cardíaco e das glândulas (ver Seção 19.2).

A substância branca, à semelhança da substância cinzenta, é organizada em regiões. Os cornos anteriores e posteriores da substância cinzenta dividem a substância branca, de cada lado, em três grandes áreas, denominadas **funículos**: (1) **funículos anteriores da substância branca**, (2) **funículos posteriores da substância branca** e (3) **funículos laterais da substância branca**. Por sua vez, cada funículo contém feixes

---

*N.R.T.: Núcleo é um conjunto de corpos de neurônios dentro no sistema nervoso central e gânglios é um conjunto de corpos de neurônios fora do sistema nervoso central.

Figura 17.2 Anatomia externa da medula espinal e dos nervos espinais.

A medula espinal estende-se do bulbo (medula oblonga) do tronco encefálico até a margem superior da segunda vértebra lombar.

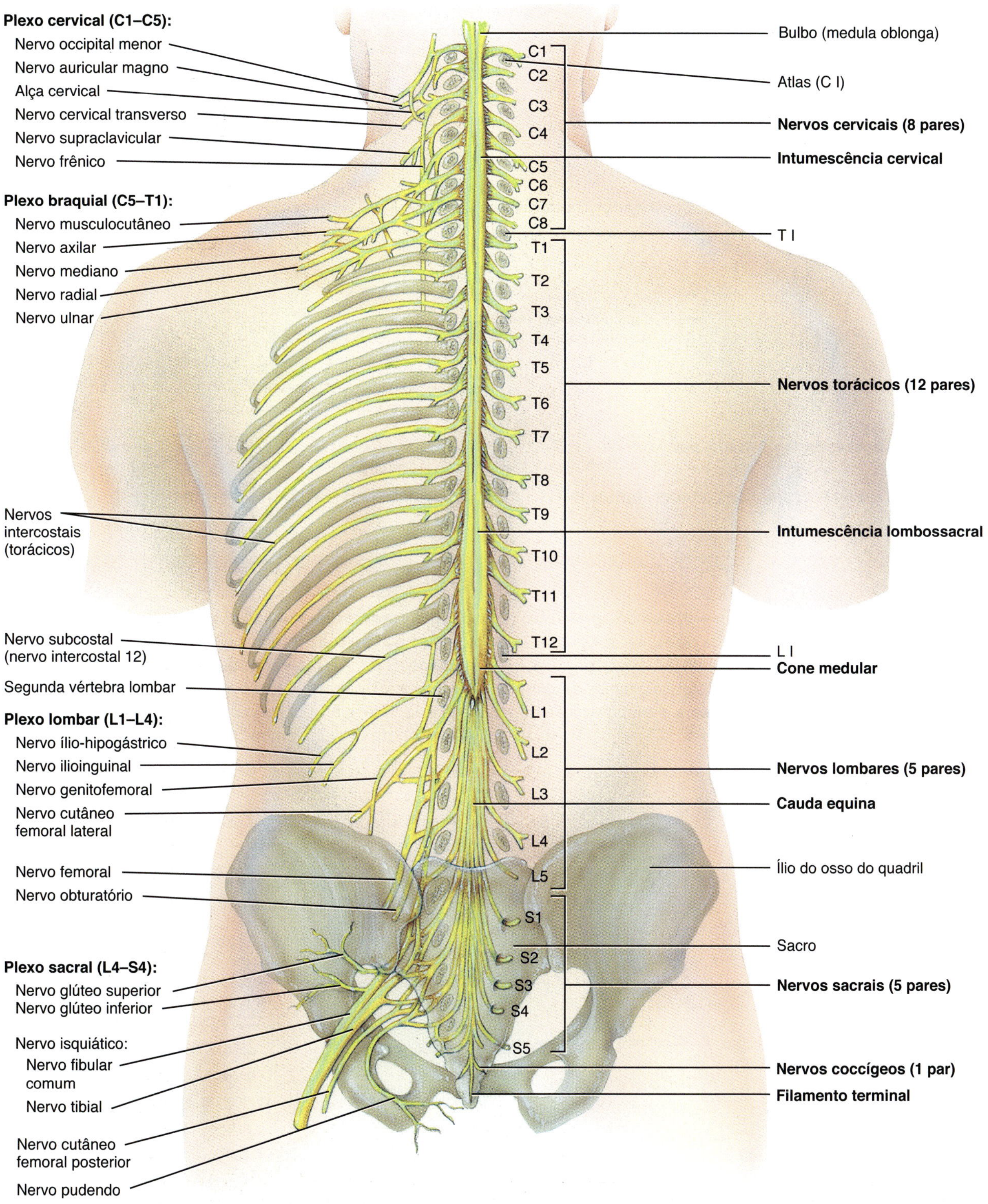
Plexo cervical (C1–C5):
Nervo occipital menor
Nervo auricular magno
Alça cervical
Nervo cervical transverso
Nervo supraclavicular
Nervo frênico
Plexo braquial (C5–T1):
Nervo musculocutâneo
Nervo axilar
Nervo mediano
Nervo radial
Nervo ulnar
Nervos intercostais (torácicos)
Nervo subcostal (nervo intercostal 12)
Segunda vértebra lombar
Plexo lombar (L1–L4):
Nervo ílio-hipogástrico
Nervo ilioinguinal
Nervo genitofemoral
Nervo cutâneo femoral lateral
Nervo femoral
Nervo obturatório
Plexo sacral (L4–S4):
Nervo glúteo superior
Nervo glúteo inferior
Nervo isquiático:
Nervo fibular comum
Nervo tibial
Nervo cutâneo femoral posterior
Nervo pudendo
C1
C2
C3
C4
C5
C6
C7
C8
T1
T2
T3
T4
T5
T6
T7
T8
T9
T10
T11
T12
L1
L2
L3
L4
L5
S1
S2
S3
S4
S5
Bulbo (medula oblonga)
Atlas (C I)
Nervos cervicais (8 pares)
Intumescência cervical
T I
Nervos torácicos (12 pares)
Intumescência lombossacral
L I
Cone medular
Nervos lombares (5 pares)
Cauda equina
Ílio do osso do quadril
Sacro
Nervos sacrais (5 pares)
Nervos coccígeos (1 par)
Filamento terminal

A. Vista posterior de toda a medula espinal e partes dos nervos espinais

(Continua)

Figura 17.2 *Continuação*

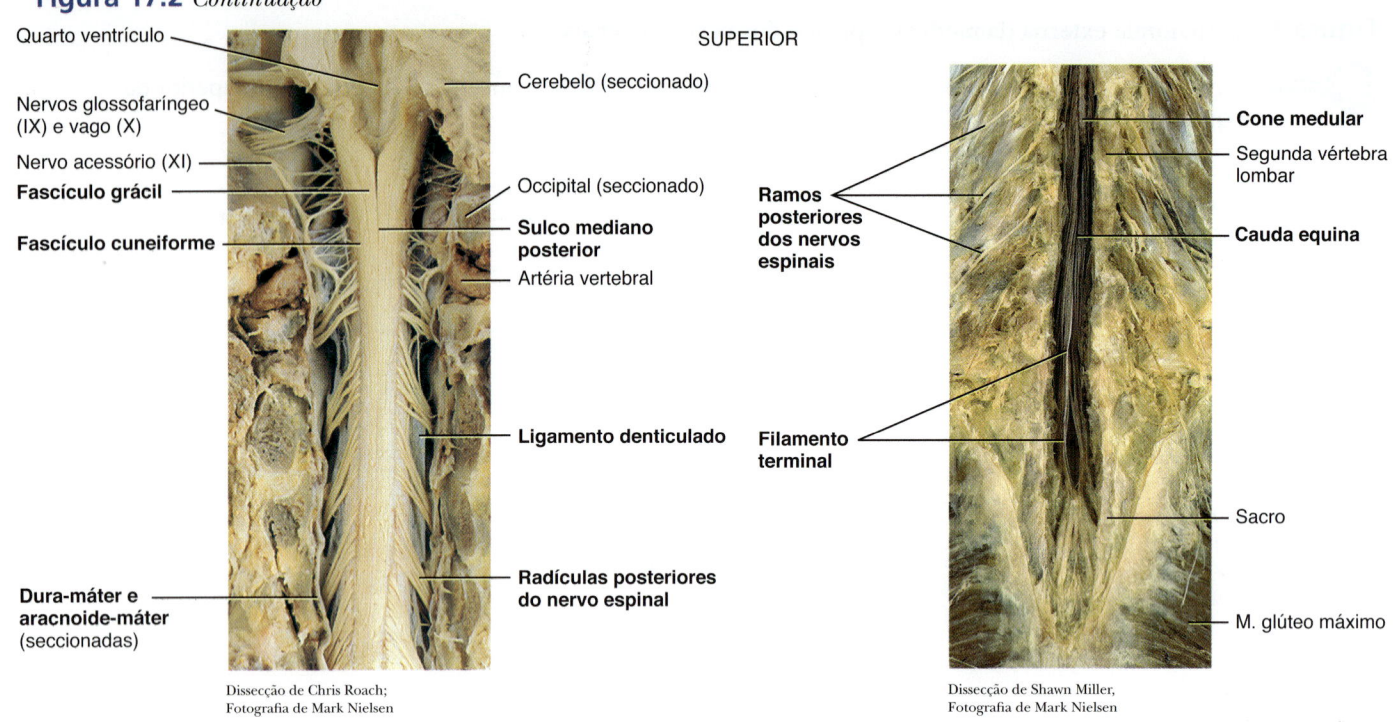

B. Vista posterior da região cervical da medula espinal

C. Vista posterior da parte inferior da medula espinal

? Que parte da medula espinal se conecta com os nervos motores e sensitivos dos membros superiores?

CORRELAÇÃO CLÍNICA | *Punção lombar*

Em uma **punção lombar**, administra-se um anestésico local, e uma longa agulha é introduzida no espaço subaracnóideo para a coleta de líquido cerebrospinal (LCS) para fins diagnósticos; para a administração de antibióticos, meios de contraste para mielografia ou anestésicos; para a administração de quimioterapia; para medida da pressão do LCS; e/ou para avaliar os efeitos do tratamento de doenças, como a meningite. Durante esse procedimento, o paciente permanece em decúbito lateral, com a coluna vertebral fletida. A flexão da coluna vertebral aumenta a distância entre os processos espinhosos das vértebras, o que possibilita o acesso fácil ao espaço subaracnóideo. A medula espinal termina próximo à segunda vértebra lombar (L II); todavia, a parte espinal das meninges e o líquido cerebrospinal circulante estendem-se até a segunda vértebra sacral (S II). Entre as vértebras L II e S II, encontra-se a parte espinal das meninges, porém não há medula espinal. Em consequência, nos adultos, a punção lombar é normalmente realizada entre a L III e L IV ou entre L IV e L V, visto que essa região proporciona um acesso seguro ao espaço subaracnóideo, sem o risco de lesionar a medula espinal. (Uma linha traçada pelos pontos mais altos das cristas ilíacas, denominada linha supracristal, passa pelos processos espinhosos da quarta vértebra lombar e é utilizada como ponto de referência para a realização de punção lombar.)

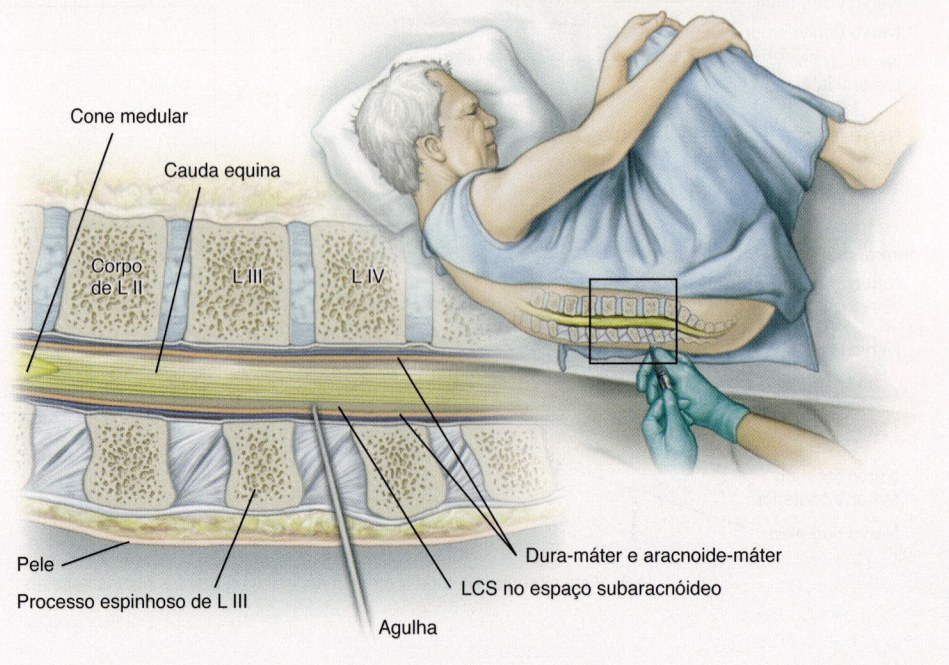

Figura 17.3 Anatomia interna da medula espinal: a organização da substância branca e da substância cinzenta. Para simplificar, os dendritos não são mostrados nesta ilustração, bem como em várias outras ilustrações de cortes transversais da medula espinal. As setas em azul e em vermelho em **A** indicam o sentido de propagação do impulso nervoso.

FUNÇÕES DA MEDULA ESPINAL
1. Os tratos de substância branca propagam impulsos sensitivos dos receptores para o encéfalo e impulsos motores do encéfalo para as estruturas efetoras.
2. A substância cinzenta recebe e integra informações aferentes e eferentes.

Na medula espinal, a substância branca envolve a substância cinzenta.

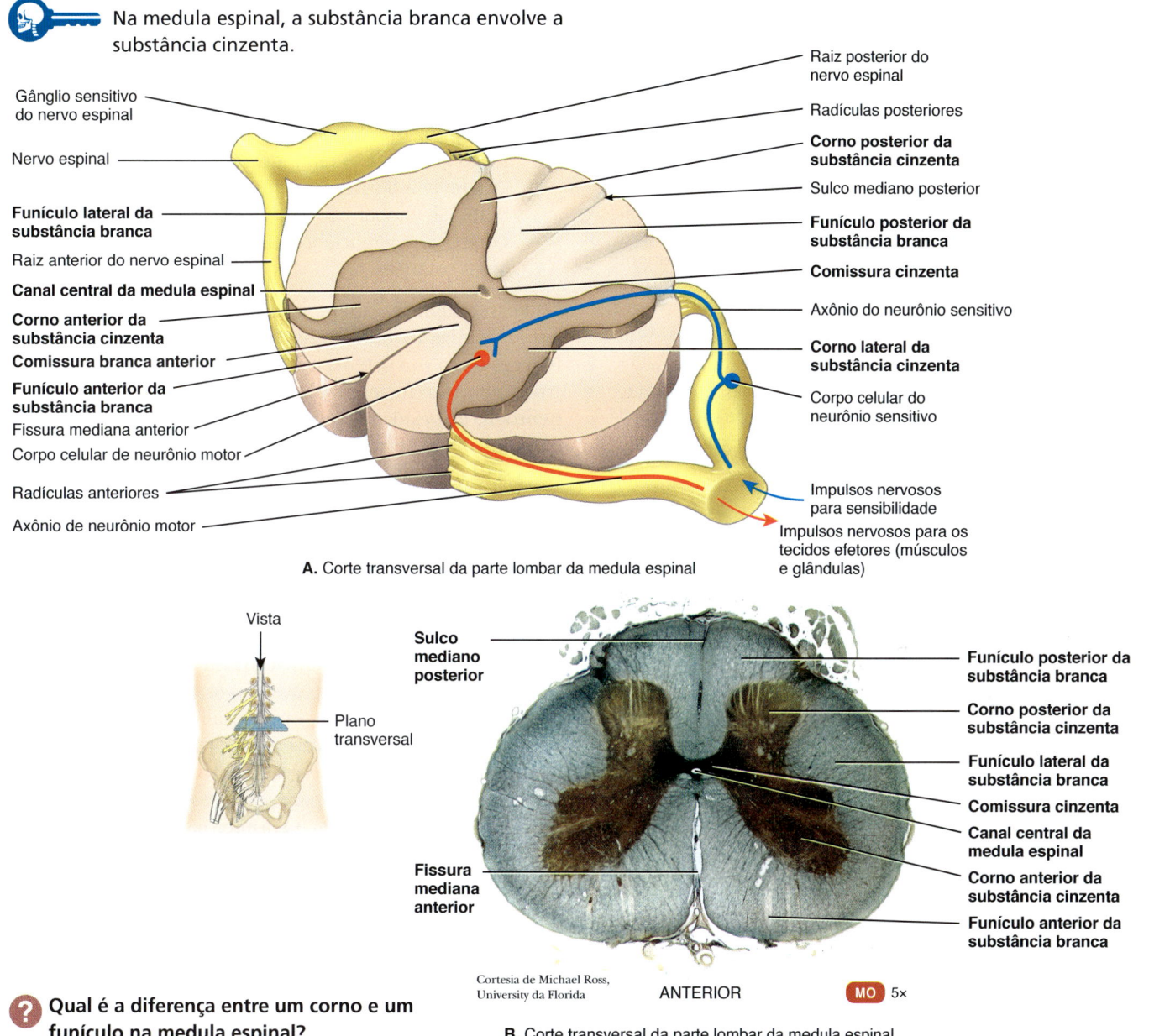

? Qual é a diferença entre um corno e um funículo na medula espinal?

distintos de axônios que possuem uma origem ou destino comuns e transportam informações semelhantes. Esses feixes, que podem se estender por longas distâncias superior ou inferiormente à medula espinal, são denominados **tratos**. Os **tratos sensitivos** (*ascendentes*) consistem em axônios que conduzem impulsos nervosos da medula espinal para o encéfalo. Os tratos constituídos de axônios que conduzem impulsos nervosos para longe do encéfalo, ao longo da medula espinal, são denominados **tratos motores** (*descendentes*). Os tratos sensitivos e motores da medula espinal são contínuos com os tratos sensitivos e motores de encéfalo.

A substância branca e a substância cinzenta possuem diferenças, dependendo da região da medula espinal (Tabela 17.1). Existe mais substância branca na extremidade cranial da medula espinal do que na sua extremidade caudal. Como todos os tratos ascendentes seguem em direção ao

TABELA 17.1

Comparação de várias partes da medula espinal.

PARTE	CARACTERÍSTICAS DIFERENCIAIS
Cervical 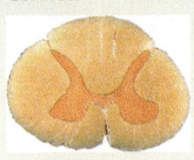 Mark Nielsen	Diâmetro relativamente grande, quantidades relativamente grandes de substância branca, formato oval; na parte cervical superior (C1–C4), o corno posterior é grande, enquanto o corno anterior é relativamente pequeno; na parte cervical anterior (C5–C8), os cornos posteriores estão aumentados e os cornos anteriores estão bem desenvolvidos
Torácica 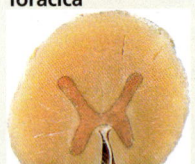 Mark Nielsen	O diâmetro pequeno deve-se às quantidades relativamente pequenas de substância cinzenta; com exceção da primeira parte torácica, os cornos anterior e posterior são relativamente pequenos; há um pequeno corno lateral
Lombar 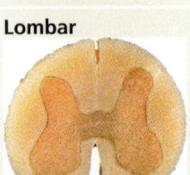 Mark Nielsen	Quase circular; cornos anterior e posterior muito grandes; quantidade relativamente menor de substância branca do que na parte cervical
Sacral 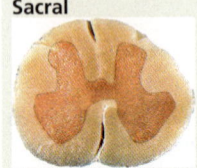 Mark Nielsen	Relativamente pequena, porém com quantidades relativamente grandes de substância cinzenta; quantidades relativamente pequenas de substância branca; os cornos anterior e posterior são grandes e espessos
Coccígea	Assemelha-se à parte sacral inferior, porém muito menor

encéfalo, esses tratos tornam-se mais espessos à medida que prosseguem da região caudal para a cranial. Seguindo a mesma linha de raciocínio, é lógico que os tratos descendentes também sejam mais espessos na região cranial. A substância cinzenta, particularmente o corno anterior, que constitui o local dos neurônios motores para os músculos esqueléticos, é maior nos níveis cervicais inferiores e nos níveis lombar inferior e sacral superior. Esses níveis correspondem à região dos membros superiores e inferiores, respectivamente, onde as grandes quantidades de tecido muscular esquelético nos membros exigem inervação motora.

✓ TESTE RÁPIDO

1. Onde está localizada a parte espinal das meninges, o espaço extradural (epidural), o espaço subdural e o espaço aracnóideo?
2. O que são as intumescências cervical e lombossacral?
3. Defina cone medular, filamento terminal e cauda equina.
4. Como a medula espinal é parcialmente dividida em lados direito e esquerdo?
5. Defina cada um dos seguintes termos: comissura cinzenta, canal central da medula espinal, corno anterior da substância cinzenta, corno lateral da substância cinzenta, corno posterior da substância cinzenta, funículo anterior da substância branca, funículo lateral da substância branca, funículo posterior da substância branca, trato ascendente e trato descendente.

17.2 Nervos espinais

OBJETIVOS

- Explicar a estrutura básica de um nervo
- Identificar os componentes, os revestimentos de tecido conjuntivo e as ramificações de um nervo espinal
- Descrever a distribuição dos nervos dos plexos cervical, braquial, lombar e sacral
- Comparar a importância clínica dos dermátomos e áreas cutâneas.

Os **nervos espinais** são nervos associados à medula espinal; à semelhança de todos os nervos da parte periférica do sistema nervoso (ou sistema nervoso periférico – SNP), os nervos espinais são feixes paralelos de axônios e suas células da neuróglia associadas envoltas em diversas camadas de tecido conjuntivo. Os nervos espinais conectam o SNC aos receptores sensitivos, músculos e glândulas em todas as partes do corpo. Existem 31 pares de nervos espinais. A medula espinal parece ser segmentada, visto que os 31 pares de nervos espinais emergem a intervalos regulares a partir da medula espinal por meio dos forames intervertebrais (ver Figura 17.2A). Com efeito, diz-se que cada par de nervos espinais se origina de um *segmento* ou *parte espinal*. Na medula espinal, não há nenhuma segmentação evidente; entretanto, por conveniência, a designação dos nervos espinais baseia-se na parte ou segmento em que estão localizados. Existem 8 pares de *nervos cervicais* (representados como C1–C8 na Figura 17.2A), 12 pares de *nervos torácicos* (T1–T12), 5 pares de *nervos lombares* (L1–L5), 5 pares de *nervos sacrais* (S1–S5) e 1 par de *nervos coccígeos* (Co1). O primeiro par cervical emerge entre o atlas (primeira vértebra cervical) e o occipital. Todos os outros nervos espinais emergem da coluna vertebral através dos forames intervertebrais entre vértebras adjacentes.

Nem todas as partes da medula espinal estão alinhadas com suas vértebras correspondentes, devido ao crescimento diferencial entre a medula espinal e a coluna vertebral. Lembre-se de que a medula espinal termina próximo ao nível da margem superior da segunda vértebra lombar, e que as raízes dos nervos lombares, sacrais e coccígeos descem em ângulo até alcançar seus respectivos forames antes de emergir da coluna vertebral. Esse arranjo constitui a denominada cauda equina (ver Figura 17.2A, C).

Estrutura de um nervo isolado

Os nervos espinais originam-se tanto do encéfalo quanto da medula espinal. Antes de examinar os nervos espinais de modo mais detalhado, é importante compreender a estrutura de um nervo individual e a diferença entre neurônios

CORRELAÇÃO CLÍNICA | Lesão da medula espinal

A maioria das **lesões da medula espinal** decorre de traumatismo, em consequência de diversos fatores, como acidentes automobilísticos, quedas, esportes de contato, mergulho e atos de violência. Os efeitos da lesão dependem da extensão do traumatismo direto da medula espinal ou da compressão da medula espinal por vértebras deslocadas ou fraturadas ou por coágulos sanguíneos. Embora qualquer parte da medula espinal possa ser comprometida, os locais mais comuns de lesão são as regiões cervical, torácica inferior e lombar superior. Dependendo da localização e da extensão da lesão da medula espinal, pode ocorrer paralisia. **Monoplegia** refere-se à paralisia de apenas um membro. **Diplegia** refere-se à paralisia de ambos os membros superiores ou de ambos os membros inferiores. **Paraplegia** é a paralisia de ambos os membros inferiores. **Hemiplegia** consiste na paralisia do membro superior, tronco e membro inferior de um lado do corpo, enquanto **tetraplegia** refere-se à paralisia dos quatro membros.

A **transecção completa** da medula espinal significa a secção da medula de um lado a outro, seccionando, assim, todos os tratos sensitivos e motores. Resulta em perda de toda a sensibilidade e de todo o movimento voluntário abaixo do nível da transecção. O indivíduo terá perda permanente de toda a sensibilidade nos dermátomos abaixo da lesão, visto que os impulsos nervosos ascendentes não conseguem se propagar além da transecção para alcançar o encéfalo. Um **dermátomo** é uma área da pele que fornece impulso sensitivo para o SNC por meio de um par de nervos espinais. Ao mesmo tempo, todas as contrações musculares voluntárias serão perdidas abaixo da transecção, visto que os impulsos nervosos descendentes do encéfalo não podem passar adiante. A extensão da paralisia dos músculos esqueléticos depende do nível da lesão. Quanto mais próxima for a lesão da cabeça, maior a área do corpo que pode ser afetada. A seguinte lista descreve, em linhas gerais, que funções musculares podem ser *conservadas* em níveis progressivamente inferiores de transecção da medula espinal. (Estes são os níveis da medula espinal, e não os da coluna vertebral. Lembre-se de que os níveis da medula espinal diferem dos níveis da coluna vertebral, em virtude do crescimento diferencial da medula espinal, em comparação com a coluna vertebral, particularmente à medida que progredimos inferiormente.)

- C1–C3: nenhuma função é mantida do pescoço para baixo; é necessária a ventilação mecânica para manter a respiração; há necessidade de cadeira de rodas elétrica com dispositivo controlado pela respiração, pela cabeça ou pelo ombro (ver Figura A)
- C4–C5: diafragma, que possibilita a respiração
- C6–C7: alguns músculos do braço e do tórax, permitindo a alimentação, permitindo ao indivíduo alimentar-se, vestir-se parcialmente; há necessidade de cadeira de rodas manual (ver Figura B)
- T1–T3: função do braço intacta
- T4–T9: controle do tronco acima do umbigo
- T10–L1: a maioria dos músculos da coxa, o que permite caminhar com muletas longas (ver Figura C)
- L1–L2: a maioria dos músculos da perna, o que permite caminhar com muletas curtas (ver Figura D).

A **hemissecção** refere-se a transecção parcial da medula espinal no lado direito ou no esquerdo. Após hemissecção, ocorrem três sintomas principais, conhecidos como *síndrome de Brown-Séquard*, abaixo do nível da lesão: (1) A lesão do funículo posterior (tratos sensitivos) provoca perda *ipsolateral* da propriocepção e sensibilidade tátil fina (no mesmo lado da lesão). (2) A lesão do trato corticospinal (trato motor) provoca paralisia ipsolateral. (3) A lesão dos tratos espinotalâmicos (tratos sensitivos) causa perda da sensibilidade dolorosa e térmica no lado *contralateral* (oposto). Esses tratos são discutidos de modo mais detalhado no Capítulo 20.

Após transecção completa e, em graus variáveis, após hemissecção, ocorre **choque espinal**. O choque espinal é uma resposta imediata à lesão da medula espinal, que se caracteriza por **arreflexia** temporária, isto é, perda da função reflexa. A arreflexia ocorre em partes do corpo inervadas pelos nervos espinais abaixo do nível da lesão. Os sinais de choque espinal agudo consistem em frequência cardíaca lenta, pressão arterial baixa, paralisia flácida dos músculos esqueléticos, perda da sensibilidade somática e disfunção da bexiga urinária. O choque espinal pode começar em 1 h após a lesão e pode ter duração de alguns minutos a vários meses, quando então a atividade reflexa retorna de modo gradual.

Em muitos casos de lesão traumática da medula espinal, o paciente pode ter um melhor resultado se for administrado um corticosteroide anti-inflamatório, denominado metilprednisolona, em 8 h após a lesão. Isso se deve ao fato de que o grau de déficit neurológico é maior imediatamente após uma lesão traumática em consequência da formação de *edema* (acúmulo de líquido nos tecidos), à proporção que o sistema imune responde à lesão.

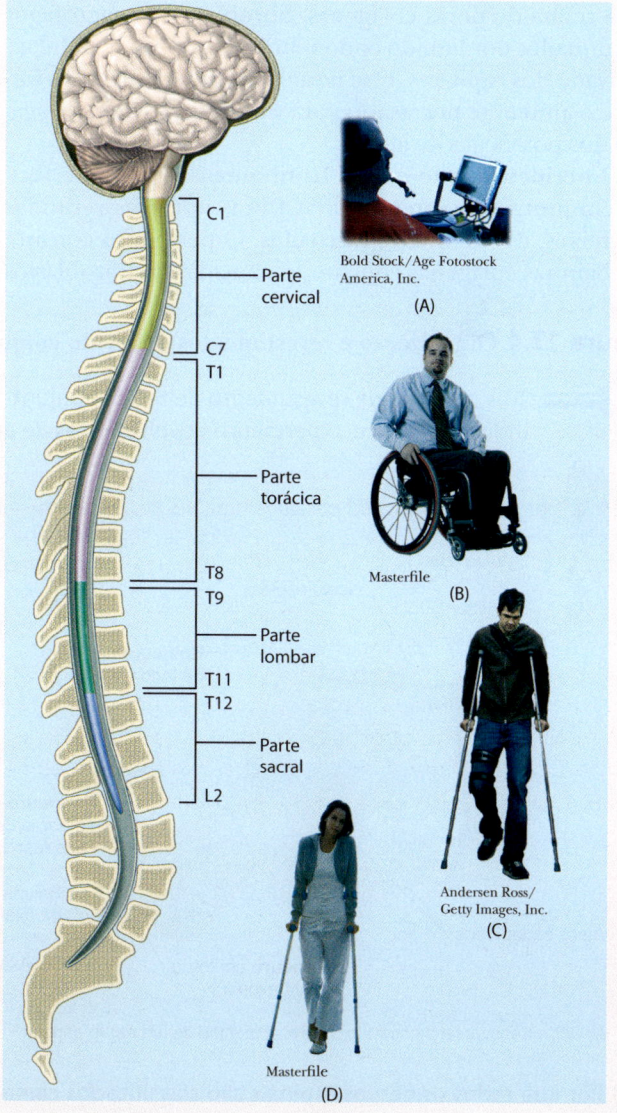

e nervos. Lembre-se de que os *neurônios* são as células condutoras do tecido nervoso. Os **nervos** são feixes de axônios e suas células da neuróglia associadas envoltas em camadas de tecido conjuntivo. Os nervos, à semelhança dos músculos esqueléticos, consistem em células longas.

Embora a função dos nervos e dos músculos seja muito diferente, suas estruturas são semelhantes em muitos aspectos. No músculo esquelético, as células musculares longas possuem tecido conjuntivo frouxo que circunda o endomísio, que distribui os capilares por todo o tecido muscular. Lâminas mais espessas de tecido conjuntivo, que compõem o perimísio, envolvem grupos de fibras musculares em unidades dentro do músculo, denominadas fascículos. Muitos fascículos são mantidos juntos em um feixe maior de fibras. O músculo individual, pelo epimísio mais espesso de tecido conjuntivo.

Os nervos apresentam uma estrutura idêntica, exceto que os envoltórios de tecido conjuntivo apresentam a raiz *neuro*, em lugar de *mísio*. A Figura 17.4 ilustra a estrutura de um nervo. No nervo, existem muitos axônios de neurônios com seu neurilema circundante e bainhas de mielina. O axônio e suas células da neuróglia associadas formam a **fibra nervosa**. Cada fibra nervosa situa-se em um revestimento de tecido conjuntivo frouxo, o **endoneuro**, que consiste em uma trama de fibras colágenas, fibroblastos e macrófagos circundados por líquido endoneural (líquido extracelular) derivado dos capilares. Esse líquido nutre o neurônio e fornece o ambiente necessário para a sua função de propagação dos potenciais de ação.

O **perineuro**, que é uma bainha mais espessa de tecido conjuntivo, mantém muitas fibras nervosas reunidas em feixes, denominados **fascículos**. O perineuro consiste em bainhas colágenas com até 15 camadas de fibroblastos distribuídos em uma rede de colágeno. Essa bainha importante atua como barreira de difusão que, juntamente com as zônulas de oclusão nos capilares (barreira hematoneural), mantém o ambiente osmótico e a pressão do líquido dentro do endoneuro. O perineuro termina fundindo-se com as cápsulas de tecido conjuntivo de vários tipos de terminações nervosas e junções musculares.

Completando a estrutura do nervo, existe uma bainha externa de tecido conjuntivo, o **epineuro**, que envolve todos os fascículos juntos para formar um nervo individual. O epineuro é contínuo com a dura-máter e consiste em fibroblastos e filamentos espessos de colágeno, que são principalmente paralelos ao eixo longitudinal do nervo. Extensões do epineuro preenchem os espaços entre os fascículos. O epineuro compõe, em média, 50% da área transversal de um nervo. Essa bainha importante confere ao nervo a resistência necessária à tensão para opor-se às forças que podem danificar tão facilmente o delicado tecido nervoso. No interior de qualquer nervo no corpo, existe maior quantidade de tecido conjuntivo rico em colágeno do que de tecido nervoso, possibilitando ao tecido nervoso deixar a proteção do crânio e da coluna vertebral e seguir o seu percurso por todos os tecidos periféricos do corpo. As bainhas colágenas resistentes protegem os neurônios contra rupturas em decorrência de forças de tensão intensas geradas pelas atividades musculares e pelos movimentos do corpo. O epineuro também contém os pequenos vasos sanguíneos e vasos linfáticos para o nervo.

Organização dos nervos espinais

A estrutura de um nervo espinal assemelha-se àquela de uma árvore. Abaixo do solo, minúsculas radículas convergem para formar as grandes raízes das árvores. Essas grandes

Figura 17.4 Organização e revestimentos de tecido conjuntivo de um nervo espinal.

 Três camadas de revestimento de tecido conjuntivo protegem os axônios: o endoneuro envolve os axônios individualmente, o perineuro envolve feixes de axônios (fascículos) e o epineuro envolve todo o nervo.

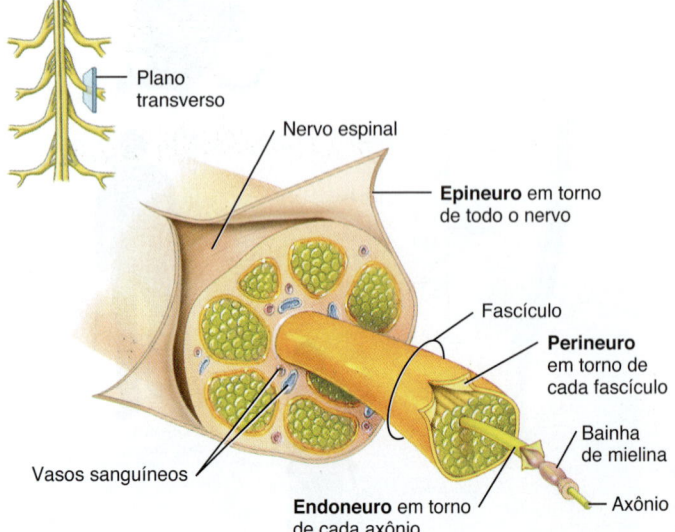

A. Corte transversal mostrando os revestimentos de um nervo espinal

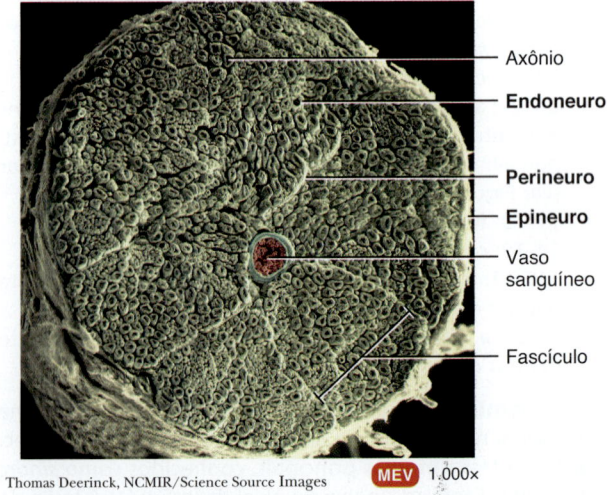

B. Corte transversal de vários fascículos de nervos

? Por que todos os nervos espinais são classificados como nervos mistos?

raízes unem-se na superfície para formar o tronco que, em seguida, divide-se em numerosos ramos grandes que se bifurcam em ramos cada vez menores. Os nervos espinais seguem o mesmo padrão, e utiliza-se grande parte da mesma terminologia (ver Figuras 17.3 e 17.5).

Os nervos espinais originam-se da medula espinal como uma série de pequenas **radículas**. Os dois tipos de radículas são as *radículas anteriores* e as *radículas posteriores*. A partir da face anterolateral da medula espinal, as radículas anteriores emergem em duas ou três fileiras irregulares. As radículas anteriores contêm os axônios dos neurônios motores multipolares, que se originam dos corpos celulares nas regiões anteriores da substância cinzenta da medula espinal. Esses axônios transmitem potenciais de ação para os músculos e para as glândulas do corpo. Outra série de radículas projeta-se a partir do *sulco posterolateral* da medula espinal, constituindo as radículas posteriores, que contêm os prolongamentos centrais dos neurônios unipolares sensitivos. Esses neurônios transmitem potenciais de ação dos órgãos receptores periféricos para o SNC.

Cada série de radículas anteriores converge para formar **raízes anteriores** (*ventrais*) maiores. De modo semelhante, cada série de radículas posteriores converge para formar **raízes posteriores** (*dorsais*) maiores. Cada raiz posterior tem uma intumescência, o **gânglio sensitivo do nervo espinal**, que contém os corpos celulares dos neurônios sensitivos. As raízes anteriores e posteriores de cada lado da medula espinal correspondem a um segmento ou nível de desenvolvimento do corpo. Como a raiz posterior sensitiva e a raiz anterior motora projetam-se lateralmente a partir da medula espinal, elas convergem para formar um nervo misto, denominado **nervo espinal**. (Um *nervo misto* contém axônios tanto motores quanto sensitivos.) O nervo espinal segue o seu percurso por uma curta distância antes de se ramificar em dois grandes ramos e em uma série variável de ramos menores (Figura 17.5).

Ramos dos nervos espinais

Cada grande **ramo** do nervo espinal segue um trajeto específico para diferentes regiões periféricas. Os dois ramos maiores, o ramo anterior e o ramo posterior, são ramos somáticos que seguem o seu percurso na parede musculoesquelética do corpo. O **ramo posterior** inerva os músculos profundos e a pele da face posterior do tronco. O **ramo anterior** inerva os músculos e as estruturas dos membros superiores e inferiores e os músculos e a pele das regiões anterior e lateral do tronco. Ramos viscerais menores, como o ramo meníngeo e os ramos comunicantes, formam vias autônomas para o músculo liso e o tecido glandular. O **ramo meníngeo**

Figura 17.5 Ramos de um nervo espinal típico. (Ver também Figura 17.1B.)

Os principais ramos de um nervo espinal são o ramo posterior, o ramo anterior, o ramo meníngeo e o ramo comunicante.

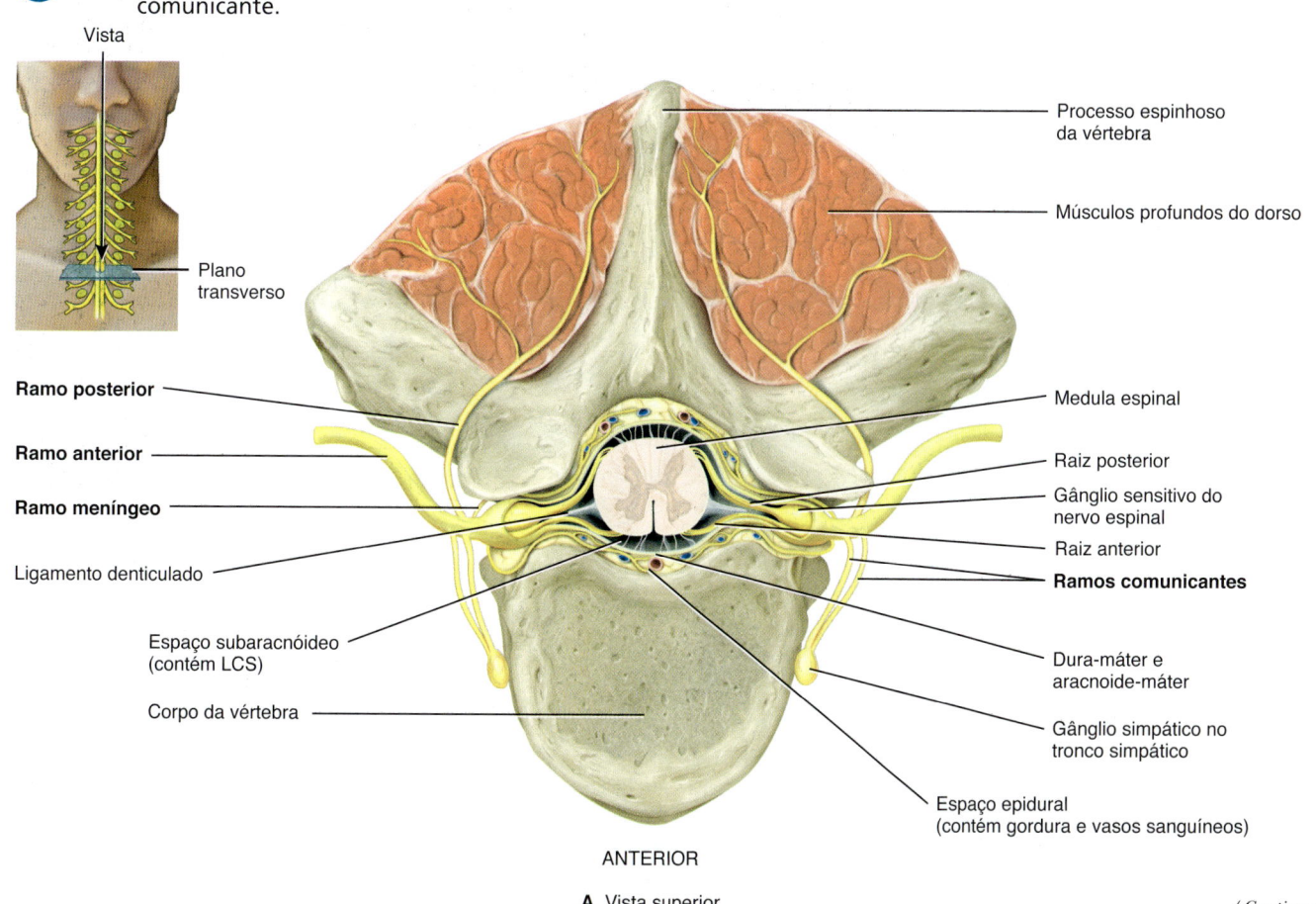

A. Vista superior

(*Continua*)

Figura 17.5 *Continuação*

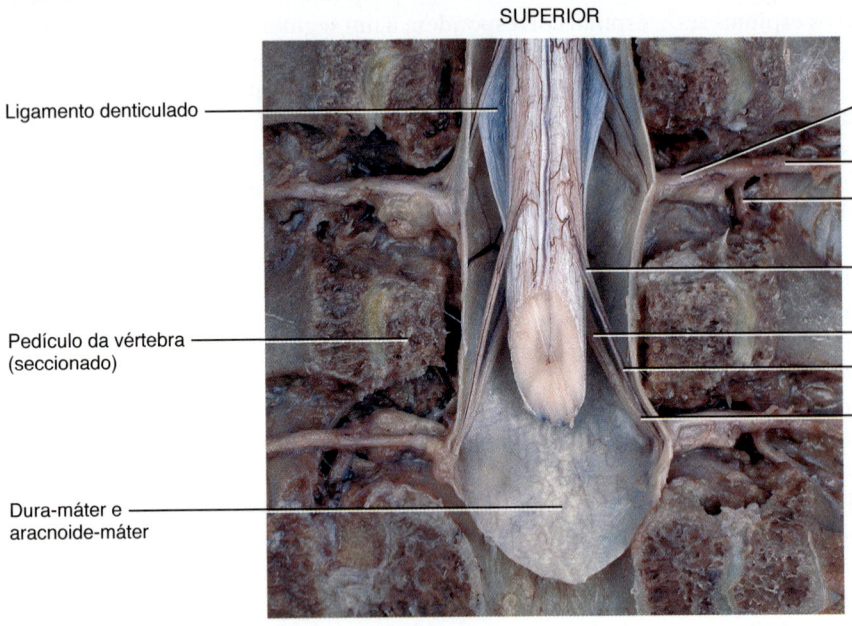

B. Vista anterior e corte oblíquo da medula espinal

CORRELAÇÃO CLÍNICA | Lesão de raiz de nervos espinais

A causa mais comum de **lesão de raiz de nervos espinais** é a hérnia de disco. A lesão das vértebras em consequência de osteoporose, osteoartrite, câncer ou traumatismo também pode comprometer as raízes dos nervos espinais. Os sintomas da lesão de raiz de nervos espinais consistem em dor, fraqueza muscular e perda da sensibilidade. Os tratamentos conservadores mais usados incluem repouso, fisioterapia, analgésicos e injeções epidurais. Recomenda-se tentar em primeiro lugar 6 a 12 semanas de terapia conservadora. Se a dor continuar, for intensa ou comprometer o funcionamento normal, a cirurgia é, com frequência, o próximo passo.

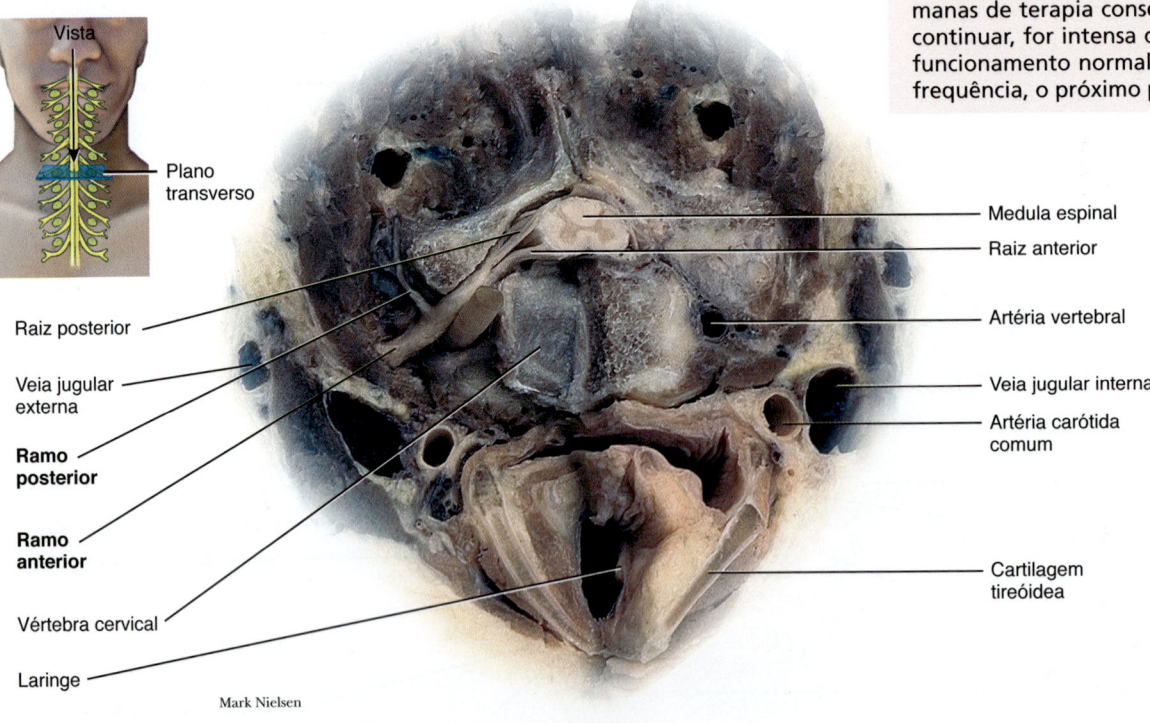

C. Vista superolateral de corte transversal do pescoço

? Que ramos do nervo espinal inervam os membros superiores e inferiores?

entra novamente no canal vertebral através do forame intervertebral e inerva as vértebras, os ligamentos vertebrais, os vasos sanguíneos da medula espinal e as meninges. Os **ramos comunicantes** são componentes da divisão autônoma do sistema nervoso e serão discutidos no Capítulo 19.

Nervos intercostais

Os ramos anteriores dos nervos espinais T2–T12 não entram na formação dos plexos e são conhecidos como *nervos* **intercostais** ou *torácicos* (ver Figura 17.2A). Como esses nervos unem-se diretamente com as estruturas que inervam nos espaços intercostais e estão distribuídos principalmente em um único segmento ou parte do corpo, são designados como nervos segmentares. Após deixar o forame intervertebral, o ramo anterior do nervo T2 inerva os músculos intercostais do segundo espaço intercostal, bem como a pele da axila e a face posteromedial do braço. Os nervos T3–T6 estendem-se ao longo dos sulcos das costelas e, em seguida, para os músculos intercostais e a pele da parede torácica anterior e lateral. Os nervos T7–T12 inervam os músculos intercostais, os músculos do abdome e a pele sobrejacente. Os ramos posteriores dos nervos intercostais inervam os músculos profundos do dorso e a pele da face posterior do tórax.

Plexos

Os axônios provenientes dos ramos anteriores dos nervos espinais, exceto os nervos torácicos T2–T12, não se dirigem diretamente para as estruturas do corpo que eles inervam. Com efeito, formam redes em ambos os lados direito e esquerdo do corpo, unindo-se com um número variável de axônios provenientes dos ramos anteriores dos nervos adjacentes. Essa rede de axônios é denominada **plexo**. Os principais plexos de nervos espinais são os **plexos cervical**, **braquial**, **lombar** e **sacral**. Existe também um **plexo coccígeo** menor. Consulte a Figura 17.2 para examinar as relações dos plexos entre si. A partir dos plexos emergem nervos, cujos nomes frequentemente descrevem as regiões gerais que inervam ou o trajeto que seguem. Por sua vez, cada um desses nervos pode apresentar vários ramos, designados com base nas estruturas específicas que eles inervam.

As Expos 17.A a 17.D (Figuras 17.7 a 17.10) fornecem um resumo dos principais plexos.

Dermátomos *versus* áreas cutâneas

A pele que recobre todo o corpo é inervada por neurônios sensitivos somáticos que conduzem impulsos nervosos da pele para a medula espinal e o tronco encefálico. De modo semelhante, os neurônios motores somáticos que conduzem impulsos para fora da medula espinal inervam os músculos esqueléticos subjacentes. Cada nervo espinal contém neurônios sensitivos que atuam em um segmento previsível e específico do corpo. O nervo trigêmeo (V) inerva a maior parte da pele da face e escalpo. Lembre-se de que a área da pele que fornece impulso sensitivo ao SNC, por meio de um par de nervos espinais ou do nervo trigêmeo (V), é denominada **dermátomo** (Figura 17.6A). Sabendo quais as partes da medula espinal que inervam cada dermátomo, é possível localizar as regiões lesionadas da medula espinal. Por outro lado, as **áreas cutâneas** são regiões da pele inervadas por um nervo específico que se origina de um plexo (Figura 17.6B). Por exemplo, o nervo mediano do plexo braquial tem uma área cutânea distinta; essa área cutânea sobrepõe-se a múltiplos dermátomos, visto que o nervo mediano contém neurônios provenientes de nervos espinais de múltiplos níveis. Como os nervos que se originam de um plexo podem conter neurônios de nervos espinais de mais de um nível, a ocorrência de uma lesão dentro de uma área cutânea normalmente alerta o médico para um dano a nervos, e não a uma raiz de nervo espinal ou à medula espinal. Se a pele em determinada região for estimulada, porém a sensação não for percebida, é importante avaliar se a perda de sensibilidade encontra-se em um dermátomo ou em uma área cutânea, de modo a estabelecer um diagnóstico correto do local de lesão. Existe um grau variável de sobreposição entre dermátomos adjacentes. Em regiões onde há sobreposição considerável, pode ocorrer pouca perda de sensibilidade se apenas um dos nervos que supre o dermátomo estiver lesionado. A informação sobre os padrões de inervação dos nervos espinais também pode ser usada para fins terapêuticos. A secção de raízes posteriores ou a infusão de anestésicos locais podem bloquear a dor de modo permanente ou temporário. Devido à sobreposição dos dermátomos, a produção deliberada de anestesia completa em uma região pode exigir que pelo menos três nervos espinais adjacentes sejam seccionados ou bloqueados por um agente anestésico.

CORRELAÇÃO CLÍNICA | Herpes-zóster

O **herpes-zóster** é uma infecção aguda da parte periférica do sistema nervoso provocada pelo vírus varicela-zóster (VZV), o vírus que também causa varicela. Após um indivíduo recuperar-se da varicela, o vírus retira-se em um gânglio sensitivo. Se o vírus for reativado, o sistema imune habitualmente impede a sua disseminação. Entretanto, algumas vezes, o vírus reativado sobrepuja o sistema imune enfraquecido, abandona o gânglio e segue um trajeto ao longo dos axônios dos neurônios sensitivos da pele. O resultado consiste em dor, pigmentação da pele e uma linha característica de bolhas cutâneas. A linha de bolhas marca a distribuição (dermátomo) do nervo sensitivo cutâneo específico pertencente ao gânglio sensitivo infectado.

✓ TESTE RÁPIDO

6. Como os nervos espinais são denominados e numerados?
7. Por que os nervos espinais são classificados como nervos mistos?
8. Como um nervo espinal une-se com a medula espinal?
9. Descreva os revestimentos de um nervo espinal.
10. Quais são os ramos e as inervações de um nervo espinal típico?
11. O que é plexo? Cite os principais plexos e as regiões que eles inervam.
12. Diferencie os dermátomos das áreas cutâneas.

Figura 17.6 Distribuição dos dermátomos e das áreas cutâneas.

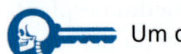
Um dermátomo é uma área da pele que fornece impulso sensitivo por meio das raízes posteriores de um par de nervos espinais ou por meio do nervo trigêmeo (V).

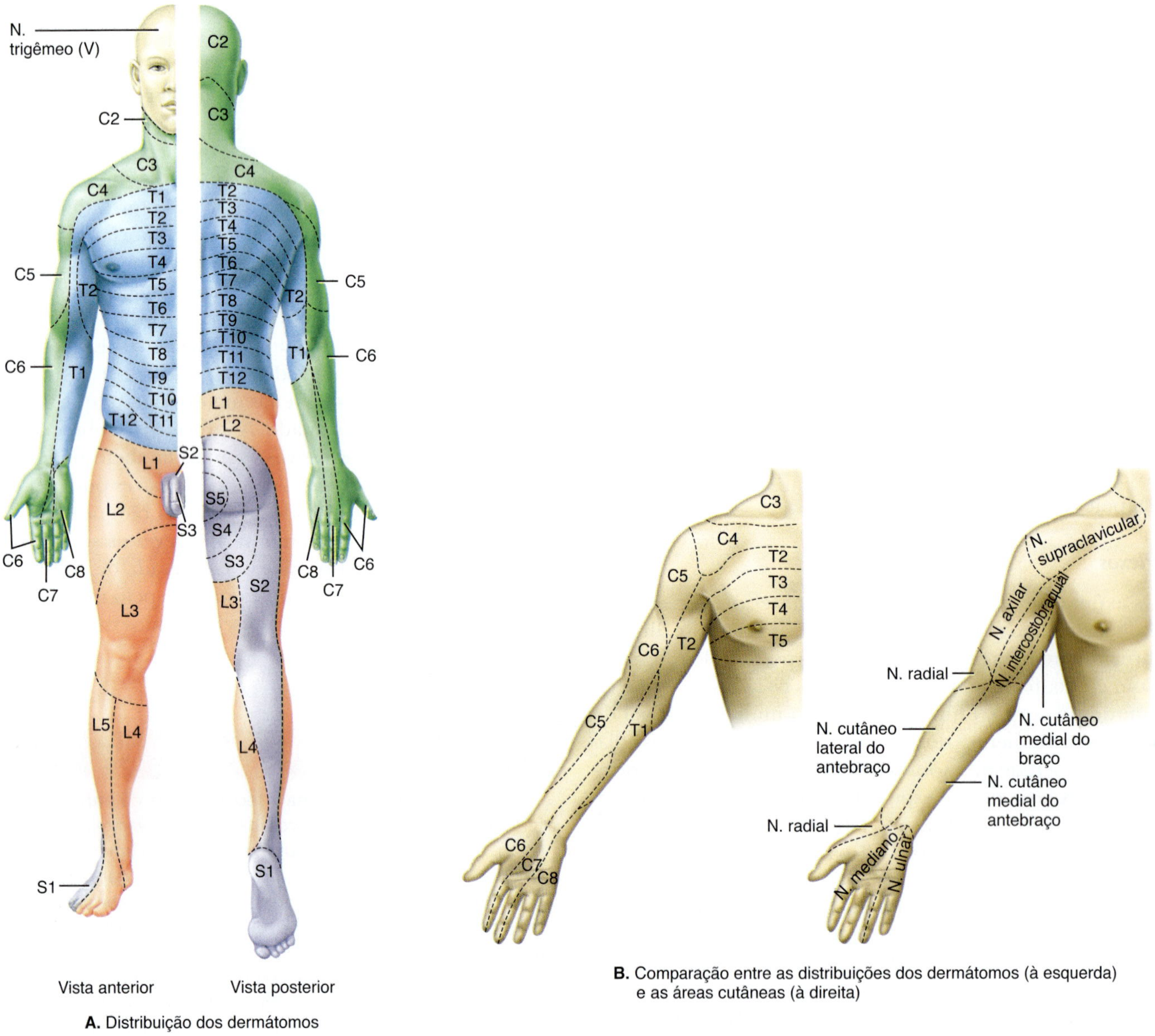

A. Distribuição dos dermátomos

B. Comparação entre as distribuições dos dermátomos (à esquerda) e as áreas cutâneas (à direita)

Qual é o único nervo espinal que não tem um dermátomo correspondente?

EXPO 17.A — Plexo cervical (Figura 17.7)

OBJETIVO
- Descrever a origem e a distribuição do plexo cervical.

O **plexo cervical** é formado por raízes (ramos anteriores) dos primeiros quatro nervos cervicais (C1–C4), com contribuições de C5 (Figura 17.7). Existe um plexo de cada lado do pescoço, ao longo das primeiras quatro vértebras cervicais.

O plexo cervical supre a pele e os músculos da cabeça, do pescoço e da parte superior dos ombros e tórax. Os nervos frênicos originam-se dos plexos cervicais e fornecem fibras motoras para o diafragma. Os ramos do plexo cervical também correm paralelamente a dois nervos cranianos, o nervo acessório (XI) e o nervo hipoglosso (XII).

✓ TESTE RÁPIDO
13. Que nervo do plexo cervical provoca contração do diafragma?

NERVO	ORIGEM	DISTRIBUIÇÃO
RAMOS SUPERFICIAIS (SENSITIVOS)		
Nervo occipital menor	C2	Pele do escalpo posterior e superior à orelha
Nervo auricular magno	C2–C3	Pele anterior, inferior e sobre a orelha e sobre as glândulas parótidas
Nervo cervical transverso	C2–C3	Pele sobre as partes anterior e lateral do pescoço
Nervos supraclaviculares	C3–C4	Pele sobre a parte superior do tórax e ombro
RAMOS PROFUNDOS (EM GRANDE PARTE MOTORES)		
Alça cervical		Esse nervo divide-se em raízes superior e inferior
Raiz superior	C1	Músculos infra-hióideos e gênio-hióideos do pescoço
Raiz inferior	C2–C3	Músculos infra-hióideos do pescoço
Nervo frênico	C3–C5	Diafragma
Ramos segmentares	C1–C5	Músculos pré-vertebrais (profundos) do pescoço, músculo levantador da escápula e músculo escaleno médio

Figura 17.7 Plexo cervical em vista anterior.

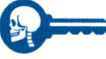 O plexo cervical supre a pele e os músculos da cabeça, do pescoço, da parte superior dos ombros e do tórax e o diafragma.

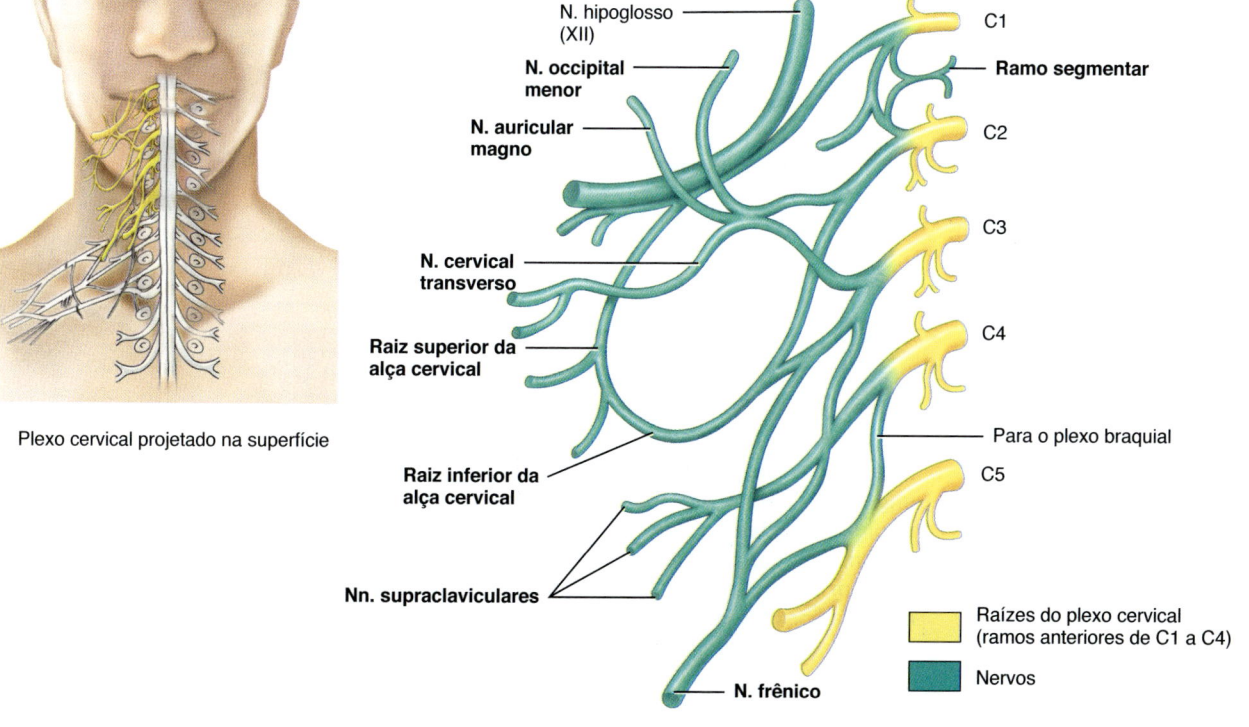

A. Origem do plexo cervical

(Continua)

Figura 17.7 *Continuação*

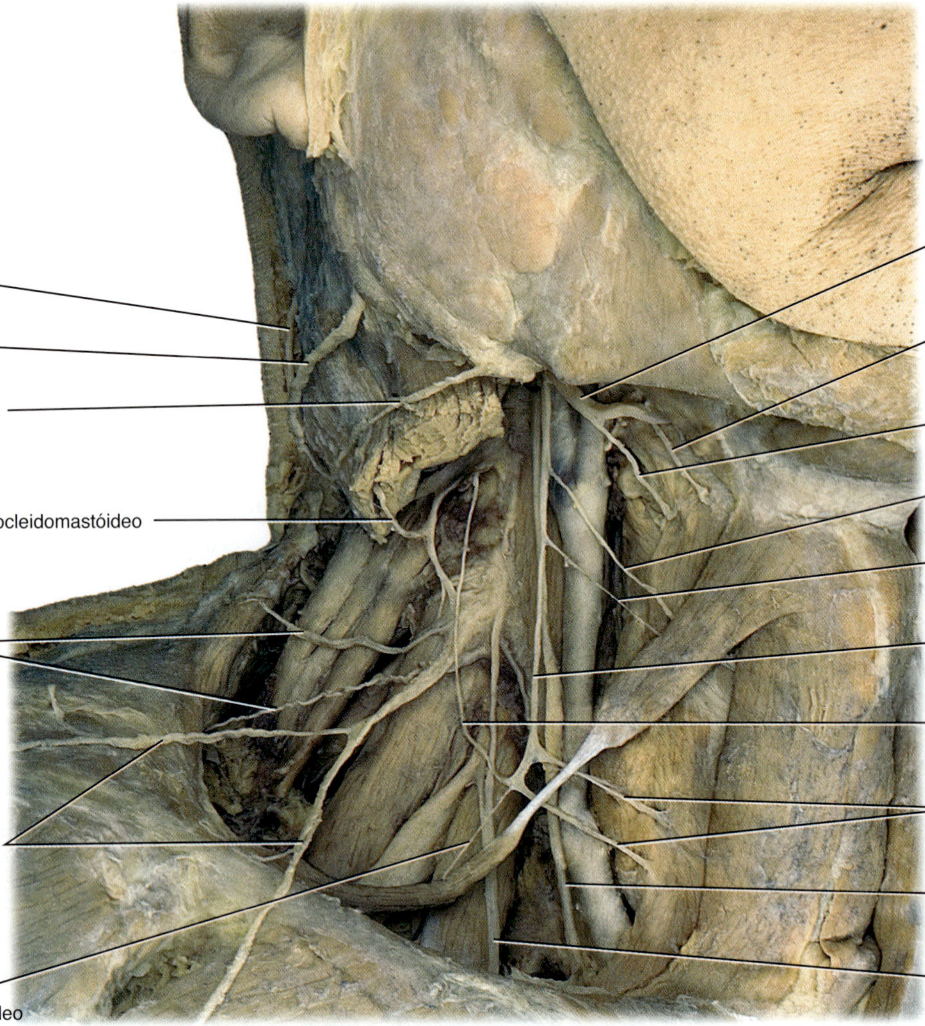

B. Vista anterior do plexo cervical

Dissecção de Shawn Miller, Fotografia de Mark Nielsen

? Por que a secção completa da medula espinal no nível de C2 provoca parada respiratória?

CORRELAÇÃO CLÍNICA | *Lesões dos nervos frênicos*

Os nervos frênicos originam-se de C3, C4 e C5 e inervam o diafragma. A secção completa da medula espinal acima da origem dos nervos frênicos provoca parada respiratória. A respiração é interrompida, visto que os nervos frênicos não enviam mais impulsos para o diafragma. Os nervos frênicos também podem ser lesionados em consequência de pressão exercida por tumores malignos no mediastino, como tumores de traqueia e esôfago.

EXPO 17.B — Plexo braquial *(Figura 17.8)*

OBJETIVO

- Descrever a origem, a distribuição e os efeitos de lesão do plexo braquial.

Os ramos anteriores dos nervos espinais C5-C8 e T1 formam as raízes do **plexo braquial**, que se estende inferior e lateralmente em ambos os lados das últimas quatro vértebras cervicais e primeira vértebra torácica (Figura 17.8A). O plexo passa acima da primeira costela, posteriormente à clavícula, e, em seguida, entra na axila.

Devido à grande complexidade do plexo braquial, é útil fornecer uma explicação de suas diversas partes. À semelhança do plexo cervical e de outros plexos, as **raízes** do plexo braquial consistem nos ramos anteriores dos nervos espinais. As raízes de diversos nervos espinais unem-se para formar **troncos** na parte inferior do pescoço. Esses troncos são os *troncos superior, médio* e *inferior*. Posteriormente às clavículas, os troncos separam-se em **divisões**, denominadas *divisões anteriores* e *posteriores*. Nas axilas, as divisões unem-se para formar **fascículos**, denominados *fascículos lateral, medial* e *posterior*. Os fascículos são designados com base na sua relação com a artéria axilar, uma artéria de grande calibre que transporta o sangue para o membro superior. Os **ramos terminais** do plexo braquial formam os principais nervos do plexo.

Figura 17.8 Plexo braquial em vista anterior.

🔑 O plexo braquial inerva os ombros e os membros superiores.

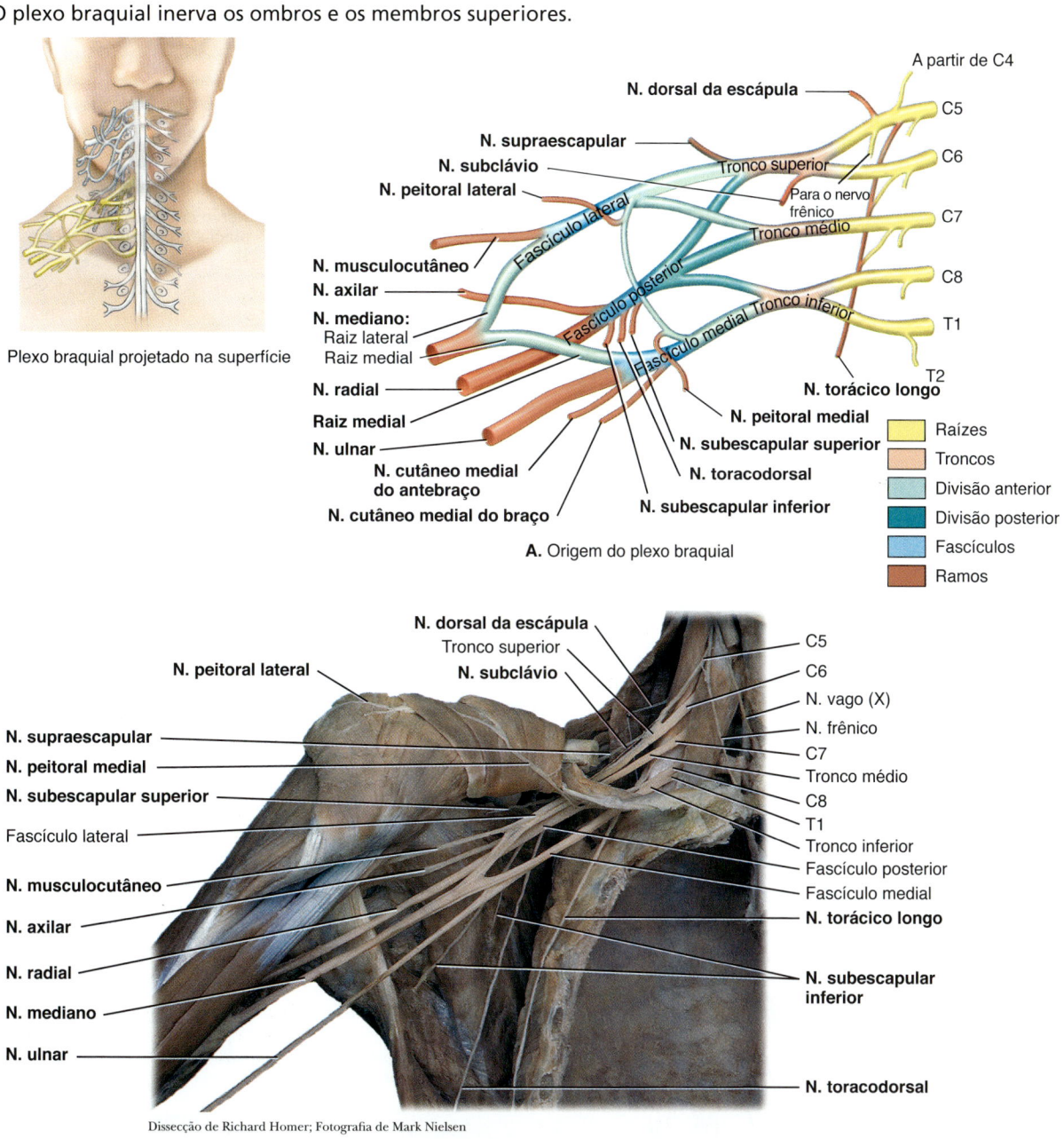

A. Origem do plexo braquial

Dissecção de Richard Homer; Fotografia de Mark Nielsen

B. Vista anterior do plexo braquial

(Continua)

O plexo braquial fornece quase todo o suprimento nervoso dos ombros e dos membros superiores (Figura 17.8B). Cinco grandes ramos terminais originam-se do plexo braquial: (1) O **nervo axilar**, que inerva os músculos deltoide e redondo menor. (2) O **nervo musculocutâneo**, que inerva os músculos anteriores do braço. (3) O **nervo radial**, que inerva os músculos na face anterior do braço e antebraço. (4) O **nervo mediano**, que inerva a maior parte dos músculos da parte anterior do antebraço (6,5 de 8) e alguns músculos da mão. (5) O **nervo ulnar**, que inerva os músculos anteromediais do antebraço (o outro 1,5) e a maioria dos músculos da mão.

✓ TESTE RÁPIDO

14. A lesão de qual nervo pode causar paralisia do músculo serrátil anterior?

Figura 17.8 *Continuação*

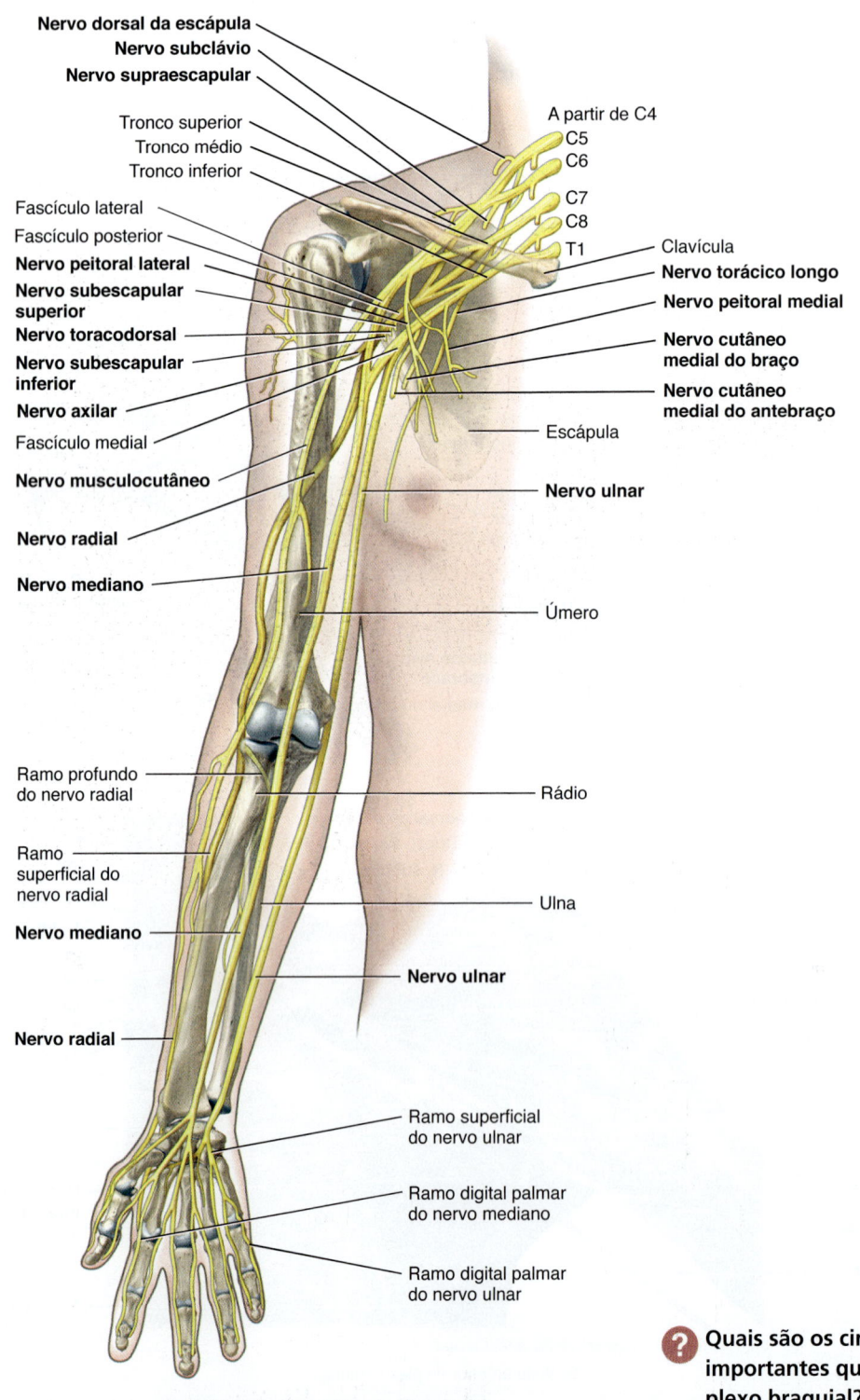

C. Distribuição dos nervos do plexo radial

❓ Quais são os cinco nervos importantes que se originam do plexo braquial?

NERVO	ORIGEM	DISTRIBUIÇÃO
Dorsal da escápula	C5	Músculos levantador da escápula, romboide maior e romboide menor
Torácico longo	C5–C7	Músculo serrátil anterior
Subclávio	C5–C6	Músculo subclávio
Supraescapular	C5–C6	Músculos supraespinal e infraespinal
Musculocutâneo	C5–C7	Músculos coracobraquial, bíceps braquial e braquial
Peitoral lateral	C5–C7	Músculo peitoral maior
Subescapular superior	C5–C6	Músculo subescapular
Toracodorsal	C6–C8	Músculo latíssimo do dorso
Subescapular inferior	C5–C6	Músculos subescapular e redondo maior
Axilar	C5–C6	Músculos deltoide e redondo menor; pele sobre o músculo deltoide e a face posterossuperior do braço
Mediano	C5–T1	Músculos flexores do antebraço, com exceção do músculo flexor ulnar do carpo; metade ulnar do músculo flexor profundo dos dedos e alguns músculos da mão (palma lateral); pele dos dois terços laterais da palma e dedos da mão
Radial	C5–T1	Músculos tríceps braquial, ancôneo e extensores do antebraço; pele da parte posterior do braço e do antebraço, dois terços laterais do dorso da mão e dedos nas falanges proximais e médias
Peitoral medial	C8–T1	Músculos peitoral maior e peitoral menor
Nervo cutâneo medial do braço	C8–T1	Pele das faces medial e posterior do terço distal do braço
Nervo cutâneo medial do antebraço	C8–T1	Pele das faces medial e posterior do antebraço
Ulnar	C8–T1	Músculo flexor ulnar do carpo, metade ulnar do músculo flexor profundo dos dedos e a maioria dos músculos da mão; pele do lado medial da mão, dedo mínimo e metade medial do dedo anular

CORRELAÇÃO CLÍNICA | Lesões dos nervos que emergem do plexo braquial

A lesão das raízes superiores do plexo braquial (C5-C6) pode resultar de tração violenta da cabeça em relação ao ombro, como a que pode ocorrer em consequência de uma forte queda sobre o ombro ou estiramento excessivo do pescoço de um recém-nascido durante o parto. A apresentação dessa lesão caracteriza-se pela adução do ombro, rotação medial do braço, extensão do cotovelo, pronação do antebraço e flexão do punho (A). Essa condição é denominada **paralisia de Erb-Duchenne** ou **posição de gorjeta do garçom**. Ocorre perda da sensibilidade ao longo da face lateral do braço.

A **lesão do nervo radial** (e axilar) pode ser provocada pela administração incorreta de injeções no músculo deltoide. O nervo radial também pode ser lesionado quando se aplica um gesso muito apertado em torno da parte média do úmero. A lesão do nervo radial é indicada pela **queda do punho**, que consiste na incapacidade de extensão do punho e dos dedos da mão (B). A perda sensitiva é mínima, devido à sobreposição da inervação sensitiva por nervos adjacentes.

A **lesão do nervo mediano** pode resultar em **paralisia do nervo mediano**, que é indicada por dormência, formigamento e dor na palma e nos dedos da mão. Há também uma incapacidade de pronação do antebraço e flexão das articulações interfalângicas proximais de todos os dedos e das articulações interfalângicas distais do indicador e do dedo médio (C). Além disso, a flexão do punho é fraca e acompanhada de adução, e os movimentos do polegar são fracos.

A **lesão do nervo ulnar** pode resultar em **paralisia do nervo ulnar**, indicada por incapacidade de abdução ou adução dos dedos da mão, atrofia dos músculos interósseos da mão, hiperextensão das articulações metacarpofalângicas e flexão das articulações interfalângicas, uma condição denominada **mão em garra** (D). Ocorre também perda da sensibilidade no dedo mínimo.

A **lesão do nervo torácico longo** resulta em paralisia do músculo serrátil anterior. Quando o braço está elevado, a margem medial e o ângulo inferior da escápula afastam-se da parede torácica e projetam-se para fora, causando protrusão da margem medial da escápula; em virtude de sua semelhança a uma asa, essa condição é denominada **escápula alada** (E). O braço não pode ser abduzido além da posição horizontal.

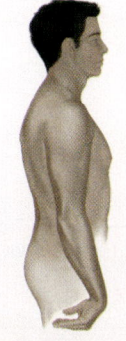

A. Paralisia de Erb-Duchenne (posição de gorjeta do garçom)

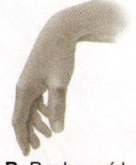

B. Punho caído

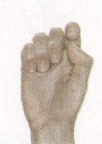

C. Paralisia do nervo mediano

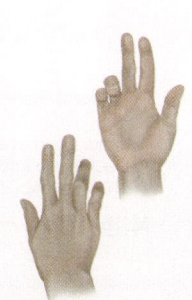

D. Paralisia do nervo ulnar

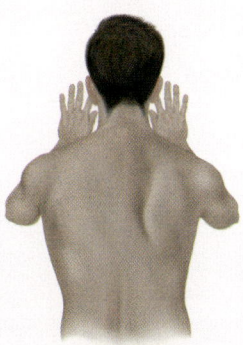

E. Escápula direita alada

Lesões dos nervos do plexo braquial

EXPO 17.C — Plexo lombar *(Figura 17.9)*

OBJETIVO
- **Descrever** a origem e a distribuição do plexo lombar.

Os ramos anteriores dos nervos espinais L1–L4 formam as raízes do **plexo lombar** (Figura 17.9). Diferentemente do plexo braquial, a mistura complexa de fibras é mínima no plexo lombar. Em ambos os lados das primeiras quatro vértebras lombares, o plexo lombar passa obliquamente para fora, entre as cabeças superficial e profunda do músculo psoas maior e anteriormente ao músculo quadrado do lombo. Entre as cabeças do músculo psoas maior, as raízes do plexo lombar dividem-se em divisões anterior e posterior, que, em seguida, dão origem aos ramos terminais do plexo.

O plexo lombar inerva a parede anterolateral do abdome, os órgãos genitais externos e parte dos membros inferiores.

✓ TESTE RÁPIDO
15. Que estruturas são irrigadas pelo plexo lombar?

NERVO	ORIGEM	DISTRIBUIÇÃO
Ílio-hipogástrico	L1	Músculos da parede anterolateral do abdome; pele da parte inferior do abdome e das nádegas
Ilioinguinal	L1	Músculos da parede anterolateral do abdome; pele das faces superior e medial da coxa, raiz do pênis e escroto no homem e lábios maiores do pudendo e monte do púbis na mulher
Genitofemoral	L1–L2	Músculo cremaster; pele sobre a face anterior da coxa, escroto no homem e lábios maiores do pudendo na mulher
Nervo cutâneo femoral lateral	L2–L3	Pele nas faces lateral, anterior e posterior da coxa
Femoral	L2–L4	Maior nervo com origem no plexo lombar, distribuição para os músculos flexores da articulação do quadril e músculos extensores da articulação do joelho e pele sobre as faces anterior e medial da coxa e lado medial da perna e do pé
Obturatório	L2–L4	Músculos adutores da articulação do quadril; pele na face medial da coxa

Figura 17.9 Plexo lombar em vista anterior.

 O plexo lombar inerva a parede anterolateral do abdome, os órgãos genitais externos e parte dos membros inferiores.

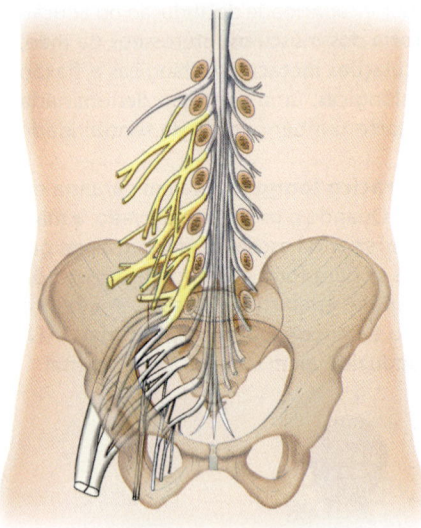

Plexo lombar projetado na superfície

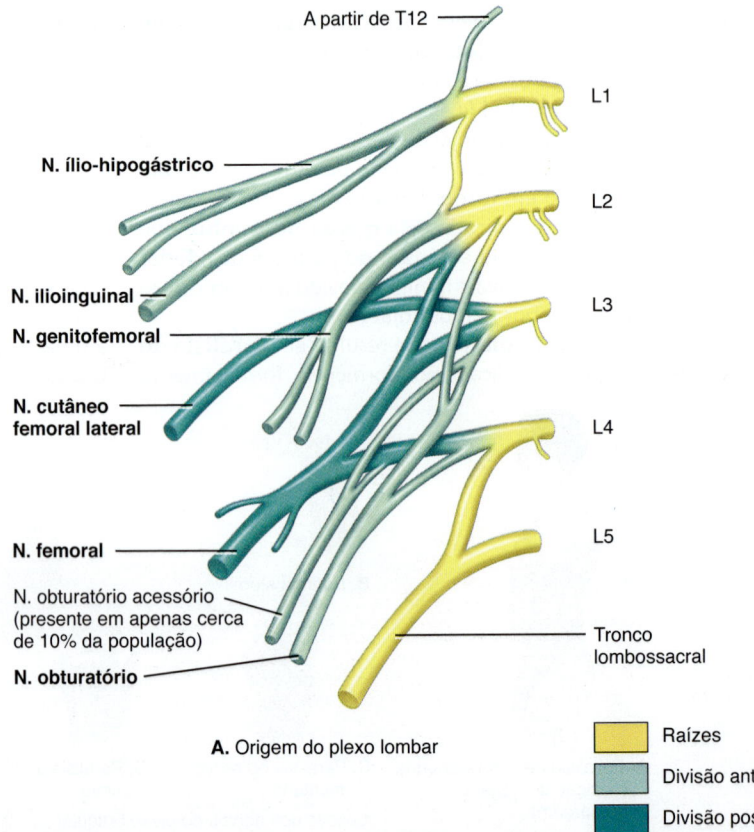

A. Origem do plexo lombar

Figura 17.9 *Continuação*

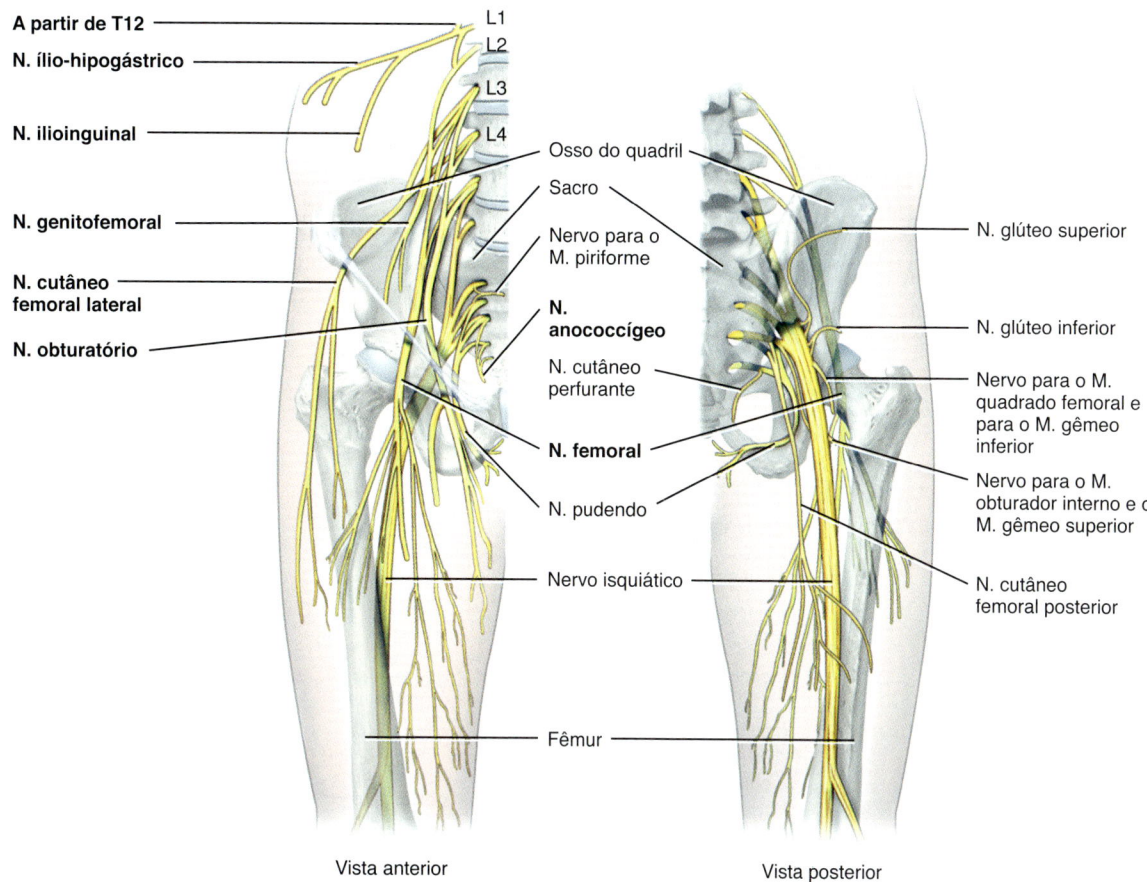

B. Distribuição dos nervos do plexo lombar

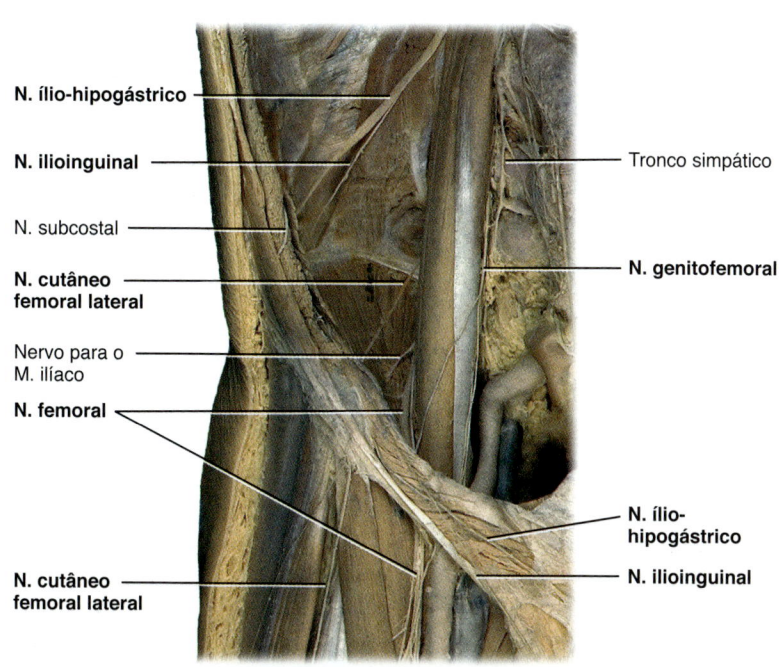

Dissecção de Shawn Miller, Fotografia de Mark Nielsen

C. Vista anterior do plexo lombar na região direita da pelve

 CORRELAÇÃO CLÍNICA | *Lesões do plexo lombar*

O maior nervo que se origina do plexo lombar é o nervo femoral. A **lesão do nervo femoral**, que pode ocorrer em ferimentos com arma branca ou de fogo, manifesta-se por incapacidade de estender a perna e perda de sensibilidade na pele sobre a face antero-medial da coxa.

A **lesão do nervo obturatório** resulta em paralisia dos músculos adutores da coxa e em perda de sensibilidade na face medial da coxa. Pode resultar de pressão exercida sobre o nervo pela cabeça do feto durante a gravidez.

? Qual é a origem do plexo lombar?

EXPO 17.D Plexos sacral e coccígeo *(Figura 17.10)*

OBJETIVO
- Descrever a origem e a distribuição dos plexos sacral e coccígeo.

Os ramos anteriores dos nervos espinais L4-L5 e S1-S4 formam as raízes do **plexo sacral** (Figura 17.10). Esse plexo está situado, em grande parte, anteriormente ao sacro. O plexo sacral inerva as nádegas, o períneo e os membros inferiores. O maior nervo do corpo – o nevo isquiático – se origina do plexo sacral.

As raízes (ramos anteriores) dos nervos espinais S4-S5 e os nervos coccígeos formam um pequeno **plexo coccígeo**. A partir desse plexo, originam-se os nervos anococcígeos (Figura 17.10B), que inervam uma pequena área da pele na região coccígea.

✓ TESTE RÁPIDO
16. A lesão de qual ramo do nervo isquiático provoca queda do pé?

Figura 17.10 Plexos sacral e coccígeo em vista anterior.

 O plexo sacral inerva as nádegas, o períneo e os membros inferiores.

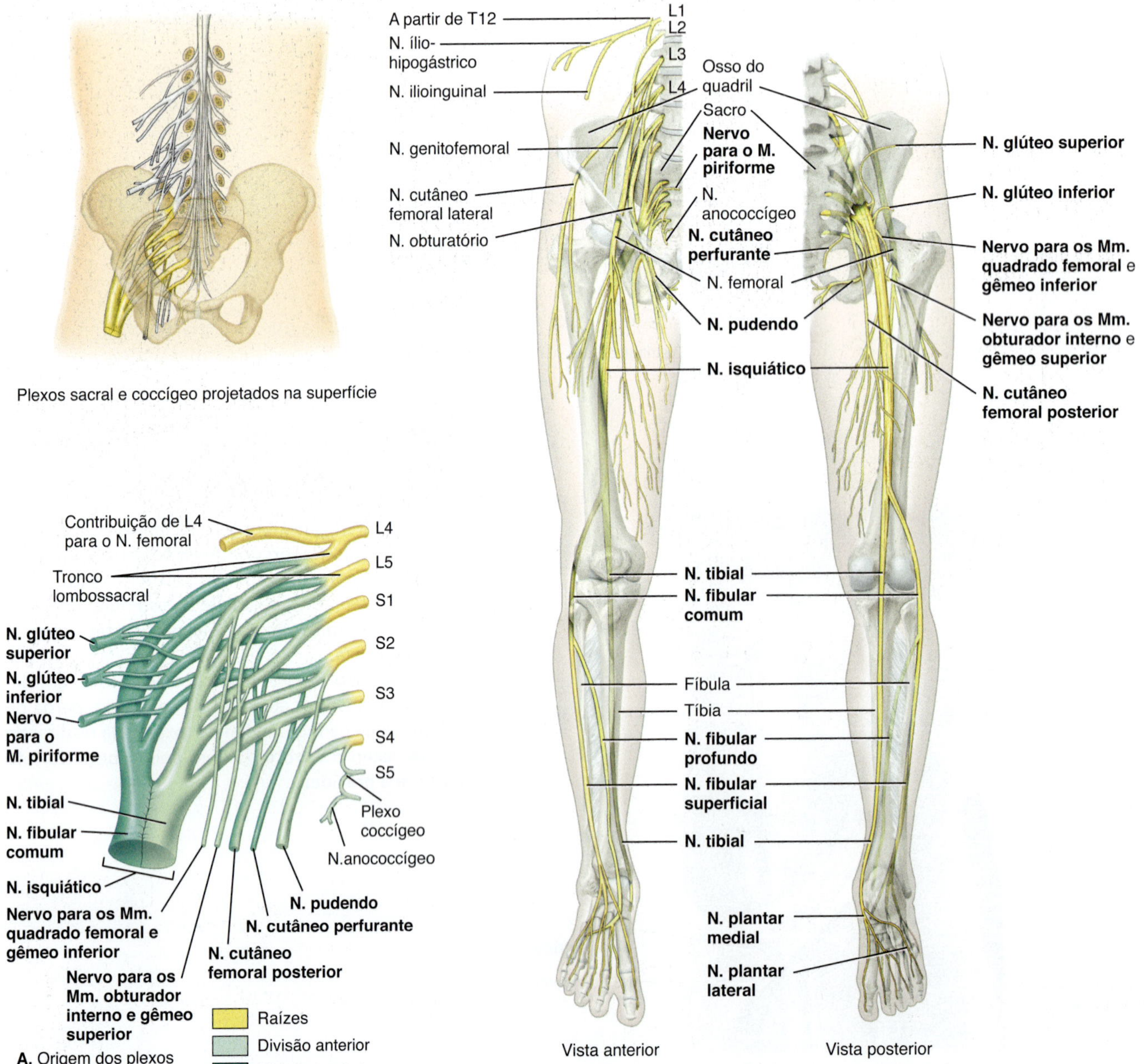

A. Origem dos plexos sacral e coccígeo

B. Distribuição dos nervos dos plexos sacral e coccígeo

NERVO	ORIGEM	DISTRIBUIÇÃO
Glúteo superior	L4–L5 e S1	Músculos glúteo mínimo, glúteo médio e tensor da fáscia lata
Glúteo inferior	L5–S2	Músculo glúteo máximo
Nervo para o M. piriforme	S1–S2	Músculo piriforme
Nervo para os Mm. quadrado femoral e gêmeo inferior	L4–L5 e S1	Músculos quadrado femoral e gêmeo inferior
Nervo para os Mm. obturador interno e gêmeo superior	L5–S2	Músculos obturador interno e gêmeo superior
Cutâneo perfurante	S2–S3	Pele sobre a face medial inferior das nádegas
Cutâneo femoral posterior	S1–S3	Pele sobre a região anal, face lateral inferior da nádega, face posterossuperior da coxa, parte superior da perna, escroto no homem e lábios maiores do pudendo na mulher
Pudendo	S2–S4	Músculos do períneo; pele do pênis e do escroto no homem e clitóris, lábios maiores e menores do pudendo e vagina na mulher
Isquiático	L4–S3	Na realidade, são dois nervos – tibial e fibular comum – unidos por uma bainha comum de tecido conjuntivo; o nervo divide-se em dois ramos, habitualmente no joelho (ver as distribuições a seguir); conforme desce pela coxa, envia ramos para os músculos isquiotibiais e para o músculo adutor magno
Tibial	L4–S3	Músculos gastrocnêmio, plantar, sóleo, poplíteo, tibial posterior, flexor longo dos dedos e flexor longo do hálux; os ramos no pé são os nervos plantar medial e plantar lateral
Plantar medial (ver Figura 13.10B)		Músculos abdutor do hálux, flexor curto dos dedos e flexor curto do hálux; pele sobre os dois terços mediais da face plantar do pé
Plantar lateral (ver Figura 13.10B)		Músculos restantes do pé não inervados pelo nervo plantar medial; pele do terço lateral da face plantar do pé
Fibular comum	L4–S2	Divide-se em um nervo fibular superficial e um nervo fibular profundo
Fibular superficial		Músculos fibulares longo e curto; pele sobre o terço distal da face anterior da perna e dorso do pé
Fibular profundo		Músculos tibial anterior, extensor longo do hálux, fibular terceiro e extensor longo e extensor curto dos dedos; pele nos lados adjacentes do hálux e segundo dedo do pé

CORRELAÇÃO CLÍNICA | Lesão do nervo isquiático

A forma mais comum de lombalgia é causada pela compressão ou irritação do nervo isquiático, o maior nervo do corpo humano. A **lesão do nervo isquiático** resulta em **ciática** ou **ciatalgia**, uma dor que pode se estender desde a nádega, descendo pelas faces posterior e lateral da perna e alcançar a face lateral do pé. O nervo isquiático pode ser lesionado em consequência de hérnia de disco, luxação do quadril, osteoartrite das partes lombar e sacral da coluna vertebral, encurtamento patológico dos músculos rotadores laterais da coxa, pressão do útero durante a gravidez, inflamação, irritação e injeção intramuscular glútea administrada incorretamente.

Em muitas lesões do nervo isquiático, a parte fibular comum é a mais afetada, frequentemente por fraturas da fíbula ou por pressão de gesso ou talas na coxa ou na perna. A lesão do nervo fibular comum provoca flexão plantar do pé, uma condição denominada **pé caído**, e inversão, uma condição denominada **equinovaro**. Ocorre também perda da função ao longo das faces anterolaterais da perna e do dorso do pé e dedos do pé. A lesão do nervo tibial do nervo isquiático resulta em dorsiflexão e eversão do pé, uma condição denominada **calcaneovalgo**. Ocorre também perda da sensibilidade da planta do pé. Os tratamentos para a ciática assemelham-se àqueles para a hérnia de disco – repouso, analgésico, exercícios, gelo ou calor e massagem.

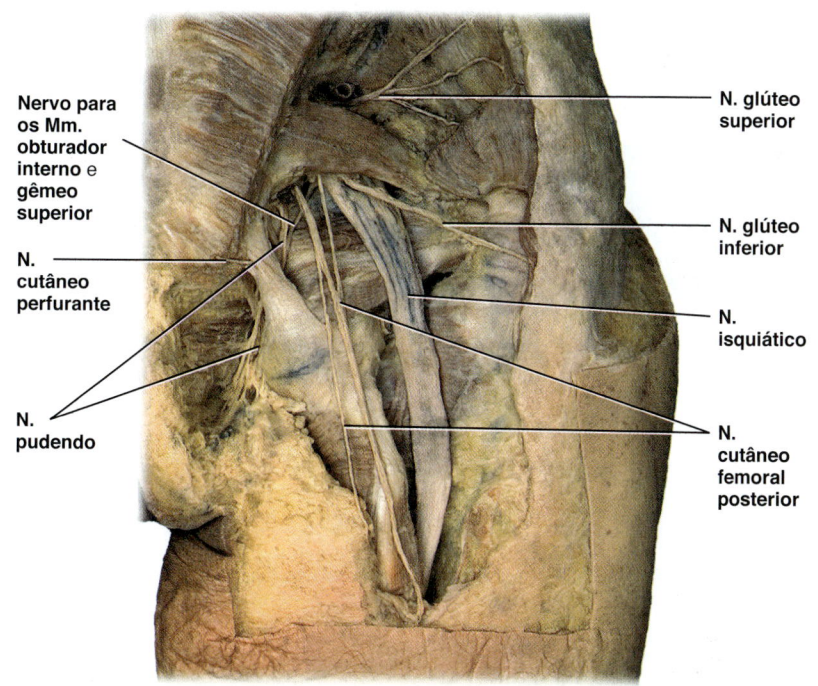

Dissecção de Shawn Miller, Fotografia de Mark Nielsen

C. Vista posterior do plexo sacral na região glútea direita

? Qual é a origem do plexo sacral?

17.3 Funções da medula espinal

OBJETIVOS

- Descrever as funções dos principais tratos sensitivos e motores da medula espinal
- Explicar os componentes funcionais de um arco reflexo e os mecanismos pelos quais os reflexos mantêm a homeostasia.

A medula espinal desempenha duas funções principais na manutenção da homeostasia: a propagação do impulso nervoso e a integração da informação. Os *tratos de substância branca* na medula espinal são vias rápidas para a propagação de impulsos nervosos. Ao longo desses tratos, os impulsos sensitivos provenientes de receptores fluem em direção ao encéfalo, enquanto os impulsos motores fluem do encéfalo para os músculos esqueléticos e outros tecidos efetores. A *substância cinzenta* da medula espinal recebe e integra as informações que entram e que saem.

Tratos sensitivos e motores

A primeira função da medula espinal que promove a homeostasia consiste na condução dos impulsos nervosos ao longo dos tratos. O nome de um trato frequentemente indica a sua posição na substância branca da medula espinal, bem como o local onde começa e termina. Por exemplo, o trato espinotalâmico anterior está localizado no funículo *anterior* da substância branca; o trato começa na *medula espinal* e termina no *tálamo* (uma região do encéfalo). Observe que a localização das terminações axônicas aparece por último no nome. Essa regularidade na designação possibilita determinar a direção do fluxo de informação ao longo de qualquer trato identificado de acordo com essa convenção. Assim, como o trato espinotalâmico anterior conduz impulsos nervosos da medula espinal para o encéfalo, trata-se de um trato sensitivo (ascendente). A Figura 17.11 destaca os principais tratos sensitivos e motores na medula espinal. Esses tratos são descritos de modo detalhado no Capítulo 20 e estão resumidos nas Tabelas 20.3 e 20.4.

Os impulsos nervosos provenientes dos receptores sensitivos propagam-se para cima, da medula espinal até o encéfalo, ao longo de duas vias principais de cada lado: os tratos espinotalâmicos e os funículos posteriores. Os **tratos espinotalâmicos lateral** e **anterior** conduzem impulsos nervosos para as sensações de dor, calor, frio, prurido, cócega e pressão profunda e sensação de tato grosseira e mal localizada. Os **funículos posteriores** direito e esquerdo conduzem impulsos nervosos para vários tipos de sensações. Essas sensações incluem: (1) a *propriocepção*, isto é, a consciência das posições e dos movimentos dos músculos, tendões e articulações; (2) o *tato discriminativo*, que se refere à capacidade de perceber exatamente que parte do corpo é tocada;

Figura 17.11 Locais de tratos sensitivos e motores selecionados, mostrados em corte transversal da medula espinal. Os tratos sensitivos estão indicados em uma metade, e os tratos motores, na outra metade da medula espinal; entretanto, na verdade, todos os tratos estão presentes em ambos os lados.

O nome de um trato indica frequentemente a sua localização na substância branca, bem como os locais onde começa e termina.

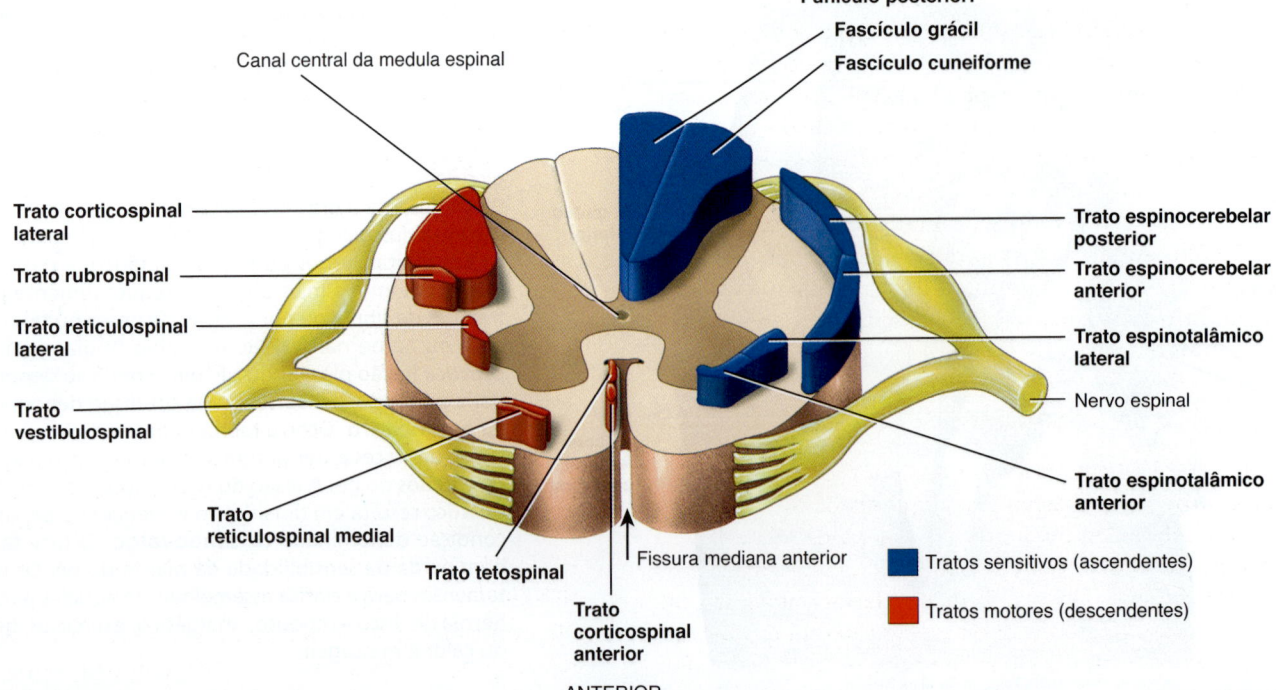

Com base em seu nome, qual é a posição na medula espinal, a origem e o destino do trato corticospinal anterior? Trata-se de um trato sensitivo ou motor?

(3) a *discriminação de dois pontos*, que é a capacidade de distinguir o toque em dois pontos diferentes na pele, embora estejam muito próximos; (4) as *sensações de pressão leve*, e (5) as *sensações de vibração*.

O sistema sensitivo mantém o SNC informado sobre alterações que ocorrem nos ambientes externo e interno. As respostas a essas informações são produzidas por sistemas motores, que nos permitem movimentar e modificar a nossa relação física com o mundo ao nosso redor. Como a informação sensitiva é conduzida até o SNC, se torna parte de um grande reservatório de impulsos sensitivos. Cada parte da informação aferente é integrada com todas as outras informações provenientes de neurônios sensitivos ativados.

Por meio das atividades dos interneurônios, ocorre integração em diversas regiões da medula espinal e do encéfalo. Em consequência, impulsos motores podem ser iniciados em diversos níveis para produzir uma contração muscular ou secreção glandular. A maior parte da regulação das atividades involuntárias do músculo liso, do músculo cardíaco e das glândulas pela divisão autônoma do sistema nervoso (DASN) origina-se no tronco encefálico (a parte inferior do encéfalo, que é contínua com a medula espinal) e em uma região próxima do encéfalo, denominada hipotálamo.

O córtex cerebral (substância cinzenta superficial do cérebro) é importante no controle dos movimentos musculares voluntários precisos. Outras regiões do encéfalo integram os movimentos automáticos, como o balanço dos braços durante a marcha. O impulso motor para os músculos esqueléticos segue um trajeto descendente ao longo da medula espinal, em dois tipos de vias descendentes: direta e indireta. As **vias diretas** incluem o **trato corticospinal lateral**, o **trato corticospinal anterior** e o **trato corticobulbar**. Cada um desses tratos conduz impulsos nervosos que se originam no córtex cerebral e que são destinados a produzir movimentos *voluntários* precisos dos músculos esqueléticos. As **vias indiretas** incluem o **trato rubrospinal**, o **trato tetospinal**, o **trato vestibulospinal**, o **trato reticulospinal lateral** e o **trato reticulospinal medial**. Esses tratos conduzem impulsos nervosos do tronco encefálico e de outras partes do encéfalo que governam os *movimentos automáticos* e ajudam a coordenar os movimentos do corpo com os estímulos visuais. As vias indiretas também mantém o tônus do músculo esquelético, sustentam a contração dos músculos posturais e desempenham uma importante função no equilíbrio ao regular o tônus muscular em resposta aos movimentos da cabeça.

Reflexos e arcos reflexos

A medula espinal também promove a homeostasia ao atuar como centro de integração para alguns reflexos. Um **reflexo** é uma sequência involuntária, não planejada e rápida de ações que ocorre em resposta a determinado estímulo. Alguns reflexos são inatos, como afastar a mão de uma superfície quente até mesmo antes de perceber que está quente. Outros reflexos são aprendidos ou adquiridos. Por exemplo, aprendemos muitos reflexos enquanto adquirimos a habilidade de dirigir. Pisar subitamente nos freios em uma emergência é um exemplo. Quando a integração ocorre na substância cinzenta da medula espinal, o reflexo é um **reflexo espinal**. Um exemplo é o reflexo patelar bem conhecido. Por outro lado, se a integração ocorrer no tronco encefálico, em lugar da medula espinal, o reflexo é um **reflexo cranial**. Um exemplo é fornecido pelos movimentos de acompanhamento dos olhos quando lemos esta frase. A maioria das pessoas provavelmente tem consciência dos **reflexos somáticos**, que envolvem a contração dos músculos esqueléticos. Entretanto, igualmente importantes são os **reflexos autônomos** (*viscerais*) que, em geral, não são percebidos conscientemente. Esses reflexos envolvem respostas dos músculos lisos, do músculo cardíaco e das glândulas. Como iremos estudar no Capítulo 19, as funções do corpo, como frequência cardíaca, digestão, micção e defecação, são controladas pela DASN por meio dos reflexos autônomos.

Os impulsos nervosos que se propagam no SNC, por meio e para fora dele seguem vias específicas, dependendo do tipo de informação, de sua origem e destino. A via percorrida pelos impulsos nervosos que produzem um reflexo é denominada **arco reflexo** (*circuito reflexo*). Utilizando o **reflexo patelar** como exemplo, os componentes básicos de um arco reflexos são os seguintes (Figura 17.12):

1. **Receptor sensitivo.** A extremidade distal de um neurônio sensitivo (dendrito) ou de uma estrutura sensitiva associada atua como receptor sensitivo. Os receptores sensitivos respondem a um tipo específico de *estímulo* (uma mudança no ambiente interno ou externo), gerando um ou mais impulsos nervosos. No reflexo patelar, os receptores sensitivos, conhecidos como *fusos musculares*, detectam a ocorrência de um estiramento leve do músculo quadríceps femoral (parte anterior da coxa) quando o ligamento da patela é percutido com um martelo de reflexo.

2. **Neurônio sensitivo.** Os impulsos nervosos propagam-se do receptor sensitivo ao longo do axônio de um neurônio sensitivo até suas terminações axônicas, que estão localizadas na substância cinzenta do SNC. A partir daí, neurônios de retransmissão enviam impulsos nervosos para a área do encéfalo que possibilita a percepção consciente de que o reflexo ocorreu.

3. **Centro de integração.** Uma ou mais regiões da substância cinzenta no SNC atuam como centro de integração. No tipo mais simples de reflexo, como o reflexo patelar em nosso exemplo, o centro de integração consiste em uma sinapse simples entre um neurônio sensitivo e um neurônio motor na medula espinal. Uma via reflexa no SNC, que envolve uma sinapse, é denominada *arco reflexo monossináptico*. Em outros tipos de reflexos, o centro de integração inclui um ou mais interneurônios e, portanto, mais de uma sinapse. Essas vias reflexas são designadas como *arcos reflexos polissinápticos*.

4. **Neurônio motor.** Os impulsos deflagrados pelo centro de integração deixam a medula espinal (ou o tronco encefálico no caso de um reflexo cranial) ao longo de um neurônio motor para a parte do corpo que irá responder. No reflexo patelar, o axônio do neurônio motor

estende-se até o músculo quadríceps femoral. Enquanto o músculo quadríceps femoral está se contraindo, ocorre relaxamento dos músculos isquiotibiais antagonistas.

⑤ **Efetor.** A parte do corpo que responde ao impulso nervoso motor, como um músculo ou uma glândula, é o efetor. O reflexo patelar é um *reflexo somático*, visto que o seu efetor é um músculo esquelético, o músculo quadríceps femoral, que sofre contração e, portanto, alivia o estiramento que iniciou o reflexo. Em resumo, o reflexo patelar provoca extensão da articulação do joelho por meio da contração do músculo quadríceps femoral em resposta à percussão do ligamento da patela. Se o efetor for um músculo liso, o músculo cardíaco ou uma glândula, o reflexo é denominado *reflexo autônomo* (*visceral*).

✓ TESTE RÁPIDO

17. Quais são as funções do trato espinotalâmico anterior e dos funículos posteriores?
18. Descreva os componentes do arco reflexo patelar.
19. Por que os reflexos são clinicamente importantes?

Figura 17.12 Reflexo patelar mostrando os componentes gerais de um arco reflexo. As setas indicam a direção de propagação do impulso nervoso.

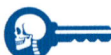 Os reflexos são respostas involuntárias rápidas a determinados estímulos.

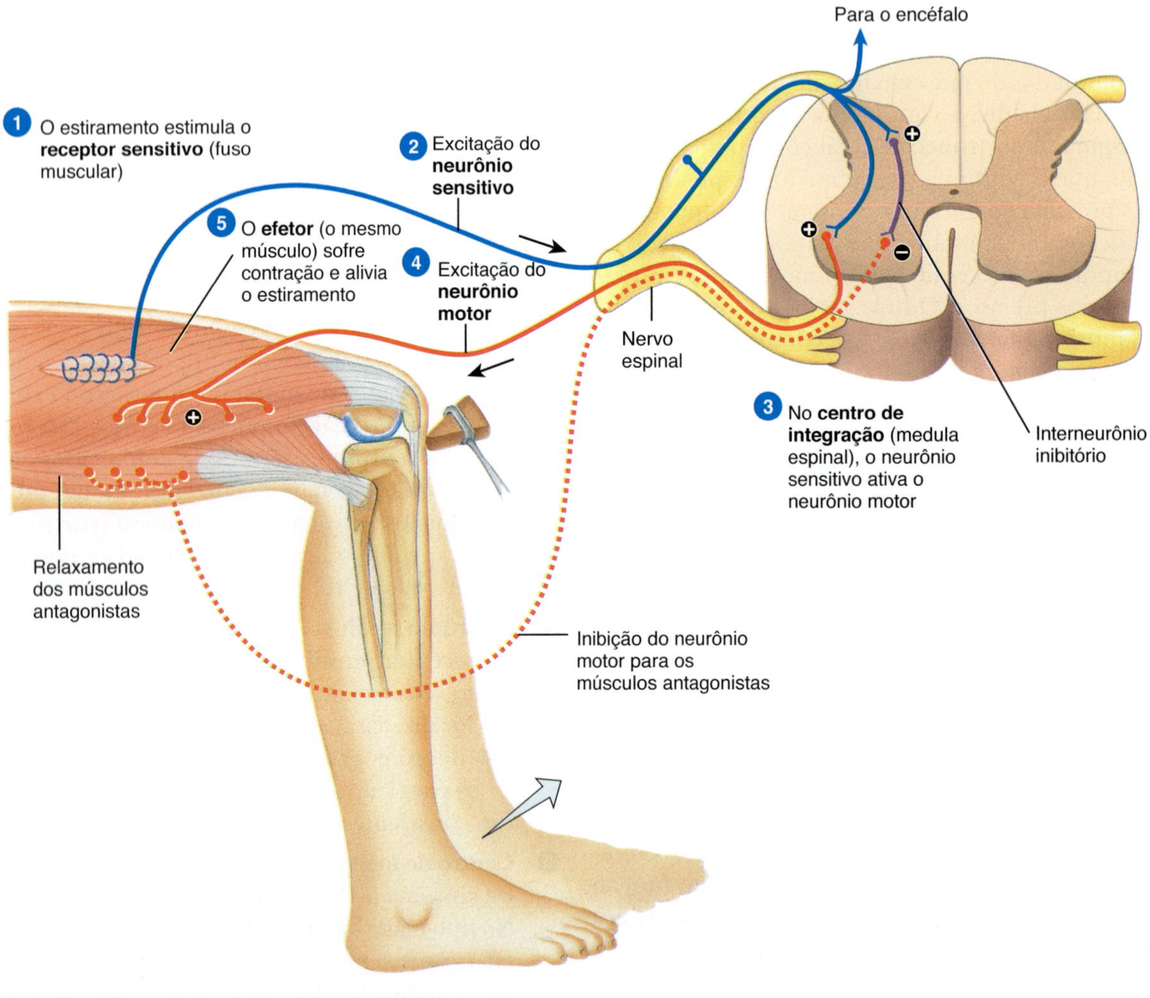

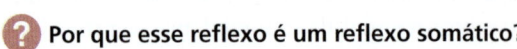 Por que esse reflexo é um reflexo somático?

TERMINOLOGIA TÉCNICA

Bloqueio epidural. Injeção de um agente anestésico no espaço extradural (epidural), o espaço existente entre a dura-máter e a coluna vertebral, de modo a produzir perda temporária de sensibilidade. Essas injeções na região lombar são usadas para controlar a dor durante o parto.

Bloqueio nervoso. Perda de sensibilidade em uma região produzida pela injeção de um anestésico local; um exemplo é a anestesia dentária.

Meningite. Inflamação das meninges, em consequência de infecção, habitualmente causada por bactérias ou vírus. Os sinais/sintomas consistem em febre, cefaleia, rigidez de nuca, vômitos, confusão, letargia e sonolência. A meningite bacteriana é muito mais grave, e o tratamento consiste em antibióticos. A meningite viral não tem tratamento específico. A meningite bacteriana pode ser fatal se não for tratada imediatamente; em geral, a meningite viral sofre resolução espontânea em 1 a 2 semanas.

Dispõe-se de uma vacina para ajudar a proteger contra alguns tipos de meningite bacteriana.

Mielite. Inflamação da medula espinal.

Neuralgia. Episódios de dor ao longo de todo o trajeto de um nervo sensitivo ou de um de seus ramos.

Neurite. Inflamação de um ou vários nervos, que pode resultar de irritação do nervo provocada por impactos diretos, fraturas ósseas, contusões ou lesões penetrantes. Outras causas incluem infecções, deficiência de vitamina (habitualmente tiamina) e venenos, como monóxido de carbono, tetracloreto de carbono, metais pesados e alguns fármacos.

Parestesia. Sensação anormal, como queimação, alfinetadas ou formigamento, devido a um distúrbio de um nervo sensitivo.

REVISÃO DO CAPÍTULO

Conceitos essenciais

17.1 Anatomia da medula espinal

1. A medula espinal é protegida pela coluna vertebral, pelas meninges, pelo líquido cerebrospinal e pelos ligamentos denticulados.
2. As três meninges são revestimentos que se estendem de modo contínuo em torno da medula espinal e do encéfalo. As três meninges são a dura-máter, a aracnoide-máter e a pia-máter.
3. A medula espinal começa como uma continuação do bulbo e termina aproximadamente na segunda vértebra lombar no adulto. A medula espinal contém intumescências cervical e lombar, que atuam como pontos de origem para os nervos que se dirigem para os membros.
4. A parte inferior afilada da medula espinal é o cone medular, a partir do qual surgem o filamento terminal e a cauda equina.
5. Os nervos espinais conectam-se a cada parte da medula espinal por duas raízes. A raiz posterior ou dorsal contém axônios sensitivos, enquanto a raiz anterior ou ventral possui axônios de neurônios motores.
6. A fissura mediana anterior e o sulco mediano posterior dividem parcialmente a medula espinal em metades direita e esquerda.
7. A substância cinzenta na medula espinal é dividida em cornos, e a substância branca, em funículos. No centro da medula espinal, encontra-se o canal central da medula espinal, que se estende por todo o comprimento da medula espinal e é preenchido com líquido cerebrospinal.
8. As partes da medula espinal observadas em corte transversal são a comissura cinzenta; o canal central da medula espinal; os cornos anterior, posterior e lateral da substância cinzenta; e os funículos anterior, posterior e lateral da substância branca, que contêm os tratos ascendentes e descendentes. Cada parte desempenha funções específicas.
9. A medula espinal conduz informações sensitivas e motoras por meio dos tratos ascendentes e descendentes, respectivamente.

17.2 Nervos espinais

1. Os 31 pares de nervos espinais são denominados e numerados de acordo com a região e o nível da medula espinal a partir do qual emergem. Existem 8 pares de nervos cervicais, 12 pares de nervos torácicos, 5 pares de nervos lombares, 5 pares de nervos sacrais e 1 par de nervos coccígeos.
2. Os três revestimentos de tecido conjuntivo associados aos nervos espinais são o endoneuro, o perineuro e o epineuro. Normalmente, os nervos espinais estão unidos com a medula espinal por meio de uma raiz posterior e uma raiz anterior. Todos os nervos espinais contêm axônios tanto sensitivos quanto motores (são nervos mistos).
3. Os ramos de um nervo espinal incluem o ramo posterior, o ramo anterior, o ramo meníngeo e os ramos comunicantes. Os ramos anteriores dos nervos espinais, com exceção de T2–T12, formam redes de nervos denominadas plexos. A partir dos plexos, emergem os nervos cujos nomes normalmente descrevem as regiões gerais que inervam ou o trajeto que seguem.
4. Os neurônios sensitivos dos nervos espinais e o nervo trigêmeo (V) inervam segmentos constantes e específicos da pele, denominados dermátomos. O conhecimento dos dermátomos ajuda o médico a definir o segmento da medula espinal ou o nervo espinal que está lesionado. As áreas cutâneas são regiões da pele inervadas por um nervo específico que se origina de um plexo.
5. Os nervos do plexo cervical inervam a pele e os músculos da cabeça, do pescoço e da parte superior dos ombros; conectam-se com alguns nervos cranianos e inervam o diafragma.
6. Os nervos do plexo braquial inervam os membros superiores e vários músculos do pescoço e do ombro.
7. Os nervos do plexo lombar inervam a parede anterolateral do abdome, os órgãos genitais externos e parte dos membros inferiores.
8. Os nervos do plexo sacral inervam as nádegas, o períneo e parte dos membros inferiores.
9. Os nervos do plexo coccígeo inervam a pele da região coccígea.
10. Os ramos anteriores dos nervos T2–T12 não formam plexos e são denominados nervos intercostais. Distribuem-se diretamente para as estruturas que inervam nos espaços intercostais.

17.3 Funções da medula espinal

1. Os tratos de substância branca na medula espinal são vias rápidas para a propagação dos impulsos nervosos. Ao longo desses tratos, os impulsos sensitivos seguem em direção ao encéfalo, enquanto os impulsos motores fluem do encéfalo para os músculos esqueléticos e outros tecidos efetores.
2. Os impulsos sensitivos seguem o seu trajeto ao longo de duas vias principais na substância branca da medula espinal: os funículos posteriores e os tratos espinotalâmicos.
3. Os impulsos motores seguem o seu trajeto ao longo de duas vias principais na substância branca da medula espinal: vias diretas e vias indiretas.

4. Uma segunda função importante da medula espinal consiste em atuar como centro de integração para os reflexos espinais. Essa integração ocorre na substância cinzenta.
5. Um reflexo é uma sequência previsível e rápida de ações involuntárias, como contrações musculares ou secreções glandulares, que ocorrem em resposta a determinadas mudanças no ambiente.
6. Os reflexos podem ser espinais ou craniais e somáticos ou autônomos (viscerais).
7. Os componentes de um arco reflexo são o receptor sensitivo, o neurônio sensitivo, o centro de integração, o neurônio motor e o efetor.

QUESTÕES PARA AVALIAÇÃO CRÍTICA

1. Um aluno do último ano do ensino médio mergulhou de cabeça em um lago escuro. Tragicamente, a cabeça bateu em um tronco submerso, e ele agora está paralisado do pescoço para baixo (tetraplegia). Você pode deduzir a localização da lesão? Qual é a probabilidade de recuperação dessa lesão?
2. A medula espinal é recoberta por camadas protetoras e envolvida pela coluna vertebral. Como ela consegue enviar e receber mensagens da periferia do corpo?
3. Por que a medula espinal não "desliza" em direção à cabeça toda vez que uma pessoa se curva? Por que não fica retorcida e fora de posição quando praticamos exercícios?
4. Nischal escorregou no gelo e fraturou o cóccix. Entretanto, não houve lesão da medula espinal. Como é possível que ele quebre parte da coluna vertebral sem danificar a medula espinal?
5. Logo após Nischal ter caído no gelo, ele começou a sentir dor na região lombar até a perna, bem como alguma dormência no pé. Quando caminha, tem dificuldade em controlar a flexão do pé. Comentou com um amigo que "o médico lhe disse algo sobre compressão das vértebras lombares". O que provavelmente ocorreu com Nischal?

❓ RESPOSTAS ÀS QUESTÕES DAS FIGURAS

17.1 O limite superior da parte espinal da dura-máter é o forame magno do occipital. O limite inferior é a segunda vértebra sacral.

17.2 A intumescência cervical da medula espinal conecta-se com nervos sensitivos e motores dos membros superiores.

17.3 Um corno é uma área da substância cinzenta, enquanto um funículo é uma região da substância branca da medula espinal.

17.4 Todos os nervos espinais são mistos, visto que eles contêm uma raiz posterior com axônios sensitivos e uma raiz anterior com axônios motores.

17.5 Os ramos anteriores inervam os membros superiores e inferiores.

17.6 O único nervo espinal sem dermátomo correspondente é C1.

17.7 A secção da medula espinal no nível C2 provoca parada respiratória, visto que impede os impulsos nervosos descendentes de alcançar o nervo frênico, que estimula a contração do diafragma, o principal músculo necessário para a respiração.

17.8 Os nervos axilar, musculocutâneo, radial, mediano e ulnar são cinco nervos importantes que se originam do plexo braquial.

17.9 O plexo lombar origina-se das raízes dos nervos espinais L1–L4.

17.10 A origem do plexo sacral consiste nos ramos anteriores dos nervos espinais L4–L5 e S1–S4.

17.11 O trato corticospinal anterior está localizado no lado anterior da medula espinal, origina-se no córtex cerebral e termina na medula espinal. Contém axônios descendentes e, portanto, é um trato motor.

17.12 Trata-se de um reflexo somático, visto que o efetor é um músculo esquelético.

ENCÉFALO E NERVOS CRANIANOS

18

INTRODUÇÃO Resolver uma equação, sentir fome, rir – os processos neurais necessários para cada uma dessas atividades ocorrem em diferentes regiões do encéfalo, a porção da parte central do sistema nervoso contida no crânio. O encéfalo é composto de aproximadamente 100 bilhões de neurônios e 10 a 50 trilhões de células da neuróglia e, nos adultos, tem massa de cerca de 1.300 gramas. Em média, cada neurônio forma 1.000 sinapses com outros neurônios. Por conseguinte, o número total de sinapses em cada encéfalo humano, que é de aproximadamente mil trilhões (10^{15}), é maior do que o número de estrelas na galáxia.

O encéfalo é o centro de registro das sensações, da correlação dessas sensações entre si e com a informação armazenada, da tomada de decisões e do início das ações. Trata-se também do centro para o intelecto, as emoções, o comportamento e a memória. Entretanto, esse órgão fascinante encerra um domínio ainda maior: ele direciona o nosso comportamento em relação aos outros. Com ideias que estimulam, obras de arte que deslumbram ou retóricas que hipnotizam, os pensamentos e as ações de uma pessoa podem influenciar e moldar as vidas de muitas outras pessoas. Como veremos em breve, o encéfalo possui regiões distintas que são especializadas em diferentes funções, mas que também podem trabalhar em conjunto para a execução de determinadas tarefas compartilhadas. Este capítulo explora como o encéfalo é protegido e nutrido, que funções ocorrem nas principais regiões do encéfalo e como a medula espinal e os 12 pares de nervos cranianos se conectam com o encéfalo para formar o centro de controle do corpo humano. •

Mark Nielsen

? *Você já se perguntou como os acidentes vasculares encefálicos ocorrem e como são tratados? Você pode encontrar a resposta na página 628.*

SUMÁRIO

18.1 Desenvolvimento e estrutura geral do encéfalo, 620
- Desenvolvimento do encéfalo, 620
- Principais partes do encéfalo, 620

18.2 Proteção e suprimento sanguíneo, 623
- Revestimentos protetores do encéfalo, 623
- Líquido cerebrospinal, 624
- Fluxo sanguíneo encefálico e barreira hematencefálica, 628

18.3 Tronco encefálico e formação reticular, 629
- Bulbo, 629
- Ponte, 630
- Mesencéfalo, 633
- Formação reticular, 634

18.4 Cerebelo, 634

18.5 Diencéfalo, 635
- Tálamo, 635
- Hipotálamo, 638
- Epitálamo, 639
- Órgãos circunventriculares, 639

18.6 Cérebro (telencéfalo), 640
- Estrutura do cérebro, 640
- Substância branca do cérebro, 642
- Núcleos da base, 642
- Sistema límbico, 644

18.7 Organização funcional do córtex cerebral, 645
- Áreas sensitivas, 645
- Áreas motoras, 646
- Áreas de associação, 647
- Lateralização hemisférica, 649
- Memória, 650
- Ondas cerebrais, 650

18.8 Envelhecimento e sistema nervoso, 651

18.9 Nervos cranianos, 651
- EXPO 18.A – Nervo olfatório (I), 653
- EXPO 18.B – Nervo óptico (II), 654
- EXPO 18.C – Nervos oculomotor (III), troclear (IV) e abducente (VI), 655
- EXPO 18.D – Nervo trigêmeo (V), 657
- EXPO 18.E – Nervo facial (VII), 659
- EXPO 18.F – Nervo vestibulococlear (VIII), 660
- EXPO 18.G – Nervo glossofaríngeo (IX), 661
- EXPO 18.H – Nervo vago (X), 662
- EXPO 18.I – Nervo acessório (XI), 663
- EXPO 18.J – Nervo hipoglosso (XII), 664

Terminologia técnica, 666

18.1 Desenvolvimento e estrutura geral do encéfalo

OBJETIVOS
- Descrever como o encéfalo se desenvolve e está relacionado com as diferentes partes do encéfalo pós-natal
- Identificar as principais partes do encéfalo.

Desenvolvimento do encéfalo

Para compreender a terminologia utilizada para referir-se às principais partes do encéfalo adulto, será útil saber como o encéfalo se desenvolve. Conforme assinalado no Capítulo 4, o encéfalo e a medula espinal desenvolvem-se a partir do **tubo neural** ectodérmico (ver Figura 4.9). A parte anterior do tubo neural se expande, juntamente com o tecido associado da crista neural. Em seguida, aparecem constrições nesse tubo expandindo, dando origem a três regiões, denominadas **vesículas encefálicas primárias**: o *prosencéfalo*, o *mesencéfalo* e o *rombencéfalo* (Figura 18.1). Tanto o prosencéfalo quanto rombencéfalo sofrem subdivisão posterior, formando as **vesículas encefálicas secundárias**. O *prosencéfalo* dá origem ao telencéfalo e ao diencéfalo, enquanto o *rombencéfalo* desenvolve-se no metencéfalo e mielencéfalo. As diversas vesículas encefálicas dão origem às seguintes estruturas do adulto:

- O **telencéfalo** desenvolve-se no *cérebro* e nos *ventrículos laterais*
- O **diencéfalo** forma o *tálamo*, o *hipotálamo*, o *epitálamo* e o *terceiro ventrículo*
- O **mesencéfalo** dá origem ao *mesencéfalo* e ao *aqueduto do mesencéfalo*
- O **metencéfalo** transforma-se na *ponte*, no *cerebelo* e na *parte superior do quarto ventrículo*
- O **mielencéfalo** forma o *bulbo* (medula oblonga) e a *parte inferior do quarto ventrículo*.

As diversas partes do encéfalo serão descritas de maneira concisa. As paredes dessas regiões encefálicas desenvolvem-se no tecido nervoso do encéfalo, enquanto o interior oco do tubo transforma-se nos vários ventrículos (espaços cheios de líquido) do encéfalo. O tecido expandido da crista neural torna-se proeminente no desenvolvimento da cabeça. A maior parte das estruturas protetoras do encéfalo, isto é, a maioria dos ossos do crânio, tecidos conjuntivos associados e meninges, origina-se desse tecido expandido da crista neural.

Essas relações estão resumidas na Tabela 18.1.

Principais partes do encéfalo

O encéfalo adulto consiste em quatro partes principais: tronco encefálico, cerebelo, diencéfalo e telencéfalo (cérebro) (Figura 18.2). O **tronco encefálico** é contínuo com a medula espinal e consiste em bulbo (medula oblonga), ponte e mesencéfalo. Posteriormente ao tronco encefálico, encontra-se o **cerebelo**. Superiormente ao tronco encefálico está o **diencéfalo**, que, conforme assinalado anteriormente, é constituído pelo tálamo, hipotálamo e epitálamo. Apoiado no diencéfalo e no tronco encefálico está o **cérebro**, a maior parte do encéfalo.

✓ **TESTE RÁPIDO**
1. Que partes do encéfalo se desenvolvem a partir de cada vesícula encefálica primária?
2. Compare os tamanhos e as localizações do cérebro e do cerebelo.

CAPÍTULO 18 • Encéfalo e Nervos Cranianos   621

Figura 18.1 Desenvolvimento do encéfalo e da medula espinal.

 As diversas partes do encéfalo desenvolvem-se a partir das vesículas encefálicas primárias.

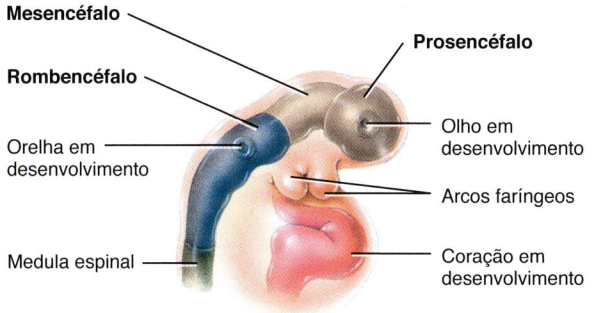

A. Embrião de 3 a 4 semanas, mostrando as vesículas encefálicas primárias

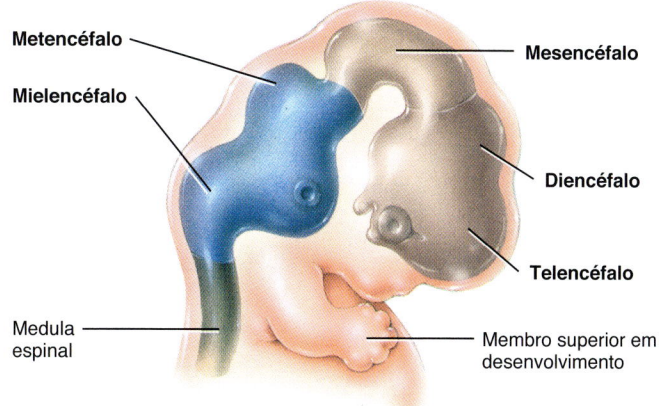

B. Embrião de sete semanas, mostrando as vesículas encefálicas secundárias

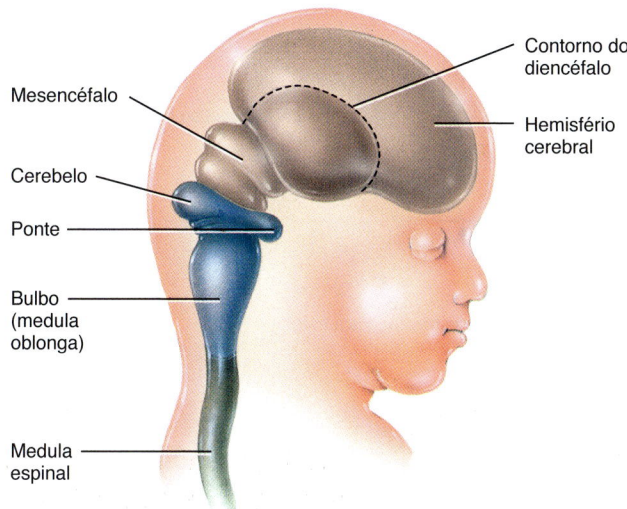

C. Feto de onze semanas, mostrando os hemisférios cerebrais em expansão, recobrindo o diencéfalo

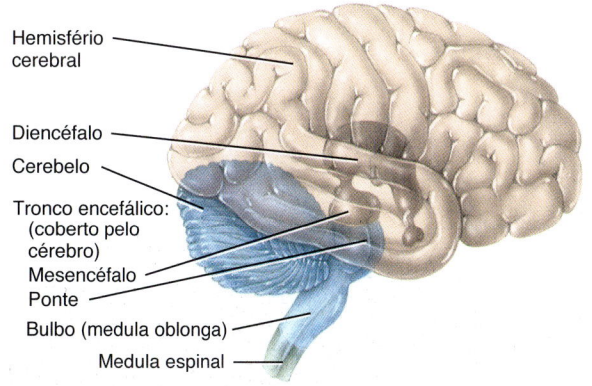

D. Encéfalo ao nascimento (o diencéfalo e a parte superior do tronco encefálico foram projetados para a superfície)

? Que vesícula encefálica primária não se desenvolve em uma vesícula encefálica secundária?

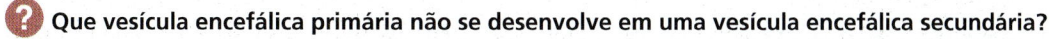

TABELA 18.1
Desenvolvimento do encéfalo.

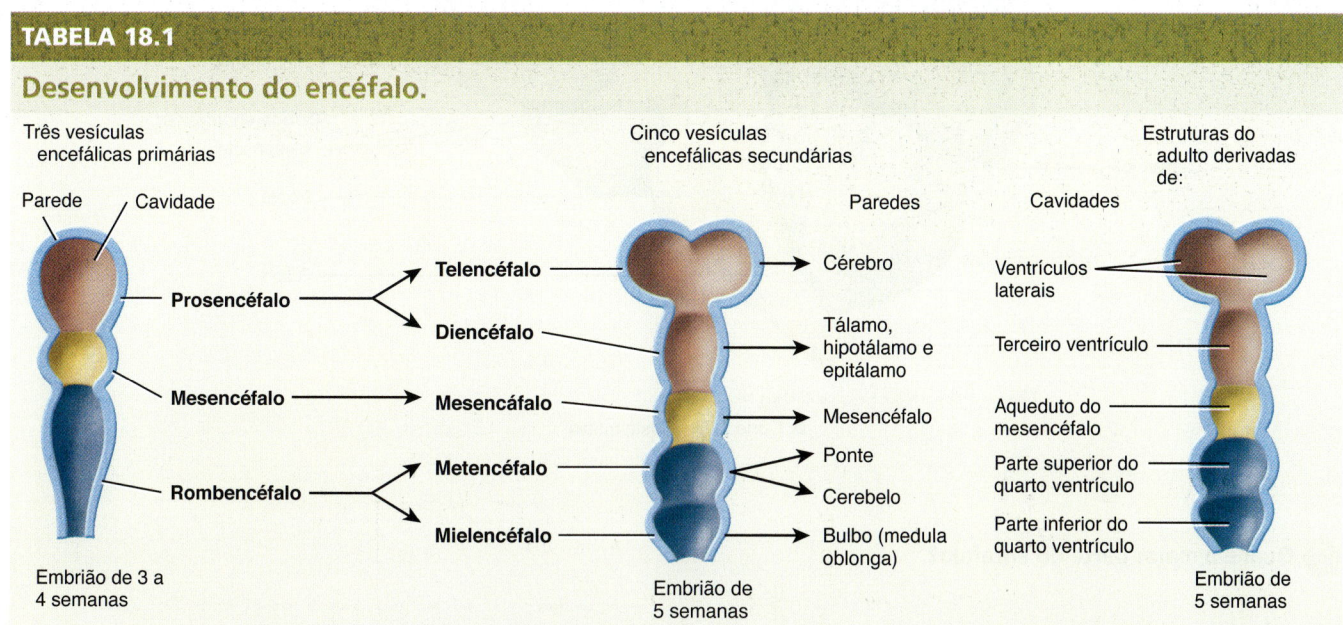

Figura 18.2 Encéfalo. A hipófise é discutida com o sistema endócrino no Capítulo 22.

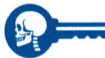 As quatro partes principais do encéfalo são o tronco encefálico, o cerebelo, o diencéfalo e o telencéfalo (cérebro).

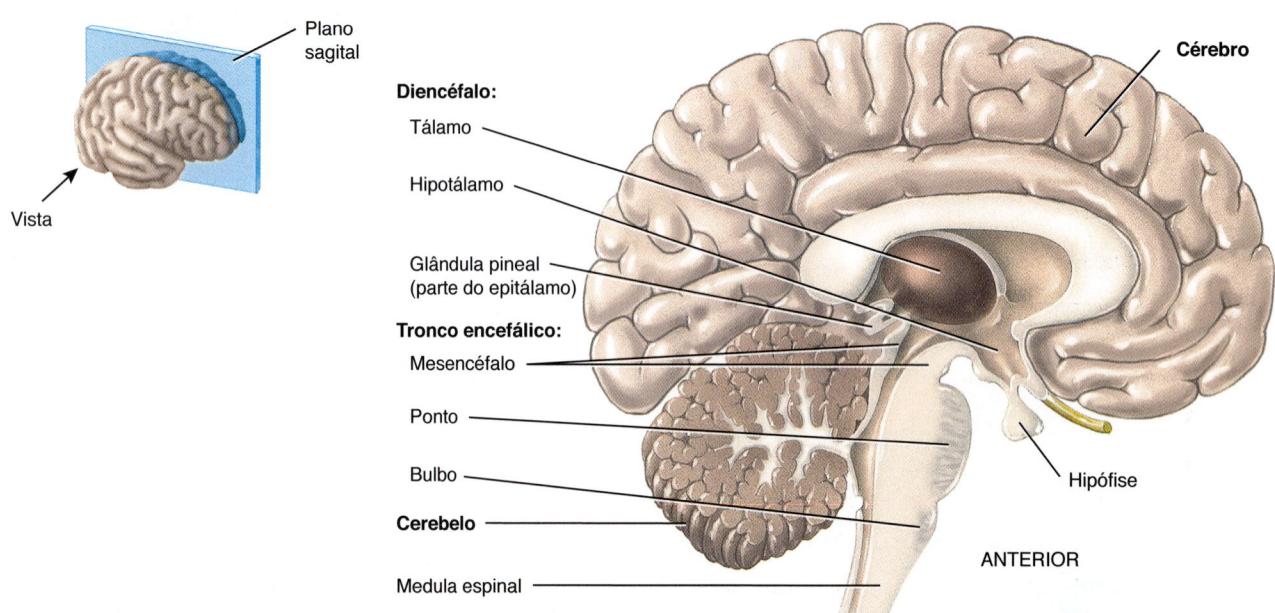

A. Corte sagital, vista medial

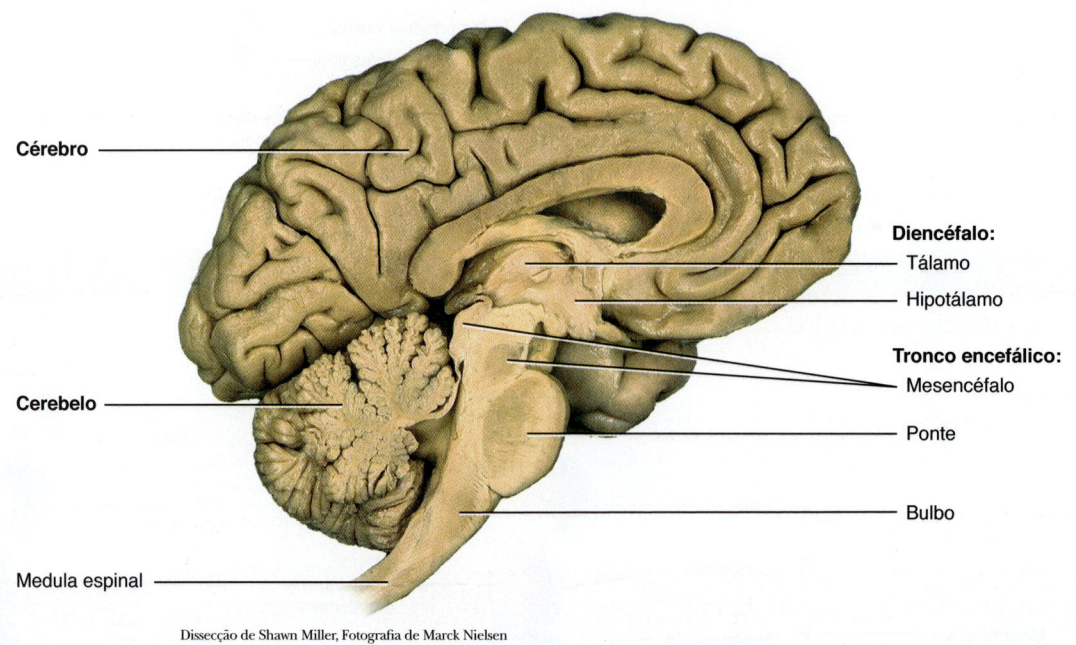

Dissecção de Shawn Miller, Fotografia de Marck Nielsen

B. Corte sagital, vista medial

Qual é a maior parte do encéfalo?

18.2 Proteção e suprimento sanguíneo

OBJETIVOS

- **Explicar** como o encéfalo é protegido.
- **Descrever** a formação e a circulação do líquido cerebrospinal.
- **Descrever** em linhas gerais o suprimento sanguíneo do encéfalo.

Revestimentos protetores do encéfalo

O crânio e a parte encefálica das meninges envolvem e protegem o encéfalo. A **parte encefálica das meninges** é contínua com a parte espinal das meninges descrita no último capítulo. As meninges possuem a mesma estrutura básica e têm os mesmos nomes: a **dura-máter**, que é externa, a **aracnoide-máter** de localização intermediária e a **pia-máter** interna (Figura 18.3). Observe que a parte encefálica da dura-máter apresenta duas camadas, em comparação com uma única camada da partes espinal da dura-máter. A camada externa é denominada *camada periostal*, enquanto a camada interna é denominada *camada meníngea*. As duas camadas da dura-máter em torno do encéfalo são fundidas, exceto no local onde se separam para envolver os seios venosos da dura-máter (canais venosos com revestimento endotelial). Esses seios drenam o sangue venoso do encéfalo e o transportam até as veias jugulares internas. O *espaço extradural* (epidural) é um espaço potencial

Figura 18.3 Revestimentos protetores do encéfalo.

Os ossos do crânio e a parte encefálica das meninges protegem o encéfalo.

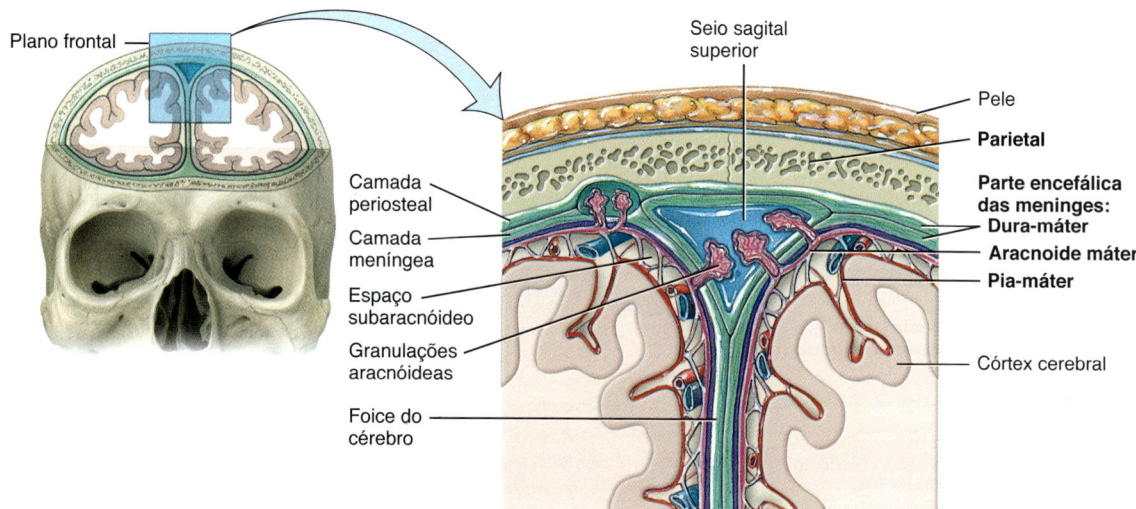

A. Vista anterior de corte frontal através do crânio, mostrando a parte encefálica das meninges

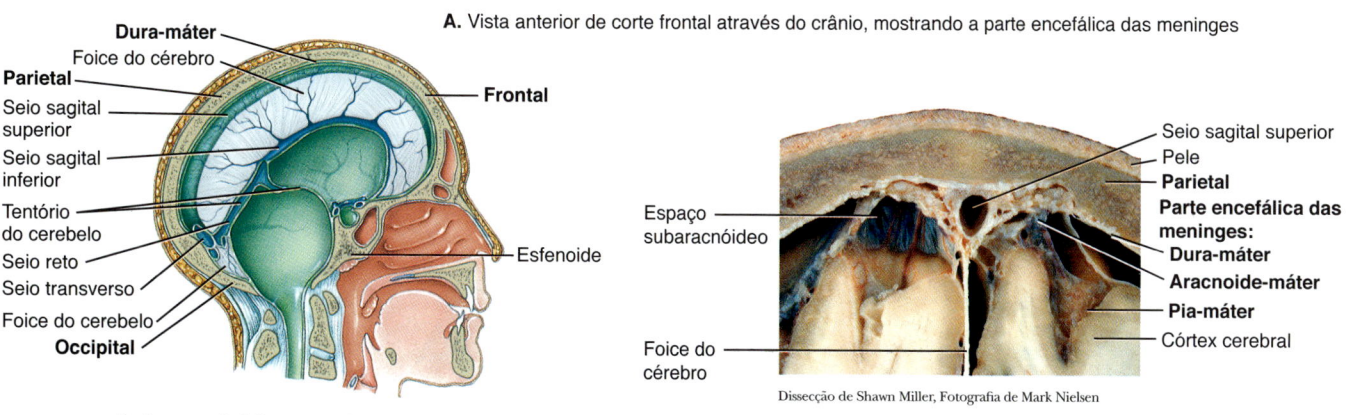

B. Corte sagital das extensões da dura-máter

C. Vista anterior de corte frontal

CORRELAÇÃO CLÍNICA | *Meningite*

Meningite é uma inflamação das meninges, em consequência de infecção, habitualmente provocada por uma bactéria ou por um vírus. Os sintomas consistem em febre, cefaleia, rigidez de nuca, vômitos, confusão, letargia e sonolência. A meningite bacteriana é muito mais grave, e o tratamento consiste em antibióticos. A meningite bacteriana pode ser fatal se não for tratada imediatamente; em geral, a meningite viral regride espontaneamente em 1 a 2 semanas. Dispõe-se de uma vacina para ajudar a proteger contra alguns tipos de meningite bacteriana. A meningite viral não tem tratamento específico.

? Quais são as três camadas da parte encefálica das meninges, de fora para dentro?

entre a camada periosteal da dura-máter e os ossos do crânio. Os vasos sanguíneos que entram no tecido encefálico passam ao longo da superfície do encéfalo; à medida que penetram mais profundamente, esses vasos são embainhados por um manguito frouxo de pia-máter. Três extensões da dura-máter separam as partes do encéfalo. (1) A **foice do cérebro** separa os dois hemisférios (lados) do cérebro. (2) A **foice do cerebelo** separa os dois hemisférios do cerebelo. (3) O **tentório do cerebelo** separa o cérebro do cerebelo.

Líquido cerebrospinal

O **líquido cerebrospinal (LCS)** é claro, incolor, composto principalmente de água, que protege o encéfalo e a medula espinal contra lesões químicas e físicas. Além disso, transporta pequenas quantidades de oxigênio, glicose e outras substâncias químicas necessárias do sangue para os neurônios e a neuróglia. O LCS circula lentamente e de modo contínuo pelas cavidades no encéfalo e na medula espinal e em torno do encéfalo e da medula espinal no *espaço subaracnóideo* (espaço existente entre a aracnoide-máter e a pia-máter). O volume total de LCS é de 80 a 150 mℓ no adulto. O LCS também contém pequenas quantidades de proteínas, ácido láctico, ureia, cátions (Na^+, K^+, Ca^{2+}, Mg^{2+}), ânions (Cl^- e HCO_3^-) e alguns leucócitos.

Formação do LCS nos ventrículos

A Figura 18.4 mostra as quatro cavidades preenchidas com LCS no encéfalo, que são denominadas **ventrículos**. Existe

Figura 18.4 Localizações dos ventrículos no encéfalo "transparente". Os ventrículos laterais conectam-se por meio de forames interventriculares com o terceiro ventrículo, e o aqueduto do mesencéfalo conecta o terceiro ventrículo com o quarto ventrículo.

Os ventrículos são cavidades no encéfalo preenchidas por líquido cerebrospinal.

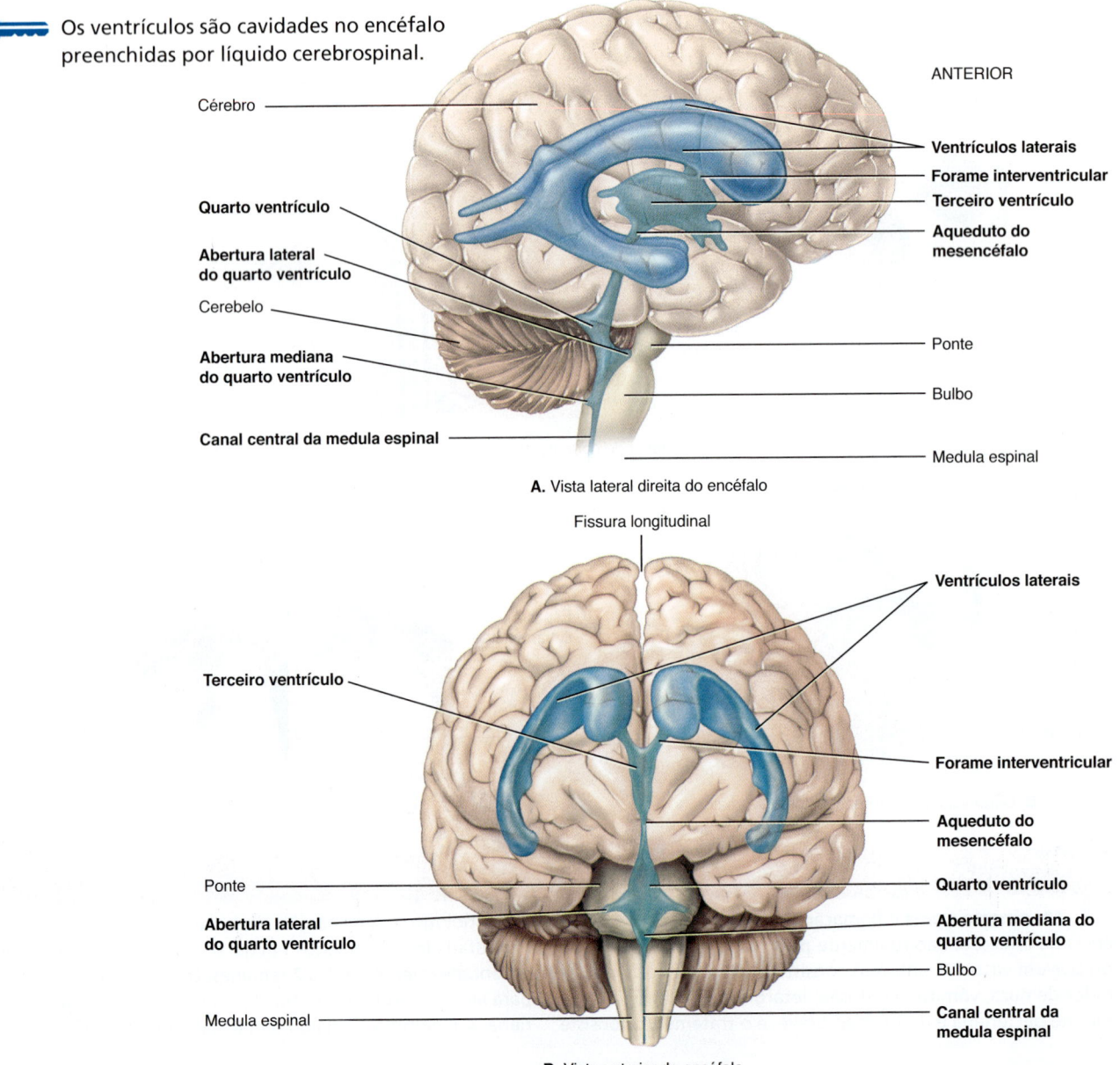

Que região do encéfalo se localiza anteriormente ao quarto ventrículo? Que região está localizada posteriormente a ele?

um **ventrículo lateral** localizado em cada hemisfério cerebral (pense neles como ventrículos 1 e 2). Anteriormente, os ventrículos laterais são separados por uma membrana fina, o **septo pelúcido** (ver Figura 18.5A). O **terceiro ventrículo** é uma cavidade estreita, semelhante a uma fenda, ao longo da linha mediana, superior ao hipotálamo e entre as metades direita e esquerda do tálamo. O **quarto ventrículo** situa-se entre o tronco encefálico e o cerebelo.

A maior parte da produção de LCS ocorre nos **plexos corióideos**, isto é, redes de capilares sanguíneos modificados nas paredes dos ventrículos (Figura 18.5A). Os capilares dos plexos corióideos são recobertos por células ependimárias unidas por zônulas de oclusão e por pia-máter. Substâncias selecionadas provenientes do plasma sanguíneo (principalmente água) são filtradas pelos capilares e secretadas pelas células ependimárias para produzir o LCS. Devido às zônulas de oclusão entre as células ependimárias, as substâncias que entram no LCS provenientes dos capilares corióideos não podem extravasar entre essas células; com efeito, elas precisam passar através das células ependimárias. Essa **barreira hematoliquórica** possibilita a entrada de determinadas substâncias no LCS, porém exclui outras, protegendo o encéfalo e a medula espinal contra substâncias potencialmente prejudiciais transportadas pelo sangue. Em contrapartida, a barreira hematencefálica (descrita em breve) é formada principalmente por zônulas de oclusão das células endoteliais dos capilares encefálicos, e não por células ependimárias.

Funções do LCS

O LCS atua de três maneiras:

1. *Proteção mecânica.* A função básica do LCS é a absorção de choques. O LCS protege os delicados tecidos do encéfalo e da medula espinal contra abalos que, de outro modo, fariam com que essas estruturas atingissem as paredes ósseas da cavidade do crânio e do canal vertebral. Esse líquido importante também proporciona uma flutuabilidade, de modo que o encéfalo possa "flutuar" na cavidade do crânio, reduzindo o seu peso dentro do crânio para aproximadamente 50 gramas.
2. *Proteção química.* O LCS fornece um ambiente químico ideal para a sinalização neuronal eficiente. Até mesmo pequenas alterações na composição iônica do LCS dentro do encéfalo podem comprometer seriamente a produção de potenciais de ação.
3. *Circulação.* O LCS proporciona um meio para as pequenas trocas de nutrientes e produtos de degradação entre o sangue e o tecido nervoso adjacente. O espaço subaracnóideo pelo qual o LCS flui é contínuo com os *espaços perivasculares* (espaços em torno dos vasos sanguíneos que penetram no tecido encefálico); juntos, o LCS e esses espaços proporcionam uma função linfática para o tecido do encéfalo. Veja na seção seguinte mais detalhes sobre a circulação do LCS.

Figura 18.5 Vias de circulação do líquido cerebrospinal.

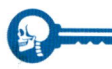 O LCS é formado a partir do plasma sanguíneo por células ependimárias que recobrem os plexos corióideos dos ventrículos.

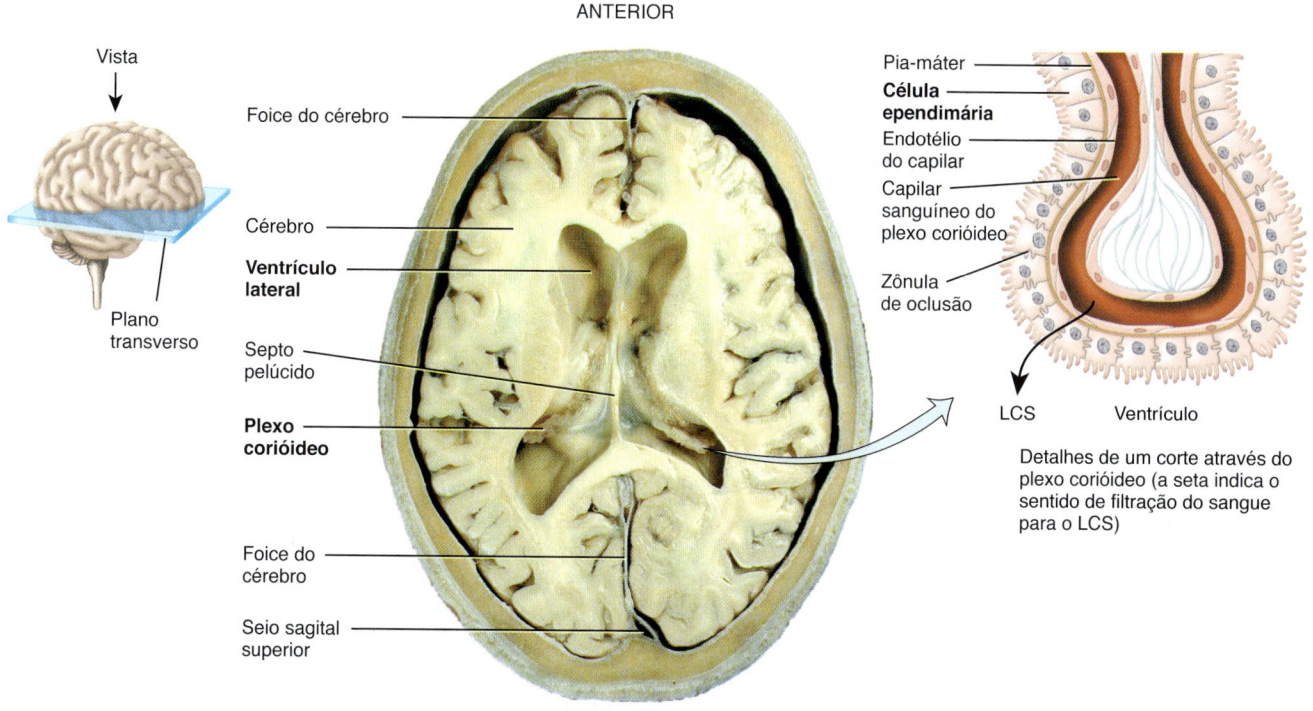

Dissecção de Shawn Miller, Fotografia de Mark Nielsen

A. Vista superior do corte transversal do encéfalo mostrando os plexos corióideos

(Continua)

Figura 18.5 *Continuação*

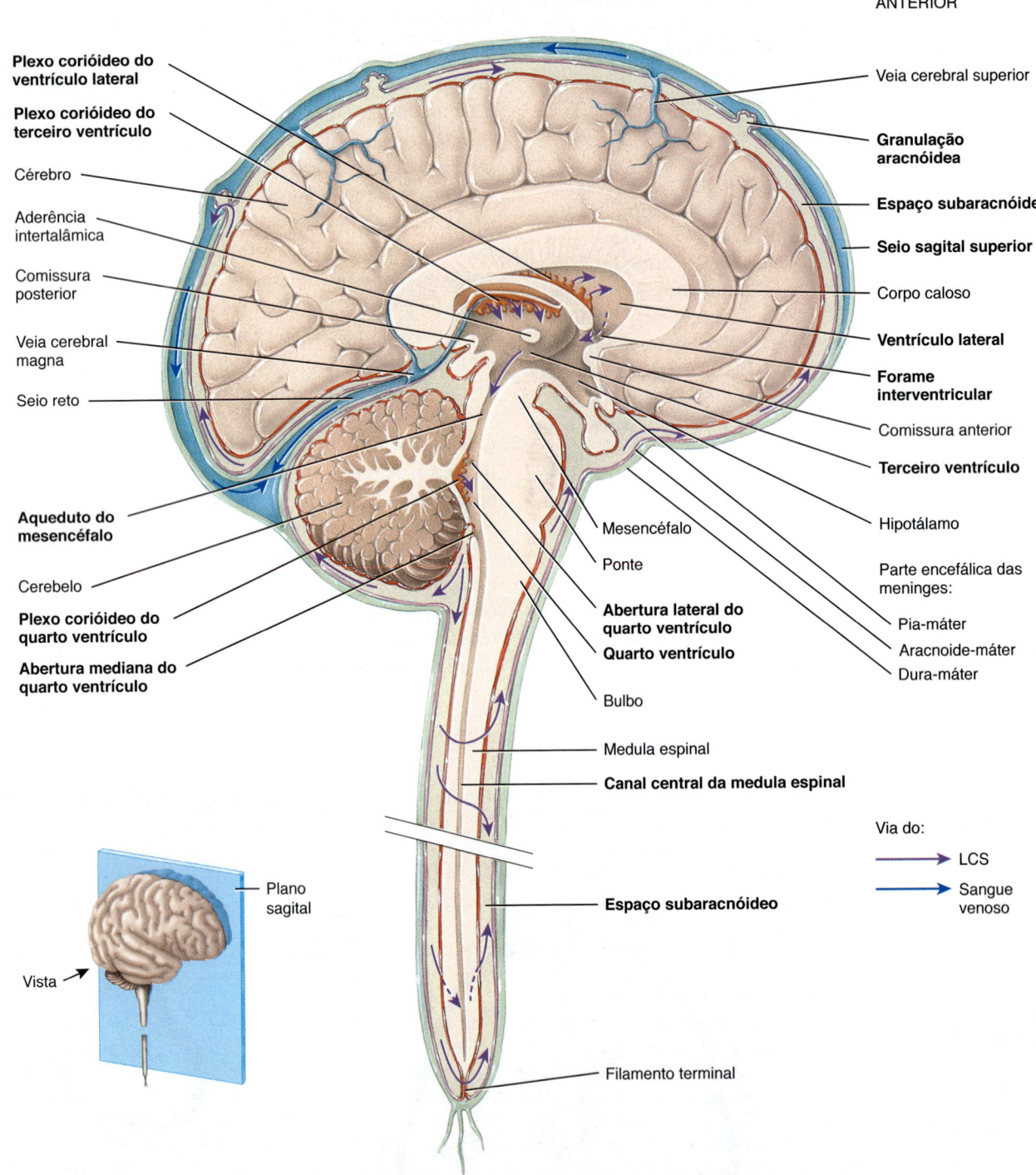

B. Corte sagital do encéfalo e da medula espinal

Circulação do LCS

O LCS formado nos plexos corióideos de cada ventrículo lateral flui para o terceiro ventrículo por meio de duas aberturas ovais e estreitas, os **forames interventriculares** (Figura 16.5B). Mais LCS é adicionado pelo plexo corióideo no teto do terceiro ventrículo. Em seguida, o líquido flui pelo **aqueduto do mesencéfalo**, que passa pelo mesencéfalo, no quarto ventrículo. O plexo corióideo do quarto ventrículo contribui com mais líquido. A partir do quarto ventrículo, um pequeno volume de LCS desce pelo canal central da medula espinal, enquanto a maior parte do LCS entra no espaço subaracnóideo através de três aberturas no teto do quarto ventrículo: uma **abertura mediana** do quarto ventrículo única, localizada posteriormente, e um par de **aberturas laterais**, de cada lado. Em seguida, o LCS circula no espaço subaracnóideo, em torno da superfície do encéfalo e da medula espinal.

O LCS é reabsorvido gradualmente no sangue por meio das **granulações aracnóideas**, extensões digitiformes da aracnoide-máter que se projetam nos seios venosos da dura-máter, particularmente no **seio sagital superior** (ver Figura

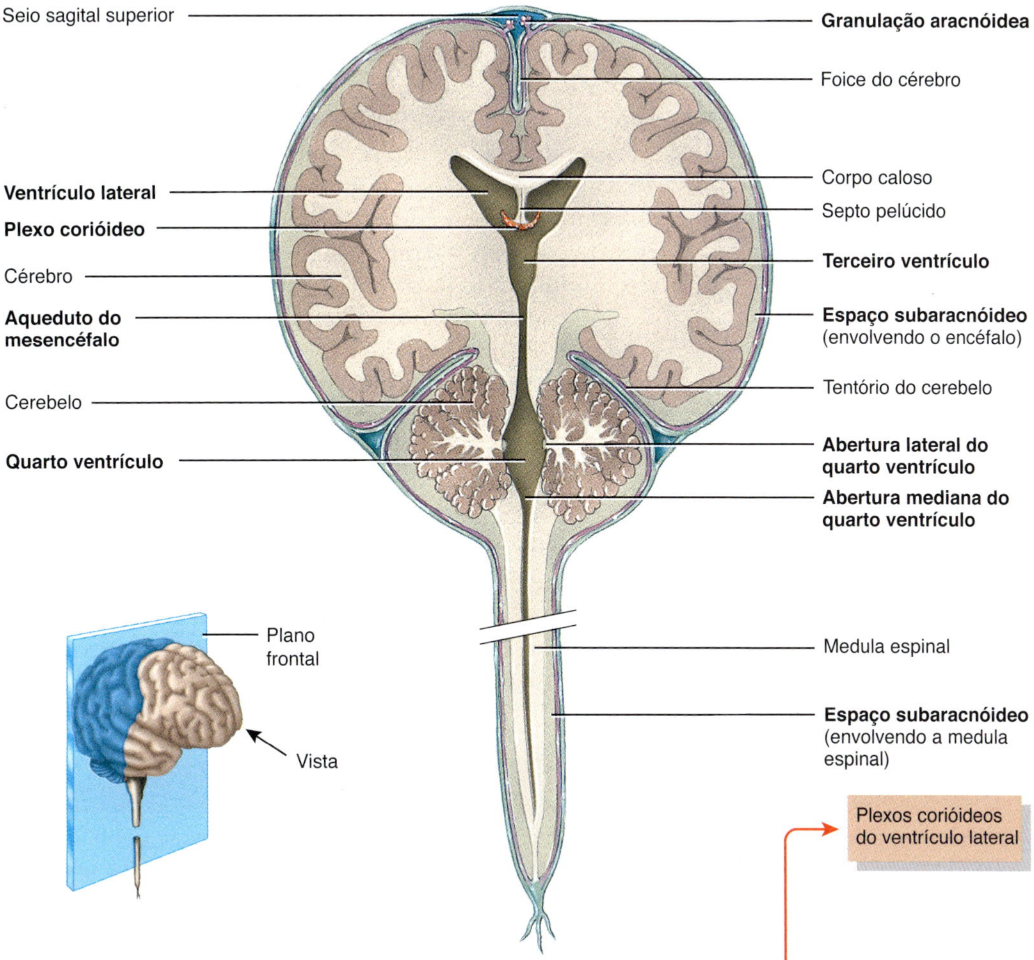

CAPÍTULO 18 • Encéfalo e Nervos Cranianos

C. Corte frontal do encéfalo e da medula espinal

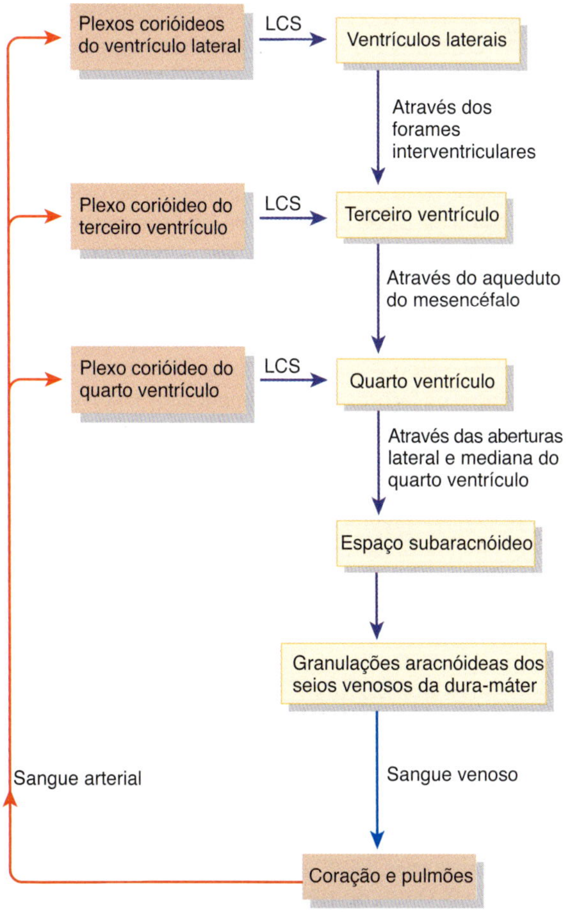

D. Resumo da formação, circulação e absorção do líquido cerebrospinal (LCS)

CORRELAÇÃO CLÍNICA | *Hidrocefalia*

A ocorrência de anormalidades no encéfalo – tumores, inflamação ou malformações embriológicas – pode interferir na circulação do LCS dos ventrículos para o espaço subaracnóideo. Quando há acúmulo de LCS em excesso nos ventrículos, ocorre elevação da pressão do LCS. O aumento de pressão do LCS provoca uma condição denominada **hidrocefalia**. O acúmulo anormal de LCS pode resultar de obstrução ao fluxo de LCS ou de velocidade anormal na produção e/ou reabsorção do LCS. Em um recém-nascido cujos fontículos ainda não se fecharam, ocorre dilatação da cabeça em consequência da pressão elevada. Se a condição persistir, o acúmulo de líquido comprime e danifica o delicado tecido nervoso. A hidrocefalia é aliviada por meio de drenagem do excesso de LCS. Em um procedimento denominado *terceiro-ventriculostomia endoscópica (TVE)*, um neurocirurgião faz um orifício no assoalho do terceiro ventrículo, possibilitando a drenagem direta do LCS no espaço subaracnóideo. Em adultos, a hidrocefalia pode ocorrer após traumatismo cranioencefálico, meningite ou hemorragia subaracnóidea. Como os ossos do crânio do adulto estão fundidos, essa condição rapidamente pode se tornar potencialmente fatal e exige intervenção imediata.

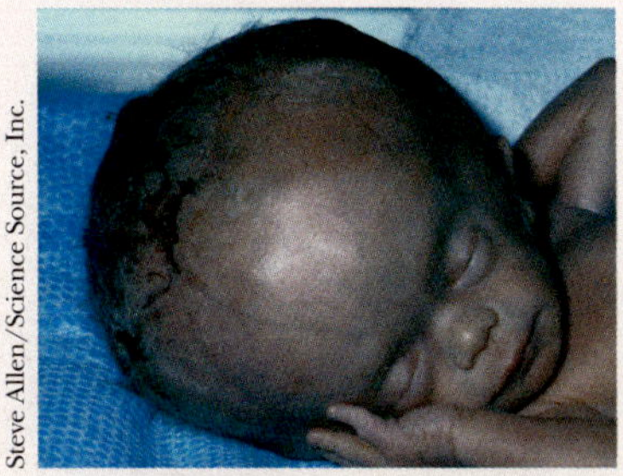

Hidrocefalia em recém-nascido

 Onde o LCS é reabsorvido?

18.3). (Um *seio venoso da dura-máter* é um espaço revestido com endotélio existente na dura-máter de parede espessa.) Diferentemente da maioria das veias, esses seios não podem colapsar, visto que o endotélio adere à parede rígida da dura-máter. Isso garante uma drenagem venosa mais eficiente do tecido encefálico. O LCS também é reabsorvido no sangue e nos capilares linfáticos dentro da pia-máter. Normalmente, o LCS é reabsorvido tão rapidamente quanto é formado, em uma velocidade de aproximadamente 20 mℓ/h (480 mℓ/dia). Como as velocidades de formação e de reabsorção são iguais, a pressão do LCS é normalmente constante, e o volume de LCS também permanece constante.

Fluxo sanguíneo encefálico e barreira hematencefálica

O sangue flui para o encéfalo principalmente pelas artérias carótida interna e vertebral (ver Figura 14.7B, E); os seios venosos da dura-máter drenam nas veias jugulares internas, que retornam o sangue da cabeça para o coração (ver Figura 14.11A).

No adulto, o encéfalo representa apenas 2% do peso corporal total, porém consome cerca de 20% do oxigênio e da glicose usados pelo corpo, mesmo em repouso. Os neurônios sintetizam ATP quase exclusivamente a partir da glicose por meio de reações que utilizam oxigênio. Quando a atividade dos neurônios e da neuróglia aumenta em determinada região do encéfalo, o fluxo sanguíneo para essa área específica também aumenta. Até mesmo uma breve diminuição do fluxo sanguíneo encefálico pode causar desorientação ou perda da consciência, como na situação em que levantamos muito rapidamente após permanecer sentado por um longo período de tempo. Normalmente, uma interrupção do fluxo sanguíneo por 1 ou 2 min compromete a função neuronal, e a privação total de oxigênio durante cerca de 4 min provoca lesão permanente. Como praticamente nenhuma glicose é armazenada no encéfalo, o suprimento de glicose também deve ser contínuo. Se o sangue que entra no encéfalo tiver um baixo nível de glicose, podem ocorrer confusão mental, tontura, convulsões e perda de consciência. Os indivíduos com diabetes melito precisam estar atentos sobre seus níveis de glicemia, visto

CORRELAÇÃO CLÍNICA | Acidente vascular encefálico e ataque isquêmico transitório

O distúrbio encefálico mais comum é o **acidente vascular encefálico (AVE)**, também conhecido como *acidente vascular cerebral* (AVC). Nos EUA, os AVEs afetam 500.000 pessoas por ano e representam a terceira causa principal de morte, atrás do infarto do miocárdio e do câncer. Um AVE caracteriza-se pelo início abrupto de sintomas neurológicos persistentes, como paralisia ou perda da sensibilidade, que surgem em consequência da destruição do tecido encefálico. As causas comuns de AVE consistem em hemorragia intracerebral (sangramento de um vaso sanguíneo na pia-máter ou no encéfalo), êmbolos (coágulos sanguíneos) e aterosclerose (formação de placas contendo colesterol, que bloqueiam o fluxo sanguíneo) das artérias cerebrais.

Entre os fatores de risco implicados nos AVEs estão hipertensão arterial, níveis sanguíneos elevados de colesterol, cardiopatia, estreitamento das artérias carótidas, ataques isquêmicos transitórios (AIT; discutidos a seguir), diabetes melito, tabagismo, obesidade e consumo excessivo de bebidas alcoólicas.

Atualmente, um fármaco que dissolve coágulos, denominado *ativador do plasminogênio tecidual (t-PA)*, está sendo utilizado para desobstruir os vasos sanguíneos no encéfalo. Todavia, o fármaco é mais efetivo quando administrado nas primeiras três horas após o início do AVE e só se mostra útil para os AVEs decorrentes de um coágulo sanguíneo (*AVE isquêmico*). O uso do t-PA pode diminuir em 50% a incapacidade permanente associada a esses tipos de AVE. O t-PA não deve ser administrado a indi-

víduos com acidente vascular encefálico causado por hemorragia (*AVE hemorrágico*), visto que, nesses casos, pode causar maior lesão ou até mesmo morte. A distinção entre os tipos de AVE é efetuada com base na TC.

Novos estudos mostraram que a "crioterapia" poderia ser bem-sucedida para limitar o grau de dano residual decorrente de um AVE. Estados de hipotermia, como aqueles apresentados por vítimas de afogamento em água gelada, parecem desencadear uma resposta de sobrevida, em que o corpo exige menos oxigênio; a aplicação desse princípio a vítimas de acidente vascular encefálico demonstrou ser promissora. Algumas empresas comerciais fornecem atualmente "*kits* de sobrevivência para AVE", que incluem mantas de resfriamento que podem ser guardadas em casa.

Um **ataque isquêmico transitório (AIT)** é um episódio de disfunção encefálica temporária, causado pelo comprometimento do fluxo sanguíneo para parte do encéfalo. Os sintomas consistem em tontura, fraqueza, dormência ou paralisia em um membro ou em um lado do corpo; queda de um lado da face; cefaleia; fala arrastada ou dificuldade em compreender a fala; e/ou perda parcial da visão ou visão dupla. Algumas vezes, ocorrem também náuseas ou vômitos. O início dos sintomas é súbito e alcança intensidade máxima quase imediatamente. Em geral, o AIT persiste por 5 a 10 min e só raramente tem duração de até 24 h. Não deixa nenhum déficit neurológico persistente. As causas dos AITs incluem coágulos sanguíneos, aterosclerose e determinados distúrbios hematológicos.

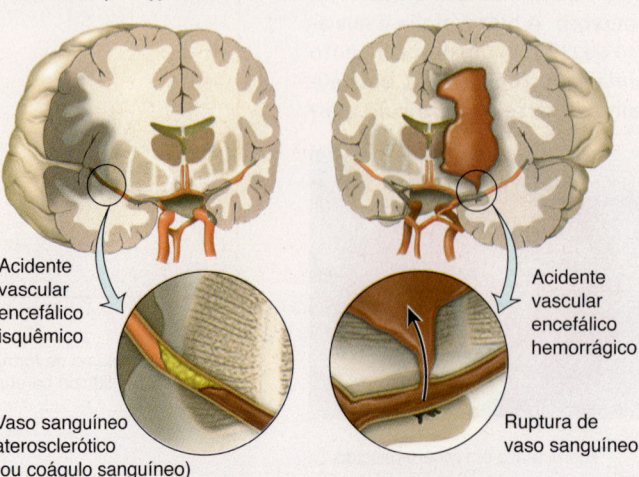

Acidente vascular encefálico isquêmico — Vaso sanguíneo aterosclerótico (ou coágulo sanguíneo)

Acidente vascular encefálico hemorrágico — Ruptura de vaso sanguíneo

que eles podem cair rapidamente, levando ao choque diabético, que se caracteriza por convulsão, coma e, possivelmente, morte.

A **barreira hematencefálica (BHE)** consiste principalmente em zônulas de oclusão, que vedam as células endoteliais dos capilares sanguíneos do encéfalo, e em uma membrana basal espessa, que envolve os capilares. Conforme assinalado no Capítulo 16, os astrócitos constituem um tipo de célula da neuróglia; os prolongamentos de muitos astrócitos exercem pressão contra os capilares e secretam substâncias químicas que mantêm a resistência das zônulas de oclusão. A BHE permite a entrada de certas substâncias no sangue e impede a passagem de outras. As substâncias lipossolúveis (incluindo O_2, CO_2, hormônios esteroides, álcool, barbitúricos, nicotina e cafeína) e as moléculas de água atravessam facilmente a BHE por difusão através da bicamada lipídica das membranas plasmáticas das células endoteliais. Algumas substâncias hidrossolúveis, como a glicose, atravessam rapidamente a BHE por transporte facilitado. Outras substâncias hidrossolúveis, como a maioria dos íons, são transportadas muito lentamente através da BHE. Outras substâncias – proteínas e a maioria dos antibióticos – não conseguem passar do sangue para o tecido encefálico. Todavia, o traumatismo, determinadas toxinas e a inflamação podem provocar ruptura da BHE.

Por ser tão efetiva, a BHE também impede a passagem de substâncias úteis, assim como aquelas que são potencialmente prejudiciais. Os pesquisadores estão explorando maneiras de transportar através da BHE fármacos que podem ser terapêuticos para o câncer cerebral ou outros distúrbios da parte central do sistema nervoso (ou sistema nervoso central – SNC). Em um método, o fármaco é injetado em uma solução glicosada concentrada. A pressão osmótica elevada da solução glicosada provoca encolhimento das células endoteliais dos capilares, o que abre espaços entre as zônulas de oclusão, tornando a BHE mais permeável e possibilitando a entrada do fármaco no tecido encefálico.

✓ TESTE RÁPIDO
3. Descreva as localizações da parte encefálica das meninges.
4. Que estruturas constituem os locais de produção do LCS e onde estão localizadas?
5. Explique o suprimento sanguíneo para o encéfalo e a importância da barreira hematencefálica.

18.3 Tronco encefálico e formação reticular

● OBJETIVO
- Descrever a estrutura e as funções do bulbo, da ponte, do mesencéfalo e da formação reticular.

O tronco encefálico é a parte do encéfalo situada entre a medula espinal e o diencéfalo. Consiste em três estruturas: (1) o bulbo, (2) a ponte e (3) o mesencéfalo. Estendendo-se pelo tronco encefálico, encontra-se a formação reticular, uma região reticulada de substância branca e substância cinzenta entrelaçadas.

Bulbo

O **bulbo** ou medula oblonga é uma continuação da parte superior da medula espinal, que forma a parte inferior do tronco encefálico (Figura 18.6; ver também Figura 18.2). O bulbo começa no forame magno e estende-se até a margem inferior da ponte, a uma distância de cerca de 3 cm. Essa curta região do SNC assemelha-se, em muitos aspectos, à medula espinal. A exemplo da medula espinal, o bulbo dá origem a muitas raízes de nervos; entretanto, as raízes são as de nervos cranianos, e não de nervos espinais. Seis dos 12 pares de nervos cranianos originam-se a partir dessa região. Embora suas características superficiais sejam semelhantes às da medula espinal, a anatomia interna exibe diferenças significativas quanto à disposição da substância branca e substância cinzenta. Os principais pontos de referência externos que distinguem o bulbo da medula espinal são as pirâmides e olivas em sua extremidade cranial ligeiramente expandida; essas estruturas serão discutidas em breve.

Na substância branca do bulbo encontram-se todos os tratos sensitivos (ascendentes) e motores (descendentes), que se estendem entre a medula espinal e outras partes do encéfalo. Parte da substância branca forma protuberâncias na face anterior do bulbo. Essas protrusões são as **pirâmides** (Figura 18.7; ver também Figura 18.6A), que são formadas pelos tratos motores maiores que passam do cérebro para a medula espinal (ver Seção 17.3). Imediatamente superior à junção do bulbo com medula espinal, 90% dos axônios na pirâmide esquerda cruzam para o lado direito, enquanto 90% dos axônios na pirâmide direita cruzam para o lado esquerdo. Esse cruzamento é denominado **decussação das pirâmides** e explica como cada lado do encéfalo controla os movimentos no lado oposto do corpo.

O bulbo também contém diversos núcleos, massas de substância cinzenta nas quais os neurônios fazem sinapses entre si. Vários desses núcleos controlam funções corporais vitais. O **centro cardiovascular** regula a frequência e a força dos batimentos cardíacos e o diâmetro dos vasos sanguíneos. O **centro respiratório bulbar** ajusta o ritmo básico da respiração (ver Figura 23.13A). Outros núcleos no bulbo controlam os reflexos do vômito, da tosse e do espirro.

Imediatamente lateral a cada pirâmide, encontra-se uma tumefação ovalada, denominada **oliva** (ver Figuras 18.6 e 18.7). No interior da oliva, encontra-se o **complexo olivar inferior**. Os neurônios nesse complexo retransmitem impulsos provenientes de proprioceptores (receptores que monitoram as posições das articulações e dos músculos) para o cerebelo.

Os núcleos associados às sensações de tato, propriocepção consciente, pressão e vibração estão localizados na parte posterior do bulbo. Esses núcleos, os **núcleos grácil e cuneiforme** direitos e esquerdos, recebem neurônios dos fascículos grácil e cuneiforme (ver Seção 20.3). Muitos axônios sensitivos ascendentes fazem sinapses nesses núcleos, e, em seguida, os neurônios pós-sinápticos retransmitem a informação sensitiva ao tálamo, no lado oposto do encéfalo (ver Figura 20.4A). Os axônios ascendem até o tálamo

Figura 18.6 **Bulbo em relação ao restante do tronco encefálico.**

O tronco encefálico consiste no bulbo, na ponte e no mesencéfalo.

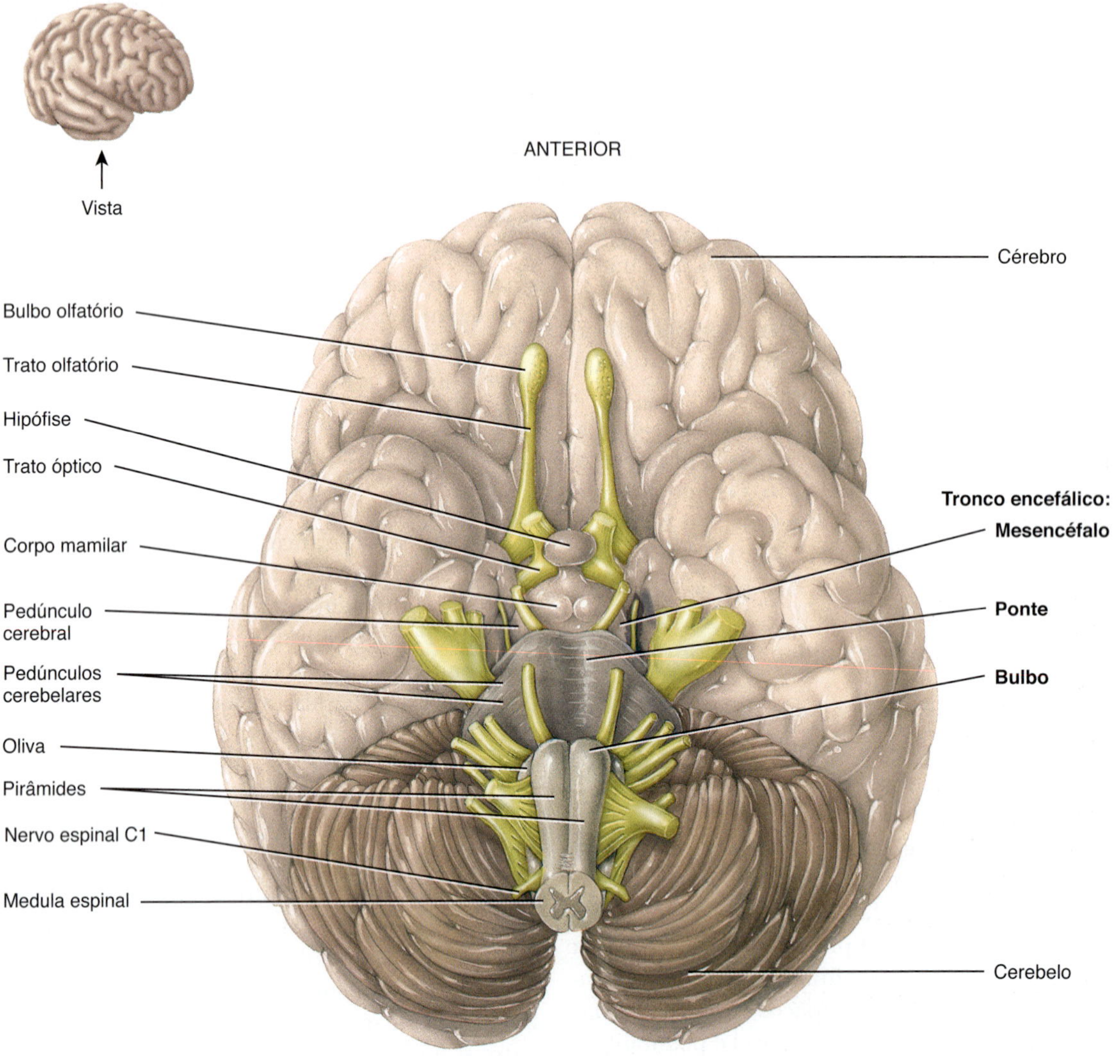

ANTERIOR

Vista

Bulbo olfatório
Trato olfatório
Hipófise
Trato óptico
Corpo mamilar
Pedúnculo cerebral
Pedúnculos cerebelares
Oliva
Pirâmides
Nervo espinal C1
Medula espinal

Cérebro
Tronco encefálico:
Mesencéfalo
Ponte
Bulbo
Cerebelo

Face inferior do encéfalo

? Que parte do tronco encefálico contém as pirâmides? Os pedúnculos cerebrais? Literalmente, o que significa "ponte"?

em uma faixa de substância branca, denominada **lemnisco medial**, que se estende pelo bulbo, ponte e mesencéfalo (ver Figura 18.8B).

Por fim, o bulbo contém núcleos associados aos seguintes cinco pares de nervos cranianos (ver Figura 18.17A):

1. ***Nervos vestibulococleares (VIII)***. Diversos núcleos cocleares no bulbo recebem impulsos sensitivos e fornecem impulsos motores para a cóclea da orelha interna por meio dos ramos cocleares dos nervos vestibulococleares. Esses nervos transmitem impulsos relacionados com a audição. Ver Expo 18.F.
2. ***Nervos glossofaríngeos (IX)***. Os núcleos no bulbo retransmitem impulsos sensitivos e motores relacionados com o paladar, a deglutição e a salivação por meio dos nervos glossofaríngeos. Ver Expo 18.G.
3. ***Nervos vagos (X)***. Os núcleos no bulbo recebem impulsos sensitivos provenientes da faringe e laringe e de muitas vísceras torácicas e abdominais e transmitem impulsos motores para essas mesmas estruturas, por meio dos nervos vagos. Ver Expo 18.H.
4. ***Nervos acessórios (XI) (raiz craniana)***. Essas fibras, na realidade, são parte dos nervos vagos (X). Os núcleos no bulbo constituem a origem de impulsos nervosos que controlam a deglutição por meio dos nervos vagos (raiz craniana dos nervos acessórios). Ver Expo 18.I.
5. ***Nervos hipoglossos (XII)***. Os núcleos no bulbo constituem a origem de impulsos nervosos que controlam os movimentos da língua durante a fala e a deglutição por meio dos nervos hipoglossos. Ver Expo 18.J.

Ponte

A **ponte** situa-se diretamente acima do bulbo e anteriormente ao cerebelo, com cerca de 2,5 cm de comprimento (ver Figuras 18.2 e 18.6). À semelhança do bulbo, a ponte

Figura 18.7 Anatomia interna do bulbo.

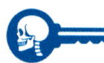 As pirâmides do bulbo contêm os maiores tratos motores que se estendem do telencéfalo até a medula espinal.

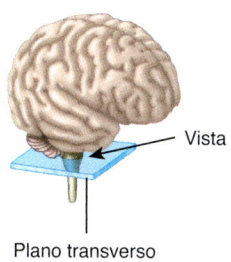

Plano transverso

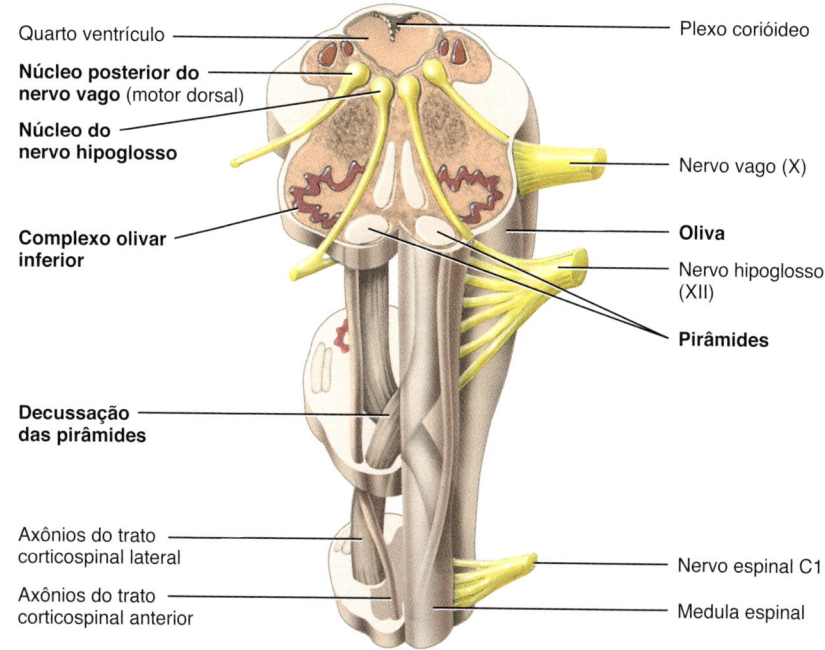

Corte transversal e face anterior do bulbo

CORRELAÇÃO CLÍNICA | Lesão do bulbo

Tendo em vista as numerosas atividades vitais controladas pelo bulbo, não é surpreendente que a ocorrência de **lesão do bulbo** em consequência de pancada forte na parte posterior da cabeça ou na parte superior do pescoço possa ser fatal. O bulbo também pode ser lesionado, até mesmo de modo fatal, por um golpe, como um *uppercut* de um boxeador, quando o crânio é deslocado violentamente sobre a coluna vertebral e o dente do áxis choca-se contra o bulbo. A lesão do centro respiratório bulbar é particularmente grave e pode levar rapidamente à morte. Os sintomas de lesão não fatal do bulbo podem incluir paralisia e perda da sensibilidade no lado oposto do corpo, bem como irregularidades dos ritmos cardíaco ou respiratório. A superdosagem de álcool também suprime a área de ritmicidade do bulbo, podendo resultar em morte.

❓ O que significa decussação? Qual é a consequência funcional da decussação das pirâmides?

Figura 18.8 Mesencéfalo e sistema ativador reticular (SAR).

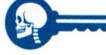 O mesencéfalo conecta a ponte ao diencéfalo.

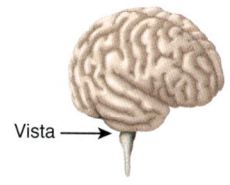

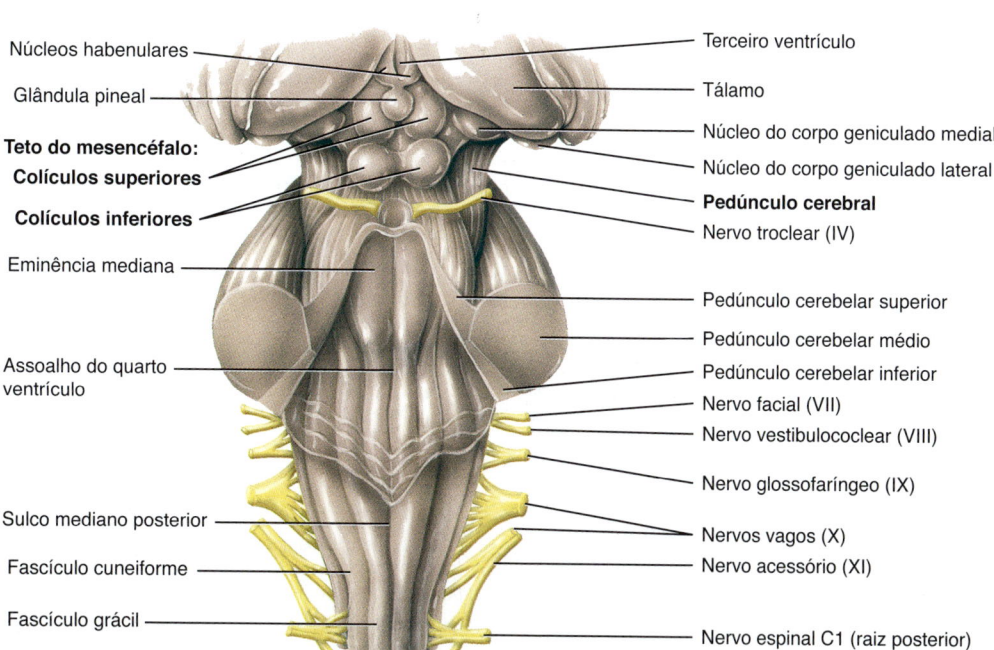

A. Vista posterior do mesencéfalo em relação ao tronco encefálico

(*Continua*)

Figura 18.8 *Continuação*

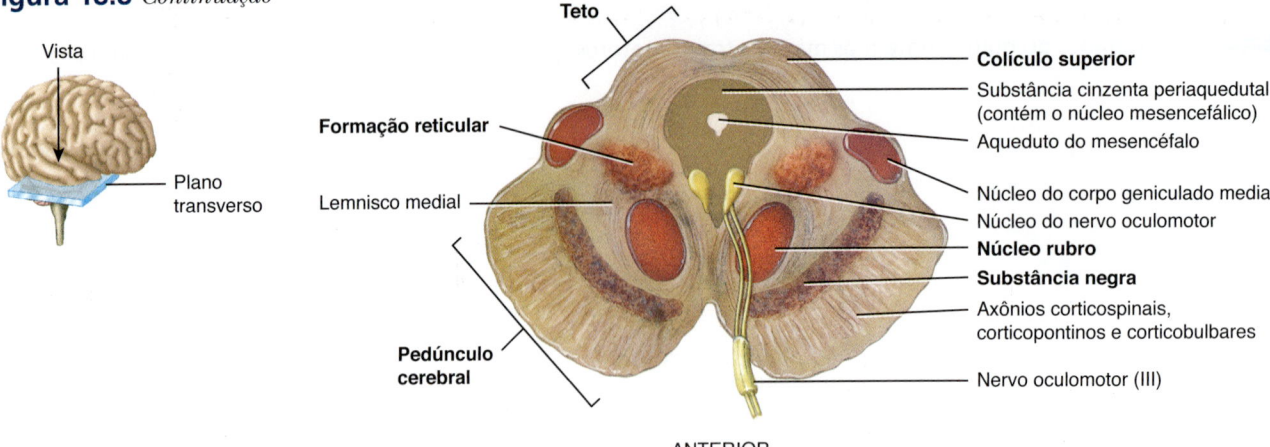

B. Corte transversal do mesencéfalo

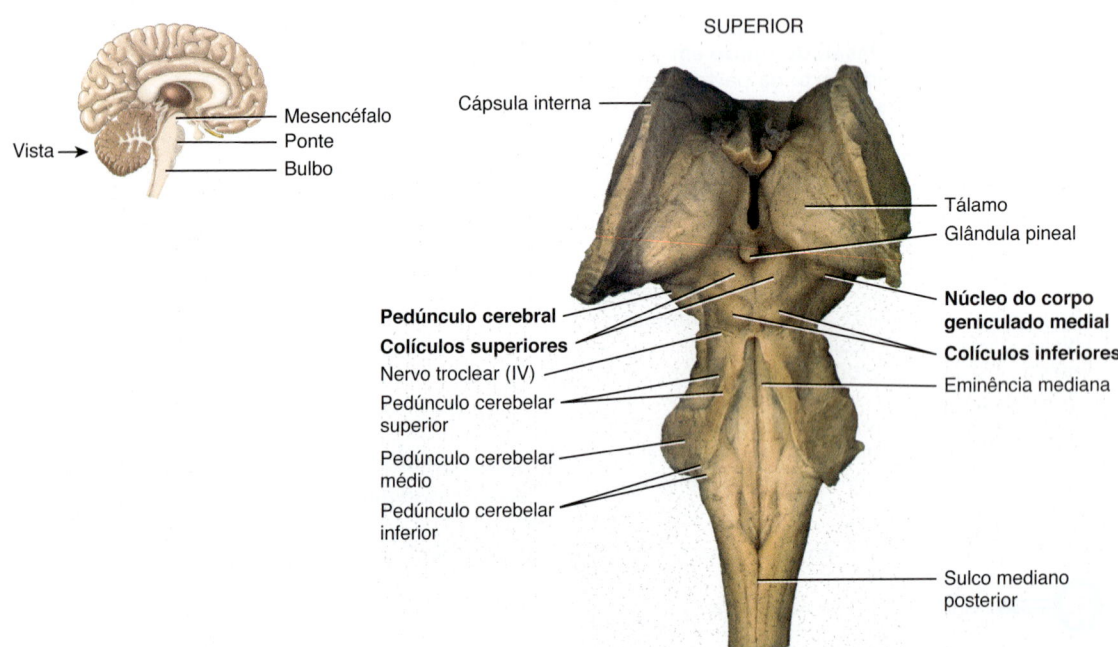

C. Vista posterior do mesencéfalo em relação ao tronco encefálico (grande parte do encéfalo foi retirada)

Dissecção de Shawn Miller, Fotografia de Mark Nielsen

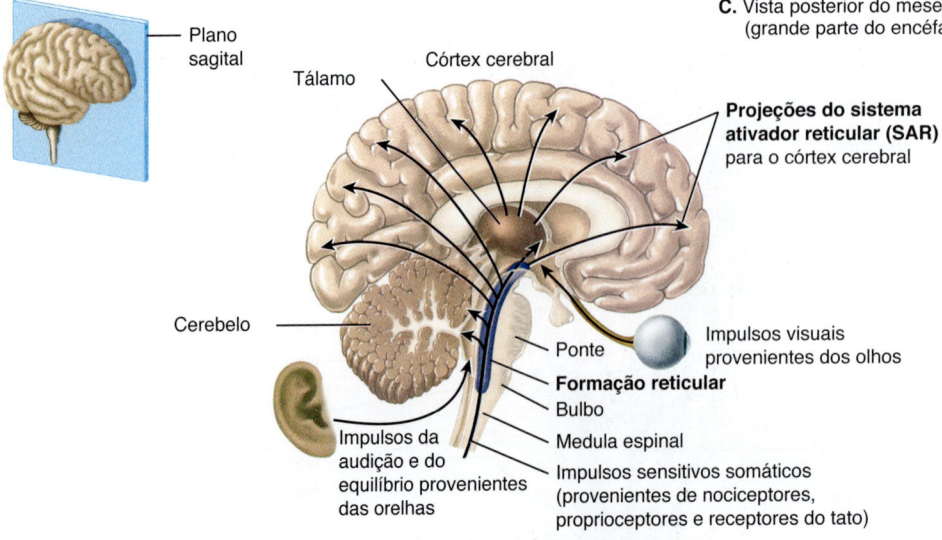

D. Corte sagital através do encéfalo e da medula espinal, mostrando a formação reticular

Qual é a importância dos pedúnculos cerebrais?

consiste em núcleos e tratos. Como o próprio nome indica, a ponte é uma estrutura que conecta partes do encéfalo entre si. Essas conexões são fornecidas por feixes de axônios. Os axônios da ponte conectam os lados direito e esquerdo do cerebelo. Outros constituem parte dos tratos sensitivos ascendentes e dos tratos motores descendentes.

A ponte possui dois componentes estruturais principais: uma região anterior e uma região posterior. A região anterior da ponte forma uma grande estação de retransmissão sináptica, consistindo em centros de substância cinzenta dispersos, denominados **núcleos da ponte**, mostrados na Figura 23.13. Numerosos tratos de substância branca entram e saem desses núcleos, e cada um deles fornece uma conexão entre o córtex (camada externa) de um hemisfério cerebral e o do hemisfério oposto do cerebelo. Esse circuito complexo desempenha um papel essencial na coordenação e na maximização da eficiência do impulso motor voluntário em todo corpo. A região dorsal da ponte assemelha-se mais às outras regiões do tronco encefálico, bulbo e mesencéfalo. Contém tratos ascendentes e descendentes, juntamente com os núcleos dos nervos cranianos.

Além disso, existe também o **centro pneumotáxico** ou grupo respiratório pontino na ponte, mostrado na Figura 23.13A. Juntos, o centro respiratório bulbar e o centro pneumotáxico ajudam a controlar a respiração.

A ponte também contém núcleos associados aos seguintes quatro pares de nervos cranianos (ver Figura 18.17A).

1. *Nervos trigêmeos (V).* Os núcleos na ponte recebem impulsos sensitivos para sensações somáticas provenientes da cabeça e da face e fornecem impulsos motores que controlam a mastigação por meio dos nervos trigêmeos. Ver Expo 18.D.
2. *Nervos abducentes (VI).* Os núcleos do nervo abducente na ponte fornecem impulsos motores que controlam o movimento do bulbo do olho por meio dos nervos abducentes. Ver Expo 18.C.
3. *Nervos faciais (VII).* Os núcleos na ponte recebem impulsos sensitivos para o paladar e transmitem impulsos motores para regular a secreção de saliva e lágrimas e a contração dos músculos da expressão facial por meio dos nervos faciais. Ver Expo 18.E.
4. *Nervos vestibulococleares (VIII).* Os núcleos vestibulares na ponte recebem impulsos sensitivos provenientes do aparelho vestibular e transmitem impulsos nervosos para o aparelho por meio dos nervos vestibulares dos nervos vestibulococleares. Esses nervos transportam impulsos relacionados com a estabilização e o equilíbrio. Ver Expo 18.F.

Mesencéfalo

Esse segmento curto do tronco encefálico situa-se exatamente acima da ponte, onde fica oculto pelos grandes hemisférios cerebrais sobrepostos. O **mesencéfalo** estende-se da ponte até o diencéfalo (ver Figuras 18.2 e 18.6) e mede cerca de 2,5 cm de comprimento. O aqueduto do mesencéfalo atravessa o mesencéfalo, conectando o terceiro ventrículo acima com o quarto ventrículo, abaixo. À semelhança do bulbo e da ponte, o mesencéfalo contém tratos e núcleos.

A parte anterior do mesencéfalo contém um par de tratos, denominados **pedúnculos cerebrais** (ver Figuras 18.6 e 18.8A, C). Os pedúnculos cerebrais contêm axônios de neurônios motores corticospinais, corticobulbares e corticopontinos, que conduzem impulsos nervosos do cérebro para a medula espinal, o bulbo e a ponte, respectivamente. Os pedúnculos cerebrais também contêm axônios de neurônios sensitivos, que se estendem do bulbo até o tálamo.

A parte posterior do mesencéfalo, denominada **teto**, contém quatro elevações arredondadas (Figura 18.8A). As duas elevações superiores são conhecidas como **colículos superiores**. Esses núcleos atuam como centros reflexos para determinadas atividades visuais. Por meio de circuitos neurais da retina até os colículos superiores e até os músculos extrínsecos do bulbo do olho, os estímulos visuais induzem movimentos oculares para acompanhar imagens em movimento (como um carro em movimento) e examinar imagens estacionárias (como fazemos durante a leitura). Outros reflexos dos colículos superiores são o reflexo de acomodação, que ajusta o formato da lente para a visão de perto *versus* a visão a distância e os reflexos que controlam os movimentos dos olhos, da cabeça e do pescoço em resposta a estímulos visuais. As duas elevações inferiores, os **colículos inferiores**, constituem parte da via auditiva, retransmitindo impulsos dos receptores para a audição na orelha até o tálamo. Esses dois núcleos também são centros reflexos para o *reflexo do sobressalto*, que consiste em movimentos súbitos da cabeça e do pescoço que ocorrem quando somos surpreendidos por um ruído alto, como o tiro de uma arma.

O mesencéfalo contém diversos núcleos, incluindo as **substâncias negras** direita e esquerda, que consistem em grandes núcleos de pigmentação escura (Figura 18.8B). Os neurônios que liberam dopamina estendem-se da substância negra até os núcleos da base e ajudam a controlar as atividades musculares subconscientes. A perda desses neurônios está associada à doença de Parkinson (ver Seção 20.4). Além disso, existem os **núcleos rubros** direito e esquerdo (Figura 18.8B), que aparecem avermelhados, em virtude de seu rico suprimento sanguíneo e da presença de um pigmento contendo ferro em seus corpos celulares neuronais. Os axônios provenientes do cerebelo e do córtex cerebral fazem sinapses nos núcleos rubros, que atuam com o cerebelo para coordenar os movimentos oculares.

Existe um único núcleo situado na substância cinzenta que envolve o aqueduto do mesencéfalo, denominado **núcleo mesencefálico**. Trata-se do único núcleo no SNC que não constitui uma estação de retransmissão sináptica entre neurônios. Na verdade, esse núcleo contém corpos celulares de neurônios sensitivos (unipolares), que transportam sinais proprioceptivos (percepção ou sensibilidade da posição e tensão dos músculos) provenientes dos músculos esqueléticos da cabeça. A não ser essa única exceção, todos os outros corpos celulares dos neurônios sensitivos residem nos gânglios dos nervos cranianos e espinais fora do SNC. Os neurônios sensitivos no núcleo mesencefálico retransmitem a percepção proprioceptiva para os vários núcleos motores do tronco encefálico, influenciando o controle motor dos músculos esqueléticos da cabeça.

Por fim, os núcleos no mesencéfalo estão associados a dois pares de nervos cranianos (ver Figura 18.17A):

1. **Nervos oculomotores (III).** Os núcleos dos nervos oculomotores no mesencéfalo fornecem impulsos motores que controlam os movimentos do bulbo do olho, enquanto os núcleos acessórios do nervo oculomotor fornecem controle motor para os músculos lisos que regulam a constrição da pupila e as mudanças no formato da lente, por meio dos nervos oculomotores. Ver Expo 18.C.
2. **Nervos trocleares (IV).** Os núcleos dos nervos trocleares no mesencéfalo fornecem impulsos motores que controlam os movimentos do bulbo do olho por meio dos nervos trocleares. Ver Expo 18.C.

Formação reticular

Além dos núcleos bem definidos já descritos, grande parte do tronco encefálico consiste em pequenos aglomerados de corpos celulares de neurônios (substância cinzenta) entremeados com pequenos feixes de axônios mielinizados (substância branca). Essa ampla região onde a substância branca e a substância cinzenta exibem um arranjo reticulado é conhecida como **formação reticular** (Figura 18.8D). A formação reticular estende-se da parte superior da medula espinal, por todo o tronco encefálico, até a parte inferior do diencéfalo. Os neurônios da formação reticular desempenham funções tanto ascendentes (sensitivas) quanto descendentes (motoras).

A parte ascendente da formação reticular é denominada **sistema ativador reticular (SAR),** que consiste em axônios sensitivos que se projetam para o córtex cerebral, tanto diretamente quanto por meio do tálamo. Muitos estímulos sensitivos podem ativar a parte ascendente do SAR. Entre eles, estão estímulos visuais e auditivos; atividades mentais; estímulos de dor, tato, receptores de pressão; e receptores nos membros e na cabeça, que mantêm o indivíduo consciente da posição de suas partes do corpo. Talvez a função mais importante do SAR seja a **consciência,** um estado de vigília, em que o indivíduo está totalmente alerta, consciente e orientado. Os estímulos e auditivos e as atividades mentais podem estimular o SAR a auxiliar na manutenção da consciência. O SAR também está ativo durante o **estado de alerta** ou o despertar do sono. Outra função do SAR consiste em ajudar a manter a **atenção** e estado de *alerta*. O SAR também evita a sobrecarga sensitiva, filtrando a informação insignificante, de modo que ela não alcance a consciência. Por exemplo, enquanto aguardamos no corredor o início da aula da anatomia, podemos não perceber todo o ruído em volta, enquanto estamos revendo as anotações da aula. A inativação do SAR produz **sono,** um estado de consciência parcial a partir do qual o indivíduo pode ser despertado. Por outro lado, a lesão do SAR resulta em **coma,** um estado de inconsciência a partir do qual o indivíduo não pode ser despertado. Nos estágios mais superficiais de coma, os reflexos do tronco encefálico e da medula espinal persistem; todavia, nos estágios mais profundos, até mesmo esses reflexos são perdidos, e, se houver perda dos controles respiratório e cardiovascular, o indivíduo morre. Determinadas substâncias, como a melatonina, afetam o SAR, ajudando a induzir o sono, e os anestésicos gerais desligam a consciência por meio do SAR. A parte descendente do SAR possui conexões com o cerebelo e a medula espinal e ajuda a regular o **tônus muscular,** o grau leve de contração involuntária dos músculos esqueléticos normais em repouso. Além disso, essa parte do SAR auxilia na regulação da frequência cardíaca, pressão arterial e frequência respiratória.

Embora o SAR receba impulsos do bulbo do olho, das orelhas e de outros receptores sensitivos, não há nenhum impulso proveniente dos receptores para o sentido do olfato; até mesmo odores intensos podem não causar estimulação. Os indivíduos que morrem em incêndios domésticos habitualmente sucumbem à inalação da fumaça sem despertar. Por esse motivo, todas as áreas de repouso deveriam ter um detector de fumaça próximo que emita um alarme alto. Um travesseiro vibratório ou uma luz intermitente pode ter o mesmo propósito para os que apresentam comprometimento auditivo.

As funções do tronco encefálico estão resumidas na Tabela 18.2.

✓ TESTE RÁPIDO

6. Defina decussação das pirâmides. Por que ela é importante?
7. Que funções do corpo são controladas pelos núcleos da ponte?
8. Quais são as funções dos colículos superiores e inferiores?
9. Descreva as diversas funções da formação reticular.

18.4 Cerebelo

OBJETIVOS

- Descrever a estrutura e as funções do cerebelo
- Explicar a localização e a importância dos pedúnculos cerebelares.

O **cerebelo**, a segunda parte maior do encéfalo, ocupa as faces inferior e posterior da cavidade do crânio. À semelhança do cérebro, o cerebelo possui uma superfície altamente pregueada, o que aumenta acentuadamente a área de superfície de seu córtex externo de substância cinzenta, possibilitando a presença de maior número de neurônios. O cerebelo representa cerca de um décimo da massa do encéfalo; todavia, contém quase metade dos neurônios existentes no encéfalo. O cerebelo localiza-se posteriormente ao bulbo e à ponte e inferiormente à parte posterior do cérebro (ver Figura 18.2). Um sulco profundo entre o cérebro e o cerebelo, conhecido como **fissura transversa do cérebro** (ver Figura 18.12B), é ocupado pelo **tentório do cerebelo,** que sustenta a parte posterior do cérebro e o separa do cerebelo (ver Figura 18.3B). Conforme assinalado anteriormente, o tentório do cerebelo é uma prega da dura-máter, semelhante a uma tenda, que está fixada ao temporal e ao occipital.

Nas vistas superior ou inferior, o formato do cerebelo assemelha-se a uma borboleta. A área constrita central é o **verme do cerebelo,** enquanto as "asas" laterais ou lobos são os **hemisférios do cerebelo** (Figura 18.9A, B). Cada hemisfério consiste em lobos separados por fissuras profundas e distintas. Os **lobos anterior** e **posterior** controlam os aspectos subconscientes dos movimentos dos músculos esqueléticos. O **lobo floculonodular** na face inferior contribui para o equilíbrio e a estabilização.

A camada superficial do cerebelo, denominada **córtex cerebelar**, consiste em substância cinzenta em uma série de cristas paralelas e finas, denominadas **folhas do cerebelo** (Figura 18.9C, D). Abaixo da substância cinzenta, existem tratos da substância branca, denominados **árvore da vida**, visto que se assemelham aos ramos de uma árvore. Mais abaixo, no interior da substância branca, encontram-se os **núcleos do cerebelo**, regiões de substância cinzenta que dão origem aos axônios que transportam impulsos do cerebelo para outros centros do encéfalo e para a medula espinal.

Três pares de **pedúnculos cerebelares** fixam o cerebelo ao tronco encefálico (ver também Figura 18.8C). Esses feixes de substância branca consistem em axônios que conduzem impulsos entre o cerebelo e outras partes do encéfalo. Os **pedúnculos cerebelares inferiores** transmitem a informação sensitiva do aparelho vestibular da orelha interna e de proprioceptores distribuídos por todo o corpo para o cerebelo; seus axônios estendem-se do núcleo olivar inferior do bulbo e dos tratos espinocerebelares da medula espinal para o cerebelo. Os **pedúnculos cerebelares médios** são os maiores; seus axônios transportam impulsos para os movimentos voluntários (os que se originam em áreas motoras do córtex cerebral) para os núcleos da ponte. A partir dos núcleos, os impulsos passam para o cerebelo. Os **pedúnculos cerebelares superiores** contêm axônios que se estendem do cerebelo até os núcleos rubros do mesencéfalo e até vários núcleos do tálamo.

A principal função do cerebelo consiste em avaliar até que ponto os movimentos iniciados pelas áreas motoras no cérebro são, de fato, executados adequadamente. Quando os movimentos iniciados pelas áreas motoras do cérebro não estão sendo realizados corretamente, o cerebelo detecta as discrepâncias. Em seguida, envia sinais de retroalimentação inibitórios para as áreas motoras do córtex cerebral por meio de suas conexões com o núcleo rubro e o tálamo. Os sinais de retroalimentação ajudam a corrigir os erros, refinam os movimentos e coordenam sequências complexas de contrações dos músculos esqueléticos. O cerebelo também constitui a principal região do encéfalo que regula a postura e o equilíbrio. Esses aspectos da função do cerebelo possibilitam todas as atividades musculares de precisão, desde pegar uma bola de beisebol até dançar e falar. A presença de conexões recíprocas entre o cerebelo e áreas de associação do córtex cerebral (ver Seção 18.7) sugere que o cerebelo também pode desempenhar funções não motoras, como cognição (aquisição de conhecimento) e processamento da linguagem. Esse ponto de vista é sustentado por exames de imagem, como a RM e a PET. Os estudos realizados também sugerem que o cerebelo pode desempenhar um papel no processamento da informação sensitiva.

As funções do cerebelo estão resumidas na Tabela 18.2.

✓ TESTE RÁPIDO

10. Descreva a localização e as principais partes do cerebelo.
11. Onde começam e terminam os axônios de cada um dos três pares de pedúnculos cerebelares? Quais são as suas funções?

18.5 Diencéfalo

OBJETIVOS

- Descrever os componentes e as funções do tálamo, do hipotálamo e do epitálamo
- Definir órgãos circunventriculares e suas funções.

O **diencéfalo** forma um núcleo central de tecido encefálico imediatamente acima do mesencéfalo. É quase totalmente envolvido pelos hemisférios cerebrais e contém numerosos núcleos envolvidos em uma ampla variedade de processamentos sensitivos e motores entre os centros superiores e inferiores do encéfalo. O diencéfalo estende-se desde o tronco encefálico até o cérebro e circunda o terceiro ventrículo; inclui o tálamo, o hipotálamo e o epitálamo. A hipófise projeta-se a partir do hipotálamo. Partes do diencéfalo na parede do terceiro ventrículo são denominadas órgãos circunventriculares e são discutidos em breve. Os tratos ópticos que conduzem neurônios a partir da retina entram no diencéfalo.

Tálamo

O **tálamo**, que mede cerca de 3 cm de comprimento, representa 80% do diencéfalo. Lâminas finas de substância branca delineiam parcialmente o tálamo, que consiste em massas ovais pares de substância branca, organizadas em núcleos, com tratos intercalados de substância branca (Figura 18.10). Uma ponte de substância cinzenta, denominada **aderência intertalâmica** (*massa intermediária*), une as metades direita e esquerda do tálamo em cerca de 70% dos encéfalos humanos. A aderência intertalâmica forma-se durante o desenvolvimento, à medida que as faces mediais do

---

CORRELAÇÃO CLÍNICA | *Ataxia*

A ocorrência de dano ao cerebelo pode resultar em perda da capacidade de coordenar os movimentos musculares, uma condição denominada **ataxia**. Pessoas com olhos vendados que sofrem de ataxia não conseguem tocar a ponta do nariz com o dedo, visto que elas são incapazes de coordenar o movimento com a percepção de localização de parte do corpo. Outro sinal de ataxia consiste em alteração do padrão da fala, devido à falta de coordenação dos músculos da fala. A ocorrência de lesão cerebelar também pode resultar em marcha cambaleante ou anormal. O indivíduo que consome bebida alcoólica em quantidade excessiva apresenta sinais de ataxia, visto que o álcool inibe a atividade do cerebelo. Esses indivíduos têm dificuldade em passar nos testes de sobriedade. A ataxia também pode ocorrer em consequência de doenças degenerativas (esclerose múltipla e doença de Parkinson), traumatismo, tumores cerebrais, fatores genéticos e como efeito colateral de medicamentos prescritos para o transtorno bipolar.

Figura 18.9 Cerebelo.

🔑 O cerebelo coordena movimentos que exigem habilidade e regula a postura e o equilíbrio.

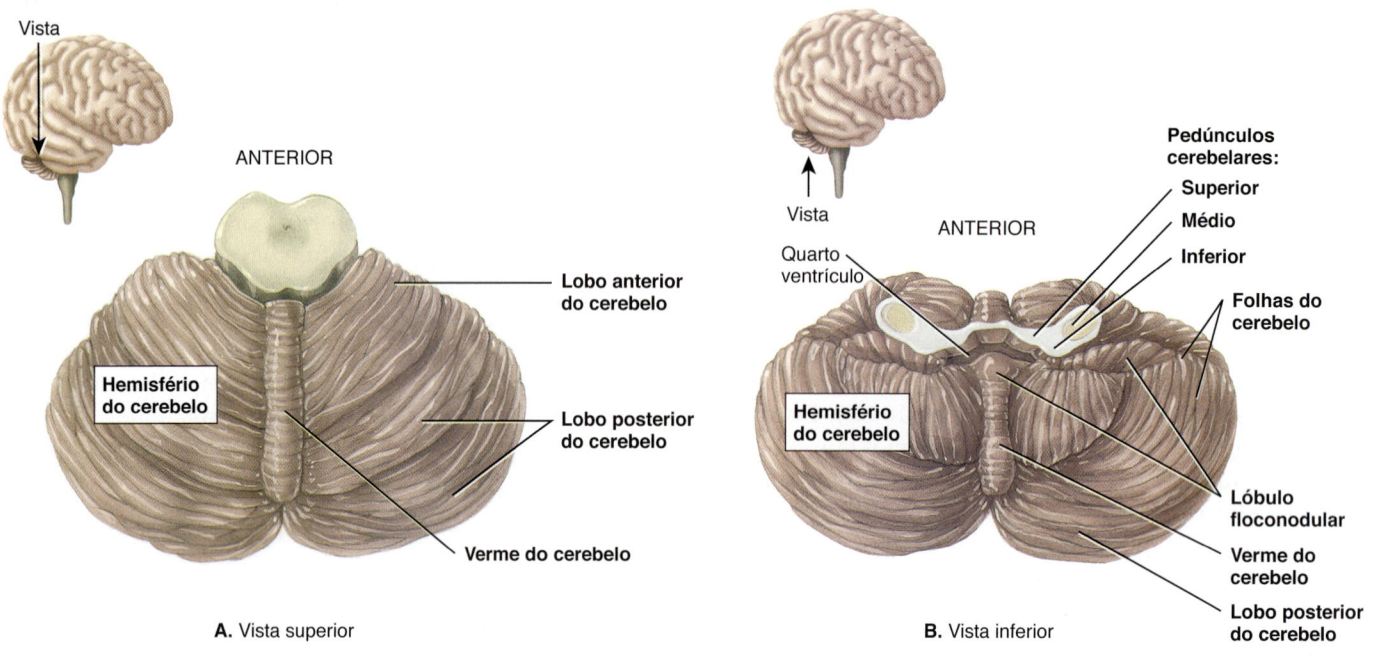

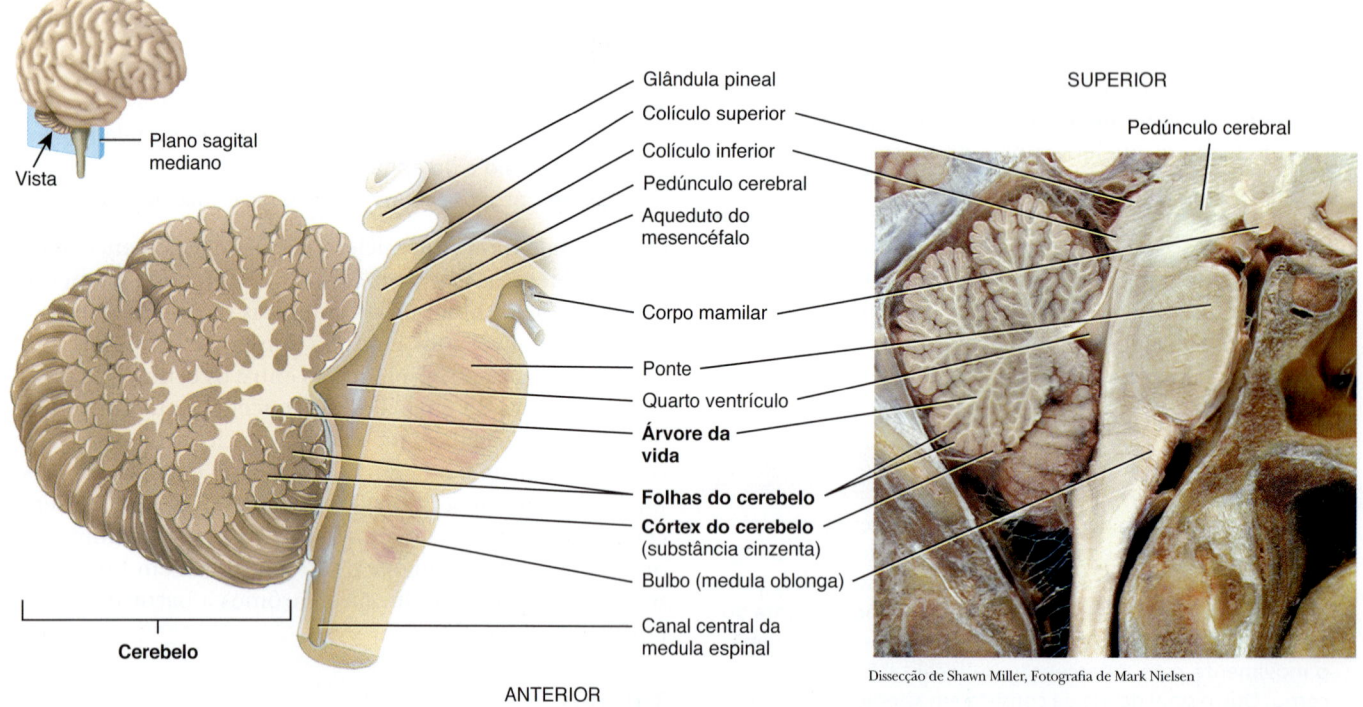

C. Corte sagital mediano do cerebelo e do tronco encefálico

D. Corte sagital mediano

❓ Que tratos de fibra conduzem informações para dentro e para fora do cerebelo?

tálamo aumentam e comprimem-se uma à outra através do terceiro ventrículo. Em alguns indivíduos, as células ependimárias que recobrem essa face do tálamo fundem-se, e alguns dos neurônios superficiais crescem nessa região de fusão para formar a aderência intertalâmica, que não tem nenhuma importância funcional.

O tálamo constitui a principal estação retransmissora para os impulsos sensitivos (com exceção do olfato) que alcançam as áreas sensitivas primárias do córtex cerebral provenientes da medula espinal, do tronco encefálico e do mesencéfalo. Embora a percepção grosseira de sensações de dor, temperatura e pressão tenha a sua origem no nível do hipotálamo, a localização precisa dessas sensações dependem da chegada dos impulsos nervosos ao córtex cerebral.

O tálamo contribui com as funções motoras, transmitindo a informação proveniente do cerebelo e dos núcleos da base para a área motora primária do córtex cerebral. Além disso, retransmite impulsos nervosos entre diferentes áreas do cérebro e desempenha um papel na regulação das atividades autônomas e na manutenção da consciência. Os axônios que conectam o tálamo e o córtex cerebral passam pela **cápsula interna**, uma faixa espessa de substância branca lateral ao tálamo (ver Figura 18.14B, C).

Uma lâmina de substância branca vertical em formato de Y, denominada **lâmina medular medial,** divide a substância cinzenta dos lados direito e esquerdo do tálamo (Figura 18.10C). A lâmina medular medial consiste em axônios mielinizados que entram e saem dos vários núcleos do tálamo.

Com base nas suas posições e funções, existem sete grupos principais de núcleos em cada lado do tálamo (Figura 18.10C, D).

1. O **núcleo anterior** conecta-se com o hipotálamo e o sistema límbico (que é descrito na Seção 18.6). Atua nas emoções, na regulação do estado de vigília e na memória.
2. Os **núcleos mediais** conectam-se com o córtex cerebral, o sistema límbico e os núcleos da base. Atuam nas emoções, na aprendizagem, na memória, na consciência e na cognição (pensamento e conhecimento).
3. Os núcleos no **grupo lateral** conectam-se com os colículos superiores, o sistema límbico e o córtex em todos os lobos do cérebro. O **núcleo dorsolateral** atua na expressão das emoções. O **núcleo lateroposterior** e o **núcleo pulvinar** ajudam a integrar a informação sensitiva.
4. O **grupo ventral** é constituído de cinco núcleos. O **núcleo ventral anterior** contribui para as funções motoras e, possivelmente, no planejamento dos movimentos. O **núcleo ventral lateral** conecta-se com o cerebelo e as partes motoras do córtex cerebral. Seus neurônios são ativos durante os movimentos no lado oposto do corpo. O **núcleo ventral posterior** retransmite impulsos para as sensações somáticas, como tato, pressão, propriocepção, vibração, calor, frio e dor, provenientes da face e do corpo para o

Figura 18.10 Tálamo. Observe a posição do tálamo em **A**, vista lateral, em **B**, vista medial. Diversos núcleos talâmicos em **C** e **D** estão correlacionados, pela sua cor, com as regiões corticais para as quais se projetam em **A** e **B**.

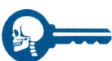 O tálamo constitui a principal estação retransmissora para impulsos sensitivos que alcançam o córtex cerebral, provenientes de outras partes do encéfalo e da medula espinal.

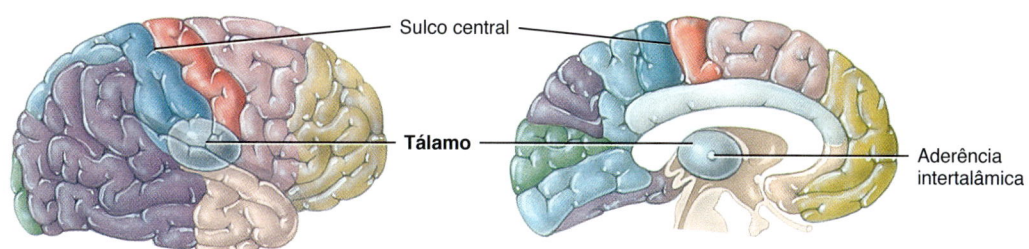

A. Vista lateral do hemisfério cerebral direito

B. Vista medial do hemisfério cerebral esquerdo

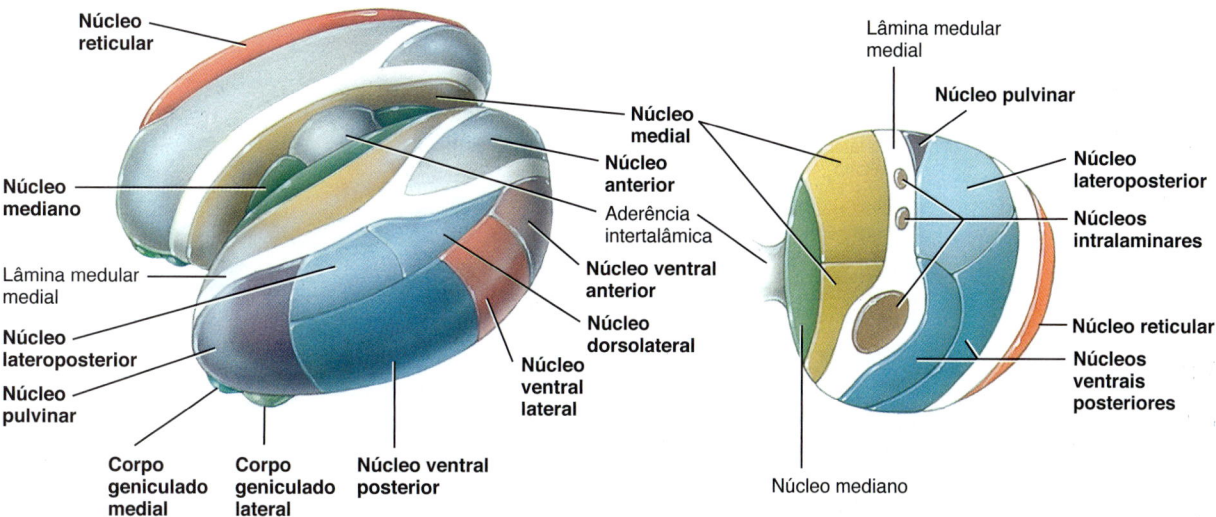

C. Vista superolateral do tálamo, mostrando as localizações dos núcleos do tálamo (o núcleo reticular é mostrado apenas no lado esquerdo; todos os outros núcleos são mostrados no lado direito)

D. Corte transversal do lado direito do tálamo, mostrando as localizações dos núcleos do tálamo

Que estrutura conecta as metades direita e esquerda do tálamo?

córtex cerebral. O **corpo geniculado lateral** retransmite impulsos visuais provenientes da retina para a área visual primária do córtex cerebral. O **corpo geniculado medial** retransmite impulsos auditivos provenientes da orelha para a área auditiva primária do córtex cerebral.

5. Os **núcleos intralaminares** estão localizados dentro da lâmina medular medial do tálamo e estabelecem conexões com a formação reticular, o cerebelo, os núcleos da base e amplas áreas do córtex cerebral. Atuam na percepção da dor, integração da informação sensitiva e motora e estimulação (ativação do córtex cerebral a partir da formação reticular do tronco encefálico).

6. O **núcleo mediano** forma uma faixa delgada adjacente ao terceiro ventrículo e desempenha uma função presumida na memória e no olfato.

7. O **núcleo reticular** envolve a face lateral do tálamo, próximo à cápsula interna. Esse núcleo monitora, filtra e integra as atividades de outros núcleos do tálamo.

Hipotálamo

O **hipotálamo** é uma pequena parte do diencéfalo localizada abaixo do tálamo. Essa minúscula área do encéfalo, cujo peso é de apenas cerca de 4 gramas, é muito mais importante do que o seu tamanho sugere. O hipotálamo é composto de aproximadamente uma dúzia de núcleos distribuídos em quatro áreas (regiões) principais:

1. A **área hipotalâmica posterior** (= região mamilar), adjacente ao mesencéfalo, é a parte mais posterior do hipotálamo. Inclui os núcleos mamilares e os núcleos posteriores do hipotálamo (Figura 18.11). Os **núcleos mamilares** consistem em duas pequenas projeções arredondadas que atuam como estações retransmissoras para reflexos relacionados com o sentido do olfato (ver também Figuras 18.6 e 18.9C, D).

2. A **área hipotalâmica intermédia** (região tuberal), que constitui a parte mais larga do hipotálamo, inclui os núcleos *dorsomedial*, *ventromedial* e *arqueado*, juntamente com o **infundíbulo** semelhante a um pedículo, que conecta a hipófise com o hipotálamo (Figura 18.11). A **eminência mediana** é uma região ligeiramente elevada que envolve o infundíbulo.

3. A **área hipotalâmica rostral** (região supraóptica) localiza-se acima do quiasma óptico (ponto de cruzamento dos nervos ópticos) e contém o *núcleo paraventricular*, o *núcleo supraóptico*, o *núcleo anterior do hipotálamo* e o *núcleo supraquiasmático* (Figura 18.11). Os axônios provenientes dos núcleos paraventricular e supraóptico formam o trato hipotálamo-hipofisial, que se estende do infundíbulo até a neuro-hipófise.

4. A **área hipotalâmica lateral** (região pré-óptica), anterior à área hipotalâmica rostral, é habitualmente considerada parte do hipotálamo, visto que participa com o hipotálamo na regulação de determinadas atividades autônomas. A região pré-óptica contém os núcleos pré-ópticos *medial* e *lateral* (Figura 18.11).

O hipotálamo controla muitas atividades corporais e constitui um dos principais reguladores da homeostasia. Impulsos sensitivos relacionados com percepções tanto somáticas quanto viscerais chegam ao hipotálamo, assim como impulsos provenientes de receptores para visão, paladar e olfato. Outros receptores existentes dentro do próprio hipotálamo monitoram continuamente a pressão osmótica, o nível de glicemia, as concentrações de determinados

Figura 18.11 Hipotálamo. São mostradas partes selecionadas do hipotálamo e uma representação tridimensional dos núcleos hipotalâmicos (segundo Netter).

🔑 O hipotálamo controla muitas atividades corporais e constitui um importante regulador da homeostasia.

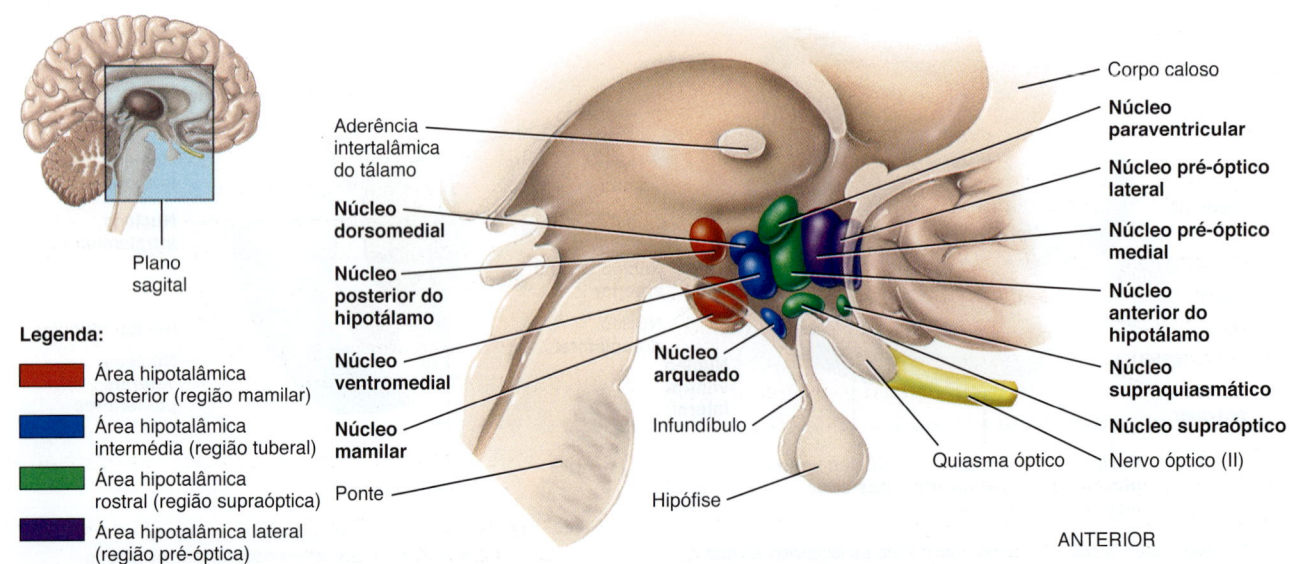

Corte sagital do encéfalo, mostrando os núcleos do hipotálamo

❓ Quais são as quatro áreas principais do hipotálamo, de posterior para anterior?

hormônios e a temperatura do sangue. O hipotálamo possui várias conexões muito importantes com a hipófise e produz uma variedade de hormônios, que são descritos de modo mais detalhado no Capítulo 22. Algumas funções podem ser atribuídas a núcleos específicos do hipotálamo, enquanto outras não estão localizadas de maneira tão precisa. As funções importantes que o hipotálamo desempenha incluem as seguintes:

1. *Controle da DASN.* O hipotálamo controla e integra atividades da divisão autônoma do sistema nervoso (DASN) (Capítulo 19), que regula a contração dos músculos liso e cardíaco e a secreção de muitas glândulas. Os axônios estendem-se do hipotálamo até os núcleos simpáticos e parassimpáticos no tronco encefálico e na medula espinal. Por meio da DASN, o hipotálamo atua como principal regulador das atividades viscerais, incluindo frequência cardíaca, movimento do alimento pelo tubo gastrintestinal e contração da bexiga urinária.

2. *Produção de hormônios.* O hipotálamo produz vários hormônios e possui duas conexões importantes com a hipófise, uma glândula endócrina localizada abaixo do hipotálamo (ver Figura 18.2A). Em primeiro lugar, os hormônios hipotalâmicos são liberados em redes capilares existentes na eminência mediana. A corrente sanguínea transporta esses hormônios diretamente até a adeno-hipófise, onde eles estimulam ou inibem a secreção dos hormônios adeno-hipofisários. Em segundo lugar, os axônios estendem-se dos núcleos paraventriculares e supraópticos por meio do infundíbulo até a neuro-hipófise. Os corpos celulares desses neurônios produzem um de dois hormônios (*ocitocina* ou *hormônio antidiurético*). Seus axônios transportam os hormônios até a neuro-hipófise, onde são liberados.

3. *Regulação dos padrões emocionais e comportamentais.* Juntamente com o sistema límbico, o hipotálamo participa nas expressões de raiva, agressão, dor e prazer e nos padrões comportamentais relacionados com a excitação sexual.

4. *Regulação da ingestão de alimentos e água.* O hipotálamo regula a ingestão de alimentos por meio dos núcleos arqueado e paraventriculares. Ele também contém um centro da sede. Quando determinadas células no hipotálamo são estimuladas por uma elevação da pressão osmótica do líquido extracelular, elas provocam a sensação de sede. A ingestão de água restaura a normalidade da pressão osmótica, retirando a estimulação e aliviando a sede.

5. *Controle da temperatura corporal.* Se a temperatura do sangue que flui pelo hipotálamo estiver acima do normal, o hipotálamo direciona a DASN para estimular atividades que promovam a perda de calor. Quando a temperatura do sangue está abaixo do normal, o hipotálamo gera impulsos que promovem a produção de calor e a sua retenção.

6. *Regulação dos ritmos circadianos e dos estados de consciência.* O núcleo supraquiasmático estabelece padrões de despertar e de sono, que ocorrem de acordo com um *ritmo circadiano* (*diário*). Esse núcleo recebe impulsos dos olhos (retina) e envia impulsos para outros núcleos do hipotálamo, para a formação reticular e a glândula pineal.

Epitálamo

O **epitálamo**, uma pequena região de localização superior e posterior ao tálamo, consiste na glândula pineal e nos núcleos habenulares. A **glândula pineal** tem o tamanho aproximado de uma pequena ervilha e faz protrusão a partir da linha mediana posterior do terceiro ventrículo (ver Figuras 18.2A e 18.8A). A glândula pineal constitui parte do sistema endócrino, uma vez que ela secreta o hormônio **melatonina**. A melatonina ajuda a regular os ritmos circadianos, os quais, como acabamos de verificar, são estabelecidos pelo núcleo supraquiasmático (NSQ) do hipotálamo. Em resposta a impulsos visuais dos olhos (retina), o NSQ estimula a glândula pineal (por meio de conexões neurais com neurônios simpáticos da DASN) a secretar o hormônio melatonina de acordo com um padrão rítmico, com secreção de baixos níveis de melatonina durante o dia e níveis significativamente mais altos durante a noite. Por sua vez, as mudanças nos níveis de melatonina promovem alterações rítmicas no sono, no estado de vigília, na secreção hormonal e na temperatura corporal. Além de seu papel na regulação dos ritmos circadianos, a melatonina está envolvida em outras funções. Ela induz o sono, atua como antioxidante e inibe as funções reprodutoras em determinados animais. Como maior quantidade de melatonina é liberada durante a noite do que na presença de luz, acredita-se que esse hormônio promova o sono. Quando administrada por via oral, a melatonina também parece contribuir para o ajuste do relógio biológico do corpo, induzindo o sono e ajudando o corpo a se adaptar à alteração do fuso horário (*jet lag*). Os **núcleos habenulares**, mostrados na Figura 18.8A, estão envolvidos no olfato, particularmente nas respostas emocionais a odores, como o perfume da pessoa amada ou os biscoitos de chocolate da mamãe que estão assando no forno.

As funções das três partes do diencéfalo estão resumidas na Tabela 18.2.

Órgãos circunventriculares

As partes do diencéfalo denominadas **órgãos circunventriculares (OCV)**, por estarem localizadas na parede do terceiro ventrículo, podem monitorar alterações químicas no sangue, visto que não têm barreira hematencefálica. Os OCVs incluem parte do hipotálamo, a glândula pineal, a hipófise e algumas outras estruturas adjacentes. Do ponto de vista funcional, essas regiões coordenam as atividades homeostáticas dos sistemas endócrino e nervoso, como a regulação da pressão arterial, o equilíbrio hídrico, a fome e a sede. Acredita-se também que os OCVs sejam os locais de entrada do HIV no encéfalo, o vírus que provoca AIDS. Uma vez no encéfalo, o HIV pode provocar demência (deterioração irreversível do estado mental) e outros transtornos neurológicos.

✓ TESTE RÁPIDO

12. Por que o tálamo é considerado uma "estação retransmissora" no encéfalo?
13. Em que aspecto o hipotálamo constitui parte tanto do sistema nervoso quanto do sistema endócrino?
14. Quais são as funções do epitálamo?
15. Defina órgãos circunventriculares e explique a sua função.

18.6 Cérebro (telencéfalo)

OBJETIVOS

- Descrever o córtex, os giros, as fissuras e os sulcos do cérebro
- Delinear os lobos do cérebro e indicar suas localizações
- Descrever os tratos que contém a substância branca do cérebro
- Identificar os núcleos da base
- Listar as estruturas do sistema límbico e descrever suas funções.

O **cérebro (telencéfalo)** é a "sede da inteligência". O cérebro nos proporciona a capacidade de ler, escrever e falar; fazer cálculos e compor música; e lembrar do passado, planejar o futuro e imaginar coisas que nunca existiram antes.

Estrutura do cérebro

O cérebro, que sem sombra de dúvida é a maior parte do encéfalo humano, é constituído pelos hemisférios cerebrais e núcleos da base. As metades direita e esquerda do cérebro, denominadas **hemisférios cerebrais**, são separadas por um sulco profundo, denominado fissura longitudinal, que é ocupada pela foice do cérebro (ver Seção 18.2). Os hemisférios consistem em uma faixa externa de substância cinzenta, uma região interna de substância cerebral e núcleos de substância cinzenta de localização profunda na substância branca. A margem externa de substância cinzenta é o **córtex cerebral** (Figura 18.12A). Embora tenha uma espessura de apenas 2 a 4 mm, o córtex cerebral contém bilhões de neurônios dispostos em camadas. Abaixo do córtex cerebral encontra-se a substância branca cerebral.

Figura 18.12 Cérebro (telencéfalo). Como a ínsula não pode ser vista externamente, foi projetada para a superfície em **B**.

O cérebro é a "sede da inteligência"; proporciona a capacidade de ler, escrever e falar; fazer cálculos e compor música, lembrar do passado e planejar o futuro; e criar.

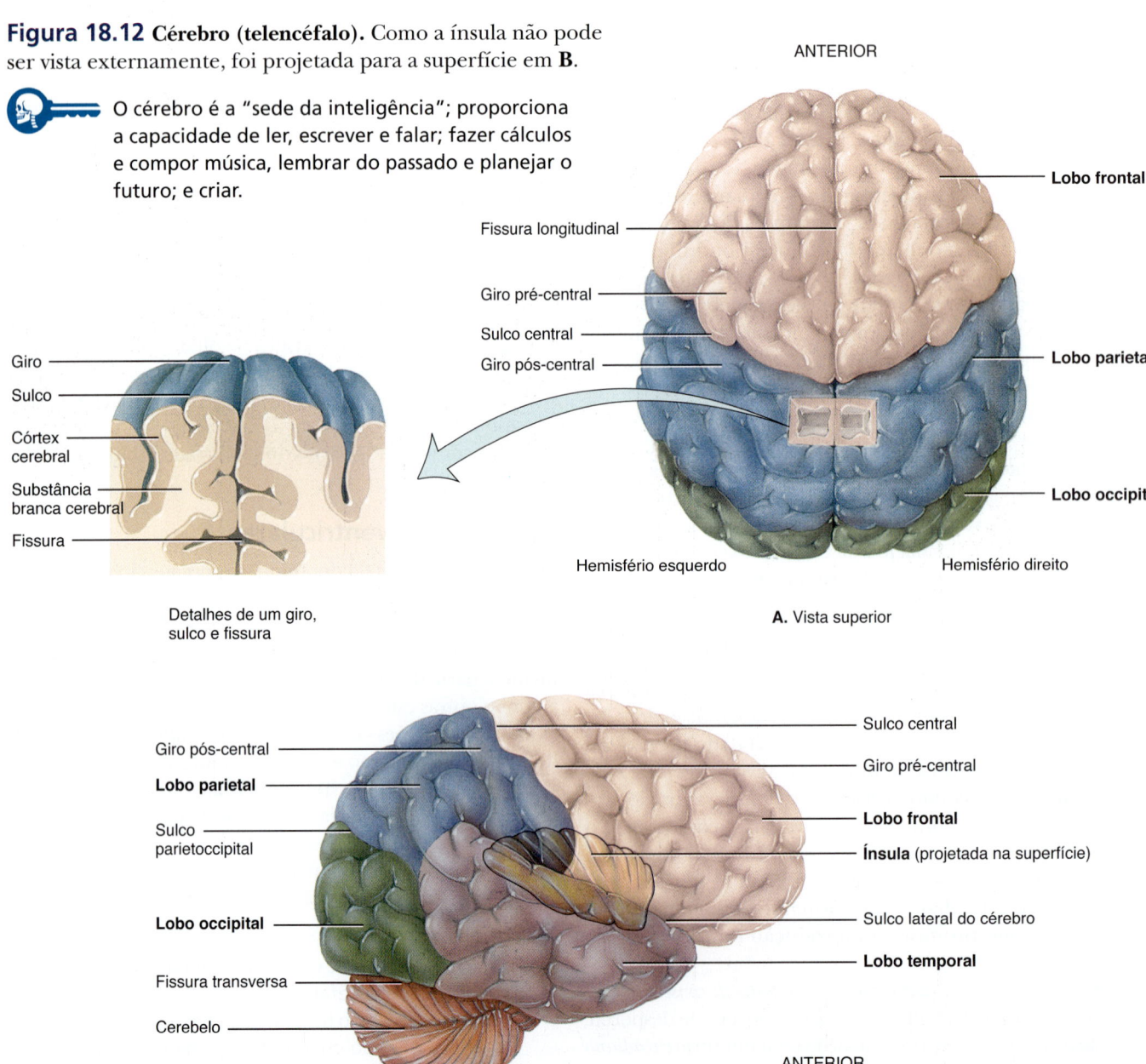

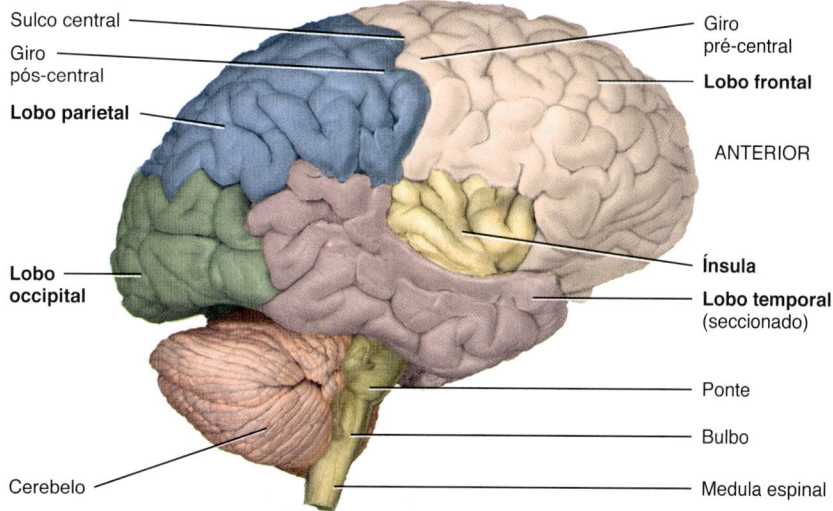

C. Vista lateral direita, com o lobo temporal seccionado

❓ **Durante o desenvolvimento, qual a substância que aumenta mais rapidamente, a substância branca ou a substância cinzenta? Como são denominadas as pregas, os sulcos superficiais e os sulcos profundos que se desenvolvem na região cortical?**

Durante o desenvolvimento embrionário, quando o tamanho do encéfalo aumenta rapidamente, a substância cinzenta do córtex aumenta muito mais rapidamente do que a substância branca mais profunda. Em consequência, a região cortical enrola-se e dobra-se sobre ela própria. As pregas assim formadas são denominadas giros ou **convoluções** (Figura 18.12A, B). Os sulcos mais profundos entre as pregas são conhecidos como **fissuras**; os sulcos mais superficiais entre as pregas são denominados **sulcos**. Conforme assinalado anteriormente, a fissura mais proeminente, a **fissura longitudinal** do cérebro, separa o cérebro em metades direita e esquerda, denominadas **hemisférios cerebrais**. Os hemisférios são conectados internamente pelo **corpo caloso**, uma faixa larga de substância branca contendo axônios que se estende entre os hemisférios no assoalho da fissura longitudinal (Figura 18.13).

Cada hemisfério cerebral pode ser ainda subdividido em vários lobos. Os lobos são designados com base nos ossos que os recobrem: lobos frontal, parietal, temporal e occipital (Figura 18.12A-C). O **sulco central** separa o **lobo frontal** do **lobo parietal**. Um giro importante, o **giro pré-central** – localizado imediatamente ao anterior ao sulco central –, contém a área

Figura 18.13 Organização das fibras em tratos de substância branca do hemisfério cerebral esquerdo.

🔑 Os tratos de associação, os tratos comunissurais e os tratos de projeção formam os tratos de substância branca nos hemisférios cerebrais.

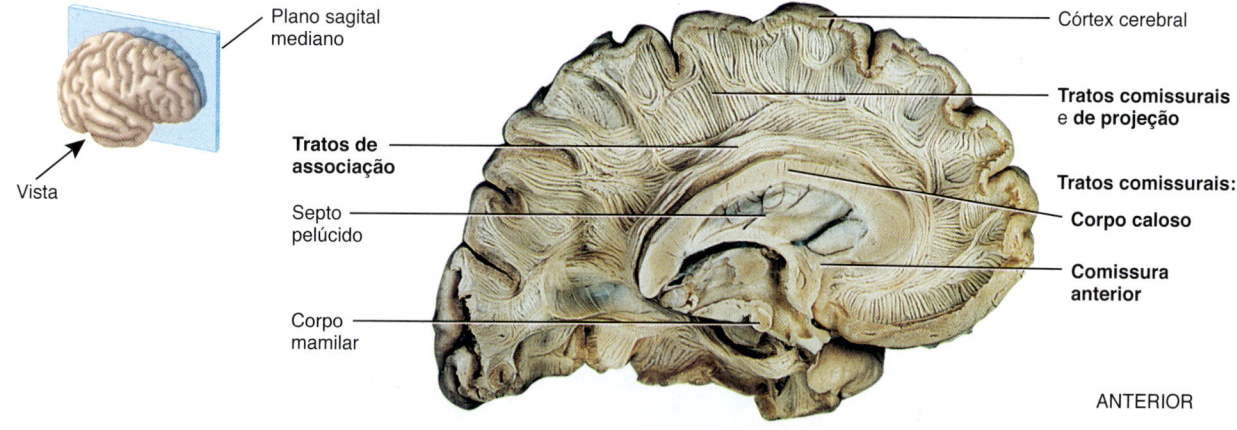

Vista medial dos tratos revelados pela retirada da substância cinzenta em um corte sagital mediano

De N. Gluhbegovic e T.H. Williams, The Human Brain: A Photographic Guide, Harper and Row, Publishers, Inc. Hagerstown, MD, 1980. Reproduzida com autorização.

❓ **Que tipos de fibras transportam impulsos entre giros do mesmo hemisfério? Entre giros nos hemisférios opostos? Entre o cérebro e o tálamo, o tronco encefálico e a medula espinal?**

motora primária do córtex cerebral. Outro giro importante, o **giro pós-central**, que está localizado imediatamente posterior ao sulco central, contém a área somatossensitiva primária do córtex cerebral. O **sulco lateral do cérebro** separa o **lobo frontal** do **lobo temporal**. O **sulco parietoccipital** separa o **lobo parietal** do **lobo occipital**. Uma quinta parte do cérebro, a **ínsula**, não pode ser vista na superfície do encéfalo, visto que está situada dentro do sulco lateral do cérebro, abaixo dos lobos parietal, frontal e temporal (Figura 18.12B, C).

Substância branca do cérebro

A **substância branca do cérebro** consiste principalmente em axônios mielinizados distribuídos em três tipos de tratos (Figura 18.13):

1. Os **tratos de associação** contêm axônios que conduzem impulsos nervosos entre os giros no mesmo hemisfério.
2. Os **tratos comissurais** contêm axônios que conduzem impulsos nervosos dos giros, em um hemisfério cerebral, para os giros correspondentes no outro hemisfério cerebral. Três grupos importantes de tratos comissurais são o **corpo caloso** (o maior feixe de fibras no encéfalo, contendo cerca de 300 milhões de fibras), a **comissura anterior** e a **comissura posterior**.
3. Os **tratos de projeção** contêm axônios que conduzem impulsos nervosos do cérebro para partes inferiores do SNC (tálamo, tronco encefálico ou medula espinal) ou de partes inferiores do SNC para o cérebro. Um exemplo é a **cápsula interna**, uma faixa espessa de substância branca que contém axônios tanto ascendentes quanto descendentes (ver Figura 18.14B).

Núcleos da base

Profundamente, em cada hemisfério cerebral, encontram-se três núcleos (massas de substância cinzenta) que, em seu conjunto, são denominados **núcleos da base** (Figura 18.14).

(Historicamente, esses núcleos eram denominados *gânglios da base*. Entretanto, trata-se de uma denominação incorreta, visto que um *gânglio* se refere a um agregado de corpos celulares neuronais na parte periférica do sistema nervoso (ou sistema nervoso periférico – SNP). Embora ambos os termos ainda apareçam na literatura, utilizamos o termo *núcleos*, conforme determinado pela *Terminologia Anatômica*, a palavra final em terminologia anatômica correta.)

Dois dos núcleos da base encontram-se lado a lado, imediatamente laterais ao tálamo. São o **globo pálido**, que está mais próximo do tálamo, e o **putame**, que está mais próximo do córtex cerebral. Juntos, o globo pálido e o putame são denominados **núcleo lentiforme**. O terceiro dos núcleos da base é o **núcleo caudado**, que possui uma grande "cabeça" conectada a uma "cauda" menor por um longo "corpo" em forma de vírgula. Juntos, o núcleo lentiforme e o núcleo caudado são conhecidos como corpo estriado. O termo **corpo estriado** refere-se à aparência estriada da cápsula interna, à medida que passa entre os núcleos da base. As estruturas adjacentes que estão funcionalmente ligadas aos núcleos da base são a *substância negra* do mesencéfalo (ver Figura 18.8B) e os *núcleos subtalâmicos* do diencéfalo (Figura 18.14B). Os axônios da substância negra terminam no núcleo caudado e no putame. Os núcleos subtalâmicos se interconectam com o globo pálido.

O **claustro** é uma lâmina delgada de substância cinzenta situada lateralmente ao putame. O claustro é considerado por alguns como subdivisão dos núcleos da base. Nos seres humanos, a função do claustro ainda não foi claramente definida, mas pode estar envolvida na atenção visual.

Os núcleos da base recebem impulsos provenientes do córtex cerebral e fornecem impulsos para as partes motoras do córtex por meio dos núcleos mediais e núcleos ventrais do tálamo. Além disso, os núcleos da base possuem conexões extensas uns com os outros. Uma importante função dos núcleos da base consiste em ajudar a regular o início e

Figura 18.14 Núcleos da base. Em **A** e **B**, os núcleos da base foram projetados para a superfície e mostrados na cor lilás.

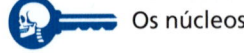
Os núcleos da base controlam os movimentos automáticos dos músculos esqueléticos e o tônus muscular.

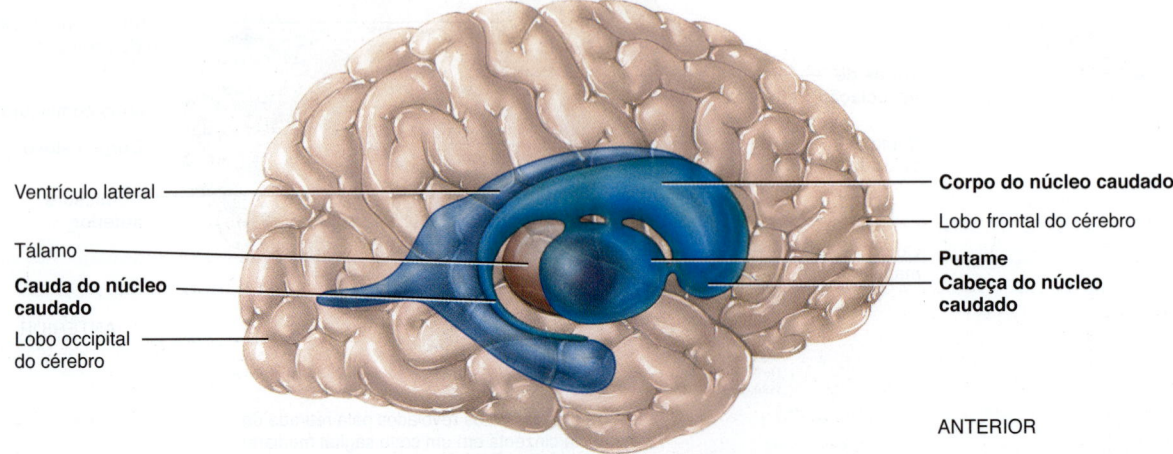

A. Vista lateral do lado direito do encéfalo

Figura 18.14 *Continuação*

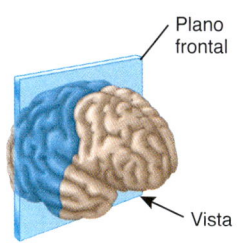
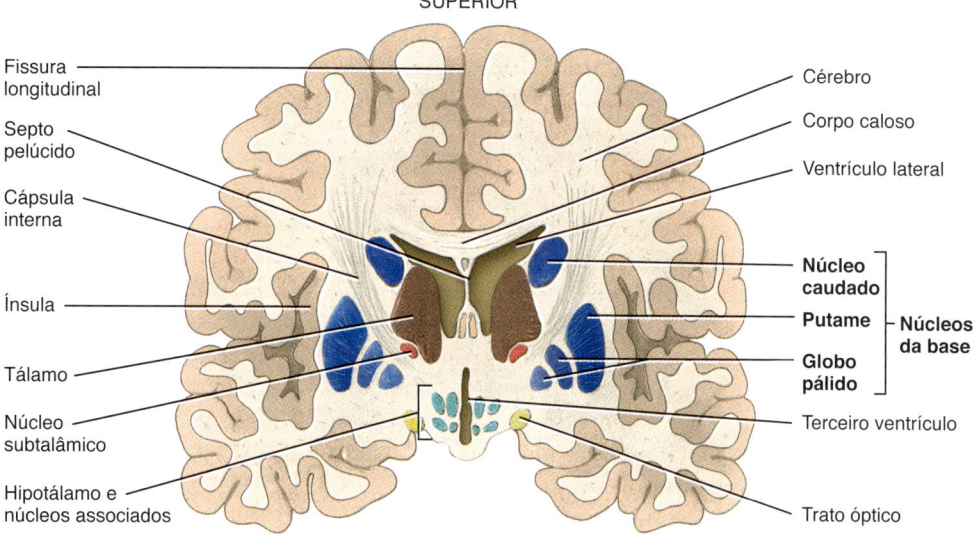

B. Vista anterior do corte frontal

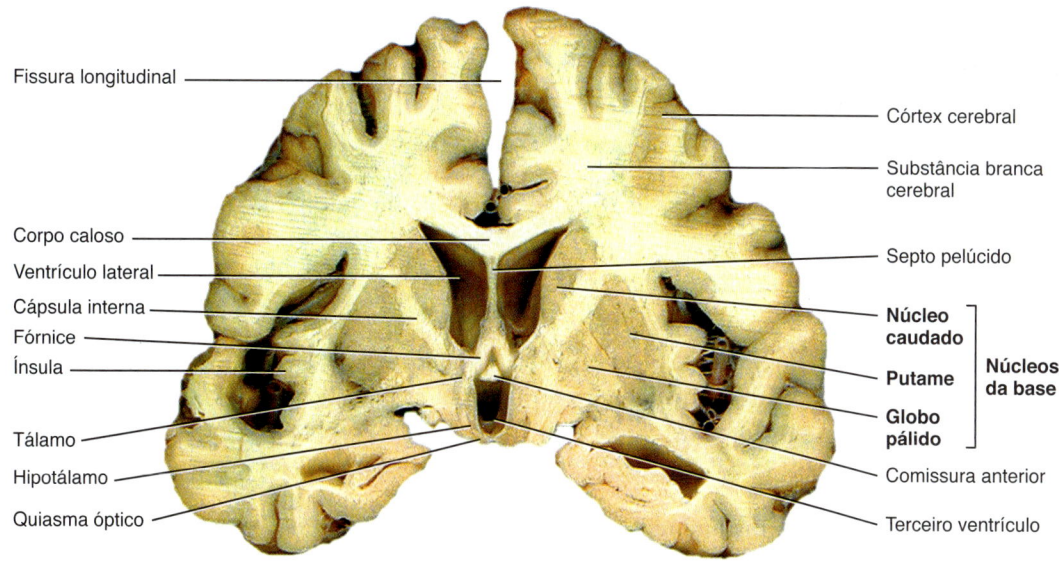

Dissecção de Shawn Miller, Fotografia de Mark Nielsen

C. Vista anterior do corte frontal

❓ Onde estão localizados os núcleos da base em relação ao tálamo?

o término dos movimentos. A atividade dos neurônios no putame precede ou antecipa os movimentos do corpo; a atividade dos neurônios do núcleo caudado ocorre antes dos movimentos dos olhos. O globo pálido ajuda a regular o tônus muscular necessário para movimentos específicos do corpo. Os núcleos da base também controlam as contrações subconscientes dos músculos esqueléticos. Os exemplos incluem o balanço automático dos braços durante a marcha e o riso em resposta a uma piada (e não o tipo de riso consciente que usamos para agradar o nosso professor de anatomia).

Além de influenciar as funções motoras, os núcleos da base desempenham outras funções. Eles ajudam a iniciar e a terminar alguns processos cognitivos, como atenção, memória e planejamento, e podem atuar com o sistema límbico para regular comportamentos emocionais.

Os distúrbios dos núcleos da base podem afetar os movimentos corporais, a cognição e o comportamento. O tremor incontrolável e a rigidez muscular constituem sinais característicos da **doença de Parkinson (DP)**. Nesse distúrbio, ocorre degeneração dos neurônios que liberam dopamina e que se estendem da substância negra até o putame e o núcleo caudado.

A **doença de Huntington (DH)** é um distúrbio hereditário, em que o núcleo caudado e o putame sofrem degeneração, com perda dos neurônios que normalmente liberam GABA ou acetilcolina. Um sinal característico da DH é a **coreia**, em que ocorrem movimentos espasmódicos rápidos de modo involuntário e sem propósito. Ocorre também deterioração mental progressiva. Os sintomas de DH frequentemente só aparecem aos 30 ou 40 anos de idade. A morte ocorre de 10 a 20 anos após o aparecimento dos primeiros sintomas.

A **síndrome de Tourette** é um transtorno caracterizado por movimentos involuntários do corpo (tiques motores) e uso de sons ou palavras (tiques vocais) desnecessários ou inapropriados. Embora a causa não seja conhecida, as pesquisas sugerem que esse transtorno envolva uma disfunção dos circuitos neurais cognitivos entre os núcleos da base e o córtex pré-frontal.

Acredita-se que alguns transtornos psiquiátricos, como a esquizofrenia e o transtorno obsessivo-compulsivo, envolvam uma disfunção dos circuitos neurais comportamentais entre os núcleos da base e o sistema límbico. Na **esquizofrenia**, o excesso de atividade da dopamina no encéfalo faz com que o indivíduo tenha delírios, distorções da realidade, paranoia e alucinações. Os indivíduos com **transtorno obsessivo-compulsivo (TOC)** referem pensamentos recorrentes (obsessões) que provocam comportamentos repetitivos (compulsões) que se sentem obrigados a realizar. Por exemplo, uma pessoa com TOC pode ter pensamentos recorrentes sobre alguém arrombando a casa; esses pensamentos podem levar a pessoa a verificar as portas da casa repetidamente (toda vez, por vários minutos ou horas) para certificar-se de que elas estão trancadas.

Sistema límbico

O **sistema límbico**, que circunda a parte superior do tronco encefálico e do corpo caloso, é constituído por um anel de estruturas na margem interna do cérebro e no assoalho do diencéfalo. Os principais componentes do sistema límbico são os seguintes (Figura 18.15):

1. O denominado **lobo límbico** é a margem do córtex cerebral na face medial de cada hemisfério. Inclui o **giro do cíngulo**, localizado acima do corpo caloso, e o **giro para-hipocampal**, que se encontra no lobo temporal, abaixo. O **hipocampo** é uma parte do giro para-hipocampal, que se estende até o assoalho do ventrículo lateral.
2. O **giro denteado** situa-se entre o hipocampo e o giro para-hipocampal.
3. O **corpo amigdaloide** é composto de vários grupos de neurônios localizados próximo da cauda do núcleo caudado.
4. Os **núcleos septais** estão localizados dentro da área septal formada pelas regiões sob o corpo caloso e o giro para-terminal (giro cerebral).
5. Os **corpos mamilares** do hipotálamo são duas massas arredondadas, de localização próxima à linha mediana, perto dos pedúnculos cerebrais.
6. Dois núcleos do tálamo, o **núcleo anterior** e o **núcleo medial**, participam nos circuitos límbicos.
7. Os **bulbos olfatórios** são corpos achatados da via olfatória, que repousam sobre a lâmina cribriforme.
8. O **fórnice**, a **estria terminal**, a **estria medular do tálamo**, o **fascículo medial do telencéfalo** e o **trato mamilotalâmico** estão ligados por feixes de axônios mielinizados interconectados.

O sistema límbico é algumas vezes denominado "encéfalo emocional", visto que ele desempenha uma função primária em uma variedade de emoções, incluindo dor, prazer, docilidade, afeto e raiva. Além disso, está envolvido na olfação e na memória. Experimentos mostraram que, quando diferentes áreas do sistema límbico de animais são estimuladas, suas reações indicam que estão sofrendo dor intensa ou prazer extremo. A estimulação de outras áreas do sistema límbico nos animais produz um comportamento manso e sinais de afeição. A estimulação do corpo amigdaloide ou de determinados núcleos do hipotálamo de um gato produz um padrão comportamental denominado raiva – o gato estende as garras, eleva a cauda, abre amplamente os olhos,

Figura 18.15 Componentes do sistema límbico (em verde) e estruturas adjacentes.

O sistema límbico governa os aspectos emocionais do comportamento.

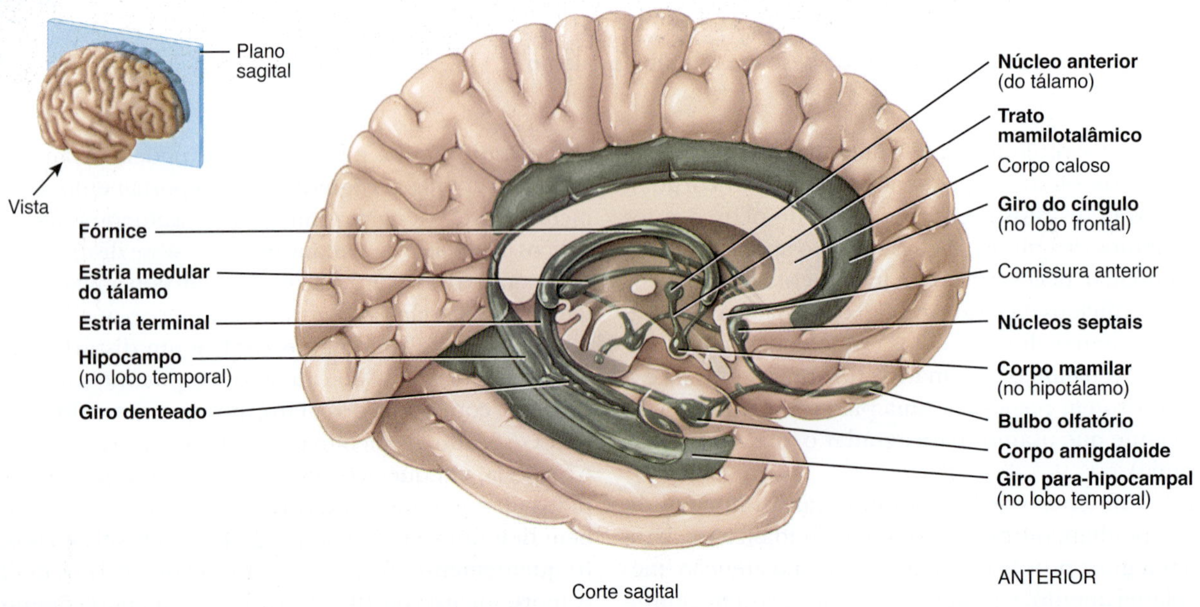

Corte sagital

ANTERIOR

Que parte do sistema límbico atua com o cérebro na memória?

sibila e cospe. Em contrapartida, a retirada corpo amigdaloide faz com que o animal não tenha medo e não demonstre agressão. De modo semelhante, uma pessoa cujo corpo amigdaloide é lesionado não reconhece expressões de medo em outras pessoas ou não expressa medo em situações nas quais essa emoção normalmente seria apropriada, como, por exemplo, ao ser atacada por um animal.

Juntamente com partes do cérebro, o sistema límbico também atua na memória; a lesão do sistema límbico provoca comprometimento da memória. Uma parte do sistema límbico, o hipocampo, é aparentemente singular entre as estruturas do SNC – apresenta células que são capazes de sofrer mitose. Por conseguinte, a parte do encéfalo responsável por alguns aspectos da memória pode desenvolver novos neurônios, até mesmo no indivíduo idoso.

CORRELAÇÃO CLÍNICA | *Encefalopatia traumática crônica (ETC)*

Tem havido um enorme interesse e preocupação do público por uma condição denominada **encefalopatia traumática crônica (ETC)**. Trata-se de um distúrbio encefálico degenerativo e progressivo causado por concussões e outros traumatismos cranioencefálicos repetidos, que ocorre principalmente em atletas envolvidos em esportes de contato, como futebol americano, hóquei no gelo e boxe, bem como em veteranos de guerra e indivíduos com história de traumatismo cranioencefálico repetido. Nos axônios dos neurônios, existem microtúbulos que atuam como arcabouços para sustentar o axônio e que atuam como trajeto para o transporte axônico (ver Seção 12.2). A montagem dos microtúbulos em unidades estruturais e funcionais nos axônios é promovida por uma proteína no tecido encefálico, denominada *tau*. Lesões repetidas do encéfalo podem causar acúmulo de tau, levando à formação de emaranhados e aglomerados. Os aglomerados matam inicialmente as células afetadas do encéfalo e, em seguida, disseminam-se para células adjacentes, matando-as também. Essas alterações no encéfalo podem começar meses, anos ou até mesmo décadas após o último traumatismo cranioencefálico, constituindo a ETC. Os possíveis sintomas de ETC consistem em perda da memória, confusão, comportamento impulsivo ou errático, prejuízo do discernimento, depressão, paranoia, agressão, dificuldade no equilíbrio e habilidades motoras e, por fim, demência. Na atualidade, não existe tratamento ou cura para a ETC, e o seu diagnóstico definitivo só pode ser estabelecido após a morte do indivíduo por meio de exame do tecido encefálico quando se realiza uma necropsia.

✓ TESTE RÁPIDO

16. Liste e localize os lobos do cérebro. Como são separados uns dos outros? O que é a ínsula?
17. Descreva a organização da substância branca do cérebro e indique a função de cada grupo principal de fibras.
18. Cite o nome e descreva a função de cada um dos núcleos da base e também descreva os efeitos de uma lesão dos núcleos da base.
19. Defina o sistema límbico e cite várias de suas funções.

18.7 Organização funcional do córtex cerebral

OBJETIVOS

- Descrever em linhas gerais as localizações e as funções das áreas sensitiva, de associação e motora do córtex cerebral
- Explicar o que significa lateralização hemisférica
- Descrever a importância das ondas cerebrais.

Tipos específicos de sinais sensitivos, motores e de integração são processados em determinadas regiões do cérebro (Figura 18.16). Em geral, as **áreas sensitivas** recebem e interpretam impulsos sensitivos, as **áreas motoras** iniciam os movimentos e as **áreas de associação** lidam com funções de integração mais complexas, como memória, emoções, raciocínio, vontade, julgamento, traços de personalidade e inteligência. Nessa seção, iremos também discutir a lateralização hemisférica, a memória e as ondas cerebrais.

Áreas sensitivas

Os impulsos sensitivos chegam principalmente na metade posterior de ambos os hemisférios cerebrais, em regiões posteriores aos sulcos centrais. No córtex cerebral, as áreas sensitivas primárias recebem informação sensitiva que foi retransmitida por regiões inferiores do encéfalo a partir de receptores sensitivos periféricos.

As áreas sensitivas secundárias e as áreas de associação sensitiva frequentemente são adjacentes às áreas primárias. Essas áreas recebem habitualmente impulsos tanto das áreas primárias quanto de outras regiões do encéfalo. As áreas sensitivas secundárias e as áreas de associação sensitiva integram as experiências sensitivas para gerar padrões significativos e reconhecimento e consciência. Um indivíduo com lesão na área visual *primária* ficaria cego em pelo menos parte do campo visual; entretanto, um indivíduo com lesão na área de associação visual poderia enxergar normalmente, porém seria incapaz de reconhecer um amigo.

A seguir, são apresentadas algumas áreas sensitivas importantes (os números das áreas referidas são os números de Brodmann discutidos na Figura 18.16):

- A **área somatossensitiva primária** (áreas 1, 2 e 3) está localizada imediatamente posterior ao sulco central de cada hemisfério cerebral, no giro pós-central de cada lobo parietal. Estende-se do sulco lateral do cérebro, ao longo da face lateral do lobo parietal, até a fissura longitudinal e, em seguida, ao longo da face medial do lobo parietal na fissura longitudinal.

  A área somatossensitiva primária recebe impulsos nervosos para sensações de tato, propriocepção (posição das articulações e dos músculos), dor, prurido, cócegas e temperatura. Existe um "mapa" de todo o corpo na área somatossensitiva primária: cada ponto dentro da área recebe impulsos provenientes de uma parte específica do corpo (ver Figura 20.5A). O tamanho da área cortical que recebe os impulsos provenientes de uma determinada parte do corpo depende do número de receptores, mais do que do tamanho da parte do corpo.

Figura 18.16 Áreas funcionais do cérebro. A área da fala de Broca e a área de Wernicke encontram-se no hemisfério cerebral esquerdo da maioria das pessoas; as áreas são mostradas aqui para indicar suas localizações relativas. Os números, que ainda são utilizados hoje em dia, são do mapa do córtex cerebral de K. Brodmann, publicado pela primeira vez em 1909.

🔑 Áreas específicas do córtex cerebral processam sinais sensitivos, motores e de integração.

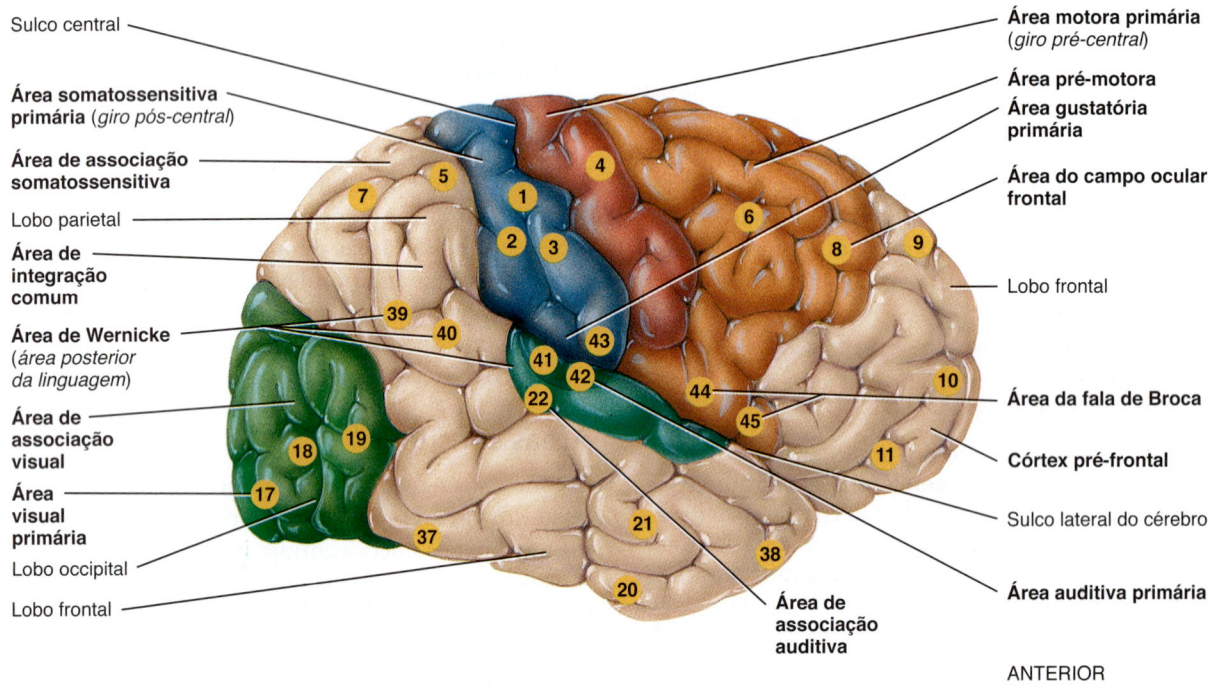

Vista lateral do hemisfério cerebral direito

❓ Que área(s) do cérebro integra(m) sensações visuais, auditivas e somáticas? Que área(s) traduz(em) os pensamentos em fala? Controla(m) os movimentos musculares que exigem habilidade? Interpreta(m) sensações relacionadas com o paladar? Interpreta(m) a intensidade do som e o ritmo? Interpreta(m) a forma, a cor e a movimento dos objetos? Controla(m) os movimentos de varredura voluntários dos olhos?

Por exemplo, uma região maior da área somatossensitiva recebe impulsos dos lábios e das pontas dos dados das mãos, e não do tórax ou do quadril. A principal função da área somatossensitiva primária consiste em identificar as áreas onde se originam as sensações, de modo que possamos saber exatamente em que parte do corpo iremos acertar um mosquito

- A **área visual primária** (área 17), localizada na extremidade posterior do lobo occipital, principalmente na face medial (próximo à fissura longitudinal), recebe informações visuais e está envolvida na percepção visual
- A **área auditiva primária** (áreas 41 e 42), localizada na parte superior do lobo temporal, próximo ao sulco lateral do cérebro, recebe informações dos receptores auditivos e está envolvida na percepção auditiva
- A **área gustatória primária** (área 43), localizada na base do giro pós-central, superiormente ao sulco lateral do cérebro no córtex parietal, recebe impulsos gustatórios e está envolvida na percepção gustatória
- A **área olfatória primária** (área 28), localizada na face medial do lobo temporal (e, portanto, não é visível na Figura 18.16), recebe impulsos para o olfato e está envolvida na percepção olfatória.

Áreas motoras

O impulso motor proveniente do córtex cerebral flui principalmente da parte anterior de cada hemisfério. Entre as áreas motoras mais importantes, destacam-se as seguintes (Figura 18.16):

- A **área motora primária** (área 4) está localizada no giro pré-central do lobo frontal. Cada região na área motora primária controla as contrações voluntárias de músculos ou grupos de músculos específicos (ver Figura 20.5B). A estimulação elétrica de qualquer ponto na área motora primária provoca contração de fibras musculares esqueléticas específicas no lado oposto do corpo. Como no caso da área somatossensitiva primária, as partes do corpo não são "mapeadas" na área motora primária proporcionalmente a seu tamanho. Maior área cortical é destinada aos músculos envolvidos em movimentos que exigem habilidade, complexos ou delicados. Por exemplo, a região cortical dedicada aos músculos que movimentam os dedos da mão é muito maior do que a região para os músculos que movimentam os dedos do pé
- A **área da fala de Broca** (áreas 44 e 45) está localizada no lobo frontal, próximo ao sulco lateral do cérebro. A fala

e a compreensão da linguagem são atividades complexas, que envolvem diversas áreas sensitivas, de associação e motoras do córtex. Em cerca de 97% da população, essas áreas da linguagem estão localizadas no hemisfério *esquerdo*. O planejamento e a produção da fala, na maioria das pessoas, ocorrem no lobo frontal *esquerdo*. A partir da área da fala de Broca, os impulsos nervosos passam para as regiões pré-motoras que controlam os músculos da laringe, da faringe e da boca. Os impulsos provenientes da área pré-motora resultam em contrações musculares coordenadas específicas. Simultaneamente, os impulsos propagam-se da área da fala de Broca para a área motora primária. A partir dessa região, os impulsos também controlam os músculos da respiração para regular o fluxo adequado de ar que passa pelas pregas vocais. As contrações coordenadas dos músculos da fala e da respiração permitem expressar os pensamentos na forma de fala. Os indivíduos que sofrem acidente vascular encefálico (AVE) nessa área ainda podem ter pensamentos claros, porém são incapazes de formar palavras, um fenômeno designado como *afasia motora* (descrita adiante).

A **paralisia cerebral (PC)** é um distúrbio motor que resulta na perda do controle e da coordenação musculares; é causada por lesão das áreas motoras do encéfalo durante a vida fetal, o parto ou a lactância. A irradiação durante a vida fetal, a falta temporária de oxigênio durante o parto e a hidrocefalia durante a lactância também podem provocar paralisia cerebral.

Áreas de associação

As áreas de associação do cérebro consistem em algumas áreas motoras e sensitivas, juntamente com grandes áreas nas faces laterais dos lobos occipital, parietal e temporal e nos lobos frontais anteriores às áreas motoras. As áreas de associação estão conectadas umas com as outras por meio de **tratos de associação** e incluem as seguintes (Figura 18.16):

- A **área de associação somatossensitiva** (áreas 5 e 7) está localizada imediatamente posterior e recebe impulsos da área somatossensitiva primária, bem como do tálamo e de outras partes do encéfalo. Essa área permite determinar a forma e a textura exatas de um objeto sem a necessidade de olhar para ele, determinar a orientação de um objeto em relação a outro quando são tocados e sentir a relação de uma parte do corpo com outra. Outra função da área de associação somatossensitiva consiste no armazenamento de memórias de experiências sensitivas passadas, de modo que possamos comparar sensações atuais com experiências anteriores. Por exemplo, a área de associação somatossensitiva permite reconhecer objetos, como um lápis e um clipe de papel, simplesmente ao tocá-los
- O **córtex pré-frontal** (*área de associação frontal*) é uma área extensa na parte anterior do lobo frontal, que está bem desenvolvida nos primatas, particularmente nos seres humanos (áreas 9, 10, 11 e 12; a área 12 não está ilustrada; uma vez que ela só pode visualizada em vista medial). Essa área possui numerosas conexões com outras áreas do córtex cerebral, tálamo, hipotálamo, sistema límbico e cerebelo. O córtex pré-frontal está relacionado com a formação da personalidade, o intelecto, a capacidade complexa de aprendizagem, a lembrança de informações, a iniciativa, o julgamento, a previsão, o raciocínio, a consciência, a intuição, o humor, o planejamento para o futuro e o desenvolvimento de ideias abstratas. Uma pessoa com lesão bilateral do córtex pré-frontal normalmente torna-se rude, arrogante, incapaz de aceitar um conselho, mal-humorada, desatenta, menos criativa, incapaz de planejar o futuro e incapaz de antecipar as consequências de palavras ou comportamento precipitados e imprudentes
- A **área de associação visual** (áreas 18 e 19), que está localizada no lobo occipital, recebe impulsos sensitivos da área visual primária e do tálamo. Relaciona experiências visuais presentes e passadas e é essencial no reconhecimento e na avaliação daquilo que é visto. Por exemplo, a área de associação visual nos permite reconhecer um objeto, como uma colher, olhando simplesmente para ele.
- A **área de associação auditiva** (áreas 22, localizada inferior e posteriormente à área auditiva primária, no córtex temporal, permite reconhecer um som específico, como fala, música ou ruído)
- A **área de Wernicke** (*área posterior da linguagem*) (área 22 e, possivelmente, áreas 39 e 40), que é uma ampla região nos lobos temporal e parietal esquerdos, interpreta o significado da fala ao reconhecer as palavras faladas. É ativa quando traduzimos palavras em pensamentos. As regiões do hemisfério *direito* que correspondem às áreas de Broca e de Wernicke também contribuem para a comunicação verbal, acrescentando conteúdo emocional às palavras faladas, como raiva ou alegria. Diferentemente dos indivíduos que sofreram AVE na área de Broca, os que sofrem acidente vascular encefálico na área de Wernicke ainda são capazes de falar, porém não conseguem organizar as palavras de modo coerente
- A **área de integração comum** (áreas 5, 7, 39 e 40) é delimitada pelas áreas de associação somatossensitiva, visual e auditiva. Recebe impulsos nervosos provenientes dessas áreas e da área gustatória primária, da área olfatória primária, do tálamo e de partes do tronco encefálico. Essa área integra as informações sensitivas provenientes das áreas de associação e os impulsos de outras áreas, possibilitando a formação de pensamentos, com base em uma variedade de impulsos sensitivos. Em seguida, transmite sinais para outras partes do encéfalo para a resposta apropriada aos sinais sensitivos que foram interpretados
- A **área pré-motora** (área 6) é uma área de associação motora, que está localizada imediatamente anterior à área motora primária. Nessa área, os neurônios comunicam-se com o córtex motor primário, as áreas de associação sensitiva no lobo temporal, os núcleos da base e o tálamo. A área pré-motora lida com atividades motoras aprendidas de natureza complexa e sequencial. Gera impulsos nervosos que induzem a contração de grupos específicos de músculos em uma sequência específica, como, por exemplo, quando escrevemos nosso nome. A área pré-motora também atua como banco de memória para esses movimentos
- A **área dos campos oculares frontal** (área 8) no córtex frontal é algumas vezes incluída na área pré-motora. Controla os movimentos de varredura voluntários dos olhos – como o que estamos utilizando na leitura desta frase.

As funções do cérebro estão resumidas na Tabela 18.2.

TABELA 18.2
Resumo das funções das principais partes do encéfalo.

PARTE	FUNÇÃO
Cérebro 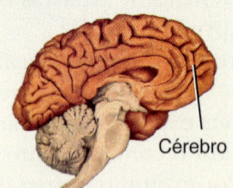	As áreas sensitivas estão envolvidas na percepção da informação sensitiva; as áreas motoras controlam o movimento muscular; e as áreas de associação lidam com funções de integração mais complexas, como memória, traços de personalidade e inteligência. Os núcleos da base coordenam os movimentos musculares autônomos grosseiros e regulam o tônus muscular. O sistema límbico atua nos aspectos emocionais do comportamento relacionados com a sobrevivência
Diencéfalo 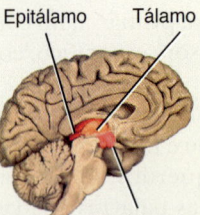	*Tálamo:* retransmite quase todo o impulso sensitivo para o córtex cerebral. Proporciona a percepção grosseira do tato, da pressão, da dor e da temperatura. Inclui núcleos envolvidos no planejamento e no controle dos movimentos. *Hipotálamo:* controla e integra atividades da divisão autônoma do sistema nervoso e da hipófise. Regula os padrões emocionais e de comportamento, bem como os ritmos circadianos. Controla a temperatura corporal e regula o comportamento de alimentação e ingestão de líquidos. Ajuda a manter o estado de vigília e estabelece padrões de sono. Produz os hormônios ocitocina e antidiurético (HAD). *Epitálamo:* consiste na glândula pineal, que secreta melatonina, e nos núcleos habenulares
Cerebelo 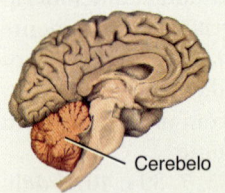	Compara os movimentos pretendidos com aqueles que realmente estão ocorrendo para facilitar e coordenar movimentos complexos que exigem habilidade. Regula a postura e o equilíbrio. Pode participar na cognição e no processamento da linguagem
Tronco encefálico 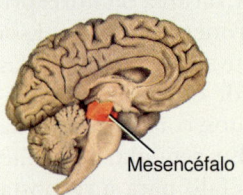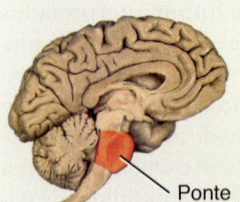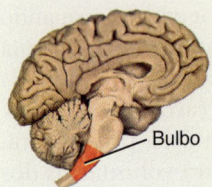	*Mesencéfalo:* retransmite impulsos motores do córtex cerebral para a ponte e impulsos sensitivos da medula espinal para o tálamo. Os colículos superiores coordenam os movimentos dos bulbos dos olhos em resposta a estímulos visuais e a outros estímulos, enquanto os colículos inferiores coordenam os movimentos da cabeça e do corpo em resposta a estímulos auditivos. A maior parte da substância negra e o núcleo rubro contribuem para o controle do movimento. Contém os núcleos de origem dos nervos oculomotor (III) e troclear (IV). *Ponte*: retransmite impulsos provenientes de um lado do cerebelo para o outro e entre o bulbo e o mesencéfalo. O grupo respiratório pontino ou centro pneumotáxico, juntamente com o bulbo, ajuda a controlar a respiração. Contém núcleos de origem dos nervos trigêmeo (V), abducente (VI), facial (VII) e vestibulococlear (VIII) *Bulbo (medula oblonga):* retransmite impulsos sensitivos e impulsos motores entre outras partes do encéfalo e medula espinal. A formação reticular (também na ponte, mesencéfalo e diencéfalo) atua na consciência e estado de alerta. Os centros vitais regulam os batimentos cardíacos, o diâmetro dos vasos sanguíneos (centro cardiovascular) e a respiração (centro respiratório bulbar), juntamente com a ponte. Outros centros coordenam a deglutição, o vômito, a tosse, o espirro e o soluço. Contém núcleos de origem dos nervos vestibulococlear (VIII), glossofaríngeo (IX), vago (X), acessório (XI) e hipoglosso (XII)

> **CORRELAÇÃO CLÍNICA | *Afasia***
>
> A lesão das áreas da linguagem do córtex cerebral resulta em **afasia**, uma incapacidade de utilizar ou compreender as palavras. A lesão da área da fala de Broca resulta em afasia motora, a incapacidade de formar palavras adequadamente. Os indivíduos com afasia motora sabem o que desejam expressar, porém não conseguem falar adequadamente as palavras. A lesão da área de Wernicke (área posterior da linguagem), da área de integração comum ou de associação auditiva resulta em afasia sensitiva, que se caracteriza por compreensão deficiente das palavras faladas ou escritas. Um indivíduo com esse tipo de afasia pode produzir sequências de palavras sem significado ("salada de palavras"). Por exemplo, alguém com afasia sensitiva pode dizer: "Eu toquei a varanda do carro jantar luz rio lápis."

Lateralização hemisférica

Embora o encéfalo seja quase simétrico nos lados direito e esquerdo, existem diferenças anatômicas sutis entre os dois hemisférios. Por exemplo, em cerca de dois terços da população, o plano temporal, uma região do lobo temporal que inclui a área de Wernicke (área posterior da linguagem), é 50% maior no lado esquerdo do que no direito. Essa assimetria aparece no feto humano em torno de 30 semanas de gestação. Existem também diferenças fisiológicas; embora os dois hemisférios compartilhem o desempenho de muitas funções, cada hemisfério também está especializado na execução de determinadas funções específicas. Essa assimetria funcional é denominada **lateralização hemisférica** (Tabela 18.3).

Apesar de algumas diferenças notáveis nas funções dos dois hemisférios, existe considerável variação de uma pessoa para outra. Além disso, a lateralização parece ser menos pronunciada nas mulheres do que nos homens, tanto para a linguagem (hemisfério esquerdo) quanto para as habilidades visuais e espaciais (hemisfério direito). Por exemplo, as mulheres têm menos probabilidade do que os homens de sofrer afasia após lesão do hemisfério esquerdo. Uma observação possivelmente relacionada é a de que a comissura anterior é 12% maior, enquanto o corpo caloso tem uma parte posterior mais ampla nas mulheres. Lembre-se de que tanto a comissura anterior quanto o corpo caloso são tratos comissurais que possibilitam a comunicação entre os dois hemisférios.

A Tabela 18.3 fornece um resumo de algumas das diferenças funcionais entre os dois hemisférios cerebrais.

TABELA 18.3

Diferenças funcionais entre os hemisférios cerebrais direito e esquerdo.

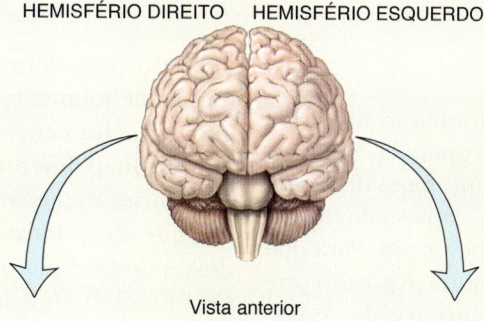

Vista anterior

FUNÇÕES DO HEMISFÉRIO DIREITO	FUNÇÕES DO HEMISFÉRIO ESQUERDO
Recebe sinais sensitivos somáticos dos músculos do lado esquerdo do corpo e os controla	Recebe sinais sensitivos somáticos provenientes dos músculos do lado direito do corpo e os controla
Consciência musical e artística	Raciocínio
Percepção do espaço e de padrões	Habilidades numéricas e científicas
Reconhecimento de rostos e conteúdo emocional das expressões faciais	Capacidade de utilizar e compreender a linguagem de sinais
Geração de conteúdo emocional da linguagem	Linguagem falada e escrita
Geração de imagens mentais para comparar relações espaciais	Os indivíduos com lesão no hemisfério esquerdo frequentemente apresentam afasia
Identificação e discriminação entre odores	
Os pacientes com lesão em regiões do hemisfério direito que correspondem às áreas Broca e de Wernicke no hemisfério esquerdo falam com uma foz monótona, visto que perderam a capacidade de dar uma inflexão emocional ao que estão dizendo	

CORRELAÇÃO CLÍNICA | *Doença de Alzheimer*

A **doença de Alzheimer** (DA) é uma demência senil incapacitante, com perda do raciocínio e da capacidade de cuidar de si mesmo, que acomete cerca de 11% da população com mais de 65 anos de idade. Nos EUA, cerca de 4 milhões de pessoas sofrem de DA. Responsável por mais de 100.000 mortes por ano, a DA constitui a quarta causa principal de morte em idosos, depois da cardiopatia, do câncer e do acidente vascular encefálico. A causa da maioria dos casos de DA continua desconhecida, porém as evidências sugerem que a DA resulta de uma combinação de fatores genéticos, fatores ambientais ou de estilo de vida e processo de envelhecimento. A ocorrência de mutações em três genes diferentes (que codificam a presenilina-1, a presenilina-2 e a proteína precursora de amiloide) leva às formas de início precoce de DA em famílias acometidas, porém essas mutações respondem por menos de 1% de todos os casos. Um fator de risco ambiental para o desenvolvimento da DA consiste em uma história de traumatismo cranioencefálico. Uma doença semelhante ocorre em boxeadores, provavelmente causada por golpes repetidos na cabeça.

Os indivíduos com DA inicialmente têm dificuldade em lembrar-se de eventos recentes. Em seguida, tornam-se confusos e esquecidos, repetindo frequentemente perguntas ou se perdendo quando viajam a lugares conhecidos. A desorientação aumenta, as memórias de eventos passados desaparecem, e podem ocorrer episódios de paranoia, alucinação ou alterações violentas do humor. À medida que a mente continua sofrendo deterioração, esses indivíduos perdem a capacidade de ler, escrever, falar, comer ou caminhar. A doença culmina em demência. O indivíduo com DA morre habitualmente de alguma complicação que acomete pacientes acamados, como pneumonia.

Na necropsia, o encéfalo de vítimas de DA revela três anormalidades estruturais distintas:

1. *Perda dos neurônios que liberam acetilcolina.* Um importante centro de neurônios que liberam ACh é o *núcleo basilar*, um grupo de células grandes abaixo do globo pálido. Os axônios desses neurônios projetam-se amplamente por todo o córtex cerebral e sistema límbico. Sua destruição constitui uma característica essencial da doença de Alzheimer.
2. *Placas de beta-amiloide.* Consistem em aglomerados de proteínas anormais depositadas fora dos neurônios.
3. *Emaranhados neurofibrilares.* Trata-se de feixes anormais de filamentos no interior dos neurônios nas regiões afetadas do encéfalo. Esses filamentos consistem em uma proteína denominada tau, que foi *hiperfosforilada*, o que significa a adição de um número excessivo de grupos fosfato.

Os fármacos que inibem a acetilcolinesterase (AChE), a enzima que inativa a ACh, melhoram o estado de alerta e o comportamento em cerca de 5% dos pacientes com DA. A tacrina, o primeiro inibidor anticolinesterásico aprovado para o tratamento da DA nos EUA, provoca efeitos colaterais significativos e exige administração 4 vezes/dia. A donepezila, aprovada em 1998, é menos tóxica para o fígado e tem a vantagem de sua administração 1 vez/dia. Algumas evidências sugerem que a vitamina E (um antioxidante), o estrogênio, o ibuprofeno e o extrato de ginkgo biloba podem ter um leve efeito benéfico em pacientes com DA. Além disso, os pesquisadores estão explorando atualmente formas de desenvolver fármacos que irão impedir a formação de placas de beta-amiloide ao inibir as enzimas envolvidas na síntese do beta-amiloide e ao aumentar a atividade das enzimas envolvidas na degradação do beta-amiloide. Os pesquisadores também estão procurando desenvolver fármacos que irão reduzir a formação de emaranhados neurofibrilares ao inibir as enzimas que hiperfosforilam a proteína tau.

Memória

A memória é o processo pelo qual a informação adquirida pela aprendizagem é armazenada e recuperada. Sem memória, iríamos repetir erros e seríamos incapazes de aprender. De modo semelhante, não seríamos capazes de repetir nossos sucessos ou conquistas, exceto por acaso. Para que uma experiência se torne parte da memória, é preciso produzir alterações estruturais e funcionais no encéfalo. As partes do encéfalo que estão comprovadamente envolvidas na memória incluem as áreas de associação dos lobos frontal, parietal, occipital e temporal; e partes do sistema límbico, incluindo o hipocampo, uma área do encéfalo que aparentemente tem a capacidade de produzir novos neurônios. As memórias para habilidades motoras, como arremessar uma bola de tênis, são armazenadas nos núcleos da base e no cerebelo, bem como no córtex cerebral.

Ondas cerebrais

A qualquer momento, os neurônios do encéfalo geram milhões de potenciais de ação (impulsos nervosos). Quando considerados em conjunto, esses sinais elétricos são denominados **ondas cerebrais**. As ondas cerebrais geradas pelos neurônios próximos da superfície do encéfalo, principalmente por neurônios no córtex cerebral, podem ser detectadas por sensores, denominados *eletrodos*, que são colocados na fronte e no escalpo. O registro dessas ondas é denominado **eletroencefalograma** (**EEG**). Os EEGs são úteis no estudo das funções cerebrais normais, como as alterações que ocorrem durante o sono, e no diagnóstico de uma variedade de distúrbios cerebrais, como epilepsia, tumores, anormalidades metabólicas, locais de traumatismo e doenças degenerativas. O EEG também é utilizado para determinar se existe "vida", isto é, estabelecer ou confirmar a ocorrência de morte encefálica.

✓ TESTE RÁPIDO

20. Compare as funções das áreas sensitiva, motora e de associação do córtex cerebral.
21. O que é lateralização hemisférica?
22. Defina memória.
23. Qual é o valor diagnóstico de um EEG?

18.8 Envelhecimento e sistema nervoso

OBJETIVO
- Descrever os efeitos do envelhecimento sobre o sistema nervoso.

O encéfalo cresce rapidamente durante os primeiros anos de vida. O crescimento deve-se, principalmente, ao aumento no tamanho dos neurônios já presentes, à proliferação e ao crescimento das células da neuróglia, ao desenvolvimento das ramificações dendríticas e contatos sinápticos e à mielinização contínua dos axônios. A partir do início da idade adulta, a massa encefálica declina. Quando o indivíduo alcança 80 anos de idade, o encéfalo pesa cerca de 7% menos do que no adulto jovem. Embora o número de neurônios não diminua acentuadamente, o número de contatos sinápticos declina. Associada à diminuição da massa encefálica, ocorre uma redução na capacidade de receber e enviar impulsos nervosos do encéfalo. Em consequência, o processamento da informação diminui, ocorre redução na velocidade de condução, os movimentos motores voluntários tornam-se mais lentos, e há um aumento no tempo dos reflexos.

✓ **TESTE RÁPIDO**
24. Como a massa do encéfalo está relacionada com a idade?

18.9 Nervos cranianos

OBJETIVOS
- Identificar os nervos cranianos pelo nome, número e tipo e descrever a função de cada um deles.

Os doze pares de **nervos cranianos** são assim denominados porque atravessam vários forames nos ossos do crânio e originam-se do encéfalo, no interior da cavidade do crânio. À semelhança dos 31 pares de nervos espinais, os nervos cranianos pertencem ao SNP. Cada nervo craniano tem um número, designado por um algarismo romano, e um nome (Figura 18.17). Os números indicam a ordem, de cranial para caudal, em que os nervos se originam a partir do encéfalo. Os nomes designam a distribuição ou a função do nervo.

Três nervos cranianos (I, II e VIII) conduzem axônios de neurônios sensitivos para o encéfalo e, portanto, são denominados **nervos sensitivos especiais**. Esses nervos são exclusivos da cabeça e estão associados aos sentidos especiais da olfação, visão e audição. Os corpos celulares da maioria dos neurônios sensitivos estão localizados em gânglios fora do encéfalo. Uma exceção é constituída pelos corpos celulares proprioceptivos do núcleo mesencefálico do nervo trigêmeo (V), que possui corpos celulares pseudounipolares típicos de um gânglio sensitivo, porém está localizado no SNC, classificando-o como núcleo, e não como gânglio.

Quatro nervos cranianos (III, IV, VI e XII) são classificados como **nervos motores**, visto que contêm axônios de neurônios motores quando deixam o tronco encefálico. Os corpos celulares dos neurônios motores situam-se em núcleos dentro do encéfalo. Os axônios motores que inervam os músculos esqueléticos são de três tipos:

1. *Os axônios motores branquiais* inervam os músculos esqueléticos que se desenvolvem a partir dos arcos faríngeos (branquiais) (ver Figura 4.13). Esses neurônios deixam o encéfalo por meio dos nervos cranianos mistos.
2. *Os axônios motores somáticos* inervam os músculos esqueléticos que se desenvolvem a partir do mesoderma pré-cordal (músculos extrínsecos do bulbo do olho) e somitos occipitais (músculos da língua). Esses neurônios saem do encéfalo por meio de quatro nervos cranianos motores (III, IV, VI e XII).
3. *Os axônios motores do mesoderma lateral* (XI) originam-se, na verdade, a partir da medula espinal cervical e inervam os músculos trapézio e esternocleidomastóideo.

Os axônios motores que inervam o músculo liso, o músculo cardíaco e as glândulas são denominados *axônios motores autônomos* e são componentes da parte parassimpática do sistema nervoso.

Os cinco nervos cranianos restantes (V, VII, IX, X e XI) são **nervos mistos** – contêm axônios de neurônios sensitivos que entram no tronco encefálico e neurônios motores, que deixam o tronco encefálico.

Cada nervo craniano é descrito de modo detalhado nas Expos 18.A a 18.J. Embora os nervos cranianos sejam mencionados individualmente nas Expos com relação ao tipo, localização e função, é importante lembrar que são estruturas pareadas.

Após as Expos, a Tabela 18.4 fornece um resumo dos componentes e das principais funções dos nervos cranianos.

✓ **TESTE RÁPIDO**
25. Como os nervos cranianos são denominados e numerados?
26. Qual é a diferença entre um nervo craniano misto e um nervo craniano sensitivo?

Figura 18.17 Nervos cranianos.

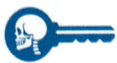

Os nervos cranianos são assim denominados porque atravessam vários forames nos ossos do crânio e originam-se a partir do encéfalo, na cavidade do crânio.

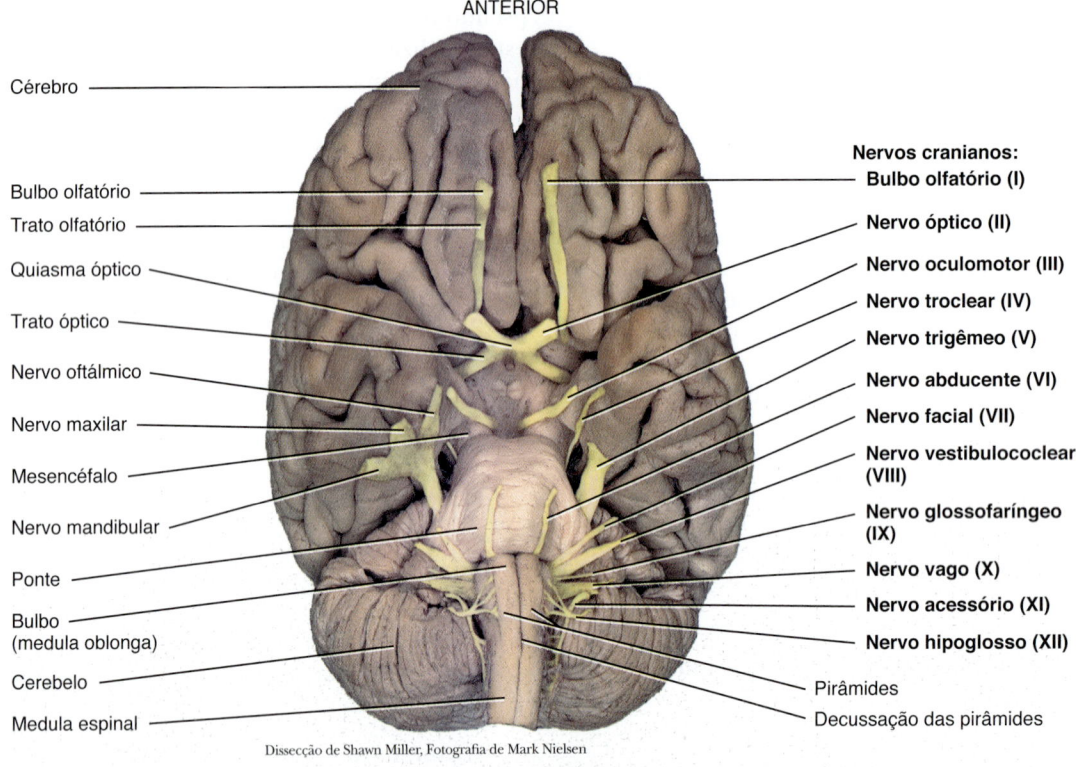

A. Face inferior do encéfalo

B. Vista posterolateral do encéfalo dissecado

Dissecção de Shawn Miller, Fotografia de Mark Nielsen

Indique, pelo número, quais nervos cranianos são sensitivos, motores e mistos.

EXPO 18.A Nervo olfatório (I) *(Figura 18.18)*

OBJETIVO
- Identificar a terminação do nervo olfatório (I) no encéfalo, o forame que ele atravessa e a sua função.

O **nervo olfatório (I)** é totalmente sensitivo; contém axônios que conduzem impulsos nervosos para a olfação, o sentido do olfato (Figura 18.18). O epitélio olfatório ocupa a parte superior da cavidade nasal, recobrindo a face inferior da lâmina cribriforme e estendendo-se inferiormente, ao longo da concha nasal superior. Os receptores olfatórios localizados no epitélio olfatório são neurônios bipolares. Cada um deles possui um único dendrito semelhante a um botão e sensível a odores, que se projeta a partir de um lado do corpo celular, e um axônio amielínico, que se estende a partir do outro lado. Feixes de axônios dos receptores olfatórios estendem-se através de cerca de 20 forames da lâmina cribriforme do etmoide, de cada lado do nariz. Esses 40 feixes de axônios ou mais formam, em seu conjunto, os nervos olfatórios direito e esquerdo.

Os nervos olfatórios alcançam o encéfalo em massas pareadas de substância cinzenta, denominadas **bulbos olfatórios**, que consistem em duas extensões do encéfalo que repousam sobre a lâmina cribriforme. Nos bulbos olfatórios, as terminações axônicas dos receptores olfatórios formam sinapses com os dendritos e os corpos celulares dos neurônios seguintes na via olfatória. Os axônios desses neurônios formam os **tratos olfatórios**, que se estendem posteriormente a partir dos bulbos olfatórios (ver Figuras 18.17 e 18.18). Os axônios nos tratos olfatórios terminam na área olfatória primária no lobo temporal do córtex cerebral.

✓ TESTE RÁPIDO
27. Onde se localiza o epitélio olfatório?

Figura 18.18 Nervo olfatório (I).

🗝 O epitélio olfatório está localizado na face inferior da lâmina cribriforme e nas conchas nasais superiores.

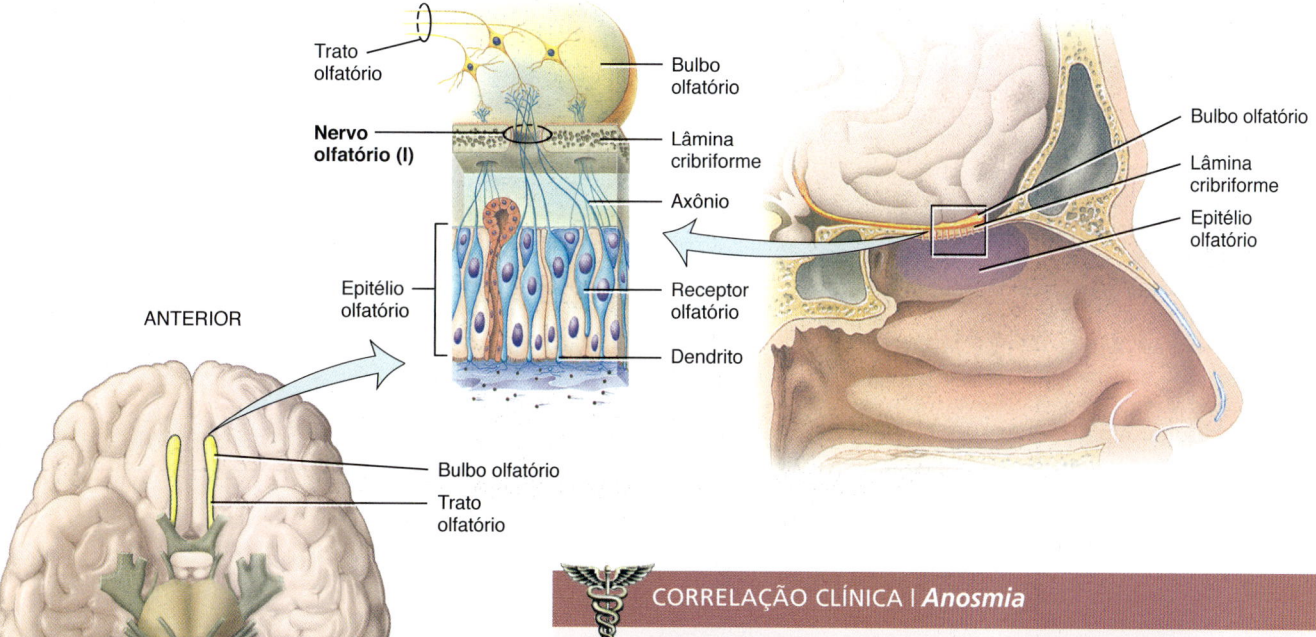

CORRELAÇÃO CLÍNICA | *Anosmia*

A perda do sentido do olfato, denominada **anosmia**, pode resultar de infecções da túnica mucosa da cavidade nasal, de traumatismo cranioencefálico, em que ocorre fratura da lâmina cribriforme do etmoide, de lesões ao longo da via olfatória ou no encéfalo, de meningite, tabagismo ou uso de cocaína.

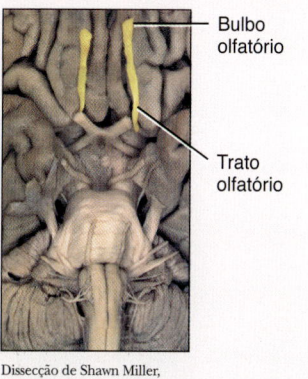

Dissecção de Shawn Miller, Fotografia de Mark Nielsen

❓ Onde terminam os axônios nos tratos olfatórios?

EXPO 18.B — Nervo óptico (II) *(Figura 18.19)*

OBJETIVO
- Identificar a terminação do nervo óptico (II) no encéfalo, o forame através do qual sai da cavidade do crânio e a sua função.

O **nervo óptico (II)** é totalmente sensitivo e, tecnicamente, consiste em um trato do encéfalo, e não em um nervo; contém axônios que conduzem impulsos nervosos para a visão (Figura 18.19). Na retina, os bastonetes e os cones iniciam os sinais visuais e os retransmitem a células bipolares, as quais transmitem os sinais para células ganglionares. Os axônios de todas as células ganglionares na retina de cada olho unem-se para formar um nervo óptico, que atravessa o forame óptico. Cerca de 10 mm posteriormente ao bulbo do olho, os dois nervos ópticos fundem-se para formar o **quiasma óptico**. No quiasma, os axônios da metade medial de cada olho cruzam para o lado oposto; os axônios da metade lateral permanecem no mesmo lado. Posteriormente ao quiasma, os axônios reagrupados, alguns provenientes de cada olho, formam os **tratos ópticos**. A maioria dos axônios dos tratos ópticos termina no corpo geniculado lateral do tálamo. Nesse local, fazem sinapse com neurônios cujos axônios se estendem até a área visual primária, no lobo occipital do córtex cerebral (área 17 na Figura 18.16). Alguns axônios passam pelo corpo geniculado lateral e, em seguida, estendem-se até os colículos superiores do mesencéfalo e até os núcleos motores do tronco encefálico, onde fazem sinapse com neurônios motores que controlam os músculos extrínsecos e intrínsecos do olho.

✓ TESTE RÁPIDO
28. Estabeleça a sequência das células nervosas que processam os impulsos visuais no interior da retina.

Figura 18.19 Nervo óptico (II).

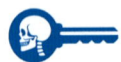 Em sequência, os sinais visuais são retransmitidos dos bastonetes e dos cones para as células bipolares e para as células ganglionares.

CORRELAÇÃO CLÍNICA | *Anosmia*

Fraturas da órbita, traumatismo cranioencefálico, lesões ao longo da via visual, doenças do sistema nervoso (como esclerose múltipla), tumores da hipófise ou aneurismas cerebrais (dilatações dos vasos sanguíneos em consequência do enfraquecimento de suas paredes) podem resultar em defeitos dos campos visuais e perda da acuidade visual. A cegueira causada por um defeito ou pela perda de um ou de ambos os olhos é denominada **anopsia**.

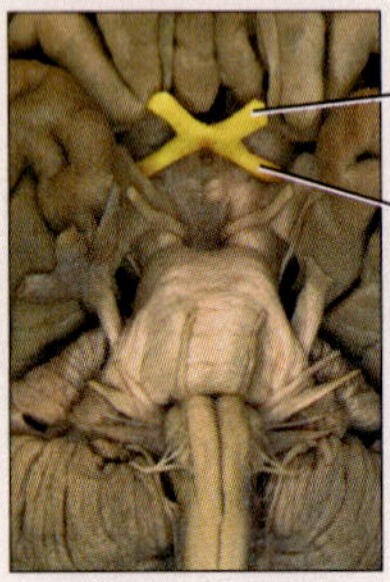

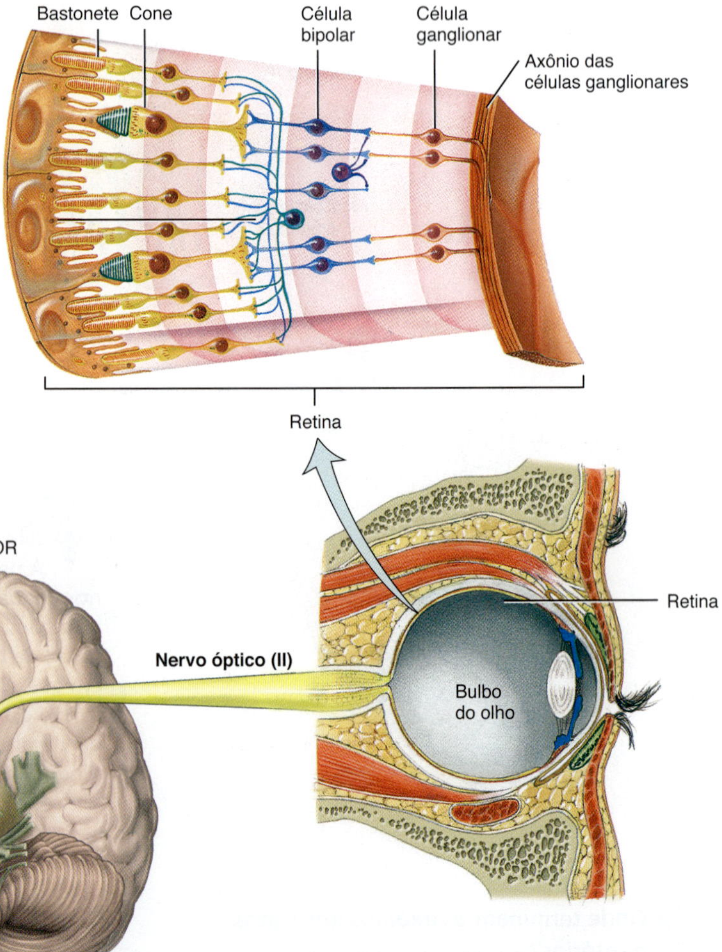

? Onde termina a maioria dos axônios nos tratos ópticos?

EXPO 18.C
Nervos oculomotor (III), troclear (IV) e abducente (VI) *(Figura 18.20)*

OBJETIVO
- Identificar a origem dos nervos oculomotor (III), troclear (IV) e abducente (VI) no encéfalo, o forame através do qual cada um sai da cavidade do crânio e suas funções.

Os nervos oculomotor, troclear e abducente são os nervos cranianos que controlam os músculos que movimentam os bulbos dos olhos. São todos nervos motores que só contêm axônios motores quando deixam o tronco encefálico. Os axônios sensitivos provenientes dos músculos extrínsecos do bulbo do olho começam o seu trajeto em direção ao encéfalo em cada um desses nervos, porém esses axônios sensitivos finalmente deixam esses nervos para se unir com o ramo oftálmico do nervo trigêmeo. Os axônios sensitivos *não* retornam ao encéfalo nos nervos oculomotor, troclear ou abducente. Os corpos celulares dos neurônios sensitivos unipolares residem no núcleo mesencefálico e entram no mesencéfalo por meio do nervo trigêmeo. Esses axônios conduzem impulsos nervosos dos músculos extrínsecos do bulbo do olho para *propriocepção*, isto é, a percepção dos movimentos e da posição do corpo independente da visão.

O **nervo oculomotor (III)** tem o seu núcleo motor localizado na parte anterior do mesencéfalo. O nervo oculomotor estende-se anteriormente e divide-se em ramos superior e inferior, ambos os quais passam pela fissura orbital superior em direção à órbita (Figura 18.20A). Os axônios no ramo superior inervam o músculo reto superior (um músculo extrínseco do bulbo do olho) e o músculo levantador da pálpebra superior. Os axônios no ramo inferior inervam os músculos reto medial, reto inferior e oblíquo inferior – todos eles músculos extrínsecos do bulbo do olho. Esses

Figura 18.20 Nervos oculomotor (III), troclear (IV) e abducente (VI).

🔑 O nervo oculomotor (III) possui a maior distribuição entre os músculos extrínsecos do bulbo do olho.

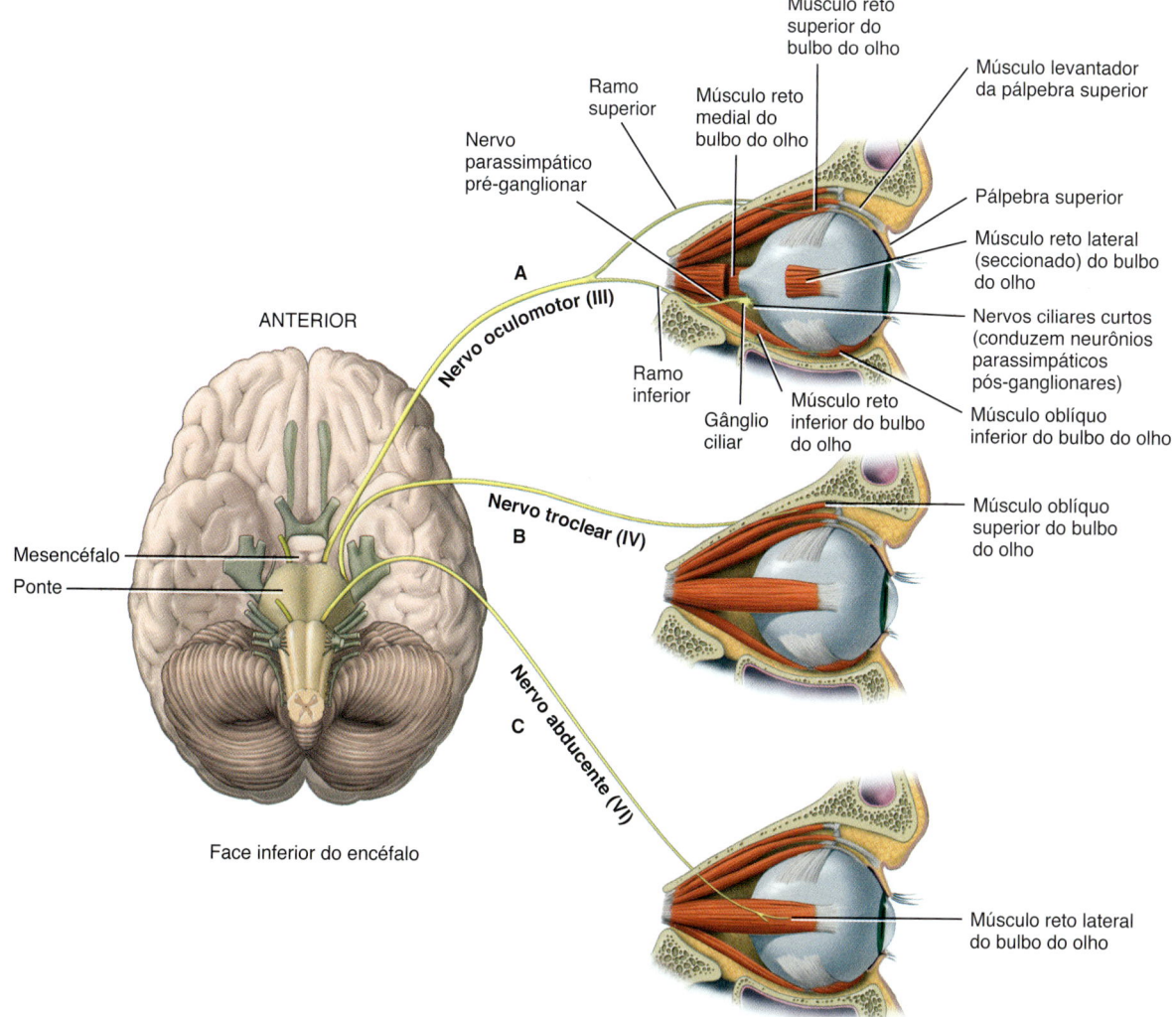

❓ Que ramo do nervo oculomotor (III) é distribuído para o músculo reto superior do bulbo do olho? Qual é o menor nervo craniano?

neurônios motores somáticos controlam os movimentos do bulbo do olho e da pálpebra superior.

O ramo inferior do nervo oculomotor também fornece axônios motores parassimpáticos aos músculos intrínsecos do bulbo do olho, que consistem em músculo liso. Esses músculos incluem o músculo ciliar do bulbo do olho e os músculos circulares (músculo esfíncter da pupila) da íris. Os impulsos parassimpáticos propagam-se a partir do núcleo oculomotor acessório no mesencéfalo para o **gânglio ciliar**, um centro retransmissor sináptico para os dois neurônios motores da parte parassimpática do sistema nervoso. A partir do gânglio ciliar, os axônios motores parassimpáticos estendem-se até o músculo ciliar, que ajusta a lente para a visão de perto (*acomodação*). Outros axônios motores parassimpáticos estimulam a contração dos músculos circulares da íris quando o olho é estimulado por luz brilhante, produzindo uma redução no tamanho da pupila (*miose*).

O **nervo troclear (IV)** é o menor dos 12 nervos cranianos e o único que se origina na face posterior do tronco encefálico. Os neurônios motores somáticos originam-se no núcleo troclear no mesencéfalo, e os axônios provenientes do núcleo cruzam para o lado oposto quando saem do encéfalo na face posterior. Em seguida, o nervo enrola-se em torno da ponte e sai por meio da fissura orbital superior para a órbita. Esses axônios motores somáticos inervam o músculo oblíquo superior do bulbo do olho, outro músculo extrínseco do bulbo do olho que controla o seu movimento (Figura 18.20B).

Os **neurônios do nervo abducente (VI)** originam-se do núcleo do nervo abducente na ponte. Os axônios motores somáticos estendem-se do núcleo até o músculo reto lateral do bulbo do olho, um músculo extrínseco do bulbo do olho, passando através da fissura orbital superior para a órbita (Figura 18.20C). O nervo abducente é assim denominado porque os impulsos nervosos provocam abdução (rotação lateral) do bulbo do olho.

✓ **TESTE RÁPIDO**
29. Como os nervos oculomotor (III), troclear (IV) e abducente (VI) estão relacionados funcionalmente?

CORRELAÇÃO CLÍNICA | *Estrabismo, ptose e diplopia*

A lesão do nervo oculomotor (III) provoca **estrabismo** (uma condição em que os olhos não se fixam no mesmo objeto, visto que um ou ambos os olhos giram medial ou lateralmente), **ptose** (queda) da pálpebra superior, dilatação da pupila, movimento do bulbo do olho para baixo ou para fora no lado lesionado, perda da acomodação para a visão de perto e **diplopia** (visão dupla).

A lesão do nervo troclear (IV) também pode resultar em estrabismo e diplopia.

Na lesão do nervo abducente (VI), o bulbo do olho afetado é incapaz de movimento lateral além do ponto médio, e, em geral, o bulbo do olho é direcionado medialmente. Isso causa estrabismo e diplopia.

As causas de lesão dos nervos oculomotor, troclear e abducente incluem traumatismo cranioencefálico, compressão em consequência de aneurismas e lesões da fissura orbital superior. Os indivíduos com lesão desses nervos são forçados a inclinar a cabeça em várias direções para ajudar a colocar o bulbo do olho afetado no plano frontal correto.

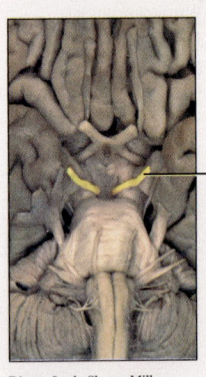

Nervo oculomotor (III)

Dissecção de Shawn Miller, Fotografia de Mark Nielsen

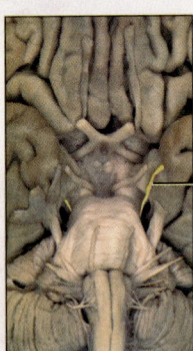

Nervo troclear (IV)

Dissecção de Shawn Miller, Fotografia de Mark Nielsen

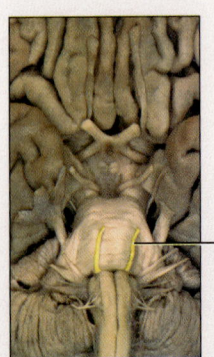

Nervo abducente (VI)

Dissecção de Shawn Miller, Fotografia de Mark Nielsen

EXPO 18.D — Nervo trigêmeo (V) *(Figura 18.21)*

OBJETIVO
- Identificar a origem do nervo trigêmeo (V) no encéfalo, descrever os forames através dos quais cada um de seus três ramos principais deixa o crânio e explicar as funções de cada ramo.

O **nervo trigêmeo (V)** é um nervo craniano misto e o maior dos nervos cranianos. O nervo trigêmeo emerge de duas raízes na face anterolateral da ponte. A grande raiz sensitiva possui uma tumefação denominada **gânglio trigeminal**, que está localizado em uma fossa na face interna da parte petrosa do temporal. O gânglio contém os corpos celulares da maioria dos neurônios sensitivos primários. Os neurônios da raiz motora menor originam-se em um núcleo na ponte.

Conforme indicado pelo próprio nome, o nervo trigêmeo possui três ramos: os nervos oftálmico, maxilar e mandibular (Figura 18.21). O **nervo oftálmico**, o menor ramo, passa para a órbita por meio da fissura orbital superior. O **nervo maxilar** apresenta um tamanho intermediário entre os nervos oftálmico e mandibular e passa através do forame redondo. O **nervo mandibular**, o maior dos ramos, passa através do forame oval.

Os axônios sensitivos no nervo trigêmeo conduzem impulsos nervosos para as sensações de tato, dor e temperatura (calor e frio). O nervo oftálmico contém axônios sensitivos provenientes da pele sobre a pálpebra superior, a córnea, as glândulas lacrimais, a parte superior da cavidade nasal,

Figura 18.21 Nervo trigêmeo (V).

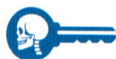 Os três ramos do nervo trigêmeo (V) deixam o crânio por meio da fissura orbital superior, forame redondo e forame oval.

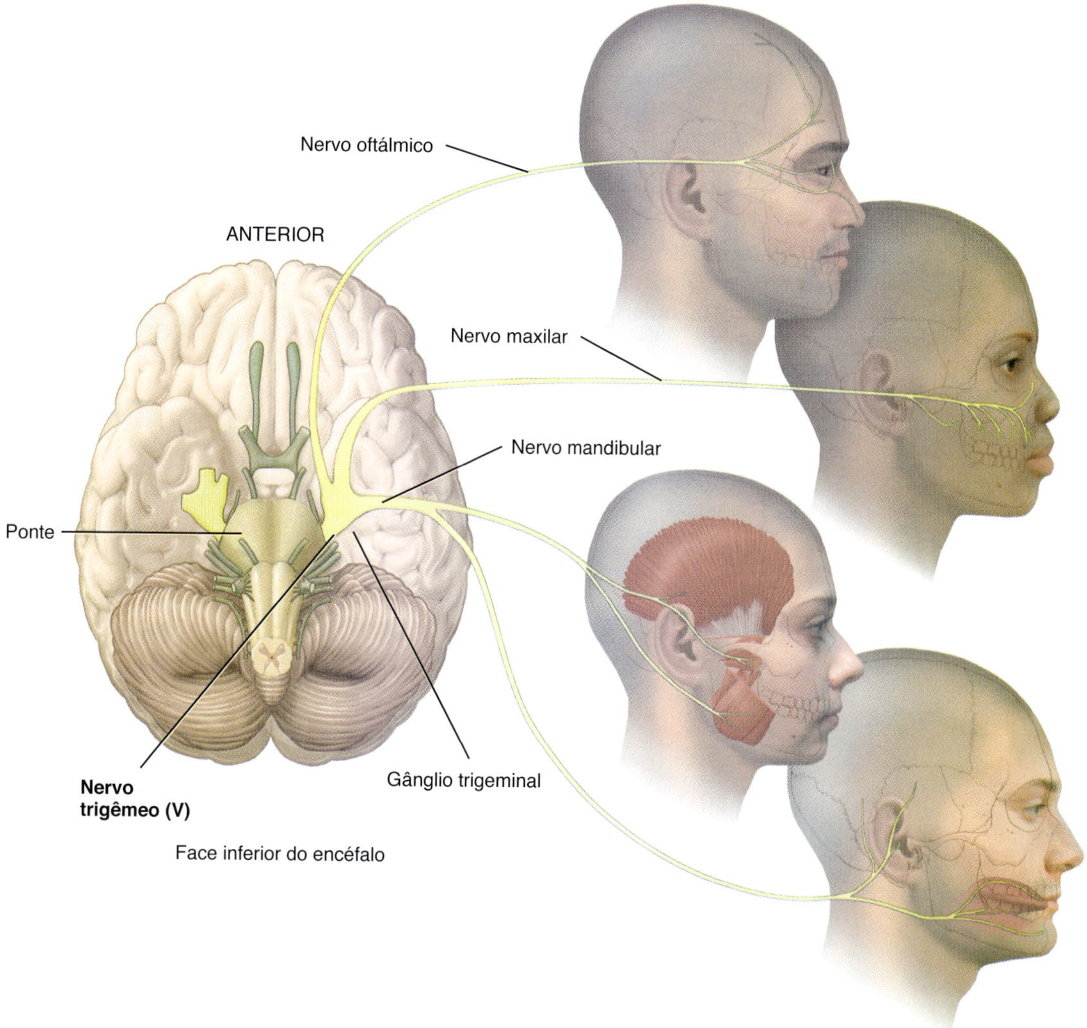

? Como o nervo trigêmeo (V) pode ser comparado com os outros nervos cranianos quanto ao tamanho?

a parte lateral do nariz, a fronte e a metade anterior do escalpo. O nervo axilar inclui axônios sensitivos provenientes da túnica mucosa da cavidade nasal, do palato, de parte da faringe, dos dentes superiores, lábio superior e pálpebra inferior. O nervo mandibular contém axônios sensitivos provenientes dos dois terços anteriores da língua (não gustatórios), da bochecha e túnica mucosa abaixo dela, dentes inferiores, pele sobre a mandíbula e lado da cabeça anterior à orelha e túnica mucosa do assoalho da boca. Os axônios sensitivos provenientes dos três ramos entram no gânglio trigeminal, onde estão localizados seus corpos celulares, e terminam em núcleos na ponte. O nervo trigêmeo também contém axônios sensitivos provenientes de proprioceptores (receptores que fornecem informação sobre a posição e os movimentos do corpo) localizados nos músculos da mastigação e músculos extrínsecos do bulbo do olho, porém os corpos celulares desses neurônios estão localizados no núcleo mesencéfalico.

Os neurônios motores branquiais do nervo trigêmeo constituem parte do nervo mandibular e suprem os músculos da mastigação (músculos masseter, temporal, pterigoide medial, pterigoide lateral, ventre anterior do músculo digástrico e músculo milo-hióideo, bem como o músculo tensor do véu palatino no palato mole e o músculo tensor do tímpano na orelha média). Esses neurônios motores controlam principalmente os movimentos da mastigação.

✓ TESTE RÁPIDO
30. Quais são os três ramos do nervo trigêmeo (V) e qual deles é o maior?

CORRELAÇÃO CLÍNICA | *Neuralgia do trigêmeo*

A neuralgia (dor) transmitida por um ou mais ramos do nervo trigêmeo (V), causada por condições como inflamação ou lesões, é denominada **neuralgia do trigêmeo** (*tic douloureux*). Trata-se de uma dor cortante ou dilacerante aguda, que dura alguns segundos a um minuto e é provocada por qualquer estrutura que exerça pressão sobre o nervo trigêmeo ou seus ramos. Ocorre quase exclusivamente em indivíduos com mais de 60 anos de idade e pode constituir o primeiro sinal de uma doença, como esclerose múltipla ou diabetes melito, ou deficiência de vitamina B_{12}, que danifica os nervos. A lesão do nervo mandibular pode provocar paralisia dos músculos da mastigação e perda do sentido do tato, temperatura e propriocepção na parte inferior da face. Os dentistas aplicam anestésicos aos ramos do nervo maxilar para a anestesia dos dentes superiores e a ramos do nervo mandibular para anestesia dos dentes inferiores.

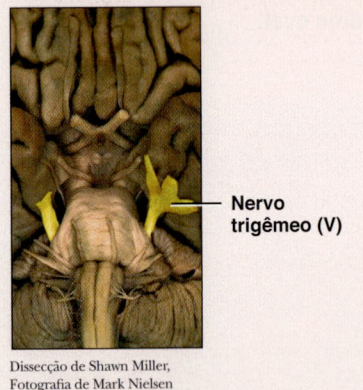

Nervo trigêmeo (V)

Dissecção de Shawn Miller, Fotografia de Mark Nielsen

EXPO 18.E — Nervo facial (VII) *(Figura 18.22)*

OBJETIVO
- Identificar as origens do nervo facial (VII) no encéfalo, o forame através do qual deixa o crânio e a sua função.

O **nervo facial (VII)** é um nervo craniano misto. Seus axônios sensitivos estendem-se dos botões gustatórios dos dois terços anteriores da língua e entram no temporal para unir-se ao nervo facial. A partir desse local, os neurônios sensitivos passam para o **gânglio geniculado**, um aglomerado de corpos celulares de neurônios sensitivos do nervo facial dentro do temporal, e terminam na ponte. A partir da ponte, os axônios estendem-se até o tálamo e, em seguida, até as áreas gustatórias do córtex cerebral (Figura 18.22). A parte sensitiva do nervo facial também contém axônios provenientes da pele no meato acústico externo, que retransmitem sensações de tato, dor e temperatura. Além disso, proprioceptores dos músculos da face e do escalpo retransmitem informações por meio de seus corpos celulares no núcleo mesencefálico.

Os axônios dos neurônios motores branquiais originam-se de um núcleo na ponte e saem pelo forame estilomastóideo para inervar a orelha média, os músculos da face, do escalpo e do pescoço. Os impulsos nervosos que se propagam ao longo desses axônios provocam contração dos músculos da expressão facial, além do músculo estilo-hióideo, ventre posterior do músculo digástrico e músculo estapédio. O nervo facial inerva mais músculos do que qualquer outro nervo no corpo.

Os axônios dos neurônios motores parassimpáticos seguem o seu trajeto em ramos do nervo facial e terminam em dois gânglios: o **gânglio pterigopalatino** e o **gânglio submandibular**, respectivamente. A partir de retransmissões sinápticas nos dois gânglios, os axônios motores parassimpáticos pós-ganglionares estendem-se até as glândulas lacrimais (que secretam lágrimas), as glândulas nasais, as glândulas palatinas e as glândulas sublinguais e submandibulares produtoras de saliva.

✓ TESTE RÁPIDO
31. Por que o nervo facial (VII) é considerado o principal nervo motor da cabeça?

Figura 18.22 Nervo facial (VII).

O nervo facial (VII) provoca contração dos músculos da expressão facial.

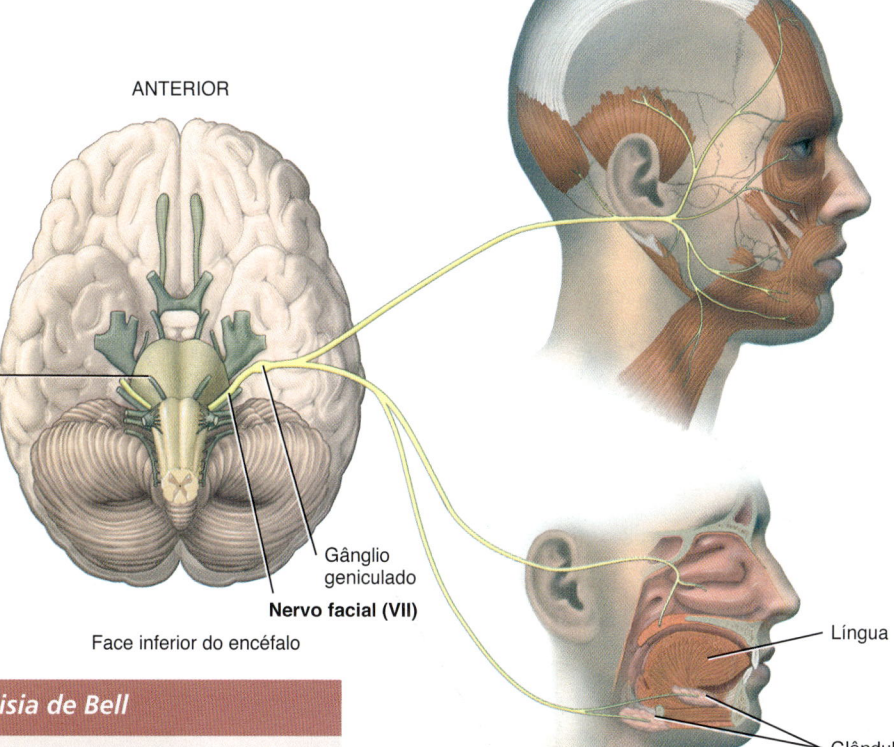

Face inferior do encéfalo

CORRELAÇÃO CLÍNICA | *Paralisia de Bell*

A lesão do nervo facial (VII) em consequência de determinadas condições, como infecção viral (herpes-zóster) ou infecção bacteriana (doença de Lyme), provoca **paralisia de Bell** (paralisia dos músculos faciais), perda do paladar, diminuição da salivação e perda da capacidade de fechar os olhos, mesmo durante o sono. O nervo também pode ser lesionado por traumatismo, tumores e acidente vascular encefálico.

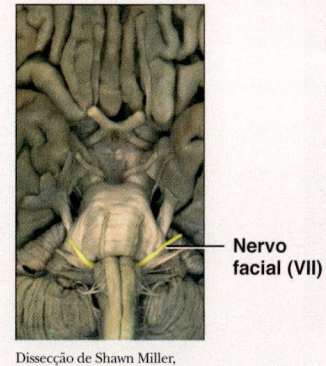

Dissecção de Shawn Miller, Fotografia de Mark Nielsen

? Onde as fibras motoras do nervo facial (VII) se originam?

EXPO 18.F — Nervo vestibulococlear (VIII) *(Figura 18.23)*

OBJETIVO
- Identificar a origem do nervo vestibulococlear (VIII) no encéfalo, o forame através do qual sai do crânio e as funções de cada um de seus ramos.

O **nervo vestibulococlear (VIII)** era antigamente conhecido como *nervo acústico* ou *auditivo*. Trata-se de um nervo craniano sensitivo com dois ramos: o nervo vestibular e o nervo coclear (Figura 18.23). O **nervo vestibular** conduz impulsos para o equilíbrio, enquanto o **nervo coclear** transporta impulsos para a audição.

Os axônios sensitivos no nervo vestibular estendem-se dos canais semicirculares, do sáculo e do utrículo da orelha interna até o **gânglio vestibular**, onde os corpos celulares dos neurônios estão localizados (Figura 21.13B), e terminam nos núcleos vestibulares na ponte e no cerebelo. Alguns axônios sensitivos também entram no cerebelo por meio do pedúnculo cerebelar inferior.

Os axônios sensitivos do nervo coclear originam-se no órgão espiral (órgão de Corti) na cóclea da orelha interna. Os corpos celulares dos neurônios sensitivos do nervo coclear estão localizados no gânglio espiral da cóclea (ver Figura 21.13B). A partir do gânglio, os axônios estendem-se até os núcleos cocleares no bulbo e terminam no tálamo.

O nervo contém algumas fibras motoras, mas que não inervam o tecido muscular. Com efeito, essas fibras modulam as células ciliadas na orelha interna.

✓ TESTE RÁPIDO
32. Quais são as funções de cada um dos dois nervos do nervo vestibulococlear (VIII)?

Figura 18.23 Nervo vestibulococlear (VIII).

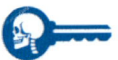 O nervo vestibular do nervo vestibulococlear (VIII) conduz impulsos para o equilíbrio, enquanto o nervo coclear conduz impulsos para a audição.

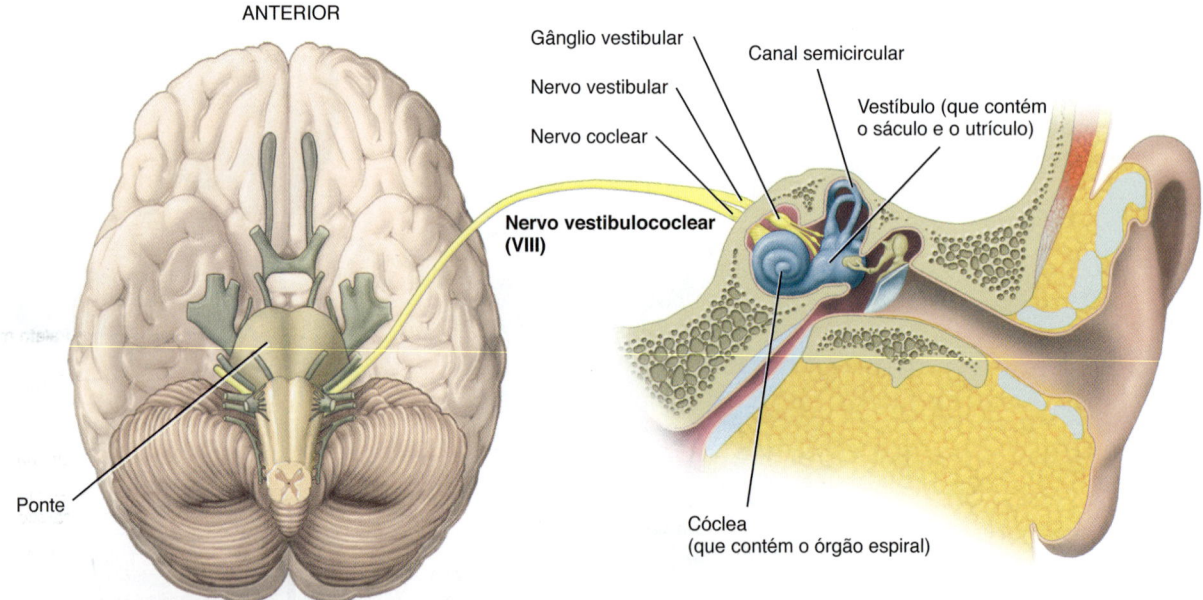

CORRELAÇÃO CLÍNICA | Vertigem, ataxia e nistagmo

A lesão do nervo vestibular do nervo vestibulococlear (VIII) pode provocar **vertigem**, uma sensação subjetiva de que o próprio corpo ou o ambiente está girando, **ataxia** (incoordenação muscular) e **nistagmo** (movimento rápido involuntário do bulbo do olho). A lesão do nervo coclear pode causar **tinido** ou surdez. O nervo vestibulococlear pode ser lesionado em consequência de determinadas condições, como traumatismo, lesões ou infecções na orelha média.

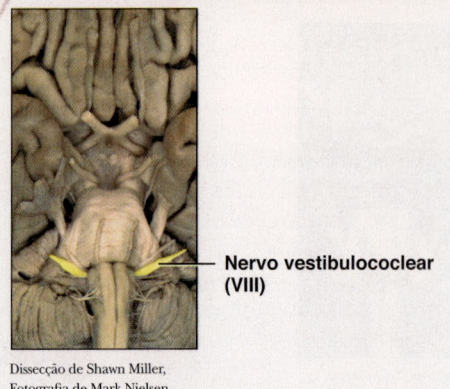

Dissecção de Shawn Miller, Fotografia de Mark Nielsen

? Onde se originam os axônios sensitivos do nervo coclear?

EXPO 18.G — Nervo glossofaríngeo (IX) *(Figura 18.24)*

OBJETIVO
- Identificar a origem do nervo glossofaríngeo (IX) no encéfalo, o forame através do qual sai do crânio e a sua função.

O **nervo glossofaríngeo (IX)** é um nervo craniano misto (Figura 18.24). Os axônios sensitivos do nervo glossofaríngeo originam-se (1) dos botões gustatórios no terço posterior da língua, (2) dos proprioceptores de alguns músculos da deglutição supridos pela parte motora, (3) dos barorreceptores (receptores de monitoramento da pressão) no seio carótico, que monitoram a pressão arterial, (4) dos quimiorreceptores (receptores que monitoram os níveis sanguíneos de oxigênio e de dióxido de carbono) nos glomos carótico próximos às artérias carótidas (ver Figura 23.14) e glomos para-aórticos próximos ao arco da aorta (ver Figura 23.14) e (5) da orelha externa para conduzir as sensações de tato, dor e temperatura (calor e frio). Os corpos celulares desses neurônios sensitivos estão localizados nos **gânglios superior** e **inferior**. A partir desses gânglios, os axônios sensitivos atravessam o forame jugular e terminam no bulbo.

Os axônios dos neurônios motores no nervo glossofaríngeo originam-se nos núcleos do bulbo e deixam o crânio através do forame jugular. Os neurônios motores branquiais inervam o músculo estilofaríngeo, que auxilia na deglutição, enquanto os axônios dos neurônios motores parassimpáticos estimulam a secreção de saliva pela glândula parótida. Os corpos celulares pós-ganglionares dos neurônios motores parassimpáticos estão localizados no **gânglio ótico**.

✓ TESTE RÁPIDO
33. Que outros nervos cranianos também estão distribuídos para a língua.

Figura 18.24 Nervo glossofaríngeo (IX).

 As fibras sensitivas do nervo glossofaríngeo (IX) suprem os botões gustatórios.

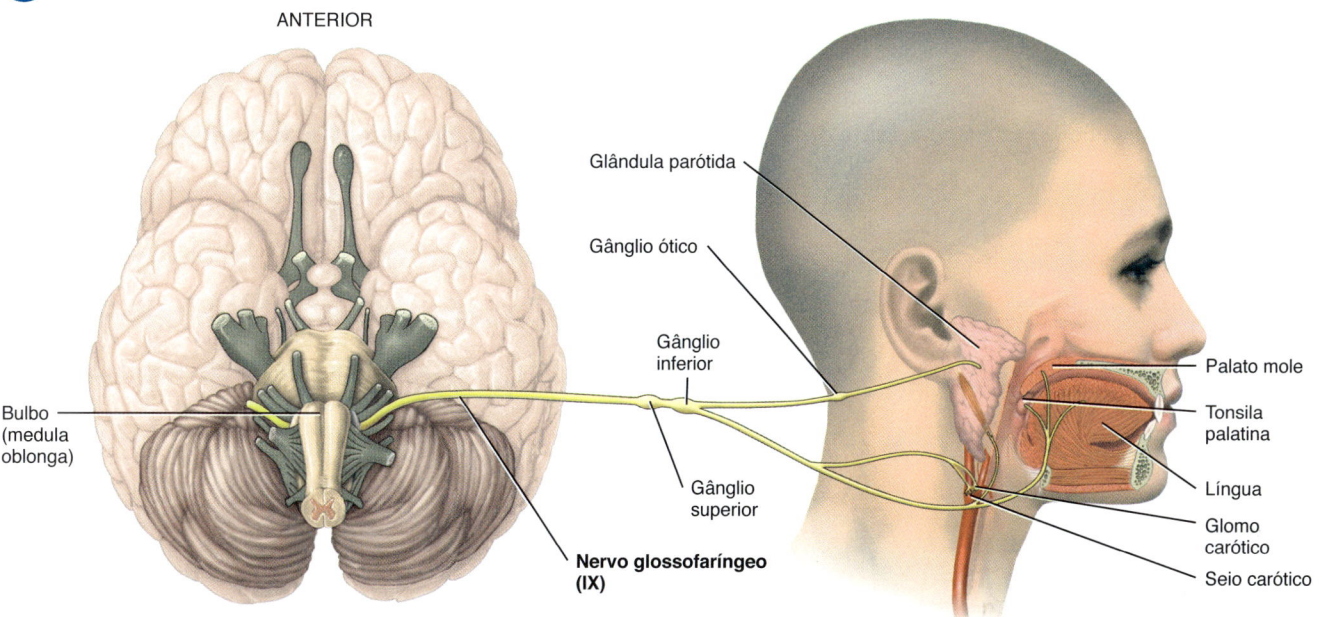

Face inferior do encéfalo

? Através de que forame o nervo glossofaríngeo (IX) deixa o crânio?

CORRELAÇÃO CLÍNICA | *Disfagia, aptialia e ageusia*

A lesão do nervo glossofaríngeo (IX) provoca **disfagia** ou dificuldade na deglutição, **aptialia** ou redução na secreção de saliva, perda da sensibilidade na garganta e **ageusia** ou perda da sensação do paladar. O nervo glossofaríngeo pode ser lesionado em consequência de determinadas condições, como traumatismo ou lesões.

O **reflexo faríngeo** (*reflexo do vômito*) é uma contração rápida e intensa dos músculos da faringe. Com exceção da deglutição normal, o reflexo faríngeo destina-se a evitar a ocorrência de sufocação, impedindo a entrada de objetos na parte oral da faringe. O reflexo é iniciado pelo contato de um objeto com o teto da cavidade oral, dorso da língua, área em torno das tonsilas e parte oral da faringe. A estimulação desses receptores nessas áreas envia uma informação sensitiva ao encéfalo por meio dos nervos glossofaríngeo (IX) e vago (X). O retorno da informação motora pelos mesmos nervos resulta em contração dos músculos faríngeos. Os indivíduos com reflexo faríngeo hiperativo têm dificuldade em deglutir comprimidos e são muitos sensíveis a vários procedimentos clínicos e odontológicos.

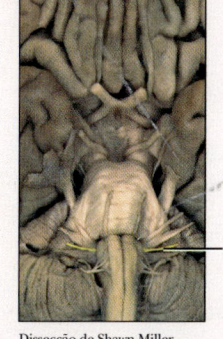

Nervo glossofaríngeo (IX)

Dissecção de Shawn Miller, Fotografia de Mark Nielsen

EXPO 18.H Nervo vago (X) *(Figura 18.25)*

OBJETIVO
- Identificar a origem do nervo vago (X) no encéfalo, o forame através do qual sai do crânio e a sua função.

O **nervo vago (X)** é um nervo craniano misto, que se estende desde a cabeça e o pescoço até o tórax e o abdome (Figura 18.25). O nome desse nervo provém de sua ampla distribuição. No pescoço, situa-se medial e posteriormente à veia jugular interna e à artéria carótida comum.

Os axônios sensitivos no nervo vago originam-se da pele da orelha externa para as sensações de tato, dor e temperatura; de alguns botões gustatórios na epiglote e na faringe; e de proprioceptores em músculos do pescoço e da parte oral da faringe. Além disso, os axônios sensitivos originam-se de barorreceptores no seio carótico e de quimiorreceptores nos glomos carótico e para-aórticos. A maioria dos neurônios sensitivos origina-se dos receptores sensitivos viscerais existentes na maior parte dos órgãos das cavidades torácica e abdominal, que transmitem as sensações (como fome, saciedade e desconforto) desses órgãos. Os neurônios sensitivos possuem corpos celulares nos **gânglios superior** e **inferior** e, em seguida, atravessam o forame jugular para terminar no bulbo e na ponte.

Os neurônios motores branquiais, que seguem um trajeto breve com o nervo acessório, originam-se de núcleos no bulbo e inervam os músculos da faringe, da laringe e do palato mole que são utilizados na deglutição, na vocalização e na tosse. Historicamente, esses neurônios motores foram denominados nervo acessório craniano, porém essas fibras pertencem, na realidade, ao nervo vago (X).

Os axônios dos neurônios motores parassimpáticos no nervo vago originam-se nos núcleos do bulbo e em quase todos os órgãos que se originam do tubo intestinal embrionário. Esses axônios inervam os pulmões, o coração, as glândulas do sistema digestório e o músculo liso das vias respiratórias, do esôfago, do estômago, da vesícula biliar, do intestino delgado e da maior parte do intestino grosso (ver Figura 19.3). Os axônios motores parassimpáticos iniciam as contrações do músculo liso no tubo gastrintestinal para auxiliar na motilidade e estimular a secreção das glândulas digestivas; ativar o músculo liso a contrair as vias respiratórias; e diminuir a frequência cardíaca.

✓ **TESTE RÁPIDO**
34. Por que o nervo vago (X) recebeu esse nome?

Figura 18.25 Nervo vago (X).

🔑 O nervo vago (X) está amplamente distribuído na cabeça, no pescoço, no tórax e no abdome.

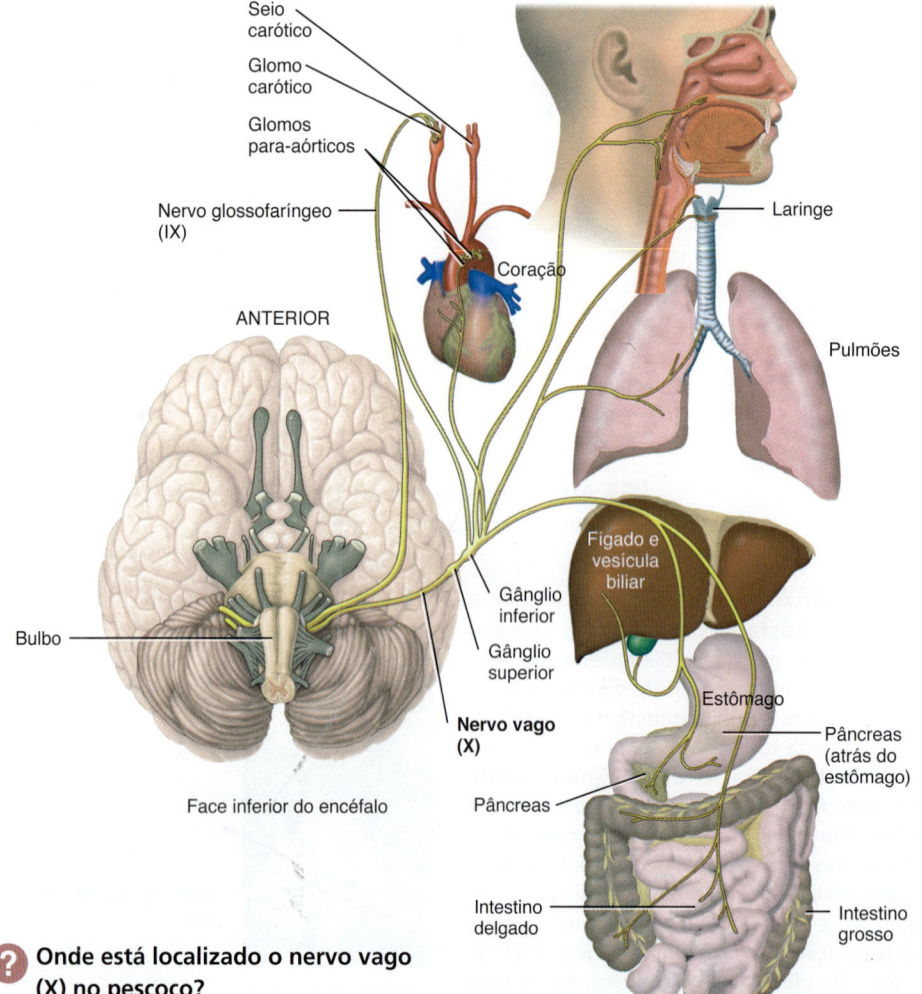

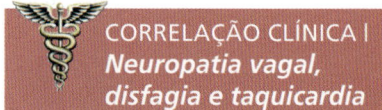

CORRELAÇÃO CLÍNICA | *Neuropatia vagal, disfagia e taquicardia*

A lesão do nervo vago (X) em consequência de determinadas condições, como traumatismo ou lesões, provoca **neuropatia vagal** ou interrupção da sensibilidade de muitos órgãos nas cavidades torácica e abdominal, **disfagia** ou dificuldade na deglutição, paralisia das pregas vocais e **taquicardia** ou aumento da frequência cardíaca.

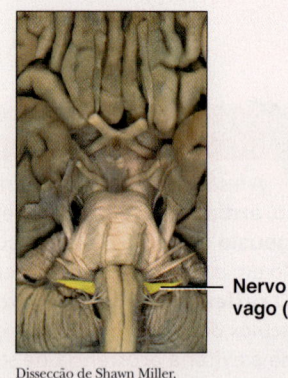

Dissecção de Shawn Miller, Fotografia de Mark Nielsen

❓ Onde está localizado o nervo vago (X) no pescoço?

EXPO 18.I — Nervo acessório (XI) *(Figura 18.26)*

OBJETIVO

- Identificar a origem do nervo acessório (XI) na medula espinal, os forames através dos quais entra inicialmente e, em seguida, deixa o crânio e a sua função.

O **nervo acessório (XI)** é um nervo craniano singular, que se acreditava que inervasse o último arco branquial. Evidências recentes confirmaram que esse nervo é singular na série de nervos cranianos e inerva os músculos que se originam do mesoderma lateral da cabeça (Figura 18.26). Historicamente, foi dividido em duas partes, um nervo acessório craniano e um nervo acessório espinal. Na realidade, o nervo acessório craniano constitui parte do nervo vago (X) (ver Expo 18.H). O "antigo" nervo acessório espinal é o nervo acessório descrito nesta Expo. Seus axônios motores originam-se no corno anterior de substância cinzenta dos primeiros cinco segmentos da parte cervical da medula espinal. Os axônios provenientes dos segmentos deixam a medula espinal lateralmente e unem-se, ascendem pelo forame magno e, em seguida, saem através do forame jugular, juntamente com os nervos vago e glossofaríngeo. O nervo acessório transporta impulsos motores para os músculos esternocleidomastóideo e trapézio para coordenar os movimentos da cabeça. Alguns axônios sensitivos no nervo acessório, que se originam de proprioceptores nos músculos esternocleidomastóideo e trapézio, começam o seu trajeto em direção ao encéfalo no nervo acessório, porém finalmente deixam o nervo para se unir a nervos do plexo cervical, enquanto outros permanecem no nervo acessório. A partir do plexo cervical, entram na medula espinal por meio das raízes posteriores dos nervos espinais cervicais, onde seus corpos celulares estão localizados nos gânglios sensitivos desses nervos. Na medula espinal, os axônios ascendem até os núcleos no bulbo.

✓ TESTE RÁPIDO

35. Onde se originam os axônios motores do nervo acessório (XI)?

Figura 18.26 Nervo acessório (XI).

O nervo acessório (XI) sai do crânio através do forame jugular.

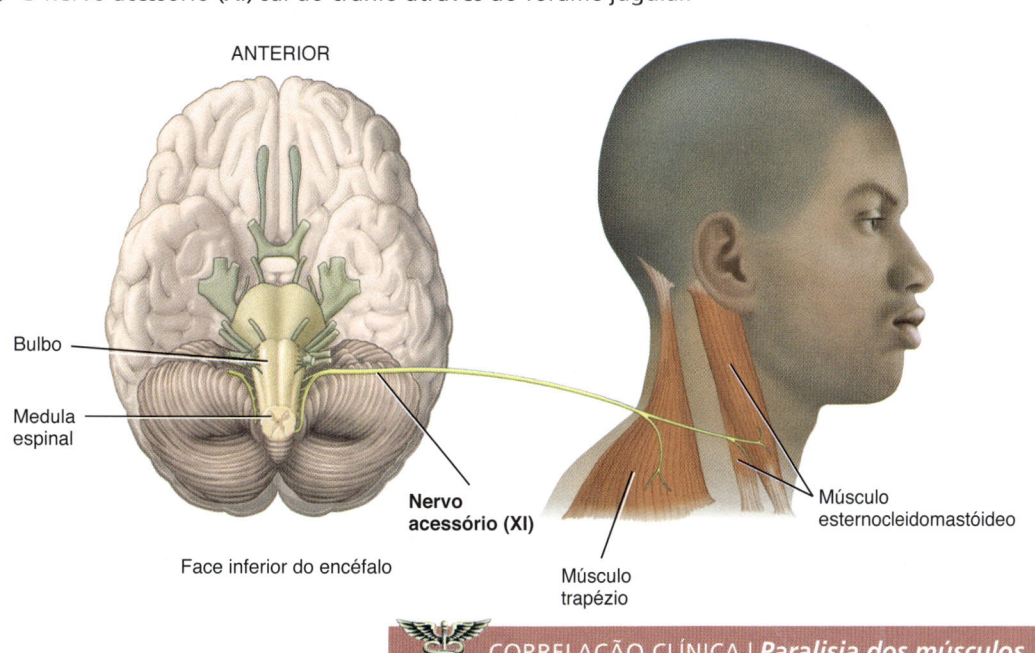

 Como o nervo acessório (XI) difere dos outros nervos cranianos?

CORRELAÇÃO CLÍNICA | Paralisia dos músculos esternocleidomastóideo e trapézio

Se houver lesão do nervo acessório (XI) em consequência de traumatismo, lesões ou acidente vascular encefálico, o resultado consiste em **paralisia dos músculos esternocleidomastóideo e trapézio**, de modo que o indivíduo é incapaz de elevar os ombros e tem dificuldade em rodar a cabeça.

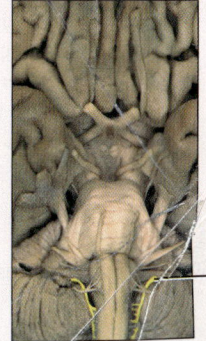

Nervo acessório (XI)

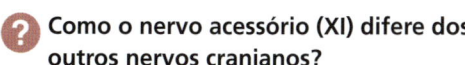
Dissecção de Shawn Miller, Fotografia de Mark Nielsen

EXPO 18.J — Nervo hipoglosso (XII) *(Figura 18.27)*

OBJETIVO

- Identificar a origem do nervo hipoglosso (XII) no encéfalo, o forame através do qual sai do crânio e a sua função.

O **nervo hipoglosso (XII)** é um nervo craniano motor. Os axônios motores somáticos originam-se no núcleo do nervo hipoglosso no bulbo, saem do bulbo em sua face anterior e atravessam o canal do nervo hipoglosso para inervar os músculos da língua. Esses axônios conduzem impulsos nervosos para a fala e a deglutição. Os axônios sensitivos não retornam ao encéfalo no nervo hipoglosso. Com efeito, os axônios sensitivos que se originam dos proprioceptores nos músculos da língua começam o seu trajeto em direção ao encéfalo no nervo hipoglosso, porém o deixam para unir-se aos nervos espinais cervicais e terminar no bulbo, entrando novamente no SNC por meio das raízes posteriores dos nervos espinais cervicais (Figura 18.27).

✓ TESTE RÁPIDO

36. Em que parte do encéfalo se origina o núcleo do nervo hipoglosso?

Figura 18.27 Nervo hipoglosso (XII).

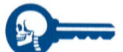 O nervo hipoglosso (XII) sai do crânio pelo canal do nervo hipoglosso.

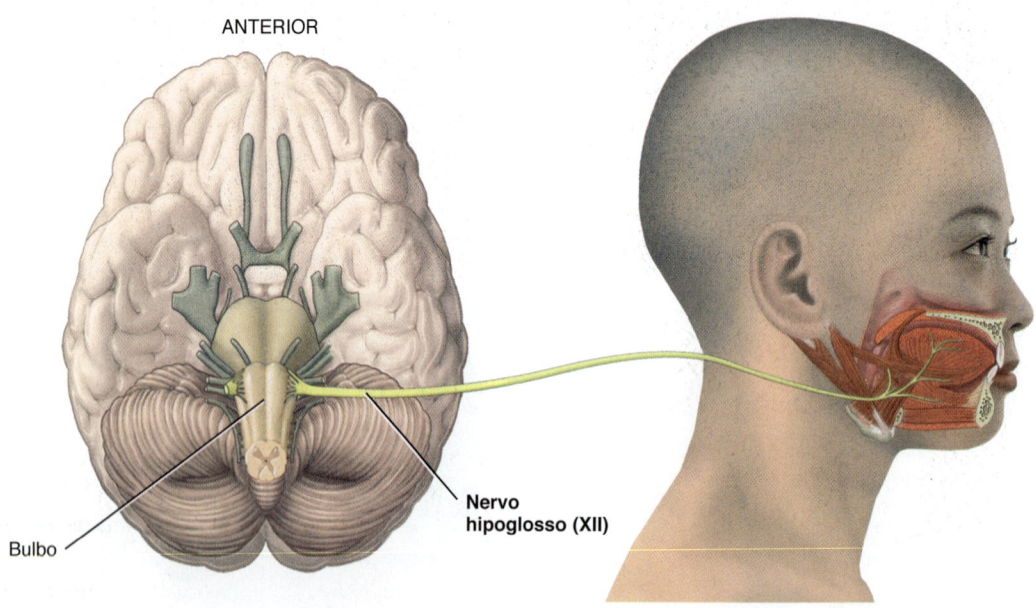

Face inferior do encéfalo

CORRELAÇÃO CLÍNICA | *Disartria e disfagia*

A lesão do nervo hipoglosso (XII) resulta em dificuldade na mastigação, em **disartria** ou dificuldade na fala e em **disfagia** ou dificuldade na deglutição. A língua, quando protraída, enrola-se para o lado afetado, e ocorre atrofia desse lado afetado. O nervo hipoglosso pode ser lesionado em consequência de condições como traumatismo, lesões, acidente vascular encefálico, esclerose lateral amiotrófica (doença de Lou Gehrig) ou infecções no tronco encefálico.

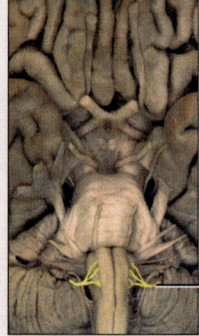

Dissecção de Shawn Miller, Fotografia de Mark Nielsen

? Que funções motoras importantes estão relacionadas com o nervo hipoglosso (XII)?

TABELA 18.4
Resumo dos nervos cranianos.

NERVO CRANIANO	COMPONENTES	PRINCIPAIS FUNÇÕES
Nervo olfatório (I)	*Sensitivo especial*	Olfação (olfato)
Nervo óptico (II)	*Sensitivo especial*	Visão
Nervo oculomotor (III)	*Motor*	
	• Somático	Movimento dos bulbos dos olhos e da pálpebra superior
	• Motor (autônomo)	Ajuste da lente para visão de perto (acomodação)
		Constrição da pupila
Nervo troclear (IV)	*Motor*	
	• Somático	Movimento dos bulbos dos olhos
Nervo trigêmeo (V)	*Misto*	
	• Sensitivo	Sensações de tato, dor e temperatura provenientes do escalpo, face e cavidade oral (incluindo os dentes e 2/3 anteriores da língua)
	• Motor (branquial)	Mastigação e controle do músculo da orelha média
Nervo abducente (VI)	*Motor*	
	• Somático	Movimento dos bulbos dos olhos
Nervo facial (VII)	*Misto*	
	• Sensitivo	Paladar dos 2/3 anteriores da língua
		Sensações de tato, dor e temperatura provenientes da pele no meato acústico externo
	• Motor (branquial)	Controle dos músculos da expressão facial e músculo da orelha média
	• Motor (autônomo)	Secreção de lágrimas e saliva
Nervo vestibulococlear (VIII)	*Sensitivo especial*	Audição e equilíbrio
Nervo glossofaríngeo (IX)	*Misto*	
	• Sensitivo	Paladar do terço posterior da língua
		Propriocepção em alguns músculos da deglutição
		Monitoramento da pressão arterial e dos níveis de oxigênio e de dióxido de carbono no sangue
		Sensações de tato, dor e temperatura provenientes da pele da orelha externa e parte superior da faringe
	• Motor (branquial)	Auxilia na deglutição
	• Motor (autônomo)	Secreção de saliva
Nervo vago (X)	*Misto*	
	• Sensitivo	Paladar proveniente da epiglote
		Propriocepção da parte oral da faringe e músculos da laringe
		Monitoramento da pressão arterial e dos níveis de oxigênio e de dióxido de carbono no sangue
		Sensações de tato, dor e temperatura provenientes da pele da orelha externa
		Sensações provenientes dos órgãos torácicos e abdominais
	• Motor (branquial)	Deglutição, vocalização e tosse
	• Motor (autônomo)	Motilidade e secreção dos órgãos gastrintestinais
		Constrição das vias respiratórias
		Diminuição da frequência cardíaca
Nervo acessório (XI)	*Misto*	
	• Sensitivo	Propriocepção e dor dos músculos trapézio e esternocleidomastóideo
	• Motor (mesoderma lateral)	Movimento da cabeça do cíngulo do membro superior
Nervo hipoglosso (XII)	*Motor*	
	• Somático	Fala, manipulação do alimento e deglutição

TERMINOLOGIA TÉCNICA

Apraxia. Incapacidade de executar movimentos voluntários na ausência de paralisia.

Concussão. Lesão caracterizada por perda abrupta, porém temporária, da consciência (de poucos segundos a várias horas), distúrbios da visão e problemas de equilíbrio. É causada por uma pancada na cabeça ou pela súbita interrupção da cabeça em movimento e constitui a lesão cerebral mais comum.

Contusão. Equimose do encéfalo decorrente de traumatismo; inclui o extravasamento de sangue de vasos microscópicos. Em geral, a contusão está associada a uma concussão. Na contusão, a pia-máter pode sofrer ruptura, possibilitando a entrada de sangue no espaço subaracnóideo. A área mais comumente afetada é o lobo frontal.

Epilepsia. Distúrbio caracterizado por episódios recorrentes e de curta duração (crise epiléptica) de disfunção motora, sensitiva ou psicológica; quase nunca afeta a inteligência. As crises são iniciadas por descargas elétricas sincrônicas anormais de milhões de neurônios no encéfalo. A epilepsia tem muitas causas, incluindo lesão encefálica por ocasião do parto; distúrbios metabólicos; infecções; toxinas; distúrbios vasculares; traumatismo cranioencefálico; e tumores e abscessos do encéfalo.

Insônia. Dificuldade em adormecer e manter o sono.

Laceração. Rompimento do encéfalo, habitualmente em consequência de fratura de crânio ou ferimento com projétil de arma de fogo. A laceração resulta em ruptura de vasos sanguíneos de grande calibre, com sangramento no encéfalo e no espaço subaracnóideo. As consequências incluem hematoma cerebral (acúmulo localizado de sangue, habitualmente coagulado, que comprime o tecido encefálico), edema e aumento da pressão intracraniana.

Lesões encefálicas. Lesões comumente associadas a traumatismo cranioencefálico e hipoxia (deficiência celular de oxigênio). Resultam, em parte, do deslocamento e da distorção do tecido neuronal por ocasião do impacto. Ocorre lesão tecidual adicional quando o fluxo sanguíneo normal é restaurado depois de um período de isquemia (fluxo sanguíneo reduzido).

Microcefalia. Condição congênita que envolve o desenvolvimento de encéfalo e crânio pequenos e resulta, com frequência, em retardo mental.

Síndrome de Reye. Distúrbio caracterizado por vômitos e disfunção encefálica (desorientação, letargia e alterações da personalidade), que pode evoluir para o coma e a morte; ocorre após uma infecção viral, particularmente varicela ou *influenza*, mais frequentemente em crianças e adolescentes que tomaram ácido acetilsalicílico.

Torpor. Ausência de reatividade, a partir da qual um paciente só consegue ser despertado apenas brevemente e apenas por estimulação vigorosa e repetida.

REVISÃO DO CAPÍTULO

Conceitos essenciais

18.1 Desenvolvimento e estrutura geral do encéfalo
1. Durante o desenvolvimento embriológico, formam-se vesículas cerebrais primárias a partir do tubo neural, que atuam como precursoras de várias partes do encéfalo.
2. O telencéfalo forma o cérebro, o diencéfalo desenvolve-se no tálamo e hipotálamo, o mesencéfalo continua como mesencéfalo, o metencéfalo forma a ponte e o cerebelo, e o mielencéfalo forma o bulbo (medula oblonga).
3. As principais partes do encéfalo são o tronco encefálico, o cerebelo, o diencéfalo e o cérebro.

18.2 Proteção e suprimento sanguíneo
1. O encéfalo é protegido pelos ossos do crânio e parte encefálica das meninges.
2. A parte encefálica das meninges é contínua com a parte espinal. Da superfície para dentro, as meninges na parte encefálica são a dura-máter, a aracnoide-máter e a pia-máter.
3. O líquido cerebrospinal (LCS) é formado nos plexos corióideos e circula pelos ventrículos laterais, terceiro ventrículo, quarto ventrículo, espaço subaracnóideo e canal central da medula espinal. A maior parte do líquido é absorvida no sangue por meio das granulações aracnóideas do seio sagital superior.
4. O líquido cerebrospinal fornece proteção mecânica e química e proporciona a circulação dos nutrientes.
5. O fluxo sanguíneo para o encéfalo ocorre principalmente pelas artérias carótida interna e vertebral.
6. Qualquer interrupção no aporte de oxigênio ou de glicose ao encéfalo pode resultar em enfraquecimento, lesão permanente ou morte das células encefálicas.
7. A barreira hematencefálica (BHE) possibilita o movimento de diferentes substâncias entre o sangue e o tecido encefálico em velocidades diferentes e impede o movimento de algumas substâncias do sangue para o encéfalo.

18.3 Tronco encefálico e formação reticular
1. O bulbo (medula oblonga) é contínuo com a parte superior da medula espinal e contém tratos motores e sensitivos. Contém núcleos que constituem centros reflexos para a regulação da frequência cardíaca e diâmetro dos vasos sanguíneos (centro cardiovascular), da frequência respiratória (centro respiratório bulbar), vasoconstrição, deglutição, tosse, vômito e espirro. Além disso, contém núcleos associados aos nervos vestibulococlear (VIII), glossofaríngeo (IX), vago (X), acessório (XI) e hipoglosso (XII).
2. A ponte está localizada acima do bulbo. Conecta a medula espinal com o encéfalo e liga partes do encéfalo entre si por meio de tratos. Os núcleos da ponte retransmitem impulsos nervosos relacionados com os movimentos esqueléticos voluntários do córtex cerebral para o cerebelo. A ponte contém o centro pneumotáxico ou grupo respiratório pontino, que ajuda a controlar a respiração. Contém núcleos associados aos nervos trigêmeo (V), abducente (VI) e facial (VII) e ao nervo vestibular do nervo vestibulococlear (VIII).

3. O mesencéfalo, que conecta a ponte e o diencéfalo e que circunda o aqueduto do mesencéfalo, conduz impulsos motores do cérebro para o cerebelo e a medula espinal, envia impulsos sensitivos da medula espinal para o tálamo e regula os reflexos auditivos e visuais. Contém também núcleos associados aos nervos oculomotor (III) e troclear (IV).
4. Grande parte do tronco encefálico consiste em pequenas áreas de substância cinzenta e substância branca, denominadas formação reticular, que ajudam a manter a consciência, provocam o despertar do sono e contribuem para o tônus muscular.

18.4 Cerebelo
1. O cerebelo ocupa as faces inferior e posterior da cavidade do crânio. Consiste em dois hemisférios laterais e em um verme do cerebelo medial.
2. O cerebelo conecta-se com o tronco encefálico por meio de três pares de pedúnculos cerebelares.
3. O cerebelo coordena as contrações dos músculos esqueléticos e mantém o tônus muscular, a postura e o equilíbrio normais.

18.5 Diencéfalo
1. O diencéfalo, que é composto de tálamo, hipotálamo e epitálamo, circunda o terceiro ventrículo.
2. O tálamo, localizado acima do mesencéfalo, contém núcleos que atuam como estações retransmissoras para todos os impulsos sensitivos para o córtex cerebral. Possibilita também uma avaliação grosseira da dor, temperatura e pressão e atua como mediador de algumas atividades motoras.
3. O hipotálamo localiza-se inferiormente ao tálamo. Controla e integra a divisão autônoma do sistema nervoso, conecta os sistemas nervoso e endócrino, atua na raiva e na agressão, controla a temperatura corporal, regula a ingestão de alimento e líquido e estabelece os ritmos circadianos.
4. O epitálamo consiste na glândula pineal e nos núcleos habenulares. A glândula pineal secreta a melatonina, que se acredita promova o sono e auxilie no estabelecimento do relógio biológico do corpo.
5. Os órgãos circunventriculares (OCV) podem monitorar alterações químicas no sangue, visto que não têm barreira hematencefálica.

18.6 Cérebro (telencéfalo)
1. O cérebro é a maior parte do encéfalo. O córtex do cérebro contém giros (convoluções), fissuras e sulcos.
2. Os hemisférios cerebrais são divididos em lobos: frontal, parietal, temporal, occipital e ínsula.
3. A substância branca do cérebro está abaixo do córtex e consiste em axônios mielinizados e amielínicos, que se estendem para outras regiões como fibras de associação, comissurais e de projeção.
4. Os núcleos da base, que consistem em diversos grupos de núcleos em cada hemisfério cerebral, ajudam a controlar os grandes movimentos automáticos dos músculos esqueléticos e a regular o tônus muscular.
5. O sistema límbico envolve a parte superior do tronco encefálico e corpo caloso. Atua nos aspectos emocionais do comportamento e memória.
6. A Tabela 18.2 fornece um resumo das funções das várias partes do encéfalo.

18.7 Organização funcional do córtex cerebral
1. As áreas sensitivas do córtex cerebral possibilitam a percepção de impulsos sensitivos. As áreas motoras governam o movimento muscular. As áreas de associação estão relacionadas com funções mais complexas de integração.
2. A área somatossensitiva primária recebe impulsos nervosos provenientes de receptores sensitivos somáticos para tato, propriocepção, dor e temperatura. Cada ponto dentro da área recebe impulsos provenientes de uma parte específica da face ou do corpo.
3. A área visual primária recebe impulsos que conduzem informação visual. A área auditiva primária interpreta as características básicas do som, como altura e ritmo. A área gustatória primária recebe impulsos para o paladar. A área olfatória primária recebe impulsos para o olfato.
4. As áreas motoras incluem a área motora primária, que controla as contrações voluntárias de músculos ou grupos de músculos específicos, e a área da fala de Broca, que controla a produção da fala.
5. A área de associação somatossensitiva permite determinar a forma e a textura exatas de um objeto sem olhar para ele e perceber a relação de uma parte do corpo com outra. A área de associação visual relaciona as experiências visuais presentes com as passadas e é essencial para reconhecer e avaliar o que é visto. A área de associação auditiva lida com os significados dos sons.
6. A área de Wernicke (área posterior da linguagem) interpreta o significado da fala, traduzindo as palavras em pensamentos. A área de integração comum integra interpretações sensitivas provenientes das áreas de associação e impulsos de outras áreas, permitindo pensamentos baseados em impulsos sensitivos.
7. A área pré-motora gera impulsos nervosos que provocam a contração de grupos específicos de músculos em sequências específicas. A área dos campos oculares frontais controla os movimentos voluntários de busca dos olhos.
8. Existem diferenças anatômicas sutis entre os dois hemisférios, e cada um deles desempenha funções exclusivas. Cada hemisfério recebe sinais sensitivos provenientes do lado oposto do corpo e o controla. O hemisfério esquerdo é mais importante para a linguagem, as habilidades numéricas e científicas e o raciocínio. O hemisfério direito é mais importante para a consciência musical e artística, a percepção espacial e de padrões, o reconhecimento de rostos, o conteúdo emocional da linguagem, a identificação de odores e a geração de imagens mentais da visão, audição, tato, paladar e olfato.
9. A memória, que é a capacidade de armazenar e recuperar pensamentos, envolve alterações persistentes no encéfalo.
10. As ondas cerebrais geradas pelo córtex cerebral são registradas a partir da superfície da cabeça no eletroencefalograma (EEG). O EEG pode ser utilizado para diagnosticar epilepsia, infecções e tumores.

18.8 Envelhecimento e sistema nervoso
1. O encéfalo cresce rapidamente durante os primeiros anos de vida.
2. Os efeitos relacionados com a idade envolvem perda de massa encefálica e diminuição da capacidade de enviar impulsos nervosos.

18.9 Nervos cranianos

1. Doze pares de nervos cranianos originam-se do nariz, dos olhos, da orelha interna, do tronco encefálico e da medula espinal.
2. Os nervos cranianos são denominados principalmente com base na sua distribuição e numerados de I a XII por ordem de fixação ao encéfalo. Cada um deles é descrito detalhadamente nas Expos 18.A a 18.J. A Tabela 18.4 fornece um resumo dos componentes e das principais funções dos nervos cranianos.

QUESTÕES PARA AVALIAÇÃO CRÍTICA

1. Um parente idoso sofreu um acidente vascular encefálico e agora tem dificuldade em movimentar o braço direito e também apresenta problemas na fala. Que áreas do encéfalo foram lesionadas pelo acidente vascular encefálico?
2. Wolfgang excedeu-se uma noite e desmaiou no banheiro de sua casa. Despertou com um inchaço na cabeça por ter batido a cabeça na pia, porém não deu importância ao fato. Entretanto, quando Tony o visitou no dia seguinte, disse "Amigo, você ainda está bêbado? Você não está falando nada com sentido, e parece que vai desmaiar novamente!" Antes que Wolfgang pudesse responder, vomitou. O que você pensa – Wolfgang ainda está bêbado? Explique a sua resposta.
3. O Dr. M. D. Hatter desenvolveu um fármaco que inibe a atividade do corpo amigdaloide do sistema límbico. Você é da opinião de que isso é bom ou ruim? Explique a sua resposta.
4. Um dos achados na necropsia nos encéfalos de pacientes com doença de Alzheimer é um alargamento exagerado dos sulcos do cérebro, bem como o estreitamento dos giros. Você consegue explicar a relação entre essa alteração anatômica e os sintomas, que incluem perda do raciocínio e da capacidade de autocuidado?
5. A primeira consulta de Dwayne ao dentista, depois de 10 anos, resultou em extenso trabalho dentário. Recebeu injeções de anestésico em vários locais durante a sessão. Enquanto almoçava, logo após a consulta, a sopa escorreu pela boca de Dwayne, porque ainda não tinha nenhuma sensibilidade no lábio superior esquerdo, lábio inferior direito e ponta da língua. O que aconteceu a Dwayne?

RESPOSTAS ÀS QUESTÕES DAS FIGURAS

18.1 O mesencéfalo não se desenvolve em uma vesícula cerebral secundária.
18.2 A maior parte do encéfalo é o cérebro.
18.3 Da superfície para dentro, as três meninges na parte encefálica são a dura-máter, a aracnoide-máter e a pia-máter.
18.4 O tronco encefálico é anterior ao quarto ventrículo, enquanto o cerebelo é posterior a ele.
18.5 O líquido cerebrospinal é reabsorvido no sangue pelas granulações aracnóideas que se projetam nos seios venosos durais.
18.6 O bulbo (medula oblonga) contém as pirâmides; o mesencéfalo contém os pedúnculos cerebrais; o termo ponte significa "ligação".
18.7 A decussação significa cruzamento para o lado oposto. A consequência funcional da decussação das pirâmides é que cada lado do cérebro controla os músculos do lado oposto do corpo.
18.8 Os pedúnculos cerebrais conduzem impulsos motores do cérebro para a ponte, o bulbo e a medula espinal e impulsos sensitivos do bulbo para o tálamo.
18.9 Os pedúnculos cerebelares transportam a informação para dentro e para fora do cerebelo.
18.10 Em cerca de 70% dos encéfalos humanos, a aderência intertalâmica conecta as metades direita e esquerda do tálamo.
18.11 De posterior para anterior, as quatro áreas principais do hipotálamo são a área hipotalâmica posterior (região mamilar), a área hipotalâmica intermédia (região tuberal); a área hipotalâmica rostral (região supraóptica) e a área hipotalâmica lateral (região pré-óptica).
18.12 A substância cinzenta aumenta mais rapidamente durante o desenvolvimento, no processo que produz os giros ou convoluções, os sulcos (sulcos superficiais) e as fissuras (sulcos profundos).
18.13 Os tratos de associação conectam os giros do mesmo hemisfério; os tratos comissurais conectam os giros nos hemisférios opostos; e os tratos de projeção conectam o cérebro com o tálamo, o tronco encefálico e a medula espinal.
18.14 Os núcleos da base situam-se lateral, superior e inferiormente ao tálamo.
18.15 O hipocampo é a parte do sistema límbico que atua com o cérebro na memória.
18.16 A área de integração comum integra a interpretação das sensações visuais, auditivas e somáticas; a área motora da fala traduz pensamentos em palavras; a área pré-motora controla os movimentos musculares finos; as áreas gustatórias interpretam as sensações relacionadas com o paladar; as áreas auditivas interpretam a altura do som e o ritmo; as áreas visuais interpretam a forma, a cor e o movimento dos objetos; a área dos campos oculares frontais controla os movimentos voluntários de busca dos olhos.
18.17 Os nervos cranianos I, II e VII são sensitivos; os nervos cranianos III, IV, VI, XI e XII são motores; e os nervos cranianos V, VII, IX e X são mistos.
18.18 Os axônios nos tratos olfatórios terminam na área olfatória primária, no lobo temporal do córtex cerebral.
18.19 A maioria dos axônios nos tratos ópticos termina na área visual primária no lobo occipital do córtex cerebral.
18.20 O ramo superior do nervo oculomotor distribui-se para o músculo reto superior do bulbo do olho; o nervo troclear é o menor nervo craniano.
18.21 O nervo trigêmeo é o maior nervo craniano.
18.22 Os axônios motores do nervo facial originam-se na ponte.
18.23 Os axônios sensitivos do nervo coclear originam-se no órgão espiral, o órgão da audição.
18.24 O nervo glossofaríngeo deixa o crânio através do forame jugular.
18.25 O nervo vago está localizado medial e posteriormente à veia jugular interna e à artéria carótida comum no pescoço.
18.26 O nervo acessório é o único nervo craniano que se origina do encéfalo e da medula espinal.
18.27 A fala e a deglutição constituem duas funções motoras importantes do nervo hipoglosso.

DIVISÃO AUTÔNOMA DO SISTEMA NERVOSO

19

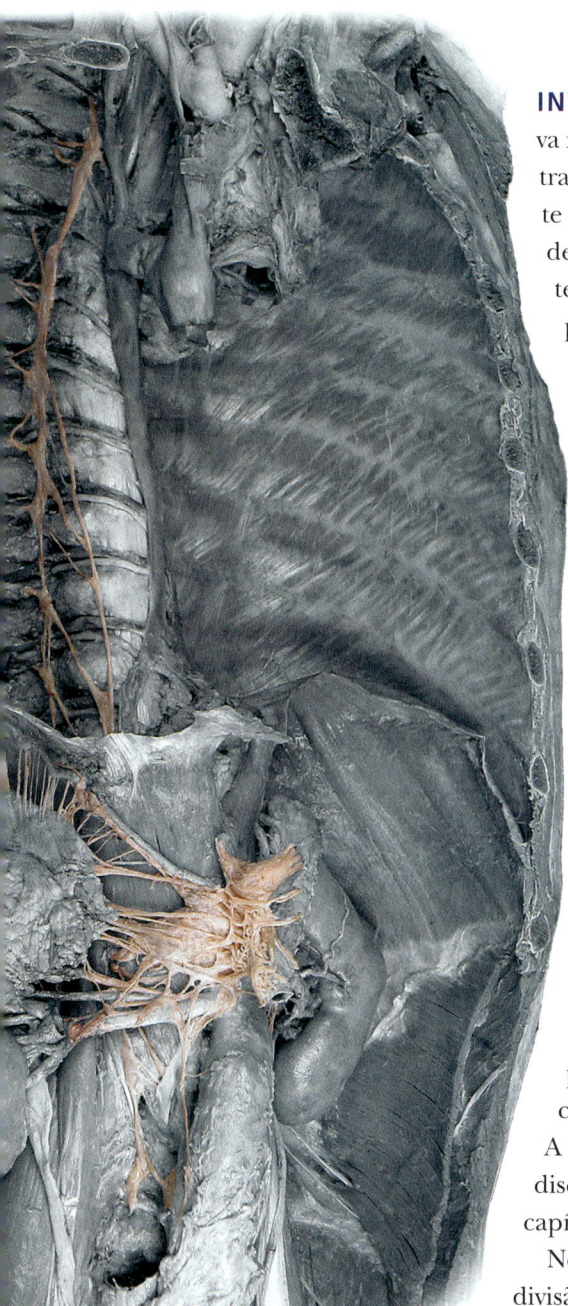

Mark Nielsen

INTRODUÇÃO É final de semestre, você estudou assiduamente para a prova final de anatomia, e, agora, está na hora de fazer a prova. Quando você entra na sala lotada e procura um lugar para sentar-se, percebe a tensão existente no ambiente, enquanto outros estudantes conversam nervosamente sobre detalhes de última hora que consideram importantes para a prova. De repente, sente o seu coração acelerar devido à emoção – ou será apreensão? Você percebe que a sua boca se torna um pouco seca, e começa a suar frio. Você também pode sentir que a sua respiração está um pouco mais acelerada e mais profunda. Enquanto aguarda o professor entregar a prova, esses sintomas tornam-se cada vez mais pronunciados. Por fim, a prova é entregue na sua carteira. Você folheia lentamente a prova para examinar as questões e constata que consegue responder a todas elas com segurança. Que alívio! Os sintomas começam a desaparecer conforme você se concentra em transferir o seu conhecimento de seu cérebro para o papel.

Os efeitos que acabamos de descrever encontram-se, em sua maioria, sob o controle da divisão autônoma do sistema nervoso (DASN) ou sistema nervoso autônomo (SNA). A parte entérica do SNA consiste em milhões de neurônios em plexos que se estendem por quase todo o tubo gastrintestinal. Sua atuação é involuntária. Embora os neurônios da parte entérica do sistema nervoso possam funcionar de modo autônomo, eles também podem ser regulados pelas outras partes do sistema nervoso autônomo. A parte entérica do sistema nervoso contém neurônios sensitivos, interneurônios e neurônios motores. Os neurônios sensitivos entéricos monitoram as alterações químicas que ocorrem no tubo gastrintestinal, bem como o estiramento de suas paredes. Os interneurônios entéricos integram a informação proveniente dos neurônios sensitivos e fornecem impulsos para os neurônios motores. Os neurônios motores entéricos governam a contração do músculo liso e a secreção das glândulas do sistema digestório. A parte entérica do sistema nervoso é descrita de modo mais detalhado na discussão do sistema digestório no Capítulo 24 (seção 24.2). O restante deste capítulo trata das partes simpática e parassimpática do SNA.

Neste capítulo, iremos comparar as características estruturais e funcionais da divisão autônoma do sistema nervoso com as da parte somática do sistema nervoso, que foram apresentadas no Capítulo 16. Em seguida, estudaremos a anatomia do SNA e iremos comparar a organização e as ações de suas duas principais partes, as partes simpática e parassimpática. •

? *Você já se perguntou como alguns fármacos anti-hipertensivos exercem seus efeitos por meio da divisão autônoma do sistema nervoso? Você pode encontrar a resposta na página 686.*

SUMÁRIO

19.1 Comparação entre a parte somática e a divisão autônoma do sistema nervoso, 670
- Parte somática do sistema nervoso, 670
- Divisão autônoma do sistema nervoso, 670
- Comparação entre os neurônios motores somáticos e autônomos, 671

19.2 Anatomia das vias motoras autônomas, 673
- Compreensão das vias motoras autônomas, 673
- Componentes anatômicos compartilhados de uma via motora autônoma, 674

19.3 Estrutura da parte simpática, 675
- Neurônios pré-ganglionares simpáticos, 675
- Gânglios simpáticos e neurônios pós-ganglionares, 677

19.4 Estrutura da parte parassimpática, 680
- Neurônios pré-ganglionares parassimpáticos, 680
- Gânglios parassimpáticos e neurônios pós-ganglionares, 682

19.5 Neurotransmissores e receptores do SNA, 684
- Neurônios e receptores colinérgicos, 684
- Neurônios e receptores adrenérgicos, 685

19.6 Funções do SNA, 685
- Respostas simpáticas, 686
- Respostas parassimpáticas, 687

19.7 Integração e controle das funções autônomas, 689
- Reflexos autônomos, 689
- Controle autônomo por centros superiores, 689

Terminologia técnica, 690

19.1 Comparação entre a parte somática e a divisão autônoma do sistema nervoso

OBJETIVO
- Comparar as estruturas e as funções da parte somática e da divisão autônoma do sistema nervoso.

Parte somática do sistema nervoso

Como aprendemos no Capítulo 16, a parte somática do sistema nervoso inclui neurônios tanto sensitivos quanto motores. Os neurônios sensitivos conduzem impulsos dos receptores para os sentidos somáticos (sensações de dor, temperatura, tato e propriocepção; ver Capítulo 20) e dos receptores para os sentidos especiais (visão, audição, paladar, olfato e equilíbrio; ver Capítulo 21). Normalmente, todas essas sensações são percebidas conscientemente. Os neurônios motores somáticos inervam os músculos esqueléticos – os efetores da parte somática do sistema nervoso – e produzem movimentos tanto reflexos quanto voluntários do aparelho locomotor. Quando um neurônio motor somático estimula um músculo esquelético, este músculo sofre contração; o efeito é sempre de excitação. Se os neurônios motores somáticos deixarem de estimular um músculo, o resultado consiste em músculo flácido e paralisado, sem tônus muscular. Além disso, embora geralmente não tenhamos consciência da respiração, os músculos que produzem os movimentos respiratórios são músculos esqueléticos controlados por neurônios motores somáticos. Se os neurônios motores respiratórios se tornarem inativos, a respiração é interrompida. Alguns músculos esqueléticos, como os da orelha média, são controlados por reflexos e não podem ser contraídos de modo voluntário.

Divisão autônoma do sistema nervoso

A **divisão autônoma do sistema nervoso (DASN)** ou **sistema nervoso autônomo (SNA)** regula os músculos estriado cardíaco e liso e o tecido glandular. A palavra autônoma provém das palavras latinas para *próprio* e *lei*, visto que, originalmente, acreditava-se que o SNA era independente. O SNA consiste em (1) *neurônios sensitivos autônomos*, presentes nos órgãos viscerais e nos vasos sanguíneos, que conduzem a informação para (2) *centros de integração*, na parte central do sistema nervoso ou sistema nervoso central (SNC), (3) *neurônios motores autônomos*, que se propagam do SNC para diversos tecidos efetores, de modo a regular a atividade do músculo liso, do músculo cardíaco e de muitas glândulas, e (4) *parte entérica*, uma rede especializada de nervos e de gânglios, que forma uma rede de nervos independente nas paredes do tubo gastrintestinal. Entretanto, existem centros no hipotálamo e no tronco encefálico que regulam os reflexos do SNA, de modo que essa divisão não é totalmente autônoma. Do ponto de vista funcional, o SNA opera habitualmente sem controle consciente.

O principal impulso para o SNA origina-se de **neurônios sensitivos autônomos** (*viscerais*). Em sua maior parte, esses neurônios estão associados a **interoceptores** (receptores no interior do corpo), como os quimiorreceptores que monitoram o nível sanguíneo de CO_2, e os mecanorreceptores, que detectam o grau de estiramento nas paredes dos órgãos ou dos vasos sanguíneos. Esses sinais sensitivos não são percebidos conscientemente na maior parte do tempo, embora a ativação intensa possa produzir sensações conscientes. Dois exemplos de sensação visceral percebida são as sensações de dor provocadas por vísceras lesionadas e a angina de peito (dor torácica), devido ao fluxo sanguíneo inadequado para o coração. Algumas sensações monitoradas por neurônios sensitivos somáticos (Capítulo 20) e por neurônios sensitivos especiais (Capítulo 21) também influenciam o SNA. Por exemplo, a dor pode provocar alterações drásticas em algumas atividades autônomas.

Os **neurônios motores autônomos** regulam as atividades viscerais, aumentando (excitando) ou diminuindo (inibindo) as atividades nos seus tecidos efetores, que são o músculo cardíaco, o músculo liso e as glândulas. Exemplos de respostas motoras autônomas são as alterações que ocorrem no diâmetro das pupilas, a dilatação e a constrição dos vasos sanguíneos e o ajuste da frequência e intensidade dos batimentos cardíacos. Diferentemente do músculo esquelético, os tecidos inervados pelo SNA frequentemente funcionam até certo ponto, mesmo se a sua inervação for lesionada. Por exemplo, o coração continua batendo quando é removido para transplante. Um músculo liso unitário, como aquele encontrado no revestimento do tubo gastrintestinal, apresenta contração rítmica por conta própria, e as glândulas produzem algumas secreções na ausência do controle do SNA.

A maioria das respostas autônomas não pode ser alterada nem suprimida significativamente de modo consciente. Provavelmente, não somos capazes de diminuir voluntariamente a frequência cardíaca para metade do normal. Por esse motivo, algumas respostas autônomas constituem a base para testes poligráficos ("detectores de mentira"). Entretanto, praticantes de ioga ou de outras técnicas de meditação aprendem a regular pelo menos algumas de suas atividades autônomas após anos de treino. (O *biofeedback*, em que dispositivos de monitoramento mostram informações sobre uma função do corpo, como frequência cardíaca ou pressão arterial, aumenta a capacidade de aprender esse controle consciente.) Os sinais provenientes de sentidos somáticos gerais e dos sentidos especiais, atuando por meio do sistema límbico, também influenciam as respostas dos neurônios motores autônomos. Por exemplo, ver uma bicicleta que irá atropelá-lo, ouvir uma freada de um carro próximo enquanto atravessa a rua ou ser agarrado por trás por um assaltante aumentam a frequência e a intensidade das contrações cardíacas.

Comparação entre os neurônios motores somáticos e autônomos

No Capítulo 10, verificamos que o axônio de um único neurônio motor somático mielinizado se estende desde o SNC até as fibras musculares esqueléticas em sua unidade motora (Figura 19.1A). Por outro lado, a maioria das vias motoras

Figura 19.1 **Vias do neurônio motor (A) na parte somática do sistema nervoso e (B) na divisão autônoma do sistema nervoso (DASN).** Observe que os neurônios motores autônomos liberam acetilcolina (ACh) ou norepinefrina (NE), enquanto os neurônios motores somáticos só liberam ACh.

A estimulação da parte somática do sistema nervoso sempre excita seus efetores (fibras musculares esqueléticas), enquanto a estimulação pela divisão autônoma do sistema nervoso excita ou inibe os efetores viscerais.

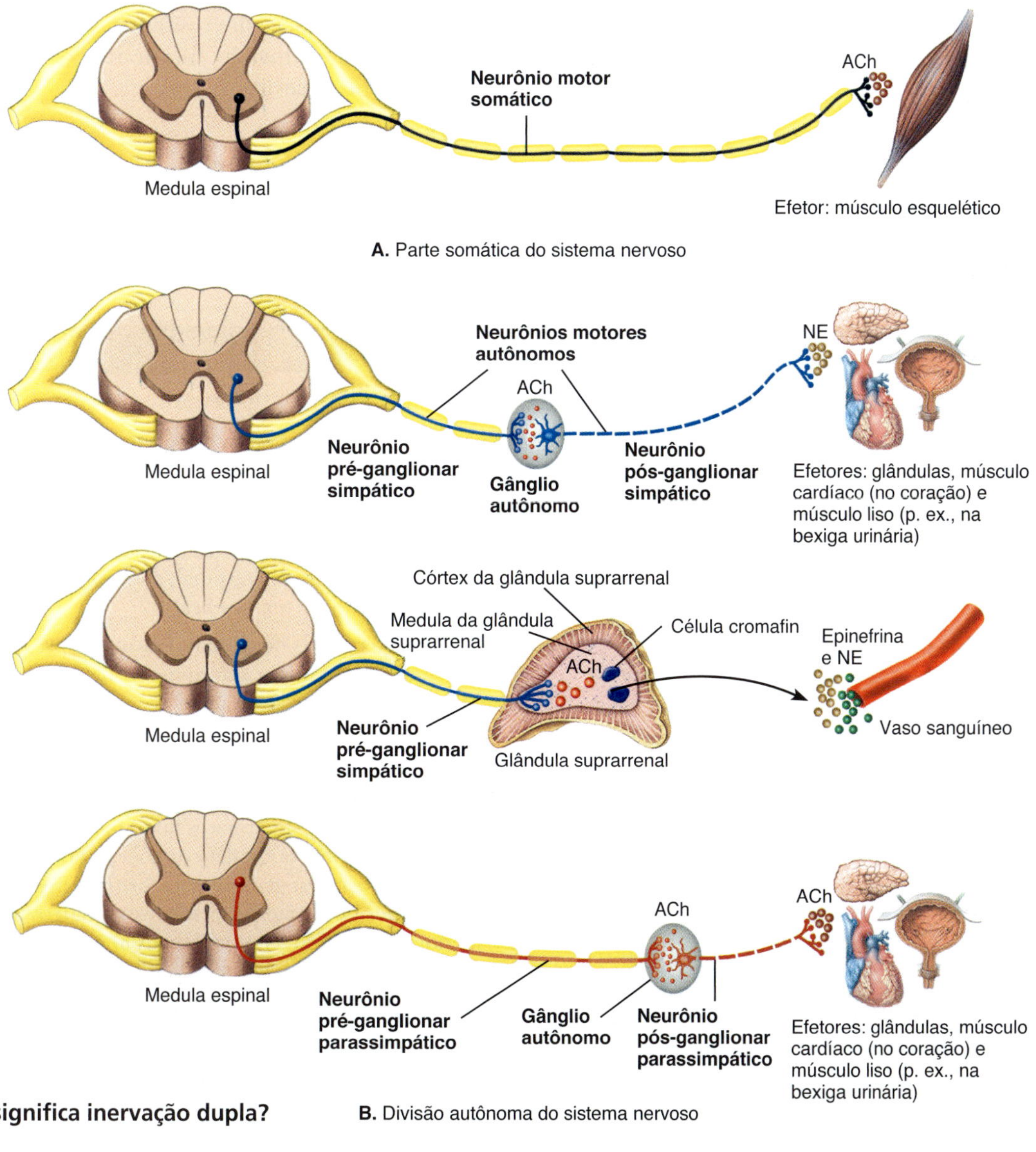

A. Parte somática do sistema nervoso

B. Divisão autônoma do sistema nervoso

❓ **O que significa inervação dupla?**

autônomas consiste em dois neurônios motores *em série*, um após o outro (Figura 19.1B). O primeiro neurônio (o **neurônio pré-ganglionar**) tem o seu corpo celular no SNC, e o seu axônio mielinizado estende-se do SNC até um **gânglio autônomo**. (Lembre-se de que um *gânglio* é um conjunto de corpos celulares neuronais fora do SNC.) O corpo celular do segundo neurônio (o **neurônio pós-ganglionar**) encontra-se nesse gânglio autônomo; seu axônio amielínico estende-se diretamente do gânglio até o efetor (músculo liso, músculo cardíaco ou glândula). Em algumas vias autônomas, o neurônio pré-ganglionar estende-se até células especializadas da medula da glândula suprarrenal (partes internas das glândulas suprarrenais), denominadas *células cromafins*, que secretam epinefrina e norepinefrina. Essas células desenvolvem-se a partir das mesmas células embrionárias que dão origem aos gânglios autônomos. Todos os neurônios motores somáticos liberam apenas acetilcolina (ACh) como neurotransmissor; os neurônios motores autônomos liberam ACh ou norepinefrina (NE).

Diferentemente do efluxo somático (motor), o componente de efluxo do SNA tem duas partes: a **parte simpática** e a **parte parassimpática**. A maioria dos órgãos apresenta **inervação dupla**, isto é, recebe impulsos de neurônios tanto simpáticos quanto parassimpáticos. Em alguns órgãos, os impulsos nervosos de uma parte do SNA estimulam o órgão a aumentar a sua atividade (excitação), enquanto impulsos da outra parte diminuem a atividade do órgão (inibição). Por exemplo, um aumento na frequência dos impulsos nervosos da parte *simpática* aumenta a frequência cardíaca, enquanto um aumento na frequência dos impulsos nervosos da parte *parassimpática* diminui a frequência cardíaca. A maioria dos impulsos da parte simpática, frequentemente denominada *parte de luta ou fuga*, é direcionada para o músculo liso dos vasos sanguíneos. As atividades simpáticas resultam em aumento do estado de alerta e das atividades metabólicas, de modo a preparar o corpo para uma situação de emergência. As respostas a essas situações, que podem ocorrer durante a atividade física ou o estresse emocional, incluem frequência cardíaca rápida, frequência respiratória mais acelerada, dilatação das pupilas, boca seca, sudorese, porém com pele fria, dilatação dos vasos sanguíneos para os órgãos envolvidos em combater o estresse (como o coração e os músculos esqueléticos), constrição dos vasos sanguíneos para os órgãos não envolvidos no combate (p. ex., sistema digestório e rins) e liberação de glicose do fígado.

A parte parassimpática é frequentemente designada como *parte de repouso e digestão*, visto que suas atividades conservam e restabelecem a energia corporal durante períodos de repouso e digestão de uma refeição; a maior parte de seus impulsos é direcionada para o músculo liso e o tecido glandular dos sistemas digestório e respiratório. A parte parassimpática conserva energia e reabastece as reservas de nutrientes. Embora tanto a parte simpática quanto a parte parassimpática estejam relacionadas com a manutenção da homeostasia, elas o fazem de maneira acentuadamente diferente.

A Tabela 19.1 fornece um resumo das comparações entre a parte somática e a divisão autônoma do sistema nervoso apresentadas nesta seção.

✓ TESTE RÁPIDO

1. Por que a divisão autônoma do sistema nervoso é assim denominada?
2. Quais são os principais componentes de influxo e efluxo da divisão autônoma do sistema nervoso?

TABELA 19.1

Comparação entre a parte somática e a divisão autônoma do sistema nervoso.

	PARTE SOMÁTICA DO SISTEMA NERVOSO	DIVISÃO AUTÔNOMA DO SISTEMA NERVOSO
Impulso sensitivo	Sentidos especiais e sentidos somáticos	Principalmente a partir de interoceptores; alguns provenientes dos sentidos especiais e sentidos somáticos
Controle do impulso motor	Controle voluntário do córtex cerebral, com contribuições dos núcleos da base, do cerebelo e da medula espinal	Controle involuntário do sistema límbico, do hipotálamo, do tronco encefálico e da medula espinal; controle limitado do tronco encefálico e do córtex cerebral
Via do neurônio motor	Via de um neurônio: neurônios motores somáticos que se estendem do SNC fazem sinapse diretamente com o efetor	Habitualmente via de dois neurônios: neurônios pré-ganglionares do SNC → sinapse no gânglio autônomo → neurônios pós-ganglionares → efetor visceral OU Neurônios pré-ganglionares do SNC → células cromafins da medula das glândulas suprarrenais → vasos sanguíneos → efetor
Neurotransmissores e hormônios	Todos os neurônios motores somáticos liberam acetilcolina (ACh)	Todos os neurônios pré-ganglionares liberam ACh; a maioria dos neurônios pós-ganglionares simpáticos libera norepinefrina (NE); aqueles para a maioria das glândulas sudoríferas liberam ACh; todos os neurônios pós-ganglionares parassimpáticos liberam ACh; a medula das glândulas suprarrenais libera epinefrina e norepinefrina
Efetores	Músculo esquelético	Músculo liso, músculo cardíaco e glândulas
Respostas	Contração do músculo esquelético	Contração ou relaxamento do músculo liso; aumento ou diminuição da frequência e intensidade da contração do músculo cardíaco; aumento ou diminuição das secreções das glândulas

19.2 Anatomia das vias motoras autônomas

OBJETIVOS

- Descrever em linhas gerais o desenvolvimento das vias motoras autônomas e explicar como elas se relacionam com a anatomia no adulto
- Comparar os neurônios pré-ganglionares e pós-ganglionares da divisão autônoma do sistema nervoso
- Descrever a anatomia dos gânglios autônomos.

Compreensão das vias motoras autônomas

Quando começa a estudar as vias motoras autônomas, o estudante de anatomia depara-se com muitas questões:

1. Por que existem duas partes distintas – simpática e parassimpática?
2. Por que existe uma série de dois neurônios motores do SNC para um órgão efetor?
3. Por que a parte simpática possui uma distribuição mais ampla no corpo do que a parte parassimpática?
4. Por que a parte parassimpática se origina nas regiões craniana e sacral do SNC, enquanto a parte simpática origina-se das regiões torácica e lombar do SNC?
5. Por que não existe efluxo autônomo da região cervical e da parte inferior da região lombar e parte superior da região sacral?

As respostas a essas perguntas raramente são esclarecidas; contudo, existem verdadeiras explicações para entender a anatomia das vias autônomas. Para ajudar a responder a essas questões, precisamos rever de maneira sucinta o desenvolvimento do sistema nervoso e destacar alguns detalhes importantes.

No Capítulo 4, verificamos que o desenvolvimento do sistema nervoso começa na terceira semana de gestação, com um espessamento do ectoderma, denominado **placa neural** (Figura 19.2). Durante o processo de neurulação, a placa dobra-se para dentro e forma um sulco longitudinal, o **sulco neural**. As margens elevadas da placa neural são denominadas **pregas neurais**. À medida que o desenvolvimento continua, as pregas neurais aumentam em altura e unem-se para formar um tubo, denominado **tubo neural**. Esse tubo passa a constituir o SNC. Durante esse processo de dobramento, a massa de tecido da margem da prega, a **crista neural**, migra entre o tubo neural e o ectoderma da pele (Figura 19.2B). O tecido da crista neural desempenha um papel proeminente na formação da parte periférica do sistema nervoso e contribui de modo significativo na formação das vias do neurônio motor autônomas.

Migração do tecido da crista neural

Algumas das células do tecido da crista neural dão origem aos corpos celulares da raiz posterior e gânglios cranianos de todos os neurônios sensitivos somáticos e viscerais no corpo. Entretanto, outras células da crista neural migram para o músculo liso em desenvolvimento dos vasos sanguíneos e do tubo intestinal. Essas *células da crista neural migratórias* irão formar neurônios pós-ganglionares, o *segundo* dos dois neurônios motores da via motora autônoma. À proporção que essas células migram, são acompanhadas de axônios que crescem a partir das células na parte ventrolateral do tubo neural. Essas células da parte ventrolateral do tubo tornam-se neurônios pré-ganglionares, os *primeiros* neurônios motores na via motora autônoma e, por fim, formam-se sinapses com as células migratórias da crista neural (Figura 19.2C).

As células migratórias da crista neural formam duas populações distintas de neurônios em desenvolvimento. Uma dessas populações migra para as extremidades cranial e caudal do tubo intestinal, visto que estas são as regiões de desenvolvimento inicial do tubo intestinal, enquanto a segunda população assume posições próximo ao saco vitelino, na região central do embrião, em torno dos vasos em desenvolvimento. Como o intestino tubular desenvolve-se mais rapidamente em suas duas extremidades (a faringe e a cloaca), a relação neuronal inicial entre as células do tubo neural (primeiro neurônio motor), as células da crista neural migratórias (segundo neurônio motor) e as células do músculo liso e das glândulas na parede do intestino em desenvolvimento (efetores autônomos) têm a sua origem nas regiões cranial e sacral do corpo e da parte central do sistema nervoso em desenvolvimento. Conforme o intestino tubular completa o seu desenvolvimento a partir das duas extremidades, essa relação neuronal é transferida para o intestino médio. Esse padrão neuronal estabelece o *efluxo craniossacral* para o intestino tubular e também estabelece a parte parassimpática da divisão autônoma do sistema nervoso.

Conforme os principais vasos sanguíneos começam a emergir em todo do saco vitelino em desenvolvimento, na região central do embrião, as células da crista neural migratórias, nas regiões torácica e lombar superior, estabelecem conexões com as células musculares lisas em desenvolvimento nas paredes dos vasos sanguíneos. A partir dessa região central do embrião, a relação neural inicial entre a célula do tubo neural (primeiro neurônio motor), a célula migratória da crista neural (segundo neurônio motor) e as células musculares lisas nos vasos sanguíneos em desenvolvimento (efetores autônomos) surge nas regiões torácica e lombar do corpo e da parte central do sistema nervoso em desenvolvimento. Esse padrão neuronal estabelece o *efluxo toracolombar* para o músculo liso do sistema cardiovascular e torna-se a anatomia da parte simpática da divisão autônoma do sistema nervoso.

Uma vez adquirido esse conhecimento sobre o desenvolvimento embrionário, podemos responder à questão sobre a divisão do SNA em partes simpática e parassimpática. Trata-se de duas partes distintas, que emergiram para controlar as duas populações distintas de músculo liso em desenvolvimento – o músculo liso do tubo intestinal (parte parassimpática) e o músculo liso cardiovascular (parte simpática). A migração das células da crista neural, que foi seguida pelos neurônios do tubo neural, explica a via de dois neurônios no controle motor. A razão pela qual a parte simpática é mais disseminada do que a parte parassimpática é o fato de que a parte simpática controla os vasos sanguíneos, que se desenvolvem por todo o corpo, enquanto a distribuição parassimpática limita-se ao intestino tubular e seus derivados.

Figura 19.2 Desenvolvimento das vias motoras autônomas. Neurulação (A) e (B) migração das células da crista neural.

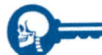 O sistema nervoso começa a se desenvolver na terceira semana de gestação, a partir de um espessamento do ectoderma, denominado placa neural.

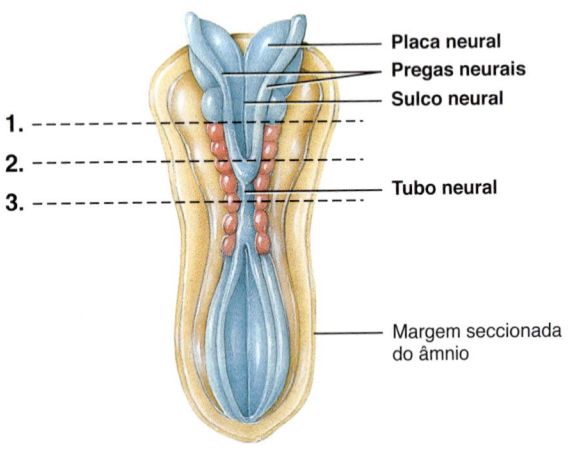

A. Vista dorsal

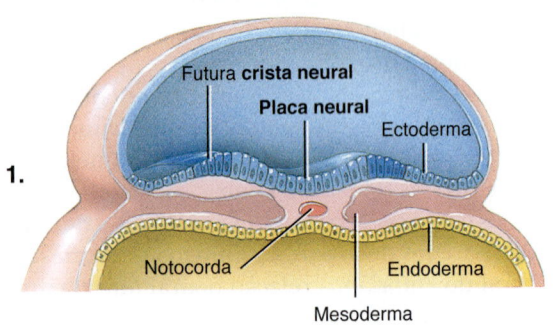

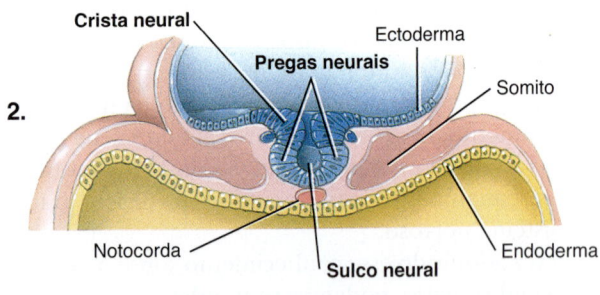

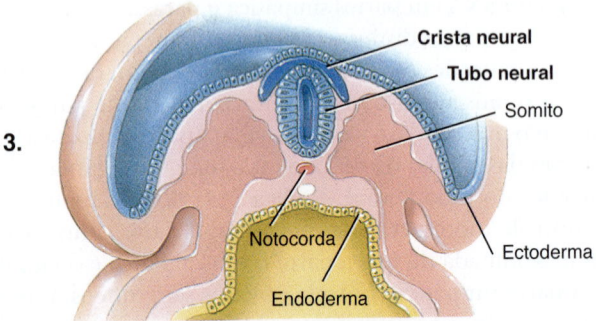

B. Cortes transversais

A migração inicial das duas populações separadas de células da crista neural esclarece por que o controle simpático provém das regiões toracolombares do SNC, enquanto o controle parassimpático origina-se das regiões craniossacrais. A questão final é por que existem lacunas no efluxo autônomo. A resposta encontra-se no desenvolvimento dos membros. A ausência de efluxo autônomo proveniente das regiões cervical, lombar inferior e sacral superior resulta da dominância maciça da inervação dos músculos esqueléticos que surge nos membros em desenvolvimento, deslocando o efluxo autônomo dessas regiões do SNC. Em outras palavras, os neurônios motores somáticos "forçam" os neurônios autônomos para fora do caminho enquanto os membros se desenvolvem.

Componentes anatômicos compartilhados de uma via motora autônoma

Em consequência de seu desenvolvimento, as partes tanto simpática quanto parassimpática compartilham determinadas características, enquanto outros aspectos de sua anatomia são singulares. Descreveremos em primeiro lugar as características comuns de ambas as partes e, em seguida, iremos explorar de modo mais detalhado cada uma das partes.

Neurônios motores e gânglios autônomos

Como aprendemos na Seção 19.1, cada via do SNA possui dois neurônios motores (ver Figura 19.1B). O corpo celular do neurônio pré-ganglionar (o primeiro neurônio da via) encontra-se no encéfalo ou na medula espinal, e o seu axônio deixa o SNC como parte de um nervo craniano ou

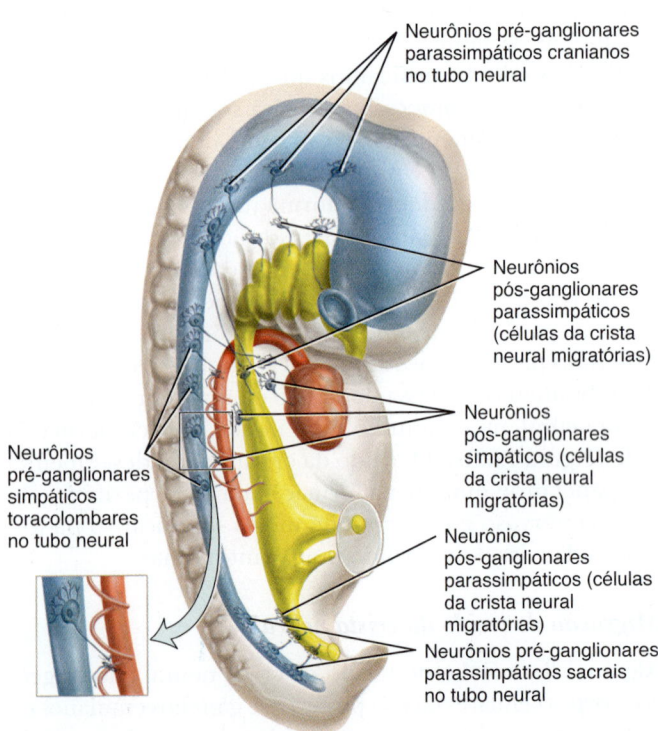

C. Relação dos neurônios do tubo neural com neurônios da crista neural

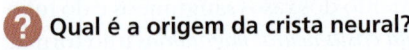 Qual é a origem da crista neural?

espinal. O axônio de um neurônio pré-ganglionar é uma fibra mielinizada de pequeno calibre, que habitualmente se estende até um gânglio autônomo, um agregado de células da crista neural que migraram. Os gânglios autônomos podem ser divididos em três grupos gerais: dois grupos são componentes da parte simpática (os **gânglios simpáticos**) e um grupo é componente da parte parassimpática (os **gânglios parassimpáticos**). O neurônio pré-ganglionar faz sinapse com um neurônio pós-ganglionar (o segundo neurônio na via) dentro do gânglio autônomo (ver Figura 19.1B). Observe que, em virtude de sua origem a partir do tecido migratório da crista neural, o neurônio pós-ganglionar está totalmente localizado fora do SNC, no SNP. Seu corpo celular e dendritos estão localizados no gânglio autônomo, e o seu axônio é uma fibra tipo C amielínica de pequeno calibre, que termina em um efetor visceral. Diferentemente de outros neurônios, as fibras autônomas pós-ganglionares não terminam em uma única intumescência terminal, como um botão sináptico ou uma placa motora terminal. Os ramos terminais das fibras autônomas contêm numerosas intumescências, denominadas **varicosidades**, que liberam simultaneamente neurotransmissor para uma grande área do órgão inervado. Essa liberação substancial de neurotransmissor e o maior número de neurônios pós-ganglionares significam que a atividade autônoma normalmente influencia órgãos inteiros, e não células isoladas.

Plexos autônomos

No tórax, no abdome e na pelve, os axônios dos neurônios pré-ganglionares de ambas as partes simpática e parassimpática formam redes emaranhadas, denominadas **plexos autônomos**, muitos dos quais se localizam ao longo das artérias principais. Os plexos autônomos também podem conter *gânglios autônomos* (grupos de corpos celulares para os neurônios pós-ganglionares nos plexos) e axônios de neurônios sensitivos autônomos. Os principais plexos no tórax são o **plexo cardíaco**, que supre o coração, e o **plexo pulmonar**, que supre a árvore bronquial (ver Figura 19.3; ver também Figura 19.4).

O abdome e a pelve também contêm plexos autônomos importantes, que frequentemente são denominados pelo nome da artéria ao longo da qual estão distribuídos (Figura 19.3). O **plexo celíaco** (*solar*), maior plexo autônomo, circunda o tronco celíaco e a artéria mesentérica superior. Contém dois grandes gânglios celíacos, dois gânglios aorticorrenais e uma densa rede de axônios autônomos e distribui-se para fígado, vesícula biliar, estômago, pâncreas, baço, rins, medula (região interna) das glândulas suprarrenais, testículos e ovários. O **plexo mesentérico superior** contém o gânglio mesentérico superior e supre o intestino delgado e intestino grosso. O **plexo mesentérico inferior** contém o gânglio mesentérico inferior, que inerva o intestino grosso. O **plexo hipogástrico** supre as vísceras pélvicas. Os **plexos renais** contêm o gânglio renal e suprem as artérias renais dentro dos rins e ureteres.

Com esse entendimento do desenvolvimento e das características anatômicas básicas compartilhadas pelas partes simpática e parassimpática das vias motoras autônomas, estamos preparados para explorar as duas partes com mais detalhes.

✓ **TESTE RÁPIDO**
3. Descreva as migrações do tecido da crista neural no início do desenvolvimento das vias motoras autônomas.
4. Descreva as características anatômicas compartilhadas das vias motoras autônomas.

19.3 Estrutura da parte simpática

◉ **OBJETIVOS**

- Explicar a origem da parte simpática da parte central do sistema nervoso
- Descrever a localização dos gânglios simpáticos
- Citar as sinapses entre os neurônios motores pré-ganglionares e pós-ganglionares da parte simpática e as diferentes vias dos neurônios pós-ganglionares até seus órgãos efetores.

Neurônios pré-ganglionares simpáticos

Na parte simpática, os neurônios pré-ganglionares têm os corpos celulares localizados nos cornos laterais da substância cinzenta nos 12 segmentos da parte torácica e dois ou três segmentos da parte lombar da medula espinal (Figura 19.4). Por esse motivo, a parte simpática é também denominada **parte toracolombar**, e os axônios dos neurônios pré-ganglionares simpáticos são conhecidos como **efluxo toracolombar**.

Os axônios pré-ganglionares deixam a medula espinal juntamente com os neurônios motores somáticos por meio das radículas anteriores do nervo espinal. Após a sua saída pelo tronco nervoso espinal através dos forames intervertebrais, os axônios simpáticos pré-ganglionares mielinizados passam para a raiz anterior do nervo espinal e entram em uma via curta, denominada **ramo branco**, antes de passar para o gânglio do tronco simpático mais próximo no mesmo lado. Em seu conjunto, os ramos brancos são denominados **ramos comunicantes brancos**. O termo "branco" no nome indica que eles contêm axônios mielinizados. Apenas os nervos torácicos e os primeiros dois ou três nervos lombares apresentam ramos comunicantes brancos, visto que esses níveis de efluxo toracolombar são os únicos níveis a partir dos quais os neurônios motores pré-ganglionares simpáticos (os neurônios mielinizados da via motora autônoma) deixam a medula espinal (em consequência do padrão de desenvolvimento descrito anteriormente). Os ramos comunicantes brancos conectam a raiz anterior do nervo espinal com os gânglios do tronco simpático.

Os axônios pré-ganglionares estendem-se desde um ramo comunicante branco até o gânglio do tronco simpático, e emitem diversos ramos colaterais axônicos. Esses ramos colaterais terminam e fazem sinapse de várias maneiras (Figura 19.5):

❶ Alguns fazem sinapse no primeiro gânglio, no nível de entrada.

❷ Outros ascendem ou descem pelo tronco simpático por uma distância variável, de um gânglio para outro.

❸ Alguns axônios pré-ganglionares atravessam o tronco simpático sem terminar nele. Além do tronco, formam

Figura 19.3 Plexos autônomos no tórax, no abdome e na pelve.

 Um plexo autônomo é uma rede de axônios simpáticos e parassimpáticos que, algumas vezes, também inclui axônios sensitivos autônomos e gânglios simpáticos.

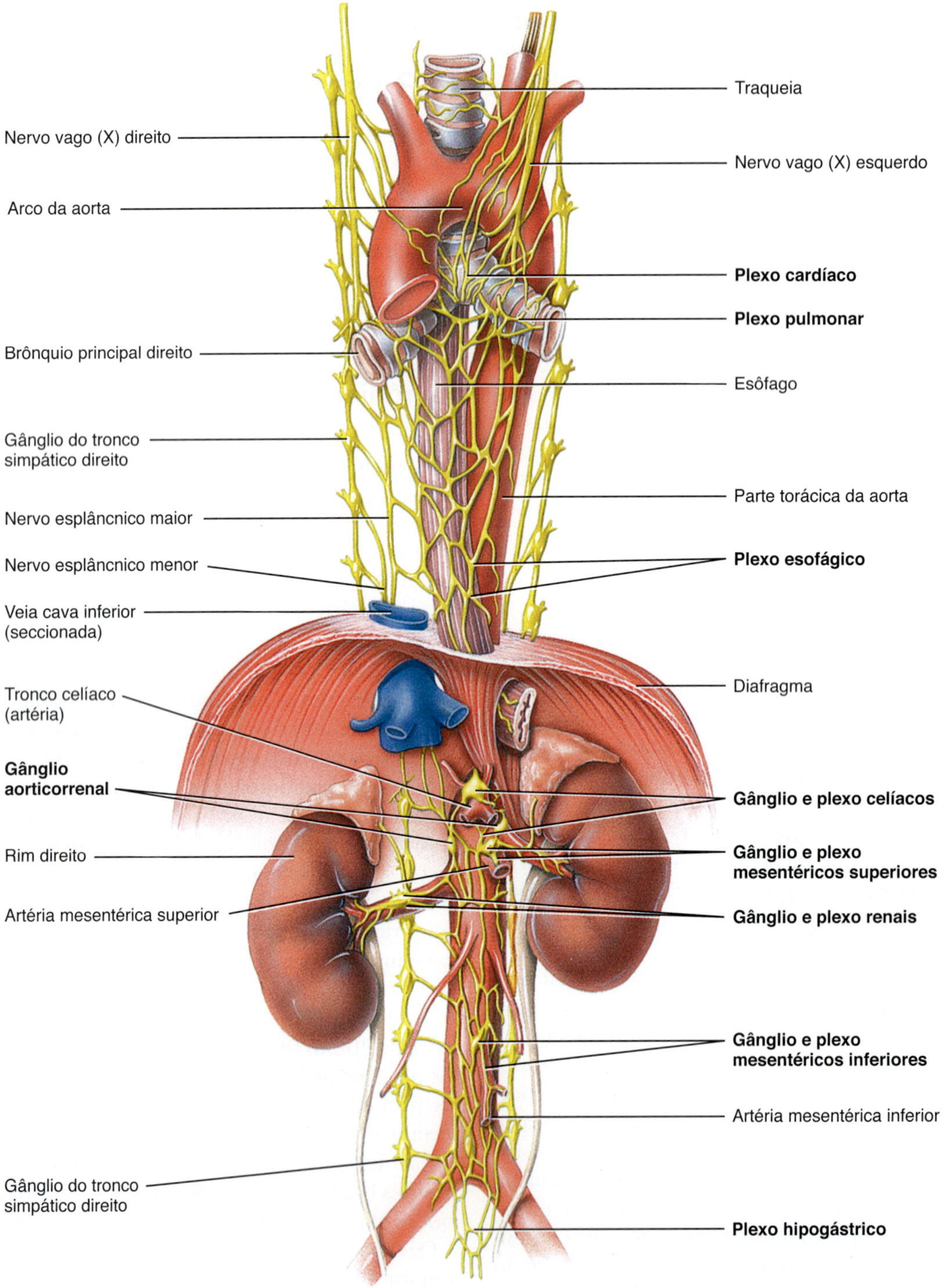

Nervo vago (X) direito
Arco da aorta
Brônquio principal direito
Gânglio do tronco simpático direito
Nervo esplâncnico maior
Nervo esplâncnico menor
Veia cava inferior (seccionada)
Tronco celíaco (artéria)
Gânglio aorticorrenal
Rim direito
Artéria mesentérica superior
Gânglio do tronco simpático direito

Traqueia
Nervo vago (X) esquerdo
Plexo cardíaco
Plexo pulmonar
Esôfago
Parte torácica da aorta
Plexo esofágico
Diafragma
Gânglio e plexo celíacos
Gânglio e plexo mesentéricos superiores
Gânglio e plexo renais
Gânglio e plexo mesentéricos inferiores
Artéria mesentérica inferior
Plexo hipogástrico

A. Vista anterior

nervos, conhecidos como **nervos esplâncnicos** (ver Figura 19.4), que se estendem até os gânglios pré-vertebrais e terminam neles. Esses gânglios, que são formados por células da crista neural que migraram para os vasos sanguíneos principais, suprem os órgãos que se originam da parte abdominal do tubo intestinal.

Uma única fibra pré-ganglionar simpática apresenta muitos ramos colaterais axônicos e pode fazer sinapse com 20 ou mais neurônios pós-ganglionares. Esse padrão de projeção fornece um exemplo de divergência (ver Capítulo 16) e ajuda a explicar por que muitas respostas simpáticas afetam simultaneamente quase todo o corpo.

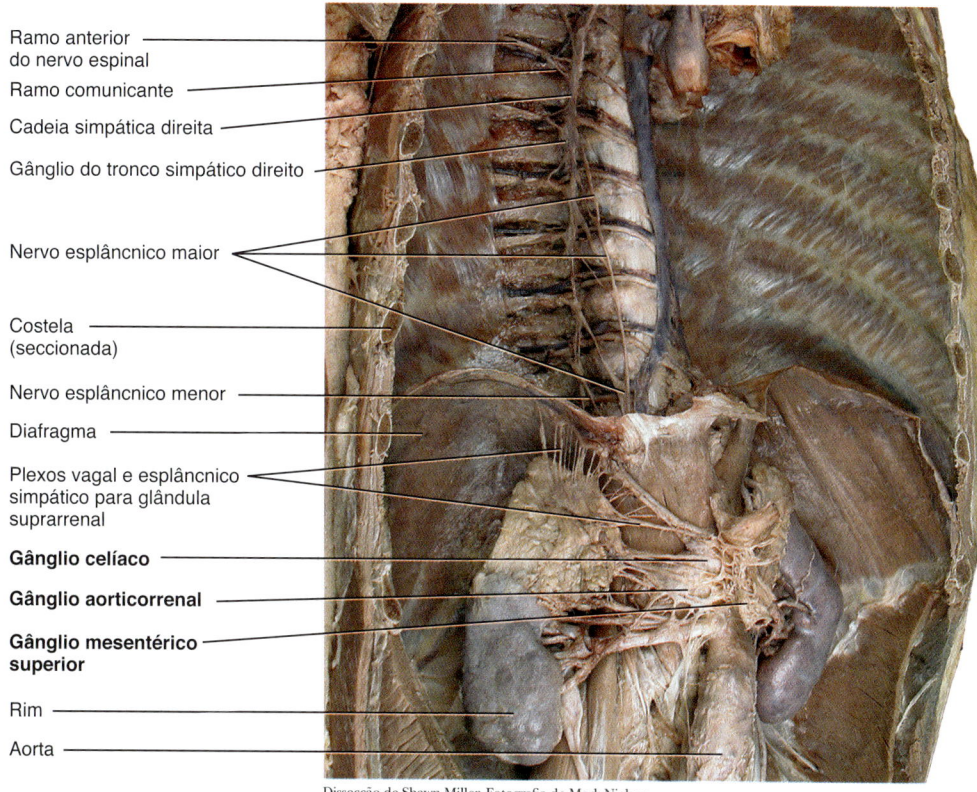

- Ramo anterior do nervo espinal
- Ramo comunicante
- Cadeia simpática direita
- Gânglio do tronco simpático direito
- Nervo esplâncnico maior
- Costela (seccionada)
- Nervo esplâncnico menor
- Diafragma
- Plexos vagal e esplâncnico simpático para glândula suprarrenal
- **Gânglio celíaco**
- **Gânglio aorticorrenal**
- **Gânglio mesentérico superior**
- Rim
- Aorta

Dissecção de Shawn Miller, Fotografia de Mark Nielsen

B. Vista anterior

 Qual é o maior plexo autônomo?

Gânglios simpáticos e neurônios pós-ganglionares

Os gânglios simpáticos constituem os locais de sinapses entre neurônios pré-ganglionares e pós-ganglionares simpáticos e contêm os corpos celulares dos neurônios pós-ganglionares. Existem dois grupos de gânglios simpáticos – os gânglios do tronco simpático e os gânglios pré-vertebrais.

Gânglios do tronco simpático

Os **gânglios do tronco simpático** (também denominados *gânglios da cadeia vertebral* ou *gânglios paravertebrais*) situam-se em uma fileira vertical em ambos os lados da coluna vertebral. A posição dos gânglios do tronco simpático é estabelecida no embrião, à proporção que os vasos sanguíneos se ramificam a partir da aorta em cada segmento do tronco embrionário em desenvolvimento. (Lembre-se de que as vias simpáticas acompanham os vasos sanguíneos durante o desenvolvimento e estabelecem suas posições ao longo desses ramos da aorta.) Esses gânglios estendem-se desde a base do crânio até o cóccix (Figura 19.4).

Os gânglios pares do tronco simpático estão dispostos anterior e lateralmente à coluna vertebral, um de cada lado. Normalmente, existem três gânglios cervicais, 11 ou 12 gânglios torácicos, 4 ou 5 gânglios lombares e 4 ou 5 gânglios sacrais do tronco simpático e 1 gânglio coccígeo. Os gânglios coccígeo direito e esquerdo fundem-se e situam-se habitualmente na linha mediana. Os gânglios do tronco simpático estendem-se inferiormente, desde o pescoço, tórax e abdome até o cóccix (lembre-se de que estes eram locais de migração das células da crista neural para locais próximos aos vasos segmentares que se originam da aorta embrionária); todavia, eles recebem axônios pré-ganglionares apenas dos segmentos torácicos e lombares da medula espinal, visto que essa região era o local inicial de formação dos vasos sanguíneos (ver Figura 19.4).

Os neurônios pós-ganglionares que se originam dos gânglios do tronco simpático percorrem um dos seguintes trajetos (ver Figura 19.4):

1. A partir de todos os gânglios da cadeia simpática, retornam por meio dos ramos comunicantes cinzentos para o ramo anterior de um nervo espinal, onde se distribuem para os vasos sanguíneos, as glândulas sudoríferas e os músculos eretores dos pelos na parede corporal.
2. A partir dos gânglios cervicais do tronco simpático, os neurônios saem nos ramos dos nervos que suprem o coração ou que acompanham os vasos sanguíneos na cabeça, no pescoço e na região do ombro.
3. A partir dos gânglios torácicos superiores, abdominais inferiores e pélvicos do tronco simpático, os neurônios saem do tronco nos nervos que entram nos plexos que acompanham os vasos sanguíneos dessas regiões.

A parte cervical do tronco simpático está localizada no pescoço e é subdividida em gânglios superior, médio e inferior (ver Figura 19.4). Os neurônios pós-ganglionares que deixam o **gânglio cervical superior** inervam a cabeça e o coração. Os neurônios distribuem-se principalmente para os vasos sanguíneos na cabeça, mas também inervam as

678 PRINCÍPIOS DE ANATOMIA HUMANA

Figura 19.4 Parte simpática da divisão autônoma do sistema nervoso. As linhas contínuas representam axônios pré-ganglionares, e as linhas tracejadas, os axônios pós-ganglionares. Embora as estruturas inervadas sejam mostradas apenas em um lado do corpo para fins de diagrama, a parte simpática inerva, na realidade, tecidos e órgãos em ambos os lados.

 Os corpos celulares dos neurônios pré-ganglionares simpáticos estão localizados nos cornos laterais da substância cinzenta, nos 12 segmentos torácicos e nos primeiros dois segmentos lombares da medula espinal.

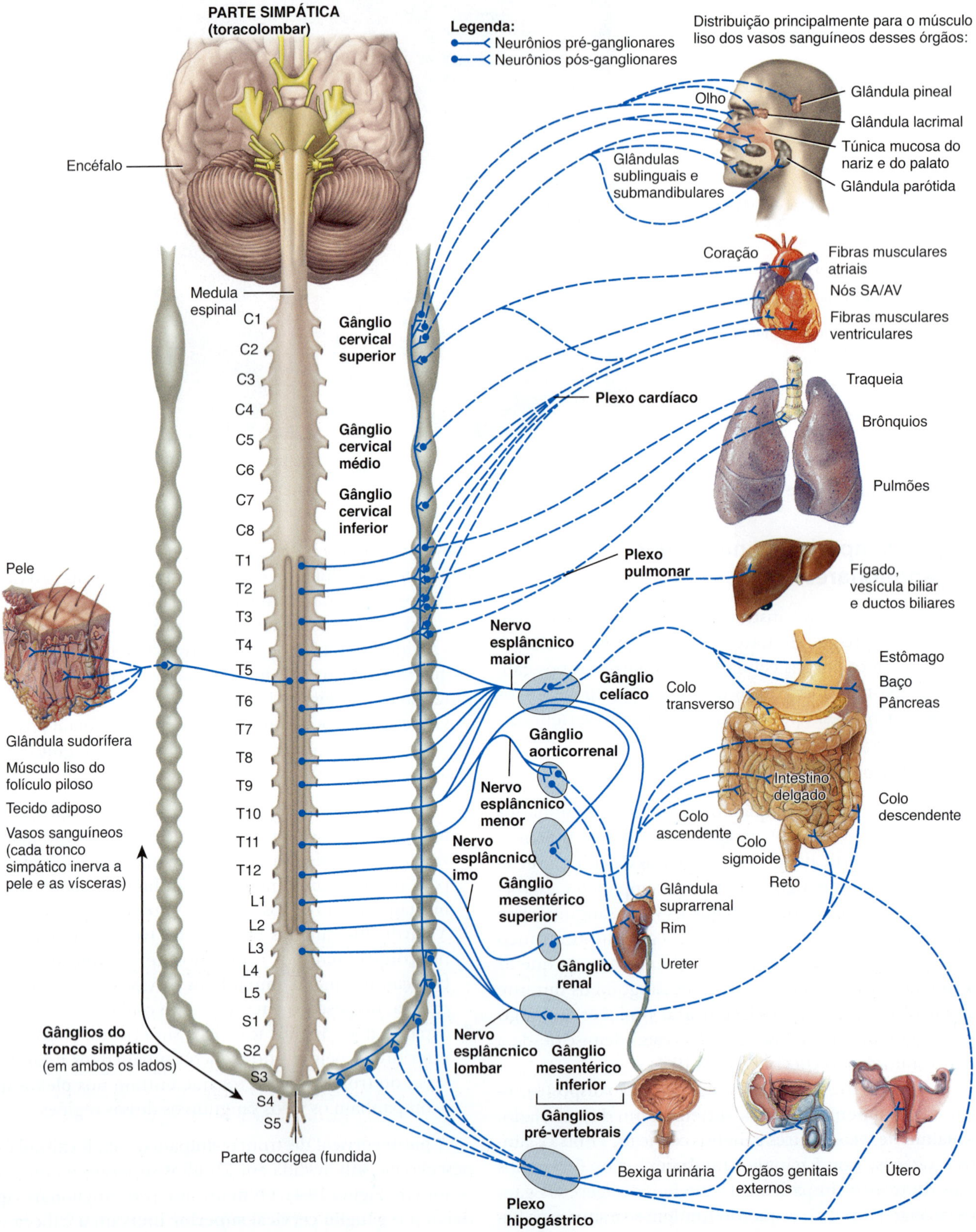

? Que parte, simpática ou parassimpática, possui axônios pré-ganglionares mais longos? Por quê?

Figura 19.5 Conexões entre gânglios e neurônios pós-ganglionares na parte simpática do SNA. São também ilustrados os ramos comunicantes brancos e cinzentos. Ver também Figura 17.5A.

Os gânglios simpáticos estão localizados em duas cadeias em ambos os lados da coluna vertebral (gânglios do tronco simpático) e próximo às artérias abdominais de grande calibre, anteriormente à coluna vertebral (gânglios pré-vertebrais).

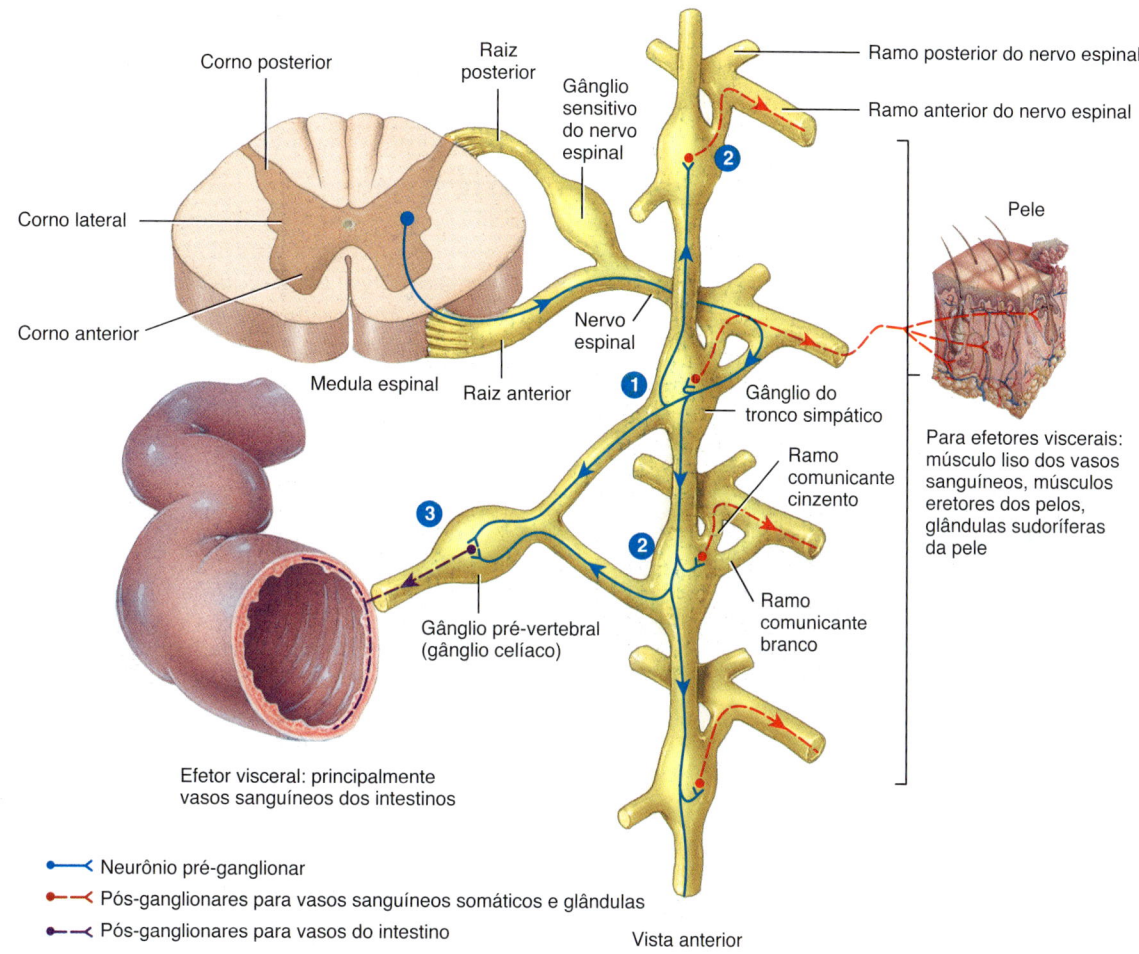

- Neurônio pré-ganglionar
- Pós-ganglionares para vasos sanguíneos somáticos e glândulas
- Pós-ganglionares para vasos do intestino

Vista anterior

Que substância confere aos ramos brancos a sua aparência?

glândulas sudoríferas, o músculo liso do bulbo do olho, as glândulas lacrimais, a túnica mucosa do nariz, as glândulas salivares (submandibular, sublingual e parótida) e o coração. Os ramos comunicantes cinzentos (descritos adiante), provenientes do gânglio cervical superior, também passam para os dois a quatro nervos espinais cervicais superiores, por meio dos quais inervam os vasos sanguíneos, as glândulas sudoríferas e os músculos eretores dos pelos na região occipital da cabeça e no pescoço. Os neurônios pós-ganglionares que deixam o **gânglio cervical médio** e o **gânglio cervical inferior** inervam o coração e os vasos sanguíneos do pescoço, do ombro e dos membros superiores.

A parte torácica de cada gânglio do tronco simpático situa-se anteriormente ao colo das costelas correspondentes. Essa região do tronco simpático recebe a maioria dos axônios pré-ganglionares simpáticos, e seus neurônios pós-ganglionares inervam os vasos sanguíneos do tórax, o coração, os pulmões e a árvore bronquial. Na pele, esses neurônios também inervam vasos sanguíneos, glândulas sudoríferas e músculos eretores dos pelos dos folículos pilosos.

A parte lombar de cada gânglio do tronco simpático situa-se lateralmente às vértebras lombares correspondentes. A região sacral do tronco simpático localiza-se na cavidade pélvica, medialmente aos forames sacrais anteriores. Os axônios pós-ganglionares amielínicos dos gânglios lombares e sacrais do tronco simpático entram em uma via curta, denominada **ramo cinzento**, e, em seguida, fundem-se com um nervo espinal para suprir os vasos sanguíneos somáticos e as glândulas, ou saem dos gânglios como nervos viscerais diretos e unem-se ao plexo hipogástrico.

Os **ramos comunicantes cinzentos** são estruturas contendo os axônios pós-ganglionares que unem os gânglios das várias partes do tronco simpático com os nervos espinais (Figura 19.5). Os axônios dos neurônios pós-ganglionares nos ramos cinzentos são amielínicos. Os ramos comunicantes cinzentos são maiores em número do que os ramos brancos, visto que existe um ramo cinzento que leva a cada um dos 31 pares de nervos espinais, que conduz o impulso simpático para o músculo liso e as glândulas da parede do corpo e membros, principalmente o músculo liso dos vasos sanguíneos.

Gânglios pré-vertebrais

Segundo assinalado anteriormente, alguns neurônios pré-ganglionares atravessam os gânglios do tronco simpático e cadeia simpática e saem anteriormente, como nervos esplâncnicos. Esses nervos unem-se ao segundo grupo de gânglios simpáticos, os **gânglios pré-vertebrais**, situados anteriormente à coluna vertebral e próximos das artérias abdominais de grande calibre que suprem os derivados do intestino embrionário. Os axônios pós-ganglionares que deixam os gânglios pré-vertebrais seguem o trajeto das várias artérias até os efetores viscerais abdominais e pélvicos.

Existem cinco gânglios pré-vertebrais principais (Figura 19.4; ver também Figura 19.3A): (1) O **gânglio celíaco** encontra-se em ambos os lados da artéria celíaca, imediatamente abaixo do diafragma; (2) o **gânglio mesentérico superior** encontra-se próximo ao início da artéria mesentérica superior, na parte superior do abdome; (3) o **gânglio mesentérico inferior** está localizado próximo ao início da artéria mesentérica inferior, na parte média do abdome; (4) o **gânglio aorticorrenal** encontra-se próximo da artéria renal, quando esta se ramifica a partir da aorta, e (5) o **gânglio renal** está localizado próximo da artéria renal de cada rim.

Os nervos esplâncnicos provenientes da área torácica fazem sinapses com os corpos celulares pós-ganglionares no gânglio celíaco. Os axônios pré-ganglionares do quinto ao nono ou décimo gânglios torácicos (T5-T9 ou T10) formam o **nervo esplâncnico maior,** que perfura o diafragma e entra no gânglio celíaco do plexo celíaco. A partir desse local, os neurônios pós-ganglionares seguem o trajeto dos vasos sanguíneos para o estômago, o baço, o fígado, os rins e o intestino delgado e os inervam. Os axônios pré-ganglionares do décimo e décimo primeiro gânglios torácicos (T10-T11) formam o **nervo esplâncnico menor**, que perfura o diafragma e passa pelo plexo celíaco para entrar no gânglio aorticorrenal e gânglio mesentérico superior do plexo mesentérico superior. Os neurônios pós-ganglionares do gânglio mesentérico superior acompanham e inervam vasos sanguíneos do intestino delgado e da parte proximal do colo. O **nervo esplâncnico imo**, que nem sempre está presente, é formado por axônios pré-ganglionares provenientes do décimo segundo gânglio torácico (T12) ou de um ramo do nervo esplâncnico menor. Passa pelo diafragma e entra no plexo renal, próximo ao rim. Os neurônios pós-ganglionares provenientes do plexo renal inervam as arteríolas renais e o ureter.

Os axônios pré-ganglionares que formam os **nervos esplâncnicos lombares** a partir do primeiro ao quarto gânglios lombares (L1-L4) entram no plexo mesentérico inferior e terminam no gânglio do mesmo nome, onde fazem sinapse com neurônios pós-ganglionares. Os axônios dos neurônios pós-ganglionares estendem-se pelo plexo hipogástrico e inervam principalmente vasos sanguíneos da parte distal do colo e reto, bexiga urinária e órgãos genitais.

Os neurônios pré-ganglionares simpáticos estendem-se também à **medula das glândulas suprarrenais**. Quanto à sua origem embriológica, a medula da glândula suprarrenal e os gânglios simpáticos são derivados do mesmo tecido, a crista neural (ver Figura 19.2). A medula da glândula suprarrenal origina-se das células migratórias da crista neural, que se desenvolvem em *células cromafins*, as quais são embriologicamente semelhantes aos neurônios ganglionares simpáticos. Entretanto, em lugar de se estender até outro órgão, essas células liberam hormônios no sangue. com a estimulação por neurônios pré-ganglionares simpáticos, a medula da glândula suprarrenal libera uma mistura de hormônios – cerca de 80% de **epinefrina**, 20% de **norepinefrina** e uma quantidade mínima de **dopamina**. Esses hormônios circulam por todo o corpo e intensificam as respostas induzidas pelos neurônios pós-ganglionares simpáticos.

✓ **TESTE RÁPIDO**

5. Por que a parte simpática é denominada parte toracolombar, embora seus gânglios se estendam desde a região cervical até a região sacral?
6. Cite os órgãos supridos por cada gânglio simpático e parassimpático.
7. Onde se localizam os gânglios do tronco simpático e os gânglios pré-vertebrais?

19.4 Estrutura da parte parassimpática

OBJETIVOS

- Explicar a origem da parte parassimpática do sistema nervoso central
- Descrever a localização dos gânglios parassimpáticos.

Neurônios pré-ganglionares parassimpáticos

Os corpos celulares dos neurônios pré-ganglionares da parte parassimpática estão localizados nos núcleos de quatro nervos cranianos no tronco encefálico – os nervos oculomotor (III), facial (VII), glossofaríngeo (IX) e vago (X) – e nos cornos laterais da substância cinzenta do segundo ao quarto segmentos sacrais da medula espinal (Figura 19.6). (Isso resulta do desenvolvimento, conforme discutido anteriormente.) Por conseguinte, a parte parassimpática é também conhecida como **parte craniossacral**, e os axônios dos neurônios pré-ganglionares parassimpáticos são designados como **efluxo craniossacral**. Seus axônios emergem como parte de um nervo craniano ou como parte da raiz anterior de um nervo espinal sacral. O **efluxo parassimpático craniano** consiste em axônios pré-ganglionares que se estendem a partir do tronco encefálico em quatro nervos cranianos. O **efluxo parassimpático sacral** consiste em axônios pré-ganglionares nas raízes anteriores do segundo ao quarto nervos sacrais. Os axônios pré-ganglionares dos efluxos tanto craniano quanto sacral terminam em gânglios terminais, onde fazem sinapse com neurônios pós-ganglionares.

O efluxo craniano tem cinco componentes: quatro pares de gânglios e os plexos associados ao nervo vago (X). Os quatro pares de gânglios parassimpáticos cranianos inervam estruturas na cabeça e estão localizados próximo aos órgãos que inervam (Figura 19.6). Os axônios pré-ganglionares que deixam o encéfalo como parte dos nervos vagos (X) conduzem quase 80% do efluxo craniossacral total. Os axônios

Figura 19.6 Parte parassimpática da divisão autônoma do sistema nervoso. As linhas contínuas representam os axônios pré-ganglionares, e as linhas tracejadas, os axônios pós-ganglionares. Embora as estruturas inervadas sejam mostradas apenas de um lado do corpo para fins de diagrama, a parte parassimpática, na realidade, inerva tecidos e órgãos em ambos os lados.

 Os corpos celulares dos neurônios pré-ganglionares parassimpáticos estão localizados em núcleos do tronco encefálico e nos cornos laterais da substância cinzenta do segundo ao quarto segmentos sacrais da medula espinal.

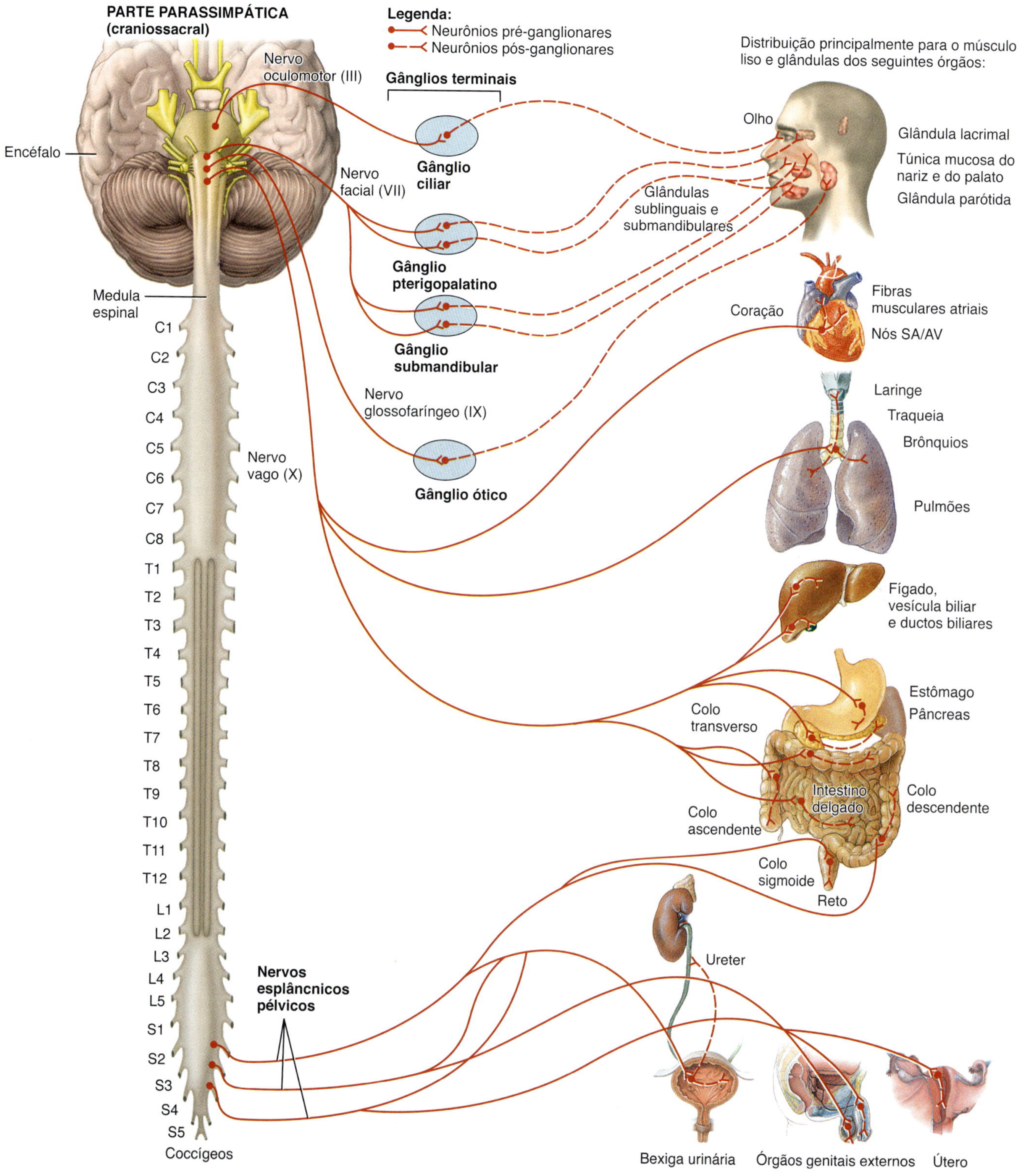

? Que gânglios estão associados à parte parassimpática? E à parte simpática?

vagais estendem-se até muitos gânglios terminais no tórax e no abdome. Conforme o nervo vago segue o seu trajeto pelo tórax, envia axônios para o coração e para as vias respiratórias. No abdome, o nervo supre o fígado, a vesícula biliar, o estômago, o pâncreas, o intestino delgado e parte do intestino grosso.

O efluxo parassimpático sacral consiste em axônios pré-ganglionares provenientes das raízes anteriores do segundo ao quarto nervos sacrais (S2-S4), que formam os **nervos esplâncnicos pélvicos** (Figura 19.7). Esses nervos fazem sinapse com neurônios pós-ganglionares parassimpáticos, localizados nos gânglios terminais nas paredes das vísceras inervadas. A partir dos gânglios, os axônios pós-ganglionares simpáticos inervam o músculo liso e as glândulas localizadas nas paredes do colo, dos ureteres, da bexiga urinária e dos órgãos reprodutores. Como os axônios dos neurônios pré-ganglionares parassimpáticos estendem-se do SNC até um gânglio terminal em um órgão inervado, eles são mais longos do que a maioria dos axônios dos neurônios pré-ganglionares simpáticos.

Gânglios parassimpáticos e neurônios pós-ganglionares

Os gânglios parassimpáticos constituem os locais de sinapses entre neurônios pré-ganglionares e pós-ganglionares parassimpáticos e contêm os corpos celulares dos neurônios pós-ganglionares. Os gânglios parassimpáticos são frequentemente designados como **gânglios terminais** (células da crista neural que migraram na parede do intestino em desenvolvimento), visto que a maioria desses gânglios está localizada próximo ou dentro da parede de um órgão visceral (os neurônios pré-ganglionares terminam no órgão). A maioria dos gânglios terminais não tem nomes individuais. Apenas os gânglios terminais presentes na cabeça possuem nomes específicos (ver Figura 19.6):

1. Os **gânglios ciliares** situam-se lateralmente a cada nervo óptico (II), próximo à face posterior da órbita. Os axônios pré-ganglionares passam com os nervos oculomotores (III) para os gânglios ciliares. Os axônios pós-ganglionares dos gânglios ciliares inervam as fibras musculares lisas no bulbo do olho.
2. Os **gânglios pterigopalatinos** estão localizados lateralmente ao forame esfenopalatino, na fossa pterigopalatina, entre o esfenoide e o palatino. Cada gânglio recebe axônios pré-ganglionares de um ramo do nervo facial (VII) e envia axônios pós-ganglionares para a túnica mucosa nasal, o palato, a faringe e as glândulas lacrimais.
3. Os **gânglios submandibulares** são encontrados próximo aos ductos das glândulas salivares submandibulares. Cada gânglio recebe axônios pré-ganglionares provenientes de um ramo do nervo facial (VII) e envia axônios pós-ganglionares para as glândulas salivares submandibulares e sublinguais.
4. Os **gânglios óticos** estão situados imediatamente abaixo de cada forame oval. Cada gânglio recebe axônios pré-ganglionares provenientes de um ramo do nervo glossofaríngeo (IX) e envia axônios pós-ganglionares para as glândulas salivares parótidas.

Quando os axônios de neurônios pré-ganglionares simpáticos passam para gânglios do tronco simpático, podem conectar-se com neurônios pós-ganglionares em uma das seguintes maneiras (Figura 19.8):

① Um axônio pode fazer sinapse com neurônios pós-ganglionares no primeiro gânglio que alcança.

② Um axônio pode ascender ou descender para um gânglio superior ou inferior antes de fazer sinapse com neurônios pós-ganglionares. Axônios dos neurônios pré-ganglionares simpáticos de entrada, que seguem superior ou inferiormente do tronco simpático de gânglio para gânglio.

③ Um axônio pode prosseguir, sem fazer sinapse, pelo tronco simpático para terminar em um gânglio pré-vertebral e fazer sinapse neste local com neurônios pós-ganglionares.

Figura 19.7 Nervos esplâncnicos pélvicos.

Por meio dos nervos esplâncnicos pélvicos, os axônios dos neurônios pré-ganglionares parassimpáticos estendem-se até os neurônios pós-ganglionares parassimpáticos nos gânglios terminais presentes nas paredes do colo do intestino grosso, dos ureteres, da bexiga urinária e dos órgãos do sistema genital.

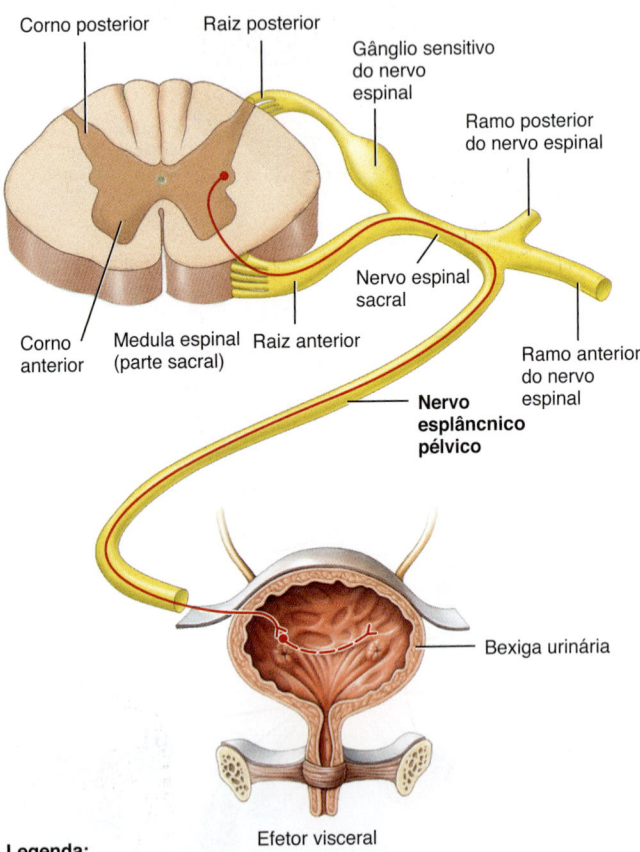

Legenda:
- Neurônio pré-ganglionar parassimpático
- Neurônio pós-ganglionar parassimpático

Os nervos esplâncnicos pélvicos originam-se de que nervos espinais?

Figura 19.8 Tipos de conexões entre gânglios e neurônios pós-ganglionares na parte simpática do SNA. Os números correspondem às descrições no texto. São também ilustrados os ramos comunicantes branco e cinzento.

Os gânglios simpáticos estão localizados em duas cadeias em ambos os lados da coluna vertebral (gânglios do tronco simpático) e próximo às artérias abdominais de grande calibre, anteriormente à coluna vertebral (gânglios pré-vertebrais).

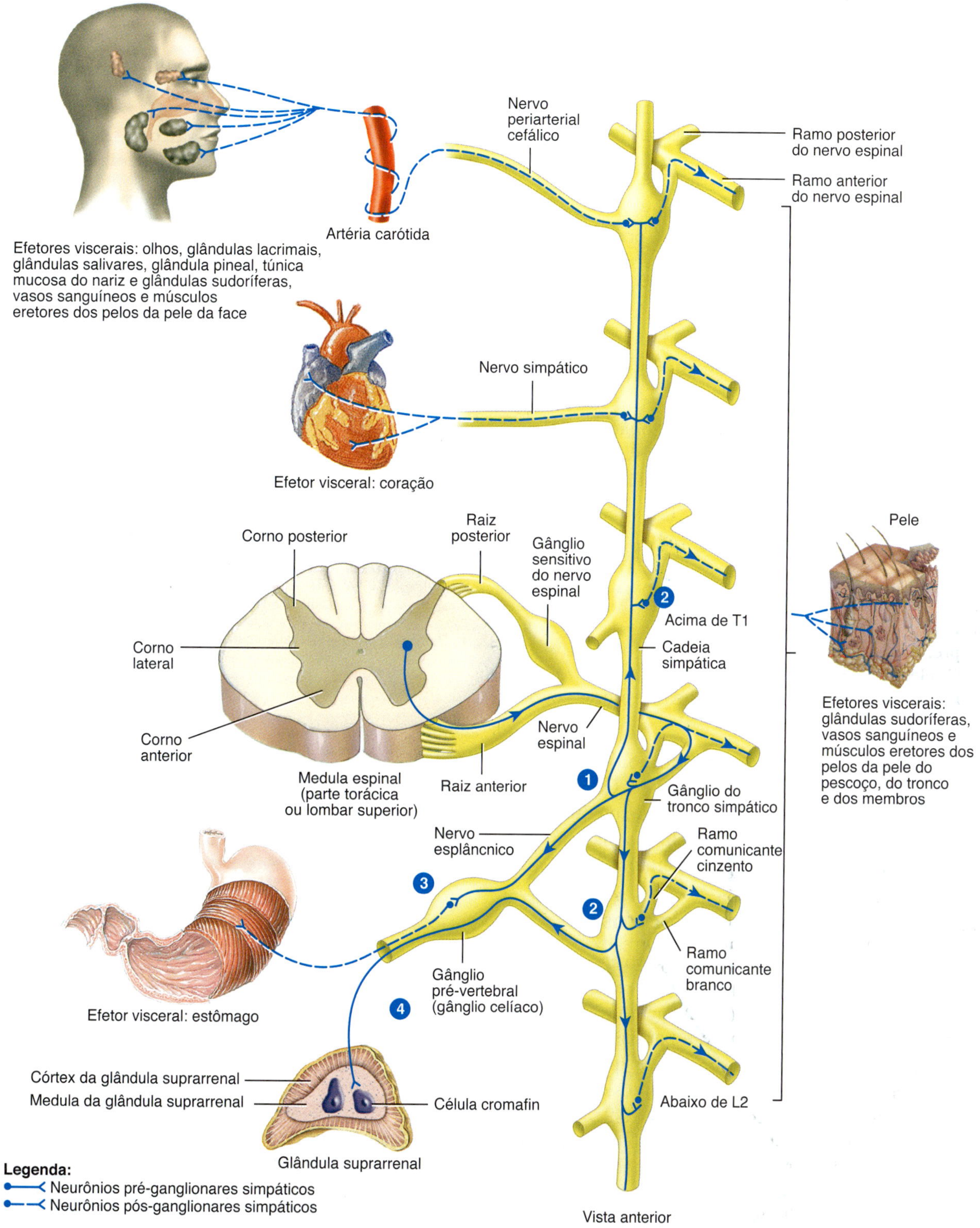

Qual é a importância dos gânglios do tronco simpático?

❹ Um axônio também pode atravessar, sem fazer sinapse, o tronco simpático e um gânglio pré-vertebral e, em seguida, esconder-se até as células cromafins da medula da glândula suprarrenal, que, do ponto de vista funcional, assemelham-se a neurônios pós-ganglionares simpáticos.

Uma única fibra pré-ganglionar simpática tem muitos ramos colaterais axônicos e pode fazer sinapse com 20 ou mais neurônios pós-ganglionares. Esse padrão de projeção fornece um exemplo de divergência e ajuda a explicar como muitas respostas simpáticas afetam simultaneamente quase todo o corpo. Após a sua saída dos gânglios, os axônios pós-ganglionares normalmente terminam em diversos efetores viscerais (ver Figura 19.4).

Os axônios de neurônios pré-ganglionares da parte parassimpática seguem até os gânglios terminais, próximo ou dentro de um efetor visceral (ver Figura 19.6). No gânglio, o neurônio pré-sináptico habitualmente faz sinapses com apenas quatro ou cinco neurônios pós-ganglionares, todos os quais suprem um único efetor visceral, permitindo que as respostas parassimpáticas sejam localizadas em um único efetor.

✓ TESTE RÁPIDO
8. Cite os órgãos inervados por cada gânglio parassimpático.
9. Onde os gânglios pterigopalatinos estão localizados e que tipo de gânglios são?

19.5 Neurotransmissores e receptores do SNA

● OBJETIVO
- Descrever os neurotransmissores e receptores envolvidos nas respostas autônomas.

Os neurônios autônomos são classificados com base no neurotransmissor que eles produzem e liberam. Os receptores para os neurotransmissores são proteínas de membrana integrais, que estão localizados na membrana plasmática do neurônio pós-ganglionar ou na célula efetora.

Neurônios e receptores colinérgicos

Os **neurônios colinérgicos** liberam o neurotransmissor **acetilcolina (ACh)**. (Lembre-se: acetil*colina* = *coliné*rgico.) No SNA, os neurônios colinérgicos incluem: (1) todos os neurônios pré-ganglionares simpáticos e parassimpáticos, (2) os neurônios pós-ganglionares simpáticos que inervam a maioria das glândulas sudoríferas e (3) todos os neurônios pós-ganglionares parassimpáticos (Figura 19.9).

A ACh é armazenada em vesículas sinápticas e liberada por exocitose. Em seguida, sofre difusão pela fenda sináptica e liga-se a **receptores colinérgicos** específicos, que consistem em proteínas integrais de membrana na membrana plasmática *pós-sináptica*. Os dois tipos de receptores colinérgicos, ambos os quais ligam-se à ACh, são os receptores nicotínicos e os receptores muscarínicos. Os **receptores nicotínicos** são encontrados nas membranas plasmáticas dos dendritos e dos corpos celulares dos neurônios pós-ganglionares simpáticos e parassimpáticos (Figura 19.9A, B), bem como na placa motora terminal na junção neuromuscular. Esses receptores são assim denominados pelo fato de que a nicotina simula a ação da ACh ao ligar-se a esses receptores. (A nicotina, uma substância natural presente nas folhas do tabaco, normalmente não existe no corpo de pessoas não fumantes.) Os **receptores muscarínicos** são encontrados nas membranas plasmáticas de todos os efetores inervados por axônios pós-ganglionares parassimpáticos (músculo liso,

Figura 19.9 Neurônios colinérgicos e neurônios adrenérgicos nas partes simpática e parassimpática. Os neurônios colinérgicos liberam acetilcolina, enquanto os neurônios adrenérgicos liberam norepinefrina. Os receptores colinérgicos e adrenérgicos são proteínas de membrana integrais localizados na membrana plasmática de um neurônio pós-sináptico ou de uma célula efetora.

 Os neurônios pós-ganglionares simpáticos são, em sua maioria, adrenérgicos; outros neurônios autônomos são colinérgicos.

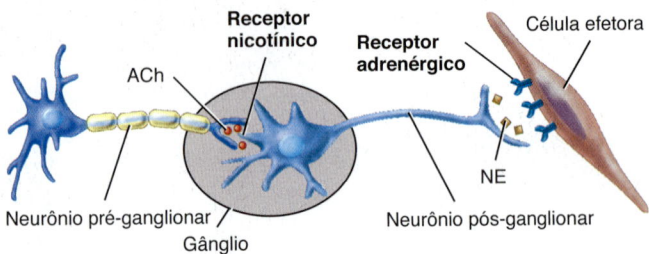

A. Parte simpática – inervação para a maioria dos tecidos efetores

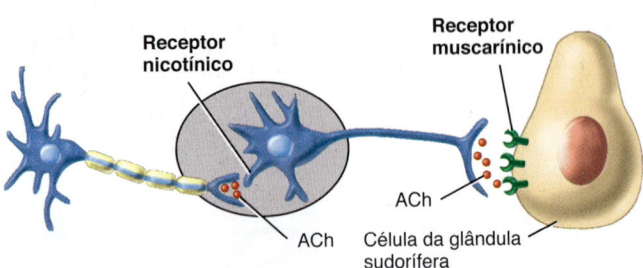

B. Parte simpática – inervação para a maioria das glândulas sudoríferas

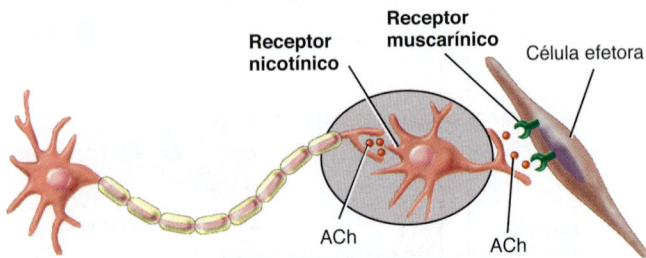

C. Parte parassimpática

❓ Que neurônios são colinérgicos e possuem receptores nicotínicos de ACh? Seus tecidos efetores possuem que tipo de receptores de ACh?

músculo cardíaco e glândulas). As glândulas sudoríferas, que recebem a sua inervação dos neurônios pós-ganglionares simpáticos colinérgicos, possuem, em sua maioria, receptores muscarínicos (Figura 19.9). Esses receptores também são denominados devido a uma substância que não ocorre naturalmente no corpo humano; trata-se de um veneno de cogumelo, denominado muscarina, que imita as ações das ACh, ligando-se aos receptores muscarínicos.

A ativação dos receptores nicotínicos pela ACh sempre provoca despolarização e, portanto, excitação da célula pós-sináptica, que pode ser um neurônio pós-ganglionar, um efetor autônomo ou uma fibra muscular esquelética. A ativação dos receptores muscarínicos pela ACh algumas vezes provoca despolarização (excitação) e, outras vezes, causa hiperpolarização (inibição), dependendo da célula específica que possui os receptores muscarínicos. Por exemplo, a ligação da ACh aos receptores muscarínicos inibe (relaxa) os esfíncteres de músculo liso no tubo gastrintestinal. Por outro lado, a ACh excita as fibras musculares lisas presentes nos músculos circulares da íris do olho, provocando a sua contração. Como a acetilcolina é rapidamente inativada pela enzima **acetilcolinesterase (AChE)**, os efeitos desencadeados por neurônios colinérgicos são de breve duração.

Neurônios e receptores adrenérgicos

No SNA, os **neurônios adrenérgicos** liberam **norepinefrina** (NE), também conhecida como *noradrenalina* (Figura 19.9A). Os neurônios pós-ganglionares simpáticos são, em sua maioria, adrenérgicos. À semelhança da ACh, a NE é sintetizada e armazenada em vesículas sinápticas e liberada por exocitose. As moléculas de NE sofrem difusão pela fenda sináptica e ligam-se a receptores adrenérgicos específicos localizados na membrana pós-sináptica, causando excitação ou inibição da célula efetora.

Os **receptores adrenérgicos** ligam-se tanto à NE quanto à epinefrina, um hormônio com ações semelhantes às da NE. Como assinalado anteriormente, a NE é liberada como neurotransmissor pelos neurônios pós-ganglionares simpáticos. Além disso, tanto a epinefrina quanto a NE são liberadas como hormônios no sangue pelas células cromafins da medula da glândula suprarrenal. Os dois principais tipos de receptores adrenérgicos são os **receptores alfa** (α) e os **receptores beta** (β) que são encontrados nos efetores viscerais inervados pela maioria dos axônios pós-ganglionares simpáticos. Esses receptores são ainda classificados em subtipos – α_1, α_2, β_1, β_2 e β_3 – com base nas respostas específicas que desencadeiam e na sua ligação seletiva a substâncias que os ativam ou bloqueiam. Embora existam algumas exceções, a ativação dos receptores α_1 e β_1 geralmente produz excitação, diferentemente da ativação dos receptores α_2 e β_2, que provoca inibição dos tecidos efetores. Os receptores β_3 são apenas encontrados nas células do tecido adiposo marrom, onde a sua ativação produz *termogênese* (produção de calor). As células da maioria dos efetores contêm receptores α ou β; algumas células efetoras viscerais contêm ambos os receptores. A NE estimula mais intensamente os receptores α do que os receptores β; a epinefrina é um potente estimulador dos receptores alfa e beta.

A atividade da NE em uma sinapse termina quando (1) a NE é captada pelo axônio que a liberou ou (2) quando a NE é enzimaticamente inativada pela *catecol-O-metiltransferase (COMT)* ou *monoamina oxidase (MAO)*. A NE permanece na fenda sináptica por mais tempo do que a ACh. Assim, os efeitos desencadeados por neurônios adrenérgicos normalmente têm maior duração do que aqueles produzidos por neurônios colinérgicos.

CORRELAÇÃO CLÍNICA | Disreflexia Autônoma

A **disreflexia autônoma** é uma resposta exagerada da parte simpática do SNA, que ocorre em cerca de 85% dos indivíduos que sofrem lesão da medula espinal no nível de T VI ou acima. Essa condição ocorre devido à interrupção do controle dos neurônios do SNA pelos centros superiores. Quando determinados impulsos sensitivos não conseguem ascender pela medula espinal, como os que resultam do estiramento da bexiga urinária cheia, ocorre estimulação em massa dos nervos simpáticos abaixo do nível da lesão. Entre os efeitos do aumento da atividade simpática, destaca-se a vasoconstrição intensa, que provoca elevação da pressão arterial. Em resposta, o centro cardiovascular no bulbo (1) aumenta o impulso parassimpático por meio do nervo vago, que diminui a frequência cardíaca, e (2) diminui o fluxo simpático, provocando dilatação dos vasos sanguíneos acima do nível da lesão. A disreflexia autônoma caracteriza-se por cefaleia pulsátil; hipertensão grave; pele quente e ruborizada, com sudorese profusa acima do nível da lesão; pele pálida, fria e seca abaixo do nível da lesão; e ansiedade. Trata-se de uma emergência, que exige intervenção imediata. Se não for tratada, a disreflexia autônoma pode provocar convulsões, acidente vascular encefálico ou infarto do miocárdio.

✓ TESTE RÁPIDO

10. Por que os neurônios colinérgicos e adrenérgicos são assim denominados?
11. Que substâncias se ligam aos receptores adrenérgicos?

19.6 Funções do SNA

OBJETIVOS

- Descrever as principais respostas do corpo à estimulação da parte simpática do SNA
- Explicar as reações do corpo à estimulação pela parte parassimpática.

Segundo já assinalado neste capítulo, a maioria dos órgãos do corpo é inervada por ambas as partes do SNA, que tipicamente trabalham uma em oposição à outra. O equilíbrio entre a atividade simpática e parassimpática é regulada pelo hipotálamo. Tipicamente, o hipotálamo aumenta a atividade simpática, ao mesmo tempo que ele diminui a atividade parassimpática e vice-versa. Como aprendemos na Seção 19.6, as duas partes afetam diferentemente os órgãos do corpo, devido aos diferentes neurotransmissores liberados pelos seus neurônios pós-ganglionares e diferentes receptores adrenérgicos e colinérgicos existentes nas células de seus órgãos efetores. Algumas estruturas recebem apenas inervação simpática – glândulas sudoríferas, músculos eretores do pelo fixados aos folículos pilosos na pele, rins, baço, a maioria dos vasos sanguíneos e medula da glândula suprarrenal (ver Figura 19.4). Nessas estruturas, não há oposição da parte parassimpática; os aumentos e as reduções na atividade simpática são os responsáveis pelas alterações.

Respostas simpáticas

Durante o estresse físico ou emocional, a parte simpática domina a parte parassimpática. Uma alta atividade simpática favorece as funções do corpo que são capazes de sustentar uma atividade física vigorosa ou a rápida produção de ATP. Ao mesmo tempo, a parte simpática diminui as funções corporais que favorecem o armazenamento de energia. O esforço físico e uma variedade de emoções – como medo, vergonha ou raiva – estimulam a parte simpática. A observação das alterações corporais que ocorrem durante situações de exercício, emergência, excitação e vergonha irá ajudá-lo a lembrar-se da maioria das respostas simpáticas. A ativação da parte simpática e a liberação de hormônios pela medula das glândulas suprarrenais desencadeiam uma série de respostas fisiológicas, coletivamente denominadas **resposta de luta ou fuga**, que inclui os seguintes efeitos (muito dos quais foram sentidos pelo estudante descrito na introdução deste capítulo):

1. As pupilas se dilatam.
2. A frequência cardíaca, a força da contração do coração e a pressão arterial aumentam.
3. As vias respiratórias dilatam, possibilitando um movimento mais rápido de ar para dentro e para fora dos pulmões.
4. Os vasos sanguíneos que irrigam órgãos envolvidos no exercício ou no combate contra o perigo – músculos esqueléticos, músculo cardíaco, fígado e tecido adiposo – dilatam, possibilitando maior fluxo de sangue para esses tecidos.
5. Os hepatócitos realizam a glicogenólise (degradação do glicogênio em glicose), e os adipócitos realizam a lipólise (degradação dos triglicerídios em ácidos graxos e glicerol).
6. A liberação de glicose pelo fígado aumenta o nível de glicemia.
7. Os processos que não são essenciais para enfrentar a situação estressante são inibidos. Por exemplo, os vasos sanguíneos que irrigam os rins e o sistema digestório contraem, diminuindo o fluxo de sangue para esses tecidos. O resultado consiste em alentecimento da formação de urina e das atividades digestivas.

Os efeitos da estimulação simpática têm maior duração e são mais disseminados do que os efeitos da estimulação parassimpática por três razões: (1) Os axônios pós-ganglionares simpáticos divergem mais extensamente; em consequência, muitos tecidos são ativados de modo simultâneo. (2) A AChE inativa rapidamente a ACh, porém a NE permanece na fenda sináptica por maior período de tempo. (3) A secreção de epinefrina e de NE no sangue a partir da medula da glândula suprarrenal (como hormônios) intensifica e prolonga as respostas provocadas pela NE liberada como neurotransmissor dos axônios pós-ganglionares simpáticos. Esses hormônios transportados pelo sangue circulam por todo o corpo, afetando todos os tecidos que possuem receptores α e β. No devido tempo, a NE e a epinefrina transportadas pelo sangue são destruídas por enzimas no fígado.

CORRELAÇÃO CLÍNICA | Fármacos e seletividade dos receptores

Uma grande variedade de fármacos e produtos naturais consegue ativar ou bloquear seletivamente receptores colinérgicos ou adrenérgicos específicos. Um **agonista** é uma substância que se liga a um receptor e o ativa, imitando o efeito de um neurotransmissor ou hormônio natural. A fenilefrina, um agonista adrenérgico nos receptores α_1, é um ingrediente comum nos medicamentos para resfriado e sinusite. Em virtude de seu efeito de contrair os vasos sanguíneos na túnica mucosa nasal, a fenilefrina diminui a produção de muco, aliviando, assim, a congestão nasal. Um **antagonista** é uma substância que se liga a um receptor e o bloqueia, impedindo, assim, que um neurotransmissor ou hormônio natural exerça o seu efeito. Por exemplo, a atropina, que bloqueia os receptores muscarínicos de ACh, dilata as pupilas, reduz as secreções glandulares e relaxa o músculo liso do sistema digestório. A atropina é utilizada para dilatar as pupilas durante exames oftalmológicos, no tratamento de distúrbios do músculo liso, como irite e hipermotilidade intestinal, e como antídoto para os agentes de guerra química que inativam a AChE.

O propranolol é frequentemente prescrito para pacientes com hipertensão arterial. Trata-se de um betabloqueador não seletivo, o que significa que ele se liga a todos os tipos de receptores beta e impede a sua ativação pela epinefrina e pela norepinefrina. Os efeitos desejados do propranol devem-se a seu bloqueio dos receptores β_1 – isto é, diminuição da frequência cardíaca e da força de contração e consequente redução da pressão arterial. Os efeitos indesejados em consequência do bloqueio dos receptores β_2 incluem hipoglicemia (baixo nível de glicemia), em consequência da diminuição da degradação do glicogênio e redução da gliconeogênese (conversão de um não carboidrato em glicose no fígado) e broncoconstrição (estreitamento das vias respiratórias) leve. Se esses efeitos colaterais representarem uma ameaça ao paciente, pode-se prescrever um bloqueador β_1 seletivo que se liga apenas a receptores beta específicos, como o metoprolol.

Pupila normal

Pupila dilatada

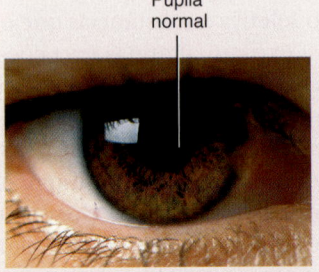

EH Stock/iStockphoto

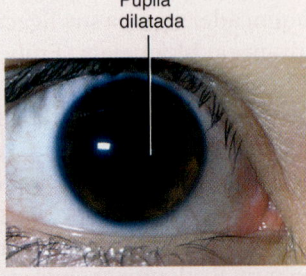

P. Marazzi/Science Source, Inc.

A atropina, um antagonista, bloqueia os receptores muscarínicos de ACh e dilata as pupilas.

Respostas parassimpáticas

Diferentemente das atividades de luta ou fuga da parte simpática, a parte parassimpática intensifica as atividades de **repouso e digestão**. As respostas parassimpáticas sustentam as funções corporais que conservam e restauram a energia do corpo durante períodos de repouso e recuperação. Nos intervalos de quietude, entre períodos de exercício, os impulsos parassimpáticos para as glândulas e o músculo liso do sistema digestório predominam sobre os impulsos simpáticos. Isso possibilita a digestão e a absorção dos alimentos que fornecem energia. Ao mesmo tempo, as respostas parassimpáticas diminuem as funções do corpo que sustentam a atividade física.

O acrônimo *SLUDD* pode ser útil para lembrar-se das cinco respostas parassimpáticas: salivação (S), lacrimejamento (L), urina (micção) (U), digestão (D) e defecação (D). Todas essas atividades são estimuladas principalmente pela parte parassimpática. Outras respostas parassimpáticas importantes são as "três reduções": redução da frequência cardíaca, redução do diâmetro das vias respiratórias (broncoconstrição) e diminuição do diâmetro das pupilas (miose).

A Tabela 19.2 fornece uma comparação das características estruturais e funcionais das partes simpática e parassimpática do SNA. A Tabela 19.3 fornece uma lista das respostas das glândulas, do músculo cardíaco e do músculo liso à estimulação pelas partes simpática e parassimpática do SNA.

CORRELAÇÃO CLÍNICA | *Fenômeno de Raynaud*

No **fenômeno de Raynaud**, os dedos das mãos e dos pés tornam-se isquêmicos após exposição ao frio e ao estresse emocional. A condição deve-se à estimulação simpática excessiva do músculo liso nas arteríolas dos dedos das mãos e dos pés. Quando as arteríolas contraem em resposta à estimulação simpática, ocorre acentuada redução do fluxo sanguíneo. Os sintomas são coloridos – vermelho, branco e azul. Os dedos das mãos e dos pés podem estar esbranquiçados, devido ao bloqueio do fluxo sanguíneo, ou azuis (cianóticos), em virtude do sangue desoxigenado nos capilares. Com reaquecimento após exposição ao frio, as arteríolas dilatam, de modo que os dedos das mãos e dos pés aparecem avermelhados. O distúrbio é mais comum em mulheres jovens e ocorre, com mais frequência, em climas frios. Os fármacos usados no tratamento do fenômeno de Raynaud incluem nifedipino, um bloqueador dos canais de cálcio que relaxa o músculo liso, bloqueando os receptores alfa. O tabagismo e o consumo de álcool ou de substâncias ilícitas podem exacerbar os sintomas dessa condição.

TABELA 19.2
Estrutura e função das partes simpática e parassimpática do SNA.

	PARTE SIMPÁTICA (TORACOLOMBAR)	PARA PARASSIMPÁTICA (CRANIOSSACRAL)
Distribuição	Regiões amplas do corpo: pele, glândulas sudoríferas, músculos eretores do pelo dos folículos pilosos, tecido adiposo, músculo liso dos vasos sanguíneos	Limitada principalmente à cabeça e às vísceras derivadas do tubo intestinal no tórax, abdome e pelve; alguns vasos sanguíneos
Localização dos corpos celulares dos neurônios pré-ganglionares e local do efluxo	Cornos laterais de substância cinzenta dos segmentos T1-L2 e da medula espinal; os axônios dos neurônios pré-ganglionares constituem o efluxo toracolombar	Núcleos dos nervos oculomotor (III), facial (VII), glossofaríngeo (IX) e vago (X) e cornos laterais de substância cinzenta dos segmentos S2-S4 da medula espinal; os axônios dos neurônios pré-ganglionares constituem o efluxo craniossacral
Gânglios associados	Dois tipos: gânglios do tronco simpático e gânglios pré-vertebrais	Um tipo: gânglios terminais
Localizações dos gânglios	Mais próximos do SNC e mais distantes dos efetores viscerais	Normalmente próximo à parede dos efetores viscerais ou dentro da parede
Comprimento e divergência dos axônios	Em geral, os neurônios pré-ganglionares com axônios mais curtos fazem sinapse com muitos neurônios pós-ganglionares com axônios mais longos que passam para muitos efetores viscerais	Os neurônios pré-ganglionares com axônios mais longos habitualmente fazem sinapse com quatro a cinco neurônios pós-ganglionares com axônios mais curtos, que passam para um único efetor visceral
Ramos comunicantes brancos e cinzentos	Ambos presentes; os ramos comunicantes brancos contêm axônios pré-ganglionares mielinizados, enquanto os ramos comunicantes cinzentos apresentam axônios pós-ganglionares amielínicos	Nenhum presente
Neurotransmissores	Os neurônios pré-ganglionares liberam acetilcolina (ACh), que é excitatória e que estimula os neurônios pós-ganglionares; a maioria dos neurônios pós-ganglionares libera norepinefrina (NE); os neurônios pós-ganglionares que inervam a maioria das glândulas sudoríferas e alguns vasos sanguíneos no músculo esquelético liberam ACh	Os neurônios pré-ganglionares liberam ACh, que é excitatória e que estimula os neurônios pós-ganglionares; os neurônios pós-ganglionares liberam ACh
Efeitos fisiológicos	As respostas de luta ou fuga	Atividades de repouso e digestão

TABELA 19.3
Efeitos das partes simpática e parassimpática do SNA.

EFETOR VISCERAL	EFEITO DA ESTIMULAÇÃO SIMPÁTICA (RECEPTORES α OU β-ADRENÉRGICOS, EXCETO QUANDO ASSINALADO)*	EFEITO DA ESTIMULAÇÃO PARASSIMPÁTICA (RECEPTORES MUSCARÍNICOS DE ACh)
GLÂNDULAS		
Medula das glândulas suprarrenais	Secreção de epinefrina e norepinefrina (receptores nicotínicos de ACh)	Nenhuma inervação
Lacrimal (lágrimas)	Secreção discreta de lágrimas (α)	Secreção de lágrimas
Pâncreas	Inibe a secreção das enzimas digestivas e do hormônio insulina (α_2); promove a secreção do hormônio glucagon (β_2)	Secreção de enzimas digestivas e do hormônio insulina
Neuro-hipófise	Secreção do hormônio antidiurético (ADH) (β_1)	Nenhuma inervação
Pineal	Aumenta a síntese e a liberação de melatonina (β)	Nenhuma inervação
Sudoríferas	Aumenta a sudorese na maioria das regiões do corpo (receptores muscarínicos de ACh); sudorese nas palmas das mãos e nas plantas dos pés (α_1)	Nenhuma inervação
Tecido adiposo†	Lipólise (degradação dos triglicerídios em ácidos graxos e glicerol) (β_1); liberação de ácidos graxos no sangue (β_1 e β_3)	Nenhuma inervação
Fígado†	Glicogenólise (conversão do glicogênio em glicose); gliconeogênese (conversão de não carboidratos em glicose); diminuição da secreção de bile (α e β_2)	Síntese de glicogênio; aumento da secreção de bile
Rim, células justaglomerulares†	Secreção de renina (β_1)	Nenhuma inervação
MÚSCULO CARDÍACO (CORAÇÃO)		
	Aumento da frequência cardíaca e da força das contrações atriais e ventriculares (β_1)	Redução da frequência cardíaca; diminuição da força de contração atrial
MÚSCULO LISO		
Íris, fibras radiais	Contração → dilatação da pupila (α_1)	Nenhuma inervação parassimpática
Íris, fibras circulares	Nenhuma inervação simpática	Contração → constrição da pupila
Músculo ciliar	Relaxamento para ajustar o formato da lente para visão distante (β_2)	Contração para visão de perto
Pulmões, músculo brônquico	Relaxamento → dilatação das vias respiratórias (β_2)	Contração → constrição das vias respiratórias
Vesícula biliar e ductos	Relaxamento para facilitar o armazenamento de bile na vesícula biliar (β_2)	Contração → liberação de bile no intestino delgado
Estômago e intestinos	Diminuição da motilidade e do tônus (α_1, α_2, β_2); contração dos esfíncteres (α_1)	Aumento da motilidade e do tônus; relaxamento dos esfíncteres
Baço	Contração e liberação do sangue armazenado na circulação geral (α_1)	Nenhuma inervação parassimpática
Ureter	Aumento da motilidade (α_1)	Aumenta a motilidade (?)
Bexiga urinária	Relaxamento da parede muscular (β_2); contração do músculo esfíncter interno da uretra (α_1)	Contração da parede muscular; relaxamento do músculo esfíncter interno da uretra
Útero	Inibe a contração na mulher não grávida (β_2); promove a contração na mulher grávida (α_1)	Efeito mínimo
Órgãos genitais	Nos homens: contração do músculo liso do ducto deferente, próstata e glândula seminal → ejaculação do sêmen (α_1)	Vasodilatação; ereção do clitóris (na mulher) e do pênis (no homem)
Folículos pilosos, músculo eretor do pelo	Contração → ereção dos pelos, resultando em calafrios (α_1)	Nenhuma inervação parassimpática
MÚSCULO LISO VASCULAR		
Arteríolas das glândulas salivares	Vasoconstrição, que diminui a secreção da saliva (α_1)	Vasodilatação, que aumenta a secreção de saliva
Arteríolas das glândulas gástricas	Vasoconstrição, que inibe a secreção (α_1)	Secreção de suco gástrico
Arteríolas das glândulas intestinais	Vasoconstrição, que inibe a secreção (α_1)	Secreção de suco intestinal
Arteríolas coronárias (coração)	Relaxamento → vasodilatação (β_2); contração → vasoconstrição (α_1, α_2); contração → vasoconstrição (receptores muscarínicos de ACh)	Contração → vasoconstrição

TABELA 19.3 (continuação)
Efeitos das partes simpática e parassimpática do SNA.

EFETOR VISCERAL	EFEITO DA ESTIMULAÇÃO SIMPÁTICA (RECEPTORES α OU β-ADRENÉRGICOS, EXCETO QUANDO ASSINALADO)*	EFEITO DA ESTIMULAÇÃO PARASSIMPÁTICA (RECEPTORES MUSCARÍNICOS DE ACh)
Arteríolas da pele e da túnica mucosa	Contração → vasoconstrição (α_1)	Nenhuma inervação parassimpática
Arteríolas do músculo esquelético	Contração → vasoconstrição (α_1); relaxamento → vasodilatação (β_2); relaxamento → vasodilatação (receptores muscarínicos de ACh)	Nenhuma inervação parassimpática
Arteríolas das vísceras abdominais	Contração → vasoconstrição (α_1, β_2)	Nenhuma inervação parassimpática
Arteríolas do encéfalo	Contração leve → vasoconstrição (α_1)	Nenhuma inervação parassimpática
Arteríolas renais	Constrição dos vasos sanguíneos → diminuição do volume de urina (α_1)	Nenhuma inervação parassimpática
Veias sistêmicas	Contração → constrição (α_1); relaxamento → dilatação (β_2)	Nenhuma inervação parassimpática

*As subcategorias de receptores α e β estão listadas, se conhecidas.
†Agrupados com glândulas, visto que liberam substâncias no sangue.

✓ TESTE RÁPIDO

12. Quais são alguns dos efeitos antagonistas das partes simpática e parassimpática da divisão autônoma do sistema nervoso?
13. O que ocorre durante a resposta de luta ou fuga?
14. Por que a parte parassimpática do SNA é algumas vezes denominada sistema de conservação/restauração de energia?
15. Utilizando a Tabela 19.3 como referência, descreva a resposta simpática em uma situação assustadora para cada uma das seguintes partes do corpo: folículos pilosos, íris, pulmões, baço, medula das glândulas suprarrenais, bexiga urinária, estômago, intestino, vesícula biliar, fígado, coração, arteríolas das vísceras abdominais e arteríolas dos músculos esqueléticos.

19.7 Integração e controle das funções autônomas

◉ OBJETIVOS
- Descrever os componentes de um reflexo autônomo
- Explicar a relação entre o hipotálamo e o SNA.

Reflexos autônomos

Os **reflexos autônomos** são respostas que ocorrem quando impulsos nervosos percorrem um arco reflexo autônomo. No Capítulo 17, estudamos que um **arco reflexo** é uma via neural que desencadeia um reflexo e que contém um receptor, um neurônio sensitivo, um centro de integração, o neurônio motor e um efetor. Esses reflexos desempenham uma função essencial na regulação de condições controladas no corpo, como *pressão arterial*, ajustando a frequência cardíaca, a força de contração ventricular e o diâmetro dos vasos sanguíneos; *digestão*, ajustando a motilidade (movimento) e o tônus muscular do sistema digestório; e a *defecação* e a *micção*, regulando a abertura e o fechamento dos músculos esfíncteres.

Os componentes de um arco reflexo autônomo são os seguintes:

1. **Receptor.** À semelhança do receptor em um arco reflexo somático (ver Figura 17.12), o receptor em um arco reflexo autônomo é a extremidade distal de um neurônio sensitivo, que responde a um estímulo, produzindo uma alteração que finalmente irá desencadear impulsos nervosos. Os receptores sensitivos autônomos estão habitualmente associados a interoceptores.
2. **Neurônio sensitivo.** Conduz impulsos nervosos dos receptores para o SNC.
3. **Centro de integração.** Os interneurônios dentro do SNC retransmitem sinais de neurônios sensitivos para neurônios motores. Os principais centros de integração para a maioria dos reflexos autônomos estão localizados no hipotálamo e no tronco encefálico. Alguns reflexos autônomos, como aqueles para a micção e a defecação, possuem centros de integração na medula espinal.
4. **Neurônios motores.** Os impulsos nervosos desencadeados pelo centro de integração propagam-se para fora do SNC, ao longo de neurônios motores até um efetor. Em um arco reflexo autônomo, dois neurônios motores conectam o SNC a um efetor: o neurônio pré-ganglionar conduz impulsos motores do SNC para um gânglio autônomo, e o neurônio pós-ganglionar conduz impulsos motores de um gânglio autônomo para um efetor (ver Figura 19.1).
5. **Efetor.** Em um arco reflexo autônomo, os efetores consistem em músculo liso, músculo cardíaco e glândulas, e o reflexo é denominado reflexo autônomo.

Controle autônomo por centros superiores

Normalmente, não temos consciência das contrações musculares que ocorrem nos órgãos do sistema digestório, e tampouco estamos conscientes dos batimentos cardíacos, de mudanças no diâmetro dos vasos sanguíneos e da ocorrência de dilatação ou constrição da pupila, visto que os centros de integração dessas respostas autônomas encontram-se na medula espinal ou em regiões inferiores do encéfalo. Os neurônios sensitivos somáticos ou autônomos transportam impulsos até esses centros, e os neurônios motores autônomos fornecem efluxos para ajustar a atividade no efetor visceral, habitualmente sem nenhuma percepção consciente.

O hipotálamo é o principal centro de controle e de integração do SNA. O hipotálamo recebe impulsos sensitivos relacionados com funções viscerais, olfação (olfato) e gustação (paladar), juntamente com impulsos relacionados com mudanças na temperatura e nos níveis de diversas substâncias no sangue. Além disso, o hipotálamo recebe impulsos do sistema límbico relacionados com as emoções. O efluxo do hipotálamo influencia centros autônomos no tronco encefálico (como os centros cardiovascular, da salivação, da deglutição e do vômito) e na medula espinal (como os centros reflexos da defecação e da micção na parte sacral da medula espinal).

Anatomicamente, o hipotálamo está conectado com as partes simpática e parassimpática do SNA por meio de axônios de neurônios cujos dendritos e corpos celulares encontram-se em vários núcleos hipotalâmicos. Os axônios formam tratos desde o hipotálamo até núcleos simpáticos e parassimpáticos no tronco encefálico e na medula espinal, por meio de retransmissão na formação reticular. As partes posterior e lateral do hipotálamo controlam a parte simpática. Como seria esperado, a estimulação experimental da parte posterior ou lateral do hipotálamo provoca aumento na frequência cardíaca e na força de contração, elevação da pressão arterial em consequência da constrição dos vasos sanguíneos, aumento da temperatura corporal, dilatação das pupilas e inibição do sistema digestório. Em contrapartida, a estimulação das partes anterior e medial do hipotálamo, que controlam a parte parassimpática, resulta em diminuição da frequência cardíaca, redução da pressão arterial, constrição das pupilas e aumento na secreção e na motilidade do sistema digestório.

✓ TESTE RÁPIDO

16. Forneça três exemplos de atividades do corpo que são controladas por reflexos autônomos.
17. Como um arco reflexo autônomo difere de um arco reflexo somático?

TERMINOLOGIA TÉCNICA

Biofeedback. Técnica em que um indivíduo recebe informações sobre uma resposta autônoma, como frequência cardíaca, pressão arterial e temperatura da pele, por meio de vários dispositivos de monitoramento eletrônicos. Quando se concentram em pensamentos positivos, os indivíduos aprendem a alterar as respostas autônomas. Por exemplo, o *biofeedback* tem sido utilizado para diminuir a frequência cardíaca e a pressão arterial e aumentar a temperatura da pele, de modo a diminuir a intensidade das enxaquecas.

Disautonomia. Distúrbio hereditário em que a divisão autônoma do sistema nervoso funciona anormalmente, resultando em diminuição das secreções das glândulas lacrimais, controle vasomotor deficiente, incoordenação motora, erupção cutânea, ausência de sensação de dor, dificuldade na deglutição, hiporreflexia, vômitos excessivos e instabilidade emocional.

Distrofia simpática reflexa (DSR). Síndrome que consiste em dor espontânea, hipersensibilidade dolorosa a estímulos, como toque leve, e frio e sudorese excessivos na parte acometida do corpo. Com frequência, o transtorno afeta os antebraços, as mãos, os joelhos e os pés. Parece envolver a ativação da parte simpática do SNA, devido a nociceptores traumatizados em consequência de trauma ou cirurgia nos ossos ou articulações. Também denominada **síndrome de dor regional complexa do tipo 1**.

Hiperidrose. Sudorese excessiva ou profusa, devido à estimulação intensa das glândulas sudoríferas.

Megacólon. Cólon anormalmente grande. No megacólon congênito, os nervos parassimpáticos para o segmento distal do cólon não se desenvolvem adequadamente. A perda da função motora no segmento provoca dilatação maciça da parte proximal normal do cólon. A condição resulta em constipação intestinal extrema, distensão abdominal e, às vezes, vômitos.

Neuropatia nervosa autônoma. *Neuropatia* (distúrbio de um nervo craniano ou espinal) que afeta um ou mais nervos autônomos, com múltiplos efeitos sobre a divisão autônoma do sistema nervoso, incluindo constipação intestinal, incontinência urinária, impotência e desmaio e pressão arterial baixa na posição ortostática (*hipotensão ortostática*), devido à diminuição do controle simpático do sistema cardiovascular. Frequentemente causada por diabetes melito prolongado (*neuropatia diabética*).

Reflexo em massa. Nos casos de lesão grave da medula espinal acima do nível da sexta vértebra torácica, a estimulação da pele ou o enchimento excessivo de uma víscera (como a bexiga urinária ou o cólon) abaixo do nível da lesão resulta em ativação intensa do efluxo autônomo e somático a partir da medula espinal, à medida que a atividade reflexa retorna. A resposta exagerada ocorre em consequência da ausência de influxo inibitório do encéfalo. O reflexo em massa consiste em espasmos flexores dos membros inferiores, evacuação da bexiga urinária e do cólon e sudorese profusa abaixo do nível da lesão.

Síndrome de Horner. Distúrbio em que a inervação simpática para um lado da face é perdida, devido a uma mutação hereditária, lesão ou doença que afeta o efluxo simpático via gânglio cervical superior. Ocorrem sintomas no lado afetado, que consistem em ptose (queda da pálpebra superior), miose (constrição da pupila) e anidrose (ausência de sudorese).

Vagotomia. Ressecção do nervo vago (X). Esse procedimento costumava ser realizado para diminuir a produção de ácido clorídrico em indivíduos com úlceras.

REVISÃO DO CAPÍTULO

Conceitos essenciais

19.1 Comparação entre a parte somática e a divisão autônoma do sistema nervoso
1. A parte somática do sistema nervoso atua sob controle consciente; o SNA atua habitualmente sem controle consciente.
2. O impulso sensitivo para a parte somática do sistema nervoso provém principalmente dos sentidos especiais e dos sentidos somáticos; o aporte sensitivo para o SNA origina-se principalmente de interoceptores, com algumas contribuições dos sentidos especiais e dos sentidos somáticos.
3. Os axônios dos neurônios motores somáticos estendem-se a partir do SNC e fazem sinapse diretamente com um efetor. As vias motoras autônomas consistem em dois neurônios motores em série. O axônio do primeiro neurônio motor estende-se a partir do SNC e faz sinapse, em um gânglio, com o segundo neurônio motor; o segundo neurônio faz sinapse com um efetor.
4. A parte motora do SNA apresenta duas divisões: simpática e parassimpática. A maioria dos órgãos do corpo recebe inervação dupla; em geral, uma parte do SNA provoca excitação, enquanto a outra causa inibição.
5. Os efetores da parte somática do sistema nervoso são os músculos cardíacos; os efetores do SNA incluem o músculo cardíaco, o músculo liso e as glândulas.
6. A Tabela 16.1 fornece uma comparação da parte somática e da divisão autônoma do sistema nervoso.

19.2 Anatomia das vias motoras autônomas
1. As células da crista neural migram para posições próximas ao músculo liso em desenvolvimento no intestino tubular e próximo dos principais vasos sanguíneos, passando a constituir os neurônios pós-ganglionares das vias motoras autônomas.
2. Os neurônios da parte ventrolateral do tubo neural em desenvolvimento têm os seus axônios que crescem em direção às células migratórias da crista neural, transformando-se nos neurônios pré-ganglionares das vias motoras autônomas.
3. Os neurônios pré-ganglionares são mielinizados, enquanto os neurônios pós-ganglionares são amielínicos.
4. Os neurônios pré-ganglionares e os neurônios pós-ganglionares fazem sinapse nos gânglios autônomos.

19.3 Estrutura da parte simpática
1. Os corpos celulares dos neurônios pré-ganglionares simpáticos encontram-se nos cornos laterais de substância cinzenta dos 12 segmentos torácicos e dos primeiros dois ou três segmentos lombares da medula espinal.
2. Os gânglios simpáticos são classificados em gânglios do tronco simpático (em ambos os lados da coluna vertebral) ou em gânglios pré-vertebrais (anteriores à coluna vertebral).
3. Os neurônios pré-ganglionares simpáticos fazem sinapse com os neurônios pós-ganglionares nos gânglios do tronco simpático ou nos gânglios pré-vertebrais.

19.4 Estrutura da parte parassimpática
1. Os corpos celulares dos neurônios pré-ganglionares parassimpáticos encontram-se nos núcleos de quatro nervos cranianos – nervos oculomotor (III), facial (VII), glossofaríngeo (IX) e vago (X) –, no tronco encefálico e nos cornos laterais de substância cinzenta do segundo ao quarto segmentos sacrais da medula espinal.
2. Os gânglios parassimpáticos são designados como gânglios terminais, visto que estão localizados próximo aos efetores viscerais ou no seu interior.
3. Os neurônios pré-ganglionares parassimpáticos fazem sinapse com os neurônios pós-ganglionares nos gânglios terminais.

19.5 Neurotransmissores e receptores do SNA
1. Os neurônios colinérgicos liberam acetilcolina, que se liga aos receptores nicotínicos ou muscarínicos colinérgicos.
2. No SNA, os neurônios colinérgicos incluem todos os neurônios pré-ganglionares simpáticos e parassimpáticos, todos os neurônios pós-ganglionares parassimpáticos e os neurônios pós-ganglionares simpáticos que inervam a maioria das glândulas sudoríferas.
3. No SNA, os neurônios adrenérgicos liberam norepinefrina (norepinefrina). Tanto a epinefrina quanto a norepinefrina ligam-se a receptores alfa e beta-adrenérgicos.
4. Os neurônios pós-ganglionares simpáticos são, em sua maioria, adrenérgicos.
5. Um agonista é uma substância que se liga a um receptor e o ativa, imitando o efeito de um neurotransmissor ou hormônio natural. Um antagonista é uma substância que se liga a um receptor e o bloqueia, impedindo, assim, que um neurotransmissor ou hormônio natural exerça seu efeito.

19.6 Funções do SNA
1. A parte simpática favorece as funções do corpo que são capazes de sustentar uma atividade física vigorosa e a rápida produção de ATP em uma série de respostas fisiológicas, denominada resposta de luta ou fuga; a parte parassimpática regula as atividades que conservam e restauram a energia do corpo.
2. Os efeitos da estimulação simpática são mais prolongados e mais disseminados que os efeitos da estimulação parassimpática.
3. A Tabela 19.2 fornece uma comparação das características estruturais e funcionais das partes simpática e parassimpática.
4. A Tabela 19.3 fornece uma lista dos efeitos da estimulação simpática e parassimpática sobre efetores em todo o corpo.

19.7 Integração e controle das funções autônomas
1. Reflexo autônomo ajusta as atividades do músculo liso, do músculo cardíaco e as glândulas.
2. Um reflexo autônomo consiste em um receptor, um neurônio sensitivo, um centro de integração, dois neurônios motores autônomos e um efetor visceral.
3. O hipotálamo é o principal centro de controle e de integração do SNA. Está conectado com as partes simpática e parassimpática.

QUESTÕES PARA AVALIAÇÃO CRÍTICA

1. Saltar de paraquedas, voar de asa delta e praticar salto com elástico podem lhe proporcionar um grande "barato" (ou matá-lo). Como essas atividades provocam esse "barato"?
2. "O caminho mais rápido para o coração de um homem é pelo estômago", é a frase que a avó de Sophia gosta de citar. Trace o trajeto que um impulso seguiria a partir de um estômago cheio até um coração feliz.
3. Alberto vive em um campo de refugiados há 2 anos. Os guardas são hostis com os refugiados; regularmente, disparam tiros de suas armas à noite e, com frequência, fazem comentários e gestos ameaçadores para as mulheres no campo. Toda vez que um guarda se aproxima, Alberto sente o seu coração acelerar, e a boca fica seca. Fisiologicamente, o que ocorre com Alberto, e, na sua opinião, quais seriam alguns dos efeitos fisiológicos a longo prazo?
4. A divisão autônoma e a parte entérica do sistema nervoso controlam o sistema digestório. Como essas partes podem ser comparadas?
5. Enquanto estava revendo o capítulo sobre o encéfalo, seu colega de estudos declara: "O hipotálamo não pode ser muito importante. Ele é muito pequeno." Após ler este capítulo, você concordaria com seu amigo? Por que sim ou por que não?

RESPOSTAS ÀS QUESTÕES DAS FIGURAS

19.1 Inervação dupla significa que um órgão do corpo recebe impulsos nervosos de neurônios tanto simpáticos quanto parassimpáticos do SNA.

19.2 A crista neural origina-se do ectoderma no processo de neurulação.

19.3 O plexo celíaco (solar) é o maior plexo autônomo.

19.4 Os axônios pré-ganglionares parassimpáticos são, em sua maioria, mais longos do que a maior parte dos axônios pré-ganglionares simpáticos, visto que a maioria dos gânglios parassimpáticos se encontra nas paredes de órgãos viscerais, enquanto a maioria dos gânglios simpáticos está localizada próximo à medula espinal, no tronco simpático.

19.5 Os ramos brancos têm essa coloração devido à mielina.

19.6 Os gânglios terminais estão associados à parte parassimpática; os gânglios do tronco simpático e os gânglios pré-vertebrais estão associados à parte simpática.

19.7 Os nervos esplâncnicos pélvicos ramificam-se a partir do segundo ao quarto nervos espinais.

19.8 Os gânglios do tronco simpático contêm neurônios pós-ganglionares simpáticos dispostos em uma fileira vertical em ambos os lados da coluna vertebral e próximo a artérias abdominais de grande calibre anteriores à coluna vertebral.

19.9 Os neurônios colinérgicos com receptores nicotínicos de ACh incluem neurônios pós-ganglionares simpáticos que inervam as glândulas sudoríferas e todos os neurônios pós-ganglionares parassimpáticos. Os efetores inervados por esses neurônios colinérgicos possuem receptores muscarínicos.

SENTIDOS SOMÁTICOS E CONTROLE MOTOR

20

INTRODUÇÃO Imagine uma viagem de acampamento para um lindo litoral rochoso no meio do qual se encontra uma extensão arenosa de praia. Quando desperta depois de uma noite de sono sobre a areia dura, você lentamente estica as articulações endurecidas e sai cautelosamente do saco de dormir para saudar o ar fresco da manhã. Esfrega os olhos e vê o nevoeiro subindo das cristas brancas das ondas agitadas. Conforme caminha em direção ao mar, respira profundamente, sente o cheiro salgado da maré e percebe os grãos de areia entre os dedos dos pés. De repente, você para e então esfrega vigorosamente os braços diante do ar fresco que lhe transmite uma sensação de frio pelo corpo ainda sonolento. Você vê e ouve as gaivotas que grasnam e planam no ar acima de sua cabeça e também escuta a sirene de um barco distante. Você segue caminhando em direção à água, onde seus sons produzem melodias características próprias contra as rochas. Você vislumbra as piscinas formadas pelas ondas que recuam com a maré e percebe um mundo colorido de vida nessa zona entremarés – estrelas-do-mar, mexilhões, anêmonas e caranguejos apressados. Quando se inclina para observar mais de perto, seu rosto é salpicado por uma onda que chega, deixando o gosto do mar salgado. Você pensa por um momento sobre a beleza que percebeu nos últimos minutos. Sua mente é inundada por aquilo que *viu, sentiu, cheirou, ouviu* e *saboreou*.

Os quatro capítulos anteriores descreveram a organização do sistema nervoso. Neste capítulo, iremos explicar como determinadas partes cooperam para executar suas três funções básicas: (1) recepção de aporte sensitivo; (2) integração do aporte sensitivo – isto é, o processamento e a interpretação do mesmo, decisão quanto a um tipo de ação e o armazenamento da informação; e (3) transmissão de impulsos motores que resultam em uma resposta (contração muscular ou secreção glandular). Neste capítulo, iremos explorar a natureza e os tipos de sensações, as vias que conduzem o aporte sensitivo do corpo para o encéfalo e as vias que carreiam comandos motores do encéfalo para os efetores. O Capítulo 21 trata dos sentidos especiais do olfato, paladar, visão, audição e equilíbrio. •

Mark Nielsen

? *Você já se perguntou por que pacientes que tiveram um membro amputado ainda têm sensações como se o membro ainda estivesse no seu lugar? Você pode encontrar a resposta na página 697.*

SUMÁRIO

20.1 Visão geral das sensações, 694
- Definição de sensação, 694
- Características das sensações, 694
- Classificação das sensações, 694
- Tipos de receptores sensitivos, 695

20.2 Sensações somáticas, 696
- Sensibilidade tátil, 697
- Sensações térmicas, 698
- Sensações de dor, 698
- Sensibilidade proprioceptiva, 698

20.3 Vias sensitivas somáticas, 701
- Via do funículo posterior-lemnisco medial para o córtex cerebral, 702
- Vias anterolaterais (espinotalâmicas) para o córtex cerebral, 704
- Mapeamento da área somatossensitiva primária, 704
- Vias sensitivas somáticas para o cerebelo, 704

20.4 Vias motoras somáticas, 705
- Origem das vias motoras, 707
- Vias motoras diretas, 707
- Funções dos núcleos da base no movimento, 710
- Funções do cerebelo no movimento, 710
- Função do tronco encefálico no movimento, 711

20.5 Integração do aporte sensitivo com o efluxo motor, 712

Terminologia técnica, 713

20.1 Visão geral das sensações

- Definir sensação
- Descrever as condições necessárias para que ocorra uma sensação
- Explicar os diferentes modos de classificação dos receptores sensitivos.

Definição de sensação

Sensação é a percepção consciente ou subconsciente de mudanças nas condições internas ou externas do corpo. Para que ocorra uma sensação, quatro condições precisam ser preenchidas:

1. É necessária a ocorrência de um *estímulo* ou mudança no ambiente, capaz de ativar determinados neurônios sensitivos.
2. Um *receptor sensitivo* precisa converter o estímulo em impulsos nervosos.
3. Os impulsos nervosos precisam ser *conduzidos* por uma via neural, do receptor sensitivo até o encéfalo.
4. Uma região do encéfalo precisa receber e integrar (processar) os impulsos nervosos, produzindo uma sensação.

Um estímulo pode ocorrer na forma de luz, calor, pressão, energia mecânica ou energia química. Um receptor sensitivo responde a um estímulo por meio de alteração na permeabilidade de sua membrana a pequenos íons. Na maioria dos tipos de receptores sensitivos, o fluxo resultante de íons atravessa a membrana e produz uma mudança, que desencadeia um ou mais impulsos nervosos. Em seguida, os impulsos são conduzidos ao longo do neurônio sensitivo para a parte central do sistema nervoso ou sistema nervoso central (SNC).

Características das sensações

A **percepção** refere-se à interpretação consciente de uma sensação. As percepções são integradas no córtex cerebral. Parece que vemos com os olhos, ouvimos com as orelhas e sentimos dor na parte lesionada do corpo. Isso ocorre porque os impulsos sensitivos de cada parte do corpo chegam a uma região específica do córtex cerebral, que interpreta a sensação como proveniente dos receptores sensitivos estimulados.

Cada tipo específico de sensação, como tato, dor, visão ou audição, é denominada **modalidade sensitiva**. Com base no receptor estimulado, um neurônio sensitivo conduz a informação para apenas uma modalidade sensitiva. Por exemplo, os neurônios que retransmitem impulsos para o tato não transmitem impulsos para a dor. A especialização dos neurônios sensitivos possibilita que os impulsos nervosos provenientes dos olhos sejam percebidos como visão, e aqueles provenientes das orelhas, como sons.

Uma característica da maioria dos receptores sensitivos é a **adaptação**, isto é, a diminuição da sensibilidade durante um estímulo prolongado. A adaptação é causada, em parte, por diminuição na reatividade dos receptores sensitivos. Em consequência da adaptação, a percepção de uma sensação diminui ou desaparece, embora o estímulo persista. Por exemplo, quando entramos debaixo de um chuveiro quente, a água pode parecer muito quente, porém logo a sensação diminui para uma temperatura confortável, embora não tenha ocorrido nenhuma mudança no estímulo (*i. e.*, a alta temperatura da água). Os receptores variam quanto à rapidez com que se adaptam.

Classificação das sensações

Os sentidos podem ser agrupados em duas classes: sentidos gerais e sentidos especiais.

1. Os **sentidos gerais** referem-se a dois tipos de sentidos: somáticos e viscerais. Os **sentidos somáticos** incluem sensações táteis (tato, pressão, vibração, prurido e cócegas); sensações térmicas (calor e frio); sensação de dor; e sensação proprioceptiva, que permite a percepção da posição estática (sem movimento) dos membros e das partes do corpo (sentido de posição das articulações e dos músculos) e dos movimentos dos membros e da cabeça. Os **sentidos viscerais** fornecem informações sobre condições existentes nos órgãos internos, como pressão, estiramento, substâncias químicas, náuseas, fome e temperatura.
2. Os **sentidos especiais** são o olfato, paladar, visão, audição e equilíbrio.

Além de descrever o mecanismo da sensação, este capítulo também trata dos sentidos somáticos. Os sentidos especiais são estudados no Capítulo 21.

Tipos de receptores sensitivos

Várias características estruturais e funcionais dos receptores sensitivos podem ser usadas para agrupá-los em diferentes classes. Em nível microscópico, os *receptores sensitivos podem ser definidos pelas suas estruturas* (Figura 20.1), que incluem as seguintes:

- **Terminações nervosas livres** de neurônios sensitivos
- **Terminações nervosas encapsuladas** de neurônios sensitivos
- **Células separadas** que fazem sinapse com neurônios sensitivos.

As **terminações nervosas livres** são dendritos não encapsulados; não têm especialização estrutural passível de ser identificada ao microscópio óptico (Figura 20.1). Os receptores para dor, temperatura, cócegas, prurido e algumas sensações táteis consistem em terminações nervosas livres. Os receptores para outras sensações somáticas e viscerais, como pressão, vibração e algumas sensações táteis, são **terminações nervosas encapsuladas**. Seus dendritos estão envolvidos por uma cápsula de tecido conjuntivo que possui uma estrutura microscópica distinta – por exemplo, corpúsculos lamelados (Figura 20.1). Os diferentes tipos de cápsulas aumentam a sensibilidade ou a especificidade do receptor. Os receptores sensitivos para alguns sentidos especiais consistem em **células separadas** especializadas, que fazem sinapse com neurônios sensitivos. Incluem as células ciliadas para a audição e o equilíbrio na orelha interna, os *receptores gustatórios* nos cálices gustatórios e os *fotorreceptores* na retina do olho para a visão. Os receptores olfatórios para o sentido do olfato não são células separadas; com efeito, estão localizados nos cílios olfatórios, que são estruturas piliformes, que se projetam do dendrito de uma célula receptora olfatória (um tipo de neurônio). Aprenderemos mais sobre os receptores dos sentidos especiais no Capítulo 21.

Um segundo método de classificação dos receptores sensitivos consiste em agrupá-los de acordo com o *tipo de estímulos que eles detectam*:

- Os **fotorreceptores** detectam a luz que incide na retina
- Os **mecanorreceptores** são sensíveis a estímulos mecânicos, como tato e pressão
- Os **termorreceptores** detectam mudanças na temperatura
- Os **osmorreceptores** detectam a pressão osmótica dos líquidos corporais
- Os **quimiorreceptores** detectam substâncias químicas
- Os **nociceptores** respondem a estímulos dolorosos resultantes de lesão física ou química ao tecido.

Figura 20.1 Receptores sensitivos na pele e na tela subcutânea.

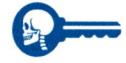 As sensações somáticas de tato, pressão, vibração, calor, frio e dor originam-se de receptores sensitivos na pele, na tela subcutânea e nas túnicas mucosas.

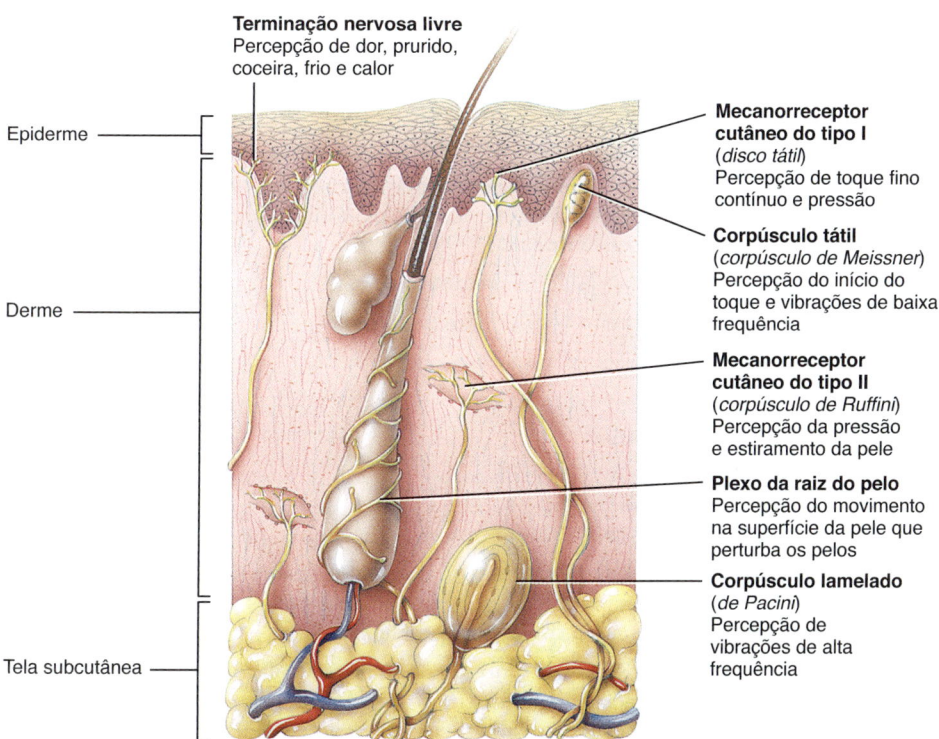

Que sensações podem surgir quando as terminações nervosas livres são estimuladas?

Por fim, a *localização dos receptores* e a *origem dos estímulos* que os ativam podem ser utilizadas para classificar os receptores sensitivos:

- Os **exteroceptores** estão localizados na superfície externa do corpo ou próximo a ela
- Os **interoceptores** ou *visceroceptores* estão localizados nos vasos sanguíneos, nos órgãos viscerais e nos músculos
- Os **proprioceptores** estão localizados nos músculos, tendões, articulações e orelha interna.

A Tabela 20.1 fornece um resumo da classificação dos receptores sensitivos e apresenta mais detalhes relacionados com as suas funções.

✓ **TESTE RÁPIDO**
1. Faça a distinção entre sensação e percepção.
2. Defina modalidade sensitiva e adaptação.
3. Que eventos são necessários para que ocorra uma sensação?
4. Utilize os três esquemas de classificação para classificar um receptor que detecta a sensação dolorosa da areia no olho. (*Dica:* Consulte a Tabela 20.1.)

20.2 Sensações somáticas

OBJETIVOS
- Descrever a localização e a função dos receptores para sensações táteis, térmicas e dolorosas
- Identificar os receptores de propriocepção e descrever suas funções.

As sensações somáticas surgem em consequência da estimulação de receptores sensitivos localizados na pele ou na tela subcutânea; nas túnicas mucosas de boca, vagina e ânus; nos músculos, tendões e articulações; e na orelha interna. Os receptores sensitivos para as sensações somáticas possuem distribuição irregular – algumas partes da superfície do corpo são densamente ocupadas por receptores, enquanto outras partes contêm apenas alguns. As áreas com maior densidade de receptores sensitivos somáticos são a ponta da língua, os lábios e as pontas dos dedos. As sensações somáticas que se originam da estimulação da superfície da pele são denominadas **sensações cutâneas**. As sensações somáticas pertencem a quatro modalidades sensitivas: tátil, térmica, dolorosa e proprioceptiva.

TABELA 20.1

Classificação dos receptores sensitivos.

BASE DA CLASSIFICAÇÃO	DESCRIÇÃO
CARACTERÍSTICAS MICROSCÓPICAS	
Terminações nervosas livres (não encapsuladas)	Dendritos sem proteção associados às sensações de dor, temperatura, cócegas, prurido e algumas sensações táteis
Terminações nervosas encapsuladas	Dendritos envolvidos em uma cápsula de tecido conjuntivo para as sensações de pressão, vibração e algumas sensações táteis
Células separadas	Células receptoras que fazem sinapse com neurônios sensitivos de primeira ordem; localizadas na retina (fotorreceptores), na orelha interna (células ciliadas) e nos cálculos gustatórios da língua (células receptoras gustatórias)
TIPO DE ESTÍMULO DETECTADO	
Fotorreceptores	Detectam a luz que incide na retina
Mecanorreceptores	Detectam estímulos mecânicos; fornecem sensações táteis, de pressão, vibração, propriocepção e de audição e equilíbrio; monitoram também o estiramento dos vasos sanguíneos e órgãos internos
Termorreceptores	Detectam mudanças de temperatura
Osmorreceptores	Percebem a pressão osmótica dos líquidos corporais
Quimiorreceptores	Detectam substâncias químicas na boca (paladar), nariz (olfato) e líquidos corporais
Nociceptores	Respondem a estímulos dolorosos resultantes de lesão física ou química do tecido
LOCALIZAÇÃO DO RECEPTOR E ESTÍMULOS DE ATIVAÇÃO	
Exteroceptores	Localizados na superfície do corpo ou perto dela; sensíveis a estímulos que se originam fora do corpo; fornecem informações acerca do ambiente *externo;* transmitem sensações visuais, olfatórias, gustativas, táteis, pressóricas, vibratórias, térmicas e dolorosas
Interoceptores	Localizados nos vasos sanguíneos, nos órgãos viscerais e no sistema nervoso; fornecem informações acerca do ambiente *interno;* os impulsos produzidos habitualmente não são percebidos de modo consciente, porém, em certas ocasiões, são sentidos como dor ou pressão
Proprioceptores	Localizados nos músculos, nos tendões, nas articulações e na orelha interna; fornecem informações acerca da posição do corpo, do comprimento e da tensão dos músculos, da posição e do movimento das articulações e do equilíbrio

Sensibilidade tátil

A **sensibilidade tátil** inclui toque, pressão, vibração, prurido e cócegas. As sensações de tato, pressão e vibração são mediadas por diversos tipos de mecanorreceptores encapsulados. Outras sensações táteis, como prurido e cócegas, são detectadas por terminações nervosas livres. Os receptores táteis na pele e na tela subcutânea incluem corpúsculos táteis, plexos das raízes pilosas, mecanorreceptores cutâneos dos tipos I e II, corpúsculos lamelados e terminações nervosas livres (Figura 20.1).

Tato

As sensações de **tato** geralmente resultam da estimulação de receptores táteis existentes na pele ou na tela subcutânea. O **toque discriminativo** fornece informações específicas acerca de uma sensação tátil, como exatamente que ponto do corpo é tocado, além da forma, do tamanho e da textura da fonte de estimulação. O **toque não discriminativo** é a capacidade de perceber que algo está em contato com a pele, embora não se possa definir a sua localização, forma, tamanho ou textura exatos.

Existem dois tipos de receptores táteis de adaptação rápida, um para o toque discriminativo e o outro para o toque não discriminativo. Os **corpúsculos táteis** ou *corpúsculos de Meissner* são receptores para o tato discriminativo, que estão localizados nas papilas dérmicas da pele glabra. Cada corpúsculo consiste em massa de dendritos envolvida por uma cápsula ovoide de tecido conjuntivo. Como os corpúsculos táteis são receptores de adaptação rápida, eles geram impulsos nervosos principalmente no início de um toque. Esses corpúsculos são abundantes nas mãos, nas pálpebras, na ponta de língua, nos lábios, nas papilas mamárias, nas plantas dos pés, no clitóris e na cabeça do pênis. Os **plexos das raízes pilosas** são receptores táteis não discriminativos de adaptação rápida, encontrados na pele com pelos; consistem em terminações nervosas livres que envolvem os folículos pilosos. Os plexos das raízes pilosas detectam movimentos na superfície da pele que agitam os pelos. Por exemplo, um inseto que pousa sobre um pelo provoca movimento da haste do pelo, estimulando as terminações nervosas livres.

Existem também dois tipos de receptores táteis de adaptação lenta. Os **mecanorreceptores cutâneos do tipo I**, também conhecidos como *discos táteis* (de *Merkel*), são terminações nervosas livres planas e em forma de pires, que fazem contato com células epiteliais táteis (células de Merkel) do extrato basal (ver Figura 5.2D). Esses mecanorreceptores são abundantes nas pontas dos dedos das mãos, nas mãos, nos lábios e nos órgãos genitais externos. Os mecanorreceptores cutâneos de tipo I respondem ao toque contínuo, como ao se virar um objeto na mão por um período extenso de tempo. Os **mecanorreceptores cutâneos do tipo II** ou *cospúsculos de Ruffini* são receptores encapsulados alongados, localizados na derme, na tela subcutânea e em outros tecidos do corpo. São altamente sensíveis ao estiramento da pele, como quando um massoterapeuta estica a sua pele durante a massagem.

Pressão

A **pressão**, que é uma sensação sustentada percebida em uma área maior do que o toque, ocorre com deformação mais profunda da pele e da tela subcutânea. Os receptores que contribuem para as sensações de pressão são mecanorreceptores de tipo I e tipo II. Esses receptores são capazes de responder a um estímulo constante de pressão, visto que são de adaptação lenta.

Vibração

As sensações de **vibração** resultam de sinais sensoriais rapidamente repetitivos originados dos receptores táteis. Os receptores para a sensação de vibração consistem em corpúsculos lamelados e corpúsculos táteis. O **corpúsculo lamelado** ou *corpúsculo de Pacini* consiste em uma terminação nervosa circundada por uma cápsula de tecido conjuntivo multilaminada, que se assemelha a uma cebola fatiada. Assim como os corpúsculos táteis, os corpúsculos lamelados são de adaptação rápida. São encontrados na derme, na tela subcutânea e em outros tecidos do corpo. Os corpúsculos de Pacini respondem a vibrações de alta frequência, como as vibrações que sentimos quando utilizamos uma furadeira elétrica ou outra ferramenta elétrica. Os corpúsculos táteis também detectam vibrações, porém eles respondem a vibrações de baixa frequência. Um exemplo é fornecido pelas vibrações que sentimos quando a mão se move por meio de um objeto texturizado, como uma cesta ou uma porta almofadada.

Prurido e cócegas

A sensação de **prurido** resulta da estimulação das terminações nervosas livres por determinadas substâncias químicas, como antígenos existentes na saliva do mosquito injetada na picada, frequentemente devido a uma resposta inflamatória local. A coçadura alivia habitualmente o prurido ao

---

CORRELAÇÃO CLÍNICA | *Sensação do membro fantasma*

Os pacientes que tiveram um membro amputado ainda podem ter sensações, como prurido, pressão, formigamento ou dor, como se o membro ainda existisse. Esse fenômeno é denominado **sensação do membro fantasma**. Uma explicação é a de que o córtex cerebral interpreta impulsos que se originam nas partes proximais dos neurônios sensitivos, que anteriormente conduziam impulsos provenientes do membro, como tendo origem no membro inexistente (fantasma). Outra teoria desenvolvida é a de que o próprio encéfalo contém redes de neurônios que geram sensações de percepção do corpo. Nesta última visão, os neurônios no encéfalo que anteriormente recebiam impulsos sensitivos provenientes do membro ausente ainda estão ativos, produzindo falsas percepções sensitivas. A dor no membro fantasma pode ser muito angustiante para um paciente amputado. Muitos relatam que a dor é intensa ou extremamente intensa e que, com frequência, não responde à terapia analgésica convencional. Nesses casos, os tratamentos alternativos podem incluir estimulação nervosa elétrica, acupuntura e *biofeedback*.

ativar uma via que bloqueia a transmissão do sinal de prurido por meio da medula espinal. Acredita-se que as terminações nervosas livres sejam mediadoras da sensação de cócegas. Essa sensação intrigante tipicamente só aparece quando outra pessoa nos toca, mas não quando nós nos tocamos. A explicação para esse fenômeno enigmático parece residir na condução de impulsos para e a partir do cerebelo, que ocorre quando estamos movimentando os dedos das mãos ou nos tocando, mas que não ocorre quando outra pessoa está nos fazendo cócegas.

Sensações térmicas

Os **termorreceptores** são terminações nervosas livres. Duas **sensações térmicas** distintas – frio e calor – são detectadas por receptores diferentes. Os **receptores de frio** estão localizados no extrato basal da epiderme. As temperaturas entre 10°C e 40°C ativam os receptores de frio. Os **receptores de calor** estão localizados na derme e são ativados por temperaturas entre 32°C e 48°C. Tanto os receptores de frio quanto os receptores de calor adaptam-se rapidamente no início de um estímulo, porém continuam gerando impulsos em uma frequência mais baixa durante todo um estímulo prolongado. As temperaturas abaixo de 10°C e acima de 48°C estimulam principalmente os receptores de dor, e não os termorreceptores, produzindo sensações dolorosas para proteger o corpo contra a lesão.

Sensações de dor

A dor é indispensável para a sobrevivência. A dor desempenha uma função protetora, sinalizando a presença de condições nocivas e prejudiciais aos tecidos. Do ponto de vista clínico, a descrição subjetiva da dor, juntamente com uma indicação de seu local de ocorrência, pode ajudar a definir a causa subjacente da doença.

Os **nociceptores**, os receptores para dor, são terminações nervosas livres encontradas em todos os tecidos do corpo, com exceção do encéfalo (Figura 20.1). Os nociceptores podem ser ativados por estímulos térmicos, mecânicos ou químicos intensos. A irritação ou lesão teciduais liberam substâncias químicas, como prostaglandinas, cininas e íons potássio (K^+), que estimulam os nociceptores. A dor pode persistir até mesmo após a remoção do estímulo que produziu a dor, visto que as substâncias químicas mediadoras da dor permanecem por mais tempo, e os nociceptores apresentam muito pouca adaptação. As condições que provocam dor incluem distensão excessiva (estiramento) de uma estrutura, contrações musculares prolongadas, espasmos musculares ou isquemia (fluxo sanguíneo inadequado para um órgão).

Tipos de dor

Existem dois tipos de dor: rápida e lenta. A percepção de **dor rápida** ocorre muito rapidamente, habitualmente 0,1 s após a aplicação do estímulo. Esse tipo de dor também é conhecida como dor aguda, intensa ou em pontada. As sensações causadas por uma picada de agulha ou por corte de faca na pele são exemplos de dor rápida. A dor rápida não é sentida nos tecidos mais profundos do corpo. Por outro lado, a percepção de **dor lenta** começa um segundo ou mais após a aplicação do estímulo. Em seguida, aumenta gradualmente de intensidade no decorrer de um período de vários segundos ou minutos. Esse tipo de dor, que pode ser excruciante, é também designada como *dor crônica, em queimação, constante* ou *latejante*. A dor lenta pode ocorrer tanto na pele quanto nos tecidos mais profundos ou nos órgãos internos. Um exemplo é a dor de dente.

A sensação de dor algumas vezes é desproporcional a uma lesão mínima, persiste cronicamente devido a uma lesão ou até mesmo aparece sem motivo óbvio. Nesses casos, há necessidade de **analgesia** ou alívio da dor. Os analgésicos como o ácido acetilsalicílico e o ibuprofeno bloqueiam a formação de prostaglandinas, que estimulam os nociceptores. Os anestésicos locais, como Novocaine®, proporcionam alívio da dor a curto prazo, visto que bloqueiam a condução de impulsos nervosos ao longo dos axônios de neurônios de dor de primeira ordem. A morfina e outros opiáceos (fármacos derivados ou contendo ópio) alteram a qualidade da percepção de dor no encéfalo; a dor ainda é sentida, porém não é mais percebida como tão nociva. Muitas clínicas de alívio da dor utilizam anticonvulsivantes e antidepressivos para tratar indivíduos que sofrem de dor crônica.

A dor que se origina da estimulação de receptores na pele é denominada **dor somática superficial**. A estimulação dos receptores nos músculos esqueléticos, nas articulações, nos tendões e nas fáscias provoca **dor somática profunda**. A **dor visceral** resulta da estimulação de nociceptores nos órgãos viscerais.

Localização da dor

A dor rápida está localizada de forma muito precisa na área estimulada. Por exemplo, se alguém nos espetar com um alfinete, saberemos exatamente que parte do corpo foi estimulada. A dor somática lenta também é bem localizada, porém mais difusa (envolve grandes áreas); em geral, parece originar-se de uma área maior da pele. Em alguns casos de dor visceral lenta, a dor é sentida diretamente na área afetada. Se a pleura em torno dos pulmões estiver inflamada, por exemplo, sentiremos dor torácica.

Em muitos casos de dor visceral, é dor sentida na pele ou imediatamente sob a pele que recobre o órgão estimulado, ou em uma área superficial distante do órgão estimulado. Esse fenômeno é denominado **dor referida**. A Figura 20.2 mostra regiões cutâneas para as quais a dor visceral pode ser referida. Em geral, o órgão visceral comprometido e a área para a qual a dor é referida são inervados pelo mesmo segmento da medula espinal. Por exemplo, as fibras sensitivas provenientes do coração, da pele sobre o coração e da pele ao longo da face medial do braço esquerdo entram nos segmentos T1 a T5 da medula espinal. Assim, a dor de um infarto do miocárdio normalmente é sentida na pele sobre o coração e ao longo da face medial do braço esquerdo.

Sensibilidade proprioceptiva

A **sensibilidade proprioceptiva** também é denominada *propriocepção*. Essas sensações nos permitem reconhecer que

Figura 20.2 Distribuição da dor referida. As partes coloridas dos diagramas indicam as áreas cutâneas para as quais a dor visceral é referida.

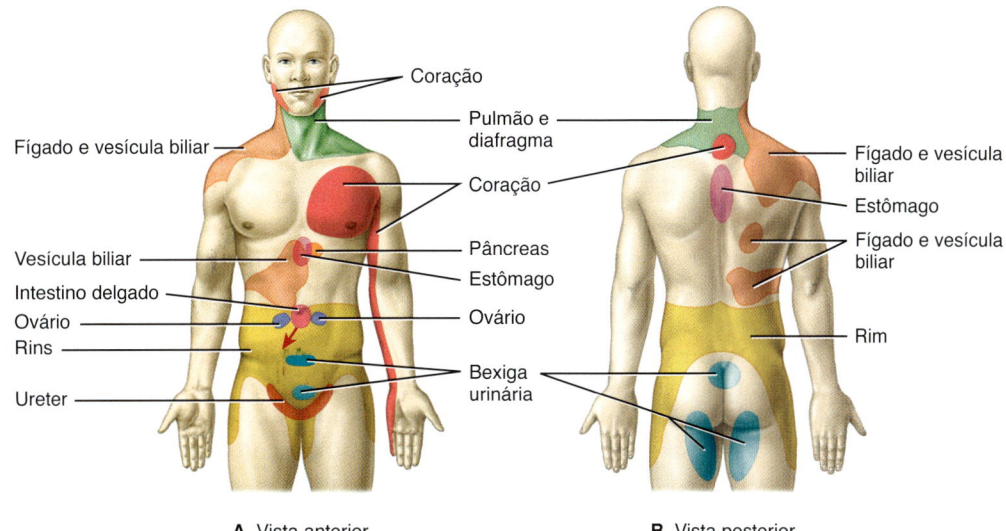

Existem nociceptores em quase todos os tecidos do corpo.

A. Vista anterior B. Vista posterior

Que órgãos viscerais possuem a maior área de dor referida?

CORRELAÇÃO CLÍNICA | *Acupuntura*

A **acupuntura** é um tipo de terapia que surgiu na China há mais de 2.000 anos. Baseia-se na ideia de que a energia vital, denominada qi, flui pelo corpo ao longo de canais denominados **meridianos**. Os que praticam a acupuntura acreditam que ocorre doença quando o fluxo de qi ao longo de um ou mais meridianos é bloqueado ou encontra-se em desequilíbrio. A acupuntura é realizada pela inserção de agulhas finas na pele, em locais específicos para desbloquear ou reequilibrar o fluxo de qi. Um dos principais propósitos da acupuntura é proporcionar alívio da dor. De acordo com uma teoria, a acupuntura alivia a dor ao ativar neurônios sensitivos que desencadeiam a liberação de neurotransmissores que atuam como analgésicos, como endorfinas, encefalinas e dinorfinas. Por outro lado, muitos ocidentais consideram os pontos de acupuntura como locais para estimular nervos, músculos e tecido conjuntivo. Os estudos realizados mostraram que a acupuntura é procedimento seguro, contanto que seja administrada por um profissional treinado que utilize agulhas esterilizadas para cada ponto de aplicação. Por esse motivo, muitos membros da comunidade médica consideram a acupuntura como alternativa viável para métodos tradicionais de alívio da dor.

as partes do corpo nos pertencem (próprias). Elas também nos permitem saber onde a cabeça e a parte livre dos membros estão localizadas e como estão se movimentando, mesmo sem olharmos para elas, de modo que possamos andar, digitar ou vestir uma camisa sem usar os olhos. A **cinestesia** é a percepção dos movimentos do corpo. A sensibilidade proprioceptiva origina-se em receptores, denominados **proprioceptores**, que estão localizados nos músculos (particularmente nos músculos posturais) e nos tendões e cuja função é informar o grau de contração dos músculos, a quantidade de tensão exercida nos tendões e as posições das articulações. As células ciliadas do aparelho vestibular na orelha interna monitoram a orientação da cabeça em relação ao solo e a sua posição durante os movimentos, possibilitando a manutenção da estabilidade do equilíbrio (descritas no Capítulo 21). Como os proprioceptores são de adaptação lenta e apenas leve, o encéfalo recebe continuamente impulsos nervosos relacionados com a posição de diferentes partes do corpo e realiza ajustes para garantir a coordenação.

Os proprioceptores também possibilitam a **discriminação do peso**, isto é, a capacidade de avaliar o peso de um objeto. Essa informação ajuda a determinar o esforço muscular necessário para executar determinada tarefa. Por exemplo, para pegarmos uma sacola de compras, percebemos rapidamente se ela contém livros ou penas; iremos exercer então a quantidade correta de esforço necessário para levantá-la.

A seguir, iremos discutir três tipos de proprioceptores: os fusos musculares nos músculos estriados esqueléticos, os órgãos tendíneos nos tendões e os receptores cinestésicos articulares nas cápsulas articulares.

Fusos musculares

Os **fusos musculares** são os proprioceptores localizados nos músculos esqueléticos, que monitoram as mudanças no comprimento dos músculos esqueléticos e participam nos reflexos de estiramento. Ao ajustar o grau de vigor com que o fuso muscular responde ao estiramento de um músculo esquelético, o encéfalo estabelece um nível global de **tônus muscular**, isto é, o pequeno grau de contração existente enquanto o músculo está em repouso.

Cada fuso muscular consiste em diversas terminações nervosas sensitivas de adaptação lenta, que se enrolam em torno de 3 a 10 fibras musculares especializadas, denominadas **fibras musculares intrafusais** (Figura 20.3). Uma cápsula de tecido conjuntivo envolve as terminações nervosas sensitivas e as fibras intrafusais e ancora o fuso ao endomísio e ao perimísio. Os fusos musculares estão dispersos entre as fibras musculares esqueléticas e estão alinhados paralelamente a elas. Nos músculos que produzem movimentos de controle preciso, como os movimentos dos dedos das mãos ou dos olhos quando lemos uma partitura e tocamos um instrumento musical, os fusos musculares são abundantes. Os músculos envolvidos em movimentos mais grosseiros, porém mais vigorosos, como o músculo quadríceps femoral e os músculos isquiotibiais, apresentam menos fusos musculares. Os únicos músculos esqueléticos sem fusos musculares são os minúsculos músculos da orelha média.

A principal função dos fusos musculares é medir o *comprimento do músculo* – o seu grau de estiramento. O estiramento súbito ou prolongado das áreas centrais das fibras musculares intrafusais estimula as terminações nervosas sensitivas. Os impulsos nervosos resultantes propagam-se no SNC. A informação proveniente dos fusos musculares chega rapidamente nas áreas sensitivas somáticas do córtex cerebral, o que possibilita a percepção consciente das posições e dos movimentos da parte livre dos membros. Ao mesmo tempo, os impulsos provenientes dos fusos musculares também passam para o cerebelo, onde o aporte é usado para coordenar as contrações musculares.

Além de suas terminações nervosas sensitivas localizadas próximo ao centro das fibras intrafusais, os fusos musculares contêm neurônios motores, denominados **neurônios motores gama**. Os neurônios motores terminam próximo de ambas as extremidades das fibras intrafusais e ajustam a tensão em um fuso muscular para as variações no comprimento do músculo. Por exemplo, quando o músculo bíceps braquial sofre encurtamento em resposta ao levantamento de um peso, os neurônios motores gama estimulam as extremidades das fibras intrafusais a se contrair levemente. Isso mantém as fibras intrafusais esticadas, embora as fibras musculares em contração envolvendo o fuso estejam reduzindo a tensão no fuso. Isso mantém a sensibilidade do fuso muscular ao estiramento do músculo. À proporção que a frequência dos impulsos aumenta em seu neurônio motor gama, o fuso muscular torna-se mais sensível ao estiramento de sua região média.

Figura 20.3 Dois tipos de proprioceptores: o fuso muscular e o órgão tendíneo. Nos fusos musculares, que monitoram mudanças no comprimento do músculo esquelético, as terminações nervosas sensitivas enrolam-se em torno da parte central das fibras musculares intrafusais. Nos órgãos tendíneos, que monitoram a força da contração muscular, as terminações nervosas sensitivas são ativadas pelo aumento da tensão sobre o tendão.

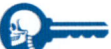 Os proprioceptores fornecem informações sobre a posição e os movimentos do corpo.

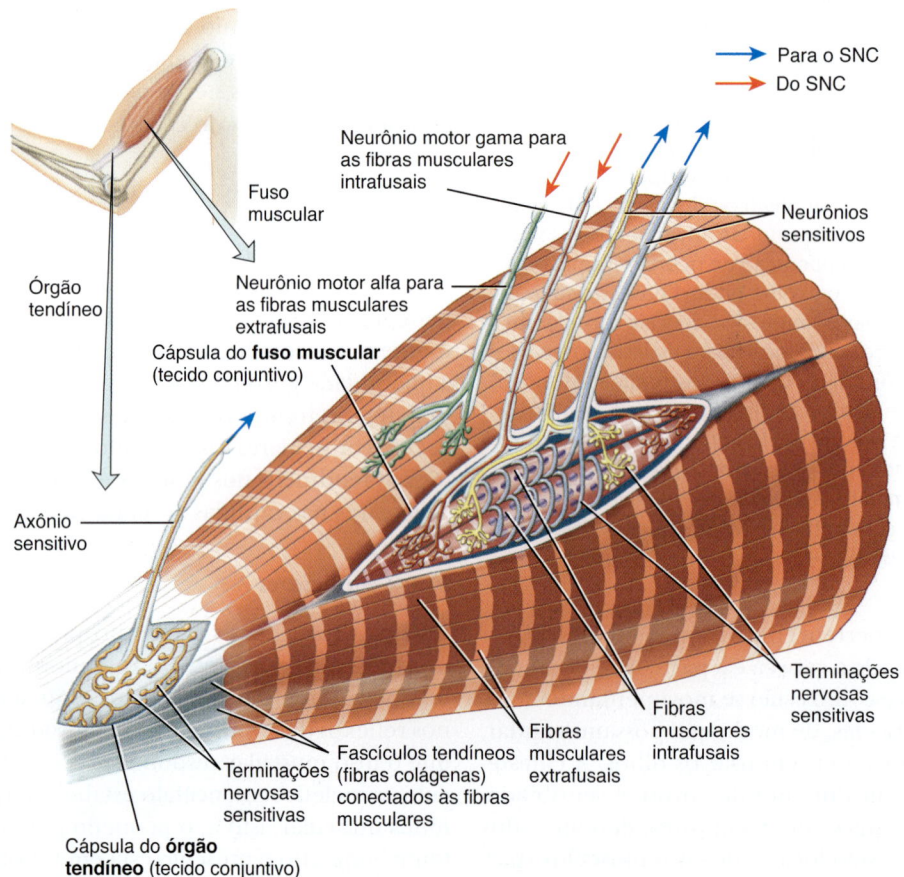

❓ **Como um fuso muscular é ativado?**

Os fusos musculares são envolvidos por fibras musculares esqueléticas comuns, denominadas **fibras musculares extrafusais**, que são inervadas por **neurônios motores alfa**. Os corpos celulares de ambos os neurônios motores gama e alfa estão localizados no corno anterior da medula espinal (ou no tronco encefálico para os músculos da cabeça). Durante o estiramento de um músculo, como o reflexo patelar com a percussão do ligamento da patela, os impulsos nos axônios sensitivos do fuso muscular propagam-se para a medula espinal e o tronco encefálico, ativando os neurônios motores alfa que inervam as fibras musculares extrafusais no mesmo músculo. Dessa maneira, a ativação dos fusos musculares provoca contração de todo o músculo esquelético, aliviando o estiramento.

Órgãos tendíneos

Quando o músculo se contrai, ele exerce uma força que tende a tracionar os pontos de fixação em ambas as extremidades, um em direção ao outro; essa força é denominada *tensão muscular*. Os **órgãos tendíneos** estão localizados na junção de um tendão com um músculo e protegem os tendões e seus músculos associados contra lesões em decorrência de tensão muscular excessiva. Cada órgão tendíneo consiste em uma cápsula fina de tecido conjuntivo, que envolve alguns fascículos tendíneos (feixes de fibras colágenas) (ver Figura 20.3). Uma ou mais terminações nervosas sensitivas penetram na cápsula, enrolando-se entre as fibras colágenas. Quando uma tensão é aplicada ao músculo, os órgãos tendíneos geram impulsos nervosos que se propagam para o SNC, fornecendo informações sobre a ocorrência de mudanças na tensão muscular. Os reflexos tendíneos resultantes diminuem a tensão muscular, produzindo relaxamento.

Receptores cinestésicos articulares

Existem vários tipos de **receptores cinestésicos articulares** no interior e em torno das cápsulas articulares das articulações sinoviais (ver Seção 9.4). As terminações nervosas livres e os mecanorreceptores cutâneos do tipo II (corpúsculos de Ruffini) nas cápsulas das articulações respondem à pressão. Pequenos corpúsculos lamelados (de Pacini) no tecido conjuntivo fora das cápsulas articulares respondem à aceleração e à desaceleração no movimento das articulações. Os ligamentos articulares contêm receptores semelhantes aos órgãos tendíneos, que ajustam os músculos adjacentes quando a articulação é submetida a um esforço excessivo.

A Tabela 20.2 fornece um resumo dos receptores sensitivos somáticos e das sensações que conduzem.

✓ TESTE RÁPIDO

5. Que receptores sensitivos somáticos são encapsulados?
6. Por que alguns receptores sensitivos somáticos se adaptam lentamente, enquanto outros têm uma adaptação rápida? Por que outros não se adaptam?
7. Qual é a diferença entre toque discriminativo e toque não discriminativo? Que receptores sensitivos somáticos atuam como mediadores para cada tipo de sensação?
8. Como a dor rápida difere da dor lenta?
9. O que é dor referida, e qual é a sua utilidade no diagnóstico de distúrbios internos?
10. Como os fusos musculares e os órgãos tendíneos monitoram a função muscular?

20.3 Vias sensitivas somáticas

◉ OBJETIVOS

- Descrever os componentes gerais de uma via sensitiva
- Descrever os componentes neuronais e as funções das vias do funículo posterior-lemnisco medial, anterolateral, trigeminotalâmica e espinocerebelar
- Explicar os elementos básicos para mapear a área somatossensitiva primária.

Uma **via sensitiva** consiste em um grupo de neurônios em série, que conduzem a informação sensitiva. Para as sensações percebidas conscientemente, a via sensitiva consiste em cadeias paralelas de neurônios, que se estendem desde os receptores sensitivos na periferia até o córtex cerebral. Os neurônios de uma via sensitiva são designados como neurônios de primeira ordem, de segunda ordem e de terceira ordem, com base na ordem em que ocorrem na cadeia (ver Figura 20.4A). A integração (processamento) da informação ocorre em cada sinapse ao longo da via sensitiva.

Os **neurônios de primeira ordem** (*primários*) são neurônios sensitivos na parte periférica do sistema nervoso, que conduzem a informação para o SNC a partir de receptores sensitivos no corpo. Todos os neurônios remanescentes de uma via sensitiva são interneurônios, que estão totalmente localizados no SNC. Os axônios dos neurônios de primeira ordem fazem sinapse com os **neurônios de segunda ordem** (*secundários*), que habitualmente estão localizados no tronco encefálico ou na medula espinal. Os axônios da maioria dos neurônios de segunda ordem ascendem para o tálamo, onde fazem sinapse com **neurônios de terceira ordem** (*terciários*). Por sua vez, os neurônios de terceira ordem projetam seus axônios para uma área sensitiva primária do córtex cerebral, onde ocorre a percepção da sensação. Diferentes vias sensitivas estendem-se para diferentes áreas do córtex cerebral e as ativam. Embora as vias sensitivas sejam, em sua maioria, organizadas da maneira descrita, as vias sensitivas podem variar quanto ao número de neurônios em suas cadeias e quanto às partes do encéfalo ou da medula espinal onde fazem sinapse. Os detalhes das diversas vias sensitivas são apresentados em seções posteriores deste capítulo.

Outro aspecto que precisa ser mencionado é que as vias sensitivas sofrem, em sua maioria, **decussação** (cruzamento para o lado oposto) à medida que seguem o seu trajeto pela medula espinal ou tronco encefálico (ver Figura 20.4A). Quando isso ocorre, a informação sensitiva de um lado do corpo é percebida por uma região específica do córtex cerebral no lado *oposto* do encéfalo. Para as vias sensitivas que não sofrem decussação, a informação sensitiva em um lado do corpo é percebida por uma região específica do córtex cerebral no mesmo lado do encéfalo (ipsolateral).

As regiões no SNC onde os neurônios fazem sinapse com outros neurônios que constituem parte de uma via sensitiva ou motora específica são conhecidas como **estações**

TABELA 20.2
Resumo dos receptores para sensações somáticas.

TIPO DE RECEPTOR	ESTRUTURA E LOCALIZAÇÃO DOS RECEPTORES	SENSAÇÕES	VELOCIDADE DE ADAPTAÇÃO
RECEPTORES TÁTEIS			
Corpúsculos táteis (corpúsculos de Meissner)	Uma cápsula envolve massa de dendritos nas papilas dérmicas da pele glabra	Início do toque e vibrações de baixa frequência	Rápida
Plexos da raiz pilosa	Terminações nervosas livres enroladas em torno dos folículos pilosos na pele	Movimentos na superfície da pele que perturbam os pelos	Rápida
Mecanorreceptores cutâneos do tipo I (discos táteis)	Terminações nervosas livres em forma de pires que estabelecem contato com células epiteliais táteis na epiderme	Toque contínuo e pressão	Lenta
Mecanorreceptores cutâneos do tipo II (corpúsculos de Ruffini)	Uma cápsula alongada envolve dendritos profundos na derme e nos ligamentos e tendões	Estiramento da pele e pressão	Lenta
Corpúsculos lamelados (de Pacini)	Uma cápsula lamilada e oval envolve os dendritos; presentes na derme e na tela subcutânea, nos tecidos submucosos, nas articulações, no periósteo e em algumas vísceras	Vibrações de alta frequência	Rápida
Receptores para prurido e cócegas	Terminações nervosas livres na pele e nas túnicas mucosas	Prurido e cócegas	Tanto lenta quanto rápida
TERMORRECEPTORES			
Receptores para calor e receptores para frio	Terminações nervosas livres na pele e nas túnicas mucosas de boca, vagina e ânus	Calor ou frio	Inicialmente rápida e, em seguida, lenta
RECEPTORES PARA DOR			
Nociceptores	Terminações nervosas livres em todos os tecidos do corpo, com exceção do encéfalo	Dor	Lenta
PROPRIOCEPTORES			
Fusos musculares	As terminações nervosas sensitivas enrolam-se em torno da área central de fibras musculares intrafusais encapsuladas dentro da maioria dos músculos esqueléticos	Comprimento muscular	Lenta
Órgãos tendíneos	Uma cápsula envolve as fibras colágenas e terminações nervosas sensitivas na junção do tendão com o músculo	Tensão muscular	Lenta
Receptores cinestésicos articulares	Corpúsculos lamelados, mecanorreceptores cutâneos do tipo II, órgãos tendíneos e terminações nervosas livres	Posição e movimento das articulações	Rápida

retransmissoras, visto que os sinais neurais estão sendo retransmitidos de uma região do SNC para outra. Por exemplo, os neurônios de muitas vias sensitivas fazem sinapses com neurônios do tálamo; por conseguinte, o tálamo atua como uma estação retransmissora principal. Muitas outras regiões do SNC, incluindo a medula espinal e o tronco encefálico, também podem atuar como estações retransmissoras.

Os impulsos sensitivos somáticos que entram na medula espinal ascendem até o córtex cerebral por meio de duas vias gerais: (1) a via do funículo posterior-lemnisco medial e (2) as vias anterolaterais (espinotalâmicas). Os impulsos sensitivos somáticos que entram na medula espinal alcançam o cerebelo por meio dos tratos espinocerebelares.

Via do funículo posterior-lemnisco medial para o córtex cerebral

Os impulsos nervosos para a propriocepção consciente e a maioria das sensações táteis ascendem até o córtex cerebral ao longo da **via do funículo posterior-lemnisco medial** (Figura 20.4A). O nome da via origina-se dos nomes dos dois tratos de substância branca que conduzem os impulsos: o funículo posterior da medula espinal e o lemnisco medial do tronco encefálico.

Os neurônios de primeira ordem na via do funículo posterior-lemnisco medial estendem-se dos receptores sensitivos no tronco e nos membros na medula espinal e ascendem até o bulbo no mesmo lado do corpo. Trata-se dos neurônios mais longos do corpo. Os corpos celulares desses neurônios de primeira ordem encontram-se nos gânglios sensitivos (da raiz posterior) dos nervos espinais. Na medula espinal, seus axônios formam os **funículos posteriores**, que consistem em três tratos: o **fascículo grácil**, o **fascículo cuneiforme** e o **lemnisco medial** (ver Tabela 20.3). Após ascender pelos seus respectivos fascículos, os axônios dos neurônios de primeira ordem fazem sinapse com os *dendritos* dos neurônios de segunda ordem, cujos corpos celulares estão localizados no

CAPÍTULO 20 • Sentidos Somáticos e Controle Motor

Figura 20.4 Vias sensitivas somáticas.

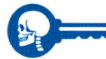

Os impulsos nervosos são conduzidos ao longo de conjuntos de neurônios de primeira ordem, segunda ordem e terceira ordem para a área somatossensitiva primária (giro pós-central) do córtex cerebral.

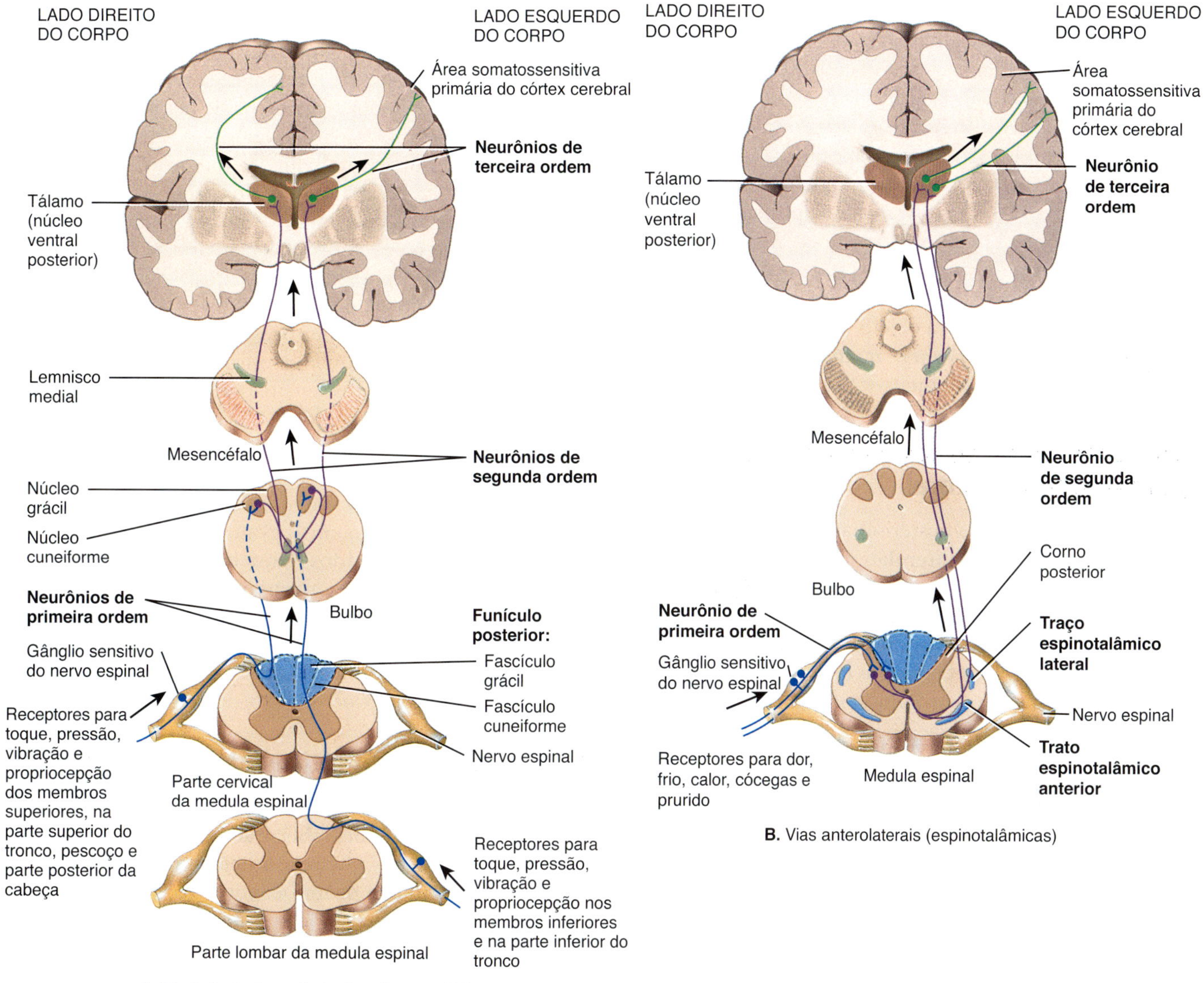

A. Via do funículo posterior-lemnisco medial

B. Vias anterolaterais (espinotalâmicas)

? Que tipos de déficits sensitivos podem ser provocados pela lesão do trato espinotalâmico lateral direito?

núcleo grácil ou no núcleo cuneiforme do bulbo. Os impulsos provenientes da parte posterior da cabeça, pescoço, parte livre dos membros superiores e parte superior do tórax (acima de T VI) propagam-se ao longo dos axônios no fascículo cuneiforme e alcançam o núcleo cuneiforme. Os impulsos provenientes da parte inferior do tórax (abaixo de T VI), do abdome, da pelve e dos membros inferiores propagam-se ao longo dos axônios no fascículo grácil e alcançam o núcleo grácil. (A exceção a essa regra é constituída pelos neurônios proprioceptivos provenientes dos membros inferiores. Eles retransmitem impulsos no núcleo dorsal ou no núcleo torácico de *Clarke*, na parte torácica da medula espinal e, em seguida, seguem o seu trajeto até o tronco encefálico no trato cerebelar posterior.) Os impulsos para

as sensações somáticas provenientes da cabeça alcançam o tronco encefálico por meio de axônios sensitivos que fazem parte dos nervos trigêmeo (V), facial (VII), glossofaríngeo (IX) e vago (X). Os axônios sensitivos somáticos que conduzem impulsos provenientes da face fazem parte, em sua maioria, do nervo trigêmeo (V).

Os axônios dos neurônios de segunda ordem cruzam para o lado oposto do bulbo e entram no lemnisco medial, um trato de projeção fino semelhante a uma fita, que se estende do bulbo até o núcleo ventral posterior do tálamo (ver Figura 20.4A). No tálamo, as terminações axônicas dos neurônios de segunda ordem fazem sinapse com neurônios de terceira ordem, que projetam seus axônios na área somatossensitiva primária do córtex cerebral.

Os impulsos conduzidos ao longo da via do folículo posterior-lemnisco medial dão origem a várias sensações altamente evoluídas e refinadas:

- O **toque discriminativo** é a capacidade de reconhecer informações específicas sobre uma sensação tátil, como que ponto do corpo é tocado, bem como o formato, o tamanho e a textura da estimulação (ver Seção 20.2)
- A **estereognosia** é a capacidade de reconhecer o tamanho, o formato e a textura de um objeto por meio de sua palpação. Exemplos são a leitura Braille ou a identificação de um clipe de papel por meio de sua palpação
- A **propriocepção** é a consciência da posição precisa das partes do corpo, enquanto a cinestesia é a conscientização das direções do movimento. Os proprioceptores também possibilitam a discriminação do peso, isto é, a capacidade de avaliar o peso de um objeto (ver Seção 20.2)
- A **sensação vibratória** surge quando há estímulos táteis que flutuam rapidamente (ver Seção 20.2).

Vias anterolaterais (espinotalâmicas) para o córtex cerebral

Como a via do funículo posterior-lemnisco medial descrita anteriormente, as **vias anterolaterais** (*espinotalâmicas*) são compostas de três conjuntos de neurônios (Figura 20.4B). Os neurônios de primeira ordem conectam um receptor do pescoço, do tronco ou da parte livre dos membros com a medula espinal. Os corpos celulares dos neurônios de primeira ordem encontram-se no gânglio sensitivo do nervo espinal. As terminações axônicas dos neurônios de primeira ordem fazem sinapse com os dendritos dos neurônios de segunda ordem, cujos corpos celulares estão localizados no corno posterior da medula espinal.

Os axônios dos neurônios de segunda ordem cruzam para o lado oposto da medula espinal. Em seguida, ascendem até o tronco encefálico no **trato espinotalâmico lateral** ou no **trato espinotalâmico anterior**. O trato espinotalâmico lateral conduz impulsos sensitivos para a dor e a temperatura, enquanto o trato espinotalâmico anterior conduz impulsos para cócegas, prurido, toque não discriminativo, pressão e vibração. Os axônios dos neurônios de segunda ordem terminam no núcleo ventral posterior do tálamo, onde fazem sinapse com os neurônios de terceira ordem. Os axônios dos neurônios de terceira ordem projetam-se para a área somatossensitiva primária no mesmo lado do córtex cerebral que o tálamo.

Mapeamento da área somatossensitiva primária

O córtex cerebral possui áreas específicas que recebem aporte (*input*) sensitivo somático de determinadas partes do corpo, enquanto outras áreas do córtex cerebral fornecem impulsos na forma de instruções para o movimento de partes específicas do corpo. O *mapa sensitivo somático* e o *mapa motor somático* relacionam as partes do corpo com essas áreas corticais.

A localização exata das sensações somáticas ocorre quando impulsos nervosos alcançam a **área somatossensitiva primária** (áreas 3, 1 e 2 na Figura 18.16), que ocupa os giros pós-centrais dos lobos parietais do córtex cerebral. Nessa área, cada região recebe um aporte sensitivo proveniente de uma diferente parte do corpo. A Figura 20.5A, que aparece na próxima seção, fornece um mapa do destino dos sinais sensitivos somáticos provenientes de diferentes partes do lado esquerdo do corpo na área somatossensitiva do hemisfério cerebral direito. O hemisfério cerebral esquerdo possui uma área somatossensitiva primária semelhante, que recebe aporte sensitivo proveniente do lado direito do corpo.

Observe que algumas partes do corpo – principalmente lábios, face, língua e mão – fornecem aporte para grandes regiões na área somatossensitiva. Outras partes do corpo, como o tronco e os membros inferiores, projetam-se em regiões corticais muito menores. Os tamanhos relativos dessas regiões na área somatossensitiva são proporcionais ao número de receptores sensitivos especializados dentro da parte correspondente do corpo. Por exemplo, existem numerosos receptores sensitivos na pele dos lábios, porém poucos na pele do tronco. O tamanho da região cortical que representa uma parte do corpo pode se expandir ou diminuir em certo grau, dependendo dos impulsos sensitivos recebidos daquela parte do corpo. Por exemplo, as pessoas que aprendem a ler Braille acabam desenvolvendo uma região cortical maior na área somatossensitiva que representa as pontas dos dedos das mãos. A representação do conceito do corpo no encéfalo é designada como *homúnculo cortical*.

Vias sensitivas somáticas para o cerebelo

A **via espinocerebelar** consiste em dois tratos na medula espinal – o **trato espinocerebelar anterior** e o **trato espinocerebelar posterior** –, que constituem as principais vias seguidas pelos impulsos proprioceptivos para alcançar o cerebelo. Embora não sejam percebidos conscientemente, os impulsos sensitivos conduzidos para o cerebelo ao longo dessas duas vias são de importância crítica para a postura, o equilíbrio e a coordenação dos movimentos de precisão. A Tabela 20.3 fornece um resumo das principais vias sensitivas somáticas e tratos.

> **CORRELAÇÃO CLÍNICA | Sífilis**
>
> A **sífilis** é uma doença sexualmente transmitida, causada pela bactéria *Treponema pallidum*. Por ser uma infecção bacteriana, pode ser tratada com antibióticos. Entretanto, se a infecção não for tratada, o terceiro estágio da sífilis provoca tipicamente alterações neurológicas debilitantes. Um desfecho comum é a degeneração progressiva das partes posteriores da medula espinal, incluindo funículos posteriores, tratos espinocerebelares posteriores e raízes posteriores. Há perda das sensações somáticas, e a marcha do indivíduo torna-se descoordenada e espasmódica, visto que os impulsos proprioceptivos não alcançam o cerebelo.

TABELA 20.3

Principais vias e tratos sensitivos somáticos.

TRATOS E LOCALIZAÇÕES	FUNÇÕES DAS VIAS
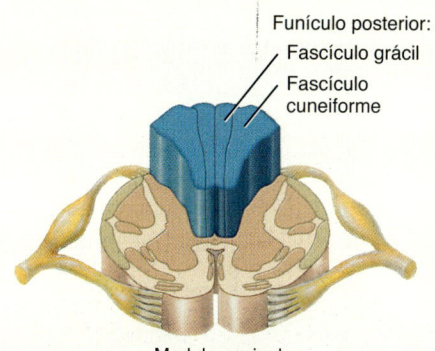 Funículo posterior: Fascículo grácil, Fascículo cuneiforme. Medula espinal	**Via do funículo posterior-lemnisco medial** **Fascículo cuneiforme:** Conduz impulsos nervosos para toque, pressão, vibração e propriocepção consciente dos membros superiores, da parte superior do tronco, pescoço e parte posterior da cabeça **Fascículo grácil:** Conduz impulsos nervosos para toque, pressão e vibração provenientes dos membros inferiores e da parte inferior do tronco. Os axônios dos neurônios de primeira ordem de um lado do corpo formam o funículo posterior no mesmo lado e terminam no bulbo, onde fazem sinapse com os dendritos e corpos celulares de neurônios de segunda ordem. Os axônios dos neurônios de segunda ordem sofrem decussação, entram no **lemnisco medial** no lado oposto e estendem-se até o tálamo. Os neurônios de terceira ordem transmitem impulsos nervosos do tálamo para o córtex somatossensitivo primário no lado oposto do lado da estimulação
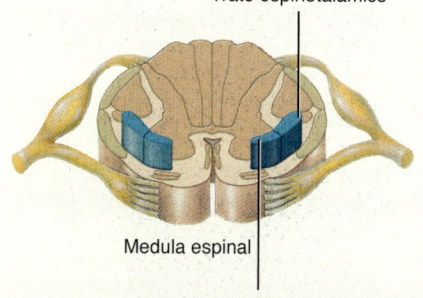 Trato espinotalâmico. Medula espinal. Trato espinotalâmico anterior	**Via anterolateral (espinotalâmica)** **Trato espinotalâmico lateral:** Conduz impulsos nervosos para a dor e a sensação térmica **Trato espinotalâmico anterior:** Conduz impulsos nervosos para prurido, cócegas, pressão, vibração e sensações táteis não discriminativas e mal localizadas
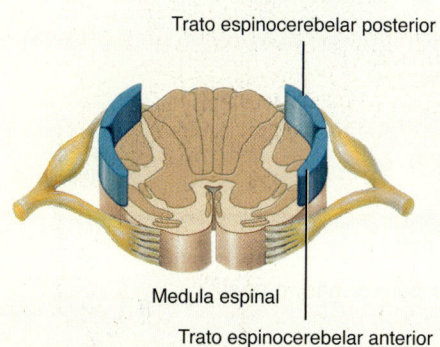 Trato espinocerebelar posterior. Medula espinal. Trato espinocerebelar anterior	**Via espinocerebelar** **Tratos espinocerebelares anterior** e **posterior:** Conduzem impulsos nervosos dos proprioceptores no tronco e no membro inferior de um lado do corpo para o mesmo lado do cerebelo

✓ TESTE RÁPIDO

11. Quais são as três diferenças entre a via do funículo posterior-lemnisco medial e as vias anterolaterais?
12. Que partes do corpo possuem a maior representação na área somatossensitiva primária?
13. Que tipo de informação sensitiva é transportada nos tratos espinocerebelares e qual a sua função?

20.4 Vias motoras somáticas

OBJETIVOS

- Identificar os locais e as funções dos diferentes tipos de neurônios nas vias motoras somáticas
- Comparar os locais e as funções das vias motoras diretas e indiretas
- Explicar como os núcleos da base, o tronco encefálico e o cerebelo contribuem para os movimentos.

Os circuitos neurais no encéfalo e na medula espinal coordenam todos os movimentos voluntários e são coletivamente denominados **vias motoras somáticas**. Por fim, todos os sinais excitatórios e inibitórios que controlam o movimento convergem para os neurônios motores alfa, que se estendem para fora do tronco encefálico e da medula espinal para inervar os músculos esqueléticos na cabeça e no corpo. Esses neurônios, também conhecidos como **neurônios motores inferiores (NMI)**, possuem os corpos celulares nas partes inferiores do tronco encefálico e da medula espinal. Seus axônios estendem-se dos núcleos motores dos nervos cranianos até os músculos esqueléticos da face e da cabeça, e dos cornos anteriores em todos os níveis da medula espinal até os músculos esqueléticos dos membros e do tronco. Apenas os neurônios motores inferiores fornecem impulsos provenientes do SNC para as fibras musculares esqueléticas. Por esse motivo, os neurônios motores inferiores são também designados coletivamente como *via final comum*.

Figura 20.5 Mapas sensitivo e motor somáticos no córtex cerebral. São mostrados (**A**) um homúnculo sensitivo e (**B**) um homúnculo motor. O **homúnculo** é uma figura distorcida de um ser humano colocada sobre a superfície do encéfalo. Ilustra as proporções do corpo supridas por diversas regiões sensitivas e motoras. Área somatossensitiva primária (giro pós-central) (**A**) e área motora primária (giro pré-central) do hemisfério cerebral direito (**B**). O hemisfério esquerdo possui uma representação semelhante. (De Penfield e Rasmussen.)

 Cada ponto na superfície do corpo é mapeado em uma região específica da área somatossensitiva primária e da área motora primária.

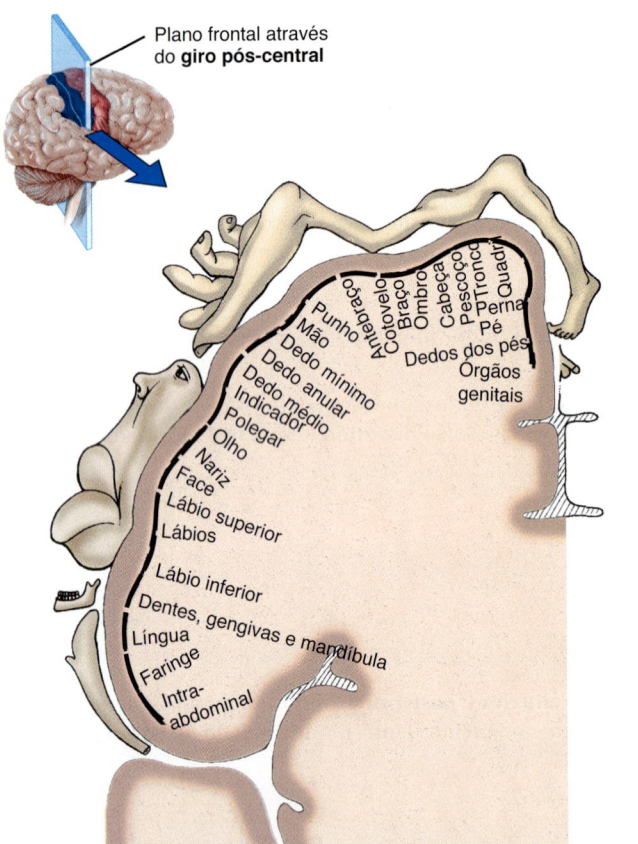

A. Corte frontal da área somatossensitiva primária no hemisfério cerebral direito

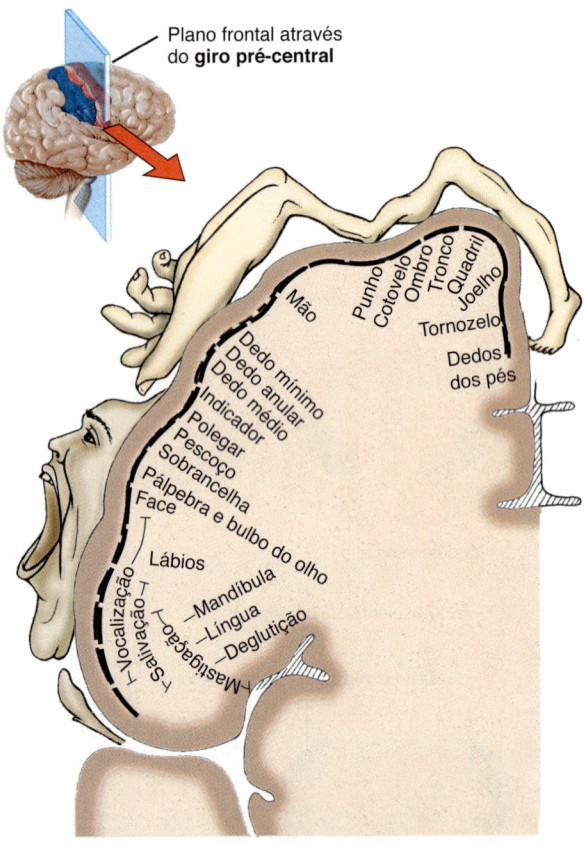

B. Corte frontal da área motora primária no hemisfério cerebral direito

? Como são comparadas as representações somatossensitiva e motora somática para a mão, e qual a implicação dessa diferença?

Quatro grupos de neurônios participam no controle do movimento, fornecendo aporte para os neurônios motores inferiores.

1. *Neurônios do circuito local.* O aporte alcança os neurônios motores inferiores a partir de interneurônios próximos, denominados *neurônios do circuito local*. Esses neurônios estão localizados próximo aos corpos celulares dos neurônios motores inferiores no tronco encefálico e na medula espinal. Os neurônios do circuito local recebem aporte dos receptores sensitivos somáticos, como nociceptores e fusos musculares, bem como dos centros superiores do encéfalo. Ajudam a coordenar a atividade rítmica em grupos musculares específicos, como flexão e extensão alternadas dos membros inferiores durante a marcha.

2. *Neurônios motores superiores.* Tanto os neurônios do circuito local quanto os neurônios motores inferiores recebem aporte dos **neurônios motores superiores** (**MNS**),* cujos corpos celulares encontram-se em centros de processamento motor nas partes superiores do SNC. A maioria dos neurônios motores *superiores* faz sinapse com neurônios do circuito local, que, por sua vez, fazem sinapse com neurônios motores inferiores. Alguns neurônios motores superiores fazem sinapse diretamente com neurônios motores inferiores. Os neurônios motores superiores provenientes do córtex cerebral são essenciais para o planejamento e a execução dos movimentos voluntários do corpo. Outros neurônios motores superiores originam-se nos centros motores do tronco encefálico: os núcleos vestibulares, a formação reticular, o folículo

---

*Um neurônio motor superior é, na realidade, um interneurônio, e não um verdadeiro neurônio motor; é assim denominado porque a célula se origina na parte superior do SNC e regula a atividade dos neurônios motores inferiores. Apenas um neurônio motor inferior é um verdadeiro neurônio motor, visto que conduz potenciais de ação do SNC para os músculos esqueléticos na periferia.

superior e o núcleo rubro. Os neurônios motores superiores provenientes do tronco encefálico ajudam a regular a postura, o equilíbrio, o tônus muscular e os movimentos reflexivos da cabeça e do tronco.

3. *Neurônios dos núcleos da base.* Os *neurônios dos núcleos da base* auxiliam o movimento, fornecendo aporte por meio do tálamo para os neurônios motores superiores. Os núcleos da base são interconectados por circuitos neurais (ver Seção 16.3) com áreas motoras do córtex cerebral, tálamo, núcleo subtalâmico e substância negra. Esses circuitos ajudam a iniciar e a terminar os movimentos, suprimem movimentos indesejados e estabelecem um nível normal de tônus muscular.

4. *Neurônios cerebelares.* Os *neurônios cerebelares* também ajudam o movimento ao controlar a atividade dos neurônios motores superiores por meio do tálamo. Os circuitos neurais interconectam o cérebro com áreas motoras do córtex cerebral e tronco encefálico. Uma função fundamental do cerebelo consiste em monitorar diferenças entre movimentos pretendidos e movimentos efetivamente executados. Em seguida, emite comandos para os neurônios superiores, de modo a reduzir os erros no movimento. Assim, o cerebelo coordena os movimentos do corpo e ajuda a manter a postura e o equilíbrio normais.

Os axônios dos neurônios motores superiores estendem-se do encéfalo até os neurônios motores inferiores por meio de dois tipos de vias motoras somáticas – diretas e indiretas. As **vias motoras diretas** fornecem aporte para os neurônios motores inferiores por meio de axônios que se estendem diretamente a partir do córtex cerebral. As **vias motoras indiretas** fornecem aporte para os neurônios motores inferiores a partir dos centros motores no tronco encefálico. Por sua vez, esses centros do tronco encefálico recebem sinais de neurônios nos núcleos da base, cerebelo e córtex cerebral. As vias diretas e indiretas controlam a geração de impulsos nervosos nos neurônios motores inferiores, os neurônios que estimulam a contração dos músculos esqueléticos.

Antes de examinarmos essas vias, iremos considerar a função do córtex motor no movimento voluntário.

CORRELAÇÃO CLÍNICA | *Paralisia*

A lesão ou doença dos neurônios motores *inferiores* provoca **paralisia flácida** dos músculos no mesmo lado do corpo. Não há ações voluntárias nem reflexas das fibras musculares inervadas, ocorre diminuição ou perda do tônus muscular, e o músculo permanece flácido. A lesão ou doença dos neurônios motores *superiores* no córtex cerebral provoca **paralisia espástica** dos músculos no lado oposto do corpo. Nessa condição, há aumento do tônus muscular, os reflexos são exagerados, e aparecem reflexos patológicos, como o sinal de Babinski (extensão do hálux, com ou sem abertura em leque dos outros dedos do pé; ver Correlação clínica na Seção 17.3).

Origem das vias motoras

O controle dos movimentos do corpo envolve vias motoras que começam em áreas motoras do córtex cerebral. Duas dessas áreas são a **área pré-motora** (área 6 no lobo frontal, mostrada na Figura 18.16) e a **área motora primária** (área 4 no giro pré-central do lobo frontal, também mostrada na Figura 18.16). A função da área pré-motora nos movimentos do corpo é a seguinte: a ideia ou o desejo de movimentar determinada parte do corpo é gerada em uma ou mais áreas de associação corticais, como o córtex pré-frontal, a área de associação somatossensitiva, a área de associação auditiva ou a área de associação visual (ver Figura 18.16). Em seguida, essa informação é transmitida aos núcleos da base, que a processam e, em seguida, a enviam ao tálamo e, em seguida, ao córtex pré-motor, onde ocorre desenvolvimento de um plano motor. Esse plano identifica que músculos deverão se contrair, o grau necessário de contração e em que sequência. A partir do córtex pré-motor, esse plano é transmitido ao córtex motor primário para execução. O córtex pré-motor também armazena informações sobre atividades motoras aprendidas. Ao ativar os neurônios apropriados do córtex motor primário, o córtex pré-motor provoca a contração de grupos específicos de músculos em uma sequência específica.

O córtex motor primário é a principal região de controle para a execução de movimentos voluntários. A estimulação elétrica de qualquer ponto no córtex motor primário provoca contração de músculos específicos no lado oposto do corpo. O córtex motor primário controla os músculos ao formar vias descendentes que se estendem pela medula espinal e tronco encefálico (descritas adiante). À semelhança da representação sensitiva somática no córtex somatossensitivo primário, existe um "mapa" do corpo no córtex motor primário: cada ponto dentro da área controla fibras musculares situadas em uma parte diferente do corpo. Os diferentes músculos são representados de modo desigual no córtex motor primário (ver Figura 18.16). Existe maior área cortical dedicada aos músculos envolvidos nos movimentos de precisão, complexos ou delicados. Os músculos do polegar, dos dedos das mãos, dos lábios, da língua e das pregas vocais possuem grandes representações, enquanto o tronco tem uma representação muito menor. Esse mapa muscular distorcido do corpo é denominado **homúnculo motor** (Figura 20.5B).

Vias motoras diretas

Os impulsos nervosos para os movimentos voluntários propagam-se do córtex cerebral para os neurônios motores inferiores por meio das vias motoras diretas (Figura 20.6), também conhecidas como *vias piramidais*. As áreas do córtex cerebral que contêm grandes corpos celulares piramidais de neurônios motores superiores incluem não apenas a área motora primária no giro pré-central (área 4 na Figura 18.16), mas também a área pré-motora (área 6) e até mesmo a área somatossensitiva primária no giro pós-central (áreas 3,1 e 2). Os axônios desses NMS corticais descem pela cápsula interna do cérebro. As vias motoras diretas consistem nas vias corticospinais e na via corticobulbar.

Figura 20.6 Vias motoras diretas. Os sinais iniciados pela área motora primária no hemisfério direito controlam os músculos esqueléticos no lado esquerdo do corpo. Os tratos da medula espinal que conduzem impulsos das vias motoras diretas são o trato corticospinal lateral e o trato corticospinal anterior.

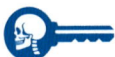 As vias diretas conduzem impulsos que resultam em movimentos voluntários precisos.

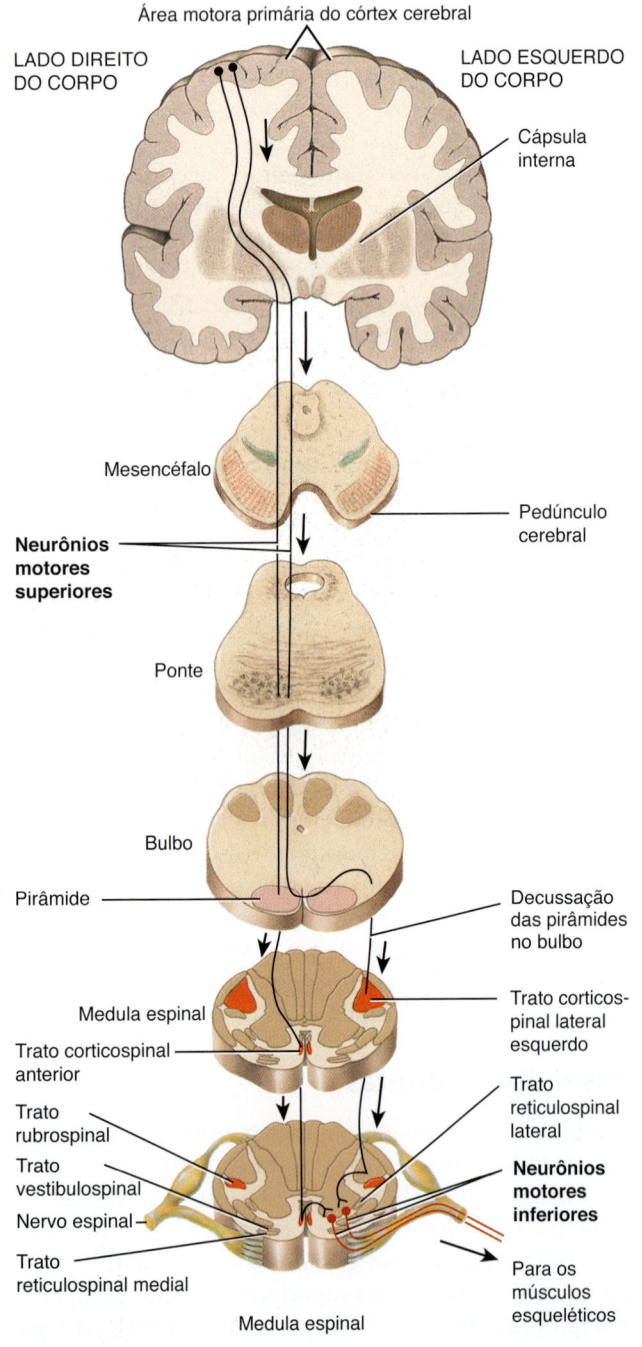

? Que outros tratos (não mostrados na figura) conduzem impulsos que resultam em movimentos voluntários precisos?

 CORRELAÇÃO CLÍNICA | *Esclerose lateral amiotrófica*

A **esclerose lateral amiotrófica (ELA)** é uma doença degenerativa progressiva, que ataca áreas motoras do córtex cerebral, axônios dos neurônios motores superiores nos funículos laterais da substância branca (tratos corticospinal e rubrospinal) e corpos celulares dos neurônios motores inferiores. Provoca fraqueza e atrofia progressivas dos músculos. Com frequência, a ELA começa nas partes da medula espinal que atuam nas mãos e nos braços, porém propaga-se rapidamente para acometer todo o corpo e a face, sem afetar o intelecto e as sensações. Tipicamente, a morte ocorre em 2 a 5 anos. A ELA é comumente conhecida como doença de Lou Gehrig, em homenagem ao jogador de beisebol norte-americano do New York Yankees, que morreu da doença aos 37 anos, em 1941.

Cerca de 15% de todos os casos de ELA (ELA familiar) são causados por mutações hereditárias. Os casos não hereditários (esporádicos) de ELA parecem ter diversos fatores implicados. De acordo com uma teoria, há acúmulo na fenda sináptica do neurotransmissor glutamato liberado pelos neurônios motores, devido a uma mutação da proteína que normalmente desativa e recicla o neurotransmissor. Devido ao excesso de glutamato, os neurônios motores sofrem disfunção e, por fim, morrem. O fármaco riluzol, que é utilizado no tratamento da ELA, reduz a lesão dos neurônios motores ao diminuir a liberação de glutamato. Outros fatores podem incluir dano aos neurônios motores por radicais livres, respostas autoimunes, infecções virais, deficiência do fator de crescimento dos nervos, apoptose (morte celular programada), toxinas ambientais e traumatismo.

Além do riluzol, a ELA é tratada com fármacos que aliviam os sintomas, como fadiga, dor e espasticidade musculares, salivação excessiva e dificuldade no sono. Os outros tratamentos consistem em cuidado de apoio proporcionado por fisioterapeutas, terapeutas ocupacionais e fonoaudiólogos; nutricionistas; assistentes sociais; *home care* e cuidados paliativos.

VIAS CORTICOSPINAIS. As **vias corticospinais** conduzem impulsos para o controle dos músculos dos membros e do tronco. Os axônios dos neurônios motores superiores no córtex cerebral formam os **tratos corticospinais**, que descem pela *cápsula interna do cérebro* e pedúnculo cerebral do mesencéfalo. No bulbo, os feixes de axônios dos tratos corticospinais formam as protuberâncias ventrais, conhecidas como *pirâmides*. Cerca de 90% dos axônios corticospinais sofrem *decussação* (cruzam) para o lado *contralateral* (oposto) no bulbo e, em seguida, descem pela medula espinal, onde fazem sinapse com um neurônio do circuito local ou um neurônio motor inferior. Os 10% ipsolaterais finalmente sofrem decussação nos níveis da medula espinal, onde fazem sinapse com um neurônio do circuito local ou um neurônio motor inferior. Igualmente, o córtex cerebral direito controla a maioria dos músculos no lado esquerdo do corpo, enquanto o córtex cerebral esquerdo controla a maioria dos músculos no lado direito do corpo. Existem dois tipos de tratos corticospinais: o trato corticospinal lateral e o trato corticospinal anterior.

1. *Trato corticospinal lateral.* Os axônios corticospinais que sofrem decussação no bulbo formam o **trato corticospinal lateral** no funículo lateral da medula espinal (Figura 20.6 e Tabela 20.4). Esses axônios fazem sinapse com neurônios do circuito local ou neurônios motores inferiores no corno anterior da medula espinal. Os axônios desses neurônios motores inferiores saem da medula espinal nas raízes anteriores dos nervos espinais e terminam em músculos esqueléticos que realizam os movimentos das partes distais dos membros. Os músculos distais são responsáveis pelos movimentos precisos, ágeis e extremamente especializados das mãos e dos pés. Os exemplos incluem o movimento necessário para abotoar uma camisa ou tocar piano.
2. *Trato corticospinal anterior.* Os axônios corticospinais que não sofrem decussação no bulbo formam o **trato corticospinal anterior** no funículo anterior da medula espinal (Figura 20.6 e Tabela 20.4). Em cada nível da medula espinal, alguns desses neurônios sofrem decussação via comissura branca anterior. Em seguida, fazem sinapse com neurônios do circuito local ou neurônios motores inferiores no corno anterior da substância cinzenta. Os axônios desses neurônios motores inferiores deixam a medula espinal nas raízes anteriores dos nervos espinais. Terminam nos músculos esqueléticos que controlam os movimentos do tronco e das partes proximais dos membros.

VIA CORTICOBULBAR. A **via corticobulbar** conduz impulsos para o controle dos músculos esqueléticos na cabeça. Os axônios dos neurônios motores superiores do córtex cerebral

TABELA 20.4

Principais vias motoras somáticas e tratos.

TRATOS E LOCALIZAÇÕES

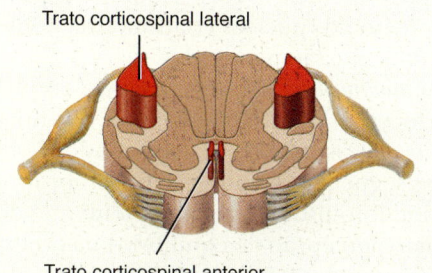

Trato corticospinal lateral
Trato corticospinal anterior
Medula espinal

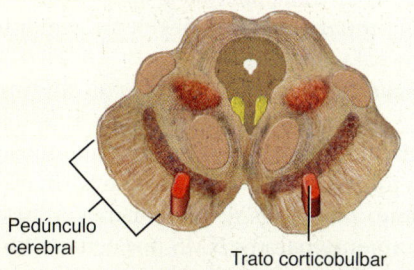

Pedúnculo cerebral
Trato corticobulbar
Mesencéfalo do tronco encefálico

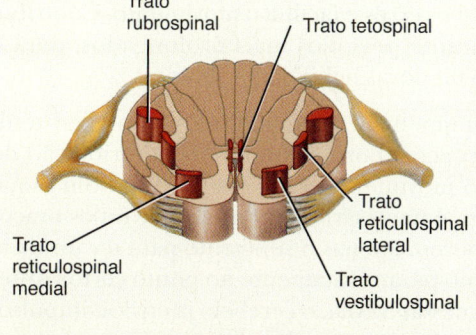

Trato rubrospinal
Trato tetospinal
Trato reticulospinal lateral
Trato reticulospinal medial
Trato vestibulospinal
Medula espinal

FUNÇÕES DAS VIAS

Vias diretas (piramidais)

Trato corticospinal lateral: Conduz impulsos nervosos do córtex motor do cérebro para os músculos esqueléticos no lado oposto do corpo para movimentos voluntários precisos das partes distais da parte livre dos membros

Trato corticospinal anterior: Conduz impulsos nervosos do córtex motor para os músculos esqueléticos no lado oposto do corpo para movimentos do tronco e partes proximais da parte livre dos membros

Corticobulbar: Conduz impulsos nervosos do córtex motor para os músculos esqueléticos da cabeça e do pescoço para coordenar movimentos voluntários precisos

Vias indiretas (extrapiramidais)

Trato rubrospinal: Conduz impulsos nervosos provenientes do núcleo rubro (que recebe aporte do córtex cerebral e do cerebelo) para os músculos esqueléticos contralaterais que controlam os movimentos voluntários precisos das partes distais da parte livre dos membros superiores

Trato tetospinal: Conduz impulsos nervosos do colículo superior para os músculos esqueléticos contralaterais que movem reflexivamente a cabeça, os olhos e o tronco em resposta a estímulos visuais ou auditivos

Trato vestibulospinal: Conduz impulsos nervosos provenientes do núcleo vestibular (que recebe aporte da orelha interna sobre os movimentos da cabeça) para os músculos esqueléticos ipsolaterais do tronco e partes proximais da parte livre dos membros para a manutenção da postura e do equilíbrio em resposta a movimentos da cabeça

Tratos reticulospinais lateral e medial: Conduzem impulsos nervosos provenientes da formação reticular para os músculos esqueléticos ipsolaterais do tronco e partes proximais da parte livre dos membros, para a manutenção da postura e regulação do tônus muscular em resposta a movimentos contínuos do corpo.

formam o **trato corticobulbar**, que desce ao longo dos tratos corticospinais pela cápsula interna do cérebro e pedúnculo cerebral do mesencéfalo (Figura 16.11). Alguns dos axônios do trato corticobulbar sofrem decussação, enquanto outros não o fazem. Os axônios terminam nos núcleos motores de nove pares de nervos cranianos no tronco encefálico: os nervos oculomotor (III), troclear (IV), trigêmeo (V), abducente (VI), facial (VII), glossofaríngeo (IX), vago (X), acessório (XI) e hipoglosso (XII). Os neurônios motores inferiores dos nervos cranianos conduzem impulsos que controlam os movimentos voluntários precisos dos olhos, da língua e do pescoço, além da mastigação, expressão facial, fala e deglutição.

A Tabela 20.4 fornece um resumo das vias motoras somáticas diretas e tratos.

Vias motoras indiretas

As **vias motoras indiretas** ou *vias extrapiramidais* incluem todos os tratos motores somáticos, com exceção dos tratos corticospinais e corticobulbares. Os impulsos nervosos conduzidos ao longo das vias indiretas seguem circuitos polissinápticos complexos, que envolvem o córtex motor, os núcleos da base, o tálamo, o cerebelo, a formação reticular e núcleos existentes no tronco encefálico. Os axônios dos neurônios motores superiores descem de vários núcleos do tronco encefálico para os cinco tratos principais da medula espinal e terminam em neurônios do circuito local ou em neurônios motores inferiores. Esses são os **tratos rubrospinal**, **tetospinal**, **vestibulospinal**, **reticulospinal lateral** e **reticulospinal medial**.

A Tabela 20.4 fornece um resumo das vias motoras indiretas somáticas e tratos.

Funções dos núcleos da base no movimento

Conforme assinalado anteriormente, os núcleos da base e o cerebelo influenciam o movimento por meio de seus efeitos sobre os neurônios motores superiores. As funções dos núcleos da base incluem as seguintes:

1. *Iniciação e término dos movimentos.* Duas partes dos núcleos da base, o núcleo caudado e o putâmen, recebem aporte das áreas sensitivas, de associação e motoras do córtex cerebral, bem como da substância negra. O aporte proveniente dos núcleos da base origina-se no globo pálido e na substância negra, que enviam sinais de retroalimentação para os neurônios motores superiores no córtex motor, por meio do tálamo. (A Figura 18.14B mostra essas partes dos núcleos da base.) Esse circuito desde o córtex até os núcleos para o tálamo e para o córtex parece atuar na iniciação e no término dos movimentos. Os neurônios no putâmen geram impulsos imediatamente antes da ocorrência dos movimentos do corpo, enquanto os neurônios no núcleo caudado geram impulsos imediatamente antes da ocorrência dos movimentos oculares.
2. *Supressão de movimentos indesejados.* Os movimentos indesejados são suprimidos pelos efeitos inibitórios dos núcleos da base sobre o tálamo e o colículo superior.
3. *Controle do tônus muscular.* O globo pálido envia impulsos para o interior da formação reticular que reduzem o tônus muscular. O dano ou a destruição de algumas conexões dos núcleos da base provocam aumento generalizado no tônus muscular.
4. *Influência sobre a função cortical.* Os núcleos da base também influenciam as funções sensitivas, límbicas, cognitiva e linguísticas do córtex cerebral. Por exemplo, os núcleos da base ajudam a iniciar e a terminar alguns processos cognitivos, como atenção, memória e planejamento. Além disso, os núcleos da base atuam com o sistema límbico para regular os comportamentos emocionais.

Funções do cerebelo no movimento

Além de manter a postura correta e o equilíbrio, o cerebelo é ativo na aprendizagem e na realização de movimentos rápidos, coordenados e altamente precisos, como jogar golfe, falar e nadar. A função cerebelar envolve quatro atividades:

1. *Monitoramento das intenções para o movimento.* O cerebelo recebe impulsos provenientes do córtex motor e dos núcleos da base por meio dos núcleos contínuos na ponte sobre os movimentos que são planejados.
2. *Monitoramento do movimento efetivo.* O cerebelo recebe aporte dos proprioceptores nas articulações e nos músculos, que revela o que realmente está ocorrendo. Esses impulsos nervosos seguem nos tratos espinocerebelares anterior e posterior. Impulsos nervosos provenientes do aparelho vestibular (percepção do equilíbrio) na orelha interna e provenientes dos olhos também entram no cerebelo.
3. *Comparação dos sinais de comando com a informação sensitiva.* O cerebelo compara as intenções de movimento com o movimento real executado.
4. *Envio de retroalimentação corretiva.* Se houver alguma discrepância entre o movimento pretendido e aquele executado, o cerebelo envia sinais de retroalimentação para os neurônios motores superiores. Essa informação é carreada via tálamo para os NMS no córtex cerebral, porém segue diretamente para os NMS nos centros motores do tronco encefálico. Conforme os movimentos ocorrem, o cerebelo fornece continuamente correções de possíveis erros para os neurônios motores superiores, o que diminui os erros e facilita o movimento. Contribui também, durante períodos mais prolongados, para o aprendizado de novas habilidades motoras.

As atividades que exigem habilidade, como jogar tênis ou voleibol, fornecem bons exemplos da contribuição do cerebelo para o movimento. Para realizar um bom saque ou um bloqueio, é necessário levar a raquete ou os braços para a frente, porém apenas o suficiente para ter um contato sólido. Como parar exatamente no ponto certo? Antes mesmo de arremessar a bola, o cerebelo já enviou impulsos nervosos para o córtex cerebral e para os núcleos da base, informando-os onde o balanço do braço ou da raquete deve ser interrompido. Em resposta a impulsos que se originam no cerebelo, o córtex e os núcleos da base transmitem impulsos motores para os músculos oponentes do corpo, de modo a interromper o balanço.

Função do tronco encefálico no movimento

Núcleos vestibulares no bulbo e na ponte

Muitos músculos posturais do tronco e dos membros são controlados reflexamente por neurônios motores superiores no tronco encefálico. Os **reflexos posturais** mantêm o corpo na posição ortostática e em equilíbrio. O aporte para os reflexos posturais provêm de três fontes: (1) os olhos, que fornecem a informação visual sobre a posição do corpo no espaço; (2) o aparelho vestibular da orelha interna, que fornece informações sobre a posição da cabeça; e (3) proprioceptores nos músculos e nas articulações, que fornecem informações acerca da posição dos membros. Em resposta a esse aporte sensitivo, os neurônios motores superiores no tronco encefálico ativam os neurônios motores inferiores, os quais, por sua vez, provocam a contração dos músculos posturais apropriados, de modo a manter o corpo corretamente orientado no espaço.

Os núcleos vestibulares são importantes na regulação da postura. Recebem aporte neural proveniente do nervo vestibulococlear (VIII) sobre o estado do equilíbrio do corpo (principalmente a cabeça) e aporte neural do cerebelo. Em resposta a esse aporte, os núcleos vestibulares geram potenciais de ação ao longo dos axônios do trato vestibulospinal, que conduz sinais para os músculos esqueléticos do tronco e das partes proximais dos membros (ver Tabela 20.4). O trato vestibulospinal causa contração desses músculos, de modo a manter a postura em resposta a alterações no equilíbrio.

Formação reticular no bulbo, na ponte e no mesencéfalo

A formação reticular também ajuda a controlar a postura. Além disso, pode alterar o tônus muscular. A formação reticular recebe aporte de diversas fontes, incluindo os olhos, as orelhas, o cerebelo e os núcleos da base. Em resposta a

---

CORRELAÇÃO CLÍNICA | *Doença de Parkinson*

A **doença de Parkinson (DP)** é um distúrbio progressivo do SNC, que tipicamente afeta suas vítimas em torno de 60 anos de idade. A DP envolve a degeneração dos neurônios que se estendem desde a substância negra até o putâmen e o núcleo caudado, onde normalmente liberam o neurotransmissor dopamina (DA). No núcleo caudado, um dos núcleos da base, encontram-se neurônios que liberam o neurotransmissor acetilcolina (ACh) (ver figura). Embora o nível de ACh não se altere à medida que declina o nível de DA, acredita-se que o desequilíbrio na atividade dos neurotransmissores – concentração muito baixa de DA e concentração muito alta de ACh – causa a maioria dos sintomas.

Nos pacientes com DP, as contrações involuntárias dos músculos esqueléticos frequentemente interferem no movimento voluntário. Por exemplo, os músculos dos membros superiores podem sofrer contração e relaxamento alternadamente, provocando tremores da mão. Esse **tremor** é o sinal mais comum da DP. Além disso, o tônus muscular pode aumentar acentuadamente, causando rigidez da parte comprometida do corpo. A rigidez dos músculos faciais confere à face uma aparência de máscara. A expressão caracteriza-se por um olhar arregalado, ausência do piscar e boca ligeiramente aberta, com salivação descontrolada.

O desempenho motor também está comprometido pela **bradicinesia**, isto é, lentidão dos movimentos. Atividades como barbear-se, cortar os alimentos e abotoar uma blusa podem levar mais tempo e podem se tornar cada vez mais difíceis à medida que a doença progride. Os movimentos musculares também exibem **hipocinesia**, que consiste em diminuição da amplitude do movimento. Por exemplo, as palavras são escritas com letras menores e malformadas, de modo que a escrita acaba se tornando ilegível. Com frequência, a marcha está prejudicada, os passos tornam-se mais curtos e arrastados, e o balanço dos braços diminui. Até mesmo a fala é afetada.

A causa da DP não é conhecida, porém há suspeita de que substâncias ambientais tóxicas, como pesticidas, herbicidas e monóxido de carbono, sejam agentes contribuintes. Apenas 5% dos pacientes com DP apresentam história familiar da doença.

O tratamento da DP é direcionado para o aumento dos níveis de DA e a diminuição dos níveis de ACh. Embora os indivíduos com DP não produzam dopamina suficiente, a sua administração oral é inútil, visto que a DA não consegue atravessar a barreira hematencefálica. Embora os sintomas sejam parcialmente aliviados por um fármaco desenvolvido na década de 1960, denominado levodopa (L-dopa), um precursor da DA, ele não retarda a progressão da doença. À medida que mais células cerebrais afetadas morrem, e o fármaco torna-se inútil. Outro medicamento, denominado selegilina, é usado para inibir a monoamina oxidase, uma enzima que degrada a dopamina. Esse fármaco retarda a progressão da DP e pode ser utilizado com levodopa. Os agentes anticolinérgicos (como benzotropina e tri-hexifenidila) também podem ser utilizados para bloquear os efeitos da ACh em algumas das sinapses entre os neurônios dos núcleos da base, ajudando a restaurar o equilíbrio entre a ACh e a DA. Os agentes anticolinérgicos efetivamente reduzem o tremor sintomático, a rigidez e a salivação.

Por mais de uma década, os cirurgiões procuraram reverter os efeitos da doença de Parkinson por meio de transplante de tecido nervoso fetal rico em dopamina nos núcleos da base (habitualmente o putâmen) de pacientes com DP grave. Apenas alguns pacientes pós-cirúrgicos demonstraram alguma melhora, como menos rigidez e melhora na velocidade dos movimentos. Outra técnica cirúrgica que produziu melhora em alguns pacientes é a *palidotomia*, em que parte do globo pálido que gera tremores e produz rigidez muscular é destruída. Além disso, alguns pacientes estão sendo tratados com um procedimento cirúrgico denominado *estimulação cerebral profunda (ECP)*, que envolve o implante de eletrodos no núcleo subtalâmico. As correntes elétricas liberadas pelos eletrodos implantados reduzem muitos dos sintomas da DP.

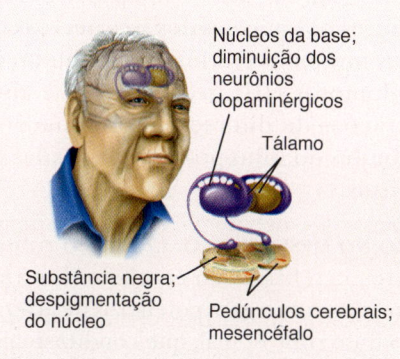

esse aporte, núcleos separados na formação reticular geram potenciais de ação ao longo do trato reticulospinal medial e trato reticulospinal lateral, ambos os quais conduzem sinais para os músculos esqueléticos do tronco e a parte proximal dos membros (ver Tabela 20.4). Embora as vias sejam semelhantes, o trato reticulospinal medial excita os músculos esqueléticos do tronco e os músculos extensores da parte proximal dos membros, enquanto o trato reticulospinal lateral *inibe* os músculos esqueléticos do tronco e os músculos extensores da parte proximal dos membros. Os tratos reticulospinais medial e lateral atuam em conjunto para manter a postura e regular o tônus muscular *durante os movimentos em execução*. Por exemplo, conforme utilizamos o músculo bíceps braquial do braço para levantar um peso pesado em uma aula de ginástica, outros músculos do tronco e dos membros precisam se contrair (ou relaxar) para manter a postura. Os músculos que precisam sofrer contração serão ativados pelo trato reticulospinal medial, enquanto aqueles que precisam relaxar serão inibidos pelo trato reticulospinal lateral.

Colículo superior no mesencéfalo

O colículo superior recebe aporte visual dos olhos e aporte auditivo das orelhas (por meio de conexões com o colículo inferior). Quando esse aporte ocorre de maneira súbita e inesperada, o colículo superior produz potenciais de ação ao longo do trato tetospinal, que conduz sinais neurais que ativam os músculos esqueléticos na cabeça e no tronco (ver Tabela 20.4). Isso permite ao corpo voltar-se na direção do estímulo visual súbito (como um percevejo andando pelo chão) ou do estímulo auditivo súbito (como o som de um trovão). Essas respostas são essenciais para nos proteger de estímulos potencialmente perigosos.

O colículo superior também é um centro de integração para as **sacadas**, movimentos pequenos e rápidos dos olhos que ocorrem quando uma pessoa olha em diferentes pontos no campo visual. Embora tipicamente não sejamos capazes de percebê-lo, nossos olhos constantemente realizam sacadas conforme lemos as frases nas páginas deste livro ou quando olhamos para diferentes partes de um quadro ou uma estátua. Além dos neurônios motores superiores que dão origem ao trato tetospinal, o colículo superior também contém neurônios motores superiores que fazem sinapse com neurônios do circuito local nos **centros do olhar** fixo na formação reticular do mesencéfalo e ponte. Os neurônios do circuito local nos centros do olhar fixo, por sua vez, fazem sinapse com neurônios motores inferiores nos núcleos dos três nervos cranianos que regulam os músculos extrínsecos do bulbo do olho: os nervos oculomotor (III), troclear (IV) e abducente (VI). As contrações de diferentes combinações desses músculos do bulbo do olho produzem sacadas horizontais e/ou verticais.

Núcleo rubro no mesencéfalo. O núcleo rubro recebe aporte do córtex cerebral e do cerebelo. Em resposta a esse aporte, o núcleo rubro gera potenciais de ação ao longo dos axônios do trato rubrospinal, que conduz sinais neurais que ativam os músculos esqueléticos responsáveis por movimentos finos, precisos e voluntários das partes distais dos membros superiores (ver Tabela 20.4). Observe que os músculos esqueléticos na parte distal dos membros inferiores não são ativados pelo trato rubrospinal. Lembre-se de que o trato corticospinal lateral do córtex cerebral também produz movimentos finos e precisos das partes distais da parte livre dos membros *superiores* e *inferiores*. Em comparação com o trato corticospinal lateral, o trato rubrospinal desempenha apenas uma função mínima na contração dos músculos das partes distais da parte livre dos membros superiores. Entretanto, o trato rubrospinal torna-se funcionalmente significativo se houver lesão do trato corticospinal lateral.

✓ TESTE RÁPIDO

14. Que partes do corpo possuem a maior representação no córtex motor? Que partes têm a menor representação?
15. Por que as duas principais vias motoras somáticas são designadas como "diretas" e "indiretas"?
16. Compare os efeitos da doença dos núcleos da base, do cerebelo e do tronco encefálico.

20.5 Integração do aporte sensitivo com o efluxo motor

OBJETIVO

- **Explicar** como o aporte sensitivo e o efluxo motor são integrados no SNC.

As vias sensitivas fornecem o aporte que mantém o SNC informado sobre alterações nos ambientes externo e interno. Em seguida, o efluxo proveniente do SNC é conduzido por vias motoras, possibilitando a ocorrência de movimento e secreções glandulares. Quando a informação sensitiva alcança o SNC, passa a constituir parte de um grande reservatório de informações sensitivas. Todavia, o SNC não responde necessariamente a todos os impulsos. Com efeito, a informação sensitiva que chega é **integrada**, isto é, é processada e interpretada, e um curso de ação é executado.

O processo de integração ocorre não apenas em um, porém em muitos locais ao longo das vias do SNC, nos níveis tanto consciente quanto subconsciente. Ocorre na medula espinal, no tronco encefálico, no cerebelo, nos núcleos da base e no córtex cerebral. Em consequência, o efluxo que desce ao longo de uma via motora e provoca contração de um músculo ou secreção de uma glândula pode ser modificado e respondido em qualquer um desses níveis. As partes motoras do córtex cerebral são importantes na iniciação e no controle dos movimentos precisos dos músculos. Os núcleos da base integram, em grande parte, os movimentos semivoluntários, como a marcha, a natação e o riso. O cerebelo auxilia o córtex motor e os núcleos da base, tornando os movimentos corporais suaves e coordenados e contribuindo de modo significativo para a manutenção da postura normal e do equilíbrio.

✓ TESTE RÁPIDO

17. Onde ocorre a integração dos movimentos necessários para a realização do nado de costas?

TERMINOLOGIA TÉCNICA

Coma. Estado de inconsciência, em que as respostas da pessoa a estímulos estão reduzidas ou ausentes. No *coma leve*, o indivíduo responde a certos estímulos, como som, toque ou luz, e pode mover os olhos, tossir e até mesmo sussurrar. No *coma profundo*, o indivíduo não responde aos estímulos e não esboça movimento. As causas do coma incluem traumatismo cranioencefálico, parada cardíaca, acidente vascular encefálico, tumores encefálicos, infecções (encefalite e meningite), convulsões, intoxicação alcoólica, superdosagem de substâncias, distúrbios pulmonares graves (doença pulmonar obstrutiva crônica, edema pulmonar, embolia pulmonar), inalação substancial de monóxido de carbono, insuficiência hepática ou renal, hipoglicemia ou hiperglicemia ou níveis sanguíneos elevados ou baixos de sódio e temperatura corporal baixa ou alta.

Disartria. Fala difícil ou imperfeita, em virtude da perda do controle muscular, em consequência de distúrbios das vias motoras.

Limiar de dor. A menor intensidade de um estímulo doloroso em que o indivíduo percebe dor. Todos os indivíduos apresentam o mesmo limiar de dor.

Paralisia cerebral (PC). Distúrbio motor que resulta em perda do controle e da coordenação musculares; é causada por lesão das áreas motoras do encéfalo durante a vida fetal, por ocasião do parto ou na lactância. Radiação durante a vida fetal, falta temporária de oxigênio por ocasião do nascimento e hidrocefalia durante a lactância também podem causar paralisia cerebral.

Sinestesia. Uma condição em que duas ou mais modalidades de sensações acompanham uma à outra. Em alguns casos, um estímulo para uma sensação é percebido como estímulo para outra; por exemplo, um som produz uma sensação de cor. Em outros casos, um estímulo de uma parte do corpo é percebido como proveniente de uma parte diferente.

Tolerância à dor. A maior intensidade de estímulo doloroso que uma pessoa é capaz de tolerar. Os indivíduos variam quanto à sua tolerância à dor.

REVISÃO DO CAPÍTULO

Conceitos essenciais

20.1 Visão geral das sensações

1. A sensação é a consciência de mudanças nas condições externas e internas do corpo.
2. Para que uma sensação ocorra, um estímulo precisa alcançar o receptor sensitivo, o estímulo precisa ser convertido em impulso nervoso, e o impulso deve ser conduzido até o encéfalo; finalmente, o impulso precisa ser integrado por uma região do encéfalo.
3. Quando estimulados, os receptores sensitivos finalmente produzem, em sua maioria, um ou mais impulsos nervosos.
4. Os impulsos sensitivos provenientes de cada parte do corpo alcançam regiões específicas no córtex cerebral.
5. A modalidade é a qualidade distinta que torna uma sensação diferente de outras.
6. A adaptação é a diminuição da sensibilidade durante um estímulo prolongado.
7. As duas classes de sentidos são os sentidos gerais, que incluem as sensações somáticas e viscerais, e os sentidos especiais, que incluem as modalidades do olfato, paladar, visão, audição e equilíbrio.
8. Os receptores sensitivos podem ser classificados com base na sua estrutura microscópica, localização e origem dos estímulos que os ativam e tipo de estímulo que eles detectam.
9. A Tabela 20.1 fornece um resumo da classificação dos receptores sensitivos.

20.2 Sensações somáticas

1. As sensações somáticas incluem sensações táteis (tato, pressão, vibração, prurido e cócegas), a sensibilidade térmica (calor e frio), a dor e a propriocepção.
2. Os receptores para as sensações táteis, térmicas e de dor estão localizados na pele, na tela subcutânea e nas túnicas mucosas da boca, vagina e ânus.
3. Os receptores para a sensibilidade proprioceptiva (posição e movimento das partes do corpo) estão localizados nos músculos, nos tendões, nas articulações e na orelha interna.
4. Os receptores para o tato consistem em (a) plexos de raiz pilosa e corpúsculos táteis (corpúsculos de Meissner), que são de adaptação rápida, e (b) mecanorreceptores cutâneos do tipo I (discos táteis), de adaptação lenta. Os mecanorreceptores cutâneos do tipo II (corpúsculos de Ruffini), que são de adaptação lenta, são sensíveis ao estiramento. Os receptores para pressão incluem corpúsculos táteis, mecanorreceptores do tipo I e corpúsculos lamelados (de Pacini). Os receptores para vibração consistem em corpúsculos táteis e corpúsculos lamelados. Os receptores de prurido são terminações nervosas livres. Tanto as terminações nervosas quanto os corpúsculos lamelados mediam a sensação de cócegas.
5. Os termorreceptores são terminações nervosas livres. Os receptores para frio estão localizados no estrato basal da epiderme, enquanto os receptores para calor estão localizados na derme.
6. Os receptores para dor (nociceptores) são terminações nervosas livres, que estão localizadas em quase todos os tecidos do corpo.
7. Os proprioceptores incluem os fusos musculares, os órgãos tendíneos, os receptores cinestésicos articulares e as células ciliadas da orelha interna.
8. A Tabela 20.2 fornece um resumo dos receptores sensitivos somáticos e das sensações que eles conduzem.

20.3 Vias sensitivas somáticas

1. As vias sensitivas somáticas provenientes dos receptores para o córtex cerebral envolvem três conjuntos de neurônios: os neurônios de primeira ordem, de segunda ordem e de terceira ordem.
2. Colaterais (ramos) axônicos dos neurônios sensitivos somáticos conduzem simultaneamente sinais para o cerebelo e para a formação reticular do tronco encefálico.

3. Os impulsos que se propagam ao longo da via do funículo posterior-lemnisco medial retransmitem as sensações táteis, estereognósticas, proprioceptivas e vibratórias.
4. A via neural para as sensações de dor e temperatura é o trato espinotalâmico lateral.
5. A via neural para as cócegas, o prurido, o tato não discriminativo e a sensação de pressão é o trato espinotalâmico anterior.
6. As vias para o cerebelo são os tratos espinocerebelar anterior e posterior, que transmitem impulsos para o sentido subconsciente de posição dos músculos e das articulações do tronco e da parte livre dos membros inferiores.
7. A Tabela 20.3 fornece um resumo das principais vias sensitivas somáticas.
8. Regiões específicas da área somatossensitiva primária (giro pós-central) do córtex cerebral recebem aporte sensitivo somático proveniente de diferentes partes do corpo.

20.4 Vias motoras somáticas

1. Todos os sinais excitatórios e inibitórios que controlam o movimento convergem para os neurônios motores alfa, também conhecidos como neurônios motores inferiores (NMI) ou via final comum.
2. Diversos grupos de neurônios participam no controle dos movimentos ao fornecer aporte para os neurônios motores inferiores: neurônios do circuito local, neurônios motores superiores, neurônios dos núcleos da base e neurônios cerebelares.
3. A área motora primária (giro pré-central) do córtex é a principal região de controle para o planejamento e a iniciação dos movimentos voluntários.
4. Os axônios dos neurônios motores superiores estendem-se do encéfalo até os neurônios motores inferiores por vias motoras diretas e indiretas. As vias diretas (piramidais) incluem os tratos corticospinais lateral e anterior e os tratos corticobulbares. As vias indiretas (extrapiramidais) estendem-se a partir de vários centros motores do tronco encefálico até a medula espinal.
5. Os neurônios dos núcleos da base auxiliam o movimento ao fornecer aporte para os neurônios motores superiores. Ajudam a iniciar e a suprimir movimentos.
6. Os núcleos vestibulares no bulbo e na ponte são importantes na regulação da postura, a formação reticular ajuda a controlar a postura e o tônus muscular, e o colículo superior permite ao corpo responder a estímulos visuais súbitos e possibilita o rápido movimento dos olhos, enquanto o núcleo rubro possibilita os movimentos voluntários finos e precisos das partes distais da parte livre dos membros superiores.
7. O cerebelo é ativo na aprendizagem e na execução de movimentos rápidos, coordenados e altamente precisos. Ele também contribui para a manutenção do equilíbrio e da postura.
8. A Tabela 20.4 fornece um resumo das principais vias motoras somáticas.

20.5 Integração do aporte sensitivo com o efluxo motor

1. O aporte sensitivo mantém o SNC informado sobre alterações no ambiente.
2. A informação sensitiva que chega é integrada em muitas estações ao longo do SNC, em níveis tanto consciente quanto subconsciente.
3. Uma resposta motora produz contração de um músculo ou secreção de uma glândula.

QUESTÕES PARA AVALIAÇÃO CRÍTICA

1. Quando Sau Lan segurou a xícara de chocolate quente nas mãos, sentiu-se confortavelmente aquecida no início e, dentro de poucos minutos, deixou de perceber a temperatura. Distraidamente, tomou um grande gole e quase sufocou quando sentiu o chocolate quente queimar-lhe a boca e a garganta. O que aconteceu – o chocolate quente ficou mais quente?
2. Jenny teve sua cirurgia marcada. Como parte da preparação, recebeu um ciclo de tratamento antibiótico durante 10 dias antes da realização da cirurgia. Infelizmente, em uma reação rara a fármacos, os antibióticos destruíram os fusos musculares. Como isso irá afetar a vida de Jenny?
3. Stella estava visitando uma instituição de cuidados prolongados como parte de suas experiências observacionais em seu programa de saúde coletiva, e observou um paciente que estava tendo grande dificuldade em controlar os movimentos do corpo. Ela não tinha permissão para examinar o prontuário do paciente, de modo que estava tentando imaginar todos os possíveis problemas do sistema nervoso que esse paciente poderia estar apresentando. Uma lesão de que parte específica do encéfalo poderia resultar nessa perda de controle motor?
4. Crianças muito pequenas habitualmente só recebem colheres (mas não garfos nem facas) e copos com tampa quando estão na mesa de jantar. Por quê?
5. Jon costumava prever o tempo associando-o à intensidade de incômodo do joanete (articulação anormalmente edemaciada no hálux) no pé esquerdo. Ano passado, Jon teve o pé amputado, em consequência de complicações do diabetes melito, porém algumas vezes ele ainda sente dor no joanete. Explique as sensações no pé de Jon relacionadas ao clima.

❓ RESPOSTAS ÀS QUESTÕES DAS FIGURAS

20.1 A dor, a sensibilidade térmica, as cócegas e o prurido envolvem a ativação de diferentes terminações nervosas livres.
20.2 Os rins possuem a maior área para dor referida.
20.3 Os fusos musculares são ativados quando ocorre estiramento das áreas centrais de suas fibras intrafusais.
20.4 A lesão do trato espinotalâmico lateral direito pode resultar em menor sensação de dor e sensibilidade térmica no lado esquerdo do corpo.
20.5 A mão possui maior representação na área motora do que na área somatossensitiva, o que indica maior precisão no controle dos movimentos da mão do que a capacidade discriminativa na sua sensibilidade.
20.6 Os tratos corticobulbar e rubrospinal (ver Tabela 20.4) conduzem impulsos que resultam em movimentos voluntários precisos.

SENTIDOS ESPECIAIS 21

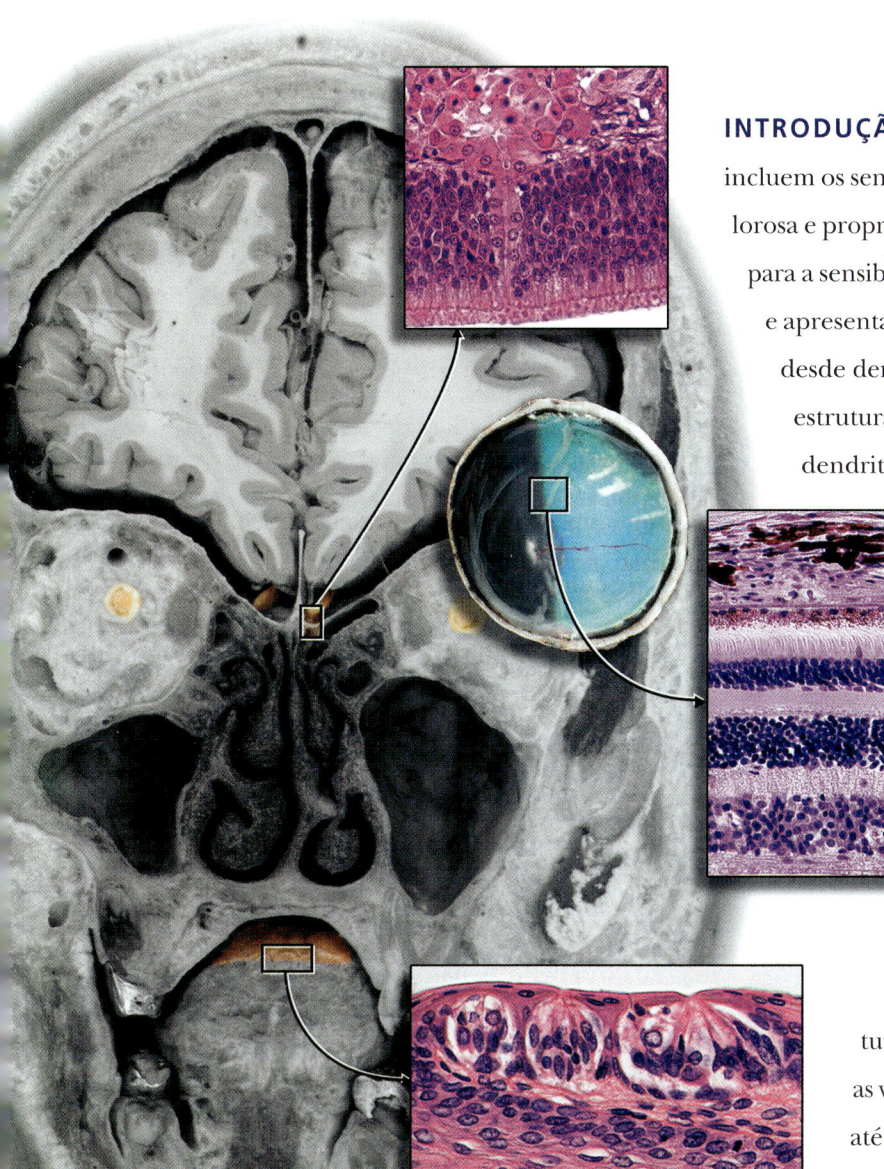

INTRODUÇÃO No Capítulo 20, vimos que os *sentidos gerais* incluem os sentidos somáticos (sensibilidade tátil, térmica, dolorosa e proprioceptiva) e as sensações viscerais. Os receptores para a sensibilidade geral estão distribuídos por todo o corpo e apresentam uma estrutura relativamente simples. Variam desde dendritos modificados de neurônios sensitivos até estruturas especializadas associadas às terminações dos dendritos. Os receptores para os sentidos especiais – olfato, paladar, visão, audição e equilíbrio – são anatomicamente distintos uns dos outros e concentram-se em locais específicos na cabeça. Em geral, estão inseridos no tecido epitelial, nos órgãos dos sentidos complexos, como os olhos e as orelhas. As vias neurais para os sentidos especiais são mais complexas do que aquelas envolvidas nos sentidos gerais. Neste capítulo, iremos examinar a estrutura e a função dos órgãos dos sentidos especiais e as vias envolvidas na condução de suas informações até a parte central do sistema nervoso. •

? *Você já se perguntou como é realizada a cirurgia refrativa ocular com laser LASIK? Você pode encontrar a resposta na página 731.*

SUMÁRIO

21.1 Olfação | Sentido do olfato, 716
- Anatomia dos receptores olfatórios, 716
- Via olfatória, 716

21.2 Gustação | Sentido do paladar, 718
- Anatomia dos receptores gustatórios, 719
- Via gustatória, 719

21.3 Visão, 721
- Estruturas oculares acessórias, 721
- Anatomia do bulbo do olho, 723
- Via visual, 731

21.4 Audição e equilíbrio, 731
- Anatomia da orelha, 731
- Mecanismo da audição, 737
- Via auditiva, 740
- Mecanismo do equilíbrio, 740
- Vias do equilíbrio, 743

21.5 Desenvolvimento dos olhos e das orelhas, 746
- Desenvolvimento dos olhos, 746
- Desenvolvimento das orelhas, 748

21.6 Envelhecimento e sentidos especiais, 749

Terminologia técnica, 749

21.1 Olfação | Sentido do olfato

OBJETIVOS
- Descrever a estrutura dos receptores olfatórios e de outras células envolvidas na olfação
- Delinear a via neural para a olfação.

Na noite passada, enquanto estudava anatomia na sala de estar, Ana sentiu-se subitamente envolvida pelo aroma de *brownies* saindo do forno. Após deixar-se levar pelo aroma e querendo comer um deles, uma mordida no *brownie* úmido e saboroso a transportou 10 anos no tempo, à cozinha de sua mãe. Tanto o olfato quanto o paladar são sentidos químicos; as sensações surgem da interação de moléculas com receptores de olfato ou paladar. Para serem detectadas por qualquer sentido, as moléculas estimuladoras precisam ser dissolvidas. Como os impulsos para o olfato e o paladar propagam-se para o sistema límbico (bem como para áreas corticais superiores), determinados odores e paladares podem evocar respostas emocionais fortes ou um afluxo de memórias.

Anatomia dos receptores olfatórios

Estima-se que os seres humanos consigam reconhecer mais de 10.000 odores diferentes. Para que isso seja possível, o nariz contém cerca de 10 milhões de receptores para o sentido do **olfato** ou *olfação*, contidos dentro de uma área denominada **epitélio olfatório**. Com uma área total de 5 cm², o epitélio olfatório ocupa a parte superior da cavidade nasal, recobrindo a face inferior da lâmina cribriforme e estendendo-se ao longo da concha nasal superior (Figura 21.1A). O epitélio olfatório consiste em três tipos de células: receptores olfatórios, células de sustentação e células basais (Figura 21.1B, C).

As **células receptoras olfatórias** são os neurônios de primeira ordem da via olfatória. Cada receptor olfatório é um neurônio bipolar, com dendrito em forma de botão e um axônio. A partir do dendrito, estendem-se vários **cílios olfatórios** imóveis, longos e finos. Na membrana plasmática dos cílios, existem **receptores olfatórios** que interagem com **odorantes**, isto é, substâncias químicas que exalam odor. Essa interação constitui o início de um processo que leva à geração de um potencial de ação e à resposta olfatória. Os axônios das células receptoras olfatórias são agrupados em feixes que passam pelos forames da lâmina cribriforme. Os conjuntos de axônios das células receptoras olfatórias formam os nervos olfatórios (I).

As **células de sustentação** são células epiteliais colunares da túnica mucosa que reveste o nariz. Essas células fornecem sustentação física, nutrição e isolamento elétrico para as células receptoras olfatórias. Além disso, produzem proteínas de ligação de odorantes, que transportam os odorantes até os receptores olfatórios para iniciar um potencial de ação e ajudam a destoxificar substâncias químicas que entram em contato com o epitélio olfatório.

As **células basais** são células-tronco localizadas entre as bases das células de sustentação. Essas células sofrem mitose contínua para produzir novas células receptoras olfatórias, que vivem por apenas cerca de 1 mês antes de serem substituídas. Esse processo é notável se considerarmos que as células receptoras olfatórias são neurônios, e, como já aprendemos, os neurônios maduros geralmente não são substituídos.

No interior do tecido conjuntivo que sustenta o epitélio olfatório encontram-se as **glândulas olfatórias** (*glândulas de Bowman*), que produzem o muco que é transportado até a superfície do epitélio por ductos. A secreção umedece a superfície do epitélio olfatório e dissolve os odorantes, de modo que possa ocorrer transdução. Tanto as células de sustentação do epitélio do nariz quanto as glândulas olfatórias são inervadas por neurônios parassimpáticos dentro dos ramos do nervo facial (NC VII), que podem ser estimulados por determinadas substâncias químicas. Por sua vez, os impulsos nesses nervos estimulam as glândulas lacrimais nos olhos e as glândulas mucosas do nariz. O resultado consiste em lágrimas e coriza nasal após a inalação de substâncias, como pimenta ou vapores da amônia doméstica.

Via olfatória

Em cada lado do nariz, cerca de 40 ou mais feixes de axônios de células receptoras olfatórias formam os **nervos olfatórios (NC I)** direito e esquerdo. Os nervos olfatórios passam pelos forames da lâmina cribriforme do etmoide e estendem-se para partes do encéfalo, conhecidas como **bulbos olfatórios**, que contêm arranjos semelhantes a uma bola, denominados **glomérulos** (Figura 21.1D). Em cada glomérulo,

CAPÍTULO 21 • Sentidos Especiais

Figura 21.1 Células receptoras olfatórias e via olfatória. A. Localização do epitélio olfatório na cavidade nasal. **B.** Anatomia das células receptoras olfatórias. **C.** Histologia do epitélio olfatório. **D.** Via olfatória. **E.** Bulbo e trato olfatórios projetados na superfície.

O epitélio olfatório consiste em células receptoras olfatórias, células de sustentação e células basais.

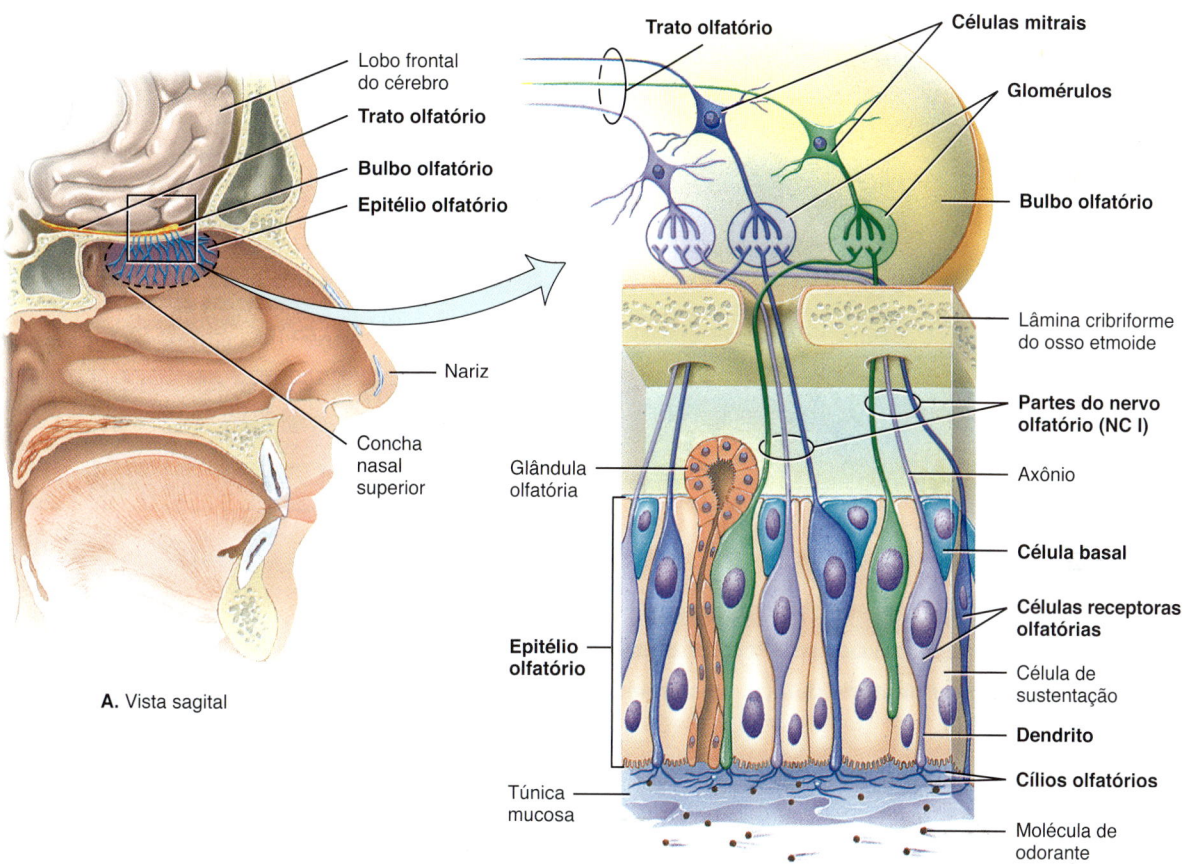

A. Vista sagital

B. Visão ampliada das células receptoras olfatórias

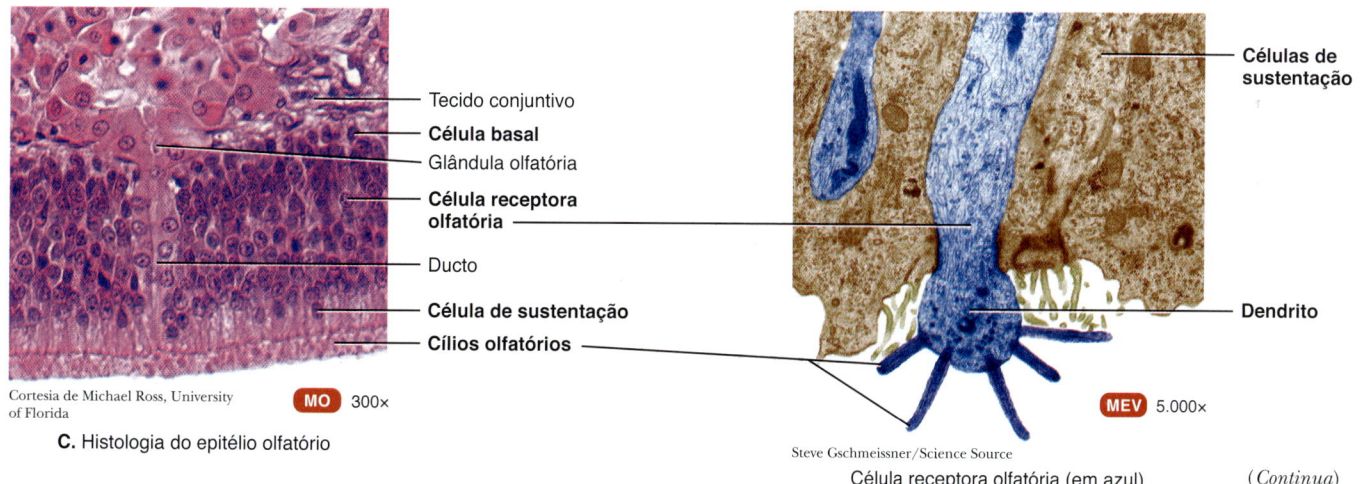

C. Histologia do epitélio olfatório

Célula receptora olfatória (em azul)

(Continua)

os axônios do receptor olfatório convergem para células mitrais – os neurônios de segunda ordem da via olfatória. Cada glomérulo recebe impulsos provenientes de apenas um tipo de receptor olfatório. Isso permite que as células mitrais de determinado glomérulo possam conduzir a informação acerca de um grupo específico de odorantes para as partes remanescentes do sistema olfatório. Os axônios das células mitrais formam o **trato olfatório**.

Os receptores olfatórios nos cílios das células receptoras olfatórias respondem a uma molécula odorante pela produção de um potencial gerador. Isso inicia a resposta olfatória e produz uma série de eventos que transportam a resposta ao longo da **via olfatória**, a via percorrida pela informação olfatória desde a sua origem nos receptores olfatórios até a parte do encéfalo onde ocorre a percepção consciente do odor (Figura 21.1D). A partir dos receptores olfatórios, a

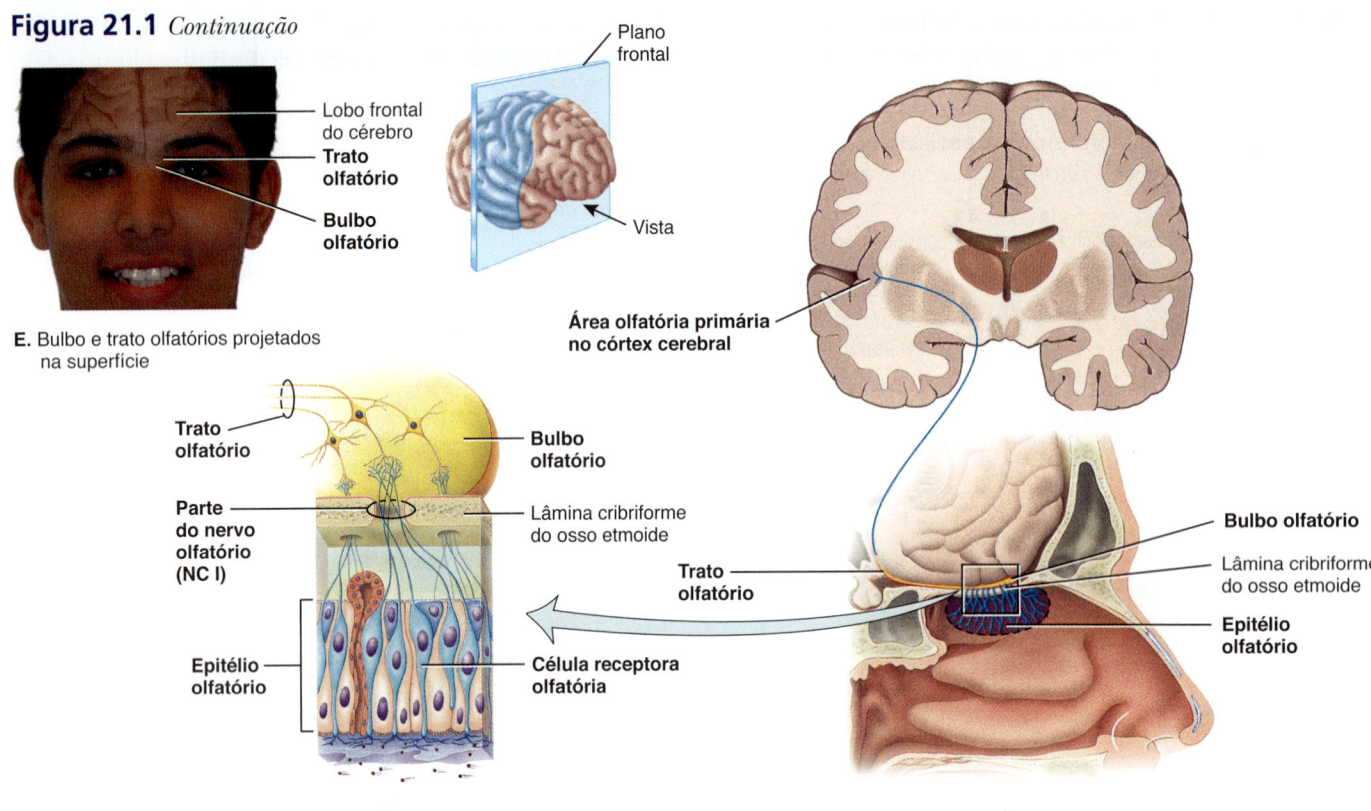

D. Via olfatória

? Que parte de um receptor olfatório detecta uma molécula odorante?

informação é transmitida para os nervos olfatórios (NC I) (feixes de axônios das células receptoras olfatórias), as células mitrais nos glomérulos dos bulbos olfatórios e os tratos olfatórios. Alguns dos axônios do trato olfatório projetam-se na **área olfatória primária** no lobo temporal do córtex cerebral, onde ocorre a percepção consciente do odor (Figura 21.1D). As sensações olfatórias são as únicas sensações que alcançam o córtex cerebral sem antes fazer sinapse no tálamo. Outros axônios do trato olfatório projetam-se para o sistema límbico; essas conexões neurais são responsáveis pelas nossas respostas emocionais aos odores. A partir do córtex olfatório, uma via estende-se por meio do tálamo até o **córtex orbitofrontal** no lobo frontal, onde ocorrem a identificação e discriminação dos odores (ver área 11 na Figura 18.16). Os indivíduos que sofrem lesão nessa área apresentam dificuldade na identificação de odores diferentes. Estudos realizados com tomografia por emissão de pósitrons (PET) sugerem algum grau de lateralização hemisférica: o córtex orbitofrontal do hemisfério *direito* apresenta maior atividade durante o processamento olfatório do que a área correspondente no hemisfério *esquerdo*.

✓ TESTE RÁPIDO

1. Como as células basais contribuem para a olfação?
2. Qual é a sequência de eventos desde a ligação de uma molécula odorante até um cílio olfatório para a chegada de um impulso nervoso em um bulbo olfatório?

CORRELAÇÃO CLÍNICA | Hiposmia

Com frequência, as mulheres têm um sentido do olfato mais aguçado do que os homens, particularmente na época da ovulação. O tabagismo prejudica seriamente o sentido do olfato a curto prazo e pode causar lesão dos receptores olfatórios a longo prazo. Com o envelhecimento, ocorre deterioração do sentido do olfato. A **hiposmia**, que se refere a uma capacidade reduzida do sentido do olfato, acomete indivíduos com mais de 65 anos de idade e 75% daqueles com mais de 80 anos. A hiposmia também pode ser provocada por alterações neurológicas, como traumatismo cranioencefálico, doença de Alzheimer ou doença de Parkinson; determinados fármacos, como anti-histamínicos, analgésicos ou esteroides; e efeitos lesivos do tabagismo.

21.2 Gustação | Sentido do paladar

OBJETIVO

- Descrever os receptores gustatórios e a via neural para a gustação.

À semelhança da olfação, a **gustação** ou paladar é um sentido químico. Entretanto, a gustação é muito mais simples do que a olfação, visto que apenas cinco sabores primários podem ser distinguidos: *salgado, ácido, doce, amargo* e *umami*. O gosto salgado é causado pela presença de íons sódio (Na^+) no alimento. Uma fonte dietética comum de Na^+ é o NaCl (sal de cozinha). O sabor ácido é produzido por íons hidrogênio (H^+) liberados de ácidos. O limão tem sabor ácido, visto que ele contém ácido cítrico. O sabor doce é produzido por açúcares, como a glicose, a frutose e a sacarose, e por adoçantes artificiais, como sacarina, aspartame e sucralose. O sabor amargo é produzido por uma ampla variedade de substâncias, incluindo cafeína, morfina e quinina. Além disso, muitas substâncias venenosas, como a estricnina, têm sabor amargo. Quando algo tem sabor amargo, uma resposta natural é cuspi-lo, uma reação que serve para nos proteger da ingestão de substâncias potencialmente nocivas. O sabor umami, relatado pela primeira vez por cientistas japoneses, é descrito como "carnoso" ou "saboroso". É produzido por aminoácidos (particularmente glutamato) presentes no alimento. É o motivo pelo qual o aditivo glutamato monossódico (GMS) é utilizado como intensificador do sabor em muitos alimentos. Todos os outros sabores, como chocolate, pimenta e café, são combinações dos cinco sabores primários, aos quais se somam quaisquer sensações olfatória, tátil e térmica associadas. Os odores dos alimentos podem passar da boca para a cavidade nasal, onde estimulam os receptores olfatórios. Como a olfação é muito mais sensível do que o paladar, uma determinada concentração de substância alimentar pode estimular o sistema olfatório milhares de vezes mais intensamente do que estimula o sistema gustatório. Quando estamos com resfriado ou sofremos de alergias e não sentimos o gosto do alimento, é, na realidade, a olfação que está bloqueada, e não o paladar.

Anatomia dos receptores gustatórios

Os receptores para o paladar estão localizados nos calículos gustatórios (Figura 21.2). Os quase 10.000 calículos gustatórios de um adulto jovem estão localizados principalmente na língua, mas também são encontrados no palato mole (parte posterior do teto da boca), na faringe e na epiglote (uma lâmina de cartilagem sobre a laringe). O número de calículos gustatórios diminui com a idade. Cada **calículo gustatório** consiste em um corpo oval constituído por três tipos de células epiteliais: células de sustentação, células receptoras gustatórias e células basais (Figura 21.2C, D). As **células de sustentação** contêm microvilosidades e circundam um grupo de cerca de 50 **células receptoras gustatórias**. As **microvilosidades gustatórias** (*cílios gustatórios*) projetam-se a partir das células receptoras gustatórias e passam para a superfície externa por meio do **poro gustatório**, uma abertura no calículo gustatório. As **células basais**, que são células-tronco encontradas na periferia do calículo gustatório, próximo à camada de tecido conjuntivo, produzem células de sustentação. Em seguida, as células de sustentação desenvolvem-se em células receptoras gustatórias, cujo tempo de sobrevida é de cerca de 10 dias. Esta é a razão pela qual o sentido do paladar ou a língua não demoram muito para se recuperar de uma queimadura provocada por uma xícara de café ou chocolate excessivamente quente. Em sua base, as células receptoras gustatórias fazem sinapse com dendritos dos neurônios sensitivos de primeira ordem, que formam a primeira parte da via gustatória. Cada neurônio de primeira ordem tem muitos dendritos, que recebem impulsos provenientes de muitas células receptoras gustatórias localizadas em diversos calículos gustatórios.

Os calículos gustatórios são encontrados em elevações sobre a língua, denominadas **papilas**, que aumentam a área de superfície e proporcionam uma textura rugosa ao dorso da língua (Figura 21.2A, B). Três tipos de papilas contêm calículos gustatórios:

1. Cerca de 12 **papilas circunvaladas circulares** formam uma fileira em formato de V invertido no dorso da língua. Cada uma dessas papilas abriga 100 a 300 calículos gustatórios.
2. As **papilas fungiformes** são elevações em forma de cogumelo, que estão espalhadas por toda superfície da língua; cada uma delas contém cerca de cinco calículos gustatórios.
3. As **papilas folhadas** estão localizadas em pequenas valas nas margens laterais da língua, porém a maioria de seus calículos gustatórios degenera no início da infância.

Além disso, toda a superfície da língua possui **papilas filiformes**. Essas estruturas filiformes pontiagudas contêm receptores táteis, porém nenhum calículo gustatório. Essas papilas aumentam o atrito entre a língua e o alimento, de tal modo que a língua tem mais facilidade em movimentar o alimento pela cavidade oral.

As substâncias químicas que estimulam as células receptoras gustatórias são conhecidas como **estimuladores gustatórios**. Após dissolução na saliva, o estimulador gustatório pode entrar em contato com os cílios gustatórios, deflagrando, por fim, impulsos nervosos nos neurônios sensitivos de primeira ordem que fazem sinapse com as células receptoras gustatórias.

Via gustatória

Três nervos cranianos contêm axônios de neurônios sensitivos provenientes dos **calículos gustatórios** (Figura 21.2E). O **nervo facial (NC VII)** inerva os dois terços anteriores da língua, enquanto o **nervo glossofaríngeo (NC IX)** inerva o terço posterior da língua, e o nervo vago (NC X) inerva a faringe e a epiglote (ver Figuras 18.22, 18.24 e 18.25). A partir dos calículos gustatórios, os impulsos propagam-se ao longo desses nervos cranianos até o **núcleo gustatório** no

---

CORRELAÇÃO CLÍNICA | *Aversão gustativa*

Provavelmente devido às projeções gustatórias para o hipotálamo e para o sistema límbico, existe uma forte ligação entre o paladar e as emoções agradáveis ou desagradáveis. Os alimentos doces evocam reações de prazer, enquanto os amargos causam expressões de desgosto, até mesmo em recém-nascidos. Esse fenômeno constitui a base da **aversão gustativa**, em que pessoas e animais aprendem rapidamente a evitar um alimento se ele perturbar o sistema digestório. A vantagem em evitar alimentos que provocam essa perturbação consiste em maior sobrevida. Entretanto, os fármacos e a radioterapia usados para combater o câncer frequentemente provocam náuseas e desconforto gastrintestinal, independentemente dos alimentos consumidos. Por conseguinte, os pacientes com câncer perdem o apetite, visto que desenvolvem aversões gustativas pela maioria dos alimentos.

Figura 21.2 Células receptoras gustatórias e via gustatória.

As células receptoras gustatórias estão localizadas nos calículos gustatórios.

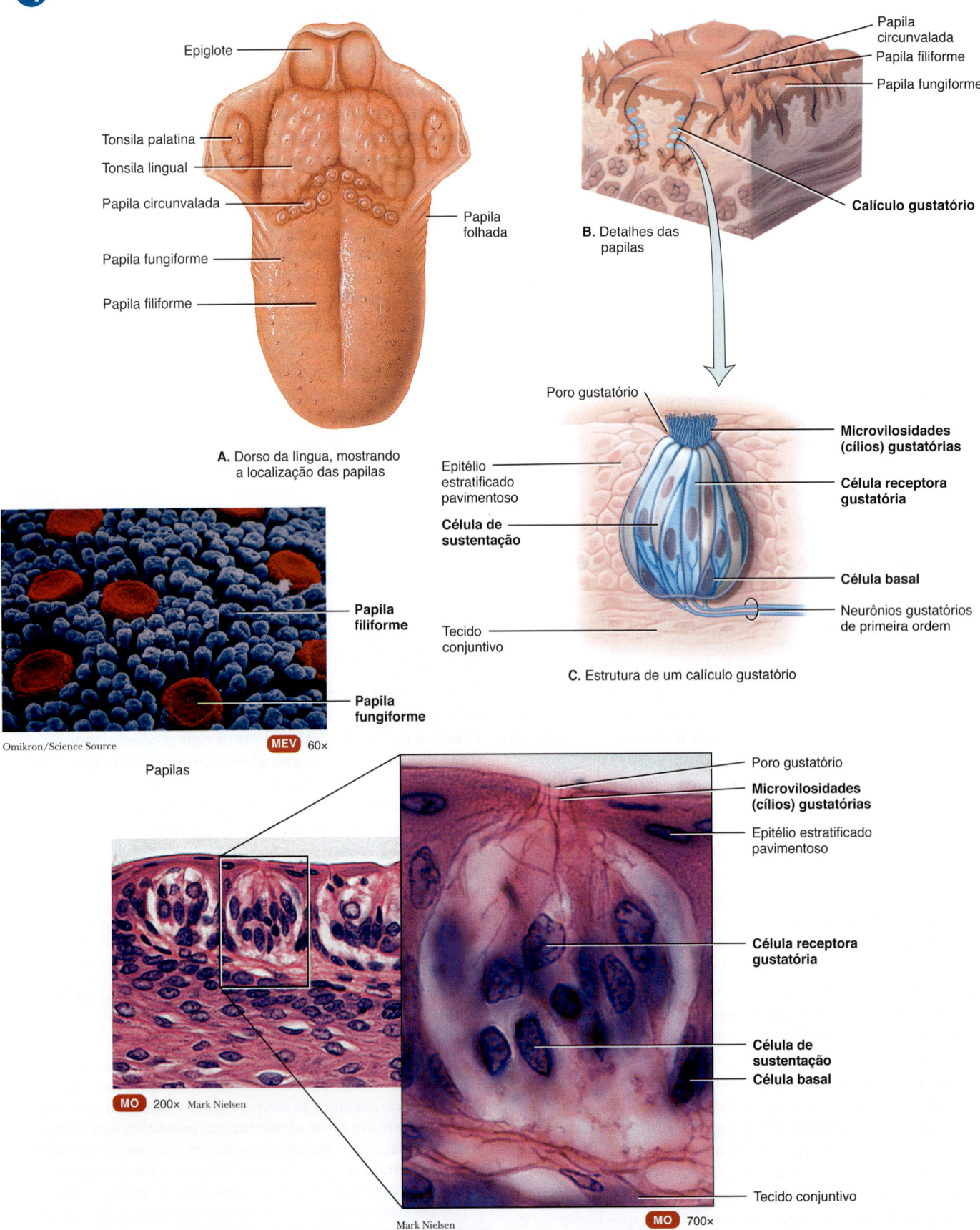

CAPÍTULO 21 • Sentidos Especiais **721**

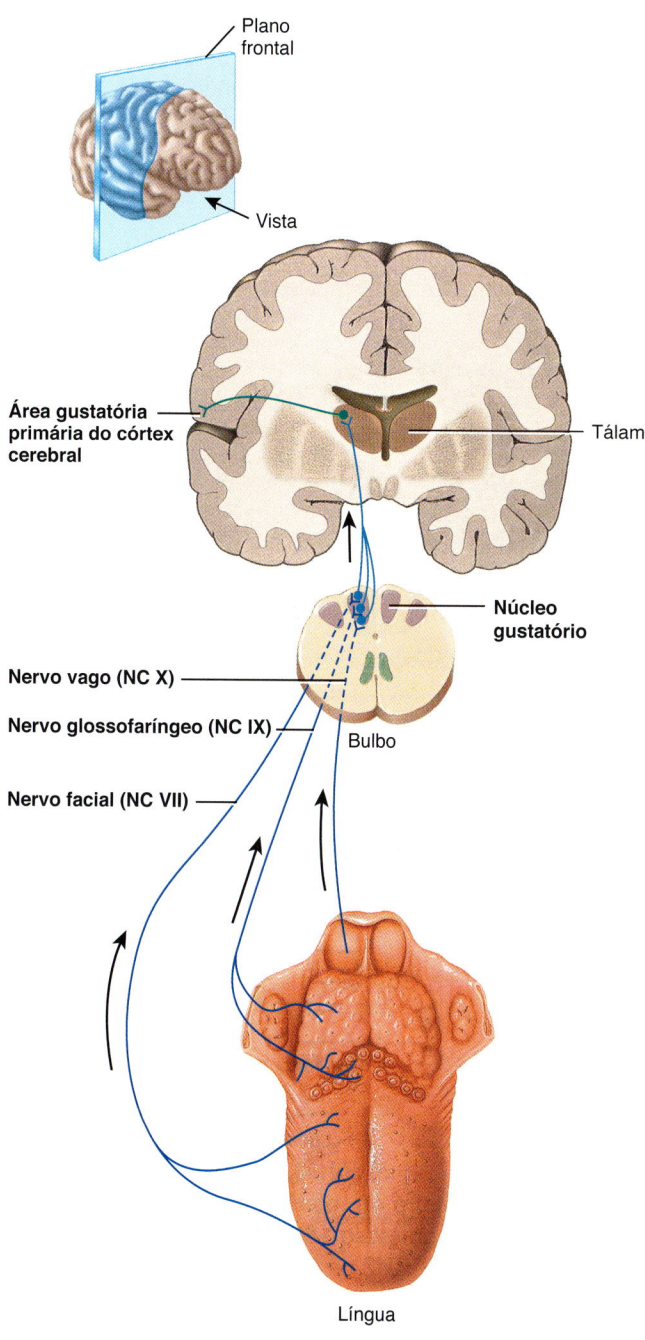

E. Via gustatória

❓ Começando nas células receptoras gustatórias, que estruturas formam a via gustatória?

bulbo. A partir do bulbo, alguns axônios que transportam sinais gustatórios projetam-se para o **sistema límbico** e o **hipotálamo**, enquanto outros o fazem para o **tálamo**. Os sinais gustatórios que se projetam a partir do tálamo para a **área gustatória primária** no lobo parietal do córtex cerebral (ver área 43 na Figura 18.16) dão origem à percepção consciente do paladar e à discriminação das sensações gustatórias.

✓ **TESTE RÁPIDO**
3. Como as células receptoras olfatórias e as células receptoras gustatórias diferem quanto a sua estrutura e função?
4. Compare as vias olfatória e gustatória.

21.3 Visão

▸ **OBJETIVOS**
- Listar e descrever as estruturas oculares acessórias
- Descrever os componentes estruturais do bulbo do olho
- Delinear a via neural para a visão.

A **visão** ou o ato de enxergar é de suma importância para a sobrevivência do ser humano. Mais da metade dos receptores sensitivos no corpo humano estão localizados nos olhos, e uma grande parte do córtex cerebral é dedicada ao processamento da informação visual. Nesta seção do capítulo, iremos examinar as estruturas oculares acessórias, o bulbo do olho propriamente dito, a formação das imagens visuais e a via visual que se estende do olho até o encéfalo.

A **oftalmologia** é a ciência que estuda os olhos e seus distúrbios.

Estruturas oculares acessórias

As **estruturas oculares acessórias** incluem as pálpebras, os cílios, os supercílios, o aparelho lacrimal (produtor de lágrimas) e os músculos extrínsecos do bulbo do olho.

Pálpebras

As **pálpebras** superiores e inferiores fecham os olhos durante o sono, os protegem da luz excessiva e de objetos estranhos e espalham secreções lubrificantes sobre o bulbo do olho (Figura 21.3; ver também Figura 27.3). A pálpebra superior é mais móvel do que a inferior e contém, em sua região superior, o **músculo levantador da pálpebra superior**. Algumas vezes, uma pessoa pode experimentar uma *contração* incômoda em uma das pálpebras, um tremor involuntário semelhante às contrações musculares na mão, no antebraço, na perna ou no pé. As contrações quase sempre são inócuas e habitualmente duram apenas alguns segundos. Com frequência, estão associadas ao estresse e à fadiga. O espaço entre as pálpebras superior e inferior que expõe o bulbo do olho é a **rima das pálpebras**. Seus ângulos são conhecidos como **comissura lateral** das pálpebras, que é mais estreita e mais próxima do osso temporal, e **comissura medial** das pálpebras, que é mais larga e mais próxima do osso nasal. Na comissura medial, encontra-se uma pequena elevação avermelhada, a **carúncula lacrimal**, que contém glândulas sebáceas e glândulas sudoríferas (ver Figura 27.3). O material esbranquiçado que algumas vezes se acumula na comissura medial do olho provém dessas glândulas.

Da parte superficial para profunda, cada pálpebra consiste em epiderme, derme, tela subcutânea, fibras do músculo orbicular do olho, tarso, glândulas tarsais e túnica conjuntiva (Figura 21.3). O **tarso** é uma prega espessa de tecido conjuntivo, que dá forma e sustentação às pálpebras. Inserida em cada tarso, encontra-se uma fileira de glândulas sebáceas modificadas e alongadas, conhecidas como **glândulas tarsais** ou *glândulas de Meibomio*, que secretam um líquido que ajuda as pálpebras a não aderir uma à outra. A infecção das glândulas tarsais produz um tumor ou cisto da pálpebra, denominado **calázio**. A **túnica**

Figura 21.3 Estruturas oculares acessórias.

 As estruturas oculares acessórias incluem as pálpebras, os cílios, os supercílios, o aparelho lacrimal e os músculos extrínsecos do bulbo do olho.

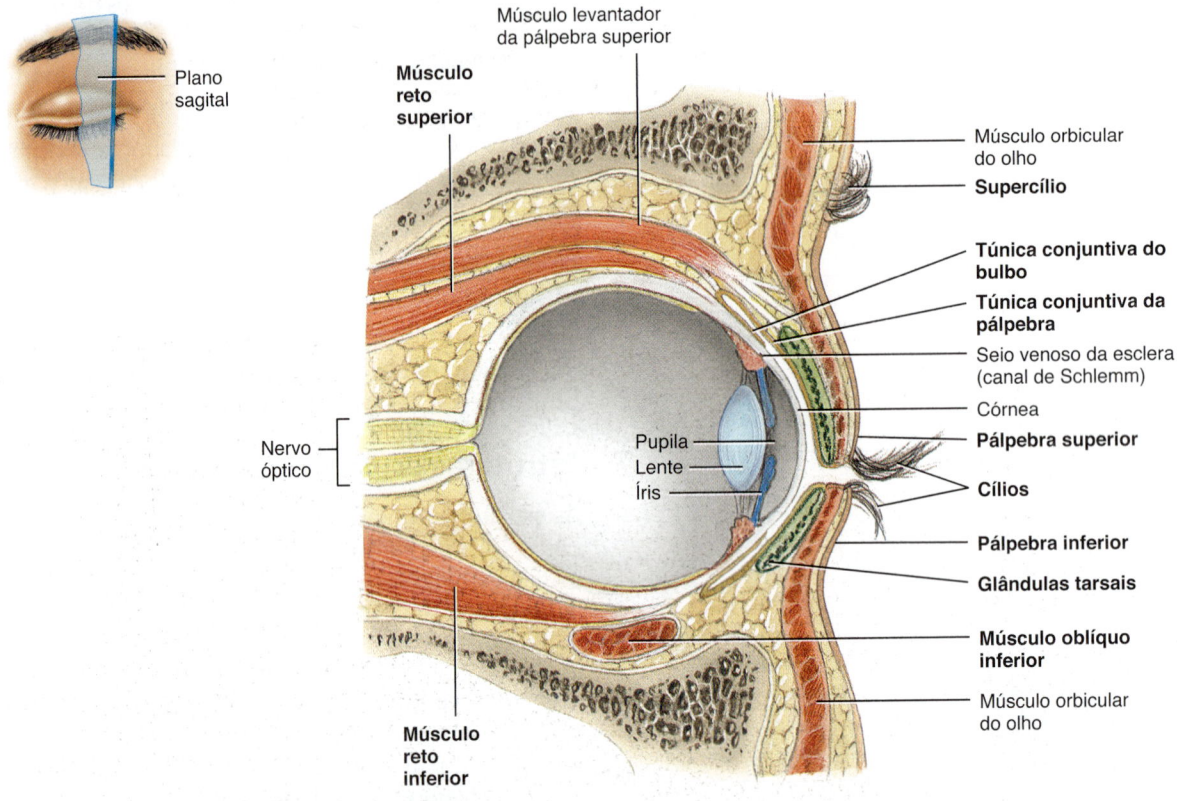

A. Corte sagital do olho e suas estruturas acessórias

B. Vista anterior do aparelho lacrimal

 O que é líquido lacrimal, e quais são as suas funções?

conjuntiva é uma túnica mucosa protetora e fina, composta de epitélio estratificado pavimentoso não queratinizado, com numerosas células caliciformes, que é sustentada por tecido conjuntivo frouxo (areolar). A **túnica conjuntiva da pálpebra** reveste a face interna das pálpebras, enquanto a **túnica conjuntiva do bulbo** passa das pálpebras para a superfície do bulbo do olho. Sobre a esclera, a túnica conjuntiva é vascular; entretanto, sobre a córnea (uma região transparente que forma a face anterior externa do bulbo do olho), a túnica conjuntiva perde o seu componente de tecido conjuntivo e consiste em epitélio avascular claro. Tanto a esclera quanto a córnea serão discutidas de modo mais pormenorizado adiante. A dilatação e a congestão dos vasos sanguíneos da túnica conjuntiva do bulbo, em consequência de irritação local ou infecção, constituem as causas de **olhos vermelhos**.

Cílios e supercílios

Os **cílios**, que se projetam da margem de cada pálpebra, e os **supercílios**, que formam um arco transversalmente acima das pálpebras superiores, ajudam a proteger os bulbos dos olhos de objetos estranhos, da transpiração e de raios diretos do sol. As glândulas sebáceas na base dos folículos pilosos dos cílios, denominadas **glândulas ciliares sebáceas**, liberam um fluido lubrificante nos folículos. A infecção dessas glândulas, habitualmente causada por bactérias, provoca uma tumefação dolorosa e cheia de pus, denominada **terçol (hordéolo)**.

Aparelho lacrimal

O **aparelho lacrimal** é um grupo de estruturas que produzem e drenam **líquido lacrimal** ou **lágrimas**. As **glândulas lacrimais** que produzem lágrimas possuem, cada uma delas, aproximadamente o tamanho e a forma de uma amêndoa com casca. As glândulas são inervadas por fibras parassimpáticas do nervo facial (NC VII). As lágrimas distribuem-se pela superfície do bulbo do olho, provenientes de 6 a 12 **dúctulos excretores** (Figura 21.3B). A partir desses dúctulos, as lágrimas passam medialmente sobre a face anterior do bulbo do olho para entrar em duas pequenas aberturas, denominadas **pontos lacrimais**. Em seguida, as lágrimas passam para dentro de dois ductos, os **canalículos lacrimais** superior e inferior, que levam até o **saco lacrimal** (dentro da fossa lacrimal) e, em seguida, até o **ducto lacrimonasal**. Esse ducto transporta o líquido lacrimal até a cavidade nasal, imediatamente inferior à concha nasal inferior, onde se mistura com muco. A infecção dos sacos lacrimais é denominada **dacriocistite**. Em geral, é causada por uma infecção bacteriana e resulta em bloqueio dos ductos lacrimonasais.

O líquido lacrimal é uma solução aquosa contendo sais, uma certa quantidade de muco e **lisozima**, uma enzima bactericida protetora. O líquido protege, limpa, lubrifica e umedece o bulbo do olho. Após ser secretado, o líquido lacrimal espalha-se medialmente pela superfície do bulbo do olho pelo piscar das pálpebras. Cada glândula produz cerca de 1 mℓ de líquido lacrimal por dia.

Normalmente, as lágrimas desaparecem tão rapidamente quanto são produzidas, seja por evaporação ou pela sua passagem dentro dos canais lacrimais e, em seguida, na cavidade nasal. Entretanto, se uma substância irritante entrar em contato com a conjuntiva, as glândulas lacrimais são estimuladas a produzir muita secreção, com consequente acúmulo de lágrimas. Trata-se de um mecanismo protetor, visto que as lágrimas diluem e removem a substância irritante. Ocorre também lacrimejamento dos olhos quando uma inflamação da túnica mucosa do nariz causa obstrução dos ductos lacrimonasais e bloqueia a drenagem das lágrimas, conforme observado no resfriado. Os seres humanos são singulares na expressão das emoções, tanto de felicidade quanto de tristeza, pelo **choro**. Em resposta a um estímulo parassimpático, as glândulas lacrimais produzem líquido lacrimal em excesso, que pode extravasar pelas margens das pálpebras e até mesmo encher a cavidade nasal com líquido. Por conseguinte, o choro frequentemente produz coriza.

Músculos extrínsecos do bulbo do olho

Os olhos, posicionados na frente da face, estão localizados nas depressões ósseas do crânio, denominadas *órbitas*. As órbitas ajudam a proteger os bulbos dos olhos, estabilizando-os no espaço tridimensional e ancorando-os aos músculos responsáveis pelos seus movimentos essenciais. Os músculos extrínsecos do bulbo do olho estendem-se desde as paredes da órbita até a esclera do olho (branco do olho) e são circundados na órbita por uma quantidade significativa de gordura, denominada **corpo adiposo da órbita**. Esses músculos extrínsecos do bulbo do olho são capazes de mover o olho em quase todas as direções. O bulbo do olho é movimentado por seis músculos extrínsecos do bulbo do olho: os músculos **reto superior**, **reto inferior**, **reto lateral**, **reto medial**, **oblíquo superior** e **oblíquo inferior** (ver Figuras 21.3A e 21.4). Esses músculos recebem inervação dos nervos oculomotor (NC III), troclear (NC IV) e abducente (NC VI). Em geral, as unidades motoras desses músculos são pequenas. Alguns neurônios motores inervam apenas duas ou três fibras musculares – menos do que qualquer outra parte do corpo, exceto na laringe. Essas pequenas unidades motoras possibilitam um movimento rápido, preciso e suave dos olhos. Conforme indicado na Expo 11.2, os músculos extrínsecos do bulbo do olho movimentam o bulbo do olho nas direções lateral, medial, superior e inferior. Por exemplo, olhar para a direita exige a *contração* simultânea do músculo reto lateral do bulbo do olho direito e músculo reto medial do bulbo do olho esquerdo, bem como o *relaxamento* do músculo reto lateral do bulbo do olho esquerdo e do músculo reto medial do bulbo do olho direito. Os músculos oblíquos preservam a estabilidade rotacional do bulbo do olho. Circuitos no tronco encefálico e no cerebelo coordenam e sincronizam os movimentos dos olhos.

Pode-se proceder a uma revisão da anatomia de superfície das estruturas oculares acessórias e do bulbo do olho na Figura 27.3.

Anatomia do bulbo do olho

O **bulbo do olho** no adulto mede cerca de 2,5 cm de diâmetro. De sua área de superfície total, apenas o sexto anterior está exposto; o restante está embutido e protegido pela órbita, na qual se encaixa. Anatomicamente, a parede do bulbo do olho consiste em três camadas: (1) a túnica fibrosa do bulbo, (2) a túnica vascular do bulbo e (3) a túnica interna do bulbo (retina).

Túnica fibrosa do bulbo

A **túnica fibrosa do bulbo**, que é a camada mais externa do bulbo do olho, é uma túnica de tecido conjuntivo colágeno denso e resistente (Figura 21.4). A maior parte dessa túnica forma uma cobertura externa resistente, a **esclera**, que forma a parte branca visível do olho. A esclera fornece proteção para as estruturas internas mais delicadas do bulbo do olho, enquanto também ajuda a manter o seu formato contra a pressão no olho. A esclera também atua como importante local de fixação dos músculos extrínsecos do bulbo do olho, permitindo que o olho realize os movimentos essenciais necessários

Figura 21.4 Anatomia do bulbo do olho.

A parede do bulbo do olho consiste em três camadas: a túnica fibrosa do bulbo, a túnica vascular do bulbo e a túnica interna do bulbo (retina).

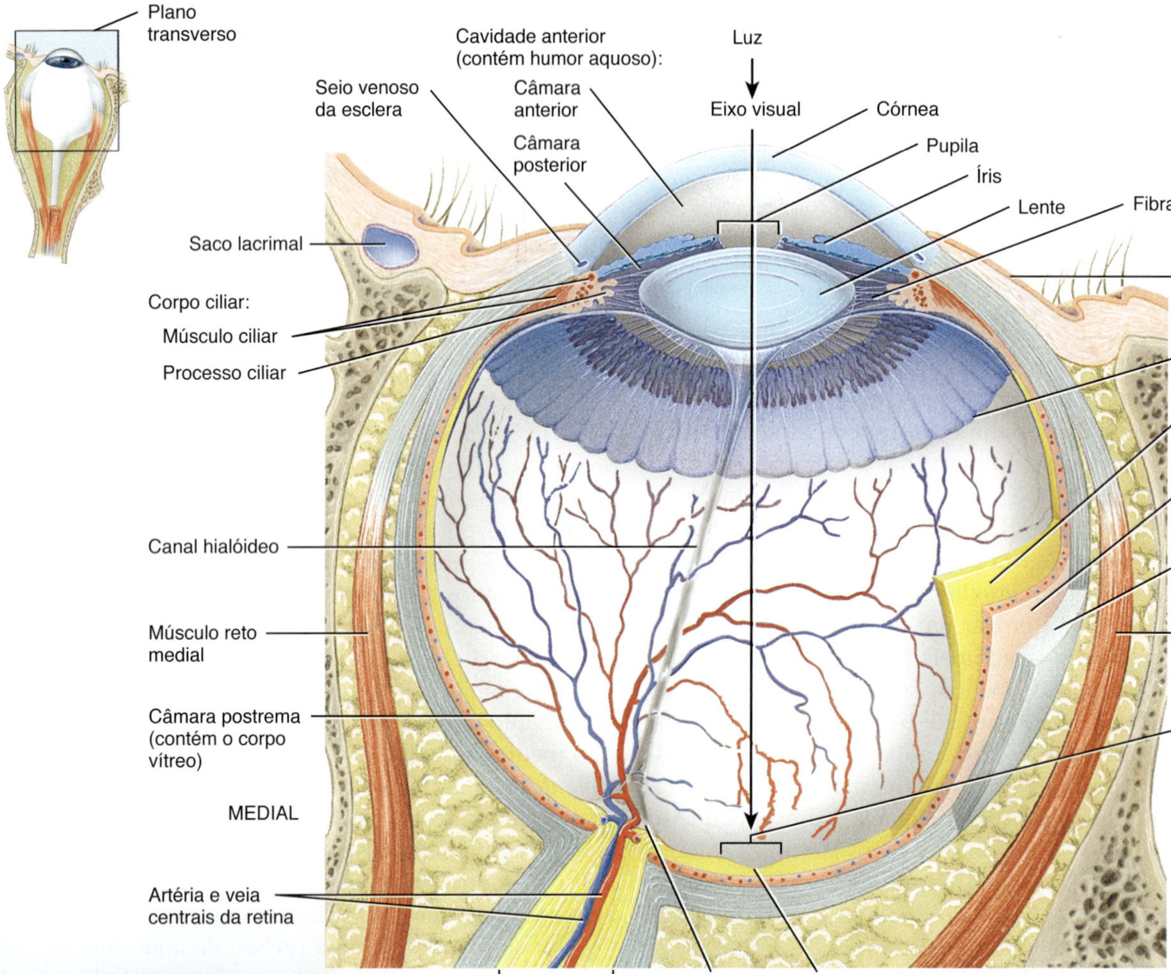

A. Vista superior de corte transversal do bulbo do olho direito

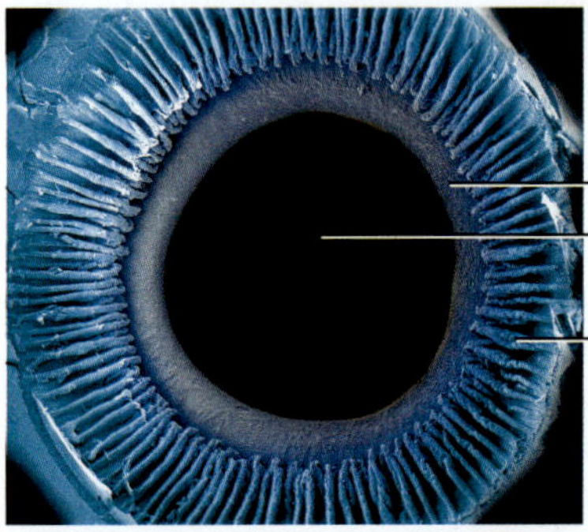

Visuals Unlimited, Inc./Dr. Richard Kessel & Dr. Randy Kardon/Tissues & Organs/Getty Images MEV 15×

B. Vista anterior

Quais são os componentes da túnica fibrosa e da túnica vascular?

para a visão adequada. Em sua face anterior, a túnica fibrosa do bulbo torna-se transparente e adquire uma curvatura mais exagerada. Essa região cupuliforme, denominada **córnea**, é de localização superficial à íris colorida e possibilita a entrada da luz no bulbo do olho. Sua face curva constitui a principal estrutura refratária para a luz que chega aos olhos.

A face externa da córnea é recoberta e contínua com o mesmo epitélio estratificado pavimentoso não queratinizado da túnica conjuntiva do bulbo. Enquanto tanto a esclera quanto a córnea consistem em tecido conjuntivo colágeno denso, a esclera é opaca, e a córnea é transparente, visto que o seu tecido é avascular e apresenta fibras colágenas espaçadas regularmente, que são menores do que o comprimento de onda da luz. Na junção da esclera com a córnea, um canal oco forma-se no tecido. Esse canal, denominado **seio venoso da esclera** (*canal de Schlemm*), une-se com o líquido aquoso na face anterior do olho e as veias dentro da esclera. O seio venoso da esclera é importante na drenagem do líquido aquoso, que será descrito adiante nesta seção (ver Figura 21.8).

Túnica vascular do bulbo

A **túnica vascular do bulbo** ou *úvea* é a camada média do bulbo do olho. É composta de três partes: a corioide, o corpo ciliar e a íris (Figura 21.4). A **corioide** é a parte posterior da túnica vascular do bulbo altamente vascularizada, que reveste a maior parte da face interna da esclera. Seus numerosos vasos sanguíneos fornecem nutrientes para a face posterior da retina. A corioide também contém melanócitos, que produzem o pigmento melanina, conferindo a essa camada a sua aparência marrom-escura. A melanina na corioide absorve os raios luminosos dispersos, o que impede a reflexão e a dispersão da luz dentro do bulbo do olho. Em consequência, a imagem projetada na retina pela córnea e pela lente permanece nítida e clara. Os albinos carecem de melanina em todas as partes do corpo, incluindo os olhos. Com frequência, precisam usar óculos de sol, mesmo em ambientes internos, visto que até mesmo uma luz moderada é percebida como uma luz brilhante e ofuscante, devido à sua dispersão.

Na parte anterior da túnica vascular do bulbo, a corioide passa a constituir o **corpo ciliar**, que se estende da **ora serrata**, a margem anterior recortada da retina, até um ponto imediatamente posterior à junção da esclera com a córnea. À semelhança da corioide, o corpo ciliar tem uma cor marrom-escura, visto que contém melanócitos que produzem melanina. Além disso, o corpo ciliar consiste em processos ciliares e no músculo ciliar. Os **processos ciliares** são protrusões ou pregas na face interna do corpo ciliar. Eles contêm capilares sanguíneos que secretam humor aquoso. A partir dos processos ciliares, estendem-se **fibras zonulares** (*ligamentos suspensores*) que se fixam à lente. As fibras zonulares são compostas de fibrilas ocas e finas, que se assemelham a fibras de tecido conjuntivo elástico. O músculo liso do corpo ciliar é denominado **músculo ciliar**. Com o seu complexo arranjo de fibras musculares lisas de orientação longitudinal, oblíqua e circular, o músculo ciliar produz um estreitamento ou uma ação de esfíncter do corpo ciliar semelhante a um anel. A contração ou o relaxamento do músculo ciliar modifica a constrição das fibras zonulares, o que altera o formato da lente, adaptando-a para a visão de perto ou de longe.

A **íris**, a parte colorida do bulbo do olho, possui o formato semelhante a uma rosca achatada, e a abertura em seu centro é denominada **pupila** (pessoa pequena; porque este é o local onde vemos o nosso próprio reflexo quando olhamos nos olhos de outra pessoa). A íris está suspensa entre a córnea e a lente como uma projeção anterior do corpo ciliar. Consiste em melanócitos e fibras musculares lisas circulares e radiais. A quantidade de melanina na íris determina a cor dos olhos. Os olhos aparecem castanhos a pretos quando a íris contém uma grande quantidade de melanina, azuis quando a concentração de melanina é muito baixa e verdes quando a concentração de melanina é moderada.

Os dois arranjos distintos de fibras de músculo liso formam o **músculo esfíncter da pupila**, que é uma faixa fina e plana de fibras musculares de orientação circular no limite pupilar da íris, e o **músculo dilatador da pupila**, que se fixa à circunferência externa do músculo esfíncter da pupila e projeta-se como os raios de uma roda em direção à base da íris. A principal função da íris consiste em regular a quantidade de luz que entra no bulbo do olho através da pupila. A pupila aparece preta, visto que, quando olhamos através

da lente, vemos o fundo do olho densamente pigmentado (corioide e retina). Entretanto, quando uma luz intensa é dirigida para a pupila, a luz refletida é vermelha, devido aos vasos sanguíneos existentes na superfície da retina. Esta é a razão pela qual os olhos de uma pessoa aparecem vermelhos em uma fotografia ("reflexo vermelho") quando o *flash* atinge a pupila. Os reflexos autônomos regulam o diâmetro da pupila em resposta aos níveis de luz (Figura 21.5). Quando a luz intensa estimular o olho, as fibras parassimpáticas do nervo oculomotor (NC III) estimulam a contração do músculo esfíncter da pupila da íris, produzindo diminuição no tamanho da pupila (constrição). Em condições de baixa iluminação, os neurônios simpáticos estimulam a contração do músculo dilatador da pupila da íris, produzindo aumento no tamanho da pupila (dilatação).

Túnica interna do bulbo (retina)

A terceira camada do bulbo do olho, a túnica interna do bulbo ou **retina**, reveste os três quartos posteriores do bulbo do olho e constitui o início da via visual (ver Figura 21.4). A anatomia dessa túnica pode ser examinada com um *oftalmoscópio*, um instrumento que ilumina o olho e possibilita ao observador examinar através da pupila, fornecendo uma imagem ampliada da retina e de seus vasos sanguíneos, bem como do nervo óptico (Figura 21.6). A superfície da retina é o único local no corpo onde os vasos sanguíneos podem ser visualizados diretamente e examinados à procura de alterações patológicas, como as que ocorrem na hipertensão, no diabetes melito, na catarata e na doença macular relacionada com a idade. Diversos pontos de referência são visíveis na oftalmoscopia. O **disco do nervo óptico** é o local onde o nervo óptico (NC II) deixa o bulbo do olho. A **artéria central da retina**, um ramo da artéria oftálmica, e a **veia central da retina** (ver Figura 21.4) estão agrupadas juntas

Figura 21.5 Respostas da pupila à luz de intensidade variável.

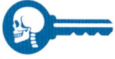

A contração dos músculos circulares provoca constrição da pupila, enquanto a contração dos músculos radiais produz dilatação da pupila.

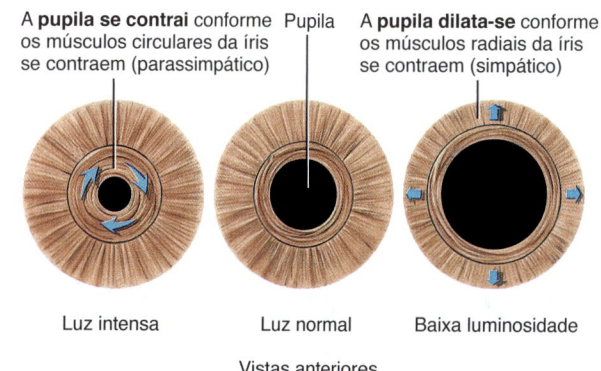

? Que parte da divisão autônoma do sistema nervoso provoca constrição da pupila? Que parte produz dilatação da pupila?

Figura 21.6 A retina normal, conforme observado no oftalmoscópio.

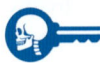

Os vasos sanguíneos na retina podem ser visualizados diretamente e examinados à procura de alterações patológicas.

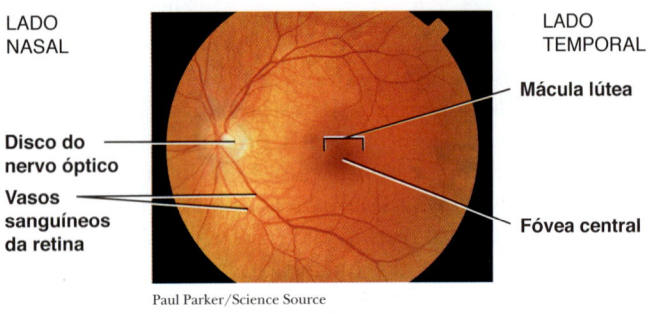

Paul Parker/Science Source

Olho esquerdo

? Podem-se observar evidências de quais doenças por meio do oftalmoscópio?

com o nervo óptico. Ramos da artéria central da retina espalham-se em leque para nutrir a face anterior da retina; a veia central da retina drena o sangue da retina através do disco do nervo óptico. A mácula lútea e a fóvea central são também visíveis e são descritas adiante.

A retina consiste em um estrato pigmentoso e um estrato nervoso. O **estrato pigmentoso** é uma lâmina de células epiteliais contendo melanina, localizado entre a corioide e o estrato nervoso da retina. A melanina no estrato pigmentoso da retina, assim como na corioide, também ajuda a absorver os raios de luz dispersos. O **estrato nervoso (sensitivo)** da retina é uma evaginação de múltiplos estratos do encéfalo, que processa extensamente os dados visuais antes de enviar impulsos nervosos para os axônios que formam o nervo óptico (NC II). Três camadas distintas de neurônios da retina – a **camada de células fotorreceptoras**, a **camada de células bipolares** e a **camada de células ganglionares** – são separadas por duas zonas, as *camadas sinápticas externa* e *interna*, onde ocorrem os contatos sinápticos (Figura 21.7). Observe que a luz atravessa as camadas de células ganglionares e de células bipolares e ambas as camadas sinápticas

---

CORRELAÇÃO CLÍNICA | *Descolamento da retina*

Pode ocorrer **descolamento da retina** em consequência de traumatismo, como uma pancada na cabeça, em vários distúrbios oculares ou em consequência de degeneração relacionada com o envelhecimento. O descolamento ocorre entre o estrato nervoso da retina e o epitélio pigmentado. Ocorre acúmulo de líquido entre essas camadas, forçando a retina flexível e fina a projetar-se para fora. O resultado consiste em visão distorcida e cegueira no campo correspondente de visão. A retina pode ser reparada por meio de cirurgia a *laser* ou criocirurgia (aplicação localizada de frio extremo), e o reparo precisa ser realizado rapidamente, de modo a evitar dano permanente à retina.

---

antes de alcançar a camada fotorreceptora. Dois outros tipos de células presentes na camada de células bipolares da retina são denominados **células horizontais** e **células amácrinas**. Essas células formam circuitos neurais de direção lateral, que modificam os sinais transmitidos ao longo da via, dos fotorreceptores para a camada de células bipolares e, em seguida, para as células ganglionares.

Os fotorreceptores são células especializadas na camada fotorreceptora, que iniciam o processo por meio do qual os raios luminosos são finalmente convertidos em impulsos nervosos. Existem dois tipos de fotorreceptores: os bastonetes e os cones. Cada retina possui cerca de 6 milhões de cones e 120 milhões de bastonetes. Os **bastonetes** nos permitem enxergar em condições de baixa luminosidade, como a luz do luar. Como eles não proporcionam visão em cores, em condições de baixa luminosidade, enxergamos apenas em preto, branco e todas as tonalidades de cinza. A luz intensa estimula os **cones**, que produzem visão em cores. A maioria de nossas experiências visuais é mediada pelo sistema de cones, cuja perda provoca cegueira legal. Uma pessoa que perde a visão com bastonetes tem principalmente dificuldade em enxergar em condições de baixa luminosidade e, portanto, não deve dirigir à noite. Os bastonetes e os cones fotorreceptivos estão localizados próximo ao extrato pigmentoso externo, e suas terminações fotorreceptivas estão voltadas para longe da luz que chega. Os bastonetes e os cones consistem em três partes (Figura 27.1A): (1) um segmento externo, que detecta o estímulo luminoso; (2) um segmento interno formando a região média da célula, que contém o mecanismo metabólico; e (3) uma terminação sináptica, situada mais próximo ao interior do olho, voltado para os neurônios bipolares. O segmento externo, que tem a forma de um bastão nos bastonetes e que é coriforme nos cones, é composto de discos membranáceos achatados e empilhados, ricos em **fotopigmento** (*pigmento visual*). Mais de um bilhão dessas moléculas pode estar acondicionado no segmento externo de cada fotorreceptor.

A mácula lútea encontra-se no centro exato da parte posterior da retina, no eixo visual do olho (ver Figura 21.6). A **fóvea central** (ver Figura 21.4), uma pequena depressão existente no centro da mácula lútea, contém apenas cones. Além disso, as camadas de células bipolares e ganglionares, que dispersam a luz até certo grau, não recobrem os cones situados aqui; essas camadas são deslocadas para a periferia da fóvea central. Em consequência, a fóvea central constitui a área de maior **acuidade visual** ou *resolução visual*. A principal razão pela qual movemos a cabeça e os olhos enquanto olhamos para algo é colocar as imagens de interesse na fóvea central – como fazemos ao ler as palavras desta frase. Os bastonetes, ausentes na fóvea central, são mais abundantes em direção à periferia da retina. Como a visão escotópica é mais sensível do que a visão fotocópica, conseguimos enxergar um objeto indistinto (como uma estrela distante) melhor se olharmos ligeiramente para um lado do que diretamente para ele.

A partir dos fotorreceptores, a informação avança através da camada sináptica externa para as células bipolares e, em seguida, das células bipolares, através da camada sináptica

Figura 21.7 Estrutura microscópica da retina. Os impulsos nervosos originam-se nas células ganglionares e propagam-se ao longo de seus axônios, que formam o nervo óptico (NC II).

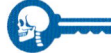 Na retina, os sinais visuais passam dos fotorreceptores para as células bipolares e, em seguida, para as células ganglionares.

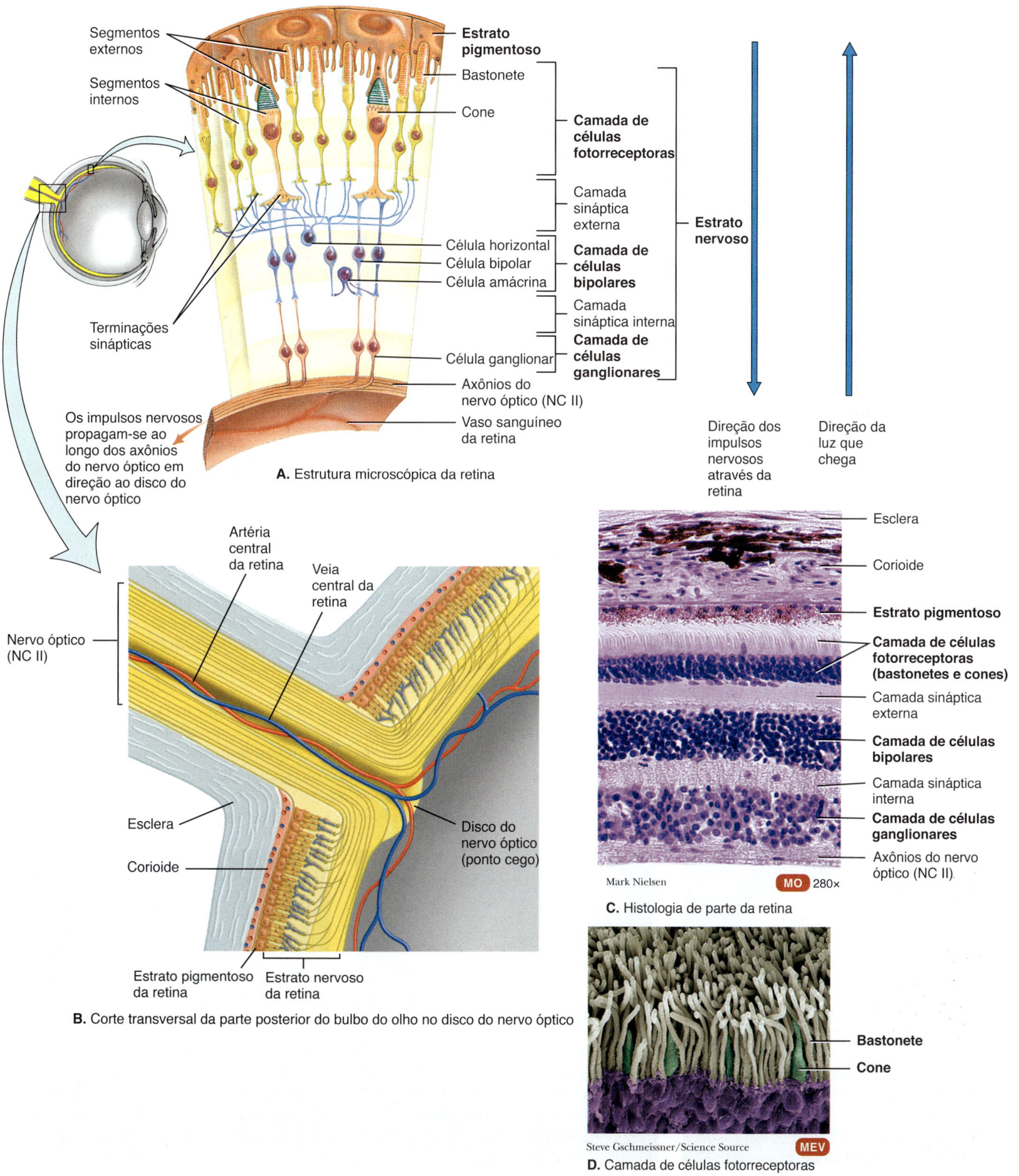

A. Estrutura microscópica da retina

B. Corte transversal da parte posterior do bulbo do olho no disco do nervo óptico

C. Histologia de parte da retina

D. Camada de células fotorreceptoras

❓ Quais são os dois tipos de fotorreceptores e como suas funções diferem?

interna, para as células ganglionares. Os axônios das células ganglionares estendem-se posteriormente até o disco do nervo óptico e deixam o bulbo do olho na forma do nervo óptico (NC II). O disco do nervo óptico também é denominado **ponto cego**. Como ele não contém bastonetes nem cones, somos incapazes de ver uma imagem que incide no ponto cego. Normalmente, não temos consciência de ter um ponto cego, mas podemos facilmente demonstrar a sua presença. Segure esta página a uma distância aproximada de 40 cm do rosto, com a cruz mostrada a seguir diretamente na frente do olho direito. Você deve conseguir ver a cruz e o quadrado quando fechar o olho esquerdo. Mantendo

CORRELAÇÃO CLÍNICA | *Principais causas de cegueira*

Catarata

Uma causa comum de cegueira consiste na perda da transparência da lente, conhecida como **catarata** (Figura A). A lente torna-se turva (menos transparente), devido a alterações nas proteínas da lente. A catarata ocorre frequentemente com o envelhecimento, mas também pode ser causada por lesão, exposição excessiva aos raios ultravioleta, determinados medicamentos (como uso prolongado de esteroides) ou complicações de outras doenças (como diabetes melito). As pessoas que fumam também correm risco aumentado de desenvolver catarata. Felizmente, a visão habitualmente pode ser restaurada por meio de retirada cirúrgica da lente velha e implantação de uma lente artificial nova.

Glaucoma

O glaucoma, que constitui a causa mais comum de cegueira nos EUA, acomete cerca de 2% da população acima dos 40 anos de idade. Em muitos casos, o glaucoma deve-se a uma pressão intraocular anormalmente elevada, em consequência do acúmulo de humor aquoso na cavidade anterior. O líquido comprime a lente para dentro do corpo vítreo e pressiona os neurônios da retina. A pressão persistente resulta em progressão de um comprometimento visual leve para a destruição irreversível dos neurônios da retina, lesão do nervo óptico e cegueira (Figura B). O glaucoma é indolor, e o outro olho tem a capacidade de compensar, em grande parte, essa alteração, de modo que o indivíduo pode sofrer lesão considerável da retina e perda da visão antes que a condição seja diagnosticada. Como o glaucoma ocorre mais frequentemente com o avanço da idade, a medida regular da pressão intraocular constitui uma parte cada vez mais importante do exame oftalmológico à medida que o indivíduo envelhece. Os fatores de risco incluem raça (os negros são mais suscetíveis), idade avançada, história familiar e lesões e distúrbios oculares anteriores.

Alguns indivíduos apresentam outra forma de glaucoma, denominado **glaucoma normotenso (de baixa pressão)**. Nessa condição, ocorre dano ao nervo óptico, com perda correspondente da visão, embora a pressão intraocular esteja normal. Embora a causa não seja conhecida, parece que o glaucoma normotenso esteja relacionado a um nervo óptico frágil, espasmo dos vasos sanguíneos em torno do nervo óptico e isquemia em virtude do estreitamento ou da obstrução dos vasos sanguíneos em torno do nervo óptico. A incidência do glaucoma de baixa pressão é maior entre japoneses, coreanos e mulheres.

Doença macular relacionada com a idade

A **doença macular relacionada com a idade (DMRI)**, também conhecida como degeneração macular, é um distúrbio degenerativo da retina e do estrato pigmentoso em indivíduos com 50 anos ou mais de idade. Na DMRI, são observadas anormalidades na região da mácula lútea, que normalmente constitui a área de visão mais aguda. As vítimas de DMRI avançada mantêm a visão periférica, porém perdem a capacidade de enxergar diretamente na frente. Por exemplo, são incapazes de enxergar os traços faciais para identificar uma pessoa que esteja na sua frente (Figura C). A DMRI constitui a principal causa de cegueira em indivíduos com mais de 75 anos de idade, acometendo 13 milhões de norte-americanos; é 2,5 vezes mais comum em pessoas que fumam um maço de cigarros por dia do que em não fumantes. Inicialmente, o indivíduo pode experimentar borramento visual e distorção no centro do campo visual. Na DMRI "seca", a visão central diminui gradualmente, visto que o estrato pigmentoso sofre atrofia e degeneração. Não existe tratamento. Em cerca de 10% dos casos, a DMRI seca evolui para a forma "úmida", na qual ocorre formação de novos vasos sanguíneos na corioide, que extravasam plasma ou sangue sob a retina. A perda da visão pode ser retardada por meio de cirurgia a *laser* para destruir os vasos sanguíneos que apresentam extravasamento.

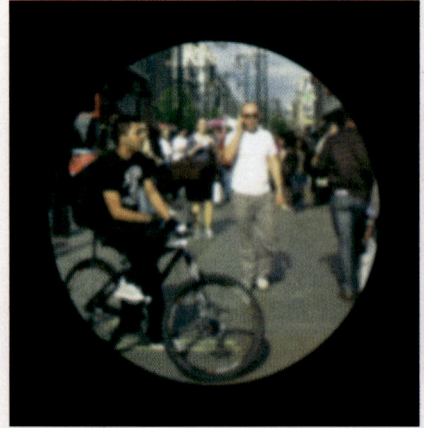

Cordelia Molloy/Science Source

A. Uma cena como esta poderia ser visualizada por uma pessoa com catarata.

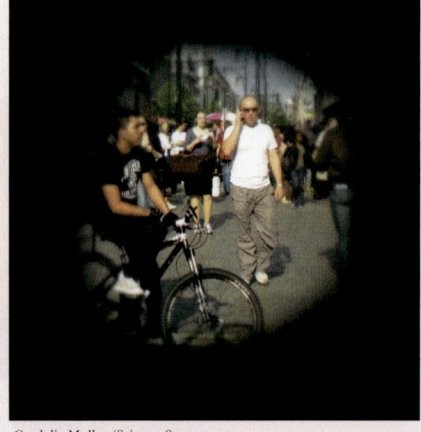

Cordelia Molloy/Science Source

B. Uma cena como esta poderia ser visualizada por uma pessoa com glaucoma.

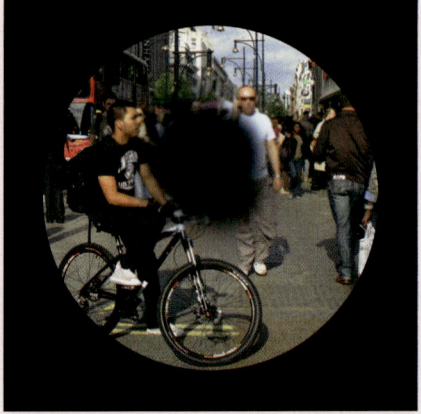

Cordelia Molloy/Science Source

C. Uma cena como esta poderia ser visualizada por uma pessoa com degeneração macular relacionada com a idade.

agora o olho esquerdo fechado, aproxime lentamente a página do rosto, enquanto mantém o olho direito focalizado na cruz. A uma determinada distância, o quadrado irá desaparecer de seu campo de visão, visto que a sua imagem incide no ponto cego.

+ ■

Lente

Posteriormente à pupila e à íris, dentro da cavidade do bulbo do olho, está localizada a **lente** (ver Figura 21.4). Nas células da lente, existem proteínas denominadas **cristalinas**, dispostas como as camadas de uma cebola, que formam o meio refrativo da lente, que, em condições normais, é perfeitamente transparente e não tem vasos sanguíneos. A lente é envolvida por uma cápsula de tecido conjuntivo transparente e mantida em posição por fibras zonulares circundantes, que se fixam aos processos ciliares. A lente ajuda a focalizar as imagens na retina para facilitar a visão nítida.

Interior do bulbo do olho

Além da córnea e da lente, outras características do olho transmitem e refratam a luz para a retina. O interior do bulbo do olho consiste em duas cavidades ocupadas por

> **CORRELAÇÃO CLÍNICA | *Presbiopia***
>
> Com o processo do envelhecimento, a lente perde a sua elasticidade e, portanto, a sua capacidade de se curvar para focalizar objetos que estão perto. Por conseguinte, os indivíduos idosos são incapazes de ler palavras impressas a curta distância como o fazem os indivíduos mais jovens. Essa condição é denominada **presbiopia**. Aos 40 anos de idade, o ponto próximo de visão pode estar aumentado para 20 cm e, aos 60 anos de idade, pode alcançar até 80 cm. A presbiopia habitualmente começa por volta dos 45 anos de idade. Nessa idade, as pessoas que anteriormente não usavam óculos começam a precisar deles para ler. Os que já usavam óculos normalmente começam a precisar de lentes bifocais, isto é, lentes capazes de corrigir a visão tanto para longe quanto para perto.

líquido, separadas pela lente, ambas transparentes para permitir a passagem da luz da córnea para a retina. A **cavidade anterior**, entre a córnea e a lente, contém um líquido aquoso transparente, o **humor aquoso**. A cavidade anterior consiste em duas câmaras. A **câmara anterior** situa-se entre a córnea e a íris, enquanto a **câmara posterior** está localizada atrás da íris e em frente das fibras zonulares e da lente (Figura 21.8). O humor aquoso é continuamente filtrado

Figura 21.8 Câmaras anterior e posterior do bulbo do olho. O corte mostrado foi realizado através da parte anterior do bulbo do olho, na junção entre a córnea e a esclera. As setas indicam a direção do fluxo de humor aquoso.

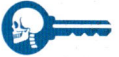 Enquanto a íris separa as câmaras anterior e posterior da cavidade anterior, a lente separa a câmara posterior da cavidade anterior da câmara postrema.

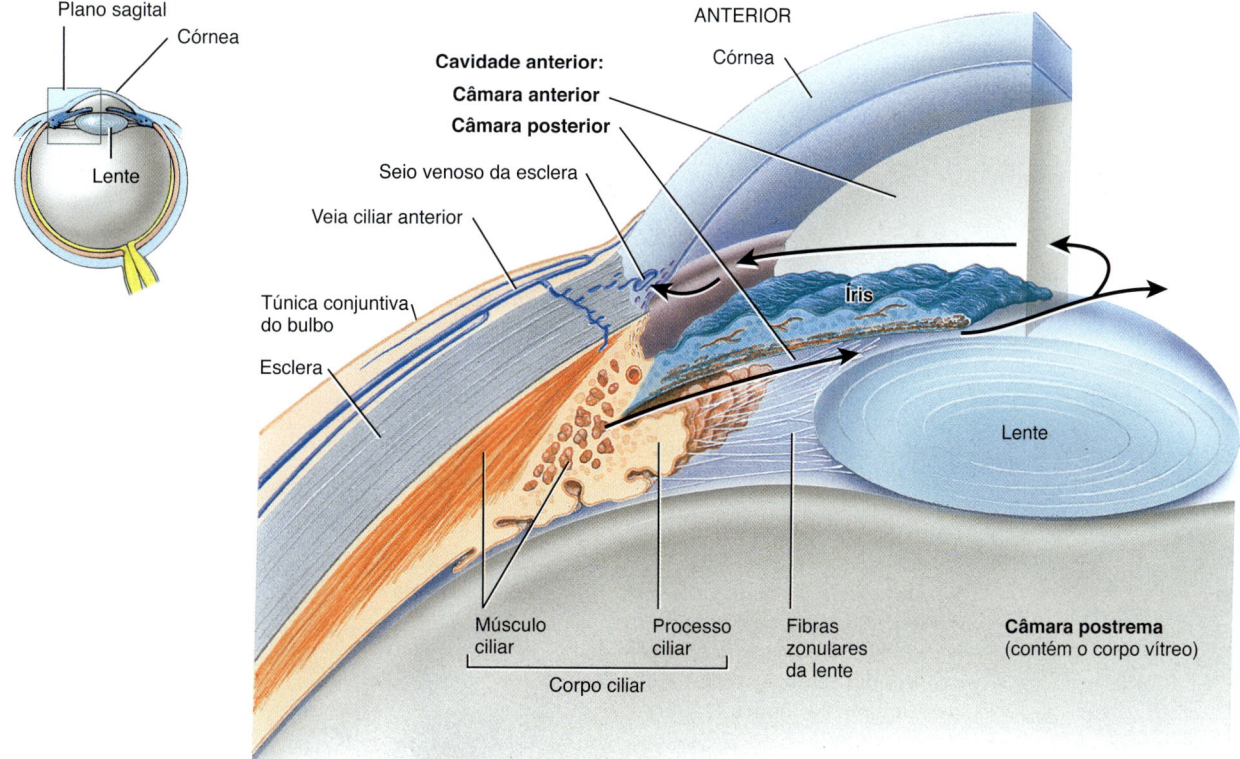

? Onde o humor aquoso é produzido, qual é o seu trajeto de circulação e para onde drena a partir do bulbo do olho?

dos capilares sanguíneos nos processos ciliares do corpo ciliar e entra na câmara posterior. Em seguida, o seu fluxo segue entre a íris e a lente, através da pupila, e para dentro da câmara anterior. A partir da câmara anterior, o humor aquoso drena para o seio venoso da esclera e, em seguida, para o sangue. Em condições normais, o humor aquoso é totalmente substituído a cada 90 min.

A cavidade posterior maior do bulbo do olho é a **câmara postrema**, localizada entre a lente e a retina. Na câmara postrema encontra-se o **corpo vítreo**, uma substância gelatinosa, que contribui para a pressão intraocular. O corpo vítreo, que ocupa cerca de quatro quintos do bulbo do olho e que desempenha uma importante função na manutenção do formato esférico do olho, é uma estrutura oval com uma depressão anterior que aloja a lente e está firmemente fixada a todas as estruturas adjacentes. Esse corpo incolor, que é formado durante a vida embrionária, consiste em aproximadamente 99% de água entremeada com fibras colágenas e ácido hialurônico. Do ponto de vista estrutural, o corpo vítreo apresenta uma periferia gelatinosa circundando um centro líquido. Em torno do perímetro da lente, o estrato externo do corpo vítreo forma a rede de suspensão fibrosa da lente, as fibras zonulares (ver Figura 21.4). A pressão do corpo vítreo mantém a retina contra a corioide, de modo que a retina fornece uma superfície uniforme para a recepção de imagens nítidas. O corpo vítreo também contém células fagocíticas, que removem resíduos, mantendo essa parte do olho clara para uma visão desobstruída. Em certas ocasiões, coleções de resíduos podem projetar uma sombra na retina, criando o aparecimento de manchas, pelos e filamentos finos que passam rapidamente para dentro e para fora do campo de visão. Essas **moscas volantes** resultam de alterações do corpo vítreo relacionadas com a idade e também resultam de determinadas condições, como miopia e inflamação. As moscas volantes habitualmente são inócuas e não exigem tratamento. O **canal hialóideo** (ver Figura 21.4) é um canal estreito que é imperceptível nos adultos e que segue o seu trajeto pelo corpo vítreo, desde o disco do nervo óptico até a face posterior da lente. No feto, esse canal é ocupado pela artéria hialóidea (ver Figura 21.19D).

A pressão no olho, denominada **pressão intraocular**, é produzida principalmente pelo humor aquoso e, em parte, pelo corpo vítreo; em condições normais, é de cerca de 16 mmHg. A pressão intraocular mantém a forma do bulbo do olho e impede o seu colapso. Ferimentos perfurantes do bulbo do olho podem levar à perda do humor aquoso e do líquido do corpo vítreo. Isso pode causar redução da pressão intraocular, descolamento da retina e até mesmo cegueira.

A Tabela 21.1 fornece um resumo das estruturas associadas ao bulbo do olho.

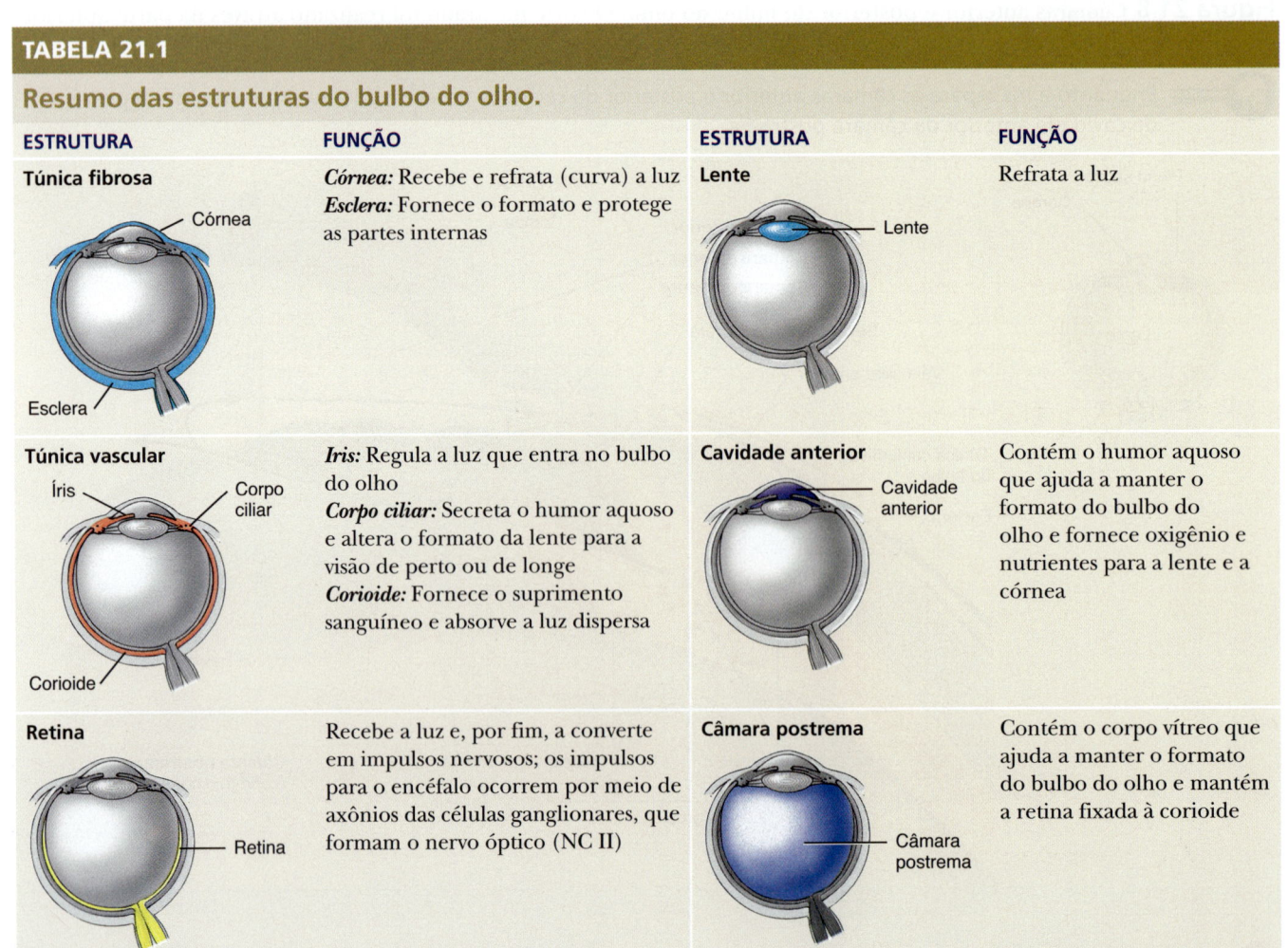

TABELA 21.1

Resumo das estruturas do bulbo do olho.

ESTRUTURA	FUNÇÃO	ESTRUTURA	FUNÇÃO
Túnica fibrosa	*Córnea:* Recebe e refrata (curva) a luz *Esclera:* Fornece o formato e protege as partes internas	Lente	Refrata a luz
Túnica vascular	*Íris:* Regula a luz que entra no bulbo do olho *Corpo ciliar:* Secreta o humor aquoso e altera o formato da lente para a visão de perto ou de longe *Corioide:* Fornece o suprimento sanguíneo e absorve a luz dispersa	Cavidade anterior	Contém o humor aquoso que ajuda a manter o formato do bulbo do olho e fornece oxigênio e nutrientes para a lente e a córnea
Retina	Recebe a luz e, por fim, a converte em impulsos nervosos; os impulsos para o encéfalo ocorrem por meio de axônios das células ganglionares, que formam o nervo óptico (NC II)	Câmara postrema	Contém o corpo vítreo que ajuda a manter o formato do bulbo do olho e mantém a retina fixada à corioide

> **CORRELAÇÃO CLÍNICA | LASIK**
>
> Uma alternativa cada vez mais popular para o uso de óculos ou lentes de contato é a cirurgia refrativa para corrigir a curvatura da córnea em condições como hipermetropia, miopia e astigmatismo. O tipo mais comum de cirurgia refrativa é **LASIK** (ceratomileuse *in situ* a *laser*). Após a aplicação de colírio anestésico no olho, corta-se um retalho circular de tecido do centro da córnea. O retalho é afastado, e a camada subjacente da córnea é remodelada com *laser*, uma camada microscópica de cada vez. Um computador auxilia o médico na retirada de camadas muito precisas da córnea. Após completar a remodelação, o retalho da córnea é reposicionado sobre a área tratada. Coloca-se um curativo oclusivo sobre o olho durante a noite, e o retalho rapidamente volta a aderir ao restante da córnea.

Via visual

Após considerável processamento dos sinais visuais nas sinapses entre os diversos tipos de neurônios no estrato nervoso da retina, os axônios das células ganglionares da retina fornecem impulsos a partir da retina para o encéfalo. Deixam o bulbo do olho como nervo óptico (NC II) (ver Figura 21.7).

Processamento do influxo visual na retina

No estrato nervoso da retina, determinadas características do influxo visual são intensificadas, enquanto outras podem ser descartadas. O influxo de diversas células pode convergir para um número menor de neurônios pós-sinápticos ou divergir para um número maior. Em seu conjunto, a convergência predomina: 1 milhão de células ganglionares recebem influxo de cerca de 126 milhões de células fotorreceptoras.

As substâncias químicas (neurotransmissores) liberadas pelos bastonetes e cones induzem alterações tanto nas **células bipolares** quanto nas células horizontais, que levam à geração de impulsos nervosos (ver Figura 21.7). As células amácrinas fazem sinapse com células ganglionares e também transmitem informações a elas. Quando as células bipolares, horizontais ou amácrinas transmitem sinais para as células ganglionares, estas iniciam impulsos nervosos.

Via no encéfalo

Os axônios das células ganglionares da retina formam o **nervo óptico (NC II)** que fornece impulsos da retina para o encéfalo. Os nervos ópticos (NC II) passam pelo **quiasma óptico**, um ponto de cruzamento dos nervos ópticos (Figura 21.9). Algumas fibras cruzam para o lado oposto, enquanto outras permanecem não cruzadas. Após passar pelo quiasma óptico, as fibras, que agora constituem parte do **trato óptico**, entram no encéfalo, e a maioria termina no **núcleo do corpo geniculado lateral**. Nesse ponto fazem sinapse com neurônios cujos axônios formam as **radiações ópticas**, que se projetam para as **áreas visuais primárias** nos lobos occipitais do córtex cerebral (área 17 na Figura 18.16).

Algumas das fibras nos tratos ópticos terminam nos **colículos superiores**, que controlam os músculos extrínsecos do bulbo do olho, e nos núcleos **pré-tetais**, que controlam os reflexos pupilares e de acomodação.

✓ TESTE RÁPIDO

5. Que características das pálpebras, dos cílios e dos supercílios os ajudam a desempenhar suas funções?
6. Qual é a função do aparelho lacrimal?
7. Como as estruturas da túnica fibrosa do bulbo, da túnica vascular do bulbo e da túnica interna do bulbo (retina) estão relacionadas com suas funções?
8. Descreva a histologia do estrato nervoso da retina.
9. Descreva em linhas gerais a via de um estímulo luminoso desde o momento em que entra no olho até alcançar o encéfalo.

21.4 Audição e equilíbrio

OBJETIVOS

- Descrever a anatomia das estruturas das três principais regiões da orelha
- Explicar os principais eventos envolvidos na audição
- Delinear a via auditiva
- Citar os órgãos receptores para o equilíbrio e descrever como atuam
- Identificar a via do equilíbrio.

A **audição** é a capacidade de perceber sons. A orelha é uma maravilha da engenharia. Seus receptores sensitivos são capazes de transduzir vibrações sonoras com amplitudes tão pequenas quanto o diâmetro de um átomo de ouro (0,3 nm) em sinais elétricos 1.000 vezes mais rápidos do que os fotorreceptores conseguem responder à luz. A orelha também contém receptores para o **equilíbrio**, o sentido que ajuda a manter o nosso equilíbrio e a ter consciência de nossa orientação no espaço.

A **otorrinolaringologia** é a ciência que trata das orelhas, do nariz, da faringe e da laringe e seus distúrbios.

Anatomia da orelha

A **orelha** é dividida em três regiões principais: (1) a orelha externa, que capta as ondas sonoras e as canaliza para dentro; (2) a orelha média, que conduz as vibrações sonoras para a janela do vestíbulo; e (3) a orelha interna, que abriga os receptores para a audição e o equilíbrio.

Orelha externa

A **orelha externa** consiste na orelha, no meato acústico externo e na membrana timpânica (Figura 21.10). A **orelha** é um **retalho** de cartilagem elástica, com formato semelhante à extremidade alargada de uma trombeta e recoberta de pele. A margem da orelha é a **hélice**, e a parte inferior, o **lóbulo**. A orelha é fixada à cabeça por meio de ligamentos e músculos. O **meato acústico externo** é um tubo curvo, com cerca de 2,5 cm de comprimento, que está localizado na cartilagem da orelha e no temporal e que leva à membrana timpânica.

Figura 21.9 Via visual. A dissecção parcial do encéfalo na parte **A** revela as radiações ópticas (axônios que se estendem do tálamo até o lobo occipital), juntamente com o restante da via visual, que é representada na forma de diagrama na parte **B**.

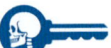

O quiasma óptico é o ponto de cruzamento dos nervos ópticos.

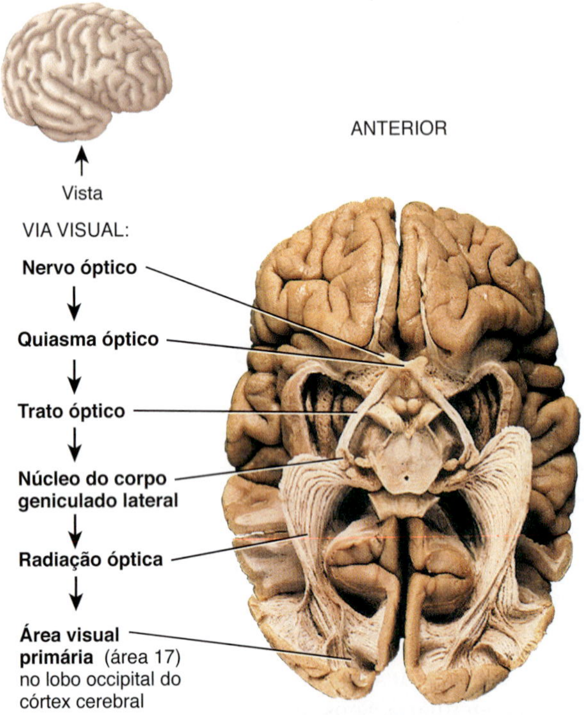

N. Gluhbegovic e T. H. Williams, *The Human Brain: A Photographic Guide*, *Harper and Row*, Publishers, Inc., Hagerstown, MD, 1980.

A. Vista inferior

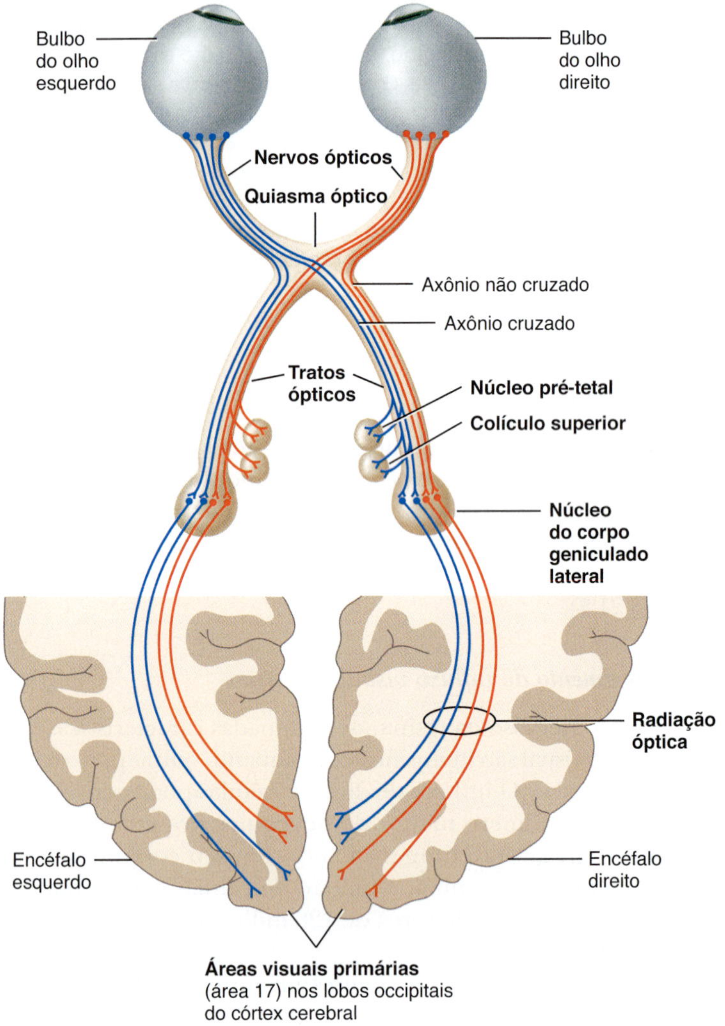

B. Vista superior de corte transversal através dos bulbos do olho e do encéfalo

Onde termina o trato óptico?

A **membrana timpânica** ou *tímpano* é uma divisão semitransparente fina entre o meato acústico externo e a orelha média. A membrana timpânica fixa-se por um anel fibrocartilagíneo ao temporal, na base do meato acústico externo, e estende-se através da abertura, como uma janela de três camadas. De fora para dentro, as três camadas são uma cobertura de epiderme, uma camada média de tecido conjuntivo denso contendo colágeno, fibras elásticas e fibroblastos; e um revestimento de epitélio simples cuboide. A membrana timpânica é um tanto convexa em direção à cavidade da orelha média, formando o seu ápice o **umbigo** da membrana timpânica. O primeiro ossículo da orelha média, o martelo, está fixado ao longo da face interna superior da membrana timpânica, até o ponto do umbigo. O cabo do martelo pode ser facilmente visualizado por meio de um **otoscópio**, um instrumento de visualização que ilumina e amplia a orelha externa e a membrana timpânica. A ruptura da membrana timpânica é denominada **perfuração da membrana timpânica**. Pode ocorrer em consequência de pressão exercida por um cotonete, traumatismo ou infecção da orelha média e cicatriza habitualmente no decorrer de um mês.

Próximo ao exterior, o meato acústico externo contém alguns pelos e glândulas sebáceas especializadas, denominadas **glândulas ceruminosas**, que secretam o **cerume**. A combinação de pelos e cerume ajuda a impedir a entrada de poeira e objetos estranhos na orelha. O cerume também impede a lesão da pele delicada do meato acústico externo por água e por insetos. Em geral, o cerume seca e desprende-se do meato acústico. Entretanto, algumas pessoas produzem uma grande quantidade de cerume, que pode tornar-se impactado e amortecer os sons que chegam à orelha. O tratamento habitual para o **cerume impactado** consiste em irrigação periódica da orelha ou remoção da cera com um instrumento rombo; esse procedimento só deve ser realizado por um médico treinado.

Figura 21.10 Anatomia da orelha.

A orelha possui três regiões principais: a orelha externa, a orelha média e a orelha interna. (Ver legenda abaixo.)

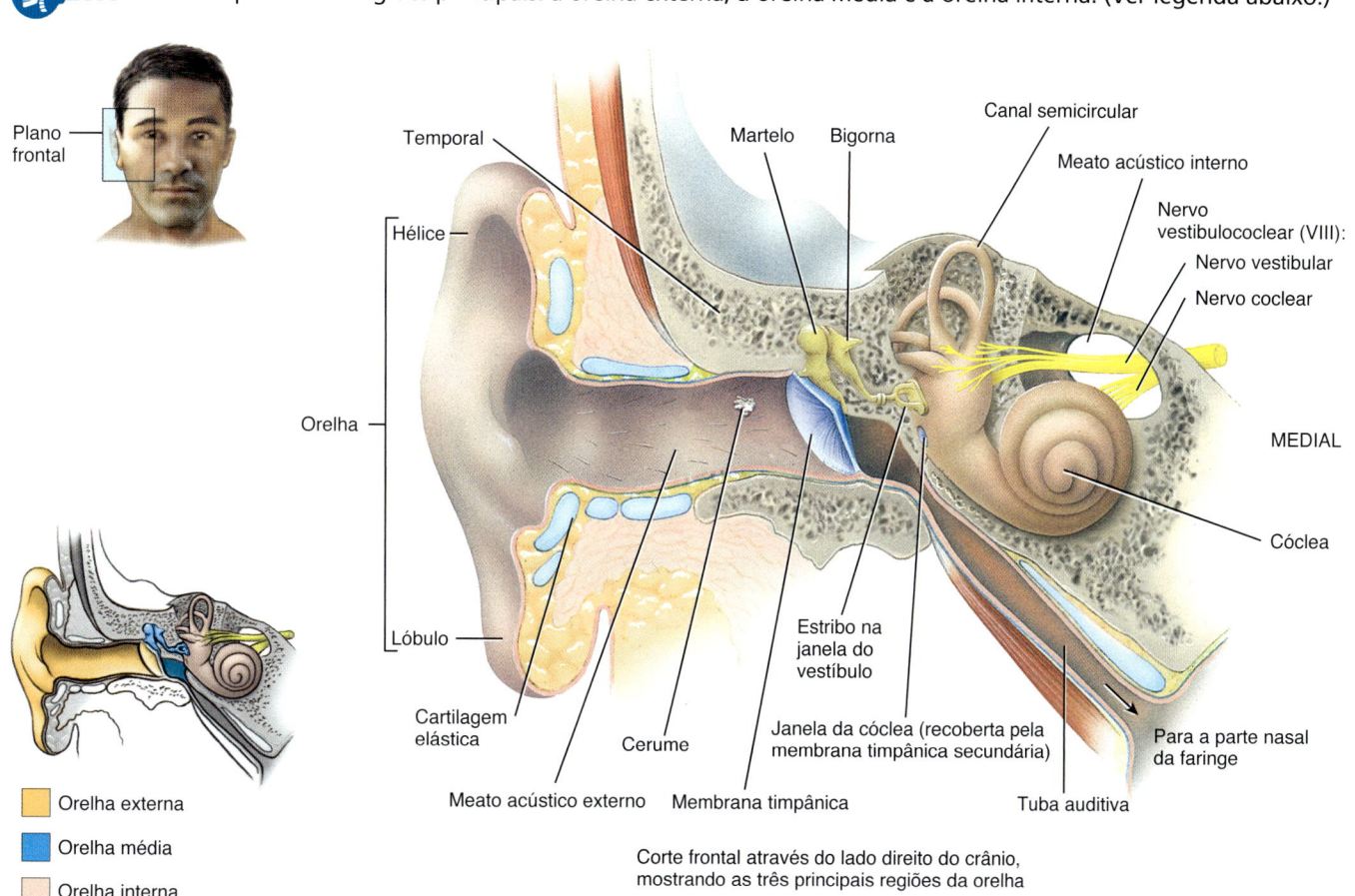

Corte frontal através do lado direito do crânio, mostrando as três principais regiões da orelha

- Orelha externa
- Orelha média
- Orelha interna

? O martelo da orelha média fixa-se a qual estrutura da orelha externa?

Orelha média

A **orelha média** é uma pequena cavidade cheia de ar na parte petrosa do temporal, que é revestida por epitélio (Figura 21.11A). É separada da orelha externa pela membrana timpânica e da orelha interna por uma divisão óssea delgada, que contém duas aberturas: a janela do vestíbulo (oval) e a janela da cóclea (redonda). Estendendo-se pela orelha média e fixados a ela por ligamentos, encontram-se os três ossos menores do corpo, os **ossículos da audição**, que estão articulados entre si por articulações sinoviais. Os ossos, denominados de acordo com o seu formato, são o martelo, a bigorna e o estribo. O cabo do **martelo** insere-se à face interna da membrana timpânica. A cabeça do martelo articula-se com o corpo da bigorna. A **bigorna**, o osso médio da série, articula-se com a cabeça do estribo. A base do **estribo** encaixa-se na **janela do vestíbulo** (*oval*). Diretamente inferior à janela do vestíbulo, existe outra abertura, a **janela da cóclea** (*redonda*), que é envolvida por uma membrana, denominada **membrana timpânica secundária**.

Dois músculos esqueléticos minúsculos também se inserem aos ossículos da audição (Figura 21.11A, C). O **músculo tensor do tímpano**, que é inervado pelo nervo mandibular, ramo do nervo trigêmeo (NC V), limita o movimento e aumenta a tensão sobre a membrana timpânica para impedir o dano à orelha interna em decorrência de ruídos altos. O **músculo estapédio**, que é inervado pelo nervo facial (NC VII), é o menor de todos os músculos esqueléticos. Ao amortecer as grandes vibrações do estribo produzidas por ruídos altos, o músculo estapédio protege a janela do vestíbulo, porém também diminui a sensibilidade da audição. Por esse motivo, a paralisia do músculo estapédio está associada à **hiperacusia**, uma audição anormalmente sensível. Como a contração dos músculos tensor do tímpano e estapédio leva apenas uma fração de segundo, esses músculos podem proteger a orelha interna de ruídos altos e prolongados, como o trovão, mas não de ruídos breves, como o disparo de uma arma de fogo.

A parede anterior da orelha média contém uma abertura que leva diretamente à **tuba auditiva**. A tuba auditiva, que consiste tanto em osso quanto em cartilagem elástica, conecta a orelha média com a parte nasal da faringe. Normalmente, está fechada em sua extremidade medial (faríngea). Durante a deglutição e o bocejo, ela se abre, possibilitando a entrada ou a saída de ar na orelha média até que a pressão na orelha média seja igual à pressão atmosférica. Quando as pressões estão equilibradas, a membrana timpânica vibra livremente conforme as ondas sonoras incidem nela. Se a pressão não for igualada, podem ocorrer dor intensa,

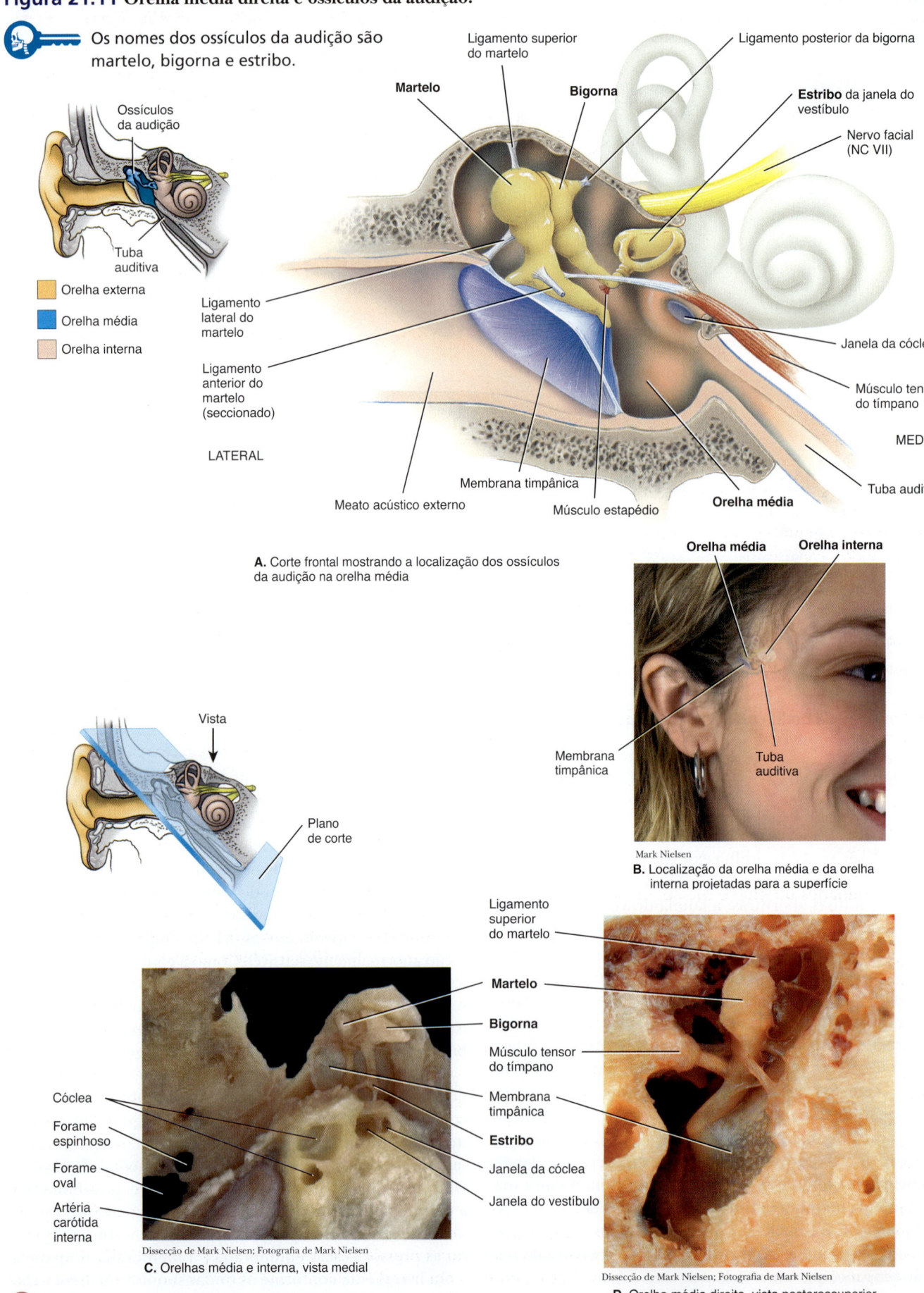

Figura 21.11 Orelha média direita e ossículos da audição.

Os nomes dos ossículos da audição são martelo, bigorna e estribo.

A. Corte frontal mostrando a localização dos ossículos da audição na orelha média

B. Localização da orelha média e da orelha interna projetadas para a superfície

C. Orelhas média e interna, vista medial

D. Orelha média direita, vista posterossuperior, com a bigorna e o estribo removidos

? Que estruturas separam a orelha média da orelha interna?

CORRELAÇÃO CLÍNICA | *Otite média*

A **otite média** é uma infecção aguda da orelha média causada principalmente por bactérias e associada a infecções do nariz e da garganta. Os sintomas consistem em dor, mal-estar, febre e eritema e protrusão da membrana timpânica, que pode sofrer ruptura, a não ser que seja instituído tratamento imediato. (O tratamento pode incluir drenagem de pus da orelha média.) As bactérias provenientes da parte nasal da faringe que entram na tuba auditiva constituem a principal causa de infecções da orelha média. As crianças são mais suscetíveis do que os adultos a infecções da orelha média, visto que suas tubas auditivas são quase horizontais, o que diminui a drenagem. Se a otite média ocorrer com frequência, realiza-se comumente um procedimento cirúrgico, denominado **timpanotomia**. A timpanotomia consiste na inserção de um pequeno tubo na membrana timpânica para estabelecer uma via de drenagem do líquido da orelha média.

---

comprometimento da audição, zumbido e vertigem. A tuba auditiva também constitui a via pela qual os patógenos podem passar do nariz e da faringe para a orelha média, causando o tipo mais comum de infecção de ouvido.

Orelha interna

A **orelha interna** é também denominada *labirinto*, em virtude de sua complicada série de canais (Figura 21.12). Estruturalmente, consiste em duas divisões principais: um labirinto ósseo externo, que envolve um labirinto membranáceo interno. Podemos fazer uma comparação com balões longos colocados dentro de um tubo rígido. O **labirinto ósseo** consiste em uma série de cavidades na parte petrosa do temporal, que são divididas em três áreas: (1) os canais semicirculares, (2) o vestíbulo e (3) a cóclea. O labirinto ósseo é revestido com periósteo e contém **perilinfa**. Esse líquido, cuja composição química se assemelha à do líquido cerebrospinal, circunda o **labirinto membranáceo**, que consiste em uma série de sacos e tubos epiteliais dentro do labirinto ósseo, que possuem a mesma forma geral do labirinto ósseo e que abrigam os receptores para o equilíbrio e a audição. O labirinto membranáceo epitelial contém **endolinfa**. O nível de íons potássio (K^+) na endolinfa é acentuadamente elevado para um líquido intersticial, e os íons potássio participam na geração de sinais auditivos (descritos adiante).

O **vestíbulo** é a parte central oval do labirinto ósseo. O labirinto membranáceo no vestíbulo consiste em dois sacos, denominados **utrículo** e **sáculo**, que estão unidos por um pequeno ducto. Projetando-se acima e posteriormente a partir do vestíbulo, encontram-se os três **canais semicirculares** ósseos, cada um deles localizado em ângulo aproximadamente reto em relação aos outros dois. Com base em suas posições, são denominados canais semicirculares anterior, posterior e lateral. Os canais semicirculares anterior e posterior estão orientados verticalmente, enquanto o canal semicircular lateral possui orientação horizontal. Em uma extremidade de cada ducto, existe uma intumescência denominada **ampola**. As partes do labirinto membranáceo situadas dentro dos canais semicirculares ósseos são denominadas **ductos semicirculares**. Essas estruturas comunicam-se com o utrículo do vestíbulo.

O nervo vestibular, ramo do nervo vestibulococlear (NC VIII) consiste nos nervos *ampular*, *utricular* e *sacular*. Esses nervos contêm tanto neurônios sensitivos de primeira ordem quanto neurônios motores que fazem sinapse com receptores para o equilíbrio. Os neurônios sensitivos de primeira ordem conduzem informações sensitivas provenientes dos receptores, enquanto os neurônios motores conduzem sinais de retroalimentação para os receptores, aparentemente para modificar a sua sensibilidade. Os corpos celulares dos neurônios sensitivos estão localizados nos **gânglios vestibulares** (ver Figura 21.13B).

Anteriormente ao vestíbulo encontra-se a **cóclea**, um canal espiral ósseo (Figura 21.13A), que se assemelha a uma concha de caracol e que faz quase três voltas em torno de um cerne ósseo central, denominado **modíolo** (Figura 21.13B). A cóclea é dividida em três canais: o ducto coclear, a rampa do vestíbulo e a rampa do tímpano (Figura 21.13A-C). O **ducto coclear** é uma continuação do labirinto membranáceo e é preenchido com endolinfa. O canal acima do ducto coclear é a **rampa do vestíbulo**, que termina na janela do vestíbulo. O canal abaixo é a **rampa do tímpano**, que termina na janela da cóclea. Como a rampa do vestíbulo e a rampa do tímpano constituem parte do labirinto ósseo da cóclea, essas câmaras são preenchidas com perilinfa. A rampa do vestíbulo e a rampa do tímpano estão totalmente separadas pelo ducto coclear, exceto por uma abertura no ápice da cóclea, o **helicotrema** (ver Figura 21.14). A cóclea é adjacente à parede do vestíbulo, no interior do qual se abre a rampa do vestíbulo. A perilinfa no vestíbulo é contínua com a da rampa do vestíbulo.

A **parede vestibular** (*membrana vestibular*) separa o ducto coclear da rampa do vestíbulo, enquanto a **lâmina basilar** separa o ducto coclear da rampa do tímpano. Repousando sobre a lâmina basilar, encontra-se o **órgão espiral** ou *órgão de Corti* (Figura 21.13C, D). O órgão espiral é uma lâmina espiralada de células epiteliais, incluindo células de sustentação e cerca de 16.000 células ciliadas, que constituem os receptores para a audição. Existem dois grupos de células ciliadas: as *células ciliadas internas*, que estão dispostas em uma única fileira, e as *células ciliadas externas*, que estão organizadas em três fileiras. Na extremidade apical de cada célula ciliada, encontra-se um **feixe ciliado**, que consiste em 40 a 80 **estereocílios** e em um **cinocílio** que se estendem na endolinfa do ducto coclear. Apesar de seu nome, os estereocílios não são cílios, porém microvilosidades filiformes longas, dispostas em várias fileiras de altura graduada.

Em suas extremidades basais, as células ciliadas internas e externas fazem sinapse com neurônios sensitivos de primeira ordem e com neurônios motores do nervo coclear, um ramo do nervo vestibulococlear (NC VIII). Os corpos celulares dos neurônios sensitivos estão localizados no **gânglio espiral** (Figura 21.13B, C). Embora as células ciliadas

Figura 21.12 Orelha interna direita. A área externa, de cor creme (mostrada em **B**), constitui parte do labirinto ósseo; a área interna cor-de-rosa é o labirinto membranáceo.

 O labirinto ósseo contém perilinfa, enquanto o labirinto membranáceo contém endolinfa.

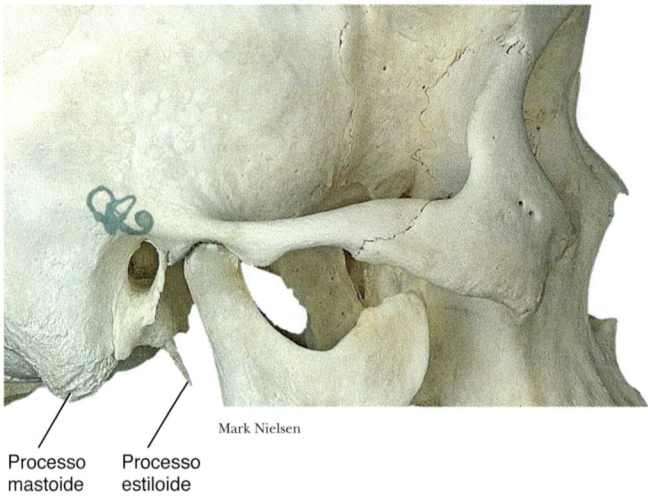

A. Posição dos canais semicirculares e da cóclea (em azul) projetados na superfície

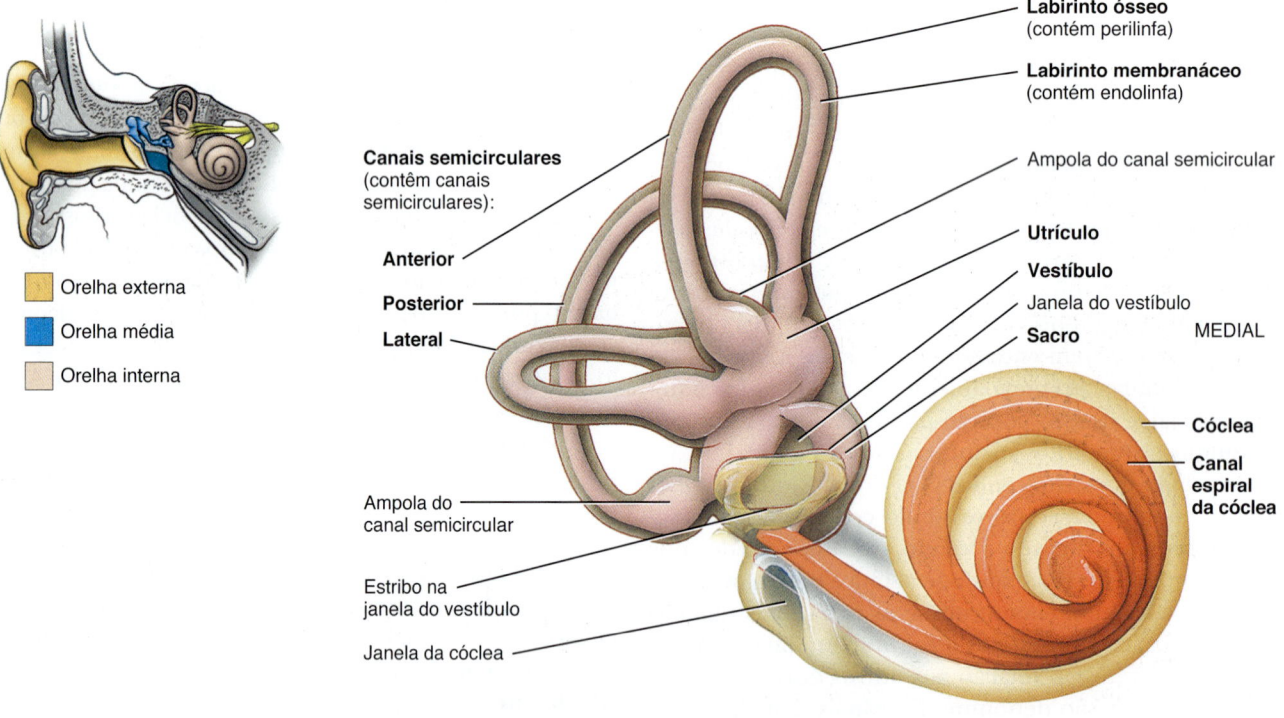

B. Componentes da orelha interna direita

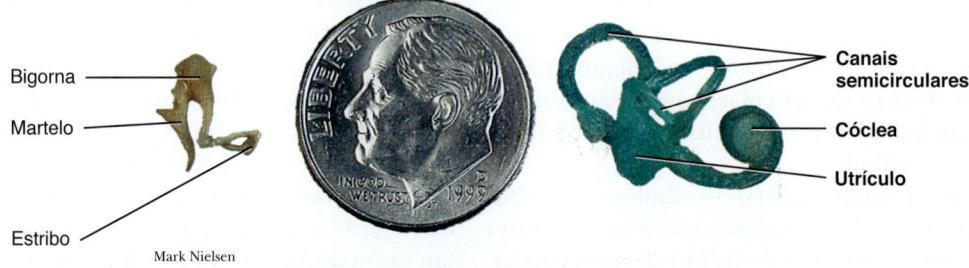

C. Ossículos da audição (*à esquerda*) e molde da orelha interna (*à direita*), em comparação com o tamanho de uma moeda de 10 centavos de dólar

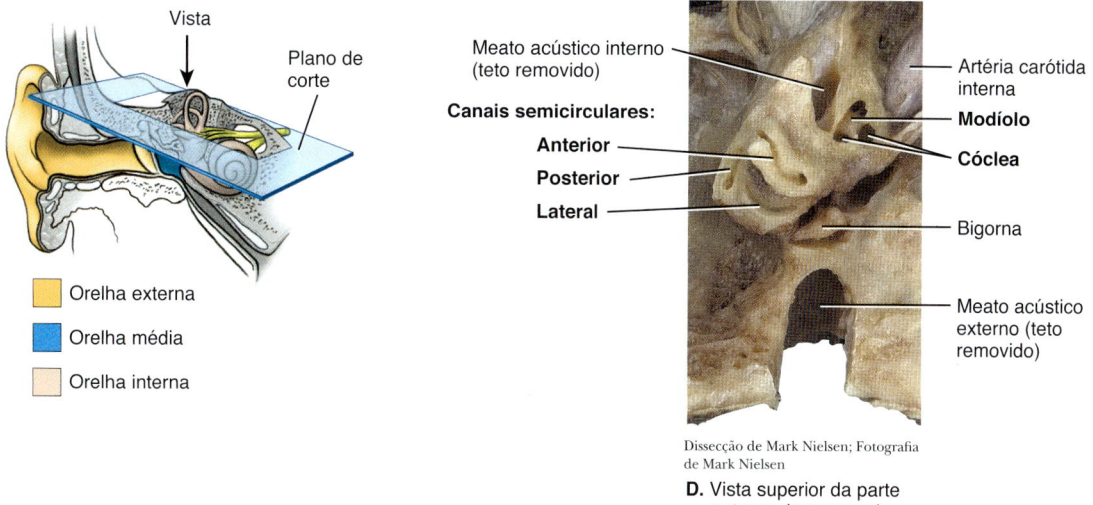

D. Vista superior da parte petrosa do temporal

Dissecção de Mark Nielsen; Fotografia de Mark Nielsen

CORRELAÇÃO CLÍNICA | *Doença de Ménière*

A **doença de Ménière** resulta de um aumento do volume de endolinfa, que dilata o labirinto membranáceo. Entre os sintomas, destacam-se perda intermitente da audição (causada por distorção da lâmina basilar da cóclea) e tinido alto. A vertigem rotacional é característica da doença de Ménière. Pode ocorrer perda quase total da audição ao longo de alguns anos.

? Quais são os nomes dos dois sacos situados no vestíbulo?

---

externas sejam mais numerosas, em uma proporção de 3:1, as células ciliadas internas fazem sinapse com 90 a 95% dos neurônios sensitivos de primeira ordem no nervo coclear, que retransmitem as informações auditivas para o encéfalo. Em contrapartida, 90% dos neurônios motores no nervo coclear fazem sinapse com as células ciliadas externas. A **membrana tectória**, uma membrana gelatinosa flexível, situa-se sobre as células ciliadas do órgão espiral (Figura 21.13D). As extremidades dos estereocílios das células ciliadas estão fixadas na membrana tectória, enquanto os corpos celulares das células ciliadas repousam sobre a membrana basilar.

Mecanismo da audição

As **ondas sonoras** referem-se a uma série de regiões alternadas de alta e de baixa pressão, que seguem na mesma direção através de algum meio (como o ar). Originam-se de um objeto em vibração, de modo muito semelhante às ondulações que surgem e propagam-se sobre a superfície de um lago quando atiramos uma pedra na água.

Os seguintes eventos estão envolvidos na audição (Figura 21.14):

❶ A orelha direciona as ondas sonoras para dentro do meato acústico externo.

❷ Quando as ondas sonoras incidem na membrana timpânica, as ondas alternadas de alta e de baixa pressão no ar provocam a vibração da membrana timpânica para frente e para trás. A membrana timpânica vibra lentamente em resposta a sons de baixa frequência (de baixo timbre) e rapidamente em resposta a sons de alta frequência (de alta tonalidade).

❸ A área central da membrana timpânica articula-se com o martelo, que vibra juntamente com a membrana timpânica. Essa vibração é transmitida do martelo para a bigorna e, em seguida, para o estribo.

❹ À medida que o estribo se movimenta para frente e para trás, a sua base oval, que está fixada por meio de um ligamento à circunferência da janela do vestíbulo, vibra nesta janela. As vibrações na janela do vestíbulo são aproximadamente 20 vezes mais vigorosas que as da membrana timpânica, visto que os ossículos da audição transmitem de modo eficiente as pequenas vibrações propagadas sobre uma grande área de superfície (a membrana timpânica) em vibrações maiores sobre uma superfície menor (a janela do vestíbulo).

❺ O movimento do estribo na janela do vestíbulo produz ondas de pressão hidrostática na perilinfa da cóclea. Conforme a janela do vestíbulo faz protuberância para dentro, empurra a perilinfa da rampa do vestíbulo.

❻ As ondas de pressão são transmitidas da rampa do vestíbulo para a rampa do tímpano e, por fim, para a janela da cóclea, provocando a sua protrusão para a orelha média. (Ver ❾ na figura.)

❼ As ondas de pressão seguem pela perilinfa da rampa do vestíbulo, em seguida para a parede vestibular e, por fim, para a endolinfa no ducto coclear.

❽ As ondas de pressão na endolinfa provocam vibração da lâmina basilar, o que movimenta as células ciliadas do órgão espiral contra a membrana tectória. Isso leva à curvatura dos estereocílios e, por fim, à geração de impulsos nervosos nos neurônios de primeira ordem nas fibras nervosas cocleares.

Figura 21.13 Canais semicirculares, vestíbulo e cóclea da orelha direita. Observe que a cóclea faz quase três voltas completas.

> Os três canais da cóclea são a rampa do vestíbulo, a rampa do tímpano e o ducto coclear.

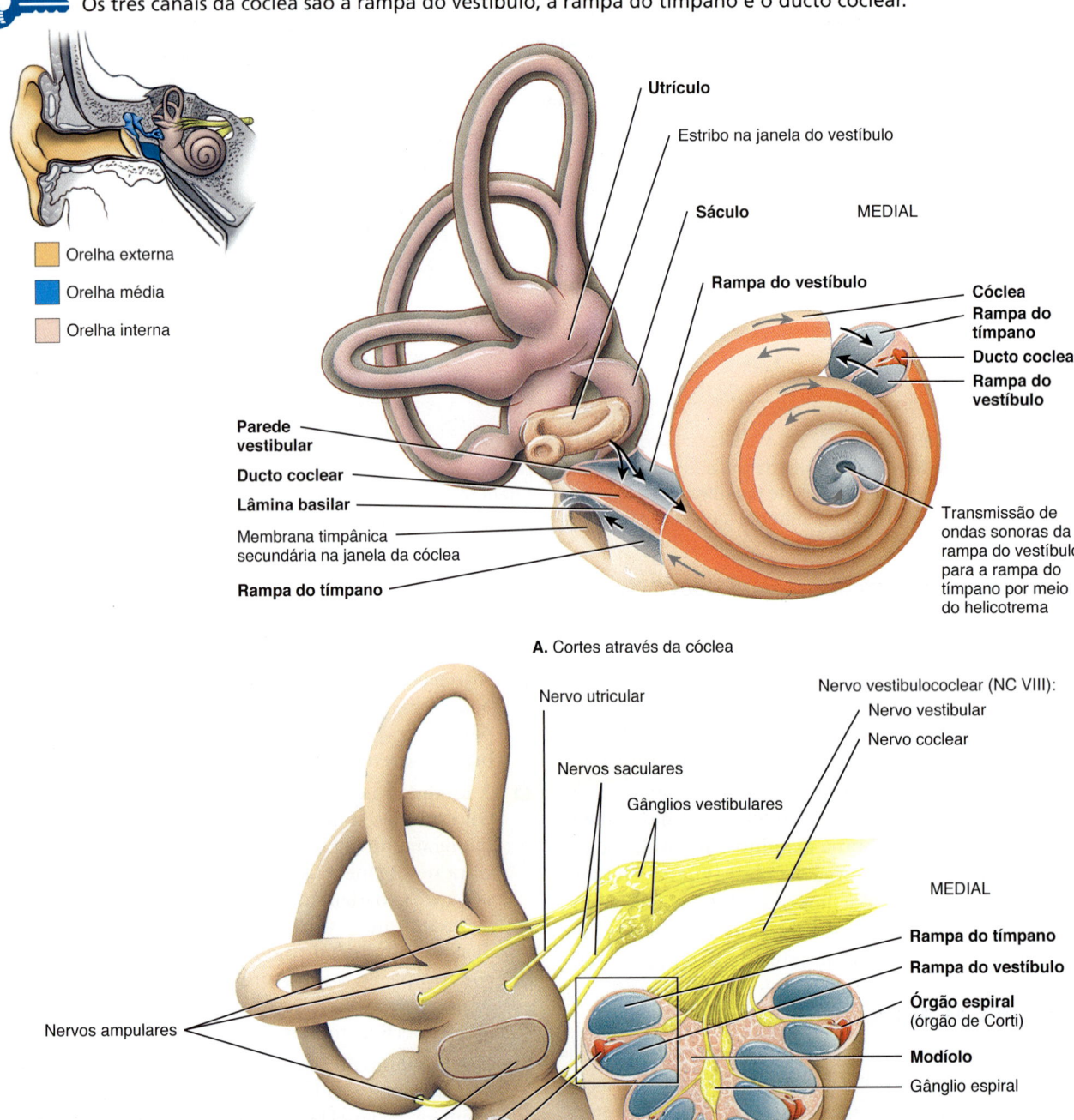

A. Cortes através da cóclea

B. Componentes do nervo vestibulococlear (NC VIII)

CORRELAÇÃO CLÍNICA | *Implante coclear*

Um **implante coclear** é um dispositivo que traduz sons em sinais elétricos, que podem ser interpretados pelo encéfalo. Esse dispositivo é útil para pessoas com surdez causada por lesão das células ciliadas na cóclea. Os sinais elétricos induzidos artificialmente propagam-se pelas suas vias normais até o encéfalo. Os sons percebidos são rudimentares em comparação com a audição normal, porém proporcionam um sentido de ritmo e sonoridade; informação acerca de determinados ruídos, como aqueles produzidos por telefones e automóveis; e altura e cadência da fala. Alguns pacientes ouvem bem o suficiente com um implante coclear para utilizar o telefone.

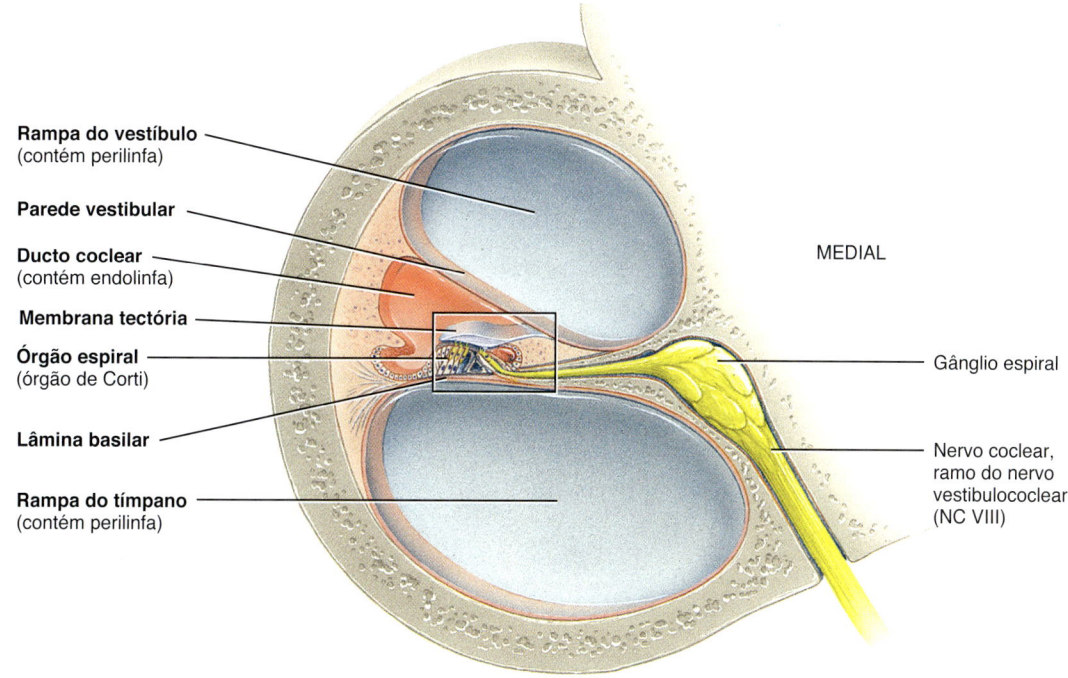

C. Corte através de uma volta da cóclea

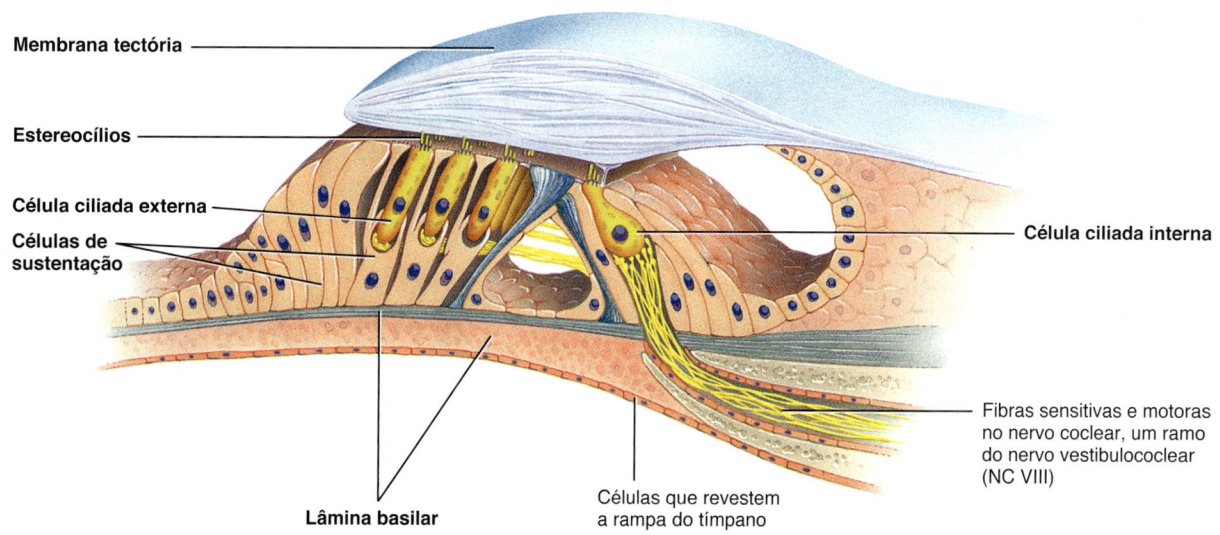

D. Aumento do órgão espiral (órgão de Corti)

(Continua)

❾ As ondas sonoras de várias frequências fazem com que determinadas regiões da lâmina basilar vibrem mais intensamente do que outras. Cada segmento da lâmina basilar é "sintonizado" para determinada altura. Como a lâmina é mais estreita e mais rígida na base da cóclea (mais próximo da janela do vestíbulo), os sons de alta frequência (agudos) induzem vibrações máximas nessa região. Em direção ao ápice da cóclea, a lâmina basilar é mais larga e mais flexível; os sons de baixa frequência (graves) produzem vibração máxima da lâmina basilar nesse local. A sonoridade é determinada pela intensidade das ondas sonoras. As ondas sonoras de alta intensidade provocam vibrações maiores da lâmina basilar, que levam a maior frequência dos impulsos nervosos que alcançam o encéfalo. Os sons mais altos também estimulam maior número de células ciliadas.

Além de sua função na detecção dos sons, a cóclea tem a capacidade surpreendente de produzir sons. Trata-se de sons habitualmente inaudíveis, denominados *emissões otoacústicas*, que podem ser captadas colocando-se um microfone sensível próximo à membrana timpânica. Esses sons são produzidos por vibrações das células ciliadas externas, que ocorrem em resposta às ondas sonoras e aos sinais provenientes de neurônios efetores. Esse comportamento vibratório parece modificar a rigidez da membrana tectória, e acredita-se que possa intensificar o movimento da lâmina basilar, que amplifica as respostas das células ciliadas internas. Ao mesmo tempo, as vibrações das células ciliadas externas produzem uma onda progressiva que retorna para o estribo e deixa a orelha como emissão eletroacústica. A detecção desses sons produzidos pela orelha interna constitui uma forma não invasiva, rápida e de baixo custo para rastreamento de recém-nascidos à

Figura 21.13 *Continuação*

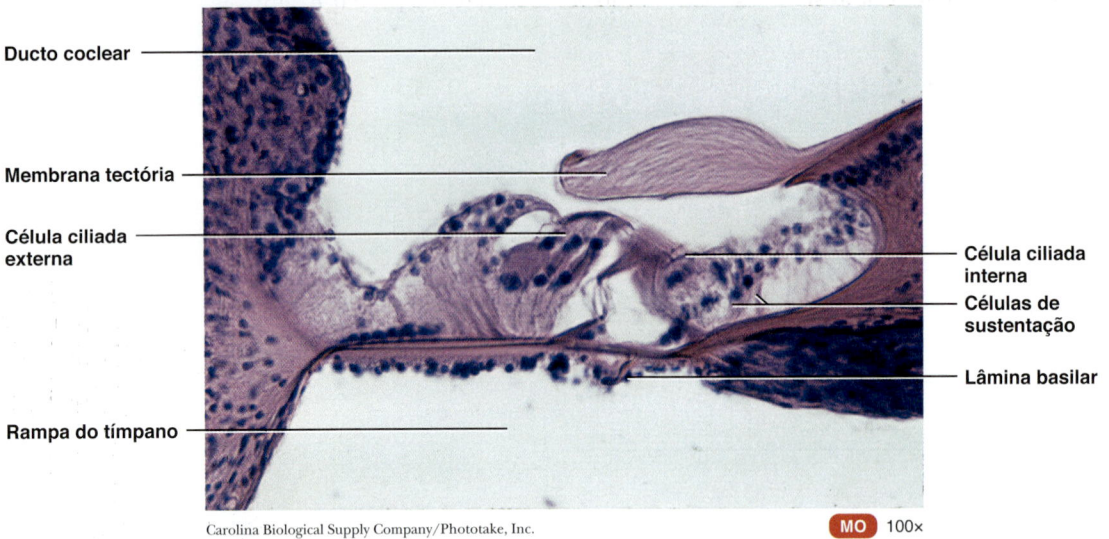

E. Histologia do órgão espiral (órgão de Corti)

? Quais são as três subdivisões do labirinto ósseo?

F. Órgão espiral (órgão de Corti)

procura de defeitos de audição. Em recém-nascidos surdos, não há produção de emissões otoacústicas ou estas são de tamanho acentuadamente reduzido.

Via auditiva

A liberação de neurotransmissor pela curvatura das células ciliadas do órgão espiral gera, em última análise, impulsos nervosos nos neurônios auditivos de primeira ordem que inervam as células ciliadas. Os axônios desses neurônios formam o nervo coclear, ramo do nervo vestibulococlear (NC VIII). Esses axônios fazem sinapse com neurônios nos **núcleos cocleares** do bulbo (Figura 21.15). Alguns dos axônios provenientes dos núcleos cocleares sofrem decussação (cruzamento) no bulbo, ascendem por um trato denominado **lemnisco lateral**, do lado oposto, e terminam no **colículo inferior** do mesencéfalo. Outros axônios dos núcleos cocleares terminam no **núcleo olivar superior** da ponte. Pequenas diferenças na sincronização dos potenciais de ação provenientes das duas orelhas nos núcleos olivares superiores nos permitem localizar a fonte de um som. Os axônios dos núcleos olivares superiores ascendem até o mesencéfalo, onde terminam nos colículos inferiores. A partir de cada colículo inferior, os axônios estendem-se até o **núcleo do corpo geniculado medial** do tálamo. Por sua vez, os neurônios no tálamo projetam axônios para a **área auditiva primária** do córtex cerebral, no lobo temporal do cérebro (ver áreas 41 e 42 na Figura 18.16), onde ocorre a percepção consciente do som. A partir do córtex auditivo primário, os axônios estendem-se para a **área de associação auditiva** do córtex cerebral, no lobo temporal do cérebro (ver área 22 na Figura 18.16) para a integração mais complexa do som.

A chegada de impulsos nervosos na área auditiva primária nos permite perceber o som. Um aspecto do som que é percebido por essa área é a altura (frequência). A área auditiva primária é mapeada de acordo com a altura: o influxo sobre a altura proveniente de cada parte da lâmina basilar é conduzido para uma parte diferente da área auditiva primária. Os sons de alta frequência ativam uma parte do córtex, os sons de baixa frequência ativam outra parte e os sons de frequência média ativam a região situada entre essas duas partes. Por conseguinte, diferentes neurônios corticais respondem a alturas diferentes. Os neurônios na área auditiva primária também permitem perceber outros aspectos do som, como a intensidade e a duração.

A partir da área auditiva primária, a informação é conduzida parar a área de associação auditiva, no lobo temporal. Essa área armazena as memórias auditivas e compara experiências auditivas passadas e presentes, permitindo o reconhecimento de determinado som como fala, música ou ruído. Se o som for a fala, o influxo na área de associação auditiva é retransmitido para a área de *Wernicke* na parte adjacente do lobo temporal, que interpreta o significado das palavras, traduzindo-as em pensamentos (ver áreas 22 e, possivelmente, 39 e 40 na Figura 18.16).

Mecanismo do equilíbrio

Existem dois tipos de equilíbrio. O **equilíbrio estático** refere-se à manutenção da posição do corpo (principalmente

Figura 21.14 Estimulação dos receptores auditivos na orelha direita. A cóclea foi desenrolada para visualizar-se com mais facilidade a transmissão das ondas sonoras e sua distorção da parede vestibular e lâmina basilar do ducto coclear.

A função das células ciliadas do órgão espiral (órgão de Corti) consiste, em última análise, em converter uma vibração mecânica (estímulo) em um sinal elétrico (impulso nervoso).

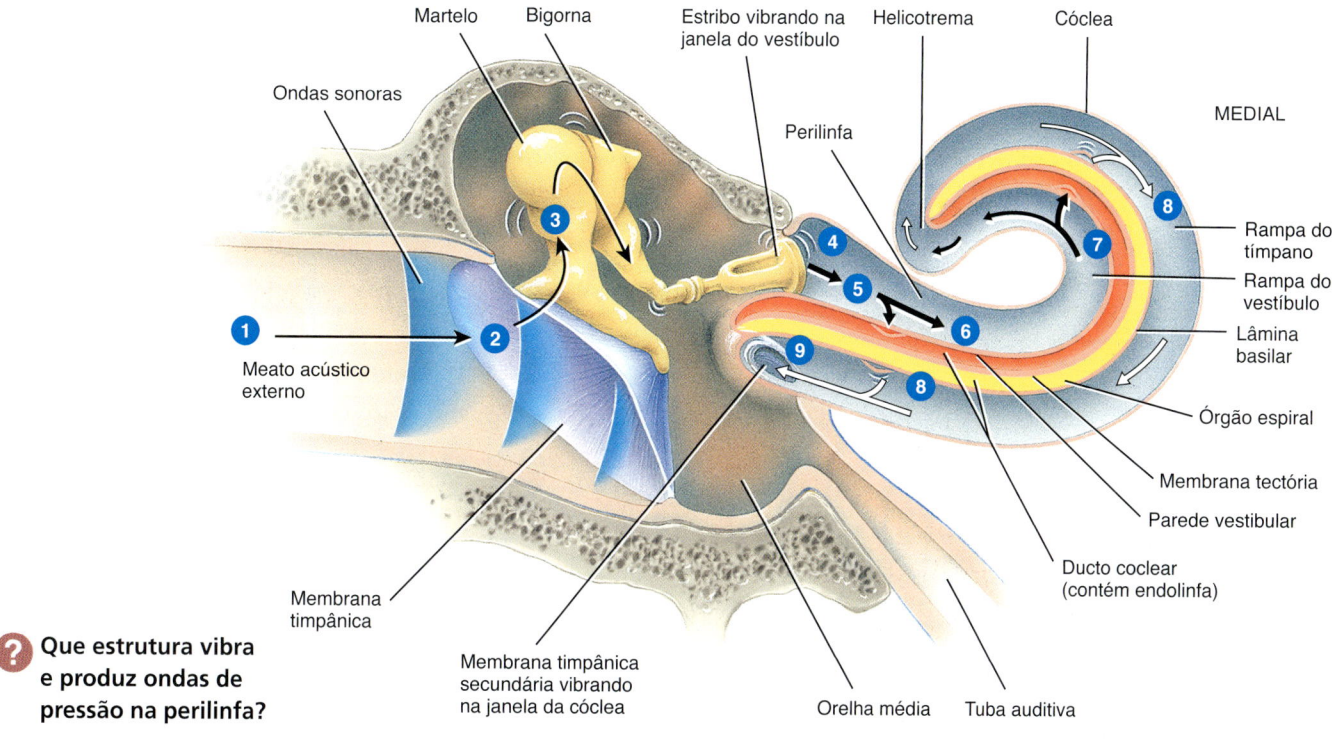

? Que estrutura vibra e produz ondas de pressão na perilinfa?

Figura 21.15 Via auditiva.

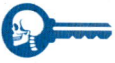
Como muitos axônios auditivos sofrem decussação no bulbo, enquanto outros permanecem no mesmo lado, as áreas auditivas primárias direita e esquerda recebem impulsos nervosos de ambas as orelhas.

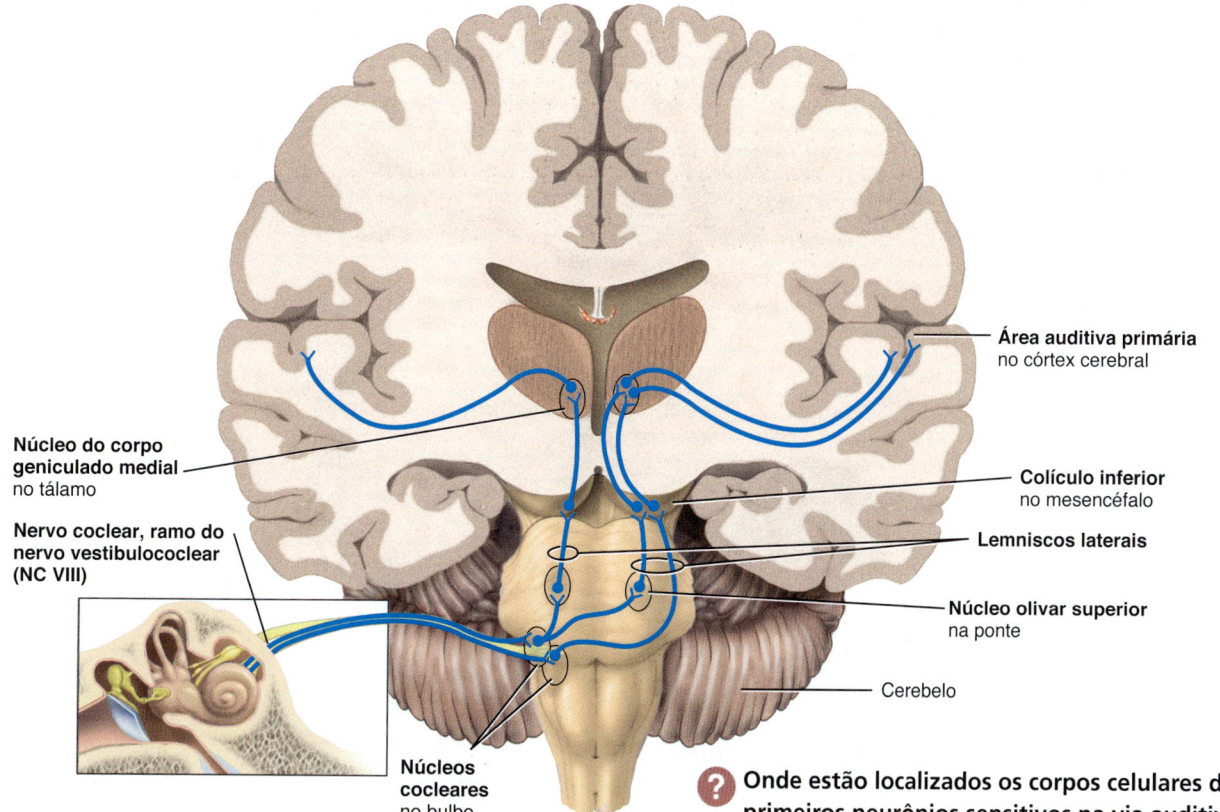

? Onde estão localizados os corpos celulares dos primeiros neurônios sensitivos na via auditiva?

da cabeça) em relação à força da gravidade. Os movimentos corporais que estimulam os receptores para o equilíbrio estático incluem inclinação da cabeça e aceleração ou desaceleração linear, como ocorre quando o corpo está sendo movido em um elevador, ou em um carro que acelera ou desacelera. O **equilíbrio dinâmico** refere-se à manutenção da posição do corpo (principalmente da cabeça) em resposta a movimentos súbitos, como aceleração ou desaceleração rotacionais. Os órgãos receptores para o equilíbrio incluem o sáculo, o utrículo e os ductos semicirculares, que são coletivamente designados como **aparelho vestibular**.

Órgãos otolíticos | Sáculo e utrículo e equilíbrio estático

O sáculo e o utrículo são designados como *órgãos otolíticos*, por motivos que irão ficar evidentes adiante. As paredes do utrículo e do sáculo contêm uma pequena região espessa, denominada **mácula** (Figura 21.16). A mácula do utrículo

Figura 21.16 Receptores nas máculas da orelha direita. Tanto os neurônios sensitivos (aferentes) (em *azul*) quanto os neurônios eferentes (em *vermelho*) fazem sinapse com as células ciliadas.

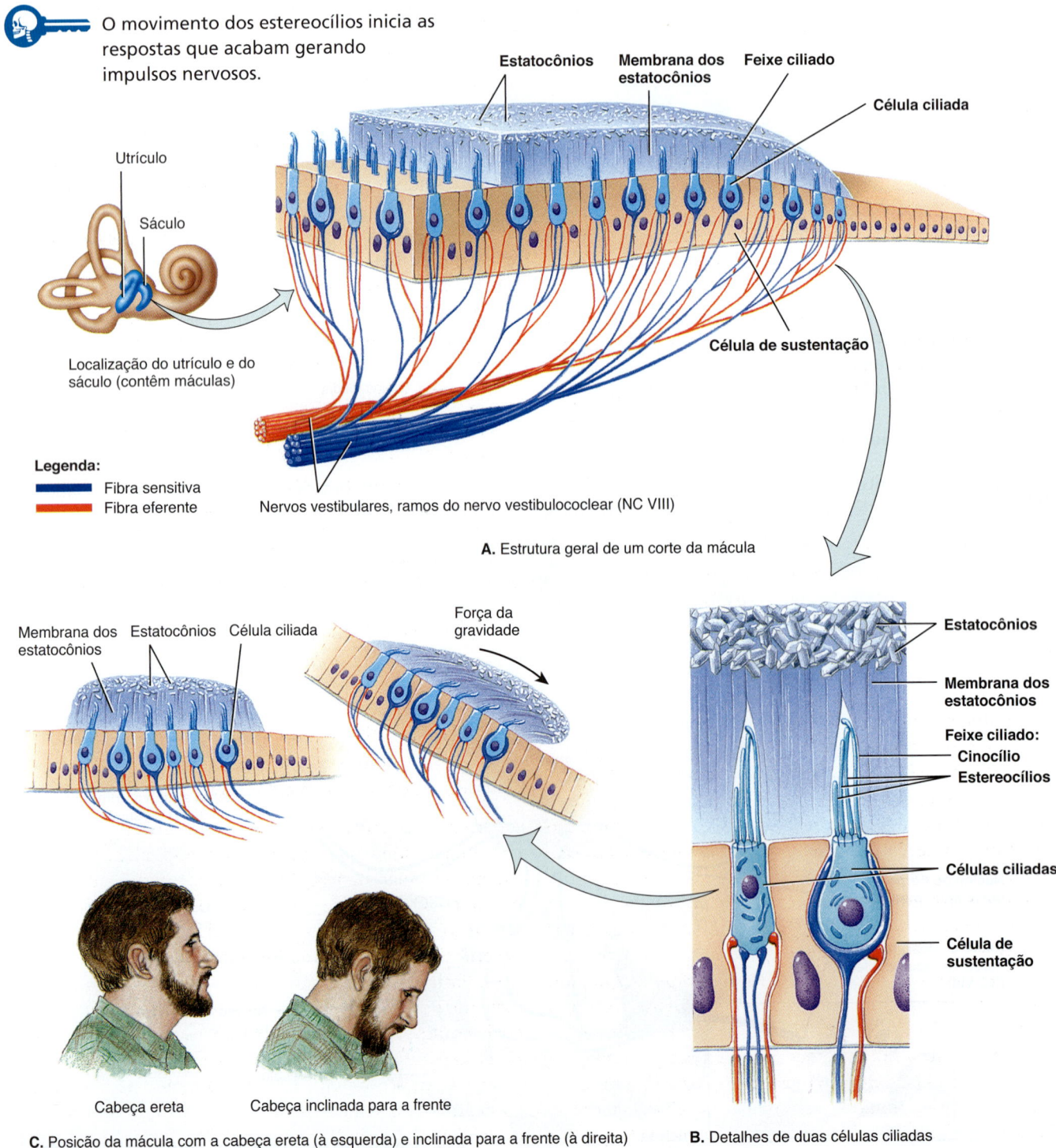

As máculas estão principalmente relacionadas com que tipo de equilíbrio?

e a mácula do sáculo são os órgãos de sentido do equilíbrio estático. As duas *máculas*, que são perpendiculares uma à outra, são os receptores para o equilíbrio estático e também contribuem para alguns aspectos do equilíbrio dinâmico. Sua função no equilíbrio estático consiste em fornecer informações sensoriais sobre a posição da cabeça no espaço, que são essenciais para a manutenção da postura correta e equilíbrio. As máculas detectam a aceleração e a desaceleração lineares – por exemplo, as sensações que temos enquanto estamos em um elevador ou em um carro que está acelerando ou desacelerando.

As máculas consistem em dois tipos de células: as **células ciliadas**, que são receptores sensitivos, e as **células de sustentação**. Na superfície de cada célula ciliada, existem 40 a 80 *estereocílios* de altura graduada, juntamente com um *cinocílio*, um cílio convencional firmemente ancorado a seu corpo basal e que se estende além do estereocílio mais longo. (Lembre-se de que estereocílios são, na verdade, microvilosidades.) Em seu conjunto, os estereocílios e o cinocílio são denominados **feixe ciliado**. Entre as células ciliadas, encontram-se células de sustentação colunares dispersas; essas células de sustentação secretam a camada de glicoproteína gelatinosa e espessa, denominada **membrana dos estatocônios** (*membrana otolítica*), que repousa sobre as células ciliadas. Uma camada de cristais de carbonato de cálcio densos, denominados **estatocônios** (*otólitos*), estende-se por toda superfície da membrana dos estatocônios.

Como a membrana dos estatocônios situa-se sobre o topo da mácula, quando inclinamos a cabeça para frente, a membrana dos estatocônios e os estatocônios (otólitos) são tracionados pela gravidade e deslizam para baixo sobre as células ciliadas, na direção da inclinação, curvando os feixes ciliados. O movimento dos feixes ciliados inicia respostas que, em última análise, levam à geração de impulsos nervosos. As células ciliadas fazem sinapse com neurônios sensitivos de primeira ordem no nervo vestibular, um nervo do ramo vestibulococlear (NC VIII).

Ductos semicirculares e equilíbrio dinâmico

Os três ductos semicirculares atuam no equilíbrio dinâmico. Os ductos situam-se em ângulos retos entre si em três planos. Os dois ductos verticais são os ductos semicirculares anterior e posterior, enquanto o horizontal é o ducto semicircular lateral (ver Figura 21.12). Esse posicionamento possibilita a detecção de aceleração ou desaceleração rotacional. Na **ampola**, a parte dilatada de cada ducto, existe uma pequena elevação denominada **crista ampular** (Figura 21.17). Cada crista ampular apresenta um grupo de células ciliadas e células de sustentação recobertas por massa de material gelatinoso, denominada **cúpula ampular**. Quando a cabeça se movimenta, os ductos semicirculares fixados e as células ciliadas movem-se com ela. Entretanto, a endolinfa no interior da ampola não está presa e fica para trás, em virtude da inércia. Conforme as células ciliadas em movimento arrastam o líquido estacionário, os feixes ciliados se curvam (Figura 21.17B). A inclinação dos feixes ciliados produz respostas que levam a impulsos nervosos, os quais passam ao longo do nervo ampular, um ramo do nervo vestibular, uma divisão do nervo vestibulococlear (NC VIII).

Vias do equilíbrio

A inclinação dos feixes ciliados das células ciliadas nos canais semicirculares, no utrículo ou no sáculo provoca liberação de um neurotransmissor (provavelmente glutamato), que gera impulsos nervosos nos neurônios sensitivos fixados às células ciliadas. Os corpos celulares das células ciliadas estão localizados nos gânglios vestibulares. Os impulsos nervosos passam ao longo dos axônios dos neurônios, que formam o **nervo vestibular**, um **ramo do nervo vestibulococlear (VIII)** (Figura 21.18). A maioria desses axônios faz sinapse com neurônios sensitivos nos **núcleos vestibulares**, os principais centros de integração para o equilíbrio, no bulbo e na ponte. Os núcleos vestibulares também recebem influxos provenientes dos olhos e dos proprioceptores, particularmente proprioceptores existentes nos músculos do pescoço e dos membros, que indicam as posições da cabeça e dos membros. Os axônios remanescentes entram no cerebelo por meio dos **pedúnculos cerebelares inferiores** (Figura 18.8). O cerebelo e os núcleos vestibulares são conectados por vias bidirecionais.

Os núcleos vestibulares integram a informação proveniente dos receptores vestibulares, visuais e proprioceptores e, em seguida, enviam comandos para as seguintes áreas:

1. *Núcleos dos nervos oculomotor (NC III), troclear (NC IV) e abducente (NC V).* Esses nervos cranianos controlam movimentos conjugados dos olhos com os da cabeça para ajudar a manter o foco no campo visual.
2. *Núcleos dos nervos acessórios (NC XI).* Os nervos acessórios ajudam a controlar os movimentos da cabeça e do pescoço e auxiliam na manutenção do equilíbrio.
3. *Trato vestibulospinal.* O **trato vestibulospinal** conduz impulsos ao longo da medula espinal para manter o tônus muscular nos músculos esqueléticos, de modo a ajudar a manter o equilíbrio.
4. *Núcleo ventral posterior no tálamo → a área vestibular no lobo parietal do córtex cerebral.* Essa parte da área somatossensitiva primária (ver áreas 1, 2 e 3 na Figura 18.16) proporciona a percepção consciente da posição e dos movimentos da cabeça e dos membros.

Diversas vias entre os núcleos vestibulares, o cerebelo e o cérebro permitem que o cerebelo desempenhe uma função essencial na manutenção do equilíbrio estático e equilíbrio dinâmico. O cerebelo recebe continuamente informações sensitivas atualizadas provenientes do utrículo e do sáculo. O cerebelo monitora essa informação e efetua ajustes corretivos. Basicamente, em resposta ao influxo proveniente do utrículo, do sáculo e dos ductos semicirculares, o cerebelo envia continuamente impulsos nervosos para as áreas motoras do cérebro. Essa retroalimentação possibilita a correção de sinais provenientes do córtex motor para músculos esqueléticos específicos, de modo a facilitar os movimentos e coordenar sequências complexas de contrações musculares para ajudar na manutenção do equilíbrio.

Figura 21.17 Ductos semicirculares da orelha direita. Tanto os neurônios sensitivos (aferentes) (em *azul*) quanto os neurônios eferentes (em *vermelho*) fazem sinapse com as células ciliadas.

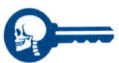 Os nervos ampulares são ramos do nervo vestibular, um ramo do nervo vestibulococlear. A posição dos ductos semicirculares possibilita a detecção de movimentos rotacionais.

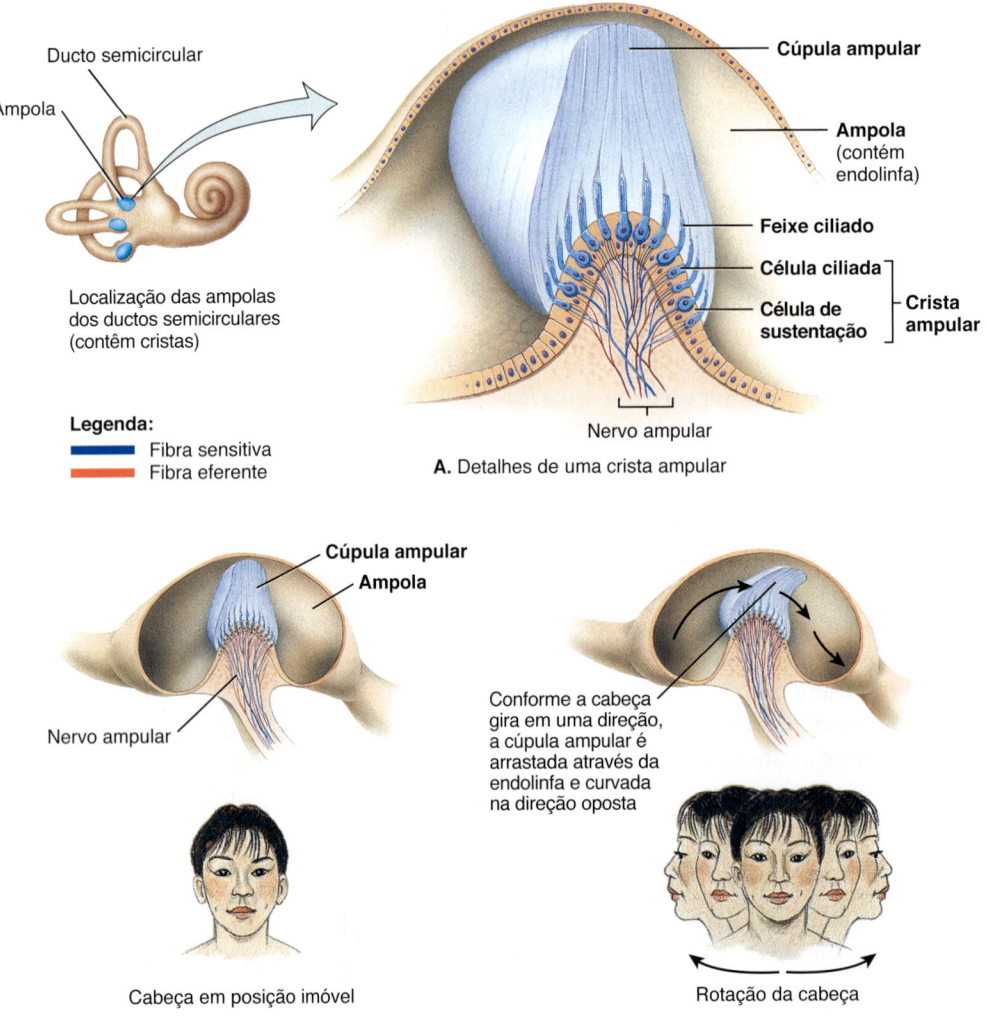

? Os ductos semicirculares estão associados ao equilíbrio dinâmico ou estático?

CORRELAÇÃO CLÍNICA | *Cinetose*

A **cinetose** é uma condição que ocorre quando há um conflito entre os sentidos no que concerne ao movimento. Por exemplo, o aparelho vestibular percebe o movimento angular e vertical, enquanto os olhos e os proprioceptores nos músculos e nas articulações determinam a posição do corpo no espaço. Se você estiver na cabine de um barco em movimento, o seu aparelho vestibular irá informar ao cérebro que existe um movimento produzido pelas ondas. Todavia, seus olhos não veem nenhum movimento. Isso causa um conflito entre os sentidos. A cinetose também pode ocorrer em outras situações que estejam associadas a movimento, como, por exemplo, em um carro ou avião ou trem, ou em um parque de diversão.

Os sintomas da cinetose consistem em palidez, inquietação, salivação excessiva, náuseas, tontura, suor frio, cefaleia e mal-estar, que podem progredir para o vômito. Uma vez interrompido o movimento, os sintomas desaparecem. Se não for possível interromper o movimento, podemos tentar sentar no assento da frente do carro, no vagão da frente do trem, no convés superior do barco ou nos assentos situados nas asas do avião. Olhar para o horizonte e não ler também ajuda. Os medicamentos para a cinetose são habitualmente tomados antes da viagem e incluem escopolamina, em adesivos ou comprimidos de liberação prolongada, dimenidrinato e meclizina.

Figura 21.18 Via do equilíbrio.

Os núcleos vestibulares constituem os principais centros de integração para o equilíbrio.

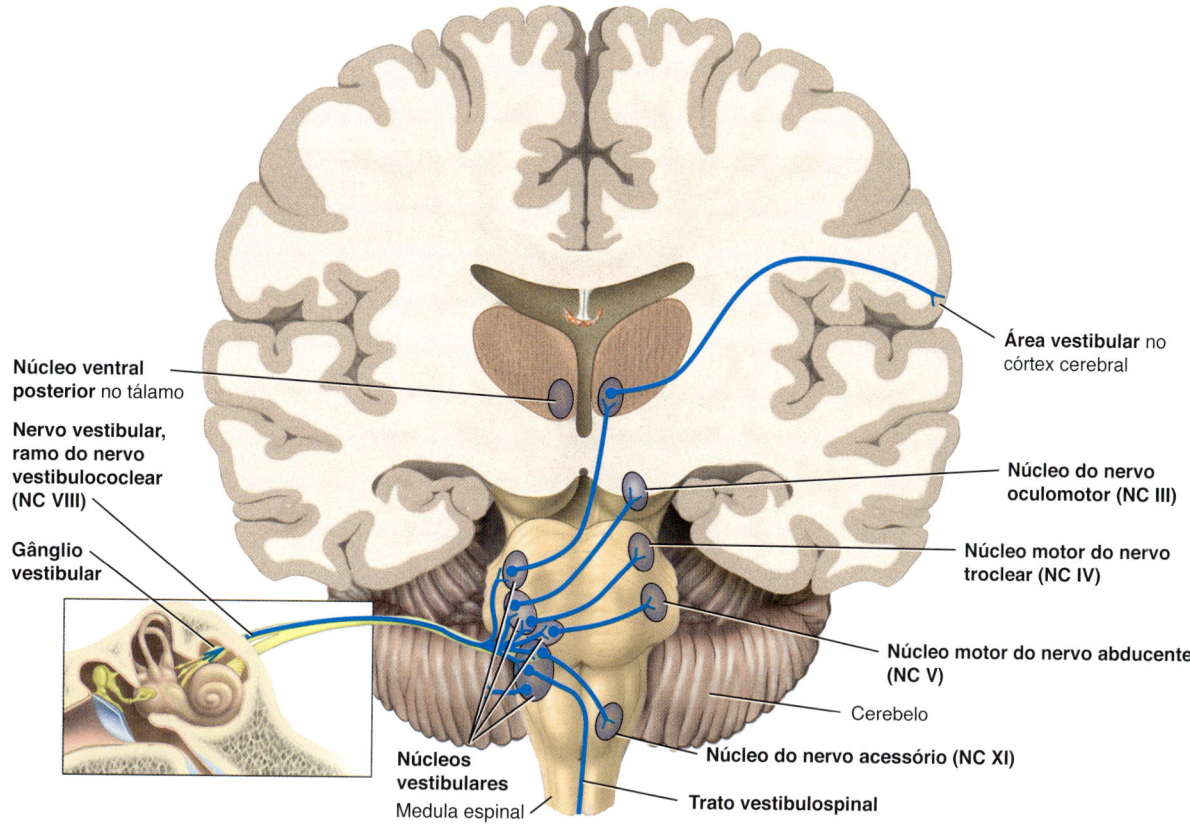

Qual é a função do trato vestibulospinal?

CORRELAÇÃO CLÍNICA | Surdez

A **surdez** refere-se à perda significativa ou total da audição. A **surdez neurossensorial** é causada por comprometimentos das células ciliadas na cóclea ou por lesão do nervo coclear, um ramo do nervo vestibulococlear. Esse tipo de surdez pode ser provocado por aterosclerose, que reduz o suprimento sanguíneo para as orelhas; por determinados fármacos, como ácido acetilsalicílico e estreptomicina; e/ou por exposição repetida a ruídos altos, o que destrói as células ciliadas do órgão espiral. Como a exposição a ruídos prolongados provoca perda auditiva, os empregadores nos EUA devem exigir dos empregados o uso de protetores auriculares quando os níveis de ruído ocupacional são elevados. A exposição contínua a sons de alta intensidade pode causar perda significativa ou total da audição. Quanto mais altos os sons, mais rápida a perda auditiva. A surdez começa habitualmente com uma perda da sensibilidade para sons de alta frequência. Se você estiver ouvindo música com fones de ouvido e as pessoas ao seu redor conseguirem ouvi-la, o nível de ruído encontra-se na faixa prejudicial. As pessoas em sua maioria não conseguem perceber a perda progressiva da audição até que a destruição seja extensa e elas comecem a ter dificuldade em compreender a fala. O uso de protetores auriculares durante atividades barulhentas pode proteger a sensibilidade das orelhas.

A **surdez de condução** é causada pelo comprometimento dos mecanismos da orelha externa e da orelha média para a transmissão dos sons para a cóclea. As causas de surdez de condução incluem otosclerose, depósito de osso novo em torno das janelas do vestíbulo; cerume impactado; lesão da membrana timpânica; e envelhecimento, que frequentemente resulta em espessamento da membrana timpânica e endurecimento das articulações dos ossículos da audição.

Um teste de audição, denominado *teste de Weber*, é utilizado para diferenciar a surdez neurossensorial da surdez de condução. No teste, a haste de um diapasão é apoiada na fronte. Em pessoas com audição normal, o som é ouvido igualmente em ambas as orelhas. Se o som for ouvido melhor na orelha afetada, a surdez provavelmente é de condução; se o som for ouvido melhor na orelha normal, é provavelmente do tipo neurossensorial.

A Tabela 21.2 fornece um resumo das estruturas da orelha relacionadas com a audição e o equilíbrio.

✓ TESTE RÁPIDO

10. Cite os componentes da orelha externa, orelha média e orelha interna e suas funções.
11. Explique o mecanismo da audição.
12. Descreva a via auditiva.
13. Compare a função das máculas no equilíbrio estático com a função das cristas ampulares na manutenção do equilíbrio dinâmico.
14. Descreva em linhas gerais as vias do equilíbrio.
15. Descreva a função do influxo vestibular para o cerebelo na manutenção do equilíbrio.

TABELA 21.2
Resumo das estruturas da orelha.

REGIÕES DA ORELHA E ESTRUTURAS ESSENCIAIS	FUNÇÃO
Orelha externa 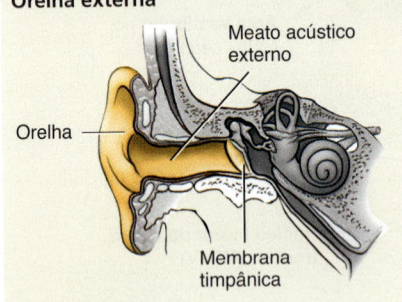	*Orelha:* Coleta as ondas sonoras *Meato acústico externo:* Direciona as ondas sonoras para a membrana timpânica *Membrana timpânica:* As ondas sonoras causam a sua vibração, o que, por sua vez, provoca vibração do martelo
Orelha média 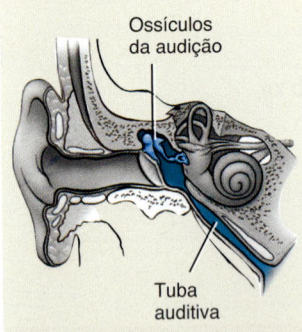	*Ossículos da audição:* Transmitem e amplificam as vibrações da membrana timpânica para a janela do vestíbulo *Tuba auditiva:* Iguala a pressão do ar em ambos os lados da membrana timpânica
Orelha interna 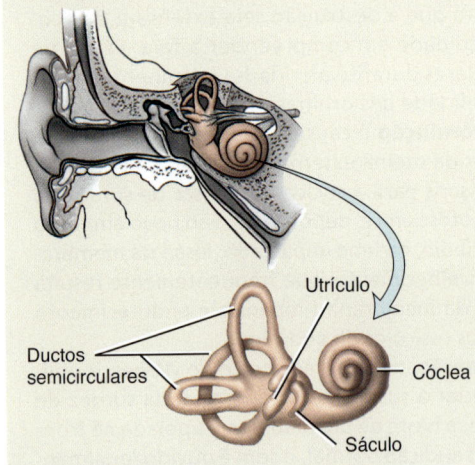	*Cóclea:* Contém uma série de líquidos, canais e membranas, que transmitem vibrações para o órgão espiral (órgão de Corti), o órgão da audição; as células ciliadas no órgão espiral produzem potenciais receptores, que desencadeiam impulsos nervosos no nervo coclear, ramo do nervo vestibulococlear (NC VIII) *Aparelho vestibular:* Inclui os ductos semicirculares, o utrículo e o sáculo, que geram impulsos nervosos que se propagam ao longo do nervo vestibular, ramo do nervo vestibulococlear (NC VIII) *Ductos semicirculares:* Contêm as cristas ampulares, o local das células ciliadas para o equilíbrio dinâmico (manutenção da posição do corpo, principalmente da cabeça, em resposta aos movimentos de rotação, aceleração e desaceleração) *Utrículo:* Contém a mácula, o local das células ciliadas para o equilíbrio estático (manutenção da posição do corpo, principalmente da cabeça, em relação à força da gravidade) *Sáculo:* Contém a mácula, o local das células ciliadas para o equilíbrio estático (manutenção da posição do corpo, principalmente da cabeça, em relação à força da gravidade)

21.5 Desenvolvimento dos olhos e das orelhas

● OBJETIVO
• Descrever o desenvolvimento dos olhos e das orelhas.

Desenvolvimento dos olhos

Os olhos começam a se desenvolver aproximadamente 22 dias após a fertilização, quando o **ectoderma** das paredes laterais do prosencéfalo faz protuberância para fora, formando um par de sulcos superficiais, denominados **sulcos** ópticos (Figura 21.19A). Após alguns dias, enquanto o tubo neural se fecha, os sulcos ópticos aumentam e crescem em direção ao ectoderma da superfície e tornam-se conhecidos como **vesículas ópticas** (Figura 21.19B). Quando as vesículas ópticas alcançam o ectoderma da superfície, este sofre espessamento para formar os **placódios da lente**. Além disso, as partes distais das vesículas ópticas se invaginam (Figura 21.19C), formando os **cálices ópticos**, os quais permanecem fixados ao prosencéfalo por meio de estruturas proximais superficiais e estreitas, denominadas **pedículos ópticos** (Figura 21.19D).

Os placoides da lente também se invaginam e transformam-se nas **vesículas da lente**, que repousam nos cálices ópticos. As vesículas da lente finalmente se transformam nas *lentes* dos olhos. O sangue é transportado para as lentes (e a retina) em desenvolvimento pelas artérias hialóideas. Essas artérias têm acesso aos olhos em desenvolvimento por meio de um sulco na face inferior do cálice óptico e pedículo óptico, denominado **fissura corióidea**. Conforme a lente amadurece, parte das artérias hialóideas que passam pela câmara vítrea sofre degeneração; as partes restantes das artérias hialóideas tornam-se as *artérias centrais da retina*.

A parede interna do cálice óptico forma o *estrato nervoso* da retina, enquanto a camada externa forma o *estrato pigmentoso* da retina. Os axônios do estrato nervoso crescem através do pedículo óptico até o encéfalo, convertendo o pedículo óptico no *nervo óptico (NC II)*. Embora a mielinização dos nervos ópticos comece no final da vida fetal, ela só se completa na décima semana após o nascimento.

Figura 21.19 Desenvolvimento dos olhos.

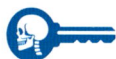 Os olhos começam a se desenvolver aproximadamente 22 dias após a fertilização a partir do ectoderma do prosencéfalo.

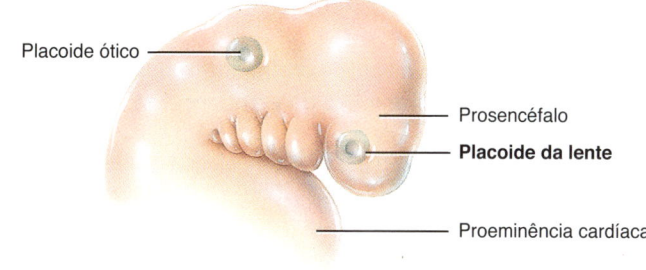

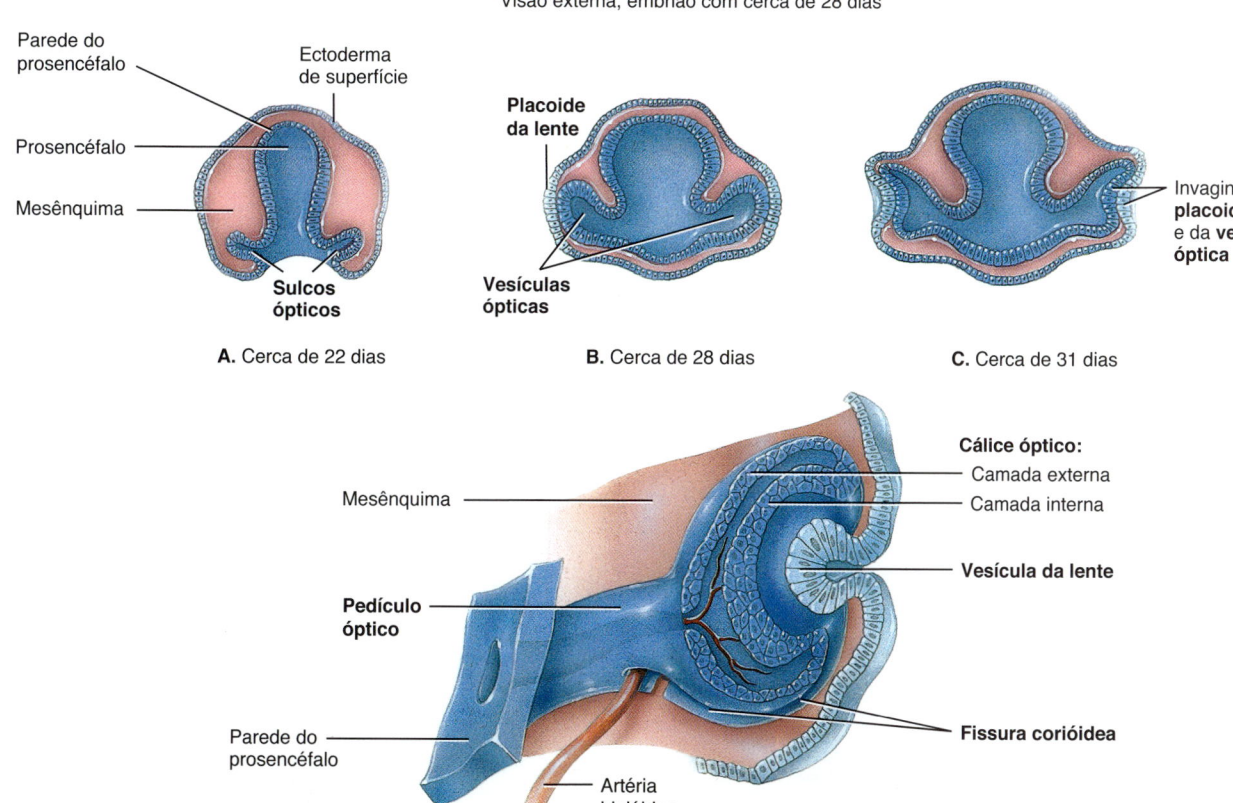

? Que estrutura dá origem aos estratos nervoso e pigmentoso da retina?

A parte anterior do cálice óptico forma o epitélio do *corpo ciliar*, da *íris* e dos *músculos circulares e radiais* da íris. O tecido conjuntivo do corpo ciliar, o músculo ciliar e as fibras zonulares da lente desenvolvem-se a partir do **mesênquima** em torno da parte anterior do cálice óptico.

O mesênquima que circunda o cálice óptico e o pedículo óptico diferencia-se em uma camada interna, que dá origem à *corioide*, e em uma camada externa, que se desenvolve na *esclera* e em parte da *córnea*. O restante da córnea origina-se do ectoderma de superfície.

A *câmara anterior* desenvolve-se a partir de uma cavidade que se forma no mesênquima, entre a íris e a córnea; a *câmara posterior* desenvolve-se de uma cavidade que se forma no mesênquima, entre a íris e a lente.

Parte do mesênquima em torno do olho em desenvolvimento entra no cálice óptico por meio da fissura corióidea. Esse mesênquima ocupa o espaço entre a lente e a retina e diferencia-se em uma rede delicada de fibras. Posteriormente, os espaços entre as fibras são preenchidos com uma substância gelatinosa, formando, assim, o *corpo vítreo* na câmara postrema.

As *pálpebras* formam-se a partir do ectoderma de superfície e do mesênquima. As pálpebras superior e inferior unem-se e fundem-se com cerca de oito semanas de desenvolvimento e permanecem fechadas até cerca de 26 semanas de desenvolvimento.

Desenvolvimento das orelhas

A primeira parte da orelha a se desenvolver é a *orelha interna*, que começa a se formar cerca de 22 dias após a fertilização, como espessamento do ectoderma de superfície, denominado **placoide ótico** (Figura 21.20A), que aparece em ambos os lados do rombencéfalo. Os placoides óticos sofrem rápida invaginação (Figura 21.20B) para formar as **depressões óticas** (Figura 21.20C). A seguir, as depressões

Figura 21.20 Desenvolvimento das orelhas.

A primeira parte da orelha a se desenvolver é a orelha interna, que começa a se formar com aproximadamente 22 dias após a fertilização, como espessamento do ectoderma de superfície.

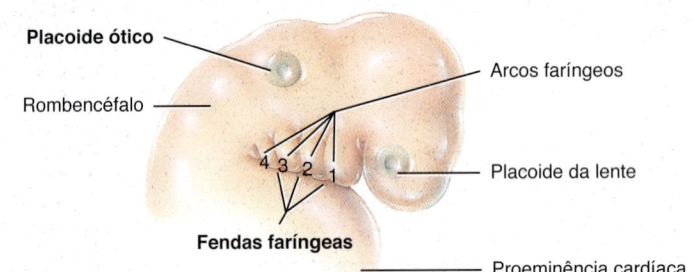

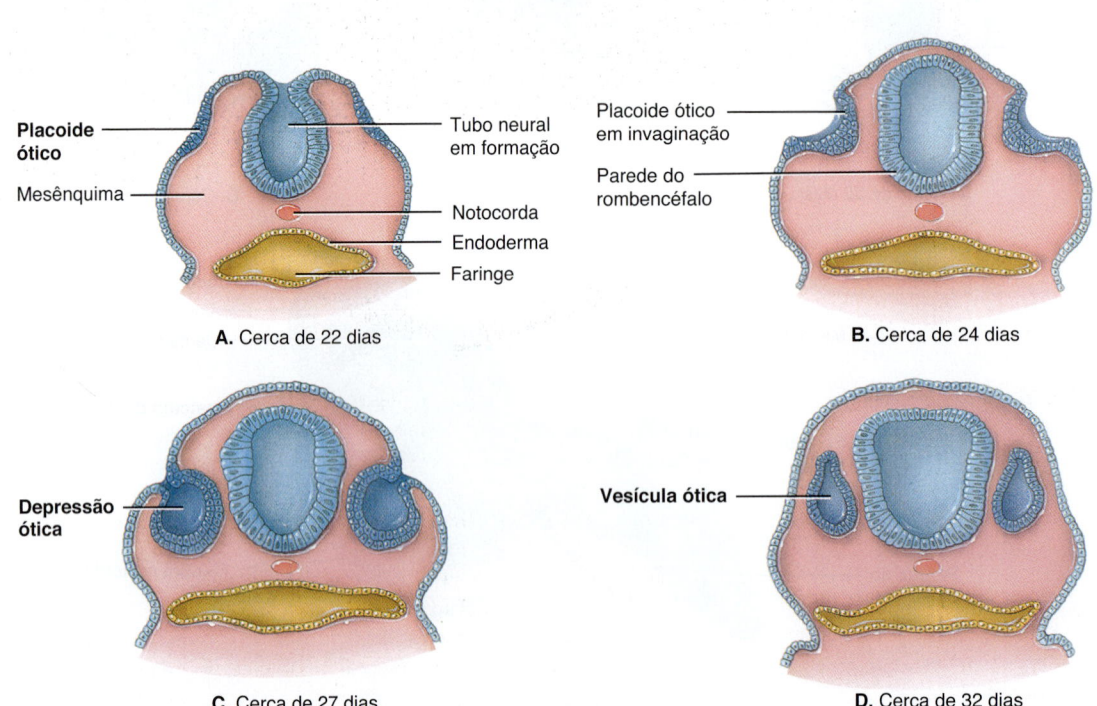

Como as três partes da orelha diferem quanto à sua origem?

óticas se desprendem do ectoderma de superfície para formar as **vesículas óticas** no mesênquima da cabeça (Figura 21.20D). Durante o desenvolvimento subsequente, as vesículas óticas irão formar as estruturas associadas ao *labirinto membranáceo* da orelha interna. O mesênquima em torno das vesículas óticas produz cartilagem, que posteriormente sofre ossificação para formar o osso associado ao *labirinto ósseo* da orelha interna.

A *orelha média* desenvolve-se a partir de uma estrutura denominada **primeira bolsa faríngea** (*branquial*), uma evaginação revestida de **endoderma** da faringe primitiva (ver Figura 22.8A). As bolsas faríngeas foram discutidas de modo detalhado na Seção 4.1. Os *ossículos da audição* desenvolvem-se a partir do primeiro e do segundo arcos faríngeos.

A *orelha externa* desenvolve-se a partir da primeira **fenda faríngea**, um sulco revestido de endoderma, situado entre o primeiro e o segundo arcos faríngeos (ver detalhe na Figura 21.20). As fendas faríngeas foram discutidas detalhadamente na Seção 4.1.

✓ TESTE RÁPIDO
16. Como as origens dos olhos e das orelhas diferem?

21.6 Envelhecimento e sentidos especiais

● OBJETIVO
- Descrever as alterações relacionadas com a idade que ocorrem nos olhos e nas orelhas.

A maioria das pessoas não apresenta problemas relacionados com os sentidos do olfato e do paladar até cerca de 50 anos de idade. Isso se deve a perda gradual das células receptoras olfatórias e das células receptoras gustatórias associada a reposição mais lenta à medida que envelhecemos.

Ocorrem diversas alterações relacionadas com a idade nos olhos. Conforme assinalado anteriormente, a lente perde parte de sua elasticidade e, portanto, não é capaz de modificar o seu formato com tanta facilidade, resultando em presbiopia. Ocorre também catarata (perda da transparência da lente) com o envelhecimento. Na idade avançada, a esclera torna-se espessa e rígida e adquire uma coloração amarelada ou acastanhada, devido a muitos anos de exposição à luz ultravioleta, ao vento e a poeiras. A esclera também pode desenvolver manchas de pigmento de distribuição aleatória, particularmente nos indivíduos com compleição escura. A íris desbota ou desenvolve uma pigmentação irregular. Os músculos que regulam o tamanho da pupila enfraquecem com a idade, e as pupilas tornam-se menores, reagem mais lentamente à luz e dilatam-se mais lentamente no escuro. Por esses motivos, os indivíduos idosos queixam-se que os objetos não têm tanto brilho; seus olhos adaptam-se mais lentamente quando saem ao ar livre, e eles têm problemas em passar de lugares iluminados para lugares com pouca iluminação. Algumas doenças da retina têm mais tendência a ocorrer na idade avançada, incluindo doença macular relacionada com a idade e descolamento da retina. Um distúrbio denominado glaucoma desenvolve-se nos olhos dos indivíduos idosos em consequência do acúmulo de humor aquoso. A produção de lágrimas e o número de células mucosas na túnica conjuntiva podem diminuir com a idade, resultando em olhos secos. As pálpebras perdem a sua elasticidade, tornando-se empapuçadas e enrugadas. A quantidade de gordura em torno das órbitas diminui, provocando afundamento dos bulbos dos olhos nas órbitas. Por fim, conforme envelhecemos, a acuidade visual diminui, a percepção das cores e da profundidade é reduzida, e o número de "moscas volantes" aumenta.

Por volta dos 60 anos de idade, cerca de 25% dos indivíduos sofrem perda perceptível da audição, particularmente para sons agudos. A perda progressiva e bilateral da audição associada à idade é denominada **presbiacusia**. Pode estar relacionada com a lesão e a perda das células ciliadas no órgão espiral ou com a degeneração da via nervosa para a audição. O **tinido** (zumbido, crepitação ou estalido nas orelhas) e o desequilíbrio vestibular também ocorrem com mais frequência no idoso.

✓ TESTE RÁPIDO
17. Como os olhos sofrem alterações durante o processo do envelhecimento?

TERMINOLOGIA TÉCNICA

Abrasão de córnea. Um arranhão na superfície da córnea, por exemplo, causado por partícula de poeira ou lesão por lente de contato. Os sintomas consistem em dor, vermelhidão, lacrimejamento, borramento visual, sensibilidade à luz intensa e piscar frequente.

Ageusia. Perda do sentido do paladar.

Ambliopia. Termo empregado para descrever a perda de visão em um olho normal sob os demais aspectos, e que, devido ao desequilíbrio muscular, não consegue focalizar em sincronia com o outro olho. Algumas vezes, denominado "olho migratório" ou "olho preguiçoso".

Anosmia. Ausência total do sentido do olfato.

Barotrauma. Lesão ou dor que afeta principalmente a orelha média, em consequência de alterações de pressão. Ocorre quando a pressão no lado de fora da membrana timpânica é maior que a interna, por exemplo, quando viajamos de avião ou mergulhamos. Engolir ou tampar o nariz e expirar com a boca fechada habitualmente são manobras que abrem as tubas auditivas, permitindo que o ar dentro da orelha média seja igual à pressão.

Blerarite. Inflamação das pálpebras.

Cegueira para cores. Incapacidade hereditária de distinguir determinadas cores, em consequência da ausência ou deficiência de um dos três tipos de cones. O tipo mais comum é a *cegueira para as cores vermelho-verde* na qual não há cones vermelhos e verdes. Em consequência, o indivíduo é incapaz de distinguir entre vermelho e verde.

Ceratite. Inflamação ou infecção da córnea.

Conjuntivite. Inflamação da túnica conjuntiva; o tipo causado por bactérias, como pneumococos, estafilococos ou *Haemophilus influenzae*, é muito contagioso e mais comum em crianças. A conjuntivite também pode ser provocada por irritantes, como poeira, fumaça ou poluentes no ar, não sendo contagiosa nesses casos.

Escotoma. Área de redução ou perda da visão no campo visual.

Estrabismo. Desalinhamento dos bulbos dos olhos, de modo que os olhos não se movem em conjunto quando olham para um objeto; o olho afetado gira medial ou lateralmente em relação ao olho normal, e o resultado consiste em visão dupla (*diplopia*). Pode ser provocado por traumatismo físico, lesões vasculares ou tumores dos músculos extrínsecos do bulbo do olho ou dos nervos oculomotor (NC III), troclear (NC IV) ou abducente (NC VI).

Exotropia. Giro dos olhos para fora.

Fotofobia. Intolerância visual anormal à luz.

Midríase. Dilatação da pupila.

Miose. Constrição da pupila.

Nistagmo. Movimento involuntário rápido dos bulbos dos olhos, possivelmente causado por uma doença da parte central do sistema nervoso. Associado a condições que provocam vertigem.

Otalgia. Dor de ouvido.

Ptose. Queda da pálpebra (ou deslizamento de qualquer órgão abaixo de sua posição normal).

Retinoblastoma. Tumor altamente maligno que se origina de células imaturas da retina; responde por 2% dos cânceres infantis.

Retinopatia diabética. Doença degenerativa da retina causada por diabetes melito, em que os vasos sanguíneos na retina são lesionados, ou novos vasos crescem e interferem na visão.

Tracoma. Forma grave de conjuntivite, que constitui a maior causa isolada de cegueira no mundo. É provocada pela bactéria *Chlamydia trachomatis*. A doença produz crescimento excessivo do tecido subconjuntival e invasão dos vasos sanguíneos na córnea, que progride até que toda córnea fique opaca.

Transplante de córnea. Procedimento em que uma córnea defeituosa é retirada, e uma córnea doada de diâmetro semelhante é colocada no lugar. Trata-se do transplante mais comum e mais bem-sucedido. Como a córnea é avascular, os anticorpos no sangue que poderiam causar rejeição não entram no tecido transplantado, de modo que raramente ocorre rejeição.

Vertigem. Sensação de rotação ou movimento em que o mundo parece girar, ou a pessoa parece girar no espaço, frequentemente associada a náuseas e, em alguns casos, a vômitos. Pode ser provocada por artrite da parte cervical da coluna vertebral ou por infecção do aparelho vestibular.

REVISÃO DO CAPÍTULO

Conceitos essenciais

21.1 Olfação | Sentido do olfato

1. As células receptoras olfatórias, que são neurônios bipolares, estão localizadas no epitélio do nariz.
2. Os axônios dos receptores olfatórios formam os nervos olfatórios (NCI), que conduzem impulsos nervosos até os bulbos olfatórios, os tratos olfatórios, o sistema límbico e o córtex cerebral (lobos temporal e frontal).

21.2 Gustação | Sentido do paladar

1. Os receptores para a gustação, as células receptoras gustatórias, estão localizados nos cálculos gustatórios.
2. As substâncias químicas dissolvidas, denominadas substâncias estimuladoras do paladar, estimulam as células receptoras gustatórias.
3. As células receptoras gustatórias desencadeiam impulsos nervosos nos nervos facial (NC VII), glossofaríngeo (NC IX) e vago (NC X). Em seguida, os sinais gustatórios passam para o bulbo, o tálamo e o córtex cerebral (lobo parietal).

21.3 Visão

1. As estruturas oculares acessórias incluem os supercílios, os cílios, as pálpebras, o aparelho lacrimal e os músculos extrínsecos do bulbo do olho.
2. O aparelho lacrimal consiste em estruturas que produzem e drenam lágrimas.
3. O olho é constituído de três camadas: (a) a túnica fibrosa (esclera e córnea), (b) a túnica vascular (corioide, corpo ciliar e íris) e (c) a retina.
4. A retina consiste em um estrato pigmentoso e um estrato nervoso, que inclui uma camada de células fotorreceptoras, uma camada de células bipolares, uma camada de células ganglionares, células horizontais e células amácrinas.
5. A cavidade anterior contém humor aquoso, enquanto a câmara postrema contém o corpo vítreo.
6. As substâncias químicas (neurotransmissores) liberadas pelos bastonetes e cones induzem alterações nas células bipolares e nas células horizontais, que, finalmente, levam à geração de impulsos nervosos.
7. Os impulsos provenientes das células ganglionares são conduzidos para o nervo óptico (NC II) através do quiasma óptico e do trato óptico, até o tálamo. A partir do tálamo, os impulsos para a visão propagam-se para o córtex cerebral (lobo occipital). Os colaterais axônicos das células ganglionares da retina estendem-se até o mesencéfalo e o hipotálamo.

21.4 Audição e equilíbrio

1. A orelha externa consiste na orelha, no meato acústico externo e na membrana timpânica.
2. A orelha média consiste em tuba auditiva (trompa de Eustáquio), ossículos da audição, janela do vestíbulo e janela da cóclea.
3. A orelha interna consiste nos labirintos ósseo e membranáceo. A orelha interna contém o órgão espiral (órgão de Corti), que é o órgão da audição.

4. As ondas sonoras entram no meato acústico externo e atingem a membrana timpânica, causando a sua vibração. As vibrações passam pelos ossículos da audição, alcançam a janela do vestíbulo, produz ondas na perilinfa, atingem a parede vestibular e a rampa do tímpano, aumentam a pressão na endolinfa, fazem vibrar a lâmina e estimulam os feixes ciliados no órgão espiral.
5. A inclinação dos estereocílios acaba gerando impulsos nervosos nos neurônios sensitivos.
6. Os impulsos passam para o nervo coclear, um ramo do nervo vestibulococlear (NC VIII), e, em seguida, para os núcleos cocleares no bulbo. As fibras sofrem, em sua maioria, decussação no bulbo, ascendem no lemnisco lateral e terminam no colículo inferior no mesencéfalo. Alguns axônios provenientes dos núcleos cocleares terminam nos núcleos olivares superiores na ponte, em ambos os lados. Os axônios provenientes dos núcleos olivares superiores ascendem e terminam nos colículos inferiores. Os impulsos nervosos provenientes dos colículos inferiores são conduzidos para os núcleos do corpo geniculado medial no tálamo e nas áreas auditivas nos lobos temporais do cérebro.
7. O equilíbrio estático refere-se à orientação do corpo em relação à tração da gravidade. As máculas do utrículo e sáculo constituem os órgãos dos sentidos do equilíbrio estático.
8. O equilíbrio dinâmico refere-se à manutenção da posição do corpo em resposta a aceleração ou desaceleração rotacional. As cristas nos ductos semicirculares constituem os principais órgãos dos sentidos do equilíbrio dinâmico.
9. Os impulsos passam para o nervo vestibular, um ramo do nervo vestibulococlear (NC VIII). A maioria dos axônios faz sinapse com neurônios nos núcleos vestibulares, no bulbo e na ponte. Os axônios restantes entram no cerebelo. Os núcleos vestibulares enviam impulsos para os núcleos dos nervos cranianos que controlam os movimentos dos olhos, da cabeça e do pescoço, o tônus muscular nos músculos esqueléticos e os núcleos posteriores no tálamo e áreas vestibulares, no córtex cerebral.

21.5 Desenvolvimento dos olhos e das orelhas

1. Os olhos começam a se desenvolver cerca de 22 dias após a fertilização, a partir do ectoderma das paredes laterais do prosencéfalo.
2. As orelhas começam o seu desenvolvimento aproximadamente 22 dias após a fertilização, a partir de um espessamento do ectoderma, em ambos os lados do rombencéfalo. A sequência de desenvolvimento da orelha é a orelha interna, a orelha média e a orelha externa.

21.6 Envelhecimento e sentidos especiais

1. A maioria das pessoas não apresenta problemas relacionados com os sentidos do olfato e paladar até cerca de 50 anos de idade.
2. Entre as alterações relacionadas com a idade que acometem os olhos estão presbiopia, cataratas, dificuldade de ajustamento à luz, doença macular, glaucoma, olhos secos e diminuição da acuidade visual.
3. Com a idade, há perda progressiva da audição, e observa-se a ocorrência mais frequente de tinido e desequilíbrio vestibular.

QUESTÕES PARA AVALIAÇÃO CRÍTICA

1. Adriana foi diagnosticada com tumor cerebral. Os sintomas iniciais consistiram em sensações falsas de odor. Como e por que isso ocorreu?
2. Petrus, de 3 anos de idade, desenvolveu sinusite a partir de um quadro original de rinite. Esse quadro evoluiu finalmente para faringite e laringite graves. Você sabe explicar como uma otite poderia finalmente surgir? O que acabaria acontecendo se a otite não fosse tratada?
3. Lucas percebeu que o anel colorido em um dos olhos de sua mãe tinha um formato diferente do outro olho. A mãe explicou que foi atingida no olho com uma vara quando era pequena, mais ou menos da mesma idade dele, e que isso provocou danos ao olho. Que estrutura do olho foi lesionada pela vara? Que efeito poderia ter essa lesão sobre a sua visão?
4. Reuben estava em seu primeiro cruzeiro quando se sentiu indisposto. O médico do navio mencionou algo sobre mensagens provenientes dos olhos, que estavam confundindo as orelhas (ou o contrário), porém Reuben estava muito indisposto para prestar atenção. Tomou a medicação e foi deitar. Explique a causa do enjoo do mar de Reuben.
5. Por que os olhos aparecem vermelhos em algumas fotografias feitas com *flash*?

RESPOSTAS ÀS QUESTÕES DAS FIGURAS

21.1 Os cílios olfatórios detectam moléculas odorantes.
21.2 A via gustatória é a seguinte: células receptoras gustatórias → nervos facial (NC VII), glossofaríngeo (NC IX) ou vago (NC X) → bulbo ou → (1) sistema límbico e hipotálamo ou (2) → área gustatória primária no lobo parietal do córtex cerebral.
21.3 O líquido lacrimal ou lágrima é uma solução aquosa contendo sais, uma certa quantidade de muco e lisozima, que protege, limpa, lubrifica e umedece o bulbo do olho.
21.4 A túnica fibrosa consiste em córnea e esclera; a túnica vascular consiste em corioide, corpo ciliar e íris.
21.5 A parte parassimpática do SNA provoca constrição da pupila, enquanto a parte simpática provoca a sua dilatação.
21.6 Um exame oftalmoscópico dos vasos sanguíneos do olho pode revelar evidências de hipertensão, diabetes melito, cataratas e degeneração macular relacionada com a idade.
21.7 Os dois tipos de fotorreceptores são os bastonetes e os cones. Os bastonetes proporcionam a visão em preto e branco com baixa luminosidade, enquanto os cones proporcionam a alta acuidade visual e a visão para cores com luz intensa.

21.8 Após sua secreção pelo processo ciliar, o humor aquoso flui para a câmara posterior, em torno da íris, para a câmara anterior e para fora do bulbo do olho por meio do seio venoso da esclera.

21.9 O trato óptico termina no núcleo do corpo geniculado lateral do tálamo.

21.10 O martelo da orelha média está fixado à membrana timpânica, que é considerada parte da orelha externa.

21.11 As janelas do vestíbulo e da cóclea separam a orelha média da orelha interna.

21.12 Os dois sacos situados no vestíbulo são o utrículo e o sáculo.

21.13 As três subdivisões do labirinto ósseo são os canais semicirculares, o vestíbulo e a cóclea.

21.14 A janela do vestíbulo (oval) vibra e produz ondas de pressão na perilinfa.

21.15 Os corpos celulares dos primeiros neurônios sensitivos na via auditiva estão localizados nos gânglios espirais.

21.16 As máculas estão associadas principalmente ao equilíbrio estático. Fornecem informações sensitivas sobre a posição da cabeça no espaço.

21.17 Os ductos semicirculares estão associados ao equilíbrio dinâmico.

21.18 O trato vestibulospinal conduz impulsos ao longo da medula espinal para manter o tônus muscular nos músculos esqueléticos e para ajudar a manter o equilíbrio.

21.19 O cálice óptico forma os estratos nervoso e pigmentoso da parte óptica da retina.

21.20 A orelha desenvolve-se a partir do ectoderma de superfície; a orelha média desenvolve-se a partir das bolsas faríngeas; e a orelha externa, a partir de uma fenda faríngea.

SISTEMA ENDÓCRINO

22

INTRODUÇÃO Juntos, o sistema nervoso e o sistema endócrino coordenam as funções de todos os sistemas do corpo. Como já foi explicado em capítulos anteriores, o sistema nervoso exerce o seu controle por meio de impulsos nervosos que são conduzidos ao longo dos axônios dos neurônios. Nas sinapses, os impulsos nervosos desencadeiam a liberação de moléculas mediadoras (mensageiras), denominadas *neurotransmissores*. Em contrapartida, o sistema endócrino libera moléculas reguladoras, denominadas hormônios, no líquido intersticial e, em seguida, na corrente sanguínea. O sangue circulante leva os hormônios até praticamente todas as células do corpo; as células reconhecem um determinado hormônio e, em seguida, respondem.

Os sistemas nervoso e endócrino são coordenados como um supersistema interligado, denominado *sistema neuroendócrino*.[1] Determinadas partes do sistema nervoso estimulam ou inibem a liberação de hormônios, os quais, por sua vez, podem promover ou inibir a geração de impulsos nervosos. O sistema nervoso provoca a contração dos músculos e a secreção dos produtos das glândulas em maiores ou menores quantidades. O sistema endócrino não apenas ajuda a regular a atividade do músculo liso, do músculo estriado cardíaco e de algumas glândulas, como também afeta praticamente todos os outros tecidos. Os hormônios alteram o metabolismo, regulam o crescimento e o desenvolvimento e influenciam os processos reprodutivos.

Os sistemas nervoso e endócrino respondem a estímulos em diferentes velocidades. Com mais frequência, os impulsos nervosos produzem um efeito dentro de poucos milissegundos; alguns hormônios podem atuar em questão de segundos, porém outros podem levar várias horas ou mais para desencadear uma resposta. Os efeitos da ativação do sistema nervoso geralmente são mais breves do que os efeitos produzidos pelo sistema endócrino. Por fim, o sistema nervoso produz respostas mais localizadas, diferentemente dos efeitos mais disseminados do sistema endócrino. Em outras palavras, os efeitos da estimulação do sistema nervoso são rápidos e diretos, enquanto os do sistema endócrino são lentos e indiretos. A Tabela 22.1 fornece uma comparação das características dos sistemas nervoso e endócrino.

Neste capítulo, iremos examinar as principais glândulas endócrinas e tecidos produtores de hormônios, juntamente com suas funções na coordenação das atividades do corpo. •

Mark Nielsen

---

[1]N.R.T.: Embora o termo *sistema neuroendócrino* não esteja na terminologia anatômica, é comumente utilizado na área clínica.

Você já se perguntou por que os distúrbios da glândula tireoide afetam todos os principais sistemas do corpo? Você pode encontrar a resposta na página 765.

SUMÁRIO

22.1 Definição de glândulas endócrinas, 754
22.2 Hormônios, 754
22.3 Hipotálamo e hipófise, 756
- Adeno-hipófise, 756
- Neuro-hipófise, 759

22.4 Glândula pineal e timo, 761
22.5 Glândula tireoide e glândulas paratireoides, 761
22.6 Glândulas suprarrenais, 765
- Córtex da glândula suprarrenal, 767
- Medula da glândula suprarrenal, 767

22.7 Pâncreas, 768
22.8 Ovários e testículos, 770
22.9 Outros tecidos endócrinos, 771
22.10 Desenvolvimento do sistema endócrino, 773
22.11 Envelhecimento e sistema endócrino, 774
Terminologia técnica, 774

22.1 Definição de glândulas endócrinas

OBJETIVO
- Diferenciar as glândulas exócrinas das glândulas endócrinas.

Conforme assinalado no Capítulo 3, o corpo contém dois tipos de glândulas: as glândulas exócrinas e as glândulas endócrinas. As **glândulas exócrinas** secretam seus produtos (suor, óleo, muco e sucos digestivos) em ductos que transportam as secreções para dentro das cavidades do corpo, no lúmen de um órgão ou na superfície externa do corpo. As glândulas exócrinas incluem as glândulas sudoríferas (suor), as glândulas sebáceas (óleo), as glândulas mucosas e as glândulas do sistema digestório. Em contrapartida, as **glândulas endócrinas** secretam seus produtos (hormônios) no líquido intersticial que circunda as células secretoras, e não em ductos. Os **hormônios** são moléculas que alteram a atividade fisiológica de outras células no corpo. A partir do líquido intersticial, os hormônios circulam nos capilares sanguíneos e são levados pelo sangue para todo corpo. Em virtude da dependência do sistema circulatório para distribuir seus produtos, as glândulas endócrinas constituem alguns dos tecidos mais vascularizados do corpo. Na maioria dos casos, são necessárias quantidades muito pequenas da maioria dos hormônios para produzir uma resposta, de modo que os níveis circulantes são normalmente baixos.

As glândulas endócrinas são a hipófise, a tireoide, as paratireoides, as suprarrenais e a pineal (Figura 22.1). Além disso, existem vários outros órgãos e tecidos que não atuam exclusivamente como glândulas endócrinas, mas que contêm células que secretam hormônios. Esses órgãos e tecidos incluem o hipotálamo, o timo, o pâncreas, os ovários, os testículos, os rins, o estômago, o fígado, o intestino delgado, a pele, o coração, o tecido adiposo e a placenta. Em seu conjunto, todas as glândulas endócrinas e as células secretoras de hormônios constituem o **sistema endócrino**. A **endocrinologia** é a ciência que trata da estrutura e da função das glândulas endócrinas e do diagnóstico e tratamento dos distúrbios do sistema endócrino.

✓ **TESTE RÁPIDO**
1. Quais das seguintes glândulas são exclusivamente exócrinas e quais são glândulas exclusivamente endócrinas: timo, pâncreas, placenta, hipófise, rins, glândulas sudoríferas, glândulas mucosas, testículos, ovários?

22.2 Hormônios

OBJETIVO
- Descrever como os hormônios interagem com os receptores das células-alvo.

Os hormônios exercem efeitos potentes, mesmo quando presentes em concentrações muito baixas. Como regra, a

TABELA 22.1
Comparação do controle exercido pelo sistema nervoso e pelo sistema endócrino.

CARACTERÍSTICA	SISTEMA NERVOSO	SISTEMA ENDÓCRINO
Moléculas mediadoras	Neurotransmissores liberados localmente em resposta a impulsos nervosos	Hormônios levados pelo sangue até as células de todo o corpo
Local da ação mediadora	Próximo ao local de liberação, em uma sinapse; liga-se a receptores existentes na membrana pós-sináptica	Distante do local de liberação (habitualmente); liga-se a receptores nas células-alvo ou no seu interior
Tipos de células-alvo	Células musculares (lisas, cardíacas e esqueléticas), células glandulares, outros neurônios	Células em todo o corpo
Tempo levado para o início da ação	Normalmente dentro de milissegundos (milésimos de um segundo)	Segundos a várias horas ou dias
Duração da ação	Geralmente a curto prazo (milissegundos)	Geralmente mais longa (segundos a vários dias)

Figura 22.1 Localização de muitas glândulas endócrinas.
A figura também mostra outros órgãos que contêm glândulas endócrinas e estruturas associadas.

🔑 As glândulas endócrinas secretam hormônios, que são transportados pelo sangue circulante até os tecidos-alvo.

FUNÇÕES DOS HORMÔNIOS

1. Ajudam a regular:
   - A composição química e o volume do ambiente interno (líquido intersticial)
   - O metabolismo e o equilíbrio energético
   - A contração das fibras musculares lisas e cardíacas
   - As secreções glandulares
   - Algumas atividades do sistema imune
2. Controlam o desenvolvimento e o crescimento
3. Regulam a operação dos sistemas reprodutivos
4. Ajudam a estabelecer os ritmos circadianos

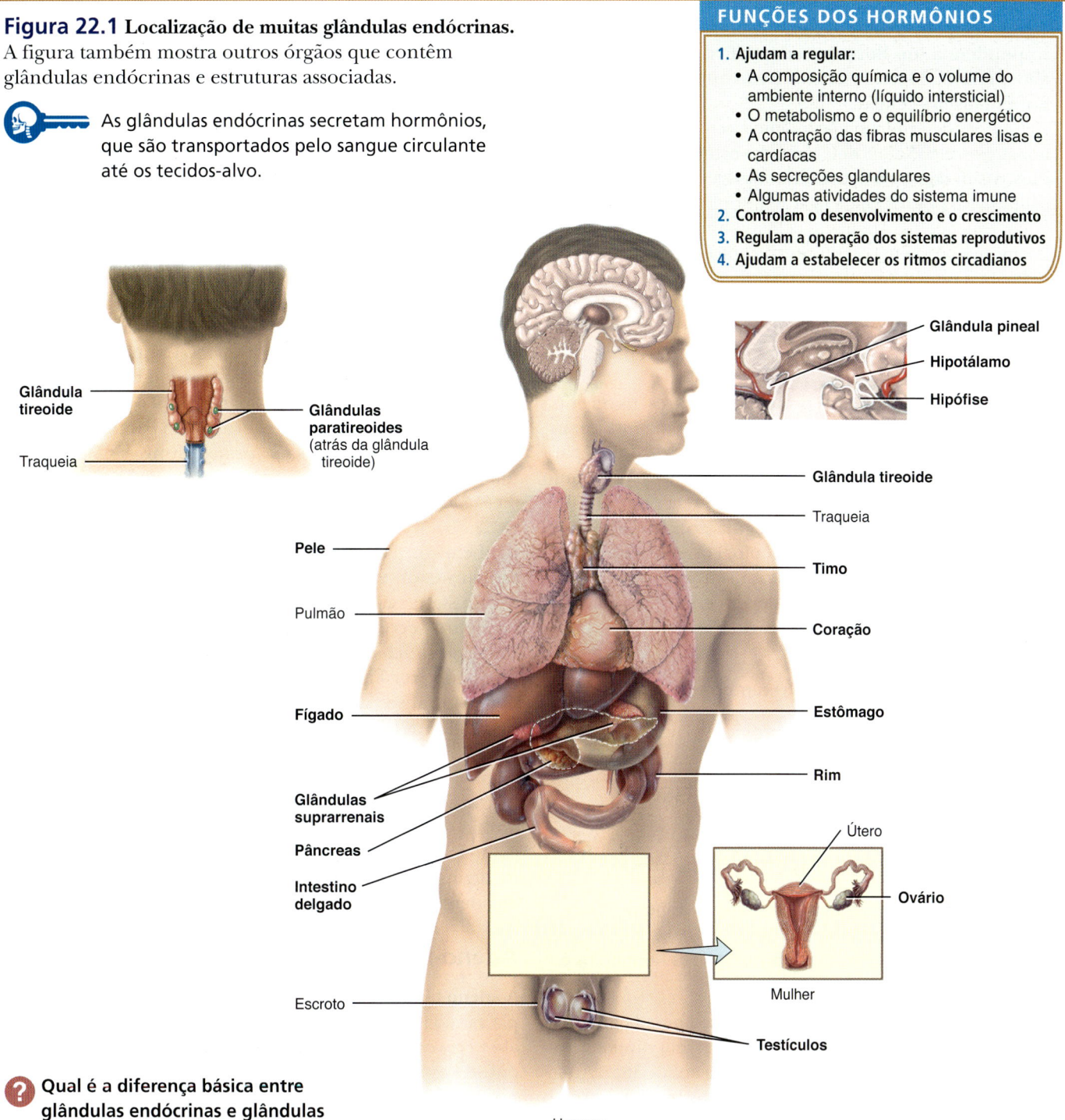

❓ Qual é a diferença básica entre glândulas endócrinas e glândulas exócrinas?

CORRELAÇÃO CLÍNICA | *Bloqueio dos receptores hormonais*

Dispõe-se de hormônios sintéticos, na forma de fármacos, que **bloqueiam os receptores** para determinados hormônios de ocorrência natural. Por exemplo, o RU486 (mifepristona), que é utilizado para induzir aborto, liga-se aos receptores de progesterona (hormônio sexual feminino) e impede a progesterona de exercer seus efeitos normais. Quando se administra RU486 a uma mulher grávida, as condições do útero necessárias para a nutrição do embrião não são mantidas, o desenvolvimento embrionário é interrompido, e o embrião é eliminado juntamente com o revestimento do útero. O RU486 é frequentemente usado em associação com um ou dois outros fármacos, o metotrexato e o misoprostol. Esse exemplo ilustra um importante princípio endócrino: se um hormônio for impedido de interagir com o seu receptor, ele é incapaz de desempenhar suas funções normais.

maioria dos 50 ou mais hormônios no corpo afetam apenas alguns tipos de células. A razão pela qual algumas células respondem a um hormônio específico, enquanto outras não o fazem, depende da existência ou não de receptores hormonais nas células.

Embora determinado hormônio circule por todo o corpo no sangue, ele só afeta determinadas **células-alvo**. Os hormônios, assim como os neurotransmissores, influenciam suas células-alvo por meio sua ligação química a **receptores** proteicos específicos. Apenas as células-alvo para determinado hormônio possuem receptores (receptores hormonais) que se ligam a este hormônio e o reconhecem. Por exemplo, o hormônio tireoestimulante (TSH) liga-se a receptores existentes nas células da glândula tireoide, porém não se liga a células dos ovários, visto que estas últimas não apresentam receptores de TSH.

À semelhança de outras proteínas celulares, os receptores são constantemente sintetizados e degradados. Em geral, uma célula-alvo possui 2.000 a 100.000 receptores para um hormônio específico. Quando determinado hormônio está presente em excesso, o número de receptores nas células-alvo pode diminuir (infrarregulação). Isso diminui a resposta das células-alvo ao hormônio. Por outro lado, quando um hormônio (ou um neurotransmissor) está deficiente, o número de receptores pode aumentar para tornar o tecido-alvo mais sensível (suparregulação).

✓ TESTE RÁPIDO
2. Explique a relação entre receptores nas células-alvo e hormônios.

22.3 Hipotálamo e hipófise

● OBJETIVOS
- Explicar por que o hipotálamo é classificado como glândula endócrina
- Descrever a localização, a histologia, os hormônios e as funções da adeno-hipófise
- Descrever a localização, a histologia, os hormônios e as funções da neuro-hipófise.

Durante muitos anos, a **hipófise** foi denominada glândula endócrina "mestra", uma vez que ela secreta diversos hormônios que controlam outras glândulas endócrinas. Atualmente, sabemos que a própria hipófise possui um mestre – o **hipotálamo** (Figura 22.2). Essa pequena região do encéfalo, inferior ao tálamo, constitui o principal elo de integração entre os sistemas nervoso e endócrino. O hipotálamo recebe impulsos de várias outras regiões do encéfalo, incluindo o sistema límbico, o córtex cerebral, o tálamo e o sistema reticular ativador. Além disso, recebe sinais sensitivos dos órgãos internos e da retina.

Experiências dolorosas, estressantes e emocionais provocam alterações na atividade do hipotálamo. Por sua vez, o hipotálamo controla a divisão autônoma do sistema nervoso, regula a temperatura do corpo, a sede, a fome, o comportamento sexual e as reações de defesa, como medo e raiva. Por conseguinte, o hipotálamo não é apenas um importante centro regulador no sistema nervoso, mas também uma glândula endócrina de importância crucial. Os hormônios secretados pelo hipotálamo (descritos adiante) e pela hipófise desempenham funções importantes na regulação de praticamente todos os aspectos do crescimento, desenvolvimento, metabolismo e homeostasia.

A hipófise é uma estrutura pisiforme, com diâmetro de cerca de 1 a 1,5 cm, localizada na fossa hipofisial do osso esfenoide e unida ao hipotálamo por meio de um pedículo, o **infundíbulo** (Figura 22.2A). A hipófise apresenta duas partes anatômica e funcionalmente separadas: a adeno-hipófise (lobo anterior) e a neuro-hipófise (lobo posterior). A *adeno-hipófise* responde por cerca de 75% do peso total da glândula e é composta de tecido epitelial. Desenvolve-se a partir de uma evaginação do ectoderma, denominada *bolsa hipofisária* (*de Rathke*), situada no teto da cavidade oral (ver Figura 22.8B). A adeno-hipófise consiste em duas partes no adulto: a **parte distal** é a parte bulbar maior, e a **parte tuberal**, que forma uma bainha em torno do infundíbulo. A *neuro-hipófise* desenvolve-se a partir de uma evaginação ectodérmica; essa evaginação, denominada *botão neuro-hipofisário*, provém do tubo neural (ver Figura 22.8B). A neuro-hipófise é composta de tecido neural e também consiste em duas partes: a **parte nervosa**, a parte bulbar maior, e o infundíbulo. A neuro-hipófise contém axônios e terminações axônicas de mais de 10.000 células neurossecretoras, cujos corpos celulares estão localizados nos núcleos supraópticos e paraventriculares do hipotálamo (ver Figura 18.11). As terminações axônicas na neuro-hipófise estão associadas a células especializadas da neuróglia, denominadas **pituícitos**. Essas células desempenham uma função de sustentação, semelhante àquela dos astrócitos (ver Capítulo 16).

Uma terceira região, denominada **parte intermédia**, sofre atrofia durante o desenvolvimento fetal e deixa de existir como lobo separado no adulto (ver Figura 22.8B). Entretanto, algumas de suas células migram para partes adjacentes da adeno-hipófise, onde persistem.

Adeno-hipófise

A **adeno-hipófise** secreta hormônios que regulam uma ampla variedade de atividades corporais, desde o crescimento até a reprodução. A liberação de hormônios pela adeno-hipófise é estimulada por **hormônios de liberação** e suprimida por **hormônios de inibição** do hipotálamo (Figura 22.2B).

Os hormônios hipotalâmicos que liberam ou inibem os hormônios adeno-hipofisários alcançam a adeno-hipófise por meio de um **sistema portal**. Como aprendemos no Capítulo 14, o sangue habitualmente passa do coração para uma artéria até um capilar e retorna por uma veia até o coração. Em um sistema portal, o sangue flui de uma rede capilar para uma veia porta e, em seguida, para uma segunda rede capilar antes de retornar ao coração. O nome do sistema portal fornece a localização da segunda rede capilar. No **sistema porta-hipofisário**, também designado como sistema porta-hipotalâmico-hipofisário, o sangue flui dos capilares no hipotálamo para as veias porta que transportam sangue para os capilares da adeno-hipófise. Em outras palavras, os hormônios transportados pelo sistema possibilitam uma comunicação entre o hipotálamo e a adeno-hipófise e estabelecem uma importante ligação entre o sistema nervoso e o sistema endócrino.

As **artérias hipofisárias superiores**, que são ramos das artérias carótidas internas, levam sangue para o hipotálamo (Figura 22.2A). Na junção da eminência mediana do hipotálamo com o infundíbulo, essas artérias dividem-se e formam uma rede de capilares, denominada **plexo primário do sistema porta-hipofisário**. A partir do plexo primário, o sangue drena para as **veias porta-hipofisárias**, que passam abaixo da superfície do infundíbulo. Na adeno-hipófise, as veias porta-hipofisárias dividem-se novamente e formam outra rede de capilares, denominada **plexo secundário do sistema porta-hipofisário**. As **veias hipofisárias** drenam sangue da adeno-hipófise.

Acima do quiasma óptico, encontram-se aglomerados de neurônios especializados, denominados **células neurossecretoras**. Esses neurônios sintetizam os hormônios hipotalâmicos de liberação e de inibição em seus corpos celulares e os acondicionam em vesículas, que alcançam as terminações axônicas por meio de transporte axônico. Quando os impulsos nervosos alcançam as terminações axônicas, eles

Figura 22.2 Hipotálamo, hipófise e seus suprimentos sanguíneos. Conforme mostrado na parte **B**, os hormônios de liberação e de inibição sintetizados por neurônios hipotalâmicos são transportados ao longo dos axônios e liberados a partir das terminações axônicas. Os hormônios difundem-se nos capilares do plexo primário do sistema porta-hipofisário e são transportados pelas veias porta-hipofisárias até o plexo secundário do sistema porta-hipofisário para sua distribuição nas células-alvo localizadas na adeno-hipófise.

Os hormônios hipotalâmicos atuam como importante elo entre os sistemas nervoso e endócrino.

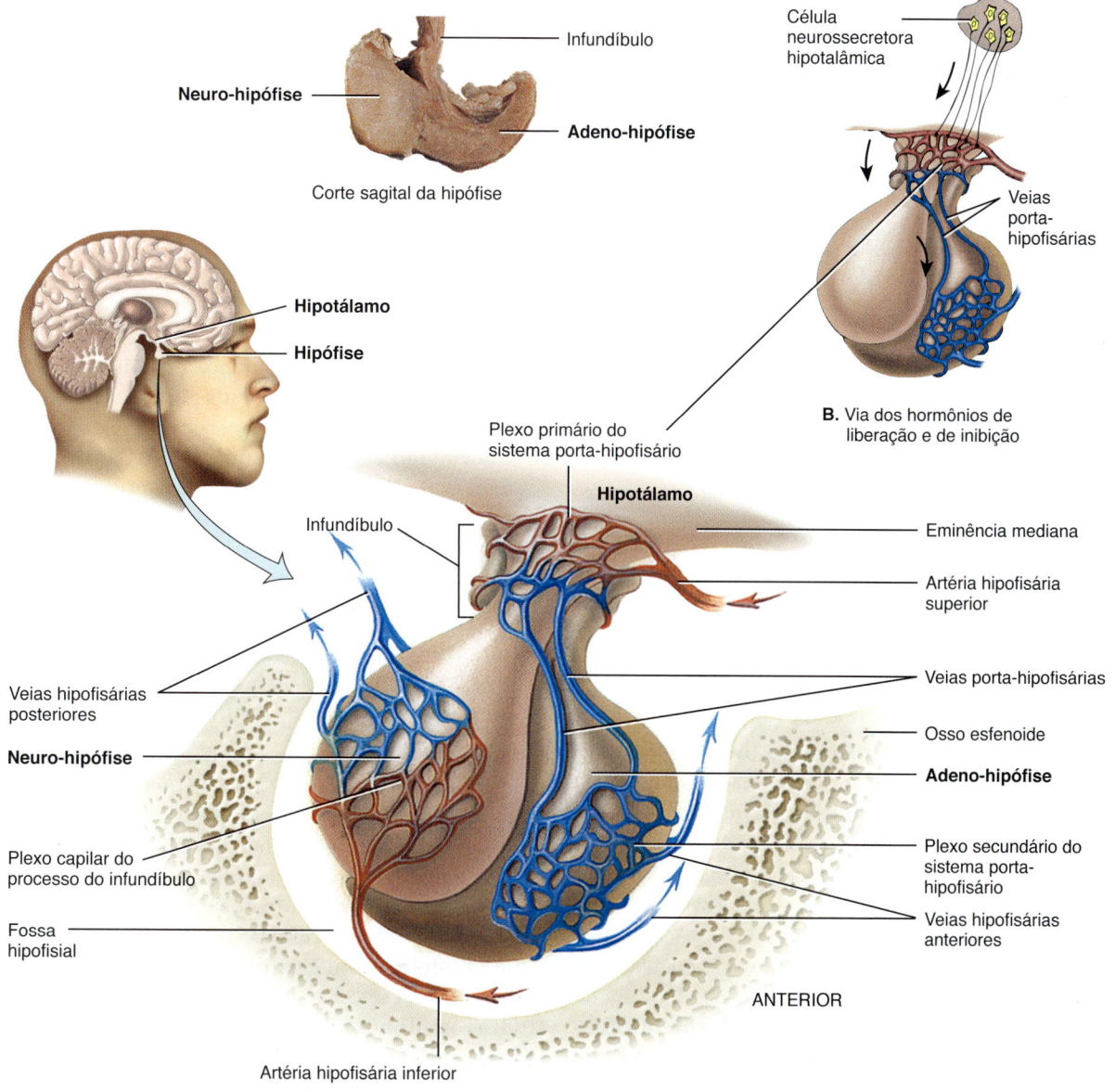

A. Relação do hipotálamo com a hipófise

B. Via dos hormônios de liberação e de inibição

(*Continua*)

Figura 22.2 *Continuação*

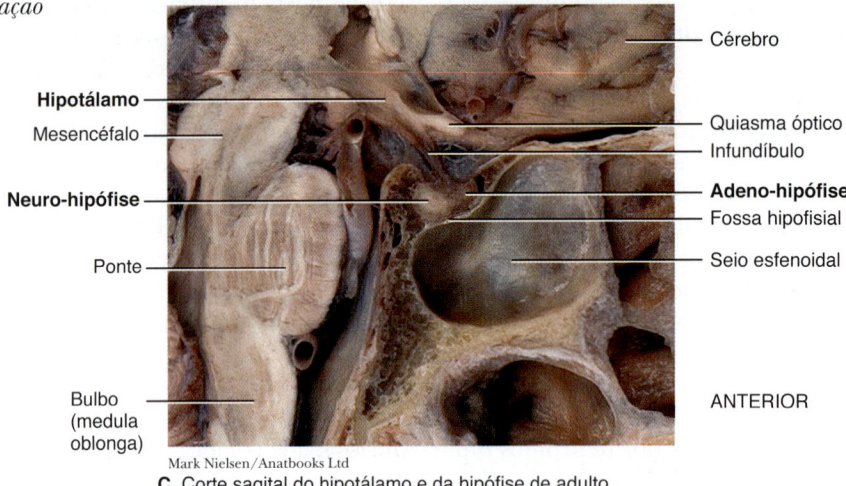

C. Corte sagital do hipotálamo e da hipófise de adulto

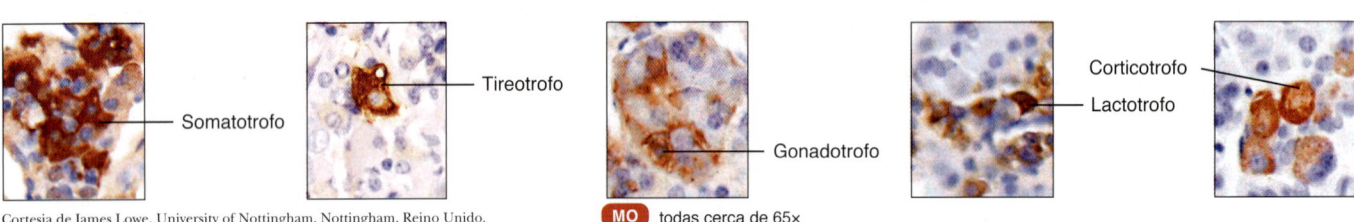

D. Histologia da adeno-hipófise

? Qual é a importância funcional das veias porta-hipofisárias?

estimulam a exocitose das vesículas. Em seguida, os hormônios difundem-se no plexo primário do sistema porta-hipofisário.

Rapidamente, os hormônios hipotalâmicos fluem com o sangue pelas veias porta para o plexo secundário. Essa via direta possibilita a ação imediata dos hormônios hipotalâmicos sobre as células da adeno-hipófise, antes que sejam diluídos ou destruídos na circulação geral. Os hormônios secretados pelas células da adeno-hipófise passam para os capilares do plexo secundário, que drenam nas veias hipofisárias anteriores. Os hormônios adeno-hipofisários, que agora estão na circulação geral, seguem o seu percurso até os tecidos-alvo distribuídos pelo corpo.

A lista a seguir descreve os principais hormônios secretados por cinco tipos de células da adeno-hipófise (Figura 22.2C):

1. O **hormônio do crescimento humano (hGH)** ou *somatotropina* é secretado por células denominadas **somatotrofos**. Por sua vez, o hormônio do crescimento humano estimula vários tecidos a secretar **fatores de crescimento semelhantes à insulina (IGF)**, que são hormônios que estimulam o crescimento geral do corpo e regulam diversos aspectos do metabolismo.
2. O **hormônio tireoestimulante (TSH)** ou *tireotropina*, que controla as secreções e outras atividades da glândula tireoide, é secretado por células denominadas **tireotrofos**.
3. O **hormônio foliculoestimulante (FSH)** e o **hormônio luteinizante (LH)** são secretados por células denominadas **gonadotrofos**. Tanto o FSH quanto o LH atuam sobre as gônadas: estimulam a secreção de estrogênios e de progesterona e a maturação dos oócitos nos ovários, enquanto estimulam a secreção de testosterona e a produção de espermatozoides nos testículos.
4. A **prolactina (PRL)**, que inicia a produção de leite nas glândulas mamárias, é liberada por células denominadas **lactotrofos**.
5. O **hormônio adrenocorticotrófico (ACTH)** ou *corticotropina*, que estimula o córtex da glândula suprarrenal a secretar glicocorticoides, é sintetizado por células denominadas **corticotrofos**. Alguns corticotrofos também secretam o **hormônio melanócito-estimulante (MSH)**.

Os cinco tipos diferentes de células da adeno-hipófise (somatotrofos, tireotrofos, gonadotrofos, lactotrofos e corticotrofos) podem ser classificados de acordo com a sua reação a corantes químicos (Figura 22.2D):

- Os **basófilos** (tireotrofos, gonadotrofos e corticotrofos) representam cerca de 10% das células da adeno-hipófise, coram-se de azul com corantes básicos e contêm grânulos secretores. Essas células não devem ser confundidas com os leucócitos do mesmo nome
- Os **acidófilos** (somatotrofos e lactotrofos) constituem cerca de 40% das células da adeno-hipófise, coram-se de vermelho com corantes ácidos e também contêm grânulos secretores
- Os **cromófobos** compõem cerca de 50% das células da adeno-hipófise e exibem pouca afinidade por corantes básicos ou ácidos. Os cromófobos possuem poucos grânulos ou nenhum e não secretam hormônios. Acredita-se que

CORRELAÇÃO CLÍNICA | *Distúrbios do sistema endócrino*

Os distúrbios do sistema endócrino frequentemente envolvem **hipossecreção**, isto é, liberação inadequada de um hormônio, ou **hipersecreção**, que consiste na liberação excessiva de um hormônio. Vários distúrbios da adeno-hipófise envolvem o hormônio do crescimento humano (hGH). A hipossecreção do hGH durante os anos de crescimento resulta em **nanismo hipofisário** (ver Seção 6.11). A hipersecreção durante os anos de crescimento provoca **gigantismo**, que se caracteriza por um aumento anormal no comprimento dos ossos longos. O indivíduo cresce e alcança uma estatura muita alta, porém as proporções do corpo permanecem aproximadamente normais. A hipersecreção de hGH durante a idade adulta é denominada **acromegalia**. Embora o hGH não produza mais alongamento dos ossos longos, visto que as lâminas epifisiais já estão fechadas, os ossos das mãos, dos pés, das bochechas e a mandíbula sofrem espessamento, e ocorre aumento de outros tecidos. Além disso, as pálpebras, os lábios, a língua e o nariz aumentam, e a pele se espessa e desenvolve sulcos, particularmente na fronte e nas plantas dos pés.

---

sejam basófilos ou acidófilos que já liberaram o conteúdo de seus grânulos.

Quatro hormônios da adeno-hipófise influenciam a atividade de outra glândula endócrina e são denominados **hormônios trópicos** ou *tropinas*. Incluem o TSH, o ACTH, o FSH e o LH. As duas **gonadotropinas**, FSH e LH, são hormônios trópicos, que regulam especificamente as funções das gônadas (ovários e testículos).

As principais ações dos hormônios da adeno-hipófise estão resumidas na Tabela 22.2.

Neuro-hipófise

Embora a **neuro-hipófise** não sintetize hormônios, ela armazena e libera dois hormônios. Conforme assinalado anteriormente, a neuro-hipófise consiste em pituícitos e terminações axônicas de células neurossecretoras hipotalâmicas. Os corpos celulares das células neurossecretoras estão localizados nos **núcleos paraventriculares** e **supraópticos** do hipotálamo, e seus axônios formam o **trato hipotálamo-hipofisial**, que começa no hipotálamo e termina próximo aos capilares sanguíneos na neuro-hipófise (Figura 22.3). Diferentes células neurossecretoras produzem dois hormônios: a **ocitocina (OT)** e o **hormônio antidiurético (HAD)**, também denominado *vasopressina*.

Após a sua produção nos corpos celulares das células neurossecretoras, a ocitocina e o hormônio antidiurético são acondicionados em vesículas e transportados até as terminações axônicas na neuro-hipófise. Os impulsos nervosos que se propagam ao longo do axônio e que alcançam as terminações axônicas desencadeiam a exocitose dessas vesículas secretoras.

Durante e após o parto, a ocitocina possui dois tecidos-alvo: o útero e as glândulas mamárias da mãe. Durante o parto, o estiramento do colo do útero estimula a liberação de ocitocina, que, por sua vez, intensifica a contração das células

TABELA 22.2
Resumo das principais ações dos hormônios da adeno-hipófise.

HORMÔNIOS E TECIDOS-ALVO	PRINCIPAIS AÇÕES	HORMÔNIOS E TECIDOS-ALVO	PRINCIPAIS AÇÕES
Hormônio do crescimento humano (hGH) ou somatotropina 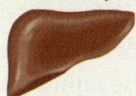 Fígado (e outros tecidos)	Estimula o fígado, os músculos, a cartilagem, o osso e outros tecidos a sintetizar e secretar fatores de crescimento semelhantes à insulina (IGF); os IGF promovem o crescimento das células do corpo, a síntese de proteínas, o reparo dos tecidos, a lipólise e a elevação da concentração de glicose no sangue	**Hormônio luteinizante (LH)** Ovários Testículos	Nas mulheres, estimula a secreção de estrogênio e de progesterona, a ovulação e a formação do corpo lúteo; nos homens, estimula a produção de testosterona pelos testículos
Hormônio tireoestimulante (TSH) ou tireotropina 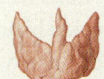 Glândula tireoide	Estimula a síntese e a secreção dos hormônios tireoidianos pela glândula tireoide	**Prolactina (PRL)** 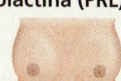 Glândulas mamárias	Juntamente com outros hormônios, promove a secreção de leite pelas glândulas mamárias
Hormônio foliculoestimulante (FSH) 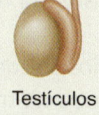 Ovários Testículos	Nas mulheres, inicia o desenvolvimento dos oócitos e induz a secreção ovariana de estrogênios; nos homens, estimula a produção de espermatozoides pelos testículos	**Hormônio adrenocorticotrófico (ACTH) ou corticotropina** 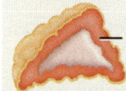 Córtex da glândula suprarrenal	Estimula a secreção de glicocorticoides (principalmente cortisol) pelo córtex da glândula suprarrenal
		Hormônio melanócito-estimulante (MSH)  Encéfalo	A função exata desse hormônio nos seres humanos não é conhecida, mas pode influenciar a atividade encefálica; quando presente em excesso, pode provocar escurecimento da pele

Figura 22.3 Trato hipotálamo-hipofisial. As moléculas dos hormônios sintetizadas nos corpos celulares das células neurossecretoras são acondicionadas em vesículas secretoras, que se movem até as terminações axônicas, onde os impulsos nervosos desencadeiam a exocitose das vesículas e a liberação do hormônio.

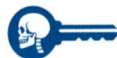
A ocitocina e o hormônio antidiurético são sintetizados no hipotálamo e liberados nos capilares da neuro-hipófise.

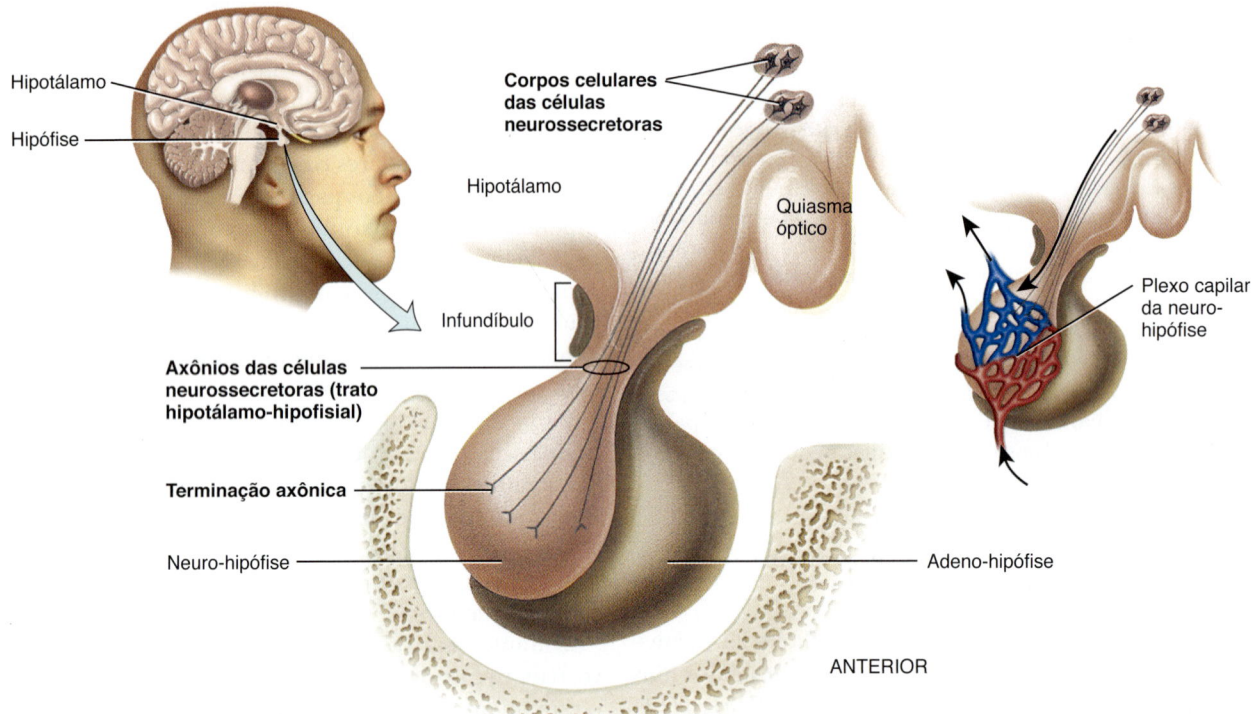

? Do ponto de vista funcional, como o trato hipotálamo-hipofisial e as veias porta-hipofisárias são semelhantes? Estruturalmente, como eles diferem?

musculares lisas na parede do útero; depois do parto, a ocitocina estimula a ejeção do leite ("descida do leite") das glândulas mamárias em resposta ao estímulo mecânico proporcionado pela sucção do lactente (reflexo neuroendócrino). A função da ocitocina nos homens e nas mulheres não grávidas não está bem esclarecida. Experimentos realizados com animais sugeriram que as ações da ocitocina no encéfalo promovem o comportamento de cuidado parental em relação à prole. Pode ser também responsável, em parte, pelos sentimentos de prazer sexual durante e após o ato sexual.

Anos antes da descoberta da ocitocina, as parteiras comumente faziam o primeiro gêmeo nascido ser amamentado pela mãe para acelerar o nascimento do segundo. Atualmente, sabemos que essa prática é útil, uma vez que ela estimula a liberação de ocitocina. Mesmo após um parto único, a amamentação promove a expulsão da placenta e ajuda o útero a readquirir o seu tamanho menor. Com frequência, administra-se ocitocina sintética para induzir o trabalho de parto ou para aumentar o tônus do útero e controlar a hemorragia logo após o parto.

Um **antidiurético** é uma substância que diminui a produção de urina. O HAD atua sobre os rins para produzir maior retorno de água para o sangue, diminuindo, assim, o volume de urina. Na ausência de HAD, o débito urinário aumenta mais de dez vezes, do volume normal de 1 a 2 ℓ para cerca de 20 ℓ por dia. O consumo de álcool etílico habitualmente provoca micção frequente e copiosa, visto que inibe a secreção de HAD. Esse hormônio também diminui a perda de água pela sudorese e provoca a constrição das arteríolas, o que aumenta a pressão arterial. O outro nome desse hormônio, a *vasopressina*, reflete o seu efeito sobre a pressão arterial.

O sangue para a neuro-hipófise é suprido pelas **artérias hipofisárias inferiores** (ver Figura 22.2A), que se ramificam a partir das artérias carótidas internas. Na neuro-hipófise, as artérias hipofisárias inferiores drenam para o **plexo capilar do processo do infundíbulo**, uma rede capilar que recebe a ocitocina e o hormônio antidiurético secretados pelas células neurossecretoras do hipotálamo (ver Figura 22.2A). A partir desse plexo, os hormônios passam para as **veias hipofisárias posteriores** para a sua distribuição nas células-alvo existentes em outros tecidos. A Tabela 22.3 fornece uma lista dos hormônios da neuro-hipófise e suas principais ações.

✓ **TESTE RÁPIDO**
3. Em que aspecto a hipófise consiste, na realidade, em duas glândulas?
4. Quais são as funções dos hormônios da adeno-hipófise?
5. Descreva a estrutura e a importância do trato hipotálamo-hipofisial.
6. Cite os hormônios da neuro-hipófise e suas funções.

TABELA 22.3
Resumo dos hormônios da neuro-hipófise.

HORMÔNIO E TECIDOS-ALVO	PRINCIPAIS AÇÕES	HORMÔNIO E TECIDOS-ALVO	PRINCIPAIS AÇÕES
Ocitocina (OT) 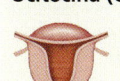 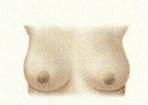 Útero — Glândulas mamárias	Estimula a contração das fibras musculares lisas do útero durante o parto; estimula a contração das células nas glândulas mamárias para produzir a ejeção do leite	Hormônio antidiurético (HAD) ou vasopressina 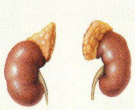 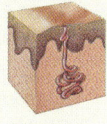 Rins — Glândulas sudoríferas (suor) 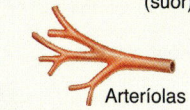 Arteríolas	Conserva a água do corpo, diminuindo o volume de urina; diminui a perda de água por meio da sudorese; eleva a pressão arterial, contraindo as arteríolas

22.4 Glândula pineal e timo

OBJETIVOS
- Descrever a localização, a histologia, os hormônios e as funções da glândula pineal
- Descrever o papel do timo na imunidade.

A **glândula pineal** é uma pequena glândula endócrina fixada ao teto do terceiro ventrículo do encéfalo, na linha mediana (ver Figura 22.1). A glândula, que constitui parte do epitálamo, encontra-se posicionada entre os dois colículos superiores e pesa 0,1 a 0,2 g. A glândula pineal consiste em massas de células da neuróglia e células secretoras, denominadas **pinealócitos**, que são recobertos por uma cápsula formada pela pia-máter. Fibras pós-ganglionares simpáticas provenientes do gânglio cervical superior terminam na glândula pineal.

Embora muitas características anatômicas da glândula pineal sejam conhecidas há anos, sua função fisiológica ainda não está bem elucidada. A glândula pineal secreta um hormônio denominado **melatonina**. Esse hormônio contribui para o ajuste do relógio biológico do corpo, que é controlado pelo núcleo supraquiasmático do hipotálamo. Durante o sono, os níveis de melatonina na corrente sanguínea aumentam até dez vezes e, em seguida, declinam até alcançar um nível baixo novamente antes do despertar. A administração oral de pequenas doses de melatonina pode induzir o sono e reajustar os ritmos diários ou circadianos, o que pode beneficiar os trabalhadores cujos turnos se alternam entre horários de dia e de noite. A melatonina também é um potente antioxidante, que pode proporcionar alguma proteção contra os radicais livres de oxigênio prejudiciais. Nos animais com estações específicas de acasalamento, a melatonina inibe as funções reprodutoras fora da estação de reprodução. Ainda não foi esclarecido o efeito, se houver algum, da melatonina sobre a função reprodutora no ser humano.

A artéria cerebral posterior irriga a glândula pineal, que é drenada pela veia cerebral magna.

O **transtorno afetivo sazonal (TAS)** é um tipo de depressão que acomete algumas pessoas durante os meses de inverno, quando a duração do dia é curta. Acredita-se que o transtorno seja devido, em parte, à produção excessiva de melatonina. A fototerapia com luz intensa de amplo espectro – doses repetidas de várias horas de exposição à luz artificial com intensidade luminosa igual à da luz solar – proporciona alívio em algumas pessoas. Uma exposição de três a seis horas à luz com luminosidade intensa também parece acelerar a recuperação da dessincronose ou *jet lag*, a fadiga apresentada por pessoas que viajam, atravessando rapidamente diversos fusos horários.

Em virtude de seu papel na imunidade, os detalhes da estrutura e das funções do **timo** foram discutidos no Capítulo 15, que examina o sistema linfático e a imunidade. Neste capítulo, apenas a sua função hormonal na imunidade será discutida. Conforme descrito no Capítulo 12, aprendemos que os linfócitos constituem um tipo de leucócito. Existem dois tipos de linfócitos, denominados células T e células B, com base em suas funções específicas na imunidade. Os hormônios produzidos pelo timo (hormônios tímicos), denominados **timosina**, **fator humoral do timo (THF)**, **fator tímico (TF)** e **timopoetina**, promovem a proliferação e a maturação dos linfócitos T, que destroem substâncias estranhas e micróbios. Há também algumas evidências de que os hormônios tímicos possam retardar o processo de envelhecimento.

✓ TESTE RÁPIDO
7. Qual é a relação entre a melatonina e o sono?
8. Que hormônios tímicos atuam na imunidade?

22.5 Glândula tireoide e glândulas paratireoides

OBJETIVOS
- Descrever a localização, a histologia, os hormônios e as funções da glândula tireoide
- Descrever a localização, a histologia, os hormônios e as funções das glândulas paratireoides.

A **glândula tireoide**, que tem o formato de uma borboleta, encontra-se localizada imediatamente inferior à laringe; os **lobos direito** e **esquerdo** situam-se em ambos os lados da traqueia (Figura 22.4A, C, D). Os lobos são unidos por

Figura 22.4 Glândula tireoide.

Os hormônios tireoidianos regulam (1) a utilização do oxigênio e a taxa metabólica basal, (2) o metabolismo celular e (3) o crescimento e o desenvolvimento.

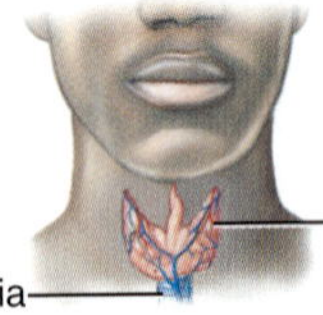

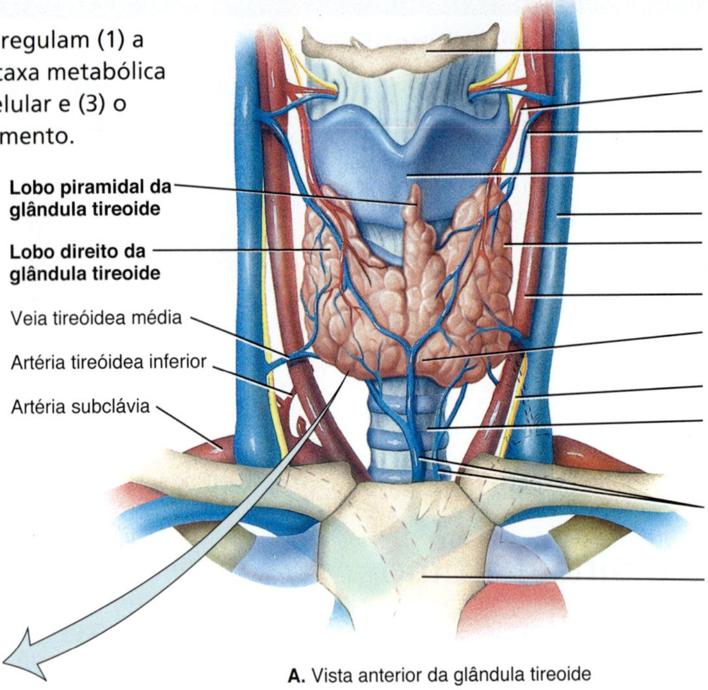

Traqueia — Glândula tireoide

Lobo piramidal da glândula tireoide
Lobo direito da glândula tireoide
Veia tireóidea média
Artéria tireóidea inferior
Artéria subclávia

Osso hioide
Artéria tireóidea superior
Veia tireóidea superior
Cartilagem tireóidea da laringe
Veia jugular interna
Lobo esquerdo da glândula tireoide
Artéria carótida comum
Istmo da glândula tireoide
Nervo vago (X)
Traqueia
Veias tireóideas inferiores
Osso esterno

A. Vista anterior da glândula tireoide

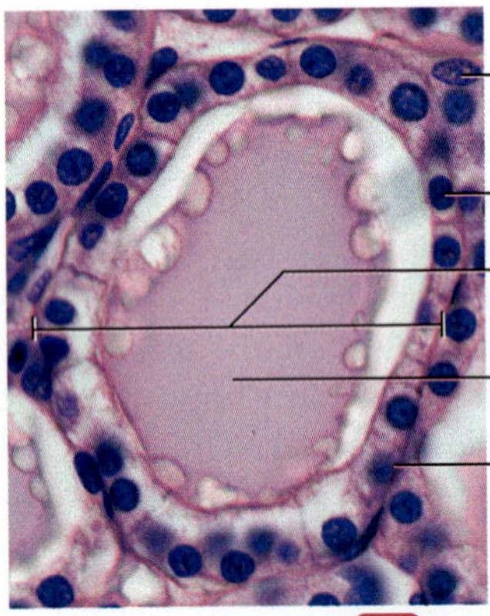

Célula parafolicular (C)
Célula folicular
Folículo tireoidiano
Tireoglobulina (TGB) (coloide)
Membrana basal

Mark Nielsen — MO 500×
B. Folículos tireoidianos

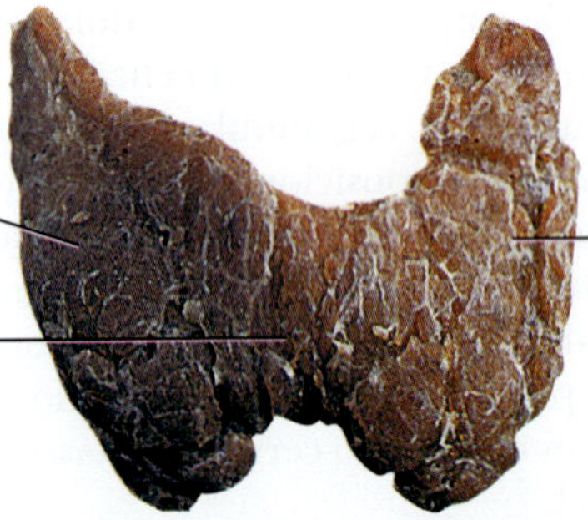

Lobo direito da glândula tireoide
Istmo
Lobo esquerdo da glândula tireoide

Dissecção de Shawn Miller, Fotografia de Mark Nielsen
C. Vista anterior da glândula tireoide

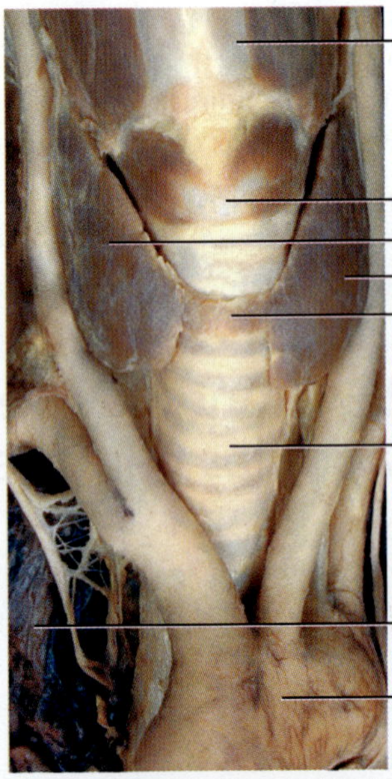

Cartilagem tireóidea da laringe
Cartilagem cricóidea da laringe
Lobo direito da glândula tireoide
Lobo esquerdo da glândula tireoide
Istmo da glândula tireoide
Traqueia
Pulmão direito
Arco da aorta

Dissecção de Shawn Miller, Fotografia de Mark Nielsen
D. Vista anterior

? Que células secretam os hormônios T_3 e T_4? Que células secretam a calcitonina? Quais desses hormônios são também denominados hormônios tireoidianos?

massa de tecido, denominada **istmo**, que se localiza anteriormente à traqueia. Cerca de 50% das glândulas tireoides possuem um terceiro lobo pequeno, denominado *lobo piramidal*. Esse lobo se estende superiormente ao istmo. Em geral, a glândula tem um peso de aproximadamente 30 g e possui um rico suprimento sanguíneo, recebendo 80 a 120 mℓ de sangue por minuto.

A maior parte da glândula é constituída por sacos esféricos microscópicos, denominados **folículos da glândula tireoide** (Figura 22.4B). A parede de cada folículo consiste principalmente em células, denominadas **células foliculares**, cuja maior parte se estende até o lúmen do folículo. Quando as células foliculares estão inativas, elas exibem uma forma cuboide baixa a pavimentosa; entretanto, sob a influência do TSH, tornam-se cuboides ou colunares baixas e secretam ativamente hormônios. As células foliculares produzem dois hormônios: a **tiroxina**, que também é denominada **tetraiodotironina (T_4)**, visto que contém quatro átomos de iodo, e a **tri-iodotironina (T_3)**, que contém três átomos de iodo. A T_3 e a T_4 são coletivamente designadas como **hormônios tireoidianos**. Os hormônios tireoidianos regulam (1) a utilização de oxigênio e a taxa metabólica basal, (2) o metabolismo celular e (3) o crescimento e o desenvolvimento. Algumas células, denominadas **células parafoliculares** ou *células C*, podem estar mergulhadas no folículo ou localizadas entre os folículos. Essas células produzem o hormônio **calcitonina**, que ajuda a regular a homeostasia do cálcio.

O tratamento com um extrato de calcitonina do salmão, é efetivo contra a osteoporose, um distúrbio em que a velocidade de degradação do osso excede a velocidade de sua reconstrução. Esse extrato inibe a decomposição do osso e acelera a captação de cálcio e de fosfato pelo osso.

O suprimento sanguíneo da glândula tireoide é proporcionado principalmente pela artéria tireóidea superior (um ramo da artéria carótida externa) e artéria tireóidea inferior (um ramo do tronco tireocervical da artéria subclávia). A glândula tireoide é drenada pelas veias tireóideas superior e média, que desembocam nas veias jugulares internas, e pelas veias tireóideas inferiores, que se unem às veias braquiocefálicas ou às veias jugulares internas (Figura 22.4A).

A inervação da glândula tireoide consiste em fibras pós-ganglionares, provenientes dos gânglios simpáticos cervicais superior e médio. As fibras pré-ganglionares para esses gânglios derivam do segundo ao sétimo segmentos torácicos da medula espinal.

A Tabela 22.4 fornece um resumo dos hormônios da glândula tireoide e de suas ações.

Parcialmente inseridas na face posterior dos lobos laterais da glândula tireoide, existem várias massas arredondadas e pequenas de tecido, denominadas **glândulas paratireoides**. Cada glândula paratireoide apresenta massa de cerca de 40 mg (0,04 g). Em geral, há uma glândula paratireoide superior e uma glândula inferior fixadas a cada lobo da glândula tireoide (Figura 22.5A, D).

TABELA 22.4
Resumo dos hormônios da glândula tireoide e das glândulas paratireoides.

HORMÔNIO E FONTE	PRINCIPAIS AÇÕES
GLÂNDULA TIREOIDE	
T_3 (tri-iodotironina) e T_4 (tiroxina), denominados hormônios tireoidianos, provenientes das células foliculares 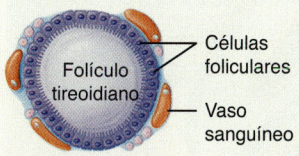	Aumentam a taxa metabólica basal, estimulam a síntese de proteínas, aumentam a utilização da glicose e dos ácidos graxos para a produção de ATP, aumentam a lipólise, intensificam a excreção de colesterol, aceleram o crescimento do corpo e contribuem para o desenvolvimento do sistema nervoso
Calcitonina (CT) proveniente das células parafoliculares 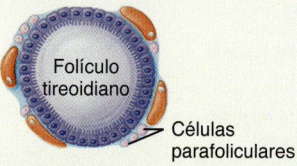	Diminui os níveis sanguíneos de Ca^{2+} e HPO_4^{2-} ao inibir a reabsorção óssea pelos osteoclastos e ao acelerar a captação de cálcio e de fosfato na matriz extracelular do osso
HORMÔNIO DAS GLÂNDULAS PARATIREOIDES	
Paratormônio (PTH) proveniente das células principais 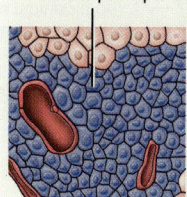	Aumenta os níveis sanguíneos de Ca^{2+} e Mg^{2+} e diminui o nível sanguíneo de HPO_4^{2-}; aumenta a reabsorção óssea pelos osteoclastos; aumenta a reabsorção de Ca^{2+} e a excreção de HPO_4^{2-} pelos rins; e promove a formação de calcitriol (forma ativa da vitamina D)

Figura 22.5 Glândulas paratireoides.

 As glândulas paratireoides, normalmente em número de quatro, estão inseridas na face posterior da glândula tireoide.

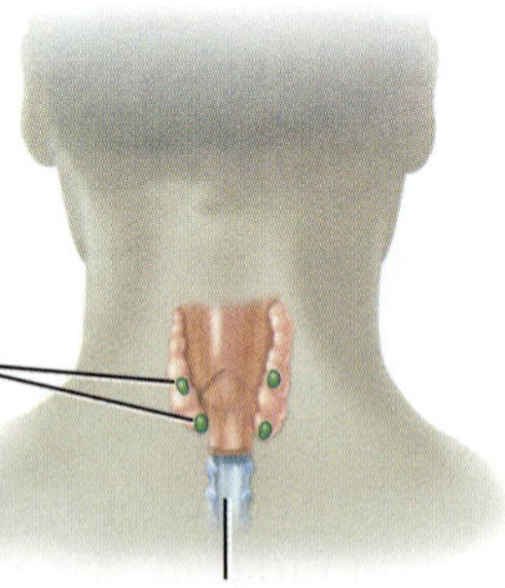

A. Vista posterior

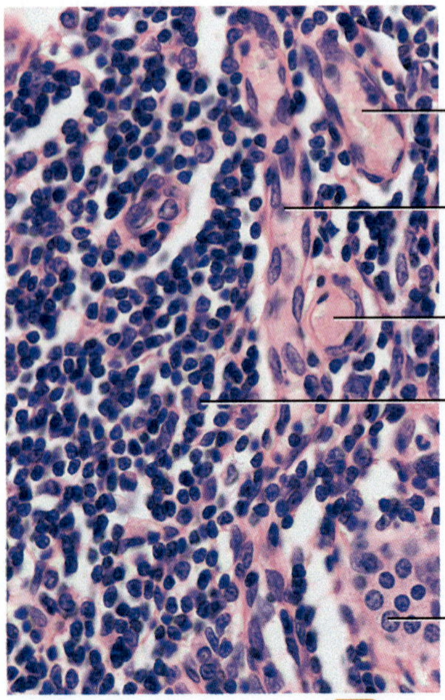

Labels (A):
- Veia jugular interna direita
- Artéria carótida comum direita
- Gânglio simpático cervical médio
- Glândula tireoide
- Glândula paratireoide superior esquerda
- Esôfago
- Glândula paratireoide inferior esquerda
- Artéria tireóidea inferior esquerda
- Artéria subclávia esquerda
- Veia subclávia esquerda
- Artéria carótida comum esquerda
- Glândula paratireoide superior direita
- Gânglio simpático cervical inferior
- Glândula paratireoide inferior direita
- Nervo vago (X)
- Veia braquiocefálica direita
- Tronco braquiocefálico
- Traqueia
- Glândulas paratireoides (atrás da glândula tireoide)
- Traqueia

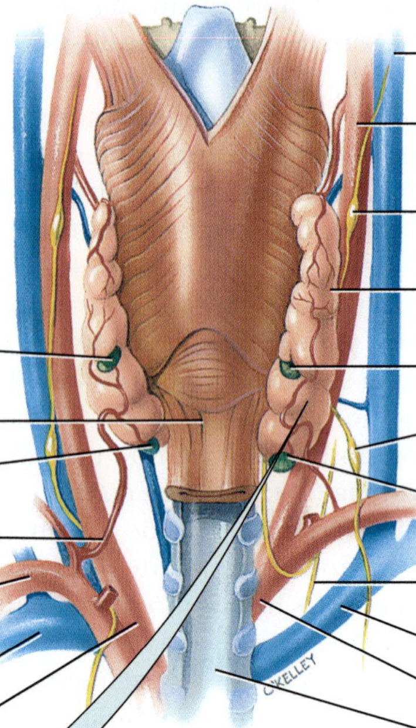

B. Glândula paratireoide

Labels (B): Vênula; Capilar sanguíneo; Arteríola; Célula principal; Célula oxífila — MO 240×, Mark Nielsen

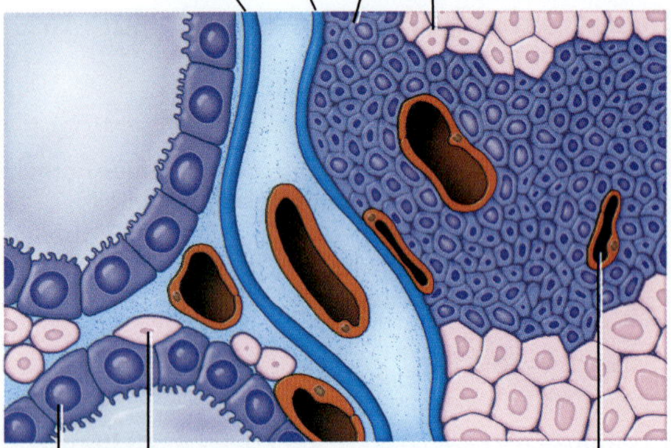

C. Parte da glândula tireoide (à esquerda) e da glândula paratireoide (à direita)

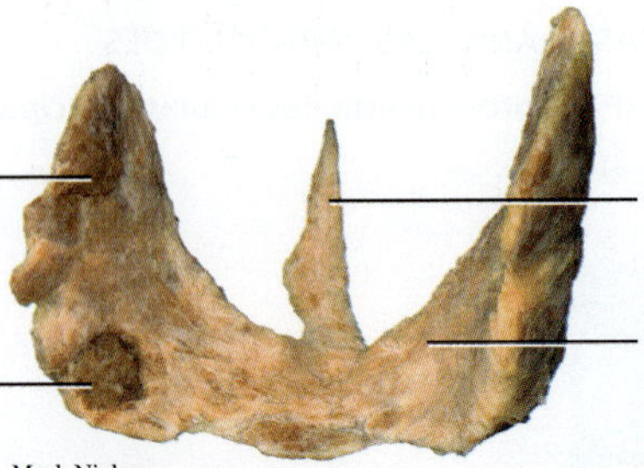

Labels (C): Cápsula (Da glândula paratireoide / Da glândula tireoide); Célula principal; Célula oxífila; Glândula paratireoide; Célula folicular; Célula parafolicular; Glândula tireoide; Vaso sanguíneo

D. Vista posterior das glândulas paratireoides

Labels (D): Glândula paratireoide superior esquerda; Glândula paratireoide inferior esquerda; Lobo piramidal da glândula tireoide; Glândula tireoide; Mark Nielsen

? Quais são os produtos secretores (1) das células parafoliculares da glândula tireoide e (2) das células principais das glândulas paratireoides?

Ao exame microscópico, as glândulas paratireoides contêm dois tipos de células epiteliais (Figura 22.5B). As células mais numerosas são denominadas **células principais** e produzem o **hormônio paratireóideo (PTH)** ou *paratormônio*. A função do outro tipo de célula epitelial das glândulas paratireoides, denominada **célula oxífila**, não é conhecida na glândula paratireoide normal. Entretanto, a sua presença ajuda claramente a identificar histologicamente a glândula paratireoide, em virtude de suas características tintoriais singulares. Além disso, no câncer das glândulas paratireoides, as células oxífilas secretam PTH em excesso.

O PTH diminui os níveis sanguíneos de HPO_4^{2-} e aumenta os níveis sanguíneos de Ca^{2+} e Mg^{2+}. No que concerne ao nível sanguíneo de Ca^{2+}, o PTH e a calcitonina são *antagonistas*, isto é, exercem ações opostas. Um terceiro efeito do PTH nos rins consiste em promover a formação do hormônio **calcitriol**, a forma ativa da vitamina D.

As glândulas paratireoides recebem um suprimento abundante de sangue a partir dos ramos das artérias tireóideas superior e inferior. O sangue é drenado pelas veias tireóideas superior, média e inferior. A inervação das glândulas paratireoides provém dos ramos tireóideos dos gânglios simpáticos cervicais.

A Tabela 22.4 fornece um resumo do paratormônio e de suas ações.

✓ TESTE RÁPIDO

9. Cite os hormônios produzidos pelas células foliculares e parafoliculares e descreva suas ações.
10. Compare os efeitos do PTH e da calcitonina sobre o nível sanguíneo de Ca^{2+}.

22.6 Glândulas suprarrenais

OBJETIVOS
- Descrever a localização, a histologia, os hormônios e as funções do córtex da glândula suprarrenal
- Descrever a localização, a histologia, os hormônios e as funções da medula da glândula suprarrenal

As **glândulas suprarrenais** pares, cada uma localizada superiormente a cada rim no espaço retroperitoneal (Figura 22.6A, C), apresentam uma forma piramidal achatada. No adulto, cada glândula suprarrenal mede 3 a 5 cm de altura, 2 a 3 cm de largura e pouco menos de 1 cm de espessura; pesa 3,5 a 5 g, apenas metade de seu peso ao nascimento. Durante o desenvolvimento embrionário, as glândulas suprarrenais diferenciam-se em duas regiões com estrutura e função distintas: um grande **córtex da glândula suprarrenal**, de localização periférica, representando 80 a 90% do peso da glândula, que se desenvolve a partir do mesoderma, e

---

CORRELAÇÃO CLÍNICA | *Distúrbios das glândulas tireoide e paratireoides*

Os distúrbios da glândula tireoide afetam todos os principais sistemas do corpo e estão entre os distúrbios endócrinos mais comuns. O **hipotireoidismo congênito**, hipossecreção dos hormônios tireoidianos por ocasião do nascimento, provoca grave retardo mental e crescimento ósseo deficiente. O recém-nascido é tipicamente normal, visto que os hormônios tireoidianos lipossolúveis maternos cruzam a placenta durante a gravidez e possibilitam um desenvolvimento normal. No hipotireoidismo congênito, o tratamento oral com hormônio tireoidiano tem de ser iniciado logo após o nascimento e mantido durante toda a vida.

O hipotireoidismo na idade adulta provoca **mixedema**, cuja frequência é aproximadamente cerca de cinco vezes maior nas mulheres do que nos homens. A característica essencial desse distúrbio consiste em edema (acúmulo de líquido intersticial), que provoca tumefação dos tecidos faciais, conferindo uma aparência edemaciada. O indivíduo com mixedema apresenta frequência cardíaca baixa, temperatura corporal baixa, sensibilidade ao frio, cabelos e pele ressecados, fraqueza muscular, letargia generalizada e tendência a ganhar peso facilmente. Como o encéfalo já alcançou a maturidade, não ocorre retardo mental, porém o indivíduo pode ficar menos alerta. A administração oral de hormônios tireoidianos diminui os sintomas.

A forma mais comum de hipertireoidismo é a **doença de Graves**, que também ocorre sete a dez vezes mais frequentemente nas mulheres do que nos homens, habitualmente antes dos 40 anos de idade. A doença de Graves é um distúrbio autoimune, em que o indivíduo produz anticorpos que simulam a ação do hormônio tireoestimulante (TSH). Os anticorpos estimulam continuamente o crescimento da glândula tireoide e a produção de hormônios tireoidianos. Um sinal primário consiste em aumento de tamanho da tireoide, que pode alcançar duas a três vezes o seu tamanho normal. Os pacientes com doença de Graves frequentemente apresentam edema retro-orbital peculiar, que provoca protrusão dos olhos (**exoftalmia**). O tratamento pode incluir a retirada cirúrgica de parte ou de toda a glândula tireoide (tireoidectomia), o uso de iodo radioativo (I^{131}) para destruir seletivamente o tecido tireoidiano e a administração de fármacos antitireoidianos para bloquear a síntese dos hormônios da tireoide.

O **bócio**, que consiste em aumento da glândula tireoide, pode estar associado a hipertireoidismo, hipotireoidismo ou **eutireoidismo**; este último indica secreção normal dos hormônios tireoidianos. Em algumas áreas, a ingestão dietética de iodo é inadequada, e o baixo nível resultante de hormônios tireoidianos no sangue estimula a secreção de TSH, que provoca aumento da glândula tireoide.

O **hipoparatireoidismo** – concentração muito baixa de paratormônio – leva a deficiência de Ca^{2+} no sangue, o que provoca despolarização dos neurônios e das fibras musculares e produção espontânea de potenciais de ação. Isso resulta em contrações, espasmos e tetania (contração sustentada) do músculo esquelético. A principal causa de hipoparatireoidismo é lesão acidental das glândulas paratireoides ou de seu suprimento sanguíneo durante uma tireoidectomia.

O **hiperparatireoidismo**, que se caracteriza por níveis elevados de paratormônio, é causado mais frequentemente por um tumor de uma das glândulas paratireoides. Os níveis elevados de PTH provocam reabsorção excessiva da matriz óssea, aumentando os níveis sanguíneos de íons cálcio e fosfato e tornando os ossos moles, que facilmente sofrem fraturas. O nível sanguíneo elevado de cálcio promove a formação de cálculos renais. Em pacientes com hiperparatireoidismo, observa-se também a ocorrência de fadiga, alterações da personalidade e letargia.

Figura 22.6 Glândulas suprarrenais.

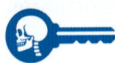 O córtex da glândula suprarrenal secreta hormônios que são essenciais à vida; a medula da glândula suprarrenal secreta norepinefrina e epinefrina, que simulam a resposta da parte simpática da divisão autônoma do sistema nervoso.

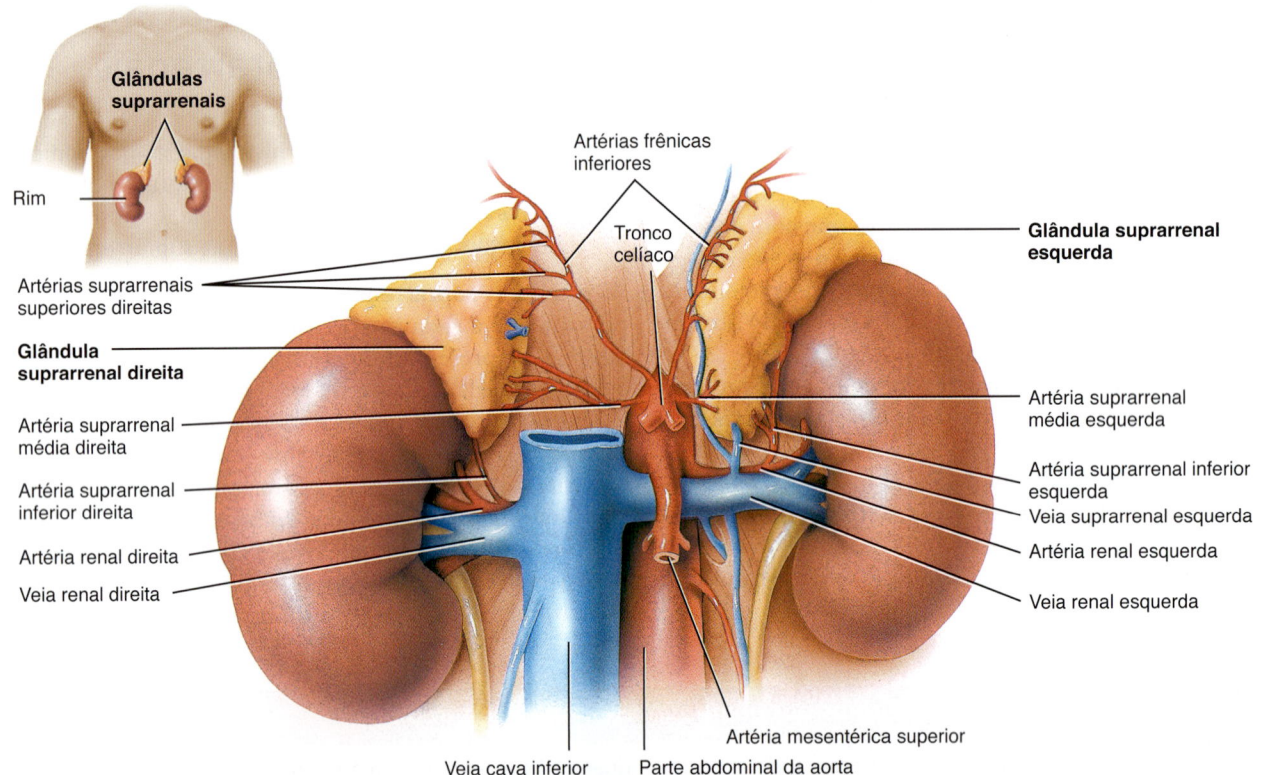

A. Vista anterior

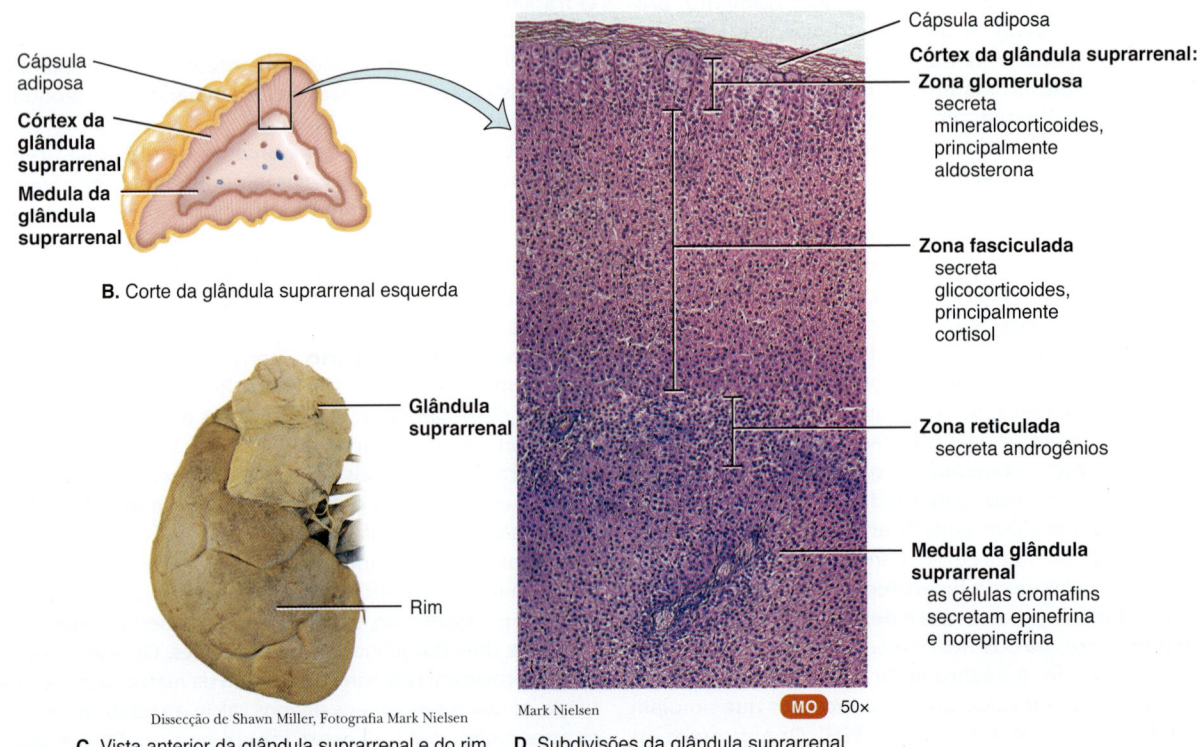

B. Corte da glândula suprarrenal esquerda

C. Vista anterior da glândula suprarrenal e do rim

Dissecção de Shawn Miller, Fotografia Mark Nielsen

D. Subdivisões da glândula suprarrenal

Mark Nielsen — MO 50×

? Qual é a posição das glândulas suprarrenais em relação aos rins?

uma pequena **medula da glândula suprarrenal**, de localização central, que se desenvolve a partir do ectoderma (Figura 22.6B). O córtex da glândula suprarrenal produz hormônios que são essenciais à vida. A perda completa dos hormônios adrenocorticais leva à morte em alguns dias a uma semana, em consequência de desidratação e desequilíbrio eletrolítico, a não ser que a terapia de reposição hormonal seja iniciada imediatamente. A medula da glândula suprarrenal produz dois hormônios: a norepinefrina e a epinefrina. A glândula é recoberta por uma cápsula de tecido conjuntivo.

Córtex da glândula suprarrenal

O córtex da glândula suprarrenal é subdividido em três zonas, cada uma das quais secreta hormônios diferentes (Figura 22.6B, D). A zona externa, imediatamente abaixo da cápsula fibrosa (tecido conjuntivo), é denominada **zona glomerulosa**. Suas células, que estão densamente acondicionadas e dispostas em aglomerados esféricos e colunas arqueadas, secretam hormônios denominados **mineralocorticoides**, visto que eles afetam o metabolismo dos minerais sódio e potássio. A **aldosterona** é um mineralocorticoide. A zona intermediária, a **zona fasciculada**, é a mais larga das três zonas e consiste em células dispostas em longos cordões retilíneos. As células da zona fasciculada secretam principalmente glicocorticoides, principalmente cortisol. Os **glicocorticoides** são assim denominados em virtude de sua propriedade de afetar o metabolismo da glicose. As células da zona interna, a **zona reticulada**, estão dispostas em cordões ramificados. Sintetizam pequenas quantidades de **androgênios** fracos, que são hormônios que exercem efeitos masculinizantes.

Medula da glândula suprarrenal

A região interna da glândula suprarrenal, a **medula da glândula suprarrenal** (Figura 22.6B, D), é um gânglio simpático modificado da divisão autônoma do sistema nervoso (DASN) ou sistema nervoso autônomo (SNA). A medula da glândula suprarrenal desenvolve-se a partir do mesmo tecido embrionário que todos os outros gânglios simpáticos (tecido da crista neural embrionária), porém as suas células não têm axônios e formam aglomerados em torno de vasos sanguíneos de grande calibre. Em lugar de liberar um neurotransmissor, as células da medula da glândula suprarrenal secretam hormônios. As células produtoras de hormônios, denominadas **células cromafins** (Figura 22.6D), são inervadas por neurônios pré-ganglionares simpáticos do nervo esplâncnico maior de níveis espinais torácicos inferiores. Como a DASN controla diretamente as células cromafins, a liberação de hormônio pode ocorrer com muita rapidez.

Os dois principais hormônios sintetizados pela medula da glândula suprarrenal são a **epinefrina** e a **norepinefrina (NE)**, também denominadas adrenalina e noradrenalina, respectivamente. A epinefrina constitui cerca de 80% da secreção total da glândula. Ambos os hormônios são **simpaticomiméticos** – seus efeitos imitam aqueles produzidos pela parte simpática da DASN. Em grande parte, esses hormônios são responsáveis pela resposta de luta ou fuga. À semelhança dos glicocorticoides do córtex da glândula suprarrenal, esses hormônios ajudam o indivíduo a resistir ao estresse. Todavia, diferentemente dos hormônios do córtex da glândula suprarrenal, os hormônios da medula da glândula suprarrenal não são essenciais à vida.

As principais artérias que suprem as glândulas suprarrenais são os ramos das artérias suprarrenais superiores que se originam da artéria frênica inferior, as artérias suprarrenais médias direita e esquerda provenientes da aorta e as artérias suprarrenais inferiores que se originam das artérias renais. A veia suprarrenal da glândula suprarrenal direita drena diretamente para a veia cava inferior, enquanto a veia suprarrenal da glândula suprarrenal esquerda desemboca na veia renal esquerda (ver Figura 22.6A).

A principal inervação para as glândulas suprarrenais provém das fibras pré-ganglionares dos nervos esplâncnicos torácicos, que passam pelos plexos celíacos e plexos simpáticos associados. Essas fibras mielinizadas inervam as células secretoras da glândula encontradas em uma região da medula.

A Tabela 22.5 fornece um resumo dos hormônios da glândula suprarrenal e suas ações.

TABELA 22.5

Resumo dos hormônios da glândula suprarrenal.

HORMÔNIOS E FONTE	PRINCIPAIS AÇÕES
HORMÔNIOS DO CÓRTEX DA GLÂNDULA SUPRARRENAL	
Mineralocorticoides (principalmente aldosterona) provenientes das células da zona glomerulosa	Aumentam os níveis sanguíneos de Na^+ e água e diminuem o nível sanguíneo de K^+
Glicocorticoides (principalmente cortisol) provenientes das células da zona fasciculada	Aumentam a degradação das proteínas (exceto no fígado), estimulam a gliconeogênese e a lipólise, proporcionam resistência contra o estresse, diminuem a inflamação e deprimem as respostas imunes
Androgênios (principalmente desidroepiandrosterona ou DHEA) provenientes das células da zona reticulada 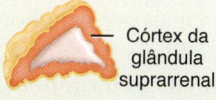 Córtex da glândula suprarrenal	Auxiliam no crescimento inicial dos pelos axilares e púbicos em ambos os sexos; nas mulheres, contribuem para a libido e constituem a fonte de estrogênios após a menopausa
HORMÔNIOS DA MEDULA DA GLÂNDULA SUPRARRENAL	
Epinefrina e norepinefrina provenientes das células cromafins 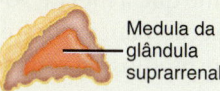 Medula da glândula suprarrenal	Produzem efeitos que simulam os da parte simpática da divisão autônoma do sistema nervoso (DASN) durante o estresse

CORRELAÇÃO CLÍNICA | Distúrbios da glândula suprarrenal

A **hiperplasia congênita da glândula suprarrenal (HCSR)** é um distúrbio genético caracterizado pela ausência de uma ou mais enzimas necessárias para a síntese de cortisol. Como o nível de cortisol está baixo, a secreção de ACTH pela adeno-hipófise é alta, devido à ausência de inibição por retroalimentação negativa. Por sua vez, o ACTH estimula o crescimento e a atividade secretora do córtex da glândula suprarrenal. Em consequência, ocorre aumento de ambas as glândulas suprarrenais. Há acúmulo de moléculas precursoras, algumas das quais são androgênios fracos que podem sofrer conversão em testosterona. Em consequência, ocorre **virilismo**, ou masculinização. Na mulher, as características de virilismo incluem crescimento de barba, desenvolvimento de voz muito mais grave e distribuição masculina dos pelos corporais, crescimento do clitóris, de forma que se assemelha a um pênis, atrofia das mamas e aumento da musculatura, produzindo uma aparência física masculina. Nos homens pré-puberais, a síndrome provoca as mesmas características observadas nas mulheres, além do desenvolvimento rápido dos órgãos sexuais masculinos e aparecimento do desejo sexual masculino.

A hipersecreção de cortisol pelo córtex da glândula suprarrenal provoca a **síndrome de Cushing**. As causas incluem tumor da glândula suprarrenal, que secreta cortisol, ou tumor em outro local que secreta hormônio adrenocorticotrófico (ACTH), o qual, por sua vez, estimula a secreção excessiva de cortisol. A condição caracteriza-se por degradação das proteínas musculares e redistribuição da gordura corporal, resultando em braços e pernas finos, acompanhados de "face de lua cheia", "giba de búfalo" no dorso e abdome pendular (em avental). A pele da face encontra-se ruborizada, e a pele do abdome desenvolve estrias. Além disso, o indivíduo sofre equimoses fáceis, e a cicatrização de feridas é deficiente. Os níveis elevados de cortisol provocam hiperglicemia, osteoporose, fraqueza, hipertensão, aumento da suscetibilidade a infecções, diminuição da resistência ao estresse e alterações do humor.

A hipossecreção de glicocorticoides e de aldosterona provoca **doença de Addison** (*insuficiência adrenocortical crônica*). A maioria dos casos consiste em distúrbios autoimunes, em que os anticorpos provocam destruição do córtex da glândula suprarrenal ou bloqueiam a ligação do ACTH a seus receptores. Os sintomas incluem letargia mental, anorexia, náuseas e vômitos, perda de peso, hipoglicemia e fraqueza muscular. A perda da aldosterona leva a níveis sanguíneos elevados de potássio e níveis reduzidos de sódio, pressão arterial baixa, desidratação, diminuição do débito cardíaco, arritmias e até mesmo parada cardíaca. O tratamento consiste na reposição de glicocorticoides e mineralocorticoides e aumento do sódio na dieta.

Tumores habitualmente benignos das células cromafins da medula da glândula suprarrenal, denominados **feocromocitomas**, provocam hipersecreção de epinefrina e norepinefrina. O resultado é uma versão prolongada da resposta de luta ou fuga: frequência cardíaca rápida, pressão arterial elevada, níveis elevados de glicose no sangue e na urina, aumento da taxa metabólica basal (TMB), face ruborizada, nervosismo, sudorese e diminuição da motilidade gastrintestinal. O tratamento consiste na remoção cirúrgica do tumor.

✓ TESTE RÁPIDO

11. Compare a localização e a histologia do córtex e da medula da glândula suprarrenal.
12. Descreva a relação da medula da glândula suprarrenal com a divisão autônoma do sistema nervoso.

22.7 Pâncreas

◉ OBJETIVO

- Descrever a localização, a histologia, os hormônios e as funções do pâncreas.

O **pâncreas** é uma glândula tanto endócrina quanto exócrina. Suas funções exócrinas são discutidas no Capítulo 24. O pâncreas é um órgão achatado que mede cerca de 12,5 a 15 cm de comprimento. Está localizado posterior e ligeiramente inferior ao estômago e consiste em cabeça, colo, corpo e cauda (Figura 22.7A, D). Aproximadamente 99% das células exócrinas do pâncreas estão dispostas em aglomerados, denominados **ácinos**; essas células produzem enzimas digestivas, que fluem para o tubo gastrintestinal por meio de uma rede de ductos (ver Seção 24.8). Espalhados entre os ácinos exócrinos, existem 1 a 2 milhões de minúsculos aglomerados de células endócrinas, denominados **ilhotas pancreáticas** ou *ilhotas de Langerhans* (Figura 22.7B, C). Tanto a parte exócrina quanto a parte endócrina do pâncreas são supridas por capilares abundantes.

Cada ilhota pancreática contém quatro tipos de células secretoras de hormônios (ver também Tabela 22.6):

1. As **células alfa** constituem cerca de 15% das células das ilhotas pancreáticas e secretam **glucagon**.
2. As **células beta** constituem cerca de 80% das células das ilhotas pancreáticas e secretam **insulina**.
3. As **células delta** constituem cerca de 5% das células das ilhotas pancreáticas e secretam a **somatostatina**, que é idêntica ao hormônio de inibição do hormônio do crescimento secretado pelo hipotálamo.
4. As **células F** constituem o restante das células das ilhotas pancreáticas e secretam o **polipeptídio pancreático**.

Os ramos das artérias pancreaticoduodenais e as artérias esplênica e mesentérica superior fornecem sangue ao pâncreas (Figura 22.7A). Em geral, as veias correspondem às artérias. O sangue venoso alcança a veia porta do fígado por meio das veias esplênica e mesentérica superior.

Os nervos para o pâncreas são nervos autônomos derivados dos plexos celíaco e mesentérico superior. Incluem fibras vagais pré-ganglionares, fibras simpáticas pós-ganglionares e fibras sensitivas. Acredita-se que as fibras vagais parassimpáticas terminem tanto nas células acinosas (exócrinas) quanto nas células das ilhotas (endócrinas). Embora se acredite que a inervação influencie a formação de enzimas, a secreção pancreática é controlada, em grande parte, pelos hormônios secretina e colecistocinina (CCK), que são liberados pelo intestino delgado. As fibras simpáticas que

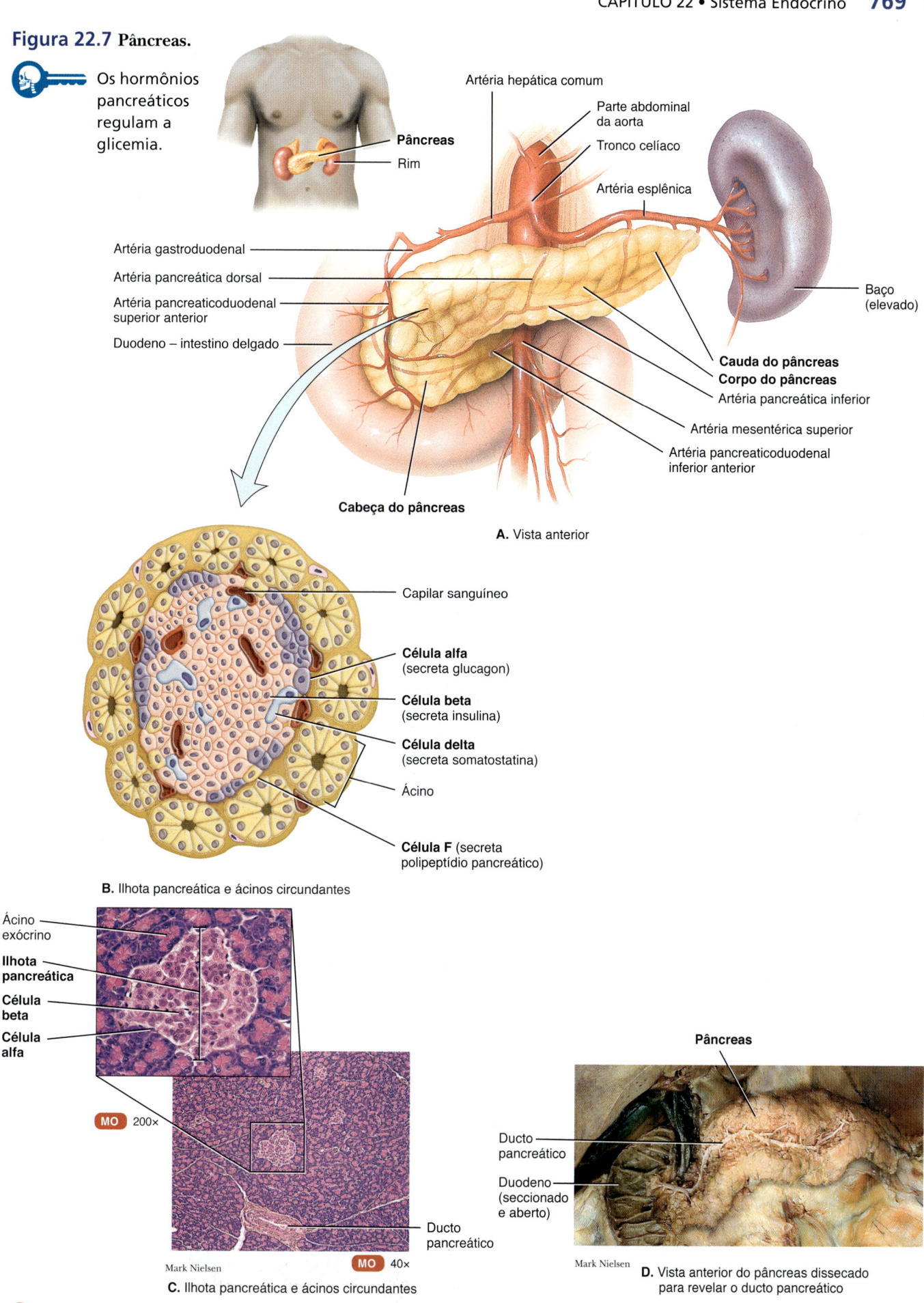

Figura 22.7 Pâncreas.

Os hormônios pancreáticos regulam a glicemia.

A. Vista anterior

B. Ilhota pancreática e ácinos circundantes

C. Ilhota pancreática e ácinos circundantes

D. Vista anterior do pâncreas dissecado para revelar o ducto pancreático

O pâncreas é uma glândula exócrina ou uma glândula endócrina?

TABELA 22.6
Resumo dos hormônios das ilhotas pancreáticas.

HORMÔNIO E FONTE	PRINCIPAIS AÇÕES
Glucagon das células alfa das ilhotas pancreáticas — Ácinos exócrinos — Célula alfa	Aumenta a glicemia acelerando a degradação do glicogênio em glicose no fígado (glicogenólise), convertendo outros nutrientes em glicose no fígado (gliconeogênese) e liberando glicose para o sangue
Insulina das células beta das ilhotas pancreáticas — Ácinos exócrinos — Célula beta	Diminui a glicemia, acelerando o transporte da glicose para dentro das células, convertendo a glicose em glicogênio (gliconeogênese) e diminuindo a glicogenólise e a gliconeogênese; além disso, aumenta a lipogênese e estimula a síntese de proteínas
Somatostatina nas células delta das ilhotas pancreáticas — Ácinos exócrinos — Célula delta	Inibe a secreção de insulina e de glucagon e diminui a absorção de nutrientes pelo sistema digestório
Polipeptídio pancreático das células F das ilhotas pancreáticas — Ácinos exócrinos — Célula F	Inibe a secreção de somatostatina, a contração da vesícula biliar e a secreção de enzimas pancreáticas digestivas

entram nas ilhotas são vasomotoras (inervam os vasos sanguíneos) e são acompanhadas de fibras sensitivas que transmitem impulsos, particularmente para a dor.

✓ **TESTE RÁPIDO**
13. Identifique as células de uma ilhota pancreática e as secreções de cada uma delas.

22.8 Ovários e testículos

OBJETIVO
- Descrever a localização, os hormônios e as funções endócrinas das gônadas masculinas e femininas.

As gônadas femininas, denominadas **ovários** (Figura 22.1), são corpos ovais pares localizados na cavidade da pelve. Os ovários produzem hormônios sexuais femininos, denominados **estrogênios** e **progesterona**. Juntamente com os hormônios gonadotrópicos da hipófise, os hormônios sexuais regulam o ciclo reprodutivo feminino, mantêm a gravidez e preparam as glândulas mamárias para a lactação. Esses hormônios também são responsáveis pelo desenvolvimento e pela manutenção das características sexuais secundárias femininas. Além disso, os ovários produzem **inibina**, um hormônio que inibe a secreção do hormônio foliculoestimulante (FSH) pela adeno-hipófise. Durante a gravidez, os ovários e a placenta produzem um hormônio, denominado **relaxina (RLX)**, que aumenta a flexibilidade da sínfise púbica durante a gravidez e que ajuda na dilatação do colo do útero durante o trabalho de parto e o parto. Essas ações facilitam a passagem do recém-nascido, aumentando o canal do parto.

O homem possui duas gônadas ovais, denominadas **testículos** (Figura 22.1), que produzem **testosterona**, o principal androgênio. A testosterona estimula a descida dos testículos antes do nascimento, regula a produção de espermatozoides e estimula o desenvolvimento e a manutenção das características sexuais secundárias masculinas, como o crescimento da barba. Os testículos também produzem **inibina**, que inibe a secreção de FSH. As funções específicas dos hormônios gonadotrópicos e dos hormônios sexuais são discutidas no Capítulo 26.

A Tabela 22.7 fornece um resumo dos hormônios produzidos pelos ovários e testículos e suas principais ações.

✓ **TESTE RÁPIDO**
14. Explique por que os ovários e os testículos são considerados glândulas endócrinas.

CORRELAÇÃO CLÍNICA | *Diabetes melito*

O distúrbio endócrino mais comum é o **diabetes melito**, causado pela incapacidade de produzir insulina ou de utilizá-la. O diabetes melito é a quarta causa principal de morte por doença nos EUA, principalmente em decorrência da lesão do sistema cardiovascular. Como não há insulina disponível para auxiliar no transporte da glicose para dentro das células do corpo, a glicemia apresenta-se elevada, e a glicose "extravasa" para a urina (glicosúria). As características essenciais do diabetes melito consistem nas três "polis": *poliúria*, que consiste na produção excessiva de urina em consequência da incapacidade dos rins de reabsorver água; *polidipsia*, que se refere à sede excessiva; e *polifagia*, que consiste na ingestão excessiva de alimento.

O **diabetes melito do tipo 1**, anteriormente conhecido como *diabetes melito insulinodependente* (*DMID*), ocorre em consequência da destruição das células beta do pâncreas pelo sistema imune do indivíduo. Em consequência, o pâncreas produz pouca ou nenhuma insulina. Em geral, o diabetes melito do tipo 1 desenvolve-se em indivíduos com menos de 20 anos de idade e persiste durante toda a vida. Quando aparecem os sintomas de diabetes melito do tipo 1, 80 a 90% das células beta das ilhotas já foram destruídos. Nos EUA, o diabetes melito do tipo 1 é 1,5 a 2,0 vezes mais comum em indivíduos brancos do que em afro-americanos ou asiáticos.

O metabolismo celular de um indivíduo com diabetes melito do tipo 1 não tratado assemelha-se ao de uma pessoa com inanição. Como não há insulina para auxiliar a entrada de glicose nas células do corpo, a maioria das células utiliza ácidos graxos para produzir ATP. Ocorre acúmulo dos subprodutos da degradação dos ácidos graxos – ácidos orgânicos, denominados *cetonas* ou *corpos cetônicos*. O acúmulo de cetonas provoca queda do pH do sangue, uma condição conhecida como **cetoacidose**. Se não for tratada rapidamente, a cetoacidose pode levar ao coma e à morte.

A degradação dos triglicerídios armazenados também provoca perda de peso. À medida que os lipídios dos depósitos de armazenamento são transportados pelo sangue até as células, ocorre depósito de partículas lipídicas nas paredes dos vasos sanguíneos, levando à aterosclerose e a numerosos problemas cardiovasculares, incluindo insuficiência vascular encefálica, cardiopatia isquêmica, doença vascular periférica e gangrena. Uma complicação importante do diabetes melito consiste em perda da visão devido a cataratas (fixação da glicose em excesso às proteínas da lente, provocando turvação) ou lesão dos vasos sanguíneos da retina. A lesão dos vasos sanguíneos renais também pode resultar em problemas renais graves.

O diabetes melito do tipo 1 é tratado por meio de automonitoramento do nível de glicemia (até 7 vezes/dia), dieta com refeições regulares contendo 40 a 50% de carboidratos e menos de 30% de gorduras, exercícios e injeções periódicas de insulina (até 3 vezes/dia). Dispõe-se de várias bombas implantáveis para fornecer insulina, sem a necessidade de injeções repetidas. Entretanto, como as bombas não têm um sensor de glicose confiável, o indivíduo precisa automonitorar a glicemia para determinar as doses de insulina. O transplante de pâncreas também demonstrou ser bem-sucedido, porém é necessário o uso de agentes imunossupressores durante toda a vida. Os transplantes de pâncreas são realizados, em sua maioria, em indivíduos que também necessitam de transplante renal, devido à insuficiência renal.

O **diabetes melito do tipo 2**, também denominado *diabetes melito não insulinodependente* (*DMNID*), é muito mais comum do que o tipo 1, representando mais de 90% de todos os casos. Com mais frequência, o diabetes melito do tipo 2 ocorre em indivíduos obesos com mais de 35 anos de idade. Os sintomas clínicos são leves, e a glicemia elevada frequentemente pode ser controlada por meio de dieta, exercício e perda de peso. Algumas vezes, são utilizados fármacos, como a *gliburida* e a *metformina*, para estimular a secreção de insulina pelas células beta do pâncreas. Embora alguns pacientes com diabetes melito do tipo 2 necessitem de insulina, muitos apresentam concentração sanguínea de insulina suficiente (ou até mesmo em excesso). Nesses casos, o diabetes não se origina da escassez de insulina, porém resulta das células-alvo que se tornam menos sensíveis à insulina, em virtude da infrarregulação dos receptores de insulina.

Com mais frequência, o **hiperinsulinismo** ocorre quando um diabético injeta insulina em excesso. O principal sintoma consiste em **hipoglicemia**, a redução da glicemia, que ocorre porque o excesso de insulina estimula a captação de glicose em quantidades excessivas pelas células do corpo. A hipoglicemia resultante estimula a secreção de epinefrina, glucagon e hormônio do crescimento humano. Em consequência, ocorrem ansiedade, sudorese, tremor, aumento da frequência cardíaca, fome e fraqueza. Quando a glicemia cai, as células do encéfalo ficam privadas do suprimento constante de glicose de que elas necessitam para desempenhar efetivamente a sua função. A hipoglicemia grave leva a desorientação mental, convulsões, inconsciência e choque. O choque em decorrência de superdosagem de insulina é denominado **choque insulínico**. A morte pode ocorrer rapidamente, a não ser que a glicemia seja restaurada para seus valores normais. Do ponto de vista clínico, um diabético com hiperglicemia ou com crise de hipoglicemia pode apresentar sintomas muito semelhantes – alterações mentais, coma induzido por insulina, convulsões e assim por diante. É importante identificar rapidamente e de maneira correta a causa dos sintomas subjacentes e tratá-los de modo adequado.

22.9 Outros tecidos endócrinos

OBJETIVO

- Descrever em linhas gerais as funções dos hormônios secretados por células em tecidos e órgãos diferentes das glândulas endócrinas.

Como aprendemos no início deste capítulo, determinadas células em órgãos diferentes daqueles habitualmente classificados como glândulas endócrinas desempenham uma função endócrina e secretam hormônios. Neste capítulo, foram mencionados vários desses órgãos, incluindo o hipotálamo, o timo, o pâncreas, os ovários e os testículos. Outros tecidos com funções endócrinas estão resumidos na Tabela 22.8.

✓ TESTE RÁPIDO

15. Liste os hormônios secretados pelo sistema digestório, pela placenta, pelos rins, pela pele, pelo tecido adiposo e pelo coração e indique suas respectivas funções.

TABELA 22.7
Resumo dos hormônios dos ovários e dos testículos.

HORMÔNIO	PRINCIPAIS AÇÕES
HORMÔNIOS OVARIANOS	
Estrogênios e progesterona (Ovários)	Juntamente com os hormônios gonadotrópicos da adeno-hipófise, os estrogênios e a progesterona regulam o ciclo reprodutivo feminino, mantêm a gravidez, preparam as glândulas mamárias para a lactação e promovem o desenvolvimento e a manutenção das características sexuais secundárias femininas
Relaxina	Aumenta a flexibilidade da sínfise púbica durante a gravidez e ajuda a dilatar o colo do útero durante o trabalho de parto e o parto
Inibina	Inibe a secreção de FSH pela adeno-hipófise
HORMÔNIOS TESTICULARES	
Testosterona (Testículos)	Estimula a descida dos testículos antes do nascimento, regula a produção de espermatozoides e promove o desenvolvimento e a manutenção das características sexuais secundárias masculinas
Inibina	Inibe a secreção de FSH pela adeno-hipófise

TABELA 22.8
Resumo dos hormônios produzidos por outros órgãos e tecidos contendo células endócrinas.

HORMÔNIOS	PRINCIPAIS AÇÕES
SISTEMA DIGESTÓRIO	
Gastrina	Promove a secreção de suco gástrico e aumenta os movimentos do estômago
Peptídio insulinotrópico dependente de glicose (GIP)	Estimula a liberação de insulina pelas células beta do pâncreas
Secretina	Estimula a secreção de suco pancreático e bile
Colecistocinina (CCK)	Estimula a secreção de suco pancreático, regula a liberação de bile pela vesícula biliar e produz um sentimento de saciedade após uma refeição
PLACENTA	
Gonadotropina coriônica humana (hCG)	Estimula o corpo lúteo no ovário a continuar a produção de estrogênios e progesterona para manter a gravidez
Estrogênios e progesterona	Mantêm a gravidez e ajudam a preparar as glândulas mamárias para secretar leite
Somatomamotropina coriônica humana (hCS)	Estimula o desenvolvimento das glândulas mamárias para a lactação
RINS	
Renina	Parte de uma sequência de reações que aumentam a pressão arterial, produzindo vasoconstrição e secreção de aldosterona
Eritropoetina (EPO)	Aumenta a taxa de formação dos eritrócitos
Calcitriol (forma ativa da vitamina D)*	Auxilia na absorção de cálcio e de fósforo da dieta
CORAÇÃO	
Peptídio natriurético atrial (PAN)	Diminui a pressão arterial
TECIDO ADIPOSO	
Leptina	Suprime o apetite e aumenta a atividade do FSH e do LH

*A síntese começa na pele, continua no fígado e termina nos rins.

CORRELAÇÃO CLÍNICA | *Estresse, hormônios e doença*

Embora o papel exato desempenhado pelo estresse nas doenças humanas não seja conhecido, é evidente que o estresse pode levar ao desenvolvimento de determinadas doenças por meio da inibição temporária de determinados componentes do sistema imune. Os distúrbios relacionados ao estresse incluem gastrite, colite ulcerativa, síndrome do intestino irritável, hipertensão, asma, artrite reumatoide (AR), enxaqueca, ansiedade e depressão. As pessoas sob estresse correm maior risco de desenvolver doença crônica ou de morrer prematuramente.

A interleucina-1, uma substância secretada por macrófagos do sistema imune, constitui um importante elo entre estresse e imunidade. Uma das ações da interleucina-1 é estimular a secreção de ACTH, que, por sua vez, estimula a produção de cortisol. O cortisol não apenas proporciona resistência contra o estresse e a inflamação, mas também suprime a produção subsequente de interleucina-1. Por conseguinte, o sistema imune ativa a resposta ao estresse, enquanto o cortisol resultante desativa um mediador do sistema imune. Essa retroalimentação negativa mantém a resposta imune sob controle, uma vez que tenha alcançado a sua meta. Em virtude dessa atividade, o cortisol e outros glicocorticoides são utilizados como agentes imunossupressores para receptores de transplante de órgãos.

22.10 Desenvolvimento do sistema endócrino

OBJETIVO

• Descrever o desenvolvimento das glândulas endócrinas.

O desenvolvimento do sistema endócrino não é tão localizado quanto o de outros sistemas, visto que os órgãos endócrinos se desenvolvem em partes amplamente separadas do embrião. Cerca de 3 semanas após a fertilização, a *hipófise* começa a se desenvolver a partir de duas regiões diferentes do **ectoderma**. A *neuro-hipófise* deriva de uma evaginação do ectoderma, denominada **botão neuro-hipofisário**, localizado no assoalho do hipotálamo (Figura 22.8). O *infundíbulo*, que também é uma evaginação do botão neuro-hipofisário, conecta a neuro-hipófise com o hipotálamo. A *adeno-hipófise* origina-se de uma evaginação do ectoderma a partir do teto da boca, denominada **bolsa hipofisial** ou *bolsa de Rathke*. A bolsa cresce em direção ao botão neuro-hipofisário e, por fim, perde a sua conexão com o teto da boca.

A *glândula tireoide* desenvolve-se durante a quarta semana como uma evaginação médio-anterior do **endoderma**, denominada **divertículo da tireoide**, a partir do assoalho da faringe, no nível do segundo par de bolsas faríngeas. A evaginação projeta-se inferiormente e diferencia-se nos lobos direito e esquerdo e no istmo da glândula.

Figura 22.8 Desenvolvimento do sistema endócrino.

 As glândulas do sistema endócrino desenvolvem-se a partir das três camadas germinativas primárias.

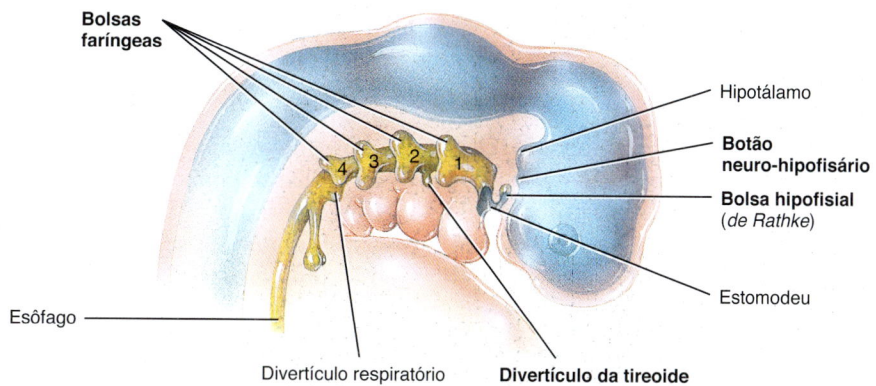

A. Localização do botão neuro-hipofisário, da bolsa hipofisial (de Rathke), do divertículo da tireoide e das bolsas faríngeas em um embrião de 28 dias

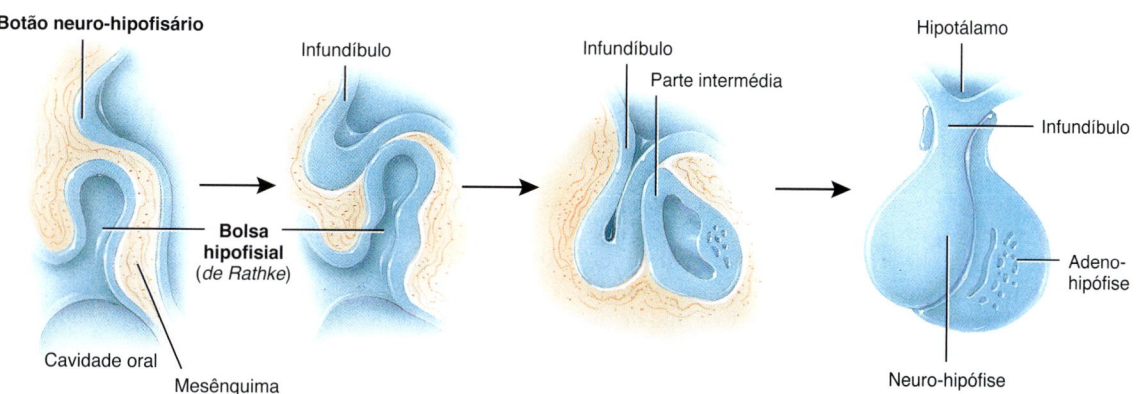

B. Desenvolvimento da hipófise entre cinco e dezesseis semanas

? Quais são as glândulas endócrinas que se desenvolvem a partir de tecidos com duas origens embriológicas diferentes?

As *glândulas paratireoides* desenvolvem-se durante a quarta semana a partir do endoderma, como evaginações da terceira e quarta **bolsas faríngeas**, que ajudam a formar as estruturas da cabeça e do pescoço.

O córtex e a medula da glândula suprarrenal desenvolvem-se durante a quinta semana e apresentam origens embriológicas totalmente diferentes. O *córtex da glândula suprarrenal* origina-se do **mesoderma** intermediário, a partir da mesma região que produz as gônadas. Todos os tecidos endócrinos que secretam hormônios esteroides derivam do mesoderma. A *medula da glândula suprarrenal* é derivada do ectoderma das células da **crista neural** que migram para a parte superior do rim. Lembre-se de que as células da crista neural também dão origem aos gânglios simpáticos e a outras estruturas do sistema nervoso (ver Figura 18.26).

O *pâncreas* desenvolve-se da quinta até a sétima semanas, a partir de duas evaginações do endoderma da parte do **intestino anterior**, que mais tarde irá se transformar no duodeno (ver Figura 4.12C). As duas evaginações finalmente se fundem para formar o pâncreas. A origem dos ovários e dos testículos é discutida na seção sobre o sistema reprodutor.

A *glândula pineal* surge durante a sétima semana como uma evaginação entre o tálamo e os colículos do mesencéfalo, a partir do ectoderma associado ao **diencéfalo** (ver Figura 18.27).

O *timo* surge durante a quinta semana, a partir do endoderma da terceira bolsa faríngea.

✓ TESTE RÁPIDO
16. Que glândula endócrina se origina tanto do mesoderma quanto do ectoderma?

22.11 Envelhecimento e sistema endócrino

OBJETIVO
- Descrever os efeitos do envelhecimento sobre o sistema endócrino.

Embora algumas glândulas endócrinas atrofiem com o envelhecimento, seu desempenho pode ou não ser comprometido. A produção do hormônio do crescimento humano pela adeno-hipófise diminui, constituindo uma causa de atrofia muscular associada ao processo de envelhecimento. Com frequência, a glândula tireoide diminui sua produção de hormônios tireoidianos com a idade, causando redução da taxa metabólica, aumento da gordura corporal e hipotireoidismo, que é a razão pela qual esse distúrbio é observado mais frequentemente em indivíduos idosos. Em virtude da retroalimentação negativa (níveis mais baixos de hormônios tireoidianos), o nível de hormônio tireoestimulante aumenta com a idade.

Com o envelhecimento, o nível sanguíneo de PTH aumenta, talvez devido à ingestão inadequada de cálcio na dieta. Em um estudo de mulheres idosas que ingeriram 2.400 mg/dia de cálcio suplementar, os níveis sanguíneos de PTH foram tão baixos quanto os de mulheres mais jovens. As concentrações tanto de calcitriol quanto de calcitonina são mais baixas em indivíduos idosos. Juntos, o aumento do PTH e a queda dos níveis de calcitonina agravam a diminuição da massa óssea relacionada com a idade que leva à osteoporose (ver Seção 6.7) e ao risco aumentado de fraturas (ver Seção 6.10).

A quantidade de tecido fibroso nas glândulas suprarrenais aumenta, diminuindo a produção de cortisol e de aldosterona com o avanço da idade. Todavia, a produção de epinefrina e de norepinefrina permanece normal. O pâncreas libera insulina mais lentamente com o avanço da idade, e a sensibilidade dos receptores à glicose declina. Em consequência, a glicemia em indivíduos idosos aumenta mais rapidamente e leva mais tempo para se normalizar do que nos indivíduos mais jovens.

O timo é maior na lactância. Durante a puberdade, seu tamanho começa a diminuir, e o tecido tímico é substituído por tecido conjuntivo adiposo e areolar. Em adultos de idade mais avançada, o timo sofre atrofia significativa. Todavia, ainda produz novos linfócitos T para as respostas imunes.

Os ovários diminuem de tamanho com a idade e não respondem mais às gonadotropinas. Em consequência, o débito de estrogênios diminui, levando a condições como osteoporose, níveis sanguíneos elevados de colesterol e aterosclerose. Os níveis de FSH e de LH estão elevados, devido à inibição dos estrogênios por retroalimentação negativa. Embora a produção de testosterona pelos testículos diminua com a idade, os efeitos habitualmente só se tornam evidentes em uma idade muito avançada, e muitos homens idosos ainda podem produzir espermatozoides ativos em quantidades normais; todavia, há maior número de espermatozoides morfologicamente anormais, e a motilidade dos espermatozoides é reduzida.

✓ TESTE RÁPIDO
17. Qual é o hormônio relacionado com a atrofia muscular que ocorre com o processo do envelhecimento?

TERMINOLOGIA TÉCNICA

Adenoma virilizante. Tumor da glândula suprarrenal que libera androgênios em excesso, provocando virilismo (masculinização) nas mulheres. Em certas ocasiões, as células tumorais da glândula suprarrenal liberam estrogênios, podendo levar ao desenvolvimento de ginecomastia no homem. Esse tipo de tumor é denominado **adenoma feminizante**.

Crise tireoidiana (tempestade tireoidiana). Estado grave e potencialmente fatal de hipertireoidismo, caracterizado por temperatura corporal elevada, frequência cardíaca rápida, pressão arterial elevada, sintomas gastrintestinais (dor abdominal, vômitos, diarreia), agitação, tremores, confusão, convulsões e, possivelmente, coma.

Diabetes insípido (DI). A anormalidade mais comum associada à disfunção da neuro-hipófise deve-se a defeitos nos receptores do hormônio antidiurético (HAD) ou a uma incapacidade de secretar HAD. O *diabetes insípido neurogênico* resulta da hipossecreção de HAD, habitualmente causada por tumor cerebral, traumatismo cranioencefálico ou cirurgia de encéfalo que lesiona a neuro-hipófise ou o hipotálamo. No *diabetes insípido nefrogênico*, os rins não respondem ao HAD. Os receptores de HAD podem não ser funcionais, ou pode haver comprometimento dos rins. Um sinal comum de ambas as formas de DI consiste na excreção de grandes volumes de urina, com consequente desidratação e sede. A enurese é comum em crianças acometidas. Em consequência da perda de grandes volumes de água na urina, o indivíduo com DI pode morrer de desidratação se ficar privado de água por apenas um dia ou mais.

Ginecomastia. Desenvolvimento excessivo das glândulas mamárias em um homem, algumas vezes provocado por tumor da glândula suprarrenal.

Hirsutismo. Presença de pelos corporais e faciais em excesso, com padrão masculino, observado particularmente em mulheres; pode ser causado pela produção excessiva de androgênio em consequência de tumores ou fármacos.

REVISÃO DO CAPÍTULO

Conceitos essenciais

Introdução

1. O sistema nervoso controla a homeostasia por meio de impulsos nervosos; o sistema endócrino utiliza hormônios.
2. O sistema nervoso provoca contração dos músculos e secreção das glândulas; o sistema endócrino afeta praticamente todos os tecidos do corpo.
3. A Tabela 22.1 compara as características dos sistemas nervoso e endócrino.

22.1 Definição de glândulas endócrinas

1. As glândulas exócrinas (sudoríferas, sebáceas e digestivas) secretam seus produtos por meio de ductos nas cavidades ou nas superfícies do corpo.
2. As glândulas endócrinas secretam hormônios no sangue.
3. O sistema endócrino consiste em glândulas endócrinas e em vários órgãos que contêm tecido endócrino.
4. Os hormônios regulam o ambiente interno, o metabolismo e o equilíbrio energético e ajudam a regular a contração muscular, a secreção glandular e determinadas respostas imunes.
5. Os hormônios afetam o crescimento, o desenvolvimento e a reprodução.

22.2 Hormônios

1. A quantidade de hormônio liberada é determinada pela necessidade hormonal do corpo.
2. As células que respondem aos efeitos dos hormônios são denominadas células-alvo.
3. A combinação do hormônio e de seu receptor ativa uma cadeia de eventos em uma célula-alvo, produzindo os efeitos fisiológicos do hormônio.

22.3 Hipotálamo e hipófise

1. O hipotálamo constitui o principal elo de integração entre os sistemas nervoso e endócrino.
2. O hipotálamo e a hipófise regulam praticamente todos os aspectos do crescimento, do desenvolvimento e do metabolismo e também afetam outras atividades corporais.
3. A hipófise está localizada na fossa hipofisial e é dividida em adeno-hipófise (parte glandular), neuro-hipófise (parte nervosa) e parte intermédia.
4. Os hormônios da adeno-hipófise são controlados por hormônios de liberação ou inibição produzidos pelo hipotálamo.
5. O suprimento sanguíneo para a adeno-hipófise provém das artérias hipofisárias superiores. Esse suprimento sanguíneo transporta hormônios de liberação e de inibição provenientes do hipotálamo.
6. Histologicamente, a adeno-hipófise consiste em somatotrofos, que produzem o hormônio do crescimento humano (hGH); lactotrofos, que produzem prolactina (PRL); corticotrofos, que secretam o hormônio adrenocorticotrófico (ACTH) e o hormônio melanócito-estimulante (MSH); tireotrofos, que secretam o hormônio tireoestimulante (TSH); e gonadotrofos, que sintetizam o hormônio foliculoestimulante (FSH) e o hormônio luteinizante (LH).
7. O hGH estimula o crescimento do corpo. O TSH regula as atividades da glândula tireoide. Tanto o FSH quanto o LH regulam as atividades dos ovários e dos testículos. A PRL ajuda a iniciar a secreção de leite. O MSH aumenta a pigmentação da pele. O ACTH regula as atividades do córtex da glândula suprarrenal.
8. A conexão neural entre o hipotálamo e a neuro-hipófise ocorre por meio do trato hipotálamo-hipofisial.
9. Os hormônios produzidos pelo hipotálamo e armazenados na neuro-hipófise são a ocitocina (OT), que estimula a contração do útero e a ejeção de leite, e o hormônio antidiurético (HAD), que estimula a reabsorção de água pelos rins e a constrição das arteríolas.
10. Os hormônios da adeno-hipófise estão resumidos na Tabela 22.2, enquanto os da neuro-hipófise estão resumidos na Tabela 22.3.

22.4 Glândula pineal e timo

1. A glândula pineal está localizada no teto do terceiro ventrículo.
2. Histologicamente, a glândula pineal consiste em células secretoras, denominadas pinealócitos, células da neuróglia e fibras simpáticas pós-ganglionares espalhadas.
3. A glândula pineal secreta melatonina, que contribui para o ajuste do relógio biológico do corpo, um processo controlado pelo núcleo supraquiasmático. Durante o sono, os níveis de melatonina na corrente sanguínea aumentam até dez vezes e, em seguida, declinam para um nível baixo novamente antes do despertar.
4. O timo secreta vários hormônios relacionados com a imunidade.
5. A timosina, o fator humoral do timo (THF), o fator tímico (TF) e a timopoetina promovem o amadurecimento dos linfócitos T.

22.5 Glândula tireoide e glândulas paratireoides

1. A glândula tireoide está localizada inferiormente à laringe.
2. Histologicamente, a glândula tireoide consiste em folículos tireoidianos compostos de células foliculares, que secretam os hormônios tireoidianos, tiroxina (T_4) e tri-iodotironina (T_3), e em células parafoliculares, que secretam calcitonina (CT).
3. Os hormônios tireoidianos regulam a taxa do metabolismo, o crescimento e o desenvolvimento e a reatividade do sistema nervoso. A calcitonina (CT) diminui o nível sanguíneo de cálcio. A Tabela 22.4 fornece um resumo dos hormônios da glândula tireoide e suas ações.
4. As glândulas paratireoides estão inseridas nas faces posteriores dos lobos laterais da glândula tireoide.
5. As glândulas paratireoides consistem em células principais e células oxífilas.
6. O paratormônio (PTH) aumenta o nível sanguíneo de cálcio e diminui o nível sanguíneo de fosfato. A Tabela 22.4 fornece um resumo do paratormônio e suas ações.

22.6 Glândulas suprarrenais

1. As glândulas suprarrenais estão localizadas superiormente aos rins. Consistem em um córtex externo e uma medula interna.
2. Histologicamente, o córtex da glândula suprarrenal é dividido em zona glomerulosa, zona fasciculada e zona reticulada; a medula da glândula suprarrenal consiste em células cromafins e em vasos sanguíneos de grande calibre.
3. As secreções do córtex da glândula suprarrenal incluem mineralocorticoides, glicocorticoides e androgênios. As secreções da medula da glândula suprarrenal, a epinefrina e a norepinefrina (NE), produzem efeitos semelhantes às respostas simpáticas, e os hormônios são liberados durante o estresse. A Tabela 22.5 fornece um resumo dos hormônios da glândula suprarrenal e suas ações.

22.7 Pâncreas

1. O pâncreas localiza-se posterior e ligeiramente inferior ao estômago.
2. Histologicamente, o pâncreas consiste em ilhotas pancreáticas (células endócrinas) e aglomerados de células produtoras de enzimas (ácinos) (células exócrinas). Os quatro tipos de células na parte endócrina são as células alfa, beta, delta e F.
3. As células alfa secretam o glucagon, as células beta secretam a insulina, as células delta secretam a somatostatina, e as células F, o polipeptídio pancreático.
4. O glucagon aumenta a glicemia. A insulina diminui a glicemia. A Tabela 22.6 fornece um resumo dos hormônios pancreáticos e de suas ações.

22.8 Ovários e testículos

1. Os ovários estão localizados na cavidade pélvica e produzem hormônios sexuais, que atuam no desenvolvimento e na manutenção das características sexuais secundárias femininas, no ciclo reprodutivo, na gravidez, na lactação e nas funções reprodutivas normais.
2. Os testículos estão situados no escroto e produzem hormônios sexuais que atuam no desenvolvimento e na manutenção das características sexuais secundárias masculinas e nas funções reprodutivas normais.
3. A Tabela 22.7 fornece um resumo dos hormônios produzidos pelos ovários e pelos testículos e suas principais ações.

22.9 Outros tecidos endócrinos

1. O sistema digestório sintetiza diversos hormônios, incluindo gastrina, peptídio inibitório gástrico (GIP), secretina e colecistocinina (CCK).
2. A placenta produz gonadotropina coriônica humana (hCG), estrogênios, progesterona e somatomamotropina coriônica humana (hCS).
3. Os rins liberam eritropoetina.
4. A pele começa a síntese de vitamina D.
5. Os átrios do coração produzem o peptídio natriurético atrial (PNA).
6. O tecido adiposo produz leptina.
7. A Tabela 22.8 fornece um resumo dos hormônios secretados por outros tecidos endócrinos.

22.10 Desenvolvimento do sistema endócrino

1. O desenvolvimento do sistema endócrino não é tão localizado quanto o de outros sistemas, visto que os órgãos endócrinos se desenvolvem em partes amplamente separadas do embrião.
2. A hipófise, a medula da glândula suprarrenal e a glândula pineal desenvolvem-se a partir do ectoderma. O córtex da glândula suprarrenal desenvolve-se a partir do mesoderma; e a glândula tireoide, as glândulas paratireoides, o pâncreas e o timo originam-se do endoderma.

22.11 Envelhecimento e sistema endócrino

1. Embora algumas glândulas endócrinas diminuam com o envelhecimento, seu desempenho pode ou não ser comprometido.
2. A produção do hormônio do crescimento humano, dos hormônios tireoidianos, do cortisol, da aldosterona e dos estrogênios diminui com o avanço da idade.
3. Com o envelhecimento, os níveis sanguíneos de TSH, LH, FSH e PTH aumentam.
4. O pâncreas libera insulina mais lentamente com o avanço da idade, e ocorre redução na sensibilidade do receptor para a glicose.
5. Após a puberdade, o tamanho do timo começa a diminuir, e o tecido tímico é substituído por tecido adiposo e tecido conjuntivo areolar.

QUESTÕES PARA AVALIAÇÃO CRÍTICA

1. Você ganhou uma viagem para a maravilhosa Tropicanaland, a uma distância de 12 h de viagem de onde você mora. Seus companheiros lhe deram um frasco de melatonina, um frasco de hormônio melanócito-estimulante e uma lanterna muito intensa como presentes de boa viagem. Você deverá chegar às 20:00 h, horário de Tropicanaland, que corresponde a 08:00 h da manhã no local de onde você mora. Como você pode se ajustar mais rapidamente ao horário de Tropicanaland?
2. Amadu, que acabou de chegar nos EUA, vindo da África, apresenta algo parecido com um tumor no pescoço. O médico declara que não se trata de um tumor, mas de um bócio. Após alguns exames de sangue, o médico prescreve uma alimentação rica em frutos do mar e sal iodado como tratamento suficiente para resolver o problema. O que é um bócio e como a mudança na dieta irá ajudar Amadu?
3. O filho de Lester não está crescendo tanto quanto o pai esperava, embora não esteja anormalmente baixo. "Ele não vai ficar tão alto quanto eu", disse Lester. "Ele nunca irá jogar na NBA e não será capaz de me sustentar na velhice!" Lester pensa que poderia ser conveniente procurar um médico que irá tratar o filho com hormônio do crescimento humano. Além de estimular o crescimento dos tecidos, o hormônio do crescimento humano eleva a glicemia. Na sua opinião, esse tratamento é uma boa ideia (do ponto de vista fisiológico) a longo prazo? Explique a sua resposta.
4. Durante vários anos, pilotos militares receberam radioterapia na cavidade nasal para reduzir os problemas nos seios paranasais que interferiam no voo. Anos depois, alguns desses antigos pilotos começaram a apresentar problemas relacionados com os hormônios hipofisários. Você poderia propor uma explicação para essa relação?
5. Um paciente descobriu que estava com glicemia acentuadamente elevada. Os exames mostraram que o nível de insulina estava, na realidade, um pouco elevado. Como uma pessoa com concentração elevada de insulina pode apresentar glicemia alta?

RESPOSTAS ÀS QUESTÕES DAS FIGURAS

22.1 As secreções das glândulas endócrinas difundem-se para o líquido intersticial e, em seguida, para o sangue; as secreções exócrinas fluem por ductos que levam a cavidades ou à superfície do corpo.

22.2 As veias porta-hipofisárias levam o sangue da eminência mediana do hipotálamo (onde são secretados os hormônios hipotalâmicos de liberação e de inibição) para a adeno-hipófise (onde esses hormônios atuam).

22.3 Do ponto de vista funcional, tanto o trato hipotálamo-hipofisial quanto as veias porta-hipofisárias transportam hormônios hipotalâmicos até a hipófise. Estruturalmente, o trato é composto por axônios de neurônios que se estendem do hipotálamo até a neuro-hipófise; as veias porta são vasos sanguíneos que se estendem até a adeno-hipófise.

22.4 As células foliculares secretam T_3 e T_4, também conhecidas como hormônios tireoidianos. As células parafoliculares secretam calcitonina.

22.5 As células parafoliculares da glândula tireoide secretam calcitonina, enquanto as células principais das glândulas paratireoides secretam PTH.

22.6 As glândulas suprarrenais estão localizadas superiormente aos rins, no espaço retroperitoneal.

22.7 O pâncreas é uma glândula tanto endócrina quanto exócrina.

22.8 O córtex da glândula suprarrenal origina-se do mesoderma, enquanto a medula da glândula suprarrenal é derivada do ectoderma.

SISTEMA RESPIRATÓRIO

23

INTRODUÇÃO Você alguma vez já engoliu algo que "desceu pelo caminho errado", provocando tosse ou sufocação incontroláveis? Essa situação desconfortável (e, por vezes, embaraçosa) ocorre porque tanto o sistema respiratório quanto o sistema digestório originam-se do tubo digestório embrionário e compartilham o nariz, a boca e a faringe como via de passagem inicial comum. Enquanto a maior parte do tubo digestório embrionário dá origem ao sistema digestório (Capítulo 24), o tubo que irá se tornar o sistema respiratório forma uma rede altamente ramificada de vias respiratórias que terminam nos pulmões. Os tubos respiratórios possuem características estruturais básicas compartilhadas por toda a anatomia tubular: um revestimento interno de tecido epitelial, uma camada intermediária de tecido muscular do tipo liso e conjuntivo e uma camada externa de revestimento de tecido conjuntivo. As adaptações desse plano estrutural básico respondem pelas principais funções associadas ao sistema respiratório – o transporte e a troca de gases.

As células utilizam continuamente oxigênio (O_2) para as reações metabólicas que liberam energia das moléculas de nutrientes, produzindo ATP. Ao mesmo tempo, essas reações liberam dióxido de carbono (CO_2). Como o excesso de CO_2 produzido pode ser tóxico para as células, ele precisa ser eliminado rápida e eficientemente pelos sistemas circulatório e respiratório. O sistema respiratório é responsável pela troca gasosa – a captação de O_2 e a eliminação de CO_2 –, enquanto o sistema circulatório transporta sangue contendo os gases entre os pulmões e as células do corpo. O sistema respiratório também participa na regulação do pH do sangue, contém receptores para a olfação, filtra o ar inspirado, produz sons e livra o corpo de pequenas quantidades de água e calor no ar expirado. •

? *Você já se perguntou como o tabagismo afeta o sistema respiratório? Você pode encontrar a resposta na página 798.*

SUMÁRIO

23.1 Anatomia do sistema respiratório, 779
23.2 Anatomia da parte superior do sistema respiratório, 779
- Nariz, 779
- Faringe, 783

23.3 Anatomia da parte inferior do sistema respiratório, 785
- Laringe, 785
- Estruturas para a produção da voz, 787
- Traqueia, 788
- Brônquios, 789
- Pulmões, 793
- Perviedade do sistema respiratório, 800

23.4 Mecânica da ventilação pulmonar (respiração), 802
- Inspiração, 802
- Expiração, 803

23.5 Regulação da respiração, 804
- Função do centro respiratório, 804
- Regulação do centro respiratório, 806

23.6 Exercício e sistema respiratório, 807
23.7 Desenvolvimento do sistema respiratório, 808
23.8 Envelhecimento e sistema respiratório, 809
Terminologia técnica, 809

23.1 Anatomia do sistema respiratório

OBJETIVOS
- Definir o sistema respiratório
- Explicar como os órgãos do sistema respiratório são classificados do ponto de vista estrutural e funcional.

O **sistema respiratório** consiste em nariz, cavidade nasal, faringe, laringe, traqueia, brônquios e pulmões (Figura 23.1). *Estruturalmente,* o sistema respiratório é constituído de duas partes: (1) a **parte superior do sistema respiratório,** que inclui o nariz, a cavidade nasal, a faringe e estruturas associadas; e (2) a **parte inferior do sistema respiratório,** que inclui a laringe, a traqueia, os brônquios e os pulmões.

Funcionalmente, o sistema respiratório também é constituído de duas partes. (1) A **parte condutora** consiste em uma série de cavidades e tubos interconectados, tanto fora quanto dentro dos pulmões. Essas vias de passagem incluem o nariz, a cavidade nasal, a faringe, a laringe, a traqueia, os brônquios, os bronquíolos e os bronquíolos terminais; a sua função consiste em filtrar, aquecer e umedecer o ar e conduzi-lo para dentro dos pulmões. (2) A **parte respiratória** consiste em tubos e tecidos nos pulmões, onde ocorrem as trocas gasosas. Esses tubos e tecidos incluem os bronquíolos respiratórios, os ductos alveolares, os sacos alveolares e os alvéolos; constituem os principais locais de troca gasosa entre o ar e o sangue.

✓ TESTE RÁPIDO
1. Defina o sistema respiratório
2. Como os órgãos do sistema respiratório são classificados dos pontos de vista estrutural e funcional?

23.2 Anatomia da parte superior do sistema respiratório

OBJETIVOS
- Descrever a anatomia e a histologia do nariz
- Delinear a estrutura e a função da faringe.

Nariz

A cabeça possui duas aberturas por meio das quais substâncias como o ar e o alimento podem entrar no corpo – o nariz e a boca. Embora o ar possa entrar por qualquer uma dessas vias de passagem, é o nariz que forma a principal via de entrada do ar inspirado. O nariz é um órgão muito mais complexo do que vemos na face de uma pessoa. Com efeito, a parte visível do nariz representa apenas cerca de um quarto de toda a região nasal. O **nariz** é um órgão especial na entrada do sistema respiratório, que é dividido em uma parte externa visível e em uma parte interna dentro do crânio, denominada cavidade nasal. A **parte externa do nariz**, a porção do nariz recoberta de músculo e pele e visível na face, é uma extensão de osso e cartilagem, com uma parede divisória interna e duas vias de entrada (as narinas). Os ossos nasais projetam-se anteriormente para formar a estrutura óssea superior ou "ponte" da parte externa do nariz, sobre a qual repousam os óculos. A estrutura cartilagínea da parte externa do nariz é constituída de várias peças de cartilagem hialina, unidas entre si e com os ossos por meio de tecido conjuntivo fibroso resistente (Figura 23.2A). A **cartilagem do septo nasal** ímpar forma a parte anterior do **septo nasal**, que divide a parte externa e a parte interna do nariz em câmaras direita e esquerda (ver Figura 7.9). A cartilagem do septo nasal está articulada com a lâmina perpendicular do osso etmoide e com o osso vômer para formar a parte restante do septo nasal. Está também articulada com os ossos nasais e as cartilagens nasais laterais. As **cartilagens nasais laterais** pares formam os lados da porção intermediária da parte externa do nariz. Essas cartilagens estão articuladas com os ossos nasais, as maxilas, a cartilagem do septo nasal e as cartilagens alares maiores. As **cartilagens alares maiores** formam os lados da porção inferior da parte externa do nariz. Essas cartilagens estão conectadas com as cartilagens

---

CORRELAÇÃO CLÍNICA | *Rinoplastia*

A **rinoplastia**, comumente designada como "plástica no nariz", é um procedimento cirúrgico realizado para modificar a parte externa do nariz. Embora a rinoplastia seja frequentemente realizada por motivos estéticos, algumas vezes é efetuada para proceder ao reparo de nariz fraturado ou desvio do septo nasal. Sob anestesia, instrumentos inseridos pelas narinas são utilizados para remodelar a cartilagem nasal e fraturar e reposicionar os ossos nasais, de modo a obter a forma desejada. Um tamponamento interno e uma tala mantém o nariz na posição desejada enquanto cicatriza.

780 PRINCÍPIOS DE ANATOMIA HUMANA

Figura 23.1 Estruturas do sistema respiratório.

 A parte superior do sistema respiratório inclui o nariz, a faringe e as estruturas associadas; a parte inferior do sistema respiratório inclui a laringe, a traqueia, os brônquios e os pulmões.

FUNÇÕES

1. Realiza as trocas gasosas – captação de O_2 para seu fornecimento às células do corpo e remoção do CO_2 produzido pelas células do corpo.
2. Ajuda a regular o pH do sangue.
3. Contém receptores para a olfação, filtra o ar inspirado, produz sons (fonação) e excreta pequenas quantidades de água e calor.

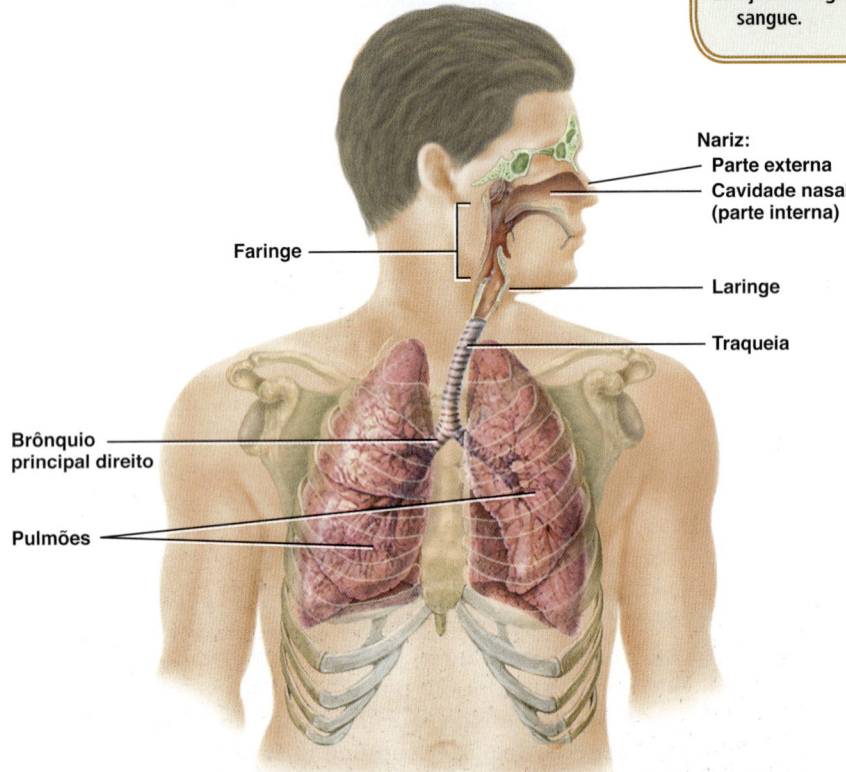

A. Vista anterior, mostrando os órgãos da respiração

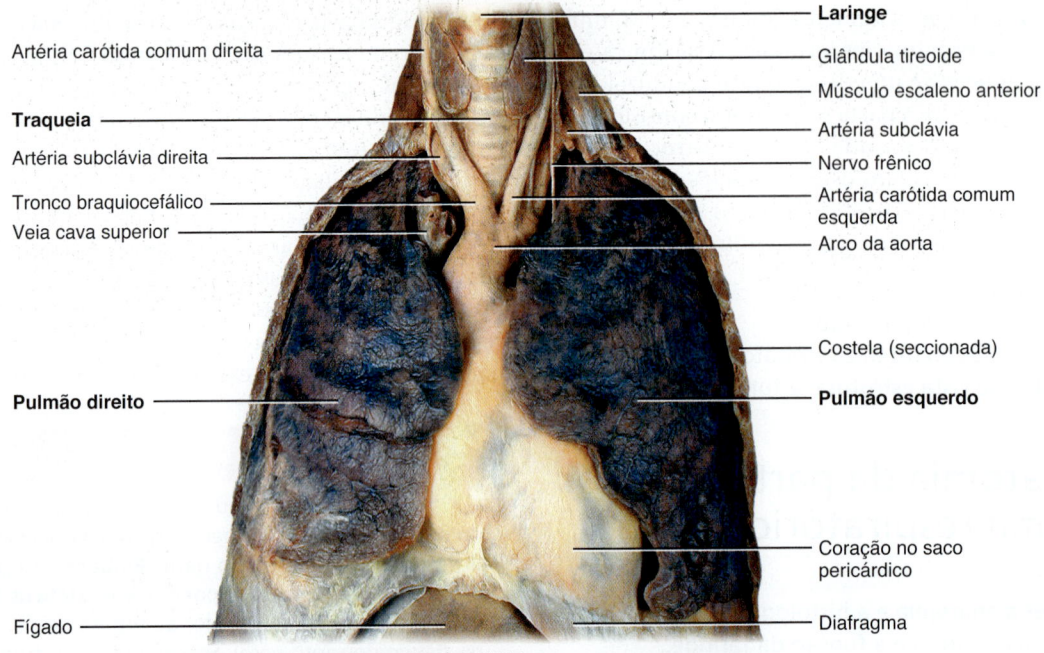

Dissecção de Shawn Miller, Fotografia de Mark Nielsen

B. Vista anterior dos pulmões e do coração após remoção da parede anterolateral do tórax e pleura

? Que estruturas fazem parte da parte condutora do sistema respiratório?

CAPÍTULO 23 • SISTEMA RESPIRATÓRIO 781

Figura 23.2 Estruturas respiratórias na cabeça e no pescoço.

 À medida que o ar passa pelo nariz, é aquecido, filtrado e umedecido, e ocorre a olfação.

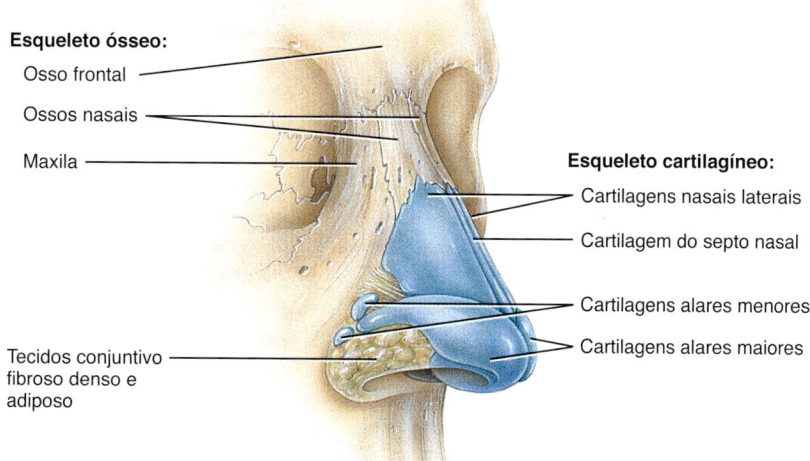

A. Vista anterolateral do nariz, mostrando os esqueletos cartilagíneo e ósseo

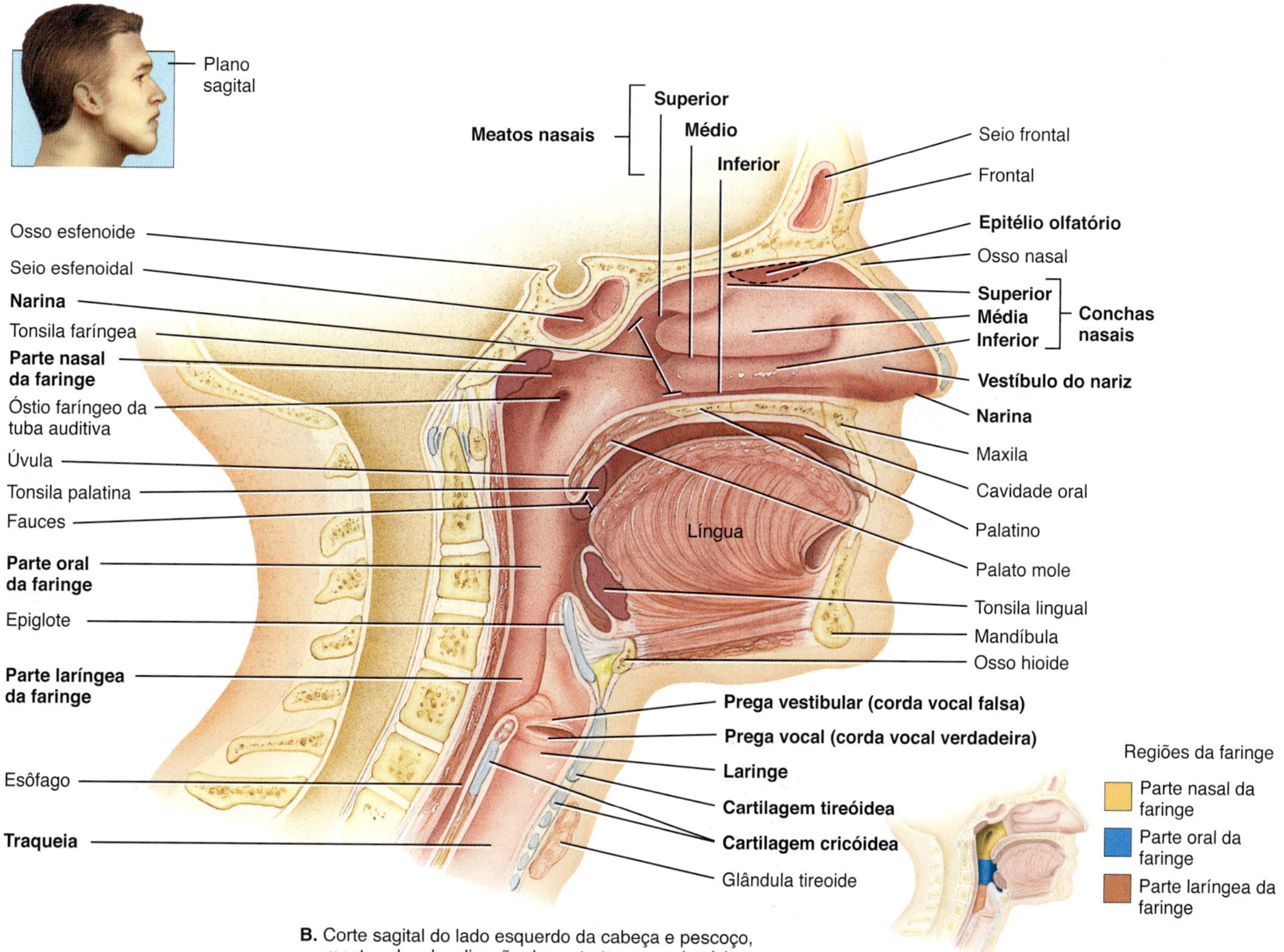

B. Corte sagital do lado esquerdo da cabeça e pescoço, mostrando a localização das estruturas respiratórias

(Continua)

Figura 23.2 *Continuação*

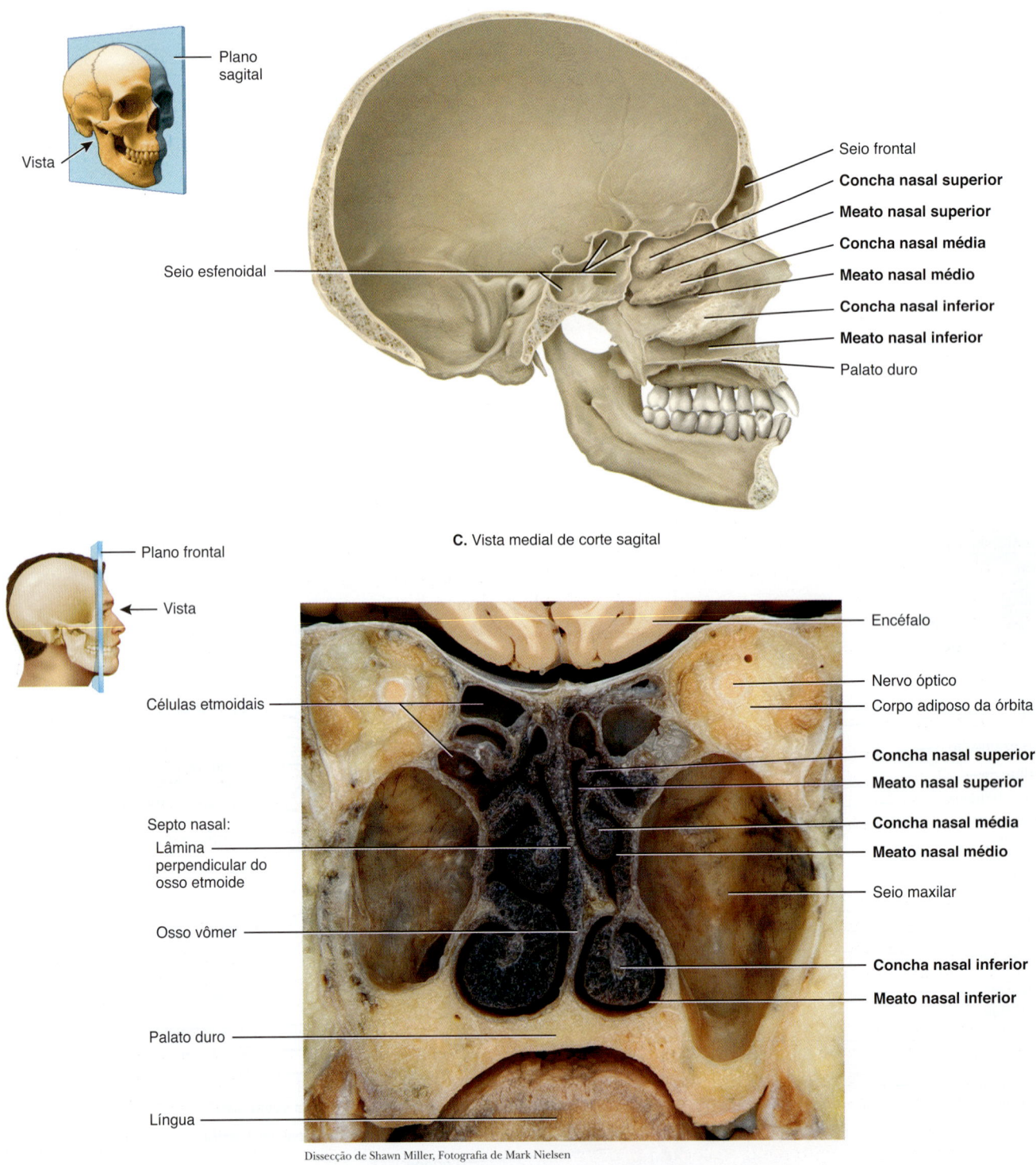

C. Vista medial de corte sagital

D. Corte frontal, mostrando as conchas

? **Qual é a via percorrida pelas moléculas de ar através do nariz?**

nasais laterais e a cartilagem do septo nasal. As cartilagens alares maiores formam as margens medial e lateral das narinas. Quando os músculos do nariz se contraem e relaxam, as cartilagens alares maiores dilatam-se e produzem constrição das narinas. Por fim, existem três ou quatro pequenas peças de cartilagem posteriores às cartilagens alares maiores, denominadas **cartilagens alares menores**. Como consiste em cartilagem hialina flexível, o esqueleto cartilagíneo da parte externa do nariz é ligeiramente flexível. A anatomia de superfície do nariz é mostrada na Figura 27.5.

As aberturas na parte externa do nariz são as **narinas**, que continuam como cavidades com tamanho aproximado da ponta de um dedo, denominadas **vestíbulos do nariz**. (Esta é a área do nariz ocupada por um dedo quando este é colocado no nariz.) A metade inferior de cada vestíbulo do nariz é revestida por pele contínua com a pele da face. Essa pele tem numerosos pelos, com glândulas sebáceas e sudoríparas que secretam substâncias em sua superfície. O revestimento superior de cada vestíbulo do nariz sofre transição para uma túnica mucosa, que continua profundamente dentro da cavidade nasal.

Em uma localização mais profunda no crânio, além da região dos vestíbulos do nariz, encontra-se a **cavidade nasal**, também denominada *parte interna do nariz*. Trata-se de um grande espaço na face anterior do crânio, situado inferiormente aos ossos nasais e superiormente à cavidade oral, formando a maior parte do nariz. Os esqueletos ósseo e cartilagíneo do nariz ajudam a manter o vestíbulo do nariz e a cavidade nasal abertos ou desobstruídos. Anteriormente, a cavidade nasal funde-se com a parte externa do nariz, e, posteriormente, a parte interna do nariz comunica-se com a faringe por meio de duas aberturas, denominadas *cóanos* (Figura 23.2B). Os ductos dos *seios paranasais* (seios frontal, esfenoidal e maxilar e células etmoidais) e os *ductos lacrimonasais*, que drenam as lágrimas das glândulas lacrimais, também se abrem dentro da cavidade nasal (Figura 7.13). As paredes laterais da cavidade nasal são formadas pelos ossos etmoide, maxila, lacrimal, palatino e conchas nasais inferiores (ver Figura 7.7); o etmoide também forma o teto. As lâminas horizontais dos palatinos e os processos palatinos da maxila, que juntos constituem o palato duro, formam o assoalho da cavidade nasal. A cavidade nasal é dividida em duas regiões – a grande *região respiratória* inferior e a pequena *região olfatória* superior. À semelhança dos vestíbulos do nariz, a cavidade nasal é dividida por um **septo nasal** intermediário em metades direita e esquerda. Um forte impacto na região nasal pode fraturar os delicados ossos do septo nasal ou separar a parte cartilagínea do septo nasal da parte óssea. Durante o processo de consolidação, os ossos e a cartilagem podem ser deslocados para um lado, resultando em **desvio de septo**. O septo nasal deslocado pode levar a um estreitamento de um lado da cavidade nasal. Isso torna a respiração mais difícil pelo lado afetado do nariz.

Três prateleiras, denominadas **conchas**, que são formadas por projeções das **conchas nasais superior**, **média** e **inferior**, estendem-se de cada parede lateral da cavidade nasal. As conchas, que quase alcançam o septo nasal, subdividem cada lado da cavidade nasal em uma série de vias de passagem semelhantes a sulcos – os **meatos nasais superior**, **médio** e **inferior**. A cavidade nasal e suas prateleiras são revestidas por uma túnica mucosa. A disposição das conchas e dos meatos aumenta a área de superfície na cavidade basal e impede a desidratação, atuando como um defletor que retém gotículas de água durante a expiração.

As células receptoras olfatórias, as células de sustentação e as células basais situam-se na região olfatória, a membrana que reveste a concha nasal superior e o septo nasal adjacente. Essa região é denominada **epitélio olfatório** (ver Figura 21.1). Esse epitélio contém cílios, porém não apresenta nenhuma célula caliciforme. Inferiormente ao epitélio olfatório, a túnica mucosa contém capilares e epitélio pseudoestratificado colunar ciliado, com numerosas células caliciformes; esse epitélio na região respiratória é denominado **epitélio respiratório**. Conforme o ar inalado gira pelas conchas e meatos, ele é aquecido pelo sangue circulante nos capilares abundantes. O muco secretado pelas células caliciformes umedece o ar e retém as partículas de poeira. A drenagem dos ductos lacrimonasais e, talvez, as secreções dos seios paranasais também ajudam a umedecer o ar. Os cílios movimentam o muco e as partículas de poeira aprisionadas em direção à faringe, a partir da qual podem ser removidos (*i. e.*, deglutidos ou cuspidos) do sistema respiratório.

Em resumo, as estruturas internas do nariz desempenham três funções: (1) aquecimento, umedecimento e filtração do ar que entra; (2) detecção de estímulos olfatórios (olfação); e (3) modificação das vibrações da fala conforme passam pelas grandes câmaras ocas de ressonância. A *ressonância* refere-se ao prolongamento, amplificação ou modificação de um som por meio de vibração.

Faringe

A **faringe** é um tubo afunilado, com cerca de 13 cm de comprimento, que começa nos cóanos e que se estende até o nível da cartilagem cricóidea, a cartilagem mais inferior da laringe (Figura 23.2). A faringe localiza-se imediatamente posterior às cavidades nasal e oral e a laringe, continua-se como esôfago e está anterior às vértebras cervicais. Sua parede é composta de músculos esqueléticos e revestida de túnica mucosa. Os músculos esqueléticos relaxados ajudam a manter a faringe desobstruída. A contração dos músculos esqueléticos auxilia na deglutição. A faringe atua como uma via de passagem para o ar e para o alimento, fornece uma câmara de ressonância para os sons da fala e abriga as tonsilas, que participam nas reações imunológicas contra invasores estranhos. O ramo da medicina que trata do diagnóstico e do tratamento das doenças das orelhas, nariz e faringe é denominado **otorrinolaringologia**.

A faringe pode ser dividida em três regiões anatômicas: (1) a parte nasal da faringe, (2) a parte oral da faringe e (3) a parte laríngea da faringe. (Ver o diagrama de orientação inferior na Figura 23.2B). A parte superior da faringe, denominada **parte nasal**, situa-se posteriormente à cavidade nasal e estende-se até o plano do palato mole. O *palato mole*, que forma a parte posterior do teto da boca, é uma divisão muscular arqueada entre as partes nasal e oral da faringe, que é recoberta por túnica mucosa. Existem cinco aberturas na parede da parte nasal da faringe: dois cóanos, duas aberturas que levam às *tubas auditivas, os óstios faríngeos da tuba auditiva* (comumente conhecidas como *trompas de Eustáquio*) e uma única abertura na parte oral da faringe. A parede posterior também contém a **tonsila faríngea** (*adenoide*). Por meio dos cóanos, a parte nasal da faringe recebe o ar proveniente da cavidade nasal e recebe porções de muco carregado de poeira. A parte nasal da faringe é revestida com epitélio pseudoestratificado colunar ciliado, e os cílios movimentam o muco para baixo, em direção à parte mais inferior da faringe. A parte nasal da faringe também troca pequenas quantidades de ar com as tubas auditivas para igualar a pressão de ar entre a orelha média e a atmosfera.

A parte intermediária da faringe, a **parte oral**, situa-se posteriormente à cavidade oral e estende-se desde o palato mole, inferiormente, até o nível do osso hioide. Além de se comunicar superiormente com a parte nasal da faringe e inferiormente com a parte laríngea da faringe, a parte oral apresenta uma abertura anterior, o **istmo das fauces**, a abertura da boca. Essa parte da faringe desempenha funções tanto respiratória quanto digestória, visto que se trata de uma via de passagem comum para o ar, o alimento e os líquidos. Como a parte oral da faringe está sujeita a sofrer abrasão por partículas de alimento, ela é revestida com epitélio estratificado pavimentoso não queratinizado. Na parte oral da faringe, encontram-se dois pares de tonsilas, as **tonsilas palatinas** e as **tonsilas linguais**.

A parte inferior da faringe, a **parte laríngea da faringe**, começa no nível do osso hioide. Em sua extremidade inferior, continua-se como o esôfago e, comunica-se anteriormente com a laringe ("caixa de voz"). Assim como a parte oral da faringe, a parte laríngea da faringe é uma via tanto respiratória quanto digestória e é revestida por epitélio estratificado pavimentoso não queratinizado.

O suprimento arterial da faringe inclui a artéria faríngea ascendente, a artéria palatina ascendente, um ramo da artéria facial, a artéria palatina descendente e ramos faríngeos da artéria maxilar e os ramos musculares da artéria tireóidea superior. As veias da faringe possuem nomes semelhantes aos das artérias e drenam para o plexo pterigóideo e para as veias jugulares internas.

Os músculos da faringe são inervados, em sua maior parte, por ramos nervosos do plexo faríngeo suprido pelos nervos glossofaríngeo (NC IX) e vago (NC X).

✓ TESTE RÁPIDO

3. Compare a parte externa e a parte interna do nariz quanto à sua estrutura e funções.
4. Quais são as funções das três subdivisões da faringe?

CORRELAÇÃO CLÍNICA | *Tonsilectomia*

A **tonsilectomia** é a retirada cirúrgica das tonsilas. O procedimento é habitualmente realizado sob anestesia geral em base ambulatorial. As tonsilectomias são realizadas em indivíduos que apresentam frequentemente *tonsilite*, inflamação das tonsilas; naqueles que desenvolvem abscesso ou tumor das tonsilas; ou quando ocorre obstrução da respiração pelas tonsilas durante o sono.

CORRELAÇÃO CLÍNICA | *Coriza, influenza sazonal e influenza por H1N1*

Centenas de vírus podem causar **coriza** ou *resfriado comum*; entretanto, um grupo de vírus, denominados *rinovírus*, é responsável por cerca de 40% de todos os resfriados em adultos. Os sintomas típicos consistem em espirro, secreção nasal excessiva, tosse seca e congestão. O resfriado comum não complicado não é habitualmente acompanhado de febre. As complicações incluem sinusite, asma, bronquite, otite e laringite. Pesquisas recentes sugerem a existência de uma associação entre o estresse emocional e o resfriado comum. Quanto mais alto o nível de estresse, maior a frequência e a duração dos resfriados.

A **influenza sazonal** (gripe) também é causada por um vírus. Os sintomas consistem em calafrios, febre (habitualmente acima de 39°C), cefaleia e mialgias. A *influenza* sazonal pode ser potencialmente fatal e pode evoluir para a pneumonia. É importante reconhecer que a *influenza* é uma doença respiratória, e não uma doença gastrintestinal (GI). Muitas pessoas declaram equivocadamente que apresentam *influenza* sazonal quando possuem uma doença GI.

A **influenza por H1N1** (gripe), também conhecida como *gripe suína*, é um tipo de influenza provocada por um vírus denominado *influenza H1N1*. O termo gripe suína originou-se do fato de que os exames laboratoriais iniciais indicaram que muitos dos genes no novo vírus eram semelhantes aos encontrados em suínos na América do Norte. Entretanto, testes subsequentes revelaram que um novo vírus é muito diferente daquele que circula em suínos da América do Norte.

A influenza H1N1 é um distúrbio respiratório identificado pela primeira vez nos EUA em abril de 2009. Em junho de 2009, a Organização Mundial da Saúde declarou a influenza H1N1 como *pandemia global* (doença que acomete grandes números de indivíduos em um curto período de tempo e que ocorre no mundo inteiro). O vírus dissemina-se da mesma maneira do que a influenza sazonal: a transmissão é interpessoal por meio de tosse ou espirro ou ao tocar objetos infectados e, em seguida, levar as mãos à boca ou ao nariz. A maioria dos indivíduos infectados pelo vírus apresenta doença leve e recupera-se sem tratamento clínico; entretanto, alguns indivíduos apresentam doença grave, e alguns até mesmo morrem. Os sintomas da *influenza* H1N1 incluem febre, tosse, coriza, cefaleia, dor corporal, calafrios e fadiga. Alguns indivíduos também apresentam vômitos e diarreia. Na maioria dos casos, os indivíduos que foram internados em decorrência de influenza H1N1 tiveram uma ou mais condições clínicas preexistentes, como diabetes melito, cardiopatia, asma, doença renal ou gravidez. As pessoas infectadas pelo vírus podem infectar outras um dia antes do aparecimento dos sintomas até 5 a 7 dias ou mais após a sua ocorrência.

O tratamento da influenza H1N1 consiste no uso de agentes antivirais, como Tamiflu® e Relenza®. Dispõe-se também de uma vacina. Entretanto, a vacina contra influenza H1N1 não substitui a vacina contra a gripe sazonal. Para impedir a infecção, os Centers for Disease Control and Prevention (*CDC*) recomendam lavar frequentemente as mãos com sabão e água ou com uma solução à base de álcool para as mãos; cobrir a boca e o nariz com um lenço de papel quando tossir ou espirrar e descartar o lenço; evitar tocar a boca, o nariz ou os olhos; evitar o contato próximo (1,8 metro) com pessoas que apresentem sintomas semelhantes aos da gripe; e permanecer em casa por 7 dias após o início dos sintomas ou após ficar livre dos sintomas por 24 h.

23.3 Anatomia da parte inferior do sistema respiratório

OBJETIVOS

- Identificar as características e as funções da laringe
- Listar as estruturas de produção da voz
- Descrever a anatomia e a histologia da traqueia
- Identificar as funções de cada estrutura bronquial
- Explicar como a anatomia dos pulmões possibilita a respiração.

Laringe

A **laringe** é uma via de passagem curta, que une a parte laríngea da faringe com a traqueia. Situa-se na linha mediana do pescoço, anterior à quarta, quinta e sexta vértebras cervicais (C IV-C VI).

A parede da laringe é composta de nove cartilagens (Figura 23.3). Três são ímpares (cartilagem tireóidea, cartilagem epiglótica e cartilagem cricóidea), e três pares (cartilagens aritenóideas, cuneiformes e corniculadas). Das cartilagens pares, as cartilagens aritenóideas são as mais importantes, visto que influenciam as posições e as tensões das pregas vocais (pregas vocais verdadeiras). Os músculos extrínsecos[1] da laringe unem as cartilagens a outras estruturas faringe; os músculos intrínsecos unem as cartilagens umas com as outras (ver Figuras 11.9 e 11.10). A **cavidade da laringe** é o espaço que se estende desde o ádito (entrada) da laringe até a margem inferior da cartilagem cricóidea. A parte da cavidade da laringe superiormente às pregas vestibulares é denominada **vestíbulo da laringe**. A parte da cavidade da laringe inferiormente às pregas vocais é denominada **cavidade infraglótica**.

A **cartilagem tireóidea**, a maior cartilagem da laringe, consiste em duas lâminas fundidas de cartilagem hialina, que formam as paredes anterior e lateral superiores da laringe, conferindo-lhe o seu formato triangular. A junção anterior das duas lâminas forma a proeminência laríngea (*pomo de Adão*). Em geral, é maior nos homens do que nas mulheres, devido à influência dos hormônios sexuais masculinos sobre o seu crescimento durante a puberdade. Acima da proeminência laríngea, existe uma incisura em forma de V, que pode ser palpada com a ponta do dedo. O ligamento que une a cartilagem tireóidea com o osso hioide, imediatamente superior a ele, é denominado **membrana tíreo-hióidea**.

A **epiglote** é uma grande peça de cartilagem elástica em forma de folha, que é recoberta por epitélio (Figura 23.3B, C, H). O pecíolo epiglótico é a parte inferior afilada fixada à margem anterior da cartilagem tireóidea. A parte "folhada" superior larga da epiglote não está fixada e pode movimentar-se livremente para cima e para baixo, como um alçapão. Durante a deglutição, a faringe e a laringe se elevam. A elevação da faringe a alarga para receber o alimento ou líquido, enquanto a elevação da laringe faz com que a epiglote se mova para baixo, formando uma tampa sobre a abertura da laringe, fechando-a. A via de passagem estreitada através da laringe é denominada **glote**. A glote consiste em um par de pregas de túnica mucosa, as pregas

---

[1] N.R.T.: Os músculos extrínsecos e intrínsecos possuem como função realizar o movimento, seja entre as cartilagens da laringe (intrínseco) ou entre a laringe e a faringe (extrínseco). O que une uma estrutura a outra sempre é uma articulação.

Figura 23.3 Laringe.

A laringe é composta de nove cartilagens.

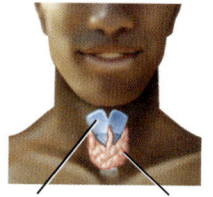

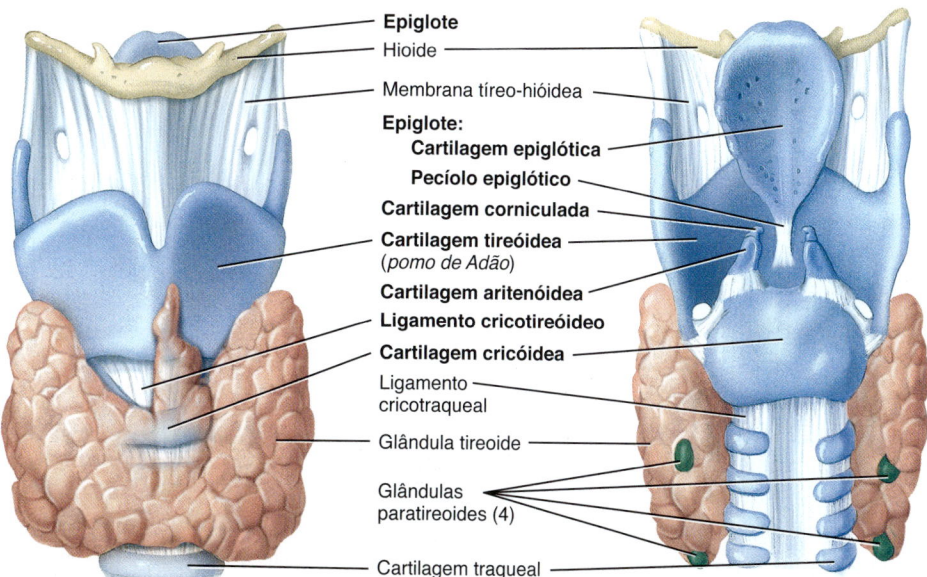

A. Vista anterior

B. Vista posterior

(*Continua*)

Figura 23.3 *Continuação*

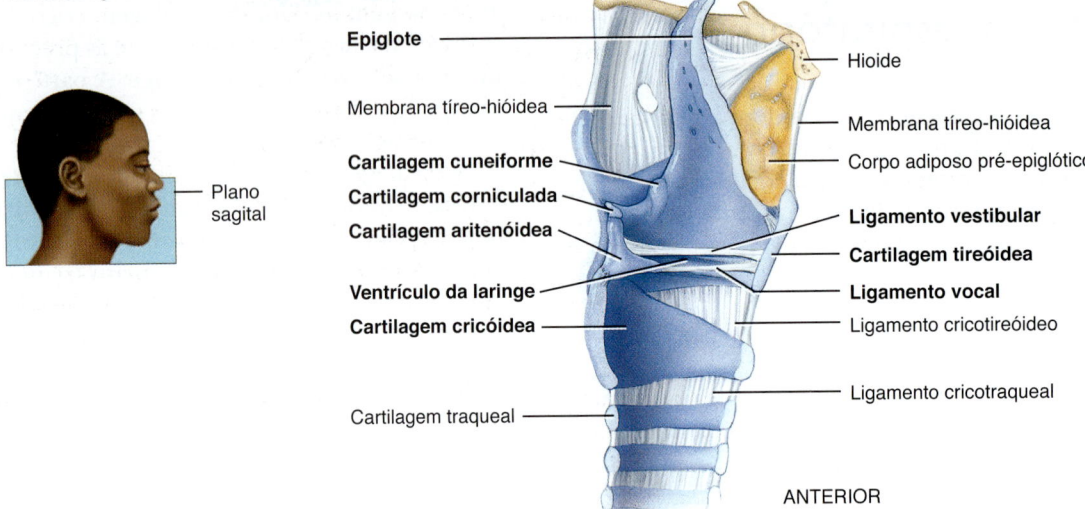

C. Corte sagital

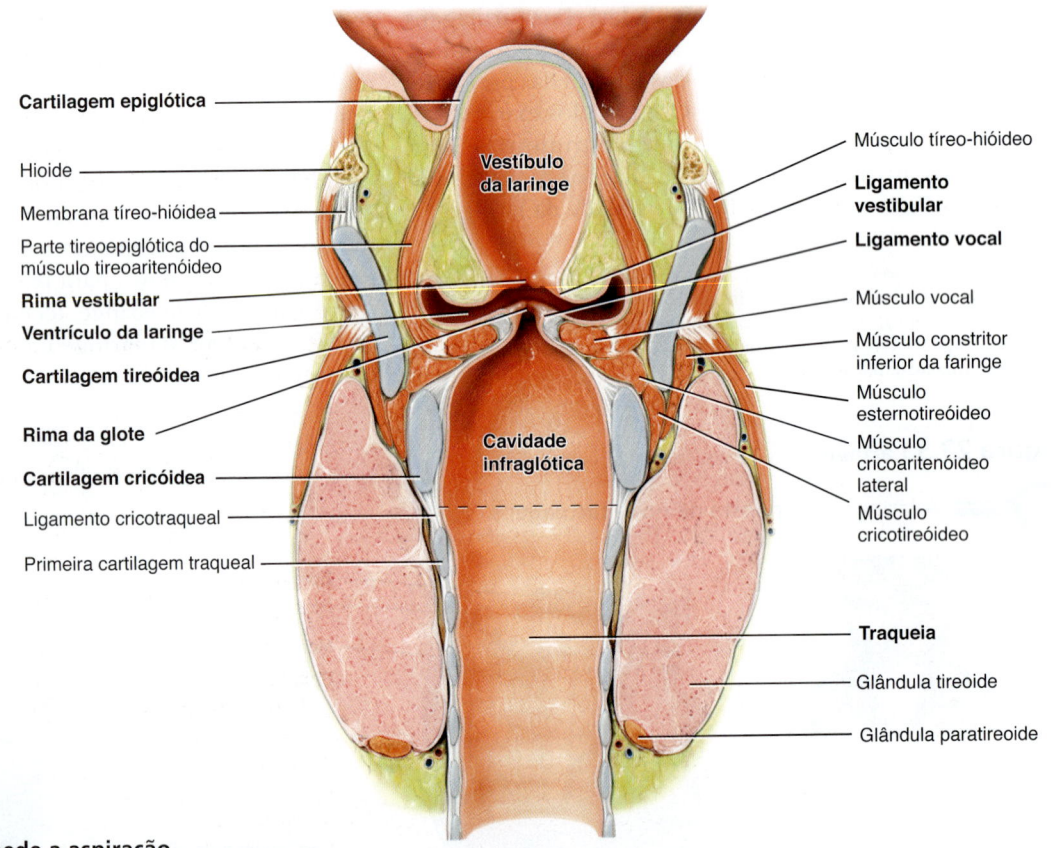

D. Corte frontal

❓ Como a epiglote impede a aspiração de alimentos e líquidos?

vocais na laringe, e no espaço entre elas, denominado **rima da glote** (Figura 23.3H). O fechamento da laringe durante a deglutição encaminha os líquidos e alimentos para dentro do esôfago, mantendo-os fora da laringe e das vias respiratórias. Quando pequenas partículas de poeira, fumaça, alimento ou líquidos passam para dentro da laringe, ocorre o reflexo da tosse, expelindo habitualmente o material.

A **cartilagem cricóidea** consiste em um anel de cartilagem hialina, que forma a parede inferior da laringe. Está fixada ao primeiro anel de cartilagem da traqueia por meio do **ligamento cricotraqueal**. A cartilagem tireóidea está unida com a cartilagem cricóidea pelo ligamento cricotireóideo mediano. A cartilagem tireóidea está unida com a cartilagem cricóidea pelo **ligamento cricotireóideo**. A cartilagem cricóidea é o ponto de referência para a realização de uma via respiratória de emergência, denominada traqueotomia.

As **cartilagens aritenoides** pares são peças triangulares, em sua maior parte de cartilagem hialina, que estão localizadas na margem posterossuperior da cartilagem cricóidea. Formam articulações sinoviais com a cartilagem cricóidea, e apresentam uma grande amplitude de mobilidade.

As **cartilagens corniculadas** pares, que são peças de cartilagem elástica em forma de corno, estão localizadas no ápice de cada cartilagem aritenoide. As **cartilagens cuneiformes** pares são cartilagens elásticas claviformes, situadas anteriormente às cartilagens corniculadas na face lateral da epiglote.

O revestimento da laringe superior às pregas vocais consiste em epitélio estratificado pavimentoso não queratinizado. O revestimento da parte inferior da laringe até as pregas vocais consiste em epitélio pseudoestratificado colunar ciliado, constituído de células colunares ciliadas, células caliciformes e células basais. O muco secretado por essas células ajuda a reter a poeira que não foi removida nas vias superiores. Diferentemente da ação dos cílios nas vias respiratórias superiores, que movimentam o muco e partículas retidas *para baixo* em direção à faringe, os cílios na parte inferior do sistema respiratório movimentam o muco *para cima*, em direção à faringe.

As substâncias presentes na fumaça do cigarro inibem o movimento dos cílios. Se os cílios forem paralisados, somente a tosse consegue remover acúmulos de muco e poeira das vias respiratórias. É por esse motivo que os fumantes tossem tanto e estão mais propensos a ter infecções respiratórias.

Estruturas para a produção da voz

A túnica mucosa da laringe forma dois pares de pregas (Figura 23.3C): um par superior, denominado **pregas vestibulares** (*pregas vocais falsas*), e um par inferior, denominado simplesmente **pregas vocais** (*pregas vocais verdadeiras*). O espaço entre as pregas vestibulares é conhecido como **rima do vestíbulo**. O **ventrículo da laringe** é uma expansão lateral da parte média da cavidade da laringe; é delimitado superiormente pelas pregas vestibulares e, inferiormente, pelas pregas vocais. Embora as pregas vestibulares não atuem na produção da voz, elas desempenham outros papéis funcionais importantes. Quando as pregas vestibulares são aproximadas, elas atuam segurando a respiração contra a pressão na cavidade torácica, como a que pode ocorrer quando uma pessoa faz força para levantar o objeto pesado.

As pregas vocais constituem as principais estruturas na produção da voz (Figura 23.4). Profundamente à túnica mucosa das pregas vocais, que consiste em epitélio estratificado pavimentoso não queratinizado, encontram-se faixas de ligamentos elásticos esticados entre as cartilagens rígidas da laringe, como as cordas de um violão. Os músculos intrínsecos da laringe fixam-se às cartilagens rígidas e às pregas vocais. Quando os músculos se contraem, eles movimentam as cartilagens, o que traciona firmemente os ligamentos elásticos; isso produz estiramento das pregas vocais nas vias respiratórias, estreitando a rima da glote. A contração

Figura 23.4 Movimento das pregas vocais.

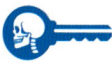 A glote consiste em um par de pregas de túnica mucosa, as pregas vocais na laringe, e no espaço entre elas (a rima da glote).

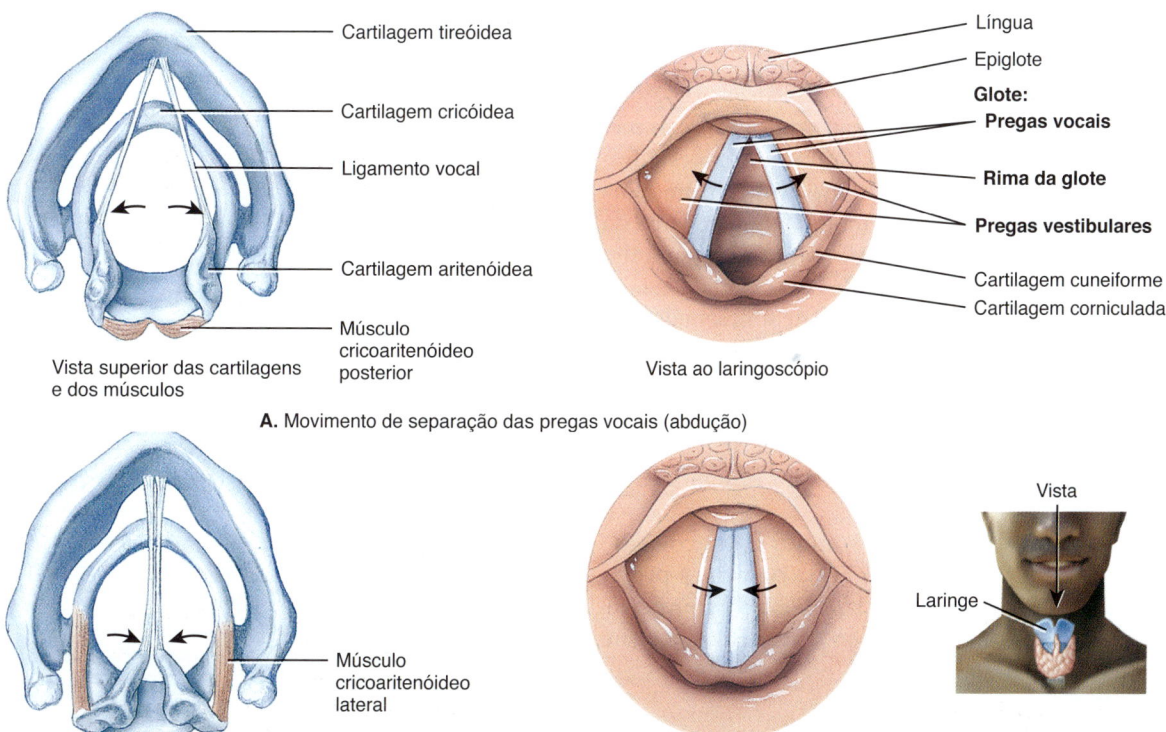

 Qual é a principal função das pregas vocais?

e o relaxamento dos músculos variam a tensão nas pregas vocais, assemelhando-se muito ao afrouxamento ou esticamento de uma corda de violão. O ar que passa pela laringe vibra as pregas e produz som (fonação) ao formar ondas sonoras na coluna de ar na faringe, nariz e boca. A variação na altura do som está relacionada com a tensão nas pregas vocais. Quanto maior a pressão do ar, mais alto o som produzido pelas pregas vocais em vibração.

Quando os músculos intrínsecos da laringe contraem, tracionam as cartilagens aritenóideas, fazendo-as girar e deslizar. A contração dos músculos cricoaritenóideos posteriores, por exemplo, afasta as pregas vocais (abdução), abrindo a rima da glote (Figura 23.4A). Por outro lado, a contração dos músculos cricoaritenóideos laterais aproxima as pregas vocais (adução), fechando a rima da glote (Figura 23.4B). Outros músculos intrínsecos podem alongar (e exercer tensão sobre) ou encurtar (e relaxar) as pregas vocais.

A altura do som é controlada pela tensão nas pregas vocais. Se forem esticadas pelos músculos, as pregas vocais vibram mais rapidamente, resultando em um tom vocal mais alto. A diminuição da tensão muscular sobre as pregas vocais produz sons de tonalidade mais baixa. Em virtude da influência dos androgênios (hormônios sexuais masculinos), as pregas vocais são habitualmente mais espessas e mais longas nos homens do que nas mulheres e, portanto, vibram mais lentamente. Em consequência, a voz dos homens geralmente tem uma amplitude sonora mais baixa que a das mulheres.

O som origina-se da vibração das pregas vocais, porém outras estruturas são necessárias para converter o som em fala reconhecível. A faringe, a boca, a cavidade nasal e os seios paranasais atuam como câmaras de ressonância, que conferem à voz sua qualidade humana e individual. Produzimos os sons das vogais constringindo e relaxando os músculos na parede da faringe. Os músculos da face, da língua e dos lábios ajudam a pronunciar as palavras.

O sussurro é produzido fechando toda a rima da glote, com exceção da parte posterior. Como as pregas vocais não vibram durante o sussurro, não há altura sonora nessa forma de fala. Entretanto, podemos ainda produzir uma fala inteligível enquanto sussurramos, modificando a forma da cavidade oral quando pronunciamos. Conforme o tamanho da cavidade oral muda, suas qualidades de ressonância também se modificam, o que atribui a altura de som semelhante à de uma vogal ao ar quando ele é impelido para os lábios.

As artérias da laringe são as artérias laríngeas superior e inferior. As veias laríngeas superior e inferior acompanham as artérias. A veia laríngea superior drena na veia tireóidea superior, enquanto a veia laríngea inferior desemboca na veia tireóidea inferior.

Os nervos da laringe são ambos ramos do nervo vago (NC X). O nervo laríngeo superior entra na laringe proveniente de cima, enquanto o nervo laríngeo recorrente (inferior) ascende pela base do pescoço para entrar na laringe, proveniente de baixo.

Traqueia

A **traqueia** é uma via de passagem tubular para o ar, que mede cerca de 12 cm de comprimento e 2,5 cm de diâmetro.

CORRELAÇÃO CLÍNICA | *Laringite e câncer de laringe*

Laringite é uma inflamação da laringe, que é mais frequentemente provocada por infecção respiratória ou por irritantes, como fumaça do cigarro. A inflamação das pregas vocais provoca rouquidão ou perda da voz, interferindo na contração das pregas vocais ou causando o seu edema até o ponto de não conseguirem vibrar livremente. Muitos fumantes inveterados adquirem uma rouquidão permanente em consequência do dano provocado pela inflamação crônica. O **câncer de laringe** é observado quase exclusivamente em fumantes. A condição caracteriza-se por rouquidão, dor na deglutição ou dor que se irradia para uma orelha. O tratamento consiste em radioterapia e/ou cirurgia.

Localiza-se anteriormente ao esôfago (Figura 23.5) e estende-se da laringe até a margem superior da quinta vértebra torácica (T V), onde se divide em brônquios principais direito e esquerdo (ver Figura 23.6). As camadas da parede da traqueia, da camada profunda para a superficial, são as seguintes: (1) a túnica mucosa, (2) a tela submucosa, (3) a túnica fibromusculocartilagínea e (4) a túnica adventícia. A **túnica mucosa** da traqueia consiste em uma camada epitelial de epitélio pseudoestratificado colunar ciliado e uma camada subjacente de lâmina própria, que contém fibras elásticas e reticulares. O epitélio consiste em células colunares ciliadas e células caliciformes que alcançam a face luminal, bem como em células basais que não a alcançam (ver Tabela 3.1E). O epitélio proporciona a mesma proteção contra a poeira que a túnica de revestimento da cavidade nasal e da laringe. A **tela submucosa** consiste em tecido conjuntivo frouxo (areolar), que contém glândulas seromucosas e seus ductos.

CORRELAÇÃO CLÍNICA | *Traqueotomia e intubação*

Diversas condições podem bloquear o fluxo de ar, causando obstrução da traqueia. A cartilagem da traqueia pode ser acidentalmente esmagada, a túnica mucosa pode tornar-se inflamada e edemaciada a ponto de fechar a via de passagem, o excesso de muco secretado pelas membranas inflamadas pode tampar as vias respiratórias inferiores, pode ocorrer aspiração de um objeto grande, ou um tumor canceroso pode fazer protrusão na via respiratória. São utilizados dois métodos para restabelecer o fluxo de ar após uma obstrução traqueal. Se a obstrução estiver localizada acima do nível da laringe, pode-se efetuar uma **traqueotomia.** Nesse procedimento, também denominado traqueostomia, uma incisão cutânea é seguida de uma incisão longitudinal curta na traqueia, abaixo da cartilagem cricóidea. Em seguida, um tubo traqueal é inserido para criar uma via de passagem de emergência para o ar. O segundo método é a **intubação**, na qual um tubo é inserido na boca ou no nariz e passado inferiormente pela laringe e traqueia. A parede firme do tubo empurra qualquer obstrução flexível, e o seu lúmen proporciona uma via de passagem para o ar; qualquer muco que esteja obstruindo a traqueia pode ser aspirado pelo tubo.

Na túnica fibromusculocartilagínea, os 16 a 20 anéis horizontais incompletos de cartilagem hialina assemelham-se à letra C. Os anéis estão empilhados um acima do outro e estão unidos por tecido conjuntivo denso. Podem ser sentidos através da pele, inferiormente à laringe. A parte aberta de cada anel de cartilagem em forma de C está orientada posteriormente, em direção ao esôfago (Figura 23.5) e é envolvida por uma **membrana fibromuscular**. Na membrana, encontram-se fibras musculares lisas transversas, denominadas **músculo traqueal**, bem como tecido conjuntivo elástico, que possibilita uma mudança sutil do diâmetro da traqueia durante a inspiração e a expiração, o que é importante para a manutenção de um fluxo eficiente de ar. Os anéis de cartilagem sólidos em forma de C fornecem um suporte semirrígido para manter a traqueia desobstruída, de modo que a parede da traqueia não colapse internamente (em particular durante a inspiração) e não obstrua a via de passagem do ar. A túnica mais superficial da traqueia, a **adventícia**, consiste em tecido conjuntivo frouxo (areolar), que une a traqueia aos tecidos circundantes.

As artérias da traqueia são ramos das artérias tireóidea inferior, torácica interna e bronquiais. As veias da traqueia desembocam nas veias tireóideas inferiores.

O músculo liso e as glândulas da traqueia recebem inervação parassimpática por meio de ramos dos nervos vagos (NC X). A inervação simpática provém de ramos do tronco simpático e seus gânglios.

Brônquios

Na margem superior da quinta vértebra torácica, a traqueia divide-se em um **brônquio principal direito (primário)**, que se estende até o pulmão direito, e em um **brônquio principal esquerdo (primário)**, que se estende até o pulmão esquerdo (Figura 23.6). O brônquio principal direito é mais vertical, mais curto e de maior calibre do que o esquerdo. Em consequência, um objeto aspirado tem maior probabilidade de entrar no brônquio principal direito e alojar-se nele do que no esquerdo. À semelhança da traqueia, os brônquios principais contêm anéis de cartilagem incompletos e são revestidos por epitélio pseudoestratificado colunar ciliado.

No ponto em que a traqueia se divide em brônquios principais direito e esquerdo, existe uma crista interna, denominada **carina da traqueia**. A carina é formada por uma projeção posterior e ligeiramente inferior da última cartilagem traqueal. A túnica mucosa da carina é uma das áreas mais sensíveis de toda a laringe e traqueia para desencadear

Figura 23.5 Localização da traqueia em relação ao esôfago.

A traqueia situa-se anteriormente ao esôfago e estende-se da laringe até a margem superior da quinta vértebra torácica.

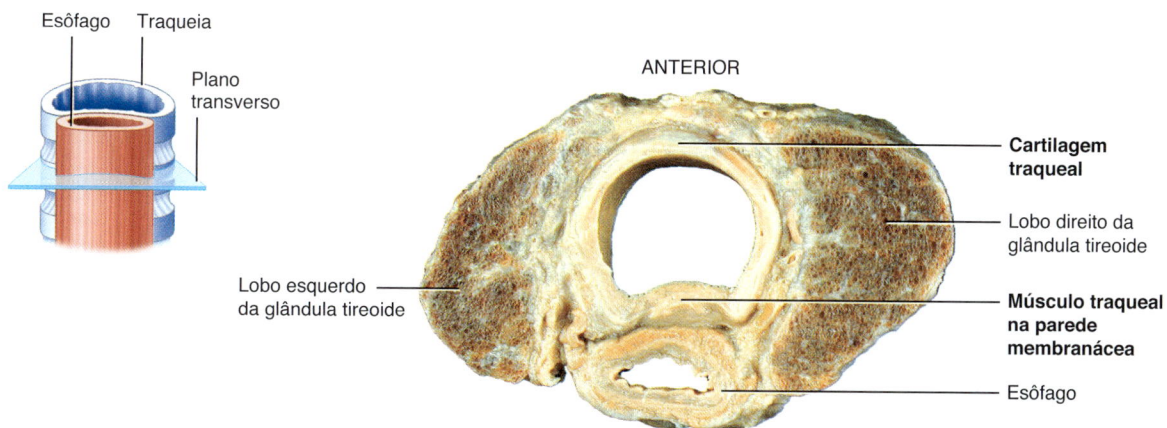

Dissecção de Shawn Miller, Fotografia de Mark Nielsen
A. Vista superior de corte transverso da glândula tireoide, traqueia e esôfago

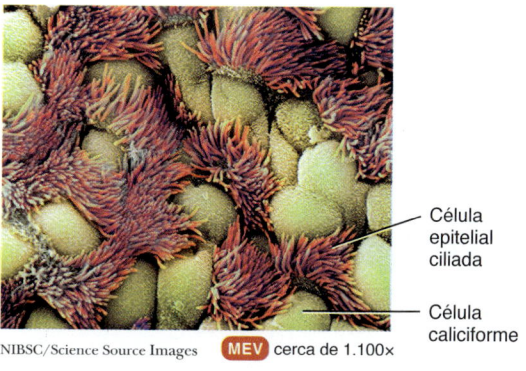

NIBSC/Science Source Images MEV cerca de 1.100×
B. Superfície epitelial da traqueia

Qual é o benefício de não haver anéis complexos de cartilagem traqueal entre a traqueia e o esôfago?

Figura 23.6 Ramificação das vias respiratórias a partir da traqueia: a árvore bronquial.

 A árvore bronquial consiste nas vias respiratórias macroscópicas, que começam na traqueia e se continuam até os bronquíolos terminais.

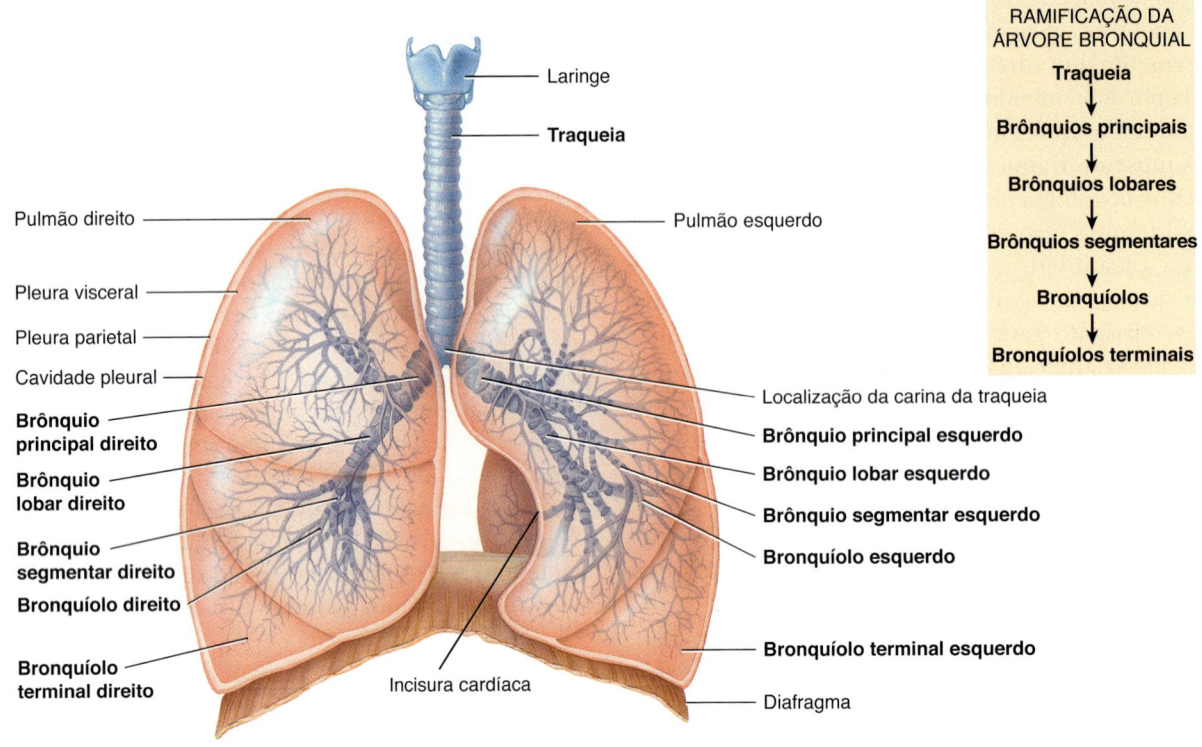

A. Vista anterior da árvore bronquial

B. Ramificação das vias respiratórias

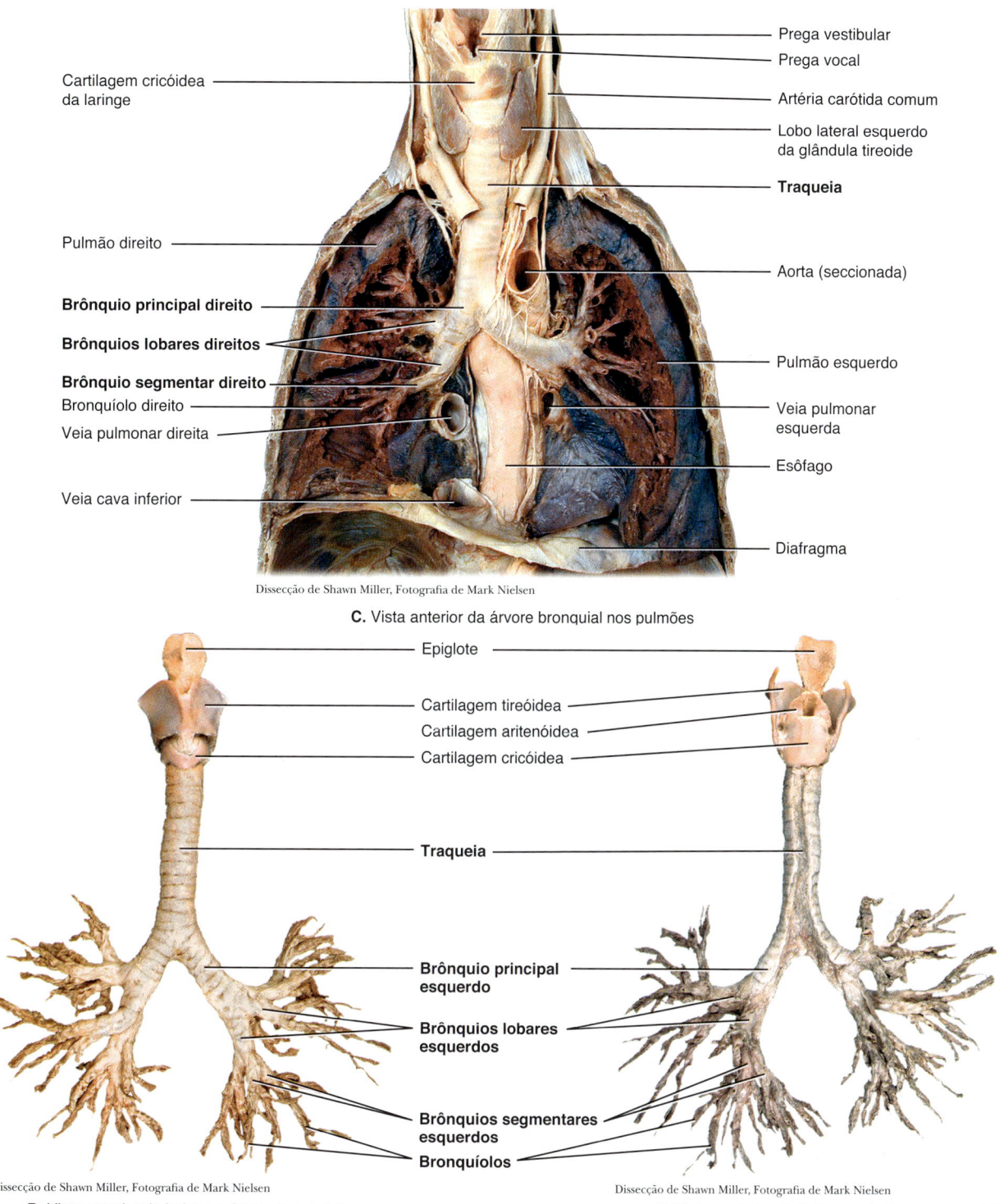

C. Vista anterior da árvore bronquial nos pulmões

D. Vista anterior da laringe e árvore bronquial

E. Vista posterior da laringe e da árvore bronquial

(*Continua*)

o reflexo da tosse. O alargamento e a distorção da carina são um sinal importante, visto que indicam habitualmente a existência de carcinoma dos linfonodos em torno da região onde a traqueia se divide.

Na sua entrada nos pulmões, os brônquios principais dividem-se para formar brônquios menores – os **brônquios lobares** (*secundários*), um para cada lobo do pulmão. (O pulmão direito possui três lobos, e o pulmão esquerdo, dois.) Os brônquios lobares continuam se ramificando, formando brônquios ainda menores, denominados **brônquios segmentares** (*terciários*), que suprem os segmentos broncopulmonares específicos dentro dos lobos. Em seguida, os brônquios segmentares dividem-se em **bronquíolos**. Os bronquíolos, por sua vez, ramificam-se repetidamente, e os menores ramificam-se em tubos ainda menores, denominados **bronquíolos terminais**. Esses bronquíolos contêm células colunares não ciliadas intercaladas entre as células epiteliais denominadas de *células de Clara*. Essas células protegem contra efeitos prejudiciais de toxinas e carcinógenos inspirados, produzem surfactante (discutido adiante) e atuam como células-tronco, que podem dar origem às várias células do epitélio. Os bronquíolos terminais representam a extremidade da parte

Figura 23.6 *Continuação*

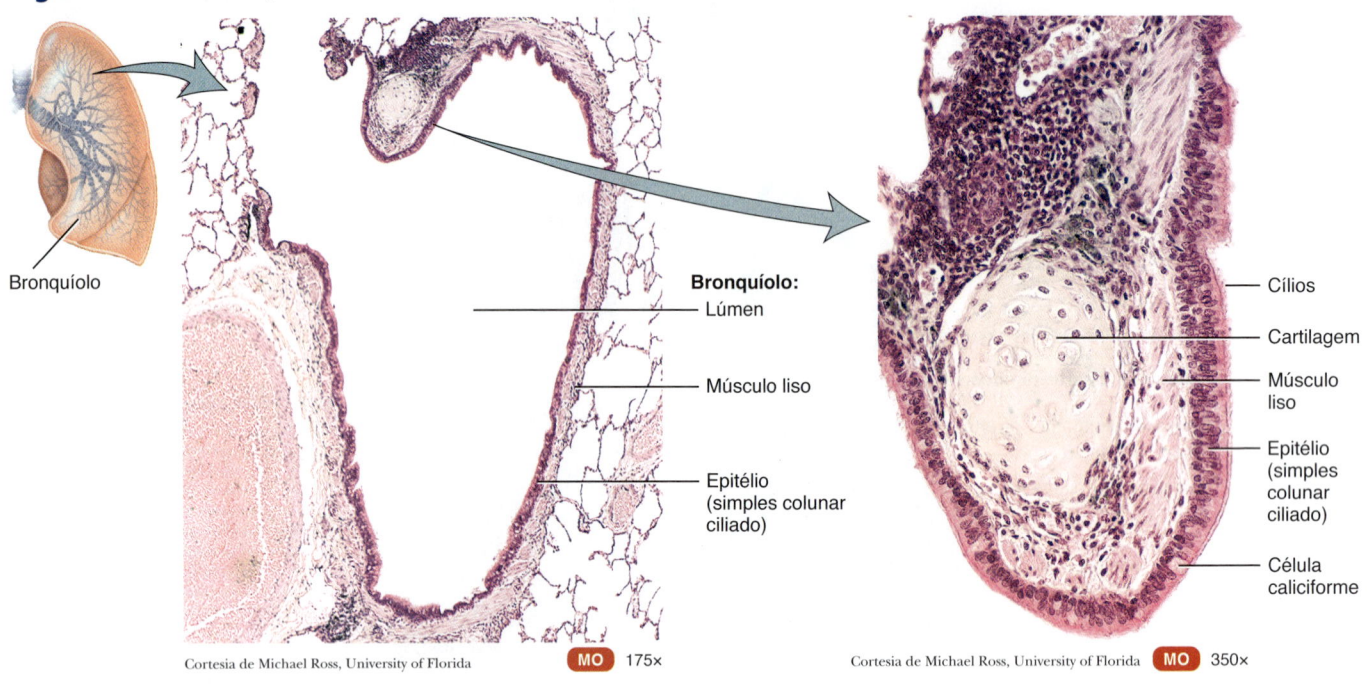

F. Corte transversal de um bronquíolo

G. Detalhes do epitélio

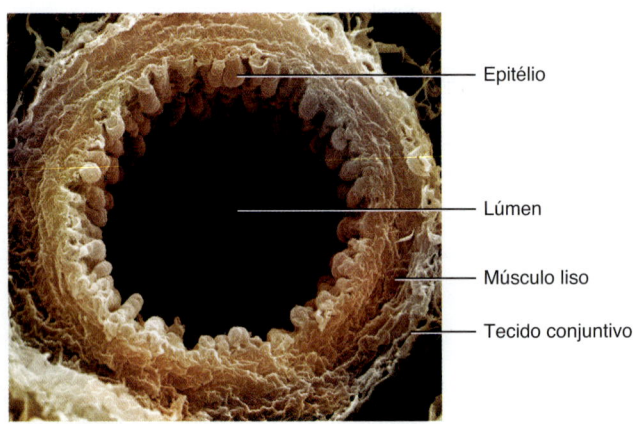

H. Histologia de um bronquíolo

? Quantos lobos e brônquios lobares estão presentes em cada pulmão?

CORRELAÇÃO CLÍNICA | *Asma e bronquite crônica*

Durante uma crise de **asma,** ocorre espasmo do músculo liso bronquiolar. Como não há cartilagem de sustentação, os espasmos reduzem o lúmen ou até mesmo fecham as vias de passagem do ar. O movimento do ar através dos bronquíolos contraídos torna a respiração mais laboriosa. A parte parassimpática do sistema nervoso autônomo e os mediadores das reações alérgicas, como a histamina, também provocam estreitamento dos bronquíolos (broncoconstrição), devido à contração do músculo liso bronquiolar. Como o ar que se move por um lúmen restrito produz um ruído, a respiração de um asmático frequentemente pode ser ouvida de longe. O princípio assemelha-se ao de um aspirador de pó: ele é barulhento devido ao movimento de um grande volume de ar por um tubo pequeno ou restrito.

Tipicamente, os asmáticos reagem a baixas concentrações de estímulos que habitualmente não causam nenhum sintoma em pessoas sem asma. Algumas vezes, o agente deflagrador é um alergênio, como pólen, ácaros de poeira, mofos ou determinado alimento. Outros deflagradores comuns incluem transtorno emocional, ácido acetilsalicílico, sulfitos (usados no vinho e na cerveja, bem como para manter as verduras frescas em saladas de restaurantes), exercícios e respirar ar frio ou fumaça de cigarro. Os sinais e sintomas consistem em respiração difícil, tosse, sibilos, sensação de constrição torácica, taquicardia, fadiga, pele úmida e ansiedade.

A **bronquite** *crônica* é um distúrbio caracterizado pela secreção excessiva de muco brônquico, acompanhada de tosse. Os irritantes inalados levam à inflamação crônica, com aumento no tamanho e no número de glândulas mucosas e células caliciformes no epitélio das vias respiratórias. O muco espesso e em excesso provoca estreitamento das vias respiratórias e compromete a ação dos cílios. Por conseguinte, os patógenos inalados ficam retidos nas secreções das vias respiratórias e multiplicam-se rapidamente. Além da tosse, as manifestações de bronquite crônica incluem dispneia, sibilos, cianose e hipertensão pulmonar.

condutória do sistema respiratório. Como essa extensa ramificação, que se estende da traqueia até os bronquíolos terminais, assemelha-se a uma árvore invertida, é comumente designada, em seu conjunto, como **árvore bronquial**. Depois dos bronquíolos terminais da árvore bronquial, os ramos tornam-se microscópicos. Esses ramos são denominados bronquíolos respiratórios e ductos alveolares, que são descritos adiante (ver Figura 23.10).

As passagens respiratórias que se estendem da traqueia até os ductos alveolares contêm cerca de 23 gerações de ramificação; a ramificação da traqueia nos brônquios principais é denominada ramificação de primeira geração, a dos brônquios principais em brônquios lobares, ramificação de segunda geração, e assim por diante, até alcançar os ductos alveolares (Figura 23.7B).

Conforme a ramificação na árvore bronquial se torna mais extensa, podem-se observar diversas alterações estruturais.

1. A túnica mucosa na árvore bronquial passa de um epitélio pseudoestratificado colunar ciliado nos brônquios principais, brônquios lobares e brônquios segmentares para um epitélio simples colunar ciliado com algumas células caliciformes nos bronquíolos maiores, um epitélio simples cuboide principalmente ciliado sem células caliciformes nos bronquíolos menores e epitélio simples cuboide principalmente não ciliado nos bronquíolos terminais. Lembre-se de que o epitélio ciliado das membranas respiratórias remove as partículas inaladas de duas maneiras. O muco produzido pelas células caliciformes retém as partículas, e os cílios movem o muco e as partículas retidas em direção à faringe para a sua remoção. Nas regiões que apresentam epitélio simples cuboide não ciliado, as partículas inaladas são removidas pelos macrófagos.
2. Lâminas de cartilagem substituem gradualmente os anéis incompletos de cartilagem nos brônquios principais e, por fim, desaparecem nos bronquíolos distais.
3. À medida que diminui a quantidade de cartilagem, a quantidade de músculo liso aumenta. O músculo liso envolve o lúmen em faixas espirais e ajuda a manter a desobstrução. Entretanto, como não há nenhuma cartilagem de sustentação, os espasmos musculares, como os que ocorrem durante um episódio de asma, podem fechar as vias respiratórias, uma situação potencialmente fatal.

Durante o exercício, a atividade na parte simpática da divisão autônoma do sistema nervoso (DASN) ou sistema nervoso autônomo (SNA) aumenta e provoca a liberação dos hormônios epinefrina e norepinefrina pela medula da glândula suprarrenal; esses hormônios causam relaxamento do músculo liso nos bronquíolos, dilatando as vias respiratórias. O resultado consiste em melhora da ventilação pulmonar, visto que o ar alcança mais rapidamente os alvéolos. A parte parassimpática da DASN e os mediadores das reações alérgicas, como a histamina, provocam contração do músculo liso bronquiolar, resultando em constrição dos bronquíolos distais.

O suprimento sanguíneo para os brônquios é efetuado pelos ramos bronquiais direito e esquerdo da parte torácica da aorta. As veias que drenam os brônquios são a veia bronquial direita, que desemboca na veia ázigo, e a veia bronquial esquerda, que desemboca na veia hemiázigo acessória ou na veia intercostal superior esquerda.

Pulmões

Os **pulmões** (Figura 23.7) são órgãos pares em forma de cone, situados na cavidade torácica. Um **pneumologista** é o especialista em diagnóstico e tratamento de doenças dos pulmões. Os pulmões são separados um do outro e de outras estruturas do mediastino pelo coração. O mediastino divide a cavidade torácica em duas câmaras anatomicamente distintas. Em virtude dessa separação, se a ocorrência de traumatismo provocar colapso de um pulmão, o outro pode

Figura 23.7 Relação das membranas pleurais com os pulmões.

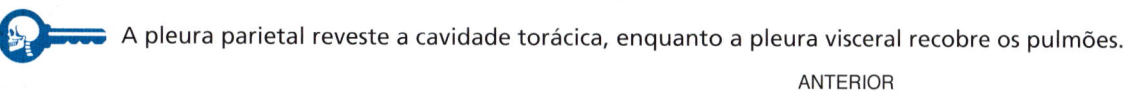

A pleura parietal reveste a cavidade torácica, enquanto a pleura visceral recobre os pulmões.

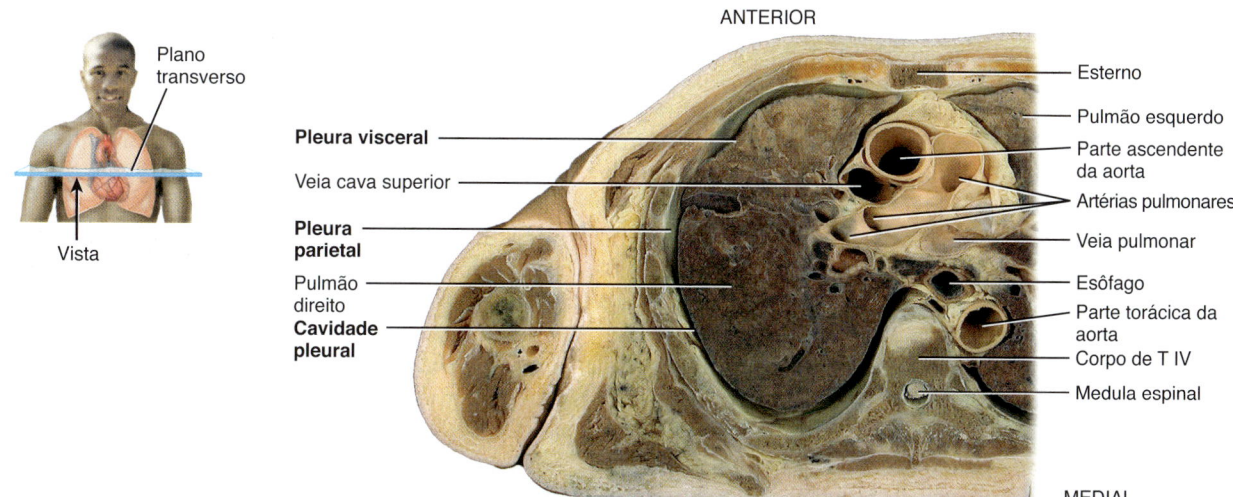

Dissecção de Shawn Miller, Fotografia de Mark Nielsen

Vista inferior de um corte transversal através da cavidade torácica, mostrando a cavidade pleural e as membranas pleurais

Que tipo de membrana é a membrana pleural?

> **CORRELAÇÃO CLÍNICA | *Pleurisia***
>
> A inflamação da pleura, denominada **pleurisia** ou *pleurite*, pode, em seus estágios iniciais, provocar dor, devido ao atrito entre a pleura parietal e a pleura visceral. Se a inflamação persistir, ocorre acúmulo de líquido em excesso no espaço pleural, uma condição conhecida como **derrame** ou **efusão pleural**.

> **CORRELAÇÃO CLÍNICA | *Mesotelioma maligno***
>
> O **mesotelioma maligno** é um câncer raro, que acomete o mesotélio de uma túnica serosa. A forma mais comum, que constitui cerca de 75% de todos os casos, afeta as pleuras dos pulmões (*mesotelioma pleural*). Nos EUA, são diagnosticados cerca de 2.000 a 3.000 casos por ano, respondendo por cerca de 3% de todos os cânceres. A doença é, em quase todos os casos, provocada por asbesto (amianto), que tem sido amplamente usado em isolamento, produtos têxteis, cimento, freios, juntas, telhas e pisos.
>
> Os sinais e os sintomas do mesotelioma pleural, que podem aparecer até 20 a 50 anos ou mais após a exposição ao asbesto, consistem em dor torácica, dispneia, derrame pleural (líquido circundando os pulmões), fadiga, anemia, sangue no escarro expectorado, sibilos, rouquidão e perda de peso inexplicada. O diagnóstico baseia-se em história clínica, exame físico, radiografias, TC e biopsia.
>
> Em geral, não há cura, e o prognóstico é sombrio. Quimioterapia, radioterapia, imunoterapia e terapia de múltiplas modalidades podem ser usadas para ajudar a diminuir os sintomas.

permanecer expandido. Cada pulmão é envolvido por uma túnica serosa protetora de duas lâminas, denominada *pleura*. Essa membrana é facilmente visualizada com a seguinte analogia: imagine que o pulmão é o seu punho, e você o empurra contra um balão. As duas camadas do balão envolvem o seu punho, separadas pelo espaço no interior do balão (ver Figura 1.7E). Isso se assemelha ao modelo da pleura. A camada superficial da pleura que reveste a parede da cavidade torácica é denominada **pleura parietal** (a parte do balão que não toca o seu punho), enquanto a camada profunda, a **pleura visceral**, adere aos pulmões (a parte do balão em contato com seu punho). As duas lâminas são contínuas uma com a outra no local em que os brônquios entram no pulmão (no seu punho, onde o balão se dobra para fora do seu punho). Entre as pleuras visceral e parietal, existe um pequeno espaço, a **cavidade pleural** (o interior do balão) que contém uma pequena quantidade de líquido lubrificante secretado pelas duas lâminas. Esse líquido reduz o atrito entre as lâminas, possibilitando o seu fácil deslizamento uma sobre a outra durante a respiração. O líquido pleural também faz com que as pleuras adiram uma à outra, exatamente como uma película de água faz com que duas lâminas de vidro de microscópio grudem uma na outra, um fenômeno denominado *tensão superficial*. Os pulmões direito e esquerdo são circundados por cavidades pleurais separadas.

Os pulmões estendem-se desde o diafragma até ligeiramente acima das clavículas e situam-se contra as costelas, anterior e posteriormente (Figura 23.8A). A parte inferior larga do pulmão, a **base**, é côncava e ajusta-se sobre a área convexa do diafragma. A parte superior estreita do pulmão é o **ápice**. A face do pulmão situada contra as costelas, a **face costal**, acompanha a curvatura arredondada das costelas. A **face mediastinal** de cada pulmão contém uma região, o **hilo pulmonar**, por meio do qual os brônquios, os vasos sanguíneos pulmonares, os vasos linfáticos e os nervos entram e saem (Figura 23.8E, G). Essas estruturas são mantidas juntas pela pleura e por tecido conjuntivo e constituem a **raiz do pulmão**. Medialmente, o pulmão esquerdo também contém uma concavidade, a **incisura cardíaca**, na qual se projeta o ápice do coração. Em virtude do espaço ocupado pelo coração, o pulmão esquerdo é cerca de 10% menor do que o direito. O pulmão direito é mais espesso e mais largo, porém também é ligeiramente mais curto do que o esquerdo, visto que o diafragma é mais alto no lado direito para acomodar o fígado, que está situado inferiormente.

Os pulmões quase preenchem o tórax (Figura 23.8A). O ápice dos pulmões localiza-se superiormente ao terço medial das clavículas, constituindo a única área que pode ser palpada. As faces anterior, lateral e posterior dos pulmões situam-se contra as costelas. A base dos pulmões estende-se da sexta cartilagem costal, anteriormente, até o processo espinhoso da décima vértebra torácica, posteriormente. A pleura estende-se aproximadamente 5 cm inferiormente à base, a partir da sexta cartilagem costal, anteriormente, até a décima segunda costela, posteriormente. Assim, os pulmões não preenchem por completo a cavidade pleural nessa área (ver Figura 23.8A).

É possível proceder à retirada do excesso de líquido na cavidade pleural sem lesar o tecido pulmonar por meio de uma agulha inserida anteriormente pelo sétimo espaço intercostal, um procedimento denominado **toracocentese**. A agulha é inserida ao longo da margem superior da oitava costela, de modo a evitar qualquer dano aos nervos intercostais e aos vasos sanguíneos. Inferiormente ao sétimo espaço intercostal, existe o risco de penetrar no diafragma.

Lobos, fissuras e lóbulos

Cada pulmão é dividido por fissuras, formando seções denominadas **lobos** (Figura 23.8B-G). Ambos os pulmões possuem uma **fissura oblíqua**, que se estende inferior e anteriormente, e o pulmão direito também apresenta uma **fissura horizontal**. A fissura oblíqua no pulmão esquerdo separa o **lobo superior** do **lobo inferior**. No pulmão direito, a parte superior da fissura oblíqua separa o lobo superior do lobo inferior, enquanto a parte inferior da fissura obliqua separa o lobo inferior do lobo médio, que é limitado, superiormente, pela fissura horizontal do pulmão direito.

Cada lobo recebe seu próprio brônquio lobar. Dessa maneira, o brônquio principal direito dá origem a três brônquios lobares, denominados **brônquios lobares superior, médio** e **inferior,** enquanto o brônquio principal esquerdo dá origem aos brônquios lobares superior e inferior. No pulmão, os brônquios lobares dão origem aos **brônquios segmentares**; existem 10 brônquios segmentares em cada pulmão. A parte do tecido pulmonar suprida por cada brônquio segmentar é denominada **segmento broncopulmonar**

Figura 23.8 Anatomia de superfície dos pulmões.

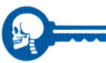 A fissura oblíqua divide o pulmão esquerdo em dois lobos. As fissuras oblíqua e horizontal dividem o pulmão direito em três lobos.

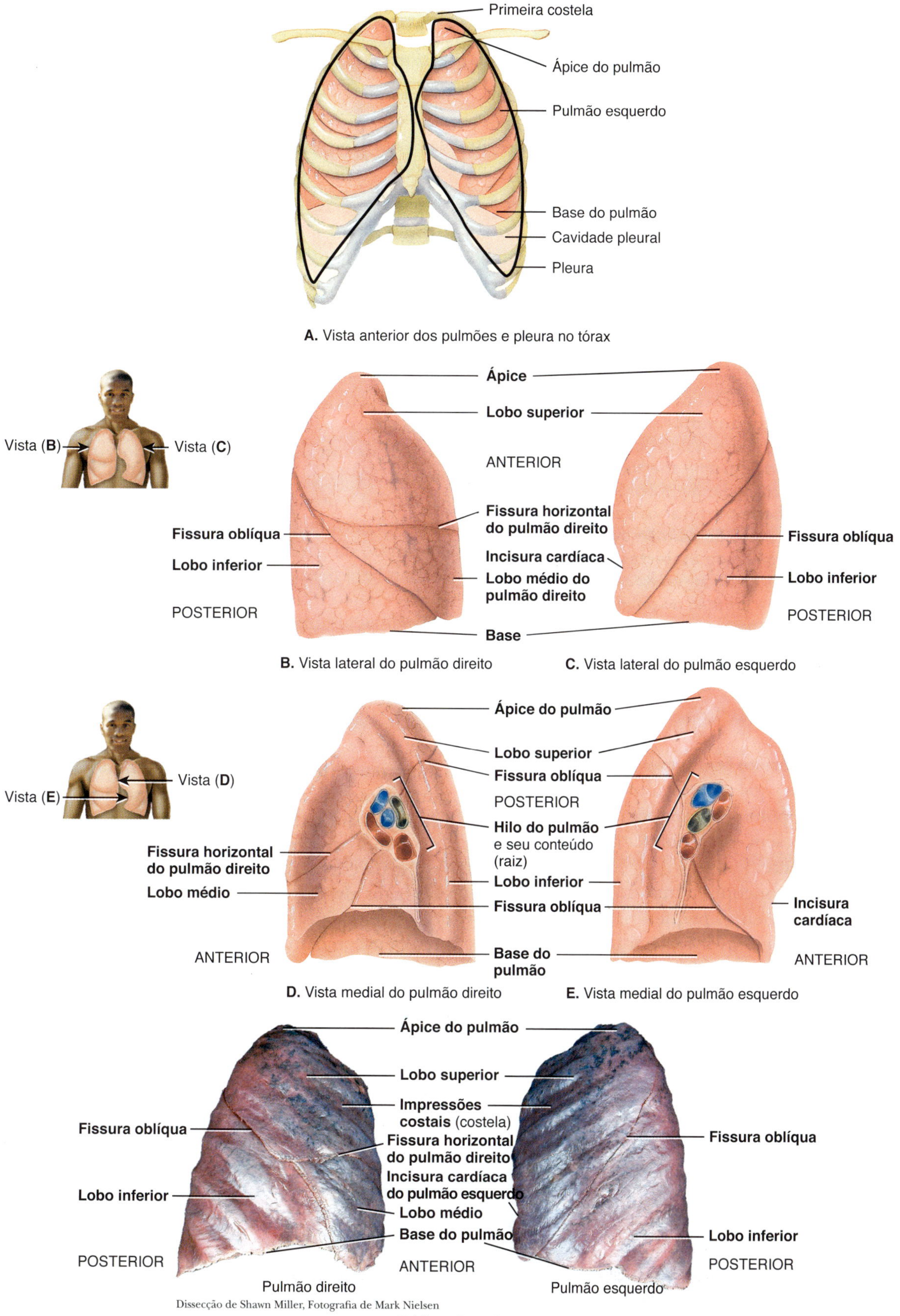

- Primeira costela
- Ápice do pulmão
- Pulmão esquerdo
- Base do pulmão
- Cavidade pleural
- Pleura

A. Vista anterior dos pulmões e pleura no tórax

Vista (**B**) — Vista (**C**)

- Ápice
- Lobo superior
- ANTERIOR
- Fissura oblíqua
- Lobo inferior
- POSTERIOR
- Fissura horizontal do pulmão direito
- Incisura cardíaca
- Lobo médio do pulmão direito
- Base
- Fissura oblíqua
- Lobo inferior
- POSTERIOR

B. Vista lateral do pulmão direito
C. Vista lateral do pulmão esquerdo

Vista (**E**) — Vista (**D**)

- Ápice do pulmão
- Lobo superior
- Fissura oblíqua
- POSTERIOR
- Hilo do pulmão e seu conteúdo (raiz)
- Lobo inferior
- Fissura oblíqua
- Base do pulmão
- ANTERIOR
- Fissura horizontal do pulmão direito
- Lobo médio
- Incisura cardíaca

D. Vista medial do pulmão direito
E. Vista medial do pulmão esquerdo

- Ápice do pulmão
- Lobo superior
- Impressões costais (costela)
- Fissura horizontal do pulmão direito
- Incisura cardíaca do pulmão esquerdo
- Lobo médio
- Base do pulmão
- Fissura oblíqua
- Lobo inferior
- POSTERIOR
- ANTERIOR
- Fissura oblíqua
- Lobo inferior
- POSTERIOR

Pulmão direito — Pulmão esquerdo
Dissecção de Shawn Miller, Fotografia de Mark Nielsen

F. Vistas laterais

(*Continua*)

Figura 23.8 *Continuação*

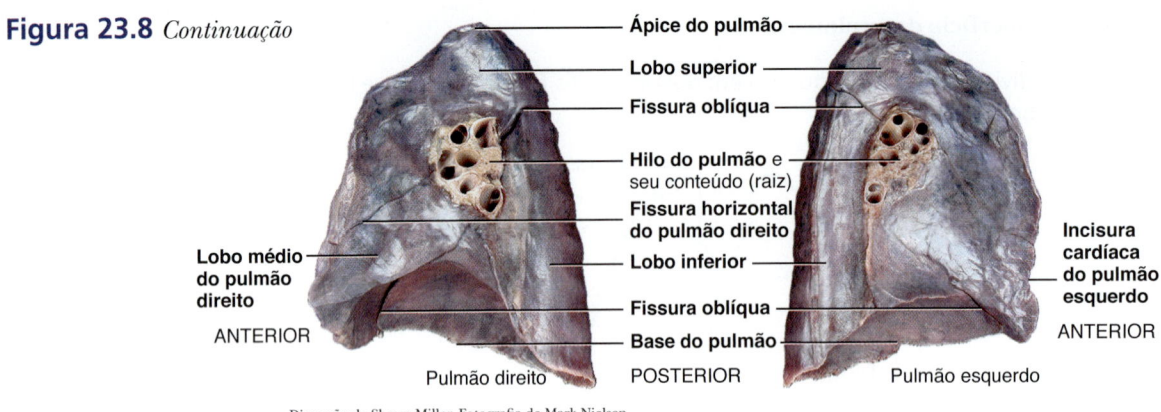

G. Vistas mediais

Dissecção de Shawn Miller, Fotografia de Mark Nielsen

? Por que os pulmões direito e esquerdo são ligeiramente diferentes quanto ao tamanho e formato?

CORRELAÇÃO CLÍNICA | Pneumotórax e hemotórax

Em determinadas condições, as cavidades pleurais podem se tornar cheias de ar (**pneumotórax**), sangue (**hemotórax**) ou pus. A presença de ar nas cavidades pleurais, mais comumente introduzido em uma abertura cirúrgica do tórax ou em consequência de ferimento provocado por arma branca ou de fogo, pode provocar colapso dos pulmões. Esse colapso de uma parte do pulmão ou, raramente, de todo o pulmão é denominado **atelectasia**. O objetivo do tratamento é a evacuação do ar (ou do sangue) do espaço pleural, possibilitando a inflação do pulmão. Um pneumotórax pequeno pode ser reabsorvido espontaneamente, porém é frequentemente necessário inserir um tubo torácico para auxiliar na evacuação.

(Figura 23.9). Os distúrbios bronquiais e pulmonares (como tumores ou abscessos) que estão localizados em determinado segmento broncopulmonar específicos podem ser cirurgicamente retirados, sem comprometer gravemente o tecido pulmonar adjacente.

Cada segmento broncopulmonar dos pulmões possui numerosos compartimentos pequenos, denominados **lóbulos**; cada lóbulo está envolvido em tecido conjuntivo elástico e contém um vaso linfático, uma arteríola, uma vênula e um ramo de um bronquíolo terminal (Figura 23.10A). Os bronquíolos terminais em um lóbulo subdividem-se em ramos microscópicos, denominados **bronquíolos respiratórios** (Figura 23.10B). Apresentam também alvéolos (descritos adiante), que se desenvolvem a partir de suas paredes. Como os alvéolos participam na troca gasosa, os bronquíolos respiratórios constituem a primeira estrutura na parte respiratória do sistema respiratório. À medida que os bronquíolos respiratórios penetram mais profundamente nos pulmões, o revestimento epitelial passa de simples cuboide para simples pavimentoso. Por sua vez, os bronquíolos respiratórios subdividem-se em vários **ductos alveolares** (2 a 11), que consistem em epitélio simples pavimentoso.

Sacos alveolares e alvéolos

A dilatação terminal de um ducto alveolar é denominada **saco alveolar** e é análoga a um cacho de uvas. Cada saco alveolar é composto de evaginações denominadas **alvéolos**, análogos às uvas que compõem o cacho (Figura 23.10). A parede de um alvéolo consiste em dois tipos de células epiteliais alveolares (Figura 23.11). As **células alveolares do tipo I**, as células predominantes, consistem em células epiteliais simples pavimentosas, que formam um revestimento quase contínuo da parede alveolar. As **células alveolares do tipo II**, também denominadas **células septais**, são menos numerosas e encontram-se entre as células alveolares do tipo I. As células alveolares finas do tipo I constituem os principais locais de troca gasosa. As células alveolares do tipo II, que são células epiteliais arredondadas ou cuboides com superfícies livres contendo microvilosidades, secretam líquido alveolar. Esse líquido mantém a superfície entre as células e o ar úmido. Incluído no líquido alveolar está o surfactante, uma complexa mistura de fosfolipídios e lipoproteínas. O surfactante diminui a tensão superficial do líquido alveolar, reduzindo a tendência dos alvéolos ao colapso e, assim, mantendo a sua perviedade (descrita mais adiante).

Na parede alveolar, observa-se também a presença de **macrófagos alveolares**, fagócitos errantes que removem partículas de poeira finas e outros resíduos nos espaços alveolares, bem como fibroblastos, que produzem fibras reticulares e elásticas. Existe uma membrana basal elástica subjacente à camada de células alveolares do tipo I. Na face externa dos alvéolos, as arteríolas e vênulas pulmonares se dispersam, formando uma rede de capilares sanguíneos (ver Figura 23.10A), que consistem em uma única camada de células endoteliais e membrana basal.

A troca de O_2 e CO_2 entre os espaços aéreos nos pulmões e o sangue ocorre por difusão através das paredes alveolar e capilar, que juntas formam a **membrana respiratória**. A membrana respiratória, que se estende do espaço de ar alveolar até o plasma sanguíneo, consiste em quatro camadas (ver Figura 23.11B):

1. Uma camada de células alveolares dos tipos I e II e macrófagos alveolares associados, que constituem a **parede alveolar**.

Figura 23.9 Segmentos broncopulmonares dos pulmões. Os ramos bronquiais são mostrados na figura. Os segmentos broncopulmonares dentro dos pulmões são numerados e denominados por conveniência.

> Existem 10 brônquios segmentares em cada pulmão; cada um deles é composto de compartimentos menores, denominados lóbulos.

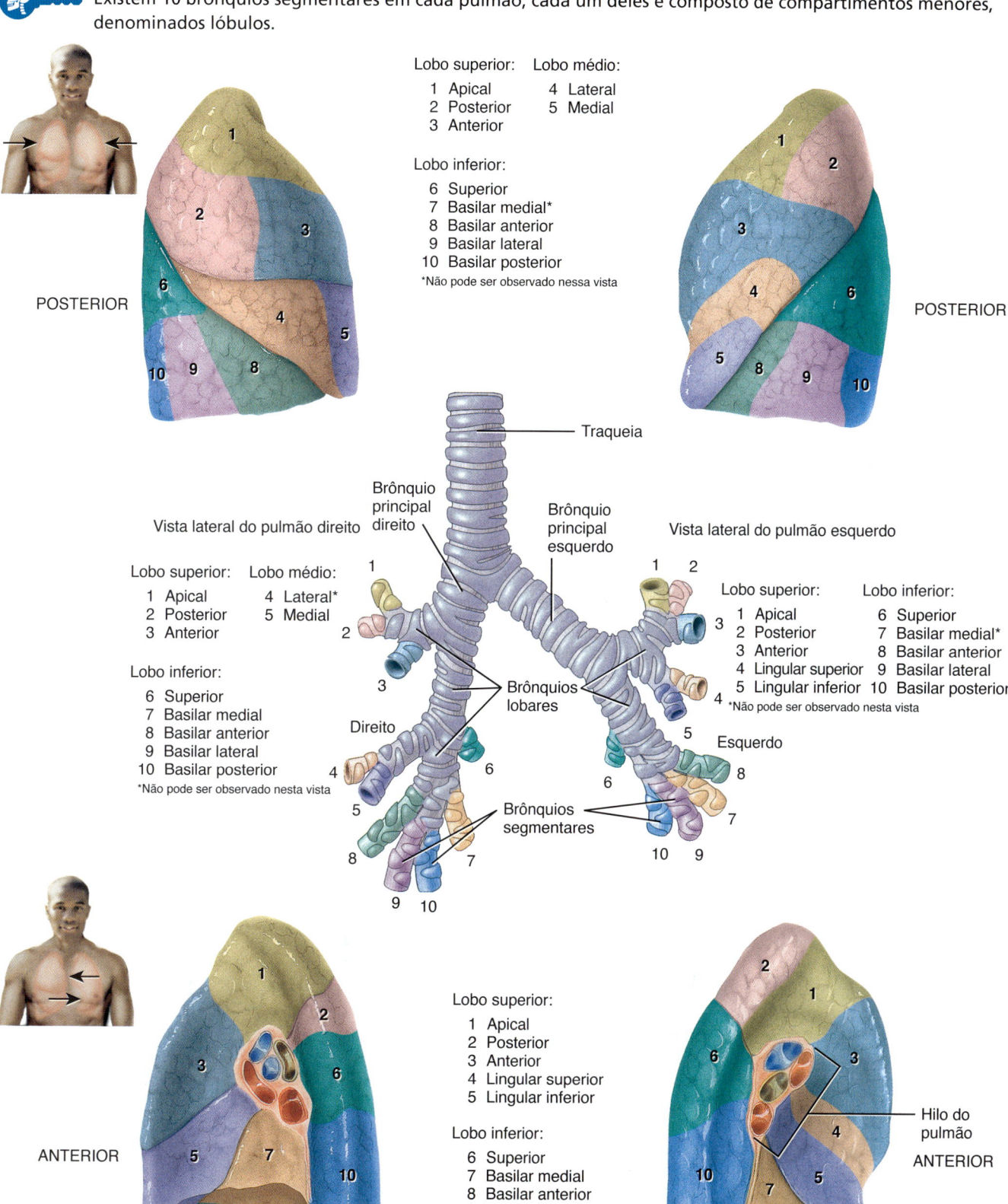

Vistas medial e basal do pulmão direito — Vistas medial e basal do pulmão esquerdo

? Que brônquios suprem um segmento broncopulmonar?

Figura 23.10 Anatomia microscópica de um lóbulo dos pulmões.

🔑 Um saco alveolar é a dilatação terminal de um ducto alveolar, composto de alvéolos.

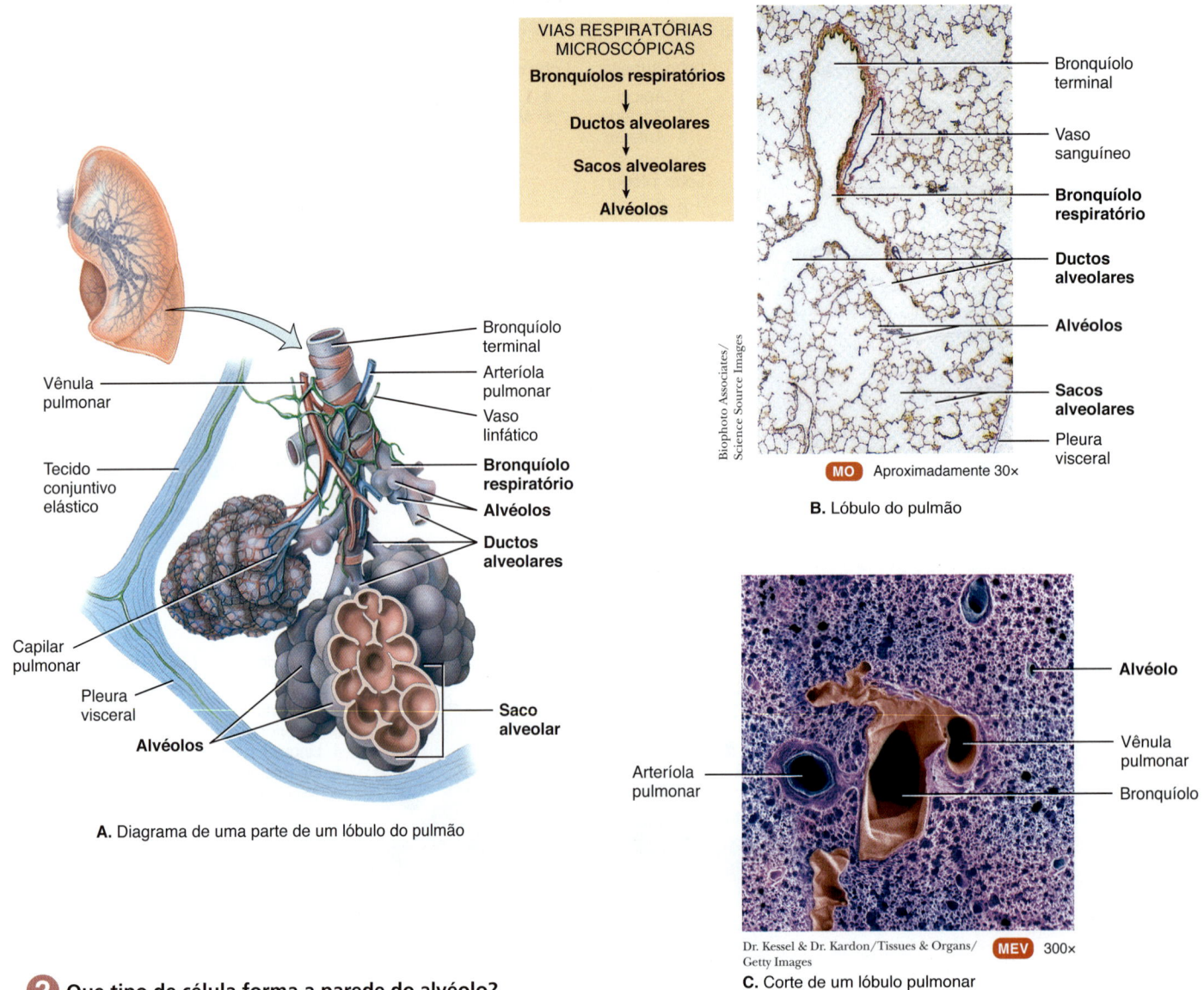

A. Diagrama de uma parte de um lóbulo do pulmão

B. Lóbulo do pulmão

C. Corte de um lóbulo pulmonar

❓ Que tipo de célula forma a parede do alvéolo?

CORRELAÇÃO CLÍNICA | Efeitos do tabagismo sobre o sistema respiratório

O tabagismo pode fazer com que uma pessoa fique facilmente "sem fôlego", até mesmo durante um exercício moderado, visto que diversos fatores diminuem a eficiência respiratória nos fumantes. A seguir, são citados alguns dos **efeitos do tabagismo sobre o sistema respiratório**: (1) A nicotina provoca constrição dos bronquíolos terminais, o que diminui o fluxo de ar para dentro e para fora dos pulmões. (2) O monóxido de carbono na fumaça liga-se à hemoglobina e reduz a sua capacidade de transporte de oxigênio. (3) Os irritantes presentes na fumaça causam aumento da secreção de muco pela túnica mucosa da árvore bronquial e edema do revestimento da túnica mucosa, ambos os quais impedem o fluxo de ar para dentro e para fora dos pulmões. (4) Os irritantes presentes na fumaça também inibem o movimento dos cílios, destruindo-os no revestimento do sistema respiratório. Dessa maneira, o excesso de muco e os resíduos estranhos não são facilmente removidos, o que contribui ainda mais para a dificuldade na respiração. Os irritantes também podem converter o epitélio respiratório normal em epitélio estratificado pavimentoso, que não tem cílios e células caliciformes. (5) Com o passar do tempo, o tabagismo leva à destruição das fibras elásticas nos pulmões e constitui a principal causa de enfisema. Essas alterações provocam colapso dos bronquíolos pequenos e retenção de ar nos alvéolos no final da expiração. O resultado é troca gasosa menos eficiente.

Figura 23.11 Componentes estruturais de um alvéolo. A membrana respiratória consiste em uma camada de células alveolares do tipo I e do tipo II, uma membrana basal epitelial, uma membrana basal capilar e endotélio capilar.

 A troca de gases respiratórios ocorre por difusão através da membrana respiratória.

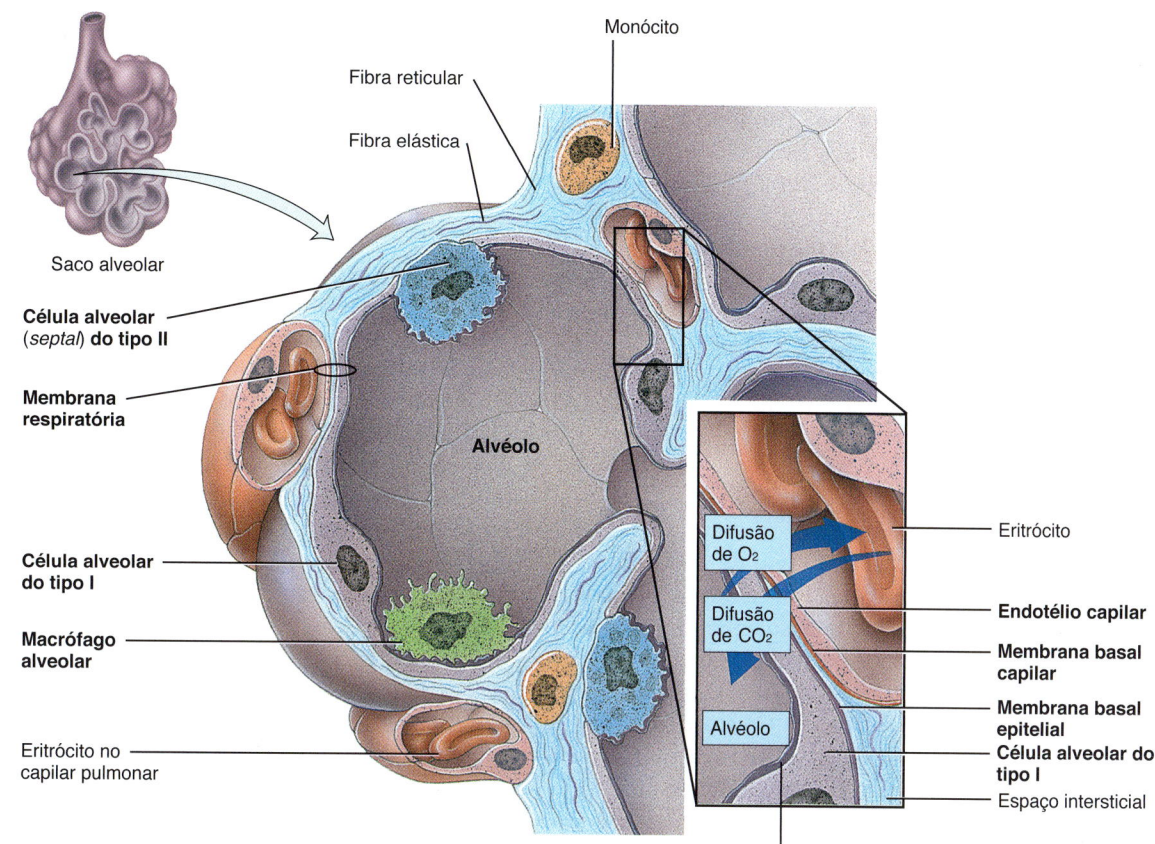

A. Corte através de um alvéolo, mostrando seus componentes celulares

B. Detalhes da membrana respiratória

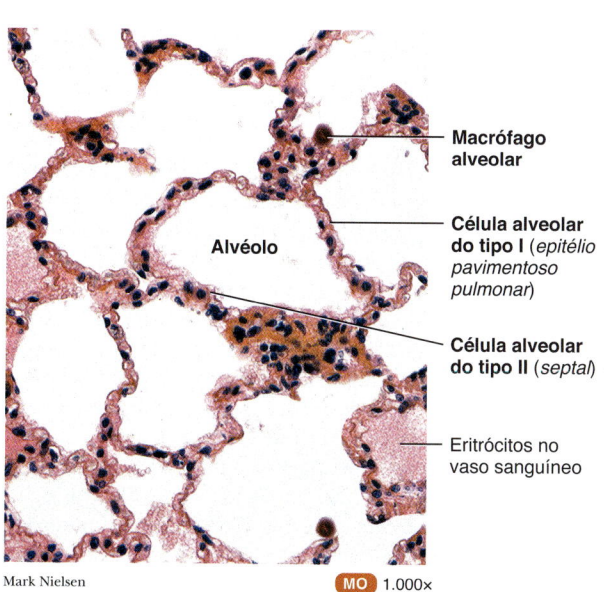

C. Detalhes de diversos alvéolos

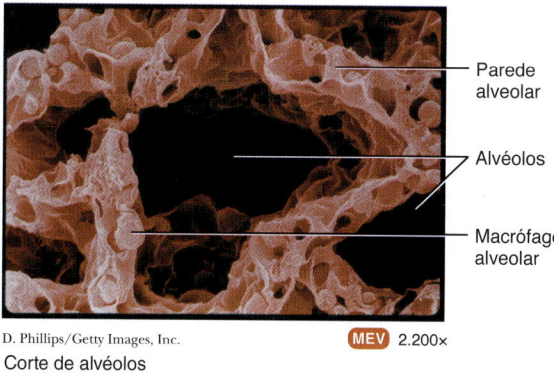

Corte de alvéolos

CORRELAÇÃO CLÍNICA | Enfisema

O **enfisema** é um distúrbio caracterizado pela destruição das paredes dos alvéolos, produzindo espaços anormalmente grandes, que permanecem cheios de ar durante a expiração. Com menor área de superfície para a troca gasosa, a difusão de O_2 através da membrana respiratória é reduzida. O nível sanguíneo de O_2 está ligeiramente reduzido, e qualquer exercício leve que aumente as necessidades de O_2 das células deixa o paciente sem ar. À medida que mais paredes alveolares são danificadas, a elasticidade do pulmão diminui, devido à perda das fibras elásticas, e cada vez mais ar fica retido nos pulmões no final da expiração. Ao longo de vários anos, o esforço respiratório adicional aumenta o tamanho da caixa torácica, resultando em "tórax em barril". O enfisema é um precursor comum do desenvolvimento do câncer de pulmão.

Qual é a espessura da membrana respiratória?

2. Uma **membrana basal epitelial** subjacente à parede alveolar.
3. Uma **membrana basal capilar**, que frequentemente se funde com a membrana basal epitelial.
4. As **células endoteliais** da parede capilar.

Apesar de ser constituída de várias camadas, a membrana respiratória é muito fina – apenas 0,5 μm de espessura, cerca de 1/16 do diâmetro de um eritrócito. Essa espessura possibilita a rápida difusão dos gases. Foi estimado que ambos os pulmões contêm 300 a 500 milhões de alvéolos, proporcionando uma imensa área de superfície de 75 m² – aproximadamente o tamanho de uma quadra de handebol ou um pouco maior – para a troca de gases. As centenas de milhões de alvéolos são responsáveis pela textura esponjosa dos pulmões.

A Tabela 23.1 fornece um resumo dos revestimentos epiteliais e das características especiais dos órgãos do sistema respiratório.

Suprimento sanguíneo para os pulmões

Os pulmões recebem sangue por meio de dois conjuntos de artérias: as artérias pulmonares e os ramos bronquiais da parte torácica da aorta. O sangue desoxigenado passa pelo tronco pulmonar, que se divide na artéria pulmonar esquerda, que entra no pulmão esquerdo, e na artéria pulmonar direita, que entra no pulmão direito. O retorno do sangue oxigenado para o coração ocorre por meio de quatro veias pulmonares, que desembocam no átrio esquerdo (ver Figura 14.16). Uma característica singular dos vasos sanguíneos pulmonares é a sua constrição em resposta à hipoxia (baixo nível de CO_2) localizada. Em todos os outros tecidos do corpo, a hipoxia provoca dilatação dos vasos sanguíneos, que serve para aumentar o fluxo sanguíneo. Todavia, nos pulmões, os vasos sanguíneos sofrem constrição em resposta à hipoxia, desviando o sangue desoxigenado das áreas pouco ventiladas para regiões bem ventiladas dos pulmões para uma troca gasosa mais eficiente.

Os ramos bronquiais da parte torácica da aorta levam o sangue oxigenado até os pulmões. Esse sangue passa principalmente para as paredes musculares dos brônquios e bronquíolos. Existem anastomoses entre os ramos bronquiais e os ramos das artérias pulmonares; a maior parte do sangue retorna ao sangue por meio das veias pulmonares. Entretanto, um certo volume de sangue drena para as veias bronquiais, que são tributárias do sistema ázigo (ver Expo 14.J), e retorna ao coração por meio da veia cava superior.

A inervação dos pulmões origina-se do plexo pulmonar, localizado anterior e posteriormente às raízes dos pulmões. O plexo pulmonar é formado por ramos dos nervos vagos (NC X) e troncos simpáticos. As fibras parassimpáticas motoras originam-se do núcleo dorsal do nervo vago (NC X), enquanto as fibras simpáticas são fibras pós-ganglionares do segundo ao quinto gânglios torácicos paravertebrais do tronco simpático.

Perviedade do sistema respiratório

Durante todo o estudo dos órgãos respiratórios, incluímos exemplos de estruturas ou secreções que ajudam a manter a perviedade do sistema respiratório, de modo que as vias de passagem de ar sejam mantidas livres de obstrução. Essas estruturas incluem os esqueletos ósseos e cartilagíneos do nariz, os músculos esqueléticos da faringe, as cartilagens da

---

CORRELAÇÃO CLÍNICA | Câncer de pulmão

Nos EUA, o **câncer de pulmão** é a principal causa de morte por câncer tanto em homens quanto em mulheres, sendo responsável por 160.000 mortes anualmente. Por ocasião do diagnóstico, o câncer de pulmão habitualmente está bem avançado, com metástases a distância em cerca de 55% dos pacientes e comprometimento de linfonodos regionais em mais 25%. Os indivíduos com câncer de pulmão morrem, em sua maioria, dentro de 1 ano após o diagnóstico inicial; a taxa de sobrevida global é de apenas 10 a 15%. O fumo de cigarro constitui a causa mais comum de câncer de pulmão. Aproximadamente 85% dos casos de câncer de pulmão estão relacionados com o tabagismo, e a doença é 10 a 30 vezes mais comum em fumantes do que em não fumantes. A exposição ao tabagismo passivo também está associada ao câncer de pulmão e cardiopatia. Nos EUA, o tabagismo passivo provoca cerca de 4.000 mortes por ano em consequência de câncer de pulmão, e quase 40.000 mortes por ano por cardiopatia. Outras causas de câncer de pulmão incluem a radiação ionizante e a inalação de irritantes, como asbesto e gás radônio. O enfisema constitui um precursor comum do câncer de pulmão.

O tipo mais comum de câncer de pulmão, o **carcinoma broncogênico,** começa no epitélio dos tubos bronquiais. Os tumores broncogênicos são denominados com base no local de sua origem. Por exemplo, os adenocarcinomas desenvolvem-se nas áreas periféricas dos pulmões, a partir das glândulas bronquiais e das células alveolares; os *carcinomas espinocelulares* desenvolvem-se a partir de células do epitélio pavimentoso dos tubos bronquiais maiores; e os *carcinomas de pequenas células* desenvolvem-se a partir das células epiteliais localizadas nos brônquios principais, próximo ao hilo dos pulmões. Devem o seu nome ao formato celular plano, com pouco citoplasma, e tendem a comprometer o mediastino no início de seu desenvolvimento. Dependendo do tipo, os tumores broncogênicos podem ser agressivos, localmente invasivos e apresentar metástases disseminadas. Os tumores começam como lesões epiteliais, que crescem para formar massas que causam obstrução dos tubos bronquiais ou que invadem o tecido pulmonar adjacente. Os carcinomas broncogênicos metastatizam para os linfonodos, o encéfalo, os ossos, o fígado e outros órgãos.

Os sinais e sintomas do câncer de pulmão estão relacionados com a localização do tumor. Podem incluir tosse crônica, expectoração de sangue do sistema respiratório, sibilos, dispneia, dor torácica, rouquidão, dificuldade na deglutição, perda de peso, anorexia, fadiga, dor óssea, confusão, problemas de equilíbrio, cefaleia, anemia, trombocitopenia e icterícia.

O tratamento consiste na retirada cirúrgica parcial ou completa do pulmão comprometido (pneumectomia), radioterapia e quimioterapia.

TABELA 23.1
Resumo do sistema respiratório.

ESTRUTURA	EPITÉLIO	CÍLIOS	CÉLULAS CALICIFORMES	CARACTERÍSTICAS ESPECIAIS
NARIZ				
Vestíbulo do nariz	Estratificado pavimentoso não queratinizado	Não	Não	Contém numerosos cílios
Região respiratória	Pseudoestratificado colunar ciliado	Sim	Sim	Contém conchas e meatos
Região olfatória	Epitélio olfatório (receptores olfatórios)	Sim	Não	Atua na olfação
FARINGE				
Parte nasal da faringe	Pseudoestratificado colunar ciliado	Sim	Sim	Via de passagem para o ar; contém cóanos, óstios para as tubas auditivas e tonsila faríngea
Parte oral da faringe	Estratificado pavimentoso não queratinizado	Não	Não	Via de passagem tanto para o ar quanto para o alimento e os líquidos; contém a abertura da boca (istmo das fauces)
Parte laríngea da faringe	Estratificado pavimentoso não queratinizado	Não	Não	Via de passagem tanto para o ar quanto para o alimento e os líquidos
LARINGE	Estratificado pavimentoso não queratinizado acima das pregas vocais; pseudoestratificado colunar ciliado abaixo das pregas vocais	Não superiormente às pregas; sim inferiormente às pregas	Não acima das pregas; sim abaixo das pregas	Via de passagem para o ar, contém as pregas vocais para a produção da voz
TRAQUEIA	Pseudoestratificado colunar ciliado	Sim	Sim	Via de passagem para o ar; contém anéis de cartilagem em forma de C para manter a traqueia aberta
BRÔNQUIOS				
Brônquios principais	Pseudoestratificado colunar ciliado	Sim	Sim	Via de passagem para o ar; contém anéis de cartilagem em forma de C para manter a perviedade
Brônquios lobares	Pseudoestratificado colunar ciliado	Sim	Sim	Via de passagem para o ar; contém lâminas de cartilagem para manter a perviedade
Brônquios segmentares	Pseudoestratificado colunar ciliado	Sim	Sim	Via de passagem para o ar; contém lâminas de cartilagem para manter a perviedade
Bronquíolos maiores	Simples colunar ciliado	Sim	Sim	Via de passagem para o ar; contém mais músculo liso do que nos brônquios
Bronquíolos menores	Simples colunar ciliado	Sim	Não	Via de passagem para o ar; contém mais músculo liso do que os bronquíolos maiores
Bronquíolos terminais	Simples colunar não ciliado	Não	Não	Via de passagem para o ar; contém mais músculo liso do que os bronquíolos menores
PULMÕES				
Bronquíolos respiratórios	Simples cuboide a simples pavimentoso	Não	Não	Via de passagem para o ar; troca gasosa
Ductos alveolares	Simples pavimentoso	Não	Não	Via de passagem para o ar; troca gasosa; produção de surfactante
Alvéolos	Simples pavimentoso	Não	Não	Via de passagem para o ar; troca gasosa; produção de surfactante para manter a perviedade

☐ Estruturas de condução ☐ Estruturas para a troca gasosa

laringe, os anéis de cartilagem em forma de C na traqueia e nos brônquios, o músculo liso nos bronquíolos e o surfactante nos alvéolos.

Infelizmente, numerosos fatores podem comprometer a perviedade. Esses fatores incluem lesões do osso e da cartilagem por esmagamento, desvio do septo nasal, pólipos nasais, inflamação das túnicas mucosas, espasmos do músculo liso e deficiência de surfactante.

✓ TESTE RÁPIDO

5. Como a laringe atua na respiração e na produção da voz?
6. Descreva a localização, a estrutura e a função da traqueia.
7. Quais são a estrutura e a função da árvore bronquial?
8. Onde estão localizados os pulmões em relação às clavículas, às costelas e ao coração? Onde os pulmões podem ser palpados?
9. Faça a distinção entre pleura parietal e pleura visceral.
10. Defina cada uma das seguintes partes do pulmão: base, ápice, face costal, face mediastinal, hilo, raiz, incisura cardíaca do pulmão esquerdo, lobo e lóbulo.
11. O que é um segmento broncopulmonar?
12. Descreva a histologia e a função da membrana respiratória.
13. Forneça vários exemplos de estruturas que mantêm a perviedade do sistema respiratório.

23.4 Mecânica da ventilação pulmonar (respiração)

OBJETIVOS

- Distinguir a ventilação pulmonar, a respiração externa e a respiração interna
- Descrever como ocorrem a inspiração e a expiração.

A **respiração** refere-se à troca de gases entre a atmosfera, o sangue e as células do corpo. Ocorre em três etapas básicas:

1. **Ventilação pulmonar.** O primeiro processo, a ventilação pulmonar ou *respiração*, consiste na inspiração (entrada) e na expiração (saída) de ar e constitui a troca de ar entre a atmosfera e os espaços aéreos dos pulmões. A ventilação pulmonar possibilita a entrada de O_2 nos pulmões e a saída de CO_2 dos pulmões.
2. **Respiração externa** (*pulmonar*). Trata-se da troca de gases entre os espaços aéreos dos pulmões e o sangue nos capilares pulmonares através da membrana respiratória. O sangue recebe O_2 e perde CO_2.
3. **Respiração interna** (*tecidual*). Refere-se à troca de gases entre o sangue dos capilares sistêmicos e as células teciduais. O sangue perde O_2 e recebe CO_2.

O fluxo de ar entre a atmosfera e os pulmões ocorre pela mesma razão pela qual o sangue flui pelo corpo: a existência de um gradiente (diferença) de pressão. O ar entra nos pulmões quando a pressão dentro dos pulmões é menor do que a pressão do ar na atmosfera. O ar sai dos pulmões quando a pressão no interior dos pulmões é maior do que a pressão na atmosfera.

Inspiração

A inalação é denominada **inspiração**. Imediatamente antes de cada inspiração, a pressão do ar no interior dos pulmões é igual à pressão atmosférica, que, ao nível do mar, é de cerca de 760 milímetros de mercúrio (mmHg) ou uma atmosfera (atm). Para o ar fluir para dentro dos pulmões, a pressão intra-alveolar precisa se tornar menor do que a pressão atmosférica. Essa condição é obtida pelo aumento de tamanho dos pulmões.

Para que ocorra inspiração, é necessário haver expansão dos pulmões. Isso aumenta o volume do pulmão e, consequentemente, a pressão pulmonar se torna menor que a pressão atmosférica. A primeira etapa na expansão dos alvéolos dos pulmões durante a respiração tranquila normal envolve a contração do principal músculo da inalação – o diafragma, com auxílio dos músculos intercostais externos (Figura 23.12).

O diafragma, músculo mais importante da inspiração, é um músculo esquelético cupuliforme, que forma o assoalho da cavidade torácica. É inervado por fibras dos nervos frênicos, que emergem de ambos os lados da medula espinal, nos níveis cervical 3, 4 e 5. A contração do diafragma provoca seu achatamento, reduzindo a sua cúpula. Isso aumenta o diâmetro vertical da cavidade torácica e responde pelo movimento de cerca de 75% do ar que entra nos pulmões durante a inspiração tranquila normal. A distância percorrida pelo diafragma durante a inspiração varia de 1 cm durante a respiração tranquila normal até cerca de 10 cm durante o exercício vigoroso. A gravidez avançada, a obesidade excessiva ou o uso de roupa que aperte o abdome impedem a descida completa do diafragma. Ao mesmo tempo que ocorre contração do diafragma, os músculos intercostais externos encontram-se em seu estágio mais ativo (esses músculos contraem-se durante todas as fases da respiração). Esses músculos esqueléticos seguem um trajeto oblíquo para baixo e para frente entre as costelas adjacentes, e, quando se contraem, as costelas são tracionadas para cima, e o esterno é empurrado anteriormente. Isso aumenta os diâmetros anteroposterior e lateral da cavidade torácica. O principal papel de todos os músculos intercostais é impedir o colapso dos espaços intercostais durante a descida do diafragma, visto que isso iria reduzir o volume torácico e aumentar a pressão.

Conforme o diafragma e os músculos intercostais externos se contraem, e o tamanho geral da cavidade torácica aumenta, as paredes dos pulmões são tracionadas para fora. As pleuras parietal e visceral normalmente aderem com força uma à outra, em virtude da baixa pressão atmosférica entre elas, e devido à tensão superficial criada pelas suas faces contíguas úmidas. Com a expansão da cavidade torácica, a pleura parietal que reveste a cavidade é tracionada para fora em todas as direções, e a pleura visceral e os pulmões são tracionados juntamente com ela, aumentando o volume dos pulmões.

Quando o volume dos pulmões aumenta, a pressão alveolar diminui de 760 para 758 mmHg. Assim, um gradiente de pressão é estabelecido entre a atmosfera e os alvéolos. O ar passa da atmosfera para dentro dos pulmões, devido

Figura 23.12 Músculos da inspiração e da expiração e suas ações. O músculo peitoral, um músculo da inspiração profunda (não mostrado aqui), está ilustrado na Figura 11.13A.

 Durante a respiração laboriosa profunda, há a participação dos músculos acessórios da inspiração (músculos esternocleidomastóideo, escaleno e peitoral menor) e músculos acessórios da expiração (músculos intercostais internos e abdominais).

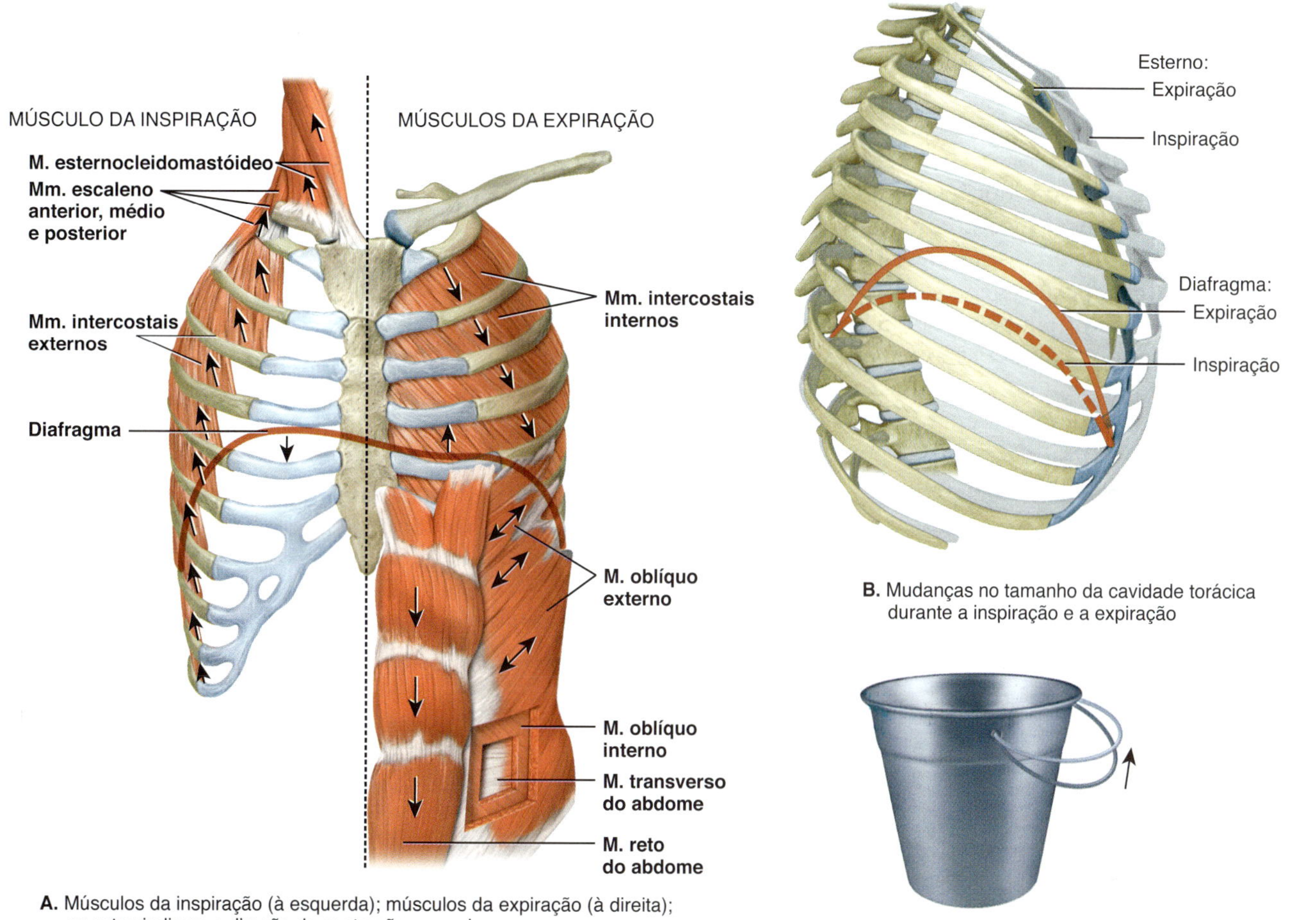

A. Músculos da inspiração (à esquerda); músculos da expiração (à direita); as setas indicam a direção da contração muscular

B. Mudanças no tamanho da cavidade torácica durante a inspiração e a expiração

C. Durante a inalação, as costelas inferiores (7 a 10) movem-se para cima e para fora, como a alça de um balde

Qual é o principal músculo que possibilita a respiração tranquila?

a uma diferença de pressão gasosa, e ocorre inspiração. O ar continua entrando nos pulmões enquanto houver uma diferença de pressão.

Durante a inspiração vigorosa e profunda, os músculos acessórios da inspiração também atuam para aumentar o tamanho da cavidade torácica (Figura 23.12A). Os músculos são assim denominados, visto que eles têm pouca ou nenhuma contribuição durante a inspiração tranquila normal; entretanto, durante o exercício ou a inspiração forçada, esses músculos podem sofrer contração vigorosa. Os músculos acessórios da inspiração incluem os músculos esternocleidomastóideos, que elevam o esterno, os músculos escalenos, que elevam as primeiras duas costelas; e os músculos peitorais menores, que elevam a terceira até a quinta costelas.

Expiração

A *expiração* é também obtida por um gradiente de pressão; todavia, neste caso, o gradiente é invertido: a pressão nos pulmões é maior do que a pressão da atmosfera. A expiração normal durante a respiração tranquila depende de dois fatores: (1) a retração das fibras elásticas que foram distendidas durante a inspiração e (2) a tração da tensão superficial para dentro, devido à película de líquido intrapleural entre as pleuras visceral e parietal.

A expiração começa quando os músculos da inspiração relaxam. Conforme o diafragma relaxa e os músculos intercostais externos tornam-se menos ativos, as costelas movem-se para baixo; a cúpula do diafragma move-se para cima, em virtude de sua elasticidade. Esses movimentos diminuem os diâmetros vertical, anteroposterior e lateral da cavidade torácica. Além disso, a tensão superficial exerce tração para dentro entre as pleuras parietal e visceral, e as membranas basais elásticas dos alvéolos e as fibras elásticas nos bronquíolos e ductos alveolares sofrem retração. Em consequência, o volume pulmonar diminui, e a pressão alveolar aumenta para 762 mmHg. Em seguida, o ar flui da área de maior pressão nos alvéolos para a área de menor pressão na atmosfera.

Durante a respiração laboriosa, e quando o movimento de ar para fora dos pulmões é impedido, ocorre contração dos músculos da expiração – os músculos abdominais e intercostais internos. A contração dos músculos abdominais move as costelas inferiores para baixo e comprime as vísceras abdominais, forçando, assim, o diafragma para cima. A contração dos músculos intercostais internos, que se estendem inferior e posteriormente entre costelas adjacentes, também traciona as costelas para baixo.

A respiração também fornece aos seres humanos vários métodos para expressar emoções, como riso, suspiro ou soluço. Além disso, o ar envolvido na respiração pode ser usado para expelir materiais estranhos das vias respiratórias inferiores por meio de ações como espirro e tosse. Os movimentos respiratórios também podem ser modificados e controlados quando falamos ou cantamos. Alguns dos movimentos respiratórios modificados que expressam emoção ou limpam as vias respiratórias estão listados na Tabela 23.2. Todos esses movimentos são reflexos, porém alguns deles podem ser iniciados voluntariamente.

✓ **TESTE RÁPIDO**
14. Quais são as diferenças básicas entre respiração, respiração externa e respiração interna?
15. Compare os eventos da respiração tranquila e da respiração forçada.
16. O que provoca o soluço?

23.5 Regulação da respiração

OBJETIVOS
- Explicar a função do centro respiratório na respiração
- Descrever os diversos fatores que regulam a frequência e a profundidade da respiração.

Embora a respiração possa ser controlada voluntariamente por curtos períodos, o sistema nervoso habitualmente controla a respiração de modo automático para suprir a demanda do corpo sem esforço consciente.

Função do centro respiratório

Como já aprendemos, o tamanho do tórax é alterado pela ação dos músculos respiratórios, que sofrem contração e relaxamento em consequência de impulsos nervosos transmitidos dos centros no encéfalo para eles. A área a partir da qual os impulsos nervosos são enviados para os músculos respiratórios consiste em aglomerados de neurônios de localização bilateral no bulbo e na ponte do tronco encefálico. Esse grupo de neurônios, denominado **centro respiratório**, pode ser dividido em duas áreas principais, com base na sua localização e função: (1) a área de ritmicidade bulbar ou centro respiratório bulbar no bulbo e (2) o grupo respiratório pontino ou centro pneumotáxico na ponte (Figura 23.13A).

Centro respiratório bulbar

O **centro respiratório bulbar** ou área de ritmicidade bulbar é constituído de dois conjuntos de neurônios denominados

TABELA 23.2

Movimentos respiratórios modificados.

MOVIMENTO	DESCRIÇÃO
Tosse	Inspiração prolongada e profunda, seguida de fechamento completo da rima da glote, resultando em expiração forte, que subitamente força a rima da glote a se abrir e enviar uma rajada de ar pelas vias respiratórias superiores. O estímulo para esse ato reflexo pode ser um corpo estranho alojado na laringe, na traqueia ou na epiglote.
Espirro	Contração espasmódica dos músculos da expiração, que expele o ar de maneira forçada pelo nariz e pela boca. O estímulo pode ser uma irritação da túnica mucosa do nariz.
Suspiro	Inspiração prolongada e profunda, seguida imediatamente de expiração mais curta, porém vigorosa.
Bocejo	Inspiração profunda pela boca amplamente aberta, produzindo um abaixamento exagerado da mandíbula. Pode ser estimulada por sonolência, ou pelo bocejo de outra pessoa, porém a causa precisa não é conhecida.
Soluço do choro	Série de inspirações convulsivas, seguidas de uma única expiração prolongada. A rima da glote fecha-se antes do normal depois de cada inspiração, de modo que apenas um pouco de ar entra nos pulmões a cada inspiração.
Choro	Inspiração seguida de muitas expirações curtas convulsivas, durante as quais a rima da glote permanece aberta e as pregas vocais vibram. Acompanhada de expressões faciais características e lágrimas.
Riso	Os mesmos movimentos básicos do choro, porém o ritmo dos movimentos e as expressões faciais habitualmente diferem daqueles do choro. O riso e o choro são algumas vezes indistinguíveis.
Soluço	Contração espasmódica do diafragma, acompanhada de fechamento espasmódico da rima da glote, produzindo um som agudo na inspiração. O estímulo consiste habitualmente em irritação das terminações nervosas sensitivas do sistema digestório.
Manobra de Valsalva	Expiração forçada contra a rima da glote fechada, como a que pode ocorrer durante a defecação.
Pressurização da orelha média	O nariz e a boca são mantidos fechados, e o ar proveniente dos pulmões é forçado através da tuba auditiva para a orelha média. Utilizada por aqueles que mergulham com respiradouro ou tanque de oxigênio durante a descida para igualar a pressão na orelha média com a do ambiente externo.

Figura 23.13 Localização das áreas do centro respiratório.

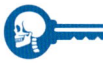 O centro respiratório é composto por neurônios na área de ritmicidade bulbar e pelo grupo respiratório pontino (centro pneumotáxico).

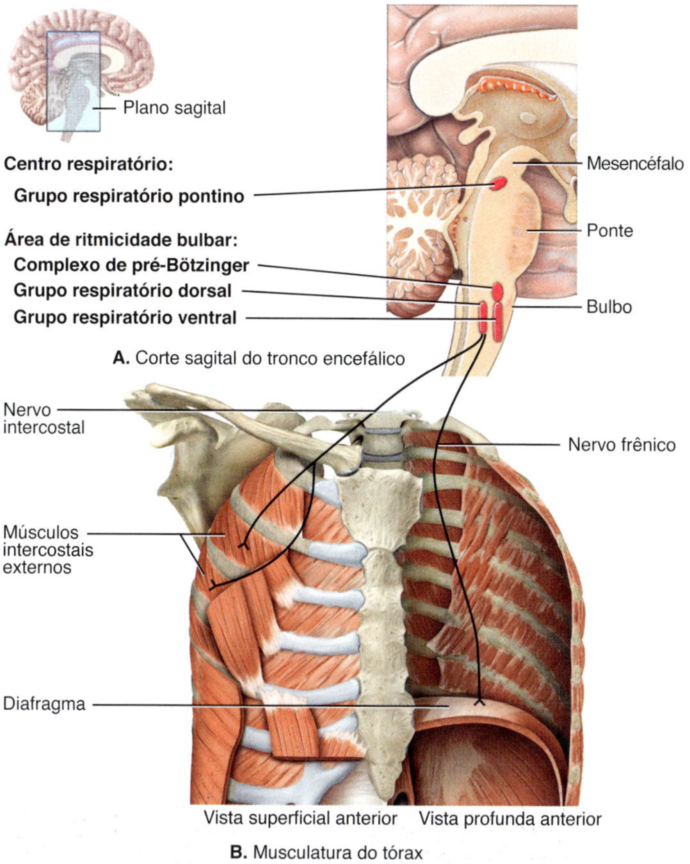

A. Corte sagital do tronco encefálico

B. Musculatura do tórax

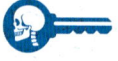 Que área contém neurônios que são ativos e, em seguida, inativos em um ciclo repetitivo?

grupo respiratório dorsal (GRD), anteriormente conhecido como *área inspiratória*, e **grupo respiratório ventral (GRV)**, anteriormente denominado *área expiratória* (Figura 23.13A).

Durante a *respiração tranquila normal*, os neurônios do GRD geram impulsos para o diafragma por meio dos nervos frênicos e os músculos intercostais externos pelos nervos intercostais (Figura 23.13A, B e Figura 23.14A). Esses impulsos são liberados em surtos, que começam fracamente, aumentam de intensidade para cerca de dois segundos e, em seguida, cessam. Quando os impulsos nervosos alcançam o diafragma e os músculos intercostais externos, o diafragma se contrai, os músculos intercostais externos sofrem contração durante a sua fase mais ativa, e ocorre inspiração. Quando o GRD se torna inativo depois de dois segundos, o diafragma relaxa, e os músculos intercostais externos tornam-se menos ativos e relaxam por cerca de três segundos, possibilitando a retração passiva dos pulmões e da parede torácica. Isso resulta em expiração. Em seguida, o ciclo se repete por si próprio. Mesmo quando todos os impulsos nervosos que chegam ao GRD são cortados ou bloqueados, os neurônios nessa área ainda descarregam impulsos ritmicamente, produzindo a inspiração. Entretanto, a lesão traumática de ambos os nervos frênicos provoca paralisia do diafragma e cessação da respiração.

Os neurônios do GRV não participam na inspiração tranquila normal. Entretanto, quando há necessidade de respiração forçada, como durante o exercício, ao tocar um instrumento de sopro ou em grandes altitudes, o GRV é ativado da seguinte maneira. Durante a *inspiração forçada* (Figura 23.14B), os impulsos nervosos provenientes do GRD não apenas estimulam a contração do diafragma e dos músculos intercostais externos, como também ativam os neurônios do GRV envolvidos na inspiração forçada para enviar impulsos nervosos aos músculos acessórios da inspiração (músculos esternocleidomastóideo, escaleno e peitoral menor). A contração desses músculos resulta em inspiração forçada.

Figura 23.14 Área de ritmicidade bulbar (centro respiratório bulbar). Funções da área de ritmicidade bulbar no controle (**A**) do ritmo básico da respiração e (**B**) da respiração forçada.

Durante a respiração tranquila normal, o grupo respiratório ventral é inativo; durante a respiração forçada, o grupo respiratório dorsal ativa o grupo respiratório ventral.

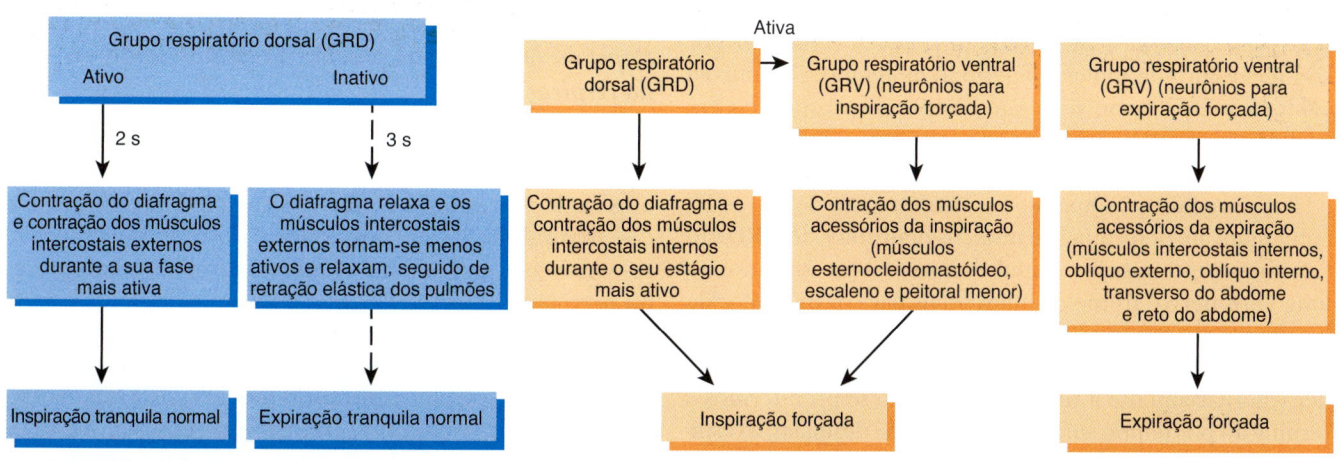

A. Durante a respiração tranquila normal

B. Durante a respiração forçada

 Que nervos transmitem impulsos do centro respiratório para o diafragma?

Durante a *expiração forçada* (Figura 23.14B), o GRD torna-se inativo, juntamente com os neurônios do GRV que resultam em expiração forçada. Entretanto, os neurônios do GRV envolvidos na expiração forçada enviam impulsos nervosos para os músculos acessórios da expiração (músculos intercostais internos, oblíquo externo, oblíquo interno, transverso do abdome e reto do abdome). A contração desses músculos resulta em expiração forçada.

No GRV está também localizado um agregado de neurônios, denominado *complexo pré-Bötzinger*, que se acredita seja importante na geração do ritmo da respiração (Figura 23.13A). Esse gerador de ritmo, análogo ao sistema de condução cardíaca do coração, é composto de células marca-passo que estabelecem o ritmo básico da respiração. O mecanismo exato das células marca-passo não é conhecido e é objeto de muita pesquisa em andamento. Todavia, acredita-se que as células marca-passo forneçam aporte para o GRD, direcionando a frequência com que os neurônios do GRD disparam impulsos nervosos.

Grupo respiratório pontino

O **grupo respiratório pontino (GRP)**, anteriormente denominado *centro pneumotáxico*, consiste em um conjunto de neurônios na ponte (ver Figura 23.13A). Os neurônios no GRP são ativos durante a inspiração e a expiração. O GRP transmite impulso nervoso para o GRD no bulbo. O GRP pode desempenhar um papel tanto na inspiração quanto na expiração, modificando o ritmo básico da respiração pelo GRD, como, por exemplo, durante o exercício, a fala ou o sono.

Regulação do centro respiratório

Embora o ritmo básico da respiração seja estabelecido e coordenado pelo GRD do centro respiratório bulbar, o ritmo pode ser modificado em resposta a aporte de outras regiões do encéfalo, de receptores na parte periférica do sistema nervoso e de outros fatores.

Influências corticais sobre a respiração

Como o córtex cerebral possui conexões com o centro respiratório, é possível alterar voluntariamente nosso padrão de respiração. Podemos até mesmo nos recusar a respirar por completo durante um curto período de tempo. O controle voluntário é protetor, visto que nos permite impedir a entrada de água ou gases irritantes nos pulmões. Entretanto, a capacidade de não respirar é limitada pelo acúmulo de CO_2 e H^+ no organismo. Quando as concentrações de CO_2 e H^+ aumentam até determinado nível, os neurônios do GRD são fortemente estimulados, impulsos nervosos são enviados ao longo dos nervos frênico e intercostais para os músculos da inspiração, e a respiração recomeça, independentemente de nossa vontade. É impossível que uma pessoa se mate ao prender voluntariamente a respiração. Mesmo se prendermos a respiração por tempo suficiente a ponto de desmaiar, a respiração recomeça quando se perde a consciência. Os impulsos nervosos provenientes do hipotálamo e do sistema límbico também estimulam o centro respiratório, possibilitando que estímulos emocionais alterem a respiração, como, por exemplo, durante o riso ou o choro.

Regulação da respiração pelos quimiorreceptores

Determinados estímulos químicos determinam a velocidade e a profundidade da respiração. O sistema respiratório atua para manter níveis adequados de CO_2 e O_2 e é muito responsivo a mudanças nos níveis de ambos os gases nos líquidos corporais. Os neurônios sensitivos que são responsivos a substâncias químicas são denominados **quimiorreceptores**. Os quimiorreceptores, que são encontrados em dois locais do sistema respiratório, monitoram os níveis de CO_2, H^+ e O_2 e enviam impulsos ao centro respiratório. Os **quimiorreceptores centrais** estão localizados no bulbo e na parte *central* do sistema nervoso. Esses quimiorreceptores respondem a alterações nas concentrações de H^+ ou CO_2 ou de ambas no líquido cerebrospinal. Os **quimiorreceptores periféricos** estão localizados nos corpos para-aórticos, que consistem em aglomerados de quimiorreceptores localizados na parede do arco da aorta, e nos **corpos carotídeos**, que são nódulos ovais encontrados na parede das artérias carótidas comuns direita e esquerda, onde elas se dividem em artérias carótidas externa e interna. Esses quimiorreceptores pertencem à parte *periférica* do sistema nervoso e possuem sensibilidade a alterações no O_2, H^+ e CO_2 no sangue. Os axônios de neurônios sensitivos provenientes dos corpos para-aórticos constituem parte dos nervos vagos (NC X), enquanto os dos corpos carotídeos constituem parte dos nervos glossofaríngeos (NC IX) e dos nervos vagos (NC X) direito e esquerdo (Figura 23.15).

Se houver até mesmo uma discreta elevação do CO_2, ocorrerá estimulação dos quimiorreceptores centrais e periféricos. Os quimiorreceptores enviam impulsos nervosos para o encéfalo, tornando o GRD altamente ativo, com aumento da frequência da respiração. Isso permite ao corpo eliminar mais CO_2 até que seus níveis caiam e alcancem valores normais. Se o CO_2 arterial estiver abaixo do normal, os quimiorreceptores não são estimulados, e não há impulsos estimuladores dirigidos para o GRD. Em consequência, a frequência da respiração diminui até que o CO_2 se acumule e os níveis de CO_2 se normalizem.

Papel da insuflação do pulmão na estimulação da respiração

Além de todos os fatores anteriormente mencionados, receptores presentes na musculatura dos brônquios e bronquíolos em todo o pulmão também podem modificar a respiração. No interior das vias de passagem do ar, existem receptores sensíveis ao estiramento, denominados **barorreceptores** ou *receptores de estiramento*. Quando esses receptores sofrem estiramento durante a insuflação excessiva dos pulmões, impulsos nervosos são enviados ao longo dos nervos vagos (NC X) até o grupo respiratório dorsal (GRD) de neurônios no centro respiratório bulbar. Em resposta, o GRD é inibido, o diafragma relaxa, os músculos intercostais externos tornam-se menos ativos, e a inspiração é interrompida. Em consequência, começa a expiração. Conforme o ar sai

Figura 23.15 Localizações dos quimiorreceptores periféricos.

Os quimiorreceptores são neurônios sensitivos que respondem a alterações nos níveis de determinadas substâncias químicas presentes no corpo.

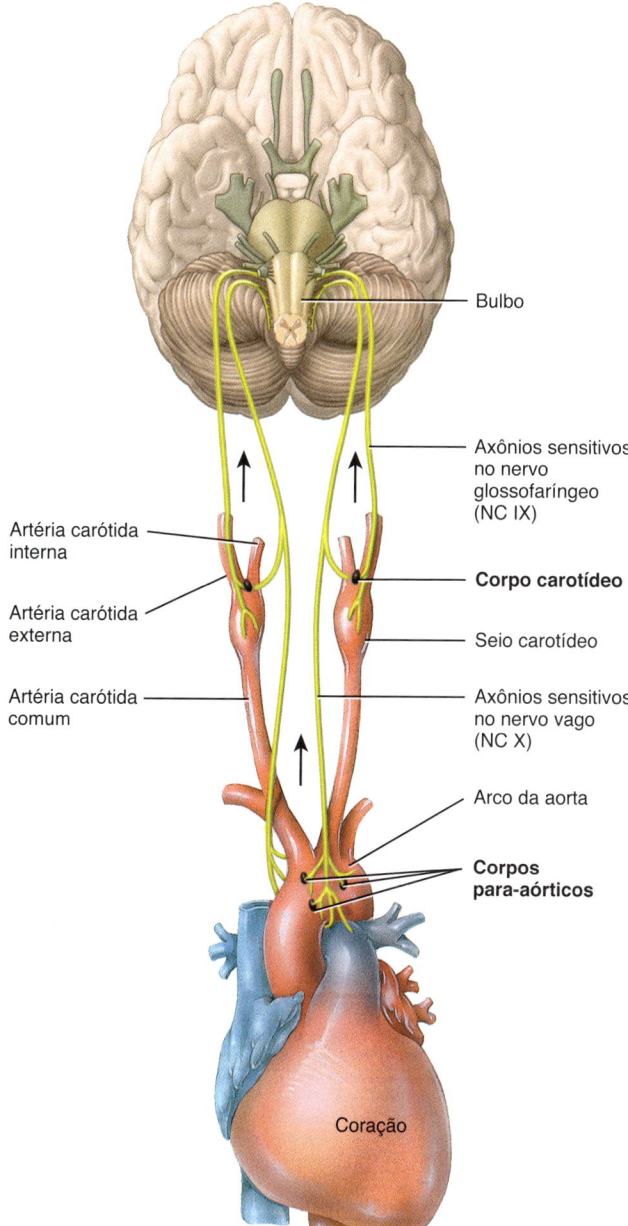

? Que substâncias químicas estimulam os quimiorreceptores periféricos?

dos pulmões durante a expiração, os pulmões se esvaziam, e os receptores de estiramento não são mais estimulados. Por conseguinte, o GRD não é mais inibido, e uma nova inspiração começa. Esse reflexo é designado como **reflexo de insuflação** (de *Hering-Breuer*). Nos lactentes, o reflexo parece funcionar na respiração normal. Todavia, nos adultos, o reflexo só é ativado quando o volume corrente (normalmente 500 mℓ) ultrapassa 1.500 mℓ. Portanto, o reflexo nos adultos é um mecanismo protetor para impedir a insuflação excessiva dos pulmões (como durante o exercício), e não um componente essencial no controle normal da respiração.

✓ **TESTE RÁPIDO**

17. Como a área de ritmicidade bulbar atua na regulação da respiração?
18. Como o grupo respiratório pontino está relacionado com o controle da respiração?
19. Explique como cada um dos seguintes fatores modifica a respiração: córtex cerebral, reflexo de insuflação, níveis de CO_2 e níveis de O_2.

23.6 Exercício e sistema respiratório

OBJETIVO

• Descrever os efeitos do exercício sobre o sistema respiratório.

Os sistemas respiratório e circulatório efetuam ajustes em resposta à intensidade e à duração do exercício. Os efeitos do exercício sobre o coração são discutidos no Capítulo 13. Aqui, iremos focalizar como o exercício afeta o sistema respiratório.

CORRELAÇÃO CLÍNICA | *Pneumonia*

Pneumonia ou **pneumonite** é uma inflamação ou infecção aguda dos alvéolos. Constitui a causa infecciosa de morte mais comum nos EUA, onde ocorrem cerca de 4 milhões de casos por ano. Quando determinados micróbios entram nos pulmões de indivíduos suscetíveis, esses microrganismos liberam toxinas prejudiciais, estimulando a inflamação e respostas imunes que possuem efeitos colaterais lesivos. As toxinas e a resposta imune comprometem os alvéolos e as túnicas mucosas bronquiais; a inflamação e o edema fazem com que os alvéolos fiquem cheios de líquido, interferindo, assim, na ventilação e na troca gasosa.

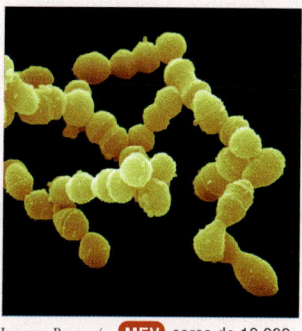
Juergen Berger/ Science Source, Inc. MEV cerca de 10.000×

A causa mais comum de pneumonia é a bactéria *Streptococcus pneumoniae* (ver figura); todavia, outros micróbios também podem causar pneumonia. Os indivíduos mais suscetíveis à pneumonia são os idosos, lactentes, indivíduos imunocomprometidos, fumantes e indivíduos com doença pulmonar obstrutiva (DPOC). Os casos de pneumonia são precedidos, em sua maioria, por uma infecção das vias respiratórias superiores, que é frequentemente viral. Em seguida, o indivíduo desenvolve febre, calafrios, tosse seca ou produtiva, mal-estar, dor torácica e, algumas vezes, dispneia (dificuldade respiratória) e hemoptise (expectoração de sangue).

O tratamento inclui antibióticos, broncodilatadores, oxigenoterapia, aumento da ingestão de líquidos e fisioterapia respiratória (percussão, vibração e drenagem postural).

O coração bombeia o mesmo volume de sangue para os pulmões e para o resto do corpo. Assim, conforme aumenta o débito cardíaco, a velocidade do fluxo sanguíneo pelos pulmões também aumenta e enquanto o sangue flui mais rapidamente pelos pulmões, ele também capta maior quantidade de O_2. Além disso, a velocidade de difusão do O_2 do ar alveolar para o sangue aumenta durante o exercício de intensidade máxima, visto que o sangue flui por maior porcentagem de capilares pulmonares, proporcionando maior área de superfície para a difusão de O_2 no sangue.

Quando os músculos se contraem durante o exercício, eles consomem muito O_2 e também produzem muito CO_2. Durante o exercício vigoroso, tanto o consumo de O_2 quanto a respiração aumentam drasticamente. No início do exercício, ocorre aumento abrupto da respiração, devido a alterações neurais que enviam impulsos excitatórios para o GRD no bulbo. O aumento mais gradual da respiração durante o exercício moderado deve-se a alterações químicas e físicas na corrente sanguínea. Durante o exercício moderado, a profundidade da respiração modifica-se mais do que a frequência respiratória. Quando o exercício é mais vigoroso, a frequência respiratória também aumenta.

No final de uma sessão de exercício, a diminuição abrupta da respiração é seguida de um declínio mais gradual até o nível de repouso. A redução inicial deve-se, principalmente, a mudanças nos fatores neurais quando o movimento cessa ou diminui; a fase mais gradual reflete o retorno mais lento dos níveis químicos sanguíneos e da temperatura ao estado de repouso.

✓ TESTE RÁPIDO

20. Como o exercício afeta o grupo respiratório dorsal?
21. Descreva as alterações na ventilação pulmonar causadas por uma caminhada vigorosa no parque (considerada um exercício moderado).

23.7 Desenvolvimento do sistema respiratório

◉ OBJETIVO

• Descrever o desenvolvimento do sistema respiratório.

O desenvolvimento da boca e da faringe são discutidos no Capítulo 24. Aqui, iremos considerar o desenvolvimento do restante do sistema respiratório.

Com cerca de 4 semanas de desenvolvimento, o sistema respiratório começa a aparecer como uma evaginação do intestino anterior, imediatamente abaixo da faringe. Essa evaginação é denominada **divertículo respiratório** ou **broto pulmonar** (Figura 23.16; ver também Figura 22.8A). O **endoderma** que reveste o divertículo respiratório dá origem ao epitélio e às glândulas da traqueia, brônquios e alvéolos. O **mesoderma esplâncnico** e o **tecido da crista neural** (ver Figura 4.9D) que circundam o divertículo respiratório dão origem ao tecido conjuntivo, cartilagem e músculo liso dessas estruturas.

Figura 23.16 Desenvolvimento dos tubos bronquiais e dos pulmões.

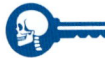
O sistema respiratório desenvolve-se a partir do endoderma e do mesoderma.

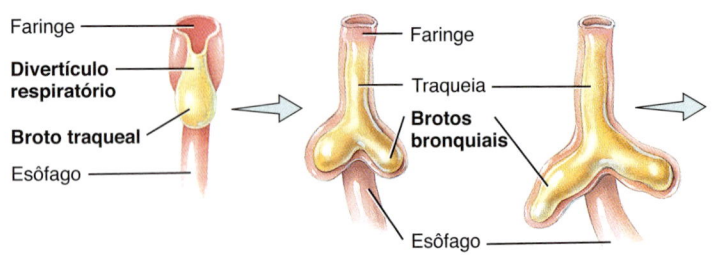
Quarta semana

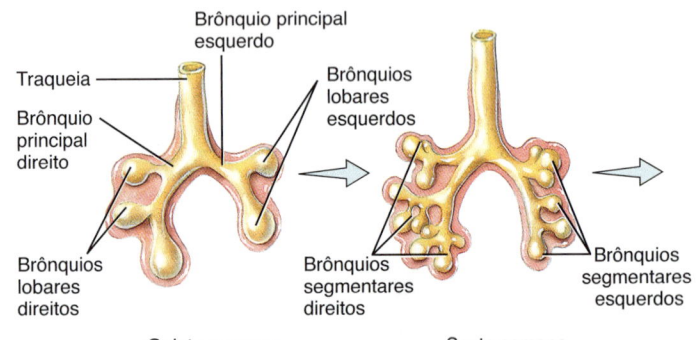
Quinta semana — Sexta semana

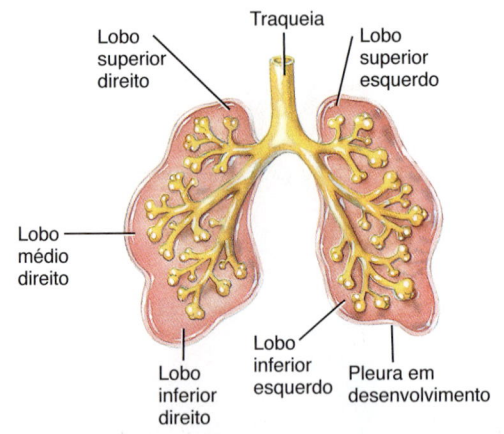
Oitava semana

❓ Quando o sistema respiratório começa a se desenvolver no embrião?

O revestimento epitelial da *laringe* desenvolve-se a partir do endoderma do divertículo respiratório; as cartilagens e os músculos originam-se do **quarto** e **sexto arcos faríngeos** (ver Figura 4.13).

À medida que o divertículo respiratório se alonga, a sua extremidade distal aumenta para formar um **broto traqueal** globular, que dá origem à *traqueia*. Logo em seguida, o **broto traqueal** divide-se em brotos bronquiais, que se ramificam repetidamente e formam os *brônquios*. Com 24 semanas, 17 ordens de ramificações foram formadas, e houve desenvolvimento dos *bronquíolos respiratórios*.

Durante as semanas 6 a 16, todos os principais elementos dos *pulmões* já se formaram, com exceção daqueles envolvidos na troca gasosa (bronquíolos respiratórios, ductos alveolares e alvéolos). Como a respiração não é possível nesse estágio, os fetos nascidos durante esse período não conseguem sobreviver.

Durante as semanas 16 a 26, o tecido pulmonar torna-se altamente vascularizado, e observa-se o desenvolvimento dos bronquíolos respiratórios, ductos alveolares e alguns alvéolos primitivos. Embora seja possível que um feto nascido próximo do final desse período sobreviva se ele receber cuidados intensivos, a morte é frequente devido à imaturidade do sistema respiratório e de outros sistemas.

Da vigésima sexta semana até o nascimento, ocorre desenvolvimento de um número muito maior de alvéolos primitivos, que consistem em células alveolares do tipo I (principais locais de troca gasosa) e células produtoras de surfactante do tipo II. Os capilares sanguíneos também estabelecem um estreito contato com os alvéolos primitivos. Convém lembrar que o surfactante é necessário para diminuir a tensão superficial do líquido alveolar e, assim, reduzir a tendência dos alvéolos a colapsar na expiração. Embora a produção de surfactante comece com 20 semanas, ele só está presente em pequenas quantidades. As quantidades suficientes para permitir a sobrevida de um prematuro (pré-termo) não são produzidas até 26 a 28 semanas de gestação. Os recém-nascidos com menos de 26 a 28 semanas de idade gestacional correm grave risco de desenvolver **síndrome de angústia respiratória (SAR)**, em que ocorre colapso dos alvéolos durante a expiração, os quais precisam ser novamente insuflados durante a inspiração. A condição é tratada com respiradores que forçam o ar para dentro dos pulmões e pela administração de surfactante.

Com cerca de 30 semanas, ocorre desenvolvimento dos alvéolos maduros. Entretanto, estima-se que apenas cerca de um sexto do complemento total de alvéolos desenvolve-se antes do nascimento; o restante é formado após o nascimento, durante os primeiros 8 anos de vida.

Conforme os pulmões se desenvolvem, eles adquirem seus *sacos pleurais*. A pleura visceral desenvolve-se a partir do mesoderma esplâncnico, enquanto a *pleura parietal* desenvolve-se a partir do **mesoderma somático** (ver Figura 4.9D).

Durante o desenvolvimento, os movimentos respiratórios do feto causam a aspiração de líquido nos pulmões. O líquido consiste em uma mistura de líquido amniótico, muco das glândulas bronquiais e surfactante. Por ocasião do nascimento, os pulmões estão aproximadamente repletos pela metade de líquido. Quando a respiração começa ao nascimento, a maior parte do líquido sofre rápida reabsorção pelos capilares sanguíneos e linfáticos; uma pequena quantidade é expelida pelo nariz e pela boca durante o parto.

✓ TESTE RÁPIDO

22. Que estruturas se desenvolvem a partir do divertículo respiratório?
23. Que estruturas respiratórias se desenvolvem a partir do endoderma? E a partir do mesoderma?
24. Quantas semanas um feto precisa ter para sobreviver como prematuro? Por quê?

23.8 Envelhecimento e sistema respiratório

◉ OBJETIVO

- Descrever os efeitos do envelhecimento sobre o sistema respiratório.

Com o avanço da idade, as vias respiratórias e os tecidos do sistema respiratório, incluindo os alvéolos, tornam-se menos elásticos e mais rígidos; a parede torácica também se torna mais rígida. O resultado consiste em diminuição da capacidade pulmonar. De fato, a capacidade vital (o volume máximo de ar que pode ser expirado depois de uma inspiração máxima) pode diminuir em até 35% até os 70 anos de idade. Ocorrem também diminuição na concentração sanguínea de O_2, redução da atividade dos macrófagos alveolares e diminuição da ação ciliar do epitélio que reveste o sistema respiratório. Em virtude de todos esses fatores relacionados com a idade, os idosos são mais suscetíveis a pneumonia, bronquite, enfisema e outros distúrbios pulmonares. As alterações relacionadas com a idade na estrutura e nas funções dos pulmões também podem contribuir para a redução da capacidade do indivíduo idoso de realizar exercícios vigorosos, como a corrida.

✓ TESTE RÁPIDO

25. O que leva a redução da capacidade pulmonar com o envelhecimento?

TERMINOLOGIA TÉCNICA

Apneia. Ausência de movimentos respiratórios.

Doença pulmonar obstrutiva crônica (DPOC). Um tipo de distúrbio respiratório, caracterizado por obstrução crônica e recorrente do fluxo de ar, que aumenta a resistência das vias respiratórias. A DPOC afeta cerca de 30 milhões de norte-americanos e constitui a quarta causa principal de morte, depois da cardiopatia, do câncer e das doenças cerebrovasculares. Os principais tipos de DPOC são o enfisema e a bronquite crônica.

Edema pulmonar. Acúmulo anormal de líquido nos espaços intersticiais e nos alvéolos dos pulmões. O edema pode originar-se de aumento na permeabilidade dos capilares pulmonares (origem pulmonar) ou de aumento de pressão nos capilares pulmonares (origem cardíaca); essa última causa pode coincidir com insuficiência cardíaca congestiva. O sintoma mais comum consiste em dispneia. Outros sinais e sintomas incluem sibilos, taquipneia (frequência respiratória rápida), inquietação, sensação de sufocação, cianose, palidez, diaforese (transpiração excessiva) e hipertensão pulmonar.

Embolia pulmonar. Bloqueio de uma artéria pulmonar ou de seus ramos por um coágulo sanguíneo que alcança os pulmões, habitualmente proveniente de uma veia na perna ou na pelve.

Envenenamento por monóxido de carbono (CO). Nível elevado de monóxido de carbono no corpo, que pode fazer com que os lábios e a túnica mucosa oral adquiram uma cor vermelho-cereja brilhante (a cor da hemoglobina ligada ao monóxido de carbono). Sem tratamento imediato, o envenenamento por monóxido de carbono é fatal. É possível resgatar uma vítima de envenenamento por CO pela administração de oxigênio puro, que acelera a separação do monóxido de carbono da hemoglobina.

Hipoxia. Deficiência de O_2 em nível tecidual.

Manobra de compressão abdominal (*de Heimlich*). Procedimento de primeiros socorros destinado a retirar das vias respiratórias objetos que estejam causando obstrução. A manobra consiste em aplicar uma compressão rápida para cima entre o umbigo e a margem costal, produzindo súbita elevação do diafragma e a expulsão rápida e forçada do ar pelos pulmões; essa ação força o ar para fora da traqueia, expulsando o objeto causador de obstrução. A *manobra de Heimlich* também é utilizada para expelir água dos pulmões de vítimas de quase afogamento antes de iniciar a reanimação.

Respirador. Aparelho adaptado a uma máscara sobre o nariz e a boca ou fixado diretamente a um tubo endotraqueal ou de traqueotomia, que é utilizado para auxiliar ou sustentar a respiração ou para fornecer medicação por nebulização para as vias respiratórias.

Síndrome de morte súbita do lactente (SMSL). Morte de lactentes entre 1 semana e 12 meses de idade, que se acredita seja causada por hipoxia durante o sono no decúbito ventral (sobre o estômago) e reinalação do ar expirado preso em uma depressão do colchão. Atualmente, recomenda-se que os recém-nascidos normais sejam colocados em decúbito dorsal para dormir.

REVISÃO DO CAPÍTULO

Conceitos essenciais

23.1 Anatomia do sistema respiratório

1. O sistema respiratório é constituído por nariz, faringe, laringe, traqueia, brônquios e pulmões. O sistema respiratório atua com o sistema circulatório para fornecer oxigênio (O_2) e para remover o dióxido de carbono (CO_2) do sangue.
2. É dividido em parte superior e parte inferior.

23.2 Anatomia da parte superior do sistema respiratório

1. A parte externa do nariz é formada de cartilagem e pele e é revestida por uma túnica mucosa. As aberturas para o exterior são as narinas. A parte interna do nariz comunica-se com os seios paranasais e a parte nasal da faringe por meio dos cóanos. A cavidade nasal é dividida por um septo nasal. A parte anterior da cavidade é denominada vestíbulo do nariz. O nariz aquece, umedece e filtra o ar e atua na olfação e na fala.
2. A faringe é um tubo muscular revestido por uma túnica mucosa. As regiões anatômicas da faringe são as partes nasal, oral e laríngea da faringe. A parte nasal da faringe atua na respiração. As partes oral e laríngea da faringe atuam tanto na digestão quanto na respiração.

23.3 Anatomia da parte inferior do sistema respiratório

1. A laringe conecta a faringe com a traqueia. Contém a cartilagem tireóidea (pomo de Adão); a epiglote, que impede a entrada de alimento na laringe; a cartilagem cricóidea, que conecta a laringe e a traqueia; e as cartilagens aritenóideas, corniculadas e cuneiformes pares. As pregas vocais da laringe produzem som quando vibram; as pregas esticadas produzem tons altos e, quando relaxadas, tons baixos.
2. A traqueia estende-se da laringe até os brônquios principais. É composta de anéis de cartilagem em forma de C e de músculo liso e é revestida por epitélio pseudoestratificado colunar ciliado.
3. A árvore bronquial consiste em traqueia, brônquios principais, brônquios lobares, brônquios segmentares, bronquíolos e bronquíolos terminais. As paredes dos brônquios contêm anéis de cartilagem; as paredes dos bronquíolos possuem lâminas de cartilagem progressivamente menores e quantidades crescentes de músculo liso.
4. Os pulmões são órgãos pares na cavidade torácica, envolvidos pela pleura. A pleura parietal é a lâmina superficial que reveste a cavidade torácica, enquanto a pleura visceral é a lâmina profunda que recobre os pulmões. O pulmão direito possui três lobos separados por duas fissuras; o pulmão esquerdo tem dois lobos, separados por uma fissura, juntamente com uma depressão, a incisura cardíaca.
5. Os brônquios lobares dão origem a ramos, denominados brônquios segmentares, que suprem segmentos de tecido pulmonar, denominados segmentos broncopulmonares. Cada segmento broncopulmonar consiste em lóbulos, que contêm vasos linfáticos, arteríolas, vênulas, bronquíolos terminais, bronquíolos respiratórios, ductos alveolares, sacos alveolares e alvéolos.
6. As paredes dos alvéolos consistem em células alveolares dos tipos I e II e macrófagos alveolares associados.
7. A troca gasosa ocorre através das membranas respiratórias.

23.4 Mecânica da ventilação pulmonar (respiração)

1. A ventilação pulmonar ou respiração consiste em inspiração e expiração.
2. Ocorre inspiração quando a pressão alveolar cai abaixo da pressão atmosférica. A contração do diafragma e dos músculos intercostais externos aumenta o tamanho do tórax, diminuindo a pressão intrapleural, de modo que os pulmões possam se expandir. A expansão dos pulmões diminui a pressão alveolar, de modo que o ar se move ao longo de um gradiente de pressão, da atmosfera para os pulmões.
3. Durante a inspiração forçada, são também utilizados músculos acessórios da inspiração (músculos esternocleidomastóideos, escalenos e peitorais menores).
4. A expiração ocorre quando a pressão alveolar é maior do que a pressão atmosférica. O relaxamento do diafragma dos músculos intercostais externos resulta em retração elástica da parede do tórax e dos pulmões, o que aumenta a pressão intrapleural; o volume pulmonar diminui, e a pressão alveolar aumenta, de modo que o ar se move dos pulmões para a atmosfera.
5. A expiração forçada envolve a contração dos músculos intercostais internos e abdominais.

23.5 Regulação da respiração
1. O centro respiratório consiste em uma área de ritmicidade no bulbo (centro respiratório bulbar) e em um grupo respiratório (centro pneumotáxico) na ponte.
2. O centro respiratório bulbar é constituído de um grupo respiratório dorsal (GRD), que controla a respiração tranquila normal, e um grupo respiratório ventral (GRV), que é usado durante a respiração forçada e que controla o ritmo da respiração.
3. O grupo respiratório pontino pode modificar o ritmo da respiração durante o exercício, a fala e o sono.
4. A respiração pode ser modificada por diversos fatores, incluindo influências corticais; reflexo de insuflação e estímulos químicos, como os níveis de O_2, CO_2 e H^+.

23.6 Exercício e sistema respiratório
1. A frequência e a profundidade da respiração mudam em resposta à intensidade e à duração do exercício.
2. Durante o exercício, ocorre aumento do fluxo sanguíneo pulmonar e da capacidade de difusão do O_2.
3. O aumento abrupto da ventilação pulmonar no início do exercício resulta de alterações neurais que enviam impulsos excitatórios para o GRD no bulbo. O aumento mais gradual na ventilação pulmonar durante o exercício moderado deve-se a alterações químicas e físicas na corrente sanguínea.

23.7 Desenvolvimento do sistema respiratório
1. O sistema respiratório começa como uma evaginação do endoderma, denominada divertículo respiratório.
2. O músculo liso, a cartilagem e o tecido conjuntivo dos tubos bronquiais e sacos pleurais desenvolvem-se a partir do mesoderma.

23.8 Envelhecimento e sistema respiratório
1. O envelhecimento resulta em diminuição da capacidade vital, redução do nível sanguíneo de O_2 e diminuição da atividade dos macrófagos alveolares.
2. Os indivíduos idosos são mais suscetíveis à pneumonia, ao enfisema, à bronquite e a outros distúrbios pulmonares.

QUESTÕES PARA AVALIAÇÃO CRÍTICA

1. Seu amigo Roberto deseja furar o nariz para colocar um *piercing* combinando com os 6 brincos que utiliza na orelha. Ele acredita que uma argola atravessando o centro será fantástica, porém quer saber se existe alguma diferença entre perfurar o centro e o lado do nariz. Existe alguma diferença?
2. Suzane está viajando pelos Andes na América do Sul para visitar antigas ruínas incas. Embora esteja em excelente condição física, ela constata que está respirando rapidamente. O que está acontecendo com Suzane e por quê?
3. Ao colocar um tubo endotraqueal (TE) em um paciente anestesiado, o residente em anestesiologia constatou a ocorrência de ruídos de ar provenientes do epigástrio, e não dos pulmões. O que ocorreu de errado?
4. Gretchen, que tem 9 anos de idade, está consternada porque, após finalmente ter persuadido o seu pai a jogar futebol com ela, ele precisou sentar e descansar depois de apenas 15 min. Ela o repreendeu indignada, dizendo: "Pai, você sabe que, se você não parar de fumar, não poderá mais jogar." Descreva em linhas gerais as dificuldades respiratórias específicas que fazem com que o pai de Gretchen tenha tanta dificuldade para recuperar o fôlego.
5. Antônia está perdendo a paciência com a irmã caçula, Natasha. "Vou prender a respiração até ficar azul e morrer e, então, você vai se arrepender!" Grita Antônia. Natasha não está muito preocupada. Por quê?

RESPOSTAS ÀS QUESTÕES DAS FIGURAS

23.1 A parte condutora do sistema respiratório inclui o nariz, a cavidade nasal, a faringe, a laringe, a traqueia, os brônquios e os bronquíolos (exceto os bronquíolos respiratórios).
23.2 A via percorrida pelo ar é: narinas → vestíbulo do nariz → cavidade nasal → cóanos.
23.3 Durante a deglutição, a epiglote fecha-se sobre a rima da glote, a entrada para a traqueia, impedindo a aspiração de alimentos e líquidos para dentro dos pulmões.
23.4 A principal função das pregas vocais é a produção de voz.
23.5 Como os tecidos existentes entre o esôfago e a traqueia são moles, o esôfago pode se expandir e comprimir a traqueia durante a deglutição.
23.6 O pulmão esquerdo possui dois lobos e dois brônquios lobares; o pulmão direito apresenta três lobos e três brônquios lobares.
23.7 A pleura é uma túnica serosa.
23.8 Como dois terços do coração estão situados à esquerda da linha mediana, o pulmão esquerdo contém uma incisura cardíaca para acomodar o coração. O pulmão direito é mais curto do que o esquerdo, visto que o diafragma é mais alto no lado direito para acomodar o fígado.
23.9 Os brônquios segmentares suprem um segmento broncopulmonar.
23.10 A parede de um alvéolo é formada por células alveolares do tipo I, células alveolares do tipo II e macrófagos alveolares associados.
23.11 A membrana respiratória tem uma espessura média de 0,5 mm.
23.12 O diafragma é responsável por cerca de 75% de cada inspiração durante a respiração tranquila.
23.13 O GRD contém neurônios que apresentam ciclos de atividade/inatividade.
23.14 Os nervos frênicos inervam o diafragma.
23.15 Os quimiorreceptores periféricos são responsivos a mudanças nas pressões parciais de oxigênio e de dióxido de carbono e às concentrações de H^+ no sangue.
23.16 O sistema respiratório começa a se desenvolver cerca de 4 semanas após a fertilização.

SISTEMA DIGESTÓRIO

24

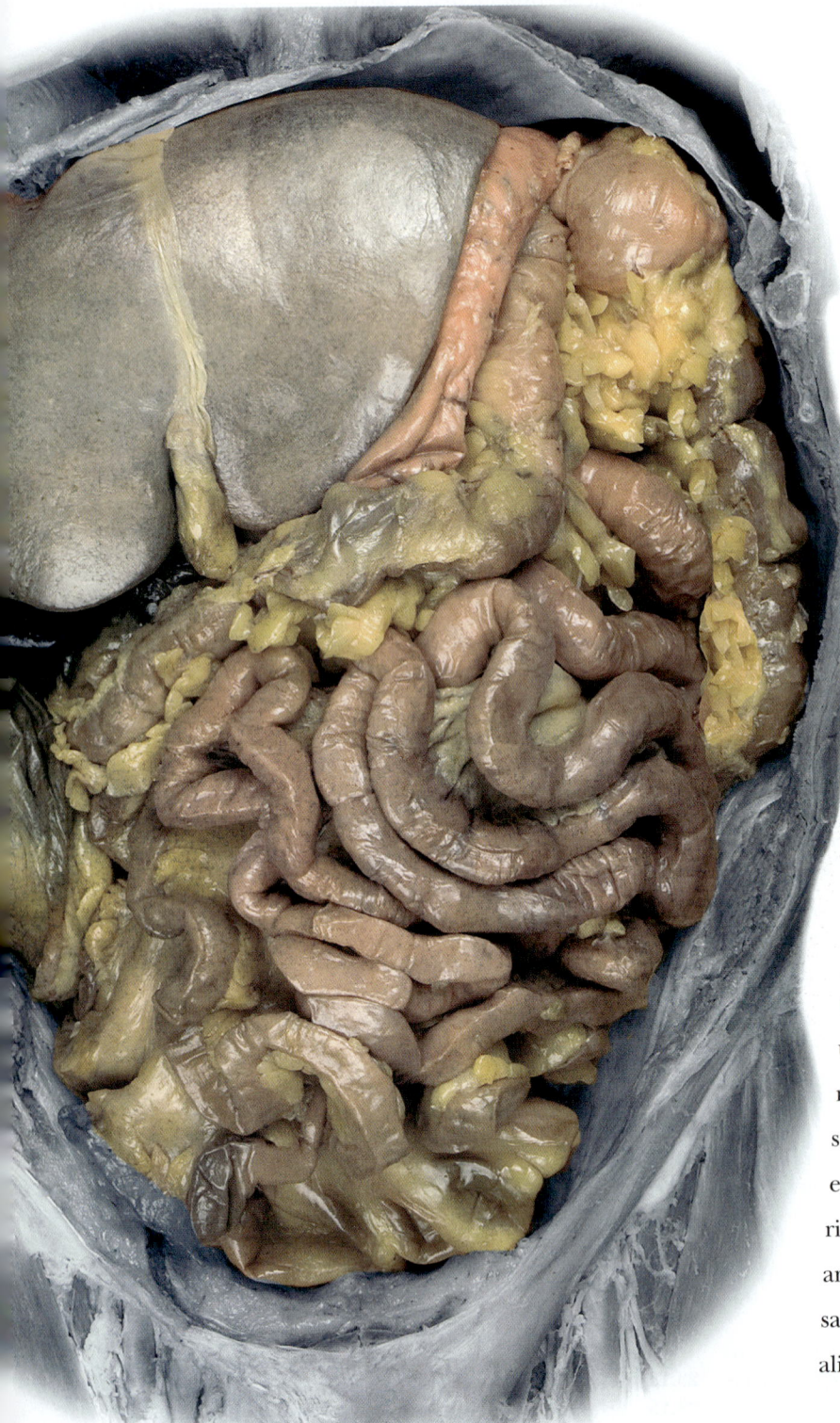

Mark Nielsen

INTRODUÇÃO Os alimentos contêm vários *nutrientes*, moléculas que são necessárias para a formação de novas células do corpo, para o reparo dos tecidos danificados e a manutenção das reações químicas necessárias. O alimento também é vital para a vida – é a fonte de energia que impulsiona as reações químicas que ocorrem em todas as células do corpo. Apesar de muitas piadas, você não pode colocar um pedaço de bolo de chocolate diretamente no estômago ou no quadril; com efeito, a maior parte dos alimentos não pode ser utilizada como fonte de energia celular. O alimento precisa ser inicialmente decomposto em moléculas pequenas o suficiente para atravessar as membranas plasmáticas das células do sistema digestório, de modo a serem transportadas até as células do corpo para serem utilizadas. Esse processo é realizado pelo sistema digestório, que forma uma extensa área de superfície em contato com o meio externo e que está estreitamente associado ao sistema circulatório. A combinação entre uma extensa exposição ambiental e uma estreita associação com os vasos sanguíneos é essencial para o processamento do alimento que ingerimos. •

? *Você já se perguntou por que algumas pessoas são sensíveis a laticínios? Você pode encontrar a resposta na página 846.*

SUMÁRIO

24.1 Visão geral do sistema digestório, 813

24.2 Camadas do tubo GI, 814
- Túnica mucosa, 815
- Tela submucosa, 816
- Túnica muscular, 816
- Túnica serosa, 816

24.3 Peritônio, 816

24.4 Boca, 819
- Glândulas salivares, 820
- Língua, 822
- Dentes, 822

24.5 Faringe, 826

24.6 Esôfago, 826
- Histologia do esôfago, 826
- Funções do esôfago, 827

24.7 Estômago, 828
- Anatomia do estômago, 828
- Histologia do estômago, 830
- Funções do estômago, 832

24.8 Pâncreas, 833
- Anatomia do pâncreas, 833
- Histologia do pâncreas, 834
- Funções do pâncreas, 834

24.9 Fígado e vesícula biliar, 835
- Anatomia do fígado e da vesícula biliar, 835
- Histologia do fígado e da vesícula biliar, 837
- Suprimento sanguíneo e inervação do fígado e da vesícula biliar, 840
- Funções do fígado e da vesícula biliar, 840

24.10 Intestino delgado, 841
- Anatomia do intestino delgado, 842
- Histologia do intestino delgado, 842
- Funções do intestino delgado, 846

24.11 Intestino grosso, 848
- Anatomia do intestino grosso, 848
- Histologia do intestino grosso, 851
- Funções do intestino grosso, 852

24.12 Desenvolvimento do sistema digestório, 855

24.13 Envelhecimento e sistema digestório, 855

Terminologia técnica, 856

24.1 Visão geral do sistema digestório

OBJETIVOS
- Identificar os órgãos do sistema digestório
- Descrever os processos básicos realizados pelo sistema digestório.

O **sistema digestório** é constituído por um grupo de órgãos que decompõem o alimento que ingerimos em moléculas menores, que podem ser utilizadas pelas células do corpo.

O sistema digestório (Figura 24.1) é constituído de dois grupos de órgãos: o tubo gastrintestinal e os órgãos acessórios da digestão. O **tubo gastrintestinal (GI)** ou *canal alimentar* é um tubo contínuo que se estende da boca até o ânus através das cavidades torácica e abdominopélvica. Os órgãos do tubo GI compreendem a boca, a faringe, o esôfago, o estômago, o intestino delgado e o intestino grosso. O comprimento do tubo GI é variável. Mede cerca de 5 a 7 metros no indivíduo vivo, quando os músculos ao longo da parede dos órgãos do tubo GI encontram-se em um estado de *tônus* (contração sustentada). É mais longo no cadáver (cerca de 7 a 9 metros), devido à perda do tônus muscular depois da morte. Os **órgãos acessórios da digestão** incluem os dentes, a língua, as glândulas salivares, o fígado, a vesícula biliar e o pâncreas. Os dentes ajudam na decomposição mecânica do alimento, enquanto a língua auxilia na mastigação e na deglutição. Os outros órgãos acessórios da digestão nunca entram em contato direto com o alimento. Esses órgãos produzem ou armazenam secreções que fluem para o tubo GI por meio de ductos e que auxiliam na decomposição química do alimento.

O tubo GI contém o alimento e seus subprodutos desde o momento em que é ingerido até ser digerido e absorvido ou eliminado. As contrações musculares na parede do tubo GI decompõem fisicamente o alimento por meio de agitação e o propelem ao longo do tubo, desde o esôfago até o ânus. As contrações também ajudam a dissolver os alimentos, misturando-os com líquidos secretados no tubo. As enzimas secretadas pelos órgãos acessórios da digestão e células que revestem o tubo GI são responsáveis pela decomposição química do alimento.

De modo global, o sistema digestório desempenha seis funções básicas:

1. *Ingestão*. A **ingestão** envolve a introdução de alimentos e líquidos na boca.
2. *Secreção*. Diariamente, as células nas paredes do tubo GI e dos órgãos acessórios da digestão secretam um total de cerca de 7 litros de água, ácido, tampões e enzimas no lúmen (espaço interno) do tubo GI; esse processo é denominado **secreção**.
3. *Mistura e propulsão*. A contração e o relaxamento alternados do músculo liso nas paredes do tubo GI misturam o alimento e as secreções e os impulsionam em direção ao ânus. Essa capacidade do tubo GI de misturar e propelir o material ao longo de sua extensão é denominada **motilidade**.
4. *Digestão*. A **digestão** refere-se à decomposição do alimento ingerido em pequenas moléculas para uso pelas células do corpo. Na **digestão mecânica**, os dentes cortam e trituram o alimento antes de sua deglutição, e, em seguida, o músculo liso do estômago e do intestino delgado agita vigorosamente o alimento para auxiliar no processo. Como resultado, as moléculas de alimento são dissolvidas

Figura 24.1 Órgãos do sistema digestório. Os órgãos acessórios da digestão, incluindo os dentes, a língua, as glândulas salivares, o fígado, a vesícula biliar e o pâncreas, estão indicados em vermelho.

 Os órgãos do tubo gastrintestinal (GI) compreendem a boca, a faringe, o esôfago, o estômago, o intestino delgado e o intestino grosso.

FUNÇÕES DO SISTEMA DIGESTÓRIO

1. *Ingestão*: introdução do alimento na boca.
2. *Secreção*: liberação de água, ácido, tampões e enzimas no lúmen do tubo GI.
3. *Mistura e propulsão*: agitação vigorosa e propulsão do alimento pelo tubo GI.
4. *Digestão*: decomposição mecânica e química do alimento.
5. *Absorção*: passagem dos produtos digeridos do tubo GI para o sangue e a linfa.
6. *Defecação*: eliminação das fezes pelo tubo GI.

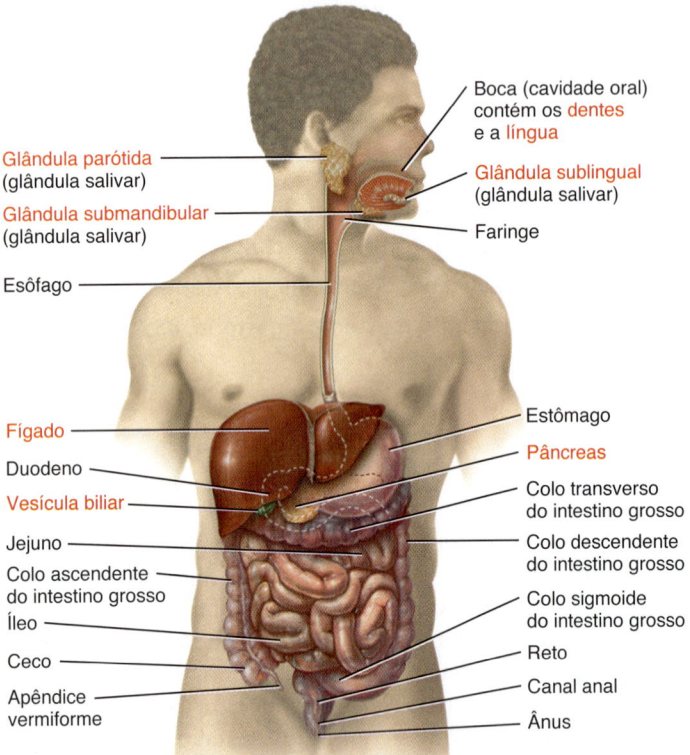

A. Vista lateral direita da cabeça e do pescoço e vista anterior do tronco

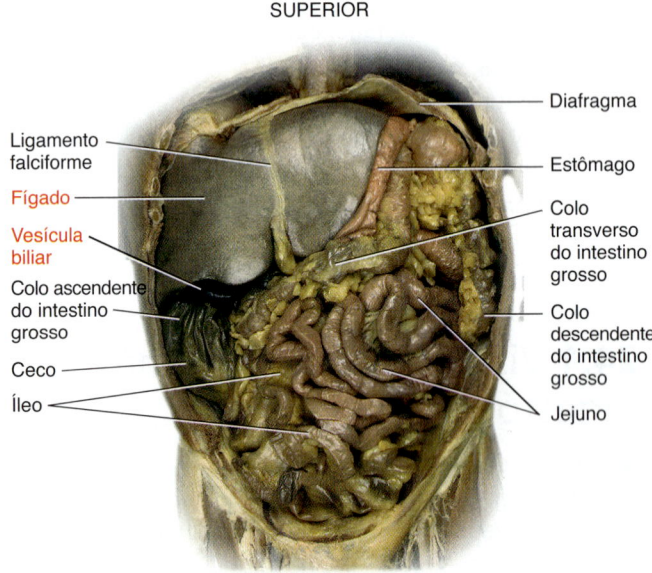

Dissecção de Shawn Miller, Fotografia de Mark Nielsen
B. Vista anterior

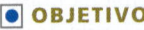 Que estruturas do sistema digestório secretam enzimas digestivas?

---

e totalmente misturadas com as enzimas digestivas. A **digestão química** refere-se à decomposição das grandes moléculas de carboidratos, lipídios, proteínas e ácidos nucleicos presentes no alimento em moléculas menores, que podem ser absorvidas (ver etapa seguinte). As enzimas digestivas produzidas pelas glândulas salivares, pela língua, pelo estômago, pelo pâncreas e pelo intestino delgado aceleram essas reações de decomposição. Algumas substâncias existentes nos alimentos podem ser absorvidas sem digestão química, incluindo aminoácidos, colesterol, glicose, vitaminas, minerais e água.

5. **Absorção**. A entrada de líquidos ingeridos e secretados, íons e produtos da digestão nas células epiteliais que revestem o lúmen do tubo GI é denominada **absorção**. As substâncias absorvidas entram no sangue ou na linfa e circulam para as células de todo o corpo.
6. **Defecação.** Os resíduos, as substâncias indigeríveis, as bactérias e as células descamadas do revestimento do tubo GI e materiais digeridos que não foram absorvidos saem do corpo através do ânus, em um processo denominado **defecação**. O material eliminado é denominado **fezes**.

✓ TESTE RÁPIDO

1. Que componentes do sistema digestório são órgãos do tubo GI e órgãos acessórios da digestão?
2. Que órgãos do sistema digestório entram em contato com o alimento e ajudam na sua decomposição?

24.2 Camadas do tubo GI

OBJETIVO
- Descrever as camadas que constituem as paredes do tubo gastrintestinal.

À semelhança de outros sistemas tubulares no corpo, a parede do tubo GI, desde o esôfago até o canal anal, possui um arranjo básico de quatro camadas. Essas quatro camadas do tubo, da profunda para a superficial, são as seguintes: (1) túnica mucosa, (2) tela submucosa, (3) túnica muscular e (4) túnica serosa/adventícia (Figura 24.2).

Túnica mucosa

A **túnica mucosa** ou revestimento interno do tubo GI é uma membrana mucosa. É constituída de (1) uma camada de epitélio em contato direto com o conteúdo do tubo GI, (2) tecido conjuntivo frouxo (areolar) e (3) uma fina camada de músculo liso (lâmina muscular da mucosa).

1. O **epitélio** na boca, na faringe, no esôfago e no canal anal consiste principalmente em epitélio estratificado pavimentoso não queratinizado, que desempenha uma função protetora. O epitélio simples colunar, que atua na secreção e na absorção, reveste o estômago e o intestino. As células epiteliais simples colunares adjacentes estão firmemente aderidas umas às outras por zônulas de oclusão, que restringem o extravasamento entre as células. A taxa de renovação das células epiteliais do tubo GI é rápida: a cada 5 a 7 dias, elas descamam e são substituídas por novas células. Entre as células epiteliais absortivas, encontram-se células exócrinas, que secretam muco e líquido no lúmen do tubo, bem como vários tipos de células endócrinas, coletivamente denominadas **células enteroendócrinas**, que secretam hormônios.

2. A **lâmina própria** é uma camada de tecido conjuntivo frouxo (areolar), que contém muitos vasos sanguíneos e linfáticos que transportam os nutrientes absorvidos pelo tubo GI de volta ao coração. Essa camada sustenta o epitélio e liga-se à lâmina muscular da mucosa (discutida adiante). A lâmina própria também contém a maioria das células do **tecido linfático associado à mucosa (MALT)**. Esses nódulos linfáticos proeminentes contêm células do sistema imune, que protegem contra doenças. O MALT está presente ao longo de todo o tubo GI, particularmente nas tonsilas, no intestino delgado, no apêndice vermiforme e no intestino grosso, e contém aproximadamente a mesma quantidade de células imunes existentes no resto do corpo. Os linfócitos e os macrófagos no MALT produzem respostas imunes contra micróbios, como bactérias, que podem penetrar no epitélio.

3. Uma camada fina de fibras musculares lisas, denominada **lâmina muscular da mucosa**, faz com que a túnica mucosa do estômago e do intestino delgado forme numerosas pregas pequenas, aumentando a área de superfície para a digestão e a absorção. Os movimentos da lâmina muscular da mucosa asseguram que todas as células absortivas fiquem totalmente expostas ao conteúdo do tubo GI. A lâmina muscular da mucosa do intestino delgado também circunda os ductos lactíferos. As contrações dessas células musculares lisas ajudam a transportar a linfa ao longo desses vasos.

Figura 24.2 Camadas do tubo gastrintestinal.

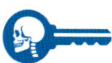

As quatro camadas do tubo gastrintestinal, desde a profunda até a superficial, são a túnica mucosa, a tela submucosa, a túnica muscular e a túnica serosa.

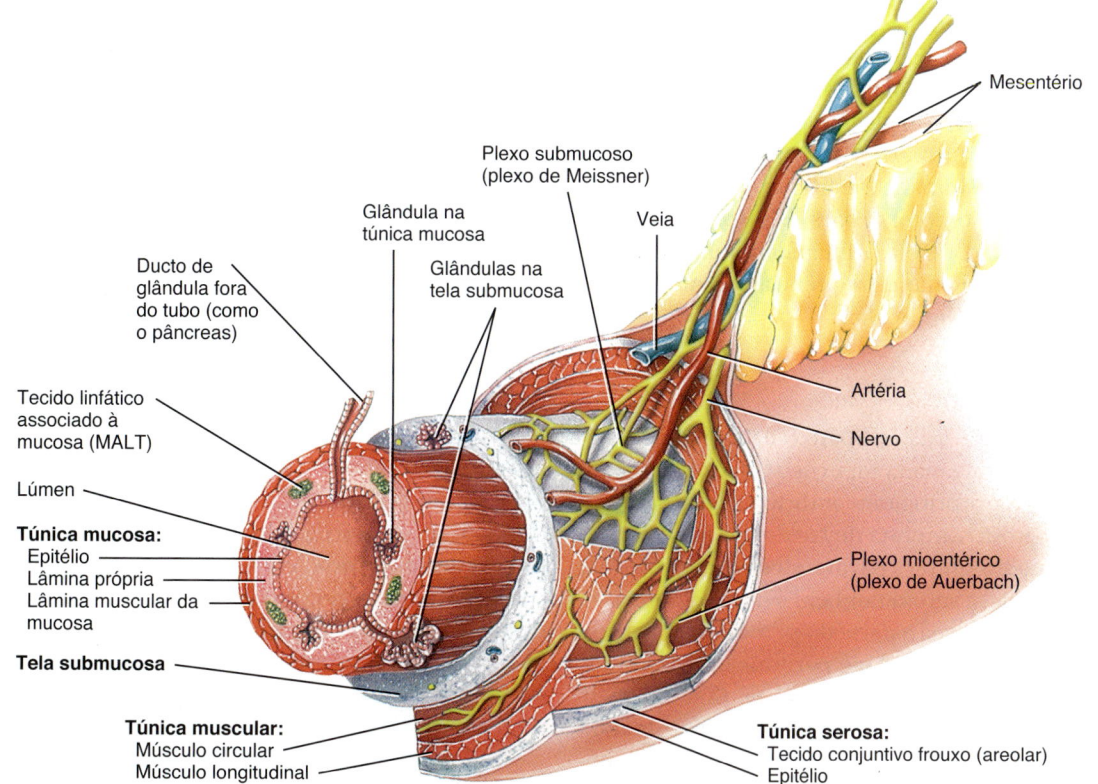

Qual é a função dos plexos entéricos na parede do tubo gastrintestinal?

Tela submucosa

A **tela submucosa** é uma fina rede que contém fibras colágenas, nervos e vasos sanguíneos. Consiste em tecido conjuntivo frouxo que liga a tela submucosa à túnica muscular, a camada média. A tela submucosa é altamente vascularizada e contém o **plexo submucoso** ou *plexo de Meissner*, uma parte da divisão autônoma do sistema nervoso ou sistema nervoso autônomo (SNA), denominada **sistema nervoso entérico (SNE)** (ver Seção 19.5). O SNE é o "cérebro do intestino" e consiste em aproximadamente 100 milhões de neurônios em dois plexos entéricos principais, que se estendem por toda a extensão do tubo GI. O plexo submucoso (*plexo de Meissner*) contém neurônios entéricos sensitivos e motores, bem como fibras pós-ganglionares parassimpáticas e simpáticas que inervam a túnica mucosa e a tela submucosa. Regula os movimentos da túnica mucosa e a vasoconstrição. Como também inerva células secretoras das glândulas mucosas, o plexo submucoso é importante no controle das secreções do tubo GI. A tela submucosa também contém glândulas e tecido linfático.

Túnica muscular

A **túnica muscular** da boca, da faringe e das partes superior e média do esôfago contém *músculo estriado esquelético*, que é responsável pela deglutição voluntária. O músculo esquelético também forma o músculo esfíncter externo do ânus, que possibilita o controle voluntário da defecação. Em todo resto do tubo GI, a túnica muscular consiste em *músculo liso*, que é geralmente encontrado em duas lâminas: uma lâmina interna de *fibras circulares* e uma lâmina externa de *fibras longitudinais*. As contrações involuntárias dos músculos lisos auxiliam na decomposição mecânica do alimento, misturando-o com as secreções digestivas e propelindo-o ao longo do tubo. A túnica muscular também contém o segundo plexo principal do SNE – o **plexo mioentérico** ou *plexo de Auerbach*, que contém neurônios entéricos, gânglios e fibras pós-ganglionares parassimpáticos e fibras pós-ganglionares simpáticas, que são vasomotoras para os vasos sanguíneos dessa túnica. O plexo controla principalmente a motilidade do tubo GI, em particular a frequência e a intensidade das contrações da túnica muscular.

Túnica serosa

As partes do tubo GI que estão suspensas na cavidade abdominal apresentam uma camada superficial, denominada **túnica serosa**. Como o próprio nome indica, a túnica serosa é uma membrana serosa composta de tecido conjuntivo frouxo (areolar) e epitélio simples pavimentoso (mesotélio). A parte epitelial da túnica serosa também é denominada *peritônio visceral*, visto que forma a parte do peritônio que envolve os órgãos suspensos na cavidade peritoneal, que iremos examinar de modo mais detalhado adiante. O nome *túnica serosa* origina-se do fato de que o epitélio apresenta uma cobertura lubrificante de *líquido seroso*, uma solução aquosa de eletrólitos e outros solutos provenientes do líquido intersticial dos tecidos adjacentes, juntamente com plasma sanguíneo dos capilares locais. O líquido seroso também contém vários leucócitos. Quando o tubo GI altamente enrolado entra em atrito contra áreas adjacentes do tubo ou contra a parte interna da parede do corpo, a túnica serosa protege a parede externa do intestino contra escoriações. O esôfago e a parte inferior do reto são os únicos órgãos do tubo GI que não têm túnica serosa; em seu lugar, existe apenas uma única camada de tecido conjuntivo frouxo denominada *túnica adventícia*.

✓ **TESTE RÁPIDO**

3. Em que parte ao longo do tubo GI a túnica muscular é composta de músculo estriado esquelético? O controle desse músculo esquelético é voluntário ou involuntário?
4. Quais são os dois plexos que formam o sistema nervoso entérico e onde estão localizados?

24.3 Peritônio

OBJETIVO

• Descrever o peritônio e suas pregas.

O **peritônio** é a maior túnica serosa do corpo; consiste em uma camada de epitélio simples pavimentoso (mesotélio), com uma camada de sustentação de tecido conjuntivo subjacente. O peritônio é dividido em **peritônio parietal**, que reveste a parede da cavidade abdominal, e em **peritônio visceral** ou serosa, que, como acabamos de verificar, recobre alguns dos órgãos na cavidade (Figura 24.3A).

O delgado espaço existente entre as partes parietal e visceral do peritônio, denominado **cavidade peritoneal**, contém líquido seroso lubrificante. Em determinadas doenças, a cavidade peritoneal é distendida pelo acúmulo de vários litros de líquido, uma condição denominada **ascite**.

Como veremos adiante, alguns órgãos estão situados contra a parede posterior do abdome e não se projetam no peritônio. Esses órgãos são denominados **órgãos retroperitoneais**. Alguns deles, como o colo ascendente do intestino grosso, o colo descendente do intestino grosso, o duodeno e o pâncreas, são recobertos por peritônio apenas em suas faces anteriores. Outros órgãos retroperitoneais são separados do peritônio por gordura, e não há peritônio sobre eles, incluindo os rins e as glândulas suprarrenais.

Diferentemente do pericárdio e da pleura, que recobrem uniformemente o coração e os pulmões, o peritônio apresenta grandes pregas cheias de gordura, onde o mesotélio rebate do peritônio parietal para o peritônio visceral, ou do peritônio visceral de um órgão para o de outro órgão. As pregas ligam os órgãos uns aos outros e às paredes da cavidade abdominal. Essas pregas também contêm vasos sanguíneos, vasos linfáticos e nervos que suprem os órgãos abdominais. Existem seis pregas peritoneais principais: o omento maior, o ligamento falciforme, o omento menor, o mesentério, o mesocolo transverso e o mesocolo sigmoide.

O **omento maior**, a prega peritoneal mais longa, estende-se sobre o colo transverso e as alças do intestino delgado como um "avental adiposo" (Figura 24.3). O omento maior é uma dupla lâmina que se dobra sobre si mesma, produzindo um total de quatro camadas. A partir das fixações ao longo da curvatura maior do estômago e da parte inicial do duodeno, o omento maior estende-se inferoanteriormente ao intestino delgado, em seguida faz uma curva e estende-se superiormente, fixando-se ao colo transverso. Normalmente, o omento maior possui uma quantidade considerável de tecido adiposo. O seu conteúdo de tecido adiposo pode expandir-se acentuadamente com o ganho de peso, contribuindo para a "barriga de cerveja" característica, observada em alguns indivíduos com sobrepeso. Os numerosos linfonodos do omento maior contribuem com macrófagos e plasmócitos produtores de anticorpos, que ajudam a combater e a conter as infecções do tubo GI.

O **ligamento falciforme** fixa o fígado à parede anterior do abdome e ao diafragma (Figura 24.3B, E). Esse remanescente do mesentério ventral do embrião era o trajeto da veia umbilical, desde o cordão umbilical até a veia cava inferior no feto. O fígado é o único órgão do sistema digestório que está fixado à parede anterior do abdome.

O **omento menor** origina-se como prega anterior da túnica serosa do estômago e duodeno. Une o estômago e o duodeno ao fígado (Figura 24.3A, C). Trata-se da via seguida pelos vasos sanguíneos que entram no fígado e contém a veia porta do fígado, a artéria hepática comum e o ducto colédoco, juntamente com alguns linfonodos.

Outra prega do peritônio, denominada **mesentério**, tem a forma de um leque e liga o jejuno e o íleo do intestino delgado à parede posterior do abdome (Figura 24.3A, D). É a prega peritoneal mais maciça e normalmente repleta de gordura, o que contribui sobremaneira para o abdome volumoso dos indivíduos obesos. Estende-se a partir da parede posterior do abdome para envolver quase toda a extensão do intestino delgado e, em seguida, retorna à sua origem, formando uma estrutura em duas camadas. Entre essas duas camadas, encontram-se vasos sanguíneos (ramos e tributárias de artéria e veia mesentéricas superiores), vasos linfáticos e linfonodos associados ao jejuno e ao íleo. Para que todo o intestino delgado com seu grande mesentério seja contido na cavidade abdominal, tanto o intestino quanto o mesentério são dobrados como um leque, de modo a se tornarem mais compactos.

Duas pregas separadas de peritônio, denominadas **mesocolo**, ligam o colo transverso (*mesocolo transverso*) e o colo sigmoide (*mesocolo sigmoide*) do intestino grosso à parede posterior do abdome (Figura 24.3A); essas pregas conduzem os vasos sanguíneos (vasos mesentéricos superiores e inferiores e os vasos linfáticos até o intestino). O mesentério e o mesocolo mantêm o intestino frouxamente no lugar, possibilitando um grande movimento à medida que as contrações musculares misturam e propelem o conteúdo intestinal ao longo do tubo GI.

Figura 24.3 **Relação das pregas peritoneais entre si e com os órgãos do sistema digestório.** O tamanho da cavidade peritoneal em **A** é exagerado para maior ênfase.

 Peritônio é a maior túnica serosa do corpo.

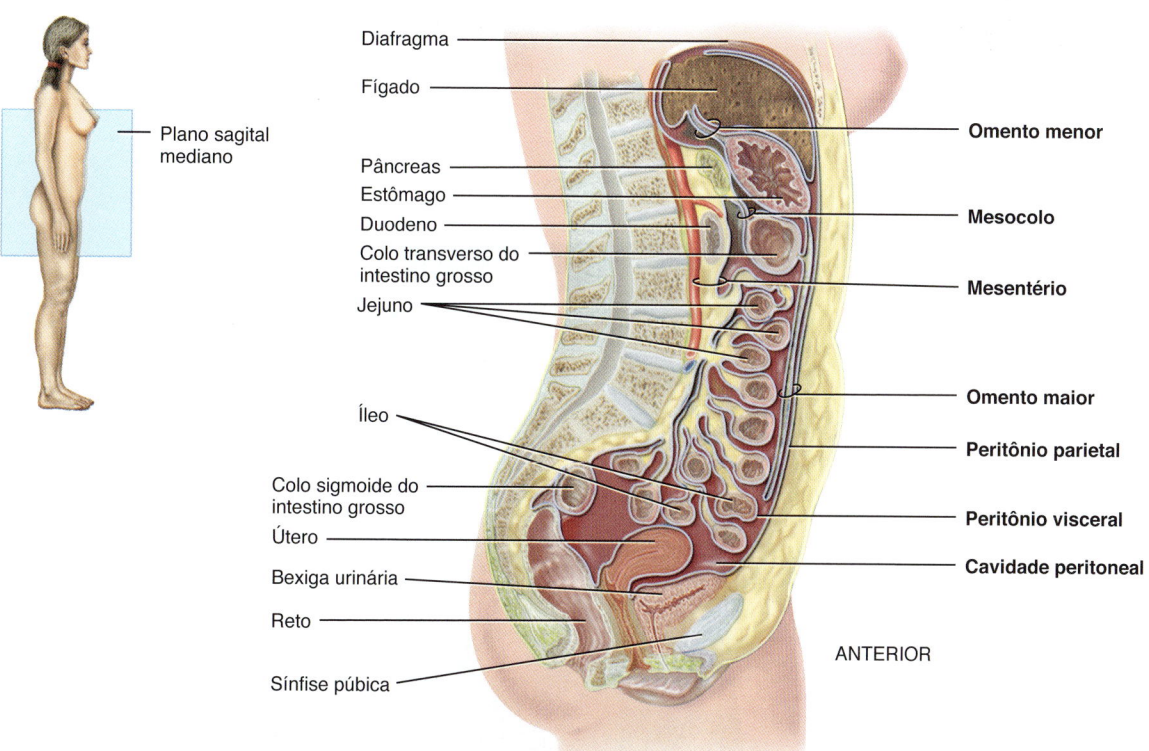

A. Corte sagital mediano mostrando as pregas peritoneais

(*Continua*)

Figura 24.3 *Continuação*

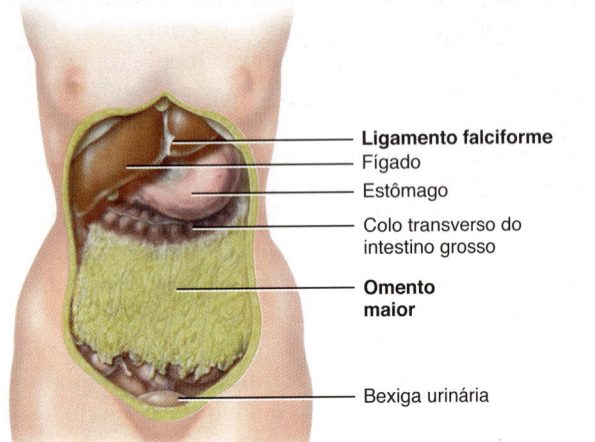

B. Vista anterior

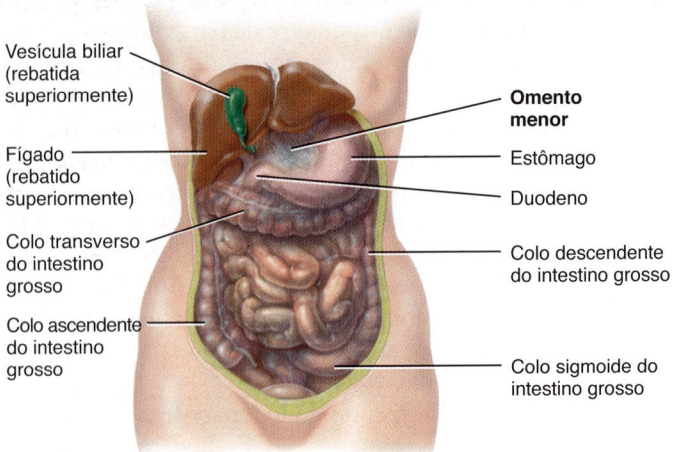

C. Omento menor, vista anterior (fígado e vesícula biliar rebatidos)

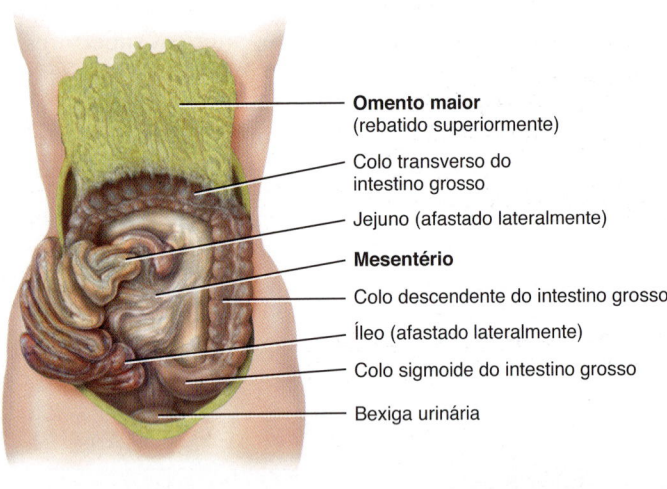

D. Vista anterior (omento maior rebatido e intestino delgado afastado para o lado direito)

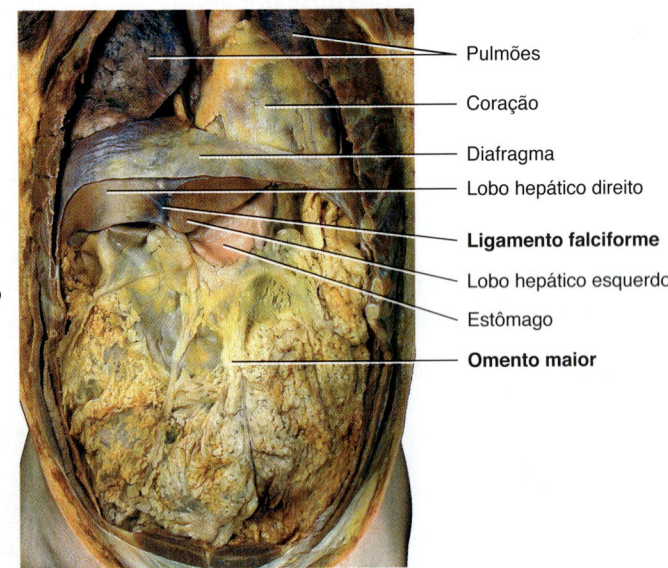

Dissecção de Shawn Miller, Fotografia de Mark Nielsen
E. Vista anterior

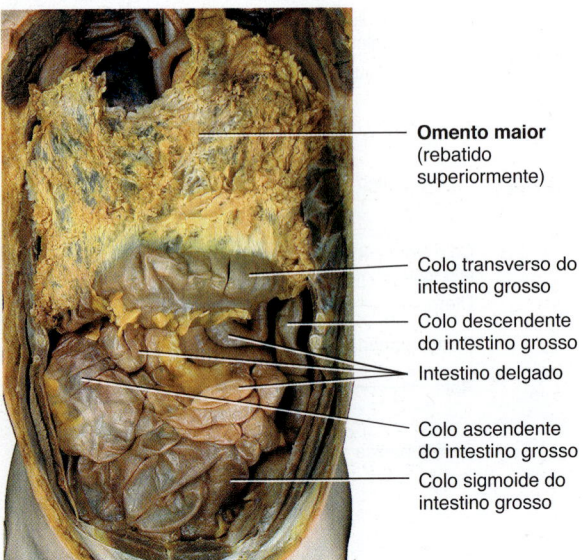

Dissecção de Shawn Miller, Fotografia de Mark Nielsen
F. Vista anterior

? Que prega peritoneal liga o intestino delgado à parede posterior do abdome?

CORRELAÇÃO CLÍNICA | Peritonite

Uma causa comum de **peritonite**, inflamação aguda do peritônio, é a contaminação do peritônio por micróbios infecciosos, que pode ser causada por feridas acidentais ou cirúrgicas na parede abdominal ou que pode resultar de perfuração ou ruptura de órgãos abdominais contendo micróbios. Por exemplo, se bactérias tiverem acesso à cavidade peritoneal em consequência de perfuração intestinal ou ruptura do apêndice, podem provocar uma forma aguda e potencialmente fatal de peritonite. Uma forma menos grave (porém dolorosa) de peritonite pode resultar do atrito entre superfícies peritoneais inflamadas. O risco aumentado de peritonite representa um problema particular nos indivíduos que necessitam de diálise peritoneal, um procedimento em que o peritônio é utilizado para filtrar o sangue quando os rins não apresentam função adequada.

✓ TESTE RÁPIDO

5. Descreva a localização do peritônio visceral e a do peritônio parietal.
6. Descreva os locais de fixação e as funções do mesentério, do mesocolo, do ligamento falciforme, do omento menor e do omento maior.

24.4 Boca

OBJETIVOS

- Identificar a localização das glândulas salivares e descrever as funções de suas secreções
- Descrever a estrutura e as funções da língua

- Identificar as partes de um dente típico e comparar a dentição decídua com a permanente.

A **boca**, também designada como *cavidade oral*, é formada pelas bochechas, pelos palatos duro e mole e pela língua (Figura 24.4). As **bochechas** formam as paredes laterais da cavidade oral. São recobertas externamente por pele e, internamente, por uma túnica mucosa, que consiste em epitélio estratificado pavimentoso não queratinizado. Os músculos bucinadores e o tecido conjuntivo estão situados entre a pele e a túnica mucosa das bochechas. As partes anteriores das bochechas terminam nos lábios.

Os **lábios** são pregas carnosas que circundam a abertura da boca. Contêm o músculo orbicular da boca e são revestidos externamente por pele e, internamente, por uma túnica mucosa. A face interna de cada lábio está fixada à sua gengiva correspondente por uma prega de túnica mucosa na linha mediana, denominada **frênulo do lábio**. Durante a mastigação, a contração dos músculos bucinadores nas bochechas e do músculo orbicular da boca nos lábios ajuda a manter o alimento entre os dentes superiores e inferiores. Esses músculos também auxiliam na fala.

As bochechas e os lábios desempenham um importante papel na busca do alimento e na sua manutenção na boca. Seria impossível sugar o leite sem essas estruturas. Observe um filhote de cachorro recém-nascido: ele tem um focinho curto, com uma abertura reduzida da boca e bochechas bem definidas, o que difere acentuadamente da boca de um cão adulto. Esse arranjo permite ao filhote mamar. À medida que ele cresce, o focinho e a abertura da boca aumentam de tamanho, enquanto as bochechas são acentuadamente reduzidas. Sem as bochechas e os lábios, é impossível criar

Figura 24.4 Estruturas da boca (cavidade oral).

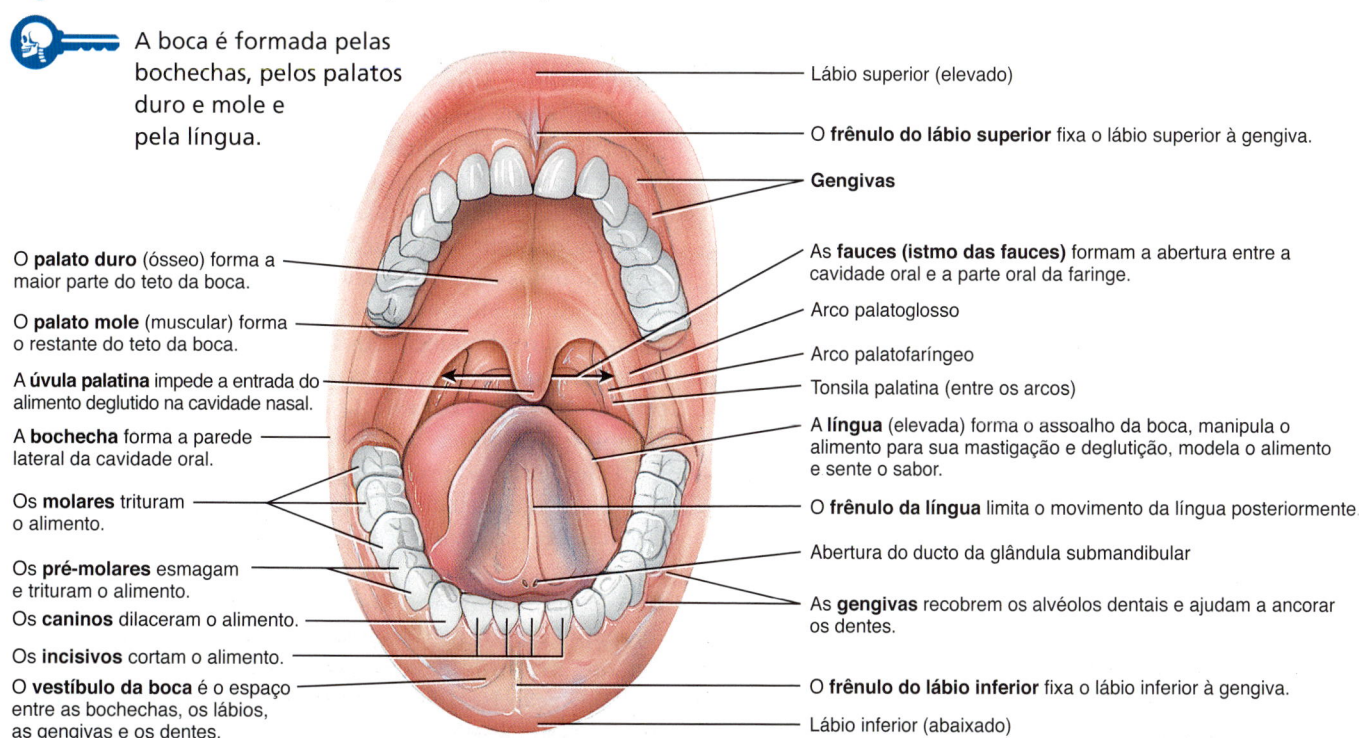

A boca é formada pelas bochechas, pelos palatos duro e mole e pela língua.

Vista anterior

 Qual é a função da úvula palatina?

uma boa vedação para produzir a sucção. As bochechas e os lábios também desempenham funções importantes não relacionadas com a digestão. Por exemplo, a geração de muitos sons que emitimos durante a fala depende de determinadas formações labiais. O ato de soprar o ar da boca para assobiar ou apagar uma vela também é uma função das bochechas e dos lábios.

O **vestíbulo da boca** da cavidade oral é o espaço limitado externamente pelas bochechas e pelos lábios e, internamente, pelas gengivas e dentes. A **cavidade própria da boca** é o espaço que se estende das gengivas e dos dentes até as **fauces**, a abertura entre a cavidade oral e a parte oral da faringe.

O **palato** é uma parede ou septo que separa a cavidade oral da cavidade nasal e forma o teto da boca. Essa importante estrutura torna possível a mastigação e a respiração ao mesmo tempo. O **palato duro** – os dois terços anteriores do palato – é formado pelas maxilas e pelos palatinos, e é recoberto por uma túnica mucosa. O **palato mole**, que forma a parte posterior do teto da boca, é uma divisão muscular em forma de arco entre a parte oral e a parte nasal da faringe, que é revestida por túnica mucosa.

A **úvula palatina** é uma estrutura muscular digitiforme, que pende da borda livre do palato mole. Durante a deglutição, o palato mole e a úvula são elevados, fechando a parte nasal da faringe e impedindo a entrada dos alimentos e líquidos deglutidos na cavidade nasal. Lateralmente à base da úvula palatina, existem duas pregas musculares que seguem para baixo nas margens laterais do palato mole: (1) anteriormente, o **arco palatoglosso** estende-se lateralmente até a raiz da língua; (2) posteriormente, o **arco palatofaríngeo** estende-se lateralmente até a faringe. As tonsilas palatinas estão localizadas entre os arcos, enquanto as tonsilas linguais estão situadas na raiz da língua. Na margem posterior do palato mole, a boca abre-se na parte oral da faringe por meio das fauces (ver Figura 24.4).

Glândulas salivares

Uma **glândula salivar** libera uma secreção, denominada saliva, na cavidade oral. Habitualmente, ocorre secreção de saliva apenas o suficiente para manter as túnicas mucosas da boca e da faringe úmidas e para limpar a boca e os dentes. Entretanto, quando o alimento entra na boca, a secreção de saliva aumenta para lubrificar, dissolver e iniciar a decomposição química do alimento.

A túnica mucosa da boca e da língua contém numerosas glândulas salivares pequenas, que se abrem diretamente na cavidade oral ou indiretamente por meio de ductos curtos. Todas essas glândulas, que incluem as *glândulas labiais*, as *glândulas da bochecha* e as *glândulas palatinas* nos lábios, nas bochechas e no palato, respectivamente, e as *glândulas linguais* na língua fazem uma pequena contribuição para a saliva.

Entretanto, a maior parte da saliva é secretada pelas **glândulas salivares maiores**, situadas fora da túnica mucosa oral. Suas secreções desembocam em ductos que levam até a cavidade oral. Os três pares de glândulas salivares maiores são as glândulas parótidas, submandibulares e sublinguais (Figura 24.5A). As **glândulas parótidas** estão localizadas inferior e anteriormente às orelhas, entre a pele e o músculo masseter. Cada uma delas secreta saliva na cavidade oral por meio de um **ducto parotídeo** ou *ducto de Stensen*, que perfura o músculo bucinador para se abrir no vestíbulo, em uma localização oposta ao segundo dente molar maxilar (superior). As **glândulas submandibulares**, localizadas no assoalho da cavidade oral, abaixo da raiz da língua, são mediais e parcialmente inferiores à mandíbula. Seus ductos, os **ductos submandibulares** (*ductos de Wharton*), seguem o seu trajeto sob a túnica mucosa de cada lado da linha mediana do assoalho da boca e entram na cavidade própria da boca lateralmente ao frênulo da língua. As **glândulas sublinguais** são de localização superior às glândulas submandibulares. Seus ductos, os **ductos sublinguais menores** (*ductos de Rivinus*), abrem-se no assoalho da boca, na cavidade própria da boca.

As glândulas submandibulares consistem principalmente em ácinos serosos (que secretam líquido seroso) e em alguns ácinos mucosos (que secretam muco). As glândulas parótidas possuem apenas ácinos serosos. As glândulas sublinguais consistem principalmente em ácinos mucosos e em alguns ácinos serosos.

A glândula parótida é irrigada por ramos da artéria carótida externa e é drenada por tributárias da veia jugular externa. A glândula submandibular é irrigada por ramos da artéria facial e drenada por tributárias da veia facial. A glândula sublingual é irrigada pela artéria sublingual, ramo da artéria lingual, e pela artéria submentual, ramo da artéria facial, e drenada por tributárias das veias sublingual e submentual.

As glândulas salivares recebem inervação tanto simpática quanto parassimpática. As fibras simpáticas formam plexos nos vasos sanguíneos que suprem as glândulas e iniciam a vasoconstrição, o que diminui a produção de saliva. A glândula parótida recebe fibras simpáticas do plexo na artéria carótida externa; as glândulas submandibulares e sublinguais recebem fibras simpáticas, que contribuem para o plexo simpático e acompanham a artéria parcial até as glândulas. As fibras parassimpáticas das glândulas produzem vasodilatação e estimulam as células glandulares das glândulas, aumentando, assim, a produção de saliva.

Os líquidos secretados pelas glândulas da bochecha, que são glândulas salivares menores, e pelos três pares de glândulas salivares maiores constituem a **saliva**. A quantidade de saliva secretada diariamente varia de modo considerável, porém situa-se na faixa de 1.000 a 1.500 mℓ. Quanto à sua composição química, a saliva consiste em 99,5% de água e 0,5% de solutos e apresenta pH ligeiramente ácido (6,35 a 6,85). Os solutos incluem muco, uma enzima que destrói as bactérias (*lisozima*), as enzimas digestivas amilase salivar e lipase lingual, bem como traços de sais, proteínas e outros compostos orgânicos. A **amilase salivar** desempenha um papel menor na decomposição do amido na boca em maltose, matotriose e α_1-dextrinas.

A **salivação** (secreção de saliva) é controlada pelo sistema nervoso. Normalmente, a estimulação parassimpática promove a secreção contínua de uma quantidade moderada de saliva, que mantém as túnicas mucosas úmidas e

Figura 24.5 As três glândulas salivares maiores – as glândulas parótida, sublingual e submandibular. As glândulas submandibulares são mostradas aumentadas na micrografia óptica em **C**.

 A saliva lubrifica e dissolve os alimentos e começa a decomposição química dos carboidratos e dos lipídios.

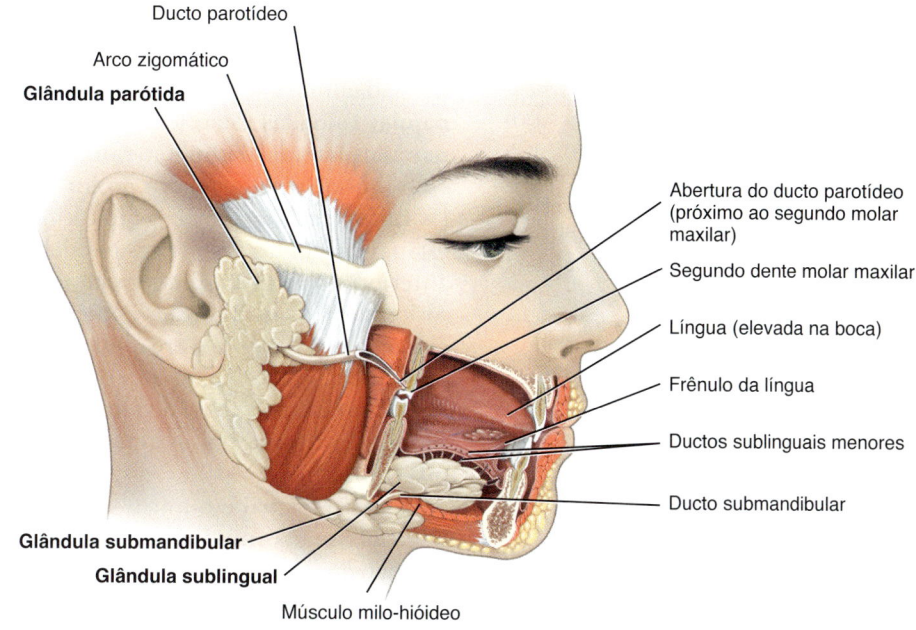

A. Localização das glândulas salivares

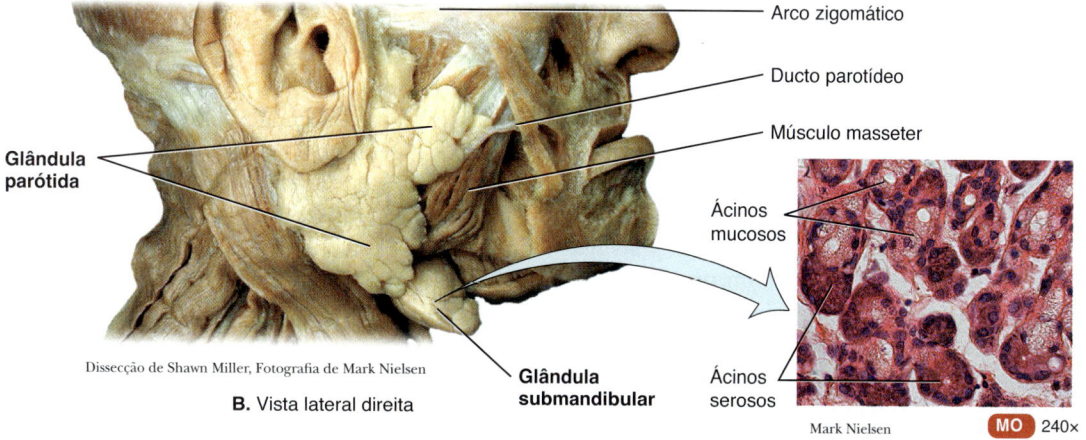

B. Vista lateral direita

C. Parte da glândula submandibular

Que glândulas salivares possuem ductos que desembocam em ambos os lados do frênulo da língua?

lubrifica os movimentos da língua e dos lábios durante a fala. Em seguida, a saliva é deglutida e ajuda a umedecer o esôfago. Por fim, os componentes da saliva são, em sua maioria, reabsorvidos, o que impede a perda de líquido. A estimulação simpática domina durante o estresse, resultando em ressecamento da boca. A desidratação também causa ressecamento da boca. As glândulas salivares deixam de secretar saliva para conservar a água, e o consequente ressecamento contribui para a sensação de sede. A ingestão de líquido não apenas restaura a homeostasia da água corporal, como também umedece a boca.

A textura e o sabor dos alimentos também constituem poderosos estimuladores das secreções das glândulas salivares. As substâncias químicas no alimento estimulam os receptores nos calículos gustatórios da língua, e os impulsos são conduzidos dos calículos para dois núcleos salivares no tronco encefálico (**núcleos salivatórios superior** e **inferior**). Os impulsos parassimpáticos que retornam nas fibras desses núcleos passam através do nervo facial (NC VII) para as glândulas sublinguais e submandibulares e, por meio do nervo glossofaríngeo (NC IX), até a glândula parótida para estimular a secreção de saliva. A saliva continua sendo secretada em grandes quantidades por algum tempo após a deglutição do alimento; esse fluxo de saliva limpa a boca e dilui e tampona os remanescentes de substâncias químicas irritantes. O odor, a visão e o som do alimento ou pensar nele também estimulam a secreção de saliva, daí a expressão "água na boca".

> **CORRELAÇÃO CLÍNICA | Caxumba**
>
> Embora qualquer uma das glândulas salivares possa constituir o alvo de infecção nasofaríngea, o vírus da caxumba (*paramixovírus*) normalmente ataca as glândulas parótidas. A **caxumba** consiste em inflamação e aumento das glândulas parótidas, acompanhados de febre moderada, mal-estar (desconforto geral) e dor extrema na faringe, particularmente com a deglutição de alimentos amargos ou sucos ácidos. Ocorre edema em um ou ambos os lados da face, imediatamente anterior ao ramo da mandíbula. Em cerca de 30% dos homens, após a puberdade, os testículos também podem se tornar inflamados; raramente, ocorre esterilidade, visto que o comprometimento testicular é habitualmente unilateral (apenas um dos testículos). Desde a disponibilidade de uma vacina para caxumba, em 1967, a incidência da doença declinou drasticamente.

Língua

A **língua** é um órgão acessório da digestão, composto de músculo esquelético recoberto por uma túnica mucosa. Juntamente com seus músculos associados, forma o assoalho da cavidade oral. A língua é dividida em metades laterais simétricas por um septo mediano, que se estende por todo seu comprimento, e está fixada ao hioide, ao processo estiloide do temporal e à mandíbula. Cada metade da língua consiste em um complemento idêntico de músculos extrínsecos e intrínsecos.

Os **músculos extrínsecos da língua**, que se originam fora da língua (fixam-se aos ossos na área) e que se inserem nos tecidos conjuntivos da língua, incluem os músculos *hioglosso, genioglosso* e *estiloglosso* (ver Figura 11.7). Os músculos extrínsecos movem a língua de um lado para outro e para dentro e para fora, de modo a manobrar o alimento para mastigação, moldá-lo em massa arredondada e empurrá-lo para a parte posterior da língua para deglutição. Esses músculos também formam o assoalho da boca, mantêm a língua em posição e auxiliam a fala. Os **músculos intrínsecos da língua** originam-se e inserem-se no tecido conjuntivo dentro da língua e modificam o seu formato e tamanho para a fala e a deglutição. Os músculos intrínsecos incluem os músculos *longitudinal superior, longitudinal inferior, transverso da língua* e *vertical da língua*. O **frênulo da língua**, uma prega da túnica mucosa na linha mediana da face inferior da língua, está fixado ao assoalho da boca e ajuda a limitar o movimento posterior da língua (ver Figuras 24.4 e 24.5).

Quando o frênulo da língua é anormalmente curto ou rígido – uma condição denominada **anquiloglossia** –, diz-se que o indivíduo tem a "língua presa", devido ao consequente comprometimento da fala. Essa condição pode ser corrigida cirurgicamente.

O dorso e as faces laterais da língua são recobertos por **papilas**, que são projeções da lâmina própria recobertas por epitélio estratificado pavimentoso (ver Figura 21.2). Muitas papilas contêm cálculos gustatórios, os receptores da gustação (paladar; ver Seção 21.2). Como o próprio nome indica, as **papilas fungiformes** são elevações em forma de cogumelo, distribuídas entre as papilas filiformes mais numerosas. Estão espalhadas pelo dorso da língua, porém concentram-se principalmente na margem da língua. Aparecem como pontos vermelhos na superfície da língua, e a maioria delas contém cálculos gustatórios. São vermelhas em virtude da alta densidade de capilares abaixo do epitélio fino não queratinizado. As **papilas circunvaladas** estão dispostas na forma de um V invertido na parte posterior do dorso da língua; todas elas contêm cálculos gustatórios. As **papilas folhadas** estão localizadas em pequenas valas nas margens laterais da língua, porém a maioria de seus cálculos gustatórios degenera no início da infância. As **papilas filiformes** são projeções filiformes e pontiagudas, que estão distribuídas em fileiras paralelas sobre os dois terços anteriores da língua. Embora não tenham cálculos gustatórios, as papilas filiformes contêm receptores para o tato e aumentam o atrito entre a língua e o alimento, facilitando o movimento do alimento pela língua na cavidade oral. A cor branca mosqueada da língua resulta das células queratinizadas mortas nas extremidades dessas numerosas papilas filiformes.

A **lipase lingual** e o muco são secretados por **glândulas linguais** situadas no dorso (face superior) da língua. Essa enzima, que é ativa no estômago, pode digerir até 30% dos triglicerídios (gorduras e óleos) da dieta em ácidos graxos e diglicerídios mais simples.

Dentes

Os **dentes** (Figura 24.6) são órgãos acessórios da digestão, localizados nos alvéolos dentais dos processos alveolares da mandíbula e da maxila. Os processos alveolares são cobertos pela **gengiva**, que se estende ligeiramente dentro de cada alvéolo dental para formar o **sulco gengival**. Os alvéolos dentais são revestidos pelo **periodonto**, que consiste em tecido conjuntivo fibroso denso e que está fixado às paredes do alvéolo dental e revestimento externo (cemento) das raízes dos dentes. O periodonto ancora os dentes em posição e atua como meio de absorção de choque durante a mastigação.

Um dente típico apresenta três regiões principais. A **coroa** é a parte visível acima do nível da gengiva. Em cada alvéolo dental estão inseridas uma a três **raízes**. O **colo** é a junção estreita da coroa com a raiz próximo da linha da gengiva.

Internamente, a **dentina** constitui a maior parte do dente. A dentina consiste em tecido conjuntivo calcificado, que confere ao dente a sua forma básica e rigidez. A dentina é mais dura do que o osso, em virtude de seu maior conteúdo de hidroxiapatita (70% do peso seco). Difere também do osso pelo fato de que não possui vasos sanguíneos, cresce por depósito (em ondas sucessivas, em pequena quantidade de cada vez) e não é remodelada. A dentina contém *túbulos dentinários*, que são túbulos microscópicos paralelos que se irradiam da cavidade pulpar através da dentina. As células que produzem a dentina, os odontoblastos, revestem a cavidade pulpar e emitem prolongamentos citoplasmáticos dentro dos túbulos dentinários.

A dentina da coroa é coberta pelo **esmalte**, que consiste principalmente em fosfato de cálcio e carbonato de cálcio. O esmalte também é mais duro do que o osso, em

Figura 24.6 Dente típico, com estruturas adjacentes.

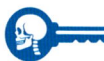

Os dentes estão ancorados nos alvéolos dentais dos processos alveolares da mandíbula e da maxila.

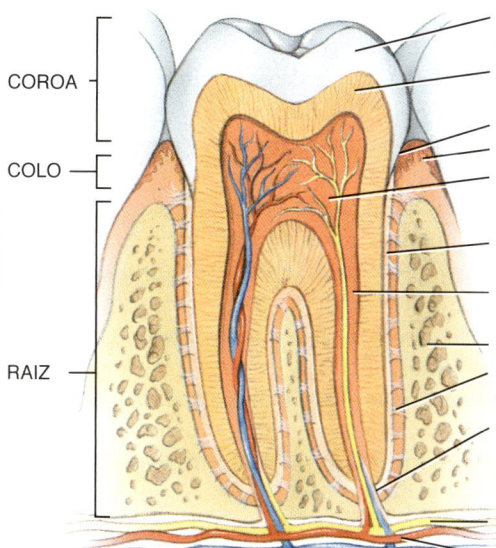

- O **esmalte** (constituído de sais de cálcio) protege o dente do desgaste.
- A **dentina** (tecido conjuntivo calcificado) constitui a maior parte do dente.
- Sulco gengival
- Gengiva
- A **cavidade pulpar** contém a polpa do dente (tecido conjuntivo que contém nervos e vasos sanguíneos).
- O **cemento** é uma substância semelhante ao osso, que fixa a raiz ao periodonto.
- O **canal da raiz** é uma extensão da cavidade pulpar que contém nervos e vasos sanguíneos.
- Processo alveolar
- O **periodonto** ajuda a ancorar o dente ao osso subjacente.
- O **forame do ápice do dente** é uma abertura na base de um canal da raiz do dente por meio do qual os vasos sanguíneos, os vasos linfáticos e os nervos entram no dente.
- Nervo
- Suprimento sanguíneo

Corte sagital de um molar mandibular (inferior)

CORRELAÇÃO CLÍNICA | Tratamento de canal

O **tratamento de canal (tratamento endodôntico)** é um procedimento em múltiplas etapas, em que todo o tecido da polpa do dente é removido da cavidade pulpar e dos canais da raiz de um dente muito comprometido. Após efetuar um orifício no dente, os canais da raiz são limados e irrigados para remover as bactérias. Em seguida, os canais são tratados com medicamentos e selados por completo. Em seguida, efetua-se o reparo da coroa danificada.

? Que tipo de tecido é o principal componente dos dentes?

---

virtude de seu maior conteúdo de sais de cálcio (cerca de 95% do peso seco). Com efeito, o esmalte é a substância mais dura do corpo. A espessura é maior sobre as cúspides e diminui gradualmente até a margem fina no colo do dente, onde termina. O esmalte é formado como secreção celular durante o desenvolvimento. Uma vez concluído o desenvolvimento, o corpo não tem a capacidade de substituir ou proceder ao reparo do esmalte, razão pela qual é tão importante manter uma boa higiene dos dentes. O esmalte protege o dente do desgaste produzido pela mastigação e ácidos, que podem facilmente dissolver a dentina subjacente mais mole. A dentina da raiz é coberta por **cemento**, outra substância semelhante ao osso, que fixa a raiz ao periodonto.

Existe um espaço fechado dentro da dentina do dente. A parte larga do espaço, a **cavidade pulpar**, situa-se dentro da coroa e é preenchida pela **polpa do dente**, um tecido conjuntivo que contém vasos sanguíneos, nervos e vasos linfáticos. Extensões estreitas da cavidade pulpar, denominadas **canais da raiz do dente**, estendem-se pela raiz do dente. Cada canal da raiz tem uma abertura em sua base, o **forame do ápice do dente**, através do qual os vasos sanguíneos, os vasos linfáticos e os nervos entram no dente. Os vasos sanguíneos levam nutrientes, os vasos linfáticos oferecem proteção e os nervos proporcionam a sensibilidade.

As artérias que irrigam os dentes estão distribuídas pela cavidade pulpar e periodonto adjacente. Essas artérias incluem as artérias alveolares superiores, ramos da artéria maxilar (anterior e posterior) e os ramos incisivos e dentais da artéria alveolar inferior.

CORRELAÇÃO CLÍNICA | Doença periodontal e cáries dentárias

Doença periodontal é um termo coletivo para referir-se a várias condições caracterizadas por inflamação e degeneração das gengivas, do processo alveolar, do periodonto e do cemento. Em uma doença periodontal, denominada **piorreia**, os sintomas iniciais consistem em aumento e inflamação dos tecidos moles e sangramento das gengivas. Sem tratamento, pode ocorrer deterioração dos tecidos moles, e pode haver reabsorção do processo alveolar, causando afrouxamento dos dentes e retração das gengivas. As doenças periodontais são frequentemente causadas por higiene oral precária; por irritantes locais, como bactérias, alimentos impactados e fumaça de cigarro; ou por "mordida inadequada".

As **cáries dentárias** envolvem a desmineralização (amolecimento) gradual do esmalte e da dentina. Se não forem tratadas, os microrganismos podem invadir a polpa do dente, causando inflamação e infecção, com morte subsequente da polpa e abscesso do processo alveolar ao redor do ápice da raiz, exigindo tratamento endodôntico.

As cáries dentárias começam quando bactérias, que atuam sobre açúcares, produzem ácidos que desmineralizam o esmalte. A **dextrana**, um polissacarídio aderente produzido a partir da sacarose, causa aderência das bactérias aos dentes. A **placa dentária** consiste em massas de células bacterianas, dextrana e outros resíduos que aderem aos dentes. A saliva não consegue alcançar a superfície do dente para tamponar o ácido, visto que a placa recobre os dentes. A escovação dos dentes depois das refeições retira a placa das superfícies planas antes que as bactérias possam produzir ácidos. Os dentistas também recomendam que a placa entre os dentes seja removida a cada 24 h com fio dental.

Os dentes recebem fibras sensitivas de ramos dos nervos maxilar e mandibular, divisões do nervo trigêmeo (V). Os dentes maxilares recebem fibras sensitivas de ramos do nervo maxilar, enquanto os dentes mandibulares as recebem de ramos do nervo mandibular.

O ramo da odontologia relacionado com a prevenção, o diagnóstico e o tratamento de doenças que afetam a polpa, a raiz, o periodonto e o processo alveolar da maxila é conhecido como **endodontia**. A **ortodontia** é um ramo da odontologia relacionado com a prevenção e a correção do alinhamento anormal dos dentes, e a **periodontia** é um ramo da odontologia relacionado com o tratamento de condições anormais dos tecidos imediatamente adjacentes aos dentes.

Os seres humanos possuem dois conjuntos de dentes ou **dentições**: a dentição decídua e a permanente. O primeiro conjunto é constituído pelos **dentes decíduos**, também denominados *dentes primários* ou *dentes de leite*. Começam a irromper em torno dos 6 meses de idade, e, a partir desse momento, surge um par de dentes aproximadamente a cada mês até completar o total de 20 (Figura 24.7A, C). Os **incisivos**, que estão mais próximos da linha mediana, têm formato em cinzel e estão adaptados para cortar o alimento. São denominados **incisivos centrais** ou **incisivos laterais**, de acordo com a sua posição. Adjacentes aos incisivos, em sentido posterior, encontram-se os **caninos**, que possuem uma superfície pontiaguda, denominada cúspide. Os caninos são usados para dilacerar e cortar o alimento em pedaços. Os incisivos e os caninos possuem uma única raiz. Posteriormente a eles, estão os dentes **primeiro** e **segundo molares**, que apresentam quatro cúspides. Os *molares maxilares (superiores)* apresentam três raízes; os *molares mandibulares (inferiores)* têm duas raízes. Os molares esmagam e trituram o alimento, preparando-o para a deglutição.

Todos os dentes decíduos são perdidos – em geral, entre 6 e 12 anos de idade – e são substituídos pelo segundo conjunto de dentes, os **dentes permanentes** (*secundários*) (Figura 24.7B, D). A dentição permanente contém 32 dentes, que irrompem entre 6 anos de idade e a vida adulta. O padrão assemelha-se ao da dentição decídua, com algumas exceções. Os molares decíduos são substituídos pelos **primeiro** e **segundo pré-molares** (*bicúspides*), que possuem duas cúspides e uma raiz e que são utilizados para esmagar e triturar o alimento. Os molares permanentes, que irrompem na boca posteriormente aos pré-molares, não substituem nenhum dente decíduo e surgem quando a maxila

Figura 24.7 Dentições e períodos de erupção. Uma letra (para os dentes decíduos) ou um número (para os dentes permanentes) identificam especificamente cada dente, e o período de erupção é indicado entre parênteses nas partes **A** e **B**.

🔑 A dentição decídua completa é constituída por 20 dentes, e a dentição permanente completa, por 32 dentes.

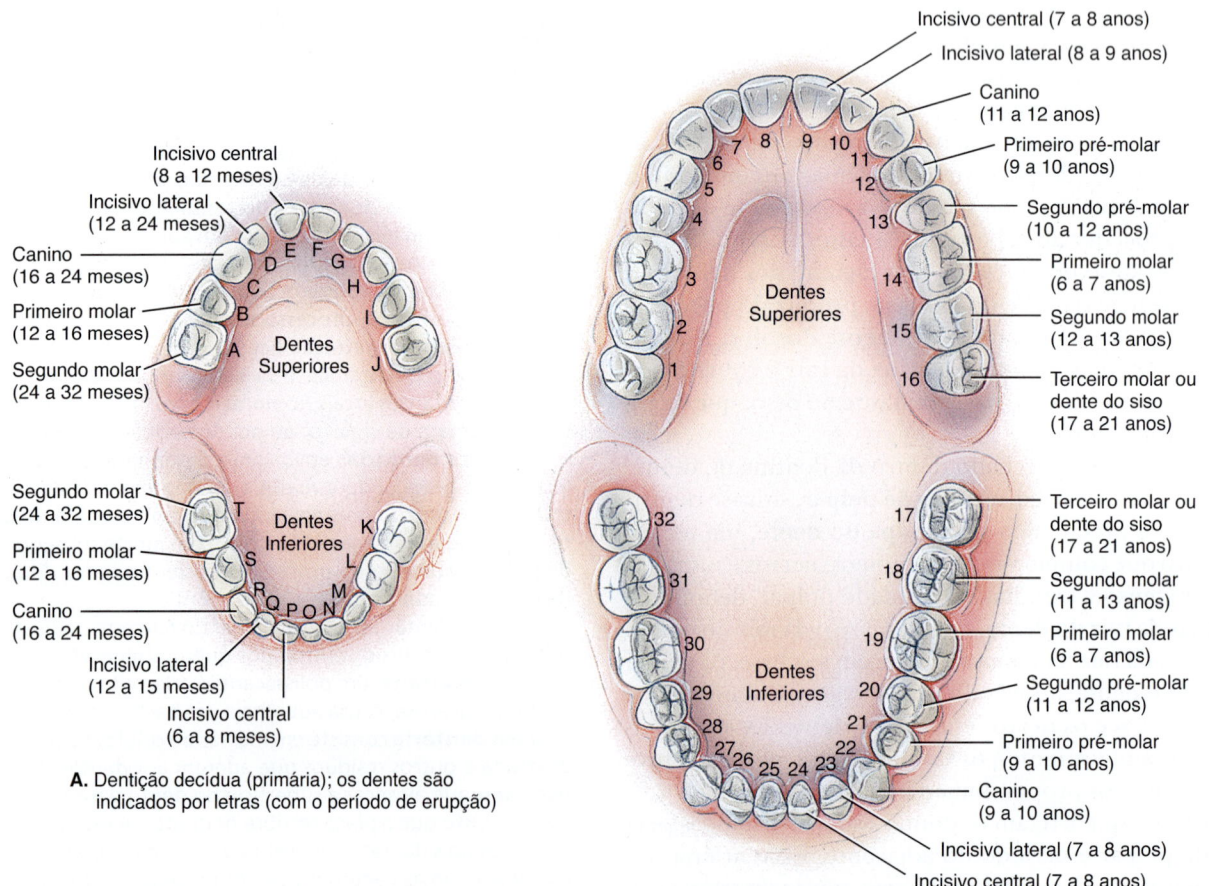

A. Dentição decídua (primária); os dentes são indicados por letras (com o período de erupção)

B. Dentição permanente (secundária); os dentes estão indicados por números (com o período de erupção)

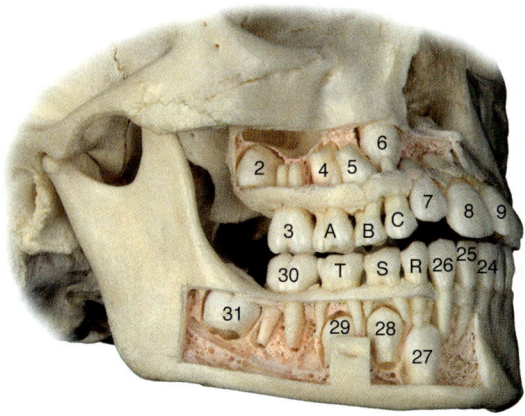
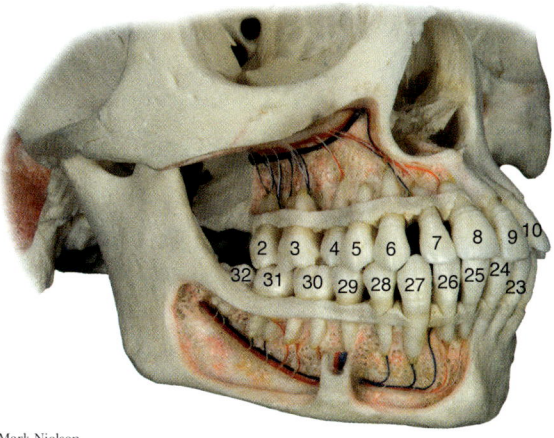

Mark Nielsen
Vista anterolateral direita

DENTES DECÍDUOS:
A - Primeiro molar (maxilar)
B - Segundo molar (maxilar)
C - Canino (maxilar)
R - Canino (mandibular)
S - Primeiro molar (mandibular)
T - Segundo molar (mandibular)

DENTES PERMANENTES:
8, 9, 24, 25 - Incisivo central
7, 26 - Incisivo lateral
6, 27 - Canino
5, 28 - Primeiro pré-molar
4, 29 - Segundo pré-molar
3, 30 - Primeiro molar
2, 31 - Segundo molar

Mark Nielsen
Vista anterolateral direita

8, 9, 24, 25 - Incisivo central
7, 10, 23, 26 - Incisivo lateral
6, 27 - Canino
5, 28 - Primeiro pré-molar

4, 29 - Segundo pré-molar
3, 30 - Primeiro molar
2, 31 - Segundo molar
32 - Terceiro molar

C. Mandíbula e maxila de uma criança de 8 anos de idade, mostrando os dentes decíduos irrompidos e os dentes permanentes não irrompidos

D. Mandíbula e maxila, mostrando os dentes permanentes e o seu suprimento sanguíneo e inervação

❓ **Que dentes permanentes não substituem nenhum dente decíduo?**

cresce para acomodá-los – os **primeiros molares permanentes** aos 6 anos de idade, os **segundos molares permanentes** aos 12 anos, e os **terceiros molares permanentes** (*dentes do siso*) depois dos 17 anos, embora possam nunca irromper.

Com frequência, a maxila e a mandíbula nos seres humanos não possuem espaço posterior suficiente aos segundos molares para acomodar a erupção dos terceiros molares (dentes do siso). Nesse caso, os terceiros molares permanecem inseridos no processo alveolar e são designados como **inclusos**. Com frequência, provocam pressão e dor, exigindo a sua retirada cirúrgica.

A Tabela 24.1 fornece um resumo das atividades na boca durante a digestão.

✓ **TESTE RÁPIDO**

7. Que estruturas formam a boca?
8. Como as glândulas salivares maiores são diferenciadas, com base na sua localização e estrutura?
9. Qual é a diferença entre músculos extrínsecos e intrínsecos da língua quanto à sua função?
10. Compare as funções dos dentes incisivos, cúspides, pré-molares e molares.

TABELA 24.1
Resumo das atividades na boca durante a digestão.

ESTRUTURA	ATIVIDADE	RESULTADO
Bochechas e lábios	Mantém o alimento entre os dentes	O alimento é uniformemente triturado durante a mastigação
Glândulas salivares	Secretam saliva	Revestimento da boca e da faringe umedecido e lubrificado; a saliva amolece, umedece e dissolve os alimentos e também limpa a boca e os dentes; a amilase salivar decompõe o amido em fragmentos menores (maltose, maltotriose e α-dextrinas)
Língua		
Músculos extrínsecos da língua	Movem a língua de um lado para o outro e de dentro para fora	O alimento é manobrado para mastigação, moldado em bolo alimentar e manobrado para deglutição
Músculos intrínsecos da língua	Modificam o formato da língua	Deglutição e fala
Cálculos gustatórios	Atuam como receptores para a gustação (paladar) e presença de alimento na boca	A secreção de saliva é estimulada por impulsos nervosos dos cálculos gustatórios para os núcleos salivares presentes no tronco encefálico para as glândulas salivares
Glândulas linguais	Secretam a lipase lingual	Decomposição dos triglicerídios em ácidos graxos e diglicerídios
Dentes	Cortam, dilaceram e pulverizam o alimento	Os alimentos sólidos são reduzidos a partículas menores para deglutição

24.5 Faringe

OBJETIVO
- Descrever a estrutura e a função da faringe.

No processo de **mastigação**, o alimento é manipulado pela língua, triturado pelos dentes e misturado com a saliva. Em consequência, o alimento é reduzido a massa macia e flexível, denominada **bolo alimentar**, que é facilmente deglutido. Quando deglutido, o alimento passa da boca para a faringe.

A **faringe** é um tubo em forma de funil, que se estende desde as narinas até o esôfago, posteriormente, e até a laringe, anteriormente (ver Figura 23.2B). A faringe é composta de músculo esquelético e é revestida por uma túnica mucosa. A parte nasal da faringe atua apenas na respiração, porém as partes oral e laríngea da faringe desempenham funções tanto na digestão quanto na respiração. A **deglutição** é um mecanismo que transfere o alimento da boca para o estômago. É auxiliada pela saliva e pelo muco e envolve a boca, a faringe e o esôfago. O alimento deglutido passa da boca para as partes oral e laríngea da faringe antes de ir para o esôfago. As contrações musculares das partes oral e laríngea da faringe ajudam a propelir o alimento para dentro do esôfago e, em seguida, para dentro do estômago.

✓ **TESTE RÁPIDO**
11. O que é bolo alimentar? Como ele é formado?
12. Onde começa e termina a faringe?

24.6 Esôfago

OBJETIVOS
- Descrever a localização e a histologia do esôfago
- Explicar a função do esôfago no processo da digestão.

O **esôfago** é um tubo muscular de 25 cm de comprimento, flexível, que está localizado posteriormente à traqueia. Começa na extremidade inferior da parte laríngea da faringe, passa pela face inferior do pescoço, entra no mediastino e desce anteriormente à coluna vertebral, atravessa o diafragma por uma abertura denominada **hiato esofágico**, e termina na parte superior do estômago (ver Figura 24.1). Algumas vezes, uma parte do estômago faz protrusão acima do diafragma, através do hiato esofágico. Essa condição, denominada *hérnia de hiato*, é descrita na Terminologia técnica, no final deste capítulo.

As artérias do esôfago originam-se das seguintes artérias ao longo de sua extensão: artéria tireóidea interior, parte torácica da aorta, artérias intercostais, artéria frênica e artéria gástrica esquerda. O esôfago é drenado pelas veias esofágicas adjacentes, que drenam principalmente para as várias veias ázigo. O esôfago é inervado pelos nervos laríngeos recorrentes, ramos dos nervos vagos, por outros ramos do nervo vago (NC X) e pela cadeia simpática cervical.

Histologia do esôfago

A **túnica mucosa** do esôfago consiste em epitélio estratificado pavimentoso não queratinizado, lâmina própria (tecido conjuntivo frouxo) e em uma lâmina muscular da mucosa (músculo liso) (Figura 24.8A). Próximo ao

Figura 24.8 Histologia do esôfago. A Tabela 3.1F mostra maior aumento do epitélio estratificado pavimentoso não queratinizado.

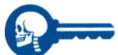

O esôfago secreta muco e transporta o alimento até o estômago.

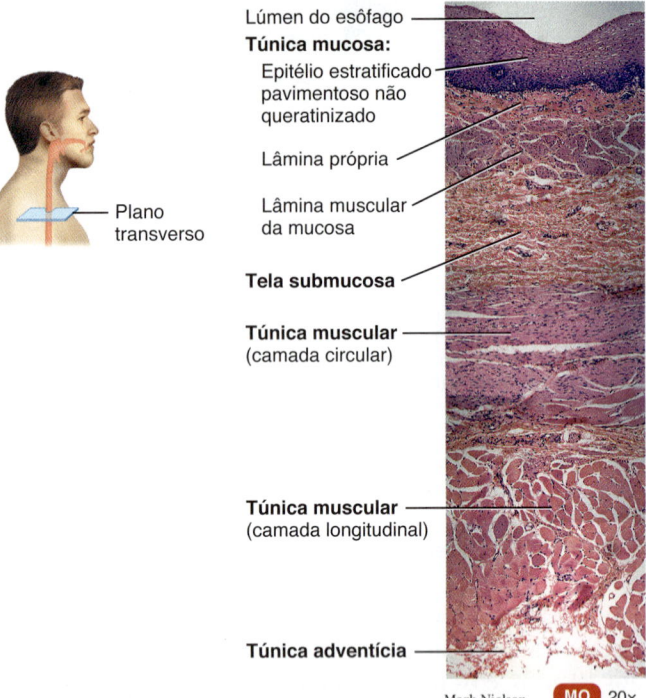

A. Parede do esôfago

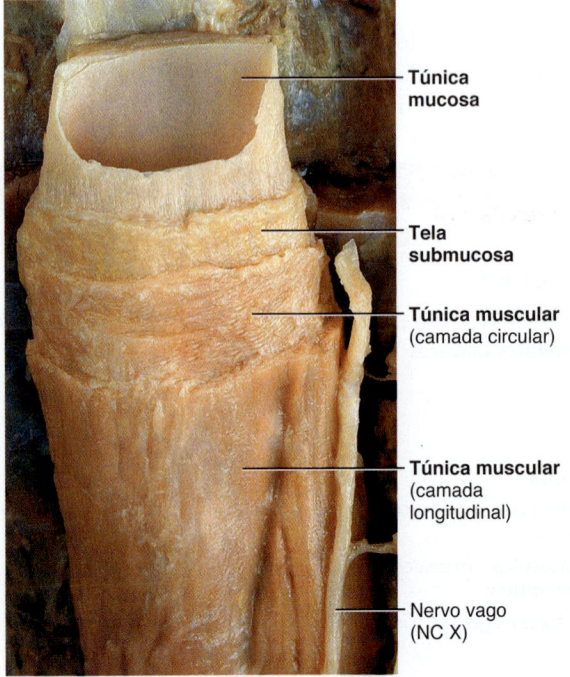

B. Vista anterossuperior da dissecção do esôfago

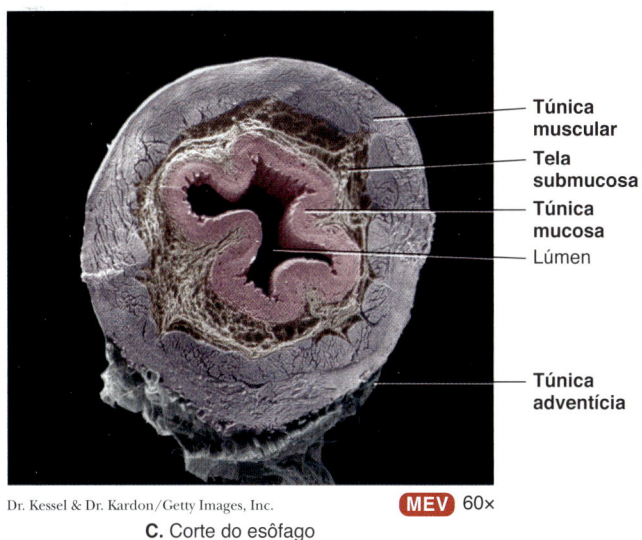

C. Corte do esôfago

? Em que camadas do esôfago estão localizadas as glândulas que secretam muco lubrificante?

estômago, a túnica mucosa do esôfago também contém glândulas mucosas. O epitélio estratificado pavimentoso associado aos lábios, à boca, à língua, às partes oral e laríngea da faringe e ao esôfago proporciona uma considerável proteção contra a escoriação e o desgaste por partículas de alimentos que são mastigadas, misturadas com secreções e deglutidas. A **tela submucosa** contém tecido conjuntivo frouxo (areolar), com vasos sanguíneos, glândulas mucosas e numerosas fibras elásticas que auxiliam no fechamento do tubo distendido. A **lâmina muscular** da mucosa do terço superior do esôfago é constituída de músculo esquelético, a do terço médio consiste em músculo esquelético e músculo liso, e o terço inferior, em músculo liso. A camada superficial do esôfago é conhecida como **túnica adventícia**. Diferentemente da túnica serosa do estômago e do intestino, o tecido conjuntivo frouxo dessa camada não é recoberto por mesotélio (o esôfago não desemboca em uma cavidade revestida de túnica serosa). O tecido conjuntivo da túnica adventícia funde-se com o tecido conjuntivo das estruturas adjacentes do mediastino através do qual passa, sustentando o esôfago e fornecendo-lhe vasos sanguíneos.

Funções do esôfago

O esôfago secreta muco e transporta o alimento até o estômago. Não produz enzimas digestivas e tampouco está envolvido na absorção. A passagem do alimento da parte laríngea da faringe para dentro do esôfago é regulada, na entrada do esôfago, por um músculo esfíncter (uma faixa circular ou anel de músculo, que normalmente está contraído), denominado **esfíncter esofágico superior (EES)** ou *constrição broncoaórtica*. Consiste em músculo esquelético (parte cricofaríngea do músculo constritor inferior da faringe) fixado à cartilagem cricóidea. A elevação da laringe provoca relaxamento do esfíncter, possibilitando a entrada do bolo alimentar no esôfago. Esse esfíncter também relaxa durante a expiração.

O alimento é empurrado pelo esôfago por uma série progressiva de contrações e relaxamentos involuntários e coordenados das camadas circular e longitudinal da túnica muscular, denominada **peristaltismo**. A peristalse ocorre em outras estruturas tubulares, incluindo outras partes do tubo GI, ureteres, ductos biliares e tubas uterinas; no esôfago, o peristaltismo é controlado pelo bulbo. As etapas do peristaltismo são as seguintes (Figura 24.9):

1. As fibras musculares circulares no segmento do esôfago superior ao bolo alimentar sofrem contração, estreitando a parede do esôfago e espremendo o bolo alimentar para baixo.
2. Ocorre contração das fibras musculares longitudinais ao redor da parte inferior do bolo alimentar, encurtando o segmento inferiormente ao bolo alimentar e empurrando suas paredes para fora.
3. Após a movimentação do bolo alimentar para o novo segmento do esôfago, os músculos circulares superiormente sofrem contração, e o ciclo se repete. As contrações propelem o bolo ao longo do esôfago, em direção ao estômago. À medida que o bolo alimentar se aproxima da extremidade do esôfago, o esfíncter esofágico inferior relaxa, e o bolo alimentar entra no estômago.

O muco secretado pelas glândulas esofágicas lubrifica o bolo alimentar e diminui o atrito.

Imediatamente acima do nível do diafragma, existe um ligeiro estreitamento do esôfago. Esse estreitamento forma um esfíncter fisiológico na parte inferior do esôfago, constituído de músculo liso, denominado **esfíncter esofágico inferior (EEI)** ou *constrição diafragmática*. É também

Figura 24.9 Peristalse durante a deglutição.

🔑 A peristalse consiste em contrações progressivas, semelhantes a ondas, da túnica muscular.

Vista anterior de cortes frontais, mostrando a peristalse no esôfago

? A peristalse "empurra" ou "puxa" o alimento ao longo do tubo gastrintestinal?

TABELA 24.2
Resumo das atividades da faringe e do esôfago durante a digestão.

ESTRUTURA	ATIVIDADE	RESULTADO
Faringe	Estágio faríngeo da deglutição	Transfere o bolo alimentar da parte oral da faringe para a parte laríngea da faringe e para dentro do esôfago; fecha as passagens de ar
Esôfago	Relaxamento do esfíncter esofágico superior	Possibilita a passagem do bolo alimentar da parte laríngea da faringe para dentro do esôfago
	Estágio esofágico da deglutição (peristaltismo)	Empurra o bolo alimentar ao longo do esôfago
	Relaxamento do esfíncter esofágico inferior	Possibilita a entrada do bolo alimentar no estômago
	Secreção de muco	Lubrifica o esôfago para a passagem fácil do bolo alimentar

denominado *esfíncter cardíaco*, em virtude de sua proximidade com o coração. (Um *esfíncter fisiológico* é um segmento de uma estrutura tubular, neste caso, o esôfago, que atua como esfíncter, embora não haja, na realidade, nenhum músculo esfíncter.) O esfíncter esofágico inferior relaxa durante a deglutição e, portanto, possibilita a passagem do bolo alimentar do esôfago para dentro do estômago.

A Tabela 24.2 fornece um resumo das atividades da faringe e do esôfago durante a digestão.

✓ TESTE RÁPIDO

13. Onde está localizado o esôfago? Que tipo de tecido é encontrado no esôfago que possibilita a sua expansão durante a deglutição?
14. Qual é o papel do esôfago na digestão?
15. Como atuam os esfíncteres esofágicos superior e inferior? Qual deles é um esfíncter fisiológico?

CORRELAÇÃO CLÍNICA | *Doença do refluxo gastresofágico*

Se o esfíncter esofágico inferior não conseguir se fechar adequadamente após a entrada do alimento no estômago, o conteúdo gástrico pode *refluir* (retornar) para a parte inferior do esôfago. Essa condição é conhecida como **doença do refluxo gastresofágico (DRGE)**. O ácido clorídrico (HCl) do conteúdo gástrico pode causar irritação da parede do esôfago, resultando em sensação de queimação, denominada **pirose**, que ocorre em uma área muito próxima do coração, mas que não está relacionada com nenhum problema cardíaco. O consumo de bebidas alcoólicas e o tabagismo podem causar relaxamento do esfíncter, agravando o problema. Com frequência, é possível controlar os sintomas da DRGE evitando o consumo de alimentos que estimulem acentuadamente a secreção de ácido gástrico (café, chocolate, tomates, alimentos gordurosos, suco de laranja, hortelã-pimenta, hortelã e cebolas). Outras estratégias para reduzir o ácido incluem o uso de bloqueadores dos receptores de histamina 2 (H_2) de venda livre, como Tagamet HB® ou Pepcid AC®, 30 a 60 min antes das refeições, de modo a impedir a secreção de ácido, e a neutralização do ácido já secretado com antiácidos, como Tums® ou Maalox®. Os sintomas têm menos probabilidade de ocorrer se o alimento for ingerido em pequenas quantidades, e se o indivíduo não se deitar imediatamente depois de uma refeição. A DRGE pode estar associada a câncer de esôfago.

24.7 Estômago

● OBJETIVO

• Descrever a localização, a anatomia, a histologia e as funções do estômago.

A especialidade médica que trata da estrutura, da função, do diagnóstico e do tratamento de doenças do estômago e do intestino é denominada **gastrenterologia**.

O **estômago** é normalmente uma expansão do tubo GI em forma de J, situado inferiormente ao diafragma, nas regiões epigástrica, umbilical, no hipogástrio, no hipocôndrio esquerdo da região abdominal (ver Figura 1.8). O estômago une o esôfago ao duodeno, a primeira parte do intestino delgado (Figura 24.10). Como a ingestão de uma refeição pode ser muito mais rápida do que o tempo necessário para a sua digestão e absorção pelo intestino, o estômago atua como uma área de mistura e reservatório. A intervalos apropriados depois da ingestão de alimento, o estômago transfere uma pequena quantidade de material para a primeira parte do intestino delgado. A posição e o tamanho do estômago variam continuamente; o diafragma o empurra inferiormente a cada inspiração e o traciona superiormente com cada expiração. O estômago é a parte mais distensível do tubo GI e pode acomodar um grande volume de alimento, de até 6,4 litros. No estômago, a digestão do amido e dos triglicerídios que começou na boca continua, a digestão das proteínas começa, o bolo alimentar semissólido é convertido em líquido e algumas substâncias sofrem absorção.

Anatomia do estômago

O estômago possui quatro regiões principais: a cárdia, o fundo gástrico, o corpo gástrico e a parte pilórica (ver Figura 24.10). A **cárdia** circunda a abertura do esôfago para dentro do estômago. A parte superior arredondada e à esquerda da cárdia é o **fundo gástrico**. Inferiormente ao fundo gástrico, existe uma grande parte central do estômago, denominada **corpo gástrico**. A **parte pilórica** pode ser dividida em três regiões. A primeira região, o **antro pilórico**, une-se com o corpo gástrico. A região seguinte, o **canal pilórico**, leva à terceira região, o **piloro**, que, por sua vez, liga-se ao duodeno. Quando o estômago está vazio, a túnica mucosa forma grandes pregas, denominadas **pregas gástricas**, que podem ser vistas a olho nu. O piloro comunica-se com o duodeno do intestino delgado por meio de um esfíncter de músculo

Figura 24.10 Anatomia externa e interna do estômago.

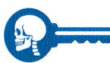 As quatro regiões do estômago são a cárdia, o fundo gástrico, o corpo gástrico e o piloro.

FUNÇÕES DO ESTÔMAGO

1. Mistura a saliva, o alimento e o suco gástrico para formar o quimo.
2. Atua como reservatório para o alimento antes de sua liberação no intestino delgado.
3. Secreta suco gástrico, que contém HCl (mata as bactérias e desnatura as proteínas), pepsina (inicia a digestão das proteínas), fator intrínseco (auxilia na absorção da vitamina B_{12}) e lipase gástrica (auxilia na digestão dos triglicerídios).
4. Secreta gastrina no sangue.

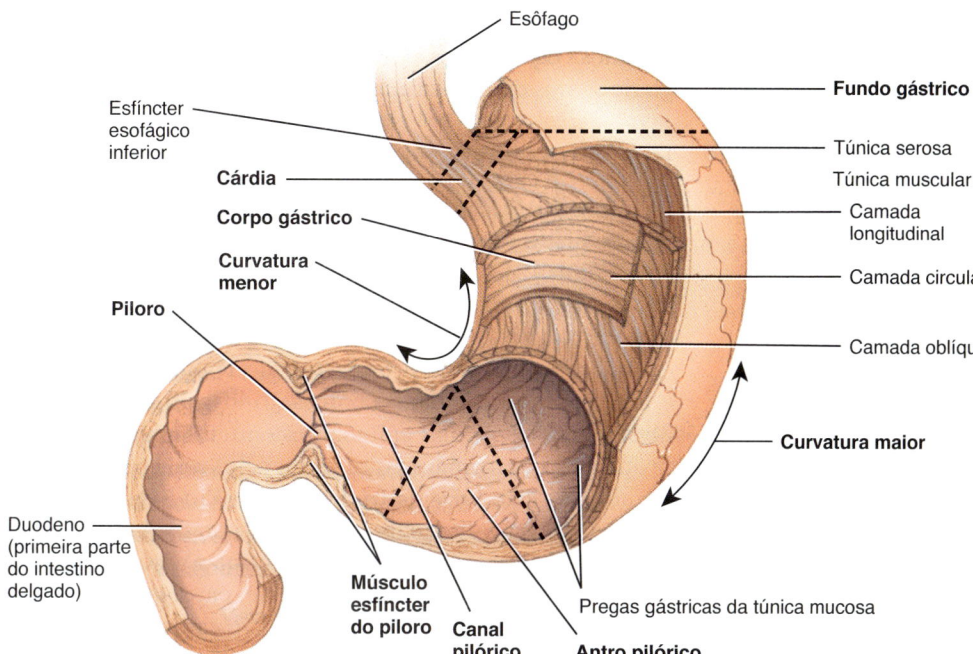

A. Vista anterior das regiões do estômago

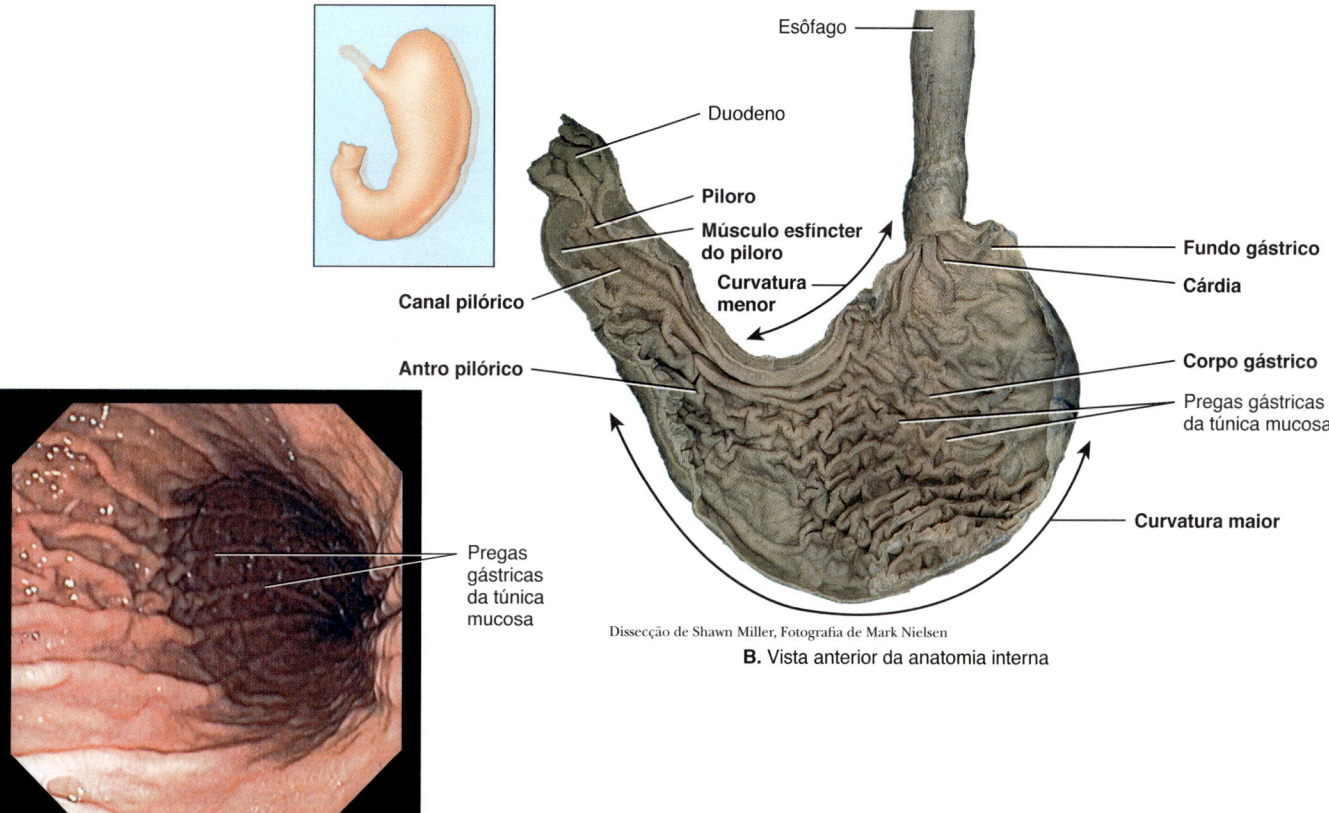

Dissecção de Shawn Miller, Fotografia de Mark Nielsen

B. Vista anterior da anatomia interna

David M. Martin, MD/Science Source

C. Endoscopia do fundo gástrico de um estômago sadio

 Após uma refeição abundante, o estômago ainda apresenta pregas gástricas?

> **CORRELAÇÃO CLÍNICA | *Pilorospasmo e estenose pilórica***
>
> Podem ocorrer duas anormalidades do músculo esfíncter do piloro em lactentes. No **pilorospasmo**, as fibras musculares lisas do esfíncter não conseguem relaxar normalmente, de modo que o alimento não passa facilmente do estômago para o intestino delgado, o estômago sofre distensão acentuada, e o lactente frequentemente vomita para aliviar a pressão. O tratamento do pilorospasmo consiste em fármacos que relaxam as fibras musculares do músculo esfíncter do piloro. A **estenose pilórica** refere-se a um estreitamento do músculo esfíncter do piloro, que exige correção cirúrgica. O sintoma característico consiste em vômitos em jato – expulsão de vômito líquido a alguma distância do lactente.

liso, denominado **músculo esfíncter do piloro** (*válvula*). A margem medial côncava do estômago é denominada **curvatura menor**, enquanto a margem lateral convexa é denominada **curvatura maior**.

O suprimento arterial do estômago origina-se do tronco celíaco. As artérias gástricas direita e esquerda formam um arco de anastomoses ao longo da curvatura menor, enquanto as artérias gastromentais direita e esquerda formam um arco semelhante na curvatura maior. As artérias gástricas curtas irrigam o fundo gástrico. As veias do mesmo nome acompanham as artérias e drenam, direta ou indiretamente, na veia porta do fígado.

Os nervos vagos (NC X) conduzem fibras parassimpáticas para o estômago. Essas fibras formam sinapses no plexo submucoso na tela submucosa e no plexo mioentérico, na túnica muscular. Os nervos simpáticos originam-se dos gânglios celíacos, e os nervos alcançam o estômago ao longo de ramos do tronco celíaco.

Histologia do estômago

A parede do estômago é constituída pelas mesmas camadas básicas que o restante do tubo GI, com algumas modificações (Figura 24.11A). A superfície da **túnica mucosa** é uma camada de células epiteliais simples colunares não ciliadas, denominadas **células mucosas superficiais**. A túnica mucosa contém a **lâmina própria** (tecido conjuntivo frouxo) e uma **lâmina muscular da mucosa** (músculo liso). Pregas invaginadas de células epiteliais estendem-se até a lâmina própria, onde formam colunas de células secretoras, denominadas **glândulas gástricas**. Várias glândulas gástricas abrem-se na base de canais estreitos, denominados **fovéolas gástricas**. As secreções de várias glândulas gástricas fluem para dentro de cada fovéola gástrica e, em seguida, para o lúmen do estômago.

Figura 24.11 Histologia do estômago.

 A túnica muscular do estômago possui três camadas de tecido muscular liso.

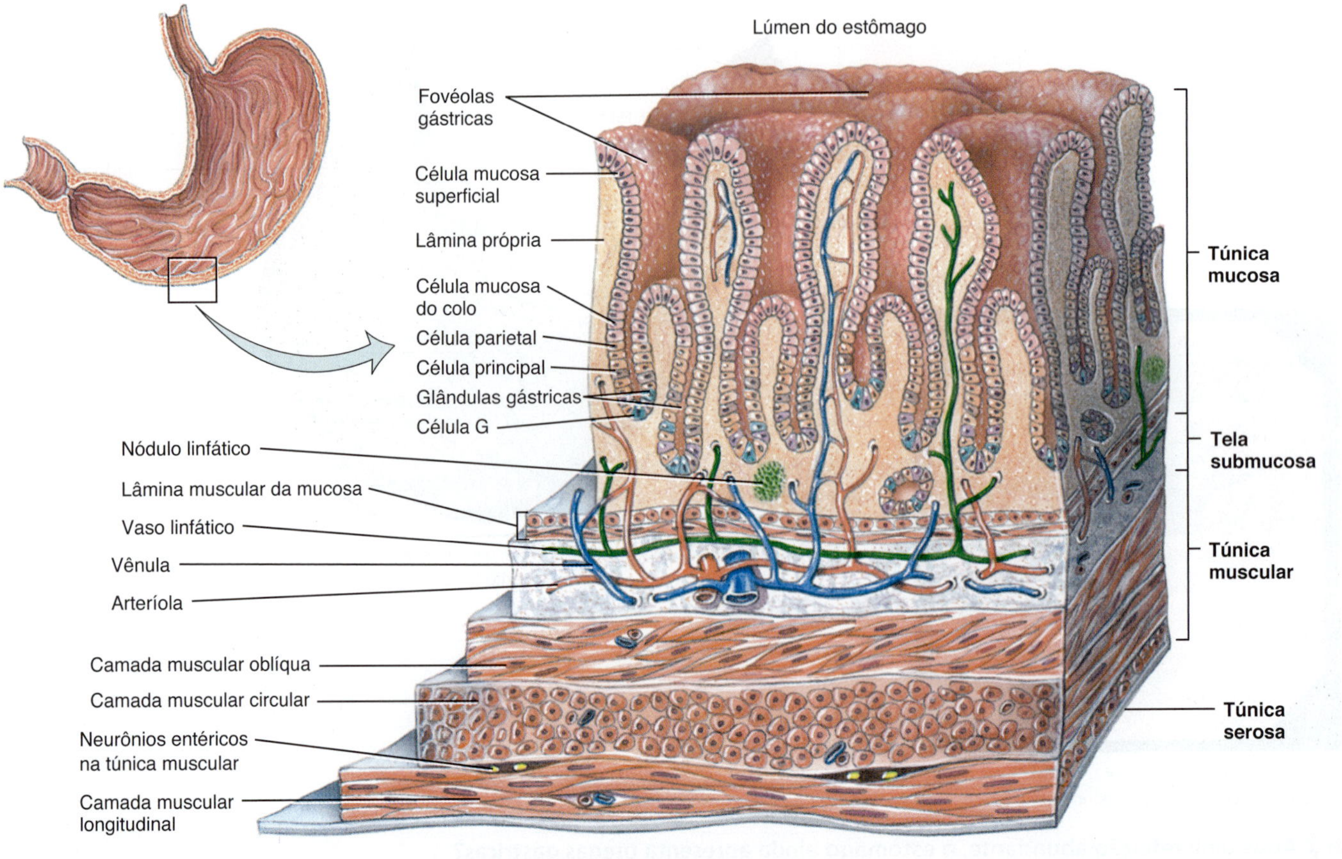

A. Vista tridimensional das camadas do estômago

As glândulas gástricas contêm três tipos de *células glandulares exócrinas*, que secretam seus produtos no lúmen do estômago: as células mucosas do colo, as células principais e as células parietais. Tanto as células mucosas superficiais quanto as **células mucosas do colo** secretam muco (Figura 24.11B). As **células parietais** produzem fator intrínseco (que é necessário para a absorção da vitamina B_{12}) e ácido clorídrico. As **células principais** (*zimogênicas*) secretam pepsinogênio e lipase gástrica. As secreções das células mucosas, parietais e principais formam o **suco gástrico**, cujo volume é de cerca de 2.000 a 3.000 mℓ/dia. Além disso, as glândulas gástricas incluem um tipo de célula enteroendócrina, a **célula G**, que está localizada principalmente no antro pilórico e que secreta o hormônio gastrina na corrente sanguínea. A gastrina estimula o crescimento das glândulas gástricas e a secreção de grandes quantidades de suco

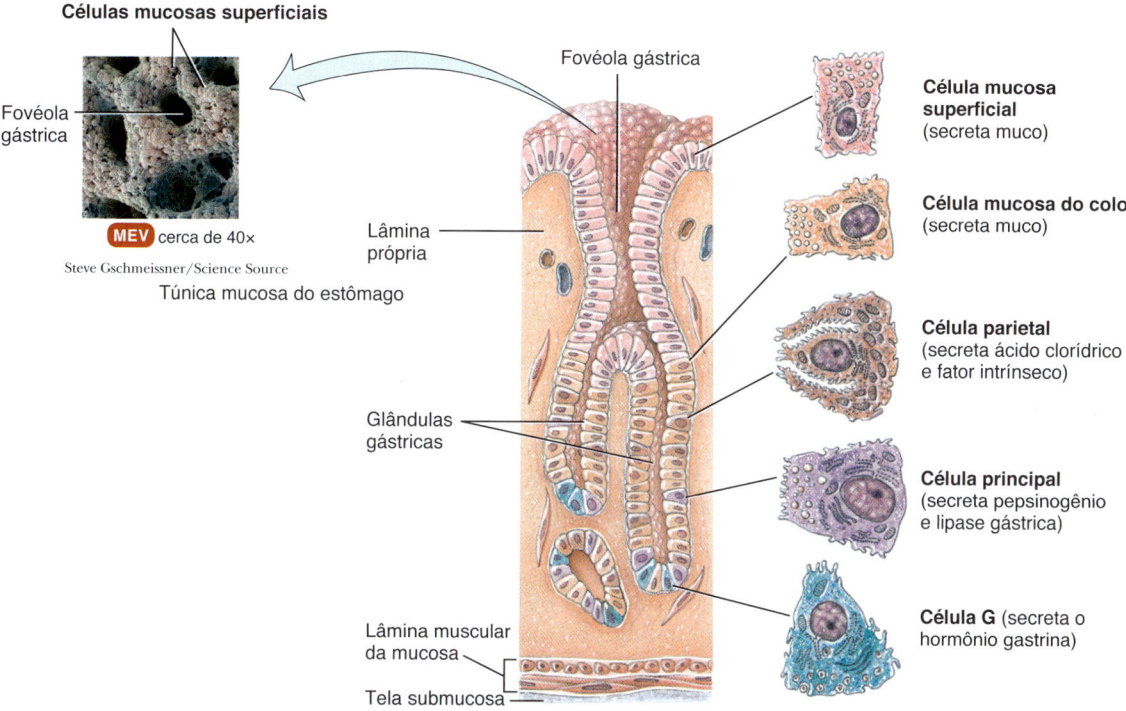

B. Vista da túnica mucosa do estômago em corte, mostrando as glândulas gástricas e os tipos de células

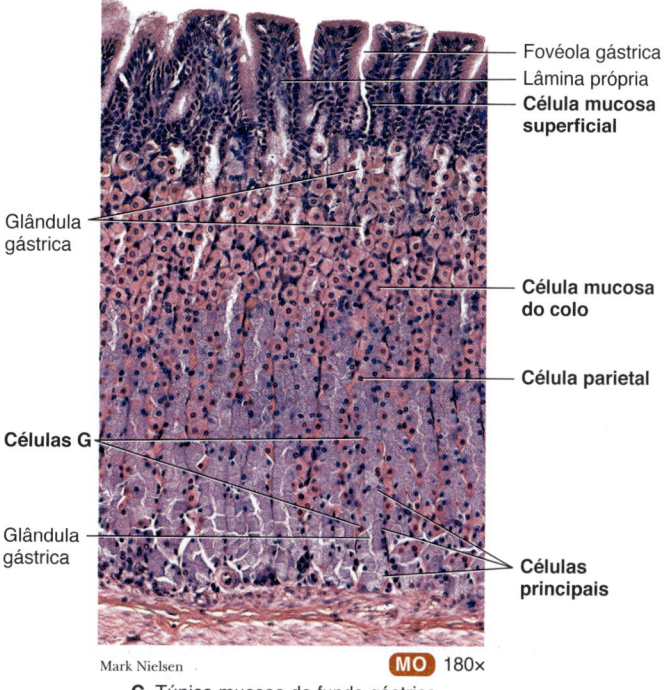

C. Túnica mucosa do fundo gástrico

? **Que tipos de células são encontrados nas glândulas gástricas, e o que cada uma dessas células secreta?**

gástrico. Além disso, reforça a contração do esfíncter esofágico inferior, aumenta a motilidade do estômago e relaxa o músculo esfíncter do piloro e o esfíncter ileocecal (descritos adiante).

A **tela submucosa** do estômago é constituída de tecido conjuntivo frouxo (areolar), como em todo o tubo GI. A **túnica muscular** possui três camadas de músculo liso (em lugar das duas encontradas na parte inferior do esôfago e nos intestinos delgado e grosso): uma camada longitudinal externa, uma camada circular média e uma camada oblíqua interna. A camada oblíqua limita-se principalmente ao corpo gástrico. Essa disposição do músculo faz com que o estômago possa agitar e misturar mais efetivamente o alimento. A **túnica serosa** é composta de epitélio simples pavimentoso (mesotélio), também denominado peritônio visceral, e tecido conjuntivo frouxo subjacente. Na curvatura menor, o mesotélio do estômago curva-se para trás e estende-se superiormente para se conectar ao fígado, como omento menor. Na curvatura maior, o mesotélio do estômago forma uma grande prega inferior, o omento maior, que se estende sobre o intestino e dobra-se sobre si mesmo para se fixar ao colo transverso.

Funções do estômago

Vários minutos após a entrada do alimento no estômago, ocorrem ondas peristálticas pelo estômago a cada 15 a 25 segundos. São observadas poucas ondas peristálticas no fundo gástrico, que desempenha principalmente uma função de armazenamento. Com efeito, as ondas começam, em sua maioria, no corpo gástrico e intensificam-se à medida que alcançam o antro pilórico. Cada onda peristáltica transfere o conteúdo do estômago do corpo gástrico para o antro pilórico, um processo conhecido como **propulsão**. O músculo esfíncter do piloro normalmente permanece quase, mas não totalmente, fechado. Como as partículas de alimentos no estômago são, em sua maioria, inicialmente muito grandes para passar pelo músculo esfíncter do piloro estreito, elas são forçadas de volta ao corpo gástrico, um processo descrito como **retropulsão**. Em seguida, ocorre outro ciclo de propulsão, deslocando as partículas de alimento novamente para o antro pilórico. Se as partículas de alimento ainda forem demasiado grandes para passar pelo músculo esfíncter do piloro, a retropulsão ocorre mais uma vez, e as partículas são espremidas de volta para o corpo gástrico. Em seguida, mais um ciclo de propulsão ocorre, e esse ciclo continua se repetindo. O resultado efetivo desses movimentos consiste na mistura do conteúdo gástrico com o suco gástrico, ficando finalmente reduzido a um caldo líquido, denominado **quimo**. Quando as partículas de alimento no quimo tornam-se pequenas o suficiente, elas podem passar pelo músculo esfíncter do piloro, um fenômeno conhecido como **esvaziamento gástrico**. O esvaziamento gástrico é um processo lento: apenas 3 mℓ de quimo passam pelo músculo esfíncter do piloro de cada vez.

A digestão enzimática das proteínas começa no estômago. No adulto, a digestão é realizada principalmente pela enzima **pepsina**, que é secretada pelas células principais em uma forma inativa, denominada *pepsinogênio*. A pepsina rompe determinadas ligações peptídicas entre os aminoácidos que compõem as proteínas. Dessa maneira, uma cadeia proteica de numerosos aminoácidos é clivada em fragmentos menores, denominados **peptídios**. A pepsina também produz aglutinação e digestão das proteínas do leite. Outra enzima presente no estômago é a **lipase gástrica**. Essa enzima cliva os triglicerídios (gorduras e óleos) em moléculas de gordura (como aquelas encontradas no leite) em ácidos graxos e monoglicerídios (uma molécula de glicerídio ligada a uma molécula de ácido graxo). Essa enzima desempenha um papel limitado no estômago do adulto. Para digerir a gordura e os óleos, os adultos dependem quase exclusivamente da **lipase lingual**, que é secretada pelas glândulas linguais na língua, no ambiente ácido do estômago, e da **lipase pancreática**, uma enzima secretada pelo pâncreas no intestino delgado.

Dentro de 2 a 4 h após uma refeição, o estômago já esvaziou o seu conteúdo no duodeno. Os alimentos ricos em carboidratos permanecem por menos tempo no estômago; os alimentos ricos em proteínas permanecem um pouco mais; e o esvaziamento é mais lento depois de uma refeição rica em gordura, contendo grandes quantidades de triglicerídios.

A parede do estômago é impermeável à passagem da maior parte das substâncias para o sangue; a maioria das substâncias só é absorvida quando alcança o intestino delgado. Entretanto, o estômago participa na absorção de uma certa quantidade de água, eletrólitos, determinados fármacos (particularmente o ácido acetilsalicílico) e álcool.

A Tabela 24.3 fornece um resumo das atividades do estômago durante a digestão.

CORRELAÇÃO CLÍNICA | Vômito

O **vômito** ou *êmese* refere-se à expulsão forçada do conteúdo do tubo GI superior (estômago e, algumas vezes, duodeno) pela boca. Os estímulos mais fortes para o vômito consistem em irritação e distensão do estômago; outros estímulos incluem visão de coisas desagradáveis, anestesia geral, tontura e determinados fármacos, como morfina e digitálicos. Os impulsos nervosos são transmitidos para o centro do vômito no bulbo (medula oblonga), e os impulsos que retornam seguem o seu trajeto até os órgãos do tubo GI superior, o diafragma e os músculos abdominais. O vômito envolve basicamente a compressão do estômago entre o diafragma e os músculos abdominais, com expulsão de seu conteúdo através dos esfíncteres esofágicos abertos. O vômito prolongado, particularmente em lactentes e indivíduos idosos, pode ser grave, visto que a perda de suco gástrico ácido pode levar ao desenvolvimento de alcalose (pH sanguíneo acima do normal), desidratação e lesão do esôfago e dos dentes.

✓ TESTE RÁPIDO

16. Descreva a localização e as características anatômicas do estômago.
17. Compare o epitélio do esôfago com o do estômago. Como cada um deles está adaptado para a função do órgão?
18. Descreva a importância das pregas gástricas, das células mucosas superficiais, das células mucosas do colo, das

TABELA 24.3

Resumo das atividades do estômago durante a digestão.

ESTRUTURA	ATIVIDADE	RESULTADO
TÚNICA MUCOSA		
Células mucosas superficiais e células mucosas do colo	Secretam muco	Forma uma barreira protetora que impede a digestão da parede do estômago
	Absorção	Pequenas quantidades de água, íons, ácidos graxos de cadeia curta e alguns fármacos entram na corrente sanguínea
Células parietais	Secretam ácido clorídrico	Mata os micróbios presentes no alimento; desnatura as proteínas; converte o pepsinogênio em pepsina
	Secretam fator intrínseco	Necessário para a absorção de vitamina B_{12}, que é utilizada na produção de eritrócitos (eritropoese)
Células principais	Secretam pepsinogênio	A pepsina, que é a forma ativada, decompõe as proteínas em peptídios
	Secretam lipase gástrica	Cliva os triglicerídios em ácidos graxos e monoglicerídios
Células G	Secretam gastrina	Estimula as células parietais a secretar HCl e as células principais a secretar pepsinogênio; provoca a contração do esfíncter esofágico inferior, aumenta a motilidade do estômago e relaxa o músculo esfíncter do piloro
TÚNICA MUSCULAR	Ondas de mistura (movimentos peristálticos suaves)	Agitam e decompõem fisicamente o alimento e o misturam com suco gástrico, formando o quimo; forçam a passagem do quimo pelo músculo esfíncter do piloro
MÚSCULO ESFÍNCTER DO PILORO	Abre-se para possibilitar a passagem do quimo no duodeno	Regula a passagem do quimo do estômago para o duodeno; impede o fluxo retrógrado de quimo do duodeno para o estômago

células principais, das células parietais e das células G no estômago.

19. Como ocorre a digestão mecânica no estômago?
20. Quais são as funções da lipase gástrica e da lipase lingual no estômago?
21. Como o estômago ajuda a absorver nutrientes dos alimentos?

24.8 Pâncreas

OBJETIVOS
- Descrever a localização e a estrutura do pâncreas
- Explicar a função do pâncreas na digestão.

A partir do estômago, o quimo passa para o intestino delgado. Como a digestão química no intestino delgado depende das atividades do pâncreas, do fígado e da vesícula biliar, iremos considerar inicialmente as atividades desses órgãos acessórios da digestão e a sua contribuição para a digestão no intestino delgado.

Anatomia do pâncreas

O **pâncreas**, uma glândula retroperitoneal com cerca de 12 a 15 cm de comprimento e 2,5 cm de espessura, situa-se posteriormente à curvatura maior do estômago (ver Figura 24.1). Juntamente com o fígado e a vesícula biliar, desenvolve-se como uma evaginação epitelial embrionária do duodeno do intestino delgado. O pâncreas é constituído de uma cabeça, corpo e cauda e está habitualmente conectado ao duodeno por dois ductos (Figura 24.12A, C, D). A **cabeça** é a parte expandida do órgão próximo à curvatura do duodeno. A partir da parte inferior da cabeça, projeta-se o **processo uncinado**, semelhante a um gancho, que forma um arco atrás da artéria e da veia mesentéricas superiores, circundando-as com tecido pancreático. Superiormente e à esquerda da cabeça estão o **corpo**, de localização central, e a **cauda** afilada.

As secreções pancreáticas são secretadas pelas células secretoras em pequenos ductos, que finalmente se unem para formar dois ductos maiores, que transportam as secreções até o duodeno do intestino delgado. O maior dos dois ductos é denominado **ducto pancreático principal** (*ducto de Wirsung*). Na maioria das pessoas, o ducto pancreático principal une-se ao ducto colédoco do fígado e da vesícula biliar e entra no duodeno na forma de um ducto comum dilatado, denominado **ampola hepatopancreática** (*ampola de Vater*). A ampola hepatopancreática abre-se em uma elevação da túnica mucosa duodenal, a **papila maior do duodeno**, situada cerca de 10 cm inferiormente ao músculo esfíncter do piloro do estômago. O menor dos dois ductos, o **ducto pancreático acessório** (*ducto de Santorini*), estende-se a partir do pâncreas e desemboca no duodeno, cerca de 2,5 cm acima da ampola hepatopancreática.

O suprimento arterial do pâncreas é proporcionado pelas artérias pancreaticoduodenais superior e inferior e pelas artérias esplênica e mesentérica superior. Em geral, as veias correspondem às artérias. O sangue venoso alcança a veia porta do fígado por meio das veias esplênica e mesentérica superior.

Os nervos para o pâncreas são nervos autônomos que se ramificam dos plexos celíaco e mesentérico superior. Apresentam fibras vagais pré-ganglionares, simpáticas pós-ganglionares e sensitivas. As fibras vagais parassimpáticas terminam

Figura 24.12 Relação do pâncreas com o fígado, a vesícula biliar e o duodeno. O detalhe mostra pormenores do ducto colédoco e do ducto pancreático maior, formando a ampola hepatopancreática e desembocando no duodeno.

 As enzimas pancreáticas digerem amidos (polissacarídios), proteínas, triglicerídios e ácidos nucleicos.

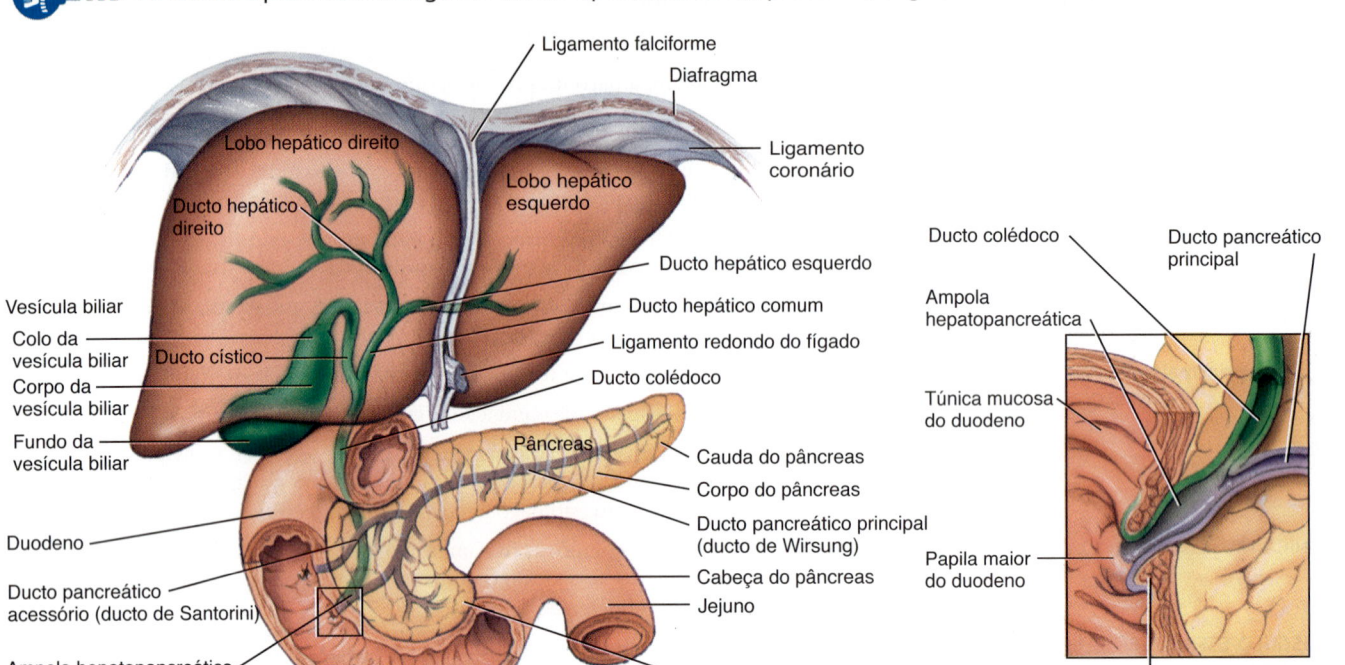

A. Vista anterior

B. Detalhes da ampola hepatopancreática

tanto nas células acinosas (exócrinas) quanto nas células das ilhotas (endócrinas). Embora se acredite que a inervação possa influenciar a produção de enzimas, a secreção pancreática é controlada, em grande parte, pelos hormônios secretina e colecistocinina (CCK), que são liberados pelo intestino delgado. As fibras simpáticas entram nas ilhotas e também terminam nos vasos sanguíneos; essas fibras são vasomotoras e acompanhadas de fibras sensitivas, particularmente para dor.

Histologia do pâncreas

O pâncreas é constituído de pequenos aglomerados de células epiteliais glandulares, das quais cerca de 99% estão dispostos em aglomerados denominados ácinos, constituindo a parte *exócrina* do órgão (ver Figura 22.7B, C). As células nos ácinos secretam uma mistura de líquido e enzimas digestivas, denominada **suco pancreático**. O 1% restante das células está organizado em aglomerados denominados **ilhotas pancreáticas** (*ilhotas de Langerhans*), constituindo a parte *endócrina* do pâncreas. Essas células secretam os hormônios glucagon, insulina, somatostatina e polipeptídio pancreático. As funções desses hormônios são descritas na Tabela 22.6.

Funções do pâncreas

Diariamente, o pâncreas produz 1.200 a 1.500 mℓ de **suco pancreático**, um líquido transparente e incolor, que consiste principalmente em água, alguns sais, bicarbonato de sódio e várias enzimas. O bicarbonato de sódio confere ao suco pancreático um pH ligeiramente alcalino (7,1 a 8,2), que tampona o suco gástrico ácido no quimo, interrompe a ação da pepsina do estômago e produz o pH apropriado para a ação das enzimas digestivas no intestino delgado. As enzimas no suco pancreático incluem uma enzima envolvida na digestão do amido, denominada **amilase pancreática**; várias

CORRELAÇÃO CLÍNICA | *Pancreatite e câncer de pâncreas*

A inflamação do pâncreas, como a que pode ocorrer em associação ou abuso de álcool ou a cálculos biliares crônicos, é denominada **pancreatite**. Em uma condição mais grave, conhecida como **pancreatite aguda**, que está associada ao consumo substancial de bebidas alcoólicas ou à obstrução do trato biliar, as células pancreáticas podem liberar uma enzima (tripsina) em lugar do tripsinogênio ou quantidades insuficientes de inibidor da tripsina, de modo que a tripsina começa a digerir as células pancreáticas.

O **câncer de pâncreas** acomete habitualmente indivíduos com mais de 50 anos de idade e ocorre, com mais frequência, em homens. Tipicamente, há poucos sintomas até que o distúrbio alcance um estágio avançado, e, com frequência, só aparecem sintomas quando já ocorreram metástases para outras partes do corpo, como linfonodos, fígado ou pulmões. A doença é quase sempre fatal e constitui a quarta causa mais comum de morte por câncer nos EUA. O câncer de pâncreas tem sido associado ao consumo de alimentos gordurosos, consumo elevado de álcool, fatores genéticos, tabagismo e pancreatite crônica.

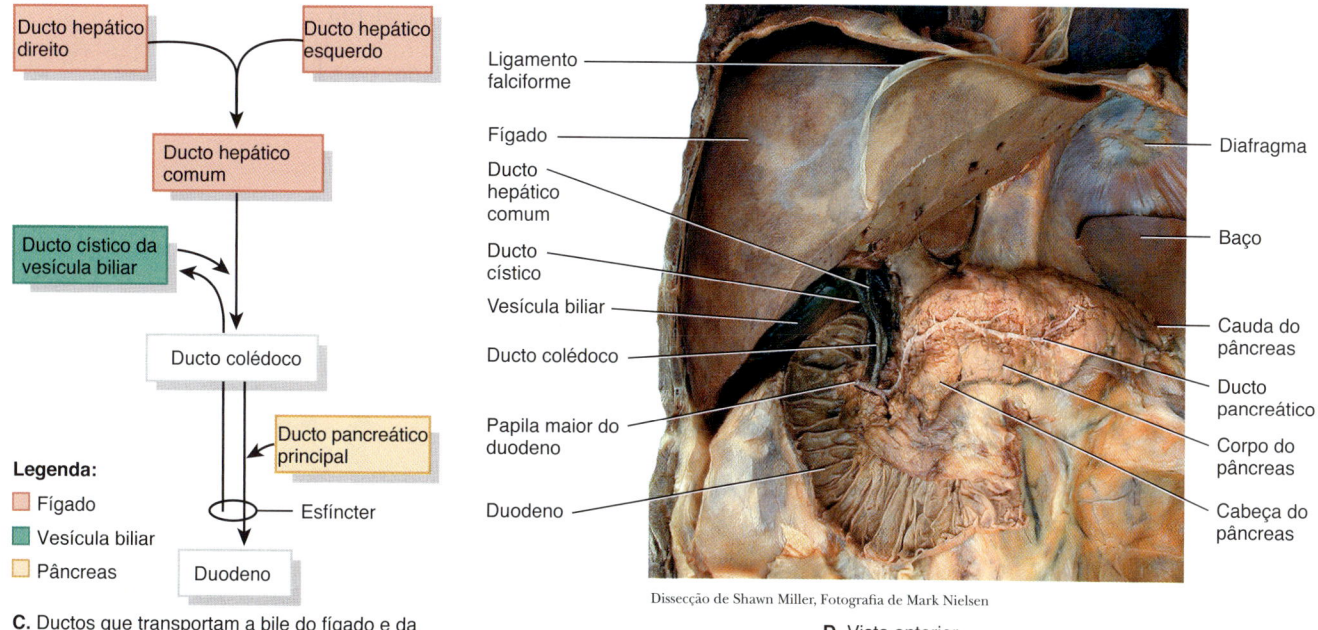

C. Ductos que transportam a bile do fígado e da vesícula biliar e suco pancreático do pâncreas

D. Vista anterior

E. Vista anterior

Dissecção de Shawn Miller, Fotografia de Mark Nielsen

? Que tipo de líquido é encontrado no ducto pancreático principal? No ducto colédoco? Na ampola hepatopancreática?

enzimas que digerem as proteínas em peptídios, denominadas **tripsina, quimiotripsina, carboxipeptidase** e **elastase**; a principal enzima de digestão dos triglicerídios (gorduras e óleos) nos adultos, denominada **lipase pancreática**; e enzimas denominadas **ribonuclease** e **desoxirribonuclease**, que digerem o ácido ribonucleico (RNA) e o ácido desoxirribonucleico (DNA) em nucleotídios.

✓ TESTE RÁPIDO

22. Descreva o sistema de ductos que conecta o pâncreas ao duodeno.
23. O que são ácinos pancreáticos? Compare a sua função com a das ilhotas pancreáticas (ilhotas de Langerhans).
24. Descreva a composição e as funções do suco pancreático.

24.9 Fígado e vesícula biliar

◉ OBJETIVOS

- Descrever a localização e a estrutura do fígado e da vesícula biliar
- Explicar as funções do fígado e da vesícula biliar no processo da digestão.

O **fígado** é o maior órgão interno e a glândula mais pesada do corpo, com cerca de 1,4 kg no adulto médio. Entre os órgãos do corpo, só perde em tamanho para a pele. O fígado situa-se inferiormente ao diafragma e ocupa a maior parte do hipocôndrio direito e parte do epigástrio da cavidade abdominopélvica (ver Figura 1.8).

A **vesícula biliar** é um saco piriforme, que está localizada na face visceral do fígado. Mede 7 a 10 cm de comprimento, e parte dela pende normalmente abaixo da margem inferior do fígado (Figura 24.12A).

Anatomia do fígado e da vesícula biliar

O fígado é quase totalmente recoberto por peritônio visceral e totalmente recoberto por uma cápsula composta de tecido conjuntivo denso não modelado situada abaixo do peritônio. O fígado é dividido em dois lobos principais – um grande **lobo hepático direito** e um **lobo hepático esquerdo** menor – pelo **ligamento falciforme**, uma prega mesentérica do peritônio parietal do diafragma e da parede anterior do abdome até o peritônio visceral do fígado (Figuras 24.12 e 24.13). Muitos

Figura 24.13 Anatomia externa do fígado. A vista anterior está ilustrada na Figura 24.12A.

 Os dois lobos principais do fígado, os lobos direito e esquerdo, são separados pelo ligamento falciforme.

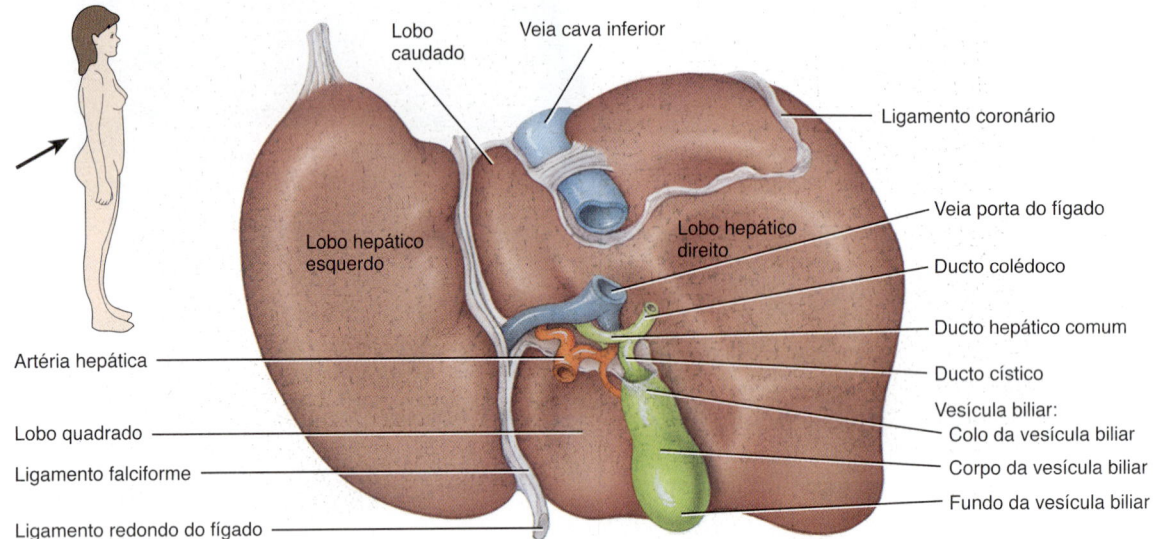

A. Face visceral do fígado

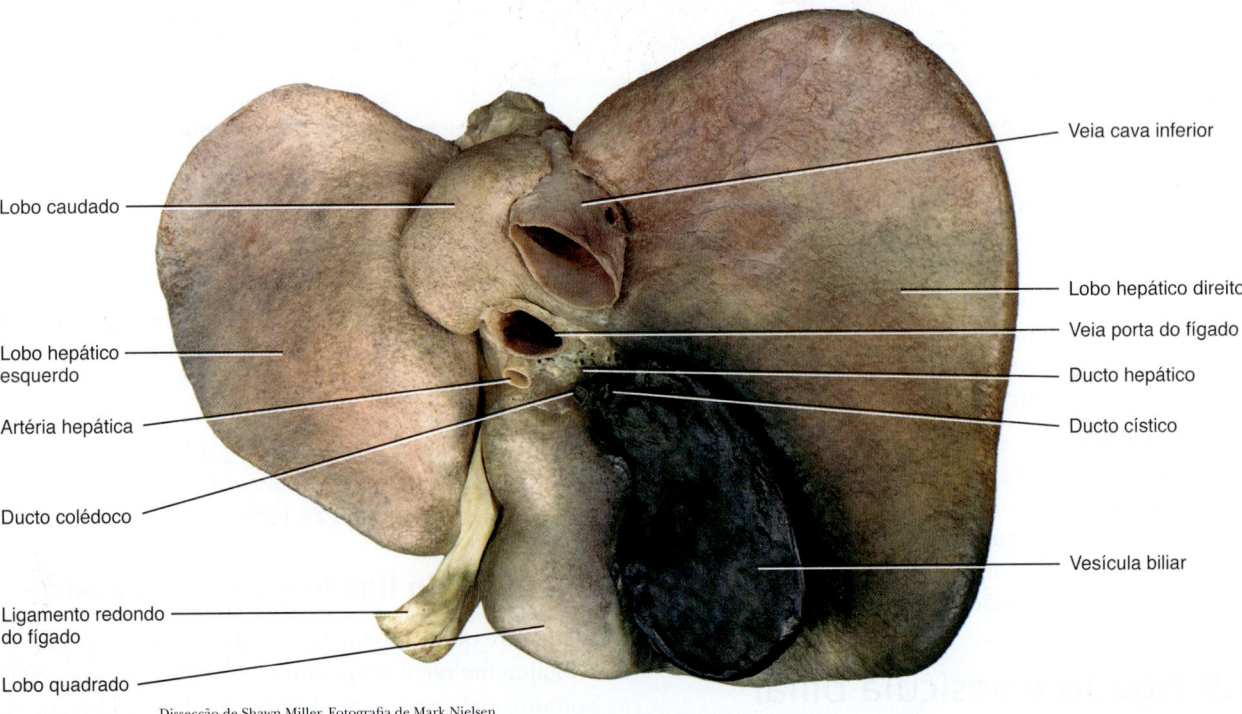

B. Face visceral do fígado

? Em que região abdominopélvica (ver Figura 1.8A) é possível palpar a maior parte do fígado para estabelecer se ele está aumentado?

anatomistas consideram que o lobo hepático direito inclui um **lobo quadrado inferior** e um **lobo caudado posterior**. Entretanto, com base na morfologia interna (principalmente na distribuição dos vasos sanguíneos), os lobos quadrado e caudado pertencem mais apropriadamente ao lobo hepático esquerdo. O ligamento falciforme estende-se desde a face inferior do diafragma, entre os dois lobos hepáticos principais, até a face diafragmática do fígado, ajudando a suspender o fígado na cavidade abdominal. A margem livre do ligamento falciforme é o **ligamento redondo do fígado**, um cordão fibroso remanescente da veia umbilical do feto; estende-se do fígado até a cicatriz umbilical. Os **ligamentos coronários** direito e esquerdo consistem em extensões estreitas do peritônio parietal que sustentam o fígado a partir do diafragma.

As partes da vesícula biliar são o **fundo da vesícula biliar** largo, que se projeta inferiormente, além da margem inferior do fígado; a parte central, denominada **corpo da vesícula biliar**; e um parte afilada, denominada **colo da vesícula biliar**. O corpo e o colo da vesícula biliar projetam-se superiormente (Figuras 24.12A e 24.13A).

CORRELAÇÃO CLÍNICA | *Hepatite*

Hepatite consiste em inflamação do fígado, que pode ser causada por vírus, fármacos e substâncias químicas, incluindo o álcool. Clinicamente, são identificados vários tipos de hepatite viral.

A **hepatite A** (hepatite infecciosa) é causada pelo vírus da hepatite A (HAV) e transmitida por contaminação fecal de objetos, como alimentos, roupas, brinquedos e talheres (via orofecal). Em geral, é uma doença leve em crianças e adultos jovens, caracterizada por perda de apetite, mal-estar, náuseas, diarreia, febre e calafrios. Por fim, ocorre icterícia. Esse tipo de hepatite não provoca lesão permanente do fígado. A maioria dos indivíduos recupera-se em 4 a 6 semanas. Dispõe-se de uma vacina.

A **hepatite B** é causada pelo vírus da hepatite B (HBV) e é transmitida principalmente por contato sexual e por seringas ou equipamentos de transfusão contaminados. Pode ser transmitida também pela saliva e pelas lágrimas. O vírus da hepatite B pode estar presente durante anos ou até mesmo durante toda vida e pode causar cirrose e, possivelmente, câncer de fígado. Os indivíduos que abrigam o vírus da hepatite B ativo também se tornam portadores. Dispõe-se de uma vacina.

A **hepatite C**, que é causada pelo vírus da hepatite C (HCV), assemelha-se clinicamente à hepatite B. A hepatite C pode causar cirrose e, possivelmente, câncer de fígado. Nos países desenvolvidos, o sangue doado é submetido a triagem para hepatites B e C.

A **hepatite D** é causada pelo vírus da hepatite D (HDV). É transmitida de modo semelhante à hepatite B, e, na verdade, o indivíduo precisa estar coinfectado pelo vírus da hepatite B para contrair a hepatite D. A hepatite D resulta em lesão hepática grave e apresenta uma taxa de mortalidade mais alta do que a infecção isolada pelo vírus da hepatite B. A vacina HBV é protetora.

A **hepatite E** é causada pelo vírus da hepatite E (HEV) e transmitida de modo semelhante à hepatite A. Embora não provoque doença hepática crônica, o vírus da hepatite E apresenta uma taxa de mortalidade muito alta em gestantes. Dispõe-se de uma vacina HAV protetora.

Histologia do fígado e da vesícula biliar

Histologicamente, o fígado é constituído de vários componentes (Figura 24.14A-C):

1. **Hepatócitos.** Os hepatócitos constituem as principais células funcionais do fígado e desempenham uma ampla variedade de funções metabólicas, secretoras e endócrinas. Trata-se de células epiteliais especializadas, com 5 a 12 faces, que representam até cerca de 80% do volume do fígado. Os hepatócitos estão dispostos em fileiras, denominadas **lâminas hepáticas**. As lâminas hepáticas consistem em placas de hepatócitos com espessura de uma célula e delimitadas, em ambos os lados, por espaços vasculares revestidos de endotélio, denominados sinusoides hepáticos. As lâminas hepáticas são estruturas irregulares e altamente ramificadas. Existem sulcos nas membranas celulares entre hepatócitos adjacentes, que proporcionam espaços para os canalículos (descritos adiante), nos quais os hepatócitos secretam a bile. A bile, que é um líquido amarelo, acastanhado ou verde-oliva secretado pelos hepatócitos, atua como produto excretor e secreção da digestão.

2. **Canalículos biliares.** Os canalículos biliares são pequenos ductos situados entre os hepatócitos, que coletam a bile produzida por essas células. A partir dos canalículos biliares, a bile entra nos **dúctulos biliares** e, em seguida, nos **ductos biliares**. Os ductos biliares fundem-se e, por fim, formam os **ductos hepáticos direito e esquerdo** de maior calibre, que se unem e saem do fígado como **ducto hepático comum** (ver Figura 24.12A-C). O ducto hepático comum une-se ao **ducto cístico** da vesícula biliar para formar o **ducto colédoco**. A partir desse ducto, a bile entra no duodeno do intestino delgado, onde participa na digestão. Quando o intestino delgado está vazio, o esfíncter em torno do ducto colédoco, na entrada do duodeno, permanece fechado, e a bile retorna pelo ducto cístico à vesícula biliar para o seu armazenamento.

3. **Sinusoides hepáticos.** Esses capilares sanguíneos altamente permeáveis, situados entre as lâminas hepáticas, recebem sangue oxigenado de ramos da artéria hepática e sangue desoxigenado rico em nutrientes de ramos da veia porta do fígado. Convém lembrar que a veia porta do fígado traz sangue venoso proveniente dos órgãos gastrintestinais e do baço para o fígado. Os sinusoides hepáticos convergem e transportam o sangue para uma **veia central**. A partir das veias centrais, o sangue flui para as **veias hepáticas**, que drenam na veia cava inferior (ver Figura 14.5). Enquanto o sangue flui em direção a uma veia central, a bile flui em sentido oposto. Nos sinusoides hepáticos, existem também macrófagos modificados, fagócitos fixos denominados **células reticuloendoteliais estreladas**, ou *células de Kupffer* ou *macrófagos hepáticos*, que destroem os leucócitos e os eritrócitos senescentes, as bactérias e outras substâncias estranhas no sangue venoso drenado do tubo GI.

Juntos, um ducto biliar (ducto hepático direito ou esquerdo), um ramo da artéria hepática e um ramo da veia porta do fígado são designados como **tríade portal**.

Figura 24.14 Histologia do fígado.

Histologicamente, o lóbulo é constituído de hepatócitos, canalículos biliares e sinusoides hepáticos.

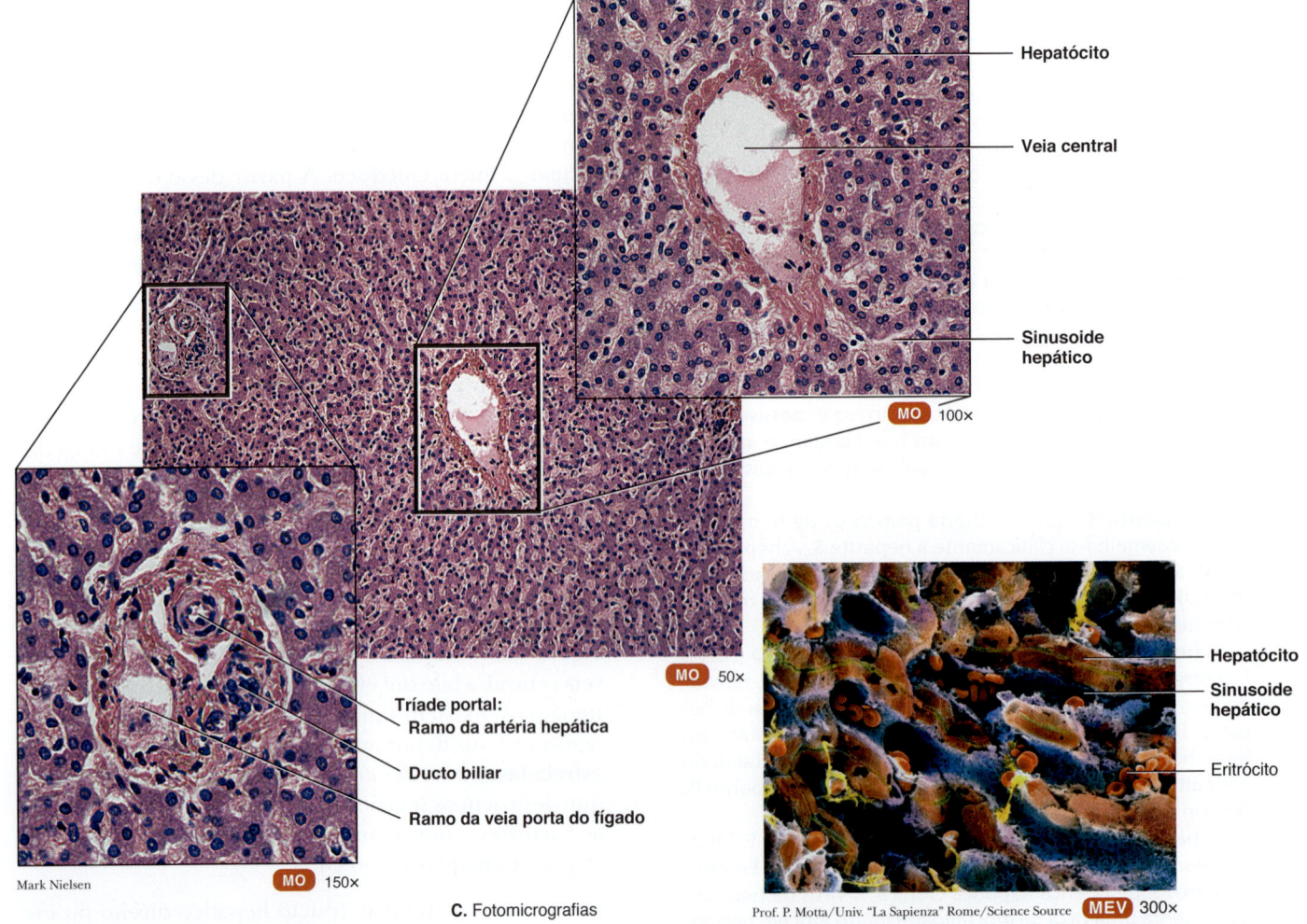

A. Visão geral dos componentes histológicos do fígado

B. Detalhes dos componentes histológicos do fígado

C. Fotomicrografias

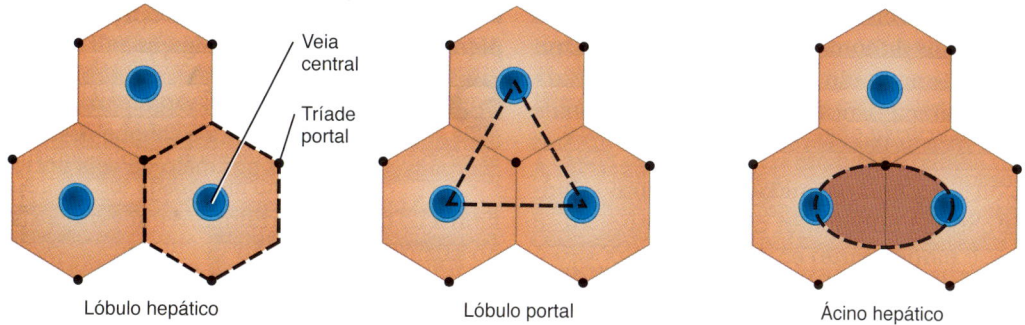

D. Comparação das três unidades de estrutura e função do fígado

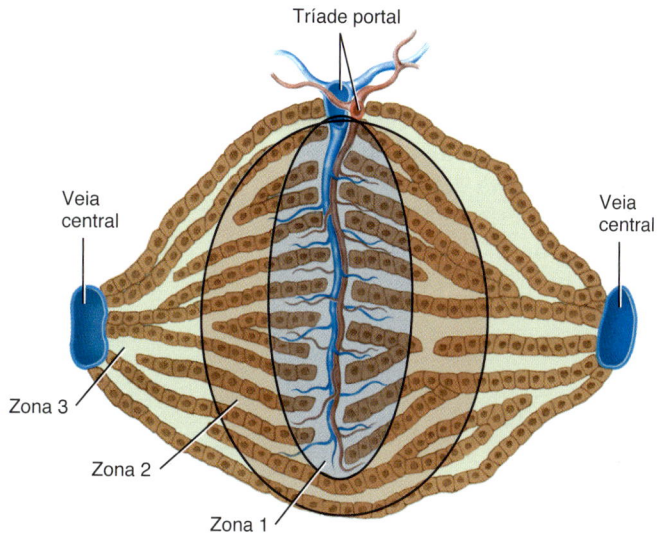

E. Detalhes do ácino hepático

❓ Que tipo de hepatócito é fagocítico?

Os hepatócitos, o sistema de ductos biliares e os sinusoides hepáticos podem ser organizados em unidades anatômicas e funcionais de três maneiras diferentes:

1. *Lóbulo hepático.* Durante anos, os anatomistas descreveram o **lóbulo hepático** como a unidade funcional do fígado. De acordo com esse modelo, cada lóbulo hepático tem um formato hexagonal (estrutura com seis lados) (Figura 24.14D, à esquerda). Em seu centro, encontra-se a veia central, a partir da qual irradiam-se fileiras de hepatócitos e sinusoides hepáticos. Em três ângulos do hexágono, está localizada uma tríade portal. Esse modelo baseia-se em uma descrição do fígado de suínos adultos. No fígado humano, é difícil encontrar esses lóbulos hepáticos tão bem definidos, circundados por camadas espessas de tecido conjuntivo.
2. *Lóbulo portal.* Esse modelo ressalta a função exócrina do fígado, isto é, secreção de bile. Dessa maneira, o ducto biliar de uma tríade portal é considerado como o centro do lóbulo portal. A forma triangular do lóbulo portal é definida por três linhas retas imaginárias, que unem três veias centrais mais próximas da tríade portal (Figura 24.14D, centro). Esse modelo não obteve ampla aceitação.
3. *Ácino hepático.* Nesses últimos anos, a unidade estrutural e funcional preferida do fígado passou a ser o ácino hepático. Cada ácino hepático é uma massa aproximadamente oval que inclui partes de dois lóbulos hepáticos adjacentes. O eixo transversal do ácino hepático é definido por ramos da tríade portal – ramos da artéria hepática e da veia porta do fígado e ductos biliares – que seguem o seu trajeto ao longo da margem dos lóbulos hepáticos. O eixo longitudinal do ácino é definido por duas linhas curvas imaginárias, que unem as duas veias centrais mais próximas do eixo transversal (Figura 24.14D, à direita). Os hepatócitos no ácino hepático estão dispostos em três zonas ao redor do eixo transversal, sem limites bem definidos entre eles (Figura 24.14C). As células na zona 1 estão mais próximas dos ramos da tríade portal e são as primeiras a receber o oxigênio, os nutrientes e as toxinas do sangue que chega. Essas células são as primeiras a captar a glicose, armazená-la como glicogênio depois de uma refeição e a decompor glicogênio em glicose durante o jejum. São também as primeiras a exibir alterações morfológicas após a ocorrência de obstrução dos ductos biliares ou exposição a substâncias tóxicas. As células da zona 1 são as últimas a morrer se houver comprometimento da circulação e as primeiras a se regenerar. As células na zona 3 são as mais distantes da tríade portal e as últimas a sofrer os efeitos da obstrução biliar ou da exposição a toxinas, as últimas a se regenerar e as

primeiras a mostrar os efeitos de comprometimento da circulação. As células da zona 3 são as primeiras a apresentar evidências de acúmulo de gordura. As células na zona 2 possuem características estruturais e funcionais intermediárias entre as das células das zonas 1 e 3.

O ácino hepático é a menor unidade estrutural e funcional do fígado. Sua popularidade e atrativo baseiam-se no fato de que esse modelo proporciona uma descrição e interpretação lógicas de (1) padrões de armazenamento e liberação de glicogênio e (2) efeitos tóxicos, degeneração e regeneração em relação à proximidade entre as zonas acinares e os ramos da tríade portal.

A túnica mucosa da vesícula biliar consiste em epitélio simples colunar disposto em pregas, que se assemelham às do estômago. A parede da vesícula biliar não tem tela submucosa. A túnica muscular, de localização intermediária, consiste em fibras musculares lisas; a contração dessas fibras expulsa o conteúdo da vesícula biliar para dentro do ducto cístico. O revestimento externo da vesícula biliar é constituído pelo peritônio visceral. As funções da vesícula biliar consistem em armazenar e concentrar a bile (até dez vezes) até que ela seja necessária no duodeno. A bile auxilia na digestão e na absorção das gorduras.

Suprimento sanguíneo e inervação do fígado e da vesícula biliar

O fígado recebe sangue de duas fontes (Figura 24.15). O fígado obtém sangue oxigenado da artéria hepática e recebe, por meio da veia porta do fígado, sangue desoxigenado contendo nutrientes recém-absorvidos, fármacos e, possivelmente, micróbios e toxinas do tubo GI. Os ramos da artéria hepática e da veia porta do fígado transportam sangue para os sinusoides hepáticos, onde o oxigênio, a maior parte dos nutrientes e determinadas substâncias tóxicas são captados pelos hepatócitos. Os produtos sintetizados pelos hepatócitos e os nutrientes necessários para outras células são secretados de volta ao sangue, que então drena para a veia central e, por fim, segue para a veia hepática. Como o sangue proveniente do tubo GI flui pelo fígado como parte

Figura 24.15 Fluxo sanguíneo hepático: origens, trajeto pelo fígado e retorno ao coração.

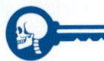

O fígado recebe sangue oxigenado por meio da artéria hepática e sangue desoxigenado rico em nutrientes por meio da veia porta do fígado.

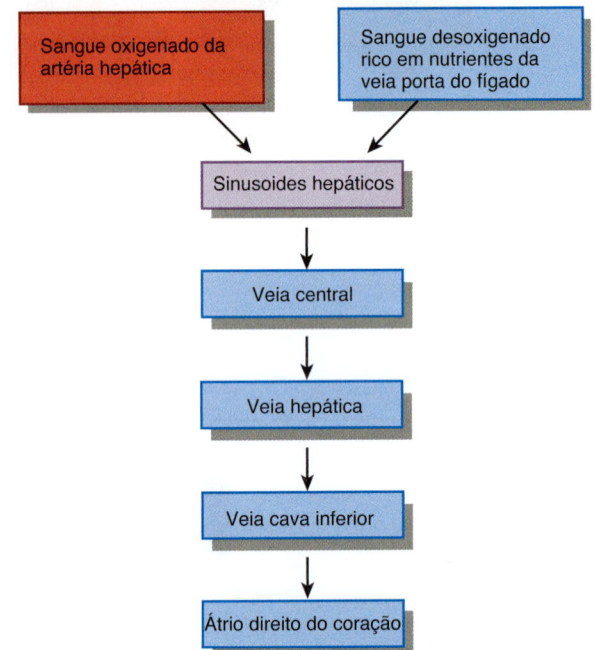

? Por que o fígado frequentemente constitui um local de metástase de câncer que se origina no tubo gastrintestinal?

da circulação porta do fígado, ele frequentemente constitui o local de metástases de câncer com origem no tubo GI.

A inervação do fígado consiste em inervação parassimpática dos nervos vagos (NC X) e inervação simpática dos nervos esplâncnicos maiores por meio dos gânglios celíacos.

A vesícula biliar é irrigada pela artéria cística, que habitualmente se origina da artéria hepática direita. As veias císticas drenam a vesícula biliar. Os nervos para a vesícula biliar incluem ramos do plexo celíaco e do nervo vago (NC X).

Funções do fígado e da vesícula biliar

Os hepatócitos secretam continuamente 800 a 1.000 mℓ de bile por dia. Os sais biliares, que consistem em sais de sódio e de potássio de ácidos biliares (principalmente ácido cólico e ácido quenodesoxicólico), atuam (1) na **emulsificação**, isto é, a decomposição de grandes glóbulos de lipídios em uma suspensão de gotículas com diâmetro de cerca de 1 μm, e (2) na **absorção** dos lipídios digeridos.

Entre as refeições, a bile flui para a vesícula biliar, onde é armazenada, visto que o **músculo esfíncter da ampola hepatopancreática** ou *esfíncter de Oddi* (ver Figura 24.12B) fecha a entrada para o duodeno. O músculo esfíncter circunda a ampola hepatopancreática. Depois de uma refeição, vários estímulos neurais e hormonais promovem a produção e a liberação de bile. Os impulsos parassimpáticos ao longo das

---

CORRELAÇÃO CLÍNICA | *Provas de função hepática*

As **provas de função hepática** são exames de sangue, cujo propósito é identificar determinadas substâncias químicas liberadas pelos hepatócitos. Incluem albumina globulinase, alanina aminotransferase (ALT), aspartato aminotransferase (AST), fosfatase alcalina (ALP), gamaglutamil transpeptidase (GGT) e bilirrubina. Os exames são utilizados para avaliar e monitorar doença ou lesão hepática. As causas comuns de elevação das enzimas hepáticas incluem uso de anti-inflamatórios não esteroides, medicamentos para reduzir o colesterol, alguns antibióticos, álcool, diabetes melito, infecções (hepatite viral e mononucleose), cálculos biliares, tumores do fígado e uso excessivo de fitoterápicos, como cava-cava, confrei, *Mentha pulegium*, *Taraxacum*, *Scutellaria* e éfedra.

fibras do nervo vago (NC X) podem estimular o fígado a aumentar a produção de bile em mais de duas vezes a sua taxa basal. Os ácidos graxos e os aminoácidos presentes no quimo que entram no duodeno estimulam algumas células enteroendócrinas duodenais a secretar o hormônio colecistocinina (CCK) no sangue. A CCK provoca contração das paredes da vesícula biliar, expelindo a bile armazenada na vesícula biliar para dentro do ducto cístico e pelo ducto colédoco. A CCK também provoca relaxamento do músculo esfíncter da ampola hepatopancreática, possibilitando o fluxo de bile para o duodeno.

Além de secretar bile, o fígado desempenha muitas outras funções vitais:

- *Metabolismo dos carboidratos.* O fígado é particularmente importante na manutenção dos níveis normais de glicemia. Quando esse nível está baixo, o fígado degrada o glicogênio em glicose, liberando a glicose na corrente sanguínea. O fígado também é capaz de converter determinados aminoácidos e ácido láctico em glicose, bem como outros açúcares, como frutose e galactose. Quando o nível de glicemia se encontra elevado, conforme observado imediatamente após uma refeição, o fígado converte a glicose em glicogênio e triglicerídios para armazenamento
- *Metabolismo dos lipídios.* Os hepatócitos armazenam alguns triglicerídios; decompõem ácidos graxos para gerar ATP; sintetizam lipoproteínas (HDL, LDL, VLDL), que transportam ácidos graxos, triglicerídios e colesterol para dentro e para fora das células do corpo; sintetizam colesterol; e utilizam o colesterol na síntese de sais biliares
- *Metabolismo das proteínas.* Os hepatócitos *desaminam* [removem o grupo amino ($2NH_2$)] os aminoácidos, de modo que eles possam ser usados na produção de ATP ou convertidos em carboidratos ou gorduras. A amônia (NH_3) tóxica resultante é então convertida em ureia, muito menos tóxica, que é excretada na urina. Os hepatócitos também sintetizam a maioria das proteínas plasmáticas, como alfa e betaglobulinas, albumina, protrombina e fibrinogênio
- *Processamento de fármacos e hormônios.* O fígado tem a capacidade de destoxificar substâncias como o álcool ou de secretar na bile determinados fármacos, como penicilina, eritromicina e sulfonamidas. Ele também pode inativar hormônios, como os hormônios tireoidianos, os estrogênios e a aldosterona
- *Excreção de bilirrubina.* A bilirrubina, que provém do heme das hemácias senescentes, é absorvida pelo fígado a partir do sangue e secretada na bile. A maior parte da bilirrubina na bile é metabolizada no intestino delgado por bactérias e eliminada nas fezes
- *Síntese de sais biliares.* Os sais biliares são utilizados no intestino delgado para a emulsificação e a absorção de lipídios, colesterol, fosfolipídios e lipoproteínas
- *Armazenamento.* Além do glicogênio, o fígado constitui um importante local de armazenamento de algumas vitaminas (A, B_{12}, D, E e K) e minerais (ferro e cobre), que são liberados do fígado quando se tornam necessários em outras partes do corpo

CORRELAÇÃO CLÍNICA | *Cálculos biliares*

Se a bile apresentar um conteúdo insuficiente de sais biliares ou lecitina ou colesterol em excesso, o colesterol pode cristalizar, formando **cálculos biliares**. À medida que aumentam em tamanho e número, os cálculos biliares podem causar obstrução mínima, intermitente ou completa do fluxo de bile da vesícula biliar para o duodeno. O tratamento consiste no uso de fármacos para dissolver os cálculos, litotripsia (terapia com ondas de choque) ou cirurgia. Para indivíduos com história de cálculos biliares ou para os quais o uso de fármacos ou a realização de litotripsia não constituem opções, é necessário recorrer à **colecistectomia** – a retirada da vesícula biliar e seu conteúdo. Nos EUA, realizam-se, a cada ano, mais de meio milhão de colecistectomias. Para evitar os efeitos colaterais, resultantes da perda da vesícula biliar, os pacientes devem modificar o seu estilo de vida e alimentação, incluindo as seguintes modificações: (1) limitar a ingestão de gordura saturada; (2) evitar o consumo de bebidas alcoólicas; (3) ingerir quantidades menores de alimento durante uma refeição e fazer cinco a seis refeições menores por dia, em lugar de duas a três refeições maiores; e (4) tomar suplementos de vitaminas e minerais.

- *Fagocitose.* As células reticuloendoteliais estreladas do fígado fagocitam eritrócitos senescentes e leucócitos, bem como algumas bactérias
- *Ativação da vitamina D.* A pele, o fígado e os rins participam na síntese da forma ativa da vitamina D.

✓ TESTE RÁPIDO

25. Desenhe e identifique um diagrama das células/zonas celulares de um ácino hepático.
26. Descreva as vias de fluxo sanguíneo que entram no fígado, passam por ele e saem dele.
27. Como o fígado e a vesícula biliar estão conectados com o duodeno?
28. Descreva as funções do fígado e da vesícula biliar na digestão das gorduras.

24.10 Intestino delgado

OBJETIVOS

- Descrever a localização e a estrutura do intestino delgado.
- Identificar as funções do intestino delgado.

A maior parte da digestão e da absorção de nutrientes ocorre em um tubo longo, denominado **intestino delgado**. Devido a essa característica, a sua estrutura está particularmente adaptada para essa função. O comprimento por si só proporciona uma grande área de superfície para a digestão e a absorção, e essa área é ainda aumentada por pregas circulares, vilosidades e microvilosidades. O intestino delgado começa no músculo esfíncter do piloro do estômago, forma alças na parte central e inferior da cavidade abdominal e, por fim, abre-se no intestino grosso. O seu diâmetro é, em média, de 2,5 cm, e mede cerca de 3 m de comprimento no indivíduo vivo e cerca de 6,5 m no cadáver, devido à perda do tônus do músculo liso após a morte.

Anatomia do intestino delgado

O intestino delgado é dividido em três partes (Figura 24.16). O **duodeno**, que é a primeira parte do intestino delgado, é a região mais curta e é retroperitoneal. *Duodeno* significa "12", é assim denominado porque o seu comprimento corresponde aproximadamente à largura de 12 dedos. Trata-se de um tubo em forma de C, que começa no músculo esfíncter do piloro do estômago e se estende por cerca de 25 cm até se unir com a próxima parte, denominada jejuno. O **jejuno**, que é a parte seguinte, mede cerca de 1 m de comprimento e estende-se até o íleo. *Jejuno* significa "vazio", que é o estado em que é encontrado no cadáver. O jejuno ocupa, em sua maior parte, o quadrante superior esquerdo (QSE). A região final e mais longa do intestino delgado, o **íleo**, mede cerca de 2 m e une-se ao intestino grosso em um esfíncter de músculo liso, denominado **papila ileal**. O íleo está localizado principalmente no quadrante inferior direito (QID).

O suprimento arterial do intestino delgado provém da artéria mesentérica superior e da artéria gastroduodenal, que se origina da artéria hepática comum do tronco celíaco. O sangue retorna pela veia mesentérica superior, que se anastomosa com a veia esplênica para formar a veia porta do fígado.

Os nervos do intestino delgado são supridos pelo plexo mesentérico superior. Os ramos do plexo contêm fibras simpáticas pós-ganglionares, fibras parassimpáticas pré-ganglionares e fibras sensitivas. As fibras sensitivas são componentes dos nervos vagos (NC X) e nervos espinais pelas vias simpáticas. Na parede do intestino delgado, existem dois plexos autônomos: o plexo mioentérico entre as camadas musculares e o plexo submucoso na tela submucosa. As fibras nervosas para o músculo liso dos vasos sanguíneos originam-se principalmente da parte simpática do SNA, enquanto as fibras nervosas para o músculo liso da parede intestinal originam-se dos nervos vagos (NC X).

Histologia do intestino delgado

A parede do intestino delgado é constituída das mesmas quatro camadas que compõem a maior parte do tubo GI: túnica mucosa, tela submucosa, túnica muscular e túnica serosa (Figura 24.17B). A túnica mucosa é composta de uma camada de epitélio, lâmina própria e lâmina muscular da mucosa. A camada epitelial da túnica mucosa do intestino delgado consiste em epitélio simples colunar, que contém vários tipos de células: absortivas, caliciformes, enteroendócrinas e de Paneth (Figura 24.17C). As **células absortivas** do epitélio liberam enzimas que digerem o alimento e contêm microvilosidades que absorvem nutrientes no intestino delgado. As **células caliciformes** secretam muco. A túnica mucosa do intestino delgado contém muitas fendas profundas revestidas por epitélio glandular. As células que revestem essas fendas formam as **glândulas intestinais** ou *criptas de Lieberkühn* e secretam suco intestinal (discutido adiante). Além das células absortivas e das células caliciformes, as glândulas intestinais também contêm células enteroendócrinas e células de Paneth. Nas glândulas intestinais do intestino delgado, são encontrados três tipos de **células enteroendócrinas** (secretoras de hormônios): as **células S**, as **células de CCK** e as **células K**, que secretam os hormônios **secretina**, **colecistocinina (CCK)** e **peptídio insulinotrópico dependente de glicose (GIP)**, respectivamente. As **células**

Figura 24.16 Regiões do intestino delgado. Ver também Figura 24.1B.

 A maior parte da digestão e da absorção ocorre no intestino delgado.

FUNÇÕES DO INTESTINO DELGADO

1. As segmentações misturam o quimo com sucos digestivos e põem o alimento em contato com a túnica mucosa para a sua absorção; o peristaltismo propele o quimo ao longo do intestino delgado.
2. Completa a digestão dos carboidratos (amidos), proteínas e lipídios; inicia e completa a digestão dos ácidos nucleicos.
3. Absorve cerca de 90% dos nutrientes e da água.

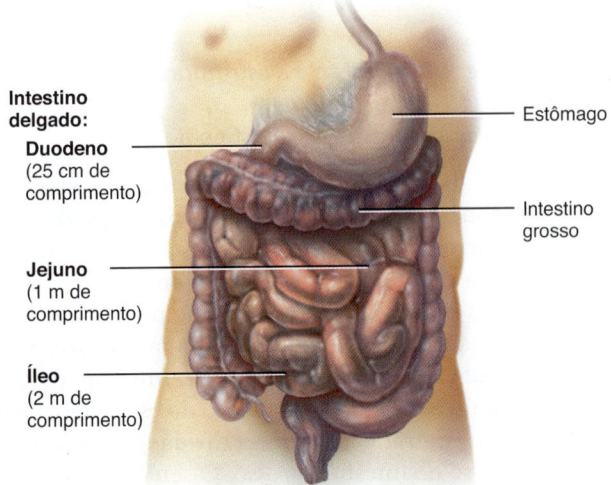

Vista anterior da anatomia externa

? Qual é a parte mais longa do intestino delgado?

Figura 24.17 Histologia do intestino delgado.

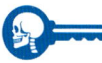 As pregas circulares, as vilosidades e as microvilosidades aumentam a área de superfície do intestino delgado para a digestão e absorção.

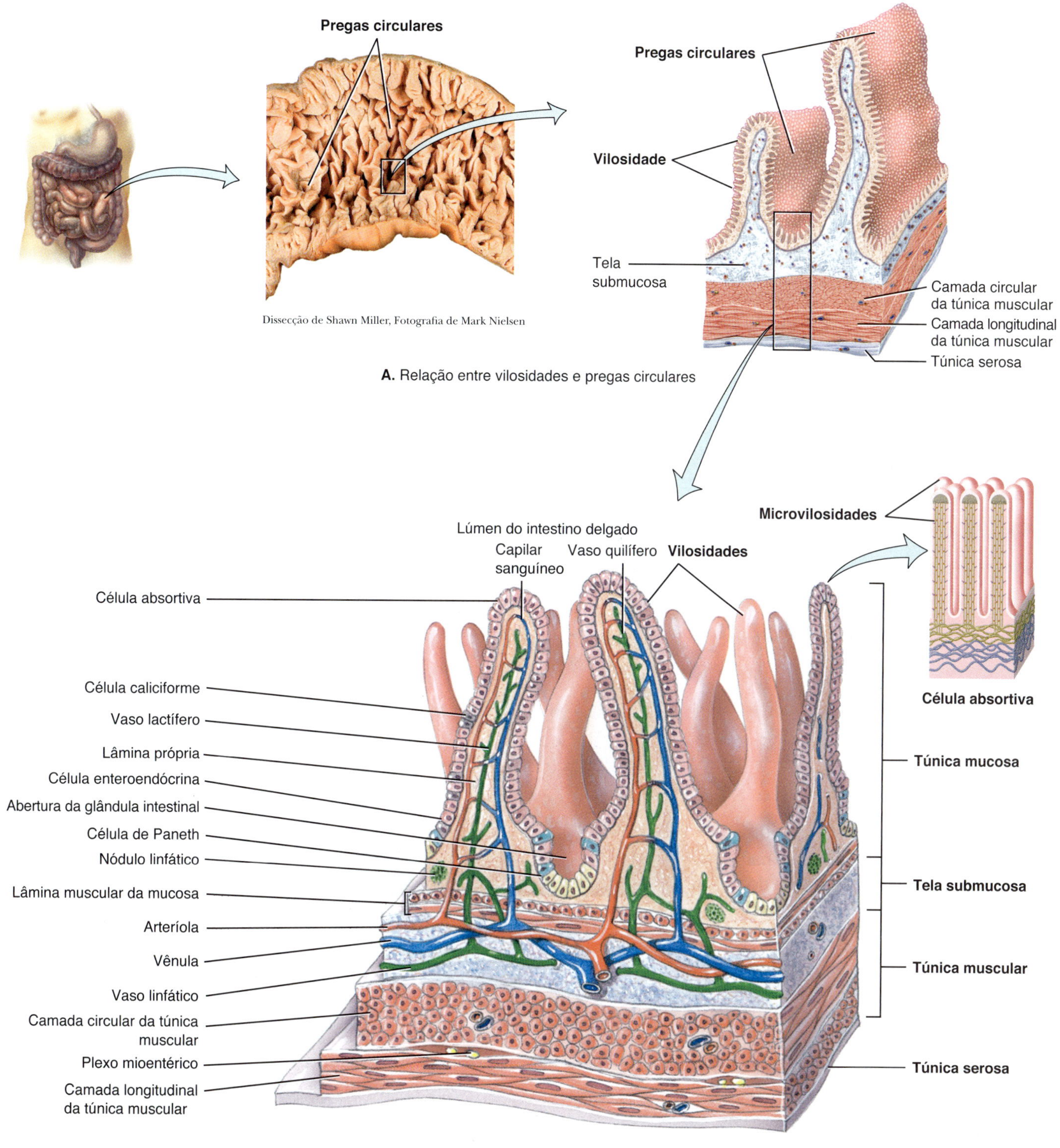

A. Relação entre vilosidades e pregas circulares

B. Vista tridimensional das camadas do intestino delgado, mostrando as vilosidades

(Continua)

de Paneth secretam *lisozima*, uma enzima bactericida, e são capazes de realizar a fagocitose. As células de Paneth podem desempenhar um papel na regulação da população microbiana do intestino delgado.

A lâmina própria da túnica mucosa do intestino delgado contém tecido conjuntivo frouxo e uma quantidade abundante de tecido linfoide associado à mucosa (MALT). Os **nódulos linfáticos solitários** são mais numerosos na parte distal do íleo (ver Figura 24.18C). Grupos de nódulos linfáticos, designados como **folículos linfáticos agregados** ou *placas de Peyer*, também estão presentes no íleo. Como em todo o tubo GI, a lâmina muscular da mucosa consiste em músculo liso.

Figura 24.17 *Continuação*

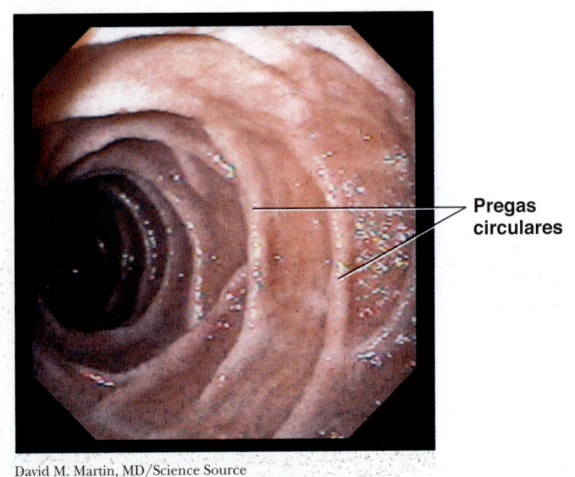

C. Vilosidade aumentada, mostrando vaso quilífero, capilares, glândulas intestinais e tipos celulares

D. Endoscopia de duodeno sadio

? **Qual é a importância funcional da rede capilar sanguínea e do vaso quilífero no centro de cada vilosidade?**

A **tela submucosa** do duodeno contém **glândulas duodenais** ou *glândulas de Brunner* (Figura 24.18A), que secretam um muco alcalino que ajuda a neutralizar o ácido gástrico no quimo. Algumas vezes, o tecido linfático da lâmina própria estende-se através da lâmina muscular da mucosa até a tela submucosa.

A **túnica muscular** no intestino delgado consiste em duas camadas de músculo liso. A camada externa e mais fina contém fibras longitudinais; a camada interna e mais espessa apresenta fibras circulares. Com exceção de uma importante parte do duodeno, que é retroperitoneal, a **túnica serosa** (ou peritônio visceral) envolve por completo o intestino delgado.

Embora a parede do intestino delgado seja constituída pelas mesmas quatro camadas básicas que o restante do tubo GI, os processos de digestão e de absorção são facilitados por características estruturais especiais do intestino delgado. Essas características estruturais incluem pregas circulares, vilosidades e microvilosidades. As **pregas circulares** são pregas da túnica mucosa e tela submucosa (Figura 24.17A). Essas cristas

---

CORRELAÇÃO CLÍNICA | *Gastrenterite*

Gastrenterite é a inflamação do revestimento do estômago e do intestino (particularmente o intestino delgado). É habitualmente causada por infecção viral ou bacteriana, que pode ser adquirida pela ingestão de água ou alimentos contaminados ou por pessoas em contato próximo. Os sinais/sintomas consistem em diarreia, vômitos, febre, perda de apetite, cólica e desconforto abdominal.

Figura 24.18 Histologia do duodeno e do íleo.

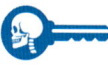 As microvilosidades aumentam acentuadamente a área de superfície do intestino delgado para a digestão e a absorção.

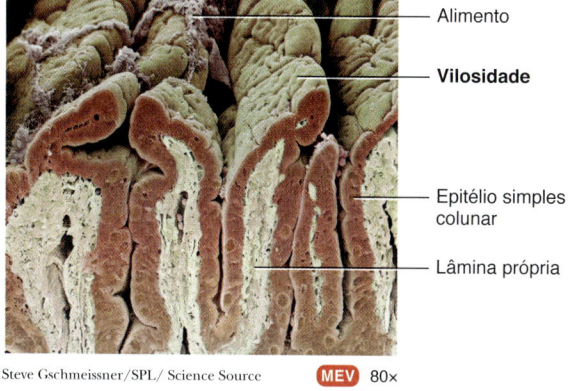

Revestimento do intestino delgado

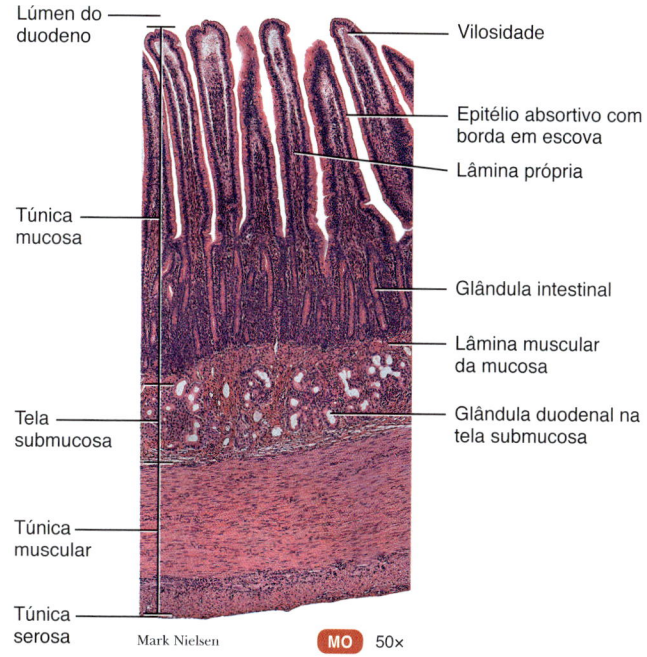

A. Parede do duodeno

B. Três vilosidades do duodeno

(Continua)

permanentes, que medem cerca de 10 mm de comprimento, começam próximo da parte proximal do duodeno e terminam aproximadamente na parte média do íleo. Algumas se estendem ao longo de toda a circunferência do intestino, enquanto outras o fazem apenas em parte dela. As pregas circulares aumentam a absorção, visto que elas ampliam a área de superfície e levam o quimo a se mover em espiral, e não em linha reta, ao passar pelo intestino delgado.

No intestino delgado, existem também **vilosidades**, que são projeções digitiformes da túnica mucosa com 0,5 a 1 mm de comprimento (Figura 24.18). O grande número de vilosidades (20 a 40 por milímetro quadrado) aumenta acentuadamente a área de superfície do epitélio disponível para absorção e digestão e confere à túnica mucosa intestinal uma aparência aveludada. Cada *vilosidade* é coberta por epitélio e possui um centro de lâmina própria; no tecido conjuntivo da lâmina própria, encontram-se uma arteríola, uma vênula, uma rede de capilares sanguíneos e um **vaso quilífero**, que é um capilar linfático (ver Figura 24.17C). Os nutrientes absorvidos pelas células epiteliais que cobrem a vilosidade

Figura 24.18 *Continuação*

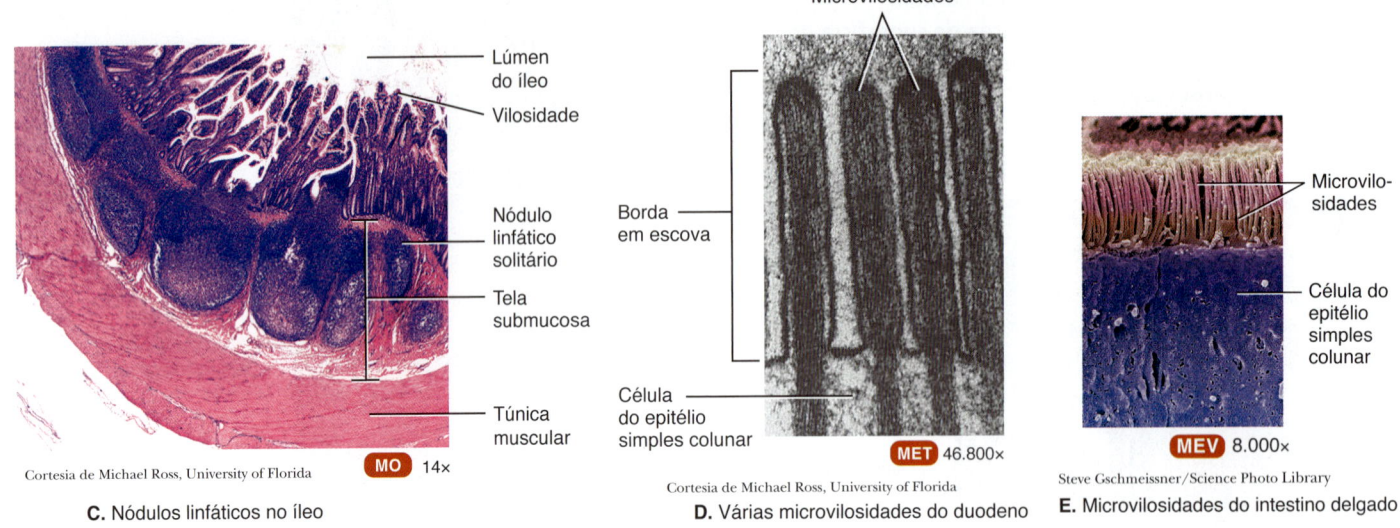

C. Nódulos linfáticos no íleo
D. Várias microvilosidades do duodeno
E. Microvilosidades do intestino delgado

? Qual é a função do líquido secretado pelas glândulas duodenais de Brunner?

atravessam a parede de um capilar ou vaso quilífero e entram no sangue ou na linfa, respectivamente.

Além das pregas circulares e vilosidades, o intestino delgado também possui **microvilosidades**, que são projeções da membrana apical (livre) das células absortivas. Cada microvilosidade é uma projeção de 1 μm de comprimento da membrana celular, que contém um feixe de 20 a 30 filamentos de actina. Quando examinadas ao microscópio óptico, as microvilosidades são demasiadas pequenas para serem visualizadas individualmente; com efeito, elas formam uma linha difusa, denominada **borda em escova**, que se estende dentro do lúmen do intestino delgado (Figura 24.18D). O intestino delgado apresenta cerca de 200 milhões de microvilosidades por milímetro quadrado. Como as microvilosidades aumentam acentuadamente a área de superfície da membrana plasmática, mais nutrientes digeridos conseguem difundir-se para dentro das células absortivas em determinado período de tempo. A borda em escova também contém várias enzimas da borda em escova que exercem funções digestivas (discutidas adiante).

Funções do intestino delgado

O quimo que entra no intestino delgado contém carboidratos, proteínas e lipídios (principalmente triglicerídios) parcialmente digeridos. A digestão completa dos carboidratos, das proteínas e dos lipídios é o resultado da ação coletiva do suco pancreático, da bile e do suco intestinal no intestino delgado.

O **suco intestinal** é um líquido amarelo transparente, que é secretado em quantidades de 1 a 2 ℓ por dia. Possui um pH de 7,6, que é levemente alcalino (em virtude da alta concentração de íons bicarbonato), e contém água e muco. Juntos, o suco pancreático e o suco intestinal proporcionam um veículo para a absorção de substâncias a partir do quimo conforme entram em contato com as vilosidades.

As células epiteliais absortivas sintetizam diversas enzimas digestivas, denominadas **enzimas da borda em escova**, e as inserem na membrana plasmática das microvilosidades. Assim, ocorre alguma digestão enzimática na superfície das células epiteliais que revestem as vilosidades; em outras partes do tubo GI, a digestão enzimática ocorre exclusivamente no lúmen. Entre as enzimas da borda em escova, destacam-se quatro enzimas envolvidas na digestão dos carboidratos, denominadas α-**dextrinase**, **maltase**, **sacarase** e **lactase**; enzimas que digerem proteínas, denominadas **peptidases** (**aminopeptidase** e **dipeptidase**); e dois tipos de enzimas que digerem nucleotídios, as **nucleotidases** e as **fosfatases**. Além disso, conforme as células descamam no lúmen do

---

CORRELAÇÃO CLÍNICA | *Intolerância à lactose*

Em alguns indivíduos, as células absortivas do intestino delgado não produzem enzima lactase suficiente, que é essencial para a digestão da lactose. Isso resulta em uma condição denominada **intolerância à lactose**, em que a lactose não digerida no quimo provoca retenção de líquido nas fezes; a fermentação bacteriana da lactose não digerida leva à produção de gases. Os sintomas de intolerância à lactose consistem em diarreia, flatulência, distensão e cólicas abdominais após o consumo de leite e laticínios. Os sintomas podem ser relativamente leves ou podem ser graves o suficiente para exigir cuidados médicos. Com frequência, utiliza-se o teste do hidrogênio no ar expirado para auxiliar no diagnóstico de intolerância à lactose. Pode-se detectar uma quantidade muito pequena de hidrogênio no ar expirado de uma pessoa normal, porém o hidrogênio está entre os gases produzidos quando a lactose não digerida no cólon é fermentada pelas bactérias. O hidrogênio é absorvido pelo intestino e transportado pela corrente sanguínea até os pulmões, onde é expirado. Os indivíduos com intolerância à lactose devem optar por uma dieta com restrição de lactose (mas não de cálcio) e ingerir suplementos dietéticos para auxiliar na digestão da lactose.

intestino delgado, elas se rompem e liberam enzimas que ajudam a digestão dos nutrientes no quimo.

No intestino delgado ocorrem dois tipos de movimentos: os movimentos segmentares, e o peristaltismo, denominado de complexo motor migratório. Esses movimentos são regulados principalmente pelo plexo mioentérico do SNE. As **segmentações** são contrações de mistura localizadas, que ocorrem em partes do intestino distendidas por um grande volume de quimo. As contrações de segmentação misturam o quimo com os sucos digestivos e põem as partículas de alimento em contato com a túnica mucosa para absorção; essas contrações não impulsionam o conteúdo intestinal ao longo do intestino. Uma segmentação começa com as contrações das fibras musculares circulares em uma parte do intestino delgado, uma ação que provoca a constrição do intestino em segmentos. Em seguida, as fibras musculares que circundam o meio de cada segmento também se contraem, dividindo novamente cada segmento. Por fim, as fibras que inicialmente se contraíram agora relaxam, e cada pequeno segmento une-se com um pequeno segmento adjacente, de modo a formar de novo grandes segmentos. À medida que essa sequência de eventos se repete, o quimo é agitado para trás e para frente. As segmentações ocorrem mais rapidamente no duodeno, cerca de 12 vezes por minuto, e diminuem progressivamente para cerca de 8 vezes por minuto no íleo. Esse movimento é semelhante à compressão alternada do meio e, em seguida, das extremidades de um tubo de pasta de dentes tampado.

Após a absorção da maior parte de uma refeição, que diminui a distensão da parede do intestino delgado, a segmentação cessa, e a peristalse começa. O tipo de peristalse que ocorre no intestino delgado, denominado **complexo motor migratório (CMM)**, começa na parte inferior do estômago e empurra o quimo para frente, ao longo de um curto segmento do intestino delgado antes de cessar. O CMM migra lentamente ao longo do intestino delgado, alcançando o final do íleo em 90 a 120 min. Em seguida, outro CMM começa no estômago. Ao todo, o quimo permanece no intestino delgado por 3 a 5 h.

Todas as fases químicas e mecânicas da digestão, desde a boca até o intestino delgado, destinam-se a transformar o alimento em formas que possam atravessar as células epiteliais que revestem a túnica mucosa e alcançar os vasos sanguíneos e linfáticos subjacentes. Essas formas incluem monossacarídios (glicose, frutose e galactose) a partir dos carboidratos; aminoácidos simples, dipeptídios e tripeptídios a partir das proteínas; ácidos graxos, glicerol e monoglicerídios a partir dos lipídios; e pentoses e bases nitrogenadas dos ácidos nucleicos. A passagem desses nutrientes digeridos do tubo GI para o sangue ou para a linfa é denominada **absorção**. A absorção ocorre por difusão, difusão facilitada, osmose e transporte ativo.

Cerca de 90% de toda a absorção de nutrientes ocorrem no intestino delgado. Os outros 10% são absorvidos no estômago e no intestino grosso. Qualquer material não digerido ou não absorvido que permanece no intestino delgado segue o seu trajeto para o intestino grosso.

A Tabela 24.4 fornece um resumo das atividades digestivas no pâncreas, no fígado, na vesícula biliar e no intestino delgado.

CORRELAÇÃO CLÍNICA | *Úlcera péptica*

Nos EUA, 5 a 10% da população apresentam **úlcera péptica (UP)**. Uma **úlcera** é uma lesão semelhante a uma cratera em uma membrana; as úlceras que surgem em áreas do sistema digestório expostas ao suco gástrico ácido são denominadas **úlceras pépticas**. A complicação mais comum das úlceras pépticas é o sangramento, que pode levar à anemia se a perda de sangue for acentuada. Nos casos agudos, as úlceras podem levar ao choque e à morte. São identificadas três causas distintas de UP: (1) a bactéria *Helicobacter pylori*; (2) o uso de anti-inflamatórios não esteroides (AINEs), como o ácido acetilsalicílico; e (3) a hipersecreção de HCl, como a que ocorre na síndrome de Zollinger-Ellison, que envolve um tumor produtor de gastrina, habitualmente do pâncreas.

Helicobacter pylori (anteriormente denominado *Campylobacter pylori*) é a causa mais frequente de UP. A bactéria produz uma enzima, denominada urease, que decompõe a ureia em amônia e dióxido de carbono. Enquanto protege a bactéria da acidez do estômago, a amônia também provoca lesão da túnica mucosa protetora do estômago e células gástricas subjacentes. *H. pylori* também produz catalase, uma enzima que pode proteger o microrganismo contra a fagocitose por neutrófilos, bem como várias proteínas de adesão que possibilitam a fixação da bactéria às células gástricas.

Várias abordagens terapêuticas mostram-se úteis no tratamento da UP. Como o tabagismo, o álcool, a cafeína e os AINEs podem comprometer os mecanismos de defesa da mucosa, no processo de aumentar a suscetibilidade da túnica mucosa aos

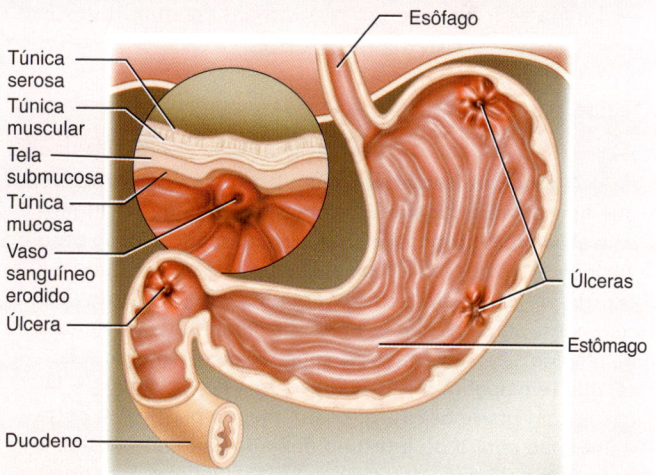

efeitos prejudiciais do HCl, deve-se evitar o uso dessas substâncias. Nos casos associados à bactéria *H. pylori*, o tratamento com um antibiótico frequentemente resolve o problema. Os antiácidos orais (p. ex., hidróxido de alumínio, carbonato de cálcio) podem proporcionar alívio temporário, tamponando o ácido gástrico. Quando a hipersecreção de HCl é a causa da UP, podem-se utilizar bloqueadores H_2 (p. ex., cimetidina) ou inibidores da bomba de prótons, como omeprazol, para bloquear a secreção de H^+ das células parietais.

TABELA 24.4
Resumo das atividades digestivas do pâncreas, do fígado, da vesícula biliar e do intestino delgado.

ESTRUTURA	ATIVIDADE
Pâncreas	Libera suco pancreático no duodeno por meio do ducto pancreático, de modo a auxiliar a absorção (ver as enzimas pancreáticas e suas funções na Tabela 24.5)
Fígado	Produz a bile (sais biliares) necessária para a emulsificação e a absorção dos lipídios
Vesícula biliar	Armazena, concentra e libera a bile no duodeno por meio do ducto colédoco
Intestino delgado	Principal local de digestão e absorção de nutrientes e água no tubo gastrintestinal
Túnica mucosa/tela submucosa	
Glândulas intestinais	Secretam suco intestinal para auxiliar a absorção
Células absortivas	Digerem e absorvem nutrientes
Células caliciformes	Secretam muco
Células enteroendócrinas (S, CCK, G)	Secretam secretina, colecistocinina e peptídio insulinotrópico dependente de glicose
Células de Paneth	Secretam lisozima (uma enzima bactericida) e são capazes de fagocitose
Glândulas duodenais	Secretam muco alcalino para tamponar os ácidos gástricos
Pregas circulares	Pregas da túnica mucosa e tela submucosa, que aumentam a área de superfície para a digestão e a absorção
Vilosidades	Projeções digitiformes da túnica mucosa, que constituem os locais de absorção do alimento digerido e que aumentam a área de superfície para a digestão e a absorção
Microvilosidades	Projeções microscópicas, recobertas por membrana, das células epiteliais absortivas que contêm enzimas da borda em escova (listadas na Tabela 24.5) e que aumentam a área de superfície para a digestão e a absorção
Túnica muscular	
Segmentação	Tipo de peristalse, que consiste em contrações alternadas de fibras musculares lisas circulares, que produzem segmentação e ressegmentação de partes do intestino delgado; mistura o quimo com os sucos digestivos e põe o alimento em contato com a túnica mucosa para a sua absorção
Complexo motor migratório (CMM)	Tipo de peristalse que consiste em ondas de contração e relaxamento das fibras musculares lisas circulares e longitudinais, que se propagam ao longo do intestino delgado; movimenta o quimo em direção à papila ileal

A Tabela 24.5 fornece um resumo das enzimas digestivas e suas funções no sistema digestório.

CORRELAÇÃO CLÍNICA | *Cirurgia bariátrica*

A **cirurgia bariátrica** é um procedimento cirúrgico que limita a quantidade de alimento que pode ser ingerida e absorvida, proporcionando perda significativa de peso em indivíduos obesos. O tipo mais comumente realizado é a *cirurgia de derivação gástrica*. Em uma variação desse procedimento, uma pequena bolsa, do tamanho aproximado de uma noz, é criada na parte superior do estômago. A bolsa, que tem apenas 5 a 10% do volume do estômago, é fechada com grampos cirúrgicos ou anel de plástico. A bolsa é unida ao jejuno do intestino delgado, evitando, assim, a passagem pelo resto do estômago e do duodeno. Em consequência, menor quantidade de alimento é ingerida, e ocorre absorção de menos nutrientes no intestino delgado, levando à perda de peso.

✓ TESTE RÁPIDO

29. Quais são as características das diferentes regiões do intestino delgado?
30. De que maneira a túnica mucosa e a tela submucosa do intestino delgado estão adaptadas para a digestão e a absorção?
31. Descreva os tipos de movimentos no intestino delgado.
32. Em que forma são absorvidos os produtos da digestão dos carboidratos, proteínas e lipídios?

24.11 Intestino grosso

OBJETIVOS

- Descrever a anatomia e a estrutura do intestino grosso
- Explicar as funções do intestino grosso.

O intestino grosso é a parte terminal do tubo GI, que é dividido em quatro partes principais. Enquanto o quimo se desloca pelo intestino grosso, as bactérias atuam sobre ele, e ocorre absorção de água, íons e vitaminas. Em consequência, ocorre formação das fezes, que são então eliminadas do corpo.

Anatomia do intestino grosso

O **intestino grosso**, que mede cerca de 1,5 m de comprimento e 6,5 cm de diâmetro nos seres humanos vivos e cadáveres, estende-se do íleo até o ânus (Figura 24.19). O colo ascendente e o colo descendente são retroperitoneais, enquanto as partes remanescentes do colo e o ceco estão fixados à parede posterior do abdome pelo **mesocolo**, uma dupla

TABELA 24.5
Resumo das enzimas digestivas.

ENZIMA	FONTE	SUBSTRATOS	PRODUTOS
SALIVA			
Amilase salivar	Glândulas salivares	Amidos (polissacarídios)	Maltose (dissacarídio), maltotriose (trissacarídio) e α-dextrinas
Lipase lingual	Glândulas linguais na língua	Triglicerídios (gorduras e óleos) e outros lipídios	Ácidos graxos e diglicerídios
SUCO GÁSTRICO			
Pepsina (ativada a partir do pepsinogênio pela pepsina e ácido clorídrico)	Células principais do estômago	Proteínas	Peptídios
Lipase gástrica	Células principais do estômago	Triglicerídios (gorduras e óleos)	Ácidos graxos e monoglicerídios
SUCO PANCREÁTICO			
Amilase pancreática	Células acinosas pancreáticas	Amidos (polissacarídios)	Maltose (dissacarídio), maltotriose (trissacarídio) e α-dextrinas
Tripsina	Células acinosas pancreáticas	Proteínas	Peptídios
Quimiotripsina	Células acinosas pancreáticas	Proteínas	Peptídios
Elastase	Células acinosas pancreáticas	Proteínas	Peptídios
Carboxipeptidase	Células acinosas pancreáticas	Aminoácido na extremidade carboxila dos peptídios	Aminoácidos e peptídios
Lipase pancreática	Células acinosas pancreáticas	Triglicerídios (gorduras e óleos) emulsificados por sais biliares	Ácidos graxos e monoglicerídios
Ribonuclease	Células acinosas pancreáticas	Ácido ribonucleico	Nucleotídios
Desoxirribonuclease	Células acinosas pancreáticas	Ácido desoxirribonucleico	Nucleotídios
ENZIMAS DA BORDA EM ESCOVA NA MEMBRANA PLASMÁTICA DAS MICROVILOSIDADES			
α-dextrinase	Intestino delgado	α-dextrinas	Glicose
Maltase	Intestino delgado	Maltose	Glicose
Sacarase	Intestino delgado	Sacarose	Glicose e frutose
Lactase	Intestino delgado	Lactose	Glicose e galactose
Peptidases			
Aminopeptidase	Intestino delgado	Aminoácido da extremidade amino dos peptídios	Aminoácidos e peptídios
Dipeptidase	Intestino delgado	Dipeptídios	Aminoácidos
Nucleosidases e fosfatases	Intestino delgado	Nucleotídios	Bases nitrogenadas, pentoses e fosfatos

camada de peritônio, que conecta o peritônio parietal ao peritônio visceral, que contém o suprimento vascular e a inervação para os órgãos (ver Figura 24.3A). Do ponto de vista estrutural, as quatro partes principais do intestino grosso são: o ceco, o colo, o reto e o canal anal (Figura 24.19A).

A abertura do íleo no intestino grosso é protegida por uma prega de túnica mucosa, denominada **papila ileal**, que possibilita a passagem de materiais do intestino delgado para o intestino grosso. O **ceco**, uma pequena bolsa de cerca de 6 cm de comprimento, pende inferiormente à papila ileal. Fixado ao ceco, existe um tubo espiralado e torcido, que mede cerca de 8 cm de comprimento, denominado **apêndice vermiforme**. O mesentério do apêndice, denominado **mesoapêndice**, fixa o apêndice vermiforme à parte inferior do mesentério do íleo. O apêndice possui uma alta concentração de nódulos linfáticos, que controlam a entrada de bactérias no intestino grosso por meio de respostas imunes.

A extremidade aberta do ceco funde-se com o **colo**, um tubo longo que é dividido em partes ascendente, transversa, descendente e sigmoide. Tanto o colo ascendente quanto o colo descendente são retroperitoneais, enquanto o colo transverso e o colo sigmoide não são retroperitoneais. O **colo ascendente** sobe pelo lado direito do abdome, alcança a face diafragmática do fígado e curva-se abruptamente para a esquerda para formar a **flexura direita do colo**. O colo continua através do abdome até o lado esquerdo, como **colo transverso**. Curva-se inferiormente à face cólica do baço, no lado esquerdo, como **flexura esquerdo do colo** e segue o seu trajeto inferiormente até o nível da crista ilíaca, como **colo descendente**. O **colo sigmoide** começa próximo à crista ilíaca esquerda, projeta-se medialmente até a linha mediana e termina no reto, aproximadamente no nível da terceira vértebra sacral.

O ramo da medicina que trata do diagnóstico e do tratamento dos distúrbios do reto e do ânus é denominado

Figura 24.19 Anatomia do intestino grosso.

 As partes do intestino grosso são o ceco, o colo, o reto e o canal anal.

FUNÇÕES DO INTESTINO GROSSO

1. As contrações das saculações do colo, a peristalse e o movimento de massa impulsionam o conteúdo do colo para o reto.
2. As bactérias no intestino grosso convertem proteínas em aminoácidos, decompõem os aminoácidos e produzem algumas vitaminas B e vitamina K.
3. Ocorre absorção de alguma água, íons e vitaminas.
4. Ocorre formação das fezes.
5. Ocorre defecação (esvaziamento do reto).

A. Vista anterior do intestino grosso, mostrando as principais regiões

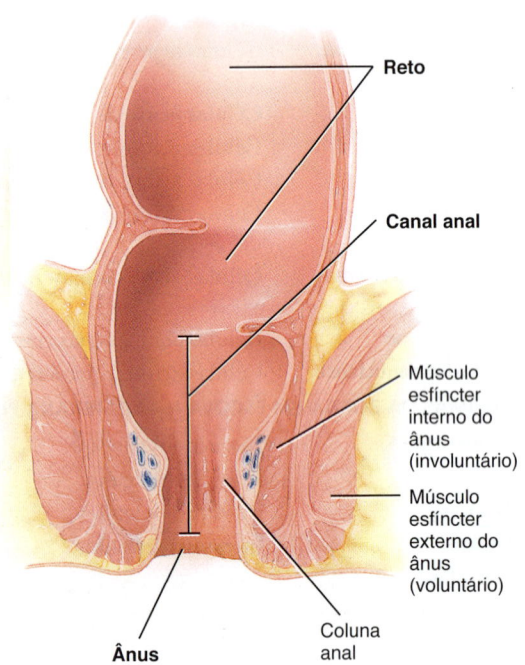

B. Corte frontal do canal anal

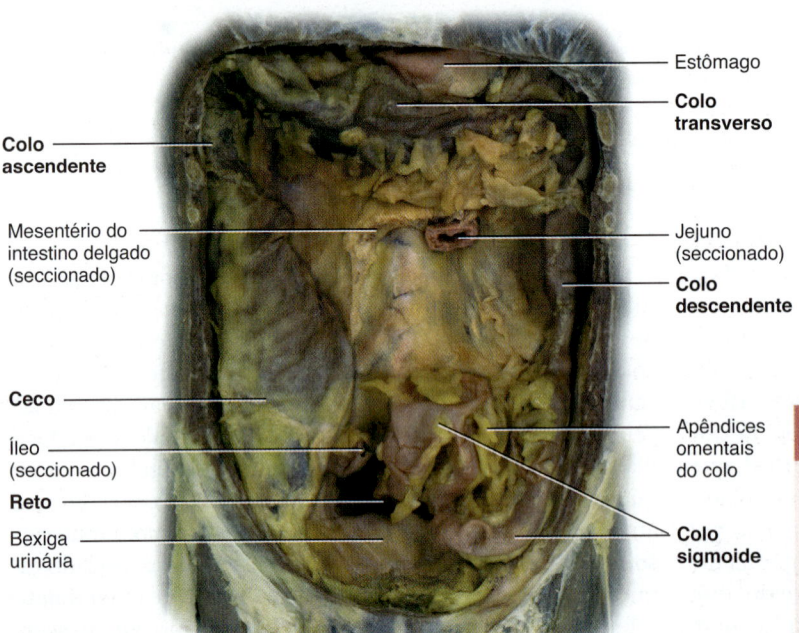

Dissecção de Shawn Miller, Fotografia de Mark Nielsen
C. Vista anterior

CORRELAÇÃO CLÍNICA | Colonoscopia

A **colonoscopia** é o exame visual do revestimento do colo do intestino grosso por meio de um endoscópio de fibra óptica flexível e alongado, denominado colonoscópio (ver Correlação clínica na Seção 24.13). É realizada para identificar distúrbios como pólipos, câncer e diverticulose, obter amostras de tecido e retirar pequenos pólipos. A maioria dos tumores do intestino grosso ocorre no reto.

 Que partes do colo são retroperitoneais?

proctologia. O **reto**, com aproximadamente 15 cm de comprimento, situa-se anteriormente ao sacro e ao cóccix. O segmento terminal de 2 a 3 cm do intestino grosso é denominado **canal anal** (Figura 24.19B). A túnica mucosa do canal anal é disposta em pregas longitudinais, denominadas **colunas anais**, que contêm uma rede de artérias e veias. O ânus, a abertura do canal anal para o exterior, é protegido por um **esfíncter interno do ânus** de músculo liso (involuntário) e por um **esfíncter externo do ânus** de músculo estriado esquelético (voluntário). Normalmente, o ânus permanece fechado, exceto durante a eliminação de fezes.

O suprimento arterial do ceco e do colo origina-se de ramos das artérias mesentérica superior e mesentérica inferior. A extremidade distal do colo transverso, próximo à flexura esquerda do colo, é a zona de transição entre o suprimento sanguíneo e a drenagem pelas artérias e veias mesentéricas superiores e inferiores. Nessa região, os dois vasos formam anastomoses, e assim, numerosos circuitos colaterais. O retorno venoso é feito pelas veias mesentéricas superior e inferior, que seguem, por fim, para a veia porta do fígado e para o fígado. O suprimento arterial do reto do canal anal provém das artérias retais superior, média e inferior. As veias retais correspondem às artérias retais.

Os nervos para o intestino grosso consistem em componentes simpáticos, parassimpáticos e sensitivos. A inervação simpática origina-se dos gânglios celíaco, mesentérico superior e mesentérico inferior e dos plexos mesentéricos superior e inferior. As fibras alcançam as vísceras por meio dos nervos esplâncnicos torácicos e lombares. A inervação parassimpática provém do nervo vago (NC X) e dos nervos esplâncnicos pélvicos. À semelhança à sua função no suprimento vascular, a flexura esquerda do colo atua como área de transição entre a inervação vagal e a inervação esplâncnica pélvica.

Histologia do intestino grosso

A parede do intestino grosso apresenta as quatro camadas típicas encontradas no restante do tubo GI: túnica mucosa, tela submucosa, túnica muscular e túnica serosa. A **túnica mucosa** consiste em epitélio simples colunar, lâmina própria (tecido conjuntivo frouxo) e lâmina muscular da mucosa (músculo liso) (Figura 24.20A). O epitélio contém principalmente células absortivas e células caliciformes (Figura 24.20B e C). As células absortivas atuam principalmente na absorção de água; as células caliciformes secretam muco que lubrifica a passagem do conteúdo do colo. Tanto as células absortivas quanto as células caliciformes estão localizadas em **glândulas intestinais** longas, retas e tubulares ou *criptas*

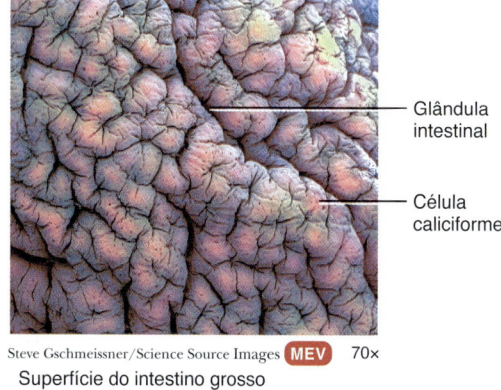

Figura 24.20 Histologia do intestino grosso.

As glândulas intestinais formadas por células de epitélio simples colunar e células caliciformes estendem-se por toda espessura da túnica mucosa.

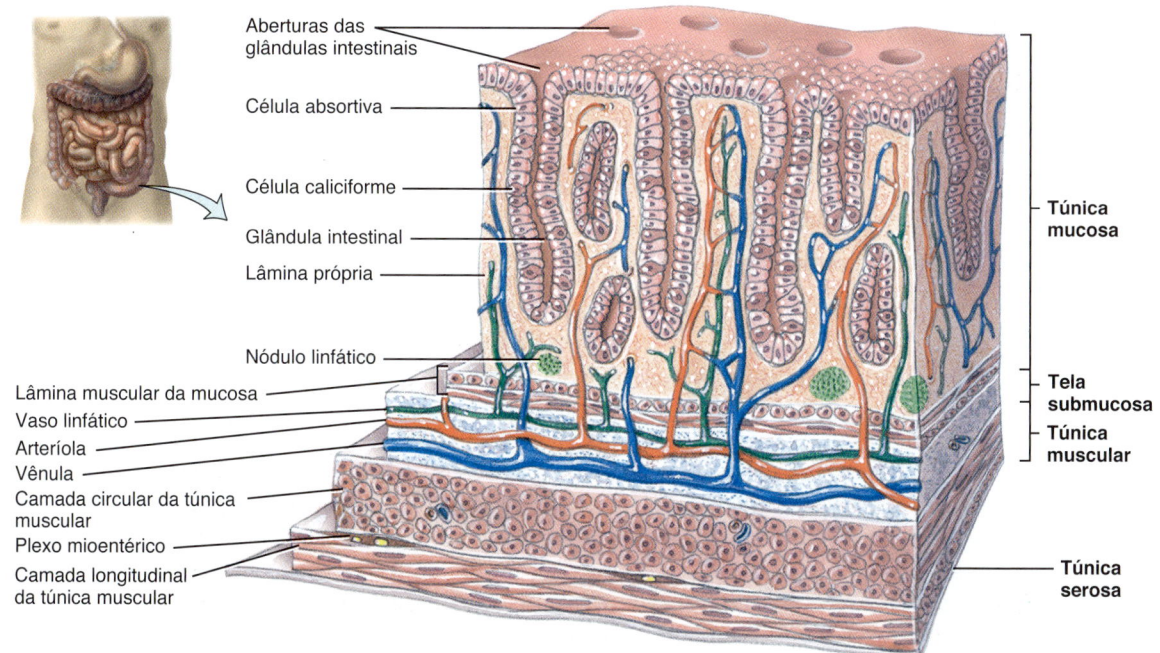

A. Vista tridimensional das camadas do intestino grosso

(*Continua*)

Figura 24.20 *Continuação*

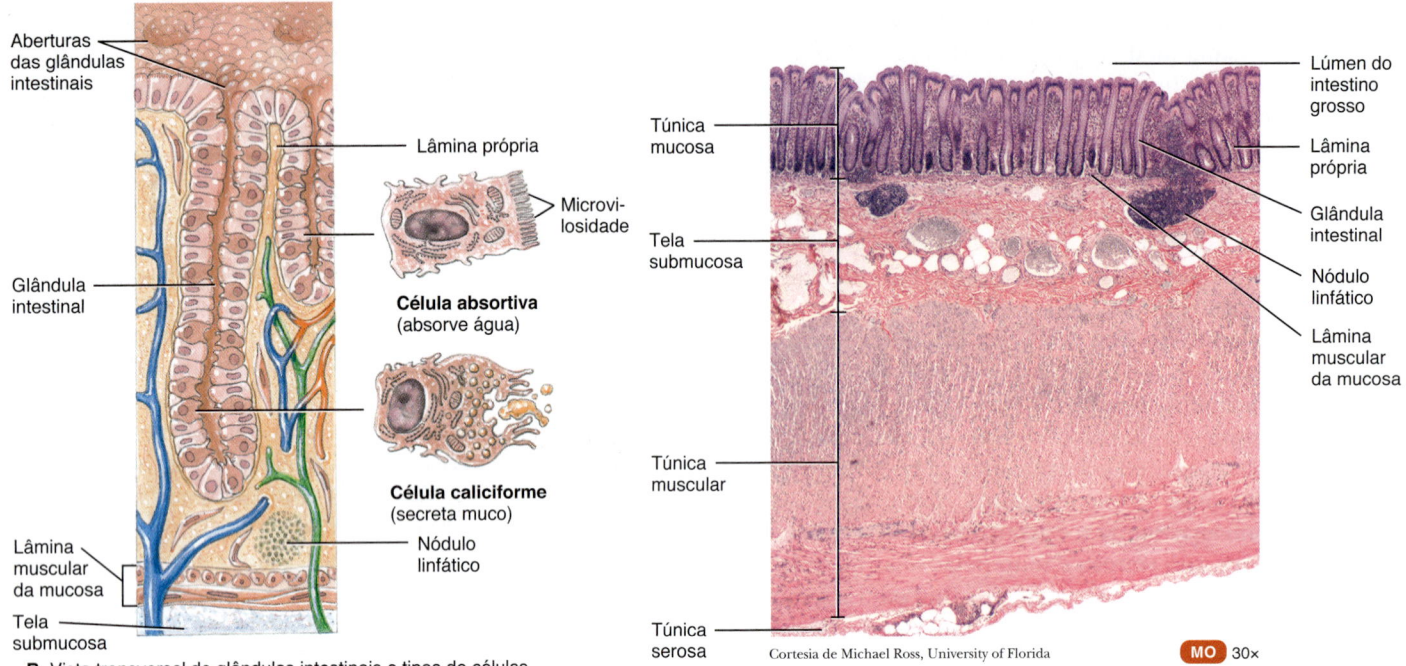

B. Vista transversal de glândulas intestinais e tipos de células

C. Parte da parede do intestino grosso

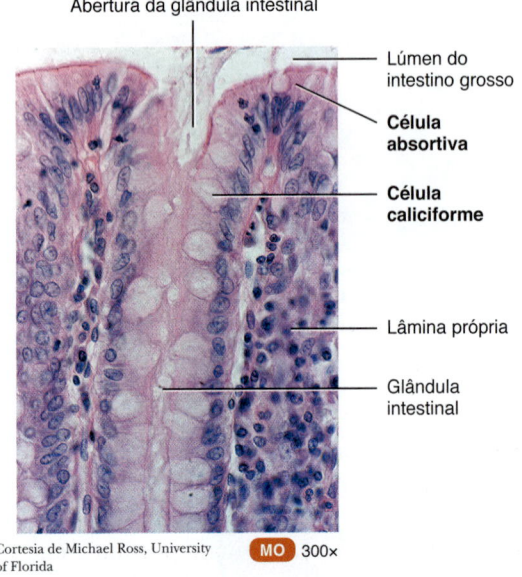

D. Detalhes da túnica mucosa do intestino grosso

? Qual é a função das células caliciformes do intestino grosso?

de Lieberkühn, que se estendem por toda a espessura da túnica mucosa. São também encontrados nódulos linfáticos solitários na lâmina própria da túnica mucosa, que podem se estender através da lâmina muscular da mucosa até a tela submucosa. Em comparação com a do intestino delgado, a túnica mucosa do intestino grosso não possui tantas adaptações estruturais para aumentar a área de superfície. Não há pregas circulares nem vilosidades; entretanto, existem microvilosidades nas células absortivas. Em consequência, ocorre muito mais absorção no intestino delgado do que no intestino grosso.

A **tela submucosa** do intestino grosso é constituída de tecido conjuntivo frouxo. A **túnica muscular** consiste em uma camada externa de músculo liso longitudinal e uma camada interna de músculo liso circular. Diferentemente de outras partes do tubo GI, partes dos músculos longitudinais são condensadas e espessas, formando três faixas visíveis, denominadas **tênias do colo**, que se estendem ao longo da maior parte do intestino grosso (ver Figura 24.19A). As partes da parede entre as tênias do colo possuem pouco ou nenhum músculo longitudinal. As contrações tônicas dessas faixas produzem uma série de bolsas no colo, denominadas **saculações do colo**, conferindo-lhe uma aparência enrugada. Uma única camada de músculo liso circular situa-se abaixo das tênias do colo. A **túnica serosa** do intestino grosso constitui parte do peritônio visceral. Pequenas bolsas de peritônio visceral repletas de gordura estão fixadas às tênias do colo e são denominas **apêndices omentais do colo** (ver Figura 24.19A).

Funções do intestino grosso

A passagem do quimo do íleo para o ceco é regulada pela ação da papila ileal. Embora tenha sido considerada como válvula, e existam pregas de tecido semelhantes a válvulas a partir da parede do ceco, que se encontram na abertura do íleo, o mecanismo de fechamento situa-se na parede muscular da parte terminal do íleo e não é afetado pela "válvula". Em condições normais, a papila ileal permanece parcialmente fechada, e a passagem do quimo para dentro do ceco é um processo lento. Imediatamente após uma refeição, a peristalse ileal intensifica-se, a papila ileal relaxa, e o quimo do íleo é forçado para dentro do ceco. Conforme o alimento passa pela papila ileal, ele preenche o ceco e acumula-se no colo ascendente, e começam os movimentos do colo.

Existem três tipos de movimentos característicos do intestino grosso:

1. Nas **contrações haustrais**, as saculações do colo permanecem relaxadas e distendidas enquanto se enchem. Quando a distensão alcança determinado ponto, a parede se contrai e espreme o conteúdo para a próxima saculação do colo.
2. Ocorre também **peristalse**, embora em menor frequência (3 a 12 contrações por minuto) do que em outras partes do tubo GI.
3. Na **peristalse de massa**, uma onda peristáltica forte começa aproximadamente na parte média do colo transverso e impulsiona rapidamente o conteúdo colônico para o reto. A peristalse de massa ocorre habitualmente 3 ou 4 vezes/dia, durante ou imediatamente após uma refeição.

O estágio final da digestão ocorre no colo por meio da atividade das bactérias que habitam o lúmen. As glândulas do intestino grosso secretam muco, porém não há secreção de enzimas. O quimo é preparado para a sua eliminação pela ação das bactérias, que fermentam os carboidratos remanescentes e liberam gases hidrogênio, dióxido de carbono e metano. Esses gases contribuem para a ocorrência de flatos (gases) no colo, denominados *flatulência* quando em excesso. As bactérias também convergem as proteínas remanescentes em aminoácidos e decompõem os aminoácidos em substâncias mais simples: indol, escatol, sulfeto de hidrogênio e ácidos graxos. Parte do indol e do escatol é eliminada nas fezes e contribui para o seu odor; o restante é absorvido e transportado até o fígado, onde esses compostos são convertidos em substâncias menos tóxicas, que são excretadas na urina. As bactérias também decompõem a bilirrubina em pigmentos mais simples, incluindo estercobilina, que confere às fezes a sua coloração marrom. Diversas vitaminas necessárias para o metabolismo normal, incluindo algumas vitaminas B e a vitamina K, são produtos bacterianos absorvidos no colo do intestino grosso.

Após ter permanecido no intestino grosso por 3 a 10 h, o quimo torna-se sólido ou semissólido, em consequência da absorção de água, e passa a ser denominado **fezes**. Quimicamente, as fezes consistem em água, sais inorgânicos, células epiteliais descamadas da túnica mucosa do tubo GI, bactérias, produtos da decomposição bacteriana, materiais digeridos não absorvidos e partes indigeríveis dos alimentos.

Embora 90% de toda a absorção de água ocorram no intestino delgado, o intestino grosso absorve uma quantidade suficiente para torná-lo um órgão importante na manutenção do equilíbrio hídrico do organismo. De cada 0,5 a 1,0 ℓ de água que alcança o intestino grosso, toda essa quantidade, com exceção de cerca de 100 a 200 mℓ, é absorvida por osmose. O intestino grosso também absorve eletrólitos, incluindo sódio e cloreto, e algumas vitaminas.

Os movimentos peristálticos de massa empurram o material fecal do colo sigmoide para o reto. A consequente distensão da parede do reto estimula os receptores de estiramento, o que inicia a **defecação**, isto é, a eliminação de fezes do reto através do ânus. O **reflexo da defecação** ocorre da seguinte maneira: em resposta à distensão da parede do reto, os receptores enviam impulsos nervosos sensitivos para a medula espinal sacral. Impulsos motores provenientes da medula espinal seguem o seu trajeto ao longo de nervos parassimpáticos de volta ao colo descendente, colo sigmoide, reto e ânus. A consequente contração dos músculos longitudinais do reto o encurta, aumentando, assim, a pressão em seu interior. Essa pressão, juntamente com as contrações voluntárias do diafragma e dos músculos abdominais e a estimulação parassimpática, abre o músculo esfíncter interno do ânus.

O músculo esfíncter externo do ânus é controlado de modo voluntário. Se for relaxado voluntariamente, ocorre defecação, e as fezes são expelidas através do ânus; se for contraído voluntariamente, é possível adiar a defecação. As contrações voluntárias do diafragma e dos músculos abdominais ajudam a defecação, aumentando a pressão no interior do abdome, o que comprime as paredes do colo sigmoide e do reto. Se não houver defecação, as fezes retornam ao colo sigmoide até que a próxima onda de peristalse de massa estimule de novo os receptores de estiramento, criando mais uma vez a necessidade de defecar. Nos lactentes, o reflexo da defecação provoca esvaziamento automático do reto, visto que ainda não houve desenvolvimento de controle voluntário do músculo esfíncter externo do ânus.

A Tabela 24.6 fornece um resumo das atividades digestivas do intestino grosso.

A fibra dietética consiste em carboidratos vegetais indigeríveis – como celulose, lignina e pectina – encontrados

TABELA 24.6

Resumo das atividades digestivas do intestino grosso.

ESTRUTURA	ATIVIDADE	FUNÇÕES
Lúmen	Atividade bacteriana	Decompõe os carboidratos, as proteínas e os aminoácidos não digeridos em produtos passíveis de ser expelidos nas fezes ou absorvidos e destoxificados pelo fígado; sintetiza algumas vitaminas B e vitamina K
Túnica mucosa	Secreta muco	Lubrifica o colo e protege a túnica mucosa
	Absorção	A absorção de água solidifica as fezes e contribui para o equilíbrio hídrico do corpo; os solutos absorvidos incluem íons e algumas vitaminas
Túnica muscular	Contração haustral	Movimenta o conteúdo de uma saculação do colo para outra por contrações musculares
	Peristalse	Desloca o conteúdo ao longo do colo por contrações das camadas circular e longitudinal
	Peristalse de massa	Força o conteúdo no colo sigmoide e no reto
	Reflexo da defecação	Elimina as fezes por contrações do colo sigmoide e reto

em frutas, vegetais, grãos e feijões. As **fibras insolúveis**, que não se dissolvem em água, incluem as partes lenhosas ou estruturais das plantas, como as cascas das frutas e vegetais, bem como o farelo que reveste os grãos de trigo e o milho. As fibras insolúveis atravessam o tubo GI em grande parte inalteradas e aceleram a passagem do bolo alimentar pelo tubo. As **fibras solúveis** dissolvem-se em água e formam um gel, o que retarda a passagem do bolo alimentar pelo tubo; essas fibras são encontradas em abundância no feijão, aveia, cevada, brócolis, ameixa, maçã e frutas cítricas.

As pessoas que escolhem uma alimentação rica em fibras podem reduzir o risco de desenvolver obesidade, diabetes, aterosclerose, cálculos biliares, hemorroidas, diverticulite, apendicite e câncer colorretal. As fibras solúveis também podem ajudar a diminuir o nível sanguíneo de colesterol. O fígado normalmente converte o colesterol em sais biliares, que são liberados no intestino delgado para auxiliar a digestão das gorduras. Os sais biliares, após cumprir a sua tarefa, são reabsorvidos pelo intestino delgado e reciclados de volta ao fígado. Como as fibras solúveis ligam-se aos sais biliares para impedir a sua reabsorção, o fígado produz mais sais biliares para substituir aqueles que foram perdidos nas fezes. Por conseguinte, o fígado utiliza mais colesterol para produzir mais sais biliares e, consequentemente, o nível sanguíneo de colesterol diminui.

A Tabela 24.7 fornece um resumo dos órgãos do sistema digestório e suas funções.

CORRELAÇÃO CLÍNICA | *Diarreia e constipação intestinal*

A **diarreia** é o aumento na frequência, no volume e no conteúdo de líquido das fezes em decorrência de aumento da motilidade e diminuição da absorção pelo intestino. Quando o quimo passa com demasiada rapidez pelo intestino delgado, e as fezes atravessam muito rapidamente o intestino grosso, não há tempo suficiente para ocorrer absorção. A diarreia frequente pode resultar em desidratação e desequilíbrios eletrolíticos. A motilidade excessiva pode ser causada por intolerância à lactose, estresse ou micróbios que irritam a mucosa gastrintestinal.

A **constipação intestinal** é defecação infrequente ou difícil causada pela diminuição da motilidade intestinal. Como as fezes permanecem no colo do intestino grosso por períodos prolongados de tempo, ocorre absorção excessiva de água, e as fezes tornam-se secas e duras. A constipação intestinal pode ser causada por maus hábitos (adiar a defecação), espasmos colônicos, quantidade insuficiente de fibras na alimentação, ingestão inadequada de líquidos, sedentarismo, estresse emocional e determinados fármacos. Um tratamento comum consiste no uso de um laxante suave, como leite de magnésia, que induz a defecação. Entretanto, muitos médicos afirmam que os laxantes causam hábito, e que a adição de fibras à alimentação, o aumento da atividade física e o aumento da ingestão de líquidos são métodos mais seguros para controlar esse problema comum.

TABELA 24.7
Resumo dos órgãos do sistema digestório e suas funções.

ÓRGÃOS	FUNÇÕES
Língua	Manipula o alimento para a mastigação, modela o alimento em um bolo alimentar, manipula o alimento para a deglutição, detecta sensações para o paladar e inicia a digestão dos carboidratos
Glândulas salivares	A saliva produzida por essas glândulas amolece, umedece e dissolve os alimentos; limpa a boca e os dentes; inicia a digestão do alimento
Dentes	Cortam, dilaceram e pulverizam o alimento para reduzir os sólidos a partículas menores para a sua deglutição
Pâncreas	O suco pancreático tampona o suco gástrico ácido no quimo, interrompe a ação da pepsina do estômago, estabelece o pH adequado para digestão no intestino delgado e participa na digestão de carboidratos, proteínas, triglicerídios e ácidos nucleicos
Fígado	Produz bile, necessária para a emulsificação e a absorção de lipídios no intestino delgado
Vesícula biliar	Armazena e concentra bile e a libera no intestino delgado
Boca	Ver as funções da língua, das glândulas salivares e dos dentes, todos localizados na boca. Além disso, os lábios e as bochechas mantêm o alimento entre os dentes durante a mastigação, e as glândulas da bochecha que revestem a boca produzem saliva
Faringe	Recebe o bolo alimentar da cavidade oral e o transporta para o esôfago
Esôfago	Recebe o bolo alimentar da faringe e o transfere para o estômago; isso exige o relaxamento do músculo esfíncter esofágico superior e a secreção de muco
Estômago	As ondas de mistura combinam a saliva, o alimento e o suco gástrico, o que ativa a pepsina, inicia a proteção de proteínas, mata os micróbios no alimento, ajuda a absorver a vitamina B_{12}, contrai o músculo esfíncter esofágico inferior, aumenta a motilidade gástrica, relaxa o músculo esfíncter do piloro e transfere o quimo para o intestino delgado
Intestino delgado	A segmentação mistura o quimo com os sucos digestivos; a peristalse propele o quimo em direção à papila ileal; as secreções digestivas do intestino delgado, do pâncreas e do fígado completam a digestão dos carboidratos, das proteínas, dos lipídios e dos ácidos nucleicos; as pregas circulares, as vilosidades e as microvilosidades ajudam a absorver cerca de 90% dos nutrientes digeridos
Intestino grosso	As contrações haustrais, a peristalse e a peristalse de massa impulsionam o conteúdo do colo do intestino grosso para o reto; as bactérias produzem algumas vitaminas B e vitamina K; ocorre absorção de certa quantidade de água, íons e vitaminas; defecação

✓ TESTE RÁPIDO

33. Quais são as principais regiões do intestino grosso?
34. Qual é a diferença entre a túnica muscular do intestino grosso e a do restante do sistema digestório? O que são saculações do colo?
35. Descreva os movimentos mecânicos que ocorrem no intestino grosso.
36. O que é defecação e como ela ocorre?
37. Explique as atividades do intestino grosso que transformam o seu conteúdo em fezes.

24.12 Desenvolvimento do sistema digestório

● OBJETIVO

- Descrever o desenvolvimento do sistema digestório.

Durante a quarta semana de desenvolvimento, as células do **endoderma** formam uma cavidade, denominada **intestino primitivo**, que é o precursor do tubo GI (ver Figura 4.12B). Pouco depois, o mesoderma forma-se e divide-se em duas camadas (somática e esplâncnica), como mostra a Figura 4.9D. O mesoderma esplâncnico associa-se ao endoderma do intestino primitivo; em consequência, o intestino primitivo tem uma parede de dupla camada. A **camada endodérmica** dá origem ao *revestimento epitelial* e às *glândulas* da maior parte do tubo GI, enquanto a **camada mesodérmica** produz o *músculo liso*, os *vasos sanguíneos* e o *tecido conjuntivo* do tubo.

O intestino primitivo alonga-se e diferencia-se em **intestino anterior**, **intestino médio** e **intestino posterior** (ver Figura 4.12C). Até a quinta semana de desenvolvimento, o intestino médio abre-se no saco vitelino; depois desse período, o saco vitelino sofre constrição e separa-se do intestino médio, que se fecha. Na região do intestino anterior, aparece uma depressão constituída de ectoderma, o **estomodeu** (ver Figura 4.12D). O estomodeu desenvolve-se na *cavidade oral*. A **membrana orofaríngea** é uma depressão do ectoderma e endoderma fundidos na superfície do embrião, que separa o intestino anterior do estomodeu. A membrana sofre ruptura durante a quarta semana de desenvolvimento, de modo que o intestino anterior fica contínuo com o exterior do embrião por meio da cavidade oral. Outra depressão constituída de ectoderma, o **proctodeu**, forma-se no intestino posterior e dá origem ao *ânus*. (Ver Figura 4.12D.) A **membrana cloacal** é a fusão de ectoderma e endoderma, que separa o intestino posterior do proctodeu. Após a ruptura da membrana cloacal durante a sétima semana, o intestino posterior forma um tubo contínuo da boca até o ânus.

O intestino anterior dá origem à *faringe*, ao *esôfago*, ao *estômago* e *parte do duodeno*. O intestino médio é transformado no *restante do duodeno, jejuno, íleo* e *partes do intestino grosso* (ceco, apêndice vermiforme, colo ascendente e a maior parte do colo transverso). O intestino posterior dá origem ao *restante do intestino grosso*, exceto uma parte do canal anal, que se origina do proctodeu.

À medida que o desenvolvimento progride, o endoderma, em vários locais ao longo do intestino anterior, desenvolve brotos ocos que crescem para dentro do mesoderma. Esses brotos darão origem às *glândulas salivares*, ao *fígado*, à *vesícula biliar* e ao *pâncreas*. Cada um desses órgãos mantém uma conexão com o tubo GI por meio de ductos.

✓ TESTE RÁPIDO

38. Que estruturas se desenvolvem a partir do intestino anterior, do intestino médio e do intestino posterior?

24.13 Envelhecimento e sistema digestório

● OBJETIVO

- Descrever os efeitos do envelhecimento sobre o sistema digestório.

As alterações gerais do sistema digestório associadas ao envelhecimento incluem diminuição dos mecanismos secretores, diminuição da motilidade dos órgãos da digestão, perda da força e do tônus do tecido muscular e de suas estruturas de sustentação, alterações na retroalimentação neurossensitiva relacionada com a liberação de enzimas e hormônios e resposta diminuída à dor e às sensações internas. Na parte superior do sistema digestório, as alterações comuns consistem em diminuição da sensibilidade a irritações e lesões da boca, perda do paladar, doença periodontal, dificuldade na deglutição, hérnia de hiato, gastrite e úlcera péptica. As alterações observadas no intestino delgado podem incluir úlceras duodenais, apendicite, má absorção e má digestão. Outras patologias cuja incidência aumenta com a idade consistem em problemas da vesícula biliar, icterícia, cirrose e pancreatite aguda. Além disso, podem ocorrer alterações do intestino grosso, como constipação intestinal, hemorroidas e doença diverticular. O câncer colorretal é muito comum, assim como obstruções e impactações intestinais.

✓ TESTE RÁPIDO

39. Que alterações globais aparecem no sistema digestório com o envelhecimento?

CORRELAÇÃO CLÍNICA | *Câncer colorretal*

O **câncer colorretal** é uma das neoplasias malignas mais mortais, ocupando o segundo lugar depois do câncer de pulmão nos homens e o terceiro lugar depois do câncer de pulmão e câncer de mama nas mulheres. A genética desempenha um importante papel; a predisposição hereditária contribui para mais da metade de todos os casos de câncer colorretal. O consumo de bebidas alcoólicas e as dietas ricas em gordura e proteína animais estão associados a risco aumentado de câncer colorretal, enquanto as fibras da dieta, o ácido acetilsalicílico, o cálcio e o selênio podem ser protetores. Os sinais e sintomas de câncer colorretal consistem em diarreia, constipação intestinal, cólica, dor abdominal e sangramento retal, que pode ser visível ou oculto. Os tumores pré-cancerosos na superfície da mucosa, denominados **pólipos**, também aumentam o risco de desenvolvimento de câncer colorretal. O rastreamento inclui pesquisa de sangue oculto nas fezes, toque retal, retossigmoidoscopia, colonoscopia e enema baritado. Os tumores podem ser retirados por endoscopia ou cirurgia.

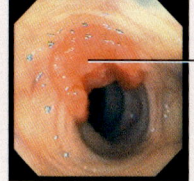

Tumor maligno no colo do intestino grosso

David M. Martin/Science Source

TERMINOLOGIA TÉCNICA

Afta. Úlcera dolorosa na túnica mucosa da boca, que acomete as mulheres com mais frequência do que os homens, habitualmente entre 10 e 40 anos de idade; pode representar uma reação autoimune ou uma alergia alimentar.

Anorexia nervosa. Distúrbio crônico, caracterizado por perda de peso autoinduzida, percepção negativa da imagem corporal e alterações fisiológicas em decorrência da desnutrição. Os pacientes possuem uma fixação pelo controle do peso e, com frequência, abusam de laxantes, o que agrava o desequilíbrio hidreletrolítico e as deficiências nutricionais.

Apendicite. Inflamação do apêndice vermiforme, precedida de obstrução do lúmen do apêndice por quimo, inflamação, corpo estranho, carcinoma do ceco, estenose ou torção do órgão. Caracteriza-se por febre alta e contagem elevada dos leucócitos, particularmente dos neutrófilos, cujo aumento ultrapassa 75%.

Bulimia. Distúrbio que tipicamente acomete mulheres jovens, solteiras e de classe média; caracteriza-se por ingestão excessiva de alimentos pelo menos 2 vezes/semana, seguida de purgação por vômito autoinduzido, dieta rigorosa ou jejum, exercícios vigorosos ou uso de laxantes ou diuréticos; ocorre em resposta ao medo de engordar ou devido a estresse, depressão e distúrbios fisiológicos, como tumores hipotalâmicos.

Cirrose. Distorção ou fibrose do fígado, em consequência de inflamação crônica causada por hepatite, substâncias químicas que destroem os hepatócitos, parasitas que infectam o fígado ou alcoolismo. Os sinais e sintomas consistem em icterícia, edema das pernas, sangramento descontrolado e aumento da sensibilidade a fármacos.

Colite. Inflamação da túnica mucosa do colo do intestino grosso e do reto, em que ocorre redução na absorção de água e sais, produzindo fezes sanguinolentas e aquosas e, nos casos graves, desidratação e depleção de sal.

Colostomia. Desvio das fezes através de uma abertura no colo do intestino grosso; um "estoma" cirúrgico (abertura artificial) é criado no exterior da parede abdominal como substituto do ânus; as fezes são eliminadas em uma bolsa.

Diarreia do viajante. Doença gastrintestinal infecciosa, que resulta em defecação urgente de fezes moles, cólica, dor abdominal, mal-estar, náuseas e, em certas ocasiões, febre e desidratação. Contraída pela ingestão de água ou alimentos contaminados por material fecal que tipicamente contém bactérias.

Diverticulite. Inflamação de divertículos; pode se caracterizar por dor, constipação intestinal ou aumento na frequência de defecação, náuseas, vômitos e febre baixa. Os pacientes que passam a consumir uma dieta rica em fibras apresentam acentuado alívio dos sintomas.

Doença celíaca. Distúrbio comum de má absorção, causado por sensibilidade ao glúten, uma proteína encontrada em cereais como trigo, centeio, cevada e aveia. O glúten provoca lesão das vilosidades intestinais e reduz o comprimento das microvilosidades; os sintomas consistem em diarreia de odor fétido, distensão, perda de peso, dor abdominal e anemia.

Doença inflamatória intestinal. Inflamação do tubo GI, que ocorre em duas formas. (1) A **doença de Crohn** é uma inflamação de qualquer parte do tubo GI, em que a inflamação se estende a partir da túnica mucosa, através da tela submucosa, túnica muscular e túnica serosa. (2) A **colite ulcerativa** é uma inflamação da túnica mucosa do colo e do reto, habitualmente acompanhada de hemorragia retal.

Esôfago de Barrett. Alteração patológica do epitélio do esôfago, de um epitélio estratificado pavimentoso não queratinizado para um epitélio colunar, de modo que o revestimento se assemelha ao do estômago ou do intestino delgado, devido à exposição prolongada do esôfago ao ácido gástrico; há aumento no risco de desenvolver câncer de esôfago.

Flato. Ar (gás) no estômago ou no intestino, habitualmente expelido pelo ânus. Se o gás for expelido pela boca, é denominado **eructação**. O flato pode resultar da liberação de gás durante a decomposição dos alimentos no estômago ou da deglutição de substâncias contendo ar ou gás, como bebidas gaseificadas.

Hemorroidas. Veias retais superiores dilatadas na parte superior do reto, que surgem quando as veias são submetidas a pressão e ficam ingurgitadas com sangue. O primeiro sinal consiste habitualmente em sangramento ou prurido. As hemorroidas podem ser causadas por constipação intestinal, que pode ser produzida por dietas pobres em fibras.

Hérnia. Protrusão de todo um órgão ou parte dele através de uma membrana ou da parede de uma cavidade, habitualmente a cavidade abdominal. A *hérnia de hiato* é a protrusão de parte do estômago para a cavidade torácica através do hiato esofágico. A *hérnia inguinal* é a protrusão do saco herniário para o canal inguinal; pode conter uma parte do intestino no estágio avançado e pode se estender até o compartimento escrotal nos homens, causando estrangulamento da parte herniada.

Icterícia. Coloração amarelada das escleras, da pele e das túnicas mucosas, em consequência do acúmulo de bilirrubina (produto do metabolismo das hemácias).

Indigestão. Termo inespecífico empregado para descrever muitos sintomas associados a desconforto abdominal, principalmente depois de uma refeição. Os sintomas incluem desconforto ou sensação de plenitude na parte superior do abdome, náuseas e sensação de distensão, que é frequentemente aliviada com eructação. Também denominada **dispepsia**.

Intoxicação alimentar. Doença súbita causada pela ingestão de alimentos ou bebidas contaminadas por um micróbio infeccioso ou por uma toxina. A causa mais comum é a toxina produzida pela bactéria *Staphylococcus aureus*. A maioria dos tipos provoca diarreia e/ou vômito, frequentemente associados a dor abdominal.

Náuseas. Desconforto caracterizado por perda do apetite e sensação de vômito iminente. As causas incluem irritação local do tubo GI, doença sistêmica, doença ou lesão encefálica, esforço excessivo ou efeitos de medicamentos ou superdosagem de substâncias.

Pirose. Sensação de queimação em uma região próxima ao coração, devido à irritação da túnica mucosa do esôfago pelo ácido clorídrico no conteúdo gástrico. Causada pela incapacidade de fechamento adequado do esfíncter esofágico inferior, de modo que o conteúdo gástrico entra na parte inferior do esôfago.

Sangue oculto. Sangue não detectável pelo olho humano. O principal valor diagnóstico da pesquisa de sangue oculto é no rastreamento do câncer colorretal. O exame é frequentemente realizado em amostras de fezes e urina.

Síndrome do intestino irritável (SII). Doença de todo o tubo GI, em que o indivíduo reage ao estresse pelo desenvolvimento de sintomas (como cólica e dor abdominal) associados a padrões alternados de diarreia e constipação intestinal. Também conhecida como **cólon irritável** ou **colite espástica**.

REVISÃO DO CAPÍTULO

Conceitos essenciais

Introdução
1. A decomposição de moléculas maiores de alimentos em moléculas menores é denominada digestão.
2. A passagem dessas moléculas menores para o sangue e para a linfa é denominada absorção.

24.1 Visão geral do sistema digestório
1. Os órgãos que realizam a digestão e a absorção constituem, em seu conjunto, o sistema digestório e estão habitualmente divididos em dois grupos principais: o tubo gastrintestinal (GI) e os órgãos acessórios da digestão.
2. O tubo GI é um tubo contínuo que se estende da boca ao ânus.
3. Os órgãos acessórios da digestão incluem os dentes, a língua, as glândulas salivares, o fígado, a vesícula biliar e o pâncreas.
4. A digestão consiste em seis processos básicos: ingestão, secreção, mistura e propulsão, digestão mecânica e química, absorção e defecação.
5. A digestão mecânica consiste em mastigação e movimentos do tubo GI que auxiliam a digestão química.
6. A digestão química refere-se a uma série de reações de hidrólise, que decompõe grandes moléculas de carboidratos, lipídios, proteínas e ácidos nucleicos dos alimentos em moléculas menores, que podem ser utilizadas pelas células do corpo.

24.2 Camadas do tubo GI
1. A disposição básica das camadas na maior parte do tubo GI, da mais profunda para a superficial, é a seguinte: túnica mucosa, tela submucosa, túnica muscular e túnica serosa.
2. Associadas à lâmina própria da túnica mucosa, existem placas extensas de tecido linfático, denominadas tecido linfoide associado à mucosa (MALT).

24.3 Peritônio
1. O peritônio é a maior membrana serosa do corpo, que reveste a parede da cavidade abdominal e recobre alguns órgãos abdominais.
2. As pregas do peritônio incluem o mesentério, o mesocolo, o ligamento falciforme, o omento menor e o omento maior.

24.4 Boca
1. A boca é formada pelas bochechas, palatos duro e mole, lábios e língua. O vestíbulo da boca é o espaço delimitado, externamente, pelas bochechas e lábios e, internamente, pelos dentes e gengivas. A cavidade própria da boca estende-se do vestíbulo da boca até as fauces.
2. A língua, juntamente com seus músculos associados, forma o assoalho da cavidade oral. É composta de músculo esquelético recoberto por túnica mucosa. A face superior e os lados da língua são cobertos por papilas, algumas das quais contêm calículos gustatórios.
3. A maior parte da saliva é secretada pelas glândulas salivares, que estão localizadas fora da boca e liberam seu conteúdo em ductos que desembocam na cavidade oral. Existem três pares de glândulas salivares: as glândulas parótidas, submandibulares e sublinguais.
4. A saliva lubrifica o alimento e inicia a digestão química dos carboidratos. A salivação é controlada pelo sistema nervoso.
5. Os dentes projetam-se na boca e estão adaptados para a digestão mecânica. Um dente típico é constituído por três regiões principais: coroa, raiz e colo.
6. Os dentes são constituídos principalmente de dentina e recobertos por esmalte, a substância mais dura do corpo. Existem duas dentições: a decídua e a permanente.
7. Por meio da mastigação, o alimento é misturado com a saliva e moldado em uma massa mole e flexível, denominada bolo alimentar. A amilase salivar inicia a digestão dos amidos, enquanto a lipase lingual atua sobre os triglicerídios.

24.5 Faringe
1. A deglutição transfere o bolo alimentar da boca para o estômago.
2. As contrações musculares das partes oral e laríngea da faringe impulsionam o bolo alimentar para o esôfago.

24.6 Esôfago
1. O esôfago é um tubo muscular colapsável, que conecta a faringe ao estômago.
2. Transfere o bolo alimentar para o estômago por peristalse.
3. Possui um esfíncter esofágico superior e um esfíncter esofágico inferior.

24.7 Estômago
1. O estômago conecta o esôfago ao duodeno. As principais regiões anatômicas do estômago são: cárdia, fundo gástrico, corpo gástrico e piloro.
2. As adaptações do estômago para a digestão consistem em pregas gástricas; glândulas que produzem muco, ácido clorídrico, pepsina, lipase gástrica e fator intrínseco; e uma túnica muscular de três camadas.
3. A digestão mecânica consiste em ondas de mistura. A digestão química consiste principalmente na conversão de proteínas em peptídios pela pepsina.
4. A parede do estômago é impermeável à maioria das substâncias. Entre as substâncias que o estômago pode absorver estão a água, determinados íons, fármacos e álcool.

24.8 Pâncreas

1. O pâncreas é constituído por cabeça, corpo e cauda e está conectado ao duodeno pelo ducto pancreático e ducto pancreático acessório.
2. As ilhotas pancreáticas endócrinas secretam hormônios, enquanto os ácinos exócrinos secretam suco pancreático.
3. O suco pancreático contém enzimas que digerem o amido (amilase pancreática), proteínas (tripsina, quimiotripsina, carboxipeptidase e elastase), triglicerídios (lipase pancreática) e ácidos nucleicos (ribonuclease e desoxirribonuclease).

24.9 Fígado e vesícula biliar

1. O fígado apresenta lobos esquerdo e direito; o lobo esquerdo inclui o lobo quadrado e o lobo caudado. A vesícula biliar é uma bolsa localizada em uma depressão na face posterior do fígado, que armazena e concentra a bile.
2. Os lobos do fígado são constituídos de lóbulos que contêm hepatócitos, sinusoides, células reticuloendoteliais estreladas (células de Kupffer), uma veia e ductos biliares.
3. Os hepatócitos produzem bile, que é transportada por um sistema de ductos até a vesícula biliar para a sua concentração e armazenamento temporário. A colecistocinina (CCK) estimula a ejeção de bile no ducto colédoco.
4. A contribuição da bile para a digestão é a emulsificação dos lipídios da dieta.
5. O fígado também atua no metabolismo dos carboidratos, lipídios e proteínas; no processamento de fármacos e hormônios; na excreção de bilirrubina; na síntese de sais biliares; no armazenamento de vitaminas e minerais; na fagocitose; e na ativação da vitamina D.
6. A secreção de bile é regulada por mecanismos neurais e hormonais.

24.10 Intestino delgado

1. O intestino delgado estende-se do músculo esfíncter do piloro até a papila ileal. É dividido em três partes: duodeno, jejuno e íleo.
2. As glândulas do intestino delgado secretam líquido e muco, e as pregas circulares, as vilosidades e as microvilosidades de sua parede proporcionam uma grande área de superfície para a digestão e absorção.
3. As enzimas da borda em escova digerem α-dextrina, maltose, sacarose, lactose, peptídios e nucleotídios na superfície das células epiteliais da túnica mucosa.
4. As enzimas pancreáticas e da borda em escova intestinal decompõem os carboidratos, as proteínas e os ácidos nucleicos.
5. A digestão mecânica no intestino delgado envolve segmentação e complexos motores migratórios.
6. A absorção consiste na passagem de nutrientes digeridos do tubo GI para o sangue ou para a linfa. Os nutrientes absorvidos incluem monossacarídios, aminoácidos, ácidos graxos, monoglicerídios, pentoses e bases nitrogenadas.

24.11 Intestino grosso

1. O intestino grosso estende-se da papila ileal até o ânus. As regiões do intestino grosso incluem o ceco, os colos, o reto e o canal anal.
2. A túnica mucosa contém numerosas células caliciformes, enquanto a túnica muscular consiste em tênias do colo e saculações do colo.
3. Os movimentos mecânicos do intestino grosso consistem em contrações haustrais, peristaltismo e peristalse de massa.
4. Os últimos estágios da digestão química ocorrem no intestino grosso por meio de ação bacteriana. As substâncias são ainda mais degradadas, e ocorre síntese de algumas vitaminas.
5. O intestino grosso absorve água, eletrólitos e vitaminas.
6. As fezes contêm água, sais inorgânicos, células epiteliais, bactérias e alimentos não digeridos.
7. A defecação, a eliminação de fezes do reto, é uma ação reflexa auxiliada por contrações voluntárias do diafragma e dos músculos abdominais e por relaxamento do músculo esfíncter externo do ânus.

24.12 Desenvolvimento do sistema digestório

1. O endoderma do intestino primitivo dá origem ao epitélio e às glândulas da maior parte do tubo GI.
2. O mesoderma do intestino primitivo forma o músculo liso e o tecido conjuntivo do tubo GI.

24.13 Envelhecimento e sistema digestório

1. As alterações gerais consistem em diminuição dos mecanismos secretores, redução da motilidade e perda do tônus.
2. As alterações específicas podem incluir perda do paladar, piorreia, hérnias, úlcera péptica, constipação intestinal, hemorroidas e doença diverticular.

QUESTÕES PARA AVALIAÇÃO CRÍTICA

1. Se você deixasse em sua boca batatas fritas por um tempo suficiente após mastigá-las, elas começariam a ter um sabor mais doce e talvez até mesmo um pouco azedo. Por quê?
2. Quando Zelda fez 50 anos, o médico lhe disse: "Bem, está na hora de marcar a sua primeira colonoscopia!" O que é colonoscopia? Descreva as características anatômicas específicas que o médico examinaria com o colonoscópio de fibra óptica.
3. O intestino delgado constitui o principal local de digestão e absorção no tubo GI. Que modificações estruturais são exclusivas do intestino delgado e quais são as suas funções?
4. Na sua festa de aniversário, Krystal e uma amiga estavam rindo descontroladamente enquanto tomavam leite com batatas fritas. No meio da risada, começou a sair leite pelo nariz de Krystal. Como isso aconteceu?
5. Billy, um menino de 4 anos de idade, estava deitado com a cabeça sobre o abdome da mãe. Ele começou a rir e disse: "Mãe, sua barriga está fazendo barulhos engraçados!" O que (especificamente) Billy está ouvindo?

RESPOSTAS ÀS QUESTÕES DAS FIGURAS

24.1 As enzimas digestivas são secretadas pelas glândulas salivares, língua, estômago, pâncreas e intestino delgado.

24.2 Os plexos entéricos ajudam a regular as secreções e a motilidade do tubo GI.

24.3 O mesentério liga o intestino delgado à parede posterior do abdome.

24.4 A úvula ajuda a impedir a entrada de alimentos e líquidos na cavidade nasal durante a deglutição.

24.5 Os ductos das glândulas submandibulares abrem-se em ambos os lados do frênulo da língua.

24.6 O principal componente dos dentes é a dentina, um tipo de tecido conjuntivo.

24.7 Os primeiro, segundo e terceiro molares não substituem dentes decíduos.

24.8 A túnica mucosa e a tela submucosa do esôfago contêm glândulas secretoras de muco que lubrificam o tubo gastrintestinal para facilitar a passagem do alimento.

24.9 O alimento é empurrado ao longo do tubo gastrintestinal por contrações do músculo liso atrás do bolo alimentar e relaxamento do músculo liso à sua frente.

24.10 Depois de uma grande refeição, as pregas gástricas distendem-se e desaparecem com o enchimento do estômago; à medida que o estômago se esvazia, elas reaparecem.

24.11 Nas glândulas gástricas, as células mucosas superficiais e as células mucosas do colo secretam muco; as células principais secretam pepsinogênio e lipase gástrica; as células parietais secretam HCl e fator intrínseco; e as células G secretam gastrina.

24.12 O ducto pancreático contém suco pancreático (líquido e enzimas digestivas); o ducto colédoco contém bile; a ampola hepatopancreática contém suco pancreático e bile.

24.13 A região epigástrica, que contém a maior parte do fígado, pode ser palpada no exame clínico para verificar se há hepatomegalia.

24.14 A célula fagocítica no fígado é a célula reticuloendotelial estrelada (célula de Kupffer).

24.15 O fígado constitui um local frequente de metástase de cânceres que se originam no tubo GI, visto que o sangue proveniente do tubo GI passa pelo fígado como parte da circulação porta do fígado.

24.16 O íleo é a parte mais longa do intestino delgado.

24.17 Os nutrientes absorvidos entram no sangue por meio dos capilares ou na linfa por meio dos ductos quilíferos no centro cada vilosidade.

24.18 O líquido secretado pelas glândulas duodenais – muco alcalino – neutraliza o ácido gástrico e protege a túnica mucosa que reveste o duodeno.

24.19 As partes ascendente e descendente do colo são retroperitoneais.

24.20 As células caliciformes do intestino grosso secretam muco para lubrificar o conteúdo colônico.

SISTEMA URINÁRIO

25

INTRODUÇÃO Conforme exercem suas funções metabólicas, as células do corpo consomem oxigênio e nutrientes e produzem determinadas substâncias, como o dióxido de carbono, que não têm função útil e que precisam ser eliminadas do organismo. Enquanto o sistema respiratório elimina dióxido de carbono, o sistema urinário livra-se da maioria das outras substâncias desnecessárias. Entretanto, como iremos aprender neste capítulo, o sistema urinário não está simplesmente relacionado com a eliminação de escórias metabólicas; ele também desempenha várias outras funções importantes. Os rins possibilitam a conservação da água do corpo por meio da secreção de hormônios, que estão envolvidos na reabsorção da água normalmente perdida na urina. Durante o exercício físico, eliminamos toxinas do corpo por causa de aumento da sudorese, e, consequentemente, a perda de água é maior do que em repouso. Não apenas perdemos água, como também perdemos íons importantes, como sódio e potássio (que são necessários para a transmissão elétrica no corpo). É por esse motivo que os atletas frequentemente consomem bebidas desportivas que contêm água, bem como sódio, potássio e glicose (para rápido aporte energético). As pessoas acreditam, em sua maioria, que a sede é o primeiro sinal de desidratação e não percebem que a fadiga e a dor musculares aparecem antes da sede. Para garantir ingestão suficiente de líquidos, nunca se deve realmente esperar a sensação de sede. Ao praticar exercícios físicos ou atividades que aumentem o metabolismo, é ainda mais importante ingerir líquidos para não sofrer as consequências do acúmulo de ácido láctico e da fadiga muscular até o ponto de espasmo muscular. •

 *Você já se perguntou como os diuréticos atuam e por que são prescritos? Você pode encontrar a resposta na página 873.*

Mark Nielsen

SUMÁRIO

25.1 Visão geral do sistema urinário, 861

25.2 Anatomia dos rins, 863
- Anatomia externa dos rins, 863
- Anatomia interna dos rins, 866
- Suprimento sanguíneo e inervação dos rins, 866

25.3 Néfron, 867
- Partes de um néfron, 867
- Histologia do néfron e do ducto coletor, 870

25.4 Funções dos néfrons, 873
- Filtração glomerular, 874
- Reabsorção tubular, 875
- Secreção tubular, 875

25.5 Transporte, armazenamento e eliminação da urina, 876
- Ureteres, 876
- Bexiga urinária, 879
- Uretra, 880

25.6 Desenvolvimento do sistema urinário, 882

25.7 Envelhecimento e sistema urinário, 884

Terminologia técnica, 884

25.1 Visão geral do sistema urinário

● OBJETIVO
- Descreva as principais estruturas do sistema urinário e as funções que desempenham.

O **sistema urinário** é constituído de dois rins, dois ureteres, uma bexiga urinária e uma uretra (Figura 25.1). A **urologia** é o ramo da medicina que trata dos sistemas urinários masculino e feminino e do sistema genital masculino. O médico especializado nesse ramo da medicina é denominado **urologista**. À semelhança dos sistemas respiratório e digestório, o sistema urinário apresenta uma extensa área de contato com o sistema cardiovascular. Após a filtração do plasma sanguíneo, os rins devolvem a parte da água e dos solutos para a corrente sanguínea. O restante da água e dos solutos forma a **urina**, que segue o seu trajeto pelos ureteres e é armazenada na bexiga urinária, até ser excretada do corpo pela uretra.

Figura 25.1 Órgãos do sistema urinário. Os órgãos são mostrados em relação às estruturas circundantes na mulher.

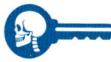 A urina formada pelos rins segue o seu trajeto inicialmente nos ureteres, em seguida, até a bexiga urinária para armazenamento e, por fim, é eliminada do corpo pela uretra.

FUNÇÕES DO SISTEMA URINÁRIO
1. Os rins regulam o volume e a composição do sangue; ajudam a regular a pressão arterial, o pH e os níveis de glicose; produzem dois hormônios (calcitriol e eritropoetina); e excretam resíduos na urina.
2. Os ureteres transportam a urina dos rins até a bexiga urinária.
3. A bexiga urinária armazena a urina e a expele na uretra.
4. A uretra elimina a urina do corpo.

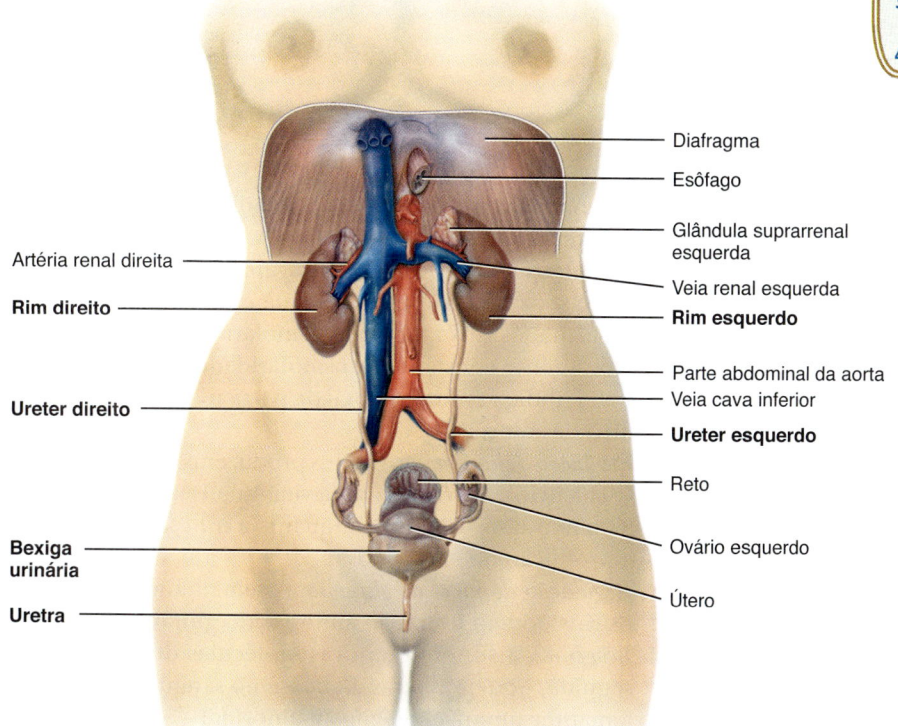

A. Vista anterior do sistema urinário

(Continua)

Figura 25.1 *Continuação*

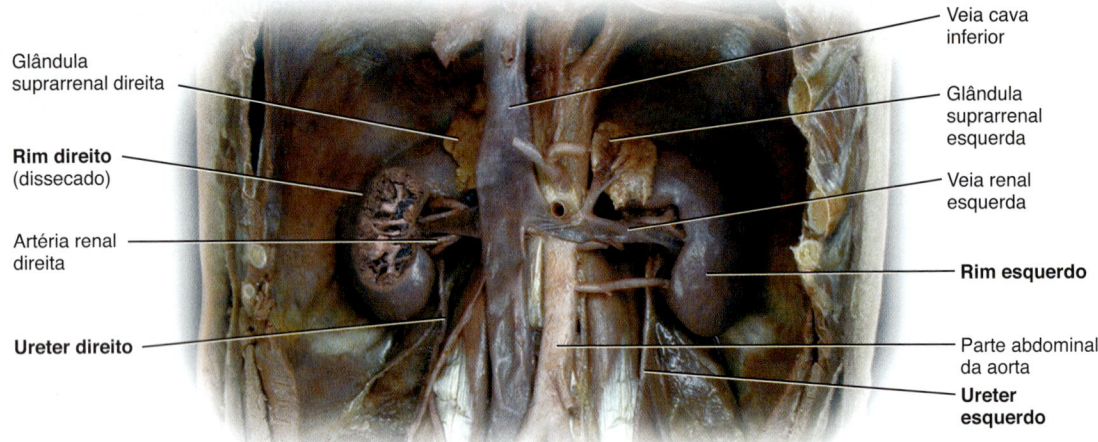

B. Vista anterior do sistema urinário

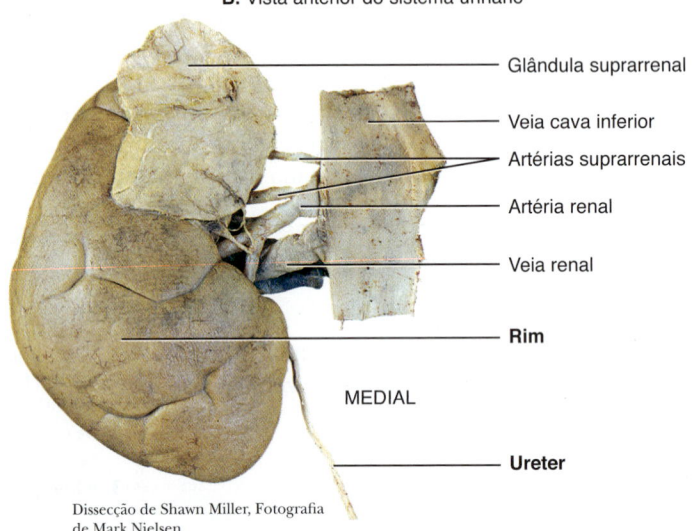

C. Vista anterior do rim direito

❓ Qual é a função do ureter no sistema urinário?

Os rins são os órgãos que realizam o principal trabalho no sistema urinário. As outras partes do sistema consistem principalmente em vias de passagem e áreas de armazenamento. Os rins desempenham as seguintes funções:

- *Regulação da composição iônica do sangue.* Os rins ajudam a regular os níveis sanguíneos de diversos íons, principalmente íons sódio (Na^+), potássio (K^+), cálcio (Ca^{2+}), cloreto (Cl^-) e fosfato (HPO_4^{2-}).
- *Regulação do pH do sangue.* Os rins excretam uma quantidade variável de íons hidrogênio (H^+) na urina e conservam os íons bicarbonato (HCO_3^-). Ambas as atividades ajudam a regular o pH do sangue
- *Regulação do volume sanguíneo.* Os rins ajustam o volume sanguíneo pela conservação ou eliminação de água na urina. Um aumento do volume sanguíneo eleva a pressão arterial, enquanto uma diminuição do volume sanguíneo produz redução da pressão arterial
- *Regulação enzimática da pressão arterial.* Os rins também ajudam a regular a pressão arterial por meio da secreção da enzima renina, que provoca indiretamente elevação da pressão arterial
- *Manutenção da osmolaridade sanguínea.* Por meio de regulação separada da perda de água e da perda de solutos na urina, os rins mantêm a osmolaridade sanguínea relativamente constante. A **osmolaridade** de uma solução é a medida do número total de partículas dissolvidas por litro de solução
- *Produção de hormônios.* Os rins produzem dois hormônios. O calcitriol, a forma ativa da vitamina D, ajuda a regular a homeostasia do cálcio, enquanto a *eritropoetina* estimula a produção de eritrócitos
- *Regulação do nível de glicemia.* À semelhança do fígado, os rins podem utilizar o aminoácido glutamina na *gliconeogênese*, a síntese de novas moléculas de glicose. Em seguida, podem liberar a glicose no sangue para ajudar a manter um nível de glicemia normal
- *Excreção de escórias metabólicas e substâncias estranhas.* Com a produção de urina, os rins ajudam a excretar **escórias** metabólicas – substâncias sem função útil no organismo.

Alguns resíduos excretados na urina provêm de reações metabólicas no organismo. Incluem a amônia e a ureia provenientes da desaminação dos aminoácidos; a bilirrubina produzida pelo catabolismo da hemoglobina; a creatinina proveniente da decomposição do fosfato de creatina nas fibras musculares; e o ácido úrico produzido no catabolismo de ácidos nucleicos. Também são excretadas na urina substâncias estranhas da dieta, como fármacos e toxinas ambientais.

✓ TESTE RÁPIDO

1. Que órgão executa a maior parte do trabalho do sistema urinário? Explique.

25.2 Anatomia dos rins

OBJETIVOS

- **Descrever** as características da anatomia macroscópica externa dos rins
- **Explicar** as características anatômicas macroscópicas internas dos rins
- **Acompanhar** o trajeto do fluxo sanguíneo pelos rins

Os **rins** são órgãos pareados avermelhados, com formato de feijão, situados imediatamente acima da cintura, entre o peritônio e a parede posterior do abdome. Como ocupam uma posição posterior ao peritônio da cavidade abdominal, são considerados órgãos **retroperitoneais** (Figura 25.2). Os rins estão localizados entre os níveis das vértebras T XII e L III, uma posição onde são parcialmente protegidos pelas costelas XI e XII. Entretanto, essa localização é uma faca de dois gumes, visto que, se houver fratura dessas costelas inferiores, elas podem perfurar os rins e provocar danos significativos e até mesmo potencialmente fatais. O rim direito é ligeiramente inferior ao esquerdo (ver Figura 25.1), devido ao fígado que ocupa considerável espaço no lado direito, superiormente ao rim. A **nefrologia** é a especialidade que estuda a anatomia, a fisiologia e a patologia dos rins.

Anatomia externa dos rins

Um rim típico de adulto tem 10 a 12 cm de comprimento, 5 a 7 cm de largura e 3 cm de espessura – aproximadamente o tamanho de um sabonete – e possui massa de 125 a 170 g. A margem medial côncava de cada rim está voltada para a coluna vertebral (ver Figura 25.1). Próximo ao centro da margem côncava, existe um entalhe denominado **hilo renal** (Figura 25.3), através do qual emerge o ureter, juntamente com vasos sanguíneos, vasos linfáticos e nervos.

Cada rim é envolvido por três camadas de tecido (ver Figura 25.2). A camada profunda, a **cápsula fibrosa**, é uma lâmina transparente e lisa de tecido conjuntivo denso não modelado, que é contínua com a camada externa do ureter. Atua como barreira contra traumatismos e ajuda a manter o formato do rim. A camada média, a **cápsula adiposa**, é massa de tecido adiposo que envolve a cápsula fibrosa. Protege também o rim contra traumatismos e o mantém firmemente em posição dentro da cavidade abdominal. A camada superficial, a **fáscia renal**, é outra camada delgada de tecido conjuntivo denso não modelado, que ancora o rim às estruturas adjacentes e à parede abdominal. Na face anterior dos rins, a fáscia renal está situada profundamente ao peritônio.

Figura 25.2 Posição e revestimentos dos rins.

 Os rins são envolvidos por uma cápsula fibrosa, uma cápsula adiposa e fáscia renal.

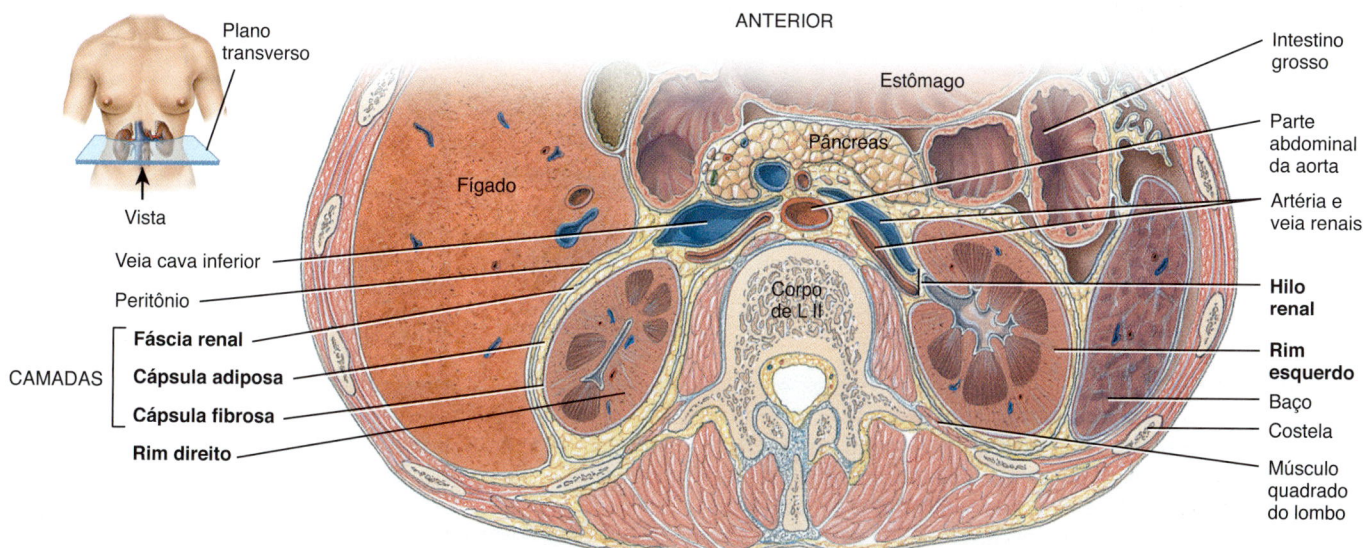

A. Vista inferior de corte transversal do abdome (L II)

(*Continua*)

Figura 25.2 *Continuação*

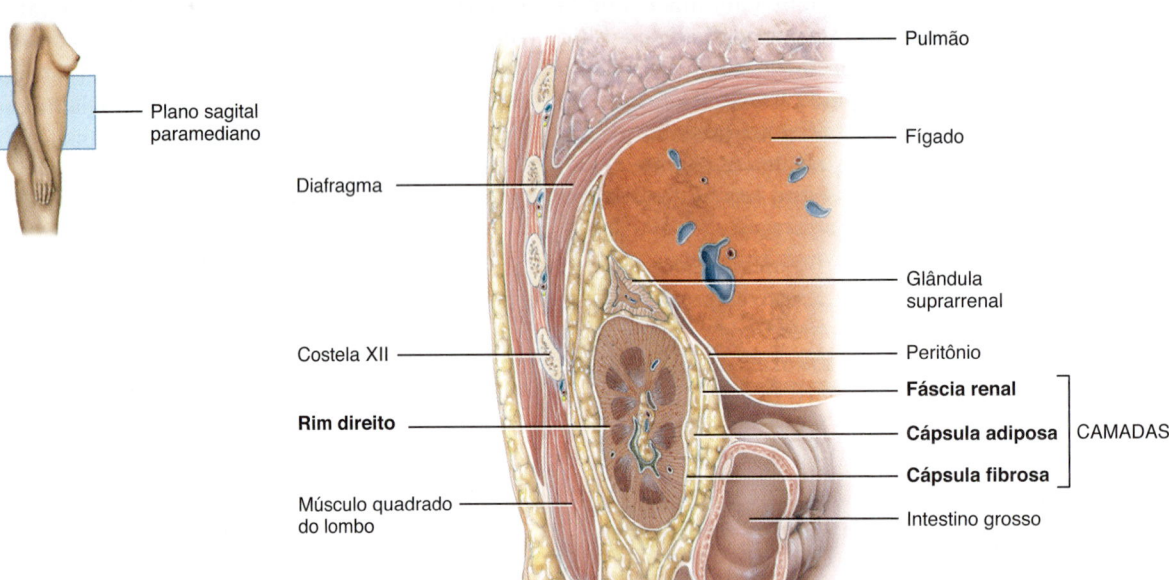

B. Corte sagital através do rim direito

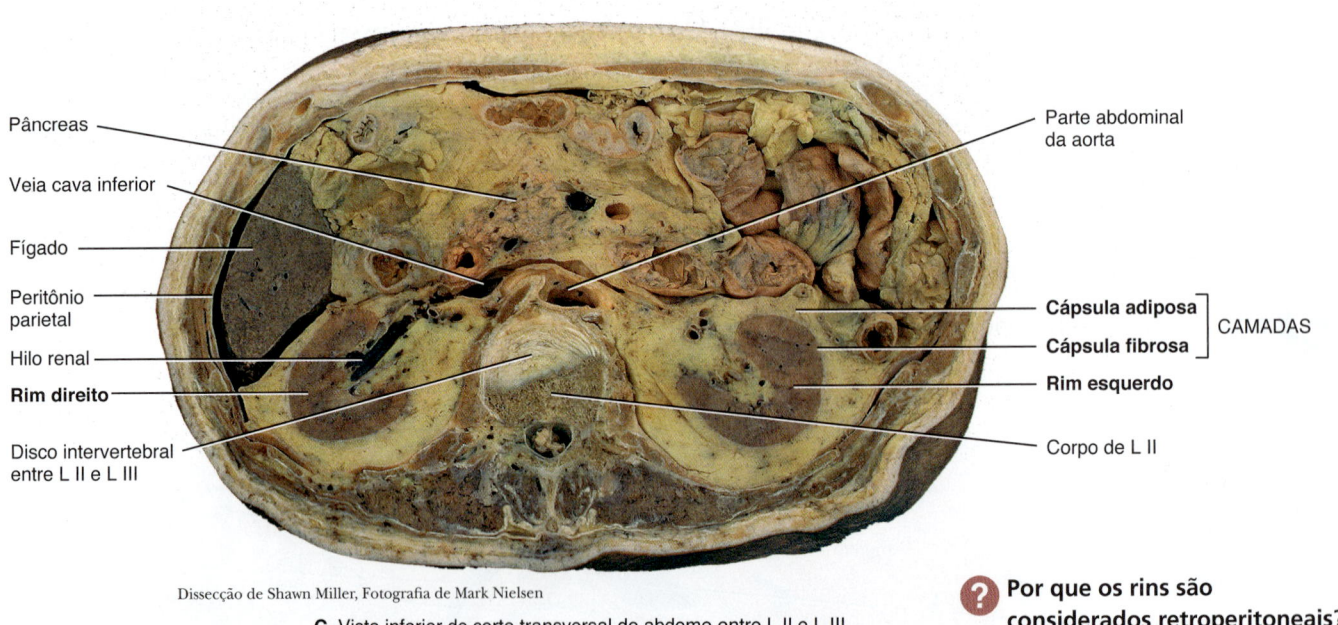

Dissecção de Shawn Miller, Fotografia de Mark Nielsen

C. Vista inferior de corte transversal do abdome entre L II e L III

? **Por que os rins são considerados retroperitoneais?**

CORRELAÇÃO CLÍNICA | Nefroptose

A **nefroptose** ou *rim flutuante* refere-se ao deslocamento para baixo ou queda do rim. Ocorre quando o rim desliza de sua posição normal por não estar firmemente mantido em posição pelos órgãos adjacentes ou pelo seu revestimento de gordura. Com mais frequência, a nefroptose ocorre em indivíduos muito magros, nos quais a cápsula adiposa ou a fáscia renal estão deficientes. É uma condição perigosa, visto que o ureter pode sofrer torção ou bloqueio do fluxo de urina. O consequente acúmulo de urina sobrecarrega o rim, o que danifica o tecido. A torção do ureter também causa dor. A nefroptose é muito comum; cerca de uma em quatro pessoas apresenta algum grau de enfraquecimento das faixas fibrosas que mantêm o rim em posição. É dez vezes mais comum no sexo feminino do que no masculino. Como ocorre durante a vida, é muito fácil diferenciá-la das anomalias congênitas.

Figura 25.3 Anatomia interna dos rins.

 As duas regiões principais dos rins são a região superficial vermelho-clara, denominada córtex renal, e a região profunda vermelho-escura, denominada medula renal.

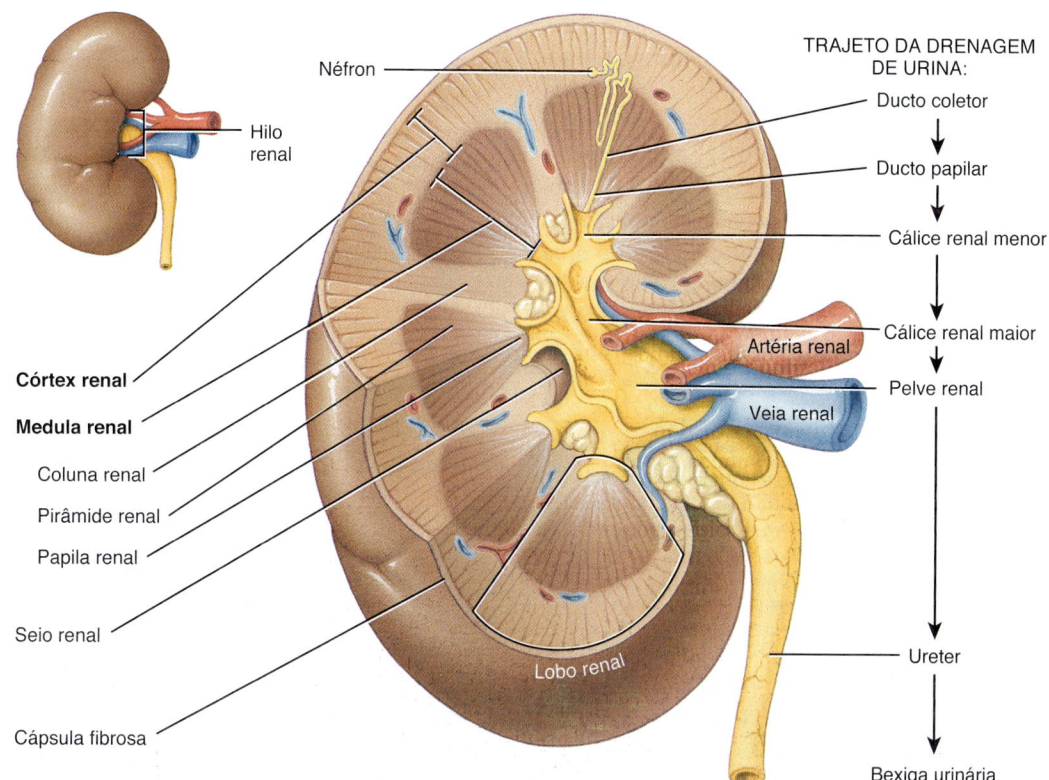

A. Vista anterior de dissecção do rim direito

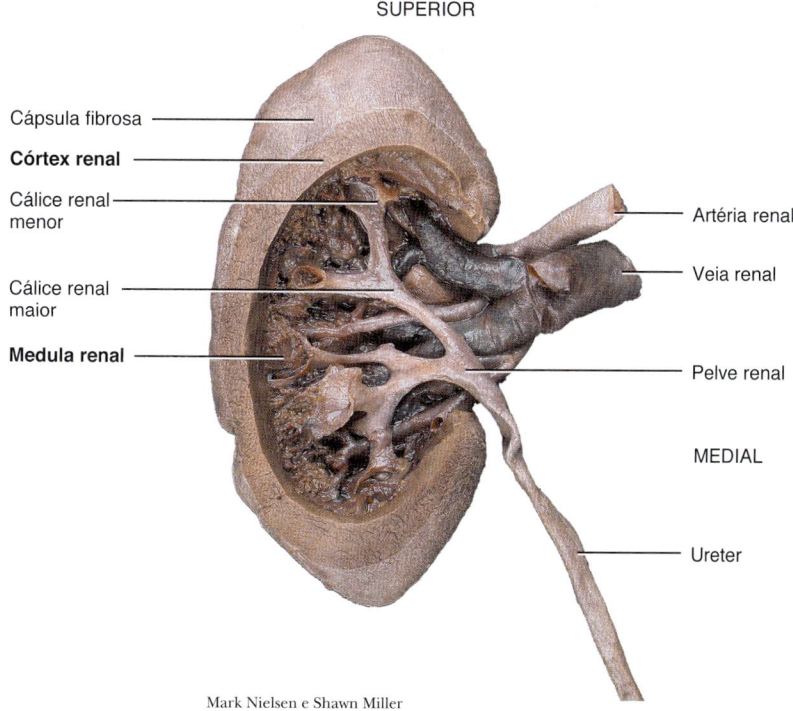

Mark Nielsen e Shawn Miller

B. Vista posterior de dissecção do rim esquerdo

Que estruturas atravessam o hilo renal?

Anatomia interna dos rins

Um corte frontal através do rim revela duas regiões distintas: uma região superficial, vermelho-clara, denominada **córtex renal**, e uma região profunda, castanho-avermelhada mais escura, denominada **medula renal** (Figura 25.3). A medula renal consiste em várias **pirâmides renais** cônicas. A base (extremidade mais larga) de cada pirâmide está voltada para o córtex renal, enquanto o ápice (extremidade mais estreita), denominado **papila renal**, aponta em direção ao hilo renal. O córtex renal de textura lisa estende-se da cápsula fibrosa até as bases das pirâmides renais e os espaços entre elas. É dividido em uma zona cortical externa e uma *zona justamedular* interna. As partes do córtex renal que se estendem entre as pirâmides renais são denominadas **colunas renais**. Um **lobo renal** é constituído por uma pirâmide renal, a área sobrejacente de córtex renal e metade de cada coluna renal adjacente (Figura 25.3A).

Em seu conjunto, o córtex renal e as pirâmides da medula renal constituem o **parênquima** ou parte funcional do rim. Dentro do parênquima encontram-se as unidades funcionais do rim – cerca de 1 milhão de estruturas microscópicas, denominadas **néfrons**. O filtrado formado pelos néfrons drena nos ductos papilares, que se estendem através das papilas renais das pirâmides. Os **ductos papilares** drenam em estruturas caliciformes, denominadas cálices renais maiores e menores. Cada rim possui 8 a 18 **cálices renais menores** e 2 a 3 **cálices renais maiores**. Um cálice renal menor recebe o filtrado dos ductos papilares de uma papila renal e o transporta até um cálice renal maior. Após a sua entrada nos cálices, o filtrado torna-se urina, visto que não pode mais ocorrer reabsorção. A razão disso é que o epitélio simples do néfron e dos ductos transforma-se em epitélio de transição nos cálices. A partir dos cálices maiores, a urina drena para uma única cavidade grande, denominada **pelve renal** e, em seguida, por meio do ureter até a bexiga urinária.

O hilo renal expande-se e forma uma cavidade dentro do rim, denominada **seio renal**, que contém parte da pelve renal, os cálices renais e ramos dos vasos sanguíneos e nervos renais. O tecido adiposo ajuda a estabilizar a posição dessas estruturas no seio renal.

Suprimento sanguíneo e inervação dos rins

Como os rins removem resíduos do sangue e regulam o seu volume e a sua composição iônica, não é surpreendente que eles tenham um suprimento abundante de vasos sanguíneos. Embora representem menos de 0,5% da massa corporal total, os rins recebem 20 a 25% do débito cardíaco em repouso por meio das **artérias renais** direita e esquerda (Figura 25.4). Nos adultos, o **fluxo sanguíneo renal**, que é o fluxo através dos rins, é de cerca de 1.200 mℓ por minuto.

Dentro do rim, a artéria renal divide-se em várias **artérias segmentares**, que irrigam diferentes segmentos (áreas) do rim. Cada artéria segmentar dá origem a vários ramos que entram no parênquima e que atravessam as colunas renais entre os lobos dos rins, como **artérias interlobares**. Nas bases das pirâmides renais, as artérias interlobares formam um arco entre medula e córtex renais. Neste local, são conhecidas como **artérias arqueadas**, visto que formam um arco sobre as bases das pirâmides renais. Os ramos das artérias arqueadas produzem uma série de **artérias** *interlobulares*. Essas artérias irradiam-se para fora e entram no córtex renal, onde dão origem a ramos, denominados **arteríolas aferentes**.

Cada néfron recebe uma arteríola aferente, que se divide em uma rede de capilares emaranhada em forma de bola, denominada glomérulo. Em seguida, os capilares do glomérulo reúnem-se para formar uma **arteríola eferente**, cujo diâmetro é menor que o da arteríola aferente. A arteríola eferente transporta o sangue para fora do glomérulo, em direção a um segundo plexo capilar (o sistema porta renal). Os capilares do glomérulo são únicos entre os capilares do corpo, visto que estão posicionados entre duas arteríolas, em lugar de uma arteríola e uma vênula. Como a arteríola eferente possui um diâmetro menor do que a arteríola aferente, a resistência à saída de sangue do glomérulo é alta. Em consequência, a pressão arterial nos capilares do glomérulo é consideravelmente maior do que nos capilares de outras partes do corpo. Essa característica é importante na formação da urina.

As arteríolas eferentes dividem-se para formar **capilares peritubulares**, que circundam as partes tubulares do néfron no córtex renal. A partir de algumas arteríolas eferentes, estendem-se capilares longos em forma de alça, denominados **arteríolas retas**, que suprem as porções tubulares do néfron na medula renal (ver Figura 25.5B).

Por fim, os capilares peritubulares reúnem-se para formar **vênulas peritubulares** e, em seguida, **vênulas interlobulares**, que também recebem sangue das arteríolas retas. Em seguida, o sangue drena pelas **veias arqueadas** para as **veias interlobares**, que seguem o seu trajeto entre as pirâmides renais. O sangue deixa o rim por uma **veia renal única**, que sai no hilo renal e leva sangue venoso para a veia cava inferior.

Os nervos renais originam-se, em sua maioria, nos *gânglios celíacos* e *aorticorrenais*, como neurônios pós-ganglionares da parte simpática da divisão autônoma do sistema nervoso (ver Figura 19.3A), e seguem através do plexo renal até os rins, juntamente com as artérias renais. Como os nervos renais pertencem à parte simpática da divisão autônoma do sistema nervoso (ver Seção 19.3), a maioria consiste em nervos vasomotores que regulam o fluxo sanguíneo através do rim, causando vasodilatação ou vasoconstrição das arteríolas renais.

✓ TESTE RÁPIDO

2. Descreva a localização dos rins. Por que são considerados retroperitoneais?
3. Identifique as três camadas que envolvem o rim, começando da interna e seguindo para a externa.
4. Descreva os componentes do córtex renal e da medula renal.
5. Descreva o trajeto de uma gota de sangue na artéria renal, passando pelos rins e saindo pela veia renal.
6. Que ramo da divisão autônoma do sistema nervoso supre os vasos sanguíneos renais?

Figura 25.4 Suprimento sanguíneo dos rins. As artérias estão em vermelho, as veias estão em azul, e as estruturas de drenagem da urina, em amarelo.

 As artérias renais fornecem aos rins 20 a 25% do débito cardíaco em repouso.

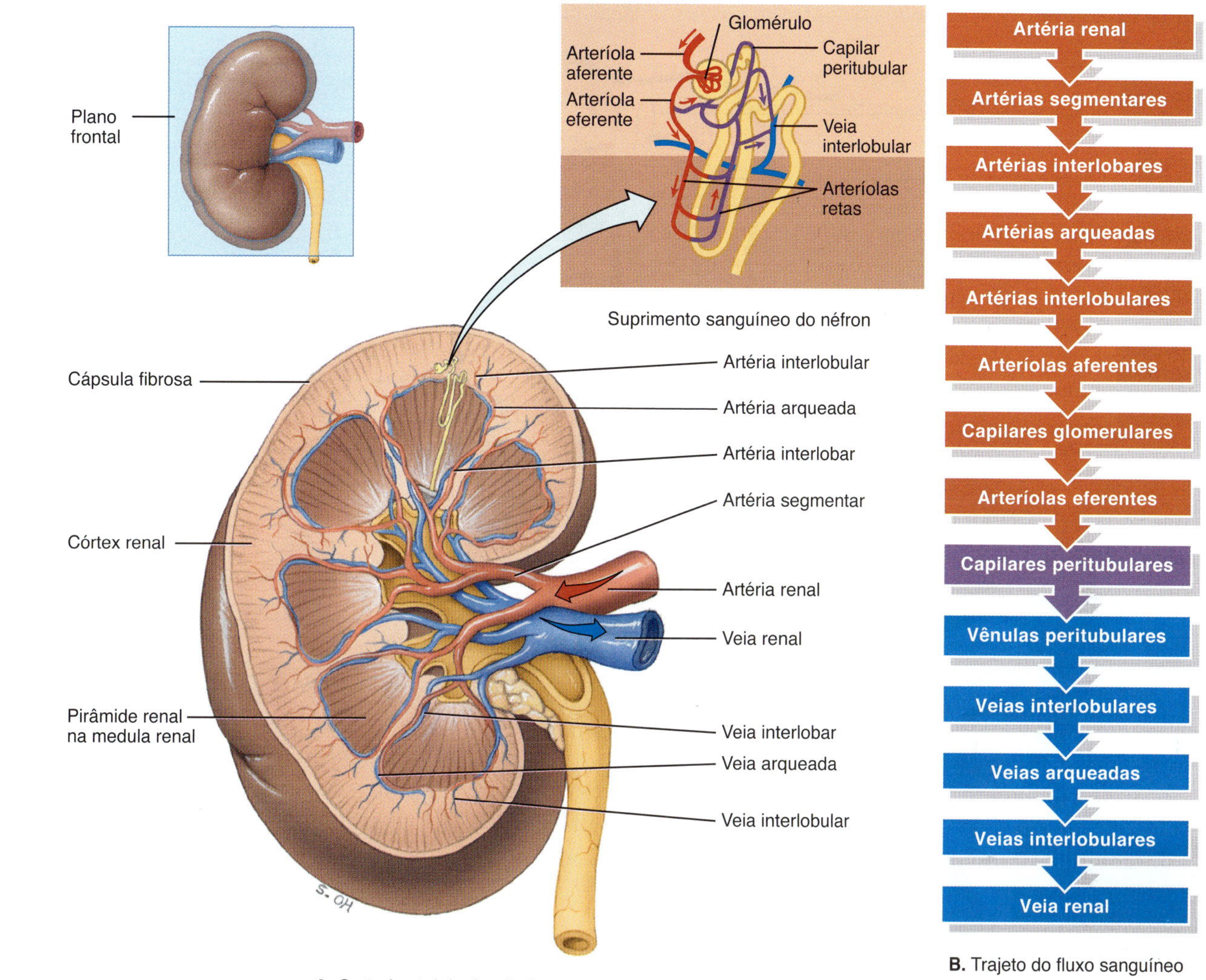

A. Corte frontal do rim direito

B. Trajeto do fluxo sanguíneo

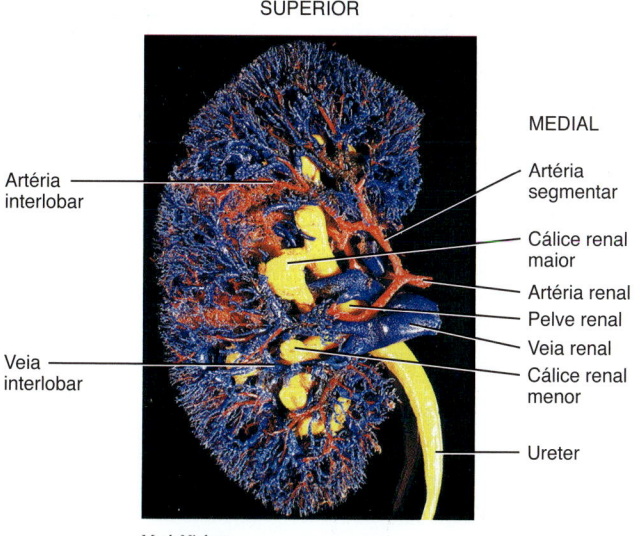

C. Vista anterior

? Qual é o volume de sangue que chega às artérias renais por minuto?

25.3 Néfron

OBJETIVOS
- Citar as partes de um néfron
- Comparar a histologia das diferentes partes de um néfron.

Partes de um néfron

Os **néfrons** são as unidades funcionais dos rins. Cada néfron (Figura 25.5) consiste em duas partes: um **corpúsculo renal,** onde o plasma sanguíneo é filtrado, e um **túbulo renal**, no qual passa o líquido filtrado (filtrado glomerular). O suprimento sanguíneo está estreitamente associado ao néfron e acabou de ser descrito. Os dois componentes do corpúsculo renal são o **glomérulo** (rede capilar) e a **cápsula glomerular** (*cápsula de Bowman*), um tubo em fundo cego, que circunda os capilares glomerulares. A cápsula glomerular é um cálice de parede dupla que possui uma cavidade entre as duas camadas, que recebe o filtrado dos capilares. Para que o líquido (filtrado) passe por eles, o túbulo renal é constituído de (1) **túbulo contorcido proximal (TCP)**,

Figura 25.5 Estrutura dos néfrons e vasos sanguíneos associados. Observe que o ducto coletor e o ducto papilar não constituem parte do néfron. **A.** Néfron cortical. **B.** Néfron justamedular.

Os néfrons são as unidades funcionais dos rins.

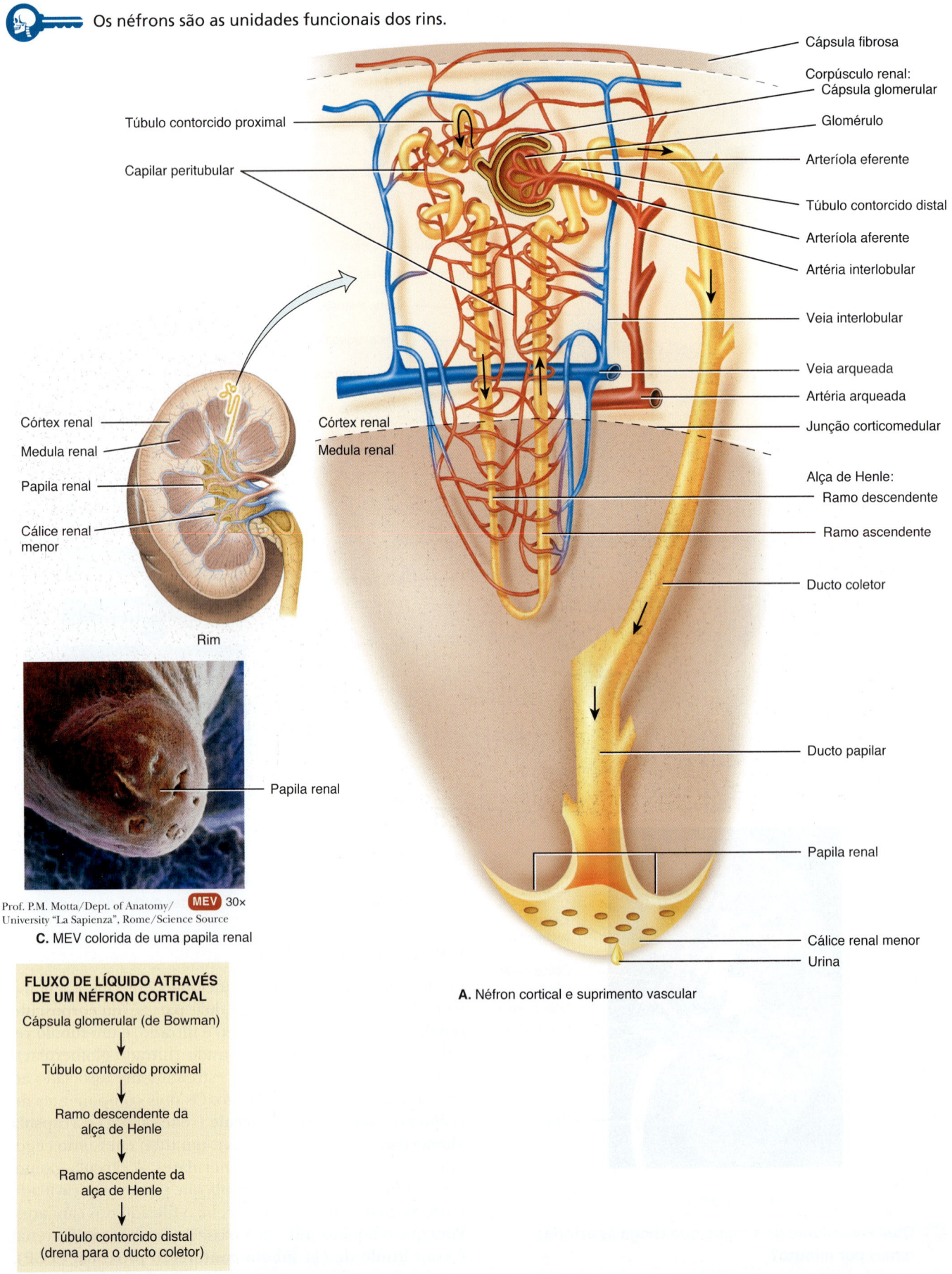

A. Néfron cortical e suprimento vascular

C. MEV colorida de uma papila renal

FLUXO DE LÍQUIDO ATRAVÉS DE UM NÉFRON CORTICAL

Cápsula glomerular (de Bowman)
↓
Túbulo contorcido proximal
↓
Ramo descendente da alça de Henle
↓
Ramo ascendente da alça de Henle
↓
Túbulo contorcido distal
(drena para o ducto coletor)

(2) **alça do néfron** (*alça de Henle*) e (3) **túbulo contorcido distal (TCD)**. *Proximal* refere-se à parte do túbulo fixada à cápsula glomerular, enquanto *distal* denota a parte mais afastada. *Contorcido* significa que o túbulo é estreitamente espiralado, em lugar de reto. O corpúsculo renal e ambos os tubos contorcidos estão localizados dentro do córtex renal; algumas alças de Henle permanecem no córtex renal, enquanto outras se estendem na medula renal, fazem uma curva em grampo e, em seguida, retornam ao córtex renal.

Os túbulos contorcidos distais de vários néfrons desembocam em um único **ducto coletor**. Em seguida, os ductos coletores unem-se e convergem até finalmente haver apenas várias centenas de **ductos papilares** grandes, que drenam nos cálices renais menores. Os ductos coletores e os ductos papilares estendem-se a partir do córtex renal, passando pela medula renal até a pelve renal. Embora um rim tenha cerca de 1 milhão de néfrons, ele possui um número muito menor de ductos coletores e um número ainda menor de ductos papilares.

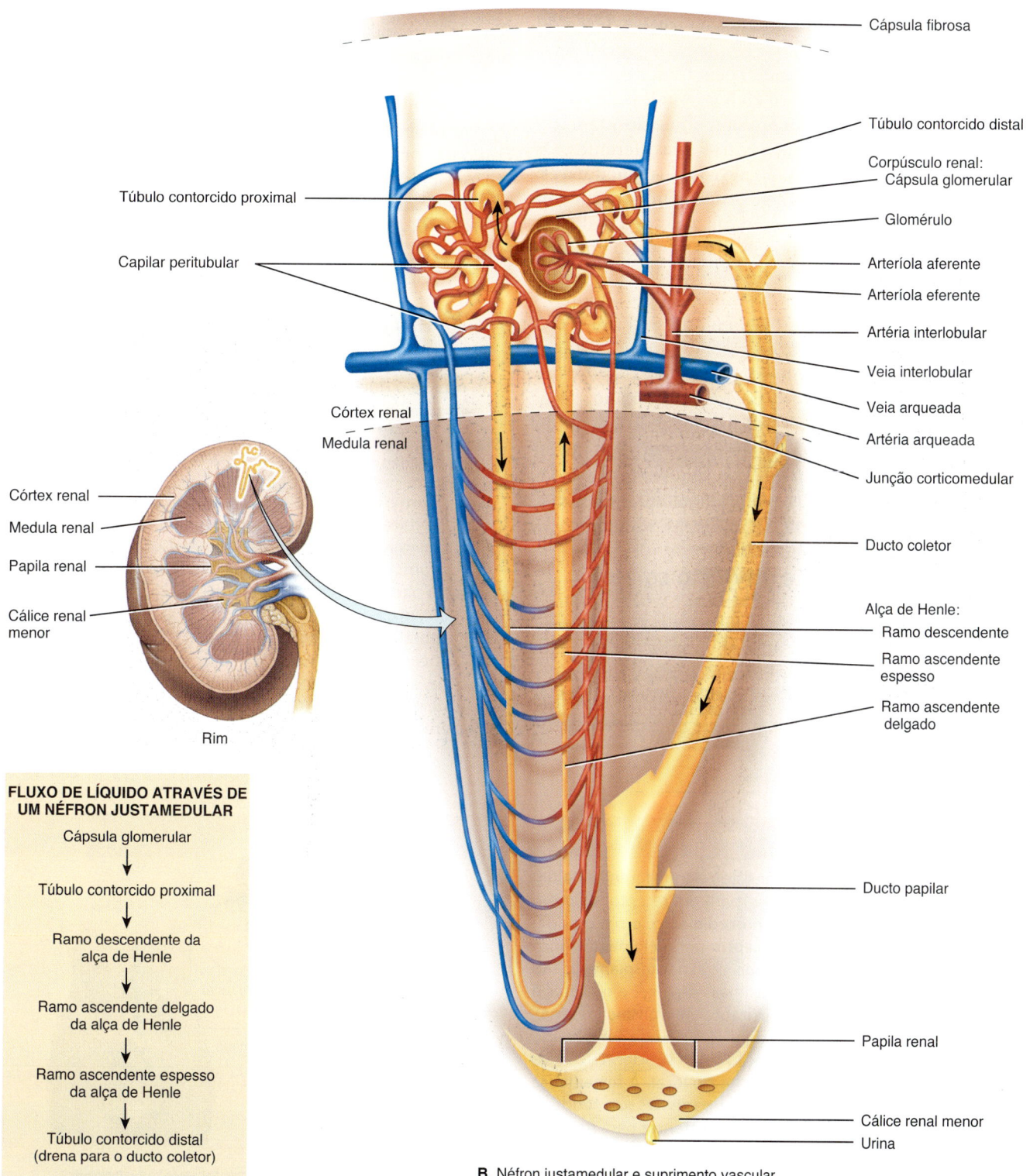

B. Néfron justamedular e suprimento vascular

? Quais são as diferenças básicas entre néfrons corticais e néfrons justamedulares?

No néfron, a alça de Henle une os túbulos contorcidos proximal e distal. A primeira parte da **alça de Henle** começa no ponto onde o túbulo contorcido proximal efetua a sua curva final para baixo. Ele começa no córtex renal e estende-se para baixo na medula renal, onde é denominado **ramo descendente da alça de Henle** (Figura 25.5). Em seguida, efetua uma curva em grampo e retorna ao córtex renal, onde termina no túbulo contorcido distal e é conhecido como **ramo ascendente da alça de Henle.** Cerca de 80 a 85% dos néfrons consistem em néfrons corticais. Os corpúsculos renais estão situados na parte externa do córtex renal e possuem alças de Henle *curtas*, localizadas principalmente no córtex e que só penetram na região externa da medula renal (Figura 25.5A). As alças de Henle curtas recebem o seu suprimento sanguíneo dos capilares peritubulares que se originam das arteríolas eferentes. Os outros 15 a 20% dos néfrons são **néfrons justamedulares**. Os corpúsculos renais situam-se profundamente no córtex, próximo à medula, e apresentam alças de Henle *longas* que se estendem até a região mais profunda da medula (Figura 25.5B). As alças de Henle longas recebem o seu suprimento sanguíneo dos capilares peritubulares e das arteríolas retas que se originam das arteríolas eferentes. Além disso, nos néfrons justamedulares, o ramo ascendente da alça de Henle consiste em duas porções: um **ramo ascendente delgado**, seguido de um **ramo ascendente espesso** (Figura 25.5B). O diâmetro do lúmen do ramo ascendente delgado é igual ao de outras áreas do túbulo renal; é apenas o epitélio que é mais delgado. Os néfrons com alças de Henle longas possibilitam a excreção de urina muito concentrada pelo rim.

Histologia do néfron e do ducto coletor

Uma única camada de células epiteliais forma toda a parede da cápsula glomerular, túbulo renal e ductos. Entretanto, cada parte exibe características histológicas distintas, que refletem suas funções específicas. No sentido do fluxo de líquido, as partes são a cápsula glomerular, o túbulo renal e o ducto coletor.

Cápsula glomerular

A **cápsula glomerular** ou *cápsula de Bowman* consiste em camadas visceral e parietal (Figura 25.6A). A camada visceral é constituída de células epiteliais simples pavimentosas modificadas, denominadas **podócitos**. As numerosas projeções em forma de pé dessas células (pedicelos) envolvem a camada de células endoteliais simples dos capilares glomerulares e formam a parede interna da cápsula. A camada parietal da cápsula glomerular é constituída de epitélio simples pavimentoso e forma a parede externa da cápsula. O líquido filtrado dos capilares glomerulares entra no espaço existente entre as duas camadas da cápsula glomerular, denominado **espaço capsular** ou *espaço de Bowman*. O espaço capsular é o lúmen do tubo urinário. Pense na relação entre o glomérulo e a cápsula glomerular da seguinte maneira. O glomérulo é como um punho fechado que é empurrado dentro de um balão flácido (a cápsula glomerular) até que seja recoberta por duas camadas do balão. A camada do balão que entra em contato com o punho é a camada visceral, enquanto a outra é a camada parietal. O espaço entre essas duas camadas (o interior do balão) é o espaço capsular.

Túbulo renal e ducto coletor

A Tabela 25.1 ilustra a histologia das células que formam o túbulo renal e o ducto coletor. No túbulo contorcido proximal,

> **CORRELAÇÃO CLÍNICA | *Glomerulonefrite***
>
> **Glomerulonefrite** é inflamação do rim que acomete os glomérulos. Uma das causas mais comuns consiste em uma reação alérgica às toxinas produzidas por estreptococos que infectaram recentemente outra parte do corpo, particularmente a parte oral da faringe. A inflamação, o edema e o ingurgitamento sanguíneo dos glomérulos são tão intensos que as membranas de filtração possibilitam a entrada de células sanguíneas e de proteínas plasmáticas no filtrado. Em consequência, a urina contém muitas hemácias (hematúria) e muita proteína (proteinúria). Pode ocorrer lesão permanente dos glomérulos, levando à insuficiência renal crônica.

> **CORRELAÇÃO CLÍNICA | *Transplante renal***
>
> Um **transplante renal** consiste na transferência de um rim de doador vivo ou de cadáver para um receptor cujo rim não está mais funcionando. No procedimento, o rim do doador é implantado na pelve do receptor por meio de uma incisão abdominal. Artéria e veia renais do rim transplantado são fixadas a uma artéria e veia próximas na pelve, e o ureter é então fixado à bexiga urinária. Durante um transplante renal, o paciente só recebe um rim de doador, visto que é necessário apenas um rim para manter função renal suficiente. Os rins doentes são habitualmente mantidos no local. À semelhança de todos os transplantes de órgãos, os pacientes submetidos a transplante renal precisam estar sempre atentos para sinais de infecção ou rejeição do órgão. O paciente transplantado usará agentes imunossupressores durante toda a vida, de modo a evitar a rejeição do órgão "estranho".

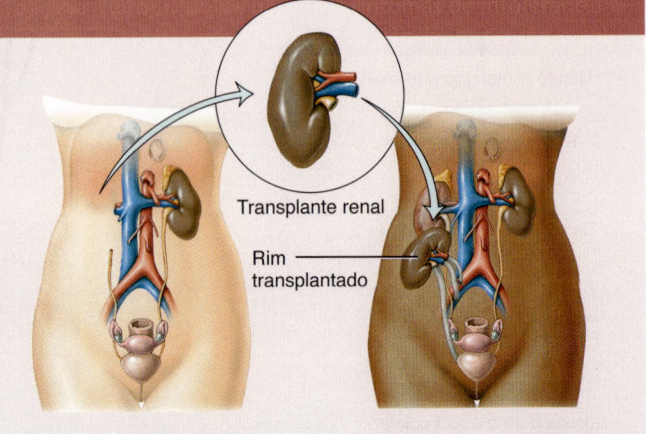

Doador: rins funcionais — Receptor: rins funcionais — Transplante renal — Rim transplantado

CAPÍTULO 25 • SISTEMA URINÁRIO 871

Figura 25.6 Histologia de um corpúsculo renal.

 O corpúsculo renal é constituído por uma cápsula glomerular e por um glomérulo.

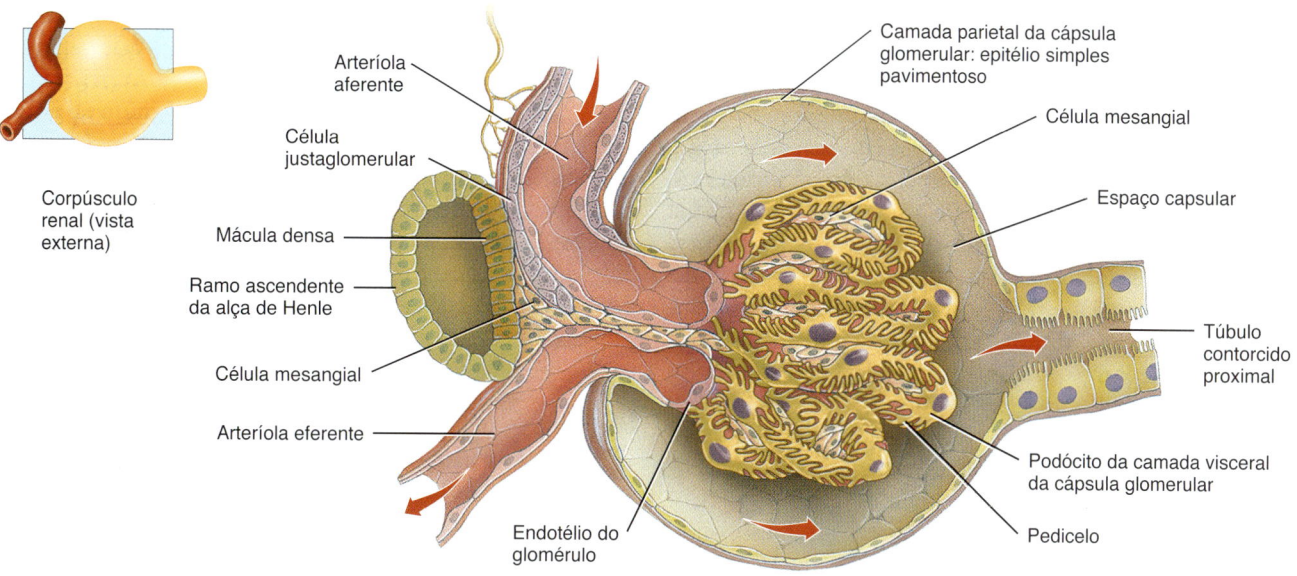

A. Corpúsculo renal (vista interna)

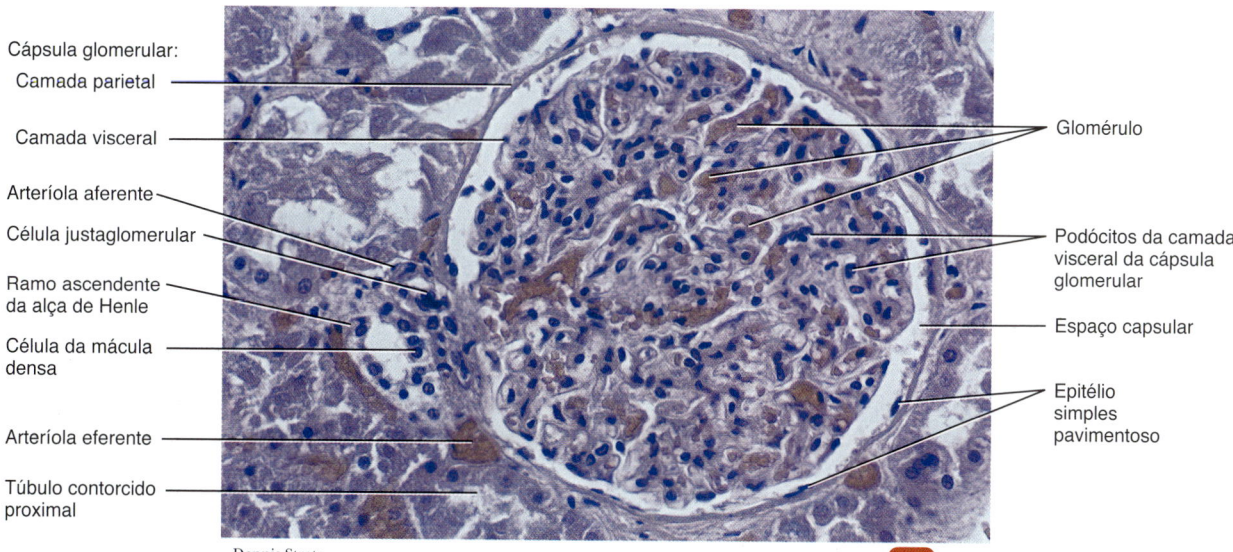

B. Corpúsculo renal

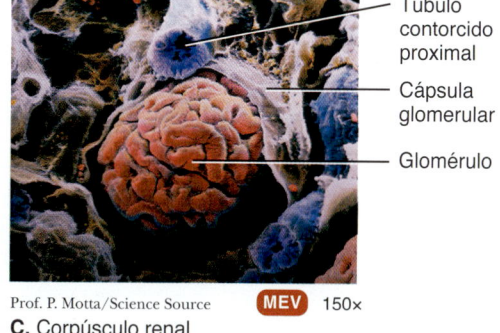

C. Corpúsculo renal

? A fotomicrografia em B é um corte realizado através do córtex renal ou da medula renal? Como você pode confirmar a sua resposta?

as células consistem em células epiteliais simples cuboides, com borda em escova proeminente de microvilosidades na superfície apical (superfície voltada para o lúmen). Essas microvilosidades, à semelhança daquelas do intestino delgado, aumentam a área de superfície para reabsorção e secreção. O ramo descendente e a primeira parte do ramo ascendente da alça de Henle (o ramo ascendente delgado) são constituídos de epitélio simples pavimentoso. (Lembre-se de que os néfrons corticais ou de alça curta não têm ramo ascendente delgado.) O ramo ascendente espesso da alça de Henle é composto de epitélio simples cuboide a colunar baixo.

Em cada néfron, a parte final do ramo ascendente da alça de Henle faz contato com a arteríola aferente que supre o corpúsculo renal (Figura 25.6A). Como as células tubulares colunares nessa região estão aglomeradas, são conhecidas como **mácula densa**. Ao longo da mácula densa, a parede da arteríola aferente (e, algumas vezes, da arteríola eferente) contém fibras musculares lisas modificadas, denominadas **células justaglomerulares (JG).** Juntamente com a mácula densa, constituem o **aparelho justaglomerular (AJG).** O AJG ajuda a regular a pressão arterial dentro dos rins. O túbulo contorcido distal (TCD) começa a pouca distância depois da mácula densa. Na última parte do TCD e em continuidade com os ductos coletores, são observados dois tipos diferentes de células. A maioria consiste em **células principais**, que possuem receptores para o hormônio antidiurético (ADH) e para a aldosterona, dois hormônios que regulam suas funções. As **células intercaladas**, em menor número, atuam na homeostasia do pH sanguíneo. Os ductos coletores drenam para ductos papilares grandes, que são revestidos por epitélio simples colunar.

O número de néfrons é constante desde o nascimento. Qualquer aumento no tamanho do rim deve-se exclusivamente ao crescimento individual dos néfrons. Em caso de lesão ou doença dos néfrons, não ocorre formação de novos néfrons. Os sinais de disfunção renal habitualmente só se tornam evidentes quando a função declina para menos de 25% do normal, visto que os néfrons funcionais remanescentes adaptam-se para processar uma carga maior do que o normal. Por exemplo, a retirada cirúrgica de um rim estimula a hipertrofia (aumento) do outro rim, que acaba se tornando capaz de filtrar o sangue em uma velocidade correspondente a 80% da velocidade de dois rins normais.

✓ **TESTE RÁPIDO**
7. Em que os aspectos os néfrons corticais e os néfrons justamedulares diferem estruturalmente?
8. Descreva a histologia das várias partes de um néfron e do ducto coletor.
9. Descreva a estrutura do aparelho justaglomerular (AJG).

TABELA 25.1
Características histológicas do túbulo renal e do ducto coletor.

REGIÃO E HISTOLOGIA	DESCRIÇÃO
Túbulo contorcido proximal (TCP)	Células epiteliais simples cuboides, com bordas em escova proeminentes das microvilosidades
Alça de Henle: ramo descendente e ramo ascendente delgado	Células epiteliais simples pavimentosas
Alça de Henle: ramo ascendente espesso	Células epiteliais simples cuboides a colunares baixas
A maior parte do túbulo contorcido distal (TCD)	Células epiteliais simples cuboides
Última parte do TCD e todo o ducto coletor (DC)	Epitélio simples cuboide, que consiste em células principais e células intercaladas

25.4 Funções dos néfrons

OBJETIVOS

- Explicar a função dos néfrons e dos ductos coletores na filtração glomerular.
- Descrever em linhas gerais as etapas da reabsorção tubular e explicar onde ela ocorre
- Identificar os eventos da secreção tubular e onde eles ocorrem
- Descrever a membrana de filtração.

Para produzir a urina, os néfrons e os ductos coletores realizam três processos básicos – filtração glomerular, reabsorção tubular e secreção tubular (Figura 25.7).

❶ **Filtração glomerular.** Na primeira etapa de produção de urina, a água e a maioria dos solutos no plasma sanguíneo atravessam a parede dos capilares nos glomérulos, onde são filtrados, entram na cápsula glomerular e, em seguida, no túbulo renal.

❷ **Reabsorção tubular.** Conforme o líquido filtrado flui pelos túbulos renais e ductos coletores, as células tubulares reabsorvem cerca de 99% da água filtrada e muitos solutos úteis. A água e os solutos retornam ao sangue à medida que fluem através dos capilares peritubulares e das arteríolas retas. Observe que o termo *reabsorção* refere-se ao retorno da água e dos solutos filtrados para a corrente sanguínea. Em contrapartida, o termo *absorção* refere-se à entrada de novas substâncias no corpo, como ocorre no tubo gastrintestinal.

❸ **Secreção tubular.** Enquanto o líquido flui pelos túbulos renais e ductos coletores, as células do túbulo renal e do ducto secretam outros materiais, como resíduos, fármacos e íons em excesso, no líquido. Observe que a secreção tubular *retira uma substância* do sangue.

Os solutos e o líquido que drenam nos cálices renais maiores e menores e na pelve renal constituem a urina e são excretados. A taxa de excreção urinária de qualquer soluto é igual à sua taxa de filtração glomerular, somada à sua taxa de secreção, menos a sua taxa de reabsorção (excreção = filtração + secreção – reabsorção).

Por meio dos processos de filtração, reabsorção e secreção, os néfrons ajudam a manter a homeostasia do volume e da composição do sangue. A situação é um tanto análoga a um centro de reciclagem: os caminhões de lixo despejam o lixo em um funil alimentador, onde o lixo menor segue para uma esteira transportadora (filtração do plasma pelo glomérulo). Conforme a esteira transportadora leva o lixo, os trabalhadores retiram objetos úteis, como latas de alumínio, plásticos e recipientes de vidro (reabsorção). Outros

---

CORRELAÇÃO CLÍNICA | Diuréticos

Os **diuréticos** são substâncias que reduzem a reabsorção renal de água e, portanto, estimulam a *diurese*, isto é, aumentam o fluxo de urina, que, por sua vez, reduz o volume sanguíneo. Com frequência, os diuréticos são prescritos para o tratamento da *hipertensão* arterial, visto que a diminuição do volume sanguíneo reduz habitualmente a pressão arterial. Os diuréticos de ocorrência natural incluem *cafeína* no café, no chá e nos refrigerantes e *álcool etílico* na cerveja, no vinho e em coquetéis.

Figura 25.7 Relação entre a estrutura do néfron e suas três funções básicas: filtração glomerular, reabsorção tubular e secreção tubular. As substâncias secretadas permanecem na urina e são subsequentemente excretadas pelo corpo.

A filtração glomerular ocorre no corpúsculo renal; a reabsorção tubular e a secreção tubular ocorrem ao longo do túbulo renal e ducto coletor.

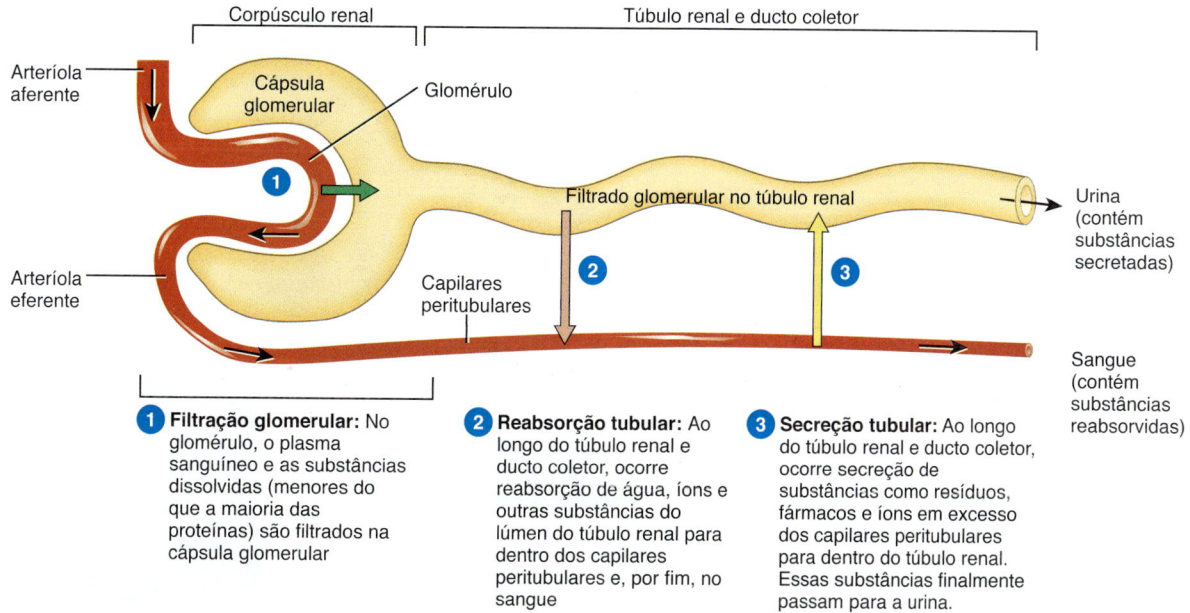

❶ **Filtração glomerular:** No glomérulo, o plasma sanguíneo e as substâncias dissolvidas (menores do que a maioria das proteínas) são filtrados na cápsula glomerular

❷ **Reabsorção tubular:** Ao longo do túbulo renal e ducto coletor, ocorre reabsorção de água, íons e outras substâncias do lúmen do túbulo renal para dentro dos capilares peritubulares e, por fim, no sangue

❸ **Secreção tubular:** Ao longo do túbulo renal e ducto coletor, ocorre secreção de substâncias como resíduos, fármacos e íons em excesso dos capilares peritubulares para dentro do túbulo renal. Essas substâncias finalmente passam para a urina.

? Quando as células dos túbulos renais secretam penicilina, o fármaco está sendo acrescentado à corrente sanguínea ou retirado dela?

trabalhadores colocam sobre a esteira mais lixo que ficou no centro e objetos maiores (secreção). No final da esteira, todo o lixo remanescente cai em um caminhão para transporte até o aterro sanitário (excreção de resíduos na urina).

Filtração glomerular

O líquido que entra no espaço capsular é denominado **filtrado glomerular**, porque é filtrado pelo glomérulo. Em média, o volume diário de filtrado glomerular no adulto é de 150 ℓ nas mulheres e 180 ℓ nos homens, um volume que representa cerca de 65 vezes o volume plasmático total. Como mais de 99% do filtrado glomerular retornam para a corrente sanguínea por meio de reabsorção tubular, apenas 1 a 2 ℓ são excretados como urina.

Juntos, os capilares glomerulares e os podócitos, que envolvem o glomérulo por completo, formam uma barreira permeável, denominada **membrana de filtração** ou *membrana endotelial-capsular*. Esse conjunto semelhante a sanduíche possibilita a filtração de água e pequenos solutos, porém impede a filtração na maioria das proteínas plasmáticas, células sanguíneas e plaquetas. As substâncias passam da corrente sanguínea por três barreiras de filtração – células endoteliais do glomérulo, lâmina basal e fenda de filtração formada por um podócito (Figura 25.8):

❶ As células endoteliais do glomérulo são muito permeáveis, devido à presença de grandes **fenestrações** (poros) cujo diâmetro é de 0,07 a 0,1 μm. Esse tamanho possibilita a saída pelo glomérulo de todos os solutos do plasma sanguíneo, porém impede a filtração das células do sangue e plaquetas. Entre os capilares glomerulares e na fenda entre as arteríolas aferentes e eferentes, estão localizadas as **células mesangiais**, que são células contráteis que ajudam a regular a filtração glomerular (ver Figura 25.6A).

❷ A **lâmina basal**, uma camada de material situada entre o endotélio do glomérulo e podócitos, consiste em diminutas fibras em matriz de glicoproteína, as cargas negativas dentro dessa matriz impedem a filtração de proteínas plasmáticas maiores com carga negativa.

❸ A partir de cada podócito, estendem-se milhares de prolongamentos semelhantes a pés, denominados **pedicelos**, que envolvem o glomérulo. Os espaços entre os pedicelos são as **fendas de filtração**. Uma membrana fina, a **membrana da fenda**, estende-se através de cada fenda de filtração e possibilita a passagem de moléculas com diâmetro inferior a 0,006 a 0,007 μm, o que inclui água, glicose, vitaminas, aminoácidos, proteínas plasmáticas muito pequenas, amônia, ureia e íons. Como a proteína plasmática mais abundante – a albumina – possui um diâmetro de 0,007 μm, menos de 1% atravessa a membrana da fenda.

O princípio de filtração – o uso de pressão para forçar a passagem de líquidos e solutos através de uma membrana – nos capilares do glomérulo é o mesmo do que nos capilares das outras partes do corpo. Entretanto, o volume de líquido filtrado pelo corpúsculo renal é muito maior que aquele de outros capilares sanguíneos no corpo por três razões:

1. Os glomérulos apresentam uma grande área de superfície para a filtração, visto que são longos e extensos. As células

Figura 25.8 A membrana de filtração (endotelial-capsular). O tamanho das fenestrações endoteliais e das fendas de filtração foi exagerado para destacá-las.

Durante a filtração glomerular, a água e os solutos passam do plasma sanguíneo para o espaço capsular.

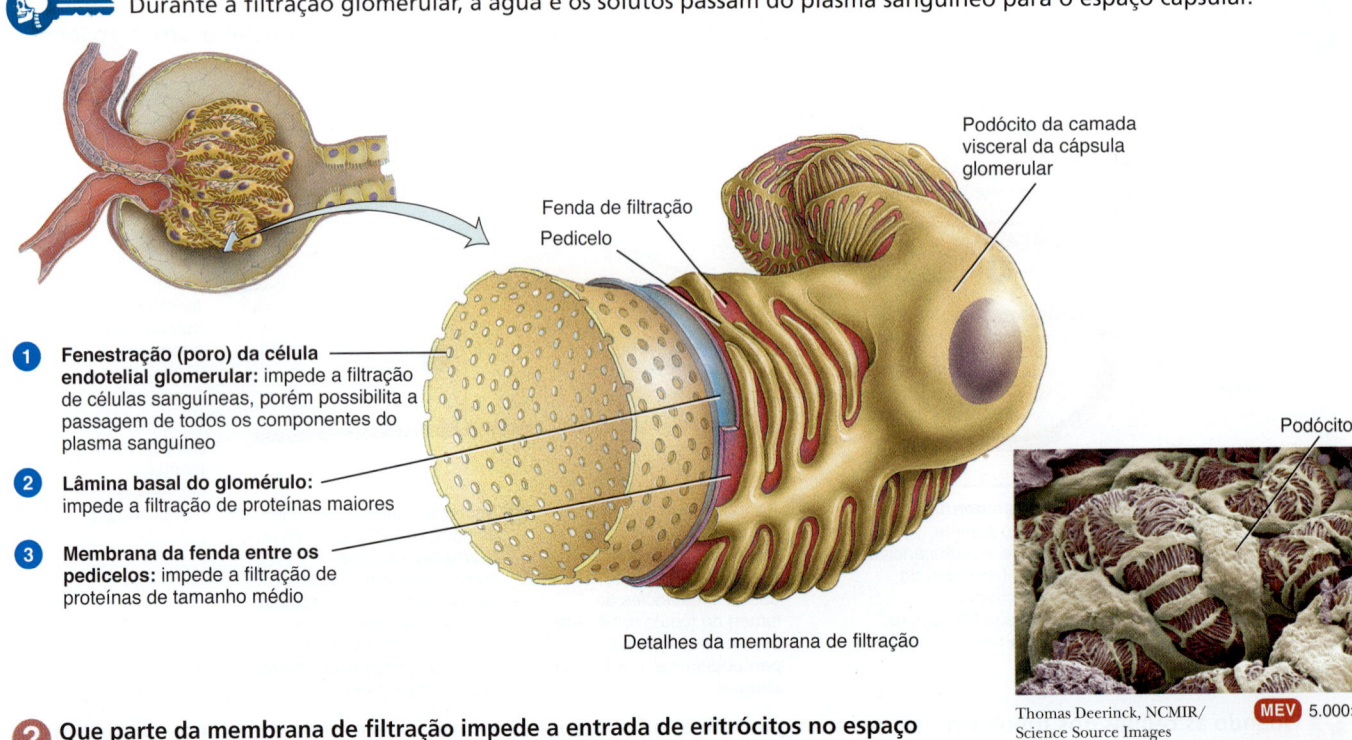

❶ **Fenestração (poro) da célula endotelial glomerular:** impede a filtração de células sanguíneas, porém possibilita a passagem de todos os componentes do plasma sanguíneo

❷ **Lâmina basal do glomérulo:** impede a filtração de proteínas maiores

❸ **Membrana da fenda entre os pedicelos:** impede a filtração de proteínas de tamanho médio

Detalhes da membrana de filtração

Thomas Deerinck, NCMIR/Science Source Images
MEV 5.000×
Membrana de filtração

? Que parte da membrana de filtração impede a entrada de eritrócitos no espaço capsular?

mesangiais regulam a área de superfície disponível para que ocorra filtração. Quando as células mesangiais estão relaxadas, a área de superfície é máxima, e a filtração glomerular é muito alta. A contração das células mesangiais diminui a área de superfície disponível, com consequente redução da filtração glomerular.

2. A membrana de filtração é fina e porosa. Apesar de ter várias camadas, a espessura da membrana de filtração é de apenas 0,1 μm. Os capilares dos glomérulos também são aproximadamente 50 vezes mais permeáveis do que os capilares sanguíneos na maioria dos outros tecidos, em grande parte devido à presença de grandes fenestrações.

3. A pressão arterial nos glomérulos é alta. Como a arteríola eferente possui um diâmetro menor do que a arteríola aferente, a resistência ao efluxo de sangue do glomérulo apresenta-se elevada. Em consequência, a pressão arterial nos capilares dos glomérulos é consideravelmente maior do que nos capilares sanguíneos de outras partes do corpo, e maior pressão produz maior quantidade de filtrado.

Reabsorção tubular

A taxa de filtração glomerular normal é tão alta que o volume de líquido que entra nos túbulos contorcidos proximais em meia hora é maior do que o volume total de plasma sanguíneo. Felizmente, a maior parte do conteúdo dos túbulos renais e ductos coletores é recuperada e retorna ao sangue por reabsorção, que constitui a segunda função dos túbulos e ductos coletores. Embora todas as células epiteliais dos túbulos renais e ductos coletores realizem o processo de reabsorção, a maior contribuição provém dos túbulos contorcidos proximais. A reabsorção ocorre de duas maneiras: na *reabsorção transcelular*, as substâncias reabsorvidas atravessam as células epiteliais e, em seguida, entram nos capilares peritubulares. Na *reabsorção paracelular*, as substâncias reabsorvidas passam *entre* as células epiteliais do túbulo renal. Embora as células epiteliais sejam conectadas por zônulas de oclusão, as zônulas de oclusão entre as células nos túbulos contorcidos proximais são "permeáveis" e permitem que algumas substâncias reabsorvidas passem entre as células para entrar nos capilares peritubulares. Os solutos que são reabsorvidos por processos tanto ativos quanto passivos incluem glicose, aminoácidos, ureia e íons, como Na^+ (sódio), K^+ (potássio), Ca^{2+} (cálcio), Cl^- (cloreto), HCO_3^- (bicarbonato) e HPO_4^{2-} (fosfato). As células de localização mais distal refinam os processos de reabsorção para manter as concentrações apropriadas de água e íons selecionados. As proteínas pequenas e os peptídios que atravessam o filtro também são, em sua maior parte, reabsorvidos, habitualmente por endocitose de fluxo de massa.

Quando a concentração de glicose no sangue é superior a 200 mg/mℓ, o túbulo contorcido proximal não é capaz de trabalhar rápido o suficiente para reabsorver toda a glicose que entra no filtrado glomerular. Em consequência, parte da glicose permanece na urina, uma condição denominada **glicosúria**. A causa mais comum de glicosúria é o diabetes melito, em que o nível de glicemia pode aumentar muito acima do normal, em virtude da deficiência de atividade da insulina. O excesso de glicose no filtrado glomerular inibe a reabsorção de água pelos túbulos renais. Isso leva a aumento do débito urinário (poliúria), diminuição do volume sanguíneo e desidratação.

Secreção tubular

A terceira função dos néfrons e dos ductos coletores é a secreção tubular, que se refere à transferência de substâncias do sangue e das células tubulares para o filtrado glomerular. As substâncias secretadas incluem H^+, K^+, íons amônio (NH_4^+), creatinina e determinados fármacos, como a penicilina. A secreção tubular tem dois desfechos importantes: a secreção de H^+ ajuda a controlar o pH do sangue, e a secreção de outras substâncias ajuda a eliminá-las do corpo.

> **CORRELAÇÃO CLÍNICA | *Insuficiência renal***
>
> A **insuficiência renal** refere-se a diminuição ou interrupção da filtração glomerular. Na **insuficiência renal aguda (IRA)**, os rins cessam abruptamente a sua atividade por completo (ou quase por completo). A principal característica da IRA consiste na supressão do fluxo de urina, que habitualmente se caracteriza por **oligúria** (débito urinário diário entre 50 e 250 mℓ) ou **anúria** (débito urinário diário inferior a 50 mℓ). As causas incluem baixo volume sanguíneo (p. ex., em consequência de hemorragia), diminuição do débito cardíaco, lesão dos túbulos renais, cálculos renais, reações aos contrastes utilizados para a visualização dos vasos sanguíneos em angiografias, administração de anti-inflamatórios não esteroides, alguns antibióticos e lesão traumática.
>
> A **insuficiência renal crônica (IRC)** refere-se ao declínio progressivo e habitualmente irreversível da taxa de filtração glomerular (TFG). A IRC pode resultar de glomerulonefrite crônica, pielonefrite, doença renal policística ou perda traumática de tecido renal. A **insuficiência renal em estágio terminal**, ocorre quando há perda de cerca de 90% dos néfrons. Nesse estágio, a TFG diminui para 10 a 15% do normal, ocorre oligúria, e os níveis sanguíneos de escórias metabólicas contendo nitrogênio e creatinina aumentam ainda mais. Os indivíduos com insuficiência renal em estágio terminal necessitam de diálise e são possíveis candidatos ao transplante renal.

✓ TESTE RÁPIDO

10. Qual é a função da filtração glomerular?
11. Explique a composição da membrana de filtração.
12. Por que o volume de líquido filtrado por um corpúsculo renal é muito maior do que em outros capilares sanguíneos do corpo?
13. O que ocorre durante a reabsorção tubular?
14. Que substâncias são secretadas durante a secreção tubular?
15. Descreva os fatores que possibilitam uma filtração consideravelmente maior através dos capilares glomerulares do que através dos capilares existentes em outras partes do corpo.

CORRELAÇÃO CLÍNICA | *Diálise*

Se os rins de uma pessoa forem tão comprometidos por doença ou lesão que são incapazes de funcionar adequadamente, é preciso filtrar o sangue de modo artificial por meio de **diálise**, que utiliza os mesmos métodos da filtração renal: a separação entre solutos grandes e menores por meio de uma membrana seletivamente permeável. A principal causa de insuficiência renal é o diabetes melito. Um método de diálise consiste em uma máquina de rim artificial, que realiza a **hemodiálise**; essa máquina filtra diretamente o sangue do paciente. Conforme o sangue flui pelo tubo, que é constituído de uma membrana de diálise seletivamente permeável, as escórias difundem-se do sangue para uma solução de diálise ao redor da membrana. A solução de diálise é continuamente substituída para manter uma concentração favorável de gradientes para a difusão de solutos para dentro e para fora do sangue. Após atravessar o tubo de diálise, o sangue filtrado retorna ao corpo. Como regra geral, a maioria dos pacientes acometidos necessita de 6 a 12 h de diálise por semana (aproximadamente em dias alternados).

A **diálise peritoneal ambulatorial contínua (DPAC)** utiliza o revestimento peritoneal da cavidade abdominal como membrana de diálise para a filtração do sangue. A ponta de um cateter é inserida cirurgicamente na cavidade peritoneal do paciente e conectada a uma solução de diálise estéril. A solução de diálise no recipiente plástico flui, pela ação da gravidade, para dentro da cavidade peritoneal. Essa solução permanece na cavidade até que ocorra difusão das escórias metabólicas, excesso de eletrólitos e líquido extracelular para a solução de diálise. A solução é então drenada, pela ação da gravidade, da cavidade peritoneal para uma bolsa estéril, que é descartada. O procedimento é repetido várias vezes ao dia.

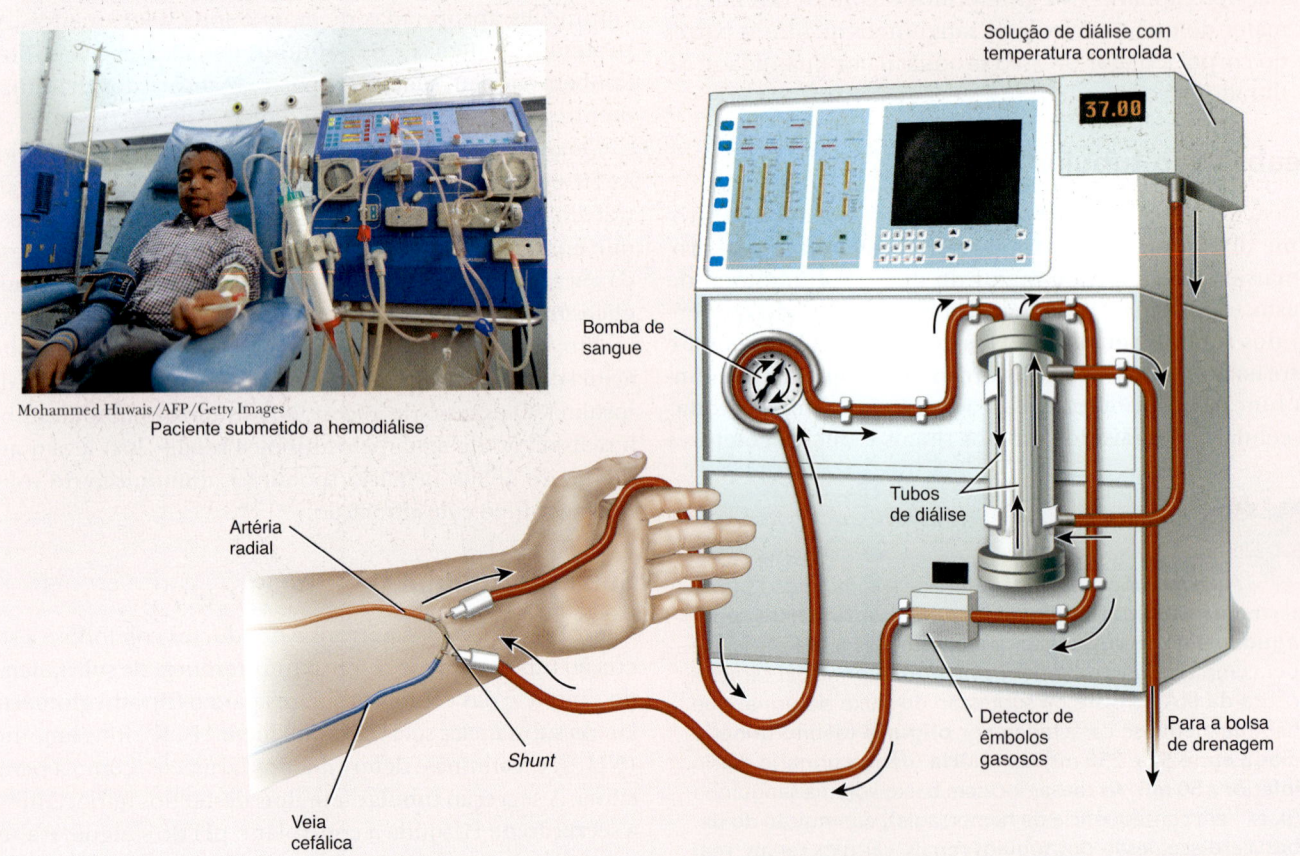

Paciente submetido a hemodiálise
Mohammed Huwais/AFP/Getty Images

25.5 Transporte, armazenamento e eliminação da urina

OBJETIVOS

- Descrever a estrutura e a função dos ureteres
- Explicar a histologia da bexiga urinária e o seu papel na micção
- Indicar as diferenças na estrutura da uretra masculina e uretra feminina e explicar como essas diferenças afetam a função do órgão.

A urina flui pelos cálices renais menores, que se unem para formar cálices renais maiores, os quais se unem para formar a pelve renal (ver Figura 25.3). A partir da pelve renal, a urina drena inicialmente nos ureteres e, em seguida, na bexiga urinária; a urina é então eliminada do corpo através da uretra (ver Figura 25.1).

Ureteres

Cada um dos dois **ureteres** transporta a urina da pelve renal de um rim para a bexiga urinária. As contrações peristálticas das paredes musculares dos ureteres movimentam a urina em direção à bexiga urinária, porém a pressão hidrostática e a gravidade também contribuem. A frequência das ondas peristálticas que se propagam da pelve renal para a bexiga urinária varia de uma a cinco por minuto, dependendo da velocidade de formação da urina.

Os ureteres, com 25 a 30 cm de comprimento, são tubos estreitos de paredes espessas, cujo diâmetro varia de 1 mm a 10 mm ao longo de seu trajeto entre a pelve renal e a bexiga urinária. À semelhança dos rins, os ureteres são retroperitoneais. Na base da bexiga urinária, os ureteres fazem uma curva medial e seguem um trajeto oblíquo através da parede do fundo da bexiga urinária (Figura 25.9).

Embora não haja uma válvula anatômica na abertura de cada ureter para dentro da bexiga urinária, existe uma válvula fisiológica muito efetiva. À medida que a bexiga se enche de urina, a pressão em seu interior comprime os óstios oblíquos dos ureteres e impede o fluxo retrógrado de urina.

Figura 25.9 Ureteres, bexiga urinária e uretra na mulher.

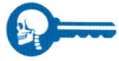 A urina é armazenada na bexiga urinária antes de ser expelida pela micção.

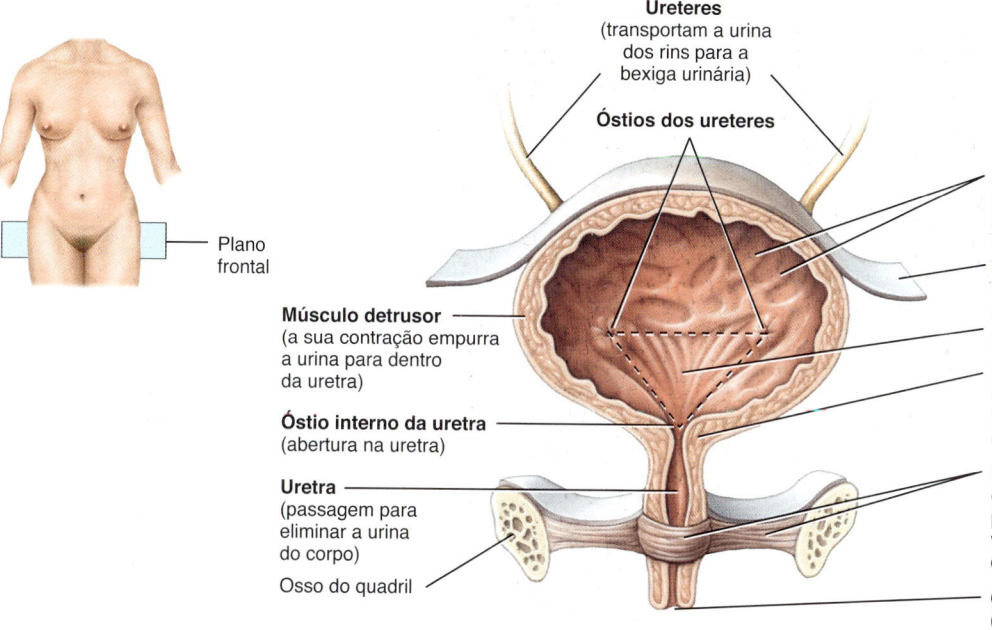

A. Vista anterior de corte frontal

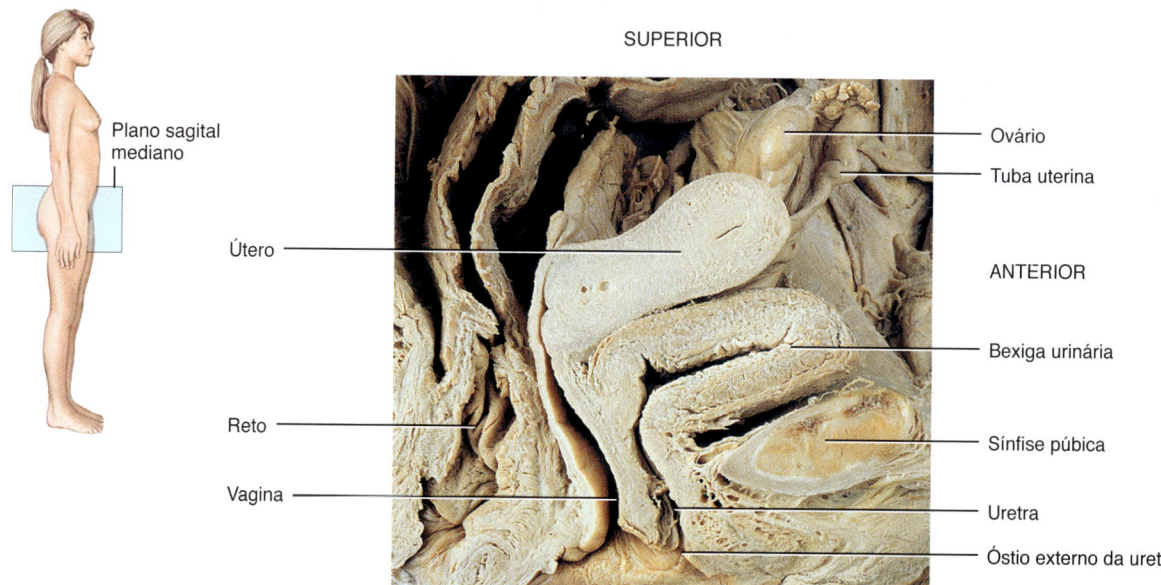

Dissecção de Shawn Miller, Fotografia de Mark Nielsen
B. Corte sagital mediano

? Por que o epitélio de transição é importante nos ureteres e na bexiga?

Quando essa válvula fisiológica não funciona de modo adequado, é possível que micróbios presentes na bexiga urinária ascendam pelos ureteres, causando infecção de um ou de ambos os rins.

À semelhança de outras estruturas tubulares no corpo, os ureteres são formados de três túnicas ou camadas (Figura 25.10). A mais profunda, a **túnica mucosa**, é uma membrana mucosa com **epitélio de transição** (ver Tabela 3.1) e uma **lâmina própria** subjacente de tecido conjuntivo frouxo, com quantidade considerável de colágeno, fibras elásticas e tecido linfático. O epitélio de transição é capaz de se distender – o que representa uma notável vantagem para todo órgão que precisa acomodar um volume variável de líquido. O muco secretado pela mucosa impede que as células das paredes do ureter entrem em contato com a urina, o que é importante, visto que a concentração de solutos e o pH da urina podem diferir drasticamente daquele do citosol das células que formam as paredes do ureter.

Em quase toda a extensão dos ureteres, a camada intermediária, a **túnica muscular**, é composta de camadas longitudinal interna e circular externa de fibras musculares lisas, uma disposição oposta à que ocorre no tubo gastrintestinal, que contém uma camada circular interna e uma camada longitudinal externa. A túnica muscular do terço distal dos ureteres também contém uma terceira camada externa de fibras musculares longitudinais. A peristalse constitui a principal função da túnica muscular.

A camada superficial dos ureteres é a **túnica adventícia**, uma camada de tecido conjuntivo frouxo que contém vasos sanguíneos, vasos linfáticos e nervos que suprem as túnicas muscular e mucosa. A túnica adventícia funde-se com o tecido conjuntivo adjacente e fixa os ureteres em posição.

O suprimento arterial dos ureteres provém das artérias renal, testicular ou ovárica, ilíaca comum e vesical inferior (que se origina da artéria ilíaca interna, um tronco com as artérias

> **CORRELAÇÃO CLÍNICA | *Cistoscopia***
>
> A **cistoscopia** é um procedimento muito importante para o exame direto da mucosa da uretra e da bexiga urinária, bem como da próstata nos homens. Nesse procedimento, um *cistoscópio* (tubo estreito flexível com iluminação) é inserido na uretra para examinar as estruturas pelas quais passa. Com acessórios especiais, é possível obter amostras de tecido para exame (biopsia) e retirar pequenos cálculos. A cistoscopia mostra-se útil para a avaliação de problemas da bexiga urinária, como câncer e infecções. Além disso, pode avaliar o grau de obstrução resultante de aumento da próstata.

Figura 25.10 Histologia do ureter.

A parede dos ureteres é constituída de três camadas de tecido: túnica mucosa, túnica muscular e adventícia.

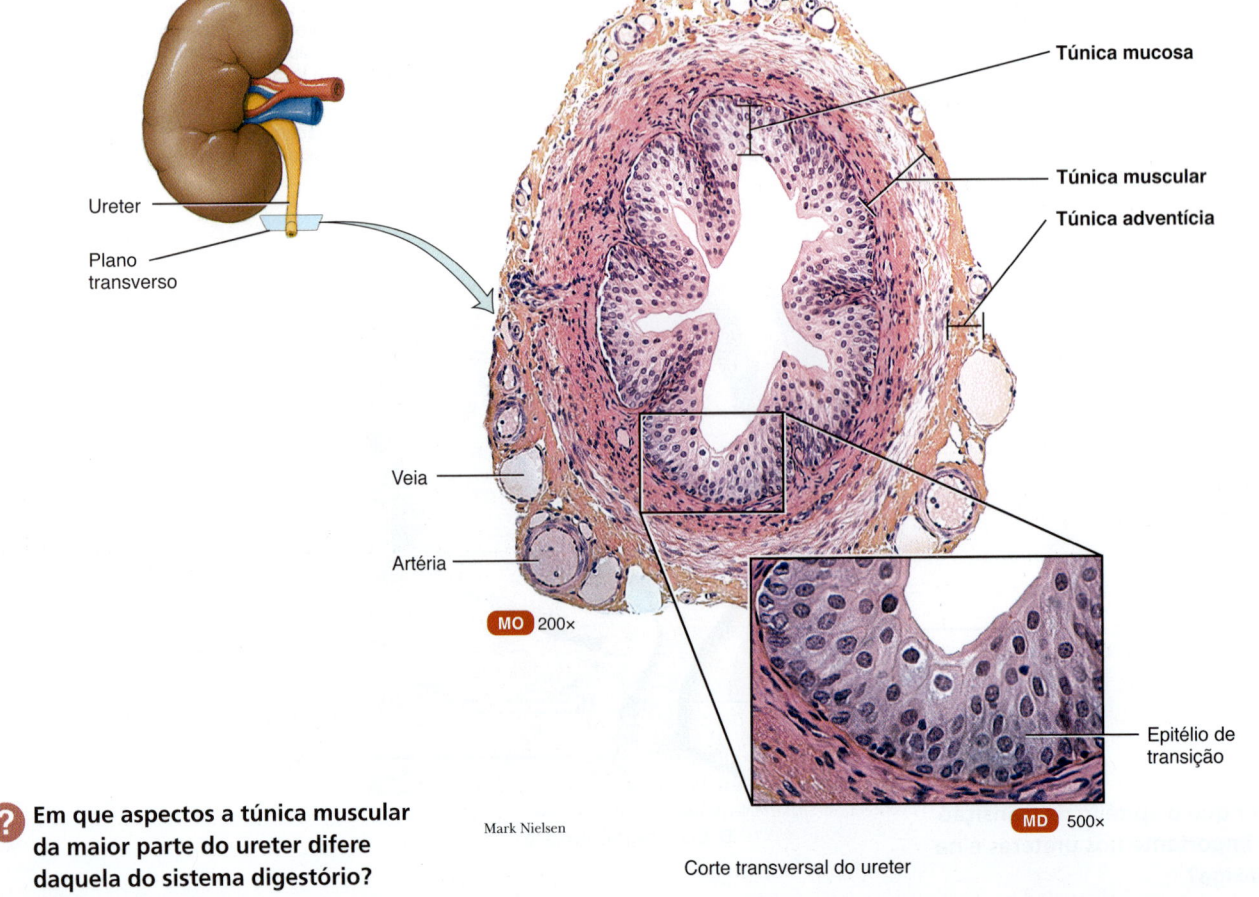

Corte transversal do ureter

? Em que aspectos a túnica muscular da maior parte do ureter difere daquela do sistema digestório?

pudenda interna e glútea superior, ou como ramo da artéria pudenda interna). As veias têm nomes correspondentes aos das artérias e finalmente terminam na veia cava inferior.

Os ureteres são inervados pelos plexos renais, que são supridos por fibras simpáticas e parassimpáticas dos nervos esplâncnicos menor e imo.

Bexiga urinária

A **bexiga urinária** é um órgão muscular oco e distensível, situado na cavidade pélvica, posterior à sínfise púbica. Nos homens, tem localização diretamente anterior ao reto, ao passo que, nas mulheres, é anterior à vagina e inferior ao útero (ver Figura 25.12). A bexiga urinária é mantida em posição por pregas de peritônio e condensações de tecido conjuntivo na pelve. O formato da bexiga urinária depende da quantidade de urina contida. Quando vazia, apresenta-se colapsada; quando ligeiramente distendida, torna-se esférica; conforme aumenta o volume de urina, torna-se piriforme e ascende para a cavidade abdominal. A capacidade média da bexiga urinária é de 700 a 800 mℓ; é menor nas mulheres, devido ao útero que ocupa o espaço imediatamente superior à bexiga urinária.

No assoalho da bexiga urinária, existe uma pequena área triangular, denominada **trígono** da bexiga. Os dois ângulos posteriores do trígono contêm os dois óstios dos ureteres; a abertura da uretra, o **óstio interno da uretra**, situa-se no ângulo anterior (ver Figura 25.9A). Como a sua túnica mucosa está firmemente ligada à túnica muscular, o trígono tem aparência lisa.

A parede da bexiga urinária é constituída de três túnicas (Figura 25.11). A mais profunda é a **túnica mucosa,** uma membrana mucosa composta de **epitélio de transição** e de uma **lâmina própria** subjacente, semelhante àquela dos ureteres. O epitélio de transição permite o estiramento. Verifica-se também a presença de **pregas** (na túnica mucosa). Circundando a túnica mucosa, encontra-se a **túnica muscular** intermediária, também denominada **músculo detrusor**, que consiste em três camadas de fibras musculares lisas: as camadas longitudinal interna, circular média e longitudinal externa. Ao redor do óstio da uretra, as fibras circulares formam um **músculo esfíncter interno da uretra** (ver Figura 25.9A), cujas fibras são de diâmetro menor e morfologicamente distintas daquelas do músculo detrusor da parede da bexiga urinária. Inferiormente ao músculo esfíncter interno da uretra, encontra-se o **músculo esfíncter externo da uretra** (músculo esquelético). A túnica mais superficial da bexiga urinária nas faces posterior e inferior é a **túnica adventícia,** uma camada de tecido conjuntivo frouxo que é contínua com a dos ureteres. Sobre a face superior da bexiga urinária está a **túnica serosa**, uma camada de peritônio.

A eliminação de urina da bexiga urinária é denominada **micção**. A micção ocorre por uma combinação de contrações musculares involuntárias e voluntárias. Quando o volume de urina na bexiga urinária ultrapassa 200 a 400 mℓ, a pressão no interior da bexiga aumenta de modo considerável, e os receptores de estiramento em sua parede transmitem impulsos nervosos para a medula espinal. Esses impulsos

Figura 25.11 Histologia da bexiga urinária.

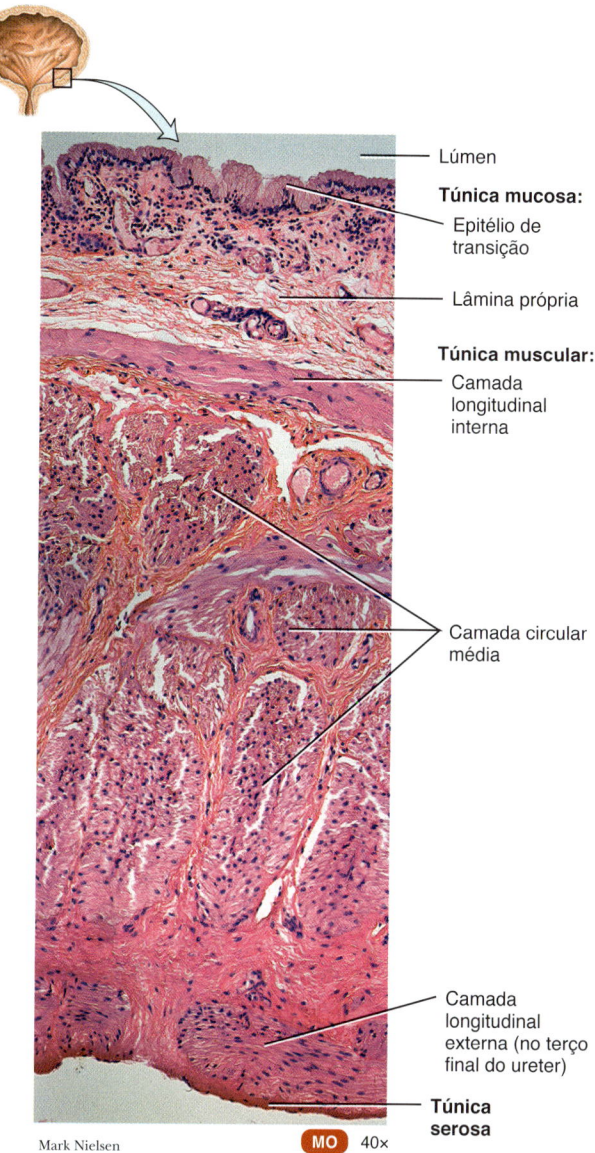

A eliminação de urina da bexiga urinária consiste em uma combinação de contrações musculares voluntárias e involuntárias, denominada micção.

Lúmen
Túnica mucosa:
Epitélio de transição
Lâmina própria
Túnica muscular:
Camada longitudinal interna
Camada circular média
Camada longitudinal externa (no terço final do ureter)
Túnica serosa

Mark Nielsen   MO 40×

Corte transversal da bexiga urinária

O que é trígono da bexiga?

propagam-se até o **centro de micção** nos segmentos sacrais S2 e S3 da medula espinal e desencadeiam um reflexo espinal, denominado **reflexo de micção**. Nesse arco reflexo, impulsos parassimpáticos do centro de micção propagam-se até a parede da bexiga urinária e o músculo esfíncter interno da uretra. Os impulsos nervosos provocam *contração* do músculo detrusor e *relaxamento* do músculo esfíncter interno da uretra. Simultaneamente, o centro da micção inibe os neurônios motores somáticos que inervam o músculo esquelético no esfíncter externo da uretra. A micção ocorre com a contração da bexiga urinária e o relaxamento dos músculos

CORRELAÇÃO CLÍNICA | *Incontinência urinária*

A falta de controle voluntário da micção é denominada **incontinência urinária**. Nos lactentes e crianças com menos de 2 a 3 anos de idade, a incontinência urinária é normal, visto que os neurônios que suprem o músculo esfíncter externo da uretra ainda não estão totalmente desenvolvidos; a micção ocorre sempre que a bexiga urinária é distendida o suficiente para estimular o reflexo da micção. A incontinência urinária também ocorre em adultos. Existem quatro tipos de incontinência urinária – de estresse ou esforço, de urgência, de fluxo constante e funcional. A **incontinência de estresse** ou de esforço é o tipo mais comum de incontinência urinária em mulheres jovens e de meia-idade e resulta da fraqueza dos músculos profundos do assoalho pélvico. Em consequência, qualquer esforço físico que aumente a pressão abdominal, como tosse, espirro, riso, exercício, força com o abdome, levantamento de objetos pesados e gravidez, provoca extravasamento de urina da bexiga urinária. A **incontinência de urgência** é mais comum em indivíduos idosos e caracteriza-se por urgência súbita e intensa de urinar, seguida de perda involuntária de urina. Pode ser causada por irritação na parede da bexiga urinária em consequência de infecção ou cálculos renais, acidente vascular encefálico, esclerose múltipla, lesão da medula espinal ou ansiedade. A **incontinência de fluxo constante** refere-se ao extravasamento involuntário de pequenas quantidades de urina, causada por algum tipo de bloqueio ou por contrações fracas da musculatura da bexiga urinária. Quando o fluxo de urina é bloqueado (p. ex., em consequência de aumento da próstata ou cálculos renais), ou os músculos da bexiga urinária não conseguem se contrair mais, ocorre enchimento excessivo da bexiga urinária, e a pressão interna aumenta até produzir gotejamento de pequenas quantidades de urina. A **incontinência funcional** refere-se à perda de urina que ocorre em consequência da incapacidade de chegar ao banheiro a tempo, devido a condições como acidente vascular encefálico, artrite grave e doença de Alzheimer. A escolha da opção adequada de tratamento depende do diagnóstico correto do tipo de incontinência. Os tratamentos incluem exercícios de Kegel, treinamento vesical, medicamentos e, possivelmente, cirurgia.

Os nervos que suprem a bexiga urinária originam-se, em parte, do plexo simpático hipogástrico e, em parte, do segundo e do terceiro nervos sacrais (nervo esplâncnico pélvico).

Uretra

A **uretra** é um pequeno tubo que se estende do óstio interno da uretra, no assoalho da bexiga urinária, até o exterior do corpo (ver Figura 25.9A). Tanto nos homens quanto nas mulheres, a uretra é a parte terminal do sistema urinário e a via de passagem para a eliminação da urina do corpo; nos homens, atua também como via de saída do sêmen.

Nos homens, a uretra também se estende do óstio interno da uretra até o exterior, porém o seu comprimento e trajeto são consideravelmente diferentes daqueles nas mulheres (Figura 25.12A). A uretra masculina passa inicialmente pela próstata, em seguida pelos músculos profundos do períneo e, por fim, pelo pênis, percorrendo uma distância de cerca de 20 cm.

A uretra masculina, que também é constituída de uma **túnica mucosa** profunda e de uma **túnica muscular** superficial, é subdividida em três partes anatômicas: (1) a **parte prostática da uretra** atravessa a próstata; (2) a **parte**

CORRELAÇÃO CLÍNICA | *Exame de urina*

A análise do volume e das propriedades físicas, químicas e microscópicas da urina, denominada **exame de urina**, fornece numerosas informações sobre a saúde do corpo. Cerca de 95% do volume de 1 a 2 ℓ de urina eliminados por dia por um adulto normal consistem em água. Os outros 5% consistem em solutos, incluindo ureia e íons, sódio, potássio, fosfato e sulfato; creatinina e ácido úrico. Além disso, quantidades muito menores de íons cálcio, magnésio e bicarbonato também são encontradas na urina. Se uma doença alterar o metabolismo do corpo ou a função renal, podem aparecer na urina traços de substâncias normalmente ausentes, ou podem aparecer quantidades anormais de constituintes normais.

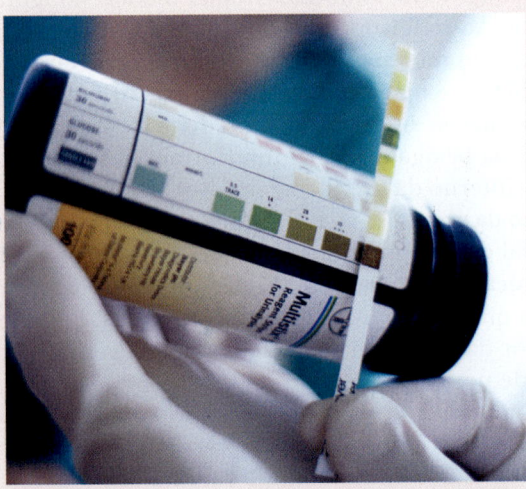

Ian Hooton/Science Source

A tira reagente previamente mergulhada na urina é comparada com um padrão para a detecção de constituintes anormais na urina.

---

esfíncteres. O enchimento da bexiga urinária causa sensação de plenitude, que inicia o desejo consciente de urinar antes que ocorra efetivamente o reflexo da micção. Embora o esvaziamento da bexiga urinária seja um reflexo, no início da infância aprendemos a iniciá-lo e a interrompê-lo voluntariamente. Por meio do controle aprendido do músculo esfíncter externo da uretra e de determinados músculos do assoalho pélvico, o córtex cerebral pode iniciar a micção ou retardá-la por um período limitado de tempo.

As artérias da bexiga urinária são a artéria vesical superior (que se origina da artéria umbilical), a artéria vesical média (que se origina da artéria umbilical ou de um ramo da artéria vesical superior) e a artéria vesical inferior (que se origina da artéria ilíaca interna, um tronco com as artérias pudenda interna e glútea superior, ou ramo da artéria pudenda interna). As veias da bexiga urinária drenam para a veia ilíaca interna.

Figura 25.12 Comparação entre as uretras feminina e masculina.

🔑 A uretra transporta a urina da bexiga urinária até o exterior.

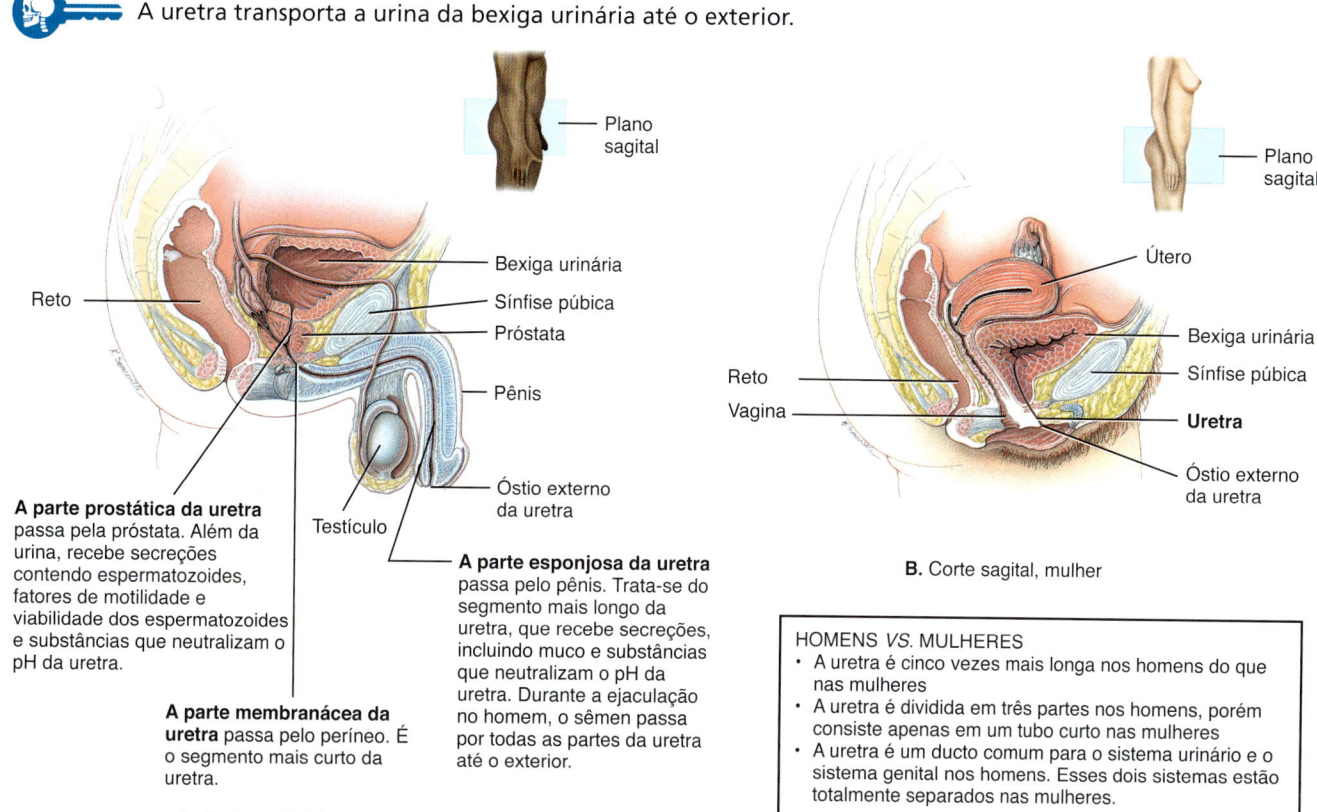

HOMENS VS. MULHERES
- A uretra é cinco vezes mais longa nos homens do que nas mulheres
- A uretra é dividida em três partes nos homens, porém consiste apenas em um tubo curto nas mulheres
- A uretra é um ducto comum para o sistema urinário e o sistema genital nos homens. Esses dois sistemas estão totalmente separados nas mulheres.

❓ **Quais são as três principais estruturas pelas quais a uretra masculina passa?**

---

membranácea da uretra,[1] que é a parte mais curta, passa através dos músculos profundos do períneo; e (3) a **parte esponjosa da uretra**, que é a parte mais longa, passa pelo pênis. A túnica mucosa da parte prostática da uretra é contínua com a da bexiga urinária e consiste em epitélio de transição, que se transforma em epitélio estratificado colunar ou pseudoestratificado colunar na parte mais distal. A túnica mucosa da parte membranácea da uretra contém epitélio estratificado colunar ou pseudoestratificado colunar. O epitélio da parte esponjosa da uretra também é um epitélio estratificado colunar ou pseudoestratificado colunar, exceto próximo ao óstio externo da uretra, que consiste em epitélio estratificado pavimentoso não queratinizado. A **lâmina própria** da uretra masculina consiste em tecido conjuntivo frouxo, com fibras elásticas e um plexo venoso.

A túnica muscular da parte prostática da uretra é composta de mechas de fibras musculares lisas principalmente circulares, superficiais à lâmina própria; essas fibras circulares ajudam a formar o músculo esfíncter externo da uretra da bexiga urinária. A túnica muscular da parte membranácea da uretra consiste em fibras musculares esqueléticas circulares do diafragma urogenital, que ajudam a formar o músculo esfíncter externo da uretra.

Várias glândulas e outras estruturas associadas à reprodução liberam seus conteúdos na uretra masculina (ver Figura 26.9). A parte prostática da uretra contém as aberturas (1) dos ductos que transportam secreções da **próstata (utrículo prostático)** e (2) das **glândulas seminais (colículo seminal)** que fornecem secreções que neutralizam a acidez do trato genital feminino e que contribuem para a motilidade e a viabilidade dos espermatozoides, e do **ducto deferente**, que libera os espermatozoides na uretra. As aberturas dos ductos das **glândulas bulbouretrais** ou *glândulas de Cowper* desembocam na parte esponjosa da uretra. Liberam uma substância alcalina antes da ejaculação, que neutraliza a acidez da uretra. As glândulas também secretam muco, que lubrifica a extremidade do pênis durante a excitação sexual. Em toda a extensão da uretra, porém particularmente na parte esponjosa, as aberturas dos ductos das **glândulas uretrais** ou *glândulas de Littré* liberam muco durante a excitação sexual e a ejaculação.

Nas mulheres, a uretra situa-se diretamente posterior à sínfise púbica, segue uma direção oblíqua inferior e anterior e tem um comprimento de 4 cm (Figura 25.12B). A abertura da uretra para o exterior, o **óstio externo da uretra**, está localizada entre o clítoris e o óstio da vagina. A parede da uretra feminina consiste em uma **túnica mucosa** profunda e em uma **túnica muscular** superficial. A túnica mucosa é uma membrana mucosa constituída de **epitélio** e **lâmina própria** (tecido conjuntivo frouxo com fibras elásticas e um plexo venoso). A túnica muscular consiste em fibras musculares

---

[1] N.R.T.: Na Terminologia Anatômica, a uretra masculina é dividida em quatro partes, sendo a parte intramural a primeira e as outras três, conforme descrito pelo autor. A parte intramural da uretra está relacionada com a bexiga urinária.

lisas de disposição circular, que é contínua com a da bexiga urinária. Próximo da bexiga urinária, a túnica mucosa contém epitélio de transição, que é contínuo com o da bexiga; próximo ao óstio externo da uretra, o epitélio é estratificado pavimentoso não queratinizado. Entre essas áreas, a túnica mucosa contém epitélio estratificado colunar ou pseudoestratificado colunar.

A Tabela 25.2 fornece um resumo dos órgãos do sistema urinário.

✓ TESTE RÁPIDO
16. Que forças ajudam a propelir a urina da pelve renal até a bexiga urinária?
17. O que é micção? Descreva o reflexo da micção.
18. Por que o comprimento da uretra é tão diferente nos homens e nas mulheres?

25.6 Desenvolvimento do sistema urinário

● OBJETIVO
- Descrever o desenvolvimento do sistema urinário.

A partir da terceira semana de desenvolvimento fetal, uma parte do mesoderma ao longo da face posterior do embrião, o **mesoderma intermediário**, diferencia-se nos rins. O mesoderma intermediário está localizado em duas elevações, denominadas **cristas urogenitais**. Ocorre formação sucessiva de três pares de rins dentro do mesoderma intermediário: o pronefro, o mesonefro e o metanefro (Figura 25.13). Apenas o último par permanece como rins funcionais do recém-nascido.

O primeiro rim a se formar, o **pronefro**, é o que ocupa a posição mais superior dos três e possui um **ducto pronéfrico** associado. Esse ducto desemboca na **cloaca**, a parte terminal expandida do intestino posterior, que atua como saída comum para os ductos urinário, digestivo e reprodutivo. O pronefro começa a sofrer degeneração durante a quarta semana e desaparece por completo na sexta semana.

O segundo rim, o **mesonefro**, substitui o pronefro. A parte retida do ducto pronéfrico, que se conecta com o mesonefro, dá origem ao **ducto mesonéfrico**. O mesonefro começa a degenerar na sexta semana e desaparece quase por completo na oitava semana.

Aproximadamente na quinta semana, uma evaginação do mesoderma, denominada **broto ureteral**,

TABELA 25.2
Resumo dos órgãos do sistema urinário.

ESTRUTURA	LOCALIZAÇÃO	DESCRIÇÃO	FUNÇÃO
Rins	Parte posterior do abdome, entre a última vértebra torácica e a terceira vértebra lombar, posteriormente ao peritônio (retroperitoneais); situam-se contra as costelas XI e XII	Órgãos sólidos, avermelhados, em forma de feijão; a estrutura interna consiste em três sistemas tubulares – artérias, veias e tubos urinários –, que formam uma interface íntima	Regulam o volume e a composição do sangue, ajudam a regular a pressão arterial, sintetizam glicose, liberam eritropoetina, participam na síntese de vitamina D e excretam resíduos na urina
Ureteres	Posteriormente ao peritônio (retroperitoneais); descem do rim até a bexiga urinária, ao longo da face anterior do músculo psoas maior e cruzam a pelve para alcançar o fundo da bexiga urinária, anteriormente ao sacro	Tubos espessos, de paredes musculares, com três camadas estruturais – a túnica mucosa de epitélio de transição, a túnica muscular com camadas circular e longitudinal de músculo liso e túnica adventícia de tecido conjuntivo frouxo	Tubos de transporte que conduzem a urina dos rins até a bexiga urinária
Bexiga urinária	Localizada na cavidade pélvica, anteriormente ao sacro e ao reto nos homens e ao sacro, reto e vagina nas mulheres e posteriormente ao púbis em ambos os sexos; nos homens, a face superior é coberta por peritônio parietal; nas mulheres, a face superior é coberta pelo útero	Órgão muscular oco e distensível, com formato variável, dependendo do volume de urina; três camadas básicas – a túnica mucosa interna de epitélio de transição, a túnica muscular intermediária de músculo liso, denominada músculo detrusor, e uma túnica adventícia externa ou túnica serosa sobre a face superior nos homens	Órgão de armazenamento, que armazena temporariamente a urina até o momento conveniente para eliminá-la do corpo
Uretra	Sai da bexiga urinária em ambos os sexos; nas mulheres, atravessa o assoalho do períneo na pelve e abre-se entre os lábios menores do pudendo; nos homens, atravessa a próstata, em seguida o assoalho do períneo da pelve e, por fim, o pênis para abrir-se em sua extremidade	Tubo de paredes finas com três camadas estruturais – túnica mucosa interna (epitélio de transição, estratificado coluna e estratificado pavimentoso), túnica intermediária fina de músculo liso circular e tecido conjuntivo delgado exterior	Tubo de drenagem que transporta a urina armazenada no corpo

Figura 25.13 Desenvolvimento do sistema urinário.

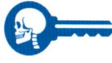 Ocorre formação de três pares de rins dentro do mesoderma intermediário em períodos sucessivos: o pronefro, o mesonefro e o metanefro.

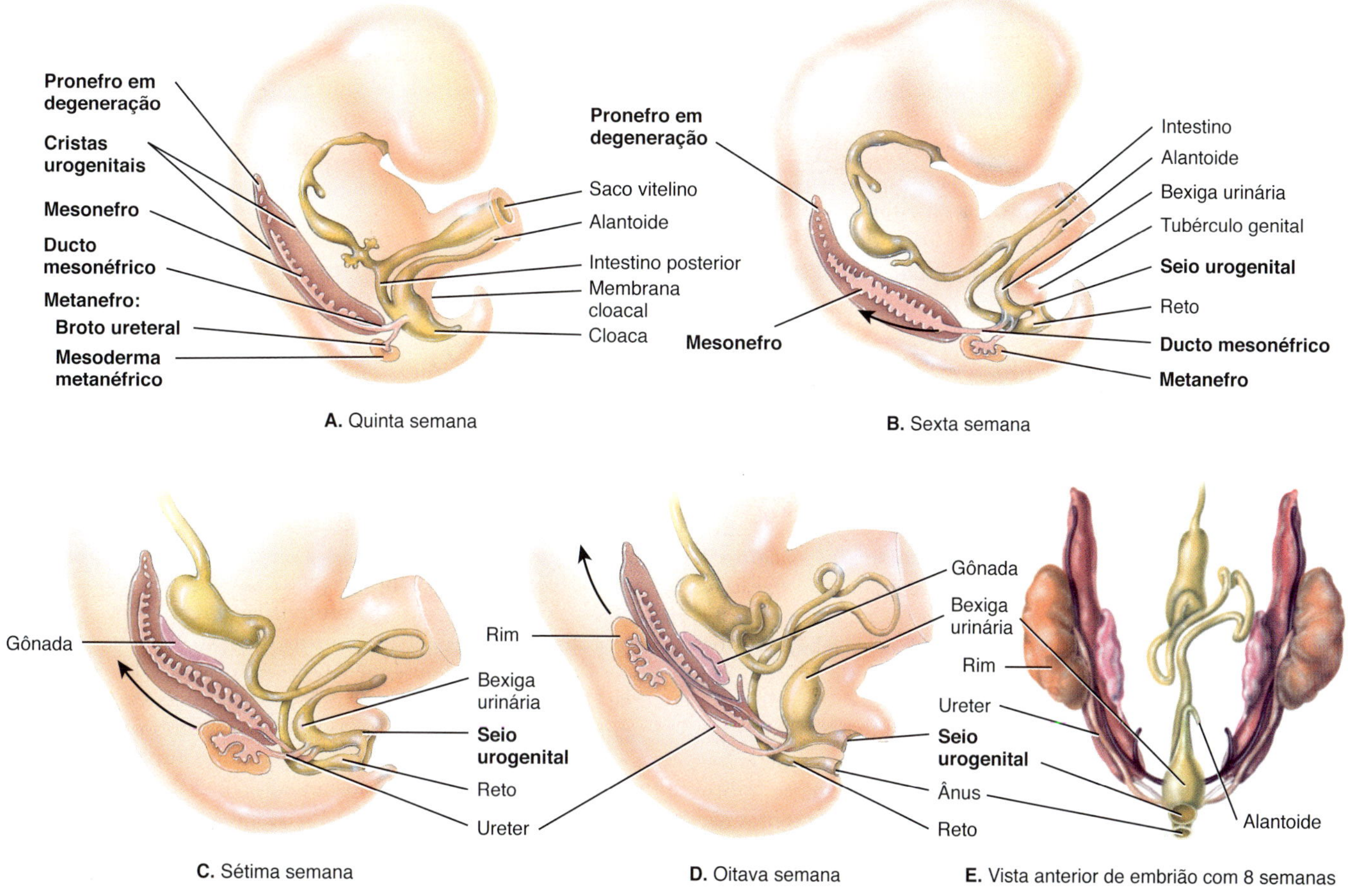

A. Quinta semana
B. Sexta semana
C. Sétima semana
D. Oitava semana
E. Vista anterior de embrião com 8 semanas

? Quando os rins começam a se desenvolver?

---

desenvolve-se a partir da parte distal do ducto mesonéfrico, próximo da cloaca. O **metanefro** ou rim final desenvolve-se a partir do broto ureteral e do mesoderma metanéfrico. O broto ureteral forma os *ductos coletores*, os *cálices renais*, a *pelve renal* e o *ureter*. O **mesoderma metanéfrico** forma os *néfrons* dos rins. No terceiro mês, os rins fetais começam a excretar urina no líquido amniótico circundante; na verdade, a urina fetal constitui a maior parte do líquido amniótico.

Durante o desenvolvimento, a cloaca divide-se em seio urogenital, no qual desembocam os ductos urinário e genital, e em reto, que termina no canal anal. A *bexiga urinária* desenvolve-se a partir do seio urogenital. Nas mulheres, a *uretra* desenvolve-se como resultado do alongamento do ducto curto que se estende da bexiga urinária até o seio urogenital. Nos homens, a uretra é consideravelmente mais longa e mais complexa, porém origina-se também do seio urogenital.

Embora os rins metanéfricos sejam formados na pelve, eles ascendem para a sua localização final no abdome. Durante essa migração, recebem vasos sanguíneos renais. Embora os vasos sanguíneos inferiores habitualmente sofram degeneração conforme aparecem os vasos superiores, algumas vezes os vasos inferiores não degeneram. Em consequência, alguns indivíduos (cerca de 30%) apresentam múltiplos vasos renais.

Em uma condição denominada **agenesia renal unilateral**, ocorre desenvolvimento de apenas um rim (habitualmente o direito), devido à ausência de um broto ureteral. A condição ocorre em um de cada 1.000 recém-nascidos e habitualmente afeta mais os homens do que as mulheres. Outras anormalidades renais que ocorre durante o desenvolvimento incluem a **má rotação dos rins** (o hilo está voltado em sentido anterior, posterior ou lateral, em lugar de medial); o **rim ectópico** (posição anormal de um ou de ambos os rins, habitualmente inferior); e o **rim em ferradura** (fusão dos dois rins, habitualmente na parte inferior, formando um único rim em forma de U).

✓ TESTE RÁPIDO

19. Que tipo de tecido embrionário dá origem aos néfrons?
20. Que tecido embrionário dá origem aos ductos coletores, cálices, pelves renais e ureteres?

25.7 Envelhecimento e sistema urinário

OBJETIVO
- Descrever em linhas gerais os efeitos do envelhecimento sobre o sistema urinário.

Com o envelhecimento, os rins diminuem de tamanho, apresentam fluxo sanguíneo diminuído e filtram menor volume de sangue. A massa dos dois rins diminui de uma média de 300 g aos 20 anos de idade para menos de 200 g aos 80 anos, uma diminuição de cerca de um terço. De modo semelhante, o fluxo sanguíneo renal e as taxas de filtração declinam em 50% entre 40 e 70 anos de idade. Aos 80 anos, cerca de 40% dos glomérulos não estão funcionando e, portanto, ocorre diminuição na filtração, reabsorção e secreção. As doenças renais que se tornam mais comuns com a idade incluem inflamações renais agudas e crônicas e cálculos renais. Como a sensação de sede diminui com a idade, os indivíduos idosos também são suscetíveis à desidratação. As alterações da bexiga urinária que ocorrem com o envelhecimento incluem redução no tamanho e na capacidade e enfraquecimento dos músculos. As infecções do trato urinário são mais comuns em indivíduos idosos, assim como **poliúria** (produção excessiva de urina), **nictúria** (micção excessiva à noite), aumento da frequência de micção, **disúria** (micção dolorosa), retenção ou incontinência urinária e hematúria (presença de sangue na urina).

✓ TESTE RÁPIDO
21. Qual é o grau de diminuição da massa renal e da taxa de filtração com a idade?

TERMINOLOGIA TÉCNICA

Azotemia. Presença de ureia ou de outras substâncias contendo nitrogênio no sangue.

Cálculos renais. Cálculos renais formados de cristais de sais presentes na urina; em geral, contêm oxalato de cálcio, ácido úrico ou fosfato de cálcio. As condições que levam à formação de cálculos incluem ingestão excessiva de cálcio, baixa ingestão de água, urina anormalmente alcalina ou ácida e hiperatividade das glândulas paratireoides.

Cistocele. Hérnia da bexiga urinária.

Doença renal policística (DRP). Distúrbio hereditário comum, em que os túbulos renais tornam-se repletos de centenas ou milhares de cistos (cavidades cheias de líquido). A apoptose (morte celular programada) inapropriada de células nos túbulos não císticos resulta em comprometimento progressivo da função renal e, por fim, insuficiência renal terminal.

Enurese. Eliminação involuntária de urina depois da idade em que normalmente se alcança o controle voluntário.

Enurese noturna. Emissão de urina durante o sono, que ocorre em cerca de 15% das crianças com 5 anos de idade, que, em geral, regride espontaneamente; acomete apenas cerca de 1% dos adultos. As possíveis causas incluem capacidade vesical menor do que a normal, incapacidade de despertar em resposta à bexiga urinária cheia e produção de urina acima do normal à noite.

Hidronefrose. Aumento do tamanho do rim, devido à dilatação da pelve renal e dos cálices, em consequência de obstrução do fluxo de urina).

Infecção das vias urinárias (IVU). Infecção de parte do sistema urinário ou achado de numerosos micróbios na urina; mais comum nas mulheres, devido ao menor comprimento da uretra. Os sintomas consistem em dor ou ardência na micção, micção urgente e frequente, dor lombar e enurese noturna.

Litotripsia por ondas de choque. Procedimento que utiliza ondas de choque de alta energia para desintegrar cálculos renais como alternativa para a sua retirada cirúrgica.

Nefropatia. Qualquer doença dos rins. Os tipos incluem *nefropatia por analgésicos* (em consequência do uso prolongado e excessivo de fármacos como ibuprofeno), *nefropatia por chumbo* (em consequência da ingestão de tinta contendo chumbo) e *nefropatia por solvente* (por tetracloreto de carbono ou outros solventes).

Nefropatia diabética. Distúrbio causado por diabetes melito, em que ocorre lesão dos glomérulos. Resulta em extravasamento de proteínas na urina e redução da capacidade dos rins de eliminar água e resíduos.

Pielografia intravenosa (PIV) ou urografia excretora. Radiografia dos rins, dos ureteres e da bexiga urinária após a injeção venosa de meio de contraste radiopaco.

Retenção urinária. Incapacidade de eliminar urina normalmente ou por completo; pode ser causada por obstrução da uretra ou do colo da bexiga urinária, por contração nervosa da uretra ou ausência de necessidade de urinar.

Síndrome nefrótica. Condição caracterizada por proteinúria, isto é, presença de proteína na urina, e hiperlipidemia, que consiste em níveis sanguíneos elevados de colesterol, fosfolipídios e triglicerídio.

Uremia. Níveis tóxicos de ureia no sangue, em consequência de disfunção renal grave.

REVISÃO DO CAPÍTULO

Conceitos essenciais

25.1 Visão geral do sistema urinário
1. Os órgãos do sistema urinário são os rins, os ureteres, a bexiga urinária e a uretra.
2. Após a filtração do sangue pelos rins e o retorno da maior parte da água e de muitos solutos para a corrente sanguínea, a água e os solutos remanescentes constituem a urina.
3. Os rins regulam a composição iônica, a osmolaridade, o volume e o pH do sangue, bem como a pressão arterial.
4. Os rins também liberam calcitriol e eritropoetina e excretam resíduos e substâncias estranhas.

25.2 Anatomia dos rins

1. Os rins são órgãos retroperitoneais inseridos na parede posterior do abdome.
2. Os rins envolvidos por três camadas de tecido: a cápsula fibrosa, a cápsula adiposa e a fáscia renal.
3. Internamente, os rins são constituídos de córtex renal, medula renal, pirâmides renais, papilas renais, colunas renais, cálices renais maiores e menores e pelve renal.
4. O sangue que flui para o rim por meio da artéria renal e, sucessivamente, das artérias segmentares, interlobares, arqueadas e interlobulares; arteríolas aferentes, glomérulos, arteríolas eferentes; capilares peritubulares e arteríolas retas; e veias interlobulares, arqueadas e interlobares, drenando para a veia renal.
5. Os nervos vasomotores da parte simpática da divisão autônoma do sistema nervoso suprem os vasos sanguíneos renais; ajudam a regular o fluxo sanguíneo através dos rins.

25.3 Néfron

1. O néfron constitui a unidade funcional dos rins. O néfron é a unidade funcional dos rins. Um néfron é constituído de um corpúsculo renal (glomérulo e cápsula glomerular ou de Bowman) e de um túbulo renal.
2. O túbulo renal consiste em um túbulo contorcido proximal, alça de Henle e túbulo distal, que drena em um ducto coletor. A alça de Henle consiste em ramos descendente e ascendente.
3. O néfron cortical tem uma alça de Henle curta, que mergulha apenas na região superficial da medula renal; o néfron justamedular possui uma alça longa, que se estende pela medula até quase alcançar a papila renal.
4. A parede de toda a cápsula glomerular, túbulo renal e ductos consiste em uma única camada de células epiteliais. O epitélio apresenta características histológicas distintas em diferentes partes do túbulo. A Tabela 25.1 fornece um resumo das características histológicas do túbulo renal e do ducto coletor.
5. O aparelho justaglomerular (AJG) é constituído pelas células justaglomerulares de uma arteríola aferente e pela mácula densa da parte final do ramo ascendente da alça de Henle.

25.4 Funções dos néfrons

1. O líquido que é filtrado pelos glomérulos e que entra no espaço capsular é denominado filtrado glomerular.
2. A membrana de filtração (endotelial-capsular) consiste no endotélio dos glomérulos, na lâmina basal e nas fendas de filtração entre os pedicelos dos podócitos.
3. As substâncias no plasma em sua maioria atravessam facilmente os glomérulos. Entretanto, as células sanguíneas e a maioria das proteínas normalmente não são filtradas.
4. O volume do filtrado glomerular é de até 180 ℓ por dia. Isso se deve ao fato de que o filtro é poroso e fino, os capilares glomerulares são longos e a pressão arterial capilar é alta.
5. A reabsorção tubular é um processo seletivo que recupera substâncias do líquido tubular e as devolve à corrente sanguínea. As substâncias reabsorvidas incluem água, glicose, aminoácidos, ureia e íons, como sódio, cloreto, potássio, bicarbonato e fosfato.
6. Algumas substâncias que não são necessárias para o corpo são removidas do sangue e eliminadas na urina por secreção tubular. Essas substâncias incluem íons (K^+, H^+ e NH_4^+), ureia, creatinina e determinados fármacos.

25.5 Transporte, armazenamento e eliminação da urina

1. Os ureteres são de localização retroperitoneal e consistem em uma túnica mucosa, túnica muscular e túnica adventícia. Transportam a urina da pelve renal até a bexiga, principalmente por peristalse.
2. A bexiga urinária está localizada na cavidade pélvica, posterior à sínfise púbica; sua função consiste em armazenar a urina antes da micção.
3. A bexiga urinária é constituída de uma túnica mucosa com pregas, uma única túnica muscular (músculo detrusor) e uma túnica adventícia (túnica serosa sobre a face superior).
4. O reflexo da micção libera a urina da bexiga urinária por meio de impulsos parassimpáticos, que causam contração do músculo detrusor e o relaxamento do músculo esfíncter interno da uretra, e por meio de inibição de impulsos em neurônios motores somáticos para o músculo esfíncter externo da uretra.
5. A uretra é um tubo que se estende do assoalho da bexiga urinária até o exterior do corpo. Em ambos os sexos, a uretra tem como função eliminar a urina do corpo; nos homens, libera também o sêmen.

25.6 Desenvolvimento do sistema urinário

1. Os rins desenvolvem-se a partir do mesoderma intermediário.
2. Os rins desenvolvem-se de acordo com a seguinte sequência: pronefro, mesonefro e metanefro. Apenas o metanefro persiste e desenvolve-se em um rim funcional.

25.7 Envelhecimento e sistema urinário

1. Com o envelhecimento, os rins diminuem de tamanho, apresentam um fluxo sanguíneo reduzido e filtram um menor volume de sangue.
2. Os problemas comuns relacionados com o envelhecimento incluem infecções das vias urinárias, aumento da frequência de micção, retenção ou incontinência urinária e cálculos renais.

QUESTÕES PARA AVALIAÇÃO CRÍTICA

1. Imagine que um novo supermicróbio tenha surgido de um depósito de lixo nuclear. Esse micróbio produz uma toxina que bloqueia a função tubular renal, porém não afeta o glomérulo. Faça uma previsão dos efeitos dessa toxina.
2. Sempre que Bárbara, de 35 anos de idade, pula na cama elástica com os dois filhos pequenos, ela percebe que "molha um pouco as calças", embora tenha acabado de ir ao banheiro antes de brincar. Descreva os músculos e os nervos envolvidos no reflexo da micção que podem estar causando o problema de Bárbara.
3. Embora os cateteres urinários tenham um único comprimento, o número de centímetros que precisam ser introduzidos para a retirada de urina difere significativamente nos homens e nas mulheres. Por quê? Por que o volume de urina liberada da bexiga cheia difere entre homens e mulheres?
4. Quando Juan examinou uma amostra da própria urina ao microscópio durante a aula no laboratório de anatomia humana, ficou preocupado ao ver numerosas células no campo; a urina parecia ser líquida. Não há evidências de sangue ou de infecção. Quais são essas células e de onde provêm?
5. O Sr. Manuel teve *doença renal policística* durante toda a vida, porém só nos últimos 10 anos é que a evolução da doença levou à destruição de parte significativa de parênquima renal (néfrons). Para compensar as funções dos néfrons destruídos, o Sr. Manuel é submetido a *hemodiálise* 4 vezes/semana. Quais são as funções do néfron que agora estão sendo realizadas pelo aparelho de diálise?

RESPOSTAS ÀS QUESTÕES DAS FIGURAS

25.1 Os rins constituem os principais órgãos do sistema urinário; as outras estruturas atuam como áreas de armazenamento e vias de passagem.

25.2 Os rins são retroperitoneais, visto que estão localizados posteriormente ao peritônio da cavidade abdominal.

25.3 Os vasos sanguíneos, os vasos linfáticos, os nervos e o ureter passam pelo hilo renal.

25.4 Cerca de 1.200 mℓ de sangue entram nas artérias renais a cada minuto.

25.5 Os néfrons corticais têm glomérulos no córtex renal superficial, e suas alças de Henle curtas penetram apenas na medula renal superficial; os néfrons justaglomerulares apresentam glomérulos situados profundamente no córtex renal, e suas alças de Henle longas estendem-se pela medula renal, alcançando quase a papila renal.

25.6 A seção mostrada tem de ser parte do córtex renal, visto que não há corpúsculos renais na medula renal.

25.7 A penicilina secretada pelas células do túbulo renal está sendo retirada da corrente sanguínea.

25.8 As fenestrações (poros) endoteliais nos capilares glomerulares impedem a entrada dos eritrócitos no espaço capsular, visto que são demasiado pequenas para a passagem dos eritrócitos.

25.9 O epitélio de transição é importante nos ureteres e na bexiga urinária, visto que possibilita a distensão dos órgãos para acomodar uma quantidade variável de líquido.

25.10 Na maior parte do ureter, a túnica muscular consiste em uma camada longitudinal interna e em uma camada circular externa, uma disposição oposta àquela observada no tubo gastrintestinal.

25.11 O trígono da bexiga é uma área triangular na bexiga urinária, formado pelos óstios dos ureteres (ângulos posteriores) e pelo óstio interno da uretra (ângulo anterior).

25.12 A uretra masculina atravessa a próstata, o diafragma urogenital e o pênis.

25.13 Os rins começam a se desenvolver durante a terceira semana de gestação.

SISTEMA GENITAL

26

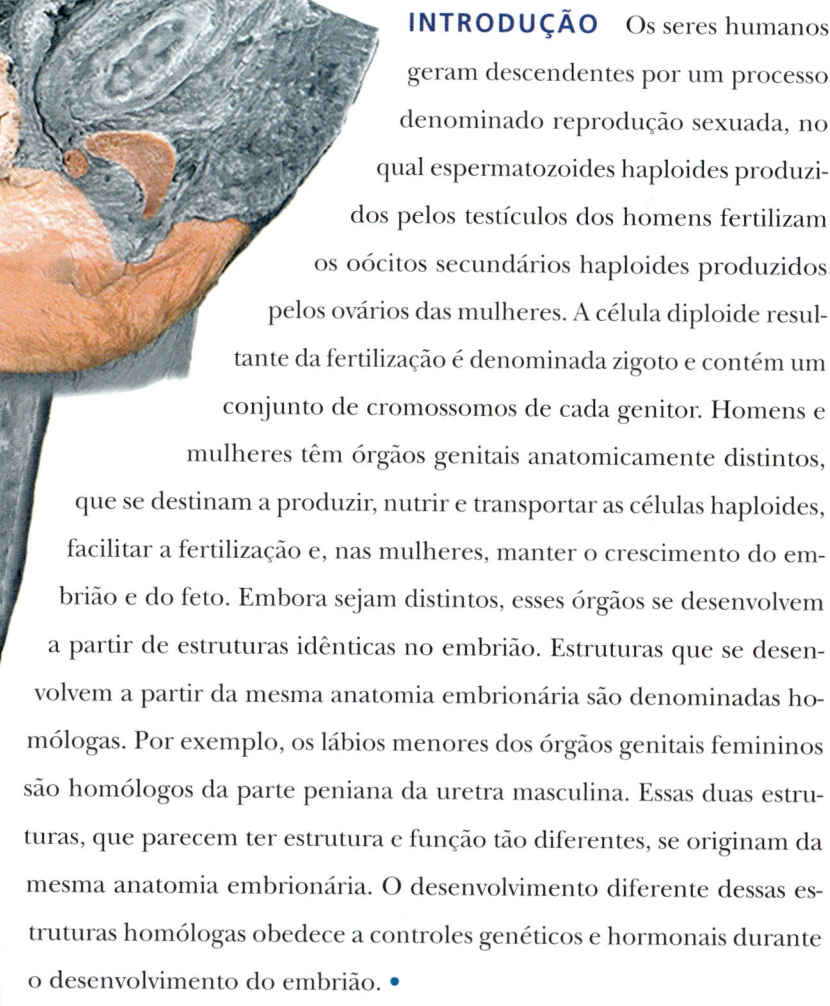

Mark Nielsen

INTRODUÇÃO Os seres humanos geram descendentes por um processo denominado reprodução sexuada, no qual espermatozoides haploides produzidos pelos testículos dos homens fertilizam os oócitos secundários haploides produzidos pelos ovários das mulheres. A célula diploide resultante da fertilização é denominada zigoto e contém um conjunto de cromossomos de cada genitor. Homens e mulheres têm órgãos genitais anatomicamente distintos, que se destinam a produzir, nutrir e transportar as células haploides, facilitar a fertilização e, nas mulheres, manter o crescimento do embrião e do feto. Embora sejam distintos, esses órgãos se desenvolvem a partir de estruturas idênticas no embrião. Estruturas que se desenvolvem a partir da mesma anatomia embrionária são denominadas homólogas. Por exemplo, os lábios menores dos órgãos genitais femininos são homólogos da parte peniana da uretra masculina. Essas duas estruturas, que parecem ter estrutura e função tão diferentes, se originam da mesma anatomia embrionária. O desenvolvimento diferente dessas estruturas homólogas obedece a controles genéticos e hormonais durante o desenvolvimento do embrião. •

 Você já se perguntou como são realizadas as mamoplastias de aumento e de redução? Você pode encontrar a resposta na página 929.

SUMÁRIO

26.1 Sistema genital masculino, 888
- Escroto, 888
- Testículos, 890
- Ductos do sistema genital masculino, 895
- Funículo espermático, 896
- Glândulas sexuais acessórias masculinas, 897
- Sêmen, 899
- Pênis, 899

26.2 Sistema genital feminino, 902
- Ovários, 902
- Tubas uterinas, 908
- Útero, 911
- Vagina, 913
- Pudendo feminino, 915
- Períneo, 916
- Glândulas mamárias, 916

26.3 Ciclo reprodutivo feminino, 919
- Fase menstrual, 920
- Fase pré-ovulatória, 921
- Ovulação, 921
- Fase pós-ovulatória, 921

26.4 Métodos de controle da natalidade e aborto, 923
- Métodos de controle da natalidade, 923
- Aborto, 925

26.5 Desenvolvimento dos sistemas genitais, 926

26.6 Envelhecimento e sistemas genitais, 928

Terminologia técnica, 929

26.1 Sistema genital masculino

OBJETIVOS

- Descrever a localização, a estrutura e as funções do escroto
- Explicar a localização dos testículos e descrever suas funções
- Discorrer sobre o processo da espermatogênese nos testículos
- Descrever a estrutura e as funções de cada parte de um espermatozoide maduro.

Os órgãos genitais masculinos e femininos podem ser agrupados por função. As **gônadas** – testículos nos homens e ovários nas mulheres – produzem gametas e secretam hormônios sexuais. Vários **ductos** armazenam e transportam os gametas, e as glândulas sexuais acessórias produzem substâncias que protegem os gametas e facilitam seu movimento. Por fim, **estruturas de apoio**, como o pênis, nos homens, e a vagina, nas mulheres, auxiliam a transferência dos gametas, e o útero feminino auxilia o crescimento do embrião e do feto durante a gravidez.

Os órgãos do **sistema genital masculino** são os testículos (gônadas masculinas), um sistema de ductos (epidídimo, ducto deferente, ductos ejaculatórios e uretra), glândulas sexuais acessórias (glândulas seminais, próstata e glândulas bulbouretrais) e várias estruturas de apoio, entre as quais estão o escroto e o pênis (Figura 26.1). Os testículos produzem espermatozoides e secretam hormônios. O sistema de ductos transporta e armazena espermatozoides, auxilia sua maturação e os conduz ao exterior. O sêmen contém espermatozoides e as secreções liberadas pelas glândulas sexuais acessórias. As estruturas de apoio têm várias funções. O pênis transfere os espermatozoides para o sistema genital feminino, e o escroto contém os testículos.

Como observado no Capítulo 25, a **urologia** é o estudo do sistema urinário. Os urologistas também diagnosticam e tratam doenças e distúrbios do sistema genital masculino. O ramo da Medicina que trata os distúrbios masculinos, sobretudo a infertilidade e a disfunção sexual, é a **andrologia**.

Escroto

O **escroto**, a estrutura anatômica que contém os testículos, é uma bolsa formada por pele frouxa e tela subcutânea que pende da raiz (parte fixa) do pênis (Figura 26.1A). Externamente, o escroto se assemelha a uma bolsa de pele dividida em porções laterais por uma crista mediana, a **rafe** (sutura) (Figura 26.2). Internamente, é dividido pelo **septo do escroto** em duas bolsas, e cada uma delas contém um testículo. O septo é constituído de tela subcutânea e tecido muscular, o **músculo dartos**, composto de feixes de fibras musculares lisas. O músculo dartos também é encontrado na tela subcutânea do escroto. Associado a cada testículo no escroto está o **músculo cremaster**. Esse músculo é constituído de uma série de pequenas faixas de músculo esquelético que descem, como uma extensão do músculo oblíquo interno do abdome, através do funículo espermático e circundam o testículo.

A localização do escroto e a contração de suas fibras musculares regulam a temperatura dos testículos. A produção normal de espermatozoides requer uma temperatura de cerca de 2°C a 3°C abaixo da temperatura central do corpo. Essa menor temperatura é mantida no escroto porque ele está fora da cavidade pélvica. Os músculos cremaster e dartos contraem-se em resposta a baixas temperaturas.

CORRELAÇÃO CLÍNICA | *Criptorquidia*

O distúrbio no qual os testículos não descem até o escroto é denominado **criptorquidia**. Ocorre em cerca de 3% dos lactentes a termo e cerca de 30% dos prematuros. A criptorquidia bilateral não tratada causa esterilidade em razão da temperatura mais alta na cavidade pélvica. A chance de câncer testicular é 30 a 50 vezes maior em testículos criptorquídicos, possivelmente decorrente da divisão anormal das células germinativas ocasionada pela maior temperatura na cavidade pélvica. Os testículos de cerca de 80% dos meninos com criptorquidia descem espontaneamente durante o primeiro ano de vida. Quando isso não acontece, pode-se proceder à correção cirúrgica, de preferência antes dos 18 meses de vida.

Figura 26.1 Órgãos genitais masculinos e estruturas adjacentes.

Os órgãos genitais são adaptados para produzir novos indivíduos e transmitir material genético de uma geração para a outra.

FUNÇÕES DO SISTEMA GENITAL MASCULINO

1. Os testículos produzem espermatozoides e o hormônio sexual masculino, a testosterona.
2. Os ductos transportam e armazenam os espermatozoides, além de auxiliarem na sua maturação.
3. As glândulas sexuais acessórias secretam a maior parte da parte líquida do sêmen.
4. O pênis contém a uretra, via de passagem para a ejaculação do sêmen e para excreção da urina.

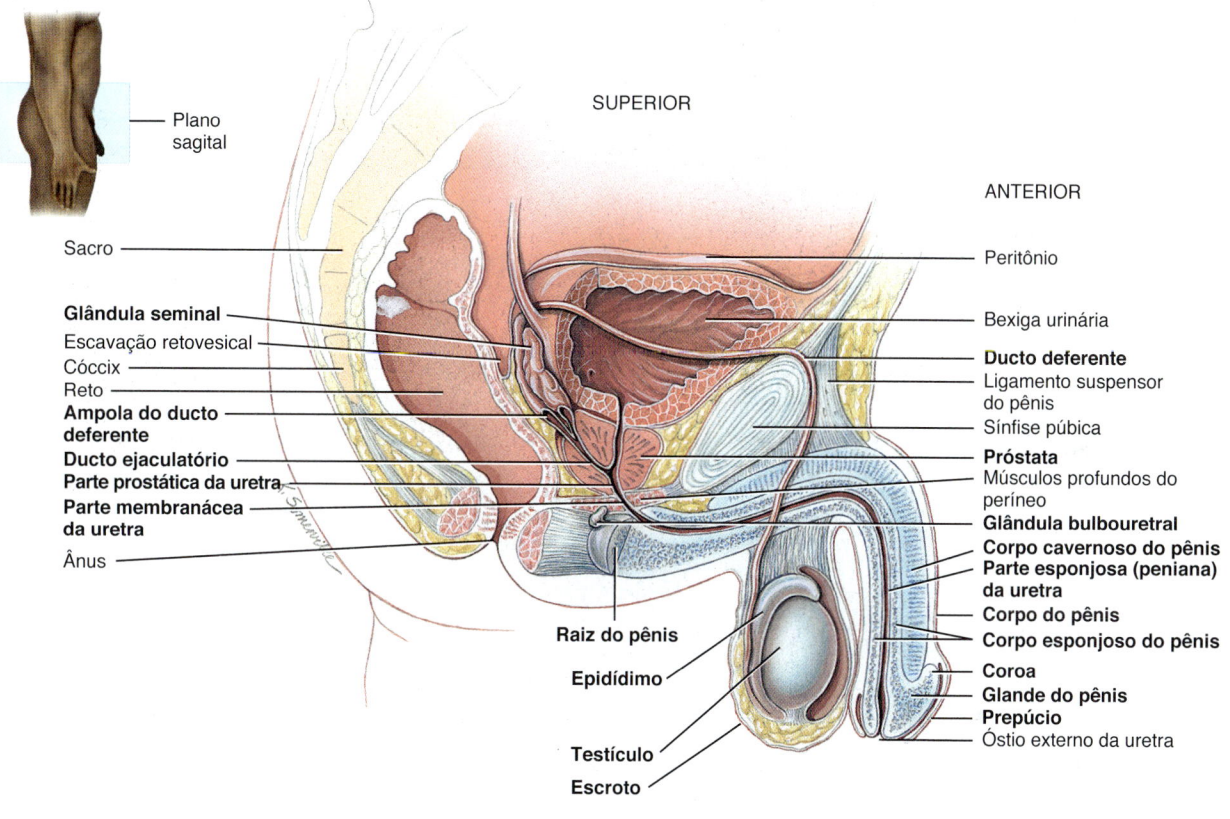

A. Corte sagital

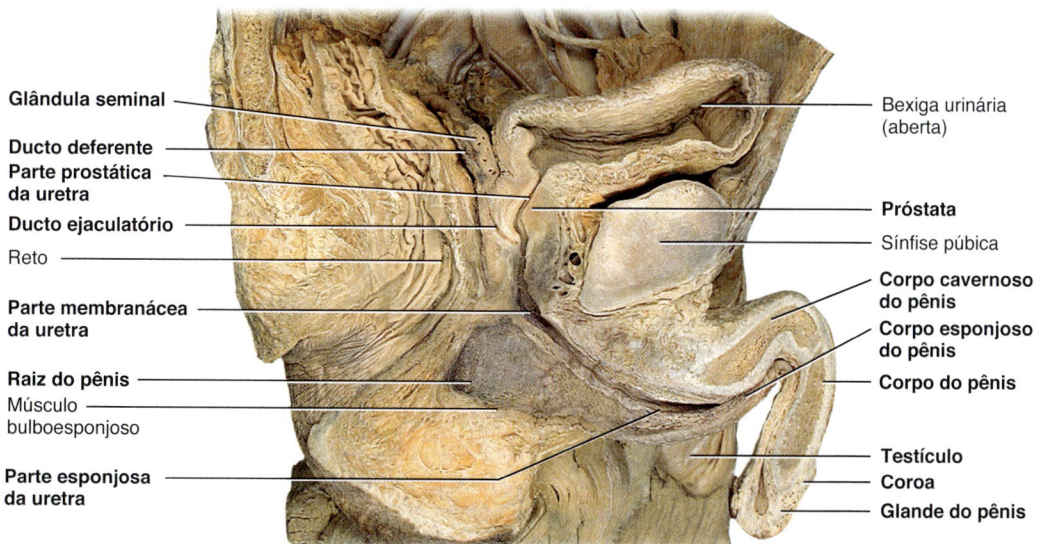

Dissecção de Shawn Miller; fotografia de Mark Nielsen

B. Corte sagital

? Quais são os grupos de órgãos genitais masculinos e quais são as funções de cada grupo?

Figura 26.2 Escroto, a estrutura que contém os testículos.

 O escroto, formado de pele frouxa e fáscia superficial, contém os testículos.

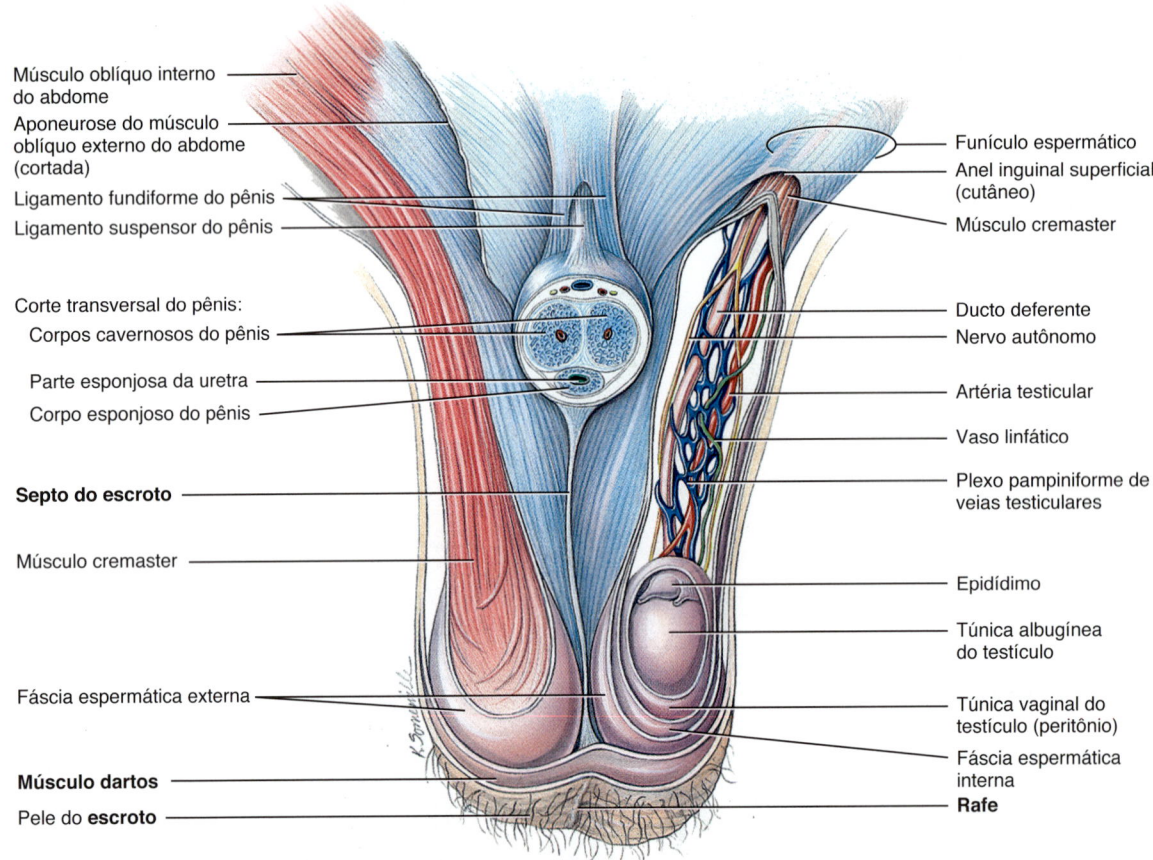

Vista anterior do escroto e dos testículos e corte transversal do pênis

Que músculos ajudam a controlar a temperatura dos testículos?

A contração dos músculos cremaster aproxima os testículos do corpo, onde absorvem o calor corporal. A contração do músculo dartos tensiona o escroto (aparência enrugada), o que reduz o calor corporal. A exposição ao calor inverte essas ações.

A irrigação sanguínea do escroto tem origem na artéria pudenda interna, ramo da artéria ilíaca interna; na artéria cremastérica, ramo da artéria epigástrica inferior; e na artéria pudenda externa, ramo da artéria femoral. As veias escrotais acompanham as artérias.

Os nervos escrotais se originam do nervo pudendo, nervo cutâneo femoral posterior e nervos ilioinguinais.

Testículos

Os **testículos** são duas glândulas ovais, localizadas no escroto, que medem cerca de 5 cm de comprimento e 2,5 cm de diâmetro (Figura 26.3). Cada testículo pesa de 10 a 15 g. Os testículos se desenvolvem perto dos rins, na parte posterior do abdome, e geralmente iniciam a descida para o escroto, através dos canais inguinais (passagens na parede anterior do abdome; ver Figura 26.2), durante a segunda metade do sétimo mês do desenvolvimento fetal.

Os testículos são parcialmente cobertos pela **túnica vaginal**, membrana serosa derivada do peritônio que se forma durante a descida dos testículos. Assim como outras túnicas

CORRELAÇÃO CLÍNICA | Vasectomia

O principal método de esterilização masculina é a **vasectomia**,[1] na qual se retira uma parte de cada ducto deferente. Faz-se uma incisão de cada lado do escroto, os ductos deferentes são localizados, seccionados, ligados em dois lugares com fio de sutura, e a parte entre os fios é excisada. Embora o testículo continue a produzir espermatozoides, estes não chegam mais ao exterior. Os espermatozoides degeneram e são destruídos por fagocitose. Como não há secção dos vasos sanguíneos, os níveis de testosterona no sangue continuam normais, portanto a vasectomia não influencia o desejo sexual, o desempenho nem a ejaculação. Se realizada corretamente, a efetividade da vasectomia é de quase 100%. O procedimento pode ser revertido, mas a chance de recuperar a fertilidade é de apenas 30 a 40%.

---

[1]N.R.T.: Também é conhecida como deferentectomia.

Figura 26.3 Anatomia interna e externa de um testículo.

 Os testículos são as gônadas masculinas, que produzem espermatozoides haploides.

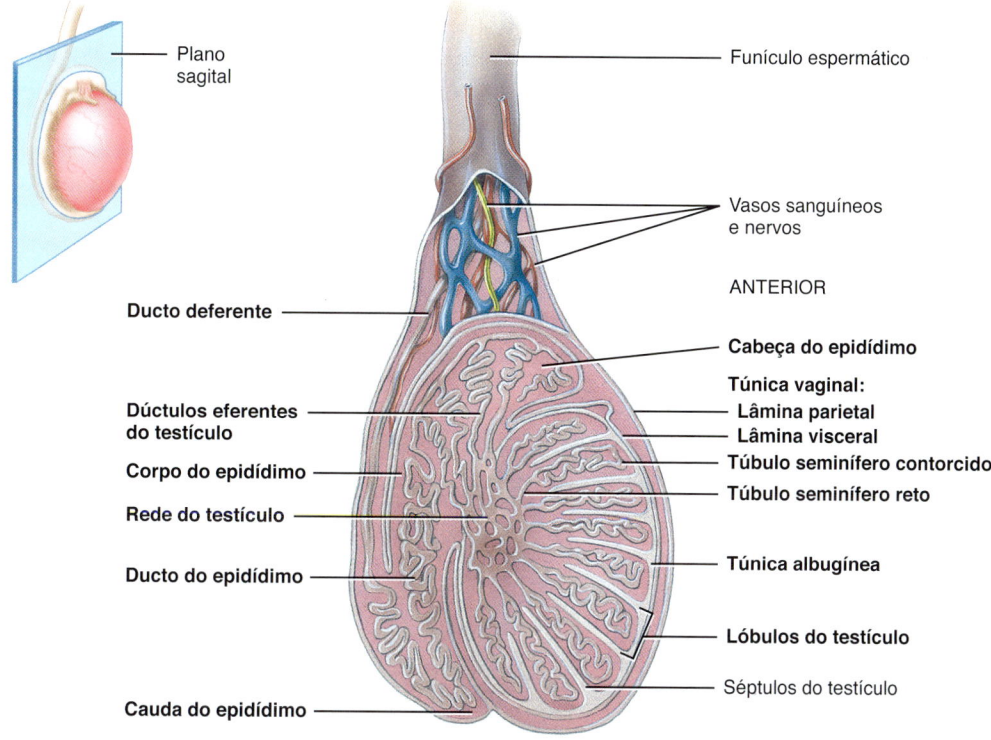

A. Corte sagital de um testículo mostrando os túbulos seminíferos

Dissecção de Shawn Miller; fotografia de Mark Nielsen
B. Vista lateral do testículo e estruturas associadas

Dissecção de Shawn Miller; fotografia de Mark Nielsen
C. Corte sagital

Que camadas de tecido recobrem e protegem os testículos?

serosas, tem uma lâmina visceral e uma lâmina parietal e forma uma relação de "punho dentro do balão" com o testículo. O acúmulo de líquido seroso na cavidade da túnica vaginal é denominado **hidrocele**. Pode ser causado por lesão dos testículos ou inflamação do epidídimo. Em geral, não requer tratamento. Internamente à lâmina visceral da túnica vaginal, o testículo é envolvido por uma cápsula fibrosa branca composta de tecido conjuntivo denso não modelado, a **túnica albugínea**, que se estende para dentro e forma septos que dividem cada testículo em uma série de compartimentos internos chamados **lóbulos**. Cada um dos 200 a 300 lóbulos contém um a três túbulos densamente espiralados, os **túbulos seminíferos**, onde são produzidos os espermatozoides (ver Figura 26.4). O processo de produção de espermatozoides nos túbulos seminíferos dos testículos é conhecido como **espermatogênese**.

As paredes dos túbulos seminíferos contêm dois tipos de células: **células espermatogênicas**, que dão origem aos espermatozoides, e **células de sustentação** ou *células de Sertoli*, que têm várias funções de apoio à espermatogênese (Figura 26.4).

A partir da puberdade, a produção de espermatozoides começa na periferia dos túbulos seminíferos, em células-tronco denominadas **espermatogônias**. Essas células se desenvolvem a partir de **células germinativas primordiais** que têm origem no endoderma do saco vitelino e entram nos testículos durante a quinta semana de desenvolvimento. Nos testículos do embrião, as células germinativas primordiais se diferenciam em espermatogônias, que permanecem latentes durante a infância e se tornam ativas na puberdade. Em direção ao lúmen dos túbulos há camadas de células cada vez mais maduras.

Figura 26.4 Os túbulos seminíferos e os estágios da produção de espermatozoides (espermatogênese). As setas em **B** indicam o progresso das células espermatogênicas, das menos maduras para as mais maduras. As indicações (n) e ($2n$) se referem ao número de cromossomos haploide e diploide, respectivamente.

A espermatogênese ocorre nos túbulos seminíferos dos testículos.

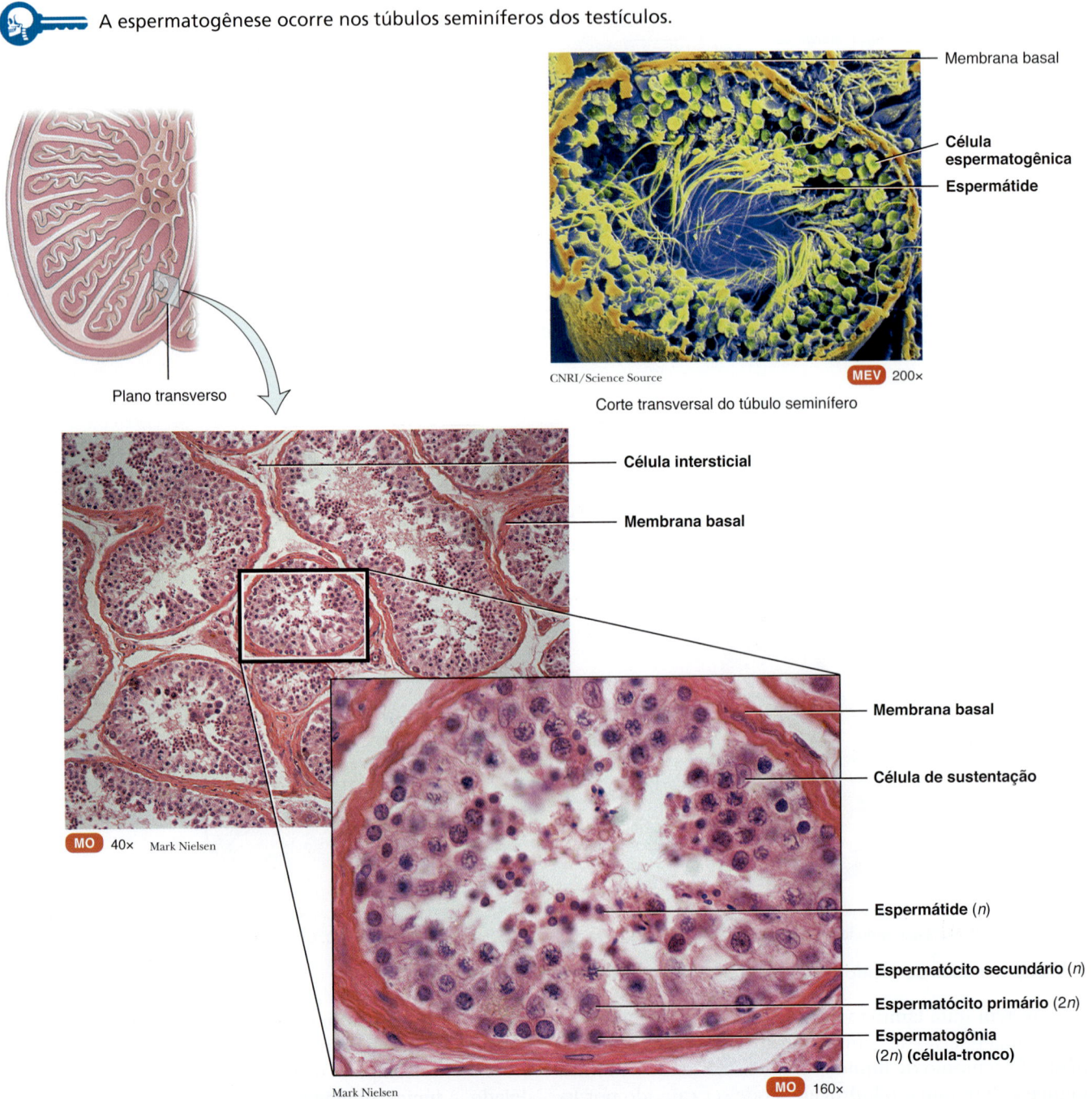

A. Corte transversal de vários túbulos seminíferos

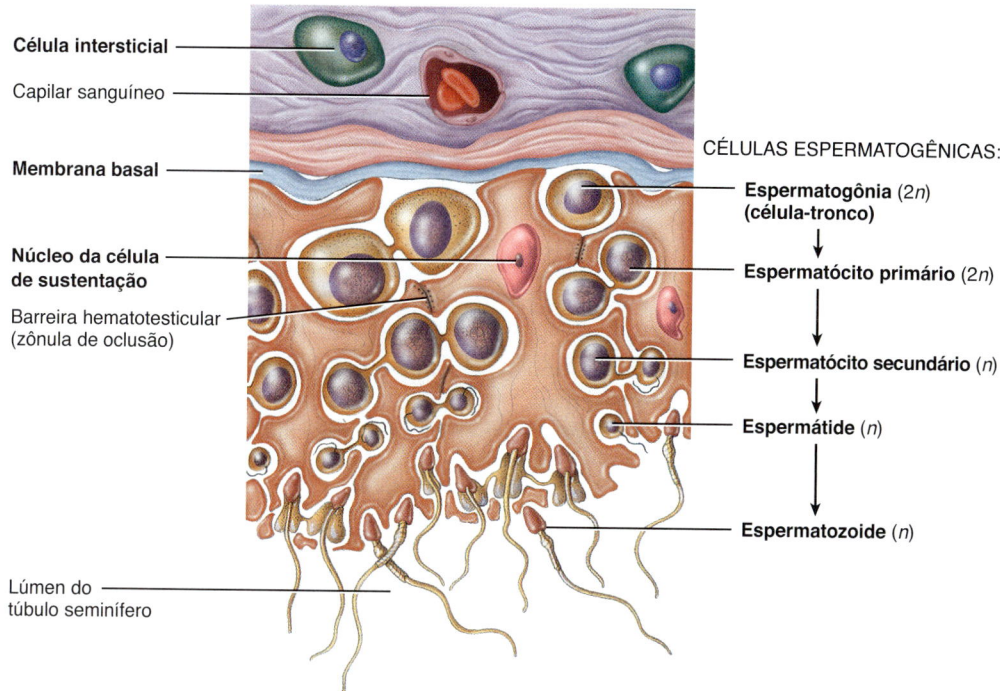

B. Corte transversal de parte de um túbulo seminífero

? Que células produzem testosterona?

Em ordem crescente de maturidade, estas são espermatócitos primários, espermatócitos secundários, espermátides e espermatozoides. Depois de formado, o **espermatozoide** é liberado no lúmen do túbulo seminífero.

Alojadas entre as células espermatogênicas nos túbulos contorcidos seminíferos, as grandes células de sustentação se estendem da membrana basal até o lúmen do túbulo. Internamente à membrana basal e às espermatogônias, zônulas de oclusão unem as células de sustentação vizinhas. Essas junções formam um obstáculo conhecido como **barreira hematotesticular**, porque as substâncias precisam atravessar as células de sustentação para chegar aos espermatozoides em desenvolvimento. A barreira hematotesticular, por isolar os gametas em desenvolvimento do sangue, impede uma resposta imune contra os antígenos de superfície da célula espermatogênica, que são considerados "estranhos" pelo sistema imune. A barreira hematotesticular não inclui as espermatogônias.

As células de sustentação mantêm e protegem de várias maneiras as células espermatogênicas em desenvolvimento. Elas nutrem os espermatócitos, as espermátides e os espermatozoides; fagocitam o excesso de citoplasma da espermátide conforme se desenvolvem; e controlam os movimentos das células espermatogênicas e a liberação de espermatozoides para o lúmen do túbulo seminífero. Além disso, produzem líquido para o transporte dos espermatozoides, secretam o hormônio inibina, que reduz a velocidade da espermatogênese, e controlam os efeitos da testosterona e do FSH (hormônio foliculoestimulante).

Nos espaços entre túbulos seminíferos adjacentes há aglomerados de **células intersticiais** (*células de Leydig*) (Figura 26.4). Essas células secretam testosterona, o androgênio mais importante. **Androgênio** é um hormônio que promove o desenvolvimento de características masculinas. A testosterona também promove a *libido* (desejo sexual) masculina.

Antes de ler esta seção, revise o tópico sobre divisão das células reprodutivas na Seção 2.5. Dê também atenção especial às Figuras 2.20 e 2.21 da Seção 2.5.

A espermatogênese humana leva cerca de 65 a 75 dias. Começa com as espermatogônias, que contêm número diploide de cromossomos ($2n$) (Figura 26.5). A espermatogônia é um tipo de *célula-tronco*; durante a mitose, algumas células permanecem perto da membrana basal do túbulo seminífero em estado indiferenciado e servem como reservatório de células para futura divisão celular e subsequente produção de espermatozoides. As demais células perdem contato com a membrana basal, passam com dificuldade entre as zônulas de oclusão da barreira hematotesticular, sofrem alterações do desenvolvimento e se diferenciam em **espermatócitos primários**. Os espermatócitos primários, assim como as espermatogônias, são diploides ($2n$), ou seja, têm 46 cromossomos.

Logo depois de se formar, cada espermatócito primário replica o próprio DNA e então começa a meiose (Figura 26.5). Na meiose I, pares homólogos de cromossomos se alinham na placa metafásica e ocorre o *crossing-over*. Então, o fuso meiótico puxa um cromossomo (duplicado) de cada par até polos opostos da célula em divisão. As duas células formadas na meiose I são chamadas **espermatócitos secundários**. Cada espermatócito secundário tem 23 cromossomos, o número haploide (n). Cada cromossomo de um espermatócito secundário, porém, tem duas cromátides (duas cópias do DNA) ainda unidas por um centrômero. Não há replicação do DNA nos espermatócitos secundários.

Na meiose II, não ocorre replicação de DNA. Os cromossomos se alinham em uma única fileira ao longo da placa metafásica, e as duas cromátides de cada cromossomo se separam. As quatro células haploides resultantes da meiose II são chamadas **espermátides**. Portanto, um espermatócito primário dá origem a quatro espermátides por meio de duas divisões celulares (meiose I e meiose II).

Durante a espermatogênese ocorre um processo especial. Quando os espermatozoides se multiplicam, depois de sua geração pelas espermatogônias, a separação do citoplasma (citocinese) não se completa. As células permanecem em contato, por meio de pontes citoplasmáticas, durante todo o desenvolvimento (Figura 26.5). Esse padrão de desenvolvimento é o provável responsável pela produção sincronizada de espermatozoides em determinada área de um túbulo seminífero. Pode ser importante para a sobrevivência, já que metade dos espermatozoides contém um cromossomo X e a outra metade, um cromossomo Y. O cromossomo X, maior, pode ter os genes necessários à espermatogênese que estão ausentes no cromossomo Y, menor.

O estágio final da espermatogênese, **espermiogênese**, é a maturação de espermátides haploides em espermatozoides. Como não há divisão celular na espermiogênese, cada espermátide dá origem a apenas um **espermatozoide**. Durante esse processo, as espermátides esféricas se transformam em espermatozoides alongados e delgados. Há formação de um acrossomo (descrito em breve) no topo do núcleo, que está se condensando e alongando, desenvolvimento de um flagelo e multiplicação das mitocôndrias. As células de sustentação eliminam o excesso de citoplasma descartado durante esse processo. Por fim, os espermatozoides são liberados de suas conexões com as células de sustentação, processo conhecido como **espermiação**. Em seguida, os espermatozoides entram no lúmen do túbulo seminífero. O líquido secretado pelas células de sustentação empurra os espermatozoides em direção aos ductos dos testículos. Nesse ponto, os espermatozoides ainda não são capazes de nadar.

Espermatozoides

A espermatogênese produz cerca de 300 milhões de espermatozoides por dia. O espermatozoide tem cerca de 60 μm de comprimento e contém várias estruturas muito bem adaptadas para alcançar o oócito secundário e penetrar nele (Figura 26.6). As principais partes de um espermatozoide são a cabeça e a cauda. A **cabeça** achatada e pontiaguda tem cerca de 4 a 5 μm de comprimento. Contém um **núcleo** com cromossomos haploides (23) muito condensados. Os dois terços anteriores do núcleo são cobertos pelo **acrossomo**, vesícula semelhante a um capuz, repleta de enzimas que ajudam o espermatozoide a penetrar no oócito secundário para que haja fertilização. Entre as enzimas estão

Figura 26.5 Espermatogênese. As células diploides (2n) têm 46 cromossomos; as células haploides (n) têm 23 cromossomos.

A espermiogênese leva à maturação das espermátides em espermatozoides.

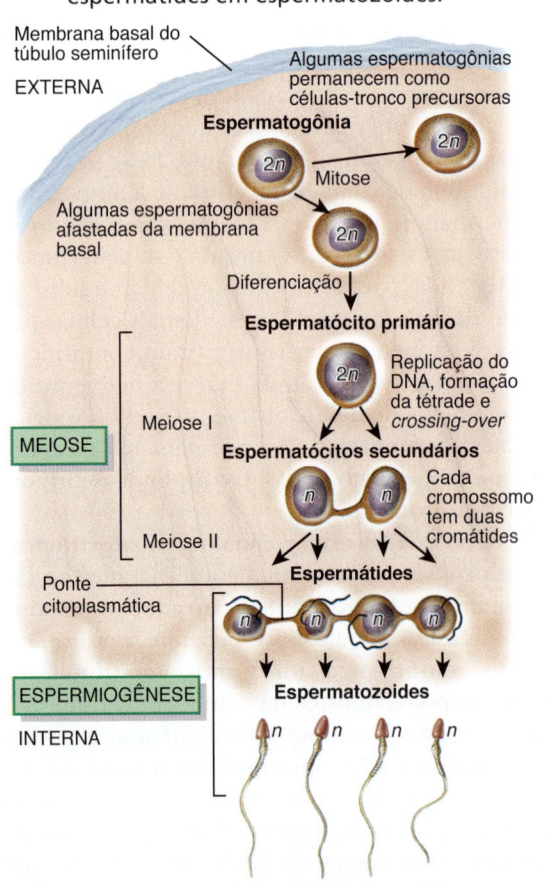

Figura 26.6 Partes do espermatozoide.

Cerca de 300 milhões de espermatozoides amadurecem a cada dia.

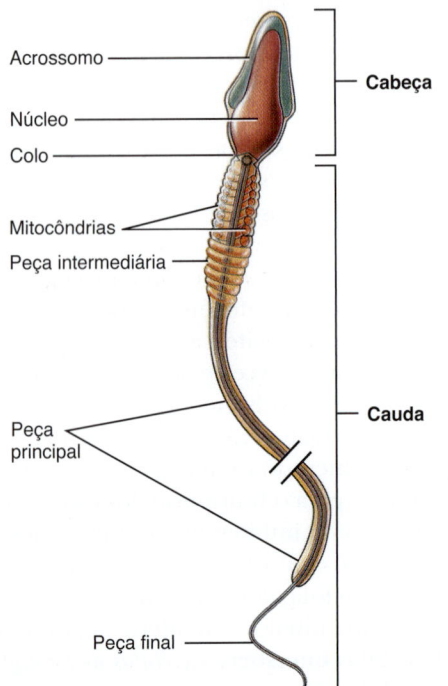

Qual é o produto da meiose I?

Quais são as funções de cada parte do espermatozoide?

a hialuronidase e as proteases. A **cauda** do espermatozoide é subdividida em quatro partes: colo, peça intermediária, peça principal e peça final. O **colo** é a região estreitada, logo posterior à cabeça, que contém os centríolos. Os centríolos formam os microtúbulos que constituem o restante da cauda. A **peça intermediária** contém mitocôndrias dispostas em espiral, que fornecem energia (ATP) para a locomoção de espermatozoides até o local de fertilização e para o metabolismo dos espermatozoides. A **peça principal** é a parte mais longa da cauda e a **peça final** é a parte afilada terminal da cauda. Depois da ejaculação, a maioria dos espermatozoides não sobrevive por mais de 48 h no sistema genital feminino.

✓ TESTE RÁPIDO

1. Qual é a função do escroto na proteção dos testículos contra oscilações da temperatura?
2. Descreva a estrutura interna do testículo. Em que parte dos testículos são produzidos os espermatozoides? Quais são as funções das células de sustentação e das células intersticiais?
3. Quais são os principais processos da espermatogênese?
4. Qual é a contribuição da peça intermediária do espermatozoide para o sucesso da fertilização?

Ductos do sistema genital masculino

Ductos do testículo

A pressão gerada pelo líquido secretado pelas células de sustentação empurra os espermatozoides e o líquido ao longo do lúmen dos túbulos seminíferos e, em seguida, para dentro de uma série de ductos muito curtos chamados **túbulos seminíferos retos**. Os túbulos retos conduzem a uma rede de ductos testiculares, chamada **rede do testículo** (ver Figura 26.3A). Daí os espermatozoides seguem para uma série de **ductos eferentes** espiralados no epidídimo que se abrem em um tubo único, chamado **ducto do epidídimo**.

Epidídimo

O **epidídimo** é um órgão com cerca de 4 cm de comprimento, que se curva ao longo da margem posterossuperior de cada testículo e, quando visto de perfil, tem o formato de uma vírgula (ver Figura 26.3B). Cada epidídimo é formado principalmente pelo **ducto do epidídimo**, muito espiralado. Os ductos eferentes do testículo se unem ao ducto do epidídimo na parte superior e maior do epidídimo, denominada **cabeça**. O **corpo** é a parte média estreita do epidídimo, e a **cauda** é a parte inferior, menor. Em sua extremidade distal, a cauda do epidídimo continua como o ducto deferente (apresentado em breve).

O ducto do epidídimo teria cerca de 6 m de comprimento se fosse esticado. É revestido por epitélio colunar pseudoestratificado e circundado por uma camada de músculo liso (Figura 26.7). As superfícies livres das células colunares contêm **estereocílios**, microvilosidades longas e ramificadas que aumentam a área de superfície para reabsorção de espermatozoides degenerados. O tecido conjuntivo ao redor da camada muscular fixa as alças do ducto do epidídimo umas às outras e dá passagem a vasos sanguíneos e nervos.

Do ponto de vista funcional, o epidídimo é o local de **maturação dos espermatozoides**, o processo pelo qual os espermatozoides adquirem motilidade e a capacidade de fertilizar o óvulo. Isso ocorre em cerca de 14 dias. O epidídimo também armazena espermatozoides e, durante a excitação sexual, ajuda a impulsioná-los, por meio da contração peristáltica de seu músculo liso, para o ducto deferente. Os espermatozoides podem permanecer armazenados no epidídimo por vários meses. Todos os espermatozoides não ejaculados depois desse tempo acabam por ser fagocitados reabsorvidos.

Ducto deferente

Na cauda do epidídimo, o ducto do epidídimo torna-se menos contorcido, e seu diâmetro aumenta. Além desse ponto, o ducto é denominado **ducto deferente** (ver Figura 26.3A). O ducto deferente, que tem cerca de 45 cm de comprimento, ascende ao longo da margem posterior do epidídimo e segue pelo funículo espermático até o ponto, na parede abdominal inferior, em que atravessa o canal inguinal (ver Figura 26.2) e entra na cavidade pélvica; aí faz uma curva sobre o ureter, passa sobre a face lateral da bexiga e desce ao longo de sua face posterior (ver Figura 26.1A). A parte terminal dilatada do ducto deferente é conhecida como **ampola do ducto deferente** (ver Figura 26.9). A túnica mucosa do ducto deferente é constituída de epitélio colunar pseudoestratificado e lâmina própria (de tecido conjuntivo areolar). A túnica muscular possui três camadas: as camadas interna e externa são longitudinais, e a média é circular (Figura 26.8). Do ponto de vista funcional, o ducto deferente conduz espermatozoides, durante a excitação sexual, do epidídimo para a uretra por contrações peristálticas de sua túnica muscular. A exemplo do epidídimo, o ducto deferente também armazena espermatozoides durante vários meses. Todos os espermatozoides não ejaculados depois desse tempo acabam por ser reabsorvidos.

Ductos ejaculatórios

Cada **ducto ejaculatório** tem cerca de 2 cm de comprimento e é formado pela união do ducto da glândula seminal à ampola do ducto deferente (ver Figura 26.9). Os ductos ejaculatórios curtos se formam em posição logo superior à base (parte superior) da próstata e seguem através da próstata, em sentido inferior e anterior. Eles terminam na parte prostática da uretra, onde ejetam os espermatozoides e as secreções da glândula seminal logo antes da liberação do sêmen da uretra para o exterior.

Uretra

A **uretra** masculina é o ducto terminal compartilhado pelos sistemas genital e urinário; dá passagem tanto ao sêmen quanto à urina. Com cerca de 20 cm de comprimento, atravessa a próstata, os músculos profundos do períneo e o pênis; é subdividida em três partes (ver Figuras 26.1A e 26.9). A **parte prostática da uretra** tem 2 a 3 cm de comprimento e atravessa a próstata. Em seu trajeto

Figura 26.7 Histologia do ducto do epidídimo.

Os estereocílios aumentam a área de superfície para reabsorção de espermatozoides degenerados.

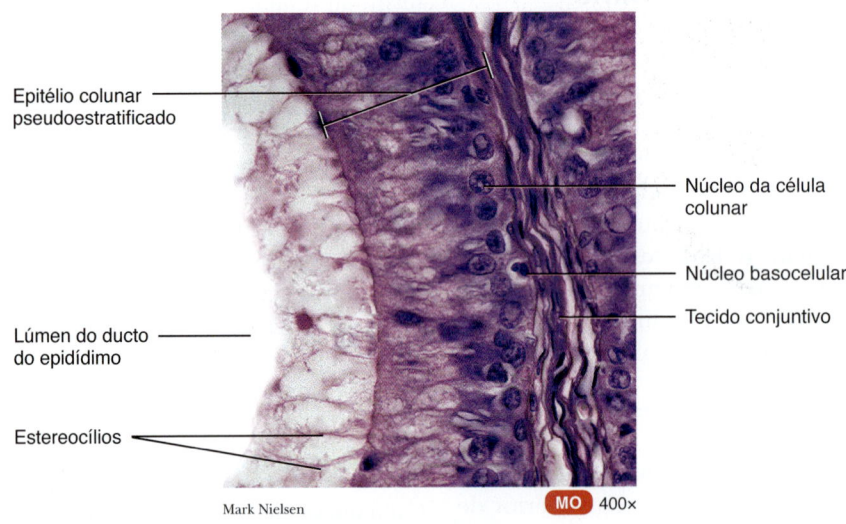

A. Corte transversal do ducto do epidídimo

B. Detalhes do epitélio

Quais são as funções do ducto do epidídimo?

descendente, atravessa os músculos profundos do períneo (ver Figura 11.15), onde é conhecida como **parte membranácea da uretra**. A parte membranácea tem cerca de 1 cm comprimento. A parte desse ducto que atravessa o corpo esponjoso do pênis é a **parte esponjosa** (*peniana*), que mede cerca de 15 a 20 cm de comprimento. Termina no **óstio externo da uretra**. A histologia da uretra masculina pode ser revista na Seção 25.3.

Funículo espermático

O **funículo espermático** é uma estrutura de apoio ao sistema genital masculino que ascende e sai do escroto (ver Figura 26.2). Contém o ducto deferente, durante seu trajeto ascendente através do escroto, a artéria testicular, nervos somáticos e autônomos, veias que drenam o testículo e conduzem a testosterona para a circulação (*plexo pampiniforme*), vasos linfáticos, músculo cremaster e fáscia de revestimento. O funículo espermático e o nervo ilioinguinal atravessam o **canal inguinal**, uma passagem oblíqua na parede abdominal anterior que ocupa posição logo superior e paralela à metade medial do ligamento inguinal. O canal, que tem cerca de 4 a 5 cm de comprimento, origina-se no **anel inguinal profundo** (*abdominal*), abertura em formato de fenda na aponeurose do músculo transverso do abdome; o canal termina no **anel inguinal superficial** (*subcutâneo*) (ver Figura 26.2), abertura com formato aproximadamente triangular na aponeurose do músculo oblíquo externo do abdome.

Figura 26.8 Histologia do ducto deferente.

O ducto deferente entra na cavidade pélvica através do canal inguinal.

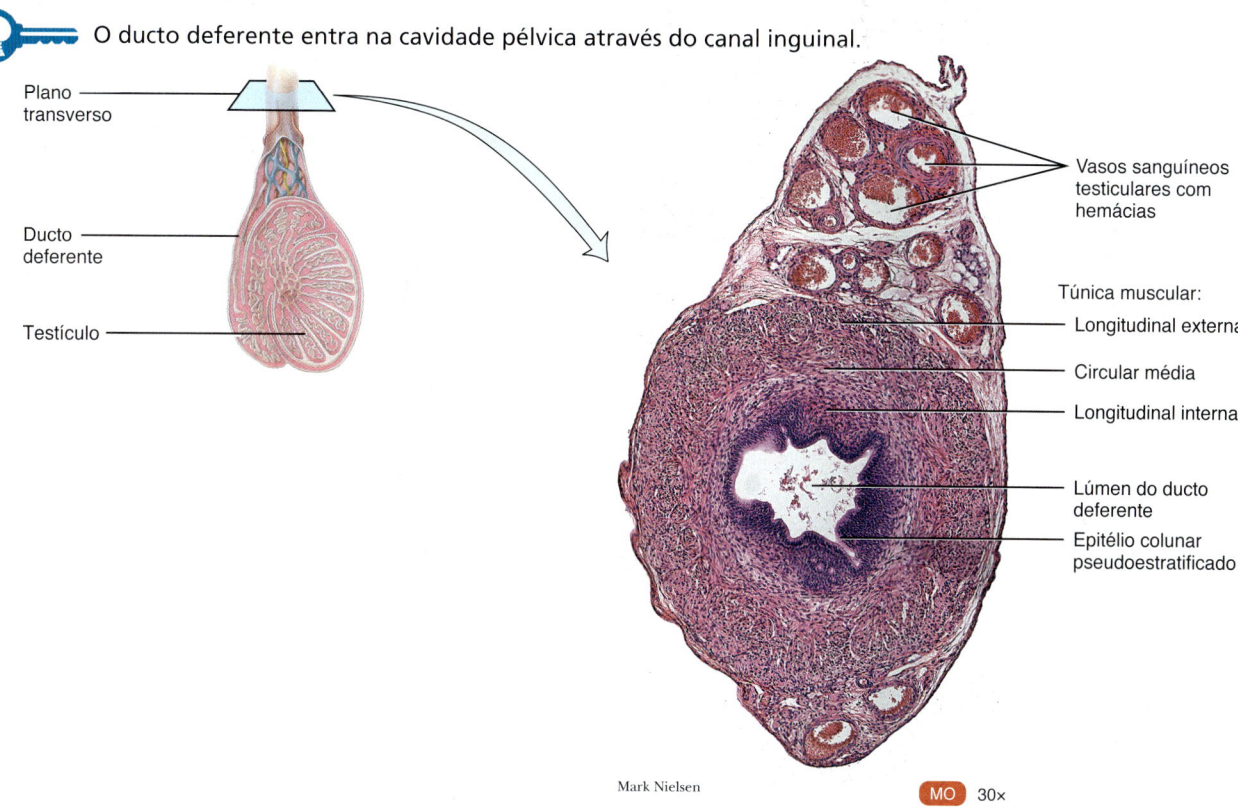

A. Corte transversal do ducto deferente

B. Detalhes do epitélio

? Qual é a função do ducto deferente?

Em mulheres, o ligamento redondo do útero e o nervo ilioinguinal atravessam o canal inguinal.

O termo **varicocele** designa o aumento de volume do escroto causado por varicosidades das veias que drenam os testículos. Em geral, desaparece quando a pessoa se deita e não requer tratamento.

✓ **TESTE RÁPIDO**

5. Que ductos transportam os espermatozoides nos testículos?
6. Compare as funções do ducto do epidídimo, ducto deferente e ducto ejaculatório.
7. Onde estão localizadas as três subdivisões da uretra masculina?
8. Qual é o trajeto dos espermatozoides pelo sistema de ductos, desde os túbulos seminíferos até a uretra?
9. O que é o funículo espermático e que estruturas contém?

Glândulas sexuais acessórias masculinas

Os ductos do sistema genital masculino armazenam e transportam espermatozoides, mas as **glândulas sexuais acessórias** secretam a maior porção da parte líquida do sêmen. As glândulas sexuais acessórias abrangem as glândulas seminais, a próstata e as glândulas bulbouretrais.

Glândulas seminais

As duas **glândulas seminais** são estruturas semelhantes a bolsas e enoveladas, com comprimento aproximado de 5 cm, localizadas na base da bexiga e posteriormente a ela, em posição anterior ao reto (Figura 26.9). Por meio de ductos, secretam um líquido viscoso e alcalino que contém frutose (monossacarídio), prostaglandinas e proteínas da coagulação (apresentadas adiante) diferentes daquelas encontradas no sangue. A natureza alcalina do líquido ajuda a neutralizar o meio ácido da uretra masculina e do sistema genital feminino que, de outro modo, inativaria e destruiria os espermatozoides. O espermatozoide usa a frutose para produção de ATP. As prostaglandinas contribuem para a

Figura 26.9 Localização de várias glândulas acessórias do sistema genital masculino. A próstata, a uretra e o pênis foram seccionados para mostrar os detalhes internos.

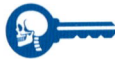 A uretra masculina tem três subdivisões: partes prostática, membranácea e esponjosa[2] da uretra.

FUNÇÕES DAS SECREÇÕES DAS GLÂNDULAS SEXUAIS ACESSÓRIAS

1. As glândulas seminais secretam líquido alcalino e viscoso que ajuda a neutralizar o ácido no sistema genital feminino, contém frutose para a produção de ATP por espermatozoides, contribui para a motilidade e a viabilidade dos espermatozoides e ajuda a coagulação do sêmen após a ejaculação.
2. A próstata secreta um líquido leitoso e levemente ácido que contém enzimas que decompõem as proteínas coagulantes produzidas pelas glândulas seminais.
3. As glândulas bulbouretrais secretam líquido alcalino, que neutraliza a acidez da uretra, e muco, que lubrifica o revestimento da uretra e a extremidade do pênis durante a relação sexual.

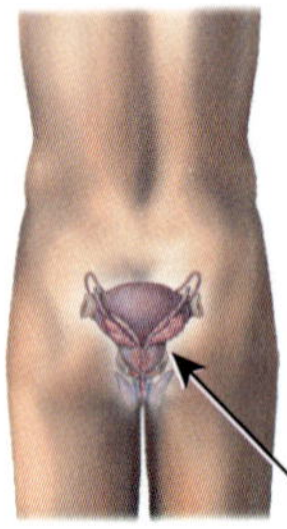

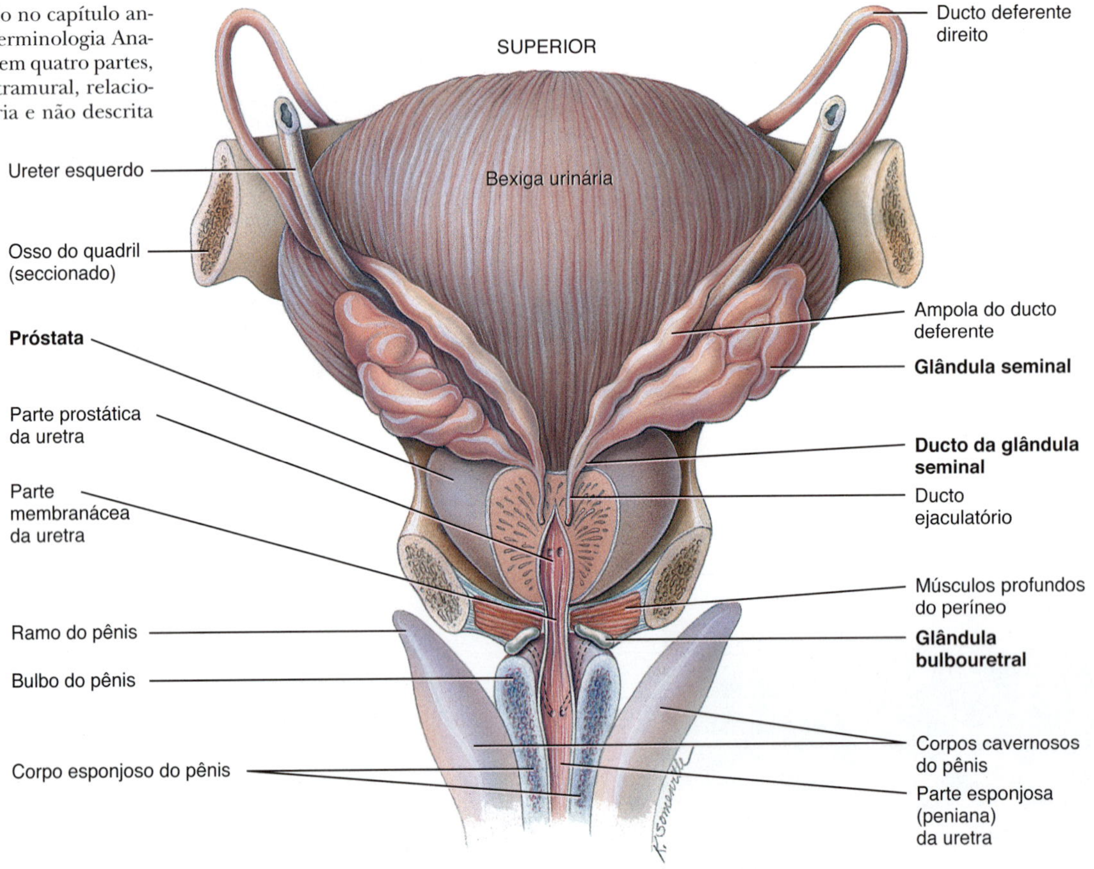

[2] N.R.T.: Como mencionado no capítulo anterior, de acordo com a Terminologia Anatômica, a uretra é dividida em quatro partes, tendo também a parte intramural, relacionada com a bexiga urinária e não descrita neste livro.

A. Vista posterior dos órgãos genitais acessórios masculinos

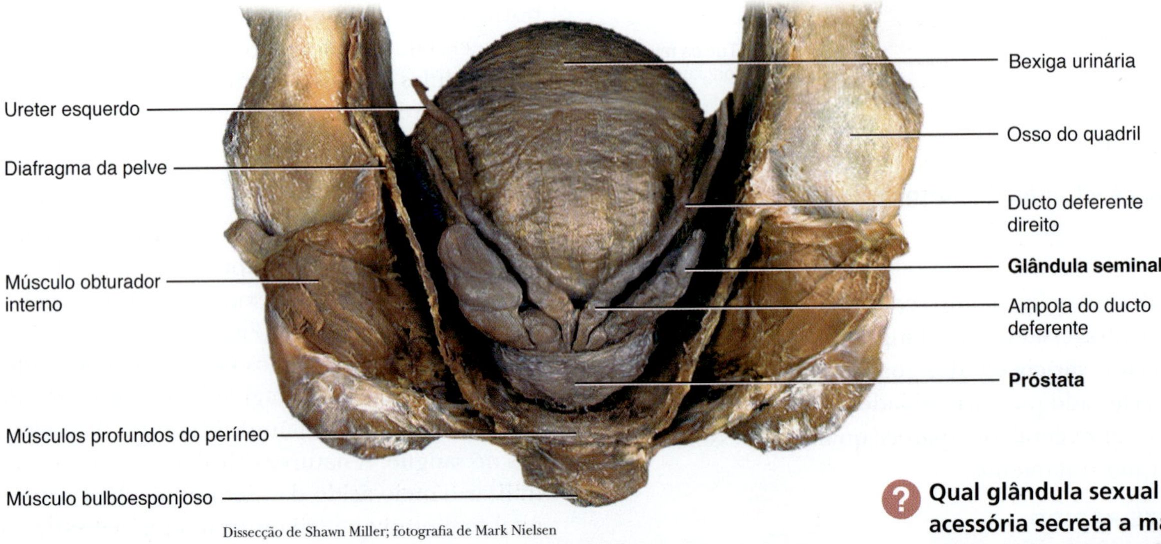

Dissecção de Shawn Miller; fotografia de Mark Nielsen

B. Vista posterior dos órgãos genitais acessórios masculinos

? Qual glândula sexual acessória secreta a maior parte do líquido seminal?

motilidade e a viabilidade dos espermatozoides e também podem estimular contrações musculares no sistema genital feminino. As proteínas da coagulação ajudam a coagulação do sêmen após a ejaculação. Acredita-se que a coagulação do sêmen ajude a evitar a saída dos espermatozoides da vagina. O líquido secretado pelas glândulas seminais normalmente constitui cerca de 60% do volume do sêmen.

Próstata

A **próstata** é uma glândula em forma de anel, do tamanho aproximado de uma bola de pingue-pongue. Mede cerca de 4 cm de largura, 3 cm de altura e 2 cm de profundidade. Ocupa posição inferior à bexiga e circunda a parte prostática da uretra (Figura 26.9). A próstata cresce devagar do nascimento à puberdade e, depois, se expande rapidamente. Em geral, o tamanho mantém-se estável de 30 anos até cerca de 45 anos, quando pode voltar a aumentar, constringindo a uretra e interferindo com o fluxo de urina.

A próstata secreta um líquido leitoso e levemente ácido (pH aproximado de 6,5) que contém várias substâncias:

1. O *ácido cítrico* no líquido prostático é usado pelos espermatozoides para a produção de ATP.
2. Várias *enzimas proteolíticas*, como o *antígeno específico da próstata* (*PSA*), pepsinogênio, lisozima, amilase e hialuronidase acabam por decompor as proteínas de coagulação das glândulas seminais.
3. A função da *fosfatase ácida* secretada pela próstata é desconhecida.
4. A *seminalplasmina* no líquido prostático é um antibiótico que destrói as bactérias. A seminalplasmina ajuda a reduzir o número de bactérias naturalmente presentes no sêmen e no sistema genital inferior feminino.

As secreções da próstata entram na parte prostática da uretra através de muitos ductos prostáticos. As secreções prostáticas constituem cerca de 25% do volume de sêmen e contribuem para a motilidade e a viabilidade dos espermatozoides.

Glândulas bulbouretrais

As duas **glândulas bulbouretrais**, ou *glândulas de Cowper*, cada uma do tamanho aproximado de uma ervilha, ocupam posição inferior à próstata de cada lado da parte membranácea da uretra nos músculos profundos do períneo; seus ductos se abrem na parte esponjosa da uretra (Figura 26.9). Durante a excitação sexual, as glândulas bulbouretrais secretam uma substância alcalina que neutraliza os ácidos da urina presentes na uretra e, assim, protegem os espermatozoides que passam. Ao mesmo tempo, secretam muco que lubrifica a extremidade do pênis e o revestimento da uretra, assim reduzindo a quantidade de espermatozoides danificados durante a ejaculação. Alguns homens liberam uma ou duas gotas desse muco durante a excitação sexual e a ereção. O líquido não contém espermatozoides.

Sêmen

O **sêmen** é uma mistura de espermatozoides e **líquido seminal**, um líquido formado pelas secreções dos túbulos seminíferos, glândulas seminais, próstata e glândulas bulbouretrais. O volume de sêmen em uma ejaculação típica é de 2,5 a 5 mℓ, com uma contagem (concentração) de espermatozoides de 50 a 150 milhões de espermatozoides/mℓ. Quando a contagem de espermatozoides é inferior a 20 milhões/mℓ, é provável que o homem seja infértil. É necessária uma quantidade muito grande de espermatozoides para a fertilização, porque só uma minúscula fração alcança o oócito secundário; no entanto, o excesso de espermatozoides sem diluição suficiente pelo líquido seminal acarreta infertilidade porque há entrelaçamento das caudas dos espermatozoides, que perdem a motilidade.

Apesar da leve acidez do líquido prostático, o sêmen tem pH levemente alcalino, de 7,2 a 7,7, por causa do pH mais alto e do maior volume do líquido secretado pelas glândulas seminais. A secreção prostática torna o sêmen leitoso, e os líquidos das glândulas seminais e das glândulas bulbouretrais produzem uma consistência viscosa. O líquido seminal oferece aos espermatozoides um meio de transporte, nutrientes e proteção contra o meio ácido hostil da uretra masculina e da vagina feminina.

Uma vez ejaculado, o sêmen coagula em 5 min por causa das proteínas de coagulação oriundas das glândulas seminais. Não se sabe qual é a função da coagulação do sêmen, mas as proteínas implicadas são diferentes daquelas que causam a coagulação sanguínea. Depois de 10 a 20 min, o sêmen se torna líquido novamente porque o antígeno específico da próstata (PSA) e outras enzimas proteolíticas produzidas pela próstata decompõem o coágulo. A liquefação anormal ou tardia do sêmen coagulado pode causar imobilização completa ou parcial dos espermatozoides, assim inibindo seu deslocamento através do colo do útero. Depois de atravessar o útero e chegar à tuba uterina, os espermatozoides são afetados por secreções tubárias em um processo chamado *capacitação* (ver Seção 26.2).

A presença de sangue no sêmen é chamada de **hemospermia**. Na maioria das vezes, é causada por inflamação dos vasos sanguíneos no revestimento das glândulas seminais; em geral, é tratada com antibióticos.

Pênis

O **pênis** é uma estrutura de apoio do sistema genital masculino que contém a uretra e dá passagem para a ejaculação do sêmen e a excreção de urina (Figura 26.10). É cilíndrico e formado por corpo, glande e raiz (ver Figura 26.1). O **corpo do pênis** é composto de três massas cilíndricas de tecido, cada uma delas envolvida por tecido fibroso, a **túnica albugínea** (Figura 26.10). As duas massas dorsolaterais do corpo do pênis são chamadas de **corpos cavernosos do pênis**. A massa ventral média, menor, o **corpo esponjoso do pênis**, contém a parte esponjosa da uretra e a mantém aberta durante a ejaculação. A pele e a tela subcutânea envolvem as três massas, formadas de tecido erétil. O *tecido erétil* é composto de muitos seios que contêm sangue (espaços vasculares) revestidos por células endoteliais e envolvidos por músculo liso e tecido conjuntivo elástico.

A extremidade distal do corpo esponjoso do pênis é uma região um pouco dilatada e globosa, chamada de **glande**

Figura 26.10 **Estrutura interna do pênis.** O detalhe em **B** mostra pormenores da pele e das fáscias.

O pênis contém a uretra, uma via comum para o sêmen e a urina.

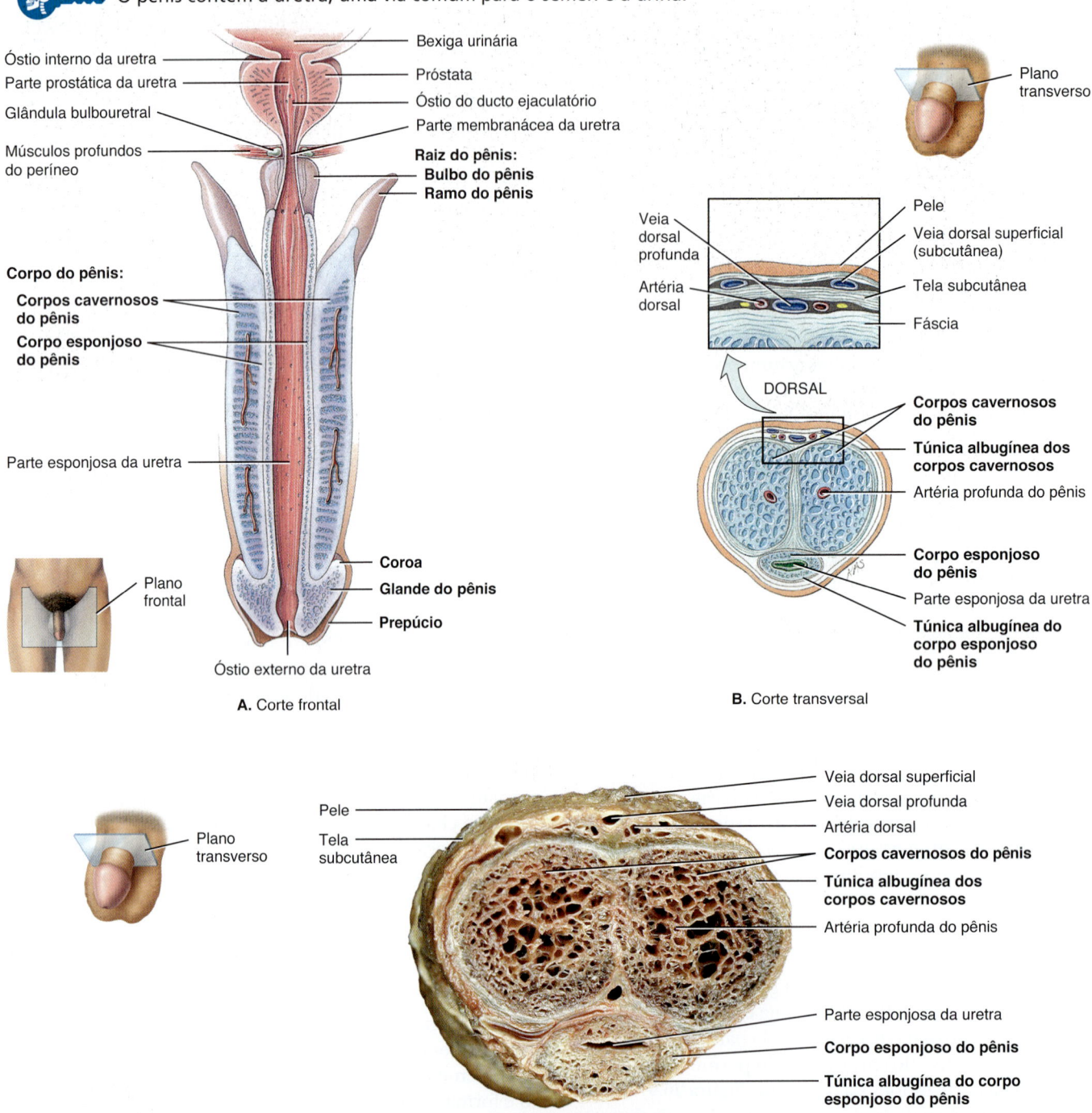

? Que massas de tecido formam o tecido erétil do pênis? Por que enrijecem durante a excitação sexual?

do pênis; sua margem é a **coroa**. A parte distal da uretra se expande na glande, com uma abertura terminal em formato de fenda, o **óstio externo da uretra**. O **prepúcio** é o revestimento frouxo que cobre a glande no pênis não circuncisado.

A **raiz do pênis** é a parte fixa (proximal). É formada pelo **bulbo do pênis**, a continuação posterior expandida da base do corpo esponjoso, e os **ramos do pênis**, as duas continuações separadas e afiladas dos corpos cavernosos. O bulbo do pênis está fixado na face inferior dos músculos profundos do períneo e é envolvido pelo músculo bulboesponjoso. A contração do músculo bulboesponjoso auxilia a ejaculação. Cada ramo do pênis se curva lateralmente, afastando-se do bulbo para se fixar nos ramos isquiático e púbico inferior, e é envolvido pelo músculo isquiocavernoso (ver Figura 11.15). O peso do pênis é sustentado por dois

> **CORRELAÇÃO CLÍNICA | *Prostatite e câncer de próstata***
>
> A próstata envolve parte da uretra e, por isso, qualquer infecção, aumento de volume ou tumor pode obstruir o fluxo de urina. As infecções agudas e crônicas da próstata são comuns em meninos pós-púberes, não raro associadas à inflamação da uretra. Os sintomas são febre, calafrios, aumento da frequência de micção, micção frequente à noite, dificuldade de micção, queimação ou dor à micção, dor lombar, dor articular e muscular, presença de sangue na urina ou dor à ejaculação. Muitas vezes, porém, é assintomática. Os antibióticos são usados no tratamento da maioria dos casos decorrentes de infecção bacteriana. Na **prostatite aguda** a próstata pode estar edemaciada e dolorida. A **prostatite crônica** é uma das infecções crônicas mais comuns em homens de meia-idade e idosos. Ao exame, a próstata se apresenta aumentada, macia, muito dolorosa e com contorno superficial irregular.
>
> O **câncer de próstata** é a principal causa de morte por câncer em homens nos EUA, tendo ultrapassado o câncer de pulmão em 1991. A cada ano é diagnosticado em quase 200.000 homens norte-americanos e causa quase 40.000 mortes. O nível de PSA (antígeno específico da próstata), que só é produzido pelas células epiteliais da próstata, eleva-se com o aumento de volume da próstata (área circulada na Figura B que mostra a próstata aumentada estreitando a parte prostática da uretra) e pode indicar infecção, hipertrofia benigna ou câncer de próstata. Um exame de sangue pode determinar o nível sanguíneo de PSA. O exame anual da próstata é recomendável em homens com mais de 40 anos. No **toque retal**, o médico palpa, com os dedos, a glândula através do reto. Muitos médicos também recomendam o PSA anual em homens com mais de 50 anos. O tratamento do câncer de próstata abrange cirurgia, crioterapia, radioterapia, terapia hormonal e quimioterapia. O crescimento de muitos cânceres da próstata é muito lento e, por isso, alguns urologistas recomendam a "observação vigilante" antes de tratar tumores pequenos em homens com mais de 70 anos.
>
>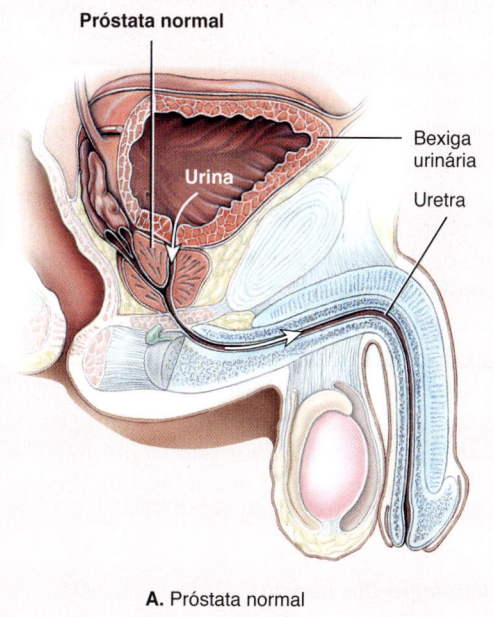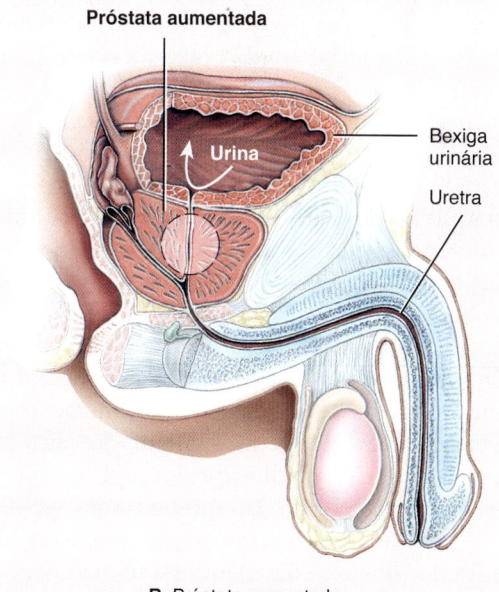
>
> **A.** Próstata normal   **B.** Próstata aumentada

ligamentos contínuos com a fáscia do pênis: (1) o **ligamento fundiforme** se origina na parte inferior da linha alba; (2) o **ligamento suspensor do pênis** se origina na sínfise púbica.

Na estimulação sexual (visual, tátil, auditiva, olfatória ou imaginária), fibras parassimpáticas da parte sacral da medula espinal iniciam e mantêm a **ereção**, a expansão e o enrijecimento do pênis. As fibras parassimpáticas produzem, liberam e causam a produção local de óxido nítrico (NO). O NO relaxa o músculo liso nas paredes das arteríolas que irrigam o tecido erétil, o que permite a dilatação desses vasos sanguíneos. Por sua vez, isso aumenta a quantidade de sangue que entra no tecido erétil do pênis. O NO também causa o relaxamento do músculo liso no tecido erétil, provocando o alargamento dos espaços vasculares. A associação de aumento do fluxo sanguíneo e alargamento dos espaços vasculares leva à ereção. A expansão dos espaços vasculares também comprime as veias que drenam o pênis; a desaceleração da saída do sangue ajuda a manter a ereção.

A inserção do pênis ereto na vagina é denominada **relação sexual** ou **coito**.

O termo **priapismo** designa a ereção persistente, geralmente dolorosa, do pênis não associada a desejo ou excitação sexual. Pode durar até algumas horas e é acompanhado de dor espontânea e à palpação. As causas são anormalidades dos vasos sanguíneos e nervos, geralmente em resposta a medicamentos usados para produzir ereção em homens que não conseguiriam obter ereção sem o medicamento. Outras causas são distúrbio da medula espinal, leucemia, doença falciforme ou tumor pélvico.

A **ejaculação**, a poderosa liberação de sêmen da uretra para o exterior, é um reflexo simpático coordenado pela parte lombar da medula espinal. O fechamento do esfíncter de músculo liso na base da bexiga faz parte do reflexo. Portanto, não há eliminação de urina durante a ejaculação e normalmente o sêmen não entra na bexiga urinária. Mesmo antes da ejaculação, as contrações peristálticas na ampola do ducto deferente, glândulas seminais, ductos ejaculatórios e próstata impulsionam o sêmen para a parte esponjosa (peniana) da uretra. Em geral, isso leva à **emissão**, a liberação de pequeno volume de sêmen antes da ejaculação. A emissão também pode ocorrer durante o sono (*polução noturna*). A musculatura do pênis (músculos bulboesponjoso, isquiocavernoso e transverso superficial do períneo), suprida pelos nervos pudendos, também se contrai no momento da ejaculação (ver Figura 11.15).

Uma vez cessada a estimulação sexual do pênis, há constrição das arteríolas que irrigam o tecido erétil do pênis e contração do músculo liso no tecido erétil, o que diminui os espaços vasculares. Há alívio da pressão sobre as veias que drenam o pênis, permitindo a drenagem do sangue através delas. Desse modo, o pênis volta ao estado de flacidez (relaxamento).

A **ejaculação precoce** é a ejaculação cedo demais, por exemplo, durante os estímulos sexuais preliminares, durante a penetração ou logo depois dela. As causas mais comuns são ansiedade, outras causas psicológicas ou sensibilidade extrema do prepúcio ou da glande. A maioria dos homens supera a ejaculação precoce com o auxílio de várias técnicas mecânicas (como a compressão do pênis entre a glande e o corpo ao perceber a proximidade da ejaculação), terapia comportamental ou medicamentos.

O pênis tem irrigação sanguínea abundante oriundas das artérias pudenda interna e femoral. Os capilares drenam por veias que acompanham as artérias e têm nomes correspondentes.

Os nervos sensitivos do pênis são ramos dos nervos pudendo e ilioinguinal. Os corpos têm inervação parassimpática e simpática. Como já foi explicado, a estimulação parassimpática causa dilatação dos vasos sanguíneos, aumentando o fluxo para o tecido erétil e aprisionando o sangue no pênis para manter a ereção. No momento da ejaculação, a estimulação simpática causa a contração do músculo liso nas paredes dos ductos e das glândulas sexuais acessórias do sistema genital, que impulsiona o sêmen ao longo de seu trajeto.

Observe que no sistema genital masculino, as partes parassimpática e simpática do sistema nervoso atuam em conjunto para promover a resposta sexual masculina. Isso é diferente de alguns outros sistemas, nos quais as duas divisões autônomas têm funções opostas.

✓ TESTE RÁPIDO
10. Quais são as localizações e funções das glândulas seminais, da próstata e das glândulas bulbouretrais?
11. O que é sêmen? Qual é sua função?
12. Explique os processos fisiológicos implicados na ereção e na ejaculação.

26.2 Sistema genital feminino

OBJETIVOS
- Descrever a localização e as funções dos ovários
- Discutir o processo da oocitogênese nos ovários
- Descrever a localização e as funções das tubas uterinas
- Descrever a localização e as funções do útero
- Explicar as funções da vagina
- Citar e descrever os componentes do pudendo feminino
- Descrever a localização e as funções das glândulas mamárias.

Os órgãos do **sistema genital feminino** (Figura 26.11) incluem os ovários, que produzem oócitos secundários e hormônios, como a progesterona e os estrogênios (os hormônios sexuais femininos), inibina e relaxina; as tubas uterinas, ou ovidutos, que transportam oócitos secundários e óvulos fertilizados até o útero; o útero, no qual ocorre o desenvolvimento embrionário e fetal; a vagina; e os órgãos externos que constituem o pudendo feminino. As glândulas mamárias também são consideradas parte do sistema genital feminino.

A **ginecologia** é o ramo da Medicina especializado no diagnóstico e no tratamento de doenças do sistema genital feminino.

Ovários

Os **ovários** são duas glândulas semelhantes, em tamanho e formato, a amêndoas sem casca; são as gônadas femininas, homólogas aos testículos. (Nesse caso, *homólogo* significa que dois órgãos têm a mesma origem embrionária.) Localizados um de cada lado do útero, os ovários descem até a margem da parte superior da cavidade pélvica durante o terceiro mês de desenvolvimento. Uma série de ligamentos mantém a posição dos ovários (Figura 26.12). O **ligamento largo** do útero, que é uma prega de peritônio, se fixa aos ovários por um subgrupo dessa prega peritoneal chamada **mesovário**. O **ligamento útero-ovárico** ancora os ovários no útero, e o **ligamento suspensor do ovário** prende-os à parede pélvica. Cada ovário contém um **hilo**, o ponto de entrada e saída de vasos sanguíneos e nervos ao longo do qual está fixado o mesovário (ver Figura 26.13).

Histologia dos ovários

O ovário é formado pelas seguintes partes (Figura 26.13):

- O **mesotélio do ovário** ou **epitélio de superfície** é uma camada de epitélio simples (cúbico baixo ou escamoso) que cobre a superfície do ovário. É contínuo com o mesotélio do mesovário e peritônio
- A **túnica albugínea** é uma cápsula esbranquiçada de tecido conjuntivo denso não modelado, imediatamente abaixo do mesotélio do ovário
- O **córtex do ovário** é uma região situada logo abaixo da túnica albugínea. É constituído de folículos ováricos (descritos em breve) circundados por tecido conjuntivo denso não modelado que contém fibras colágenas e células do estroma, semelhantes a fibroblastos
- A **medula do ovário** está logo abaixo do córtex. O limite entre córtex e medula é indistinto, mas a medula tem tecido conjuntivo mais frouxo e contém vasos sanguíneos, vasos linfáticos e nervos.
- Os **folículos ováricos** estão localizados no córtex e são formados por **oócitos** em vários estágios de desenvolvimento e pelas células que os circundam. Quando formam

Figura 26.11 Órgãos genitais femininos e estruturas adjacentes.

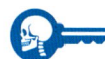 Os órgãos genitais femininos compreendem ovários, tubas uterinas, útero, vagina, pudendo feminino e glândulas mamárias.

FUNÇÕES DO SISTEMA GENITAL FEMININO

1. Os ovários produzem oócitos secundários e hormônios, inclusive progesterona e estrogênios (hormônios sexuais femininos), inibina e relaxina.
2. As tubas uterinas transportam o oócito secundário até o útero e normalmente são o local onde ocorre a fertilização.
3. O útero é o local de implantação de um óvulo fertilizado, do desenvolvimento do feto durante a gravidez e do trabalho de parto.
4. A vagina recebe o pênis durante a relação sexual e é a via de passagem do feto no parto.
5. As glândulas mamárias sintetizam, secretam e ejetam leite para a nutrição do recém-nascido.

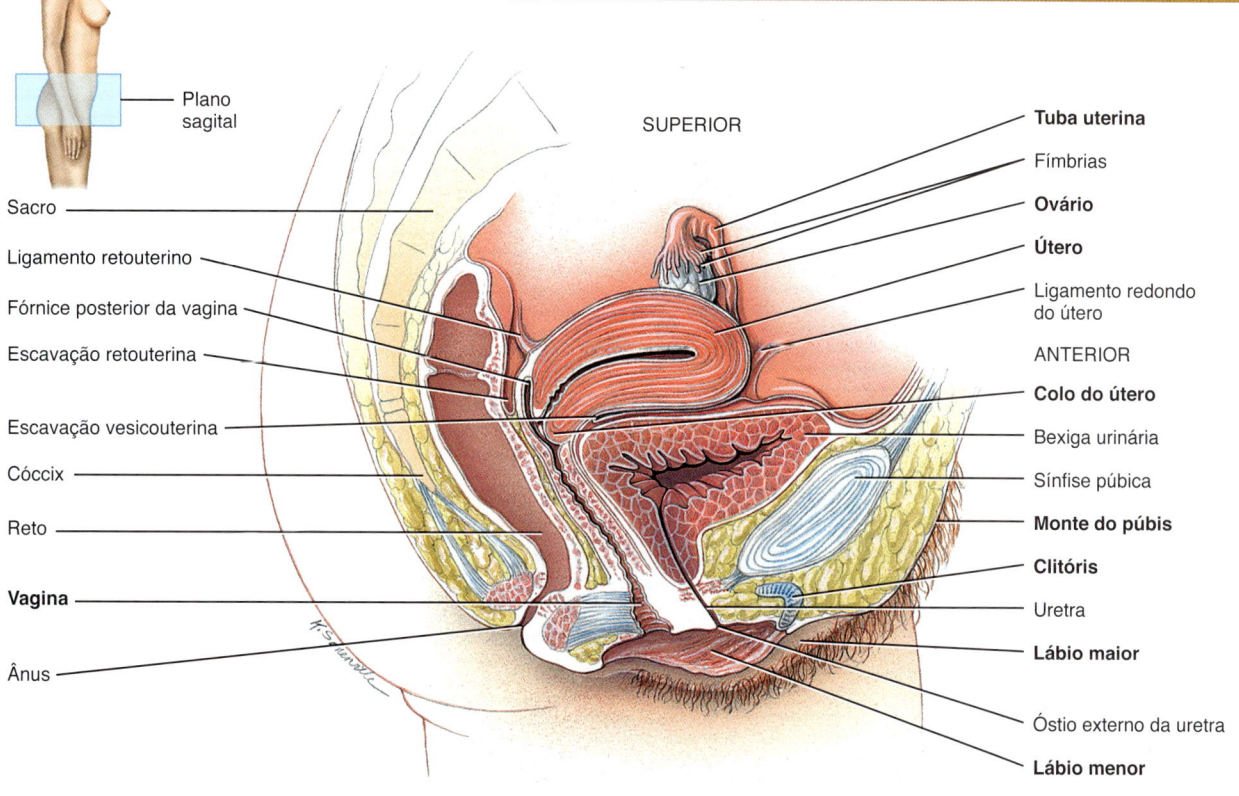

A. Corte sagital

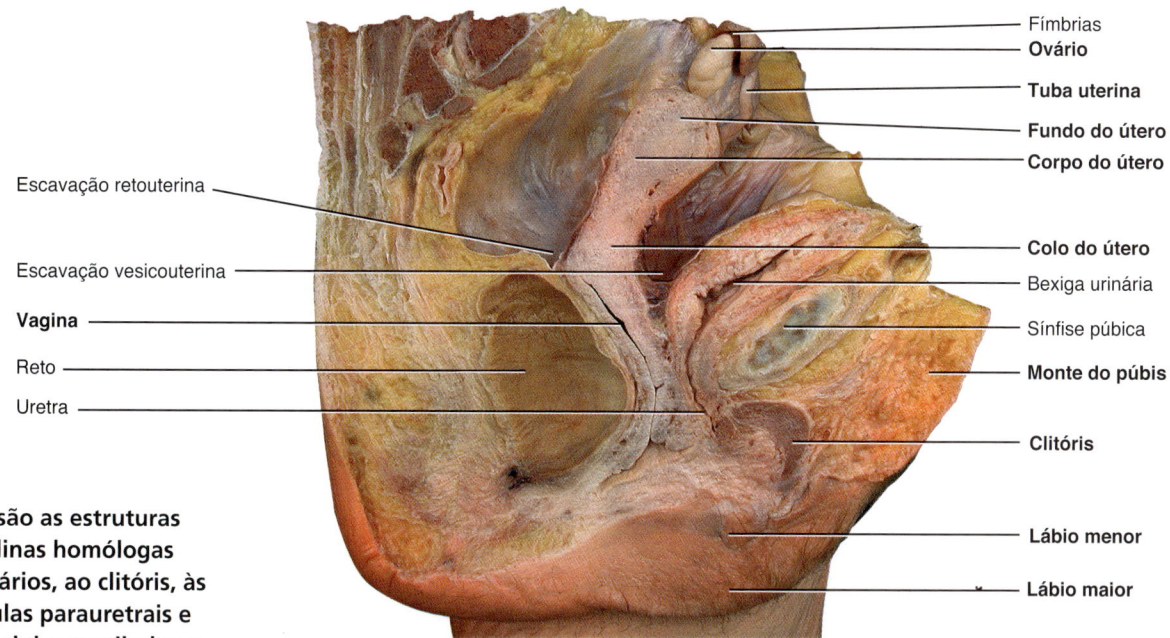

Dissecção de Shawn Miller; fotografia de Mark Nielsen

B. Corte sagital

❓ Quais são as estruturas masculinas homólogas aos ovários, ao clitóris, às glândulas parauretrais e às glândulas vestibulares maiores?

Figura 26.12 Posições relativas dos ovários, do útero e dos ligamentos que sustentam essas estruturas.

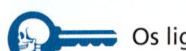 Os ligamentos que sustentam os ovários são mesovário, ligamento útero-ovárico e ligamento suspensor.

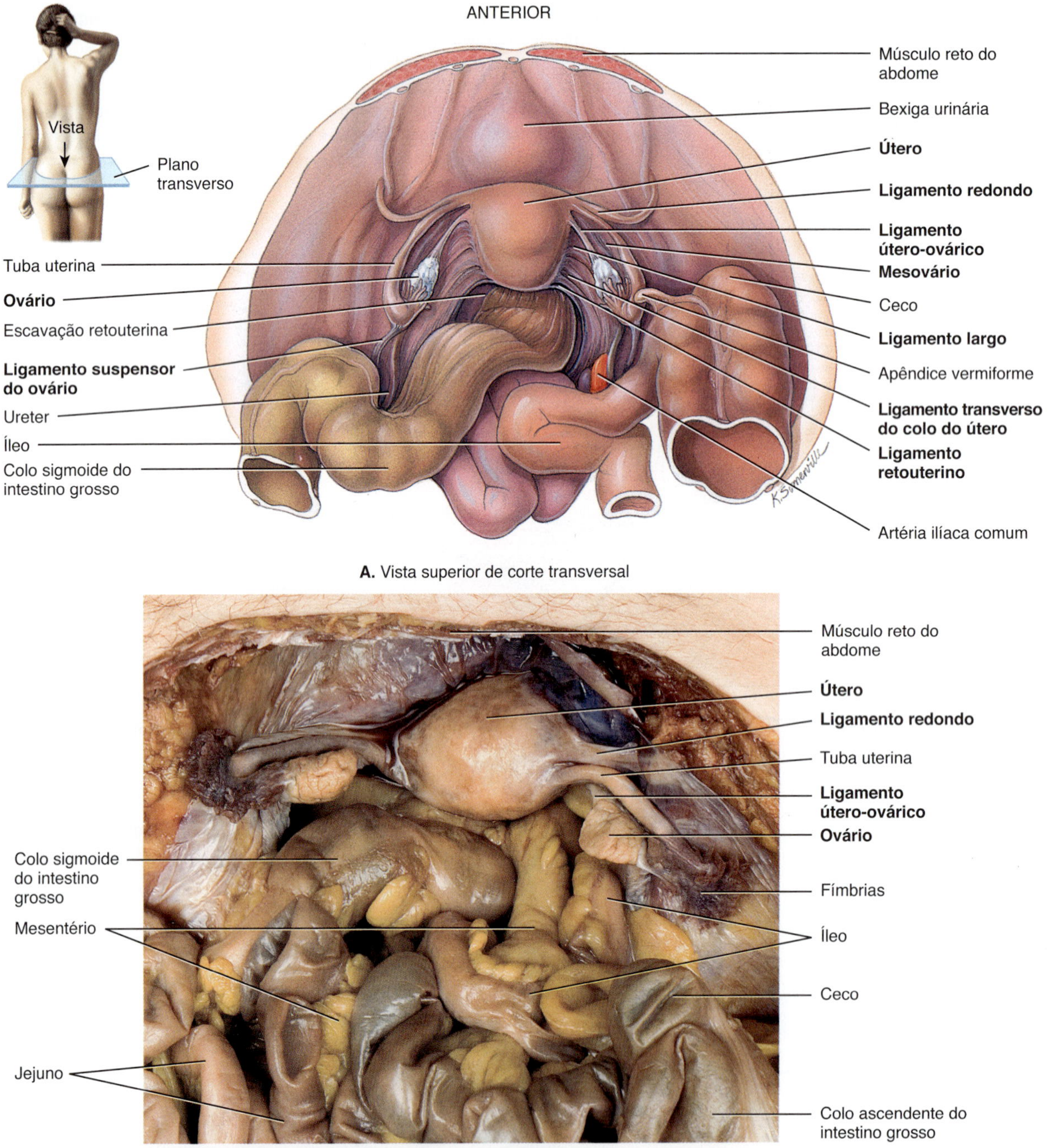

A. Vista superior de corte transversal

B. Vista anterossuperior

? A que estruturas o mesovário, o ligamento útero-ovárico e o ligamento suspensor do ovário ancoram o ovário?

uma só camada, as células circundantes são denominadas **células foliculares**; em uma fase mais adiantada do desenvolvimento, quando formam várias camadas, são denominadas **células granulosas**. As células circundantes nutrem o oócito em desenvolvimento e começam a secretar estrogênio à medida que o folículo cresce
- O **folículo maduro** (*de Graaf*) é um folículo grande e cheio de líquido, pronto para se romper e expelir o oócito secundário, processo conhecido como **ovulação**

- O **corpo lúteo** contém os remanescentes do folículo maduro após a ovulação. Produz progesterona, estrogênios, relaxina e inibina até degenerar em tecido cicatricial fibroso, o **corpo *albicans*.**

A irrigação sanguínea do ovário é feita pelas artérias ováricas, que se anastomosam com ramos das artérias uterinas. Os ovários são drenados pelas veias ováricas. As veias do lado direito drenam para a veia cava inferior; as do lado

Figura 26.13 Histologia do ovário. As setas indicam a sequência de estágios do desenvolvimento ocorridas como parte da maturação de um óvulo durante o ciclo ovariano.

Os ovários são as gônadas femininas e produzem oócitos haploides.

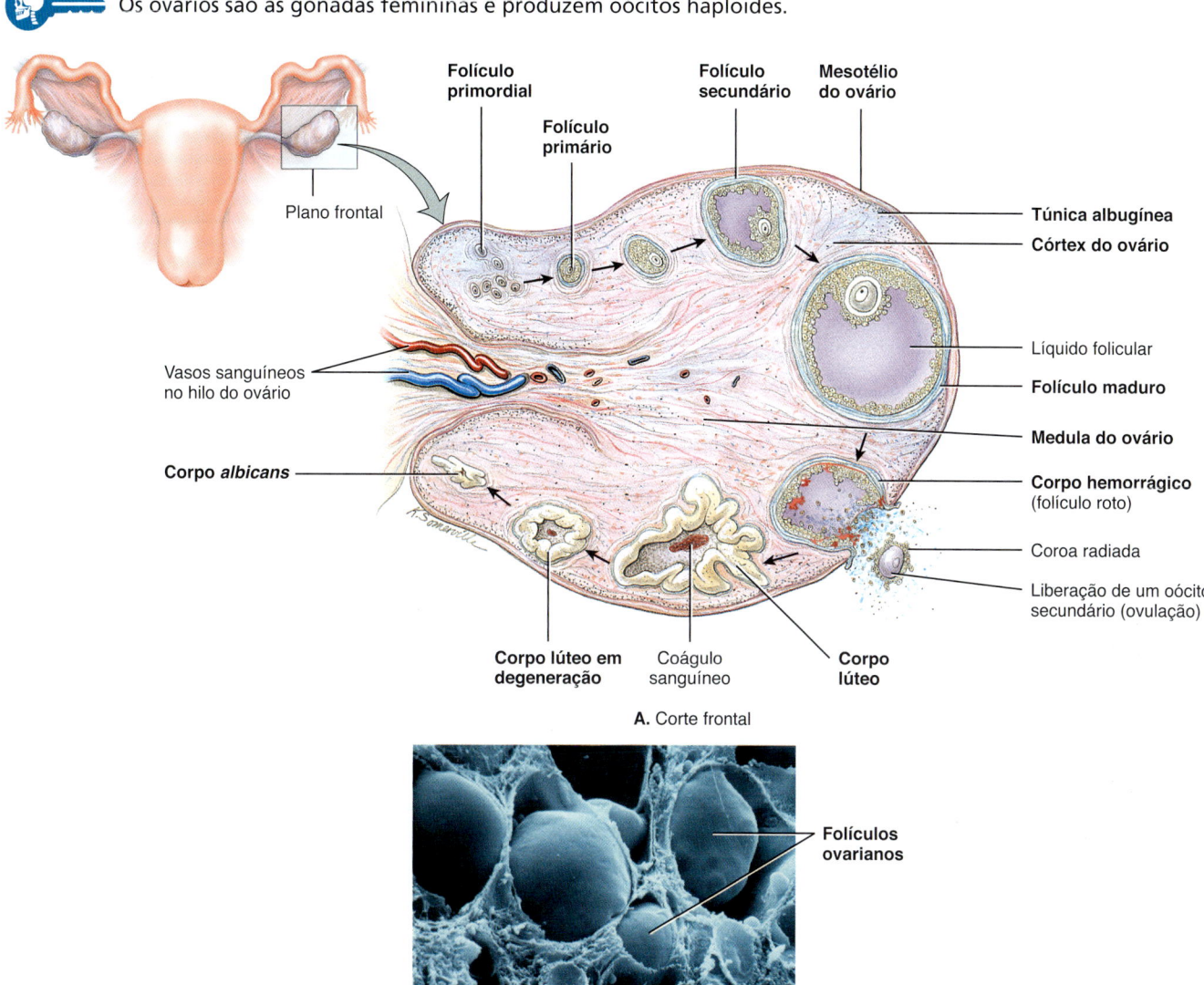

A. Corte frontal

B. Secção do ovário

? Que estruturas do ovário contêm tecido endócrino? Que hormônios elas secretam?

esquerdo drenam para a veia renal. As fibras nervosas simpáticas e parassimpáticas que suprem os ovários terminam nos vasos sanguíneos e entram nos ovários.

Cisto ovariano é uma bolsa cheia de líquido sobre o ovário ou dentro dele. Esses cistos são relativamente comuns, não costumam ser cancerosos e, com frequência, desaparecem sozinhos. Os cistos cancerosos são mais prováveis depois dos 40 anos de idade. Os cistos do ovário podem causar dor, pressão, dor contínua e fraca ou distensão abdominal; dor durante a relação sexual; menstruação tardia, dolorosa ou irregular; dor aguda de início abrupto na parte inferior do abdome; e/ou hemorragia vaginal. A maioria dos cistos ovarianos não requer tratamento, mas os cistos maiores (mais de 5 cm) podem ser removidos cirurgicamente.

Oocitogênese e desenvolvimento folicular

A formação de gametas nos ovários é denominada **oocitogênese**. Ao contrário da espermatogênese, que começa na puberdade masculina, a oocitogênese começa antes do nascimento das mulheres. Como na espermatogênese, ocorrem meiose (ver Seção 2.5) e maturação das células germinativas.

Durante o desenvolvimento fetal inicial, as células germinativas primordiais (primitivas) migram do saco vitelino para os ovários. Nesse local, as células germinativas se diferenciam em **oogônias**. As oogônias são células-tronco diploides ($2n$) que se dividem por mitose e produzem milhões de células germinativas. Mesmo antes do nascimento, a maioria dessas células germinativas se degenera em um processo conhecido como **atresia**. Entretanto, algumas se transformam em células maiores denominadas **oócitos primários**, que entram na prófase da meiose I durante o desenvolvimento fetal, mas essa fase só é concluída depois da puberdade. Durante esse estágio de interrupção do desenvolvimento, cada oócito primário é envolvido por uma camada simples de células foliculares planas e a estrutura completa é denominada **folículo primordial** (Figura 26.14A). O córtex ovariano que circunda os folículos primordiais é constituído de fibras colágenas e **células do estroma** semelhantes a fibroblastos. Por ocasião do nascimento, restam cerca de 200.000 a 2.000.000 de oócitos primários em cada ovário. Destes, cerca de 40.000 ainda existem na puberdade, e cerca de 400 amadurecem e são liberados na ovulação durante a vida reprodutiva da mulher. Os demais oócitos primários sofrem atresia.

Todos os meses, após a puberdade e até a menopausa, as gonadotropinas (FSH e LH) secretadas pela hipófise anterior estimulam a continuação do desenvolvimento de vários folículos primordiais, embora geralmente apenas um alcance a maturidade necessária para a ovulação. Alguns folículos primordiais começam a crescer e se transformam em **folículos primários** (Figura 26.14B). Cada folículo primário é formado por um oócito primário que, em um estágio posterior

Figura 26.14 Desenvolvimento dos folículos ovarianos.

À medida que o folículo ovariano cresce, o líquido folicular se acumula em uma cavidade denominado antro.

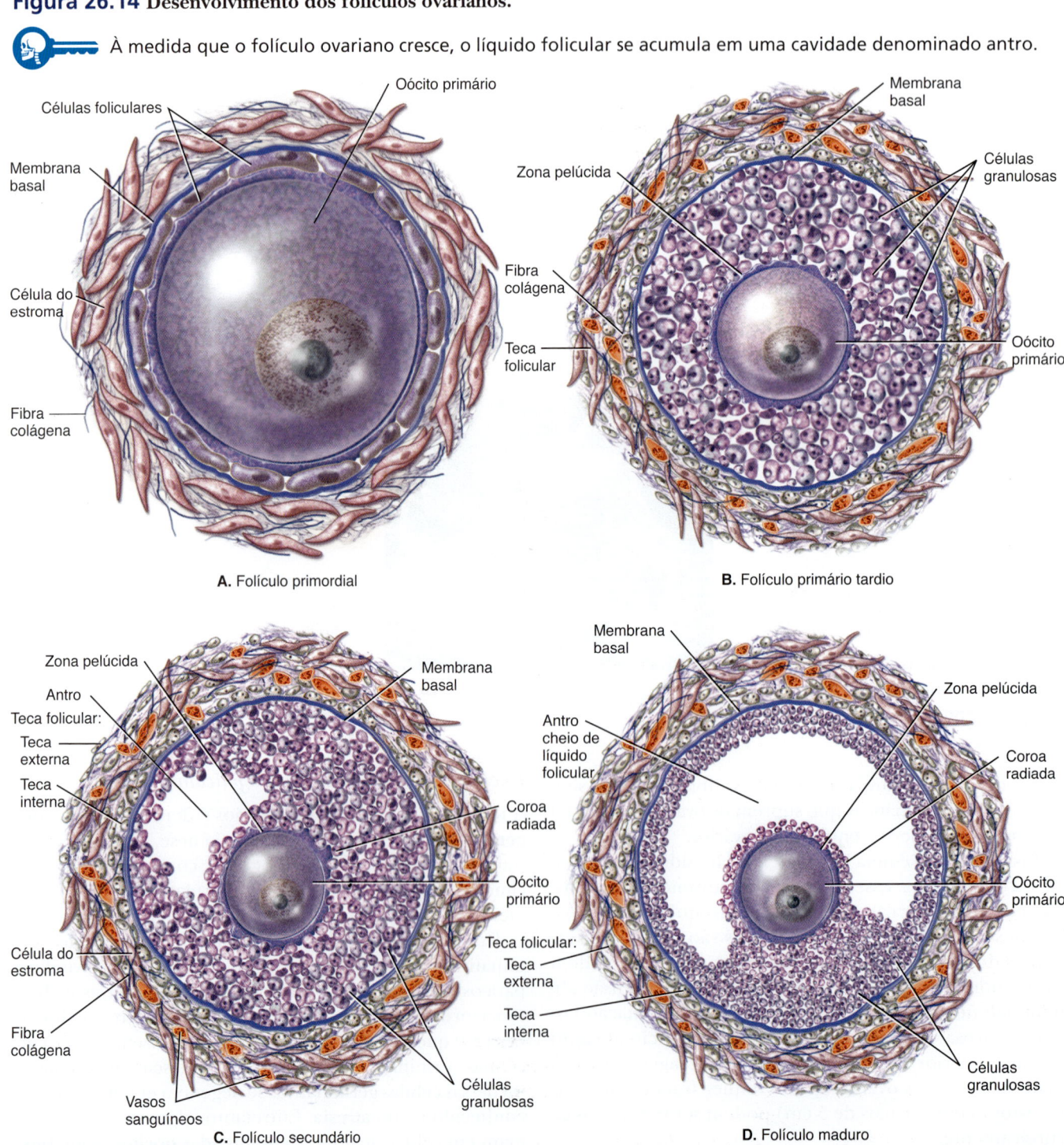

A. Folículo primordial

B. Folículo primário tardio

C. Folículo secundário

D. Folículo maduro

do desenvolvimento, é envolvido por várias camadas de células cúbicas e colunares baixas, as **células granulosas**. As células granulosas externas estão apoiadas sobre uma membrana basal. Enquanto crescem, o folículo primário forma uma camada de glicoproteína transparente, a **zona pelúcida**, entre o oócito primário e as células granulosas. Além disso, as células do estroma que envolvem a membrana basal começam a formar uma camada organizada, a **teca folicular**.

À medida que a maturação avança, o folículo primário se transforma em folículo secundário (Figura 26.14C,F). No **folículo secundário**, a teca se diferencia em duas camadas: (1) a **teca interna**, camada interna muito vascularizada de células secretoras cúbicas que liberam estrogênios, e (2) a **teca externa**, camada externa de células do estroma e fibras colágenas. Além disso, as células granulosas começam a secretar líquido folicular, que se acumula no **antro**, uma

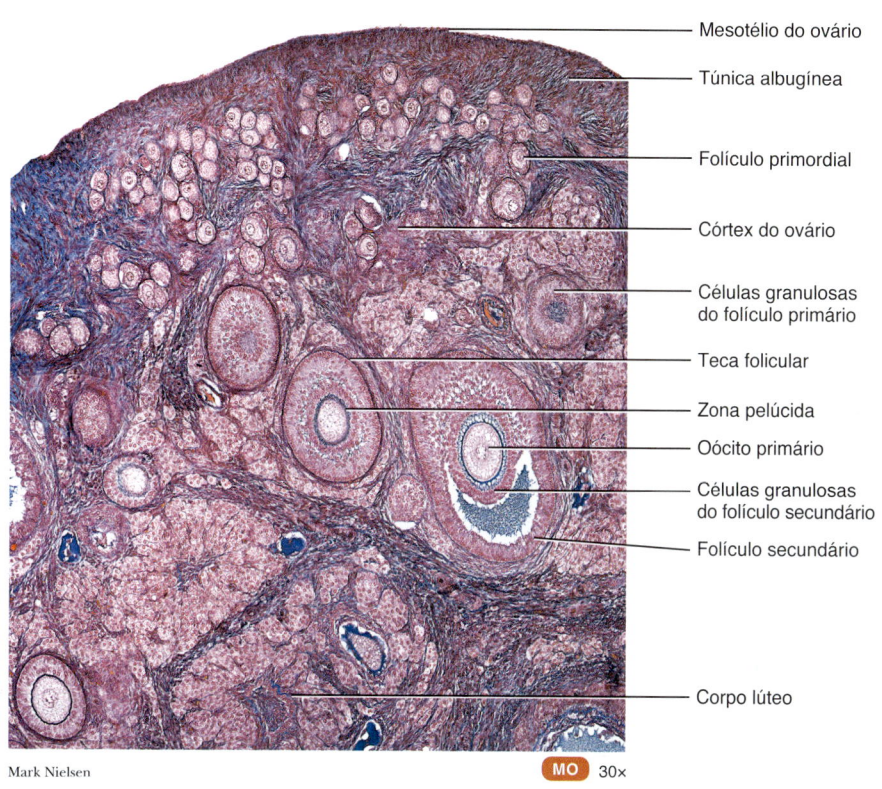

E. Córtex do ovário

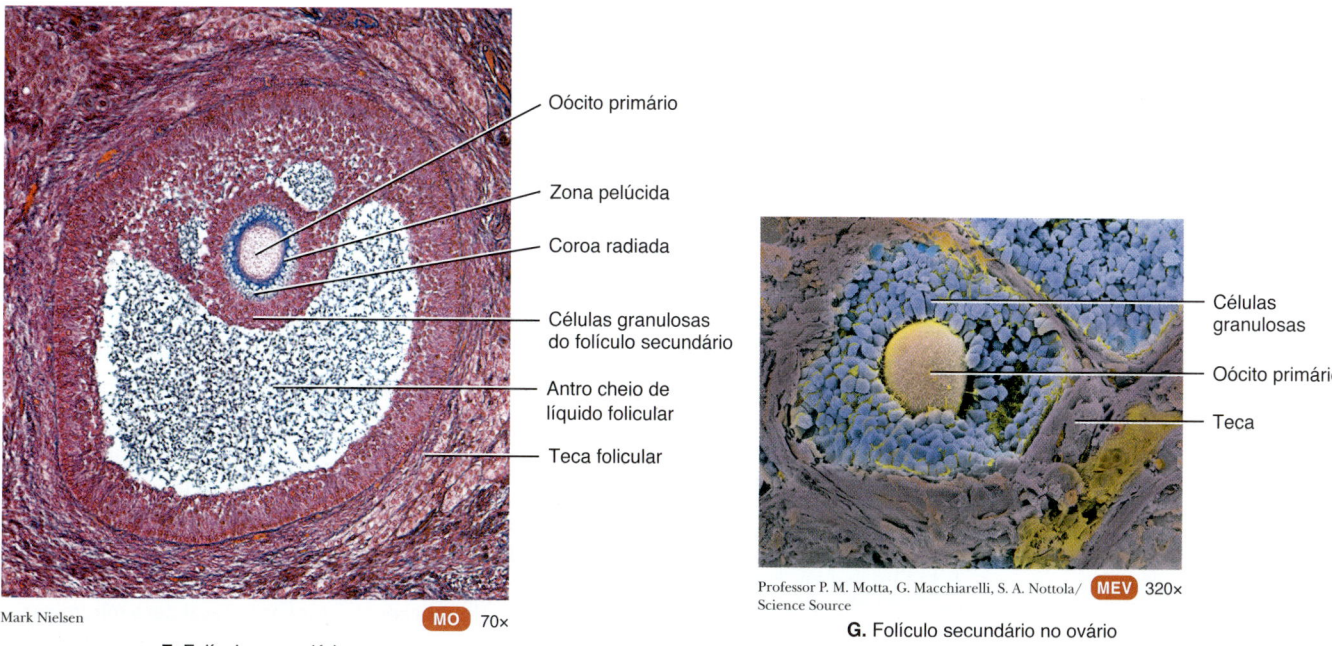

F. Folículo secundário

G. Folículo secundário no ovário

? **O que acontece à maioria dos folículos ovarianos?**

cavidade no centro do folículo secundário. A camada interna de células granulosas adere firmemente à zona pelúcida e agora é denominada **coroa radiada** (Figura 26.14C, F).

Por fim, o folículo secundário cresce e se transforma em um **folículo maduro** (*de Graaf*) (Figura 26.14D). Nesse folículo, e logo antes da ovulação, o oócito primário diploide completa a meiose I e produz duas células haploides (*n*) de tamanhos diferentes, cada uma com 23 cromossomos (Figura 26.15). A célula menor produzida por meiose I, o **primeiro corpo polar**, nada mais é que um pacote de material nuclear descartado. A célula maior, conhecida como **oócito secundário**, recebe a maior parte do citoplasma. Uma vez formado, o oócito secundário inicia a meiose II, mas para na metáfase. O folículo maduro logo se rompe e libera o oócito secundário, processo conhecido como **ovulação**.

Por ocasião da ovulação, o oócito secundário é expelido na cavidade peritoneal junto com o primeiro corpo polar e a coroa radiada. Normalmente essas células são varridas em direção à tuba uterina. Se não houver fertilização, as células degeneram. No entanto, se houver espermatozoides na tuba uterina e um deles penetrar no oócito secundário, a meiose II é retomada. O oócito secundário se divide em duas células haploides, mais uma vez de tamanhos diferentes. A célula maior é o **óvulo**, ou oócito; a menor é o **segundo corpo polar**. Os núcleos do espermatozoide e do óvulo se unem, com formação de um **zigoto** diploide. Quando há outra divisão do primeiro corpo polar com produção de dois corpos polares, o oócito primário acaba dando origem a três corpos polares haploides, que se degeneram, e a um óvulo haploide. Assim, um oócito primário dá origem a apenas um gameta (um óvulo). Por outro lado, é preciso lembrar que, nos homens, um espermatócito primário produz quatro gametas (espermatozoides).

A Tabela 26.1 resume os processos da oocitogênese e do desenvolvimento folicular.

✓ **TESTE RÁPIDO**

13. Qual é o homólogo masculino do ovário?
14. Descreva a estrutura microscópica e as funções do ovário.
15. Como a oocitogênese transforma uma célula germinativa em folículo maduro?

Tubas uterinas

As mulheres têm duas **tubas uterinas**, também conhecidas como *ovidutos*, que se estendem lateralmente a partir do útero (Figura 26.16). As tubas, que medem cerca de 10 cm de comprimento e estão situadas nas pregas do ligamento largo do útero, conduzem oócitos secundários e óvulos fertilizados dos ovários até o útero. (Essa parte do ligamento largo é denominada *mesossalpinge*.) A parte afunilada de cada tuba uterina, denominada **infundíbulo**, está perto do ovário, mas é aberta para a cavidade peritoneal. Termina em uma franja de projeções digitiformes chamadas **fímbrias**, uma das quais está presa à extremidade lateral do ovário. A partir do infundíbulo, a tuba uterina se estende em sentido medial e, depois, inferior e se fixa no ângulo lateral superior

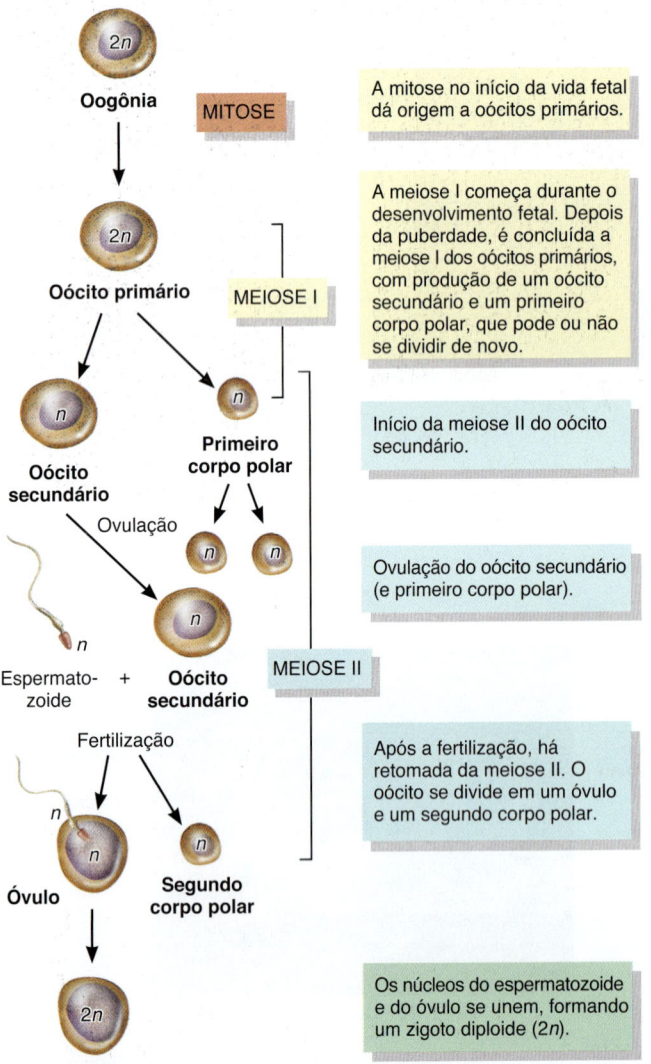

Figura 26.15 Oocitogênese. As células diploides (2*n*) têm 46 cromossomos; as células haploides (*n*) têm 23 cromossomos.

A meiose II do oócito só é concluída se houver fertilização.

? Compare a idade de um oócito primário feminino com a idade de um espermatócito primário masculino.

CORRELAÇÃO CLÍNICA | *Prolapso uterino*

O **prolapso uterino** pode ser causado por enfraquecimento dos ligamentos de sustentação e da musculatura pélvica associado a idade ou doença, parto vaginal traumático, esforço crônico por tosse ou dificuldade de defecação ou ainda por tumores pélvicos. O prolapso pode ser classificado em primeiro grau (leve), no qual o colo do útero permanece na vagina; segundo grau (acentuado), no qual há protrusão externa do colo através da vagina; e terceiro grau (completo), no qual todo o útero está fora da vagina. Dependendo do grau de prolapso, o tratamento pode ser exercícios pélvicos, dieta em caso de sobrepeso, emoliente fecal para minimizar o esforço durante a defecação, uso de pessário (dispositivo de borracha inserido ao redor do colo do útero que ajuda a sustentar o útero) ou cirurgia.

TABELA 26.1
Resumo da oocitogênese e do desenvolvimento folicular.

IDADE	OOCITOGÊNESE	DESENVOLVIMENTO FOLICULAR
Período fetal	Oogônia (2n) → Mitose → Oócito primário (2n) → Meiose em curso → Oócito primário (na prófase I) (2n)	Folículo primordial
Infância (não há desenvolvimento dos folículos)		
Todos os meses, desde a puberdade até a menopausa	Oócito primário (ainda na prófase I) (2n) → Oócito primário (2n) → Meiose I concluída por um oócito primário todos os meses → Primeiro corpo polar (n) + Oócito secundário (na metáfase II) (n) → Espermatozoide → Conclusão da meiose II se houver fertilização → Segundo corpo polar (n) + Óvulo (2n). Pode ou não haver meiose II do primeiro corpo polar. Degeneração de todos os corpos polares.	Folículo primário → Folículo secundário → Folículo maduro → Ovulação → Oócito secundário ovulado

do útero. A **ampola** da tuba uterina é a parte mais larga e longa, constituindo cerca de dois terços laterais de seu comprimento. O **istmo** da tuba uterina é a parte de parede espessa mais medial, curta e estreita, que se une ao útero.

Histologicamente, as tubas uterinas têm três túnicas: mucosa, muscular e serosa (Figura 26.17A). A túnica mucosa é formada por epitélio e lâmina própria (tecido conjuntivo areolar). O epitélio contém células colunares simples ciliadas, que atuam como uma "esteira rolante" ciliar e ajudam a deslocar o óvulo fertilizado (ou o oócito secundário) na tuba em direção ao útero, e células não ciliadas denominadas **células intercalares**, que têm microvilosidades e secretam um líquido responsável pela nutrição do óvulo (Figura 26.17B). A camada média, a túnica muscular, é composta de um anel interno, espesso e circular de músculo liso e por uma região externa e delgada de músculo liso longitudinal. As contrações peristálticas da túnica muscular e a ação ciliar da túnica mucosa ajudam a deslocar o oócito ou óvulo fertilizado em direção ao útero. A camada externa das tubas uterinas é uma membrana serosa, a túnica serosa.

Depois da ovulação o movimento das fímbrias, que circundam a superfície do folículo maduro imediatamente antes da ovulação, produz correntes locais. Essas correntes levam o oócito secundário ovulado da cavidade pélvica para a tuba uterina. Em geral, o espermatozoide encontra e fertiliza um oócito secundário na ampola da tuba uterina, embora não seja rara a fertilização na cavidade peritoneal. A fertilização pode ocorrer até cerca de 24 h depois da ovulação. Algumas horas depois da fertilização, há união do material nuclear do óvulo e do espermatozoide, ambos haploides.

Figura 26.16 Relação das tubas uterinas com os ovários, o útero e as estruturas associadas. No lado esquerdo do desenho, a tuba uterina e o útero foram seccionados para mostrar as estruturas internas.

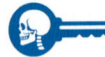 Depois da ovulação, um oócito secundário e a coroa radiada deslocam-se da cavidade pélvica para o infundíbulo da tuba uterina. O útero é o local da menstruação, da implantação do óvulo fertilizado, do desenvolvimento do feto e do trabalho de parto.

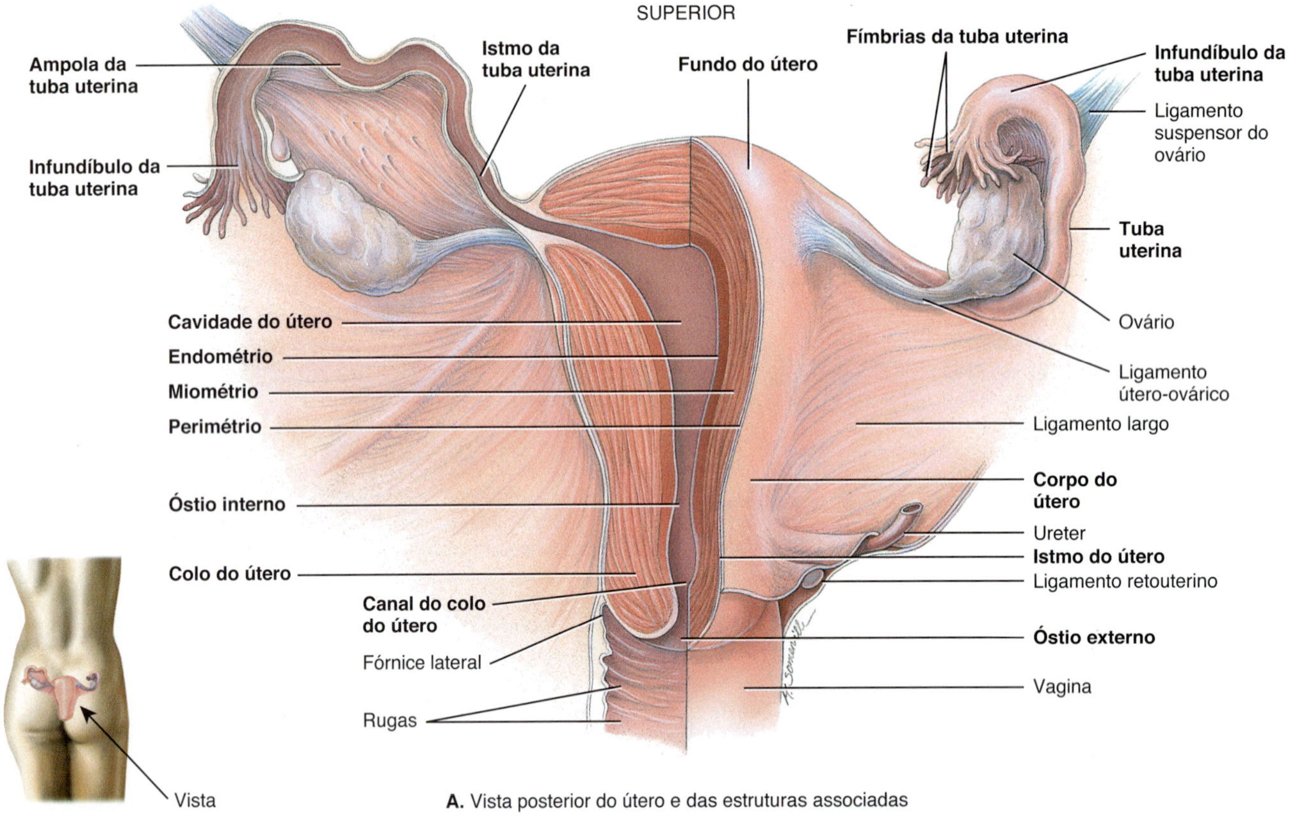

A. Vista posterior do útero e das estruturas associadas

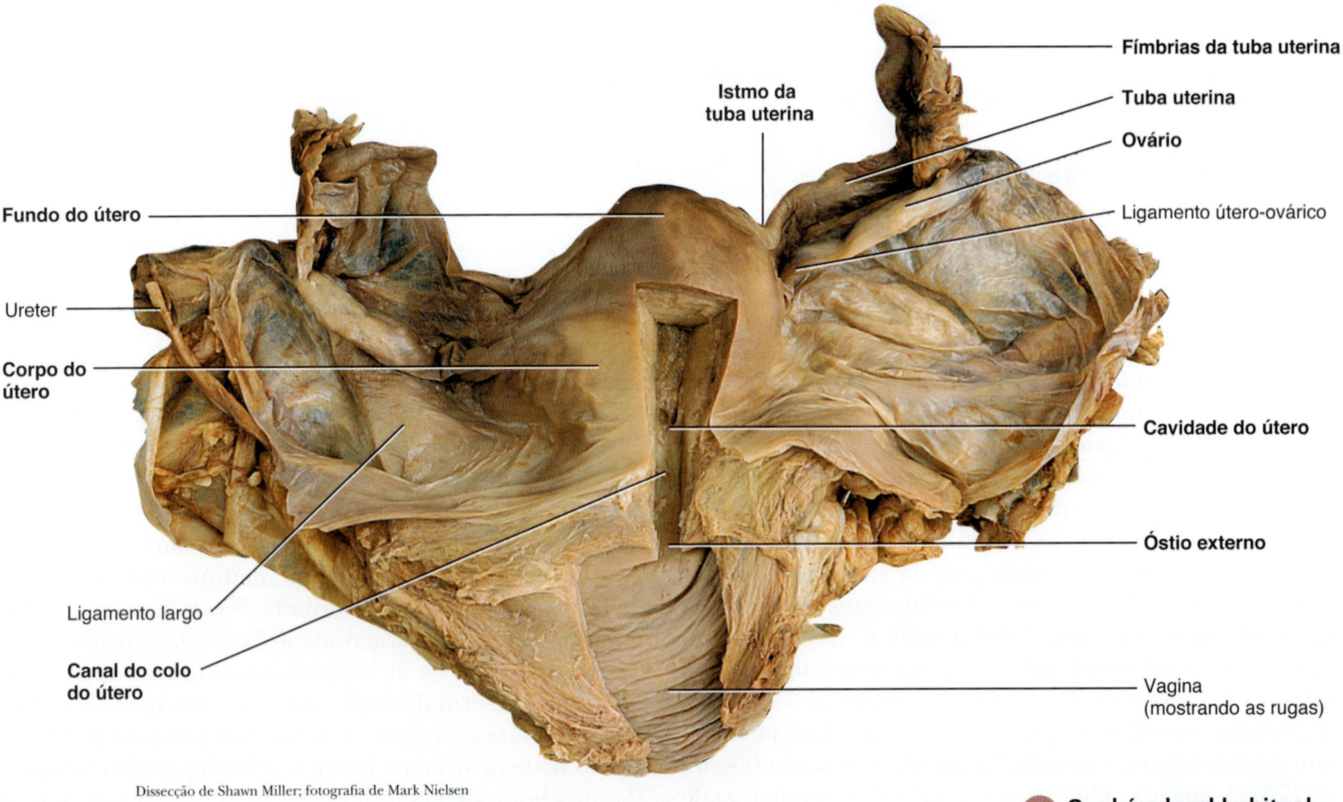

Dissecção de Shawn Miller; fotografia de Mark Nielsen

B. Vista posterior do útero e das estruturas associadas

Qual é o local habitual da fertilização?

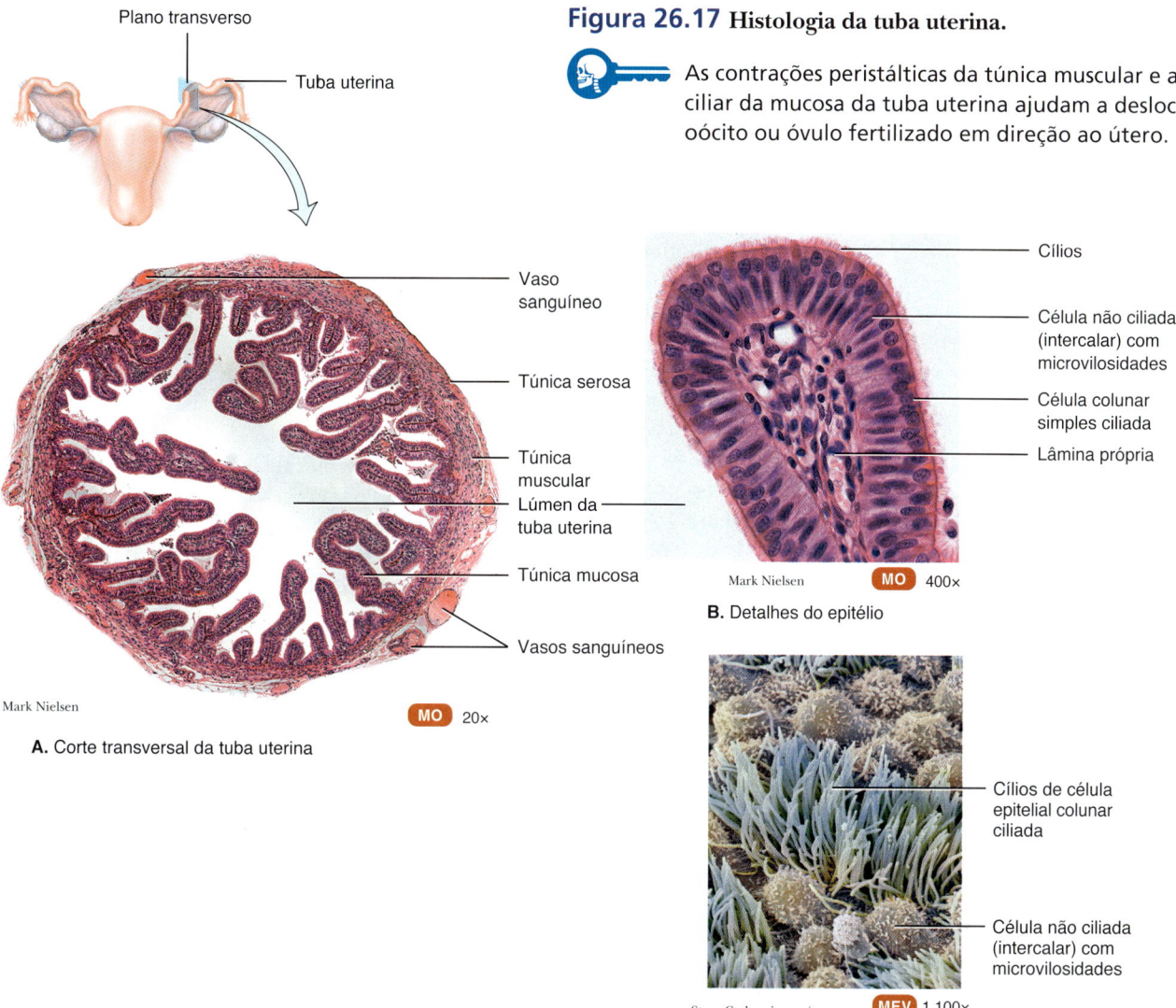

Figura 26.17 Histologia da tuba uterina.

As contrações peristálticas da túnica muscular e a ação ciliar da mucosa da tuba uterina ajudam a deslocar o oócito ou óvulo fertilizado em direção ao útero.

A. Corte transversal da tuba uterina
B. Detalhes do epitélio
C. Detalhes do epitélio em vista da superfície

Que tipos de células revestem as tubas uterinas?

O óvulo fertilizado diploide passa a ser denominado **zigoto** e começa a sofrer divisões celulares ainda no trajeto em direção ao útero, aonde chega 6 a 7 dias após a ovulação. Há desintegração dos oócitos secundários não fertilizados.

As tubas uterinas são irrigadas por ramos das artérias uterina (ver Figura 26.19) e ovárica (ver Figura 14.6B). O retorno venoso ocorre por meio das veias uterinas.

As tubas uterinas são supridas por fibras nervosas simpáticas e parassimpáticas do plexo hipogástrico e dos nervos esplâncnicos pélvicos. As fibras são distribuídas para a túnica muscular das tubas e seus vasos sanguíneos.

Útero

O **útero** faz parte do trajeto dos espermatozoides depositados na vagina até chegarem às tubas uterinas (ver Figura 26.16). É também o local de implantação do blastocisto, do desenvolvimento do feto durante a gravidez e do trabalho de parto. Durante os ciclos reprodutivos sem implantação, o útero é a origem do fluxo menstrual.

Situado entre a bexiga e o reto, o útero possui o tamanho e o formato de uma pera invertida (ver Figura 26.11). Em mulheres que nunca engravidaram, mede cerca de 7,5 cm de comprimento, 5 cm de largura e 2,5 cm de espessura. O útero é maior em mulheres que estiveram grávidas recentemente, e menor (atrofiado) quando os níveis de hormônios sexuais são baixos, como ocorre depois da menopausa.

As subdivisões anatômicas do útero são (ver Figura 26.16): (1) uma parte em formato de cúpula, superior às tubas uterinas, o **fundo do útero**; (2) uma parte central afilada, o **corpo do útero**; e (3) uma parte estreita inferior, o **colo do útero**, que se abre na vagina. Entre o corpo e o colo do útero está o **istmo**, uma região estreitada, com cerca de 1 cm de comprimento. O interior do corpo do útero é a **cavidade do útero**, e o interior do colo estreito é o **canal do colo do útero**. O canal do colo se abre na cavidade do útero, por meio do **óstio anatômico interno do útero**, e na vagina, por meio do **óstio do útero**.

Normalmente há projeção do fundo e de parte do corpo do útero sobre a bexiga urinária, em posição denominada **anteflexão**. O colo do útero projeta-se inferior e posteriormente, formando um ângulo quase reto ao entrar na parede anterior da vagina (ver Figura 26.11). Vários ligamentos, que são extensões do peritônio parietal ou dos fascículos fibromusculares, mantêm a posição do útero (ver Figura 26.12). Os dois **ligamentos largos** são pregas duplas de peritônio que fixam o útero de cada lado da cavidade pélvica. Os dois **ligamentos retouterinos**, também extensões peritoneais, estão situados de cada lado do reto e unem o útero ao sacro. Os **ligamentos transversos do colo do útero** estão localizados inferiormente às bases dos ligamentos largos e se estendem da parede da pelve até o colo do útero e a vagina. Os **ligamentos redondos** são faixas de tecido conjuntivo fibroso entre as camadas do ligamento largo; estendem-se de um ponto no útero imediatamente inferior às tubas uterinas até uma parte dos lábios maiores dos órgãos genitais externos. Embora normalmente mantenham a posição antefletida do útero, os ligamentos também permitem movimento suficiente do corpo do útero para que haja posição anômala do útero.

A **retroflexão**, inclinação posterior do útero, é uma variação da posição normal que não causa prejuízo. Com frequência a condição não tem uma causa, mas pode ocorrer após o parto ou em decorrência de um cisto ovariano.

Histologicamente, o útero tem três camadas de tecido: perimétrio, miométrio e endométrio (Figura 26.18). A camada superficial – **perimétrio** ou serosa – é parte do peritônio; é constituída de epitélio pavimentoso simples e uma delgada camada de tecido conjuntivo areolar. Lateralmente, o peritônio se torna o ligamento largo. Anteriormente, cobre a bexiga urinária e forma uma bolsa rasa, a **escavação vesicouterina** (ver Figura 26.11) entre a bexiga urinária e o útero. Posteriormente, cobre o reto e forma uma bolsa profunda entre o útero e o reto, a **escavação retouterina** ou *fundo de saco de Douglas* – o ponto inferior da cavidade peritoneal.

A camada média do útero, o **miométrio**, é constituída de três camadas de fibras musculares lisas, mais espessas no fundo e mais delgadas no colo do útero. A camada média, mais espessa, é circular; as camadas superficial e profunda são longitudinais ou oblíquas. Durante o trabalho de parto e o parto, contrações coordenadas do miométrio, em resposta à estimulação pelo hormônio ocitocina liberado pela neuro-hipófise, ajudam a expulsar o feto do útero.

A camada profunda do útero, **endométrio**, é muito vascularizada e possui três componentes: (1) uma lâmina profunda formada por epitélio colunar simples (células ciliadas e secretoras) reveste a cavidade do útero; (2) um estroma endometrial subjacente é uma região muito espessa de lâmina própria (tecido conjuntivo areolar); (3) as glândulas endometriais (uterinas) se desenvolvem como invaginações do epitélio luminal e se estendem quase até o miométrio. O endométrio é dividido em duas camadas. A **camada funcional** reveste a cavidade do útero e se desprende durante a menstruação em razão da queda dos níveis de progesterona produzida pelos ovários. A camada profunda, a **camada basal**, é permanente e dá origem a uma nova camada funcional depois de cada menstruação.

As **artérias uterinas** (Figura 26.19), ramos da artéria ilíaca interna, irrigam o útero. As artérias uterinas emitem ramos, as **artérias arqueadas**, dispostos de maneira circular no miométrio. Essas artérias se ramificam em **artérias radiais** que penetram profundamente no miométrio. Logo antes de entrarem no endométrio, os ramos se dividem em dois tipos de arteríolas: as **arteríolas retas** levam à camada basal as substâncias necessárias para regenerar a camada funcional; as **arteríolas espirais** irrigam a camada funcional e sofrem mudanças acentuadas durante o ciclo menstrual. O sangue que sai do útero é drenado pelas **veias uterinas** para as veias ilíacas internas. O extenso suprimento sanguíneo do útero é essencial para apoiar o crescimento de uma nova camada funcional após a menstruação, a implantação do óvulo fertilizado e o desenvolvimento da placenta.

As células secretoras da mucosa do colo do útero produzem o **muco cervical**, mistura de água, glicoproteínas, lipídios, enzimas e sais inorgânicos. Durante a vida reprodutiva, as mulheres secretam 20 a 60 mℓ de muco cervical diariamente. O muco cervical é mais receptivo aos espermatozoides no período da ovulação ou próximo da ovulação, porque se torna menos viscoso e mais alcalino (pH 8,5). Em outros períodos, um muco mais viscoso forma um tampão cervical que impede fisicamente a penetração dos espermatozoides. O muco cervical complementa as necessidades de energia dos espermatozoides, e tanto o colo do útero quanto o muco cervical protegem os espermatozoides contra os fagócitos e o ambiente hostil da vagina e do útero. Eles também podem participar da **capacitação** – a modificação funcional sofrida pelos espermatozoides no sistema genital feminino para que sejam capazes de fertilizar o oócito secundário. A capacitação torna mais vigoroso o movimento da cauda dos espermatozoides e prepara a membrana plasmática do espermatozoide para a fusão com a membrana plasmática do oócito.

> ### CORRELAÇÃO CLÍNICA | *Endometriose*
>
> A **endometriose** é caracterizada pelo crescimento de tecido endometrial fora do útero. O tecido entra na cavidade pélvica através das tubas uterinas abertas e pode ser encontrado em vários locais – ovários, escavação retouterina, camada superficial do útero, colo sigmoide, linfonodos pélvicos e abdominais, colo do útero, parede abdominal, rins e bexiga urinária. O tecido endometrial, dentro ou fora do útero, responde às oscilações hormonais. A cada ciclo reprodutivo, o tecido prolifera, se desprende e é eliminado por sangramento. Quando isso ocorre fora do útero, pode causar inflamação, dor, formação de tecido cicatricial e infertilidade. Os sintomas são dor pré-menstrual ou dor menstrual muito intensa.

> ### CORRELAÇÃO CLÍNICA | *Câncer do colo do útero*
>
> O **câncer do colo do útero** se inicia com a displasia cervical, uma alteração no formato, proliferação e número de células do colo do útero. As células podem voltar ao normal ou avançar e se tornar cancerosas. Na maioria dos casos, o câncer do colo do útero pode ser detectado nos estágios iniciais pelo exame de Papanicolaou (ver Correlação clínica na Seção 3.4). Alguns dados associam o câncer do colo do útero ao papilomavírus humano (HPV), vírus causador das verrugas genitais. Os fatores que aumentam o risco são grande número de parceiros sexuais, primeira relação sexual em idade muito jovem e tabagismo.

Figura 26.18 Histologia do útero.

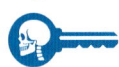
As três camadas do útero, da superficial para a profunda, são perimétrio (serosa), miométrio e endométrio.

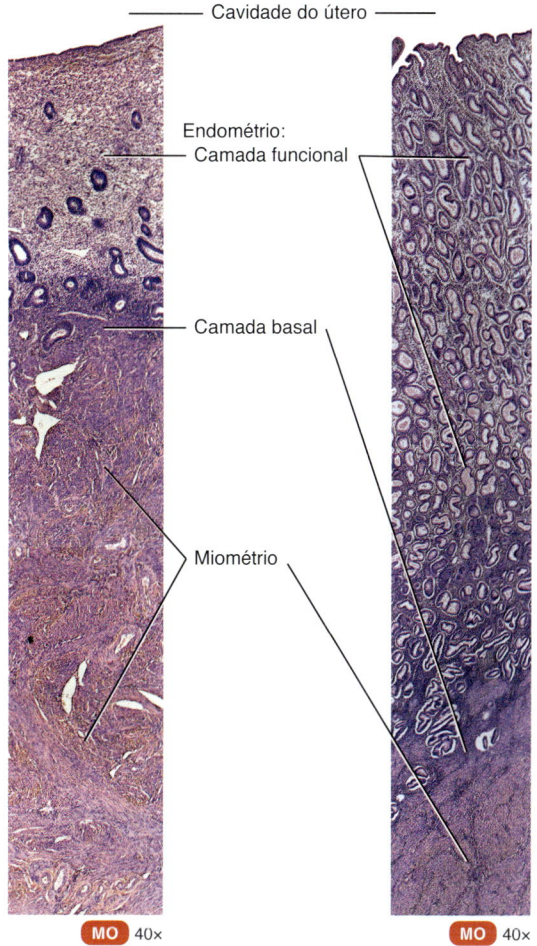

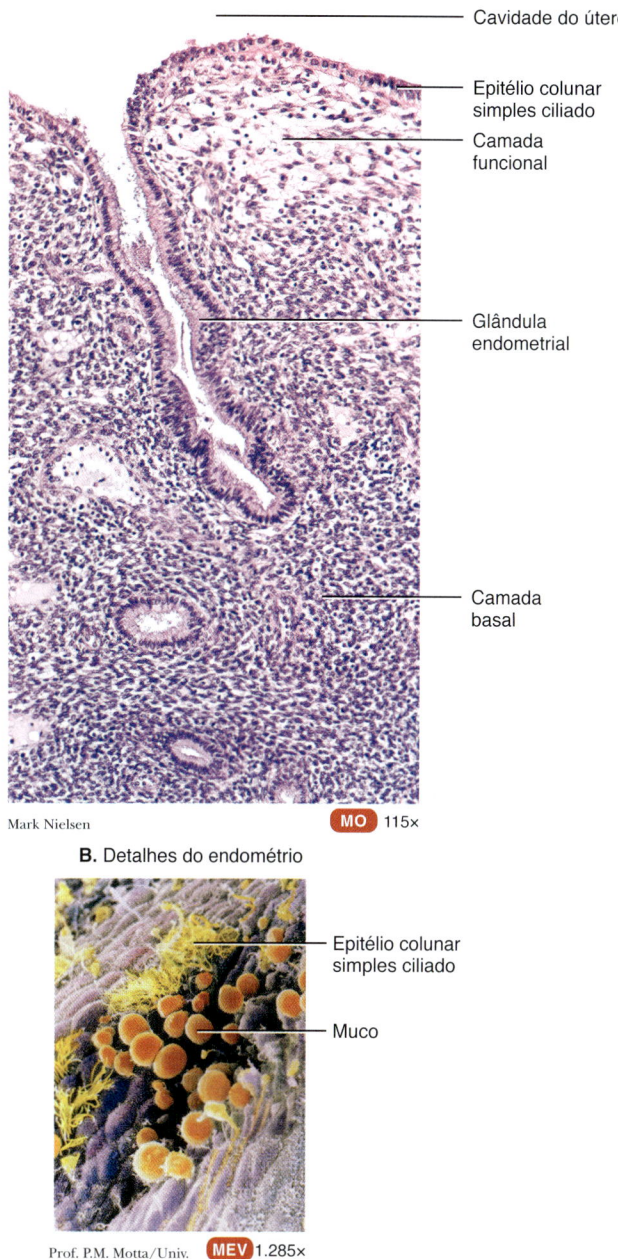

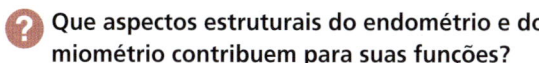

A. Corte transversal da parede uterina: segunda semana do ciclo menstrual (esquerda) e terceira semana do ciclo menstrual (direita)

B. Detalhes do endométrio

C. Endométrio durante a fase secretora

? Que aspectos estruturais do endométrio e do miométrio contribuem para suas funções?

✓ TESTE RÁPIDO

16. Onde estão localizadas as tubas uterinas e qual é sua função?
17. Quais são as principais partes do útero? Onde estão localizadas em relação umas às outras?
18. Como os ligamentos mantêm o útero em posição normal?
19. Qual é a estrutura microscópica do útero?
20. Por que o suprimento sanguíneo abundante é importante para o útero?

Vagina

A **vagina** é um canal fibromuscular tubular, revestido por túnica mucosa, que se estende do exterior do corpo até o colo do útero (ver Figuras 26.11 e 26.16). Mede cerca de 10 cm de comprimento, recebe o pênis durante a relação sexual, é a via de saída do fluxo menstrual e dá passagem ao feto no parto. Situada posteriormente à bexiga urinária e à uretra e anteriormente ao reto, a vagina segue em direção superior e posterior até se inserir no colo do útero. Um recesso denominado **fórnice** circunda a fixação da vagina ao colo do útero (ver Figura 26.16A). Quando inserido corretamente, o diafragma contraceptivo apoia-se no fórnice, onde é mantido no lugar e recobre o colo do útero.

A túnica mucosa da vagina é contínua com a túnica mucosa do útero. Histologicamente, é constituída de epitélio pavimentoso estratificado não queratinizado e lâmina própria (tecido conjuntivo areolar) (Figura 26.20B) que repousam em uma série de pregas transversais denominadas **rugas** (ver Figura 26.16). As células dendríticas na túnica mucosa são células apresentadoras de antígeno. Infelizmente, também participam da transmissão de vírus – por exemplo, HIV (o vírus causador da AIDS) – para as mulheres durante a relação

Figura 26.19 **Suprimento sanguíneo do útero.** O detalhe mostra pormenores histológicos dos vasos sanguíneos do endométrio.

🔑 As arteríolas retas levam as substâncias necessárias para regeneração da camada funcional após a menstruação.

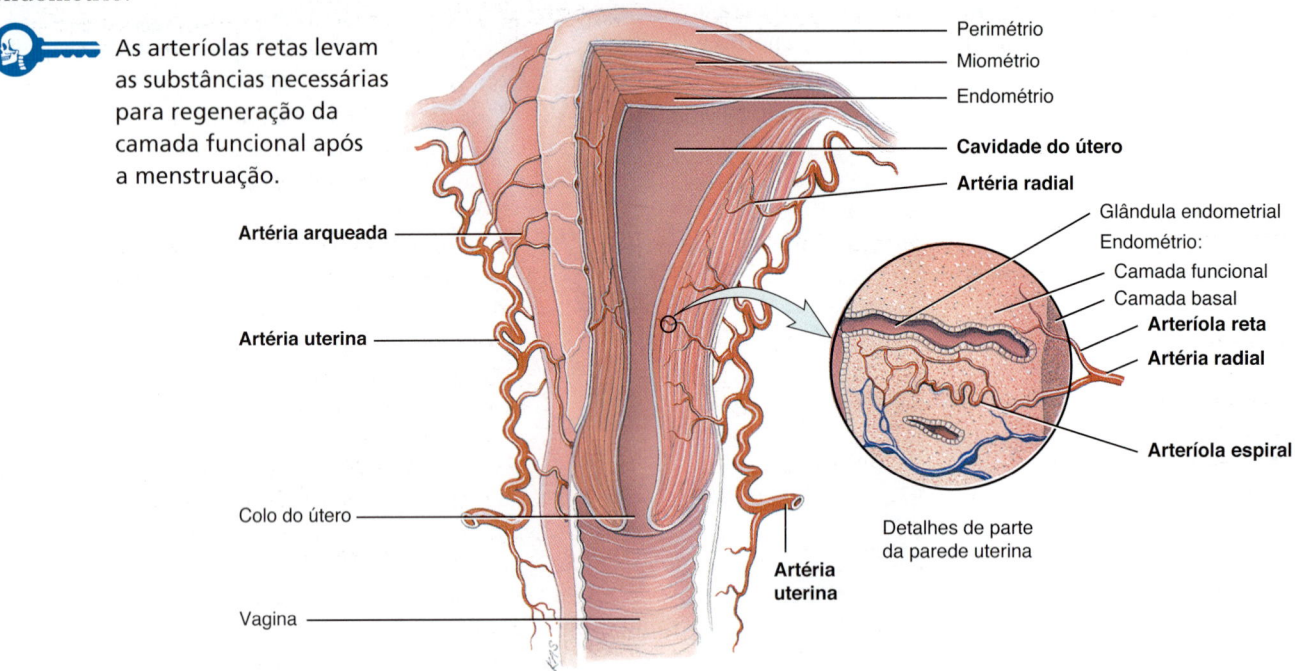

Vista anterior com secção parcial do lado esquerdo do útero

❓ Qual é a importância funcional da camada basal do endométrio?

Figura 26.20 Histologia da vagina.

🔑 A túnica muscular da vagina pode se distender bastante para acomodar o pênis durante a relação sexual e o lactente durante o parto.

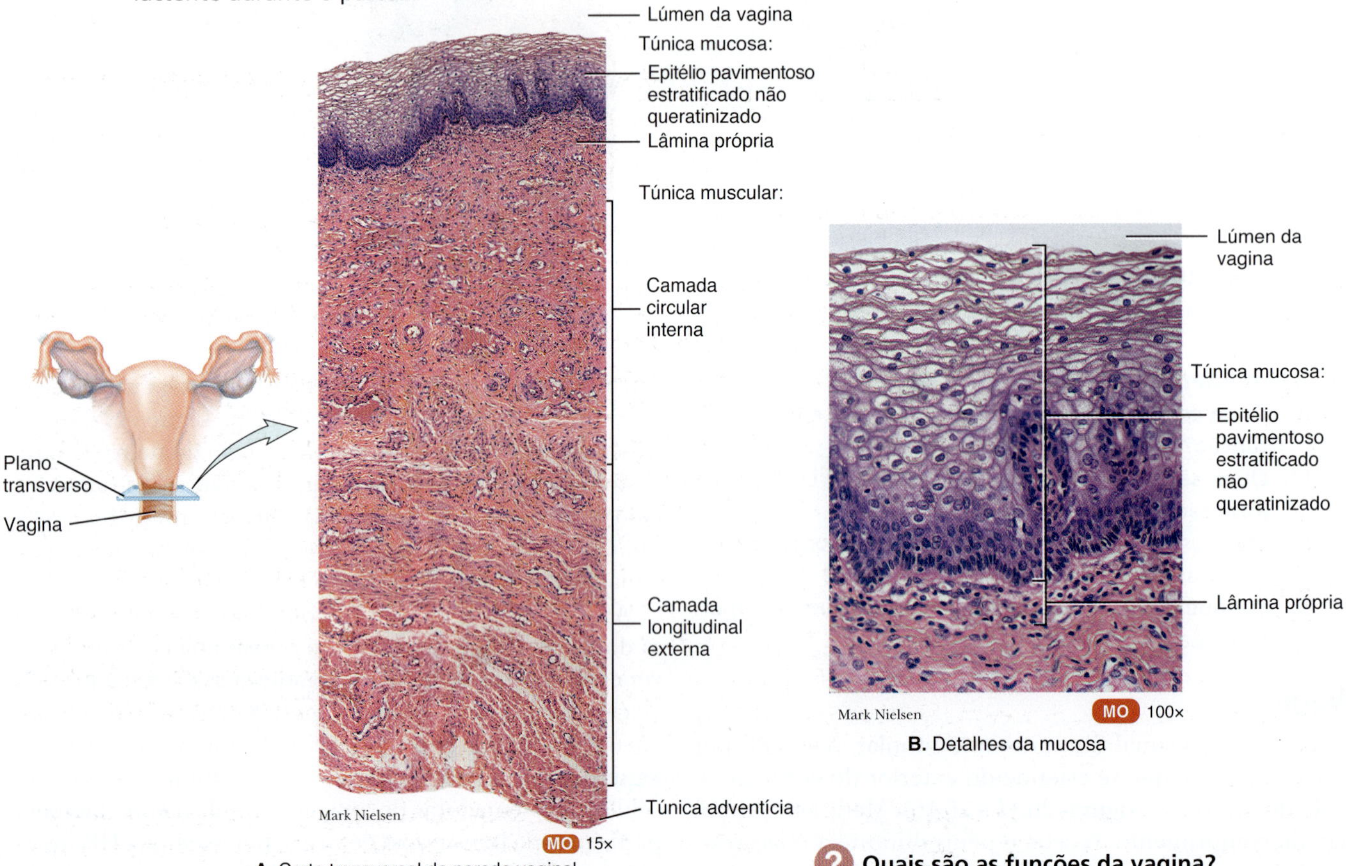

A. Corte transversal da parede vaginal

B. Detalhes da mucosa

❓ Quais são as funções da vagina?

sexual com um homem infectado. A túnica mucosa da vagina contém grandes depósitos de glicogênio, cuja decomposição produz ácidos orgânicos. O meio ácido resultante retarda a proliferação microbiana, mas também é prejudicial para os espermatozoides. Os componentes alcalinos do sêmen, sobretudo oriundos das glândulas seminais, elevam o pH do líquido na vagina e aumentam a viabilidade dos espermatozoides.

A túnica muscular é composta de uma camada longitudinal superficial e uma camada circular profunda de músculo liso (Figura 26.20A) que pode se distender bastante para acomodar o pênis durante a relação sexual e o lactente durante o parto.

A túnica adventícia, a camada superficial da vagina, é formada de tecido conjuntivo areolar (Figura 26.20A). Ancora a vagina a órgãos adjacentes como a uretra e a bexiga urinária anteriormente, e ao reto e ao canal anal posteriormente.

Uma prega delgada de túnica mucosa vascularizada, o **hímen**, forma uma orla em torno do **óstio da vagina**, a extremidade inferior da abertura da vagina para o exterior, fechando-a parcialmente (ver Figura 26.21). Depois da ruptura, geralmente após a primeira relação sexual, há apenas remanescentes do hímen.

Às vezes o hímen cobre todo o óstio, uma condição denominada **hímen imperfurado**. Pode haver necessidade de cirurgia para abrir o óstio e permitir a saída do fluxo menstrual.

Pudendo feminino

O termo **pudendo feminino** (vulva) refere-se aos órgãos genitais externos femininos (Figura 26.21). Seus componentes são:

- Anteriormente aos óstios da vagina e da uretra está o **monte do púbis**, uma elevação de tecido adiposo, recoberta por pele e pelos púbicos espessos, que protege a sínfise púbica
- A partir do monte do púbis, duas pregas cutâneas longitudinais, os **lábios maiores do pudendo**, se estendem em sentido inferior e posterior. Os lábios maiores são cobertos por pelos púbicos e contêm tecido adiposo em abundância, glândulas sebáceas e glândulas sudoríferas apócrinas. São homólogos ao escroto
- Medialmente aos lábios maiores há duas pregas cutâneas menores denominadas **lábios menores do pudendo**. Ao contrário dos lábios maiores, os lábios menores não têm pelos púbicos nem gordura e têm poucas glândulas sudoríferas, mas contêm muitas glândulas sebáceas, que produzem substâncias antimicrobianas e garantem alguma lubrificação durante a relação sexual. Os lábios menores são homólogos à parte esponjosa (peniana) da uretra
- O **clitóris** é uma pequena massa cilíndrica de tecido erétil e nervos localizada na junção anterior dos lábios menores. Uma camada de pele, denominada **prepúcio do clitóris**,

Figura 26.21 Pudendo feminino.

 O pudendo feminino consiste nos órgãos genitais femininos externos.

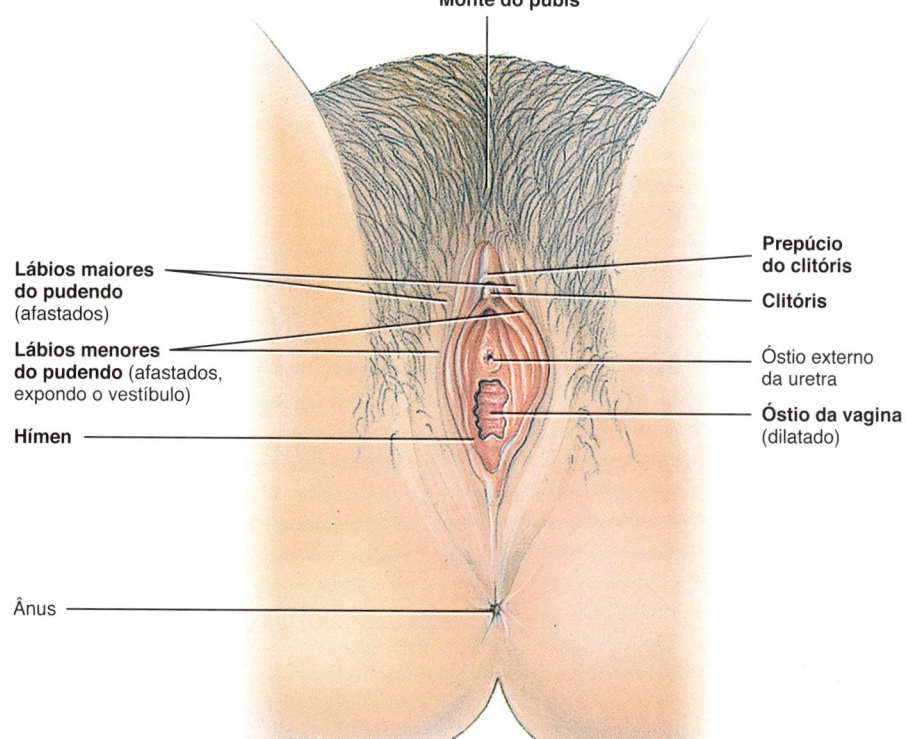

Vista inferior

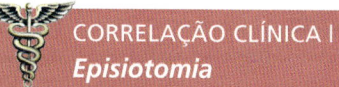

CORRELAÇÃO CLÍNICA I
Episiotomia

Durante o parto, a saída do feto distende a região perineal. Entretanto, caso haja possibilidade de estiramento excessivo, o médico pode realizar uma **episiotomia**, incisão perineal entre a vagina e o ânus, feita com tesoura cirúrgica, para alargar o canal de parto. A incisão é realizada ao longo da linha mediana ou em ângulo de cerca de 45° com a linha mediana. Entre as razões de uma episiotomia estão feto muito grande, apresentação pélvica (nádegas ou membro inferior), sofrimento fetal (como frequência cardíaca anormal), parto com fórceps ou períneo curto. Após o parto, a incisão é suturada em camadas com fio que é absorvido em algumas semanas.

? Que estruturas de superfície estão em posição anterior ao óstio da vagina? E lateral?

se forma no ponto onde os lábios menores do pudendo se unem e recobrem o corpo do clitóris. O corpo do clitóris tem dois corpos de tecido erétil, os corpos cavernosos. São corpos similares aos do pênis, os corpos cavernosos se curvam posteriormente e se fixam aos ramos do púbis e ísquio como os ramos do clitóris. A parte exposta é a **glande do clitóris**, homóloga à glande do pênis. Assim como a estrutura masculina, o clitóris aumenta em resposta à estimulação tátil e participa da excitação sexual feminina
- A região entre os lábios menores do pudendo é o **vestíbulo da vagina**. No vestíbulo da vagina estão o hímen (se ainda presente), o óstio da vagina, o óstio externo da uretra e as aberturas dos ductos de várias glândulas. O vestíbulo é homólogo à parte membranácea da uretra masculina. O **óstio da vagina**, a abertura da vagina para o exterior, ocupa a parte maior do vestíbulo e é limitado pelo hímen. Em posição anterior ao óstio da vagina e posterior ao clitóris está o **óstio externo da uretra**, a abertura da uretra para o exterior. De cada lado do óstio externo da uretra há aberturas dos ductos das **glândulas parauretrais** ou *glândulas de Skene*. Essas glândulas secretoras de muco estão alojadas na parede da uretra. As glândulas parauretrais são homólogas à próstata. De cada lado do óstio da vagina estão as **glândulas vestibulares maiores** ou *glândulas de Bartholin* (ver Figura 26.22), que se abrem, por meio de ductos, em um sulco localizado entre o hímen e os lábios menores do pudendo. Durante a excitação sexual e o coito, elas produzem pequena quantidade de muco que se junta ao muco cervical e propicia lubrificação. As glândulas vestibulares maiores são homólogas às glândulas bulbouretrais masculinas. Várias **glândulas vestibulares menores** também se abrem no vestíbulo
- O **bulbo do vestíbulo** (ver Figura 26.22) é constituído de duas massas alongadas de tecido erétil em posição imediatamente profunda em relação aos lábios de cada lado do óstio da vagina. O bulbo do vestíbulo ingurgita-se com sangue durante a excitação sexual, estreitando o óstio da vagina e comprimindo o pênis durante a relação sexual. O bulbo do vestíbulo é homólogo ao corpo esponjoso e ao bulbo do pênis masculinos.

A Tabela 26.2 resume as estruturas homólogas dos sistemas genitais feminino e masculino.

Períneo

O **períneo** é a área em formato de losango em posição medial às coxas e nádegas de homens e mulheres (Figura 26.22). Contém os órgãos genitais externos e o ânus. Os limites do períneo são: anterior, sínfise púbica; lateral, túberes isquiáticos; e posterior, cóccix. Uma linha transversal traçada entre os túberes isquiáticos divide o períneo em uma **região urogenital** anterior, que contém os óstios da uretra e da vagina, e uma **região anal** posterior, que contém o ânus.

Glândulas mamárias

Cada **mama** é uma projeção hemisférica de tamanho variável, situada anterior aos músculos peitoral maior e serrátil anterior, aos quais está fixada por uma camada de fáscia composta de tecido conjuntivo denso não modelado (Figura 26.23).

Figura 26.22 Períneo feminino. (A Figura 11.15 mostra o períneo masculino.)

O períneo é uma área em formato de losango, em posição medial às coxas e nádegas que contém os órgãos genitais externos e o ânus.

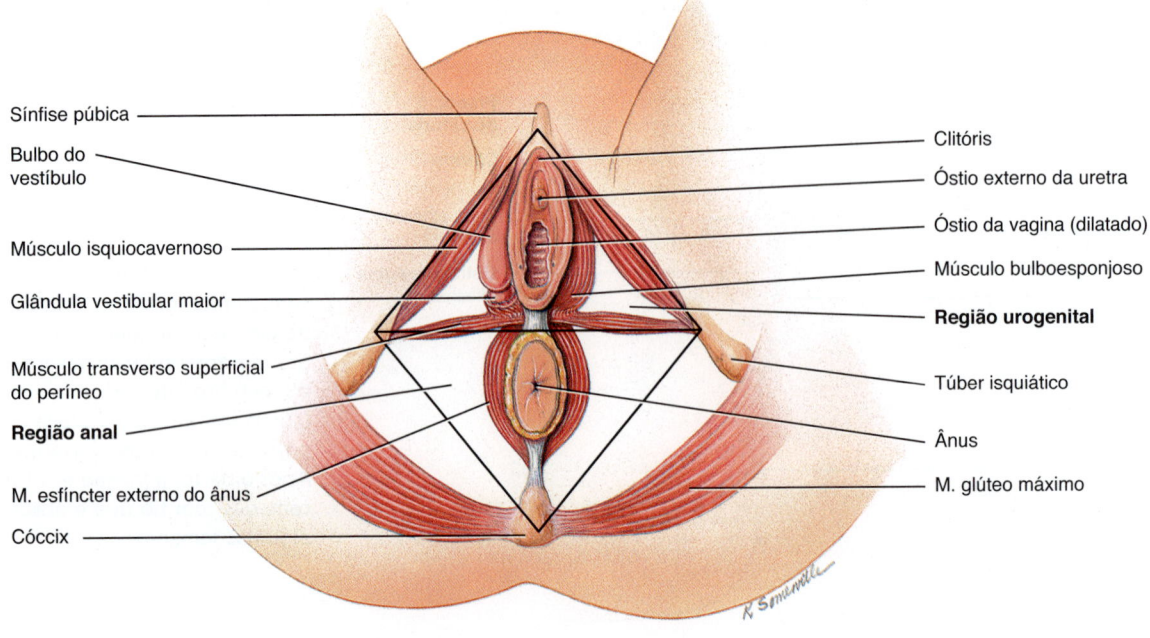

Vista inferior

? Por que a parte anterior do períneo é denominada região urogenital?

TABELA 26.2
Resumo das estruturas homólogas dos sistemas genitais feminino e masculino.

ESTRUTURA EMBRIONÁRIA (ver Figuras 26.26 e 26.27)	ESTRUTURAS FEMININAS	ESTRUTURAS MASCULINAS
Crista gonadal	Ovários	Testículos
Endoderma do saco vitelino	Óvulo	Espermatozoide
Eminências labioescrotais	Lábios maiores do pudendo	Escroto
Pregas uretrais	Lábios menores do pudendo	Parte esponjosa da uretra
Seio urogenital	Vestíbulo	Parte membranácea da uretra
	Glândulas parauretrais	Próstata
	Glândulas vestibulares maiores	Glândulas bulbouretrais (glândulas de Cowper)
Tubérculo genital	Bulbo do vestíbulo	Corpo esponjoso e bulbo do pênis
	Clitóris	Glande do pênis e corpos cavernosos

CORRELAÇÃO CLÍNICA | Câncer de mama

Nos EUA, uma em cada oito mulheres enfrenta a perspectiva do **câncer de mama**, a segunda maior causa de morte em mulheres norte-americanas. Estima-se que 5% dos 180.000 casos diagnosticados anualmente nos EUA sejam decorrentes de mutações genéticas (alterações no DNA) hereditárias. Pesquisadores identificaram dois genes que aumentam a suscetibilidade ao câncer de mama: BRCA1 (*breast cancer 1*) e BRCA2. Além disso, as mutações do gene *p53* aumentam o risco de câncer de mama em homens e mulheres, e as mutações do receptor de androgênio estão associadas ao câncer de mama em alguns homens. Em geral, o câncer de mama só causa dor em estágio muito avançado, portanto, qualquer nódulo, ainda que muito pequeno, deve ser imediatamente comunicado ao médico. A detecção precoce por autoexame da mama e mamografias é a melhor maneira de aumentar a chance de sobrevida.

A técnica mais efetiva para detecção de tumores com menos de 1 cm de diâmetro é a **mamografia**, um tipo de radiografia que usa filme muito sensível. A melhor imagem (ver também Tabela 1.3) é obtida usando-se pás que comprimem as mamas, uma de cada vez. A **ultrassonografia** é um procedimento complementar para avaliação de anormalidades das mamas. Embora não detecte tumores menores que 1 cm, pode ajudar a verificar se uma massa é um cisto benigno cheio de líquido ou um tumor sólido (e, portanto, possivelmente maligno).

Entre os fatores que aumentam o risco de câncer de mama estão (1) história familiar de câncer de mama, sobretudo na mãe ou irmã; (2) nuliparidade (mulheres que nunca deram à luz) ou primeiro filho depois dos 35 anos; (3) câncer de mama prévio; (4) exposição à radiação ionizante, como raios X; (5) ingestão excessiva de álcool; e (6) tabagismo (cigarro).

A American Cancer Society recomenda as seguintes etapas:

- Todas as mulheres acima de 20 anos devem ter o hábito de fazer o autoexame mensal da mamas
- O médico deve examinar as mamas a cada 3 anos entre 20 e 40 anos de idade e anualmente depois dos 40 anos
- Deve-se fazer uma mamografia de referência entre 35 e 39 anos de idade
- As mulheres assintomáticas devem ser submetidas a mamografia anual depois dos 40 anos
- Mulheres de qualquer idade com história de câncer de mama, forte história familiar da doença ou outros fatores de risco devem consultar o médico para elaborar um programa de mamografia.

Em novembro de 2009, a United States Preventive Services Task Force (USPSTF) publicou uma série de recomendações relativas ao rastreamento do câncer de mama em mulheres cujo risco é normal:

- Mulheres de 50 a 74 anos devem ser submetidas a mamografia a cada 2 anos
- Mulheres acima de 75 anos não devem ser submetidas à mamografia
- O autoexame da mama é desnecessário.

O tratamento pode abranger terapia hormonal, quimioterapia, radioterapia, **tumorectomia** (retirada do tumor e do tecido adjacente), mastectomia modificada ou radical ou ainda uma combinação dessas técnicas. A **mastectomia radical** é a retirada da mama afetada junto com os músculos peitorais subjacentes e os linfonodos axilares. (Os linfonodos são retirados porque geralmente a metástase das células cancerosas ocorre via vasos linfáticos ou sanguíneos.) A cirurgia pode ser seguida por radioterapia e quimioterapia para garantir a destruição de eventuais células cancerosas remanescentes.

Vários tipos de quimioterápicos são usados para reduzir o risco de recidiva ou avanço da doença. O tamoxifeno é um antagonista estrogênico que se liga aos receptores de estrogênio, bloqueando-os e, assim, diminui o efeito estimulante dos estrogênios sobre as células do câncer de mama. É usado há 20 anos e reduz muito o risco de recorrência do câncer. O trastuzumabe, um anticorpo monoclonal, tem como alvo um antígeno na superfície das células do câncer de mama. É efetivo na regressão de tumores e no retardo do avanço da doença. Os dados iniciais de ensaios clínicos de dois novos fármacos, letrozol e anastrozol, mostram taxas de recidiva menores que com o tamoxifeno. Esses fármacos inibem a aromatase, a enzima necessária para a etapa final na síntese de estrogênios. Por fim, dois fármacos – tamoxifeno e raloxifeno – estão sendo comercializados para *prevenção* do câncer de mama.

Figura 26.23 Glândulas mamárias.

As glândulas mamárias sintetizam, secretam e ejetam leite (lactação).

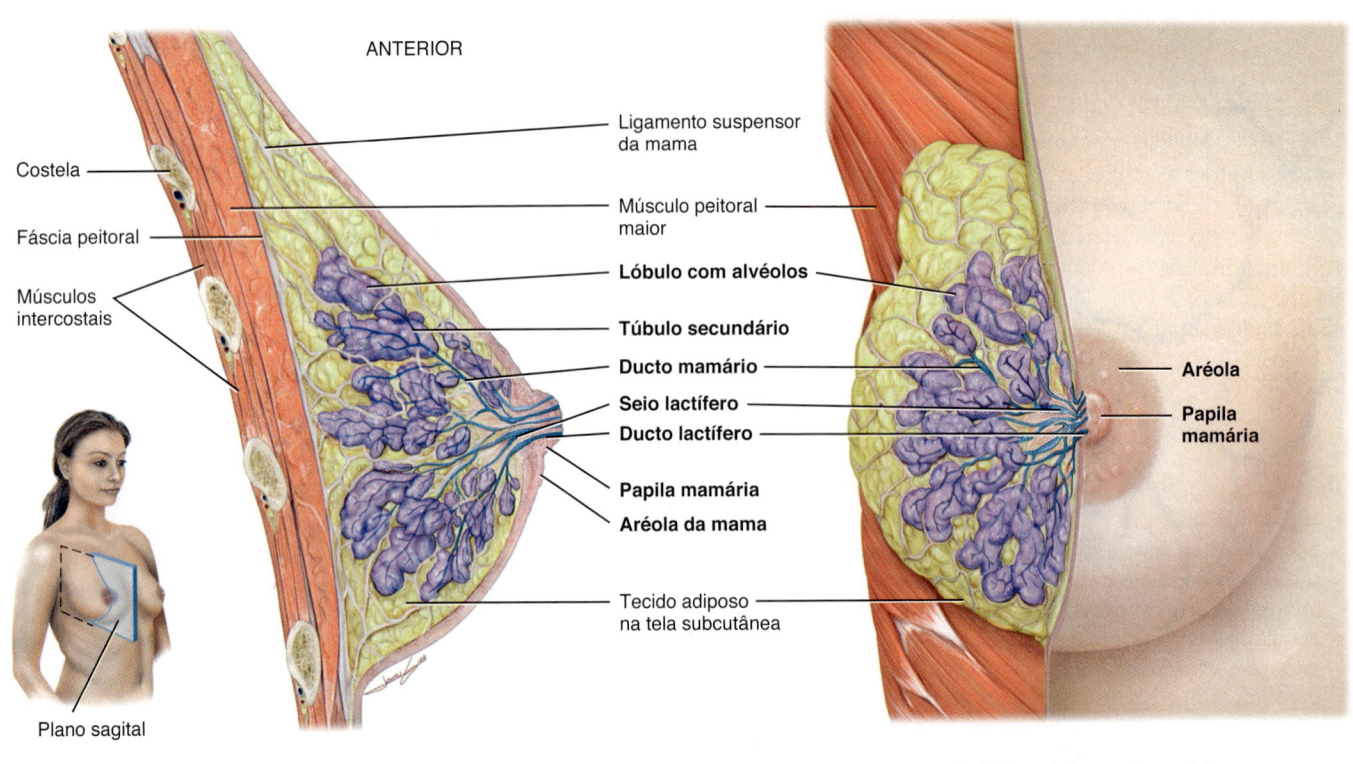

A. Corte sagital

B. Vista anterior, corte parcial

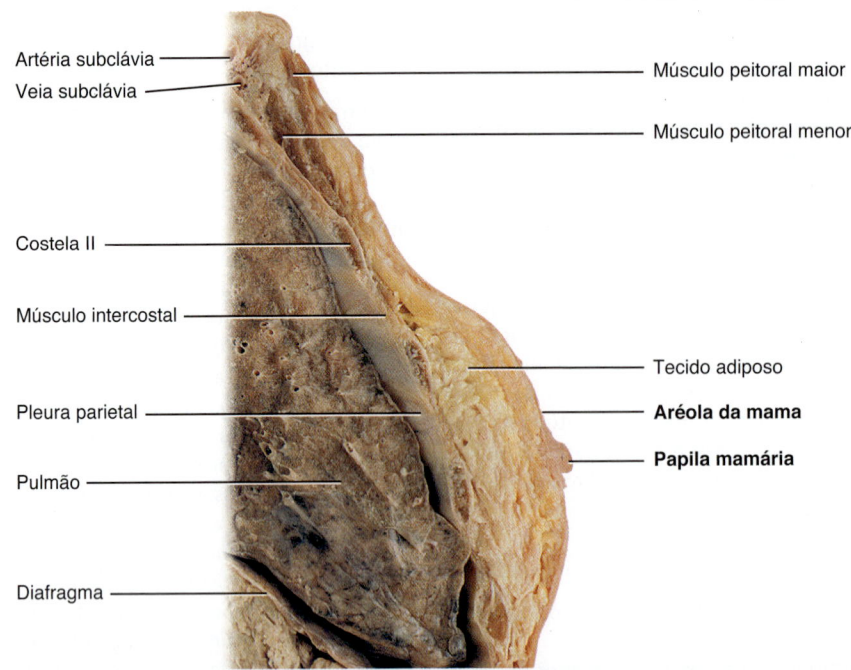

C. Corte sagital

Dissecção de Shawn Miller; fotografia de Mark Nielsen

Que hormônios regulam a síntese e a ejeção de leite?

Cada mama tem uma projeção pigmentada, a **papila mamária** (mamilo), que tem várias aberturas, próximas umas das outras, de **ductos lactíferos**, de onde sai o leite. A área pigmentada circular de pele ao redor da papila é a **aréola**; a aparência é rugosa porque contém glândulas sebáceas modificadas. Filamentos de tecido conjuntivo, os **ligamentos suspensores da mama** (*ligamentos de Cooper*), passam entre a pele e a fáscia, sustentando a mama. Esses ligamentos se tornam mais frouxos com a idade ou com a tensão excessiva, como ocorre nas corridas de longa duração ou em exercícios aeróbicos de alto impacto. O uso de um sutiã que dê boa sustentação pode retardar esse processo e ajudar a manter a integridade dos ligamentos suspensores.

Cada mama contém uma **glândula mamária**, uma glândula sudorífera modificada que produz leite (Figura 26.23). A glândula mamária tem 15 a 20 **lobos**, ou compartimentos, separados por uma quantidade variável de tecido adiposo. Em cada lobo há vários compartimentos menores, denominados **lóbulos**, compostos de aglomerações, semelhantes a cachos de uva, de glândulas secretoras de leite denominadas **alvéolos** inseridas em tecido conjuntivo (Figura 26.24). A contração de **células mioepiteliais** que circundam os alvéolos ajuda a impulsionar o leite em direção às papilas. O leite produzido passa dos alvéolos para uma série de **túbulos secundários** e, depois, para os **ductos mamários**. Perto da papila, os ductos mamários se expandem e formam seios chamados **seios lactíferos**, que podem armazenar um pouco de leite antes da sua drenagem para o **ducto lactífero**. Tipicamente, cada ducto lactífero leva leite de um dos lobos para o exterior.

As funções das glândulas mamárias são síntese, secreção e ejeção de leite; essas funções, denominadas **lactação**, estão associadas à gravidez e ao parto. A produção de leite é estimulada principalmente pelo hormônio prolactina da adeno-hipófise, com contribuição da progesterona e dos estrogênios. A ejeção de leite é estimulada pela ocitocina, liberada pela neuro-hipófise em resposta à sucção da papila materna pelo lactente.

✓ **TESTE RÁPIDO**
21. Qual é a função da vagina?
22. Qual é a diferença entre a histologia da vagina e do útero?
23. Qual é a função de cada parte do pudendo feminino?
24. Defina períneo.
25. Descreva a estrutura das glândulas mamárias e explique como são sustentadas.
26. Qual é o trajeto do leite entre os alvéolos da glândula mamária e a papila mamária?

26.3 Ciclo reprodutivo feminino

OBJETIVOS
- Definir o ciclo reprodutivo feminino
- Descrever os eventos uterinos durante a menstruação
- Comparar os eventos ovarianos e uterinos durante as fases pré-ovulatória e pós-ovulatória
- Definir ovulação.

Durante os anos férteis, as mulheres não grávidas normalmente apresentam alterações cíclicas nos ovários e no útero. Cada ciclo leva cerca de 1 mês e inclui tanto a oogênese quanto o preparo do útero para receber o óvulo fertilizado. Os hormônios secretados pelo hipotálamo, pela

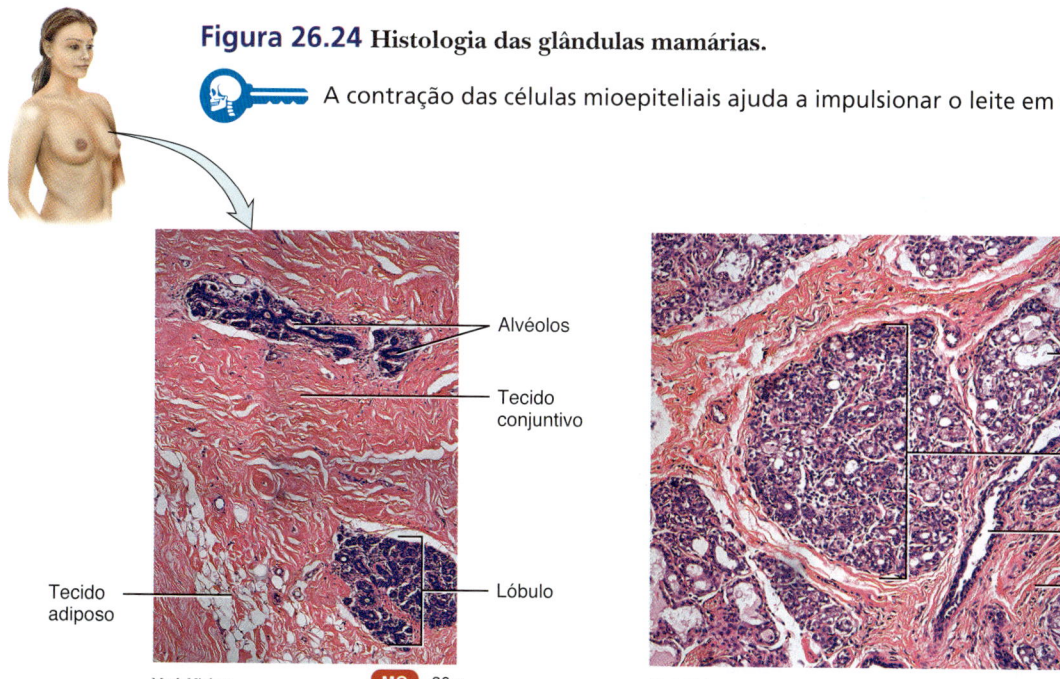

Figura 26.24 Histologia das glândulas mamárias.

A contração das células mioepiteliais ajuda a impulsionar o leite em direção às papilas.

A. Corte de uma glândula mamária não lactante (inativa)

B. Corte de uma glândula mamária lactante (ativa)

❓ Em que parte da glândula mamária estão localizados os alvéolos?

adeno-hipófise e pelos ovários controlam os principais eventos. O **ciclo ovariano** é uma série de eventos que ocorrem nos ovários durante e após a maturação de um oócito. Os hormônios esteroides liberados pelos ovários controlam o **ciclo uterino (menstrual)**, uma série concomitante de alterações do endométrio uterino a fim de prepará-lo para a chegada e o desenvolvimento de um óvulo fertilizado. Se não houver fertilização, os níveis de hormônios ovarianos caem, causando o desprendimento da camada funcional do endométrio. O termo geral **ciclo reprodutivo feminino** abrange os ciclos ovariano e uterino, as alterações hormonais que regulam esses ciclos e as alterações cíclicas relacionadas nas mamas e no colo do útero.

O **hormônio de liberação da gonadotropina (GnRH)** secretado pelo hipotálamo controla os eventos do ciclo reprodutivo feminino (Figura 26.25). O GnRH estimula a liberação de **hormônio foliculoestimulante (FSH)** e **hormônio luteinizante (LH)** pela adeno-hipófise. Por sua vez, o FSH inicia o crescimento folicular e a secreção de estrogênios pelos folículos ovarianos em crescimento. O LH estimula o desenvolvimento complementar dos folículos e a secreção plena de estrogênios por eles. No meio do ciclo, o LH estimula a ovulação e, depois, promove a formação do corpo lúteo (daí o nome hormônio luteinizante). Estimulado pelo LH, o corpo lúteo produz e secreta estrogênios, progesterona, relaxina e inibina.

A duração típica do ciclo reprodutivo feminino é de 24 a 35 dias. Para essa discussão, admitimos uma duração de 28 dias e dividimos o ciclo em quatro fases: a fase menstrual, a fase pré-ovulatória, a ovulação e a fase pós-ovulatória (ver Figura 26.25).

Fase menstrual

A **fase menstrual**, também denominada **menstruação**, dura aproximadamente os cinco primeiros dias do ciclo. (Por convenção, o primeiro dia da menstruação é o dia 1 do novo ciclo.)

Eventos nos ovários

Sob a influência do FSH, vários folículos primordiais se transformam em folículos primários e, depois, em folículos secundários. O líquido folicular, secretado pelas células

Figura 26.25 Ciclo reprodutivo feminino. Os eventos nos ciclos ovariano e uterino e a liberação de hormônios da adeno-hipófise estão relacionados à sequência das quatro fases do ciclo. No ciclo mostrado, não houve fertilização e implantação.

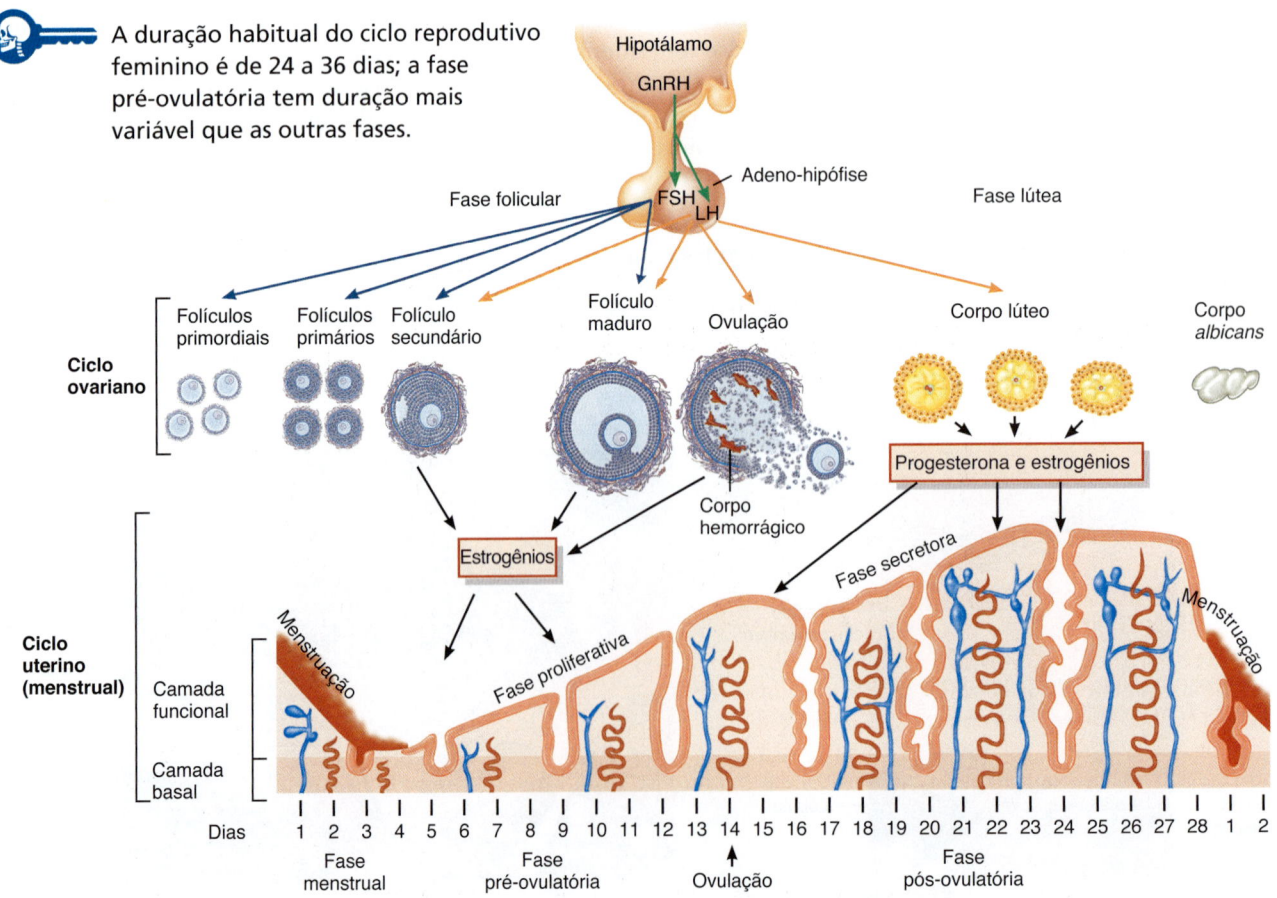

Regulação hormonal de alterações no ovário e no útero

? Que hormônios são responsáveis pela fase proliferativa do crescimento endometrial, pela ovulação, pelo crescimento do corpo lúteo e pelo pico de LH no meio do ciclo?

granulosas e filtrado do sangue nos capilares da teca folicular, se acumula no antro em expansão (espaço que se forma no interior do folículo) enquanto o oócito continua perto da margem do folículo (ver Figura 26.14B).

Eventos no útero

O fluxo menstrual uterino é constituído de 50 a 150 mℓ de sangue, líquido tecidual, muco e células epiteliais desprendidas do endométrio. Essa secreção ocorre porque a queda do nível de progesterona e estrogênios ovarianos estimula a liberação de prostaglandinas, o que causa a constrição das arteríolas espirais uterinas. Desse modo, há privação de oxigênio nas células irrigadas por elas, que começam a morrer. Por fim, há desprendimento de toda a camada funcional. Nesse período, o endométrio é muito fino, cerca de 2 a 5 mm, porque só resta a camada basal. O fluxo menstrual passa da cavidade do útero, através do colo e da vagina, para o exterior.

Fase pré-ovulatória

A **fase pré-ovulatória** é o período entre o fim da menstruação e a ovulação. Essa fase tem duração mais variável que as outras e é responsável pela maioria das diferenças quando os ciclos são mais curtos ou mais longos que 28 dias. Dura do 6º ao 13º dias em um ciclo de 28 dias.

Eventos nos ovários

Alguns dos folículos secundários nos ovários começam a secretar estrogênios e inibina. Por volta do sexto dia, um folículo secundário em um dos ovários amadureceu antes dos outros e se tornou o folículo dominante. Os estrogênios e a inibina secretados pelo **folículo dominante** reduzem a secreção de FSH, o que causa a interrupção do crescimento e a degeneração dos outros folículos menos desenvolvidos. Os gêmeos ou trigêmeos fraternos (não idênticos) são gerados quando há codominância de dois ou três folículos secundários, com posterior ovulação e fertilização quase simultâneas.

Normalmente, o folículo secundário dominante torna-se o **folículo maduro**, que continua a aumentar até alcançar mais de 20 mm de diâmetro e estar pronto para a ovulação (ver Figura 26.13A). Esse folículo forma uma projeção vesicular por causa do aumento do volume do antro, na superfície do ovário. Durante o processo final de maturação, a produção de estrogênios pelo folículo maduro continua a aumentar.

Em relação ao ciclo ovariano, o conjunto das fases menstrual e pré-ovulatória é denominado **fase folicular** porque há crescimento e desenvolvimento dos folículos ovarianos.

Eventos no útero

Os estrogênios liberados no sangue pelos folículos ovarianos em crescimento estimulam o reparo do endométrio; as células da camada basal se dividem por mitose e produzem uma nova camada funcional. Conforme ocorre espessamento do endométrio, desenvolvem-se glândulas endometriais curtas e retas, e as arteríolas se espiralam e alongam ao penetrarem na camada funcional. A espessura do endométrio quase dobra, alcançando cerca de 4 a 10 mm. A fase pré-ovulatória também é denominada **fase proliferativa** do ciclo uterino porque há proliferação do endométrio.

Ovulação

A **ovulação**, a ruptura do folículo maduro junto com o epitélio germinativo sobrejacente do ovário e a liberação do oócito secundário na cavidade peritoneal, geralmente ocorre no 14º dia em um ciclo de 28 dias. Durante a ovulação, o oócito secundário continua circundado pela zona pelúcida e coroa radiada. A transformação de um folículo secundário em um folículo totalmente maduro costuma levar cerca de 20 dias (abrangendo os últimos 6 dias do ciclo anterior e os primeiros 14 dias do ciclo em curso). Durante esse período, o oócito primário completa a meiose I e se torna um oócito secundário; o oócito secundário inicia a meiose II, que é interrompida na metáfase até a fertilização. De tempos em tempos, há perda de um oócito na cavidade pélvica, onde ele acaba por se desintegrar. A pequena quantidade de sangue liberada pela ruptura do folículo, que às vezes cai na cavidade peritoneal, pode causar dor, conhecida como *mittelschmerz* ("dor no meio do ciclo"), por ocasião da ovulação. Existe um teste vendido sem prescrição médica que detecta a elevação do nível de LH e pode prever a ovulação com 1 dia de antecedência.

Fase pós-ovulatória

A **fase pós-ovulatória** do ciclo reprodutivo feminino é o período entre a ovulação e o início da próxima menstruação. É a parte com duração mais constante do ciclo reprodutivo feminino. Dura 14 dias em um ciclo de 28 dias, do 15º ao 28º dia (ver Figura 26.25).

Muitos fatores perturbam o ciclo reprodutivo feminino, entre eles emagrecimento, baixo peso corporal, transtornos alimentares e atividade física extenuante. A observação de que três condições – transtorno alimentar, amenorreia e osteoporose – costumam ocorrer juntas em mulheres atletas, e levou os pesquisadores a cunharem o termo **tríade da mulher atleta**.

Muitas atletas sofrem grande pressão de treinadores, pais, colegas e até de si mesmas para emagrecer a fim de melhorar o desempenho. Por essa razão, podem desenvolver transtornos alimentares e recorrer a outros métodos prejudiciais de perda de peso na luta para manter um peso corporal muito baixo. A **amenorreia** é a ausência de menstruação. As causas mais comuns são gravidez e menopausa. Nas mulheres atletas, a amenorreia é causada por diminuição da secreção do hormônio de liberação da gonadotropina, o que reduz a liberação de LH e FSH. Desse modo, os folículos ovarianos não se desenvolvem, não há ovulação, a síntese de estrogênios e progesterona diminui e o sangramento menstrual mensal cessa. A maioria dos casos da tríade da mulher atleta ocorre em jovens com porcentagem de gordura corporal muito baixa. Os baixos níveis do hormônio leptina, secretado por células adiposas, podem contribuir.

CORRELAÇÃO CLÍNICA | *Doenças sexualmente transmissíveis*

A **doença sexualmente transmissível (DST)** é uma infecção transmitida por contato sexual. Na maioria dos países desenvolvidos, como naqueles da Europa ocidental, no Japão, na Austrália e na Nova Zelândia, houve queda significativa da incidência de DST nos últimos 25 anos. Nos EUA, por outro lado, as DSTs vêm aumentando até proporções quase epidêmicas; atualmente há mais de 65 milhões de pessoas afetadas. A AIDS e a hepatite B, DSTs que também podem ser contraídas de outros modos, são apresentadas nos Capítulos 15 e 24, respectivamente.

Clamídia

A infecção por **clamídia** é uma DST causada pela bactéria *Chlamydia trachomatis* (Figura A). Essa bactéria incomum não se reproduz fora das células do corpo; ela se "esconde" dentro das células, onde se divide. No momento, é a DST mais prevalente nos EUA. Na maioria dos casos, a infecção inicial é assintomática e, portanto, o reconhecimento clínico é difícil. Em homens, a uretrite é a principal consequência, com eliminação de secreção transparente, queimação ao urinar e micção frequente e dolorosa. Sem tratamento, também pode haver inflamação do epidídimo e consequente esterilidade. Setenta por cento das mulheres com infecção por clamídia são assintomáticas, mas clamídia é a principal causa de doença inflamatória pélvica. Além disso, há inflamação das tubas uterinas, com aumento do risco de gravidez ectópica (implantação de um óvulo fertilizado fora do útero) e infertilidade por formação de tecido cicatricial nas tubas.

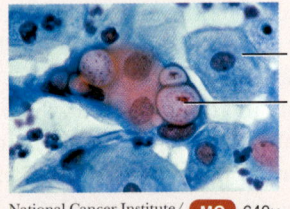

A. Esfregaço do colo do útero mostrando células normais e infectadas por *Chlamydia*

Tricomoníase

A **tricomoníase** é uma DST muito comum e considerada a mais curável. É causada pelo protozoário *Trichomonas vaginalis,* que é um habitante normal da vagina nas mulheres e da uretra nos homens (Figura B). A maioria das pessoas infectadas não apresenta sinais nem sintomas. Quando existentes, os sintomas incluem prurido, queimação, dor genital, desconforto à micção e corrimento fétido no sexo feminino. Os homens apresentam prurido ou irritação peniana, queimação após a micção ou a ejaculação ou ainda corrimento. A tricomoníase aumenta o risco de outras DSTs, como HIV e gonorreia.

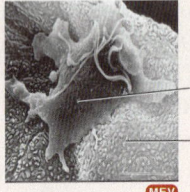

B. *Trichomonas vaginalis* aderido à superfície de uma célula epitelial

Gonorreia

A **gonorreia** (Figura C) é causada pela bactéria *Neisseria gonorrhoeae.* Nos EUA, 1 a 2 milhões de novos casos de gonorreia surgem a cada ano, a maioria em pessoas de 15 a 29 anos. As secreções das mucosas infectadas são a origem da transmissão das bactérias, seja durante o contato sexual, seja durante a passagem de um recém-nascido pelo canal de parto. O local de infecção pode ser a boca e a garganta após contato orogenital, a vagina e o pênis após relação sexual genital, ou o reto após contato retogenital.

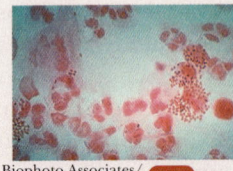

C. Bactérias *Neisseria gonorrhoeae* (esferas diminutas) em esfregaço vaginal

Em geral, os homens apresentam uretrite com drenagem abundante de pus e dor à micção. Também pode haver infecção da próstata e do epidídimo. Nas mulheres, a infecção ocorre tipicamente na vagina, com frequência com secreção purulenta. No entanto, homens e mulheres podem ser portadores assintomáticos da doença até que alcance um estágio mais avançado; cerca de 5 a 10% dos homens e 50% das mulheres são assintomáticos. Nas mulheres, a infecção e a consequente inflamação podem prosseguir da vagina para o útero, as tubas uterinas e a cavidade pélvica. Estima-se que a gonorreia cause infertilidade anual de 50.000 a 80.000 mulheres nos EUA em decorrência da formação de tecido cicatricial que obstrui as tubas uterinas. A transmissão das bactérias presentes no canal de parto para os olhos de um recém-nascido pode causar cegueira. A administração de solução de nitrato de prata a 1% nos olhos do recém-nascido evita a infecção.

Sífilis

A **sífilis**, causada pela bactéria *Treponema pallidum* (Figura D), é transmitida por contato sexual, troca de sangue ou através da placenta para o feto. A doença avança em vários estágios. Durante o *estágio primário*, o principal sinal é uma ferida aberta indolor, chamada **cancro**, no ponto de contato. O cancro cicatriza em 1 a 5 semanas. De 6 a 24 semanas depois, sinais e sintomas como erupção cutânea, febre e dores articulares e musculares precedem o *estágio secundário*, que é sistêmico – a infecção se dissemina para todos os principais sistemas do corpo. Quando surgem sinais de degeneração de órgãos, se diz que a doença está no *estágio terciário*. Caso haja acometimento do sistema nervoso, o estágio terciário é denominado **neurossífilis**. Quando há lesão extensa das áreas motoras, as vítimas não conseguem controlar a micção e a defecação. Por fim, podem ficar acamadas, incapazes até mesmo de se alimentar. Além disso, a lesão do córtex cerebral produz perda da memória e alterações da personalidade que variam de irritabilidade a alucinações.

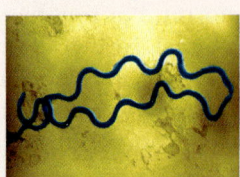

D. Duas bactérias *Treponema pallidum*

Herpes genital

O **herpes genital** é uma DST incurável. O herpes-vírus simples tipo II (HSV-2) causa infecções genitais (Figura E) e produz vesículas dolorosas no prepúcio, glande do pênis e corpo do pênis em homens e no pudendo ou às vezes até a vagina nas mulheres. As vesículas desaparecem e reaparecem na maioria dos pacientes, mas o vírus permanece no corpo. Um vírus relacionado, o herpes-vírus simples tipo 1 (HSV-1), causa lesões na boca e nos lábios e não é considerado uma DST. Os indivíduos infectados costumam apresentar recorrência dos sintomas várias vezes ao ano.

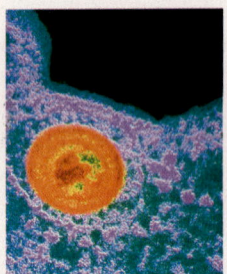

E. Herpes-vírus simples tipo II (esfera vermelho-alaranjada) no citoplasma (azul) de uma célula infectada

Verrugas genitais

As verrugas são uma doença infecciosa causada por vírus. O *papilomavírus humano* (*HPV*) causa **verrugas genitais**, que podem ser transmitidas sexualmente (Figura F). As verrugas genitais acometem quase um milhão de pessoas por ano nos EUA. Pacientes com história de verrugas genitais podem estar mais sujeitos ao câncer do colo do útero, vagina, ânus, pudendo e pênis. As verrugas genitais não têm cura. Existe uma vacina contra determinados tipos de HPV causadores de câncer do colo do útero e verrugas genitais; recomenda-se a vacinação de meninas e meninos de 9 a 14 anos.

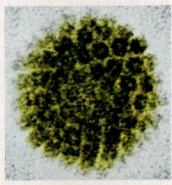

F. Papilomavírus humano (HPV), causador de verrugas genitais

Como os estrogênios ajudam os ossos a reter cálcio e outros minerais, a diminuição crônica dos níveis de estrogênios está associada à perda de densidade mineral óssea. A tríade da mulher atleta produz "ossos velhos em mulheres jovens". Um estudo mostrou que corredoras amenorreicas na faixa dos 20 anos tinham baixa densidade mineral óssea, semelhante à observada após a menopausa, aos 50 a 70 anos de idade! Períodos curtos de amenorreia em atletas jovens podem não causar danos permanentes. No entanto, a interrupção prolongada do ciclo reprodutivo pode ser acompanhada por perda de massa óssea, e as atletas adolescentes podem não alcançar massa óssea satisfatória; essas duas situações causam osteoporose prematura e lesão óssea irreversível.

Eventos nos ovários

Depois da ovulação, há colapso do folículo maduro e ruptura da membrana basal entre as células granulosas e a teca interna. Quando se forma um coágulo sanguíneo após o pequeno sangramento do folículo que se rompeu, o folículo se transforma no **corpo hemorrágico** (ver Figura 26.13A). As células da teca interna se misturam com as células granulosas e todas são transformadas em células do **corpo lúteo** sob a influência do LH. Estimulado pelo LH, o corpo lúteo secreta progesterona, estrogênios, relaxina e inibina. As células lúteas também absorvem o coágulo sanguíneo. Em vista dessa atividade, a fase pós-ovulatória também é denominada *fase lútea* do ciclo ovariano.

Os eventos posteriores em um ovário que liberou um oócito dependem da fertilização do oócito. Se *não houver fertilização* do oócito, o corpo lúteo dura apenas duas semanas. Ao fim desse período, há diminuição da atividade secretora e degeneração em corpo *albicans* (ver Figura 26.13A). Enquanto caem os níveis de progesterona, estrogênios e inibina, aumenta a liberação de GnRH, FSH e LH em razão da supressão do *feedback* negativo pelos hormônios ovarianos. O crescimento folicular recomeça e tem início um novo ciclo ovariano.

Se o oócito secundário *for fertilizado* e começar a se dividir, o corpo lúteo persiste além do período normal de 2 semanas. Ele é "resgatado" da degeneração pela **gonadotropina coriônica humana (hCG)**. O cório do embrião começa a produzir esse hormônio a partir de cerca de 8 dias após a fertilização. Assim como o LH, a hCG estimula a atividade secretora do corpo lúteo. A presença de hCG no sangue ou na urina materna é um indicador de gravidez e esse é o hormônio detectado pelos **testes de gravidez de uso domiciliar**.

Eventos no útero

A progesterona e os estrogênios produzidos pelo corpo lúteo promovem o crescimento e o espiralamento das glândulas endometriais, a vascularização do endométrio superficial e o espessamento do endométrio até 12 a 18 mm. Por causa da atividade secretora das glândulas endometriais, que começam a secretar glicogênio, esse período é denominado **fase secretora** do ciclo uterino. Essas alterações preparatórias alcançam o auge cerca de 1 semana depois da ovulação, no momento em que um blastocisto poderia chegar ao útero. Se não houver fertilização, os níveis de progesterona e estrogênio caem em razão da degeneração do corpo lúteo. A diminuição dos níveis de progesterona e estrogênios causa a menstruação.

✓ TESTE RÁPIDO

27. Qual é o efeito do GnRH sobre o FSH e o LH durante o ciclo reprodutivo feminino?
28. O que é menstruação?
29. Quais são os principais eventos ovarianos e uterinos das fases pré-ovulatória e pós-ovulatória?
30. O que é ovulação?

26.4 Métodos de controle da natalidade e aborto

◘ OBJETIVOS

- Explicar as diferenças entre os vários tipos de métodos de controle da natalidade e comparar sua efetividade
- Diferenciar aborto espontâneo e provocado.

Controle de natalidade ou *contracepção* é a limitação do número de filhos por vários métodos destinados a controlar a fertilidade e evitar a concepção. Não existe um método ideal de controle de natalidade. O único método de evitar a gravidez 100% confiável é a **abstinência** completa, ou seja, não manter relações sexuais. Existem vários outros métodos, entre eles a esterilização cirúrgica, os métodos hormonais, os dispositivos intrauterinos, os espermicidas, os métodos de barreira e a abstinência periódica. Todos têm vantagens e desvantagens. A Tabela 26.3 apresenta as taxas de insucesso dos vários métodos de controle da natalidade. Embora não seja uma forma de controle de natalidade, o aborto, a expulsão prematura dos produtos da concepção do útero, também é apresentado nesta seção.

Métodos de controle da natalidade

Esterilização cirúrgica

A **esterilização** é um procedimento que torna o indivíduo incapaz de se reproduzir. O principal método de esterilização masculina é a **vasectomia**, na qual se retira parte de cada ducto deferente. O acesso ao ducto deferente é obtido por incisão com bisturi (procedimento tradicional) ou punção com pinça especial (vasectomia sem bisturi). Os ductos são localizados, seccionados, ligados em dois lugares com fio de sutura e a parte entre os fios é excisada. Embora o testículo continue a produzir espermatozoides, estes não chegam mais ao exterior. Os espermatozoides degeneram e são destruídos por fagocitose. Como não há secção dos vasos sanguíneos, os níveis de testosterona no sangue continuam normais; portanto, a vasectomia não tem efeito sobre o desejo e o desempenho sexual. Se realizada corretamente, a efetividade da vasectomia é de quase 100%. O procedimento pode ser revertido, mas a chance de recuperar a fertilidade é de apenas 30 a 40%. Na maioria das vezes, a esterilização feminina é obtida por **laqueadura tubária**, na qual as duas tubas uterinas são ligadas e

TABELA 26.3

Taxas de insucesso dos vários métodos de controle da natalidade.

MÉTODO	TAXAS DE INSUCESSO*	
	USO PERFEITO†	USO TÍPICO
Abstinência completa	0%	0%
Esterilização cirúrgica		
Vasectomia	0,10%	0,15%
Laqueadura tubária	0,5%	0,5%
Esterilização histeroscópica	0,2%	0,2%
Métodos hormonais		
Contraceptivos orais		
Anovulatório oral combinado	0,3%	1 a 2%
Anticoncepcionais de ciclo estendido	0,3%	1 a 2%
Minipílula	0,5%	2%
Anticoncepcionais não orais		
Adesivo cutâneo contraceptivo	0,1%	1 a 2%
Anel contraceptivo vaginal	0,1%	1 a 2%
Contracepção de emergência	25%	25%
Injeções de hormônio	0,3%	1 a 2%
Dispositivos intrauterinos (T380A® de cobre)	0,6%	0,8%
Espermicidas (isoladamente)	15%	29%
Métodos de barreira		
Preservativo masculino	2%	15%
Preservativo feminino	5%	21%
Diafragma (com espermicida)	6%	16%
Capuz cervical (com espermicida)	9%	16%
Abstinência periódica		
Método do ritmo	9%	25%
Método sintotérmico (MST)	2%	20%
Nenhum método	85%	85%

*Definida como a porcentagem de mulheres com gravidez indesejada durante o primeiro ano de uso.
†Taxa de insucesso quando há uso correto e regular do método.

seccionadas. A laqueadura pode ser feita de modo diferente: "grampos" ou "pinças" podem ser colocados nas tubas uterinas, que podem ser amarradas e/ou seccionadas e, às vezes, cauterizadas. Em todo caso, o resultado é que o oócito secundário não consegue atravessar as tubas uterinas e os espermatozoides não conseguem chegar ao oócito.

Esterilização histeroscópica

A **esterilização histeroscópica** é uma opção à laqueadura tubária. Na técnica Essure®, usa-se um cateter para inserir uma mola flexível de fibras de poliéster e metal (níquel-titânio e aço inoxidável) na vagina e através do útero até o interior de cada tuba uterina. Durante um período de 3 meses, o dispositivo estimula o crescimento de tecido cicatricial em seu interior e ao seu redor, obstruindo as tubas uterinas. Como na laqueadura tubária, o oócito secundário não consegue atravessar as tubas uterinas e os espermatozoides não conseguem chegar ao oócito. Ao contrário da laqueadura tubária, não há necessidade de anestesia geral.

Métodos hormonais

À exceção da abstinência completa ou da esterilização cirúrgica, os métodos hormonais são os métodos de controle da natalidade mais eficazes. Os **contraceptivos orais** ("pílulas") contêm hormônios que evitam a gravidez. Alguns, denominados *contraceptivos orais combinados* (COC), contêm progestina (hormônio com ações semelhantes às da progesterona) e estrogênios. A ação primária dos COC é inibir a ovulação por inibição das gonadotropinas FSH e LH. Em geral, os baixos níveis de FSH e LH impedem o desenvolvimento de um folículo dominante no ovário. Consequentemente, os níveis de estrogênios não aumentam, não há pico de LH no meio do ciclo e não há ovulação. Mesmo se houver ovulação, como ocorre em alguns casos, os COC também podem bloquear a implantação uterina e inibir o transporte de óvulos e espermatozoides nas tubas uterinas.

As progestinas causam espessamento do muco cervical e dificultam a entrada dos espermatozoides no útero. Os *contraceptivos orais que contêm apenas progestina* tornam o muco cervical mais espesso e podem impedir a implantação uterina, mas nem sempre inibem a ovulação.

Entre os benefícios não contraceptivos dos contraceptivos orais estão a regulação da duração do ciclo e a diminuição do fluxo menstrual (o que reduz o risco de anemia). O contraceptivo oral também protege contra o câncer de endométrio e ovário e reduz o risco de endometriose. No entanto, os contraceptivos orais podem não ser aconselhados nas mulheres com história de distúrbios da coagulação sanguínea, lesão de vasos sanguíneos cerebrais, enxaqueca, hipertensão, disfunção hepática ou cardiopatia. As chances de infarto do miocárdio ou acidente vascular encefálico é muito maior em usuárias de contraceptivos orais que fumam do que nas usuárias que não fumam. As tabagistas devem parar de fumar ou usar outro método contraceptivo.

Os métodos hormonais *orais* de contracepção incluem:

- *Anovulatório combinado oral.* Contém progestina e estrogênio e geralmente é tomada 1 vez/dia durante 3 semanas para evitar a gravidez e regular o ciclo menstrual. As pílulas tomadas durante a quarta semana são inativas (não contêm hormônios) e permitem a menstruação.
- *Anticoncepcional de ciclo estendido.* Contém progestina e estrogênios e é tomada 1 vez/dia em ciclos trimestrais de 12 semanas de pílulas com hormônio, seguidas por 1 semana de pílulas inativas. A menstruação ocorre durante a 13ª semana.
- *Minipílula.* Contém apenas progestina e é tomada todos os dias do mês.

Também existem vários métodos contraceptivos hormonais *não orais*:

- *Adesivo cutâneo contraceptivo.* Contém progestina e estrogênios administrados em adesivo cutâneo aplicado à pele (face externa do braço, dorso, parede inferior do abdome ou nádegas) 1 vez/semana durante 3 semanas. Depois de 3 semanas, o adesivo é retirado de um local e substituído por um novo aplicado em outro lugar. Durante a quarta semana, a paciente não usa adesivo

- *Anel contraceptivo vaginal.* Um anel flexível com diâmetro aproximado de 5 cm que contém estrogênios e progesterona e é inserido na vagina pela própria usuária. É mantido na vagina durante 3 semanas para evitar a concepção e, depois, é retirado por 1 semana por causa da menstruação
- *Contracepção de emergência (CE) ("pílula do dia seguinte").* Contém progestina e estrogênios ou apenas progestina para evitar a gravidez após relação sexual sem proteção. Os níveis relativamente altos de progestina e estrogênios nos comprimidos de CE inibem a secreção de FSH e LH. A perda dos efeitos estimulantes desses hormônios gonadotrópicos faz com que os ovários deixem de secretar seus próprios estrogênios e progesterona. Por sua vez, o declínio dos níveis de estrogênios e progesterona induz o desprendimento do revestimento uterino, assim impedindo a implantação. Um comprimido é ingerido logo que possível, mas até 72 h após a relação sexual sem proteção. Um segundo comprimido deve ser ingerido 12 h depois. A ação é igual a dos contraceptivos regulares
- *Injeções de hormônio.* Progestina injetável administrada por via intramuscular a cada 3 meses por um profissional de saúde.

Dispositivos intrauterinos

O **dispositivo intrauterino (DIU)** é um pequeno objeto de plástico, cobre ou aço inoxidável inserido na cavidade do útero por um ginecologista. O DIU impede a fertilização por bloqueio da entrada dos espermatozoides nas tubas uterinas. O DIU mais usado nos EUA atualmente é o T380A® de cobre, aprovado para uso por até dez anos e que tem efetividade a longo prazo semelhante à da laqueadura tubária. Algumas mulheres não conseguem usar o DIU porque há expulsão, sangramento ou desconforto.

Espermicidas

Várias espumas, cremes, geleias, supositórios e duchas que contêm agentes que destroem os espermatozoides, **espermicidas**, tornam a vagina e o colo do útero desfavorável para a sobrevivência dos espermatozoides e podem ser comprados sem prescrição. Eles são inseridos na vagina antes da relação sexual. O espermicida mais usado é o *nonoxinol-9*, que destrói os espermatozoides por ruptura da membrana plasmática. O espermicida é mais efetivo quando usado com um método de barreira, como preservativo masculino, preservativo feminino, diafragma ou capuz cervical.

Métodos de barreira

Como o nome indica, os **métodos de barreira** usam uma barreira física para impedir o acesso dos espermatozoides à cavidade do útero e às tubas uterinas. Além de evitar a gravidez, alguns métodos de barreira (preservativo masculino e feminino) também podem oferecer alguma proteção contra doenças sexualmente transmissíveis (DSTs) como a AIDS. Já os contraceptivos orais e o DIU não conferem essa proteção. Entre os métodos de barreira estão os preservativos masculino e feminino, o diafragma e o capuz cervical.

O **preservativo masculino** é um revestimento de látex não poroso que reveste o pênis e impede a deposição de espermatozoides no sistema genital feminino. O **preservativo feminino** impede a entrada dos espermatozoides no útero. É constituído de dois anéis flexíveis unidos por uma bainha de poliuretano. Um anel está dentro da bainha e, ao ser inserido, se encaixa sobre o colo do útero; o outro anel permanece do lado de fora da vagina e cobre os órgãos genitais externos femininos. O **diafragma** é uma estrutura cupuliforme de borracha encaixada sobre o colo do útero e usada junto com espermicida. Pode ser inserido pela mulher até 6 h antes da relação sexual. O diafragma impede a entrada da maioria dos espermatozoides no colo do útero, e o espermicida destrói a maioria dos espermatozoides ao redor. Embora o uso do diafragma reduza o risco de algumas DSTs, não oferece proteção total contra a infecção pelo HIV porque a vagina ainda é exposta. O **capuz cervical** se assemelha ao diafragma, porém é menor e mais rígido. Encaixa-se comodamente sobre o colo do útero e precisa ser inserido por um profissional de saúde. Deve ser usado com espermicidas.

Abstinência periódica

Um casal pode usar seu conhecimento das variações fisiológicas ocorridas durante o ciclo reprodutivo feminino para decidir se abster das relações sexuais nos dias com risco de gravidez ou planejar relações sexuais nesses dias se desejarem ter um filho. Nas mulheres com ciclos menstruais normais e regulares, esses processos fisiológicos ajudam a prever o dia da provável ovulação.

O primeiro método de base fisiológica, desenvolvido na década de 1930, é conhecido como **método do ritmo**. Requer a abstenção da atividade sexual nos dias de provável ovulação em cada ciclo reprodutivo. Durante esse período (três dias antes da ovulação, no dia da ovulação e 3 dias depois da ovulação), o casal não mantém relações sexuais. A efetividade do método do ritmo para contracepção é baixa em muitas mulheres em razão da irregularidade do ciclo reprodutivo feminino.

Outro sistema é o **método sintotérmico** (MST), um método de planejamento familiar natural, que depende do conhecimento do período fértil, usado para evitar a gravidez ou engravidar. O MST usa marcadores fisiológicos normalmente variáveis para determinar a ovulação como aumento da temperatura corporal basal e a produção de muco cervical abundante, transparente e elástico, semelhante a clara de ovo crua. Esses indicadores, que refletem as variações hormonais determinantes da fertilidade feminina, constituem um sistema de dupla verificação pelo qual a mulher conhece seu período fértil. A relação sexual é evitada durante o período fértil para evitar a gravidez. As usuárias do MST observam e marcam essas alterações e interpretam-nas de acordo com regras precisas.

Aborto

O **aborto** é a expulsão prematura dos produtos da concepção do útero, geralmente antes da 20ª semana de gravidez. O aborto pode ser *espontâneo* (natural) ou *provocado* (intencional).

Existem vários tipos de aborto provocado. Um deles emprega a **mifepristona**, também conhecida como *RU 486*. É um hormônio aprovado apenas para gestações de 9 semanas ou menos quando associado ao misoprostol (uma prostaglandina). A mifepristona é uma antiprogestina; bloqueia a ação da progesterona por ligação aos receptores da progesterona e bloqueio desses receptores. A progesterona prepara o endométrio uterino para implantação e mantém o revestimento uterino após a implantação. Se o nível de progesterona cair durante a gravidez ou se a ação do hormônio for bloqueada, ocorre menstruação, e o embrião se desprende do revestimento uterino. Em 12 h após a administração de mifepristona, o endométrio começa a degenerar e em 72 h começa a se desprender. O misoprostol estimula as contrações uterinas e é administrado depois da mifepristona para auxiliar a expulsão do endométrio.

Outro tipo de aborto provocado é a **aspiração a vácuo** e pode ser realizado até a 16ª semana de gravidez. Um pequeno tubo flexível conectado a uma fonte de vácuo é inserido no útero através da vagina. O embrião ou feto, a placenta e o revestimento do útero são removidos por aspiração. Nas gestações entre 13 e 16 semanas, é comum usar a técnica de **dilatação e evacuação**. Depois da dilatação do colo do útero, usam-se aspiração e pinça para retirar o feto, a placenta e o revestimento do útero. Da 16ª à 24ª semana, pode-se induzir um **aborto tardio** por métodos cirúrgicos semelhantes a dilatação e evacuação ou métodos não cirúrgicos com uso de solução salina ou medicamentos. O trabalho de parto pode ser induzido por supositórios vaginais, infusão intravenosa ou injeções de líquido amniótico através do útero.

✓ TESTE RÁPIDO
31. Como os contraceptivos orais reduzem a probabilidade de gravidez?
32. Que métodos de controle da natalidade protegem contra doenças sexualmente transmissíveis? Como agem?
33. Diferencie aborto espontâneo e provocado.

26.5 Desenvolvimento dos sistemas genitais

OBJETIVO
- Descrever o desenvolvimento dos sistemas genitais masculino e feminino.

As *gônadas* masculinas e femininas se desenvolvem a partir das **cristas gonadais** originadas do crescimento do **mesoderma intermediário**. Durante a quinta semana de desenvolvimento, as cristas gonadais formam saliências em posição logo medial ao mesonefro (rim intermediário) (Figura 26.26). Adjacentes às gônadas estão os **ductos mesonéfricos** ou *ductos de Wolff* que, por fim, dão origem às estruturas do sistema genital masculino. Um segundo par de ductos, os **ductos paramesonéfricos** ou *ductos de Müller*, se desenvolve lateralmente aos ductos mesonéfricos e acaba por formar estruturas do sistema genital feminino. Os dois pares de ductos se esvaziam no seio urogenital. Um embrião inicial pode seguir o padrão masculino ou feminino de desenvolvimento porque contém os dois pares de ductos e cristas genitais que podem se diferenciar em testículos ou ovários.

As células de um embrião do sexo masculino têm um cromossomo X e um cromossomo Y. O padrão masculino de desenvolvimento é iniciado por um gene "chave geral" denominado **SRY** no cromossomo Y, abreviatura de região determinante do sexo do cromossomo Y. Quando o gene *SRY* é expresso durante o desenvolvimento, seu produto proteico faz com que as células de sustentação primitivas comecem a se diferenciar nos testículos durante a sétima semana. As células de sustentação em desenvolvimento secretam um hormônio denominado **substância inibidora do ducto paramesonéfrico (MIS)**, que causa apoptose de células nos ductos paramesonéfricos. Assim, essas células não contribuem para nenhuma estrutura funcional do sistema genital masculino. Estimuladas pela gonadotropina coriônica humana (hCG), as células intersticiais primitivas (de Leydig) nos testículos começam a secretar o androgênio **testosterona** durante a oitava semana. Em seguida, a testosterona estimula o desenvolvimento do ducto mesonéfrico de cada lado em *epidídimo, ducto deferente, ducto ejaculatório* e *glândula seminal*. Os testículos se conectam ao ducto mesonéfrico por meio de uma série de túbulos que, por fim, dão origem aos *túbulos seminíferos*. A *próstata* e as *glândulas bulbouretrais* são evaginações **endodérmicas** da uretra.

As células de um embrião do sexo feminino têm dois cromossomos X e nenhum cromossomo Y. Como não há *SRY*, as cristas genitais dão origem aos *ovários*, e como não há produção de MIS, os ductos paramesonéfricos se desenvolvem. As extremidades distais dos ductos paramesonéfricos se fundem e formam o *útero* e a *vagina*, e as porções proximais não fundidas dão origem às *tubas uterinas (de Falópio)*. Os ductos mesonéfricos se degeneram sem contribuir para estruturas funcionais do sistema genital feminino porque não há testosterona. As *glândulas vestibulares maiores* e *menores* se desenvolvem a partir de evaginações endodérmicas do vestíbulo.

Os *órgãos genitais externos* de embriões de ambos os sexos (pênis e escroto nos meninos e clitóris, lábios e óstio da vagina nas meninas) também continuam indiferenciados até cerca da oitava semana. Antes da diferenciação, todos os embriões têm as seguintes estruturas externas (Figura 26.27):

1. *Pregas uretrais (urogenitais)*. Essas estruturas pareadas se desenvolvem a partir do mesoderma na região da cloaca (ver Figura 25.13).
2. *Sulco uretral*. Um entalhe entre as pregas uretrais, que é a abertura para o seio urogenital.
3. *Tubérculo genital*. Elevação arredondada imediatamente anterior às pregas uretrais.
4. *Eminência labioescrotal*. Duas estruturas elevadas lateralmente às pregas uretrais.

Nos embriões do sexo masculino, parte da testosterona é convertida em um segundo androgênio denominado **di-hidrotestosterona (DHT)**. A DHT estimula o desenvolvimento da uretra, próstata e órgãos genitais externos (escroto e pênis). Parte do tubérculo genital se alonga e dá origem ao pênis. A fusão das pregas uretrais forma a *parte esponjosa (peniana)* da uretra e deixa uma abertura para o exterior apenas na extremidade distal do pênis, o *óstio externo da uretra*. As eminências labioescrotais se transformam em *escroto*.

Figura 26.26 Desenvolvimento dos sistemas genitais internos.

 As gônadas se desenvolvem a partir do mesoderma intermediário.

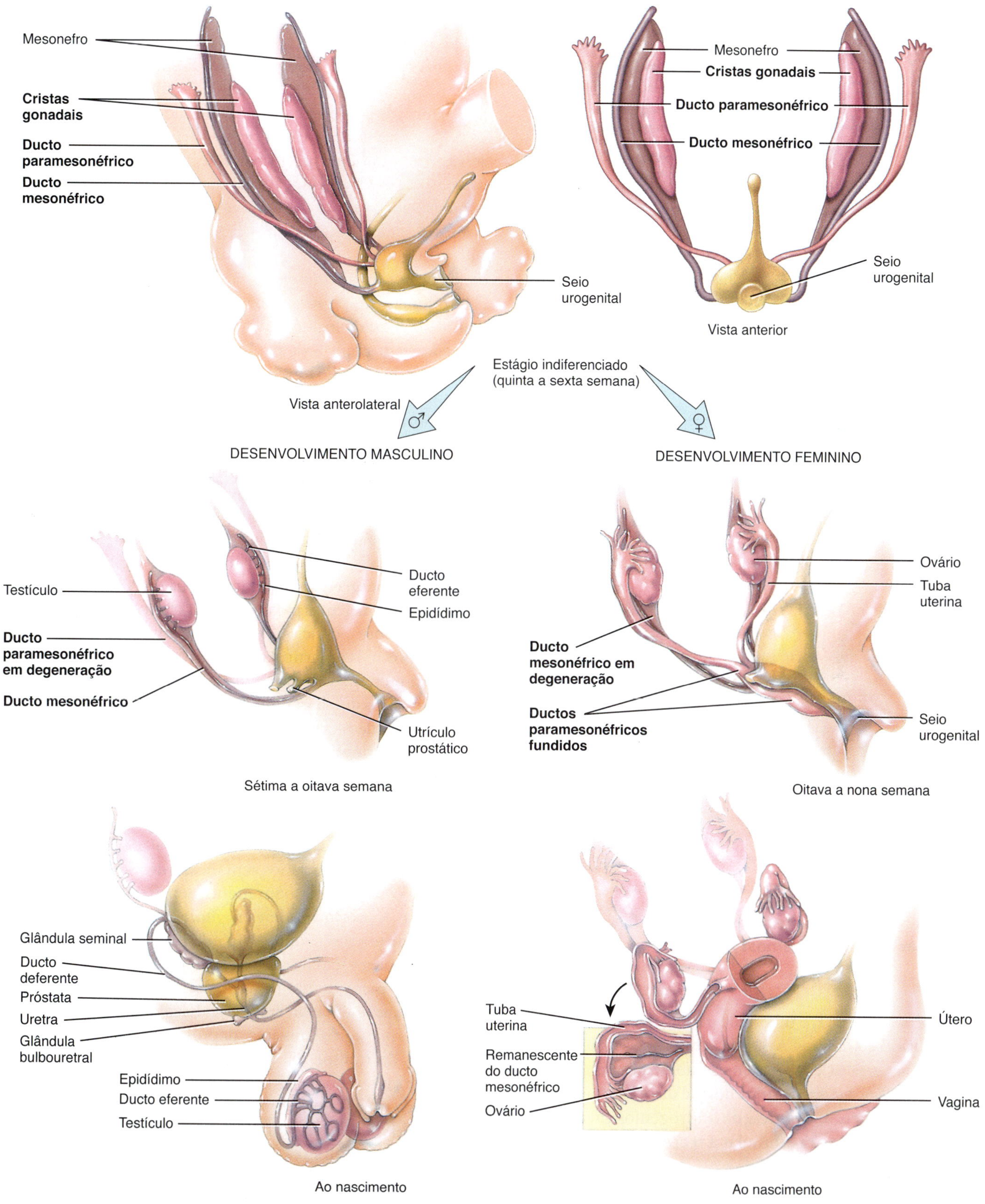

❓ Qual é o gene responsável pela transformação das gônadas em testículos?

Figura 26.27 Desenvolvimento dos órgãos genitais externos.

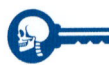 Os órgãos genitais externos dos embriões de ambos os sexos permanecem indiferenciados até aproximadamente a oitava semana.

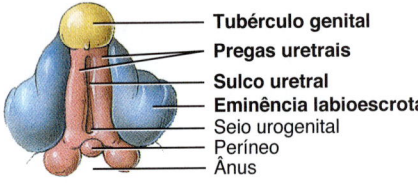

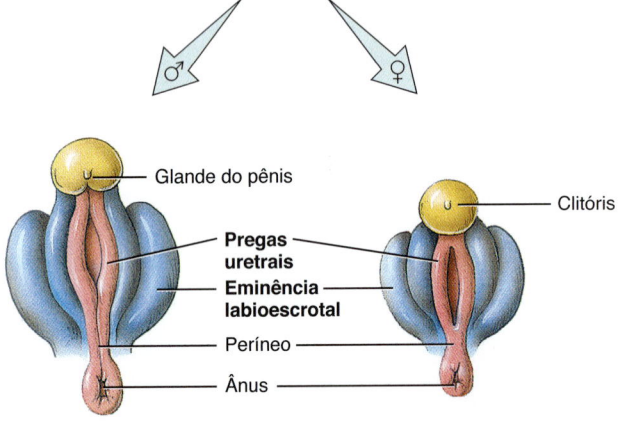

DESENVOLVIMENTO MASCULINO   DESENVOLVIMENTO FEMININO

? Qual é o hormônio responsável pela diferenciação dos órgãos genitais externos?

Na ausência de DHT, o tubérculo genital dá origem ao *clitóris* em embriões femininos. As pregas uretrais se mantêm abertas como *lábios menores*, e as eminências labioescrotais se transformam nos *lábios maiores*. O sulco uretral dá origem ao *vestíbulo*. Após o nascimento, os níveis de androgênios caem porque não há mais hCG para estimular a secreção de testosterona.

✓ TESTE RÁPIDO

34. Descreva o papel dos hormônios na diferenciação das gônadas, dos ductos mesonéfricos, dos ductos paramesonéfricos e dos órgãos genitais externos.

26.6 Envelhecimento e sistemas genitais

OBJETIVO
- Descrever os efeitos do envelhecimento sobre o sistema genital.

Durante a primeira década de vida, o sistema reprodutivo está em estágio juvenil. Por volta dos 10 anos de idade, começam a ocorrer alterações influenciadas por hormônios em ambos os sexos. A **puberdade** é o período no qual começam a se desenvolver as características sexuais secundárias e é alcançada a capacidade de reprodução sexual. O início da puberdade é caracterizado por pulsos ou picos de secreção de LH e FSH, ambos desencadeados por um pulso de GnRH. A maioria dos pulsos ocorre durante o sono. Enquanto a puberdade avança, os pulsos de hormônio ocorrem durante o dia e a noite. A frequência dos pulsos aumenta durante um período de 3 a 4 anos até o estabelecimento do padrão adulto. Os estímulos causadores dos pulsos de GnRH ainda não estão claros, mas o papel do hormônio leptina está começando a ser revelado. Logo antes da puberdade, ocorre elevação dos níveis de leptina proporcional à massa de tecido adiposo. Curiosamente, os receptores de leptina também estão presentes no hipotálamo e na adeno-hipófise. Os camundongos que não têm um gene da leptina ativo desde o nascimento são estéreis e permanecem em um estado pré-puberal. A administração de leptina a esses camundongos leva à secreção de gonadotropinas e eles se tornam férteis. A leptina sinaliza para o hipotálamo que as reservas de energia de longa duração (triglicerídios no tecido adiposo) são suficientes para o início das funções reprodutivas.

Nas mulheres, o ciclo reprodutivo normalmente ocorre uma vez por mês a partir da **menarca**, a primeira menstruação, até a **menopausa**, a cessação permanente da menstruação. Assim, o sistema genital feminino tem um tempo limitado de fertilidade entre a menarca e a menopausa. Nos primeiros 1 a 2 anos após a menarca, a ovulação só ocorre em cerca de 10% dos ciclos e a fase lútea é curta. Aos poucos, a porcentagem de ciclos ovulatórios aumenta, e a fase lútea alcança a duração normal de 14 dias. Com o avanço da idade, a fertilidade diminui. Entre as idades de 40 e 50 anos, o conjunto de folículos ovarianos remanescentes se esgota. Desse modo, os ovários se tornam menos sensíveis à estimulação hormonal. A produção de estrogênios diminui, a despeito da abundante secreção de FSH e LH pela adeno-hipófise. Muitas mulheres têm fogachos e sudorese intensa, que coincidem com picos de liberação de GnRH. Outros sintomas da menopausa são cefaleia, queda de cabelo, dor muscular, ressecamento vaginal, insônia, depressão, ganho ponderal e oscilações do humor. Há certo grau de atrofia dos ovários, tubas uterinas, útero, vagina, órgãos genitais externos e mamas após a menopausa. Em razão da perda de estrogênios, há declínio da densidade mineral óssea após a menopausa na maioria das mulheres. Não há declínio paralelo do desejo sexual (libido), porque é mantido por esteroides sexuais suprarrenais. O risco de câncer do útero é máximo por volta dos 65 anos de idade, mas o câncer do colo do útero é mais comum em mulheres mais jovens.

Nos homens, o declínio da função reprodutiva é muito mais sutil que nas mulheres. Com frequência, os homens saudáveis preservam a capacidade reprodutiva até a faixa dos oitenta ou noventa anos. Por volta dos 55 anos, um declínio da síntese de testosterona causa diminuição da força muscular, do número de espermatozoides viáveis e do desejo sexual. Embora a produção de espermatozoides caia em 50 a 70% entre 60 e 80 anos, a contagem de espermatozoides ainda pode ser alta mesmo na idade avançada.

Cerca de um terço dos homens com mais de 60 anos têm aumento da próstata até duas a quatro vezes o tamanho normal. Esse distúrbio, denominado **hiperplasia prostática benigna (HPB)**, diminui o tamanho da parte prostática da uretra e é caracterizado por micção frequente, noctúria (enurese noturna), hesitação ao urinar, diminuição da força do jato urinário, perda de urina após a micção e sensação de esvaziamento incompleto.

✓ TESTE RÁPIDO
35. Que alterações ocorrem na puberdade em ambos os sexos?
36. O que significam os termos menarca e menopausa?

TERMINOLOGIA TÉCNICA

Aumento da mama. Tecnicamente denominada mamoplastia de aumento, esse procedimento cirúrgico é usado para aumentar o tamanho e moldar a mama para expandir seu tamanho, restaurar o volume perdido por emagrecimento ou após gravidez, melhorar o formato de mamas flácidas ou melhorar a aparência das mamas após cirurgia, traumatismo ou anormalidades congênitas.

Câncer testicular. É o tipo mais comum de câncer em homens entre 20 e 35 anos de idade. Mais de 95% dos casos se originam de células espermatogênicas nos túbulos seminíferos. Um sinal inicial é massa testicular, muitas vezes associada a sensação de peso testicular ou dor vaga na parte inferior do abdome; geralmente não há dor aguda.

Candidíase vulvovaginal. Tipo mais comum de vaginite, inflamação da vagina. A candidíase é caracterizada por prurido intenso; uma secreção espessa, amarela, semelhante a queijo; um odor de levedura; e dor. O distúrbio, que 75% das mulheres têm ao menos uma vez na vida, geralmente é consequência da proliferação de um fungo leveduriforme (*Candida albicans*) após antibioticoterapia de outro distúrbio.

Castração. Retirada, inativação ou destruição das gônadas; geralmente se refere à retirada apenas dos testículos.

Circuncisão. Procedimento cirúrgico no qual se retira parte do prepúcio ou todo ele. Em geral, é realizado logo após o parto, vários dias após o nascimento, por motivos culturais, religiosos ou (mais raramente) clínicos. Embora a maioria dos profissionais de saúde não encontre justificativa para o procedimento, alguns acreditam que tem benefícios, como diminuição do risco de infecções urinárias, proteção contra o câncer do pênis e possível diminuição do risco de doenças sexualmente transmissíveis.

Colposcopia. Inspeção visual da vagina e do colo do útero com auxílio do colposcópio, instrumento que tem uma lente de aumento (entre 5 e 50×) e iluminação.

Culdoscopia. Procedimento no qual um culdoscópio (endoscópio) é inserido através da parede posterior da vagina para examinar a escavação retouterina na cavidade pélvica.

Curetagem endocervical. Procedimento no qual o colo é dilatado e o endométrio do útero é raspado com uma cureta, instrumento semelhante a uma colher; muitas vezes denominado *D e C* (dilatação e curetagem).

Disfunção erétil (DE). A incapacidade sistemática de um homem adulto de ejacular ou de alcançar ou manter a ereção por tempo suficiente para manter a relação sexual; antes denominada impotência. Muitos casos são provocados pela liberação insuficiente de óxido nítrico (NO), que relaxa o músculo liso das arteríolas penianas e o tecido erétil. Outras causas são diabetes melito, anormalidades físicas do pênis, distúrbios sistêmicos como sífilis, distúrbios vasculares, distúrbios neurológicos, cirurgia, deficiência de testosterona e fármacos. Os fatores psicológicos são ansiedade ou depressão, medo de produzir gravidez, medo de doenças sexualmente transmissíveis, inibições religiosas e imaturidade emocional.

Dismenorreia. Dor associada à menstruação; o termo geralmente é reservado para descrever sintomas menstruais suficientemente graves para impedir a atividade normal da mulher durante um ou mais dias todos os meses.

Dispareunia. Dor durante a relação sexual. Pode ocorrer na área genital ou na cavidade pélvica e pode ser causada por lubrificação insuficiente, inflamação, infecção, diafragma ou capuz cervical mal colocado, endometriose, doença inflamatória pélvica, tumores pélvicos ou enfraquecimento dos ligamentos uterinos.

Doença fibrocística. A causa mais comum de nódulos na mama em mulheres, um ou mais cistos (bolsas cheias de líquido) e espessamentos alveolares. Ocorre principalmente nas mulheres entre 30 e 50 anos de idade, e provavelmente é causada por um excesso relativo de estrogênios ou deficiência de progesterona na fase pós-ovulatória (lútea) do ciclo reprodutivo. Em geral, leva ao surgimento de nódulos, aumento de volume e dor à palpação em uma ou nas duas mamas cerca de 1 semana antes da menstruação.

Doença inflamatória pélvica (DIP). Termo coletivo que designa qualquer infecção bacteriana extensa dos órgãos pélvicos, sobretudo do útero, tubas uterinas ou ovários, caracterizada por dor pélvica, dorsalgia, dor abdominal e uretrite.

Esmegma. Secreção encontrada principalmente ao redor dos órgãos genitais externos, em especial sob o prepúcio masculino, constituída sobretudo de células epiteliais descamadas.

Hermafroditismo. Presença de tecido ovariano e testicular no mesmo indivíduo.

Hipospadia. Anormalidade congênita comum na qual há deslocamento do óstio da uretra. Em homens, o óstio deslocado pode estar na face uretral do pênis, na junção penoescrotal, entre as pregas do escroto ou no períneo; nas mulheres, a uretra se abre dentro da vagina. O problema pode ser corrigido cirurgicamente.

Leucorreia. Secreção vaginal esbranquiçada (sem sangue) com muco e piócitos que pode ocorrer em qualquer idade e afeta a maioria das mulheres em alguma época da vida.

Liomiomas. Tumores não cancerosos no miométrio constituídos de tecido muscular e fibroso. O crescimento parece estar relacionado a altos níveis de estrogênios. Só surgem a partir da puberdade e geralmente param de crescer após a menopausa. Os sintomas são sangramento menstrual anormal e dor ou pressão na área pélvica.

Menorragia. Período menstrual excessivamente prolongado ou abundante. Pode ser causada por distúrbio da regulação hormonal do ciclo menstrual, infecção pélvica, medicamentos (anticoagulantes), liomiomas, endometriose ou dispositivos intrauterinos.

Ooforectomia. Remoção cirúrgica dos ovários.

Orquite. Inflamação dos testículos, por exemplo, causada pelo vírus da caxumba ou por uma infecção bacteriana.

Redução da mama. Tecnicamente denominado mamoplastia redutora, esse procedimento cirúrgico é a redução do tamanho da mama por retirada de gordura, pele e tecido glandular; é realizado por vários motivos, entre eles dor crônica nas costas, pescoço e ombros; problemas circulatórios ou respiratórios; restrição dos níveis de atividade; problemas de autoestima; e dificuldade para vestir determinadas roupas.

Salpingectomia. Retirada de uma tuba uterina.

Síndrome do ovário policístico (SOPC). Distúrbio que geralmente se desenvolve durante a puberdade e é caracterizado por ovários aumentados com muitos cistos cheios de líquido e tendência a altos níveis de hormônios masculinos (andrógenos). Os sintomas são amenorreia, períodos menstruais imprevisíveis, quantidade incomum de pelos faciais ou corporais, elevação da glicose sanguínea, obesidade e aumento do risco de doença cardiovascular.

Síndrome pré-menstrual (SPM). Distúrbio cíclico de grave sofrimento físico e emocional. Surge durante a fase pós-ovulatória do ciclo reprodutivo feminino e desaparece drasticamente quando começa a menstruação. Os sinais e sintomas incluem edema, ganho de peso, aumento de volume e dor à palpação das mamas, distensão abdominal, dorsalgia, dor articular, constipação intestinal, erupções cutâneas, fadiga e letargia, maior necessidade de sono, depressão ou ansiedade, irritabilidade, oscilação do humor, cefaleia, diminuição da coordenação e dificuldade de controle motor e/ou necessidade irresistível de comer doces ou salgados. A causa é desconhecida.

Transtorno disfórico pré-menstrual (TDPM). Síndrome grave na qual os sinais e sintomas, semelhantes aos da SPM, não cessam após o início da menstruação. Pode ser causado por respostas anormais a níveis normais de hormônios ovarianos.

REVISÃO DO CAPÍTULO

Conceitos essenciais

Introdução

1. A reprodução é o processo pelo qual novos indivíduos de uma espécie são gerados e o material genético é transferido de uma geração para outra.
2. Os órgãos da reprodução são agrupados em gônadas (produzem gametas), ductos (transportam e armazenam gametas), glândulas sexuais acessórias (produzem substâncias que sustentam os gametas) e estruturas de apoio (têm vários papéis na reprodução).

26.1 Sistema genital masculino

1. As estruturas masculinas da reprodução são testículos, ducto do epidídimo, ducto deferente, ducto ejaculatório, uretra, glândulas seminais, próstata, glândulas bulbouretrais e pênis.
2. O escroto é uma bolsa pendente da raiz do pênis constituída de pele frouxa e fáscia superficial; sustenta os testículos. Os testículos são duas glândulas ovais (gônadas) no escroto contendo túbulos seminíferos, nos quais são produzidos os espermatozoides; as células de sustentação, que nutrem os espermatozoides e secretam inibina; e as células intersticiais, que produzem o hormônio sexual masculino testosterona. Os testículos descem para o escroto através dos canais inguinais durante o sétimo mês do desenvolvimento fetal.
3. Oócitos secundários e espermatozoides, ambos denominados gametas, são produzidos nas gônadas. A espermatogênese, que ocorre nos testículos, é a transformação de espermatogônias imaturas em espermatozoides maduros. A sequência da espermatogênese (meiose I, meiose II e espermiogênese) leva à formação de quatro espermatozoides haploides a partir de cada espermatócito primário.
4. As principais partes de um espermatozoide maduro são a cabeça e a cauda. A função do espermatozoide é fertilizar um oócito secundário.
5. O sistema de ductos dos testículos inclui os túbulos seminíferos, túbulos retos e rede do testículo. O ducto do epidídimo é o local de maturação e armazenamento dos espermatozoides. O ducto deferente armazena espermatozoides e os impulsiona em direção à uretra durante a ejaculação. Cada ducto ejaculatório, formado pela união do ducto da glândula seminal com o ducto deferente, é a passagem para ejeção de espermatozoides e secreções das glândulas seminais. As glândulas seminais secretam um líquido viscoso e alcalino que constitui cerca de 60% do volume do sêmen e contribui para a viabilidade dos espermatozoides.
6. A uretra masculina é subdividida em três partes: prostática, membranácea e esponjosa. A parte prostática da uretra ou a próstata secreta um líquido levemente ácido que constitui cerca de 25% do volume do sêmen e contribui para a motilidade dos espermatozoides. As glândulas bulbouretrais secretam muco para lubrificação e uma substância alcalina que neutraliza o ácido.
7. O sêmen é uma mistura de espermatozoides e líquido seminal; é o líquido de transporte dos espermatozoides, contém nutrientes e neutraliza a acidez da uretra masculina e da vagina.
8. O pênis é constituído de raiz, corpo e glande. O ingurgitamento dos espaços vasculares penianos sob a influência da excitação sexual é denominado ereção.

26.2 Sistema genital feminino

1. Os órgãos genitais femininos compreendem ovários (gônadas), tubas uterinas ou ovidutos, útero, vagina e pudendo feminino. As glândulas mamárias são consideradas parte do sistema genital feminino.
2. Os ovários, as gônadas femininas, estão localizados na parte superior da cavidade pélvica, lateralmente ao útero. Os ovários produzem oócitos secundários, liberam oócitos secundários (ovulação) e secretam estrogênios, progesterona, relaxina e inibina.
3. A oocitogênese (produção de oócitos secundários haploides) começa nos ovários. A sequência da oocitogênese inclui a meiose I e a meiose II, que só é concluída depois que o oócito secundário ovulado é fertilizado pelo espermatozoide.
4. As tubas uterinas transportam oócitos secundários dos ovários para o útero e normalmente são o local onde ocorre a fertilização. As células ciliadas e as contrações peristálticas ajudam a deslocar um oócito secundário ou óvulo fertilizado em direção ao útero.

5. O útero é um órgão com o tamanho e o formato de uma pera invertida que participa da menstruação, da implantação de um blastocisto, do desenvolvimento do feto durante a gravidez e do trabalho de parto. Também faz parte do trajeto dos espermatozoides até chegarem às tubas uterinas para fertilizar um oócito secundário. Normalmente, uma série de ligamentos mantém o útero em posição. Histologicamente, as camadas do útero são o perimétrio (serosa) superficial, o miométrio (médio) e o endométrio (profundo).
6. A vagina dá passagem aos espermatozoides e ao fluxo menstrual, recebe o pênis durante a relação sexual e constitui a parte inferior do canal do parto.
7. O pudendo feminino, designação coletiva dos órgãos genitais externos femininos, é constituído de monte do púbis, lábios maiores, lábios menores, clitóris, vestíbulo da vagina, óstios da vagina e da uretra, hímen, bulbo do vestíbulo e glândulas uretrais, glândula vestibular maior e glândulas vestibulares menores.
8. O períneo é uma área em formato de losango na extremidade inferior do tronco, medial às coxas e nádegas.
9. As glândulas mamárias são glândulas sudoríferas modificadas que ocupam posição superficial aos músculos peitorais maiores. Sua função é sintetizar, secretar e ejetar leite (lactação). O desenvolvimento das glândulas mamárias depende de estrogênios e progesterona. A produção de leite é estimulada por prolactina, estrogênios e progesterona; a ejeção do leite é estimulada por ocitocina.

26.3 Ciclo reprodutivo feminino

1. A função do ciclo ovariano é desenvolver um oócito secundário. A função do ciclo uterino (menstrual) é preparar o endométrio mensalmente para receber um oócito fertilizado. O ciclo reprodutivo feminino inclui os ciclos ovariano e uterino.
2. O ciclo reprodutivo feminino é controlado por GnRH hipotalâmico, que estimula a liberação de FSH e LH pela adeno-hipófise.
3. O FSH estimula o desenvolvimento de folículos secundários e inicia a secreção de estrogênios pelos folículos. O LH estimula o desenvolvimento adicional dos folículos, a secreção de estrogênios por células foliculares, a ovulação, a formação do corpo lúteo e a secreção de progesterona e estrogênios pelo corpo lúteo.
4. Durante a fase menstrual, a camada funcional do endométrio se desprende, com eliminação de sangue, líquido tecidual, muco e células epiteliais.
5. Durante a fase pré-ovulatória, um grupo de folículos nos ovários começa a sofrer a maturação final. Um folículo cresce mais que os outros e se torna dominante enquanto os outros degeneram. Ao mesmo tempo, ocorre reparo do endométrio uterino. Os estrogênios são os hormônios ovarianos dominantes durante essa fase.
6. Ovulação é a ruptura do folículo maduro dominante e a liberação de um oócito secundário na cavidade pélvica, desencadeados por uma onda de LH. Os sinais e sintomas são aumento da temperatura corporal basal; muco cervical transparente e elástico; alterações no colo do útero e dor ovariana.
7. Durante a fase pós-ovulatória, tanto a progesterona quanto os estrogênios são secretados em grande quantidade pelo corpo lúteo do ovário, e há espessamento do endométrio uterino no preparo para a implantação.
8. Se não houver fertilização e implantação, o corpo lúteo degenera; o baixo nível de progesterona resultante possibilita a eliminação do endométrio seguida pelo início de outro ciclo reprodutivo.
9. Se houver fertilização e implantação, o corpo lúteo é mantido pela hCG placentária, e o corpo lúteo e, mais tarde, a placenta secretam progesterona e estrogênios para dar suporte à gravidez e ao desenvolvimento das mamas para lactação.

26.4 Métodos de controle da natalidade e aborto

1. Os métodos de controle da natalidade incluem abstinência total, esterilização cirúrgica, esterilização histeroscópica, métodos hormonais, dispositivos intrauterinos, espermicidas, métodos de barreira e abstinência periódica. A Tabela 26.3 apresenta as taxas de insucesso dos vários métodos de controle da natalidade.
2. Os anticoncepcionais orais do tipo combinado contêm progestina e estrogênios em concentrações que reduzem a secreção de FSH e LH, inibindo o desenvolvimento dos folículos ovarianos e a ovulação, inibindo o transporte de oócitos e espermatozoides nas tubas uterinas e impedindo a implantação no útero.
3. O aborto é a expulsão prematura dos produtos da concepção do útero; pode ser espontâneo ou provocado.

26.5 Desenvolvimento dos sistemas genitais

1. As gônadas se desenvolvem a partir do mesoderma intermediário. Na presença do gene *SRY*, as gônadas começam a se diferenciar em testículos durante a sétima semana. Na ausência do gene *SRY*, diferenciam-se em ovários.
2. Nos homens, a testosterona estimula o desenvolvimento de cada ducto mesonéfrico em epidídimo, ducto deferente, ducto ejaculatório e glândula seminal, e a substância inibidora do ducto paramesonéfrico (MIS) destrói as células do ducto paramesonéfrico. Nas mulheres, não há testosterona nem MIS; os ductos paramesonéfricos dão origem às tubas uterinas, ao útero e à vagina, e os ductos mesonéfricos degeneram.
3. Os órgãos genitais externos se desenvolvem a partir do tubérculo genital e são estimulados pelo hormônio di-hidrotestosterona (DHT) a se transformar em estruturas masculinas típicas. Os órgãos genitais externos dão origem a estruturas femininas quando não há produção de DHT, a situação normal em embriões do sexo feminino.

26.6 Envelhecimento e sistemas genitais

1. A puberdade é o período no qual começam a se desenvolver as características sexuais secundárias e é alcançada a capacidade de reprodução sexual.
2. O início da puberdade é caracterizado por pulsos ou picos de secreção de LH e FSH, ambos estimulados por um pulso de GnRH. O hormônio leptina, liberado pelo tecido adiposo, pode indicar ao hipotálamo que as reservas de energia de longa duração (triglicerídios no tecido adiposo) são suficientes para o início das funções reprodutivas.
3. Nas mulheres, o ciclo reprodutivo normalmente ocorre uma vez por mês desde a menarca (primeira menstruação) até a menopausa (interrupção permanente da menstruação).

4. Entre as idades de 40 e 50 anos, o conjunto de folículos ovarianos remanescentes se esgota e há declínio dos níveis de progesterona e estrogênios. A maioria das mulheres apresenta declínio da densidade mineral óssea depois da menopausa, além de certo grau de atrofia dos ovários, das tubas uterinas, do útero, da vagina, dos órgãos genitais externos e das mamas. A incidência de câncer de útero e de mama aumenta com a idade.
5. Em homens mais velhos, os níveis reduzidos de testosterona estão associados a diminuição da força muscular, declínio do desejo sexual e menor número de espermatozoides viáveis; os distúrbios da próstata são comuns.

QUESTÕES PARA AVALIAÇÃO CRÍTICA

1. Esther quase morreu de peritonite (inflamação do peritônio) que, segundo o médico, havia se disseminado a partir de uma infecção nos órgãos genitais. Como isso foi possível?
2. Às vezes, uma pessoa acredita ter nascido com o sexo errado e se submete a um processo de "mudança de sexo" ou "redesignação sexual" que abrange terapia hormonal e cirurgia. No entanto, um indivíduo que nasceu homem não consegue se transformar em uma mulher completa do ponto de vista biológico e vice-versa. Por que não?
3. Meg tem 39 anos e foi aconselhada a fazer uma histerectomia por problemas clínicos. Ela teme que a cirurgia a leve à menopausa. Essa preocupação tem fundamento?
4. Danilo tem insuficiência renal e faz diálise peritoneal em casa há vários anos. No entanto, o peso do líquido de diálise na cavidade peritoneal fez com que tivesse repetidas hérnias inguinais. Danilo está farto dessa situação e, na consulta com o médico, decide se submeter ao fechamento cirúrgico do canal inguinal. Desse modo, também será preciso retirar os testículos de Danilo. Por quê?
5. Phil prometeu à esposa que faria uma vasectomia depois do nascimento do próximo filho. No entanto, está preocupado com os possíveis efeitos sobre sua virilidade. Como você responderia a essa preocupação de Phil?

RESPOSTAS ÀS QUESTÕES DAS FIGURAS

26.1 Os *testículos* produzem gametas (espermatozoides) e hormônios; os *ductos* transportam, armazenam e recebem gametas; as *glândulas sexuais acessórias* secretam substâncias que ajudam a transportar e proteger os gametas; e as *estruturas de apoio*, como o pênis, conduzem o sêmen para o exterior.
26.2 Os músculos cremaster e dartos ajudam a controlar a temperatura dos testículos.
26.3 A túnica vaginal e a túnica albugínea são camadas de tecido que recobrem e protegem os testículos.
26.4 As células intersticiais dos testículos secretam testosterona.
26.5 A meiose I diminui pela metade o número de cromossomos em cada célula.
26.6 A cabeça do espermatozoide contém o núcleo com cromossomos haploides muito condensados e um acrossomo que contém enzimas para penetração de um oócito secundário; o colo contém centríolos que produzem microtúbulos para o restante da cauda; a peça intermediária contém mitocôndrias para produção de ATP para locomoção e metabolismo; as partes principal e final da cauda são responsáveis pela mobilidade.
26.7 As funções do ducto do epidídimo são maturação, armazenamento e propulsão dos espermatozoides para o ducto deferente.
26.8 O ducto deferente armazena espermatozoides e os conduz em direção à uretra.
26.9 As glândulas seminais são as glândulas sexuais acessórias que contribuem com a maior parte do líquido seminal.
26.10 Dois corpos cavernosos e um corpo esponjoso do pênis contêm espaços vasculares que se enchem com o sangue que não consegue sair do pênis tão rapidamente quanto entrou. O sangue aprisionado ingurgita e enrijece o tecido, produzindo a ereção. O corpo esponjoso do pênis mantém aberta a parte esponjosa da uretra, de modo que possa haver ejaculação.
26.11 Os testículos são homólogos aos ovários; a glande do pênis é homóloga ao clitóris; a próstata é homóloga às glândulas uretrais; e a glândula bulbouretral é homóloga às glândulas vestibulares maiores.
26.12 O mesovário ancora o ovário ao ligamento largo do útero e à tuba uterina; o ligamento útero-ovárico ancora o ovário ao útero; o ligamento suspensor ancora o ovário à parede da pelve.
26.13 Os folículos ovarianos secretam estrogênios; o corpo lúteo secreta progesterona, estrogênios, relaxina e inibina.
26.14 A maioria dos folículos ovarianos sofre atresia (degeneração).
26.15 Os oócitos primários já existem no ovário ao nascimento, assim, têm a mesma idade da mulher. Nos homens, há produção contínua de espermatócitos primários a partir das células-tronco (espermatogônias), portanto, têm apenas alguns dias de idade.
26.16 Na maioria das vezes a fertilização ocorre na ampola da tuba uterina.
26.17 As tubas uterinas são revestidas por células epiteliais colunares simples ciliadas e células não ciliadas com microvilosidades.
26.18 O endométrio é um epitélio secretor muito vascularizado que oferece o oxigênio e os nutrientes necessários para sustentar um oócito fertilizado; o miométrio é uma camada espessa de músculo liso que sustenta a parede do útero durante a gravidez e se contrai para expulsar o feto no parto.
26.19 A camada basal do endométrio fornece células para substituir as células eliminadas (camada funcional) a cada menstruação.
26.20 A vagina recebe o pênis durante a relação sexual, dá saída ao fluxo menstrual e é a via de passagem no parto.
26.21 Anteriormente ao óstio da vagina estão o monte do púbis, o clitóris, o prepúcio e o óstio externo da uretra. Lateralmente ao óstio da vagina estão os lábios menores e lábios maiores do pudendo.
26.22 A parte anterior do períneo é denominada trígono urogenital porque seus limites formam um triângulo que circunda os óstios da uretra e da vagina.
26.23 A prolactina, os estrogênios e a progesterona regulam a síntese de leite. A ocitocina regula a ejeção de leite.
26.24 Os alvéolos estão localizados em lóbulos das glândulas mamárias.
26.25 Os hormônios responsáveis pela fase proliferativa do crescimento endometrial são os estrogênios; pela ovulação, LH; pelo crescimento do corpo lúteo, LH; e pela salva de LH no meio do ciclo, estrogênios.
26.26 O gene *SRY* no cromossomo Y é responsável pela transformação das gônadas em testículos.
26.27 A di-hidrotestosterona (DHT) estimula a diferenciação dos órgãos genitais externos masculinos; sua ausência possibilita a diferenciação dos órgãos genitais externos femininos.

ANATOMIA DE SUPERFÍCIE

27

INTRODUÇÃO No Capítulo 1, apresentamos vários ramos da anatomia e assinalamos a relação entre esses ramos e nosso conhecimento sobre a estrutura do corpo. Agora que você conhece todos os sistemas do corpo, neste último capítulo vamos estudar mais detidamente as estruturas que podem ser vistas ou palpadas na superfície. O conhecimento da anatomia de superfície ajuda não apenas a identificar estruturas externas, mas também a localizar a posição de várias estruturas internas. Essa é a verdadeira utilidade da anatomia de superfície, sobretudo na prática clínica – visualizar estruturas anatômicas que não são vistas na superfície. •

? *Você já se perguntou por que os profissionais de saúde usam o conhecimento de anatomia de superfície ao fazer o exame físico e alguns exames complementares? Você pode encontrar a resposta na página 934.*

SUMÁRIO

27.1 Considerações gerais sobre anatomia de superfície, 934
- Expo 27.A – Anatomia de superfície da cabeça, 935
- Expo 27.B – Anatomia de superfície do pescoço, 940
- Expo 27.C – Anatomia de superfície do tronco, 942
- EXPO 27.D – Anatomia de superfície do membro superior, 948
- Expo 27.E – Anatomia de superfície do membro inferior, 953

27.1 Considerações gerais sobre anatomia de superfície

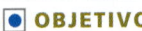 **OBJETIVO**

Explicar o uso da anatomia de superfície no exame físico.

Anatomia de superfície é o estudo dos acidentes anatômicos no exterior do corpo. O estudo da anatomia de superfície abrange duas atividades relacionadas, entretanto distintas: inspeção e palpação. A **inspeção** é a observação seletiva de uma parte específica do corpo. A **palpação** é o uso do tato para identificar a localização de uma parte interna do corpo através da pele. Assim como a inspeção, a palpação é realizada de modo seletivo e premeditado, além de complementar informações já obtidas por outros métodos, entre eles o exame visual. Em razão das variações de profundidade das estruturas e das diferenças relacionadas ao sexo na espessura da derme e da tela subcutânea sobre diferentes partes do corpo, a palpação pode ser leve, moderada ou profunda.

O conhecimento da anatomia de superfície tem muitas aplicações, tanto anatômicas quanto clínicas. Do ponto de vista anatômico, o conhecimento da anatomia de superfície oferece informações úteis sobre a localização de estruturas como ossos, músculos, vasos sanguíneos, nervos, linfonodos e órgãos internos. Clinicamente, o bom conhecimento da anatomia de superfície é essencial para o exame físico e alguns exames complementares. Os profissionais de saúde usam o conhecimento sobre anatomia de superfície para aprender onde verificar o pulso, aferir a pressão arterial, colher sangue, interromper sangramentos, inserir agulhas e tubos, fazer incisões cirúrgicas, *reduzir* (alinhar) ossos fraturados e ouvir os sons produzidos pelo coração, pelos pulmões e pelo intestino. Eles também se valem do conhecimento de anatomia de superfície para avaliar linfonodos e identificar tumores ou outras massas incomuns no corpo.

É preciso lembrar que o corpo tem cinco regiões principais: (1) **cabeça**, (2) **pescoço**, (3) **tronco**, (4) **membros superiores** e (5) **membros inferiores**. Essas regiões são apresentadas neste capítulo, nas Expos 27.A a 27.E. Guiados por essas regiões, começaremos a estudar a anatomia de superfície com a cabeça e avançaremos para as outras regiões, concluindo com os membros inferiores. Como os corpos vivos são mais adequados para estudar a anatomia de superfície, a inspeção e/ou palpação das várias estruturas descritas no próprio corpo, ou no de um colega, serão úteis à medida que estudar cada região. Depois de uma breve introdução a uma região do corpo, você será apresentado a uma lista das estruturas proeminentes a localizar. Essa técnica direcionada ajuda a organizar os esforços de aprendizado. Fotografias legendadas mostram a maioria das estruturas listadas em cada região.

Além disso, algumas expos examinam como as principais estruturas de superfície permitem visualizar *transecções* (cortes transversais) do corpo para compreender melhor a localização da anatomia interna. Isso torna possível examinar a superfície do corpo e conhecer a localização dos órgãos internos. É preciso lembrar que muitos diagramas de orientação em todo o livro usam cortes que ajudam a visualizar melhor a anatomia ilustrada nas figuras.

Depois de estudar cada expo neste capítulo, você verá como o conhecimento dos pontos de referência na superfície das principais regiões do corpo ajudam a localizar a posição de muitas estruturas internas, como ossos, articulações, músculos, vasos, nervos e órgãos do tórax, do abdome e da pelve. Inspecione e palpe o maior número possível dessas estruturas em seu próprio corpo para compreender melhor a aplicação da anatomia da superfície aos estudos anatômicos e clínicos.

✓ **TESTE RÁPIDO**

1. O que é anatomia de superfície? Por que a inspeção e palpação são importantes no aprendizado da anatomia de superfície?
2. Cite algumas aplicações do conhecimento da anatomia de superfície.

EXPO 27.A — Anatomia de superfície da cabeça *(Figuras 27.1 a 27.5)*

OBJETIVO

Descrever os pontos de referência na superfície da cabeça.

A **cabeça** (*região cefálica*) contém o encéfalo e órgãos dos sentidos (olhos, orelhas, nariz e língua) e é dividida em crânio e face. O **crânio** é a parte da cabeça que circunda e protege o encéfalo; a **face** é a parte anterior da cabeça.

Regiões do crânio e da face

O crânio e a face são divididos em várias regiões, descritas adiante e ilustradas na Figura 27.1.

- **Região frontal:** forma a parte frontal do crânio e compreende o osso frontal
- **Região parietal:** forma a coroa do crânio e compreende os ossos parietais
- **Região temporal:** forma a lateral do crânio e compreende os ossos temporais
- **Região occipital:** forma a base do crânio e compreende o osso occipital
- **Região orbital** (*ocular*): compreende o bulbo do olho, o supercílio e a pálpebra
- **Região infraorbital:** região inferior à órbita
- **Região zigomática:** região inferolateral à órbita que compreende o osso zigomático (da bochecha)
- **Região nasal:** região do nariz
- **Região oral:** região da boca
- **Região mentual:** parte anterior da mandíbula, ou região do mento (queixo)

Figura 27.1 Principais regiões do crânio e da face.

 A cabeça é constituída da face, anteriormente, e do crânio, que circunda o encéfalo.

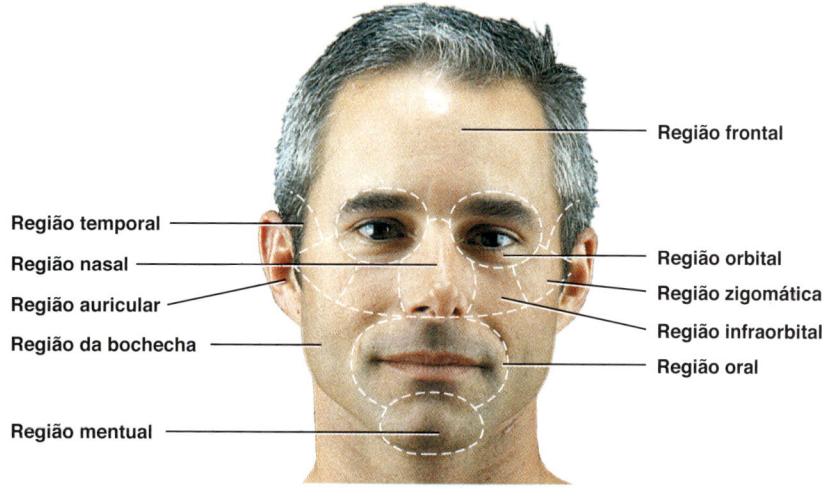

A. Vista anterior

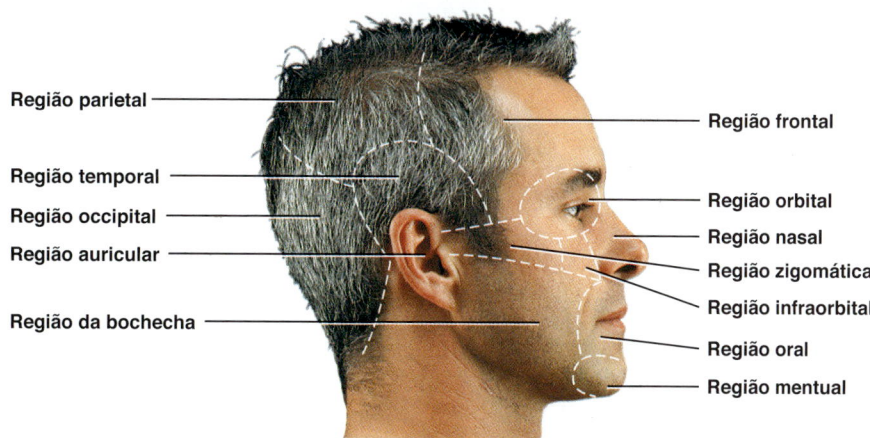

B. Vista lateral direita

? Que regiões da cabeça recebem o nome dos ossos localizados sob elas?

- **Região da bochecha**
- **Região auricular:** região da orelha externa.

Além de localizar as várias regiões da cabeça, também é possível inspecionar e/ou palpar algumas estruturas em cada região. Examinaremos várias estruturas ósseas e musculares da cabeça e, depois, analisaremos áreas específicas como olhos, orelhas e nariz.

A Figura 27.2 identifica muitos acidentes ósseos da cabeça e músculos da expressão facial. Ao ler sobre cada ponto de referência, consulte a figura e tente inspecionar ou palpar cada um em sua própria cabeça ou na cabeça de um colega.

Pontos de referência ósseos da cabeça

Pela palpação é possível detectar várias estruturas ósseas do crânio, entre elas:

- **Sutura sagital.** Deslize os dedos de um lado para outro sobre a face superior do couro cabeludo para palpar essa sutura (ver Figura 7.2A)
- **Suturas coronal** e **lambdóidea.** Deslize os dedos no sentido anteroposterior para palpar essas estruturas localizadas nas regiões frontal e occipital do crânio (ver Figura 7.3A)

Figura 27.2 Anatomia de superfície da cabeça.

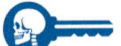 É possível palpar vários músculos da expressão facial quando estão contraídos.

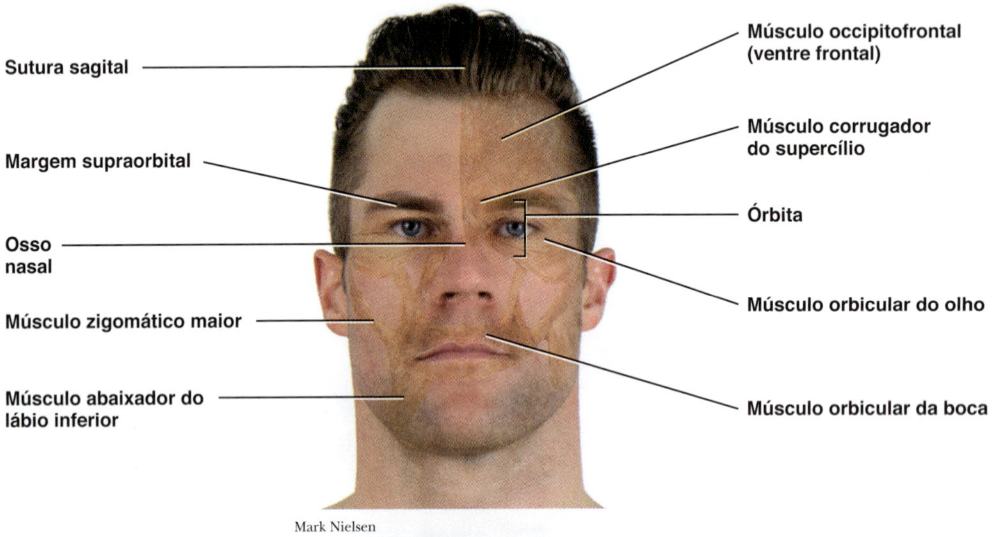

A. Vista anterior

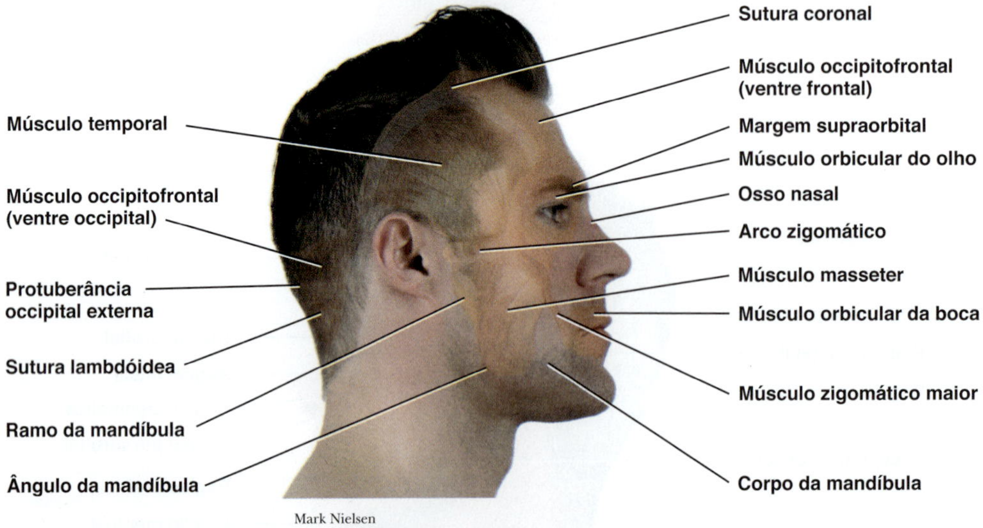

Sutura sagital
Margem supraorbital
Osso nasal
Músculo zigomático maior
Músculo abaixador do lábio inferior
Músculo occipitofrontal (ventre frontal)
Músculo corrugador do supercílio
Órbita
Músculo orbicular do olho
Músculo orbicular da boca

B. Vista lateral direita

Músculo temporal
Músculo occipitofrontal (ventre occipital)
Protuberância occipital externa
Sutura lambdóidea
Ramo da mandíbula
Ângulo da mandíbula
Sutura coronal
Músculo occipitofrontal (ventre frontal)
Margem supraorbital
Músculo orbicular do olho
Osso nasal
Arco zigomático
Músculo masseter
Músculo orbicular da boca
Músculo zigomático maior
Corpo da mandíbula

Ao palpar a sutura sagital, que tendão laminar também é palpado sob a pele?

- **Protuberância occipital externa.** Esse é o acidente ósseo mais proeminente na região occipital do crânio (ver Figura 7.3A)
- **Órbita.** É possível palpar toda a circunferência da órbita. Profundamente ao supercílio, a face superior da órbita, pode-se palpar a **margem supraorbital** do osso frontal
- **Ossos nasais.** Esses ossos podem ser palpados na região nasal entre as órbitas, dos dois lados da linha mediana. Se você usa óculos, a ponte dos óculos se apoia sobre esses ossos
- **Mandíbula.** O **ramo** (parte vertical), o **corpo** (parte horizontal) e o **ângulo** (área de encontro entre o ramo e o corpo) da mandíbula podem ser palpados facilmente nas regiões mentual e da bochecha
- **Arco zigomático** e **ossos zigomáticos.** Palpáveis na região zigomática (ver Figura 7.3C)
- **Processo mastoide.** Esse é o acidente ósseo proeminente situado posterior à orelha e facilmente palpado na região auricular (ver Figura 7.3A)

Músculos da expressão facial

É possível palpar vários músculos da expressão facial quando estão contraídos:

- **Músculo occipitofrontal.** Ao elevar e abaixar os supercílios, é possível palpar os ventres frontal e occipital nas regiões frontal e occipital, respectivamente, enquanto se contraem alternadamente e o couro cabeludo se move para a frente e para trás
- **Músculo orbicular do olho.** Ao fechar os olhos e colocar os dedos sobre as pálpebras, é possível palpar esse músculo na região orbital quando se comprimem firmemente os olhos fechados
- **Músculo corrugador do supercílio.** Ao franzir a testa e aproximar os supercílios, é possível palpar esse músculo acima do nariz, perto da extremidade medial do supercílio
- **Músculo zigomático maior.** Ao sorrir, é possível palpar esse músculo entre o ângulo da boca e o osso zigomático
- **Músculo abaixador do lábio inferior.** Esse músculo é palpável na região mentual, entre o lábio inferior e o mento, ao abaixar o lábio inferior para expor os dentes inferiores
- **Músculo orbicular da boca.** Ao fechar os lábios com firmeza, é possível palpar esse músculo na região oral ao redor da margem dos lábios.

Músculos da mastigação

- **Músculo temporal.** O movimento alternado de fechar e abrir a boca torna palpável esse músculo na região temporal, logo superior ao arco zigomático
- **Músculo masseter.** Mais uma vez, o movimento alternado de fechar e abrir a boca torna palpável esse músculo sobre o ramo da mandíbula.

Pontos de referência superficiais dos olhos

Agora examinaremos os pontos de referência superficiais dos olhos, ilustrados na Figura 27.3.

- **Íris.** Estrutura muscular pigmentada circular atrás da córnea (revestimento transparente sobre a íris)
- **Pupila.** Abertura no centro da íris que a luz atravessa
- **Esclera.** Túnica de tecido fibroso que cobre todo o bulbo do olho e é contínua com a córnea transparente na parte anterior
- **Túnica conjuntiva.** Membrana que recobre a superfície exposta do bulbo do olho e reveste as pálpebras

Figura 27.3 Anatomia de superfície do olho direito.

 O bulbo do olho é protegido pelo supercílio, pelos cílios e pelas pálpebras.

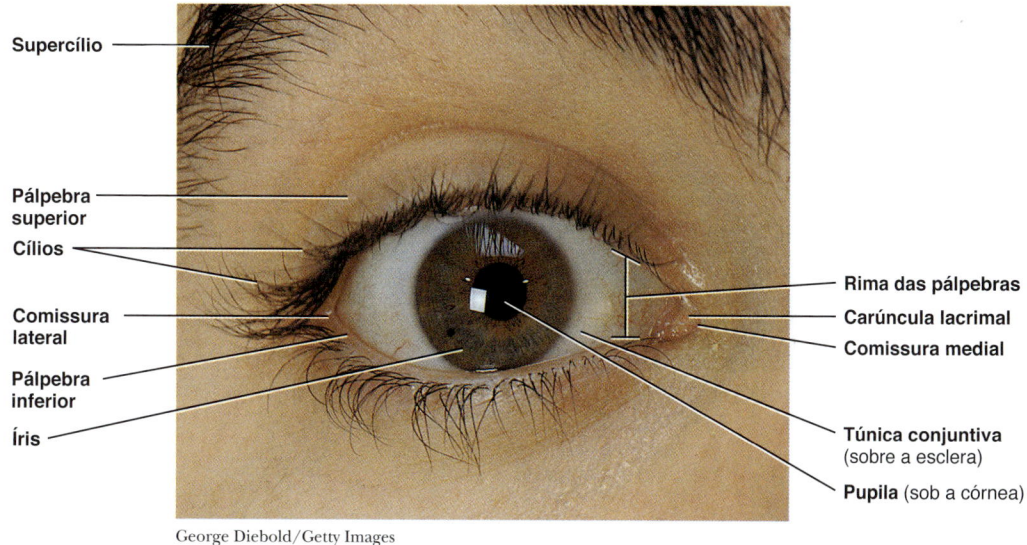

Vista anterior

? **Através de que parte do olho entra a luz?**

- **Pálpebras.** Pregas de pele e músculo revestidas por túnica conjuntiva na face interna
- **Rima das pálpebras.** Espaço entre as pálpebras quando abertas; quando o olho está fechado, situa-se logo inferior à altura da pupila
- **Comissura medial das pálpebras.** Local medial de união das pálpebras superior e inferior
- **Comissura lateral das pálpebras.** Local lateral de união das pálpebras superior e inferior
- **Carúncula lacrimal.** Projeção carnosa amarelada da comissura medial que contém glândulas sudoríferas e sebáceas modificadas
- **Cílios.** Pelos na margem das pálpebras, geralmente dispostos em duas ou três fileiras
- **Supercílios.** Diversas fileiras de pelos em posição superior às pálpebras superiores.

Pontos de referência superficiais das orelhas

Agora, localize os pontos de referência na superfície das orelhas na Figura 27.4.

- **Orelha.** Parte com formato de concha da orelha externa. Canaliza as ondas sonoras para o meato acústico externo e ajuda a *localizar* (saber de onde vem) o som. Em posição logo posterior à orelha, é possível palpar o processo mastoide do temporal
- **Trago.** Projeção cartilagínea anterior ao meato acústico externo. Em posição logo anterior ao trago e posterior ao colo da mandíbula, palpam-se a **artéria temporal superficial** e seu pulso. Inferior a esse ponto, é possível palpar a **articulação temporomandibular (ATM)**. Ao abrir e fechar a boca, é possível palpar o movimento do processo condilar da mandíbula
- **Antitrago.** Projeção cartilagínea oposta ao trago
- **Concha.** Concavidade da orelha
- **Hélice.** Margem livre superior e posterior da orelha
- **Antélice.** Crista semicircular superior e posterior ao trago
- **Fossa triangular.** Depressão na parte superior da antélice
- **Lóbulo da orelha.** Parte inferior da orelha; não tem cartilagem
- **Meato acústico externo.** Canal com cerca de 3 cm de comprimento que se estende da orelha externa até a membrana timpânica. Contém glândulas ceruminosas que secretam cerume. O **processo condilar** da mandíbula é palpado inserindo-se o dedo mínimo no canal, ao abrir e fechar a boca (ver Figura 9.11E).

Figura 27.4 Anatomia de superfície da orelha direita.

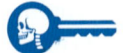 O ponto de referência mais proeminente do aparelho auricular na superfície é a orelha.

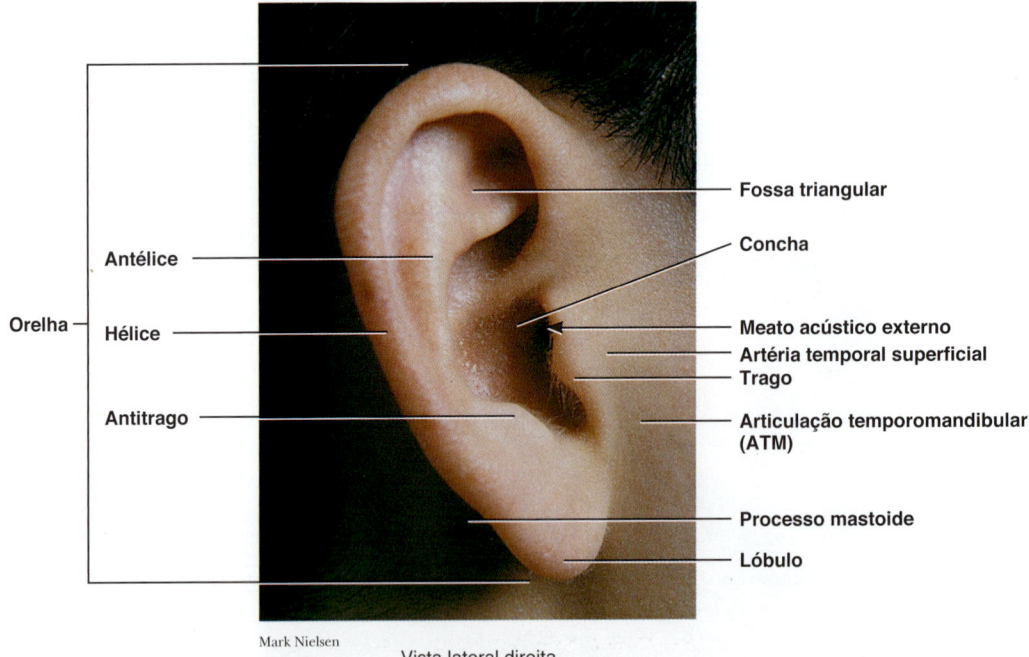

Vista lateral direita

? Que parte do temporal é palpável imediatamente posterior à orelha?

Pontos de referência superficiais do nariz e da boca

Para concluir a exposição sobre a anatomia de superfície da cabeça, localize os seguintes pontos de referência do nariz e da boca (Figura 27.5):

- **Raiz do nariz.** Fixação superior do nariz na fronte, entre os olhos
- **Ápice do nariz.** Ponta do nariz
- **Dorso do nariz.** Margem anterior arredondada que conecta a raiz ao ápice; de perfil, pode ser retilíneo, convexo ou côncavo
- **Narinas.** Abertura externa do nariz
- **Asa do nariz.** Parte alargada convexa da superfície inferolateral do nariz
- **Ponte.** Parte superior do dorso do nariz, formada pelos ossos nasais e superficial a eles
- **Filtro.** Sulco vertical no lábio superior que se estende ao longo da linha mediana até a parte inferior do nariz
- **Lábios.** Margens carnosas superior e inferior da cavidade oral.

✓ TESTE RÁPIDO

3. Cite as regiões da cabeça e indique uma estrutura de cada região.
4. Cite e defina cinco pontos de referência na superfície dos olhos, orelhas e nariz.
5. Como você localizaria a artéria temporal superficial, a articulação temporomandibular, o arco zigomático, o processo mastoide e o processo condilar da mandíbula?

Figura 27.5 Anatomia de superfície do nariz e dos lábios.

 As narinas permitem a entrada e a saída de ar do nariz durante a respiração.

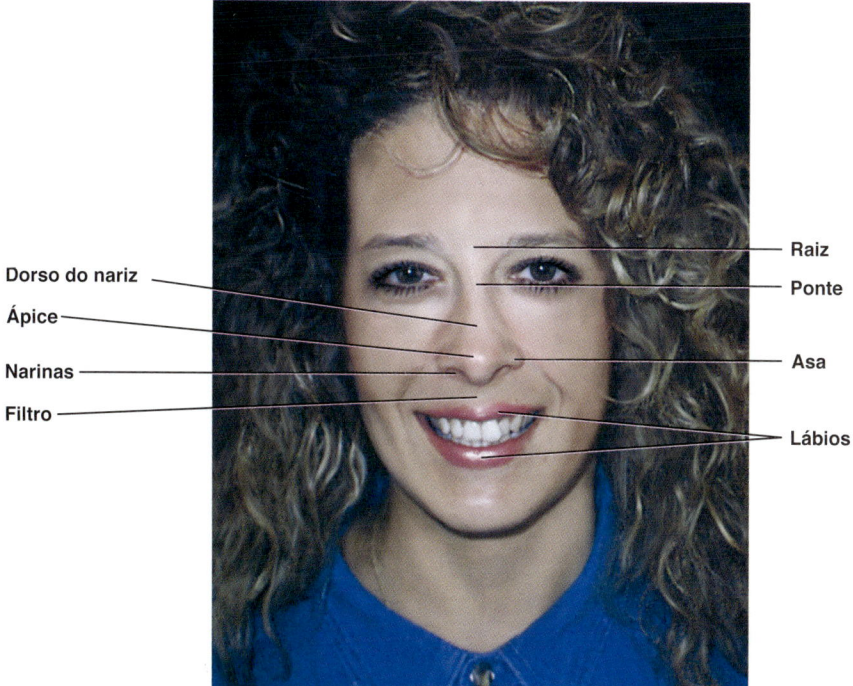

Reproduzida, com autorização, de John Wiley & Sons, Inc.

Vista anterior

❓ Qual é o nome da margem anterior do nariz que une a raiz ao ápice?

EXPO 27.B — Anatomia de superfície do pescoço *(Figuras 27.6 e 27.7)*

OBJETIVO
- Descrever os pontos de referência na superfície do pescoço.

O pescoço é a parte superior do tronco que une a cabeça ao tórax. É dividido em uma *região cervical anterior*, duas *regiões cervicais laterais* e uma *região cervical posterior* (*nuca*).

A seguir são apresentados os principais pontos de referência na superfície do pescoço, a maioria ilustrada na Figura 27.6:

- **Cartilagem tireóidea.** A maior cartilagem da laringe. É a estrutura mais proeminente na linha mediana da região cervical anterior. A junção anterior das duas lâminas de cartilagem da cartilagem tireóidea forma a **proeminência laríngea** ou *pomo de adão*. A artéria carótida comum se *bifurca* (divide) na altura da margem superior da cartilagem tireóidea e dá origem às artérias carótidas interna e externa

- **Osso hioide.** Localizado imediatamente superior à cartilagem tireóidea. É a primeira estrutura palpada na linha mediana inferior ao mento. É palpado com facilidade lateralmente à medida que se deslizam os dedos em sentido posterior, da parte mediana do corpo em direção ao corno maior (ver Figura 7.14)

- **Cartilagem cricóidea.** Cartilagem laríngea localizada imediatamente inferior à cartilagem tireóidea, fixa a laringe na traqueia. Depois de deslizar o dedo inferiormente sobre a cartilagem cricóidea, a ponta do dedo encontra uma depressão. A cartilagem cricóidea é usada como ponto de referência para traqueostomia

- **Glândula tireoide.** Glândula bilobada situada logo inferior à laringe com um lobo de cada lado

- **Músculo esternocleidomastóideo.** Músculo que constitui a maior parte da face lateral do pescoço. Ao girar a cabeça é possível palpar o músculo desde sua fixação proximal no esterno e na clavícula até sua fixação distal no processo mastoide do osso temporal. Lembre-se de que o músculo esternocleidomastóideo divide o pescoço em trígonos anterior e posterior (ver Figura 11.9)

- **Artéria carótida comum.** Situada profundamente ao músculo esternocleidomastóideo, ao longo de sua margem anterior

- **Veia jugular interna.** Localizada lateralmente à artéria carótida comum

- **Artéria subclávia.** Situada imediatamente lateral à parte inferior do músculo esternocleidomastóideo. A compressão dessa artéria pode interromper um sangramento no membro superior, uma vez que ela irriga todo o membro

- **Artéria carótida externa.** Em posição superior à laringe, imediatamente anterior ao músculo esternocleidomastóideo, essa artéria é o local do pulso carotídeo (cervical)

- **Veia jugular externa.** Localizada superficialmente ao músculo esternocleidomastóideo, é observada com facilidade quando alguém está com raiva ou o colarinho está muito apertado

- **Músculo trapézio.** Estende-se em sentido inferior e lateral desde a base do crânio e ocupa uma parte da região cervical lateral. O torcicolo pode estar associado à contratura desse músculo

- **Processos espinhosos das vértebras.** Os processos espinhosos das vértebras cervicais podem ser palpados ao longo da linha mediana da região posterior do pescoço. Na base do pescoço salienta-se o processo espinhoso da vértebra cervical VII, denominada vértebra proeminente,

Figura 27.6 Anatomia de superfície do pescoço.

 As subdivisões anatômicas do pescoço são região cervical anterior, regiões cervicais laterais e região cervical posterior.

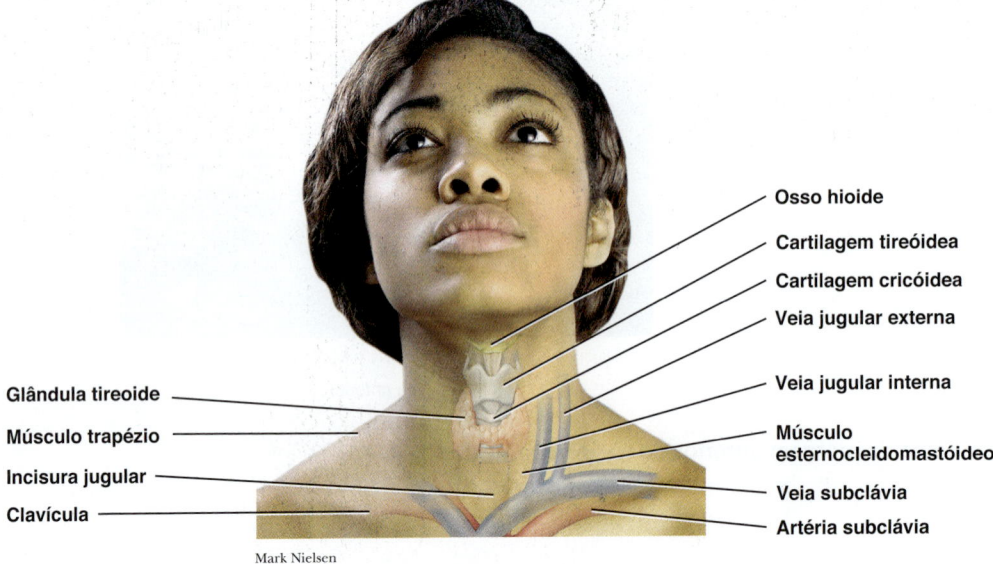

Mark Nielsen

? Que músculo divide o pescoço em regiões cervicais anterior e posterior?

seguido pelo processo espinhoso saliente da primeira vértebra torácica (ver Figura 27.9). O músculo esternocleidomastóideo é não somente um ponto de referência para várias artérias e veias, mas também o músculo que divide o pescoço em duas regiões cervicais principais: anterior e posterior (ver Figura 11.9). As regiões cervicais são importantes por causa das estruturas situadas dentro de seus limites (ver Expo 11.H).

Cortes transversais e relações de superfície

A face superior do pescoço é definida pelo atlas, ou vértebra cervical I. Um corte transversal projetado anteriormente no plano horizontal a partir dessa vértebra corta a úvula do palato mole e a face superior da língua quando atravessa os dentes superiores. A Figura 27.7 ilustra esse corte transversal da parte superior do pescoço e da cabeça. Estude esse corte e perceba que ao ver os dentes cerrados de uma pessoa você está olhando o nível superior do pescoço. Essa é a altura da articulação entre o atlas e o áxis, que permite girar a cabeça para dizer "não". Note que também é a altura das tonsilas palatinas na comunicação entre a cavidade oral e a faringe.

A anatomia da base do pescoço pode ser vista com facilidade imaginando-se um corte transversal na altura do processo espinhoso da vértebra cervical VII proeminente (vértebra proeminente) (Figura 27.7). Note que o corte horizontal nessa altura vertebral corresponde a uma altura que atravessa a parte superior da traqueia e glândula tireoide imediatamente inferior à cartilagem cricóidea da laringe. A artéria carótida comum ainda não se dividiu em artérias carótidas interna e externa. A via respiratória (traqueia) e a via digestória (esôfago) se separaram da parte laríngea da faringe.

Que músculos seriam seccionados nessa altura? Os pontos de referência adiante definem outras alturas essenciais no pescoço:

- A vértebra cervical IV e o osso hioide estão na mesma altura transversal
- A face superior da vértebra cervical V está na mesma altura do topo da cartilagem tireóidea, que é o local também onde a artéria carótida comum se bifurca em artérias carótidas interna e externa
- A cartilagem tireóidea se estende na altura das vértebras cervicais V e VI
- A cartilagem cricóidea está na altura das vértebras cervicais VI e VII.

✓ TESTE RÁPIDO

6. O que é o pescoço?
7. Como você palparia o osso hioide, a cartilagem cricóidea, a glândula tireoide, a artéria carótida comum, a artéria carótida externa e a veia jugular externa?
8. Que músculos seriam seccionados na altura das vértebras cervicais I e VII?

Figura 27.7 Planos transversais do pescoço.

Os limites superior e inferior do pescoço são definidos por planos transversais.

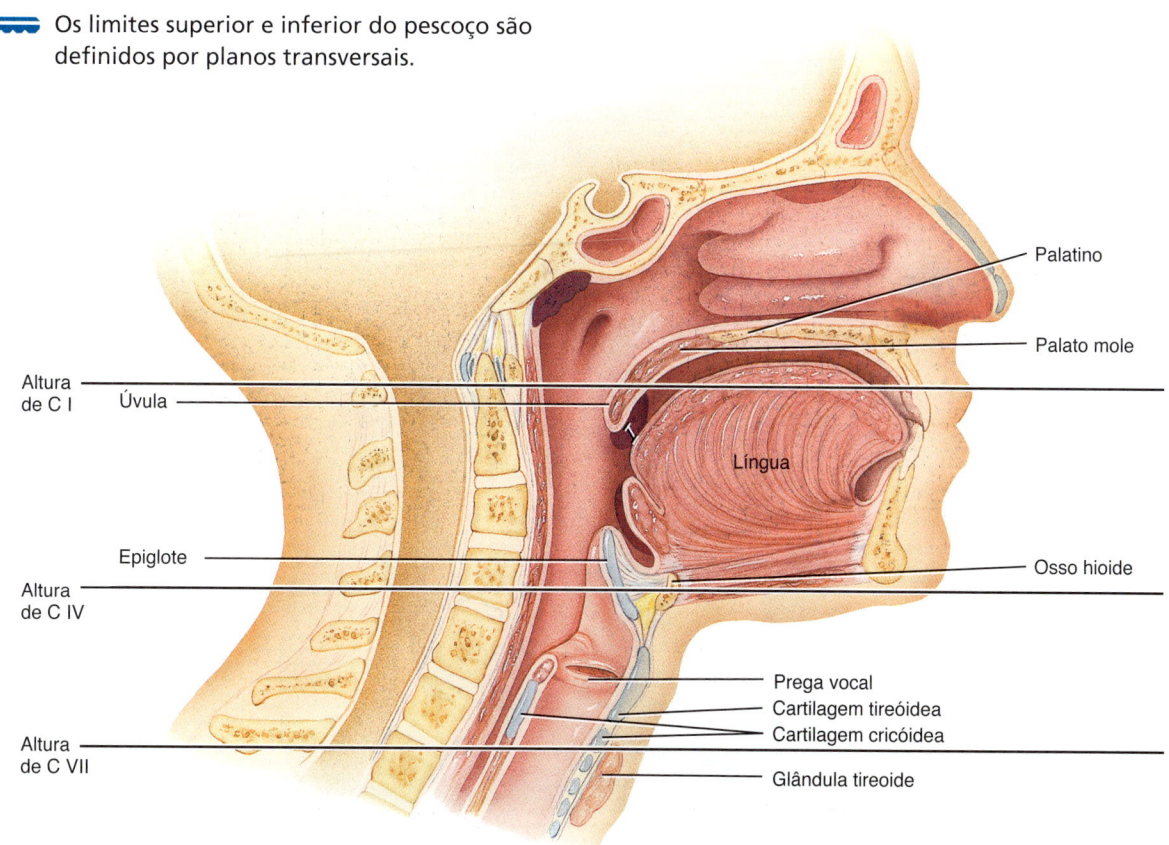

Que articulação sinovial está localizada no plano superior do pescoço?

EXPO 27.C Anatomia de superfície do tronco *(Figuras 27.8 a 27.11)*

OBJETIVO
- Descrever a anatomia de superfície das várias regiões do tronco – dorso, tórax, abdome e pelve.

O **tronco** é dividido em dorso, tórax, abdome e pelve. Estudaremos separadamente as três regiões inferiores do tronco, junto com a face posterior, o dorso.

Pontos de referência superficiais do dorso

Entre os pontos de referência proeminentes no **dorso** estão vários ossos e músculos superficiais (Figura 27.8).

- **Processos espinhosos das vértebras.** Os processos espinhosos das vértebras, sobretudo as vértebras torácicas e lombares, são muito proeminentes quando a coluna vertebral está fletida
- **Escápulas.** Esses pontos de referência, facilmente identificáveis na superfície do dorso, estão entre as costelas II e VII. É possível também palpar algumas costelas no dorso. Em uma pessoa magra é possível palpar várias partes da escápula, como **margem medial, margem lateral, ângulo inferior, espinha da escápula** e **acrômio**. O **processo espinhoso de T III** está aproximadamente na mesma altura da espinha da escápula, e o **processo espinhoso de T VII** está medialmente ao ângulo inferior da escápula
- **Músculo latíssimo do dorso.** Músculo triangular, plano e largo da região lombar que se estende superiormente até a axila e, quando bem desenvolvido, dota o tronco de um formato em "V"
- **Músculo eretor da espinha.** Localizado de cada lado da coluna vertebral, entre o crânio e as cristas ilíacas
- **Músculo infraespinal.** Localizado inferior à espinha da escápula
- **Músculo trapézio.** Estende-se das vértebras cervicais e torácicas até a espinha e o acrômio da escápula e a extremidade lateral da clavícula. Ocupa também uma parte da região cervical lateral e forma a margem posterior da região cervical posterior
- **Músculo redondo maior.** Localizado inferior ao músculo infraespinal; forma, junto com o músculo latíssimo do dorso, a margem inferior da prega axilar posterior (parede posterior da axila ou região axilar)
- **Prega axilar posterior.** Formada pelos músculos latíssimo do dorso e redondo maior, a prega axilar posterior é palpável entre os dedos e o polegar na face posterior da axila (região axilar); forma a parede posterior da axila
- **Trígono da ausculta.** Região triangular do dorso imediatamente medial à parte inferior da escápula, na qual a caixa torácica não é coberta por músculos superficiais. É limitado pelos músculos latíssimo do dorso e trapézio e pela margem medial da escápula. O trígono da ausculta é um ponto de referência com importância clínica, porque nessa área é possível auscultar com clareza os sons respiratórios com auxílio de um estetoscópio sobre a pele. Se um paciente cruzar os braços na frente do tórax e se curvar para a frente, é possível auscultar o pulmão com clareza no espaço entre as costelas VI e VII.

Figura 27.8 Anatomia de superfície do dorso.

🔑 O limite posterior da axila – a prega axilar posterior – é formado principalmente pelos músculos latíssimo do dorso e redondo maior.

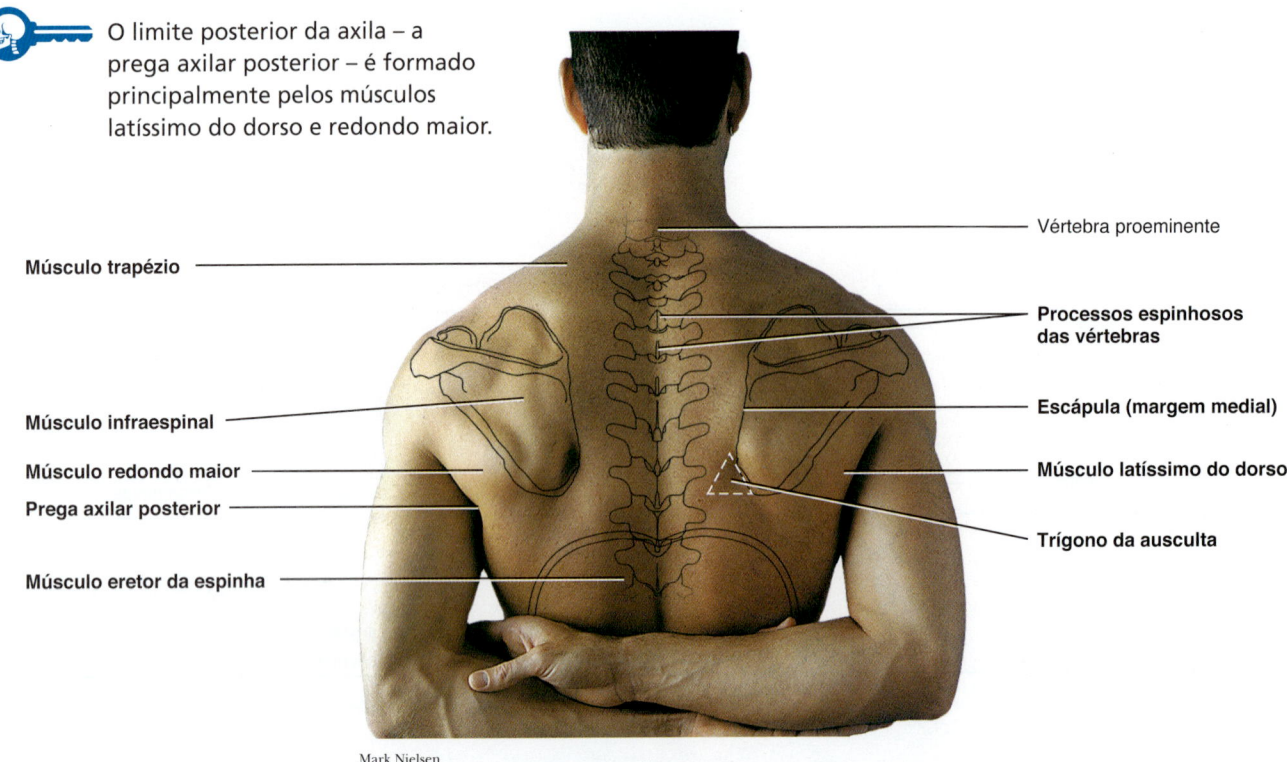

Mark Nielsen
Vista posterior

❓ Qual é a importância clínica do trígono da ausculta?

Pontos de referência superficiais do tórax

A anatomia de superfície do **peito**, ou face anterior do *tórax*, abrange vários pontos de referência característicos na superfície (Figura 27.9), bem como algumas impressões superficiais usadas para identificar a localização do coração e dos pulmões.

- **Clavícula.** Visível na junção do pescoço e do tórax. Inferior à clavícula, principalmente na sua articulação com o manúbrio (parte superior) do esterno, é possível palpar a **primeira costela**. Em uma depressão superior à extremidade medial da clavícula, imediatamente lateral ao músculo esternocleidomastóideo, é possível palpar os **troncos do plexo braquial** (ver Figura 17.7A).
- **Articulação esternoclavicular.** Formada no ponto de articulação da extremidade medial da clavícula com o manúbrio do esterno. Movimente o membro superior e perceba os movimentos sutis que ocorrem nessa articulação. Em posição imediatamente posterior a essas articulações, a união das veias jugular interna e subclávia forma as veias braquiocefálicas
- **Incisura jugular do esterno.** Depressão na margem superior do manúbrio do esterno, entre as extremidades mediais das clavículas; é possível palpar a **traqueia** posterior à incisura. Uma linha horizontal através desse ponto de referência está na altura da segunda vértebra torácica.
- **Manúbrio do esterno.** Parte superior do esterno na mesma altura que os corpos da terceira e quarta vértebras torácicas, anterior ao arco da aorta
- **Ângulo do esterno.** Formado na articulação entre o manúbrio e o corpo do esterno, localizado cerca de 4 cm inferior à incisura jugular. É palpável sob a pele e indica a localização da cartilagem costal da segunda costela. É o ponto de referência mais confiável do tórax e o ponto de partida para a contagem das costelas. No ângulo do esterno, ou inferiormente a ele, e um pouco à direita, a traqueia se divide em brônquios principais direito e esquerdo. Indica também a base do coração, a ramificação do tronco pulmonar e a altura da união da veia ázigo com a veia cava superior. Uma linha horizontal através desse ponto de referência está na altura do disco intervertebral entre a quarta e a quinta vértebras torácicas
- **Corpo do esterno.** Parte média do esterno, anterior ao coração e aos corpos vertebrais de T V a T VIII
- **Processo xifoide do esterno.** Parte inferior do esterno, medial às sétimas cartilagens costais. A articulação entre o processo xifoide e o corpo do esterno é denominada **sínfise xifosternal**. O coração está sobre o diafragma, profundamente a essa articulação. Uma linha horizontal através dessa articulação está na altura da nona vértebra torácica
- **Arco costal.** Margens inferiores das cartilagens costais das costelas VII a X. A primeira cartilagem costal se situa inferiormente à extremidade medial da clavícula; a sétima é a cartilagem costal mais inferior que se articula diretamente com o esterno; a décima cartilagem costal forma a parte inferior do arco costal em vista anterior. Na extremidade superior do arco costal está a sínfise xifosternal
- **Músculo serrátil anterior.** Músculo inferior e lateral ao músculo peitoral maior
- **Costelas.** Doze pares de costelas ajudam a formar a caixa óssea da cavidade torácica. Podem ou não ser visíveis,

Figura 27.9 Anatomia de superfície do tórax.

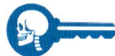

As vísceras torácicas são protegidas pelo esterno, pelas costelas e pelas vértebras torácicas, que formam o esqueleto do tórax.

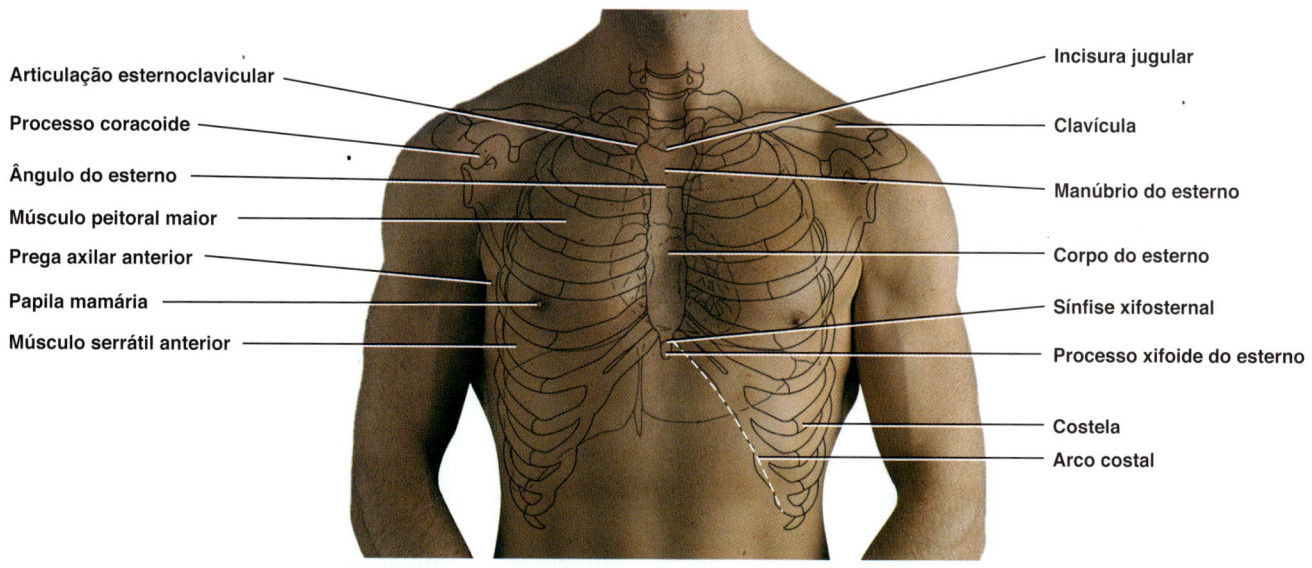

Mark Nielsen
Vista anterior dos pontos de referência na superfície do tórax

? Qual é o ponto de referência mais confiável no peito?

dependendo do peso da pessoa. Um local para auscultar os batimentos cardíacos em adultos é o quinto espaço intercostal esquerdo, logo medial à linha medioclavicular. Esse ponto marca o ápice do coração

- **Glândulas mamárias.** Órgãos acessórios do sistema genital feminino no interior das mamas. Essas glândulas estão situadas sob os músculos peitoral maior (dois terços) e serrátil anterior (um terço). Depois da puberdade, as glândulas mamárias aumentam até alcançar o formato hemisférico, e em mulheres adultas jovens se estendem da segunda à sexta costela e da margem lateral do esterno até a linha axilar média. A **linha axilar média** é uma linha vertical que se estende do centro da axila para baixo na parede lateral do tórax
- **Papilas mamárias.** Superficiais ao quarto espaço intercostal ou quinta costela, a cerca de 10 cm da linha mediana em homens e na maioria das mulheres. A posição das papilas mamárias (mamilos) nas mulheres varia de acordo com o tamanho e o grau de ptose das mamas. A cúpula direita do diafragma está situada logo inferior à papila direita, a cúpula esquerda está cerca de 2 a 3 cm inferior à papila esquerda, e o centro tendíneo está na altura da sínfise xifosternal
- **Prega axilar anterior.** Formada pela margem lateral do músculo peitoral maior; pode ser palpada entre os dedos e o polegar; forma a parede anterior da axila
- **Músculo peitoral maior.** Principal músculo da parte superior do tórax; no homem, a margem inferior do músculo forma uma linha curva que leva à parede anterior da axila e serve como guia para a quinta costela. Na mulher, a margem inferior é coberta em grande parte pela mama.

Embora as estruturas internas do tórax sejam quase totalmente ocultas pelo esterno, pelas costelas e pelas vértebras torácicas, é importante indicar os pontos de referência superficiais do coração e dos pulmões. A projeção (formato de um órgão na superfície do corpo) do coração na face anterior do tórax é indicada por quatro pontos, apresentados a seguir (ver Figura 13.1C). O *ponto inferior esquerdo* é o ápice (extremidade pontiaguda inferior) do coração, que se projeta para baixo e para a esquerda e é palpável no quinto espaço intercostal, cerca de 9 cm à esquerda da linha mediana, ou no quinto espaço intercostal na linha medioclavicular (linha vertical que se estende do meio da clavícula para baixo). O *ponto inferior direito* está na margem inferior da sexta cartilagem costal, cerca de 3 cm à direita da linha mediana (um dedo à direita da margem lateral do esterno). O *ponto superior direito* está na margem superior da terceira cartilagem costal direita, cerca de 3 cm à direita da linha mediana (um dedo à direita da margem lateral do esterno). O *ponto superior esquerdo* está na margem inferior da segunda cartilagem costal esquerda, cerca de 3 cm à esquerda da linha mediana (um dedo à esquerda da margem lateral do esterno). Ao ligar os quatro pontos, é possível determinar a localização e o tamanho do coração (tamanho aproximado de um punho fechado).

Os pulmões ocupam quase todo o tórax. O ápice (extremidade pontiaguda superior) dos pulmões ocupa posição imediatamente superior ao terço medial das clavículas e é a única área palpável (ver Figura 23.9A). As faces anterior, lateral e posterior dos pulmões estão encostadas nas costelas. A *base* (extremidade larga e inferior) dos pulmões é côncava e se encaixa sobre a área convexa do diafragma. Estende-se da sexta cartilagem costal anteriormente até o processo espinhoso da décima vértebra torácica posteriormente. (Em geral, a base do pulmão direito é um pouco mais alta que a do esquerdo em razão da posição do fígado abaixo dela.) O revestimento dos pulmões é a *pleura*. Na base de cada pulmão, a pleura se estende cerca de 5 cm abaixo da base da sexta cartilagem costal anteriormente até a décima segunda costela posteriormente. Assim, os pulmões não ocupam toda a cavidade pleural nessa área. Em geral, insere-se uma agulha nesse espaço na cavidade pleural para retirar líquido pleural.

Pontos de referência superficiais do abdome e da pelve

A seguir são apresentados alguns pontos de referência proeminentes da anatomia de superfície do **abdome** e da **pelve** (Figura 27.10):

- **Cicatriz umbilical.** Indica o local de fixação do cordão umbilical ao feto. Está na mesma altura que o disco intervertebral entre os corpos de L III e L IV. **A parte abdominal da aorta**, que se divide em artérias ilíacas comuns direita e esquerda anteriormente ao corpo da vértebra L IV, pode ser palpada profundamente na parte superior da parede anterior do abdome, logo à esquerda da linha mediana. A **veia cava inferior** está situada à direita da parte abdominal da aorta e é mais larga; origina-se anteriormente ao corpo da vértebra L V
- **Músculo oblíquo externo.** Ocupa posição inferior ao músculo serrátil anterior. A aponeurose do músculo na margem inferior é o **ligamento inguinal**, uma estrutura ao longo da qual as hérnias são frequentes
- **Músculo reto do abdome.** Ocupa posição imediatamente lateral à linha mediana do abdome. Esses músculos são observados ao elevar os ombros do chão, estando em decúbito dorsal, sem usar os braços (exercício abdominal)
- **Linha alba.** *Rafe* (interseção dos tendões musculares) plana e tendínea que forma um sulco ao longo da linha mediana entre os músculos retos do abdome. O sulco se estende do processo xifoide até a sínfise púbica. É larga na parte superior à cicatriz umbilical e estreita na parte inferior a ele. A linha alba é um local escolhido com frequência para cirurgia abdominal, porque a incisão através dela não secciona músculos, mas apenas alguns vasos sanguíneos e nervos
- **Interseções tendíneas do músculo reto do abdome.** Faixas fibrosas transversais ou oblíquas que cruzam os músculos retos do abdome. Em média, há uma interseção na altura da cicatriz umbilical, outra na altura do processo xifoide e mais uma no ponto médio entre as duas. Assim, os músculos retos do abdome têm quatro protuberâncias proeminentes e três interseções tendíneas

Figura 27.10 Anatomia de superfície do abdome e da pelve.

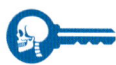 A linha alba é um local escolhido com frequência para incisão abdominal, porque a incisão através dela não secciona músculos, mas apenas alguns vasos sanguíneos e nervos.

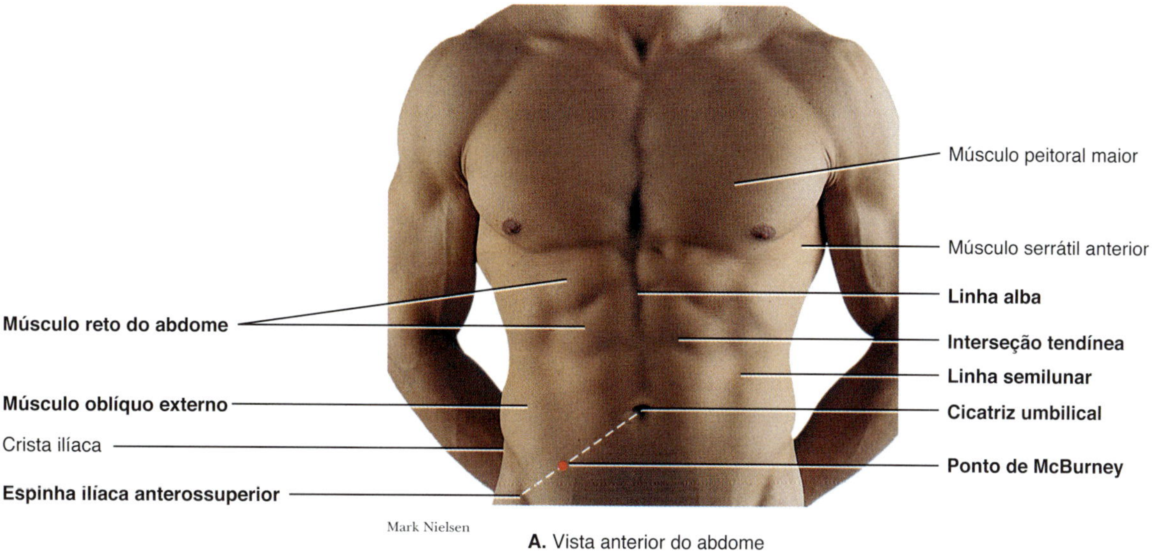

A. Vista anterior do abdome

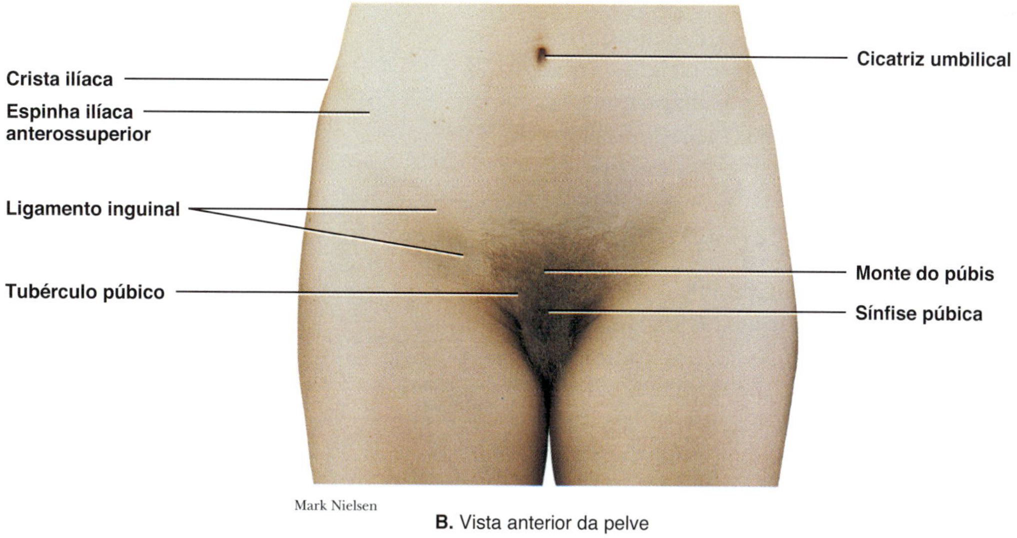

B. Vista anterior da pelve

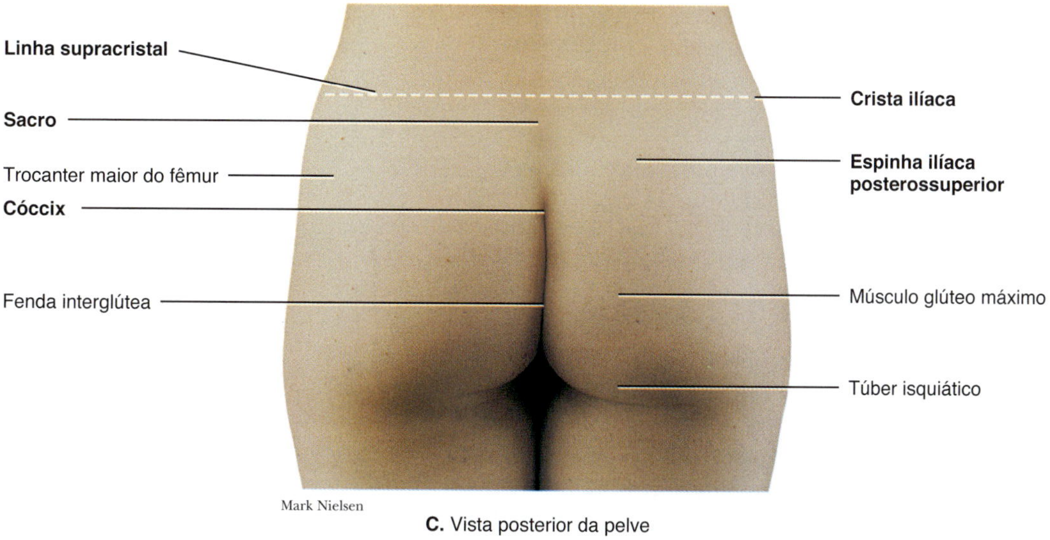

C. Vista posterior da pelve

❓ **Qual é o significado clínico do ponto de McBurney?**

- **Linha semilunar.** A margem lateral do músculo reto do abdome é vista como uma linha curva que se estende da margem costal no topo da nona cartilagem costal até o tubérculo púbico
- **Ponto de McBurney.** Um local clinicamente importante (ver próxima seção) localizado entre o terço inferior e os dois terços superiores de uma linha imaginária traçada da cicatriz umbilical à espinha ilíaca anterossuperior. O ponto de McBurney é um ponto de referência importante relacionado ao apêndice vermiforme. A compressão digital do ponto de McBurney causa dor na **apendicite** aguda, a infecção do apêndice, auxiliando o diagnóstico
- **Crista ilíaca.** Margem superior do ílio do osso do quadril. Forma o contorno da margem superior da nádega. As mãos apoiadas nos quadris estão sobre as cristas ilíacas. A linha horizontal que atravessa o ponto mais alto de cada crista ilíaca é a **linha supracristal**, que cruza o processo espinhoso da quarta vértebra lombar. Essa vértebra é um ponto de referência para a punção lombar
- **Espinha ilíaca anterossuperior.** Extremidade anterior da crista ilíaca situada na extremidade lateral superior da prega inguinal
- **Espinha ilíaca posterossuperior.** Extremidade posterior da crista ilíaca, indicada por uma depressão cutânea que coincide com o meio da articulação sacroilíaca, que une o osso do quadril ao sacro
- **Tubérculo púbico.** Projeção na margem superior do púbis do osso do quadril. Está fixada a ela a extremidade medial do **ligamento inguinal**, a margem livre inferior da aponeurose do músculo oblíquo externo que forma o **canal inguinal**. A extremidade lateral do ligamento está fixada na espinha ilíaca anterossuperior. O canal inguinal é atravessado pelo funículo espermático, nos homens, e pelo ligamento redondo do útero, nas mulheres
- **Sínfise púbica.** Articulação anterior dos ossos do quadril; palpada como uma resistência firme na linha mediana na parte inferior da parede anterior do abdome
- **Monte do púbis.** Elevação de tecido adiposo coberta por pele e pelos pubianos, anterior à sínfise púbica
- **Sacro.** Os processos espinhosos fundidos do sacro, denominada crista **sacral mediana**, podem ser palpados sob a pele superior à **fenda interglútea**, uma depressão ao longo da linha mediana que separa as nádegas (e parte do estudo sobre as nádegas na Expo 27.E)
- **Cóccix.** A face inferior da extremidade do cóccix pode ser palpada na fenda interglútea, cerca de 2,5 cm superior ao ânus.

Cortes transversais e relações de superfície

Em geral, a maioria das pessoas não conhece bem a localização dos órgãos internos do tronco. Acredita-se que órgãos como o coração, os pulmões, o estômago e o fígado ocupem posições muito inferiores às reais no tronco. O conhecimento de alguns pontos de referência ósseos anteriores essenciais e a correlação de cortes horizontais nesses pontos de referência com os níveis vertebrais amplia o conhecimento da posição dos órgãos internos do tronco. Estude cada uma das seções subsequentes (Figura 27.11) e observe a relação com pontos de referência essenciais na superfície.

 *Incisura jugular do esterno até o segundo disco intervertebral torácico.* O corte transversal na incisura jugular do esterno corresponde ao disco intervertebral entre a

Figura 27.11 Planos transversais do tronco. Os planos transversais do tronco ilustram a projeção das vísceras internas profundas nos principais pontos de referência na superfície da parede do tronco.

> O ângulo do esterno indica o topo do coração e a interseção repleta de estruturas entre o coração e os pulmões.

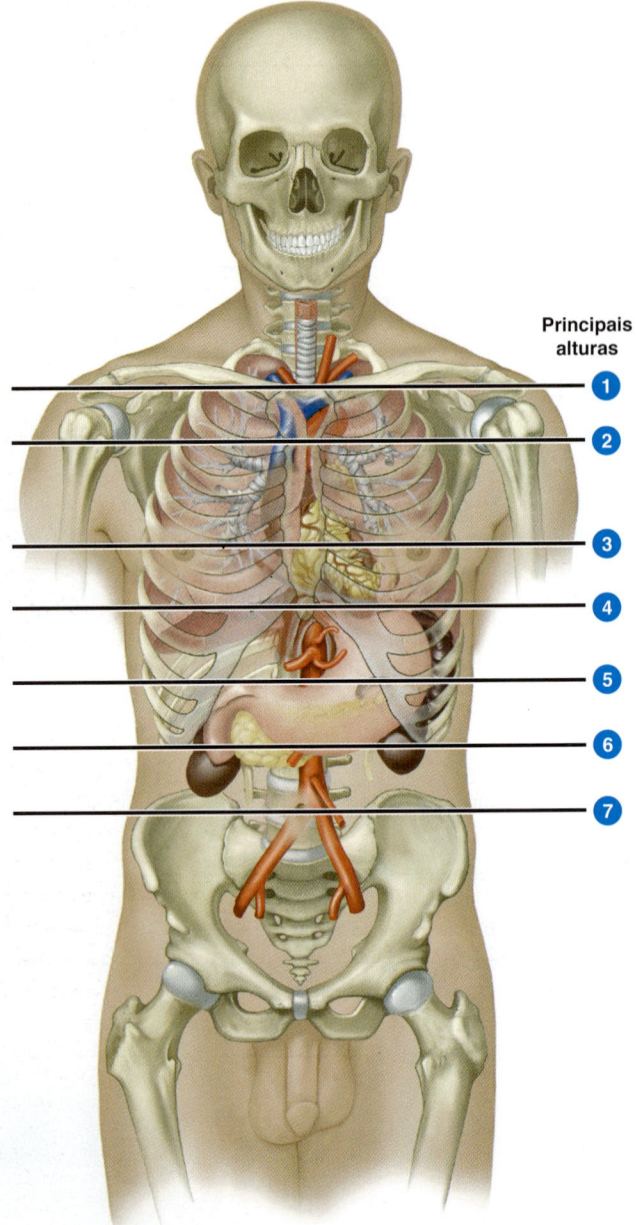

? Que altura vertebral é indicada pelo plano da cicatriz umbilical?

segunda e a terceira vértebra torácica. Note que o ápice dos pulmões se projeta acima dessa altura, na face inferior do pescoço. A maioria das pessoas não sabe que os pulmões ocupam a parte inferior do pescoço e está sujeita a lesão nesse local. Nessa altura, os principais vasos sanguíneos dos membros superiores ocupam posição profunda em relação à extremidade esternal das clavículas. As veias braquiocefálicas se anastomosam e formam a veia cava superior cerca de dois dedos à esquerda e inferiormente à incisura jugular do esterno.

② *Ângulo do esterno até o quarto disco intervertebral torácico.* O corte transversal no ângulo do esterno corresponde à altura do disco intervertebral entre a quarta e a quinta vértebra torácica. Essa é uma das áreas do tórax que contém mais estruturas, marcando a interseção entre a margem superior do coração e a raiz dos pulmões. Essa altura superior na parede torácica marca: o início e o término do arco da aorta; a bifurcação da traqueia; a altura das artérias pulmonares que se originam do tronco pulmonar; a altura do arco da veia ázigo sobre o brônquio principal.

③ *Quinta sincondrose costesternal até o oitavo disco intervertebral torácico.* O corte transversal da articulação da quinta cartilagem costal com o esterno cruza o disco intervertebral entre a oitava e a nona vértebra torácica. Essa altura marca a face superior da cúpula do diafragma e a altura em que a veia cava inferior atravessa o diafragma para entrar no átrio direito. Essa altura também corresponde à face diafragmática do fígado.

④ *Processo xifoide até a décima vértebra torácica.* O corte transversal no meio do processo xifoide corresponde à altura do corpo da décima vértebra torácica. Essa altura marca o hiato esofágico, onde o esôfago atravessa o diafragma e entra no abdome e no estômago. Os ramos do nervo vago (NC X) acompanham o esôfago através dessa abertura. O fundo do estômago está situado nessa altura.

⑤ *Plano transpilórico.* A linha transpilórica é formada pelo corte transversal que passa entre a articulação da oitava e nona cartilagens costais e o disco intervertebral entre a décima segunda vértebra torácica e a primeira vértebra lombar. Logo superior a essa linha, anterior ao corpo da décima segunda vértebra torácica, está o ponto de entrada, através do diafragma, da aorta no abdome. O plano transpilórico corresponde à altura do piloro, que marca o fim do estômago e o início do duodeno. O plano cruza o corpo do estômago, de modo que parte do estômago está acima dele e parte, abaixo. O pâncreas e o hilo renal também estão nessa altura.

⑥ *Plano subcostal.* O corte transversal que passa nos pontos inferiores da caixa torácica e no disco intervertebral entre a segunda e a terceira vértebras lombares é denominado plano subcostal, que marca a face inferior do fígado. Note que a projeção anterior do fígado na parede do tronco vai do processo xifóide até a base da caixa torácica; no entanto, acompanha o contorno das costelas e está quase totalmente oculto sob a caixa torácica e o esterno. Esse corte atravessa a parte inferior do duodeno e o colo transverso do intestino grosso. A maior parte do intestino delgado está situada abaixo desse plano.

⑦ *Plano supracristal.* Esse plano é definido como a interseção dos tubérculos ilíacos e o corpo da quarta vértebra lombar. Está situado aproximadamente na altura da cicatriz umbilical. O colo ascendente e o colo descendente do intestino grosso ocupam posição lateral, e as alças de jejuno e íleo dominam a parte central desse corte. Posteriormente, os vasos ilíacos comuns se separam da aorta e da veia cava inferior nessa altura.

O Capítulo 1 mostrou a divisão do abdome e da pelve em nove regiões (ver Figura 1.8). A designação de nove regiões subdividiu o abdome e a pelve com duas linhas verticais (clavicular esquerda e direita), uma linha horizontal superior (subcostal) e uma linha horizontal inferior (transtubercular). Examine atentamente a Figura 1.8 e veja que órgãos ou partes de órgãos estão situados em cada região.

No Capítulo 11, como parte do estudo dos músculos esqueléticos, você foi apresentado ao **períneo**, a região em formato de losango medial às coxas e nádegas. É limitado pela sínfise púbica anteriormente, pelos túberes isquiáticos lateralmente e pelo cóccix, posteriormente. Uma linha transversal entre os túberes isquiáticos divide o períneo em *região urogenital*, anterior, que contém os órgãos genitais externos, e *região anal*, posterior, que contém o ânus. O Capítulo 11 apresenta os detalhes acerca das funções do períneo. Nesse ponto, lembre-se de que a musculatura do períneo constitui o assoalho da cavidade pélvica.

✓ TESTE RÁPIDO

9. Qual é a importância da sínfise xifosternal como ponto de referência?
10. Por que a linha axilar média é um acidente anatômico importante?
11. Por que os pulmões não ocupam toda a cavidade pleural? Por que isso é importante clinicamente?
12. Por que a linha alba, a linha semilunar e a linha supracristal são pontos de referência importantes?
13. O que é o ligamento inguinal? Por que é importante?

EXPO 27.D — Anatomia de superfície do membro superior
(Figuras 27.12 a 27.15)

OBJETIVO
- **Descrever** a anatomia de superfície das várias regiões do membro superior.

O **membro superior** é constituído de cíngulo do membro superior e membro superior livre. Por sua vez, o membro superior livre é dividido em braço, antebraço e mão. Examinaremos cada região separadamente.

Pontos de referência superficiais do ombro

O **ombro**, ou *região acromial*, está localizado na face lateral da clavícula, no local onde a clavícula se articula com escápula e a escápula se articula com o úmero. A região apresenta vários pontos de referência visíveis na superfície (Figura 27.12).

- **Articulação acromioclavicular.** Pequena elevação na extremidade lateral da clavícula. É a articulação entre o acrômio da escápula e a clavícula
- **Acrômio.** A extremidade lateral expandida da espinha da escápula, que forma o ápice do ombro. É palpável cerca de 2,5 cm distal à articulação acromioclavicular
- **Úmero.** A estrutura óssea palpável mais lateralmente. O **tubérculo maior** do úmero pode ser palpado na face superior do ombro
- **Músculo deltoide.** Músculo triangular que forma a proeminência arredondada do ombro. O músculo deltoide é um local frequente de injeção intramuscular. Para evitar a lesão de importantes vasos sanguíneos e nervos, a injeção é administrada na parte média do músculo, cerca de 2 a 3 dedos inferior ao acrômio da escápula e lateral à axila
- **Processo coracoide.** Projeção anterior da escápula palpável na margem medial do músculo deltoide, logo inferior à clavícula.

Pontos de referência superficiais na axila

A **axila** é uma área piramidal na junção do braço com o tórax que possibilita a passagem de vasos sanguíneos e nervos entre o pescoço e os membros superiores livres (Figura 27.13A, B).

- **Ápice.** O ápice da axila é circundado pela clavícula, escápula e primeira costela
- **Base.** A base da axila é formada por pele e fáscia côncavas que se estendem do braço até a parede torácica. Contém pelos. Profundamente à base é possível palpar os linfonodos axilares
- **Parede anterior.** A parede anterior da axila é formada principalmente pelo músculo peitoral maior (prega axilar anterior; ver também Figura 27.9)
- **Parede posterior.** A parede posterior da axila é formada principalmente pelos músculos redondo maior e latíssimo do dorso (prega axilar posterior; ver também Figura 27.8)
- **Parede medial.** A parede medial da axila é formada pelas costelas I a IV e os músculos intercostais correspondentes, além do músculo serrátil anterior sobrejacente

Figura 27.12 Anatomia de superfície do ombro.

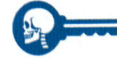 O músculo deltoide produz a proeminência arredondada do ombro.

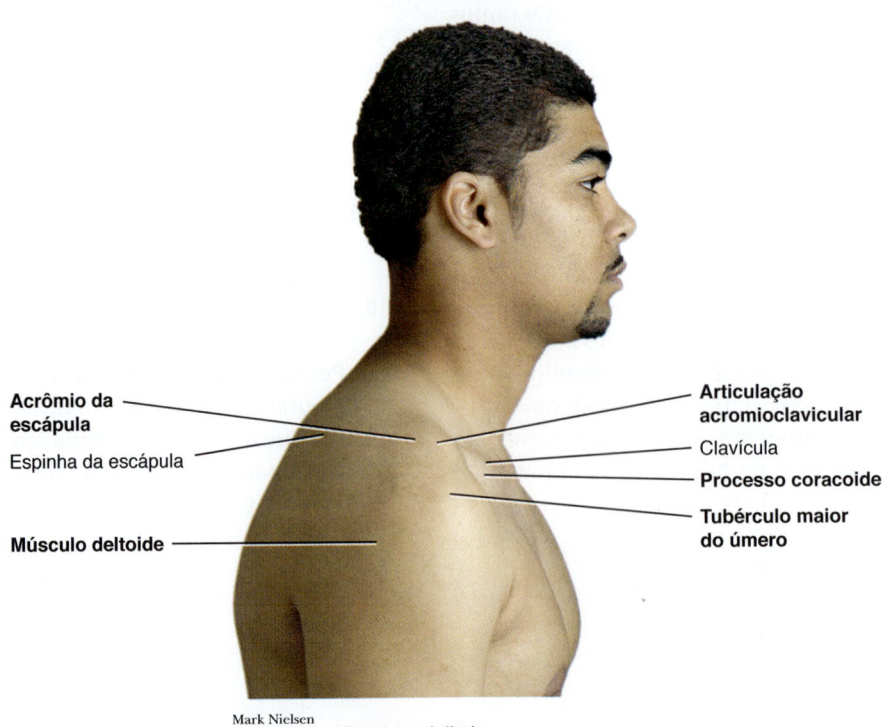

Mark Nielsen
Vista lateral direita

? Que estrutura forma o topo do ombro?

- **Parede lateral.** Por fim, a parede lateral da axila é formada pelos músculos tríceps braquial, coracobraquial e bíceps braquial e pela parte superior do corpo do úmero. Atravessam a axila, artéria e veia axilares, ramos do plexo braquial e linfonodos axilares. Todas essas estruturas são circundadas por uma grande quantidade de gordura axilar.

Pontos de referência superficiais do braço e do cotovelo

O **braço** é a região entre o ombro e o cotovelo. O **cotovelo** é a região de articulação do braço com o antebraço. O braço e o cotovelo possuem vários pontos de referência na superfície (Figura 27.13B-D):

- **Úmero.** Esse osso do braço pode ser palpado em todo o comprimento, sobretudo perto do cotovelo (ver descrições dos epicôndilos medial e lateral a seguir)
- **Músculo bíceps braquial.** Constitui a maior parte da face anterior do braço. Na face medial do músculo há um sulco que contém a **artéria braquial**
- **Músculo tríceps braquial.** Constitui a maior parte da face posterior do braço
- **Epicôndilo medial.** Projeção medial do úmero perto do cotovelo
- **Epicôndilo lateral.** Projeção lateral do úmero perto do cotovelo
- **Olécrano.** Projeção da extremidade proximal da ulna entre os epicôndilos e ligeiramente superior a eles ao estender o antebraço; forma o cotovelo

Figura 27.13 Anatomia de superfície da axila, do braço e do cotovelo. A Figura 11.17A mostra a localização dos músculos que formam as paredes da axila.

 Os músculos bíceps braquial e tríceps braquial constituem a maior parte da musculatura do braço.

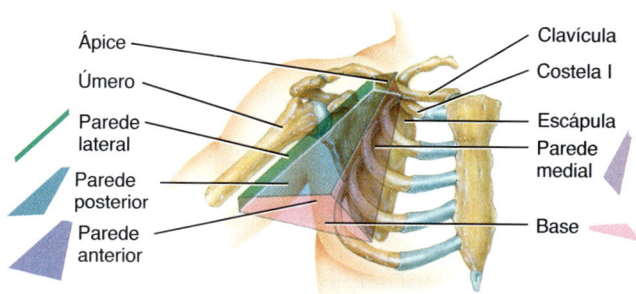

A. Localização e partes da axila

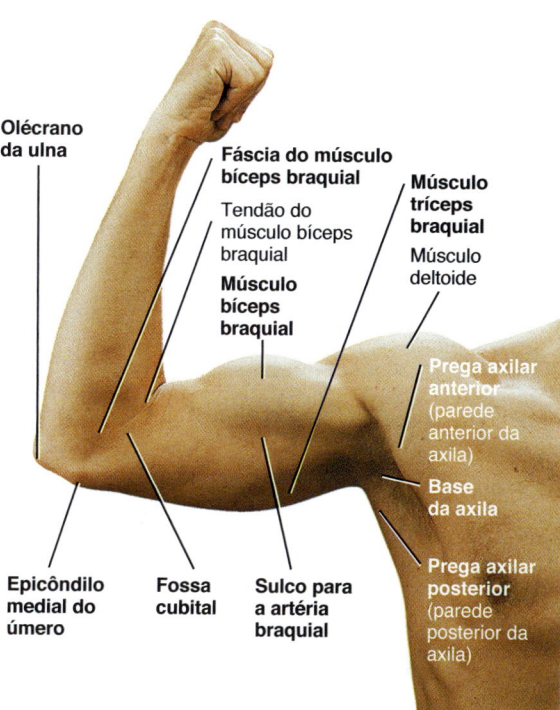

B. Vista medial do braço

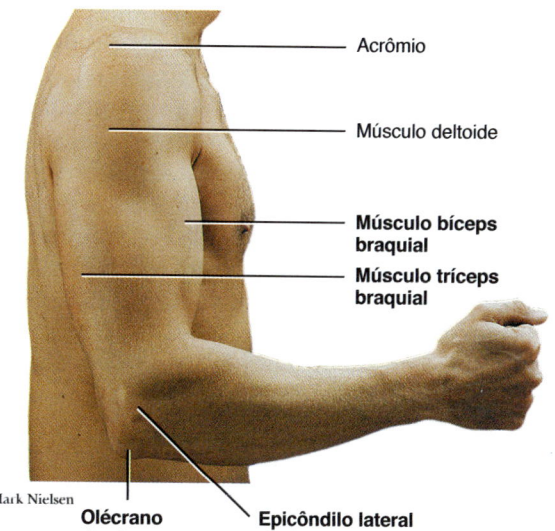

C. Vista lateral direita do braço

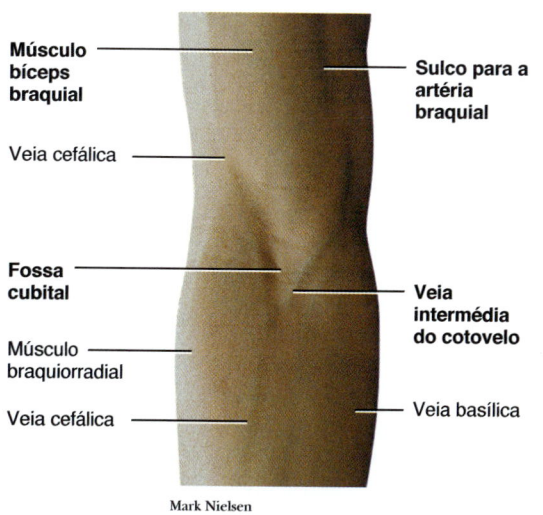

D. Vista anterior da fossa cubital

 Que vaso sanguíneo da fossa cubital é usado com frequência para coleta de sangue?

- **Nervo ulnar.** Palpável em um sulco posterior ao epicôndilo medial. Essa é a região onde o nervo ulnar passa sobre o epicôndilo medial. A percussão do nervo nesse ponto provoca dor aguda ao longo da face medial do antebraço ("dor de viúva")
- **Fossa cubital.** O espaço triangular na região anterior do cotovelo limitado proximalmente por uma linha imaginária entre os epicôndilos umerais, lateralmente pela margem medial do músculo braquiorradial e medialmente pela margem lateral do músculo pronador redondo; contém o tendão do músculo bíceps braquial, a veia intermédia do cotovelo, a artéria braquial e seus ramos terminais (artérias radial e ulnar), além de partes dos nervos mediano e radial
- **Veia intermédia do cotovelo.** Cruza a fossa cubital obliquamente e une a veia cefálica, lateral, à veia basílica, medial, do braço. A veia intermédia do cotovelo é usada com frequência para colher sangue de uma veia para diagnóstico ou para introduzir substâncias no sangue, como medicamentos, meios de contraste para procedimentos radiológicos, nutrientes e células do sangue e/ou plasma para transfusão
- **Artéria braquial.** Continuação da artéria axilar que passa posteriormente ao músculo coracobraquial e, depois, medial ao músculo bíceps braquial. Entra no meio da fossa cubital e segue profundamente à fáscia do músculo bíceps braquial, que a separa da veia intermédia do cotovelo. Em geral, a **pressão arterial** é aferida na artéria braquial, quando a braçadeira de um *esfigmomanômetro* (instrumento de medida da pressão arterial) é posta em volta do braço e o estetoscópio é colocado sobre a artéria braquial na fossa cubital. É possível também detectar o pulso na artéria na fossa cubital. No entanto, a pressão arterial pode ser medida em qualquer artéria em que seja possível obstruir o fluxo sanguíneo. Esse fato é importante quando não se pode usar a artéria braquial. Nessas situações, podem-se usar a artéria radial ou poplítea para aferição da pressão arterial
- **Fáscia do músculo bíceps braquial.** Fáscia que reveste o músculo bíceps braquial, na face medial do antebraço (ver Figura 11.19A,C). Pode ser palpada quando há contração muscular.

Pontos de referência superficiais do antebraço e do carpo

O **antebraço** é a região entre o cotovelo e o punho. O **carpo**, ou *punho*, está entre o antebraço e a palma da mão. A seguir são apresentados alguns pontos de referência proeminentes da anatomia de superfície do antebraço e do carpo (Figura 27.14).

- **Ulna.** O osso medial do antebraço. É palpável em toda a extensão, desde o olécrano (ver Figura 12.13A,B) até o **processo estiloide**, uma projeção na extremidade distal do osso na parte medial (dedo mínimo) do carpo. A **cabeça da ulna** é um alargamento proeminente, imediatamente proximal ao processo estiloide
- **Rádio.** A metade distal do rádio é palpável proximal à parte lateral (do polegar) da mão. A metade proximal é coberta por músculos. O **processo estiloide** do rádio é uma projeção na extremidade distal do osso na parte lateral (do polegar) do punho
- **Músculos.** Em vista de sua proximidade, é difícil identificar músculos individuais do antebraço. Em vez disso, é muito mais fácil identificar os tendões quando se aproximam do punho e depois acompanhá-los em sentido proximal até os seguintes músculos:
  ◦ **Braquiorradial.** Localizado na face superior e lateral do antebraço
  ◦ **Flexor radial do carpo.** O tendão desse músculo está na face anterior do antebraço, cerca de 1 cm medial ao processo estiloide do rádio

Figura 27.14 Anatomia de superfície do antebraço e do carpo.

 É mais fácil identificar os músculos do antebraço quando se localizam seus tendões perto do carpo, seguindo-os em sentido proximal.

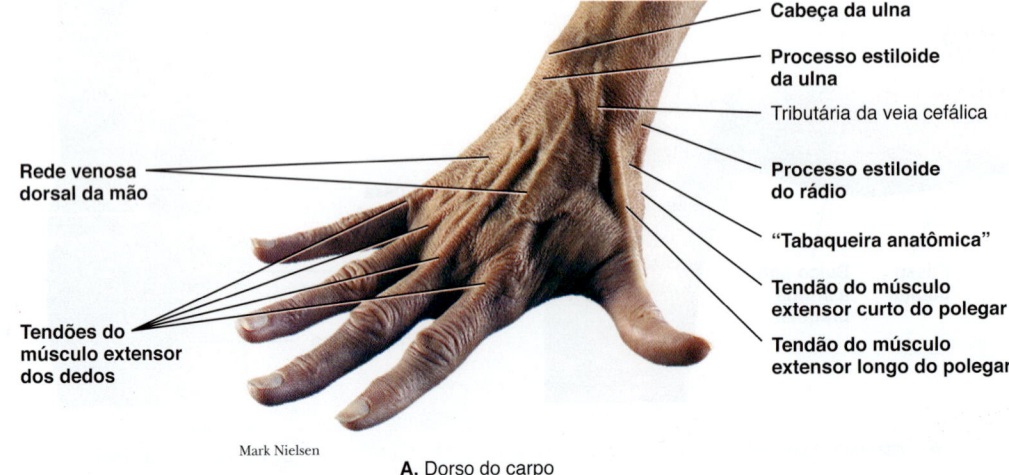

A. Dorso do carpo

- **Palmar longo.** O tendão desse músculo é medial ao tendão do flexor radial do carpo e se torna bastante proeminente quando o carpo é ligeiramente fletido e a base do polegar e o dedo mínimo são aproximados. Cerca de 15 a 20% dos indivíduos não têm esse músculo em pelo menos um braço
- **Flexor superficial dos dedos.** O tendão desse músculo se situa medial ao tendão do músculo palmar longo e é palpável pela flexão dos dedos nas articulações metacarpofalângicas e interfalângicas proximais
- **Flexor ulnar do carpo.** O tendão desse músculo está na face anterior do antebraço
- **Artéria radial.** Localizada na face anterior do antebraço entre o tendão do flexor radial do carpo e o processo estiloide do rádio. É usada com frequência para verificar o pulso
- **Osso pisiforme.** Osso medial da fileira proximal dos ossos do carpo, palpável como uma projeção distal e anterior ao processo estiloide da ulna
- **"Tabaqueira anatômica".** Depressão triangular entre os tendões dos músculos extensor curto do polegar e extensor longo do polegar. Esse nome provém de um hábito de séculos passados de pôr uma pitada de rapé nessa depressão para aspirá-lo. O processo estiloide do rádio, a base do primeiro osso metacarpal, o trapézio, o escafoide e o ramo profundo da artéria radial podem ser palpados nessa depressão
- **Pregas do punho.** Três linhas (*proximal, média* e *distal*) mais ou menos constantes na face anterior do punho, onde a pele está fixada com firmeza à fáscia muscular subjacente.

Pontos de referência superficiais da mão

A **mão** é a região que vai do carpo até a extremidade do membro superior; tem vários pontos de referência evidentes na superfície (Figura 27.15).

- **"Nós dos dedos".** Em geral, refere-se à face dorsal das cabeças dos ossos metacarpais II a V (ou 2 a 5), mas também inclui as faces dorsais das articulações metacarpofalângicas e interfalângicas
- **Rede venosa dorsal da mão** (*arco venoso dorsal*). Veias superficiais no dorso da mão que drenam sangue para a veia cefálica. Pode ser exibida por compressão dos vasos sanguíneos no carpo por alguns momentos enquanto se abre e fecha a mão

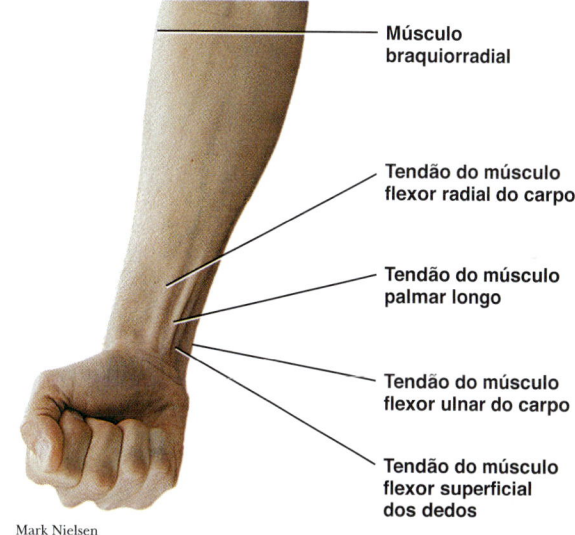

B. Face anterior do antebraço e do carpo

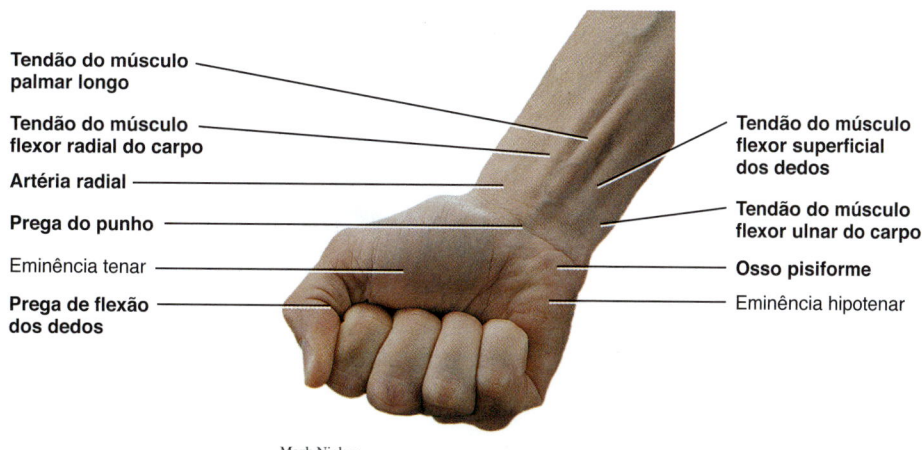

C. Vista anterior do carpo

? Que vaso sanguíneo é usado com frequência para medir o pulso?

- **Músculo extensor do dedo mínimo.** O tendão desse músculo pode ser observado no dorso da mão alinhado com a falange do dedo mínimo
- **Músculo extensor dos dedos.** Os tendões desse músculo podem ser observados no dorso da mão alinhados com as falanges dos dedos anular, médio e indicador
- **Músculo extensor curto do polegar.** Esse tendão (já descrito) está alinhado com a falange do polegar (ver Figura 27.14A)
- **Eminência tenar.** Protuberância arredondada maior na parte lateral da palma da mão formada por músculos que movem o polegar.
- **Eminência hipotenar.** Protuberância arredondada menor na parte medial da palma da mão formada por músculos que movem o dedo mínimo.
- **Pregas de flexão palmar.** Pregas cutâneas na palma da mão
- **Pregas de flexão dos dedos.** Pregas cutâneas na face anterior dos dedos.

 **TESTE RÁPIDO**

14. Qual é a importância clínica do músculo deltoide?
15. Em que artérias do membro superior é possível detectar o pulso?
16. O que é a "dor de viúva"?
17. Qual é a importância clínica da veia intermédia do cotovelo?
18. Que artéria é usada normalmente para medir a pressão arterial?
19. Explique o método mais fácil de identificar os músculos do antebraço.
20. O que são os "nós dos dedos"?
21. Qual é a importância das eminências tenar e hipotenar?

Figura 27.15 Anatomia de superfície da mão.

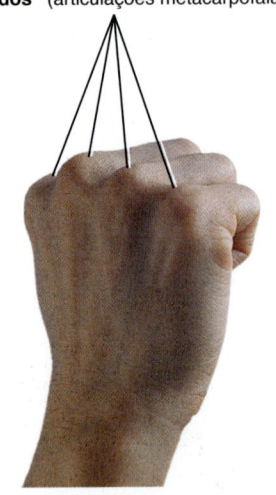 É possível identificar vários tendões no dorso da mão pelo alinhamento com as falanges dos dedos.

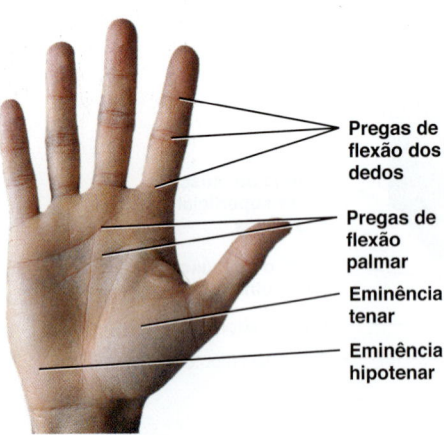

A. Vista palmar e dorsal

B. Vista dorsal

C. Vista palmar

D. Dorso

? Que dedo os músculos constituintes da eminência tenar movem?

EXPO 27.E — Anatomia de superfície do membro inferior
(Figuras 27.16 a 27.18)

OBJETIVO
- Descrever os pontos de referência superficiais das várias regiões do membro inferior.

O **membro inferior** é constituído pelo cíngulo do membro inferior, recoberto pelos músculos glúteos que formam as nádegas, e o membro inferior livre. Por sua vez, o membro inferior livre é dividido em quatro regiões: coxa, joelho, perna e tornozelo/pé. Examinaremos cada região separadamente.

Pontos de referência superficiais da nádega

A **nádega**, ou *região glútea*, é formada principalmente pelo músculo glúteo máximo. O contorno da margem superior da nádega é formado pelas cristas ilíacas (ver Figura 27.10C). A seguir estão alguns pontos de referência superficiais da nádega (Figura 27.16).

- **Músculo glúteo máximo.** Constitui a parte principal da proeminência das nádegas. O nervo isquiático está situado profundamente a esse músculo
- **Músculo glúteo médio.** Ocupa posição superior, anterior e lateral ao músculo glúteo máximo. É outro local comum de injeção intramuscular. Nesse caso, a nádega é dividida em quadrantes e aplica-se a injeção no quadrante superior externo. A crista ilíaca é usada como ponto de referência para esse quadrante. Esse local é escolhido porque o músculo glúteo médio é bastante espesso nessa área, e há menor chance de lesão do nervo isquiático ou de vasos sanguíneos importantes
- **Fenda interglútea.** Depressão ao longo da linha mediana que separa as nádegas esquerda e direita
- **Sulco infraglúteo.** Limite inferior da nádega que corresponde aproximadamente à margem inferior do músculo glúteo máximo
- **Túber isquiático.** Em posição imediatamente superior à face medial do sulco infraglúteo, o túber isquiático sustenta o peso do corpo quando uma pessoa está sentada
- **Trocanter maior.** Projeção da extremidade proximal do fêmur na face lateral da coxa. Está localizado cerca de 20 cm inferior ao ponto mais alto da crista ilíaca.

Pontos de referência superficiais da coxa e do joelho

A **coxa**, ou *região femoral*, é a região entre o quadril e o joelho. O **joelho** é a região de articulação da coxa com a perna. Há vários músculos claramente visíveis na coxa. A seguir são apresentados vários pontos de referência superficiais da coxa e do joelho (Figura 27.17).

- **Músculo sartório.** Músculo anterior superficial que pode ser acompanhado desde a face lateral da coxa até a face medial do joelho
- **Músculo quadríceps femoral.** Podem-se observar três dos quatro componentes do músculo quadríceps femoral: **reto femoral** no ponto médio da face anterior da coxa; **vasto medial** na face anteromedial da coxa; e **vasto lateral** na face anterolateral da coxa. O quarto componente, o músculo vasto intermédio, está situado profundamente ao músculo reto femoral (ver Figura 11.22A). O músculo vasto lateral do grupo quadríceps femoral é outro local que pode ser usado para injeção intramuscular. O local de injeção é um ponto a meio caminho entre o trocanter maior (ver Figura 27.16) do fêmur e a patela. A injeção nessa área reduz a chance de lesão dos principais vasos sanguíneos e nervos
- **Músculo adutor longo.** Músculo localizado na parte superior da face medial da coxa. É o mais anterior dos

Figura 27.16 Anatomia de superfície da nádega.

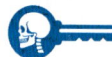 O músculo glúteo médio é um local frequente de injeção intramuscular.

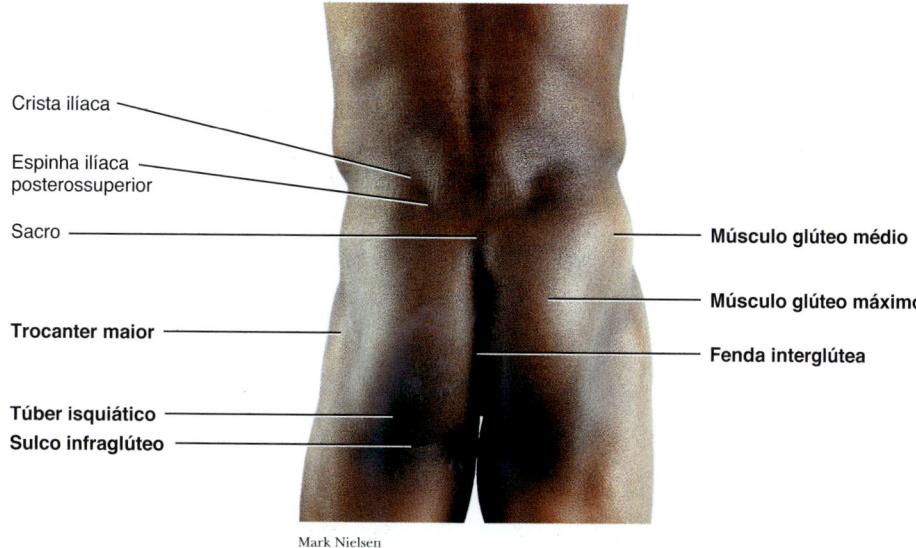

Mark Nielsen
Vista posterior

? Que músculo constitui a maior parte da nádega?

Figura 27.17 **Anatomia de superfície da coxa e do joelho.**

Os músculos quadríceps femoral e posteriores da coxa (isquiotibiais) constituem a maior parte da musculatura da coxa.

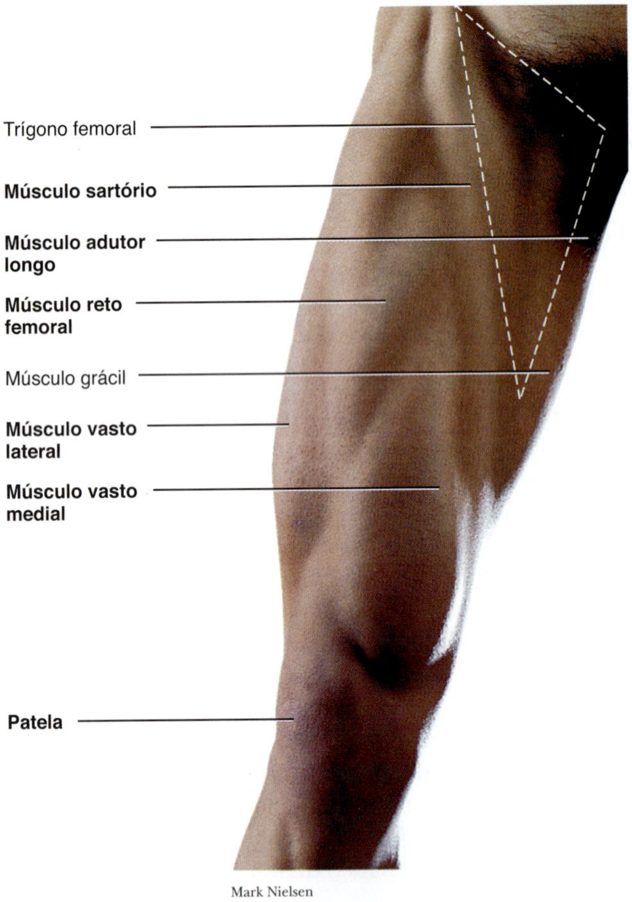
Trígono femoral
Músculo sartório
Músculo adutor longo
Músculo reto femoral
Músculo grácil
Músculo vasto lateral
Músculo vasto medial
Patela
Mark Nielsen

A. Vista anterior da coxa

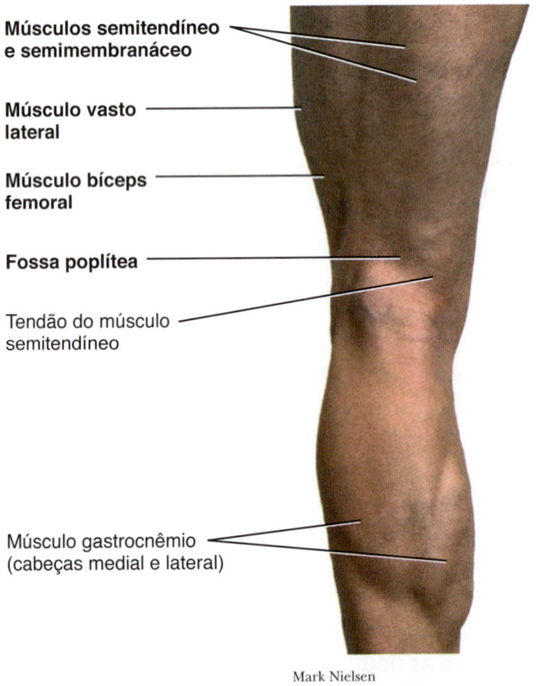
Músculos semitendíneo e semimembranáceo
Músculo vasto lateral
Músculo bíceps femoral
Fossa poplítea
Tendão do músculo semitendíneo
Músculo gastrocnêmio (cabeças medial e lateral)
Mark Nielsen

B. Vista posterior da fossa poplítea

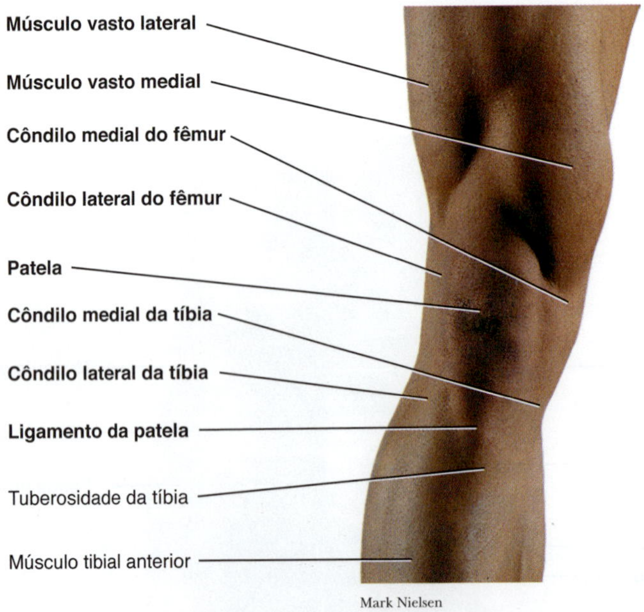
Músculo vasto lateral
Músculo vasto medial
Côndilo medial do fêmur
Côndilo lateral do fêmur
Patela
Côndilo medial da tíbia
Côndilo lateral da tíbia
Ligamento da patela
Tuberosidade da tíbia
Músculo tibial anterior
Mark Nielsen

C. Vista anterior do joelho

Que músculos formam os limites da fossa poplítea?

três músculos adutores (adutor magno, adutor curto e adutor longo; ver Figura 11.22B)
- **Trígono femoral.** Espaço na extremidade proximal da coxa formado pelo ligamento inguinal superiormente, o músculo sartório lateralmente e o músculo adutor longo medialmente. O trígono femoral contém, da região lateral para a medial, nervo, artéria e veia femorais, além dos linfonodos inguinais profundos. O trígono é um importante ponto de compressão arterial em casos de hemorragia grave do membro inferior. As hérnias nessa área são frequentes, acompanhando os vasos através da parede abdominal para a coxa
- **Músculos isquiotibiais.** Músculos posteriores superficiais da coxa, localizados abaixo dos sulcos infraglúteos. São eles o **bíceps femoral**, que segue lateralmente no trajeto de descida até o joelho, e os músculos **semitendíneo** e **semimembranáceo**, que seguem medialmente no trajeto de descida até o joelho. Os tendões deste músculos são palpáveis nas partes lateral e medial da face posterior do joelho.

O joelho tem vários pontos de referência superficiais distintivos.

- **Patela.** Esse grande osso sesamoide está localizado no interior do tendão do músculo quadríceps femoral, na face anterior do joelho ao longo da linha mediana
- **Ligamento da patela.** Continuação do tendão do músculo quadríceps femoral inferior à patela. Os corpos adiposos infrapatelares protegem o ligamento da patela nos dois lados

- **Côndilo medial do fêmur.** Projeção medial na extremidade distal do fêmur
- **Côndilo medial da tíbia.** Projeção medial na extremidade proximal da tíbia
- **Côndilo lateral do fêmur.** Projeção lateral na extremidade distal do fêmur
- **Côndilo lateral da tíbia.** Projeção lateral na extremidade proximal da tíbia. É possível palpar os quatro côndilos em posição logo inferior à patela de cada lado do ligamento da patela
- **Fossa poplítea.** Área em formato de losango na face posterior do joelho, claramente visível quando o joelho está fletido. Os limites da fossa são: superolateral, músculo bíceps femoral; superomedial, músculos semimembranáceo e semitendíneo; inferolateral e inferomedial, cabeças lateral e medial do músculo gastrocnêmio, respectivamente. A **cabeça da fíbula** é palpada com facilidade na parte lateral da fossa poplítea. A fossa também contém artéria e veia poplíteas. Às vezes é possível detectar o pulso na artéria poplítea.

Pontos de referência superficiais da perna, do tornozelo e do pé

A **perna** é a região entre o joelho e o tornozelo. O **tornozelo**, ou *tarso*, está entre a perna e o pé. O **pé** é a região desde o tornozelo até o término do membro inferior livre. A seguir, estão vários pontos de referência superficiais anatômicos da perna, do tornozelo e do pé (Figura 27.18).

Figura 27.18 Anatomia de superfície da perna, do tornozelo e do pé.

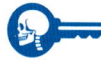 O tendão do calcâneo é um tendão comum dos músculos gastrocnêmio e sóleo (músculos da panturrilha) e se insere no calcâneo (osso do calcanhar).

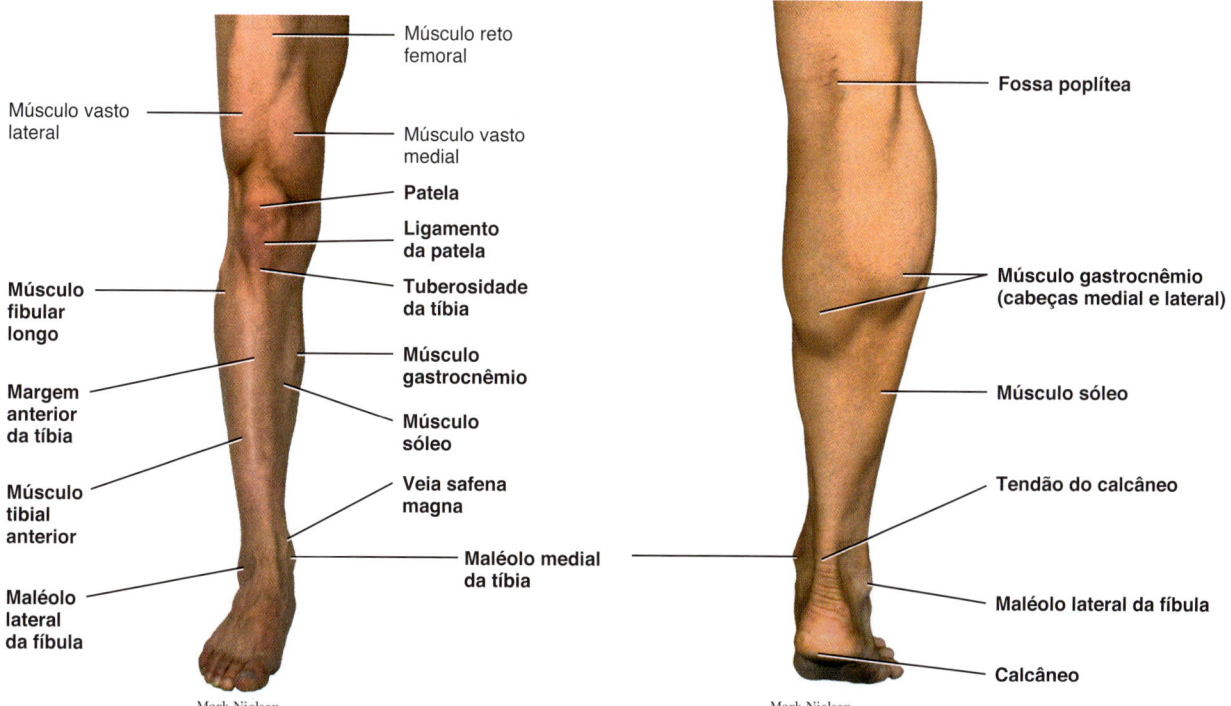

A. Vista anterior da perna, do tornozelo e do pé

B. Vista posterior da perna e do tornozelo

(Continua)

Figura 27.18 *Continuação*

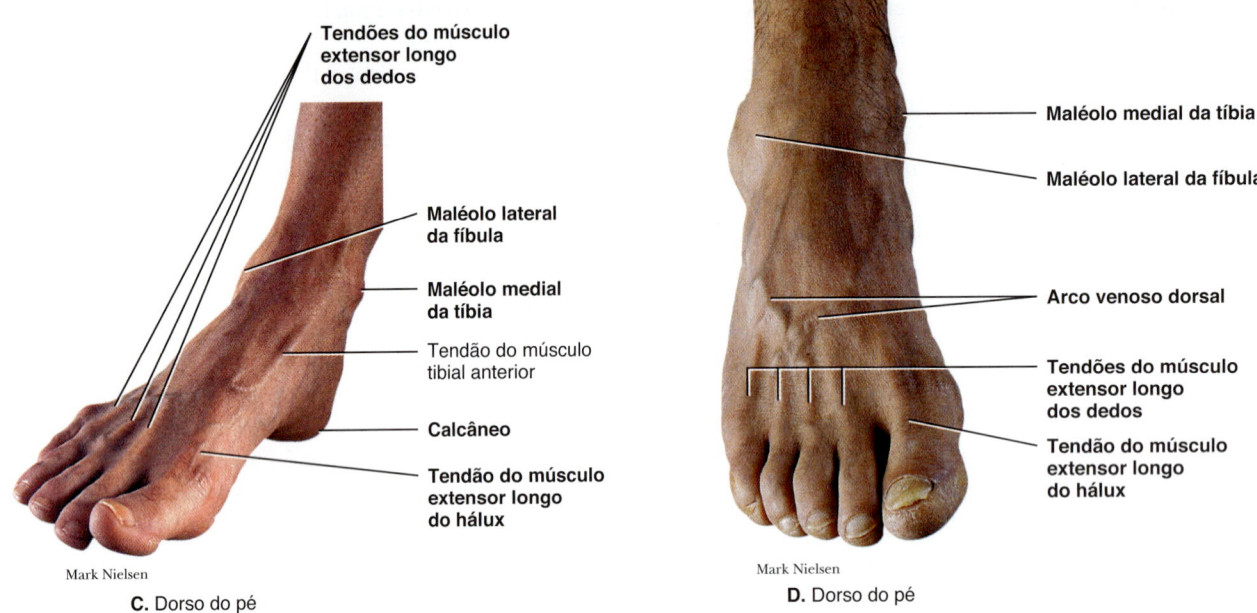

C. Dorso do pé
D. Dorso do pé

? Que artéria está localizada imediatamente lateral ao tendão do músculo extensor dos dedos e é um local onde se pode detectar o pulso?

- **Tuberosidade da tíbia.** Proeminência óssea na face anterossuperior da tíbia, na qual se insere o ligamento da patela
- **Tibial anterior.** Músculo situado junto à face lateral da tíbia, onde é fácil palpá-lo, sobretudo durante a flexão dorsal do pé. O tendão distal do músculo pode ser acompanhado até sua fixação distal no osso cuneiforme medial e na base do primeiro metatarsal
- **Tíbia.** A face medial e a margem anterior da tíbia são subcutâneas e palpáveis em toda a extensão do osso
- **Músculo fibular longo.** Músculo lateral superficial sobre a fíbula
- **Músculo gastrocnêmio.** Músculo responsável pelo maior volume das partes média e superior da face posterior da perna. Os ventres medial e lateral são observados claramente em uma pessoa de pé nas pontas dos pés
- **Músculo sóleo.** Músculo situado profundamente ao músculo gastrocnêmio; juntos, os músculos sóleo e gastrocnêmio são denominados músculos surais
- **Tendão do calcâneo.** Tendão proeminente dos músculos gastrocnêmio e sóleo na face posterior do tornozelo; fixa-se distalmente no osso **calcâneo** do pé. Também é conhecido como *tendão de Aquiles*
- **Maléolo lateral da fíbula.** Projeção da extremidade distal da fíbula que forma a proeminência lateral do tornozelo. A cabeça da fíbula, na extremidade proximal do osso, está no mesmo nível que a tuberosidade da tíbia

- **Maléolo medial da tíbia.** Projeção da extremidade distal da tíbia que forma a proeminência medial do tornozelo
- **Arco venoso dorsal.** Veias superficiais no dorso do pé que se unem para formar as veias safenas parva e magna. A veia safena magna é a veia mais longa do corpo, que se estende do pé até a região inguinal, onde se desemboca na veia femoral no trígono femoral
- **Músculo extensor longo dos dedos.** Os tendões desse músculo são visíveis alinhados com as falanges II a V
- **Músculo extensor longo do hálux.** O tendão desse músculo é visível alinhado com a falange I (hálux). Na maioria das pessoas, é possível palpar a pulsação da artéria dorsal do pé imediatamente lateral a esse tendão, onde o vaso sanguíneo passa sobre os ossos navicular e cuneiforme do tarso.

✓ **TESTE RÁPIDO**

22. Qual é a importância do trocânter maior do fêmur?
23. Qual é a importância do trígono femoral? Que estruturas contém?
24. Quais são os limites da fossa poplítea? Que estruturas atravessam a fossa?
25. Defina nádega. O que é a fenda interglútea? E o sulco infraglúteo?
26. Que veias são formadas pelo arco venoso dorsal?

REVISÃO DO CAPÍTULO

Conceitos essenciais

27.1 Considerações gerais sobre anatomia de superfície

1. Anatomia de superfície é o estudo dos acidentes anatômicos no exterior do corpo. Os acidentes superficiais podem ser notados por inspeção e/ou palpação.
2. As regiões do corpo são cabeça, pescoço, tronco, membros superiores e membros inferiores.
3. A cabeça é dividida em crânio e face, cada qual dividido em regiões distintas; a anatomia de superfície da cabeça é apresentada na Expo 27.A.
4. Muitos músculos da expressão facial e ossos do crânio são palpados com facilidade. Os olhos, as orelhas e o nariz têm muitos pontos de referência superficiais facilmente identificáveis na superfície (ver Expo 27.A).
5. O pescoço une a cabeça ao tronco; a anatomia de superfície do pescoço é apresentada na Expo 27.B.
6. O pescoço contém várias artérias e veias importantes e é divisível em várias regiões por músculos e ossos específicos. Os planos transversais do pescoço ajudam a relacionar a anatomia interna a pontos de referência essenciais na superfície (ver Expo 27.B).
7. O tronco é dividido em dorso, tórax, abdome e pelve; ver Expo 27.C.
8. O dorso tem vários pontos de referência. O trígono de ausculta é uma região do dorso não recoberta por músculos superficiais, onde é possível ouvir com clareza os sons da respiração (ver Expo 27.C).
9. O esqueleto do tórax protege os órgãos internos e oferece vários pontos de referência na superfície para identificar a posição do coração e dos pulmões (ver Expo 27.C).
10. O abdome e a pelve têm vários pontos de referência importantes, entre eles a linha alba, a linha semilunar, o ponto de McBurney e a linha supracristal. O períneo forma o assoalho da pelve (ver Expo 27.C).
11. Os planos transversais do tronco ajudam a relacionar órgãos internos aos pontos de referência na superfície do tronco (ver Expo 27.C).
12. O membro superior é constituído de cíngulo do membro superior e membro superior livre; ver Expo 27.D.
13. A proeminência do ombro é formada pelo músculo deltoide. A axila, área piramidal na junção do braço com o tórax, contém vasos sanguíneos e nervos que passam entre o pescoço e os membros superiores. O braço contém vários vasos sanguíneos usados para coletar sangue, administrar líquidos, verificar o pulso e medir a pressão arterial (ver Expo 27.D).
14. Vários músculos do antebraço são identificados com mais facilidade por seus tendões. A artéria radial é o principal vaso sanguíneo para detecção do pulso. A mão contém a origem da veia cefálica e os tendões extensores no dorso, e as eminências tenar e hipotenar na palma (ver Expo 27.D).
15. O membro inferior é constituído de cíngulo do membro inferior e membro inferior livre; ver Expo 27.E.
16. A nádega é formada principalmente pelo músculo glúteo máximo. Um ponto de referência importante na coxa é o trígono femoral. A fossa poplítea é uma área em formato de losango na face posterior do joelho (ver Expo 27.E).
17. O músculo gastrocnêmio representa o maior volume da parte média da face posterior da perna e, junto com o músculo sóleo, forma a sura da perna (panturrilha). O pé contém a origem da veia safena magna, a maior veia do corpo (ver Expo 27.E).

QUESTÕES PARA AVALIAÇÃO CRÍTICA

1. Fred, fanático por futebol americano, correu para o gol e aterrissou de costas. Ele disse ao técnico que se sentia bem, mas ao passar a mão no dorso da cabeça, percebeu uma protuberância no dorso do crânio e outra na base do pescoço. O médico da equipe examinou Fred e disse que não havia motivo para se preocupar com as protuberâncias, pois elas sempre estiveram ali. O que eram essas protuberâncias?
2. Edith soube que a sobrinha-neta está trazendo para o jantar de Ação de Graças o novo namorado, que tem um coração anatomicamente correto tatuado no bíceps (ele consegue até contraí-lo) e um adesivo "Eu dou passagem para ambulâncias" colado no para-choque do carro. Ela disse à mãe da moça que está tendo "palpações". O rapaz, calouro da faculdade de Medicina, disse que provavelmente ela quis dizer "palpitações". Há alguma diferença? Explique.
3. Depois de ser apresentada ao rapaz, Edith pensa que ele não é uma má pessoa e pergunta "Por que você tatuou esse coração no braço? Por que não fez a tatuagem no tórax, que é o lugar dele?" O rapaz acha a ideia excelente. Descreva os pontos de projeção na superfície do tórax que o tatuador deveria usar para obter correção anatômica.
4. Randy foi informado de que precisa de uma alta dose de antibiótico para tratar uma infecção. Quando soube que a administração será por injeção intramuscular glútea, ele afirma que não está preocupado porque "Estão injetando nesse local porque tem tanta gordura que não sentirei nada". Se o enfermeiro aplicasse a injeção na parte adiposa das nádegas, a administração seria correta? Em que músculo o enfermeiro deve aplicar a injeção? Qual é o principal ponto de referência para localizar o músculo? Quais são os riscos de não aplicar a injeção no músculo correto?
5. Um periódico médico publica o anúncio de uma nova câmera com teleobjetiva. O anúncio afirma que "você verá os poros da asa do nariz, o suor no filtro, os pelos nas narinas, os *piercings* na hélice e nos supercílios e a cor da esclera do vizinho". Com base nessa descrição, você acredita que essa câmera é boa? Explique.

RESPOSTAS ÀS QUESTÕES DAS FIGURAS

27.1 As regiões frontal, parietal, temporal, occipital, zigomática e nasal recebem o nome dos ossos localizados sob elas.

27.2 Ao palpar a sutura sagital, a aponeurose epicrânica laminar (gálea aponeurótica) também é palpada sob a pele.

27.3 A luz entra no olho através da pupila.

27.4 O processo mastoide do temporal é palpável logo posterior à orelha.

27.5 A margem anterior do nariz que une a raiz ao ápice é o dorso do nariz.

27.6 O músculo esternocleidomastóideo divide o pescoço em regiões cervicais anterior e posterior.

27.7 A articulação atlantoaxial está localizada no plano superior do pescoço.

27.8 Com o auxílio de um estetoscópio, é possível auscultar com clareza os sons respiratórios no trígono da ausculta.

27.9 O ângulo do esterno é o ponto de referência mais confiável no tórax.

27.10 A dor provocada por compressão do ponto de McBurney com o dedo indica apendicite aguda.

27.11 A quarta vértebra lombar é indicada pelo plano umbilical.

27.12 O acrômio da escápula forma o ápice do ombro.

27.13 O sangue geralmente é colhido da veia intermédia do cotovelo localizada na fossa cubital; essa veia também é usada para administrar medicamentos.

27.14 Um pulso costuma ser avaliado por compressão da artéria radial no punho.

27.15 Os músculos que constituem a eminência tenar movem o polegar.

27.16 O músculo glúteo máximo constitui a maior parte da nádega.

27.17 Os limites da fossa poplítea são: superolateral, músculo bíceps femoral; superomedial, músculos semimembranáceo e semitendíneo; inferolateral e inferomedial, cabeças lateral e medial do músculo gastrocnêmio.

27.18 Um pulso pode ser palpado na artéria dorsal do pé, localizado imediatamente lateral ao tendão do músculo extensor dos dedos.

Apêndice A — MEDIDAS MÉTRICAS

Sistema Norte-Americano

PARÂMETRO	UNIDADE	RELAÇÃO COM OUTRAS UNIDADES DO SISTEMA NORTE-AMERICANO	EQUIVALENTE NO SI (MÉTRICO)
Comprimento	Polegada	1/12 pé	2,54 centímetros (cm)
	Pé	12 polegadas	0,305 metro (m)
	Jarda	36 polegadas	0,914 metro (m)
	Milha	5.280 pés	1,609 quilômetro (km)
Massa	Grão	1/1.000 libra	64,799 miligramas (mg)
	Dracma	1/16 onça	1,772 grama (g)
	Onça	16 dracmas	28,350 gramas (g)
	Libra	16 onças	453,6 gramas (g)
	Tonelada curta	2.000 libras	907,18 quilogramas (kg)
Volume (líquido)	Onça	1/16 pinta	29,574 mililitros (mℓ)
	Pinta	16 onças	0,473 litro (ℓ)
	Quarto	2 pintas	0,946 litro (ℓ)
	Galão	4 quartos	3,785 litros (ℓ)
Volume (seco)	Pinta	½ quarto	0,551 litro (ℓ)
	Quarto	2 pintas	1,101 litro (ℓ)
	Peck	8 quartos	8,810 litros (ℓ)
	Bushel	4 pecks	35,239 litros (ℓ)

Sistema Internacional (SI)

Unidade de Base

UNIDADE	QUANTIDADE	SÍMBOLO
Metro	Comprimento	m
Quilograma	Massa	kg
Segundo	Tempo	s
Litro	Volume	ℓ
Mol	Quantidade de substância	mmol

Prefixos

PREFIXO	MULTIPLICADOR	SÍMBOLO
Tera-	10^{12} = 1.000.000.000.000	T
Giga-	10^{9} = 1.000.000.000	G
Mega-	10^{6} = 1.000.000	M
Quilo-	10^{3} = 1.000	k
Hecto-	10^{2} = 100	h
Deca-	10^{1} = 10	da
Deci-	10^{-1} = 0,1	d
Centi-	10^{-2} = 0,01	c
Mili-	10^{-3} = 0,001	m
Micro-	10^{-6} = 0,000.001	μ
Nano-	10^{-9} = 0,000.000.001	n
Pico-	10^{-12} = 0,000.000.000.001	p

Apêndice B

RESPOSTAS

Respostas das Questões para avaliação crítica

Capítulo 1

1. Na radiografia, o úmero estaria localizado mais proximal. Dois ossos do antebraço, a ulna e o rádio, estariam localizados distais ao úmero, com a ulna situada medial ao rádio. Na mão, 15 falanges compreenderiam os dedos distais, enquanto 5 metacarpais seriam encontrados na parte mais proximal da palma. Distal à ulna e ao rádio, e proximal aos metacarpais, o punho consistiria em 8 ossos carpais.

2. O alienígena teria 2 caudas, 4 braços, 2 pernas e 1 boca no local em que estaria, habitualmente, situado o umbigo.

3. Pulmão, diafragma, estômago, intestino grosso, intestino delgado; possivelmente parte do pâncreas, ovário ou tuba uterina, rim.

4. O peritônio, a maior túnica serosa no corpo, recobre a maior parte dos órgãos na cavidade abdominal. Portanto, uma infecção nessa estrutura consegue se difundir para qualquer um ou para todos os órgãos na cavidade.

Capítulo 2

1. A herança materna é decorrente do DNA encontrado em organelas extranucleares, como as mitocôndrias. O espermatozoide contribui apenas com o DNA nuclear. As mitocôndrias são herdadas apenas da mãe.

2. A água sairia dos eritrócitos, nos quais a sua concentração é maior, provocando o encolhimento dos eritrócitos.

3. O arsênico intoxicará as enzimas mitocondriais que participam da respiração celular. Isso interromperá a produção do ATP pelas mitocôndrias. As células com taxa metabólica alta, como as células musculares, serão especialmente afetadas.

4. O rompimento dos microtúbulos interromperia a divisão celular. Os microtúbulos também participam na motilidade, no transporte e no movimento dos cílios da célula, todos os quais seriam afetados.

5. As células importam o vírus via endocitose mediada por receptor. Um obstáculo em potencial é ter um sistema imune saudável que reaja a esse vírus "estranho" e, consequentemente, tente eliminá-lo junto com o gene saudável.

Capítulo 3

1. O medicamento tornará mais fácil para os cílios nas células epiteliais de Mike mover para longe dos pulmões o muco no qual os micróbios estão presos. Expectorar o muco mais fino deve ser também mais fácil.

2. As células são epiteliais pavimentosas estratificadas não queratinizadas que, quando separadas e espalhadas sobre uma lâmina de vidro para microscópio, teriam a aparência de "ladrilhos" (i. e., finos e planos). Na displasia do colo do útero, as células apresentam-se com tamanho, formato e organização alterados.

3. Os rins de Janelle podem sair de posição ("cair") em virtude da falta de gordura de sustentação. Haveria também menos gordura para amortecimento nas articulações e nádegas, e os olhos podem parecer afundados.

4. O tecido que Jonathan perfurou é o epitélio, que constitui a camada mais superficial da pele. O epitélio é avascular, e, consequentemente, não há sangramento aparente.

5. As bactérias precisariam de um mecanismo para passar através ou entre as células preenchidas com queratina da epiderme e combater qualquer célula fagocítica presente. Também precisariam sobreviver a quaisquer enzimas produzidas pelas células que as bactérias possam encontrar.

Capítulo 4

1. Álcool etílico e outras substâncias capazes de produzir defeitos congênitos atravessam livremente a placenta.

2. Todos os tecidos e órgãos formam-se a partir das três camadas germinativas primárias do embrião. O ectoderma, a camada germinativa mais externa, desenvolve-se no sistema nervoso e na camada epitelial na pele. Essa conexão embriológica inicial resulta, algumas vezes, em transtornos provocando sinais em ambos os tecidos.

3. Josefina está em falso trabalho de parto. No verdadeiro trabalho de parto, as contrações são regulares e a dor se localiza no dorso. A dor pode ser intensificada pelo caminhar. O verdadeiro trabalho de parto é indicado pela "perda" do tampão mucoso e dilatação do colo do útero.

4. Certos microrganismos infectam a própria placenta para infectar o embrião/feto (transmissão transplacentária). O risco é maior durante o primeiro trimestre, uma época essencial na diferenciação das células.

5. A gravidez aumenta o apetite por causa do aumento nas demandas nutricionais. O aumento de pressão exercido sobre a bexiga urinária aumenta a frequência de micção. À medida que o útero cresce, o conteúdo abdominal é empurrado para cima e o estômago e seu conteúdo podem comprimir o esôfago (pirose). Elena pode precisar ficar em uma posição mais elevada à noite para ajudar a evitar pirose e tornar a respiração mais fácil.

Capítulo 5

1. A exposição crônica aos raios UV provoca danos à elastina e ao colágeno, provocando a formação de rugas. A lesão suspeita pode ser câncer de pele provocado por dano às células cutâneas causado pela exposição solar aos raios UV.

2. A dilatação dos vasos sanguíneos na pele aumenta o fluxo de sangue, o que significa mais calor corporal chegando à superfície da pele e sendo irradiado. Consequentemente, embora eles se sintam mais aquecidos superficialmente, a temperatura corporal diminuirá. Eles devem usar os casacos!

3. Em parte, o aumento do risco de melanoma é decorrente da redução da camada de ozônio, que absorve parte dos raios UV na camada superior da atmosfera. Porém, a principal razão para o aumento é que mais pessoas estão passando mais tempo expostas ao sol. Melanomas malignos apresentam metástases rapidamente e matam uma pessoa em questão de meses após o diagnóstico.

4. A camada superficial da pele é o epitélio pavimentoso estratificado queratinizado. Os queratinócitos são mortos e preenchidos com a proteína protetora queratina. Lipídios provenientes dos grânulos lamelares e do sebo também atuam na impermeabilização.

5. Quanto maior a umidade, menor a evaporação, e menor resfriamento. Consequentemente, as pessoas percebem a mesma temperatura como mais quente com uma umidade mais elevada.

Capítulo 6

1. A alimentação de Lynda carece de diversos nutrientes necessários para a saúde do osso, incluindo vitaminas essenciais (como A, D), minerais (como o cálcio) e proteínas. A falta de exercício enfraquece os ossos. A idade e o hábito de fumar resultam em deficiência de estrogênios, provocando desmineralização do osso.

2. No tecido ósseo, há um equilíbrio entre as ações dos osteoblastos e osteoclastos. Existe também um equilíbrio entre os componentes inorgânicos (minerais) e orgânicos (colágenos) da matriz óssea. Quando esses equilíbrios estão alterados, a consistência da matriz óssea muda também. Se a atividade dos osteoblastos superar a dos osteoclastos, então haverá formação de tecido novo em excesso, tornando os ossos anormalmente espessos e pesados. Especificamente neste caso,

Scott percebeu os esporões que foram produzidos pela deposição excessiva de material mineral no osso. O excedente formou protuberâncias espessas, chamadas osteófitos, nos ossos que muito provavelmente interferiram com o movimento nas articulações.

3. Na idade da tia Edith, a produção de diversos hormônios necessários para a remodelação óssea (como estrogênios e hormônio do crescimento humano) estaria diminuída. Tia Edith apresenta perda de massa óssea, fragilidade e, possivelmente, osteoporose. O aumento da suscetibilidade a fraturas resulta em dano às vértebras e perda de altura.

4. Exercício provoca tensão mecânica nos ossos, mas, visto que não existe gravidade no espaço, não há tensão sobre os ossos e isso resulta em desmineralização do osso e fraqueza.

5. Como os recém-nascidos têm fontículos, seus ossos do crânio tendem a ser mais móveis do que após o fechamento das suturas. Quando o feto passou pelo canal de parto (e possivelmente em virtude do uso do fórceps para auxiliar no parto), os ossos podem ter tomado uma posição mais "coniforme". Do mesmo modo, colocar o recém-nascido de costas o tempo todo achata o osso occipital. Além disso, os ossos do recémnascido tendem a ser mais flexíveis do que os ossos mais velhos, que perdem umidade e se tornam mais frágeis com o tempo.

Capítulo 7

1. Os fontículos, entre os ossos do crânio, são espaços preenchidos com membrana de tecido conjuntivo fibroso. Os fontículos permitem que a cabeça do feto seja moldada durante sua passagem pelo canal do parto e possibilitam o crescimento do encéfalo e do crânio no recém-nascido.

2. A hipófise situa-se sob o encéfalo, na sela turca do esfenoide. Assim, a hipófise é muito protegida e difícil de alcançar. Além disso, existem nervos importantes, como o nervo óptico e vasos sanguíneos que passam nas adjacências.

3. Recém-nascidos têm uma única curvatura côncava. Adultos têm quatro curvaturas na coluna vertebral, nas regiões cervical, torácica, lombar e sacral.

4. O occipital protege áreas-chave do cérebro, mas também o tronco encefálico, que se une à medula espinal no forame magno. Dano à medula espinal e/ou aos centros vitais do bulbo que controlam a respiração, a atividade cardíaca e a pressão arterial podem ser fatais.

5. As radiografias foram tiradas para visualizar os seios paranasais. John provavelmente tinha sinusite em decorrência de seios paranasais infectados.

Capítulo 8

1. Existem 14 falanges em cada mão: 2 ossos no polegar e 3 em cada um dos outros dedos da mão. O fazendeiro Ramsey perdeu 5 falanges da mão esquerda, assim ele tem 9 falanges restantes na mão esquerda e 14 restantes na mão direita, dando um total de 23.

2. O tálus recebe todo o peso do corpo. Metade do peso é normalmente transmitida para o calcâneo, mas a distribuição do peso será deslocada para o hálux pela bailarina. Podem surgir problemas na articulação talocrural e hálux. Rose também apresenta desvio no hálux ou joanete que pode ter sido provocado pelas sapatilhas de balé apertadas. A dança realmente reforça os músculos do pé e corrige o pé chato.

3. O crescimento ósseo ocorre em resposta ao estresse mecânico. Consequentemente, qualquer atividade que leve o músculo deltoide a tracionar a tuberosidade para o músculo aumentaria seu crescimento. Tal atividade inclui remar os grandes caiaques frequentemente ao longo do tempo e/ou contra águas turbulentas.

4. A avó Amélia provavelmente fraturou o colo do fêmur. Essa é uma fratura comum no idoso. O sacro, de fato, articula-se com o ílio, e o avô Jeremiah pode ter osteoartrite nessa articulação, o que pode ser muito doloroso. No entanto, existem outros problemas na região lombar (p. ex., hérnia de disco, ciática etc.) que podem ser igualmente dolorosos.

5. Derrick tem síndrome patelofemoral (joelho de corredor). Correr diariamente na mesma direção em uma trilha inclinada submeteu o joelho a tensão excessiva. A patela está seguindo lateralmente a sua própria posição, resultando em dor após o exercício.

Capítulo 9

1. Estruturalmente, a articulação do quadril é uma simples articulação sinovial esferóidea composta da cabeça do fêmur e do acetábulo do osso do quadril. O joelho é realmente formado por três articulações: "patelofemoral", tibiofemoral lateral e medial. É uma combinação de articulação plana e gínglimo.

2. Flexão na articulação do joelho, extensão na articulação do quadril, extensão da coluna vertebral, exceto hiperextensão do pescoço, abdução na articulação do ombro, flexão dos dedos da mão, adução do polegar, flexão/extensão na articulação do cotovelo e abaixamento da mandíbula.

3. Acabou-se o *bodysurfing* para Lars. Ele luxou a articulação do ombro. A cabeça do úmero foi deslocada da cavidade glenoidal, provocando ruptura dos ligamentos e tendões (manguito rotador) de sustentação da articulação do ombro.

4. Mais provavelmente a cartilagem dos meniscos foi dilacerada no acidente. Pedaços de cartilagem (e possivelmente de osso) podem estar na cavidade da articulação. Além disso, é possível que a cartilagem articular da tíbia (e possivelmente do fêmur) esteja danificada. O dano aos meniscos e ligamentos associados à articulação do joelho contribui para problemas de estabilidade.

5. Há muitas possibilidades na situação de Chuck. O problema pode não estar relacionado, e a dor nas costas poderia estar relacionada com problemas na coluna vertebral. Na extremidade oposta do espectro, é possível que um problema no tornozelo a longo prazo fizesse Chuck caminhar de forma diferente, a fim de favorecer o dano no tornozelo, provocando assim o arqueamento das pernas conforme os músculos tracionam a perna em direções ligeiramente diferentes. A partir daqui, a mudança na marcha pode fazer os músculos que se fixam na pelve tracionarem mais intensamente nos pontos em que normalmente não o fariam, o que poderia tracionar os ossos da pelve ligeiramente para fora de alinhamento em relação à coluna vertebral, causando, assim, dor na articulação sacroilíaca.

Capítulo 10

1. Os músculos da perna do maratonista contêm mais fibras lentas – ricas em mioglobina, mitocôndrias e sangue. Os músculos do braço do halterofilista contêm muito mais fibras rápidas – alto teor de glicogênio, com menos mioglobina e capilares sanguíneos do que as fibras lentas. As fibras lentas aparecem vermelhas, enquanto as fibras rápidas são brancas.

2. Os músculos de Bill na perna engessada não estavam sendo usados, por isso diminuíram de tamanho, em consequência da perda de miofibrilas. A perna de Bill mostra atrofia por desuso.

3. A acetilcolina (ACh) é o neurotransmissor da junção neuromuscular. Se a liberação de ACh for bloqueada, o neurônio não consegue enviar um sinal ao músculo e o músculo não se contrai.

4. Algumas células musculares cardíacas são autorrítmicas e a contração é iniciada intrinsecamente. As junções comunicantes conectam as células cardíacas, difundindo o impulso pela rede de fibras, assim, a rede contrai-se como uma unidade. O músculo cardíaco possui um longo período refratário, de forma que não apresentará tetania, como faz o músculo esquelético.

5. Primeiro, é o termo *extensibilidade* (não *contratilidade*) que se refere ao estiramento de uma fibra muscular. Além disso, as proteínas contráteis nunca alteram seu comprimento durante a contração muscular ou durante o estiramento de uma fibra muscular – as proteínas alteram a posição apenas em relação uma à outra.

Capítulo 11

1. O músculo orbicular da boca protrai os lábios. O músculo genioglosso protrai a língua. O músculo bucinador auxilia na sucção.

2. Muito provavelmente o músculo romboide maior.

3. Consulte a Expo 11.C, "Músculos que movimentam a mandíbula e auxiliam na mastigação e na fala". Você deve ter incluído os músculos temporal (retrai, eleva, isto é, fecha a boca); masseter (retrai, eleva, isto é, fecha a boca); pterigoide medial (protrai, eleva, isto é, fecha a boca); e pterigoide lateral (protrai, abaixa, isto é, abre a boca). Observe que é um grupo de músculos supra-hióideos que auxilia o músculo pterigoide lateral no abaixamento da mandíbula para abrir a boca (ver Expo 11.E), mas não com tanta força quanto a proporcionada pelos músculos temporal e masseter no fechamento da boca; fechar a boca é um movimento muito mais potente.

4. A lesão mais provável é no manguito rotador. O manguito rotador inclui tendões dos músculos subescapular, supraespinal, infraespinal e redondo menor. A lesão mais comum é no músculo e/ou tendão do músculo supraespinal (síndrome do impacto).

5. Wyman provavelmente apresenta uma hérnia inguinal. Ele deveria consultar um médico, visto que a constrição dos intestinos empurrados para fora através da abertura provoca lesão grave.

Capítulo 12

1. O *doping* sanguíneo é usado por alguns atletas para melhorar o desempenho, mas a prática pode ser lesiva ao coração. Um teste sanguíneo revelaria policitemia (aumento no número de eritrócitos).

2. Basófilos aparecem como células granulares azul-escuras em um esfregaço sanguíneo corado. Um número elevado de basófilos sugere uma resposta alérgica como a "febre do feno".

3. Quando o rim falha, produz menos eritropoetina, o que resulta em produção mais lenta de eritrócitos. A eritropoetina recombinante é administrada para aumentar a produção de eritrócitos.

4. O ferro é um elemento importante encontrado na porção heme da hemoglobina. Se os níveis de ferro estiverem baixos, então a produção de hemoglobina é baixa. Níveis baixos de hemoglobina reduzem a capacidade do sangue de transportar oxigênio, e uma pessoa com níveis baixos de hemoglobina demonstraria sintomas de anemia. Adicionar ferro à alimentação aumenta uma das matérias-primas necessárias para a produção adequada de hemoglobina.

5. O médico de Raoul indicou transfusão pré-operatória autóloga (pré-doação). Se Raoul precisar mesmo de uma transfusão durante a cirurgia, é mais seguro usar o próprio sangue. Possíveis problemas com compatibilidade de tipos sanguíneos e doenças transmitidas pelo sangue são eliminados com a pré-doação.

Capítulo 13

1. As válvulas das valvas "pegam" o sangue como o tecido do paraquedas "pega" o ar. As válvulas estão ancoradas aos músculos papilares do ventrículo pelas cordas tendíneas, assim como o tecido do paraquedas está ancorado pelas linhas, de modo que as válvulas não se abrem para trás.

2. O ramo interventricular anterior está localizado no sulco interventricular anterior e irriga ambos os ventrículos. O ramo circunflexo está localizado no sulco coronário e irriga o ventrículo esquerdo e o átrio esquerdo.

3. O pericárdio envolve o coração. O pericárdio fibroso ancora o coração ao diafragma, ao esterno e vasos sanguíneos principais. Os discos intercalados contêm desmossomos, que mantêm as fibras musculares cardíacas juntas.

4. Algumas pessoas desenvolvem uma resposta imune às infecções estreptocócicas; isso pode resultar em febre reumática, que danifica as valvas do coração, especialmente a valva atrioventricular esquerda (mitral). Seria importante identificar a causa da dor de garganta para assegurar que o tratamento com antibiótico seja iniciado caso a infecção seja estreptocócica, para reduzir a possibilidade de dano ao coração.

5. A estenose da valva da aorta é o estreitamento e/ou enrijecimento da valva, o que dificulta a abertura da mesma. Consequentemente, o coração precisa bombear mais intensamente para abrir a valva o suficiente para bombear um volume de sangue igual ao de um coração normal. Se o coração não bombear com força suficiente, mais sangue permanece no ventrículo esquerdo após a sístole ventricular do que o normal, e o sistema assume a partir daí.

Capítulo 14

1. O forame oval e o ducto arterial fecham para estabelecer a separação entre as circulações pulmonar e sistêmica. A artéria e a veia umbilicais fecham assim que a placenta não estiver mais atuante. O ducto venoso fecha para que o sangue não seja desviado do fígado.

2. No sistema esquelético "seios" são cavidades em determinados ossos do crânio e da face, próximos da cavidade nasal. Os seios são revestidos por túnicas mucosas contínuas com o revestimento da cavidade nasal. Além de produzir muco, os seios paranasais atuam como câmaras de ressonância para sons conforme falamos ou cantamos. Os quatro seios frontais do crânio são frontal, esfenoidal, etmoidal e maxilar. No sistema circulatório, "seios" são canais venosos revestidos com endotélio entre as lâminas da parte encefálica da dura-máter, que circulam o sangue na parte interna do crânio. O sangue vai desde o seio sagital superior segue para a união das partes direita e esquerda do seio transverso, a confluência dos seios, para onde drena também o seio reto, que, por sua vez, recebe o sangue do seio sagital inferior. Os seios cavernosos também fluem para o seio transverso. O seio transverso flui para os seios sigmóideos, que deixam o crânio através do forame jugular. Fora do crânio, o seio sigmóideo é denominado *veia jugular interna*. Cada veia jugular interna une-se com sua respectiva veia subclávia, proveniente do membro superior para formar a veia braquiocefálica. A veia braquiocefálica direita une-se com a esquerda para formar a veia cava superior.

3. Veias varicosas são decorrentes de válvulas defeituosas. As válvulas incompetentes permitem o acúmulo de sangue nas veias. As válvulas são encontradas apenas nas veias, e não nas artérias.

4. O cateter seria movido da artéria femoral para a artéria ilíaca externa, passando em seguida pela artéria ilíaca comum, partes abdominal e torácica da parte descendente da aorta e pelo arco da aorta para chegar ao ventrículo esquerdo.

5. O médico de Gina lhe dirá que a pressão arterial está muito elevada ou está "no limite máximo". O médico deve encorajar Gina a parar de fumar e emagrecer, uma vez que tanto o cigarro quanto a obesidade são fatores de risco conhecidos para pressão arterial elevada. O médico deve também indicar monitoramento regular da pressão arterial para se assegurar de que esta única medição tenha refletido a pressão usual de Gina. Se a pressão arterial de Gina permanecer elevada e não houver progresso com a perda de peso e com o abandono do tabagismo, pode ser que ela precise de medicação para controlar a pressão arterial.

Capítulo 15

1. O trajeto é dos capilares linfáticos para os vasos linfáticos, linfonodos poplíteos, linfonodos inguinais superficiais, tronco lombar direito, cisterna do quilo, ducto torácico, junção das veias jugular interna e subclávia esquerdas.

2. As duas tonsilas palatinas se situam na parte posterolateral da cavidade oral. As duas tonsilas linguais estão na base da língua. A única tonsila da faringe se situa na parte posterior da parte nasal da faringe. A cinco tonsilas atuam na resposta imune aos invasores estranhos ingeridos ou inalados.

3. O baço é um órgão linfático secundário importante. Ao remover o órgão, o médico espera reduzir o nível de resposta imune que provoca os sinais e sintomas de Kelly. No entanto, como a resposta imune seria reduzida, tomar antibióticos antes de procedimentos invasivos, como trabalho dentário, reduz o risco de infecção grave.

4. Nan reconhece a dificuldade de respirar como parte de sua reação alérgica anafilática à berinjela. A liberação de histamina a partir dos mastócitos provoca a constrição das vias respiratórias, reduzindo, dessa maneira, o fluxo de ar. Em reações muito graves, as vias respiratórias se estreitam tanto que o indivíduo afetado não recebe oxigênio suficiente. Em tais casos, deve ser administrada epinefrina; isso dilatará as vias respiratórias.

5. O tronco subclávio esquerdo drena a linfa proveniente do membro superior. O bloqueio causaria acúmulo de linfa e líquido intersticial no membro superior, provocando edema (tumefação/inchaço).

Capítulo 16

1. O *jingle* que não queria parar é semelhante ao circuito reverberatório, no qual o sinal será repetido reiteradamente. Os circuitos reverberatórios atuam na respiração, na memória, na caminhada e na atividade muscular coordenada.

2. O sistema nervoso exibe plasticidade, "a capacidade de alteração com base na experiência". Novas vias de passagem e sinapses necessárias para a manipulação do pé substituíram as sinapses e vias de passagem danificadas que outrora eram necessárias para os movimentos das mãos.

3. As endorfinas são neuropeptídios que atuam como analgésicos naturais do corpo. Estão ligadas às sensações de prazer e euforia.

4. A divisão periférica aferente somática detectaria som e odor. A divisão periférica eferente somática envia mensagens para os músculos esqueléticos para espreguiçar e bocejar. O ronco no estômago e a salivação são controlados pela divisão periférica eferente autônoma. A divisão periférica eferente entérica também controla os órgãos do tubo gastrintestinal.

5. A substância pode não ser capaz de atravessar a barreira hematencefálica para chegar ao tecido nervoso afetado.

Capítulo 17

1. O aluno sofreu uma lesão na região cervical da medula espinal. Como os membros superiores estão paralisados, a lesão tem que estar localizada acima de C5. Esta é uma lesão à parte cervical superior da medula espinal. A recuperação é improvável.

2. A medula espinal está conectada à periferia pelos nervos espinais. Os nervos saem através dos forames intervertebrais. Os espaços são mantidos entre as vértebras pelos discos intervertebrais. A parte espinal da dura-máter funde-se com o epineuro. Os nervos estão conectados à medula espinal pelas raízes anterior e posterior.

3. A medula espinal está ancorada no lugar pelo filamento terminal e ligamentos denticulados.

4. A medula espinal estende-se apenas até o nível da margem superior da segunda vértebra lombar – bem acima do nível das vértebras coccígeas.

5. A compressão das vértebras pode provocar hérnia dos discos intervertebrais, os quais, em seguida, afetam os nervos espinais. Nischal pode ter lesado um ou mais nervos espinais. Neste caso, a lesão ao nervo isquiático é uma possibilidade plausível.

Capítulo 18

1. O movimento do membro superior direito é controlado pela área motora primária do hemisfério esquerdo, localizada no giro póscentral. A fala é controlada pela área de Broca, no lobo frontal do hemisfério esquerdo, logo acima do sulco lateral do cérebro.

2. Embora fosse compreensível que ele ainda pudesse estar bêbado, os sinais indicam que Wolfgang pode ter sofrido uma hemorragia subdural, que é muito perigosa.

3. A amígdala é o centro para o medo, raiva e agressão. Embora possa parecer útil ser "destemido" ou não agressivo, isto é perigoso, se não fatal, em algumas circunstâncias nas quais o medo pode evitar que se façam coisas arriscadas ou a agressão pode ser uma resposta apropriada.

4. Ocorre tamanha *perda de neurônios* no telencéfalo que os giros encolhem e os sulcos aumentam. Como os neurônios perdidos não podem ser substituídos, os tratamentos para a doença concentram-se no aumento da disponibilidade do neurotransmissor que é perdido junto com os neurônios.

5. O dentista injetou anestésico no nervo alveolar inferior, um ramo do nervo mandibular que anestesia os dentes inferiores e o lábio inferior. A língua é anestesiada, bloqueando-se o nervo lingual. Os dentes superiores e o lábio superior são anestesiados, anestesiando-se o nervo alveolar superior, um ramo do nervo maxilar.

Capítulo 19

1. As atividades de estimulantes e potencialmente perigosas ativam a parte simpática do sistema nervoso, resultando na reação de "luta ou fuga". A parte simpática do sistema nervoso estimula a liberação de epinefrina e norepinefrina pela medula da glândula suprarrenal. Esses hormônios prolongam a reposta de luta ou fuga.

2. Os neurônios sensitivos autônomos detectam o estiramento no estômago e enviam impulsos para o encéfalo. O hipotálamo envia impulsos pela parte parassimpática, ao longo do nervo vago, para o coração, resultando na redução da frequência cardíaca e da força de contração.

3. A resposta de luta ou fuga de Mando está sendo continuamente estimulada, o que significa, entre outros efeitos, que a frequência cardíaca está muito alta, a glicemia pode tornar-se cronicamente elevada e as glândulas suprarrenais estão sendo continuamente estimuladas. Estas condições cronicamente alteradas levam a outros problemas sistêmicos. (Ver as possibilidades no Capítulo 22.)

4. A divisão autônoma controla o sistema digestório e muitos outros órgãos, incluindo coração, pulmões e olhos. Grande parte dos órgãos é controlada por inervação dupla, com as partes simpática e parassimpática provocando efeitos opostos. A estimulação da parte simpática resulta em efeitos muito difundidos por todo o corpo, enquanto os efeitos da estimulação parassimpática são mais localizados. O sistema entérico controla apenas o sistema digestório e pode atuar independentemente da DASN.

5. O hipotálamo controla muitos aspectos do comportamento e da fisiologia, incluindo aqueles regulados pela divisão autônoma do sistema nervoso. Embora seja fisicamente uma pequena área do encéfalo, seus efeitos são de grande alcance.

Capítulo 20

1. Os receptores de calor (térmicos) nas mãos foram ativados, no início, pelo calor da xícara, em seguida adaptaram-se ao estímulo à medida que ela continuou a segurar a xícara. A temperatura elevada do chocolate quente estimulou os receptores térmicos na boca, assim como os receptores para dor.

2. Os fusos musculares monitoram a mudança no comprimento dos músculos esqueléticos, enviando informação proprioceptiva (sobre a posição do corpo) para o encéfalo. Sem esse influxo, Jenny encontraria dificuldade para saber onde as partes do corpo estão sem vê-las. Se a atuação do fuso não retornar, Jenny precisará aprender a mover braços, pernas, músculos faciais e assim por diante, de forma diferente.

3. Muitas áreas encefálicas participam no controle da atividade muscular esquelética, incluindo os núcleos da base do cérebro, as áreas motoras primária e pré-motora do cérebro, o cerebelo, e assim por diante. Além disso, tratos sensitivos espinais e encefálicos são necessários para fornecer influxo para tratos motores para transmissão das "ordens" de movimento.

4. Em um recém-nascido ou uma criança muito nova, a mielinização do SNC não está completa. Os tratos corticospinais, que controlam o movimento motor voluntário preciso, não estão totalmente mielinizados até que a criança tenha aproximadamente 2 anos de idade. Um recém-nascido não conseguiria manipular uma faca ou garfo com segurança, em virtude da ausência de controle motor completo.

5. A percepção de Jon de sensação no pé amputado é chamada *síndrome do membro fantasma*. Impulsos provenientes da seção proximal restante dos neurônios sensitivos são percebidos pelo encéfalo como se ainda estivessem se originando do pé amputado.

Capítulo 21

1. A compressão exercida pelo tumor estimula as áreas olfatórias de Suestia no lobo temporal, que a fariam pensar que está sentindo um odor que não existe.

2. A otite média (infecção da orelha média) se originaria de outras regiões de inflamação diretamente da nasofaringe via tuba auditiva (trompa de Eustáquio). Sem tratamento, a otite média tem o potencial de difundir-se para as células mastóideas (mastoidite) e até mesmo para dentro do crânio, provocando inflamação das meninges (meningite).

3. A vara danificou a íris, que é parte da túnica vascular. A íris controla o diâmetro da pupila, mas não afeta diretamente o foco dos raios luminosos sobre a retina. Se córnea ou os músculos ciliares sofrerem lesão permanente, o foco pode ser afetado.

4. A endolinfa no sáculo, no utrículo e nos ductos semicirculares membranáceos move-se em resposta ao movimento para cima e para baixo do navio no oceano. O aparelho vestibular é estimulado e envia impulsos pra o bulbo, ponte e cerebelo. Os olhos também enviam retroalimentação (*feedback*) para o cerebelo para ajudar a manter o equilíbrio. Estimulação excessiva e mensagens conflitantes (os olhos dizem que o navio está parado, os ouvidos dizem que está se movendo) provocam cinetose.

5. Pigmentos na íris e coroide são geralmente suficientes para absorver luz que chega aos olhos. Uma fotografia com *flash* captura a foto antes que a íris tenha tempo para se contrair em resposta à intensidade elevada da luz. A foto captura a reflexão da luz de volta através da pupila (e íris, se estiver intensamente pigmentada). Os olhos aparecem vermelhos em decorrência da túnica vascular. Albinos não têm pigmento nos olhos, assim, o efeito de "olho vermelho" é mais acentuado.

Capítulo 22

1. A melatonina pode ser ingerida para ajudar na indução do sono durante a tarde em *Tropicanaland*. Para um ajuste mais rápido, a exposição à luz muito intensa de manhã ajudaria a reajustar o relógio do corpo. A luz do sol seria melhor para isso do que a luz da lanterna. O hormônio melanocitoestimulante (MSH) pode ajudar a obter um bronzeado, mas não ajuda no reajuste do relógio do corpo.

2. Amadu tem bócio, que é um aumento no tamanho da glândula tireoide. Neste caso a glândula tireoide aumentou de tamanho porque a alimentação de Amadu não tinha iodo suficiente para produzir concentrações normais de hormônios tireoidianos. Como as concentrações de hormônios tireoidianos estavam baixas, as concentrações de TSH aumentaram em uma tentativa de estimular a glândula tireoide a produzir mais hormônios tireoidianos, mas sem o iodo isso não foi possível. O acréscimo de iodo na alimentação deve fornecer a matéria-prima necessária e a glândula não será estimulada a crescer mais.

3. Como a glicose no sangue poderia ser cronicamente elevada por tal tratamento, isso pode fazer o pâncreas trabalhar mais produzindo insulina para diminuir as concentrações, o que pode ter um efeito adverso sobre o pâncreas.

4. A hipófise está localizada na fossa hipofisial na base do esfenoide. O esfenoide está posterior ao etmoide, que forma a parte principal das paredes e teto da cavidade nasal. Em virtude de sua proximidade com a cavidade nasal, a hipófise pode ter sido afetada pela radiação.

5. Todos os hormônios, incluindo a insulina, precisam de uma quantidade adequada de receptores operacionais para realizar sua função. O problema neste paciente é a ausência de receptores operacionais, não um problema com a concentração de insulina.

Capítulo 23

1. O septo é composto de cartilagem hialina recoberta por túnica mucosa. A parede lateral do nariz é pele e músculo, revestida com túnica mucosa. A parte superior da orelha é pele recobrindo cartilagem elástica.

2. Concentrações baixas de oxigênio em altas altitudes significam concentrações baixas de oxigênio no sangue e no líquido cerebrospinal de Suzanne. Os quimiorreceptores centrais e periféricos detectam mudanças nos níveis e proporções de gases no sangue, e enviam um sinal ao centro de ritmicidade medular para aumentar a frequência da respiração.

3. Após a introdução do tubo endotraqueal por via nasal ou oral, o tubo não entrou na parte laríngea da faringe para prosseguir até a laringe e traqueia. Ao contrário, o tubo permaneceu na faringe e entrou no esôfago, que inevitavelmente leva ao estômago. Os ruídos que o residente ouviu no epigástrio vinham, consequentemente, do estômago, e não dos pulmões.

4. Diversos fatores diminuem a eficiência respiratória nos fumantes: (1) A nicotina promove a contração dos bronquíolos terminais, que reduzem o fluxo de ar para dentro e para fora dos pulmões. (2) O monóxido de carbono na fumaça liga-se à hemoglobina e reduz sua capacidade de transportar oxigênio. (3) Os irritantes na fumaça provocam aumento de secreção de muco pela túnica mucosa da árvore bronquial e edema do revestimento da túnica mucosa, os quais impedem o fluxo de ar para dentro e para fora dos pulmões. (4) Os irritantes na fumaça também inibem o movimento dos cílios, destruindo-os no revestimento do sistema respiratório. Portanto, o excesso de muco e as partículas estranhas não são facilmente removidos, o que aumenta ainda mais a dificuldade na respiração. (5) Com o tempo, o fumo leva à destruição das fibras elásticas nos pulmões e é a principal causa de enfisema. Estas alterações provocam o colapso dos pequenos bronquíolos e aprisionamento de ar nos alvéolos no final expiração. O resultado é uma troca gasosa menos eficiente.

5. O córtex cerebral de La Tonya permite que prenda voluntariamente a respiração por um curto período de tempo. Concentrações crescentes de dióxido de carbono e H^+ estimulam a área inspiratória e a respiração normal recomeça, apesar do desejo de La Tonya de colocar a irmã em situação difícil.

Capítulo 24

1. A saliva contém amilase salivar, que decompõe o amido da batata em açúcar, e lipase lingual, que decompõe a gordura da fritura em ácidos graxos e monoglicerídios.

2. O médico examina a mucosa das regiões do intestino grosso para avaliar a uniformidade (*vs.* pólipos), o epitélio simples colunar de aparência normal, as saculações de aparência normal, e assim por diante.

3. As modificações para aumentar a área de superfície são as pregas circulares, vilosidades e microvilosidades (borda em escova). As pregas circulares também aumentam a absorção ao produzirem um movimento espiral do quimo.

4. Durante a deglutição, o palato mole e a úvula fecham a parte nasal da faringe. Se o sistema nervoso enviar sinais conflitantes (como respiração, deglutição e riso), o palato pode estar na posição errada e não impedir a entrada de alimento na cavidade nasal.

5. Billy está ouvindo o borborigmo normal associado ao movimento do conteúdo intestinal por peristalse, contrações haustrais e peristalse de massa. Além disso, há produção de gás quando as bactérias decompõem o material não digerível, o que contribui para o ruído quando as bolhas atravessam o conteúdo intestinal.

Capítulo 25

1. O glomérulo continuaria a filtrar o sangue, produzindo filtrado contendo água, glicose, íons e outras substâncias. A toxina bloquearia a reabsorção normal de 99% do filtrado pelos túbulos renais. A pessoa infectada rapidamente teria desidratação por perda de água e também perderia íons, glicose e vitaminas e nutrientes essenciais. A pessoa infectada provavelmente morreria logo.

2. O reflexo de micção é basicamente um reflexo parassimpático com impulsos da parte simpática em situações de "luta, fuga ou medo". As vias parassimpáticas que partem do centro de micção e atravessam S2, S3 e S4 chegam ao plexo hipogástrico inferior (pélvico) para serem distribuídas para o músculo liso da bexiga urinária e do esfíncter interno da uretra. Isso causa a contração do músculo detrusor e relaxamento do esfíncter. Ao mesmo tempo, há relaxamento do esfíncter externo da uretra por inibição de impulsos eferentes somáticos para a musculatura do assoalho pélvico (levantador do ânus). As funções sinérgicas de contração da bexiga urinária e relaxamento dos esfíncteres provocam a micção.

3. A uretra feminina tem cerca de 4 cm de comprimento. A uretra masculina tem de 15 a 20 cm de comprimento, o que inclui sua passagem através do pênis, do diafragma urogenital e da próstata. A bexiga urinária feminina contém menos urina que a masculina por causa do útero.

4. As amostras de urina contêm muitas células epiteliais que se desprendem da mucosa de revestimento do sistema urinário.

5. As funções normalmente realizadas pelos néfrons saudáveis são filtração do sangue (filtração glomerular); *retenção* das substâncias necessárias para o corpo (reabsorção tubular) e *retirada* das substâncias desnecessárias para o corpo (secreção tubular). As substâncias desnecessárias (escórias) são excretadas na forma de líquido (urina). Em vista do grande número de néfrons lesados pela doença, essas funções agora estão sendo realizadas por um aparelho de hemodiálise com uso de membranas semipermeáveis para separar as substâncias necessárias dos resíduos.

Capítulo 26

1. A infecção poderia passar através da vagina para o útero pelas tubas uterinas, que são abertas para a cavidade pélvica.

2. A presença ou ausência do gene *SRY* no cromossomo Y determina o desenvolvimento das estruturas urogenitais antes do nascimento. O gene *SRY* e a secreção de testosterona pelos testículos fetais levam ao desenvolvimento de um indivíduo do sexo masculino. A ausência de *SRY* resulta em uma fêmea. As estruturas podem ser alteradas parcialmente por cirurgia e hormônios, mas a mulher ainda não terá os receptores e órgãos necessários para a produção de espermatozoides e o homem não terá receptores e órgãos necessários para a produção de óvulos. Não é possível modificar a composição cromossômica.

3. A histerectomia não causa menopausa. Histerectomia é a retirada do útero, órgão que não produz hormônios. Os ovários são preservados e continuam a produzir estrogênios e progesterona.

4. A artéria e as veias testiculares que drenam os testículos atravessam o anel inguinal; se a irrigação for interrompida pelo fechamento do canal inguinal, os testículos não recebem nutrientes e também não têm como eliminar resíduos.

5. Na vasectomia apenas o ducto deferente é seccionado e deixa os testículos intactos. As características sexuais secundárias masculinas e a libido (desejo sexual) são mantidas por androgênios, entre eles a testosterona. A secreção desses hormônios pelos testículos não é interrompida pela vasectomia.

Capítulo 27

1. O processo espinhoso de C VII forma uma proeminência ao longo da linha mediana na base do pescoço. O processo espinhoso de T I forma uma segunda proeminência um pouco inferior a C VII.

2. Palpação é o ato de tocar ou examinar usando as mãos. Palpitação é o batimento cardíaco forte que geralmente pode ser percebido pelo paciente.

3. A projeção (formato de um órgão na superfície do corpo) do coração na face anterior do tórax é indicada por quatro pontos: o *ponto inferior esquerdo* é o ápice (extremidade pontiaguda inferior) do coração, que se projeta para baixo e para a esquerda e pode ser palpada no quinto espaço intercostal, cerca de 9 cm à esquerda da linha mediana. O *ponto inferior direito* está na margem inferior da sexta cartilagem costal direita, cerca de 3 cm à direita da linha mediana. O *ponto superior direito* está na margem superior da terceira cartilagem costal direita, cerca de 3 cm à direita da linha mediana. O *ponto superior esquerdo* está na margem inferior da segunda cartilagem costal esquerda, cerca de 3 cm à esquerda da linha mediana. Ao unir os quatro pontos, podem-se determinar a localização e o tamanho do coração (aproximadamente do tamanho de um punho fechado).

4. O *músculo glúteo médio* é o local de injeção intramuscular, não o músculo glúteo máximo, que parece ser o que pensa Randy. A nádega é dividida em quadrantes, e a injeção é aplicada no quadrante superior externo, onde há menor risco de lesão do nervo isquiático ou de importantes vasos sanguíneos.

5. As asas do nariz, o lábio superior (filtro), os pelos das narinas, a margem da orelha (hélice), o anel dos supercílios e a esclera devem ser visíveis até mesmo por meio de uma câmera menos sofisticada; portanto, provavelmente esta não é uma câmera excepcional.

GLOSSÁRIO

A

Abdome Área entre o diafragma e a pelve.

Abdução Movimento de afastamento da linha mediana do corpo.

Abertura mediana Uma das três aberturas no teto do quarto ventrículo através do qual o líquido cerebrospinal entra no espaço subaracnóideo do encéfalo e da medula espinal.

Aborto Perda prematura (aborto espontâneo) ou intencional (aborto induzido) do embrião ou do feto inviável; perda gestacional decorrente de falha no processo normal de desenvolvimento ou maturação.

Abscesso Coleção localizada de pus e tecido liquefeito em uma cavidade.

Absorção Incorporação de líquidos ou outras substâncias por células da pele ou das túnicas mucosas; a passagem do alimento digerido no sistema digestório para o sangue ou para a linfa.

Acetilcolina (ACh) Neurotransmissor liberado por muitos neurônios da parte periférica do sistema nervoso e por alguns neurônios da parte central do sistema nervoso. Exerce ação excitatória na junção neuromuscular, mas inibitória em algumas outras sinapses (p. ex., diminui a frequência cardíaca).

Acidente vascular encefálico (AVE) Destruição de tecido encefálico (infarto) resultante de obstrução ou ruptura de vasos sanguíneos que irrigam o encéfalo. Também é denominado acidente vascular cerebral (AVC).

Ácido desoxirribonucleico (DNA) Ácido nucleico formado por nucleotídios que consiste em uma de quatro bases (adenina, citosina, guanina ou timina), desoxirribose e um grupo fosfato; as informações genéticas estão codificadas nos nucleotídios.

Ácido graxo Lipídio simples formado por um grupo carboxila e uma cadeia de hidrocarboneto; usado para sintetizar triglicerídios e fosfolipídios.

Ácido hialurônico Material extracelular amorfo e viscoso que une células, lubrifica articulações e mantém o formato do bulbo do olho.

Ácido nucleico Composto orgânico que é um longo polímero de nucleotídios, no qual cada nucleotídio contém uma pentose, um grupo fosfato e uma das quatro bases nitrogenadas possíveis (adenina, citosina, guanina e timina ou uracila).

Ácido ribonucleico (RNA) Ácido nucleico unifilamentar constituído de nucleotídios, cada um deles composto por uma base nitrogenada (adenina, citosina, guanina ou uracila), ribose, e um grupo fosfato; os principais tipos são RNA mensageiro (mRNA), RNA de transferência (tRNA) e RNA ribossômico (rRNA), cada um com funções específicas durante a síntese proteica.

Ácino hepático Unidade estrutural e funcional do fígado. É massa oval de hepatócitos com um eixo curto definido pelos ramos da tríade portal.

Ácinos Grupos de células no pâncreas que secretam enzimas digestivas; também, unidades funcionais no lóbulo hepático.

Acrossomo Organela semelhante ao lisossomo, localizada na cabeça de um espermatozoide, que contém enzimas que facilitam sua penetração em um oócito secundário.

Actina Proteína contrátil que faz parte dos filamentos finos nas fibras musculares.

Acústico Relativo ao som ou ao sentido da audição.

Adaptação O ajuste da pupila a variações na intensidade da luz. A propriedade pela qual um neurônio sensitivo transmite uma frequência reduzida de potenciais de ação a partir de um receptor, embora a intensidade do estímulo seja constante; a diminuição da percepção de uma sensação ao longo do tempo enquanto o estímulo ainda está presente.

Adeno-hipófise Lobo anterior da hipófise.

Aderência intertalâmica Ponte de substância cinzenta que une as metades direita e esquerda do tálamo em cerca de 70% dos encéfalos humanos.

Adipócito Célula de gordura, derivada de um fibroblasto.

Adução Movimento em direção à linha mediana do corpo.

Aeróbica Qualquer atividade que trabalhe grandes grupos musculares durante no mínimo 20 min; eleva o débito cardíaco e acelera a taxa metabólica.

Aglutinação Agregação de microrganismos ou células do sangue, tipicamente devido a uma reação antígeno-anticorpo.

Agonista O músculo diretamente responsável pela produção do movimento desejado.

Agregado plaquetário Agregado de plaquetas (trombócitos) no local de uma lesão vascular que ajuda a interromper ou diminuir a perda sanguínea.

Agudo Que tem início rápido, manifestações graves e um curso breve; não crônico.

Alantoide Pequena evaginação vascularizada do saco vitelino que serve como um local inicial para a formação do sangue e o desenvolvimento da bexiga urinária.

Albinismo Ausência anormal, não patológica, parcial ou total de pigmento na pele, nos pelos e nos olhos.

Aldosterona Um mineralocorticoide produzido pelo córtex da glândula suprarrenal que promove a reabsorção de sódio e água pelos rins e a excreção de potássio na urina.

Alelos Formas alternativas de um gene que controlam o mesmo traço hereditário (como o tipo sanguíneo A) e que estão localizadas na mesma posição em cromossomos homólogos.

Alergênio Antígeno que provoca uma reação de hipersensibilidade.

Alopecia Perda parcial ou completa de cabelo resultante de fatores como genética, envelhecimento, distúrbios endócrinos, quimioterapia e doenças cutâneas.

Alvéolo Pequena depressão ou cavidade; cavidade oca no parênquima pulmonar; parte secretora de leite em uma glândula mamária.

Amenorreia Ausência de menstruação.

Amilase salivar Enzima na saliva que inicia a digestão química do amido.

Âmnio Delgada membrana fetal protetora que se desenvolve a partir do epiblasto; mantém o feto suspenso no líquido amniótico.

Amplitude de movimento (ADM) A amplitude em que é possível mover os ossos de uma articulação, medida em graus de um círculo.

Ampola Dilatação sacular de um canal ou ducto, como a ampola em uma extremidade de cada canal semicircular na orelha interna. Parte terminal dilatada do ducto deferente. Parte mais larga e longa da tuba uterina.

Ampola hepatopancreática Pequena área elevada no duodeno onde o ducto colédoco e o ducto pancreático principal combinados se esvaziam no duodeno.

Anabolismo Reações de síntese que demandam energia e nas quais pequenas moléculas são combinadas para formar moléculas maiores.

Anaeróbica Que não necessita de oxigênio.

Anáfase O terceiro estágio da mitose no qual as cromátides que se separaram nos centrômeros se deslocam para polos opostos da célula.

Anastomose União terminoterminal de vasos sanguíneos, vasos linfáticos ou nervos.

Anatomia A disciplina da área biológica que estuda as estruturas do corpo e suas relações macroscopicamente.

Anatomia de superfície Estudo das estruturas que podem ser identificadas externamente.

Anatomia geral Ramo da anatomia que trata de estruturas que podem ser estudadas sem uso de microscópio. Também é denominada anatomia macroscópica.

Anatomia patológica Estudo de alterações estruturais causadas por doença.

Anatomia radiográfica Ramo diagnóstico da anatomia que inclui o uso de raios X.

Anatomia regional Ramo da anatomia que trata de uma região específica do corpo, como a cabeça, o pescoço, o tórax ou o abdome.

Anatomia sistêmica O estudo anatômico de sistemas específicos do corpo, como o ósseo, muscular, nervoso, circulatório ou urinário.

Andrógênios Hormônios sexuais masculinizantes produzidos pelos testículos nos homens e pelo córtex da glândula suprarrenal em ambos os sexos; são responsáveis pela libido (desejo sexual); os dois principais androgênios são a testosterona e a di-hidrotestosterona.

Anel inguinal profundo (abdominal) Abertura semelhante a fenda na aponeurose do músculo transverso do abdome que representa a origem do canal inguinal.

Anel inguinal superficial Abertura triangular na aponeurose do músculo oblíquo externo que representa o término do canal inguinal. Também é denominado anel inguinal subcutâneo.

Anemia Condição do sangue na qual o número de hemácias funcionais ou seu conteúdo de hemoglobina está abaixo do normal.

Aneurisma Dilatação sacular de um vaso sanguíneo causada por enfraquecimento de sua parede.

Anfiartrose Articulação pouco móvel na qual as faces ósseas articulares estão unidas em um por disco de fibrocartilagem; subdividida nos tipos sincondrose e sínfise.

Angiogênese A formação de vasos sanguíneos; ocorre no mesoderma extraembrionário do saco vitelínico, conectando o pedículo e o cório no início da terceira semana de desenvolvimento, e em todo o corpo após o nascimento.

Antagonista Músculo que tem ação oposta ao músculo agonista e facilita seu movimento.

Antebraço Parte do membro superior entre o cotovelo e o carpo.

Anterior Situado na região frontal do corpo humano. Equivalente ao ventral em bípedes.

Anticoagulante Substância que pode atrasar, suprimir ou impedir a coagulação do sangue.

Anticorpo Proteína produzida por plasmócitos em resposta a um antígeno específico; combina-se ao antígeno para neutralizá-lo, inibi-lo ou destruí-lo. Também denominado de **imunoglobulina** ou Ig.

Antidiurético Substância que inibe a produção de urina.

Antígeno Substância que tem imunogenicidade (capacidade de provocar uma resposta imune) e reatividade (capacidade de reagir com anticorpos ou células que resultam da resposta imune); o termo é formado pela contração de *antibody generator* (gerador de anticorpos).

Antígenos do complexo principal de histocompatibilidade (MHC) Proteínas de superfície nos leucócitos e outras células nucleadas que são exclusivas de cada pessoa (exceto em gêmeos idênticos); usadas na tipagem de tecidos e ajudam a evitar a rejeição de tecidos transplantados. Também são conhecidos como antígenos leucocitários humanos (HLA).

Antioxidante Substância que inativa radicais livres derivados de oxigênio. Entre os exemplos estão selênio, zinco, betacaroteno e vitaminas C e E.

Antro Qualquer cavidade ou câmara quase fechada, sobretudo dentro de um osso, como um seio. Cavidade no centro de um folículo secundário.

Ânus A extremidade distal e a abertura de saída do reto.

Aorta O principal tronco sistêmico do sistema arterial do corpo que emerge do ventrículo esquerdo.

Aparelho justaglomerular (AJG) Formado por mácula densa (células do túbulo contorcido distal adjacentes às arteríolas aferentes e eferentes) e células justaglomerulares (células modificadas da arteríola aferente e, às vezes, eferente); secreta renina quando a pressão arterial começa a cair.

Aparelho vestibular Designação coletiva dos órgãos do equilíbrio, que incluem o sáculo, o utrículo e os ductos semicirculares.

Apêndice vermiforme Tubo contorcido e espiralado ligado ao ceco.

Ápice Extremidade pontiaguda de uma estrutura cônica, como o ápice dos pulmões ou do coração, a extremidade do nariz ou o ápice da axila.

Apneia Interrupção temporária da respiração.

Aponeurose Tendão semelhante a uma lâmina que une um músculo a outro, ou a um osso.

Aponeurose epicrânica Tendão semelhante a uma lâmina que une os ventres frontal e occipital do músculo occipitofrontal. Também é denominada gálea aponeurótica.

Apoptose Morte celular programada; tipo normal de morte celular que remove células desnecessárias durante o desenvolvimento embriológico, regula o número de células nos tecidos e elimina muitas células potencialmente perigosas como as cancerosas.

Aqueduto do mesencéfalo Canal através do mesencéfalo que une terceiro e quarto ventrículos e contém líquido cerebrospinal. Também é denominado aqueduto de Silvio.

Aracnoide-máter A camada média das três meninges (revestimentos) do encéfalo e da medula espinal.

Arco da aorta A parte superior da aorta, localizada entre as partes ascendente e descendente da artéria.

Arco reflexo Via de condução mais básica do sistema nervoso, que conecta um receptor a um efetor e é constituída de um receptor, um neurônio sensitivo, um centro de integração na parte central do sistema nervoso, um neurônio motor e um efetor.

Área cardiogênica Grupo de células mesodérmicas na parte cranial de um embrião que dá origem ao coração.

Área de Broca Área motora do encéfalo no lobo frontal que traduz pensamentos em fala. Também chamada de área motora da fala.

Área motora A região do córtex cerebral que controla o movimento muscular, sobretudo o giro pré-central do lobo frontal.

Área motora primária Região do córtex cerebral no giro pré-central do lobo frontal do cérebro que controla músculos ou grupos musculares específicos.

Área pneumotáxica Parte do centro respiratório na ponte que envia continuamente impulsos nervosos inibitórios para a área inspiratória, limitando a inspiração e facilitando a expiração.

Área sensitiva Região do córtex cerebral associada à interpretação de impulsos sensitivos.

Área somatossensitiva primária Região do córtex cerebral posterior ao sulco central no giro pós-central do lobo parietal, que localiza com exatidão os pontos do corpo onde se originam as sensações somáticas.

Áreas de associação Grandes regiões corticais nas faces laterais dos lobos occipital, parietal e temporal e nos lobos frontais anteriormente às áreas motoras, conectadas por muitos axônios motores e sensitivos, a outras partes do córtex.

Aréola Qualquer espaço diminuto em um tecido. O anel pigmentado ao redor da papila mamária.

Arritmia Ritmo cardíaco irregular.

Artéria Vaso sanguíneo que conduz o sangue que sai do coração.

Arteríola Pequena artéria, quase microscópica, que conduz sangue até um capilar.

Arteríola aferente Vaso sanguíneo renal que se divide em uma rede capilar chamada de glomérulo; existe uma arteríola aferente para cada glomérulo.

Arteríola eferente Vaso do sistema vascular renal que conduz sangue de um glomérulo para um capilar peritubular.

Arteríolas retas Extensões da arteríola eferente de um néfron justaglomerular que seguem ao lado da alça do néfron (alça de Henle) na região medular do rim.

Arteriosclerose Grupo de doenças caracterizadas por espessamento e perda da elasticidade das paredes arteriais.

Articulação Ponto de contato entre dois ossos, entre osso e cartilagem ou entre osso e dentes.

Articulação cartilagínea Articulação sem cavidade sinovial em que os ossos articulados estão firmemente unidos por cartilagem, o que possibilita pouco movimento.

Articulação do ombro Articulação sinovial do úmero com a escápula.

Articulação elipsóidea Articulação sinovial estruturada de modo que o côndilo oval de um osso se encaixe na cavidade elíptica de outro osso, permitindo movimentos para os lados e para frente e para trás, como a articulação no punho entre o rádio e os carpais. Também é denominada de articulação condilar.

Articulação esferóidea Articulação sinovial na qual a superfície arredondada de um osso se movimenta em uma depressão ou cavidade arredondada de outro osso, como na articulação do ombro e do quadril.

Articulação fibrosa Sinartrose na qual o centro de tecido conjuntivo é constituído de tecido conjuntivo colagenoso denso; possibilita pouco ou nenhum movimento articular; entre os exemplos estão a sutura, a gonfose e a sindesmose.

Articulação plana Articulação na qual as faces articulares são planas ou levemente curvas; permite movimentos anteroposteriores e laterolaterais e rotação entre as faces planas.

Articulação selar Articulação sinovial na qual a face articular de um osso tem formato de sela e a face articular do outro tem formato semelhante ao das pernas do cavaleiro sentado sobre a sela, como a articulação entre os ossos trapézio e metacarpal do polegar.

Articulação sinovial Articulação livremente móvel ou diartrose na qual existe uma cavidade sinovial (articular) entre os dois ossos articulares; os tipos são: plana, gínglimo, trocóidea, elipsóidea, selar e esferóidea.

Articulação tipo gínglimo Articulação sinovial na qual uma superfície convexa de um osso se encaixa na superfície côncava de outro osso, como as articulações do cotovelo, tornozelo e interfalângicas.

Articulação trocóidea Articulação sinovial na qual uma superfície arredondada, pontiaguda ou cônica de um osso se articula com um anel formado por outro osso e um ligamento, como na articulação entre o atlas e o áxis e entre o rádio e a ulna.

Artrite Inflamação articular.

Artrologia Estudo ou descrição das articulações.

Artroplastia Substituição cirúrgica de articulações, por exemplo, joelho e quadril.

Artroscopia Procedimento para examinar o interior de uma articulação, geralmente o joelho, mediante a inserção de um artroscópio por uma pequena incisão; usado para avaliar a extensão de danos, remover cartilagens rompidas, reparar ligamentos cruzados e obter amostras para análise.

Artrose Processo degenerativo de uma articulação.

Árvore bronquial Traqueia, brônquios e suas estruturas ramificadas até os bronquíolos terminais inclusive.

Árvore da vida Tratos de substância branca do cerebelo, cuja aparência se assemelha à de uma árvore quando vistos em corte sagital.

Ascite Acúmulo anormal de líquido seroso na cavidade peritoneal.

Asma Reação alérgica habitual caracterizada por espasmos do músculo liso brônquico, com consequente sibilância e dificuldade respiratória. Também denominada asma brônquica.

Aterosclerose Doença progressiva caracterizada pela formação de lesões, denominadas placas ateroscleróticas, nas paredes de artérias grandes e médias.

Átomo Unidade de matéria que compõe um elemento químico; consiste em um núcleo (que contém prótons, com carga elétrica positiva, nêutrons, que não têm carga elétrica, e elétrons, com carga elétrica negativa), que orbita ao redor do núcleo.

Atresia Degeneração e reabsorção de um folículo ovariano antes de seu completo amadurecimento e ruptura; fechamento anormal de uma passagem ou ausência de uma abertura normal do corpo.

Átrios Câmaras superiores do coração.

Atrofia Emaciação ou diminuição de tamanho de uma parte, por insuficiência, anormalidade da nutrição ou ausência de uso.

Aurícula Estrutura enrugada semelhante a uma bolsa sobre a face anterior de cada átrio que aumenta ligeiramente a capacidade de um átrio, de maneira que possa conter maior volume de sangue.

Ausculta Exame por audição dos sons do corpo.

Autofagia Processo pelo qual organelas danificadas são digeridas dentro dos lisossomos.

Autoimunidade Resposta imunológica contra os tecidos da própria pessoa.

Autólise Autodestruição de células por suas próprias enzimas digestivas lisossômicas após a morte ou em um processo patológico.

Autorritmicidade Capacidade de gerar repetidamente potenciais de ação espontâneos.

Autossomo Qualquer cromossomo que não os cromossomos X e Y (cromossomos sexuais).

Avascular Sem irrigação sanguínea.

Axila Cavidade oca sob o braço no local de sua união ao corpo no ombro.

Axônio Processo longo, geralmente único, de uma célula nervosa que propaga um impulso nervoso em direção às terminações axônicas.

B

Baço Grande massa de tecido linfático entre o fundo gástrico e o diafragma que tem como funções a produção de células sanguíneas no início do desenvolvimento fetal, a fagocitose de células sanguíneas rotas e a proliferação de linfócitos B durante respostas imunes.

Bainha de mielina Revestimento de lipídios e proteínas com várias camadas, formado por células de Schwann e oligodendrócitos, em torno de axônios de muitos neurônios das partes periférica e central do sistema nervoso.

Bainha tendínea (sinovial) Bolsa semelhante a um tubo que envolve um tendão para protegê-lo do atrito na passagem por um túnel de tecido conjuntivo e osso.

Barorreceptor Neurônio capaz de responder a variações da pressão arterial, atmosférica ou de líquido. Também denominado de **receptor de estiramento**.

Barreira hematencefálica (BHE) Barreira constituída de capilares cerebrais especializados e astrócitos que impede a passagem de substâncias do sangue para o líquido cerebrospinal e o encéfalo.

Barreira hematotesticular Barreira formada por células nutrientes que isola as células espermatogênicas do sangue e impede uma resposta imune contra antígenos produzidos por essas células.

Basófilo Tipo de leucócito caracterizado por um núcleo pálido e grandes vesículas que se coram de azul-arroxeado com corantes básicos.

Bastonete Um dos dois tipos de fotorreceptor na retina; especializado para visão na penumbra.

Bexiga urinária Órgão muscular oco situado na cavidade pélvica, posterior à sínfise púbica; recebe urina por dois ureteres e a armazena até a excreção pela uretra.

Bilateral Relativo aos dois lados do corpo.

Bile Secreção hepática composta de água, sais biliares, pigmentos biliares, colesterol, lecitina e vários íons; emulsifica os lipídios antes de sua digestão.

Biologia celular O estudo da estrutura e função celulares. Também conhecida como citologia.

Biologia do desenvolvimento O estudo do desenvolvimento desde o ovócito fertilizado até a forma adulta.

Biopsia Retirada de uma amostra de tecido vivo para auxiliar o diagnóstico de um distúrbio, por exemplo, câncer.

Biopsia de vilosidade coriônica (BVC) Retirada de uma amostra de tecido das vilosidades coriônicas com auxílio de um cateter para pesquisa de defeitos genéticos pré-natais.

Blastocisto No desenvolvimento de um embrião, uma esfera celular oca formada por uma cavidade, trofoblasto (células externas) e massa celular interna ou embrioblasto.

Blastômero Uma das células resultantes da clivagem de um óvulo fertilizado.

Bloqueio atrioventricular (BAV) Arritmia cardíaca na qual ocorre a contração independente dos átrios e dos ventrículos por causa de um bloqueio dos impulsos elétricos através do coração em algum ponto do sistema de condução.

Boca Parte do sistema digestório formada por bochechas, palatos duro e mole e língua. Também é denominada cavidade oral ou bucal.

Bócio Aumento da tireoide.

Bolo Massa arredondada e macia, geralmente de alimentos, que é engolida.

Bolsa hipofisária Evaginação de ectoderme do teto da boca a partir da qual se desenvolve a adeno-hipófise.

Bolsas Coleções de líquido sinovial localizadas em áreas de atrito, sobretudo ao redor das articulações.

Botão sináptico Parte distal alargada de uma terminação axônica que contém vesículas sinápticas.

Braço Parte do membro superior que se estende do ombro até o cotovelo.

Bradicardia Frequência cardíaca ou de pulso diminuída em repouso (inferior a 50 bpm).

Brônquio principal Uma das duas divisões da traqueia que entram em cada pulmão. Também é denominado brônquio primário.

Bronquíolos Ramos de um brônquio terciário que se divide em bronquíolos terminais (distribuídos para os lóbulos pulmonares), que se dividem em bronquíolos respiratórios (distribuídos para os sacos alveolares).

Brônquios Ramos das vias respiratórias que incluem brônquios principais (as duas divisões da traqueia), brônquios lobares ou secundários (divisões dos brônquios principais que são distribuídas para os lobos pulmonares) e brônquios segmentares ou terciários (divisões dos brônquios lobares distribuídas para os segmentos broncopulmonares do pulmão).

Brônquios lobares Ramos dos brônquios principais que entram nos lobos pulmonares. Também são denominados brônquios secundários.

Brônquios segmentares Ramos dos brônquios lobares que entram nos segmentos broncopulmonares. Também são denominados brônquios terciários.

Bronquite Inflamação da túnica mucosa da árvore bronquial; caracterizada por hipertrofia e hiperplasia das glândulas seromucosas e das células caliciformes que revestem os brônquios; acarreta tosse produtiva.

Bucal Relativo à bochecha ou à boca.

Bulbo Parte inferior do tronco encefálico.

Bulbo do pênis Parte alargada da base do corpo esponjoso do pênis.

Bulbo olfatório Massa de substância cinzenta que contém corpos celulares de neurônios que formam sinapses com neurônios do nervo olfatório (NC I), situado inferiormente ao lobo frontal do cérebro em cada lado da crista etmoidal; também faz parte do sistema límbico.

Bulimia Transtorno caracterizado pelo consumo excessivo de alimento pelo menos duas vezes na semana seguido por vômito autoinduzido, dieta estrita ou jejum, prática intensiva de exercícios físicos ou uso de laxantes ou diuréticos. Também é denominada de síndrome de compulsão alimentar-purgação.

Bursite Inflamação de uma bolsa.

C

Cabeça Parte superior do ser humano, cefálica ao pescoço. A parte superior ou proximal de uma estrutura, como um espermatozoide ou a parte proximal do epidídimo ou a cabeça do pâncreas.

Calcificação Deposição de sais minerais, principalmente hidroxiapatita, em uma estrutura formada por fibras de colágeno na qual há enrijecimento do tecido. Também é denominada de mineralização.

Calcitonina Hormônio produzido pelas células parafoliculares da tireoide que reduz os níveis sanguíneos de cálcio e fosfatos por inibição da reabsorção óssea (decomposição da matriz óssea) e aceleração da captação destes elementos pela matriz óssea.

Cálculo Concreção ou massa insolúvel de sais cristalizados ou outro material formado no corpo, como na vesícula biliar, no rim ou na bexiga urinária.

Cálculo biliar Massa sólida, que geralmente contém colesterol, na vesícula biliar ou em um ducto biliar; forma-se em qualquer local entre os canalículos biliares hepáticos e a ampola hepatopancreática, no local em que a bile entra no duodeno.

Cálculo renal Massa sólida, geralmente constituída de cristais de oxalato de cálcio, ácido úrico ou fosfato de cálcio, que pode se formar em qualquer parte das vias urinárias.

Calo Espessamento anormal do estrato córneo por causa da exposição constante da pele ao atrito. Espessamento adquirido e localizado.

Camada germinativa primária Uma das três camadas de tecido embrionário, denominadas ectoderme, mesoderme e endoderme, que dão origem a todos os tecidos e órgãos do corpo.

Camada osteogênica Camada interna do periósteo que contém células responsáveis pela formação de novo osso durante o crescimento e o reparo.

Câmara anterior Câmara da cavidade anterior entre a córnea e a íris.

Canais semicirculares Três canais ósseos (anterior, posterior e lateral), preenchidos com perilinfa, nos quais se situam os canais semicirculares membranáceos preenchidos com endolinfa. Eles contêm receptores para o equilíbrio.

Canal anal Os últimos dois ou três centímetros do reto; abre-se para o meio externo através do ânus.

Canal arterial Pequeno vaso que une o tronco pulmonar à aorta; encontrado apenas no feto.

Canal inguinal Passagem oblíqua na parede abdominal anterior, logo superior e paralela à metade medial do ligamento inguinal, que dá passagem ao funículo espermático e ao nervo ilioinguinal no homem e ao ligamento redondo do útero e nervo ilioinguinal na mulher.

Canal interosteônico Diminuta passagem pela qual vasos sanguíneos e nervos do periósteo penetram na substância compacta. Também é denominado canal perfurante ou de Volkmann.

Canal osteônico Tubo microscópico que se estende ao longo da medula espinal na comissura cinzenta. Canal circular que segue em sentido longitudinal no centro de um ósteon (sistema de Havers) de substância compacta madura, que contém vasos sanguíneos e linfáticos, além de nervos. Também é denominado canal central ou de Havers.

Canal radicular Extensão estreita da cavidade pulpar situa no interior da raiz do dente.

Canal vertebral Cavidade na coluna vertebral formada pelos forames vertebrais de todas as vértebras e que contém a medula espinal.

Canalículo lacrimal Ducto, um em cada pálpebra, que começa no ponto lacrimal da margem medial de uma pálpebra e conduz as lágrimas medialmente em direção ao saco lacrimal.

Canalículos Pequenos canais, como os existentes nos ossos, onde conectam lacunas.

Canalículos biliares Ductos pequenos, localizados entre os hepatócitos, que acumulam a bile produzida por essas células.

Câncer Grupo de doenças caracterizadas por divisão celular descontrolada ou anormal.

Capacitação Modificações funcionais sofridas pelo espermatozoide no sistema genital feminino que permitem a ele fertilizar um oócito secundário.

Capilar Vaso sanguíneo microscópico, localizado entre uma arteríola e uma vênula, através do qual há troca de substâncias entre o sangue e o líquido intersticial.

Capilar linfático Vaso linfático cego microscópico que começa em espaços entre células e converge com outros para formar vasos linfáticos.

Cápsula articular Estrutura semelhante a bainha ao redor de uma articulação sinovial, constituída de uma cápsula fibrosa e uma membrana sinovial.

Cápsula glomerular Globo com parede dupla na extremidade proximal de um néfron que envolve os capilares glomerulares. Também é denominada cápsula de Bowman.

Cápsula interna Grande feixe de fibras de projeção, lateral ao tálamo, que é a principal conexão entre o córtex cerebral e o tronco encefálico e a medula espinal; contém axônios de neurônios sensitivos que conduzem sinais sensitivos auditivos, visuais e somáticos até o córtex cerebral mais axônios de neurônios motores que descem do córtex cerebral até o tálamo, subtálamo, tronco encefálico e medula espinal.

Característica sexual secundária Característica do corpo masculino ou feminino que se desenvolve na puberdade sob a influência de hormônios sexuais, mas não participa diretamente da reprodução sexuada; entre os exemplos estão a distribuição dos pelos corporais, o timbre da voz, o formato do corpo e o desenvolvimento muscular.

Carboidrato Substância orgânica constituída de carbono, oxigênio e hidrogênio; a razão entre átomos de hidrogênio e oxigênio geralmente é de 2:1. Entre os exemplos estão açúcares, glicogênio, amidos e glicose.

Carcinógeno Substância química ou radiação que causa câncer.

Cardiologia Estudo do coração e das doenças associadas a ele.

Cáries dentárias Desmineralização gradual do esmalte e da dentina de um dente que pode invadir a polpa e o osso alveolar.

Caroteno Precursor antioxidante da vitamina A, necessário para a síntese de fotopigmentos. Pigmento amarelo-alaranjado encontrado na camada córnea da epiderme. Responsável pela coloração amarelada da pele.

Carpo Termo coletivo que designa os oito ossos do punho.

Cartilagem articular Cartilagem hialina nas extremidades dos ossos articulares.

Cartilagem tireóidea Maior cartilagem da laringe, constituída pela fusão de duas lâminas que formam a parede anterior da laringe.

Cartilagens Densa rede de fibras colágenas e fibras elásticas firmemente inseridas em sulfato de condroitina, um componente gelatinoso da substância fundamental.

Cartilagens aritenóideas Duas pequenas cartilagens piramidais da laringe que estão unidas às pregas vocais e aos músculos intrínsecos da faringe e podem mover as pregas vocais.

Catabolismo Reações químicas que decompõem compostos orgânicos complexos em outros mais simples, com liberação de energia.

Catarata Perda de transparência da lente do olho (cristalino), de sua cápsula ou de ambos.

Cauda equina Grupo de raízes de nervos espinais na extremidade inferior da medula espinal, semelhante a uma cauda.

Caudal Relativa a qualquer estrutura semelhante a uma cauda; que ocupa posição inferior.

Cavidade abdominal Parte superior da cavidade abdominopélvica que contém o estômago, o baço, o fígado, a vesícula biliar, a maior parte do intestino delgado e parte do intestino grosso.

Cavidade abdominopélvica Cavidade do corpo que é subdividida em cavidades abdominal (superior) e pélvica (inferior).

Cavidade anterior Área do olho entre a córnea e a lente.

Cavidade corporal Espaço no corpo que contém vários órgãos internos.

Cavidade do blastocisto Cavidade preenchida por líquido dentro do blastocisto.

Cavidade do crânio Subdivisão da cavidade corporal dorsal formada pelos ossos do crânio que contém o encéfalo.

Cavidade medular Espaço interno na diáfise de um osso que contém medula óssea amarela.

Cavidade nasal Cavidade revestida por túnica mucosa de cada lado do septo nasal que se abre na face (anteriormente) por meio das narinas e na parte nasal da faringe por meio dos cóanos (posteriormente).

Cavidade pélvica Parte inferior da cavidade abdominopélvica que contém a bexiga urinária, o colo sigmoide, o reto e as estruturas genitais internas femininas e masculinas.

Cavidade pericárdica Pequeno espaço virtual, entre as lâminas visceral e parietal do pericárdio seroso, que contém líquido pericárdico.

Cavidade pleural Pequeno espaço virtual entre as pleuras visceral e parietal.

Cavidade pulpar Cavidade dentro da coroa e do colo de um dente, preenchida por polpa, um tecido conjuntivo que contém vasos sanguíneos, nervos e vasos linfáticos.

Cavidade sinovial O espaço entre os ossos de uma articulação sinovial, preenchido por líquido sinovial. Também é denominada cavidade articular.

Cavidade torácica Parte superior da cavidade ventral do corpo que contém duas cavidades pleurais, o mediastino e a cavidade pericárdica.

Ceco Bolsa em fundo cego na extremidade proximal do intestino grosso que se une ao íleo.

Célula Unidade estrutural e funcional básica de todos os organismos; a menor estrutura capaz de realizar todas as atividades essenciais para a vida.

Célula alfa Tipo de célula das ilhotas pancreáticas que secreta o hormônio glucagon. Também é conhecida como célula A.

Célula-alvo Célula cuja atividade é afetada por um hormônio específico.

Célula apresentadora de antígenos (APC) Classe especial de célula migratória que processa e apresenta antígenos aos linfócitos T durante uma resposta imune; as APC incluem macrófagos, linfócitos B e células dendríticas, presentes na pele, nas túnicas mucosas e nos linfonodos.

Célula B Linfócito que pode dar origem a um clone de plasmócitos produtores de anticorpos ou células de memória quando apropriadamente estimulados por um antígeno específico.

Célula beta Tipo de célula nas ilhotas pancreáticas que secreta o hormônio insulina.

Célula caliciforme Glândula unicelular em forma de cálice que secreta muco; presente no epitélio das vias respiratórias e do intestino.

Célula cromafim Célula que tem afinidade por sais de cromo em parte devido à presença dos precursores do neurotransmissor epinefrina; encontrada, entre outros locais, na medula da glândula suprarrenal.

Célula de Purkinje Neurônio no cerebelo com extensa ramificação de dendritos.

Célula de Schwann Célula neuroglial da parte periférica do sistema nervoso que forma a bainha de mielina e o neurolema ao redor de um axônio, envolvendo-o como um rocambole.

Célula delta Célula nas ilhotas pancreáticas que secreta somatostatina. Também é denominada célula D.

Célula dendrítica Tipo de célula apresentadora de antígeno, com longas projeções semelhantes a ramos, que em geral está presente nas túnicas mucosas como a da vagina, na pele (macrófagos intraepidérmicos) e nos linfonodos (células dendríticas foliculares).

Célula diploide ($2n$) Célula com o número de cromossomos caracteristicamente encontrado nas células somáticas de um organismo, dois conjuntos de cromossomos haploides, um da mãe e outro do pai.

Célula enteroendócrina Célula da túnica mucosa do tubo gastrintestinal que secreta um hormônio que regula a sua função; entre os hormônios secretados estão gastrina, colecistocinina, peptídio insulinotrópico dependente de glicose (GIP) e secretina.

Célula epitelial tátil Tipo de célula na epiderme da pele glabra; faz contato com um disco tátil, que participa do tato.

Célula F Célula nas ilhotas pancreáticas que secreta polipeptídio pancreático.

Célula haploide (n) Célula que possui a metade do número de cromossomos caracteristicamente encontrado nas células somáticas de um organismo; característica de gametas maduros.

Célula intersticial Tipo de célula que secreta testosterona; localizada no tecido conjuntivo entre os túbulos seminíferos em um testículo maduro.

Célula neurossecretora Neurônio que secreta um hormônio liberador hipotalâmico ou um hormônio inibidor para os capilares sanguíneos do hipotálamo; um neurônio que secreta ocitocina ou hormônio antidiurético nos capilares sanguíneos da neuro-hipófise.

Célula osteogênica Célula-tronco derivada de mesênquima com potencial mitótico e a capacidade de se diferenciar em um osteoblasto.

Célula osteoprogenitora Célula-tronco mesenquimal que tem potencial mitótico e a capacidade de se diferenciar em osteoblasto.

Célula parietal Tipo de célula secretora nas glândulas gástricas que produz ácido clorídrico e fator intrínseco.

Célula principal Célula secretora de uma glândula gástrica que produz o pepsinogênio – precursor da enzima pepsina – e a enzima gástrica lipase. Também é denominada célula zimogênica. Célula localizada nas glândulas paratireoides, que secreta paratormônio (PTH). Tipo celular nos túbulos contorcidos distais e ductos coletores dos rins que é estimulada por aldosterona e hormônio antidiurético.

Célula receptora olfatória Neurônio bipolar com seu corpo celular entre células de sustentação localizadas na túnica mucosa de revestimento da parte superior de cada cavidade nasal; transduz odores em sinais neurais.

Célula reticuloendotelial estrelada Célula fagocitária limítrofe com um sinusoide hepático. Também é denominada célula de Kupffer ou macrófago hepático.

Célula satélite Células neurogliais achatadas que circundam os corpos celulares de gânglios da parte periférica do sistema nervoso responsáveis pela sustentação estrutural e regulação da troca de substâncias entre um corpo celular neuronal e o líquido intersticial.

Célula sustentacular Uma célula de sustentação nos túbulos seminíferos que secreta líquido, para fornecer nutrientes para os espermatozoides, e o hormônio inibina; retira o excesso de citoplasma das células espermatogênicas; e medeia os efeitos do FSH e da testosterona na espermatogênese.

Células basais Células-tronco localizadas entre as bases das células de sustentação que produzem novas células-tronco do receptor olfatório; encontradas na periferia do calículo gustatório que produz células de sustentação.

Células ependimárias Células da neuróglia que recobrem os plexos coroides e produzem líquido cerebrospinal (LCS); elas também revestem os ventrículos encefálicos e provavelmente auxiliam na circulação de LCS.

Células progenitoras Células originadas de células-tronco mieloides durante a hematopoese; diferentes tipos produzem eritrócitos, megacariócitos, granulócitos e monócitos.

Células receptoras gustatórias Receptores do paladar que contêm microvilosidades gustatórias através de poros gustatórios.

Célula-tronco Célula não especializada que tem a capacidade de se dividir indefinidamente e dar origem a uma célula especializada.

Célula-tronco pluripotente Célula-tronco imatura na medula óssea vermelha que dá origem a precursores de todas as diferentes células sanguíneas maduras.

Cemento Tecido calcificado que cobre a raiz de um dente.

Centríolos Par de estruturas cilíndricas de um centrossomo; cada uma delas é formada por um anel de microtúbulos e colocada perpendicular à outra.

Centro cardiovascular Grupos de neurônios dispersos no bulbo que regulam a frequência cardíaca, a força contrátil e o diâmetro dos vasos sanguíneos.

Centro de ossificação Área no molde cartilaginoso de um futuro osso onde as células cartilaginosas sofrem hipertrofia, secretam enzimas que calcificam sua matriz extracelular e morrem; a área ocupada por essas células é invadida por osteoblastos que formarão o osso.

Centro respiratório Neurônios na ponte e no bulbo que regulam a frequência e a profundidade da respiração.

Centro respiratório do bulbo Neurônios do centro respiratório formado pelo grupo respiratório dorsal (GRD) e grupo respiratório ventral (GRV). Anteriormente denominado área de ritmicidade bulbar.

Centrômero A parte estreitada de um cromossomo onde se unem as duas cromátides; serve como ponto de ligação para os microtúbulos que deslocam as cromátides durante a anáfase da divisão celular.

Centrossomo Densa rede de pequenas fibras proteicas perto do núcleo de uma célula; contém um par de centríolos e material pericentriolar.

Cerebelo Parte do encéfalo situada posterior ao bulbo e à ponte; controla o equilíbrio e coordena movimentos especializados.

Cérebro Dois hemisférios do prosencéfalo (derivados do telencéfalo); constituem a maior parte do encéfalo.

Cerume Secreção cérea produzida por glândulas ceruminosas no meato acústico externo. Também é denominado cera de ouvido.

Choque Falha do sistema circulatório na distribuição de quantidade suficiente de oxigênio e nutrientes para atender as necessidades metabólicas em razão do débito cardíaco inadequado. É caracterizado por hipotensão; pele fria, pegajosa e pálida; sudorese; redução da produção de urina; alteração do estado mental; acidose; taquicardia; pulso rápido e fraco; e sede. Os tipos são hipovolêmico, cardiogênico, vascular e obstrutivo.

Choque medular Período que varia de vários dias a várias semanas após a transecção da medula espinal caracterizado pela abolição de toda a atividade reflexa.

Ciatalgia Inflamação e dor ao longo do nervo isquiático; percebida ao longo da face posterior da coxa e se estende inferiormente na face interna da perna.

Cicatriz umbilical Pequena cicatriz no abdome que indica a antiga ligação do cordão umbilical com o feto.

Ciclo cardíaco Batimento cardíaco completo, constituído de sístole (contração) e diástole (relaxamento) de ambos os átrios somados à sístole e à diástole de ambos os ventrículos.

Ciclo celular Crescimento e divisão de uma única célula em duas células idênticas; consiste em interfase e divisão celular.

Ciclo ovariano Série mensal de eventos no ovário que estão associados à maturação de um oócito secundário.

Ciclo reprodutivo feminino Termo geral para os ciclos ovariano e uterino, as variações hormonais que os acompanham e as alterações cíclicas nas mamas e no colo do útero; inclui alterações no endométrio de uma mulher não grávida que prepara o revestimento uterino para receber um óvulo fertilizado. Chamado menos precisamente de ciclo menstrual.

Ciclo uterino Série de alterações no endométrio de uma mulher não grávida que preparam o revestimento uterino para receber um óvulo fertilizado. Também é denominado ciclo menstrual.

Cifose Exagero da curva primária torácica da coluna vertebral, que produz uma aparência de "corcunda".

Cílios Pelos ou processos piliformes que se projetam de uma célula e podem ser usados para mover toda a célula ou substâncias ao longo da superfície celular.

Cílios olfatórios Cílios que se projetam dos dendritos de receptores olfatórios que respondem a substâncias químicas inaladas.

Cinesiologia Estudo do movimento das partes do corpo.

Cinestesia Percepção da angulação e da direção dos movimentos corporais; é possível graças a impulsos nervosos gerados por proprioceptores.

Cinetócoro Complexo de proteínas unido ao exterior de um centrômero no qual se fixam os microtúbulos do cinetócoro.

Circulação colateral Rotas alternativas para que o sangue chegue a determinado órgão ou tecido.

Circulação coronariana (cardíaca) Via seguida pelo sangue desde a parte ascendente da aorta e através dos vasos sanguíneos que irrigam o coração até retornar ao átrio direito. Também denominada circulação cardíaca.

Circulação fetal Sistema circulatório do feto, inclusive a placenta e os vasos sanguíneos especiais implicados na troca de substâncias entre o feto e a mãe.

Circulação porta hepática Fluxo sanguíneo dos órgãos gastrintestinais para o fígado antes de retornar ao coração.

Circulação pulmonar Fluxo de sangue desoxigenado do ventrículo direito para os pulmões e o retorno de sangue oxigenado dos pulmões para o átrio esquerdo.

Circulação sistêmica Vias pelas quais o sangue rico em oxigênio flui do ventrículo esquerdo, pela aorta, para todos os órgãos do corpo e o sangue desoxigenado retorna ao átrio direito.

Círculo arterial do cérebro Anel de artérias que formam uma anastomose na base do encéfalo, entre as artérias carótida interna e basilar e as artérias que irrigam o córtex encefálico. Também é denominado de polígono de Willis.

Circundução Movimento em uma articulação sinovial no qual a extremidade distal de um osso se move em círculo enquanto a extremidade proximal se mantém relativamente estável.

Cirrose Distúrbio hepático em que as células parenquimatosas são destruídas e substituídas por tecido conjuntivo.

Cisterna do quilo Origem do ducto torácico.

Cisto Bolsa com uma parede distinta de tecido conjuntivo, que contém líquido ou outro material.

Citocinese Distribuição do citoplasma em duas células separadas durante a divisão celular; coordenada com a divisão nuclear (mitose).

Citoesqueleto Estrutura interna complexa do citoplasma que consiste em microfilamentos, microtúbulos e filamentos intermediários.

Citólise Ruptura de células vivas com extravasamento do conteúdo.

Citoplasma Citosol mais todas as organelas, exceto o núcleo.

Citosol Parte semilíquida de citoplasma na qual as organelas e inclusões estão suspensas e os solutos, dissolvidos. Também denominado **líquido intracelular**.

Clitóris Órgão erétil da mulher, localizado na junção anterior dos lábios menores do pudendo, homólogo ao pênis.

Clivagem Rápidas divisões mitóticas depois da fertilização de um oócito secundário, resultando em um número aumentado de células progressivamente menores, denominadas blastômeros.

Clone População de células idênticas.

Coágulo sanguíneo Massa gelatinosa constituída de filamentos de fibrina, plaquetas e células do sangue aprisionados na fibrina.

Cóanos Duas aberturas posteriores às cavidades nasais que se abrem na parte nasal da faringe.

Coarctação da aorta Defeito cardíaco congênito no qual um segmento da aorta é muito estreitado. Desse modo, diminui o fluxo de sangue oxigenado para o corpo, o ventrículo esquerdo é forçado a se contrair com mais força e ocorre aumento da pressão arterial.

Cóccix Ossos fundidos na extremidade inferior da coluna vertebral.

Cóclea Tubo cônico espiralado que forma uma parte da orelha interna e contém o órgão espiral.

Colágeno Proteínas que são o principal constituinte orgânico do tecido conjuntivo.

Colecistectomia Retirada cirúrgica da vesícula biliar.

Colecistite Inflamação da vesícula biliar.

Colesterol Classificado como lipídio, é o esteroide mais abundante nos tecidos animais; localizado nas membranas celulares e usado para a síntese de hormônios esteroides e de sais biliares.

Colículo Pequena elevação.

Colo Qualquer parte estreitada de um órgão, como a parte cilíndrica inferior do útero ou o colo do fêmur. A junção estreitada da coroa e raiz do dente, perto da linha da gengiva, ou a parte afilada da vesícula biliar. A parte da cauda de um espermatozoide proximal à cabeça do espermatozoide; contém centríolos.

Colo ascendente Parte do intestino grosso que se estende superiormente do ceco até a margem inferior do fígado, onde se curva na flexura direita do colo e dá origem ao colo transverso.

Colo descendente Parte do intestino grosso descendente desde a flexura esquerda (esplênica) do colo até a altura da crista ilíaca.

Colo do intestino grosso Parte do intestino grosso formada por colos ascendente, transverso, descendente e sigmoide.

Colo sigmoide Parte do intestino grosso em formato de S que se inicia na altura da crista ilíaca esquerda, projeta-se medialmente e termina no reto, aproximadamente na altura da terceira vértebra sacral.

Colo transverso Parte do intestino grosso que se estende da flexura direita até a flexura esquerda do colo.

Colostro Líquido fino e turvo secretado pelas glândulas mamárias alguns dias antes ou depois do parto, antes da produção do leite verdadeiro.

Coluna Grupo de tratos de substância branca na medula espinal.

Coluna anal Prega longitudinal na túnica mucosa do canal anal que contém uma rede de artérias e veias.

Coluna vertebral As 26 vértebras de um adulto e 33 vértebras de uma criança; envolve e protege a medula espinal e serve como ponto de fixação das costelas e dos músculos do dorso.

Comissura cinzenta Faixa estreita de substância cinzenta que une as duas massas cinzentas laterais na medula espinal.

Compartimentos Grupo de músculos esqueléticos com funções relacionadas e seus vasos sanguíneos e nervos associados.

Complexo de Golgi Organela no citoplasma celular composta por quatro a seis bolsas achatadas (cisternas), empilhadas, com áreas expandidas nas extremidades; suas funções são processar, distribuir, empacotar e liberar proteínas e lipídios para a membrana plasmática, lisossomos e vesículas secretoras.

Complexo QRS As deflexões de um eletrocardiograma que representam o início da despolarização ventricular.

Concha Osso enrolado encontrado no crânio. A concavidade da orelha.

Concussão Lesão traumática do encéfalo que não produz alterações visíveis, mas pode levar à perda abrupta e temporária da consciência.

Condrócito Célula da cartilagem madura.

Cone Tipo de fotorreceptor da retina especializado para visão colorida e nítida na claridade.

Cone medular A parte afilada da medula espinal inferior à intumescência lombar.

Congênito Existente por ocasião do nascimento.

Consciência Estado de vigilância no qual um indivíduo está totalmente alerta, consciente e orientado, em parte devido ao *feedback* entre o córtex cerebral e o sistema reticular ativador.

Contração concêntrica Contração na qual um músculo se encurta enquanto produz uma tensão constante e supera a carga que está movendo.

Contração excêntrica Contração na qual um músculo se alonga enquanto produz uma tensão constante e supera a carga que está movendo.

Contracepção Prevenção da fertilização ou gestação sem destruir a fertilidade.

Contratilidade Capacidade das células ou de parte das células para gerar força com o objetivo de encurtamento para movimentação.

Controle de natalidade Vários métodos destinados a controlar a fertilidade e a evitar a concepção.

Convergência Organização sináptica na qual as terminações sinápticas de vários neurônios pré-sinápticos terminam em um neurônio pós-sináptico. O movimento medial dos dois bulbos do olho, de modo que ambos focalizam um objeto próximo para formar uma única imagem.

Coração Órgão muscular oco situado ligeiramente à esquerda da linha mediana do tórax que bombeia o sangue através do sistema circulatório.

Cordão umbilical Longa estrutura em forma de corda que contém artérias e veia umbilicais e une o feto à placenta.

Cordas tendíneas Cordas fibrosas semelhantes a um tendão que unem as valvas atrioventriculares aos músculos papilares do coração.

Cório Membrana fetal mais superficial que se torna a principal parte embrionária da placenta; tem funções de proteção e nutrição.

Corioide Uma das túnicas vasculares do bulbo do olho.

Córnea Túnica fibrosa transparente avascular através da qual é possível ver a íris.

Corneócitos Células de queratina que constituem a membrana plasmática delgada e plana que forma o estrato córneo da epiderme. Também denominados de escamas.

Corno Área de substância cinzenta (anterior, lateral ou posterior) na medula espinal.

Coroa Margem da glande do pênis.

Coroa radiada Camada mais interna das células granulosas que está firmemente unida à zona pelúcida em torno de um oócito secundário.

Corpo *albicans* Área branca e fibrosa que se forma no ovário após a regressão do corpo lúteo.

Corpo caloso Grande comissura encefálica entre os hemisférios cerebrais.

Corpo ciliar Uma das três partes da túnica vascular do bulbo do olho; as outras são a corioide e a íris; inclui o músculo ciliar e os processos ciliares.

Corpo estriado Área no interior de cada hemisfério cerebral composta pelos núcleos caudado e lentiforme dos núcleos da base e pela substância branca da cápsula interna, organizada de maneira estriada.

Corpo lúteo Corpo amarelado formado no ovário após um folículo liberar seu oócito secundário; secreta estrogênios, progesterona, relaxina e inibina.

Corpo vítreo Substância macia e gelatinosa que preenche a câmara vítrea do bulbo do olho, situada entre a lente e a retina.

Corpos mamilares Dois corpos pequenos e arredondados na região inferior do hipotálamo que participam dos reflexos relacionados com o sentido do olfato; também são parte do sistema límbico.

Corpúsculo de Meissner ver **Corpúsculo tátil**.

Corpúsculo lamelado Receptor de pressão oval localizado na derme ou no tecido subcutâneo e composto por camadas concêntricas de tecido conjuntivo que envolvem dendritos de um neurônio sensitivo. Também é denominado corpúsculo de Paccini.

Corpúsculo renal Uma cápsula glomerular e seu glomérulo encapsulado.

Corpúsculo tátil Receptor sensitivo para o tato; encontrado nas papilas dérmicas, sobretudo nas palmas das mãos e nas plantas dos pés. Também é denominado **corpúsculo de Meissner**.

Corte transversal Superfície bidimensional plana de uma estrutura tridimensional produzida pela passagem de um plano transverso.

Córtex Camada externa de um órgão. A camada convoluta da substância cinzenta que cobre cada hemisfério cerebral.

Córtex cerebral Superfície dos hemisférios cerebrais, com 2 a 4 mm de espessura, composta por substância cinzenta; organizado em seis camadas de corpos celulares neuronais na maioria das áreas.

Córtex da glândula suprarrenal Parte externa de uma glândula suprarrenal, dividida em três zonas; a zona glomerulosa secreta mineralocorticoides, a zona fasciculada secreta glicocorticoides e a zona reticular secreta androgênios.

Coxa Parte do membro inferior entre o quadril e o joelho.

Crânio Esqueleto da cabeça formado por ossos do crânio e da face. Protege o encéfalo e os órgãos da visão, audição e equilíbrio; inclui os ossos frontal, parietal, temporal, occipital, esfenoide e etmoide.

Crescimento Aumento de tamanho do corpo; um dos seis processos vitais.

Crescimento intersticial Crescimento a partir de uma área interna, como no crescimento de uma cartilagem. Também é denominado crescimento endógeno.

Crescimento por aposição Crescimento por deposição de material em uma superfície, como no crescimento em diâmetro da cartilagem e do osso. Também é denominado crescimento exógeno.

Crista Estrutura que tem uma aresta. Pequena elevação na ampola de cada ducto semicircular que contém receptores para equilíbrio dinâmico.

Cromátide Um dos dois filamentos nucleoproteicos idênticos que estão ligados pelo centrômero e se separam durante a divisão celular, quando cada um se torna um cromossomo de uma das duas células-filhas.

Cromatina A massa filamentosa de material genético, composta por DNA e proteínas histonas, que está presente no núcleo de uma célula que não está se dividindo (interfase).

Cromossomo Uma das pequenas estruturas filamentares no núcleo de uma célula, normalmente 46 em uma célula diploide humana, que contém o material genético; composto por DNA e proteínas (histonas) que formam um delicado filamento de cromatina durante a interfase; é compactado em estruturas semelhantes a bastões que são visíveis ao microscópio óptico durante a divisão celular.

Cromossomos homólogos Dois cromossomos que pertencem a um par.

Cromossomos sexuais Vigésimo terceiro par de cromossomos, denominados X e Y, que determina o sexo genético de um indivíduo; nos homens, o par é XY; na mulher, é XX.

Crônico Prolongado ou com recorrências frequentes; designa uma doença que não é aguda.

Crossing-over Troca de parte de uma cromátide com outra durante a meiose. Permite a troca de genes entre cromátides e é um fator que resulta na variação genética da prole.

Cúpula Massa de material gelatinoso que cobre as células pilosas de uma crista.

D

Decídua Parte do endométrio uterino (exceto a camada mais profunda) que se modifica durante a gravidez e é eliminada após o parto.

Decíduo Queda ou eliminação sazonal ou em determinado estágio do desenvolvimento. No corpo, refere-se ao primeiro conjunto de dentes.

Decúbito Posição deitada.

Decussação das pirâmides Cruzamento para o lado oposto (contralateral); um exemplo é o cruzamento de 90% dos axônios nos grandes tratos motores para lados opostos nas pirâmides do bulbo.

Defecação Eliminação de fezes pelo reto.

Defeito septal Abertura no septo interatrial (comunicação interatrial) causada pelo não fechamento do forame oval, ou no septo interventricular (comunicação interventricular) causada pelo desenvolvimento incompleto do septo interventricular.

Degeneração walleriana Degeneração da parte do axônio e da bainha de mielina de um neurônio distal ao local da lesão.

Deglutição Ato de deslocar o alimento da boca para o estômago.

Dendrito Projeção neuronal que conduz sinais elétricos, geralmente potenciais graduados, em direção ao corpo celular.

Dentes Estruturas acessórias da digestão, formados por tecido conjuntivo calcificado e inseridos em alvéolos ósseos da mandíbula e do maxilar que cortam, rasgam, trituram e moem o alimento.

Dentição Erupção dos dentes. O número, o formato e a posição dos dentes.

Dentina Tecidos ósseos de um dente que envolvem a cavidade pulpar.

Depressão Movimento em que uma parte do corpo se move inferiormente.

Dermatologia Especialidade médica que estuda as doenças do tegumento.

Dermátomo Área cutânea desenvolvida a partir de um segmento da medula espinal embrionária e que recebe a maior parte da inervação sensitiva de um nervo espinal. Instrumento para incisão da pele ou seccionar cortes finos de pele para transplante.

Derme Camada de tecido conjuntivo irregular denso situada abaixo da epiderme.

Desidratação Perda excessiva de água do corpo ou de suas partes.

Deslizamento Movimento simples no qual superfícies ósseas quase planas se movem em qualquer plano de movimento em relação uma à outra.

Desmineralização Perda de cálcio e fósforo dos ossos.

Despertar Acordar do sono, uma resposta decorrente da estimulação do sistema reticular ativador (SRA).

Desvio de septo Deslocamento dos ossos e da cartilagem do nariz por uma lesão que acarreta estreitamento de um lado da cavidade nasal, dificultando a respiração por aquele lado do nariz.

Diabetes melito Distúrbio endócrino causado pela incapacidade de produzir ou usar a insulina. É caracterizado por três "polis": poliúria (produção excessiva de urina), polidipsia (sede excessiva) e polifagia (ingestão excessiva de alimentos).

Diáfise Corpo de um osso longo.

Diafragma Qualquer divisão que separe uma área de outra, sobretudo o músculo esquelético em formato de cúpula entre as cavidades torácica e abdominal. Também é o dispositivo em forma de cúpula colocado sobre o colo do útero, geralmente com espermicida, para impedir a concepção.

Diagnóstico Distinção entre doenças ou determinação da natureza de uma doença a partir de sinais e sintomas por inspeção, palpação, exames laboratoriais ou outros métodos.

Diálise Remoção de resíduos do sangue por difusão através de uma membrana seletivamente permeável.

Diarreia Eliminação frequente de fezes líquidas causada pelo aumento da motilidade intestinal.

Diástole No ciclo cardíaco, a fase de relaxamento profundo ou dilatação do músculo cardíaco, sobretudo dos ventrículos.

Diencéfalo Parte do encéfalo composta por tálamo, hipotálamo, epitálamo e subtálamo; estrutura ectodérmica a partir da qual se desenvolve a glândula pineal.

Diferenciação Processo pelo qual as células não especializadas se transformam em células especializadas; um dos seis processos vitais.

Difusão Processo passivo no qual existe uma passagem maior de moléculas ou íons de uma região de alta concentração para outra de baixa concentração até alcançar o equilíbrio.

Difusão facilitada Processo de transporte no qual uma proteína integral da membrana auxilia uma substância específica a atravessar a membrana plasmática.

Digestão Decomposição mecânica e química do alimento em moléculas simples que podem ser absorvidas e usadas pelas células do corpo.

Dilatar Expandir ou ampliar.

Díploe Osso esponjoso situado entre as lâminas externa de substância compacta nos ossos planos.

Disco articular Coxim de fibrocartilagem entre as faces articulares dos ossos de algumas articulações sinoviais. Se o disco articular possui o formato da letra C é denominado menisco.

Disco do nervo óptico Pequena área da retina que contém aberturas pelas quais os axônios das células ganglionares emergem como o nervo óptico (NC II).

Disco intercalado Espessamento transversal e irregular do sarcolema que contém desmossomos, que mantém a união das fibras (células musculares cardíacas, e junções comunicantes, que auxiliam na condução de potenciais de ação musculares de uma fibra para outra.

Disco intervertebral Coxim de fibrocartilagem localizado entre os corpos de duas vértebras.

Disco óptico Área na retina na extremidade do nervo óptico (NC II) que não contém fotorreceptores.

Disco tátil Célula epidérmica modificada no estrato basal da pele glabra que atua como receptor cutâneo para o tato discriminativo. Também é denominado célula de Merkel.

Disfunção erétil (DE) Incapacidade de manter uma ereção por tempo suficiente para manter uma relação sexual. Previamente conhecida como impotência.

Dismenorreia Menstruação dolorosa.

Displasia Alteração de tamanho, formato e organização das células por irritação ou inflamação crônica; pode voltar ao normal se o estresse for afastado ou avançar para neoplasia.

Dispneia Falta de ar; respiração dolorosa ou com muito esforço.

Dissecção Separação de tecidos e partes de um cadáver ou em um órgão para estudo anatômico.

Distal Região mais distante dos cíngulos dos membros; mais distante do ponto de origem do membro.

Distensão muscular Ruptura de fibras musculares estriadas esqueléticas ou do tendão.

Distrofias musculares Doenças musculares hereditárias caracterizadas pela degeneração de fibras musculares, o que causa atrofia progressiva do músculo esquelético.

Diurético Substância química que aumenta o volume urinário por diminuição da reabsorção de água, geralmente por inibição da reabsorção de sódio.

Divergência Organização sináptica na qual as terminações sinápticas de um neurônio pré-sináptico terminam em vários neurônios pós-sinápticos.

Divertículo Saco ou bolsa na parede de um canal ou órgão, sobretudo no colo.

Divertículo neuro-hipofisário Projeção da ectoderme localizada no assoalho do hipotálamo que dá origem à neuro-hipófise.

Divisão celular Processo de reprodução celular que consiste em divisão nuclear (mitose) e divisão citoplasmática (citocinese); os tipos são divisão celular somática e reprodutiva.

Divisão celular reprodutiva Tipo de divisão celular na qual são produzidos os gametas (espermatozoides e oócitos); consiste em meiose e citocinese.

Divisão celular somática Tipo de divisão celular no qual uma única célula inicial se duplica para produzir duas células idênticas; consiste em mitose e citocinese.

DNA recombinante DNA sintético, formado pela união de um fragmento de DNA de uma origem a uma parte de DNA de outra origem.

Doença Qualquer alteração que se afaste do estado de saúde.

Doença arterial coronariana Condição como a aterosclerose que causa o estreitamento das artérias coronarianas e consequente redução do fluxo sanguíneo para o coração. O resultado é a cardiopatia coronariana (CC), na qual o músculo cardíaco recebe um fluxo sanguíneo insatisfatório por interrupção do suprimento sanguíneo.

Doença de Alzheimer (DA) Distúrbio neurológico incapacitante caracterizado por disfunção e morte de neurônios cerebrais específicos, resultando em comprometimento intelectual generalizado, mudanças de personalidade e oscilações no estado de alerta.

Doença de Parkinson Degeneração progressiva dos núcleos da base e da substância negra do cérebro que causa diminuição da produção de dopamina (DA) com consequente tremor, lentidão dos movimentos voluntários e fraqueza muscular.

Doença hemolítica do recém-nascido (DHRN) Anemia hemolítica de um recém-nascido causada pela destruição de eritrócitos do lactente por anticorpos produzidos pela mãe; geralmente os anticorpos são decorrentes de incompatibilidade do fator sanguíneo Rh. Também é denominada eritroblastose fetal.

Doença pulmonar obstrutiva crônica (DPOC) Doença, como a bronquite ou o enfisema, na qual existe algum grau de obstrução das vias respiratórias e um consequente aumento de sua resistência.

Dor referida Dor sentida em um local distante de sua origem.

Dorsiflexão Flexão do pé na direção do dorso (face superior).

Dorso Parte posterior do corpo.

Ducto alveolar Ramo de um bronquíolo respiratório ao redor do qual estão dispostos os alvéolos e os sacos alveolares.

Ducto cístico Ducto que conduz bile da vesícula biliar para o ducto colédoco.

Ducto coclear Parte membranácea da cóclea formada por um tubo espiral encerrado na cóclea óssea e situado ao longo de sua parede externa. Também é conhecido como rampa média.

Ducto colédoco Conduto que transporta bile do fígado e da vesícula biliar para o duodeno. Tubo formado pela união do ducto hepático comum com o ducto cístico que conduz a bile até o duodeno na ampola hepatopancreática (ampola de Vater).

Ducto deferente O ducto que conduz os espermatozoides do epidídimo até o ducto ejaculatório. Também é denominado canal deferente.

Ducto do epidídimo Tubo muito espiralado dentro do epidídimo – composto por cabeça, tronco e cauda – no qual os espermatozoides amadurecem.

Ducto ejaculatório Tubo que transporta espermatozoides do ducto deferente para a parte prostática da uretra.

Ducto hepático Ducto que recebe bile dos capilares biliares. Pequenos ductos hepáticos se fundem e formam os ductos hepáticos direito e esquerdo, maiores, que se unem e saem do fígado como ducto hepático comum.

Ducto hepático comum Ducto que emerge do fígado e se une ao ducto cístico da vesícula biliar para formar o ducto colédoco.

Ducto lacrimonasal Canal que transporta a secreção lacrimal (lágrimas) do saco lacrimal para o nariz.

Ducto linfático direito Vaso do sistema linfático que drena a linfa da parte superior direita do corpo para a veia subclávia direita.

Ducto pancreático acessório Ducto pancreático que se esvazia no duodeno, cerca de 2,5 cm superior à ampola hepatopancreática. Também conhecido como ducto de Santorini.

Ducto pancreático principal Grande tubo único que se une ao ducto colédoco (originado no fígado e na vesícula biliar) e drena suco pancreático para o duodeno na ampola peripancreática.

Ducto torácico Vaso linfático que começa em uma dilatação denominada cisterna do quilo e recebe linfa do lado esquerdo da cabeça, pescoço e tórax, do membro superior esquerdo e de todo o corpo abaixo das costelas; drena na junção entre as veias jugular interna e subclávia esquerda.

Ducto venoso Pequeno vaso no feto que ajuda a circulação a contornar o fígado.

Ductos eferentes Série de túbulos espiralados que transportam espermatozoides da rede do testículo até o epidídimo.

Ductos semicirculares Canais semicirculares membranáceos preenchidos com endolinfa que flutuam na perilinfa dos canais semicirculares ósseos; eles contêm cristas que estão associadas ao equilíbrio dinâmico.

Duodeno Os primeiros 25 cm do intestino delgado que unem o estômago ao íleo.

Dupla camada lipídica Organização de moléculas de fosfolipídios, glicolipídios e colesterol em duas lâminas paralelas na qual as "cabeças" hidrofílicas estão voltadas para fora e as "caudas" hidrofóbicas, para dentro; encontrada em membranas celulares.

Dura-máter A mais externa das três meninges (revestimentos) do encéfalo e da medula espinal.

E

Ectoderma Camada germinativa primária que dá origem ao sistema nervoso e à epiderme e seus derivados.

Ectópico Fora da localização normal, como na gravidez ectópica.

Edema Acúmulo anormal de líquido intersticial.

Edema pulmonar Acúmulo anormal de líquido intersticial nos espaços teciduais e nos alvéolos pulmonares devido ao aumento da permeabilidade capilar ou da pressão capilar pulmonar.

Efeito sinérgico Interação hormonal na qual o efeito conjunto de dois ou mais hormônios é maior ou mais extenso que o efeito de cada hormônio separadamente.

Efetor Órgão do corpo, que pode ser um músculo ou uma glândula, inervado por neurônios motores somáticos ou autônomos.

Efetores viscerais Órgãos da cavidade ventral do corpo que respondem à estimulação neural, inclusive músculo cardíaco, músculo liso e glândulas.

Ejaculação Ejeção reflexa ou expulsão do sêmen pelo pênis.

Elasticidade Capacidade do tecido de retornar ao formato original após contração ou extensão.

Eletrocardiograma Registro das variações elétricas associadas ao ciclo cardíaco detectáveis na superfície do corpo; pode ser feito em repouso, em situação de estresse ou durante a deambulação.

Elevação Movimento no qual uma parte do corpo se move superiormente.

Embolia pulmonar (EP) Presença de um coágulo sanguíneo ou de um corpo estranho em uma artéria pulmonar que obstrui a circulação sanguínea para o tecido pulmonar.

Êmbolo Coágulo de sangue, bolha de ar ou gordura originado de ossos fraturados, colônias de bactérias ou outros fragmentos ou corpos estranhos transportados pelo sangue.

Embrião Forma imatura de qualquer organismo em um estágio inicial de desenvolvimento; em seres humanos, o organismo em desenvolvimento desde a fertilização até o fim da oitava semana de desenvolvimento.

Embrioblasto Região de células de um blastocisto que se diferencia nas três camadas germinativas primárias – ectoderma, mesoderma e endoderma – a partir das quais se desenvolvem todos os tecidos e órgãos. Também é denominado massa celular interna.

Embriologia Estudo do desenvolvimento desde o ovócito fertilizado até o fim da oitava semana de desenvolvimento.

Êmese Vômito.

Emigração Processo de saída dos leucócitos da corrente sanguínea, no qual rolam ao longo do endotélio, aderem a ele e se comprimem entre as células endoteliais. As moléculas de adesão auxiliam na aderência dos leucócitos ao endotélio. Antigamente era conhecida como diapedese.

Emissão Propulsão de espermatozoides para a uretra devido a contrações peristálticas dos ductos dos testículos, epidídimos e ducto deferente em razão da estimulação simpática.

Emulsificação Dispersão, na presença da bile, de grandes glóbulos de lipídios em partículas menores e uniformemente distribuídas.

Encéfalo Porção da parte central do sistema nervoso contida na cavidade craniana.

Endocárdio Camada da parede cardíaca, constituída de endotélio e músculo liso, que reveste o interior do coração e cobre as valvas e tendões que mantém as valvas abertas.

Endocitose Captação celular de grandes moléculas e partículas na qual um segmento de membrana plasmática circunda e encerra a substância e depois a leva para dentro.

Endocitose de fase fluida Processo pelo qual a maioria das células ingere gotículas de líquido intersticial envolvidas por membrana. Também é denominada de pinocitose.

Endocitose mediada por receptor Processo de alta seletividade pelo qual as células absorvem ligantes específicos, geralmente grandes moléculas ou partículas, por seu envolvimento em uma bolsa de membrana plasmática.

Endocrinologia Ciência que estuda a estrutura e as funções das glândulas endócrinas bem como o diagnóstico e tratamento de distúrbios do sistema endócrino.

Endoderma Camada germinativa primária do embrião em desenvolvimento; dá origem ao sistema digestório, à bexiga urinária, à uretra e às vias respiratórias.

Endodontia Ramo da Odontologia que trata da prevenção, do diagnóstico e do tratamento das doenças que afetam a polpa, a raiz, o ligamento periodontal e o osso alveolar.

Endolinfa Líquido no labirinto membranáceo da orelha interna.

Endométrio Túnica mucosa que reveste o útero.

Endometriose Crescimento de tecido endometrial fora do útero.

Endomísio Invaginação do perimísio que separa cada fibra muscular.

Endoneuro Tecido conjuntivo que envolve cada axônio.

Endósteo Membrana que reveste a cavidade medular dos ossos; constituído de células osteogênicas e osteoclastos dispersos.

Endotélio Camada de epitélio escamoso simples que reveste as cavidades do coração, os vasos sanguíneos e os vasos linfáticos.

Energia de ativação Energia mínima necessária para que ocorra uma reação química.

Enfisema Distúrbio pulmonar em que há desintegração das paredes alveolares, com produção de espaços de ar grandes demais e perda de elasticidade pulmonar; tipicamente causado por exposição à fumaça do cigarro.

Engenharia genética Produção e manipulação de material genético.

Entorse Torção forçada de uma articulação com ruptura parcial ou outras lesões de suas fixações, sem luxação.

Envelhecimento Alteração progressiva das respostas adaptativas homeostáticas do corpo que produz alterações observáveis na estrutura e na função.

Enxerto cutâneo Transferência de um retalho de pele saudável de um local doador para cobrir uma ferida.

Enzima Substância que acelera reações químicas; um catalisador orgânico, geralmente uma proteína.

Eosinófilo Tipo de leucócito caracterizado por vesículas que se tingem de vermelho ou rosa com corantes ácidos.

Epicárdio Delgada camada externa da parede cardíaca, composta por tecido adiposo e mesotélio. O mesotélio também é denominado pericárdio visceral.

Epidemiologia Estudo da ocorrência e distribuição de doenças e distúrbios em populações humanas.

Epiderme Camada superficial e mais delgada da pele, constituída de epitélio escamoso estratificado queratinizado.

Epidídimo Órgão em formato de vírgula que se situa ao longo da margem posterior do testículo e contém o ducto do epidídimo, no qual ocorre a maturação dos espermatozoides.

Epífise Extremidade de um osso longo, geralmente com diâmetro maior que a diáfise.

Epífise cerebral Glândula pineal.

Epiglote Grande lâmina de cartilagem em forma de folha situada acima da laringe, unida à cartilagem tireóidea; sua parte livre se move para cima e para baixo para cobrir a glote (pregas vocais e rima da glote) durante a deglutição.

Epimísio Tecido conjunto fibroso ao redor dos músculos.

Epinefrina Hormônio secretado pela medula da glândula suprarrenal que produz ações semelhantes às resultantes da estimulação simpática. Também é denominada adrenalina.

Epineuro Tecido conjuntivo superficial que cobre todo o nervo.

Episiotomia Secção com tesoura cirúrgica para evitar a laceração do períneo no fim do segundo estágio do trabalho de parto.

Epistaxe Perda de sangue do nariz por traumatismo, infecção, alergia, neoplasia e distúrbios hemorrágicos.

Epitálamo Parte do diencéfalo superior e posterior ao tálamo, composta pela glândula pineal e estruturas associadas.

Epôniquio Estreita faixa de estrato córneo na margem proximal da unha que se estende a partir da margem da parede ungueal. Também é denominado cutícula.

Equilíbrio Estado de balanceamento.

Equilíbrio dinâmico Manutenção da posição corporal, principalmente da cabeça, em resposta a movimentos súbitos como a rotação.

Equilíbrio estático Manutenção da postura em resposta a mudanças na orientação do corpo, sobretudo da cabeça, em relação ao solo.

Ereção Estado de expansão e enrijecimento do pênis ou do clitóris decorrente da ingurgitação do tecido erétil esponjoso com sangue.

Eritema Vermelhidão da pele geralmente causada pela dilatação dos capilares.

Eritrócito Glóbulo vermelho maduro.

Eritropoetina (EPO) Hormônio liberado pelas células justaglomerulares dos rins que estimula a produção de eritrócitos.

Eructação Expulsão forçada de gases do estômago.

Escavação retouterina Bolsa formada pelo peritônio parietal ao se deslocar posteriormente da superfície do útero e refletir sobre o reto; o ponto inferior da cavidade pélvica. Também é denominada fundo de saco de Douglas.

Escavação vesicouterina Bolsa rasa formada pela reflexão do peritônio da face anterior do útero, na junção do colo com o corpo, até a face posterior da bexiga urinária.

Esclera Camada branca de tecido fibroso que forma o revestimento protetor superficial do bulbo do olho, exceto na parte anterior; a parte posterior da túnica fibrosa.

Esclerose Enrijecimento com perda da elasticidade tecidual.

Escoliose Curvatura lateral patológica da coluna vertebral em relação à linha vertical normal.

Escroto Bolsa coberta de pele que contém os testículos e as estruturas acessórias.

Esfíncter da ampola hepatopancreática Músculo circular na abertura do ducto colédoco e dos ductos pancreáticos principais no duodeno.

Esfíncter pré-capilar Anel de fibras musculares lisas na junção metarteríola-capilar que regulam o fluxo sanguíneo para os capilares.

Esmalte Substância dura e branca que cobre a coroa de um dente.

Esôfago Tubo muscular oco que conecta a faringe ao estômago.

Espaço extradural Espaço entre a dura-máter espinal e o canal vertebral que contém tecido conjuntivo frouxo e um plexo venoso.

Espaço interviloso Espaço na placenta que contém capilares fetais banhados com sangue materno que sai das artérias uterinas.

Espaço morto anatômico Espaços do nariz, da faringe, da laringe, da traqueia, dos brônquios e dos bronquíolos que totalizam cerca de 150 mℓ dos 500 mℓ de uma respiração tranquila (volume corrente); o ar no espaço morto anatômico não chega aos alvéolos para participar da troca gasosa.

Espaço subaracnóideo Espaço entre a aracnoide-máter e a pia-máter que envolve o encéfalo e a medula espinal e pelo qual circula o líquido cerebrospinal.

Espaço subdural Espaço entre a dura-máter e a aracnoide-máter do encéfalo e da medula espinal que contém um pequeno volume de líquido cerebrospinal.

Espasmo Contração súbita e involuntária de grandes grupos musculares.

Espasticidade Hipertonia caracterizada por tônus muscular aumentado, reflexos tendíneos exacerbados e reflexos patológicos (sinal de Babinski).

Espermatogênese Produção e desenvolvimento de espermatozoides nos túbulos seminíferos dos testículos.

Espermatozoide Gameta masculino maduro.

Espermiogênese Maturação de espermátides em espermatozoides.

Esplâncnico Relativo às vísceras.

Estatocônio Partícula de carbonato de cálcio alojada na membrana otolítica que tem a função de manter o equilíbrio estático.

Estenose Estreitamento ou constrição anormal de um ducto ou abertura.

Estereocílios Grupos de microvilosidades extremamente longas, delgadas e imóveis que se projetam de células endoteliais que revestem o epidídimo.

Estéril Que não contém microrganismos vivos. Incapaz de conceber ou produzir prole.

Esterilização Eliminação de todos os microrganismos vivos. Qualquer procedimento que torna um indivíduo incapaz de se reproduzir (p. ex., castração, vasectomia, histerectomia ou ooforectomia).

Estímulo Qualquer estresse que modifique uma condição controlada; qualquer mudança no ambiente interno ou externo que excite um receptor sensitivo, um neurônio ou uma fibra muscular.

Estômago Alargamento em forma de J do sistema digestório diretamente inferior ao diafragma nas regiões epigástrica, umbilical e hipocôndrio esquerdo do abdome, entre o esôfago e o intestino delgado.

Estrato Camada.

Estrato basal Camada do endométrio próxima do miométrio que é mantida durante a menstruação e a gestação e produz um novo estrato funcional após a menstruação ou o parto.

Estrato basal da epiderme Camada mais profunda da epiderme. Também é denominada estrato germinativo.

Estrato funcional Camada do endométrio próxima da cavidade uterina que é eliminada durante a menstruação e que forma a parte materna da placenta durante a gestação.

Estrias Tecido cicatricial interno decorrente do estiramento excessivo da pele em que há lesão das fibras de colágeno e dos vasos sanguíneos da derme.

Estrogênios Hormônios sexuais feminilizantes produzidos pelos ovários; regulam o desenvolvimento de oócitos, a manutenção das estruturas reprodutivas femininas e o surgimento de características sexuais secundárias; também afetam o equilíbrio hidreletrolítico e o anabolismo proteico. Entre os exemplos estão β-estradiol, estrona e estriol.

Estroma Tecido que forma a substância fundamental, a estrutura ou o arcabouço de um órgão, em contraposição a suas partes funcionais (parênquima).

Eupneia Respiração tranquila normal.

Eversão Movimento lateral da planta do pé na articulação do tornozelo ou de uma valva atrioventricular em direção a um átrio durante a contração ventricular.

Exame de Papanicolaou Exame de coloração citológica para a detecção e o diagnóstico de condições pré-malignas e malignas do sistema genital feminino. Células raspadas do epitélio do colo do útero são examinadas ao microscópio. Também é denominado esfregaço de Papanicolaou.

Excitabilidade Capacidade das fibras musculares de receber e responder a estímulos; capacidade dos neurônios de responder a estímulos e gerar impulsos nervosos.

Excitabilidade elétrica Capacidade do músculo e das células nervosas de responder a determinados estímulos mediante a produção de sinais elétricos.

Excreção Processo de eliminação de resíduos do corpo; também relativo aos produtos excretados.

Exocitose Processo no qual vesículas secretoras envoltas por membrana se formam dentro da célula, se fundem com a membrana plasmática e liberam seu conteúdo no líquido intersticial; ocorre secreção de substâncias de uma célula.

Expiração Expelir ar dos pulmões para a atmosfera.

Extensão Aumento do ângulo entre dois ossos; retorno de uma parte do corpo a sua posição anatômica após flexão.

Extensibilidade Capacidade de estiramento do tecido quando tracionado.

Externo Localizado na superfície ou perto dela.

Exteroceptor Receptor sensitivo adaptado para recepção de estímulos de fora do corpo.

F

Face Superfície anterior da cabeça.

Fadiga muscular Incapacidade de um músculo manter sua força de contração ou tensão; pode estar relacionada com insuficiência de oxigênio, depleção de glicogênio e/ou acúmulo de ácido láctico.

Fagocitose Processo pelo qual os fagócitos ingerem e destroem micróbios, restos celulares e outras substâncias estranhas.

Falanges Ossos dos dedos das mãos ou dos pés.

Faringe Tubo que começa nos cóanos e segue ao longo de parte do pescoço, onde se abre no esôfago posteriormente e na laringe anteriormente.

Farmacologia Ciência dos efeitos e usos dos fármacos no tratamento de doenças.

Fáscia Membrana fibrosa que cobre, sustenta e separa os músculos.

Fasciculação Contração anormal e espontânea de todas as fibras musculares esqueléticas em uma unidade motora; é visível na superfície da pele e não está associada a movimentação do músculo afetado; presente em doenças progressivas dos neurônios motores, por exemplo, na poliomielite.

Fascículo Pequeno feixe ou grupo, sobretudo de nervos ou fibras musculares.

Fase mitótica (M) Fase do ciclo celular que consiste em divisão nuclear (mitose) e divisão citoplasmática (citocinese) para formar duas células idênticas.

Fator estimulador de colônias (CSF) Uma molécula (de um grupo) que estimula o desenvolvimento de leucócitos. São exemplos o CSF de macrófagos e o CSF de granulócitos.

Fator intrínseco (FI) Glicoproteína, sintetizada e secretada pelas células parietais da túnica mucosa gástrica, que facilita a absorção de vitamina B_{12} no intestino delgado.

Fator Rh Antígeno hereditário na superfície das hemácias em indivíduos Rh⁺; ausente em indivíduos Rh⁻.

Fatores de crescimento semelhantes à insulina (IGFs) Hormônios que estimulam o crescimento geral do corpo e regulam vários aspectos do metabolismo.

Fauces A abertura da boca para a faringe.

Febre Elevação na temperatura corporal acima da temperatura normal de 37°C devido a reajuste do termostato hipotalâmico.

Feixe atrioventricular (FA) Parte do sistema de condução do coração que se inicia no nó atrioventricular (AV), atravessa o esqueleto fibroso cardíaco que separa os átrios e os ventrículos e se estende por uma curta distância no septo interventricular até se dividir em ramos direito e esquerdo. Também denominado feixe de His.

Feixe neurovascular Os nervos e vasos sanguíneos do couro cabeludo.

Fenda sináptica O estreito espaço em uma sinapse química que separa a terminação axônica de um neurônio de outro neurônio ou fibra muscular e através da qual um neurotransmissor se difunde para afetar a célula pós-sináptica.

Fertilização Penetração de um oócito secundário por um espermatozoide, divisão meiótica de um oócito secundário para formar um óvulo e subsequente união dos núcleos dos gametas.

Feto Em seres humanos, o organismo em desenvolvimento no útero desde o início do terceiro mês de gestação até o nascimento.

Fezes Material eliminado do reto e composto por bactérias, excreções e resíduos alimentares.

Fibra de Purkinje Fibra muscular no tecido ventricular cardíaco especializada para conduzir um potencial de ação até o miocárdio; parte do sistema de condução do coração.

Fibra nervosa Termo genérico para qualquer processo (axônio ou dendrito) que se projeta do corpo celular de um neurônio.

Fibras glicolíticas de contração rápida (FG) Fibras musculares esqueléticas com baixo teor de mioglobina, relativamente poucos capilares sanguíneos e mitocôndrias e de cor branca; elas se contraem com força e rapidez e são adaptadas para movimentos anaeróbicos intensos de curta duração, por exemplo, levantamento de peso. Também denominadas fibras tipo IIb.

Fibras musculares Células musculares esqueléticas; têm formato alongado.

Fibras musculares intrafusais Três a dez fibras musculares especializadas, parcialmente envolvidas em uma cápsula fusiforme de tecido conjuntivo, que formam um fuso muscular.

Fibras oxidativas lentas (OL) Fibras musculares esqueléticas com alto teor de mioglobina, muitos capilares sanguíneos e de cor vermelha; são adaptadas para manter a postura e atividades de resistência, como correr uma maratona; também são denominadas fibras tipo I.

Fibras oxidativo-glicolíticas de contração rápida (FOG) Fibras musculares esqueléticas com alto teor de hemoglobina, muitos capilares sanguíneos e cor vermelho-escura; contribuem para atividades como corrida e caminhada. Também denominadas fibras tipo IIa.

Fibras perfurantes Feixes espessos de colágeno que se estendem do periósteo até a matriz extracelular óssea para fixar o periósteo no osso subjacente.

Fibrilação ventricular (FV) Contrações ventriculares assincrônicas; caso não seja revertida por desfibrilação, acarreta insuficiência cardíaca.

Fibroblasto Célula grande e plana que secreta a maior parte da matriz extracelular dos tecidos conjuntivos frouxo e denso.

Fibrose O processo pelo qual os fibroblastos sintetizam fibras de colágeno e outras substâncias da matriz extracelular que se agregam para formar o tecido cicatricial.

Fígado Grande órgão que está situado sob o diafragma e ocupa a maior parte do hipocôndrio direito e parte da região epigástrica. Funcionalmente, produz bile e sintetiza a maioria das proteínas plasmáticas; interconverte nutrientes; elimina substâncias tóxicas; armazena glicogênio, ferro e vitaminas; fagocita células sanguíneas danificadas e bactérias; e ajuda a sintetizar a forma ativa de vitamina D.

Filamento intermediário Filamento proteico, com diâmetro de 8 a 12 nm, que pode propiciar reforço estrutural, manter organelas no lugar e dar formato a uma célula.

Filamento terminal Tecido fibroso não nervoso da medula espinal que se estende inferiormente do cone medular até o cóccix.

Filtração glomerular A primeira etapa na produção de urina na qual substâncias do sangue atravessam a membrana de filtração e o filtrado entra no túbulo contorcido proximal de um néfron.

Filtrado glomerular O líquido produzido quando o sangue é filtrado pela membrana de filtração dos glomérulos renais.

Fímbrias Estruturas digitiformes, sobretudo as extremidades laterais das tubas uterinas.

Fisiologia Ciência que estuda as funções de um organismo ou de suas partes.

Fisiologia respiratória Estudo das funções das vias respiratórias e dos pulmões.

Fissura Sulco, dobra ou fenda que pode ser normal ou anormal.

Fissura transversa A fenda profunda que separa o cérebro do cerebelo.

Fixação distal Fixação de um tendão muscular em um osso móvel ou na extremidade oposta à fixação proximal.

Fixação proximal O ponto de fixação de um tendão muscular em um osso estacionário ou na extremidade oposta à inserção.

Fixador Músculo que estabiliza a fixação proximal do agonista de modo a aumentar sua eficiência.

Flácido Relaxado, frouxo ou mole; sem tônus muscular.

Flagelos Processos piliformes móveis encontrados na extremidade de bactérias, protozoários ou espermatozoides.

Flato Gás no estômago ou no intestino; comumente utilizado para designar a expulsão de gás pelo ânus.

Flebite Inflamação de uma veia, geralmente no membro inferior.

Flexão Movimento no qual há diminuição do ângulo entre dois ossos.

Flexão plantar Flexão do pé na direção da face plantar.

Foice do cerebelo Um pequeno processo em forma de foice da dura-máter fixado no osso occipital na fossa posterior do crânio e projeta-se internamente entre os dois hemisférios do cerebelo.

Foice do cérebro Prega da dura-máter que se estende profundamente na fissura longitudinal entre os dois hemisférios cerebrais.

Folículo Uma pequena bolsa ou cavidade secretora; o grupo de células que contém um oócito em desenvolvimento nos ovários.

Folículo da tireoide Bolsa esférica que forma o parênquima da tireoide e é constituída de células foliculares produtoras de tiroxina (T4) e tri-iodotironina (T3).

Folículo ovariano Denominação geral dos oócitos (óvulos imaturos), em qualquer estágio de desenvolvimento, com as células epiteliais adjacentes.

Folículo ovariano maduro Folículo grande e cheio de líquido que contém um oócito secundário e células granulosas circundantes que secretam estrogênios.

Folículo piloso Estrutura, composta de epitélio que envolve a raiz de um pelo e a partir da qual este se desenvolve.

Folículos linfáticos agregados Grupos de linfonodos que são mais numerosos no íleo. Também chamados de placas de Peyer.

Fontículos Espaço preenchido por membrana de tecido conjuntivo fibroso, onde a formação óssea ainda não está completa, sobretudo entre os ossos do crânio de um lactente.

Forame Uma passagem ou abertura; comunicação entre duas cavidades de um órgão, ou orifício em um osso para passagem de vasos ou nervos.

Forame interventricular Abertura estreita e oval através da qual os ventrículos laterais do encéfalo se comunicam com o terceiro ventrículo.

Forame oval Abertura no coração fetal no septo interatrial. Um orifício na asa maior do esfenoide que transmite o ramo mandibular do nervo trigêmeo (NC V).

Formação reticular Rede de pequenos grupos de corpos celulares neuronais dispersos entre feixes de axônios (substâncias branca e cinzenta) que começa no bulbo e se estende superiormente através da parte central do tronco encefálico.

Fórnice Arco ou prega; trato encefálico constituído de fibras de associação que conecta o hipocampo aos corpos mamilares; recesso ao redor do colo do útero onde se protrai na vagina.

Fossa Sulco ou depressão rasa.

Fossa cubital Espaço triangular na região anterior do cotovelo que tem como limite proximal uma linha imaginária entre os epicôndilos umerais, como limite lateral a margem medial do músculo braquiorradial e como limite medial a margem lateral do músculo pronador redondo.

Fossa hipofisial Depressão na face superior do esfenoide que abriga a hipófise.

Fossa oval Depressão oval no septo interatrial que é um remanescente do forame oval, uma abertura entre os átrios fetais que permite que o sangue passe ao largo dos pulmões fetais inativos.

Fossa poplítea Espaço em formato de losango na face posterior do joelho limitado superiormente pelos tendões do músculo bíceps femoral lateralmente e pelos tendões dos músculos semitendíneo e semimembranáceo medialmente.

Fotopigmento Substância que absorve luz e sofre alterações estruturais que levam ao desenvolvimento de um potencial receptor. A rodopsina é um exemplo.

Fotorreceptor Receptor que detecta o brilho da luz na retina.

Fóvea central Depressão no centro da mácula lútea da retina que contém apenas cones e não tem vasos sanguíneos; a área de máxima acuidade visual (nitidez da visão).

Fratura Qualquer ruptura de um osso.

Frênulo da língua Prega de túnica mucosa que une a língua ao assoalho da boca.

Frênulo do lábio Prega medial de túnica mucosa entre a face interna do lábio e a gengiva.

Fundo Parte de um órgão oco mais distante de sua abertura; a parte arredondada do estômago superior e à esquerda da cárdia; a parte mais larga da vesícula biliar que se projeta inferiormente, além da margem inferior do fígado.

Funículo espermático Estrutura de sustentação do sistema reprodutivo masculino que se estende de um testículo até o anel inguinal profundo; inclui ducto deferente, artérias, veias, vasos linfáticos, nervos, músculo cremaster e tecido conjuntivo.

Furúnculo Nódulo doloroso causado por infecção bacteriana e inflamação de um folículo piloso ou glândula sebácea.

Fuso mitótico Designação coletiva do conjunto de microtúbulos (não cinetócoros, cinetócoros e áster) em forma de bola de futebol americano que é responsável pelo movimento dos cromossomos durante a divisão celular.

Fuso muscular Proprioceptor encapsulado de um músculo esquelético, formado por fibras musculares intrafusais especializadas e terminações nervosas; é estimulado por variações de comprimento ou tensão das fibras musculares.

G

Gameta Célula reprodutiva masculina ou feminina; um espermatozoide ou um oócito secundário.

Gânglio Agrupamento de corpos celulares de neurônios fora da parte central do sistema nervoso.

Gânglio cervical Grupo de corpos celulares de neurônios simpáticos pós-ganglionares localizados no pescoço, perto da coluna vertebral.

Gânglio ciliar Gânglio parassimpático muito pequeno cujos axônios pré-ganglionares provêm do nervo oculomotor (NC III) e cujos axônios pós-ganglionares conduzem impulsos nervosos até o músculo ciliar e o músculo esfíncter da íris.

Gânglio da raiz posterior Grupo de corpos celulares de neurônios sensitivos e de células de sustentação localizado ao longo da raiz posterior de um nervo espinal. Também é denominado gânglio da raiz dorsal (sensitiva).

Gânglio do tronco simpático Grupo de corpos celulares de neurônios pós-ganglionares simpáticos em posição lateral à coluna vertebral, perto de um corpo vertebral. Esses gânglios se estendem inferiormente ao longo do pescoço, tórax e abdome até o cóccix nos dois lados da coluna vertebral e são conectados uns aos outros para formar uma cadeia de cada lado da coluna vertebral. Também são denominados gânglios da cadeia simpática ou da cadeia vertebral.

Gânglio pré-vertebral Grupo de corpos celulares de neurônios simpáticos pós-ganglionares anterior à coluna vertebral e perto das grandes artérias abdominais.

Gânglio pterigopalatino Grupo de corpos celulares de neurônios pós-ganglionares parassimpáticos que terminam nas glândulas lacrimais e nasais.

Gânglio terminal Grupo de corpos celulares de neurônios pós-ganglionares parassimpáticos que fica muito perto dos efetores viscerais ou dentro das paredes dos efetores viscerais supridos pelos neurônios pós-ganglionares.

Gânglio visceral Grupo de corpos celulares de neurônios simpáticos ou parassimpáticos localizado fora da parte central do sistema nervoso.

Gastrenterologia Especialidade médica que estuda a estrutura, a função, o diagnóstico e o tratamento das doenças do estômago e do intestino.

Gastrulação Migração de grupos de células do epiblasto que transforma um disco embrionário bilaminar em trilaminar, com três camadas germinativas primárias; transformação da blástula em gástrula.

Gene Unidade biológica de hereditariedade; segmento de DNA localizado em uma posição definida de um cromossomo específico; sequência de DNA que codifica determinado mRNA, rRNA ou tRNA.

Gene supressor tumoral Gene produtor de proteínas que normalmente inibem a divisão celular; a lesão desse gene causa alguns tipos de câncer.

Genética Estudo de genes e hereditariedade.

Gengiva Tecido que cobre os processos alveolares da mandíbula e da maxila e se estende discretamente para o interior de cada alvéolo dental.

Genoma Todo o conjunto de genes de um organismo.

Geriatria Ramo da Medicina dedicado aos problemas clínicos e atenção a pessoas idosas.

Gestação Sequência de eventos que normalmente incluem fertilização, implantação, crescimento embrionário e crescimento fetal e termina no parto.

Ginecologia Ramo da Medicina que estuda e trata os distúrbios do sistema genital feminino.

Ginecomastia Crescimento excessivo (benigno) das glândulas mamárias masculinas decorrente da secreção de estrogênios por um tumor da glândula suprarrenal (adenoma feminilizante).

Giro pós-central Giro do córtex cerebral imediatamente posterior ao sulco central; contém a área somatossensitiva primária.

Giro pré-central Giro do córtex cerebral localizado imediatamente anterior ao sulco central; contém a área somestésica motora primária.

Giros Pregas do córtex cerebral. Também são denominados circunvulações.

Glande do clitóris Parte exposta do órgão erétil feminino, localizada na junção anterior dos lábios menores.

Glande do pênis Região levemente alargada na extremidade distal do pênis.

Glândula apócrina Tipo de glândula na qual os produtos de secreção se acumulam na extremidade livre da célula secretora e são extraídos, junto com parte do citoplasma, para compor a secreção, como nas glândulas mamárias.

Glândula bulbouretral Uma das duas glândulas localizadas em posição inferior à próstata, de cada lado da uretra, que secreta um líquido alcalino no interior da parte cavernosa da uretra. Também é conhecida como glândula de Cowper.

Glândula ceruminosa Glândula sudorífera modificada localizada no meato acústico externo que secreta cerume.

Glândula duodenal Glândula na tela submucosa do duodeno que secreta um muco alcalino para proteger o revestimento do intestino delgado da ação de enzimas e ajudar a neutralizar a acidez do quimo. Também é denominada glândula de Brunner.

Glândula endócrina Glândula constituída de epitélio glandular que secreta hormônios no líquido intersticial e depois no sangue; uma glândula sem ductos.

Glândula exócrina Glândula constituída de epitélio glandular que secreta seus produtos no interior de ductos que conduzem as secreções até as cavidades corporais, o lúmen de um órgão ou a superfície externa do corpo.

Glândula holócrina Tipo de glândula em que todas as células secretoras, junto com suas secreções acumuladas, formam o produto a ser liberado, como nas glândulas sebáceas.

Glândula intestinal Glândula que se abre na superfície da mucosa intestinal e secreta enzimas digestivas.

Glândula lacrimal Células secretoras, localizadas na parte anterolateral superior de cada órbita, que secretam lágrimas em ductos excretores que se abrem na superfície da túnica conjuntiva.

Glândula mamária Órgão acessório do sistema genital feminino localizado no interior das mamas. É uma glândula sudorífera modificada que produz leite para nutrição do recém-nascido/lactente.

Glândula paratireoide Uma das geralmente quatro pequenas glândulas endócrinas alojadas na face posterior dos lobos laterais da glândula tireoide.

Glândula parótida Uma das duas glândulas salivares que ocupam posição inferior e anterior às orelhas e unidas à cavidade oral por um ducto que se abre na parte interna da bochecha, em frente ao segundo dente molar maxilar (superior).

Glândula pineal Glândula cônica localizada no teto do terceiro ventrículo que secreta melatonina.

Glândula salivar Um dos três pares de glândulas que estão situados fora da boca e liberam sua secreção (saliva) em ductos que se abrem na cavidade oral; as glândulas parótidas, submandibulares e sublinguais.

Glândula sebácea Glândula exócrina da derme, quase sempre associada a um folículo piloso, que secreta sebo.

Glândula seminal Uma das duas estruturas saculares convolutas em posição posterior e inferior à bexiga urinária e anterior ao reto; secreta um componente do sêmen nos ductos ejaculatórios. Também denominada vesícula seminal.

Glândula sublingual Uma das duas glândulas salivares localizadas no assoalho da boca, profundamente à túnica mucosa e lateral ao frênulo da língua, com um ducto sublingual menor que se abre no assoalho da boca.

Glândula submandibular Uma das duas glândulas salivares localizadas inferiormente à base da língua, profundamente à túnica mucosa na parte posterior do assoalho da boca e posteriores às glândulas sublinguais, com um ducto submandibular lateral ao frênulo da língua.

Glândula sudorífera Glândula exócrina apócrina ou écrina na derme ou no tecido subcutâneo que produz suor.

Glândula tarsal Glândula sebácea que se abre na margem de cada pálpebra. Também é denominada glândula de Meibomius.

Glândula vestibular menor Uma das glândulas pares, secretoras de muco, com ductos que se abrem de ambos os lados do óstio da uretra no vestíbulo feminino.

Glândulas ciliares sebáceas Glândulas sebáceas, situadas na base dos folículos pilosos dos cílios, que liberam um líquido lubrificante no interior dos folículos.

Glândulas écrinas Glândulas compostas de células secretoras que permanecem intactas durante todo o processo de produção e liberação do produto de secreção, como as glândulas salivares e pancreáticas. Também são denominadas **glândulas merócrinas**.

Glândulas gástricas Glândulas na túnica mucosa do estômago constituídas de células que liberam suas secreções em canais estreitos denominados fovéolas gástricas.

Glândulas merócrinas Glândulas compostas de células secretoras que permanecem intactas durante todo o processo de produção e liberação do produto de secreção, como as glândulas salivares e pancreáticas. Também são denominadas **glândulas écrinas**.

Glândulas parauretrais Glândulas alojadas na parede da uretra com ductos que se abrem de cada lado do óstio da uretra e secretam muco.

Glândulas sexuais acessórias Glândulas produtoras de substâncias que protegem os gametas e facilitam seus movimentos.

Glândulas suprarrenais Duas glândulas localizadas sobre cada rim. Também conhecidas como glândulas adrenais.

Glândulas vestibulares maiores Par de glândulas de cada lado do óstio da vagina que se abre através de um ducto no espaço entre o hímen e os lábios menores do pudendo. Também são denominadas glândulas de Bartholin.

Glaucoma Distúrbio ocular em que há aumento da pressão intraocular em razão do excesso de humor aquoso.

Glicocorticoides Hormônios secretados pelo córtex da glândula suprarrenal, sobretudo o cortisol, que influenciam o metabolismo da glicose.

Glicogênio Polímero de glicose altamente ramificado que contém milhares de subunidades; atua como reservatório compacto de moléculas de glicose no fígado e nas fibras musculares.

Glicose Uma hexose (glicose com seis carbonos), $C_6H_{12}O_6$, que é uma importante fonte de energia para a produção de ATP pelas células do corpo.

Glicosúria Presença de glicose na urina; pode ser temporária ou patológica.

Glomérulo Massa arredondada de nervos ou vasos sanguíneos, sobretudo o tufo microscópico de capilares que é envolvido pela cápsula glomerular em cada túbulo renal.

Glomo carótico Grupo de quimiorreceptores localizados no seio carótico ou perto dele que respondem a variações nos níveis sanguíneos de oxigênio, dióxido de carbono e íons hidrogênio.

Glomos para-aórticos Grupo de quimiorreceptores localizados sobre o arco da aorta, ou perto dele, que responde a variações dos níveis sanguíneos de oxigênio, dióxido de carbono e íons hidrogênio (H^+).

Glote As pregas vocais (pregas vocais verdadeiras) na laringe mais o espaço entre elas (rima da glote).

Glucagon Hormônio produzido pelas células alfa das ilhotas pancreáticas que aumenta o nível sanguíneo de glicose.

Gônada Glândula que produz gametas e hormônios; o ovário na mulher e o testículo no homem.

Gonadotrofina coriônica humana (hCG) Hormônio produzido pela placenta em desenvolvimento que mantém o corpo lúteo.

Gonfose Articulação fibrosa na qual uma saliência cônica, semelhante a um pino (dente), se encaixa em um alvéolo maxilar ou mandibular.

Gordura Triglicerídio sólido em temperatura ambiente.

Gordura monoinsaturada Ácido graxo que contém uma ligação covalente dupla entre os seus átomos de carbono; não está completamente saturada por átomos de hidrogênio. Abundante nos triglicerídios do azeite de oliva e do óleo de amendoim.

Gordura poli-insaturada Ácido graxo que contém mais de uma ligação covalente dupla entre seus átomos de carbono; abundante nos triglicerídios dos óleos de milho, cártamo e algodão.

Gordura saturada Ácido graxo que contém apenas ligações simples (sem ligações duplas) entre seus átomos de carbono; todos os átomos de carbono estão ligados ao número máximo de átomos de hidrogênio; prevalente em triglicerídios de origem animal, como carne, leite e derivados bem como ovos.

Gota Condição hereditária associada ao excesso de ácido úrico no sangue; o ácido cristaliza e se deposita nas articulações, nos rins e nos tecidos moles.

Grupo respiratório dorsal (GRD) Coleta de neurônios no centro respiratório bulbar que controla a respiração normal; antes denominado área inspiratória.

Grupo respiratório pontino (GRP) Neurônios do centro respiratório na ponte que pode modificar o ritmo de inspiração e expiração.

Grupo respiratório ventral (GRV) Grupo de neurônios no centro respiratório bulbar que controla a respiração forçada; antes denominado área expiratória.

Gustação O sentido do paladar.

Gustatório Relativo ao paladar.

H

Hemangioblasto Célula mesodérmica precursora que dá origem ao sangue e aos vasos sanguíneos.

Hematócrito (Ht) A porcentagem de sangue formada por eritrócitos. Em geral, é medido por centrifugação de uma amostra de sangue em tubo graduado, seguida por leitura do volume de eritrócitos e divisão pelo volume total de sangue na amostra.

Hematologia Estudo do sangue.

Hematoma Tumor ou protuberância preenchida com sangue.

Hematopoese Produção de células sanguíneas que ocorre na medula óssea vermelha após o nascimento. Também é denominada hemopoese.

Hemiplegia Paralisia do membro superior, tronco e membro inferior de um lado do corpo.

Hemisférios cerebrais Metades direita e esquerda do cérebro separadas pela fissura longitudinal e unidas internamente, entre outras estruturas, pelo corpo caloso.

Hemodiálise Filtração direta de sangue por remoção de resíduos e excesso de eletrólitos e líquido, seguida por retorno do sangue limpo.

Hemofilia Distúrbio sanguíneo hereditário no qual há deficiência na produção de certos fatores implicados na coagulação sanguínea, resultando em sangramento excessivo nas articulações, nos tecidos profundos e em outros locais.

Hemoglobina (Hb) Substância nos eritrócitos formada pela proteína globina e por um pigmento vermelho que contém ferro (heme); transporta a maior parte do oxigênio e parte do dióxido de carbono no sangue.

Hemólise A saída de hemoglobina do interior de um eritrócito para o meio que o circunda; é resultado da ruptura da membrana celular causada por toxinas ou fármacos, congelamento ou descongelamento ou ainda por soluções hipotônicas.

Hemorragia Sangramento; a saída de sangue dos vasos sanguíneos, sobretudo quando a perda é abundante.

Hemorroidas Vasos sanguíneos dilatados ou varicosos (geralmente veias) na região anal.

Hepático Referente ao fígado.

Hepatócito Célula hepática.

Herança A aquisição de traços corporais pela transmissão de informações genéticas dos pais para a prole.

Hérnia de disco Ruptura de um disco intervertebral com protrusão do núcleo pulposo para a cavidade vertebral.

Hiato Abertura.

Hilo Área ou depressão por onde os vasos linfáticos, vasos sanguíneos e nervos entram ou saem de um órgão.

Hímen Prega delgada de túnica mucosa vascularizada no óstio da vagina.

Hímen imperfurado Condição na qual o hímen cobre totalmente o óstio da vagina; pode exigir cirurgia.

Hiperextensão Continuação da extensão além da amplitude de movimento normal.

Hiperplasia Aumento anormal do número de células normais em um tecido ou órgão, com aumento de seu tamanho.

Hipersecreção Hiperatividade glandular, com consequente secreção excessiva.

Hipertensão arterial Elevação da pressão arterial.

Hipertermia Elevação da temperatura corporal.

Hipertonia Aumento do tônus muscular expresso como espasticidade ou rigidez.

Hipertônico Solução que causa retração das células decorrente da perda de água por osmose.

Hipertrofia Aumento em volume do tecido sem divisão celular.

Hiperventilação Frequência de inspiração e expiração maior que a necessária para manter uma pressão parcial de dióxido de carbono normal no sangue.

Hipófise Pequena glândula endócrina que ocupa a fossa hipofisial do osso esfenoide e está ligada ao hipotálamo pelo infundíbulo.

Hiponíquio Parte da unha sob a margem livre constituída de uma região espessada de estrato córneo.

Hipossecreção Hipoatividade glandular, com consequente diminuição da secreção.

Hipotálamo Parte do diencéfalo situada abaixo do tálamo e que forma o assoalho e parte da parede do terceiro ventrículo.

Hipotermia Diminuição da temperatura corporal abaixo de 35°C; em procedimentos cirúrgicos, refere-se ao resfriamento corporal deliberado para diminuir o metabolismo e reduzir a necessidade de oxigênio dos tecidos.

Hipotonia Diminuição ou perda de tônus muscular na qual os músculos se tornam flácidos.

Hipotônico Solução que causa tumefação, e talvez ruptura, celular devido ao ganho de água por osmose.

Hipoventilação Frequência de inspiração e expiração menor que a necessária para manter a pressão parcial de dióxido de carbono normal no sangue.

Hipoxia Ausência de oxigênio satisfatório nos tecidos.

Hirsutismo Crescimento excessivo de pelos em mulheres e crianças, com distribuição semelhante à de homens adultos, decorrente da conversão dos pelos velos em grandes pelos terminais em resposta a níveis de androgênios acima do normal.

Histamina Substância encontrada em muitas células, sobretudo mastócitos, basófilos e plaquetas, liberada quando as células são lesadas; causa vasodilatação, aumento da permeabilidade dos vasos sanguíneos e constrição dos bronquíolos.

Histerectomia Retirada cirúrgica do útero.

Histologia Estudo microscópico da estrutura dos tecidos.

Homeostase Condição na qual o ambiente corporal interno se mantém relativamente constante dentro de limites fisiológicos.

Hormônio Secreção de células endócrinas que altera a atividade fisiológica de células-alvo do corpo.

Hormônio adrenocorticotrófico (ACTH) Hormônio produzido pela adeno-hipófise que influencia a produção e a secreção de alguns hormônios do córtex da glândula suprarrenal. Também conhecido como corticotrofina.

Hormônio antidiurético (HAD) Hormônio, produzido por células neurossecretoras nos núcleos paraventricular e supraóptico do hipotálamo, que estimula a reabsorção de água das células tubulares renais para o sangue e a vasoconstrição de arteríolas. Também é denominado de vasopressina.

Hormônio do crescimento humano (hGH) Hormônio secretado pela adeno-hipófise que estimula o crescimento de tecidos do corpo, sobretudo os tecidos ósseo e muscular. Também é denominado somatotrofina.

Hormônio estimulante de melanócitos (MSH) Um hormônio secretado pela adeno-hipófise que estimula a dispersão de grânulos de melanina em melanócitos nos anfíbios; a administração contínua causa o escurecimento da pele em seres humanos.

Hormônio foliculoestimulante (FSH) Hormônio secretado pela adeno-hipófise; na mulher, inicia o desenvolvimento dos óvulos e estimula os ovários a secretar estrogênios; no homem, inicia a produção de espermatozoides.

Hormônio gonadotrófico Hormônio da adeno-hipófise que afeta as gônadas.

Hormônio inibidor Hormônio secretado pelo hipotálamo que suprime a secreção de hormônios pela adeno-hipófise.

Hormônio liberador Hormônio secretado pelo hipotálamo que estimula a secreção de hormônios da adeno-hipófise.

Hormônio luteinizante (LH) Hormônio secretado pela adeno-hipófise que, nas mulheres, estimula a ovulação e a secreção de progesterona pelo corpo lúteo e prepara as glândulas mamárias para a secreção de leite; nos homens, estimula a secreção de testosterona pelos testículos.

Hormônio tireoestimulante (TSH) Hormônio secretado pela adeno-hipófise que estimula a síntese e a secreção de tiroxina (T4) e tri-iodotironina (T3).

Hormônio trófico Hormônio cujo alvo é outra glândula endócrina. Também são denominados trofinas.

Humor aquoso O líquido aquoso, semelhante em composição ao líquido cerebrospinal, que preenche a câmara anterior do olho.

I

Icterícia Condição caracterizada por coloração amarelada da pele, das túnicas conjuntivas, das túnicas mucosas e dos líquidos corporais em razão do acúmulo de bilirrubina.

Íleo Parte terminal do intestino delgado.

Ilhota pancreática Grupo de células endócrinas no pâncreas que secreta insulina, glucagon, somatostatina e polipeptídio pancreático. Também é denominada **ilhota de Langerhans**.

Ilhota sanguínea Massa isolada de mesoderma derivada de angioblastos e a partir da qual se desenvolvem os vasos sanguíneos.

Implantação Inserção de um tecido ou parte no corpo. A fixação do blastocisto à camada basal do endométrio cerca de 6 dias após a fertilização.

Impulso nervoso Onda de despolarização e repolarização que se autopropaga ao longo da membrana plasmática de um neurônio. Também é conhecido como **potencial de ação**.

Imunidade Estado de resistência a lesões, sobretudo por toxinas, proteínas exógenas e patógenos invasores. Também é denominada resistência.

Imunoglobulina Anticorpo sintetizado por plasmócitos derivados de linfócitos B em resposta à introdução de um antígeno. As imunoglobulinas são divididas em cinco tipos (IgG, IgM, IgA, IgD e IgE).

Imunologia Estudo das respostas do corpo quando estimulado por antígenos.

In vitro Literalmente, no vidro; fora do corpo vivo e em ambiente artificial, como um tubo de ensaio.

Inalação Ato de aspirar ar para os pulmões. Também é denominado inspiração.

Inanição Perda das reservas de energia na forma de glicogênio, triglicerídios e proteínas devido à ingestão insuficiente de nutrientes ou à incapacidade de digerir, absorver ou metabolizar os nutrientes ingeridos.

Incisura cardíaca Incisura angular na margem anterior do pulmão esquerdo na qual se encaixa o coração.

Incontinência Incapacidade de reter urina, sêmen ou fezes pela perda de controle voluntário do esfíncter.

Indução Processo pelo qual um tecido (indutor) estimula o desenvolvimento de um tecido não especializado adjacente (induzido) em tecido especializado.

Infarto Área localizada de tecido necrótico, produzida por oxigenação insatisfatória do tecido.

Infarto do miocárdio (IM) Necrose volumosa de tecido miocárdico por interrupção da irrigação sanguínea.

Infecção Invasão e multiplicação de microrganismos nos tecidos do corpo, que podem ser inapetentes ou caracterizados por lesão celular.

Inferior Abaixo da cabeça ou em direção à parte inferior de uma estrutura. Também é denominado caudal.

Infertilidade Incapacidade de conceber ou causar concepção. Também é denominada esterilidade no sexo masculino.

Inflamação Resposta localizada e protetora a uma lesão tecidual com o objetivo de destruir, diluir ou isolar o agente infeccioso ou o tecido danificado; caracterizada por rubor, dor, calor, edema e às vezes perda de função.

Infundíbulo Estrutura semelhante a haste que une a hipófise ao hipotálamo. A extremidade distal, aberta e afunilada da tuba uterina.

Ingestão O consumo de comida, líquidos ou fármacos pela boca.

Inguinal Relativo à região inguinal.

Inibina Hormônio secretado pelas gônadas que inibe a liberação do hormônio foliculoestimulante (FSH) pela adeno-hipófise.

Injeção intramuscular Injeção que atravessa a pele e a camada subcutânea até alcançar um músculo estriado esquelético. Os locais comuns são os músculos deltoide, glúteo médio e vasto lateral.

Ínsula Área triangular do córtex cerebral que se situa profundamente ao sulco lateral, nos lobos parietal, frontal e temporal.

Insulina Hormônio produzido pelas células beta de uma ilhota pancreática que diminui o nível sanguíneo de glicose.

Integrinas Família de glicoproteínas transmembrana nas membranas plasmáticas que atua na adesão celular; estão presentes nos hemidesmossomos, que unem as células a uma membrana basal, e mediam a adesão de neutrófilos às células endoteliais durante a emigração.

Intercurso sexual A inserção do pênis ereto na vagina. Também é denominado coito.

Interfase Período do ciclo celular entre as divisões celulares, composto pela fase G1 (do inglês *gap* ou *growth* – intervalo ou crescimento), quando há crescimento da célula, metabolismo e produção de substâncias necessárias para a divisão; fase S (de síntese), durante a qual ocorre a duplicação dos cromossomos; e a fase G2.

Intermédio Entre duas estruturas, uma medial e outra lateral. Um dos três grupos de músculos intrínsecos da mão; inclui os músculos lumbricais, interósseos palmares e interósseos dorsais.

Interneurônios Neurônios cujos axônios se estendem por uma curta distância e fazem contato com neurônios vizinhos no encéfalo, na medula espinal ou em um gânglio; constituem a grande maioria dos neurônios no corpo.

Interno Distante da superfície do corpo.

Interoceptor Receptor sensitivo localizado nos vasos sanguíneos e nas vísceras que fornece informações sobre o ambiente corporal interno.

Intestino delgado Longo tubo do sistema digestório que começa no esfíncter pilórico do estômago, se enovela nas partes central e inferior da cavidade abdominal, e termina no intestino grosso. É dividido em três segmentos: duodeno, jejuno e íleo.

Intestino grosso Parte do sistema digestório que se estende do íleo do intestino delgado até o ânus; dividida estruturalmente em ceco, colo, reto e canal anal.

Intestino primitivo Estrutura embrionária formada a partir da parte dorsal do saco vitelino que dá origem à maior parte do sistema digestório.

Intumescência cervical Dilatação superior da medula espinal que se estende da quarta vértebra cervical até a primeira vértebra torácica.

Intumescência lombossacral Expansão inferior da medula espinal que se estende da nona até a décima segunda vértebra torácica.

Invaginação Penetração da parede de uma cavidade dentro dela própria; entrada das células da placa neural da ectoderme na mesoderme subjacente.

Inversão Movimento medial da planta do pé na articulação do tornozelo.

Ipsolateral No mesmo lado, que afeta o mesmo lado do corpo.

Íris Parte colorida da túnica vascular do bulbo do olho, observada através da córnea, que contém músculo liso circular e radial; a abertura central é a pupila.

Isotônico Que tem igual tensão ou tônus. Solução que tem a mesma concentração de solutos impermeáveis que o citosol.

Isquemia Ausência de sangue suficiente para uma parte do corpo em razão da obstrução ou constrição de um vaso sanguíneo.

Istmo Estreita faixa de tecido ou passagem que une duas partes maiores. A parte medial, curta, estreita e de paredes mais espessas da tuba uterina que se comunica com o útero. Região estreitada do útero entre o corpo e o colo. A massa tecidual que une os lobos direito e esquerdo da glândula tireoide.

J

Janela da cóclea (redonda) Pequena abertura entre as orelhas média e interna, diretamente inferior à janela oval, coberta pela membrana timpânica secundária.

Janela do vestíbulo (oval) Pequena abertura, coberta por membrana, entre as orelhas média e interna na qual se encaixa a base do estribo.

Jejuno A parte média do intestino delgado.

Junção comunicante Junção celular que possibilita a propagação de potenciais de ação musculares de uma fibra muscular cardíaca para as fibras adjacentes.

Junção intercelular Ponto de contato entre a membrana plasmática de células teciduais.

Junção neuromuscular (JNM) Sinapse entre as terminações axônicas de um neurônio motor e o sarcolema de uma fibra muscular.

L

Lábio articular Lábio fibrocartilaginoso que se estende a partir da margem de uma articulação esferóidea para aprofundar a cavidade.

Lábios Pregas carnosas que circundam a abertura da boca; contêm o músculo orbicular da boca e são revestidos externamente por pele e internamente por túnica mucosa.

Lábios maiores do pudendo Duas pregas cutâneas longitudinais que se estendem posteroinferiormente a partir do monte do púbis feminino.

Lábios menores do pudendo Duas pequenas pregas de túnica mucosa situadas medialmente aos lábios maiores do pudendo.

Labirinto A orelha interna, localizada no temporal, que contém os órgãos da audição e do equilíbrio.

Labirinto membranáceo Parte do labirinto da orelha interna localizada no labirinto ósseo e separada dele por perilinfa; formado por ductos semicirculares, sáculo, utrículo e ducto coclear.

Labirinto ósseo Série de cavidades na parte petrosa do osso temporal que forma o vestíbulo, a cóclea e os canais semicirculares da orelha interna.

Lactação Secreção e ejeção de leite pelas glândulas mamárias.

Lacunas Espaços pequenos e ocos, como os encontrados nos ossos em que estão os osteócitos. Pequeno espaço oco no endométrio e saco vitelino durante o desenvolvimento embrionário.

Lamelas Anéis concêntricos de matriz extracelular matrização rígida e calcificada encontrados na substância compacta.

Lamelas concêntricas Lâminas circulares de matriz extracelular mineralizada que formam os anéis de material ósseo no ósteon.

Lâmina basilar Membrana na cóclea (da orelha interna) que separa o ducto coclear da rampa do tímpano e onde se encontra o órgão espiral.

Lâmina epifisial A lâmina de cartilagem hialina na metáfise de um osso longo; local de crescimento longitudinal dos ossos longos. Também é denominada placa de crescimento.

Lâmina muscular da mucosa Delgada camada de fibras musculares lisas situada sob a lâmina própria da mucosa do tubo gastrintestinal.

Lâmina própria Camada de tecido conjuntivo de uma túnica mucosa.

Lâminas hepáticas Lâminas de hepatócitos com uma célula de espessura e limitadas de cada lado por espaços vasculares revestidos de endotélio denominados sinusoides hepáticos.

Lanugem Pelos finos que cobrem o feto.

Laqueadura tubária Procedimento de esterilização em que se fazem a ligadura e a secção das tubas uterinas.

Laringe Passagem curta que liga a faringe à traqueia.

Lateral Mais distante da linha mediana do corpo ou de uma estrutura.

Lemnisco medial Trato de substância branca que se origina nos núcleos grácil e cuneiforme do bulbo e se estende até o tálamo ipsolateral; os axônios sensitivos desse trato conduzem impulsos nervosos para as sensações de propriocepção, tato fino, vibração, audição e equilíbrio.

Lente Órgão transparente constituído de proteínas (cristalinas) e localizado posteriormente à pupila e à íris e anteriormente ao corpo vítreo.

Leptomeninges Duas membranas meníngeas internas: pia-máter e aracnoide-máter.

Lesão Sinal anatômico de doença.

Leucemia Doença maligna dos tecidos hematopoéticos caracterizada por produção e acúmulo descontrolado de leucócitos imaturos, na qual muitas células não alcançam a maturidade (aguda), ou por acúmulo de leucócitos maduros no sangue porque estes não morrem ao fim de seu ciclo de vida normal (crônica).

Leucócito Célula nucleada encontrada no sangue que participa na defesa do corpo.

Ligamento Tecido conjuntivo regular denso que fixa osso a osso.

Ligamento da patela Extensão do tendão do músculo quadríceps fixado na tuberosidade da tíbia.

Ligamento falciforme Lâmina de peritônio parietal entre os dois lobos principais do fígado. O ligamento redondo, ou remanescente da veia umbilical, está dentro de sua dobra.

Ligamento inguinal Ligamento formado a partir da margem livre inferior da aponeurose do músculo oblíquo externo do abdome; segue da espinha ilíaca anterossuperior até o tubérculo púbico.

Ligamento largo Dupla dobra de peritônio parietal que une o útero à parte lateral da cavidade pélvica.

Ligamento redondo do útero Faixa de tecido conjuntivo fibroso envolto nas pregas do ligamento largo do útero, que emerge do útero em posição imediatamente inferior à tuba uterina, estendendo-se lateralmente ao longo da parede pélvica e através do anel inguinal profundo para terminar nos lábios maiores do pudendo.

Ligamento retouterino Faixa fibrosa de tecido que se estende lateralmente do colo do útero até o sacro.

Ligamento suspensor do ovário Prega de peritônio que se estende lateralmente da superfície do ovário até a parede pélvica.

Ligamento transverso do colo do útero Ligamento uterino que se estende lateralmente do colo do útero e da vagina como continuação do ligamento largo do útero.

Ligamento útero-ovárico Cordão arredondado de tecido conjuntivo que fixa o ovário no útero.

Ligamentos denticulados Extensões membranáceas triangulares da pia-máter que suspendem a medula espinal no meio de sua bainha de dura-máter.

Ligante Substância química que se liga a um receptor específico.

Linfa Líquido restrito aos vasos linfáticos e que flui através do sistema linfático até retornar ao sangue.

Linfócito Tipo de leucócito que auxilia nas respostas imunes mediadas por células e por anticorpos; encontrado no sangue e nos tecidos linfáticos.

Linfócito T Linfócito que se torna imunocompetente no timo e pode se diferenciar em linfócito T auxiliar ou T citotóxico, ambos os quais atuam na imunidade celular.

Linfonodo Estrutura oval ou reniforme localizada ao longo dos vasos linfáticos.

Língua Grande músculo esquelético coberto por túnica mucosa localizado no assoalho da cavidade oral.

Linha epifisial O remanescente da lâmina epifisial na metáfise de um osso longo.

Linha mediana Linha vertical imaginária que divide o corpo em lados esquerdo e direito iguais.

Linhas de clivagem (linhas de tensão) Orientação das fibras de colágeno dérmicas produzidas por tensão natural decorrente de projeções ósseas, orientação dos músculos e movimentos articulares; importantes no reparo cirúrgico.

Lipase Enzima que separa os ácidos graxos dos triglicerídios e fosfolipídios.

Lipídio Composto orgânico formado por carbono, hidrogênio e oxigênio, geralmente insolúvel em água, mas solúvel em álcool, éter e clorofórmio; entre os exemplos estão os triglicerídios (gorduras e óleos), fosfolipídios, esteroides e eicosanoides.

Lipoproteína Um dos vários tipos de partículas que contêm lipídios (colesterol e triglicerídios) e proteínas que as tornam hidrossolúveis para transporte no sangue; altos níveis de lipoproteínas de baixa densidade (LDL) estão associados a aumento do risco de aterosclerose, enquanto altos níveis de lipoproteínas de alta densidade (HDL) estão associados a diminuição do risco de aterosclerose.

Líquido amniótico Líquido na cavidade amniótica, o espaço entre o embrião (ou feto) em desenvolvimento e o âmnio; o líquido é inicialmente produzido como filtrado a partir do sangue materno e mais tarde contém também a urina fetal. Absorve os choques, ajuda a regular a temperatura corporal fetal e ajuda a evitar a dessecação.

Líquido cerebrospinal (LCS) Líquido produzido por células ependimárias que revestem os plexos corióideos nos ventrículos do encéfalo; circula nos ventrículos, no canal central e no espaço subaracnóideo ao redor do encéfalo e da medula espinal.

Líquido extracelular (LEC) Líquido localizado fora do corpo celular.

Líquido intersticial A parte do líquido extracelular que preenche os espaços microscópicos entre as células dos tecidos; o ambiente interno do corpo. Também é denominado líquido intercelular ou tecidual.

Líquido intracelular (LIC) Líquido no interior das células.

Líquido sinovial Secreção das membranas sinoviais que lubrifica as articulações e nutre a cartilagem articular.

Lisossomo Organela citoplasmática envolvida por membrana simples e que contém potentes enzimas digestivas.

Lisozima Uma das substâncias químicas liberadas por neutrófilos para destruir bactérias. Enzima bactericida encontrada nas lágrimas, na saliva e no suor.

Lobo renal Nome coletivo dado a uma pirâmide renal, o córtex renal na área sobrejacente a ela e metade de cada coluna renal adjacente.

Lóbulo hepático Modelo funcional do fígado; consiste em uma veia central com fileiras de hepatócitos e sinusoides hepáticos que se irradiam dele.

Lordose Exagero da curvatura secundária lombar da coluna vertebral.

Lúmen Espaço interno de uma artéria, veia, intestino, túbulo renal ou outra estrutura tubular.

Lúnula Área branca em formato de crescente na base de uma unha.

Luxação Perda de congruência de um osso de uma articulação com ruptura de ligamentos, tendões e cápsulas articulares.

M

Macrófago Célula fagocítica derivada de um monócito; pode ser fixa ou móvel.

Macrófago alveolar Célula altamente fagocitária encontrada nas paredes alveolares dos pulmões.

Macrófago fixo Célula fagocítica estacionária encontrada no fígado, nos pulmões, no encéfalo, no baço, nos linfonodos, no tecido subcutâneo e na medula óssea vermelha.

Macrófago intraepidérmico Célula dendrítica epidérmica que atua como célula apresentadora de antígenos (APC) durante uma resposta imune.

Macrófagos livres Células fagocíticas que percorrem os tecidos e se reúnem nos locais de infecção ou inflamação.

Mácula Ponto de cor alterada ou área colorida. Região pequena e espessada na parede do utrículo e do sáculo que contém receptores para o equilíbrio estático.

Mácula lútea Ponto amarelo no centro da retina.

Maligno Referente a processos e doenças que tendem a se agravar e causar morte.

Manguito rotador Relativo aos tendões de quatro músculos profundos do ombro (subescapular, supraespinal, infraespinal e redondo menor) que formam um círculo completo ao redor do ombro; eles fortalecem e estabilizam a articulação do ombro.

Mão Parte terminal de um membro superior, inclusive o carpo, o metacarpo e as falanges.

Mastigação O ato de mastigar.

Mastócito Célula encontrada no tecido conjuntivo frouxo que libera histamina, um dilatador de pequenos vasos sanguíneos, durante a inflamação.

Material pericentriolar Complexos anulares constituídos da proteína tubulina que circunda os centríolos em um centrossomo.

Matriz da unha Parte do epitélio proximal à raiz da unha.

Matriz extracelular Substância fundamental e as fibras entre células em um tecido conjuntivo.

Meato Passagem ou abertura, sobretudo a parte externa de um canal.

Meato acústico externo Tubo curvo no osso temporal que conduz à orelha média.

Mecanismo de filamento deslizante Modelo que descreve a contração muscular na qual filamentos delgados deslizam além dos filamentos espessos com superposição, o que causa encurtamento de um sarcômero e, portanto, encurtamento das fibras musculares e, por fim, de todo o músculo.

Mecanorreceptor Receptor sensitivo que detecta a deformação mecânica do próprio receptor ou de células adjacentes; os estímulos assim detectados incluem aqueles relacionados com o tato, a pressão, a vibração, a propriocepção, a audição, o equilíbrio e a pressão arterial.

Mecanorreceptor cutâneo do tipo I Receptor para o tato fino de adaptação lenta; também chamado de disco tátil ou célula de Merkel.

Mecanorreceptor cutâneo do tipo II Receptor sensitivo, alojado profundamente na derme e nos tecidos profundos, que detecta estiramentos da pele. Também é denominado corpúsculo de Ruffini.

Mediano Situado no meio.

Mediastino O amplo espaço mediano na cavidade torácica, entre as pleuras, que se estende do esterno até a coluna vertebral na cavidade torácica.

Medula Camada interna de um órgão, como a medula dos lobos do timo, linfonodos ou rins.

Medula espinal Massa de tecido nervoso localizada no canal vertebral e da qual se originam 31 pares de nervos espinais.

Medula óssea Material macio e esponjoso nas cavidades ósseas. *A medula óssea vermelha* produz células do sangue; *a medula óssea amarela* contém tecido adiposo que armazena triglicerídios.

Medula óssea vermelha Tecido conjuntivo altamente vascularizado localizado nos espaços microscópicos entre as trabéculas do tecido ósseo esponjoso.

Medula da glândula suprarrenal Parte interna de uma glândula suprarrenal, constituída de células que secretam epinefrina, norepinefrina e uma pequena quantidade de dopamina em resposta à estimulação por neurônios pré-ganglionares simpáticos.

Meiose Tipo de divisão celular que ocorre durante a produção de gametas, com duas divisões nucleares sucessivas que produzem células com número haploide (n) de cromossomos.

Melanina Pigmento de coloração preta, marrom ou amarela encontrado em algumas partes do corpo como a pele, os pelos e o estrato pigmentoso da retina.

Melanócito Célula pigmentada, localizada entre, ou sob, as células da camada mais profunda da epiderme, que sintetiza melanina.

Melatonina Hormônio secretado pela glândula pineal que ajuda a regular o relógio biológico do corpo.

Membrana Lâmina delgada e flexível de tecido composta de uma camada epitelial e uma camada subjacente de tecido conjuntivo.

Membrana basal Delgada camada extracelular entre o epitélio e o tecido conjuntivo; consiste em uma lâmina basal e uma lâmina reticular.

Membrana de filtração Barreira permeável que circunda totalmente o glomérulo, formada por capilares glomerulares e podócitos. Também é denominada **membrana endotelial-capsular**.

Membrana dos estatocônios Camada de glicoproteína espessa e gelatinosa localizada diretamente sobre as células ciliadas da mácula no sáculo e no utrículo da orelha interna.

Membrana endotelial-capsular Membrana de filtração no néfron renal constituída de endotélio e membrana basal do glomérulo com o epitélio da lâmina visceral da cápsula glomerular (de Bowman). Também é denominada **membrana de filtração**.

Membrana interóssea Lâmina substancial de tecido conjuntivo irregular denso que une ossos longos adjacentes e possibilita pequeno movimento.

Membrana plasmática Estrutura limitante externa que separa as partes internas da célula do líquido extracelular ou do meio externo.

Membrana respiratória Membrana de quatro camadas através da qual se difundem os gases respiratórios (O_2 e CO_2); formada por parede alveolar, membrana basal epitelial, membrana basal capilar e células endoteliais das paredes capilares.

Membrana sinovial A mais profunda das duas camadas da cápsula articular de uma articulação sinovial, constituída de tecido conjuntivo frouxo que secreta líquido sinovial na cavidade sinovial (articular).

Membrana tectória Membrana gelatinosa que se projeta sobre as células ciliares do órgão espiral no ducto coclear e mantém contato com elas.

Membrana timpânica Divisória fina e semitransparente de tecido conjuntivo fibroso entre o meato acústico externo e a orelha média. Também é denominada tímpano.

Membrana vestibular Membrana que separa o ducto coclear da rampa do vestíbulo.

Membro inferior Apêndice unido ao cíngulo dos membros inferiores (quadril) formado por coxa, joelho, perna, tornozelo, pé e dedos do pés.

Membro superior Apêndice ligado ao cíngulo do membro superior formado por braço, antebraço, punho, mão e dedos.

Memória Capacidade de recuperar pensamentos; em geral classificada como de curta duração (de trabalho) e de longa duração.

Menarca As primeiras menstruações (fluxo menstrual) e o início dos ciclos ovariano e uterino.

Meninges Três membranas que revestem o encéfalo e a medula espinal, denominadas dura-máter, aracnoide-máter e pia-máter.

Menopausa Término dos ciclos menstruais.

Menstruação Eliminação periódica de sangue, líquido tecidual, muco e células epiteliais que geralmente dura 5 dias; causada pela redução súbita dos níveis de estrogênios e progesterona. Também é denominada período menstrual.

Mesencéfalo Parte do encéfalo entre a ponte e o diencéfalo.

Mesênquima Tecido conjuntivo embrionário do qual se originam todos os outros tecidos conjuntivos.

Mesentério Dobra de peritônio que une o intestino delgado à parede abdominal posterior.

Mesocolo Dobra de peritônio que une o colo do intestino grosso à parede abdominal posterior.

Mesoderma Camada germinativa primária intermediária que dá origem a vasos linfáticos, tecidos conjuntivos, sangue, vasos sanguíneos e músculos.

Mesotélio Camada de epitélio escamoso simples que reveste as túnicas serosas.

Mesovário Dobra curta de peritônio que une um ovário ao ligamento largo do útero.

Metabolismo A soma de todos os processos químicos que ocorrem no corpo; um dos seis processos vitais.

Metacarpo Designação do grupo de cinco ossos que compõem a palma da mão.

Metáfase Segundo estágio da mitose, no qual os pares de cromátides se alinham na placa metafásica da célula.

Metáfise No osso longo em crescimento, a região entre a diáfise e a epífise que contém a lâmina epifisial.

Metarteríola Vaso sanguíneo que se origina de uma arteríola.

Metástase Disseminação de câncer para tecidos adjacentes (local) ou para outros locais do corpo (a distância).

Metatarso Designação do grupo de cinco ossos localizados no pé entre o tarso e as falanges.

Miastenia *gravis* Fraqueza e fadiga dos músculos esqueléticos causadas por anticorpos contra os receptores de acetilcolina.

Micção Ato de expelir urina da bexiga urinária.

Microcirculação Fluxo de sangue de uma metarteríola, pelos capilares, até uma vênula pós-capilar.

Microfilamentos Elementos mais delgados do citoesqueleto constituídos das proteínas actina e miosina.

Micróglia Células da neuróglia que realizam fagocitose.

Microtúbulo O maior componente do citoesqueleto constituído principalmente da proteína tubulina.

Microvilosidades Projeções digitiformes microscópicas das membranas plasmáticas que aumentam a superfície de absorção, sobretudo no intestino delgado e nos túbulos contorcidos proximais dos rins.

Microvilosidades gustatórias Microvilosidades que se estendem de uma célula receptora gustatória através de um poro gustatório.

Mineralocorticoides Grupo de hormônios do córtex da glândula suprarrenal que ajudam a regular o equilíbrio de sódio e potássio.

Miocárdio Camada intermediária da parede cardíaca, formada por tecido muscular cardíaco, situada entre o epicárdio e o endocárdio e que constitui a maior parte do coração.

Miofibrila Estrutura filamentosa que se estende longitudinalmente em uma fibra muscular e que consiste principalmente em filamentos grossos (miosina) e finos (actina, troponina e tropomiosina).

Mioglobina Proteína encontrada no sarcoplasma das fibras musculares que contém ferro e se liga ao oxigênio; contribui para a cor vermelha do músculo.

Miograma Registro ou traçado produzido por um miógrafo, um aparelho que mede e registra a força das contrações musculares.

Miologia Estudo dos músculos.

Miométrio Camada de músculo liso do útero.

Miopatia Qualquer condição anormal ou doença do tecido muscular.

Miopia Defeito de refração no qual os raios luminosos formam o foco antes da retina, comprometendo a visão de objetos distantes.

Miosina Proteína contrátil que compõe os filamentos grossos das fibras musculares.

Miótomo Grupo de músculos inervados pelos neurônios motores de um único segmento espinal. Em um embrião, a parte de um somito que dá origem a alguns músculos estriados esqueléticos.

Mitocôndrias Organelas com dupla membrana que têm papel fundamental na síntese de ATP; conhecidas como "usinas de energia" da célula.

Mitose Divisão ordenada do núcleo celular que garante que cada novo núcleo tenha o mesmo número e o mesmo tipo de cromossomos que o núcleo original. O processo inclui a replicação dos cromossomos e a distribuição dos dois conjuntos de cromossomos em dois núcleos separados e iguais.

Modalidade Qualquer um dos sentidos específicos, como visão, olfato, paladar ou tato.

Modíolo Pilar ou coluna central da cóclea.

Molécula União de dois ou mais átomos.

Monócito Maior tipo de leucócito, caracterizado por citoplasma agranular.

Monte do púbis Proeminência adiposa e arredondada acima da sínfise púbica, coberta por pelos pubianos grossos.

Mórula Esfera sólida de sólidas produzida por sucessivas clivagens de um óvulo fertilizado cerca de 4 dias após a fertilização.

Muco A secreção líquida espessa produzida por células caliciformes, células mucosas, glândulas mucosas e mucosas.

Músculo Órgão formado por um entre três tipos de tecido muscular (esquelético, cardíaco ou liso), especializado na contração para produzir movimento voluntário ou involuntário de partes do corpo.

Músculo ciliar Músculo liso do corpo ciliar que tem ação de estreitamento ou esfíncter do corpo ciliar anular.

Músculo detrusor Músculo liso que compõe a parede da bexiga urinária.

Músculo esfíncter do piloro Anel espesso de músculo liso através do qual o piloro se comunica com o duodeno. Também é denominado válvula pilórica.

Músculo estriado esquelético Órgão especializado para contração, constituído de fibras musculares estriadas, sustentado por tecido conjuntivo, fixado a um osso por um tendão ou aponeurose e estimulado por neurônios motores somáticos.

Músculos eretores dos pelos Músculos lisos fixados em pelos; sua contração põe os pelos em posição vertical, resultando em piloereção ("pele arrepiada").

Músculos pectíneos Feixes musculares que se projetam das paredes atriais anteriores e do revestimento das aurículas.

Mutação Alteração permanente na sequência de bases de DNA de um gene.

N

Nádegas As duas massas carnosas na face posterior da parte inferior do tronco, formadas pelos músculos glúteos. Também conhecidas como região glútea.

Narinas Aberturas para a cavidade nasal na parte externa do corpo.

Necropsia Exame do corpo após a morte.

Necrose Tipo patológico de morte celular causada por doença, lesão ou ausência de suprimento sanguíneo no qual ocorrem tumefação e ruptura de muitas células adjacentes, que espalham seu conteúdo no líquido intersticial, desencadeando uma resposta inflamatória.

Néfron Unidade funcional do rim.

Neoplasia Novo crescimento que pode ser benigno ou maligno.

Nervo Feixe de axônios e/ou dendritos neuronais e tecido conjuntivo associado, que tem a forma de um cordão e segue fora da parte central do sistema nervoso.

Nervo craniano Um dos 12 pares de nervos que se originam no encéfalo, atravessam forames cranianos e fornecem neurônios sensitivos e motores para a cabeça, o pescoço, parte do tronco e as vísceras torácicas e abdominais. Cada um é designado por um algarismo romano e um nome.

Nervo espinal Um dos 31 pares de nervos que se originam das raízes posteriores e anteriores da medula espinal.

Nervo intercostal Nervo que supre um músculo localizado entre as costelas. Também é denominado nervo torácico.

Nervos esplâncnicos pélvicos Consistem em axônios pré-ganglionares parassimpáticos dos níveis S2, S3 e S4 que suprem a bexiga urinária, os órgãos genitais, o colo descendente, o colo sigmoide e o reto.

Neuralgia Crises de dor ao longo de todo o trajeto ou ramo de um nervo sensitivo periférico.

Neuróglia Células do sistema nervoso com várias funções de suporte. Na parte central do sistema nervoso inclui astrócitos, oligodendrócitos, micróglia e células ependimárias; na parte periférica do sistema nervoso inclui células de Schwann e células satélite. Também são denominadas células da glia.

Neuro-hipófise Lobo posterior da hipófise. Também é denominada hipófise posterior.

Neurolema (bainha de Schwann) Camada citoplasmática periférica e nucleada da célula de Schwann.

Neurologia Estudo do funcionamento normal e dos distúrbios do sistema nervoso.

Neurônio Célula nervosa, constituída de um corpo celular, dendritos e um axônio.

Neurônio adrenérgico Um neurônio que libera epinefrina (adrenalina) ou norepinefrina (noradrenalina) como neurotransmissor.

Neurônio colinérgico Neurônio que libera acetilcolina como neurotransmissor.

Neurônio pós-ganglionar O segundo neurônio motor autônomo em uma via autônoma, que tem o corpo celular e os dendritos localizados em um gânglio autônomo e seu axônio amielínico termina em um músculo cardíaco, um músculo liso ou uma glândula.

Neurônio pós-sináptico Célula nervosa que é ativada pela liberação de um neurotransmissor por outro neurônio e que conduz os impulsos nervosos que saem da sinapse.

Neurônio pré-ganglionar O primeiro neurônio motor autônomo em uma via autônoma, com seu corpo celular e seus dendritos no encéfalo ou na medula espinal e seu axônio mielinizado terminando em um gânglio autônomo, onde faz sinapse com um neurônio pós-ganglionar.

Neurônio pré-sináptico Neurônio que propaga impulsos nervosos em direção a uma sinapse.

Neurônios aferentes Neurônios que conduzem informações sensitivas dos nervos cranianos e espinais para o encéfalo e a medula espinal, ou de um nível inferior para outro superior na medula espinal e no encéfalo. Também chamados de neurônios sensitivos.

Neurônios motores Neurônios que conduzem impulsos do encéfalo para a medula espinal ou do encéfalo e da medula espinal para nervos cranianos ou espinais em direção a efetores, que podem ser músculos ou glândulas. Também são denominados **neurônios eferentes**.

Neurônios motores somáticos Neurônios que estimulam a contração das fibras musculares esqueléticas.

Neurônios sensitivos Neurônios que conduzem informações sensitivas dos nervos cranianos e espinais para o encéfalo e a medula espinal, ou de um nível inferior para outro superior na medula espinal e no encéfalo. Também são denominados neurônios aferentes.

Neurotransmissor Uma de várias moléculas nas terminações axônicas que são liberadas na fenda sináptica em resposta a um impulso nervoso e modificam o potencial de membrana do neurônio pós-sináptico.

Neurulação Processo de desenvolvimento da placa neural, pregas neurais e tubo neural.

Neutrófilo Tipo de leucócito caracterizado por vesículas que se tingem de lilás-claro com uma combinação de corantes ácidos e básicos.

Nó atrioventricular (NA) Parte do sistema de condução do coração constituída de massa compacta de células condutoras localizadas no septo interatrial.

Nó sinoatrial (SA) Pequena massa de fibras (células musculares cardíacas localizada no átrio direito, em posição inferior à abertura da veia cava superior, que se despolariza espontaneamente e gera um potencial de ação cardíaco cerca de 100 vezes por minuto. Também é denominado marca-passo natural.

Nociceptor Terminação nervosa livre que detecta estímulos dolorosos.

Nódulo (nó) de Ranvier Espaço ao longo de um axônio mielinizado entre as células de Schwann que formam a bainha de mielina e o neurolema.

Norepinefrina (NE) Hormônio secretado pela medula da glândula suprarrenal que exerce ações semelhantes às resultantes da estimulação simpática. Também é denominada noradrenalina.

Notocorda Bastão flexível de tecido mesodérmico situado no local onde se desenvolverá a futura coluna vertebral e que tem papel de indução.

Núcleo Organela esférica ou oval de uma célula que contém os fatores hereditários da célula, denominados genes. Um grupo de corpos de células nervosas não mielinizadas na parte central do sistema nervoso. A parte central de um átomo, composta por prótons e nêutrons.

Núcleo cuneiforme Grupo de neurônios na parte inferior do bulbo no qual terminam axônios do fascículo cuneiforme.

Núcleo grácil Grupo de células nervosas na parte inferior do bulbo no qual terminam axônios do fascículo grácil.

Núcleo pulposo Substância de consistência mole, pulpar e extremamente elástica no centro de um disco intervertebral; um remanescente da notocorda.

Núcleo rubro Grupo de corpos celulares no mesencéfalo; ocupa uma grande parte do teto a partir do qual se estendem axônios para os tratos rubrorreticular e rubrospinal.

Nucléolos Corpos esféricos dentro de um núcleo celular constituídos de proteínas, DNA e RNA que são locais de montagem de subunidades ribossômicas menores e maiores.

Núcleos da base Grupos pares de substância cinzenta situados em posição profunda em cada hemisfério cerebral; incluem o globo pálido, o putame e o núcleo caudado.

Nucleossomo Subunidade estrutural de um cromossomo formada por histonas e DNA.

O

Obesidade Peso corporal mais de 20% acima de um padrão desejável devido ao acúmulo excessivo de gordura.

Obstetrícia Ramo especializado da Medicina que estuda a gestação, o trabalho de parto e o período imediatamente após o parto (cerca de 6 semanas).

Ocitocina (OT) Hormônio, secretado por células neurossecretoras nos núcleos paraventricular e supraóptico do hipotálamo, que estimula a contração da musculatura lisa no útero gravídico e das células mioepiteliais ao redor dos ductos das glândulas mamárias.

Oftálmico Relativo ao olho.

Oftalmologia Estudo da estrutura, função e doenças do olho.

Oftalmologista Médico especializado no diagnóstico e tratamento de distúrbios oculares com uso de fármacos, cirurgias e lentes corretivas.

Olfato Sentido com que se distinguem os odores.

Olfatório Relativo ao olfato.

Oligodendrócito Célula da neuróglia que sustenta os neurônios e produz uma bainha de mielina ao redor dos axônios de neurônios da parte central do sistema nervoso.

Oligúria Débito urinário diário geralmente inferior a 250 mℓ.

Oliva Massa oval proeminente em cada face lateral da parte superior do bulbo.

Omento maior Grande prega serosa na curvatura maior do estômago que pende como um avental anterior ao intestino.

Omento menor Prega do peritônio que se estende do fígado até a curvatura menor do estômago e a primeira parte do duodeno.

Oncologia Estudo dos tumores.

Onda P Deflexão do eletrocardiograma indicativa de despolarização atrial.

Onda T Deflexão em um eletrocardiograma que representa a repolarização ventricular.

Ondas encefálicas Sinais elétricos que podem ser registrados na pele da cabeça devido à atividade elétrica dos neurônios encefálicos.

Ooforectomia Remoção cirúrgica dos ovários.

Óptico Referente ao olho, à visão ou às propriedades da luz.

Ora serrata Margem irregular da retina, interna e um pouco posterior à junção da corioide com o corpo ciliar.

Órbita Cavidade óssea do crânio, com formato piramidal, que contém o bulbo do olho.

Orelha Projeção da orelha externa constituída de cartilagem elástica, coberta por pele e com formato semelhante à parte alargada de um trompete. Também denominada de **pavilhão auricular**.

Orelha externa Parte externa da orelha, formada por orelha, meato acústico externo e membrana timpânica (tímpano).

Orelha interna Orelha interna ou labirinto, localizada dentro do osso temporal; contém os órgãos da audição e equilíbrio.

Orelha média Pequena cavidade escavada no osso temporal, revestida de epitélio, separada da orelha externa pelo tímpano e da orelha interna por uma fina divisão óssea que contém as janelas do vestíbulo e da cóclea; dentro da orelha média estão os três ossículos da audição. Também é denominado cavidade timpânica.

Organela Estrutura permanente dentro de uma célula com morfologia característica especializada para uma função específica em atividades celulares.

Organismo Um ser vivo como um todo; um indivíduo.

Organogênese Formação de órgãos e sistemas corporais. Ao final da oitava semana de desenvolvimento, todos os principais sistemas corporais já começaram a se desenvolver.

Órgão Estrutura constituída de dois ou mais tipos diferentes de tecidos com uma função específica e um formato geralmente reconhecível.

Órgão espiral Órgão da audição, constituído de células de sustentação e células ciliadas que estão apoiadas sobre a lâmina basilar e se estendem até a endolinfa do ducto coclear.

Órgão tendinoso Receptor proprioceptivo sensível a variações na tensão muscular e na força de contração, encontrado sobretudo perto das junções de tendões e músculos.

Orifício Qualquer abertura.

Ortopedia Ramo da Medicina que lida com a preservação e a restauração do sistema esquelético, das articulações e das estruturas associadas.

Osmorreceptor Receptor no hipotálamo que é sensível a mudanças na osmolaridade sanguínea e que, em resposta à alta osmolaridade (baixa concentração de água), estimula a síntese e a liberação de hormônio antidiurético (HAD).

Osmose Deslocamento das moléculas de água, através de uma membrana seletivamente permeável, de uma área com maior concentração de água para outra com menor concentração de água até alcançar o equilíbrio.

Ósseo Relativo ao osso.

Ossículo da audição Um dos três pequenos ossos da orelha média (martelo, bigorna e estribo).

Ossificação Produção de matriz extracelular mineralizada especial por células ósseas.

Ossificação endocondral Substituição da cartilagem por osso. Também é denominada ossificação intracartilaginosa.

Ossificação intramembranosa Método de formação óssea no qual o osso é formado diretamente no tecido membranáceo.

Osso curto Osso de formato aproximadamente cúbico e que tem comprimento, espessura e largura quase iguais.

Osso irregular Osso que não possui um formato geométrico regular e não pode ser enquadrado em outra categoria de formato.

Osso longo Osso cujo comprimento é maior que a largura e é formado por uma diáfise e um número variável de extremidades.

Osso plano Osso que geralmente é delgado e constituído de duas lâminas quase paralelas de substância compacta que envolvem uma camada de osso esponjoso.

Osso sutural Pequeno osso localizado dentro de uma sutura entre determinados ossos cranianos.

Ossos sesamoides Ossos pequenos encontrados nos tendões.

Ossos tarsais Os sete ossos do tornozelo.

Osteoblasto Célula formada a partir de uma célula osteogênica que participa da formação óssea por secreção de alguns componentes orgânicos e sais inorgânicos.

Osteócito Célula óssea madura que mantém as atividades diárias do tecido ósseo.

Osteoclasto Grande célula multinucleada que reabsorve (destrói) a matriz óssea.

Osteologia Estudo dos ossos.

Ósteon A unidade básica da estrutura do osso compacto adulto, formada por um canal central (de Havers) com suas lamelas concêntricas, lacunas, osteócitos e canalículos. Também é denominado sistema de Havers.

Osteoporose Distúrbio relacionado com a idade caracterizado pela diminuição da massa óssea e aumento da suscetibilidade a fraturas, frequentemente como resultado da diminuição dos níveis de estrogênios.

Óstio ileocecal Prega de túnica mucosa que protege a abertura do íleo para o intestino grosso.

Otorrinolaringologia O ramo da Medicina responsável pelo diagnóstico e tratamento de doenças das orelhas, do nariz e da garganta.

Ovário Gônada feminina que produz oócitos e hormônios, entre os quais estão os estrogênios, a progesterona, a inibina e a relaxina.

Ovocitogênese Formação e desenvolvimento de gametas femininos (oócitos).

Ovulação Ruptura de um folículo ovariano maduro e liberação de um oócito secundário na cavidade pélvica.

Óvulo Célula reprodutora ou germinativa feminina; origina-se da conclusão da meiose em um oócito secundário após a penetração por um espermatozoide.

P

Palato Estrutura horizontal que separa as cavidades oral e nasal; o teto da boca.

Palato duro Parte anterior do teto da boca, formada pela maxila e pelos ossos palatinos e revestido por túnica mucosa.

Palato mole Parte posterior do teto da boca, que se estende dos ossos palatinos até a úvula. É uma divisão muscular revestida por túnica mucosa.

Palpar Examinar pelo toque; sentir.

Pálpebras Estruturas de sustentação do olho que fecham os olhos durante o sono, protegem os olhos da luz excessiva e de corpos estranhos e dispersam as secreções lubrificantes sobre os bulbos dos olhos.

Pâncreas Órgão alongado e de consistência macia situado ao longo da curvatura maior do estômago e conectado ao duodeno por meio de um ducto. É uma glândula exócrina (que secreta suco pancreático) e endócrina (que secreta insulina, glucagon, somatostatina e polipeptídio pancreático).

Papila Entalhe papilar do bulbo do pelo que contém tecido conjuntivo frouxo e vasos sanguíneos.

Papila circunvalada Uma das projeções circulares que estão dispostas na forma de um V invertido na parte posterior da língua; a maior das elevações na face superior da língua que contém calículos gustatórios.

Papila dérmica Projeção digitiforme da região papilar da derme que pode conter capilares sanguíneos ou corpúsculos táteis.

Papila filiforme Uma das projeções cônicas distribuídas em fileiras paralelas nos dois terços anteriores da língua e sem calículos gustatórios.

Papila fungiforme Elevação em forma de cogumelo na face superior da língua que se apresenta como um ponto vermelho; a maioria contém calículos gustatórios.

Papila maior do duodeno Elevação na túnica mucosa duodenal que recebe a ampola hepatopancreática.

Papila mamária Projeção pigmentada e enrugada na superfície da mama que, na mulher, é o local de abertura dos ductos lactíferos para liberação de leite.

Parada cardíaca Cessação dos batimentos cardíacos efetivos na qual os batimentos cardíacos cessam totalmente ou há fibrilação ventricular.

Paralisia Perda ou comprometimento da função motora por lesão de origem nervosa ou muscular.

Paraplegia Paralisia de ambos os membros inferiores.

Paratormônio (PTH) Hormônio secretado pelas células principais das glândulas paratireoides que aumenta o nível sanguíneo de cálcio e diminui o nível sanguíneo de fosfato.

Parênquima Partes funcionais de qualquer órgão, em contraste com o tecido que forma seu estroma ou sua estrutura.

Parte intermédia Pequena zona avascular entre a adeno-hipófise e a neuro-hipófise.

Parte laríngea da faringe Parte inferior da faringe, que se estende inferiormente desde a altura do hioide e se continua como esôfago.

Parte nasal da faringe Parte superior da faringe, situada posterior ao nariz e se estendendo inferiormente até o palato mole.

Parte oral da faringe Parte intermediária da faringe, situada posteriormente à boca e que se estende do palato mole até o hioide.

Parte parassimpática Uma das duas subdivisões da divisão autônoma do sistema nervoso, que contém corpos celulares de neurônios pré-ganglionares em núcleos no tronco encefálico e no corno cinzento lateral da parte sacral da medula espinal; associada principalmente a atividades que conservam e restauram a energia corporal. Também conhecida como parte craniossacral.

Parte parassimpática da divisão autônoma do sistema nervoso Axônios de neurônios pré-ganglionares parassimpáticos, que têm seus corpos celulares nos núcleos no tronco encefálico e na substância cinzenta lateral da parte sacral da medula espinal.

Parte simpática Uma das duas subdivisões da divisão autônoma do sistema nervoso; contém corpos celulares de neurônios pré-ganglionares nas colunas cinzentas laterais do segmento torácico e dois ou três primeiros segmentos lombares da medula espinal; implicada principalmente em processos com gasto de energia. Também é denominada divisão toracolombar.

Parte simpática da divisão autônoma do sistema nervoso Axônios de neurônios pré-ganglionares simpáticos, que têm seus corpos celulares nas colunas cinzentas laterais dos segmentos torácicos e nos dois ou três primeiros segmentos lombares da medula espinal.

Parto Ato de dar à luz.

Patógeno Micróbio causador de doença.

Pé Parte terminal do membro inferior, desde o tornozelo até os dedos.

Pedicelo Estrutura semelhante a um pé, como nos podócitos de um glomérulo.

Pedúnculo cerebelar Feixe de axônios que une o cerebelo ao tronco encefálico.

Pedúnculo cerebral Par de feixes de axônios, localizado na face anterior do mesencéfalo, que conduz impulsos nervosos entre a ponte e os hemisférios cerebrais.

Peitoral Relativo ao tórax ou peito.

Pele Cobertura externa do corpo formada pela epiderme (tecido epitelial), mais fina e superficial, e pela derme (tecido conjuntivo), mais espessa e profunda, que está fixada na camada subcutânea.

Pelo Estrutura filiforme produzida por folículos pilosos que se desenvolve na derme.

Pelve Estrutura semelhante a uma bacia, formada por dois ossos do quadril, sacro e cóccix. A parte proximal alargada do ureter, situada no rim e na qual se abrem os cálices renais maiores.

Pelve renal Cavidade no centro do rim formada pela parte proximal alargada do ureter, situada no rim e para a qual drenam os cálices principais.

Pênis Órgão de micção e cópula masculino; usado para depositar sêmen na vagina.

Pepsina Enzima proteolítica secretada pelas células principais do estômago na forma inativa, pepsinogênio, que é convertida em pepsina ativa pelo ácido clorídrico.

Peptídio natriurético atrial (PNA) Hormônio peptídico, produzido pelos átrios do coração em resposta ao estiramento, que inibe a produção de aldosterona e, portanto, diminui a pressão arterial; causa natriurese, aumento da excreção urinária de sódio.

Percussão Ato de bater (percutir) em uma parte subjacente do corpo com golpes curtos e abruptos; usado como recurso para diagnóstico pela qualidade do som produzido naquela parte.

Pericárdio Membrana frouxa entre as lâminas visceral e parietal do pericárdio seroso que envolve o coração, constituída de uma camada fibrosa superficial e uma camada

serosa profunda, e que contém líquido pericárdico.

Pericárdio fibroso Camada superficial de pericárdio constituído de tecido conjuntivo irregular, denso, inelástico e resistente.

Pericôndrio Membrana que recobre a cartilagem.

Periférico Localizado na parte externa ou na superfície do corpo.

Perilinfa Líquido contido entre os labirintos ósseo e membranáceo da orelha interna.

Perimétrio Túnica serosa do útero.

Perimísio Invaginação do epimísio que divide os músculos em feixes.

Períneo Parte do assoalho pélvico sob o diafragma pélvico; no homem, o espaço entre o ânus e o escroto; na mulher, o espaço entre o ânus e a vulva.

Perineuro Tecido conjuntivo que envolve os fascículos em um nervo.

Período neonatal As primeiras quatro semanas após o nascimento.

Periodonto Periósteo que reveste os alvéolos dentais nos processos alveolares da mandíbula e maxila. Também é denominado membrana periodontal.

Periósteo Revestimento de um osso que consiste em tecido conjuntivo, células osteogênicas e osteoblastos; essencial para o crescimento, o reparo e a nutrição do osso.

Peristalse Contrações musculares sucessivas ao longo da parede de uma estrutura muscular oca.

Peritônio Maior túnica serosa do corpo; reveste a cavidade abdominal e cobre as vísceras.

Peritonite Inflamação do peritônio.

Permeabilidade seletiva Propriedade de uma membrana que permite a passagem de certas substâncias, mas restringe a passagem de outras.

Perna A parte do membro inferior entre o joelho e o tornozelo.

Peroxissomo Organela de estrutura semelhante a um lisossomo, que contém enzimas que usam o oxigênio molecular para oxidar vários compostos orgânicos; essas reações produzem peróxido de hidrogênio; abundante nas células hepáticas.

Persistência do canal arterial (PCA) Defeito cardíaco congênito no qual o canal arterial permanece aberto. Assim, o sangue aórtico flui para o tronco pulmonar de menor pressão, aumentando a pressão no tronco pulmonar e sobrecarregando os ventrículos.

Pescoço Parte do corpo que une a cabeça ao tronco.

pH Medida da concentração de íons hidrogênio (H^+) em uma solução. A escala de pH varia de 0 a 14; o valor de 7 indica neutralidade, valores abaixo de 7 indicam aumento da acidez, e valores acima de 7 indicam aumento da alcalinidade.

Pia-máter A mais interna das três meninges do encéfalo e da medula espinal.

Pinealócito Célula secretora da glândula pineal que libera melatonina.

Piorreia Secreção ou fluxo de pus, sobretudo nos alvéolos e nos tecidos gengivais.

Pirâmide Estrutura pontiaguda ou cônica. Uma das duas estruturas aproximadamente triangulares na face anterior do bulbo formada pelos maiores tratos motores que se estendem do córtex cerebral à medula espinal. Estrutura triangular na medula renal.

Pirâmide renal Estrutura triangular na medula renal que contém os segmentos retos dos túbulos renais e os vasos retos.

Pituícito Célula de sustentação da neuro-hipófise.

Placa aterosclerótica Lesão decorrente de colesterol acumulado e fibras de músculo liso da túnica média de uma artéria; pode se tornar obstrutiva.

Placa motora terminal Região do sarcolema de uma fibra muscular com receptores para acetilcolina (ACh), que se ligam à ACh liberada por terminações sinápticas dos neurônios motores somáticos.

Placa neural Espessamento de ectoderme, induzido pela notocorda, que se forma no início da terceira semana de desenvolvimento e representa o início da formação do sistema nervoso.

Placa tarsal Uma lâmina delgada e alongada de tecido conjuntivo, uma em cada pálpebra, responsável pelo formato e sustentação da pálpebra. A aponeurose do músculo levantador da pálpebra superior está fixada na placa tarsal da pálpebra superior.

Placenta Estrutura especial por meio da qual ocorre a troca de substâncias entre as circulações fetal e materna. Denominada decídua após o parto.

Plano frontal Plano perpendicular a um plano sagital mediano que divide o corpo ou órgãos em partes anterior e posterior. Também é denominado na anatomia por imagem como plano coronal.

Plano mediano Plano vertical que divide o corpo em metades direita e esquerda.

Plano oblíquo Plano que atravessa o corpo ou um órgão em um ângulo entre o plano transverso e os planos sagital mediano, sagital paramediano ou frontal.

Plano sagital Plano que divide o corpo ou órgãos em partes direita e esquerda. Esse plano pode ser sagital mediano (mediano), no qual as divisões são iguais, ou sagital paramediano, no qual as divisões são assimétricas.

Plano sagital mediano Plano vertical através da linha mediana do corpo, que divide o corpo ou órgãos em metades direita e esquerda iguais. Também é conhecido como **plano mediano**.

Plano sagital paramediano Plano vertical que não atravessa a linha mediana e que divide o corpo ou órgãos em partes direita e esquerda assimétricas.

Plano transverso Plano que divide o corpo ou os órgãos em partes superior e inferior. Também é denominado plano horizontal.

Plaqueta Fragmento de citoplasma envolvido por membrana plasmática que não tem núcleo; encontrada no sangue circulante; participa da hemostasia. Também é denominada trombócito.

Plasma sanguíneo Líquido extracelular encontrado nos vasos sanguíneos; sangue menos os elementos figurados; também denominado plasma.

Plasmócito Célula que se desenvolve a partir de um linfócito B e produz anticorpos.

Pleura Túnica serosa que cobre os pulmões e reveste as paredes torácicas e o diafragma.

Pleura parietal Camada externa da túnica pleural serosa que envolve e protege os pulmões; a camada que está fixada na parede da cavidade pleural.

Plexo Rede de nervos, veias ou vasos linfáticos.

Plexo autônomo Rede de axônios simpáticos e parassimpáticos; entre os exemplos estão os plexos cardíaco, celíaco e pélvico, que estão localizados respectivamente no tórax, no abdome e na pelve.

Plexo braquial Rede de axônios dos ramos anteriores dos nervos espinais C5, C6, C7, C8 e T1. Os nervos que emergem do plexo braquial suprem o membro superior.

Plexo celíaco Grande massa de gânglios e axônios autônomos localizada na altura da parte superior da primeira vértebra lombar. Também é denominado plexo solar.

Plexo cervical Rede formada por axônios dos ramos anteriores dos quatro primeiros nervos cervicais e que recebe ramos comunicantes cinzentos do gânglio cervical superior.

Plexo corióideo Rede de capilares localizada no teto de cada um dos quatro ventrículos encefálicos; as células ependimárias ao seu redor produzem líquido cerebrospinal.

Plexo da raiz do pelo Rede de dendritos disposta ao redor da raiz de um pelo como terminações nervosas livres ou nuas que são estimuladas quando a haste do pelo é movimentada.

Plexo lombar Rede formada pelos ramos anteriores (ventrais) dos nervos espinais L1 a L4.

Plexo mioentérico Rede de axônios autônomos e corpos celulares pós-ganglionares localizada na túnica muscular do tubo gastrintestinal.

Plexo sacral Rede formada pelos ramos anteriores dos nervos espinais de L4 a S3.

Plexo submucoso Rede de fibras nervosas autônomas localizadas na parte superficial da tela submucosa do intestino delgado.

Policitemia Distúrbio caracterizado por hematócrito acima do normal (acima de 55%) no qual podem ocorrer hipertensão, trombose e hemorragia.

Poliúria Produção excessiva de urina.

Polpa branca Regiões do baço constituídas de tecido linfático, principalmente linfócitos B.

Polpa vermelha Parte do baço formada por seios venosos preenchidos por sangue e por finas lâminas de tecido esplênico denominadas cordões esplênicos.

Ponte Parte do tronco encefálico que constitui uma "ligação" entre o bulbo e o mesencéfalo, anterior ao cerebelo.

Ponto de McBurney Importante ponto de referência relacionado com o apêndice vermiforme e localizado a dois terços da distância de uma linha imaginária traçada entre a cicatriz umbilical e a espinha ilíaca anterossuperior.

Posição anatômica Posição do corpo universalmente usada em descrições anatômicas na qual o corpo está ereto, a cabeça está alinhada, os olhos estão voltados para frente, os membros superiores estão ao lado do corpo, as palmas estão voltadas para frente e os pés, com a planta apoiada no chão.

Posterior Mais perto ou situado na parte de trás do corpo. Equivalente a dorsal em bípedes.

Potenciais de ação (impulsos) Sinais elétricos que se propagam ao longo da membrana de um neurônio ou fibra muscular; rápidas mudanças no potencial de membrana que implicam uma despolarização seguida por repolarização. Também são denominados potenciais de ação nervosos ou impulsos nervosos quando relacionados a um neurônio e potenciais de ação musculares quando relacionados a uma fibra muscular.

Potenciais de ação nervosos (impulsos nervosos) Sinal elétrico que se propaga ao longo da membrana de um neurônio ou fibra muscular; rápida variação no potencial de membrana que implica despolarização seguida por repolarização. Também denominado potencial de ação e potencial de ação muscular quando se refere a uma fibra muscular.

Potencial de ação muscular Impulso que se propaga pelo sarcolema e pelos túbulos transversais; no músculo esquelético, é gerado pela acetilcolina, que aumenta a permeabilidade do sarcolema aos cátions, sobretudo aos íons sódio (Na^+).

Pregas Grandes dobras na túnica mucosa de um órgão oco vazio, como o estômago e a vagina.

Pregas circulares Pregas transversais profundas e permanentes na túnica mucosa e na tela submucosa do intestino delgado que aumentam a área de superfície para absorção.

Pregas juncionais Sulcos profundos na placa motora terminal que oferecem uma grande área de superfície para a acetilcolinesterase.

Pregas vocais Par de pregas de túnica mucosa abaixo das pregas vestibulares que atuam na produção da voz.

Prepúcio Pele frouxa que cobre as glandes do pênis e do clitóris.

Presbiopia Perda de elasticidade da lente (cristalino) devido à idade avançada, com consequente incapacidade de focalizar com clareza objetos próximos.

Pressão arterial Força exercida pelo sangue contra a parede dos vasos sanguíneos, decorrente da contração cardíaca, e influenciada pela elasticidade da parede dos vasos sanguíneos; clinicamente, a medida da pressão na artéria braquial durante a sístole e a diástole ventriculares.

Pressão arterial diastólica (PAD) Força exercida pelo sangue sobre as paredes arteriais durante o relaxamento ventricular; a menor pressão arterial medida nas grandes artérias, normalmente cerca de 80 mmHg em um adulto jovem.

Pressão arterial sistólica (PAS) Força exercida pelo sangue sobre as paredes arteriais durante a contração ventricular; a pressão máxima medida nas grandes artérias, cerca de 120 mmHg em um adulto jovem em condições normais.

Pressão intraocular Pressão no bulbo do olho, produzida principalmente por humor aquoso.

Primordial Que existe primeiro; sobretudo as células germinativas primordiais no ovário.

Princípio tudo ou nada Se um estímulo despolarizar um neurônio até seu limiar, o neurônio dispara em sua máxima voltagem (tudo); se o limiar não for alcançado, o neurônio não dispara (nada). Estímulos mais fortes, acima do limiar, não produzem potenciais de ação mais fortes.

Processo espinhoso Processo ou projeção pontiaguda ou semelhante a espinho. Também é denominado espinha. Uma crista aguda diagonal através da face posterior da escápula.

Processo xifoide Parte inferior do esterno.

Proctologia Ramo da Medicina que estuda o reto e seus distúrbios.

Prófase Primeiro estágio da mitose no qual os pares de cromátides se formam e se agregam ao redor da placa metafásica da célula.

Profundo Distante da superfície do corpo ou de um órgão.

Progesterona Hormônio sexual feminino produzido pelos ovários que auxilia no preparo do endométrio uterino para a implantação de um óvulo fertilizado e das glândulas mamárias para a secreção de leite.

Prolactina (PRL) Hormônio secretado pela adeno-hipófise que inicia e mantém a secreção de leite pelas glândulas mamárias.

Prolapso Queda ou descida de um órgão, principalmente o útero ou o reto.

Prole Descendentes.

Proliferação Reprodução rápida e repetida de novas partes, sobretudo células.

Promontório do sacro Face superior do corpo da primeira vértebra sacral que se projeta anteriormente para a cavidade pélvica; as cavidades abdominal e pélvica são divididas por uma linha que vai do promontório até a margem superior da sínfise púbica.

Pronação Movimento do antebraço no qual a palma da mão é girada posteriormente.

Propriocepção Percepção da posição de partes do corpo, sobretudo dos membros, independente da visão; esse sentido se deve aos impulsos nervosos gerados por proprioceptores. Também é conhecido como sensações proprioceptivas.

Proprioceptor Receptor localizado nos músculos, nos tendões, nas articulações ou na orelha interna (fusos musculares, órgãos tendinosos, receptores articulares cinestésicos e células ciliadas do aparelho vestibular) que fornece informações sobre a posição e os movimentos do corpo.

Prostaglandina (PG) Lipídio associado à membrana; é liberado em pequenas quantidades e atua como hormônio local.

Próstata Glândula que ocupa posição inferior à bexiga urinária e envolve a parte superior da uretra masculina e secreta uma solução ligeiramente ácida que contribui para a motilidade e a viabilidade dos espermatozoides.

Proteassomo Diminuta organela celular em forma de barril localizada no citosol e no núcleo; contém proteases que destroem proteínas desnecessárias, danificadas ou defeituosas.

Proteína Composto orgânico formado basicamente por carbono, hidrogênio, oxigênio, nitrogênio e às vezes enxofre e fósforo; é sintetizada nos ribossomos e constituída de aminoácidos unidos por ligações peptídicas.

Proteínas da membrana Proteínas associadas à membrana plasmática (integrais e periféricas) que atuam como canais iônicos, transportadores, receptores, ligadores ou marcadores de identidade celular.

Proto-oncogene Gene responsável por algum aspecto do crescimento e desenvolvimento normais; pode se transformar em oncogene, um gene capaz de causar câncer.

Protração Movimento da mandíbula ou do cíngulo do membro superior anteriormente em um plano paralelo ao solo.

Proximal Mais perto do cíngulo do membro.

Pseudópodes Protrusões temporárias da borda dianteira de uma célula migratória; projeções celulares que envolvem uma partícula durante a fagocitose.

Ptose Queda de um órgão, como a pálpebra ou o rim.

Puberdade Período da vida no qual começam a surgir as características sexuais secundárias e a capacidade de reprodução sexual; geralmente ocorre entre 10 e 17 anos de idade.

Pudendo feminino Designação coletiva dos órgãos genitais externos femininos. Também é denominada vulva.

Puerpério Período imediatamente após o parto, em geral de 4 a 6 semanas.

Pulmões Principais órgãos da respiração, situados de cada lado do coração na cavidade torácica.

Pulmonar Relativo ou afetado pelos pulmões.

Pulso Expansão e retração elásticas rítmicas de uma artéria sistêmica após cada contração do ventrículo esquerdo.

Pupila Orifício no centro da íris; a área através da qual a luz entra na cavidade posterior do bulbo do olho.

Pus Produto líquido da inflamação que contém leucócitos ou seus restos e fragmentos de células mortas.

Q

Quadrante Uma de quatro partes.

Quadriplegia Paralisia dos quatro membros: dois superiores e dois inferiores.

Quarto ventrículo Cavidade encefálica preenchida por líquido cerebrospinal situada entre o cerebelo, o bulbo e a ponte.

Queratina Proteína insolúvel encontrada nos pelos, unhas e outros tecidos queratinizados da epiderme.

Queratinócito A mais numerosa das células epidérmicas; produz queratina.

Quiasma óptico Ponto de cruzamento dos dois ramos do nervo óptico (NC II), anterior à hipófise.

Quilo Líquido leitoso encontrado nos vasos quilíferos do intestino delgado após a absorção de lipídios do alimento.

Quimiorreceptor Receptor sensitivo que detecta a presença de uma substância química específica.

Quimo Mistura semilíquida de alimento parcialmente digerido e secreções digestivas encontrada no estômago e no intestino delgado durante a digestão.

R

Radical livre Átomo ou grupo de átomos com um elétron não pareado em sua camada mais externa.

Raiz anterior (ventral) Estrutura composta de axônios de neurônios motores (eferentes) que emerge da face anterior da medula espinal e se estende lateralmente para se unir a uma raiz posterior, formando um nervo espinal. Também é conhecida como raiz ventral.

Raiz do pênis Parte ancorada do pênis constituída de bulbo e ramos.

Raiz posterior (dorsal) Estrutura constituída de axônios sensitivos situada entre um nervo espinal e a parte dorsolateral da medula espinal.

Ramo Ramificação de um nervo espinal.

Ramo comunicante branco Parte de um axônio simpático pré-ganglionar que surge a partir do ramo anterior de um nervo espinal para entrar no gânglio do tronco simpático mais próximo.

Ramo comunicante cinzento Nervo curto que contém axônios de neurônios pós-ganglionares simpáticos; os corpos celulares dos neurônios estão em um gânglio da cadeia simpática, e os axônios não mielinizados se estendem, através do ramo cinzento, até um nervo espinal e daí até a periferia, com o objetivo de suprir a musculatura lisa nos vasos sanguíneos, nos músculos eretores do pelo e nas glândulas sudoríferas.

Ramo esquerdo Ramo esquerdo dos dois ramos do feixe atrioventricular (AV) constituído de fibras musculares especializadas que transmitem impulsos elétricos para os ventrículos.

Ramo posterior (dorsal) Ramo de um nervo espinal que contém axônios motores e sensitivos que suprem os músculos, a pele e os ossos da parte posterior da cabeça, do pescoço e do tronco.

Ramo ventral O ramo anterior de um nervo espinal, que contém fibras motoras para os músculos do pescoço, do tronco e dos membros.

Ramos comunicantes Ramos de um nervo espinal que são componentes da divisão autônoma do sistema nervoso.

Ramos do pênis Partes separadas e afiladas dos corpos cavernosos do pênis.

Rampa do tímpano Canal espiralado inferior da cóclea óssea; é preenchido com perilinfa.

Rampa do vestíbulo Canal espiralado superior da cóclea óssea, preenchido com perilinfa.

Reabsorção tubular Movimento de retorno do filtrado dos túbulos renais para o sangue em resposta às necessidades específicas do corpo.

Receptor Célula especializada ou parte distal de um neurônio que responde a uma modalidade sensitiva específica – como tato, pressão, frio, luz ou som – e a converte em um sinal elétrico (potencial gerador ou receptor). Uma molécula ou um grupo de moléculas específico que reconhece e se une a determinado ligante.

Receptor alfa (α) Um tipo de receptor para norepinefrina e epinefrina; presente em efetores viscerais inervados por neurônios pós-ganglionares simpáticos.

Receptor beta (β) Tipo de receptor adrenérgico para epinefrina e norepinefrina; encontrado em efetores viscerais inervados por neurônios pós-ganglionares simpáticos.

Receptor cinestésico articular Receptor proprioceptivo localizado em uma articulação e estimulado por movimento articular.

Receptor de estiramento Receptor localizado nas paredes de vasos sanguíneos, vias respiratórias ou órgãos que monitora o grau de estiramento. Também é denominado barorreceptor.

Receptor muscarínico Receptor para o neurotransmissor acetilcolina encontrado em todos os efetores inervados por axônios pós-ganglionares parassimpáticos e em glândulas sudoríferas inervadas por axônios pós-ganglionares simpáticos colinérgicos; assim denominado porque a muscarina ativa esses receptores, mas não ativa os receptores nicotínicos para acetilcolina.

Receptor nicotínico Receptor para o neurotransmissor acetilcolina encontrado nos neurônios pós-ganglionares simpáticos e parassimpáticos e na placa terminal motora do músculo esquelético.

Rede do testículo Rede de ductos dos testículos.

Reflexo Resposta rápida a uma mudança (estímulo) no ambiente interno ou externo que tenta restaurar a homeostase.

Reflexo aórtico Reflexo que ajuda a manter a pressão arterial sistêmica normal; iniciado por barorreceptores na parede da aorta ascendente e no arco da aorta. Impulsos nervosos dos barorreceptores aórticos chegam ao centro cardiovascular por meio de axônios sensitivos do nervo vago (NC X).

Região anal Subdivisão do períneo feminino ou masculino que contém o ânus.

Região inguinal Área na face anterior do corpo caracterizada por uma prega de cada lado, no local de união do tronco às coxas.

Região urogenital Região do assoalho pélvico inferior à sínfise púbica, limitada pela sínfise púbica e pelas tuberosidades do ísquio; contém os órgãos genitais externos.

Regurgitação Retorno de sólidos ou líquidos do estômago para a boca; fluxo retrógrado de sangue através de valvas cardíacas incompletamente fechadas.

Rejeição de tecido Fenômeno pelo qual o corpo não reconhece proteínas (antígenos HLA) em tecidos ou órgãos transplantados e produz anticorpos contra elas.

Relaxina (RLX) Hormônio feminino, produzido pelos ovários e pela placenta, que aumenta a flexibilidade da sínfise púbica e auxilia na dilatação do colo do útero para facilitar a passagem do feto.

Remodelamento ósseo Substituição contínua de osso antigo por novo tecido ósseo.

Renal Relativo aos rins.

Reprodução Formação de novas células para crescimento, reparo ou substituição; a formação de um novo indivíduo.

Reservatório sanguíneo Veias sistêmicas que contêm grande volume de sangue que pode ser mobilizado rapidamente para as partes do corpo que dele necessitem.

Respiração Troca de gases entre a atmosfera, o sangue e as células do corpo.

Respiração celular Oxidação de glicose para produzir ATP, com participação de glicólise, formação da acetilcoenzima A, ciclo de Krebs e cadeia de transporte de elétrons.

Respiração externa A troca de gases respiratórios entre os pulmões e o sangue. Também denominada respiração pulmonar.

Respiração interna (tecidual) Troca de gases respiratórios entre o sangue e as células do corpo. Também é denominada respiração tecidual ou troca gasosa sistêmica.

Resposta de luta ou fuga Os efeitos produzidos pela estimulação da parte simpática da divisão autônoma do sistema nervoso.

Retenção Incapacidade de urinar decorrente de obstrução, contração nervosa da uretra ou ausência da sensação de desejo de urinar.

Retículo endoplasmático (RE) Rede de canais através do citoplasma de uma célula que tem função de transporte intracelular, sustentação, armazenamento, síntese e acondicionamento de moléculas.

Retículo sarcoplasmático (RS) Rede de sáculos e tubos ao redor das miofibrilas de uma fibra muscular, semelhante ao retículo endoplasmático; reabsorve íons cálcio durante o relaxamento e os libera para produzir contração.

Reticulócito Hemácia imatura.

Retina O revestimento profundo da parte posterior do bulbo do olho constituído de tecido nervoso (onde se inicia o processo da visão) e uma camada pigmentada de células epiteliais que fazem contato com a corioide.

Retináculos Espessamentos de fáscia profunda que mantêm estruturas no lugar; por exemplo, os retináculos superior e inferior do tornozelo.

Reto Últimos 20 cm do tubo gastrintestinal, do colo sigmoide ao ânus.

Retração Movimento posterior de uma parte protraída do corpo em um plano paralelo ao solo, como ao trazer de volta a mandíbula para que se alinhe com o maxilar.

Retroperitoneal Posterior ao revestimento peritoneal da cavidade abdominal.

Ribossomo Organela citoplasmática constituída de uma subunidade pequena e outra grande que contêm RNA ribossômico e proteínas ribossômicas; o local de síntese proteica.

Rigidez Hipertonia caracterizada por aumento do tônus muscular, que não afeta os reflexos.

Rigor mortis Estado de contração parcial dos músculos após a morte devido à ausência de ATP; as cabeças de miosina (pontes cruzadas) permanecem ligadas à actina, impedindo o relaxamento.

Rim Um dos dois órgãos avermelhados localizados na região lombar que regulam a composição, o volume e a pressão do sangue e produzem urina.

Rinologia Estudo do nariz e seus distúrbios.

Ritmo circadiano Padrão de atividade biológica em um ciclo de 24 h, como o ciclo sono-vigília.

Rotação Movimentação de um osso em torno de seu próprio eixo, sem outro movimento.

Ruptura de cartilagem Ruptura de um disco articular ou de um menisco.

S

Saco alveolar Grupo de alvéolos com uma abertura comum.

Saco lacrimal Parte superior alargada do ducto lacrimonasal, localizado na fossa da glândula lacrimal, que recebe as lágrimas de um canalículo lacrimal.

Saco vitelino Membrana extraembrionária composta pela membrana exocelômica e pelo hipoblasto. Transfere nutrientes para o embrião, é fonte de células sanguíneas, contém células germinativas primordiais que migram para as gônadas para formar células germinativas primitivas, forma parte do intestino e ajuda a evitar a dessecação embrionária.

Sacro Osso da coluna vertebral formado pela fusão de cinco vértebras sacrais.

Saculações Série de bolsas que caracterizam o colo; formadas pelas contrações tônicas das tênias do colo.

Sáculo A menor e mais inferior das duas câmaras do labirinto membranáceo dentro do vestíbulo da orelha interna; contém um órgão receptor para o equilíbrio estático.

Saliva Secreção transparente, alcalina e um pouco viscosa produzida principalmente pelos três pares de glândulas salivares; contém vários sais, mucina, lisozima, amilase salivar e lipase lingual (produzida por glândulas na língua).

Sangue Líquido que circula pelo coração, pelas artérias, pelos capilares e pelas veias e que constitui o principal meio de transporte dentro do corpo.

Sarcolema Membrana celular de uma fibra muscular, sobretudo de uma fibra estriada muscular esquelética.

Sarcômero Unidade contrátil de uma fibra muscular estriada que se estende entre dois discos Z.

Sarcoplasma Citoplasma de uma fibra (célula) muscular.

Sebo Secreção das glândulas sebáceas.

Secreção Produção e liberação, por uma célula ou glândula, de uma substância fisiologicamente ativa.

Secreção tubular Movimento de substâncias do sangue para o líquido tubular renal em resposta às necessidades específicas do corpo.

Segmento broncopulmonar Uma das menores divisões de um lobo pulmonar suprida por seu próprio brônquio segmentar.

Seio Cavidade em um osso (seio paranasal) ou outro tecido; canal para a linfa (linfático) ou sangue (vascular); qualquer cavidade que tenha uma abertura estreita.

Seio carótico Região dilatada da artéria carótida interna logo superior a sua origem da artéria carótida comum; contém barorreceptores que monitoram a pressão arterial.

Seio coronário Largo canal venoso na face posterior do coração que coleta o sangue da circulação coronariana e o reconduz ao átrio direito.

Seio paranasal Cavidade aérea e revestida de muco em um osso do crânio que se comunica com a cavidade nasal. Os seios paranasais estão localizados nos ossos frontal, maxilar, etmoide e esfenoide.

Seio vascular (venoso) Veia com parede endotelial fina que não tem túnica média nem túnica externa e é sustentada pelo tecido adjacente.

Seio venoso da esclera Seio venoso circular localizado na junção da esclera e da córnea através do qual o humor aquoso drena da câmara anterior do bulbo do olho para o sangue. Também é denominado canal *de Schlemm*.

Sêmen Líquido liberado durante a ejaculação masculina, constituído de uma mistura de espermatozoides e secreções dos túbulos seminíferos, das vesículas seminais, da próstata e das glândulas bulbouretrais.

Sensação Estado de consciência de condições externas ou internas do corpo.

Septo Parede que divide duas cavidades.

Septo nasal Divisão vertical constituída de osso (lâmina perpendicular do etmoide e osso vômer) e cartilagem, coberta por túnica mucosa que separa a cavidade nasal em lados esquerdo e direito.

Sinal Qualquer evidência objetiva de doença que possa ser observada ou medida, como uma lesão, edema ou febre.

Sinapse (1) Junção funcional entre dois neurônios ou entre um neurônio e um efetor, como um músculo ou uma glândula; pode ser elétrica ou química. (2) Pareamento de cromossomos homólogos durante a prófase I da meiose.

Sinapse elétrica Sinapse na qual as membranas plasmáticas dos neurônios pré-sinápticos e pós-sinápticos estão firmemente unidas por junções comunicantes que contêm conexons; o fluxo de íons através das junções comunicantes gera um impulso nervoso.

Sinapses químicas Sinapses em que há liberação de um neurotransmissor de um neurônio pré-sináptico; ocorrem entre a maioria dos neurônios e todos os neurônios e efetores.

Sinartrose Articulação imóvel, como uma sutura, gonfose ou sincondrose.

Sincondrose Articulação cartilagínea na qual o material de conexão é cartilagem hialina.

Sindesmose Articulação pouco móvel na qual os ossos estão unidos por tecido conjuntivo fibroso.

Síndrome de Cushing Condição causada por hipersecreção de glicocorticoides e caracterizada por adelgaçamento das pernas, fácies de lua cheia, acúmulo de gordura na parte posterior do pescoço ("giba de búfalo"), abdome em aventai, hiperemia facial, cicatrização deficiente, hiperglicemia, osteoporose, hipertensão e aumento da suscetibilidade a doenças.

Síndrome de imunodeficiência adquirida (AIDS) Doença causada pelo vírus da imunodeficiência humana (HIV). É caracterizada por resultado positivo do teste de anticorpos anti-HIV, baixa contagem de linfócitos T auxiliares e algumas doenças indicadoras (p. ex., sarcoma de Kaposi, pneumonia por *Pneumocystis carinii* [agora *P. jiroveci*], tuberculose, micoses). Outros sinais e sintomas são febre ou sudorese noturna, tosse, dor de garganta, fadiga, dor no corpo, emagrecimento e adenomegalia.

Síndrome do intestino irritável (SII) Doença de todo o sistema digestório na qual uma pessoa reage ao estresse com o surgimento de sintomas (como cólica e dor abdominal) associados a padrões alternados de diarreia e constipação intestinal. Podem surgir quantidades excessivas de muco nas fezes, e outros sintomas são flatulência, náuseas e perda de apetite. Também é conhecida como cólon irritável ou colite espástica.

Sinergista Músculo que auxilia o músculo agonista por redução de ação indesejada ou movimento desnecessário.

Sínfise Linha de união. Articulação cartilagínea ligeiramente móvel, como a sínfise púbica.

Sínfise púbica Articulação cartilagínea pouco móvel entre as faces anteriores dos ossos do quadril.

Sinostose Articulação na qual o tecido conjuntivo fibroso denso que une os ossos em uma sutura foi substituído por osso, resultando em fusão completa ao longo da linha de sutura.

Sintoma Alteração subjetiva da função corporal que não é aparente para um observador, como dor ou náuseas, que indica a presença de doença ou distúrbio.

Sinusoide Tipo de capilar grande, com parede finas e que permite o extravasamento; tem grandes fendas intercelulares que possibilitam a passagem de proteínas e células do sangue de um tecido para a corrente sanguínea; presente no fígado, no baço, na adeno-hipófise, nas glândulas paratireoides e na medula óssea vermelha.

Sinusoide hepático Capilar sanguíneo altamente permeável entre fileiras de hepatócitos.

Sistema Associação de órgãos que têm uma função comum.

Sistema circulatório Sistema do corpo constituído de sangue, coração e vasos sanguíneos.

Sistema de condução Grupo de fibras musculares cardíacas autorrítmicas que gera e distribui impulsos elétricos para estimular a contração coordenada das câmaras cardíacas; inclui o nó sinoatrial (SA), o nó atrioventricular (AV), o feixe atrioventricular (AV) e seus ramos direito e esquerdo e as fibras de Purkinje.

Sistema digestório Sistema constituído pelo tubo gastrintestinal (boca, faringe, esôfago, estômago, intestino delgado e intestino grosso) e pelos órgãos acessórios da digestão (dentes, língua, glândulas salivares, fígado, vesícula biliar e pâncreas). Responsável pela decomposição dos alimentos em pequenas moléculas que podem ser usadas pelas células do corpo.

Sistema endócrino Sistema constituído de todas as glândulas endócrinas e células secretoras de hormônio.

Sistema esquelético Toda a estrutura de ossos e suas cartilagens.

Sistema límbico Parte do prosencéfalo, às vezes denominada encéfalo visceral, relacionada com vários aspectos das emoções e do comportamento; inclui o lobo límbico, o giro denteado, a amígdala, os núcleos septais, os corpos mamilares, o núcleo anterior do tálamo, os bulbos olfatórios e os feixes de axônios mielinizados.

Sistema linfático Sistema do corpo formado por linfa, vasos linfáticos, tecidos linfáticos e medula óssea vermelha; responsável pelas respostas imunes.

Sistema muscular Em geral, se refere aos músculos voluntários do corpo que são constituídos de tecido muscular esquelético.

Sistema musculoesquelético Sistema integrado formado por ossos, músculos e articulações.

Sistema nervoso Sistema constituído de uma rede de bilhões de neurônios e de neuróglias que está organizada em duas partes principais, central e periférica.

Sistema nervoso autônomo (SNA) Segundo a T.A., divisão autônoma do sistema nervoso (DASN). Neurônios sensitivos (aferentes) viscerais e neurônios motores (eferentes) viscerais. Os neurônios motores viscerais, simpáticos e parassimpáticos, conduzem impulsos nervosos do sistema nervoso central para o músculo liso, o músculo cardíaco e as glândulas. É assim denominado porque se acreditava que essa parte do sistema nervoso se autogovernasse ou fosse espontânea.

Sistema nervoso central Segundo a T.A., parte central do sistema nervoso. Parte do sistema nervoso constituída por encéfalo e medula espinal.

Sistema nervoso entérico (SNE) Parte do sistema nervoso inserida na tela submucosa e na túnica muscular do tubo gastrintestinal; regula a motilidade e as secreções do tubo gastrintestinal.

Sistema nervoso periférico (SNP) Segundo a T.A., parte periférica do sistema nervoso. É a parte do sistema nervoso localizada fora da parte central do sistema nervoso, formada por nervos e gânglios.

Sistema nervoso somático (SNS) Parte do sistema nervoso periférico constituída de neurônios somáticos sensitivos (aferentes) e motores (eferentes).

Sistema porta Circulação sanguínea de uma rede capilar para outra através de uma veia.

Sistema respiratório Sistema formado por nariz, cavidade nasal, faringe, laringe, traqueia, brônquios e pulmões.

Sistema reticular ativador (SRA) Parte da formação reticular que tem muitas conexões ascendentes com o córtex cerebral; quando essa área do tronco encefálico está ativa, os impulsos nervosos seguem até o tálamo e áreas difusas do córtex cerebral, com consequente alerta generalizado ou despertar do sono.

Sistema urinário Sistema formado pelos rins, ureteres, bexiga e uretra.

Sistêmico Que afeta todo o corpo, generalizado.

Sístole No ciclo cardíaco, a fase de contração do músculo cardíaco, sobretudo dos ventrículos.

Somatomamotrofina coriônica humana (hCS) Hormônio produzido pelo cório da placenta que estimula o tecido mamário para a lactação, promove o crescimento corporal e regula o metabolismo. Também é denominada lactogênio placentário humano (hPL).

Somito Bloco de células mesodérmicas de um embrião em desenvolvimento que é distinguido em miótomo (que forma a maior parte dos músculos esqueléticos), dermátomo (que forma os tecidos conjuntivos) e esclerótomo (que dá forma as vértebras).

Sono Estado de inconsciência parcial do qual é possível despertar uma pessoa; associado a baixo nível de atividade no sistema reticular ativador.

Sopro cardíaco Som anormal que consiste em um ruído de fluxo que é auscultado antes, entre ou depois das bulhas cardíacas normais, ou que pode mascarar as bulhas cardíacas normais.

Soro Plasma sanguíneo sem as proteínas da coagulação.

Subcutâneo Sob a pele. Também é denominado hipodérmico.

Substância branca Agregações ou feixes de axônios mielínicos e amielínicos localizados no encéfalo e na medula espinal.

Substância cinzenta Áreas na parte central do sistema nervoso e nos gânglios que contêm corpos celulares neuronais, dendritos, axônios não mielinizados, terminações axônicas e neuróglia; os corpúsculos de Nissl são responsáveis pela coloração cinzenta e a substância cinzenta contém pouca ou nenhuma mielina.

Substância compacta Tipo de tecido ósseo que consiste em um ósteon com quatro partes – lamelas, lacunas, canalículos e um canal central ósseo compacto (canal de Havers).

Substância cortical Tecido ósseo que contém poucos espaços entre os ósteons; forma a parte externa de todos os ossos e a maior parte da diáfise de ossos longos; é encontrado imediatamente sob o periósteo e externamente ao osso esponjoso. Também é denominado tecido ósseo compacto.

Substância esponjosa Tipo de tecido ósseo que tem trabéculas em vez de ósteons.

Substância fundamental O componente líquido, semilíquido, gelatinoso ou calcificado de tecido conjuntivo entre as células e fibras.

Subtálamo Parte do diencéfalo inferior ao tálamo; a substância negra e o núcleo rubro se estendem do mesencéfalo até o subtálamo.

Sulco Depressão entre partes, sobretudo na superfície do coração ou entre as circunvulações do encéfalo.

Sulfato de condroitina Material da matriz extracelular amorfa encontrado fora das células do tecido conjuntivo.

Supercílio Pelos superiores ao olho.

Superficial Localizado na superfície do corpo ou de um órgão, ou perto dela.

Superior Em direção à cabeça ou à parte superior de uma estrutura. Também é denominado cefálico ou cranial.

Supinação Movimento do antebraço no qual a palma da mão está voltada anteriormente.

Surfactante Mistura complexa de fosfolipídios e lipoproteínas, produzida por células alveolares (septais) do tipo II nos pulmões, que diminui a tensão superficial.

Suscetibilidade Ausência de resistência aos efeitos prejudiciais de um agente como um patógeno.

Sutura Articulação fibrosa imóvel que une os ossos do crânio.

Sutura lambdóidea A articulação craniana entre os ossos parietal e occipital; algumas vezes contém ossos suturais. É palpável na região occipital.

T

Tabaqueira anatômica Depressão triangular entre os tendões dos músculos extensor curto do polegar e extensor longo do polegar e abdutor longo do polegar; o processo estiloide do rádio, a base do primeiro osso metacarpal, o trapézio, o escafoide e o ramo profundo da artéria radial podem ser palpados nessa depressão.

Tálamo Grande estrutura oval localizada de cada lado do terceiro ventrículo e composta por duas massas de substância cinzenta organizada em núcleos; é o principal centro de retransmissão dos impulsos sensitivos que ascendem até o córtex cerebral.

Taquicardia Elevação anormal da frequência cardíaca ou de pulso em repouso (acima de 100 bpm).

Tarso Termo coletivo que designa os sete ossos do tornozelo.

Tátil Relacionado com o sentido do tato.

Taxa de filtração glomerular Quantidade de filtrado produzida por minuto em todos os corpúsculos renais. É, em média, de 125 mℓ/min em homens e de 105 mℓ/min em mulheres.

Tecido Grupo de células semelhantes e sua substância intercelular unidas para realizar uma função específica.

Tecido adiposo Tecido composto de adipócitos especializados no armazenamento de triglicerídios e encontrado na forma de coxins entre vários órgãos para sustentação, proteção e isolamento.

Tecido conjuntivo Um dos mais abundantes dos quatro tipos básicos de tecido no corpo; tem funções de união e sustentação; constituído de relativamente poucas células distribuídas em matriz gelatinosa (a substância fundamental e as fibras entre as células).

Tecido conjuntivo embrionário Tecido conjuntivo presente basicamente no embrião.

Tecido conjuntivo mucoso Tecido embrionário encontrado no cordão umbilical do feto.

Tecido epitelial Tecido que forma as superfícies internas e externas de estruturas corporais e as glândulas. Também é denominado epitélio.

Tecido linfático Forma especializada de tecido reticular que contém grandes números de linfócitos.

Tecido linfático associado à mucosa (MALT) Linfonodos dispersos em toda a lâmina própria (tecido conjuntivo) das túnicas mucosas que revestem o tubo gastrintestinal, as vias respiratórias, as vias urinárias e o sistema genital.

Tecido muscular Tecido especializado para produzir movimento em resposta a potenciais de ação muscular por suas qualidades de contratilidade, extensibilidade, elasticidade e excitabilidade; os tipos incluem esquelético, cardíaco e liso.

Tecido muscular cardíaco Tecido muscular que forma a maior parte do coração, estriado e involuntário.

Tecido muscular esquelético Tecido muscular que movimenta os ossos; estriado e voluntário.

Tecido muscular liso Tecido especializado para contração, constituído de fibras musculares lisas, localizado na parede de órgãos internos ocos e inervado por neurônios motores autônomos; não estriado e involuntário.

Tecido muscular liso multiunidade Tipo menos comum de tecido muscular liso constituído de fibras individuais, cada uma delas com suas próprias terminações neuronais motoras; encontrado na parede de artérias maiores, vias respiratórias para os pulmões, músculos eretores de pelos dos folículos pilosos, músculos que controlam o diâmetro pupilar e corpo ciliar que focaliza a lente do olho.

Tecido muscular liso visceral Tipo mais comum de tecido muscular liso encontrado na pele, nas paredes de pequenas artérias e veias e nas paredes das vísceras ocas. Também é denominado tecido muscular liso unitário.

Tecido nervoso Tecido que contém neurônios que iniciam e conduzem impulsos nervosos para coordenar a homeostase, e neuróglia que oferece sustentação e nutrição aos neurônios.

Tecido ósseo Tecido conjuntivo constituído de abundante matriz extracelular (hidroxiapatita, fibras de colágeno e água) que circunda células amplamente dispersas (células osteogênicas, osteoblastos, osteócitos e osteoclastos).

Tecido ósseo esponjoso Tecido ósseo constituído de uma rede irregular de lâminas ósseas delgadas denominadas trabéculas; os espaços entre as trabéculas de alguns ossos são preenchidos por medula óssea vermelha, encontrada nos ossos curtos, planos e irregulares bem como nas epífises (extremidades) dos ossos longos.

Tegumentar Relativo à pele.

Tegumento Sistema composto de pele, pelos, glândulas sebáceas e sudoríferas, unhas e receptores sensitivos.

Tela subcutânea Lâmina contínua de tecido conjuntivo frouxo e tecido adiposo entre a derme e a fáscia profunda dos músculos. Também é denominada hipoderme.

Tela submucosa Camada de tecido conjuntivo localizada profundamente a uma túnica mucosa, como no tubo gastrintestinal ou na bexiga urinária; a tela submucosa conecta a túnica mucosa à túnica muscular.

Telófase Estágio final da mitose.

Tempo de circulação Tempo necessário para que uma gota de sangue saia do átrio direito, atravesse a circulação pulmonar, chegue ao átrio esquerdo, atravesse a circulação sistêmica até o pé e retorne ao átrio direito.

Tendão Cordão fibroso branco de tecido conjuntivo regular denso que liga um ventre muscular a um osso.

Tendão do calcâneo Tendão dos músculos sóleo, gastrocnêmio e plantar no dorso do calcanhar. Também é conhecido como tendão de Aquiles.

Tênias do colo As três faixas de músculo liso espessado e longitudinal que percorrem todo o comprimento do intestino grosso, com exceção do reto.

Tensão pré-menstrual (TPM) Intenso estresse físico e emocional que ocorre no final da fase pós-ovulatória do ciclo menstrual e às vezes se superpõe com a menstruação.

Tentório do cerebelo Prateleira transversal de dura-máter que cobre o cerebelo e forma uma divisão entre este e o lobo occipital dos hemisférios cerebrais.

Teratógeno Qualquer agente ou fator que cause defeitos físicos no embrião em desenvolvimento.

Terceiro ventrículo Cavidade em forma de fenda entre as metades direita e esquerda do tálamo e entre os ventrículos laterais do encéfalo.

Terminação axônica Ramo terminal de um axônio onde ocorre exocitose das vesículas sinápticas para liberar moléculas neurotransmissoras.

Terminações nervosas livres Dendritos sem especialização estrutural que iniciam sinais que dão origem a sensações de calor, frio, dor, cócegas e prurido.

Termorreceptor Receptor sensitivo que detecta variações na temperatura.

Testículo Gônada masculina que produz espermatozoides e os hormônios testosterona e inibina.

Testosterona Hormônio sexual masculino (androgênio) secretado por células intersticiais de um testículo maduro; necessária para o desenvolvimento de espermatozoides; junto com um segundo androgênio, a di-hidrotestosterona (DHT), controla o crescimento e o desenvolvimento dos órgãos genitais, as características sexuais secundárias e o crescimento do corpo masculino.

Timo Órgão bilobulado localizado no mediastino superior, posteriormente ao esterno e entre os pulmões, no qual os linfócitos T desenvolvem imunocompetência.

Tique Fasciculação espasmódica e involuntária de músculos que normalmente estão sob controle voluntário.

Tireoide Glândula endócrina com lobos direito e esquerdo, um de cada lado da traqueia, conectados por um istmo; localizada anterior à traqueia, logo inferior à cartilagem cricóidea; secreta tiroxina (T4), tri-iodotironina (T3) e calcitonina.

Tiroxina Hormônio secretado pela tireoide que regula o metabolismo, o crescimento e o desenvolvimento do corpo, bem como a atividade da parte central do sistema nervoso. Também é denominada tetraiodotironina.

Tonsila Agregação de grandes nódulos linfáticos integrados à túnica mucosa da garganta.

Tonsila faríngea Estrutura na parede posterior da parte nasal da faringe que filtra contaminantes. Também é conhecida como adenoide.

Tônus muscular Contração parcial e sustentada de partes de um músculo esquelético ou liso em resposta à ativação de receptores de estiramento ou a um nível basal de potenciais de ação nos neurônios motores que o inervam.

Tórax Parte do corpo entre o pescoço e o diafragma; contém os pulmões e o coração.

Trabalho de parto Processo de dar à luz em que o feto é expelido do útero através da vagina.

Trabéculas Rede irregular de delgadas lâminas de tecido ósseo esponjoso. Cordão fibroso de tecido conjuntivo que atua como fibra de sustentação pela formação de um septo que se estende da parede ou cápsula de um órgão para seu interior.

Trabéculas cárneas Cristas e pregas miocárdicas nos ventrículos.

Transcitose Transporte em vesículas que desloca uma substância para dentro de uma célula, através dela e para fora dela.

Transpiração Suor; produzido por glândulas sudoríferas e que contém água, sais, ureia, ácido úrico, aminoácidos, amônia, açúcar, ácido láctico e ácido ascórbico. Ajuda a manter a temperatura corporal e a eliminar escórias.

Transplante Transferência de células, tecidos ou órgãos vivos de um doador para um receptor, ou de uma parte do corpo para outra a fim de restaurar uma função perdida.

Transporte ativo Movimento de substâncias através das membranas celulares contra um gradiente de concentração, com gasto de energia celular (ATP).

Traqueia Tubo que se estende da laringe até a altura da quinta vértebra torácica. É palpável posteriormente à incisura jugular do esterno.

Trato Feixe de axônio na parte central do sistema nervoso.

Trato espinotalâmico Trato sensitivo (ascendente) que conduz informações da medula espinal até o tálamo relacionadas com as sensações de dor, temperatura, tato grosseiro e pressão profunda.

Trato hipotálamo-hipofisial Feixe de axônios com vesículas secretoras preenchidas com ocitocina ou hormônio antidiurético que se estendem do hipotálamo até a neuro-hipófise.

Trato olfatório Feixe de axônios que se estende posteriormente do bulbo olfatório até regiões olfatórias do córtex cerebral.

Trato óptico Feixe de axônios que conduz impulsos nervosos da retina entre o quiasma óptico e o tálamo.

Tratos comissurais Na substância branca cerebral, contém axônios que conduzem impulsos nervosos a partir de giros no outro hemisfério cerebral. Inclui corpo caloso, comissura anterior e comissura posterior.

Tratos de associação Um dos três tipos de tratos na substância branca cerebral; conduzem impulsos nervosos entre giros dos hemisférios.

Tratos de projeção Trato de substância branca cerebral que contém axônios condutores de impulsos nervosos do cérebro até partes inferiores do SNC ou de partes inferiores do SNC até o cérebro.

Tremor Contração rítmica, involuntária e sem finalidade de grupos musculares antagonistas.

Tríade Complexo de três unidades em uma fibra muscular, composto por um túbulo transversal ladeado pelas cisternas terminais do retículo sarcoplasmático.

Tríade portal Associação microscópica de um ducto biliar, artéria hepática e veia hepática no fígado.

Trifosfato de adenosina (ATP) Molécula usada para gerar a energia de que a célula necessita.

Triglicerídio Lipídio composto por uma molécula de glicerol e três moléculas de ácidos graxos; pode ser sólido (gordura) ou líquido (óleo) a temperatura ambiente; a fonte mais concentrada de energia química do corpo. Encontrado principalmente nos adipócitos.

Trígono da ausculta Região triangular do dorso imediatamente medial à parte inferior da escápula, na qual a caixa torácica não é coberta por músculos superficiais; limitado pelos músculos latíssimo do dorso e trapézio e pela margem medial da escápula.

Trígono da bexiga Região triangular na base da bexiga urinária.

Trígono femoral Região anatômica na extremidade proximal da coxa formada pelo ligamento inguinal superiormente, o músculo sartório lateralmente e o músculo adutor longo medialmente; contém o nervo, a artéria e a veia femorais, além dos linfonodos inguinais profundos.

Tri-iodotironina (T3) Hormônio produzido pela glândula tireoide que regula o metabolismo, o crescimento e o desenvolvimento do corpo bem como a atividade do sistema nervoso.

Trofoblasto A camada superficial de células em um blastocisto.

Trombo Coágulo estacionário formado em um vaso sanguíneo íntegro, geralmente uma veia.

Trombose Formação de coágulo em um vaso sanguíneo íntegro, geralmente uma veia.

Trombose venosa profunda (TVP) Presença de trombo em uma veia, geralmente uma veia profunda dos membros inferiores.

Tronco Parte do corpo na qual estão fixados os membros superiores e inferiores. União de vários nervos espinais na parte inferior ao pescoço, formando os plexos nervosos.

Tronco encefálico Parte do encéfalo imediatamente superior à medula espinal; constituída de bulbo, ponte e mesencéfalo.

Troncos linfáticos Vasos do sistema linfático formados pela união de vasos linfáticos.

Tuba auditiva Tubo que une a orelha média ao nariz e à parte nasal da faringe. Também é denominada trompa de Eustáquio ou tuba faringotimpânica.

Tuba uterina Ducto que transporta os óvulos do ovário para o útero. Também é denominada oviduto.

Tubo gastrintestinal (GI) Tubo contínuo que se estende através da cavidade ventral do corpo, desde a boca até o ânus. Também é denominado canal alimentar.

Túbulo seminífero Ducto muito espiralado nos testículos onde são produzidos os espermatozoides.

Túbulo seminífero reto Ducto no testículo que se estende de um túbulo seminífero contorcido até a rede do testículo.

Túbulos transversais (túbulos T) Pequenas invaginações cilíndricas do sarcolema das fibras (células) musculares esqueléticas que conduzem os potenciais de ação em direção ao centro da fibra muscular.

Túnica adventícia Revestimento mais externo de uma estrutura ou um órgão.

Túnica albugínea Cápsula fibrosa densa e branca que cobre os testículos ou a superfície dos ovários.

Túnica conjuntiva Delicada membrana que cobre o bulbo do olho e reveste os olhos.

Túnica externa Camada superficial de uma artéria ou veia, composta principalmente por fibras elásticas e colágenas. Também denominada de túnica adventícia.

Túnica fibrosa Camada superficial do bulbo do olho, formada pela esclera posterior e a córnea anterior.

Túnica íntima (interna) Camada profunda de uma artéria ou veia, formada por endotélio, membrana basal e lâmina elástica interna.

Túnica média Camada média de uma artéria ou veia, composta por músculo liso e fibras elásticas.

Túnica mucosa Membrana que reveste uma cavidade corporal que se abre para o exterior.

Túnica muscular Camada muscular de um órgão.

Túnica serosa Membrana que reveste uma cavidade corporal sem abertura para o ambiente externo. A camada externa de um órgão formada por uma membrana serosa. A membrana que reveste as cavidades pleural, pericárdica e peritoneal. Também é denominada serosa.

Túnica vascular Camada intermediária do bulbo do olho, é formada por corioide, corpo ciliar e íris. Também é denominada úvea.

U

Úlcera péptica Úlcera que surge em áreas do tubo gastrintestinal expostas ao ácido clorídrico; classificada como úlcera gástrica se localizada na curvatura menor do estômago e como úlcera duodenal se localizada na primeira parte do duodeno.

Umbigo da membrana timpânica Ápice da membrana timpânica que se projeta para o interior da cavidade timpânica.

Unha Lâmina dura, constituída principalmente de queratina, que se desenvolve a partir da epiderme para formar uma cobertura protetora na face dorsal das falanges distais dos dedos das mãos e dos pés.

Unidade motora Neurônio motor com as fibras musculares estimuladas por ele.

Uremia Acúmulo de níveis tóxicos de ureia e outros resíduos nitrogenados no sangue, geralmente causado por disfunção renal grave.

Ureter Um dos dois tubos que conectam os rins com a bexiga urinária.

Uretra Ducto que liga a bexiga urinária ao exterior do corpo; conduz urina nas mulheres e urina e sêmen nos homens.

Urina Líquido produzido pelos rins que contém resíduos e material em excesso; é excretada do corpo pela uretra.

Urinálise Análise do volume e das propriedades físicas, químicas e microscópicas da urina.

Urologia Ramo especializado da Medicina que estuda a estrutura, a função e as doenças dos sistemas urinários masculino e feminino e do sistema genital masculino.

Útero Órgão muscular oco das mulheres que é o local da menstruação, da implantação, de desenvolvimento do feto e do trabalho de parto.

Utrículo A maior das duas divisões do labirinto membranáceo, localizada no vestíbulo da orelha interna; contém um órgão receptor para o equilíbrio estático.

Úvea As três estruturas que juntas compõem a **túnica vascular** do olho.

Úvula Massa carnosa e macia, sobretudo a parte pendente em forma de V, que se projeta para baixo do palato mole.

V

Vagina Órgão muscular tubular que se estende do útero até o vestíbulo, localizado entre a bexiga urinária e o reto na mulher.

Valva atrioventricular (VA) Valva cardíaca constituída de válvulas membranáceas que só permitem o fluxo sanguíneo em um sentido, do átrio para o ventrículo.

Valva atrioventricular direita Valva atrioventricular (AV) no lado direito do coração; também é denominada valva tricúspide.

Valva bicúspide Pela T.A. é denominada valva atrioventricular (AV) esquerda no lado esquerdo do coração. Também é denominada valva mitral.

Válvula semilunar (SL) Válvula entre a aorta ou o tronco pulmonar e um ventrículo do coração.

Varicocele Veia torcida; sobretudo, o acúmulo de sangue nas veias do funículo espermático.

Varicoso Relacionado com uma tumefação anormal, como no caso de uma veia.

Vasectomia Método de esterilização masculina no qual se remove uma parte de cada ducto deferente.

Vaso linfático Grande vaso que coleta linfa de capilares linfáticos e converge com outros vasos linfáticos para formar os ductos torácico e linfático direito.

Vaso quilífero Um dos muitos vasos linfáticos nas vilosidades intestinais que absorvem triglicerídios e outros lipídios do alimento digerido.

Vasos dos vasos Vasos sanguíneos que nutrem as artérias e veias maiores. Também conhecidos como *vasa vasorum*.

Vasoconstrição Diminuição do calibre de um vaso sanguíneo causada pela contração do músculo liso na parede do vaso.

Vasodilatação Aumento do calibre de um vaso sanguíneo causado por relaxamento do músculo liso na parede do vaso.

Veia cava Uma das duas grandes veias que se abrem no átrio direito, reconduzindo ao coração todo o sangue desoxigenado da circulação sistêmica, exceto da circulação coronariana.

Veia cava inferior Grande veia que coleta sangue de partes do corpo inferiores ao coração e conduz até o átrio direito.

Veia cava superior Grande veia que coleta sangue das partes do corpo superiormente ao coração e o conduz de volta ao átrio direito.

Veia Vaso sanguíneo que conduz sangue dos tecidos de volta para o coração.

Ventilação pulmonar Influxo (inspiração) e efluxo (expiração) de ar entre a atmosfera e os pulmões. Também é denominada respiração.

Ventral Relativo à face anterior ou frontal do corpo; antônimo de dorsal.

Ventre Parte carnosa proeminente de um músculo esquelético.

Ventrículo Cavidade no encéfalo preenchida por líquido cerebrospinal. Uma câmara inferior do coração.

Ventrículo da laringe Expansão lateral da parte média da cavidade laríngea, limitada superiormente pelas pregas vestibulares e inferiormente pelas pregas vocais.

Ventrículo lateral Cavidade de um hemisfério cerebral que se comunica com o ventrículo lateral no outro hemisfério e com o terceiro ventrículo por meio do forame interventricular.

Vênula Pequena veia que recolhe o sangue dos capilares e o conduz a uma veia.

Verme Área estreitada central do cerebelo que separa os dois hemisférios do cerebelo.

Vértebras Ossos que formam a coluna vertebral.

Vesícula Pequena bolsa que contém líquido.

Vesícula biliar Pequena bolsa localizada inferiormente ao fígado; armazena bile e a drena através do ducto cístico.

Vesícula sináptica Bolsa envolta por membrana em um botão sináptico que armazena neurotransmissores.

Vestíbulo Parte central oval do labirinto ósseo. Pequeno espaço ou cavidade no início de um canal, sobretudo a orelha interna, a laringe, a boca, o nariz e a vagina.

Via anterolateral Via sensitiva que conduz informações relativas a dor, temperatura, tato grosseiro, pressão, prurido e cócegas. Também é conhecida como via espinotalâmica.

Via motora somática Via que conduz informações do córtex cerebral, dos núcleos da base e do cerebelo para estimular a contração dos músculos esqueléticos.

Via sensitiva somática Via que conduz informações do receptor sensitivo somático até a área somatossensitiva primária no córtex cerebral e no cerebelo.

Vias circulatórias Organizações de artérias, arteríolas, capilares, vênulas e veias que conduzem sangue até áreas específicas do corpo.

Vias da coluna posterior-lemnisco medial Vias sensitivas que conduzem informações relacionadas com propriocepção, tato fino, discriminação de dois pontos, pressão e vibração via neurônios de primeira ordem, neurônios de segunda ordem e neurônios de terceira ordem.

Vias motoras diretas Grupos de neurônios motores superiores, com corpos celulares no córtex motor, que projetam axônios para a medula espinal, onde fazem sinapse com neurônios motores inferiores ou interneurônios nos cornos anteriores. Também são denominadas vias piramidais.

Vias motoras indiretas Tratos motores que conduzem informações do encéfalo até a medula espinal para movimentos automáticos, coordenação de movimentos do corpo com estímulos visuais, postura e tônus muscular esquelético, além do equilíbrio. Também são denominadas vias extrapiramidais.

Vilosidade aracnóidea Protrusão sacular da aracnoide-máter para o seio sagital superior através da qual o líquido cerebrospinal é reabsorvido para a corrente sanguínea.

Vilosidades Projeções das células da mucosa intestinal que contêm tecido conjuntivo, vasos sanguíneos e um vaso linfático; sua função é absorver os produtos da digestão.

Vilosidades coriônicas Projeções digitiformes do cório que crescem em direção à decídua basal do endométrio e contêm vasos sanguíneos fetais.

Visão O ato de enxergar.

Visceral Relativo aos órgãos ou ao revestimento de um órgão.

Vísceras Órgãos na cavidade anterior do corpo.

Vitamina Molécula orgânica necessária em concentrações mínimas que atua como catalisador em processos metabólicos normais do corpo.

X

Xifoide Que tem formato de espada.

Z

Zigoto Única célula produzida pela união dos gametas masculino e feminino; o óvulo fertilizado.

Zona fasciculada Zona média do córtex da glândula suprarrenal composta por células organizadas em longos cordões retos que secretam hormônios glicocorticoides, principalmente o cortisol.

Zona glomerulosa Zona externa do córtex da glândula suprarrenal, diretamente sob o tecido conjuntivo que a cobre, formada por células organizadas em arcos ou círculos que secretam hormônios mineralocorticoides, sobretudo a aldosterona.

Zona pelúcida Camada glicoproteica transparente entre um oócito secundário e as células granulosas circundantes da coroa radiada.

Zona reticula Camada interna do córtex da glândula suprarrenal, composta por cordões de células ramificadas que secretam hormônios sexuais, sobretudo androgênios.

ÍNDICE ALFABÉTICO

A

Abaixador, músculo, 342
- do ângulo da boca, 342
- do lábio inferior, 342
Abaixamento, 272, 273
Abdome, 11, 944
Abdução, 270, 273, 380
Abertura(s), 156
- inferior do tórax, 222
- laterais, 626
- mediana, 626
- superior da pelve, 246
- superior do tórax, 221
Aborto, 925
- tardio, 926
Abrasão de córnea, 749
Absorção, 67, 145, 814, 847
- dos lipídios, 840
Abstinência, 923
- periódica, 925
Ação muscular reversa, 332, 351
Acetábulo, 244, 245
Acetilcolina, 311, 313, 579, 684
Acetilcolinesterase, 313, 579, 685
Acidente(s)
- ósseos, 156, 157
- vascular encefálico, 628
Ácido
- cítrico, 899
- gama-aminobutírico (GABA), 580
- hialurônico, 78
- ribonucleico, 38
Acidófilos, 758
Ácino(s), 768
- hepático, 839, 840
Acne, 140
- cística, 140
Ações dos músculos, 335
Acomodação, 656
Acondroplasia, 174
Acoplamento excitação-contração, 315
Acromegalia, 174, 759
Acrômio, 231, 948
Acromioclavicular, articulação, 279
Acrossomo, 101
Actina, 36, 307, 309
Acuidade visual, 726
Acupuntura, 588, 699
Adaptação, 694
Adenite, 569
Adeno-hipófise, 756, 773
Adenoide, 556, 784
Adenoma
- feminizante, 774
- virilizante, 774

Aderência(s), 94
- intertalâmica, 635
Adesivo cutâneo contraceptivo, 924
Adipócitos, 78
Administração transdérmica de fármacos, 145, 148
Adução, 270, 273, 380
Adventícia, túnica, 789
Afasia, 649
- motora, 647
Afta, 856
Agenesia renal unilateral, 883
Agente(s)
- anticolinesterásicos, 313
- motor, 335
Ageusia, 661, 749
Aglutinação, 446
- dos eritrócitos, 446
Agonista, 335, 686
Alantoide, 107
Alavanca, 332
- de primeira classe, 332
- de segunda classe, 333
- de terceira classe, 334
Albinismo, 133
Albuminas, 437
Alça(s)
- capilares, 131
- de Henle, 869, 870
- - ramo ascendente espesso, 872
- - ramo descendente e ramo ascendente delgado, 872
- do néfron, 869
Álcool, 540
- etílico, 873
Aldosterona, 767
Alergênios, 547
α-dextrinase, 846
Alongamento efetivo, 321
Alopecia androgênica, 138
Alterações
- da coluna vertebral relacionadas com a idade, 212
- do crânio relacionadas com a idade, 205
Alvéolos, 197, 796, 801, 919
Ambiente interno, 29
Ambliopia, 749
Amenorreia, 921
Amilase
- pancreática, 834
- salivar, 820
Aminopeptidase, 846
Âmnio, 105
Amniocentese, 105, 121
Amostras de sangue, 436, 532

Amplitude de movimento, 275
Ampola, 735, 743
- da tuba uterina, 909
- de Vater, 833
- do ducto deferente, 895
- hepatopancreática, 833
Anáfase, 51
Analgesia, 698
Anamnese, 21
Anaplasia, 58
Anastomoses, 470, 488
Anatomia
- de superfície, 934
- - da cabeça, 935
- - do membro
- - - inferior, 953
- - - superior, 948
- - do pescoço, 940
- - do tronco, 942
- do osso, 154
- macroscópica de um músculo esquelético, 301
Androgênios, 767, 893
Andrologia, 888
Anel
- contraceptivo vaginal, 925
- contrátil, 51
- de Waldeyer, 556
- fibroso, 209, 257
- inguinal
- - profundo, 896
- - superficial, 368, 896
Anemia, 443
- aplásica, 443
- ferropriva, 443
- hemolítica, 443
- hemorrágica, 443
- megaloblástica, 443
- perniciosa, 443
Anencefalia, 110
Anestesia caudal, 220
Anestésicos locais, 576
Aneurisma, 541
Anfiartrose, 262
Angina de peito, 470
Angioblastos, 111, 539
Angiogênese, 56, 111, 485
- tumoral, 485
Angiografia, 22, 541
- coronária, 477
- coronariana por tomografia computadorizada, 477
- coronariana transluminal percutânea, 478
Angiotomografia computadorizada coronariana, 23

Angular, movimento, 273
Ângulo
- da costela, 224
- da mandíbula, 198
- de convergência, 249
- do esterno, 221, 943, 947
Anopsia, 654
Anorexia nervosa, 856
Anormalidades hormonais que afetam a altura, 174
Anosmia, 653, 654, 749
Anovulatório combinado oral, 924
Anquiloglossia, 822
Antagonista, 335, 686
Antebraço, 11, 950
Anteflexão, 911
Antélice, 938
Anticoagulante, 451
Anticoncepcional de ciclo estendido, 924
Anticorpo(s), 547
- anti-A, 445
- anti-B, 445
Antidiurético, 760
Antígeno específico da próstata (PSA), 899
Antígenos, 547
- de histocompatibilidade principal (MHC), 447, 569
Antioxidantes, 58
Antitrago, 938
Antro, 907
- pilórico, 828
Anúria, 875
Ânus, 855
Aorta, 496, 497
Aparelho
- justaglomerular, 872
- lacrimal, 723
- vestibular, 742, 746
Apêndice(s)
- omentais do colo, 852
- vermiforme, 849
Apendicite, 856
Ápice, 455, 794
- da axila, 948
- do nariz, 939
Aplicação de gelo, 266
Apneia, 809
Aponeurose(s), 302
- epicrânica, 341
- plantar, 428
Apoptose, 44, 52, 130, 551
Apraxia, 666
Apresentação pélvica, 121
Aptialia, 661
Aquaporinas, 33
Aqueduto do mesencéfalo, 626
Aracnoide-máter, 593, 623
Arborizações terminais do axônio, 578
Arco(s)
- branquiais, 115
- costal, 943
- da aorta, 497, 502
- faríngeos, 115
- longitudinal, 256
- mandibular, 116
- palatofaríngeo, 820
- palatoglosso, 820
- palmar
-- profundo, 503
-- superficial, 503
- plantar, 515
- reflexo(s), 615, 689
-- monossináptico, 615
-- polissinápticos, 615
- transverso do pé, 257
- venoso
-- dorsal, 532, 951, 956
--- do pé, 532
-- palmares
--- profundos, 523
--- superficiais, 523
-- plantares profundos, 532
- vertebral, 211, 257
- zigomático, 183, 185, 197, 937
Área(s)
- auditiva primária, 646, 740
- cardiogênica, 111, 475
- cutâneas, 603
- da fala de Broca, 646
- de associação, 645, 647
-- auditiva, 647, 740
-- somatossensitiva, 647
-- visual, 647
- de integração comum, 647
- de Wernicke, 647, 740
- dos campos oculares frontal, 647
- expiratória, 805
- gustatória primária, 646, 721
- hipotalâmica
-- intermédia, 638
-- lateral, 638
-- posterior, 638
-- rostral, 638
- motora(s), 645, 646
-- primária, 646, 707
- olfatória primária, 646, 718
- pré-motora, 647, 707
- sensitivas, 645
- somatossensitiva primária, 645, 704
- visual primária, 646, 731
Aréola, 919
Armazenamento
- de triglicerídios, 153
- e liberação de minerais, 153
Arreflexia, 599
Arritmia, 473
Artéria(s), 485, 487
- arqueada, 515, 866, 912
- axilar, 502
- braquial, 502, 949, 950
- carótida
-- comum, 940
--- direita, 503
--- esquerda, 503
-- externa, 503, 940
-- interna, 503
- central(is), 556
-- da retina, 725, 747
- cerebrais anterior e média, 503
- cólica
-- direita, 508
-- esquerda, 509
-- média, 508
- comunicante(s)
-- anterior, 503
-- posteriores, 503
- condutoras, 488
- coronária, 468, 470, 501
-- direita, 470
-- esquerda, 470
- da pelve e dos membros inferiores, 514
- descendente anterior esquerda, 470
- digitais
-- dorsais, 515
-- palmares, 503
--- comuns, 503
--- próprias, 503
-- plantares, 515
- distribuidoras, 488
- dorsais do pé, 515
- elásticas, 487, 494
- epifisárias, 162
- esplênica, 508
- femorais, 514, 515
- fibulares, 515
- frênicas
-- inferiores, 509
-- superiores, 507
- gástrica(s)
-- curtas, 508
-- direita, 508
-- esquerda, 508
- gastroduodenal, 508
- gastromental esquerda, 508
- gonadais, 509
- hepática
-- comum, 508
-- própria, 508
- hipofisárias
-- inferiores, 760
-- superiores, 757
- ileais, 508
- ileocólica, 508
- ilíaca(s)
-- comuns, 497, 515
--- direita e esquerda, 514
-- externa, 514, 515
-- interna, 514, 515
- intercostais posteriores, 507
- interlobares, 866
- interlobulares, 866
- jejunais, 508
- lombares, 509
- mesentérica
-- inferior, 509
-- superior, 508
- metacarpais palmares, 503
- metafisárias, 162
- metatarsais
-- dorsais, 515
-- plantares, 515
- musculares, 488, 494
- nutrícia, 161
- ováricas, 509
- pancreáticas, 508
- pancreaticoduodenal inferior, 508
- periosteais, 161
- plantares
-- laterais, 515
-- mediais, 515
- poplíteas, 514, 515
- pulmonar, 462
-- direita, 535
-- esquerda, 535
- radial, 502, 912, 951
- renais, 509, 866
- retal superior, 509
- sacral mediana, 509
- segmentares, 866

- sigmóideas, 509
- subclávia, 940
- - direita, 502
- - esquerda, 503
- subcostais, 507
- suprarrenais, 509
- temporal superficial, 938
- terminais, 488
- testiculares, 509
- tibiais
- - anteriores, 514, 515
- - posteriores, 514, 515
- torácica interna, 502
- ulnar, 502
- umbilicais, 536
- uterinas, 912
- vertebral, 502
Arteríola(s), 485, 488, 494
- aferentes, 866
- coronárias, 688
- da pele e da túnica mucosa, 689
- das glândulas
- - gástricas, 688
- - intestinais, 688
- - salivares, 688
- das vísceras abdominais, 689
- do encéfalo, 689
- do músculo esquelético, 689
- eferente, 866
- espirais, 912
- renais, 689
- retas, 866, 912
Arteriosclerose, 476
Arterite, 541
Articulação(ões), 6, 262, 278, 279
- acromioclavicular, 230, 231, 948
- atlantoaxial, 214
- atlanto-occipitais, 187, 213
- carpometacarpais, 240
- cartilagínea, 262, 264
- costovertebrais, 216
- dentoalveolar, 263
- do carpo, 238
- do cotovelo, 237, 285
- do joelho, 251, 253, 290
- do ombro, 232, 281
- do quadril, 245, 249, 287
- do tornozelo, 293
- elipsóidea, 275
- esferóidea, 275
- esternoclavicular, 221, 230, 943
- fibrosas, 262, 263
- interfalângicas, 240, 256
- intervertebrais, 211
- lombossacral, 220
- metacarpofalângicas, 240
- metatarsofalângicas, 254
- patelofemoral, 251, 290
- plana, 273
- radiocarpal, 238
- radiulnar
- - distal, 238
- - proximal, 237
- sacroilíaca, 219, 241, 245
- selar, 275
- selecionadas do corpo, 277
- sinoviais, 262, 265, 272
- talocrural, 254, 293
- tarsometatarsais, 254
- temporomandibular, 185, 198, 280, 347, 938

- tibiofemoral, 290
- tibiofibular proximal, 254
- trocóidea, 275
Artralgia, 296
Artrite reumatoide, 277
Artrologia, 262
Artroplastia(s), 294
- da articulação do joelho, 295
- - total, 295
- da articulação do quadril, 295
- - totais, 294
- - parciais, 294
Artroscopia, 25, 273
Árvore
- bronquial, 793
- da vida, 635
Asa(s)
- do nariz, 939
- do sacro, 219
- maiores, 190
- menores, 190
Ascite, 816
Asma, 792
Aspartato, 580
Aspiração
- a vácuo, 926
- da medula óssea, 442
Assistência ao movimento, 153
Astrócitos, 582
- fibrosos, 582
- protoplasmáticos, 582
Ataque isquêmico transitório, 628
Ataxia, 635, 660
Atelectasia, 796
Atenção, 634
Aterosclerose, 476
Ativação da vitamina D, 841
Ativador do plasminogênio tecidual, 628
Atlantoaxial, articulação, 278
Atlantoccipital, articulação, 278
Átomos, 3
Atresia, 905
Átrio, 460
- direito, 460, 481
- esquerdo, 462, 481
- primitivo, 480
Atrofia, 58, 94
- muscular, 306
Audição, 731
Aumento da mama, 929
Aurícula, 460
Ausculta, 3
Autobronzeadores, 149
Autoenxerto, 128
Autofagia, 43
Autofagossomo, 43
Autólise, 43
Autorritmicidade, 300, 321
Aversão gustativa, 719
Axila, 11, 948
Áxis, 214
Axolema, 578
Axônio(s), 93, 304, 577
- amielínicos, 584
- colaterais, 578
- mielinizado, 584
- motores autônomos, 651
Axoplasma, 578
Azotemia, 884

B

Baço, 555
Bainha(s)
- de mielina, 584
- de Schwann, 585
- dérmica da raiz, 137, 147
- do músculo reto do abdome, 368
- epitelial da raiz, 137, 147
- externa da raiz, 137
- interna da raiz, 137
- sinoviais, 268
- tendíneas, 268
Banco de sangue, 451
Banda
- A, 307
- I, 307
Barorreceptores, 806
Barotrauma, 749
Barreira
- hematencefálica, 583, 628, 629
- hematoliquórica, 625
- hematotesticular, 893
Base
- da axila, 948
- do coração, 455
- estrutural da cor da pele, 133
Basófilo, 446, 758
Bastonetes, 726
Batimento cardíaco, 473
Bebidas alcoólicas, 540
Bexiga urinária, 879, 882, 883
Bicamada lipídica, 31
Bigorna, 733
Bilirrubina, 841
Biofeedback, 671, 690
Biologia
- celular, 29
- do desenvolvimento, 99
Biopsia, 58, 64
- das vilosidades coriônicas, 121
- de medula óssea, 442
Blastocele, 101
Blastocisto, 101
Blastômeros, 101
Blastos, 440
Blefarite, 749
Bloqueadores solares, 148
Bloqueio
- atrioventricular, 481
- dos receptores hormonais, 755
- epidural, 616
- nervoso, 616
Boca, 819, 854
Bocejo, 804
Bochechas, 819, 825
Bócio, 765
Bolo alimentar, 826
Bolsa(s), 291
- de Rathke, 773, 756
- do músculo coracobraquial, 282
- faríngeas, 115, 774
- hipofisária, 756
- hipofisial, 773
- subacromial, 282
- subcutânea
- - infrapatelar, 291
- - pré-patelar, 291
- subdeltóidea, 282
- subtendínea dos músculos subescapulares, 282

- suprapatelar, 291
- tendíneas, 268
Bomba(s)
- de transporte ativo de Ca^{2+}, 315
- muscular esquelética, 491, 550
- pulmonar, 460
- respiratória, 491, 550
- sistêmica, 460
Borda em escova, 846
Botão(ões)
- neuro-hipofisário, 756, 773
- sinápticos terminais, 311
- terminais sinápticos, 578
Botox®, 148, 313
Braço, 11, 949
Bradicardia, 473
- em repouso, 475
Bradicinesia, 711
Brônquio(s), 789, 801, 808
- lobares, 791, 801
-- superior, médio e inferior, 794
- principal(is), 801
-- direito, 789
-- esquerdo, 789
- segmentares, 791, 794, 801
Bronquíolos, 791
- maiores, 801
- menores, 801
- respiratórios, 796, 801, 808
- terminais, 791, 801
Bronquite crônica, 792
Broto(s)
- dos membros
-- inferiores, 116, 259
-- superiores, 116, 259
- dos pelos, 147
- traqueal, 808
- ureteral, 882
Bucinador, músculo, 342
Bulbo(s), 629, 648
- cardíaco, 480
- do olho, 723
- do pelo, 137
- do pênis, 900
- do vestíbulo, 916
- olfatórios, 644, 653, 716
- pilosos, 147
Bulhas cardíacas, 474
Bulimia, 856
Bursectomia, 296
Bursite, 268

C

Cabeça, 10, 157, 935
- da fíbula, 955
- da ulna, 950
- das costelas, 215
- de miosina, 307
Caderinas, 65
Cafeína, 873
Cãibra, 432
- nos músculos da perna, 419
Caixa torácica, 221
Calázio, 721
Calcâneo, 254
- do pé, 956
Calcaneovalgo, 613
Calcificação, 157, 162
Cálcio e fósforo, 173
Calcitonina, 173, 763

Calcitriol, 765, 772, 862
Cálculos
- biliares, 841
- renais, 884
Cálices
- ópticos, 747
- renais, 883
-- maiores, 866
-- menores, 866
Calículos gustatórios, 719, 825
Calo, 148
- fibrocartilaginoso, 169
- ósseo, 169
Calosidade, 130, 148
Calsequestrina, 316
Calvária, 203
Calvície, 138
- de padrão masculino, 138
Camada(s)
- basal, 912
- circular, 356
- cornificada, 130
- da parede do coração, 458
- de células
-- bipolares, 726
-- fotorreceptoras, 726
-- ganglionares, 726
- do tubo GI, 814
- endodérmica, 855
- funcional, 912
-- primárias, 107
- longitudinal, 356
- meníngea, 623
- mesodérmica, 855
- periostal, 623
- sinápticas externa e interna, 726
Câmara(s)
- do coração, 460
- postrema, 730
Campo ungueal primário, 147
Canal(is)
- alimentar, 813
- anal, 851
- atrioventricular, 481
- carótico, 186, 201
- central, 88, 594
- da mandíbula, 198
- da raiz, 823
-- do dente, 823
- de Ca^{2+} regulados por voltagem, 315
- de liberação de Ca^{2+}, 315
- de passagem, 490
- de Schlemm, 724
- de Volkmann, 160
- do colo do útero, 100, 911
- do nervo hipoglosso, 187, 201
- hialóideo, 730
- incisivo, 201
- infraorbital, 201
- inguinal, 368, 896, 946
- interosteônicos, 160
- iônicos, 31
- óptico, 190, 199, 201
- osteônico, 158
- pilórico, 828
- sacral, 219
- semicirculares, 735
- vertebral, 15, 211
Canalículos, 88, 158
- biliares, 837

- lacrimais, 723
Câncer, 56
- causas de, 56
- colorretal, 855
- de laringe, 788
- de mama, 917
-- e metástases, 561
- de pâncreas, 834
- de pele, 135
-- não melanoma, 135
- de próstata, 901
- de pulmão, 800
- do colo do útero, 912
- testicular, 929
Cancro, 922
Candidíase vulvovaginal, 929
Caninos, 824
Capacitação, 100, 899, 912
Capilares, 485, 489, 490, 494
- contínuos, 490
- fenestrados, 490
- linfáticos, 547
- peritubulares, 866
Capitato, 238
Capítulo, 5
- do úmero, 234
Cápsula
- adiposa, 863
- articular, 265, 280, 281, 285, 287, 290, 294
- de Bowman, 867, 870
- fibrosa, 863
- glomerular, 867, 870
- interna, 637, 642
-- do cérebro, 708
Capuz cervical, 925
Carboxipeptidase, 835
Carcinogênese, 57
Carcinógeno, 56
Carcinoma(s)
- basocelulares, 135
- broncogênico, 800
- espinocelulares, 135
Cárdia, 828
Cardiologia, 455
Cardiomegalia
- fisiológica, 323, 475
- patológica, 323, 475
Carga, 332
Cáries dentárias, 823
Carina da traqueia, 789
Cariótipo, 121
Caroteno, 133
Carpo, 238, 950
Carpometacarpal, articulação, 279
Cartilagem(ns), 6, 83
- alares
-- maiores, 779
-- menores, 783
- aritenoides, 786
- articular, 155, 265
- corniculadas, 787
- costal, 223
- cricóidea, 786, 940
- cuneiformes, 787
- do septo nasal, 779
- elástica, 86, 87
- epifisiais, 265, 276
-- e crescimento do osso, 264
- hialina, 86
- nasais laterais, 779

- tireóidea, 785, 940
Carúncula lacrimal, 721, 938
Caspa, 130, 149
Castração, 929
Catalase, 44
Catarata, 728
Catecol-O-metiltransferase, 685
Cateterismo cardíaco, 477
Cauda, 116
- da miosina, 307
- do espermatozoide, 895
- equina, 594
Cavidade(s)
- abdominal, 15
- abdominopélvica, 15
- amniótica, 105
- articular, 265
- coriônica, 107
- da laringe, 785
- da orelha
- - interna, 180
- - média, 17, 180
- do blastocisto, 101
- do corpo, 15
- do crânio, 15
- do pericárdio, 15, 458
- do útero, 100, 911
- glenoidal, 232
- infraglótica, 785
- medular, 156
- nasal, 17, 180, 783
- oral, 16, 819, 855
- orbitais, 17, 199
- pélvica, 15
- pericárdica, 16
- peritoneal, 16, 816
- pleurais, 15, 16, 794
- própria da boca, 820
- pulpar, 823
- serosa, 16
- sinoviais, 17
- torácica, 15, 17
Caxumba, 822
Ceco, 849
Cegueira, 728
- para cores, 749
- - vermelho-verde, 749
Celoma
- extraembrionário, 105
- intraembrionário, 111
Célula(s), 3, 29
- absortivas, 842
- alfa, 768
- alveolares
- - do tipo I, 796
- - do tipo II, 796
- amácrinas, 726
- autorrítmicas, 471
- basais, 716, 719
- beta, 768
- bipolares, 731
- C, 763
- caliciformes, 70, 842
- ciliadas, 743
- - externas, 735
- - internas, 735
- cilíndricas, 67
- cromafins, 672, 680, 767
- cúbicas, 67
- da crista neural migratórias, 673

- da glia, 582
- da micróglia, 583
- de CCK, 842
- de Clara, 791
- de Kupffer, 837
- de Langerhans, 126
- de Leydig, 893
- de Merkel, 126, 697
- de Purkinje, 581
- de Schwann, 583
- de Sertoli, 892
- de sustentação, 716, 719, 743, 892
- de transição, 67
- delta, 768
- dendríticas, 551
- diploides, 49
- do estroma, 906
- do tecido conjuntivo, 78
- efetora, 578
- endoteliais, 800
- enteroendócrinas, 815, 842
- ependimárias, 583
- epiteliais, 551
- - táteis, 126, 147
- espermatogênicas, 892
- etmoidais, 194
- F, 768
- foliculares, 763, 904
- G, 831, 833
- germinativa(s), 47
- - primordiais, 105, 892
- glandulares exócrinas, 831
- granulosas, 904, 907
- haploides, 52
- horizontais, 726
- intercaladas, 872
- intercalares, 909
- intersticiais, 893
- justaglomerulares, 872
- K, 842
- mastóideas, 185
- mesangiais, 874
- mesenquimais, 257, 567
- mesodérmicas, 326
- migratórias da crista neural, 673
- mioepiteliais, 919
- mucosas
- - do colo, 831, 833
- - superficiais, 830, 833
- *natural killer*, 448
- neurossecretoras, 757
- osteogênicas, 157
- oxífila, 765
- parafoliculares, 763
- parietais, 831, 833
- pavimentosas, 67
- piramidais, 581
- pós-sináptica, 578
- precursoras, 440
- principais, 765, 833
- - zimogênicas, 831
- progenitoras, 440
- receptoras
- - gustatórias, 719
- - olfatórias, 716
- reticuloendoteliais estreladas, 837
- S, 842
- sanguíneas, 539
- satélites, 304, 584
- separadas, 695, 696

- septais, 796
- somática, 47
Células-alvo, 756
Células-tronco, 104, 127, 440
- linfoides, 440
- mieloides, 440
- multipotentes, 104
- oligopotentes, 104
- pluripotentes, 104, 440, 539
- unipotentes, 104
Celulite, 131
Cemento, 823
Centríolos, 37
Centro(s)
- cardiovascular, 629
- de integração, 615, 670, 689
- de medicina transfusional, 451
- de micção, 879
- de ossificação, 162
- - primária, 165
- - secundária, 165
- do olhar, 712
- germinativo, 552
- organizador de microtúbulos, 37
- pneumotáxico, 633, 806
- respiratório, 804
- - bulbar, 629, 804
- tendíneo, 371
Centrômero, 51
Centrossomo, 37, 38, 48
Ceratite, 750
Cerebelo, 620, 634, 648
- no movimento, 710
Cérebro, 640, 648
Cerume, 141, 732
- impactado, 141, 732
Cesariana, 121
Cetoacidose, 771
Cetonas, 771
Choque, 541
- anafilático, 547
- espinal, 599
- insulínico, 771
Choro, 723, 804
Cianose, 451
Cianótico, 134
Ciática, 613
Cicatriz umbilical, 944
Ciclinas, 52
Ciclo
- cardíaco, 473
- celular, 47, 49
- de contração, 313, 314
- de vida dos eritrócitos, 444
- ovariano, 920
- reprodutivo feminino, 919, 920
- uterino (menstrual), 920
Cifose, 209
Cílios, 38, 39, 48, 723, 938
- e tabagismo, 39
- gustatórios, 719
- olfatórios, 716
Cincundução, 270
Cinesiologia, 262
Cinestesia, 699
Cinetócoro, 51
Cinetose, 744
Cíngulos do(s) membro(s), 180
- inferior, 241, 247
- superiores, 228, 247

- - clavícula, 230
- - escápula, 231
Cinocílio, 735, 743
Cintilografia, 24
- com radionuclídeos, 477
- óssea, 161
Cintos de adesão, 65
Circuito(s)
- convergente, 586
- divergente, 586
- em série simples, 585
- neurais, 585
- paralelo pós-descarga, 588
- reverberante, 586
Circulação, 625
- cerebral, 496
- colateral, 470, 488
- coronária, 468, 496
- do LCS, 626
- fetal, 496, 536
- porta-hepática, 496, 534
- pulmonar, 467, 496, 535
- sistêmica, 467, 496
Círculo arterial do cérebro, 503
Circuncisão, 929
Circundução, 273
Cirrose, 856
Cirurgia
- bariátrica, 848
- de revascularização do miocárdio, 477
- de Tommy John, 286
- fetal, 121
Cisterna(s)
- do quilo, 548, 567
- médias, 41
- terminais, 306
Cisto, 148
- ovariano, 905
Cistocele, 884
Cistoscopia, 878
Citocinas, 441
Citocinese, 47, 50, 51
Citoesqueleto, 36, 37
Citologia, 29
Citoplasma, 30, 35, 48
Citosol, 30, 35, 36, 48
Citotrofoblasto, 103
Clamídia, 922
Clatrina, 33
Claudicação, 541
Claustro, 642
Clavícula, 229, 230, 943
Clister opaco, 22
Clitóris, 915
Clivagem do zigoto, 101
Cloaca, 115, 882
Cloasma, 120
Coágulo sanguíneo, 449
Cóanos, 783
Cóccix, 207, 220, 946
Cócegas, 697
Coceira de jóquei, 148
Cóclea, 735, 746
Coito, 901
Colágeno, 80
Colecistectomia, 841
Colecistocinina, 772, 842
Colesterol, 31
Coleta de sangue, 436
Colículo(s)

- inferior(es), 633
- - do mesencéfalo, 740
- - seminal, 881
- superior(es), 633, 731
- - no mesencéfalo, 712
Colite, 856
- espástica, 856
- ulcerativa, 856
Colo, 822
- anatômico, 233
- ascendente, 849
- cirúrgico, 234
- da vesícula biliar, 837
- descendente, 849
- do fêmur, 250
- do rádio, 237
- do útero, 911
- sigmoide, 849
- transverso, 849
Cólon irritável, 856
Colonoscopia, 25, 850
Colostomia, 856
Colposcopia, 929
Coluna(s)
- anais, 851
- renais, 866
- vertebral, 207, 208, 592
Coma, 634, 713
- leve, 713
- profundo, 713
Cominutiva, fratura, 170
Comissura
- anterior, 642
- branca anterior, 594
- cinzenta, 594
- lateral, 721
- - das pálpebras, 938
- medial, 721
- - das pálpebras, 938
- posterior, 642
Compartimento(s), 391
- anterior, 391
- - da perna, 421
- lateral fibular da perna, 421
- posterior
- - da perna, 421
- - do antebraço, 396
- - do braço, 391
Complexo
- de Golgi, 41, 48
- estimulante do coração, 471
- motor migratório, 847
- olivar inferior, 629
- pré-Bötzinger, 806
Componentes do sangue, 437
Compressão, 266
- da medula espinal, 593
Comprimento do músculo, 700
Concepto, 121
Concha, 783, 938
- nasal(is)
- - inferiores, 196, 783
- - média, 194, 783
- - superior, 194, 783
Concussão, 666
Côndilo(s), 157
- lateral, 250, 252
- - da tíbia, 955
- - do fêmur, 955
- medial, 250, 252

- - da tíbia, 955
- - do fêmur, 955
- - occipitais, 187
Condrite, 296
Condroblastos, 78
Condrócitos, 83
Cone(s), 726
- medular, 594
Conexinas, 65
Conexons, 65
Conjuntivite, 750
Consciência, 634
Constipação intestinal, 854
Constrição
- broncoaórtica, 827
- diafragmática, 827
Contagem
- alta e baixa dos leucócitos, 449
- diferencial de leucócitos, 448
Contração
- concêntrica, 335
- das fibras musculares esqueléticas, 309
- do músculo detrusor, 879
- excêntrica, 335
- isométrica, 318, 335
- isotônica, 317, 335
- - concêntrica, 317
- - excêntrica, 318
Contracepção, 923
- de emergência, 925
Contraceptivos orais, 924
- - combinados, 924
- - que contêm apenas progestina, 924
Contrações haustrais, 853
Contratilidade, 301
Contratura de Volkmann, 327
Controle
- autônomo por centros superiores, 689
- de natalidade, 923
- do destino da célula, 51
- do impulso motor, 672
- do tônus muscular, 710
Contusão, 148, 666
- da crista ilíaca, 244
Convergência, 586
Convoluções, 641
Coordenação entre os músculos, 335
Cor dos pelos, 138
Cordão(ões)
- cardiogênicos, 480
- de Billroth, 556
- esplênicos, 556
- umbilical, 536
Cordas tendíneas, 461
Coreia, 643
Cório, 107
Corioide, 724, 730, 748
Coriza, 784
Córnea, 724, 730, 748
Corneócitos, 130
Corno(s)
- anteriores da substância cinzenta, 594
- coccígeos, 220
- laterais da substância cinzenta, 594
- posteriores da substância cinzenta, 594
- sacral, 219
Coroa, 822
- radiada, 100, 908
Corpo(s)
- adiposo(s)

ÍNDICE ALFABÉTICO

- - articulares, 267
- - da órbita, 723
- - infrapatelar, 290
- *albicans*, 904, 923
- amigdaloide, 644
- caloso, 641, 642
- carotídeos, 806
- cavernosos do pênis, 899
- celular, 91, 576
- cetônicos, 771
- ciliar, 725, 730, 748
- da unha, 142
- da vesícula biliar, 837
- densos, 325
- do esterno, 943
- do pênis, 899
- do períneo, 377
- do úmero, 234
- do útero, 911
- esponjoso do pênis, 899
- estriado, 642
- gástrico, 828
- geniculado
- - lateral, 638
- - medial, 638
- hemorrágico, 923
- humano e as doenças, 20
- lúteo, 904, 923
- mamilares, 644
- residual, 34
- vertebral, 210
- vítreo, 730, 748
Corpúsculo(s)
- de Hassall, 551
- de Meissner, 131, 697, 702
- de Nissl, 576
- de Pacini, 697, 702
- de Ruffini, 697, 702
- lamelado, 134, 697, 702
- renal, 867
- táteis, 131, 697, 702
- tímicos, 551
Corrugador do supercílio, músculo, 342
Cortes transversais, 946
- e relações de superfície, 941
Córtex, 551
- cerebelar, 635
- cerebral, 640 645
- da glândula suprarrenal, 765, 767, 774
- do ovário, 902
- externo, 552
- interno, 553
- motor primário, 707
- orbitofrontal, 718
- pré-frontal, 647
- renal, 866
Cortical, osso, 158
Corticotrofos, 758
Corticotropina, 758, 759
Costelas, 223, 257, 943
- falsas, 223
- flutuantes, 223
- verdadeiras, 223
Costocondrite, 223
Costovertebral, articulação, 278
Cotovelo, 949
- de golfista, 399
- de jogador de beisebol juvenil, 286
- de tenista, 286
Coxa, 11, 953

Coxins endocárdicos, 481
Crânio, 10, 180, 257, 935
- masculino e feminino, 206
Cranioestenose, 225
Craniotomia, 225
Creme leucocitário, 437
Crescimento, 5
- aposicional, 164
- da epiderme, 130
- do modelo cartilaginoso, 164
- do pelo, 138
- e disseminação do câncer, 56
- em comprimento, 165
- em espessura, 166
- intersticial, 164
- ósseo durante a lactância, a infância e a adolescência, 165
Criolipólise, 85
Criptas, 556
- de Lieberkühn, 842
Criptorquidia, 888
Crise
- falciforme, 444
- tireoidiana, 774
Crista(s), 157
- ampular, 743
- epidérmicas, 132, 147
- etmoidal, 194
- gonadais, 926
- ilíaca, 244, 946
- intertrocantérica, 250
- mitocondriais, 44
- neural, 111, 673, 774
- púbica, 245
- sacral
- - lateral, 219
- - mediana, 219, 946
- urogenitais, 882
Cristalinas, 729
Cromátides, 46, 51
Cromatina, 46
Cromófobos, 758
Cromossomos, 30, 46, 51
- homólogos, 47
- sexuais, 49
Crossing-over, 52, 893
Culdoscopia, 929
Cúpula ampular, 743
Curare, 313
Curetagem endocervical, 929
Curvatura(s)
- anormais da coluna vertebral, 209
- cervical, 209
- lombar, 209
- maior, 830
- menor, 830
- normais da coluna vertebral, 209
- primárias, 209
- sacral, 209
- secundárias, 209
- torácica, 209
Cúspides, 460
Cutícula, 142
- do pelo, 136

D

Dacriocistite, 723
Decídua, 102
- basal, 102
- capsular, 102

- parietal, 102
Décima vértebra torácica, 947
Decúbito
- dorsal, 10
- ventral, 10
Decussação, 701, 708
- das pirâmides, 629
Dedo(s)
- anular, 240
- da mão, 396, 404
- do pé, 421, 428
- médio, 240
- mínimo, 240
Defecação, 689, 814, 853
Defeitos do tubo neural, 110
Defensinas, 448
Deglutição, 349, 351, 826
Degradação nos lisossomos, 34
Dendritos, 93, 576
Densitometria óssea, 22
Dente do áxis, 214
Dentes, 822, 825, 854
- de leite, 824
- decíduos, 824
- permanentes, 824
- primários, 824
Dentições, 824
Dentina, 822, 823
Depilação, 137
Deposição de osso, 167
Depressão(ões), 156, 380
- óticas, 748
- revestidas por clatrina, 33
Dermatofitose do corpo, 148
Dermatoglifia, 132
Dermatologia, 126
Dermátomo, 111, 326, 599, 603
- de somitos, 147
Derme, 126, 131, 147
Derrame pleural, 794
Descolamento da retina, 726
Desejo sexual, 893
Desenvolvimento
- da cavidade medular, 165
- das orelhas, 748
- das vilosidades coriônicas e da placenta, 111
- de sinusoides, 105
- de somitos, 111
- do âmnio, 105
- do celoma
- - extraembrionário, 105
- - intraembrionário, 111
- do centro de ossificação, 162
- - primária, 165
- - secundária, 165
- do coração, 475
- do cório, 107
- do disco embrionário bilaminar, 103
- do modelo cartilaginoso, 163
- do periósteo, 163
- do saco vitelino, 105
- do(s) sistema(s)
- - circulatório, 111
- - digestório, 855
- - endócrino, 773
- - esquelético, 257
- - genitais, 926
- - respiratório, 808
- do tegumento comum, 145
- do trofoblasto, 102

- dos músculos, 325
- dos olhos, 746
- dos somitos, 110
- embrionário e fetal, 118
- folicular, 905
- pré-natal, 99
Deslizamento, 268, 273
Desmielinização, 585
Desmina, 325
Desmineralização, 172
Desmossomos, 65, 323, 460
Desoxirribonuclease, 835
Despolarização, 473
Desuso, 277
Desvantagem mecânica, 332
Desvio de septo, 199, 783
Dextrana, 823
Di-hidrotestosterona, 926
Diabetes
- insípido, 774
- - nefrogênico, 774
- - neurogênico, 774
- melito, 771, 875
- - do tipo 1, 771
- - do tipo 2, 771
- - insulinodependente, 771
- - não insulinodependente, 771
Diáfise, 155
Diafragma, 15, 371, 925
- da pelve, 375
Diagnóstico, 21
Diálise, 876
- peritoneal ambulatorial contínua, 876
Diarreia, 854
- do viajante, 856
Diartrose, 262
Diástole, 473
Diencéfalo, 620, 635, 648, 774
Diferenças sexuais do crânio, 206
Diferenciação, 5
Difusão, 32, 36
- facilitada, 33, 36
Digestão, 687, 689, 813, 814
- mecânica, 813
- química, 814
Dilatação e evacuação, 926
Dimorfismo sexual, 206
Dipeptidase, 846
Diplegia, 599
Diplopia, 656
Disartria, 664, 713
Disautonomia, 690
Disco(s)
- articular, 267, 280
- do nervo óptico, 725
- embrionário
- - bilaminar, 103
- - trilaminar, 107
- intercalares, 321, 460
- intervertebrais, 209
- tátil (de Merkel), 127, 697, 702
- Z, 306
Discriminação do peso, 699
Disfagia, 353, 661, 662, 664
Disfunção
- erétil, 929
- temporomandibular, 198
Dismenorreia, 929
Dispareunia, 929

Dispepsia, 856
Displasia, 58
Dispositivo intrauterino, 925
Disreflexia autônoma, 685
Distensão
- da virilha, 409
- dos músculos posteriores da coxa, 419
- inguinal, 409
- muscular, 432
Distocia, 121
Distribuição do sangue, 492
Distrofia
- muscular, 319
- - de Duchenne, 319
- simpática reflexa, 690
Distrofina, 308, 309
Distúrbios, 20
- da glândula suprarrenal, 768
- das glândulas tireoide e paratireoides, 765
- do sistema endócrino, 759
Disúria, 884
Diuréticos, 873
Divergência, 586
Diversidade celular, 55
Diverticulite, 856
Divertículo
- da tireoide, 773
- respiratório, 808
Divisão
- autônoma do sistema nervoso, 574, 670
- celular, 47, 50
- - reprodutiva, 47, 52, 53
- - somática, 47
- citoplasmática, 51
- do sistema esquelético, 178
- nuclear, 49
DNA de ligação, 46
Dobramento embrionário, 113
Dobras juncionais, 311
Doença, 20
- articular, 79
- autoimune, 547, 569
- celíaca, 856
- da artéria coronária, 476
- de Addison, 768
- de Alzheimer, 650
- de Crohn, 856
- de Graves, 765
- de Huntington, 643
- de imunodeficiência combinada grave, 569
- de Paget, 168
- de Parkinson, 643, 711
- de Tay-Sachs, 43
- falciforme, 444
- fibrocística, 929
- hemolítica do recém-nascido, 446
- inflamatória
- - intestinal, 856
- - pélvica, 929
- macular relacionada com a idade, 728
- periodontal, 823
- pulmonar obstrutiva crônica, 809
- renal policística, 884
- sexualmente transmissível, 922
- sistêmica, 21
Dopamina, 580, 680
Doping sanguíneo, 445
Dor
- crônica, 698

- em queimação, 698
- constante, 698
- latejante, 698
- lenta, 698
- rápida, 698
- referida, 698
- somática
- - profunda, 698
- - superficial, 698
- visceral, 698
Dorsiflexão, 272, 273
Dorso
- da sela, 190
- do nariz, 939
Ducto(s)
- alveolares, 796, 801
- arterial, 538
- biliares, 837
- cístico, 837
- coclear, 735
- colédoco, 837
- coletor, 869, 870, 872, 883
- de Müller, 926
- de Rivinus, 820
- de Santorini, 833
- de Stensen, 820
- de Wharton, 820
- de Wirsung, 833
- de Wolff, 926
- deferente, 881, 895, 926
- do epidídimo, 895
- do sistema genital masculino, 895
- do testículo, 895
- eferentes, 895
- ejaculatório, 895, 926
- hepático
- - comum, 837
- - direito e esquerdo, 837
- lacrimonasal, 723, 783
- lactífero, 919
- linfático(s), 548
- - direito, 548
- mamários, 919
- mesonéfrico, 882, 926
- pancreático
- - acessório, 833
- - principal, 833
- papilares, 866, 869
- paramesonéfricos, 926
- parotídeo, 820
- pronéfrico, 882
- semicirculares, 735, 743, 746
- sublinguais menores, 820
- submandibulares, 820
- torácico, 548, 567
- venoso, 537
Dúctulos
- biliares, 837
- excretores, 723
Duodeno, 842, 855
Dura-máter, 593, 623

E

Eclâmpsia, 120
Ecocardiografia, 477, 481
Ectoderma, 107, 109, 145, 259, 746, 773
- primitivo, 103
Eczema, 148

ÍNDICE ALFABÉTICO

Edema, 551
- pulmonar, 809
Efeitos do tabagismo sobre o sistema respiratório, 798
Efélides, 133
Efetores, 574, 616, 672
Efluxo
- craniossacral, 673 680
- parassimpático
- - craniano, 680
- - sacral, 680
- toracolombar, 673, 675
Efusão pleural, 794
Eixo da pelve, 247
Ejaculação, 901
- precoce, 902
Elastase, 835
Elasticidade, 80, 132, 301
Elastina, 80
Elementos figurados, 88, 437
Eletrocardiografia, 473
Eletrocardiograma, 473
Eletrodos, 650
Eletroencefalograma, 650
Eletrólise, 137
Eletromiografia, 315
Elevação, 266, 271, 273, 380
Emaranhados neurofibrilares, 650
Embolia pulmonar, 809
Êmbolo, 451
Embrião, 80, 99
- congelado, 121
- criopreservado, 121
Embrioblasto, 101
Embriologia, 99
Êmese, 832
- gravídica, 122
Emigração, 447
Eminência
- hipotenar, 405, 952
- intercondilar, 253
- labioescrotal, 926
- mediana, 638
- tenar, 405, 952
Emissão, 902
Emulsificação, 840
Encéfalo, 620, 622
Encefalopatia traumática crônica, 645
Endarterectomia carotídea, 541
Endocárdio, 460
Endocardite, 460
Endocitose, 33, 36
- de fase líquida, 34
- mediada por receptor, 33, 34, 36
Endocrinologia, 754
Endoderma, 107, 109, 749, 773, 808, 855
- primitivo, 103
Endodontia, 824
Endolinfa, 735
Endométrio, 100, 912
Endometriose, 912
Endomísio, 303
Endoneuro, 600
Endorfinas, 580
Endoscopia, 25
Endoscópio, 25
Endossomo, 33
Endósteo, 156
Endotélio, 69, 485, 487

Energia cinética, 32
Enfisema, 799
Enjoo matinal, 122
Entorses, 80 s, 266
- de grau I, 266
- de grau II, 266
- de grau III, 266
- do tornozelo, 294
Enurese, 884
- noturna, 884
Envelhecimento, 21, 58
- e articulações, 294
- e células, 57
- e sentidos especiais, 749
- e sistema(s)
- - circulatório, 541
- - digestório, 855
- - endócrino, 774
- - genitais, 928
- - linfático, 567
- - nervoso, 651
- - respiratório, 809
- - urinário, 884
- e tecido, 93
- - muscular, 326
- - ósseo, 172
- e tegumento comum, 147
Envenenamento por monóxido de carbono, 809
Envoltório nuclear, 45
Enxerto(s), 569
- cutâneos, 128
- ósseo, 254
Enzimas, 31
- da borda em escova, 846
- proteolíticas, 899
Eosinófilos, 78, 446
Epiblasto, 103
Epicárdio, 458
Epicondilite
- lateral do úmero, 286
- medial, 286
Epicôndilo, 157
- lateral, 234, 250, 949
- medial, 234, 250, 949
Epidemiologia, 21
Epiderme, 89, 126, 145
Epidídimo, 895, 926
Epífises, 155
Epigástrio, 20
Epigênese, 122
Epiglote, 785
Epilepsia, 666
Epimísio, 303
Epinefrina, 680, 767
Epineuro, 600
Episiotomia, 376, 915
Epitálamo, 639, 648
Epitélio, 66, 815
- cilíndrico
- - estratificado, 74
- - pseudoestratificado
- - - ciliado, 72
- - - não ciliado, 71
- - simples
- - - ciliado, 71
- - - não ciliado, 70
- cúbico
- - estratificado, 73

- - simples, 70
- de cobertura e revestimento, 67
- de revestimento, 67-70
- de superfície, 902
- de transição, 878, 879
- - urotélio, 74
- e lâmina própria, 881
- estratificado, 68
- - multilaminar, 67
- glandular, 67, 68
- olfatório, 716, 783
- pavimentoso
- - estratificado, 72
- - - não queratinizado, 72
- - - queratinizado, 72
- - simples, 69
- pseudoestratificado, 67
- respiratório, 783
- reticulado, 556
- simples, 67
- unilaminar simples, 67
Eponíquio, 142
Equilíbrio, 731
- dinâmico, 742, 743
- estático, 740, 742
Equimose periorbital, 196
Equinovaro, 613
Ereção, 901
Eretor do pelo, 137
Erisipela, 148
Eritema, 134
Eritrócitos, 88, 437, 442, 443
Eritropoese, 444
Eritropoetina, 437, 772, 862
Eructação, 856
Escafoide, 238
Escápula(s), 231, 942
- alada, 609
Escavação
- retouterina, 912
- vesicouterina, 912
Esclera, 723, 730, 748, 937
Esclerose lateral amiotrófica, 708
Esclerose múltipla, 587
Escleroterapia, 493
Esclerótomo, 111
Escoliose, 209
Escoriação, 148
Escórias, 862
Escotoma, 750
Escroto, 888
Escultura a frio, 85
Esfenoide, 189
Esferóidea, articulação, 276
Esfigmomanômetro, 950
Esfíncter, 375
- cardíaco, 828
- de Oddi, 840
- esofágico
- - inferior, 827
- - superior, 827
- externo do ânus, 851
- fisiológico, 828
- interno do ânus, 851
Esforço, 332
Esfregaço de Papanicolaou, 68
Esmalte, 822, 823
Esmegma, 929
Esôfago, 826, 827, 828, 854, 855
- de Barrett, 856

Espaço(s)
- capsular, 870
- de Bowman, 870
- extradural, 593, 623
- intercostais, 224
- intervilosos, 111
- perivasculares, 625
- subaracnóideo, 593, 624
- subdural, 593
Espasmo, 432
- vascular, 487
Espasticidade, 318
Espermátides, 894
Espermatócitos
- primários, 893
- secundários, 893
Espermatogênese, 892
Espermatogônias, 892, 893
Espermatozoide, 99, 893, 894
Espermiação, 894
Espermicidas, 925
Espermiogênese, 894
Espigão, 142
Espinha(s)
- bífida, 211, 257
- da escápula, 231
- dendríticas, 577
- ilíaca
- - anteroinferior, 244
- - anterossuperior, 244, 946
- - posteroinferior, 244
- - posterossuperior, 244, 946
- isquiática, 245
- somáticas, 576
Espirro, 804
Esplenectomia, 555
Esplenomegalia, 569
Esqueleto
- apendicular, 178
- axial, 178
- da coxa, fêmur e patela, 249
- da mão, 238
- da perna, tíbia e fíbula, 252
- do antebraço, ulna e rádio, 235
- do braço, úmero, 233
- do membro
- - inferior, 241
- - superior, 228
- do pé, 254
- dos cíngulos dos membros e da parte livre dos membros, 259
- fibroso do coração, 464
Esquizofrenia, 644
Estado(s)
- de alerta, 634
- de consciência, 639
- imunológico, 135
Estágio
- de dilatação, 120
- de expulsão, 120
- placentário, 120
Estatocônios, 743
Estenose, 467
- da coluna lombar, 225
- mitral, 467
- pilórica, 830
Estereocílios, 735, 743, 895
Estereognosia, 704
Esterilização
- cirúrgica, 923

- histeroscópica, 924
Esterno, 221
Esternoclavicular, articulação, 279
Esternocostal, articulação, 278
Esteroides anabolizantes, 321
Estimulação cerebral profunda, 711
Estimuladores gustatórios, 719
Estômago, 828, 854, 855
Estomodeu, 855
Estomódio, 115
Estrabismo, 345, 656, 750
Estrato
- basal, 127
- córneo, 130
- espinhoso, 129
- germinativo, 129
- granuloso, 129
- lúcido, 130
- nervoso, 726
- - da retina, 747
- pigmentoso, 726
- - da retina, 747
Estresse, 540
- hormônios e doença, 773
Estria, 132
- gordurosa, 477
- medular do tálamo, 644
- terminal, 644
Estribo, 733
Estrogênios, 173, 770, 772
Estroma, 80
Estupor, 666
Esvaziamento gástrico, 832
Etmoide, 193
Eumelanina, 133
Eutireoidismo, 765
Eversão, 272, 273
Exame
- de medula óssea, 442
- de urina, 880
- físico, 21
Excitabilidade elétrica, 301, 575
Excitotoxidade, 588
Excreção, 145
- de bilirrubina, 841
- de escórias metabólicas e substâncias estranhas, 862
Exercícios, 540
- de Kegel, 376
- e o coração, 475
- e sistema respiratório, 807
- e tecido muscular esquelético, 320
- em cadeia cinética fechada, 332
- físico e tecido ósseo, 170
Exocitose, 33, 34, 36
Exoftalmia, 765
Exotropia, 750
Expiração, 803
- forçada, 806
Exposição ao sol, 135
Extensão, 269, 273
Extensibilidade, 132, 301
Extensor, músculo
- do dedo mínimo, 397
- ulnar do carpo, 397
Exteroceptores, 696
Extrassístole
- atrial, 481
- ventricular, 481
Extremidade

- acromial, 230
- esternal, 230

F

Face(s), 10, 157, 935
- articulares, 211
- - inferiores, 213
- superiores, 213
- auricular, 245
- costal, 794
- diafragmática, 457
- esternocostal do coração, 457
- mediastinal, 794
- não articular do tubérculo, 224
- patelar, 250
- pulmonar
- - direita, 457
- - esquerda, 457
Fadiga, 318
Fagocitose, 34-36, 447, 841
- e micróbios, 35
Fagossomo, 34
Fala, 349, 351
Falange(s), 240, 255
- distal, 240
- média, 240
- proximal, 240
Faringe, 356, 783, 801, 826, 828, 854
Farmacologia, 21
Fármacos
- antirreabsortivos, 168
- e seletividade dos receptores, 686
- formadores de osso, 168
Fáscia, 303
- da parte livre dos membros inferiores, 303
- do músculo bíceps braquial, 950
- lata, 409
- renal, 863
- subjacente, 134
Fasciculação, 327
Fascículo, 303, 310, 334, 600
- atrioventricular, 471
- cuneiforme, 702, 705
- grácil, 702, 705
- medial do telencéfalo, 644
Fasciite plantar, 428
Fase
- de remodelação óssea, 169
- G, 49
- - G_0, 49
- - G_1, 49, 51
- - G_2, 49, 51
- lútea, 923
- menstrual, 920
- mitótica, 49
- pós-ovulatória, 921
- pré-ovulatória, 921
- S, 49, 51
Fator(es)
- antiangiogênese, 83
- de angiogênese tumoral, 56
- de crescimento
- - epidérmico, 130, 588
- - hematopoéticos, 441
- - semelhantes à insulina, 173, 758
- de risco para o câncer de pele, 135
- estimuladores de colônias, 441
- humoral do timo, 761
- que afetam o crescimento ósseo, 173

ÍNDICE ALFABÉTICO

- Rh, 446
- tímico, 761
Fauces, 820
Febre
- puerperal, 122
- reumática, 467
Feixe
- ciliado, 735, 743
- vasculonervoso, 304
Fêmur, 249, 414
Fenda(s)
- de filtração, 874
- faríngea, 115, 749
- intercelulares, 490
- interglútea, 946, 953
- labial, 197
- palatina, 197
- sináptica, 311, 579
Fenestrações, 490, 874
Fenômeno de Raynaud, 687
Feocromocitoma, 539, 768
Feomelanina, 133
Fertilização, 100
Feto, 80, 99
Fezes, 853
Fibra(s), 80
- circulares, 816
- colágenas, 80
- de cromatina, 46
- de proteínas, 78
- de Purkinje, 471
- de Sharpey, 156, 160
- elásticas, 80
- glicolíticas rápidas, 319, 320
- insolúveis, 854
- longitudinais, 816
- musculares, 91, 301, 304, 310
- - brancas, 318
- - esqueléticas, 318
- - extrafusais, 701
- - intrafusais, 700
- - vermelhas, 318
- nervosas, 576, 600
- oxidativas lentas, 318, 320
- oxidativo-glicolíticas rápidas, 319, 320
- perfurantes, 156, 160
- reticulares, 80
- solúveis, 854
- zonulares, 725
Fibrilação, 327, 473
- ventricular, 481
Fibrilina, 80
Fibrina, 449
Fibrinogênio, 437, 477
Fibroblastos, 67, 78
Fibrocartilagem, 86
Fibromialgia, 303
Fibronectina, 79
Fíbula, 253, 414
Fígado, 835, 837, 840, 854, 855
Filamento(s), 306
- intermediários, 36, 325
- - de queratina, 127
- - miofilamentos, 310
- terminal, 594
Filtração glomerular, 873, 874
Filtro, 939
Fímbrias, 908
Fissura, 157, 641, 794
- corióidea, 747

- horizontal, 794
- longitudinal, 641
- mediana anterior, 594
- oblíqua, 794
- orbital
- - inferior, 199
- - superior, 190, 199
- transversa do cérebro, 634
Fixação
- distal, 331
- proximal, 331
Fixadores, músculos, 336
Flagelos, 38, 39
Flato, 856
Flatulência, 853
Flebite, 541
Fleboextração, 493
Flebotomia, 452
Flebotomista, 451
Flexão, 269, 273
- lateral, 269, 270, 273
- plantar, 272, 273
Flexibilidade, 157
Flexura
- direita do colo, 849
- esquerda do colo, 849
Flúor, 173
Fluxo sanguíneo
- encefálico, 628
- renal, 866
Foice
- do cerebelo, 624
- do cérebro, 624
Folhas do cerebelo, 635
Folículo(s)
- da glândula tireoide, 763
- dominante, 921
- linfáticos agregados, 843
- maduro (de Graaf), 904, 908, 921
- ováricos, 902
- piloso, 137, 147
- primários, 906
- primordial, 906
- secundário, 907
Fontículo(s), 202, 257
- anterior, 203
- anterolaterais, 203
- posterior, 203
- posterolaterais, 203
Forame(s), 157, 199, 201
- da lâmina cribriforme, 201
- da mandíbula, 198, 201
- da veia cava, 371
- das lâminas cribriformes, 194
- do ápice do dente, 823
- espinhoso, 191, 201
- estilomastóideo, 186, 201
- incisivo, 197
- infraorbital, 197
- interventriculares, 626
- intervertebral, 211
- jugular, 186, 201
- lacerado, 191, 201
- magno, 187, 201
- mastóideo, 201
- mentual, 198, 201
- nutrício, 161
- obturado, 245
- oval, 190, 201, 481, 537
- redondo, 191, 201

- sacrais
- - anteriores, 219
- - posteriores, 219
- supraorbital, 181, 199, 201
- transversário, 213
- vertebral, 211, 213
- zigomaticofacial, 197
Força, 332
- de compressão, 83
- tensora, 83, 131, 157
Formação
- da cartilagem articular e da lâmina epifisial, 165
- da vesícula, 33
- das células sanguíneas, 440
- de trabéculas, 163
- do blastocisto, 101
- do osso, 162
- e fluxo da linfa, 548
- inicial dos ossos no embrião e no feto, 162
- reticular, 629, 634
- - no bulbo, na ponte e no mesencéfalo, 711
Formato das células, 67
Fórnice, 644, 913
Fosfatase(s), 846
- ácida, 899
Fosfolipídios, 31
Fossa(s), 157
- anterior do crânio, 203
- coronóidea, 234
- cubital, 950
- da glândula lacrimal, 195, 199
- do crânio, 203
- do olécrano, 234
- hipofisial, 190
- ilíaca, 244
- infraespinal, 232
- intercondilar, 250
- mandibular, 185
- média do crânio, 205
- oval, 460, 538
- poplítea, 418, 955
- posterior do crânio, 205
- radial, 234
- subescapular, 232
- supraespinal, 232
- tonsilar, 556
- triangular, 938
Fotofobia, 750
Fotopigmento, 726
Fotorreceptores, 695, 696, 726
Fóvea, 215
- central, 726
- da cabeça do fêmur, 250
Fovéolas gástricas, 830
Fratura, 169
- aberta, 170
- da coluna vertebral, 216
- de clavícula, 259
- do boxeador, 240
- do quadril, 245
- dos ossos metatarsais, 255
- fechada, 170
- impactada, 171
- por estresse, 169
Frênulo
- da língua, 822
- do lábio, 819
Função

- cortical, 710
- sensitiva, 574
Fundo
- da vesícula biliar, 837
- de saco de Douglas, 912
- do útero, 911
- gástrico, 828
Funículo(s)
- anteriores da substância branca, 594
- espermático, 896
- laterais da substância branca, 594
- posteriores, 614, 702
- - da substância branca, 594
Fusão
- com o endossomo, 33
- vertebral, 225
Fuso(s)
- mitótico, 51
- - e câncer, 50
- musculares, 615, 699, 702

G

Galea aponeurotica, 341
Galho verde, fratura em, 170
Gamaglobulina, 451, 569
Gametas, 99
Gânglio(s), 642
- aorticorrenal, 680, 866
- autônomo, 672, 674, 675
- celíaco, 680, 866
- cervical
- - inferior, 679
- - médio, 679
- - superior, 677
- ciliar, 656, 682
- da base, 642
- da cadeia vertebral, 677
- do tronco simpático, 677
- espiral, 735
- geniculado, 659
- mesentérico
- - inferior, 680
- - superior, 680
- ótico, 661, 682
- parassimpáticos, 675, 682
- paravertebrais, 677
- pré-vertebrais, 680
- pterigopalatino, 659, 682
- renal, 680
- sensitivo do nervo espinal, 601
- simpáticos, 675, 677
- submandibular, 659, 682
- superior e inferior, 661, 662
- terminais, 682
- trigeminal, 657
- vestibular, 660, 735
Garganta, 356
Gastrenterite, 844
Gastrenterologia, 828
Gastrina, 772
Gastrulação, 107, 108
Geladura, 148
Gêmeos
- conjugados, 101
- dizigóticos, 101
- monozigóticos, 101
Gêmulas
- dendríticas, 577
- somáticas, 576
Gene(s), 30, 46

- letal, 122
- reguladores de metástase, 57
- supressores de tumor, 56
Gengiva, 822
Genoma, 46
Genômica, 47
Geriatria, 58
Gerontologia, 58
Gigantismo, 174, 759
Ginecologia, 902
Ginecomastia, 775
Gínglimo, 275, 276
Giro
- denteado, 644
- do cíngulo, 644
- para-hipocampal, 644
- pós-central, 642
- pré-central, 641
Glande, 899
- do clitóris, 916
Glândula(s)
- acinosas, 75
- alveolares, 75
- apócrinas, 76
- bulbouretrais, 881, 899, 926
- ceruminosas, 141, 732
- ciliares sebáceas, 723
- composta, 75
- cutâneas, 139
- da bochecha, 820
- de Bartholin, 916
- de Bowman, 716
- de Brunner, 844
- de Cowper, 881, 899
- de Littré, 881
- de Meibomio, 721
- de Skene, 916
- duodenais, 844
- écrinas, 75
- endócrinas, 68, 76, 754
- exócrinas, 68, 75, 76, 754
- - multicelulares, 77
- gástricas, 830
- holócrinas, 76
- intestinais, 842, 851
- labiais, 820
- lacrimais, 723
- linguais, 820, 822, 825
- mamárias, 916, 919, 944
- merócrinas, 75
- multicelulares, 75
- olfatórias, 716
- palatinas, 820
- paratireoides, 761, 763, 764, 774
- parauretrais, 916
- parótidas, 820
- pineal, 639, 761, 774
- renais, 530
- salivares, 820, 825, 854, 855
- - maiores, 820
- sebáceas, 6, 139, 141, 147
- seminais, 881, 897, 926
- sexuais acessórias, 898
- - masculinas, 897
- simples, 75
- sublinguais, 820
- submandibulares, 820
- sudoríferas, 140, 147
- - apócrinas, 140, 141
- - écrinas, 140, 141
- - merócrinas, 140

- sudoríparas, 6
- suprarrenais, 765
- tarsais, 721
- tireoide, 761, 763, 773, 940
- tubuloacinares, 75
- tubulosas, 75
- unicelulares, 75
- uretrais, 881
- vestibulares
- - maiores, 916, 926
- - menores, 916, 926
Glaucoma, 728
- normotenso (de baixa pressão), 728
Glia, 582
Gliburida, 771
Glicocálice, 30, 31
Glicocorticoides, 767
Glicolipídios, 31
Gliconeogênese, 862
Glicoproteínas, 31
Glicosamina, 79
Glicosaminoglicanas, 78
Glicosúria, 875
Gliomas, 582
Globina, 443
Globo pálido, 642
Globulinas, 437
Glomérulo(s), 716, 867
Glomerulonefrite, 870
Glote, 785
Glucagon, 768
- das células alfa das ilhotas pancreáticas, 770
Glutamato, 580
Gônadas, 99, 888, 926
Gonadotrofos, 758
Gonadotropina(s), 759
- coriônica humana, 772, 923
Gonfose, 263
Gonorreia, 922
Gotículas lipídicas, 36
Granulações aracnóideas, 626
Grânulos
- azurofílicos, 447
- de glicogênio, 36
- lamelares, 130
Gravidade sobre a mandíbula, força da, 347
Gravidez, 99
- ectópica, 101
Grupo(s)
- de músculos segmentares, 362
- dos músculos escalenos, 362
- espinal, 362
- iliocostal, 362
- longuíssimo, 362
- respiratório
- - dorsal, 805
- - pontino, 806
- - ventral, 805
Gustação, 718

H

Hálux valgo, 259
Hamato, 238
Haste do pelo, 136
Hélice, 731, 938
Helicobacter pylori, 847
Helicotrema, 735
Hemácias, 442
Hemangioblasto, 111, 539

Hemangioma, 148
Hematócrito, 437
Hematologia, 436
Hematoma por fratura, 169
Hematopoese, 153, 440
- insuficiente, 443
Hemidesmossomos, 65
Hemifóveas, 215
Hemiplegia, 599
Hemisfério(s)
- cerebrais, 640, 641
- direito, 649
- do cerebelo, 634
- esquerdo, 649
Hemissecção, 599
Hemocromatose, 451
Hemodiálise, 876
- normovolêmica aguda, 451
Hemofilia, 452
Hemoglobina, 133, 442
Hemograma completo, 450
Hemólise, 446
Hemopoese, 153
Hemorragia, 452
Hemorroidas, 493, 856
Hemospermia, 899
Hemotórax, 796
Hepatite, 837
- A, 837
- B, 837
- C, 837
- D, 837
- E, 837
- infecciosa, 837
Hepatócitos, 837
Hermafroditismo, 929
Hérnia, 856
- de disco, 212
- de hiato, 826, 856
- do esporte, 368
- inguinal, 368, 856
Herpes
- genital, 922
- labial, 149
- zóster, 603
Hialuronidase, 78
Hiato
- aórtico, 371
- dos adutores, 414
- esofágico, 371, 826
- sacral, 219
Hidrocefalia, 627
Hidrocele, 891
Hidronefrose, 884
Hidroxiapatita, 156
Hilo, 554, 902
- pulmonar, 794
- renal, 863
Hímen, 915
- imperfurado, 915
Hioide, 207, 257
Hiperacusia, 733
Hiperêmese gravídica, 122
Hiperesplenismo, 569
Hiperextensão, 269, 270, 273
Hiperidrose, 690
Hiperinsulinismo, 771
Hipermobilidade, 267
Hiperparatireoidismo, 765
Hiperplasia, 58, 304

- congênita da glândula suprarrenal, 768
- prostática benigna, 929
Hipersecreção, 759
- de aldosterona, 539
Hipersensibilidade do pé anserino, 418
Hipertensão
- arterial, 539, 873
- - induzida pela gestação, 120
- do jaleco branco, 541
- primária, 539
- secundária, 539
Hipertonia, 318
Hipertrofia, 58, 94, 304
Hipoblasto, 103
Hipocampo, 644
Hipocinesia, 711
Hipocôndrio
- direito, 20
- esquerdo, 20
Hipoderme, 126, 134
Hipófise, 756, 773
Hipogástrio, 20
Hipoglicemia, 771
Hiponíquio, 142
Hipoparatireoidismo, 765
Hiposmia, 718
Hipospadia, 929
Hipossecreção, 759
Hipotálamo, 638, 648, 690, 721, 756
Hipotensão, 541
- ortostática, 541, 690
Hipotireoidismo congênito, 765
Hipotonia, 318
Hipoxia, 437, 470, 810
Hirsutismo, 138, 775
Histonas, 46
História familiar, 135
HIV, estrutura e infecção, 568
Homocisteína, 477
Homúnculo
- cortical, 704
- motor, 707
Hormônio(s), 68, 277, 672, 754, 755
- adrenocorticotrófico, 758, 759
- antidiurético, 639, 759, 761
- da medula da glândula suprarrenal, 767
- das glândulas paratireoides, 763
- de inibição, 756
- de liberação, 756
- - da gonadotropina, 920
- do córtex da glândula suprarrenal, 767
- do crescimento humano, 173, 758, 759
- foliculoestimulante, 758, 759, 920
- luteinizante, 758, 759, 920
- melanócito-estimulante, 758, 759
- ovarianos, 772
- paratireóideo, 765
- sexuais, 173
- simpaticomiméticos, 767
- testiculares, 772
- tireoestimulante, 758, 759
- tireoidianos, 173, 763
- trópicos, 759
Humor aquoso, 729

I

Icterícia, 134, 444, 452, 856
Idade
- da fertilização, 122
- gestacional, 122

Íleo, 855
Ilhotas
- de Langerhans, 768, 834
- pancreáticas, 768, 834
- sanguíneas, 111, 539
Ílio, 242, 243
Implantação, 102
Implante coclear, 738
Impressões
- digitais, 132
- do ligamento costoclavicular, 230
- dos pés, 132
Impulso, 473
- nervoso, 93, 576
- sensitivo, 672
Imunidade, 545
- adaptativa, 545
- inata, 545
Imunoglobulinas, 437
Incisivos, 824
- centrais, 824
- laterais, 824
Incisura(s)
- cardíaca, 794
- claviculares, 221
- da escápula, 232
- da mandíbula, 198
- do acetábulo, 245
- fibular, 253
- isquiática maior, 244
- jugular, 221
- - do esterno, 943
- radial da ulna, 237
- supraorbital, 181
- troclear, 236
- ulnar do rádio, 237
- vertebrais, 211
Inclusos, terceiros molares, 825
Incontinência
- de estresse ou de esforço, 880
- de fluxo constante, 880
- de urgência, 880
- funcional, 880
- urinária, 880
- - de estresse, 376
Indicador, 240
Indigestão, 856
Indução, 107
Infarto do miocárdio, 470
Infecção das vias urinárias, 884
Influências corticais sobre a respiração, 806
Influenza
- por H1N1, 784
- sazonal, 784
Infundíbulo, 638, 756, 773, 908
Ingestão, 813, 814
- celular, 34
Inguinal, região, 11, 15, 20
Inibição da formação do fuso mitótico, 50
Inibidores
- da integrase, 569
- da protease, 569
- da transcriptase reversa, 569
Inibina, 770
Injeção(ões)
- de hormônio, 925
- intramuscular, 432
Inserção de cateter venoso central, 523
Insônia, 666
Inspeção, 3, 934

Inspiração, 802
- forçada, 805
Insuficiência, 467
- adrenocortical crônica, 768
- aórtica, 467
- cardíaca congestiva, 481
- mitral, 467
- renal, 875
- - aguda, 875
- - crônica, 875
- - em estágio terminal, 875
Insuflação do pulmão na estimulação da respiração, 806
Ínsula, 642
Insulina, 173, 768
- das células beta das ilhotas pancreáticas, 770
Integração, 574
Integrinas, 65
Intercarpal, articulação, 279
Interfalângica, articulação, 279
Interfase, 49, 51
Interior do bulbo do olho, 729
Interleucina(s), 441
- 1, 773
Interneurônios, 574
Interoceptores, 670, 696
Interseções tendíneas, 367
- do músculo reto do abdome, 944
Intertarsal, articulação, 279
Intervertebral, articulação, 278
Intestino
- anterior, 115, 774, 855
- delgado, 841, 842, 854
- grosso, 848, 852, 854, 855
- médio, 115, 855
- posterior, 115, 855
- primitivo, 115, 855
Intolerância à lactose, 846
Intoxicação alimentar, 856
Intubação, 788
- durante a anestesia, 349
- endotraqueal, 349
Intumescência
- cervical, 594
- lombossacral, 594
Invaginação, 109
Íris, 725, 730 937
Irrigação sanguínea e inervação do osso, 161
Isoenxerto, 128
Isquemia do miocárdio, 470
Ísquio, 242, 245
Istmo, 763, 911
- da tuba uterina, 909
- das fauces, 784

J

Janela
- da cóclea, 733
- do vestíbulo, 733
Jejuno, 842, 855
Joelho, 953
- valgo, 259
- varo, 259
Junção(ões)
- celulares, 64
- comunicantes, 65, 323, 460
- neuroglandular, 579
- neuromuscular, 309, 579

L

Lábio(s), 819, 939
- articular, 267
- do acetábulo, 289
- glenoidal, 282
- maiores do pudendo, 915
- menores do pudendo, 915
Labirinto
- membranáceo, 735, 749
- ósseo, 735, 749
Laceração, 149, 666
- do lábio glenoidal, 284
- muscular, 432
Lacrimais, 195
Lactação, 919
Lactase, 846
Lactente prematuro, 119
Lactotrofos, 758
Lacunas, 83, 88, 105, 111, 158
Lágrimas, 723
Lamelas, 88
- circunferenciais, 160
- - internas, 160
- concêntricas, 158
- elásticas, 488
- intersticiais, 160
Lâmina(s)
- apical, 66
- basal, 66, 874
- basilar, 735
- cribriforme, 194
- elástica
- - externa, 487
- - interna, 487
- epifisial, 155, 165
- fibrosa externa, 156
- hepáticas, 837
- lateral, 147
- medular medial, 637
- muscular, 827
- - da mucosa, 815, 830
- osteogênica interna, 156
- parietal, 16, 89
- - externa do pericárdio seroso, 458
- perpendicular mediana, 194
- própria, 89, 815, 830, 878, 879, 881
- reticular, 67
- visceral, 16, 89
- - interna do pericárdio seroso, 458
Laminectomia, 225
Laminina, 65
Lanugem, 138
Laparoscopia, 25
Laqueadura tubária, 923
Laringe, 801, 855
Laringite, 788
Laser, 137
- de alta intensidade, 134
LASIK (ceratomileuse *in situ* a *laser*), 731
Lateralização hemisférica, 649
Leite
- capilar, 490
- ungueal, 142
- uterino, 101
Lemnisco
- lateral, 740
- medial, 630, 702, 705
Lente, 729
Lentigos, 133
Leptina, 772

Leptomeninges, 593
Lesão(ões), 20
- da medula espinal, 599
- de raiz de nervos espinais, 602
- do bulbo, 631
- do joelho, 292
- do manguito rotador, 388
- do músculo levantador do ânus, 376
- do(s) nervo(s)
- - do plexo braquial, 609
- - femoral, 611
- - frênicos, 606
- - isquiático, 613
- - mediano, 609
- - obturatório, 611
- - radial, 609
- - torácico longo, 609
- - ulnar, 609
- do plexo lombar, 611
- em chicotada, 225
- encefálicas, 666
- no dorso, 362
- por esforço repetitivo, 432
Leucemia
- linfoblástica, 448
- - aguda, 448
- - crônica, 448
- mielógena, 448
- - aguda, 448
- - crônica, 448
Leucócitos, 78, 88, 437, 446
- agranulares, 447
- granulares, 446
- polimorfonucleares, 446
Leucocitose, 448
Leucopenia, 448
Leucorreia, 929
Levantador, músculo
- da pálpebra superior, 346
- do ângulo da boca, 342
- do lábio superior, 342
Levantamento de pesos, 362
Libido, 893
Lifting
- da fronte ou do pescoço, 148
- facial, 148
- - não cirúrgico por radiofrequência, 148
Ligação, 33
Ligamento(s), 156, 263
- acessórios, 267
- anular do rádio, 285
- arterial, 464, 538
- colateral
- - fibular, 290
- - lateral, 294
- - radial, 285
- - tibial, 290
- - ulnar, 285
- coracoumeral, 281
- coronários, 837
- cricotireóideo, 786
- cricotraqueal, 786
- cruzado, 290z
- - anterior, 290
- - posterior, 290
- da cabeça do fêmur, 245, 288
- da patela, 290, 414, 955
- de Cooper, 919
- deltóideo, 294

ÍNDICE ALFABÉTICO

- denticulados, 594
- esfenomandibular, 280
- estilomandibular, 280
- extracapsulares, 267
- falciforme, 817, 835
- fundiforme, 901
- glenoumerais, 281
- iliofemoral, 287, 288
- inguinal, 368, 944, 946
- intracapsulares, 267, 290
- isquiofemoral, 287 288
- largo, 902, 912
- nucal, 188
- poplíteo
- - arqueado, 290
- - oblíquo, 290
- pubofemoral, 287, 288
- redondo, 912
- - do fígado, 538, 837
- retouterinos, 912
- suspensor(es), 725
- - da mama, 919
- - do ovário, 902
- - do pênis, 901
- transverso
- - do acetábulo, 289
- - do colo do útero, 912
- - do úmero, 282
- umbilicais mediais, 538
- útero-ovárico, 902
- venoso, 538
Ligante, 31
Limiar de dor, 713
Linea nigra, 120
Linfa, 32, 88, 545
Linfadenite, 557
Linfadenopatia, 556
- generalizada, 557
Linfedema, 569
Linfócito(s), 447
- B, 547
- - auxiliares, 547
- - citotóxicos, 547
- - de memória, 547
- - reguladores, 547
- - supressores, 547
- T, 547
Linfomas, 569
Linfonodo(s), 547, 551
- apicais, 561
- axilares, 561
- broncopulmonares, 559
- bucinatórios, 557
- celíacos, 564
- centrais, 561
- cervicais
- - profundos, 557
- - - inferiores, 557
- - - superiores, 557
- - superficiais, 557
- da cabeça, 557
- da face, 557
- deltopeitorais, 561
- do pescoço, 557
- frênicos, 559
- - anteriores, 559
- - médios, 559
- - posteriores, 559
- gástricos, 564
- hepáticos, 564

- ileocólicos, 564
- ilíacos
- - comuns, 564
- - externos, 564
- - internos, 564
- infraorbitais, 557
- inguinais
- - profundos, 565
- - superficiais, 565
- intercostais, 559
- intrapulmonares, 559
- lombares, 564
- mandibulares, 557
- mastóideos, 557
- mediastinais
- - anteriores, 559
- - posteriores, 559
- mesentéricos, 564
- - inferiores, 564
- - superiores, 564
- - transversos, 564
- occipitais, 557
- pancreaticoesplênicos, 564
- paraesternais, 559
- paratraqueais, 559
- parietais que drenam a parede do tórax, 559
- parotídeos, 557
- peitorais, 561
- poplíteos, 565
- pré-auriculares, 557
- sacrais, 564
- subescapulares, 561
- submandibulares, 557
- submentuais, 557
- supratrocleares, 561
- traqueobronquiais, 559
- - inferiores, 559
- - superiores, 559
- umerais, 561
- viscerais, 559
Língua, 349, 822, 825, 854
- presa, 822
Linha(s), 157
- alba, 368, 944
- arqueada, 245
- - dos dois ílios, 246
- áspera, 250
- axilar média, 944
- de clivagem, 131
- de tensão, 131
- epifisial, 155, 166
- intertrocantérica estreita, 250
- M, 307
- mediana, 11, 20
- medioclaviculares, 20
- nucais
- - inferiores, 188
- - superiores, 188
- pectínea do púbis, 245
- primitiva, 107
- semilunar, 946
- subcostal, 20
- supracristal, 946
- transtubercular, 20
Liomiomas, 929
Lipase
- gástrica, 832
- lingual, 822, 832
- pancreática, 832, 835
Lipectomia por aspiração, 85

Lipídios da dieta, 546
Lipoaspiração, 85
- assistida por ultrassom, 85
- tumescente, 85
Lipofuscina, 576
Lipoproteína(s), 477, 476
- de alta densidade, 476
- de baixa densidade, 476
Líquido(s)
- cerebrospinal, 624
- corporais, 32
- extracelular, 32
- intercerlular, 32
- intersticial, 32, 546
- intracelular, 30, 32, 35
- lacrimal, 723
- pericárdico, 458
- seminal, 899
- seroso, 16, 89, 816
- sinovial, 91, 267
Lise de aderências, 94
Lisossomo, 34, 42, 48
Lisozima, 448, 723, 820, 843
Litotripsia por ondas de choque, 884
Lobo, 794
- anterior e posterior, 635
- caudado posterior, 837
- floculonodular, 635
- frontal, 641, 642
- hepático
- - direito, 835
- - esquerdo, 835
- inferior, 794
- límbico, 644
- occipital, 642
- parietal, 641, 642
- piramidal, 763
- quadrado inferior, 837
- renal, 866
- superior, 794
- temporal, 642
Lóbulo, 551, 731, 794, 796, 892, 919
- da orelha, 938
- hepático, 839
- portal, 839
Locais de fixação dos músculos, 331
Localização
- da dor, 698
- e projeção de superfície do coração, 455
Loções autobronzeadoras, 149
Lombossacral, articulação, 278
Lordose, 209
Lúmen, 853
Lúnula, 142
Lúpus eritematoso sistêmico, 569
Luxação
- da cabeça do rádio, 286
- da mandíbula, 281
- do joelho, 292
- do ombro, 284

M

Má rotação dos rins, 883
Macrófagos, 34, 78
- alveolares, 796
- errantes, 447
- fixos, 78, 447
- hepáticos, 837
- intraepidérmicos, 126, 147
- migratórios, 78

Mácula, 742
- densa, 872
Magnésio, 173
Maléolo
- lateral, 254
-- da fíbula, 956
- medial, 253
-- da tíbia, 956
Malformação, 122
Maltase, 846
Mama, 916
Mamografia, 22, 917
Mancha(s)
- em vinho do Porto, 148
- senis, 133
Mandíbula, 116, 198, 257, 937
Manganês, 173
Manguito rotador, 387
Manobra
- de compressão abdominal (de Heimlich), 810
- de Valsalva, 804
Manúbrio, 221
- do esterno, 943
Manutenção da osmolaridade sanguínea, 862
Mão, 11, 396, 951
- em garra, 609
Mapa
- motor somático, 704
- sensitivo somático, 704
Marca de nascença, 133
Marca-passo(s), 471
- artificiais, 472
Marcador(es)
- de identidade celular, 31
- tumoral, 58
Margem
- livre, 142
- supraorbital, 181, 937
Martelo, 733
Massa celular interna, 101
Masseter, 348
Mastectomia radical, 917
Mastigação, 349, 826
Mastócitos, 78
Mastoidite, 186
Matriz
- da unha, 142
- do pelo, 137
- extracelular, 78
-- de tecido conjuntivo, 78
- mitocondrial, 44
- pericentriolar, 38
Maturação dos espermatozoides, 895
Maxilar, 116
Maxilas, 197, 257
Meato(s), 157
- acústico
-- externo, 185, 731, 746, 938
-- interno, 186
- nasais, 783
Mecânica da ventilação pulmonar, 802
Mecanismo
- da audição, 737
- de deslizamento dos filamentos, 309
- do equilíbrio, 740
Mecanorreceptores, 695, 696
- cutâneos do tipo I, 697, 702
- cutâneos do tipo II, 697, 702
Medial, 13
Mediastino, 15, 455

Medidas do corpo humano, 21
Medula, 551, 554
- das glândulas suprarrenais, 680, 688, 767, 774
- do ovário, 902
- espinal, 573, 592, 594, 614
- oblonga, 629, 648
- óssea
-- amarela, 153
-- vermelha, 153, 440
- renal, 866
Megacarioblastos, 449
Megacariócitos, 449
Megacólon, 690
Meias elásticas, 493
Meiose, 47, 52, 53, 54
- II, 52
Melanina, 126, 133
Melanoblastos, 147
Melanócitos, 126, 147
Melanomas malignos, 135
Melanose solar, 133
Melanossomo, 133
Melatonina, 639, 761
Membrana, 89, 90
- basal, 66, 487
-- capilar, 800
-- e doença, 66
-- epitelial, 800
- cloacal, 107, 115, 855
- da fenda, 874
- de filtração, 874, 875
- dos estatocônios, 743
- endotelial-capsular, 874
- epitelial, 89
- exocelômica, 105
- fibromuscular, 789
- fibrosa, 265
- interóssea, 237, 263, 276
- mitocondrial
-- externa, 44
-- interna, 44
- obturadora, 245
- orofaríngea, 107, 855
- otolítica, 743
- plasmática, 29, 30, 48
-- pós-sináptica, 684
- respiratória, 796
- sinoviais, 89, 267
- tectória, 737
- timpânica, 732, 746
-- secundária, 733
- tíreo-hióidea, 785
- vestibular, 735
Membro(s)
- inferior, 11, 180, 953
- livres, 180
- superior, 11, 180, 948
Memória, 650
Menarca, 928
Meninges, 15, 593
Meningite, 616, 623
Menisco(s)
- articulares, 267, 290
- lateral, 291
- medial, 290
Menopausa, 928
Menorragia, 929
Menstruação, 920
Mentual, músculo, 342
Meridianos, 699

Mesencéfalo, 620, 633, 648
Mesênquima, 80, 81, 147, 259, 748
Mesentério, 817
Mesoapêndice, 849
Mesoblasto, 107
Mesocolo, 817, 848
- sigmoide, 817
- transverso, 817
Mesoderma, 107, 109, 257, 325, 475, 538, 567, 774
- da lâmina lateral, 111
- esplâncnico, 111, 808
- extraembrionário, 105
- intermediário, 111, 882, 926
- metanéfrico, 883
- paraxial, 111, 326
- somático, 111, 809
Mesonefro, 882
Mesossalpinge, 908
Mesotélio, 69
- do ovário, 902
Mesotelioma maligno, 794
Mesovário, 902
Metabolismo, 5
- das proteínas, 841
- dos carboidratos, 841
- dos lipídios, 841
Metacarpo, 240
Metacarpofalângica, articulação, 279
Metáfase, 51
Metáfises, 155
Metanefro, 883
Metaplasia, 58
Metarteríola, 488
Metástase, 56
Metatarso, 254
Metatarsofalângica, articulação, 279
Metencéfalo, 620
Metformina, 771
Métodos
- de barreira, 925
- de controle da natalidade, 923
- do ritmo, 925
- hormonais, 924
- sintotérmico, 925
Mialgia, 327
Miastenia *gravis*, 313
Micção, 689, 879
Microcefalia, 666
Microcirculação do corpo, 489
Microcorpos, 43
Microdermoabrasão, 148
Microfilamentos, 36
Micróglia, 583
Microtúbulos, 37, 576
Microvilosidades, 36, 70, 846
- gustatórias, 719
Midríase, 750
Mielencéfalo, 620
Mielinização, 584
Mielite, 617
Mieloma múltiplo, 452
Mifepristona, 926
Migração do tecido da crista neural, 673
Mineralocorticoides, 767
Minipílula, 924
Mioblastos, 304
Miocárdio, 458
Miocardiopatia, 481
Miocardite, 460

ÍNDICE ALFABÉTICO

Miócitos, 301
Mioepiteliócitos, 141
Miofibrilas, 305, 310
Miofilamentos, 306
Mioglobina, 304
Miologia, 300
Mioma, 327
Miomalacia, 327
Miomesina, 308, 309
Miométrio, 100, 912
Miose, 750
Miosina, 36, 307, 309
Miosite, 327
Miótomo, 111, 326, 327
Mistura, 813, 814
Mitocôndrias, 44, 45, 48
Mitose, 47, 49, 50, 51, 54
Mittelschmerz, 921
Mixedema, 765
Modalidade sensitiva, 694
Modelo
- cartilaginoso, 163
- do mosaico fluido, 30
Modificações maternas durante a gestação, 116
Modíolo, 735
Molares
- mandibulares, 824
- maxilares, 824
Moléculas, 3
Monoamina oxidase, 685
Monócito, 447
Monoplegia, 599
Monóxido de carbono, 580
Monte do púbis, 915, 946
Mórula, 101
Moscas volantes, 730
Motilidade, 813
Movimentos, 5
- angulares, 268
- automáticos, 615
- da escápula, 380
- especiais, 271
- nas articulações sinoviais, 268
Muco cervical, 912
Mucosa, 89
Músculo(s), 346, 348, 950
- abaixador do lábio inferior, 937
- abdutor
- - curto do polegar, 404
- - do dedo mínimo, 405, 428
- - do hálux, 428
- - longo do polegar, 397
- - do polegar, 405
- adutor
- - curto, 414
- - longo, 414, 953
- - magno, 414
- ancôneo, 391
- aritenóideo
- - oblíquo, 354
- - transverso, 354
- axiais, 385
- bíceps
- - braquial, 390, 949
- - femoral, 417
- - braquial, 390
- - braquiorradial, 390, 397, 950
- bucinador, 341
- bulboesponjoso, 377
- cardíaco, 324, 574
- ciliar, 725
- compressor da uretra, 377
- constritor
- - inferior, 356
- - médio, 356
- - superior, 356
- coracobraquial, 387
- corrugador do supercílio, 937
- cremaster, 888
- cricoaritenóideo
- - lateral, 354
- - posterior, 354
- cricotireóideo, 354
- da boca, 342
- da cabeça que produzem expressões faciais, 341
- da coxa, 414
- da escápula, 385
- da expressão facial, 937
- da laringe, 354
- da mastigação, 937
- da palma, 404
- da parte
- - profunda do compartimento
- - - anterior do antebraço, 397
- - - posterior do antebraço, 397
- - superficial do compartimento
- - - anterior, 397
- - - posterior, 397
- da perna, 421
- da planta, 428
- da região
- - glútea, 409
- - orbital, 342
- dartos, 888
- deltoide, 386, 948
- detrusor, 879
- digástrico, 351
- dilatador da pupila, 725
- do antebraço, 396
- do assoalho da pelve, 375
- do braço, 390
- do compartimento
- - anterior
- - - (extensor) da coxa, 414
- - - (flexor) do antebraço, 396
- - medial (adutor) da coxa, 414
- - posterior (flexão) da coxa, 414
- do couro cabeludo, 342
- do dorso, 428
- do manguito rotador, 282
- do ombro, 385
- do períneo, 377
- do tórax, 371, 385
- eretor
- - da espinha, 362, 942
- - do pelo, 147
- escaleno
- - anterior, 362
- - médio, 362
- - posterior, 363
- esfíncter
- - da ampola hepatopancreática, 840
- - da pupila, 725
- - do piloro, 830
- - externo da uretra, 377, 879
- - externo do ânus, 377
- - interno da uretra, 879
- - uretrovaginal, 377
- espinal
- - da cabeça, 359, 362
- - do pescoço, 362
- - do tórax, 362
- esplênio, 362
- - da cabeça, 359, 362
- - do pescoço, 362
- esquelético, 324, 336
- estapédio, 733
- esterno-hióideo, 353
- esternocleidomastóideo, 359, 940
- esternotireóideo, 353
- estilo-hióideo, 351
- estilofaríngeo, 356
- estiloglosso, 349, 822
- estriado
- - cardíaco, 326
- - esquelético, 310, 816
- extensor
- - curto
- - - do hálux, 428
- - - do polegar, 397, 952
- - - dos dedos, 428
- - do dedo mínimo, 952
- - do indicador, 397
- - dos dedos, 397, 952
- - longo
- - - do hálux, 421, 956
- - - do polegar, 397
- - - dos dedos, 421, 956
- - radial
- - - curto do carpo, 397
- - - longo do carpo, 397
- extrínsecos
- - da laringe, 354
- - da língua, 349, 822, 825
- - da mão, 396
- - do bulbo do olho, 345, 723
- fibular
- - curto, 421
- - longo, 421, 956
- - terceiro, 421
- flexor
- - curto
- - - do dedo mínimo, 405, 428
- - - do hálux, 428
- - - do polegar, 405
- - - dos dedos, 428
- - longo
- - - do hálux, 421
- - - do polegar, 397
- - - dos dedos, 421
- - profundo dos dedos, 397
- - radial do carpo, 397, 950
- - superficial dos dedos, 397, 951
- - ulnar do carpo, 397, 951
- gastrocnêmio, 421, 956
- gêmeo
- - inferior, 409
- - superior, 409
- gênio-hióideo, 351
- genioglosso, 349, 822
- glúteo
- - máximo, 409, 953
- - médio, 409, 953
- - mínimo, 409
- grácil, 414
- hioglosso, 349, 822
- hipotenares, 404
- ilíaco, 409
- iliococcígeo, 375

- iliocostal
- - do lombo, 362
- - do pescoço, 362
- iliopsoas, 409
- infra-hióideos, 351, 353, 354
- infraespinal, 387, 942
- intercostais, 371
- - externos, 371
- - internos, 371
- - íntimos, 371
- interespinais, 362
- intermédios, 404
- interósseos
- - dorsais, 405, 428
- - palmares, 405
- - plantares, 428
- intertransversários, 362
- intrínsecos
- - da laringe, 354
- - da língua, 349, 822, 825
- - da mão, 404
- - do pé, 428
- isquiocavernoso, 377
- isquiococcígeo, 375
- isquiotibiais, 955
- latíssimo do dorso, 385, 942
- levantador
- - da escápula, 380
- - da pálpebra superior, 346, 721
- - do ânus, 375
- liso, 324, 326, 574, 688, 816
- - vascular, 688
- longitudinal
- - inferior, 822
- - superior, 822
- longuíssimo
- - da cabeça, 359, 362
- - do pescoço, 362
- - do tórax, 362
- lumbricais, 405, 428
- masseter, 347, 937
- milo-hióideo, 351
- multífido, 362
- oblíquo
- - externo, 944
- - - do abdome, 367
- - inferior, 345, 723
- - interno do abdome, 367
- - superior, 345, 723
- obturador
- - externo, 409
- - interno, 409
- occipitofrontal, 341, 937
- omo-hióideo, 353
- oponente
- - do dedo mínimo, 405
- - do polegar, 405
- orbicular
- - da boca, 937
- - do olho, 341, 937
- palatofaríngeo, 356
- palatoglosso, 349
- palmar longo, 397, 951
- papilares, 461
- pectíneo, 414, 460
- peitoral
- - maior, 385, 944
- - menor, 379
- piriforme, 409
- plantar, 421
- poplíteo, 421
- pronador
- - quadrado, 391
- - redondo, 391, 397
- psoas maior, 409
- pterigóideo
- - lateral, 347
- - medial, 347
- pubococcígeo, 375
- puborretal, 375
- quadrado
- - femoral, 409
- - plantar, 428
- quadríceps femoral, 414, 953
- redondo
- - maior, 386, 942
- - menor, 387
- reto
- - do abdome, 367, 944
- - femoral, 414
- - inferior, 345, 723
- - lateral, 345, 723
- - medial, 345, 723
- - superior, 345, 723
- romboide
- - maior, 380
- - menor, 380
- rotadores, 362
- salpingofaríngeo, 356
- sartório, 414, 953
- semiespinal
- - da cabeça, 359
- - do pescoço, 362
- - do tórax, 362
- semimembranáceo, 418
- semitendíneo, 418
- serrátil anterior, 379, 943
- sóleo, 421, 956
- subclávio, 379
- subescapular, 387
- supinador, 391
- supra-hióideos, 351
- supraespinal, 387
- temporal, 347, 937
- tenares, 404
- tendíneo, 387
- tensor da fáscia lata, 409
- tibial
- - anterior, 421
- - posterior, 421
- tíreo-hióideo, 353
- tireoaritenóideo, 354
- torácicos anteriores e posteriores, 379
- transverso
- - da língua, 822
- - do abdome, 367
- - profundo do períneo, 377
- transversoespinais, 362
- trapézio, 379, 940, 942
- traqueal, 789
- tríceps braquial, 391, 949
- vasto
- - intermédio, 414
- - lateral, 414
- - medial, 414
- vertical da língua, 822
- zigomático maior, 937
Mutações, 56, 122

N

Nádega, 11
Nanismo, 174
- acondroplásico, 174
- desproporcional, 174
- hipofisário, 174, 759
- proporcional, 174
Narinas, 783, 939
Nariz, 779, 801
Náuseas, 856
Nebulina, 308, 309
Necropsia, 20
Necrose, 52, 58
Nefrologia, 863
Néfrons, 866, 867
- justamedulares, 870
Nefropatia, 884
- diabética, 884
- por analgésicos, 884
- por chumbo, 884
- por solvente, 884
Nefroptose, 864
Neoplasia, 50, 56
- maligna, 56
Nervo(s), 574, 600
- abducentes, 633, 665
- acessório, 630, 663, 665
- acústico ou auditivo, 660
- ampular, 735
- auricular magno, 605
- axilar, 608
- cervical(is), 598
- - transverso, 605
- coccígeos, 598
- coclear, 634, 660
- cranianos, 574, 651
- cutâneo
- - femoral
- - - lateral, 610
- - - posterior, 613
- - medial
- - - do antebraço ulnar, 609
- - - do braço, 609
- - perfurante, 613
- espinais, 574, 598, 601
- esplâncnico(s), 676
- - imo, 680
- - lombares, 680
- - maior, 680
- - menor, 680
- - pélvicos, 682
- facial, 633, 659, 665, 719
- femoral, 610
- frênico, 605
- genitofemoral, 610
- glossofaríngeo, 630, 661, 665, 719
- glúteo
- - inferior, 613
- - superior, 613
- hipoglosso, 630, 664, 665
- ílio-hipogástrico, 610
- ilioinguinal, 610
- intercostais, 603
- isquiático, 613
- lombares, 598
- mandibular, 657
- maxilar, 657
- mediano, 608
- mistos, 651
- motores, 651
- musculocutâneo, 608
- obturatório, 610
- occipital menor, 605

- oculomotor, 634, 655, 665
- oftálmico, 657
- olfatório, 653, 665, 716
- óptico, 654, 665, 731, 747
- pudendo, 613
- radial, 608
- sacrais, 598
- sacular, 735
- sensitivos especiais, 651
- supraclaviculares, 605
- torácicos, 598
- trigêmeo, 633, 657, 665
- troclear, 656, 665
- ulnar, 608, 950
- utricular, 735
- vago, 630, 662, 665
- vestibular, 660, 743
- vestibulococlear, 630, 633, 660, 665

Neuralgia, 617
- do trigêmeo, 658

Neurite, 617

Neuro-hipófise, 688, 756, 759, 773

Neuroblastoma, 588

Neurocrânio, 257
- cartilagíneo, 257
- membranáceo, 257

Neurofibrilas, 576

Neurogênese, 588

Neuróglia, 93
- do SNC, 582

Neurolema, 585

Neurolemócitos, 583

Neurologia, 573

Neurologista, 573

Neurônio(s), 91, 600
- adrenérgicos, 685
- aferentes, 574
- bipolares, 581
- cerebelares, 707
- colinérgicos, 684
- de primeira ordem, 701
- de segunda ordem, 701
- de terceira ordem, 701
- do circuito local, 706
- do nervo abducente, 656
- dos núcleos da base, 707
- eferentes, 574
- motor(es), 574, 575, 615, 674, 689
- - alfa, 701
- - autônomos, 574, 670
- - gama, 700
- - inferiores, 705
- - somáticos, 304, 574
- - superiores, 706
- multipolares, 580
- pós-ganglionar, 672, 677, 682
- pós-sináptico, 578, 579
- pré-ganglionar(es), 672
- - parassimpáticos, 680
- - simpáticos, 675
- pré-sináptico, 578, 579
- pseudounipolares, 581
- sensitivos, 574, 575, 615, 689
- - autônomos, 574, 670
- - somáticos, 574
- unipolares, 581

Neuropatia, 588
- diabética, 690
- nervosa autônoma, 690
- vagal, 662

Neuropeptídios, 580

Neurossífilis, 922

Neurotoxinas, 576

Neurotransmissores, 34, 93, 311, 578, 579, 672, 687

Neurulação, 109, 110

Neutrófilos, 34, 78, 446

Nevo melanocítico, 133

Nictúria, 884

Nistagmo, 660, 750

Nível(is)
- celular, 3
- de organização estrutural, 4
- dos sistemas, 5
- orgânico, 4
- químico, 3
- tecidual, 3

Nó(s)
- atrioventricular, 471
- de Ranvier, 585
- dos dedos, 951
- primitivo, 107
- sinoatrial, 471

Nociceptores, 695, 696, 698, 702

Nódulos linfáticos, 552, 556
- agregados, 556
- primários, 552
- secundários, 552
- solitários, 843

Noradrenalina, 685

Norepinefrina, 580, 680, 685, 767

Normotenso, 541

Notocorda, 107

Núcleo(s), 30, 45, 48, 585
- anterior do hipotálamo, 638
- caudado, 642
- cocleares do bulbo, 740
- cuneiforme, 629
- da base, 642
- - no movimento, 710
- da ponte, 633
- do cerebelo, 635
- do corpo geniculado
- - lateral, 731
- - medial, 740
- dos nervos
- - acessórios, 743
- - oculomotor, 743
- grácil, 629
- gustatório, 719
- habenulares, 639
- intralaminares, 638
- lentiforme, 642
- mamilares, 638
- mediano, 638
- mesencefálico, 633
- motores, 594
- - autônomos, 594
- - somáticos, 594
- olivar superior, 740
- paraventricular, 638, 759
- pré-tetais, 731
- pulposo, 209, 257
- reticular, 638
- rubro(s), 633
- - no mesencéfalo, 712
- salivatórios superior e inferior, 821
- sensitivos, 594
- septais, 644
- subtalâmicos do diencéfalo, 642

- supraóptico, 638, 759
- supraquiasmático, 638
- ventral posterior no tálamo, 743
- vestibulares, 743
- - no bulbo e na ponte, 711

Nucléolos, 45

Nucleossomo, 46

Nucleotidases, 846

O

Oblíquo, músculo
- inferior, 346
- superior, 346

Obstetrícia, 120

Obstrução do fluxo sanguíneo renal, 539

Occipitofrontal, músculo, 342

Ocitocina, 639, 759, 761

Oclusão, 541
- intravenosa por radiofrequência, 493
- por *laser*, 493

Odor corporal, 141

Odorantes, 716

Oftalmologia, 721

Oftalmoscópio, 725

Oitavo disco intervertebral torácico, 947

Olécrano, 949

Olfação, 716

Olfato, 716

Olhos vermelhos, 722

Oligodendrócitos, 583

Oligúria, 875

Oliva, 629

Ombro, 11, 228, 948
- deslocado, 284

Omento
- maior, 816
- menor, 817

Oncogenes, 56

Oncologia, 56

Onda(s)
- cerebrais, 650
- P, 473
- QRS, 473
- sonoras, 737
- T, 473

Oócito(s), 902
- primários, 905
- secundários, 99, 908

Oocitogênese, 905

Ooforectomia, 930

Oogônias, 905

Oposição, 272, 273

Ora serrata, 725

Orbicular, músculo
- da boca, 342
- do olho, 342

Órbitas, 180, 199, 937

Orelha, 938
- externa, 731, 746, 749
- interna, 735, 746, 748
- média, 733, 746, 749

Organelas, 30, 37, 48

Organismo, 5

Organização
- das células em camadas, 67
- do sistema nervoso, 573

Organogênese, 113

Órgão(s), 4
- acessórios da digestão, 813
- circunventriculares, 639

- de Corti, 735
- e tecidos linfáticos secundários, 551
- espiral, 735
- genitais externos, 926
- linfáticos primários, 551
- otolíticos, 742
- retroperitoneais, 816, 863
- tendíneos, 701, 702
Origem das vias motoras, 707
Orquite, 930
Ortodontia, 169, 824
Ortopedia, 178
Osmolaridade, 862
Osmorreceptores, 695, 696
Osmose, 32, 36
Ossículos da audição, 186, 257, 733, 746, 749
Ossificação, 162
- endocondral, 162, 163
- intramembranosa, 162
Osso(s), 6, 153, 156
- carpais, 238
- compacto, 87
- cuneiformes, 254
- curtos, 154
- da base do crânio, 257
- da face, 180
- - conchas nasais inferiores, 195
- - lacrimais, 195
- - mandíbula, 198
- - maxilas, 197
- - nasais, 195
- - palatinos, 195
- - vômer, 195
- - zigomáticos, 197
- denso, 158
- do cíngulo do membro inferior, 243
- do crânio, 180
- - esfenoide, 189
- - etmoide, 193
- - frontal, 181
- - occipital, 187
- - parietais, 183
- - temporais, 185
- do quadril, 241
- em crescimento, 155
- esponjoso, 88
- hioide, 940
- irregulares, 154
- longos, 154
- metacarpais, 240
- metatarsais, 254
- nasais, 195, 937
- pisiforme, 951
- planos, 154
- sesamoides, 154
- suturais, 154
- tarsais, 254
- - anteriores, 254
- torácicos
- - costelas, 223
- - esterno, 221
- trabecular, 160
- wormianos, 154
- zigomáticos, 937
Osteoartrite, 174, 277
Osteoblastos, 78, 157
Osteócitos, 88, 158
Osteoclastos, 157, 158
Osteogênese, 162
Osteologia, 153

Osteomalacia, 160
Osteomielite, 174
Ósteon, 88, 158
Osteopenia, 174
Osteoporose, 168
Osteossarcoma, 174
Óstio
- anatômico interno do útero, 911
- da vagina, 915, 916
- do útero, 911
- externo da uretra, 881, 896, 900, 916, 926
- interno da uretra, 879
Otalgia, 750
Otite média, 735
Otólitos, 743
Otorrinolaringologia, 783
Otoscópio, 732
Ovários, 99, 770, 920, 926
Ovulação, 99, 904, 908, 921
Óvulo, 908
Oxidantes fortes, 448
Oxidases, 43
Óxido nítrico, 444, 580

P

Palatinos, 195
Palato, 820
- duro, 197, 820
- mole, 783, 820
Palidez, 134
Palidotomia, 711
Palpação, 3, 934
Pálpebras, 721, 748, 938
Palpitação, 481
Pâncreas, 688, 768, 774, 833, 854
Pancreatite, 834
- aguda, 834
Papila(s), 719, 822
- circunvaladas, 822
- - circulares, 719
- dérmicas, 131, 147
- do pelo, 137, 147
- filiformes, 719, 822
- folhadas, 719, 822
- fungiformes, 719, 822
- ileal, 842, 849
- maior do duodeno, 833
- mamária, 919, 944
- renal, 866
Papilomavírus humano, 57
Pápula, 149
Paracórtex, 553
Parada cardíaca, 481
Paralisia, 432
- cerebral, 647, 713
- de Bell, 343, 659
- de Erb-Duchenne, 609
- do nervo
- - mediano, 609
- - ulnar, 609
- dos músculos esternocleidomastóideo e trapézio, 663
- espástica, 318, 707
- flácida, 707
Paraplegia, 599
Paratormônio, 173, 763, 765
Parede
- alveolar, 796
- anterior da axila, 948
- lateral da axila, 949

- medial da axila, 948
- posterior da axila, 948
- vestibular, 735
Parênquima, 552, 866
Parestesia, 617
Parte(s)
- abdominal da aorta, 497, 508, 944
- ascendente da aorta, 464, 497, 501
- de repouso e digestão, 672
- descendente da aorta, 464
- encefálica das meninges, 593, 623
- entérica do sistema nervoso, 574
- escamosa do temporal, 185
- espinal das meninges, 593
- esponjosa da uretra, 881
- externa do nariz, 779
- inferior do sistema respiratório, 785
- livre do membro
- - inferior, 242
- - superior, 229
- mastóidea, 185
- muscular periférica do diafragma, 371
- pilórica, 828
- prostática da uretra, 880, 895
- somática do sistema nervoso, 574, 670
- superior do sistema respiratório, 779
- torácica da aorta, 497, 507
Parto, 120
Patela, 251, 955
Patógenos, 545
Patologista, 63
Pé, 11, 421, 955
- anserino, 418
- caído, 613
- de atleta, 148
- em garra, 257
- plano, 257
- torto, 259
Pedicelos, 874
Pedículos, 211
- de conexão, 107
- ópticos, 747
Pedúnculos
- cerebelares, 635
- - inferiores, 635, 743
- - médios, 635
- - superiores, 635
- cerebrais, 633
Peeling químico, 148
Peito, 943
Pele, 6, 89, 126
- espessa, 127, 143
- fina, 127, 143
Pelos, 6, 135
- e hormônios, 138
- terminais, 138
Pelve(s), 11, 241, 944
- feminina, 247, 248
- maior (falsa), 246
- masculina, 247, 248
- menor (verdadeira), 246
- renal, 866, 883
Pelvimetria, 247
Pênis, 899
Pepsina, 832
Peptidases, 846
Peptídio, 832
- insulinotrópico dependente de glicose, 772, 842
- natriurético atrial, 772

ÍNDICE ALFABÉTICO

Percepção, 574, 694
Percussão, 3
Perda
- de peso, 540
- do revestimento, 33
- do tampão mucoso, 120
Perfuração da membrana timpânica, 732
Pericárdio, 15, 16, 89
- fibroso, 457
- - parietal, 16
- - visceral, 16
- seroso, 458
Pericardite, 458
- aguda, 458
- crônica, 458
Pericôndrio, 83, 163
Periderme, 147
Perilinfa, 735
Perimétrio, 912
Perimísio, 303
Períneo, 377, 916, 947
Perineuro, 600
Período
- de relaxamento, 473
- embrionário, 99, 100
- fetal, 99, 116, 118
- neonatal, 120
Periodontia, 824
Periodonto, 822, 823
Periósteo, 156, 165
Peristalse, 853
- de massa, 853
Peristaltismo, 827
Peritônio, 16, 89, 816
- parietal, 16, 816
- visceral, 16, 816
Peritonite, 819
Permeabilidade
- da membrana plasmática, 31
- seletiva, 31
Perna, 11, 955
Peroxissomos, 43, 48
Perviedade do sistema respiratório, 800
Pescoço, 10, 11
Pesquisa com células-tronco, 104
Pia-máter, 593, 623
Pielografia intravenosa, 884
Piercing corporal, 133, 134
Pigmento visual, 726
Piloro, 828
Pilorospasmo, 830
Pílula do dia seguinte, 925
Pineal, 688
Pinealócitos, 761
Pinocitose, 34, 36
Piolhos, 149
- da cabeça, 149
- púbicos, 149
Piorreia, 823
Piramidal, 238
Pirâmides, 629, 708
- renais, 866
Pirose, 828, 856
Pisiforme, 238
Placa(s), 65
- ateroscleróticas, 476
- das mãos, 259
- de beta-amiloide, 650
- de crescimento, 165
- de Peyer, 556, 843

- dentária, 823
- dos pés, 259
- equatorial, 51
- metafásica, 51
- motora terminal, 311
- neural, 109, 673
Placenta, 102, 112, 536, 772
- e cordão umbilical, 113
- prévia, 112
Placentação, 112
Placoide
- da lente, 116, 747
- ótico, 116, 748
Plano, 11
- frontal ou coronal, 11
- horizontal, 11
- mediano, 11
- oblíquo, 11
- sagital, 11
- - mediano, 11
- - paramediano, 11
- subcostal, 947
- supracristal, 947
- transpilórico, 947
- transversal, 11
- transverso, 11
Plaquetas, 88, 437, 449
Plasma sanguíneo, 32, 88, 437
Plasmócitos, 78, 547
Plasticidade, 588
Platisma, 342
Pleura, 16, 89
- parietal, 16, 794, 809
- visceral, 16, 794
Pleurisia, 794
Pleurite, 794
Plexo(s), 603
- arterial
- - cutâneo, 132
- - papilar, 132
- autônomos, 675
- braquial, 224, 603, 607
- capilar do processo do infundíbulo, 760
- cardíaco, 675
- celíaco, 675
- cervical, 603, 605
- coccígeo, 603, 612
- corióideos, 625
- da raiz do pelo, 138, 697, 702
- de Auerbach, 816
- de Meissner, 816
- hipogástrico, 675
- lombar, 603, 610
- mesentérico
- - inferior, 675
- - superior, 675
- mioentérico, 816
- pampiniforme, 896
- primário do sistema porta-hipofisário, 757
- pulmonar, 675
- renais, 675
- sacral, 603, 612
- secundário do sistema porta-hipofisário, 757
- submucoso, 816
- venosos palmares, 523
Pneumologista, 793
Pneumonia, 807
Pneumonite, 807
Pneumotórax, 796
Podócitos, 870

Polegar, 240
Policitemia, 437
Polidipsia, 771
Polifagia, 771
Polipeptídio pancreático, 768
- das células F das ilhotas pancreáticas, 770
Pólipos, 855
Polispermia, 101
Poliúria, 771, 884
Polpa
- branca, 556
- do dente, 823
- vermelha, 556
Polução noturna, 902
Pomo de Adão, 785, 940
Ponte(s), 620, 630, 648, 939
- cruzadas, 314
Ponto(s)
- cego, 728
- de McBurney, 945, 946
- de referência
- - ósseos, 156
- - - da cabeça, 936
- - superficiais
- - - da coxa e do joelho, 953
- - - da mão, 951
- - - da nádega, 953
- - - da perna, do tornozelo e do pé, 955
- - - das orelhas, 938
- - - do abdome e da pelve, 944
- - - do antebraço e do carpo, 950
- - - do braço e do cotovelo, 949
- - - do dorso, 942
- - - do nariz e da boca, 939
- - - do ombro, 948
- - - do tórax, 943
- - - dos olhos, 937
- - - na axila, 948
- direito
- - inferior, 457
- - superior, 457
- esquerdo
- - inferior, 457
- - superior, 457
- lacrimais, 723
Poro(s)
- gustatório, 719
- nucleares, 45
Posição
- anatômica, 5, 10
- de gorjeta do garçom, 609
Potencial
- de ação, 301, 313, 473
- - do nervo, 93
- de membrana, 473
- - em repouso, 473
Preenchimentos dérmicos, 148
Prega(s), 879
- axilar
- - anterior, 944
- - posterior, 942
- caudal, 115
- cefálica, 115
- circulares, 844
- de flexão
- - dos dedos, 952
- - palmar, 952
- do punho, 951
- gástricas, 828
- laterais, 115

- neurais, 109, 673
- uretrais, 926
- vestibulares, 787
- vocais, 787
- - falsas, 787
- - verdadeiras, 787
Prematuro, lactente, 119
Prepúcio, 900
- do clitóris, 915
Presbiacusia, 749
Presbiopia, 729
Preservativo
- feminino, 925
- masculino, 925
Pressão, 697
- arterial, 502, 689, 950
- intraocular, 730
Pressurização da orelha média, 804
Priapismo, 901
Primeira
- bolsa faríngea, 749
- bulha, 474
- costela, 943
- semana de desenvolvimento, 100
Primeiro(s)
- corpo polar, 908
- e segundo molares, 824
- e segundo pré-molares, 824
- trimestre, 99
- molares permanentes, 825
Primórdio, 122
Processamento
- de fármacos e hormônios, 841
- do influxo visual na retina, 731
Processo(s), 156, 211
- alveolar, 197, 198
- articulares
- - inferiores, 211
- - superiores, 211, 220
- ativos, 32
- ciliares, 725
- condilar, 198
- - da mandíbula, 938
- coracoide, 232, 948
- coronoide, 198, 236
- espinhoso(s), 157, 211, 942
- - das vértebras, 940, 942
- estiloide, 186, 236, 237, 950
- - do rádio, 950
- mastoide, 186, 937
- notocordal, 107
- palatino, 197
- passivos, 32
- pterigoides, 190
- temporal, 197
- transversos, 211, 220
- uncinado, 833
- vitais, 5
- xifoide, 221, 947
- - do esterno, 943
- zigomático, 185
Proctodeu, 855
Proctódio, 115
Proctologia, 851
Produção
- da voz, 787
- de células sanguíneos, 153
- de hormônios, 862
Produtos tópicos, 148
Proeminência

- axônica, 578
- cardíaca, 116
- do polegar, 405
- laríngea, 940
Proeritroblasto, 444
Prófase, 49, 51
Progênie, 59
Progéria, 59
Progesterona, 770, 772
Projeção de superfície, 457
Prolactina, 758, 759
Prolapso
- de valva mitral, 467
- uterino, 908
Prolongamento
- central, 581
- periférico, 581
Promontório
- da base do sacro, 246
- do sacro, 219
Pronação, 272, 273
Pronefro, 882
Pronúcleo
- feminino, 101
- masculino, 101
Propranolol, 686
Propriedades do tecido muscular, 301
Propriocepção, 614, 698
Proprioceptores, 696, 699, 702
Propulsão, 813, 814, 832
Prosencéfalo, 620
Próstata, 881, 899, 926
Prostatite, 901
- aguda, 901
- crônica, 901
Proteases, 44
Proteção, 145, 153, 266
- mecânica, 625
- química, 625
Proteína(s)
- C reativas, 477
- contráteis, 307, 309
- de adesão, 79
- estruturais, 309
- integrais, 31
- - carreadoras ou transportadoras, 31
- - ligadoras, 31
- musculares, 307
- periféricas, 31
- plasmáticas, 437
- reguladoras, 309
- transmembranares, 31
Proteinoquinases dependentes de ciclina, 51
Proteoglicanas, 78
Proteômica, 59
Proteossomos, 44, 48
- e doença, 44
Protetores solares, 149
Proto-oncogenes, 56
Protração, 272, 273, 380
Protuberância occipital externa, 188, 937
Prova(s)
- de esforço, 477
- de função hepática, 840
Prurido, 149, 697
Pseudópodes, 34
Psoríase, 149
Pterigóideo, músculo
- lateral, 348
- medial, 348

Ptose, 656, 750
Puberdade, 928
Púbis, 242, 245
Pudendo feminino, 915
Pulmões, 793, 801, 809
Pulso
- carótico, 503
- radial, 502
Punção
- digital ou plantar, 436
- lombar, 596
Punho, 11, 396, 950
Pupila, 725, 937
Pus, 35
Putame, 642

Q

Quadrante(s)
- abdominopélvicos, 19, 20
- inferior
- - direito, 20
- - esquerdo, 20
- superior
- - direito, 20
- - esquerdo, 20
Quadril, 241
Quantidade de pigmento, 133
Quarta semana de desenvolvimento, 113
Quarto
- disco intervertebral torácico, 947
- e sexto arcos faríngeos, 808
- ventrículo, 625
Queda do punho, 609
Queimadura, 144
- de espessura total, 144
- de primeiro grau, 144
- de segundo grau, 144
- de terceiro grau, 144
Queloide, 149
Queratina, 72, 126, 129
Queratinização, 130
Queratinócitos, 126
Querato-hialina, 130
Queratose, 148
- solar, 148
Quiasma óptico, 654, 731
Quilo, 548
Quimiorreceptores, 695, 696, 806
- centrais, 806
- periféricos, 806
Quimioterapia e queda de cabelo, 137
Quimiotripsina, 835
Quimo, 832
Quinta
- a oitava semanas de desenvolvimento, 116
- sincondrose costesternal, 947
Quiropraxia, 225

R

Rabdomiossarcoma, 432
Radiações ópticas, 731
Radicais livres, 58
Radículas, 601
- anteriores, 601
- posteriores, 601
Rádio, 236, 390, 950
Radiocarpal, articulação, 279
Radiografia, 22
Radionuclídeo, 24
Radiulnar, articulação, 279

Rafe, 888, 944
Raiva, 588
Raiz(ízes), 822
- anteriores, 601
- da unha, 142
- do nariz, 939
- do pelo, 136
- do pênis, 900
- posteriores, 601
Ramo(s)
- anterior, 601
- ascendente
- - da alça de Henle, 870
- - delgado, 870
- - espesso, 870
- branco, 675
- bronquiais, 507
- cinzento, 679
- circunflexo, 470, 501
- comunicantes, 603
- - brancos, 675, 687
- - cinzentos, 679, 687
- descendente
- - anterior esquerdo, 501
- - da alça de Henle, 870
- direito e esquerdo, 471
- do nervo vestibulococlear, 743
- do pênis, 900
- dos nervos espinais, 601
- esofágicos, 507
- interventricular
- - anterior, 470, 501
- - posterior, 470, 501
- marginal, 501
- - direito, 470
- mediastinais, 507
- meníngeo, 603
- parietal(is), 507
- - ímpar, 509
- - pares, 509
- pericárdicos, 507
- posterior, 601
- segmentares, 605
- subendocárdicos, 471
- viscerais, 507
- - pares, 509
Rampa
- do tímpano, 735
- do vestíbulo, 735
Raquitismo, 160
Reabilitação cardíaca, 482
Reabsorção
- óssea, 158, 167
- paracelular, 875
- transcelular, 875
- tubular, 873, 875
Reação(ões)
- acrossômica, 101
- alérgicas, 547
- do tipo I, 547
Reanimação cardiopulmonar, 457
Receptor(es), 31, 689
- adrenérgicos, 685
- alfa, 685
- beta, 685
- cinestésicos articulares, 701, 702
- colinérgicos, 684
- de acetilcolina (Ach), 313
- de calor, 698
- de estiramento, 806

- de frio, 698
- de neurotransmissores, 579
- gustatórios, 695, 719
- muscarínicos, 684
- nicotínicos, 684
- olfatórios, 716
- para calor, 702
- para dor, 702
- para frio, 702
- para prurido e cócegas, 702
- sensitivo, 615, 695
- sensoriais, 574
Reciclagem de receptores para a membrana plasmática, 33
Recombinação genética, 52
Rede(s)
- do testículo, 895
- lacunares, 105
- venosa dorsal da mão, 523, 951
Redução
- aberta, 169
- da ingestão de sódio, 540
- da mama, 930
- fechada, 169
Reflexo(s)
- autônomos, 615, 616, 689
- cranial, 615
- da defecação, 853
- de insuflação (de Hering-Breuer), 807
- de micção, 879
- do sobressalto, 633
- em massa, 690
- espinal, 615
- faríngeo, 661
- patelar, 615
- posturais, 711
- somático, 615, 616
Regeneração, 588
Região(ões)
- abdominopélvicas, 19
- acromial, 948
- anal, 916, 947
- anatômicas, 10
- auricular, 936
- cefálica, 935
- da bochecha, 936
- da coluna vertebral, 211
- do crânio e da face, 935
- femoral, 953
- frontal, 935
- glútea, 11, 953
- infraorbital, 935
- inguinal, 11, 20
- lateral
- - direita, 20
- - esquerda, 20
- mentual, 935
- nasal, 935
- occipital, 935
- oral, 935
- orbital, 935
- papilar, 131, 133
- parietal, 935
- reticular, 131, 133
- temporal, 935
- umbilical, 20
- urogenital, 916, 947
- vertebrais
- - cervicais, 213
- - lombares, 217
- - sacrais e coccígeas, 219

- - torácicas, 215
- zigomática, 935
Registros de pressão, 532
Regulação
- da composição iônica do sangue, 862
- da respiração, 804
- - pelos quimiorreceptores, 806
- do centro respiratório, 806
- do nível de glicemia, 862
- do pH do sangue, 862
- do volume sanguíneo, 862
- enzimática da pressão arterial, 862
Rejeição tecidual, 94
Relação sexual, 901
Relaxamento do músculo esfíncter, 879
Relaxina, 770, 772
Remodelação óssea, 167, 169
Renina, 772
Repolarização, 473
Repouso, 266, 687
Reprodução, 5
- sexuada, 52, 99
Reservatório
- de pressão, 488
- sanguíneo, 145, 492
Resiliência da cartilagem, 83
Resistência, 332, 545
Resolução visual, 726
Respiração, 802
- celular, 44
- externa, 802
- interna, 802
- tranquila normal, 805
Respirador, 810
Responsividade, 5
Resposta(s), 672
- de luta ou fuga, 686
- de relaxamento por estresse, 325
- imunes, 546
- parassimpáticas, 687
- simpáticas, 686
Ressonância, 783
- magnética, 23
Resurfacing a laser, 148
Retenção urinária, 884
Retículo
- endoplasmático, 40, 48
- - liso, 40
- - - tolerância medicamentosa, 40
- - rugoso, 40
- sarcoplasmático, 305, 306
Reticulócito, 445
Retina, 725, 726, 730
Retináculo(s), 294, 397
- dos músculos extensores, 399
- dos músculos flexores, 239, 397
- inferior dos músculos extensores, 421
- medial e lateral da patela, 290
- superior dos músculos extensores, 421
Retinoblastoma, 750
Retinopatia diabética, 485, 750
Reto, 851
- inferior, 346
- lateral, 346
- medial, 346
- superior, 346
Retração, 272, 273, 380
Retroalimentação corretiva, 710
Retroflexão, 912
Retropulsão, 832

Reumatismo, 277
Revascularização do miocárdio, 502, 532
Revestimento(s)
- do tecido conjuntivo, 303
- epitelial, 855
Ribonuclease, 835
Ribossomos, 38, 48
- ligados à membrana, 40
- livres, 40
Rigidez, 318
- cadavérica, 316
- de um osso, 157
Rigor mortis, 316
Rim(ns), 863, 866, 882
- ectópico, 883
- em ferradura, 883
- flutuante, 864
Rima
- da glote, 786
- das pálpebras, 721, 938
- do vestíbulo, 787
Rinoplastia, 779
Riso, 804
Risório, músculo, 342
Ritmo(s)
- circadianos, 639
- sinusal normal, 473
RNA ribossômico, 38
Rombencéfalo, 620
Rosácea, 148
Rotação, 271, 273
- inferior, 380
- lateral, 271
- medial, 271
- superior, 380
Rugas, 913
Ruptura
- do menisco, 273
- esplênica, 555

S

Sabor
- ácido, 718
- amargo, 719
- doce, 719
- salgado, 718
- umami, 719
Sacadas, 712
Sacarase, 846
Saco(s)
- alveolares, 796
- lacrimal, 723
- linfático, 567
- - jugulares, 567
- - posteriores, 567
- - retroperitoneal, 567
- pleurais, 809
- vitelino, 105
Sacro, 207, 219, 946
Sacroilíaca, articulação, 279
Saculações do colo, 852
Sáculo, 735, 742, 746
Saliva, 820
Salivação, 820
Salpingectomia, 930
Sangue, 88, 436
- características físicas do, 436
- oculto, 856
- total, 452

Sarcolema, 304
Sarcômeros, 306
Sarcoplasma, 304
Sardas, 133
Sebo, 140
Secção(ões), 11
- frontal, 11
- sagital, 11
- transversa, 11
Secreção, 67, 813, 814
- tubular, 873, 875
Secretina, 772, 842
Secundina, 113, 538
Segmentações, 847
Segmento
- broncopulmonar, 794
- inicial, 578
Segunda
- bulha, 474
- semana de desenvolvimento, 102
- vértebra cervical, 214
Segundo(s)
- corpo polar, 908
- molares permanentes, 825
- trimestre, 99
Seio(s), 554
- cavernosos, 520
- coronário, 471, 496, 518, 519
- da aorta, 501
- esfenoidal, 189
- etmoidais, 194
- frontais, 181
- lactíferos, 919
- maxilar, 197
- medulares, 554
- paranasais, 180, 202, 783
- renal, 866
- reto, 520
- sagital
- - inferior, 520
- - superior, 520, 628
- sigmóideos, 520
- subescapular, 554
- trabeculares, 554
- vascular, 491
- venoso, 480, 556
- - da dura-máter, 628
- - da esclera, 724
Sela turca, 189
Selar, 276
Sêmen, 899
Semilunar, 238
Seminalplasmina, 899
Sensação(ões), 694
- cutâneas, 145, 696
- de dor, 698
- de pressão leve, 615
- de vibração, 615
- do membro fantasma, 697
- somáticas, 696
- térmicas, 698
Sensibilidade
- proprioceptiva, 698
- tátil, 697
Sentido(s)
- do olfato, 716
- do paladar, 718
- especiais, 694
- gerais, 694
- somáticos, 694

- viscerais, 694
Sepse, 555
Septicemia, 452
Septo
- do escroto, 888
- interatrial, 460, 481
- interventricular, 461, 481
- nasal, 199, 779, 783
- - com desvio, 199
- pelúcido, 625
Serosa, 89
Sífilis, 704, 922
Sinais, 20
Sinapse(s), 52, 311, 578
- elétrica, 579
- entre neurônios, 579
- químicas, 579
Sinartrose, 262
Sinciciotrofoblasto, 103
Sincondroses, 264, 276
Síncope, 541
Sindesmose, 263, 276
- tibiofibular, 253
Síndrome
- alcoólica fetal, 122
- da metafêmea, 122
- de angústia respiratória, 119, 809
- de Brown-Séquard, 599
- de Cushing, 768
- de dor regional complexa do tipo 1, 690
- de fadiga crônica, 569
- de Guillain-Barré, 588
- de Horner, 690
- de imunodeficiência adquirida, 567
- de Klinefelter, 122
- de Marfan, 83
- de morte súbita do lactente, 810
- "de perna curta", 368
- de Reye, 666
- de Tourette, 644
- de Turner, 122
- de Werner, 59
- do compartimento tibial anterior, 421
- do estresse patelofemoral, 251
- do impacto, 388
- do intestino irritável, 856
- do nó sinoatrial, 482
- do ovário policístico, 930
- do túnel do carpo, 239, 405
- nefrótica, 884
- pré-menstrual, 930
Sinergistas, músculos, 335
Sinestesia, 713
Sínfise, 265, 276
- púbica, 241, 245, 246, 279, 946
- xifosternal, 943
Singamia, 101
Sinostose, 263
Sinoviócitos, 89
Sinovite, 296
Síntese
- de sais biliares, 841
- de vitamina, 145
Sintomas, 20
Sinusite, 202
Sinusoides, 490
- hepáticos, 837
- maternos, 105
Sistema(s), 5
- ativador reticular, 634

- ázigo, 526
- circulatório, 7, 436
- de alavanca, 332
- de grupo sanguíneo, 445
- - ABO, 445
- - Rh, 446
- de Havers, 88, 158
- digestório, 8, 813
- do corpo humano, 6
- endócrino, 8, 754
- esquelético, 6, 153
- genital, 9
- - feminino, 902
- - masculino, 888
- límbico, 644, 721
- linfático, 545
- - e imunidade, 7
- locomotor, 178
- muscular, 6, 331
- nervoso, 7, 573, 754
- - autônomo, 670
- - central, 573
- - entérico, 816
- - periférico, 574
- porta, 491
- - hipofisário, 756
- portal, 756
- respiratório, 8, 779
- urinário, 9, 861
Sístole, 473
- atrial, 474
- ventricular, 474
Soluço, 804
- do choro, 804
Solutos, 33
Som, 788
Somatomamotropina coriônica humana, 772
Somatostatina, 768
- nas células delta das ilhotas pancreáticas, 770
Somatotrofos, 758
Somatotropina, 758, 759
Somitômeros, 326
Somitos, 111
Sono, 634
Sopro cardíaco, 474
SRY, 926
Subluxação, 296
Substância(s)
- branca, 585, 642
- cinzenta, 585
- compacta, 88, 154, 158
- depilatória, 137
- esponjosa, 154, 160
- - díploe, 154
- fundamental, 78
- inibidora do ducto paramesonéfrico, 926
- negra, 633
- - do mesencéfalo, 642
- no plasma, 439
Suco
- gástrico, 831
- intestinal, 846
- pancreático, 834
Sudorese termorreguladora, 140
Sudoríferas, glândulas, 688
Sulco(s), 157, 460, 641
- central, 641
- coronário, 460
- da costela, 224

- de clivagem, 51
- do nervo radial, 234
- gengival, 822
- infraglúteo, 953
- intertubercular, 234
- interventricular
- - anterior, 460
- - posterior, 460
- lateral do cérebro, 642
- mediano posterior, 594
- neural, 109, 673
- ópticos, 747
- parietoccipital, 642
- posterolateral, 601
- uretral, 926
Sulfato
- de condroitina, 79, 83
- de dermatana, 79
- de queratano, 79
Suor, 140
- emocional, 140
- frio, 140
Supercílios, 723, 938
Superfície(s)
- apical, 66
- basal, 66
- laterais, 66
Supinação, 272, 273
Suprimento sanguíneo
- do tegumento comum, 132
- para os pulmões, 800
Surdez, 745
- de condução, 745
- neurossensorial, 745
Suscetibilidade, 545
Suspiro, 804
Sussurro, 788
Sustentação, 153
Sutura(s), 201, 263, 276
- coronal, 201, 936
- escamosas, 202
- frontal, 181, 263
- lambdóidea, 202, 936
- sagital, 201, 936

T

T_3 (tri-iodotironina), 763
T_4 (tiroxina), 763
Tabagismo, 540, 798
Tabaqueira anatômica, 951
Tálamo, 635, 648, 721
Talassemia, 443
Talipe equinovaro, 259
Tálus, 254
Tamponamento cardíaco, 458
Taquicardia, 473, 662
- paroxística, 482
- ventricular, 482
Tarso, 254, 721
Tarsometatarsal, articulação, 279
Tato, 697
Tato discriminativo, 614
Tatuagem, 133
Teca
- externa, 907
- folicular, 907
- interna, 907
Tecido(s), 3
- adiposo, 82
- - amarelo, 82

- - fígado, 688
- - pardo, 82
- areolar, 134
- conjuntivo, 3, 63, 65, 77, 126
- - areolar, 82
- - características gerais do, 78
- - de sustentação, 80, 83
- - denso, 81
- - - modelado, 81, 84
- - - não modelado, 81, 84
- - elástico, 81, 85
- - embrionário, 80
- - frouxo, 81, 82
- - líquido, 80, 88
- - maduro, 80, 82
- - mucoso, 80, 81
- - propriamente dito, 80, 81, 82
- - reticular, 83
- da crista neural, 808
- endócrinos, 771
- epitelial, 3, 63, 65, 66, 69, 70, 126
- - avascular, 67
- erétil, 899
- linfático, 545
- - associado à mucosa, 556, 815
- muscular, 3, 63, 91
- - cardíaco, 92, 300, 321
- - esquelético, 6, 91, 300
- - liso, 4, 92, 300, 323
- - - multiunitário, 324
- - - visceral, 323
- nervoso, 4, 63, 91, 93
- ósseo, 88, 156
Técnica(s)
- de imagem, 21
- diagnóstica não invasiva, 3
Tegumento comum, 6, 126, 127
Tela
- subcutânea, 6, 126, 134
- submucosa, 788, 816, 827, 844, 852
- - do estômago, 832
Telencéfalo, 620, 640
Telodendro, 578
Telófase, 51
Telômeros, 58
Temperatura corporal, 639
Tempestade tireoidiana, 774
Têmpora, 185
Temporal, 348
Tendão(ões), 156, 302
- de Aquiles, 956
- do calcâneo, 421, 956
- do músculo quadríceps femoral, 414
Tênias do colo, 852
Tenossinovite, 303
Tensão
- muscular, 701
- superficial, 794
Tentório do cerebelo, 624, 634
Terapia antirretroviral altamente ativa (HAART), 569
Teratógeno, 122
Terceira
- bolsa faríngea, 567
- semana de desenvolvimento, 107
Terceiro(s)
- molares permanentes, 825
- trimestre, 99
- ventrículo, 625
Terminação(ões)

- axônica, 311
- nervosas
-- encapsuladas, 695, 696
-- livres, 131, 695, 696
Terminologia anatômica básica, 5
Termo direcional, 13
Termogênese, 685
Termorregulação, 140, 143, 695, 696, 698
Termos direcionais, 13
Teste(s)
- da alfafetoproteína materna, 122
- de gravidez de uso domiciliar, 923
- de Papanicolaou, 68
- de Weber, 745
- eletrofisiológico, 482
- rápidos de gravidez, 105
Testículos, 770, 890
Testosterona, 173, 770, 772, 926
Teto do mesencéfalo, 633
Tétrade, 52
Tetraiodotironina, 763
Tetraplegia, 599
Tíbia, 252, 414, 956
Tibial anterior, músculo, 956
Tibiofibular, articulação, 279
Timo, 551, 761, 774
Timopoetina, 761
Timosina, 761
Tímpano, 732
Timpanotomia, 735
Tingimento, 139
Tinha
- do corpo, 148
- dos pés, 148
- inguinal, 148
Tinido, 660, 749
Tinturas
- permanentes, 139
- semipermanentes, 139
- temporárias, 139
Tique, 432
Tireotrofos, 758
Tireotropina, 758, 759
Tirosinase, 133
Tiroxina, 763
Titina, 308, 309
Tolerância à dor, 713
Tomografia
- axial computadorizada, 23
- computadorizada, 23
-- por emissão de fóton único (SPECT), 24
-- por feixe de elétrons, 477
- por emissão de pósitrons (PET), 24
Tonofilamentos, 127
Tonsila(s), 556
- faríngea, 556, 784
- linguais, 556, 784
- palatinas, 556, 784
Tonsilectomia, 784
Tônus
- muscular, 317, 634, 699
-- liso, 325
- vascular, 488
Toque
- discriminativo, 697
- não discriminativo, 697
- retal, 901
Toracocentese, 794
Tórax, 11, 221
Torcicolo, 432

Tornozelo, 11, 955
Tosse, 804
Totipotente, célula-tronco, 104
Toxina botulínica, 148
Trabalho de parto, 120
- falso, 120
- verdadeiro, 120
Trabéculas, 88, 160, 551
- cárneas, 461
Tracoma, 750
Trago, 938
Transcitose, 35, 36
Transecção completa, 599
Transfusão, 446, 452
- pré-operatória autóloga, 452
Transmissão do HIV, 568
Transpiração
- insensível, 140
- sensível, 140
Transplante, 569
- cardíaco, 479
- cutâneo autólogo, 128
- de córnea, 750
- de gordura, 148
- de medula óssea, 451
- de sangue do cordão umbilical, 451
- de tecidos, 94
- renal, 870
Transporte
- ativo, 33, 36
- através da membrana plasmática, 32
- em vesículas, 33, 36
- por energia cinética, 32, 36
- por proteínas transportadoras, 33, 36
Transtorno
- afetivo sazonal, 761
- disfórico pré-menstrual, 930
- obsessivo-compulsivo, 644
Trapézio, 238
Trapezoide, 238
Traqueia, 788, 801, 808, 943
Traqueotomia, 788
Tratamento
- da infecção pelo HIV, 568
- de canal, 823
Trato(s), 585
- comissurais, 642
- corticobulbar, 615, 709, 710
- corticospinal, 708
-- anterior, 615, 709
-- lateral, 615, 709
- de associação, 642, 647
- de projeção, 642
- de substância branca, 614
- espinocerebelar
-- anterior, 704, 705
-- posterior, 704, 705
- espinotalâmico
-- anterior, 614, 704, 705
-- lateral, 614, 704, 705
- hipotálamo-hipofisial, 759
- iliotibial, 409
- mamilotalâmico, 644
- motores, 597
- olfatório, 653, 717
- óptico, 654, 731
- reticulospinal
-- lateral, 615, 709
-- medial, 615, 709
- rubrospinal, 615, 709

- sensitivos, 597
-- e motores, 614
- tetospinal, 615, 709
- vestibulospinal, 615, 709, 743
Treinamento de força, 321
Tremor, 711
Tri-iodotironina, 763
Tríade, 306
- da mulher atleta, 921
- maldita, 292
- portal, 837
Tricomoníase, 922
Tricúspide, 460
Trifosfato de adenosina, 32
Trígono(s)
- anal, 377
- carótico, 359
- cervical
-- anterior, 359
-- lateral, 361
- da ausculta, 942
- da bexiga, 879
- femoral, 414, 955
- submandibular, 359
- submental, 359
- urogenital, 377
- muscular, 359
Trimestres, desenvolvimento pré-natal, 99
Tripsina, 835
Trocanter, 157
- maior, 250, 953
- menor, 250
Tróclea, 234, 345
Trocóidea, articulação, 276
Trofoblasto, 101
Trombectomia, 541
Trombo, 452
Trombócito, 449
Trombocitopenia, 452
Tromboflebite, 541
Trombopoetina, 441, 449
Trombose venosa profunda, 541
Tronco(s), 10, 942
- arterial, 480
- braquiocefálico, 502, 503
- broncomediastinais, 548
- celíaco, 508
- do plexo braquial, 943
- encefálico, 629, 648
-- no movimento, 711
- intestinal, 548
- jugulares, 548
- linfáticos, 548
- lombares, 548
- pulmonar, 462, 535
- subclávios, 548
Tropinas, 759
Tropomiosina, 307, 309
Troponina, 307, 309
Tuba(s)
- auditiva, 733, 746
- uterinas, 99, 908, 926
Túber isquiático, 953
Tubérculo(s), 157, 224
- articular, 185
- conoide, 230
- da sela, 189
- das costelas, 215
- do adutor, 250
- genital, 926

ÍNDICE ALFABÉTICO

- maior, 233
-- do úmero, 948
- menor, 233
- púbico, 245, 946
Tuberosidade, 157
- da tíbia, 253, 956
- da ulna, 236
- do músculo deltoide, 234
- do rádio, 237
- glútea, 250
- ilíaca, 245
- sacral, 219
Tubo(s)
- cardíaco primitivo, 111, 480
- endocárdicos, 111, 480
- gastrintestinal, 813
- neural, 109, 620, 673
Tubulina, 37, 38
Túbulo
- contorcido
-- distal, 869, 872
-- proximal, 867, 872
- dentinários, 822
- renal, 867, 870
- secundários, 919
- seminíferos, 892, 926
-- retos, 895
- T, 304
- transversos, 304
Tumefação do joelho, 292
Tumor, 50, 56
- benigno, 56
- maligno, 56, 485
Tumorectomia, 917
Túnel
- do carpo, 239, 399
- fibro-ósseos, 268
Túnica(s), 16
- adventícia, 816, 827, 878, 879
- albugínea, 891, 899, 902
- conjuntiva, 937
-- da pálpebra, 722
-- do bulbo, 722
- das cavidades torácica e abdominal, 16
- externa, 487
- fibrosa, 730
-- do bulbo, 723, 725
- íntima, 487
- média, 487
- mucosa, 89, 788, 815, 830, 851, 853, 878-881
-- do esôfago, 826
- muscular, 816, 832, 844, 852, 853, 878-881
- serosa, 16, 89, 816, 832, 844, 879
-- do intestino grosso, 852
- vascular, 730
-- do bulbo, 724

U

Úlcera
- de decúbito, 149
- de pressão, 149
- péptica, 847
Ulna, 235, 390, 950
Ultrassonografia, 24, 917
- com Doppler, 24, 541
Umbigo, 20, 113, 732
Úmero, 233, 385, 948, 949
Unhas, 141, 147
- das mãos e pés, 6
Unidade(s)

- formadoras de colônias, 440
- motora, 311
Uremia, 884
Ureteres, 876, 882, 883
Uretra, 880, 882
- masculina, 895
Urina, 861
Urografia excretora, 22, 884
Urologia, 861, 888
Urologista, 861
Urticária, 149
Útero, 100, 911, 921, 926
Utrículo, 735, 742, 746
- prostático, 881
Úvea, 724
Úvula palatina, 820

V

Vagina, 100, 913, 926
Vagotomia, 690
Valva(s)
- atrioventricular, 465, 481
-- direita, 460
-- esquerda, 462
- da aorta, 464
- do coração, 464
- do tronco pulmonar, 461
Válvula(s), 460, 491
- semilunares, 467
Vantagem mecânica, 332
Varicocele, 897
Varicosidades, 532, 578, 675
Varizes, 493
Vasa vasorum, 487
Vasectomia, 890, 923
Vaso quilífero, 845
Vasoconstrição, 487
Vasodilatação, 444, 487
Vasomotricidade, 490
Vasopressina, 759, 760, 761
Vasos
- aferentes, 491
- capilares, 485
- de resistência, 488
- de troca, 489
- dos vasos, 487
- linfáticos, 547, 567
-- aferentes, 554
-- eferentes, 554
- sanguíneos, 539
Veia(s), 485, 491, 494
- acompanhantes, 492
- anastomóticas, 492
- arqueadas, 866
- axilares, 523
- ázigo, 526
- basílicas, 523
- braquiais, 523
- braquiocefálicas, 520, 523, 526
- cardíaca
-- magna, 471
-- parva, 471
- cava
-- inferior, 496, 518, 519, 530, 944
-- superior, 496, 518, 519
- cefálicas, 523
-- acessórias, 523
- central, 837
-- da retina, 725
- da circulação sistêmica, 518

- digitais
-- dorsais, 523
-- palmares, 523
--- comuns, 523
--- próprias, 523
-- plantares, 532
- do abdome e da pelve, 529
- do coração, 471
- do tórax, 526
- dos membros inferiores, 531
- epifisárias, 162
- esplênica, 530, 534
- femorais, 532
-- profundas, 532
- frênicas inferiores, 530
- gástrica
-- direita, 530
-- esquerda, 530
- gonadais, 530
- hemiázigo, 526
-- acessória, 526
- hepáticas, 530, 837
- hipofisárias, 757
-- posteriores, 760
- ilíacas
-- comuns, 530, 532
-- externas, 530, 532
-- internas, 530
- interlobares, 866
- intermédia
-- do antebraço, 523
-- do cotovelo, 523, 950
- interventricular posterior, 471
- jugular
-- externa, 520, 940
-- interna, 520, 940
- lombares, 530
-- ascendente e subcostais direitas, 526
- mesentérica
-- inferior, 530, 534
-- superior, 530, 534
- metacarpais
-- dorsais, 523
-- palmares, 523
- metafisárias, 162
- metatarsais
-- dorsais, 532
-- plantares, 532
- nutrícias, 162
- periosteais, 162
- plantares mediais e laterais, 532
- poplíteas, 532
- porta do fígado, 529, 530, 534
- porta-hipofisárias, 757
- profundas, 492
- pulmonares, 535
- radiais, 523
- renal única, 866
- safenas
-- magnas, 532
-- parvas, 532
- sistêmicas, 689
- subclávias, 520, 523
- superficiais, 492
- suprarrenais, 530
- tibiais
-- anteriores, 532
-- posteriores, 532
- ulnares, 523

- umbilical, 536
- uterinas, 912
- varicosas, 493
- ventriculares direitas anteriores, 471
- vertebrais, 520
Velos, 138
Venipunção, 436, 541
Venissecção, 452
Venoconstrição, 493
Ventilação pulmonar, 802
Ventre
- clavicular, 359
- do músculo, 302
- esternal, 359
- frontal, 341
- occipital, 341
Ventrículo(s), 460, 624
- da laringe, 787
- direito, 481
- esquerdo, 464, 481
- lateral, 625
- primitivo, 480
Vênula(s), 485, 491
- interlobulares, 866
- musculares, 491, 494
- peritubulares, 866
- pós-capilar, 489, 494
Verme do cerebelo, 634
Verniz caseoso, 146, 147
Verruga(s), 149
- genitais, 922
Vértebras, 207, 257
- cervicais, 207, 213, 218
- coccígeas, 207, 220
- lombares, 207, 217, 218
- proeminente, 214
- sacrais, 207, 219
- torácicas, 207, 215, 218
Vertigem, 660, 750
Vesícula(s), 33, 149
- biliar, 835, 837, 840, 854
- da lente, 747
- da membrana, 42
- de transferência, 42
- de transporte, 42
- encefálicas

- - primárias, 111, 620
- - secundárias, 620
- ópticas, 747, 749
- revestida por clatrina, 33
- secretoras, 35, 42
- sem revestimento, 33
- sinápticas, 311, 578
Vestíbulo, 735
- da boca, 820
- da laringe, 785
- da vagina, 916
- do nariz, 783
Via(s)
- anterolateral, 705
- - para o córtex cerebral, 704
- auditiva, 740
- circulatórias, 493, 534-536
- corticobulbar, 709
- corticospinais, 708
- do equilíbrio, 743
- do funículo posterior-lemnisco medial, 702, 705
- - para o córtex cerebral, 702
- do neurônio motor, 672
- espinocerebelar, 704, 705
- extrapiramidais, 710
- gustatória, 719
- motora(s)
- - autônoma, 673, 674
- - diretas, 707, 708
- - indiretas, 707, 710
- - somáticas, 574, 705
- no encéfalo, 731
- olfatória, 716, 717
- piramidais, 707
- sensitivas somáticas, 574, 701
- - para o cerebelo, 704
- visual, 731
Vibração, 697
Vilosidades, 845
- coriônicas, 111
Virilismo, 768
Viroterapia, 57
Vírus
- e endocitose mediada por receptor, 34
- oncogênicos, 57

Visão, 721
Vísceras, 15
- pélvicas, 375
Visceroceptores, 696
Viscerocrânio, 257
- cartilagíneo, 257
- membranáceo, 257
Vitamina
- A, 173
- B 12, 173
- C, 173
- D, 173
- K, 173
Vitiligo, 133
Volume sistólico, 475
Vômer, 196
Vômito, 832

X

Xenoenxerto, 569
Xenotransplante, 94

Z

Zigomático, 197
- maior, 342
- menor, 342
Zigoto, 101, 908, 911
Zona
- de cartilagem
- - calcificada, 165
- - de proliferação, 165
- - em repouso, 165
- - hipertrófica, 165
- de gatilho, 578
- de sobreposição, 307
- fasciculada, 767
- glomerulosa, 767
- H, 307
- justamedular, 866
- orbicular, 287
- pelúcida, 100, 907
- reticulada, 767
Zônulas
- de adesão, 65
- de oclusão, 65